Vaupel · Schaible · Mutschler

Anatomie, Physiologie, Pathophysiologie des Menschen

Vaupel · Schaible · Mutschler

Anatomie, Physiologie, Pathophysiologie des Menschen

von

Peter Vaupel
Institut für Physiologie und Pathophysiologie
Universitätsmedizin der Johannes Gutenberg-Universität Mainz

Hans-Georg Schaible
Institut für Physiologie der Friedrich-Schiller-Universität Jena

Ernst Mutschler
Pharmakologisches Institut für Naturwissenschaftler
der Goethe-Universität Frankfurt am Main

Begründet von G. Thews, E. Mutschler, P. Vaupel

7., vollständig überarbeitete und erweiterte Auflage

613 Abbildungen und 158 Tabellen

WVG Wissenschaftliche Verlagsgesellschaft Stuttgart

Anschriften der Herausgeber

Prof. Dr. med. Peter Vaupel, M.A./ Univ. Harvard
Institut für Physiologie und Pathophysiologie, Universitätsmedizin, Johannes Gutenberg-Universität Mainz
Duesbergweg 6
55128 Mainz

Prof. Dr. med. Hans-Georg Schaible
Institut für Physiologie der Friedrich-Schiller-Universität Jena
Teichgraben 8
07743 Jena

Prof. Dr. rer. nat. Dr. med. Dres. h.c. Ernst Mutschler
Pharmakologisches Institut für Naturwissenschaftler
Goethe-Universität Frankfurt am Main
Max-von-Laue-Straße 9
60438 Frankurt/Main

Bibliografische Information der Deutschen Nationalbibliothek
Die Deutsche Nationalbibliothek verzeichnet diese Publikation in der Deutschen Nationalbibliografie; detaillierte bibliografische Daten sind im Internet unter http://dnb.d-nb.de abrufbar.

7. Auflage 2015
ISBN 978-3-8047-2979-7 (Print)
ISBN 978-3-8047-3451-7 (E-Book, E-PUB)

Birkenwaldstraße 44, 70191 Stuttgart
www.wissenschaftliche-verlagsgesellschaft.de
Printed in Germany

Satz: abavo GmbH, Buchloe
Druck und Bindung: Appl, Wemding
Umschlagabbildung: deblik, Berlin auf Grundlage der Grafiken von Angelika Kramer
Umschlaggestaltung: deblik, Berlin

Vorwort zur siebten Auflage

Die Fortschritte auf allen Gebieten der Medizin sind nach wie vor beeindruckend. Sie Studierenden sowie im Beruf Stehenden zusammen mit dem unverändert gebliebenen Wissen unter Verzicht auf Überholtes korrekt, praxisrelevant und gut verständlich zu vermitteln, ist die Aufgabe der Neuauflage eines medizinischen Lehrbuches. Diesen Kriterien folgend liegt – fünfunddreißig Jahre nach dem ersten Erscheinen – die „Anatomie, Physiologie und Pathophysiologie des Menschen" nunmehr in der vollständig überarbeiteten, dem heutigen Wissensstand entsprechenden und – wo erforderlich – erweiterten 7. Auflage vor. In den dreieinhalb Jahrzehnten seines Bestehens hat das Werk, wie aus zahlreichen Rezensionen und persönlichen Zuschriften hervorgeht, hohe Akzeptanz erfahren. Für mehrere Generationen von Studierenden verschiedener Fachrichtungen, der Medizin und Zahnmedizin, der Pharmazie, Biologie, Humanbiologie, Biomedizin, Gesundheitswissenschaften, Biomedizinischen Chemie und Psychologie, sowie nicht zuletzt für in medizinischen Assistenz- und Medizinalfachberufen Tätige und für Oberstufenunterricht erteilende Gymnasiallehrer wurde es zu einem zuverlässigen Lehr-(Lern-)buch sowie zum viel genutzten Nachschlagewerk.

Unverändert geblieben sind in der Neuauflage die nach unserer Überzeugung noch immer innovative Konzeption der fächerübergreifenden Darstellung der drei medizinischen Grundlagendisziplinen, das didaktische Konzept mit einem allgemeinen und einem speziellen Teil, die einheitliche Gliederung der Kapitel, das Bemühen um klaren, einleuchtenden Duktus, einprägsame Darstellung und verständliche Sprache sowie das die didaktischen Intentionen unterstützende moderne Layout mit den zahlreichen mehrfarbigen Abbildungen, Flussschemata und Tabellen.

Neu sind die Zusatzinformationen, in denen diagnostische Hinweise gegeben, Querverbindungen zur Pharmakologie/Pharmakotherapie dargestellt oder weiterführende, jedoch nicht unbedingt prüfungsrelevante Angaben gemacht werden („nice to know, but not necessary to know"). Ferner wurde neben zahlreichen Ergänzungen und Aktualisierungen eine Reihe von Unterkapiteln neu aufgenommen. Von diesen seien beispielhaft genannt: Regulation der Genexpression durch micro-RNAs und siRNAs, Epigenom/Epigenetik, Tumor-Epidemiologie, Immunprivileg, HCN-Kanäle, Lungenfunktion beim Tauchen, Rolle der Guanyline bei der intestinalen NaCl-Absorption, Funktionen der Inkretine und von Klotho, Adenosin als Gewebehormon, Umstellung im Organismus von Schwangeren, Erläuterungen zur Topographie und Funktion der wichtigsten Skelettmuskeln, Umami-Geschmack, Nierenzysten und -tumoren, Gliareaktion bei Schmerz, Mechanismen der Schmerzchronifizierung, TRP-Rezeptoren und -Ionenkanäle, Jucken, Gedächtnis-Langzeitspeicherung, Primär- und Sekundärschäden bei Schädel-Hirn-Traumen, DHS-System bei Dermatomykosen, Schimmelpilzerkrankungen, aktinische Keratose und sexuell übertragbare Krankheiten. Neu hinzugekommen sind wiederum auch zahlreiche Abbildungen und Tabellen.

Wie in den vorausgegangenen Auflagen wurde unter Berücksichtigung des Leserkreises, insbesondere der naturwissenschaftlichen Benutzer, auf eine umfassende, detaillierte Darstellung der Anatomie verzichtet. Beschrieben wurden vor allem funktionell wichtige Aspekte. Dementsprechend ist das im Gegenstandskatalog des Instituts für Medizinische und Pharmazeutische Prüfungsfragen geforderte Wissen für die Prüfungen der Medizin-Studierenden nur im Fach Physiologie, nicht jedoch im Fach Anatomie, vollständig berücksichtigt. Für das Examen der Studierenden der Pharmazie im Fach Grundlagen der Humanbiologie ist dagegen der gesamte Wissensstoff beschrieben.

Unser aufrichtiger Dank gilt Frau Anne Deutschmann-Fleck für zahlreiche Anregungen und kritische Durchsicht des Manuskripts sowie Herrn Dr. Carsten D. Siebert für die Erstellung der Strukturformeln nach IUPAC-Regeln.

Nicht zuletzt haben wir dem Verlag – und hier besonders Frau Luise Keller, Herrn Reiner Blankenhorn und Herrn Dr. Eberhard Scholz – sowie der Grafikerin Frau Angelika Kramer für die fruchtbare und vertrauensvolle Zusammenarbeit zu danken.

Wir hoffen zuversichtlich, dass auch die 7. Auflage dieses Lehrbuches wieder eine positive Resonanz findet, auch würden wir uns über konstruktive Kritik aus dem Leserkreis freuen.

Mainz und Jena, im Juni 2015

Peter Vaupel
Hans-Georg Schaible
Ernst Mutschler

Vorwort zur ersten Auflage

Dieses Lehrbuch enthält eine integrierte Darstellung der Anatomie, Physiologie und Pathophysiologie des Menschen. Dabei werden der Bau sowie die normale und die krankhaft veränderte Funktion der Gewebe bzw. Organe nicht – wie bisher üblich – getrennt, sondern in enger Verknüpfung miteinander behandelt. Diese fächerübergreifende Form der Darstellung soll dem Leser einen sinnvollen Zugang zu den medizinischen Grundlagenwissenschaften eröffnen und zugleich das Verständnis für die Zusammenhänge fördern.

Die genannten didaktischen Ziele erfordern einen besonderen, von den konventionellen Einführungen abweichenden Aufbau des Lehrbuchs: In einem allgemeinen Teil werden die Grundlagen der Zell- und Gewebelehre, die Grundbegriffe der Pathologie sowie die für verschiedene Zellfunktionen wichtigen Transport- und Erregungsprozesse dargestellt. Dieser Teil behandelt nicht nur die allgemeinen Aspekte, die für die nachfolgenden Kapitel von Bedeutung sind, sondern soll gleichzeitig auch der Einführung in die medizinische Terminologie dienen.

Im speziellen Teil werden dann der Bau, die Funktionen und die Funktionsstörungen der einzelnen Organe erläutert, wobei – der Zielsetzung des Buchs entsprechend – anatomische Gesichtspunkte nur insoweit behandelt sind, als sie dem Verständnis der Organfunktionen dienen. Insbesondere musste die spezielle Anatomie des Bewegungsapparates, des Gefäßsystems und des peripheren Nervensystems unberücksichtigt bleiben. Die Physiologische Chemie gehört nicht zum Gegenstand des Lehrbuchs, zahlreiche biochemische Hinweise sollen jedoch den Anschluss an die einschlägigen Darstellungen erleichtern.

Dieses Lehrbuch wendet sich in erster Linie an Studierende der Pharmazie, der Biologie und anderer naturwissenschaftlicher Disziplinen. Insbesondere dem Pharmaziestudenten bietet es den vollständigen Wissensstoff, der für die Fächerkombination Anatomie, Physiologie und Pathophysiologie im Gegenstandskatalog des zentralen Prüfungsinstituts (IMPP) gefordert wird. Darüber hinaus enthält das Buch noch zahlreiche weitere Informationen, die es zum Nachschlagewerk geeignet machen. Die Autoren sind davon überzeugt, dass es auch für im Beruf stehende Pharmazeuten und Naturwissenschaftler anderer Fachrichtungen, soweit sie an den medizinischen Grundlagen von ihrer beruflichen Tätigkeit her interessiert sind, von Nutzen sein wird. Im Hinblick auf diese Lesergruppen werden gewisse naturwissenschaftliche, insbesondere chemische Vorkenntnisse vorausgesetzt; dagegen haben sich die Autoren bemüht, alle im Text vorkommenden medizinischen Begriffe zu erläutern. Diesem Ziel dient auch eine Tabelle zur Erklärung einiger wichtiger medizinischer Fachausdrücke. Ein Kapitel über Maßeinheiten wurde insbesondere deswegen aufgenommen, weil die Umstellung auf das Internationale System der Einheiten (SI-System) in der Medizin noch nicht abgeschlossen und daher vielfach die Umrechnung zwischen neuen und konventionellen Einheiten erforderlich ist.

Unser Dank gilt Herrn Schlich und Frau Günther für die Gestaltung der Abbildungen sowie Frau Menzel und Frau Krüger für die Reinschrift des Manuskripts. An unsere Leser richten wir die Bitte, uns durch Anregungen und kritische Stellungnahmen bei der Weiterentwicklung des neuen fächerintegrierenden Lehrbuchs zu unterstützen.

August 1979

G. Thews
E. Mutschler
P. Vaupel

Inhaltsverzeichnis

Abkürzungen

A.	Arteria
Aa.	Arteriae
ACE	angiotensin-converting enzyme (Angiotensin-Konversions-Enzym)
ACh	Acetylcholin
ACTH	adrenocorticotropes Hormon
ADH	antidiuretisches Hormon (Vasopressin, Adiuretin)
ADP	Adenosindiphosphat
Ag	Antigen
AGS	adrenogenitales Syndrom
AIDS	acquired immunodeficiency syndrome (erworbenes Immunschwächesyndrom)
Ak	Antikörper
ALAT	Alanin-Aminotransferase (ALT, GPT)
AMP	Adenosinmonophosphat
ANF	atrialer natriuretischer Faktor
ARAS	(aufsteigendes) retikuläres aktivierendes System
ASAT	Aspartat-Aminotransferase (AST, GOT)
ATP	Adenosintriphosphat
ATPase	Adenosintriphosphatase
AV-	atrioventrikular-
av-	arteriovenös-
BE	base excess (Basenüberschuss)
2,3-BPG	2,3-Bisphosphoglycerat
BSG	Blutkörperchensenkungsgeschwindigkeit
CA	Carboanhydratase („Carboanhydrase")
cal	Kalorie
cAMP	cyclisches Adenosinmonophosphat
CCK	Cholecystokinin
CFU	colony forming units
cGMP	cyclisches Guanosinmonophosphat
CoA	Coenzym A
CRH	corticotropin-releasing hormone
CSF	colony stimulating factor (Kolonie-stimulierender Faktor)
DAG	Diacylglycerol
dB	Dezibel
DNA	Desoxyribonucleinsäure
Dopa	3,4-Dihydroxyphenylalanin
dpt	Dioptrie
EEG	Elektroenzephalogramm
EKG	Elektrokardiogramm
EMG	Elektromyogramm
EPO	Erythropoietin, Erythropoietin
EPSP	exzitatorisches postsynaptisches Potenzial
EZF	Extrazellularflüssigkeit
EZV	Extrazellularvolumen
FAD	Flavinadenindinucleotid
FEV1	forced expiratory volume in first second (Ein-Sekunden-Ausatmungskapazität)
FFS	freie Fettsäuren
FGF	fibroblast growth factor
FMN	Flavinmononucleotid
FRC	funktionelle Residualkapazität
FSH	follikelstimulierendes Hormon
GABA	Gamma-Aminobuttersäure
γ-GT	γ-Glutamyltransferase
GDP	Guanosin-5‘-diphosphat
GFR	glomeruläre Filtrationsrate
GH	growth hormone (Wachstumshormon)
GIP	gastrisches inhibitorisches Peptid
GLDH	Glutamatdehydrogenase
GLUT	Glucose-Transporter
GnRH	gonadotropin-releasing hormone
GOT	Glutamat-Oxalacetat-Transaminase
G-Protein	GTP-bindendes Protein
GPT	Glutamat-Pyruvat-Transaminase
GRH	growth hormone-releasing hormone
GRP	gastrin-releasing polypeptide
GTP	Guanosin-5‘-triphosphat
Hb	(desoxygeniertes) Hämoglobin
HbA	Hämoglobin des Erwachsenen
HbF	fetales Hämoglobin
HbO_2	oxygeniertes Hämoglobin
HCG	human chorionic gonadotropin
HCS	human chorionic somatotropin
HDL	high density lipoproteins
HHL	Hypophysenhinterlappen
HIV	human immunodeficiency virus
Hkt	Hämatokritwert
HLA	humanes Leukozytenantigen
HPL	human placental lactogen
5-HT	5-Hydroxytryptamin = Serotonin
HVL	Hypophysenvorderlappen
HZV	Herzzeitvolumen
IDL	intermediate density lipoproteins
IFN	Interferon
Ig	Immunglobulin
IGF	insulin-like growth factor
IL	Interleukin
IP3	Inositol-trisphosphat
IPSP	inhibitorisches postsynaptisches Potenzial
J	Joule
KG	Körpergewicht
KOD	kolloidosmotischer Druck

LCAT	Lecithin-Cholesterol-Acyltransferase
LDH	Lactat-Dehydrogenase
LDL	low density lipoproteins
LH	luteinisierendes Hormon
LTH	luteotropes Hormon
M.	Musculus
MAO	Monoaminoxidase
Mb	Myoglobin
MCH	mittlere korpuskuläre Hämoglobinmasse
MCHC	mittlere korpuskuläre Hämoglobinkonzentration
MCV	mittleres korpuskuläres Volumen
MetHb	Methämoglobin
MHC	major histocompatibility complex
Mm.	Musculi
MMC	migrating motor complex
mRNA	messenger-Ribonucleinsäure
MSH	Melanozyten-stimulierendes Hormon
N.	Nervus
NA	Noradrenalin
NAD	Nicotinamid-Adenin-Dinucleotid
NADH	reduziertes Nicotinamid-Adenin-Dinucleotid
NADP	Nicotinamid-Adenin-Dinucleotid-Phosphat
NADPH	reduziertes Nicotinamid-Adenin-Dinucleotid-Phosphat
NMDA	N-Methyl-D-Aspartat
Nn.	Nervi
NNR	Nebennierenrinde
Nucl.	Nucleus
PAF	platelet-activating factor (Blutplättchen-aktivierender Faktor)
PAH	Paraaminohippursäure
PDGF	platelet-derived growth factor (Blutplättchen-Wachstumsfaktor)
PG	Prostaglandin (PGE_2, PGF_2·u. a.)
Pi	anorganisches Orthophosphat
PIP2	Phosphatidylinositol-4,5-bisphosphat
PK	Proteinkinase (PKC, PKA u. a.)
POMC	Proopiomelanocortin
PTH	Parathormon
PTT	partielle Thromboplastinzeit
REM	rapid eye movement
Rh-	Rhesus-
RNA	Ribonucleinsäure
RQ	respiratorischer Quotient
rRNA	ribosomale Ribonucleinsäure
SGOT	Serum-Glutamat-Oxalacetat-Transaminase
SGPT	Serum-Glutamat-Pyruvat-Transaminase
SPL	sound pressure level (Schalldruckpegel)
STH	somatotropes Hormon (Wachstumshormon)
T_3	Triiodthyronin
T_4	Thyroxin
TGF	transforming growth factor
TNF	Tumor-Nekrose-Faktor
tPA	tissue plasminogen activator (Gewebe-Plasminogenaktivator)
TPR	totaler peripherer Widerstand
TRH	thyreotropin-releasing hormone
tRNA	Transfer-Ribonucleinsäure
TSH	Thyreoidea-stimulierendes Hormon
T-System	transversales tubuläres System
TX	Thromboxan (TXA_2, TXB_2)
U	Unit(s)
UV	ultraviolett
V.	Vena
VIP	vasoactive intestinal peptide
VLDL	very low density lipoproteins
Vv.	Venae
vWF	von-Willebrand-Faktor
ZNS	Zentralnervensystem

1 Morphologie und Funktion der Zelle

Zellen sind die kleinsten selbstständigen Funktionseinheiten des Organismus. Sie bestehen im Mittel zu etwa 70 % aus Wasser, 15–20 % aus Eiweißen (Proteinen), 10 % aus Nucleinsäuren, 2 % aus Lipiden und 1–6 % aus Kohlenhydraten. Aufgrund ihres Stoffwechsels sind sie befähigt, ihre eigene Struktur aufrechtzuerhalten und spezielle Leistungen zu vollbringen. Weiterhin besitzen sie größtenteils die Fähigkeit zu Wachstum und Vermehrung. Größe, Form und Struktur der Zellen sind vielfältig und stehen in unmittelbarer Beziehung zu ihrer Funktion. Obwohl die etwa 220 Zelltypen des Körpers einen prinzipiell gemeinsamen Bauplan aufweisen, ist es wegen des hohen Grades der Zelldifferenzierung nicht bzw. nur bedingt möglich, eine „typische“ Zelle zu beschreiben. Die zellulären Funktionseinheiten Zellmembran, Zytosol, Zellorganellen, Zytoskelett und Zellkern, die sog. Grundausstattung, sind jedoch fast ausnahmslos allen Zellen gemeinsam (o Abb. 1.1). Die Gesamtzahl der Zellen im Organismus beträgt bis zu 100 Billionen ($=10^{14}$)!

Als Zellen im weiteren Sinn bezeichnet man auch die kernlosen Erythrozyten und die abgestorbenen, verhornten Zellen der Haut sowie die Blutplättchen.

1.1 Bestandteile der Zelle

1.1.1 Zellmembran und Zytoplasma

Bau und Funktion der Zellmembran. Die Zellmembran (Plasmalemm), die den Zellleib umschließt, hat eine Dicke von 5–10 nm. Sie ist in einigen Fällen glatt, in anderen stark gefaltet. Obwohl die Membranen der verschiedenen Zellen etwas unterschiedliche Strukturen und funktionelle Eigenschaften aufweisen, besitzen sie doch bestimmte, allen gemeinsame Charakteristika. Sie bestehen aus einer weitgehend flüssigen, **bimolekularen Lipidschicht**, die von globulären Proteinen, den sog. **integralen Proteinen**, mosaikartig – vollständig oder unvollständig – durchsetzt wird. Andere, die **assoziierten** oder **peripheren Proteine,** liegen der Außen- oder Innenseite der Lipidschicht an. Nach dieser Vorstellung sollen die Membranproteine wie kleine Inseln in der Lipiddoppelschicht schwimmen und dabei ein Mosaik bilden (**Fluid-Mosaik-Modell**, o Abb. 1.2). Während in der vor allem aus **Phospholipiden** aufgebauten Lipiddoppelschicht die hydrophilen, polaren Gruppen nach beiden Seiten der Membran ausgerichtet sind, weisen die nichtpolaren, hydrophoben Enden der Lipidmoleküle jeweils ins Innere der Membran. Neben den Phospholipiden gehören weiterhin **Glykolipide** und **Cholesterol** (▸ Kap. 11.1.2) zu den membranbildenden Lipiden.

Einen ähnlichen Grundaufbau weisen auch die meisten intrazellulären Membranen der Zellorganellen (▸ Kap. 1.1.2) auf.

Zellmembranen sind in ihrer Struktur nicht unveränderlich festgelegt, sondern ständigen Umbauvorgängen unterworfen. Es ist sogar möglich, dass Membranbestandteile verschiedener Organellen in das Plasmalemm übergehen und dabei ihre Funktion wechseln.

Unter den vielfältigen **Eigenschaften** der **Zellmembran** kommt ihrer selektiven Durchlässigkeit (**Permeabilität**, ▸ Kap. 3.1.2) für bestimmte Stoffe besondere Bedeutung zu. Für einzelne, insbesondere große oder hydrophile Moleküle stellt die Lipid-Doppelschicht eine Abgrenzung bzw. Diffusionsbarriere dar, für andere ermöglicht sie einen ständigen Austausch zwischen dem Zellinneren und dem Außenraum (Extrazellularraum). Für die „Auswahlfunktion“ beim Stoffaustausch sind vor allem integrale **Transportproteine** (Kanäle, Carrier und Pumpen, ▸ Kap. 3.1.3) verantwortlich. Veränderungen der Membranpermeabilität spielen bei der Erregungsbildung, -leitung und -übertragung eine wichtige Rolle (▸ Kap. 5).

Die unterschiedlichen Leistungen verschiedener Membransysteme beruhen weitgehend auf Unterschieden ihrer Membranproteine. Einige von diesen besitzen Enzymfunktion, dienen der Kommunikation zwischen Zellen und deren Umgebung, andere fungieren als Adhäsionsmoleküle (▸ Kap. 7.2.1).

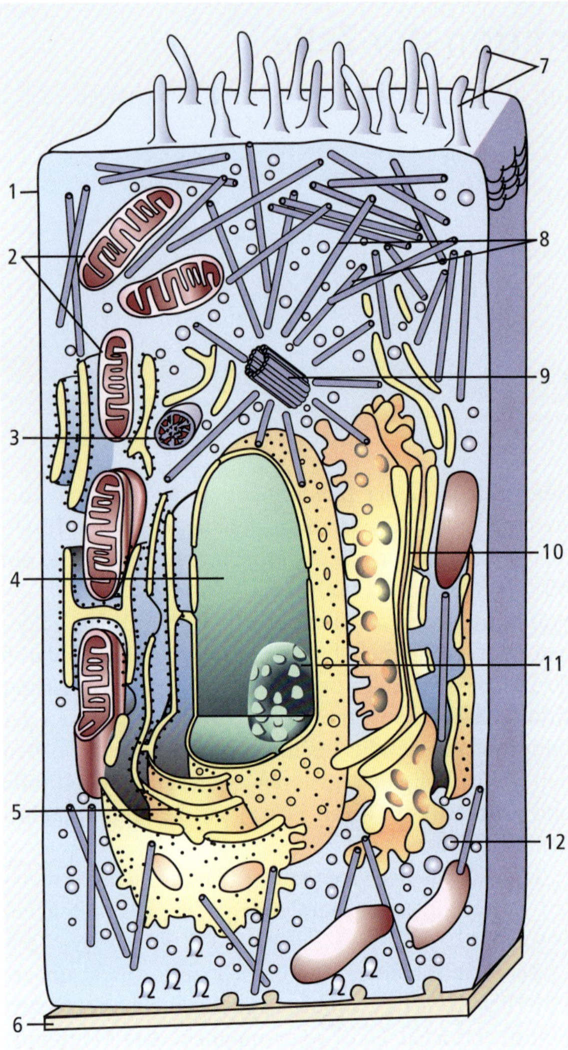

o Abb. 1.1 Grundstrukturen einer Zelle in schematischer Darstellung. 1 Zellmembran, 2 Mitochondrien, 3 Lysosom, 4 Zellkern, 5 endoplasmatisches Retikulum, 6 Basallamina, 7 Mikrovilli, 8 Mikrotubuli, 9 Zentriol, 10 Golgi-Apparat, 11 Nucleolus, 12 Vesikel. Nach Krstić

Weiterhin bilden Membranproteine die strukturelle Basis der spezifischen Rezeptoren für bestimmte Hormone und andere Botenstoffe (z. B. Neurotransmitter, ▸Kap. 4.2.4) sowie zur Erkennung fremder Zellen. Ein Teil der Lipide und Proteine der Zellmembran besitzt einen Kohlenhydratanteil (Glykolipide bzw. Glykoproteine), der stets zur Außenseite der Membran orientiert ist (o Abb. 1.2). Dies bedingt – neben der unterschiedlichen Lipidzusammensetzung des Lipidfilms – eine gewisse Asymmetrie der Zellmembran. Deren Oberfläche kann so dicht mit Zuckerketten besetzt sein, dass eine geschlossene Schicht entsteht, die man als **Glykokalix** bezeichnet. Zuckerreste, die als „verzweigte Antennen" bis zu 20 nm in den extrazellulären Raum ragen, stellen u. a. die morphologischen Korrelate der Blutgruppen-Antigene (▸Kap. 7.9) und der Transplantations-Antigene (HLA-Antigene der weißen Blutkörperchen und vieler Körperzellen, ▸Kap. 7.1.3) dar. Mithilfe der exponierten Kohlenhydratreste sind Zellen weiterhin in der Lage, andere Zellen zu erkennen bzw. sich an andere Zellen anzulagern (Adhäsionsfähigkeit).

Oberflächenvergrößerungen der Zellmembran. Durch Ausstülpungen oder Einfaltungen der Zelloberfläche kann die Oberfläche der Zellmembran vergrößert werden. **Mikrovilli** sind solche fingerförmige, bis zu 1 µm lange Ausstülpungen, die zahlreiche Enzyme enthalten. Bei resorbierenden Zellen (z. B. dem Epithel des Dünndarms, ▸Kap. 12.4.) bilden die Mikrovilli einen dichten Rasen (Bürstensaum) und bewirken eine etwa 20- bis 50-fache Vergrößerung der resorbierenden Oberfläche.

Einfaltungen des **Plasmalemms** finden sich an der basalen Seite von Zellen, die an Flüssigkeits- und Elektrolyttransporten besonders beteiligt sind, z. B. in den Nieren und im Dünndarm.

Zell-Zell-Kontakte. Gap junctions oder **Nexus** stellen Kontaktstellen zwischen benachbarten Zellen dar, an denen die Zellmembranen nur durch einen ca. 3 nm engen Spalt getrennt sind (o Abb. 1.3). Sie koppeln die Aktivität benachbarter Zellen und schließen diese dadurch zu größeren Funktionseinheiten zusammen. An der Kontaktstelle ist das Zytosol beider Zellen durch jeweils 6 regelmäßig angeordnete Tunnelproteine (**Konnexine**) verbunden, die einen Kanal (**Konnexon**) bilden und damit den Transport anorganischer Ionen und kleiner wasserlöslicher Moleküle zwischen benachbarten Zellen sowie die Übertragung elektrischer Potenzialänderungen erleichtern (z. B. bei der Herz- oder der glatten Muskulatur).

Bei der **Tight junction** oder Zonulae occludentes (o Abb. 1.3) handelt es sich dagegen um netzförmige Verschmelzungen der äußeren Membranschichten von benachbarten Epithelzellen. In diesem Bereich ist der Interzellularraum durch spezielle Proteine (**Occludine, Claudine**) abgedichtet, wodurch der parazelluläre Substanztransport durch die Interzellularspalten behindert wird. Außerdem trennen die tight junctions Transportproteine der basalen und apikalen Membranabschnitte voneinander ab.

Wird in einer punktförmigen Kontaktzone mit einer Ausdehnung von 0,3–0,5 µm der etwa 30 nm weite Interzellularspalt durch Glykoproteine (**Cadherine**) durchspannt, spricht man von einem **Desmosom** oder einer Macula adhaerens (o Abb. 1.3). Die sich gegenüberliegenden Zellmembranen sind im Bereich der Kontaktzone verdickt, und unter der Zellmembran ist das Zytoplasma verdichtet. In diese Verdichtungen mit Ankerproteinen strahlen Zellfilamente (Intermediärfilamente, ▸Kap. 1.1.3, Aktinfilamente, ▸Kap. 1.1.3, ▸Kap. 18.3.2) ein. Desmosomen erfüllen auf diese

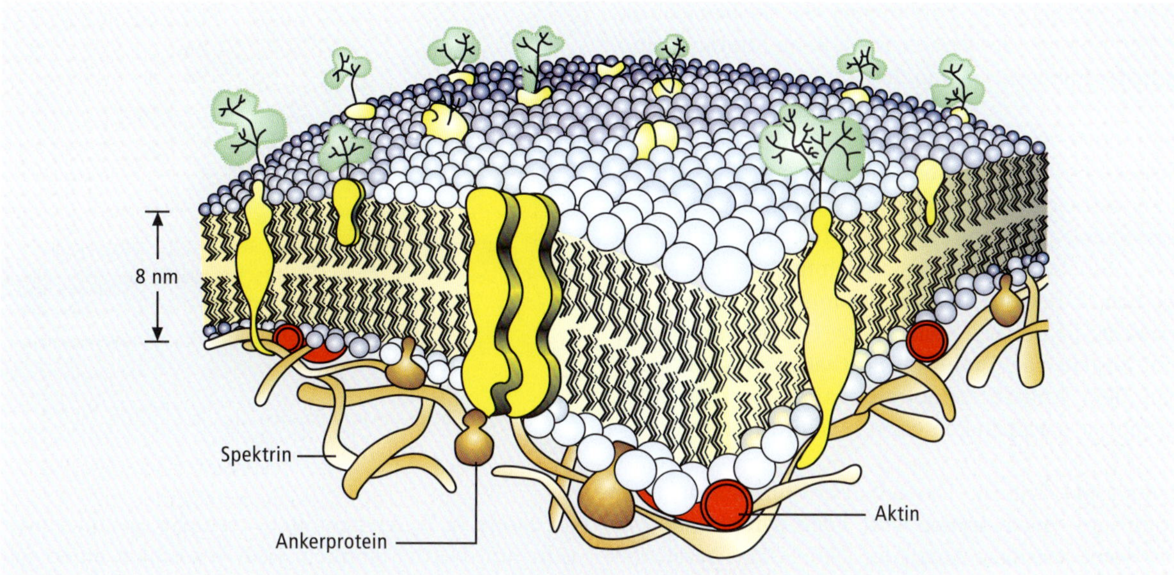

Abb. 1.2 Aufbau der Zellmembran. **Gelb** Lipiddoppelschicht mit eingelagerten Proteinen, **grün** Kohlenhydratanteile an der äußeren Oberfläche, **braun** Ankerproteine zur Verknüpfung der Membraninnenseite mit dem Zytoskelett

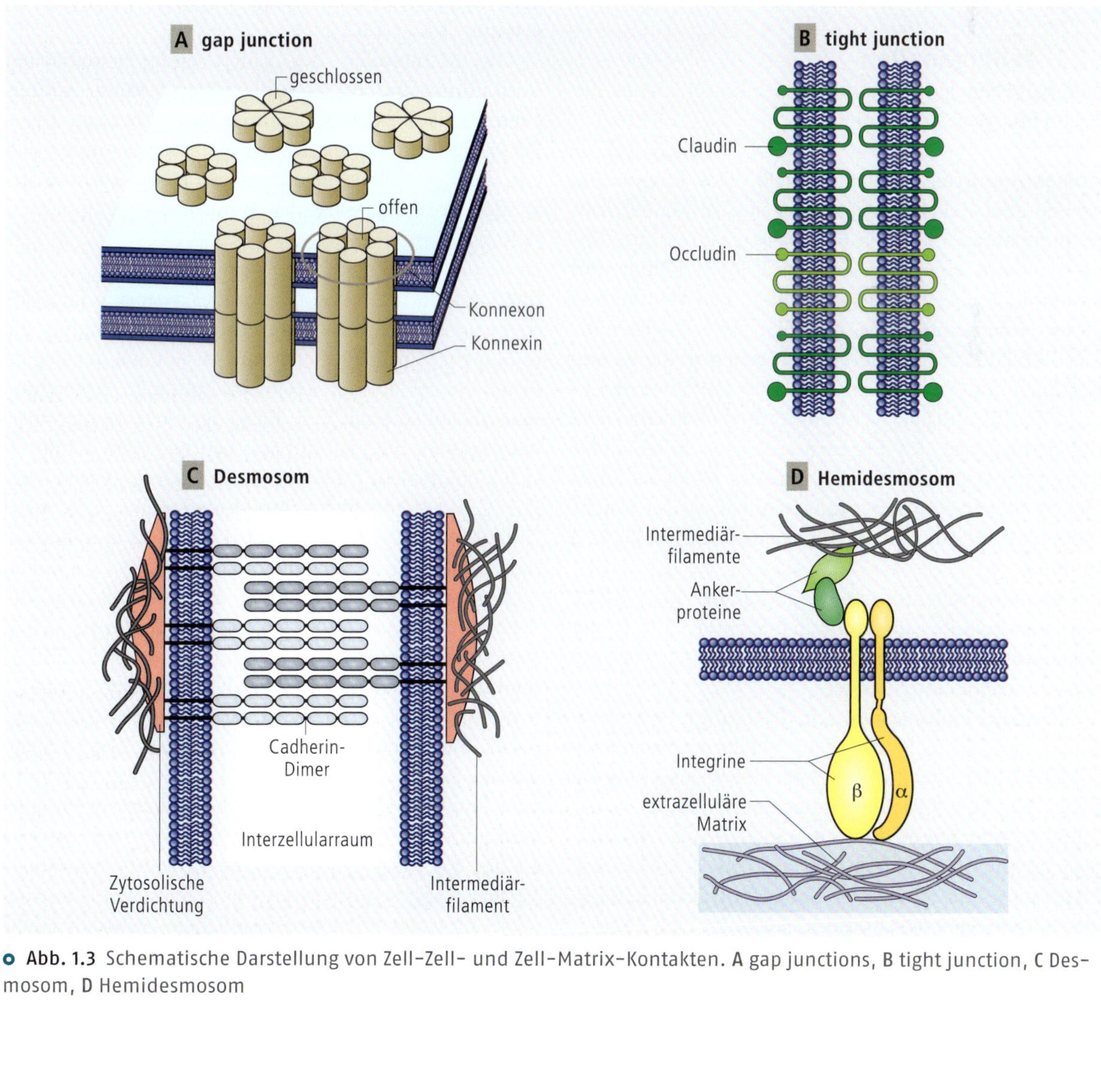

Abb. 1.3 Schematische Darstellung von Zell-Zell- und Zell-Matrix-Kontakten. **A** gap junctions, **B** tight junction, **C** Desmosom, **D** Hemidesmosom

Weise mechanische Funktionen, da sie benachbarte Zellen miteinander verankern (z. B. im Stratum spinosum der Epidermis, ▸Kap. 20.1.1).

Zell-Matrix-Kontakte. Kontakte zwischen Zellen und der extrazellulären Matrix beruhen auf der Verankerung extrazellulärer Kollagenfasern mit dem Zytoskelett. Stabile Verknüpfungen der Intermediärfilamente von Epithelzellen mit der Basallamina bzw. der Matrix werden dabei durch **Hemidesmosomen** (○Abb. 1.3) erreicht, die im Gegensatz zu den Desmosomen Integrine anstelle von Cadherinen enthalten. Sind die Integrine über Ankerproteine mit Actinfasern verbunden, dienen sie der Zelllokomotion (Zellfortbewegung).

Zytoplasma, Zytosol. Der Teil des Zellinhalts, der nicht vom Kern eingenommen wird, heißt Zytoplasma. Den flüssigen, gelartigen Anteil des Zytoplasmas bezeichnet man als Zytosol. Letzteres stellt einen Reaktionsraum dar, in dem u. a. die Glykolyse (▸Kap. 1.3.3), die Fettsäurenbiosynthese (▸Kap. 1.3.4) und die Glykogenbildung aus Glucose (▸Kap. 16.6.2) ablaufen.

1.1.2 Zellorganellen

Zellorganellen sind spezifische Strukturelemente der Zellen mit speziellen Funktionen.

Endoplasmatisches Retikulum (ER). Das Zytoplasma nahezu aller Zellen enthält intrazelluläre Membranen (Zytomembranen), die in Kernnähe ein dreidimensionales System kommunizierender Röhren bilden und teilweise bläschenartig erweitert sind. Die Membranen dieses Hohlraumsystems, das man als endoplasmatisches Retikulum (ER) bezeichnet, gehen in die äußere Kernmembran (s. u.) über. Besonders auffällige Strukturen des ER sind paarweise angeordnete Lamellen. Die Zytomembranen des ER vernetzen sich miteinander und ergeben daher im Schnittprofil das Bild eines kompliziert aufgebauten Labyrinths (○Abb. 1.4). Der Innenraum des ER ist mit einer Grundsubstanz (Matrix) gefüllt.

Man unterscheidet eine ungranulierte oder glatte von einer granulierten oder rauen Form des ER. In der Regel kommen in einer Zelle beide Formen vor und kommunizieren miteinander.

Das **glatte endoplasmatische Retikulum** ist im Vergleich zur rauen Form relativ selten zisternenartig erweitert. Man findet es besonders stark ausgeprägt in Zellen, die Lipide bzw. Steroidhormone (▸Kap. 16.1.1) synthetisieren. Die an die Membranen des glatten endoplasmatischen Retikulums gebundenen zahlreichen Enzyme sind für die Umwandlung (Biotransformation) von körpereigenen Substanzen sowie die von Fremdstoffen von größter Bedeutung. Von besonderem Interesse ist, dass diese Enzyme unter dem Einfluss bestimmter Stoffe (z. B. Arzneimittel) vermehrt gebildet oder gehemmt werden können. Man bezeichnet einen solchen Vorgang als **Enzyminduktion** bzw. **Enzyminhibition**. Im Muskelgewebe dient das glatte endoplasmatische Retikulum als intrazellulärer Ca^{2+}-Speicher und wird in diesem Fall sarkoplasmatisches Retikulum genannt (▸Kap. 2.6.1).

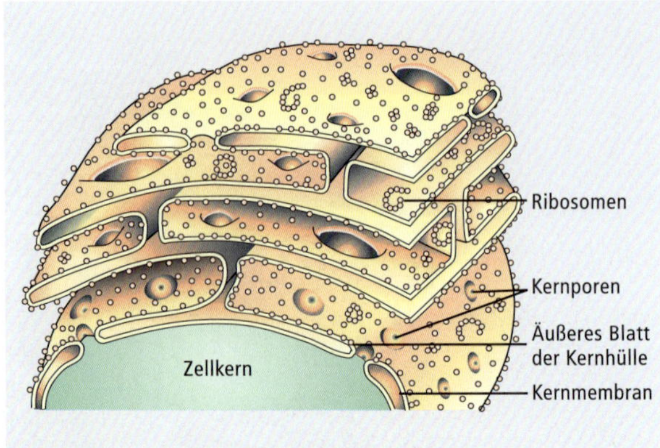

○ **Abb. 1.4** Raues endoplasmatisches Retikulum. Nach Krstić

Die Membranen des **rauen endoplasmatischen Retikulums** sind an der Außenseite dicht mit zahlreichen Partikeln, den **Ribosomen** (s.u.), besetzt. Diese Form des endoplasmatischen Retikulums findet sich vor allem in Zellen mit intensiver Proteinsynthese, die an das Vorhandensein der Ribosomen gekoppelt ist (▸Kap. 1.3.6).

Golgi-Apparat. In Kernnähe findet man charakteristische, aus Doppelmembranen gebildete Strukturen, die in Stapeln von 5–10 dicht gepackt aufeinander liegen. Einen Stapel solcher Doppelmembranen bezeichnet man als **Diktyosom**. Vom Rand der einzelnen Doppelmembranen, die platten Säckchen gleichen, schnüren sich kleinere oder größere Bläschen (**Golgi-Vesikel**) ab. Die Gesamtheit aller Diktyosomen einer Zelle wird Golgi-Apparat genannt (○Abb. 1.5). Er ist vor allem in sekretbildenden Zellen gut entwickelt.

Der Golgi-Apparat dient v. a. der Modifikation, Sortierung und Verteilung der vom endoplasmatischen Retikulum übernommenen Proteine und Membranlipide. Die Proteine werden nach einer ersten Veränderung (Prozessierung) im ER in Transportvesikel verpackt, die anschließend mit kernnahen Zisternen an der cis-Seite („Aufnahmeseite") des Golgi-Apparates verschmelzen. Hierdurch entstehen komplexe Proteinverbindungen (z. B. Glykoproteine), die portionsweise an der sog. trans-Seite (Abgabeseite) mit den Golgi-Vesikeln abgeschnürt werden. Nachfolgend werden diese entweder zu unterschiedlichen Zielorten (Zellmembran, Lysosomen, Peroxisomen) transportiert oder fusionieren als sekretorische Vesikel mit der Zell-

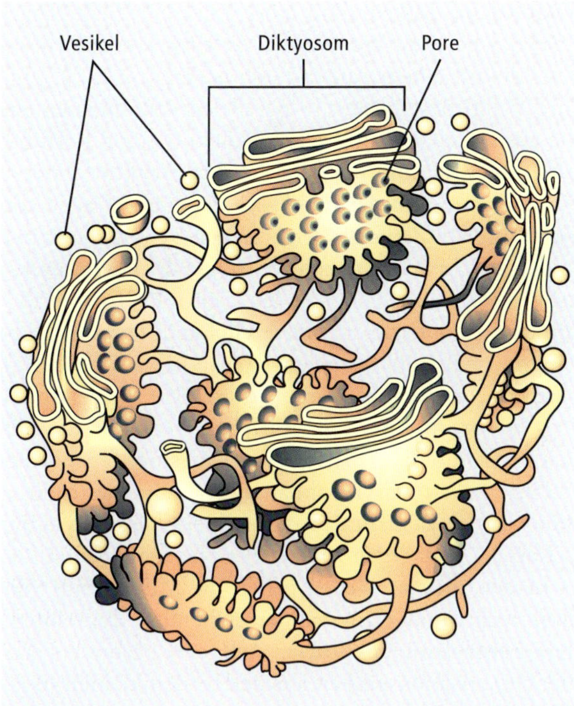

Abb. 1.5 Golgi-Apparat. Nach Krstić

membran und geben dabei ihren Inhalt in den Extrazellularraum ab (Exozytose, ▸Kap. 3.1.6). In den Golgi-Apparat werden darüber hinaus die durch Endozytose (▸Kap. 3.1.6) aufgenommenen Membranproteine transportiert und zur Wiederverwendung bereitgestellt.

Mitochondrien. In den Mitochondrien (Abb. 1.6) laufen u.a. die Atmungskette (▸Kap. 1.3.3) und die ATP-Synthese als Teile des Energiestoffwechsels (▸Kap. 1.3) ab. Sie stellen weiterhin intrazelluläre Ca^{2+}-Speicher dar, spielen bei der Apoptose (▸Kap. 5.3.7) eine wichtige Rolle und enthalten die Enzyme des Citratzyklus (▸Kap. 1.3.3) sowie der β-Oxidation der Fettsäuren (▸Kap. 1.3.4). Sie weisen die Form von Stäbchen oder von Rotationsellipsoiden auf (Abb. 1.6). Ihre Länge schwankt zwischen 1 und 5 µm, ihr Durchmesser zwischen 0,2 und 1,0 µm. Sie bestehen aus einer äußeren, gut permeablen und einer inneren, undurchlässigen Membran. Letztere bildet häufig quer zur mitochondrialen Längsachse verlaufende Falten (Cristae) oder – seltener – fingerförmige Einstülpungen (Tubuli), welche die innere Oberfläche erheblich vergrößern. Man unterscheidet deshalb Mitochondrien vom Crista-Typ und solche vom Tubulus-Typ.

Die Innenmembran trennt zwei intramitochondriale Räume voneinander ab: Der Raum zwischen der äußeren und inneren Membran wird als **Intermembranraum** bezeichnet. Der von der Innenmembran umschlossene Raum enthält gelöste Proteine, Lipide,

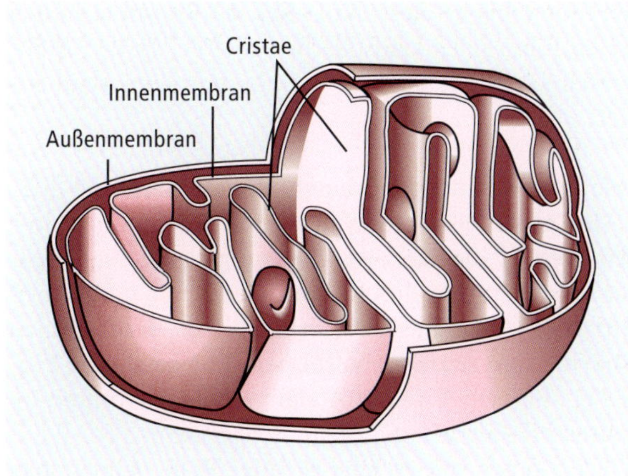

Abb. 1.6 Mitochondrium in schematischer Darstellung. Nach Krstić

Desoxyribonucleinsäure (mtDNA), Ribonucleinsäure (mtRNA) und Granula unterschiedlichster Form in einer Matrix (mt = mitochondriale).

Mitochondrien stellen gesonderte Räume für den Energiestoffwechsel dar (▸Kap. 1.3). Die hierfür erforderlichen Enzyme und Coenzyme sind in den Mitochondrienstrukturen funktionell angeordnet („geordnete Multienzymsysteme“).

Die Zahl der Mitochondrien ist je nach Art der Zelle sehr verschieden. Stoffwechselintensive Zellen (z.B. Herzmuskelzellen) weisen eine hohe Mitochondriendichte auf, während in stoffwechselarmen Zellen nur einzelne Mitochondrien enthalten sind.

Wie bereits erwähnt, besitzen Mitochondrien eigenständige Desoxyribonucleinsäure (mtDNA) und Ribonucleinsäure (mtRNA). Im Gegensatz zur DNA des Zellkerns hat die mitochondriale DNA – wie die DNA der Bakterien – eine Ringstruktur und macht nur 1 % der Gesamt-DNA einer menschlichen Zelle aus. Diese Anwesenheit von Nucleinsäuren weist darauf hin, dass die Mitochondrien ein eigenes genetisches System besitzen. Sie sind damit zu eigener Proteinsynthese befähigt, vermehren sich ausschließlich durch Teilung und stammen wahrscheinlich von Bakterien ab, die sich in eukaryoten Wirtszellen symbiontisch entwickelten.

Ribosomen. Die Ribosomen sind kugelige oder ellipsoide, 10–20 nm große Partikel, die sowohl frei im Zytoplasma als auch an Zytomembranen gebunden vorliegen (vgl. raues endoplasmatisches Retikulum). Sie bilden häufig Aggregate in Form von Rosetten und Ketten. Diese Ribosomenverbände bezeichnet man als **Polyribosomen** oder **Polysomen**. In diesen Komplexen sind die Ribosomen mit der aus dem Zellkern exportierten messenger-RNA (mRNA, ▸Kap. 1.3.6) verbunden.

Ribosomen bestehen zu etwa 40 % aus ribosomaler Struktur-RNA (rRNA, ▸Kap. 1.3.6) und zu 60 % aus assoziierten Proteinen. Sie stellen die Zellorganellen für die Proteinbiosynthese dar (▸Kap. 1.3.6), wobei an den freien Ribosomen zytosolische Proteine, an den Ribosomen des ER Export- und Membranproteine synthetisiert werden.

Lysosomen und Peroxisomen. Lysosomen sind 0,2–0,5 µm große, von einer einfachen Membran umschlossene Vesikel, die durch Abschnürung vom Golgi-Apparat entstehen und durch ihren Gehalt an zahlreichen Enzymen charakterisiert sind. Die **lysosomalen Enzyme** sind zumeist **Hydrolasen** (Phosphatasen, Proteasen, Lipasen u. a.) mit einem Wirkungsoptimum im sauren pH-Bereich (pH ca. 5).

Lysosomen spielen eine wichtige Rolle beim Abbau von zellfremden (exogenen) und zelleigenen (endogenen) Stoffen, die in die Lysosomen gelangt sind. Normalerweise schützt die Lysosomenmembran die Zelle vor einer Einwirkung dieser Enzyme. Eine Freisetzung der lysosomalen Enzyme nach einer Zerstörung oder gesteigerten Durchlässigkeit der Lysosomenmembran und eine anschließende Aktivierung können dagegen u. U. zu einer schweren Schädigung bzw. zum Absterben der Zelle, zur sog. **Autolyse**, führen.

Der Abbau exogener Stoffe wird als **Heterophagie**, der des endogenen Materials als **Autophagie** bezeichnet. Die physiologische Bedeutung der Autophagie besteht wahrscheinlich im intrazellulären Abbau „überalterter" oder geschädigter Zellorganellen sowie von beschädigten Proteinen. Bei Energiemangel dient die Autophagie nicht essenzieller Zellbestandteile der zellulären Energiebereitstellung.

Peroxisomen (Microbodies) sind bis zu 0,5 µm große Partikel, die durch Abschnürung vom endoplasmatischen Retikulum entstehen und ebenfalls von einer einfachen Membran umschlossen sind. Sie sind nur sehr schwer von kleinen Lysosomen zu unterscheiden und enthalten zahlreiche Enzyme, u. a. für die Bildung und Spaltung von Wasserstoffperoxid (H_2O_2) sowie für die Entgiftung von Produkten des Intermediärstoffwechsels, von Ethanol und Phenolen.

1.1.3 Zytoskelett

Als Zytoskelett bezeichnet man spezifische fadenförmige (Filamente) und mikrotubuläre zytoplasmatische Strukturen, die im Laufe der Zelldifferenzierung entstanden sind und das Zytosol durchziehen. Sie dienen der Formgebung der Zellen, der Fortbewegung beweglicher Zellen, dem intrazellulären Transport, der Fixierung von Zellorganellen sowie der Bindung von Enzymen und Metaboliten. Alle Strukturelemente des Zytoskeletts bestehen aus spezifischen Proteinkomplexen, die aufgrund ihrer unterschiedlichen Durchmesser in die drei nachstehend beschriebenen Gruppen unterteilt werden.

Mikrotubuli. Mikrotubuli sind unterschiedlich lange, über das gesamte Zytoplasma verteilte, röhrenförmige Gebilde mit einem Außendurchmesser von ca. 25 nm. Ihre Wand besteht aus 13 parallelen Protofilamenten, die aus globulären Proteinmolekülen (**α- und β-Tubulin**) aufgebaut sind und ständig ihre Struktur ändern. Sie sind immer in der Zelle vorhanden und tragen zur Erhaltung der Zellform bei, erlauben Bewegungen und finden sich in den Kinozilien (s. u.), in der Spermienflagelle (▸Kap. 17.1.1) oder in den Zentriolen (s. u.). Mikrotubuli sind ferner an intrazellulären Transportvorgängen (z. B. am axonalen Transport, ▸Kap. 3.1.7) beteiligt. Ermöglicht werden diese Transporte durch sog. **Motorproteine** (z. B. Kinesine, Dyneine), die mit den Mikrotubuli assoziiert sind. **Kinesine** transportieren ihre Substrate ATP-abhängig entlang eines Mikrotubulus vom Zentrum in die Zellperipherie, **Dyneine** (▸Kap. 3.1.6) dagegen von der Peripherie zur Zellmitte.

In den meisten Zellen gehen die Mikrotubuli von **zwei** rechtwinklig zueinander stehenden **Zentriolen,** dem **Zentrosom,** aus. Dieses stellt eine besonders stabile Organisationseinheit aus den beiden kleinen (0,3–0,5 nm), rundlichen oder stäbchenförmigen Zentriolen (Zentralkörperchen) dar, von der einige hundert Mikrotubuli in alle Richtungen sternförmig ausstrahlen. Vor der Zellteilung (s. u.) wird das Zentrosom verdoppelt und die so entstandenen zwei neuen Zentrosomen bilden jetzt die Pole des **Spindelapparates** (s. u.).

Unter der Zelloberfläche liegende **solitäre Zentriolen** dienen als Basalkörperchen (**Kinetosomen**) zur Verankerung von Kinozilien und Flagellen (s. u.).

Mikrofilamente. Mikrofilamente sind solide, fadenförmige Strukturen, deren Durchmesser etwa 7 nm beträgt. Sie bestehen hauptsächlich aus **Aktin** (daher auch die Bezeichnung Aktinfilamente). Sie finden sich vor allem an Desmosomen und in Stereozilien. Sie spielen u. a. eine Rolle bei der Zellfortbewegung, Muskelkontraktion und Phagozytose (▸Kap. 5.6.1). Weiterhin erhalten Mikrofilamente die Form der Mikrovilli (▸Kap. 1.1.1).

Intermediärfilamente. Diese stellen die stabilsten Strukturen des Zytoskeletts dar, haben einen Durchmesser von etwa 10 nm und kommen als spezifische Strukturen in Epithelzellen (als Keratinfilamente), Nervenzellen (als Neurofilamente), Gliazellen (als Gliafilamente), quergestreifter Muskulatur (als Desminfilamente) und Fibroblasten (als Vimentinfilamente) vor. Intermediärfilamente finden sich auch als **Lamin-Maschenwerk** direkt unter der Kernhülle und verleihen damit dem Kern mechanische Stabilität.

1.1.4 Zellfortsätze

Wimpernartige Zellfortsätze (**Zilien**), die teils rhythmische Bewegungen ausführen (Kinozilien), teils als Sinneshaare fungieren (Stereozilien), finden sich als besondere Strukturelemente an vielen Zellen.

Kinozilien oder Flimmerhaare sind, wie bereits oben erwähnt, durch Basalkörperchen in den Zellen verankert. Die Kinozilienbewegung (z. B. des Flimmerepithels der Luftwege oder des Eileiters), setzt sich aus einem schnellen Schlag und einer langsamen Rückholbewegung zusammen. Die Bewegung der einzelnen Flimmerhaare ist koordiniert und läuft in Wellen über die Zelloberfläche (vgl. Wellen eines wogenden Kornfelds). Diesen Schlagrhythmus nennt man metachron; die Schlagfrequenz erreicht Werte bis zu 25 Schlägen/s.

Stereozilien sind 5–7 μm lange Mikrovilli, die im Gegensatz zu den Kinozilien keine aktiven Bewegungen ausführen können. Sie kommen auf den Sinneszellen des Innenohrs (▸Kap. 19.4.7), den Riechzellen (▸Kap. 19.4.6) sowie an den Stäbchen und Zapfen der Netzhaut (▸Kap. 19.4.6) vor und besitzen im Prinzip die gleiche Struktur wie die Kinozilien.

Die bereits beschriebenen **Mikrovilli** sind Ausstülpungen der Zelloberfläche (▸Kap. 1.1.1).

1.1.5 Zelleinschlüsse

Zelleinschlüsse sind lichtmikroskopisch sichtbare Zelleinlagerungen, die als Produkte des Zellstoffwechsels entstehen oder von der Zelle aufgenommen werden.

Stoffwechselprodukte. Hierzu gehören Glykogen, Lipide und Proteine. **Glykogen** wird in vielen Zellen abgelagert (z. B. in Leber- und Muskelzellen sowie in den Epithelzellen der Mund- und Vaginalschleimhaut). Die Glykogenpartikel liegen entweder isoliert im Zytoplasma oder kommen in Form von sog. Glykogenrosetten vor. **Lipide** werden nicht nur im Fettgewebe, sondern auch in Form kleiner Tröpfchen in vielen anderen Zellen gespeichert. Verfettungen des Zytoplasmas treten sowohl bei übermäßiger Nahrungszufuhr als auch bei Sauerstoffmangel und toxischen Schädigungen des Gewebes auf. Die seltene **Proteinspeicherung** erfolgt in Form kristalliner Einschlüsse, z. B. in Leberzellen und in den Leydig-Zwischenzellen des Hodens (▸Kap. 17.1.1).

Zellpigmente. Pigmente sind **körpereigene** oder **körperfremde Farbstoffe**, die großenteils in Zellen abgelagert vorkommen und diesen eine typische Farbe verleihen. Häufig liegen sie in Körnchenform vor. Nach ihrer Herkunft werden exogene (von außen stammende) und endogene (im Körper entstandene) Pigmente unterschieden.

Zu den endogenen Pigmenten gehören

- **Lipofuszin**, ein fein- bis mittelkörniges, dunkelgelbes bis braunes, aus Lipiden, Phospholipiden und Proteinen komplex zusammengesetztes Pigment, das vor allem im Alter gebildet wird („Alterspigment"), und
- **Melanin**, das der Hautfarbe zugrunde liegende, in Melanozyten durch Tyrosin-Oxidation gebildete braun-schwarze Pigment (▸Kap. 5.3.2).

In Form von **Kohlenstaub** ist elementarer Kohlenstoff das am häufigsten im Organismus, vor allem in der Lunge von Kohlebergwerksarbeitern vorkommende exogene anorganische Pigment.

1.1.6 Zellkern (Nucleus)

1

Alle menschlichen Zellen mit Ausnahme der reifen roten Blutkörperchen und der Blutplättchen besitzen einen Zellkern. Er weist in der Regel eine kugelige oder ellipsoide Form auf. Manche besonders aktive Zellen, z. B. der Skelettmuskulatur, haben zwei oder mehr Kerne. Die Kerngröße ist in der Regel der Zellgröße angepasst (**Kern-Plasma-Relation**).

Der Zellkern bildet mit dem Zytoplasma eine Funktionseinheit, ist das Steuerungszentrum der Zellfunktionen und enthält die Chromosomen.

Kernhülle. Je nach dem Funktionszustand der Zelle ändern sich Form und Funktion des Zellkerns sowie die der Chromosomen. In der Zeit, in der keine Kernteilung stattfindet (Teilungsruhe), hat der Kern ein charakteristisches morphologisches Bild. Er ist von einer zweifachen Zytomembran umgeben, deren **inneres Blatt** durch die Anlagerung von Lamin-Intermediärfilamenten stabilisiert wird. Das **äußere**, mit **Ribosomen** besetzte **Blatt** gehört zum rauen endoplasmatischen Retikulum. Zwischen den beiden Membranen liegt der schmale **perinukleäre Raum**, der an einigen Stellen mit den Innenräumen des endoplasmatischen Retikulums kommuniziert.

Die Kernhülle ist von etwa 3500 Poren (**Kernporenkomplexen**) durchsetzt, die einen mittleren Durchmesser von 8 nm aufweisen und 10–20 % der Kernoberfläche einnehmen. An diesen Poren sind die innere und äußere Membran der Kernhülle mit kanalbildenden, hochmolekularen Proteinkomplexen durchsetzt. Die im Kern synthetisierten Ribonucleinsäuren (RNAs) gelangen durch diese Kernporen ins Zytoplasma. Umgekehrt ist auch ein kontrollierter Stofftransport vom Zytoplasma ins Kerninnere (Nucleoplasma), z. B. von Transkriptionsfaktoren, bestimmten Hormonrezeptoren, Histonen oder anderen Kernproteinen, möglich. Die Transporte in beide Richtungen sind Guanosintriphosphat(GTP)-abhängig.

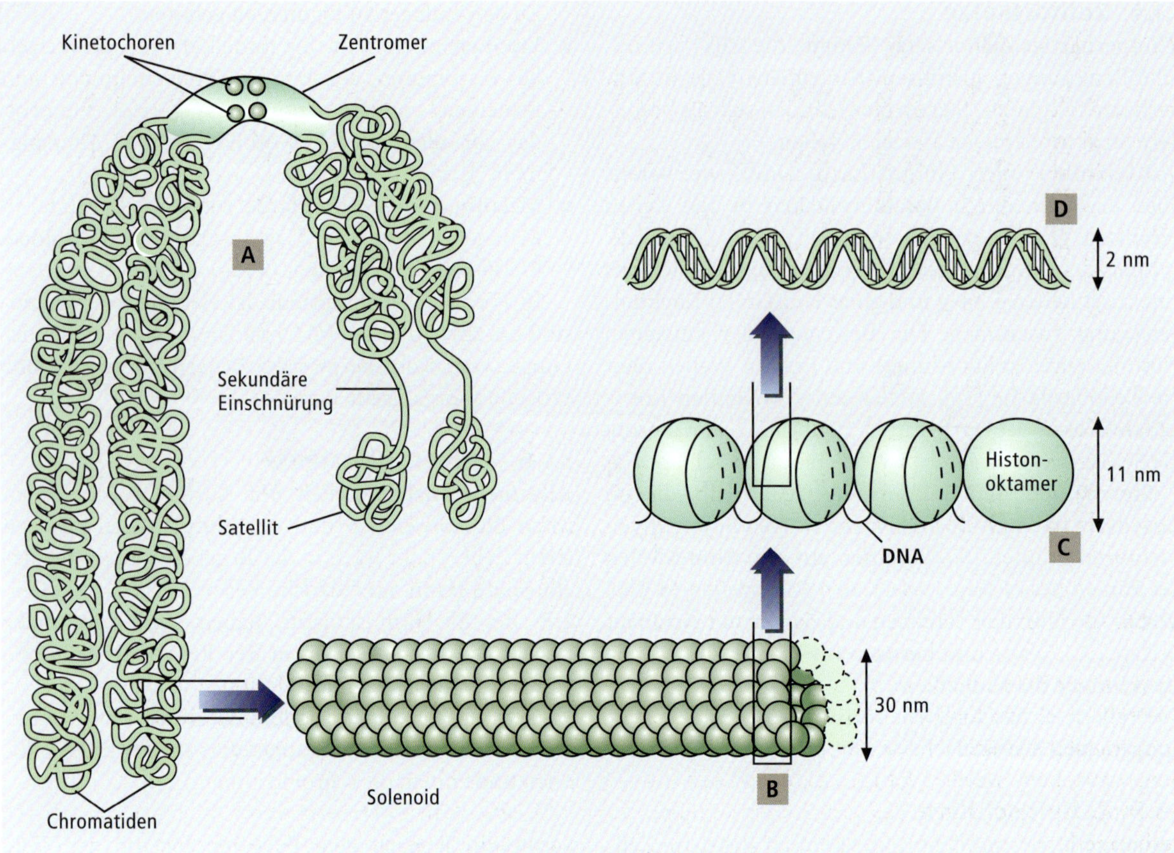

Abb. 1.7 Strukturanalyse eines Chromosoms unmittelbar vor der Kernteilung. A Chromosom, Unterteilung der Schenkel in jeweils zwei Chromatiden, B Nucleosomenfaser (Solenoid), C Chromatinfibrille (Nucleosomenkette), D DNA-Doppelhelix

Kerninnenraum. Im Kerninnenraum findet man ein (oder gelegentlich mehrere) **Kernkörperchen**, Kerneinschlüsse (z. B. Glykogen, Lipide, Proteine), Enzyme und die Chromosomen (s. u.).

Das membranlose Kernkörperchen (**Nucleolus**) besteht aus einer amorphen Matrix, die aus Proteinen und dünnen Filamenten aufgebaut ist, sowie aus granulären Partikeln, die den zytoplasmatischen Ribosomen ähneln und reichlich RNA enthalten. Es hat die Aufgabe, ribosomale RNA (rRNA) zu bilden, die für die Proteinsynthese im Zytoplasma benötigt wird (▸Kap. 1.3.6).

Chromosomen. In den Chromosomen sind die Träger der genetischen Information (**Erbinformation**) in Form der **DNA** lokalisiert.

Während der **Teilungsruhe** im sog. Interphasenkern (▸Kap. 1.2.1) sind die Chromosomen nicht sichtbar. Die DNA ist hierbei im Zellkern dicht gepackt. Dies wird durch eine Assoziation an basische Proteine, die **Histone**, erreicht. Diese Nucleoprotein-Komplexe bezeichnet man als **Chromatin**.

Die kleinste Organisationsstruktur des Chromatins ist das **Nucleosom**, das aus acht Histonmolekülen (Histonoktamer) besteht, um die sich die DNA-Doppelhelix windet (Abb. 1.7). Ketten von solchen Nucleosomen bilden zunächst eine 11 nm dicke Fibrille (Abb. 1.7 C), aus der durch Superwendelung eine 30 nm dicke Nucleosomenfaser entsteht (Abb. 1.7 B). Diese faltet sich dann zu Schleifen, die punktförmig an eine Gerüststruktur aus Nicht-Histonproteinen angeheftet sind und eine 300 nm dicke Faser bilden. Aus letzterer entstehen nach weiterer Aufwindung die **Chromatiden** (Abb. 1.7 A).

Während der **Zellteilung** kondensiert das Chromatin, wodurch die Chromosomen sichtbar werden und als hakenförmige Gebilde mit einer primären Einschnürung (**Zentromer**) erscheinen. Von dieser gehen zwei unterschiedlich lange **Chromosomenschenkel** aus. Die Lage des Zentromers und die unterschiedlichen Abknickungsgrade der Schenkel sind für jedes einzelne Chromosom charakteristisch und werden zur Klassifizierung herangezogen (s. u.).

Zentral im Zentromer befinden sich die **Kinetochoren**, an denen während der Zellteilung Mikrotubuli des Teilungsapparates (▸Kap. 1.2.1) ansetzen. Einzelne Chromosomen zeigen auch noch sekundäre Einschnürungen, an denen sich kürzere Bestandteile befinden, die man als **Satelliten** bezeichnet.

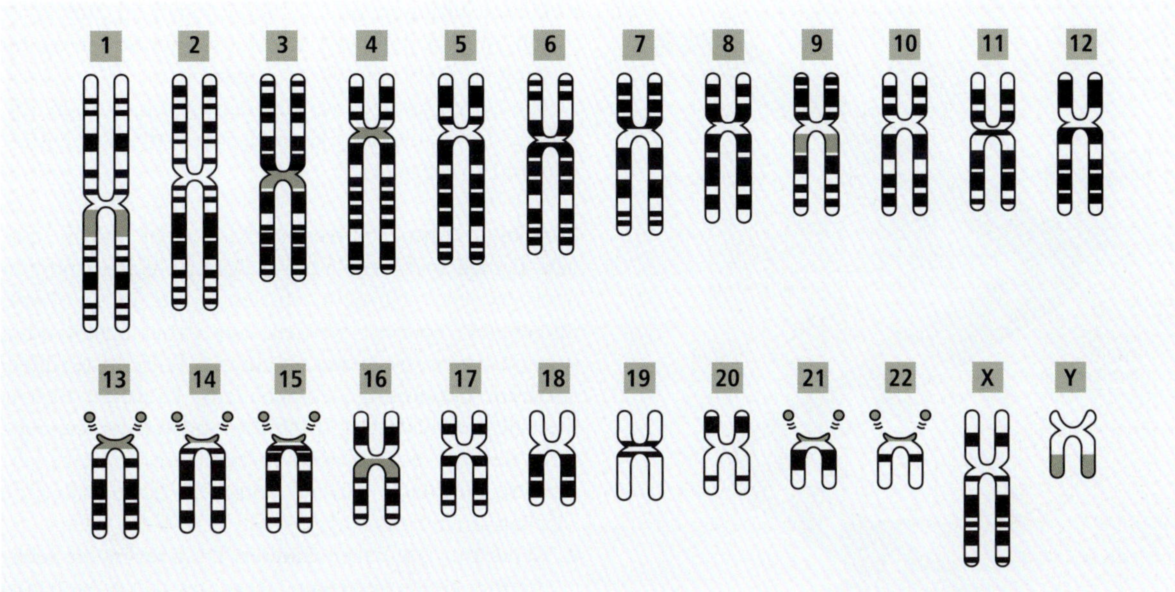

Abb. 1.8 Chromosomensatz des Menschen (diploider Autosomensatz und zwei Geschlechtschromosomen)

Vor einer Kernteilung werden die beiden Chromosomenschenkel verdoppelt (Abb. 1.7). Die spiralig gewundenen Untereinheiten, die durch die Verdoppelung entstehen, werden **Chromatiden** (Abb. 1.7 A) genannt. Sie sind durch das Zentromer miteinander verbunden.

Die Anzahl der Chromosomen in einer Zelle, der sog. **Chromosomensatz**, ist speziesspezifisch und zahlenkonstant. Tochterzellen erhalten demnach die gleiche Zahl an Chromosomen wie die Zelle, aus der sie durch Zellteilung entstanden sind. Nach bestimmten Eigenschaften (Größe, Form und Lage des Zentromers) lassen sich Chromosomen „katalogisieren", wodurch ihre Klassifizierung in sog. **Chromosomenkarten (Karyogrammen)** möglich wird (Abb. 1.8).

Die **diploide menschliche Körperzelle**, d. h. die Zelle mit dem kompletten Chromosomensatz, besitzt 46 Chromosomen. Bei beiden Geschlechtern enthält der diploide Chromosomensatz 22 Paare einander in Größe und Form entsprechender „homologer" Chromosomen (**Autosomen**) und ein Paar **Heterosomen**, welche die Geschlechtschromosomen darstellen. In männlich bestimmten Zellen liegen ein großes (X) und ein kleines Geschlechtschromosom (Y) vor. Zellen des weiblichen Geschlechts weisen dagegen zwei gleichartige, große Geschlechtschromosomen (XX) auf.

Genetische Information. Träger der genetischen Information und damit wichtigster Bestandteil der Chromosomen ist die **Desoxyribonucleinsäure (DNA)**, auf der alle **Gene**, d. h. DNA-Abschnitte, die für ein Protein (z. B. ein Enzym) codieren, lokalisiert sind. Die Bauelemente der DNA werden als **Nucleotide** bezeichnet. Sie bestehen aus drei Komponenten:

- einer Purinbase (Adenin oder Guanin) oder einer Pyrimidinbase (Thymin oder Cytosin),
- der Pentose Desoxyribose und
- einem Phosphorsäurerest.

Je eine Base und Desoxyribose bilden zusammen ein **Nucleosid**. Die einzelnen Nucleoside werden durch Phosphorsäure (in Diesterbindung) zu langen Ketten (Makromolekülen) verknüpft. Dem Strukturmodell der DNA (nach Watson und Crick) entsprechend, bilden nach Umeinanderwindung zwei dieser Nucleotidketten eine **Doppelhelix** (Abb. 1.9). In dieser liegen zwei komplementäre Basen, verbunden durch Wasserstoffbrücken, einander gegenüber. Dabei sind jeweils die Basen **Adenin** (A) mit **Thymin** (T) und **Guanin** (G) mit **Cytosin** (C) gepaart (Chargaff-Regel). Jede Base bestimmt damit den entsprechenden Paarling, sodass ein Strang die vollständige Sequenz der Basen im anderen Strang festlegt. Durch die freie Wahl der Basensequenz auf einem Strang kann eine fast unendlich große Zahl spezifischer Makromoleküle aufgebaut werden. In der Nucleotid- bzw. Basensequenz der DNA ist die Information der Erbsubstanz enthalten, und zwar codieren drei aufeinanderfolgende Basen eine bestimmte Aminosäure (sog. **Triple Code**). Dementsprechend ist durch die Nucleotidsequenz eines Gens die Aminosäurensequenz eines entsprechenden Proteins festgelegt. Die Ergebnisse des Humangenom-Projekts haben gezeigt, dass der gesamte Genbestand des Menschen, das **Genom**, aus insgesamt etwa 23 000 Protein-codierenden Genen besteht.

Neben den als **Exons** genannten codierenden Sequenzen enthalten die Gene auch nicht codierende Sequenzen, die als **Introns** bezeichnet werden, sowie den **Promotorbereich** mit Regulationsfunktion.

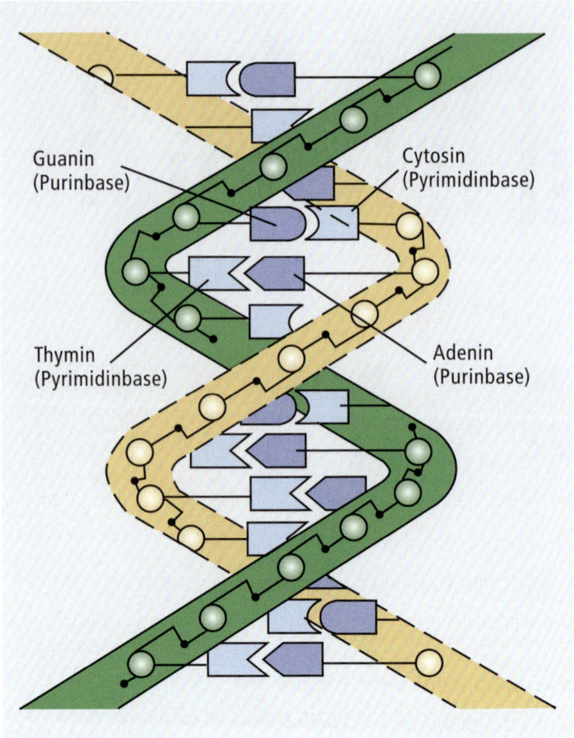

Abb. 1.9 Ausschnitt aus einer DNA-Doppelhelix mit paarweiser Anordnung der Basen in schematischer Darstellung. Die Basensequenz enthält die Information der Erbsubstanz

Mutation. Zufällig entstandene, bleibende Veränderungen des Erbgutes nennt man Mutationen. Sie treten meistens spontan auf und kommen sowohl in Körperzellen (somatische Mutationen) als auch in Keimzellen (genetische Mutation) vor. **Somatische Mutationen** sind an der Zellalterung (▸Kap. 5.3.6) und an der Bildung von Tumoren beteiligt. **Mutationen in Keimzellen** werden auf die Nachkommen übertragen.

Die **Ursachen** der Mutationen sind nur teilweise bekannt. Strahlenschäden, chemische Substanzen und Viren stehen dabei an erster Stelle. Stärkere Veränderungen bedingen häufig den Tod des betroffenen Organismus (Letalmutation). Oft haben aber auch nichtletale Mutationen nachteilige Folgen, da sie die Überlebens- und Vermehrungsaussicht der Mutanten einschränken können. Im Zusammenwirken mit der Selektion stellt andererseits die Mutation den wesentlichsten Mechanismus der Evolution dar.

Nach der Art der Veränderungen unterscheidet man verschiedene Mutationstypen:

- **nummerische Chromosomenmutationen** (Chromosomenzahlmutationen, Genommutationen) sind durch Änderung der Chromosomenzahl charakterisiert (pathologische Auswirkungen, ▸Kap. 5.8),
- **strukturelle Chromosomenmutationen** liegen bei einer Abweichung vom normalen Chromosomenbau vor (Chromosomenbrüche) und
- **Genmutationen** sind Veränderungen im molekularen Aufbau der DNA (Austausch und/oder Änderung der Zahl von Nucleotidpaaren).

Die Zellen besitzen verschiedene Mechanismen, um solche Mutationen zu erkennen, enzymatisch zu entfernen und zu reparieren.

DNA-Reparaturmechanismen. Man geht davon aus, dass täglich mehrere Tausend DNA-Schäden, spontan oder exogen verursacht, entstehen, die in der Regel umgehend repariert werden. Die dabei ablaufenden Reparaturprozesse lassen sich in vier Teilschritte untergliedern: Erkennung des Schadens, Exzision, Resynthese des geschädigten Abschnitts und Wiederverknüpfung der bei der Exzision betroffenen DNA-Teilabschnitte. Je nach Läsion kommen dabei folgende Mechanismen zum Tragen:

- **Reparatur** von **Basenläsionen**: Die irreversible Schädigung einer einzelnen Base des DNA-Moleküls (z. B. durch Oxidation oder Alkylierung) wird – nach Erkennung mittels DNA-Glykosylasen – durch **Basenexzisions-Reparatur** (BER) beseitigt. Dabei wird das als fehlerhaft erkannte Nucleotid durch eine Exzisions-Nuclease entfernt und die dadurch entstandene Lücke mithilfe einer DNA-Polymerase gefüllt und dann mit einer DNA-Ligase geschlossen. Hierbei dient der intakte Komplementärstrang als Matrize.
  Größere Basenveränderungen in einem Strang (z. B. durch UV-Strahlung oder oxidative Schädigung) werden dagegen durch eine **Nucleotidexzisions-Reparatur** behoben. Nach Entspiralisierung des betroffenen Oligonucleotid-Abschnitts durch Helicasen verläuft die Korrektur analog der BER.
- Eine bei der DNA-Replikation auftretende Basen-Fehlpaarung wird durch die sog. **Basen-Fehlpaarungs-Reparatur** (**Mismatch-Reparatur**, Replikationsfehler-Korrektur) beseitigt. Dabei wird nach Abspaltung und Entfernen des defekten DNA-Strangs mit der falschen Base dieser durch neue DNA ersetzt.
- **Einzelstrangbruch-Reparatur**: Wird ein Strang des DNA-Moleküls (z. B. durch oxidativen Stress im Rahmen des normalen Zellstoffwechsels) aufgebrochen, stimmen die molekularen Reparatur-Mechanismen bis auf die Erkennung des Strangbruchs mit der BER überein.
- **Doppelstrangbruch-Reparatur**: Doppelstrangbrüche entstehen meist durch γ-Strahlung. Sind beide Stränge dicht beieinander aufgebrochen (maximal 3–4 Basenpaare voneinander entfernt), kann der Schaden durch zwei grundlegend unterschiedliche, komplexe Reparaturmechanismen beseitigt werden, die **homologe Rekombination** und die **nicht-homologe Endverknüpfung**. Während die erstere nur mit-

hilfe der Schwesterchromatiden ablaufen kann, ist die zweite, am häufigsten auftretende, auch ohne homologe Matrize möglich (s. Lehrbücher der Genetik).

In Kürze

- **Zellen** sind die kleinsten Funktionseinheiten des Organismus.
- Ihre Bestandteile sind die aus Phospho- und Glykolipiden, Cholesterol und Proteinen (Transportern, Pumpen, Kanälen, Rezeptoren) aufgebaute **Plasmamembran**, das gelartige **Zytosol** mit eingelagerten **Zellorganellen** (Ribosomen, rauem und glattem endoplasmatischem Retikulum, Golgi-Apparat, Lysosomen, Peroxisomen, Mitochondrien) und **Zytoskelett** (Mikrotubuli, Mikrofilamente, Intermediärfilamente) sowie der **Zellkern** (Nucleus) als Hauptträger der Erbinformation, die in 46 Chromosomen in Form von Desoxyribonucleinsäure(DNA)-Sequenzen enthalten ist.
- Die als Doppelhelix vorliegende DNA ist aus den vier Basen Adenin, Guanin, Thymin und Cytosin sowie Desoxyribose und Phosphorsäureresten zusammengesetzt.
- **Gene** sind DNA-Abschnitte, die Informationen zur Synthese einer RNA und damit zur Bildung eines Proteins tragen.
- Das menschliche **Genom** umfasst etwa 23 000 Protein-codierende Gene.
- Bleibende Veränderungen des Erbguts werden als **Mutationen** bezeichnet.
- Der **Nucleolus** im Zellkern enthält die DNA mit den rRNA-Genen („Ribosomenfabrik").
- Viele Zellen weisen Fortsätze (**Zilien**) auf, auch bilden sie größtenteils **Zell-Zell-** und **Zell-Matrix-Kontakte** aus.

1.2 Zellteilung

Durch Zellteilungen

- werden die männlichen und weiblichen Geschlechtszellen auf den Befruchtungsvorgang vorbereitet,
- wachsen aus der befruchteten Eizelle die Gewebe und Organe und damit der Gesamtorganismus,
- werden Gewebedefekte durch Regeneration (▸Kap. 5.4.1) beseitigt

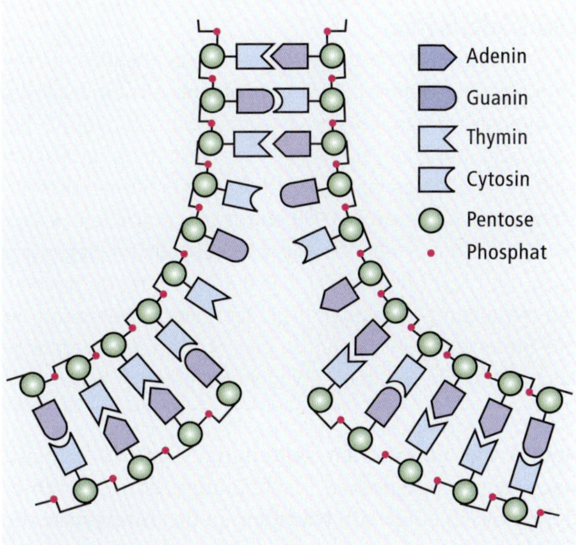

Abb. 1.10 Replikation der Desoxyribonucleinsäure. Trennung der beiden Polynucleotidketten und Anlagerung neuer Nucleotide nach Maßgabe der spezifischen Basenpaarung

- und ständig in zahlreichen Geweben, z. B. der Schleimhaut des Magen-Darm-Kanals, der Haut und des Blutes, ältere Zellen durch neue ersetzt.

1.2.1 Mitose

Die häufigste Art der Zellteilung ist die Mitose, eine Kern- und Zytoplasmateilung, bei der das Kernmaterial erbgleich an zwei Tochterzellen weitergegeben wird.

Replikation der Desoxyribonucleinsäure. Voraussetzung für die Mitose ist die **identische Verdopplung** der **DNA** in den Chromosomen. Sie findet schon vor der eigentlichen Mitose im sog. Interphasenkern, d. h. in der Phase zwischen zwei Mitosen, statt. Die beiden Polynucleotide, welche die DNA-Doppelspirale bilden, werden zunächst voneinander getrennt (Abb. 1.10). An die hierdurch frei werdenden Basen beider Ketten lagern sich, der spezifischen Basenpaarung entsprechend (Thymin zu Adenin, Cytosin zu Guanin), neue Nucleotide an, die enzymatisch durch DNA-Polymerasen zu einer Kette verbunden werden. Jede ursprüngliche Polynucleotidkette bildet so mit einer neu hinzugekommenen wieder eine Doppelspirale. Es entstehen zwei DNA-Doppelstränge, die dem ursprünglichen Strang völlig gleich sind.

Den Replikationsvorgang der DNA kann man mit einem Reißverschluss vergleichen, der geöffnet wird, während sich gleichzeitig an jede Hälfte eine neue anlagert, sodass schließlich zwei neue Reißverschlüsse entstehen. Neue DNA kann somit nur gebildet werden, wenn schon ein Polynucleotid vorhanden ist. Eine Trennung der beiden Ketten der Doppelspirale zur Replikation setzt eine Entspiralisierung voraus.

Zusatzinformation

In den meisten Körperzellen können bei der Replikation die Chromosomen-Enden, die sog. **Telomere**, nicht vollständig verdoppelt werden. Die Chromosomen werden dadurch bei jeder Zellteilung kürzer, bis nach ca. 60 Zellteilungen keine weitere Replikation mehr möglich ist und Proliferationsstillstand bzw. **Apoptose** (▸5.3.7) eintritt. Stammzellen (▸Kap. 6.3.2) und Tumorzellen (▸Kap. 5.7) besitzen im Gegensatz dazu das Enzym **Telomerase**, das die zunehmende Telomeren-Verkürzung verhindert (vgl. Telomerase-Hemmung in der Tumortherapie). Weiterhin gibt es Hinweise, dass verkürzte Telomere an Alterungsvorgängen beteiligt sind.

Ablauf der mitotischen Zellteilung. Die Mitose wird nach dem zytologischen Erscheinungsbild in verschiedene Phasen eingeteilt. Nachdem in der **Interphase** die DNA im Zellkern verdoppelt und ausreichend Substrat zur Energiegewinnung bereitgestellt wurde, tritt die Zelle nach einer Volumenzunahme zunächst in die sog. **Prophase** ein (○ Abb. 1.11). In dieser Phase werden, wie erwähnt, die Chromosomen infolge Kondensation sichtbar. Sie verkürzen und verdichten sich zunehmend durch Spiralisierung. Ein deutlicher Längsspalt in den Chromosomen trennt die beiden Hälften, die **Chromatiden**, voneinander ab. Der Nucleolus ist nicht mehr zu erkennen und der Golgi-Apparat verschwindet allmählich. Die beiden Zentriolen (▸Kap. 1.1.3) rücken auseinander und wandern zu den Zellpolen. Gleichzeitig werden die Mikrotubuli des Spindelapparates ausgebildet. Mit der Auflösung der Kernmembran in Membranfragmente endet die Prophase.

In der sich anschließenden **Metaphase** ordnen sich die hakenförmigen Chromosomen in der Mittelebene (Äquatorialebene) zwischen den beiden Spindelpolen an. Sie erreichen dabei ihre maximale Dicke und bilden eine sternförmige Figur (Monaster). Nach vollständiger Ausbildung der Teilungsspindel unterscheidet man durchgehende Zentralfasern, die beide Pole miteinander verbinden, und Chromosomenfasern, die an die Kinetochoren der primären Einschnürung herantreten.

Die **Anaphase** beginnt mit der Spaltung der Zentromer-Region. Danach werden die „Chromosomenhälften", die Chromatiden, durch die am Zentromer ansetzenden Fasern des Spindelapparates zu den entgegengesetzten Polen transportiert. Es entstehen dabei zwei sternförmige Figuren (Diaster). Bei dieser Bewegung ist die Zentromer-Region auf die Pole gerichtet, wodurch sich die Chromatiden in der Anaphase V-förmig anordnen.

In der **Telophase** gruppieren sich die Chromatiden um die beiden Pole. Sie entspiralisieren anschließend wieder und verlieren dabei ihre deutliche Gestalt. Kernmembran und Nucleolen werden neu gebildet. Schließlich entstehen zwei neue Interphasenkerne.

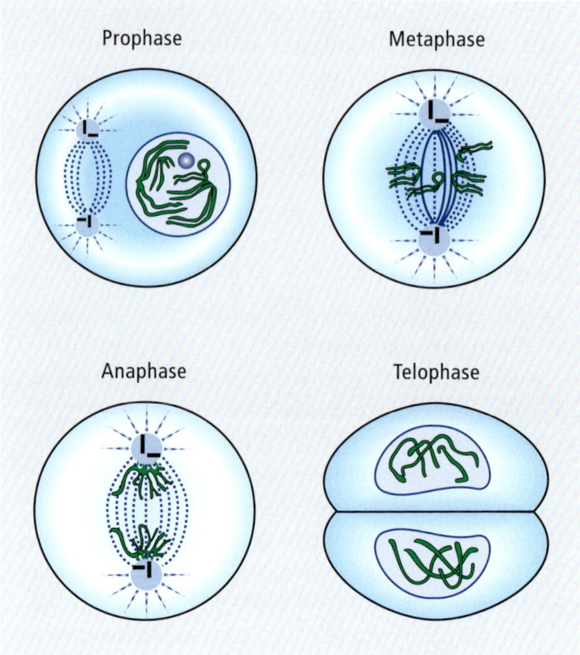

○ **Abb. 1.11** Phasen der mitotischen Zellteilung

In Verbindung mit der Kernteilung setzt die Zellteilung (**Zytokinese**) ein, die oft bereits in der späten Anaphase beginnt. Hierbei schnürt sich die Zellmembran gewöhnlich von der Peripherie her ringförmig ein, um die beiden Tochterzellen abzugrenzen. Die Teilung des Zellleibs wird dann in der Telophase abgeschlossen. Eine Zellteilung nach einer Kernteilung ist jedoch nicht in allen Fällen obligatorisch.

An die Telophase schließt sich die **Rekonstruktionsphase** an, während der die Spindelfasern wieder verschwinden. Die beiden Tochterzellen nehmen dabei die für die betreffende Zellart typische Gestalt an.

Als Dauer der Mitose wird gewöhnlich etwa 0,5–1 Stunde angegeben. Von den einzelnen Mitosestadien beanspruchen die Pro-, Meta- und Telophase eine etwas längere Zeit. Die Anaphase läuft dagegen sehr schnell (innerhalb von 2–3 min) ab.

Zellzyklus. Der Zellzyklus setzt sich aus der Mitosephase und der Interphase, der Zeit zwischen zwei Zellteilungen, zusammen (○ Abb. 1.12). Er ist zelltypabhängig und zeitlich sehr variabel (mittlere Dauer etwa 24 Stunden).

Stadien der Interphase. Nach der Mitosephase tritt die Zelle zunächst in die **präsynthetische Wachstumsphase** (G_1) ein, während der eine Verdoppelung der Zellmasse sowie die Synthese spezieller Proteine (z. B. der Mitosespindel) und von RNA stattfindet. In die G_1-Phase fallen die für eine weitere Zellteilung und Zelldifferenzierung entscheidenden Regulationsprozesse sowie eine intensive Proteinsynthese. In den meisten Zellen

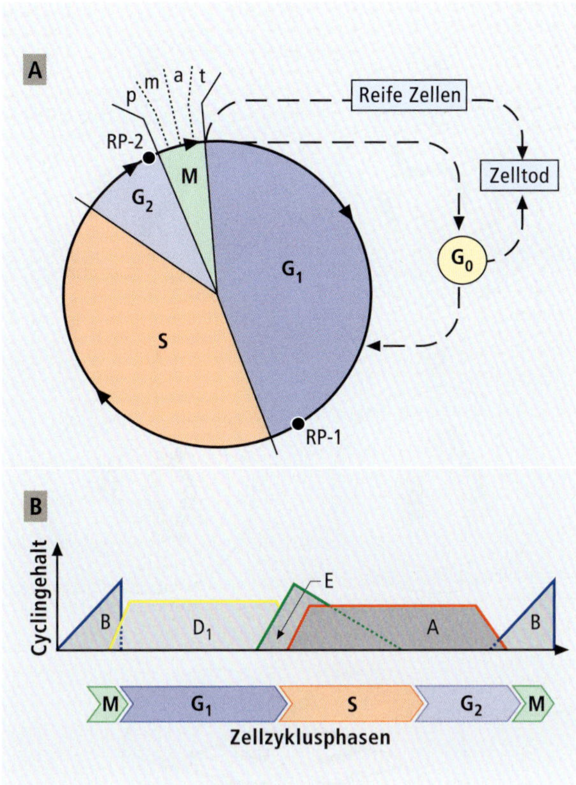

Abb. 1.12 A Zellzyklus in schematischer Darstellung: **M** Mitosephase, **G_1** präsynthetische Wachstumsphase, **S** Synthesephase, **G_2** postsynthetische Wachstumsphase, **G_0** zytokinetische Ruhephase (Zellen, die ihre Teilungsaktivität verloren haben, können wieder in den Zellzyklus eingeschleust werden), Interphase: G_1- + S- + G_2-Phase, Mitose: **p** Prophase, **m** Metaphase, **a** Anaphase, **t** Telophase, **RP** Restriktionspunkt, **B** schematische Darstellung der Zyklusprogression mit den Hauptaktivitätsphasen der Cycline: **rot** Cyclin A, **blau** Cyclin B, **gelb** Cyclin D_1, **grün** Cyclin E

schwankt die Dauer der G_1-Phase zwischen 10–12 Stunden, kann aber auch Hunderte von Tagen dauern (z. B. bei Leberzellen); sie bestimmt sehr wesentlich die Zellzykluszeit.

In der nachfolgenden **Synthesephase** (S-Phase), deren Dauer etwa 8–12 Stunden beträgt, werden die beiden Polynucleotide der DNA-Doppelspirale voneinander getrennt und danach verdoppelt (identische Replikation, s. o.) sowie Histone synthetisiert.

An die S-Phase schließt sich die etwa 2–3 Stunden dauernde **postsynthetische Wachstumsphase** (G_2-Phase) an. In ihr liegen die Chromosomen bereits in Form von Chromatiden vor und die Zellorganellen haben sich verdoppelt.

Teilungsfähige Zellen können auch vorübergehend oder für immer in eine **zytokinetische Ruhephase** (G_0-Phase) eintreten. Hierauf beruht der Verlust der Teilungsaktivität bei manchen Zelltypen (z. B. bei terminaler Differenzierung, Seneszenz). Durch Stimulation (z. B. durch Wachstumsfaktoren, ▸Kap. 6.7.6) werden Zellen aus der G_0-Phase wieder in die G_1-Phase und damit in den Zellzyklus eingeschleust.

Kontrollmechanismen des Zellzyklus. Damit die Zellteilung fehlerfrei abläuft, verfügt die Zelle über Kontrollsysteme, insbesondere über Zellzyklus-spezifische **Cycline** und mit diesen kooperierende **Proteinkinasen**, die den Zellzyklus bei Schäden unterbrechen. Diese Kontrollen stellen sicher, dass die nachfolgende Phase erst beginnt, wenn die vorausgehende vollständig abgeschlossen und fehlerfrei verlaufen ist. Der wichtigste Kontrollpunkt im Zellzyklus ist der Übergang von der G_1- in die S-Phase (**Restriktionspunkt 1**). Bei diesem spielt neben der Cyclin-E-abhängigen Proteinkinase das **Protein p53** (p53, ▸Kap. 5.7.2) eine Schlüsselrolle. Durch Aktivierung von Protein p21 kann p53 das weitere Fortschreiten des Zellzyklus blockieren, sofern eine DNA-Schädigung vorliegt („Wächter des Genoms"). DNA-Reparaturenzyme erhalten dadurch die Möglichkeit, Gendefekte zu reparieren. Gelingt dies nicht, wird die geschädigte Zelle durch Apoptose (▸Kap. 5.3.7) eliminiert. Dementsprechend hat der Ausfall von p53 eine unkontrollierte Proliferation, z. B. bei bösartigen Tumoren, zur Folge.

Ein weiterer wichtiger Kontrollpunkt findet sich am Ende der G_2-Phase (**Restriktionspunkt 2**). Und zwar wird nach p21-Aktivierung überprüft, ob die DNA-Replikation vollständig abgelaufen ist.

1.2.2 Endomitose und Amitose

Endomitose. Bei der Endomitose wird der beschriebene Ablauf der mitotischen Teilung in der frühen Prophase abgebrochen, ohne dass die Kernmembran aufgelöst oder ein Spindelapparat ausgebildet wird. Die Tochterchromosomen verbleiben somit im Mutterkern. Als Ergebnis dieses Vorgangs entstehen **polyploide Zellkerne,** d. h. ein diploider Chromosomensatz (2n) geht z. B. in einen tetraploiden Satz (4n) über. Durch weitere Endomitosen können noch höhere Polyploidiegrade erreicht werden. Endomitosen finden sich bevorzugt bei funktioneller Mehrbelastung hochdifferenzierter Zellen. Viele Leberzellen, Herzmuskelzellen, aber auch viele Krebszellen sind häufig polyploid.

Amitose. Eine direkte Teilung des Zellkerns, ohne dass Chromosomen und Spindelapparat in Erscheinung treten, wird Amitose genannt. Eine Zytokinese bleibt meistens aus. Unklar ist bis heute, ob bei dieser Art der Kernteilung die Chromosomen gleichwertig verteilt werden. Mehrkernige Zellen kommen im Allgemeinen durch amitotische Zellteilung ohne Zytoplasmadurchschnürung zustande. Amitosen beobachtet man in hochdifferenzierten Zellen (Leber, Herzmuskel, Niere u. a.).

1

1.2.3 Meiose

Die Meiose ist eine besondere Form der Zellteilung, die nur bei Geschlechtszellen (Gameten) auftritt. Hierbei wird der diploide Chromosomensatz (2n) auf eine haploide Zahl (n) reduziert. Man bezeichnet deshalb die Meiose auch als **Reduktionsteilung**. Ohne diese Reduktion würde sich die Chromosomenzahl bei jeder Befruchtung verdoppeln. Bei der Verschmelzung der Kerne der Geschlechtszellen während der Befruchtung (▸ Kap. 17.4.1) entsteht dann wieder ein diploider Chromosomensatz.

Die Reduktionsteilung umfasst zwei Teilungsschritte: die erste Reifeteilung (eigentliche Reduktionsteilung), während der die Chromosomenzahl vom diploiden auf den haploiden Satz reduziert wird, und die zweite Reifeteilung (Äquationsteilung), bei der eine mitotische Teilung des haploiden Chromosomensatzes erfolgt.

Erste Reifeteilung. Im Gegensatz zu der mitotischen **Prophase** beansprucht die Prophase der ersten Reifeteilung eine längere Zeit. Zunächst liegen Knäuel einzelner feiner, verschlungener Chromosomenfäden vor, die sich später unter schraubigem Aufrollen verkürzen (○ Abb. 1.13). Danach lagern sich die homologen Chromosomen, d. h. Chromosomen mit identischem Chromomerenmuster und vergleichbaren genetischen Informationen, aneinander: Die Chromosomen paaren sich. Hierbei erfolgt eine Parallelanlagerung in der Form, dass einander entsprechende Abschnitte genau nebeneinander liegen. Da jedes Chromosom zu diesem Zeitpunkt schon längsgeteilt ist, bilden die vier Chromatiden der Chromosomenpaare eine Tetrade aus je zwei Chromatiden mit väterlichem bzw. mütterlichem Erbgut. Nachfolgend wird die Paarung wieder gelöst, wobei sich jedoch Chromatidenabschnitte mit besonders fester Haftung oder Abschnitte mit Überkreuzungsstellen (Chiasmata) nur verzögert trennen. An den Chiasmata können die Chromatiden auseinanderbrechen und wieder miteinander verschmelzen, wodurch ein Genaustausch zwischen väterlichen und mütterlichen homologen Chromosomen zustande kommt (crossing over). Dieser Austausch, der nach Zufallsgesetzen erfolgt, führt somit zu einer Rekombination, d. h. zu einer Neuordnung der Gene auf den Chromosomen. Im letzten Stadium der Prophase verkürzen sich die Chromosomen weiter, und die Kernmembran sowie der Nucleolus lösen sich auf.

In der nachfolgenden **Metaphase** der Meiose ordnen sich die Chromosomen nicht wie bei der Mitose einzeln, sondern in Form von homologen Chromosomenpaaren in der Äquatorialebene der Zelle an. In der **Anaphase** trennen sich die homologen Chromosomenpaare und werden je zur Hälfte von den Spindelfasern des Zellteilungsapparates zu einem der beiden Zellpole gezogen. In der nachfolgenden **Telophase** erfolgt die Teilung in zwei Tochterzellen.

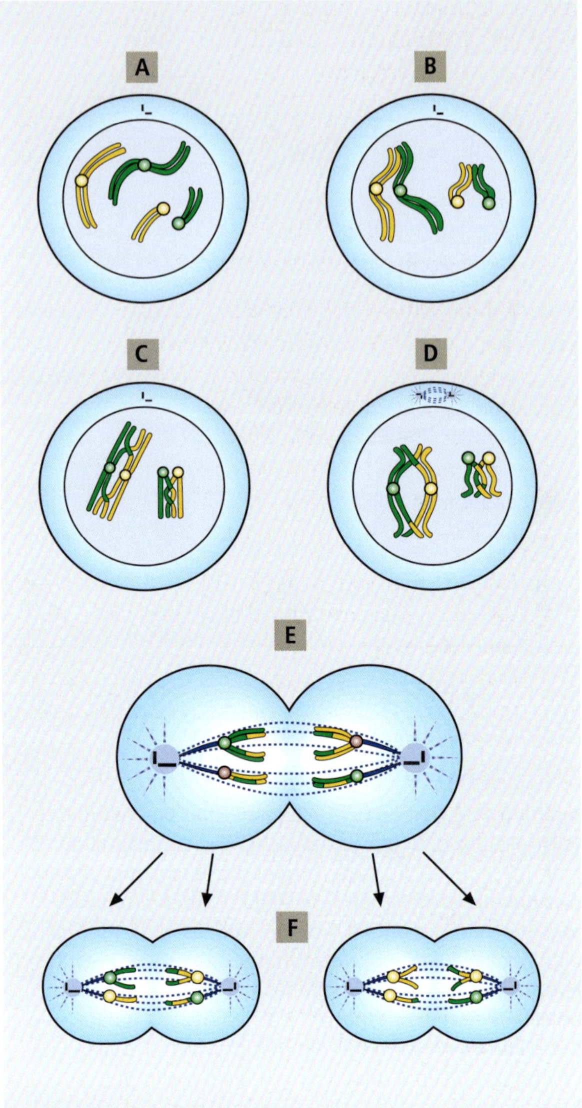

○ **Abb. 1.13** Phasen der Meiose. **A** Beginn der Prophase der ersten Reifeteilung (die gelben bzw. grünen Chromosomen erhalten das väterliche bzw. mütterliche Erbgut), **B** Chromosomenpaarung, **C** Tetraden im Genaustausch (crossing over), **D** Beginn der Metaphase, **E** Anaphase der ersten Reifeteilung (vollständige Trennung in je zwei homologe Chromosomenpaare), **F** Anaphase der zweiten Reifeteilung (Reduktion auf den haploiden Chromosomensatz)

Zweite Reifeteilung. Auf die erste Reifeteilung folgt zunächst eine sehr kurze Interphase, in der keine DNA-Replikation stattfindet. Dann schließt sich eine mitotische Teilung, die zweite Reifeteilung, an. Die bis dahin aufgeschobene Trennung der Chromatiden wird jetzt nachgeholt.

Nach Abschluss der Meiose sind aus einem diploiden Kern vier haploide Kerne entstanden. Erst durch die Verschmelzung von zwei haploiden Kernen während der Befruchtung wird der diploide Chromosomensatz wieder erreicht.

In Kürze

- **Zellteilungen** dienen der Fortpflanzung, dem Wachstum und der Regeneration von Geweben sowie der Reparatur von Gewebedefekten.
- Bei der **Mitose**, der häufigsten Form der Zellteilung, wird die gesamte genetische Information erbgleich an die Tochterzellen weitergegeben. Voraussetzung hierfür ist die vorausgegangene identische Verdopplung der DNA (Replikation) in der Interphase (s. u.). Der Ablauf der etwa 1 Stunde dauernden Mitose wird in verschiedene Phasen, die Pro-, Meta-, Ana- und Telophase unterteilt.
- Ein **Zellzyklus** setzt sich aus der Mitose und der sog. Interphase, der Zeit zwischen zwei Zellteilungen, zusammen. Diese wiederum umfasst die präsynthetische Wachstumsphase (G_1), die Synthesephase (S) und die postsynthetische Wachstumsphase (G_2). Der zeitlich sehr variable Zellzyklus unterliegt strengen Kontrollmechanismen.
- Die **Meiose** beschreibt die besondere Form der Zellteilung von Geschlechtszellen ohne vorausgehende DNA-Verdopplung. Hierbei wird deren diploider Chromosomensatz haploid (Reduktionsteilung). Bei der nachfolgenden Verschmelzung der haploiden Kerne während der Befruchtung (▸Kap. 17.4.1) entstehen dann wieder Zellen mit einem diploiden Chromosomensatz.
- Die bei der Meiose stattfindende Umordnung der Gene auf den Chromosomen trägt zur genetischen Vielfalt bei.

1.3 Grundlagen des Zellstoffwechsels

1.3.1 Molekulare Zellbestandteile

Am Aufbau der Zellstrukturen und an den intrazellulären Stoffwechselprozessen ist eine Vielzahl chemischer Verbindungen beteiligt, die sich jedoch auf wenige Stoffklassen zurückführen lässt. **Proteine** erfüllen im Organismus als Funktionsträger und Strukturelemente vielfältige, später beschriebene Aufgaben (▸Kap. 1.3.6). **Fette** und **Kohlenhydrate** dienen hauptsächlich der Energiegewinnung, **Nucleinsäuren** der Speicherung sowie Übertragung der Erbinformation. Daneben enthalten die Zellen Wasser, anorganische Verbindungen und Ionen (Elektrolyte) sowie niedermolekulare Zwischenprodukte des Stoffwechsels (Nucleotide, Aminosäuren, Carbonsäuren u. a.).

Aminosäuren und Proteine. Proteine, die, wie erwähnt, den Hauptbestandteil der Zelltrockenmasse bilden, sind aus 20 verschiedenen, sog. **proteinogenen Aminosäuren** aufgebaut (○Abb. 1.14). Als funktionelle Gruppen tragen alle Aminosäuren eine negativ geladene COO^-(Carboxylat)- und eine positiv geladene NH_4^+-(Ammonium-)Gruppe, die beide an dasselbe (α-)Kohlenstoffatom gebunden sind. Die Carboxylgruppe einer Aminosäure kann sich mit der Aminogruppe einer zweiten Aminosäure unter Wasserabspaltung verbinden und dabei eine Säureamidbindung (**Peptidbindung**, R-NH-CO-R) ausbilden. Auf diese Weise entsteht ein Dipeptid und bei analoger Bindung weiterer Aminosäuren ein Tripeptid, ein Tetrapeptid usw. Kürzere Ketten derart verbundener Aminosäuren bezeichnet man traditionell als **Oligopeptide** (< 10 Aminosäuren), längere Ketten (bis zu 100 Aminosäuren) als **Polypeptide** und hochmolekulare Aminosäurenketten (Molekülmassen > 10 kDa) als **Eiweiße** (Proteine).

Die Eigenschaften eines Proteins lassen sich auf die Abfolge (Sequenz) der verschiedenen Aminosäuren (**Primärstruktur**) und auf die räumliche Anordnung der einzelnen Aminosäurenreste zueinander (Sekundär- und Tertiärstruktur, Kettenkonformation) zurückführen. **Sekundärstrukturen** entstehen durch Wasserstoffbrückenbindungen in der Peptidkette (z. B. α-Helix, β-Faltblatt), **Tertiärstrukturen** beruhen auf der dreidimensionalen Peptid-Faltung. Sind mehrere Peptidketten am Aufbau eines Proteinmoleküls beteiligt, wie z. B. beim Hämoglobin (▸Kap. 6.4), dann folgt aus deren wechselseitiger Zuordnung die **Quartärstruktur**. Die räumliche Anordnung (Konformation) der Polypeptidkette bestimmt u. a. auch ihre Löslichkeit: Proteine mit vielen nach außen gerichteten hydrophilen Aminosäurenresten sind in Wasser besser, solche mit vorwiegend nach außen gerichteten hydrophoben Aminosäurenresten schlechter löslich. Außerdem ist die Konformation der verschiedenen Proteine maßgebend für ihre Eigenschaft, spezielle niedermolekulare Stoffe binden zu können (▸Kap. 6.2.2).

Proteine erfüllen im Organismus zahlreiche Aufgaben, u. a. als Enzyme (▸Kap. 1.3.2), Hormone (▸Kap. 16), Transporter (▸Kap. 3.1.4), Antigene und Antikörper (▸Kap. 7.3) sowie Rezeptoren (▸Kap. 4.2.4). Sie sind ferner Bestandteil von Membranen sowie von Faser- und Stützstrukturen. Da sie ständig abgebaut und neu synthetisiert werden, ist die permanente Bereitstellung von Aminosäuren erforderlich. Viele davon können im Stoffwechsel gebildet, andere müssen dagegen mit der Nahrung zugeführt werden (essenzielle Aminosäuren, ▸Kap. 11.1.3). Aminosäuren sind jedoch nicht nur am Proteinaufbau beteiligt, sondern dienen auch als Vor-

1

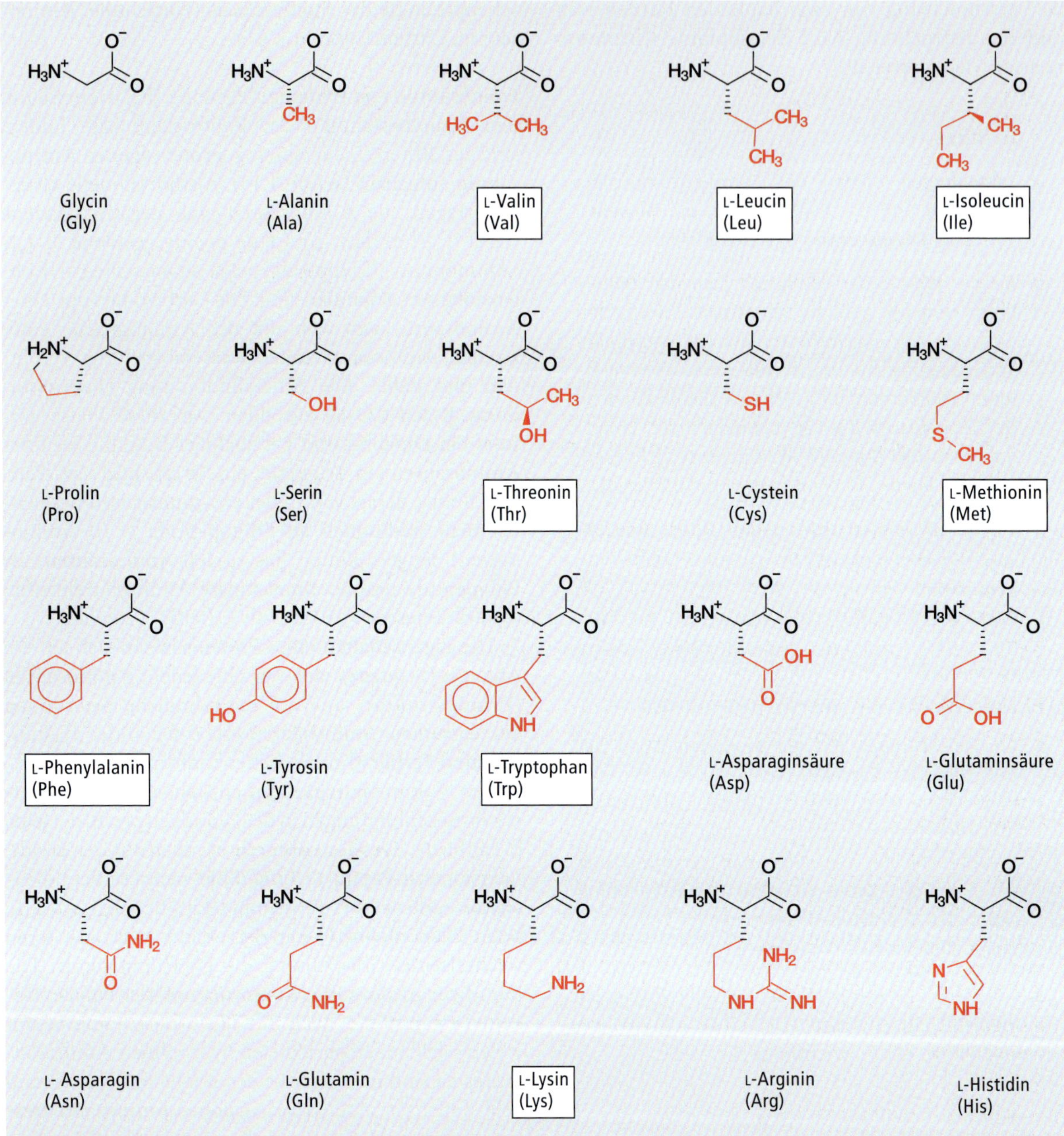

Abb. 1.14 Struktur der in den Proteinen vorkommenden Aminosäuren („proteinogenen Aminosäuren"). **Schwarz** Grundstruktur, **rot** Substituenten. Die sog. essenziellen Aminosäuren sind umrandet

stufen für die Biosynthese zahlreicher niedermolekularer Stoffe, die, wie z. B. Catecholamine, Schilddrüsenhormone oder Histamin, wichtige regulatorische Funktionen ausüben. Darüber hinaus dienen glucogene Aminosäuren in Leber und Nieren der Neusynthese von Glucose (Gluconeogenese).

Lipide. Die Substanzgruppe der Lipide umfasst eine Vielzahl von Stoffen, die sich zwar in ihrem chemischen Aufbau und in ihrer Funktion deutlich voneinander unterscheiden, jedoch an Hand eines gemeinsamen Merkmals klassifiziert werden: Sie sind praktisch unlöslich in Wasser, hingegen gut löslich in organischen Lösungsmitteln (Benzol, Ether, Chloroform usw.).

Wichtige Vertreter dieser Gruppe sind die **Neutralfette,** die als Energieträger mit hohem Brennwert im Fettgewebe gespeichert und bei Bedarf mobilisiert werden können. Chemisch handelt es sich dabei um Ester langkettiger Carbonsäuren, den **Fettsäuren,** mit dem dreiwertigen Alkohol **Glycerol** (Glycerin). Neutralfette enthalten drei (meist verschiedene) Fettsäuren und werden daher auch als **Triacylglycerole** (**Triglyceride**) bezeichnet (Abb. 1.15). **Öle** sind bei Raumtemperatur flüssige Triacylglyceride. Die in den natürlichen Fetten

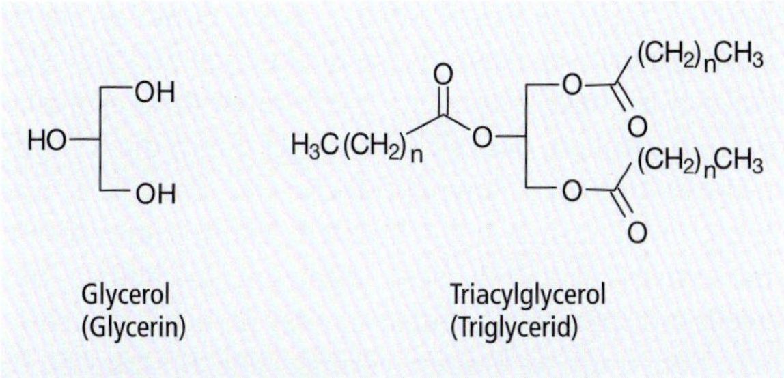

o Abb. 1.15 Struktur von Glycerol und Triacylglycerolen. Die Esterbindungen (R-O-CO-R) in Tricylglycerolen entstehen durch Reaktion der OH-Gruppen des Glycerols mit den COOH-Gruppen der Fettsäuren unter Wasserabspaltung

vorkommenden Säuren besitzen stets eine gerade Anzahl (meist 16 oder 18) an Kohlenstoffatomen, da sie aus aktivierter Essigsäure (C_2-Carbonsäure, ▸Kap. 1.3.3) aufgebaut werden. Fettsäuren, die eine oder mehrere Doppelbindungen enthalten, werden als ungesättigt charakterisiert. Beispiele für gesättigte und ungesättigte Fettsäuren sind in o Abb. 1.16 in vereinfachter Schreibweise dargestellt.

Neben den Neutralfetten gehören zur Gruppe der Lipide weiterhin:

- **Phospholipide** (Glycerophospholipide und Sphingophospholipide), die den Hauptbestandteil der Biomembranen bilden,
- **Glykolipide** (Sphingoglykolipide, insbesondere Cerebroside und Ganglioside), die zusammen mit Sphingomyelin in hoher Konzentration im Zentralnervensystem gefunden werden und als Bestandteile der Zytomembranen wichtige Funktionen haben,
- **Cholesterol** (Cholesterin) für den Membranaufbau und die Synthese der Gallensäuren (▸Kap. 12.6.3), des Calcitriols (▸Kap. 16.4.2) und der Steroidhormone (▸Kap. 16.6) sowie
- **Isoprenoide**, deren wichtigste Vertreter β-Carotin und die Vitamine A, E und K (▸Kap. 15.3.6) sowie Ubichinon (Coenzym Q, ▸Kap. 11.4) sind.

Kohlenhydrate. Zu den Kohlenhydraten gehören Polyhydroxyaldehyde (**Aldosen**) und Polyhydroxyketone (**Ketosen**). Die natürlichen Zucker enthalten meist fünf oder sechs Kohlenstoffatome (**Pentosen** bzw. **Hexosen**). Besonders wichtig sind aus der Gruppe der Pentosen die **Ribose** und die **2-Desoxyribose** als Bestandteil der Ribo- bzw. Desoxyribonucleinsäuren sowie aus der Gruppe der Hexosen die **Glucose** (Traubenzucker, „Blutzucker"), die **Fructose** (Fruchtzucker) und die **Galactose**. In o Abb. 1.17 sind die Strukturformeln dieser Monosaccharide in Halbacetal- bzw. Halbketal-Form dargestellt.

Ihre halbacetalische oder halbketalische OH-Gruppe befähigt einfache Zucker, mit einem weiteren Zucker unter Wasserabspaltung eine sog. **glykosidische Bindung** (R-O-R) auszubilden. Kohlenhydrate, die aus kurzen Ketten derart miteinander verbundener Monosaccharide aufgebaut sind, bezeichnet man als **Oligosaccharide**. Unter diesen haben folgende Disaccharide eine besondere Bedeutung: die **Maltose**, bestehend aus zwei Molekülen Glucose, die **Saccharose** (Rohrzucker, Rübenzucker), bestehend aus Glucose und Fructose, sowie die **Lactose** (Milchzucker), bestehend aus Glucose und Galactose.

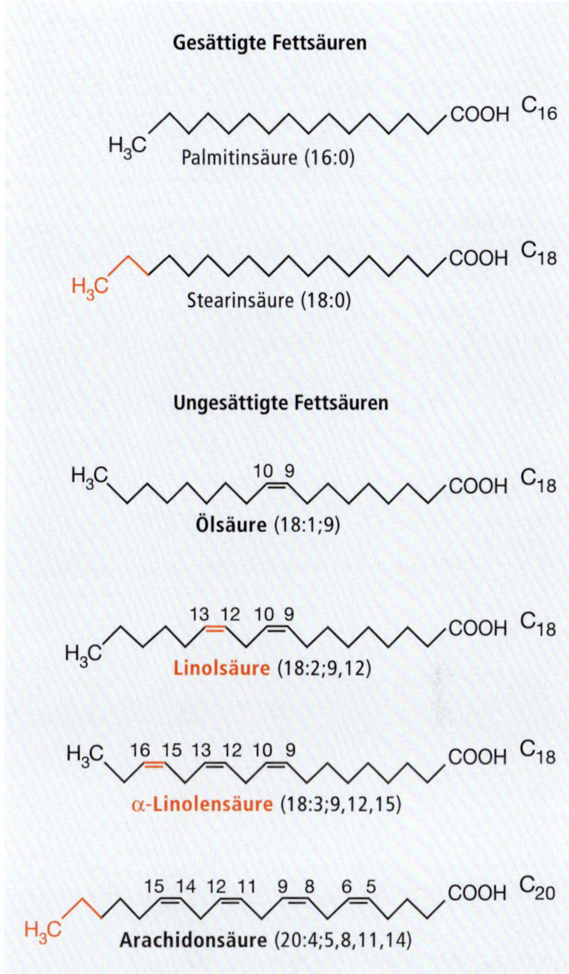

o Abb. 1.16 Struktur wichtiger langkettiger Fettsäuren in vereinfachter Schreibweise. Für den Menschen essenzielle Fettsäuren sind rot markiert. Die erste Ziffer hinter der jeweiligen Fettsäure gibt die Zahl der C-Atome an, die zweite die Zahl der Doppelbindungen, die Ziffer(n) hinter dem Semikolon die Position(en) der Doppelbindungen

Polysaccharide sind langkettige, aus einfachen Zuckern aufgebaute Verbindungen. Hier ist vor allem **Glykogen**, das tierische Speicherkohlenhydrat zu nennen, das aus einer großen Zahl von Glucosemolekülen besteht (Molekülmasse > 1 Mio. Da) und stark verzweigt ist. Es findet sich vor allem in der Leber und Skelettmuskulatur und stellt eine Kohlenhydratreserve dar, aus der bei Bedarf Glucose freigesetzt werden kann. Das

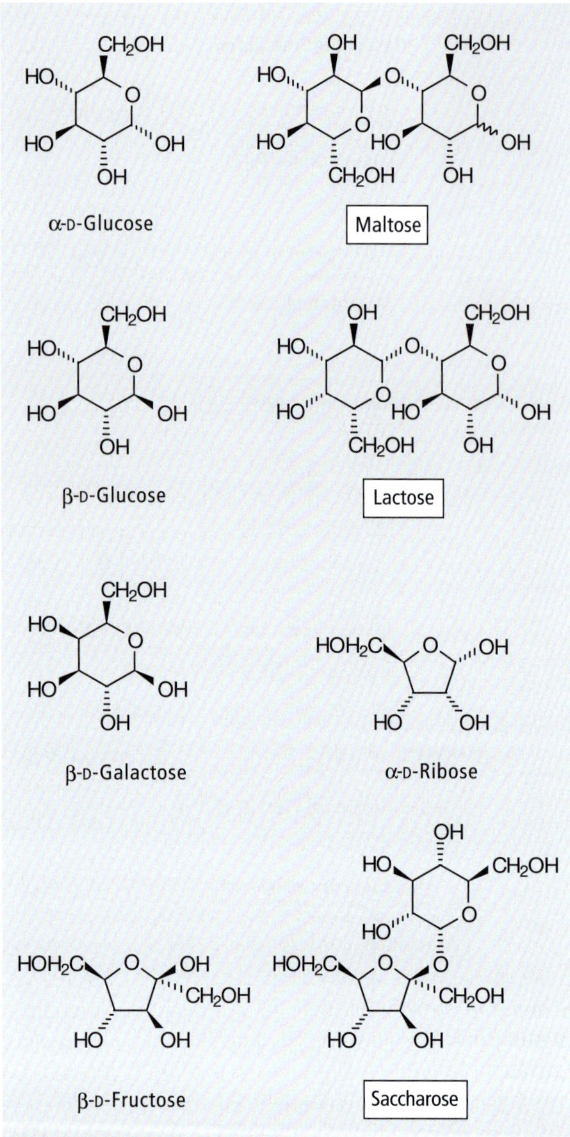

o Abb. 1.17 Struktur wichtiger Mono- und Disaccharide. Die Disaccharide sind umrandet

entsprechende pflanzliche Polysaccharid ist die **Stärke**, die einen bedeutenden Beitrag zur Energieversorgung vieler Organismen leistet. Sie findet sich vor allem in Getreide und Kartoffeln.

Zusatzinformation

Honig enthält eine Mischung von Glucose und Fructose, die durch enzymatische Spaltung der Saccharose des Blütennektars im Verdauungstrakt der Bienen entstehen.

1.3.2 Biokatalysatoren

Solange eine Zelle lebt, erbringt sie Arbeit in irgendeiner Form. Hierzu benötigt sie Energie, die aus Stoffwechselprozessen gewonnen wird. Diese Prozesse werden in der Regel durch Enzyme beschleunigt und reguliert.

Enzyme. Enzyme sind Proteine, deren Funktion darin besteht, spezifische chemische Reaktionen zu katalysieren (d. h. zu beschleunigen). Sie können diese Aufgabe dadurch erfüllen, dass sich – bedingt durch die Kettenkonformation der Polypeptidkette des Enzyms – aus mehreren räumlich benachbarten Aminosäureresten ein aktives (katalytisches) Zentrum ausbildet, das jeweils ein spezifisches Substrat oder mehrere verschiedene Substrate zu binden vermag. Die Bildung eines solchen Enzym-Substrat-Komplexes bewirkt durch Erniedrigung der Aktivierungsenergie die Beschleunigung der entsprechenden biochemischen Reaktion.

Die Geschwindigkeit einer enzymkatalysierten Reaktion hängt von der Konzentration des Enzym-Substrat-Komplexes ab. Auf dieser Grundlage lässt sich die Reaktionsgeschwindigkeit v berechnen. Für den einfachsten Fall, dass nur ein einziges Substrat S beteiligt ist und die Reaktion nur in einer Richtung verläuft, gilt:

$$v = v_{max} \cdot \frac{[S]}{[S] + K_m}$$

Gleichung 1.1

Dies ist die **Michaelis-Menten-Gleichung**. Darin bedeuten v_{max} die Maximalgeschwindigkeit, [S] die Substratkonzentration und K_m die Substratkonzentration bei halbmaximaler Reaktionsgeschwindigkeit. K_m, die **Michaelis-Konstante**, wird in der Einheit mol/l angegeben und stellt eine für jedes Enzymprotein charakteristische Größe dar. Aus o Abb. 1.18 geht hervor, dass die Umsatzrate einer enzymkatalysierten Reaktion mit zunehmender Substratkonzentration zunächst ansteigt, sich dann jedoch im Bereich der Substratsättigung asymptotisch einem Maximalwert nähert.

Durch die Anlagerung anderer im Zellstoffwechsel gebildeter Produkte kann die Umsatzgeschwindigkeit eines Enzyms verändert werden. Eine solche Anlagerung, die nicht am aktiven Zentrum stattfindet, bewirkt ebenfalls eine Konformationsänderung des Enzymproteins, sodass die von einer bestimmten räumlichen Anordnung abhängige katalytische Wirkung verändert wird. Eine solche **allosterische Regulation** ist an zahlreichen Stoffwechselprozessen beteiligt.

Die Hemmung einer enzymkatalysierten Reaktion kann prinzipiell auf zwei Wegen erfolgen: Besetzt ein Substrat, das selbst nicht umgesetzt wird, das aktive Zentrum und konkurriert hier mit dem spezifischen Substrat um die Bindung, so spricht man von einer **kompetitiven Hemmung**. In diesem Fall ist der Hemmeffekt von dem Konzentrationsverhältnis der beiden konkurrierenden Substrate abhängig. Nimmt also die Konzentration des spezifischen Substrats zu, so wird der hemmende Einfluss des kompetitiven Inhibitors relativ vermindert und schließlich ganz aufgehoben. Wirkt jedoch ein Hemmstoff auf den Enzym-Substrat-

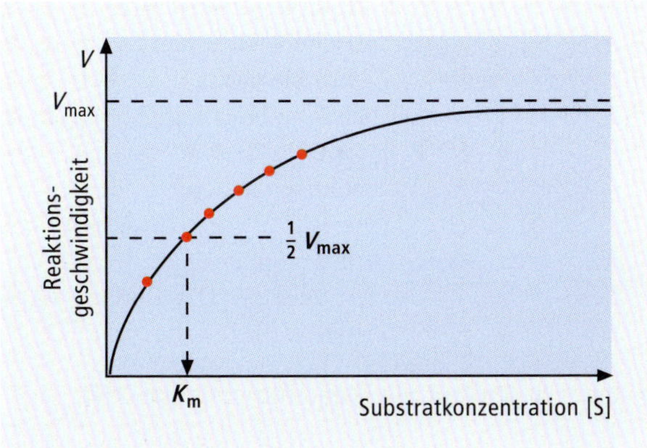

Abb. 1.18 Reaktionsgeschwindigkeit v in Abhängigkeit von der Substratkonzentration [S] bei der unidirektionalen Enzymreaktion (Michaelis-Menten-Kinetik). v_{max} Maximalgeschwindigkeit, K_m Michaelis-Konstante

Komplex, nicht jedoch auf das katalytische Zentrum ein, so bezeichnet man die hierdurch bewirkte Behinderung des Reaktionsablaufs als **nichtkompetitive Hemmung**. Häufig kommt es auch dadurch, dass sich das Endprodukt der enzymatischen Reaktion an das Enzymprotein anlagert, zu einer Hemmung der katalytischen Wirkung (**Eigenhemmung**).

Zusammengefasst sind für die Wirkungsweise der Enzyme im Stoffwechsel die folgenden Merkmale von Bedeutung:

- Wirkungsspezifität, d. h. die Enzyme können nur eine einzige Reaktion katalysieren,
- Substratspezifität, d. h. die Enzyme können nur mit einer einzigen Substanz oder mit einer dieser nahe verwandten Verbindung reagieren,
- Sättigungskinetik, d. h. die Reaktionsgeschwindigkeit nimmt mit steigender Substratkonzentration im Sinne der Michaelis-Menten-Kinetik zu, strebt also im Substratsättigungsbereich einem Maximalwert zu,
- Regulierbarkeit durch (positive und negative) allosterische Effektoren und
- Hemmbarkeit durch kompetitiv und (im Stoffwechsel sehr selten) nichtkompetitiv wirkende Hemmstoffe.

Die Bezeichnung der Enzyme richtet sich nach dem jeweils umgesetzten Substrat und der katalysierten Reaktion, der die Endbuchstaben „-ase" hinzugefügt werden. Die Lactat-Dehydrogenase katalysiert z. B. die Dehydrierung von Lactat. Aufgrund ihrer verschiedenen katalytischen Wirkungen lassen sich die zahlreichen Enzyme grundsätzlich sechs Hauptgruppen zuordnen, die in Tab. 1.1 aufgeführt sind.

Prosthetische Gruppen, Coenzyme. Viele Enzyme bestehen aus einem Proteinanteil und einem niedermolekularen organischen Molekül, der prosthetischen Gruppe, die kovalent mit dem Enzymprotein verbunden ist. Die **prosthetische Gruppe**, die man auch als Wirkgruppe bezeichnet, erfüllt die für die katalytische Wirkung des Enzyms erforderliche Funktion.

Ein Beispiel hierfür ist das Flavin-Adenin-Dinucleotid (FAD), das u. a. die prosthetische Gruppe der Aminosäure-Oxidasen darstellt (Abb. 1.19). Die Aminosäure-Oxidase übernimmt zunächst unter Bildung von $FADH_2$ den Wasserstoff von der Aminosäure und überträgt ihn in einem zweiten Schritt auf ein anderes Substrat, in diesem Fall auf den molekularen Sauerstoff (O_2), wodurch Wasserstoffperoxid (H_2O_2) und wieder FAD entstehen. Dabei wird das Enzym in seinen ursprünglichen Zustand überführt und steht anschließend für einen neuen Reaktionszyklus zur Verfügung. FAD ist u. a. auch an den Reaktionen der Atmungskette (▸ Kap. 1.3.3) beteiligt.

Eine zweite Gruppe niedermolekularer organischer Moleküle, die mit Enzymen interagieren, sind die dissoziablen, also nicht kovalent an das Enzymprotein gebundenen **Coenzyme**, die wie ein zusätzliches Substrat (Kosubstrat) an der katalysierten Reaktion teilnehmen. Sie wirken als Akzeptoren für Wasserstoff, Phosphatreste oder organische Gruppen und führen diese Komponenten in eine zweite, von der ersten verschiedenen, Enzymreaktion ein.

Tab. 1.1 Einteilung und Funktionen der Enzyme

Enzymklasse	Katalysierte Reaktionen	Beispiel
Oxidoreduktasen	Oxidation bzw. Reduktion	Lactat-Dehydrogenase (LDH)
Transferasen	Übertragung von Gruppen	Aspartat-Aminotransferase (AST)
Hydrolasen	Hydrolytische Spaltung	Glucose-6-Phosphatase
Lyasen	Nicht-hydrolytische Abspaltung von Gruppen	Argininosuccinat-Lyase
Isomerasen	Umlagerung innerhalb des Moleküls	Hexosephosphat-Isomerase
Ligasen	Energieabhängige Knüpfung von Bindungen	Glutamin-Synthetase

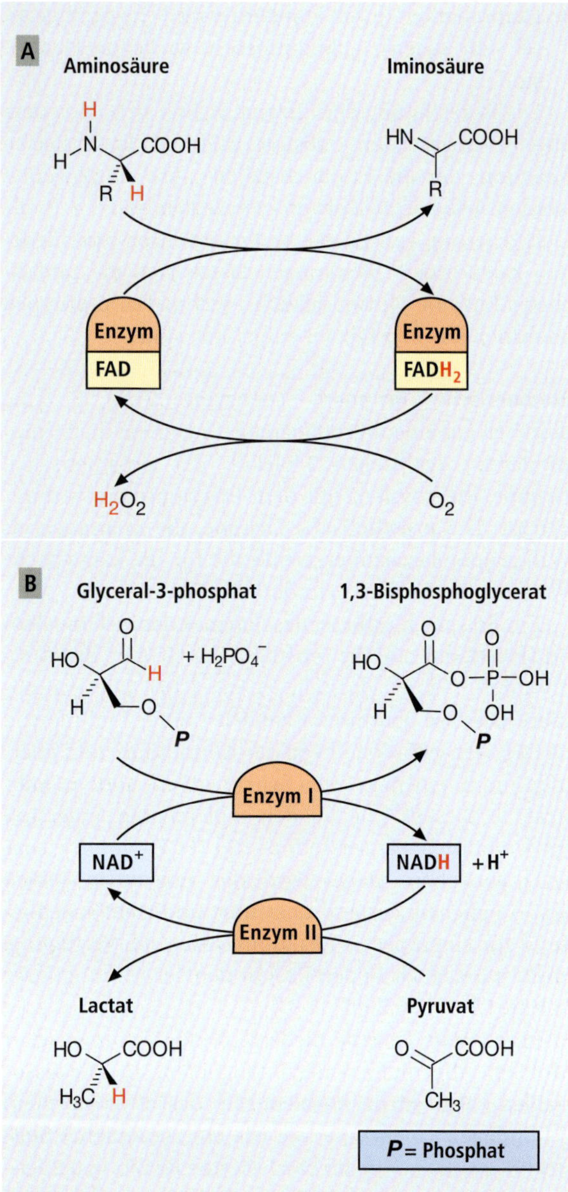

o Abb. 1.19 Funktion der Coenzyme als prosthetische Gruppe (A) und als Transportmetabolit (B). FAD wirkt als prosthetische Gruppe des wasserstoffübertragenden Enzyms Aminosäure-Oxidase, NADH transportiert Wasserstoff von der Enzymreaktion I zur Enzymreaktion II

Als Beispiel hierfür kann die Wasserstoffübertragung durch das Coenzym **Nicotinamid-Adenin-Dinucleotid** (NAD^+) dienen (o Abb. 1.19). NAD^+ fungiert z. B. als Kosubstrat der Glyceralphosphat-Dehydrogenase. Es übernimmt in dieser Reaktion den Wasserstoff von Glyceralphosphat, das dabei zum entsprechenden Säurederivat dehydriert wird. Das hydrierte Coenzym ($NADH + H^+$) wirkt dann in einer zweiten Reaktion z. B. mit der Lactat-Dehydrogenase zusammen, die den Wasserstoff zur Hydrierung von Pyruvat zu Lactat einsetzt und dabei $NADH + H^+$ in NAD^+ zurückverwan-

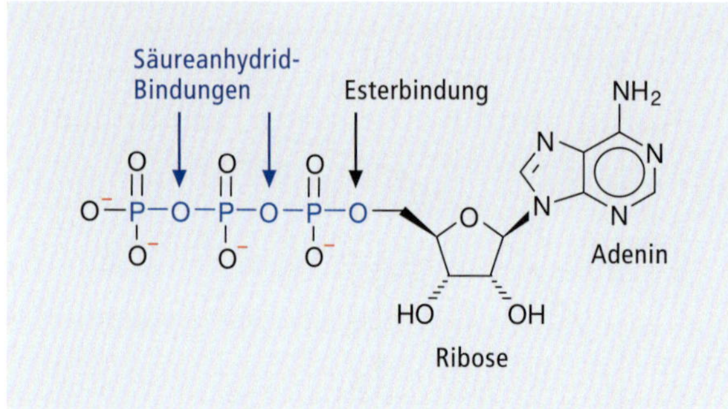

o Abb. 1.20 Struktur von Adenosintriphosphat (ATP)

delt. Da Coenzyme dieser Art Wasserstoff oder auch eine Gruppe (Phosphatrest, organischer Rest) von einem Enzym zu einem anderen befördern, kann man sie auch als **Transportmetabolite** charakterisieren.

An den verschiedenen Stoffwechselprozessen sind etwa 20 Coenzyme beteiligt, die sich z. T. von Vitaminen (▸Kap. 11.2.1) herleiten.

1.3.3 Stoffwechsel der Glucose

Glucoseabbau. Glucose dient den Zellen vieler Organe als wichtige Energiequelle. Das Gehirn und die Erythrozyten sind (fast) ausschließlich auf die durch den Glucoseabbau freigesetzte Energie angewiesen. Daher wird die Glucosekonzentration im Blut, die entscheidende Größe für die Versorgung der Zellen, durch einen komplexen Regelprozess weitgehend konstant gehalten (▸Kap. 16.5).

Der Abbau der Glucose führt letztendlich zur Synthese der energiereichen Verbindung **Adenosintriphosphat** (ATP). ATP leitet sich von Adenosin ab, das aus Adenin und Ribose besteht, und besitzt zwei energiereiche Phosphorsäureanhydridbindungen sowie vier einander dicht benachbarte negative Ladungen (o Abb. 1.20), die in Gegenwart von Mg^{2+} die Hydrolyse des Moleküls erleichtern. Die hydrolytische Spaltung von ATP in Adenosindiphosphat (ADP) und einen Phosphatrest (P_i) ist ein exergonischer (Energie freisetzender) Prozess (freie Energie: 35 $kJ \cdot mol^{-1}$). Die ATP-Synthese, d. h. die Phosphorylierung von ADP, erfordert daher die Bereitstellung eines vergleichbar hohen Energiebetrags. ATP ist Kosubstrat zahlreicher biochemischer Synthesereaktionen und liefert die Energie für die Muskelkontraktion (▸Kap. 18.3.2) sowie für die aktiven Membrantransporte (Pumpen, ▸Kap. 3.1.5).

$$ATP \rightarrow ADP + P_i$$

Gleichung 1.2

Die erste Phase des Glucoseabbaus, die im Zytosol der Zellen stattfindet, erfolgt ohne Verbrauch bzw. ohne Anwesenheit von Sauerstoff. Dieser als **Glykolyse** bezeichnete Prozess (Abb. 1.21) liefert pro Mol Glucose zwei Mol Pyruvat (Salz der Brenztraubensäure).

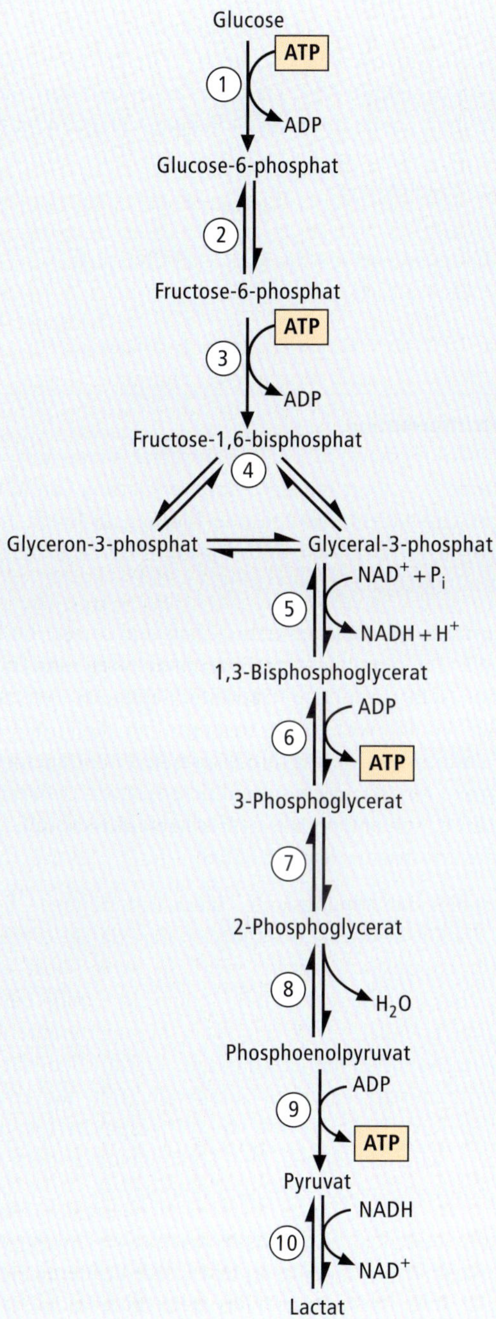

Abb. 1.21 Reaktionsschritte der Glykolyse. In den ersten 4 Einzelschritten wird Glucose unter ATP-Verbrauch in 2 Triosephosphate gespalten, in den nachfolgenden 6 Schritten werden die beiden Triosephosphate unter ATP-Gewinn zu Lactat anaerob abgebaut. Die Einzelschritte 1, 3 und 9 sind irreversibel. Die Nettoausbeute der anaeroben Glykolyse beträgt 2 Mol ATP pro Mol Glucose

Zwei Gesichtspunkte sind dabei wichtig für das grundlegende Verständnis dieses Stoffwechselwegs:

Zwei Reaktionen, die Phosphorylierung von Glucose zu Glucose-6-phosphat sowie nachfolgend die von Fructose-6-phosphat zu Fructose-1,6-bisphosphat, erfordern Energie, die jeweils durch die Hydrolyse eines Moleküls ATP zur Verfügung gestellt wird. Diese beiden Reaktionsschritte sind nicht reversibel. Zwei weitere Reaktionen, bei denen jeweils 1 ATP gebildet wird (1 Mol ATP/Mol Triose), sind die Umwandlung von 1,3-Bisphosphoglycerat zu 3-Phosphoglycerat und die irreversible Umlagerung von Phosphoenolpyruvat in Pyruvat. Da die beiden letztgenannten Reaktionen nicht Hexosen, sondern Triosen umsetzen, werden bei jedem dieser beiden Abbauschritte pro Mol Glucose jeweils zwei Mol ATP gewonnen. Somit führt der glykolytische Abbau eines Mols Glucose zu einem Nettogewinn von zwei Mol ATP:

$$1\ \text{Glucose} + 2\ \text{ADP} + 2\ \text{Phosphat} + 2\ \text{NAD}^+ \rightarrow$$
$$2\ \text{Pyruvat} + 2\ \text{ATP} + 2\ \text{NADH} + 2\ \text{H}^+ + 2\ \text{H}_2\text{O}$$

Gleichung 1.3

Bei der Dehydrierung von Glyceral-3-phosphat wird das Coenzym NAD^+ zu NADH + H^+ reduziert (Abb. 1.21). Da NAD^+ in den Zellen nur in geringer (katalytischer) Menge zur Verfügung steht, muss NADH + H^+ umgehend wieder zu NAD^+ oxidiert werden. Dieser Prozess lässt sich entweder unter aeroben Bedingungen mit der Atmungskette (s. u.) koppeln oder erfolgt – sofern Sauerstoff fehlt – durch die Hydrierung von Pyruvat zu Lactat (Abb. 1.21). Bei Sauerstoffmangel in den Zellen (der Muskulatur) wird somit Lactat vermehrt gebildet und ins Blut abgegeben. Dadurch kann infolge einer Übersäuerung des Blutes mit Milchsäure eine Azidose entstehen (**Lactazidose**, ▸ Kap. 11.9).

Die in Abb. 1.21 dargestellten Reaktionen können – mit Ausnahme der drei erwähnten irreversiblen Teilschritte – auch in umgekehrter Richtung ablaufen. Die nicht umkehrbaren unidirektionalen Reaktionen müssen dabei durch andere Schritte umgangen werden (vgl. Lehrbücher der Biochemie). In diesem Fall entsteht Glucose aus niedermolekularen glucogenen Vorläufermolekülen, u. a. aus Lactat und Aminosäuren. Dieser Reaktionsweg, die **Gluconeogenese**, läuft ausschließlich in der Leber ab, welche die neu synthetisierte Glucose auf dem Blutweg den peripheren Organen zur Verfügung stellt. Im Muskel, aber auch in der Leber, kann Glucose auch zur Synthese von Glykogen eingesetzt werden. Die im Körper gespeicherte Glykogenmenge beträgt etwa 450 g, wobei etwa 300 g auf die Muskulatur und ca. 150 g auf die Leber entfallen.

Citratzyklus. Der oxidative Abbau von Pyruvat zu Kohlendioxid (CO_2) und Wasser erfolgt in den Mitochondrien (▸Kap. 1.1.2). Eine Schlüsselstellung nimmt dabei **Coenzym A** (CoA) ein, das auch am Fettstoffwechsel (s. u.) beteiligt ist. Pyruvat gelangt durch beide Membranen des Mitochondriums in den Matrixraum und wird unter Decarboxylierung (CO_2-Abspaltung) und anschließender Dehydrierung mit NAD^+ zu **Acetyl-CoA** (aktivierter Essigsäure) oxidiert (○Abb. 1.22). Acetyl-CoA bildet mit Oxalacetat Citrat und setzt damit eine in sich geschlossene Reaktionsfolge, Citratzyklus genannt, in Gang, an deren Ende wieder Oxalacetat entsteht (○Abb. 1.22). Die Essigsäure wird dabei in zwei Moleküle CO_2 und Coenzym-gebundenen Wasserstoff überführt. Unter energetischen Aspekten ist hervorzuheben, dass bei drei Reaktionen des Citratzyklus, nämlich bei der Dehydrierung von Isocitrat, Oxoglutarat (= Ketoglutarat) und Malat, jeweils NADH gebildet wird, das, ebenso wie Wasserstoff aus dem Succinatmolekül, zur ATP-Gewinnung der Atmungskette zur Verfügung steht. Zusätzlich wird durch direkte Phosphorylierung aus Succinyl-CoA (aktivierter Bernsteinsäure) ein Mol GTP bzw. ATP gewonnen. Da Zwischen- und Endprodukte anderer Stoffwechselwege zugeführt bzw. entnommen werden können, lässt sich der Citratzyklus auch als die zentrale Drehscheibe des Stoffwechsels charakterisieren (○Abb. 1.28).

Atmungskette. Die im Citratzyklus bei drei unterschiedlichen Reaktionsschritten entstandenen NADH + H^+ gelangen ebenso wie Succinat zur inneren Mitochondrienmembran, in der die Coenzyme **Flavinmononucleotid** (FMN) und **Flavin-Adenin-Dinucleotid** (FAD) lokalisiert sind. FMN dehydriert NADH + H^+ zu NAD^+, FAD Succinat zu Fumarat. Die Elektronen des bei den Oxidationsprozessen freigesetzten Wasserstoffs werden über eine Transportkette von Enzymen, den **Cytochromen**, weitergeleitet, die in ihrem Aufbau dem Hämoglobin (▸Kap. 6.4) ähnlich sind. Das letzte Enzym der Kette, die **Cytochrom-c-Oxidase**, bewirkt schließlich durch Elektronenübertragung auf molekularen Sauerstoff die **Bildung** von **Wasser** ($2\,H^+ + ½\,O_2 \rightarrow H_2O$). 40 % der bei diesem Prozess schrittweise und kontrolliert freigesetzten Energie (218 kJ/Mol H_2O), einem Wirkungsgrad von 0,4 entsprechend, werden in Form eines Protonengradienten an der inneren Mitochondrienmembran gespeichert und letztendlich zur enzymatischen Phosphorylierung von ADP verwendet, der Rest dient direkt der Wärmebildung:

$$\text{ADP} + \text{Phosphat} \rightarrow \text{ATP}$$

Gleichung 1.4

Die an den Reaktionen der oxidativen Phosphorylierung in der Mitochondrienmembran beteiligten Enzyme fasst man unter dem Begriff **Atmungskette** zusammen. Bei der Atmungskettenphosphorylierung werden pro NADH + H^+ drei, pro $FADH_2$-Molekül zwei Moleküle ATP gebildet. Der vollständige Abbau eines Moleküls Glucose zu CO_2 und H_2O liefert somit insgesamt 38 Moleküle ATP. Da in Abwesenheit von Sauerstoff neben Lactat nur zwei Moleküle ATP gebildet werden (s. o.), ist der oxidative Abbau der Glucose um den Faktor 19 effektiver:

$$1\ \text{Glucose} + 6\ O_2 + 38\ \text{ADP} + 38\ \text{Phosphat} \rightarrow 6\ CO_2 + 6\ H_2O + 38\ \text{ATP}$$

Gleichung 1.5

Zusatzinformation

In der Atmungskette ist, wie erwähnt, der Wasserstoff- und Elektronentransport mit der Phosphorylierung von ADP zu ATP gekoppelt (oxidative Phosphorylierung, OXPHOS). Dieser Vorgang kann durch Enzymhemmstoffe sowie Entkoppler der Atmungskette blockiert werden.

Hemmstoffe der Atmungskette. Diese Substanzen inhibieren die Funktion einzelner Enzymkomplexe und damit sowohl den zellulären Sauerstoffverbrauch als auch OXPHOS. Zu den wichtigsten Hemmstoffen zählen Rotenon und Barbiturate, welche die Wasserstoffübertragung von Komplex I auf Ubichinon unterdrücken, sowie Cyanid bzw. Blausäure, Kohlenmonoxid und Schwefelwasserstoff, welche die Cytochromoxidase vergiften.

Entkoppler der Atmungskette. Diese Verbindungen hemmen die ATP-Synthese, beeinflussen den Wasserstoff -und Elektronentransport dagegen nicht. Sie wirken über einen Abbau des Protonengradienten, indem sie – ohne Beteiligung von Komplex V – Protonen vom Intermembranraum in die Mitochondrienmatrix schleusen. Hierdurch bricht das elektrochemische Potenzial zusammen, und die Energie kann dadurch nicht in Form von ATP gespeichert werden, sondern wird als Wärme frei. Entkoppelnd wirken u. a. 2,4-Dinitrophenol (2,4-DNP) und Valinomycin.

Ein körpereigener und damit physiologischer Entkoppler ist **Thermogenin** (uncoupling protein 1, UCP 1). Dieses Protein benutzt interessanterweise das Neugeborene, um seine Wärmebildung durch Abbau von braunem Fettgewebe (▸Kap. 15.2.5) zu steigern. Es ist ein **Protonenkanal**, der den durch die vermehrte Oxidation von Fettsäuren an der inneren Mitochondrienmembran aufgebauten Protonengradienten unter Umgehung von OXPHOS nahezu ausschließlich zur Wärmebildung nutzt.

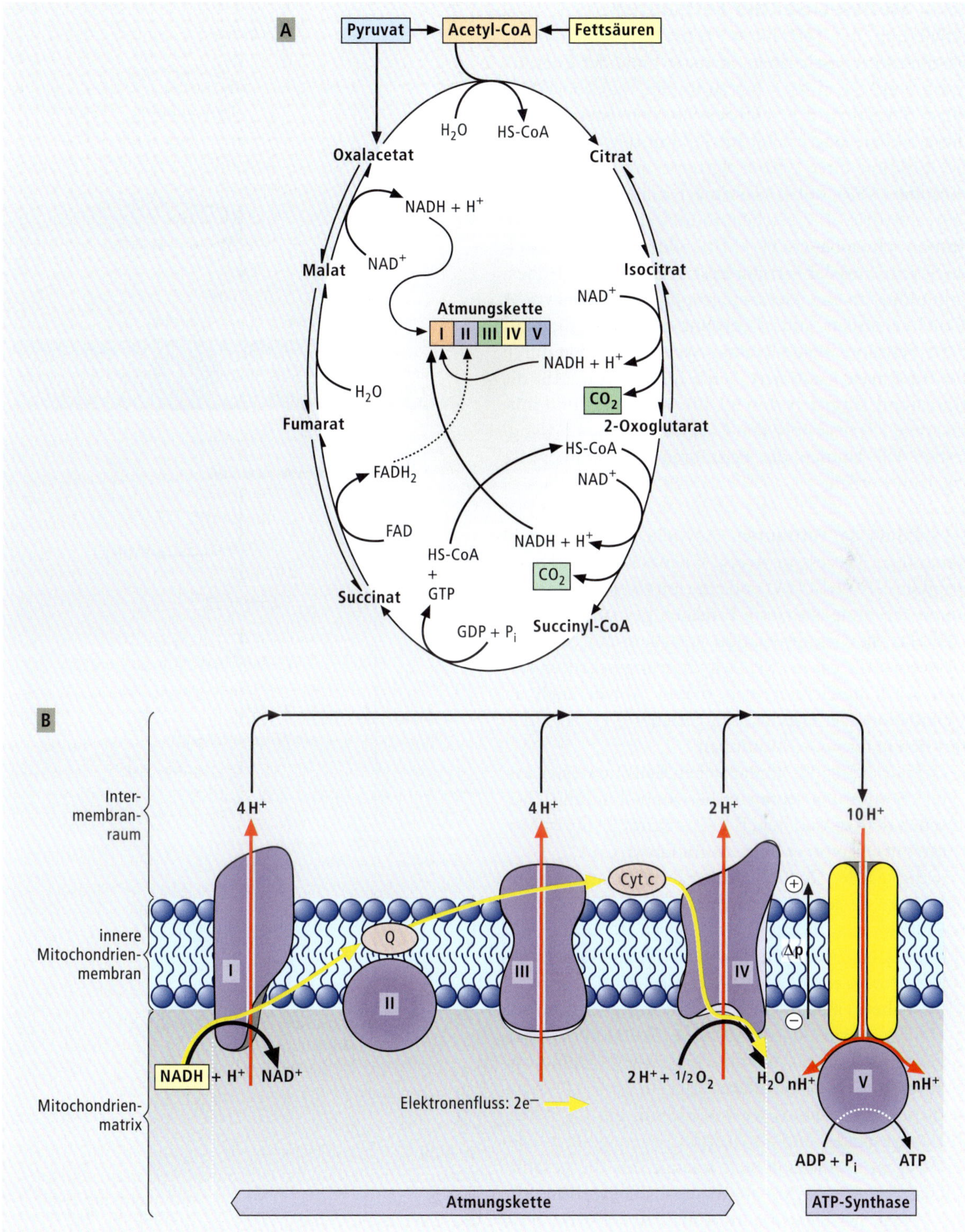

Abb. 1.22 A Schematische Darstellung des Citratzyklus, Erläuterungen s. Text (Coenzym A wird in den Formeln mit HS-CoA abgekürzt, um die reaktive HS-Gruppe hervorzuheben). B Atmungskette und oxidative Phosphorylierung (OXPHOS). **Komplex I** NADH-Dehydrogenase, **Komplex II** Succinat-Ubichinon(Coenzym-Q)-Reduktase, **Komplex III** Ubichinol-Cytochrom-c-Reduktase, **Komplex IV**: Cytochrom-c-Oxidase, **Komplex V** ATP-Synthase mit Protonenkanal. **Rote Pfeile** Protonentransport durch die Komplexe I, III und IV aus der Matrix in den Intermembranraum bzw. Rückfluss in die Matrix über den Protonenkanal des Komplexes V. **Gelbe Linie** Elektronenübertragung über das lipidlösliche Ubichinon (Coenzym Q) und das wasserlösliche Cytochrom c (Cyt c). **Δp**: elektrochemischer Gradient, **nH⁺** unklare Anzahl der transportierten Protonen, da der H^+-Verbrauch bei der ATP-Synthese noch nicht bekannt ist

1.3.4 Stoffwechsel der Fettsäuren

Aktivierung der Fettsäuren. Fettsäuren (FS) dienen, wie mehrfach beschrieben, in erster Linie der Energiegewinnung. Sie müssen hierzu in eine reaktionsfähige Form überführt, d.h. aktiviert werden (Abb. 1.23). Diese Aktivierung erfolgt im Zytosol der Zelle durch die Reaktion ihrer Carboxylgruppe mit Adenosintriphosphat (ATP), wobei sich zunächst ein energiereiches Säureanhydrid als Zwischenprodukt, das **Acyl-Adenosinmonophosphat** (Acyl-AMP), bildet. In einem zweiten Schritt wird der Fettsäurerest in Form einer Thioesterbindung an die Mercaptogruppe von Coenzym A (CoA) gebunden, und es entsteht **Acyl-CoA**, die aktivierte Fettsäure. Beide Reaktionsschritte werden durch die Thiokinase katalysiert. Nach Einschleusung in die Mitochondrienmatrix durch Diffusion (kurz- und mittelkettige FS) bzw. über den Carnitin-Shuttle CS (langkettige FS) können die Fettsäuren dort stufenweise abgebaut werden.

β-Oxidation der Fettsäuren. Acyl-CoA wird in einem vierstufigen Prozess in **Acetyl-Coenzym A** (aktivierte Essigsäure, Acetyl-CoA) und eine um zwei Kohlenstoffatome verkürzte aktivierte Fettsäure gespalten (Abb. 1.23). Da die Gesamtreaktion vor allem auf das β-C-Atom einwirkt, das in zwei Dehydrierungsschritten oxidiert wird, bezeichnet man diesen Abbau auch als β-Oxidation. Der enzymatisch gesteuerte Prozess gliedert sich in folgende Reaktionen:

- Dehydrierung des aliphatischen Fettsäurerestes unter Einführung einer trans-Doppelbindung zwischen dem α- und dem β-C-Atom mit FAD als Wasserstoffakzeptor; es entsteht ein **Enoyl-CoA**.
- Sättigung der Doppelbindung durch Wasseranlagerung; es entsteht ein **β-Hydroxyacyl-CoA**.
- Dehydrierung des β-Hydroxyacyl-CoA unter Ausbildung einer Ketogruppe mit NAD^+ als Wasserstoffakzeptor; es entsteht ein **β-Ketoacyl-CoA**.
- Abspalten eines C_2-Bruchstücks unter Einführung von Coenzym A; es entstehen Acetyl-CoA (**aktivierte Essigsäure**) und eine um zwei C-Atome verkürzte **aktivierte Fettsäure**.

Im nächsten Zyklus wird wiederum ein C_2-Bruchstück abgespalten und als Acetyl-CoA freigesetzt. Dieser Vorgang wiederholt sich solange, bis die gesamte Fettsäure zu Acetyl-CoA abgebaut ist, bei Palmitinsäure also 7-mal, bei Stearinsäure 8-mal. Acetyl-CoA wird schließlich in den Citratzyklus eingeschleust und zu CO_2 und Coenzym-gebundenem Wasserstoff abgebaut, der für die Atmungskettenphosphorylierung eingesetzt wird (▸Kap. 1.3.3). Auch die bei der β-Oxidation reduzierten Coenzyme (NADH + H^+ und $FADH_2$) übertragen Wasserstoff auf die Atmungskette. Die vollständige Oxidation von z.B. Palmitinsäure liefert als Ausbeute 106 Mol ATP.

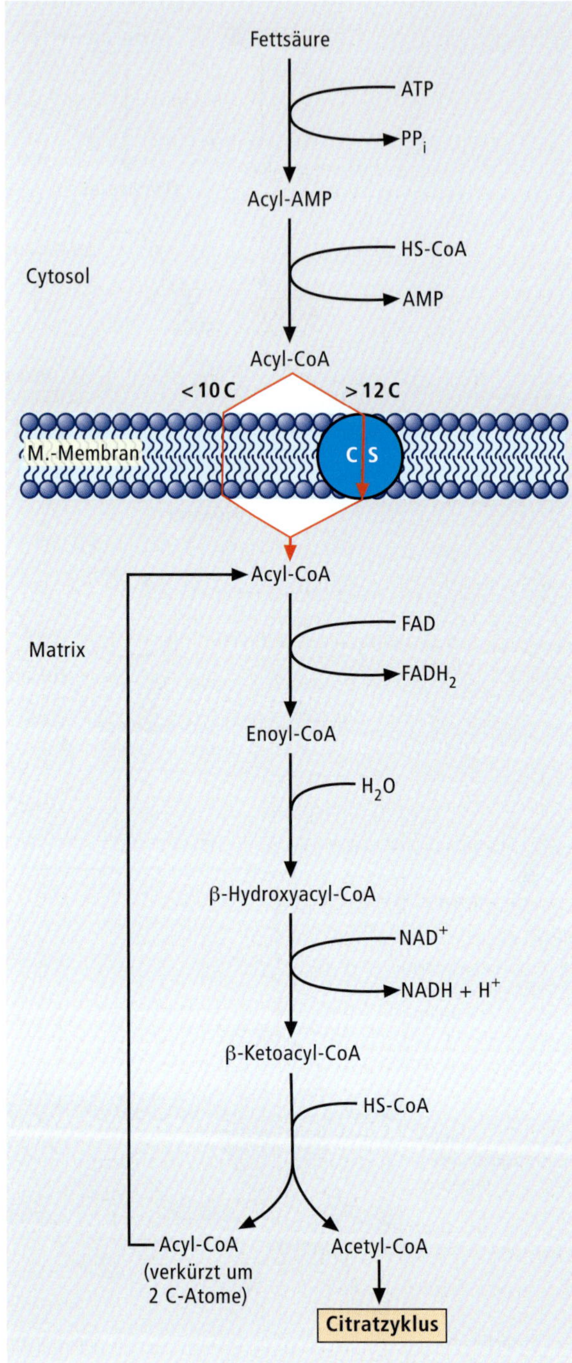

Abb. 1.23 Zytosolische Aktivierung und mitochondrialer Abbau (β-Oxidation) der Fettsäuren. Bei jedem vierstufigen Reaktionszyklus wird die Fettsäurenkette um zwei Kohlenstoffatome verkürzt. **CS** Carnitin-Shuttle, **PP_i** Diphosphat (schematische Darstellung)

Ketogenese. Die Kapazität der enzymatischen Reaktionen bei der β-Oxidation ist begrenzt. Werden bei gesteigerter Lipolyse, d.h. bei übermäßiger Spaltung von Triacylglycerolen (Triglyceriden) in den Fettdepots infolge von lang andauerndem Hunger oder Insulinmangel vermehrt freie Fettsäuren mobilisiert, so kön-

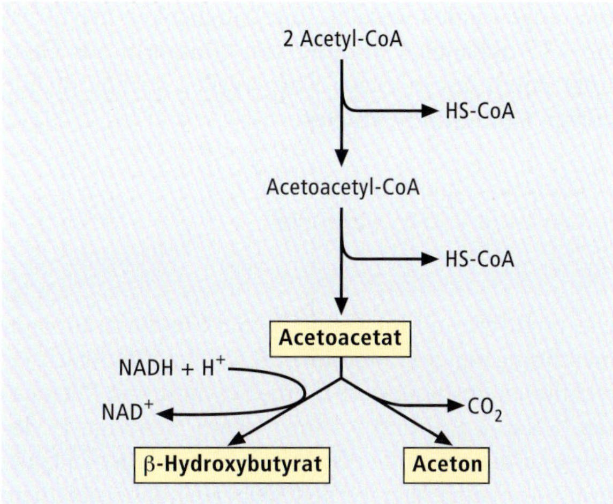

Abb. 1.24 Biosynthese der Ketonkörper (schematische Darstellung)

nen die Zellen der peripheren Organe diese nicht mehr im erforderlichen Umfang metabolisieren. In diesem Fall werden freie Fettsäuren vermehrt in die Leber aufgenommen und dort oxidiert. Da nur ein Bruchteil der dabei gebildeten aktivierten Essigsäure in die Endoxidation eingeführt werden kann (hohe ATP-Konzentrationen hemmen den Citratzyklus und die Atmungskette), wird der überwiegende Anteil der aktivierten Essigsäure zur Bildung von sog. **Ketonkörpern** verwendet: Es entstehen **Acetacetat** und **β-Hydroxybutyrat** (das kein Keton ist). Aus Acetoacetat bildet sich außerdem durch spontane Decarboxylierung **Aceton** (Abb. 1.24). Die Ketonkörper werden in den Blutstrom abgegeben und können von anderen Organen, insbesondere von Muskel und Gehirn, zur Energiegewinnung genutzt werden. Im lang andauernden Hungerzustand und bei Insulinmangel (Diabetes mellitus, ▸Kap. 16.5.6) steigt ihre Konzentration so stark an, dass sich durch die Carbonsäuregruppen eine Azidose ausbildet, welche die Pufferkapazität des Blutes stark belastet. Die mit dem Konzentrationsanstieg von Acetoacetat und β-Hydroxybutyrat verbundene Ansäuerung des Blutes bezeichnet man als **Ketoazidose**.

Synthese der Fettsäuren. Fettsäuren (FS) und damit auch Neutralfette können aus verschiedenen Nährstoffen aufgebaut werden. Werden Kohlenhydrate über den aktuellen Bedarf hinaus zugeführt, liefert die Glykolyse einen Überschuss an Pyruvat. Die so aus Pyruvat vermehrt gebildete aktivierte Essigsäure kann im Citratzyklus nicht quantitativ oxidiert werden und dient daher als Ausgangsprodukt für die **Neusynthese** von **FS**. Da aktivierte Essigsäure in den Mitochondrien entsteht, muss sie für die FS-Synthese zunächst in das **Zytosol** transportiert werden. Nach Kondensation mit Oxalacetat zu Citrat wird dieses aus dem Mitochondrium transportiert und im Zytosol unter ATP-Verbrauch wiederum in Oxalacetat und aktivierte Essigsäure gespalten. Darauf erfolgt, von letzterer ausgehend, die Neusynthese der eigentlichen Fettsäure an einem zytosolischen Multienzymkomplex, dem **Fettsäurensynthasekomplex** (Acyl-Carrier-Proteindomäne). In einem ersten Syntheseschritt wird dabei Acetyl-CoA unter ATP-Verbrauch, Biotin-abhängig, zu **Malonyl-CoA** carboxyliert, bevor es in die Kondensationsreaktion eingeführt werden kann (Abb. 1.25). Die wachsende Fettsäurekette wird durch aufeinanderfolgende Addition von C_2-Einheiten (Acetyl-CoA) verlängert. Angetrieben wird diese Verlängerungsreaktion durch CO_2-Abspaltung, bis eine Kettenlänge von 16 C-Atomen erreicht ist. Für die Synthese von Palmitinsäure, einer C_{16}-Säure, werden dementsprechend 7 Verlängerungsschritte benötigt. Die auf die beschriebene Weise gebildeten FS werden vom Synthasekomplex freigesetzt, und nach Aktivierung mit Coenzym A zum Aufbau von Neutralfetten verwendet.

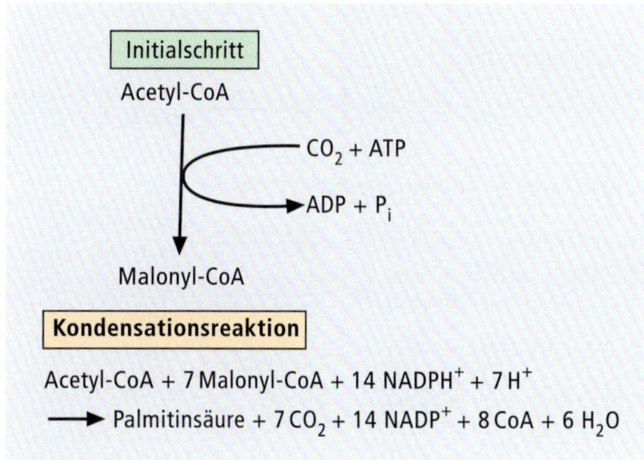

Abb. 1.25 Biosynthese der Fettsäuren (schematische Darstellung)

Fettsäuren mit einer Kettenlänge von mehr als 16 C-Atomen werden nicht am zytosolischen Enzymkomplex, sondern im glatten endoplasmatischen Retikulum gebildet.

1.3.5 Stoffwechsel der Aminosäuren

Die mit der Nahrung aufgenommenen Proteine werden bei der Verdauung (▸Kap. 12.9) gespalten und gelangen nach Absorption durch das Darmepithel vor allem als Aminosäuren in den Blutkreislauf. Die vielfältigen Reaktionen bei ihrem Abbau, die teils im Zytosol, teils in den Mitochondrien ablaufen, können hier nur in den Grundzügen erläutert werden.

Transaminierung. Ein wichtiger Schritt beim Abbau vieler Aminosäuren ist deren reversible Transaminierung, d. h. die Übertragung ihrer 2-Aminogruppe auf eine 2-Ketosäure (Abb. 1.26). An dieser Reaktion ist als Coenzym **Pyridoxalphosphat**, ein Derivat von Vitamin B_6 (▸Kap. 11.2.1), beteiligt. Wird beispielsweise

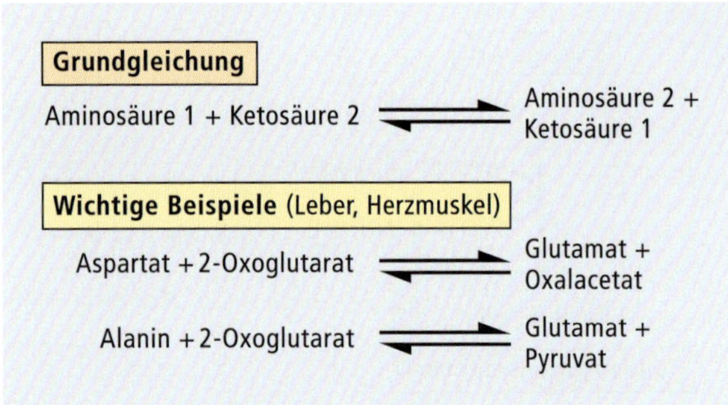

Abb. 1.26 Transaminierungsreaktionen von Aminosäuren: Grundgleichung und wichtige Beispiele

(in der Leber oder im Herzmuskel) die Aminogruppe von Aspartat auf 2-Ketoglutarat (= 2-Oxoglutarat) mittels des Enzyms **Aspartat-Aminotransferase** (AST, ASAT, GOT) übertragen, entstehen als neue Aminosäure Glutaminsäure (Glutamat) und als neue Ketosäure Oxalacetat. Erfolgt entsprechend die NH_2-Übertragung von Alanin auf 2-Ketoglutarat, katalysiert durch die **Alanin-Aminotransferase** (ALT, ALAT, GPT), wird wiederum Glutamat sowie – als Ketosäure – Pyruvat gebildet. Die ursprüngliche Aminosäure wird somit in die korrespondierende 2-Oxosäure überführt, deren weiterer Abbau im Citratzyklus erfolgen kann. Viele von Aminosäuren abgeleitete Oxosäuren dienen somit letztlich der Energiegewinnung oder als Substrat für die Gluconeogenese (▸Kap. 1.3.3).

Desaminierung. Ein weiterer Reaktionsweg des Aminosäurenabbaus (hauptsächlich in der Leber) ist die chemische Abspaltung einer Aminogruppe als Ammonium-Ion (NH_4^+) bzw. deren korrespondierender Base Ammoniak (NH_3), eine Reaktion, die als Desaminierung bezeichnet wird. Von besonderer Bedeutung ist hierbei die **oxidative Desaminierung** von Glutamat in der Leber durch die **Glutamat-Dehydrogenase** (GLDH), wobei neben dem erwähnten zelltoxischen NH_3 2-Oxoglutarat entsteht (Gleichung 1.6; bezüglich der hydrolytischen Desaminierung und der eliminierenden Desaminierung vgl. Lehrbücher der Biochemie).

$$\text{Glutaminsäure} + NAD^+ + H_2O \leftrightharpoons$$
$$NH_3 + \text{2-Oxoglutarat} + NADH + H^+$$

Gleichung 1.6

Decarboxylierung. Zahlreiche Aminosäuren werden durch Decarboxylierung, d. h. durch CO_2-Abspaltung, abgebaut. Dabei entstehen primäre Amine, die sog. **biogenen Amine** (▸Kap. 16.11.5), z. B. Histamin aus Histidin.

Ammoniakentgiftung. Ammoniak ist ein starkes Zellgift und muss daher umgehend in ungiftige Verbindungen umgewandelt werden. Eine Möglichkeit hierfür ist die ATP-abhängige **Bildung** von **Glutamin** aus Glutamat durch das in vielen Körperzellen vorkommende Enzym **Glutamin-Synthetase**:

$$\text{Glutaminsäure} + NH_3 + ATP \rightarrow$$
$$\text{Glutamin} + ADP + \text{Phosphat}$$

Gleichung 1.7

Das ungiftige und im Vergleich zur Glutaminsäure gut membrangängige Glutamin wird für viele Stoffwechselreaktionen, insbesondere für die Synthese von Purinbasen (▸Kap. 1.1.6) und Aminozuckern, benötigt. In der **Niere** kann es mithilfe der Glutaminase wieder zu Glutaminsäure umgesetzt werden, wobei das dabei gebildete Ammoniak der Ausscheidung von Wasserstoffionen in Form von Ammoniumionen (NH_4^+) dient (▸Kap. 14.6.4). Analog wird das mit dem Blutstrom zur **Leber** transportierte Glutamin dort in Glutaminsäure und Ammoniak gespalten und dieses anschließend in einer ATP-abhängigen Reaktion im Matrixraum des Mitochondriums mit CO_2 gekoppelt, wobei Carbamoylphosphat (Carbamylphosphat) entsteht. Dieses verbindet sich mit Ornithin zu Citrullin, das im Zytosol, wiederum in ATP-abhängiger Reaktion, mit Asparaginsäure gekoppelt und dann in einer zyklischen Reaktionsfolge, in der auch Arginin entsteht, in Harnstoff, Fumarsäure und Ornithin umgesetzt wird (**Harnstoffzyklus**). Da Harnstoff nicht toxisch und ungeladen ist sowie leicht durch biologische Membranen penetriert, kann er über die Niere gut ausgeschieden werden (▸Kap. 13.6.6). Sowohl die Bildung körpereigenen Eiweißes aus Aminosäuren als auch die Eliminierung des mit Aminosäuren zugeführten Aminostickstoffs über den Harnstoffzyklus erfordern eine vergleichsweise hohe Zufuhr von Energie:

$$2\,NH_3 + CO_2 + 3\,ATP \rightarrow$$
$$\text{Harnstoff} + 2\,ADP + AMP + 4\,P_i$$

Gleichung 1.8

Für die Synthese des Harnstoffs werden somit drei energiereiche Bindungen pro Aminogruppe aufgewendet. Damit ist verständlich, dass nach der Aufnahme proteinhaltiger Nahrungsmittel der Energieumsatz deutlich ansteigt (▸Kap. 11.6.2). Das Hauptendprodukt des Stickstoffmetabolismus, der **Harnstoff**, repräsentiert zudem eine relativ energiereiche Substanz. Dies ist die Ursache dafür, dass der physiologische Brennwert der Proteine um etwa ein Drittel niedriger liegt als deren physikalischer Brennwert (▸Kap. 11.6.1).

Die oben beschriebenen verschiedenen Stoffwechselwege der Kohlenhydrate, Fette und Eiweiße im Rahmen des Energiestoffwechsels sind in Abb. 1.28 nochmals synoptisch zusammengestellt.

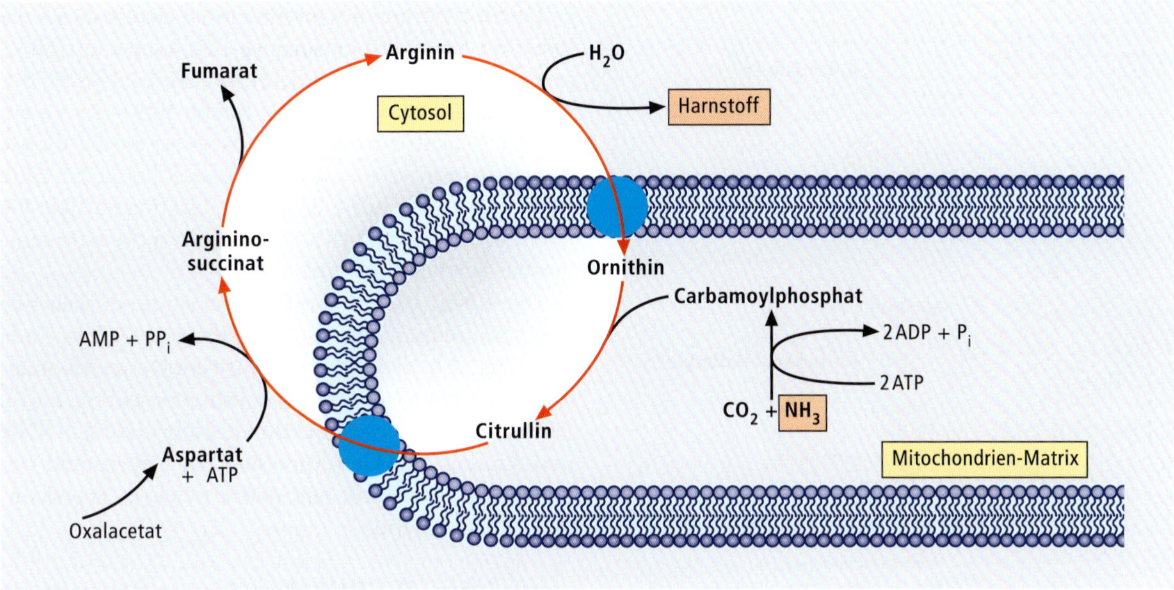

Abb. 1.27 Schematische Darstellung des Harnstoffzyklus

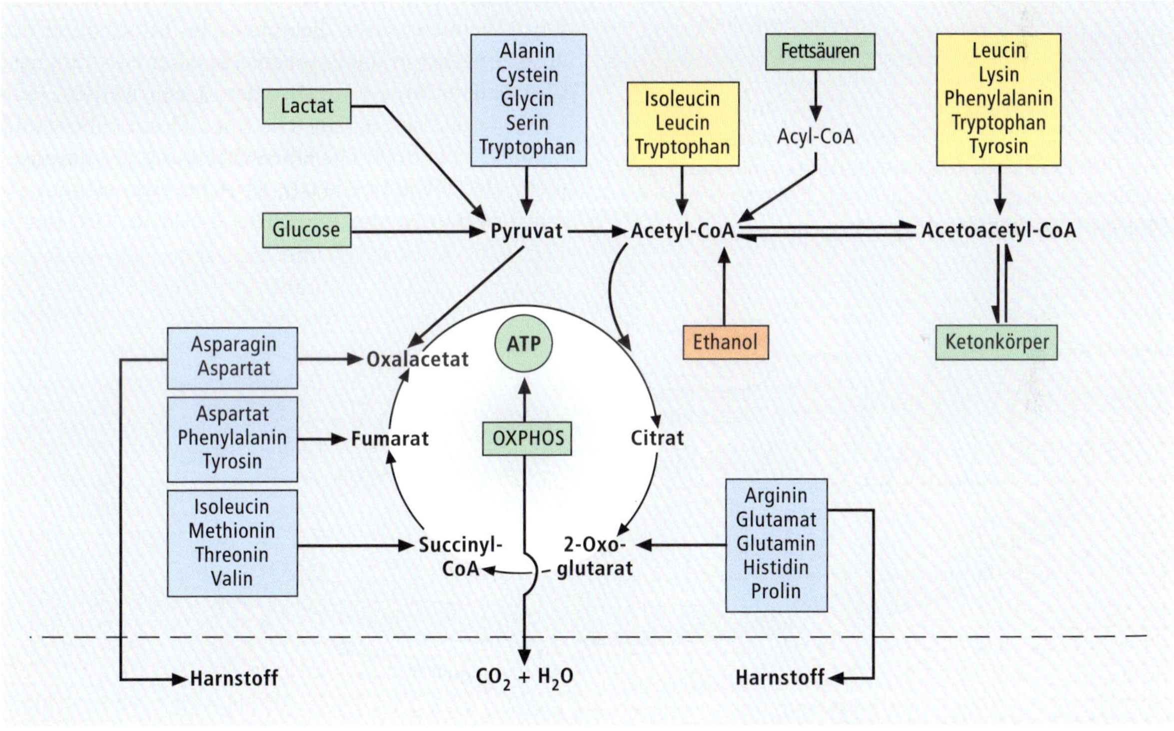

Abb. 1.28 Citratzyklus als Drehscheibe des Energiestoffwechsels mit den unmittelbaren/mittelbaren Eintrittsstellen von Glucose, Aminosäuren, geradzahligen Fettsäuren, Ketonköpern und Ethanol. Die entsprechenden Stoffwechselendprodukte sind im unteren Teil angegeben. **Gelb** ketogene Aminosäuren, **blau** glucogene Aminosäuren

1.3.6 Proteinbiosynthese

Zur Bereitstellung von Funktionsproteinen (Enzymen, kontraktilen Proteinen), Strukturproteinen und sog. exportablen Proteinen (Sekreteiweißen, Vorstufen von Bindegewebsfibrillen u. a.) laufen in Zellen ständig Proteinsynthesen ab. Hierfür sind folgende Voraussetzungen erforderlich:

- Die zur Eiweißbildung an den Ribosomen benötigten (proteinogenen) Aminosäuren müssen aktiviert sein, da nicht aktivierte Aminosäuren zur Knüpfung von Peptidbindungen nicht befähigt sind, und
- die Abfolge der Aminosäuren, d. h. die Aminosäurensequenz, muss durch ein genetisches Programm, d. h. die Sequenz der Nucleotide, festgelegt sein.

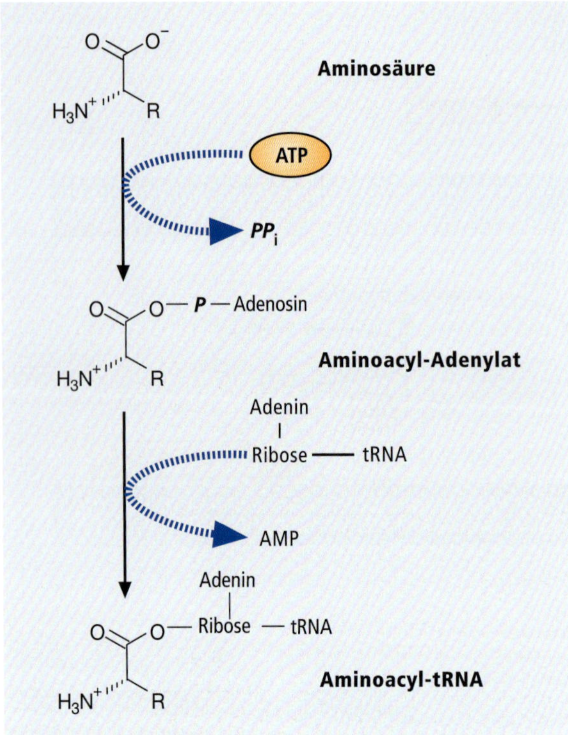

o Abb. 1.29 Beladung der tRNA mit einer Aminosäure. Der erste Teilschritt bildet die Aminoacyl-Adenylat-Verbindung, der zweite überträgt die aktivierte Aminosäure auf das Ribosemolekül des Adenosinrests der tRNA, P energiereiche Phosphatgruppe

Die Aktivierung der Aminosäuren erfolgt durch die Reaktion ihrer Carboxylgruppe mit Adenosintriphosphat, wobei sich ein energiereiches Säureanhydrid, das **Aminoacyl-Adenylat**, bildet (o Abb. 1.29). In einem zweiten Schritt wird der Aminoacylrest an die Ribose des Adenosinrests einer Transfer-Ribonucleinsäure (tRNA, s. u.) gebunden. Bei dieser Reaktion entsteht die jeweilige **Aminoacyl-tRNA**, die für die weitere Proteinbiosynthese benötigt wird.

Die einem bestimmten Protein zugrunde liegende Aminosäurensequenz ist durch den genetischen Code festgelegt, d. h. in der Basenabfolge der Desoxyribonucleinsäure (DNA) verschlüsselt enthalten (▸ Kap. 1.1.6). Die Umsetzung dieser genetischen Information in RNA und Protein, die **Genexpression**, ist Gegenstand der **molekularen Genetik** und gliedert sich in Transkription und Translation.

Transkription. Die DNA eines Gens enthält zwar die vollständige Information für die Synthese eines Proteins, sie ist aber nicht die direkte Matrize für dessen Bildung. Vielmehr muss die genetische Information der DNA zunächst in die Basenabfolge einer einsträngigen Ribonucleinsäure (RNA) übertragen werden, die Ribose und Uracil (U) anstelle von 2-Desoxyribose und Thymin (T) enthält. Die **Überschreibung** der **Basensequenz** der DNA in die der RNA bezeichnet man als Transkription (o Abb. 1.30). Dieser Schritt wird durch

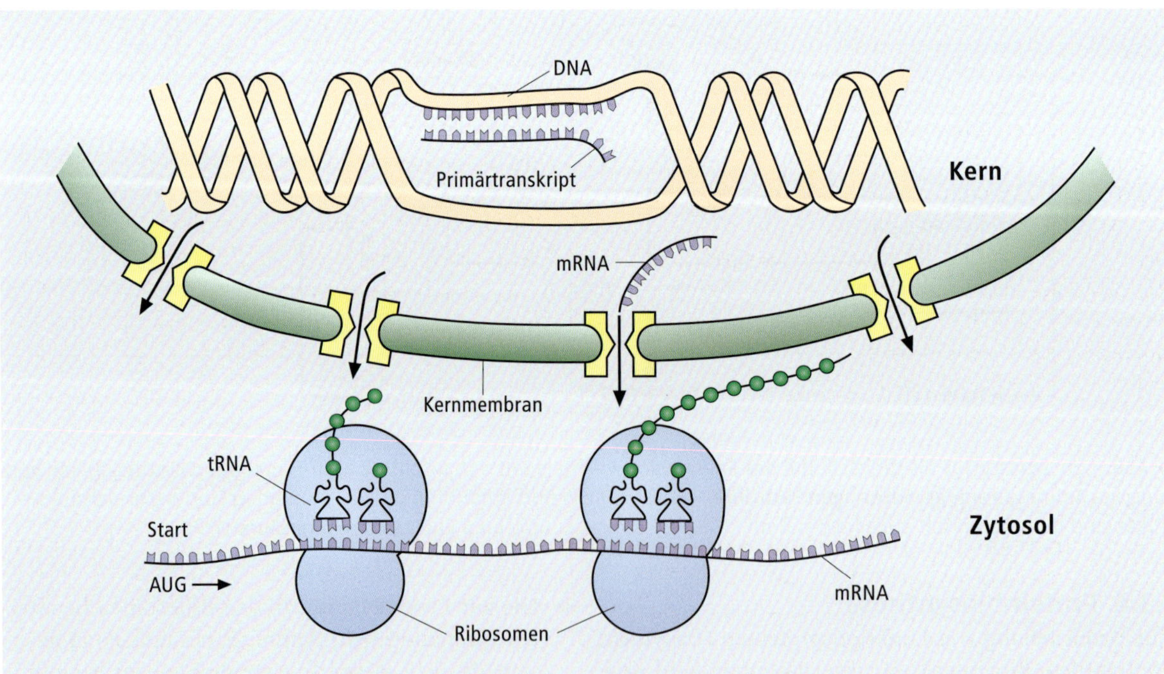

o Abb. 1.30 Proteinbiosynthese in schematischer Darstellung. **Oben** Transkription im Zellkern (Überschreibung der genetischen Information von doppelsträngiger DNA auf messenger-RNA, die nach der Reifung aus dem Zellkern transportiert wird), **unten** Translation an den Ribosomen (Ablesung der codierten Aminosäurensequenz der mRNA am Ribosom und Proteinsynthese durch Verknüpfung der in den Aminoacyl-tRNAs aktivierten Aminosäuren)

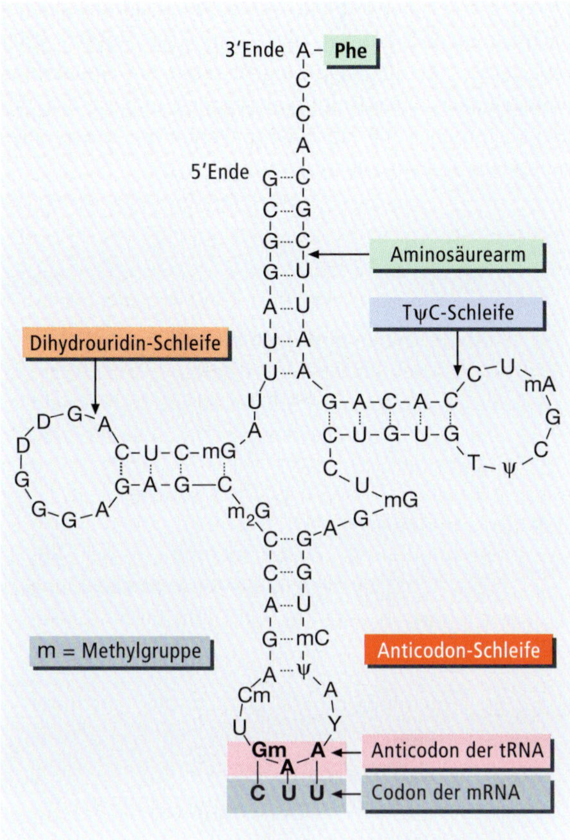

o Abb. 1.31 Struktur einer phenylalaninspezifischen Transfer-RNA. Die einsträngige Ribonucleinsäure bildet in vier Bereichen Basenpaarungen aus, sodass eine zweidimensionale Anordnung des Moleküls in Kleeblattform entsteht

eine **DNA-abhängige RNA-Polymerase** oder **Transkriptase** katalysiert.

Die Transkription beginnt an sog. Promotorsequenzen, die von der Transkriptase erkannt werden. Zunächst entsteht ein Primärtranskript (nukleäre RNA), das auch als nicht codierende Sequenzen Introns (▸Kap. 1.1.6) enthält. Durch einen als **Spleißen** (engl. splicing) bezeichneten Vorgang werden die Introns entfernt, jedoch die codierenden Sequenzen, die Exons, belassen und miteinander verbunden. Weitere Umwandlungsprozesse führen schließlich zu einer reifen Arbeitskopie der DNA, die man als **messenger-RNA (mRNA)** oder als Matrizen-RNA bezeichnet. Diese stellt ein transportables Informationssystem für die Synthese eines bestimmten Proteins dar.

Translation. Auf die Transkription folgt die Translation, die **Übersetzung** der in der mRNA enthaltenen Information in die Aminosäurensequenz eines Proteins. Ort der zellulären Proteinsynthese sind die **Ribosomen** (▸Kap. 1.1.3), die aus **ribosomaler RNA (rRNA)** und **ribosomalen Proteinen** bestehen. Wie die mRNA liegt die rRNA als einsträngiges Molekül vor und wird von der DNA transkribiert. Die rRNA ist nicht nur Strukturbestandteil der Ribosomen, sondern auch für die Bindung der mRNA an die Ribosomen verantwortlich.

Bei der Proteinsynthese erfolgt die Verknüpfung aktivierter Aminosäuren aufgrund von Wechselwirkungen des Ribosoms mit der mRNA und den mit Aminosäuren beladenen **Transfer-RNAs (tRNAs)**. Jedes der ebenfalls einsträngigen tRNA-Moleküle besteht aus etwa 70–90 Nucleotiden, in denen sich durch Basenpaarungen über Wasserstoffbrückenbindungen vier doppelsträngige Abschnitte ausbilden. Daraus ergibt sich eine zweidimensionale Sekundärstruktur mit kleeblattartiger Anordnung des Nucleotidstrangs, der sehr viele seltene Basen enthält (o Abb. 1.31). Für jede Aminosäure existieren (eine oder mehrere) spezifische tRNA-Moleküle.

Auf der mRNA ist die Information für die Aminosäurensequenz in der Form festgelegt, dass jeweils drei Basen, ein sog. **Triplett** oder **Codon**, eine Aminosäure codieren. Das komplementäre Gegenstück auf der tRNA ist das **Anticodon**, das sich mit den drei Basen des Codons paart. Beim Ablesen der mRNA (o Abb. 1.30), beginnend mit dem **Startcodon** AUG, werden die Aminosäuren über Säureamidbindungen miteinander verknüpft und das Polypeptid schließlich nach Erreichen eines der drei **Stopcodons** (UAA, UAG, UGA) vom Ribosom freigesetzt. Jede mRNA kann mehrfach zur Translation wiederverwendet werden, bevor sie durch neu synthetisierte mRNA ersetzt wird. Häufig ist ein mRNA-Strang gleichzeitig mit mehreren Ribosomen verbunden; man bezeichnet diese Struktur als **Polyribosom** (Polysom).

Da bei der Entwicklung und Erhaltung des Organismus je nach den Erfordernissen der biologischen Funktion bestimmte Gene zu bestimmten Zeiten und in bestimmten Organen aktiviert oder „abgeschaltet“ werden müssen, existieren vielfache Regulationsmechanismen, welche die Genaktivität (Genexpression) in zeitlicher und örtlicher Abhängigkeit steuern. Bezüglich weiterer Einzelheiten sei auf die Lehrbücher der Biochemie verwiesen. Die Regulation der Genexpression ist die Hauptursache für die Vielfalt der Zellen. Sie spielt sich auf mehreren Ebenen ab, von denen die **Steuerung der Transkriptionsauslösung** durch **Transkriptionsfaktoren**, z. B. den nukleären Faktor κB (NFκB) oder Hypoxie-induzierbare Faktoren (HIF), wahrscheinlich die wichtigste ist und deshalb auch als „Herzstück“ angesehen wird. Die Transkriptionsfaktoren binden meist im Promotorbereich an die DNA.

Zusatzinformation

Neben rRNA, mRNA und tRNA wurden noch weitere, sehr kleine RNA-Moleküle beschrieben, die für die **Regulation** der **Genexpression** von Bedeutung sind. Sie enthalten nur 18–25 Nucleotide und erkennen mithilfe von spezifischen Basenpaarungen mRNA. Während die **Mikro-RNAs (miRNAs)** eine große Rolle bei der Stilllegung („Silencing") von Genen spielen, indem sie nach Bindung an mRNA deren Translation erschweren bzw. „abschalten" (gelegentlich aber auch fördern), bauen die **Short-interfering-RNAs (siRNAs)** RNA ab. Die sich daraus ergebenden Regulationsmechanismen dienen der Zelldifferenzierung und -proliferation. Insgesamt sind beim Menschen bereits mehr als 200 dieser kleinen RNAs identifiziert, deren Funktion im Einzelnen jedoch noch weitgehend unklar ist.

Hochwirksame **Hemmstoffe** der **Transkription** sind das Knollenblätterpilz-Gift α-Amanitin und bestimmte Antibiotika, z. B. Gyrasehemmer wie Ofloxacin oder Polymerasehemmer wie Rifampicin. Zu den Hemmstoffen der Translation gehören ebenfalls zahlreiche Antibiotika, z. B. Tetracycline, Streptomycin, Chloramphenicol und Makrolide wie Erythromycin.

Unter **posttranskriptionaler Modifikation** werden alle Veränderungen der mRNA zusammengefasst, die nach der Transkription erfolgen (Capping, Spleißen, Polyadenylierung, s. Lehrbücher der Biochemie).

Bei der **posttranslationalen Modifikation** werden im endoplasmatischen Retikulum und im Golgi-Apparat neu synthetisierte Peptide und Proteine durch Glykosylierung, γ-Carboxylierung, Phosphorylierung, Acylierung, Sulfatierung und Hydroxylierung modifiziert. Wichtige Beispiele sind die Methylierung und Acetylierung von Histonen.

Mit dem Begriff **Epigenetik** werden durch Mitose oder Meiose vererbbare Änderungen der Genexpression zusammengefasst, die nicht auf Veränderungen der Basensequenz der DNA, sondern auf Interaktionen zwischen Genen und extrazellulären Signalen (z. B. als Folge von Umwelteinflüssen) beruhen. Zu den wichtigsten Mechanismen hierbei rechnet man die bereits oben erwähnte **Histon-Modifikation** und **DNA-Methylierungen** von Cytosinresten. Infolge dieser Veränderungen bleibt die Basensequenz erhalten, das betroffene Gen wird aber abgeschaltet. Auch das (reversible) Anhängen anderer kleiner Moleküle oder die Bindung kleiner RNA-Moleküle an die DNA kann die Erbinformation zeitweise oder dauerhaft „verdecken" und damit eine neue Informationsebene (= **Epigenom**) schaffen. Eine zentrale Rolle spielen hierbei, wie bereits erwähnt, miRNAs und siRNAs, die Gene inaktivieren **(RNA-Interferenz)**.

Durch Histon-Modifikationen geht das Chromatin in eine stärker kondensierte Form (**Heterochromatin**) über, die schlechter als das weniger dicht gepackte **Euchromatin** transkribiert werden kann. Epigenetische Vorgänge erklären auch, dass genetisch identische Zellen sich während der Embryonalentwicklung in viele unterschiedliche Zelltypen differenzieren können. Nervenzellen benutzen demnach einen anderen Satz von Genen als Muskel- oder Leberzellen. Die Epigenetik macht somit die Entwicklung multizellulärer Organismen verständlich und ist u. a. für den Beginn der Pubertät sowie für zahlreiche andere physiologische Vorgänge verantwortlich.

In Kürze

- **Proteine** spielen eine zentrale Rolle bei fast allen biologischen Prozessen. Sie bestehen aus unverzweigten Ketten von Aminosäuren, die kovalent über sog. Peptidbindungen miteinander verknüpft sind.
- Der **Aminosäuren-Metabolismus** erfolgt durch **Transaminierung**, **Desaminierung** (wobei NH_3 entsteht, das vor allem in der Leber durch Bildung von Harnstoff entgiftet wird) und **Decarboxylierung**.
- Die **Proteinbiosynthese** umfasst die Teilschritte **Transkription** (Herstellung einer Genkopie in Form eines RNA-Strangs) und **Translation** (Übersetzung der in der RNA gespeicherten Information in Aminosäurensequenzen des Proteins).
- **Kohlenhydrate** dienen vor allem der Energiegewinnung. Sie umfassen **Monosaccharide** (Glucose, Fructose, Galactose), **Disaccharide**, in denen zwei Monosaccharide glykosidisch miteinander verknüpft sind (Saccharose, Lactose, Maltose) sowie die langkettigen, ebenfalls aus glykosidisch verknüpften Monosacchariden bestehenden **Polysaccharide** (Stärke, Glykogen).
- Die **Energiegewinnung aus Glucose** erfolgt entweder anaerob mittels Glykolyse (Nettoenergiegewinn pro Mol Glucose 2 Mol ATP) oder aerob im Citratzyklus und der Atmungskette (Nettoenergiegewinn pro Mol Glucose 36–38 Mol ATP).
- **Lipide** sind eine heterogene Gruppe schlecht wasserlöslicher Verbindungen. Neben Sterolen (u. a. Cholesterol) und Steroiden (z. B. Glucocorticoiden) gehören zu ihnen Phospho- und Glykolipide, Triacylglycerole, Fettsäuren u. a.
- **Triacyglycerole** (Triglyceride, Neutralfette) sind die energiereichsten Speicherverbindungen des Körpers. Sie werden durch Lipolyse in **Glycerol** und **Fettsäuren** gespalten, letztere in den Mitochondrien durch Oxidation unter Energiegewinn abgebaut.

1.4 Signaltransduktion

Die Funktionsanpassung von Zellen kann durch **extrazelluläre Signalstoffe** (Liganden, primäre Botenstoffe, z. B. Neurotransmitter, ▸ Kap. 4.2.4, Hormone, ▸ Kap. 16, Wachstumsfaktoren oder Arzneistoffe) gesteuert werden. Die Signalübertragung erfolgt dabei in der Weise, dass die Signalstoffe an **intrazelluläre** oder **membranständige Rezeptoren** (meist) spezifisch und mit hoher Affinität binden (**Ligand-Rezeptor-Bindung**), dadurch deren Konformation ändern und so die nachstehend beschriebenen, mehrschrittigen **Signalkaskaden** auslösen, die in der Regel mit einer **Signalverstärkung** verbunden sind.

1.4.1 Signaltransduktion durch intrazelluläre Rezeptoren

Intrazelluläre Rezeptoren befinden sich entweder im **Zytoplasma** (Steroidhormonrezeptoren, Rezeptoren für gasförmige Transmitter, s. u.) oder im **Zellkern** (Rezeptoren für Schilddrüsenhormone, Calcitriol und Retinsäure). Im Zytoplasma sind Steroidhormone mit sog. **Hitzeschockproteinen** (Hsp) assoziiert, die für eine korrekte Faltung der Rezeptorproteine verantwortlich sind. Die durch Stimulation dieser Rezeptoren vermittelten Effekte kommen folgendermaßen zustande: Nach Membranpassage des lipophilen Liganden und Bildung des Ligand-Rezeptor-Komplexes sowie Abdissoziation des Hsp vom Liganden bindet dieser im Zellkern in oder nahe der Promotorregion an „passende“ Nucleotidsequenzen der DNA, die sog. **Response-Elemente**. Dadurch wird eine veränderte Genexpression, d. h. eine Aktivierung oder (seltener) eine Repression (Unterdrückung) von spezifischen DNA-Sequenzen, bewirkt. Die Folge ist eine gesteigerte oder reduzierte mRNA-Synthese (▸ Kap. 1.3.6). Die mRNA ruft dann an Ribosomen die Bildung eines speziellen Proteins hervor, das den eigentlichen Effekt auslöst (○ Abb. 1.32).

Ein zytosolischer Rezeptor für den gasförmigen Transmitter **Stickstoffmonoxid (NO)**, der insbesondere in Endothelzellen aus Arginin gebildet wird und als gut diffusibles Gas Zellmembranen rasch passieren kann, ist die **lösliche Guanylylcyclase**, ein Enzym, welches die Bildung des second messenger **cyclisches Guanosinmonophosphat (cGMP)** aus GTP katalysiert. cGMP öffnet K^+- bzw. schließt Ca^{2+}-Kanäle und aktiviert die **Proteinkinase G**, die eine Erschlaffung der Gefäßmuskulatur auslöst. Darüber hinaus unterdrückt cGMP die Adhäsion und Aggregation von Thrombozyten. Ferner wird durch Modulation der Genexpression über den

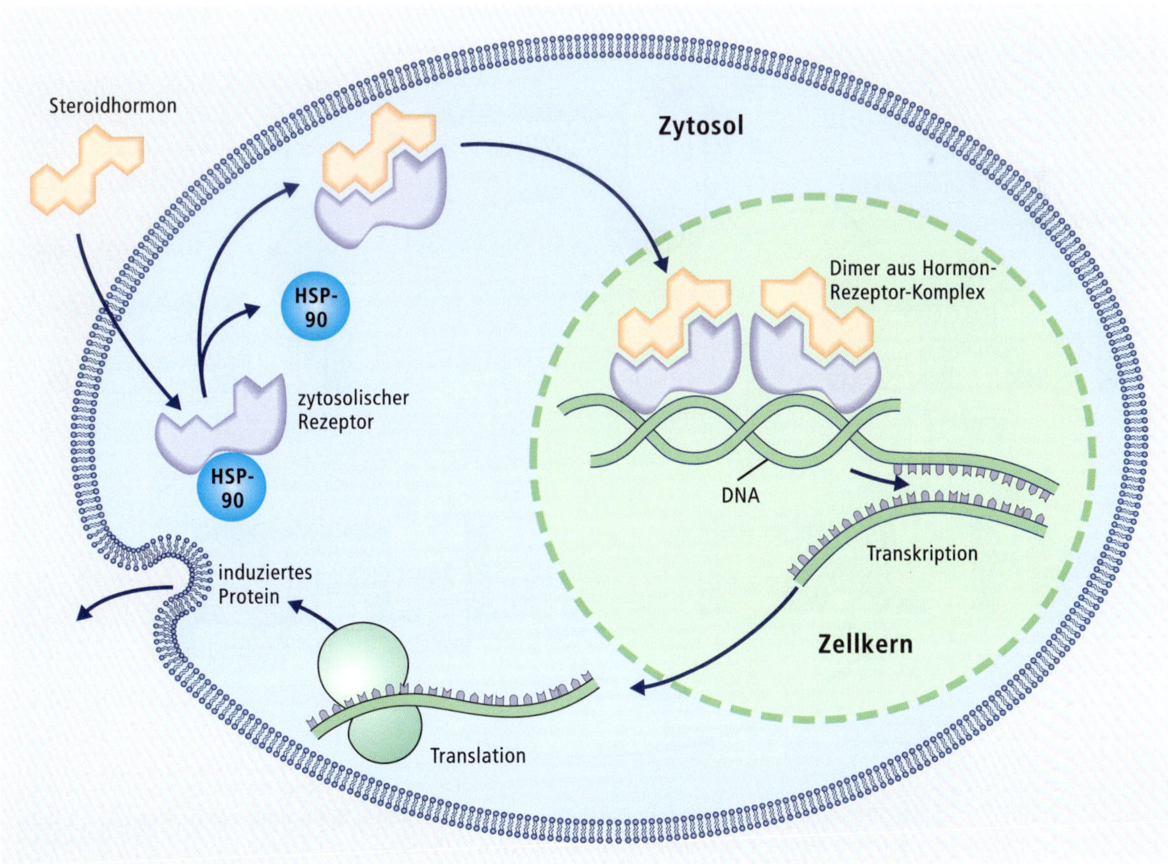

○ **Abb. 1.32** Signaltransduktion bei intrazellulären Rezeptoren. **Hsp90** Hitzeschockprotein 90

sog. ERK/MAP-Kinaseweg die Proliferation, Migration und Entdifferenzierung der glatten Gefäßmuskulatur gehemmt. cGMP wird seinerseits durch **Phosphodiesterasen** zu GMP hydrolysiert, wodurch die cGMP-vermittelten Effekte beendet werden.

Kohlenmonoxid (CO), ein weiterer gasförmiger Transmitter, entsteht beim Häm-Abbau. Wie NO wirkt es über die Aktivierung der zytosolischen Guanylylcyclase oder über die direkte Öffnung Ca^{2+}-abhängiger K^+-Kanäle. Eine Erschlaffung der Gefäßmuskulatur ist wiederum die Folge. Weiterhin werden CO (z. T. gegenläufige) Modulierungen der Apoptose (▸Kap. 5.3.7) und der Zellproliferation zugeschrieben.

Der ebenfalls gasförmige Transmitter **Schwefelwasserstoff** (**H_2S**) wird bei der Hydrolyse von Cystein gebildet. Er aktiviert ATP-abhängige K^+-Kanäle und bewirkt dadurch wie die anderen gasförmigen Überträgerstoffe eine Erschlaffung der Gefäßmuskulatur. Weiterhin hemmt H_2S die Proliferation und die Apoptose glatter Muskelzellen.

1.4.2 Signaltransduktion durch membranständige Rezeptoren

Die Transmembranrezeptoren übertragen Signale hydrophiler Botenstoffe aus dem Extrazellular- in den Intrazellularraum. Sie können unterteilt werden in

- Ionenkanalrezeptoren (Liganden-gesteuerte Ionenkanäle, ionotrope Rezeptoren),
- G-Protein-gekoppelte und
- Enzym-gekoppelte Rezeptoren.

In der angegebenen Reihenfolge nimmt der Zeitbedarf bis zum jeweiligen Wirkungseintritt erheblich zu.

Ionenkanalrezeptoren

Bei den Liganden-gesteuerten Ionenkanälen führt die Ligand-Rezeptor-Interaktion zu einer sehr schnellen Erhöhung oder Erniedrigung der Öffnungswahrscheinlichkeit bzw. der Öffnungsdauer des Kanals und als Folge davon zu einem verstärkten oder verringerten Fluss des entsprechenden speziellen Ions bzw. von mehreren Ionen durch den Kanal. Der Neurotransmitter Acetylcholin (▸Kap. 4.2.4) bindet z. B. an den nicotinischen Acetylcholinrezeptor, einen Kationenkanal, öffnet den Kanal und löst damit vor allem durch Einstrom von Na^+-Ionen eine Depolarisation (▸Kap. 4.2.4) aus. Liganden an anderen Ionenkanalrezeptoren sind z. B. Glutamat, Glycin, Serotonin oder ATP (▸Kap. 1.3.3).

G-Protein-gekoppelte Rezeptoren

Bei den G-Protein-gekoppelten Rezeptoren, der umfangreichsten Rezeptorengruppe, erfolgt die Signaltransduktion in der Weise, dass ein Ligand an seinen

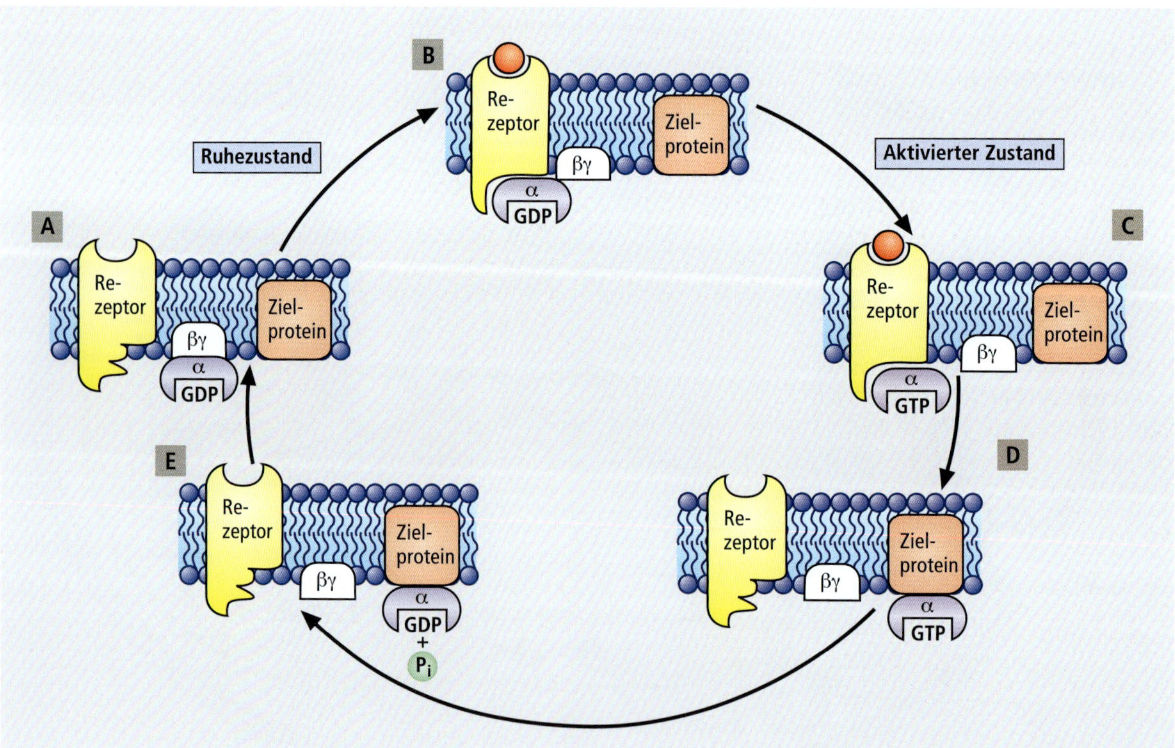

Abb. 1.33 Funktion eines G-Proteins in schematischer Darstellung. **A** Ruhezustand, **B** Bindung des G-Proteins an den durch einen Liganden aktivierten Rezeptor, **C** Austausch von GDP durch GTP, Trennung der α- von der βγ-Untereinheit, **D** Aktivierung oder Hemmung des Effektors (Enzyms, Ionenkanals) durch die GTP-tragende α-Untereinheit, **E** Spaltung von GTP in GDP und anorganisches Phosphat (P_i). Nach Rang und Dale

Rezeptor an der Außenseite der Membran andockt und als sog. erster Botenstoff (**first messenger**) durch eine Konformationsänderung des transmembranären Rezeptorproteins ein **G-Protein** (Guanin-Nucleotide-bindendes Protein) aktiviert. Das aktivierte G-Protein kann dann entweder einen **Ionenkanal** direkt beeinflussen oder durch Interaktion mit einem Enzym die Bildung eines zweiten Botenstoffs (**second messengers**) induzieren oder hemmen und dadurch weitere, nachgeschaltete Reaktionen bei gleichzeitiger Signalverstärkung auslösen. Dementsprechend gibt es u. a. Adenylylcyclase-stimulierende (**G_s-Proteine**) oder -inhibitorische G-Proteine (**G_i-Proteine**) sowie Phospholipase-C-aktivierende G-Proteine (**Gq-Proteine**).

Die G-Proteine stellen eine Familie **heterotrimerer Proteine** an der Innenseite der Zellmembran dar, die aus einer α- und einer βγ-Untereinheit bestehen. Die **α-Untereinheit** besitzt eine Bindungsstelle für Guanin-Nucleotide [Guanosindiphosphat (GDP) bzw. -triphosphat (GTP)], die hydrophobe **βγ-Untereinheit** verankert das G-Protein in der Membran. Im Ruhezustand bilden die Untereinheiten ein gemeinsames, nicht mit dem Rezeptor verbundenes Protein (○ Abb. 1.33 A), in dem GDP, wie erwähnt, an die α-Untereinheit gebunden ist. Bei Stimulation des betreffenden membranständigen Rezeptors (○ Abb. 1.33 B) vereinigt sich zunächst das G-Protein mit dem Rezeptor und GDP wird gegen GTP ausgetauscht. Dann trennen sich die α- und die βγ-Untereinheiten (○ Abb. 1.33 C) und die noch immer GTP-enthaltende α-Untereinheit aktiviert (im Fall eines G_s-Proteins) oder blockiert (im Fall eines G_i-Proteins) das nachgeschaltete Effektorprotein (○ Abb. 1.33 D). Die durch die α-Untereinheit ausgelöste Reaktion wird dadurch beendet, dass nach Bindung von GTP die α-Untereinheit die Eigenschaften einer GTPase erlangt und dadurch das angelagerte GTP in GDP und anorganisches Phosphat (P_i) gespalten wird (○ Abb. 1.33 E). Mit der GTP-Spaltung kehrt das System in den Ruhezustand zurück.

Wie die α-Untereinheit hat auch die βγ-Untereinheit Signalwirkung. Im Herzen kann sie z. B. nach Acetylcholin-Aktivierung eines speziellen K^+-Kanals die Herzfrequenz senken. Darüber hinaus hemmt sie Ca^{2+}-Kanäle in Neuronen und damit die Neurotransmitterausschüttung. Weiterhin kann sie die Adenylylcyclase inhibieren und die Phospholipase C (s. u.) aktivieren.

Wichtige G-Protein-gekoppelte Amplifizierungsenzyme sind, wie oben schon erwähnt, die

- **Adenylylcyclase** (Adenylatcyclase), deren Stimulation die Bildung von **cyclischem Adenosinmonophosphat** (**cAMP**) als second messenger bewirkt,
- **Phospholipase C**, die durch Spaltung von membranärem Phosphatidyl-inositol-4,5-bisphosphat (PIP_2) die beiden second messenger **Inositol-1,4,5-trisphosphat** (IP_3) und **Diacylglycerol** (**DAG**) bildet.

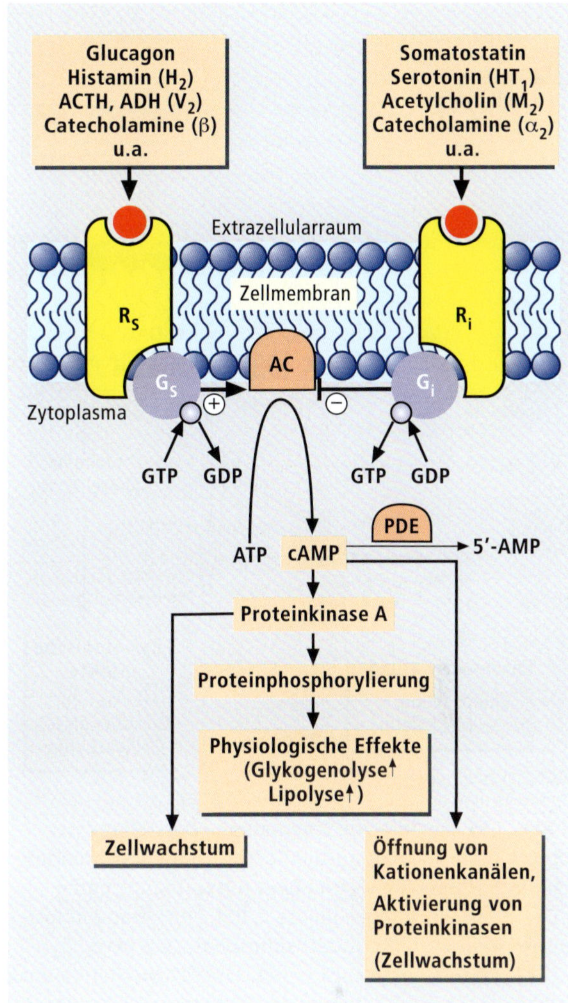

○ **Abb. 1.34** Vereinfachte schematische Darstellung der intrazellulären Signaltransduktion durch cyclisches Adenosinmonophosphat (cAMP). **R_s** stimulierender Membranrezeptor, **R_i** hemmender Membranrezeptor, **G_s** stimulierendes G-Protein, **G_i** hemmendes G-Protein, **AC** Adenylylcyclase, **GTP** Guanosintriphosphat, **GDP** Guanosindiphosphat, **ATP** Adenosintriphosphat, **PDE** Phosphodiesterase, **AMP** Adenosinmonophosphat

G_s-Protein-gekoppelte Rezeptoren. Die Signaltransduktion über diese Rezeptoren und damit mittels Adenylylcyclase führt zu einer **Steigerung** der **cAMP-Konzentration** in der Zelle und nachfolgend zu einer **Aktivierung der Proteinkinase A** (PKA, ○ Abb. 1.34). Letztere kann mehr als 100 verschiedene Proteine phosphorylieren. Dies führt beispielsweise zu einer **Aktivitätssteigerung** von **Enzymen** der Glykogenolyse und Lipolyse sowie zur **Öffnung** von **Ionenkanälen** (z. B. L-Typ-Ca^{2+}-Kanälen im Myokard). Weiterhin kann PKA den **Transkriptionsfaktor CREB** (cAMP-Response-Element-Bindungsprotein) phosphorylieren und damit aktivieren. Dieser stimuliert die Proliferation, Differenzierung und Migration von Zellen.

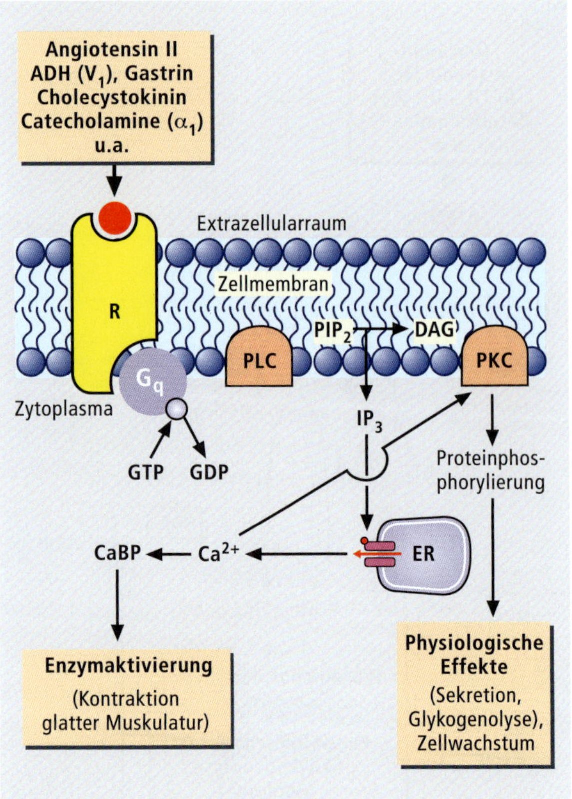

Abb. 1.35 Vereinfachte schematische Darstellung der intrazellulären Signaltransduktion durch die Inositolphospholipid-Metabolite IP_3 und DAG. **R** Membranrezeptor, **G** G-Protein, **PLC** Phospholipase C, **PIP$_2$** Phosphatidylinositolbisphosphat, **IP$_3$** Inositoltrisphosphat, **DAG** Diacylglycerol, **PKC** Proteinkinase C, **ER** endoplasmatisches Retikulum, **CaBP** Ca^{2+}-bindendes Protein; bzgl. weiterer Erklärungen vgl. Abb. 1.34 (Legende)

Eine **direkte Aktivierung** von **Ionenkanälen** durch cAMP, d.h. ohne PKA-Beteiligung, findet man bei den Kationenkanälen der Riechzellen und bestimmter Geschmackszellen. Eine weitere cAMP-Wirkung ist die über die **Proteinkinasen RAF-1** und **MEK-1**-vermittelte **Aktivierung** der **MAP-Kinasen ERK-1** und **ERK-2** (MAP = Mitogen-aktivierte Proteine). Beide MAP-Kinasen sind an der Steuerung des Zellwachstums, der Zellproliferation und -differenzierung sowie an der Krebsentwicklung beteiligt.

Die beschriebenen Effekte werden dadurch begrenzt, dass die cAMP-Moleküle durch eine Phosphodiesterase abgebaut und/oder die durch cAMP phosphorylierten Proteine dephosphoryliert werden.

G_i-Protein-gekoppelte Rezeptoren. Die Signaltransduktion über diese Rezeptoren führt zu einer **Hemmung** der **Adenylylcyclase** und damit zu einer **Erniedrigung** der **cAMP-Konzentration**. Typische Reaktionen sind u. a. eine Sekretionshemmung zahlreicher Drüsen und eine verringerte Pumpfunktion des Herzens.

G_q-Protein-gekoppelte Rezeptoren. Diese aktivieren, wie oben beschrieben, die membrangebundene **Phospholipase C** und damit die Bildung der second messenger IP_3 und DAG. Das hydrophile **IP_3** setzt nach Bindung an seinen Rezeptor, einen IP_3-gesteuerten Ca^{2+}-Kanal, aus intrazellulären Speichern **Ca^{2+}** frei. Dieses kann dann (als tertiärer Botenstoff) nachgeschaltete Enzyme (z. B. Proteinkinase C, NO-Synthase), Ionenkanäle und Transportproteine aktivieren oder hemmen, wobei ein Teil der Wirkungen erst nach Bindung an das Ca^{2+}-bindende Protein **Calmodulin** erfolgt. Die Wirkung von IP_3 wird durch Dephosphorylierung bzw. Rücktransport von Ca^{2+} in die intrazellulären Speicher (endoplasmatisches Retikulum, Mitochondrien) beendet.

Auch das andere durch die Membran-assoziierte Phospholipase C gebildete Spaltprodukt, das hydrophobe, membranständige **Diacylglycerol,** dient als second messenger. Es stimuliert Ca^{2+}-abhängig die **Proteinkinase C (PKC)**, die wiederum die Phosphorylierung nachgeschalteter Proteine mit weiterer Signalverstärkung fördert (Abb. 1.35). Über die Phosphorylierung von MAK-Kinasen und des Transkriptionsfaktors NFκB stimuliert PKC u. a. das Zellwachstum. Eine Fehlsteuerung fördert die Krebsentwicklung.

Die aus DAG durch die DAG-Lipase freigesetzte **Arachidonsäure** und die aus dieser entstehenden **Eicosanoide** (▸ Kap. 16.11.2) sind ebenfalls wichtige Signalstoffe bzw. Mediatorsubstanzen.

Zusatzinformation

Die G-Proteine wurden bei der Erforschung der Pathogenese der Cholera und des Keuchhustens (Pertussis) entdeckt. **Choleratoxin** aktiviert dauerhaft G_s-Proteine mit der Folge einer unkontrollierten cAMP-Bildung. Dies führt zur Öffnung von Chlorid-Kanälen mit einer exzessiven Chlorid- und Wasser-Sekretion im Darm. Schwere Durchfälle sind die Folge. **Pertussistoxin** hemmt G_i-Proteine, sodass zu viel cAMP gebildet wird, was eine erhebliche Sekretionssteigerung in der Luftröhre und den Bronchien bewirkt.

Enzym-gekoppelte Rezeptoren

Zu dieser Gruppe zählen die Rezeptoren mit

- intrinsischer Tyrosinkinase-Aktivität,
- assoziierten Tyrosinkinasen,
- Serin/Threonin-Kinase-Aktivität sowie
- Guanylylcyclase-Aktivität.

Rezeptoren mit intrinsischer Tyrosinkinase-Aktivität. Die sog. Tyrosinkinase-Rezeptoren sind dadurch gekennzeichnet, dass sie extrazellulär eine Ligandenbindungsstelle und am zytosolischen Proteinteil einen integralen Abschnitt (Domäne) mit Tyrosinkinase-Eigenschaft besitzen und somit sowohl die Funktion

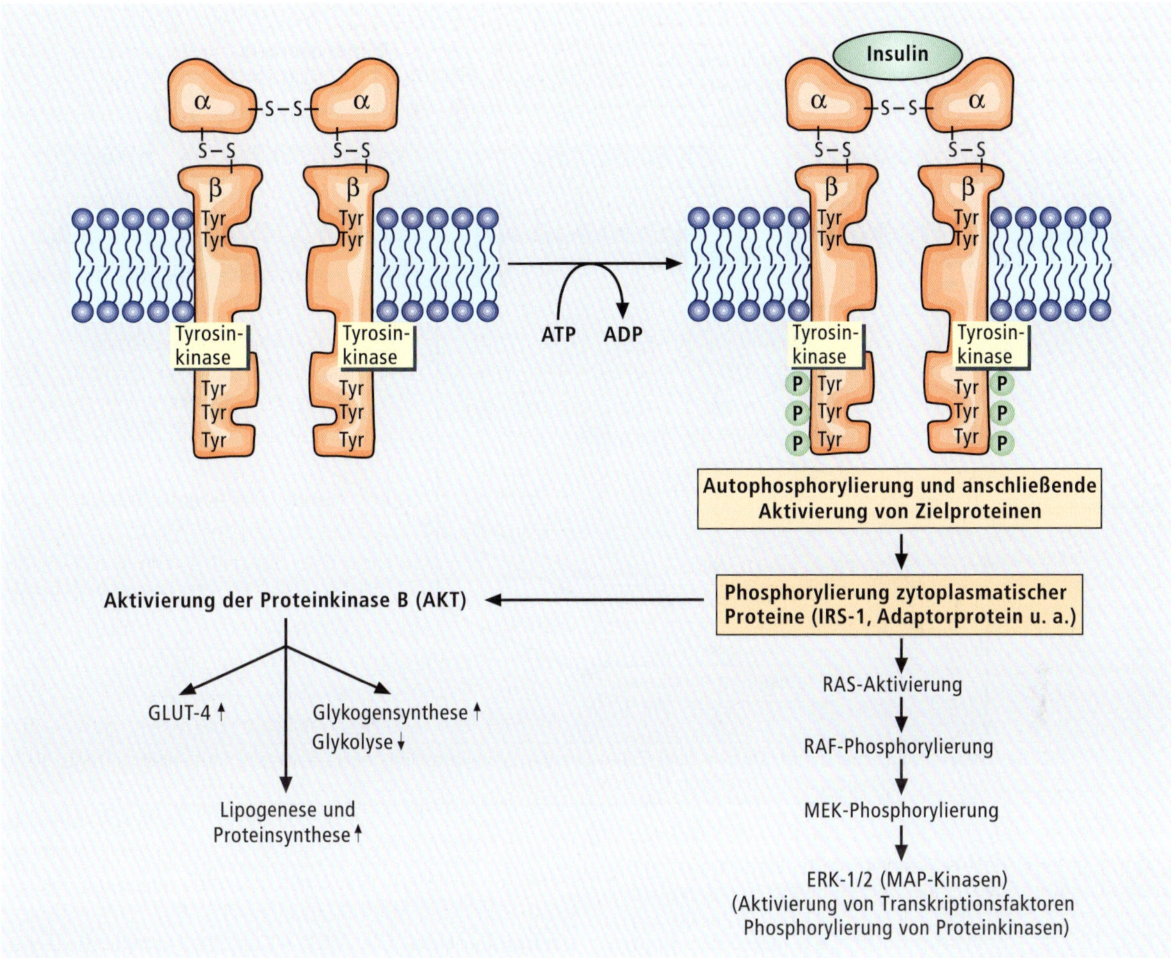

Abb. 1.36 Insulinrezeptor, Signaltransduktion und zelluläre Phosphorylierungskaskade sowie Wirkmechanismen von Insulin nach Insulinbindung. P Phosphorylierung

eines Rezeptors als auch die eines Enzyms ausüben. Dazu gehören die Rezeptoren von Insulin (▸Kap. 16.5.2), IGF-1 (▸Kap. 16.2.4) sowie von verschiedenen Wachstumsfaktoren (z. B. epidermalem Wachstumsfaktor EGF, Fibroblastenwachstumsfaktor FGF). Insulin- und IGF-1-Rezeptoren sind sehr ähnlich: Sie liegen als Dimer aus je zwei α- und β-Untereinheiten vor, die über Disulfid-Brücken miteinander verbunden sind (Abb. 1.36). Die anderen Wachstumsfaktorrezeptoren (z. B. EGF-R) sind dagegen primär Monomere, die erst nach Ligandenbindung dimerisieren.

Bei allen Tyrosinkinase-Rezeptoren erfolgt nach der Bildung des Ligand-Rezeptor-Komplexes eine intrazelluläre gegenseitige **Autophosphorylierung** von Tyrosin-OH-Gruppen der beiden Monomere und nachfolgend eine Phosphorylierung (und Aktivierung) von Zielproteinen (Abb. 1.36). Eine komplexe Reaktionskaskade bewirkt über verschiedene zytosolische Proteine die Aktivierung des kleinen G-Proteins RAS sowie konsekutiv der Serin/Threonin-Kinase RAF, der Proteinkinase MEK und schlussendlich der Transkriptionsfaktoren ERK-1/2 (sog. **RAS-Signalkaskade** zur Regulation der Zellproliferation und -differenzierung, Abb. 1.36).

Ein zweiter Signaltransduktionsweg führt über die Phosphorylierung der **Proteinkinase B** zur enzymatischen Steuerung der Glykogensynthese, der Glykolyse, des Protein- und Lipidstoffwechsels sowie zur Translokation des Glucosetransporters GLUT 4 in Muskel- und Fettzellen. Zur Darstellung der intrazellulären Signalkaskaden anderer Wachstumsfaktoren dieser Gruppe s. Lehrbücher der Biochemie.

Rezeptoren mit assoziierten Tyrosinkinasen. Bei diesen, auch als Rezeptor-assoziierte Tyrosinkinasen bezeichneten Enzymen handelt es sich um monomere Membranproteine mit einer transmembranären Region, die erst nach Ligandenbindung dimerisieren, aber keine intrinsische Tyrosinkinasedomäne aufweisen (Abb. 1.37). Zu dieser Rezeptorgruppe zählen zahlreiche Zytokin-Rezeptoren (▸Kap. 6.7.6) sowie Rezeptoren von Wachstumshormon (▸Kap. 16.2.4), Prolactin

1

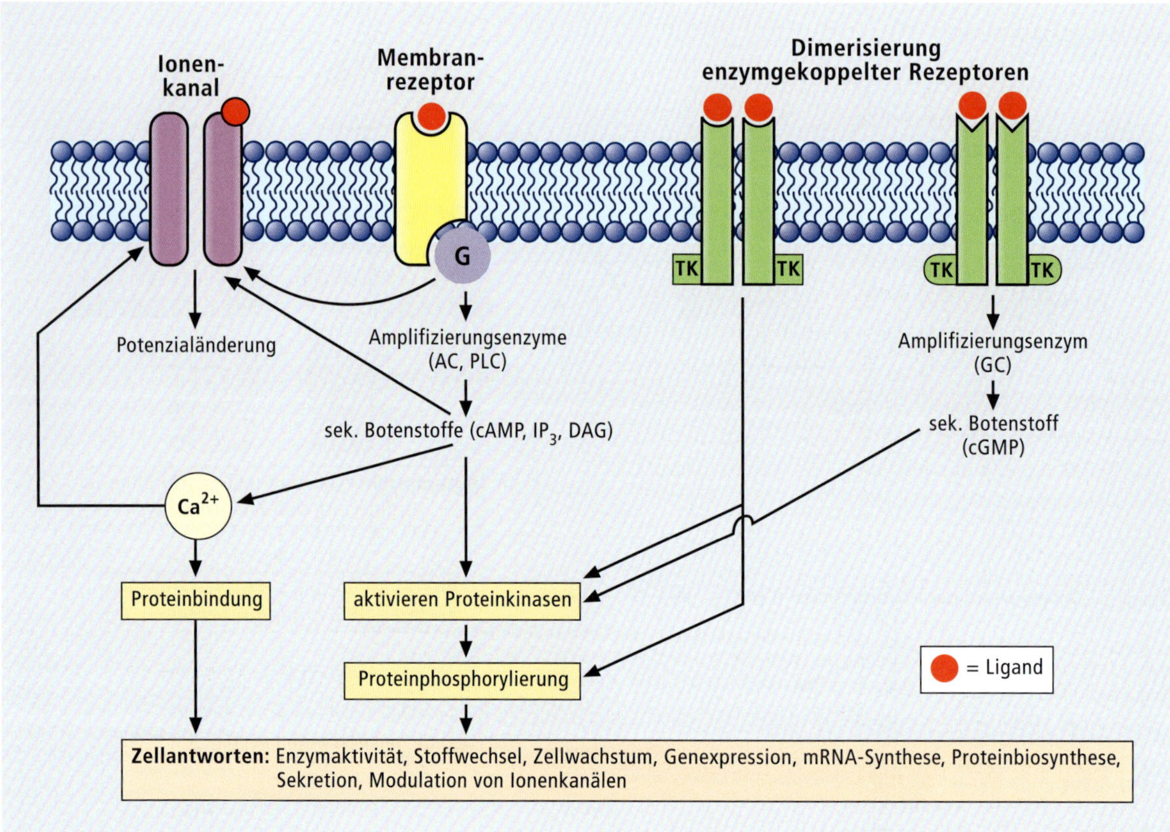

Abb. 1.37 Vereinfachte Darstellung der Signaltransduktion durch membranständige Rezeptoren (Auswahl)

(▸Kap. 16.2.4), Erythropoietin (▸Kap. 6.3.2), Leptin (▸Kap. 16.9) und Interferonen (▸Kap. 7.2.2). Nach Ligandenbindung und Rezeptor-Dimerisierung lagern sich Tyrosin-spezifische, zytosolische Proteinkinasen (sog. **Janus-Kinasen, JAK**) an den Rezeptor an und werden dadurch aktiviert. Daran schließt sich eine Kaskade von Proteinkinasen (z. B. **STAT-Proteinen**) an, die eine Änderung der Genexpression und letztlich eine Proliferationssteigerung zur Folge hat (**JAK-STAT-Signalkaskade**). Weitere wichtige Signalwege für diese Rezeptorfamilie schließen die RAS-JAK- und RAS-ERK-Signalkaskade sowie den Phospholipase-C-Aktivierungsweg ein.

Rezeptor-Serin/Threonin-Kinasen. Diese Rezeptorgruppe weist wie die Rezeptor-Tyrosin-Kinasen eine intrinsische Enzymaktitität auf, jedoch wird anstelle von Tyrosin Serin/Threonin phosphoryliert. Liganden sind Transforming-Growth-Faktoren (TGFs). Die Signale dieser Kaskade werden über sog. **SMAD-Proteine** in den Zellkern übertragen, wo diese als Transkriptionsfaktoren die Genexpression steuern.

Rezeptoren mit Guanylylcyclase-Aktivität. Zu den Guanylylcyclase-Rezeptoren (membrangebundenen Guanylylcyclasen) werden die Rezeptoren der **natriuretischen Peptide** (z. B. ANP, ▸Kap. 9.8.3) sowie die der in der Darmschleimhaut gebildeten Polypeptidhormone **Guanylin** und **Uroguanylin** gerechnet. Die monomeren Transmembranproteine besitzen – wie die Rezeptoren mit Tyrosinkinase-Aktivität – eine extrazelluläre Bindungsstelle für den aktivierenden Liganden und eine intrazelluläre Enzymdomäne.

Bindet ANP an einen Rezeptor mit Guanylylcyclase-Aktivität, kommt es zur Dimerisierung und die Guanylylcyclase-Domäne wird aktiviert (Abb. 1.37). Als Folge wird aus GTP **cyclisches Guanosinmonophosphat (cGMP)** gebildet, das als second messenger die **Proteinkinase G** phosphoryliert oder direkt Ionenkanäle moduliert. ANP wirkt auf diese Weise als Vasodilatator und verstärkt die Na^+-Ausscheidung durch die Nieren. Über den gleichen Signalweg führen die Guanyline zu einer Phosphorylierung des CFTR-Kanals (▸Kap. 10.11.2) und dadurch zu einer Steigerung der Chlorid-Sekretion sowie durch Hemmung des Na^+/H^+-Austauschers zu einer verminderten Na^+-Absorption im Darm.

In Kürze

- Die Funktionsanpassung von Zellen durch **lipophile Signalstoffe** (Liganden) wird mittels intrazellulärer Rezeptoren, die durch **hydrophile Botenstoffe** mittels membranständiger Rezeptoren vermittelt.
- **Intrazelluläre Rezeptoren** finden sich entweder im **Zytosol** (Steroidhormonrezeptoren, lösliche Guanylylcyclase als Rezeptor für NO und CO) oder im **Zellkern** (z. B. Schilddrüsenhormonrezeptoren).
- Die Signaltransduktion mittels **membranständiger Rezeptoren** erfolgt über Ionenkanalrezeptoren, G-Protein-gekoppelte und Enzym-gekoppelte Rezeptoren.
- Die Liganden-gesteuerte Aktivierung von **Ionenkanälen** bewirkt deren sehr schnelle Öffnung (der Rezeptor ist zugleich der Kanal!).
- **G-Protein-gekoppelte Rezeptoren** vermitteln ihre Wirkung entweder direkt über Ionenkanäle oder indirekt über **second messenger**.
- **G_s-Protein-gekoppelte Rezeptoren** führen zu einer **Steigerung der cAMP-Konzentration**, **G_i-Protein-gekoppelte Rezeptoren** dagegen zu einer **cAMP-Erniedrigung**, **G_q-Protein-gekoppelte Rezeptoren** zu einem **Anstieg von IP_3** und **DAG**. IP_3 erhöht die zytosolische Konzentration des tertiären Botenstoffs Ca^{2+}.
- Zur Gruppe der **Enzym-gekoppelten Rezeptoren** zählen die transmembranären Rezeptoren mit intrinsischer Tyrosinkinase-Aktivität, die Rezeptoren mit assoziierten zytosolischen Tyrosinkinasen, Rezeptoren mit Serin/Threoninkinasen-Aktivität und Rezeptoren mit Guanylylcylasen-Aktivität.
- Zu den **Rezeptoren** mit **intrinsischer Tyrosinkinase-Aktivität** gehört der **Insulin-Rezeptor**, ein dimeres Membranprotein, das nach Insulin-Bindung zunächst an seinen Enzymdomänen Tyrosin **autophosphoryliert** und nachfolgend Zielproteine aktiviert (z. B. RAS-Signalkaskade).
- Die **Rezeptoren** mit **assoziierten Tyrosinkinasen** sind monomere Membranproteine, die erst nach Ligandenbindung (z. B. von Wachstumshormon, Prolactin, Erythropoietin) dimerisieren, nachfolgend sich autophosphorylieren und schlussendlich wiederum Zielproteine aktivieren (z. B. JAK-STAT-Signalkaskade).
- **Rezeptor-Serin/Threonin-Kinasen** werden durch Transforming-Growth-Faktoren stimuliert. Nachfolgend wird mittels SMAD-Proteinen und nachgeschalteten Transkriptionsfaktoren die Genexpression im Zellkern moduliert.
- **Rezeptoren** mit **Guanylylcyclase-Aktivität** dimerisieren nach Ligandenbildung (z. B. von ANP, Guanylinen). Nach Aktivierung der intrinsischen Guanylylcyclase wird der **second messenger cGMP** gebildet, der die **Proteinkinase G** phosphoryliert und dadurch die beschriebenen physiologischen Effekte auslöst.

1

2 Aufbau der Gewebe

Gewebe sind Verbände gleichartiger Zellen, die gemeinsame Aufgaben zu erfüllen haben. Mehrere Gewebe bilden ein **Organ**, das zusätzlich von Nerven und Gefäßen versorgt wird, die im sog. **Stroma** der Organe, d.h. im bindegewebigen Gerüst liegen. Die spezifischen, für die Organfunktion zuständigen Zellen werden unter der Bezeichnung **Parenchym** zusammengefasst. Nach morphologischen und funktionellen Gesichtspunkten unterscheidet man vier große Gewebegruppen:

- Epithelgewebe,
- Binde- und Stützgewebe,
- Muskelgewebe und
- Nervengewebe.

2.1 Entwicklung der Gewebe

Entwicklung der Keimblätter. Die Entwicklung der Gewebe beginnt mit der Befruchtung (o Abb. 2.1 A). Bei der Vereinigung eines Spermiums mit einer Eizelle entsteht die **Zygote** (erste Zelle) des neuen Organismus (o Abb. 2.1. B). Durch eine mitotische Zellteilung (▸ Kap. 1.2.1) werden aus der Zygote zwei **Blastomeren** (Tochterzellen, o Abb. 2.1 C) gebildet, die sich anschließend in schneller Folge weiter teilen. Die einzelnen Blastomeren ordnen sich in Form einer **Morula** (Maulbeere) an (o Abb. 2.1 D). Aus den zentralen Zellen der Morula entsteht der **Embryoblast** (Embryonalanlage), während die äußere Zellschicht, der **Trophoblast**, in Verbindung mit mütterlichem Gewebe des Uterus der Ernährung des Embryos dient (o Abb. 2.1 E). Aus dem Trophoblasten bildet sich das **Chorionepithel** (s. Plazenta-Entwicklung, ▸ Kap. 17.4.4). Durch eine allmähliche Flüssigkeitsaufnahme zwischen Embryoblast und Trophoblast entsteht die sog. **Blastozyste** (Keimblase, o Abb. 2.1 F), die sich am 6. oder 7. Schwangerschaftstag in die Uterusschleimhaut einnistet. Etwa eine Woche nach der Befruchtung treten im Embryoblast Interzellularspalten auf, die sich später zu einem Hohlraum, der **Amnionhöhle**, vereinigen (o Abb. 2.1 G). Auf der Seite des Trophoblasten wird der neugebildete Hohlraum von großen, flachen Zellen, dem sog. **Amnionepithel**, ausgekleidet, das vermutlich vom Trophoblasten abstammt. Die hochprismatischen Zellen des Embryoblasten, welche die Amnionhöhle gegen die **Blastozystenhöhle** (Blastocoel) abgrenzen, dienen als Anlage für das äußere Keimblatt, das **Ektoderm**.

Unterhalb der Zellen des Ektoderms entsteht durch einen Vorgang, den man **Delamination** nennt, eine Lage kubischer Zellen, die das innere Keimblatt oder **Entoderm** bilden. Beide Keimblätter zusammen stellen die zweiblättrige **Keimscheibe** dar.

Nach weiterer Proliferation des Entoderms kleiden die neu entstandenen Zellen einen weiteren Hohlraum, den sog. **Dottersack**, aus (o Abb. 2.1 H). Der Raum zwischen dem Trophoblasten außen und der Amnionhöhle sowie dem Dottersack innen wird durch lockeres, netzförmiges Gewebe ausgefüllt. In diesem entstehen bald große Hohlräume (extraembryonales Zölom), die sich später zur **Chorionhöhle** ausweiten. Letztere verschwindet am Ende des 3. Schwangerschaftsmonats wieder, da ihre Wände miteinander verwachsen (Obliteration).

In der 3. Entwicklungswoche wandern einige Ektodermzellen in den Raum zwischen Ektoderm und Entoderm ein und bilden das mittlere Keimblatt, das **Mesoderm**. Aus der zweiblättrigen Keimscheibe ist damit eine dreiblättrige geworden (o Abb. 2.1 I).

Embryonalentwicklung. Den Zeitraum zwischen dem 16. und 60. Schwangerschaftstag einschließlich bezeichnet man als **Embryonalperiode**. In dieser Zeit entwickeln sich aus den drei Keimblättern die Gewebe der einzelnen Organe.

Aus dem **Ektoderm** gehen das Epithel der Haut mit deren Anhangsgebilden, der Anfangs- und Endteil des Magen-Darm-Kanals, das gesamte Nervensystem, das Sinnesepithel von Ohr, Nase und Auge, der Zahnschmelz, die Milchdrüsen und die Hypophyse hervor.

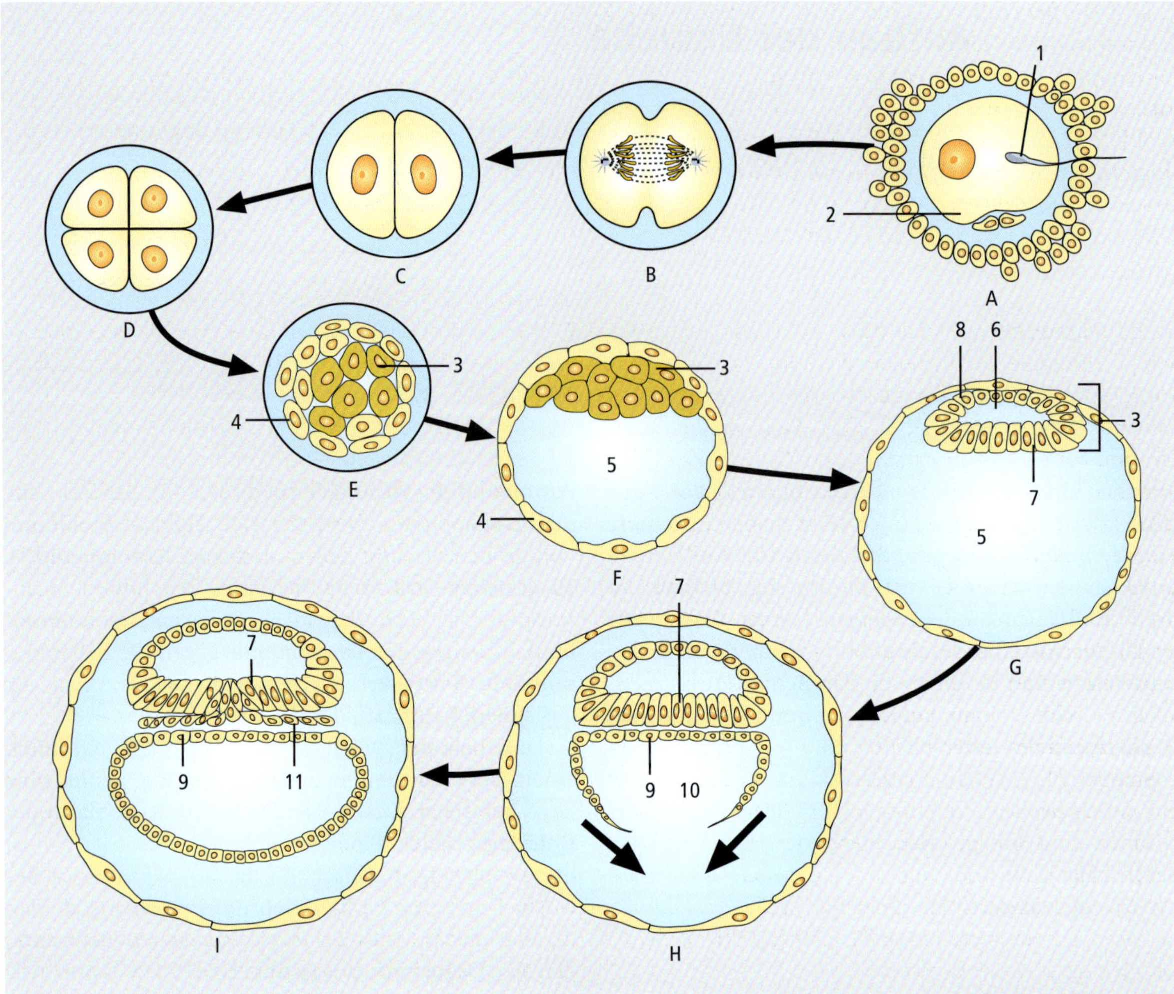

Abb. 2.1 Schematische Darstellung der Keimblattentwicklung. **A** Befruchtung (1 Spermium, 2 Eizelle), **B** Zygote, **C** Blastomeren, **D** Morulastadium, **E** Morula mit Embryoblast (3) und Trophoblast (4), **F** Blastozyste mit Blastozystenhöhle (5), **G** Entwicklung der Amnionhöhle (6) mit Ektoderm (7) und Amnionepithel (8), **H** Ausbildung des Dottersacks (10) durch das Entoderm (9), **I** Entstehung der dreiblättrigen Keimscheibe durch Bildung des Mesoderms (11). Nach Krstić

Vom **Mesoderm** stammen folgende Gewebe ab: Bindegewebe, Knorpel und Knochen, quergestreifte und glatte Muskulatur, Blut- und Lymphgefäße, das Herz, die Nieren und die Keimdrüsen mit den dazugehörigen Epithelien der Ausführungsgänge, die Nebennierenrinde, die Milz sowie die Zellen des Blutes und der Lymphe.

Aus dem **Entoderm** entstehen das Epithel des Darmrohrs (mit Ausnahme kurzer Abschnitte am Anfang und Ende), die vom Darmepithel „ausgestülpten" Drüsen (Schilddrüse, Nebenschilddrüsen, Thymus, Leber und Bauchspeicheldrüse), die Tonsillen (Mandeln) sowie das Epithel der Atmungsorgane, des Kehlkopfes, der Harnblase, der Harnröhre und des Mittelohrs.

Differenzierung. Die physiologischen Funktionen der Gewebe können die Zellen erst nach einer Spezialisierung (Differenzierung) erfüllen. Der Differenzierungsgrad eines Gewebes und seine Regenerationsfähigkeit (Ausgleich von Zellverlusten durch Zellneubildung) stehen in einem reziproken Verhältnis zueinander. Bei hoch differenzierten Geweben geht die Regenerationsfähigkeit weitgehend verloren (z. B. Nervengewebe, Herzmuskel). Der funktionell unzureichende Ersatz verloren gegangenen Gewebes erfolgt durch bindegewebige Narben.

Stammzellen. Als Stammzellen bezeichnet man noch nicht differenzierte Zellen, die das Potenzial zur weiteren Teilung und außerdem zur Differenzierung besitzen. Sie können zu den unterschiedlichsten Zell- und Gewebetypen des Körpers ausreifen. Stammzellen lassen sich in embryonale und adulte Stammzellen unterteilen.

Embryonale Stammzellen sind sehr frühe Vorläuferzellen. Sowohl die Zellen der Zygote (Abb. 2.1)

als auch die der frühen Morula (bis zum 8-Zellstadium) sind **omnipotent** (totipotent), d. h. aus jeder Zelle kann ein komplett neuer Embryo bzw. vollständiger Mensch entstehen. Zellen der inneren Zellmasse der Blastozyste (**o** Abb. 2.1) jenseits des 8-Zellstadiums sind nur noch **pluripotent**. Sie können zwar in eine Vielzahl (ca. 220) verschiedener Zelltypen differenzieren, haben aber die Fähigkeit verloren, einen kompletten Embryo zu erzeugen.

Adulte Stammzellen. Auch beim Erwachsenen finden sich pluripotente Stammzellen, die man als **adulte** oder **somatische Stammzellen** bezeichnet. Es handelt sich um undifferenzierte Zellen in Geweben, die der Regeneration bzw. Reparatur dienen. Ihr Differenzierungspotenzial ist im Vergleich zu den embryonalen Stammzellen zwar eingeschränkt, doch können sie sich sowohl selbst erneuern als auch durch Teilung eine Reihe differenzierter Tochterzellen erzeugen (z. B. Stammzellen des blutbildenden Knochenmarks, ▸Kap. 6.3.2, oder der Darmschleimhaut, ▸Kap. 12.4.1). Daneben sind sie in der Lage, andere Zellen als die ihrer Ursprungsgewebe zu bilden. Man bezeichnet diese Fähigkeit als **Plastizität** adulter Stammzellen.

Stammzellen weisen ein großes klinisches Potenzial auf, da sie bei der Züchtung von Ersatzorganen oder beim Ersatz defekter, hochdifferenzierter Zellen (z. B. Gehirn, Herz) Anwendung finden könnten. Im Gegensatz zu den adulten Stammzellen stößt der Einsatz embryonaler Stammzellen in der „regenerativen Medizin" aber an ethische Grenzen.

In Kürze

- Die **Keimentwicklung** beginnt mit der Befruchtung (Zygotenbildung).
- In der sich anschließenden Präembryonalperiode (Blastogenese) entstehen bis zum 16. Gestationstag die drei Keimblätter (Ekto-, Ento- und Mesoderm).
- Aus diesen bilden sich in der nachfolgenden Embryonalperiode (16. bis 60. Gestationstag) die verschiedenen Gewebe aus.
- Zellen der Zygote sowie der frühen Morula sind **omnipotente** Stammzellen, d. h. aus jeder einzelnen Zelle kann ein komplett neuer Embryo entstehen.
- Stammzellen aus späteren Entwicklungsphasen sind nur noch **pluripotent**, d. h. sie können zwar noch zu einer Vielzahl verschiedener Zelltypen differenzieren, sich jedoch nicht mehr zu einem neuen Gesamtorganismus entwickeln.

2.2 Epithelgewebe

Epithelgewebe, die von allen drei Keimblättern gebildet werden können, bedecken als Grenzschicht innere und äußere Oberflächen des Körpers (Oberflächen- oder Deckepithelien). Sie sind zur Abgabe (Drüsenepithel) oder Aufnahme von Stoffen (Resorptionsepithel) befähigt oder vermitteln Sinneseindrücke (Sinnesepithel).

2.2.1 Oberflächen- oder Deckepithelien

Charakteristika und Einteilung. Oberflächenepithelien stellen geschlossene Zellverbände ohne Blutgefäßversorgung dar, d. h. sie werden ausschließlich von anderen Geweben durch Diffusion ernährt. Charakteristisch für alle Oberflächenepithelien ist eine **Basallamina**, die das Epithel gegen das darunterliegende Bindegewebe abgrenzt. Diese ist Teil einer 0,5–1,5 µm dicken Basalmembran, die außerdem aus Bindegewebegrundsubstanz und Retikulinfasern besteht. Eine typische Eigenschaft der Epithelzellen ist deren Polarität. Diese beruht auf strukturellen und funktionellen Unterschieden zwischen der apikalen (nach außen bzw. lumenwärts gerichteten) und der basalen (zur Basallamina orientierten) Seite der Zellen.

Nach der Anordnung oder Schichtung der Zellen und nach der Form der oberflächennahen Epithelzellen werden die Oberflächenepithelien klassifiziert. Weiterhin kann zu ihrer Charakterisierung die Struktur der freien Zelloberfläche herangezogen werden (**o** Abb. 2.2).

Nach der **Schichtung** oder **Reihung** der **Epithelzellen** teilt man diese in einschichtige, mehrreihige und mehrschichtige Epithelien ein. Das einschichtige Epithel besteht lediglich aus einer Zelllage. Im mehrreihigen Epithel sind alle Zellen mit der Basallamina verankert, reichen aber nicht alle bis zur Epitheloberfläche. Bei mehrschichtigen Epithelien liegt eine Zellschicht über der anderen. Nur die basal liegenden Zellen kommen hierbei in Kontakt mit der Basallamina, während die höheren Zellschichten keine Beziehung zu ihr haben. Bei mehrschichtigen Plattenepithelien ist eine Verhornung der Oberfläche möglich.

Nach der **Form** der **Epithelzellen** unterscheidet man platte, isoprismatische (kubische) und hochprismatische (Zylinder-)Epithelien.

Einschichtiges Plattenepithel. Die Zellen des einschichtigen Plattenepithels sind flach und miteinander verzahnt. Der kernhaltige Abschnitt der Zellen wölbt sich häufig vor. Als **Endothel** bezeichnet man einen einschichtigen Verband flacher Zellen (Endothelzellen), der die Blut- und Lymphgefäße sowie die Herzinnenräume auskleidet und wichtige Regulations- und Steuerungsaufgaben im Herz- und Kreislaufsystem besitzt (▸Kap. 9.7.4). Das einschichtige Plattenepithel an der Oberfläche der serösen Häute (Peritoneum,

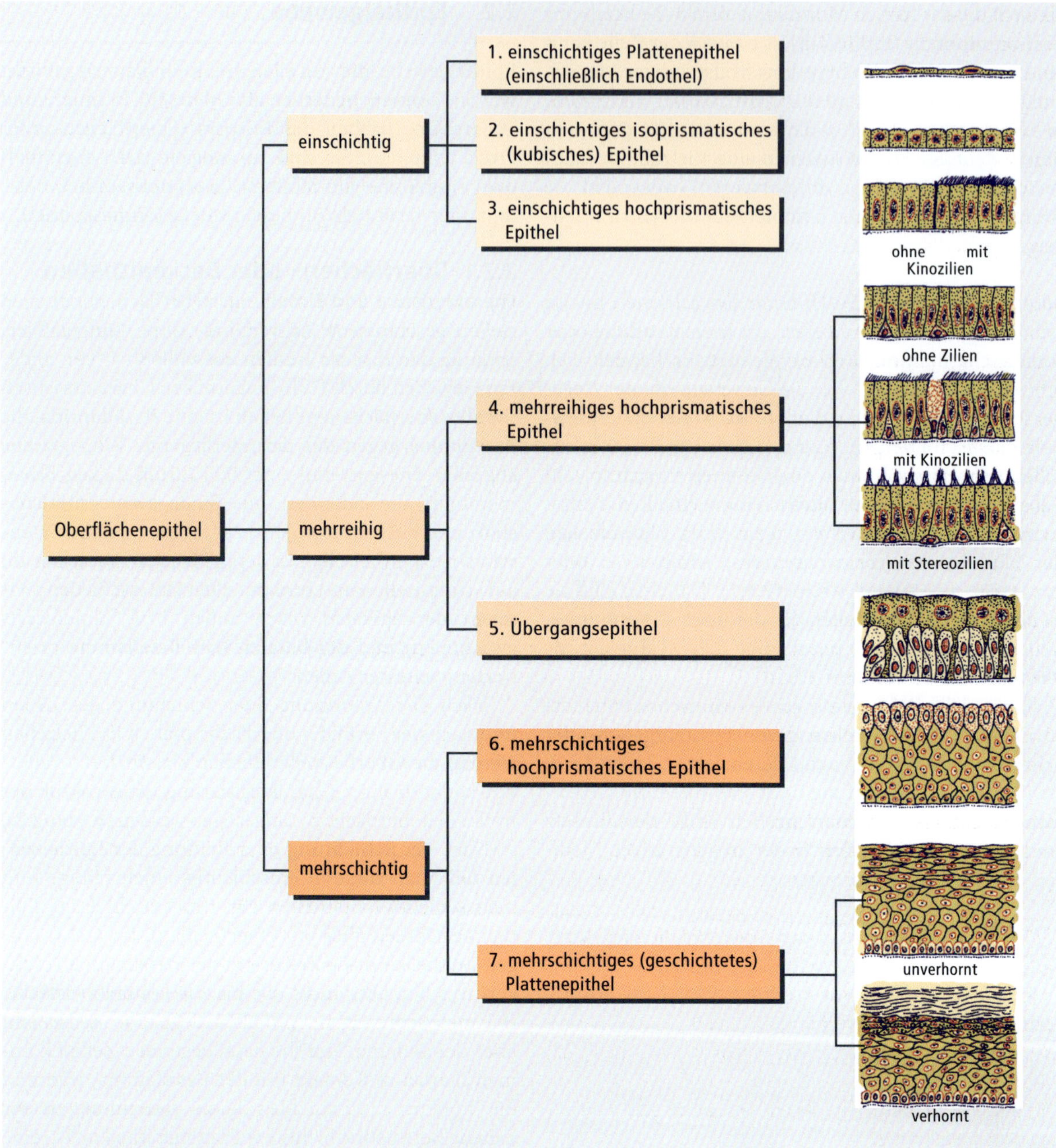

Abb. 2.2 Einteilung der Oberflächenepithelien. Nach Krstić

▸Kap. 12.6.1; Perikard, ▸Kap. 8.1.1; Pleura, ▸Kap. 10.1.2) wird auch **Mesothel** genannt. Ein einschichtiges Plattenepithel bedeckt ferner die hintere Hornhautfläche des Auges und kleidet die Lungenalveolen aus.

Einschichtiges isoprismatisches Epithel. Einschichtige isoprismatische (kubische) Epithelien finden sich vor allem an Oberflächen, an denen Resorptions- und Sekretionsvorgänge, d. h. Stofftransporte, ablaufen. Das einschichtige isoprismatische Epithel kommt dementsprechend in verschiedenen Abschnitten der Nierenkanälchen, in Drüsen und Drüsenausführungsgängen, als Eierstockepithel und als Pigmentepithel der Netzhaut vor.

Einschichtiges hochprismatisches Epithel. Dieses im menschlichen Körper weit verbreitete Epithel wird wie das einschichtige isoprismatische Epithel an Stellen gefunden, die sekretorisch und resorptiv tätig sind (z. B. im Magen-Darm-Kanal vom Mageneingang bis zum Enddarm, in der Gallenblase). Mit **Kinozilien** (▸Kap. 1.1.4) besetzte einschichtige hochprismatische Epithelien kleiden u. a. die Eileiter und stellenweise den Uterus aus.

Mehrreihiges hochprismatisches Epithel. Mehrreihige hochprismatische Epithelien sind auf die Luftwege, auf Teile des Urogenitalsystems und einige Drüsenausführungsgänge beschränkt. Häufig weisen die freien Zelloberflächen als besondere Differenzierungen **Stereozilien** auf. Diese sind z. B. ein wichtiges Merkmal der Zylinderzellen im Nebenhodengang. Ein **Kinozilien-Besatz** ist charakteristisch für die Epithelien der Luftwege von der Nasenhöhle bis zu den Bronchien.

Übergangsepithel. Das Übergangsepithel stellt eine Sonderform des mehrreihigen, hochprismatischen Epithels dar, das luminal durch eine Deckzellschicht abgeschlossen wird. Diese weist eine apikale Verdichtung des Zytoplasmas (Crusta) auf, die eine osmotische Barriere darstellt. Übergangsepithelien kommen nur in den ableitenden Harnwegen als sog. Urothel vor, das sich unterschiedlichen Dehnungsverhältnissen anpassen kann: Bei Füllung des Organs vermindert sich die Zahl der Zellreihen, im leeren Zustand nimmt diese zu.

Mehrschichtiges hochprismatisches Epithel. Das mehrschichtige hochprismatische Epithel ist wenig verbreitet. Es findet sich am hinteren Ende des Nasenvorhofes, am Gaumen, am Kehlkopfdeckel sowie an bestimmten Abschnitten der Bindehaut des Auges und der männlichen Harnröhre.

Mehrschichtiges Plattenepithel. An mechanisch stärker beanspruchten Stellen findet man das mehrschichtige Plattenepithel der Schleimhaut als Schutzepithel. An inneren Oberflächen (Mundhöhle, Speiseröhre, Vagina und Anus) und an der Vorderfläche der Hornhaut ist das mehrschichtige Plattenepithel unverhornt.

Mehrschichtiges verhorntes Plattenepithel bildet die Epidermis, die oberste Schicht der Haut (▸Kap. 20.1.1). Es schützt den Organismus vor physikalischen und chemischen Noxen, verhindert ein Austrocknen der Haut und bildet eine natürliche Barriere gegen Krankheitserreger oder Parasiten.

2.2.2 Drüsenepithelien

Drüsen (Glandulae) sind Verbände hochdifferenzierter Epithelzellen, die ihre Syntheseprodukte entweder über einen Ausführungsgang an eine freie Oberfläche (exokrine Drüsen) oder direkt ins Blut (endokrine oder innersekretorische Drüsen) abgeben.

Sekretion. Zur Sekretion, d. h. zur Synthese spezifischer Produkte und deren Abgabe, sind viele Zellen befähigt. Zur Sekretion bestimmtes Eiweiß wird an den Ribosomen des rauen endoplasmatischen Retikulums (▸Kap. 1.1.2) synthetisiert und gelangt zum Golgi-Apparat (▸Kap. 1.1.2), wo eine Prozessierung erfolgt. Proteinfreie Sekretkomponenten entstehen im glatten endoplasmatischen Retikulum oder wiederum im Golgi-Apparat.

Je nach Art der Sekretabgabe unterscheidet man eine ekkrine, apokrine oder holokrine Sekretion.

Bei der **ekkrinen** (merokrinen) **Sekretion** erfolgt die Stoffabgabe durch Exozytose ohne nennenswerte Membran- oder Zytoplasmaverluste. Hierbei lagern sich zunächst die sekretorischen Vesikel der Innenfläche der Zellmembran an. An der Berührungsstelle mit der Membran wird die Vesikelmembran in die Zellmembran eingebaut und dadurch eine Öffnung zum Extrazellularraum hergestellt. Man findet diesen Sekretionsmechanismus vor allem bei Drüsen mit hoher Sekretionsleistung (Speicheldrüsen, Drüsen des Genitaltrakts, allen endokrinen Drüsen). Während die **konstitutive Exozytose** kein auslösendes Signal benötigt, erfordert die **regulierte Exozytose** einen Anstieg der intrazellulären Ca^{2+}-Konzentration. Eine Sonderform der Exozytose ist die Abgabe großer Schleimmengen durch die Becherzellen (z. B. im Darm- und Gallenblasenepithel oder in den Epithelien der Atemwege), wobei die lumenständige Zellmembran zerreißt.

Bei der **apokrinen Sekretion** werden zusammen mit dem Sekret auch Teile des Zytoplasmas abgeschnürt, d. h. es gehen Zytoplasmaanteile verloren, die anschließend wieder ersetzt werden müssen. Ein apokriner Sekretionsmechanismus liegt bei der Abgabe der Muttermilch durch die Milchdrüse vor.

Bei der **holokrinen Sekretion** geht die Stoffabgabe mit einem Zelluntergang einher. Die gesamte Zelle wird hierbei von Sekret ausgefüllt. Holokrine Sekretion erfolgt vor allem in den Talgdrüsen der Haut.

Endokrine Drüsen. Sie besitzen – wie bereits erwähnt – keinen Ausführungsgang und geben ihre Produkte (Hormone) direkt an den Blutkreislauf ab. Sie weisen daher eine reiche Gefäß- bzw. Blutversorgung auf, können Hohlräume (Follikel) bilden, in denen vorübergehend Hormone gespeichert werden und aus denen das gespeicherte Hormon im Bedarfsfall freigesetzt wird.

Endokrine Drüsen entstehen aus allen Keimblättern, denn auch Bindegewebszellen können Vorläufer für innersekretorische Drüsen sein (z. B. Thekazellen des Eierstocks, ▸Kap. 16.8.2; Leydig-Zwischenzellen der Hoden, ▸Kap. 17.1.1). Zwischen den einzelnen Hormondrüsen bestehen erhebliche morphologische und funktionelle Unterschiede; ihre Besprechung erfolgt in ▸Kap. 16.

Exokrine Drüsen. Nach ihrer Oberflächenbeziehung lassen sich exokrine Drüsen in intra- und extraepitheliale einteilen.

Bei den **intraepithelialen** Drüsen handelt es sich um sezernierende **Einzelzellen** oder **Zellgruppen** im **Oberflächenepithel** (z. B. Becherzellen des Darmepithels

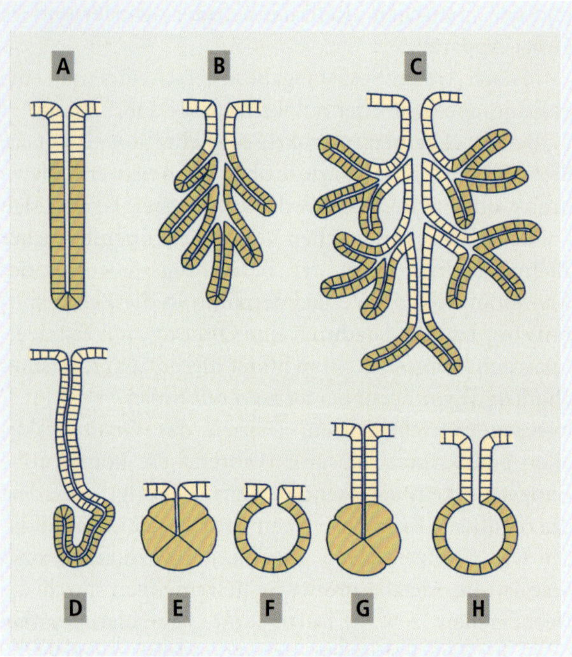

o Abb. 2.3 Einteilung der extraepithelialen Drüsen in schematischer Darstellung. **A** einfache Drüse, **B** verzweigte Drüse, **C** zusammengesetzte Drüse, **D** tubulöse Drüse, **E** azinöse Drüse, **F** alveoläre Drüse, **G** tubulo-azinöse Drüse, **H** tubulo-alveoläre Drüse

und des Epithels der Luftwege, die über eine ekkrine Sekretion Schleim ausscheiden).

Extraepitheliale Drüsen bilden nach Differenzierung bestimmter Zellen des Oberflächenepithels durch mitotische Teilung (▸Kap. 1.2.1) Sprossen. Der Ausführungsgang dieser Zellknospen bleibt mit der Oberfläche in Verbindung, der eigentliche Drüsenkörper ist dagegen in tiefere Gewebeschichten verlagert.

Nach der Form teilt man die extraepithelialen Drüsen noch in einfache, verzweigte und zusammengesetzte Drüsen ein (o Abb. 2.3). Bei den verzweigten Drüsen münden mehrere Einzeldrüsen in einen Ausführungsgang. Bei zusammengesetzten Drüsen zweigt sich dagegen der Hauptausführungsgang in mehrere kleine Ausführungsgänge auf.

Nach der Gestalt des sezernierenden Drüsenanteils, der sog. **Drüsenendstücke**, unterscheidet man weiterhin azinöse (beerenförmige), alveoläre (säckchenförmige) und tubulöse (röhrenförmige) Endstücke. Mischformen sind die tubulo-azinösen und die tubulo-alveolären Drüsen (o Abb. 2.3). Die Drüsenendstücke bestehen aus Drüsenzellen, die von einer Basalmembran umgeben sind. In zahlreichen Drüsen findet man zwischen Basalmembran und Drüsenzellen sog. **Myoepithelzellen**, die kontraktile Aktin/Myosin-Filamente enthalten und teilweise verzweigt sind. Sie fördern den Sekrettransport.

Die extraepithelialen Drüsen lassen sich ferner aufgrund der chemischen Beschaffenheit ihres Sekrets unterteilen.

Seröse Drüsen bilden ein eiweißreiches, dünnflüssiges Sekret (z. B. Ohrspeichel-, Bauchspeichel-, Tränendrüse). Die Drüsenzellen sind isoprismatisch und haben einen zentral liegenden runden Kern. Das Drüsenlumen ist meist eng.

Muköse Drüsen produzieren einen zähflüssigen Schleim (Muzin). Die Drüsenzellen sind flacher als die der serösen Drüsen. Die häufig platten Zellkerne liegen basal, das Drüsenlumen ist weit (z. B. in Gaumendrüsen).

In **gemischten Drüsen** kommen sowohl seröse als auch muköse Drüsenendstücke vor. Gemischte Drüsen sind z. B. die Speicheldrüsen des Mundbodens. In diesen Drüsen sitzen die serösen Drüsenzellen den mukösen Endstücken kappenförmig auf.

Zusatzinformation

Epitheliale Leitmoleküle. Epithelzellen produzieren typische molekulare Marker. Diese kennzeichnen die unterschiedlichen Epitheltypen und deren Differenzierungsgrad. Insgesamt sind als solche Marker etwa 20 verschiedene Keratin-Intermediärfilamente des Zytoskeletts beschrieben, die spezifisch (einzeln oder kombiniert) in bestimmten Epithelien vorkommen. Sie erlauben eine Epithel-Klassifizierung bei genetisch bedingten Veränderungen und geben diagnostische Hinweise auf das Ausgangsepithel, aus dem Karzinome hervorgehen oder hervorgegangen sind.

2.2.3 Sinnesepithelien

Die hochspezialisierten Sinnesepithelien, die Sinneseindrücke vermitteln, werden bei den Sinnesorganen behandelt (▸Kap. 19).

In Kürze

- Epithelgewebe können aus allen drei Keimblättern gebildet werden. Sie stellen entweder schichtenbildende **Oberflächenepithelien** oder **Drüsenepithelien** dar bzw. sind als hoch spezialisierte **Sinneszellen** Bausteine von Sinnesorganen.
- **Oberflächenepithelien** sind geschlossene, blutgefäßfreie Zellverbände, die einer Basalmembran aufsitzen. Sie werden nach Form und Schichtung der Epithelzellen klassifiziert.
- **Drüsen** stellen Zellverbände dar, die ihre Produkte entweder über einen Ausführungsgang (exokrine Drüsen) oder direkt ins Blut (endokrine Drüsen) abgeben.

- Nach Art der Sekretabgabe unterscheidet man ekkrine, apokrine und holokrine Sekretion.
- Nach der Beschaffenheit des Sekrets differenziert man seröse, muköse und gemischte exokrine Drüsen.

2.3 Bestandteile des Binde- und Stützgewebes

Für das Binde- und Stützgewebe, das sich fast ausschließlich aus dem mittleren Keimblatt (Mesoderm) entwickelt, ist der hohe Gehalt an geformten und ungeformten **Extrazellularsubstanzen** charakteristisch. **Bindegewebszellen** treten demgegenüber mehr oder minder zurück (○ Abb. 2.4). Der Bau dieser Gewebe ist den jeweiligen mechanischen Erfordernissen angepasst.

2.3.1 Zelluläre Bestandteile

Man unterscheidet fixe (ortsständige) und mobile (freie) Bindegewebszellen.

Fixe Bindegewebszellen. Zu diesen gehören dem Mesenchym entstammende stoffwechselaktive Fibroblasten und mehrheitlich ruhende Fibrozyten. Die **Fibroblasten** sind junge, noch nicht ausgereifte, abgeflachte Zellen mit einigen Fortsätzen, die Extrazellularsubstanz bilden können. Weiterhin sind sie an der Regeneration (▸ Kap. 5.4.1) vieler Gewebe beteiligt. Im Gegensatz zu Fibroblasten sind bei ausgereiften Zellen, den **Fibrozyten,** einzelne Zellorganellen vermindert vorhanden. Dünne Zellausläufer verbinden die Fibrozyten zu einem dreidimensionalen Netz. Ihre Fähigkeit, Extrazellularsubstanzen zu synthetisieren, ist eingeschränkt. Unter bestimmten Bedingungen können sich jedoch Fibrozyten wieder in Fibroblasten umwandeln und deren Aufgaben voll erfüllen. Verwandt mit den Fibrozyten sind die undifferenzierten **Retikulumzellen** der lymphatischen Organe und des blutbildenden Knochenmarks. Daneben finden sich noch undifferenzierte, multipotente Stammzellen.

Mobile Zellen im Bindegewebe. Sie finden sich häufig im retikulären Gewebe der lymphatischen Organe (Lymphknoten, Milz, Tonsillen, Thymus, Lymphfollikel der Darmschleimhaut, ▸ Kap. 7.3.1) und des blutbildenden Knochenmarks sowie im lockeren Bindegewebe. Zu diesen Zellen gehören Makrophagen (Histiozyten), Monozyten, Plasmazellen, Lymphozyten, Mastzellen und Granulozyten. Alle genannten Zellen sind an den Abwehrmechanismen des menschlichen Körpers beteiligt und werden dort ausführlich behandelt (▸ Kap. 7.1).

2.3.2 Extrazellularsubstanz

Zu der Extrazellularsubstanz (Interzellularsubstanz, extrazellulären Matrix) des Binde- und Stützgewebes rechnet man die amorphe Grundsubstanz und die Fasern.

Amorphe Grundsubstanz. Die amorphe Grundsubstanz wird von Fibroblasten gebildet. Sie besteht im Wesentlichen aus **Proteoglykanen,** d. h. aus Verbindungen, bei denen der Glykan-(Polysaccharid-)Anteil quantitativ größer ist als der Proteinanteil (ca. 15:1).

Der Polysaccharidanteil der Proteoglykane weist einen regelmäßigen Bau aus Aminozuckern und D-Glucuronsäure bzw. D-Galactose auf und wird **Glykosaminoglykan** genannt. Es sind mehrere Typen bekannt, die sich hinsichtlich ihres Sulfat- bzw. Acetatgehalts unterscheiden: Chondroitin-4-sulfat, Chondroitin-6-sulfat, Dermatansulfat, Keratansulfat, Heparansulfat und Hyaluronat.

Die Glykosaminoglykane liegen im Gewebe kovalent an sog. Kernproteine wie Borsten einer Flaschenbürste gebunden vor. Diese wiederum sind ebenfalls flaschenbürstenartig an Hyaluronat assoziiert, wodurch Makromoleküle mit einer Molekülmasse von über $2 \cdot 10^6$ Da entstehen, die zur Bindung von Gewebewasser und Kationen befähigt sind und der Grundsubstanz visköse

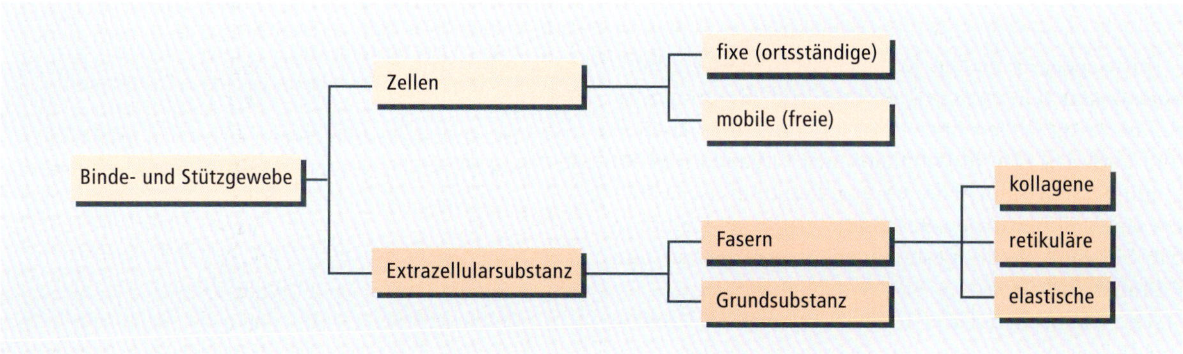

○ **Abb. 2.4** Bestandteile des Binde- und Stützgewebes. Nach Bucher und Wartenberg

bis feste Eigenschaften verleihen. Durch Verflechtung der Makromoleküle untereinander und durch ihre Wechselwirkung mit Fibrillen wirken sie als Transportbarriere.

Geformte Extrazellularsubstanzen. Hierbei handelt es sich um die **Bindegewebsfasern**. Aufgrund von Strukturbesonderheiten und bestimmten chemischen und physikalischen Eigenschaften unterscheidet man drei Arten von Fasern: Kollagen-, Retikulin- und elastische Fasern.

Kollagenfasern, die nahezu überall im Körper vorkommen, sind sehr zugfest und weisen einen Durchmesser von 1–10 µm auf. Ihre Bezeichnung haben sie daher erhalten, dass sie beim Kochen quellen und Leim (griech. Kolla) bzw. Gelatine ergeben. Sie bestehen aus fibrillären Strukturproteinen, den Kollagenen, bei denen mehr als 25 unterschiedliche Typen bekannt sind (Kollagentyp I–XXV).

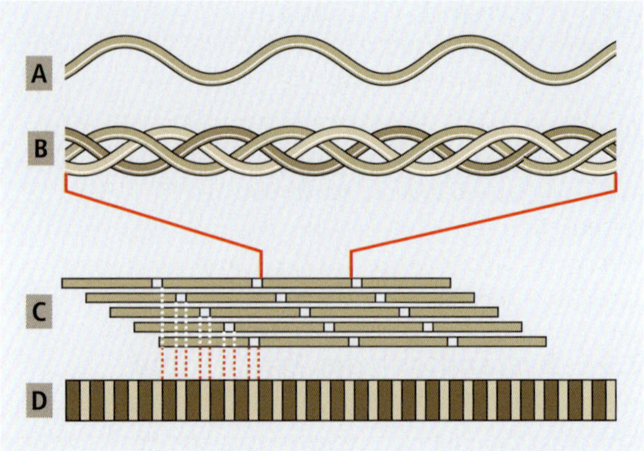

Abb. 2.5 Strukturelemente und Aufbau von Kollagenfibrillen. **A** linksgängige Kollagenhelix (α-Kette) aus 200–1000 Aminosäurenresten, **B** rechtsgängige Tripelhelix (Länge ca. 300 nm, Durchmesser etwa 1,5 nm), **C** Zusammenlagerung und Überlappung von Tripelhelices zu einer Mikrofibrille (Durchmesser 50–200 nm), **D** Bänderung einer Mikrofibrille

Zusatzinformation

Bildung der Kollagenfibrillen. Die Biosynthese des Kollagens, dem mengenmäßig bedeutsamsten Eiweiß des Körpers (ca. 25 % der Proteinmasse), beginnt am rauen endoplasmatischen Retikulum, wobei zunächst Glycin-, Prolin-, Hydroxyprolin- und Hydroxylysin-reiche Polypeptidketten bzw. **Kollagenhelices** (α-Prokollagenketten) synthetisiert werden (Abb. 2.5). Nach Vitamin-C-abhängigen Hydroxylierungsreaktionen und Glykosylierungsschritten entstehen durch Zusammenlagerung von drei Kollagenhelices **Tripelhelices**, die von den Fibroblasten in den Extrazellularraum sezerniert werden. Dort erfolgt eine Prozessierung der Tripelhelices zu **Tropokollagenmolekülen**, die zu **Mikrofibrillen** aggregieren. In diesen liegen die Tropokollagene in einer gestaffelten Anordnung vor, wobei sie um etwa ein Fünftel ihrer Länge gegeneinander versetzt sind. Dadurch treten bei mikroskopischer Betrachtung charakteristische Bänderungen auf (Abb. 2.5). Anfänglich sind Kollagenfibrillen noch labil, erst nach Quervernetzung gehen sie in einen stabilen Zustand über. Mehrere Mikrofibrillen aggregieren dabei zu **Kollagenfibrillen** und diese wiederum zu **Kollagenfasern**. Viele Kollagenfasern bilden letztendlich **Faserbündel**.

Im Gegensatz zu den Kollagenfasern sind die **Retikulinfasern** (Gitterfasern) dünner und dreidimensional-netzartig angeordnet. Sie sind biegungselastisch und kommen u. a. in lymphatischen Organen und im blutbildenden Knochenmark vor. Retikulinfasern stellen einen wesentlichen Bestandteil der Basalmembran dar. Sie sind reich an netzbildenden Kollagenen und Fibronektin (s. u.).

Die **elastischen Fasern** sind verzweigt und bilden dreidimensionale Netze. Im Gegensatz zu den nicht dehnbaren Kollagenfasern sind sie stark dehnbar. **Elastin** ist das wichtigste Protein der elastischen Fasern. Es kommt in fast allen Bindegeweben vor. Die herznahen Arterien und die Lunge weisen den höchsten Gehalt auf. Von den Bindegewebszellen wird die Vorstufe Proelastin synthetisiert, das nach Sekretion in den Extrazellularraum zu Elastin aggregiert.

Neben den Strukturproteinen, den Kollagenen und Elastin, sowie Proteoglykanen finden sich im Extrazellularraum noch Glykoproteine, die sog. **Ankerproteine**, zu denen **Laminin** und **Fibronektin** zählen. Letztere verknüpfen verschiedene Bestandteile der extrazellulären Matrix, sodass ein dreidimensionales Netzwerk entsteht. Darüber hinaus fixieren sie – nach Bindung an Membranrezeptoren (Integrine, ▸Kap. 7.2.1) – Zellen an die extrazelluläre Matrix und verbinden diese hierdurch mit dem Intrazellularraum. Genetische Störungen beim Aufbau der extrazellulären Matrix führen zu schweren Erkrankungen, die häufig mit Skelettdeformierungen einhergehen.

In Kürze

- Das **Bindegewebe** entwickelt sich aus dem Mesoderm und besteht aus Bindegewebszellen sowie der von diesen gebildeten extrazellulären Matrix.
- Letztere setzt sich aus einer amorphen Grundsubstanz (Proteoglykanen) und verschiedenen Faserproteinen zusammen.
- Aufgrund besonderer Strukturen und physikochemischer Eigenschaften unterscheidet man kollagene, retikuläre und elastische Bindegewebsfasern.

2.4 Formen des Bindegewebes

Die verschiedenen Formen des Binde- und Stützgewebes sind in Abb. 2.6 schematisch zusammengestellt.

2.4.1 Mesenchym und Gallertgewebe

Mesenchym. Als Mesenchym, das sich vor allem vom Mesoderm ableitet, wird das **embryonale Bindegewebe** bezeichnet, das ausschließlich während der intrauterinen Entwicklung vorkommt und multipotente sowie pluripotente Stammzellen enthält. Abkömmlinge des Mesenchyms sind die Zellen des Binde- und Stützgewebes sowie die glatten Muskelzellen. Die embryonalen Bindegewebszellen stehen durch feine Zellausläufer miteinander in Verbindung, wodurch dreidimensionale Netzwerke entstehen (Abb. 2.7). Eine wässrige Lösung von Salzen und Eiweißen füllt das interzelluläre Maschenwerk aus. Fasern werden von den Mesenchymzellen, die sich durch eine lebhafte mitotische Teilungsaktivität auszeichnen, nicht gebildet.

Gallertgewebe. Mit dem Mesenchym verwandt ist das Gallertgewebe (gallertartige Bindegewebe), das ebenfalls nur vorübergehend angelegt wird. Die Zellen dieses Gewebes sind wie die des Mesenchyms verzweigt. In den Zwischenzellräumen finden sich nur wenige Faser-

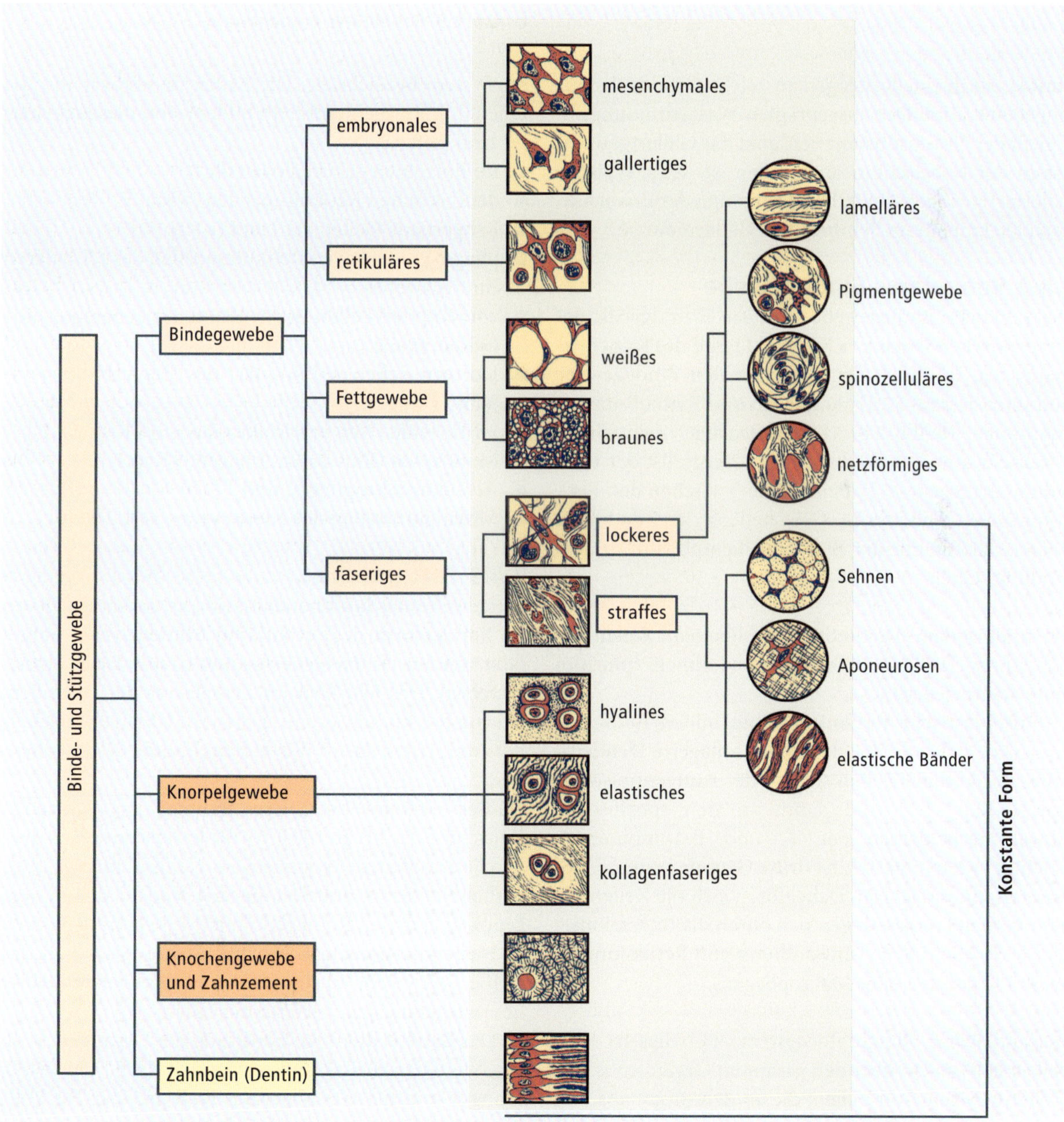

Abb. 2.6 Einteilung des Binde- und Stützgewebes. Nach Krstić

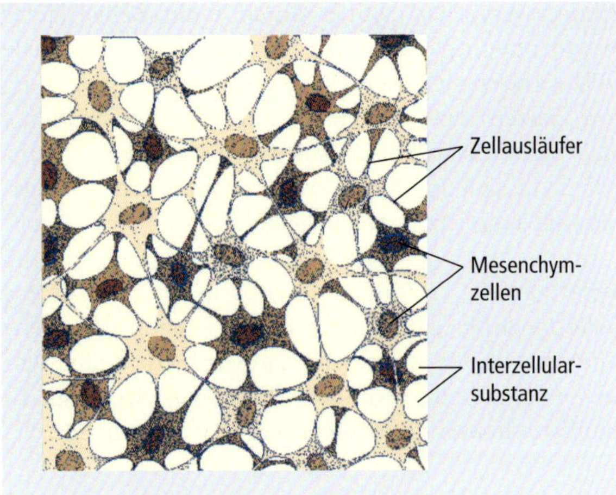

Abb. 2.7 Mesenchym

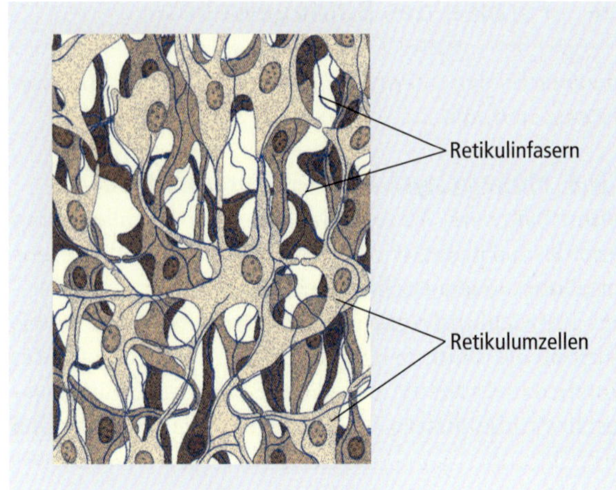

Abb. 2.8 Retikuläres Bindegewebe

bündel, die in eine Proteoglykan-reiche Grundsubstanz eingebettet sind. Der ausgeprägten Wasserbindungsfähigkeit der Grundsubstanz verdankt das Gallertgewebe, das in der Nabelschnur anzutreffen ist, seine typische gallertartige Eigenschaft. Die Zahnpulpa des Erwachsenen gleicht in ihrem Feinbau dem Gallertgewebe.

2.4.2 Retikuläres Bindegewebe

Das retikuläre Bindegewebe stellt das Grundgerüst der lymphatischen Organe (▸Kap. 7.3.1) und des Knochenmarks dar. Es ähnelt dem embryonalen Bindegewebe und setzt sich aus Retikulumzellen und Retikulinfasern zusammen (Abb. 2.8). Der netzartige Zellverband („Zellschwamm") wird durch das Fasergerüst der Retikulinfasern versteift. In den Lücken zwischen den Retikulumzellen finden sich Gewebeflüssigkeit und freie Zellen, die eng mit der Blut- und Lymphbahn in Verbindung stehen.

Retikulumzellen. Die Retikulumzellen sind Zellen, die sich unterschiedlich differenzieren können (pluripotente Stammzellen).

Fibroblastische Retikulumzellen bilden Retikulinfasern, die sich zum Teil den Zellen anlagern. **Dendritische (Retikulum-)Zellen** sind an der Antigenpräsentation (▸Kap. 7.1.3) und damit an den spezifischen Abwehrmechanismen der T- und B-Lymphozyten beteiligt (▸Kap. 7.3.3). Eine dritte Gruppe kann phagozytieren und speichern. Dabei lösen sich die Zellen aus dem Verband und bewegen sich durch die Interzellularräume amöboid fort (Umwandlung von Retikulumzellen in Phagozyten oder Makrophagen).

Mononukleäres Phagozytensystem. Bei diesem handelt es sich um ein über den gesamten Organismus verbreitetes System von Zellen, die an den unspezifischen und spezifischen Abwehrvorgängen beteiligt sind (früher als Retikuloendotheliales oder Retikulohistiozytäres System bezeichnet). Die Zellen dieses Systems, die eine Funktionsgemeinschaft bilden, sind mesenchymaler Herkunft.

Im Einzelnen gehören dazu die

- dendritischen Retikulumzellen (▸Kap. 7.1.3),
- Langerhans-Zellen der Haut (▸Kap. 7.1.3),
- phagozytoseaktiven Retikulumzellen des retikulären Bindegewebes,
- von-Kupffer-Zellen in der Wand der Lebersinusoide (▸Kap. 12.6.2),
- Hortega-Zellen (Mikroglia) des Zentralnervensystems (▸Kap. 2.7.4),
- Histiozyten (Gewebe-Makrophagen, ▸Kap. 7.2.1),
- Monozyten (Blut-Makrophagen, ▸Kap. 7.2.1),
- Alveolarmakrophagen und
- Mesangiumzellen der Niere (▸Kap. 13.1.2).

2.4.3 Fettgewebe

Fettgewebe, das fast überall im Körper vorkommt, kann als Sonderform des **retikulären Bindegewebes** aufgefasst werden (Fettspeicherform des retikulären Bindegewebes). Das Fett liegt im Zytoplasma der Fettzellen, die von Retikulinfasern umgeben sind. Man unterscheidet zwei Arten: das weiße und das braune Fettgewebe.

Weißes Fettgewebe. Dieses besteht aus Fettzellen (Durchmesser bis zu 100 µm), die jeweils nur einen großen Fetttropfen, der vor allem aus Neutralfetten besteht, enthalten. Kern- und Zytoplasma sind in diesen sog. **Lipozyten** an den Rand gedrängt.

Nach funktionellen Gesichtspunkten lässt sich das weiße Fettgewebe in das Bau- und das mengenmäßig überwiegende Speicherfett unterteilen.

Das **Baufett** dient zur Erhaltung der Organlage (z. B. im Nierenlager), als Polstermaterial (z. B. in Gesäß, Wange) und als Gewebeersatz (z. B. bei der Rückbildung des Thymus und des blutbildenden Knochenmarks) und wird erst in fortgeschrittenen Hungerzuständen mobilisiert. Das **Speicherfett** dient dagegen als Energiespeicher und thermischer Isolator. Man findet Speicherfett vor allem im Unterhautbindegewebe und in der Bauchhöhle.

Braunes Fettgewebe. Dieses kommt fast ausschließlich beim Neugeborenen vor. Die Fettzellen sind bei diesem Fettgewebetyp klein, polymorph (vielgestaltig) und enthalten neben zahlreichen Mitochondrien immer zahlreiche kleine Fetttropfen. Die Färbung des Gewebes ist durch die Blutfülle und den Gehalt an exogenen, fettlöslichen Farbstoffen (z. B. Carotinoiden) bedingt. Es ist durch sympathische Nervenfasern (▸ Kap. 19.7.1.) innerviert und dient der zitterfreien Wärmebildung des Neugeborenen (▸ Kap. 15.2.4).

2.4.4 Faseriges Bindegewebe

Lockeres faseriges (kollagenes) Bindegewebe. Dieses im Körper weit verbreitete Gewebe füllt Lücken aus, umhüllt Gefäße oder Nerven, bildet das Stroma vieler Organe und verbindet verschiedene Organe und Organteile.

Sonderformen des lockeren faserigen Bindegewebes sind das

- **Pigmentgewebe**, das in der Regenbogen- und Aderhaut des Auges, in den weichen Hirnhäuten und in der Haut des Genitalbereichs vorkommt. Die pigmenttragenden Zellen dieses Gewebes werden **Melanozyten** genannt;
- **spinozelluläre Bindegewebe**, ein zellreiches Bindegewebe mit engen Interzellularspalten, welches das Stroma verschiedener Organe (z. B. des Ovars, der Gebärmutterschleimhaut) bildet;
- **netzförmige Bindegewebe**, das z. B. in den Netzen der Bauchhöhle vorkommt, und
- **lamelläre Bindegewebe**, in dem die Faserbündel in Lamellen angeordnet verlaufen und Muskeln sowie Nerven umhüllen.

Straffes faseriges (kollagenes) Bindegewebe. Dieser Bindegewebstyp mit wenig freien Bindegewebszellen zeichnet sich durch eine hohe mechanische Widerstandsfähigkeit und durch eine geringe Stoffwechselaktivität aus. Man unterscheidet geflechtartiges und gerichtetes straffes faseriges Bindegewebe.

Geflecht- oder **filzartiges straffes Bindegewebe** findet man in der Sklera des Auges (▸ Kap. 19.4.9), der harten Hirnhaut sowie in den Kapseln verschiedener Organe (Hoden, Milz, Niere, Leber u. a.) und der Gelenke.

Das **gerichtete straffe Bindegewebe** entwickelt sich unter dem Einfluss von Zugkräften. Die Kollagenfasern verlaufen dadurch nach einem festgelegten Muster. Man findet es in Sehnen, welche die Zugwirkung von Muskeln auf die Knochen übertragen, in Aponeurosen (flächenhaften Sehnen), in Faszien (Hüllen der einzelnen Muskeln und Muskelgruppen) sowie in Bändern (Verbindungen zwischen Knochenteilen).

Hilfseinrichtungen der Sehnen sind Sehnenscheiden und Schleimbeutel, die eine gegenseitige Verschieblichkeit von eng aneinanderliegenden Strukturen erleichtern. Sie weisen eine derbe Außenhülle und eine lockere Innenschicht auf. Letztere sondert eine Flüssigkeit, die **Synovialflüssigkeit**, ab, durch die ein reibungsfreies Gleiten ermöglicht wird.

Elastisches Bindegewebe ist reich an dicken, verzweigten elastischen Fasern und findet sich in den Ligamenta flava zwischen den Wirbelbögen (▸ Kap. 18.1.1).

In Kürze

- Die verschiedenen Arten von Bindegewebe unterscheiden sich in der Zell-, Faser- und Matrixkomponenten-Zusammensetzung.
- Dementsprechend werden sie in embryonales, retikuläres und faseriges Bindegewebe sowie Fettgewebe unterteilt.

2

2.5 Formen des Stützgewebes

Zum Stützgewebe (○ Abb. 2.6) gehören Chordagewebe, Knorpel, Knochen, Zahnzement und Zahnbein. Diese Gewebe enthalten kollagene Fasern in einer besonders ausgebildeten Grundsubstanz.

2.5.1 Chorda- und Knorpelgewebe

Chordagewebe. Dieses Gewebe wird beim Menschen nur während der Embryonalentwicklung angelegt. Seine Zellen, die **Chordazellen**, sind sternförmig und treten durch Zellausläufer miteinander in Verbindung. Zwischen den Chordazellen befindet sich eine gallertige Interzellularsubstanz. Reste von Chordagewebe kommen vermutlich noch in den Gallertkernen (Nuclei pulposi) der Zwischenwirbelscheiben („Bandscheiben") vor.

Entwicklung und Aufbau des Knorpelgewebes. Das Knorpelgewebe differenziert sich aus pluripotenten Mesenchym-Stammzellen, wobei zunächst durch Vermehrung der Interzellularsubstanz die Zellen abgerundet und plattgedrückt werden. In dieser Entwicklungsphase werden die Knorpelzellen als **Chondroblasten** bezeichnet. Diese wachsen weiter und differenzieren sich zu reifen Knorpelzellen (**Chondrozyten**), die Prokollagen (▸ Kap. 2.3.2) und große Mengen **Proteoglykan-haltiger Grundsubstanz** bilden. Der Knorpel wächst durch Zunahme der Grundsubstanz, wobei sich

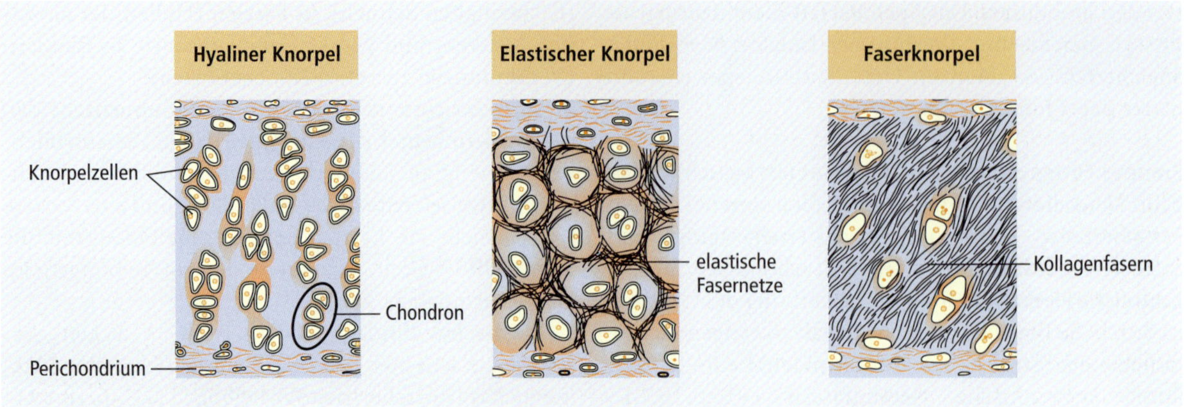

Abb. 2.9 Knorpelgewebe

gleichzeitig die Zellen teilen und auseinanderrücken. Man bezeichnet diese Art des Knorpelwachstums als **interstitielles Wachstum**. Außer an den Gelenken ist der Knorpel von Bindegewebe, dem **Perichondrium**, umgeben, das reich an Gefäßen und Nerven ist. Vom Perichondrium aus kann Knorpel neu gebildet werden (**appositionelles Wachstum**).

Die Chondrozyten liegen gewöhnlich in kleinen Gruppen in einer sog. Knorpelhöhle, die von einer Zone faserfreier Grundsubstanz umgeben ist. Durch diese Anordnung entstehen Zellnester, die man als **Chondrone** bezeichnet.

Da es sich beim ausdifferenzierten Knorpel, der eine hohe Druckelastizität aufweist, um ein bradytrophes (umsatzarmes) Gewebe handelt, kann die Ernährung ausschließlich durch Diffusion erfolgen. Blutgefäße sind nicht vorhanden. Als transientes Gewebe bildet Knorpel die embryonale Anlage für fast alle Knochen (s. u.).

Aufgrund morphologischer Unterschiede, die den Gehalt an Fasern und Knorpelgrundsubstanz betreffen, lassen sich drei Knorpelarten unterscheiden: hyaliner, elastischer und Faser-Knorpel (Abb. 2.9).

Hyaliner Knorpel. Dieser ist die am weitesten verbreitete Art des Knorpelgewebes. Man findet ihn im embryonalen Skelett, an den vorderen Rippenenden, an Gelenkflächen, Wachstumsfugen, Nase, Kehlkopf, Luftröhre und Bronchien. Die Interzellularsubstanz des hyalinen Knorpels besteht aus vielen kollagenen Fasern, die in die amorphe Grundsubstanz eingebettet sind und von dieser vollständig verdeckt (maskiert) werden (Abb. 2.9).

Zusatzinformation

Mit zunehmendem Alter verringert sich der Wasser- und Proteoglykangehalt des hyalinen Knorpels. Gleichzeitig nimmt die Substratversorgung zentraler Anteile ab, wodurch degenerative Prozesse ausgelöst werden können (Abnahme der Grundsubstanz mit Demaskierung kollagener Fasern und Verknöcherung). Geschädigtes hyalines Knorpelgewebe regeneriert nur, wenn das Perichondrium erhalten ist. Häufig ist dieses jedoch bei Knorpelschäden auch zerstört.

Elastischer Knorpel. Dieser enthält zusätzlich zu den Strukturen des hyalinen Knorpels elastische Fasernetze, die dem Knorpel ein gelbliches Aussehen geben. Die Chondrone sind kleiner und zellärmer als jene des hyalinen Knorpels (Abb. 2.9).

Elastischer Knorpel ist weit weniger verbreitet als hyaliner Knorpel. Man findet ihn in der Ohrmuschel, im äußeren Gehörgang, in der Tuba auditiva (Ohrtrompete) und im Kehldeckel (Epiglottis). Elastischer Knorpel verknöchert nicht und ist nicht regenerationsfähig.

Faserknorpel. Bei dieser Form des Knorpels besteht die Interzellularsubstanz aus Bündeln von dicht gepackten Kollagenfasern und relativ wenig amorpher Grundsubstanz. Die Chondrone sind gewöhnlich zellarm und klein (Abb. 2.9). Faserknorpel kommt in den Zwischenwirbelscheiben, in der Schambeinfuge (Symphyse) und in Gelenkscheiben (Menisci und Disci, ▸Kap. 18.1.1) vor. Er ist von allen Knorpelarten am widerstandsfähigsten.

2.5.2 Knochengewebe

Aufbau des Knochengewebes. Das aus dem Mesenchym entstehende Knochengewebe ist zusammen mit dem Zahnbein (Dentin) das am höchsten differenzierte Stützgewebe. Die Festigkeit des Knochens gegen Druck, Zug, Biegung und Torsion beruht auf der Einlagerung von anorganischen Bestandteilen in die organische Interzellularsubstanz. Es handelt sich hierbei in erster Linie um **Hydroxylapatit** $Ca_{10}(PO_4)_6(OH)_2$. Daneben finden sich noch Fluorapatit, Carbonatapatit, Calciumcarbonat und Magnesiumcarbonat. Die chemische Analyse des Knochens ergibt folgende Durchschnittswerte: 65 % anorganische Bestandteile, 25 % organische Bestandteile (davon ca. 90 % Kollagen Typ I) und 10 % Wasser. Da das Knochengewebe den größten Anteil des im Organismus vorkommenden Calciums (ca. 99 %) und Phosphats (etwa 75 %) enthält, stellt es ein „Speicherorgan" für diese Stoffe dar, deren Übertritt in das Blut durch Hormone (▸Kap. 16) gesteuert wird. Bei Nichtbelastung des Knochens, z. B. im Gipsverband oder in der Schwerelosigkeit, kommt es zu deutlichen Calciumverlusten des Skeletts.

Die **organischen Bestandteile** des Knochens bestehen zu ca. 95 % aus Kollagenfasern und zu etwa 5 % aus amorpher Interzellularsubstanz.

In **Lakunen** (Höhlen) der verkalkten Knochengrundsubstanz liegen zwischen den Lamellen einzeln die **Osteozyten** (Knochenzellen, s. u.). Die pflaumenkernförmigen Zellen besitzen zahlreiche dünne, in alle Richtungen des Raums ausstrahlende Zytoplasmafortsätze, mit denen sie mit anderen Osteozyten in Verbindung treten.

Nach der Art der Anordnung der Kollagenfibrillen unterscheidet man Geflecht- und Lamellenknochen.

Geflechtknochen. Diese entstehen direkt aus dem Mesenchym. In ihnen verlaufen die Kollagenfasern ohne besondere Orientierung zu den ernährenden Gefäßen. Diese Knochenart kommt beim Menschen während der Knochenentwicklung, der Knochenbruchheilung (s. u.), an den Ansatzstellen von Sehnen und Bändern sowie an bestimmten Stellen des Schädelknochens vor. Im Allgemeinen wird der Geflechtknochen in den ersten Lebensjahren durch den funktionell höher strukturierten Lamellenknochen ersetzt. Dabei bauen Osteoklasten (▸Kap. 16.4.2) den vorhandenen Knochen allmählich ab, während Osteoblasten (▸Kap. 16.4.2) den nachfolgenden Lamellenknochen aufbauen.

Lamellenknochen. Der Lamellenknochen, der nach Belastung aus dem fetalen, d. h. ursprünglich angelegten Geflechtknochen entsteht, ist durch einen schichten- bzw. schalenartigen Aufbau helikal verlaufender, parallel angeordneter Kollagenfaserbündel mit einer entsprechenden Parallelausrichtung der Apatitkristalle charakterisiert. Die einzelnen Schichten oder Schalen bestehen aus 3–10 µm dicken Bauelementen, den **Lamellen**. Die Richtung und der Steigungswinkel des Faserverlaufs wechseln normalerweise von Lamelle zu Lamelle. Fasern benachbarter Lamellen verbinden sich miteinander und festigen dadurch den lamellären Zusammenhalt.

Die Struktur des Lamellenknochens lässt sich am besten für die **Kompakta** oder **Kortikalis** der Diaphyse (s. u.) von Röhrenknochen beschreiben (○Abb. 2.10). Diese besteht aus äußeren und inneren General- sowie Spezial- und Schaltlamellen.

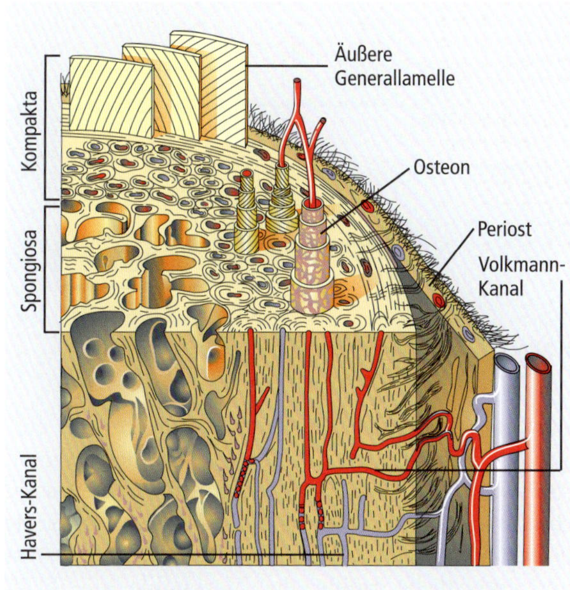

○ **Abb. 2.10** Struktur des Lamellenknochens. Nach Benninghoff und Goerttler

Als **Generallamellen** werden die Lamellen, die einen Knochen nach außen und beim Röhrenknochen auch nach innen zum Markraum hin abgrenzen, bezeichnet. Die äußeren Generallamellen liegen unter dem **Periost** (Knochenhaut), das sich aus einer inneren, sehr zellreichen und einer äußeren, straffen Bindegewebeschicht zusammensetzt. Die inneren Generallamellen grenzen an das **Endost**, ein dünnes Bindegewebshäutchen, welches das Knochengewebe gegen den Markraum abgrenzt. An zahlreichen Stellen gehen sie in die **Spongiosa** über (s. u.).

Speziallamellen oder **Havers-Lamellen** sind für die mittlere Schicht der Kompakta kennzeichnend. Mehrere Speziallamellen, die sich konzentrisch um einen **Zentralkanal** (**Havers-Kanal**, s. u.) anordnen, bilden als funktionelle Grundeinheiten des Röhrenknochens **Osteone**. Diese finden sich hauptsächlich an den **Diaphysen**, den Mittelstücken der Röhrenknochen. Der Zentralkanal (Durchmesser 20–100 µm) enthält Gefäße, Nerven und lockeres Bindegewebe. Von hier aus erfolgt die Ernährung der Osteozyten durch Diffusion. Die Blutgefäße der Zentralkanäle werden ihrerseits von größeren Gefäßen versorgt. Diese verlaufen vom Periost ausgehend, durch quergerichtete, d. h. radiär angeordnete Versorgungskanäle, die **Volkmann-Kanäle**.

Bei den **Schaltlamellen** handelt es sich um Reste vorausgegangener Umbauvorgänge. Sie füllen die Lücken zwischen den einzelnen Osteonen aus.

Die **Spongiosa** besteht aus einem lockeren Schwammwerk feiner Knochenbälkchen, in denen die Osteone deutlich weniger ausgerichtet sind. In ihren Maschen befindet sich sich das **blutbildende Knochen-**

2

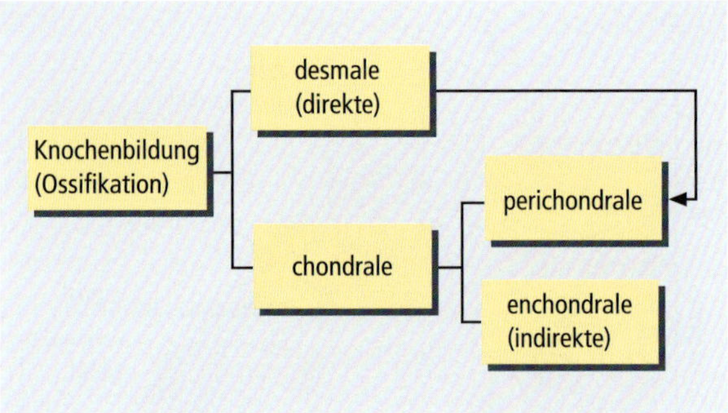

Abb. 2.11 Schema der Knochenentwicklung

mark. Die Spongiosa-Knochenbälkchen können entsprechend der Druck-, Biege- und Zugbelastung in Form von sog. Trajektorien angeordnet sein. Da im Mittelstück (Schaft) der langen Röhrenknochen die Spongiosabälkchen fast vollkommen fehlen, entsteht eine einheitliche Höhle, die **Markhöhle**, die beim Erwachsenen das gelbe, aus **Fettgewebe** bestehende **Knochenmark** ausfüllt.

Knochenentwicklung. Während der Knochenentwicklung, der **Osteogenese**, entsteht Knochengewebe durch direkte (primäre oder desmale) sowie durch indirekte (sekundäre oder chondrale) **Ossifikation** (Verknöcherung). In beiden Fällen wird zunächst Geflechtknochen angelegt, der mit wenigen Ausnahmen später durch Lamellenknochen ersetzt wird (Abb. 2.11).

Bei der **desmalen Ossifikation** differenzieren sich die pluripotenten Mesenchymzellen direkt zu **Osteoblasten** (Knochenbildungszellen), die zunächst eine unverkalkte Grund- oder Interzellularsubstanz, das **Osteoid**, sezernieren, in dem sie dann selbst zunehmend eingemauert und damit zu **Osteozyten** werden. Diese induzieren die allmähliche Einlagerung von Kalksalzen (Mineralisation) entlang der Kollagenfibrillen, wodurch das Osteoid schließlich zu einer Hartsubstanz wird. Auf diese Weise entwickeln sich die Geflechtknochen (Deck- oder Bindegewebsknochen) des Schädeldachs, des Gesichts und der Schlüsselbeine.

Im wachsenden Organismus laufen parallel zu den Aufbauvorgängen ständig auch Abbauprozesse ab, um eine fortlaufende übermäßige Verdickung des Knochens zu verhindern. Während an der Oberfläche der gebildeten Knochenbälkchen sich neugebildete Osteoblasten anordnen und zu einem weiteren Dickenwachstum des Knochens führen (appositionelles Wachstum), bauen aus hämatopoietischen Vorläuferzellen (▸Kap. 6.3.2) hervorgehende mehrkernige Riesenzellen (Durchmesser bis zu 100 µm) den Knochen auf der gegenüberliegenden Seite enzymatisch ab. Diese mehrkernigen Riesenzellen, die **Osteoklasten**, sind amöboid beweglich und weisen einen Mikrovilli-Saum auf. Ihre Abbauleistung ist beträchtlich. Der Knochenabbau durch einen Osteoklasten entspricht der Aufbauleistung von etwa 100 Osteoblasten.

Bei der **chondralen Ossifikation** entsteht zunächst aus dem Mesenchym ein vorgeformtes „Modell" des späteren Knochens aus **hyalinem Knorpel**, der mit fortschreitender Entwicklung allmählich abgebaut und im gleichen Umfang durch Knochengewebe ersetzt wird. Die Verknöcherung nimmt von sog. Ossifikationspunkten ihren Ausgang. Die auf diese Weise entstandenen Knochenkerne können beim Kind zur röntgenologischen Altersbestimmung des Skeletts herangezogen werden. Der Ersatz der ursprünglichen knorpeligen Skelettstücke durch knöcherne Strukturen erfolgt bei Röhrenknochen anders als bei kurzen und platten Knochen. Bei letzteren werden die „Knorpelmodelle" zunächst von innen her durch Knochen ersetzt (enchondrale Ossifikation), während bei den knorpeligen Vorläufern der späteren Röhrenknochen auch außen auf der Knorpeloberfläche des Schaftes Knochen entsteht (perichondrale Ossifikation).

Bei der indirekten **enchondralen Ossifikation,** die man in der Umbauzone (Wachstums- oder Epiphysenfuge) zwischen Epiphyse und Diaphyse bis zum Abschluss des Längenwachstums (16. bis 23. Lebensjahr) sowie in kurzen Knochen findet, wird Knorpel abgebaut und durch neugebildeten Geflechtknochen ersetzt. Zunächst kommt es zu einer Vergrößerung der Knorpelzellen, die anschließend teilweise zugrunde gehen. In die verbleibende Grundsubstanz werden Kalksalze eingelagert. Im weiteren Verlauf wachsen in diese Bereiche Blutgefäß- und Bindegewebeknospen ein. Einige Mesenchymzellen differenzieren sich zu knorpelabbauenden Zellen, den **Chondroklasten**. Durch die knorpelauflösende Wirkung der Chondroklasten bilden sich Hohlräume, in die Mesenchymzellen vordringen und sich in Osteoblasten umwandeln, welche wiederum Osteoid aufbauen. Nach der Mineralisation entsteht der enchondrale Knochen. Später wird der so entstandene Geflechtknochen in Lamellenknochen umgewandelt.

Die **perichondrale Ossifikation,** die wesentlich hormonell durch Estrogene und Androgene (▸Kap. 16.8.2, ▸Kap. 16.8.1) gesteuert wird, geht von Osteoblasten aus, die sich aus Mesenchymzellen des Perichondriums differenzieren. Sie führt zu einer den Schaft der Röhrenknochen umgebenden **Knochenmanschette**, die desmales Knochengewebe darstellt. Das Perichondrium wird nach der Ossifikation zum Periost.

Das weitere Dickenwachstum des Knochens erfolgt durch Anlagerung neuer, direkt entstandener Knochenschichten unmittelbar unter dem Periost. Damit die perichondrale Manschette nicht ständig dicker wird, lösen Osteoklasten von innen her Knochensubstanz auf und vergrößern dadurch die Markhöhle (s. u.).

Nicht nur während des Wachstums (s. o.), sondern auch beim Erwachsenen wird Knochengewebe permanent umgebaut. Eingeleitet werden diese Umbauvorgänge zunächst durch einen Osteoklasten-vermittelten, enzymatischen Knochenabbau, der zum Auftreten von sog. **Howship-Lakunen** führt. Einen fördernden Einfluss auf die Osteoklastenaktivität haben Botenstoffe, die von Osteoblasten nach Bindung von Parathormon (▸Kap. 16.4.2) freigesetzt werden. Zu diesen Botenstoffen zählen Interleukin-6 (▸Kap. 16.4.2) sowie ein Protein der Tumornekrosefaktor-Familie, der sog. RANK-Ligand (RANKL). Calcitonin (▸Kap. 16.4.2) hemmt dagegen die Osteoklastenaktivität. Während und nach dem Abbau werden Osteoblasten-vermittelt neue, z. T. anders angeordnete Lamellensysteme gebildet, sodass veränderten statischen und mechanischen Situationen Rechnung getragen wird. Die Osteoblasten erfüllen demnach folgende Funktionen:

- Initiierung von Knochumbauvorgängen während der Wachstumsperiode,
- Umbau von Geflecht- in Lamellenknochen,
- Anpassung des Knochens an unterschiedliche mechanische Belastungen und
- Bildung von Markräumen zur Ansiedlung hämatopoietischer Stammzellen.

Regeneration des Knochengewebes. Bei einer Knochenfraktur (Knochenbruch) ohne merklichen Bruchspalt (z. B. nach chirurgischer Druckosteosynthese mittels Verplattung oder Verschraubung) kommt es zur **primären Frakturheilung** durch Vordringen von Osteonen (zusammen mit Osteoklasten und nachfolgend Osteoblasten) in das jeweils gegenüberliegende Frakturende, wodurch auch ohne Kallusbildung (s. u.) rasch Stabilität wieder hergestellt wird. Bei deutlichem Frakturspalt wird dagegen nach Ausbildung eines Granulationsgewebes (bindegewebigen Kallus) und Bildung von Osteoblasten aus ortsständigen Mesenchymzellen innerhalb von ca. 3 Wochen Geflechtknochen (knöcherner Kallus) gebildet. Dieser wird während der folgenden Wochen zunehmend durch Osteoklasten abgebaut und nachfolgend durch Osteoblasten in belastungsfähigen Lamellenknochen überführt (**sekundäre Frakturheilung**).

Bildet sich, insbesondere wegen schlechter Fixation der Bruchenden, kein knöcherner Kallus aus, bleiben die beiden Bruchenden gegeneinander verschieblich mit der Folge der Entstehung einer **Pseudarthrose** („Falschgelenk").

2.5.3 Zahnzement und Dentin

Die beiden Zahnbestandteile Zement und Dentin (Zahnbein) stehen dem Knochengewebe nahe, enthalten aber mehr anorganische Substanzen.

Zahnzement. Zahnzement findet sich an der Zahnwurzel und gleicht in seiner Entstehung und in seinem Aufbau einem Geflechtknochen. Wie beim Knochen enthält die Grundsubstanz des Zements kollagene Fasern. Im Bereich des Zahnhalses schwindet die Zementschicht. Die Zahnkrone ist von **Zahnschmelz**, der härtesten Substanz des menschlichen Körpers, überzogen. Er wird vom sog. Schmelzorgan von außen nach innen abgelagert und ist ektodermaler Herkunft.

Dentin. Das Dentin wird von zylindrischen Zellen, die sich aus Mesenchymzellen differenzieren, den **Odontoblasten**, gebildet. Im Gegensatz zu den Osteozyten sind die Odontoblasten nicht in die Hartsubstanz eingemauert, da sie Dentin nur in einer Richtung zum Zahnschmelz hin abgeben.

In Kürze

- Zu den Stützgeweben gehören **Knorpel**, **Knochen** und die **Zahnhartgewebe**.
- Aufgrund morphologischer Unterschiede der Faser- und Grundsubstanz-Zusammensetzung unterscheidet man hyalinen, elastischen und Faser-Knorpel.
- **Knochen** ist ein sich ständig regenerierendes Gewebe, das aufgrund seiner Zusammensetzung aus der organischen Knochenmatrix und dem anorganischen Hydroxylapatit zu den härtesten Strukturen des Körpers zählt.
- Nach Art der Anordnung der Kollagenfibrillen wird zwischen **Lamellenknochen** und **Geflechtknochen** unterschieden. Letzteren findet man nur während der frühen Phase der Knochenentwicklung sowie in der Anfangsphase einer Bruchheilung.

2.6 Muskelgewebe

In den Zellen des Muskelgewebes, den Muskelfasern, sind **Myofibrillen** enthalten, welche die Grundlage für die auffälligste Eigenschaft dieses Gewebes bilden: die Kontraktilität. Aufgrund ihrer Sonderstellung werden für einzelne Bestandteile der Muskelzellen besondere Bezeichnungen gewählt: Das Zytoplasma wird als **Sarkoplasma**, das endoplasmatische Retikulum als **sarkoplasmatisches Retikulum** und die Zellmembran als **Sarkolemm** bezeichnet. Die Mitochondrien werden **Sarkosome** genannt.

Nach morphologischen und funktionellen Gesichtspunkten unterscheidet man quergestreifte (Skelett- sowie Herzmuskulatur) und glatte Muskulatur.

2.6.1 Skelettmuskulatur

Zur Skelettmuskulatur zählen die Muskeln des Bewegungsapparates, des Gesichts, der Zunge, des Kehlkopfes, des Schlunds und der oberen Speiseröhre, der Orbita (Augenhöhle), des Mittelohrs, des Beckenbodens und das Zwerchfell. Die Muskeln dieser Gruppe sind vom somatischen Nervensystem (▸Kap. 19) versorgt und können zum größten Teil willkürlich bewegt werden.

Die Skelettmuskulatur ist – wie die Muskulatur des Herzens (▸Kap. 2.6.2) – dadurch gekennzeichnet, dass ihre Fasern lichtmikroskopisch eine Folge von hellen und dunklen Streifen quer zur Faserrichtung erkennen lassen (daher der Name quergestreifte Muskulatur). Sie ist zur schnellen Verkürzung (Kontraktion) und Erschlaffung befähigt und dient vor allem der **Statik** des **Knochenskeletts** sowie der **Willkürmotorik** (▸Kap. 19.5).

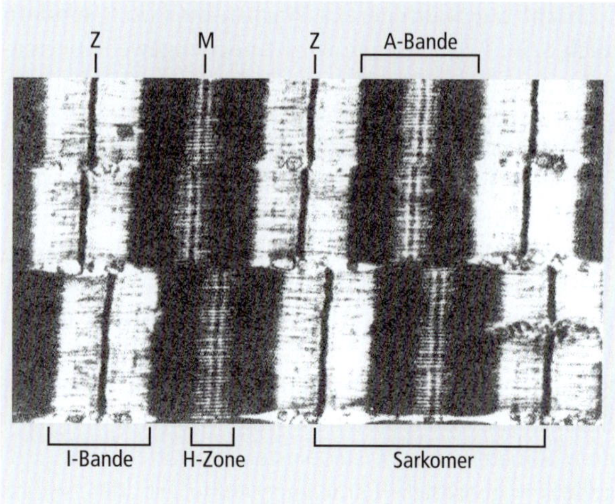

○ **Abb. 2.12** Längsschnitt durch Myofibrillen eines quergestreiften Muskels, elektronenmikroskopische Aufnahme (Vergrößerung etwa 12 000-fach). Nach Huxley

Feinbau der Skelettmuskulatur. Der Skelettmuskel besteht aus Muskelfasern mit einer Dicke von 10–100 µm. Die einzelnen Fasern entstehen durch Verschmelzen mehrerer Zellen und sind 1 mm bis 12 cm lang. Die Skelettmuskelfaser stellt demnach ein sog. **Synzytium** dar und enthält mehrere Zellkerne, die direkt unter der Zellmembran (**Sarkolemm**) liegen. (Es wird auch diskutiert, dass die Existenz mehrerer Kerne in einer Faser auf eine amitotische Teilung zurückgeht, ▸Kap. 1.2.2). Im Muskel sind die Muskelfasern durch Bindegewebe miteinander zu Funktionseinheiten (Faszikeln, Muskelfaserbündeln) zusammengeschlossen (○Abb. 18.12, ▸Kap. 18.2.1).

Strukturen der Muskelfaser. Ein Großteil des Zellvolumens der Muskelfaser wird von den kontraktilen Elementen, den **Myofibrillen**, eingenommen, die in parallelen Längsbündeln in die Intrazellularsubstanz der Faser, das **Sarkoplasma**, eingebettet sind. Dieses ist reich an Glykogen, Enzymen der Glykolyse, ATP (5–6 µmol/g), Kreatinphosphat (12–25 µmol/g) und Elektrolyten. Besonders aktive Muskeln enthalten viele Mitochondrien, die entlang der Myofibrillen angeordnet sind. Weiterhin findet sich in den Muskelzellen ein hochdifferenziertes endoplasmatisches (**sarkoplasmatisches**) **Retikulum**.

Myofibrillen. Die Myofibrillen sind lang gestreckte, etwa 1 µm dünne Strukturen, die Zonen unterschiedlicher Lichtdurchlässigkeit aufweisen, welche sich im Abstand von 2,3 µm wiederholen (○Abb. 2.12). Durch diese Anordnung von abwechselnd hellen und dunklen Banden entsteht bei lichtmikroskopischer Betrachtung das Bild einer Querstreifung. Die heller erscheinende Bande (I-Bande) ist im polarisierten Licht isotrop (schwach doppelbrechend), die dunklere Bande (A-Bande) ist anisotrop (stark doppelbrechend). Die Doppelbrechung beruht auf einer regelmäßigen Anordnung kleinster Strukturelemente in den Muskelfasern. Die **I-Bande** wird durch eine dichte Querlinie, die **Z-Scheibe** bzw. -Linie, in zwei Abschnitte unterteilt. An den Z-Scheiben sind die **Aktinfilamente** (s. u.) wie Borsten an einer Bürste mithilfe des Gerüstproteins **Aktinin** befestigt. Der zentrale Teil der **A-Bande**, die **H-Zone**, ist weniger dicht als der übrige Teil und wird durch die **M-Linie** in der Mitte unterteilt. Letztere stellt ein Maschenwerk aus Gerüsteiweißen (Myomesin und C-Protein) dar, welches die dicken Filamente in einer regelmäßigen räumlichen Anordnung im Zentrum halten. **Titin** ist ein sehr großes, federartig gewundenes, elastisches Protein (Molekülmasse 3000–3500 kDa), das in der M-Linie (mittels Myomesin und C-Protein) und in der Z-Scheibe verankert ist und damit die dicken Filamente indirekt mit den Z-Scheiben verbindet. Es ist für die elastische Dehnbarkeit der Muskeln verantwortlich (▸Kap. 18.3.3).

Als **Sarkomer** bezeichnet man die von zwei Z-Scheiben begrenzte zylindrische Struktur einer Myofibrille, d. h. die sich wiederholende longitudinale kleinste funktionelle und morphologische Einheit (Ruhelänge: 2,3 µm).

Ultrastruktur der Myofibrillen. Elektronenmikroskopische Untersuchungen haben gezeigt, dass jede Myofibrille aus vielen parallel gelagerten dicken und dünnen Filamenten besteht. Die I-Bande enthält ausschließlich dünne Filamente (Durchmesser ca. 7 nm); dickere Filamente (Durchmesser ca. 14 nm) finden sich nur in der A-Bande und sind hier etwa 45 nm voneinander entfernt. Im Querschnitt der Myofibrille ergibt sich aus der Anordnung der unterschiedlich dicken Filamente ein regelmäßiges hexagonales Muster, wobei im Überlap-

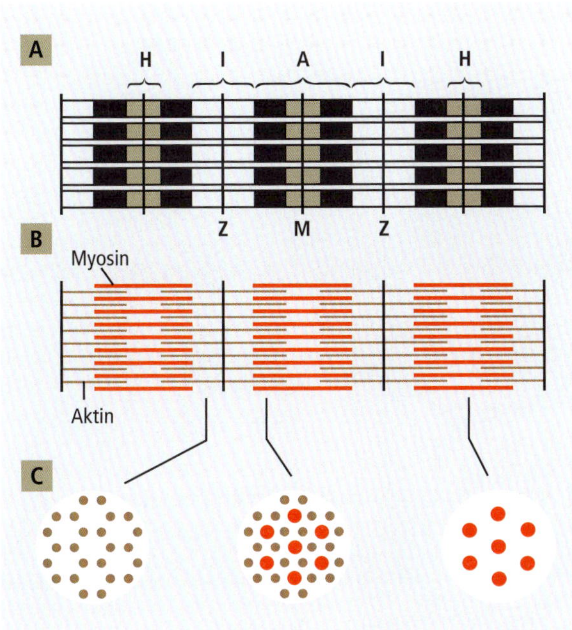

Abb. 2.13 Zuordnung der Querstreifung zur Ultrastruktur einer Myofibrille in schematischer Darstellung. **A** Querstreifung, **B** Myosinfilamente (dick) und Aktinfilamente (dünn), **C** Querschnitte der Filamente in verschiedenen Sarkomerabschnitten

pungsbereich jedes einzelne dicke Filament von sechs dünnen Filamenten umgeben ist (Abb. 2.13).

Filamentproteine. Neben 25 % wasserlöslichen intrazellulären Proteinen (Albumin, Myoglobin, Enzymen u. a.) enthalten die Muskelfasern wasserunlösliche Proteine (Filamentproteine und Strukturproteine).

Die dicken Filamente sind aus etwa 200 aggregierten Myosinmolekülen (Molekülmasse ca. 500 kDa) und Titin (s. o.) aufgebaut. **Myosin** stellt ein 160 nm langes, asymmetrisches Molekül mit einem dünnen Schwanz- und Halsteil sowie zwei Kopfabschnitten dar (Abb. 2.14). Der Schwanzteil, der im Zentrum der Filamente liegt, besteht aus zwei helikal umeinander gewundenen Polypeptidketten. Die 15 nm langen Kopfabschnitte, bei denen die Ketten auseinanderweichen und verknäuelte Strukturen bilden, ragen an den beiden Enden als seitliche Fortsätze, sog. Querbrücken (s. u.), so aus den Filamenten heraus, dass sie mit den hexagonal angeordneten Aktinfilamenten Kontakt aufnehmen können. Jeder Myosinkopf besitzt je eine Bindungsstelle (mit ATPase-Aktivität) für ATP und für Aktin. Weiterhin sind ihm zwei Proteine, die sog. leichten Ketten, angelagert.

Die Proteine der dünnen Filamente sind **Aktin, Troponin, Tropomyosin** und **Nebulin**. Die kugelförmigen Aktinmoleküle (G-Aktin, Molekülmasse ca. 42 kDa) aggregieren infolge hydrophober Wechselwirkungen zu einer perlschnurartigen Kette (F-Aktin). Je zwei dieser

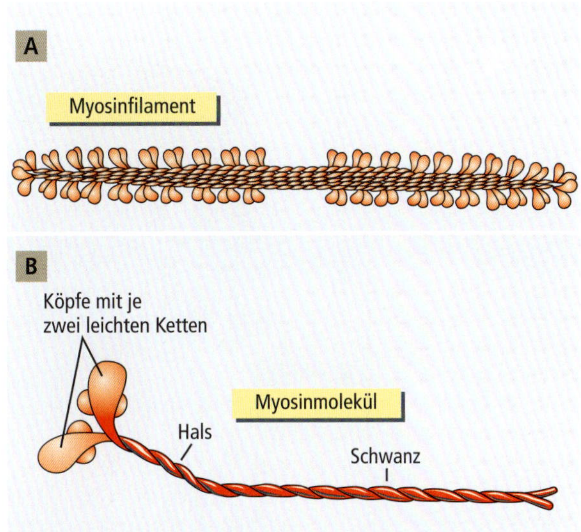

Abb. 2.14 **A** Myosinfilament, **B** schematische Darstellung eines Myosinmoleküls mit zwei globulären Kopfteilen und einem 160 nm langen Schwanzteil. Nach Krstić

Ketten sind in der Längsrichtung der dünnen Filamente helikal umeinander gewunden (Abb. 2.15). Den beiden Aktinketten aufgelagert sind die „Regulatorproteine" Troponin und Tropomyosin. Als 4. Komponente ist Nebulin angelagert, das die Filamentlänge reguliert, um den Überlappungsbereich zu optimieren.

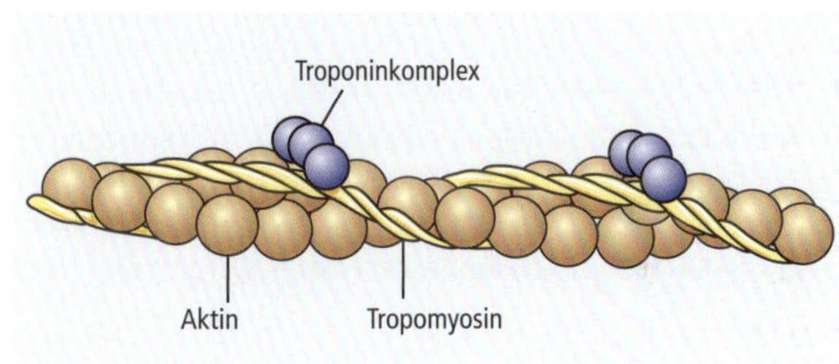

Abb. 2.15 Ausschnitt aus einem dünnen Filament mit kugelförmigen Aktinmolekülen und den Regulatorproteinen Troponin und Tropomyosin

Sarkotubuläres System. Das Sarkoplasma der quergestreiften Muskelfasern wird von dem sarkotubulären System durchzogen. Es handelt sich dabei um zwei getrennte Einheiten feiner Kanälchen, die als transversales und longitudinales System bezeichnet werden.

Das röhrenförmige **transversale System** (T-System) stellt Einstülpungen der Außenmembran in das Innere der Muskelfaser dar. Es kommuniziert mit dem Extrazellularraum und verläuft senkrecht zur Faserachse (Abb. 2.16). Die dünnen Schläuche dieses Systems sind verzweigt und umgeben die einzelnen Myofibrillen an der Grenze von den I- und A-Banden, sodass jedem Sarkomer zwei Tubuli zugeordnet sind.

Das **longitudinale System** (L-System, sarkoplasmatisches Retikulum) umspinnt die Myofibrillen und ver-

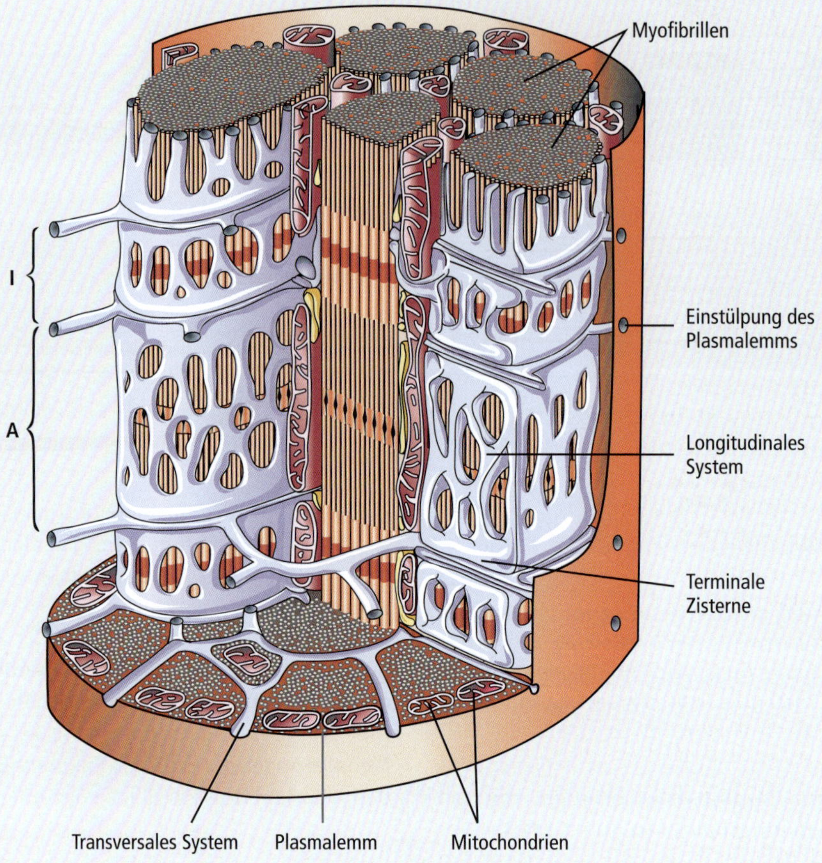

Abb. 2.16 Dreidimensionale Darstellung der Feinstruktur einer Skelettmuskelfaser. Jede Myofibrille wird von einem vorwiegend längsverlaufenden Röhrensystem (longitudinalen System, sarkoplasmatischen Retikulum) umhüllt. Jeweils an der Grenze zwischen A- und I-Bande senken sich quer verlaufende röhrenförmige Einstülpungen des Plasmalemms in das Innere der Muskelfaser (transversales System) ein. Nach Krstić

läuft damit senkrecht zum T-System. Es bildet zwischen den Fibrillen ein abgeschlossenes dreidimensionales Röhrensystem und kommuniziert nicht mit dem Extrazellularraum (Abb. 2.15). Dieses Hohlraumsystem besitzt in unmittelbarer Nachbarschaft der T-Einstülpungen zisternenartige Erweiterungen (terminale Zisternen) und dient als **Ca^{2+}-Speicher** (▸ Kap. 18.3.2). Jeweils zwei terminale Zisternen flankieren einen T-Tubulus, sodass eine im Längsschnitt erkennbare Dreier-Gruppierung (Triade) entsteht.

Zusatzinformation

Die Skelettmuskelzellen sind mesodermalen Ursprungs. Ihre Vorläuferzellen sind die **Myoblasten**, welche die Embryonalentwicklung überdauern können und als sog. **Satellitenzellen** in engem Kontakt mit ausdifferenzierten Muskelfasern bleiben. Im Gegensatz zu adulten Skelettmuskelzellen sind sie teilungsfähig und können nach Fusionierung und Differenzierung eine begrenzte Muskelfaser-Regeneration nach Verletzungen bewirken. Zumeist vernarben Muskelfaserverletzungen aber bindegewebig.

2.6.2 Herzmuskulatur (Myokard)

Die Herzmuskulatur ist ähnlich wie die Skelettmuskulatur aufgebaut und besitzt wie diese eine Querstreifung sowie ein endoplasmatisches Retikulum zwischen den Myofibrillen. In einigen Punkten jedoch weist das Herzmuskelgewebe (Myokard) Besonderheiten auf:

- Das Myokard bildet ein Netzwerk verzweigter Fasern, deren Zellgrenzen durch die sog. **Glanzstreifen** markiert werden (Abb. 2.17). An den Glanzstreifen, die eine ebene oder auch unregelmäßig gezackte Form haben können, enden die Myofibrillen der aneinander stoßenden Fasern. Die Glanzstreifen weisen zahlreiche gap junctions (▸ Kap. 1.1.2) auf.

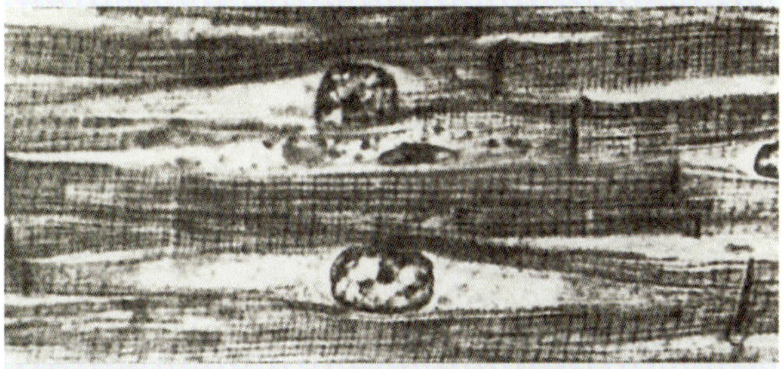

o Abb. 2.17 Längsgeschnittene Herzmuskelzellen (Vergrößerung etwa 800-fach). Nach Bargmann

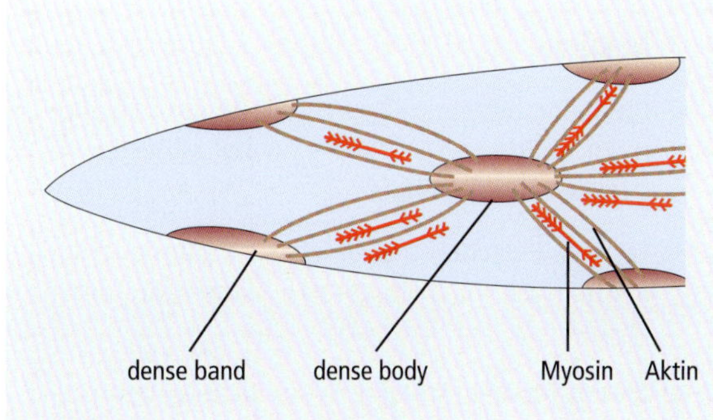

o Abb. 2.18 Anordnung der kontraktilen Proteine in der glatten Muskelzelle (Ausschnitt)

- Die Herzmuskelfasern enthalten 1–2 große (ovale oder rundliche) zentral liegende Kerne. Die Myofibrillen umlaufen die Kerne, sodass oberhalb und unterhalb jedes Kerns fibrillenfreie Felder entstehen, in die **Sarkosomen** (Mitochondrien), Glykogen, Lipide und Lipofuszinkörnchen eingelagert sind.
- Da die Herzmuskelfasern eine große Stoffwechselaktivität besitzen, sind sie besonders reich an Mitochondrien.
- Herzmuskelfasern sind dünner als die Fasern der Skelettmuskulatur (Dicke 10–20 µm).
- Die weiten transversalen Tubuli verlaufen in Höhe der Z-Scheiben ins Faserinnere.
- Das Longitudinalsystem ist schwächer ausgebildet als bei der Skelettmuskulatur. Zudem fehlt die typische Triadenbildung, da die terminalen Zisternen mit den T-Tubuli asymmetrische Kontakte (sog. Diaden) bilden.
- Das Myokard wird durch das vegetative Nervensystem innerviert.

2.6.3 Glatte Muskulatur

Glatte Muskulatur findet man im Bereich des Magen-Darm-Trakts, in den Luftwegen, in den Blut- und Lymphgefäßen, in einigen Organen des Urogenitaltrakts, im Auge sowie an den Haarbälgen. Sie ist dementsprechend vor allem am Wandaufbau der Hohlorgane beteiligt.

Hauptsächlich ist die glatte Muskulatur auf die Aufrechterhaltung einer Dauerspannung und auf langsame Spannungsänderungen spezialisiert. Rhythmische Aktivitäten finden sich besonders im Magen-Darm-Trakt. Obwohl die glatte Muskulatur nur einen kleinen Anteil (ca. 1,5 %) des Körpergewichts ausmacht, bietet sie im Vergleich zur Skelettmuskulatur (ca. 40 % des Körpergewichts) wesentlich häufiger Anlass für ärztliche Maßnahmen (z. B. Kolikschmerzen, ▸ Kap. 13.8.4).

Die glatte Muskulatur wird ausschließlich vom vegetativen Nervensystem (▸ Kap. 12.1.2) bzw. Darmnervensystem (▸ Kap. 12.1.1) innerviert.

Feinbau des glatten Muskels. Die glatte Muskelzelle ist spindelförmig, 30–200 µm (im schwangeren Uterus bis zu 500 µm) lang und 2–10 µm dick. Der Zellkern liegt – wie bei der Herzmuskelfaser – im Zentrum. Die Aktin- und Myosinfilamente sind zwar auch in Längsrichtung der Zelle, jedoch nicht parallel angeordnet (o Abb. 2.18). Der glatte Muskel weist deshalb weder organisierte Myofibrillen noch Sarkomere bzw. eine Querstreifung auf. Vielmehr liegen Scherengitterstrukturen vor, die für die große Dehnbarkeit glatter Muskelzellen (mit-) verantwortlich sind. Spindelförmige Verdichtungen im Zellinneren, die sog. **dense bodies**, an denen die Aktinfilamente mithilfe von Aktinin und Intermediärfilamenten (Desmin, Vimentin), verankert sind, gelten als Äquivalente der Z-Scheiben in der quergestreiften Muskelfaser (▸ Kap. 2.6). Weiterhin setzen (inserieren) die Aktinfilamente an Verdichtungen an, die der Innenseite der Zellmembran anliegen (**dense bands**). Ein typisches T-System gibt es im glatten Muskel nicht. Es existieren lediglich kleine Einbuchtungen (sog. Caveolae) der Zellmembran. Das sarkoplasmatische Retikulum (L-System) ist – je nach Typ der glatten Muskulatur – spärlich bis deutlich ausgeprägt. Häufig liegt das L-System direkt unter dem Plasmalemm.

Filamentproteine. Die Strukturproteine haben insgesamt einen quantitativ kleineren Anteil an der Zellmasse als bei der quergestreiften Muskelfaser, wobei jedoch die Aktin/Myosin-Relation wesentlich größer (15:1) als beim quergestreiften Muskel (2:1) ist. Aufgrund des deutlich niedrigeren Myosingehalts ist auch die ATPase-Aktivität geringer.

Die **dicken Filamente** sind – wie beim quergestreiften Muskel – aus Myosin aufgebaut. Die **dünnen Filamente** der glatten Muskulatur enthalten Aktin und Tropomyosin. Troponin und Nebulin fehlen; Troponin ist im glatten Muskel durch das Ca^{2+}-Bindungsprotein **Calmodulin** ersetzt. Die Regulatorproteine **Caldesmon** und **Calponin** der dünnen Filamente greifen regulierend in den Kontraktionsprozess ein.

2

In Kürze

- Die Zellen des Muskelgewebes enthalten **Myofibrillen**, welche die Grundlage für den aktiven Kontraktionsvorgang bilden.
- Letztere bestehen aus dicken und dünnen Filamenten, die vor allem aus den **Filamentproteinen Myosin** bzw. **Aktin** aufgebaut sind.
- Diesen Filamentproteinen sind die **Regulatorproteine Troponin** und **Tropomyosin** angelagert.
- Entsprechend ihrem Aufbau bzw. ihrer Funktion wird zwischen der **quergestreiften Muskulatur** (Skelett- und Herzmuskel) sowie der **glatten Muskulatur** unterschieden.
- Die kleinste morphologische Einheit der quergestreiften Muskulatur ist das **Sarkomer**, in dem durch die regelmäßige Anordnung der kontraktilen Proteine die Querstreifung hervorgerufen wird.
- Bei der glatten Muskulatur fehlt diese charakteristische Sarkomerstruktur und damit die Querstreifung.

(vgl. auch ▸Kap. 8 und ▸Kap. 18)

2.7 Nervengewebe

Das Nervengewebe entwickelt sich aus dem Ektoderm. Es ist aus den Nervenzellen und der Neuroglia, einem ektodermalen „Stützgewebe“, aufgebaut und findet sich sowohl im Zentralnervensystem (Gehirn und Rückenmark, ▸Kap. 19.1.1) als auch im peripheren Nervensystem (▸Kap. 19.1.3).

2.7.1 Nervenzellen

Jede Nervenzelle (**Neuron**) besitzt wie alle anderen Zellen eine Zellmembran, die den Zellinhalt umschließt. Der typische Aufbau einer Nervenzelle ist in ○Abb. 2.19 schematisch dargestellt. Neben einem Zellleib (**Soma** oder **Perikaryon**) mit dem Zellkern weist sie meist mehrere Zellfortsätze auf. Der Fortsatz, mit dem die Nervenzelle Erregungen (Aktionspotenziale ▸Kap. 4.1.2) zu anderen Zellen leitet, wird als **Neurit** oder **Nervenfaser** bezeichnet. Die übrigen Zellfortsätze, an denen z. T. die Nervenfasern anderer Neurone enden, werden **Dendriten** (griech. Dendron = Baum) genannt. Einen Eindruck von der Vielgestaltigkeit der Dendritenstruktur vermittelt ○Abb. 2.19. In □Tab. 2.1 sind wichtige morphologische und funktionelle Eigenschaften von Neuriten und Dendriten zusammengestellt.

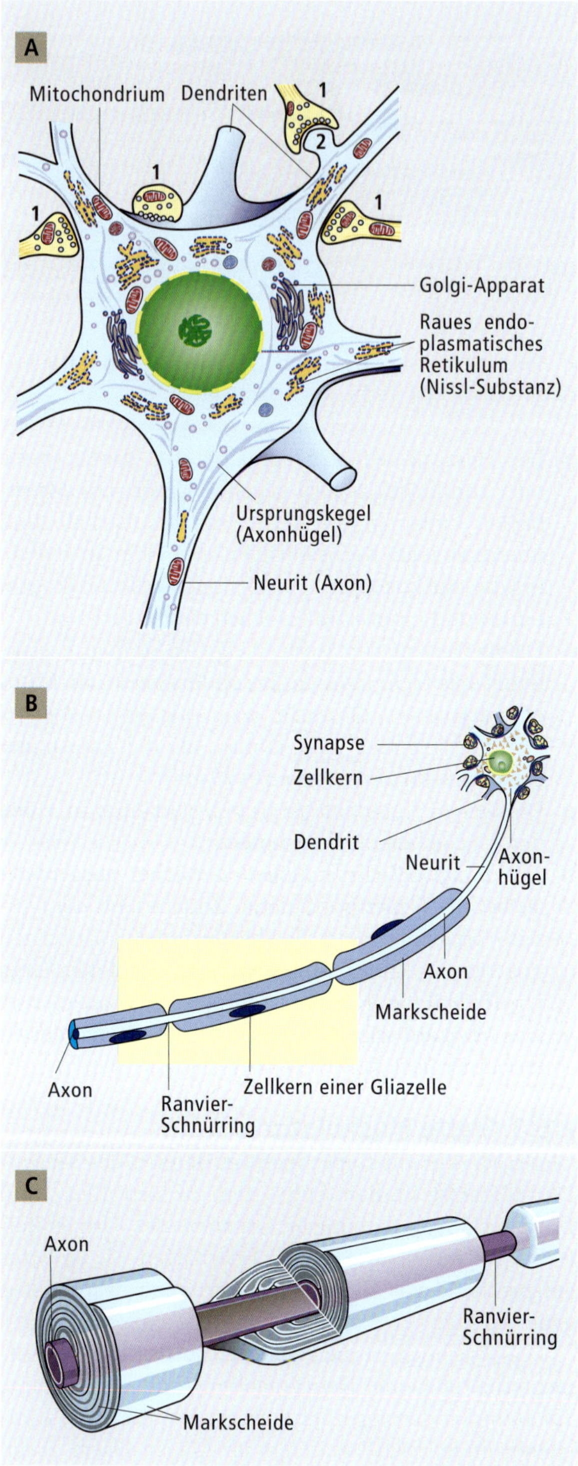

○ **Abb. 2.19** Schema eines Neurons. **A** elektronenmikroskopische Darstellung des Somas, **1** Synapsen-bildende Axonendigungen, **2** Dornbildung, **B** Soma mit Neurit, **C** Ausschnitt aus **B**

Aufbau des Zellsomas. Der Zellleib eines Neurons (Durchmesser 5–100 µm) weist einen meist mittelständigen hellen Kern mit deutlich sichtbarem Nucleolus und in Kernnähe einen gut entwickelten Golgi-Apparat

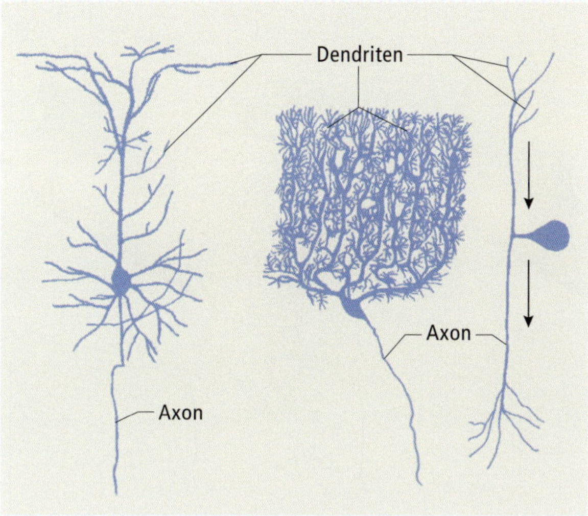

o Abb. 2.20 Neurone mit verschiedenen Dendritenstrukturen. Die Pfeile im rechten Abbildungsteil geben die Richtung der Erregungsleitung bei einer pseudounipolaren Ganglienzelle an

auf. Das raue endoplasmatische Retikulum ist ebenfalls stark ausgebildet. Gruppen von parallelen Doppellamellen des endoplasmatischen Retikulums bilden die charakteristischen **Nissl-Schollen** (Nissl-Substanz, o Abb. 2.19 A). Diese sind im gesamten Zytoplasma und im Anfangsteil der Dendriten reichlich vertreten. Der Neurit und der Teil des Zellleibs, aus dem der Neurit entspringt (Ursprungskegel oder Axonhügel), sind frei von Nissl-Schollen. Als weitere charakteristische Bestandteile lassen sich im Soma und in den Zellfortsätzen zahlreiche **Neurotubuli** und **Neurofilamente** nachweisen, die gemeinsam die **Neurofibrillen** bilden und den schnellen axonalen Transport von Neurotransmittern (20–40 cm/Tag) vermitteln. Außerdem benutzen Tetanustoxin, Herpes-zoster-Viren u. a. diesen Transportweg. Die Mitochondrien-reichen Nervenzellen besitzen keine Zentriolen und haben somit ihre Teilungsfähigkeit (weitgehend) verloren. Aus diesem Grund können abgestorbene Nervenzellen nicht in vollem Umfang adäquat ersetzt werden.

Aufbau der Nervenfaser. Die Nervenfaser besteht aus einem **Axon** (Achsenzylinder), das von einer Zellmembran umschlossen wird, und der **Gliahülle** (o Abb. 2.19). Diese wird im Zentralnervensystem von Zytoplasmaausläufern der Oligodendrogliazellen (▸ Kap. 2.7.4) gebildet. Bei peripheren Nervenfasern ist der Achsenzylinder von Schwann-Zellen (▸ Kap. 2.7.4) umhüllt. Man unterscheidet bei peripheren Nervenfasern zwei Arten von Umhüllungen, die für den Vorgang der Erregungsleitung (▸ Kap. 4.1.3) von Bedeutung sind. Bei den dünnen **marklosen (unmyelinisierten) Fasern** sind die Axone lediglich in Schwann-Zellen eingebettet. Bei den dicken **markhaltigen Nervenfasern** besteht die Hülle dagegen aus bis zu 300 konzentrischen, Lipid- und Protein-reichen Membranlagen, die als Umwicklungen des Axons durch die Schwann-Zelle aufzufassen sind (o Abb. 2.21). Die Lamellensubstanz wird als **Myelin** und die gesamte Hülle dementsprechend als **Myelinscheide** oder auch als **Markscheide** bezeichnet, die lediglich an den sog. **Ranvier-Schnürringen** fehlt. Die Strecke zwischen zwei Schnürringen bezeichnet man als **Internodium**.

Neurosekretorische Nervenzellen. Nervenzellen, die auf Reize mit Hormonbildung und -abgabe reagieren, werden neurosekretorische Nervenzellen genannt. Sie

2

Tab. 2.1 Morphologische und funktionelle Eigenschaften von Neuriten und Dendriten (Auswahl)

Eigenschaften	Axon	Dendrit[1]
Morphologische Eigenschaften	Entspringt am Axonhügel; kein raues endoplasmatisches Retikulum (rER, Nissl-Schollen) und kein Golgi-Apparat; endet mit präsynaptischen Endigungen, die Transmittervesikel enthalten, an Dendriten oder am Soma anderer Neurone bzw. an anderen Zielzellen; Gliascheide vorhanden; meist länger als Dendriten	Meist relativ kurze, baumartig verzweigte Zytoplasmaausläufer des Somas mit Formenvielfalt; weist rER und Golgi-Apparat auf; besitzt Fortsätze (sog. Dornen); bildet sub- und postsynaptische Abschnitte von Synapsen; Gliascheide fehlt
Funktionelle Eigenschaften	Fortleitung von Aktionspotenzialen, die am Axonhügel mittels spannungsgesteuerter Na^+-Kanäle erzeugt werden; ausgeprägter antero- und retrograder axoplasmatischer Transport (▸ Kap. 3.1.6)	Rezeptive Fortsätze zur Aufnahme einlaufender Erregungen (synaptischer Eingang); Ausbildung von sub- und postsynaptischen Potenzialen (EPSP, IPSP, ▸ Kap. 4.2.2); Erregungsregulation; Verstärkerfunktion; besitzt Liganden-gesteuerte Rezeptoren (▸ Kap. 1.4); elektrotonische Fortleitung von EPSPs und IPSPs an das Zellsoma und den Axonhügel; in manchen Dendriten lokale Proteinsynthese

[1] Dendriten kommen nur bei multi- und bipolaren Neuronen vor. Bei pseudounipolaren Neuronen weist das distale Ende des peripheren Neurons Dendritencharakter auf

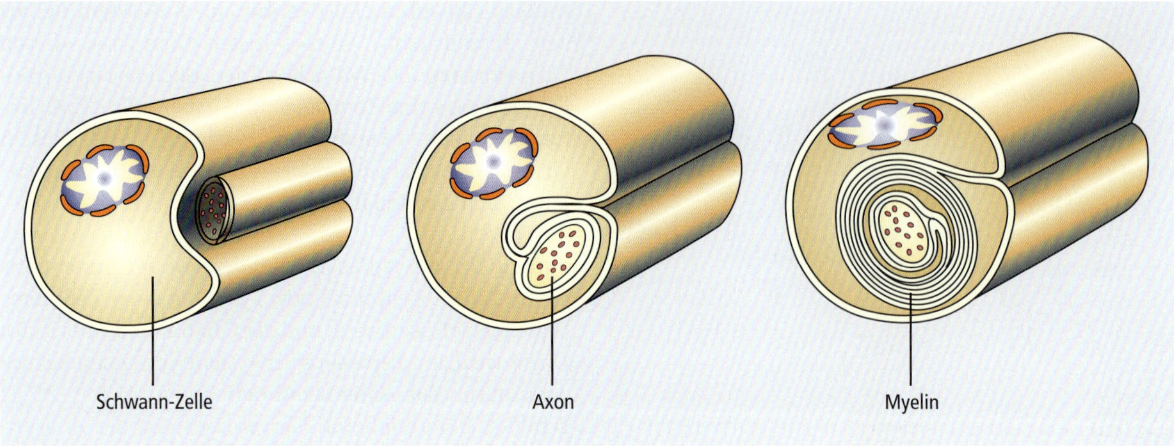

Abb. 2.21 Markscheidenbildung einer peripheren Nervenfaser

liegen vor allem im Bereich des Hypothalamus (z. B. im Nucleus supraopticus und Nucleus paraventricularis, ▸Kap. 16.2.1). Die Zellsomata dieser Kerne synthetisieren die Hormone Oxytocin und Adiuretin (▸Kap. 16.2.3), die durch distal gerichteten schnellen axonalen Transport zu den Endigungen der Axone im Hypophysenhinterlappen transportiert werden. Eine zweite Kerngruppe des Hypothalamus produziert Peptidhormone zur Steuerung der Hypophysenfunktion (▸Kap. 16.2.2).

2.7.2 Aufbau der Nerven

Die meisten Nervenfasern verlaufen in Bündeln, die man im Zentralnervensystem als **Fasciculi** (Stränge), in der Peripherie als **Nerven** bezeichnet.

Nervenfasern werden von der Basallamina um die Schwann-Zellen gegen das jede einzelne Nervenfaser umschließende zarte Bindegewebe (**Endoneurium**) abgegrenzt. Straffes Bindegewebe (**Perineurium**) schließt 10–100 Nervenfasern zu dünneren Bündeln zusammen, die wiederum von lockerem Bindegewebe (**Epineurium**) zu Nerven vereinigt werden.

2.7.3 Degeneration und Regeneration von Nervenfasern

Nach **Durchtrennung** von **peripheren Nervenfasern** ist eine Wiedervereinigung möglich, wenn die beiden Stümpfe nicht zu weit voneinander entfernt sind oder operativ vereinigt werden. Während vom Zellleib abgetrennte Axonabschnitte degenerieren, bleiben die Schwann-Zellen erhalten. Schon wenige Tage nach der Durchtrennung wachsen aus den beiden Stumpfenden durch Teilung entstandene Schwann-Zellen aufeinander zu und überbrücken die Lücke. Das aus dem somanahen Stumpf pro Tag etwa 1–2 mm aufgrund eines langsamen axonalen Transports von Filamentproteinen vorwachsende Axon benutzt diese Zellbrücke als „Leitschiene". Gleichzeitig wird dabei das Axon markhaltiger Nervenfasern mit einer Markscheide versehen. Bis zur vollständigen Regeneration können mehrere Monate vergehen.

Schiebt sich Bindegewebe zwischen die beiden Stümpfe, sodass die Gliabänder die Lücke nicht überbrücken können, bilden die auswachsenden Axone und die Schwann-Zellen ein Knäuel, das sog. **Amputationsneurom**.

Regenerationen der **Nervenfasern** des **Zentralnervensystems** finden praktisch nicht statt (Ausnahme Hippocampus). Defekte werden in der Regel durch Gliazellen ausgefüllt.

2.7.4 Neuroglia

Die Zellen der Neuroglia („Nervenkitt") erfüllen wichtige Funktionen im Nervensystem. Ihre Aufgaben können folgendermaßen charakterisiert werden:

- Hüll- und Stützfunktionen,
- Organisation von Neuronenfunktionen,
- Sekretion von Wachstumsfaktoren und Zytokinen,
- Stofftransport,
- Speicherung von Calciumionen,
- Isolierungs- und Barriere-Funktionen,
- Kontrolle der Zusammensetzung des Extrazellularraums,
- Stoffwechselfunktionen und Energieversorgung,
- Abwehrfunktionen und
- Regenerationsfunktionen (Leitschienenbildung für durchtrennte Axone).

Im Gegensatz zu den Nervenzellen behalten die nicht erregbaren Gliazellen während des gesamten Lebens ihre Teilungsfähigkeit.

Glia des peripheren Nervensystems. Zur Glia des peripheren Nervensystems gehören die **Schwann-Zellen** und die Mantelzellen. Die Funktion der Schwann-Zellen wurde im vorherigen Abschnitt bereits erläutert. Die **Mantelzellen** umhüllen die Nervenzellen der Spinalganglien und der vegetativen Ganglien.

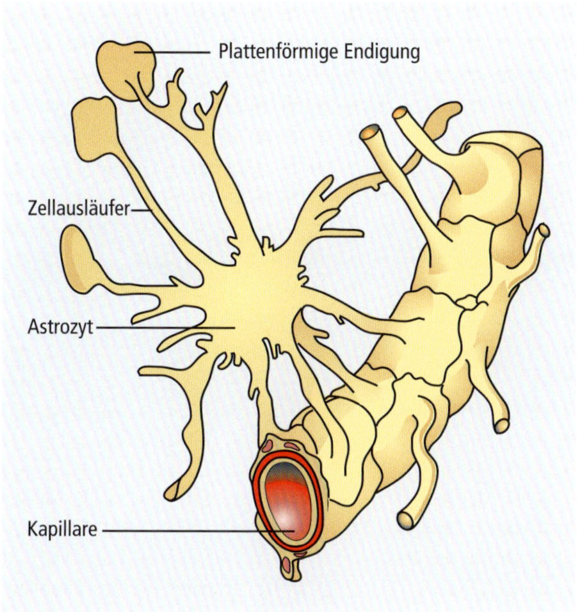

Abb. 2.22 Astrozyt mit Zellausläufern, die mit einer Kapillare in Kontakt treten. Nach Krstić

Glia des Zentralnervensystems (ZNS). In Gehirn und Rückenmark wird nur knapp die Hälfte des Volumens von Neuronen eingenommen; den Raum zwischen ihnen füllen Gliazellen aus. Zur Glia des ZNS gehören Astrozyten, Oligodendrogliazellen, Ependymzellen und die Mikrogliazellen.

Astrozyten, die größten Gliazellen, sind reich an Zellfortsätzen, die einerseits mit Nervenzellen, andererseits häufig mit den Blutkapillaren in Kontakt stehen (Abb. 2.22). Die den Kapillaren anliegenden Astrozytenfortsätze enden in fußartigen Verbreiterungen, die etwa 80 % der Kapillaroberfläche bedecken. Die Astrozyten dienen zunächst als Stützgewebe. Sie bilden Barrieren zwischen benachbarten Nervenzellen und können Nervenzelldefekte des Gehirns durch Narbenbildung decken. Weiterhin sind die Astrozyten an der Kontrolle des Extrazellularraums beteiligt, wodurch eine gewisse Konstanz des Mikromilieus – vor allem des K^+- und Transmittergehalts (z. B. von Glutamat oder GABA) – erreicht wird. Sie stabilisieren dadurch das Ruhemembranpotenzial (▸ Kap. 4.1.1) der Nervenzellen. Weiterhin regulieren sie den interstitiellen pH-Wert, stellen Glia-Wachstumsfaktoren bereit und modulieren synaptische Übertragungen.

Die Astrozyten haben darüber hinaus die Aufgabe, das Nervengewebe gegen die Oberflächen des Gehirns und des Rückenmarks sowie gegen die Blutgefäße abzugrenzen (Isolationsfunktion). Dies wird dadurch erreicht, dass sich viele „Astrozytenfüßchen“ zu membranartigen Gebilden eng aneinanderlagern.

Oligodendrogliazellen sind klein, ihre Fortsätze spärlicher und kürzer als die der Astrozyten. Sie bilden die Markscheiden der Axone im Zentralnervensystem (Abb. 2.23).

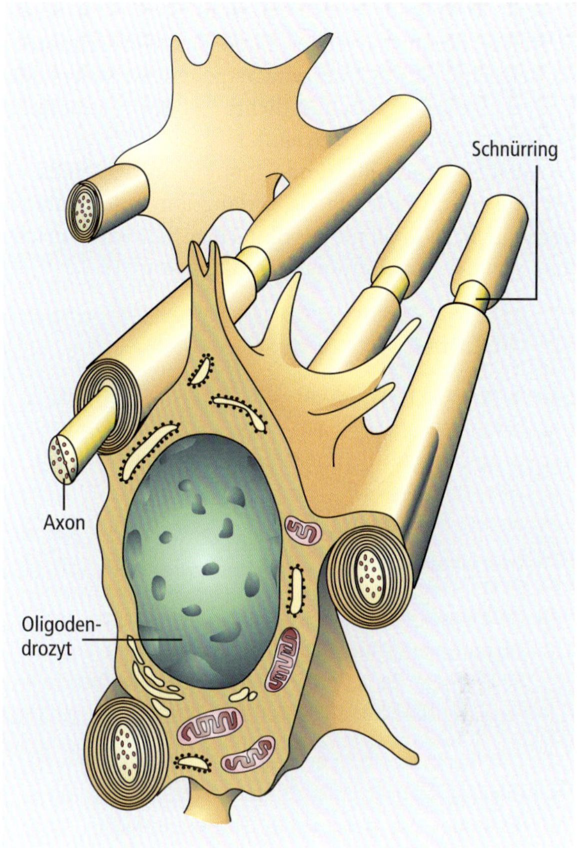

Abb. 2.23 Oligodendrogliazelle, deren blattförmige Zellausläufer im Zentralnervensystem die Markscheiden bilden. Nach Krstić

Das **Ependym** bildet eine Lage einschichtiger kubischer bis prismatischer Zellen, welche die inneren Liquorräume des Gehirns und Rückenmarks auskleiden. Die meisten Ependymzellen besitzen auf ihrer Oberfläche neben Mikrovilli auch Kinozilien. Als Sonderform der Ependymzellen sind die Epithelzellen der Plexus chorioidei (▸ Kap. 19.3.1) anzusehen.

Im Gegensatz zu den eigentlichen Zellen der ektodermalen Neuroglia stammen die **Mikroglia-** oder **Hortega-Zellen** aus dem Mesenchym, von wo aus sie amöboid ins Hirngewebe eingewandert sind. Sie werden dem mononukleären Phagozytensystem (▸ Kap. 2.4.2) zugerechnet.

Blut-Hirn-Schranke. Die meisten nicht-lipidlöslichen Stoffe, Proteine und Ionen, sofern für sie keine speziellen Transporter existieren, können in den Extrazellularraum des Gehirns überhaupt nicht oder weniger gut als in andere Organe eindringen. Diejenigen Strukturen, die für diese Behinderung oder Verlangsamung des Stoffeintritts verantwortlich sind, fasst man unter dem Begriff **Blut-Hirn-Schranke** zusammen (▸ Kap. 19.3.2).

Als morphologisches Substrat der Blut-Hirn-Schranke kommt in erster Linie das Gefäßendothel in Betracht, da die Interzellularspalten zwischen den Endothelzellen durch dichte tight junctions (▸Kap. 1.1.1) verschlossen sind.

Auch zwischen Blut und Liquor cerebrospinalis ist der Austausch vieler Stoffe verlangsamt oder nahezu unmöglich. In Analogie zur Blut-Hirn-Schranke spricht man von der **Blut-Liquor-Schranke** (▸Kap. 19.3.2).

In Kürze

- Das **Nervengewebe** entwickelt sich aus dem Ektoderm und besteht aus Nervenzellen **(Neuronen)** und der nicht erregbaren, multifunktionalen (Neuro-)Glia.
- **Neurone** setzen sich aus dem **Zellsoma** und Zellfortsätzen **(Neuriten, Dendriten)** zusammen.
- **Marklose Neuriten** (Nervenfasern) weisen ein Axon sowie eine Gliahülle aus Schwann-Zellen (periphere Nervenfasern) oder Astrozytenfortsätzen (zentrale Nervenfasern) auf.
- Im Gegensatz dazu enthalten **markhaltige Neuriten** zusätzlich eine diskontinuierliche Myelinscheide, die bei peripheren Nervenfasern von Schwann-Zellen, bei zentralen Nervenfasern von Oligodendrozyten gebildet wird

3 Transport- und Regelprozesse

3.1 Grundlagen des Stoff- und Flüssigkeitstransports

Die Funktionen der Zellen und Gewebe – Stoffwechsel, Reproduktion, Wachstum, Regeneration, Sekretion, Resorption, Erregbarkeit und Kontraktion – erfordern einen ständigen Stoff- und Flüssigkeitstransport innerhalb des Organismus. Sauerstoff und Nährstoffe müssen laufend den Zellen zugeführt, Kohlendioxid und andere Stoffwechselendprodukte an die Umgebung abgegeben werden. Voraussetzung für den kontrollierten Ablauf der Stoffwechsel- und Erregungsprozesse sind ferner bestimmte Ionenverteilungen zwischen dem Zellinneren und -äußeren, die durch spezifische Transportsysteme der Zellmembran aufrechterhalten werden. In Abhängigkeit von der Flüssigkeitsaufnahme und -ausscheidung vollzieht sich schließlich der Flüssigkeitstransport im Organismus in enger Kopplung an den Stoffaustausch.

Größere Wegstrecken innerhalb des Körpers werden in der Regel durch **konvektiven Transport** überwunden. Darunter versteht man den Stoff- und Flüssigkeitstransport im Blutkreislauf und in Lymphgefäßen, die Lungenbelüftung, die Passage von Flüssigkeit und Substanzen im gesamten Magen-Darm-Trakt, in Ausführungsgängen von Drüsen und im Urogenitalsystem. Dieser Transport wird vor allem durch Muskelkontraktionen bewirkt. (Diese Transportprozesse werden bei den entsprechenden Organsystemen behandelt.) Im Gegensatz hierzu vollziehen sich die **spezifischen Transportprozesse**, die der differenzierten extra- und intrazellulären Verteilung von Stoffen und Flüssigkeiten dienen, im mikroskopischen Bereich an Zellmembranen und Epithelien. Dabei unterscheidet man unter energetischen Aspekten

- **passive** (keine unmittelbar ATP-verbrauchenden) Transportprozesse (Diffusion, Carrier-vermittelter Transport, Osmose, solvent drag, Filtration) und
- **aktive Transportprozesse** (Membrantransporte unter direkter Aufwendung von Stoffwechselenergie).

In ○ Abb. 3.1 sind die verschiedenen Arten der Transportprozesse schematisch dargestellt.

3.1.1 Passiver Stofftransport durch Diffusion

Diffusion findet außerhalb und innerhalb von Zellen und durch die Zellmembran (s. u.) hindurch statt (○ Abb. 3.1). Unter Diffusion versteht man die Bewegung gelöster Teilchen aufgrund ihrer thermokinetischen Energie. Voraussetzung für den Ablauf einer gerichteten Teilchenbewegung ist das Bestehen eines Konzentrationsgradienten bzw. -gefälles, d. h. einer Konzentrationsdifferenz pro Wegeinheit (○ Abb. 3.1). Die gelösten Teilchen kollidieren aufgrund der **Brown-Molekularbewegung** nach statistischen Gesetzen miteinander, wobei die Zahl der Zusammenstöße in Richtung der abnehmenden Konzentration geringer ist als die in alle anderen Richtungen des Raums. Auf diese Weise findet eine Teilchenbewegung vom Ort der höheren zum Ort der niederen Konzentration solange statt,

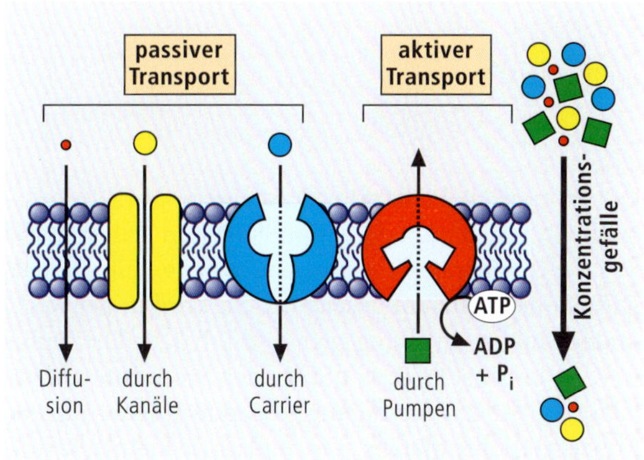

○ **Abb. 3.1** Übersicht über die Transportprozesse durch die Zellmembran. Die einfache Diffusion durch die Zellmembran, passive Transporte durch Kanalproteine und Carrier erfolgen immer entlang eines Konzentrationsgefälles, während aktive Transportprozesse unter Energieverbrauch entgegen eines Konzentrationsgefälles möglich sind

3

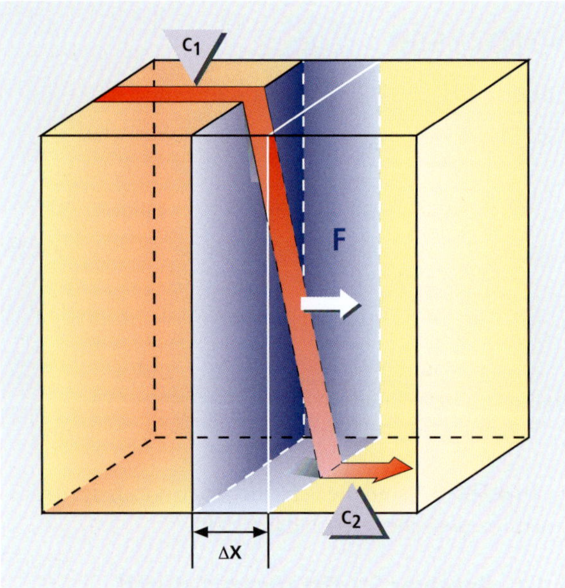

Abb. 3.2 Schema zur Erläuterung der den Diffusionsprozess bestimmenden Größen. Zwei Räume sind durch eine ebene Schicht mit großem Diffusionswiderstand (Fläche F, Dicke Δx) voneinander getrennt. Der Diffusionsstrom ist der Konzentrationsdifferenz (C_1-C_2) proportional

bis ein Konzentrationsausgleich erreicht ist. Die Abb. 3.2 zeigt, dass die Diffusion nicht nur von der Konzentrationsdifferenz, sondern auch von den Dimensionen der Trennschicht (Fläche und Dicke) abhängt.

Quantitativ wird dieser Vorgang durch das **Fick-Diffusionsgesetz** beschrieben. Es besagt, dass der Diffusionsstrom (Teilchenfluss) $\dot{m}$ (angegeben in mol/s) der Konzentrationsdifferenz ΔC und der Austauschfläche F direkt proportional und dem Diffusionsweg Δx umgekehrt proportional ist:

$$\dot{m} = -D \cdot F \cdot \frac{\Delta C}{\Delta x}$$

Gleichung 3.1

Der Proportionalitätsfaktor D ist eine vom Diffusionsmedium, von der Art der diffundierenden Teilchen und von der Temperatur abhängige Konstante, die man als **Diffusionskoeffizient** bezeichnet. Sie wird in der Regel in der Einheit cm^2/s angegeben (Tab. 3.1). Die Diffusion ist umso stärker, je größer der Proportionalitätsfaktor D, die zur Verfügung stehende Fläche und die Konzentrationsdifferenz sind, und umso kleiner, je weiter der Diffusionsweg ist.

Diffusion durch Zellmembranen. Zellmembranen, die das intrazelluläre Zytosol zum extrazellulären Raum hin begrenzen (Abb. 1.1), stellen ein mehr oder weniger großes Hindernis für den Stofftransport dar. Hydrophile Substanzen diffundieren schlecht durch die Membran, weil sie sich in der Membran schlecht (bis nicht) lösen. Hydrophobe (lipophile) Substanzen diffundieren dagegen leichter durch die Lipidmembran, weil sie sich besser in der Membran lösen. In einer homologen Reihe kleiner Moleküle erhöht eine (lipophile) CH_2-Gruppe die Permeabilität etwa um den Faktor 2. Arzneistoffe mit intrazellulärem Angriffsort müssen dementsprechend bis zu einem gewissen Grade lipophil sein, damit sie schnell in die Zellen gelangen können.

Tab. 3.1 Diffusionskoeffizienten D für Atemgase bei 37 °C

Diffundierendes Gas	Diffusionsmedium	D (cm^2/s)
O_2	Blutplasma	$2{,}2 \cdot 10^{-5}$
	Hirnrinde	$1{,}6 \cdot 10^{-5}$
	Muskulatur	$1{,}2 \cdot 10^{-5}$
	Erythrozyt	$0{,}8 \cdot 10^{-5}$
CO_2	Blutplasma	$1{,}9 \cdot 10^{-5}$
	Hirnrinde	$1{,}5 \cdot 10^{-5}$
	Muskulatur	$1{,}2 \cdot 10^{-5}$
	Erythrozyt	$0{,}8 \cdot 10^{-5}$

Membrantransport durch Diffusion wird als **Permeation** bezeichnet. Da die diffusionsbestimmenden Membrangrößen (Diffusionskoeffizient D und Diffusionsweg Δx) vielfach nicht mit ausreichender Genauigkeit bekannt sind, fasst man sie zu einer neuen Konstanten P = D/Δx zusammen. Die Diffusionsgleichung (3.1) erhält dann für Nichtelektrolyte die Form

$$\dot{m} = -P \cdot F \cdot \Delta C$$

Gleichung 3.2

P wird als **Permeationskoeffizient** oder Permeabilität bezeichnet und in der Einheit cm/s angegeben. Gleichung (3.2) besagt, dass der Diffusionsstrom $\dot{m}$ von der Größe der Membranfläche F und der Differenz der Substanzkonzentrationen im Extra- und Intrazellularraum ΔC abhängt.

Lipidmembranen bilden für eine Reihe von Stoffen nur ein geringes Diffusionshindernis. Dies gilt insbesondere für gelöste Gase, z. B. O_2 und CO_2, die nach den Gesetzmäßigkeiten der freien Diffusion durch Membranen transportiert werden (▸Kap. 10). Daher folgt der O_2- bzw. CO_2-Diffusionsstrom in der Lunge und in den anderen Organen stets auf direktem Wege der Richtung der abnehmenden Konzentration; die einzelnen Gewebe stellen dabei für die Atemgase weitgehend homogene Diffusionsräume dar, die sich lediglich in ihren Diffusionskoeffizienten ein wenig voneinander

Tab. 3.2 Permeabilitätskoeffizienten verschiedener wasserlöslicher Substanzen (beim Herzmuskel)

Substanz	Permeabilitätskoeffizient (cm/s)
Na^+, Cl^-	$34{,}4 \cdot 10^{-6}$
Harnstoff	$25{,}9 \cdot 10^{-6}$
Glucose	$10{,}9 \cdot 10^{-6}$
Saccharose	$6{,}2 \cdot 10^{-6}$
Inulin	$1{,}6 \cdot 10^{-6}$
Myoglobin	$0{,}8 \cdot 10^{-6}$
Serumalbumin	$0{,}6 \cdot 10^{-6}$

unterscheiden (Tab. 3.1). Auch für kleine polare Moleküle wie Harnstoff und Ethanol sind Membranen relativ gut permeabel (Tab. 3.2).

Zusatzinformation

Die generelle Vorstellung, dass Gase die Zellmembran einfach passieren, indem sie sich in der Lipidschicht der Membran lösen, muss zumindest für einige Zelltypen modifiziert werden. In Erythrozyten gelangt CO_2 durch die Membran größtenteils über den Wasserkanal Aquaporin-1 (siehe unten) sowie über die Rhesus-Blutgruppenproteine (▸Kap. 7.9.2), während nur 5 % des CO_2 die Zellmembran durch reine Diffusion durchqueren. Auch im proximalen Tubulus der Niere soll CO_2 größtenteils durch Aquaporine vom Lumen in die Zelle aufgenommen werden.

Grundsätzlich muss bei der Diffusion noch ein weiterer Faktor berücksichtigt werden, wenn die zu transportierenden Substanzen elektrisch geladen sind. Wie später ausführlich besprochen wird (▸Kap. 4), besteht zwischen dem Zellinneren und dem Extrazellularraum eine elektrische Potenzialdifferenz, wobei die Zelle unter Ruhebedingungen innen negativ gegenüber dem Extrazellularraum ist. Die Triebkraft für einen Ionentransport ist daher nicht nur der chemische (die Konzentrationsdifferenz), sondern zusätzlich der elektrische Gradient (Potenzialdifferenz zwischen innen und außen). Für Kationen ist der elektrische Gradient zur negativen, für Anionen zur positiven Membranseite hin gerichtet. Der Transport von geladenen Teilchen findet vor allem durch Kanäle und mittels Transportproteinen („Transportern") in der Zellmembran, dagegen kaum durch freie Diffusion statt.

3.1.2 Stofftransport durch Membranproteine – generelle Prinzipien

Eine Reihe von Stoffen ist in der Lage, die Zellmembranen zu passieren, obwohl sie nur eine geringe Lipidlöslichkeit besitzen. Dies gilt insbesondere für viele Ionen, Zucker, Aminosäuren und andere Substrate. Diese Stoffe treten in Wechselwirkung mit **Transportproteinen** in der Membran (Abb. 1.1) und werden auf diesem Wege in die Zelle hinein- oder aus ihr heraustransportiert. Aufgrund ihrer speziellen Eigenschaften unterscheidet man drei Arten von Transportproteinen, nämlich **Kanäle**, **Carrier** und **Pumpen** (Abb. 3.1 und Symbolleiste im Umschlag). Diese besitzen jedoch einige gemeinsame Merkmale:

- **Transportspezifität**, d. h. sie sind auf den Transport bestimmter Substanzen, die hohe Affinität zu ihnen besitzen, spezialisiert;
- **Aktivierbarkeit** durch bestimmte physikalische oder chemische Parameter (Potenzialdifferenz, Liganden, z. B. Hormone);
- **selektive Hemmbarkeit**, d. h. bestimmte Hemmstoffe (Inhibitoren) können das Transportsystem hemmen und damit den Substrattransport verhindern;
- **Sättigungskinetik**, d. h. mit steigender Substratkonzentration nimmt der Zuwachs der Transportleistung ab, bis eine weitere Konzentrationserhöhung nicht mehr zu einer Steigerung der Transportrate führt.

Die Kinetik des selektiven Transports lässt sich für den Fall, dass die Substratkonzentration auf einer Seite der Membran, z. B. im Zellinneren, zu vernachlässigen ist, durch eine Beziehung beschreiben, die der Michaelis-Menten-Gleichung für unidirektionale Enzymreaktionen analog ist (▸Kap. 1.3.2). Wird die äußere Substratkonzentration mit C bezeichnet, so gilt für den Substratstrom $\dot{m}$, d. h. für die in die Zelle transportierte Substratmenge pro Zeiteinheit:

$$\dot{m} = \dot{m}_{max} \frac{C}{C + K_m}$$

Gleichung 3.3

Hierin bedeuten $\dot{m}_{max}$ den maximalen Substratstrom und K_m die äußere Substratkonzentration bei halbmaximaler Transportrate ($\dot{m}_{max}/2$), entsprechend der Michaelis-Konstanten. Man erkennt, dass sich $\dot{m}$ bei großen Substratkonzentrationen dem Maximalwert $\dot{m}_{max}$ nähert, d. h. Gleichung (3.3) eine Sättigungskinetik beschreibt. Als Beispiel für einen Transportvorgang mit einer solchen Kinetik ist in Abb. 3.3 der Einstrom von D-Glucose in einen Erythrozyten in Abhängigkeit von der äußeren Glucosekonzentration dargestellt, wobei angenommen wird, dass im Zellinneren eine vernachlässigbar niedrige Glucosekonzentration vorliegt.

3.1.3 Stofftransport durch Kanäle

Ionenkanäle. Für den Durchtritt von Ionen durch die Zellmembran sind **Kanalproteine** in die Membran eingebaut. Ein Ionenkanal besteht aus lipophilen Anteilen,

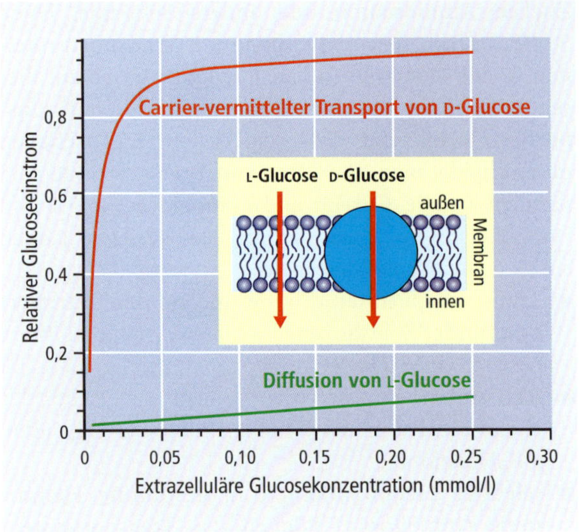

Abb. 3.3 Einstrom von D-Glucose (Carrier-vermittelter Transport) und L-Glucose (freie Diffusion) in den Erythrozyten in Abhängigkeit von der Außenkonzentration bei vernachlässigbar kleiner Innenkonzentration. Der durch Membranproteine vermittelte Transport der D-Glucose (Einsatzbild) zeigt eine Sättigungskinetik

die in Kontakt mit der Zellmembran stehen, und aus hydrophilen Anteilen, die das intra- und extrazelluläre Medium über eine Pore verbinden. Kanalproteine bilden somit einen wassergefüllten Diffusionsweg, die sog. **Pore**, durch die Zellmembran mit einem Durchmesser von weniger als 1 nm, durch den bei Öffnung bestimmte Ionen passieren können. Ionenkanäle sind dementsprechend effektive elektrische Leiter, durch die große elektrische Ströme fließen können.

Der Antrieb für den Fluss eines Ions durch den Ionenkanal erfolgt durch einen **Konzentrationsgradienten** und eine **Potenzialdifferenz** zwischen den beiden Seiten der Membran. Zusammen bilden sie den elektrochemischen Gradienten (▸Kap. 4.1.1). Der Ionenfluss durch Ionenkanäle entlang eines elektrochemischen Gradienten ist ein rein passiver Transportprozess, der ohne Energieverbrauch abläuft.

Membrankanäle weisen eine relativ hohe **Selektivität** für den Durchtritt bestimmter Ionen auf. Es gibt Na^+-, K^+-, Ca^{2+}- und Cl^--Kanäle, die jeweils nur die eine Ionenart passieren lassen. Manche Kanäle (z. B. in der subsynaptischen Membran) lassen dagegen Natrium- und Kaliumionen passieren, und wiederum andere Kanäle sind für zahlreiche Kationen passierbar. Allerdings sind die Kanäle nicht ständig frei durchgängig. Sie müssen vielmehr durch eine Zustandsänderung, das sog. **Gating**, geöffnet werden (s. u.). Während einer kurzen Öffnungsperiode passieren jeweils einige 10 000 Ionen den Kanal, der danach sofort wieder geschlossen wird.

Aufbau spannungsgesteuerter Kationenkanäle. Am Beispiel spannungsgesteuerter Kationenkanäle sollen einige Prinzipien des Aufbaus von Ionenkanälen dargestellt werden. Ionenkanalproteine weisen Aminosäurensequenzen, die sog. Primärstruktur, auf, die hydrophobe und hydrophile Abschnitte bilden (Abb. 3.4). Die hydrophoben Abschnitte durchspannen die Lipid-Doppelschicht, während die hydrophilen Abschnitte mit den C- und N-terminalen Enden des Proteins im wässrigen Milieu des Intra- und Extrazellularraums liegen. Es gibt Untereinheiten mit sechs (Abb. 3.4 A, B) oder zwei hydrophoben und hydrophilen Segmenten (Abb. 3.4 C). Der eigentliche Kanal entsteht durch Zusammenlagerung mehrerer Untereinheiten zu einem Gesamtmolekül. Die engste Stelle der Kanalpore ist das **Selektivitätsfilter**. Dieses besteht aus Aminosäuren, die aufgrund ihrer räumlichen Struktur nur bestimmte Kationen durchlassen („nur bestimmte Ionen passen durch"). Eine weitere funktionell wichtige Stelle ist der **Sensor**. Dieser liegt im S4-Segment und besteht aus Aminosäuren, die Änderungen des Membranpotenzials erfassen können (s. u.).

Aufgrund ihrer Aminosäurensequenz und Anordnung der Proteine in der Zellmembran (Membrantopologie) lassen sich Kationenkanäle in Klassen, Familien und Unterfamilien einteilen. Es wurden zahlreiche Gene isoliert, die den Aufbau der verschiedenen Kanäle codieren. So gibt es zahlreiche spannungsgesteuerte Natriumkanäle (Na_v), Calciumkanäle (Ca_v) und Kaliumkanäle (K_v), die durch spezielle Nummern gekennzeichnet werden. Na_v1.1 ist z. B. ein Natriumkanal in Gehirnzellen, der bei Depolarisation des Neurons geöffnet wird. (Er wird durch das Gen SCN1A codiert.) Na_v1.5 ist ein Natriumkanal in der Herzmuskelzelle, der bei Depolarisation geöffnet wird. (Er wird durch das Gen SCN5A codiert.)

Neben den **porenbildenden** besitzen Ionenkanäle auch **akzessorische Untereinheiten**, also Proteine, die nicht am Aufbau der Pore selbst beteiligt, aber mit ihr über Disulfidbindungen oder hydrophobe Wechselwirkungen assoziiert sind. Akzessorische Untereinheiten beeinflussen z. B. das Schaltverhalten oder die Leitfähigkeit des Kanals.

Gating von spannungsgesteuerten Kationenkanälen. Ein Kationenkanal wird geöffnet, wenn sich das Membranpotenzial ändert. Im ersten Schritt wird der Spannungssensor im S4-Segment aktiviert. Dieses Transmembransegment trägt eine positive Nettoladung und kann sich daher unter dem Einfluss des elektrischen Felds bewegen. Als Folge der Depolarisation bewegt sich der Spannungssensor in Richtung des Extrazellularraums, wodurch es in den umgebenden Transmembransegmenten zu Konformationsänderungen kommt, die zur Aufweitung der Kanalpore führen (Abb. 3.5).

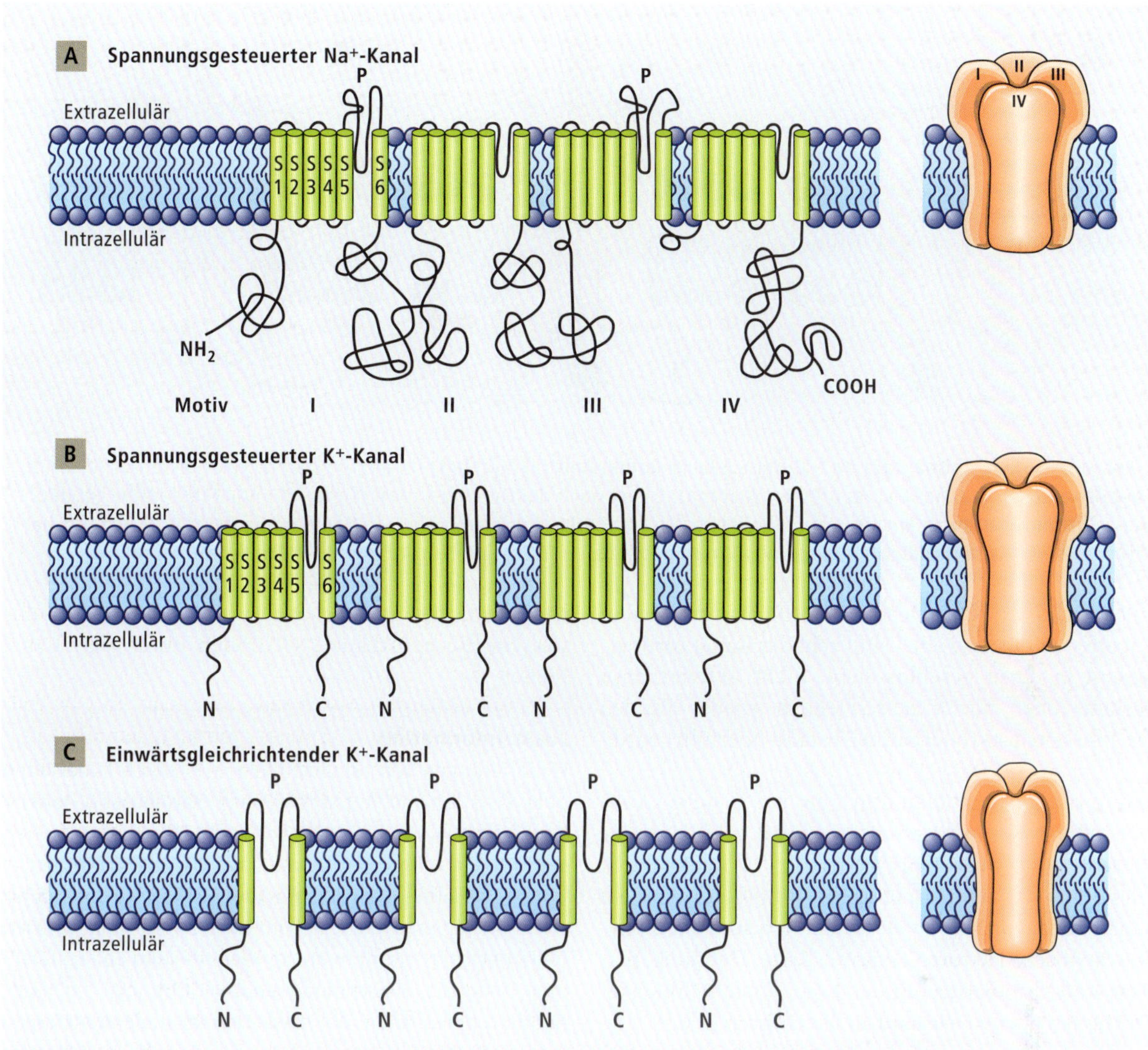

Abb. 3.4 Struktur von Ionenkanälen. **A** Spannungsgesteuerter Natriumkanal. Der Kanal besteht aus einer Polypeptidkette, die aus vier „Repeats" (Motiven I–IV) besteht. Jedes Motiv setzt sich aus sechs membrandurchspannenden Segmenten (S1–S6) und einer P-Region, welche die Pore begrenzt, zusammen. Rechts ist das hypothetische Modell eines Kanals dargestellt. **B** Spannungsgesteuerter Kaliumkanal. Er besteht aus vier Polypeptid-Untereinheiten. Jede Untereinheit ist aus sechs membrandurchspannenden Segmenten (S1–S6) aufgebaut und enthält eine P-Region. **A** und **B** unterscheiden sich in der Länge der C- und N-terminalen Enden. **C** Struktur des einwärts gleichrichtenden Kaliumkanals. Er besteht aus 4 Untereinheiten, von denen jede nur 2 membrandurchspannende Segmente aufweist. **N** N-terminales Ende, **C** C-terminales Ende der Peptidkette

Bei Repolarisation bewegt sich der Spannungssensor wieder in Richtung des Intrazellularraums, wodurch der Kanal geschlossen und neu aktivierbar wird. Dazwischen liegt der Vorgang der **Inaktivierung**.

Ionenkanäle können nämlich nach ihrer Öffnung unterschiedlich schnell inaktivieren. Während manche Kaliumkanäle bei einem bestehenden Membranpotenzial immer wieder öffnen (d. h. sie inaktivieren nicht), öffnen Natriumkanäle trotz anhaltender Depolarisation der Membran nur kurzzeitig. Innerhalb von wenigen Millisekunden werden sie geschlossen und dadurch inaktiviert. Diese Inaktivierung kommt dadurch zustande, dass zytoplasmatische Inaktivierungsdomänen (Verbindungsstücke zwischen Segmenten des Kanalproteins) nach Öffnung in den Kanal eintreten und dort an einen Rezeptor binden und so den noch offenen Kanal blockieren. Erst wenn die Membran repolarisiert wird, löst sich diese Inaktivierungsdomäne unter dem Einfluss der Konformationsänderung vom Rezeptor und gibt den Kanal wieder frei (Abb. 3.5). Auch Konformationsänderungen im Bereich des Selektivitätsfilters können zur Inaktivierung beitragen. Demnach können drei Zustände des Kanals unterschieden werden: Im „Ruhezustand" ist der Kanal **geschlossen**

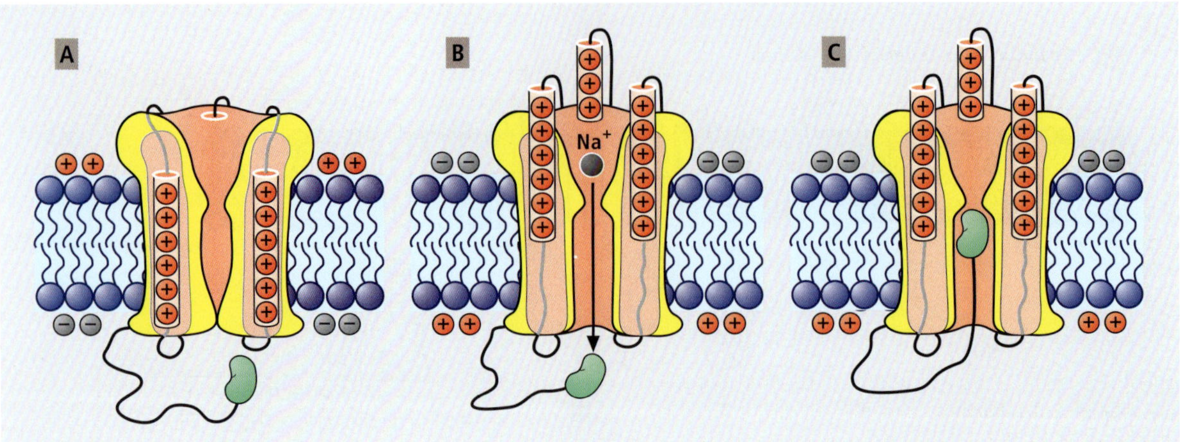

Abb. 3.5 Zustandsformen des Na^+-Kanals. A Beim Ruhepotenzial (Kanal ist im aktivierbaren, geschlossenen Zustand), B bei Depolarisation (Kanal ist im offenen Zustand), C kurz nach der Depolarisation (Kanal ist im inaktivierten, geschlossenen Zustand, der durch Eintritt einer zytoplasmatischen Inaktivierungsdomäne in den Kanal entsteht). Durch Repolarisation wird der Kanal wieder in den aktivierbaren, geschlossenen Zustand zurückgeführt. Nach Schmidt et al.

und **aktivierbar**. Nach Depolarisation tritt der Kanal in den **offenen Zustand** ein. Dann geht der Kanal vorübergehend in einen **geschlossenen, nicht aktivierbaren** Zustand über, bevor er schließlich wieder in den **geschlossenen, aktivierbaren** Zustand überführt wird.

Gating von Ionenkanälen durch andere Signale. Auch intrazelluläre second messenger wie z. B. ATP, cyclische Nucleotide (cAMP, cGMP) oder Ca^{2+} können durch Interaktion mit zytoplasmatischen Bindungsstellen des Kanals Ionenkanäle öffnen. Schließlich sind auch physikochemische Faktoren (Wärme, Kälte, Dehnung, pH-Wert und Osmolarität) in der Lage, manche Ionenkanäle in den offenen Zustand zu überführen (s. u.).

Liganden-gesteuerte Ionenkanäle. Besonders an Synapsen befinden sich Ionenkanäle, die nicht durch eine Spannungsänderung, sondern durch die Bindung eines Liganden (Transmitters) geöffnet werden. Exzitatorische Rezeptorkanäle (für die Transmitter Glutamat, Acetylcholin, ATP) bestehen ebenfalls aus mehreren transmembranären, Kanal-bildenden Untereinheiten. Ionotrope Glutamatrezeptoren bestehen aus vier (Tetramere), ionotrope Acetylcholinrezeptoren aus fünf Untereinheiten (Pentamere). Die chemische Struktur der Untereinheiten bestimmt, welcher Rezeptortyp für einen Transmitter vorhanden ist (▸Kap. 4.2.4). Inhibitorische Rezeptorkanäle (für die Transmitter GABA und Glycin) sind wie die ionotropen Acetylcholinrezeptoren aus fünf Untereinheiten aufgebaut.

Nach Bindung des Transmitters kommt es zu einer Konformationsänderung des Kanalproteins und der Ionenkanal geht vom geschlossenen Zustand in den offenen Zustand über. Danach werden die Kanäle durch Abdissoziation des Transmitters deaktiviert oder trotz Verbleib des Liganden am Rezeptor desensitisiert. Exzitatorische Rezeptorkanäle lassen Kationen, inhibitorische Rezeptorkanäle Cl^--Ionen durch den Kanal fließen.

Zusatzinformation

Veränderungen von Ionenkanälen, z. B. durch Mutationen oder Reaktion mit Autoantikörpern, können sog. **Ionenkanalerkrankungen** hervorrufen. Bei diesen Krankheiten kann die gesamte Symptomatik auf die veränderte Funktionsweise eines bestimmten Ionenkanals zurückgeführt werden. Ionenkanalerkrankungen können z. B. Ataxien (Gangunsicherheiten), manche Migräne- und Epilepsieformen, Taubheit, Muskelparalysen und Störungen der Herzfunktion hervorrufen. Bei diesen Ionenkanalerkrankungen sind meistens die Gating-Mechanismen verändert, sodass der Ionenkanal „überaktiv" ist. Häufig treten die Symptome episodenhaft auf.

Aquaporine (Wasserkanäle). In fast allen Zellmembranen befinden sich Aquaporine, die permanent geöffnet sind. Diese Membranproteine tragen die Bezeichnung **Aquaporin-1**. Wie oben angedeutet, wird in Erythrozyten und im proximalen Tubulus der Niere auch CO_2 durch Aquaporin-1 transportiert, was eine hohe Transportrate des Gases erlaubt. Daneben gibt es in den Sammelrohren der Niere (▸Kap. 13.1.2) eine zweite Art von Wasserkanälen mit der Bezeichnung **Aquaporin-2**, die erst unter der Einwirkung des Hormons Adiuretin (ADH, ▸Kap. 9.8.2) aktiviert werden.

3.1.4 Carrier-vermittelter Stofftransport durch die Membran

Für den Transport vieler polarer bzw. hydrophiler Substanzen durch die Membran stehen **Carrier** (Transporter) zur Verfügung, die eine „erleichterte Diffusion" erlauben (Abb. 3.1). Darunter versteht man einen

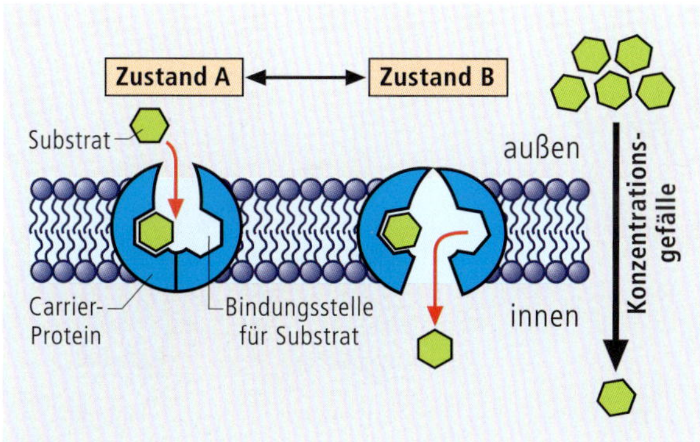

o Abb. 3.6 Schema der Funktionsweise eines Carrierproteins, das ein Substrat vom Extrazellularraum in das Zellinnere transportiert. Im Zustand **A** bindet das Carrierprotein das Substrat auf der extrazellulären Seite, im Zustand **B** wird das Substrat in das Zellinnere abgegeben

Transportprozess, der durch ein Konzentrationsgefälle angetrieben wird, dessen Geschwindigkeit jedoch durch membranständige Transportproteine (Carrier) wesentlich erhöht wird. Der Begriff „erleichterte Diffusion" wurde geprägt, bevor die Funktion der Transportproteine bekannt war.

Wie die Kanäle (s. o.) dienen auch die Carrier dem passiven Transport. Sie unterscheiden sich jedoch von diesen in einigen Merkmalen. Carrier

- haben eine geringere Transportrate als Kanäle, weil sie bei jeder Aufnahme und Abgabe eines zu transportierenden Teilchens eine Konformationsänderung durchlaufen,
- weisen nicht das Phänomen des „gating" (s. o.) auf und
- transportieren vielfach in Flusskopplung (s. u.).

o Abb. 3.6 zeigt die Funktionsweise eines solchen Carriers. Im Zustand A ist die Bindungsstelle des Carrierproteins zum Extrazellularraum hin exponiert, sodass ein Substrat aus dem Extrazellularraum an das Carrierprotein binden kann. Durch eine Konformationsänderung nimmt das Carrierprotein den Zustand B an, in dem das zu transportierende Substrat in das Zellinnere freigegeben wird. Die Konformationsänderung geschieht randomisiert, unabhängig davon, ob ein Substratmolekül gebunden ist oder nicht. Bei hoher Konzentration des zu transportierenden Substrats werden pro Zeit mehr Substratmoleküle transportiert als bei niederer Konzentration, bei der die Bindungsstellen nicht immer vollständig besetzt werden.

Uniporter sind Carrierproteine, die nur ein bestimmtes Substrat transportieren. Wie oben angedeutet, gibt es viele Carrier, die mehr als ein Substrat (zwei oder drei) in sog. **Flusskopplung,** d. h. gemeinsam in einem festen (stöchiometrischen) Zahlenverhältnis transportieren. Hierbei unterscheidet man **Symporter**, die mehrere Teilchenarten in gleicher Richtung transportieren (positive Flusskopplung), und **Antiporter**, die verschiedene Teilchenarten jeweils in entgegengesetzter Richtung befördern (negative Flusskopplung, o Abb. 3.7 A). Ein Beispiel für einen Symport ist der Symport von Na^+ und Glucose. Angetrieben von einem Natriumgefälle wird durch den Symporter zusammen mit einem Na^+ je ein Glucosemolekül in die Zelle befördert (o Abb. 3.7 B). Ein Beispiel für einen Antiport ist der Ca^{2+}/Na^+-Antiport. Bei einem bestehenden Natriumgradienten werden drei Na^+ in die Zelle hinein- und in Gegenrichtung wird ein Ca^{2+} aus der Zelle heraustransportiert (o Abb. 3.7 B).

Zusatzinformation

Bewegliche Transportvermittler sind in bestimmten Fällen auch an intrazellulären Transportvorgängen beteiligt. Hämoglobinmoleküle beschleunigen z. B. den Sauerstofftransport in den Erythrozyten: Sauerstoff, der in den Erythrozyten eintritt, wird an oberflächennahe Hämoglobinmoleküle angelagert. Diese sauerstoffbeladenen Moleküle diffundieren zum Zentrum der Zelle und transportieren

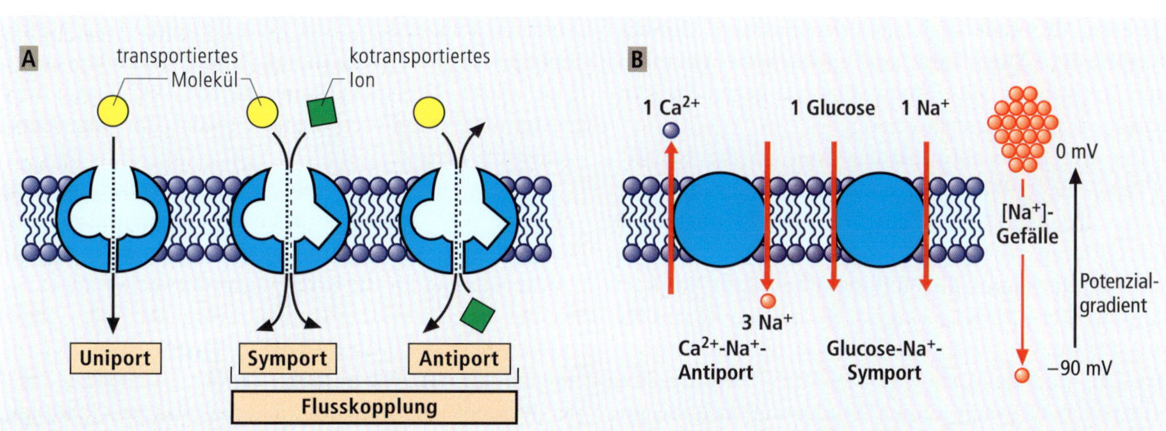

o Abb. 3.7 **A** Typen von Carriertransporten, **B** Ca^{2+}/Na^+-Antiport und Glucose-Na^+-Symport. Beide Transporter werden von einem Na^+-Konzentrationsgefälle angetrieben

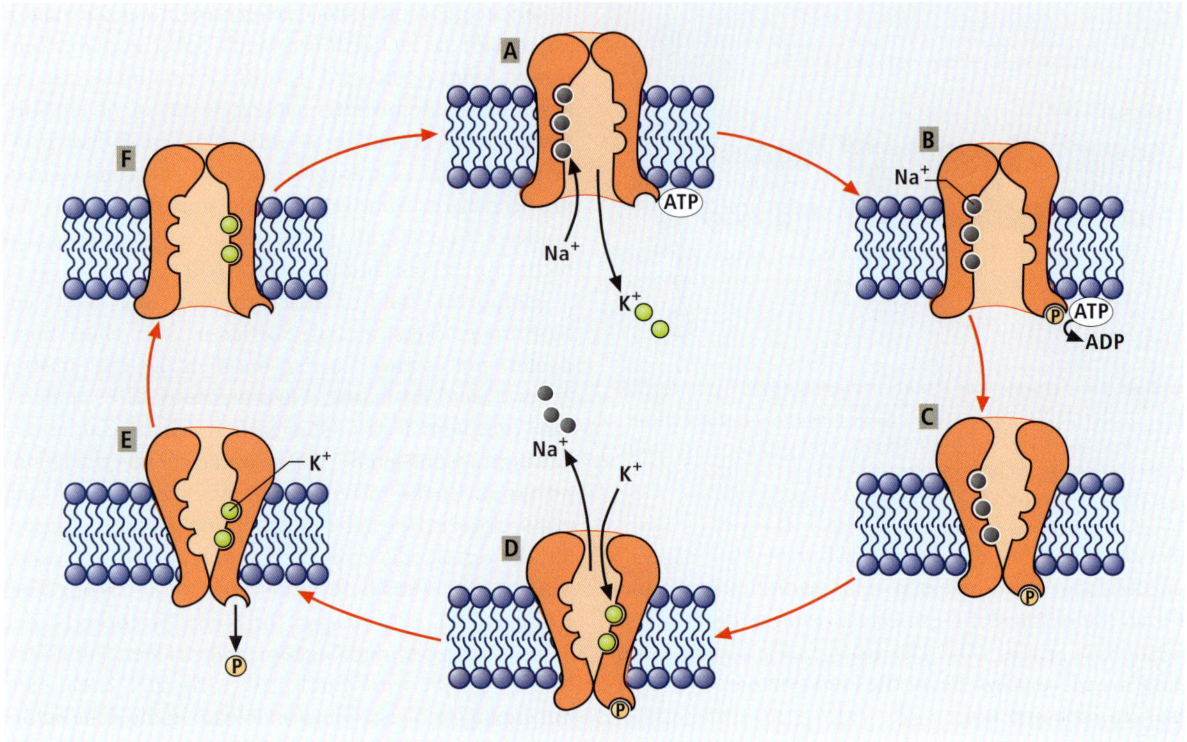

Abb. 3.8 Funktionsweise der Na^+/K^+-ATPase (siehe Text). Nach Nicholls et al.

auf diese Weise Sauerstoff in die inneren Regionen (Abb. 10.19). Die Hämoglobin-vermittelte Transportrate addiert sich zu dem Effekt der freien Diffusion. Ähnliches gilt für die Sauerstoffdiffusion in den Muskelfasern, die durch bewegliche Myoglobinmoleküle beschleunigt werden kann.

3.1.5 Aktiver Stofftransport durch Pumpen

Pumpen oder **ATPasen** (Abb. 3.1) sind Transportproteine, die an der Innenseite der Membran ATP zu ADP und Phosphat (P_i) hydrolysieren und die dabei freiwerdende Energie für den aktiven Transport nutzen. Diese ATPasen, die man auch als **primär aktive (Ionen-) Pumpen** bezeichnen kann, sind also sowohl Enzyme als auch Transporter. Sie können Substrate gegen ein Konzentrationsgefälle transportieren.

Der wichtigste aktive Transporter ist die **Na^+/K^+-ATPase**, die praktisch in allen Zellmembranen vorkommt. Ihre Funktionsweise ist in Abb. 3.8 dargestellt. „Bei Öffnung nach innen" bindet sie 3 Na^+ (A), da in dieser Konformation die Bindungsaffinität für Na^+ hoch ist, während sie für K^+ gering ist. Nach Bindung von Na^+ wird das Enzym durch Spaltung von ATP phosphoryliert (B), und dadurch eine Konformationsänderung induziert (C). Nach dieser Konformationsänderung werden die 3 Na^+ abgegeben und 2 K^+ gebunden, da die Konformationsänderung die Bindungsaffinität für Na^+ erniedrigt und für K^+ erhöht (D). Die Bindung von K^+ führt zur Dephosphorylierung (E) welche wiederum eine Konformationsänderung induziert (F).

Wie die Abb. 3.9 zeigt, werden Na^+ und K^+ gegen das Konzentrationsgefälle dieser Ionen transportiert. Da bei jedem Pumpzyklus drei Na^+ aus der Zelle heraus und im Antiport zwei K^+ in die Zelle hinein transportiert werden, wird im Nettoeffekt eine elektrische Ladung aus der Zelle hinausbefördert, also Strom erzeugt, der das Membranpotenzial (▸Kap. 4.1.1) um 5–10 mV negativer macht. Daher bezeichnet man die Na^+/K^+-ATPase als **elektrogene Pumpe**.

Die Na^+/K^+-ATPase kann 150–600 Na^+-Ionen pro Sekunde befördern. In Abhängigkeit vom Zelltyp und vom Aktivitätszustand der Zelle werden 30–70 % ihres Energieverbrauchs für diesen Transport aufgewendet. Der aktive Transport kann durch Abkühlung oder bestimmte Stoffwechselgifte (z. B. Dinitrophenol) gehemmt werden.

Die Na^+/K^+-Pumpe bewirkt, dass intrazellulär eine niedrige Na^+- und eine hohe K^+-Konzentration aufrechterhalten werden, und schafft damit eine wichtige Voraussetzung für die Erregungsprozesse (▸Kap. 4). Sie treibt aber auch andere Transportvorgänge über Carrier oder Ionenkanäle an (▸Kap. 3.1.3) und sorgt für die Regulation des Zellvolumens (▸Kap. 14.4.1). Die Na^+/K^+-Pumpe lässt sich durch herzwirksame Glykoside, z. B. Ouabain (g-Strophanthin), spezifisch hemmen.

Weitere in den Zellmembranen vorkommende Pumpen sind die Ca^{2+}-ATPase, die H^+-ATPase und die $H^+/$

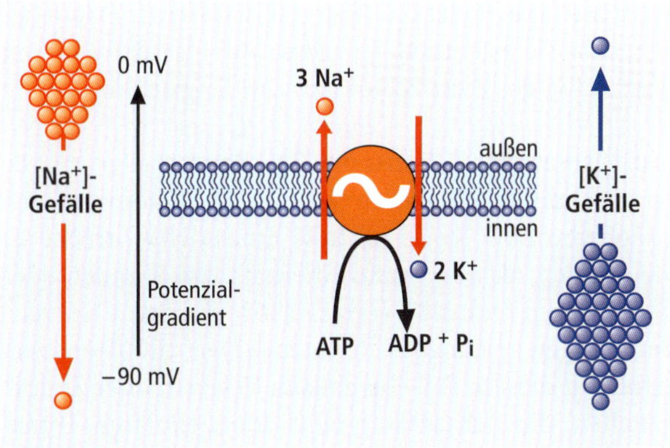

Abb. 3.9 Funktion der Na^+/K^+-ATPase in schematischer Darstellung. Mit jedem Pumpzyklus werden drei Na^+ gegen den Konzentrationsgradienten nach außen befördert und gleichzeitig zwei K^+ in die Zelle transportiert. Die Energie für diesen aktiven Transportprozess liefert die Spaltung von ATP in ADP und Phosphat. Nach Dudel

K^+-ATPase. Darüber hinaus vermitteln ATP-getriebene, d.h. primär aktive Transportproteine die Elimination von körpereigenen Substanzen und Fremdstoffen (Xenobiotika). Diese sog. **ABC(ATP-binding cassette)-Transporter** sind eine große Familie von Membranproteinen, die, wie aus dem Namen hervorgeht, ATP binden bzw. hydrolysieren und zahlreiche endogene Substrate sowie darüber hinaus viele Arzneistoffe und deren Metabolite transportieren können. Ein wichtiger Vertreter dieser Transporter ist **P-Glykoprotein**, das vor allem im Gehirn, in der Leber, im Dünndarm und in der Niere vorkommt und zur Gruppe der **MDR-Proteine** (multi drug resistance proteins) gehört. Diese exportieren z.B. aus Leberzellen hydrophobe, meist kationische Substanzen (vgl. Gallebildung ▸Kap. 12.6.3). Da MDR-Proteine häufig vermehrt in der Membran von Tumorzellen auftreten und aus diesen zytostatische Medikamente ausschleusen, sind sie ursächlich an der Resistenzentwicklung dieser Zellen gegen Zytostatika beteiligt.

3.1.6 Stofftransport durch Vesikel

Stoffe, die nicht die Zellmembran passieren können, werden in manchen Fällen durch Einstülpung der Membran in die Zelle ein- oder aus ihr ausgeschleust. Diese Vorgänge bezeichnet man als Endo- bzw. Exozytose. Die **Endozytose** erfolgt entweder als Pinozytose oder als Rezeptor-vermittelte Endozytose. **Pinozytose** bezeichnet die kontinuierliche, unspezifische Aufnahme von Extrazellularflüssigkeit über relativ kleine Vesikel, wobei alle in der Flüssigkeit gelösten Substanzen wahllos mit aufgenommen werden. Dagegen ist die **Rezeptor-vermittelte Endozytose** für bestimmte Makromoleküle spezifisch. Hierbei reagieren die zu transportierenden Makromoleküle, z.B. Insulin, LDL oder Antigene (▸Kap. 7.1.3), mit spezifischen Membranrezeptoren und lösen dadurch die Einstülpung der

3

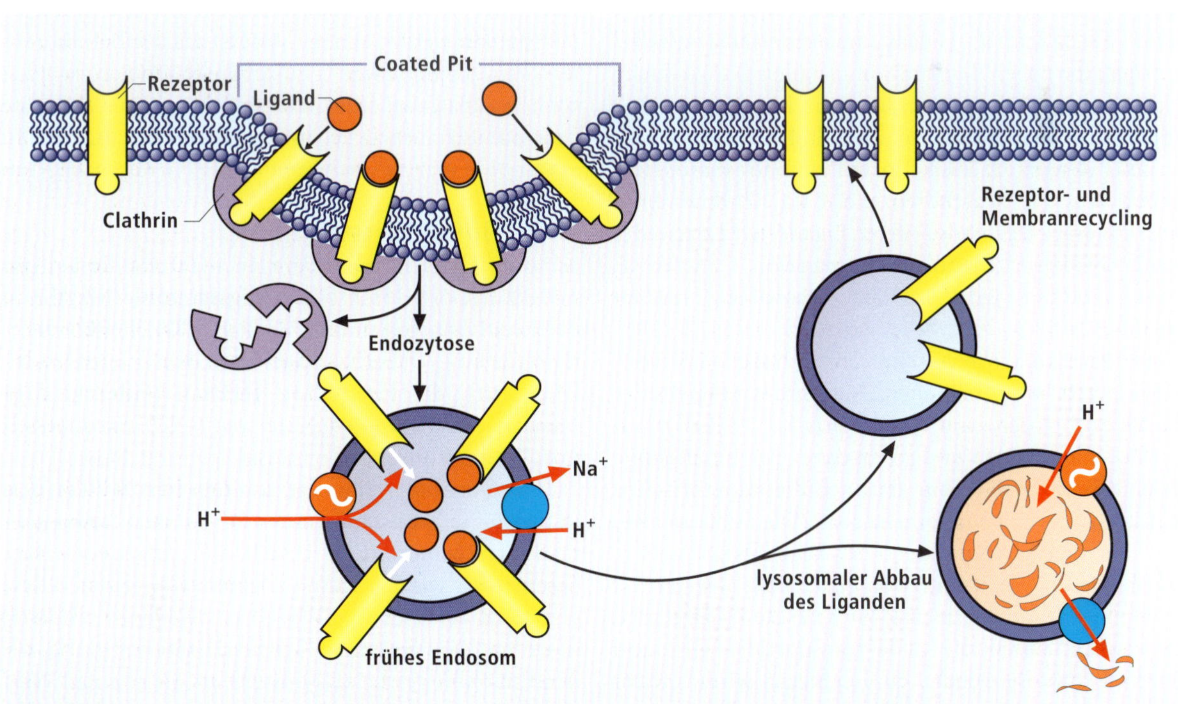

Abb. 3.10 Schema des Vorgangs der Endozytose. Liganden in der Extrazellularflüssigkeit werden an membranständige Rezeptoren gebunden, die mit dem Protein Clathrin ummantelt sind. Nach Ligandenbindung schnüren sich Vesikel mit dem gebundenen Liganden ab und wandern in das Zellinnere. Weitere Details siehe Text. Nach Silbernagl, Despopoulos

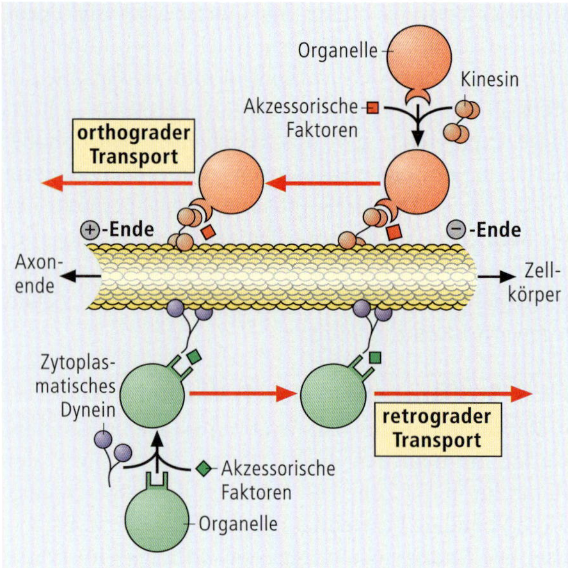

○ Abb. 3.11 Schneller axoplasmatischer Transport. Organellen werden zusammen mit akzessorischen Untereinheiten entweder an Kinesin oder an Dynein gebunden. Diese Proteine transportieren die Vesikel entlang des Mikrotubulus in Richtung Axonende oder in Richtung Zellkörper. Nach Nicholls et al.

Plasmamembran aus. ○ Abb. 3.10 zeigt diesen Vorgang. Die Endozytose beginnt meist an kleinen Einbuchtungen („pits") der Plasmamembran, die an ihrer Innenseite oft mit dem Protein **Clathrin** bestückt sind (man spricht von „coated pits"). Dieser Membranbezirk schnürt sich dann ab, sodass eine intrazelluläre Vesikel entsteht, die neben den Makromolekülen extrazelluläre Flüssigkeit enthält. Die endozytotischen Vesikel sind zunächst noch mit Clathrin umhüllt. Nach dessen Entfernung werden die Vesikel zu frühen **Endosomen**, von denen aus die Rezeptoren meist zur Zellmembran rezirkulieren. Der endozytierte Ligand wird entweder wieder exozytiert (dann spricht man von Transzytose, s. u.), oder er wird in den Lysosomen verdaut (○ Abb. 3.10).

Bei der **Exozytose** verschmelzen intrazelluläre Vesikel, die z. B. mit Hormonen, Neurotransmittern oder Enzymen beladen sind („sekretorische Vesikel"), mit der Plasmamembran und geben dabei ihre Inhaltsstoffe in den Extrazellularraum ab. Auch die sekretorischen Vesikel haben einen „Clathrin-coat". Die Stoffe werden aus den „fertig verpackten" Vesikeln ausgeschieden, sobald die Ca^{2+}-Konzentration in der Zelle ansteigt.

Wenn ein Stoff durch Endozytose in die Zelle gelangt, in Vesikeln durch die Zelle transportiert wird und durch Exozytose wieder ausgeschleust wird, spricht man von **Transzytose**. Auf diese Weise können Makromoleküle innerhalb der Zellen transportiert werden. An der Bewegung der Vesikel sind Elemente des Zytoskeletts beteiligt (▸ Kap. 1.1.3). Hierbei spielen **Motorproteine** eine Rolle, die Material dadurch transportieren, dass sie es entlang von Mikrotubuli oder anderen Elementen des Zytoskeletts aktiv entlangziehen.

Axoplasmatischer Transport in Nervenzellen. Die Axone von Nervenzellen (▸ Kap. 2.7.1) können eine Länge von über 1 m erreichen. Eine solche Strecke ist viel zu lang, als dass Stoffe innerhalb von Stunden oder Tagen durch Diffusion vom Zellkörper zu den Nervenendigungen gelangen könnten. Der Stofftransport erfolgt in diesem Fall ebenfalls in Vesikeln oder Zellorganellen, die sich entlang eines intrazellulären Transportsystems bewegen. Man unterscheidet einen **orthograden** (vom Zellkörper in die Peripherie gerichteten) und **retrograden** (von der Peripherie zum Zellkörper gerichteten) **Transport**.

Der schnellste axoplasmatische Transport erreicht eine mittlere Transportgeschwindigkeit von ca. 40 cm pro Tag. Er wird durch die Proteine **Kinesin** und **Dynein** vermittelt, welche die zu transportierenden Organellen entlang eines Mikrotubulus transportieren (○ Abb. 3.11). Neben diesem schnellen axonalen Transport beobachtet man in Axonen noch einen langsamen Transportprozess, der etwa mit der Wachstumsgeschwindigkeit übereinstimmt (ca. 1 mm/Tag).

Zusatzinformation

Der **retrograde Transport** hat auch eine besondere pathophysiologische Bedeutung, weil über diesen Weg Viren und Toxine von Nervenzellen aufgenommen und zum Zellkörper transportiert werden können. Dies ist z. B. für Herpes-zoster-Viren, die Gürtelrose verursachen, der Fall. Diese Viren können Spinalganglienzellen schädigen und damit schwere neuropathische Schmerzen verursachen (▸ Kap. 19.4.4.6).

3.1.7 Flüssigkeitstransport

Osmose. Unter Osmose versteht man einen Lösungsmitteltransport durch eine semipermeable Membran, die zwei Lösungen unterschiedlicher Teilchenkonzentration trennt. Dabei wandern die Lösungsmittelmoleküle durch die für gelöste Teilchen undurchlässige Membran in Richtung der höheren Teilchenkonzentration, bis ein Konzentrationsausgleich erreicht ist.

Zur Quantifizierung der osmotischen Verhältnisse in den Flüssigkeitsräumen des Organismus verwendet man den **osmotischen Druck**, der folgendermaßen beschrieben werden kann: In einem osmotischen System steigt der hydrostatische Druck in dem Kompartiment mit der größeren Teilchenkonzentration durch den Einstrom des Lösungsmittels an, bis er einen Wert erreicht, der einen weiteren Einstrom beendet. Der hydrostatische Gleichgewichtsdruck, der sich in einem solchen System einstellt, wird als osmotischer Druck π bezeichnet. Er ist der Differenz der Teilchenkonzentrationen (Osmolytkonzentrationen) beiderseits der semipermeablen Membran ΔC proportional:

$$\pi = R \cdot T \cdot \Delta C$$

Gleichung 3.4

In dieser van't-Hoff-Gleichung bedeuten R die allgemeine Gaskonstante und T die absolute Temperatur. Die wässrige Lösung eines Nichtelektrolyten, z. B. Glucose, in einer Konzentration von 1 mol/l weist gegenüber Wasser bei 37 °C einen osmotischen Druck von 25,45 atm (2,57 MPa) auf.

In Vielkomponenten-Lösungen, wie sie biologische Flüssigkeiten darstellen, ist der osmotische Druck der Gesamtkonzentration aller gelösten Teilchen proportional. Diese osmotische Wirkkonzentration wird als **Osmolarität** bezeichnet und in der Einheit osmol/l Lösung angegeben. Im Blutplasma ist der Lösungsraum für kleine Moleküle und Ionen dadurch eingeschränkt, dass die Makromoleküle, insbesondere Eiweiße, einen nicht unbeträchtlichen Raum einnehmen. Daher bezieht man häufig die Konzentrationsangaben für kleine Moleküle und Ionen auf den tatsächlich vorhandenen Lösungsmittelanteil, speziell auf 1 kg Lösungswasser. Die osmotische Konzentration in der Einheit osmol/kg wird dann als (temperaturunabhängige) **Osmolalität** bezeichnet.

Zellmembranen und Epithelien (▸Kap. 3.1.2) sind, wie bereits erwähnt, für manche kleinmolekulare Substanzen (z. B. Harnstoff) durchgängig und stellen aus diesem Grunde keine idealen semipermeablen Membranen dar. Allerdings besitzen sie oft eine höhere Permeabilität für Wasser als für alle gelösten Teilchen. Dies hat zur Folge, dass in der Regel ein Stoffaustausch durch Membranen und Epithelien von einem entsprechenden osmotisch bedingten Wasserstrom begleitet ist. Eine Ausnahme bilden bestimmte Epithelmembranen in den Tubuli der Niere (aufsteigender Teil der Henle-Schleife), die für Wasser praktisch impermeabel sind und aufgrund dieser Eigenschaft einen entscheidenden Beitrag zur Konzentrierung des Harns leisten (▸Kap. 13.4.1).

Die osmotische Konzentration in der extrazellulären Flüssigkeit wird durch besondere Regelmechanismen konstant gehalten (▸Kap. 14.4.1), wodurch infolge der großen Wasserpermeabilität der Zellmembran auch ein konstanter osmotischer Druck innerhalb der Zellen gewährleistet ist. Kommt es bei Störungen des Wasserhaushalts zu Veränderungen des extrazellulären Drucks, so treten Wasserverschiebungen zwischen dem extra- und dem intrazellulären Raum ein, bis jeweils der osmotische Druckausgleich erreicht ist. Bei einer extrazellulären Hypertonie (erhöhtem osmotischem Druck) strömt Wasser aus den Zellen ab, während diese bei einer extrazellulären Hypotonie (erniedrigtem osmotischem Druck) Wasser aus der Umgebung aufnehmen.

◘ **Tab. 3.3** Filtrationskoeffizient K_F für verschiedene biologische und künstliche Membranen bei 22 °C. Nach Bader

Membran	K_F ($cm \cdot s^{-1} \cdot mm\,Hg^{-1}$)
Zellmembranen	
Fibroblasten	0,1–0,2
Leukozyten	0,05–0,2
Erythrozyten	0,9–1,2
Kapillarendothelien	
Muskel	3,5
Mesenterium	70–100
Glomerulus	400–800
Künstliche Membranen	
Dialysemembranen	150–250
Zellophan	500–1300

Da Kapillarwände für kleinmolekulare Stoffe leicht passierbar sind, wirken sie als semipermeable Membranen nur für die im Plasma gelösten Proteine, die eine Molekülmasse von mehr als 60 kDa haben. Daher beeinflusst im Bereich der Kapillaren und kleinsten Venolen nur der osmotische Druck der Plasmaproteine, der **kolloidosmotische Druck** (ca. 25 mm Hg), die Wasserverteilung zwischen dem Innen- und Außenraum der Gefäße.

Filtration. Bei der Filtration wird unter dem Einfluss einer hydrostatischen Druckdifferenz ΔP Flüssigkeit durch ein Porenfilter gepresst und dabei von grobdispersen Teilchen befreit. Der Volumenfluss $\dot{V}$ bei einem solchen Filtrationsprozess durch eine Porenmembran der Fläche F beträgt:

$$\dot{V} = K_F \cdot F \cdot \Delta P$$

Gleichung 3.5

Der Proportionalitätsfaktor K_F wird als **Filtrationskoeffizient** bezeichnet und stellt ein Maß für die Filtereigenschaften der jeweiligen Membran (Größe und Anzahl der Poren) dar (◘ Tab. 3.3).

Bei den Filtrationsprozessen im Organismus werden nicht nur grobdisperse Teilchen – wie etwa Blutzellen – an den Wänden der kleinen Gefäße zurückgehalten, sondern auch gelöste Moleküle nach Maßgabe ihrer Größe voneinander getrennt. Einen solchen Vorgang bezeichnet man als **Ultrafiltration**. Wie bereits erwähnt, sind die Wände der kleinsten Gefäße für kleinmolekulare Stoffe permeabel, für hochmolekulare Plasmaproteine dagegen weitgehend impermeabel, sodass hier ein Siebeffekt eintritt. Berücksichtigt man, dass dem Flüssigkeitstransport durch die Gefäßwand unter dem Einfluss der hydrostatischen Druckdifferenz ΔP die kolloidosmotische Druckdifferenz $\Delta\pi$ entgegenwirkt, so beträgt der effektive Filtrationsdruck $P_{eff} = \Delta P - \Delta\pi$. Der Volumenfluss $\dot{V}$ lässt sich dann aus

$$\dot{V} = K_F \cdot F \cdot (\Delta P - \Delta\pi)$$

Gleichung 3.6

berechnen. Diese Beziehung bildet die Grundlage für die Beurteilung des Wassertransports im Bereich der Gewebekapillaren und der Ultrafiltration durch die Glomeruluskapillaren in der Niere (▸Kap. 13.1.2).

Da bei der Ultrafiltration Proteinanionen im Blutplasma zurückgehalten werden, stellt sich zusätzlich ein bestimmtes Verteilungsgleichgewicht, das sog. **Gibbs-Donnan-Gleichgewicht**, für kleine Ionen ein. Dieses ist dadurch gekennzeichnet, dass sich die frei diffusiblen Kationen im Lösungsraum mit der höheren Konzentration der polyanionischen Proteine, diffusible Anionen dagegen im proteinarmen Lösungsraum anreichern.

Sowohl bei der Osmose als auch bei der Filtration kann der Wasserfluss gelöste Teilchen (wie „Treibgut") mit sich reißen. Einen solchen Teilchenstrom bezeichnet man als **solvent drag** (s. u.).

In Kürze

- Beim **Stofftransport** können passive (Diffusion, Carrier-vermittelter Transport) und aktive, energieverbrauchende Prozesse unterschieden werden.
- Unter **Diffusion** versteht man die Bewegung von (gelösten) Teilchen (Soluten) aufgrund ihrer thermokinetischen Energie. Daneben können Solute auch (wiederum passiv) in einem Wasserstrom (s. u.) mittransportiert werden (**solvent drag**).
- Da hydrophile Stoffe im Gegensatz zu hydrophoben Substanzen schlecht durch Zellmembranen diffundieren können, erfolgt deren Membrantransport vorrangig mithilfe von **Transportproteinen.**
- Für den Membrandurchtritt von Ionen existieren insbesondere Spannungs- und Liganden-gesteuerte **Ionenkanäle.**
- Unter **Carriern** versteht man Transportproteine, die den Membrantransport bestimmter Stoffe erleichtern. Dabei unterscheidet man Uni-, Sym- und Antiporter.
- Eine weitere Form der Transportproteine stellen die primär aktiven **Pumpen** (ATPasen) dar. Sie nutzen die durch Spaltung von ATP gewonnene Energie zum aktiven Transport entgegen dem Konzentrationsgefälle. Der wichtigste aktive Transporter ist die Na^+/K^+-ATPase.
- Das Lösungsmittel **Wasser** kann mittels **Osmose** (Transport durch eine semipermeable Membran) sowie durch zelluläre Wasserkanäle (**Aquaporine**) passiv transportiert werden.
- Unter dem Einfluss einer hydrostatischen Druckdifferenz kann Wasser zusammen mit Soluten durch **Filtration** bzw. **Ultrafiltration** (z. B. in der Niere) transportiert werden.
- Hochmolekulare Stoffe, welche Membranen nicht passieren können, werden in manchen Fällen in Zellen eingeschleust (**Endozytose**) oder aus diesen ausgeschleust (**Exozytose**).

3.2 Epitheliale Transportprozesse

3.2.1 Barrierefunktion der Epithelien

Epithelien (▸Kap. 2.2) begrenzen den Körper nach außen sowie die Lumina der von außen zugänglichen Körperhöhlen. Sie dienen dem Stoff- und Flüssigkeitsaustausch mit der Außenwelt, z. B. im Gastrointestinaltrakt, in den Nieren, in Schweiß- und Speicheldrüsen. Epithelien bilden aber auch die Grenzflächen zwischen den Flüssigkeitsräumen (Kompartimenten) im Körperinneren. Die innere Auskleidung der Gefäßwände, das **Endothel** (▸Kap. 2.2.1), stellt einen durchlässigen einschichtigen Verband flacher Zellen dar. Obwohl sich die verschiedenen Epithelien in bestimmten Strukturmerkmalen unterscheiden, gelten für sie doch weitgehend ähnliche Funktionsprinzipien.

Polarer Aufbau der Epithelzellen. Epithelzellen sind in spezialisierter Form durch Schlussleisten miteinander verbunden und bilden auf diese Weise eine durchgehende Oberfläche. Sie besitzen eine typische polare (asymmetrische) Struktur (○Abb. 3.12): An der funktionellen Außenseite befindet sich die **apikale Membran**, die bei vielen Epithelien durch fingerartige Ausstülpungen (Mikrovilli) vergrößert ist. Man bezeichnet diese besondere Form als **Bürstensaummembran**. Die der Blutseite zugewandte Membran und die seitlich gelegenen Membranpartien bilden eine funktionelle Einheit, weil sie mit gleichartigen Transportproteinen ausgestat-

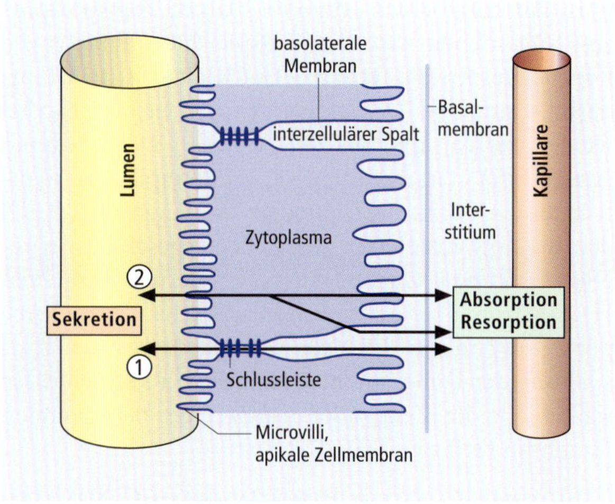

○ Abb. 3.12 Epithelzelle des Dünndarms in schematischer Darstellung. Der Stofftransport aus dem röhrenförmigen Lumen **(links)** in das Kapillarblut erfolgt auf transzellulärem oder auf parazellulärem Weg

tet sind. Daher fasst man sie auch unter einer einheitlichen Bezeichnung als **basolaterale Membran** zusammen.

Die seitlichen Membranen benachbarter Zellen begrenzen den **Interzellularspalt**. Dieser ist nach der apikalen Seite hin durch den **Schlussleistenkomplex** mehr oder weniger stark abgedichtet. Der Komplex besteht aus der eigentlichen Schlussleiste (tight junction) und aus einem gürtelförmigen Desmosom (▸Kap. 1.1.1), das dem mechanischen Zusammenhalt der Epithelzellen dient. Am basalen Ausgang des Interzellularspalts existieren keine vergleichbaren abdichtenden Strukturen.

Permeabilität der Epithelien. Die meisten Epithelien bilden Barrieren zwischen den Flüssigkeitsräumen des Körpers und dienen dem Stoff- und Flüssigkeitsaustausch zwischen benachbarten Räumen. Der transepitheliale Transport kann dabei auf zwei Wegen erfolgen (○ Abb. 3.12): Der **transzelluläre Weg** führt durch die apikale Membran, das Zytoplasma, die basolaterale Membran und meist auch über eine gewisse Strecke des Interzellularspalts. Auf dem **parazellulären Weg** erfolgt der Transport durch den Schlussleistenkomplex und den Interzellularspalt in seiner gesamten Länge.

Der Schlussleistenkomplex ist sowohl für gelöste Substanzen (Solute) als auch für Wasser bis zu einem gewissen Grade durchlässig und bestimmt die parazelluläre Permeabilität. Dabei hat man drei Arten von Epithelien zu unterscheiden:

Undurchlässige Epithelien haben eine extrem niedrige Transportrate und dienen hauptsächlich als Barriere. Man findet sie lediglich in der Epidermis und in der Harnblase.

Dichte Epithelien sind dagegen etwas durchlässig; ihr Schlussleistenkomplex ist jedoch deutlich weniger permeabel als die apikale Zellmembran. In diesem Fall erfolgt der Transport also vorwiegend transzellulär und nur zum geringen Teil parazellulär. Solche Epithelien finden sich in den distalen Nierentubuli, im Kolon und Rektum, in den distalen Gängen der Speichel- und Schweißdrüsen sowie in den Kapillarendothelien des Gehirns, die einen Teil der Blut-Hirn-Schranke (▸Kap. 19.3.2) bilden.

Lecke Epithelien haben eine hohe Transportrate und sind dadurch gekennzeichnet, dass ihr Schlussleistenkomplex permeabler ist als die apikale Zellmembran. Das dem transzellulären Stofftransport aus osmotischen Gründen folgende Wasser fließt also vorwiegend parazellulär und reißt dabei weitere Teilchen mit sich. Diesen Massentransport, der durch den parazellulären Wasserfluss bewirkt wird, bezeichnet man als **solvent drag**. Zu den lecken Epithelien gehören die Auskleidungen der proximalen Nierentubuli, des Dünndarms, der Gallenblase sowie die Azini von Pankreas, Speichel- und Schweißdrüsen. In röhrenförmigen Funktionseinheiten sind somit lecke Epithelien stets proximal und dichte Epithelien distal angeordnet.

3.2.2 Resorption und Sekretion

Der Stoff- und Flüssigkeitsaustausch im Gastrointestinaltrakt, in den Nierentubuli, aber auch in den anderen mit Epithel ausgekleideten Geweben kann prinzipiell in zwei Richtungen erfolgen. Ist der transepitheliale Transport von der funktionellen Außenseite (z. B. vom Lumen des Dünndarms) zum Interstitium der Blutseite gerichtet, so bezeichnet man den Transportprozess als **Resorption** (syn. **Absorption**). Der Transport in umgekehrter Richtung, also vom Interstitium zur Außenseite, wird **Sekretion** genannt.

Primär aktiver Transport. Der polare Aufbau der Epithelzellen kommt vor allem darin zum Ausdruck, dass die primär aktiven ATPasen meist in der basolateralen Membran lokalisiert sind. Kleine Kationen, z. B. Na^+ und K^+, werden unter Aufwendung von Stoffwechselenergie durch diese Membran gepumpt. Dadurch entstehen zwischen der Zelle und dem extrazellulären Milieu Konzentrations- und elektrische Gradienten für diese Ionen, die den passiven Ein- und Ausstrom durch die Kanäle oder über die Carrier der apikalen Membran unterhalten bzw. antreiben. Als Beispiel ist in ○ Abb. 3.13 A die Wirkung der Na^+/K^+-ATPase dargestellt, welche die transzelluläre Na^+-Resorption und K^+-Sekretion antreibt. Aldosteron (▸Kap. 16.6.3) fördert sowohl die aktive Pumpleistung als auch den passiven Na^+-Einstrom und K^+-Ausstrom durch die apikale Membran. Sog. kaliumsparende Diuretika, wie z. B. Amilorid,

3

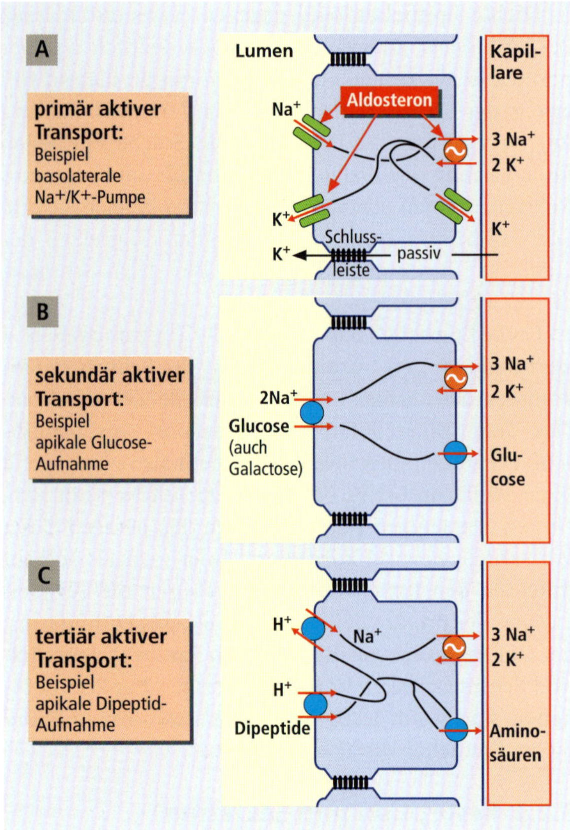

o Abb. 3.13 Aktive Transportprozesse. Der primär aktive Transport wird durch die Na^+/K^+-ATPase angetrieben, die in der basolateralen Membran lokalisiert ist (**A**), der sekundär aktive durch einen Na^+-Gradienten (**B**), der tertiär aktive durch sekundär aktiven Transport (**C**). Weitere Erklärungen s. Text. Nach Fromm und Hierholzer

hemmen den Na^+-Einstrom und damit indirekt auch den K^+-Ausstrom.

Sekundär aktiver Transport. Hierbei handelt es sich um einen passiven, Carrier-vermittelten Transport, der durch einen primär aktiven Transportprozess angetrieben wird. Ein solcher Transport verbraucht Stoffwechselenergie, allerdings nicht direkt für die Beförderung des betreffenden Stoffs, sondern für die Leistung der antreibenden Na^+/K^+-ATPase. Als Beispiel hierfür ist in o Abb. 3.13 B die Glucoseresorption dargestellt. Die aktive Na^+/K^+-ATPase transportiert Na^+ durch die basolaterale Membran und schafft dadurch einen elektrochemischen Gradienten für den Na^+-Einstrom durch die apikale Membran. Dieser Na^+-Einstrom wird durch einen Carrier vermittelt, der im Symport Glucose in die Zelle transportiert. Die ansteigende intrazelluläre Glucosekonzentration fördert dann ihren Carrier-vermittelten Ausstrom durch die basolaterale Membran.

Tertiär aktiver Transport. Hierunter versteht man einen (wiederum passiven) Carrier-vermittelten Transport, der durch einen sekundär aktiven Transportprozess angetrieben wird. Ein Beispiel hierfür bietet die Dipeptidresorption (o Abb. 3.13 C), die u. a. im Dünndarm stattfindet. Der aktive Antrieb erfolgt hierbei wieder durch die Na^+/K^+-ATPase. Der dadurch erzeugte Na^+-Gradient bewirkt an der apikalen Membran einen Carrier-vermittelten Na^+-Einstrom, durch den im Antiport H^+ aus der Zelle ausgeschleust wird. Dieser sekundär aktive Transport unterhält nun einen H^+-Einstrom über einen weiteren Carrier, der im Symport Dipeptide in die Zelle transportiert. Nach Aufspaltung der Dipeptide in Aminosäuren können diese schließlich die Zelle über Carrier der basolateralen Membran verlassen.

In Kürze

- **Epithelzellen** besitzen eine typische asymmetrische (polare) Struktur: An der Außenseite befindet sich die apikale, an der Innenseite die basolaterale Membran mit jeweils unterschiedlichen Membranproteinen. So sind z. B. ATPasen vorwiegend in der basolateralen Membran lokalisiert.
- Der **Transport** durch **Epithelien** erfolgt entweder trans- oder parazellulär.
- Bezüglich der **parazellulären Permeabilität** werden undurchlässige, dichte und lecke Epithelien unterschieden.
- Der Transport von der Außen- zur Blutseite wird als **Absorption** oder **Resorption**, der Transport in entgegengesetzter Richtung als **Sekretion** bezeichnet.

3.3 Regelprozesse

Biologische Regulationen dienen vor allem der **Homöostase**, also der Aufrechterhaltung eines konstanten inneren Milieus im Organismus. Solche Regulationsprozesse waren bereits bekannt, bevor in der Technik Regelprozesse systematisch untersucht und beschrieben wurden. Nachdem jedoch die technische Regelungslehre entwickelt war, erwies es sich als zweckmäßig, eine solche Betrachtungsweise auch auf biologische Vorgänge zu übertragen. Zwar ist es nicht möglich, grundsätzlich neue Erkenntnisse auf diese Weise zu gewinnen, doch führt die Übertragung technischer Prinzipien auf lebende Systeme (Biokybernetik) zu einer besonders übersichtlichen, häufig auch quantitativen Beschreibung biologischer Funktionen. Im Folgenden werden nur die Grundbegriffe der Regelungslehre dargestellt, Anwendungen auf die Probleme der physio-

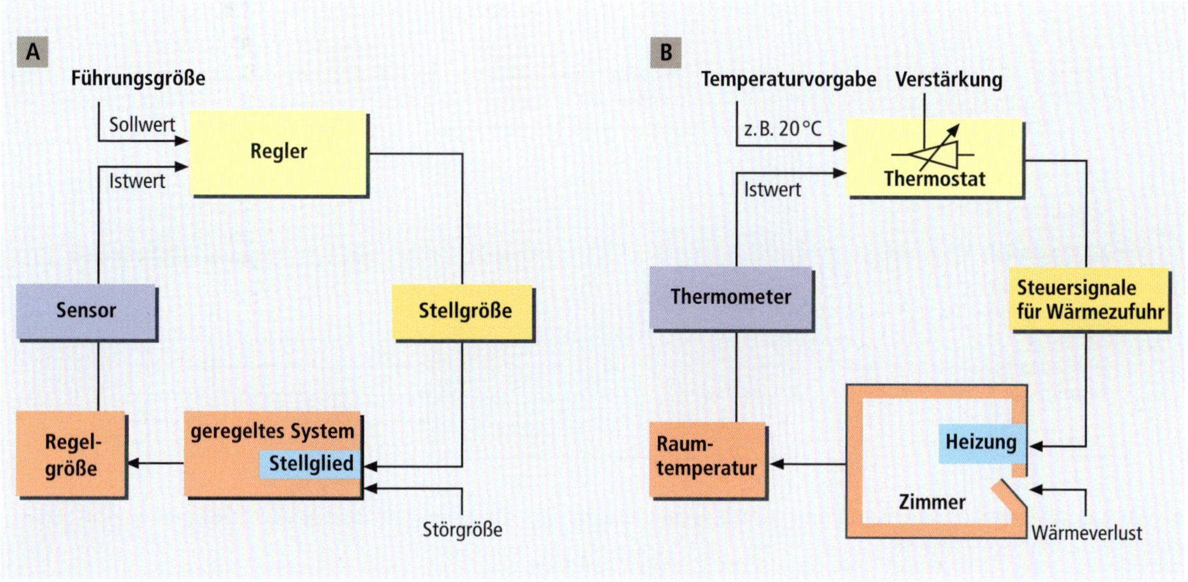

o Abb. 3.14 **A** Allgemeines Regelkreisschema, **B** konkretisiert am Beispiel eines Regelsystems für die Raumtemperatur

logischen Regulation finden sich in den entsprechenden Kapiteln.

3.3.1 Grundbegriffe der Regeltechnik

Das wesentliche Kennzeichen einer Regelung ist ein Funktionsablauf in einem geschlossenen Wirkungskreis, durch den jede Störung einer Regelgröße selbsttätig korrigiert wird. Anhand des Blockschaltbildes für einen **Regelkreis** (o Abb. 3.14 A) soll zunächst die Terminologie der Regeltechnik erläutert und gleichzeitig an dem Beispiel einer Raumthermostatisierung (o Abb. 3.14 B) konkretisiert werden. Die **Regelgröße** bezeichnet einen Zustand, der konstant zu halten ist (im Beispiel die Raumtemperatur). Der abgegrenzte Raum, in dem dies geschieht, wird als **Regelstrecke** bzw. als **geregeltes System** (Zimmer mit Heizung) charakterisiert. Eine Messeinrichtung, **Sensor** genannt (Thermometer), registriert den momentanen Wert der Regelgröße, den Istwert. Dieser wird an den **Regler** (Thermostat) übermittelt und dort mit dem Sollwert einer Führungsgröße (gewünschten Temperatur) verglichen. Sind Soll- und Istwerte voneinander verschieden, dann liegt eine Regelabweichung vor, die den Regler zu einer Korrektur der Regelgröße veranlasst. Der Korrekturbefehl wird als **Stellgröße** bezeichnet (Steuersignale für die Wärmezufuhr). Dieser veranlasst das **Stellglied** (Heizung) zur Veränderung seiner Leistung, sodass die Regelabweichung vermindert wird. Die Stellwirkung besteht solange fort, bis Ist- und Sollwert übereinstimmen.

Eine äußere Einwirkung, die eine Abweichung des Istwerts vom Sollwert verursacht, bezeichnet man als **Störgröße** (z. B. Wärmeverlust des Zimmers). Das Regelsystem sorgt dann durch eine der Störung entgegenwirkende Änderung des Stellglieds für die Korrektur des Istwerts. Eine solche Rückwirkung wird **negative Rückkopplung** (negatives Feedback) genannt.

Der Vergleich von Ist- und Sollwert innerhalb des Reglers stellt eine Rechenoperation dar, deren Ergebnis von der Verstärkung der Regeleinrichtung abhängig ist. In o Abb. 3.14 B ist die Möglichkeit einer variablen Verstärkung angedeutet. Die Regelverstärkung bestimmt die Empfindlichkeit, mit der der Regler auf Regelabweichungen reagiert.

3.3.2 Physiologische Regelkreise

Die Regelprozesse im menschlichen Organismus lassen sich im Prinzip durch das gleiche Regelkreisschema beschreiben, das in der Technik angewandt wird. Die Charakteristika der einzelnen Glieder physiologischer Regelkreise sind in o Abb. 3.15 zusammengefasst.

Regelgrößen und Sensoren. Regelgrößen, die durch einen negativen Rückkopplungsprozess im Körper konstant gehalten werden, können sowohl chemische als auch physikalische Parameter sein. Als Beispiele seien genannt: die osmotische Gesamtkonzentration, die Na^+-, Ca^{2+}- und die Glucosekonzentration im extrazellulären Flüssigkeitsraum, der pH-Wert und die Atemgaspartialdrücke im arteriellen Blut, die Körpertemperatur, der arterielle Blutdruck, das Blutvolumen und der Tonus (Spannungszustand) der Muskulatur.

Jede dieser Regelgrößen wird von spezifischen Sensoren, die den Sensoren des technischen Regelsystems entsprechen, fortlaufend kontrolliert. Die Sensoren sind im Körper jeweils dort lokalisiert, wo sich Veränderungen der betreffenden Regelgröße besonders stark auswirken. So finden sich z. B. die Blutdrucksensoren

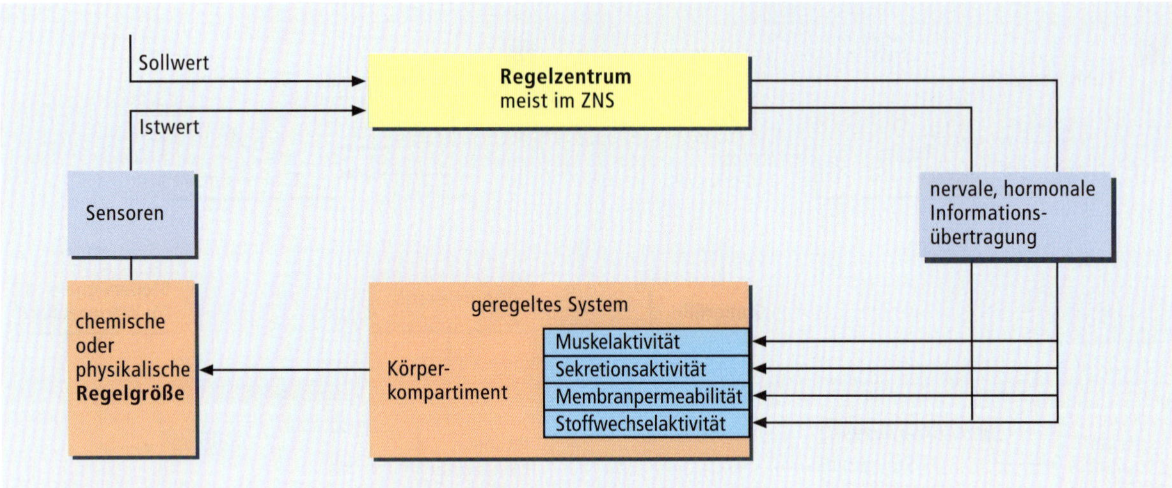

Abb. 3.15 Allgemeines Schema für biologische Regelkreise, in dem die möglichen Regelgrößen, Stellgrößen und Stellglieder zusammengefasst sind

(Pressosensoren) an bestimmten Orten des arteriellen Gefäßsystems, während das Blutvolumen von Sensoren im venösen Gefäßsystem, dem Kreislaufabschnitt mit der größten Volumenkapazität, kontrolliert wird.

Regelzentren. Jedes der genannten Regelsysteme besitzt ein eigenes Regelzentrum (Regler), das aufgrund der ständig einlaufenden Informationen eventuelle Regelabweichungen registriert und die notwendigen Korrekturen veranlasst. Die Regelzentren sind hauptsächlich im Zentralnervensystem (ZNS) und hier insbesondere im Hirnstamm und im Hypothalamus lokalisiert (▸Kap. 19.7.7). Es kommen aber auch Regelzentren in anderen Organen vor. So wird z. B. die Na^+-Konzentration u. a. von bestimmten Zellen in den harnbildenden Systemen der Niere reguliert (▸Kap. 13.2.2).

Stellgröße und Stellglieder. Die Steuerbefehle, die von den Regelzentren ausgehen, werden über zwei verschiedene Stellgrößensysteme, über das hormonelle und nervale System (▸Kap. 16 und ▸Kap. 19), an die Peripherie übermittelt.

Als Stellglieder, die aufgrund solcher Befehle ihre Aktivität verändern und damit die jeweilige Regelgröße auf den Sollwert zurückführen, können ganz verschiedenartige Funktionseinheiten wirken. Im Wesentlichen lassen sich dabei vier Arten von Stellgliedern unterscheiden: Regelgrößen können beeinflusst werden durch Änderungen der

- **Muskelaktivität** (z. B. Zunahme der Herztätigkeit bei Blutdruckabfall, Aktivitätssteigerung der Atemmuskulatur bei Abfall des arteriellen pH-Werts, oder Änderungen der Gefäßweite),
- **Sekretionsaktivität** (z. B. Schweißsekretion bei Anstieg der Körpertemperatur),
- **Transportrate** durch **Membranen** (z. B. Zunahme des Glucosetransports in Muskel- und Fettzellen bei Insulinfreisetzung oder Zunahme der Wasseraufnahme in das Sammelrohr-Epithel der Niere im Rahmen der Regulation des Wasserhaushalts und
- **Stoffwechselaktivität** (Veränderung der enzymatisch gesteuerten Stoffwechselabläufe für Eiweiße, Kohlenhydrate und Fette durch hormonelle Beeinflussung).

Die hier unter systematischen Aspekten zusammengefassten Regelprozesse lassen sich in ihrem genauen Funktionsablauf und in ihrer vollen Bedeutung erst dann verdeutlichen, wenn die anatomischen und physiologischen Grundlagen hierfür bekannt sind. Daher muss an dieser Stelle auf die Ausführungen im Speziellen Teil verwiesen werden, wobei das dargestellte Regelkreisschema als Orientierungshilfe dienen kann.

In Kürze

- **Physiologische Regelkreise** lassen sich im Prinzip durch das in der Technik angewandte Regelkreisschema mit dessen Teilkomponenten beschreiben.
- Ein solches Regelsystem sorgt für die Aufrechterhaltung des Sollwerts, indem durch negative Rückkopplung der Istwert entsprechend korrigiert wird.
- Regelgrößen können chemische oder physikalische Parameter sein.
- Die Regelzentren sind hauptsächlich im Hirnstamm und Hypothalamus lokalisiert.

4 Erregungsprozesse

Wie bereits in ▸Kap. 3 erwähnt, besitzen **alle** Körperzellen ein Ruhepotenzial, d. h. das Zellinnere ist gegenüber dem Extrazellularraum negativ geladen. Das Ruhepotenzial ist in allen Zellen des Körpers eine wesentliche Voraussetzung für Transportvorgänge und damit für zahlreiche Zellfunktionen.

Ein Teil der Körperzellen, nämlich **Nerven-** und **Muskelzellen**, werden als **erregbare Zellen** bezeichnet, weil in ihnen zusätzlich **Aktionspotenziale** entstehen können. Aktionspotenziale sind **Umpolarisierungen der Membran**, sodass die Zelle kurzfristig innen gegenüber außen positiv wird. Mithilfe von Aktionspotenzialen breiten sich Erregungen in den Nerven- und Muskelzellen aus. Im Nervensystem dient die Ausbildung und Fortleitung von Aktionspotenzialen der Nachrichtenübermittlung, im Muskel der Ausbreitung der Erregung als Initialschritt der Muskelkontraktion. Nervenzellen kommunizieren mit anderen Nervenzellen über **Synapsen** (▸Kap. 4.2). Auch die Übertragung der Erregung von Nerven- auf Muskelzellen erfolgt über Synapsen.

Dieses Kapitel beschreibt die Grundlagen des Ruhepotenzials, wobei dieses stellvertretend für alle Körperzellen in Nerven- und Muskelzellen besprochen wird. Ferner wird die Entstehung und Ausbreitung von Aktionspotenzialen in Nerven- und Muskelzellen und die Kommunikation über Synapsen dargestellt.

4.1 Ruhe- und Aktionspotenzial

4.1.1 Ruhepotenzial

Entstehung des Ruhepotenzials. Wie in ▸Kap. 3 beschrieben, weist das Zytosol einer Zelle gegenüber dem Außenraum in Ruhe ein negatives Potenzial auf. Dieses lässt sich nachweisen, wenn man eine Mikroelektrode (Spitzendurchmesser ca. 1 µm) durch die Membran in die Zelle einsticht und die Spannung gegen eine außen angelegte Elektrode misst (○Abb. 4.1). Das Messinstrument zeigt dann eine Potenzialdifferenz von etwa –70 mV (innen negativ) an. Das Ruhepotenzial hat außer in Schrittmacherzellen des Herzmuskels (▸Kap. 8.2.2) in den Cajal-Zellen der Darmwand (▸Kap. 12.1.4) sowie in bestimmten glatten Muskelzellen (▸Kap. 18.4.2) einen konstanten, für jede Zellart charakteristischen Wert, der im Bereich von –50 bis –100 mV liegt.

Die Ursache für die Negativität des Zellinneren gegenüber dem Extrazellularraum liegt vor allem

- in der unterschiedlichen Verteilung der Ionen in den beiden Räumen,
- in der selektiven Permeabilität der Membran für unterschiedliche Ionen und
- im aktiven Membrantransport.

Von der durch Stoffwechselenergie angetriebenen **Na^+/K^+-ATPase** (▸Kap. 3.1.5) werden jeweils 3 Na^+ nach außen und 2 K^+ nach innen gepumpt, sodass im Extrazellularraum eine hohe Na^+-Konzentration und im Zellinneren eine hohe K^+-Konzentration vorliegt. Beispielhaft zeigt □Tab. 4.1 die Ionenkonzentrationen innerhalb und außerhalb der spinalen Motoneurone.

Aufgrund der ATPase-Aktivität ist in Nerven- und Muskelzellen die K^+-Konzentration intrazellulär ca. 30-mal höher als extrazellulär. Da zahlreiche in der Membran lokalisierte K^+-Kanäle eine hohe Permeabilität besitzen, diffundieren K^+-Ionen, ihrem Konzentrati-

□ **Tab. 4.1** Ionenkonzentrationen innerhalb und außerhalb von spinalen Motoneuronen sowie die zugehörigen Gleichgewichtspotenziale nach der Nernst-Gleichung

Ion	Konzentration		Gleichgewichtspotenzial (mV)
	Intrazell. (mmol/l)	Extrazell. (mmol/l)	
K^+	150,0	5,5	−90
Na^+	15,0	150,0	+60
Cl^-	9,0	125,0	−70

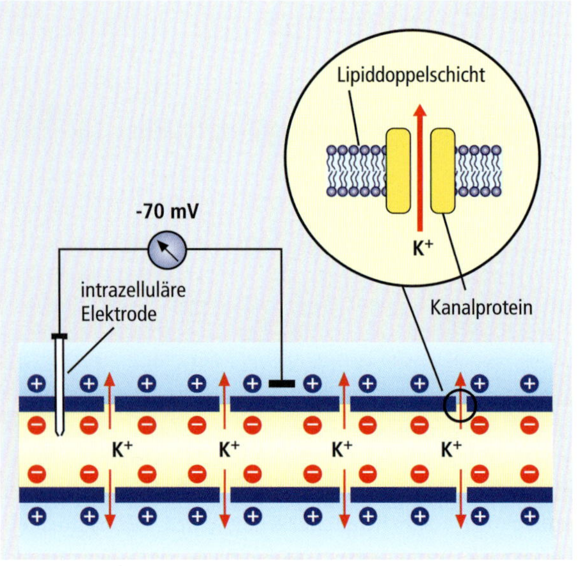

Abb. 4.1 Entstehung und Ableitung des Ruhepotenzials. K^+-Ionen haben die Tendenz, durch selektive Kanäle, die in die Lipiddoppelschicht integriert sind (Einsatzbild), nach außen zu diffundieren

onsgefälle (dem **chemischen Gradienten**) folgend, nach außen. Da große Anionen in der Zelle zurückbleiben, führt die durch die Auswärtsdiffusion von K^+ verbundene Ladungsverschiebung zu einer positiven Aufladung der Membranaußenseite (Abb. 4.2). Die Zellmembran gleicht somit einem Kondensator. Da die Zellaußenseite gegenüber dem Zellinneren positiv ist,

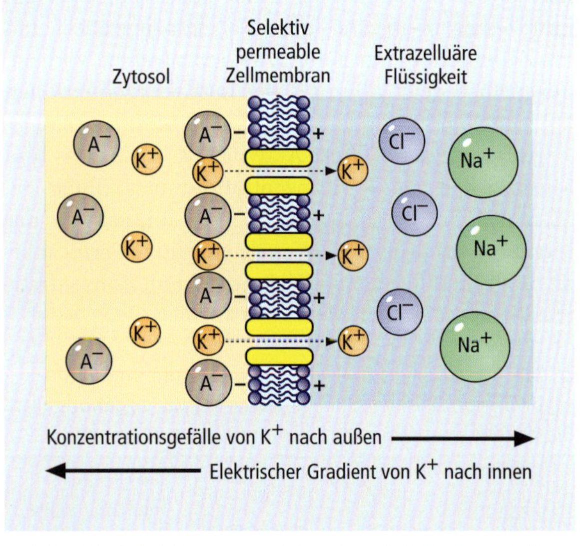

Abb. 4.2 Entstehung des Ruhepotenzials in einer Zelle. Gezeigt sind der chemische (Konzentrations-)Gradient und der elektrische Gradient für K^+. Der Ausstrom von K^+ aus der Zelle und das Zurückbleiben großer Anionen (A^-) erzeugt die Potenzialdifferenz an der Zellmembran. Beim Ruhepotenzial ist die Permeabilität für Na^+ und Cl^- sehr gering

besteht für K^+ ein **elektrischer Gradient**, der nach innen gerichtet ist, d. h. aufgrund der Ladungsverteilung strömen K^+-Ionen auch von außen nach innen. Beim Ruhepotenzial befindet sich das K^+-System nahezu im Gleichgewicht, d. h. der K^+-Ausstrom aufgrund des Konzentrationsgradienten und der K^+-Einstrom aufgrund des elektrischen Gradienten halten sich etwa die Waage. Das elektrische Potenzial, bei dem die Gradienten gleich groß sind, wird als **Gleichgewichtspotenzial** bezeichnet.

Bei bestimmten Zellen, z. B. Gliazellen (Abb. 4.3), entspricht das **Ruhepotenzial** nahezu dem **K^+-Gleichgewichtspotenzial**. Bei diesen Zellen spielt die asymmetrische Verteilung anderer Ionen (Na^+, Cl^-) praktisch keine Rolle, da die Membran für diese Ionen in Ruhe fast undurchlässig ist. Das Ruhepotenzial lässt sich dementsprechend herauf- oder herabsetzen, wenn man die extrazelluläre K^+-Konzentration verändert. Wird die extrazelluläre K^+-Konzentration verringert, nimmt der chemische Gradient von innen nach außen zu. Es werden mehr K^+-Ionen nach außen strömen und das Ruhepotenzial wird noch negativer. Wird die extrazelluläre K^+-Konzentration dagegen erhöht, nimmt der chemische Gradient ab, d. h. es strömen weniger K^+-Ionen nach außen und das Ruhepotenzial wird dadurch weniger negativ. In diesen Zellen bestimmt also die K^+-Konzentration inner- und außerhalb der Zelle die Größe des Ruhepotenzials vollständig. In quergestreiften Muskelzellen beträgt das gemessene Ruhemembranpotenzial –80 bis –90 mV und entspricht weitgehend dem K^+-Gleichgewichtspotenzial.

Das Ruhepotenzial der Nervenzellen beträgt ca. –60 bis –80 mV und entspricht damit ebenfalls weitgehend

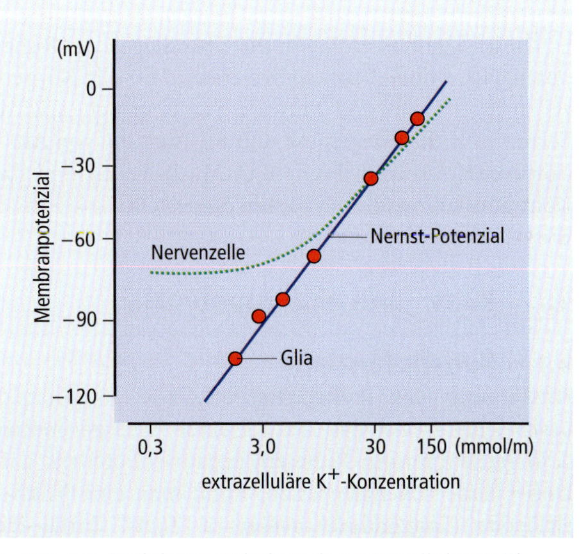

Abb. 4.3 Beziehung zwischen der extrazellularen K^+-Konzentration und dem Membranpotenzial von Glia- und Nervenzellen (Näheres s. Text)

dem K^+-Gleichgewichtspotenzial, allerdings weicht es bei Werten negativer als ca. −60 mV deutlich von diesem ab (Abb. 4.3). Die Abweichung vom berechneten K^+-Gleichgewichtspotenzial ist darauf zurückzuführen, dass die Membran in Ruhe auch in geringem Maß für Na^+ und Cl^- permeabel ist. Diese Ionen liefern entsprechend ihrer Konzentrationsverteilung (Tab. 4.1) einen kleinen Beitrag zum Ruhepotenzial.

Ergänzend ist anzumerken, dass es verschiedene Typen von Kaliumkanälen gibt, wobei nur einige von ihnen beim Ruhepotenzial offen sind. Zu diesen gehören **Einwärtsgleichrichter-Kaliumkanäle** (K_{ir}-Kanäle, ir = inward rectifier), die **2-P-Domänen-Kaliumkanäle** und ein **spannungsgesteuerter KCNQ4-Kaliumkanal**. Alle anderen Kaliumkanäle sind beim Ruhepotenzial geschlossen.

Berechnung des Gleichgewichtspotenzials. Für die Berechnung des elektrochemischen Gleichgewichtspotenzials eines Ions gilt allgemein die **Nernst-Gleichung**. Sie besagt, dass das Potenzial E dem natürlichen Logarithmus des Quotienten von äußerer Ionenkonzentration $[I]_a$ zur inneren Ionenkonzentration $[I]_i$ proportional ist:

$$E = \frac{R \cdot T}{z \cdot F} \ln \frac{[I]_a}{[I]_i}$$

Gleichung 4.1

Hierin bedeuten: R die allgemeine Gaskonstante, T die absolute Temperatur, z die Wertigkeit des Ions und F die Faraday-Konstante. Fasst man diese Größen zusammen, dann gilt (nach Umwandlung des natürlichen in den dekadischen Logarithmus, ln x = 2,3 log x) für K^+:

$$E = -61 \cdot \log \frac{[K]_i}{[K]_a} = -61 \cdot \log 30 = -90\,\text{mV}$$

Gleichung 4.2

Für die Berechnung des Ruhepotenzials unter Berücksichtigung der drei Ionenarten gilt in guter Näherung die **Goldman-Gleichung**:

$$E\,(\text{mV}) = -61 \cdot \log \frac{P_{K^+} \cdot [K^+]_i + P_{Na^+} \cdot [Na^+]_i + P_{Cl^-} \cdot [Cl^-]_a}{P_{K^+} \cdot [K^+]_a + P_{Na^+} \cdot [Na^+]_a + P_{Cl^-} \cdot [Cl^-]_i}$$

Gleichung 4.3

wobei P die jeweilige Permeabilität bezeichnet. Dabei verhalten sich $P_K:P_{Na}:P_{Cl}$ etwa wie 1:0,03:0,1. Mit den Konzentrationsdaten der Tab. 4.1 errechnet sich dann aus Gleichung 4.3 der Wert −70 mV für das Ruhepotenzial.

4.1.2 Aktionspotenzial

Ablauf des Aktionspotenzials. Der Grundprozess der Erregung einer Nerven- oder Muskelzelle besteht in einer kurzzeitigen Veränderung des Membranpotenzials. Eine solche Potenzialänderung, bei der das Zellinnere vorübergehend positiv wird, bezeichnet man als **Aktionspotenzial**. Den zeitlichen Ablauf zeigt Abb. 4.4. Ausgehend vom Ruhepotenzial (−70 mV) kommt es zu einer kurzen Umpolung der Membran auf etwa +30 mV. Da in der steilen Aufstrichphase der Polarisationszustand der Zellmembran abnimmt, wird der Vorgang als **Depolarisation** bezeichnet. Den Aktionspotenzialanteil, der den Nullwert überschreitet, nennt man **Überschuss** (overshoot). Danach kehrt das Membranpotenzial wieder auf den Ruhewert zurück (**Repolarisation**). Das gesamte Aktionspotenzial dauert bei der Nervenzelle etwa 1 ms, bei der Herzmuskelfaser 200–400 ms.

In der letzten Phase des Aktionspotenzials beobachtet man manchmal – mehr oder weniger stark ausgeprägt – eine verlangsamte Repolarisation oder auch ein Unterschreiten des Ruhewerts. Im letztgenannten Fall bezeichnet man diese Phase als **hyperpolarisierendes Nachpotenzial** oder als **Nachhyperpolarisation**.

Auslösung des Aktionspotenzials. Ein Aktionspotenzial entsteht immer dann, wenn der stabile Zustand des Ruhepotenzials durch eine partielle, schnelle Depolarisation gestört wird. Die Zelle muss hierzu um mindestens 15–20 mV depolarisiert werden. Wird die so definierte **Schwelle** (Abb. 4.4) überschritten, läuft die weitere Änderung des Membranpotenzials selbsttätig ab. Sowohl der rasche Anstieg des Aktionspotenzials als

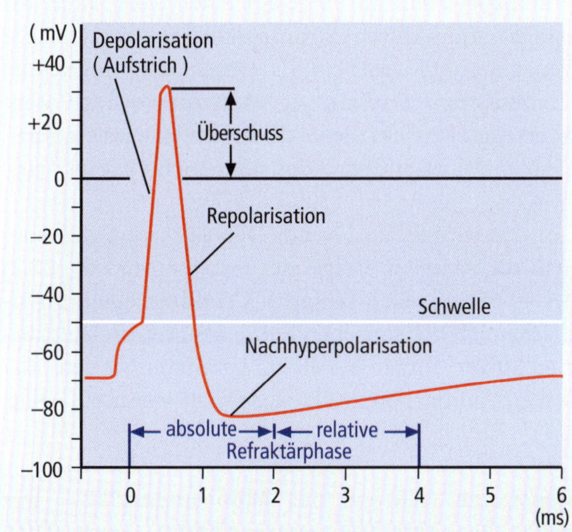

Abb. 4.4 Ablauf des Aktionspotenzials (intrazelluläre Ableitung von einer Nervenfaser)

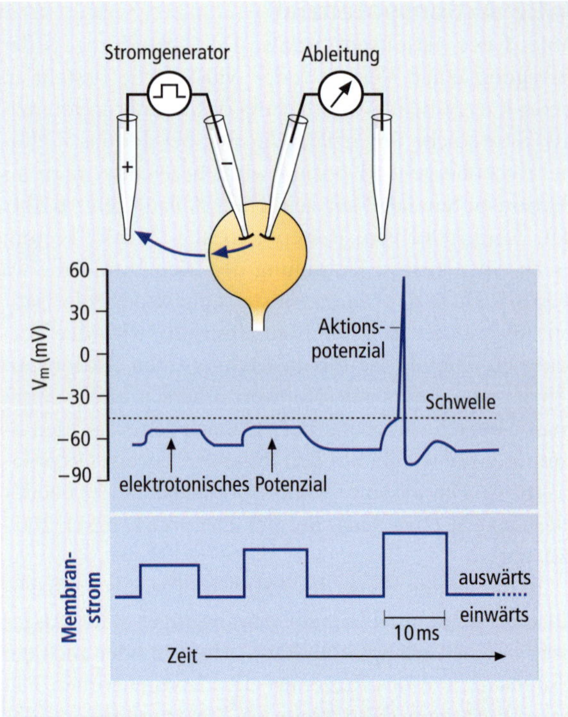

Abb. 4.5 Auslösung eines Aktionspotenzials durch Depolarisation. Durch die links abgebildete Elektrode wird Strom der Zelle zugeführt („injiziert"), mit der rechts abgebildeten Elektrode das Membranpotenzial abgeleitet. Durch Stromzufuhr (Membranstrom) wird ein elektrotonisches Potenzial erzeugt. Erreicht dieses die Erregungsschwelle, wird ein Aktionspotenzial ausgelöst

auch die anschließende Repolarisation weisen einen stets gleichförmigen Ablauf auf. Diese Konstanz des Aktionspotenzials wird als **Alles-oder-nichts-Gesetz der Erregung** bezeichnet.

Im Experiment an einer einzelnen Zelle kann die Depolarisation durch Stromzuführung in die Zelle erzeugt werden (Abb. 4.5). Durch den angelegten Membranstrom wird ein sog. **elektrotonisches Potenzial** erzeugt. Erreicht dieses die Schwelle, wird ein Aktionspotenzial nach dem **Alles-oder-nichts-Gesetz** ausgelöst.

In vivo wird die auslösende Depolarisation entweder durch die Aktivität erregender Synapsen (▸Kap. 4.2.2) oder an Sensorzellen (▸Kap. 4.3.1) durch einen physikalischen oder chemischen Reiz erzeugt. Durch elektrischen Strom können bei einem gesamten Nerven oder Muskel Aktionspotenziale ausgelöst werden (▸Kap. 4.4.1).

Ionenströme während des Aktionspotenzials. Der Anstieg des Aktionspotenzials kommt durch einen schnellen Na^+-Einstrom in die Zelle, der Abfall des Aktionspotenzials durch einen K^+-Ausstrom aus der Zelle (Abb. 4.6) zustande. Ursache für den schnellen Anstieg des Aktionspotenzials in der Aufstrichphase ist eine plötzliche Zunahme der Membranpermeabilität für Na^+. Während – wie erwähnt – die Zellmembran in Ruhe für Na^+ praktisch undurchlässig ist, wird die Na^+-Permeabilität durch die auslösende Depolarisation erhöht. Na^+-Ionen, die im Außenraum eine etwa 10-mal höhere Konzentrationen als im Zellinneren haben (Tab. 4.1), können nun, ihrem Konzentrationsgefälle folgend, in die Zelle einströmen. Auch der elektrische Gradient weist für Na^+ nach innen, da die Zelle innen negativ ist. Da Na^+ während des Ruhepotenzials weit von seinem Gleichgewicht entfernt ist (dieses liegt bei etwa +60 mV), strömen Na^+-Ionen bei Öffnung der Na^+-Kanäle explosionsartig in die Zelle ein. Hierbei führt der initiale Na^+-Einstrom zur Öffnung weiterer Na^+-Kanäle, wodurch sich lawinenartig rasch alle Na^+-Kanäle öffnen und „autoregenerativ" ein Aktionspotenzial nach dem Alles-oder-nichts-Gesetz erzeugen.

Neben der Aktivierung der Na^+-Kanäle trägt auch die Schließung von Kaliumkanälen (der K_{ir}-Kanäle), die im Ruhepotenzial offen sind, zur Entstehung des Aktionspotenzials bei: Durch die Depolarisation gelangt Spermin, ein Polyamin, aus dem Zytoplasma in den K^+-Kanal, blockiert diesen und unterbindet damit den Kaliumauswärtsstrom. Durch Sistieren dieses K^+-Ausstroms kommt der Na^+-Einstrom stärker zum Tragen.

Mit dem Na^+-Strom werden Ladungen durch die Membran transportiert, d. h. es fließt ein elektrischer Strom, auf den man das Ohm-Gesetz anwenden kann. Danach ist der Strom I der wirksamen Spannung, also der Differenz zwischen dem Membranpotenzial E_M und dem Gleichgewichtspotenzial des jeweiligen Ions E_I, proportional:

$$I = g_I \cdot (E_M - E_I)$$

Gleichung 4.4

wobei g_I die **Leitfähigkeit** bezeichnet ($g_I = 1/R$). Die Ionenleitfähigkeit ist ein geeignetes Maß für die Charakterisierung der Membranpermeabilität.

Der starke Na^+-Einstrom depolarisiert die Membran schnell. Daher nimmt mit diesem der nach innen gerichtete elektrische Gradient für Na^+ rasch ab und dreht sich durch die Positivierung des Zellinneren sogar um. Theoretisch könnte wegen des Überwiegens des chemischen Gradienten solange Na^+ in das Zellinnere einströmen, bis das Gleichgewichtspotenzial von Na^+ bei +60 mV erreicht ist (bei diesem Potenzial wären der nach innen gerichtete chemische Gradient und der dann nach außen gerichtete elektrische Gradient gleich groß). Doch bevor das Na^+-Gleichgewichtspotenzial erreicht ist, bricht der Na^+-Einstrom ab, weil die Na^+-Kanäle durch die Depolarisation **rasch**

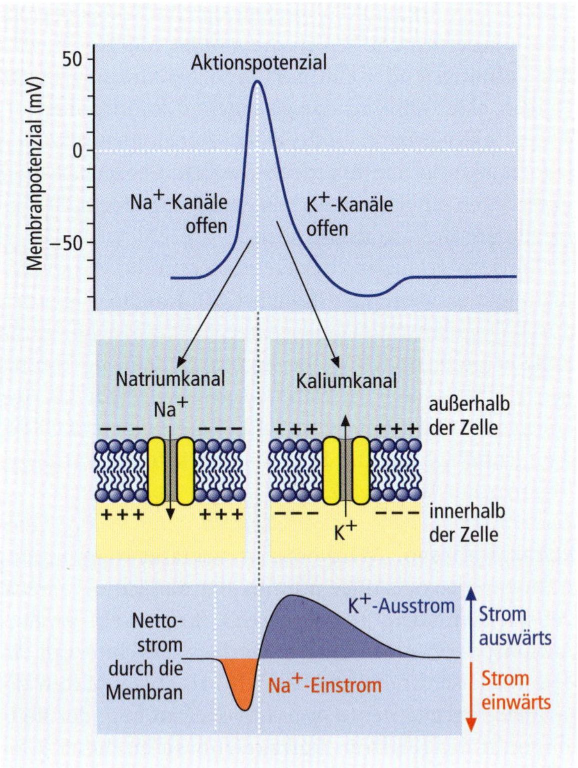

Abb. 4.6 Ionenströme während des Aktionspotenzials

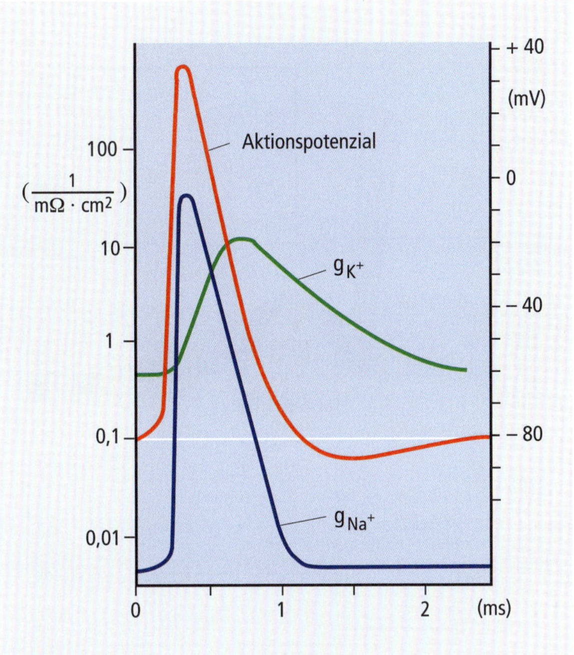

Abb. 4.7 Änderung der Membranleitfähigkeit für Na^+ (g_{Na^+}) und K^+ (g_{K^+}) beim Ablauf des Aktionspotenzials. **Linke Ordinate:** auf die Oberfläche bezogene Leitfähigkeit ($m\Omega^{-1} \cdot cm^{-2}$) in logarithmischem Maßstab, **rechte Ordinate:** intrazelluläres Potenzial (mV)

inaktiviert werden (▸Kap. 3.1.3). Es erfolgt eine Umkehr der Potenzialänderung in Richtung auf das Ruhepotenzial, die **Repolarisation**, die durch zwei Vorgänge bewirkt wird:

- eine schnelle Abnahme der Na^+-Leitfähigkeit und
- einen verzögerten Anstieg der K^+-Leitfähigkeit und des K^+-Ausstroms durch K_v-Kanäle (Abb. 4.6).

Der K^+-Ausstrom nimmt zu, weil sich K^+ bei Depolarisation von seinem Gleichgewicht entfernt. Ist der Extrazellularraum gegenüber dem Intrazellularraum negativ, wie es bei der Spitze des Aktionspotenzials der Fall ist, sind in diesem Zeitraum für K^+ sowohl der chemische als auch der elektrische Gradient nach außen gerichtet. Die rasche Zunahme des K^+-Ausstroms führt zur Repolarisation, welche die Zelle zum Ruhepotenzial zurückbringt. Durch Annäherung an das Ruhemembranpotenzial werden die K_{ir}-Kanäle wieder deblockiert.

Die während des Aktionspotenzials stattfindenden Leitfähigkeitsänderungen, die mit einer speziellen Messtechnik (Voltage-clamp-Methode) erfasst werden können, sind in Abb. 4.7 zusammengefasst. Aus ihr wird deutlich, dass

- die **Aufstrichphase** des Aktionspotenzials durch einen steilen Anstieg der Na^+-Leitfähigkeit,
- die **Repolarisationsphase** durch einen schnellen Abfall der Na^+-Leitfähigkeit und einen langsamen Anstieg der K^+-Leitfähigkeit und
- die **Nachhyperpolarisation** durch eine zeitlich begrenzte und zusätzliche verzögerte K^+-Leitfähigkeit zustandekommt. Dem liegt eine Öffnung Calcium-aktivierter K^+-Kanäle zugrunde, die infolge von Calciumfluxen durch Ca_v-Kanäle in der Membran während des Aktionspotenzials auftritt.

Da bei einem einzelnen Aktionspotenzial nur wenige Na^+ nach innen und nur wenige K^+ nach außen gelangen, wird die Konzentrationsverteilung dadurch nur geringfügig verändert. Es könnten somit mehrere tausend Aktionspotenziale über die Faser geleitet werden, bevor eine wesentliche Verminderung der Konzentrationsdifferenzen eintritt. Auf die Dauer ist jedoch zur Aufrechterhaltung der Ionenverteilung die Aktivität der Na^+/K^+-ATPase und damit ATP erforderlich.

Die beschriebenen Ionenströme werden bevorzugt mithilfe der sog. **Patch-clamp-Technik** abgeleitet. Hierbei wird eine Elektrode auf die Membran aufgesetzt. Durch einen mittels Saugen erzielten Unterdruck wird die Membran in der Elektrodenspitze aufgebrochen, sodass die Flüssigkeit der Elektrode mit dem intrazellulären Raum in Verbindung tritt. Diese Ableitkonfiguration ist die sog. Whole-cell-Patch-clamp-Technik, die es erlaubt, den Gesamtstrom durch die Membran abzuleiten. Darüber hinaus erlaubt die Patch-clamp-Technik auch die Ableitung von Strömen durch einzelne Ionenkanäle. Hierzu wird nach dem Aufsetzen der Elektro-

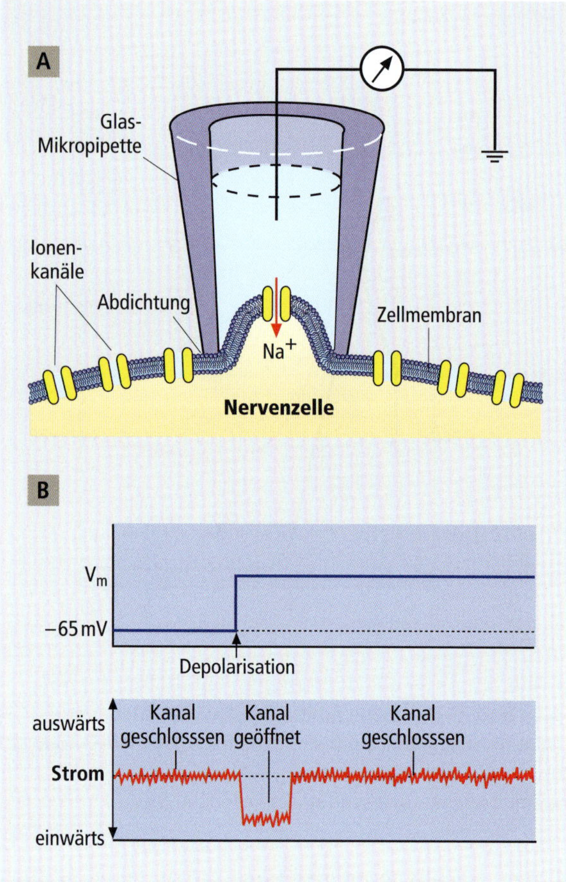

o Abb. 4.8 Messungen von Ionenströmen durch Einzelkanäle mit der Patch-clamp-Methode. **A** Patch-Clamp-Pipette mit angesaugtem Membranstück, das in der Pipettenspitze nur einen oder allenfalls wenige Ionenkanäle enthält. Bei Kanalöffnung tritt ein Stromfluss auf. Wichtig ist, dass durch entsprechende Abdichtung des Membranstücks der Strom nur über dieses Stück in der Pipette fließt. **B** Strom fließt durch einen einzelnen Natriumkanal, der durch Depolarisation der Membran ausgelöst wird

denspitze auf die Zellmembran das Membranstück unter der Elektrodenspitze aus der Membran herausgelöst (o Abb. 4.8 A). In diesem isolierten Membranfleck lässt sich dann der Strom durch einzelne Ionenkanäle messen. o Abb. 4.8 B zeigt einen Natriumkanal, der zunächst geschlossen ist und nachfolgend durch Depolarisation der Zellmembran geöffnet wird. Für kurze Zeit fließt nun ein Strom, bis der Kanal inaktiviert wird. Einzelkanalmessungen ergaben, dass nicht alle Kanäle zum gleichen Zeitpunkt geöffnet werden. Die Aktivierung eines Kanals zeigt sich in einer Erhöhung der Öffnungswahrscheinlichkeit. Im statistischen Mittel verhalten sich die Einzelkanalströme wie der gemessene Gesamtstrom.

Während beim Aktionspotenzial die Na^+-Kanäle nach der Schließung zunächst nicht wieder aktivierbar sind (s. u.), öffnen und schließen sich die K^+-Kanäle der Nervenfasern mehrfach nacheinander mit zunehmender Öffnungstendenz in der Repolarisationsphase. Sie bleiben also während der gesamten Aktionspotenzialdauer aktivierbar. Andere K^+-Kanaltypen können jedoch auch in den inaktiven Zustand übergehen oder unterliegen einer zusätzlichen Steuerung durch die intrazelluläre Ca^{2+}-Konzentration.

In den Membranen der Dendriten und der Axonendigungen existieren außerdem **Ca^{2+}-Kanäle**, die einen durch Depolarisation ausgelösten Ca^{2+}-Einstrom in die Zelle ermöglichen. Eine besondere Bedeutung kommt den Ca^{2+}-Kanälen in den Herzmuskelzellen zu. Ihr komplexer Öffnungs- und Schließmechanismus bildet die Grundlage für die Beeinflussbarkeit der kardialen Ionenströme (▸ Kap. 8.2.2).

Refraktärphasen. Wird eine Nervenfaser während des Aktionspotenzials oder unmittelbar danach mit einem depolarisierenden Strom gereizt, kann kein zweites Aktionspotenzial ausgelöst werden. Das Intervall, in dem die Faser unerregbar ist, wird als **absolute Refraktärphase** bezeichnet (o Abb. 4.4). Darauf folgt der Zeitabschnitt der **relativen Refraktärphase**. In dieser können zwar Aktionspotenziale ausgelöst werden, doch ist dafür eine stärkere Depolarisation erforderlich, d. h. die Aktivierungsschwelle ist erhöht, und die Amplituden dieser Aktionspotenziale sind kleiner. Die fehlende bzw. verminderte Erregbarkeit in der Refraktärphase beruht auf der beginnenden Inaktivierung der Na^+-Kanäle beim Aufstrich des Aktionspotenzials (s. o.). Erst wenn die Zelle repolarisiert wird, gehen die Na^+-Kanäle wieder in den geschlossenen aktivierbaren Zustand über (▸ Kap. 3.1.3).

Durch die absolute Refraktärphase ist die theoretische Maximalfrequenz festgelegt, mit der Aktionspotenziale ausgelöst und über die Faser geleitet werden können. Beträgt die absolute Refraktärphase 2 ms, so müssen die Aktionspotenziale mindestens einen zeitlichen Abstand von 1/500 s haben: Die Maximalfrequenz wäre dann 500 Hz. Normalerweise beträgt jedoch die Frequenz der Aktionspotenziale im Nervensystem höchstens 200 Hz.

Einflüsse auf die Erregbarkeit. Die Aktivierung der Na^+-Kanäle ist durch verschiedene extrazelluläre Einwirkungen beeinflussbar. Bei einer **Erniedrigung** der **Ca^{2+}-Konzentration** ist die Schwelle für die Auslösung des Aktionspotenzials zu negativeren Werten, also in Richtung auf das Ruhepotenzial hin, verlagert. In diesem Fall kann bereits eine sehr kleine Depolarisation Aktionspotenziale auslösen. Eine Konzentrationsabnahme des ionisierten Calciums im Blut kann so zum Krankheitsbild der Tetanie (▸ Kap. 16.4.3) führen, das

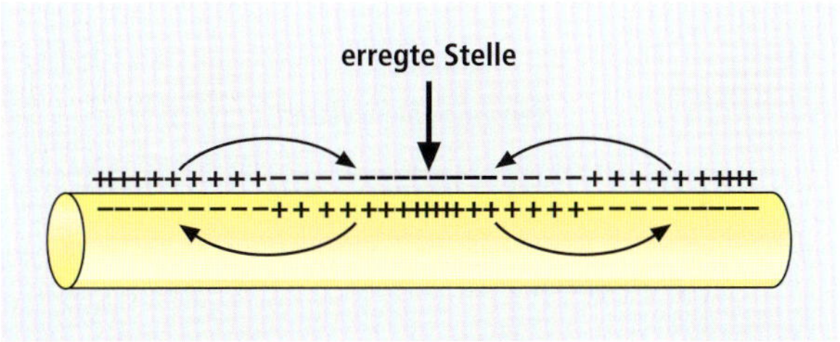

o Abb. 4.9 Stromflüsse zwischen einer erregten Stelle und benachbarten, nicht erregten Stellen einer Nervenfaser

durch unkontrollierte Muskelerregungen und Krämpfe gekennzeichnet ist. Bei **Erhöhung** der **Ca^{2+}-Konzentration** wird die Erregbarkeit dagegen vermindert.

4.1.3 Fortleitung von Aktionspotenzialen

Prinzip der Erregungsleitung. Wie aus o Abb. 4.9 ersichtlich, weist eine erregte Stelle (d. h. eine Stelle, die durch ein Aktionspotenzial umpolarisiert wurde) ein Ladungsgefälle gegenüber den benachbarten (unerregten) Stellen auf. Diese Potenzialunterschiede innerhalb und außerhalb der Faser lösen lokale Ströme aus, die dazu führen, dass die noch nicht erregte Membran in der Nachbarschaft der erregten Membran ebenfalls depolarisiert wird. Durch diesen Stromfluss wird nun zunächst ein **elektrotonisches Potenzial** (s. o.) ausgelöst. Ist die lokale Depolarisation an der Nachbarstelle so groß, dass die Schwelle für die Aktivierung der Na^+-Kanäle erreicht wird, entsteht an ihr ein Aktionspotenzial. Bis zu dessen Auftreten vergeht allerdings eine gewisse Zeit, weil die elektrische Membrankapazität über den inneren und äußeren Leitungswiderstand der Faser entladen werden muss. Außerdem nimmt die Amplitude des elektrotonischen Potenzials mit der Entfernung von der auslösenden Stelle ab, sodass diese Art der Erregung „lokal" bleibt. Erst der Vorgang einer immer wieder neuen Auslösung eines Aktionspotenzials an den noch nicht erregten Nachbarstellen führt dazu, dass Aktionspotenziale sich über die Nervenfaser ausbreiten und die Information über das gesamte Axon weitergeleitet wird.

Wie die o Abb. 4.9 weiterhin zeigt, kann eine erregte Stelle sowohl auf die linke als auch auf die rechte Nachbarstelle depolarisierend wirken. Tatsächlich breiten sich Aktionspotenziale von einer erregten Stelle in beide Richtungen aus, wenn das erste Aktionspotenzial inmitten einer Nervenfaser, z. B. durch eine Reizelektrode, ausgelöst wird. Unter in-vivo-Bedingungen werden die Aktionspotenziale aber am „Ursprung" einer Nervenfaser ausgelöst, insbesondere am Axonhügel (s. u.). In diesem Fall kann sich das Aktionspotenzial nur in eine Richtung ausbreiten, weil die zuvor erregte Stelle noch refraktär ist und dadurch nicht erregt werden kann.

Kontinuierliche und saltatorische Fortleitung der Aktionspotenziale. In einer **marklosen Nervenfaser** und in einer **Muskelfaser** breitet sich das Aktionspotenzial **kontinuierlich** von einer Stelle zur nächsten aus (o Abb. 4.10). In einer **markhaltigen Nervenfaser** sind die meisten Membranflächen jedoch durch **Myelin** isoliert, und Ströme können nur im Bereich der **Ranvier-Schnürringe** durch die Membran fließen. Die Stromlinien greifen daher, wie o Abb. 4.10 zeigt, vom erregten

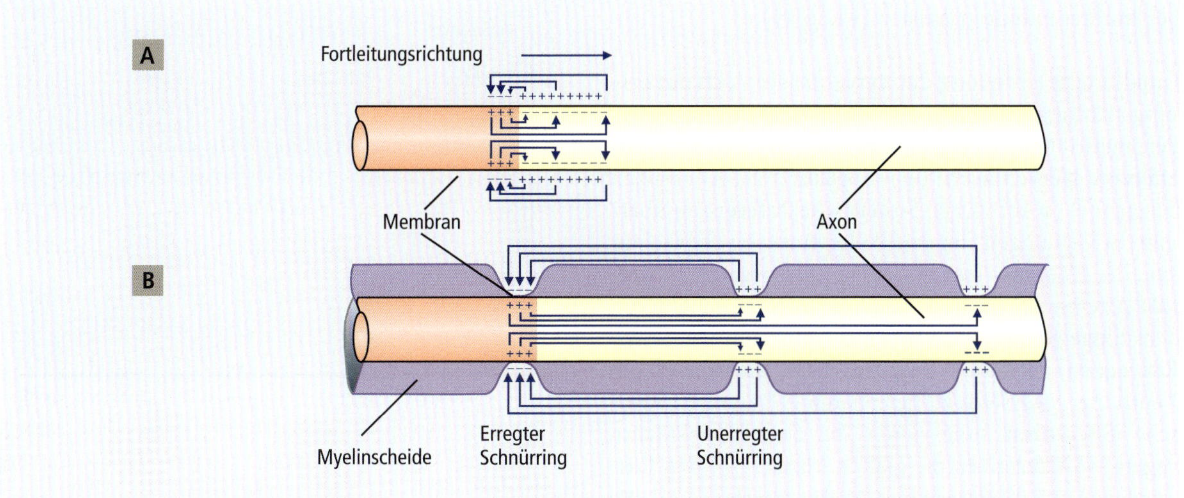

o Abb. 4.10 Fortleitung der Erregung in Nervenfasern durch lokale Stromkreise an der Erregungsfront. Erregte Axonabschnitte sind hellrot markiert. **A** kontinuierliche Erregungsleitung in der marklosen Faser, **B** saltatorische Erregungsleitung in der markhaltigen Faser. Die Internodalstrecke zwischen den Schnürringen wird von den Stromlinien übersprungen

zum nächsten unerregten Schnürring über und bewirken dort durch Depolarisation ein neues Aktionspotenzial. Eine solche **saltatorische Erregungsleitung** hat den Vorteil, dass infolge der **schnellen Überwindung** des **Internodiums** (Strecke zwischen zwei Schnürringen) eine hohe Erregungsleitungsgeschwindigkeit erzielt wird. Außerdem werden wegen der kleinen Fläche des Internodiums nur wenige Ionen ausgetauscht, was den ATP-Verbrauch gering hält.

Eine wichtige Voraussetzung für die saltatorische Fortleitung des Aktionspotenzials ist allerdings, dass die Stromlinien weit genug ausgreifen, sodass der nächste Schnürring ausreichend stark depolarisiert wird. Dies wird durch die **Zunahme** des **Innendurchmessers** der Nervenfaser erreicht. Je größer der Innendurchmesser ist, desto kleiner ist der Innenwiderstand für die Ströme (der Widerstand an der Außenseite der Faser ist ohnehin sehr gering und spielt daher keine Rolle). Aus diesem Grund ist eine Faser mit hoher Leitungsgeschwindigkeit immer dadurch charakterisiert, dass sie erstens eine Myelinscheide hat und zweitens einen großen Innendurchmesser aufweist.

4.1.4 Informationsübertragung in Nervenfasern

Aktionspotenziale („Nervenimpulse"), die über die Nervenfasern fortgeleitet werden, dienen, wie erwähnt, der Informationsübertragung im Organismus. Hierbei wird die **Quantität** einer Information (z. B. die Signalisierung der Stärke eines sensorischen Reizes) durch die **Frequenz** der **Aktionspotenziale** vermittelt (s. u.). Die **Qualität** einer Nachricht wird andererseits dadurch eindeutig übermittelt, dass Reize oder neuronale Prozesse nur Nervenfasern bzw. Nervenzellen mit bestimmter Funktion erregen (▸ Kap. 19).

Funktionelle Einteilung der Nervenfasern nach der Leitungsrichtung. Fasern, welche die Erregung von der Peripherie zum Zentralnervensystem leiten, werden als **afferente Nervenfasern** oder abgekürzt als **Afferenzen** bezeichnet (○ Abb. 4.11). **Somatische Afferenzen** übermitteln Meldungen von den Skelettmuskeln, den Gelenken, der Haut und den höheren Sinnesorganen. **Viszerale Afferenzen** leiten dem Zentrum Nachrichten von den Eingeweiden zu. **Efferente Nervenfasern** (kurz: **Efferenzen**) vermitteln umgekehrt Informationen vom Zentralnervensystem zu peripheren Organen. **Motorische Efferenzen** innervieren die Skelettmuskulatur, **vegetative Efferenzen** die glatten Muskeln in den Eingeweiden und Gefäßwänden sowie das Herz und die Drüsen (○ Abb. 4.11).

Funktionelle Einteilung der Nervenfasern nach der Erregungsleitungsgeschwindigkeit. Nervenfasern werden darüber hinaus danach unterschieden, ob sie, wie oben beschrieben, myelinisiert oder unmyelinisiert sind und mit welcher Geschwindigkeit die Aktionspotenziale in ihnen fortgeleitet werden. Die Unterschiede in der Leitungsgeschwindigkeit lassen sich nachweisen, wenn man einen gemischten Nerven, in dem die verschiedenen Faserarten enthalten sind, elektrisch reizt und in einiger Entfernung vom Reizort das **Summenaktionspotenzial** (SAP) ableitet. Das SAP entsteht durch Überlagerung der Aktionspotenziale einzelner Fasern. Es zeigt den in ○ Abb. 4.12 dargestellten Kurvenverlauf. Im ersten Hügel summieren sich die Aktionspotenziale der schnellleitenden **A-Fasern**, die nach ihren Erregungsleitungsgeschwindigkeiten vier verschiedenen Untergruppen (Aα–Aδ) zugeordnet wer-

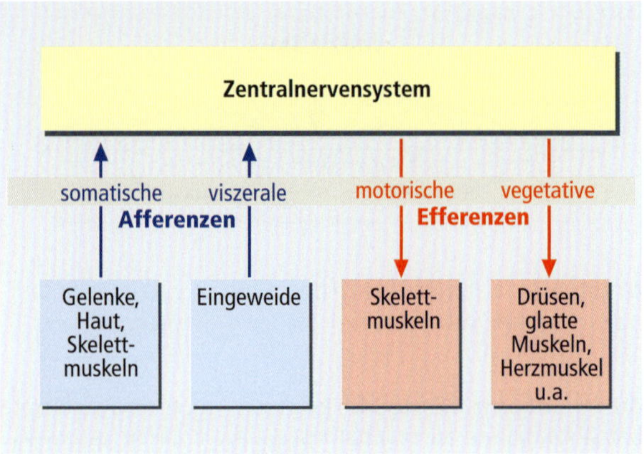

○ **Abb. 4.11** Klassifikation der peripheren Nervenbahnen nach Leitungsrichtungen und Versorgungsgebieten

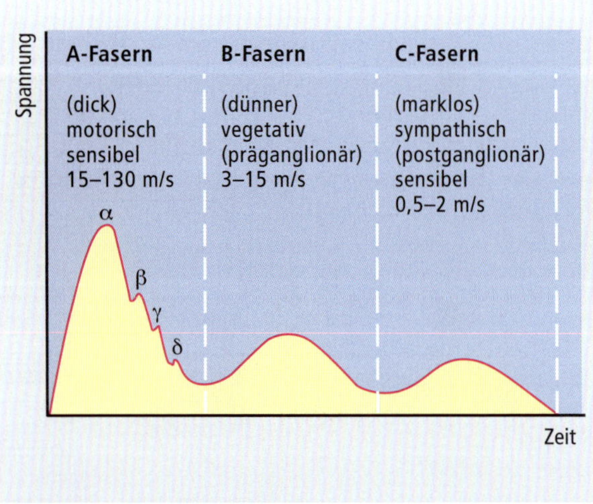

○ **Abb. 4.12** Summenaktionspotenzial (stark schematisiert), an einem gemischten Nerven in einiger Entfernung vom Ort der elektrischen Reizung abgeleitet. Aufgrund der unterschiedlichen Erregungsleitungsgeschwindigkeiten in den verschiedenen Nervenfasern lassen sich drei Hauptgruppen (A-, B- und C-Fasern) abgrenzen, deren Funktionen und Leitungsgeschwindigkeiten angegeben sind

Tab. 4.2 Klassifikation der Nervenfasern. (Die Einteilung nach Erlanger und Gasser richtet sich nach der Erregungsleitungsgeschwindigkeit; die Einteilung nach Lloyd und Hunt gilt nur für die afferenten Fasern und bezieht sich auf deren Funktion.)

Fasertyp nach Erlanger und Gasser	Durchmesser (Mittelwerte, µm)	Leitungs-Geschwindigkeit (Mittelwerte, m/s)	Efferente Fasern zu	Fasertyp nach Lloyd und Hunt	Afferente Fasern von
Aα	15	100	Skelettmuskeln	Ia	Muskelspindeln (primär)
				Ib	Sehnensensoren
Aβ	10	60	–	II	Muskelspindeln (sekundär), Mechanosensoren der Haut
Aγ	5	30	Muskelspindeln		–
Aδ	3	20	–	III	Nozizeptoren, Kaltrezeptoren, Sensoren der Tiefensensibilität
B	2	10	Vegetativen Ganglien (präganglionäre Fasern)	–	–
C (marklos)	1	1	Organen, Gefäßen etc. (postganglionäre Fasern)	IV	Nozizeptoren, Warmrezeptoren u. a.

den können. Im zweiten Hügel summieren sich die Aktionspotenziale der **B-Fasern**, im dritten Hügel die der **C-Fasern**.

Tab. 4.2 fasst zusammen, welche Leitungscharakteristika und Funktionen die Fasern der Gruppen A, B und C besitzen. Die genannten Werte sind Mittelwerte, die Leitungsgeschwindigkeiten der einzelnen Fasern streuen erheblich um den angegebenen Mittelwert.

A-, B- und C-Fasern sind unterschiedlich gegen gewisse Noxen empfindlich (Tab. 4.3). Dies ist auch von klinischer Bedeutung. Lokalanästhetika unterbrechen die Erregungsübertragung in den nozizeptiven Aδ- und C-Fasern, bevor sie die Übertragung von Berührungsimpulsen (Aβ-Fasern) beeinträchtigen. Andererseits kann ein Druck auf einen Nerven zum Verlust der Leitungsfähigkeit in den Fasern für die Motorik (Aα) sowie für Druck und Berührung (Aβ) führen, während die Leitung in Nozizeptoren kaum verändert ist.

Tab. 4.3 Relative Empfindlichkeit von A-, B- und C-Fasern gegen verschiedene blockierende Einflüsse

Fasertyp	Empfindlichkeit gegen		
	Druck	Lokalanästhetika	Sauerstoffmangel
A-Fasern	+++	+	++
B-Fasern	++	++	+++
C-Fasern	+	+++	+

In Kürze

- Alle Körperzellen besitzen ein negatives **Ruhepotenzial**, das vor allem durch den Ausstrom von K^+-Ionen entsteht. Beim Ruhepotenzial befindet sich das Kaliumsystem in der Nähe seines elektrochemischen Gleichgewichts. Das Ruhepotenzial wird durch die Na^+/K^+-ATPase stabilisiert.
- Nerven- und Muskelzellen können **Aktionspotenziale** bilden. Die dabei auftretende Umpolarisierung der Membran erfolgt durch einen schnellen Na^+-Einstrom in die Zelle, die Repolarisation durch einen K^+-Ausstrom.
- Aktionspotenziale werden kontinuierlich (bei nicht myelinisierten Fasern) oder saltatorisch (bei myelinisierten Fasern) fortgeleitet.
- Nach ihrer Leitungsgeschwindigkeit werden myelinisierte Aα-, Aβ-, Aγ-, Aδ-, B- und nicht myelinisierte C-Fasern unterschieden.

4.2 Erregungsübertragung in Synapsen

Die Strukturen, an denen Erregungen von einer erregbaren Zelle auf eine andere übertragen werden, bezeichnet man als **Synapsen**. Nach dem jeweiligen Übertragungsmechanismus werden **chemische** und **elektrische Synapsen** unterschieden.

Bei den chemischen Synapsen sind, wie in ▸Kap. 4.2.4 eingehend beschrieben wird, **Überträgerstoffe (Transmitter)** in den Übertragungsprozess eingeschaltet. Sie verbinden Nervenzellen funktionell untereinander oder Nervenzellen mit Skelettmuskelzellen (neuromuskuläre Endplatte, ▸Kap. 18.3), Herzmuskelfasern, glatter Muskulatur, Drüsenzellen u. a.

An elektrischen Synapsen erfolgt die Erregungsübertragung dagegen durch **Ionenströme** über **Gap junctions** zwischen benachbarten Zellen (▸Kap. 1.1.1). Synapsen sind ferner Orte von Neuroplastizität und Lernvorgängen.

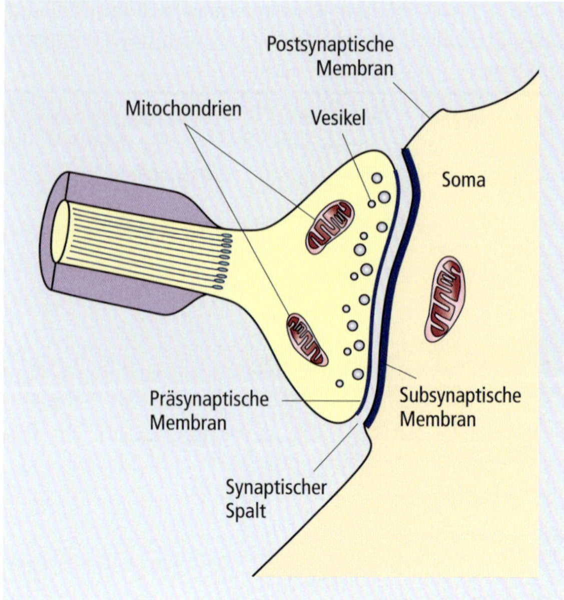

o Abb. 4.13 Aufbau einer Synapse in schematischer Darstellung

4.2.1 Aufbau und prinzipielle Funktionsweise der chemischen Synapsen

Axone nehmen über Synapsen mit einem nachfolgenden Neuron Verbindung auf. o Abb. 4.13 zeigt eine solche chemische Synapse. Am Ende des zuleitenden Axons befindet sich die sog. **präsynaptische Endigung**. Diese kleine Auftreibung enthält in zahlreichen Vesikeln den **Überträgerstoff (Transmitter)** sowie wegen der besonders hohen Stoffwechselaktivität zahlreiche Mitochondrien. Die **präsynaptische Membran** grenzt an den **synaptischen Spalt,** der zwischen der präsynaptischen Endigung und der **subsynaptischen Membran** des **postsynaptischen Neurons** liegt, auf die der Transmitter wirkt. Die Membran des postsynaptischen Neurons außerhalb der Kontaktfläche im Synapsenbereich bezeichnet man als **postsynaptische Membran**.

Chemische Synapsen sind entweder exzitatorisch (erregend) oder inhibitorisch (hemmend). An **exzitatorischen** Synapsen wird dementsprechend ein **erregender**, an **inhibitorischen** Synapsen ein **hemmender Transmitter** freigesetzt. Erregende Transmitter depolarisieren, hemmende Transmitter hyperpolarisieren die subsynaptische Membran.

Prinzip der synaptischen Übertragung. Die wesentlichen Vorgänge bei der synaptischen Übertragung zeigt o Abb. 4.14 am Beispiel einer exzitatorischen Synapse. Ein über das Axon einlaufendes Aktionspotenzial depolarisiert zunächst die präsynaptische Endigung, in deren Membran sich neben spannungsgesteuerten Na^+-Kanälen auch spannungsabhängige Ca^{2+}-Kanäle befinden. Letztere werden beim Einlaufen des Aktionspotenzials geöffnet, und durch die offenen Ca^{2+}-Kanäle gelangen nun Ca^{2+}-Ionen entlang eines nach innen gerichteten elektrischen und chemischen Gradienten in die präsynaptische Endigung. Innerhalb von ca. 2 ms steigt die intrazelluläre Ca^{2+}-Konzentration um mehrere Größenordnungen. Die eingeströmten Ca^{2+}-Ionen

- aktivieren die Calmodulin-abhängige Proteinkinase II, welche die Freigabe der zuvor arretierten Vesikel bewirkt, sodass diese zur präsynaptischen Membran gelangen können, und
- leiten eine Verschmelzung der Vesikelmembran mit der präsynaptischen Membran ein. Hierbei bilden Proteine der Vesikelmembran (Synaptobrevin) und der Zellmembran (Syntaxin, SNAP-25) für kurze Zeit sog. **SNARE-Komplexe**.

Mit dieser Verschmelzung beginnt die **Exozytose**, wodurch der in den Vesikeln enthaltene Transmitter freigesetzt wird. Aus jeder Vesikel werden 6000–8000 Transmittermoleküle in den synaptischen Spalt ausgeschüttet. Diese (kleinstmögliche) Freisetzungsmenge wird – in Analogie zu dem physikalischen Begriff – als ein Quant des Transmitters bezeichnet.

Die in den synaptischen Spalt abgegebenen Transmittermoleküle diffundieren nunmehr zur subsynaptischen Membran und lagern sich dort an Bindungsstellen ihrer Rezeptoren (▸Kap. 4.2.4) an. Sofern sich die Bindungsstellen auf Liganden-gesteuerten Ionenkanälen befinden, werden diese durch die Reaktion mit dem Neurotransmitter, dem Liganden, geöffnet. Die Öffnung kommt dadurch zustande, dass das Andocken des Liganden zu einer Konformationsänderung des Kanals führt, wodurch dieser für kleine Kationen permeabel wird. Durch die geöffneten Kanäle gelangen die entsprechenden Ionen in das postsynaptische Neuron. Im Fall einer exzitatorischen Synapse (o Abb. 4.14) strömen Na^+-Ionen über die subsynaptische Membran ein und

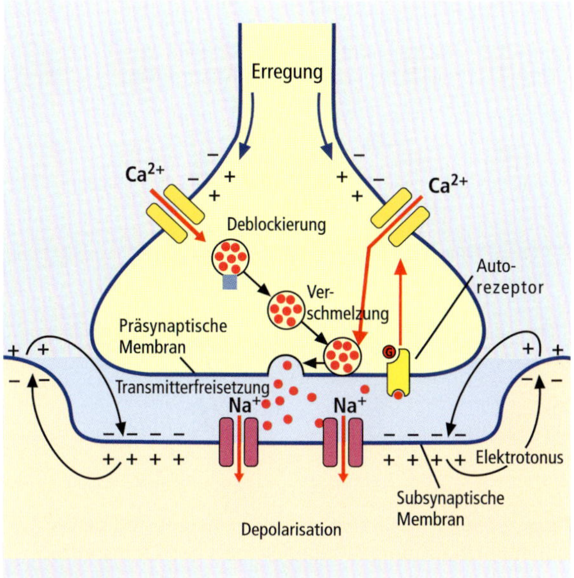

o Abb. 4.14 Schema einer erregenden Synapse. Die Erregung der präsynaptischen Axonendigung führt zum Einstrom von Ca^{2+}-Ionen, welche die Exozytose der Vesikel auslösen. Die freigesetzten Transmittermoleküle interagieren mit Ionenkanalrezeptoren, wodurch Na^{+}-Ionen über die postsynaptische Membran einströmen können und eine Depolarisation bewirken

erzeugen an dieser eine kurzzeitige Depolarisation, ein **exzitatorisches postsynaptisches Potenzial** (EPSP). Dieses wird elektrotonisch an die postsynaptische Membran fortgeleitet. Bei inhibitorischen Synapsen treten dagegen Cl^{-}-Ionen in das postsynaptische Neuron ein und bewirken eine Hyperpolarisation, ein **inhibitorisches postsynaptisches Potenzial** (IPSP; s. u.).

Der Transmitter bleibt nur kurze Zeit an den postsynaptischen Rezeptor gebunden. Sofort nach seiner Ablösung vom Rezeptor wird er inaktiviert oder aus dem synaptischen Spalt entfernt, wozu mehrere Mechanismen beitragen können:

- enzymatische Spaltung der Transmittermoleküle im synaptischen Spalt,
- Wiederaufnahme des Transmitters bzw. seiner Metabolite in die präsynaptische Endigung,
- Abdiffusion und Aufnahme durch benachbarte Zellen, z. B. Gliazellen.

In manchen Synapsen (z. B. an Synapsen des autonomen Nervensystems) befinden sich an der präsynaptischen Membran sog. **Autorezeptoren**, die der Kontrolle der Transmitterfreisetzung dienen (o Abb. 4.14). Durch die Interaktion der Transmittermoleküle mit diesen Rezeptoren kann der Freisetzungsprozess über eine Veränderung des Ca^{2+}-Einstroms gefördert oder unterdrückt werden. Es handelt sich also um einen positiven oder negativen Rückkopplungsprozess.

Die synaptische Erregungsübertragung kann durch körpereigene Neuromodulatoren oder durch Arzneistoffe, die mit Rezeptoren in der prä- oder postsynaptischen Membran interagieren, fördernd oder hemmend beeinflusst werden.

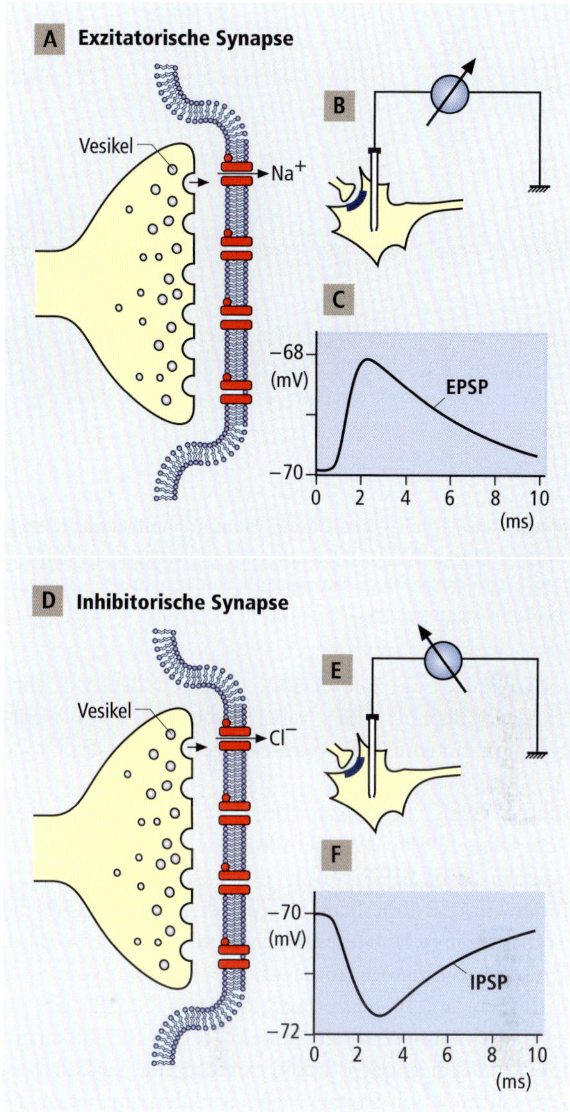

o Abb. 4.15 Aktivierung einer erregenden (exzitatorischen) und einer hemmenden (inhibitorischen) Synapse. **A** Transmitterfreisetzung und Na^{+}-Einstrom durch die subsynaptische Membran einer erregenden Synapse, **B** Ableitung und **C** zeitlicher Verlauf des exzitatorischen postsynaptischen Potenzials (EPSP), **D** Transmitterfreisetzung und Cl^{-}-Einstrom durch die subsynaptische Membran einer hemmenden Synapse, **E** Ableitung und **F** zeitlicher Verlauf des inhibitorischen postsynaptischen Potenzials (IPSP)

4.2.2 EPSP und IPSP

Ein typisches durch einen erregenden Transmitter ausgelöstes EPSP und ein entsprechendes durch einen hemmenden Transmitter ausgelöstes IPSP zeigt o Abb. 4.15. Die Auslösung der Potenziale erfolgt, wie beschrieben, durch die Öffnung Liganden-gesteuerter

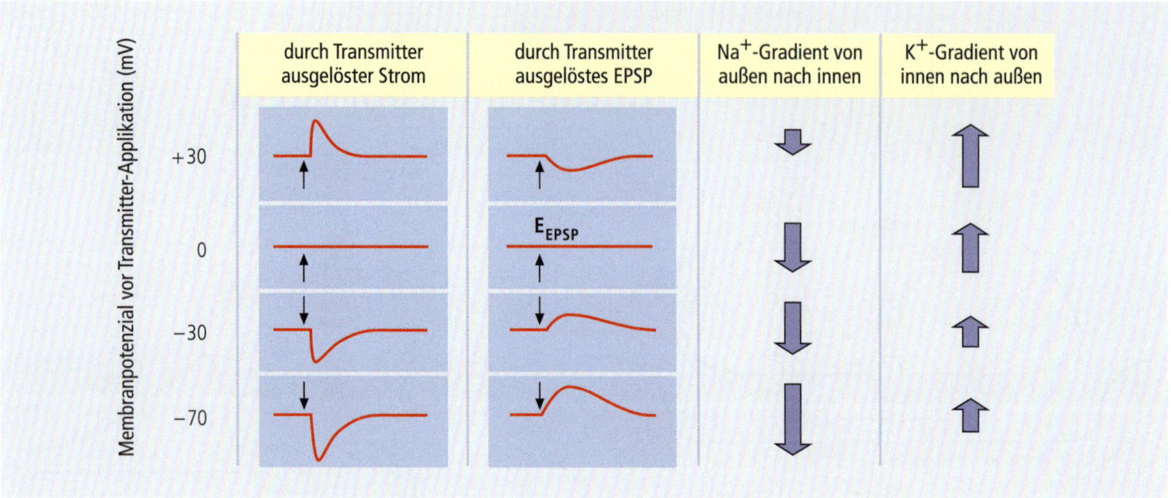

○ Abb. 4.16 Abhängigkeit des EPSP vom Membranpotenzial der postsynaptischen Nervenzelle. Dargestellt sind der Nettostrom und das EPSP, die bei unterschiedlichen Membranpotenzialen durch Öffnung des Ionenkanals nach Transmitterbindung (Pfeile) ausgelöst werden. Rechts sind die Na^+- und K^+-Gradienten bei verschiedenen Ausgangsmembranpotenzialen angegeben

Ionenkanäle, die Repolarisation durch deren Schließung. EPSPs und IPSPs haben Amplituden von wenigen mV und eine Dauer von wenigen ms.

Ionale Basis des exzitatorischen postsynaptischen Potenzials (EPSP). Wie bereits erläutert, ist die Depolarisation beim EPSP durch einen Einstrom von Na^+-Ionen durch Ionenkanäle, die durch exzitatorische Transmitter (z. B. Glutamat) geöffnet werden, bedingt. Dieser Na^+-Einstrom unterscheidet sich aber vom Na^+-Einstrom durch spannungsgesteuerte Na^+-Kanäle in zwei wichtigen Punkten: Erstens ist der Na^+-Einstrom nicht „autoregenerativ", d. h. es tritt keine kaskadenartige Öffnung von weiteren Na^+-Kanälen ein, wenn die Depolarisation zunimmt, und das EPSP folgt daher nicht wie das Aktionspotenzial dem Alles-oder-nichts-Gesetz, sondern ist in seiner Amplitude abstufbar. Zweitens sind die Liganden-gesteuerten Na^+-Kanäle nicht nur für Na^+, sondern auch für K^+ durchlässig.

Sowohl der Na^+-Einstrom als auch der K^+-Ausstrom folgt den elektrochemischen Gradienten. Folglich dominiert bei Kanalöffnung der Na^+-Einstrom, wenn sich die Nervenzelle bei Bindung des Liganden am Ruhepotenzial befindet (○ Abb. 4.16). Je stärker die Zelle allerdings vordepolarisiert wird, desto kleiner wird der elektrische Gradient für den Na^+-Einstrom und desto größer der elektrische Gradient für den K^+-Ausstrom, sodass der Nettoeinstrom kleiner wird und daher auch ein kleineres EPSP bewirkt. Wird die Zelle z. B. durch elektrischen Strom vor Transmitterapplikation auf ein Membranpotenzial von 0 mV gebracht, löst die Bindung des Transmitters an den Ionenkanal kein EPSP mehr aus, weil bei 0 mV der Na^+-Einstrom und der K^+-Ausstrom gleich groß und entgegengerichtet sind. Wird die Zelle vor Ligandenbindung umpolarisiert, sodass sie innen gegenüber außen positiv ist, fließt bei Transmitterbindung ein Nettostrom nach außen, weil dann der Ausstrom der K^+-Ionen größer ist als der Einstrom der Na^+-Ionen. Bei 0 mV liegt das sog. **Umkehrpotenzial** des **EPSP**, bei dem kein Nettostrom fließt.

Die bisher dargestellten EPSPs entstehen bei direkter Öffnung von Ionenkanälen durch Transmittereinwirkung. Man spricht hierbei von **ionotroper synaptischer Übertragung**. Wie in ▸ Kap. 4.2.4 beschrieben wird, können EPSPs aber auch durch eine **metabotrope synaptische Übertragung** entstehen, bei denen Ionenkänäle mittelbar (indirekt) geöffnet werden und die deshalb auch einen anderen Zeitgang haben (s. u.).

Ionale Basis des inhibitorischen postsynaptischen Potenzials (IPSP). Der Transmitter GABA öffnet Cl^--Kanäle in der subsynaptischen Membran. Da das Gleichgewichtspotenzial von Cl^- bei −70 mV liegt, besteht bei einem Ruhepotenzial der Zelle von −65 mV ein Nettogradient von 5 mV. Bei GABA-Einwirkung kann so ein IPSP entstehen, das die Zelle kurzzeitig auf maximal −70 mV bringt (○ Abb. 4.15 F). Ein IPSP kann auch durch das Verschließen von K^+-Kanälen entstehen, wobei dies meistens durch metabotrope synaptische Übertragung erzeugt wird (s. u.). Werden K^+-Kanäle geschlossen, nimmt der dem Ruhepotenzial zugrunde liegende K^+-Ausstrom ab.

4.2.3 Integration synaptischer Potenziale

Nervenzellen haben vor allem die Aufgabe, Informationen aufzunehmen, diese zu verarbeiten bzw. zu integrieren sowie Reaktionen auszulösen. Um diese Aufga-

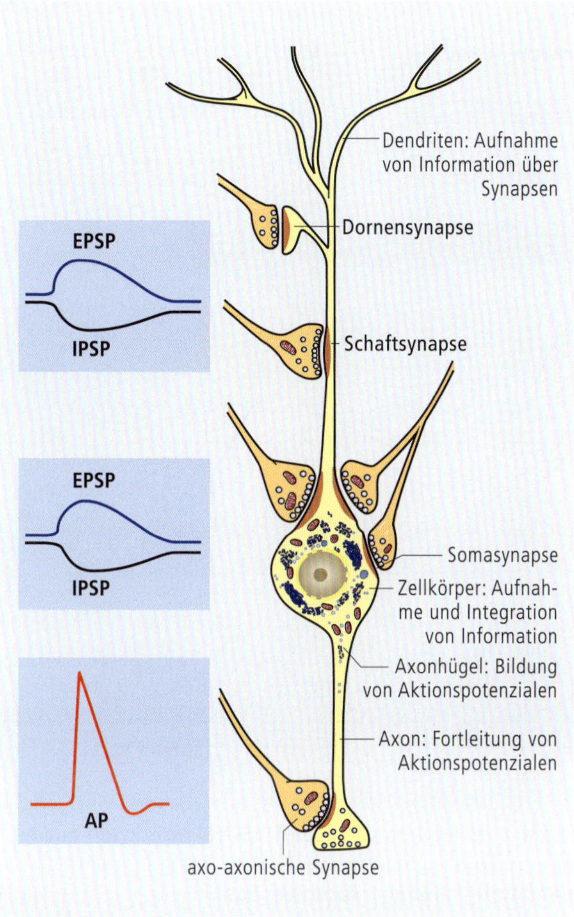

Abb. 4.17 Funktionsbereiche einer Nervenzelle. Der Zellkörper und die Dendriten erhalten Information über Synapsen. Am Axonhügel werden andererseits Aktionspotenziale gebildet, die über das Axon zur Synapse mit der nachfolgenden Nervenzelle fortgeleitet werden. Dargestellt sind die verschiedenen Synapsen-Lokalisationen. Auf der linken Seite sind die Potenziale abgebildet, die an den einzelnen Zellabschnitten abgeleitet werden können

ben erfüllen zu können, weisen sie, wie in Abb. 4.17 dargestellt, einen charakteristischen Aufbau auf. Am **Axonhügel** werden die Aktionspotenziale gebildet, die über das **Axon** zum nächsten Neuron fortgeleitet werden (Ausgangsfunktion). An den Dendriten und am Zellköper befinden sich andererseits Synapsen, über welche die Nervenzelle ihre Eingangsinformationen in Form von EPSPs und IPSPs erhält. Darüber hinaus kommen Synapsen am präsynaptischen Axonende vor, während sich am Axon selbst keine befinden. Ihrer Lokalisation entsprechend unterscheidet man

- axo-somatische Synapsen (Endigung am Zellkörper),
- axo-dendritische Synapsen (Endigung an Dendriten) und
- axo-axonische Synapsen (Endigung an präsynaptischen Axonendigungen).

Am häufigsten sind die beiden erstgenannten Synapsenformen. So sind große Anteile des Somas und der Dendritenanfänge von Synapsen bedeckt. In der Regel findet man einige tausend Synapsen an jedem einzelnen Neuron. Inhibitorische Synapsen sind besonders häufig an somanahen Dendritenabschnitten und an Zellkörpern.

Auslösung des Aktionspotenzials am Axonhügel. Als Reaktion auf ihre Eingangsinformationen bildet die Nervenzelle, sofern sie überschwellig erregt wird, am Axonhügel die oben beschriebenen Aktionspotenziale. Der Grund hierfür ist, dass der Axonhügel sowohl eine große Dichte von spannungsgesteuerten Na^+-Kanälen besitzt als auch die niedrigste Erregungsschwelle für die Ausbildung von Aktionspotenzialen aufweist. Wird er um etwa 10 mV depolarisiert, erfolgt die Auslösung von Aktionspotenzialen. Für die Depolarisation müssen EPSPs von den Dendriten und dem Zellkörper elektrotonisch zum Axonhügel geleitet werden.

Räumliche und zeitliche Summation von EPSPs. Ein einzelnes EPSP an einer Synapse ist nicht in der Lage, am Axonhügel ein ausreichend elektrotonisches Potenzial zur Auslösung eines Aktionspotenzials zu erzeugen. Außerdem ist eine Synapse umso weniger dazu in der Lage, den Axonhügel ausreichend zu depolarisieren, je peripherer sie am Dendriten lokalisiert ist, da das fortgeleitete elektrotonische Potenzial mit zunehmender Entfernung von der auslösenden Stelle kleiner wird. Eine ausreichend starke Depolarisation des Axonhügels für die Erzeugung eines Aktionspotenzials kann lediglich durch **Ausbildung** von **Summen-EPSPs** mittels räumlicher oder zeitlicher Bahnung von EPSPs erreicht werden (Abb. 4.18). Eine **räumliche Bahnung** entsteht, wenn mehrere Synapsen gleichzeitig aktiviert werden. Eine **zeitliche Bahnung** kommt zustande, wenn ein- und dieselbe Synapse mehrfach hochfrequent aktiviert wird. Ist das exzitatorische postsynaptische Potenzial (EPSP) der ersten Erregung beim Eintreffen der zweiten Erregung noch nicht abgeklungen, addiert sich dessen EPSP zur ersten Depolarisation.

Postsynaptische Hemmung. IPSPs können an Dendriten die Membran hyperpolarisieren. Häufig jedoch „neutralisieren“ sie, ohne eine Hyperpolarisation zu erzeugen, gleichzeitig ausgelöste EPSPs, wodurch die Schwelle für die Auslösung eines Aktionspotenzials nicht erreicht wird: Das Membranpotenzial wird in der Nähe des Ruhepotenzials „festgehalten“. Diesen Sachverhalt verdeutlicht Abb. 4.19. Wird nur die exzitatatorische Synapse aktiviert, entsteht ein EPSP, das elektrotonisch unter Abschwächung seiner Amplitude zum Soma fortgeleitet wird (Abb. 4.19 A). Wird gleichzeitig eine hemmende Synapse aktiviert, die näher am

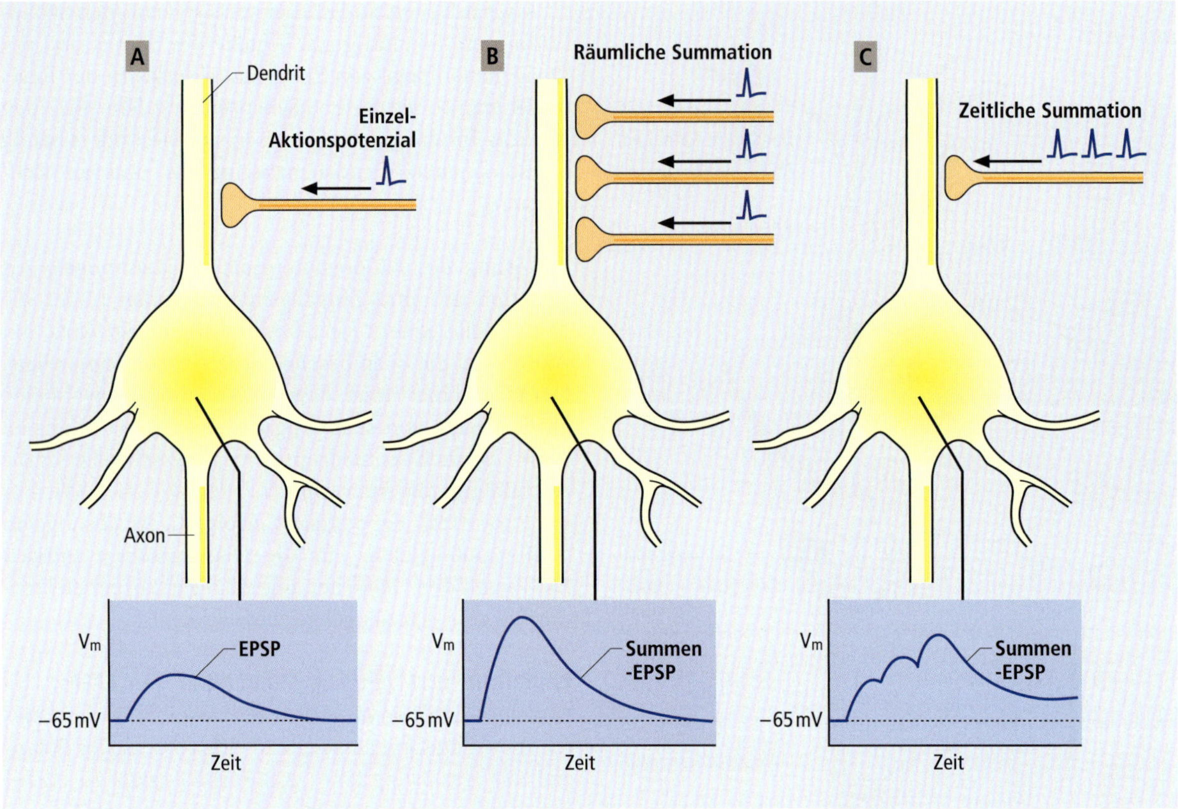

Abb. 4.18 Räumliche und zeitliche synaptische Bahnung. Werden mehrere Synapsen gleichzeitig aktiviert, summieren sich die einzelnen EPSPs zu einem größeren Summen-EPSP. Wird eine Synapse in kurzem zeitlichen Abstand mehrfach aktiviert, wird das Summen-EPSP ebenfalls größer. V_m Potenzialänderung im Soma. Nach Bear et al.

Zellkörper liegt, wird das EPSP ausgelöscht, weil der Cl^--Einstrom das EPSP neutralisiert und durch die Öffnung der Cl^--Kanäle praktisch ein Kurzschluss entsteht. Bei der gleichzeitigen Aktivierung der exzitatorischen und inhibitorischen Synapse kommt es im Soma nicht mehr zu einem EPSP, das Aktionspotenziale auslösen kann (Abb. 4.19 B).

Präsynaptische Hemmung. Hemmende Synapsen können auch auf die präsynaptische Axonendigung erregender Synapsen einwirken (**axo-axonische Synapsen**, s. o.). Ihre Wirkung geht aus Abb. 4.20 hervor. Wird die erregende Synapse zunächst allein aktiviert, so lässt sich am nachgeschalteten Neuron ein exzitatorisches postsynaptisches Potenzial bestimmter Größe nachweisen. Erfolgt jedoch kurz davor eine Aktivierung der hemmenden axo-axonischen Synapse, ist das EPSP abgeschwächt oder sogar vollständig unterdrückt. Als Ursache hierfür kommen verschiedene Mechanismen, z. B. eine Reduktion des Ca^{2+}-Einstroms, in Betracht. Durch Aktivierung der hemmenden Synapse wird also eine zuvor mögliche Aktionspotenzial-Auslösung verhindert. Da in diesem Fall die inhibitorische Wirkung schon im Bereich vor dem synaptischen Spalt erfolgt, spricht man von einer präsynaptischen Hemmung.

4.2.4 Synaptische Überträgerstoffe (Neurotransmitter)

Neurotransmitter vermitteln, wie oben beschrieben (▸ Kap. 4.2), die Erregungsübertragung an chemischen Synapsen. Sie gehören verschiedenen chemischen Stoffklassen an: Neben der quartären Ammoniumverbindung Acetylcholin zählen verschiedene Monoamine, Aminosäuren, Oligopeptide, Adenosin und Adenosintriphosphat (ATP) sowie die gasförmigen Substanzen NO, CO und H_2S dazu. Trotz dieser chemischen Unterschiede sind allen Neurotransmittern mit Ausnahme der gasförmigen Verbindungen gemeinsam: die

- präsynaptische Synthese,
- präsynaptische vesikuläre Speicherung,
- Freisetzung einer bestimmten Transmittermenge durch die präsynaptische Membran, ausgelöst durch das einlaufende Aktionspotenzial,
- Bindung an Rezeptoren der subsynaptischen Membran (Transmitter-Rezeptor-Interaktion) und
- rasche Elimination nach der Erregungsübertragung, entweder durch enzymatische Spaltung im synaptischen Spalt oder Wiederaufnahme (Re-Uptake) in das Axoplasma bzw. benachbarte Zellen.

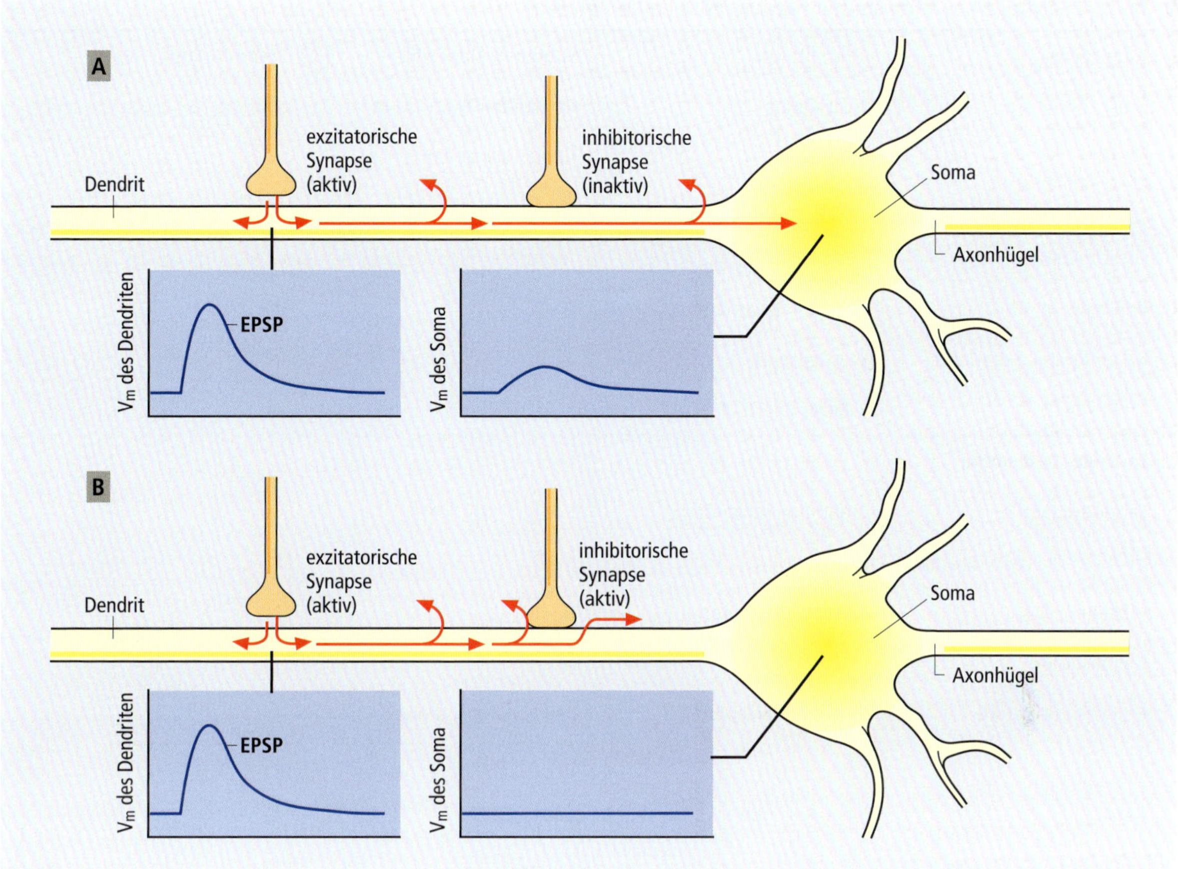

Abb. 4.19 Neutralisierung eines EPSP durch ein IPSP. **A** Wird nur die exzitatorische Synapse aktiviert, wird ein EPSP elektronisch bis zum Soma fortgeleitet. **B** Wird gleichzeitig eine inbitorische Synapse aktiviert, wird das EPSP praktisch neutralisiert. V_m Potenzialänderung des Dendriten. Nach Bear et al.

Ionotrope und metabotrope synaptische Übertragung. Bindet ein Transmitter direkt an die Bindungsstelle eines Liganden-gesteuerten subsynaptischen Ionenkanals, spricht man von **ionotroper synaptischer Übertragung**. Hierbei kommt es innerhalb von Millisekunden zu Kanalöffnungen in Gruppen (Bursts) mit kurzen Intervallen. In Anwesenheit des Liganden desensibilisieren die Liganden-gekoppelten Kanäle, d. h. deren Öffnungswahrscheinlichkeit nimmt rasch ab. Die Desensibilisierung (Desensitisierung) begrenzt damit die Wirkdauer des Transmitters.

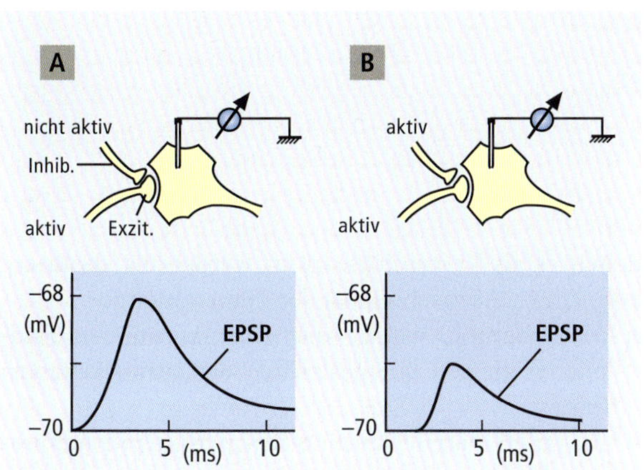

Abb. 4.20 Präsynaptische Hemmung. **A** Aktivierung einer erregenden Synapse (Exzit.) mit zugehörigem EPSP, **B** Abnahme des EPSP, wenn kurz vor der Aktivierung der erregenden Synapse die axo-axonische Synapse (Inhib.) aktiviert wird. Nach Schmidt

Von einer **metabotropen synaptischen Übertragung** spricht man, wenn der Transmitter an ein Rezeptormolekül bindet, das nicht Teil eines Ionenkanals ist, sondern zur Gruppe der G-Protein- oder Enzym-gekoppelten Rezeptoren gehört (▸ Kap. 1.4.2) und nach Ligandenbindung in nachfolgenden Prozessen u. a. mittelbar einen Ionenkanal öffnet. Diese Art der synaptischen Übertragung hat eine längere Dauer als die ionotrope synaptische Übertragung.

Einige Transmitter (z. B. Acetylcholin, ATP, GABA, Glutamat, Serotonin) können sowohl eine ionotrope als auch eine metabotrope synaptische Übertragung bewirken. Hierbei kann die metabotrope Wirkung je nach dem aktivierten Signalweg sowohl erregend als auch hemmend sein. Die Transmitterwirkung an der betref-

Tab. 4.4 Wichtige Neurotransmitter mit zugehörigen Rezeptoren

Transmitter	Rezeptoren	Subtypen (Auswahl)	Rezeptorkopplung
Acetylcholin	Nicotinische	Muskulärer Typ	I
		Ganglionärer Typ	I
	Muscarinische	M_1–M_5	M
Catecholamine			
Dopamin	Dopamin-Rezeptoren	D_1–D_5	M
Noradrenalin, Adrenalin	α-Rezeptoren	α_1, α_2	M
	β-Rezeptoren	β_1, β_2, β_3	M
Sonstige Monoamine			
Serotonin (5-HT)	Serotonin-Rezeptoren	5-HT_1, 5-HT_2, 5-HT_{4-12}	M
		5-HT_3	I
Histamin	Histamin-Rezeptoren	H_1–H_4	M
Aminosäuren			
Glutamat (Aspartat)	Glutamat-Rezeptoren	AMPA, Kainat, NMDA	I
		$mGlu_1$–$mGlu_8$	M
GABA	GABA-Rezeptoren	$GABA_A$, $GABA_C$	I
		$GABA_B$	M
Glycin	Glycin-Rezeptor	–	I
Peptide			
Endogene Opioide	Opioid-Rezeptoren	μ, κ, δ	M
Tachykinine	Tachykinin-Rezeptoren	NK_1–NK_3	M
Purine			
ATP	P_2-Purinozeptoren	$P2X_{1-7}$	I
		$P2Y_{1-14}$	M
Adenosin	P_1-Purinozeptoren	A_{1-3}	M

I Ionenkanalrezeptor, M metabotroper Rezeptor

fenden Zelle wird durch die Art des an der subsynaptischen Membran lokalisierten („pharmakologischen") Rezeptors bestimmt.

In Tab. 4.4 ist eine Auswahl wichtiger Neurotransmitter mit den dazugehörigen Rezeptoren und deren Eigenschaften zusammengefasst. Dargestellt wird, an welchen Rezeptoren eine ionotrope und an welchen eine metabotrope Wirkung erfolgt. Weitere Einzelheiten zu den Transmittern ▸Kap. 19.

Acetylcholin. Zu den wichtigsten chemischen Überträgerstoffen gehört Acetylcholin (ACh). Die Synapsen, an denen es als Transmitter wirkt, werden als **cholinerg** bezeichnet. Acetylcholin ist der Transmitter der

- Motoneurone, welche die neuromuskulären Endplatten an den quergestreiften Skelettmuskelfasern bilden,
- präganglionären Neurone des peripheren autonomen Nervensystems,
- postganglionären parasympathischen Nervenfasern und
- cholinergen Systeme im Zentralnervensystem.

Cholinerge Synapsen sind entweder ionotrop **nicotinerg** oder metabotrop **muscarinerg**. Diese Synapsentypen können durch unterschiedliche chemische Substanzen beeinflusst werden. An **nicotinischen Synapsen**, zu denen auch die neuromuskulären Synapsen gehören, wirkt **Nicotin** erregend. Es interagiert mit denselben Rezeptoren wie Acetylcholin und löst die gleichen Effekte aus. Die Bindungsstelle von Acetylcholin befindet sich auf der α-Untereinheit des Nicotin-Rezeptors, bei dem es sich um einen direkt Liganden-gekoppelten Na^+-K^+-Kanal handelt. Der Übertragungsprozess wird durch schnelle Elimination des Transmitters Acetylcholin zeitlich begrenzt. Dies wird durch rasche enzymatische Spaltung von Acetylcholin in Acetat und Cholin durch die membranständige **Acetylcholinesterase** bewirkt. Cholin wird durch einen Na^+-Symport größtenteils wieder in das Axoplasma aufgenommen und mittels Cholinacetyltransferase, die Acetyl-CoA auf Cholin überträgt, erneut zu Acetylcholin biotransformiert. Gespeichert in den Vesikeln steht dieses dann für einen erneuten Freisetzungsprozess zur Verfügung.

Zusatzinformation

Wie physiologische Transmitter können auch andere Substanzen, insbesondere Arzneistoffe, als sog. exogene Liganden mit Rezeptoren interagieren. Lösen sie nach Bindung an den Rezeptor einen Effekt wie der eigentliche Transmitter aus, werden sie als **Agonisten** bezeichnet. Schwächen sie diesen Effekt jedoch ab oder verhindern sie ihn ganz, handelt es sich um **Antagonisten**. Bei letzteren können nochmals kompetitive und nichtkompetitive Verbindungen unterschieden werden. **Kompetitive Antagonisten** sind dadurch charakterisiert, dass sie die Dosis-Wirkungs-Kurve des Transmitters dosisabhängig nach rechts verschieben, d. h. dass zum Erreichen der ursprünglichen Wirkung des Agonisten dessen Konzentration – dem Ausmaß der Rechtsverschiebung entsprechend – erhöht werden muss. **Nichtkompetitive Antagonisten** verringern – wiederum dosisabhängig – die Maximalwirkung des Agonisten oder heben den Effekt gänzlich auf.

An **muscarinischen Synapsen** wirkt **Muscarin**, ein Gift der Risspilze und des Fliegenpilzes, als Agonist, **Atropin**, das Gift der Tollkirsche, als kompetitiver, **Papaverin**, ein Inhaltsstoff von Opium, als nichtkompetitiver Antagonist.

An **nicotinischen Acetylcholin-Rezeptoren** der motorischen Endplatte ist **Nicotin,** wie oben erwähnt, ein Agonist, **Tubocurarin**, der Wirkstoff des indianischen Pfeilgifts Curare, ein kompetitiver Antagonist. Durch Hemmung der Erregungsübertragung führt Curare zur Erschlaffung der Skelettmuskulatur (▸ Kap. 18.3.1).

Catecholamine. Zu dieser Transmittergruppe gehören Dopamin, Noradrenalin und Adrenalin.

Dopamin-Rezeptoren, von denen mehrere Subtypen (D_1–D_5) existieren, lösen (G-Protein-gekoppelt) teils exzitatorische, teils inhibitorische postsynaptische Effekte aus.

Noradrenalin ist der Transmitter (fast) aller Synapsen an den Endigungen der sympathischen postganglionären Axone (▸ Kap. 19.7.3) sowie zahlreicher Synapsen im Zentralnervensystem. Insbesondere gehen von den Neuronen im Locus coeruleus (am Boden des IV. Ventrikels, ▸ Kap. 12.3.4) Axone aus, die zu verschiedenen Hirnregionen ziehen und in noradrenergen Synapsen endigen.

Adrenalin kommt als Transmitter nur an wenigen Synapsen im Zentralnervensystem vor. Jedoch wird es als Hormon aus dem Nebennierenmark freigesetzt (▸ Kap. 16.7) und zirkuliert im Blut. Noradrenalin und Adrenalin interagieren mit verschiedenen Rezeptortypen (α_1, α_2, β_1, β_2, β_3) und zwar in unterschiedlichem Maße (▸ Kap. 19.7.3). Die synaptische Übertragung ist metabotrop und über second messenger vermittelt. Die Rezeptoren unterscheiden sich auch hinsichtlich ihrer Ansprechbarkeit auf bestimmte Agonisten und Antagonisten. Die Effekte, die über diese Rezeptoren ausgelöst werden, sind in ◘ Tab. 19.11, zusammengefasst.

Sonstige Monoamine. Hierzu zählen Serotonin und Histamin.

Serotonin (5-Hydroxytryptamin, 5-HT) ist ein Transmitter, der wichtige neuronale Funktionen kontrolliert. Axone serotoninerger Neurone entspringen den Raphe-Kernen (▸ Kap. 16.11.1) und anderen Kernen des Hirnstamms, ziehen aufsteigend u. a. zum limbischen System, Hypothalamus, Thalamus und zur Großhirnrinde. Sie sind an der Schmerzunterdrückung, der Regulation des Blutdrucks, des Schlaf-Wach-Rhythmus, der Körpertemperatur und der Nahrungsaufnahme beteiligt. Absteigende Bahnen ziehen zum Rückenmark, wo sie die spinalen Beugereflexe hemmend beeinflussen. Serotoninerge Synapsen finden sich außerdem im gesamten Gastrointestinaltrakt, über dessen enterisches Nervensystem die Motilität gesteuert wird (▸ Kap. 12.1.4).

Histamin, das als Neurotransmitter im Zentralnervensystem erst spät identifiziert wurde, hat dort eine wichtige Modulatorfunktion. Die Somata der histaminergen Neurone liegen im hinteren Hypothalamus, ihre Axone ziehen zu vielen Orten des Gehirns. Da diese Neurone u. a. an der Regulation des Schlaf-Wach-Rhythmus (▸ Kap. 19.8.2) beteiligt sind, lösen viele Antihistaminika Müdigkeit aus. Es existieren vier Typen von Histamin-Rezeptoren (H_1–H_4), von denen der H_2-Rezeptor eine spezielle Funktion bei der HCl-Sekretion im Magen hat (▸ Kap. 12.3.5).

Aminosäuren. Diese Transmittergruppe umfasst Glutamat, GABA und Glycin.

Glutamat, das Anion der Glutaminsäure, ist der wichtigste Transmitter an erregenden Synapsen des Zentralnervensystems. Es gibt (benannt nach der Wirkung spezifischer Agonisten) **ionotrope NMDA**(N-Methyl-D-Aspartat)-, **AMPA**-(α-Amino-3-hydroxy-5-methyl-isoxazol-Propionsäure)- und **Kainat**-Rezeptoren sowie **metabotrope Glutamatrezeptoren** (mGlu). AMPA- und Kainat-Rezeptoren werden auch als **Non-NMDA-Rezeptoren** zusammengefasst.

Bindet Glutamat an **Non-NMDA-Rezeptoren**, werden diese Ionenkanäle schnell geöffnet, und es strömen Na^+-Ionen in die Zelle, K^+-Ionen aus der Zelle. Da der Na^+-Strom bei weitem überwiegt, wird die postsynaptische Zelle depolarisiert. Non-NMDA-Rezeptoren vermitteln dementsprechend die basale glutamaterge synaptische Aktivierung der Nervenzellen.

Die **NMDA-Rezeptoren** öffnen bei negativen Potenzialen trotz Bindung von Glutamat nicht, weil ihre Poren durch jeweils ein Mg^{2+}-Ion verschlossen sind. Erst wenn die Membran bis auf ca. –20 mV (insbesondere durch Stimulation von AMPA-Rezeptoren) depolarisiert wird, verlässt Mg^{2+} die Pore und letztere wird durchlässig. Dazu muss gleichzeitig Glycin als zweiter Transmitter an einer weiteren Bindungsstelle des NMDA-Rezeptors andocken. Durch die nun geöffneten Poren strömen Ca^{2+}- und Na^+-Ionen in die Zelle. Die einströmenden Ca^{2+}-Ionen führen dann zu sekundären zellulären Prozessen, die z. B. eine lang dauernde Effizienzsteigerung der Erregungsübertragung, eine **Langzeitpotenzierung**, induzieren können, wie sie für Lernvorgänge erforderlich sind (▸Kap. 19.8.5). Eine Überstimulation von NMDA-Rezeptoren kann jedoch wegen des starken Ca^{2+}-Einstroms auch zu Zellschäden (Neurodegeneration) führen, die bei bestimmten neurologischen Erkrankungen (u. a. der Alzheimer-Krankheit, ▸Kap. 19.9.5), beobachtet wurden. Man spricht hierbei von **Exzitotoxizität**.

NMDA-Rezeptoren können durch NMDA-Rezeptorantagonisten (z. B. Memantin, Ketamin) blockiert werden.

Neben ionotropen aktiviert Glutamat auch metabotrope Rezeptoren (**mGlu$_{1-8}$**). **Aspartat**, das Anion der Asparaginsäure, interagiert ebenfalls mit den o. g. Rezeptoren. Daher werden diese auch verkürzt als Rezeptoren für „exzitatorische Aminosäuren" bezeichnet.

GABA (Gamma-Aminobuttersäure) ist der wichtigste Transmitter an hemmenden Synapsen. Es gibt ionotrope $GABA_A$- und metabotrope $GABA_B$-Rezeptoren. **Ionotrope $GABA_A$-Bindungsstellen** sind Teilstrukturen von Cl^--Kanälen, die durch GABA geöffnet werden. Der Einstrom von Cl^- hyperpolarisiert das Neuron und/oder hält das Membranpotenzial in der Nähe des Ruhepotenzials. An $GABA_A$-Rezeptoren greifen auch Barbiturate und Benzodiazepine (z. B. Diazepam) an, was deren inhibitorische Wirkung erklärt. **Metabotrope $GABA_B$-Rezeptoren** öffnen durch Vermittlung von G-Proteinen K^+-Kanäle. Der vermehrte K^+-Ausstrom bewirkt eine Hyperpolarisation.

Glycin ist, wie erwähnt, ein **Kotransmitter** an erregenden NMDA-Rezeptoren und ein **Transmitter** an hemmenden Synapsen im Hirnstamm und Rückenmark. Auch bei den hemmenden glycinergen Rezeptoren handelt es sich um Cl^--Kanäle, die bei synaptischer Aktivierung zu einer Hyperpolarisation der subsynaptischen Membran führen.

Neuropeptide. Hierzu werden u. a. die endogenen Opioide und Tachykinine gerechnet.

Endogene Opioide (Enkephaline, Endorphine, Dynorphine) sind Transmitter, die u. a. der Schmerzkontrolle dienen. Sie interagieren mit Rezeptoren, an denen auch Opioide (z. B. Morphin) angreifen (▸Kap. 19.4.4.5). Über diese Opioid-Rezeptoren kann Schmerz unterdrückt werden. Endogene Opioide sind ferner an der synaptischen Übertragung in verschiedenen Hirnregionen und an der Regulation der Darmmotilität und -sekretion beteiligt.

Tachykinine mit u. a. Substanz P, Neurokinin A und B und Endokinin A und B sind sowohl Neurotransmitter als auch Gewebshormone. Durch Stimulation ihrer G-Protein-gekoppelten Rezeptoren aktivieren sie den Phospholipase-C-Weg (▸Kap. 1.4.2). Außer als „Haupttransmitter" wirken einige von ihnen auch als **Kotransmitter**, die zusammen mit dem eigentlichen Transmitter ausgeschüttet werden und dadurch dessen Wirkung unterstützen bzw. modulieren.

Beispielsweise ist **Substanz P** Kotransmitter vieler nozizeptiver Primärafferenzen, die als Haupttransmitter Glutamat besitzen. Während die Glutamatausschüttung über AMPA-Rezeptoren kurze EPSPs erzeugt, bewirkt die Substanz-P-Freisetzung über metabotrope Rezeptoren eine langsam zunehmende und lang dauernde Depolarisation des Neurons. Aufgrund dieser Grunddepolarisation vermag die weitere Glutamatausschüttung durch nachfolgende Aktionspotenziale die Zelle stärker zu aktivieren. Die Substanz-P-vermittelte Depolarisation trägt auch dazu bei, dass Mg^{2+} aus den NMDA-Kanälen entfernt wird. Weiterhin wirkt Substanz P als Kotransmitter von Acetylcholin, Adrenalin, GABA und Serotonin.

Weitere Neuropeptid-Kotransmitter sind Calcitonin gene-related peptide (CGRP) und Somatostatin (für Acetylcholin), Cholecystokinin und Neuropeptid Y (für Noradrenalin) und Enkephalin (für Acetylcholin, Dopamin, GABA, Adrenalin und Serotonin).

Adenosintriphosphat (ATP) und Adenosin. **ATP** ist nicht nur der wichtigste chemische Energiespeicher und -lieferant, sondern, wie auch sein Abbauprodukt Adenosin, ein Neurotransmitter. Seine Wirkungen kommen durch Stimulation von ionotropen P2X- und metabotropen P2Y-Rezeptoren zustande. In zahlreichen, vor allem adrenergen Synapsen wird ATP als Kotransmitter freigesetzt. Es ist u. a. an der Schmerzauslösung sowie an der Kontraktion, aber auch Erschlaffung der glatten Muskulatur beteiligt.

Das durch Abspaltung der Phosphatgruppen von ATP entstehende **Adenosin** greift an Adenosin-Rezeptoren (A_1-A_3-Rezeptoren) an. U. a. wurde seine Beteiligung an der Regulation der Gehirn-, Koronar- und Nierendurchblutung, am Schlaf-Wach-Rhythmus sowie bei der Immunmodulation nachgewiesen.

Gasförmige Überträgerstoffe. An vielen Stellen wirken (zusätzlich) Gase als Überträgerstoffe. Solche sind Stickstoffmonoxid (NO), Kohlenmonoxid (CO) und Schwefelwasserstoff (Hydrogensulfid, H_2S). Sie werden weder in Vesikeln gespeichert, noch aktivieren sie membranständige Rezeptoren. Nach ihrer Bildung diffundieren sie rasch zu allen benachbarten Zellen und passieren deren Zellmembran. Obwohl diese Gase nur sehr kurzlebig sind (ca. 1 s), lösen sie in ihren Zielzellen wesentlich länger dauernde Reaktionen aus.

Stickstoffmonoxid (NO) wird durch **NO-Synthasen** katalytisch aus Arginin gebildet. Nach Freisetzung und Diffusion in benachbarte Zellen aktiviert es dort die Guanylylcyclase (▸ Kap. 1.4.2). Diese bewirkt die Bildung von cGMP, das Ionenkanäle und Proteinkinasen beeinflusen kann. In der Folge kommt es vor allem zu einer ausgeprägten Gefäßerweiterung.

Zusatzinformation

Drei **Isoformen** der NO-Synthase (NOS) sind bekannt:

- Die in Blutzellen, im Endothel und in der glatten Gefäßmuskulatur vorkommende, durch Reize **induzierbare** Form (iNOS), die durch pathologische Stimuli (z. B. Endotoxine) induziert, d. h. hochreguliert werden kann,
- die wiederum im Endothel sowie in Herzmuskelzellen und Thrombozyten nachgewiesene, auch ohne Reize produzierte **konstitutive**, **endotheliale** Form (eNOS), der besondere Bedeutung bei der Aufrechterhaltung des Gefäßtonus und damit der Blutdruckregulation zukommt, sowie
- die in NO-bildenden Neuronen entdeckte **konstitutive**, **neuronale** Form (nNOS), bei der das gebildete NO die Funktion eines Neurotransmitters (z. B. Modulation der synaptischen Übertragung) besitzt.
- Ein zentraler Regulationsmechanismus für die konstitutiven Formen ist die intrazelluläre Ca^{2+}-Konzentration. Kommt es z. B. durch Acetylcholin oder Bradykinin zu einer Erhöhung des intrazellulären Ca^{2+}, wird durch den Calcium-Calmodulin-Komplex die NOS aus der inaktiven in die aktive Form überführt. Für die eNOS sind zusätzlich die durch das strömende Blut auf die Gefäßwand ausgeübten Scherkräfte von großer Bedeutung, die wiederum über verschiedene Signalkaskaden die NOS aktivieren.
- iNOS wird andererseits Calcium-unabhängig durch bakterielle Substanzen, z. B. Lipopolysaccharide (LPS) induziert. Dies erklärt, weshalb eine LPS-assoziierte Sepsis mit einer massiven Gefäßerweiterung einhergeht.

Kohlenmonoxid (CO) wird durch die Hämoxygenase beim Häm-Abbau gebildet und aktiviert ebenfalls die Guanylylcyclase (▸ Kap. 1.4.2). Daneben wirkt es durch direkte Öffnung von Ca^{2+} abhängigen K^+-Kanälen. Eine Erschlaffung der Gefäßmuskulatur ist wiederum die Folge. Weiterhin werden CO (z. T. gegenläufige) Modulationen der Apoptose (▸ Kap. 5.3.7) und der Zellproliferation zugeschrieben.

Schwefelwassserstoff (H_2S) entsteht bei der Hydrolyse von Cystein. Er aktiviert ATP-abhängige K^+-Kanäle und bewirkt dadurch wie die anderen gasförmigen Überträgerstoffe eine Erschlaffung der Gefäßmuskulatur. Weiterhin hemmt H_2S die Proliferation und Apoptose glatter Muskelzellen.

4.2.5 Elektrische Synapsen

An elektrischen Synapsen wird die Erregung von Zelle zu Zelle allein durch Ionenströme, d. h. ohne Einschaltung eines Transmitters, übertragen. Die Orte der Erregungsübertragung sind die **gap junctions** (▸ Kap. 1.1.1), an denen die Plasmamembranen von benachbarten Zellen nur 2–4 nm voneinander entfernt sind. In diesem Bereich sind in beide Membranen Proteinkanäle integriert, die einen gemeinsamen Komplex bilden. Diese sog. **Konnexone** enthalten eine zentrale wassergefüllte Pore und stellen somit eine offene Verbindung zwischen den beiden Zellräumen dar (▸ Kap. 1.1.1). Wird eine der beiden Zellen beim Einlaufen eines Aktionspotenzials depolarisiert, strömen Kationen in die benachbarte Zelle bzw. Anionen in Gegenrichtung, sodass die Depolarisation auf die „postsynaptische“ Seite übergreift. Sofern dabei die Schwelle überschritten wird, entsteht dann auch hier – praktisch ohne Zeitverzögerung – ein Aktionspotenzial.

Diese einfache Form der Erregungsübertragung läuft stets in gleicher Weise ab und ist (im Gegensatz zu der an chemischen Synapsen) nicht zu beeinflussen. Man findet sie im Nervensystem nur selten, und zwar nur dort, wo eine starke Synchronisation der Neuronenaktivität erforderlich ist. Dagegen haben elektrische Synapsen eine große Bedeutung für die Funktion der glatten Muskulatur, des Myokards, von Epithelien, des Lebergewebes und einiger Drüsen. Die Erregung im Myokard breitet sich z. B. über gap junctions aus, sodass man beim Herzmuskelgewebe von einem „**funktionellen Synzytium**" sprechen kann.

Unter pathologischen Bedingungen ist im Nervensystem auch eine direkte Erregungsübertragung zwischen benachbarten Axonen möglich. Wenn bei degenerativen Erkrankungen die Markscheiden zerstört sind und damit die isolierenden Schichten fehlen, können Aktionspotenziale durch elektrotonische Ausbreitung auf benachbarte Axone überspringen. Orte, an denen eine solche (pathologische) Übertragung von Nervenimpulsen möglich ist, werden als **Ephapsen** bezeichnet.

In Kürze

- Nervenzellen kommunizieren mittels **Synapsen** untereinander bzw. mit Muskel- und Drüsenzellen.
- Die **präsynaptische Transmitterfreisetzung** wird durch einen Ca^{2+}-Einstrom in die präsynaptische Endigung ausgelöst.
- An der **postsynaptischen Membran** treten nach Transmittereinwirkung ein kurz dauerndes exzitatorisches (z. B. durch Glutamat) oder ein inhibitorisches (z. B. durch GABA) postsynaptisches Potenzial (EPSP bzw. IPSP) auf.
- Neuropeptide bewirken dagegen langfristige Änderungen der synaptischen Übertragung (Neuromodulation).
- Bei **ionotropen Rezeptoren** interagiert der Transmitter direkt mit einem Liganden-gesteuerten Ionenkanal.
- **Metabotrope Rezeptoren** lösen Transmitter-induziert vielfältige Reaktionen (Reaktionskaskaden) aus. Eine Beeinflussung von Ionenkanälen findet hierbei nur indirekt (mittelbar, d. h. am Ende der Reaktionskaskade) statt.

4.3 Erregungsauslösung an Sensoren (physiologischen Rezeptoren)

Sinneszellen, an denen physikalische oder chemische Reize eine Potenzialänderung bewirken, bezeichnet man als **Sensoren** oder auch als **Rezeptoren**. Der Begriff „Rezeptor" wird somit in der Biomedizin auf zwei ganz verschiedene Funktionseinheiten angewandt. Einmal versteht man darunter die bereits beschriebenen molekularen („pharmakologischen") Rezeptoren, an denen Hormone, andere Wirkstoffe, Transmitter, aber auch Arzneistoffe angreifen. Dabei handelt es sich um Proteine, die nach Interaktion mit einem spezifischen Wirkstoff einen bestimmten Effekt hervorrufen. Zum anderen spricht man von „physiologischen" Rezeptoren, wenn man die reizaufnehmenden und erregungsauslösenden Sinneszellen meint. Um Verwechslungen zu vermeiden, hat man für die letzteren auch den Begriff „Sensoren" geprägt. Dieser Begriff hat sich jedoch noch nicht allgemein durchgesetzt.

Reize, d. h. physikalische oder chemische Veränderungen, die auf den Organismus von außen her einwirken oder in seinem Inneren auftreten, werden, sofern sie überschwellig sind, durch die Sensorzellen direkt oder indirekt in Aktionspotenziale umgesetzt. Diese gelangen über die zugehörigen Nervenbahnen zum Zentralnervensystem und lösen dann unbewusste Reaktionen oder bewusste Empfindungen und Wahrnehmungen aus (▸ Kap. 19). Die als „Reizempfänger" dienenden Sensoren haben unterschiedliche Strukturen und sind spezifisch für die Perzeption bestimmter Reizqualitäten geeignet. Beispiele sind:

- **Netzhautsensoren** für die Aufnahme elektromagnetischer Wellen,
- **Haarzellen** im Innenohr für die Aufnahme von Schallwellen,
- **Druck-**, **Schmerz-** und **Temperatursensoren** der Haut für die Aufnahme von außen einwirkender Reize,
- **Pressosensoren** im arteriellen Gefäßsystem für die Registrierung des Blutdrucks,
- **Chemosensoren** in bestimmten Paraganglien (▸ Kap. 10.6.2) für die Kontrolle der Atemgase im Blut.

Der Aufbau und die Funktion von Sensoren werden in den entsprechenden Kapiteln beschrieben. Da jedoch die Grundprozesse der Erregungsauslösung trotz der anatomischen und physiologischen Unterschiede in allen Sensoren nach einem gleichartigen Schema ablaufen, werden die allgemeinen Aspekte der Sensorphysiologie bereits an dieser Stelle behandelt.

4.3.1 Reiztransduktion und Erregungsbildung

Sensorpotenzial. Sinneszellen besitzen wie alle Zellen ein Ruhepotenzial. Bei Einwirkung eines adäquaten Reizes, d. h. bei Veränderung eines physikalischen oder chemischen Parameters, auf dessen Registrierung der Sensor spezialisiert ist, kommt es zur Öffnung von Ionenkanälen und in der Regel zu einer Depolarisation. Diese kann dauern, solange der Reiz einwirkt, und ihre Größe ist von der Reizintensität abhängig (○ Abb. 4.22). Die auf den rezeptiven Bereich der Sensorzelle beschränkte, also nicht fortgeleitete Veränderung des Membranpotenzials bezeichnet man als **Sensorpotenzial** (**Rezeptorpotenzial**), die Umwandlung des einwir-

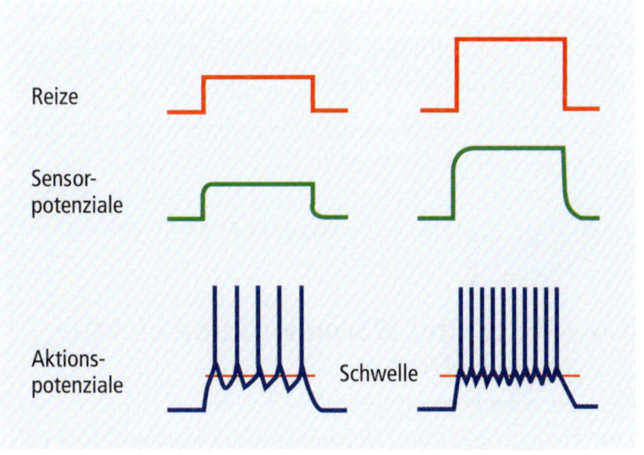

Abb. 4.21 Sensorpotenziale und ausgelöste Folgen von Aktionspotenzialen in Abhängigkeit von der Reizstärke

kenden Reizes in das Sensorpotenzial als **Reiztransduktion**.

In den meisten Sensorzellen entsteht das Sensorpotenzial durch eine vom Reiz ausgelöste Erhöhung der Membranpermeabilität vorwiegend für Na^+ und Ca^{2+}. Eine Ausnahme bilden die Stäbchen und Zapfen in der Netzhaut, in denen bei Belichtung die Membran hyperpolarisiert wird.

Auslösung von Aktionspotenzialen. Bei den Sensorzellen unterscheidet man zwischen primären und sekundären Sinnessensoren. Die **primären Sinnessensoren** haben als spezialisierte Zellen des Nervensystems selbst ein Axon, das den Kontakt zu einem zentralnervösen Neuron herstellt. Der zweite Schritt im Sensormechanismus nach der Reiztransduktion besteht in der Auslösung von Aktionspotenzialen, die über das Axon fortgeleitet werden. Ähnlich wie in den Synapsen breiten sich die durch das Sensorpotenzial erzeugten Stromlinien elektrotonisch über die Membran bis zum Anfangsabschnitt des Axons aus. Wird an dieser Stelle die Schwelle überschritten, so entsteht ein fortgeleitetes Aktionspotenzial. Dauert das Sensorpotenzial danach noch an, können weitere Aktionspotenziale gebildet werden (Abb. 4.21).

Sekundäre Sinnessensoren besitzen selbst kein Axon. Diese übertragen ihr Sensorpotenzial auf das Axon eines nachgeschalteten Neurons mithilfe einer chemischen Synapse. Deren postsynaptische Seite bildet den Endteil des Axons. Dort, wo die postsynaptische Membran in die Axonmembran übergeht, kommt es bei ausreichend starker Depolarisation zur Auslösung von Aktionspotenzialen.

Sowohl an primären als auch an sekundären Sinnessensoren findet somit eine **Transformation** des Sensorpotenzials in eine Serie von Aktionspotenzialen statt. Deren Frequenz erhöht sich mit zunehmender Amplitude des Sensorpotenzials (Abb. 4.21). Die Information über die Intensität des Reizes wird demnach durch

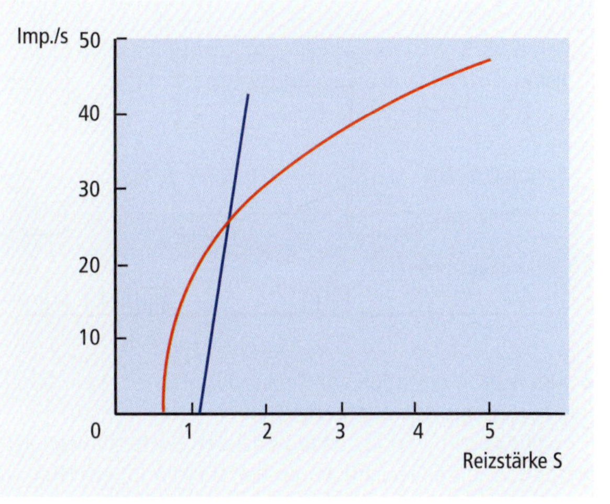

Abb. 4.22 Abhängigkeit der Frequenz von Impulsserien (Imp./s), die an Sensoren ausgelöst werden, von der Reizstärke S (in relativem Maß). Reiz-Antwort-Relation für bestimmte Dehnungssensoren (blaue Gerade) und Sensoren von höheren Sinnesorganen (rote Kurve)

die Frequenz der Nervenimpulse verschlüsselt, die Reizdauer wird durch die Dauer der Impulsserie angezeigt. Man spricht dementsprechend von einer **Frequenzcodierung** des Reizes.

4.3.2 Funktionseigenschaften der Sensoren

Reiz-Antwort-Relation. Die Beziehung zwischen der Reizstärke und der Aktionspotenzialfolge kann in weiten Grenzen variieren. In Abb. 4.22 sind zwei charakteristische Beispiele für diese Relation dargestellt. Auf der Abszisse ist jeweils die Reizstärke S in einem relativen Maß, auf der Ordinate die Frequenz der Impulsfolge (Imp./s) angegeben. Die blaue Kurve lässt einen linearen Zusammenhang zwischen diesen beiden Größen erkennen, wie er z. B. bei bestimmten Dehnungssensoren gefunden wird. Bei anderen Sensoren steigt die Impulsfrequenz mit wachsender Reizstärke zunächst steil, dann immer langsamer an. Eine solche Reiz-Antwort-Beziehung (rote Kurve in Abb. 4.22) ist charakteristisch für Sensoren höherer Sinnesorgane bzw. deren nachgeordnete Zellen, die Reize mit großen Intensitätsunterschieden zu registrieren haben. Photosensoren reagieren z. B. im Bereich geringer Beleuchtungsstärken sehr empfindlich, während mit zunehmender Beleuchtungsstärke ihre Empfindlichkeit laufend abnimmt.

Adaptation. Der in Abb. 4.23 dargestellte Fall, dass ein Sensor auf einen konstanten Reiz mit einem konstanten Sensorpotenzial und einer entsprechend konstanten Erregungsfrequenz antwortet, kommt nur bei wenigen Sensortypen vor. Weitaus häufiger findet man im Verlauf einer konstanten Reizeinwirkung eine Abnahme des Sensorpotenzials sowie der daraus resul-

4

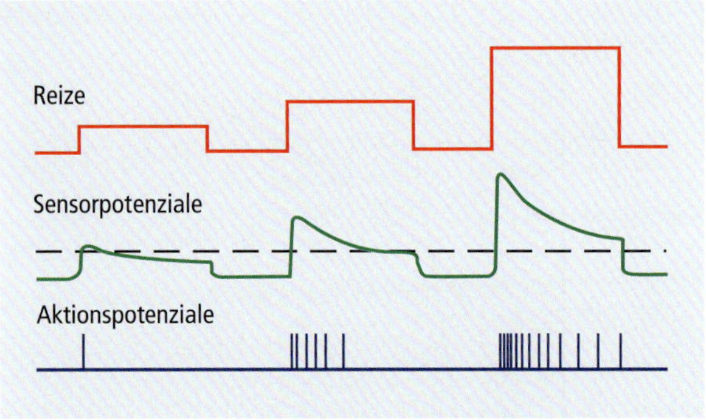

o Abb. 4.23 Adaptation von Sensorpotenzialen, von denen nach Überschreiten der (gestrichelt eingezeichneten) Schwelle Folgen von Aktionspotenzialen (unten) ausgelöst werden, bei drei verschiedenen Reizstärken (oben). Der Adaptationseffekt zeigt sich in der abnehmenden Frequenz der jeweiligen Impulsserie

tierenden Erregungsfolge (o Abb. 4.23). Diese Anpassung der **Sensorantwort** an den Reiz wird als **Adaptation** bezeichnet. Man unterscheidet:

- **sehr langsam** adaptierende Sensoren (Beispiel: Dehnungssensoren der Muskeln),
- **mittelschnell** adaptierende Sensoren (Beispiel: Temperatursensoren der Haut, Photosensoren in der Netzhaut),
- **schnell** adaptierende Sensoren (Beispiel: als Vibrationssensoren dienende Pacini-Körperchen der Haut).

In Anlehnung an die Terminologie der Technik werden Sensoren, die hauptsächlich die Intensität eines Reizes registrieren, als **Proportionalsensoren** (**P-Sensoren**) bezeichnet. Sensoren, die aufgrund ihrer Adaptationsfähigkeit vorrangig für die Registrierung der Änderungsgeschwindigkeit eines Reizes eingerichtet sind, nennt man dagegen **Differenzialsensoren** (**D-Sensoren**). In einigen Fällen sind Sensoren in der Lage, sowohl am Beginn einer Reizeinwirkung deren Änderungsgeschwindigkeit (hohe Impulsfrequenz bei schneller Änderung) als auch bei längerer Dauer die Reizintensität (konstante Impulsfrequenz bei gleichbleibendem Reiz) zu registrieren. Diese Mischform wird als **PD-Sensor** bezeichnet.

In Kürze

- **Sensoren** dienen der Aufnahme physikalischer und chemischer Reize aus der Umwelt und dem Körperinneren.
- Bei der **Reiztransduktion** wird in der rezeptiven Struktur ein physikalischer oder chemischer Reiz in ein Sensorpotenzial umgewandelt.
- Durch die **Transformation** wird das Sensorpotenzial in eine Folge von Aktionspotenzialen überführt (Umcodierung des analogen Sensorpotenzials in eine digitale Impulsfolge).
- Sensoren **adaptieren** unterschiedlich schnell auf konstant einwirkende Reize.

4.4 Reiz- und Wärmewirkung elektrischer Ströme

Die Erregung einer Nerven- oder Muskelfaser wird durch eine lokale überschwellige Depolarisation der Zellmembran ausgelöst (▸Kap. 4.2.4). Eine solche Erregung kann auch durch die Einwirkung eines elektrischen Stroms erreicht werden, der „von außen" auf die Nervenfasern einwirkt. Elektrische Ströme werden in der experimentellen Neurophysiologie, in der neurologischen Diagnostik und in der physikalischen Therapie verwendet.

4.4.1 Allgemeine Gesetzmäßigkeiten der elektrischen Reizung

Die Reizwirkung eines elektrischen Stroms hängt von der Art der Zuführung sowie von elektrischen Parametern, wie Richtung, Stärke, Flussdauer und Anstiegssteilheit des Stroms, ab.

Reizelektroden. Um in Nerven- oder Muskelfasern Aktionspotenziale auszulösen, muss Strom in geeigneter Form zugeführt werden. Dies geschieht durch zwei mit der Stromquelle verbundene Elektroden, die man auf die erregbaren Fasern leicht aufsetzt (o Abb. 4.24 A). Hierdurch wird ein Stromkreis geschlossen, dessen Stromlinien die Fasern durchziehen. Eine solche Anordnung verwendet man zur Auslösung von Erregungen in Nerven- oder Muskelpräparaten, um die Erregungsleitungsgeschwindigkeiten zu messen.

Es ist jedoch nicht unbedingt erforderlich, dass die Reizelektroden die erregbaren Fasern direkt berühren. Vielmehr können auch in der Tiefe gelegene Nerven oder Muskeln gereizt werden, wenn man die Elektroden auf die intakte Haut aufsetzt, wobei das darunterliegende Gewebe eine leitende Verbindung herstellt (o Abb. 4.25 B). In diesem Fall kommt es darauf an, an dem gewünschten Reizort eine hohe Stromdichte zu erzielen. Dies wird dadurch erreicht, dass die reizerzeugende, die sog. **differente Elektrode**, einen kleinen Spitzendurchmesser besitzt. Die zweite sog. **indifferente Elektrode** muss dagegen großflächig ausgebildet sein, damit in ihrem Bereich die Stromdichte so gering ist, dass von hier keine Reizwirkung ausgeht.

Mit einer solchen Anordnung können beim Menschen gezielt bestimmte Nerven oder Muskeln gereizt

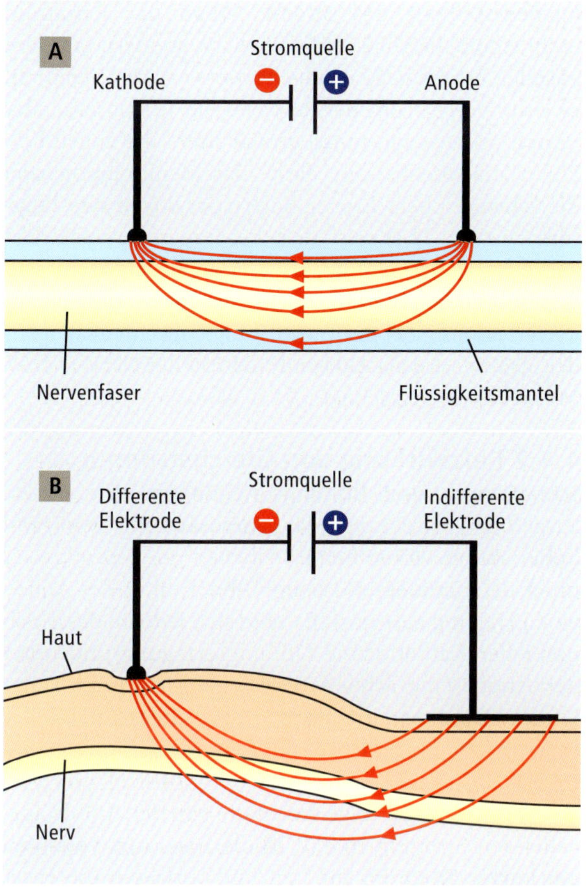

o Abb. 4.24 A Anordnung für die elektrische Reizung eines Nerven im Experiment, B in situ. Die Reizwirkung geht von der differenten Elektrode aus

werden. Die differente Elektrode setzt man dabei auf charakteristische Punkte der Haut auf, von denen aus der Abstand zu den erregbaren Fasern in der Tiefe besonders klein ist. o Abb. 4.25 zeigt die Reizpunkte für einige wichtige Nerven und Muskeln. Auf diese Weise ist es z. B. möglich, durch gezielte Reizung die Muskeln zur Kontraktion zu veranlassen und damit in längeren Ruhephasen (Gipsverband) eine Inaktivitätsatrophie (▸ Kap. 5.2.1) zu verhindern. Von den Reizpunkten aus kann auch die Erregbarkeit der entsprechenden Nerven überprüft werden, woraus sich diagnostische Hinweise gewinnen lassen.

Stromrichtung. Die für die Erregungsauslösung erforderliche Depolarisation kann nur eintreten, wenn der elektrische Strom eine dem Membranpotenzial entgegengesetzte Potenzialdifferenz bewirkt. Da die Zellmembran außen eine positive Ladung trägt, wird beim Schließen des Stromkreises unter der (außen aufgesetzten) negativen Elektrode, der **Kathode**, das Membranpotenzial positiver (o Abb. 4.26). Durch die Kathode kann also zu Beginn des Stromflusses eine Erregung ausgelöst werden (**Schließungserregung**).

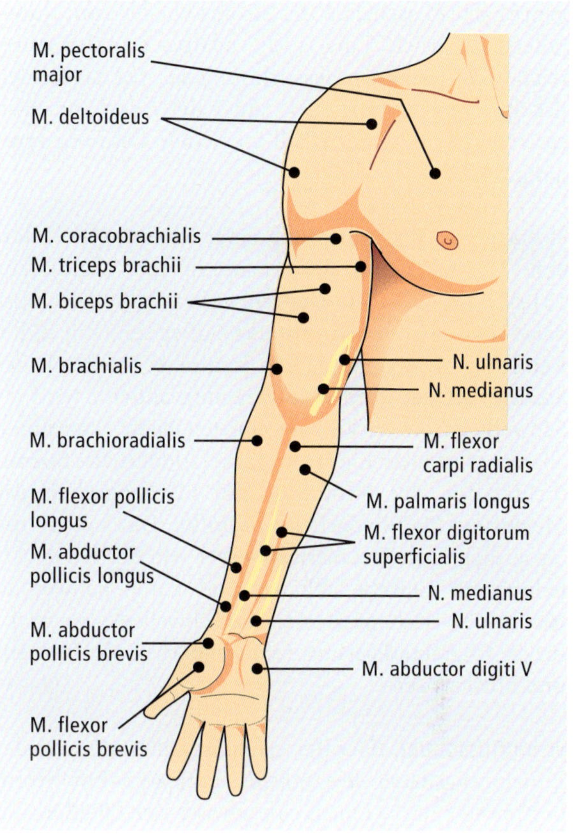

o Abb. 4.25 Reizpunkte, von denen aus die angegebenen Nerven und Muskeln erregt werden können

Unter der positiven Elektrode, der **Anode**, kommt es dagegen zu einer stärkeren Negativierung des Membranpotenzials. Diese Hyperpolarisation erschwert die Auslösung einer Erregung. Unter bestimmten Bedingungen kann jedoch auch von der Anode eine Erregung ausgehen (▸ Kap. 4.4.2). Dies ist dann der Fall, wenn plötzlich der Stromfluss unterbrochen wird: Die während des Stromdurchgangs erzeugte Hyperpolarisation

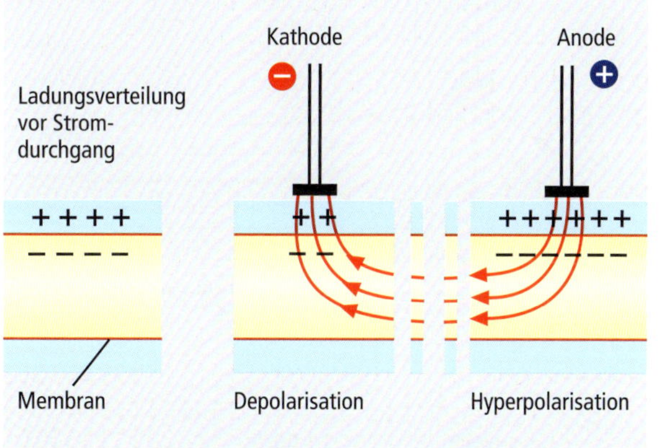

o Abb. 4.26 Änderung des Membranpotenzials einer erregbaren Faser bei Einwirkung eines elektrischen Stroms. Die Kathode erzeugt eine Depolarisation, die Anode eine Hyperpolarisation

kehrt nach Ausschalten des Stroms wieder zum Ruhepotenzial zurück. Eine solche relative Depolarisation reicht u. U. zur Erregungsauslösung aus. Da das Öffnen des Stromkreises den Effekt unter der Anode bewirkt, spricht man in diesem Fall von einer **Öffnungserregung**.

Stromstärke. Die Auslösung einer Erregung erfordert eine Depolarisation der Membran um mindestens 15 mV (▸Kap. 3.1.7). Der einwirkende Strom muss daher eine Mindeststromstärke aufweisen, um einen Reizerfolg zu erzielen. Diese minimale Intensität des Stroms, bei der eben eine Erregung auftritt, wird als **Schwellenstromstärke** bezeichnet. Genau genommen allerdings ist nicht die Stromstärke, sondern die **Stromdichte**, d. h. der Stromfluss pro Flächeneinheit der Membran, die maßgebende Größe. Da jedoch die Stromdichte am Depolarisationsort von der Stromverteilung im Gewebe abhängt und daher schwer zu bestimmen ist, benutzt man die Schwellenstromstärke für die Charakterisierung der Erregbarkeit von Nerven- und Muskelfasern.

Stromflussdauer. Der Reizerfolg ist außerdem von der Einwirkungsdauer des Stroms abhängig: Ein Strom bestimmter Stärke I muss eine gewisse Zeit t fließen, um die notwendige Depolarisation der Membran zu bewirken. Entscheidend für den Reizeffekt ist die Ladungsverschiebung an der Membran, die sich aus $q = I \cdot t$ ergibt. Die Auslösung einer Erregung erfolgt also, wenn q einen Mindestwert überschreitet. Dies bedeutet, dass bei großer Stromstärke nur eine kurze Flussdauer, bei kleiner Stromstärke dagegen eine lange Flussdauer erforderlich ist, um die entsprechenden Fasern zu erregen.

Anstiegssteilheit des Stroms. Wenn der Reizstrom nicht sofort die volle Stärke erreicht, sondern **langsam** ansteigt, führen gegenläufige Prozesse an der Membran zu einer Verlagerung der Reizschwelle. Je langsamer der Reizstrom ansteigt, umso größer muss die zugeführte Elektrizitätsmenge sein, damit das Membranpotenzial die Schwelle überschreitet. Sofern der Strom **sehr langsam** ansteigt, lässt sich auch bei hohen Stromstärken keine Erregung mehr auslösen. Man spricht in diesem Fall von einem „Einschleichen" des Stroms; die Schwellenverlagerung bei der Einwirkung langsam ansteigender Ströme wird als **Akkommodation** der Nerven- bzw. Muskelfasern bezeichnet.

4.4.2 Reizwirkung von Gleichströmen

Schließungs- und Öffnungserregungen. Wie bereits ausgeführt, wird unter der Voraussetzung genügend hoher Stromstärken beim Schließen des Stromkreises unter der Kathode und beim Öffnen unter der Anode eine Erregung ausgelöst. Es zeigt sich jedoch, dass auch unter der Kathode eine Öffnungserregung und unter der Anode eine Schließungserregung auftreten kann. Dieses Phänomen ist auf den speziellen Verlauf der elektrischen Stromlinien im Bereich der erregbaren Fasern zurückzuführen.

Wie ○ Abb. 4.27 zeigt, treten die von der Anode ausgehenden Stromlinien z. T. in die Faser ein, verlaufen ein kurzes Stück im Inneren und verlassen die Faser überwiegend bereits in der Nachbarschaft der Eintrittsstelle. In der Nähe der Kathode dringen die Stromlinien wieder in die Faser ein, um nach einem kurzen Verlauf im Inneren unmittelbar unter der Kathode auszutreten. Dort, wo die Stromlinien aus der Faser austreten, führt der Ladungstransport zu einer Depolarisation der Membran. Dies ist sowohl direkt unter der „reellen"

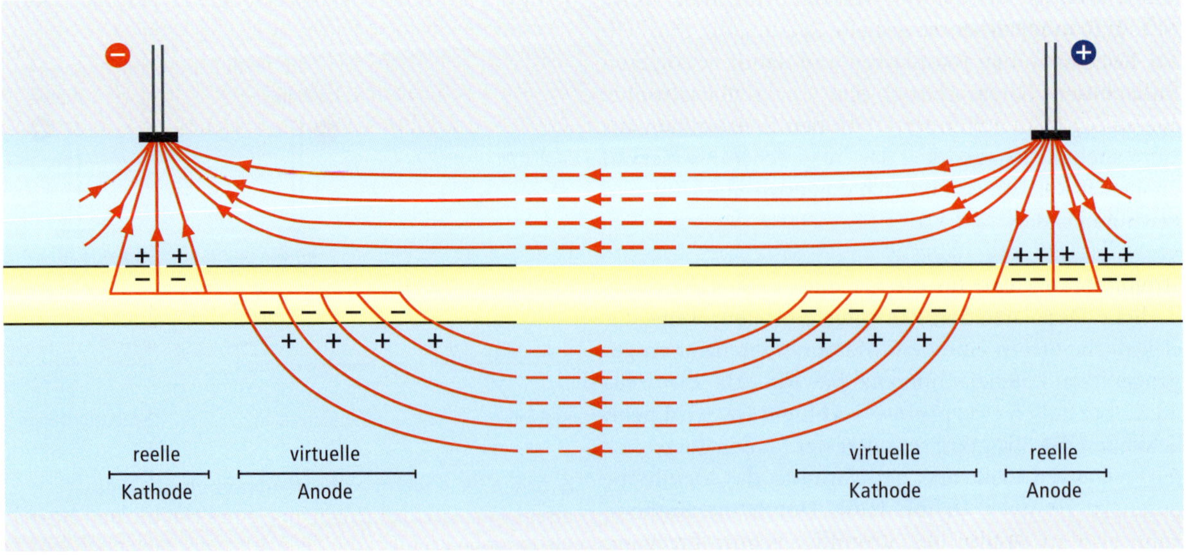

○ **Abb. 4.27** Stromlinienverlauf im Bereich einer erregbaren Faser bei Gleichstromreizung

Kathode als auch in der Anodennachbarschaft der Fall, die daher auch als „virtuelle" Kathode bezeichnet wird. An beiden Orten kann durch Schließen des Stromkreises eine Erregung entstehen; allerdings besitzt die reelle Kathode wegen der dort herrschenden größeren Stromliniendichte eine niedrigere Erregungsschwelle als die virtuelle Kathode. An den Stromeintrittsstellen, d. h. an der „reellen" Anode und an der „virtuellen" Anode in der Kathodennachbarschaft, kann dagegen das Öffnen des Stromkreises zu einer Erregung führen.

Prüft man die Schwellenstromstärken für die kathodische und anodische Reizung, so findet man normalerweise, dass bei schwachem Strom zunächst eine Kathodenschließungserregung (KSE) auftritt. Bei Erhöhung der Stromstärke kommt es dann zu einer Anodenschließungserregung (ASE), bei weiterer Erhöhung zu einer Anodenöffnungserregung (AÖE) und schließlich bei sehr starkem, bereits schmerzhaftem Strom zu einer Kathodenöffnungserregung (KÖE). Diese Gesetzmäßigkeit lässt sich in dem folgenden Schema zusammenfassen:

KSE < ASE < AÖE < KÖE.

An motorischen Nerven kann die Auslösung von Erregungen am einfachsten durch die Zuckung des zugehörigen Muskels festgestellt werden. Daher ist es üblich, das obige Schema als **Zuckungsformel** zu bezeichnen. Unter pathologischen Bedingungen, z. B. bei beginnender Degeneration von Nerven oder Muskeln, zeigen sich Abweichungen von der genannten Reihenfolge in der Zuckungsformel. Häufig erfordert dann die AÖE eine geringere Reizstärke als die ASE. In einem solchen Fall spricht man von einer **Entartungsreaktion**.

Rheobase und Chronaxie. Häufig werden zur Prüfung der Erregbarkeit von Nerven und Muskeln rechteckförmige Stromimpulse verwendet. Die hierbei benutzten Generatoren ermöglichen es, sowohl die Impulshöhe, d. h. die Stromstärke, als auch die Impulsdauer beliebig zu variieren. Bei kathodischer Reizung erregbarer Fasern mit solchen Stromimpulsen zeigt sich, dass ein Reizerfolg erst eintritt, wenn eine bestimmte Mindeststromstärke erreicht ist. Hat der Reiz eine geringere Intensität, so bleibt er wirkungslos, auch wenn Impulse von sehr langer Dauer verwendet werden. Diese Grundschwelle für lang dauernde Stromimpulse wird als **Rheobase** bezeichnet.

Verwendet man Reizintensitäten, die größer als die Rheobase sind, so ist die für den Reizerfolg notwendige Stromflussdauer von der Stromstärke abhängig. Die Zeit, die ein beliebiger Reizstrom fließen muss, um eine Erregung auszulösen, bezeichnet man als **Nutzzeit**. Als Maß für die Erregbarkeit von Nerven- und Muskelfasern dient in der Regel die Nutzzeit eines rechteckförmigen Stromimpulses von doppelter Rheobasenstärke. Diese spezielle Nutzzeit wird als **Chronaxie** bezeichnet

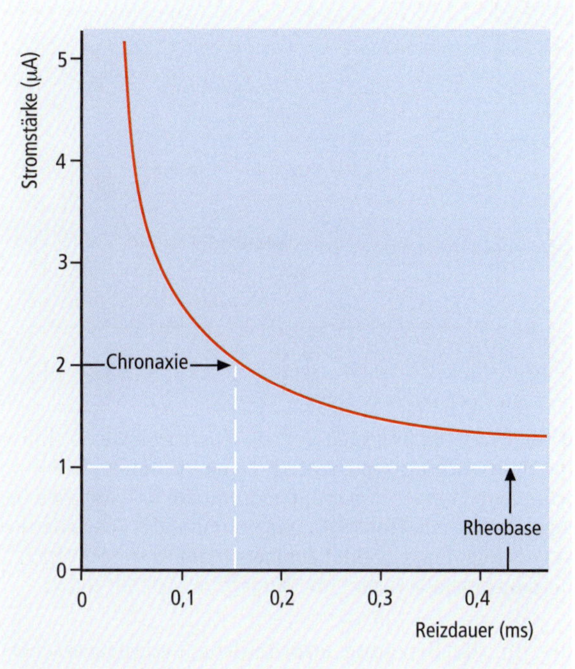

o Abb. 4.28 Reizzeit-Stromstärke-Kurve. Bei Reizung mit rechteckförmigen Stromimpulsen ist bei abnehmender Stromstärke eine zunehmende Nutzzeit für die Erregungsauslösung erforderlich. Rheobase: Schwellenstromstärke, bei deren Unterschreitung beliebig lange Stromimpulse wirkungslos bleiben. Chronaxie: Nutzzeit bei doppelter Rheobasenstromstärke

(o Abb. 4.28). Sie hat für die verschiedenen erregbaren Fasern Werte, die in der Größenordnung von 0,1–1 ms liegen. Eine Verlängerung der Chronaxie deutet auf einen pathologischen Prozess, z. B. auf eine Degeneration der Fasern, hin.

Praktisch geht man so vor, dass man zunächst Stromimpulse relativ langer Dauer (von größenordnungsmäßig 10 ms) zur kathodischen Reizung verwendet, deren Intensität man solange erhöht, bis der erste Reizerfolg in Form einer Muskelzuckung auftritt. Damit ist die Rheobase ermittelt. Die Reizintensität wird nun auf das Doppelte dieses Wertes eingestellt und die Impulsdauer schrittweise verlängert, bis der Reizerfolg eben eintritt. Die diesem Ereignis zugeordnete Impulsdauer ist die gesuchte Chronaxie.

Ein vollständigeres Bild von den Erregbarkeitsverhältnissen gewinnt man, wenn nicht nur die Chronaxie, sondern weitere Nutzzeiten für die verschiedenen Reizintensitäten bestimmt werden. Daraus ergibt sich die **Reizzeit-Stromstärke-Kurve**, die in o Abb. 4.28 dargestellt ist. Sie zeigt, dass die Abhängigkeit der Schwellenstromstärke rechteckförmiger Stromimpulse von ihrer Dauer durch eine Hyperbel wiedergegeben werden kann. Die Asymptoten sind die Ordinate und die dem Rheobasenwert entsprechende Abszissenparallele. Ein solcher hyperbelförmiger Verlauf ist zu erwarten, wenn

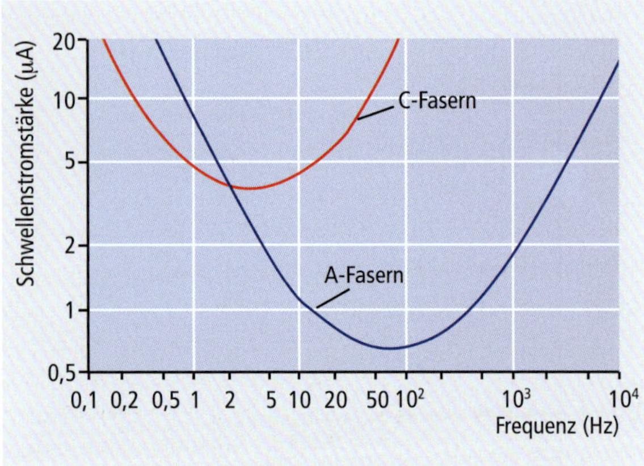

Abb. 4.29 Abhängigkeit der Schwellenstromstärke sinusförmiger Wechselströme von der Frequenz bei zwei verschiedenen Nervenfasergruppen (Ordinate und Abszisse in logarithmischem Maßstab). Das Minimum der Schwellenkurven liegt für C-Fasern bei einer Frequenz unter 10 Hz, für motorische A-Fasern im Frequenzbereich 50–100 Hz

die für die Erregung erforderliche Ladungsverschiebung $q = I \cdot t$ einen konstanten Wert hat (▸Kap. 4.4.2).

4.4.3 Reizwirkung von Wechselströmen

Ebenso wie Gleichstromimpulse können **sinusförmige Wechselströme** Erregungen in Nerven- und Muskelfasern auslösen. Der Reizeffekt hängt in diesem Fall sowohl von der (effektiven) Stromstärke als auch von der Frequenz des Wechselstroms ab. Abb. 4.29 zeigt die Abhängigkeit der Schwellenstromstärke von der Frequenz für zwei verschiedene Nervenfasern. Man erkennt, dass in beiden Fällen die Schwellenkurven ein Minimum durchlaufen. Es gibt für jede Faserart eine **charakteristische Wechselstromfrequenz**, bei der sich Erregungen besonders leicht auslösen lassen. Bei den marklosen C-Fasern liegt diese unter 10 Hz, bei den motorischen Aα-Fasern und bei Muskelfasern dagegen im Bereich von 50–100 Hz (Abb. 4.29). Im letzteren Fall ist es bedeutsam, dass technische Wechselströme auf eine Frequenz von 50–60 Hz ausgelegt sind. Daher können bei Stromunfällen motorische Nervenfasern und Muskelfasern selbst bei verhältnismäßig geringen Stromstärken gereizt oder geschädigt werden. Die möglichen Folgen sind je nach dem Stromlinienverlauf Herzkammerflimmern (▸Kap. 8.5.3) oder Skelettmuskelkrämpfe, die es u. U. unmöglich machen, angefasste stromführende Netzelektroden wieder loszulassen.

Der Anstieg der Schwellenkurven im niedrigen Frequenzbereich beruht darauf, dass mit abnehmender Frequenz die Sinuswellen langsamer ansteigen. Im selben Maß nimmt auch die Akkommodation zu, die der Erregungsauslösung entgegenwirkt (▸Kap. 4.4.1). Der Kurvenanstieg im hohen Frequenzbereich ist darauf zurückzuführen, dass mit ansteigender Frequenz die Elektrizitätsmenge abnimmt, die mit einer Halbwelle der Faser zugeführt wird. Daher ist ein Reizerfolg nur mit zunehmender Stromstärke zu erzielen.

Der unterschiedliche Verlauf der Schwellenkurven für die verschiedenen Faserarten erlaubt es, bestimmte Strukturen **selektiv zu reizen**. Nach Abb. 4.29 könnte man z. B. mit einer Reizfrequenz von 100 Hz selektiv die motorischen Aα-Fasern reizen und auf diese Weise Muskelkontraktionen auslösen, ohne dass die Nozizeptoren der C-Gruppe mit aktiviert würden. Wollte man selektiv sympathische Fasern der C-Gruppe reizen, so wären hierfür Reizfrequenzen unter 5 Hz am besten geeignet.

4.4.4 Wärmewirkung hochfrequenter Wechselströme

Wechselströme sehr hoher Frequenz haben keine Reizwirkung, wie dies bereits der steile Anstieg der Schwellenstromkurve im oberen Frequenzbereich (Abb. 4.29) erkennen lässt. Solche Hochfrequenzströme führen jedoch zu einer Erwärmung der Gewebe. Da hierbei – im Gegensatz zur Wärmezufuhr von der Oberfläche her – die Wärme in den Geweben selbst gebildet wird (**Diathermie**), ist es auf diese Weise möglich, auch tiefer gelegene Organe zu erwärmen. Die Behandlung mit hochfrequenten Wechselströmen fördert die Gewebedurchblutung und kann Muskelverspannungen lösen. Zur Anwendung kommen Hochfrequenzströme im Kurzwellen-, Dezimeterwellen- und Mikrowellenbereich (Tab. 4.5).

Kurzwellentherapie. Hochfrequente Wechselströme sind in der Lage, sowohl Leiter als auch Nichtleiter zu durchdringen. Daher ist ein direkter Kontakt der Elektroden mit der Haut nicht erforderlich. In der Kurzwellentherapie wird vielmehr die Energie über ein Kondensatorfeld oder ein Spulenfeld zugeführt.

Bei der **Kondensatorfeld-Methode** liegt der zu behandelnde Körperteil im elektrischen Feld zwischen zwei plattenförmigen Elektroden. Dabei werden wasserarme Gewebe (Fett, Knochen) stärker erwärmt als wasser- und eiweißreiche Gewebe (Muskeln, innere Organe). Durch Vergrößerung des Elektrodenabstands

Tab. 4.5 Frequenzen und Wellenlängen der in der Hochfrequenztherapie verwendeten Wechselströme

Wechselstrom	Frequenz (MHz)	Wellenlänge (m)
Kurzwellen (HF = high frequency)	27,12	11,06
Dezimeterwellen (UHF = ultra high frequency)	433,92	0,69
Mikrowellen (SHF = super high frequency)	2400,00	0,125

von der Haut (auf 2 cm) und Erhöhung der elektrischen Leistung (auf 200 W) lässt sich jedoch eine gleichmäßig starke Erwärmung aller Gewebe erreichen.

Bei der **Spulenfeld-Methode** entsteht durch den hochfrequenten Wechselstrom, der durch eine Spule fließt, ein wechselndes Magnetfeld, das im Körper sog. Wirbelströme hervorruft. Diese erzeugen in Geweben mit größerer elektrischer Leitfähigkeit (Muskeln, inneren Organen) eine stärkere Erwärmung als in Geweben mit hohem elektrischem Widerstand. Daher ist diese Methode insbesondere zur **Diathermiebehandlung** von Krankheitsprozessen in der Muskulatur geeignet.

Dezimeterwellen- und Mikrowellentherapie. In diesen Frequenzbereichen findet die **Strahlenfeld-Methode** Anwendung. Hierbei werden elektromagnetische Wellen von einer Dipolantenne abgestrahlt und mittels eines Reflektors auf die zu behandelnde Körperregion konzentriert. Auch in diesem Fall ist die Wärmebildung in wasser- und eiweißreichen Geweben am stärksten, sodass – bei geringer Belastung der Haut – günstige Bedingungen für die Erwärmung der Muskulatur bestehen. Die Tiefenerwärmung hängt u. a. von der Frequenz der elektromagnetischen Wellen ab. Je höher die Frequenz, desto geringer ist die Eindringtiefe.

Bei der **Hochfrequenztherapie** ist darauf zu achten, dass sich keine Metallimplantate im Körper befinden, weil in diesen die Temperatur so stark ansteigen würde, dass die umliegenden Gewebe geschädigt werden. Patienten mit Herzschrittmachern dürfen ebenfalls nicht der Einwirkung hochfrequenter Ströme ausgesetzt werden. Weitere Gegenanzeigen sind Schwangerschaft, Menstruation, maligne Tumoren und Blutungsneigung. Im Bereich der Wachstumszonen der Knochen von Kindern und Jugendlichen sollen Hochfrequenzströme ebenfalls nicht appliziert werden. Vorsicht ist auch bei akuten Entzündungen geboten.

Elektrochirurgie. Eine andere Anwendung höherfrequenter Wechselströme stellt das in der Chirurgie benutzte „elektrische Messer" dar. Dabei ist eine der beiden Elektroden Punkt- oder Messerschneidenförmig ausgebildet, während die andere, d. h. die sog. Neutralelektrode, großflächig mit der Haut verbunden wird. Bei der Berührung des Gewebes treten an der dünnen Messerschneide so hohe Stromdichten auf, dass die dadurch entstehende Hitze das Gewebe sofort koaguliert. Auf diese Weise können bei Operationen Gewebe durchtrennt werden, ohne dass wesentliche Blutungen aus kleineren Gefäßen auftreten.

In Kürze

- Elektrischer Strom aktiviert erregbare Zellen und erzeugt Wärme.
- Bei elektrischer Reizung kommt es unter der Kathode zur Depolarisation (Erregung) und unter der Anode zur Hyperpolarisation.
- **Rheobase** (Schwelle für lang dauernde Ströme) und **Chronaxie** (Nutzzeit bei doppelter Rheobasenstärke) charakterisieren die Erregbarkeit von Nerven- und Muskelzellen.
- Hochfrequente Wechselströme erzeugen im Gewebe Wärme und werden daher in der physikalischen Therapie verwendet.

5 Grundzüge der Pathologie

5.1 Definitionen

Pathologie ist die Lehre und Erforschung krankhafter molekularer und struktureller Veränderungen (Krankheitslehre): Wie und wodurch entstehen Krankheiten, wie äußern sie sich, wie ist ihr Verlauf, welche morphologischen (den Gewebeaufbau betreffende) Schädigungen treten auf?

Während die **allgemeine Pathologie** die grundsätzlichen im Organismus bei Krankheiten auftretenden Reaktionen und Strukturveränderungen umfasst, werden in der **speziellen Pathologie** die bei einzelnen Organerkrankungen zu beobachtenden Zell- und Gewebeveränderungen, einschließlich ihres Ablaufs, systematisch beschrieben.

Unter einer **Krankheit** versteht man eine Störung der körperlichen, geistigen oder seelischen Gesundheit. **Akute Krankheiten** sind durch raschen Beginn und kurzen Verlauf, **chronische Krankheiten** durch lang dauernden Verlauf nach entweder akutem oder häufiger schleichendem Beginn gekennzeichnet. Als **Rezidiv** bezeichnet man das erneute Auftreten einer Erkrankung nach vorübergehender (nicht selten vermeintlicher) Heilung.

Gesundheit ist schwer zu definieren. Die Definition der Weltgesundheitsorganisation (WHO): „Gesundheit ist der Zustand völligen körperlichen, seelischen und sozialen Wohlbefindens", ist sicher im Sinne einer Idealvorstellung zu weit gefasst. Andererseits erscheint die vielfach verwendete Definition der Gesundheit als „Fähigkeit des Organismus, auf Umwelteinflüsse adäquat zu reagieren und die Homöostase aufrechtzuerhalten", zu stark auf die körperlichen Veränderungen bezogen und damit zu eng.

Als **Ätiologie** wird die Lehre von den Krankheitsursachen, als **Pathogenese** die der Mechanismen der Entstehung und des Verlaufs der Krankheit bezeichnet. Man unterscheidet **endogene** und **exogene Krankheitsursachen**. Erstere sind vor allem durch Veränderungen der Erbinformation (Chromosomenaberrationen, Mutationen, ▸Kap. 1.1.6), ferner durch pathologische Stoffwechsel- und genetisch gesteuerte Alterungsprozesse bedingt. Zu den exogenen Krankheitsursachen gehören Verletzungen (Traumen), chemische oder physikalische Schädigungen (u. a. durch Giftstoffe, Druck, Hitze, Kälte, Strahlung, elektrischen Strom), lebende bzw. vermehrungsfähige Krankheitserreger (Viren, Bakterien, Pilze, Protozoen, Würmer), Mangel, aber auch Überangebot an Sauerstoff und physiologischen Bedarfsstoffen (Nahrungsmitteln, Mineralstoffen, Vitaminen u. a.), sowie psychosoziale Schäden. Die besonders bedeutsamen Durchblutungsstörungen (z. B. infolge Arteriosklerose, ▸Kap. 9.9.2) können sowohl endogen als auch exogen bedingt sein. Heilen Krankheiten, ohne einen Schaden zu hinterlassen, aus, spricht man von einer **restitutio ad integrum** (Wiederherstellung des früheren unversehrten Zustands). Bleibt jedoch ein Defekt zurück, kommt es zu einer **Defektheilung**.

Monokausalen Krankheiten (z. B. einer monogenetisch bedingten Stoffwechselerkrankung, einer Infektion mit einem definierten Erreger oder einer Vergiftung) liegt nur eine Ursache zugrunde, **polykausale** (multifaktorielle) **Krankheiten** (z. B. Arteriosklerose, Diabetes mellitus, ▸Kap. 16.5.6) werden dagegen durch mehrere Faktoren ausgelöst.

Disposition ist die angeborene (endogene) oder erworbene (exogene), ständige oder vorübergehende Anfälligkeit (Krankheitsbereitschaft) in Bezug auf eine bestimmte Erkrankung. Genetische Faktoren (**genetische Disposition**) können das Auftreten zahlreicher Erkrankungen begünstigen. Sie liegen auch der unterschiedlichen Disposition der verschiedenen Rassen zugrunde. So erkranken z. B. Schwarze seltener an einem malignen Melanom (▸Kap. 20.3.18.) als Weiße. Auch verschiedene Lebensalter disponieren zu gewissen Krankheiten (**Altersdisposition**). Kinder bekommen häufig Infektionskrankheiten (z. B. Windpocken, Dreitagefieber, Röteln, Masern). Im höheren Lebensalter findet man vermehrt Patienten mit Diabetes mellitus

(Zuckerkrankheit), Arthrosen (degenerativen Gelenkerkrankungen), Gefäßveränderungen (u. a. Arteriosklerose) oder Tumoren (Geschwülsten). Cholelithiasis (Gallensteinleiden) und Cholezystitis (Gallenblasenentzündung) treten häufiger bei Frauen, Gicht und Magengeschwüre öfter bei Männern auf (**Geschlechtsdisposition**). Ferner können **Umweltfaktoren**, wie z. B. Schadstoffe, schlechte hygienische Bedingungen oder Mangel- bzw. Fehlernährung, sowie **falscher Lebensstil**, z. B. Alkohol- oder Nicotinabusus, die Krankheitsbereitschaft beeinflussen. Schließlich können bereits bestehende Krankheiten das Risiko für zusätzliche Erkrankungen erhöhen. So erkranken z. B. Diabetiker (Zuckerkranke) verhältnismäßig oft an Infekten.

Unter dem Begriff **Resistenz** werden sämtliche Abwehr- bzw. Schutzmechanismen des Organismus gegen schädliche äußere und innere Einflüsse zusammengefasst. Die Haut z. B. schützt die Körperoberfläche gegen mechanische und thermische Einwirkungen sowie gegen Austrocknung, Schleimhäute produzieren Sekrete und bilden dadurch eine Schutzschicht. Das Immunsystem (▸Kap. 7.1) befähigt den Organismus zur unspezifischen und spezifischen Resistenz gegen bestimmte Erkrankungen.

Morbidität gibt die Häufigkeit an, mit der eine bestimmte Krankheit in einer Bevölkerungsgruppe und einem definierten Zeitraum auftritt, **Inzidenz** bezeichnet dabei die **Zahl** der **Neuerkrankungen** (meist angegeben pro Jahr und pro 100 000 Einwohnern), **Prävalenz** die **Gesamtzahl** der **Erkrankten** zu einem bestimmten Zeitpunkt (**Punktprävalenz**) oder in einem Zeitabschnitt (**Periodenprävalenz**).

Mortalität (Sterblichkeit) kennzeichnet das Verhältnis der Zahl der Todesfälle an einer bestimmten Krankheit zur entsprechenden (Gesamt-)Bevölkerungszahl (meist ausgedrückt als Zahl der Verstorbenen pro 100 000 Einwohner und Jahr). Unter **Letalität** wird dagegen das Verhältnis der Anzahl der an einer Krankheit Verstorbenen zur Gesamtzahl der von dieser Krankheit Betroffenen verstanden.

Eine **Vita reducta** ist durch ein auf wenige Teilfunktionen beschränktes Leben charakterisiert.

Tod (allgemeiner Tod, Exitus letalis) ist das endgültige Versagen aller lebenserhaltenden Vorgänge, d. h. sämtlicher Organfunktionen. Da es heute möglich ist, Atmung und Kreislauf auch bei fehlender Hirntätigkeit künstlich aufrecht zu erhalten, zum menschlichen Leben aber unabdingbar die zentralnervösen Funktionen gehören, wird meist der **Hirntod** mit dem Ende des menschlichen Lebens gleichgesetzt. Zur Diagnose eines Hirntods müssen klinisch-neurologisch der **Ausfall aller Hirnfunktionen** (Vorliegen einer tiefen Bewusstlosigkeit, Fehlen aller Reflexe), das Sistieren der Hirnströme (Nulllinie im Elektroenzephalogramm ▸Kap. 19.8.1) sowie fehlende Hirndurchblutung (zerebraler Zirkulationsstillstand) nachgewiesen sein. Auch ist eine Vergiftung (Intoxikation), z. B. mit Barbituraten, die eventuell einen Hirntod vortäuschen können, auszuschließen. **Sichere Zeichen des allgemeinen Todes** sind Totenflecken (Livores), Leichenstarre (Totenstarre, Rigor mortis), Hornhauttrübung sowie Autolyse. (Zu den Begriffen Funktions- und Strukturerhaltungszeit ▸Kap. 10.8.2.)

Die **Obduktion** (Leichenschau, Autopsie, Sektion) dient der Ermittlung der Grundkrankheit, der Nebenleiden und der Todesursache sowie der Aufklärung der pathogenetischen Zusammenhänge.

Unter der **mittleren Lebenserwartung** versteht man – von der Geburt an gerechnet – die statistisch ermittelte durchschnittliche Zahl der insgesamt zu erwartenden Lebensjahre. Sie hat sich im letzten Jahrhundert mehr als verdoppelt und liegt derzeit in Mitteleuropa für Frauen bei etwa 83, für Männer bei ca. 78 Jahren.

Die **Überlebenszeit** gibt an, wie viele Patienten mit einer bestimmten Krankheit, z. B. einem bösartigen Tumor, nach einer definierten Zeitspanne, z. B. nach 5 Jahren (5-Jahres-Überlebenszeit), noch am Leben sind.

5.2 Morphologische Anpassungsreaktionen

Den jeweiligen Bedürfnissen des Organismus entsprechend, passen sich Zellen und damit Gewebe und Organe den unterschiedlichen Beanspruchungen an (○ Abb. 5.1). Sinken die Anforderungen oder besteht ein Substratmangel, z. B. bei Unterernährung (s. u.) oder länger anhaltender Durchblutungsstörung, kommt es zu einem Gewebeschwund (Atrophie), wird dagegen eine erhöhte Leistung gefordert, löst diese einen Wachstumsreiz aus (Hypertrophie bzw. Hyperplasie, s. u.).

5.2.1 Atrophie

Unter einer Atrophie versteht man eine **Rückbildung** von Organen, Geweben oder Zellen. Die ursprüngliche Form der Gewebe bleibt dabei erhalten oder wird abgewandelt. An die Stelle des verloren gegangenen spezifischen Gewebes (Parenchyms) kann Binde- oder Fettgewebe treten. Sofern die Zellzahl konstant bleibt, die einzelnen Zellen aber verkleinert sind, liegt eine **einfache Atrophie** vor. Nimmt dagegen die Zellzahl ab, handelt es sich um eine **nummerische Atrophie** (Hypoplasie). Außerdem unterscheidet man **physiologische** (Altersatrophie, Involution) und **pathologische Atrophien**. Letztere können nochmals in **lokalisierte** (Druck-, Inaktivitätsatrophie) und **generalisierte** (Hungeratrophie, Kachexie) unterteilt werden.

Altersatrophie. Von der vorwiegend genetisch fixierten Altersatrophie sind prinzipiell alle Organe betroffen.

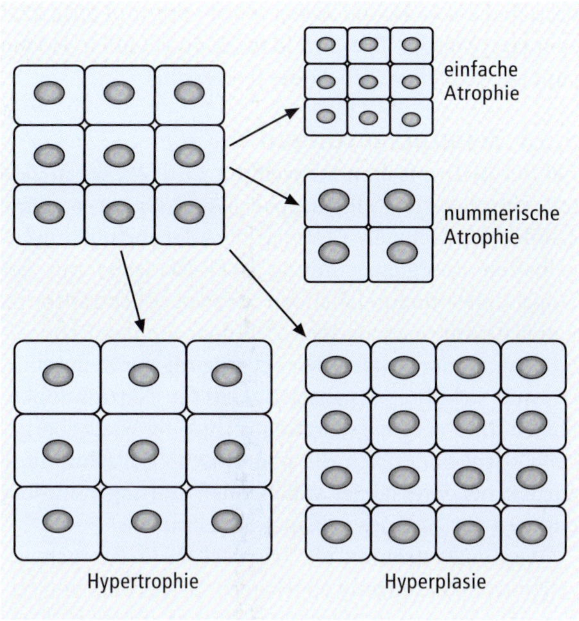

Abb. 5.1 Atrophie, Hypertrophie und Hyperplasie in schematischer Darstellung. Nach Roessner et al.

Besonders stark können das Gehirn, die Leber, das Herz und die Haut atrophieren. Am Skelett kommt es im Alter häufig zur Osteoporose (▸Kap. 18.5.1).

Als Begleitphänomen findet man mit zunehmendem Alter vermehrt das sog. Alterspigment Lipofuszin (▸Kap. 1.1.5), das den Geweben eine typisch braune Farbe gibt.

Involution. Wird ein Organ bzw. ein Gewebe nicht mehr in vollem Umfang oder überhaupt nicht mehr benötigt, tritt eine Organrückbildung, eine sog. Involution ein. Man findet sie u. a. beim Thymus (▸Kap. 7.3.1), anderen lymphatischen Geweben, den Ovarien (Eierstöcken) und dem Uterus (Gebärmutter).

Beim **Thymus** erfolgt die fast vollständige Involution während der Pubertät, das Parenchym wird durch Fettgewebe als „stellvertretendes" Gewebe ersetzt. Bei anderen **lymphatischen Geweben**, die im Alter von 2–3 Jahren am stärksten ausgebildet sind, beginnt eine starke, allerdings (z. B. bei Infektionen) reversible Rückbildung ab dem 3. Lebensjahrzehnt. Involution der **Ovarien**, die dabei bindegewebig umgebaut werden, führt zum Aufhören (Sistieren) der Regelblutungen (Menstruationen, ▸Kap. 17.5.2). Ferner unterliegt der **Uterus** nach der Geburt einer starken Rückbildung auf die ursprüngliche Größe.

Druckatrophie. Sofern auf ein Gewebe anhaltender Druck ausgeübt wird, kommt es zur Druckatrophie. So findet man z. B. bei einem länger dauernden Harnrückstau einen Parenchymschwund der Niere mit gleichzeitiger Erweiterung des Nierenbeckens (Hydronephrose). Hirntumoren oder eine vermehrte Bildung bzw. eine Abflussstörung von Liquor cerebrospinalis (Gehirn-Rückenmarksflüssigkeit) bewirken eine Druckatrophie des Gehirns. Ein pulsierendes Aortenaneurysma (Aussackung der Hauptschlagader) kann an der Wirbelsäule eine Knochenatrophie auslösen.

Inaktivitätsatrophie. Wird ein Organ nicht regelmäßig beansprucht, tritt eine (reversible) Inaktivitätsatrophie auf. So kommt es zu Muskelatrophien bei Lähmungen (z. B. infolge spinaler Kinderlähmung), nach längerer Bettruhe oder Ruhigstellung (z. B. durch Gipsverband).

Hungeratrophie (Inanitionsatrophie). Anhaltende unzureichende Aufnahme von Nahrungsstoffen infolge verminderter Nahrungszufuhr oder Verdauungs- und Absorptionsstörungen führt zunächst zu einer Abnahme des subkutanen Fettgewebes und der Skelettmuskulatur. In späteren Stadien nimmt auch die Größe anderer Organe ab.

Entzündungsbedingte Atrophie. Auch Entzündungen (▸Kap. 5.6.1) können ausgeprägte Atrophien hervorrufen. Eine Schilddrüsenatrophie entwickelt sich z. B. bei chronischer Thyreoiditis (Schilddrüsenentzündung) oder eine Atrophie der Bauchspeicheldrüse bei chronischer Pankreatitis (Bauchspeicheldrüsenentzündung).

Kachexie (Auszehrung). Ein kachektischer Patient ist durch starke, generalisierte Abmagerung („er ist nur noch Haut und Knochen"), Appetit- und Antriebslosigkeit sowie allgemeinen Kräfteverfall charakterisiert. Ursachen für eine Kachexie sind sog. konsumierende („verzehrende") Erkrankungen, wie z. B. Tuberkulose („Schwindsucht"), schwere Leber- und Nierenerkrankungen, bösartige Tumoren (Tumorkachexie) sowie chronische Blei- oder Quecksilber-Vergiftungen.

5.2.2 Hypertrophie

Werden Gewebe oder Organe längere Zeit anhaltend oder wiederholt über das normale Maß hinaus beansprucht, vergrößern sich die Einzelzellen durch Vermehrung des Zytoplasmas und oder der Zellorganellen: Das Organ hypertrophiert. Wird wieder weniger Leistung verlangt, bildet sich die Hypertrophie zurück. Typische Beispiele für eine Hypertrophie sind

- die **Linksherzhypertrophie** beim arteriellen Bluthochdruck, wobei das Herz gegen einen erhöhten Gefäßwiderstand im Körperkreislauf (▸Kap. 9.1) pumpen muss,
- die **Rechtsherzhypertrophie** bei chronischen Lungenerkrankungen mit einer Druckerhöhung im Lungenkreislauf,
- die **Harnblasenhypertrophie** bei Harnentleerungsstörungen (z. B. einer Verengung der Harnröhre

5

infolge einer Vergrößerung der Prostata (Vorsteherdrüse) und
- die Skelettmuskelhypertrophie beim Krafttraining.

Hypertrophierte Organe sind zwar für eine bestimmte Zeit zu erhöhter Leistung befähigt, bei permanenter Überbeanspruchung besteht jedoch die **Gefahr** einer **Dekompensation**. Wird durch das Organwachstum die kritische Diffusionsstrecke für den Stoffaustausch (insbesondere für Sauerstoff) überschritten, ist auch die Leistungsreserve verringert.

5.2.3 Hyperplasie

Bei einer Hyperplasie (**nummerischen Hypertrophie**) nimmt die Zellzahl von Organen und damit auch die Organgröße zu. Voraussetzung hierfür ist die Fähigkeit des betreffenden Organs zur Zellteilung sowie ein länger anhaltender Reiz (Stimulus) zur Zellteilung. Zu nennen sind hier u. a. die Hyperplasie der

- **Schilddrüse** (Kropfbildung), z. B. bei länger dauerndem Iodmangel (▸Kap. 16.3.4),
- **Nebenschilddrüsen** (Epithelkörperchen) bei chronischer Niereninsuffizienz mit Calcitriolmangel (▸Kap. 13.7.10),
- **Nebennierenrinde** beim adrenogenitalen Syndrom (▸Kap. 16.6.5) oder bei manchen Formen des Cushing-Syndroms (▸Kap. 16.6.5),
- **Gebärmutter**, **Brustdrüse** und **Hypophyse** während der Schwangerschaft (▸Kap. 17.4.5),
- **Basalzellschicht** der **Epidermis** (▸Kap. 20.1.1) nach ständigen mechanischen Reizen oder chronischen Entzündungen und
- **Prostata** (Vorsteherdrüse) (▸Kap. 17.1.4) bei Männern im fortgeschrittenen Alter.

In Kürze

- Bei der **Atrophie**, der Rückbildung von Organen, Geweben oder Zellen, wird entsprechend den zugrunde liegenden Ursachen zwischen der Altersatrophie, der Involution, der Druck-, Inaktivitäts-, entzündungsbedingten und Hungeratrophie unterschieden.
- **Hypertrophie** ist durch Zunahme der Zellgröße, **Hyperplasie** durch Erhöhung der Zellzahl charakterisiert.

5.3 Zell- und Gewebeveränderungen

Veränderungen von Zellen und Geweben (Zell- und Gewebeschäden) können wiederum durch endogene oder exogene Einflüsse hervorgerufen werden. Sie betreffen entweder die Zellen selbst oder/und die extrazelluläre Matrix. Die sich daraus ergebenden Folgen sind entweder reversibel oder irreversibel.

5.3.1 Zelleinlagerungen

Bei der **hydropischen Schwellung** wird Wasser in Zellen eingelagert (Zellhydrops). Die Ursache ist eine erhöhte intrazelluläre Osmolarität aufgrund einer mangelhaften Energiegewinnung (ATP-Mangels) mit der Folge eines unzureichenden aktiven Rücktransports von Natriumionen aus dem Zellinnern in den Extrazellularraum oder wegen einer Schädigung der Zellmembran mit erhöhter Durchlässigkeit für Natriumionen. Sofern die Energieversorgung rechtzeitig wiederhergestellt wird, bildet sich die hydropische Zellschwellung zurück, bei einer länger anhaltenden Störung kommt es dagegen zur Nekrose (▸Kap. 5.3.7).

Werden Fettsäuren als Triglyceride in Parenchymzellen tröpfchenförmig abgelagert, spricht man von **fettiger Degeneration** (Organverfettung). Diese tritt vor allem in Geweben auf, die einen bedeutsamen Teil ihrer Energie durch Fettabbau gewinnen (v. a. in Herz- und Skelettmuskulatur, Leber). Solche Fetteinlagerungen sind in der Regel reversibel. Ursachen einer Verfettung sind

- vermehrtes Fettangebot mit der Nahrung (Fettmast),
- intrazelluläre Fettstoffwechselstörungen (z. B. bei alkoholtoxischer Leberverfettung) oder
- verzögerte Freisetzung von Lipoproteinen aus der Leber bei ausgeprägtem Eiweißmangel.
- Eine weitere Form der Fetteinlagerung findet man bei der sog. **resorptiven Verfettung**. Dabei werden Fette in neutrophilen Granulozyten und Makrophagen, z. B. bei eitrigen Gewebeuntergängen oder Hirninfarkten, angereichert. Makrophagen nehmen auch bei einer Erhöhung der Plasmalipidkonzentrationen (vgl. Hyperlipoproteinämien ▸Kap. 11.1.2) insbesondere oxidierte Low-density-Lipoproteine (oxLDL) vermehrt auf, wodurch das Arterioskleroserisiko deutlich zunimmt.

5.3.2 Pigmentstörungen

Beim **Albinismus** handelt es sich um eine genetisch bedingte Melaninsynthese-Störung, bei der **Vitiligo** um eine erworbene Depigmentierung. Eine **verstärkte Melaninbildung** tritt u. a. beim Morbus Addison (▸Kap. 16.6.5) und beim Chloasma (scharf begrenzten, unregelmäßigen gelbbraunen Flecken im Gesicht) auf. Häufigste Ursache für ein Chloasma ist die Schwangerschaft.

Eine **lysosomale Kupferspeicherung** liegt dem Morbus Wilson zugrunde, einer Krankheit, die mit Störungen der Willkürmotorik, Leberzirrhose und intellektuellem und psychischem Verfall einhergeht.

Eine **lysosomale Eisenspeicherung** in Folge einer erhöhten Eisenaufnahme im Darm findet man bei der Hämochromatose (▸Kap. 12.15.6).

Das aus Kohlenstaub gebildete **anthrakotische Pigment** führt zu einer tiefschwarzen Verfärbung der Lunge (▸Kap. 1.1.5).

5.3.3 Dystrophie

Mit dem nicht eindeutig definierten Begriff Dystrophie – im eigentlichen Wortsinn bedeutet er Fehlernährung – wird vor allem eine Reihe nicht entzündlicher, unaufhaltsam fortschreitender Erkrankungen des Nervensystems und der Skelettmuskulatur bezeichnet. Daneben wird er für Lebererkrankungen, bei denen es zu einem akuten Organversagen kommt, gebraucht.

Leukodystrophien sind Erkrankungen des Nervensystems, bei denen die weiße Substanz des Gehirns fortschreitend zerstört wird.

Bei den **Muskeldystrophien** kommt es infolge genetisch bedingter Muskelzellmembrandefekte zu zunehmender Muskelschwäche (▸Kap. 16.6.2).

Eine **Leberdystrophie** als Folge einer fulminant verlaufenden Hepatitis (Leberentzündung) oder einer Vergiftung mit z. B. Knollenblätterpilzen ist durch eine weitgehende Zerstörung des Leberparenchyms charakterisiert.

5.3.4 Lysosomale Enzymdefekte

Eine Reihe von angeborenen Stoffwechselkrankheiten (**Speicherkrankheiten**) beruht auf einer Enzymstörung in den Lysosomen. Hierzu zählen u. a.

- **Mucopolysaccharidosen**, bei denen der lysosomale Abbau von Mucopolysacchariden (z. B. durch Mangel des lysomalen Enzyms α-L-Iduronidase beim **Morbus Hurler**) gestört ist,
- **Gangliosidosen**, bei denen infolge eines Defekts der β-Hexosaminidase A (**Morbus Tay-Sachs**) oder der β-Hexosaminidasen A und B (**Morbus Sandhoff**) zuckerhaltige Lipide insbesondere im Gehirn gespeichert werden, und
- **Glykosphingolipidosen**, denen ein gestörter Abbau der Glykosphingolipide zugrunde liegt. Beim **Morbus Gaucher** ist die Glucocerebrosidase, beim **Morbus Niemann-Pick** die Sphingomyelinase defekt.

5.3.5 Amyloidosen

Bei den Amyloidosen (β-Fibrillosen) handelt es sich aufgrund der gestörten Proteinfaltung von normalerweise löslichen Proteinen um lokale oder systemische (generalisierte) **Ablagerungen pathologischer Glykoproteine** (**Amyloide**) im **Extrazellularraum** in Form von unverzweigten Mikrofibrillen mit β-Faltblattstruktur (β-Fibrillen). Die betroffenen Gewebe sind vergrößert und nehmen dadurch eine glasig-wachsartige („speckartige") Beschaffenheit an. Bevorzugt betroffen sind vor allem Herz, Nieren, Milz, Knochenmark, Leber, Gastrointestinaltrakt, Lunge und Haut. Der Ausdruck Amyloid (= stärkeähnlich) rührt daher, dass sich Amyloide bei der Behandlung mit iodhaltiger Lugol-Lösung – unter Zusatz von Schwefelsäure – wie Stärke (lateinisch Amylum) blau färben. Derzeit sind mehr als 20 amyloidogene Proteine bekannt.

Die **primären** (idiopathischen) **Amyloidosen** treten, genetisch bedingt, ohne erkennbare Grundkrankheit auf, während **sekundäre Amyloidosen** (Begleitamyloidosen) sich parallel und ursächlich verknüpft mit anderen Erkrankungen (u. a. chronisch verlaufenden, eitrigen Entzündungen, malignen Tumoren) entwickeln.

Nach ihren Vorläuferproteinen und der Pathogenese unterscheidet man u. a.

- **AL-Amyloid**, das sich hauptsächlich von den leichten Ketten der Immunglobuline (▸Kap. 7.3.2) ableitet und außer idiopathisch (ohne bekannte Ursache) bei Patienten mit verschiedenen bösartigen Tumoren, u. a. Plasmozytom (▸Kap. 6.7.8) oder Lymphomen, vorkommt;
- **AA-Amyloid**, das im Rahmen chronisch-entzündlicher Reaktionen aus einem Akute-Phase-Protein (▸Kap. 7.2.2), das an Entzündungsreaktionen beteiligt ist, gebildet wird. Es ist charakteristisch für sekundäre Amyloidoseformen;
- **AE-Amyloid** (endokrines Amyloid), das aus Bruchstücken von Peptidhormonen (z. B. Calcitonin) entsteht,
- **AS-Amyloid** (seniles Amyloid), das bei der Alzheimer-Erkrankung (▸Kap. 19.9.5) aus Amyloid-Vorläufer-Protein hydrolytisch abgespalten wird, und
- **AP-** und **ATTR-Amyloid**, die durch Ablagerungen von Transthyretin (Präalbumin) entstehen.

Die **klinischen Folgen** einer Amyloidose hängen vorwiegend von den betroffenen Organen ab. Eine **Nierenamyloidose** (besonders durch AA- und AL-Amyloid) führt zu Proteinurie, nephrotischem Syndrom und später zu Nierenversagen (▸Kap. 13.7.9), eine **Herzamyloidose** durch AL-Amyloid zu progredienter Herzinsuffizienz mit ungünstiger Prognose (▸Kap. 8.5.2) und **Amyloidosen** des **peripheren Nervensystems** durch ATTR- und AL-Amyloid zu u. a. Polyneuropathie und neurogener Muskelatrophie.

5.3.6 Alterung

Altern ist ein physiologischer Prozess, der zu einer Verschlechterung der Organfunktionen und schlussendlich zum Tod führt. Die ihm zugrunde liegenden (irreversiblen) Prozesse sind nur teilweise bekannt. Derzeit werden u. a. folgende Mechanismen angenommen:

- Veränderung der genetischen Information (genetische Instabilität),
- Telomerenverkürzung,

- epigenetische Veränderungen (Histon-Veränderungen, DNA-Methylierung),
- Verlust der Proteinhomöostase (fehlende Proteinstabilisierung und gestörter Proteinabbau im Proteasom),
- Funktionsstörung der Mitochondrien (durch reaktive Sauerstoffspezies),
- Zellzyklusstörungen, Sistieren der Zellteilung,
- Störungen in der Insulin- und IGF-1-Signalkette,
- Abnahme der Bildung von Stammzellen und,
- Störung der interzellulären Kommunikation.

Aufgrund der nach wie vor kontroversen Diskussion über die Bedeutung der verschiedenen Alterungsmechanismen werden im Folgenden nur einige Teilaspekte erläutert.

Veränderungen der **genetischen Information**: Da die DNA durch u. a. ionisierende Höhenstrahlung oder mutagene Substanzen fortlaufend Schäden erleidet, die ständig repariert werden müssen, ist es verständlich, dass sich infolge der **abnehmenden DNA-Reparaturkapazität** (▸Kap. 1.1.6) die während des Lebens einer Zelle bei den Reparaturvorgängen aufgetretenen Fehler summieren und sich nicht oder nicht mehr voll funktionstüchtige Moleküle anreichern.

Telomerenverkürzung. Ferner ist bekannt, dass Zellen, die nach Differenzierung noch zur Teilung befähigt sind (intermitotische Zellen), ihre mitotische Tätigkeit nicht unbegrenzt fortsetzen können: Wie mit Zellkulturen gezeigt werden konnte, sind maximal 50–70 Verdopplungen der Zellpopulation möglich; dann kommt es zu einem dauerhaften Wachstumsstillstand, zur sog. Seneszenz. Verantwortlich hierfür ist die bei jeder Zellteilung auftretende Verkürzung der **Telomere**, d. h. von DNA-Sequenzen mit angelagerten Proteinen (Histonen) an den Enden der Chromosomen (▸Kap. 1.2.1). Diese distalen Enden der DNA können von den DNA-Polymerasen nicht vollständig repliziert werden, wodurch bei jeder Zellteilung die Telomerenlänge abnimmt. Somit kommt es bei Zellteilungen ebenfalls zu – genetisch determinierten – Alterungsprozessen.

Freie Radikale. Ein weiterer bedeutender Faktor bei der Zellalterung sind freie Radikale, insbesondere in Form von **reaktiven Sauerstoffspezies** (▸Kap. 7.2.1), die mit praktisch jedem Biomolekül reagieren und dadurch zu chemischen Zellläsionen führen können. Besonders empfindlich gegenüber oxidativen Reaktionen sind die mitochondriale DNA sowie Enzyme. Bedeutsam ist weiterhin, dass reaktive Sauerstoffspezies eine Lipidperoxidation in den Zellmembranen bewirken, wodurch die Membranfluidität herabgesetzt wird.

Morphologisch beginnt die Zellalterung mit Zustandsänderungen des Zytosols infolge eines Wasserverlusts. Verfettung und Vakuolenbildung kommen als Zeichen eines gestörten Stoffwechsels hinzu. Auch die Ablagerung endogener Pigmente ist, wie schon beschrieben (▸Kap. 5.3.2), bei vielen alternden Zellen festzustellen.

Zusatzinformation

Eine interessante, allerdings bisher fast ausschließlich tierexperimentell untersuchte „Antiaging-Substanz" ist das Proteohormon **Klotho**. Ein Defekt des Klotho-Gens führte bei Mäusen infolge typischer Alterskrankheiten (wie z. B. Arteriosklerose) zu einer verminderten Lebenserwartung, die Überexpression des Gens zu einer Lebenszeitverlängerung. Als Korezeptor bindet Klotho an den Fibroblasten-Wachstumsfaktor-Rezeptor 1 und ermöglicht dadurch die spezifische Bindung von Fibroblasten-Wachstumsfaktor 23 (FGF23) an diesen Rezeptor-Komplex. FGF23 hemmt in der Niere die Rückresorption von Phosphat und die Synthese von Calcitriol (▸Kap. 16.4.2). Außerdem wurde gezeigt, dass die extrazelluläre Domäne von Klotho sezerniert wird und als humoraler Faktor an der Regulation u. a. von Ionenkanälen beteiligt ist.

5.3.7 Zelltod durch Apoptose und Nekrose

Beim Zelltod können zwei Arten unterschieden werden: die Apoptose und Nekrose. Bei der Apoptose handelt es sich, wie oben bereits erwähnt, um einen genetisch programmierten und damit **physiologischen**, bei der Nekrose um einen durch Zellschädigung bedingten und damit **pathologischen Zelltod** (○ Abb. 5.2).

Apoptose

Durch programmierten Zelltod ist es dem Organismus möglich, mittels spezifischer Signale zu einem definierten Zeitpunkt nicht mehr benötigte, zu ersetzende oder geschädigte Zellen zu eliminieren.

Zwei Wege der Apoptoseinduktion gelten als gesichert, allerdings besteht in vivo keine strenge Trennung. Beim ersten, Rezeptor-vermittelten Weg wird ein extrazelluläres Signal durch sog. **Todesrezeptoren** (u. a. DR 4/5, Fas) nach intrazellulär übertragen. Beispiele für solche Apoptose-induzierende Effektor-Rezeptorkomplexe sind der Tumornekrosefaktor (TNF) oder der Fas-Ligand mit ihren Rezeptoren. Die Ligand-Rezeptor-Interaktion führt zur Bindung von Adapterproteinen an die intrazellulären Todesdomänen der Rezeptoren, und als Folge davon werden kaskadenartig Proteasen (**Caspasen**) aktiviert, die den programmierten Zelltod einleiten.

Ein zweiter Apoptoseweg, der **mitochondriale Weg**, der durch kurzwellige Strahlen oder krebshemmende Pharmaka (Zytostatika) initiiert werden kann, beginnt unabhängig von den Todesrezeptoren mit einer Freisetzung von Cytochrom c aus Mitochondrien, das dann

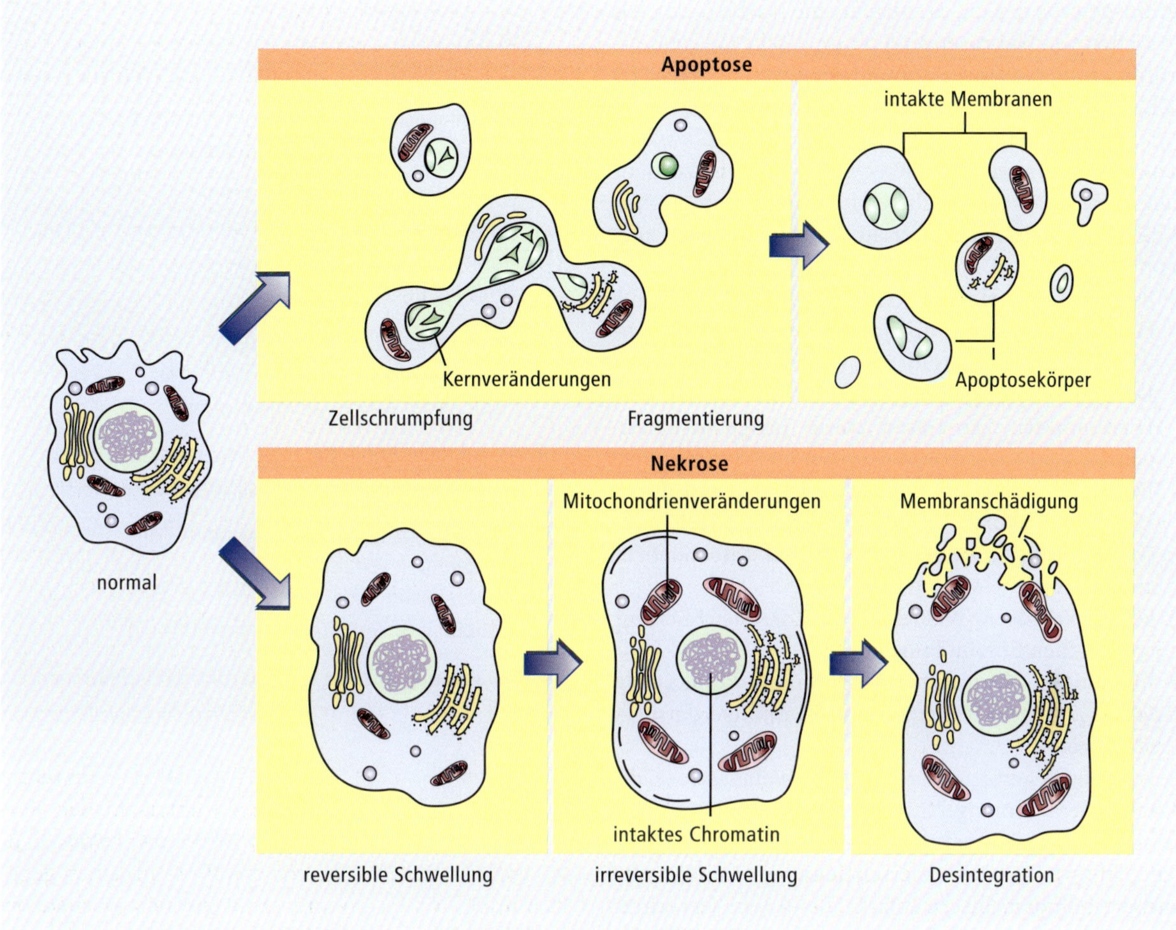

Abb. 5.2 Morphologische Veränderungen bei Apoptose und Nekrose

seinerseits wiederum Caspasen aktiviert. Diese mitochondrial vermittelte Apoptose kann durch verschiedene Proteine (proapoptotische, z. B. Bax, oder antiapoptotische, z. B. Bcl-2) moduliert werden.

Morphologisch kommt es bei der Apoptose zu stark geschrumpften, kugelförmigen Zellen mit ausgestülpten Zellmembranen. Die Filamente des Zytoskeletts aggregieren, das Chromatin im Zellkern verdichtet sich (Karyopyknose) und der Zellkern fragmentiert (Karyorrhexis, Abb. 5.2). Durch Einwirkung einer Caspase-aktivierten DNAse entstehen ferner DNA-Bruchstücke, die sog. Apoptosekörper. Diese werden rasch von Makrophagen phagozytiert.

Apoptose findet ständig an vielen Stellen des Organismus statt. Im normalen Erwachsenen-Organismus sterben pro Stunde Milliarden von Blut- und Darmepithelzellen. Andererseits ist bei einer Reihe von Krankheiten (z. B. Autoimmunkrankheiten, ▸Kap. 5.3.7) eine gestörte Apoptosefunktion ursächlich oder zumindest modulierend beteiligt. Bei bösartigen Tumoren (▸Kap. 5.7) ist die Fähigkeit der Tumorzellen zur Apoptose, u. a. durch erhöhte Expression antiapoptotischer Proteine sowie die verstärkte Bildung von Telomerase, welche die Telomeren-Verkürzung (s. o.) bei der Zellteilung verhindert, stark eingeschränkt.

Nekrose

Bei einer endogenen oder exogenen Zellschädigung besteht, sofern die Schädigung ein bestimmtes Maß nicht überschreitet, die Möglichkeit einer Wiederherstellung (Restitution) oder einer Einstellung auf eine neue Homöostase. Bei zu starker Zellschädigung kommt es dagegen zu irreversiblen Veränderungen (z. B. Auflösung von Membranen, Proteindenaturierung) und als Folge davon zum Zelluntergang (Abb. 5.2). Sterben auf diese Weise Gewebeteile ab, strömt relativ rasch Flüssigkeit in das abgestorbene Gebiet ein, wodurch die toten Strukturen charakteristischen Veränderungen unterworfen sind. Derart veränderte tote Zellen bzw. Organ- oder Gewebeteile werden als Nekrose bezeichnet. Bei einer **partiellen Nekrose** sind nur die Parenchymzellen, bei einer **totalen Nekrose** Parenchym- und Stromazellen (Bindegewebszellen) abgestorben. Sofern das Parenchym zur Regeneration (s. u.) befähigt ist, heilen Partialnekrosen ohne Defekt aus. Totalnekrosen werden dagegen durch sog. **Granu-**

lationsgewebe ersetzt, es entsteht eine **Narbe** (s. u.). Als **Ursachen** von **Nekrosen** sind traumatische Gewebezertrümmerung, Durchblutungsstörungen, Hypoxie (▸Kap. 10.8.2) infolge anderer Ursachen, Infektionen durch Mikroorganismen, Vergiftungen sowie physikalische Schädigungen (Strahlen-, Hitzeschäden) zu nennen. Nach makroskopischen und/oder histologischen Befunden sowie nach ihrer Konsistenz unterscheidet man

- **Koagulationsnekrosen** (fest bis bröcklig, z. B. bei Herz-, Nieren -und Milzinfarkten oder infolge Einwirkung starker Säuren),
- **Kolliquationsnekrosen** (weich bis flüssig, z. B. bei Hirninfarkten, Abszessen sowie Laugenverätzungen),
- **Fettgewebsnekrosen**, entweder **enzymatisch** durch Lipasen bei akuter Pankreatitis (▸Kap. 12.16.1) oder **traumatisch** als Begleitsymptom bei Knochenbrüchen,
- **käsige Nekrosen** von krümeliger Konsistenz bei sog. spezifischen Entzündungen und
- **fibrinoide Nekrosen** bei Autoimmunerkrankungen (▸Kap. 7.6.3) oder Magen- und Zwölffingerdarmgeschwüren.

Als **Infarkt** bezeichnet man eine Gewebenekrose, die durch Sauerstoffmangel infolge eines arteriellen Gefäßverschlusses zustande kommt (▸Kap. 9.9.3). Dabei lassen sich zwei Formen unterscheiden: der ischämische und der hämorrhagische Infarkt. Beim sehr viel häufigeren **ischämischen Infarkt** ist das betroffene Gebiet blutleer, es entwickelt sich eine Koagulationsnekrose. Ein typisches Beispiel ist der Herzinfarkt (▸Kap. 8.5.1). Beim **hämorrhagischen Infarkt** ist dagegen das nekrotische Gebiet durch (sekundären) Austritt von Blut dunkelrot gefärbt. Ein charakteristisches Beispiel hierfür ist der hämorrhagische Darminfarkt, bei dem es nach Verschluss eines Arterienastes zur Einblutung in das Nekrosegebiet aus kollateralen Mesenterial-Arterien oder aus Mesenterial-Venen kommt (Mesenterialinfarkt).

Eine **Gangrän** (Brand) ist durch den Verschluss einer Extremitätenarterie bedingt. Der Ausdruck „Brand" beruht darauf, dass bei der Autolyse von nekrotischem Gewebe Hämoglobin abgebaut wird und das betroffene Gebiet eine braun-schwarze Verfärbung annimmt. Man unterscheidet zwischen bakterienfreiem **trockenem Brand** (Mumifikation) und mit Fäulniserregern infiziertem **feuchtem Brand** (feuchter Gangrän, Gangrän im engeren Sinn).

Ist der venöse Abfluss gestört, z. B. bei Nierenvenen- oder Mesenterialvenen-Verschluss infolge einer Thrombose, kann eine infarktähnliche Gewebeveränderung auftreten, die als **hämorrhagische Infarzierung** bezeichnet wird.

In Kürze

Zu den Zell- und Gewebeveränderungen zählen

- **Zelleinlagerungen** (Wassereinlagerung bei hydropischer Schwellung, Fetteinlagerung bei Fettsucht),
- **Pigmentstörungen** (u. a. Albinismus, Vitiligo, Morbus Wilson, Hämochromatose, anthrakotisches Pigment),
- **Dystrophie** (nichtentzündliche, fortschreitende Erkrankungen des Nervensystems und der Skelettmuskulatur, akutes Leberversagen),
- **lysosomale Enzymdefekte** (Mucopolysaccharidosen, Gangliosidosen, Glykosphingolipidosen),
- **Amyloidosen** (genetisch bedingte oder infolge von parallel verlaufenden Erkrankungen auftretende lokale oder systemische Ablagerungen pathologisch veränderter Glykoproteine),
- **Zellalterung** (infolge Veränderung der genetischen Information und durch reaktive Sauerstoffspezies),
- **Apoptose** (programmierter Zelltod) und
- **Nekrose** (durch schädliche Einflüsse entstandener lokaler Gewebstod).

5.4 Zellersatz

5.4.1 Regeneration

Mit dem Begriff Regeneration werden die nach einem Verlust von Zellen oder Gewebeteilen im Organismus ablaufenden Prozesse zusammengefasst. Eine vollständige Wiederherstellung des ursprünglichen Zustands bzw. ein gleichwertiger Ersatz der verloren gegangenen Zellen ist nur möglich

- bei **mitotischen Geweben**, d. h. bei Geweben mit sog. labilen Zellpopulationen, die zeitlebens ihre Fähigkeit zur Teilung behalten (z. B. Zellen des Stratum germinativum der Epidermis, Blutstammzellen des Knochenmarks) und
- **reversibel postmitotischen Geweben**, d. h. Geweben mit Zellen, die zwar unter normalen physiologischen Bedingungen ihre Teilungsfähigkeit verloren haben, diese unter pathologischen Verhältnissen aber durch Stammzellaktivierung wieder erlangen können (z. B. Leberzellen).
- Eine solche Regeneration findet nicht oder zumindest kaum noch statt bei Geweben mit nicht mehr

bzw. nur noch bedingt teilungsfähigen Zellen, zu denen die Nervenzellen und die Muskelzellen gehören.

Regulation der Regeneration. Diese unterliegt zum einen einem tageszeitlichen Rhythmus, dessen Mechanismus noch weitgehend ungeklärt ist; daneben sind hormonelle Steuerungsmechanismen beteiligt (vgl. Hormonausschüttung und Uterusschleimhautveränderungen während des menstruellen Zyklus). Zu den Stoffen, welche die Zellteilung in der Weise steuern, dass sich ein Gleichgewicht zwischen Zelltod und Zellneubildung einstellt, gehören die **Wachstumsfaktoren** (z. B. Epidermal Growth Factor, EGF; Platelet-derived Growth Factor, PDGF). Es handelt sich hierbei um Substanzen, die nach Bindung an spezifische Rezeptoren in der Zielzelle eine Zellteilung auslösen. Wie bei anderen biologischen Prozessen wirkt sich auch bei der Regeneration eine Temperaturerhöhung fördernd aus (schnellere Heilung von Wunden in heißen Gegenden bzw. im Sommer).

Physiologische Regeneration. Bei der physiologischen Regeneration (Zellmauserung) werden die durch Verschleiß verloren gegangenen Zellen durch neue ersetzt. Je nach Differenzierungsgrad der Zellen ist dabei die Regenerationsfähigkeit sehr verschieden. Wie bereits erwähnt, nimmt sie mit zunehmender Differenzierung der Zellen und der dadurch bedingten verlängerten Lebensdauer ab, während umgekehrt kurzlebende Zellen eine gesteigerte mitotische Aktivität aufweisen. Bei den sog. Wechselgeweben (z. B. Darmschleimhaut oder Epidermis) sind die Zellen in den tieferliegenden Schichten weniger differenziert als in den äußeren. Zellneubildung in den tieferliegenden und Zelldifferenzierung in den äußeren Schichten sind damit **örtlich getrennt**. Voraussetzung hierfür ist eine sog. **inäquale Zellteilung**, bei der die eine Zelle mit erhaltener Teilungsfähigkeit am Bildungsort verbleibt, während die andere sich davon entfernt und weiter differenziert.

Eine **zeitliche Trennung** von **Zellneubildung** und **Zelldifferenzierung** beobachtet man z. B. in der Uterusschleimhaut. Die Zellbildung und damit der Neuaufbau der Schleimhaut nach der Menstruation erfolgt in der Proliferationsphase, die Differenzierung in der sich anschließenden Sekretionsphase (▸Kap. 17.2.3).

Reparative (pathologische) Regeneration. Werden größere, durch pathologische Vorgänge entstandene Zellverluste oder Gewebedefekte ersetzt, spricht man von einer reparativen (pathologischen) Regeneration. Sofern das Gefäß-Bindegewebe-System und die Basalmembran intakt bleiben und nur Epithelien zerstört werden, ist, wie beschrieben, eine vollständige Wiederherstellung (restitutio ad integrum) möglich. Bei einer tiefergreifenden Zerstörung bildet sich dagegen eine Narbe (s. u.).

Wundheilung. Als Wunde wird ein – meist durch Verletzung entstandener – Defekt des Deckgewebes oder eine mit Gewebeverlust einhergehende Gewebetrennung bezeichnet. Je nach Verletzungsart unterscheidet man Schnitt-, Riss-, Quetsch-, Stich- und Schusswunden. Deren Heilung kann als Primär- oder Sekundärheilung erfolgen. Voraussetzung für eine Primärheilung ist, dass die Wundränder nahe beieinander liegen, d. h. nicht klaffen. Dies kann z. B. durch ein Klammerpflaster oder eine chirurgische Naht erreicht werden.

Die nach Entstehung einer Wunde bei **Primärheilung** einsetzenden Vorgänge unterteilt man in vier Phasen:

- Blutstillungsphase,
- exsudativ-resorptive Phase (bis 3. Tag),
- proliferative Phase (4. bis 7. Tag) und
- Narbenbildung (narbige Reparatur, ab 8. Tag).

In der **Blutstillungsphase** wird ein erster provisorischer Wundverschluss dadurch erreicht, dass im Bereich der Wunde austretendes Blut gerinnt, an der Oberfläche eintrocknet und in einen Schorf umgewandelt wird. In der **exsudativ-resorptiven Phase** kommt es infolge der erhöhten Kapillarpermeabilität zu einem lokalen Ödem, außerdem dringen Granulozyten (▸Kap. 5.6.1) und Makrophagen in das Wundgebiet ein. Durch deren Phagozytose, Proteolyse und Bakterizidie werden Gewebefragmente, nekrotische Zellen und eventuell eingedrungene Bakterien beseitigt. In der sich anschließenden **proliferativen Phase** wird durch Einsprossung von Kapillaren (Angiogenese, ▸Kap. 9.1.5) und Einwanderung sowie Proliferation von Fibroblasten ein sog. **Granulationsgewebe** gebildet. In der **Phase** der **Narbenentwicklung** bilden sich die Kapillaren wieder zurück, und der Defekt wird mit faserreichem Bindegewebe ausgefüllt. Das letztendlich entstandene Narbengewebe ist kapillar- und zellarm. Hautanhangsgebilde (▸Kap. 20.1.3) fehlen, da diese zur Regeneration nicht befähigt sind.

Eine **sekundäre Wundheilung**, die wesentlich mehr Zeit erfordert als eine primäre Wundheilung, erfolgt bei großen Wundflächen und Wunden mit klaffenden Rändern. Um die Wunde zu beseitigen, muss zunächst nekrotisches Material entfernt und ausreichend Granulationsgewebe gebildet werden. Erst dann können vom Wundrand her Epithelzellen den Defekt schließen.

Eine besondere Form der Wundheilung ist die **Frakturheilung** nach **Knochenbrüchen**, bei der sich ein **Kallus** bildet (▸Kap. 2.5.2). Die dabei ablaufenden Vorgänge ähneln denen der Wundheilung (Blutgerinnung im Frakturspalt, Einwanderung von Fibroblasten, Kapillarsprossung, bindegewebige Verbindung zwischen den Frakturenden, Umwandlung von Bindegewebezellen in Osteoblasten, Umbau in den endgültigen Knochen).

Komplikationen der **Wundheilung** treten ein, wenn Infektionen oder im Wundbereich vorhandene Fremdkörper die Heilung beeinträchtigen. Beim Fehlen von Granulozyten (Agranulozytose) oder mangelhafter Funktion der Granulozyten ist eine Bildung von Granulationsgewebe nicht oder nur unvollständig möglich. Eine Heilung wird dadurch stark verzögert oder unmöglich.

5.4.2 Metaplasie

Unter einer Metaplasie versteht man die Umwandlung eines differenzierten Gewebes in ein anderes – ebenfalls differenziertes – Gewebe („Umdifferenzierung"). Sie kommt dadurch zustande, dass sich infolge chronischer Reize die für die physiologische Regeneration eines Gewebes verantwortlichen Stammzellen zu Zellen einer anderen Gewebeart differenzieren. Eine direkte Umwandlung ist dagegen nicht möglich, d. h. aus einer differenzierten Zelle kann nicht direkt eine andere differenzierte Zelle entstehen. Ebenso gibt es normalerweise keine Metaplasie von einem epithelialen zu einem mesenchymalen Gewebe. Das metaplastische Gewebe ist im Allgemeinen zwar widerstandfähiger, dem ursprünglichen Gewebe aber funktionell unterlegen.

Beispiele von **Metaplasien epithelialer Zellen** sind die Umwandlung von

- Duodenalschleimhaut in Magenschleimhaut (Voraussetzung für ein Zwölffingerdarmgeschwür),
- Plattenepithel der Gebärmutterhalsschleimhaut in Zylinderepithel oder
- respiratorischem Epithel der Bronchialschleimhaut in Plattenepithel.

Bei lang dauerndem Reflux (Rückfluss) von Magensalzsäure in die Speiseröhre wird dagegen deren Plattenepithel durch in diesem Fall weniger widerstandsfähiges Zylinderepithel teilweise ersetzt (Barrett-Ösophagus, ▸Kap. 12.11.2).

Zu den **Metaplasien mesenchymaler Gewebe** zählt u. a. die metaplastische Knochenbildung des Bindegewebes. Bei der Myositis ossificans bildet sich z. B. Knochen innerhalb eines Skelettmuskels.

5.4.3 Dysplasie

Als Dysplasien werden Störungen der Zell-, Gewebe oder Organentwicklung bezeichnet, als deren Folge minderwertige Gewebe oder Organe gebildet werden. Typische Beispiele sind die angeborene Hüftluxation (Dysplasia coxae congenita), bei der die Hüftpfanne zu flach ausgebildet ist, oder die verschiedenen Formen der Nierendysplasie (u. a. multizystische Nierendysplasie). Daneben ist der Begriff für bestimmte Tumorstadien gebräuchlich (präkanzeröse Dysplasien).

In Kürze

- Als **Regeneration** wird die Wiederherstellung bzw. der Ersatz von Zellen oder Gewebe bezeichnet. Bei der physiologischen Regeneration werden durch Verschleiß verloren gegangene Zellen, bei der reparativen Regeneration größere Zellverluste oder Gewebedefekte ersetzt.
- Die nach Entstehen einer Wunde einsetzenden Heilungsvorgänge (**Wundheilung**) werden in die Blutstillungs-, exsudativ-resorptive und proliferative Phase sowie die Narbenbildung unterteilt.
- Unter **Metaplasie** versteht man die Umwandlung eines differenzierten Gewebes in ein anderes, ebenfalls differenziertes Gewebe (z. B. die Umwandlung von Duodenal- in Magenschleimhaut).
- Eine **Dysplasie** ist durch die Bildung eines minderwertigen Gewebes oder Organs aufgrund einer Entwicklungsstörung (z. B. angeborene Hüftluxation, Nierendysplasie) gekennzeichnet. Daneben ist der Begriff für bestimmte Tumorvorstadien gebräuchlich (präkanzeröse Dysplasien).

5.5 Noxen

Als Noxen werden alle auf den Organismus einwirkenden – endogenen und exogenen – schädlichen Einflüsse bezeichnet. Dazu gehören chemische und physikalische Noxen sowie durch lebende oder nur vermehrungsfähige Erreger hervorgerufene Schäden.

Beispiele für **chemische Noxen** sind bei den anorganischen Verbindungen verschiedene **gasförmige Stoffe** (u. a. Chlor, Kohlenmonoxid, Ozon, Phosgen, Schwefeldioxid, Schwefelwasserstoff, Stickoxide), **starke Basen** und **Säuren**, **Asbest**, **Steinstaub** sowie eine Reihe von **Schwermetallverbindungen** (u. a. Bismut-, Blei-, Cadmium-, Quecksilbersalze), bei den organischen Verbindungen (halogenierte) aliphatische und aromatische **Kohlenwasserstoffe**, **Alkohole**, **Alkaloide** (u. a. Aconitin, Belladonna-Alkaloide, Coniin, Mutterkorn-Alkaloide, Nicotin, Opium-Alkaloide, Strychnin), **herzwirksame Glykoside** (u. a. Digoxin, Digitoxin), **Pilzgifte** (u. a. Knollenblätterpilzgifte), **Schlangen-** und **Insekten-Gifte**, **Bakterientoxine** (u. a. Botulinustoxin) oder **chemische Kanzerogene** (▸Kap. 5.7.2).

Zu den **physikalischen Noxen** gehören **mechanische Noxen** (z. B. Quetschungen), **thermische Schädigungen** (Hitze- und Kälteschäden), **Strahlenschädigungen** (insbesondere durch UV-, Röntgen- oder α-, β- und γ-Strahlen) sowie durch **elektrischen Strom**.

Bei den **lebenden Erregern** sind Bakterien, Viren, Chlamydien, Pilze, Protozoen und Würmer, bei den nicht lebenden, sondern nur **vermehrungsfähigen Erregern** Viren und pathogene Prionen zu nennen.

Die Auswirkungen einer Noxe hängen von deren Art, Stärke und Einwirkungsdauer ab. So kann z. B. CO zu einer hypoxämischen Hypoxie (s. u.), Phosgen zum Lungenödem, eine starke Base zur Kolliquationsnekrose (▸Kap. 5.3.7), Cadmium zu bösartigen Tumoren, Quecksilber zur Nierenschädigung, Ethanol zur Leberverfettung, Methanol zur Erblindung, Aconitin zum Atemstillstand, Digoxin zu Kammerflimmern (▸Kap. 8.5.3) oder Strychnin zu Krämpfen der quergestreiften Muskulatur führen.

Hypoxien. Besondere Bedeutung kommt, nicht zuletzt wegen ihrer Häufigkeit, den Hypoxien zu, bei denen es durch Störung der oxidativen Energiegewinnung zu Schädigungen kommt (▸Kap. 10.8.2). Hypoxien können entstehen durch

- unzureichenden Sauerstoffgehalt des Blutes (**hypoxämische Hypoxie**) infolge Verminderung des Sauerstoffpartialdrucks in der Atemluft (z. B. in großen Höhen), Lungenfunktionsstörungen oder gestörtem Sauerstofftransport im Blut (z. B. bei Anämien, CO-Vergiftung oder Methämoglobinbildung, ▸Kap. 6.4.3),
- Durchblutungsstörung (**ischämische Hypoxie**) bei einem Schock (▸Kap. 9.9.9), Infarkt (▸Kap. 8.5.1) oder einer venösen Abflussstörung infolge einer Rechtsherzinsuffizienz (▸Kap. 8.5.2),
- Überschreitung kritischer Diffusionsstrecken (**Diffusions-limitierte Hypoxie**) bei der Myokardhypertrophie (▸Kap. 8.5.4) und schnell wachsenden bösartigen Tumoren (▸Kap. 5.7.2) oder
- Störungen der Sauerstoffverwertung im Gewebe (**zytotoxische Hypoxie**) durch Atmungskettengifte, z. B. bei Blausäure- oder Dinitrophenol-Vergiftungen.

Für die **Hypoxiefolgen** ist neben der Dauer und der Stärke der Hypoxie vor allem der Sauerstoffbedarf der betroffenen Zellen bzw. Gewebe entscheidend. Besonders gefährdet sind Zellen mit einem physiologisch hohen oxidativen Stoffwechsel. Dementsprechend werden Parenchymzellen schneller und stärker geschädigt als Bindegewebszellen des Stromas.

In Kürze

- Als **Noxen** werden sämtliche schädlichen Einflüsse auf den Organismus bezeichnet.
- **Chemische Noxen** sind u. a. Gase wie CO, Chlor oder Stickoxide, starke Säuren und Basen, Schwermetalle, Alkohole, Alkaloide, Glykoside, Toxine, Kanzerogene.
- Zu den **physikalischen Noxen** gehören mechanische, thermische sowie durch Strahlen oder elektrischen Strom ausgelöste Schädigungen.
- Zu den Noxen durch lebende oder vermehrungsfähige **Erreger** zählen Bakterien, Pilze, Protozoen und Würmer bzw. Viren und Prionen.
- **Hypoxien** führen zu einer Störung der oxidativen Energiegewinnung.
- **Hypoxie-Ursachen** sind unzureichender Sauerstoffgehalt des Blutes (hypoxämische Hypoxie), Durchblutungsstörungen (ischämische Hypoxie), zu große Diffusionsstrecken (Diffusions-limitierte Hypoxie) sowie Störungen der Sauerstoffverwertung im Gewebe (zytotoxische Hypoxie).

5.6 Entzündung

Auf Noxen der verschiedensten Art (s. o.) – chemische oder physikalische Noxen, Infektionen mit Mikroorganismen oder Parasiten –, aber auch auf endogene Störungen wie z. B. einen Infarkt oder Stoffwechselstörungen reagieren Gewebe am Ort der Schädigung mit einer Entzündung, durch die der Organismus versucht, die schädigenden Einflüsse auszuschalten oder sie zumindest in ihrer Wirkung zu begrenzen. Die hierbei ablaufenden Vorgänge sind durch eine enge Vernetzung von vaskulären und zellulären Reaktionen sowie unspezifischen und spezifischen Abwehrreaktionen (▸Kap. 7.2) charakterisiert. In vielen Fällen ermöglicht die Entzündung eine Wiederherstellung oder einen Ersatz des geschädigten Gewebes; sie kann jedoch unter gewissen Umständen – dies gilt insbesondere für chronische Entzündungen – den initialen Schaden auch vergrößern. Normalerweise spielt sich eine Entzündung in einem umschriebenen Gebiet oder in einem bestimmten Organ ab. In der medizinischen Terminologie wird sie durch die Endung „-itis" gekennzeichnet (z. B. Hepatitis = Leberentzündung, Arthritis = Gelenkentzündung).

Als **lokale Kardinalsymptome** einer (akuten) entzündlichen Reaktion beobachtet man

- Rötung (Rubor),
- Schwellung (Tumor),
- Überwärmung (Calor),
- Schmerz (Dolor) und
- gestörte Funktion (Functio laesa).

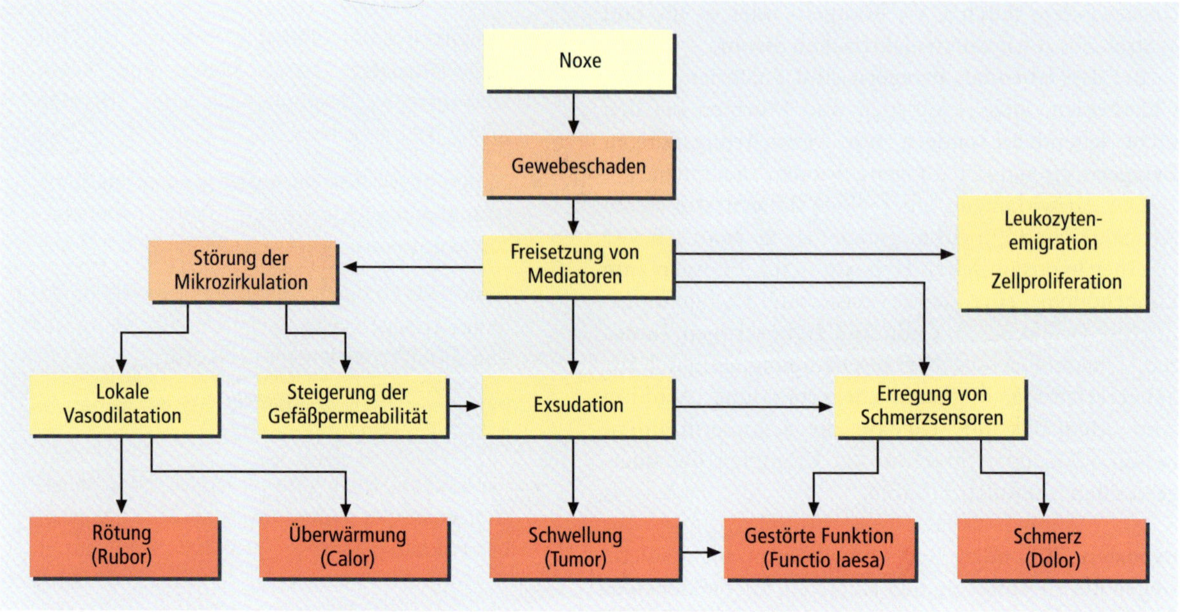

Abb. 5.3 Pathogenese und Symptome der Entzündung

Ein häufiges **Allgemeinsymptom** einer Entzündung ist **Fieber**. Ferner kann es zu einem **Anstieg** der **Akute-Phase-Proteine** (▸Kap. 7.2.2), einer **Erhöhung** der **Blutkörperchensenkungsgeschwindigkeit** (▸Kap. 6.3.6), einer **Zu-** oder (seltener) einer **Abnahme** der **Leukozytenzahl** und einem allgemeinen Krankheitsgefühl kommen.

5.6.1 Pathogenese der Entzündung

Die beschriebenen Entzündungssymptome sind vor allem die Folge der durch eine Noxe ausgelösten **Durchblutungsstörung** in der Mikrozirkulation (▸Kap. 9.1.4) und des Austritts von Plasmabestandteilen ins Interstitium (**Exsudation**) infolge der erhöhten Gefäßpermeabilität (Abb. 5.3). Hinzu kommt eine **Sensibilisierung** und **Erregung** von **Nozizeptoren** (Schmerzrezeptoren) durch freigesetzte Entzündungsmediatoren (Tab. 5.1).

Im Initialstadium kann die Entzündung durch Beseitigung der Noxen (z. B. Abbau bakterieller Toxine, Vermeidung des Fortbestehens physikalischer Schädigungen) wieder abklingen. Vielfach schließt sich jedoch an die Durchblutungsstörung und Plasma-Exsudation am Entzündungsbeginn eine Emigration von Blutzellen (z. B. Granulozyten, Monozyten) in den extrazellulären Raum sowie eine Proliferation von Histiozyten und Fibroblasten an (s. u.).

Aktivierung plasmatischer Enzymsysteme. In der Initialphase ist ferner die Aktivierung verschiedener Enzymsysteme (Abb. 5.4) des Blutplasmas von besonderer Bedeutung. Durch Schädigung des Gefäßendothels (z. B. durch Bakterientoxine oder Verletzung) wird mittels des (aktivierten) Hageman-Faktors (▸Kap. 6.8.3) die **Blutgerinnungskaskade** aktiviert und außerdem nach Umwandlung von **Plasminogen** zu **Plasmin** (▸Kap. 6.8.5) die **Fibrinolyse** in Gang gesetzt. Die während des Ablaufs der Gerinnungskaskade entstehende Protease **Thrombin** sowie das Endprodukt der Kaskade, das **Fibrin**, stimulieren die Freisetzung von Wachstumsfaktoren aus Blutplättchen.

Der aktivierte Hageman-Faktor und Plasmin sind außerdem infolge ihrer Protease-Eigenschaft in der Lage, **Komplement** über den sog. alternativen Weg (▸Kap. 7.2.2) zu aktivieren. Dessen Komponenten C3a und C5a stimulieren die Freisetzung von Histamin (s. o.) sowie von Metaboliten des Arachidonsäurestoffwechsels (u. a. Prostaglandin E_2 und F_2, Leukotrienen; Abb. 5.5) aus Mastzellen. Ferner wirken diese Komplementfaktoren chemotaktisch auf Granulozyten und begünstigen durch eine Erhöhung der Gefäßpermeabilität die bereits erwähnte Exsudation.

Eine weitere wichtige Wirkung des aktivierten Hageman-Faktors ist die **Aktivierung des Kallikrein-Kinin-Systems** (▸Kap. 6.8.3). Das entstehende Nonapeptid **Bradykinin** ruft indirekt über eine NO-Freisetzung aus dem Endothel eine Vasodilatation der kleinsten Arterien und Venolen sowie eine Erhöhung der Gefäßpermeabilität hervor. Außerdem wirkt es, wie Histamin, schmerzauslösend.

Die proteolytische Aktivität der genannten Enzymsysteme wird durch zahlreiche **Protease-Inhibitoren** gehemmt, die somit regulierend in die Entzündungsprozesse eingreifen.

Mediatoren aus Thrombozyten. Aktivierung von Blutplättchen bewirkt die Freisetzung einer Reihe von

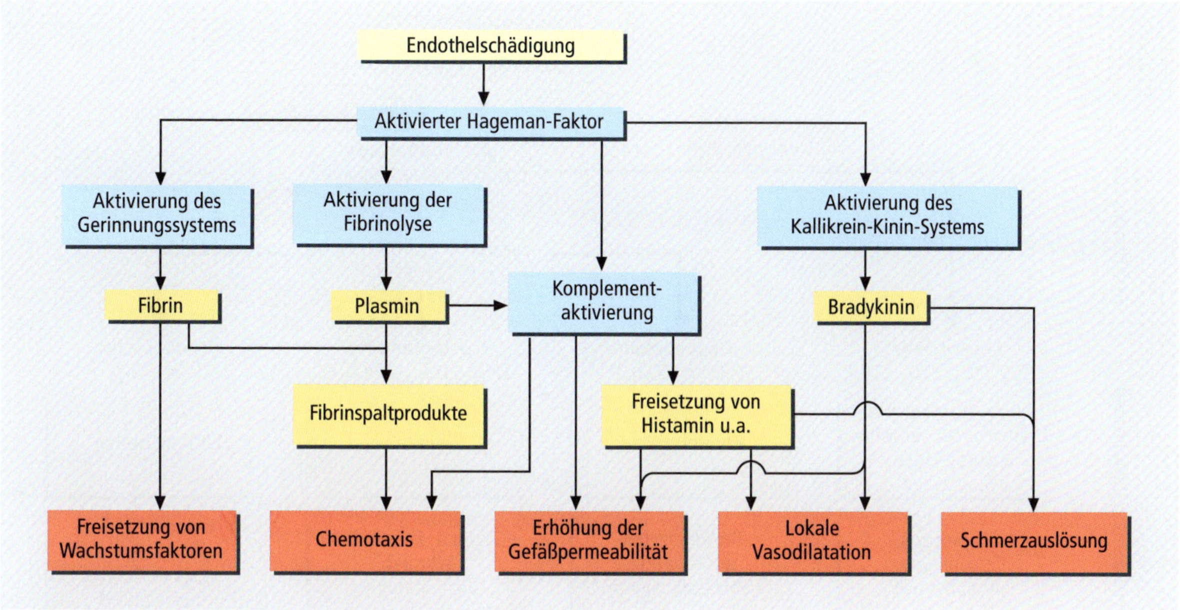

Abb. 5.4 Aktivierung von Enzymsystemen und deren Folgen bei der lokalen Entzündung

Tab. 5.1 Entzündungsmediatoren (Auswahl)

Mediator	Herkunft	Hauptwirkungen
Histamin	Mastzellen, basophile Granulozyten	Vasodilatation, Erhöhung der Gefäßpermeabilität, Schmerzstoff
Serotonin	Thrombozyten	Thrombozytenaggregation, komplexe Beeinflussung des Gefäßsystems, Schmerzstoff
Komplementfaktoren C3a, C5a	Spaltprodukte des Komplementsystems	Histaminfreisetzung aus Mastzellen, Chemotaxis, Erhöhung der Gefäßpermeabilität
Bradykinin	Spaltprodukt des Kallikrein-Kinin-Systems	Vasodilatation, Erhöhung der Gefäßpermeabilität, Schmerzstoff
Prostaglandine (PGE_2, $PGF_{2\alpha}$ u. a.)	Granulozyten, Makrophagen, Endothelzellen	Vasodilatation (PGE_2), Vasokonstriktion ($PGF_{2\alpha}$), Schmerzsensibilisierung
Leukotriene	Granulozyten, Makrophagen, Mastzellen	Chemotaxis, Erhöhung der Gefäßpermeabilität, Schmerzsensibilisierung
Plättchenaktivierender Faktor (PAF)	Granulozyten, Makrophagen, Mastzellen, Thrombozyten	Aktivierung von Granulozyten und Thrombozyten, Chemotaxis
Stickstoffmonoxid (NO)	Makrophagen, Endothelzellen, Neurone	Vasodilatation, u. U. zytotoxischer Effekt, Hyperalgesie
Reaktive Sauerstoffspezies (ROS)	Granulozyten, Makrophagen	Abtötung von Bakterien, Zerstörung der Gewebematrix
Proinflammatorische Zytokine (u. a. IL-1, IL-6, TNF)	Siehe Tab. 6.6	

5

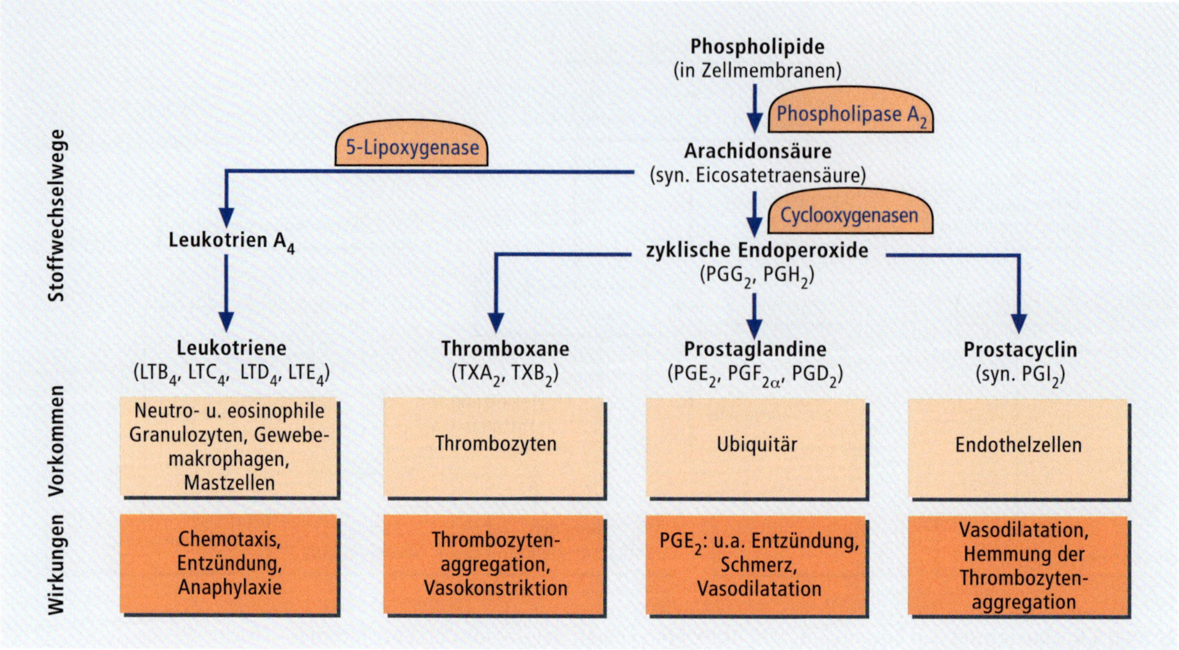

Abb. 5.5 Metabolismus der Arachidonsäure und Bildung von Prostaglandinen, Prostacyclin und Thromboxanen auf dem Cyclooxygenaseweg sowie von Leukotrienen auf dem 5-Lipoxygenaseweg. Vorkommen und Wirkungen der Arachidonsäuremetaboliten (= Eicosanoide) sind jeweils exemplarisch angegeben

Mediatoren. Hierzu gehören Serotonin (▸Kap. 6.8.1), Thromboxan A_2 (▸Kap. 6.8.2) und der plättchenaktivierende Faktor (PAF).

Schmerzauslösung. Die Schmerzauslösung und -verarbeitung sind in ▸Kap. 19.4.4 beschrieben.

Veränderung der Fließgeschwindigkeit des Blutes, Einfluss des Endothels auf die Entzündungsreaktion. Im Entzündungsgebiet kommt es durch die freigesetzten Mediatoren zu einer Verlangsamung des Blutstroms. Dieser ist auf eine Querschnittsvergrößerung der Gefäße durch Vasodilatation und eine Viskositätszunahme des Blutes infolge des erhöhten Abstroms von intravasaler Flüssigkeit in den extravasalen Raum zurückzuführen. Fließt das Blut langsamer, gelangen Granulozyten vermehrt in den Randstrom (**hydrodynamische Margination**) und damit beim sog. **Rolling** (Abb. 5.6) häufiger in Kontakt mit den die Gefäße auskleidenden Endothelzellen.

Vom Endothel wird dann bei einer Gewebeschädigung die Einwanderung von Granulozyten in den Entzündungsherd eingeleitet. Dazu exprimieren Endothelzellen – insbesondere in postkapillären Venolen – (vermehrt) Selektine, eine besondere Gruppe von sog. Adhäsionsmolekülen, d.h. von Proteinen, die einen Zell-Zell- oder Zell-Matrix-Kontakt bewirken (Tab. 7.1).

Die **Selektine** sind für das primäre Anhaften, den ersten Schritt bei der Wanderung von weißen Blutzellen durch die Gefäßwand (Transmigration, Diapedese), verantwortlich. Nachfolgend bewirken **Integrine** eine „stabile" Adhäsion, und schließlich wird durch **PECAM** (**P**latelet **E**ndothelial **C**ell **A**dhesion **M**olecule) die eigentliche Transmigration durch kleine Lücken zwischen den Endothelzellen vermittelt.

Einen weiteren Beitrag zur Steuerung der Entzündung leisten **aktivierte Endothelzellen** durch die Sekretion verschiedener Zytokine (▸Kap. 6.7.5) und Wachstumsfaktoren, wodurch erneut Makrophagen stimuliert werden.

Phagozytose im Entzündungsgebiet. Durch Chemotaxis (▸Kap. 7.2.1) in das entzündete Gewebe gelockte Granulozyten und Makrophagen nehmen Bakterien, Zelltrümmer oder Fremdpartikel durch Endozytose in den Intrazellularraum auf und bauen sie durch lysosomale Enzyme ab. Durch die Freisetzung proteolytischer Enzyme aus den Lysosomen der Phagozyten (Fresszellen) wird jedoch teilweise auch das umliegende Gewebe beschädigt oder sogar zerstört.

Durch **Opsonisierung** (▸Kap. 7.2.1) wird die Fähigkeit zur Phagozytose erheblich gesteigert.

Reaktive Sauerstoffspezies, Stickstoffmonoxid, Akute-Phase-Reaktion. Aktivierte Phagozyten sind in der Lage, reaktive Sauerstoffspezies (Wasserstoffperoxid, Hydroxylradikal, Superoxidradikalanion, Singulett-Sauerstoff, ▸Kap. 7.2.1) sowie Stickstoffmonoxid (NO) zu erzeugen, die durch Membranschädigung die Abtö-

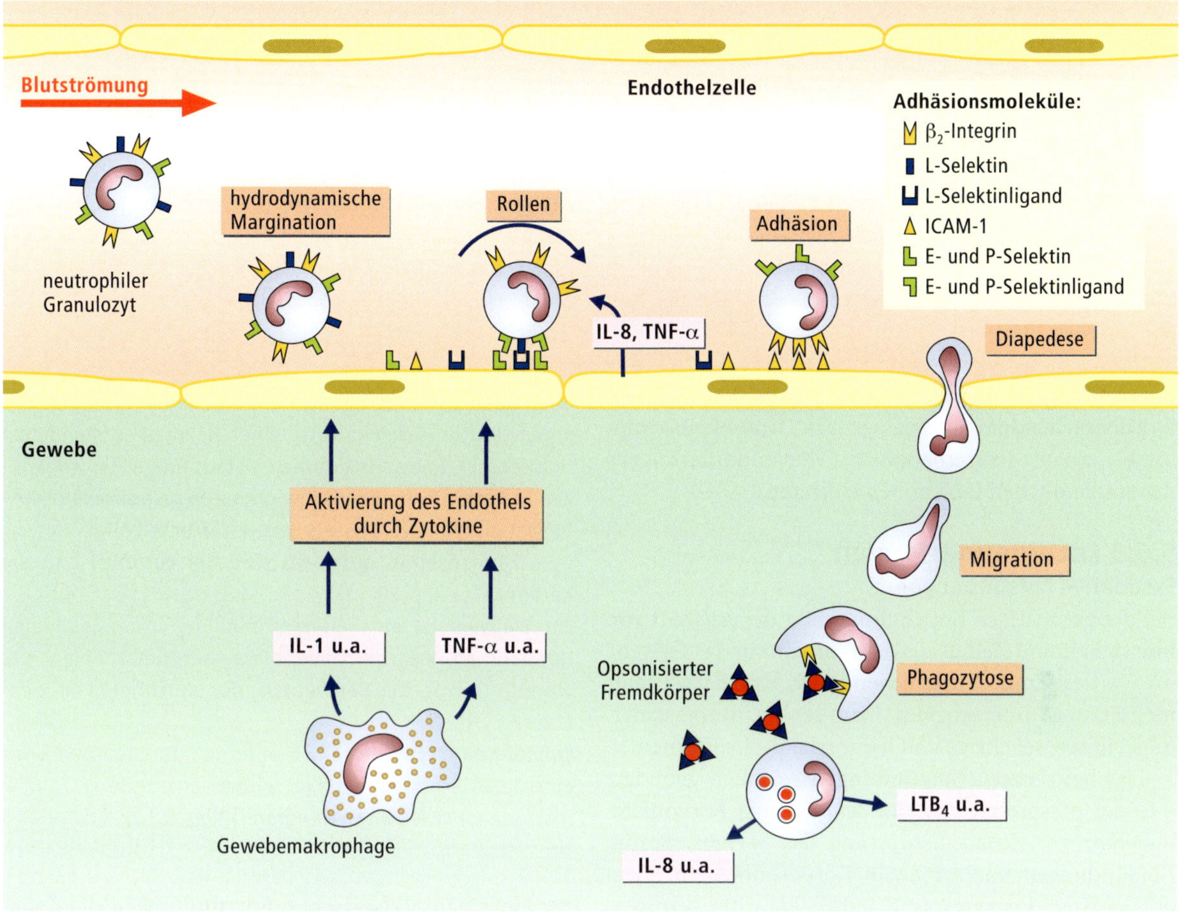

Abb. 5.6 Leukozyten-Adhäsion, Diapedese und Migration Phagozytose-aktiver Zellen. Nach Pries et al.

tung von Bakterien erleichtern. Wie die lysosomalen Enzyme können die reaktiven Sauerstoffspezies und NO jedoch auch zytotoxisch gegen eigene Zellen wirken sowie die Gewebematrix zerstören.

Makrophagen lösen ferner durch Freisetzung von Zytokinen, insbesondere von Interleukin-1 und Tumornekrosefaktor α (TNF-α), die **Akute-Phase-Reaktion** der Entzündung aus. Zu deren lokalen Wirkungen zählen die oben bereits erwähnte Induktion der Bildung von Adhäsionsmolekülen und von chemotaktisch wirkenden sowie permeabilitätssteigernden Substanzen. Außerdem nehmen die Konzentration der Akute-Phase-Proteine (▸ Kap. 7.2.2) sowie die Zahl der weißen Blutkörperchen (Leukozytose, ▸ Kap. 6.7.6) im Blut zu.

Immunreaktionen. In einem gewissen zeitlichen Abstand zu den oben genannten unspezifischen, gleichförmig verlaufenden Prozessen in der initialen Entzündungsphase kann es zu streng spezifischen, gegen Antigene gerichtete, normalerweise stumm verlaufenden Immunreaktionen kommen (▸ Kap. 7.3.2).

5.6.2 Zeitlicher Verlauf von Entzündungen

Nach dem zeitlichen Ablauf unterscheidet man perakute, akute, subakute und chronische Entzündungen.

Bei einer **perakuten Entzündung** (innerhalb von Minuten beginnend, Dauer bis 48 Stunden), z. B. bei schwersten Formen einer Leberentzündung (fulminanten Hepatitis), verläuft die entzündliche Reaktion besonders heftig und dauert nur sehr kurz. Nicht selten ist sie tödlich.

Bei den **akuten Entzündungen**, z. B. bei bakteriellen Infektionen, ist die Reaktion des Organismus ebenfalls stark und der Ablauf zeitlich auf Tage (bis wenige Wochen) begrenzt. Sofern das erste Stadium überlebt wird, heilen akute Entzündungen häufig vollständig aus.

Bei **chronischen Entzündungen** unterscheidet man

- **primär chronische Entzündungen**, die sich von vorneherein als Folge von immunologischen Reaktionen (z. B. bei rheumatoider Arthritis), Umweltnoxen (z. B. Asbest) oder Infektionen mit bestimmten Keimen (z. B. mit Tuberkelbakterien) langsam innerhalb einer Woche entwickeln sowie über Monate bzw. Jahre andauern, und

- **sekundär chronische Entzündungen**, die aus einer akuten bakteriellen oder viralen Entzündung entstehen (z. B. Osteomyelitis, Hepatitis B und C, ▸Kap. 12.15.4) und bei denen die Abwehrreaktionen nicht in der Lage sind, die Schädigung definitiv zu beseitigen, oder bei denen die Schädigung anhält.

Subakute (subchronische) **Entzündungen** stehen in ihrem zeitlichen Verlauf zwischen den akuten und chronischen Formen.

Ferner ist die schubweise verlaufende **rezidivierende Entzündung** zu nennen, bei der nach Remissionen (vorübergehendem Nachlassen der Krankheitssymptome) erneut Exazerbationen (Verschlimmerungen) der entzündlichen Reaktionen auftreten.

5.6.3 Entzündungsformen

Exsudative Entzündungen

Bei der exsudativen Entzündung steht der **Austritt von Flüssigkeit** und **Zellen** aus der Blutbahn in das Gewebe im Vordergrund. Entsprechend der Exsudat-Zusammensetzung unterscheidet man seröse, serös-schleimige, fibrinöse, eitrige und hämorrhagische Formen.

Das bei **serösen Entzündungen** reichlich gebildete Exsudat entspricht, wie aus dem Namen hervorgeht, ungefähr der Zusammensetzung des Serums. Seröse Entzündungen findet man in Körperhöhlen in Form des **serösen Ergusses** (z. B. einer Pleuritis serosa = feuchten Rippenfellentzündung), an Schleimhäuten als akut entzündliche **Katarrhe** (z. B. Schnupfen) und bei anderen Geweben in Form eines **lokalen Ödems** (z. B. Quaddelbildung in der Haut nach Insektenstich, Quincke-Ödem, ▸Kap. 20.3.6). Rein seröse Entzündungen heilen in der Regel ohne Schaden ab. Bei länger bestehendem Ödem kann es jedoch zu einer verstärkten Kollagenablagerung und damit zur Sklerose (Gewebeverhärtung) kommen.

Seröse Entzündungen der Schleimhäute sind oft von einer vermehrten Schleimproduktion des schleimproduzierenden Epithels begleitet. Diese **serös-schleimigen Entzündungen** äußern sich als **seromuköse Katarrhe**.

Die **fibrinöse Entzündung** ist durch Plasmaaustritt und nachfolgende Fibrinbildung gekennzeichnet. Man findet fibrinöse Entzündungen im Bereich von serösen Häuten z. B. als Peritonitis fibrinosa (fibrinöse Bauchfellentzündung). Dabei besteht die Gefahr der Verklebung (z. B. bei der Peritonitis Verklebung von Darmschlingen). Die fibrinöse Entzündung der Schleimhäute beginnt mit einer Schädigung der Oberfläche. In den Epitheldefekt strömt Plasma ein, das gerinnt und grauweiße bis graugelbliche Beläge (Pseudomembranen) bildet.

Eitrige Entzündungen werden vor allem durch pyogene (eitererregende) Bakterien (Strepto-, Staphylo-, Pneumo-, Meningo-, Gonokokken) hervorgerufen. (Unter **Eiter** versteht man ein Exsudat, das neben wenig Serum nekrotische Gewebetrümmer, vitale und abgestorbene Leukozyten sowie tote oder noch lebende Erreger enthält.) Sonderformen der eitrigen Entzündung sind die Phlegmone (▸Kap. 20.3.7), der Abszess (s. u), das Empyem (s. u.), der eitrige Katarrh und die feuchte Gangrän (▸Kap. 5.3.7).

Zusatzinformation

Beim **Abszess** handelt es sich um eine Eiteransammlung in einem durch Einschmelzung einer Nekrose entstandenen Hohlraum. Ätiologisch kommen insbesondere Staphylokokken in Betracht. Im Eiter schwimmende nekrotische Gewebebestandteile werden als Sequester bezeichnet. Besondere Formen eines Abszesses sind der **Furunkel** und der **Karbunkel** (▸Kap. 20.3.7).

Ein **Empyem** ist eine Eiteransammlung in vorgebildeten Hohlräumen, z. B. der Gallenblase, der Kieferhöhlen, des Wurmfortsatzes, des Herzbeutels, der Bauchhöhle oder des Pleuraspalts.

Entsteht durch Fäulnisbakterien in nekrotischen Bereichen eine übelriechende, faulige, eitrige Entzündung, spricht man von einer feuchten **Gangrän** (▸Kap. 5.3.7).

Bei einer **hämorrhagischen Entzündung** ist die Kapillarschädigung so stark, dass auch Erythrozyten in großer Zahl in das entzündete Gebiet austreten. Als Ursache sind vor allem Virusinfektionen (z. B. echte Grippe), Bakterientoxine (z. B. bei Meningokokkensepsis), schwere Bauchspeicheldrüsenentzündungen sowie Schlangenbisse zu nennen.

Granulierende Entzündungen

Bei den zu den chronischen Entzündungen gehörenden granulierenden entzündlichen Reaktionen stehen **Makrophagen** im Vordergrund, die neben ihrer Phagozytose Zytokine sezernieren und Endothelzellen sowie Fibroblasten aktivieren. Durch die Vermehrung von Fibroblasten kommt es zur Narbenbildung und schließlich zur **Defektheilung**. Beispiele für granulierende Entzündungen sind chronische Fisteln, chronische Abszesse oder chronische Ulzera.

Granulomatöse Entzündungen

Bei den chronischen granulomatösen Entzündungen ist die Entstehung kleiner Knötchen, der **Granulome**, charakteristisch. Die Größe der Knötchen ist dabei sehr unterschiedlich, ihre Durchmesser variieren von weniger als einem bis zu mehreren Millimetern. Im Innern der Granulome befinden sich zahlreiche Makrophagen;

die äußere Hülle bilden vor allem Lymphozyten. Bei verschiedenen Erkrankungen treten Granulome mit zusätzlichen spezifischen Strukturmerkmalen auf, die eine Unterscheidung nach verschiedenen Typen zulassen (Granulome vom Sarkoidose-, Tuberkulose- und Pseudotuberkulose-Typ sowie rheumatische Granulome).

Zusatzinformation

Die **Sarkoidose (Morbus Boeck)** ist eine aufgrund einer überschießenden Immunreaktion mit Granulombildung einhergehende Erkrankung, die in ihrer chronischen Verlaufsform vor allem die Lungen befällt und dort zu einer Fibrose (Bindegewebsvermehrung) führt. Granulome vom Sarkoidose-Typ sind gefäßlos und enthalten zahlreiche epitheloide Zellen.

Granulome vom **Tuberkulose-Typ** ähneln denen des Sarkoidose-Typs, enthalten jedoch im Innern eine zentrale Nekrose. Derartige tuberkulöse Granulome – auch Tuberkel genannt – enthalten meist virulente Tuberkelbakterien. Bei Resistenzschwäche besteht die Gefahr eines Wiederaufflammens der Infektion.

Bei den Granulomen vom **Pseudotuberkulose-Typ** handelt es sich meist um entzündliche Vorgänge in Lymphknoten mit Bildung eines im Innern gelegenen, sehr kleinen Abszesses, der von Epitheloidzellen (epitheloid umgewandelten Histiozyten bzw. Makrophagen) umgeben ist.

Rheumatische Granulome (sog. **Aschoff-Knötchen**) findet man am häufigsten im Rahmen einer rheumatischen Herzmuskelentzündung. Um einen zentralen nekrotischen Bezirk liegen große und z. T. mehrkernige Histiozyten sowie außen Lymphozyten.

In Kürze

- Unter einer **Entzündung** versteht man die Gewebereaktionen auf eine Noxe.
- **Lokale Kardinalsymptome** sind Rötung, Schwellung, Temperaturerhöhung, Schmerz und eine gestörte Funktion im Entzündungsbereich; ein häufiges **Allgemeinsymptom** ist Fieber.
- An der **Pathogenese** der **Entzündung** sind Entzündungsmediatoren (u. a. Histamin, Serotonin, Bradykinin, Prostaglandine, Leukotriene, NO, Komplementfaktoren, reaktive Sauerstoffspezies, Zytokine) maßgeblich beteiligt.
- Nach dem **Entzündungsverlauf** werden perakute, akute, subakute und chronische, nach den **Entzündungsformen** seröse, fibrinöse, eitrige, hämorrhagische, granulierende und granulomatöse Entzündungen unterschieden.

5.7 Tumoren

5.7.1 Grundbegriffe der Tumorpathologie

Gutartige und bösartige Tumoren. Tumoren (Geschwülste, Neoplasien) entstehen durch unkontrolliertes, überschießendes Wachstum körpereigener Zellen, die autonom, d. h. unabhängig von übergeordneten Regulationssystemen des Organismus, und progressiv, d. h. auch nach Beendigung des auslösenden Reizes, wachsen. Nach ihrem biologischen Verhalten bzw. ihrer Prognose unterscheidet man

- gutartige (benigne), das Leben des Geschwulstträgers nur in Ausnahmefällen bedrohende Tumoren,
- bösartige (maligne) Tumoren, die – unbehandelt – in der Regel zum Tode des Betroffenen führen, und
- semimaligne Tumoren, die eine Zwischenstellung zwischen den beiden oben genannten Gruppen einnehmen.

Gutartige Tumoren sind durch langsames, expansives (verdrängendes) Wachstum sowie fehlenden oder allenfalls geringen Differenzierungsverlust der Tumorzellen gekennzeichnet (◘ Tab. 5.2). Das bedeutet, dass die Zellteilungsrate niedrig ist und das Tumorgewebe sich vom Muttergewebe (Gewebe, dem die Geschwulstzellen vor ihrer Entartung entstammen) nur wenig unterscheidet und zur ursprünglichen Funktion noch weitgehend befähigt ist. Die Geschwulst verdrängt zwar das umgebende Gewebe, infiltriert aber nicht, d. h. sie wächst nicht in dieses hinein. Durch eine bindegewebige Tumorkapsel sind die Tumoren meist klar abgegrenzt.

Bösartige Tumoren, die stets von einer einzigen entarteten Zelle ausgehen und somit **initial monoklonal** sind, zeichnen sich dagegen meist durch schnelles

◘ **Tab. 5.2** Unterscheidungsmerkmale gutartiger und bösartiger Tumoren (Auswahl)

Merkmal	Gutartig	Bösartig
Wachstumsrate	Langsam	Zumeist schnell
Wachstumstyp	Expansiv	Infiltrierend (invasiv, destruierend)
Begrenzung	Scharf	Unscharf
Metastasierung	Nein	Häufig
Differenzierung	Weitgehend ausdifferenziert	Sehr verschieden (von wenig differenziert bis stark entdifferenziert)
Histologie	Unterschied zum Muttergewebe gering	Mitosen vermehrt, Atypie und Polymorphie der Zellen, Hyperchromasie

5

Wachstum mit hoher Zellteilungsrate aus. Eine Tumorkapsel fehlt. Zytologisch findet man Zellatypien (Abweichung vom normalen Zellbau) und Zellpolymorphien (Vielgestaltigkeit der Zellen), das Zytoplasma weist einen hohen Gehalt an Ribonucleinsäuren auf. Die Kern-Plasma-Relation ist zugunsten des Kerns verschoben. Außerdem färben sich die Kerne meist stark an (Hyperchromasie) und weisen große, oft multiple Nucleoli auf. Bösartige Geschwülste sind ferner entdifferenziert. Der Grad der **Entdifferenzierung** sagt dabei etwas über die Malignität (Bösartigkeit) aus: Je entdifferenzierter ein Tumorgewebe, desto maligner ist es normalerweise.

Im Gegensatz zu benignen Tumoren wachsen maligne Geschwülste **invasiv** und **destruierend** (◻ Tab. 5.2). Der maligne Tumor hält sich somit nicht an Gewebegrenzen, sondern bricht in Organe und Gefäße ein und zerstört bei diesem Wachstum das ursprüngliche Gewebe. Außerdem bildet er häufig an anderen Stellen des Organismus **Metastasen** (Tochtergeschwülste). Von den genannten Eigenschaften sind schnelles Wachstum, Atypie und Polymorphie der Zellen sowie Differenzierungsverlust unsichere, das invasive und destruierende Wachstum sowie die Metastasierung dagegen sichere Zeichen der Malignität. Nachfolgend werden nur noch bösartige Tumoren besprochen.

In ◻ Tab. 5.2 sind die wesentlichsten Unterscheidungsmerkmale benigner und maligner Tumoren zusammengestellt.

Präkanzerosen. Präkanzerosen sind dadurch charakterisiert, dass bei den davon betroffenen Patienten das Risiko, an einem malignen Tumor zu erkranken, erhöht ist. Bei den **fakultativen Präkanzerosen** ist die Risikoerhöhung gering, bei den obligaten Präkanzerosen dagegen sehr hoch. Zu den erstgenannten gehören vor allem chronisch-entzündliche Erkrankungen, wie z. B. die atrophische Gastritis (Magenschleimhautentzündung, ▸ Kap. 12.12.1), die chronische Pankreatitis und Cholezystitis (Bauchspeicheldrüsen- und Gallenblasenentzündung) sowie die Colitis ulcerosa (▸ Kap. 12.13.3). Wichtige **obligate Präkanzerosen** sind u. a. Dysplasien der Ösophagus-, Magen- und Dickdarmschleimhaut, die familiäre Polyposis coli (Vorkommen zahlreicher Polypen im Dickdarm) sowie verschiedene Carcinomata in situ (Cis). Bei letzteren handelt es sich um histologisch nachweisbare bösartige Tumorzellgruppen, bei denen die normale Zellschichtung zwar aufgehoben, die Basalmembran aber noch nicht durchbrochen ist, d. h., das ursprüngliche Gewebekompartiment wurde noch nicht verlassen. Hierzu zählen z. B. das **Carcinoma in situ** der Cervix uteri (Gebärmutterhalses) oder der Mamma (Brustdrüse).

5.7.2 Kanzerogenese (Karzinogenese)

Die Entstehung eines bösartigen Tumors ist ein sehr komplexer Prozess, an dem zahlreiche, bei den einzelnen Tumoren teils gemeinsame, teils verschiedene Faktoren beteiligt sind.

Der erste entscheidende Schritt, die sog. **Tumorinitiation**, ist die Umwandlung einer normalen Zelle in eine Tumorzelle infolge einer **Mutation**. Die meisten mutierten Zellen werden jedoch rasch durch **DNA-Reparatur** (▸ Kap. 1.1.6) wieder in eine normale Zelle zurück verwandelt. Auch werden sehr viele Tumorzellen durch das **Immunsystem** erkannt und zerstört. Doch selbst dann, wenn Tumorzellen sich diesen Abwehrmechanismen entzogen haben, ist der Weg zu einem manifesten Tumor noch nicht frei. **Tumorsuppressorproteine**, die Produkte der Tumorsuppressorgene (s. u.), lösen neben den oben genannten Reparaturprozessen Apoptosesignale (▸ Kap. 5.3.7) für die rasch proliferierenden Zellen aus, in deren Folge diese eliminiert werden. Nur wenn die Funktion der Tumorsuppressorgene gestört ist, und nur wenn es dem Tumor außerdem gelingt, das Einsprossen neugebildeter Gefäße (Angiogenese, ▸ Kap. 9.1.5) zu stimulieren, kann er bis zur klinischen Manifestation weiter wachsen, was oft 10–25 Jahre dauert.

Somit muss – der beschriebenen mehrfachen Kontroll- und Steuerungsmechanismen des Zellstoffwech-

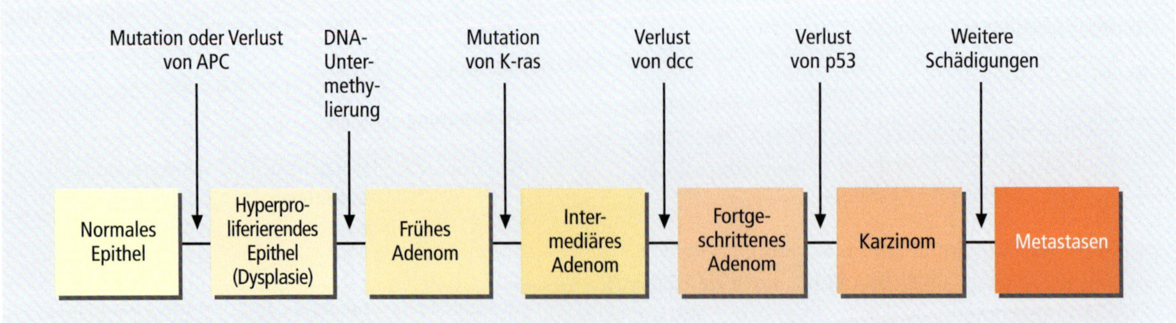

o Abb. 5.7 Schrittweise Entstehung eines Kolonkarzinoms und die mit den morphologischen Veränderungen am häufigsten assoziierten Mutationen. APC, dcc und p53 sind rezessive Tumorsuppressorgene, während K-ras ein dominantes Onkogen ist. Nach Dingermann

Tab. 5.3 Zelluläre Proto-Onkogene (Auswahl), Funktion der von ihnen codierten Proteine und betroffene Tumoren

Proto-Onkogen	Funktion des Proteins	Betroffene Tumoren (Auswahl)
Autokrine Wachstumsfaktoren		
sis	Thrombozyten-Wachstumsfaktor (B-Kette)	Osteosarkom
hst1	Fibroblasten-Wachstumsfaktor	Magenkarzinom
Membranrezeptoren für Wachstumsfaktoren		
her1/erbB1	Epidermaler Wachstumsfaktor-Rezeptor (EGF)	Glioblastom
her2/neu	Epidermaler Wachstumsfaktor-Rezeptor (EGF)	Mamma-, Ovarialkarzinom
Proto-Onkogene mit Funktionen bei der intrazellulären Signaltransduktion		
src	Tyrosinspezifische Proteinkinase	Kolorektales Karzinom
abl	Tyrosinspezifische Proteinkinase	Chronisch-myeloische Leukämie
brk	Tyrosinspezifische Proteinkinase	Mammakarzinom
raf	Serin-Threonin-Kinase	Blasenkarzinom
ras-Familie	GTP-bindendes Protein/GTPase-Aktivität	Kolorektales Karzinom
Proto-Onkogene mit Funktionen im Zellkern (Transkriptionsfaktoren)		
myc-Familie	DNA-Bindungsprotein	Neuroblastom
fos	DNA-Bindungsprotein	Knochensarkom
myb	DNA-Bindungsprotein	Kolorektales Karzinom
jun	DNA-Bindungsprotein	Lungenkarzinom

sels entsprechend – in einer Zelle mehr als eine Veränderung erfolgen, damit sich ein manifester Tumor entwickeln kann. Beim sog. **Mehrschrittprozess** der **Kanzerogenese** (Abb. 5.7) erfolgt nach der schon erwähnten **Tumorinitiation** die **Tumorpromotion**, an die sich noch die **Tumorprogression** anschließen kann. Tumorpromotion bedeutet die Beschleunigung des Tumorwachstums durch Promotoren (s. u.), die bevorzugt mutierte Zellen zur rascheren Proliferation anregen. Unter Tumorprogression versteht man die Zunahme der Malignität mit Fortschreiten eines Tumors. Hierbei sind zusätzlich zur initialen Mutation u. a. weitere DNA-Veränderungen erforderlich.

Proto-Onkogene und Onkogene. Proto-Onkogene sind **dominante Gene** (DNA-Abschnitte), deren Produkte (u. a. Wachstumsfaktoren, Wachstumsfaktor-Rezeptoren oder Proteinkinasen) an der Zellteilung, Zelldifferenzierung und Wachstumsregulation beteiligt und für jede Zelle essenziell sind. In Tab. 5.3 sind einige der über 150 bekannten Proto-Onkogene nach der Funktion ihrer Produkte zusammengestellt. Werden sie durch Mutation zu Onkogenen umgewandelt oder wird ihre Expression übermäßig stimuliert, ist die Aktivität ihrer Proteine gesteigert. Eine solche Umwandlung bzw. verstärkte Expression wird ausgelöst durch (Abb. 5.8):

- **Punktmutationen** im **codierenden Bereich** des Proto-Onkogens mittels Karzinogenen (s. u.),
- **Punktmutationen** im **Promotorbereich** eines Proto-Onkogens mit der Folge, dass das Gen pro Zeiteinheit zu häufig abgelesen wird,
- Neukombination zweier Gene infolge **Translokation** mit Bildung eines veränderten Proteins,
- **Genamplifikation**, d. h. durch die Bildung einer Vielzahl identischer Genkopien (Proteinüberexpression z. B. bei Brustkrebs und kolorektalen bzw. Dickdarm-Enddarm-Karzinomen),
- **Infektionen** mit **onkogenen Viren**, deren spezifische Proteine eine onkogene Wirkung in dafür empfänglichen Zellen hervorrufen können oder
- Histon-Methylierung und -Acetylierung, Hypomethylierung codierender DNA-Abschnitte, Hypermethylierung der Promotorabschnitte von Proto-Onkogenen (**epigenetische Veränderungen** von Proto-Onkogenen).

Die wegen der beschriebenen Genmutationen in ihrer Aminosäurensequenz veränderten Wachstums-

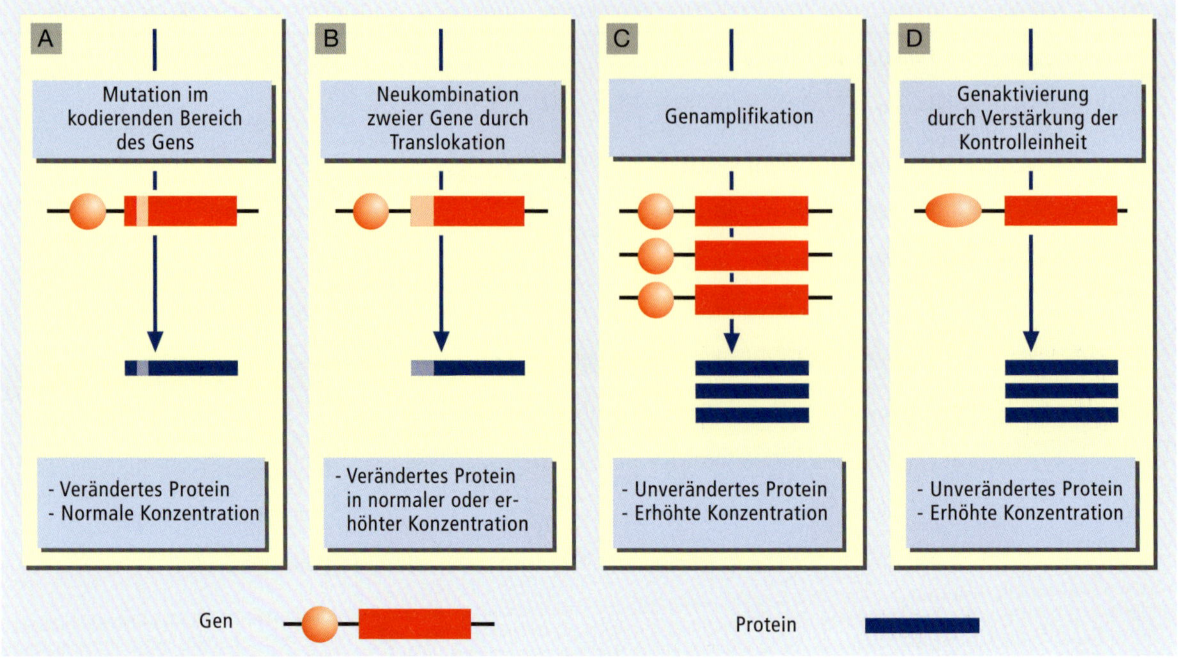

Abb. 5.8 Möglichkeiten der Umwandlung eines Proto-Onkogens in ein Onkogen. **A** Eine Punktmutation im codierenden Bereich des Gens führt zu einem veränderten Produkt bei unveränderter Konzentration. **B** Durch Neukombination zwischen zwei unterschiedlichen Genen wird ein verändertes Produkt entweder in normaler oder erhöhter Konzentration gebildet. **C** Durch Amplifikation eines Genombereichs wird die Bildung eines Proto-Onkogens unphysiologisch erhöht. Obwohl das gebildete Produkt qualitativ mit dem entsprechenden Produkt einer nicht mutierten Zelle identisch ist, wird durch die gesteigerte Gensynthese unphysiologisch viel Produkt gebildet, wodurch die Kontrolle der Zellproliferation verloren gehen kann. **D** Durch Punktmutation im Kontrollbereich eines Proto-Onkogens wird das Gen pro Zeiteinheit zu häufig abgelesen, sodass auch hier zu viel Produkt gebildet wird. Die Auswirkungen sind die gleichen wie im Fall **C**. Nach Dingermann et al.

faktoren, Wachstumsfaktor-Rezeptoren oder Proteinkinasen rufen im Gegensatz zu den physiologischen Proteinen ein Dauersignal zur Zellteilung hervor. Am häufigsten konnte ein Defekt bei dem als K-ras bezeichneten Gen, das für ein membranständiges G-Protein codiert, nachgewiesen werden. Dieser Defekt führt zu einer verminderten GTPase-Aktivität und damit zu einer ständigen Aktivierung des G-Proteins auch ohne die entsprechenden Wachstumsfaktoren. Ras steht dabei am Beginn einer Kaskade, an deren Ende die Phosphorylierung einer MAP-Kinase (Mitogen-aktivierten Proteinkinase) eine verstärkte Transkription und damit Zellwachstum zur Folge hat. Dieses Gen ist bei annähernd 50 % der kolorektalen Karzinome mutiert.

Tumorsuppressorgen-Verlust. Die maligne Transformation einer Normalzelle kann nicht nur durch die beschriebenen Prozesse, sondern, wie erwähnt, auch (oder zusätzlich) durch Verlust von Tumorsuppressorgenen (= Antionkogenen, ▫ Tab. 5.4) verursacht sein. Ursprünglich wurden diese Gene bei bereits im Kindesalter auftretenden Tumorerkrankungen (z. B. Retinoblastom, Wilms-Tumor) entdeckt.

Die meisten bisher bekannten Tumorsuppressorgene codieren für Repressorproteine, welche die Expression von Zellteilungsproteinen kontrolliert hemmen („bremsen“) und damit die Zellteilung verhindern. Ihre Gesamtzahl im Erbgut wird auf etwa 50 geschätzt. Von besonderer Bedeutung ist das **Gen p53**. Das von ihm codierte Protein

- unterbricht bei einem DNA-Schaden einer Zelle deren Zellzyklus,
- aktiviert die DNA-Reparatur und
- leitet bei ausbleibender Reparatur – BAX-vermittelt – Apoptose ein.

In ca. 50 % aller solider Tumoren ist p53 mutiert. Die Wachstumskontrolle durch ein Tumorsuppressorgen geht allerdings oft erst dann verloren, wenn beide Allele von ihm ausfallen, da **Tumorsuppressorgene rezessiv** sind.

Den oben angegebenen Prozessen liegt eine Vielzahl von Ursachen zugrunde. Hierzu zählen chemische, physikalische und biologische Noxen.

Chemische Kanzerogenese (chemische Karzinogenese). Unter den eindeutig identifizierten exogenen Krebsursachen stehen chemische Noxen mit im Vordergrund. Mehr als 2000 chemische Stoffe wurden bisher identifiziert, die im Tierversuch bösartige Tumoren hervorrufen können. Für den Menschen sind von der Weltgesundheitsorganisation (WHO) mehr als 50 Stoffe

Tab. 5.4 Wichtige Tumorsuppressorgene („Antionkogene", Auswahl)

Gen	Funktion	Erkrankung beim Genverlust
rb	Transkriptionsfaktor-Regulation	Retinoblastom, Osteosarkom
wt1	Transkriptionsfaktor	Wilms-Tumor
apc	Adhäsionsprotein	Kolorektales Karzinom
dcc	Adhäsionsprotein	Kolorektales Karzinom
msh2	DNA-Reparatur	Kolorektales Karzinom
mlh1	DNA-Reparatur	Kolorektales Karzinom
p53	Zellzyklus-Regulator	Verschiedene Tumoren
brca1	Transkriptionsfaktor	Mamma- und Ovarialkarzinom
brca2	Transkriptionsfaktor	Mammakarzinom

bzw. Stoffgemische als krebserzeugend beschrieben. Karzinogene Chemikalien sind in den verschiedensten chemischen Stoffgruppen zu finden (Tab. 5.5).

Ein typisches Beispiel eines krebserzeugenden aromatischen Kohlenwasserstoffs ist das u. a. im Benzin enthaltene Benzol. Karzinogene polycyclische Kohlenwasserstoffe entstehen bei der unvollkommenen Verbrennung von organischem Material und kommen ubiquitär vor. Einige krebsauslösende aromatische Amine werden bei starkem Erhitzen eiweißhaltiger Lebensmittel gebildet. Halogenierte aliphatische Verbindungen finden Verwendung als Lösemittel. Nitrosamine, Reaktionsprodukte von sekundären Aminen mit Nitrit, kommen u. a. in gepökelten Fleischwaren sowie im Tabakrauch vor. Mit dem Pilz *Aspergillus flavus* befallene Lebensmittel enthalten besonders gefährliche Aflatoxine (Erzeugung von Lebertumoren bei Ratten durch Aflatoxin B_1 mit einer Gesamtdosis von nur 100 µg). Als anorganische Substanzen rufen Asbest, Arsen-, Chrom- und Nickel-Verbindungen vor allem Lungentumoren hervor.

Um Krebs auszulösen, muss bei der chemischen Karzinogenese eine sog. **Wirkungskumulation** stattfinden. Die Gesamtzeit des Kontakts mit karzinogenen Substanzen bestimmt demnach wesentlich die Wahrscheinlichkeit einer Krebsentstehung.

Viele Karzinogene sind selbst nicht wirksam, sondern werden erst durch Biotransformation im Organismus in den eigentlichen krebserzeugenden Stoff, das **ultimale Karzinogen**, einen hochreaktiven Metaboliten, umgewandelt (Abb. 5.9). Man bezeichnet solche Substanzen als **Präkanzerogene** (Prokanzerogene, z. B. 3,4-Benzpyren). Stoffe, welche die Mutagenität von Karzinogenen steigern, nennt man **Kokarzinogene**.

Exogene oder auch endogene Substanzen, die selbst nicht karzinogen (d. h. nicht mutagen) sind, jedoch das Wachstum eines bösartigen Tumors beschleunigen, sind die **Promotoren** (s. o.). Sie wirken mitogen und fördern dadurch die Proliferation der maligne transformierten Zellen. Zu den bekannten exogenen Promotoren zählen u. a. Phorbolester, Dioxine, DDT®, Phenobarbital, Teerprodukte des Tabakrauchs sowie Inhalts-

5

Tab. 5.5 Chemikalien, deren kanzerogene Wirkung beim Menschen erwiesen ist (Auswahl)

Stoffgruppe	Chemikalien (Vorkommen)	Vorwiegend betroffene Organe
Aromatische Kohlenwasserstoffe	Benzol (in Kraftstoffen als Antiklopfmittel)	Knochenmark
Polycyclische aromatische Kohlenwasserstoffe	3,4-Benzpyren, 3-Methylcholanthren (Zigarettenrauch, Teer, Autoabgase, Ruß)	Haut, Lunge
Aromatische Amine	Benzidin, 4-Aminobiphenyl, 2-Naphthylamin (stark erhitzte eiweißhaltige Lebensmittel, Gummiherstellung)	Harnblase
Halogenierte aliphatische Verbindungen	Halogenierte Ether, Chloroform (Lösemittel)	Lunge
	Vinylchlorid (PVC-Herstellung)	Leber
Nitrosamine	Dimethyl-, Diethylnitrosamin (geräucherte, gepökelte Lebensmittel)	Magen, Leber
Naturstoffe	Aflatoxine (kontaminierte Erdnüsse)	Leber
Elemente und anorganische Verbindungen	Arsen (früher: Pflanzenschutzmittel)	Haut, Lunge
	Asbest (Baumaterial), Chrom- und Nickelverbindungen (Stahlherstellung)	Lunge

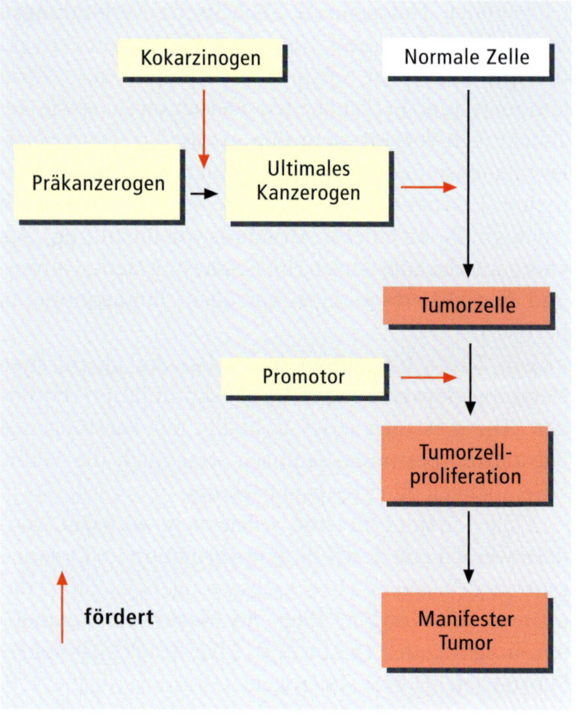

Abb. 5.9 Chemische Karzinogenese in schematischer Darstellung

stoffe des Kautabaks, der Betelnuss und des Steinkohlenteers. Auch soll fettreiche Nahrung die Entwicklung von Dickdarmkrebs begünstigen. Zu den endogenen tumorstimulierenden Faktoren sind einige Hormone zu rechnen (z. B. wachstumsfördernde weibliche Sexualhormone beim Mammakarzinom oder Testosteron beim Prostatakarzinom).

Eine tumorpromovierende Wirkung schreibt man auch verschiedenen Wachstumsfaktoren zu, die als Onkogen-Produkte (im wesentlichen Polypeptide) von den Tumorzellen selbst gebildet und sezerniert werden und ihr eigenes Wachstum stimulieren (autokrine Wachstumsstimulierung).

Physikalische Noxen. Die wichtigsten physikalischen Faktoren mit karzinogener Wirkung sind in Tab. 5.6 zusammengefasst: Unter der Einwirkung von kurzwelligen UV-B- und ionisierenden Strahlen (α-, β-, γ-Strahlen einschließlich Röntgenstrahlen) können Mutationen auftreten, die bei unzureichender Reparatur oder, sofern sie nicht letal sind, zu einer malignen Transformation führen können. Außerdem werden durch diese Art von Strahlung Enzyme inaktiviert und Membranen geschädigt.

UV-Strahlung ist die wichtigste Ursache von Hauttumoren (Basalzellkarzinomen, Plattenepithelkarzinomen und vor allem malignen Melanomen, ▸Kap. 20.3.18).

Tab. 5.6 Physikalische Faktoren mit kanzerogenem Effekt beim Menschen

Physikalische Faktoren	Hauptzielorgan
Externe Einwirkung	
UV-B-Strahlung	Haut
Röntgenstrahlung	Haut
Radioaktive Strahlen (Atombombenexplosionen, Kernreaktorunfälle)	Knochenmark
Interne Einwirkung von Radionukliden	
^{131}I, ^{137}Cs	Schilddrüse
Radonzerfallsprodukte (^{218}Pol, ^{214}Pb, ^{214}Bi)	Lunge
Radiumisotope (^{224}Ra, ^{226}Ra, ^{228}Ra)	Knochen, Knochenmark

Tumorviren. Weltweit werden etwa 15–20 %, in Afrika sogar mehr als 25 % aller bösartigen Tumoren durch Viren hervorgerufen. Und zwar können sowohl DNA- als auch RNA-Viren kanzerogen wirken.

Dringen onkogene **DNA-Viren** in eine Zelle ein, so kann die Virus-DNA in das zelluläre Genom integriert werden. Mit dieser Integration ist die Basis für eine maligne Transformation gelegt. Beispiele für onkogene DNA-Viren sind **Papillomaviren** (HPV), bei denen eine enge Assoziation mit Cervix-uteri-Karzinomen (Gebärmutterhalskrebsen) und Anal-Karzinomen besteht; ferner das zu den Herpes-Viren gehörende **Epstein-Barr-Virus** (EBV), das mit dem Burkitt-Lymphom, dem Nasopharynx-Karzinom (Nasenrachen-Karzinom) und dem Hodgkin-Lymphom in kausalen Zusammenhang gebracht wird. Das **Hepatitis-B-Virus** (HVB) ist ein bedeutsamer Risikofaktor für hepatozelluläre Karzinome (Leberkrebse), das **humane Herpesvirus 8** (HHV8) löst das Kaposi-Sarkom aus.

Die onkogenen **RNA-Viren** (Onkornaviren) gehören zur Gruppe der Retroviren. Ehe RNA-Viren ihr Genom in den DNA-Bestand der Wirtszelle integrieren können, müssen sie ihre RNA mithilfe einer viralen reversen Transkriptase (RNA-abhängigen DNA-Polymerase) in eine komplementäre DNA „umschreiben". Letztere dient dann als Matrix für die Bildung eines zweiten DNA-Strangs. Nach Einbau der doppelsträngigen DNA in das zelluläre Genom ist aus der Normalzelle eine Tumorzelle geworden. Eine solche Retrovirusinfektion mit dem **humanen T-lymphotropen Virus 1** (HTLV-1) ist die Ursache des T-Zell-Lymphoms und der T-Zell-Leukämie. Das ebenfalls zu den RNA-Viren gehörende **Hepatitis-C-Virus** (HVC) fördert die Entstehung hepatozellulärer Karzinome.

Bakterien. In der Pathogenese maligner Lymphome des Verdauungstrakts spielen bakterielle Infektionen eine ursächliche Rolle. *Helicobacter pylori* löst neben malignen Magenlymphomen auch Magenkarzinome aus.

Genetische Faktoren. Auch wenn Krebs keine Erbkrankheit im engeren Sinn ist, muss doch festgehalten werden, dass bestimmte Erbfaktoren eine Tumorentstehung begünstigen. Man nennt eine solche Disposition vererbbare genetische Prädisposition. Dementsprechend ist eine Reihe von Erbleiden mit einer Häufung bestimmter Tumoren assoziiert. Als Beispiel sei das **Xeroderma pigmentosum**, eine autosomal-rezessiv vererbte Lichtüberempfindlichkeit der Haut, erwähnt, bei dem es infolge der erhöhten Anfälligkeit gegen UV-B-Strahlen fast immer zum Auftreten von Hautkarzinomen kommt. Ursache ist die fehlende Reparatur von UV-B-verursachten DNA-Schäden. Schwestern und Töchter von Patientinnen mit einem Mammakarzinom haben ein sechsfach gesteigertes Risiko, ebenfalls an einem Brustkrebs zu erkranken. Ursächlich kommen hier vor allem **Mutationen** der **Tumorsuppresorgene BRCA1** und -2 infrage. Eine weitere prämaligne Disposition ist die autosomal-dominant vererbte **familiäre Polyposis coli**, bei der ein vermehrtes Auftreten kolorektaler Karzinome beobachtet wird.

5.7.3 Charakteristische Eigenschaften bösartiger Tumoren

Krebszellen weisen eine Reihe von typischen Eigenschaften auf, die sie grundsätzlich von Normalzellen unterscheiden („hallmarks of cancer"):

- Selbststeuerung der Wachstumssignale,
- Unabhängigkeit von externen wachstumshemmenden Signalen,
- Apoptose-Resistenz,
- unbegrenztes Zellteilungspotenzial,
- Umprogrammierung des Stoffwechsels,
- wachstumsstimulierende Interaktionen mit dem entzündungsfördernden Tumormikromilieu,
- Umgehung der Immunüberwachung,
- genetische Instabilität,
- Tumorangiogenese,
- Invasion und
- Metastasierung.

Die **Selbststeuerung** der **Wachstumssignale** beruht auf der „Eigensynthese" von Wachstumsfaktoren, welche die Zellproliferation ständig stimulieren (autokrine Stimulation). Auch führt die konstitutive Aktivierung der Ras- und JAK-STAT-Signalwege (▸Kap. 1.4.2) bei einigen Tumoren zu einer Wachstumsfaktor-unabhängigen Zellproliferation.

Die **Unabhängigkeit** von externen **wachstumshemmenden Signalen** ist im Wesentlichen die Folge von Regulationsstörungen des Zellzyklus, wobei Ausfälle von Tumorsuppressorgenen eine wesentliche Rolle spielen.

Der **Apoptose-Resistenz** liegt eine Hemmung von Apoptose-auslösenden Proteasen (Caspasen, ▸Kap. 5.3.7) durch das BCL-2-Protein, das in vielen Tumoren hochreguliert ist, zugrunde.

Im Gegensatz zu normalen somatischen Zellen, die nach Durchlaufen von 50–70 Zellteilungen aufgrund des dabei auftretenden Telomerenverlusts (▸Kap. 5.3.6) in einen Ruhezustand (Seneszenz) übergehen, behalten **Krebszellen** ein **unbegrenztes Zellteilungspotenzial** („Unsterblichkeit", Immortalität). Verantwortlich dafür ist die Hochregulation des Enzyms Telomerase (▸Kap. 5.3.7) durch Krebszellen.

Die **Umprogrammierung** des **Stoffwechsels** zeigt sich am deutlichsten in der Zunahme der Glykolyse (▸Kap. 1.3.3) mit vermehrter Laktatbildung in vielen Tumoren (**Warburg-Effekt**). Dieser auch in Anwesenheit von Sauerstoff ablaufende Stoffwechselweg, die aerobe Glykolyse, liefert Bausteine für die Nucleotid-, Protein- und Lipidsynthesen, die für eine schnelle Zellproliferation unerlässlich sind. Ausgelöst wird diese Umprogrammierung durch den **Hypoxie-induzierten-Faktor-1** (HIF-1), einen Transkriptionsfaktor mit breitem Wirkungsspektrum sowohl in Normal- als auch in Tumorzellen. Die HIF-Hochregulation wird durch eine Vielzahl von Mechanismen (z. B. Hypoxie, Onkogene u. a.) unterhalten.

Zwischen den **Zellen** des **Tumorstromas** und den eigentlichen Tumorzellen spielt sich eine Vielzahl von Wechselwirkungen ab, die eine gegenseitige Stimulation begünstigen. Insbesondere der „**Mikroumgebung**" der Krebszellen wird eine proliferationsfördernde Wirkung zugeschrieben. Zu den wichtigen Zellen dieser Tumorumgebung zählen vor allem an **Entzündungsreaktionen** beteiligte **Immunzellen** (zytotoxische T-Zellen, natürliche Killerzellen, spezielle Makrophagen u. a.), **Endothelzellen** sowie **Tumor-assoziierte Fibroblasten**. Letztere sezernieren – wie auch Entzündungszellen – Zytokine und Mediatoren (z. B. TNF-α, Prostaglandin E_2), die proliferationsfördernd wirken.

Wie auch in ▸Kap. 7.7 beschrieben, kann die Präsentation von Tumorantigenen zu einer effektiven Immunantwort führen. Diese ist jedoch häufig gestört, sodass die Interaktion zwischen Tumorzellen und T-Lymphozyten ausbleibt und als Folge Tumorzellen der immunologischen Überwachung entkommen (**Tumorevasion**). Hierzu bedienen sich Tumorzellen einer Reihe von Mechanismen:

- Verdeckung von Antigendeterminanten an der Tumorzell-Oberfläche durch Glykoproteine („Antigenmaskierung"),
- fehlende Expression tumorspezifischer (und Tumor-assoziierter) Antigene,

5

- reduzierte Expression von MHC-1-Rezeptoren auf den Tumorzellen,
- fehlende Ausbildung kostimulierender Proteine,
- Proliferationsstimulation inhibitorischer Treg-Zellen durch Tumorzellen und Sekretion immunsuppressiver Substanzen (z. B. IL-10, TGF β, Adenosin),
- Tumorzell-induzierte Expansion von myeloischen Vorläuferzellen (sog. MDSC-Zellen) mit Hemmung der NK-Zellen, Aktivierung von Treg-Zellen und Sekretionssteigerung immunsuppressiver Zytokine,
- „Tarnung" von Tumorzellen als hämatopoietische Stammzellen im Knochenmark und als Osteoblasten (Stammzellnischen im Knochenmark gelten als „Immun-privilegierte" Räume),
- Ausschaltung proaptotischer Gene durch Mutation und
- gesteigerte Expression antiapoptotischer Moleküle (Apoptose-Resistenz).

So können u. a. Antigendeterminanten an der Tumorzell-Oberfläche durch Glykoproteine verdeckt werden („Antigenmaskierung") und damit der Entdeckung entgehen. Eine weitere Möglichkeit besteht darin, dass die Tumorzelle ihr Antigen von der Oberfläche abstößt (Verlust der Antigeneigenschaft). Ein weiterer Mechanismus des „immune-escape" besteht in der Sekretion immunsuppressiver Substanzen, u. a. des Makrophagen-inhibierenden Faktors (MIF), von TGF-β und Interleukin-10 (IL-10) sowie Adenosin, durch die Tumorzellen.

Histologisch und biologisch ist Tumorgewebe sehr heterogen, was auf ständig ablaufende genetische (Punktmutationen, Translokationen, Amplifikationen) und epigenetische Veränderungen während der Tumorprogression zurückzuführen ist. Aufgrund dieser **genetischen Instabilitäten** bilden sich unterschiedliche **Zellklone** aus, die u. a. auch das unterschiedliche Ansprechen auf Tumortherapien erklären. Zu dieser Heterogenität tragen weiterhin sog. Tumorstammzellen bei. Obwohl diese nur eine kleine Fraktion aller Zellen eines Tumors ausmachen, sind sie in hohem Maß an der Bösartigkeit der Erkrankung beteiligt, da sie meist gegen Chemo- und Strahlentherapie resistent sind.

Für das Wachstum von bösartigen Tumoren ist eine ausreichende Zufuhr von Sauerstoff und Nährstoffen notwendig, die wiederum von einer schnellen Gefäßneubildung abhängig ist. Bis zu einem Durchmesser von 1–2 mm werden Tumoren zunächst ausschließlich durch Diffusion ernährt. Um eine weitere Proliferation zu gewährleisten, produzieren Tumorzellen (und auch Stromazellen) sog. **Tumor-Angiogenese-Faktoren**. Ausgelöst wird dieser Schritt vor allem in hypoxischen Tumorarealen durch die Expression des Transkriptionsfaktors HIF-1 (s. o.), der die **Tumorangiogenese** (und Lymphangiogenese) durch Hochregulation des wichtigsten Angiogenesefaktors **VEGF** (Vascular Endothelial Growth Factor) „anschaltet". Weitere proangiogene Faktoren sind **Angiopoietin**, **FGF** (Fibroblast Growth Factor), **TGF** (Transforming Growth Factor) u. a. Unter dem Einfluss dieser Stimulatoren wird die Gefäßwand von Kapillaren in der unmittelbaren Tumorumgebung aufgelockert und die Basalmembran lokal abgebaut Außerdem werden Endothelzellen aktiviert, die sich aus dem Endothelverband lösen, proliferieren und dann in der durch verschiedene proteolytische **Matrixmetalloproteasen**, **Serinproteasen** u. a. abgebauten extrazellulären Matrix in Richtung des angiogenen Stimulus wandern. Aus den auswandernden Endothelzellen entsteht nunmehr ein Spross, der in einem nächsten Schritt ein zunächst unreifes Gefäß ausbildet. Schließlich reifen die neu entstandenen Mikrogefäße unter dem Einfluss von Angiopoietin, FGF sowie TGF-β aus, wodurch ein neues Gefäßnetzwerk entsteht, das den wachsenden Tumor an den Blutkreislauf des Wirts anschließt und damit die Versorgung für eine unkontrollierte Wucherung sichert. In schnell wachsenden Tumoren fehlt häufig die Ausreifung der neugebildeten Gefäße mit der Folge, dass sich unstrukturierte Gefäßnetze bilden, deren Funktion erheblich gestört ist.

Zusatzinformation

Der Mehrschrittprozess der **Tumorangiogenese** ist hoch redundant angelegt, d. h. bei Ausfall oder Blockade eines Angiogenesefaktors übernehmen andere Stimulatoren dessen Funktion. Das gleiche gilt für die Matrixmetalloproteinasen.

Die **Invasion** (**Infiltration**) ist das Ergebnis verschiedener Vorgänge: Dissoziation und Migration von Tumorzellen sowie Auflockerung der Matrix des Wirtsgewebes.

Die **Dissoziation** organisierter **Tumorzellkomplexe** in kleinere Zellverbände oder Einzelzellen spielt sich vor allem an der Invasionsfront ab. Eine wichtige Rolle spielt hierbei der **Verlust** des **Adhäsionsproteins E-Cadherin**, wodurch interzelluläre Haftstrukturen verloren gehen. Hierdurch können sich einzelne Tumorzellen aus dem Zellverband lösen und durch aktive Bewegung (Migration) in das gesunde Wirtsgewebe vordringen. Nach enzymatischer Auflockerung der Grundsubstanz durch Einwirkung proteolytischer Enzyme (s. o.), vor allem aber durch das Auftreten eines peritumoralen Ödems, das der Invasionsfront vorausgeht, werden unter dem Druck der eindringenden Tumorzellen Strukturen des Normalgewebes auseinandergedrängt, wodurch der extrazelluläre Raum für die Tumorzellen „geöffnet" wird.

In engem funktionellem Zusammenhang mit der Invasion des Wirtsgewebes steht der Prozess der **Intra-**

vasation, d. h. der Einbruch von Tumorzellen in kleine Lymphgefäße, Kapillaren und Venen. Die Intravasation in Blutgefäße erfolgt dadurch, dass sich die Tumorzellen über ihre **Laminin-Rezeptoren** an Lamininmoleküle der Basalmembran der Gefäße anlagern, die Basalmembran mithilfe von Proteasen (s. o.) auflösen und auf diese Weise die Endothelbarriere überwinden. Begünstigt wird dieser Vorgang durch die sog. **epithelial-mesenchymale Transition**, bei der sich Karzinomzellen an der Invasionsfront vorübergehend in Zellen mit vorwiegend mesenchymalem Charakter umwandeln und so eine sehr große Zellmobilität gewinnen.

Allerdings wird die Mehrzahl der zirkulierenden Tumorzellen bereits im ersten nachgeschalteten Kapillarbett mechanisch zurückgehalten (Arretierung). Einzelne Tumorzellen entziehen sich jedoch vor allem durch Verformung einer stabilen Arretierung. Wahrscheinlich können sie erst durch Vermittlung verschiedener Faktoren – u. a. Umhüllung durch einen Mikrothrombus aus Thrombozyten und Fibrin (▸ Kap. 6.8.3) sowie Erhöhung ihrer Haftfähigkeit am Gefäßendothel (Tumorzell/Endothel-Interaktionen, vermittelt durch Zell-Adhäsionsproteine) – stabil arretiert werden.

Bei der nachfolgenden **Extravasation** (Austritt aus dem Gefäß) von Tumorzellen werden die gleichen Mechanismen wirksam wie bei der Intravasation (s. o.). Die entscheidende Barriere ist dabei wieder die Basalmembran, deren Überwindung die Ausbildung von Lamininrezeptoren durch die Tumorzellen voraussetzt. Diese Rezeptoren erlauben eine Anheftung an die lamininhaltige Basalmembran. Ein enzymatischer Abbau durch Matrixmetalloproteinasen ist dann der nächste Schritt.

Haben die Tumorzellen eine Gefäßwand im Zielorgan durchdrungen und die Gewebematrix mit ihren Proteasen abgebaut, können – z. T. nach einem vorübergehenden Wachstumsstillstand – klinisch manifeste **Metastasen** entstehen. Bestimmend für den **Metastasierungsweg** sind der Sitz des Primärtumors sowie die Blut- und Lymphabflusswege des betroffenen Gewebes. Über diese Abflusswege hinaus bevorzugen einige Tumoren bei der Metastasierung bestimmte Organe. Bronchial-, Prostata- und Mammakarzinome metastasieren z. B. vor allem in das Skelett, Mastdarm -und Pankreaskrebs bevorzugt in die Leber. Diese Organpräferenz (**Organotropie**) wird auf wirts- und tumorzellspezifische Faktoren zurückgeführt. Wahrscheinlich handelt es sich um Interaktionen zwischen antikörperähnlichen Lektinen auf den Wirtszellen und spezifischen Glykoproteinen auf der Membran von Tumorzellen.

Eine Metastasierung können letztlich nur die Tumorzellen erfolgreich beenden, die aufgrund besonderer zellulärer Eigenschaften in der Lage sind, jeden einzelnen der beschriebenen Schritte zu vollziehen. Dies lässt vermuten, dass Metastasen exklusiv aus bestimmten Subpopulationen (Subklonen) von Tumorzellen bestehen, d. h. dass bezüglich der metastatischen Kapazität neoplastischer Zellen eine erhebliche Heterogenität existiert, die auf die große genetische Instabilität von Tumorzellen (z. B. bei p53-mutierten Zellen) zurückzuführen ist.

Metastasen, die auf dem Blutweg entstanden sind, nennt man **hämatogene Metastasen**, die auf dem Lymphweg zustande kommen, **lymphogene Metastasen**. (Die erste Lymphknotenstation, die von Krebszellen besiedelt werden kann, wird als **Sentinel-Lymphknoten** oder als **Wächterlymphknoten** bezeichnet.) Eine Metastasierung kann jedoch nicht nur auf dem Blut- oder Lymphweg erfolgen, sondern auch Körperhöhlen betreffen (**kavitäre Metastasierung**, z. B. in die Peritoneal- oder Pleurahöhle) oder über Ausführungsgänge (**kanalikuläre Metastasierung**) ablaufen.

5.7.4 Tumortypisierung

Nach der Histogenese (geweblichen Herkunft) werden die bösartigen Tumoren, wie in ◘ Tab. 5.7 angegeben, eingeteilt.

Bösartige epitheliale Geschwülste werden als **Karzinome** bezeichnet. Hierbei sind Plattenepithel- und Adenokarzinome zu unterscheiden. Erstere gehen von der Haut oder Schleimhaut aus, letztere entstehen in Drüsen. Sie machen etwa 85 % aller bösartigen Erkrankungen aus.

Die bösartigen mesenchymalen Tumoren werden **Sarkome** genannt. Sie umfassen etwa 6–8 % aller Malignome und gehen vom Binde-, Fett-, Knorpel-, Knochen-, Muskel-, Retikulum- und Lymphgewebe aus.

◘ **Tab. 5.7** Systematik maligner Tumoren

Primärtumoren
▪ Epitheliale Tumoren (Karzinome), ▪ mesenchymale Tumoren (Sarkome), ▪ Tumoren des Nervengewebes (z. B. Glioblastom), ▪ neuroendokrine Tumoren (z. B. malignes Phäochromozytom), ▪ mesotheliale Tumoren (Mesotheliome), ▪ Pigmenttumoren (Melanome), ▪ Tumoren der embryonalen Gewebe (Neuroblastom, Wilms-Tumor), ▪ Keimzelltumoren (z. B. Seminom, Teratom)
Metastasen
Hämatologische Neoplasien
▪ Blutbildendes System (Leukämien, Plasmozytom bzw. multiples Myelom), ▪ maligne Lymphome (Hodgkin-, Non-Hodgkin-Lymphome)

Zu den bösartigen Tumoren des Nervengewebes zählen Glioblastom und Medulloblastom, zu den Mischtumoren u. a. der Wilms-Tumor der Niere.

Zu den Tumoren der blutbildenden Gewebe werden die Leukämien und das Plasmozytom bzw. multiples Myelom, zu denen des lymphatischen Systems die malignen Lymphome gerechnet (zur Unterteilung s. auch ◘ Tab. 5.8).

Eine Klassifizierung bösartiger Tumoren ist ferner nach bestimmten pathologisch-histologischen Kriterien möglich. Die histologische Klassifikation, das sog. **Tumor-Grading**, erlaubt in der Regel eine gute Abschätzung des biologischen Verhaltens. Man unterscheidet vier Stufen (G1 bis G4) des Reifegrades, wobei gutdifferenzierte G1-Tumoren üblicherweise eine bessere Prognose aufweisen als völlig entdifferenzierte (anaplastische) G4-Geschwülste.

Zur Charakterisierung der makroskopischen Tumorgröße, -lokalisation und -ausdehnung, des Befalls von Lymphknoten und Nachbarorganen sowie des Vorliegens von Fernmetastasen dient das **Tumor-Staging**. Beim sog. TNM-System wird

- die Größe und Ausdehnung des Primärtumors (**T** = Tumor),
- das Fehlen oder Vorhandensein von regionären Lymphknotenmetastasen (**N** = Nodus) und
- das Fehlen oder Vorhandensein von Fernmetastasen (**M** = Metastase)

beurteilt. Durch Hinzufügen von Ziffern zu diesen drei Buchstaben wird das Ausmaß einer malignen Erkrankung festgelegt (◘ Tab. 5.8). Klinische Studien haben gezeigt, dass die Klassifikation nach dem TNM-Schlüssel die prognostische Aussage erheblich verbessern kann. Erfolgt die Tumorklassifikation durch den Pathologen am Operationspräparat, wird den verschiedenen Buchstaben (T, N, M) ein p vorangestellt (z. B. pT).

Zusatzinformation

Neben der TNM-Klassifikation sind noch die folgenden **Zusatzangaben** für die **klinische Beurteilung** eines malignen Tumors von Bedeutung: L beschreibt die Invasion in Lymphgefäße, V das Eindringen des Tumors in das Venensystem und R gibt an, ob ein Tumorrest nach einer Operation (Resektion) oder anderen Krebstherapien weiter nachweisbar ist.

◘ **Tab. 5.8** TNM-Klassifikation

Primärtumoren (T)	
Tis	Präinvasiver Tumor (Carcinoma in situ)
T0	Kein Anhalt für einen Primärtumor
T1, T2, T3, T4	Zunehmende Ausdehnung des Primärtumors
Tx	Ausdehnung des Primärtumors kann nicht beurteilt werden
Regionäre Lymphknoten (N)	
N0	Kein Befall regionärer Lymphknoten
N1, N2, N3	Zunehmender Befall regionärer Lymphknoten
Nx	Lymphknotenbefall kann nicht beurteilt werden
Fernmetastasen (M)	
M0	Kein Anhalt für Fernmetastasen
M1	Fernmetastasen
Mx	Vorliegen von Fernmetastasen kann nicht beurteilt werden

5.7.5 Epidemiologische Aspekte

Krebserkrankungen sind in den Industriestaaten für 20–25 % aller Todesfälle verantwortlich und damit in diesen nach den Herz-Kreislauf-Erkrankungen die zweithäufigste Todesursache. Die altersadjustierte Morbidität (▸ Kap. 5.1) der meisten Karzinome hat sich in den letzten Jahrzehnten zwar nicht grundlegend geändert, jedoch hat sich die Häufigkeit einzelner Organkarzinome deutlich verschoben: Während die Zahl der Magen -und Zervixkarzinome erheblich zurückgegangen ist, hat beispielsweise die Inzidenz der Bronchialkarzinome signifikant zugenommen.

Der Rückgang der Magenkarzinome geht im Wesentlichen auf den Verzicht gepökelter bzw. geräucherter Speisen, derjenige der Zervixkarzinome auf den Erfolg zytologischer Vorsorgeuntersuchungen zurück. Die Zunahme der Bronchialkarzinome beruht vorrangig auf dem vermehrten Zigarettenkonsum während der letzten Jahrzehnte.

Im Alter nehmen die häufigen Karzinome (◘ Tab. 5.9) stark zu, was einerseits auf den langen Zeiträumen der Tumorentwicklung nach Karzinogen-Exposition (s. u.), andererseits auf der Zunahme der genetischen Instabilitäten alter Patienten beruht.

5.7.6 Tumormarker

Unter Tumormarkern versteht man Proteine, Peptide und andere biologische Substanzen, deren erhöhte Konzentration im Blut auf einen Tumor oder ein Tumorrezidiv hinweist. Wegen ihrer eingeschränkten Sensitivität und Spezifität sind sie jedoch lediglich für

Tab. 5.9 Anteil der häufigsten Tumorlokalisationen an allen Tumor-Neuerkrankungen bzw. allen Krebssterbefällen in Deutschland (2010). Nach Robert-Koch-Institut, Berlin

Lokalisationen	Neuerkrankungen (%)	Sterbefälle (%)
Frauen		
Mamma	31,3	17,4
Kolon/Rektum	12,7	12,5
Lunge	7,6	13,6
Hämatopoietisches System	5,6	6,2
Männer		
Prostata	26,1	10,8
Lunge	13,9	24,9
Kolon/Rektum	13,4	11,4
Hämatopoietisches System	6,0	5,9

Verlaufskontrollen während und nach Therapie, weniger zur Tumor-Früherkennung geeignet.

Die Serumkonzentration von α_1-Fetoprotein (AFP) ist bei Leberzellkarzinomen und Keimzelltumoren, die des karzinoembryonalen Antigens (CEA) vor allem bei Dickdarm-, Pankreas und Bronchialkarzinomen erhöht. Weitere Tumormarker sind das Prostata-spezifische Antigen (PSA), das etwas größere Sensitivität und Spezifität als die beiden erstgenannten Marker aufweist und als guter Indikator für ein Prostatakarzinom gilt, ferner die Tumor-assoziierten Proteine CA 125 (Marker für Ovarialkarzinome und einige Lymphome), CA 19–9 (Marker für Kolon -und Pankreaskarzinome), CD 30 (Marker u. a. für Morbus Hodgkin) und CD 25 (Marker für u. a. Haarzellleukämie). Calcitonin (▸Kap. 16.4.2) gilt als Marker bei einer besonderen Form des Schilddrüsenkarzinoms.

5.7.7 Folgen des Tumorwachstums

Maligne Tumoren bewirken im Wirtsorganismus zahlreiche Veränderungen, die zu lokalen und/oder systemischen Komplikationen sowie, sofern eine effektive Behandlung nicht möglich ist, letztendlich zum Tode führen.

Zu den **lokalen Komplikationen** zählen:

- **Verlegung** von **Hohlorganen** mit nachfolgenden Passagestörungen (z. B. in Gallengängen, Darm, Speiseröhre),
- **Kompression** von Geweben und deren Zerstörung,
- **Arrosion** (Zerstörung, „Annagen") von großen oder kleinen Gefäßen mit **Blutungen**,
- **Infektion** von nekrotischem Tumormaterial und
- **Perforation** von **Wandstrukturen**, z. T. mit nachfolgender Infektion (z. B. Durchbruch vom Mastdarm in die Harnblase beim Mann bzw. in die Scheide bei der Frau).

Zu den **systemischen Komplikationen** rechnet man:

- **Tumoranämie** (u. a. durch Blutungen oder Störungen der Erythrozytenbildung),
- **Kachexie** (Gewichtsverlust und Schwäche infolge des Entzugs lebenswichtiger Substanzen durch das Tumorgewebe, mangelhafter Nahrungszufuhr, Einwirkung von Zytokinen, z. B. von TNF-α, u. a.) und
- **Tumorfieber** (u. a. durch Tumorzerfall).

Der Allgemeinzustand des Tumorerkrankten zum Zeitpunkt der Diagnosestellung ist von prognostischer Bedeutung. Eine Klassifikation ist nach der **Karnofsky-Skala** möglich. Nach ihr wird der normale, beschwerdefreie Status mit 100 %, der moribunde Zustand, d. h. der Zustand kurz vor dem Tod, mit 10 % bewertet. Der dazwischenliegende Bereich ist in Stufen von jeweils 10 % unterteilt.

Paraneoplastische Syndrome. Hierunter werden spezielle Symptomkonstellationen verstanden, die Krebsleiden begleiten können. In der klinischen Praxis spielen vor allem neurologische, endokrinologische, hämatologische und dermatologische Syndrome eine Rolle, deren Pathogenese noch teilweise unbekannt ist. Durch den Tumor ausgelöste Immunreaktionen sind zumindest bei einer Reihe der genannten Syndrome beteiligt.

Die **neurologischen paraneoplastischen Syndrome** umfassen Nerven- und Skelettmuskelstörungen (z. B. Kleinhirndegeneration, Neuromyopathie) und werden bei etwa 5 % aller Tumorträger gefunden. Die weitaus häufigste maligne Grunderkrankung ist hierbei das Bronchialkarzinom.

Die **endokrinologischen paraneoplastischen Syndrome** beruhen auf einer ektopen Hormonproduktion durch die Tumorzellen (Bildung z. B. von ACTH, FSH, TSH, ADH, HCG, Calcitonin, Parathormon, Serotonin, Prostaglandinen und Erythropoietin, ▸Kap. 16). Am häufigsten weisen wiederum Bronchialkarzinome eine endokrine Aktivität auf.

Zu den **hämatologischen paraneoplastischen Störungen** rechnet man Aktivierungen der Blutgerinnung mit vermehrtem Auftreten von Thrombosen durch freigesetzte Thrombokinase aus den Tumorzellen.

Unter **Paraneoplasien** der **Haut** versteht man Hautveränderungen, die infolge von immunologischen Reaktionen auf Tumorantigene entstehen. **Obligate Paraneoplasien** (z. B. Acanthosis nigricans maligna oder Erythema necroticans migrans) sind streng (d. h. praktisch vollständig), **fakultative Paraneoplasien** (z. B. Dermatomyositis; ▸Kap. 18.6.4) oder Kälteurtikaria dagegen unterschiedlich häufig mit dem betreffenden bösartigen Tumor assoziiert.

In Kürze

- **Tumoren** (Geschwülste) entstehen durch autonomes, unkontrolliertes, überschießendes Zellwachstum.
- Nach ihrer Prognose unterscheidet man gutartige (benigne), bösartige (maligne) und semimaligne Tumoren.
- **Gutartige Tumoren** sind durch langsames, expansives Wachstum sowie geringen oder fehlenden Differenzierungsverlust der Tumorzellen, **bösartige Geschwülste** („**Krebse**") durch meist schnelles, entdifferenziertes, invasives, destruierendes, metastasierendes Wachstum charakterisiert. Semimaligne Tumoren nehmen eine Zwischenstellung ein.
- **Präkanzerosen** sind Erkrankungen, bei denen das Risiko, an einem malignen Tumor zu erkranken, erhöht ist.
- Bösartige epitheliale Geschwülste werden als **Karzinome**, bösartige mesenchymale Tumoren als **Sarkome** bezeichnet.
- Der erste entscheidende Schritt bei der Entstehung eines malignen Tumors ist die **Tumorinitiation**, d. h. die Umwandlung einer normalen Zelle in eine Tumorzelle infolge einer Mutation. Als Auslöser kommen zahlreiche chemische Substanzen (Kanzerogene, z. B. Kohlenwasserstoffe, aromatische Amine, Nitrosamine, Aflatoxine), physikalische Noxen (kurzwellige UV-B- und ionisierende Strahlen) oder Tumorviren (z. B. Papillom-, Epstein-Barr-, Hepatitis-B- und Onkornaviren) in Betracht. Erbfaktoren lösen zwar keinen Tumor aus, können jedoch seine Entstehung z. B. durch Verlust von Tumorsuppressorgenen, begünstigen.
- An die Tumorinitiation schließt sich die **Tumorpromotion**, d. h. die Beschleunigung des Tumorwachstums durch exogene (z. B. Phorbolester, Dioxine, Teerprodukte) oder endogene Promotoren (z. B. Sexualhormone beim Mamma- oder Prostatakarzinom), an.
- Für die Entwicklung klinisch manifester Tumoren ist – im Rahmen der **Tumorprogression** – eine **Gefäßeinsprossung** in die zunächst gefäßfreien Geschwülste, ausgelöst durch Tumor-Angiogenese-Faktoren, entscheidend.
- Das **Tumorgrading**, die histologische Klassifikation, erlaubt in der Regel eine gute Abschätzung des biologischen Verhaltens des Tumors.
- Mit dem **Tumorstaging** wird die Tumorgröße, -lokalisation und -ausdehnung, der vorhandene oder fehlende Befall von Lymphknoten und Nachbarorganen sowie das Fehlen oder Vorhandensein von Fernmetastasen beschrieben.
- Das invasive und metastasierende Wachstum maligner Tumoren ist das Ergebnis der Ablösung von Tumorzellen aus dem Zellverband (**Dissoziation**), des Vordringens von Zellen ins Wirtsgewebe (**Migration**) und der Auflockerung der Wirtsgewebe-Matrix. **Intravasation** bedeutet Einbruch von Tumorzellen in Lymphgefäße, Kapillaren und Venen, **Extravasation** Austritt von Tumorzellen aus Gefäßen.
- Zu den Tumoren des blutbildenden Gewebes werden die **Leukämien** und das **Plasmozytom (multiples Myelom)**, zu denen des lymphatischen Systems die **Lymphome** gerechnet.
- **Metastasen** (Tochtergeschwülste), die auf dem Lymphweg zustande kommen, bezeichnet man als **lymphogene**, solche, die auf dem Blutweg entstanden sind, als **hämatogene** Metastasen.
- **Folgen des Tumorwachstums** sind u. a. Verlegung von Hohlorganen, Gefäßarrosionen, Perforation von Wandstrukturen, Tumoranämie, -kachexie und -fieber.

5.8 Entwicklungsstörungen (Kyematopathien)

Entsprechend den verschiedenen Entwicklungsstadien eines werdenden menschlichen Organismus (◘ Tab. 5.10) unterscheidet man folgende Störungen:

- Gametopathien,
- Blastopathien,
- Embryopathien und
- Fetopathien.

5.8.1 Gametopathien

Bei den Gametopathien handelt es sich um Störungen der Keimzellen vor der Befruchtung. Dabei liegt ein Chromosomenverlust oder -gewinn (**nummerische Chromosomenaberration**) während der Meiose infolge einer **Non-disjunction** (Nichttrennung) von Chromosomenpaaren vor. Handelt es sich dabei um Geschlechtschromosomen, spricht man von einer **gonosomalen Aberration**. Sind andere Chromosomen betroffen, liegt eine **autosomale Störung** vor.

Bei der Meiose von Keimzellen muss, damit nach Vereinigung einer männlichen und einer weiblichen

Tab. 5.10 Entwicklungsstörungen in verschiedenen Entwicklungsperioden

Periode	Zeitpunkt	Biologische Vorgänge	Entwicklungsstörungen
Gametogenese	Vor der Konzeption	Entwicklung der männlichen und weiblichen Keimzellen	Chromosomenaberrationen (z. B. Trisomie 21)
Blastogenese	0. bis 15. Tag	Erste Teilung der Zygote, Entwicklung der Blastula, Differenzierung in Embryoblast und Trophoblast	Keimtod; symmetrische und asymmetrische Doppelmissbildungen
Embryogenese	16. bis 60. Tag	Bildung der Organe und Organsysteme, Organdifferenzierung; Anschluss an mütterlichen Kreislauf, Ausdifferenzierung der Plazenta	Einzelmissbildungen, z. B. Dysraphien, Herz- und Gefäßanomalien; Schäden durch Virusinfektionen, z. B. Röteln-Embryopathie
Fetogenese	61. Tag bis zur Geburt	Weiteres Wachstum, Abschluss der Organdifferenzierung, Ausreifung	Schädigung durch Infektionen, z. B. durch Spirochäten, Toxoplasmen; Morbus haemolyticus neonatorum (▸Kap. 7.9.2)

Keimzelle die Chromosomenzahl konstant bleibt, wie bereits in ▸Kap. 1.2.3 erwähnt, der Chromosomenbestand halbiert werden. Trennt sich ein Chromosomenpaar nicht (Non-disjunction), enthält die eine Tochterzelle ein Chromosom zu viel, die andere eines zu wenig. Bei der Vereinigung solcher Zellen entsteht somit eine Chromosomenaberration. Bezogen auf das betroffene Chromosomenpaar spricht man von **Mono-** oder **Trisomie**. Sofern die Chromosomenaberration bzw. Nondisjunction erst nach der Befruchtung auftritt, bilden sich Zellmosaike, d. h. der betroffene Organismus enthält Zellen unterschiedlicher Chromosomenzahl und -zusammensetzung.

Bei Chromosomenanomalien besteht eine **hohe Fehlgeburtsrate**. Ungefähr ein Drittel der Spontanaborte ist hierauf zurückzuführen. Nahezu alle Gametopathien führen zu **Debilität** (leichtem Intelligenzdefekt).

Zu den **gonosomalen nummerischen Aberrationen** gehören die

- Trisomie XXY (Klinefelter-Syndrom) und
- Monosomie XO (Ullrich-Turner-Syndrom).

Das **Klinefelter-Syndrom** tritt bei etwa 0,2 % der männlichen Neugeborenen auf. Wichtige Symptome sind Hodenhypoplasie (Unterentwicklung der Hoden), Sterilität sowie eunuchoide Gestalt. Auch Intelligenzstörungen sind häufig.

Beim **Ullrich-Turner-Syndrom**, das bei ca. 0,04 % der weiblichen Neugeborenen vorkommt, beobachtet man eine Gonadendysgenesie (Fehlanlage der Eierstöcke), als deren Folge sich auch die sekundären Geschlechtsmerkmale nicht ausbilden können. Weitere Symptome sind Minderwuchs, Pterygium colli (seitliche Hautfalten am Hals) und schwach entwickelter Unterkiefer.

Die wichtigste und zugleich häufigste **autosomale nummerische Aberration** ist die **Trisomie** des Chromosomenpaares **21**, das **Down-Syndrom** (früher vielfach auch als Mongolismus bezeichnet). Die bereits während der Embryogenese beginnende und sich später fortsetzende Fehlentwicklung äußert sich in einer vergrößerten Zunge (Makroglossie), schräger Augenstellung, tiefsitzenden, hypoplastischen (zu schwach entwickelten) Ohrmuscheln, einer sog. Affenfurche der Hände, Minderwuchs, Brachyzephalie (Kurzschädel) mit Sattelnase sowie reduzierter Intelligenz. Häufig findet man Missbildungen in Form von Herzfehlern, Gesichtsspalten usw. Die Gefahr der Geburt eines Kindes mit Down-Syndrom hängt vom Alter der Eltern, insbesondere von dem der Mutter, ab: Je älter die Mutter, desto häufiger besteht die Gefahr, dass ein Kind mit Trisomie 21 geboren wird (**o** Abb. 5.10).

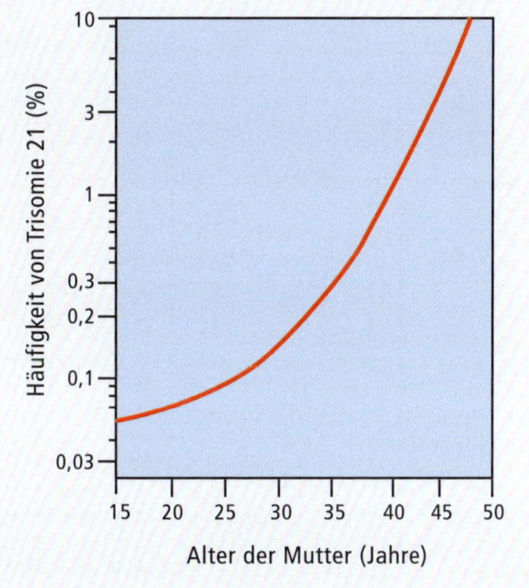

Abb. 5.10 Häufigkeit der Trisomie 21 (Down-Syndrom) bei Neugeborenen in Abhängigkeit vom Lebensalter der Mutter. Nach Hook

5.8.2 Blastopathien

Als Blastopathien bezeichnet man Entwicklungsstörungen während der Blastogenese, d. h. von der Konzeption bis zum 15. Schwangerschaftstag. Schwere Schäden während der Blastogenese führen zum **Keimtod**. Geringgradigere Schäden können dagegen ohne Defekt ausheilen, da die zu diesem Zeitpunkt noch wenig differenzierten Zellen in hohem Maße regenerationsfähig sind. Blastopathien im Sinne einer Defektbildung äußern sich jedoch häufig in Form von **Doppelmissbildungen**, die durch partielle Trennung der ersten Tochterzellen einer Zygote oder von Zellgruppen im frühen Entwicklungsstadium entstehen. Sofern sich daraus eine symmetrische Doppelmissbildung entwickelt, sind beide Individuen gleich (**Siamesische Zwillinge**); die Bezeichnung erfolgt nach dem verbindenden Körperteil (z. B. Thorakopagus = Doppelmissbildung mit Verwachsung am Brustkorb). Bei asymmetrischen Doppelmissbildungen entwickelt sich u. U. die eine Anlage normal, die andere dagegen nur rudimentär.

5.8.3 Embryopathien

Da während der Embryogenese (16. bis 60. Tag nach Konzeption) die Organe angelegt werden und die Blasteme sich zu unterschiedlichen Zeitpunkten ausdifferenzieren, hängt der Schaden vom Zeitpunkt der Schädigung ab. Ist das betroffene Blastem noch undifferenziert und wirkt sich der Schaden nicht letal aus, besteht die Möglichkeit zur vollständigen Wiederherstellung des Ausgangszustands. Trifft die Schädigung jedoch ein Blastem, das sich in der Differenzierungsphase befindet, so entsteht als typische Embryopathie eine **Einzelmissbildung** (◘ Tab. 5.10). Ist die Differenzierung abgeschlossen, können Schädigungen keine Missbildungen mehr auslösen. Der Zeitraum, in dem eine Noxe eine Missbildung hervorrufen kann, wird als **kritische** (sensible) **Phase** bezeichnet. Eine bestimmte Missbildung kann somit nur in einem speziellen Zeitraum ausgelöst werden. Ihre Art hängt dementsprechend weniger von der auslösenden Noxe als von der Entwicklungsphase des Embryos ab. Die größte Gefahr von Missbildungen besteht zwischen der 4. und 8. Schwangerschaftswoche. In ● Abb. 5.11 sind die Entwicklungsperioden, in denen der menschliche Embryo bzw. Fetus besonders gefährdet ist, schematisch dargestellt.

Zu den Missbildungen, die bei früh einsetzenden Noxen entstehen, gehören die **Dysraphien** (Spaltbildungen). Hier sind u. a. die Spaltbildungen der Wirbelsäule (**Spina bifida**) mit den verschiedenen Unterformen, z. B. Spina bifida occulta (mit Haut bedeckter Wirbelspalt ohne Vortreten von Rückenmark oder dessen Häuten) und die Spina bifida aperta (offener Wirbel-

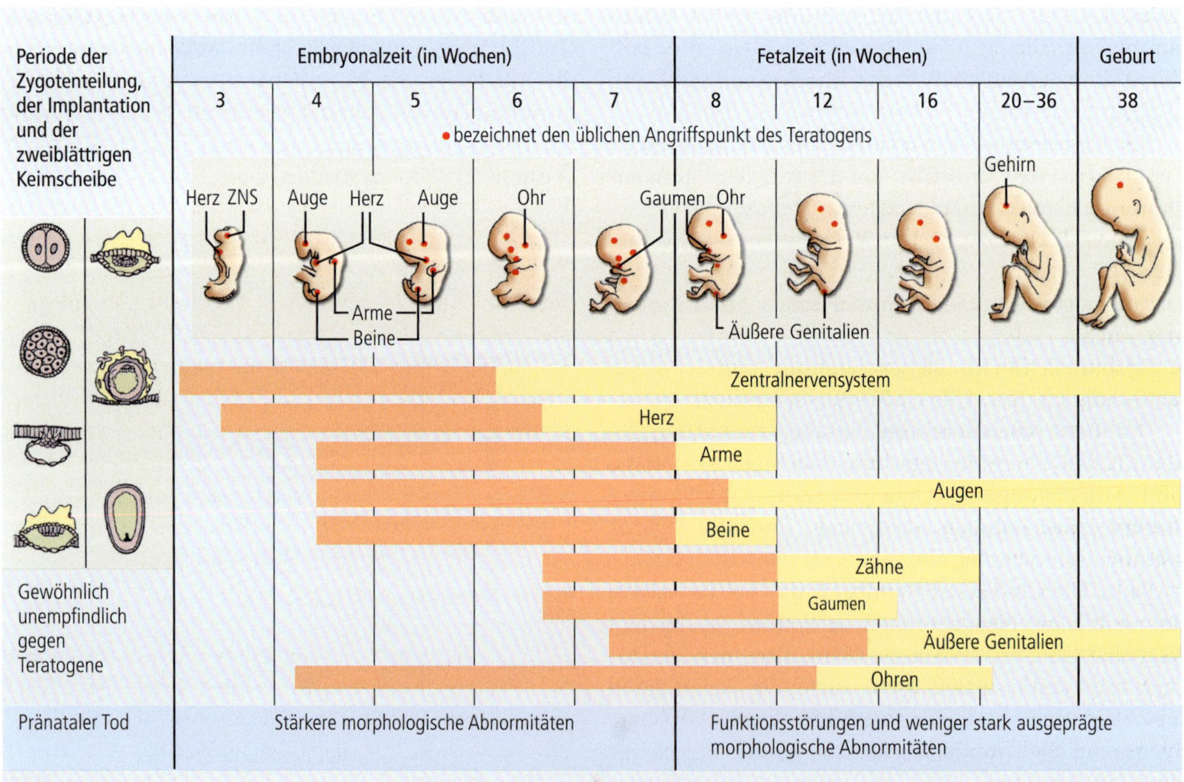

● **Abb. 5.11** Schematische Darstellung der Entwicklungsperioden, in denen der menschliche Embryo bzw. Fetus durch Teratogene gefährdet ist. Rote Felder bezeichnen Perioden hoher Gefährdung, gelbe Felder Zeitabschnitte weniger starker Empfindlichkeit. Nach Ariens et al.

Tab. 5.11 Einzelmissbildungen (außer Dysraphien)

Art der Missbildung	Charakteristika	Beispiele
Agenesie	Organanlage fehlt völlig	Fehlen von Teilen des Ösophagus, fehlende Anlage der Brustdrüse
Aplasie	Organanlage vorhanden, Weiterentwicklung bleibt aus	Aplastische Zwergniere
Hypoplasie	Organanlage vorhanden, aber keine volle Weiterentwicklung	Hypoplastische Zwergniere mit verminderter Papillenzahl
Atresie	Sonderform der Aplasie; Fehlen einer Lichtung (Lumen entwickelt sich nicht) oder einer Körperöffnung	Darm-, Gallengangatresie; Atresie des Anus
Dysplasie	Fehlentwicklung eines Organs	Zystennieren (zystische Erweiterung der Tubuli)
Stenose	Verengung eines Hohlorgans	Ösophagus-, Darmstenose
Dysmelie	Fehlerhafte Entwicklung der Extremitäten	Durch Thalidomid ausgelöste Dysmelien
Verschmelzung paariger Organe	–	Hufeisenniere

spalt) zu nennen. Kommt es dabei zu einem Hervortreten von Rückenmarkshäuten, spricht man von einer **Meningozele**, sind Rückenmark und Rückenmarkshäute vorgefallen, von einer **Meningomyelozele**.

Zu den zu einem späteren Zeitpunkt ausgelösten Missbildungen zählen vor allem die **Herz-** und **Gefäßanomalien**, die wie die Dysraphien etwa 40 % aller Missbildungen ausmachen. Weitere Arten von Missbildungen sind in Tab. 5.11 zusammengestellt.

Als **Ursachen** der **Embryopathien** sind neben genetischen Faktoren Virusinfektionen, ionisierende Strahlen sowie chemische Substanzen zu nennen.

Die wichtigste durch eine Virusinfektion ausgelöste Embryopathie ist die **Röteln-Embryopathie** (Embryopathia rubeolosa). Dieses durch eine Röteln-Infektion der Mutter bedingte Missbildungssyndrom besteht in einer Linsentrübung, Mikrophthalmie (Verkleinerung der Augäpfel), Innenohrschädigung und Herzfehlern.

Während schwere Strahlenschäden zum Absterben der Frucht führen, besteht bereits bei der Einwirkung von Strahlendosen >0,1 Gy (10 rad) in der frühen Embryonalperiode die Gefahr einer **Strahlenembryopathie** mit Augenmissbildungen, Dysraphien und Mikrozephalie (Kopfverkleinerung). Eine Strahlenexposition von Schwangeren ist daher soweit wie möglich zu vermeiden.

Von besonderer Bedeutung für die Entstehung von Embryopathien sind **Teratogene**, d. h. Missbildungen hervorrufende chemische Substanzen. Hierzu gehören auch bestimmte Pharmaka, z. B. Zytostatika, und Alkohol. Weltweites Interesse erlangte dieses Problem durch die **Thalidomid(Contergan®)-Katastrophe** in den Jahren 1960/61. Einnahme des Schlafmittels Thalidomid durch Schwangere in der sensiblen Phase hatte zu gehäuften Geburten von Kindern mit Missbildungen der Extremitäten, der Ohren und des Herzens geführt.

Ein besonders schwerwiegendes Problem stellt nach wie vor die Alkoholembryopathie infolge des Alkoholkonsums von Schwangeren mit jährlich mehreren tausend schwer geschädigter Kinder allein in Deutschland dar. Symptome sind u. a. Minderwuchs, verzögerte Entwicklung sowie verringerte Intelligenz.

5.8.4 Fetopathien

Da bei der Fetogenese die Organentwicklung bereits abgeschlossen ist, treffen Schädigungen während dieser Zeit nur noch bereits differenzierte Strukturen. Bei diesen Schädigungen handelt es sich neben endokrinen Störungen (z. B. Schilddrüsenhormonmangel, ▸Kap. 16.3.4, diabetische Fetopathie infolge eines Gestationsdiabetes, ▸Kap. 16.5.6), oder Blutgruppenunverträglichkeiten (z. B. Rhesus-Inkompatibilität, ▸Kap. 7.9.2) vor allem um Infektionen mit Protozoen, Bakterien und Viren. Auf solche Infektionen reagiert der Fetus mit primitiven mesenchymalen Abwehrreaktionen (z. B. Phagozytose der Erreger). Meist erst am Ende der Schwangerschaft treten zusätzlich typische Entzündungszeichen auf.

Unter den Protozoeninfektionen des Feten besitzt die **Toxoplasmose** besondere Bedeutung. *Toxoplasma gondii* ist ein weitverbreitetes Protozoon, das viele Vögel und Säuger infiziert, aber nicht immer Krankheiten bei ihnen hervorruft. Der Mensch ist relativ resistent. Beim Erwachsenen werden nur selten schwere Verlaufsformen beobachtet. Erfolgt jedoch während der Schwangerschaft eine Infektion der Mutter, so können beim

Kind, sofern dieses nicht bereits vor der Geburt stirbt, durch diaplazentare Übertragung der Toxoplasmen irreparable zerebrale Schäden durch Hydrozephalus (Wasserkopf) und Meningoenzephalitis (Hirnhaut-, Hirnentzündung) sowie Erblindung infolge einer Chorioretinitis (Aderhaut-, Netzhautentzündung) auftreten.

Eine vor Einführung der Penicillin-Therapie wichtige, heute nur noch selten auftretende bakteriell bedingte Fetopathie ist die **Lues connata** (konnatale Syphilis). Die durch *Treponema pallidum* hervorgerufene Erkrankung äußert sich nach der Geburt in Hautausschlägen, Knorpel- und Knochenentzündung, Zahnschäden, Innenohrstörungen und einer Reihe anderer, sehr unterschiedlicher Symptome.

Eine weitere, durch Bakterien hervorgerufene Fetopathie ist die **Listeriose** (Erreger *Listeria monocytogenes*). Charakteristisch sind miliare (hirsekorngroße) Granulome und lokale Nekrosen bzw. Abszesse in Leber, Lunge, Gehirn u. a.

Zu den viral bedingten Fetopathien gehört die **Zytomegalie**. Typisch für die Erkrankung sind einkernige Riesenzellen mit Einschlusskörpern. Wie bei der Toxoplasmose treten Verkalkungen im Zentralnervensystem mit zerebralen Ausfallserscheinungen auf.

In Kürze

- **Gametopathien** sind durch Chromosomenverlust oder -gewinn (Chromosomenaberration) bedingte, meist mit Intelligenzdefekten einhergehende Störungen der Keimzellen vor der Befruchtung.
- Bei einer **gonosomalen Aberration** sind Geschlechtschromosomen, bei einer **autosomalen Aberration** Autosomen betroffen.
- Zu den gonosomalen Aberrationen gehören die Trisomie XXX (**Klinefelter-Syndrom**) und die Monosomie XO (**Ullrich-Turner-Syndrom**).
- Die wichtigste und zugleich häufigste autosomale Aberration ist die **Trisomie 21**, das **Down-Syndrom** (frühere Bezeichnung: Mongolismus).
- Als **Blastopathien** werden Entwicklungsstörungen von der Konzeption bis zum 15. Schwangerschaftstag bezeichnet. Schwere Schäden führen zum **Keimtod**, weniger ausgeprägte Schäden können entweder defektfrei ausheilen oder **Doppelmissbildungen** hervorrufen. Symmetrische Doppelmissbildungen werden als **Siamesische Zwillinge** bezeichnet.
- Bei **Embryopathien** (Schädigungen vom 16. bis 60. Tag nach der Konzeption) hängt der Schaden vom Schädigungszeitpunkt ab. Ist ein sich noch in der Entwicklungsphase befindliches Blastem betroffen, tritt eine **Einzelmissbildung** auf. Bei bereits abgeschlossener Differenzierung kann dagegen keine Missbildung mehr ausgelöst werden.
- Wichtige Einzelmissbildungen sind **Dysraphien** (Spaltbildungen) sowie **Herz-** und **Gefäßanomalien**.
- **Ursachen** von **Embryopathien** sind Virusinfektionen (z. B. Röteln-Embryopathie), Strahlenschäden (Strahlenembryopathie) sowie Teratogene, d. h. Missbildungen hervorrufende chemische Substanzen, z. B. Ethanol, Zytostatika, Thalidomid (Contergan®).
- **Fetopathien** betreffen neben endokrinen Störungen (z. B. Schilddrüsenhormonmangel) oder Blutgruppenunverträglichkeiten (z. B. Rhesus-Inkompatibilität) Infektionskrankheiten mit Protozoen (insbesondere Toxoplasmose), Bakterien (u. a. Lues connata, Listeriose) und Viren (z. B. Zytomegalie).

6 Blut

Blut stellt aus funktioneller Sicht ein „flüssiges Körpergewebe" dar, dessen Zusammensetzung und Volumen normalerweise nur geringen Schwankungen unterliegt. Es besteht aus einer eiweiß- und elektrolythaltigen Lösung, dem **Plasma**, sowie **Blutzellen** (Erythrozyten, Leukozyten, Thrombozyten) und dient vor allem als **Transportmittel** innerhalb des Organismus. Daneben ist es an der Aufrechterhaltung eines konstanten inneren Milieus (**Homöostase**) und an der **Abwehr** eingedrungener Fremdstoffe und Krankheitserreger maßgeblich beteiligt (▸Kap. 7).

6.1 Blutvolumen und Hämatokrit

6.1.1 Blutvolumen

Die **Gesamtblutmenge** des Erwachsenen beträgt etwa 7–8 % seines Körpergewichts. Dies entspricht einem Blutvolumen von 4–6 l (**Normovolämie**). Auch beim Gesunden kann das Blutvolumen unter besonderen Bedingungen, z. B. nach länger dauerndem, starkem Schwitzen oder Wasserentzug, erniedrigt sein (**Hypovolämie**). Dagegen findet man bei Säuglingen, bei Schwangeren, bei ausdauertrainierten Hochleistungssportlern und bei Menschen, die im Hochgebirge leben, eine Zunahme des relativen, auf das Körpergewicht bezogenen Blutvolumens (**Hypervolämie**).

Zusatzinformation

Ein **akuter Blutverlust**, aufgrund einer inneren oder äußeren Blutung, kann infolge unzureichender Füllung der Gefäße u. U. zu einem kritischen Blutdruckabfall im arteriellen Gefäßsystem führen. Bei einem gesunden Erwachsenen bewirkt ein Volumenverlust von 10–15 % noch keine wesentliche Funktionsstörung im Herz-Kreislauf-System; bei einem akuten Blutverlust von mehr als 30 % des Normalwerts treten dagegen die Symptome eines Volumenmangelschocks (▸Kap. 9.9.9) auf. Ein plötzlicher Verlust von mehr als 50 % der Gesamtblutmenge ist ohne sofortige therapeutische Maßnahmen lebensbedrohlich.

Nach kleineren Blut- bzw. Plasmaverlusten stellt sich die normale Blutmenge innerhalb von zwei Tagen dadurch wieder ein, dass interstitielle Gewebeflüssigkeit in Kapillaren und Venolen einströmt und die Na^+- und Wasserausscheidung durch die Niere (▸Kap. 13.4) reduziert werden. Die Plasmaproteine werden innerhalb von 3–5 Tagen ersetzt. Die Blutzellen regenerieren dagegen weitaus langsamer; nach stärkeren Blutverlusten ist ihr Ersatz erst nach einem Monat abgeschlossen.

6.1.2 Hämatokritwert

Der Volumenanteil der roten Blutkörperchen (Erythrozyten) am Gesamtblutvolumen wird als Hämatokritwert (Hkt; Packed Cell Volume, PCV) bezeichnet; im Venenblut beträgt er im Mittel beim Mann 0,45 und bei der Frau 0,41, d. h. die Erythrozyten nehmen knapp die Hälfte des Blutvolumens ein. Eine Erhöhung dieses Wertes findet man normalerweise bei längerem Aufenthalt in der Höhe (Höhenanpassung) und bei Neugeborenen; Kleinkinder weisen dagegen häufig einen erniedrigten Hämatokritwert auf.

In Kürze

- Blut besteht aus **Blutplasma** und **Blutzellen** (Erythrozyten, Leukozyten, Thrombozyten).
- Die **Blutmenge** eines Erwachsenen beträgt 7–8 % des Körpergewichts (Normovolämie).
- Der Volumenanteil der roten Blutkörperchen am Gesamtblutvolumen wird als **Hämatokritwert** (Hkt) bezeichnet (Mann: 0,45; Frau: 0,41).

6.2 Blutplasma

Blutplasma, der nicht-zelluläre Anteil des Blutes, ist eine klare, gelbliche Flüssigkeit. Pro Liter enthält es etwa 0,9 l Wasser, 9 g Elektrolyte, 65–82 g Proteine und 20 g niedermolekulare organische Substanzen. Die Flüssigkeit, die sich nach der Blutgerinnung (▸Kap. 6.8.3) von den Blutzellen und dem als Gerinnungsprodukt entstandenen Fibrinnetz absetzt, wird als **Blutserum** (Serum) bezeichnet. Dieses unterscheidet sich vom Plasma vor allem dadurch, dass ihm Fibrinogen und andere Gerinnungsfaktoren fehlen.

Mit dem Plasma steht die interstitielle, die Körperzellen umgebende Flüssigkeit, in enger Verbindung (◘Tab. 14.3). Über die Kapillar- und Venolenwände mit ihrer großen Oberfläche können Wasser und Elektrolyte leicht ausgetauscht werden, sodass sich die Zusammensetzung der interstitiellen Flüssigkeit trotz variierender Stoffaufnahme und -abgabe durch die Zellen wenig ändert. Ein ständiger Wasseraustausch zwischen dem Blutplasma und dem interstitiellen Raum führt dazu, dass die Plasmaflüssigkeit innerhalb einer Minute etwa 20-mal gegen interstitielle Flüssigkeit ausgetauscht wird.

6.2.1 Plasmaelektrolyte und Osmolalität

Die meisten Elektrolyte sind nicht gleichmäßig zwischen dem Intra- und Extrazellularraum verteilt, sondern weisen, wie bereits mehrfach erwähnt, in den beiden Kompartimenten meist deutlich verschiedene Konzentrationen auf. Eine Übersicht über die wichtigsten im Plasma vorhandenen Elektrolyte und deren Konzentration zeigt ◘Tab. 14.4. Alle Ionenkonzentrationen besitzen einen Referenzbereich, der für Na^+ – das Kation mit der höchsten Konzentration im Blutplasma – 135–145 mmol/l beträgt und für Cl^- – das quantitativ bedeutendste Anion des Plasmas – zwischen 98 und 106 mmol/l liegt. In der Tabelle sind die Werte zusätzlich auch in mval/l angegeben, um zu zeigen, dass im Blutplasma, ebenso wie in allen Körperflüssigkeiten, Elektroneutralität herrscht.

Isotonie. Ein Maß für die Konzentration gelöster Teilchen im Blutplasma ist der **osmotische Druck**. Er beträgt 742 kPa, entsprechend einer Osmolalität (▸Kap. 3.1.7) von etwa 290 mosmol/kg Lösungsmittel. Lösungen mit diesem osmotischen Druck werden als **isoton**, solche mit höherem Druck als **hyperton** und solche mit niedrigerem Druck als **hypoton** bezeichnet. 96 % des osmotischen Drucks des Plasmas beruhen auf der Anwesenheit anorganischer Elektrolyte, deren Molekülmasse niedrig und deren Molekülzahl pro Gewichtseinheit demgemäß hoch ist. Trotz der ständigen Aufnahme und Abgabe von Salzen und Wasser wird im Organismus die osmotische Gesamtkonzentration konstant gehalten. Diese Konstanz des osmotischen Drucks (Isotonie) ist Folge einer gut funktionierenden Osmoregulation (▸Kap. 14.4.2).

Für den Stoffaustausch in der Mikrozirkulation (▸Kap. 9.4.1) zwischen Blut und Interstitialflüssigkeit spielt der osmotische Druck keine Rolle, da – wie schon erwähnt – die meisten Kapillarwände für die Mehrzahl der niedermolekularen Stoffe des Plasmas permeabel sind. Nur der osmotische Druck der wenig permeablen Eiweiße (kolloidosmotischer oder onkotischer Druck, ▸Kap. 6.2.2) ist hierbei von Bedeutung.

Isoionie. Voraussetzung für die Funktionsfähigkeit der Gewebe und Organe ist neben der Isotonie auch ein ausgewogenes, weitgehend konstantes Verhältnis der verschiedenen Ionen zueinander (Isoionie). Die Isoionie wird u. a. dadurch gesichert, dass die Konzentration der wichtigsten Ionen hormonell geregelt wird (▸Kap. 14.4.4).

Isohydrie. Da die meisten biochemischen und biophysikalischen Vorgänge einen bestimmten pH-Wert erfordern, muss ferner eine Konstanz des pH-Werts gewährleistet sein. Schwankungen der H^+-Ionenkonzentration werden durch die Tätigkeit von Nieren, Lunge und Leber sowie durch die Puffersysteme des Blutes beim Gesunden auf einen engen Bereich eingeschränkt (▸Kap. 14.6.2).

6.2.2 Plasmaproteine

Konzentration der Plasmaproteine. Unter den im Blutplasma gelösten Substanzen überwiegen mengenmäßig die Plasmaproteine, die vor allem in der Leber synthetisiert werden. Die Gesamtproteinkonzentration des Plasmas liegt normalerweise zwischen 65 und 82 g/l, die molare Konzentration beträgt etwa 1 mmol/l.

Bei einem Gesamtblutvolumen von 5 l hat das Plasma bei normalem Hämatokritwert ein Volumen von etwa 3 l. Die hierin enthaltene Proteinmenge beträgt 200–245 g. Darüber hinaus befinden sich kleinere (niedermolekulare) Proteine (z. B. Albumine) auch im extravasalen Raum. Ihre Konzentration liegt im Mittel bei etwa 10 g/l mit großen Unterschieden in den einzelnen Organen.

Zusatzinformation

Trennung der Proteine in Einzelfraktionen. Die Plasmaproteine stellen ein Gemisch aus etwa 100 Proteinen dar, das sich mit verschiedenen Verfahren fraktionieren lässt. Eine Möglichkeit der groben präparativen Trennung besteht darin, Plasmaproteine aufgrund ihrer verschiedenen Löslichkeit in Wasser, verdünnten oder konzentrierten Salzlösungen zu fällen (**fraktionierte Aussalzung**).

Eine weitergehende Trennung kann man durch eine **fraktionierte Fällung** bei niedrigen Temperaturen mit organischen Lösemitteln (z. B. Alkohol, Aceton) und systematischer Änderung des pH-Werts sowie der Ionenstärke erreichen (z. B. Ethanolfraktionierung nach Cohn, mit deren Hilfe einzelne Fraktionen in größeren Mengen relativ rein gewonnen und für therapeutische Zwecke verwendet werden können).

Eine weitere Trennung ist mithilfe der **Ultrazentrifugation** möglich, wobei die unterschiedliche Molekülmasse der einzelnen Eiweiße ausgenutzt wird.

Auch **Adsorptionsmethoden** finden häufig Anwendung zur Trennung und Reinigung von Eiweißen (z. B. Säulenchromatographie, Affinitätschromatographie). Mit Pufferlösungen lassen sich hierbei die Komponenten fraktioniert eluieren.

Bei der **Elektrophorese** erfolgt die Trennung zu analytischen Zwecken aufgrund der unterschiedlichen Wanderungsgeschwindigkeit der Proteine im elektrischen Gleichspannungsfeld. Bei schwach alkalischem pH-Wert wandern diese auf einer Cellulose-Acetatfolie zur Anode. Die Wanderungsgeschwindigkeit nimmt mit steigender Ladung zu. Beeinflusst wird die Wanderungsgeschwindigkeit außerdem von der Molekülgröße und der Molekülform. Nach der elektrophoretischen Trennung werden die Eiweiße durch Fällung denaturiert, anschließend durch Färbung (z. B. mit Amidoschwarz) sichtbar gemacht (Papierstreifen, ○ Abb. 6.1, untere Bildhälfte) und densitometrisch erfasst (densitometrische Kurve, ○ Abb. 6.1, obere Bildhälfte). Mit dieser Untersuchungsmethode lassen sich fünf Hauptfraktionen (s. u.) trennen.

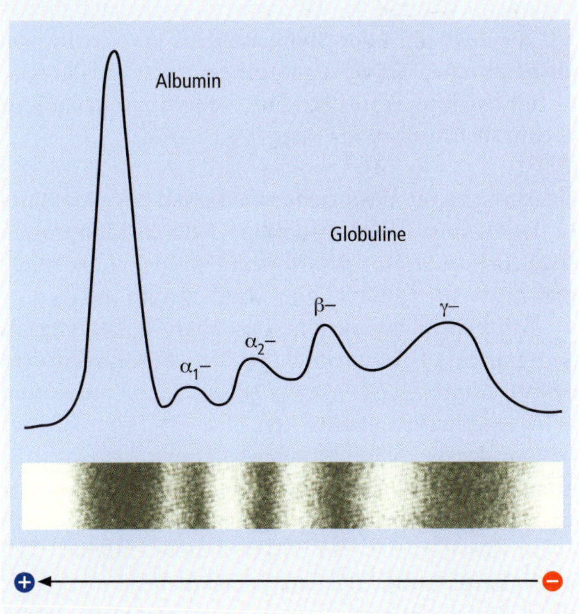

○ **Abb. 6.1** Elektropherogramm des menschlichen Serums. **Unten** angefärbte Folie nach Beendigung der Elektrophorese, **oben** zugehörige densitometrische Photometerkurve

Eine noch stärkere Auftrennung der Serum- bzw. Plasmaproteine gelingt mit der **Immunelektrophorese**, bei der physikochemische und immunologische Methoden kombiniert werden. Zuerst erfolgt eine elektrophoretische Trennung der Eiweiße. Danach werden die elektrophoretisch getrennten Eiweiße durch gegendiffundierende Antikörper (Antigen-Antikörper-Reaktion, ▸ Kap. 7.2.2) gefällt. An der Stelle, an der die Proteine auf Antikörper treffen, bilden sich halbmondförmige Fällungszonen (○ Abb. 6.2). Mit dieser Methode können bis zu 40 Proteinkomponenten unterschieden werden.

Einteilung und allgemeine Funktionen der Plasmaproteine. Das Haupteinteilungskriterium für die Plasmaproteine liefert die oben beschriebene elektrophoretische Trennung. Man unterscheidet die **Albuminfraktion** sowie die **Fraktionen** der α_1-, α_2-, **β**- und **γ-Globuline** (○ Abb. 6.1). Der Hauptanteil der Plasmaproteine entfällt auf Albumin mit etwa 43 g/l, während die Globuline in einer Gesamtkonzentration von etwa 30 g/l im Plasma vorliegen (□ Tab. 6.1).

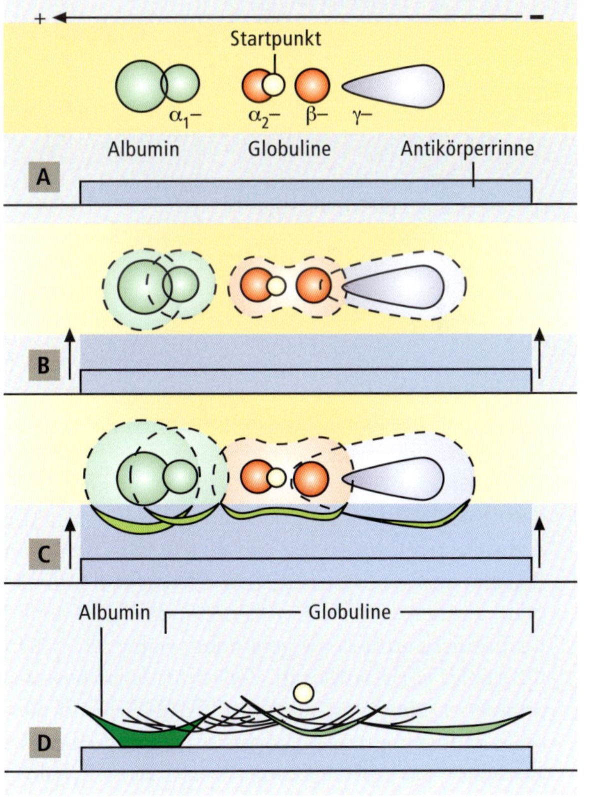

○ **Abb. 6.2** Ablauf der Immunelektrophorese von Serumproteinen. **A** elektrophoretische Trennung auf einem Agarosegel, **B** Diffusion der getrennten Proteine (gestrichelte Linien) und Gegendiffusion der Antikörper (blaues Feld) in Pfeilrichtung, **C** Präzipitation der Antikörper-Protein-Komplexe in der Kontaktzone, **D** Endstadium der Immunelektrophorese

6

Tab. 6.1 Proteinfraktionen des Serums

Elektrophoretisch trennbare Hauptfraktionen	Immunelektrophoretisch differenzierbare Unterfraktionen (Auswahl)	Mittlere Konzentration (g/l)	Molekülmasse (kDa)
Albumin	Prä-Albumin	43	61
	Albumin		69
α_1-Globulin	α_1-Lipoprotein (HDL)	3	200
	α_1-Antitrypsin		54
	Transcortin		51
α_2-Globulin	α_2-Makroglobulin	7	800
	α_2-Haptoglobin		100
	Coeruloplasmin		160
β-Globulin	β-Lipoprotein (LDL)	9	3000
	Transferrin		90
	Hämopexin		80
γ-Globulin	IgG	11	150
	IgA		160
	IgM		900
	IgD		170
	IgE		190

Die Eiweiße des Plasmas erfüllen eine Reihe wichtiger Aufgaben für den Gesamtorganismus, die folgendermaßen charakterisiert werden können:

- **Unspezifische Trägerfunktion**: Plasmaproteine binden einen bestimmten Anteil der Kationen, die dadurch nicht am freien Austausch zwischen dem Plasma und der interstitiellen Flüssigkeit teilnehmen können. So sind z. B. 46 % der Ca^{2+}-Ionen unspezifisch an Eiweiße gebunden, während 54 % in diffusibler Form vorliegen. Zwischen dem physiologisch wirksamen ionisierten (diffusiblen) und dem an Eiweiß gebundenen Calcium besteht ein Gleichgewicht, das pH-abhängig ist. Bei Alkalose (▸Kap. 14.5.2) ist die Calciumbindung an Eiweiß verstärkt, was zu einer Tetanie (▸Kap. 16.4.3) führen kann.
- **Vehikelfunktion**: Viele kleinmolekulare hydrophobe Stoffe (z. B. Hormone, Bilirubin, Lipide, Arzneistoffe) werden beim Transport im Blut spezifisch an Plasmaproteine gebunden.
- **Pufferfunktion**: Alle Plasmaproteine leisten einen Beitrag zu den Pufferungsvorgängen und damit zur Aufrechterhaltung eines konstanten pH-Werts im Blut (▸Kap. 14.5.2).
- **Erzeugung** des **kolloidosmotischen Drucks**: Da dichte Endothelien für Eiweißmoleküle nur wenig durchlässig sind, üben die kolloidal gelösten Proteine im Bereich der Kapillaren und Venolen einen osmotischen Druck aus. Obwohl dieser sog. kolloidosmotische (onkotische) Druck wegen der geringen molaren Konzentration der Eiweiße nur einen kleinen Wert (20–25 mm Hg) hat, kommt ihm für die Wasserverteilung zwischen dem intra- und extravasalen Raum eine entscheidende Bedeutung zu (▸Kap. 6.2.1).
- **Blutgerinnung**: Zu den Plasmaproteinen gehören die meisten Gerinnungsfaktoren (▸Kap. 6.8.3) und Fibrinolyse-Aktivatoren (▸Kap. 6.8.5).
- **Abwehrfunktionen** (▸Kap. 7.2).
- **Nährfunktion**: Im Plasma des Erwachsenen sind etwa 200 g Proteine kolloidal gelöst. Diese Menge stellt eine Proteinreserve dar, die bei Bedarf sehr schnell verfügbar ist.

Eigenschaften und spezielle Funktionen des Albumins. Albumin, das eine elliptische Molekülform besitzt, gehört zu den kleinsten Plasmaproteinen. Wegen ihrer niedrigen Molekülmasse und ihrer relativ großen Konzentration tragen die Albuminmoleküle etwa 80 % zum **kolloidosmotischen Druck** bei. Außerdem erfüllen sie durch die temporäre Bindung von niedermolekularen Substanzen (freien Fettsäuren, Bilirubin, zweiwertigen Kationen, Vitamin C, Hormonen, Arzneistoffen wie z. B. Penicillinen oder Sulfonamiden) eine Reihe von **unspezifischen Transportaufgaben**. Aufgrund der relativ hohen Plasmakonzentration dient Albumin auch als wichtigste **Eiweißreserve** des Organismus.

Eigenschaften und spezielle Funktionen der Globuline. In der Gruppe der **α_1-Globuline** steht **α_1-Lipoprotein** (HDL, ▸Kap. 11.1.2), das in erster Linie dem Lipidtransport dient, mengenmäßig im Vordergrund (Tab. 6.1). **α_1-Antitrypsin** besitzt eine besondere Bedeutung als Serinproteasen-Hemmstoff. Das saure **α_1-Glykoprotein** ist ein Akute-Phase-Protein (▸Kap. 7.2.2) mit einem hohen Kohlenhydratanteil von etwa 40 %. Ebenfalls zur Gruppe der α_1-Globuline gehören **Transcortin**, das den Transport des Hormons Cortisol vermittelt, und der Gerinnungsfaktor **Prothrombin** (▸Kap. 6.8.3).

In der Gruppe der **α_2-Globuline**, finden sich **α_2-Makroglobulin**, ein hochmolekulares Protein mit einer Proteasenhemmfunktion, und **α_2-Haptoglobin**, das nach eingetretener Hämolyse freies Hämoglobin bindet. Ferner enthält diese Gruppe **Coeruloplasmin**, dessen hoher Kupfergehalt für seine Oxidaseeigenschaft verantwortlich ist. Die drei genannten Eiweiße gehören zu den Akute-Phase-Proteinen (▸Kap. 7.2.2).

Zur Gruppe der **β-Globuline** gehören wichtige Trägerproteine: Dem Transport von Cholesterol dient **β-Lipoprotein**. **Transferrin** transportiert Fe^{3+}-Ionen vom Absorptionsort (Darmschleimhaut) zu den Speicherorganen (Leber und Milz) sowie zum roten Knochenmark, wo Eisen für die Hämsynthese benötigt wird (▸Kap. 6.5.2). **Hämopexin** ist ein Glykoprotein, das freies Häm binden kann. In dieser Fraktion finden sich auch mehrere **Komponenten** des **Komplementsystems** (▸Kap. 7.2.2), das **Transcobalamin** für den Vitamin-B_{12}-Transport und das **C-reaktive Protein** (▸Kap. 7.2.2).

Die von Plasmazellen gebildeten **γ-Globuline**, die bei der Elektrophorese am langsamsten wandern, sind Glykoproteine. Da sie der Schutz- und Abwehrfunktion dienen (▸Kap. 7.1.1), werden sie auch als **Immunglobuline** (Ig) bezeichnet. Immunelektrophoretisch lassen sich neben drei großen Gruppen (**IgG**, **IgA** und **IgM**) noch zwei weitere Gruppen von Immunglobulinen (**IgD** und **IgE**) in geringer Konzentration nachweisen.

Eigenschaften und Funktion des Fibrinogens. Bei der Elektrophorese des Plasmas wandert Fibrinogen mit der β-Globulinfraktion. Fibrinogen, dessen mittlere Konzentration im Plasma 2,9 g/l beträgt, wird in der Leber gebildet und stellt die gelöste Vorstufe des bei der Blutgerinnung ausfallenden Fibrins dar.

6.2.3 Pathoproteinämien

Abweichungen von der normalen Serumproteinzusammensetzung werden als Pathoproteinämien bezeichnet. Diese pathologischen Veränderungen umfassen die Dys-, Defekt- und Paraproteinämien (○ Abb. 6.3).

Dysproteinämien. Dysproteinämie wird eine Verschiebung des quantitativen Verhältnisses der einzelnen Proteinfraktionen im Plasma genannt (○ Abb. 6.3 B–C). Bei akut entzündlichen Prozessen nehmen häufig die α_1-Globuline, Haptoglobin und Coeruloplasmin rasch zu; chronische Entzündungen führen meist zu einer γ-Globulinvermehrung. Erhebliche Dysproteinämien treten ferner bei Krankheiten auf, die mit einem Verlust bestimmter Proteinfraktionen einhergehen (z. B. bei Nierenerkrankungen, ▸Kap. 13.7.4, ○ Abb. 6.3 B, oder Enteritis, ▸Kap. 12.13.2). Häufig ist der Gesamteiweißgehalt des Plasmas hierbei erniedrigt (**Hypoproteinämie**). Dysproteinämien entwickeln sich auch bei verringerter Eiweißzufuhr mit der Nahrung (Unterernährung) oder bei Absorptionsstörungen im Darm. Da die Plasmaproteine – mit Ausnahme der Immunglobuline – in der Leber synthetisiert werden, können sich auch schwere Störungen der Leberfunktion (Synthesestörungen) auf die Zusammensetzung der Plasmaproteine auswirken (○ Abb. 6.3 C).

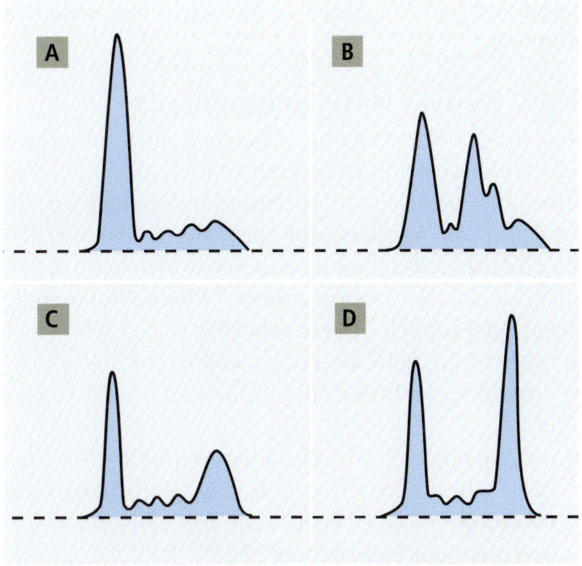

○ **Abb. 6.3** Elektropherogramme bei pathologischen Veränderungen der Eiweißzusammensetzung des menschlichen Serums. **A** normal, **B** nephrotisches Syndrom mit Hypalbuminämie und α_2-Hyperglobulinämie, **C** Leberzirrhose mit Hypalbuminämie und γ-Hyperglobulinämie, **D** Plasmazellmyelom (syn. multiples Myelom, Plasmozytom)

Defektproteinämien. Den Mangel oder das völlige Fehlen einzelner Proteine aufgrund eines genetischen Defekts bezeichnet man als Defektproteinämien. **Analbuminämien** sind sehr seltene erbliche Anomalien mit häufig deutlich ausgeprägter Hypoproteinämie. Weitere Beispiele für Defektproteinämien sind die **Agammaglobulinämie** (Antikörpermangelsyndrom), der **α_1-Antitrypsinmangel** (mit Lungenemphysem ▸Kap. 10.11.2), der **Coeruloplasminmangel** (Morbus Wilson, ▸Kap. 12.15.6), der **Transferrinmangel** und das **Fehlen** von **Gerinnungsfaktoren** (z. B. Hämophilie A, ▸Kap. 6.8.6).

Paraproteinämien. Paraproteinämien sind Krankheiten, die durch das Auftreten sonst nicht vorkommender Proteine gekennzeichnet sind. Es handelt sich hierbei um eine exzessive Vermehrung von Immunglobulinen. Zu den Paraproteinämien, die von einem einzigen Zellstamm (Klon, ▸Kap. 7.3.2) gebildet wurden (**monoklonale Immunglobuline**, ○ Abb. 6.3 D) gehören das Plasmazellmyelom und das Immunozytom. Das **Plasmazellmyelom** (multiple Myelom), ist eine bösartige, mit Bildung von Paraproteinen (Bence-Jones-Protein und Paraproteine vom IgG- und IgA-Typ) einhergehende Wucherung von Plasmazellen (▸Kap. 6.7.8). Beim **Immunozytom** (Morbus Waldenström) treten vermehrt monoklonale Paraproteine des Typs IgM auf, die von neoplastisch gewucherten B-Lymphozyten im Knochenmark produziert werden.

Polyklonale Immunglobuline beobachtet man vor allem bei chronischen Infektionskrankheiten, Autoimmunerkrankungen sowie vereinzelt bei malignen Tumoren.

6.2.4 Weitere Plasmabestandteile

Außer den bisher genannten Bestandteilen finden sich im Blutplasma noch weitere Stoffe, die innerhalb ihrer physiologischen Konzentrationsbereiche keinen wesentlichen Einfluss auf die physikochemischen Eigenschaften des Plasmas ausüben und daher manchmal auch als transportierte Plasmabestandteile bezeichnet werden. Hierzu gehören:

- Makronährstoffe, Vitamine und Spurenelemente,
- Produkte des Intermediärstoffwechsels (Milchsäure u. a.),
- stickstoffhaltige Ausscheidungsprodukte des Protein- und Purinstoffwechsels (Harnstoff, Harnsäure, Kreatinin u. a.), die gemeinsam mit den Aminosäuren unter der Bezeichnung Rest-N- bzw. harnpflichtige Substanzen zusammengefasst werden, sowie
- Hormone und Enzyme.

Die Konzentrationen einiger wichtiger Plasmabestandteile sind in ◘ Tab. 6.2 angegeben.

In Kürze

- Der nicht-zelluläre Anteil des Blutes, das **Blutplasma**, besteht aus Wasser, Eiweißen, Elektrolyten und niedermolekularen organischen Substanzen.
- **Serum** unterscheidet sich von Plasma durch das Fehlen von Gerinnungsfaktoren.
- **Elektrolyte** bestimmen den osmotischen Druck des Blutplasmas (ca. 290 mosmol/kg Wasser).
- Die **Plasmaproteine** (Konzentration: 65–82 g/l) erfüllen folgende Aufgaben: Erzeugung des onkotischen Drucks (ca. 25 mm Hg), unspezifische Trägerfunktion für Kationen, Vehikelfunktion (z. B. für Hormone, Arzneistoffe, Lipide), Pufferfunktion, Abwehrfunktionen (▸ Kap. 7) und Blutgerinnung. Weiterhin dienen sie als Proteinreserve („Aminosäurenreservoir").
- Ihre Ladung und Molekülgröße erlauben eine Auftrennung der Proteine in Albumine (60 %), α_1- (4 %), α_2- (8 %), β- (12 %) und γ-Globuline (16 %).
- Zu den niedermolekularen Nichtelektrolyten (ca. 20 g/l) gehören Makro- und Mikronährstoffe (▸ Kap. 11) sowie Stoffwechselprodukte. Sie dienen bei Stoffwechsel- oder Nierenerkrankungen als diagnostische Indikatoren.

◘ **Tab. 6.2** Konzentrationen wichtiger organischer Bestandteile des menschlichen Plasmas (Referenzbereiche)

Analyt	g/l	mmol/l
Glucose	0,6–1,0	3,3–5,6
Milchsäure	0,09–0,16	1,0–1,8
Harnstoff	0,1–0,5	1,8–9,1
Harnsäure ♂	0,036–0,080	0,21–0,49
Harnsäure ♀	0,023–0,061	0,14–0,36
Kreatinin	0,005–0,011	0,04–0,10
Gesamt-Cholesterol	< 2,0	< 5,2
HDL-Cholesterol	> 0,4	> 1,1
LDL-Cholesterol[1]	< 1,5	< 3,9
Triacylglycerole (Triglyceride)	< 2,0	< 2,3
Bilirubin	< 0,01	< 0,02

[1] LDH-Cholesterol/HDL-Cholesterol-Quotient (Risiko-Index, atherogener Index) < 3,2

6.3 Erythrozyten

Die Hauptmasse der zellulären Blutbestandteile bilden die roten Blutkörperchen, deren Funktionen (O_2-Transport, Mitwirkung beim CO_2-Transport und bei der Regulation des pH-Werts) an den intraerythrozytären roten Blutfarbstoff (Hämoglobin) gebunden sind.

6.3.1 Zahl und Morphologie der Erythrozyten

Beim Mann finden sich durchschnittlich 5,1 Mio., bei der Frau 4,6 Mio. Erythrozyten in 1 µl Blut ($5{,}1 \cdot 10^{12}$ bzw. $4{,}6 \cdot 10^{12}$/l). Im nichtströmenden Blut erscheinen sie als runde, bikonkave und kernlose Scheiben mit einem mittleren Durchmesser von 7,5 µm (**Normozyten**), einer Randdicke von etwa 2 µm und einer zentralen Dicke von ca. 1 µm (○ Abb. 6.4). Die gesamte Oberfläche der Erythrozyten eines erwachsenen Menschen wird auf 3800 m^2 geschätzt. Die Gestalt der Erythrozyten stellt eine günstige Voraussetzung für die Verformung bei der Kapillarpassage (s. u.) dar. Das **mittlere Zellvolumen** (MCV) beträgt 92 fl ($= 92 \cdot 10^{-15}$ l).

Misst man die einzelnen Durchmesser von Erythrozyten einer größeren Population im Blutausstrich und ordnet die Messwerte nach ihrer Häufigkeit, so erhält man sog. **Price-Jones-Kurven** (Häufigkeitsverteilungen der Erythrozytendurchmesser, ○ Abb. 6.5). Bei pathologischen Veränderungen der Erythrozytenbildung treten häufig Verschiebungen der Price-Jones-Kurve nach links oder nach rechts auf. Kommt es zu einer deutli-

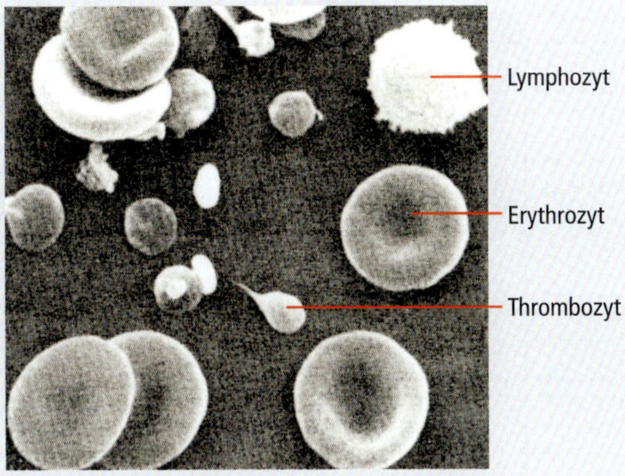

o Abb. 6.4 Blutzellen in rasterelektronenmikroskopischer Darstellung

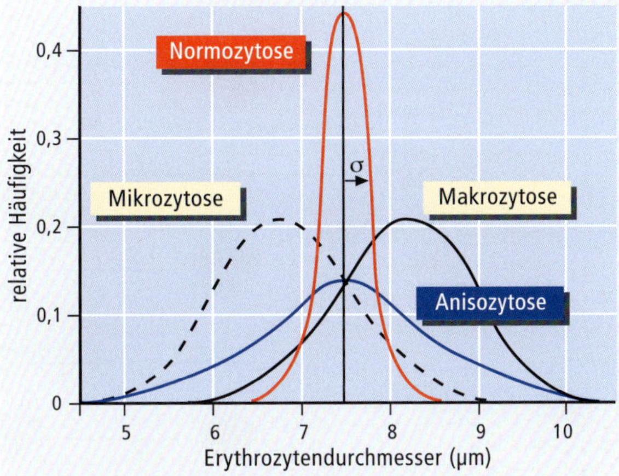

o Abb. 6.5 Häufigkeitsverteilungen der Erythrozytendurchmesser (Price-Jones-Kurven) für den Gesunden (Normozytose), beim Vorliegen einer Mikro- bzw. Makrozytose sowie einer Anisozytose (σ = Standardabweichung)

chen Verschiebung nach rechts, d. h. zu einer Zunahme der relativen Erythrozytenzahl mit Durchmessern > 8 µm, spricht man von einer **Makrozytose**. Eine Verschiebung der Price-Jones-Kurve nach links, d. h. eine Vermehrung der Erythrozytenzahl mit Durchmessern < 6 µm, bezeichnet man als **Mikrozytose**. Abgeflachte Price-Jones-Kurven findet man beim gleichzeitig vermehrten Vorkommen von Makro- und Mikrozyten (**Anisozytose**).

Zusatzinformation

Mit der Breite der Price-Jones-Kurven, d. h. mit der Größenverteilung der Erythrozyten, korreliert ein labormedizinisch bestimmter Parameter, die **Erythrozytenverteilungsbreite** (EVB). Ihr Referenzbereich wird mit 11,5–14,5 % angegeben. Stark erhöhte Werte treten bei verschiedenen Anämieformen (▸ Kap. 6.5) auf.

Eine **Poikilozytose** liegt vor, wenn unregelmäßig geformte Erythrozyten (z. B. Sphärozyten, ▸ Kap. 6.5.3, oder Sichelzellen, ▸ Kap. 6.5.2) in größerer Zahl vorhanden sind.

Erythrozytenmembran. Wie jede Zelle besitzt der Erythrozyt eine 8–10 nm dicke Membran aus einer Lipiddoppelschicht, in die mosaikartig integrale Proteine eingelagert sind. An der Innenseite der Zellmembran findet sich ein Gitternetz aus verdrillten Proteinfäden (Spektrin), die untereinander durch Aktin und mit der Membran durch sog. Ankerproteine (z. B. Ankyrin) fest mit integralen Membranproteinen (z. B. Glykophorin, HCO_3^-/Cl^--Austauscher) verbunden sind. Diese Vernetzung der Zellmembran mit dem Zytoskelett ist entscheidend für die Ruheform und die gute Verformbarkeit der Erythrozyten im strömenden Blut.

6.3.2 Erythropoiese

Wie alle anderen Blutzellen werden die Erythrozyten **nach der Geburt** im roten Knochenmark gebildet, das beim Erwachsenen auf die platten Knochen und die Enden der langen Röhrenknochen (Epiphysen) beschränkt ist. Die roten Blutkörperchen entwickeln sich aus einem Pool **pluripotenter somatischer Stammzellen**, aus denen alle Blutzelltypen hervorgehen (o Abb. 6.6). Zunächst entstehen aus den sich ständig selbst erneuernden pluripotenten Stammzellen **determinierte Stammzellen**, die sich auf einem definierten Entwicklungsweg in sog. erythroid-determinierte **Vorläuferzellen** im Knochenmark umwandeln. Letztere sind Bestandteile des sog. **Proliferationspools**, der alle determinierten Vorläuferzellen (= **CFU-Zellen**, colony forming unit cells) umfasst. Diese Entwicklung wird durch **hämatopoietische Wachstumsfaktoren** (IL-3, CSF, ▫ Tab. 6.6) stimuliert. Die Differenzierung und Proliferation der erythroiden Vorläuferzellen im „**Reifungspool**" des Knochenmarks in **Proerythroblasten**, **Erythroblasten** und **Normoblasten** dauert etwa 4–6 Tage und wird durch **Erythropoietin** (EPO, syn. Erythropoetin) gesteuert (o Abb. 6.6). Androgene, Wachstumshormon und Thyroxin stimulieren die Erythropoiese (syn. Erythropoese).

Mit der Ausstoßung des pyknotischen Zellkerns (Enukleation) aus den Normoblasten ist die Erythropoiese abgeschlossen. Die in den Blutkreislauf eintretenden kernlosen Erythrozyten haben die Fähigkeit zur DNA- und RNA-Synthese und damit auch zur Zellteilung verloren. Der Zellstoffwechsel wird von oxidativem Abbau auf Glykolyse mit Lactatproduktion umgeschaltet.

6

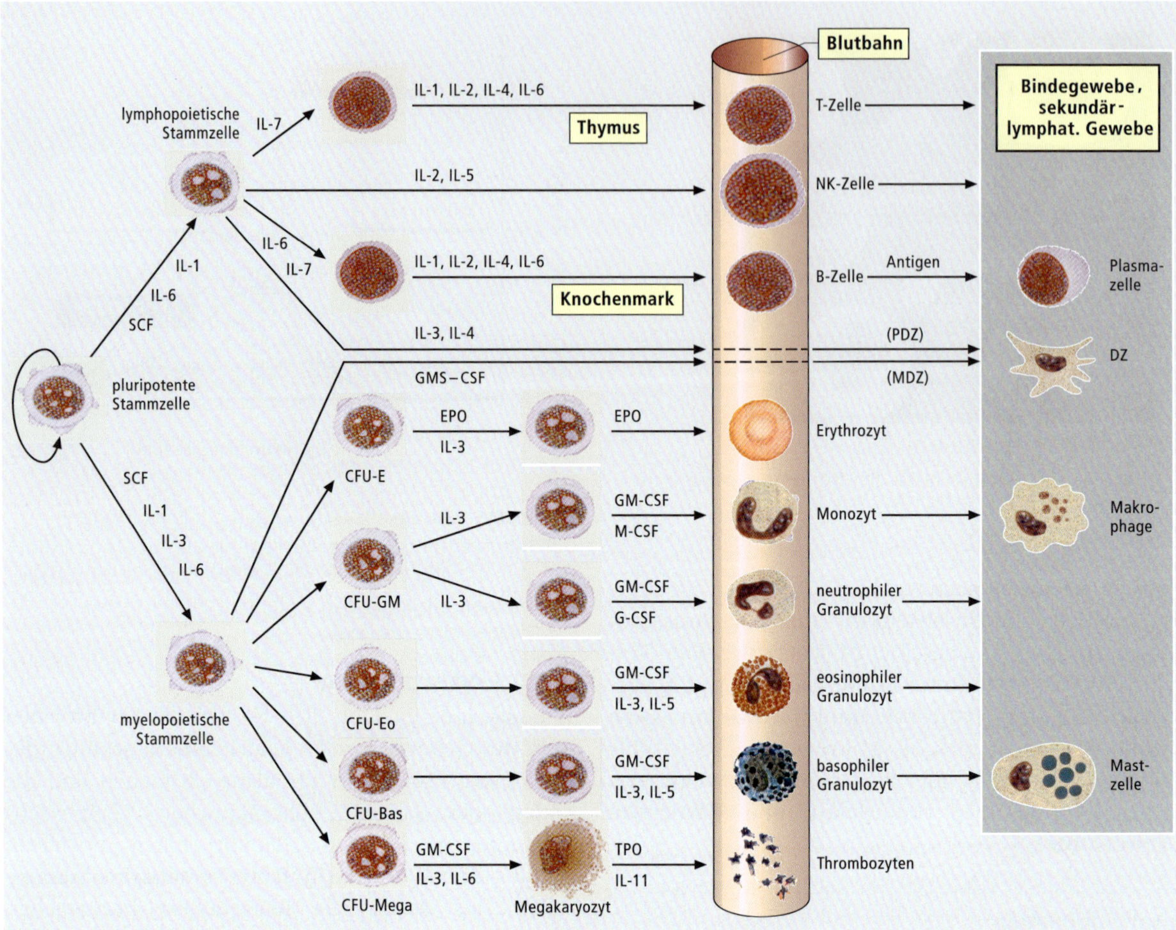

Abb. 6.6 Vereinfachte Darstellung der Hämatopoiese mit regulierenden Wachstumsfaktoren (Auswahl). Die Pfeile bezeichnen die Differenzierungsrichtung. **CFU** determinierte Stammzellen (colony forming units), **IL** Interleukine, **SCF** Stammzellfaktor, **CSF** Kolonie-stimulierender Faktor, **GM** Granulozyten und Monozyten, **G** Granulozyten, **M** Monozyten, **EPO** Erythropoietin, **TPO** Thrombopoietin, **DZ** dendritische Zelle (Tab. 6.6), **PDZ** plasmozytoide DZ, **MDZ** myeloide DZ

In einigen Erythrozyten (0,5–2 %) lassen sich in den ersten beiden Tagen ihres Aufenthalts im Gefäßsystem noch netzartige Strukturen erkennen (Substantia granulo-reticulofilamentosa), die vermutlich Reste ausgefällter DNA und ribosomaler RNA enthalten. Diese unmittelbaren Vorstufen der reifen Erythrozyten werden **Retikulozyten** genannt. Jede Steigerung der Erythropoiese führt zu einer Zunahme der Retikulozytenzahl im strömenden Blut. Einen wirksamen Reiz für die Neubildung der Erythrozyten stellt Sauerstoffmangel im Gewebe dar, der vor allem in der Niere die Produktion von Erythropoietin anregt. Dieses Glykoprotein gelangt auf dem Blutweg zum roten Knochenmark und stimuliert dort spezifisch die Erythropoiese.

In der **Embryonalzeit** erfolgt die Erythrozytenbildung ebenso wie die Granulozyten- und Thrombozytenbildung zunächst im Mesenchym des Dottersacks und des Chorions (Abb. 6.7). Erst gegen Ende des zweiten Monats entstehen Erythrozyten im Embryo selbst. Im Verlauf der sog. hepatolienalen Phase werden Erythrozyten in der Leber und zum Teil auch in der Milz gebildet. Während die Erythropoiese in der Milz im 8. Fetalmonat bereits wieder erloschen ist, dauert sie in der Leber bis zur Geburt an. Die Potenz zur hepatolienalen Blutbildung bleibt aber postnatal erhalten und kann unter bestimmten pathologischen Bedingungen wieder zum Tragen kommen. Die Blutbildung im roten Knochenmark (medulläre Hämopoiese) beginnt im 5. Schwangerschaftsmonat.

6.3.3 Lebensdauer und Abbau der Erythrozyten

Die ausgeschleusten Erythrozyten zirkulieren für die Dauer von 110–120 Tagen in der Blutbahn. Dann werden sie oder ihre Fragmente von den Zellen des mononukleären Phagozytensystems (▸Kap. 2.4.2) in Milz, Leber und Knochenmark phagozytiert. (Wie das Beispiel der Resorption eines Blutergusses zeigt, ist allerdings auch jedes andere Gewebe zum Blutkörperchenabbau befähigt.) Rund 0,8 % aller Erythrozyten werden normalerweise in 24 Stunden abgebaut und durch neugebildete ersetzt. Das bedeutet, dass beim

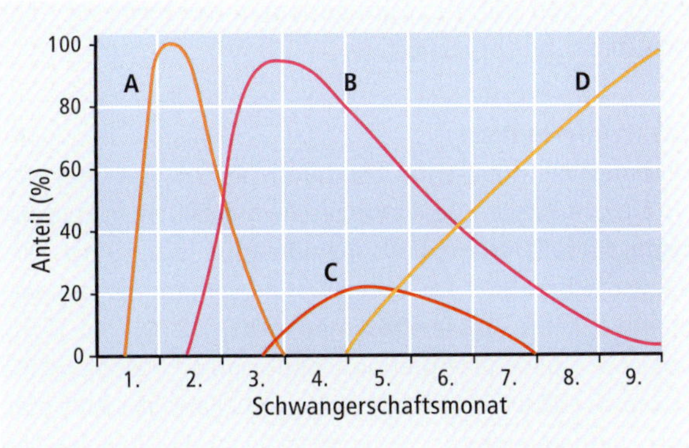

Abb. 6.7 Blutbildung während der embryonalen und fetalen Entwicklung **A** im Mesenchym des Dottersacks und des Chorions, **B** Leber, **C** Milz und **D** Knochenmark

Erwachsenen in jeder Minute eine Neubildung von 160 Mio. Erythrozyten stattfindet.

Das **Altern der Erythrozyten** geht mit einer Abnahme der Enzymaktivitäten und des Zellstoffwechsels sowie mit dem Verlust verschiedener Funktionen und der Flexibilität der Zellmembran einher. Im mononukleären Phagozytensystem kommen gealterte Zellen, die häufig Immunglobuline (▸Kap. 7.3.2) angelagert haben, in engen Kontakt mit phagozytoseaktiven Retikulumzellen sowie mit Makrophagen und werden entweder im Ganzen oder nach Fragmentierung phagozytiert. Von den Abbauprodukten des Hämoglobins gelangt Bilirubin auf dem Blutweg zur Leber und wird von dort über die Gallenwege und den Darm ausgeschieden, während die Proteinbestandteile und Eisen erneut verwertet werden.

6.3.4 Stoffwechsel der Erythrozyten

Die kern- und mitochondrienlosen Erythrozyten haben einen von den üblichen Zellen abweichenden, spezialisierten Energiestoffwechsel. Während die kernhaltigen Vorstufen und die Retikulozyten noch über Enzyme für den oxidativen Stoffwechsel und die Proteinsynthese verfügen, ist die reife Zelle auf einen glykolytischen Abbau der Glucose angewiesen. Dementsprechend ist die **Glykolyse** einschließlich des **Pentosephosphatzyklus** die einzige Energiequelle des Erythrozyten. Reife Erythrozyten haben auch die Fähigkeit zur Hämsynthese verloren. Als Besonderheit besitzen Erythrozyten einen Nebenweg zur Glykolyse, den sog. **2,3-Bisphosphoglyceratzyklus**, über den der Hauptanteil des Glucoseabbaus abläuft. NADPH, das bei der Glykolyse bzw. beim Pentosephosphatzyklus entsteht, wird benötigt, um **Glutathion** in der reduzierten Form zu halten.

Zusatzinformation

Das Tripeptid **Glutathion** (GSH, synonym reduziertes Glutathion) kommt in allen Zellen in relativ hoher Konzentration vor und stellt ein wirksames Redoxsystem zum Schutz vor reaktiven O_2-Spezies dar, da es leicht zur Disulfidform (GSSH) oxidiert werden kann. Fehlt GSH verlieren Erythrozyten den Oxidationsschutz ihrer Membran, des Hämoglobins sowie wichtiger Enzyme, und es tritt innerhalb weniger Tage Hämolyse (s. u.) ein.

6.3.5 Osmotische Formveränderungen der Erythrozyten und Hämolyse

Osmotische Hämolyse. Aufgrund der hohen intraerythrozytären Eiweißkonzentration ist der kolloidosmotische Druck im Erythrozyten höher als im Blutplasma. Zur Kompensation wird die Ionenkonzentration etwas unter derjenigen des Plasmas gehalten. Dies geschieht durch aktiven Ionentransport, vor allem durch die $3Na^+/2K^+$-ATPase (▸Kap. 3.1.5) in der Erythrozytenmembran. Wird dieser aktive Ionentransport gehemmt, kommt es zum Konzentrationsausgleich der kleinen Ionen und wegen der noch immer vorhandenen höheren Eiweißkonzentration im Zellinneren zu einem starken osmotischen Überdruck: Wasser strömt in die Zelle und der Erythrozyt schwillt an, bis die Membran für Hämoglobin durchlässig wird und später aufreißt. Dieser Übertritt von Hämoglobin in das Plasma wird als **Hämolyse** bezeichnet.

Zu einem Wassereintritt in die Zelle kommt es auch, wenn der Erythrozyt in eine Lösung eingebracht wird, deren osmotischer Druck niedriger als der des Blutplasmas ist (hypotone Lösung). Führt der osmotisch bedingte Wassereinstrom nur zu einer mäßigen Volumenzunahme, so nimmt der Erythrozyt Kugelgestalt an (**Sphärozyt**, ○Abb. 6.8). Bei einem größeren osmotischen Gefälle zwischen dem Inneren des Erythrozyten und seiner Umgebung tritt dagegen osmotische Hämolyse ein.

Auch isotone Lösungen können u. U. eine osmotische Hämolyse hervorrufen, wenn die darin gelösten Substanzen die Erythrozytenmembran leicht passieren. Werden z. B. Erythrozyten in einer isotonen Harnstofflösung suspendiert, so diffundieren die Harnstoffmoleküle in das Innere der Zellen. Dadurch erhöht sich der intrazelluläre osmotische Druck mit der Folge eines Wassereinstroms.

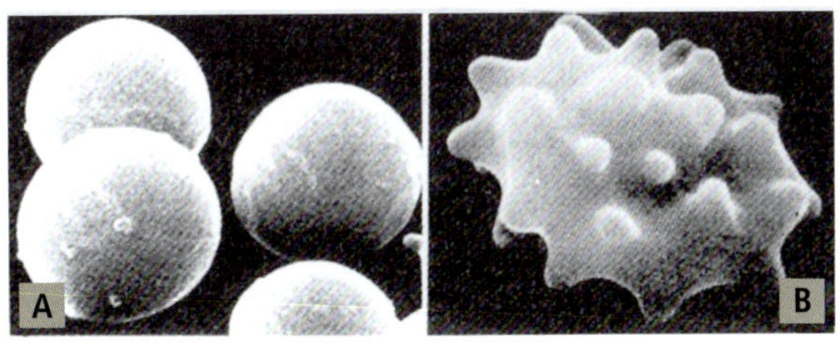

Abb. 6.8 Pathologische Erythrozytenformen. **A** Sphärozyten, **B** Stechapfelform. Nach Bessis

6

Umgekehrt kommt es bei einem erhöhten osmotischen Druck im Suspensionsmedium (hypertoner Lösung) zu einem Wasserausstrom aus der Zelle, wobei der Erythrozyt unter Faltung der Membran eine sog. **Stechapfelform** (Abb. 6.8 B) annimmt.

Weitere Hämolyseursachen. Neben der osmotischen Druckerhöhung im Erythrozyten können auch andere Mechanismen zur Zerstörung der Zellmembran und damit zur Hämolyse führen. **Chemische Hämolyse** kann durch organische Lösemittel (z. B. Chloroform, Ether) und Seifen sowie synthetische Waschmittel, die Lipide aus der Membran herauslösen, verursacht werden. Tierische oder bakterielle Gifte (z. B. Schlangengifte oder Gifte der hämolysierenden Streptokokken) bewirken eine **toxische Hämolyse**. Bei Transfusionszwischenfällen tritt vielfach eine **serologische Hämolyse** auf (▸Kap. 6.5.4). Schließlich können auch mechanische und thermische Einwirkungen sowie genetische Defekte (Enzymdefekte, Membrandefekte, abnorme Hämoglobine) und Mikroorganismen (z. B. Malaria-Erreger) eine Hämolyse auslösen (▸Kap. 6.5.4).

6.3.6 Blutkörperchensenkungsgeschwindigkeit

Messung und diagnostische Bedeutung. In einer gerinnungsunfähig gemachten Blutprobe sinken die Blutzellen infolge ihrer höheren Dichte (1,10 kg/l) gegenüber dem Plasma (1,03 kg/l) langsam zu Boden. Dadurch trennen sich die korpuskulären Bestandteile vom Blutplasma. Bei der Bestimmung der Geschwindigkeit, mit der sich die Blutkörperchen absetzen (Blutkörperchensenkungsgeschwindigkeit nach Westergren, BSG oder BKS) wird mit 3,8%iger Natriumcitratlösung ungerinnbar gemachtes Venenblut in senkrecht stehende, 200 mm lange Spezialpipetten aufgezogen und nach 1 Stunde die Höhe der erythrozytenfreien Plasmasäule (in mm) abgelesen. Normalerweise beträgt die BSG bei einem gesunden Mann maximal 10 mm, bei einer gesunden Frau maximal 15 mm.

Eine Erhöhung der BSG über die genannten Referenzwerte ist meist als unspezifisches und unempfindliches Zeichen eines krankhaften Prozesses zu werten, wobei das Ausmaß der Erhöhung nicht immer mit der Schwere des Krankheitsbildes korreliert. In der Diagnostik wird die BSG-Bestimmung vor allem als **Krankheitssuchtest** und für die **Verlaufsbeobachtung von Entzündungen** eingesetzt.

Ursache für eine Erhöhung der BSG ist die reversible Zusammenballung der Erythrozyten zu sog. Agglomeraten, die eine höhere Sedimentationsgeschwindigkeit aufweisen als einzelne Erythrozyten. Die Agglomeration zu geldrollenartigen oder klumpigen Gebilden wird durch die Wechselwirkung von bestimmten Plasmaproteinen mit Strukturelementen der Erythrozytenmembran hervorgerufen.

Zusatzinformation

Senkungsbeeinflussende Faktoren. Plasmaproteine, die zu einer erhöhten Senkungsgeschwindigkeit der Erythrozyten führen, werden als **Agglomerine** bezeichnet. Vor allem die Zunahme der Konzentration von normal vorkommenden **Akute-Phase-Proteinen** (▸Kap. 7.2.2), von Fibrinogen in einer Konzentration >10 g/l, von α_2-Makroglobulin (▸Kap. 6.2.2) sowie von IgM (▸Kap. 7.3.2) und das Auftreten von pathologischen, senkungsaktiven Plasmaeiweißen (z. B. Paraproteinen) können eine BSG-Erhöhung verursachen.

Die physiologische Bedeutung des vermehrten Auftretens der Agglomerine bei bestimmten Krankheitsprozessen (z. B. bei Entzündungen oder malignen, gewebedestruierenden Tumoren) beruht darauf, dass diese Eiweiße bei der Eindämmung von entzündlichen Gewebeuntergängen oder bei der Vorbereitung der Wundheilung mitwirken (Gerinnungsförderung durch Fibrinogen, Oxidase-Wirkung von Coeruloplasmin, Anregung der Kollagenbiosynthese durch Haptoglobin-Hämoglobin-Komplexe). Ein Anstieg der Plasmakonzentration von Albumin wirkt dagegen senkungsstabilisierend.

Auch **erythrozytäre Faktoren** sind für die Höhe der Blutkörperchensenkungsgeschwindigkeit von Bedeutung. Abweichungen von der normalen Ruheform erschweren eine Agglomeration ebenso wie Formveränderungen durch entzündungshemmende Pharmaka. Der Anteil der Erythrozyten am Blutvolumen hat ebenfalls einen Einfluss auf die Sedimentationsgeschwindigkeit: Eine Erhöhung des Hämatokritwerts bewirkt eine Verlangsamung der Senkung, ein niedriger Hämatokritwert eine Senkungsbeschleunigung.

In Kürze

- **Erythrozyten** dienen dem O_2- bzw. CO_2-Transport im Blut und der Regulation des pH-Werts. Diese Funktionen sind an den roten Blutfarbstoff, das Hämoglobin (s. u.), gebunden.
- Erythrozyten werden nach der Geburt aus **hämatopoietischen Stammzellen** des roten Knochenmarks (stimuliert durch Erythropoietin, Androgene, Wachstumshormon und Thyroxin) gebildet.
- Erythrozyten sind kernlose, bikonkave Scheiben mit dem mittleren **Durchmesser** von 7,5 µm.
- Bei Frauen findet sich durchschnittlich eine **Erythrozytenkonzentration** von $4{,}6 \cdot 10^{12}$, bei Männern von $5{,}1 \cdot 10^{12}$ pro l Blut.

- Erythrozyten zirkulieren für eine Dauer von 110–120 Tagen in der Blutbahn. Hiernach werden sie durch Phagozytose eliminiert.
- Ein Übertritt von Hämoglobin ins Blutplasma wird als **Hämolyse** bezeichnet.

6.4 Hämoglobin

Der bedeutsamste Funktionsbestandteil der Erythrozyten ist Hämoglobin, der **rote Blutfarbstoff**; er ist sowohl am Sauerstoff- und Kohlendioxidtransport als auch an der Pufferfunktion des Blutes maßgeblich beteiligt.

6.4.1 Aufbau des Hämoglobinmoleküls

Hämoglobin (Hb) ist ein Chromoprotein. Das Molekül besteht aus vier Polypeptidketten mit je einer Farbstoffkomponente, die als **Häm** bezeichnet wird. Die Molekülmasse beträgt etwa 64 500 Da, sodass jeder der vier Grundeinheiten eine Masse von etwa 16 100 Da zukommt. Aufgrund der Tertiär- und Quartärstruktur hat das Hb-Molekül eine annähernd kugelförmige Gestalt, wobei die Hämgruppen in oberflächliche Nischen eingelagert sind (Abb. 6.9).

Die vier gleichartigen **Farbstoffkomponenten** eines Hämoglobinmoleküls enthalten je ein **Protoporphyringerüst** mit **komplex** gebundenem **Eisen** als **Zentralion**, das zweiwertig positiv geladen ist (Abb. 6.10). Jedes Protoporphyringerüst besteht aus vier Pyrrolringen, die über Methinbrücken miteinander verbunden sind und charakteristische Seitenketten tragen. Durch den Einbau des Eisens mit je zwei Haupt- und Nebenvalenzen wird das Protoporphyrin zum Häm.

Auf die **Eiweißkomponente** entfällt der Hauptanteil des Hämoglobins. Beim Hämoglobin des Erwachsenen (**HbA**) liegen zwei α-Polypeptid-Ketten (mit jeweils 141 Aminosäuren) und zwei β-Polypeptid-Ketten (mit jeweils 146 Aminosäuren) in symmetrischer Anordnung vor. Der rote Blutfarbstoff des Feten (**HbF**) unterscheidet sich in der Primärstruktur vom HbA dadurch, dass anstelle der β-Ketten sog. γ-Ketten mit einer anderen Aminosäurensequenz eingebaut sind.

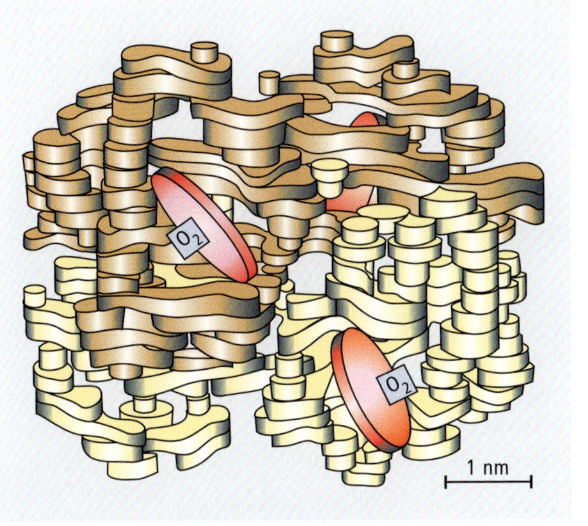

Abb. 6.9 Modell des Hämoglobinmoleküls

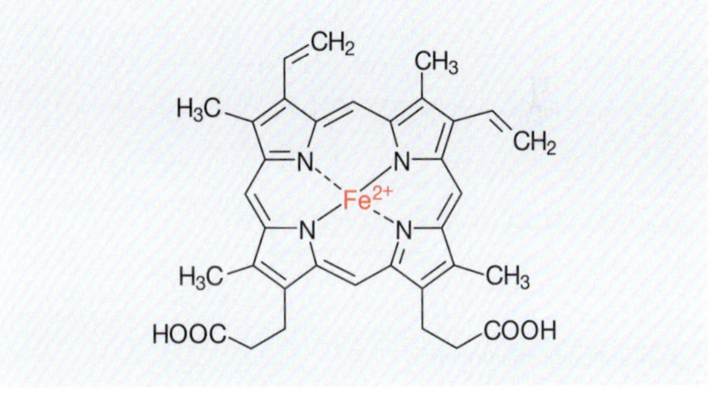

Abb. 6.10 Struktur des Häm

6.4.2 Verbindungen des Hämoglobins

An das zweiwertige Eisen der Hämgruppen kann molekularer Sauerstoff locker koordinativ angelagert werden. Hämoglobin (Hb) geht dabei in **Oxyhämoglobin** (HbO_2) über (Abb. 6.11). Um anzudeuten, dass die O_2-Anlagerung ohne Wertigkeitsänderung erfolgt, bezeichnet man diese Reaktion als **Oxygenierung**; entsprechend ist die O_2-Abspaltung eine **Desoxygenierung**. Ähnlich wie molekularer Sauerstoff kann auch Kohlenmonoxid reversibel und ohne Wertigkeitsänderung des Eisens an das Häm angelagert werden, wobei das Reaktionsprodukt **Kohlenmonoxidhämoglobin** (Carboxyhämoglobin, HbCO) entsteht (Abb. 6.11).

Eine **Oxidation**, bei der das zweiwertige in dreiwertiges Eisen übergeht, führt dagegen zur Bildung von **Methämoglobin** (Hämiglobin, Abb. 6.11), das nicht mehr zum O_2-Transport befähigt ist. Normalerweise liegen nur 0,5–1 % des gesamten Hämoglobins in oxidierter Form vor, da das stets in kleinen Mengen im Organismus gebildete Methämoglobin durch die NADH-abhängige Methämoglobinreduktase reduziert wird. Bei bestimmten Vergiftungen (z. B. mit Nitriten oder Anilin) wird Hämoglobin dagegen in größerem Umfang in Methämoglobin überführt. Sind 20–40 % des Hämoglobins in Methämoglobin umgewandelt, treten Intoxikationssymptome auf (Atemnot, Zyanose); 60–80 % Methämoglobin führen zum Tod.

6.4.3 Spektrale Eigenschaften des Hämoglobins

Die hellrote Farbe des arteriellen Blutes ist dadurch bedingt, dass Oxyhämoglobin das kurzwellige Licht, d. h. den Blauanteil des Spektrums, relativ stärker absorbiert als den langwelligen Rotanteil (Abb. 6.12).

6

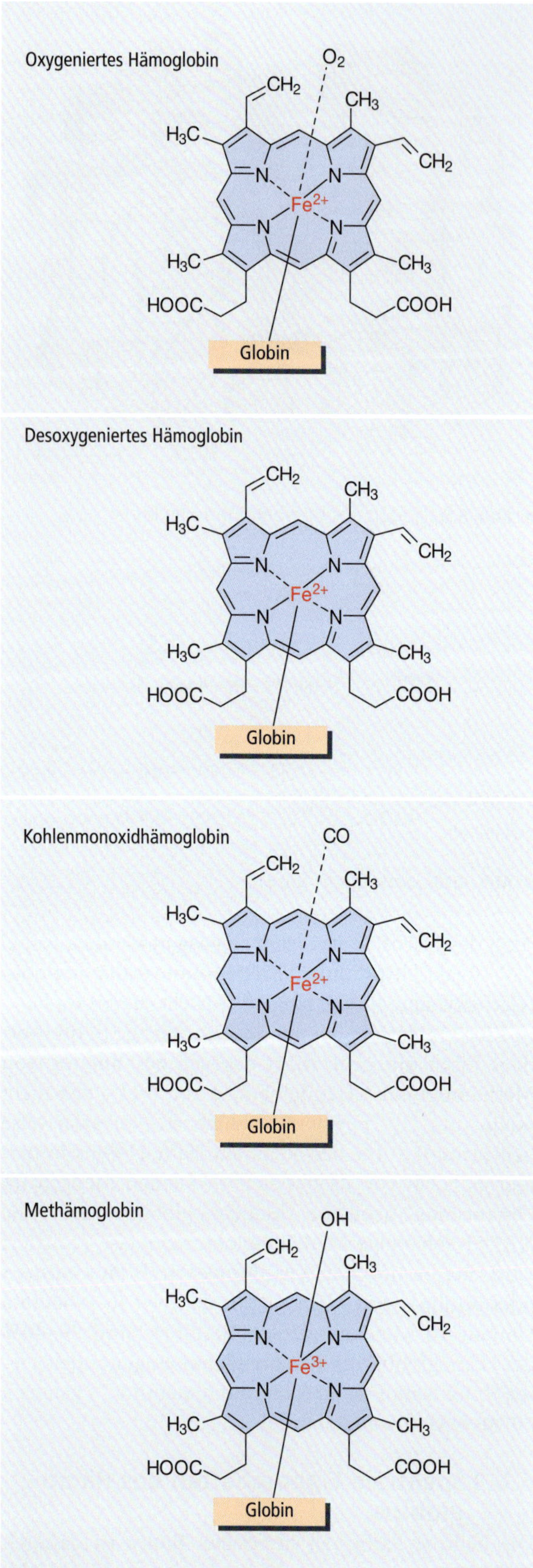

o Abb. 6.11 Charakteristische Verbindungen des Hämoglobins (Fe^{2+}) und Methämoglobins (Fe^{3+})

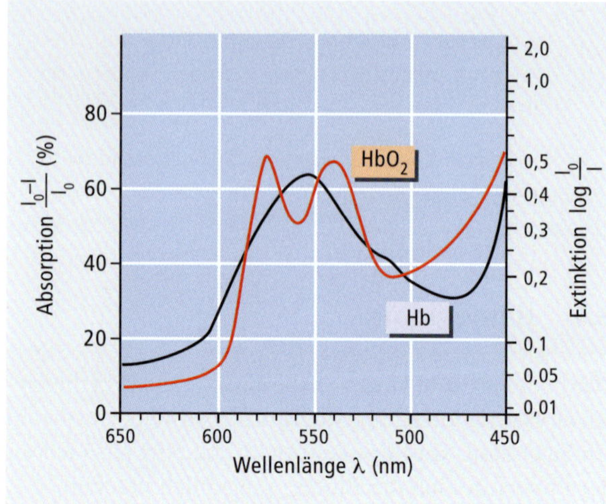

o Abb. 6.12 Absorptionsspektren des Oxyhämoglobins (HbO_2) und des desoxygenierten Hämoglobins (Hb) im sichtbaren Spektralbereich

Außerdem weist das Absorptionsspektrum des Oxyhämoglobins (HbO_2) zwei charakteristische Absorptionsmaxima im gelbgrünen Spektralgebiet ($\lambda = 577$ und $\lambda = 541$ nm) auf. Das desoxygenierte Hämoglobin (Hb) absorbiert Licht im langwelligen Spektralgebiet dagegen etwas stärker und im kurzwelligen Gebiet etwas schwächer als Oxyhämoglobin. Daher erscheint das venöse Blut dunkler und bläulich-rot gefärbt. Bei der Spektralanalyse beobachtet man im gelbgrünen Gebiet ein einziges, breiteres Absorptionsmaximum ($\lambda = 555$ nm). Kirschrotes Kohlenmonoxidhämoglobin (HbCO) hat zwei Absorptionsmaxima bei $\lambda = 570$ nm und $\lambda = 539$ nm.

Die unterschiedlichen spektralen Eigenschaften des Hämoglobins werden zur Bestimmung der relativen O_2-Beladung des Hämoglobins (O_2-Sättigung) in vivo und in vitro sowie zur Identifizierung und Quantifizierung der verschiedenen Hämoglobinderivate genutzt. Ein Routineverfahren zur nichtinvasiven Erfassung der O_2-Sättigung des arteriellen Blutes ist die **Pulsoxymetrie**. Sie dient der Patientenüberwachung auf Intensiv -und Frühgeborenenstationen, während Narkosen u. a.

6.4.4 Hämoglobinkonzentration im Blut und Erythrozyten-Kenngrößen

Hämoglobinkonzentration im Blut. Die Hämoglobinkonzentration (cHb) im Blut beträgt im Mittel beim Mann 158 g/l und bei der Frau 140 g/l. Wie fast alle biologischen Größen unterliegen diese Werte auch beim Gesunden begrenzten Schwankungen (□ Tab. 6.3). Beim Neugeborenen findet man im Mittel einen Wert von 195 g/l, der im ersten Lebensjahr im Durchschnitt auf etwa 115 g/l abfällt, um dann wieder langsam auf den Erwachsenenwert anzusteigen. Ebenso wie beim Feten

Tab. 6.3 Normwerte für den Blutstatus und Kennzeichnung der Funktionszustände bei Unter- oder Überschreiten des Referenzbereichs

Größe	Bezeichnung (Einheit)	Mittelwert	Referenzbereich	Kennzeichnung der	
				Abnahme	Zunahme
Hämatokritwert	Hkt	♂ 0,45	0,41–0,50	Hämodilution	Hämokonzentration
		♀ 0,42	0,36–0,45		
Erythrozytenkonzentration	Z_E (10^6/µl)	♂ 5,1	4,5–5,9	Oligozythämie	Polyglobulie, Polyzythämie
		♀ 4,6	4,1–5,1		
Hämoglobinkonzentration	cHb (g/l)	♂ 158	140–175	Anämie	
		♀ 140	123–153		
Mittl. Erythrozytenvolumen MCV = Hkt/Z_E	MCV (fl)	92	80–96	Mikrozytose	Makrozytose
Mittl. Hb-Konzentration im Erythrozyten MCHC = cHb/Hkt	MCHC (g/l)	335	330–360	–	–
Mittl. Hb-Masse/Ery. MCH = cHb/Z_E	MCH (pg)	31	28–33	Hypochrom	Hyperchrom
Leukozytenkonzentration	Z_L (10^3/µl)	7	4–10	Leukopenie	Leukozytose
Thrombozytenkonzentration	Z_T (10^3/µl)	250	140–360	Thrombozytopenie	Thrombozytose

ist die Hämoglobinkonzentration im Blut von Personen, die sich längere Zeit in großen Höhen (> 3000 m) aufhalten, relativ hoch. Durch diese sinnvolle Anpassung wird trotz verminderten O_2-Angebots die Sauerstoffversorgung der Organe gewährleistet. (In der Regel steigt cHb bei einem Höhengewinn von 2000 m um ca. 1,5 g/dl an.)

Zusatzinformation

Für den normalen Blutstatus gilt folgende nummerische Faustregel:

3 · Z_E (Mio./µl) = cHb (g/dl) und 3 · cHb (g/dl) = Hkt (%).

Erythrozyten-Kenngrößen. Zur Beurteilung der Blutbildung wird eine Reihe errechneter Kenngrößen von Einzelerythrozyten herangezogen (Abb. 6.13):

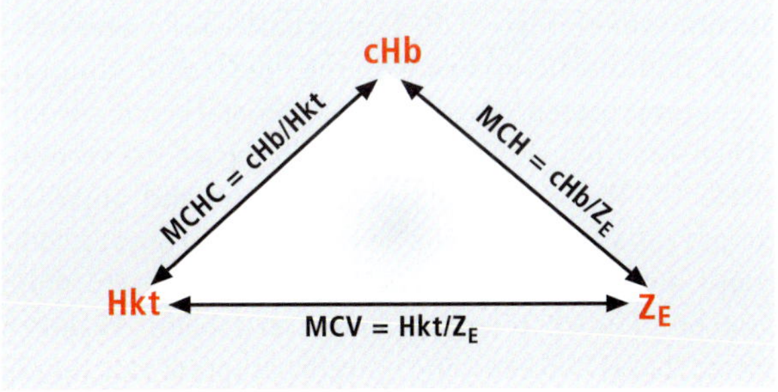

Abb. 6.13 Kenngrößen des sog. roten Blutbilds. Gemessene Größen sind rot, errechnete Parameter schwarz dargestellt

Um die **mittlere korpuskuläre Hämoglobin-Konzentration** (MCHC) zu erhalten, muss cHb durch den Hämatokritwert dividiert werden. Dabei ergibt sich für Männer und Frauen ein Mittelwert von 335 g/l.

Für die Beurteilung der Blutbildung und die Differenzierung von Anämieformen (s. u.) stellt die **mittlere korpuskuläre Hb-Masse** (MCH) eine wichtige diagnostische Größe dar. Sie wird dadurch ermittelt, dass man die Hämoglobinkonzentration (cHb) durch die Erythrozytenzahl (Z_E) im gleichen Blutvolumen dividiert. Normalerweise beträgt der MCH-Wert 31 pg, d. h. $31 \cdot 10^{-12}$ g Hämoglobin sind im Mittel in der einzelnen roten Blutzelle enthalten. Erythrozyten mit normalem MCH-Wert werden als **normochrom** bezeichnet. Bei der Erniedrigung des MCH-Werts spricht man von **hypochromen**, bei der Erhöhung von **hyperchromen** Erythrozyten.

Das **mittlere Erythrozytenvolumen** (MCV) gewinnt man dadurch, dass man den Hämatokritwert durch die Erythrozytenzahl dividiert. Diese Kenngröße erlaubt eine Unterscheidung von **Mikrozytose** und **Makrozytose**.

In Kürze

- **Hämoglobin (Hb)**, ein Chromoprotein, besteht aus vier Polypeptidketten mit je einer Farbstoffkomponente, dem Häm.

6

- Die **Hb-Konzentration** beträgt im Mittel beim Mann 158 g/l und bei der Frau 140 g/l Blut.
- An das zweiwertige Eisen der Hämgruppe kann molekularer O_2 locker koordinativ angelagert werden (**Oxygenation**). Hb geht dabei in Oxyhämoglobin (HbO_2) über.
- Die O_2-Abspaltung im Gewebe bezeichnet man als **Desoxygenierung**.
- Eine **Oxidation** von Hb, bei der 2-wertiges in 3-wertiges Eisen übergeht, führt zur Bildung von **Methämoglobin**, das nicht mehr zum O_2-Transport befähigt ist.
- Zu den **Erythrozyten-Kenngrößen** zählen die mittlere **Hb-Masse** (**MCH** = 31 pg) und das mittlere **Volumen** eines **Erythrozyten** (**MCV** = 92 fl). Beide Parameter dienen zur diagnostischen Differenzierung von Anämien (s. u.).

6.5 Anämien

Definition, Symptome und Einteilung der Anämien. Von einer Anämie („Blutarmut") wird gesprochen, wenn die Hämoglobinkonzentration des Blutes beim Mann < 130 g/l und bei der Frau < 120 g/l ist. Für eine exakte Diagnose der einzelnen Anämieformen (s. u.) müssen neben dem Hämoglobingehalt noch die Erythrozytenzahl und der Hämatokritwert bestimmt werden.

Die allgemeinen Symptome bei allen Anämieformen lassen sich aus dem Hauptkriterium **Hämoglobinmangel** ableiten. Auffällig ist die blasse Farbe der Haut und vor allem die der Schleimhäute. Der reduzierte O_2-Gehalt des arteriellen Blutes führt zu einer anämischen **Gewebehypoxie** (▸Kap. 10.8.2), die nur durch eine Steigerung der Durchblutung kompensiert werden kann. Daher kommt es zu einer starken **Zunahme** der **Herzfrequenz**, welche die Patienten – insbesondere bei körperlicher Belastung – als Herzklopfen empfinden. Auf die Zunahme der Durchblutung sowie gegebenenfalls auf eine Abnahme des Hämatokritwerts, die den Übergang zu turbulenter Strömung begünstigt, ist das oft vom Patienten bemerkte Ohrensausen zurückzuführen. **Schwindel** und Schwarzwerden vor den Augen, insbesondere bei raschem Lagewechsel vom Liegen zum Stehen, sind Ausdruck der mangelhaften Sauerstoffversorgung des Gehirns. Durch die zerebrale Gewebehypoxie wird ferner eine inadäquate Atmungssteigerung ausgelöst, die u. U. das subjektive Gefühl der Atemnot (Dyspnoe, ▸Kap. 10.11.1) hervorrufen kann. Dazu kommt oft eine rasche **Ermüdung** bei **Muskelarbeit**. Neben diesen allgemeinen Symptomen treten bei besonderen Anämieformen noch spezifische Symptome auf.

Die Ausprägung der Symptomatik hängt nicht allein vom Grad der Anämie, sondern auch von der Zeitdauer ihrer Entwicklung ab. Ein sehr langsamer, sich über Monate erstreckender Abfall der Hämoglobinkonzentration wird z. B. auffallend gut vertragen (s. u.).

Aufgrund unterschiedlicher Ätiologie bzw. Pathogenese werden die in ◻Tab. 6.4 aufgelisteten Formen unterschieden.

6.5.1 Blutungsanämien

Anämien als Folge von Blutverlusten nach außen oder innen können akut oder chronisch entstehen, wobei sowohl die Menge als auch die Geschwindigkeit des Blutverlusts für das klinische Bild entscheidend sind.

Akute Blutungsanämie. Bei starken akuten Blutverlusten stehen vor allem Symptome des Volumenmangelschocks (▸Kap. 9.9.9) im Vordergrund. Die Blutungsfolgen und die Restitution des verlorenen Blutvolumens wurden bereits in ▸Kap. 6.1 behandelt. Akute Blutungen führen nicht nur zu einem **Volumenmangel**, der durch Volumenersatzmittel (s. Lehrbücher der Anästhesie und Intensivmedizin) kompensiert werden kann, sondern u. U. bei entsprechenden Erythrozytenverlusten auch zu einer Beeinträchtigung des O_2-Transports im Blut. Aus diesem Grund gilt für die therapeutischen Maßnahmen folgende Faustregel: Bei akuten Blutverlusten ist bei einer Hb-Konzentration < 100 g/l und einem Hämatokritwert unter 30 % die Gabe von Blut bzw. Erythrozytenkonzentraten wünschenswert, bei Werten unter 70 g/l bzw. 20 % immer erforderlich. Anämien durch akute Blutverluste sind in der Regel normochrom.

Chronische Blutungsanämie. Die häufigsten Ursachen chronischer Blutungsanämien sind Blutverluste aus dem Magen-Darm-Trakt (durch Geschwüre, Tumoren) und bei der Frau aus der Gebärmutter (s. u.). Blutungen aus dem Verdauungstrakt treten dabei häufig als sog. **okkulte Blutungen**, d. h. nur mit bestimmten Untersuchungsmethoden (z. B. Hämoccult®-Test) nachweisbare Blutungen, in Erscheinung. Relevante klinische Symptome treten allerdings erst bei stärkeren chronischen Anämien auf, da sich der Körper an die verminderte O_2-Transportfähigkeit des Blutes gut anpassen kann (vor allem über eine Steigerung des Herzzeitvolumens, s. o.): Vielfach wird dabei eine Hb-Konzentration von 60 g/l noch toleriert, sodass erst beim Absinken unter dieses Niveau eine Blutübertragung notwendig ist. Allerdings führen chronische Blutverluste häufig zum Bild der hypochromen Eisenmangelanämie (s. u.).

Tab. 6.4 Einteilung der Anämieformen und zugehörige Veränderungen erythrozytärer Daten. MCV mittleres Erythrozytenvolumen, MCH mittlere korpuskuläre Hb-Masse

Form	Ursachen	MCV	MCH	Retikulozytenzahl
Blutungsanämie				
Akut	Blutverlust(e)	n	n	n
Chronisch		↓	↓	n – (↓)
Störungen der Hämoglobinsynthese				
Eisenmangelanämie	Negative Eisenbilanz	↓	↓	↓
Anämie durch Eisenbereitstellungsstörung	Vermehrte Hepcidin-Freisetzung	↓	↓	↓
Anämie durch Eisentransportstörung	Transferrinmangel	↓	↓	↓
Anämie durch Eisenverwertungsstörung	Enzymdefekte der Hämsynthese	↓	↓	↓
Sichelzellanämie, Thalassämie	Enzymdefekte der Globinsynthese	↓	↓	n – (↑)
Störungen der Erythropoiese				
Megaloblastäre Anämie		↑	↑	↓
▪ Perniziöse Anämie	Vitamin-B_{12}-Mangel			
▪ Folsäuremangelanämie	Folsäuremangel			
Aplastische Anämie	Panmyelopathie, Pharmaka	n	n	↓
Anämie durch Erythropoietinmangel	Niereninsuffizienz	n	n	↓
Hämolytische Anämien				
Korpuskulär		n	n	↑
▪ Sphärozytose, Elliptozytose	Membrandefekte			
▪ Stoffwechselstörungen	Enzymdefekte			
▪ Hämoglobinopathien	Störung der Globinsynthese			
Extrakorpuskulär		n	n	↑
▪ Mechanische Hämolyse	Bsp. Herzklappenprothese			
▪ Toxische Hämolyse	Bsp. Bakterientoxine			
▪ Immunhämolyse	Bsp. Blutgruppenunverträglichkeit			
▪ Mikroorganismenbefall der Erythrozyten	Bsp. Malaria			

n = normal, ↑ = erhöht, ↓ = erniedrigt

6.5.2 Anämien durch Störung der Hämoglobinbildung

Eisenstoffwechsel. Der Gesamteisengehalt des Erwachsenen beträgt etwa 3,5–5 g. Im Hämoglobin sind davon etwa 65–70 %, im Myoglobin ca. 4 %, in eisenhaltigen Enzymen 0,1 % und im sog. Depoteisen (in Ferritin und Hämosiderin) ungefähr 25 % enthalten. Von der in der Nahrung enthaltenen Eisenmenge werden etwa 10–15 % (Abb. 6.14) im Duodenum und oberen Jejunum vorwiegend in Form von zweiwertigem Eisen mittels des divalenten Metall-Transporters 1 (DMT1) absorbiert (s. o.). Diese Menge reicht in der Regel vollständig aus, um den täglichen Eisenverlust von ca. 1 mg beim Mann und 2 mg bei der Frau im gebärfähigen Alter zu ersetzen. Der Hauptanteil des absorbierten Eisens (65–70 %) wird im Knochenmark zur Hämoglobinsynthese verwendet. Die beim Erythrozytenabbau anfallende Eisenmenge von ca. 30 mg

6

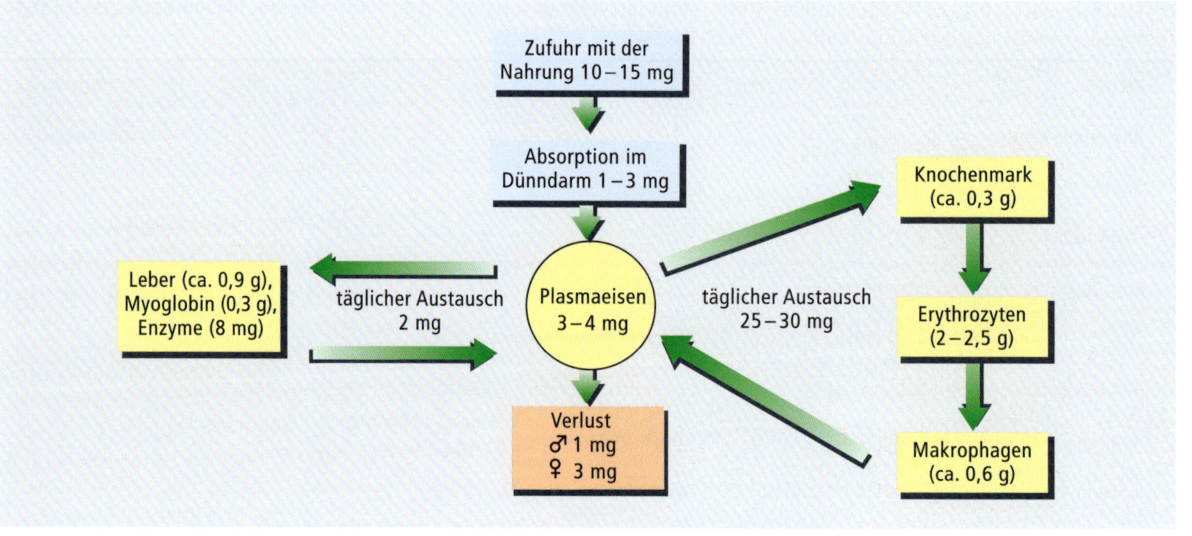

Abb. 6.14 Eisenbestand und täglicher Eisenstoffwechsel in schematischer Darstellung

täglich geht nicht verloren, sondern findet bei der Neubildung von Erythrozyten wieder Verwendung. Insgesamt besitzt der Körper einen beträchtlichen Eisenvorrat von 50 mg/kg Körpergewicht beim Mann und 37 mg/kg bei der Frau, sodass die Ausbildung eines Eisenmangelzustands in der Regel längere Zeit beansprucht.

Eisenmangelanämie. Bei der Eisenmangelanämie, der häufigsten Anämieform, ist – wie bereits aus dem Namen hervorgeht – infolge eines Eisenmangels die Hämoglobinsynthese gestört. Deswegen ist die Hämoglobinkonzentration stärker reduziert als die Erythrozytenzahl. Es handelt sich also um eine **hypochrome mikrozytäre Anämie**.

Ein **Eisenmangel** ist die Folge einer negativen Eisenbilanz, bei welcher der Eisenbedarf nicht bzw. nur unvollständig durch die Eisenabsorption gedeckt werden kann. Ursachen hierfür sind

- **Eisenverluste**, z. B. durch starke Menstruationsblutungen, chronische Blutungen aus dem Magen-Darm-Trakt (bei Geschwüren oder Karzinomen sowie nach Einnahme von Antirheumatika bzw. Antiphlogistika) oder Hämorrhoidalblutungen,
- **ungenügende Eisenzufuhr** im Säuglings- und Kleinkindesalter bei vorwiegender Milch- und Kohlenhydraternährung,
- **erhöhter Eisenbedarf** bei Wachstumsschüben, während der Schwangerschaft und der Laktation,
- **Eisenabsorptionsstörungen** nach Magen- oder Darmresektionen, bei Malabsorption (▸Kap. 12.13.1), chronischen Diarrhöen, entzündlichen oder tumorösen Magen-Darm-Erkrankungen, Mangelernährung und durch absorptionshemmende Substanzen wie Phytat (im Getreide), Oxalat (im Spinat) oder Tetracycline.

Außer den allgemeinen Symptomen treten nur relativ selten spezifische Beschwerden auf. Gelegentlich beobachtet man dünne, brüchige Fingernägel und Mundwinkelrhagaden.

Störungen der Eisenbereitstellung. Bei chronischen Infektionen sowie malignen Tumoren kommt es relativ häufig zu Anämien, die deswegen auch als Infekt- oder Tumoranämien bezeichnet werden. Der Grund hierfür liegt darin, dass bei diesen krankhaften Prozessen – IL-6-vermittelt – die Leber vermehrt **Hepcidin** (▸Kap. 12.8.2) sezerniert, welches das Eisentransportprotein Ferroportin (▸Kap. 12.8.2) in der Darmschleimhaut und in Makrophagen hemmt. Die Folge davon ist eine verminderte Eisenabsorption im Dünndarm und eine erniedrigte Eisenfreisetzung aus Makrophagen.

Anämie durch Störung des Eisentransports. Ursache dieser hypochromen mikrozytären Anämie ist das völlige oder partielle **Fehlen von Transferrin**. Es handelt sich um eine seltene autosomal-rezessiv vererbte Krankheit.

Anämie durch Störung der Eisenverwertung. Bei dieser wiederum hypochromen Anämie, die auch als sideroachrestische oder sideroblastische Anämie bezeichnet wird, kann nicht genügend Eisen in Häm eingebaut werden, obwohl ein ausreichendes Angebot vorliegt. Ursache hierfür sind verschiedene **Enzymdefekte der Hämsynthese** bzw. Enzymhemmungen durch bestimmte Arzneimittel, Alkoholabusus oder Bleivergiftung. Das im Knochenmark nicht verwertbare Eisen wird häufig in parenchymatösen Organen (z. B. in der Leber) und im mononukleären Phagozyten-System abgelagert.

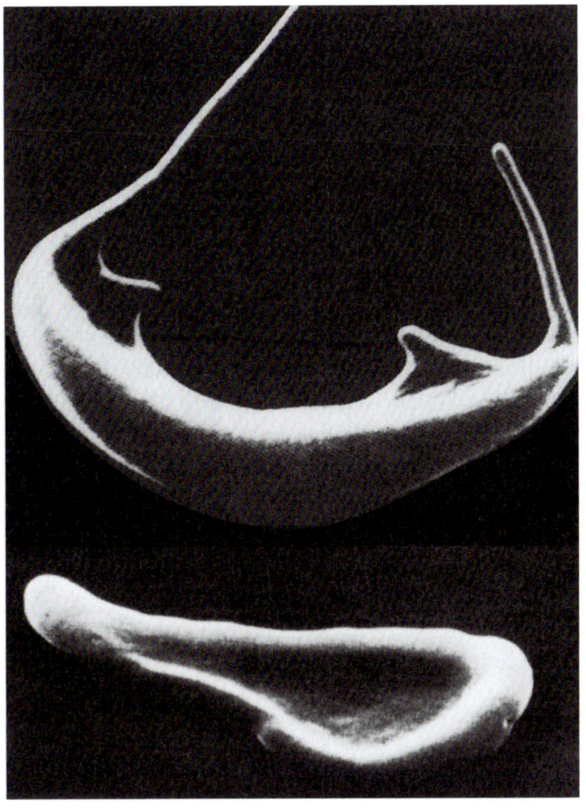

o Abb. 6.15 Formänderung der Erythrozyten bei Sichelzellanämie (**oben**) und Thalassämien (**unten**). Nach Bessis

Hämoglobinopathien. Zu den Anämien aufgrund von Störungen der Hämoglobinsynthese gehören die Sichelzellanämie und die Thalassämie. In beiden Fällen handelt es sich um **Enzymdefekte der Globinsynthese**.

Die autosomal-rezessiv vererbte **Sichelzellanämie** kommt vor allem in den Malariagebieten Afrikas und Asiens sowie bei Afroamerikanern vor. Die Störung liegt in einer Änderung der Aminosäurensequenz in der β-Kette des Hämoglobins, wobei ein Glutamin- durch einen Valinrest ersetzt (**HbS**) ist. Nur bei homozygoter Anlage – der HbS-Anteil beträgt dabei 75–100 % des gesamten Hämoglobins – wird die Krankheit manifest.

Die klinischen Symptome beruhen auf der intravasalen Umwandlung von Erythrozyten in Sichelzellen (o Abb. 6.15), zu der es bei Sauerstoffmangel und Abfall des pH-Werts kommt. Die Sichelzellbildung aufgrund einer Polymerisation von HbS verschlechtert die Fließeigenschaften des Blutes; durch die verlangsamte Zirkulation fallen der venöse Sauerstoffpartialdruck und der pH-Wert weiter ab (circulus vitiosus!), schließlich tritt eine Stase des Blutes auf. Durch die Zirkulationsstörungen und die dadurch bedingten „Mikroinfarkte“ sind die Patienten hochgradig gefährdet; die wenigsten erreichen das Erwachsenenalter.

Thalassämien sind meist autosomal-rezessiv vererbte hypochrom-mikrozytäre Anämien, die vor allem im Mittelmeergebiet sowie in Indien und Südostasien vorkommen und auf Störungen der Synthese von Polypeptidketten des Hämoglobins beruhen. o Abb. 6.15 zeigt die hierbei auftretende Formanomalie der roten Blutzellen. Bei der (seltenen) α-Thalassämie ist die Synthese der α-Ketten, bei der (häufigeren) β-Thalassämie die Synthese der β-Ketten gestört. Unter klinischen Gesichtspunkten unterscheidet man ferner die schwere homozygote (**Thalassaemia major**) und die leichteren heterozygoten Formen (**Thalassaemia minor** und **minima**). Die Thalassaemia major beginnt bereits im ersten bis zweiten Lebensjahr mit Blässe, starker Milz- und später auch Lebervergrößerung; die körperliche Entwicklung ist gestört. Unbehandelt, d. h. ohne regelmäßige Bluttransfusionen sterben die meisten Patienten schon im Kindesalter. Die heterozygoten Formen verlaufen dagegen symptomarm; die Lebenserwartung ist wenig beeinträchtigt.

6.5.3 Anämien durch Störung der Erythropoiese

Megaloblastäre Anämien. Die megaloblastären Anämien beruhen in den meisten Fällen auf einer gestörten Entwicklung der Erythrozyten infolge eines **Mangels** an **Vitamin B_{12}** oder **Folsäure** (▸ Kap. 11.2.1). Beide Vitamine sind an der Synthese der Desoxyribonucleinsäure in unreifen Knochenmarkszellen beteiligt und beeinflussen die Zellteilung. Ihr Mangel führt daher zu einer **DNA-Synthesestörung** und damit zu einer Verzögerung bei der Teilung der Stammzellen im Rahmen der Erythrozytenentwicklung im Knochenmark. Dabei entstehen Riesenformen der Vorstufenzellen (**Megaloblasten**), die der Erkrankung ihren Namen gegeben haben. Bei einer derartig gestörten Entwicklung werden große Erythrozyten in verminderter Zahl an das strömende Blut abgegeben. Ferner treten starke Formanomalien der Erythrozyten (Poikilozytose) auf. Die Zellen sind stärker als normal mit Hämoglobin beladen, sodass es sich um eine **makrozytäre, hyperchrome Anämie** handelt.

Die wichtigste Form der megaloblastären Anämien ist die **perniziöse Anämie** (Perniziosa, Morbus Biermer), die durch einen lang dauernden Vitamin-B_{12}-Mangel entsteht. Vitamin B_{12} ist ausschließlich in Nahrungsmitteln tierischen Ursprungs, in Fleisch, Leber, Eiern, Milch und Käse, enthalten. Vorbedingung für die Absorption von Vitamin B_{12} im unteren Dünndarm (Ileum) ist das Vorhandensein des sog. Intrinsic-Faktors, eines Glykoproteins, das in der Magenschleimhaut gebildet wird (▸ Kap. 12.3.5; Vitamin B_{12} selbst wird als Extrinsic-Faktor bezeichnet). Nach der Absorption wird Vitamin B_{12}, gebunden an Transcobalamin im Blutplasma, zum Knochenmark und zur Leber transportiert. Der tägliche Bedarf an Vitamin B_{12} beträgt lediglich 5 µg, während im Depot der Leber

1–3 mg gespeichert sind. Dieser reichliche Vorrat macht es verständlich, dass nach Unterbrechung der Vitamin-B_{12}-Absorption zwei bis fünf Jahre vergehen können, bis sich eine megaloblastäre Anämie entwickelt.

Die „klassische" perniziöse Anämie beruht auf einer chronischen Entzündung der Magenschleimhaut. Die entzündlich atrophische Schleimhaut sezerniert weder Salzsäure noch den Intrinsic-Faktor. Bei der Mehrzahl der Patienten können Antikörper gegen die Belegzellen der Magenschleimhaut oder gegen den Intrinsic-Faktor nachgewiesen werden.

Als weitere Ursachen für eine verminderte Vitamin-B_{12}-Absorption und für die Entstehung einer megaloblastären Anämie kommen auch eine totale Magenresektion und Malabsorptionssyndrome bei Ileumerkrankungen (M. Crohn, ▸Kap. 12.13.3) infrage. Vitamin-B_{12}-Mangel kann ferner bei einem Befall mit dem Fischbandwurm auftreten, der das Vitamin aufnimmt, bevor es im Ileum zur Absorption kommt. Eine ungenügende orale Zufuhr von Vitamin B_{12} stellt eine äußerst seltene Ursache für eine megaloblastäre Anämie dar, die nur bei strengen Veganern beobachtet wird.

Als Symptome der megaloblastären Anämie treten Blässe, Gelbfärbung der Haut infolge des Bilirubin-Anstiegs im Serum (verkürzte Erythrozytenlebensdauer), Störungen der Darmschleimhaut (Durchfälle), Zungenbrennen und andere typische Anämiesymptome auf. Weiterhin werden relativ häufig neurologische Veränderungen beobachtet (u. a. Parästhesien, ▸Kap. 19.5.4), die Ausdruck einer Degeneration der Markscheiden der Hinter- und Seitenstränge des Rückenmarks sind (funikuläre Myelose). Letztere geht auf eine gestörte Methioninsynthese aus Homocystein und die dadurch reduzierte Phospholipidsynthese zurück. Unbehandelt führt die perniziöse Anämie zum Tod.

Neben der Vitamin-B_{12}-Mangelanämie ist eine weitere megaloblastäre Anämie bekannt, die auf **Folsäuremangel** beruht. Folsäure, die zu den Vitaminen der B-Gruppe gerechnet wird, findet sich in Nahrungsmitteln pflanzlichen Ursprungs und in der Leber. Sie ist sehr thermolabil, was ihren niedrigen Gehalt im Büchsengemüse erklärt. Durchgekochtes Gemüse ist praktisch folsäurefrei. Der Tagesbedarf an Folsäure liegt beim Erwachsenen bei 0,3 mg. Das Depot in der Leber ist nicht sehr groß und reicht nur zur Deckung des Bedarfs für 2–4 Monate aus.

Megaloblastäre Anämien infolge Folsäuremangels werden bei schwerem Alkoholabusus und auch bei Personen beobachtet, die weder frisches Obst noch frisches Gemüse essen. Als weitere Ursachen kommen infrage: schwere intestinale Absorptionsstörungen, vermehrter Folsäureverbrauch in der Schwangerschaft und medikamentöse Behandlung mit Folsäureantagonisten (z. B. Methotrexat).

Patienten, bei denen ein Folsäuremangel besteht, zeigen mit Ausnahme der allgemeinen Anämiezeichen und einer gelb-blassen Haut keine spezifischen, insbesondere keine neurologischen Symptome.

Aplastische Anämien. Diese Anämieformen beruhen auf einem **Defekt der Proliferation pluripotenter Stammzellen** (Panmyelopathie). Die Zahl der Normoblasten im Knochenmark ist in der Regel verringert bzw. ihre Reifung verzögert; das Blutbild zeigt häufig eine Panzytopenie (Verringerung sämtlicher Blutzellen), Retikulozyten fehlen.

Etwa der Hälfte der Fälle liegt eine Schädigung des Knochenmarks durch Pharmaka (z. B. Zytostatika, Sulfonamide, Chloramphenicol), sonstige chemische Substanzen (z. B. aromatische Kohlenwasserstoffe), ionisierende Strahlen oder Virusinfekte zugrunde. Angeborene Formen sind selten.

Die Patienten leiden an Leistungsschwäche, Blutungsbereitschaft und Infektanfälligkeit. Die meisten von ihnen sterben relativ bald nach Diagnosestellung.

Anämie durch Erythropoietinmangel. Bei fast allen schweren Anämien ist die Erythropoietinkonzentration im Plasma aufgrund einer reaktiv gesteigerten Erythropoietinsynthese erhöht. Nur bei der renalen Anämie (▸Kap. 13.7.10) nimmt die Erythropoietinkonzentration ab, da die peritubulären Fibroblasten bei fortschreitender Niereninsuffizienz dieses für die Erythropoiese notwendige Glykoprotein nur unzureichend produzieren. Die Anämie wird also durch die Nierenerkrankung verursacht.

6.5.4 Hämolytische Anämien

Hämolytische Anämien treten vor allem bei herabgesetzter Deformierbarkeit der Erythrozytenmembran, einer Zunahme der Viskosität des Zytosols oder gestörter Pumpfunktion der Zellmembran durch ATP-Mangel auf. Daraus resultiert eine verkürzte Lebensdauer der Erythrozyten aufgrund intravasaler Lyse oder verstärkten Abbaus im mononukleären Phagozytensystem. Da ein normales Knochenmark in der Lage ist, bei Bedarf seine Leistung um das 10-Fache zu steigern, wird eine hämolytische Anämie erst dann manifest, wenn der gesteigerte Erythrozytenzerfall vom Knochenmark nicht mehr ausgeglichen werden kann.

Infolge der Hämolyse und des dadurch erhöhten Hämoglobinabbaus steigen die Hämoglobin-, Bilirubin- und Eisenspiegel im Plasma an. Stercobilinogen und Stercobilin werden vermehrt im Stuhl, Urobilinogen bzw. Urobilin vermehrt mit dem Urin ausgeschieden. Im peripheren Blutbild beobachtet man eine Zunahme der Retikulozytenzahl, im Knochenmark eine gesteigerte Erythrozytenneubildung. Bei den Patienten fällt neben der anämiebedingten Blässe eine

Gelbfärbung der Haut und Schleimhäute (Ikterus, ▸Kap. 12.15.3) auf.

Bei schwerer akuter Hämolyse kommt es zu Hyperkaliämie, Hämoglobinausscheidung im Urin (Hämoglobinurie durch Überschreitung der Bindungskapazität des Haptoglobins für freies Hämoglobin) und Fieber.

Die hämolytischen Anämien werden in

- korpuskulär (zellulär) und
- extrakorpuskulär (extrazellulär)

bedingte Formen eingeteilt. Aus der Vielzahl dieser Anämieformen sollen hier nur die wichtigsten aufgeführt werden.

Korpuskulär bedingte Formen. Pathogenetisch liegt diesen Anämien ein Defekt in der Erythrozytenmembran, im Erythrozytenstoffwechsel (Enzymdefekt) oder in der Hämoglobinsynthese zugrunde. Sie sind zumeist angeboren, sehr selten erworben.

Die häufigste korpuskuläre hämolytische Anämie in Mitteleuropa ist die **Sphärozytose**, bei der ein Funktionsdefekt des Spektrins oder Ankyrins an der Innenseite der Erythrozytenmembran nachgewiesen ist. Die Erythrozyten sind kugelförmig, zeigen eine Anisozytose und eine deutlich erniedrigte osmotische Resistenz. Infolge ihrer herabgesetzten Verformbarkeit werden Sphärozyten verstärkt in der Milz abgefangen und zerstört. Durch eine operative Entfernung der zumeist vergrößerten Milz lässt sich die Lebensdauer der Sphärozyten weitgehend normalisieren und die Anämie vermindern. Die autosomal-dominant vererbte Krankheit ist in der Regel durch eine normochrome Anämie und wegen des gesteigerten Hämoglobinabbaus durch das Auftreten eines Ikterus (Gelbsucht) charakterisiert.

Membrandefekte werden auch bei anderen erblichen hämolytischen Anämien beschrieben. Bei der durch einen Spektrindefekt hervorgerufenen **Elliptozytose** treten elliptische, bei der **Stomatozytose** napfförmige und bei der **Akanthozytose** stachelige Erythrozytenformen auf.

Weitere Anämieformen beruhen auf Enzymdefekten, die vorwiegend die Glykolyse und den Pentosephosphat-Zyklus betreffen und zu einer verminderten ATP-Bereitstellung für die Membranpumpen führen. Der häufigste Defekt bei der Glykolyse ist der **Pyruvatkinase-Mangel**, der mit einer mehr oder weniger ausgeprägten hämolytischen Anämie einhergeht. Häufigster Enzymdefekt im **Hexosemonophosphatshunt** mit weit über 100 Mio. Genträgern ist der **Glucose-6-Phosphat-Dehydrogenase-Mangel**, der eine Störung des Pentosephosphat-Zyklus und damit auch des Glutathion-Stoffwechsels (▸Kap. 6.3.4) zur Folge hat, sodass Membranlipide und Enzyme nicht mehr vor Oxidationsschäden geschützt sind. Betroffen sind insbesondere Bewohner des Mittelmeerraums und der Tropen. Die Enzymstörung führt allerdings oft erst unter der Einwirkung von bestimmten Medikamenten (Sulfonamiden, Antimalariamitteln) oder nach dem Genuss bestimmter Hülsenfrüchte (z. B. von Favabohnen) zu ausgeprägten Hämolysen. Charakteristisch ist dabei eine Präzipitation des Hämoglobins, die zur Ausbildung der sog. Heinz-Innenkörper führt.

Zusatzinformation

Eine korpuskuläre hämolytische Anämie kann auch bei der (seltenen) kongenitalen **erythropoietischen Porphyrie** auftreten. Diese zählt zur Gruppe der autosomal-dominant vererbten Störungen der Hämsynthese, die normalerweise in acht enzymvermittelten Teilschritten abläuft, wobei jeder Einzelschritt von einem genetischen Defekt betroffen sein kann. Bei den Porphyrien häufen sich Zwischenprodukte der Hämsynthese im gesamten Organismus, bevorzugt im Knochenmark und in der Leber, an und werden mit dem (unter Lichteinfluss sich rot verfärbenden) Urin bzw. Stuhl ausgeschieden. Nach Verlauf und Symptomatik werden akute und chronische Porphyrien unterschieden. Wegen der starken Strahlenabsorption bei 400 nm führt die Ablagerung von Porphyrinen in der Haut häufig zu einer „Lichtüberempfindlichkeit" (**Photodermatose**) und u. U. zu schweren Schäden (Blasenbildung, Nekrosen) in den lichtexponierten Hautarealen. Diese Schäden werden auf eine gesteigerte Bildung von reaktiven O_2-Spezies (▸Kap. 10.8.2) und einer damit verbundenen Peroxidation von Membranlipiden und zytosolischen Proteinen bei UV-Bestrahlung der Porphyrine zurückgeführt.

Die einzig erworbene korpuskulär bedingte Anämie ist die **paroxysmale nächtliche Hämoglobinurie**. Sie wird durch Komplementaktivierung ausgelöst und geht ursächlich auf eine erworbene X-chromosomale Genmutation pluripotenter hämatopoietischer Stammzellen zurück.

Extrakorpuskulär bedingte Formen. Die extrakorpuskulär bedingten hämolytischen Anämien, die stets erworben sind, entstehen vor allem durch Einwirkung von Toxinen, Mikroorganismen, chemischen Substanzen oder Immunprozessen.

Toxische bzw. **chemische Hämolysen** treten bei Vergiftungen mit Blei, Arsen und Schwefelwasserstoff, aromatischen Kohlenwasserstoffen, Nitroverbindungen, Aminen sowie Phallolysinen der Knollenblätterpilze und bestimmten Schlangengiften auf. Durch Blei werden die Mitochondrien und Ribosomen der Erythrozytenvorstufen geschädigt und die Hämsynthese in den Erythroblasten gehemmt.

Zu den durch **Mikroorganismen ausgelösten Formen** gehört die hämolytische Anämie bei Malaria. Bei dieser Erkrankung befallen die Malaria-Plasmodien die Erythrozyten, vermehren sich in diesen und werden nach Zerstörung der Erythrozytenmembran freigesetzt.

6

Bei Gasbrand-, Streptokokken-, Kolibakterien- und Cholera-Infektionen können Erregertoxine ebenfalls hämolytische Anämien auslösen.

Etwa 10 % der hämolytischen Anämien sind **immunhämolytische Anämien**, d. h. sie werden durch Antigen-Antikörper-Reaktionen (▸Kap. 7.3.2) ausgelöst. Man unterteilt diese hämolytischen Anämien nochmals in Blutgruppenantikörper-vermittelte, autoimmunhämolytische und medikamentös-immunhämolytische Anämien.

Blutgruppenantikörper-vermittelte hämolytische Anämien treten nach Transfusion gruppenfremder Erythrozyten (Transfusionszwischenfällen) sowie beim Morbus haemolyticus neonatorum durch diaplazentare Übertragung von Antikörpern der Mutter auf den Feten (z. B. von einer rh-negativen Mutter auf einen Rh-positiven Feten, ▸Kap. 7.7.2) auf.

Autoimmunhämolytische Anämien entstehen durch gegen (körpereigene) Erythrozyten gerichtete Autoantikörper. Aufgrund des thermischen Verhaltens unterscheidet man Wärme- und Kälte-Autoantikörper. Wärmeantikörper (IgG) weisen ein Wirkungsoptimum bei 37 °C, Kälteantikörper (vor allem IgM) erst bei tieferen Temperaturen auf.

Medikamentös bedingte immunhämolytische Anämien können durch eine Reihe von Arzneistoffen ausgelöst werden. Die Bindung eines solchen Wirkstoffs an Plasmaeiweißkörper führt gelegentlich zu Immunreaktionen, die sich gegen die Erythrozyten richten. Hierzu zählen u. a. Penicillin G, Chinin und p-Aminosalicylsäure.

Mechanische Hämolysen können durch künstliche Herzklappen, Gefäßprothesen sowie maschinelle extrakorporale Blutzirkulation verursacht sein oder nach anstrengenden, lang dauernden Läufen oder Märschen (Marschhämoglobinurie) auftreten.

In Kürze

- Eine **Anämie** liegt vor, wenn die Hämoglobinkonzentration beim Mann 130 g/l, bei der Frau 120 g/l unterschreitet.
- Die **Einteilung** der **Anämien**, den MCV- und MCH-Werten entsprechend, erlaubt eine Unterscheidung von hypochrom-mikrozytären (MCH ↓, MCV ↓), normochrom-normozytären (MCH, MCV normal) und hyperchrom-makrozytären Anämien (MCH ↑, MCV ↑).
- Anämien können durch kongenitale Defekte und/oder durch (weit häufiger) erworbene Störungen verursacht sein.
- Zu den **kongenitalen Störungen** rechnet man angeborene Membran- und Enzymdefekte der Erythrozyten sowie Hämoglobinopathien.
- Zu den **erworbenen Störungen** zählen akute und chronische Blutungen, Eisenmangel, vermehrte Hepcidin-Freisetzung durch die Leber bei chronischen Infektionen und Tumorerkrankungen, Vitamin-B_{12}- und Folsäuremangel, Knochenmarksschädigungen, Erythropoietinmangel, Hämolyse u. a.

6.6 Polyzythämie und Polyglobulie

Im Gegensatz zu den Anämien sind bei diesen Krankheitsformen die absolute Erythrozytenzahl, der Hämatokritwert und meist auch die Hämoglobinkonzentration über die Obergrenze des Referenzbereichs erhöht. Man unterscheidet zwischen der

- Polycythaemia vera und
- Polyglobulie.

Polycythaemia vera. Bei dieser seltenen Krankheit handelt es sich infolge einer Mutation im JAK2-Gen um eine Störung der pluripotenten myeloischen Stammzellen mit erhöhter Erythrozytenproduktion (myeloproliferative Erkrankung); auch der Erythrozytenabbau ist entsprechend gesteigert. Neben der Erythropoiese nehmen häufig die Leukozyten- und Thrombozytenbildung zu, die Gesamtblutmenge ist erhöht. Wegen des z. T. extrem erhöhten Hämatokritwerts und der damit verbundenen Zunahme der Blutviskosität stehen Durchblutungsprobleme (Zunahme der Herzarbeit, Thrombosen, Infarkte) bei dieser Erkrankung im Vordergrund. Die Milz ist wegen des gesteigerten Erythrozytenabbaus vergrößert (Splenomegalie). Infolge des erhöhten Zellumsatzes nimmt die Harnsäurekonzentration im Plasma zu (Gichtgefahr).

Polyglobulie. Bei den **hypoxischen Formen**, verursacht durch Herzfehler, chronische Lungenerkrankungen, Aufenthalt in größeren Höhen oder HbCO-Bildung bei starken Rauchern, löst der Sauerstoffmangel eine vermehrte Erythropoietinbildung und damit eine gesteigerte Erythropoiese aus. Den **nicht-hypoxischen Formen** liegen hormonelle Störungen (z. B. Cortisolüberproduktion), paraneoplastische Erythropoietinbildung bei Nierenkarzinomen oder verschiedene andere Ursachen zugrunde.

Auch bei der Polyglobulie wirkt sich klinisch die erhöhte Blutviskosität (▸Kap. 9.2) ungünstig aus. Die Haut- und Schleimhautfarbe ist blaurot (Zyanose,

▸Kap. 10.11.1), die Patienten klagen häufig über Kopfschmerzen, Juckreiz, Ohrensausen und Herzbeschwerden. Wegen der verschlechterten Fließeigenschaften des Blutes besteht ebenfalls eine gesteigerte Thrombosegefahr.

In Kürze

- Bei der **Polyzythaemia vera** handelt es sich um eine autonome Proliferation aller Blutzellen, vor allem der Erythrozyten.
- Eine **Polyglobulie** tritt als Folge einer gesteigerten endogenen Erythropoietinsekretion (hypoxiebedingt, bei bestimmten Nierenerkrankungen) auf. Sie zeichnet sich durch erhöhte Erythrozyten- und Hämoglobinkonzentrationen sowie Hämatokritwerte aus.
- Leitsymptom beider Veränderungen ist die **Zunahme** der **Blutviskosität** und **Verschlechterung der Fließeigenschaften.**

6.7 Leukozyten

Die weißen Blutkörperchen (Leukozyten) sind kernhaltige Zellen, die nach morphologischen und funktionellen Gesichtspunkten in Granulozyten, Lymphozyten und Monozyten unterteilt werden. Sie erfüllen unterschiedliche Aufgaben im Dienst der Abwehrfunktionen des Organismus.

6.7.1 Leukozytenkonzentration und Differenzialblutbild

Leukozytenkonzentration. Im Mittel sind 7000 Leukozyten in 1 µl Blut enthalten. In Abhängigkeit von der Tageszeit und dem Funktionszustand des Organismus variiert jedoch die normale Leukozytenkonzentration in weiten Grenzen (4000–10 000/µl). Bei diesen Angaben ist zu berücksichtigen, dass nur ein kleiner Anteil (ca. 5 %) der im Körper vorhandenen Leukozyten vorübergehend im Blut zirkuliert. Der überwiegende Teil dieser Zellen befindet sich im Knochenmark sowie in Geweben und Organen, in denen sie spezielle Aufgaben erfüllen.

Differenzialblutbild. Nach entsprechender Anfärbung (Pappenheim-Färbung) lassen sich die Untergruppen der Leukozyten in einem Blutausstrich differenzieren, wobei die Form der Zellen und ihrer Kerne sowie die unterschiedliche Farbaufnahme der zytoplasmatischen Granula als Kriterien herangezogen werden (○Abb. 6.16). Man bestimmt dabei den relativen Anteil der einzelnen Zellarten für jeweils 100 Leukozyten oder ganzzahlige Vielfache hiervon. In □Tab. 6.5 sind die Referenzbereiche für die absoluten und relativen Leukozytenzahlen des sog. **Leukozyten-Differenzialblutbilds** des Erwachsenen angegeben.

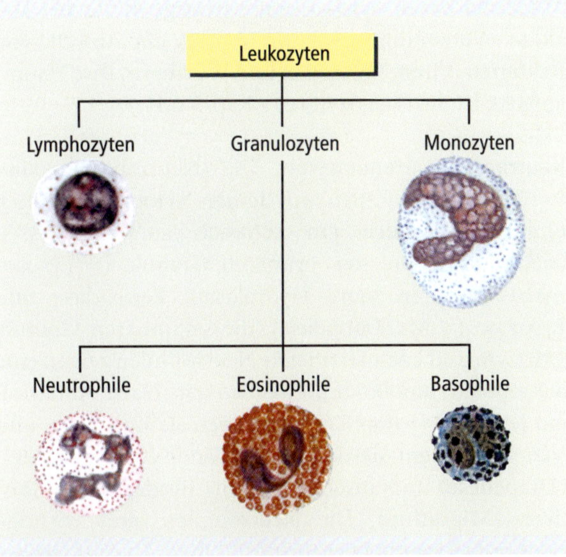

○ **Abb. 6.16** Unterteilung der Leukozyten in Gruppen und Untergruppen

□ **Tab. 6.5** Leukozyten-Differenzialblutbild bei Erwachsenen (Referenzbereiche)

Differenzialblutbild	Relativ (%)	Anzahl/µl
Neutrophile Granulozyten	55–70	2000–7700
▪ Segmentkernige	50–66	1900–7000
▪ Stabkernige	4–5	100–700
Eosinophile Granulozyten	2–5	80–450
Basophile Granulozyten	≤1	≤100
Lymphozyten	25–45	1000–4600
Monozyten	2–8	80–800

6.7.2 Granulozyten

Die polymorphkernigen Granulozyten entstehen aus einer allen Blutzellen gemeinsamen **pluripotenten Stammzelle**, aus der unter dem Einfluss von Wachstumsfaktoren (u. a. IL-3, CSF, ▸Kap. 6.7.6) innerhalb eines Tages **myeloisch** determinierte **Stammzellen** und später **granulopoietisch** determinierte **Vorläuferzellen** (colony forming unit cells, CFU-Zellen) entstehen (○Abb. 6.6). Aus diesen gehen dann über verschiedene Differenzierungsstufen im Reifungspool nach etwa 10 Tagen die funktionstüchtigen neutrophilen, eosinophilen und basophilen Granulozyten hervor.

Granulozyten spielen eine wichtige Rolle bei der akuten Entzündungsreaktion und bei der Abwehr von Bakterien, Viren, Protozoen und Würmern. Ihre Hauptaufgabe ist die Phagozytose (▸Kap. 5.6.1).

Neutrophile Granulozyten. Die Neutrophilen sind 9–12 µm große Zellen mit feinen zytoplasmatischen Granula, die sich nur schwach anfärben lassen (○Abb. 6.16). Die sog. primären Granula (= Lysosomen) enthalten saure Hydrolasen, Peroxidase und Lysozym (= Muraminidase), die sekundären Granula Lysozym und Lactoferrin. Die Neutrophilen zeigen eine ausgeprägte amöboide Beweglichkeit. Nach Adhäsion am Endothel (▸Kap. 5.6.1) verlassen sie Kapillaren und Venolen, indem sie durch die Wände hindurchtreten (**Diapedese**) und anschließend ins Bindegewebe wandern (**Migration**). Die Neutrophilen sind wichtige Funktionsträger bei der unspezifischen Abwehr (▸Kap. 7.2.1), da sie Fremdmaterial, Gewebetrümmer und Krankheitserreger in großem Ausmaß phagozytieren können. Bei Aktivierung setzen diese Zellen Leukotriene, Prostaglandine (○Abb. 5.5) und reaktive O_2-Spezies frei, die an der Entzündungsreaktion beteiligt sind.

Neutrophile Granulozyten haben einen Anteil von über 90 % der im Blut zirkulierenden Granulozyten. Bald nach Eintritt in die Blutbahn verlassen die Zellen wieder das Blut (durchschnittliche Verweildauer etwa 8 Stunden) und gelangen zu ihrem „Einsatzort" im Gewebe, u. a. in die Schleimhäute des Atmungs-, Verdauungs- oder Urogenitaltrakts. Die Lebensdauer der Neutrophilen außerhalb des Knochenmarks beträgt nur 4–5 Tage.

Eosinophile Granulozyten. Etwa 2–5 % der Granulozyten im Blut sind Eosinophile. Sie sind etwas größer als die Neutrophilen (Durchmesser: 10–15 µm) und enthalten im Zytoplasma relativ große Granula, die sich mit dem sauren Farbstoff Eosin intensiv rot anfärben (○Abb. 6.16), woher ihr Name stammt. Die Eosinophilen sind ebenfalls amöboid beweglich. Sie können Antigen-Antikörper-Komplexe (▸Kap. 7.3.2), artfremdes Eiweiß und Mikroorganismen phagozytieren und mittels der in den Granula enthaltenen proteolytischen Enzyme abbauen.

Die Zahl der Eosinophilen im Blut verändert sich in einer ausgeprägten **Tagesrhythmik**: Am frühen Morgen liegt sie wesentlich niedriger, um Mitternacht deutlich höher, als es dem 24-Stunden-Mittelwert entspricht. Die Abnahme der Eosinophilen am frühen Morgen steht im Zusammenhang mit dem Anstieg der Glucocorticoidkonzentration im Blut. Umgekehrt führt eine Hemmung der Glucocorticoidausschüttung zu einem Anstieg der Eosinophilen.

Basophile Granulozyten. Die Basophilen sind die kleinsten (Durchmesser: 8–11 µm) und zahlenmäßig seltensten Granulozyten im zirkulierenden Blut. Ihre groben Granula färben sich mit basischen Farbstoffen tief blau-schwarz an (○Abb. 6.16). Sie sezernieren Heparin, Histamin und Proteasen. Bei bakteriellen Infektionen geben sie Zytokine, z. B. TNF-α, IL-4, IL-6 und INF-γ ab. Die Mastzellen der Gewebe lassen sich häufig funktionell nicht von den Basophilen abgrenzen.

6.7.3 Lymphozyten

Wie die Granulozyten stellen auch die Lymphozyten eine heterogene Zellpopulation dar. Neben kleinen Lymphozyten mit einem Durchmesser von 7–10 µm (B- und T-Lymphozyten, ▸Kap. 7.2.3, ▸Kap. 7.2.4) kommen im Blut seltener auch größere, granulierte Zellen (Durchmesser: 11–16 µm) vor, die als **natürliche Killerzellen** (NK-Zellen) bezeichnet werden (▸Kap. 7.2.1). Die Lymphozyten spielen eine zentrale Rolle bei den spezifischen Abwehrfunktionen des Organismus (▸Kap. 7.3).

Bildung und Lebensdauer der Lymphozyten. Auch die Lymphozyten stammen von den pluripotenten Stammzellen des Knochenmarks ab. Während die anderen Zelltypen zum Wachstum und zur weiteren Differenzierung hier verbleiben, wandert – in Abweichung von der Regel – nach ersten determinierenden Reifungsschritten im Knochenmark ein Teil der Vorläuferzellen, nämlich die Vorläufer der T-Lymphozyten, in den Thymus zur weiteren Ausreifung ein. Nach Ausreifung und Prägung im Knochenmark und Thymus, den sog. primären lymphatischen Organen (▸Kap. 7.3.1), besiedeln die Lymphozyten die sekundären lymphatischen Organe (Milz, Tonsillen, Lymphknoten, Lymphfollikel, ▸Kap. 7.3.1).

Weniger als 1 % aller gebildeten Lymphozyten zirkuliert in der Blutbahn, wo trotzdem ihr Anteil an der Gesamt-Leukozytenzahl beim Erwachsenen 25–45 %, bei Säuglingen und Kleinkindern sogar 50–70 % beträgt. Nach der Lebensdauer lassen sich zwei Gruppen unterscheiden: kurzlebige Lymphozyten mit einer Lebensdauer bis zu etwa 8 Tagen und langlebige Lymphozyten, die viele Jahre alt werden können.

6.7.4 Monozyten

Die Monozyten sind die größten Blutzellen (Durchmesser: 12–20 µm). Ihr Zytoplasma enthält feinste Granula. Der Zellkern ist groß, häufig nierenförmig, manchmal gelappt und liegt oft etwas exzentrisch (○Abb. 6.16). Die Monozyten stammen wie die polymorphkernigen Granulozyten von **myeloisch determinierten Stammzellen** ab (▸Kap. 6.3.2) und reifen im Knochenmark zu funktionsfähigen Zellen heran (○Abb. 6.6). Letztere gelangen in den Blutkreislauf, wandern nach kurzer Zeit in die Gewebe aus und wandeln sich dort in **Makrophagen** um. Während der Differenzierungsphase exprimieren sie ein breites Arsenal an Oberflächenrezeptoren und sekretorischen Substanzen, das sie zu vielfältigen Aufgaben prädestiniert. Im Vordergrund ihrer Funktion stehen die Phagozytose (▸Kap. 7.2.1) und die Beteiligung an spezifischen Abwehrvorgängen. Bei diesen Aufgaben bedienen sie sich einer Vielzahl (> 100) sezernierter Wirksubstanzen, die in ihrer Umgebung eine parakrine Wirkung entfalten (▸Kap. 16.1.1).

6.7.5 Zytokine

Die bereits mehrfach erwähnten hämatopoietischen Wachstumsfaktoren gehören zur Gruppe der Zytokine, von denen derzeit nahezu 150 bekannt sind. Diese Polypeptide bzw. Proteine werden von einer Vielzahl von Zellen produziert und wirken nach Bindung an membranständige Rezeptoren auf unterschiedliche Zielzellen. Redundanz der Zytokin-sezernierenden Zellen sowie im Zytokin-Wirkungsspektrum beugt Störungen einzelner Komponenten vor (◘ Tab. 6.6). Außer als Wachstumsfaktoren regulieren Zytokine u. a. die Aktivierung von Immunzellen, beteiligen sich an Entzündungsvorgängen (einschließlich der Fiebererzeugung) und wirken als chemotaktische Faktoren. Man unterscheidet 6 Hauptgruppen:

- Interleukine (IL),
- Interferone (INF),
- Tumornekrosefaktoren (TNF),
- Wachstumsfaktoren,
- Hämatopoietine (hämatopoietische Wachstumsfaktoren) und
- Chemokine (chemotaktische Substanzen).

◘ **Tab. 6.6** Übersicht über die wichtigsten Zytokine[1]

Name	Herkunft (Auswahl)	Hauptwirkungen und Zielzellen (Auswahl)
Interleukine[2] (IL)		
IL-1	Makrophagen, Fibroblasten	Aktivierung von T-Lymphozyten und Makrophagen, Akute-Phase-Reaktion, Fiebererzeugung, Entzündungsmediator, Chemotaxis von Neutrophilen
IL-2	TH-Zellen	Aktivierung von Makrophagen, Proliferation von T-, B- und NK-Zellen
IL-3	T-Zellen, Thymusepithel	Stimulation der frühen Hämatopoiese, Differenzierung von Eosinophilen
IL-4	TH2-Zellen, Mastzellen	B-Zell-Aktivierung, TH1-Suppression, Klassenwechsel zu IgE, antiinflammatorisches Zytokin
IL-5	TH2-Zellen, Mastzellen	Proliferation und Aktivierung von Eosinophilen, Differenzierung von B-Zellen, Steigerung der IgA-Synthese durch Plasmazellen
Il-6	Makrophagen, TH2-Zellen, Endothelzellen	Aktivierung und Differenzierung von Lymphozyten, Akute-Phase-Reaktion, Fiebererzeugung, Schmerzsensibilisierung, proinflammatorisches Zytokin
IL-7	Knochenmark- und Thymus-Stromazellen	Differenzierung von B- und T-Lymphozyten
IL-8	Makrophagen, T-Zellen	Aktivierung und Chemotaxis von Neutrophilen
IL-9	TH2-Zellen	Proliferation von Mastzellen und Erythrozytenvorstufen, Aktivierung von T-Zellen
IL-10	Makrophagen, T-Lymphozyten	Hemmung von TH-Zellen und Makrophagen, Aktivierung von B- und NK-Zellen, antiinflammatorisches Zytokin
IL-11	Knochenmark-Stromazellen	Stimulation der Hämatopoiese, Reifung von Megakaryozyten
Il-12	Makrophagen, dendritische Zellen	Proliferation und Ausreifung von TH1- und NK-Zellen
IL-13	TH2-Zellen	Klassenwechsel zu IgE, Suppression von TH1-Zellen, Proliferation und Differenzierung von B-Zellen
IL-14	T-Zellen	Proliferation und Differenzierung von B-Zellen

6

Tab. 6.6 Übersicht über die wichtigsten Zytokine[1] (Fortsetzung)

Name	Herkunft (Auswahl)	Hauptwirkungen und Zielzellen (Auswahl)
IL-15	Makrophagen	Proliferation und Aktivierung von Lymphozyten
IL-16	Mastzellen, T-Zellen, Makrophagen	Chemotaxis von Monozyten und Eosinophilen
IL-17	TH17-Zellen	Rekrutierung und Aktivierung von Neutrophilen, Entzündungsmediator
IL-18	Makrophagen, von-Kupffer-Zellen	Produktion von INF-γ durch T- und NK-Zellen
IL-19	Makrophagen	Produktion von IL-6 und TNF-α durch Monozyten
IL-20	Monozyten, TH1-Zellen	Stimulation der TNF-α-Produktion, Proliferation von Keratinozyten
Il-21	TH2-Zellen	Lymphozytenproliferation
Il-22	NK-Zellen	Bildung von Akute-Phase-Proteinen und proinflammatorischen Faktoren
IL-23	Dendritische Zellen	Proliferation von TH17-Zellen
IL-27	Monozyten, Makrophagen, dendritische Zellen	Expression von IL-12-Rezeptoren auf T-Zellen
Interferone (INF)		
INF-α	Makrophagen, Lymphozyten	Antivirale Wirkung, T-Zell-Stimulation, Verstärkung der MHC-Klasse-I-Expression
INF-β	Fibroblasten, dendritische Zellen	Antivirale Wirkung, T-Zell-Stimulation, Verstärkung der MHC-Klasse-I-Expression
INF-γ	T-Zellen, NK-Zellen, Makrophagen	Differenzierung und Aktivierung von Lymphozyten, Makrophagenaktivierung, Klassenwechsel zu IgG, Verstärkung der MHC-II-Expression
Tumornekrosefaktoren (TNF)		
TNF-α (Kachektin)	Makrophagen, Lymphozyten, NK-Zellen	Entzündungsmediator, Akute-Phase-Reaktion, Fieberinduktion, Kachexie
TNF-β (Lymphotoxin)	T-Zellen, B-Zellen	Synthesesteigerung anderer Zytokine, Aktivierung von Neutrophilen, Endothelzellaktivierung
RANKL (RANK-Ligand)	Osteoblasten	Differenzierung und Aktivierung von Osteoklasten, Knochenabbau
Wachstumsfaktoren (GF)		
TGF-β (transformierender GF)	Aktivierte T-Zellen, Makrophagen	Proliferation und Differenzierung mesenchymaler Zellen, Angiogenese, Stimulation der IgA-Produktion, Suppression von TH1- und TH2-Zellen sowie von Makrophagen, Klassenwechsel zu IgA
EGF (epidermaler GF)	Makrophagen	Proliferation und Differenzierung von Epithelzellen, Wundheilung
IGF (Insulin-ähnlicher GF)	Leberzellen	Prä- und postnatales Längenwachstum
FGF (Fibroblasten-GF)	Fibroblasten	Proliferation und Differenzierung vieler Zellarten, Angiogenese
PDGF (Plättchen-GF)	Thrombozyten.	Proliferation und Migration mesenchymaler Zellen, Angiogenese

Tab. 6.6 Übersicht über die wichtigsten Zytokine[1] (Fortsetzung)

Name	Herkunft (Auswahl)	Hauptwirkungen und Zielzellen (Auswahl)
VEGF (endothelialer GF)	Hypoxische Zellen	Vasculogenese, Angiogenese, Wundheilung
HGF (hepatischer GF)	Mesenchymzellen	Proliferation von Leber- und Epithelzellen
NGF (Nerven-GF)	Schwann-Zellen, T-Zellen	Wachstum und Differenzierung von sensorischen und sympathischen Neuronen
Hämatopoietine		
SCF (Stammzellfaktor)	Knochenmark-Stromazellen, Fibroblasten	Proliferation hämatopoietischer Stammzellen
G-CSF (CSF = Kolonie-stimulierender Faktor	Makrophagen, Fibroblasten	Proliferation von Vorläuferzellen der Hämatopoiese, Differenzierung von Neutrophilen
GM-CSF	T-Zellen, Makrophagen	Proliferation der myeloischen Zellreihe, Differenzierung von dendritischen Zellen
M-CSF	Knochenmark-Stromazellen, Fibroblasten	Proliferation von Monozytenvorstufen
EPO (Erythropoietin)	Niere, Leber	Wachstumsfaktor der Erythropoiese
TPO (Thrombopoietin)	Niere, Leber	Wachstumsfaktor von Megakaryozyten
Chemokine		
CC-Familie	Makrophagen, T-Zellen	Rekrutierung und Migration von Makrophagen und T-Zellen
CXC-Familie	Makrophagen, Fibroblasten	Rekrutierung und Migration von Neutrophilen
C-Familie	T- und NK-Zellen	Rekrutierung und Migration von Lymphozyten

[1] Zytokine sind Protein-Mediatoren, die auf parakrinen, endokrinen oder autokrinen Wegen in Zielzellen Rezeptor-vermittelt spezifische Wirkungen ausüben. Von stimulierten Lymphozyten synthetisierte Zytokine bezeichnet man auch als Lymphokine, die von stimulierten Makrophagen bzw. Monozyten gebildeten Mediatoren auch als Monokine

[2] Von derzeit 35 bekannten sind nicht alle aufgelistet

6.7.6 Pathologische Veränderungen der Leukozytenzahl

Bei einem Anstieg der Gesamtzahl der Leukozyten über 10 000/µl Blut spricht man von einer Leukozytose, bei Werten unter 4000/µl von einer Leukopenie. Die Veränderungen betreffen überwiegend die neutrophilen Granulozyten.

Leukozytose. Eine neutrophile Leukozytose (**Neutrophilie**) findet man vor allem bei akuten bakteriellen Infektionen, Entzündungen und Gewebeuntergängen, ferner bei schweren Intoxikationen, bei Urämie und diabetischem Koma, beim Morbus Cushing (▸Kap. 16.6.5), in der Gravidität, bei ausgeprägtem Stress sowie bei Patienten mit schnell wachsenden malignen Tumoren.

Einen selektiven Anstieg der eosinophilen Leukozyten (**Eosinophilie**) beobachtet man besonders bei allergischen Reaktionen (▸Kap. 7.3), Parasitenbefall (z. B. mit Wurmlarven), im Ausheilungsstadium von bestimmten Infektionskrankheiten und bei Autoimmunerkrankungen.

Eine Vermehrung der Basophilen (**Basophilie**) tritt manchmal bei Überempfindlichkeitsreaktionen, bei Parasitenbefall und bei Erkrankungen mit erhöhten Blutfettwerten auf.

Viruskrankheiten (z. B. Röteln) und bestimmte bakterielle Infektionen (z. B. Keuchhusten) lösen einen Anstieg der Lymphozyten im Blut aus (**Lymphozytose**).

Leukopenie. Leukopenien, bei denen es sich meist um **Neutropenien** (Abnahme der neutrophilen Leukozyten) handelt, verlaufen vielfach stumm, d. h. ohne klinische Symptome. Erst wenn die Zellzahl unter 800 pro µl Blut absinkt, liegt eine ausgeprägte Infektionsgefahr vor. Leukopenien beruhen entweder auf einer Knochenmarksstörung und/oder auf einer verkürzten Überlebenszeit der Leukozyten in der Blutbahn. Dosisabhängige **toxische Leukopenien** können durch ionisierende Strahlen, Zytostatika oder Benzol (Knochenmarksschädigung), weitgehend dosisunabhängige **allergische Leukopenien** durch zahlreiche Medikamente (z. B. Analgetika bzw. Antiphlogistika) ausgelöst werden. Dabei liegt sowohl eine Knochenmarksstörung als auch ein beschleunigter Abbau vor. Leukopenien findet man ferner nach bestimmten Infektionen (postinfektiös) und bei bestimmten Milzerkrankungen (z. B. Hypersplenismus, Erkrankungen mit begleitender Milzvergrößerung).

Lymphopenien können im Rahmen von malignen Lymphomen (z. B. bei der Lymphogranulomatose, bei Non-Hodgkin-Lymphomen, s. u.) oder beim Cushing-Syndrom (▸Kap. 16.6.5) auftreten.

Agranulozytose. Die seltene Agranulozytose, d. h. die sehr starke Verminderung oder das Fehlen von Granulozyten im Blut, kann durch bestimmte Arzneimittel (z. B. Clozapin, Metamizol) ausgelöst werden. Sie ist charakterisiert durch die Trias: hohes Fieber, abrupten Abfall oder Fehlen der Granulozyten sowie Schleimhautnekrosen (als Folge der fehlenden Abwehr) und führt unbehandelt häufig zum Tod. Mit den Wachstumsfaktoren G-CSF oder GM-CSF (◘Tab. 6.6) gibt es jetzt eine bedeutsame Therapiemöglichkeit.

6.7.7 Leukämien (Leukosen)

Leukämien sind Erkrankungen des leukozytären Systems, die sich klinisch wie maligne Tumoren verhalten. Die unkontrollierte Wucherung eines abnormen Zellklons der Leukopoiese hat zur Folge, dass die Abwehrfunktion des Organismus gestört ist (Infektanfälligkeit, schlechte Wundheilung). Die Zahl der weißen Blutzellen ist zwar vielfach erhöht, doch gibt es auch Leukämien mit normalen oder sogar verminderten Leukozytenzahlen im zirkulierenden Blut (**sub-** oder **aleukämische Leukämien**).

Durch die unkontrollierte Wucherung des leukozytären Systems werden häufig auch die Erythropoiese und die Thrombopoiese in Mitleidenschaft gezogen. Die Folge sind Anämie und gesteigerte Blutungsbereitschaft (hämorrhagische Diathese, ▸Kap. 6.8.6).

Nach dem Krankheitsverlauf und der betroffenen Zellart unterscheidet man vier Hauptformen (Prozentangaben für das Erwachsenenalter):

- akut-myeloische (ca. 28 % im Erwachsenenalter),
- akut-lymphatische (ca. 17 %),
- chronisch-myeloische (ca. 22 %) und
- chronisch-lymphatische Leukämien (ca. 33 %).

Wie bei anderen bösartigen Tumoren werden verschiedene Leukämie-Ursachen diskutiert: Viren (z. B. HTL-Retroviren bei der akut-lymphatischen Leukämie vom T-Zell-Typ, EBV beim Burkitt-Lymphom), ionisierende Strahlen (sprunghaftes Ansteigen der Leukämiehäufigkeit in Hiroshima und Nagasaki nach dem Abwurf der Atombomben 1945 sowie dem Reaktorunglück in Tschernobyl 1986) und bestimmte chemische Stoffe (z. B. Benzol, alkylierende Zytostatika). Genetische Faktoren haben ebenfalls eine ätiologische Bedeutung, denn bei Trisomie 21 (Down-Syndrom, ▸Kap. 5.8.1) ist das Auftreten einer akuten Leukämie 10-fach häufiger als in der Normalbevölkerung.

Akute Leukämien. Eine akute Leukämie ist durch eine neoplastische Transformation und klonale Proliferation einer einzigen hämatopoietischen Stammzelle charakterisiert. Der entartete Zellklon proliferiert unkontrolliert, zeigt Störungen in der Zelldifferenzierung und -funktion und wird ins Blut ausgeschwemmt.

Akut-myeloische Leukämien (AML) treten bevorzugt im Erwachsenenalter auf. Mithilfe von zytochemischen Methoden lassen sich mehrere Untergruppen unterscheiden (M0–M7).

Alle Formen beginnen häufig – ähnlich wie eine schwere Infektionskrankheit – mit plötzlichem Fieber und Schüttelfrost sowie Ulzerationen im Mundbereich. Später kommen eine deutliche Anämie, Müdigkeit, Infektanfälligkeit und Blutungsbereitschaft (hämorrhagische Diathese) mit Haut- und Zahnfleischbluten hinzu, weil die leukämischen Zellen die normale Hämatopoiese der anderen Zellpopulationen im Knochenmark unterdrücken. Andererseits können akute Leukämien zunächst auch schleichend mit unklaren Symptomen beginnen. Dabei ist die klinische Symptomatik von den beteiligten Zelltypen meist unabhängig. Das Blutbild weist neben unreifen Formen ausgereifte Zellen auf; dagegen fehlen verschiedene Zwischenstufen (sog. Hiatus leucaemicus).

Auch durch maligne Entartung des erythropoietischen Systems können leukämieartige Erkrankungen auftreten (**Erythroleukämie**). Sie zeigen klinisch eine weitgehende Ähnlichkeit mit einer AML und sind dadurch charakterisiert, dass neben entarteten kernhaltigen Erythrozytenvorstufen Myeloblasten im Blut auftreten. Wegen der extramedullären Zellbildung sind Leber und Milz häufig vergrößert.

Akut-lymphatische Leukämien (ALL, Lymphoblasten-Leukämien) sind vor allem Erkrankungen des frühen Kindesalters. Aufgrund immunologischer Kriterien lassen sich drei Subtypen unterscheiden (L1–L3).

Etwa 50 % der Patienten mit ALL zeigen Lymphknotenvergrößerungen sowie eine Hepato- und Splenomegalie (s. u.) aufgrund der Infiltration durch leukämische Zellen.

Chronische Leukämien. Bei den chronischen Leukämien beobachtet man neben uncharakteristischen Allgemeinbeschwerden infolge des langsamen Verlaufs vor allem Organveränderungen, z. B. ausgeprägte Milz- und Lebervergrößerungen (Spleno- und Hepatomegalie) aufgrund der extramedullären Blutzellbildung sowie Vergrößerung der Lymphknoten. Die dabei auftretende Anämie ist Folge einer Störung der Erythropoiese durch Knochenmarksinfiltration. Thrombopenien treten bei chronischen Leukämien erst spät auf. Wegen der ungenügenden Zahl von zur Phagozytose befähigten Granulozyten oder wegen eines Antikörpermangelsyndroms bei den lymphatischen Leukämien besteht die Gefahr schwerer Infektionen, von deren Auftreten die Prognose weitgehend abhängt.

Die **chronisch-myeloische Leukämie** (CML) wird wie die akute Form durch die maligne Transformation einer einzigen Stammzelle ausgelöst. Das typische Differenzialblutbild ist durch ein Nebeneinander aller Reifungsstufen der weißen Blutzellen gekennzeichnet. Erste Krankheitszeichen sind häufig Leber- und/oder Milzvergrößerung sowie eine Blutungsneigung. Bei Leukozytenkonzentrationen über 300 000/μl Blut sind Störungen der Mikrozirkulation zu erwarten. Der hohe Zellumsatz kann zur Hyperurikämie (▸Kap. 11.9) führen. Eine ausgeprägte Infektanfälligkeit fehlt, da die Phagozytosefähigkeit der Zellen bei CML nicht wesentlich eingeschränkt ist. Nach einem mehrjährigen Krankheitsverlauf ist das Finalstadium häufig durch eine vermehrte Ausschwemmung von Myeloblasten charakterisiert, die im Blut bis auf einen Anteil von 60–80 % ansteigen können („Blastenschub").

In ca. 90 % der Fälle von CML findet man das sog. **Philadelphia-Chromosom** in allen myeloischen Zellen. Hierbei handelt es sich um eine reziproke Gentranslokation zwischen dem langen Arm des Chromosoms 9 und dem langen Arm des Chromosoms 22.

Zusatzinformation

Abzugrenzen von der CML ist ein anderes Krankheitsbild, die **Osteomyelofibrose** (Osteomyelosklerose), bei der ebenfalls regelmäßig unreife Zellen der Erythropoiese bzw. Leukopoiese im Blut vorkommen und die Symptomatik der CML ähnlich ist (Leber- und Milzvergrößerung, Blutungsneigung). Im Gegensatz zur CML handelt es sich um eine Verödung (Fibrose) des Knochenmarks unklarer Genese mit extramedullärer Blutbildung.

Die **chronisch-lymphatische Leukämie** (CLL) ist die häufigste Leukämieform. Sie zählt zu den niedrig-malignen Non-Hodgkin-Lymphomen (s. u.) und ist durch eine starke klonale Vermehrung von immun-inkompetenten B-Lymphozyten in Lymphknoten, Milz, Leber und anderen Organen gekennzeichnet. Hieraus resultieren entsprechende Organvergrößerungen. Fast immer ist auch das Knochenmark diffus infiltriert. Es handelt sich um eine Krankheit des höheren Lebensalters, die zu häufigen Infekten (infolge Antikörpermangels), Anämie und Blutungsneigung führt.

6.7.8 Maligne Lymphome

Die malignen Lymphome, die bösartige Erkrankungen des lymphoretikulären Gewebes darstellen, entstehen durch eine unkontrollierte klonale Expansion. Sie sind relativ häufig und machen etwa 5 % aller malignen Erkrankungen aus. Man unterteilt sie in Hodgkin- (ca. 30 %) und Non-Hodgkin-Lymphome (ca. 70 %). Von den Krankheitsprozessen sind zunächst die lymphatischen Organe, d. h. vor allem Lymphknoten und Milz, später auch andere Organe (z. B. Leber, Knochenmark) betroffen.

Am **Hodgkin-Lymphom** (Morbus Hodgkin, Lymphogranulomatose), einem monoklonalen B-Zell-Lymphom, erkranken jährlich 3 von 100 000 Menschen. Ein erster Häufigkeitsgipfel liegt zwischen dem 20. und 35. Lebensjahr, ein zweiter jenseits des 60. Lebensjahres. Der Morbus Hodgkin ist eine chronische, fortschreitende Erkrankung, die durch die Ausbildung entzündlich-granulomatöser Herde und einer damit verbundenen Verdrängung normaler Gewebe gekennzeichnet ist. Die Krankheit hat unbehandelt eine ungünstige Prognose, spricht aber meist gut auf eine Chemotherapie an. Die Ätiologie ist unbekannt, eine Virusbeteiligung als Kofaktor (z. B. durch Epstein-Barr-Virus, EBV) wird diskutiert. Klinisch finden sich beim Morbus Hodgkin zunächst häufig schmerzlose Vergrößerungen der Lymphknoten im Halsbereich und Mediastinum, ohne dass das Allgemeinbefinden beeinträchtigt ist. Bei anderen Patienten steht primär ein starker, nicht zu erklärender Juckreiz im Vordergrund. Etwa zwei Drittel aller Patienten weisen eine geringe bis mittelstarke Milz- und etwa die Hälfte eine Lebervergrößerung auf. Allgemeinsymptome sind rezidivierende Fieberschübe, nächtliches Schwitzen, Gewichtsverlust, Abwehrschwäche sowie eine Beschleunigung der Blutkörperchensenkungsgeschwindigkeit. Der Befall von Knochen kann schwere Schmerzzustände auslösen. Charakteristisch ist, dass ein allerdings nur kleiner Anteil der Patienten wenige Minuten nach der Einnahme selbst kleiner

6

Alkoholmengen Schmerzen in den lymphogranulomatösen Herden empfindet.

Die **Non-Hodgkin-Lymphome** umfassen zahlreiche klonale maligne Erkrankungen des Immunsystems, die von pathologisch veränderten B- (ca. 80 %) oder T-Lymphozyten (ca. 20 %) ausgehen. Im Gegensatz zum Morbus Hodgkin zeigen sie ein leukämisches Blutbild.

Zu dieser Gruppe rechnet man u. a. folgende **B-Zell-Lymphome** mit relativ niedrigem Malignitätsgrad:

- CLL vom B-Zell-Typ (s. o.),
- Haarzell-Leukämie (Haarzellen = B-Lymphozyten mit zarten Zytoplasmaausläufern),
- lympho-plasmozytoides Immunozytom (Morbus Waldenström),
- plasmozytisches Lymphom (multiples Myelom und solitäres Plasmozytom),
- MALT-Lymphom (MALT, ▸Kap. 7.3.1) und
- Mantelzell-Lymphom.

Zu den hochmalignen Lymphomen, die sich aus dem **T-Zell-System** entwickeln, zählen u. a. das

- immunoblastische Lymphom,
- lymphoblastische Lymphom,
- großzellige T-Zell-Lymphom und
- follikuläre T-Zell-Lymphom.

In Kürze

- Die **weißen Blutkörperchen (Leukozyten)** werden nach morphologischen und funktionellen Gesichtspunkten in Granulozyten, Lymphozyten und Monozyten unterteilt. Sie erfüllen unterschiedliche Aufgaben im Dienste der Abwehr (▸Kap. 7).
- Das Blut eines gesunden Erwachsenen enthält 4000–10 000 Leukozyten/µl.
- Von den im Blut zirkulierenden Leukozyten sind im Mittel 60 % Granulozyten (56 % Neutrophile, 3 % Eosinophile und <1 % Basophile), 35 % Lymphozyten und 5 % Monozyten (**Differenzialblutbild**).
- Die polymorphkernigen **Granulozyten** spielen eine zentrale Rolle bei der akuten Entzündungsreaktion und der Abwehr von Mikroorganismen. Ihre Hauptaufgabe ist die Phagozytose.
- **Lymphozyten** vermitteln die zelluläre und humorale Immunantwort (▸Kap. 7),
- **Monozyten** zeigen die höchste Phagozytoseaktivität, sind Zytokinproduzenten und beteiligen sich an spezifischen Abwehrvorgängen (▸Kap. 7).
- **Zytokine** sind Protein-Mediatoren, die auf para-, auto- und endokrinen Wegen in Zielzellen Rezeptor-vermittelt spezifische Wirkungen ausüben.
- Eine Erhöhung der Leukozytenkonzentration (>10 000/µl) wird als **Leukozytose**, eine Verminderung (<3500/µl) als **Leukopenie** bezeichnet.
- Bei Granulozytenkonzentrationen <500/µl Blut spricht man von einer **Agranulozytose**; sie geht mit einer ausgeprägten Abwehrschwäche einher.
- **Leukämien** sind maligne Erkrankungen des Leukozyten-Systems. In Abhängigkeit von der Differenzierungsrichtung unterscheidet man **myeloische** von **lymphatischen Leukämien**. Nach dem Krankheitsverlauf erfolgt eine weitere Einteilung in **akute** und **chronische Leukämien**.
- Leukämiezellen sind meistens nicht ausdifferenziert und demnach nicht in der Lage, ihre physiologischen Funktionen (z. B. Abwehr bakterieller Infektionen) zu erfüllen.
- **Maligne Lymphome** sind bösartige Erkrankungen des lymphoretikulären Gewebes. Man unterteilt sie in **Non-Hodgkin-** und **Hodgkin-Lymphome**.

6.8 Thrombozyten und Hämostase

Defekte kleiner Gefäße mit Beteiligung des Endothels erfordern eine schnelle Abdeckung der betroffenen Stelle bzw. den Verschluss der Gefäße. Der Abdichtung der Läsion dienen verschiedene Schritte der **Hämostase** (Blutstillung). Die daran beteiligten Komponenten sind die Thrombozyten, Gefäßwandreaktionen und plasmatische Gerinnungsfaktoren.

6.8.1 Thrombozyten

Inaktive Thrombozyten (Blutplättchen) sind linsenförmige, kernlose Scheibchen mit einem Längsdurchmesser von 1,5–4 µm und einer Dicke von 0,5–2 µm. Sie entstehen im Knochenmark durch „Abschnürung" aus dem Zytoplasma von Knochenmarksriesenzellen (**Megakaryozyten**). Diese stammen wie die Granulozyten von **myeloisch determinierten Stammzellen** ab (▸Kap. 6.3.2) und reifen im Knochenmark über Vorläuferzellen unter dem Einfluss von Interleukin-3 und Thrombopoietin (◘Tab. 6.6) zu funktionsfähigen Zellen heran.

Im Blut des Gesunden finden sich normalerweise 140 000–400 000 Thrombozyten/µl. Ihre Lebensdauer beträgt 8–12 Tage. Ein wichtiges Speicherorgan für

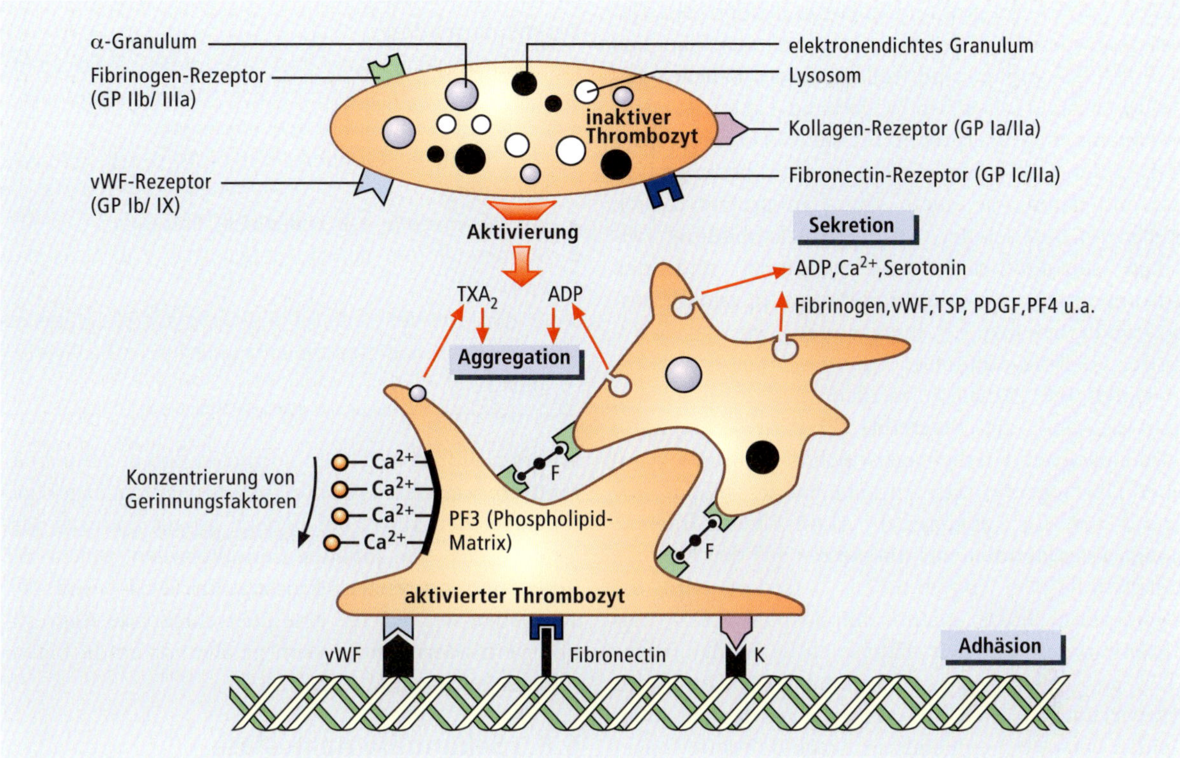

Abb. 6.17 Funktion der Thrombozyten bei der Hämostase: Adhäsion an subendotheliale Strukturen, reversible Plättchenaggregation (Aneinanderlagerung von Plättchen), Ausbildung eines irreversiblen Thrombozytenpfropfes und Aktivierung von Gerinnungsfaktoren nach Kontakt mit der Phospholipid-Matrix der Zellmembran (PF3). **vWF** von-Willebrand-Faktor, **F** Fibrinogen, **TXA_2** Thromboxan A_2, **TSP** Thrombospondin, **PDGF** Wachstumsfaktor aus Thrombozyten, **PF4** Plättchenfaktor 4, **GP** Glykoprotein, **K** Kollagen Typ III

6

Thrombozyten ist die Milz. Der Thrombozytenabbau erfolgt vor allem im mononukleären Phagozytensystem (▸Kap. 2.4.2).

Die Plasmamembran der Thrombozyten weist verschiedene integrale Glykoproteine (GP) auf, die als spezifische Membranrezeptoren für den von-Willebrand-Faktor (s. u.), für Fibrinogen, Kollagen (Typ III) und Fibronectin (s. u.) dienen. Darüber hinaus stellt die Plättchenmembran den für die Blutgerinnung wichtigen Plättchenfaktor 3 bereit, ein katalytisches Oberflächenphospholipid, das die Bindung, Anreicherung und Aktivierung von Gerinnungsproteasen ermöglicht (▸Kap. 6.8.3).

Direkt unter der Plasmamembran liegt ein strukturarmer Zytoplasmasaum, das Hyalomer, in dem lediglich zirkuläre Mikrotubuli aus Tubulin verlaufen, die für die Formstabilität der nicht-aktivierten Plättchen verantwortlich sind. Im Plättchenzentrum (Granulomer) sind zahlreiche Granula eingelagert. Diese enthalten eine Vielzahl von Inhaltsstoffen, die bei Aktivierung freigesetzt werden:

- **α-Granula** enthalten Fibrinogen, Fibronectin, Faktor V (▸Kap. 6.8.3), Thrombospondin, Wachstumsfaktor PDGF (▸Kap. 5.4.1), Plättchenfaktor 4 (= Antiheparin), von-Willebrand-Faktor (vWF) u. a.,
- **elektronendichte Granula** speichern ATP, ADP, Ca^{2+}-Ionen und Serotonin,
- **Lysosomen** enthalten saure Hydrolasen.

Unter physiologischen Bedingungen, d. h. bei unverletzter Intima und ungestörter Blutströmung, finden allerdings kaum Thrombozyten-Endothel-Interaktionen statt. Voraussetzungen hierfür sind u. a. eine intakte Glykokalix der Endothelzellen, die Ausbildung eines wandnahen Plasmasaums (▸Kap. 9.2) sowie die Freisetzung von Prostacyclin (▸Kap. 9.7.4) und NO durch intakte Endothelzellen.

6.8.2 Primäre Hämostase

Die primäre Hämostase (Blutungsstillung) läuft in drei Phasen ab:

- Adhäsion der Thrombozyten,
- reversible Plättchenaggregation und
- Bildung eines irreversiblen Thrombozytenpfropfes.

Sobald es an einem Blutgefäß zu einer Verletzung der Endothelauskleidung kommt, lagern sich Blutplättchen an subendotheliale Strukturen (Kollagen) an. Man bezeichnet diesen initialen Schritt als **Plättchenadhäsion**. Vermittelt wird diese Thrombozyten-Anlagerung direkt durch den Rezeptorkomplex GP Ia/IIa („Kollagenrezeptor“) und indirekt durch den von-Willebrand-

Faktor (vWF), ein großmolekulares Glykoprotein, das zwischen speziellen Membranrezeptoren der Plättchen (GP Ib/IX-Komplex) und Kollagenfasern Brücken bildet (o Abb. 6.17). Der von-Willebrand-Faktor ist darüber hinaus ein Trägerprotein für den Gerinnungsfaktor VIII (▸ Kap. 6.8.3), den er nicht-kovalent komplex bindet und damit vor einem schnellen proteolytischen Abbau im Blut schützt. An der Brückenbildung zwischen subendothelialen Kollagenfasern und den Thrombozyten sind weiterhin Fibronectin und Thrombospondin beteiligt. Letzteres bindet – wie der vWF – an den GP Ib/IX-Komplex.

Durch die Adhäsion werden die Thrombozyten aktiviert und die **reversible Plättchenaggregation** wird eingeleitet. Hierbei lagern sich die Thrombozyten über Fibrinogenbrücken eng aneinander, bilden aufgrund von Ca^{2+}-abhängigen Aktin-Myosin-Interaktionen Pseudopodien aus und setzen aus den Granula Inhaltsstoffe frei (o Abb. 6.17). Gefördert wird die Aggregation durch Adenosindiphosphat (ADP, aus Thrombozyten) und den plättchenaktivierenden Faktor (PAF, aus Leukozyten und Thrombozyten). Durch den Aktivierungsreiz wird Ca^{2+}-abhängig aus den Phospholipiden der Plättchenmembran Arachidonsäure freigesetzt, aus der enzymatisch über Zwischenstufen das aggregationsfördernde **Thromboxan A_2** (TXA_2) entsteht. Letzteres bindet an TXA_2-Rezeptoren, verstärkt dadurch die Plättchenaggregation und ist – wie freigesetztes **Serotonin** – eine vasokonstriktorische Substanz, welche die glatte Gefäßmuskulatur von verletzten Arteriolen oder Venolen zur Kontraktion veranlasst. Diese **Vasokonstriktion** wird durch den Austritt von Blutplasma in das Interstitium noch verstärkt, wodurch der von außen auf das Gefäß wirkende Gewebedruck zunimmt. Außerdem kommt es zu einer Einrollung und Verklebung der Intima. Insgesamt resultiert eine Minderdurchblutung der betroffenen Gefäßregion, die als **Reparaturischämie** bezeichnet wird.

Das bei der Aktivierung des Gerinnungssystems (s. u.) inzwischen entstandene Thrombin bewirkt, dass die Blutplättchen unter Membranauflösung zu einer homogenen Masse verschmelzen (**irreversibler Thrombozytenpfropf**). Für diese irreversible Aggregation sind neben Thrombin auch die Brückenproteine Fibrinogen, Fibronectin und Thrombospondin erforderlich, welche die Plättchen untereinander vernetzen (o Abb. 6.17). Außerdem wird für die irreversible Aggregation noch ADP benötigt, das die Expression von GP IIb/IIIa-Rezeptoren und damit die Ligandenbindung steigert.

Die Ausbildung des irreversiblen Thrombozytenpfropfes und die Vasokonstriktion führen bei kleinen Läsionen nach 1–4 min zur vorläufigen Blutstillung (**Blutungszeit**, ▸ Kap. 6.8.5).

Zusatzinformation

Die **primäre Hämostase** lässt sich durch verschiedene Thrombozytenaggregationshemmer (Thrombozytenfunktionshemmer) abschwächen bzw. blockieren:

- Hemmstoffe der Cyclooxygenase 1 (COX-1), z. B. Acetylsalicylsäure,
- ADP-Hemmstoffe, z. B. Clopidogrel, Prasugrel
- Glykoprotein(GP)-IIb/IIIa-Antagonisten, z. B. Abciximab und
- Hemmstoffe der Mediatorfreisetzung aus Blutplättchen durch Phosphodiesterase-Antagonismus, z. B. Dipyridamol.

Wahrscheinlich wird beim normalen Ablauf der primären Hämostase eine Ausbreitung der Plättchenaggregation über den verletzten Bereich hinaus dadurch verhindert, dass von intakten Endothelzellen, welche die Verletzung begrenzen, Prostacyclin (PGI_2) und NO abgegeben werden, die eine überschießende Aggregation verhindern und zudem gefäßerweiternde Eigenschaften besitzen.

6.8.3 Sekundäre Hämostase

Der zunächst allein aus Thrombozyten zusammengesetzte Pfropf ist nicht in der Lage, den Endotheldefekt stabil zu verschließen. Hierzu bedarf es der Mitwirkung des Gerinnungssystems, das zur gleichen Zeit, in der sich die komplexen Plättchenvorgänge abspielen, am Ort der Verletzung aktiviert wird.

Die sekundäre Hämostase (**Blutgerinnung**) führt an der verletzten Stelle zur Ausbildung eines Fasernetzes aus **Fibrin**, dessen Bildung aus **Fibrinogen** durch die Serin-Protease **Thrombin** katalysiert wird. Thrombin wiederum entsteht aus **Prothrombin** nach einer Reihe kaskadenartiger Aktivierungsschritte, an der eine Vielzahl von Gerinnungsfaktoren beteiligt ist. Die Gerinnung ist nach 5–7 min abgeschlossen (**Gerinnungszeit**).

Der **Gerinnungsprozess** wird – wie die primäre Hämostase – durch die Gefäß- und Gewebeverletzung ausgelöst und auf zwei verschiedenen Wegen aktiviert: Auf dem exogenen oder extravaskulären Weg (**Extrinsic-System**) erfolgt die Aktivierung sehr schnell (innerhalb von Sekunden), während der Aktivierungsprozess auf dem endogenen oder intravaskulären Weg (**Intrinsic-System**) über eine größere Zahl von Zwischenstufen abläuft und längere Zeit (Minuten) benötigt (o Abb. 6.18). In der **Aktivierungsphase** des Gerinnungsablaufs sind in der Regel beide Systeme ineinandergreifend beteiligt. Durch ihre gemeinsame Endstrecke wird schließlich **Prothrombin** (Faktor II), das zu den α_1-Globulinen gehört und unter Mitwirkung von Vitamin K in der Leber gebildet wird, in **Thrombin** umgewandelt. Dieses ist das „zentrale" proteolytische Enzym, welches das gleichfalls in der Leber

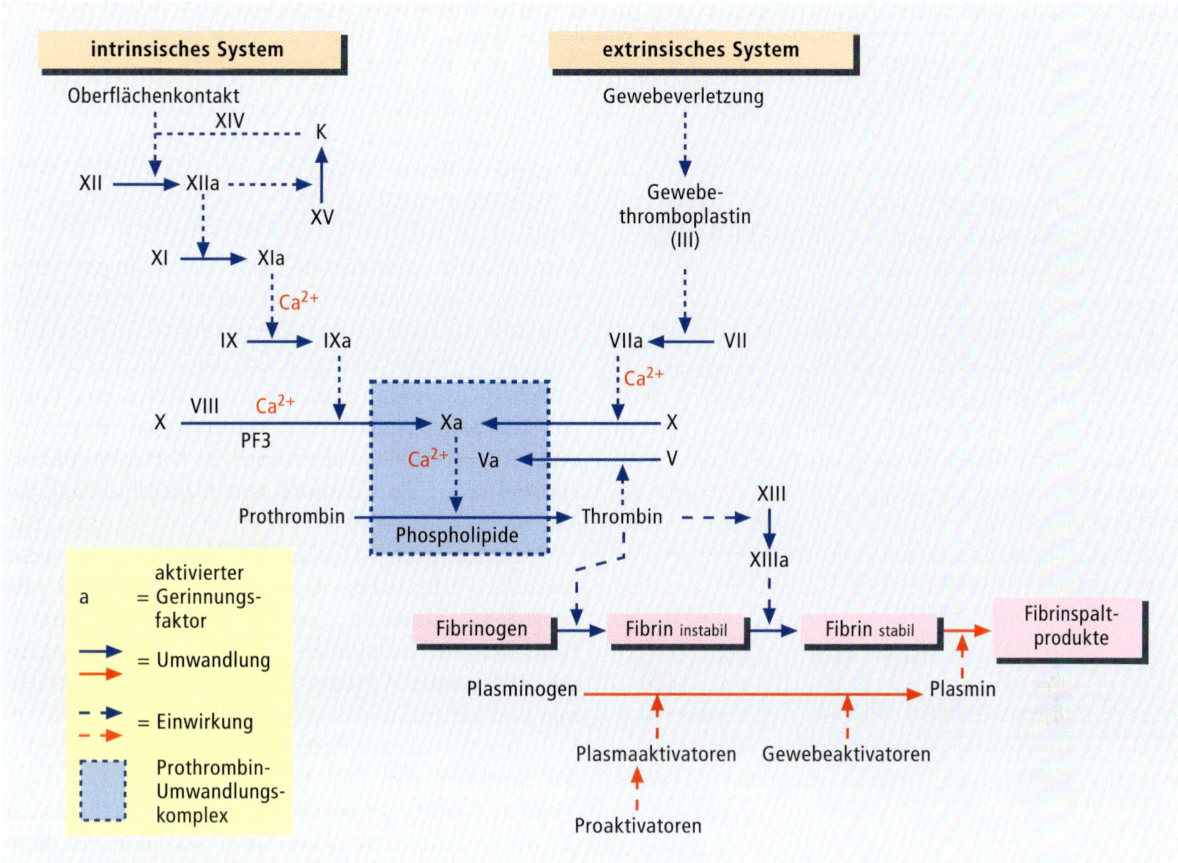

Abb. 6.18 Ablauf der Blutgerinnung (oben) und der Fibrinolyse (unten). Zur Bezeichnung der Gerinnungsfaktoren siehe ▫Tab. 6.7. **K** Kallikrein, **PF 3** Plättchenfaktor 3 (Phospholipid-Matrix der Plättchenmembran)

6

synthetisierte, längliche **Fibrinogen** (Faktor I) in der sog. Koagulationsphase spaltet und damit die Bildung von **Fibrin** auslöst.

Die Fibrinbildung wird dadurch eingeleitet, dass die Peptidase Thrombin Fibrinogen in Fibrinopeptide und Fibrinmonomere aufspaltet. Letztere aggregieren anschließend spontan zu langen Strängen. Frisch gebildetes Fibrin ist instabil; erst durch den aktivierten Faktor XIII, eine Transglutaminase, erfolgt eine kovalente Quervernetzung. Die letzte Stufe der Gerinnung besteht in einem Zusammenziehen der Fibrinfäden (**Retraktionsphase**).

Der Prozess der sekundären Hämostase führt zur Ausbildung eines Gerinnsels (**Thrombus**), in das zahlreiche Erythrozyten mit eingeschlossen werden. Seine endgültige Festigkeit erhält das Fibrinmaschenwerk durch eine Kontraktion des Proteins **Thrombosthenin** aus den Thrombozyten, die mit Fibrinfäden vernetzt sind. Die an diesem Vorgang neben den Thrombozyten beteiligten Faktoren sind in ▫Tab. 6.7 aufgelistet.

Aktivierungswege. Die Reaktionen des **Extrinsic-Systems** beginnen damit, dass durch die Zerstörung von Gewebezellen **Gewebethromboplastin** (Gewebethrombokinase, Faktor III, Gewebefaktor CD 142) freigesetzt wird. Dieses besteht im Wesentlichen aus einem Gemisch von Membranphospholipiden, die den **plasmatischen Faktor VII** aktivieren. Der unter Mitwirkung von Ca^{2+} an Membranphospholipide der Plättchen gebundene Faktor VII aktiviert seinerseits den **Faktor X**, der wiederum zusammen mit dem aktivierten **Faktor V** in Anwesenheit von Ca^{2+} (**Faktor IV**) die **Transformation** von **Prothrombin in Thrombin** bewirkt.

Der relativ schnelle exogene Aktivierungsweg ist wahrscheinlich nur zu Beginn des Gerinnungsvorganges von Bedeutung. Im weiteren Verlauf der sekundären Hämostase übernimmt das Intrinsic-System die führende Rolle als Fibrinbildner.

Im **Intrinsic-System** ist die Zahl der Aktivierungsschritte größer. Es wird dadurch gestartet, dass der kontaktlabile **Faktor XII** durch Bindung an negativ geladene Oberflächen (z. B. von Kollagen der Basalmembran) aktiviert, d. h. in eine enzymatisch wirksame Form überführt wird. Diese Startreaktion weist einen Verstärkungsmechanismus auf: Der aktivierte Faktor XII, eine Serin-Protease, aktiviert in Gegenwart von hochmolekularem **Kininogen** (**Fitzgerald-Faktor**) **Präkallikrein**

Tab. 6.7 Blutgerinnungsfaktoren

Faktor	Bezeichnung (Synonyme)	Bildungsort
I	Fibrinogen	Leber
II	Prothrombin	Leber[1]
III	Gewebethromboplastin (Gewebethrombokinase, Gewebefaktor CD 142)	Gewebezellen
IV	Calcium-Ionen	–
V (VI[2])	Proaccelerin (Accelerator-Globulin)	Vorwiegend Leber
VII	Proconvertin	Leber[1]
VIII	Antihämophiles Globulin A	Leber, Milz, MPS
IX	Antihämophiles Globulin B (Christmas-Faktor)	Leber[1]
X	Stuart-Prower-Faktor	Leber[1]
XI	Plasma-Thromboplastin-Antecedent-Faktor (PTA, Rosenthal-Faktor)	Megakaryozyten
XII	Hageman-Faktor	MPS (?)
XIII	Fibrin-stabilisierender Faktor (FSF, Laki-Lorand-Faktor)	Leber
XIV	Hochmolekulares Kininogen (Fitzgerald-Faktor)	Verschiedene Organe
XV	Präkallikrein (Fletcher-Faktor)	Verschiedene Organe

[1] Synthese ist Vitamin-K-abhängig
[2] VI ist kein selbstständiger Faktor, sondern mit dem aktivierten Faktor V identisch
MPS mononukleäres Phagozytensystem

(Fletcher-Faktor) zu **Kallikrein**, das seinerseits wiederum den an Oberflächen gebundenen Faktor XII in eine aktive Form überführt.

Damit beginnt ein kaskadenförmiger Aktivierungsprozess, der über die Faktoren XI und IX zur proteolytischen Aktivierung des Faktors X führt. Für die Reaktion der letztgenannten Stufe werden als Kofaktoren zusätzlich noch Ca^{2+}, Faktor VIII und die Bindung an eine Phospholipid-Matrix auf der Thrombozytenmembran (**Plättchenfaktor 3**, PF 3) benötigt, die zusammen einen aktivierenden Komplex bilden. Auf der Stufe der Aktivierung des Faktors X, gemeinsam durch das intra- und extravaskuläre System, fließen die beiden Reaktionswege zusammen.

Das aus Prothrombin durch proteolytische Spaltung entstandene Thrombin hat mehrfache Aufgaben: Es

- spaltet Fibrinogen (s. o.),
- unterstützt die Thrombozytenaggregation (▸Kap. 6.8.2),
- aktiviert die Kofaktoren V und VIII,
- aktiviert den Faktor XIII (s. o.),
- aktiviert Protein C und Protein S (s. u.) und
- stimuliert Endothelzellen.

Körpereigene Hemmstoffe des Gerinnungssystems. Intaktes Endothel unterdrückt sowohl die Plättchenaggregation als auch die Aktivierung der Gerinnungskaskade; es ist **antithrombogen**. Die Kontrolle der proteolytischen Gerinnungsprozesse erfolgt durch eine Reihe von Inhibitoren, zu denen Antithrombin, Protein C und Protein S zählen. Sie grenzen die Thrombusbildung ein und verhindern dadurch eine Generalisierung des Gerinnungsvorgangs.

Antithrombin (AT) ist der wichtigste endogene Inhibitor zahlreicher Gerinnungsenzyme mit der höchsten Affinität zu Thrombin. Durch Bindung an **Heparin** (aus basophilen Granulozyten und Mastzellen) wird die Wirkung von AT erheblich beschleunigt und verstärkt.

Neben AT kommt **Protein C** eine wichtige Rolle bei der Kontrolle der Gerinnungskaskade zu. Es ist ein Vitamin-K-abhängiges Proenzym des Plasmas, das durch Thrombin aktiviert wird, nachdem letzteres zuvor an **Thrombomodulin**, ein Membranprotein der Endothelzellen, gebunden wurde. Beschleunigt wird die proteolytische Wirkung von Protein C durch Anlagerung an das ebenfalls Vitamin-K-abhängige **Protein S**. Während das aktivierte Protein C die Faktoren Va und VIII inaktiviert sowie die Fibrinolyse (s. u.) steigert, hemmt AT vor allem die wichtigsten Aktivatoren der plasmatischen Gerinnung (IXa–XIIa).

6.8.4 Fibrinolyse

Unter Fibrinolyse versteht man einen proteolytischen Prozess, durch den Fibrinnetze aufgelöst werden. Die wirksame Protease ist hierbei **Plasmin**, das aus einer inaktiven Vorstufe, dem **Plasminogen**, unter der Einwirkung von Plasminogenaktivatoren entsteht.

Aufgaben der Fibrinolyse. Das fibrinolytische System dient in vivo der Auflösung von überschüssig gebildetem Fibrin und der Begrenzung des Gerinnsels auf den verletzten Bezirk. Im strömenden Blut werden normalerweise immer geringfügige Fibrinmengen gebildet. Hieraus könnten sich intravasale Thromben entwickeln, wenn nicht laufend auch eine Fibrinauflösung stattfände. Das fibrinolytische System hat weiterhin die Aufgabe, proteolytisch Röhrensysteme (Drüsenausführungsgänge, ableitende Harnwege) von Fibrinniederschlägen freizuhalten, ferner ist es an der Menstruation (▸Kap. 17.2.3) sowie der Implantation der befruchteten

Eizelle im Uterus (▸Kap. 17.4.2) beteiligt und schafft darüber hinaus die Voraussetzung für die Wundheilung (▸Kap. 5.4.1), weil es die „Reparatur“ des Defekts durch Vernarbung einleitet (▸Kap. 5.4.1).

Fibrinbildung und Fibrinolyse stehen normalerweise miteinander im Gleichgewicht. Störungen dieses dynamischen Gleichgewichts können entweder zur intravasalen Gerinnselbildung (**Thrombose**) oder zur **Blutungsneigung** führen, je nachdem, welcher der beiden Prozesse überwiegt.

Aktivierung des fibrinolytischen Systems. Die hydrolytische Spaltung von Fibrin in lösliche Fibrinspaltprodukte erfolgt, wie erwähnt, unter der Einwirkung des Enzyms **Plasmin** (○ Abb. 6.18), das darüber hinaus auch Fibrinogen sowie die Faktoren V und VIII proteolytisch angreift. Plasmin liegt im Blutplasma in der inaktiven Vorstufe **Plasminogen** vor, das bei Bedarf durch proteolytische Enzyme aktiviert werden kann. Zu den körpereigenen Plasminogenaktivatoren zählen der **Gewebe-Plasminogen-Aktivator** (tPA = tissue **p**lasminogen **a**ctivator) und die **Urokinase**.

Die Gewebeaktivatoren sind besonders aktiv, nachdem sie an Fibrinfäden gebunden worden sind. tPA wird bevorzugt von Endothelzellen, die Urokinase vor allem von Epithelzellen der Niere freigesetzt und mit dem Urin ausgeschieden.

Ein plasmatischer Aktivator von Plasminogen ist der **Gerinnungsfaktor XII**, der erst nach Interaktion mit Proaktivatoren (hochmolekularem Kininogen, Präkallikrein und Kallikrein) wirksam wird (▸Kap. 6.8.3).

Hemmung der Fibrinolyse. Im Blutplasma tritt normalerweise keine systemische Aktivierung von Plasminogen auf, da dieses nur ausreichend aktiviert werden kann, wenn es (zusammen mit den Aktivatoren) an Fibrin gebunden ist. In Abwesenheit von Fibrin ist dementsprechend eine Plasminogenaktivierung wenig effektiv. Zudem werden die Aktivatoren im Plasma schnell durch **Antiplasmine** (z. B. durch α_2-Antiplasmin, α_2-Makroglobulin) inaktiviert. Die Fibrinolyse kann ferner durch körperfremde **Fibrinolyseinhibitoren** (z. B. durch den Proteasen-Inhibitor **Aprotinin**, durch **ε-Aminocapronsäure** oder **Tranexamsäure**) gehemmt werden.

Zusatzinformation

Zur **therapeutischen Auflösung** von **Gerinnseln** (Thrombolyse, Fibrinolyse bei frischen Herz- oder Hirninfarkten) werden u. a. Streptokinase, ein bakterieller Plasminogenaktivator aus β-hämolysierenden Streptokokken, Urokinase und tissue plasminogen activator (tPA) eingesetzt.

6.8.5 Gerinnungshemmung und Funktionsprüfungen

Hemmung der Blutgerinnung. Die Unterdrückung der Blutgerinnung ist eine häufige und zugleich bedeutsame ärztliche Maßnahme. Insbesondere ist sie bei vielen Laboruntersuchungen des Blutes, bei der traditionellen Blutspende, bei der Dialyse (▸Kap. 13.7), bei Einsatz eines extrakorporalen Kreislaufs, künstlichen Herzklappen sowie zur Prophylaxe thromboembolischer Ereignisse (▸Kap. 9.9.5) erforderlich.

Nach Blutentnahme kann (in vitro) die Gerinnung durch Überführen des ionisierten Calciums (Faktor IV) in schwer lösliche Verbindungen oder in Calciumkomplexe (z. B. durch Zusatz von Natriumoxalat bzw. einem Komplexbildner wie Natriumcitrat oder Ethylendiamintetraacetat, EDTA) verhindert werden. Durch Abkühlung oder Auffangen des Blutes in Gefäßen mit nicht-benetzbaren Oberflächen lässt sich erreichen, dass der Gerinnungsprozess stark verzögert abläuft.

Therapeutisch eingesetzte Hemmstoffe (**Antikoagulanzien**) sind Heparin, Hirudin, Cumarinderivate (z. B. Phenprocoumon), Faktor-Xa- (z. B. Rivaroxaban) und Thrombinhemmer (z. B. Dabigatran). **Heparin** blockiert sowohl in vivo als auch in vitro die Blutgerinnung. Das Polysaccharid liegt in den Granula der basophilen Granulozyten und der Mastzellen vor. Heparin ist vor allem ein Thrombinantagonist, d. h. es hemmt die Umwandlung von Fibrinogen in Fibrin. Seine Wirkung ist an die Anwesenheit von Antithrombin (▸Kap. 6.8.4) gebunden, dessen Kofaktor es darstellt und dessen Wirkung es um ein Vielfaches verstärkt. Heparin wirkt sehr schnell, die Wirkung hält aber nur einige Stunden an und kann durch Gabe von Protaminsulfat sofort aufgehoben werden.

Natürlich vorkommende **Gerinnungshemmer** sind außer Heparin der im Speichel des Blutegels enthaltene direkte Thrombinantagonist **Hirudin** sowie bestimmte **Enzyme** von **Schlangengiften**, die durch Spaltung von Fibrinogen die Fibrinbildung verhindern. **Antithrombin** im Speichel blutsaugender Insekten wirkt lokal gerinnungshemmend.

Unter **Heparinoiden** versteht man synthetische Substanzen mit heparinähnlicher Wirkung.

Nach Gabe von **Cumarinderivaten** tritt eine effektive Gerinnungshemmung in vivo erst nach etwa drei Tagen ein, klingt aber auch nur sehr langsam wieder ab. Dies beruht darauf, dass Cumarinderivate in der Leber als Vitamin-K-Antagonisten wirken und die Synthese der Vitamin-K-abhängigen Gerinnungsfaktoren (II, VII, IX und X) hemmen. Bei Gabe von Cumarinderivaten muss die herabgesetzte Gerinnungsfähigkeit laufend kontrolliert werden (s. u.), um Spontanblutungen zu vermeiden. Die Wirkung von Cumarinderivaten lässt sich – wenn notwendig – durch hohe Dosen von

6

Vitamin K bzw. durch Gabe der genannten Gerinnungsfaktoren wieder aufheben.

Erst vor kurzem in den Markt eingeführte Antikoagulanzien, deren Wirkungsmechanismus aus ihrem Namen hervorgeht, sind die oben genannten peroral applizierbaren **Faktor-Xa-** und **Thrombinhemmer**. Vorteilhaft ist, dass eine Wirkungskontrolle nicht erforderlich ist, nachteilhaft, dass ein Antidot (noch) nicht zur Verfügung steht.

Funktionsprüfungen. Zur Basisdiagnostik von Störungen der Hämostase gehören die Thrombozytenzählung (▸Kap. 6.8), die Bestimmung der Blutungs-, der Thromboplastin-, der partiellen Thromboplastin- und der Thrombinzeit.

Zur orientierenden Prüfung der primären Hämostase bestimmt man die **Blutungszeit**, d. h. die Zeit bis zum Sistieren der Blutung aus einer kleinen Stichwunde. Nach dem Einstich in das Ohrläppchen wird das austretende Blut alle 20 s mit Fließpapier abgesaugt, ohne die Wundränder zu berühren. Normalerweise beträgt die Blutungszeit 1–4 min. Sie ist bei Thrombozytopenie, Thrombozytopathien und Gefäßwandstörungen (▸Kap. 6.8.7) verlängert.

Zur Prüfung der Gerinnungsreaktionen, die nach der Einwirkung von Gewebethromboplastin (Gewebethrombokinase) ablaufen, dient die Bestimmung der **Thromboplastinzeit** (Prothrombinzeit, Quick-Test). Hierzu wird Venenblut durch Citratzusatz ungerinnbar gemacht und zentrifugiert. Dem Plasma setzt man dann bei 37 °C Gewebethromboplastin und Ca^{2+} im Überschuss zu und bestimmt die Zeit bis zum Auftreten der ersten Fibrinfäden. Die so ermittelte Thromboplastinzeit beträgt normalerweise 11–16 s. Sie ist in erster Linie bei einem Mangel an Prothrombin (II), an den Faktoren VII und X, jedoch auch bei Abnahme der Faktoren I und V verlängert. Ordnet man die normale Thromboplastinzeit einem **Quick-Wert** von 100 % zu, so lässt sich anhand einer Kalibrierkurve für jede Verlängerung dieser Zeit die zugehörige Reduktion des Quick-Werts angeben. Eine Abnahme des Quick-Werts (verlängerte Thromboplastinzeit) findet man bei Vitamin-K-Mangel und bei der Gabe von Cumarinderivaten, jedoch nicht bei Hämophilie (s. u.). Mit dem Quick-Test wird die Funktion des extrinsischen Weg und der gemeinsamen Endstrecke erfasst.

Das Ergebnis einer Thromboplastinzeit-Bestimmung kann in Sekunden, in Prozent der Norm oder als **INR-Wert** angegeben werden (INR = International Normalized Ratio = Gerinnungszeit des Patientenplasmas dividiert durch die Gerinnungszeit des Referenz-Normalplasmas; Referenzbereich: 0,85–1,15, therapeutischer Bereich: 2,0–3,5). Wegen unterschiedlicher Ergebnisse des Quick-Tests in verschiedenen Labors, nicht dagegen bei der Bestimmung des INR-Werts, ist letzterer zu bevorzugen.

Der Ermittlung der Gerinnungsreaktionen des intrinsischen Gerinnungswegs (einschließlich der gemeinsamen Endstrecke) dient die Bestimmung der **partiellen Thromboplastinzeit** (PTT). Hierzu wird zu Citratplasma im Überschuss ein Reagenz mit Plättchenfaktor 3 (Membranphospholipiden) und Ca^{2+} gegeben und die Zeit bis zum Eintritt der Gerinnung gemessen (Referenzbereich: 20–40 s).

Zur Prüfung auf Fibrinogenmangel (z. B. bei Störungen der Fibrinbildung oder bei Fibrinolysetherapie) bestimmt man die **Thrombinzeit** (TT). Hierbei wird Citratplasma durch Zugabe einer Test-Thrombinlösung zur Gerinnung gebracht (Referenzbereich: 17–24 s).

6.8.6 Störungen der Hämostase (hämorrhagische Diathesen)

Eine (angeborene oder erworbene) verstärkte Blutungsneigung, die als hämorrhagische Diathese bezeichnet wird, kann prinzipiell drei Ursachen haben:

- Thrombozytenmangel bzw. Thrombozytenfunktionsstörungen,
- Mangel an Gerinnungsfaktoren oder
- vaskuläre Störungen.

Störungen der primären Hämostase. Eine **Thrombozytopenie** (syn. Thrombopenie), d. h. eine Abnahme der Thrombozytenzahl < 150 000/µl, führt zu einer Beeinträchtigung vor allem der primären, aber daneben auch der sekundären Hämostase, weil der Thrombozytenfaktor 3 nicht mehr in ausreichender Menge zur Verfügung steht. Wird eine kritische Grenze von 20 000 Plättchen/µl unterschritten, so kann es zu spontanen Blutungen kommen. Charakteristisch ist das Auftreten von punktförmigen, sog. **petechialen Hautblutungen**. Sinkt die Thrombozytenzahl unter 10 000/µl, steigt die Blutungsgefahr (**häufig flächenhafte Blutungen**) sprunghaft an. Thrombozytopenien können entweder als Folge einer Bildungsstörung der Thrombozyten im Knochenmark, einer verkürzten Lebensdauer (Zerstörung) der Blutplättchen oder einer Plättchenverteilungsstörung auftreten.

Störungen der **Thrombozytenbildung** im Knochenmark sind mit Ausnahme sehr seltener angeborener Störungen (z. B. Fanconi-Anämie, Alport-Syndrom) erworben. Sie beruhen entweder auf einer **verminderten Thrombozytopoiese** infolge Knochenmarksschädigung (u. a. durch Benzol, Sulfonamide, Zytostatika, HIV-Infektion, Strahlenbelastung) oder einer **Reifungsstörung der Megakaryozyten** wegen eines Folsäure- oder Vitamin-B_{12}-Mangels. Häufig ist der Plättchenmangel auch das führende Zeichen einer **Knochenmarksinfiltration** durch Tumormetastasen oder einer akuten Leukämie.

Einer **verkürzten Lebensdauer** der **Thrombozyten** liegen meist **Immunthrombozytopenien** (synonym immun-thrombopenische Purpura, ITP) zugrunde, die auf einer (Auto-)Antikörperbildung unbekannter Genese (idiopathisch) gegen die Blutplättchen beruhen. Die Antikörper-beladenen Thrombozyten werden dann durch Makrophagen abgebaut. In der Folge kommt es zwar zu einer Steigerung der Megakaryozyotopoiese im Knochenmark, doch wenn diese nicht mehr ausreicht, um den Abfall der Thrombozyten im Blut zu verhindern, wird die Erkrankung manifest. Der akuten, bevorzugt bei Kindern auftretenden ITP mit in der Regel selbstlimitierendem Krankheitsverlauf – und damit guter Prognose – geht meist ein Virusinfekt des Respirations- oder des Magen-Darm-Trakts voraus. Von der chronischen Form (**Morbus Werlhof**) sind dagegen häufiger Erwachsene betroffen (Verhältnis Frauen zu Männern 3:1).

Weitere Ursachen einer verkürzten Lebensdauer der Thrombozyten sind mechanische Schädigungen durch künstliche Herzklappen oder Gefäßprothesen sowie eine disseminierte intravasale Gerinnung (DIG, s. u.).

Zusatzinformation

Zu den besonderen Formen eines Blutplättchen-Abfalls gehören die **arzneimittelbedingten Thrombozytopenien**. Auslösende Pharmaka sind u. a. Goldverbindungen, Chinidin, Valproinsäure, β-Lactam-Antibiotika und insbesondere **Heparin**. Bei der Heparin-induzierten Thrombozytopenie (HIT) werden zwei Formen unterschieden: **HIT I** ist eine frühzeitig nach Therapiebeginn auftretende, komplikationslos verlaufende, nichtimmunogene Thrombozytopenie, bei der sich die Thrombozytenzahl trotz weiterer Heparingabe rasch wieder normalisiert. Klinisch wesentlich bedeutsamer ist die **HIT II** (Inzidenz 1–3 %), die nach Beginn der Behandlung mit einer Latenz von 5–10 Tagen auftritt und der pathogenetisch eine Antikörper-Bildung gegen den Plättchenfaktor-4-Heparin-Komplex zugrunde liegt. Nach Bindung der Antikörper an diesen Komplex kommt es zu einer Wechselwirkung des gebildeten Triple-Komplexes mit einem Thrombozytenrezeptor und dadurch zu einer Thrombozytenaktivierung mit – wegen des Thrombozytenabfalls zunächst paradox erscheinenden – venösen und arteriellen Thrombosen.

Eine **Verteilungsstörung** der **Thrombozyten** wird bei einer Speicherung der Blutplättchen in der (dadurch vergrößerten) Milz (Splenomegalie, Hypersplenismus) gefunden.

Eine **Funktionsstörung** der **Thrombozyten** bezeichnet man als **Thrombozytopathie** (Thrombasthenie). Hierbei findet man trotz normaler Plättchenzahl eine verstärkte Blutungsneigung, weil die Adhäsion (z. B. bei Fehlen des Fibrinogenrezeptors GP IIb/IIIa beim M.

Tab. 6.8 Koagulopathien

Krankheitsbild bzw. Schädigung	Mangel bzw. Fehlen von Gerinnungsfaktoren
Kongenital	
Hypo- oder Afibrinogenämie	I
Hypoprothrombinämie	II
Parahämophilie	V
Hypoproconvertinämie	VII
Hämophilie A	VIII-C
Von-Willebrand-Syndrom	VIII-vWF
Hämophilie B	IX
Hämophilie C	X
PTA-Mangel	XI
Hageman-Faktor-Mangel	XII
Erworben	
Vitamin-K-Mangel	II,VII, IX, X
Leberparenchymschädigung	(I), II, (V), VII, IX, X
Verbrauchskoagulopathie	Alle Faktoren

Naegeli-Glanzmann oder des vWF-Rezeptors GP Ib/IX), die Granulafunktion oder die Aggregationsfähigkeit gestört sind. Es gibt verschiedene angeborene Formen der Thrombozytopathie, die jedoch, insgesamt gesehen, relativ selten sind. Häufiger treten erworbene Thrombozytopathien, u. a. nach Gabe von Thrombozytenaggregationshemmern (z. B. Acetylsalicylsäure, Clopidogrel, Prasugrel) auf. Neben den medikamentös ausgelösten Störungen können auch immunologische (allergische) Reaktionen zu Thrombozytopathien führen.

Koagulopathien. Bei den durch Gerinnungsfaktorenmangel verursachten Gerinnungsstörungen unterscheidet man wiederum angeborene und erworbene Störungen. Bei den angeborenen, genetisch bedingten Formen ist in der Regel nur ein Gerinnungsfaktor vermindert bzw. nicht vorhanden (Defektproteinämie, ▸ Kap. 6.2.3), während bei den erworbenen Formen ein Defizit an mehreren Gerinnungsfaktoren besteht. ◘ Tab. 6.8 gibt einen Überblick über die wichtigsten Koagulopathien.

Unter den **angeborenen Koagulopathien** steht die **Hämophilie A** mit einer Häufigkeit von etwa 1/10 000 Männern an erster Stelle. Die Synthesestörung des Antihämophilen Globulins A (Faktor VIII-C) wird X-chromosomal rezessiv vererbt. Genotypisch kranke, phänotypisch aber gesunde Frauen übertragen die

Krankheit, während sie bei Männern manifest wird. Infolge der normalen Plättchenfunktion und der ungestörten Synthese der übrigen Gerinnungsfaktoren ist die primäre Hämostase normal. Der Thrombozytenpfropf kann sich jedoch nicht stabilisieren, sodass selbst bei geringen Verletzungen die Gefahr schwerster Blutungen besteht. Typisch für die klassische Hämophilie sind **Gelenkblutungen** (vor allem im Kniegelenk), die nicht selten zu schweren Gelenkveränderungen führen, sowie **ausgedehnte Hämatome** in der **Muskulatur**, die in schweren Fällen Druckatrophien peripherer Nerven zur Folge haben. Lebensbedrohende Blutungen können im Magen-Darm-Bereich und im Gehirn auftreten.

Bei der **Hämophilie B** besteht ein Faktor-IX-Mangel. Auch diese Defektkoagulopathie, die 10-mal seltener ist als die Hämophilie A, wird X-chromosomal rezessiv vererbt. Nach dem ersten Patienten, einem Jungen namens Christmas, bei dem diese Krankheit entdeckt wurde, hat der Faktor IX auch seine heute übliche Bezeichnung Christmas-Faktor erhalten.

Das **von-Willebrand-Jürgens-Syndrom** ist die häufigste angeborene Hämostasestörung (asymptomatische Fälle 1 %, symptomatische Patienten 0,1 ‰). Sie beruht auf einem autosomal vererbten Fehlen des von-Willebrand-Faktors (Faktor VIII-vWF). Bei dieser Erkrankung ist sowohl die primäre (aufgrund der gestörten Plättchenadhäsion) als auch die sekundäre Hämostase (wegen der herabgesetzten Aktivität des Faktor-VIII-Komplexes) gestört.

Den **erworbenen Gerinnungsstörungen** liegen meist ein Vitamin-K-Mangel, eine Synthesestörung der Leber oder ein übermäßiger Verbrauch von Gerinnungsfaktoren zugrunde.

Vitamin-K-Mangel kann als Folge einer fehlenden Galleausscheidung bei Gallengangsverschluss (Verschlussikterus) auftreten, weil für die Absorption des fettlöslichen Vitamins K Gallensäuren erforderlich sind. Ebenso ist die Vitamin-K-Absorption im Dünndarm beim Malabsorptionssyndrom (▸Kap. 12.13.1) und bei lang dauernden Diarrhöen gestört. Schließlich kann auch die längere Therapie mit einem Breitbandantibiotikum zu einem Vitamin-K-Mangel führen, weil dabei die Vitamin-K-produzierenden Bakterien im Darm vernichtet werden. Vitamin K ist für die Synthese der Faktoren II, VII, IX und X erforderlich (▸Kap. 11.2.1), die man unter der Bezeichnung **Prothrombinkomplex** zusammenfasst. Bei einem Vitamin-K-Mangel nimmt deshalb der Gehalt an diesen Faktoren ab, wodurch sowohl die primäre als auch die sekundäre Hämostase gestört sind.

Ähnlich wie bei einem Vitamin-K-Mangel sind die Folgen bei einem schweren **Leberparenchymschaden**. Ein solcher Schaden, z. B. bei Leberzirrhose, führt in erster Linie zu einer Verminderung der Faktoren des Prothrombinkomplexes. Bei sehr schweren Schäden sind jedoch auch die Faktoren I, V und XIII betroffen.

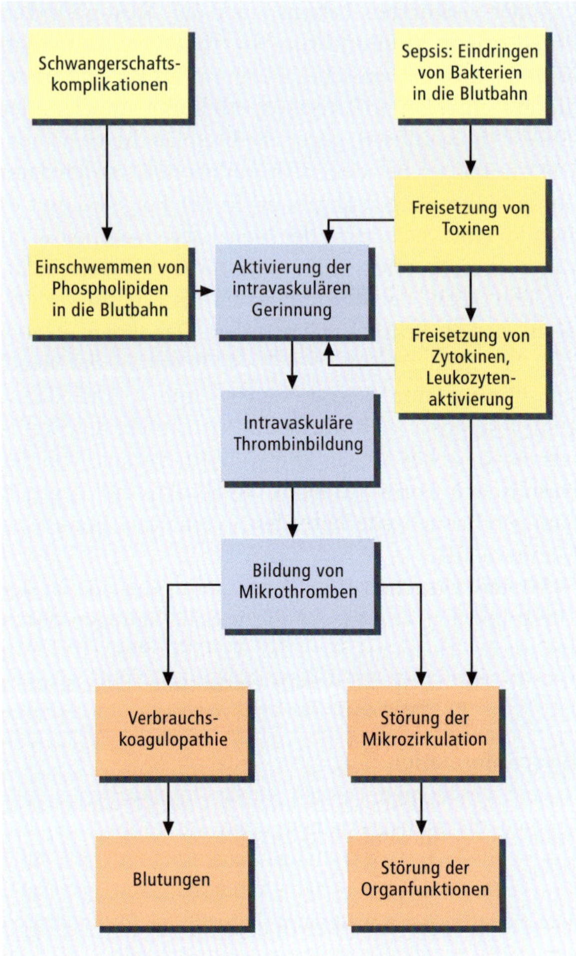

o Abb. 6.19 Pathophysiologie der disseminierten intravasalen Gerinnung (DIG) bei Sepsis und bei Schwangerschaftskomplikationen

Große klinische Bedeutung haben die sog. **Verbrauchskoagulopathien**. Man versteht darunter eine Blutungsneigung durch einen massiven Verbrauch von Gerinnungsfaktoren und Thrombozyten meist infolge **disseminierter intravasaler Gerinnung** (**DIG**, o Abb. 6.19). Dabei wird gleichzeitig die Fibrinolyse aktiviert, wodurch zusätzlich eine Proteolyse von Gerinnungsfaktoren eintritt. Im Endeffekt kommt es zu einem Mangel an Gerinnungsfaktoren und an Thrombozyten mit verstärkter Blutungsneigung. Eine disseminierte intravasale Gerinnung kann durch zahlreiche pathologische Vorgänge ausgelöst werden, u. a. durch massive Gewebezertrümmerungen, Fettembolien, Schockzustände mit Strömungsverlangsamung in großen Geweberegionen, metastasierende Karzinome, virale und bakterielle Infektionen, intravasale Hämolysen oder Immunkomplexe. Häufige Ursachen für Verbrauchskoagulopathien sind auch bestimmte Schwangerschaftskomplikationen (Tod der Frucht in utero, vorzeitige Plazentalösung, Fruchtwasserembolie) oder eine Sepsis (o Abb. 6.19). Im Vordergrund der Symptomatik stehen die Folgen der disseminierten intravasalen Gerinnung in den kleinen Gefäßen (Mikrothrombosierung). Je nach der Lokalisation kann es zu Nierenschäden, hämorrhagischen Magengeschwüren, hämorrhagischen Hautnekrosen und Schäden in Leber, Lunge und Gehirn kommen.

Vaskuläre hämorrhagische Diathesen. Bei den vaskulär bedingten hämorrhagischen Diathesen handelt es sich um Krankheiten, bei denen vorwiegend infolge von Gefäßveränderungen eine verstärkte Blutungsneigung auftritt. Angeborene Formen (z. B. M. Osler) sind sehr selten. Zu den erworbenen Störungen zählt insbesondere die **vaskuläre hämorrhagische Diathese** als Folge einer **Kollagensynthesestörung** bei **Vitamin-C-Mangel** (▸Kap. 11.2.1). Die dabei auftretende Gefäßbrüchigkeit hat Haut- und Organblutungen zur Folge.

Vaskuläre hämorrhagische Diathesen können außerdem durch Immunglobuline, Immunkomplexe und toxische Einflüsse verursacht werden. Als Beispiel sei die **Purpura Schönlein-Henoch** angeführt, die vor allem bei Kindern auftritt. Die Krankheit beginnt in der Regel mit petechialen Blutungen an den unteren Extremitäten; später kommt es auch zu inneren Blutungen. Ursache hierfür sind **zirkulierende Immunkomplexe**, die sich nach bakteriellen Infektionen in den Wänden der kleinen Gefäße ablagern und nach Komplementaktivierung neutrophile Granulozyten anlocken. Die daraus resultierende Vaskulitis (Gefäßentzündung) führt dann zu einer Schädigung der Gefäßwände. Schließlich können Überempfindlichkeitsreaktionen gegen bestimmte Medikamente, z. B. Salicylate, Phenazone oder Chinin, eine verstärkte, z. T. ebenfalls vaskulär bedingte Blutungsneigung auslösen.

Eine häufige Form der vaskulär bedingten hämorrhagischen Diathesen ist ferner die sog. **Purpura senilis**. Sie tritt – wie dies die Bezeichnung ausdrückt – bei alten Menschen auf und führt bereits bei leichtesten mechanischen Alterationen zu Hautblutungen (vor allem im Bereich der Unterarme, Hände und Streckseiten der Unterschenkel). Sie beruht auf einer Synthesestörung des Hautelastins und -kollagens (▸Kap. 20.1.4).

6.8.7 Pathogenese von Thrombosen

An der Pathogenese einer Thrombose sind zahlreiche Faktoren beteiligt:

- **Endothelschäden** (z. B. infolge Arteriosklerose, Traumen, Operationen, Entzündungen),
- **thrombozytäre Erkrankungen** (z. B. Thrombozythämie, reaktive Thrombozytose),
- **Hyperkoagulabilität** (Thrombophilie), d. h. erhöhte Gerinnungsneigung (bei Mangel an Antithrombin, Protein C oder Protein S, durch hormonelle Kontrazeptiva, als Begleiterscheinung bei malignen Tumoren,
- **Veränderungen** der **rheologischen Eigenschaften** des **Blutes** (z. B. bei Polyzythämie, Polyglobulie, verminderter Flüssigkeitszufuhr) und
- **Störungen** der **Hämodynamik** (venöse Rückflussstörungen, z. B. bei Bettlägerigkeit oder Flugreisen).

Gefäßwandschäden, Veränderungen von zellulären und plasmatischen Blutkomponenten und eine verlangsamte Blutströmung werden traditionell als **Virchow-Trias** zusammengefasst.

Zusatzinformation

Die Zunahme aktivierter Gerinnungsfaktoren hat in der Regel keine Auswirkungen auf die Gerinnungsbereitschaft, weil die physiologischen Inhibitoren, insbesondere das Antithrombin-System, sofort inaktivierend eingreifen. Erst wenn thromboplastische Gewebefaktoren massiv freigesetzt werden oder fibrinolytische Aktivitäten vermindert sind, nimmt die Gefahr der intravasalen Gerinnselbildung zu.

In Kürze

- Blutungen aus einem Gefäß werden durch **Hämostase** gestillt.
- Die **primäre Hämostase** (Blutungsstillung) läuft in drei Phasen ab: Adhäsion und Aktivierung der Blutplättchen (Thrombozyten, 140 000–400 000 pro µl Blut), Plättchenaggregation und Bildung eines irreversiblen Thrombozytenpfropfes. Eine Vasokonstriktion im betroffenen Gefäßabschnitt unterstützt diese Mechanismen.
- Die primäre Hämostase führt bei kleinen Läsionen nach 1–4 min zur vorläufigen Blutstillung (**Blutungszeit**).
- Die Adhäsion von Thrombozyten wird bei intaktem Gefäßendothel durch NO und Prostacyclin verhindert. Therapeutisch finden **Thrombozytenaggregationshemmer** Verwendung.
- Die zeitgleich ablaufende **sekundäre Hämostase** (Blutgerinnung) führt an der verletzten Stelle zur Ausbildung eines Fasernetzes aus Fibrin, dessen Bildung aus Fibrinogen durch die Protease Thrombin katalysiert wird. Thrombin wiederum entsteht aus Prothrombin nach einer Reihe kaskadenartiger Aktivierungsschritte, an der eine Vielzahl von plasmatischen Gerinnungsfaktoren beteiligt ist. Die Gerinnung ist nach 5–7 min mit der Thrombusbildung abgeschlossen (**Gerinnungszeit**).

- Der Gerinnungsprozess wird auf zwei verschiedenen Wegen aktiviert. Gestartet wird die sekundäre Hämostase durch Gewebethromboplastin (Faktor III) im sog. **exogenen Weg**, dessen Funktion mittels **Quick-Test** oder **INR-Bestimmung** (Thromboplastinzeit) überprüft werden kann. Der **endogene Weg** wird durch Kontaktaktivierung ausgelöst, zu deren Funktionsüberprüfung die Bestimmung der **partiellen Thromboplastinzeit** (PTT) dient.
- Die **Kontrolle** der **Gerinnungskaskade** (Vermeidung einer überschießenden Aktivierung) übernehmen körpereigene Hemmstoffe: **Antithrombin, Protein C** und **Protein S**.
- Therapeutisch eingesetzte Hemmstoffe der Blutgerinnung umfassen **Heparin, Hirudin, Cumarinderivate, Faktor-Xa-** und **Thrombin-Hemmer**. In der Labormedizin finden Chelatoren (Citrat, EDTA) zur Verhinderung der Blutgerinnung Verwendung.
- Die **Fibrinolyse** dient der Auflösung von Fibrinnetzen sowie der Wundheilung. Sie beruht ebenfalls auf mehrstufigen Prozessen und wird durch **Plasmin** eingeleitet, das aus einer inaktiven Vorstufe, dem **Plasminogen**, unter Einwirkung von **Plasminogen-Aktivatoren** entsteht. Die Fibrinolyse wird physiologisch durch **Antiplasmine** gehemmt.
- **Störungen** der **Hämostase** (**hämorrhagische Diathesen**) sind verursacht durch Thrombozytenmangel bzw. -funktionsstörungen, Mangel an Gerinnungsfaktoren und vaskuläre Erkrankungen. Sie können angeboren oder erworben sein.
- **Störungen** der **primären Hämostase** treten auf bei ausgeprägten Thrombozytopenien und Thrombozytopathien (z. B. Fehlen des Fibrinogen- oder vWF-Rezeptors).
- **Störungen** der **sekundären Hämostase** (**Koagulopathien**) werden hervorgerufen durch angeborene (z. B. Hämophilie A und B) und erworbene Krankheiten (Vitamin-K-Mangel, Mangel an Gerinnungsfaktoren bei schweren Lebererkrankungen).
- Ausgelöst durch verschiedene Grunderkrankungen kann es zu einer **disseminierten intravasalen Gerinnung** (Mikrothrombosierung) kommen. Der hierbei stattfindende Verbrauch von Gerinnungsfaktoren und Thrombozyten hat eine **Verbrauchskoagulopathie** und **reaktive Hyper-Fibrinolyse** mit Blutungsneigung zur Folge.
- **Vaskuläre hämorrhagische Diathesen** beruhen auf einer Schädigung der Gefäßwände (z. B. bei Vitamin-C-Mangel, Synthesestörung von Elastin und Kollagen in der Altershaut).
- Eine **pathologische Aktivierung des Gerinnungssystems** ohne äußeren Anlass kann zur **Thrombose** führen. Als Ursachen sind vaskuläre Faktoren, thrombozytäre Erkrankungen, Hyperkoagulabilität, verminderte Fibrinolyse und rheologische Veränderungen zu nennen.

7 Immunologische Funktionen, Blutgruppen

7.1 Aufgaben und Aufbau des Immunsystems

Das Immunsystem hat die Aufgabe, Krankheitserreger (Pathogene) oder körperfremde Substanzen auszuschalten, welche die natürlichen Barrieren des Körpers überwunden haben, sowie pathologisch veränderte Körperzellen (z. B. Tumorzellen) zu eliminieren. Die Abwehr erfolgt sowohl durch humorale (in den Körperflüssigkeiten vorkommende) Faktoren als auch durch Zellen des Immunsystems (**humorale** und **zelluläre Abwehrmechanismen**). Man unterscheidet zwischen dem **angeborenen** und dem **adaptiven** (erworbenen) **Immunsystem**.

7.1.1 Angeborene und adaptive Immunität

Die Abwehrmaßnahmen des **angeborenen Immunsystems** sind gegen ein sehr breites Spektrum potenziell schädigender Agenzien wirksam; sie werden daher als **unspezifische Abwehrmechanismen** bezeichnet und bilden eine „erste Abwehrfront". Häufig genügen jedoch diese unspezifischen Reaktionen nicht, um Bakterien, Viren, Pilze, Parasiten, Toxine, Zellzerfallsprodukte oder Fremdstoffe (Xenobiotika) endgültig zu eliminieren. Hierzu bedarf es des **spezifischen adaptiven Immunsystems**. Dessen Abwehrmechanismen bestehen in der **Erkennung** von **Antigenen** und der **Aktivierung** von **B-Lymphozyten** (einschließlich Bildung von Antikörpern) sowie **T-Lymphozyten** (▸Kap. 7.3.3). **Antigene** sind für den Organismus Fremdsubstanzen, die gezielte immunologische Reaktionen hervorrufen, indem sie einerseits die Bildung spezifisch gegen sie gerichteter Antikörper auslösen oder andererseits an spezifische Lymphozyten-Rezeptoren binden. Für die Ausbildung dieser spezifischen adaptiven Immunität müssen bestimmte Immunzellen nicht nur stimuliert, sondern auch stark vermehrt werden (sog. **klonale Expansion**, ▸Kap. 6.7.8). Diese „erworbene Abwehr" steht daher erst einige Tage nach einer Infektion zur Verfügung. Zwischen dem erstmaligen Eindringen eines bestimmten Erregers oder Toxins bis zur Ausbildung einer wirkungsvollen spezifischen Immunantwort besteht somit eine Latenzzeit (immunologische Lücke). Die spezifischen Abwehrvorgänge weisen eine hohe individuelle Spezifität auf und führen häufig zur **Immunität** (Unempfindlichkeit) gegenüber den Schad- oder Fremdstoffen, mit denen sich der Organismus auseinander gesetzt hat. Sie besitzen außerdem **Gedächtnisfunktionen** (▸Kap. 7.3.2). Ein bestimmter Fremdstoff wird deswegen nach dem Erstkontakt noch jahrelang danach wiedererkannt.

Infektionsbarrieren. Neben dem angeborenen und adaptiven Immunsystem tragen sog. Infektionsbarrieren zur Abwehr von Erregern bei. Die **Haut** ist mit ihrer Hornschicht für Mikroorganismen nahezu undurchdringlich. Sekrete von Schweiß- und Talgdrüsen sorgen für einen Abschwemmeffekt und bilden einen Säuremantel (pH-Wert 5), der Bakterien in ihrem Wachstum hemmt bzw. sogar abtötet. Die **Schleimhäute** der **Atemwege** sind von einer Schleimschicht bedeckt und mit einem Flimmerepithel ausgekleidet, wodurch die meisten Mikroorganismen am Eindringen gehindert werden. Im **Magen**, dem ersten großen Reservoir für Speisen und Flüssigkeiten, wird durch den sauren Magensaft die Mehrzahl der Mikroorganismen abgetötet. Viele andere Schleimhäute des Körpers tragen eine **mikrobielle kommensale Flora** die mit den Krankheitserregern um Nährstoffe konkurriert und damit der Ansiedlung pathogener Keime entgegenwirkt.

Zusatzinformation

Gegen bestimmte Erreger, z. B. die Maul- und Klauenseuche oder Schweinepest hervorrufende Viren, besteht bei Menschen eine natürliche, d. h. eine angeborene **Resistenz**, weshalb Menschen in der Regel an diesen Tierseuchen nicht erkranken.

7.1.2 Komponenten des Immunsystems

Zellen des Immunsystems. Zu den Zellen des **angeborenen Immunsystems** gehören

- Monozyten bzw. Makrophagen,
- neutrophile und eosinophile Granulozyten,
- basophile Granulozyten bzw. Mastzellen,
- dendritische Zellen und
- natürliche Killerzellen (NK-Zellen).

Zu den Zellen des **adaptiven Immunsystems** zählen

- B-Lymphozyten (B-Zellen) und
- T-Lymphozyten (T-Zellen).

Lösliche Komponenten der unspezifischen humoralen Abwehr. Hierzu werden gerechnet:

- das Komplementsystem (▸Kap. 7.2.2),
- Zytokine (▸Kap. 6.7.5),
- Lysozym (▸Kap. 7.2.2) und Lactoferrin,
- die Akute-Phase-Proteine (▸Kap. 7.2.2) und
- die Defensine mit bakterizider und antimykotischer Funktion, die von den Paneth-Zellen am Kryptengrund der Dünndarmschleimhaut (▸Kap. 12.4.1) sowie von speziellen Haut- und Lungenepithelzellen sezerniert werden.

7.1.3 Erkennung von Antigenen und Auslösung von Immunantworten

Die Immunabwehr wird, wie eingangs erwähnt, immer dann aktiviert, wenn **Antigene** in Form von Erregern oder Schadstoffen eliminiert werden müssen. Deren **Erkennung** ist ein essenzieller erster Schritt der Tätigkeit des Immunsystems, der gleichermaßen für das angeborene und das adaptive Immunsystem von Bedeutung ist. Hinsichtlich der Aktivierung des Immunsystems haben „universelle" und „spezifische" Antigene eine unterschiedliche Bedeutung, was am Beispiel von bakteriellen Erregern verdeutlicht werden soll: Ein Bakterium exprimiert an seiner Oberfläche (universelle) **Pathogen-assoziierte molekulare Muster (pathogen-associated molecular patterns, PAMPs)**, die hoch konserviert sind. Diese PAMPs werden von **Mustererkennungsrezeptoren (Pattern recognition receptors, PRRs)** auf Immunzellen, insbesondere auf Monozyten und Makrophagen, erkannt. Durch die Erkennung von PAMPs mittels PRRs wird das angeborene Immunsystem innerhalb kürzester Zeit aktiviert, und es werden unverzüglich entsprechende Abwehrmechanismen in Gang gesetzt (▸Kap. 7.2). Allerdings kommt es dadurch (noch) nicht zu einer klonalen Antwort (▸Kap. 7.3.2) des adaptiven Immunsystems. Alle PRRs eines Zelltyps sind molekular identisch.

Während die PAMPs vor allem für die rasche Aktivierung des angeborenen Immunsystems von Bedeutung sind, aktivieren **spezifische Antigene** die T- und B-Lymphozyten, die für das entsprechende Antigen den passenden **T-Zell-Rezeptor** (TCR) oder **B-Zell-Rezeptor** (BCR) aufweisen. Durch Erkennung dieser Antigene wird das **adaptive Immunsystem** aktiviert und eine **klonale Antwort** (s. u.) ausgelöst. Die Antigenerkennung ist dabei von der Aktivität **antigenpräsentierender Zellen** (APCs) abhängig, welche die Antigene für die Präsentation aufarbeiten und in Form sog. **MHC-II-Peptid-Komplexe** den T- und B-Lymphozyten darbieten (▸Kap. 7.3).

Um als Antigen wirksam zu werden, muss ein Molekül eine Masse >2500 Da besitzen. Der als Antigen wirksame Molekülbereich wird als **Epitop** oder **Determinante** bezeichnet. Kleinmolekulare Substanzen (z. B. Arzneistoffe) können nur dann als Antigen wirken, wenn sie an eine hochmolekulare Trägersubstanz gekoppelt sind. Man nennt diese kleinmolekularen Substanzen **Haptene**.

Histokompatibilitätsantigene (MHC-Moleküle). Die immunologische Identität eines Individuums wird durch spezielle Oberflächenmoleküle (Histokompatibilitätsantigene) der Zellen bestimmt. Jedes Individuum besitzt spezifische und nur ihm eigene Histokompatibilitätsantigene, d. h. verschiedene Individuen unterscheiden sich durch diese Histokompatibilitätsantigene. An ihnen kann das Immunsystem eines Individuums körpereigene und -fremde Zellen unterscheiden. Histokompatibilitätsantigene werden durch einen Genkomplex codiert, der als **Haupthistokompatibilitätskomplex** (**m**ajor **h**isto**c**ompatibility complex, MHC) bezeichnet wird. Beim Menschen wird er auch HLA-Komplex (**h**uman **l**eukocyte **a**ntigen complex) genannt.

Die MHC-Proteine werden in zwei Klassen, in **MHC-I** und **MHC-II** (○Abb. 7.1), eingeteilt. MHC-Moleküle beider Klassen sind transmembranäre Proteine (Heterodimere), deren N-terminales Ende extrazellulär liegt. Dieses kann an Peptidbindungsstellen Antigene binden und diese T-Zellen präsentieren. **MHC-I-Proteine** sind auf allen kernhaltigen Zellen exprimiert. Sie wirken bei Organtransplantationen als Antigene und sind entscheidend für die Transplantatabstoßung verantwortlich („Transplantations-Antigene", ▸Kap. 7.1.3). **MHC-II-Proteine** finden sich dagegen nur auf antigenpräsentierenden Zellen (s. u.).

Antigenpräsentierende Zellen. T-Zellen erkennen Antigene nur, wenn sie ihnen von **antigenpräsentierenden Zellen** (APCs) präsentiert werden. Zur Antigenpräsentation befähigt sind

- dendritische Zellen,
- Monozyten/Makrophagen und
- präsentierende B-Lymphozyten.

Am wirksamsten sind **dendritische Zellen** (DCs) mit ihren Hauptvertretern, den **interdigitierenden** und **follikulären dendritischen Zellen**. Erstere stammen

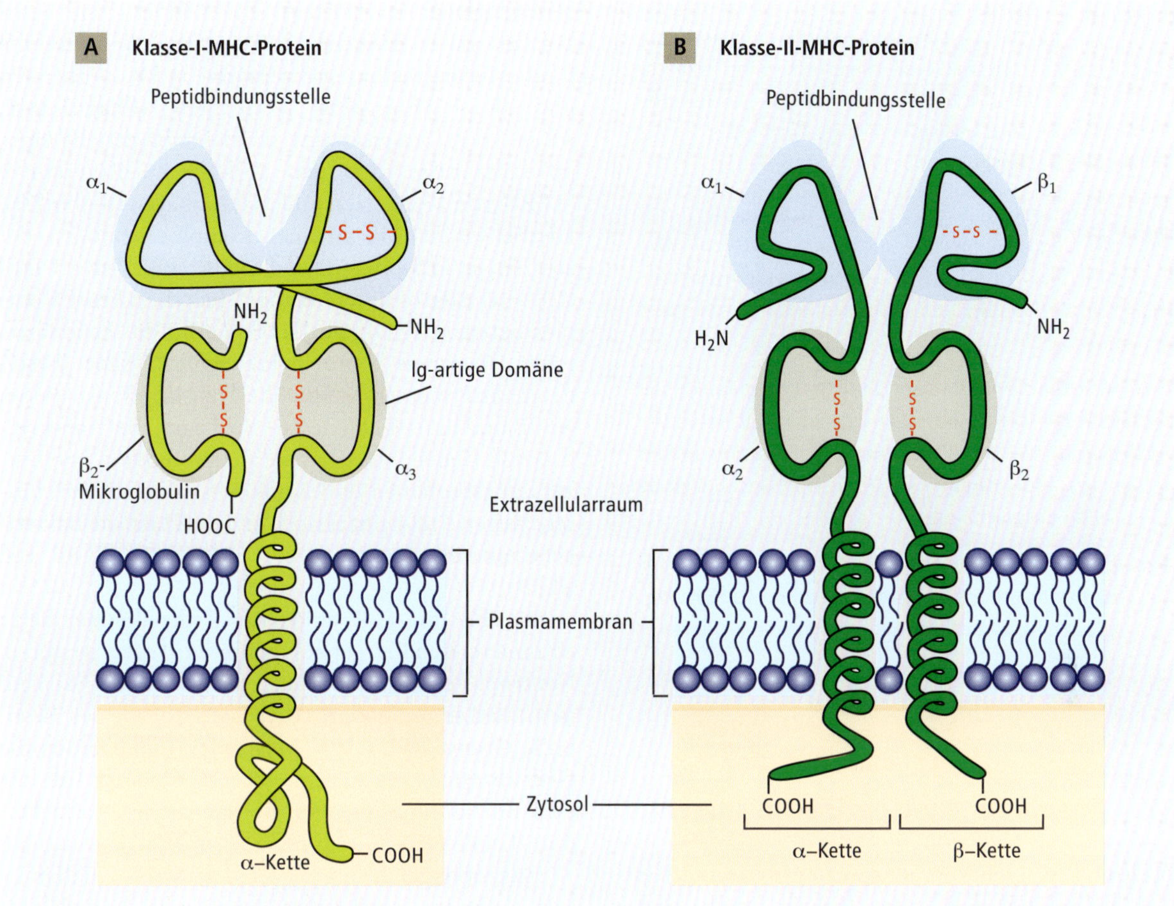

Abb. 7.1 MHC-Proteine in schematischer Darstellung. MHC-I-Moleküle kernhaltiger Zellen (**A**) bestehen aus einer α-Polypeptidkette, an die β_2-Mikroglobulin nicht-kovalent gebunden ist. MHC-II-Moleküle antigenpräsentierender Zellen sind aus einer α- und einer β-Polypeptidkette zusammengesetzt (**B**)

von myeloischen, letztere von lymphatischen Vorläuferzellen ab (Abb. 6.6).

Durch Pinozytose nehmen DCs ständig Material aus dem Extrazellularraum auf. Stellen sie über ihre Mustererkennungsrezeptoren (PRRs) eine Infektion fest, verändern sie ihren Phänotyp, beenden die Pinozytose und regulieren ihre PRRs herunter.

Interdigitierende dendritische Zellen gelangen in die T-Zonen der sekundären lymphatischen Organe und interagieren dort mit T-Zellen. In der Haut werden sie **Langerhans-Zellen** (▸Kap. 20.1.1) genannt, wo sie in der Epidermis mit ihren Fortsätzen untereinander kommunizieren. Follikuläre dendritische Zellen bilden dagegen, wiederum in den sekundären lymphatischen Organen, Netzwerke in den B-Zell-Follikeln. Sie präsentieren den B-Zellen antigene Substanzen, die sie mit dem Lymphstrom erreichen.

Auf dem Weg in die Lymphknoten werden die aufgenommenen Antigene in Furchen der zunächst intrazellulär gelegenen MHC-Moleküle eingelagert und dann zusammen mit diesen als MHC-II-Peptidkomplex auf der Zelloberfläche exprimiert. In den Lymphknoten werden die MHC-II-Peptidkomplexe den $CD4^+$-T-Lymphozyten, die MHC-I-Peptid-Komplexe den zytotoxischen $CD8^+$-T-Zellen präsentiert (▸Kap. 7.3.3).

In Kürze

- Man unterscheidet das **angeborene** und das **adaptive Immunsystem.**
- Die zellulären und humoralen Abwehrmechanismen des angeborenen Immunsystems sind schon vor einer Infektion vorhanden und werden unmittelbar nach dem Eindringen eines Erregers aktiviert. Diese sog. **unspezifischen Abwehrmechanismen** bilden eine erste Abwehrfront.
- Zur Abwehr von Infektionen tragen ferner **Barrierefunktionen** der Haut und Schleimhaut bei.
- Für die Ausbildung der **spezifischen adaptiven Immunität** müssen bestimmte Immunzellen zuerst stimuliert (aktiviert) und dann durch eine

klonale Antwort stark vermehrt werden, bevor sie spezifisch gegen den entsprechenden Erreger oder Fremdstoff aktiv werden. Diese „erworbene Abwehr" steht erst einige Tage nach einer Infektion zur Verfügung.

- Pathogene Moleküle (Erreger u.a.) sind durch **pathogenassoziierte molekulare Muster** (PAMPs) gekennzeichnet, die durch **Mustererkennungsrezeptoren** (PRRs) auf Immunzellen erkannt werden.
- **Histokompatibilitätsantigene** (**MHC-Moleküle**) bestimmen die immunologische Identität eines Individuums. An diesen kann das Immunsystem eines Individuums körpereigene und -fremde Zellen unterscheiden.
- T-Zellen erkennen Antigene nur dann, wenn diese zuvor durch **antigenpräsentierende Zellen** (vor allem dendritische Zellen) als Peptide aufbereitet werden.

7.2 Angeborene unspezifische Abwehr

Die grundlegenden Komponenten und Wirkmechanismen der angeborenen unspezifischen Abwehr sind in o Abb. 7.2 schematisch dargestellt.

7.2.1 Unspezifische zelluläre Abwehr

Neutrophile und **eosinophile Granulozyten**, die als **Mikrophagen** bezeichnet werden, sowie die **Monozyten** bzw. **Makrophagen** sind auf die Elimination pathogener Erreger spezialisiert. Sie können, wie oben beschrieben, schädliche Stoffe oder Zellen mithilfe ihrer Mustererkennungsrezeptoren (PRRs) erkennen und durch Einschluss vernichten (**Phagozytose**, ▸Kap. 5.6.1). Beispielsweise aktivieren bakterielle Lipopolysaccharide (LPS) den **Toll-artigen Rezeptor 4** (TLR4) von Monozyten und Makrophagen (o Abb. 7.3). Hierbei werden LPS an einen Komplex gebunden, der aus einem LPS-bindenden Protein (LBP) und CD14 (CD = cluster of differentiation) besteht. Dieser Komplex aktiviert TLR4, der das Signal in die Zelle überträgt. Über eine intrazelluläre Signalkaskade (bestehend aus Proteinen, welche die Transkriptionsfaktoren NFκB und jun/fos aktivieren) wird dann die Transkription von Genen induziert, die zur Produktion von Entzündungsproteinen und Zytokinen in den Zellen führen. Neben TLR4 gibt es noch andere TLRs, die Bakterienbestandteile binden (z. B. TLR2, TLR5, TLR6 und TLR9).

Die über ihre TLRs aktivierten Zellen können die zu eliminierenden Erreger auf mehreren Wegen zerstören. **Neutrophile Granulozyten** phagozytieren Erreger (s. u.) und sezernieren reaktive Sauerstoffspezies. **Basophile Granulozyten** bzw. **Mastzellen** und **eosinophile Granulozyten** setzen zahlreiche Mediatoren frei, die eine Entzündungsreaktion erzeugen, z. B. Prostaglandine, Leukotriene (▸Kap. 5).

Makrophagen haben je nach dem Milieu, in dem sie sich befinden, unterschiedliche, z. T. gegenläufige Effekte, z. B. können sie pro- oder antiinflammatorisch, pro- oder antikoagulatorisch wirken. Ihre jeweilige Funktion hängt davon ab, auf welche Art sie stimuliert werden und welche Moleküle sie als entsprechende Antwort sezernieren. Einerseits phagozytieren sie Mikroorganismen und töten diese innerhalb der Zellen ab.

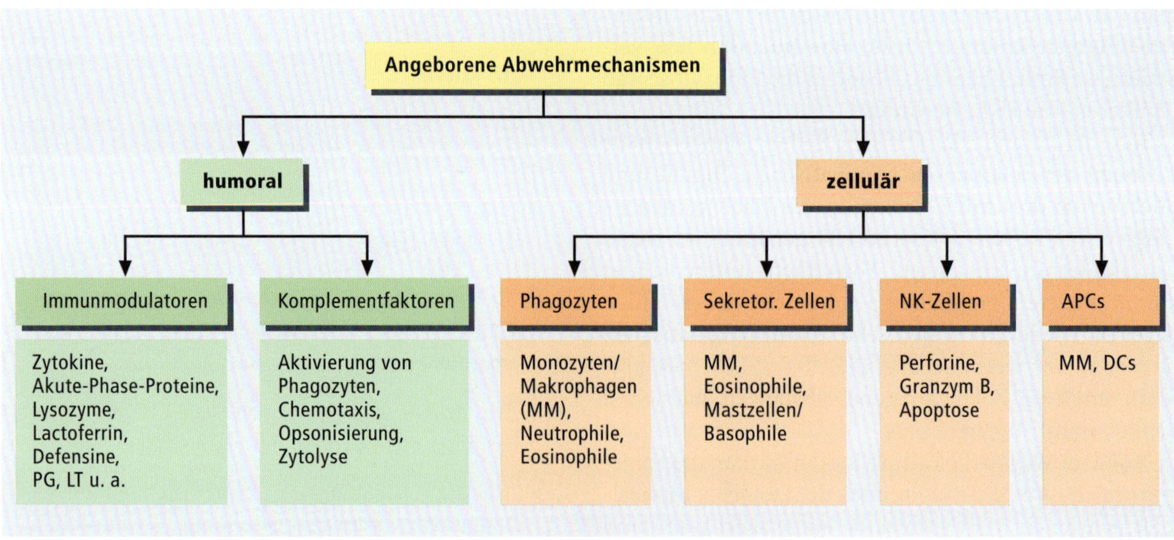

o **Abb. 7.2** Wesentliche Komponenten und Wirkmechanismen der unspezifischen angeborenen Abwehr. **APCs** antigenpräsentierende Zellen, **PG** Prostaglandine, **LT** Leukotriene, **DCs** dendritische Zellen

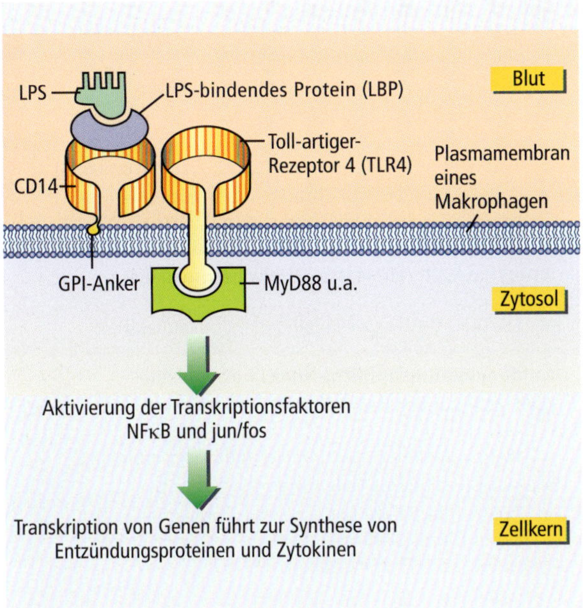

Abb. 7.3 Aktivierung eines Makrophagen durch bakterielle Lipopolysaccharide (**LPS**). LPS werden durch ein LPS-bindendes Protein (**LBP**) im Blut gebunden. Der Komplex interagiert mit CD14 auf der Makrophagenoberfläche. Der so entstandene neue Komplex stimuliert den Toll-artigen-Rezeptor 4 (**TLR-4**). Letzterer setzt eine intrazelluläre Kaskade aus mehreren Proteinen in Gang, die schließlich zur Aktivierung der Transkriptionsfaktoren NFκB, jun und fos im Zellkern führt. Diese wiederum aktivieren Gene, welche die Immun- und Entzündungsantwort fördern

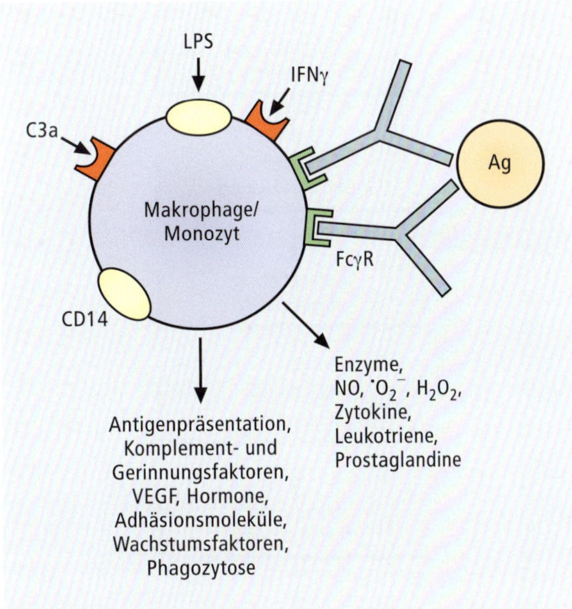

Abb. 7.4 Schematische Darstellung der Funktion eines Makrophagen. Dieser kann über verschiedene Wege aktiviert werden und synthetisiert daraufhin eine Reihe von Molekülen, die vielfältige Reaktionen auslösen. Nach Schütt und Bröker

Andererseits können sie über die Freisetzung von NO, reaktiven Sauerstoffspezies (s. u.) und Tumornekrosefaktor (TNF) auch außerhalb der Zellen destruktiv wirken. Durch konstitutive (permanente) Expression von MHC-II-Molekülen sind sie zur **Antigenpräsentation** fähig. Ferner sezernieren sie Prostaglandine und Leukotriene. Andererseits können sie antiinflammatorische Zytokine (z. B. Interleukin-10), Angiogenese-fördernde (z. B. VEGF) und Wachstumsfaktoren zur Wundheilung und Gewebereparatur freisetzen. Aktiviert werden sie beispielsweise durch LPS aus Bakterien, den Komplementfaktor C3a und Interferon-γ sowie über die Besetzung von Fcγ-Rezeptoren durch Immunkomplexe (Abb. 7.4).

Ablauf der Phagozytose. Die oben angesprochene Phagoytose ist in Abb. 7.5 schematisch dargestellt. Phagozytierende Zellen besitzen an ihrer Oberfläche Rezeptoren, mit deren Hilfe sie sich an Mikroorganismen anlagern können. Diese Anlagerung (Adhärenz) ist wesentlich stärker, wenn Bakterien, Zelltrümmer oder Fremdpartikel vorher eine Opsonisierung (s. u.) erfahren haben. Durch den Kontakt kommt es zu einer Stoffwechselaktivierung des Phagozyten (Steigerung des oxidativen und glykolytischen Stoffwechsels), der anschließend mit Pseudopodien den Fremdstoff umschließt. Durch Verbindung der inneren Membranenden entsteht ein Bläschen (Phagosom), das in einem weiteren Schritt mit einem oder mehreren Lysosomen zum Phagolysosom verschmilzt. Die in den Lysosomen enthaltenen hydrolytischen Enzyme bauen schließlich das phagozytierte Material ab. Unverdaute mikrobielle Produkte werden aus der Zelle ausgeschleust (Exozytose). Wesentlich für die Abtötung von Bakterien und wahrscheinlich auch von Tumorzellen durch Makrophagen sind NO und die über das Peroxidase-System entstandenen **reaktiven Sauerstoffspezies** (Superoxidradikalanion $^{\cdot}O_2^{-}$, Hydroxylradikal $^{\cdot}OH$, Singulett-Sauerstoff $^{1}O_2$, Peroxidradikal $^{\cdot}O_2H$ sowie H_2O_2, ▸Kap. 5.6.1).

Opsonisierung. Die Phagozytose kann durch das Einwirken bestimmter Stoffe, der sog. **Opsonine**, gefördert werden. Zu diesen zählen die Komplementkomponente C3b (▸Kap. 7.2.2), das C-reaktive Protein (CRP, ▸Kap. 7.2.2) und an Zellen gebundenes IgG (▸Kap. 7.3.2).

Chemotaxis zum Ort der Schädigung. Für das zielgerichtete Wandern der Granulozyten und Monozyten zum Entzündungsherd sind chemotaktische Substanzen (Chemo- oder Leukotaxine) verantwortlich. Hierzu zählen u. a. Faktoren des Komplementsystems (C3a, C5a, s. u.), Sekretionsprodukte von Lymphozyten (z. B. die Zytokine IL-8, TNF-α), von normalen, infizierten und geschädigten Zellen (z. B. IL-1, TNF-α) sowie bakterielle Peptide.

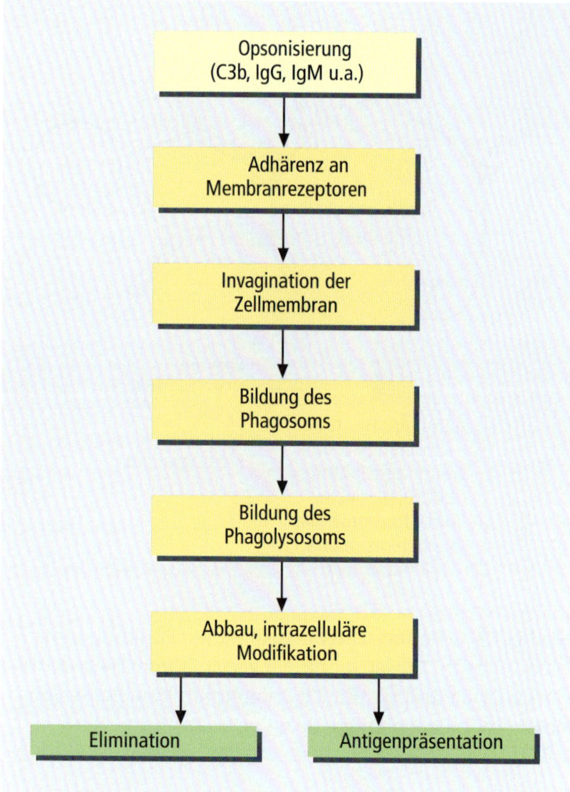

Abb. 7.5 Ablauf der Phagozytose eines Bakteriums in schematischer Darstellung

Im Entzündungsgebiet tritt eine lokale Verlangsamung des Blutstroms auf, wodurch Granulozyten vermehrt in den Randstrom und damit in Kontakt mit dem Endothel kommen (▸Kap. 2.2.1). Als Folge entzündlicher Reize werden auf der Endotheloberfläche vermehrt Adhäsionsmoleküle exprimiert, die mit Membranproteinen der Leukozyten reagieren und für diese als Leit- und Erkennungsstrukturen dienen (▸Kap. 5). Man kennt derzeit drei große Familien von Adhäsionsmolekülen: Selektine, Integrine und Adhäsine der Immunglobulin-Superfamilie (Tab. 7.1).

Natürliche Killerzellen (NK-Zellen). Die NK-Zellen sind große granulierte Lymphozyten. Ihre Aufgabe besteht darin, **Tumor**- und **virusinfizierte Zellen** sowie durch **Antikörper markierte Zellen** zu **zerstören**. NK-Zellen besitzen an ihrer Oberfläche keine antigenspezifischen Rezeptoren wie die T- oder B-Lymphozyten, sondern **aktivierende** und **inhibierende Rezeptoren**. Verschiedene NK-Zellen unterscheiden sich durch ihr Rezeptor-Repertoire. Solange HLA-Moleküle von Körperzellen an inhibierende Rezeptoren von NK-Zellen binden, bleiben diese inaktiv. Verlieren aber Körperzellen MHC-I-Allele oder exprimieren sie vermindert (z. B. nach Virusinfektionen, in Tumorzellen), werden die entsprechenden inhibierenden Rezeptoren der NK-Zellen nicht länger durch HLA-Liganden besetzt, d. h. der inhibierende Rezeptor ist nicht länger aktiviert. Werden zusätzlich die aktivierenden Rezeptoren der NK-Zellen (z. B. durch Liganden von Tumor- oder infizierten Zellen), besetzt, wird die NK-Zelle lytisch aktiv. NK-Zellen „messen" also die Menge der Klasse-I-MHC-Proteine der Körperzellen und töten solche Zellen ab, die wenige MHC-Proteine aufweisen.

Tab. 7.1 Adhäsionsmoleküle

Selektine (Zell-Zell-Adhäsionsmoleküle)
▪ E-Selektin (ELAM-1, Endothel-Leukozyten-Adhäsionsmolekül), ▪ L-Selektin (LAM-1, Lymphozyten-Adhäsionsmolekül), ▪ P-Selektin (GMP140, Granula-assoziiertes Membranprotein)
Integrine (Zell-Zell-Matrix-Adhäsionsmoleküle)
▪ LEUCAMs (Leukozyten-Zell-Adhäsionsmoleküle)
Immunglobulin-ähnliche Adhäsionsmoleküle (Zell-Zell-Adhäsionsmoleküle)
▪ ICAM-1, ICAM-2 (interzelluläre Adhäsionsmoleküle), ▪ VCAM (vaskuläres Zell-Adhäsionsmolekül), ▪ PECAM (Plättchen-Endothel-Adhäsionsmolekül)

Ein bedeutender aktivierender Rezeptor auf NK-Zellen ist CD16 (FcγRIII), an das der Fc-Teil von IgG (▸Kap. 7.4.4) bindet, wodurch es zur Lyse der IgG-markierten Zielzellen kommt. Dieser Prozess wird als **antikörperabhängige zelluläre Zytotoxizität** bezeichnet.

α- und β-Interferon (▸Kap. 7.2.2) steigern die Aktivität der Killerzellen und erhöhen die Expression von Klasse-I-MHC-Molekülen in nicht infizierten Zellen.

7.2.2 Unspezifische humorale Abwehr

Komplementsystem. An der unspezifischen Abwehr von Krankheitserregern ist das Komplementsystem maßgeblich beteiligt. Dieses besteht aus mehr als 25 Serumproteinen, die teilweise auch den **Akute-Phase-Proteinen** (s. d.) zuzuordnen sind. Es ist ein **Frühwarnsystem**, das innerhalb von ca. 20 Minuten nach Pathogenerkennung aktiv wird und dann Entzündungszellen **kaskadenartig** aktiviert sowie Krankheitserreger zerstört (Abb. 7.6): Die zunächst als Proenzyme vorliegenden Proteine werden sequenziell in Proteasen umgewandelt, die dann ihrerseits den nächsten Reaktionsschritt katalysieren. Die funktionell aktiven Spaltprodukte binden entweder an Zelloberflächen oder gelangen in den Extrazellularraum und lösen dort entsprechende Abwehreffekte aus (s. u.). Insgesamt hat das Komplementsystem sowohl **unspezifische Aufgaben** (als Mechanismus des angeborenen Immunsystems) als

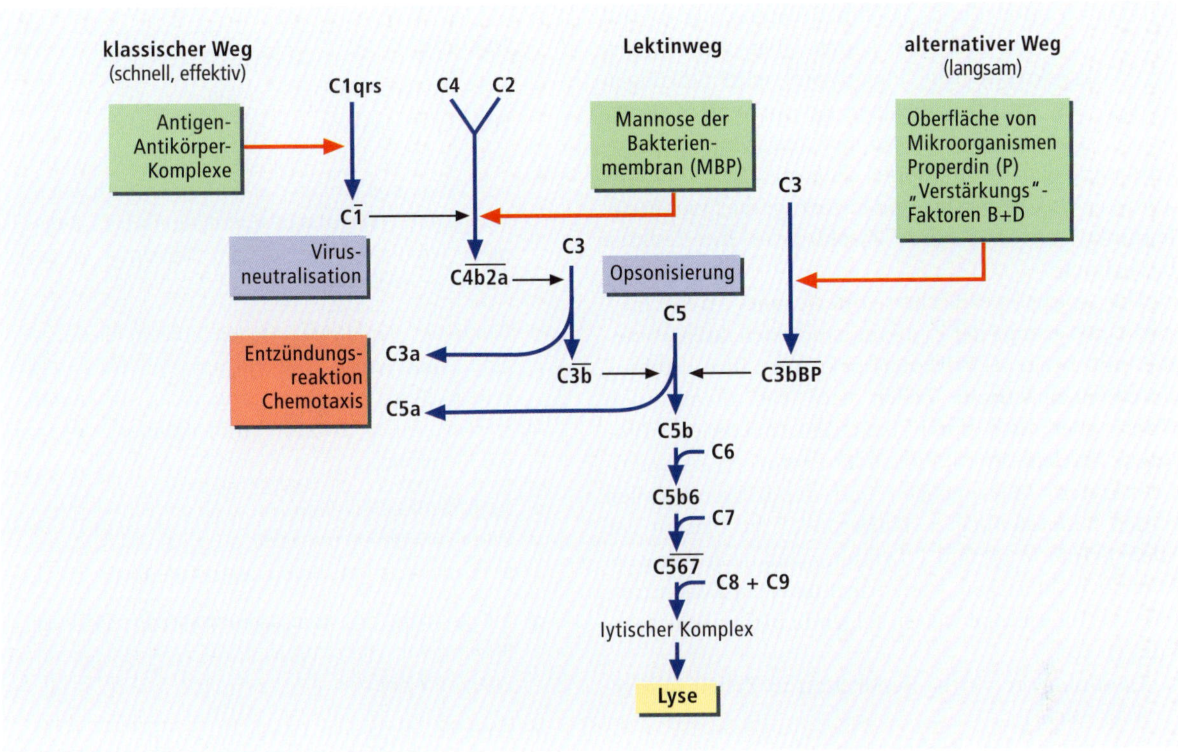

o Abb. 7.6 Aktivierungswege des Komplementsystems. MBP Mannose-bindendes Protein

auch von der **Immunreaktion abhängige** Funktionen. Die einzelnen Komponenten des Komplementsystems – sie werden mit nummerischem C bezeichnet – werden vor allem von Makrophagen und Leberzellen synthetisiert.

o Abb. 7.6 zeigt den seit langem bekannten **klassischen Weg** sowie den **alternativen Weg** der Komplementaktivierung. Der klassische Weg wird durch Antigen-Antikörper-Komplexe, der alternative durch Pathogenstrukturen von Mikroorganismen (unter Mitwirkung des Plasmaeiweißes Properdin) aktiviert. Ein dritter Weg, der **Lektinweg**, unterscheidet sich vom klassischen Weg im ersten Schritt dadurch, dass er nach Erkennung von Erregerstrukturen durch Proteine der unspezifischen Abwehr ausgelöst wird, also antikörperunabhängig ist. Die drei Aktivierungswege münden in eine gemeinsame Endstrecke, den lytischen C5b-C9-Komplex. Dieser lagert sich in die Zellmembran von Erregern ein und führt so zu deren Lyse. Darüber hinaus reagieren die Komplementkomponenten auch mit anderen an der Abwehr beteiligten Faktoren und Zellen. Diese Komponenten, die Schlüsselfunktionen in der Aktivierung von Abwehrzellen und andere biologische Wirkungen ausüben, werden durch Inhibitoren (**Regulatorproteine**) kontrolliert. Letztere verhindern, dass gesundes körpereigenes Gewebe vom Komplementsystem angegriffen wird. Auf der Oberfläche von Pathogenen fehlen solche Inhibitoren, sodass das Komplementsystem dort aktiviert werden kann.

Nach Aktivierung des Komplementsystems entsteht eine Reihe von Spaltprodukten, die folgende Funktionen ausüben:

- Aktivierung und Chemotaxis von Phagozyten bei der Entzündungsreaktion (C3a, C5a),
- Opsonisierung und Verbesserung der antikörperabhängigen Phagozytose (C3b),
- Auflösung von Immunkomplexen (C3b) und
- Zytolyse, d. h. Zerstörung von mit Antikörpern besetzten Zielzellen und Bakterien (C5b–C9, s. o.).

Die Stimulation von Zellen nach Rezeptorbindung bestimmter Komplementkomponenten (C3a, C5a) trägt durch Freisetzung von Mediatoren (funktionsvermittelnden Substanzen, die keinem speziellen System angehören) wesentlich zur Entzündungsreaktion (▸ Kap. 5.6.1) bei.

Lysozym. Ein weiterer Faktor der unspezifischen humoralen Abwehr, der in Körpersekreten vorkommt, ist das Enzym Lysozym, das u. a. beim Zerfall phagozytierender Zellen frei wird. Es ist in der Lage, Wandstrukturen bestimmter Bakterien (z. B. Staphylokokken, Streptokokken) hydrolytisch zu spalten.

Zytokine. Zytokine (□ Tab. 6.6) sind Proteine oder Glykoproteine, die außer Angriffspunkten im Intermediärstoffwechsel und Hormonsystem vor allem wichtige Prozesse des Immunsystems steuern. Die meisten Zytokine werden von mehreren Zelltypen synthetisiert und wirken, vermittelt durch Zytokin-Rezeptoren (s. u.), auf unterschiedliche Zelltypen. Durch Überschneidungen im Wirkspektrum (sog. Pleiotropie) wird Störungen infolge des Ausfalls einzelner Komponenten vorgebeugt. Von stimulierten Lymphozyten gebildete Zytokine werden als **Lymphokine**, chemotaktisch wirkende Zytokine als **Chemokine** und bevorzugt die Lymphozytenfunktion stimulierende Zytokine als **Interleukine** bezeichnet.

Die speziesspezifischen **Interferone** (◘ Tab. 6.6), eine Untergruppe der Zytokine, sind hochaktive Proteine mit breitem Wirkungsspektrum. Ihre Bildung durch eukaryotische Zellen wird vor allem durch Viren, aber auch durch Bakterien, bakterielle Produkte, Nucleinsäuren, Pilze oder Protozoen induziert. Leukozyten, Makrophagen und dendritische Zellen bilden hauptsächlich α-Interferone, Fibroblasten vor allem β-Interferon und T-Lymphozyten nach Antigenkontakt γ-Interferon. Von virusinfizierten Zellen freigesetzte Interferone weisen folgende biologische Wirkungen auf:

- Hemmung der Virus-Replikation in Zellen (antiviraler Effekt),
- Hemmung der Proliferation von Normal- und Tumorzellen (antiproliferativer Effekt),
- Stimulation oder Hemmung immunologischer Reaktionen (Aktivierung von Makrophagen, Hemmung der Antikörperbildung, Förderung der T-Zell-Proliferation, „immunmodulatorischer Effekt“) und
- Aktivierung der natürlichen Killerzellen.

Die beiden **Tumornekrosefaktoren TNF-α** und **TNF-β** unterscheiden sich in ihrer Herkunft – TNF-α wird von Makrophagen und T-Zellen, TNF-β von B- und T-Zellen gebildet –, nicht jedoch in ihrer Wirkung. Tumorzellen können durch TNF einerseits in ihrem Wachstum verlangsamt oder durch Apoptose-Induktion (▸Kap. 5.3.7) abgetötet, andererseits aber auch stimuliert werden.

Akute-Phase-Proteine. Bei gewebeschädigenden Reizen (Entzündungen, Infektionen, bösartigen Tumoren, Gewebedestruktionen u. a.) erhöht sich die Konzentration bestimmter Plasmaproteine. Dies geht auf eine Synthesesteigerung in der Leber zurück, die durch Mediatoren aus Makrophagen (z. B. IL-1, IL-6) vermittelt wird. Zu diesen „Anti-Entzündungsproteinen“ gehören Eiweiße, die sich an Bakterienmembranen binden (C-reaktives Protein, Serum-Amyloid A), Protease-Inhibitoren (α_1-Antitrypsin, α_1-Antichymotrypsin), Gerinnungsfaktoren (z. B. Fibrinogen), Komplementkomponenten (z. B. C3 und C4) und Transportproteine (Haptoglobin, Coeruloplasmin). Zu den „Anti-Akute-Phase-Proteinen“, deren Biosynthese bei Entzündungen gedrosselt wird, zählen u. a. Albumin und Transferrin.

In Kürze

- Das **angeborene Immunsystem** stellt eine **unspezifische Abwehr** des Organismus dar. Das System besteht aus zellulären (neutrophilen, eosinophilen und basophilen Granulozyten/Mastzellen, Monozyten/Makrophagen) und humoralen Komponenten (Komplementsystem, Zytokinen, Akute-Phase-Proteinen u. a.).
- Die Zellen der unspezifischen Abwehr bewirken eine **Phagozytose** von Erregern und infizierten Zellen. Durch Sekretion zahlreicher Mediatoren werden auch **Entzündungsreaktionen** (▸Kap. 5.6.1) ausgelöst.
- **Natürliche Killerzellen** (ca. 12 % der Blutlymphozyten) erkennen infizierte oder veränderte Körperzellen und induzieren deren Apoptose.
- Die Kaskade des **Komplementsystems** führt zur Bildung von Mediatoren, die u. a. eine Lyse von Erregern bewirken.
- **Zytokine** induzieren Entzündungsreaktionen. Die Zytokinsubgruppe der **Interferone** hemmt Proliferationsvorgänge und Virusreplikationen. Eine Reihe von Zytokinen aktiviert auch die spezifische Abwehr.
- **Akute-Phase-Proteine**, z. B. C-reaktives Protein (CRP), begrenzen Entzündungen.

7.3 Adaptive spezifische Abwehr

Bei der spezifischen Abwehr spielen B- und T-Lymphozyten die zentrale Rolle (○ Abb. 7.7). Sie kooperieren sowohl miteinander als auch mit anderen Zellen des Immunsystems.

B-Lymphozyten sind für die **spezifische humorale Abwehr** zuständig: Nach Antigenstimulation differenzieren sie sich in **Plasmazellen**, die gegen spezielle Antigene gerichtete Antikörper produzieren. **T-Lymphozyten** sind andererseits für die **spezifische zelluläre Abwehr** verantwortlich. Man unterscheidet **zytotoxische ($CD8^+$-)T-Zellen** (ca. 40%) und **($CD4^+$-)T-Helferzellen** (ca. 60%), von denen es mehrere Typen gibt. Zytotoxische T-Zellen zerstören infizierte Zellen, T-Helferzellen stimulieren die Immunantwort, indem sie B-Zellen aktivieren und die Abwehrtätigkeit von Makrophagen unterstützen. T-Helferzellen, die undifferenziert bleiben, entwickeln sich zu regulatorischen T-Zellen (**Treg-Zellen**), welche die Immunantwort unterdrücken. Sie schützen den Körper vor Angriffen des Immunsystems gegen körpereigene Strukturen und

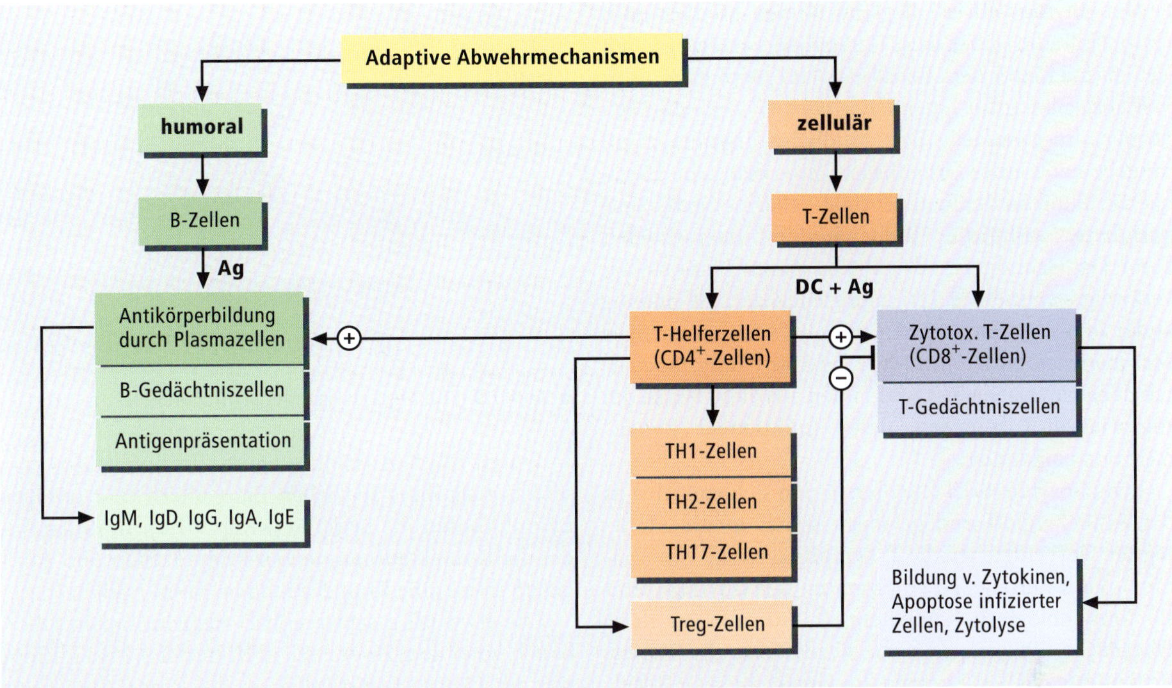

Abb. 7.7 Wesentliche Komponenten, Wirkmechanismen und Interaktionen des adaptiven Immunsystems (T-Lymphozyten ca. 72 %, B-Lymphozyten ca. 16 % der Blutlymphozyten). **Ag** Antigene, **DC** dendritische Zellen, **+** Stimulation, – Hemmung

begrenzen Immunreaktionen. Die sog. **TH17-Zellen** werden in ▸Kap. 7.4.3 besprochen.

7.3.1 Vorgänge in den lymphatischen Organen

Primär-lymphatische Organe. Zu diesen werden das Knochenmark und der Thymus gerechnet. Im Knochenmark entstehen aus **pluripotenten hämatopoietischen Stammzellen** zunächst – neben myeloiden Vorläuferzellen (▸Kap. 7.1.3) – **lymphoide Stammzellen**, dann **Lymphozyten-Vorläuferzellen**. Ein Teil der Lymphozyten, die **B-Lymphozyten**, reift im Knochenmark selbst aus und wird dort auch geprägt (Abb. 7.8). Reife, naive B-Lymphozyten (B von **b**one marrow, Knochenmark) verlassen das Knochenmark immunologisch kompetent, da sie an ihrer Oberfläche **B-Zell-Rezeptoren (BCRs)** besitzen, die spezifisch ein bestimmtes Antigen erkennen können. Diese Rezeptoren bestehen aus membranverankerten Antikörpern des Typs IgD und IgM (s. u.). (Es handelt sich im Prinzip um den variablen Teil desselben Antikörpers, der von der Zelle nach Antigenstimulation sezerniert wird. Etwa 10^5 Antikörperrezeptormoleküle sollen pro Zelle exprimiert werden.) Über den Blut- und Lymphweg in Milz und Lymphknoten gelangte B-Lymphozyten siedeln sich dort bevorzugt in den sog. Keimzentren der Lymphfollikel an.

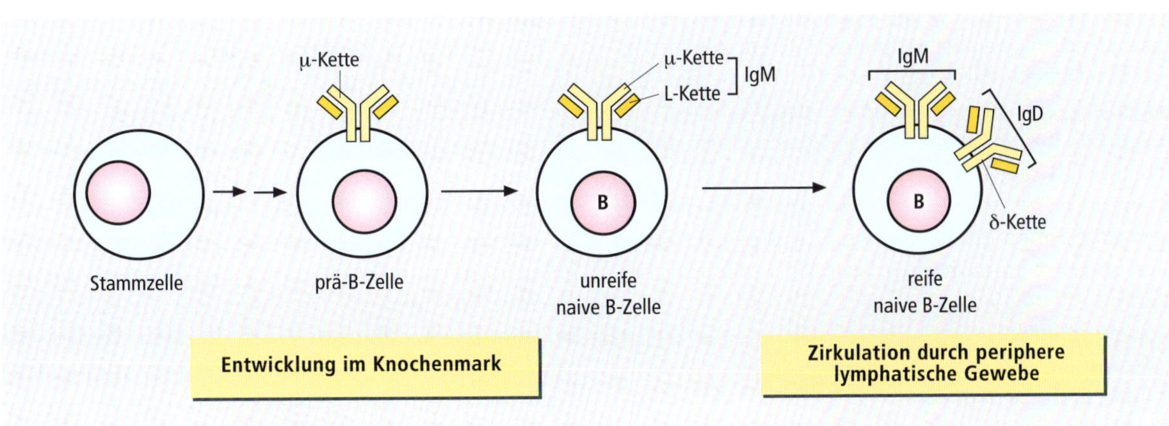

Abb. 7.8 Entwicklung von B-Lymphozyten

Der **Thymus** (Bries) liegt im oberen Mediastinum (Mittelfellraum) über dem Herzbeutel vor den großen Venen und hinter dem Brustbein. Nur beim Kind ist er voll ausgebildet. Im Jugendalter wird er in einen Fettkörper umgewandelt. Der kindliche Thymus zeigt, umgeben von einer Organkapsel, eine deutliche Läppchenstruktur, an der man zentrale, zellarme Mark- und periphere, zellreiche Rindenanteile unterscheiden kann. Das Grundgerüst des Thymusparenchyms stellen verzweigte epitheliale Retikulumzellen dar, die miteinander in Verbindung stehen und ein schwammartiges Maschenwerk bilden. Im Mark sind sie häufig zwiebelschalenartig angeordnet und bilden auf diese Weise die sog. Hassall-Körperchen, deren funktionelle Bedeutung noch unklar ist.

Lymphozytenvorläuferzellen finden sich zunächst in der Rindenregion und gelangen später in die Markregion. Dort entstehen die **T-Lymphozyten** (T von Thymus). Verlassen die T-Lymphozyten den Thymus, sind sie immunologisch kompetent, da sie nun an ihrer Oberfläche antigenspezifische Rezeptoren, die **T-Zell-Rezeptoren** (**TCRs**) besitzen. Im Unterschied zu B-Zellen, die intakte Antigene erkennen, interagieren T-Zellen nur mit Antigenen, die von antigenpräsentierenden Zellen aufgenommen, fragmentiert und zusammen mit MHC-Molekülen auf der Oberfläche der antigenpräsentierenden Zellen dargeboten werden (▸Kap. 7.3.3). T-Lymphozyten zirkulieren mit dem Blut und der Lymphe ständig zwischen Milz und Lymphknoten (als sekundären lymphatischen Organen) sowie den zu schützenden Geweben.

Zusatzinformation

Eine wichtige Aufgabe des Knochenmarks und des Thymus besteht auch darin, solche heranreifende T- bzw. B-Lymphozyten durch Apoptose zu eliminieren, die das Potenzial haben, mit körpereigenen Antigenen zu reagieren. Diesen Mechanismus nennt man **zentrale Toleranz**. Tatsächlich verlassen nur 1–2 % der T-Zellen den Thymus als reife T-Zellen, während alle anderen T-Zellen untergehen. Entsprechendes gilt auch für B-Zellen im Knochenmark. Zusätzlich wirken Mechanismen der **peripheren Toleranz** auf reife Zellen. Dazu gehören die Anergie und die Immunsuppression (▸Kap. 7.5), z. B. die orale Toleranz gegen Nahrungsstoffe (▸Kap. 7.5). Toleranzverlust kann zu Autoimmunerkrankungen führen (▸Kap. 7.5.3).

Sekundär-lymphatische Organe. Zu diesen Organen, die von reifen Immunzellen besiedelt werden, rechnet man

- Lymphknoten,
- Tonsillen,
- Milz und
- Mukosa-assoziiertes lymphatisches Gewebe (MALT).

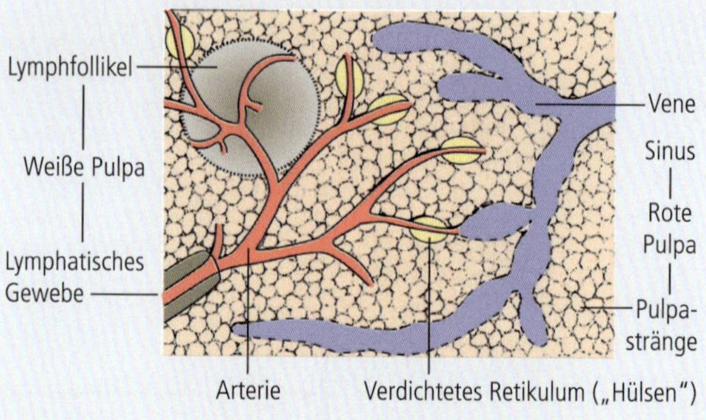

Abb. 7.9 Blutwege in der menschlichen Milz

Durch ihren Anschluss an das Lymphgefäßsystem und mittels ihres speziellen Baus filtern und reinigen **Lymphknoten** die Lymphe (▸Kap. 9.1.6). In ihnen findet die Kontaktaufnahme von Immunzellen und Antigenen sowie eine Kooperation von Immunzellen statt.

Die etwa 150 g schwere **Milz** liegt im linken Oberbauch unter dem Zwerchfell in Höhe der 9. bis 11. Rippe mit der Längsachse parallel zur 10. Rippe. Sie ist von einer derben Kapsel umgeben, von der zahlreiche bindegewebige Balken, die Trabekel, in das Organinnere einstrahlen. Das dreidimensionale Balkenwerk umschließt Hohlräume, die mit dem eigentlichen Milzgewebe, der Pulpa, ausgefüllt sind. Man unterscheidet eine **weiße** und eine **rote Pulpa**, deren Grundstruktur durch ein bindegewebiges Maschenwerk, das Retikulum, gebildet wird (Abb. 7.9). Dieses besteht aus Retikulumzellen und Retikulinfasern und stellt ein schwammartiges Gerüstwerk dar, das vielerlei mobile Zellen (z. B. Makrophagen) beherbergt.

Die **weiße Pulpa** besteht aus lymphatischem Gewebe, das um die arteriellen Gefäße angeordnet ist und vor allem T-Lymphozyten enthält, sowie aus Lymphfollikeln (s. u.), die hauptsächlich durch B-Lymphozyten besiedelt sind. Die **rote Pulpa** setzt sich aus großen Bluträumen, den Sinus, und dem retikulären Maschenwerk mit eingelagerten Zellen (vor allem Erythrozyten) zusammen.

Die vielfältigen Funktionen der Milz sind teilweise an die besondere Anordnung ihrer Blutgefäße gebunden (Abb. 7.9): Während in den anderen Organen immer eine direkte Gefäßverbindung zwischen arteriellen und venösen Kreislaufabschnitten besteht („geschlossener Kreislauf"), enden viele Gefäße in der Milz unmittelbar in der schwammartigen Pulpa, die selbst keinen direkten Anschluss an das Venensystem hat („offene Strombahn"). Die Pulpa gibt ihr Blut an die Milzsinus weiter, die von Venen drainiert werden. Die Sinus sind von der Pulpa durch eine diskontinuierliche Gefäßwand mit sehr kleinen, 0,5–3,0 µm messenden Lücken getrennt. Diese Lücken lassen kleine oder gut verformbare Zellen leicht passieren, während die Passage schlecht verformbarer Partikel be- oder sogar verhindert wird.

Während der prä- und postnatalen Entwicklung macht die Milz einen **Funktionswandel** durch: In der Fetalzeit besitzt sie Blutbildungsfunktionen, nach der Geburt ist sie wesentlich am Abbau der Blutzellen („Blutmauserung") beteiligt. Weitere gesicherte Funktionen der menschlichen Milz sind:

- Beteiligung an spezifischen Abwehrvorgängen,
- Phagozytose durch die in ihr enthaltenen Zellen des mononukleären Phagozytensystems (▸Kap. 2.4.2; z. B. Abbau gealterter und eliminationspflichtiger Erythrozyten),
- Abbau und Speicherung von Blutplättchen sowie
- Klärung des Blutes durch Abfangen von Gerinnungsprodukten.

Allerdings ist die Milz kein absolut lebensnotwendiges Organ. Bei ihrem Funktionsausfall bzw. nach operativer Entfernung (Splenektomie) können die restlichen lymphatischen Organe bzw. das restliche mononukleäre Phagozytensystem ihre Funktionen weitgehend übernehmen.

Die **Tonsillen** (Mandeln) umgeben die Ausgänge des Mund- und Nasenraums, die zum Rachen führen. Die nicht paarige **Tonsilla pharyngea** (Rachenmandel) liegt am Rachendach, die paarigen **Tonsillae palatinae** (Gaumenmandeln) befinden sich zwischen den Gaumenbögen, und die **Tonsilla lingualis** (Zungenmandel) ist am Zungengrund lokalisiert. Hinzu kommt lymphatisches Gewebe an der seitlichen Rachenwand („Seitenstrang").

In die von einer bindegewebigen Kapsel umgebenen Tonsillen sind Lymphozyten teilweise in regelloser Anordnung, teilweise in Form von Knötchen, den Lymphfollikeln, eingelagert. Durch die besondere Lage der Tonsillen kommen die an der Abwehr beteiligten Zellen sehr frühzeitig mit Krankheitserregern, die durch Mund und Nase eindringen, in Kontakt und können dann spezifische Abwehrmaßnahmen auslösen.

Unter funktionellen Gesichtspunkten werden zu diesen Ansammlungen lymphatischen Gewebes auch die **Lymphfollikel in einigen Schleimhäuten** gerechnet (**MALT**, **m**ucosa-**a**ssociated **l**ymphoid **t**issue, mukosales Immunsystem). An manchen Stellen sind diese Follikel mehr diffus verteilt, in der Schleimhaut des Ileum (▸Kap. 12.4.1) und des Wurmfortsatzes neigen sie zum Zusammenfließen. Die Follikel stellen strang- oder kugelförmige Kolonien von Lymphozyten dar, die in lockeres Bindegewebe eingelagert sind. Das mukosale Immunsystem wird wegen seiner besonderen Bedeutung gesondert in ▸Kap. 7.5 dargestellt.

7.3.2 Spezifische humorale Abwehr

Die spezifische humorale Abwehr wird nach **Antigenkontakt**, wie beschrieben, durch **B-Lymphozyten** vermittelt. Etwa 5–7 Tage nach Kontakt des Antigens mit immunologisch kompetenten B-Lymphozyten werden **Antikörper** (Ak) gebildet und sezerniert.

Ein erster Kontakt von B-Zellen mit einem Antigen führt zur **selektiven Aktivierung** der **B-Lymphozyten**, die an ihrer Oberfläche den „passenden" B-Zell-Rezeptor (IgM- und IgD-Moleküle) tragen und dadurch dieses spezielle Antigen erkennen und binden können (sog. **klonale Selektion**). Die durch das **Antigen stimulierten B-Zellen** proliferieren (expandieren) zu einem **B-Zell-Klon** und differenzieren sich unter Kontrolle der Interleukine IL-2 und IL-6 zu **Plasmazellen**, die eine große Zahl von identischen Antikörpermolekülen derselben Spezifität synthetisieren (○Abb. 7.10). Dabei entspricht die Spezifität der gebildeten Antikörper derjenigen des B-Lymphozyten, aus dem sich die Plasmazelle entwickelt hat. Da Antikörper sezerniert werden, können sie mit dem Blutplasma relativ schnell im gesamten Körper verteilt werden. Durch die intrazelluläre Spaltung des Antigens in Peptidfragmente („Prozessierung"), den anschließenden Einbau in die Zelloberfläche zusammen mit dem zelleigenen MHC-II-Komplex sowie der Präsentation an die T-Helferzellen, wird – wie beschrieben (▸Kap. 7.3.3) – die Antikörperbildung besonders effektiv.

Entsprechend der Vielzahl von Antigenen in der Natur wird mit 10^8–10^{11} B-Zell-Varianten und daher auch mit ebenso vielen Typen von Antikörpern gerechnet (Antikörper-Diversität).

Zusatzinformation

Das Prinzip der **klonalen Selektion** setzt voraus, dass es ein riesiges Repertoire von B-Zellen mit passender Antikörperspezifität und T-Zellen mit passenden T-Zell-Rezeptoren gibt. Diese große Zahl der B- und T-Zell-Rezeptoren (BCR und TCR) kommt dadurch zustande, dass die Gene dieser Rezeptoren nicht für fertige Rezeptoren, sondern nur für deren Einzelregionen codieren. Durch somatische Rekombination auf DNA-Ebene werden in den B- und T-Zellen die Gene für die variablen Regionen (Domänen) der Immunglobulin- und Antigenrezeptor-Moleküle zusammengesetzt. Durch RNA-Splicing werden dann an die rekombinierten Genabschnitte für die variablen Domänen die Gensegmente der konstanten Domänen angefügt. Die Expression funktionaler Antikörper- bzw. Antigenrezeptor-Ketten unterdrückt die somatische Rekombination weiterer Allele, sodass einzelne B- und T-Zellen nur **einen** klonalen Antigenrezeptor tragen.

Bei einer Erstbegegnung eines B-Lymphozyten mit einem Antigen entstehen neben Plasmazellen (**Effektorzellen**) auch langlebige **Gedächtniszellen**, die ebenfalls im Blut kreisen und bei erneuter Exposition ein Antigen u. U. noch nach Jahren wiedererkennen. Sie sind dafür verantwortlich, dass Wiederbegegnungen mit dem gleichen Antigen anders verlaufen als beim

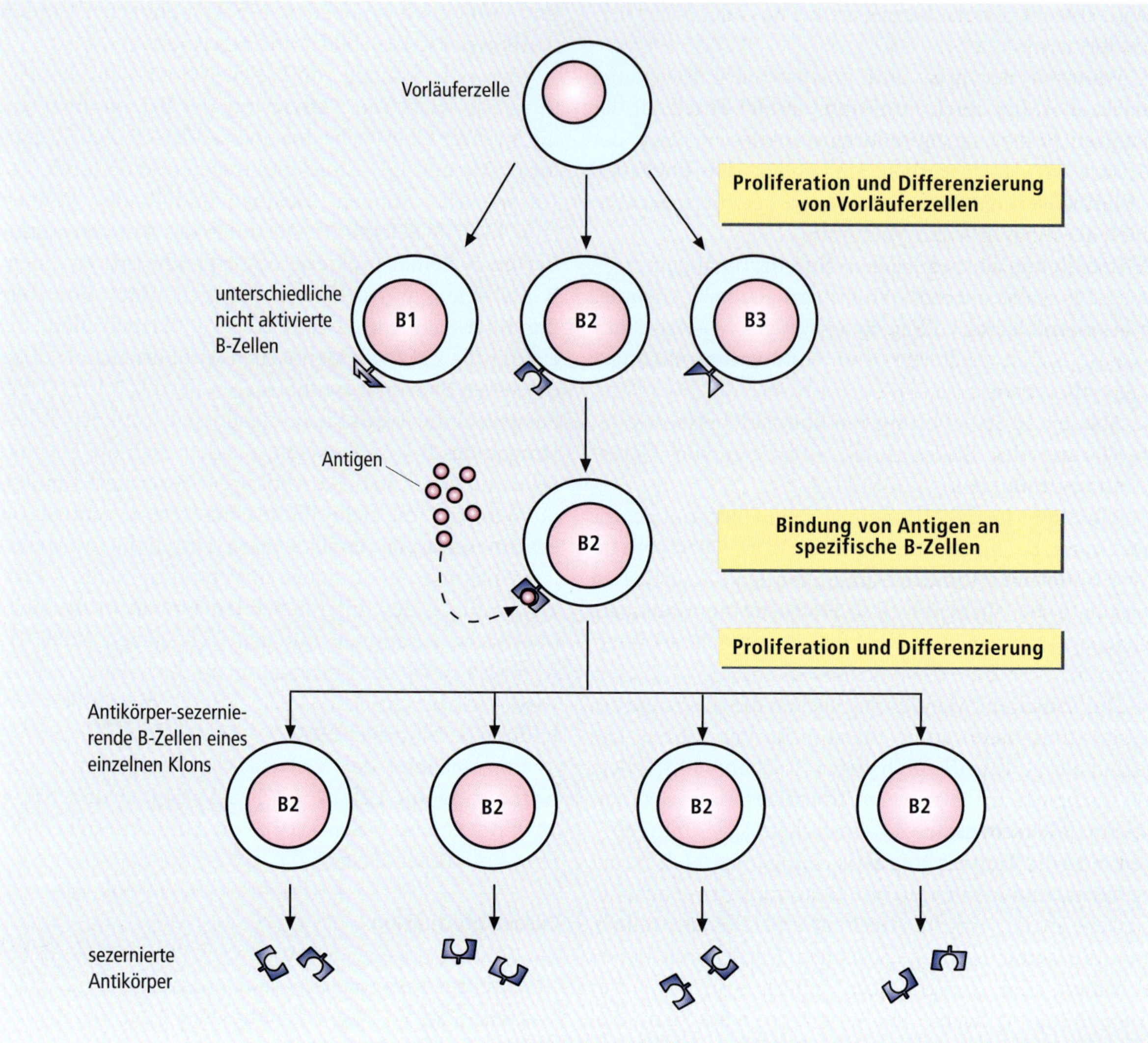

Abb. 7.10 Klonale Selektion. Das Antigen aktiviert nur die B-Zelle, die das Antigen erkennt. Nach Proliferation differenziert sich der gebildete B-Zell-Klon zu Plasmazellen, die einen spezifischen Antikörper bilden

Erstkontakt, da nunmehr schnell eine große Zahl von Plasmazellen gebildet wird, die dann in größerem Ausmaß humorale Antikörper produzieren (sog. **Booster-Effekt**). Eine Plasmazelle ist in diesem Fall in der Lage, pro Sekunde etwa 2000 identische IgM-Moleküle zu synthetisieren.

Antikörperklassen. Antikörper sind Glykoproteine, die immunelektrophoretisch in fünf Klassen (IgG, IgM, IgA, IgD und IgE), die sich durch die konstanten Abschnitte der schweren Ketten unterscheiden, getrennt werden können. Initial synthetisieren B-Lymphozyten nur IgM und IgD (sog. **primäre Antikörper**). Diese Immunglobuline werden in die Oberfläche von unreifen (naiven) B-Zellen eingebaut (der B-Zell-Rezeptor ist ein IgM) bzw. auf Antigen-Stimulation durch B-Effektorzellen (Plasmazellen) sezerniert. Nach der Antigen-Stimulation und Einwirkung von T-Helferzellen erfolgt eine „Umschaltung" (Klassenwechsel) auf die Produktion von IgG, IgA und IgE (▸Kap. 7.4.2). Letztere werden als sekundäre Antikörper bezeichnet.

Immunglobulin G (IgG) wird strukturell als „Prototyp" der Immunglobuline angesehen. Es ist ein Monomer und besteht aus zwei leichten (L-Ketten) und zwei identischen schweren Peptidketten (H-Ketten), die durch Disulfidbrücken miteinander verbunden sind (○ Abb. 7.11). Das Molekül hat auf diese Weise eine Y-förmige Gesamtstruktur. Zwischen der L- und der H-Kette an den Y-Armen befindet sich die Antigenbindungsstelle. Diesen Bereich, an dessen Enden die variablen Domänen der Ketten liegen, bezeichnet man deshalb als **Fab-Stück** (Antigen-bindendes Fragment). Aus dem symmetrischen Aufbau des Antikörpers ergibt sich, dass er über zwei Bindungsstellen verfügt. Die

Enden der H-Ketten neigen in freier Form leicht zur Kristallisation, weshalb sie **Fc-Stück** (kristallisierbares Fragment) genannt werden. Das Fc-Stück ist für die Bindung des Antikörpers an Oberflächenrezeptoren von Monozyten, basophilen Granulozyten bzw. Mastzellen und Synzytiotrophoblasten der Plazenta sowie für die Komplementaktivierung verantwortlich. Vom Fc-Stück hängt es auch ab, an welche Zellen die antigenbeladenen Antikörper binden und welche Immunreaktionen ausgelöst werden. Vom Blut können IgG-Moleküle in den Extravasalraum auswandern. Ihre Hauptwirkung sind einerseits die Neutralisation von Antigenen, andererseits dienen sie der Opsonisierung. Mit ca. drei Wochen haben IgG die längste Halbwertszeit der Immunglobuline.

Im menschlichen Plasma überwiegt IgG alle anderen Immunglobuline (70–75 % der Immunglobuline). Bei einer ersten Immunisierung wird IgG zunächst verzögert (nach IgM, s. u.), dafür aber in etwas höherer Konzentration gebildet. Bei einer Sekundärreaktion entsteht hingegen fast ausschließlich IgG. Da es beim Menschen als einziges Immunglobulin die Plazenta passieren kann (**Plazentagängigkeit**), vermag es in den Kreislauf des Feten zu gelangen. Mütterliches IgG verleiht dadurch dem Neugeborenen bzw. Säugling, die in den ersten 6 Lebensmonaten kein IgG produzieren, Schutz in diesem Lebensabschnitt.

Immunglobulin M (**IgM**) ist der größte Antikörper. Er besteht aus 5 Y-förmigen Monomeren, die sternförmig angeordnet sind, wobei im Zentrum des Moleküls die Fc-Fragmente an ihren Enden durch eine J-Kette miteinander verbunden sind. Ein IgM-Molekül hat daher 10 nach außen gerichtete Antigenbindungsstellen, von denen lediglich 5 wegen sterischer Hinderung gleichzeitig genutzt werden können. IgM-Moleküle stellen, wie erwähnt, den B-Zell-Rezeptor in der Membran naiver B-Zellen dar, der bestimmt, welche Antigene an eine B-Zelle binden können, und sie werden bei Erstimmunisierung von den reifen B-Zellen (Plasmazellen) immer zuerst sezerniert („Früh-Antikörper"). Die IgM-Konzentration sinkt dann aber schnell wieder auf niedrigere Werte ab, während IgG noch in Bildung begriffen ist. Der Anteil von IgM an den menschlichen Immunglobulinen im Blutplasma beträgt 8–10 %. Die IgM verlassen im Gegensatz zu IgG die Blutbahn kaum. Sie sind besonders effektiv bei der Auslösung der **Komplementaktivierung** und unterstützen damit die Phagozytose.

Immunglobulin D (**IgD**), ebenfalls ein Y-förmiges Monomer, wird im Knochenmark nach IgM als Oberflächenrezeptor zur Antigenerkennung in die Membran von B-Lymphozyten eingebaut. Während ein Lymphozyt nach dem Einbau von IgM in die Membran noch unreif ist, ist der zusätzliche Einbau von IgD ein Zei-

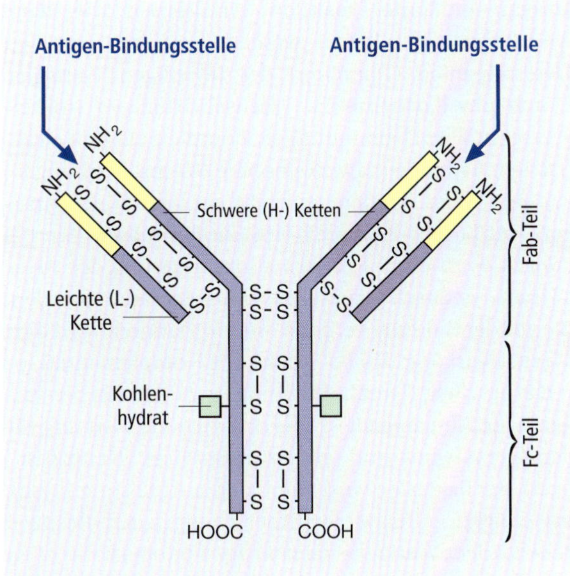

o Abb. 7.11 Struktur des Immunglobulin-G-Moleküls in schematischer Darstellung

chen der Reifung (s. o. und **o** Abb. 7.8). Im Plasma ist IgD nur in Spuren (< 1 %) nachweisbar. Seine Funktion ist noch unbekannt.

Immunglobulin A (**IgA**), dessen Synthese durch TGF-β stimuliert wird und das 5–20 % der Immunglobuline im Blutplasma ausmacht, ist vor allem auf die **Abwehrvorgänge** an den **Schleimhautoberflächen** der Atemwege, des Gastrointestinal- und des Genitaltrakts spezialisiert. Ferner kommt es im Speichel und in der Tränenflüssigkeit vor. Zum Transport durch die Epithelien in die Sekrete ist es an ein spezielles Peptid, die sog. **sekretorische Komponente**, gebunden. In den Sekreten liegt es als Dimer aus zwei Monomeren vor. Als Sekret-Antikörper hat es die Aufgabe, **lokal Antigene** zu **neutralisieren** und dadurch zu verhindern, dass Erreger und anderes antigene Material in Schleimhäute eindringen und an entsprechende Zielstrukturen binden. IgA wird auch in der Muttermilch gefunden, sodass das Neugeborene mit der Nahrungsaufnahme gleichzeitig am immunologischen Schutz der Mutter partizipiert.

Immunglobulin E (**IgE, Reagin**), ein Monomer, befindet sich als lösliche Form im Blut, zellgebunden ist es vor allem auf der Oberfläche von Mastzellen exprimiert. Diese haben auf ihrer Oberfläche Rezeptoren für das Fc-Fragment von IgE (**zytophiler Antikörper**). Durch **Antigenbindung stimulierte Mastzellen** setzen Histamin frei, was zu allergischen Reaktionen führt. IgE ist daher für allergische Reaktionen verantwortlich. Die Interaktion von zellständigem IgE mit dem entsprechenden Antigen kann die Symptome der Anaphylaxie (▸Kap. 7.6.1) auslösen.

Antigen-Antikörper-Reaktion. Antikörper, die nach Antigenkontakt gebildet werden, reagieren mit den Determinanten (Epitopen) des jeweiligen Antigens. Durch physikochemische Wechselwirkungen (mittels Wasserstoffbrückenbindungen, komplementären elektrischen Ladungen, hydrophoben Wechselwirkungen, van-der-Waals-Kräften) entsteht ein reversibler **Antigen-Antikörper-Komplex** (**Immunkomplex**). Hierbei kommt es zu einer Konformationsänderung des Antikörpers, wodurch Strukturelemente exponiert werden, die vor der Bindung verdeckt waren. Dadurch wird eine Wechselwirkung des Fc-Stücks mit Komplementfaktoren ermöglicht. Durch die Bindung an Antikörper verlieren die Antigene meist ihre schädigende Wirkung für den Organismus und werden inaktiviert (**Neutralisation**). Bei Bakterien wird damit deren Auflösung (Lyse), bei einigen Giften deren Abbau eingeleitet. Besitzen verschiedene Antigene gleichartige Epitope, kann es zu **Kreuzreaktionen** kommen. Diese sind manchmal erwünscht (z. B. bei Impfungen, die dann zum Schutz gegen weitere Erreger führen), doch können sie auch zu falsch positiven Ergebnissen führen, wenn mit Antikörpern bestimmte Antigene nachgewiesen werden sollen.

Präzipitation, Agglutination oder Zytolyse als Folge einer Antigen-Antikörper-Reaktion. Liegt das Antigen in gelöster Form vor, kann die Reaktion zu einer Fällung (**Präzipitation**) führen. Bei der **Agglutination** werden größere antigentragende Partikel (z. B. Erythrozyten) durch Brückenbildung verklumpt. Binden bestimmte Antikörper Komplement und aktivieren dadurch die Komplementkaskade, können Zellmembranen durch diesen Vorgang so weit permeabel werden, dass eine **Zytolyse** (Auflösung der Zelle) eintritt. Weitere Effektormechanismen der Antigen-Antikörper-Reaktion sind die bereits beschriebene **Opsonisierung** (▸Kap. 7.2) und die **Immobilisation** beweglicher Keime.

Polyklonale und monoklonale Antikörper. Normalerweise besitzen Antigene immer mehrere Determinanten, sodass nach Kontakt mit einem bestimmten Antigen physiologischerweise immer eine Reihe verschiedener Antikörper gebildet wird. Diese werden jeweils von einem Klon von Plasmazellen produziert. Man spricht in einem solchen Fall von einer polyklonalen Immunantwort bzw. von **polyklonalen Antikörpern**.

Mithilfe eines 1984 mit dem Nobelpreis ausgezeichneten Verfahrens ist es möglich, auch **monoklonale Antikörper** herzustellen. Hierzu werden B-Lymphozyten mit unsterblichen Tumorzellen fusioniert. Die daraus entstehenden **Hybridome** („Zwitterzellen") haben von dem B-Lymphozyten die Fähigkeit zur Antikörperproduktion und von der Tumorzelle die Eigenschaft permanenten Wachstums geerbt (immortalisierte Zellen). Da jeweils nur einzelne B-Lymphozyten in die Fusion eingehen, ist das Produkt der entsprechenden Hybridome **monoklonal**. Die auf diese Weise in beliebiger Menge für alle Zeiten unverändert produzierbaren monoklonalen Antikörper (mAk) unterscheiden sich nicht von natürlichen Immunglobulinen.

Monoklonale Antikörper werden vielfach in Diagnostik und Therapie eingesetzt. Sie dienen derzeit u. a. zur Blutgruppenbestimmung, zur Zellidentifizierung in der Bakteriologie, zur Klassifizierung und Behandlung von Leukämien und Lymphomen sowie zur Diagnostik und Therapie bestimmter Tumoren und Autoimmunerkrankungen.

7.3.3 Spezifische zelluläre Abwehr

Die spezifische zelluläre Abwehr wird durch **T-Lymphozyten** vermittelt. Diese besitzen an ihrer Oberfläche antigenspezifische **T-Zell-Rezeptoren** (TCRs). Für jedes Antigen gibt es – wie bei den B-Lymphozyten – nur ganz bestimmte T-Zellen mit der zum Antigen passenden Rezeptorstruktur. Im Unterschied zu B-Zellen, die intakte Antigene unmittelbar erkennen, interagieren T-Zellen, wie erwähnt, nur mit Antigenen, die von antigenpräsentierenden Zellen (APCs) aufgenommen, fragmentiert und zusammen mit MHC-Molekülen auf der Oberfläche der APCs dargeboten werden. Wie bei den B-Lymphozyten proliferiert nach dem Erstkontakt mit einem Antigen nur eine bestimmte Familie (Klon) der T-Lymphozyten. Daneben stellen einige der neugebildeten Tochterzellen langlebige **T-Gedächtniszellen** dar. Diese haben ebenso wie die Gedächtniszellen der B-Lymphozyten die Eigenschaft, bei erneutem Kontakt mit dem gleichen Antigen schnell und u. U. heftig zu reagieren.

Der **T-Zell-Rezeptor** (○Abb. 7.12 A) besteht aus zwei durch Disulfidbrücken verbundenen Polypeptidketten (α, β), die immer in Verbindung mit einem weiteren Oberflächenmolekül, dem sog. CD3-Komplex, und einem Homodimer aus ζ-Ketten exprimiert werden. Die α- und β-Ketten sind von Zelle zu Zelle verschieden – sie sind der variable Teil des T-Zellrezeptors – und binden die Antigene, die von antigenpräsentierenden Zellen mithilfe von MHC-Molekülen dargeboten werden. Der CD3-Komplex besteht aus vier Ketten (ε, δ, γ, ε) und dient wie das Homodimer aus ζ-Ketten der Übertragung von Signalen in das Zellinnere (s. Zusatzinformation). Er ist bei allen T-Zellen gleich. ○Abb. 7.12 B zeigt schematisch die Präsentation eines fragmentierten Antigens durch eine antigenpräsentierende Zelle (z. B. eine dendritische Zelle) an eine T-Zelle mithilfe des MHC-II-Komplexes.

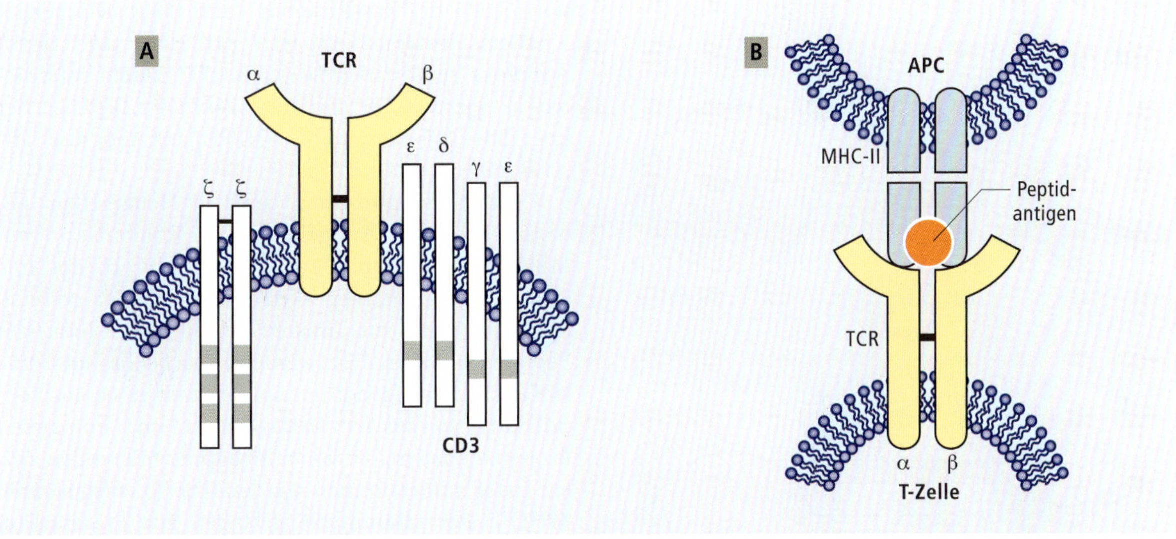

Abb. 7.12 A Aufbau des T-Zell-Rezeptors (TCR). Die α- und β-Ketten sind der variable Teil des TCR und binden die Antigene, die von antigenpräsentierenden Zellen mithilfe von MHC-Molekülen dargeboten werden. Der CD3-Komplex und ein Homodimer aus ζ-Ketten dienen der Übertragung von Signalen in das Zellinnere. B Präsentation eines Antigens durch eine antigenpräsentierende Zelle (APC) an eine T-Zelle mithilfe von MHC-II. Nach Schütt und Bröker

Zusatzinformation

Die Bindung eines T-Zell-Rezeptors an den MHC-I-Antigenpeptid-Komplex löst eine komplexe Reaktion in der T-Zelle aus. Eine durch die Antigenbindung induzierte Konformationsänderung des T-Zell-Rezeptors führt zu einer Phosphorylierung von Tyrosinresten der γ-, δ-, ε-Ketten von CD3 und der ζ-Ketten. In einem weiteren Schritt werden Adapterproteine phosphoryliert, die das Aktivierungssignal an stark konservierte Signaltransduktionssysteme (Phospholipase Cγ und Ras) weiterleiten. Diese bewirken letztendlich die Aktivierung von Transkriptionsfaktoren: So führt die Aktivierung der Phospholipase C zur Bildung von IP_3 und DAG. IP_3 löst dann einen Ca^{2+}-Einstrom in das Zytosol aus, der den Transkriptionsfaktor NFAT (nuclear factor of activated T cells) aktiviert. DAG stimuliert über die Aktivierung der Phosphokinase C den Transkriptionsfaktor NFκB, und die Stimulation des G-Proteins Ras aktiviert den MAP-Kinase-Weg.

Die Präsentation eines Antigens durch **MHC-II** ist für die Aktivierung von **CD4⁺-Helferzellen,** die von **MHC-I** für die Präsentation von Antigenen an **CD8⁺-T-Zellen** (zytotoxische T-Zellen) erforderlich. Die Oberflächenmoleküle CD4 und CD8 verstärken die Bindung von T-Zell-Rezeptoren an konservierte Bereiche von MHC-I und MHC-II der MHC-Antigenkomplexe. Durch diese Bindung wird das Komplementsystem aktiviert.

Damit eine naive T-Zelle durch eine dendritische Zelle stimuliert wird und sich zu einer aktiven Effektorzelle differenziert, sind mindestens zwei Schritte erforderlich (Abb. 7.13). Der erste Schritt ist die Antigenbindung, der zweite besteht in der Stimulation von CD28, einem Oberflächenmolekül von T-Zellen. An CD28 bindet CD80/86, ein kostimulierendes Protein, das auf der Oberfläche der aktivierten antigenpräsentierenden Zelle exprimiert ist. (Die meisten anderen Körperzellen exprimieren keine CD28-Liganden und können daher naive T-Zellen nicht aktivieren.) Nach beiden Schritten sezernieren die dadurch stimulierten T-Zellen IL-2 und exprimieren gleichzeitig IL-2-Rezeptoren. Dieser autokrine Mechanismus führt zur Proliferation und Umwandlung in aktive Effektorzellen. Nehmen im weiteren Verlauf des immunologischen Geschehens die Antigenbindung und die IL-2-Produktion ab, werden die meisten der aktivierten T-Zellen durch Apoptose (▸Kap. 5.3.7) eliminiert.

Zusatzinformation

Bestimmte mikrobielle Toxine oder Enterotoxine (Proteine von 22–28 kDa) können als **Superantigene** wirken, weil sie sehr große Subpopulationen von T-Lymphozyten aktivieren. Superantigene umgehen die Antigenprozessierungs- und -präsentationswege, indem sie MHC-II und T-Zell-Rezeptoren außerhalb der Peptidbindungsstellen direkt vernetzen. Gelangen bei einer bakteriellen Infektion große Mengen von Superantigen in den Blutkreislauf, kann dies durch eine starke T-Zell-Aktivierung zu einer massiven Zytokinausschüttung führen und einen toxischen Schock (▸Kap. 9.9.9) verursachen.

Subpopulationen und Funktionen der T-Lymphozyten. Wie bereits erwähnt, bilden die T-Effektorzellen Subpopulationen mit unterschiedlichen Funktionen, nämlich CD8⁺- und CD4⁺-T-Zellen.

7

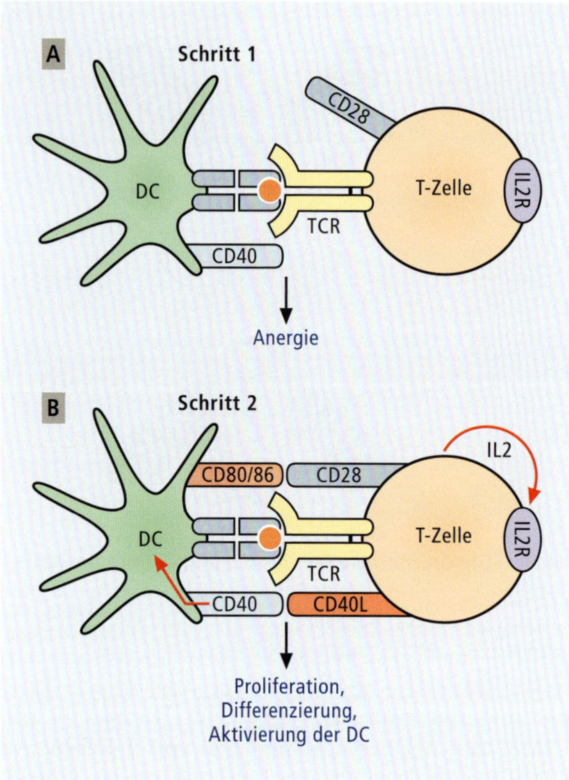

Abb. 7.13 Aktivierung einer T-Zelle. **A** Im ersten Schritt erfolgt die Antigenbindung an den T-Zell-Rezeptor (**TCR**). **B** Im zweiten Schritt wird die T-Zelle über ihren CD28-Rezeptor durch CD80/86 kostimuliert. Die voll stimulierte T-Zelle wirkt über ihren CD40-Liganden auf die dendritische Zelle (**DC**) zurück. Nach Schütt und Bröker

CD8⁺-T-Lymphozyten, auch **zytotoxische T-Zellen** (**T-Killer-Zellen, Tc-Zellen**) genannt, erkennen Antigene zusammen mit dem **MHC-I-Molekül**. (Vor allem) Peptidepitope von u. a. viralen und zelleigenen Proteinen werden in der antigenpräsentierenden Zelle in das endoplasmatische Retikulum aufgenommen und dort an MHC-I gebunden. Dieser Komplex wird dann zur Präsentation an die Zelloberfläche transportiert. Da $CD8^+$-T-Zellen ihre antigenen Peptide auf MHC-I-Molekülen erkennen, sind sie besonders zur **Bekämpfung** von **Virusinfektionen** befähigt.

$CD8^+$-T-Zellen lösen eine Apoptose der antigentragenden Zielzellen aus. Dies geschieht, wie bereits in ▸Kap. 5.3.7 beschrieben, auf zwei Wegen: Zum einen machen $CD8^+$-T-Zellen die Zielzelle durch die Abgabe **lytischer Enzyme** (Perforine) permeabel, und durch diese Poren gelangen – ebenfalls aus den T-Zellen – **Proteasen** (besonders Granzym B) in die Zelle, die Caspasen aktivieren, die schließlich Apoptose herbeiführen. Zum anderen exprimieren $CD8^+$-T-Zellen nach Aktivierung auf ihrer Oberfläche **Fas-Liganden** (CD95L), die an Fas-Rezeptoren (CD95) auf Zielzellen binden. (Fast alle Körperzellen besitzen Fas-Rezeptoren). Auch der Fas-Rezeptor kann über zwischengeschaltete Proteine Caspasen aktivieren und damit Apoptose hervorrufen (▸Kap. 5.3.7). Zudem sezernieren aktivierte $CD8^+$-Zellen **Zytokine**, z. B. TNF, der über den TNF-Rezeptor 1 (TNFR1) zur Apoptose führen kann.

$CD4^+$-T-Lymphozyten, auch **T-Helferzellen** genannt, erkennen Antigene nur in Kombination mit **MHC-II-Molekülen**. Obwohl auch MHC-II-Moleküle im endoplasmatischen Retikulum gebildet werden, kommt es nicht zur direkten Beladung mit antigenen Peptiden, sondern diese werden zunächst in Endosome (▸Kap. 3.1.6) aufgenommen. Dort treffen sie auf Peptidepitope von aus dem Extrazellularraum stammenden Proteinantigenen, die von antigenpräsentierenden Zellen zuvor aufgenommen wurden. Die so entstehenden **MHC-II-Peptidkomplexe** gelangen zur Präsentation an die Zelloberfläche. Im Komplex mit MHC-II werden somit besonders Epitope extrazellulärer Antigene präsentiert, z. B. Epitope von Bakterien, von Viren (solange diese noch keine Zelle infiziert haben) und von körpereigenen Serumproteinen. Die $CD4^+$-T-Zellen sind daher auf Erreger im Extrazellularraum und in Endosomen (Phagosomen, Phagolysosomen) gerichtet.

Dementsprechend haben $CD4^+$-T-Lymphozyten (T-Helferzellen) folgende Aufgaben:

- Aktivierung von B-Zellen zur Antikörperbildung (s. u.),
- Herbeiführung des IgG-Klassenwechsels (▸Kap. 7.3.2, ▸Kap. 7.4.2),
- Aktivierung oder Inaktivierung von Makrophagen,
- Verstärkung der NK-Zell-Toxizität und
- Verstärkung oder Hemmung der Lymphozytenproliferation.

In den meisten Fällen benötigen **B-Zellen** zur Antikörperproduktion die **Hilfe** von **T-Helferzellen**. B- und T-Helferzellen, die das gleiche Antigen erkennen, treffen sich in den peripheren lymphatischen Organen an der Grenze zwischen T-Helferzell-Areal und B-Zell-Follikel, und **kooperieren antigenspezifisch**. Eine B-Zelle bindet das Antigen, nimmt es auf und präsentiert Peptidbruchstücke, gebunden an MHC-II, auf seiner Oberfläche. Dadurch werden T-Helferzellen, die diesen MHC-Peptid-Komplex erkennen, aktiviert (○Abb. 7.14 A). Die so aktivierte T-Helferzelle exprimiert dann den CD40-Liganden (CD40L), der die B-Zelle stimuliert, die das Antigen gebunden und einen CD40-Rezeptor exprimiert hat (○Abb. 7.14 B). Ferner stimulieren von der T-Helferzelle gebildete Zytokine die B-Zelle. Diese T-Zell-Hilfe löst bei den B-Zellen eine starke Proliferation aus (Keimzentrumsreaktion).

Welche der o. g. Aufgaben die T-Helferzellen im Einzelfall übernehmen und welches Immunglobulin von den Plasmazellen gebildet wird (Klassenwechsel), hängt

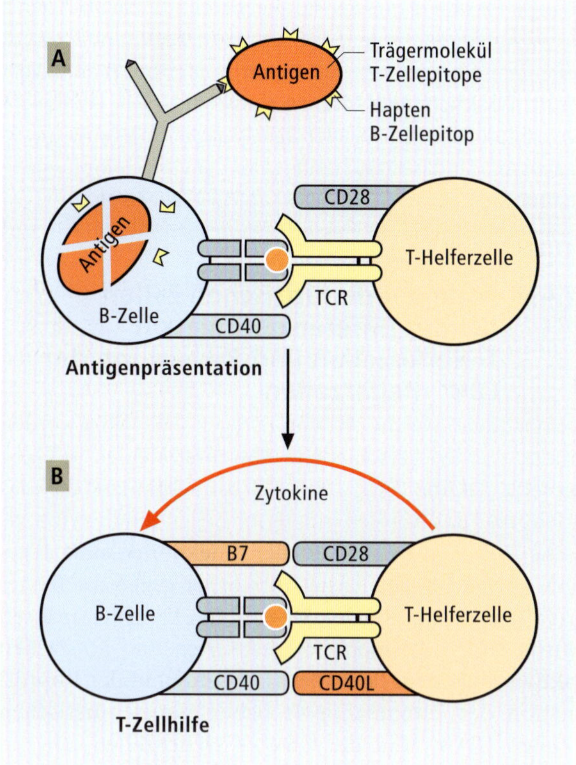

Abb. 7.14 Interaktion zwischen einer T-Helfer- und einer B-Zelle. **A** Die B-Zelle nimmt das Antigen auf und präsentiert Bruchstücke des Antigens als MHC-II/Peptid-Komplex einer T-Helferzelle, die spezifisch diesen Komplex erkennt. **B** Die so stimulierte T-Helferzelle aktiviert dann ihrerseits die B-Zelle über CD40. Nach Schütt und Bröker

davon ab, ob sich die CD4$^+$-T-Lymphozyten zu **TH1-** oder **TH2-Helferzellen** differenzieren oder ob sie sich zu **regulatorischen T-Zellen (Treg)** entwickeln. Insgesamt geht es um die Frage, wie das Immunsystem und speziell die CD4$^+$-T-Lymphozyten stimuliert werden und welche Auswirkungen die Differenzierung in TH1-, TH2- und Treg-Zellen hat. Diese Koordination der Immunantwort ist in ▸Kap. 7.4.2 beschrieben.

In Kürze

- Die **spezifische Abwehr** erfolgt durch immunkompetente Lymphozyten und spezifische Antikörper. Sie wird durch Antigene stimuliert und tritt im Gegensatz zur unspezifischen Abwehr erst mit einer Latenz von mehreren Tagen auf.
- **Antikörper** dienen der **spezifischen humoralen Abwehr.** Sie werden von aus **B-Lymphozyten** hervorgehenden **Plasmazellen** produziert und bilden mit Antigenen **Antigen-Antikörper-Komplexe.** Es gibt fünf Antikörperklassen (IgG, IgM, IgA, IgD und IgE).
- **T-Lymphozyten** dienen der **spezifischen zellulären Abwehr.** Zytotoxische CD8$^+$-T-Zellen zerstören antigentragende Zellen. CD4$^+$-T-Helferzellen unterstützen die Aktivität der zytotoxischen T-Zellen und Makrophagen, die Antigene eliminieren, bzw. die Aktivität von B-Effektorzellen (Plasmazellen), die spezifische Antikörper sezernieren. Regulatorische T-Zellen (Treg) verhindern überschießende Immunreaktionen.
- Jedes Antigen stimuliert nur die B- und T-Lymphozyten, die dieses mithilfe ihres B-Zell- bzw. T-Zell-Rezeptors erkennen. Die stimulierten Lymphozyten proliferieren und bilden einen Klon.
- Sowohl aus B- als auch aus T-Zellen entstehen Gedächtniszellen, die ein immunologisches Gedächtnis besitzen und bei Re-Infektion schnell reaktiviert und vermehrt werden können.

7.4 Synopse und Koordination der Immunabwehr

7.4.1 Primäre und sekundäre Immunantwort

Primäre Immunantwort. Haben krankheitserzeugende Mikroorganismen die natürlichen Barrieren des Körpers überwunden und ist es somit zu einer Infektion gekommen, wird eine **primäre Immunantwort** ausgelöst. Häufig erkennen und beseitigen die Effektormechanismen des **angeborenen Immunsystems**, wie beschrieben, innerhalb weniger Stunden den Erreger, ohne dass Krankheitssymptome bemerkt werden. Hieran beteiligt sind die **Makrophagen**, die durch ihre Mustererkennungsrezeptoren die Erreger-PAMPs erkennen, den Erreger daraufhin phagozytieren und abbauen oder durch reaktive Sauerstoffspezies sowie Stickstoffmonoxid abtöten. Auch das **Komplementsystem** steht, z. B. über den Lektinweg, zur sofortigen Abwehr bereit (▸Kap. 7.2.2).

Falls der Erreger auf diese Weise nicht beseitigt werden kann, produzieren und sezernieren Makrophagen und Mastzellen **Zytokine**, vor allem TNF, IL-1 und IL-6. Diese setzen eine **Entzündungsreaktion** (▸Kap. 5.6.1) in Gang: Gefäße werden erweitert, der Blutstrom verlangsamt sich, **Endothelzellen** werden aktiviert und exprimieren an ihrer Oberfläche **Adhäsionsmoleküle.** Durch letztere werden – lokal verstärkt – Zellen des Immunsystems rekrutiert. Diese wandern durch Diapedese in das Gewebe, wobei Chemokine (s. u.) und Fragmente des Komplementsystems chemotaktisch wirken. Im Entzündungsgebiet werden Erreger schließlich phagozytiert und abgetötet.

Zeitlich parallel zu diesen Vorgängen wird, wie in ▸Kap. 7.1.3 beschrieben, durch dendritische Zellen das **adaptive Immunsystem stimuliert**. Neben den oben beschriebenen Reaktionen können $CD4^+$-T-Helferzellen Interferon-γ und Interleukin-17 sezernieren. Interferon-γ aktiviert Makrophagen und verstärkt deren Phagozytosetätigkeit, Interleukin-17 rekrutiert und stimuliert neutrophile Granulozyten (▸Kap. 7.4.3). Eine weitere Variante besteht in der Differenzierung von $CD8^+$-Zellen mit nachfolgender Abtötung von infizierten Zellen (besonders bei Virusinfektionen). Welche Differenzierungswege das adaptive Immunsystem einschlägt, wird wesentlich durch die dendritischen Zellen bestimmt (▸Kap. 7.4.2).

Sekundäre Immunantwort. Bei erneuter Infektion durch einen Erreger wird eine sekundäre Immunantwort hervorgerufen. Diese ist durch folgende Merkmale und Mechanismen charakterisiert:

- Durch Gedächtniszellen wird sowohl die angeborene als auch die adaptive Immunantwort sofort aktiviert: Vorhandene Antikörper binden an das Antigen und lösen Effektormechanismen aus.
- T-Effektorzellen werden innerhalb weniger Stunden stimuliert und sezernieren Zytokine bzw. lysieren Zellen.
- Gedächtniszellen differenzieren schnell zu weiteren Effektorzellen.
- Die sekundäre Immunantwort ist wesentlich stärker als die erste, da neben IgM auch andere Immunglobuline sowohl rasch als auch in großer Menge gebildet wird und sich im Verlauf der primären Immunantwort der Bestand an antigenspezifischen T- und B-Zellen durch klonale Expansion vergrößert.

Zusatzinformation

Ist der Organismus in der Lage, ein Antigen mit seinem Abwehrsystem ohne pathologische Reaktion unschädlich zu machen, ist er gegen dieses Antigen **immun**. Für eine Reihe von Infektionskrankheiten (z. B. Kinderkrankheiten wie Masern, Windpocken oder Keuchhusten) ist es charakteristisch, dass einer ersten Erkrankung nur sehr selten eine Wiedererkrankung folgt, weil der immunologische Schutz sehr lange anhält.

Immunität kann auch durch Verabreichung von Antikörpern (Immunglobulin-Präparaten) gegen bestimmte Antigene vermittelt werden (**passive Impfung**). Diese ist zwar sofort wirksam, hält aber wegen des raschen Abbaus der Antikörper nicht lange an.

Bei der **aktiven Impfung** führt man dem Körper unschädliche Mengen des Antigens oder Antigenproduzenten (abgeschwächte oder abgetötete Erreger) zu, die im Organismus eine Antikörperproduktion anregen. Bei einem nachfolgenden Kontakt mit dem gleichen Antigen bzw. virulenten Erreger besitzt dann der Körper bereits Gedächtniszellen bzw. Antikörper gegen das krankheitsauslösende Agens, wodurch die Krankheit nicht auftritt oder nur blande verläuft. Der Impfschutz tritt erst einige Tage nach einer aktiven Impfung ein, hält aber über Monate und Jahre an. In gewissen Intervallen erfolgende „Auffrischimpfungen" haben sog. Booster-Effekte (▸Kap. 7.3.2) zur Folge.

7.4.2 Rolle der dendritischen Zellen bei der Differenzierung von T-Helferzellen und Bedeutung der $CD4^+$-Helferzellen

Je nachdem, welche Art von Erreger abgewehrt werden muss, werden verschiedene Abwehrstrategien in Gang gesetzt (◉Abb. 7.15). Bei Virusinfektionen ist das Hauptziel das Abtöten infizierter Zellen durch zytotoxische T-Zellen. Bei bakteriellen Infektionen sind dagegen vor allem spezifische Antikörper gegen die Bakterien bedeutsam. Bei der Abwehr von Parasiten müssen insbesondere eosinophile Leukozyten und Mastzellen aktiviert werden. Besondere Bedeutung in der Koordination der Immunantwort haben die **dendritischen Zellen (DCs)** und die **$CD4^+$-T-Helferzellen**, die am Auslösen der adäquaten Immunantwort wesentlich beteiligt sind (ihre Aufgaben wurden oben beschrieben). Wichtige Faktoren bei dieser Koordination sind die **Zytokine** (▸Kap. 7.2.2). So stimulieren DCs über die Sekretion bestimmter Zytokine Helferzellen, und diese entfalten ihre Wirkungen ebenfalls wieder über Zytokine.

Werden unreife dendritische Zellen (iDCs) durch bakterielle DNA, virale RNA oder LPS stimuliert, differenzieren sie sich zu dendritischen Zellen des Typs **DC1** (◉Abb. 7.15). Diese synthetisieren IL-12, unter dessen Einfluss sich T-Lymphozyten zu **TH1-Zellen** differenzieren. Diese wiederum setzen das proinflammatorische Zytokin **Interferon-γ** (**IFN-γ**), das **Leitzytokin** der **TH1-Zellen** frei, was zur zellvermittelten Abwehr (z. B. Stimulation von Makrophagen), zur Verstärkung der Zytotoxität von zytotoxischen T- und NK-Zellen sowie zu einer Entzündung führt (◉Abb. 7.15). Durch TH1-Zellen stimulierte B-Zellen/Plasmazellen bilden **IgG**.

Bei Stimulation der iDCs durch Parasiten differenzieren sich diese zu dendritischen Zellen des Typs **DC2** (◉Abb. 7.13). Diese produzieren **IL-4**, und die dadurch stimulierten T-Zellen differenzieren sich zu **TH2-Zellen**. Diese wiederum synthetisieren ebenfalls **IL-4**, was zu einer starken humoralen Abwehr durch die Bildung von **IgE** führt. Obwohl **IL-4** B-Zellen zur IgE-Produktion anregt, gilt es als ein wichtiges **antiinflammatorisches Zytokin**, weil es Makrophagen zu antientzündlichen Reaktionen anregt (▸Kap. 6.7.4).

Unstimulierte dendritische Zellen (iDCs) bleiben unreif, setzen jedoch **IL-10** und **TGF-β** frei, wodurch

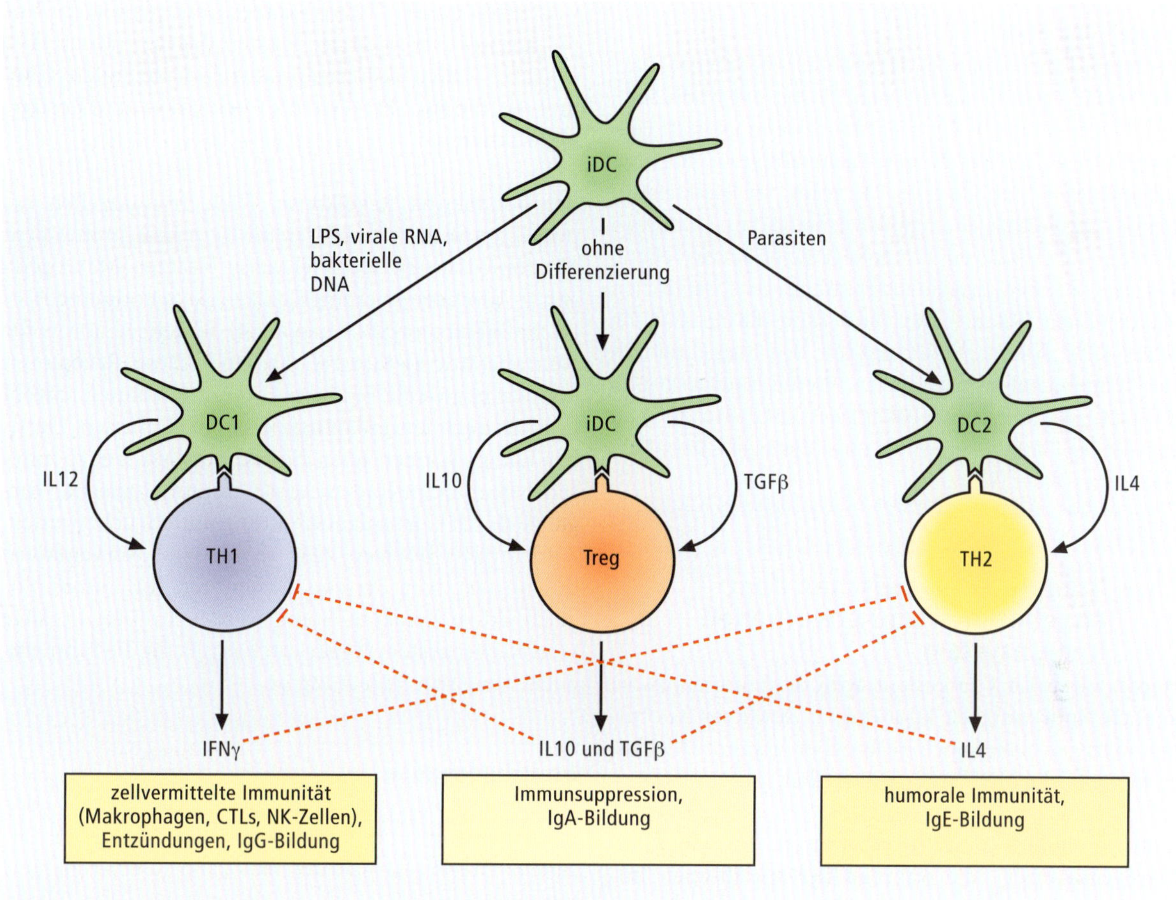

Abb. 7.15 Dendritische Zellen bestimmen während der Antigenpräsentation, in welche Richtung sich T-Helfer-Zellen differenzieren und welche Art der Immunantwort ausgelöst wird. **iDC** unreife dendritische Zellen. Die gestrichelten Linien zeigen, wie sich die verschiedenen Helferzellen bzw. deren Sekretionsprodukte gegenseitig hemmen. **IL** Interleukine, **LPS** bakterielle Lipopolysaccharide, **CTLs** zytotoxische T-Lymphozyten, **TGF-β** transformierender Wachstumsfaktor β. Nach Schütt und Bröker

regulatorische T-Zellen (**Treg-Zellen**, früher Suppressorzellen genannt) entstehen. Diese produzieren ebenfalls IL-10 und TGF-β, was zur Immunsuppression und zur Bildung von **IgA** führt (▸Kap. 7.5).

7.4.3 Entzündliche versus nichtentzündliche Immunreaktionen

Immunologische Entzündungsvorgänge werden durch Faktoren des Komplementsystems oder Zellen der unspezifischen Abwehr initiiert (▸Kap. 7.2). Wenn dabei T-Zellen zur **IFN-γ-Synthese** stimuliert werden (s. o.), kommt es zur **Kooperation** des **angeborenen** und des **adaptiven Immunsystems**. IFN-γ aktiviert Makrophagen, steigert die Fusion von Phagosomen und Lysosomen und erhöht die Potenz von zytotoxischen T- und NK-Zellen.

Die erst seit wenigen Jahren bekannten **TH17-Zellen** produzieren Interleukin-17. Ihre Differenzierung erfolgt unter dem Einfluss von IL-6, IL-23 und TGF-β, also auf anderem Wege als die Differenzierung von TH1- und TH2-Zellen. Allerdings lassen sich TH17-Zellen mit IL-12 oder IL-4 zu TH1- oder TH2-Zellen, TH1- und TH2-Zellen dagegen nicht in TH17-Zellen umwandeln. TH17-Zellen stimulieren die Synthese proinflammatorischer Zytokine durch Fibroblasten, Endothelzellen und Epithelzellen sowie die Synthese von Chemokinen. Sie fördern damit die Rekrutierung der Neutrophilen und die Ausbildung einer Entzündung. Sie haben eine herausragende **Bedeutung** bei der **bakteriellen Abwehr** und bei **Autoimmunprozessen**.

Entzündungsvorgänge werden dagegen **nicht induziert**, wenn Makrophagen **apoptotische** Zellen phagozytieren, die im Rahmen der Gewebeerneuerung absterben. Bei diesem Vorgang werden von den Makrophagen keine proinflammatorischen Zytokine (TNF, IL-1, IL-8), sondern die antiinflammatorischen Zytokine TGF-β und IL-10 produziert. Im Darm laufen viele Immunreaktionen dagegen ohne Entzündung ab (▸Kap. 5.6.1), wodurch eine Schädigung der Darmwandbarriere verhindert wird.

Zusatzinformation

Die Immunantwort kann einer gefährlichen, lebensbedrohenden Dysregulation unterliegen. Ein Beispiel ist die **Sepsis** („Blutvergiftung"). Diese entsteht, wenn es nach Eindringen eines Erregers zu einer generalisierten Infektion mit massivem Auftreten von Erregern im Blutkreislauf kommt. Die initiale proinflammatorische Immunantwort kann dadurch entgleisen und infolge einer überschießenden systemischen Zytokinausschüttung zum septischen Schock führen (▸Kap. 9.9.9). Auch kann die systemische Entzündung durch immunologische Gegenregulation in eine **Immunparalyse** umschlagen. Hierbei sind IL-10 und TGF-β die Leitzytokine. Der Patient verstirbt dann häufig an bakteriellen Infektionen, wobei sogar die eigene Darmflora gefährlich werden kann.

7.4.4 Interaktionen zwischen dem angeborenen und erworbenen Immunsystem

Wie in ▸Kap. 7.4.2 dargestellt, wird die Immunantwort je nach Notwendigkeit koordiniert. Zu dieser Koordination tragen bisher noch nicht näher erwähnte Mechanismen bei, die hier dargestellt werden.

Immunglobuline und Fc-Rezeptoren. Immunglobuline (Antikörper), die während der spezifischen Immunantwort gebildet werden, können Immunzellen u. a. beeinflussen, die Rezeptoren für das Fc-Fragment von Antikörpern (**Fc-Rezeptoren**) tragen (○ Abb. 7.4). Außer für IgE gilt, dass die Antikörper nur dann Fc-Rezeptoren besetzen können, wenn sie zuvor ein Antigen gebunden haben. Die Bildung des **Immunkomplexes** (Antigen-Antikörper-Komplexes) führt zur Konformationsänderung des Ig-Moleküls und ermöglicht damit die Bindung an Fc-Rezeptoren. Diese kommen in zahlreichen Isotypformen vor, für die es eine entsprechende Nomenklatur gibt (z. B. FcγRI = CD64, exprimiert in Monozyten/Makrophagen, neutrophilen Granulozyten, dendritischen Zellen, oder FcμR, exprimiert auf aktivierten B-Zellen). Durch die Bindung der Immunkomplexe an die Fc-Rezeptoren können die entsprechenden Zielzellen, z. B. Makrophagen, Granulozyten u. a., aktiviert werden.

Chemokine. In der Regel verfügen Immunzellen über eine Vielzahl verschiedener **Chemokinrezeptoren**, wodurch sie mittels Chemokinen an den Ort der Immunabwehr gelockt werden. Letztere tragen auch direkt zur Ausprägung der Immunantwort bei: So bilden aktivierte TH1-Zellen IFN-γ, das Monozyten und Endothelzellen zur Synthese von Chemokinen veranlassen kann. Diese stimulieren wiederum induzierbare Chemokinrezeptoren auf TH1-Zellen und NK-Zellen und verstärken so die IFN-γ-Synthese und damit die Immunantwort. Werden Monozyten dagegen durch IL-4 aus TH2-Zellen aktiviert, produzieren sie andere Chemokine, die auf TH2-Zellen zurückwirken und Eosinophile aktivieren.

Neuroendokrine Regelkreise. Viele Immunzellen exprimieren ferner Rezeptoren für Neurotransmitter bzw. Neuromediatoren. Beispielsweise besitzen Makrophagen β-Adrenozeptoren (▸Kap. 19.7.3), nicotinerge Acetylcholinrezeptoren (▸Kap. 4.2.4) und Rezeptoren für Neuropeptide (▸Kap. 18.3.1). Über diese Rezeptoren können neuronale Einflüsse Immunreaktionen sowohl pro- als auch antiinflammatorisch beeinflussen. Darüber hinaus können über die Hypothalamus-Hypophysen-Nebennierenrinden-Achse immunologische Vorgänge durch Cortisolausschüttung unterdrückt werden. Andererseits besitzen viele sensorische Nervenfasern des nozizeptiven Systems Rezeptoren für immunologisch aktive Zytokine. Somit werden Immunvorgänge vom Nervensystem registriert, was z. B. für die Schmerzentstehung von Bedeutung ist.

Zusatzinformation

Ein weiteres bedeutsames Beispiel für eine Dysregulation der Immunantwort ist der **Schlaganfall** (▸Kap. 19.9.3). Eine zerebrale Läsion nach Schlaganfall kann zu einer Immundepression und schließlich zu einer Immunparalyse führen. Viele Patienten versterben dann an einer Lungenentzündung. Es wird vermutet, dass es durch eine **Aktivierung** des **sympathischen Nervensystems** zu einem massiven Anstieg von IL-10 kommt.

In Kürze

- Die Erstinfektion mit einem Erreger erzeugt eine **primäre Immunantwort.** Hierbei stehen unspezifische Abwehrmechanismen sofort, die spezifischen Abwehrmechanismen dagegen erst nach mehreren Tagen zur Verfügung.
- Bei erneuter Infektion mit dem gleichen Erreger sind dagegen unspezifische und spezifische Abwehrmechanismen sofort vorhanden (verstärkte **sekundäre Immunantwort**).
- Bei der **Passiv-Impfung** werden Patienten von Menschen (oder seltener von Tieren) gebildete Antikörper injiziert.
- Eine **aktive Impfung** dient der Immunisierung, d. h. der Induktion von spezifischen Abwehrmechanismen durch abgeschwächte oder abgetötete

Erreger, die lang dauernden immunologischen Schutz verleiht.

- Eine Schlüsselrolle bei der Koordination der Immunabwehr spielen die **dendritischen Zellen**. Je nach Art des abzuwehrenden Erregers bzw. anderer Faktoren führen dendritische Zellen zur Differenzierung von $CD4^+$-T-Helferzellen in TH1-Zellen, TH2-Zellen oder regulatorische T-Zellen.
- **TH1-Zellen** fördern die zellvermittelte Abwehr, Entzündungen und die Bildung von IgG, **TH2-Zellen** die Synthese von IgE und IgA. Andererseits können TH2-Zellen aber auch die zellvermittelte Abwehr und Entzündungsreaktionen hemmen. **Treg-Zellen** wirken ebenfalls antientzündlich, **TH17-Zellen** dagegen wiederum proinflammatorisch.
- Auch die **Abwehr** von **Erregern** führt häufig zu Entzündungsreaktionen (z. B. stimuliert durch IFN-γ), während **Apoptose** im Rahmen der Gewebeerneuerung ohne Entzündungsvorgänge abläuft.
- **Immunkomplexe** von **Antigenen** und **Antikörpern** stimulieren Immunzellen über Fc-Rezeptoren und vernetzen damit das angeborene und adaptive Immunsystem.
- **Chemokine** locken die Immunzellen an den Ort der Schädigung und verstärken die Immunantwort.
- Viele Immunzellen besitzen Rezeptoren für Neurotransmitter/Neuromediatoren, während umgekehrt Zytokine nach Rezeptorbindung neuronale Funktionen beeinflussen. Dies ist die Basis für die Interaktion von Immun- und Nervensystem.

7.5 Mukosa-assoziiertes Immunsystem

Epithelien der Schleimhäute sind in der Regel einlagig und stellen daher geringe Barrieren gegen Erreger dar. Um hier eine Erregerabwehr zu ermöglichen, ist ein effizientes, lokal wirkendes Immunsystem erforderlich. Ein solches ist in den Schleimhautregionen als Mukosa-assoziiertes Immunsystem (**MALT**) vorhanden und wird entsprechend seinem Ort als **Darm-assoziiertes lymphoides Gewebe** (gut associated lymphoid tissue, **GALT**) oder als **Bronchien-assoziiertes lymphoides Gewebe** (**BALT**) bezeichnet. Beispielhaft wird an dieser Stelle auf GALT eingegangen.

GALT muss einerseits pathogene Keime abwehren, andererseits für die zahlreichen unschädlichen Fremd-

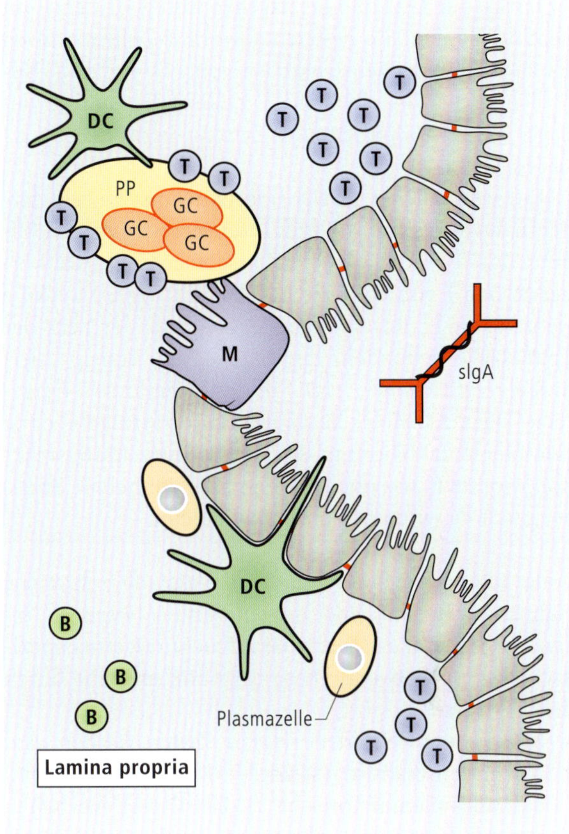

Abb. 7.16 Das mukosale Immunsystem. **M** M-Zelle, **PP** Peyer-Plaque, **sIgA** lösliches IgA. **DC** dendritische Zelle, **T** T-Zellen, **B** B-Zellen, **GC** Keimzentrum. Nach Schütt und Bröker

moleküle, die wir mit der Nahrung aufnehmen, eine sog. **orale Toleranz** (s. u.) ermöglichen. Bei der Keimabwehr darf die Integrität der Epithelschicht nicht gefährdet werden, d. h. Entzündungsvorgänge müssen deshalb möglichst vermieden werden.

Aufbau des mukosalen Immunsystems. Antigene werden von **Microfold-Zellen** (**M-Zellen**, Abb. 7.16) des Epithels aufgenommen. Diese Zellen produzieren weder Schleim noch sind sie von einer Glykokalyx überzogen. Doch sind sie zur Phagozytose und Endozytose bzw. Transzytose befähigt. Unter den M-Zellen liegen die **Peyer-Plaques** und solitäre Lymphfollikel, die Lymphorgane des Darms. Die von M-Zellen endozytierten und dann freigesetzten bakteriellen Antigene werden von den dendritischen Zellen der Peyer-Plaques aufgenommen und T-Zellen präsentiert. Diese differenzieren sich im GALT, verlassen dieses über die Lymphgefäße, gelangen in die Zirkulation und siedeln sich erneut in dem Mukosa-assoziierten lymphoiden Gewebe an (homing).

Die **intraepithelialen Lymphozyten** des MALT sind eine Untergruppe der T-Zellen, die mit hoher Affinität an Lipide und Glykolipide, dagegen weniger intensiv an Peptide, binden. Sie besitzen sowohl T-Zellrezeptoren als auch Oberflächenstrukturen von NK-Zellen („Natürliche-Killer-T-Zellen“, **NKT-Zellen**). Sie sind in der Lage, infizierte Epithelzellen Zytokin-vermittelt zu lysieren.

Ein wesentlicher Abwehrmechanismus besteht ferner in der **Sekretion** von **IgA**. Induziert wird dessen Bildung durch TGF-β, der den Klassenwechsel („Antikörper-Switch“) von IgM zu IgA bewirkt. IgA-Moleküle werden vom Fc-Rezeptor auf der basolateralen Seite der Epithelzelle gebunden, durch die Zelle transportiert und als lösliches IgA (sIgA) in das Darmlumen freigesetzt. Die sIgA-Moleküle neutralisieren Antigene ohne Komplementaktivierung und ohne Entzündungsreaktion, wodurch, wie oben erwähnt, die epitheliale Barriere geschont wird und somit intakt bleibt.

Orale Toleranz. Obwohl mit der Nahrung zahlreiche Nahrungsmittelantigene aufgenommen werden, reagiert der gesunde Mensch darauf nicht mit einer spezifischen sIgA-Antwort. Diese Toleranz entsteht durch drei Faktoren:

- Mukosale unreife dendritische Zellen werden „auf **Antiinflammation** geschaltet“, d. h. sie produzieren das antiinflammatorische IL-10. Dieses Verhalten der dendritischen Zellen wird durch einen Faktor aus den Enterozyten induziert, der bei geringer Konzentration die dendritischen Zellen entsprechend konditioniert.
- Epithelzellen können zwar Antigene präsentieren, verfügen aber nicht über die kostimulierenden Moleküle. Die T-Helferzellen werden daher in einen Zustand der **Anergie** (fehlende Reaktion bei Antigenstimulus) versetzt (vgl. ○ Abb. 7.13 A).
- Die wiederholte Antigenpräsentation führt zu einer **Aktivierung** von **Treg-Zellen**, die Immunvorgänge, IL-10- und TGF-β-vermittelt, unterdrücken (**Immunsuppression**).

Systemische Infektabwehr bei Eindringen pathogener Keime. Bei massivem Eindringen pathogener Keime, bei dem eine effiziente Immunabwehr erforderlich ist, exprimieren die Epithelzellen auf ihrer basolateralen Seite TLRs (▸ Kap. 7.2.1). Werden diese durch Erreger-PAMPs stimuliert, sezernieren die Epithelzellen größere Mengen des Faktors, der die dendritischen Zellen konditioniert. Unter diesen Bedingungen wird in letzteren statt IL-10 nunmehr IL-12 gebildet und dadurch eine TH1-Antwort induziert.

Kommensale Darmflora. Wie in ▸ Kap. 12.5.4 erwähnt, stehen die Bakterien der kommensalen Darmflora („Darm-Mikrobiom“) mit pathogenen Keimen im Wettbewerb um Nährstoffe. Bei der für einen gesunden Darm essenziellen bakteriellen Flora handelt es sich um etwa 450 Bakterienstämme mit ca. 10^{14} (100 Billionen!) Zellen. Das bedeutet, dass im Darm mehr kommensale Bakterien als Körperzellen im menschlichen Gesamtorganismus vorhanden sind. Gleich nach der Geburt beginnt der Säugling mit den Keimen, die er mit der Muttermilch aufnimmt, ein entsprechendes Keimspektrum aufzubauen. Normalerweise entwickelt sich dann gegen diese Bakterien Toleranz.

In Kürze

- Da Schleimhäute nur geringe Barrieren gegen Erreger darstellen, ist ein effizientes, lokal wirkendes Immunsystem (MALT) erforderlich. Seinen Wirkorten entsprechend wird dieses in das **Darm-assoziierte lymphoide Gewebe** (GALT) und das **Bronchien-assoziierte lymphoide Gewebe** (BALT) unterteilt.
- GALT wehrt einerseits pathogene Keime ab und zeigt andererseits für viele Nahrungsstoffe **orale Toleranz**.
- **M-Zellen** des Darmepithels nehmen Antigene endozytotisch auf und transportieren sie in die **Peyer-Plaques**, wo sie von dendritischen Zellen aufgenommen und T-Zellen präsentiert werden.
- Letztere differenzieren sich im GALT, verlassen dieses dann über die Lymphgefäße, gelangen in den großen Kreislauf und siedeln sich erneut in dem Mukosa-assoziierten lymphoiden Gewebe an (homing).
- **Intraepitheliale Lymphozyten** bilden eine Subgruppe der T-Zellen (**NKT-Zellen**), die infizierte Epithelzellen an deren verändertem MHC-I-Muster erkennen und danach eliminieren.
- Ein wesentlicher Abwehrmechanismus besteht in der **Sekretion** von **IgA**, das von spezialisierten Plasmazellen produziert und durch Epithelzellen hindurch als lösliches IgA (sIgA) in das Darmlumen freigesetzt wird. sIgA neutralisiert Antigene ohne Komplementaktivierung und Entzündungsreaktionen.
- **Orale Toleranz** gegen die kommensale Darmflora und Nahrungsmittel entsteht dadurch, dass unreife DC-Zellen „auf Antiinflammation geschaltet“ werden, T-Helferzellen in einem Anergie-Zustand verharren und regulatorische T-Zellen Immunvorgänge aktiv unterdrücken.

- Bei massivem Eindringen pathogener Keime werden dendritische Zellen dahingehend konditioniert, dass sie statt IL-10 nunmehr IL-12 bilden und dadurch eine TH1-Antwort induzieren.

7.6 Überempfindlichkeitsreaktionen

Den Preis, den der Organismus für die Immunität zu zahlen hat, besteht in der Gefahr von Überempfindlichkeits- bzw. Autoimmunreaktionen (▸Kap. 7.6.3). Mit dem Begriff **Allergie** wird eine veränderte Reaktionslage des Organismus gegen bestimmte (auch harmlose) Antigene (Allergene), bezeichnet, d. h. dass der Körper auf diese antigenen Stoffe anders als üblicherweise reagiert. Prinzipiell kann es sich dabei um eine verstärkte (hyperergе), abgeschwächte (hyperge) oder fehlende (anerge) Reaktion handeln. Vereinfachend wird nur noch die **Hyperergie** (Überempfindlichkeitsreaktion) als Allergie bezeichnet.

7.6.1 Antikörper-vermittelte Überempfindlichkeitsreaktionen

Antigen-Antikörper-Reaktionen verlaufen oft ohne erkennbare Zeichen ab. Insbesondere bei wiederholtem Antigenkontakt können jedoch überschießende bzw. fehlgeleitete Reaktionen ausgelöst werden, die für den Organismus schädlich bzw. selbstzerstörerisch sind. Man unterscheidet nach Art der Reaktion

- Typ-I- (anaphylaktische),
- Typ-II- (zytotoxische) und
- Typ-III- (durch Immunkomplexe ausgelöste) Reaktionen (o Abb. 7.17).

Typ-I-Reaktion („Sofortreaktion, klassische Allergie"). Bei entsprechender genetischer Disposition und Kontakt mit bestimmten Antigenen (u. a. Pollen, Erdbeeren, Nüssen, Fischeiweiß, Tierhaaren, Exkrementen der Hausstaubmilben, verschiedenen Arzneimitteln, iodhaltigen Röntgenkontrastmitteln) reagiert der Organismus in der sog. **Sensibilisierungsphase** mit einer starken, TH2-dominierten, IL-4-vermittelten sowie durch Antikörper-Klassenwechsel ausgelösten Bildung von **Immunglobulinen** des **Typs IgE**. Bei späteren Kontakten mit dem gleichen Antigen kann dadurch eine anaphylaktische Reaktion (s. u.) ausgelöst werden. Die betroffenen Patienten werden als **Atopiker** bezeichnet. Man schätzt ihre Zahl auf 20 % der mitteleuropäischen Bevölkerung.

Nach ihrer Synthese besetzen IgE-Antikörper mit ihrem Fc-Stück hochaffine IgE-Rezeptoren (Fcε-RI) auf Mastzellen, basophilen Granulozyten oder aktivierten Eosinophilen. Eine Mastzelle kann dabei bis zu 50 000

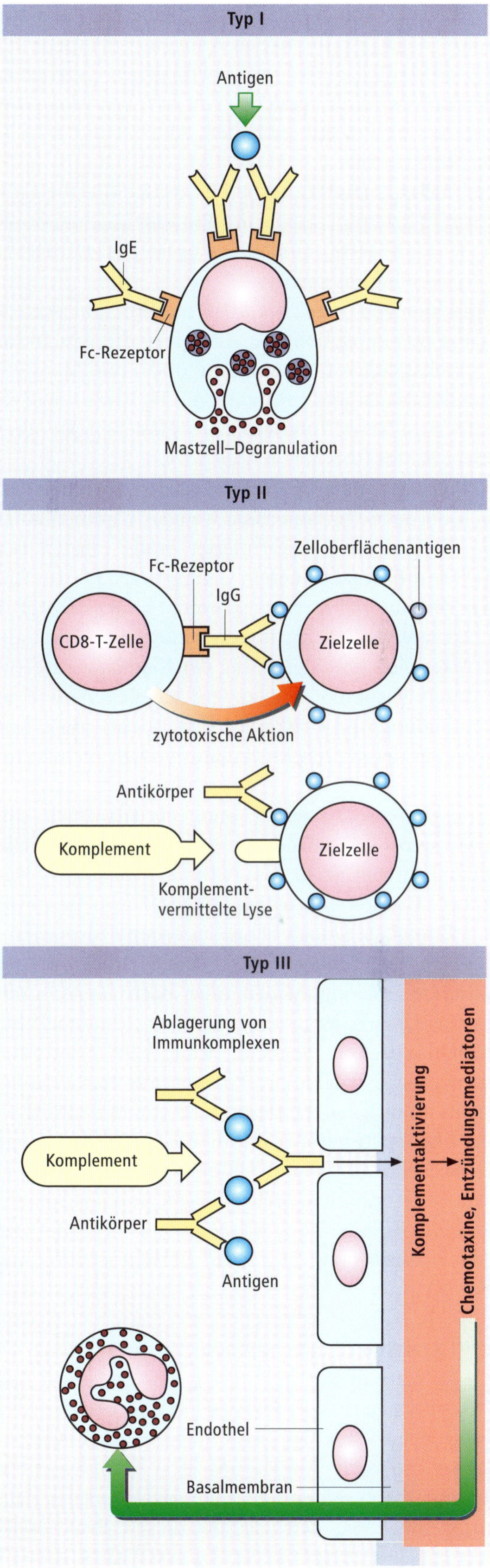

o **Abb. 7.17** Übersicht über die drei Typen der Antikörper-vermittelten Überempfindlichkeitsreaktion. Nach Roitt

7

IgE-Moleküle tragen! Reagieren bei einem erneuten Kontakt die aufgenommenen Antigene (Allergene) mit den IgE-Antikörpern und überbrücken (vernetzen) dabei Antigenbindungsstellen von zwei IgE-Molekülen, wirkt dies als Reiz auf die Zelle („Aktivierung"). Dieser Reiz führt zu einer

- schnellen **Freisetzung** bereits **präformierter Stoffe** (z. B. Histamin, Heparin, Proteasen, chemotaktischen und aktivierenden Faktoren) aus zytoplasmatischen Granula sowie
- anschließend – nach Ca^{2+}-Einstrom und Aktivierung der Phospholipase A_2 – über die Arachidonsäurekaskade zur Neubildung und Freisetzung von Leukotrienen und Prostaglandin D_2 sowie von Zytokinen (TNF-α, Interleukinen, plättchenaktivierendem Faktor PAF u. a., ▸ Abb. 7.17).

Durch diese neugebildeten Mediatorsubstanzen und durch die schnelle (innerhalb weniger Minuten ablaufende) Freisetzung präformierter Stoffe werden typische **Sekundärreaktionen** in Gang gesetzt. Die hochaktiven Mediatoren führen zu schweren Funktionsstörungen (**Anaphylaxie**). Zu diesen zählen eine Dilatation der Arteriolen und Steigerung der Kapillarpermeabilität durch Histamin und andere biogene Amine mit Ödembildung und Urtikaria (Nesselsucht) sowie Kontraktionen der glatten Muskulatur von Bronchien und Darm.

Die anaphylaktische Reaktion als Ausdruck einer **akuten serösen Entzündung** bleibt in manchen Fällen örtlich begrenzt (z. B. bei Asthma bronchiale, Heuschnupfen, Konjunktivitis, Magen-Darm-Beschwerden). Erfolgt sie jedoch bei entsprechend disponierten Personen generalisiert (z. B. nach Injektion von bestimmten Medikamenten oder nach Bienen- oder Wespenstichen), kann ein massiver Blutdruckabfall (**anaphylaktischer Schock**, ▸ Kap. 9.9.9) auftreten. Spasmen der Bronchialmuskulatur sind hierbei außerdem als unmittelbare Todesursache von Bedeutung.

In einer **Spätphasenreaktion** (ca. 4–20 Stunden nach der Mastzelldegranulation) können die ebenfalls angelockten Eosinophilen, Makrophagen und TH2-Helferzellen durch Freisetzung zytotoxischer Moleküle (Peroxidase, Neurotoxin u. a.) zu Gewebeschädigungen führen.

Typ-II-Reaktion. Überempfindlichkeitsreaktionen dieses Typs werden durch Bindung von IgG- und IgM-Antikörpern an Antigene auf Zelloberflächen ausgelöst. Häufige Folgen sind Opsonisierung mit anschließender Phagozytose oder Aktivierung des Komplementsystems mit Zytolyse der Zielzellen (**zytotoxische Reaktion**, ▸ Abb. 7.18). Beispiele für diesen Reaktionstyp sind

- Blutgruppenunverträglichkeiten im Rahmen von Transfusionszwischenfällen durch Isoagglutinine (▸ Kap. 7.9.4) und der Morbus hämolyticus neonatorum,
- die hyperaktive Transplantatabstoßung (▸ Kap. 7.6.4),
- die Arzneimittel-induzierte Immunhämolyse von Erythrozyten sowie Leuko- und Thrombopenien infolge Bildung von Antikörpern gegen Epitope von Arzneimitteln, die an Membranen dieser Blutzellen gebunden sind (▸ Kap. 6.5.4), und
- Unverträglichkeitsreaktionen durch **Autoantikörper** (autoreaktive Antikörper) bei bestimmten **Autoimmunkrankheiten** (▸ Kap. 7.6.3).

Typ-III-Reaktion. Typ-III-Überempfindlichkeitsreaktionen werden durch gewebeschädigende Immunkomplexe eines löslichen Antigens und des „passenden" Antikörpers hervorgerufen. Die Immunkomplexe binden C1q und aktivieren damit das Komplementsystem, binden ferner C3b und werden in der Regel durch Phagozyten schnell entfernt. Werden diese Immunkomplexe vermehrt gebildet oder unzureichend phagozytiert, lösen sie über das Komplementsystem und das Anlocken von Fc-Rezeptor- und Komplementrezeptor-tragenden Neutrophilen, Mastzellen und Makrophagen Entzündungen aus (▸ Abb. 7.17).

Bei **Überschuss** von **präzipitierenden IgG-Antikörpern** treten diese Entzündungen **lokal** an der Eintrittsstelle des Antigens auf. Typische Formen beim Menschen sind Lungenerkrankungen bei wiederholtem Kontakt mit verschimmeltem Heu („Farmerlunge") und mit Exkrementen von Tauben oder Hühnern („Vogelzüchterlunge"). Im Dünndarm entstehen nach Aufnahme von Gliadin aus Getreidekörnern Schleimhautschäden (Glutenenteropathie bzw. Zöliakie, ▸ Kap. 12.13.1).

Bei **Antigenüberschuss** treten dagegen **generalisierte Überempfindlichkeitsreaktionen** auf, da die gebildeten Immunkomplexe im Kreislaufsystem zirkulieren. In Organen mit hoher Durchblutung werden diese Immunkomplexe in Gefäßwände eingelagert, gefolgt von Entzündungsvorgängen (Vaskulitiden). Entsprechend werden durch Immunkomplex-Einlagerung in die Nierenglomerula auf diese Weise bestimmte Formen der chronischen Glomerulonephritis (▸ Kap. 13.7.3) hervorgerufen. Bei der nach wiederholter Injektion großer Mengen eines Antiserums tierischer Herkunft auftretenden sog. **Serumkrankheit**, z. B. bei der Therapie von Schlangenbissen oder Skorpionstichen sowie bei der passiven Immunisierung (▸ Kap. 7.3.2), treten etwa 10 Tage nach der Zufuhr Fieber und akute Entzündungsreaktionen in Gefäßwänden, serösen Häuten (z. B. Perikard) und Gelenken auf. Grund hierfür ist die Ablagerung von Antigen-IgG- oder Antigen-IgM-Komplexen mit anschließender Komplementaktivierung.

Durch Immunkomplexe ausgelöste Autoimmunerkrankungen werden in ▸Kap. 7.6.3 besprochen.

7.6.2 T-Lymphozyten-vermittelte Überempfindlichkeitsreaktionen

Überempfindlichkeitsreaktionen dieses Typs werden auch als **Typ-IV-Überempfindlichkeit** („zelluläre Überempfindlichkeit") bezeichnet. Der Prozess beruht auf einer spezifischen, durch T-Lymphozyten vermittelten Immunreaktion. Hierbei entsteht eine T-Zell-Toxizität gegen Oberflächenantigene fremder oder körpereigener Zellen. Der Immunprozess wird durch **$CD8^+$-T-Zellen** und **$CD4^+$-TH1-Helferzellen** in Gang gesetzt. Die dadurch induzierten Gewebeschäden treten erst nach Tagen bis Wochen auf, weshalb diese Prozesse auch als **Spätreaktion** klassifiziert werden.

In die Gruppe der Typ-IV-Reaktionen gehören die

- **Kontaktallergien** der **Haut**, die besonders nach wiederholten Kontakten mit Chromaten, Nickel, Gummi-Inhaltsstoffen, Kosmetika oder bestimmten Haarfärbemitteln u. a. auftreten können (Kontaktekzeme als Berufskrankheit),
- **Tuberkulinreaktion** mit Lymphozyteninfiltraten nach intrakutaner Injektion von Extrakten des Tuberkuloseerregers (*Mycobacterium tuberculosis*) zum Nachweis einer vorausgegangenen Tuberkulose-Infektion,
- **akute Abstoßung** von **Allotransplantaten** (= Transplantaten von genetisch differenten Individuen derselben Spezies) und
- Autoaggressionserkrankungen vom Typ IV (s. u.).

7.6.3 Autoimmunerkrankungen

Autoimmunerkrankungen (**Autoaggressionserkrankungen**) sind schädigende Immunkrankheiten gegen körpereigenes Gewebe infolge der **Bildung** von **Autoantikörpern (autoreaktiven Antikörpern)** oder durch **autoreaktive T-Zellen**. Die Ätiopathogenese ist teilweise noch unbekannt. Frauen sind häufiger betroffen als Männer. Dies liegt wahrscheinlich daran, dass Estrogene die Immunreaktivität stimulieren können. Weiterhin spielen bei vielen Autoimmunerkrankungen auch genetische Faktoren eine Rolle, da Personen mit bestimmten MHC- bzw. HLA-Allelen ein höheres Erkrankungsrisiko zeigen.

Zur Bildung autoreaktiver Antikörper kommt es u. a., wenn durch eine Entzündung oder proinflammatorische Zytokine die Immuntoleranz gegen körpereigenes Gewebe durchbrochen wird. Hierbei wird durch massive Freisetzung von IL-1 und TNF aus Makrophagen die IL-10-Produktion von regulatorischen T-Zellen blockiert. Letztere verhindert normalerweise, dass autoreaktive TH-Zellen B-Zellen aktivieren. Des Weiteren gibt es kreuzreagierende Antikörper, die zwar gegen einen Erreger gerichtet sind, aber als Kreuzreaktion auch an ein körpereigenes Gewebe binden. Ein Beispiel ist das akute rheumatische Fieber, bei dem Antikörper gegen Streptokokkenantigene auch an Epitope von Myokardzellen gebunden werden.

Für eine autoreaktive zytotoxische Funktion von T-Zellen werden u. a. eine fehlerhafte periphere oder zentrale T-Zelltoleranz, eine polyklonale Lymphozytenaktivierung oder funktionelle Defekte von Fas (einem zur Familie der TNF-Rezeptoren gehörenden transmembranären Protein) und/oder des Fas-Liganden (FasL) diskutiert. Ist das Apoptose auslösende Fas/FasL-System gestört, können autoreaktive T-Lymphozyten nicht mehr ausreichend eliminiert werden.

In Analogie zu den oben beschriebenen Überempfindlichkeitsreaktionen unterscheidet man Autoimmunerkrankungen vom Typ II, III und IV. Bei einer Reihe dieser Erkrankungen können verschiedene Reaktionsmechanismen, z. B. beim Typ-1-Diabetes und bei der Sklerodermie, beteiligt sein.

Autoimmunerkrankungen vom Typ II. Hierzu gehören organspezifische Autoimmunreaktionen gegen

- Erythrozyten (autoimmunhämolytische Anämie, ▸Kap. 6.5.4), neutrophile Granulozyten (Leukopenie) und Thrombozyten (Morbus Werlhof, ▸Kap. 6.8.6),
- Prokollagen IV in den Basalmembranen von Nieren und Lunge (Goodpasture-Syndrom),
- Funktionsproteine wie z. B. Insulin (Typ-1-Diabetes, ▸Kap. 16.5.6), Thyreoglobin (Hashimoto-Thyreoiditis, ▸Kap. 16.3.4), Intrinsic Factor (perniziöse Anämie, ▸Kap. 6.5.3),
- Membranrezeptoren für Hormone, Neurotransmitter oder Zytokine, z. B. blockierende Antikörper gegen Insulinrezeptoren (Typ-1-Diabetes) oder Nicotinrezeptoren der motorischen Endplatte (Myasthenia gravis, ▸Kap. 18.6.6), stimulierende Antikörper gegen TSH-Rezeptoren (Morbus Basedow, ▸Kap. 16.3.4) und den PDGF-Rezeptor (Sklerodermie, ▸Kap. 18.7.1),
- Zellen, z. B. Zerstörung von B-Zellen der Langerhans-Inseln (Typ-1-Diabetes), von Belegzellen der Magenschleimhaut (perniziöse Anämie) und von Zellen der Nebennierenrinde (Morbus Addison, ▸Kap. 16.6.5).

Autoimmunerkrankungen vom Typ III. Zu diesen durch Immunkomplexe (mit antinukleären Antikörpern) hervorgerufenen systemischen Erkrankungen werden u. a. gerechnet:

- die rheumatoide Arthritis (▸Kap. 18.7.1),
- der Lupus erythematodes (▸Kap. 18.7.1),
- die Sklerodermie (▸Kap. 18.7.1),
- die Dermatomyositis (▸Kap. 18.6.4) und
- das Sjögren-Syndrom (▸Kap. 18.7.1).

7

Autoimmunerkrankungen vom Typ IV. Hierzu zählen die

- Abtötung von B-Zellen der Langerhans-Inseln durch autoreaktive T-Zellen (Typ-1-Diabetes) und
- Zerstörung von Myelinscheiden im Zentralnervensystem (multiple Sklerose, ▸Kap. 19.9.6) oder im peripheren Nervensystem (Guillain-Barré-Syndrom).

7.6.4 Transplantatabstoßung

Nach Gewebe- oder Organtransplantationen werden die Transplantate umso intensiver und schneller abgestoßen, je weniger die Histokompatibilitätsantigene (▸Kap. 7.1.3) des Spenders denjenigen des Empfängers entsprechen. Da es schwierig ist – von erbgleichen eineiigen Zwillingen abgesehen – einen Organspender zu finden, dessen MHC-Klasse-I-Moleküle mit denen des Empfängers vollkommen identisch sind, muss man sich mit einer möglichst weitgehenden Übereinstimmung begnügen und erforderlichenfalls die T-Zellreaktionen unterdrücken.

Die **hyperakute Abstoßung**, die bereits wenige Minuten nach der Transplantation auftreten kann, wird durch schon vorhandene Antikörper ausgelöst, die durch eine vorausgehende Sensibilisierung induziert wurden (Typ-II-Reaktion). Im Vordergrund stehen hierbei zirkulierende Antikörper gegen HLA-Merkmale und Isoagglutinine gegen inkompatible Hauptblutgruppen (▸Kap. 7.9). Meist geht diese Antikörperbildung auf einen Übertritt von kindlichem Blut unter der Geburt oder auf eine Bluttransfusion zurück.

Die **akute Abstoßung** tritt etwa eine Woche nach der Transplantation auf. Sie beruht auf einer Typ-IV-Reaktion. Bei der **chronischen Abstoßung** nach mehreren Monaten bis Jahren vermutet man ursächlich eine Typ-III-Reaktion, die zu einer schweren Schädigung der Gefäße des transplantierten Organs führt (Transplantatvaskulopathie).

Bei den Knochenmarkstransplantationen kommt es gelegentlich zu einer umgekehrten Situation. Hier attackieren zytotoxische Lymphozyten des transplantierten Knochenmarks den Empfängerorganismus (sog. **Graft-versus-host-Reaktion**), wodurch gewebezerstörende Entzündungen (vor allem in Haut, Darm und Leber) entstehen.

Zusatzinformation

Eine Abschwächung bzw. **Unterdrückung** dieser **Abwehrvorgänge** lässt sich durch verschiedene Maßnahmen erreichen. Neben immunsuppressiven Pharmaka (alkylierenden Substanzen, Antimetaboliten, Glucocorticoiden, Cyclosporin A u. a.) und ionisierenden Strahlen werden auch gegen Oberflächenmoleküle der T-Lymphozyten gerichtete Antikörper eingesetzt.

7.6.5 Immunprivileg

Einige Organe des Körpers (Augen, Gehirn, Hoden und Plazenta) zeigen einen immunologischen Sonderstatus, da ihre Antigene keine Immunreaktionen hervorrufen, solange sie nicht in den Blutkreislauf oder in umgebende Gewebe (z. B. bei Entzündungen oder Verletzungen) gelangen. Die normalerweise in diesen Organen ausbleibenden Immunreaktionen lassen sich durch Blut-Gewebebarrieren (Blut-Hirn-, Blut-Augen-, Blut-Hodenschranke), die Freisetzung antiinflammatorischer Zytokine, die Präsenz nur weniger antigenpräsentierender Zellen sowie die geringe Expression von MHC-I- und MHC-II-Molekülen erklären.

In Kürze

- Der Körper kann ausnahmsweise auf (z. T. harmlose) Antigene reagieren, die normalerweise toleriert werden. Hierdurch treten **Überempfindlichkeitsreaktionen** (Allergien) auf, die entweder Antikörper-(Typ I–III) oder T-Zell-vermittelt (Typ IV) sind und den eigenen Körper bedrohen bzw. schädigen.
- Die **Typ-I-Reaktion** („Sofortreaktion") wird durch IgE-Antikörper vermittelt und kann zu einer anaphylaktischen Reaktion führen.
- Die **Typ-II-Reaktion** wird durch die Bindung von IgG oder IgM an zellständige Antigene ausgelöst und bewirkt eine zytotoxische Reaktion (z. B. die Zerstörung von Erythrozyten).
- Die **Typ-III-Reaktion** wird durch Immunkomplexe hervorgerufen, die entzündliche Reaktionen auslösen. Die Reaktion kann entstehen, wenn Immunkomplexe vermehrt gebildet oder unzureichend phagozytiert werden. Bei Antikörperüberschuss treten diese lokal an der Eintrittsstelle des Antigens, bei Antigenüberschuss dagegen generalisiert auf.
- Die **Typ-IV-Reaktion** wird durch zytotoxische T-Lymphozyten und/oder TH1-Helferzellen vermittelt.
- Bei einer Immunreaktion gegen körpereigenes Gewebe entstehen (nach Verlust der Immuntoleranz) **Autoimmunerkrankungen.**
- **Transplantatabstoßungen** gehen auf Immunreaktionen gegen allogenes Gewebe zurück.
- Verschiedene Organe (Augen, Gehirn, Hoden, Plazenta) weisen einen immunologischen Sonderstatus (**Immunprivileg**) auf.

7.7 Immundefekte

7.7.1 Angeborene Immundefekte

Angeborene Immundefekte können alle Funktionen des Immunsystems betreffen: Die

- Reifung und Funktion von B-Zellen mit der Folge einer Hypo- bzw. Agammaglobulinämie,
- Reifung und Funktion von T-Zellen (z. B. bei Thymusaplasie), wodurch die T-Zell-vermittelte Immunität gestört wird und es dadurch zu häufigen Infektionen mit Pilzen, Viren oder Parasiten kommt,
- Kooperation von Immunzellen,
- Antigenpräsentation,
- Phagozytose (bei Myeloperoxidasemangel),
- intrazelluläre Abtötung von Erregern infolge verminderter Bildung von reaktiven Sauerstoffspezies,
- Komplementfunktionen,
- Migration von Immunzellen und
- Apoptose.

Betrifft der Immundefekt ein stark redundantes System, führt er nicht notwendigerweise zur Krankheit. An Immundefekte ist zu denken bei häufig und schwer verlaufenden bakteriellen und viralen Infektionen, bei rezidivierenden Infektionen der Schleimhaut des Respirationstrakts oder generell bei erhöhter Infektanfälligkeit.

Immundefekte können auch kombiniert vorkommen. Der **schwere kombinierte Immundefekt** (severe combined immune-deficiency, SCID) ist durch einen weitgehenden Ausfall sowohl der humoralen als auch der zellulären Immunreaktion gekennzeichnet. Bei etwa der Hälfte der Patienten lässt sich ein X-chromosomaler oder autosomal-rezessiver Erbgang nachweisen. Bevorzugte Organe für SCID-bedingte Infektionen, die häufig zur Sepsis führen, sind der Respirationstrakt und die Haut.

SCID umfasst eine Reihe von angeborenen Immunstörungen, die eine uneinheitliche Pathogenese aufweisen: Bei der Extremform fehlen die gemeinsamen hämatopoietischen Stammzellen und damit die B- und T-Lymphozyten sowie Granulozyten (Agranulozytose). Die Krankheit manifestiert sich bereits im Säuglingsalter mit gehäuften schweren Infekten. Ihre Prognose ist schlecht, die Lebenserwartung gering.

Kombinierte Immundefekte treten auch bei Reifungsstörungen der Stammzellen im Knochenmark zu den lymphatischen Vorläuferzellen sowie bei speziellen Enzymdefekten des Purinstoffwechsels (z. B. Adenosindesaminase-Mangel, Purinnucleosid-Phosphorylase-Mangel) auf, die zu einer Anhäufung lymphotoxischer Metabolite führen.

7.7.2 Erworbene Immundefekte

Erworbene Immundefekte können durch Infektionen, Tumoren, Medikamente, Stress, Alterungsprozesse und fehlerhafte Ernährung hervorgerufen werden. Ein herausragendes Beispiel ist das **a**cquired **i**mmune **d**eficiency **s**yndrome (AIDS).

AIDS (Immundefekt-Syndrom). AIDS wurde erstmalig 1981 als Krankheitsbild beschrieben. Es handelt sich um eine Immunschwächekrankheit, die auf eine Infektion mit dem **h**uman **i**mmunodeficiency **v**irus (HIV-1 vorwiegend in Europa und Nordamerika sowie HIV-2 überwiegend in Zentralafrika), die zu den Retroviren gehören, zurückzuführen ist. Die Infektiosität der HI-Viren ist relativ gering. Vor allem sexueller Kontakt mit häufig wechselnden Partnern und Virusübertragung auf dem Blutweg (Bluttransfusion, parenterale Gabe von Blutbestandteilen, kontaminierte Kanülen und Spritzen bei Drogenabhängigen) stellen die wichtigsten Infektionsquellen dar. Feten und Neugeborene können durch eine HIV-positive Mutter intrauterin, während der Geburt oder durch Stillen infiziert werden.

Das HIV dringt über den CD4-Rezeptor in die Zielzellen ein und infiziert hauptsächlich T-Helferzellen, aber auch Makrophagen, Mikroglia-Zellen und dendritische Zellen, die ebenfalls CD4-Rezeptoren, allerdings in geringerer Dichte als T-Helferzellen, besitzen. In den T-Zellen wird nun die Freisetzung von FasL (▸Kap. 7.6.3) induziert, wodurch benachbarte TH-Zellen mit Fas-Rezeptoren in Apoptose gebracht werden. Außerdem spalten Metalloproteasen sFasL (löslichen FasL) ab. Dieser kann an Fas-Rezeptoren der infizierten TH-Zelle binden und diese zur Apoptose bringen. Auch HIV-spezifische zytotoxische T-Zellen können zerstört werden, wenn sie vor ihrer eigenen Aktivierung bei Erkennung der infizierten T-Zelle auf deren lösliche Fas-Liganden treffen. Durch die Apoptose der Immunzellen entwickelt sich eine **Abwehrschwäche**, die meist erst nach einer monate- bis jahrelangen Latenz auftritt.

Der Verlauf der HIV-Infektion wird auf Vorschlag der Centers for Disease Control in vier Stadien eingeteilt (○ Abb. 7.18): Im Stadium I kommt es zu Lymphknotenschwellungen und grippeähnlichen Symptomen (Fieber, Leistungsabfall, gelegentlich Gelenk- und Muskelschmerzen) sowie Hautausschlägen (akute HIV-Infektion). Danach folgt eine Phase ohne Krankheitssymptome von Monaten bis zu zehn Jahren, in der die Zahl der CD4-positiven T-Zellen stetig abfällt (asymptomatisches Stadium II). Im Stadium III nehmen die CD4-positiven T-Lymphozyten aufgrund einer Virusvermehrung im lymphatischen Gewebe sehr stark ab, und es tritt eine generalisierte Lymphknotenschwellung auf. Erst das Stadium IV stellt das „Vollbild" bzw. Endstadium der HIV-Infektion (= AIDS) dar, das eine noch unbekannte Anzahl der Infizierten (≥ 80 %) entwickelt. Dieses letzte Stadium ist (unbehandelt) durch tödlich verlaufende Infektionen mit opportunistischen Erregern, d. h. Erregern, die nur bei einer Schwäche des

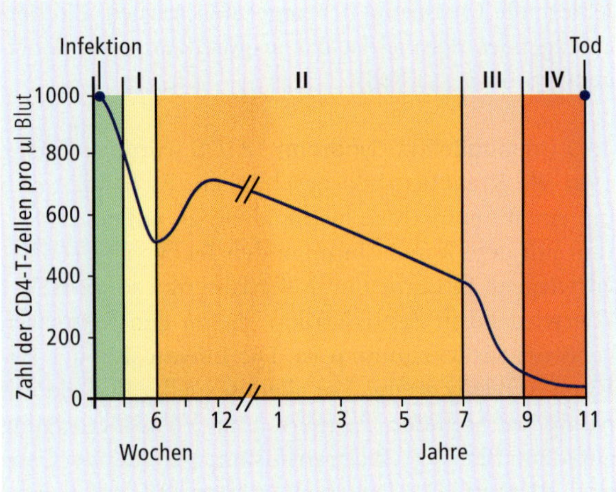

Abb. 7.18 Typischer Verlauf der HIV-1-Infektion. Auf die Inkubationszeit (grün) und das Stadium I (akute HIV-Krankheit, gelb) folgt das unterschiedlich lange asymptomatische Stadium II (orange). Im Stadium III (hellrot) tritt eine generalisierte Lymphknotenschwellung (Lymphadenopathie) mit einer kritischen Verminderung der Zahl der CD4-T-Helferzellen unter 400/µl Blut auf. Das Stadium IV (rot) charakterisiert das „Vollbild" der HIV-Infektion (AIDS) mit opportunistischen Infektionen und dem Auftreten von bösartigen Tumoren

Abwehrsystems pathogen sind, gekennzeichnet. Weiterhin ist dieses Stadium durch das Auftreten von bösartigen Tumoren (Kaposi-Sarkomen, Non-Hodgkin-Lymphomen vom B-Zell-Typ, ▸Kap. 6.7.8) und einer Schädigung des (Zentral-)Nervensystems (HIV-Enzephalopathie, Degeneration der Nervenbahnen im Rückenmark) charakterisiert. Mit zunehmender Dauer der manifesten AIDS-Erkrankung steigt die Sterblichkeit im Stadium IV auf praktisch 100 %.

In Kürze

- **Immundefekte** haben schwer verlaufende Infektionen durch Bakterien, Viren, Pilze und Parasiten zur Folge. Immundefekte sind angeboren oder erworben.
- **Defekte** des **B-Zellsystems** führen zum Mangel bzw. Fehlen von Antikörpern. Hierdurch wird die humorale Abwehr gestört. Bei **Defekten** des **T-Lymphozytensystems** ist dagegen die spezifische zelluläre Abwehr geschwächt.
- Das angeborene **SCID-Syndrom** (severe combined immune-deficiency) ist durch einen weitgehenden Ausfall sowohl der zellulären als auch der humoralen Immunreaktion gekennzeichnet.
- **AIDS** ist das Vollbild des erworbenen Immundefekt-Syndroms, das durch das HI-Virus erzeugt wird. Dieses zerstört hauptsächlich T-Helferzellen, Makrophagen sowie Mikroglia-Zellen und bewirkt dadurch eine Abwehrschwäche, die meist erst nach einer monate- bis jahrelangen Latenz auftritt.

7.8 Immunologische Abwehrmechanismen gegen Tumoren

Das Immunsystem verfügt über zelluläre und humorale Mechanismen, die maligne entartete Zellen am Wachstum hemmen bzw. abtöten können (**immunologische Tumorüberwachung**). Voraussetzung hierzu ist das Neuauftreten von Antigenen durch die Mutation einer Normal- in eine Krebszelle. Dadurch wird zwar in vielen Fällen ein Tumorwachstum verhindert. Hat jedoch der Tumor eine kritische Größe von etwa 10^6 Zellen (ca. 1 mm^3) überschritten, ist er der immunologischen Kontrolle entkommen.

Bei den Tumorantigenen unterscheidet man sog. onkofetale Antigene und neu exprimierte Neoantigene. Die **onkofetalen Antigene** (Tumor-assoziierte Antigene) treten normalerweise nur in der Embryonal- bzw. Fetalperiode auf, z. B. α_1-Fetoprotein (AFP), carcinoembryonales Antigen (CEA), CA 19–9, CA 125. Sie können im Zuge der malignen Transformation durch Gen-Reaktivierung erneut exprimiert werden und als diagnostische Indikatoren (Tumormarker, ▸Kap. 5.7.5) dienen. Für die immunologische Tumorabwehr spielen sie eine untergeordnete Rolle.

Die **Neoantigene** (tumorspezifische Antigene) auf der Oberfläche vieler Tumorzellen, die im normalen Gewebe nicht vorkommen, können eine Immunantwort hervorrufen, sofern sie ausreichend immunogen sind. Durch diese Immunantwort kann u. U. das Tumorwachstum gehemmt werden. Die Hauptfunktion kommt hierbei wie bei der akuten Transplantatabstoßung (▸Kap. 7.6.4) den T-Lymphozyten zu (Abb. 7.19). **Tumorzellspezifische, aktivierte zytotoxische T-Zellen** (vor allem tumorinfiltrierende T-Zellen) können Tumorzellen direkt zerstören, während **aktivierte T-Helferzellen** durch die Produktion von Lymphokinen (z. B. Interferon-γ) indirekt zur Vernichtung von Tumorzellen beitragen. Die **unspezifische immunologische Tumorabwehr** wird durch NK-Zellen, Lymphokin-aktivierte Killerzellen (LAK-Zellen) und aktivierte Makrophagen vermittelt.

Im Rahmen der Tumorimmunität treten ferner **Antikörper** auf, die gegen die Oberflächen-Neoantigene der Tumorzellen gerichtet sind. Sie können das Tumorwachstum dadurch hemmen, dass sie nach Komplementbindung die Tumorzellen durch Zytolyse abtö-

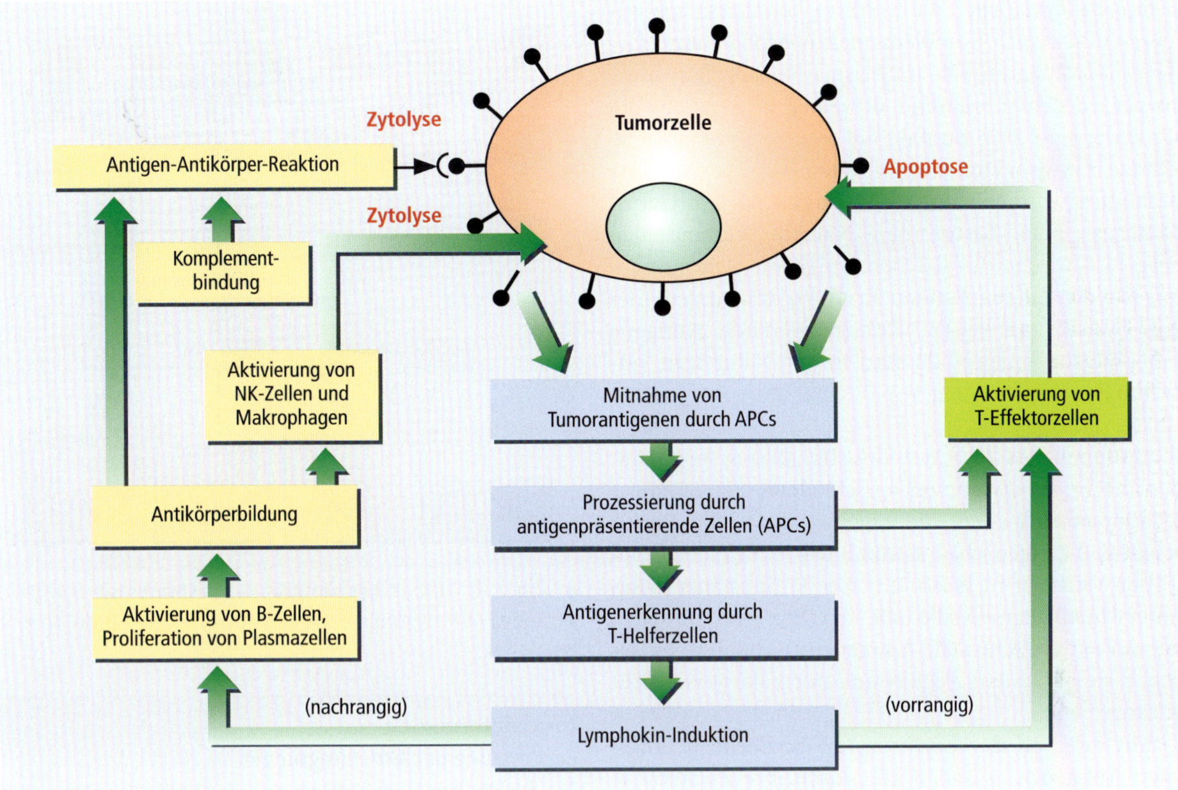

Abb. 7.19 Ablauf der Zell- und Antikörper-vermittelten Abwehr von Tumorzellen in schematischer Darstellung

ten oder NK-Zellen bzw. Makrophagen aktivieren. Die wesentlichen Mechanismen, die zum Versagen der Immunantwort (immune escape) führen, wurden bereits in ▸Kap. 5.7.3 beschrieben.

In Kürze

- Zelluläre und humorale Mechanismen können maligne entartete Zellen am Wachstum hemmen bzw. abtöten, wenn durch die Mutation einer Normal- in eine Krebszelle neue Antigene gebildet werden.
- **Onkofetale** (Tumor-assoziierte) **Antigene** findet man normalerweise nur in der Embryonal- bzw. Fetalperiode, sie können aber auch bei maligner Transformation erneut exprimiert werden und als diagnostische Indikatoren („Tumormarker") dienen.
- Im normalen Gewebe nicht vorkommende **Neoantigene** von **Tumorzellen** (tumorspezifische Antigene) können eine zelluläre und eine weniger ausgeprägte humorale Immunantwort hervorrufen, sofern sie ausreichend immunogen sind.
- Manche Tumorzellen entgehen der immunologischen Erkennung und Elimination (▸Kap. 5.7.3).

7.9 Blutgruppen

Menschliche Erythrozyten weisen auf ihrer Zellmembran ca. 100 spezielle, genetisch determinierte Strukturen auf, die Antigencharakter besitzen. Gegen viele dieser Antigene können u. U. Antikörper gebildet werden, wobei aber normalerweise eine Immuntoleranz gegen eigene Antigene besteht. Die verschiedenen antigenen Eigenschaften auf der Erythrozytenmembran bilden die Grundlage für die Differenzierung der Blutgruppen. Bis heute sind mehr als 30 Blutgruppensysteme genauer bekannt, von denen vor allem das AB0- und das Rhesus-System besondere klinische Bedeutung haben. MHC-I-Moleküle fehlen auf der Erythrozytenoberfläche.

7.9.1 AB0-System

Agglutinogene und Agglutinine. Antigene des AB0-Systems (s. u.) sind spezielle Glykosphingolipide oder Glykoproteine in der Erythrozytenmembran, die man als Agglutinogene (syn. agglutinable Substanzen) bezeichnet. Ihre Dichte beträgt 0,5–2 Mio. pro Erythrozyt. Sie sind genetisch determiniert und werden daher vererbt (A-, B- und H-Gene). Die spezifischen Antikörper, die gegen die Blutgruppensubstanzen gerichtet sind, gehören im Fall des AB0-Systems vor allem zu den Immunglobulinen M (IgM) und werden als Agglutinine (Isoagglutinine) bezeichnet. Es handelt sich hierbei um komplette Antikörper, die Erythrozyten direkt agglutinieren und – nach Komplementaktivierung – anschließend hämolysieren. Die im Plasma befindlichen Antikörper entstehen während der Säuglingszeit, obwohl normalerweise kein Kontakt mit fremden, antigen wirkenden Erythrozyten stattgefunden hat. Die Antikörperbildung wird hierbei von nicht-pathogenen Darmbakterien oder bestimmten Nahrungsbestandteilen ausgelöst, welche die gleichen antigenen Determinanten wie die entsprechenden Erythrozytenantigene des AB0-Systems aufweisen. Kreuzreagierende Antigene mit Blutgruppenspezifität sind in der Natur weit verbreitet.

Blutgruppen des AB0-Systems. Im AB0-System können die Erythrozyten vier verschiedene Antigenkonstellationen aufweisen: die Eigenschaft A, die Eigenschaft B, die Eigenschaft A und B sowie die Eigenschaft 0 (nur Merkmal H, ▫ Tab. 7.2). Die H-Substanz, die in unterschiedlichem Maße alle Erythrozyten besitzen, hat nur extrem schwache Antigeneigenschaften, sodass gegen sie gerichtete Agglutinine normalerweise nicht vorkommen.

Mit zwei auf der Erythrozytenoberfläche befindlichen Antigenen A und B, die durch ihre Zuckerreste Galactose, Fucose und N-Acetylgalactosamin determiniert sind (○ Abb. 7.20), ergeben sich vier mögliche Antigenkonstellationen: die Blutgruppen A, B, AB und 0 (▫ Tab. 7.2).

Bei der Blutgruppe A existieren mehrere Untergruppen. Neben den beiden starken Typen A_1 und A_2 gibt es noch schwache Merkmale (A_3 bis A_5) und andere extrem seltene A-Typen. Die A-Untergruppen haben nur in Ausnahmefällen Bedeutung.

Im Plasma bzw. im Serum eines Menschen der Blutgruppe A finden sich Agglutinine gegen die Blutgruppensubstanz B (Anti-B). Das Plasma der Blutgruppe B enthält entsprechend Anti-A. Die Blutgruppe 0 weist im Plasma beide Agglutinine (Anti-A und Anti-B) auf. Bei der Blutgruppe AB fehlen die gegen A und B gerichteten Antikörper im Serum (▫ Tab. 7.2).

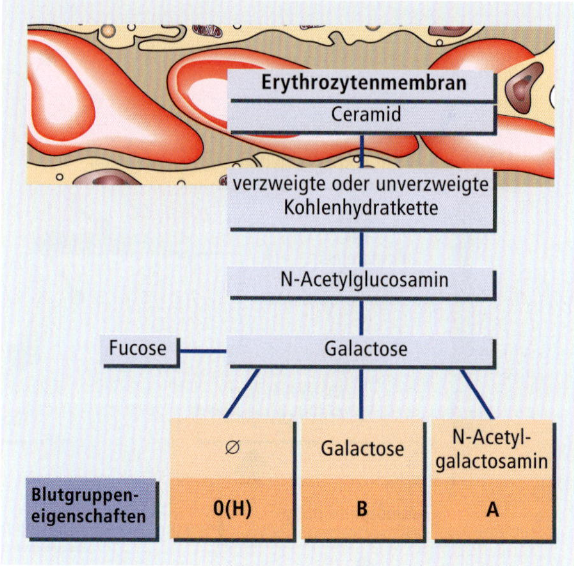

○ **Abb. 7.20** Aufbau der blutgruppenbestimmenden Antigene des AB0-Systems in der Erythrozytenmembran beim Menschen

Zusatzinformation

Bestimmung der AB0-Blutgruppen

Zur konventionellen Blutgruppenbestimmung verwendet man menschliche Testseren, deren Antikörper bekannt sind. Im einfachsten Fall benötigt man hierzu ein Anti-B-, und ein Anti-A-Serum sowie zur Kontrolle ein Anti-A-, Anti-B-Serum, die auf einer speziellen Platte nebeneinander aufgetragen werden. In diese Seren mischt man jeweils einen Tropfen des zu untersuchenden Blutes zu, das aus einem Ohrläppchen oder einer Fingerbeere gewonnen wird. Nach 1–2 min kommt es in denjenigen Testfeldern, in denen der Antikörper mit dem passenden Erythrozyten-Antigen reagiert, zu einer Zusammenballung der Erythrozyten, die bereits mit bloßem Auge, im Zweifelsfall mit einer Lupe, zu beobachten ist. ○ Abb. 7.21 zeigt die vier möglichen Agglutinationskombinationen und die sich daraus ergebenden Blutgruppendiagnosen. Seit 2000 werden zunehmend molekulargenetische Methoden eingesetzt.

▫ **Tab. 7.2** Blutgruppen des AB0-Systems mit zugehörigen Agglutinogenen und Agglutininen sowie Blutgruppenhäufigkeit

Blutgruppe	Erythrozyten-Agglutinogene (Phänotyp)	Erythrozyten-Agglutinogene (Genotyp)	Agglutinine im Serum	Blutgruppenhäufigkeit (Deutschland) ca.
A	A	AA oder A0	Anti-B	43 %
B	B	BB oder B0	Anti-A	12 %
AB	A und B	AB	Keine	5 %
0	Keine (H)	Keine	Anti-A und Anti-B	40 %

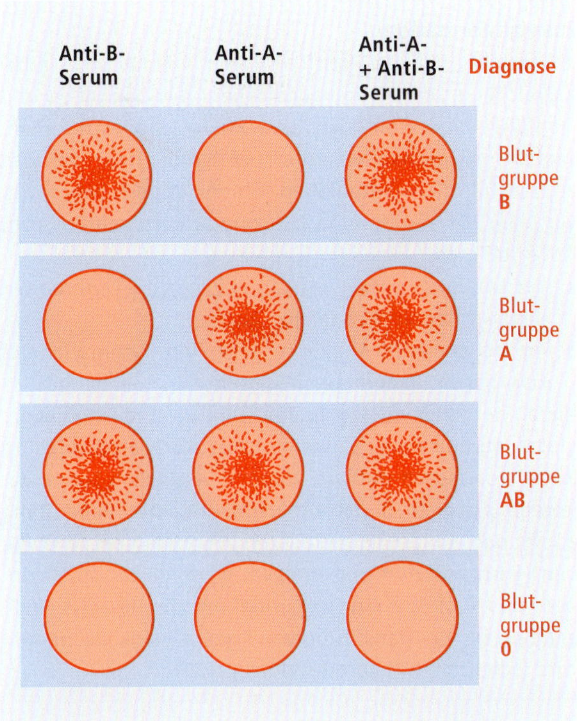

○ Abb. 7.21 Blutgruppenbestimmung im AB0-System. Je ein Tropfen Blut wird mit Anti-B-Serum, mit Anti-A-Serum und mit Anti-A-, Anti-B-Serum vermischt. Aus der Kombination der Agglutinationsreaktionen (dunkelrote Zusammenballung der Erythrozyten) ergibt sich die jeweils vorliegende Blutgruppe

Vererbung der Antigen-Eigenschaften. Die Blutgruppeneigenschaften A und B werden gegenüber 0 autosomal-dominant, untereinander jedoch kodominant vererbt. Sechs mögliche Erbbilder (Genotypen) führen demnach zu vier verschiedenen Erscheinungsbildern (Phänotypen), welche die jeweiligen Blutgruppen bestimmen und in unterschiedlicher Häufigkeit in der Bevölkerung vorkommen (□ Tab. 7.2).

Aufgrund der Vererbungsgesetze kann bei bekannten Blutgruppeneigenschaften von Mutter und Kind festgestellt werden, ob ein Mann mit einer bestimmten Blutgruppe als Vater dieses Kindes in Betracht kommt (**forensischer Vaterschaftsausschluss**). Die Aussagekraft solcher Untersuchungen wird wesentlich erhöht, wenn neben dem AB0-System noch weitere Blutgruppensysteme zur Begutachtung herangezogen werden. Bei Beachtung von 19 Systemen beträgt die Ausschlusschance für Nichtväter etwa 99 %. Heute dient allerdings anstelle der Blutgruppendiagnostik der „genetische Fingerabdruck“ (DNA-Analyse) der Identifizierung leiblicher Kinder.

Die Verteilung der Blutgruppen innerhalb der Erdbevölkerung ist für einzelne Rassen und Völkergruppen sehr verschieden. Bei Amazonas-Indianern kommt fast ausschließlich die Blutgruppe 0 vor, während bei den Ureinwohnern Zentralasiens die Blutgruppe B doppelt so häufig ist wie in Mitteleuropa (Anwendung in der anthropologischen Forschung).

7.9.2 Rhesus-System

Rh-Eigenschaften der Erythrozyten. Die Sensibilisierung von Meerschweinchen oder Kaninchen gegen Erythrozyten von Rhesusaffen führt zur Bildung von Antikörpern, die nicht nur die Rhesusaffen-Erythrozyten in Gegenwart eines Polymers agglutinieren, sondern auch bei 85 % aller Menschen Mitteleuropas eine Zusammenballung der roten Blutkörperchen hervorrufen. Blut, dessen Erythrozyten durch diese Antikörper agglutiniert werden, bezeichnet man als Rh-positiv, solches, in dem keine Agglutination auftritt, als rh-negativ.

Die Rhesus-Eigenschaft wird durch Proteinantigene (die wichtigsten Antigene sind C, c, D, E, e) bestimmt, die auf verschiedenen Bezirken der Erythrozytenoberfläche lokalisiert sind und von zwei benachbarten Genen (CcEe und D) auf Chromosom 1 codiert werden. Unter diesen hat D die stärkste antigene Wirkung, weshalb durch sein Vorkommen die Rh-positive Eigenschaft festgelegt ist. Personen, bei denen das D-Antigen fehlt, sind rh-negativ (dd). Jede Antigenformel besteht demnach aus einer Kombination von sechs „Buchstaben“. Die häufigsten sind CcDDee (35 %), CCDDee (18,5 %) und ccddee (15 %).

Bildung der Rh-Antikörper. Ein wichtiger Unterschied zwischen dem Rh- und dem AB0-Blutgruppensystem besteht darin, dass die Antikörper des AB0-Systems nach Ablauf der ersten Lebensmonate immer vorhanden sind, Antikörper des Rh-Systems dagegen nur gebildet werden, wenn Rh-positive Erythrozyten in die Blutbahn einer rh-negativen Person gelangen. Daher treten erst bei einem Zweitkontakt Antigen-Antikörper-Reaktionen zwischen den erworbenen Rh-Antikörpern (vor allem IgG-Antikörper) und Rh-positiven Erythrozyten auf. Die meisten Rh-Antikörper sind sog. inkomplette Antikörper, d. h. sie agglutinieren nicht direkt, sondern nur in Gegenwart eines wasserlöslichen Polymers, das als Supplement bezeichnet wird.

Rh-Inkompatibilität. Gelangen fremde Rh-positive Erythrozyten in das Blut eines rh-negativen Empfängers, z. B. bei einer falschen Bluttransfusion oder während der Geburt eines Rh-positiven Kindes durch eine rh-negative Frau, so können infolge des Übertritts kindlicher Erythrozyten in den Blutkreislauf der Mutter Antikörper gegen die Rh-positiven Erythrozyten gebildet werden. Das gleiche gilt auch für eine Fehlgeburt oder einen Schwangerschaftsabbruch, sofern der Fetus bzw. der Embryo Rh-positiv und die Mutter rh-negativ ist. Bei einer erneuten Schwangerschaft besteht die

7

Gefahr, dass die mütterlichen Antikörper über die Plazenta in den fetalen Blutkreislauf gelangen und nach Anlagerung an die antigenen Haftgruppen der fetalen Erythrozyten deren Hämolyse auslösen. Die Folgen sind Anämie, starke Gelbsucht (Icterus gravis) und evtl. universelle Ödeme (Hydrops congenitus) des Neugeborenen. Diese Krankheit, die u. U. auch zum intrauterinen Fruchttod führen kann, wird als **fetale Erythroblastose** (Morbus haemolyticus neonatorum) bezeichnet.

7.9.3 Weitere Blutgruppensysteme

Zu den Systemen, deren **Antigene** von **Zuckermolekülen** geprägt sind, zählen – neben dem AB0-System – das Lewis(Le)- sowie das P-System. Den meisten Blutgruppensystemen liegen allerdings **Proteinantigene** zugrunde. Neben dem Rh-System werden folgende wichtige Blutgruppensysteme dieser Gruppe zugeordnet: Kell (K), Duffy (Fy), Kidd (Jk) und das MNS-System. Die Struktur der Antigene des Lutheran-Systems (Lu) weist Ähnlichkeiten mit Immunglobulinen auf.

Zusatzinformation

Funktionelle Bedeutung der Blutgruppenantigene

Die ursprünglich lediglich als Blutgruppenantigene identifizierten Membranproteine bzw. Membrankomponenten erfüllen nach neuerer Erkenntnis wichtige physiologische Funktionen als NH_4^+-Carrier oder CO_2-Kanal (Rhesus), HCO_3^-/Cl^--Austauscher (Diego), Harnstoffcarrier (Kidd, AB0), Chemokin-Rezeptor (Duffy), Laminin-Rezeptor (Lutheran), Metalloprotease (Kell), Glykosyltransferasen (AB0 und Lewis), Pathogen-Rezeptor (MNS) und Virus-Rezeptor (P).

7.9.4 Transfusionszwischenfälle

Werden Erythrozyten einer bestimmten Blutgruppe des AB0-Systems mit einem Plasma oder Serum zusammengebracht, das Antikörper gegen diese enthält, kommt es zur **Agglutination**: Die Erythrozyten werden zusammengeballt und können nach Komplementbindung hämolysieren. Bei der Transfusion gruppenungleichen (inkompatiblen) Blutes kann daher ein schwerer Transfusionszwischenfall (z. B. ein Transfusionsschock) auftreten. Dies gilt besonders dann, wenn das Empfängerserum Antikörper gegen die Spender-Erythrozyten enthält (Major-Reaktion). Im umgekehrten Fall, d. h. wenn im Spenderblut Antikörper gegen die Empfänger-Erythrozyten vorhanden sind, verläuft die Reaktion wegen der starken Verdünnung der Antikörper in der Blutbahn des Empfängers abgeschwächt (Minor-Reaktion). Ganz allgemein gilt die Regel, dass nur gruppengleiches (kompatibles) Blut übertragen werden darf.

Zusatzinformation

Kreuzprobe. Für die Transfusion von Vollblut ist es nicht ausreichend, die Gruppengleichheit des Spender- und Empfängerblutes im AB0- und Rh-System festzustellen, weil Unverträglichkeiten anderer Blutgruppensysteme auch zu Transfusionszwischenfällen führen können. Daher wird vor jeder Transfusion eine **Kreuzprobe** durchgeführt, d. h. festgestellt, ob

- das Empfängerserum Antikörper gegen die Erythrozyten des Spenders enthält (Major-Test) und
- im Spenderserum Antikörper gegen die Erythrozyten des Empfängers vorkommen (Minor-Test).

Hierzu werden Erythrozyten des Spender- und Empfängerblutes abzentrifugiert, mit isotoner Kochsalzlösung (9 g NaCl/l) gewaschen und mit Albumin versetztem Serum der jeweils anderen Blutprobe vermischt. Die Beurteilung erfolgt nach einer Inkubationszeit von 20 min bei 37 °C. Die Bluttransfusion darf nur erfolgen, wenn weder im Major- noch im Minor-Test eine Agglutination oder Hämolyse aufgetreten ist. Bei Transfusion von Erythrozytenkonzentraten wird lediglich ein Major-Test durchgeführt.

In Kürze

- Die Zellmembran der Erythrozyten weist zahlreiche genetisch determinierte Strukturen auf, die Antigencharakter besitzen, gegen die aber normalerweise individuelle Immuntoleranz besteht. Den Erythrozyten-Antigenen entsprechend unterscheidet man verschiedene **Blutgruppen**.
- Das wichtigste Blutgruppensystem ist das **AB0-System**, dessen Bezeichnung daher stammt, dass Erythrozyten entweder die Eigenschaft A, B, AB oder 0 besitzen. Gegen individuell nicht vorhandene Antigene werden physiologischerweise die entsprechenden Antikörper gebildet. Diese agglutinieren Erythrozyten mit fremdem Antigen, z. B. nach einer Transfusion von Blut einer „falschen" Blutgruppe.
- Ein weiteres wichtiges Blutgruppensystem ist das **Rhesus-System**. Rhesus-negative Individuen können nach Kontakt mit Rhesus-positiven Erythrozyten Antikörper gegen das Rhesus-Antigen D bilden. Bei einem Zweitkontakt treten dann Antigen-Antikörper-Reaktionen auf.

8 Herz

Das Herz hat die Aufgabe, das ihm aus den Körper- und Lungenvenen zufließende Blut in das arterielle System des kleinen bzw. großen Kreislaufs zu pumpen. Diese Aufgabe erfüllt es durch rhythmische Kontraktion (**Systole**) und Erschlaffung (**Diastole**). Zur Überwindung der Strömungswiderstände in den jeweiligen Kreislaufabschnitten müssen vom rechten und linken Herzen entsprechende Drücke entwickelt werden.

8.1 Anatomie des Herzens

8.1.1 Bau des Herzens

Lage, Form und Größe. Das Herz liegt im vorderen unteren Teil des Mediastinums (Mittelfellraums), das beiderseits von den äußeren Pleurablättern (Pleurae mediastinales) der Lungenflügel begrenzt wird (o Abb. 8.1). Die untere Begrenzung bildet das Diaphragma (Zwerchfell), dem das Herz teilweise aufliegt. Vorn berührt das Herz das Sternum (Brustbein) und die anschließenden Rippenknorpel, hinten sind die Organe des hinteren Mediastinums, insbesondere der Ösophagus (Speiseröhre), angelagert. Wegen der engen Beziehungen zum Atmungsapparat ändert das Herz seine Lage mit den Atmungsbewegungen des Zwerchfells, der Rippen und der Lungen.

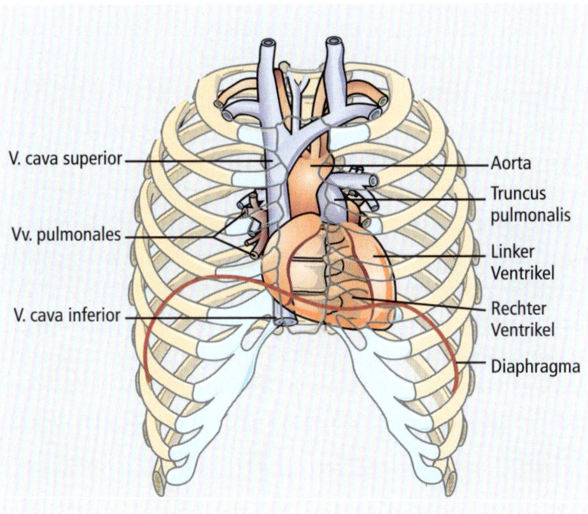

o Abb. 8.1 Lage des Herzens und der großen zu bzw. ableitenden Gefäße im Thorax

Das Herz hat die Form eines abgestumpften Kegels, dessen Basis oben liegt und dessen Spitze schräg nach unten weist. Eine gedachte Gerade, die von der Mitte der Herzbasis zur Herzspitze verläuft (anatomische Herzachse), ist im Thorax von rechts hinten oben nach links vorn unten gerichtet. Die Herzspitze liegt also im linken unteren Thoraxraum in Höhe des 5. Interkostalraums (Zwischenrippenraums) in der Medioklavikularlinie (gedachte senkrechte Linie durch die Mitte des Schlüsselbeins). Hier ist von außen der sog. **Herzspitzenstoß** tastbar.

Die Größe des Herzens stimmt ungefähr mit der Größe der geballten Faust des betreffenden Menschen überein. Das Herzgewicht beträgt im Mittel beim erwachsenen Mann 320 g, bei der Frau 280 g.

Funktionelle Gliederung des Herzens. Das Herz des Menschen gliedert sich in das **rechte** und das **linke** Herz, das jeweils aus einem kleineren **Atrium** (Vorhof) und einem größeren **Ventrikel** (Kammer) besteht. Die vier Hohlräume sind von unterschiedlich starken Muskelmassen umschlossen. Der rechte Vorhof nimmt das sauerstoffarme Blut aus den großen Hohlvenen (**V. cava superior** und **inferior**) auf und leitet es an die rechte Kammer weiter. Von dort wird das Blut über den **Truncus pulmonalis** (Lungenschlagader) in die Lunge transportiert. Dem linken Vorhof fließt das sauerstoffreiche Blut aus vier Lungenvenen (**Vv. pulmonales**) zu. Von hier gelangt es in die linke Kammer und wird dann in die **Aorta** (Hauptschlagader) ausgeworfen.

Das Blut wird durch die rhythmische Kontraktion und Erschlaffung der Herzmuskulatur bewegt. Zunächst kontrahieren sich die beiden muskelschwachen Vorhöfe und tragen damit in geringem Maße zur Füllung der Kammern bei. Danach kontrahieren sich die

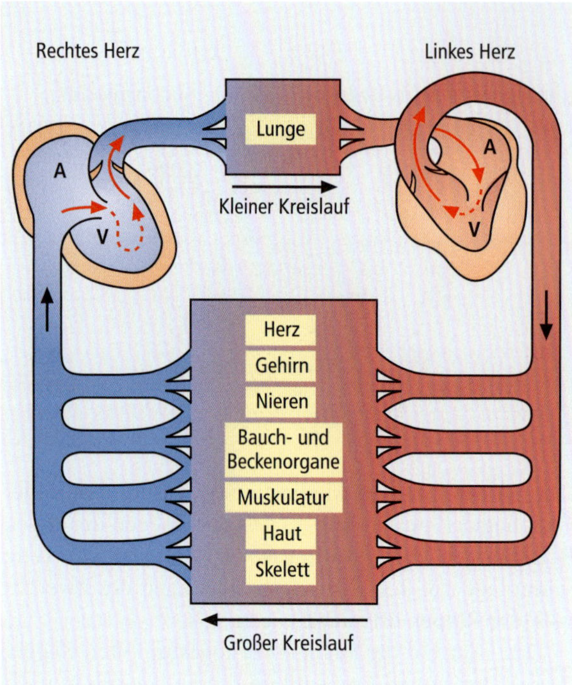

Abb. 8.2 Funktionelle Einordnung des rechten und des linken Herzens in den Blutkreislauf. A Atrium, V Ventrikel

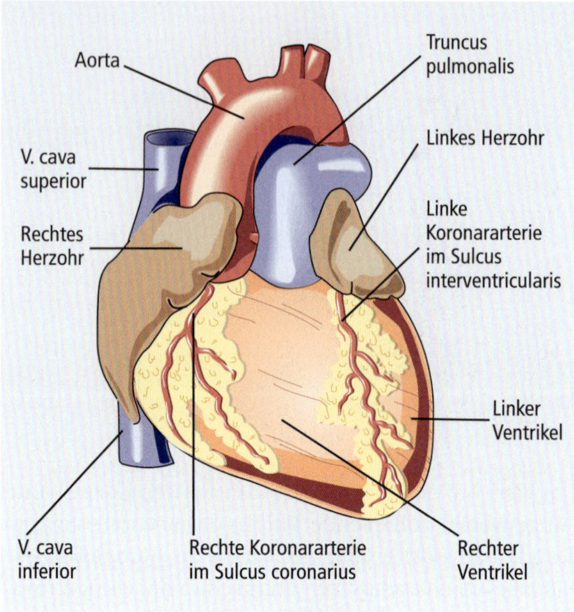

Abb. 8.3 Vorderansicht des Herzens

Kammern, wodurch das Blut in den Truncus pulmonalis bzw. die Aorta ausgetrieben wird. Die Ventilwirkung der Herzklappen verhindert dabei einen Rückfluss des Blutes. Der (kontrahierte) linke Ventrikel und die Arterien bilden zusammen das **Hochdrucksystem**. Der rechte Ventrikel, die Vorhöfe, der linke Ventrikel in Diastole, alle Gefäße des kleinen Kreislaufs, die Kapillaren und Venen des großen Kreislaufs bilden das **Niederdrucksystem** (Abb. 8.2).

Morphologische Gliederung des Herzens (Abb. 8.3, Abb. 8.4). Im oberen Abschnitt des rechten und linken Herzens sind jeweils die Vorhöfe angeordnet: das rechte Atrium mit der Einmündung der beiden großen Hohlvenen und dem Sinus coronarius (venöser Abfluss aus dem Herzmuskelgewebe) sowie das linke Atrium mit den Mündungen der vier Lungenvenen. Die beiden Vorhöfe werden durch eine Scheidewand (Septum interatriale) voneinander getrennt. Die Vorhöfe sind jeweils mit einem **Herzohr** (Auriculum cordis) ausgestattet, das die Wurzel der jeweils benachbarten großen Arterie berührt bzw. umgreift.

Die **Kammern** sind von den Vorhöfen durch eine äußere Furche, den **Sulcus coronarius**, abgegrenzt, der auf der Vorderseite durch den Ursprung von Aorta und Truncus pulmonalis unterbrochen wird. Eine durch den Sulcus coronarius gelegte Ebene bildet die **Herzbasis**. Da in dieser Ebene sämtliche Klappen angeordnet sind, bezeichnet man sie auch als die **Ventilebene** des Herzens (Abb. 8.6). Die Grenze zwischen rechtem und linkem Ventrikel ist von außen an je einer vorderen und hinteren Längsfurche (**Sulcus interventricularis**) erkennbar. Ihnen entspricht im Inneren die Kammerscheidewand (**Septum interventriculare**), welche die beiden Ventrikelhöhlen voneinander trennt. Wie Abb. 8.3 zeigt, gehört die Herzspitze (**Apex cordis**) zum linken Ventrikel.

Die Innenwände der Ventrikel sind unregelmäßig gestaltet und teilweise von schwammartig angeordneten Muskelbalken (**Trabeculae carneae**) überzogen. Außerdem ragen kegelförmige Muskelvorsprünge, die **Papillarmuskeln**, in das Lumen vor.

Perikard. Das Herz wird vom Perikard (Herzbeutel) umschlossen. Es besteht wie die Pleura (▸Kap. 10.1.2) aus zwei Anteilen, dem innen gelegenen Epikard (s. u.) und dem außen gelegenen Perikard im engeren Sinn. Zwischen diesen beiden Blättern befindet sich etwas seröse Flüssigkeit. Durch den Lungenzug ist das Perikard seitlich gespannt und unten mit dem Zwerchfell verwachsen. Seine Außenfläche besteht aus derbem Bindegewebe, seine Innenfläche gleitet auf dem Epikard. Der Herzbeutel schützt das Herz, überträgt die äußeren Zugspannungen des Atmungsapparats auf die Herzoberfläche und verhindert Reibungen mit umgebenden Geweben bei den rhythmischen Formänderungen des Herzens. Im Bereich der Pforten für die großen Gefäße geht das innere in das äußere Blatt des Herzbeutels über.

Aufbau der Herzwand. Die Herzwand besteht aus drei Schichten, dem Endokard (innen), dem Myokard (in der Mitte) und dem Epikard (außen).

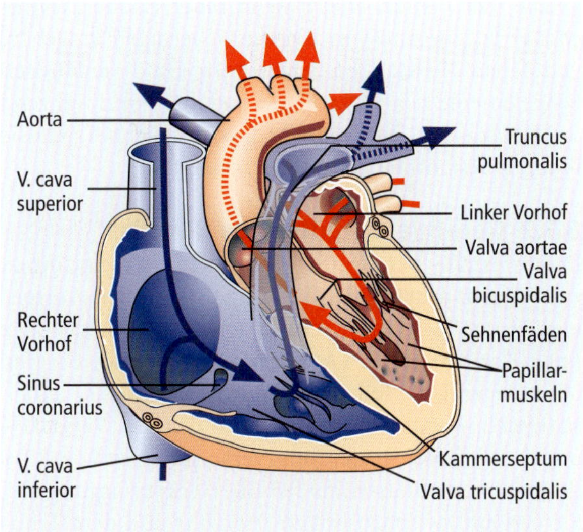

Abb. 8.4 Frontalschnitt durch das Herz. Vorhöfe und Kammern sind eröffnet, die Pfeile geben die Richtung des Blutstroms an. Nach Leonhardt

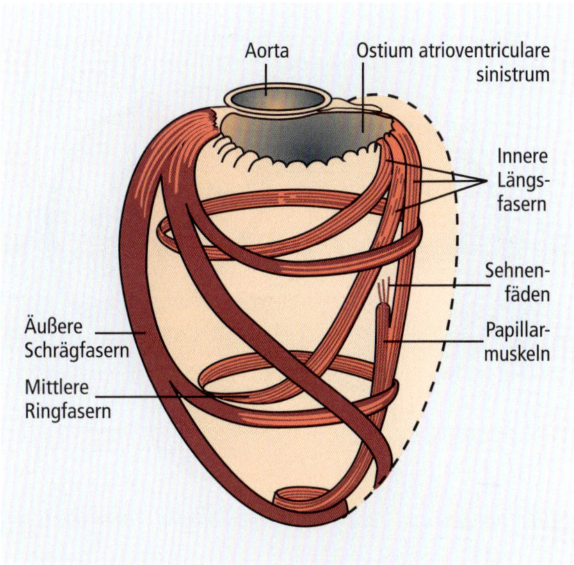

Abb. 8.5 Muskelarchitektur der linken Herzkammer (schematische Darstellung). Nach Benninghoff

Das **Endokard** bedeckt lückenlos den gesamten Innenraum des Herzens einschließlich der Sehnenfäden und der Herzklappen. Es besteht aus einer Endothelschicht (▸Kap. 8.1.1), die einer Schicht lockeren Bindegewebes aufliegt. Eingelagerte elastische Fasern und glatte Muskelfasern erlauben die Anpassung des Endokards an die wechselnde Form der Herzhöhlen.

Auf das **Myokard**, die Muskelschicht der Herzwand, entfällt die überwiegende Gewebemasse der Kammerwände. Die Faserzüge des Ventrikelmyokards weisen eine komplizierte Struktur auf (Abb. 8.5). Von der Ventilebene aus zieht eine Lage äußerer Schrägfasern zur Herzspitze. Von dort steigen die Muskelfasern als innere Längsfaserschicht wieder auf, wobei sie z. T. in die Trabekel und Papillarmuskeln einstrahlen. Aus der äußeren Schrägfaserschicht scheren in verschiedenen Höhen Faserbündel aus, die eine mittlere Ringfaserschicht bilden. In dieses Schraubensystem der Faserzüge sind die beiden Ventrikel z. T. gemeinsam einbezogen. Die gesamte Anordnung des Ventrikelmyokards hat den Zweck, eine möglichst konzentrische Verkleinerung der Herzhöhlen bei der Kontraktion sicherzustellen.

Das **Epikard**, das oben erwähnte innere (viszerale) Blatt des Perikards, besteht aus einem Plattenepithel mit einer darunter liegenden Bindegewebe- und Fettschicht, in der sich auch die Koronargefäße befinden. Es ist fest mit dem Myokard verbunden.

Die **Vorhöfe** sind dünnwandig mit einer Wandstärke von durchschnittlich 1,5 mm. Sie dienen weniger als aktive Pumpen, sondern vielmehr als passive Speicher für das zufließende Blut.

Die **Wandstärke** des **rechten Ventrikels** beträgt 2–4 mm, die des **linken Ventrikels** 8–11 mm. Diese Differenz in den Wandstärken entspricht den unterschiedlichen Leistungen der Ventrikel; die linke Kammer muss einen etwa 5-mal höheren Druck entwickeln als die rechte.

Der mikroskopische Feinbau der Herzmuskulatur wurde bereits in ▸Kap. 2.6.2 beschrieben.

Klappenapparat (Abb. 8.6). Bei der rhythmischen Kontraktion der Herzmuskulatur verhindert die Ventilfunktion der Herzklappen den Rückstrom des Blutes. Herzklappen finden sich an den Ein- und Ausstromöffnungen beider Ventrikel. Die **Atrioventrikularklappen** dichten während der Ventrikelkontraktion die Kammern gegen die Vorhöfe ab. Bei diesen Klappen handelt es sich im rechten Herzen um drei, im linken Herzen um zwei segelförmige Bindegewebemembranen, welche die Eingangsöffnungen (**Ostien**) der Ventrikel dicht verschließen, wenn sich die Membranränder aneinanderlegen. Wegen ihrer Form werden die Atrioventrikularklappen auch als **Segelklappen** bezeichnet. Die Anzahl der Segelzipfel, die jeweils den Klappenapparat bilden, kommt in der Bezeichnung **Valva tricuspidalis** (**Trikuspidalklappe**) für die rechte und **Valva mitralis** (syn. bicuspidalis, **Mitralklappe**) für die linke Atrioventrikularklappe zum Ausdruck.

Da die Segelklappen großflächige Ostien verschließen müssen und selbst keine Versteifungselemente besitzen, bestünde die Gefahr, dass sie bei Druckentwicklung der Ventrikel in die Vorhöfe umschlagen. Ein solches Umschlagen wird durch die an den Segelzipfeln befestigten Sehnenfäden (**Chordae tendineae**) verhindert, die ihrerseits mit den Papillarmuskeln verbunden sind (Abb. 8.4).

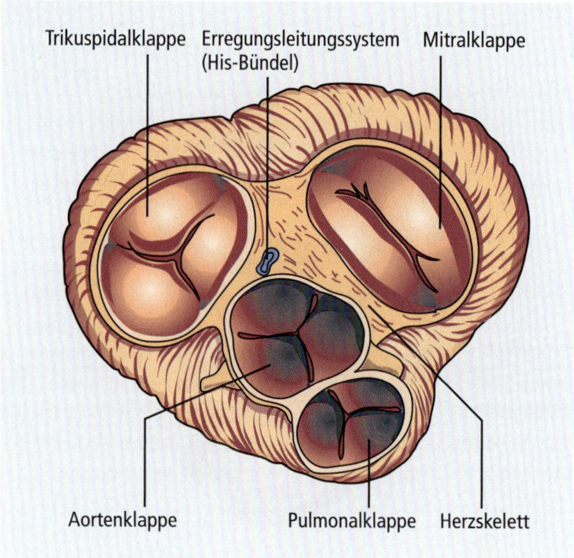

Abb. 8.6 Ventilebene des Herzens

Die Ausstromöffnungen der Ventrikel werden in der Erschlaffungsphase durch die beiden **Taschenklappen**, die **Pulmonal**- und **Aortenklappe**, verschlossen, sodass kein Rückstrom des Blutes aus dem Truncus pulmonalis und der Aorta in die Kammern stattfinden kann. Diese Klappen bestehen jeweils aus drei halbmondförmigen Bindegewebeplatten mit verstärkten Rändern. Dieser Aufbau verhindert wiederum das Umschlagen der Klappen während der Erschlaffung der Ventrikel.

Die vier Ostien, die etwa in einer Ebene (**Ventilebene**) liegen, sind von Bindegeweberingen umgeben, von denen die Klappen entspringen. Da diese fibrösen Ringelemente relativ starr sind und ihre Form während der Kontraktion nur wenig ändern, bezeichnet man sie in ihrer Gesamtheit als das **Herzskelett**.

8.1.2 Gefäßversorgung des Herzens

Die **arterielle Versorgung** des Herzens erfolgt durch zwei **Koronararterien**, die kurz hinter der Aortenklappe aus der Aorta entspringen (Abb. 8.7). Die linke Koronararterie (A. **coronaria sinistra**), die den überwiegenden Teil des linken Ventrikels, einen schmalen Vorderwandanteil des rechten Ventrikels und große Teile des Septums versorgt, nimmt ca. 80 % des gesamten Blutstroms für die Herzversorgung auf. Sie verläuft zwischen linkem Herzohr und dem Truncus pulmonalis und teilt sich dann in einen **Ramus circumflexus** (RCX) und einen **Ramus interventricularis anterior** (RIVA; LAD = left anterior descending). Der Ramus circumflexus verläuft in der Herzkranzfurche zur Hinterfläche des Herzens; der Ramus interventricularis anterior zieht in der vorderen Längsfurche abwärts.

Die rechte Koronararterie (**A. coronaria dextra**) folgt der Herzkranzfurche und geht an der Hinterwand des Herzens in den Ramus interventricularis posterior über, der in der hinteren Längsfurche spitzenwärts zieht. Die Arterie versorgt große Teile des rechten Vent-

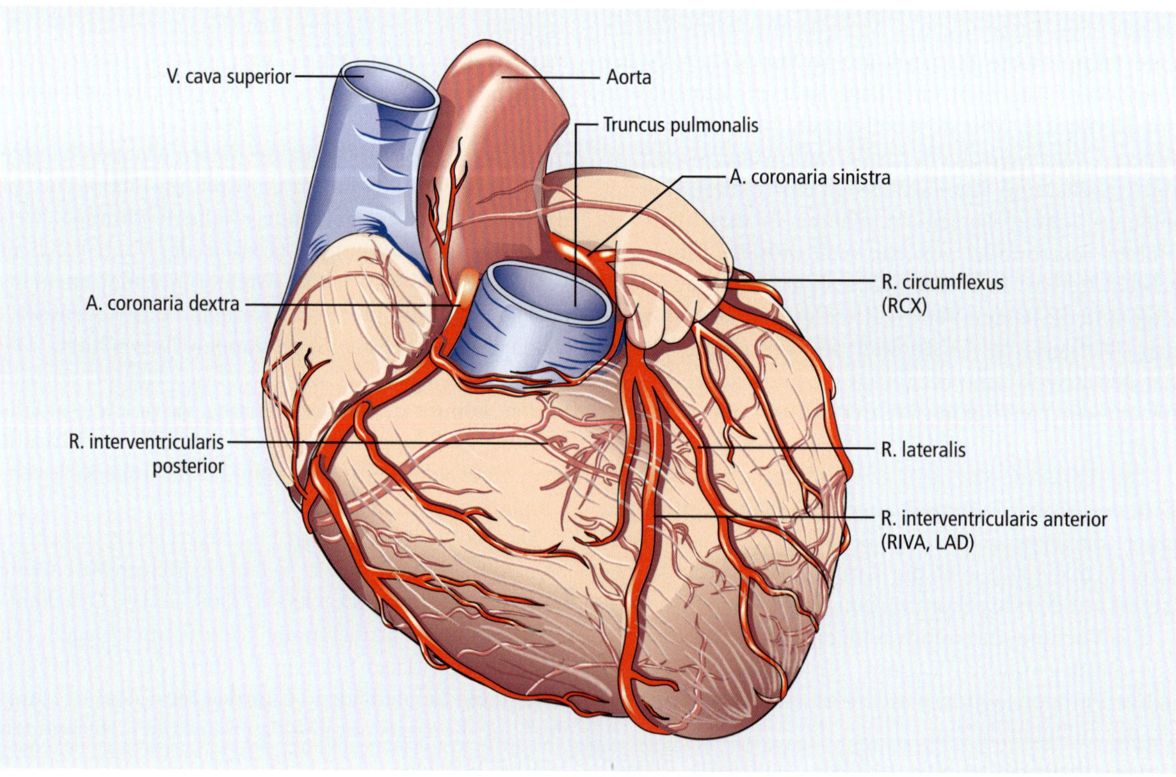

Abb. 8.7 Herzkranzarterien mit ihren Hauptästen

rikels und einen kleineren Hinterwandbezirk des linken Ventrikels.

Die oben beschriebenen Versorgungsbereiche der beiden Herzkranzarterien unterliegen einer erheblichen Variabilität, deren Beachtung bei der Diagnostik und koronarchirurgischen Interventionen von Bedeutung ist.

Das **venöse System** des Herzens ist ähnlich wie das arterielle System aufgebaut. Das Blut aus den Venen sammelt sich überwiegend im **Sinus coronarius**, der im Bereich der hinteren Querfurche in den rechten Vorhof mündet. Lediglich ein geringer Teil des venösen Blutes wird über die kleinen Vv. cordis anteriores und die Vv. cordis minimae direkt in die Herzhöhlen geleitet.

In Kürze

- Das **Herz** besteht aus einer rechten und linken Hälfte mit jeweils einem Atrium (Vorhof) und einem Ventrikel (Kammer).
- Zur **Herzwand** gehören das Perikard (Herzbeutel), Myokard (Herzmuskel) und Endokard (Herzinnenhaut). Das Myokard bildet ein funktionelles Synzytium.
- Zwei **Atrioventrikularklappen** zwischen den Vorhöfen und Kammern (**Tricuspidal-** und **Mitralklappe**) und zwei **Taschenklappen** zwischen den Ventrikeln und dem Truncus pulmonalis bzw. der Aorta (**Pulmonal-** und **Aortenklappe**) bilden den Klappenapparat und sorgen für einen gerichteten Blutstrom.
- Die Vorhofkontraktion unterstützt die Füllung der Ventrikel. Der rechte Ventrikel pumpt das venöse Blut in den Truncus pulmonalis, der linke das arterielle Blut in die Aorta.
- Die arterielle Blutversorgung des Herzens erfolgt über zwei **Koronararterien** (Aa. coronaria sinistra und dextra) mit interindividuell variablen Versorgungsbereichen.

8.2 Erregungsprozesse im Herzen

Beim regelhaften Kontraktionsablauf der Vorhöfe und Ventrikel breitet sich eine Erregung von den Vorhöfen über die Herzkammern aus und bringt die einzelnen Herzmuskelabschnitte nacheinander zur Kontraktion. Die daran beteiligten Herzmuskelfasern werden eingeteilt in solche, welche die Erregung des Herzmuskels in Gang setzen (diese Fasern bilden das Erregungsbildungs- und -leitungssystem, s. u.), und in solche, welche die Kontraktion des Herzmuskels bewirken (diese Fasern bilden das Arbeitsmyokard). ◘ Abb. 8.8 zeigt die Aktionspotenziale dieser verschiedenen Herzmuskelfasern. Die Fasern des Erregungsbildungs- und -leitungssystems weisen vor dem Aktionspotenzial ein stetig sich verminderndes Ruhepotenzial auf (diese Zellen erregen sich selbst, sie besitzen daher eine Autorhythmie), während das Ruhepotenzial der Fasern des Arbeitsmyokards stabil ist.

8.2.1 Erregungsbildung und Erregungsleitung

Erregungsleitungssystem. Die spezialisierten Fasern des Erregungsbildungs- und Erregungsleitungssystems (◘ Abb. 8.8) sind besonders reich an Sarkoplasma und Glykogen, besitzen jedoch nur wenige Fibrillen und Mitochondrien. Ihre Zellgrenzen sind an den Berührungsstellen deutlich ausgeprägt. Die letzten Verzweigungen des Systems, die **Purkinje-Fasern**, verlaufen unter dem Endokard und stehen dort mit den Fasern des Arbeitsmyokards in Verbindung.

Autorhythmie. Die rhythmischen Aktionen des Herzens werden von Erregungen ausgelöst, die normalerweise im **Sinusknoten** (Sinuatrial-Knoten, Keith-Flack-Knoten) entstehen (◘ Abb. 8.8). Die Fähigkeit dieser Zellen, in bestimmten Zeitabständen spontan Erregungen zu bilden, ist die Grundlage für die **Selbststeuerung** der **Herzschlagfolge** (Autorhythmie, Automatie).

Erregungsausbreitung. Vom Sinusknoten, einer 1–2 cm langen Gruppe spezialisierter Muskelfasern, die im rechten Vorhof an der Einmündung der V. cava superior lokalisiert ist, breitet sich die Erregung auf bevorzugten Leitungswegen („Internodalbündeln") radiär mit einer Geschwindigkeit von 0,6–1 m/s über das Arbeitsmyokard beider Vorhöfe aus. Sie greift dann auf den **Atrioventrikularknoten** (AV-Knoten, Aschoff-Tawara-Knoten) über, der sich am Boden des rechten Vorhofs in Septumnähe dicht bei der Sinus-coronarius-Mündung befindet (◘ Abb. 8.8). Im AV-Knoten ist die Geschwindigkeit der Erregungsleitung wegen des geringen Faserdurchmessers und des fehlenden schnellen Na^+-Einwärtsstroms relativ niedrig (0,05–0,1 m/s). Durch diese Verzögerung bei der AV-Überleitung („Nadelöhr") wird gewährleistet, dass die Kammerkontraktion erst nach Beendigung der Vorhofsystole beginnen kann.

Vom AV-Knoten aus erreicht die Erregung den Stamm des **His-Bündels**, der das bindegewebige Herzskelett durchbricht und die einzige erregungsleitende Verbindung zwischen Vorhöfen und Kammern darstellt. Das His-Bündel teilt sich nach einigen Millimetern in den **rechten** und den **linken Kammerschenkel** (Tawara-Schenkel), die beiderseits in der Kammer-

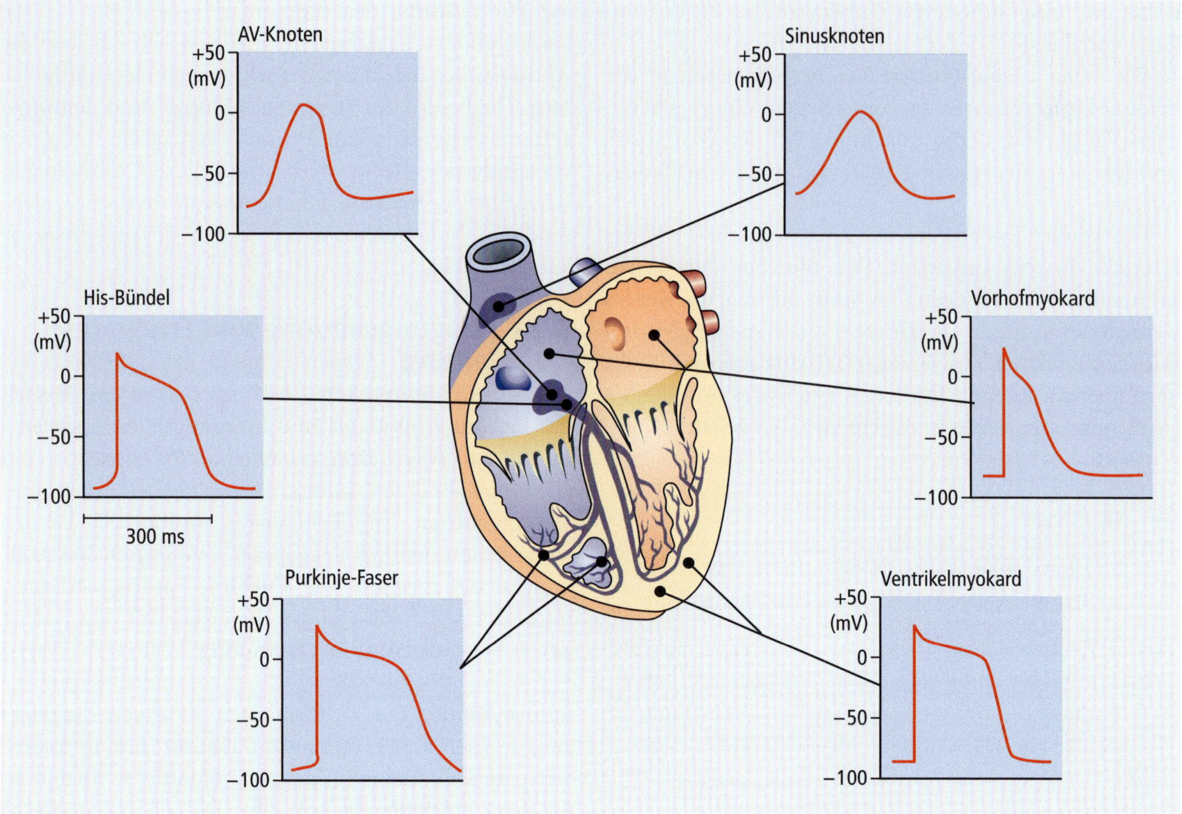

Abb. 8.8 Erregungsbildungs- und Erregungsleitungssystem des Herzens (dunkelblau) mit den Aktionspotenzialformen, die für die jeweiligen Fasern charakteristisch sind

scheidewand unter dem Endokard zur Basis der Papillarmuskeln ziehen, wobei sich der linke Schenkel in einen vorderen und hinteren **Faszikel** aufteilt. Die Endaufzweigungen des Systems bilden die **Purkinje-Fasern**, die ohne deutliche Grenzen in das Arbeitsmyokard übergehen. Der Weg vom His-Bündel bis zu den Purkinje-Fasern wird aufgrund des relativ großen Faserdurchmessers mit hoher Erregungsleitungsgeschwindigkeit (2–4 m/s) überwunden.

Auf diese Weise gelangt die Erregung nahezu gleichzeitig zu vielen Orten der subendokardialen Myokardschichten und breitet sich von dort langsamer (0,5–1 m/s) über das gesamte Arbeitsmyokard aus. Da alle Myokardfasern schnell nacheinander über gap junctions (Nexus) von der Erregung erfasst werden (Alles-oder-nichts-Gesetz der Erregungsausbreitung), erfordert der Ausbreitungsvorgang in der Ventrikelmuskulatur nur eine Zeit von etwa 70 ms.

Hierarchie der Erregungsbildungszentren. Obwohl normalerweise der Antrieb der Herzaktion vom Sinusknoten ausgeht (**primäres Erregungsbildungszentrum**), sind auch die übrigen Teile des spezialisierten Erregungsleitungssystems zur rhythmischen Erregungsbildung befähigt. Die Frequenz der Erregungsfolge, die im Sinusknoten bei Körperruhe 60–80 min^{-1} beträgt (**Sinusrhythmus**), nimmt jedoch mit der Entfernung vom primären Zentrum ab. Daher wird die langsamere Erregungsbildung der nachgeordneten Zentren in der Regel überspielt und dem gesamten System der Sinusrhythmus aufgezwungen.

Fällt jedoch der Sinusknoten aus oder wird die Erregung nicht auf die Vorhöfe weitergeleitet (**sinuatrialer Block**, ▸Kap. 8.5.3), kann ersatzweise der Atrioventrikularknoten mit einer Eigenfrequenz von 40–55 min^{-1} (**AV-Rhythmus**) die Schrittmacherfunktion übernehmen (**sekundäres Erregungsbildungszentrum**). Kommt es zu einer totalen Unterbrechung der Erregungsüberleitung von den Vorhöfen auf die Ventrikel (totalem Herzblock, ▸Kap. 8.5.3), kann ein **tertiäres Erregungsbildungszentrum** im ventrikulären Leitungssystem mit einer Frequenz von 25–40 min^{-1} (**Kammerrhythmus**) als Schrittmacher der Ventrikelaktion wirken.

8.2.2 Ruhe- und Aktionspotenziale

Ruhepotenzial des Arbeitsmyokards. Wie jede erregbare Zelle weisen die Fasern des Arbeitsmyokards ein Ruhepotenzial (Ruhemembranpotenzial, sog. Phase 4, s. u.), auf. Dieses beträgt etwa −90 mV (innen gegen außen) und entspricht damit weitgehend dem K^+-Gleichgewichtspotenzial. Die während des Ruhepoten-

Tab. 8.1 Spannungsgesteuerte Ionenkanäle für die Erregung der Herzmuskelfasern (Auswahl)

Kanäle (Strom)	Charakteristika	Funktionen
Ca^{2+}-Kanäle		
L-Typ = sog. Dihydropyridinrezeptor $Ca_V1.2$ (i_{CaL})	Schwelle bei −40 mV (Blockade durch Calciumkanalblocker)	Langsamer Ca^{2+}-Einwärtsstrom [Plateau des Aktionspotenzials im Myokard (Phase 2), späte diastol. Depolarisation und Aufstrichphase im Sinusknoten (Phase 0)], elektromechanische Kopplung
T-Typ $Ca_V3.1$ (i_{CaT})	Schwelle bei etwa −60 mV	Frühe diastolische Depolarisation im Sinus- und AV-Knoten (Phase 4)
Na^+-Kanäle		
Schneller Na^+- Kanal $Na_V1.5$ (i_{Na})	Schwelle bei −70 bis −60 mV (Blockade durch Lokalanästhetika)	Aufstrich des Aktionspotenzials im Arbeitsmyokard und im ventrikulären Erregungsleitungssystem (Phase 0)
HCN-Kanäle (hyperpolarisation and cyclic nucleotide-gated channels)		
Unspezifischer Kationen-Kanal HCN (vor allem für Na^+) = Schrittmacher-Kanal am Sinusknoten (funny current = i_f)	Aktivierung durch Hyperpolarisation bei Repolarisationsende	Frühe diastolische Depolarisation im Sinusknoten und im ventrikulären Leitungssystem (Phase 4)
K^+-Kanäle		
Einwärts-Gleichrichter $K_{ir}2.1$ (i_{K1})	Zunahme der Leitfähigkeit bei Repolarisation im Arbeitsmyokard	Abschluss der Repolarisation, Ausbildung des Ruhepotenzials (Phase 4)
Auswärtsgleichrichter $K_V4.2$ (i_{to1})	Aktivierung in der Depolarisationsphase im Arbeitsmyokard	Initiale Teilrepolarisation (Phase 1)
Verzögerter Auswärtsgleichrichter $K_V7.1$ und $K_V11.1$ (i_{Kr}, i_{Ks})	Aktivierung in der Depolarisationsphase	Späte Repolarisation (Phase 3)

zials offenen Kaliumkanäle sind K^+-Einwärtsgleichrichter (Tab. 8.1), die nur bei Membranpotenzialen negativer als −70 mV geöffnet sind. Bei Depolarisation werden diese Kanäle geschlossen.

Aktionspotenzial des Arbeitsmyokards. Charakteristisch für den Erregungsprozess ist eine kurzfristige Positivierung des Faserinneren, das Aktionspotenzial. Ein solches Aktionspotenzial wird von dem benachbarten, bereits erregten Ort her durch eine lokale Depolarisation ausgelöst, die mindestens 15 mV betragen muss. Wird diese Schwelle, die bei der Myokardfaser bei −70 bis −75 mV liegt, überschritten, läuft die weitere Änderung des Membranpotenzials selbsttätig ab. Es kommt zunächst zu einem raschen (1–2 ms dauernden) Potenzialanstieg (Abb. 8.9), bis die sog. initiale Spitze bei etwa +30 mV erreicht ist. An diese schnelle Aufstrichphase schließt sich eine erste partielle Repolarisationsphase an, in der zunächst ein für die Herzmuskelfaser charakteristisches länger dauerndes Plateau ausgebildet wird, bevor die Rückkehr zum Ruhepotenzial erfolgt. Die Dauer des Aktionspotenzials der Myokardfaser hängt von der Herzfrequenz ab; sie variiert zwischen 180 ms bei hoher Frequenz und 400 ms bei langsamer Schlagfolge. Normalerweise ist das Aktionspotenzial der Vorhofmuskulatur kürzer als das der Arbeitsmuskulatur in den Ventrikeln (Abb. 8.8) und die Dauer des myokardialen Aktionspotenzials erheblich länger als die des Aktionspotenzials von Nervenfasern und Skelettmuskelfasern.

Der anfängliche Potenzialanstieg wird durch eine kurz dauernde, starke Zunahme der Membranleitfähigkeit für Na^+-Ionen (vorübergehende Öffnung schneller Na^+-Kanäle, Tab. 8.1) erzeugt, die einen raschen Na^+-Einstrom zur Folge hat (Abb. 8.9). Die Na^+-Kanäle werden dann jedoch sehr rasch inaktiviert, sodass das Na^+-Gleichgewichtspotenzial von ca. +65 mV nicht erreicht wird.

Gleichzeitig werden in der Phase der **raschen Depolarisation (Phase 0)** die beim Ruhepotenzial offenen K^+-Einwärtsgleichrichter-Kanäle ($K_{ir}2.1$) geschlossen. Die **initiale Teilrepolarisation** (Phase 1) wird durch einen transienten Kaliumausstrom durch einen anderen K^+-Kanal (i_{to}) unterstützt.

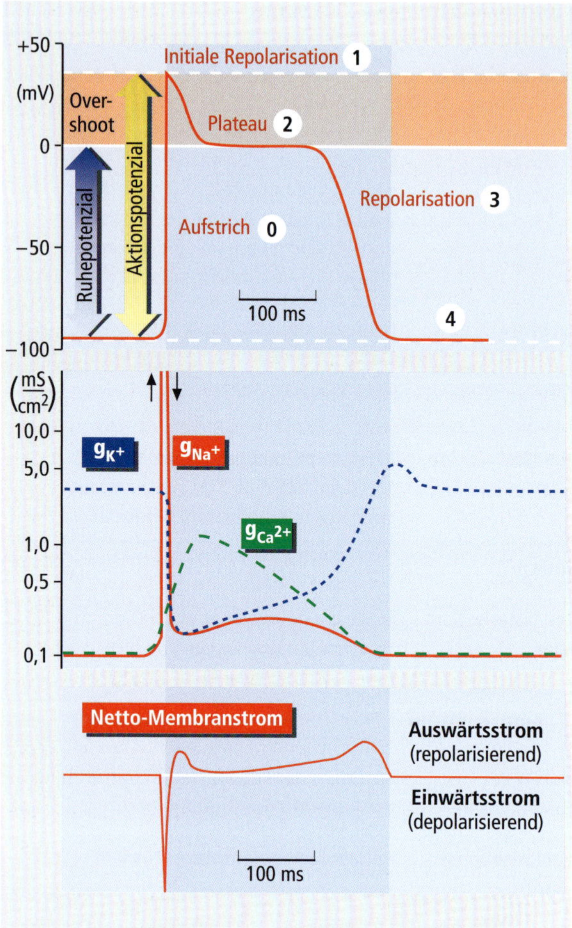

Abb. 8.9 Aktionspotenzial der Herzmuskelzelle. **Oben** Verlauf des Aktionspotenzials (Phasen 0–4). **Mitte** Änderungen der Leitfähigkeiten für Na^+, Ca^{2+} und K^+, die dem Aktionspotenzial zugrunde liegen. **Unten** Richtung und Verlauf des Netto-Ionenstroms durch die Membran. Die Leitfähigkeit für den repolarisierenden Membranstrom spiegelt die Aktivität mehrerer K^+-Kanäle wider

Die charakteristische lang dauernde **Plateauphase** (Phase 2) ist darauf zurückzuführen, dass spannungsabhängige Ca^{2+}-Kanäle vom L-Typ (▫ Tab. 8.1) für längere Zeit geöffnet werden und die Leitfähigkeit für K^+-Ionen in dieser Phase erniedrigt ist, sodass sich die Effekte des langsamen Ca^{2+}-Einstroms und die des K^+-Ausstroms auf das Membranpotenzial etwa die Waage halten. Die **vollständige Repolarisation** (Phase 3) kommt durch die Abnahme der Ca^{2+}-Leitfähigkeit, vor allem aber durch die langsame Zunahme eines K^+-Auswärtsstroms zustande. Für diesen repolarisierenden Strom sind K^+-Ströme durch K^+-Auswärtsgleichrichter zuständig, die verzögert und erst bei Depolarisation geöffnet werden. (Dagegen sind die i_{K1}-Kanäle in dieser Phase geschlossen.) Mit zunehmender Repolarisation wird der K^+-Auswärtsgleichrichter wieder geschlossen und der für das **Ruhepotenzial** (Phase 4) zuständige K^+-Einwärtsgleichrichter wieder geöffnet.

Refraktärperiode. Während des Erregungsvorgangs ist die Herzmuskelfaser refraktär, d. h. ihre Ansprechbarkeit auf Reize ist aufgehoben oder vermindert. Während der schnellen Depolarisation, des Plateaus und der nachfolgenden Repolarisation (bis zum Wert von etwa −40 mV) kann auch durch stärkste Extrareize keine weitere Erregung ausgelöst werden. Diese Phase bezeichnet man dementsprechend als **absolute Refraktärperiode**.

In der anschließenden Phase bis zur Repolarisation auf etwa −75 mV kehrt die Erregbarkeit allmählich wieder zurück. In dieser **relativen Refraktärperiode** kann zwar ein neues Aktionspotenzial ausgelöst werden; hierfür ist jedoch eine stärkere Depolarisation erforderlich, als dies normalerweise der Fall ist. Die in der relativen Refraktärperiode entstehenden Aktionspotenziale haben einen langsameren Anstieg, eine kleinere Amplitude sowie eine kürzere Dauer und werden relativ langsam fortgeleitet. Sie führen zu einer verminderten Ca^{2+}-Freisetzung in den Herzmuskelfasern und dadurch zu einer geringeren Kontraktionsamplitude (▸ Kap. 8.2.4). In der letzten Phase der Repolarisation (−75 bis −90 mV) ist die Erregbarkeit kurzfristig gesteigert („supranormal").

Da die absolute und die relative Refraktärperiode zusammen etwa der Dauer des Aktionspotenzials entsprechen, beeinflussen Verkürzungen oder Verlängerungen der Aktionspotenziale (z. B. bei Herzfrequenzänderungen) auch die Dauer der Refraktärperioden. Aus diesem Grund sind die Refraktärperioden der Vorhofmuskulatur kürzer als die des Ventrikelmyokards.

Die absolute Refraktärperiode ist im Wesentlichen eine Folge der Inaktivierung des schnellen Na^+-Kanals nach dem initialen Na^+-Einstrom, sodass ein weiteres Aktionspotenzial nicht entstehen kann. In der anschließenden relativen Refraktärperiode wird das Na^+-System zunehmend reaktiviert; in dieser Phase kann zwar ein erneuter Na^+-Einstrom stattfinden, führt jedoch nur zu einer begrenzten Depolarisation und damit zu einer verminderten Amplitude des Aktionspotenzials.

Funktionelle Bedeutung der langen Refraktärperiode. Die lange Aktionspotenzialdauer und die davon abhängige lange Refraktärperiode verhindern, dass die Herzaktion durch zu frühe Wiedererregung gestört wird. Ebenso bildet die lange Refraktärperiode einen Schutz gegen den Wiedereintritt (re-entry, ▸ Kap. 8.5.3) von Erregungen, die nach Durchlaufen eines bestimmten Weges im funktionellen Herzmuskelsynzytium zu ihrem Ursprungsort zurückkehren. Die Erregungen treffen alle zuvor erregten Abschnitte im refraktären Zustand an, sodass es in der Regel nicht zu einem „Kreisen" von Erregungen (▸ Kap. 8.5.3) kommen kann.

Eine weitere Konsequenz aus der langen absoluten Refraktärphase besteht darin, dass das Myokard er-

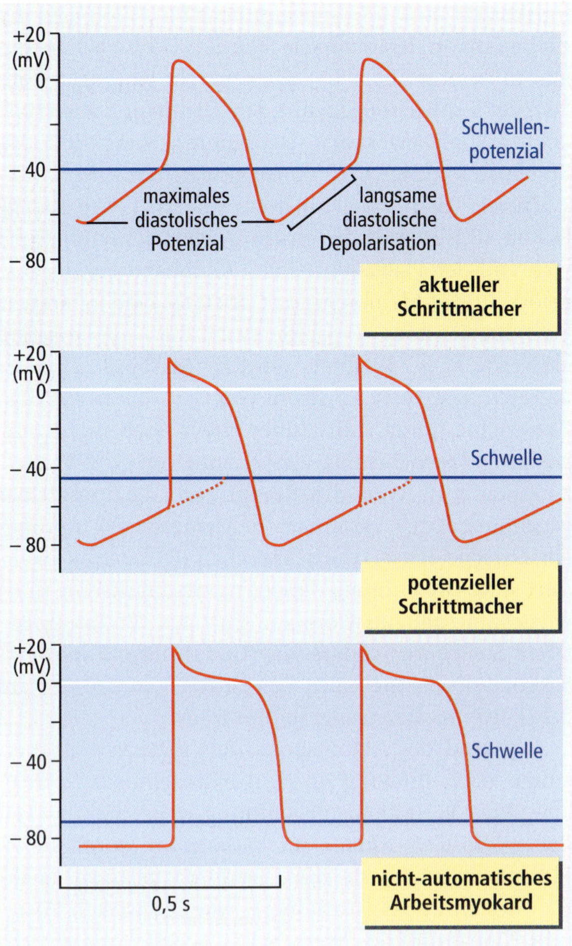

Abb. 8.10 Aktionspotenziale von Schrittmacherzellen und Zellen des Arbeitsmyokards. In den Zellen des Sinusknotens (aktuellen Schrittmachers) folgt auf die Repolarisation eine spontane Depolarisation, die nach Erreichen des Schwellenpotenzials ein neues Aktionspotenzial auslöst. In den übrigen Zellen des Erregungsleitungssystems (potenziellen Schrittmachern) erfolgt die spontane Depolarisation so langsam, dass sie vor Erreichen der Schwelle durch das zugeleitete Aktionspotenzial unterbrochen wird. Im nichtautomatischen Arbeitsmyokard kann das Aktionspotenzial nur von benachbarten Fasern ausgelöst werden

schlafft und dadurch eine Füllung der Kammern mit Blut erlaubt, bevor durch eine nachfolgende Erregung eine erneute Kontraktion ausgelöst werden kann. Eine Überlagerung der Kontraktionen (Superposition bzw. Tetanisierung) ist also nicht möglich. Im Gegensatz zum Skelettmuskel, der tetanisierbar ist (▸ Kap. 18.3.3), kann der Herzmuskel ausschließlich Einzelkontraktionen ausführen. Dies ist eine wichtige Voraussetzung dafür, dass sich der Ventrikel in der Diastole ausreichend mit Blut füllt.

Ruhe- und Aktionspotenzial der Schrittmacherzellen. Während das Aktionspotenzial des Arbeitsmyokards nur durch Depolarisation von einer benachbarten Stelle her ausgelöst werden kann, sind die Zellen des Erregungsbildungs- und Erregungsleitungssystems zur spontanen Depolarisation befähigt (**Schrittmacherpotenzial**, Präpotenzial). Wie Abb. 8.10 zeigt, beginnt die langsame diastolische Depolarisation sofort nach dem Ende des vorausgehenden Aktionspotenzials. Erreicht diese die in Abb. 8.10 gekennzeichnete Schwelle, entsteht das nächste fortgeleitete Aktionspotenzial.

Die Zellen des Sinusknotens sind dadurch gekennzeichnet, dass in ihnen die spontane Depolarisation schneller erfolgt als in den übrigen Zellen des spezifischen Systems (AV-Knoten, His-Bündel, Purkinje-Fasern). Aus diesem Grund wird der Rhythmus der Herzaktion normalerweise vom Sinusknoten bestimmt (**aktueller Schrittmacher**). Erst bei dessen Ausfall kann die langsamere spontane Depolarisation anderer Zellgruppen des Systems die Schwelle erreichen und damit den Rhythmus der Herzaktion steuern. Diese Zellgruppen werden daher auch als **potenzielle Schrittmacher** bezeichnet.

Der **Sinusknoten** weist (wegen einer relativ hohen Na^+-Hintergrundleitfähigkeit und infolge des Fehlens des Einwärtsgleichrichters $K_{ir}2.1$) ein relativ niedriges Ruhepotenzial (maximal diastolisches Potenzial) von etwa −60 mV auf. Der für das Ruhepotenzial des Arbeitsmyokards zuständige K^+-Einwärtsgleichrichter ($K_{ir}2.1$), der das Ruhepotenzial des Arbeitsmyokards stabilisiert, spielt bei den Zellen des Sinusknotens somit keine Rolle. Die langsame diastolische Spontandepolarisation im Sinusknoten kommt zustande durch

- den sog. funny current (i_f): Bei diesem handelt es sich um einen unselektiven, vor allem durch Na^+-getragenen Einwärtsstrom durch HCN-Kanäle (i_f, Tab. 8.1); HCN-Kanäle sind Ionenkanäle, die durch Hyperpolarisation geöffnet werden (H steht für Hyperpolarisation) und in ihrer Öffnungscharakteristik durch zyklische Nucleotide beeinflusst werden (CN steht für cyclic nucleotides; am Herzen spielt cAMP die entscheidende Rolle); zyklische Dinucleotide wie di-GMP oder di-AMNP hemmen die HCN-Kanäle,
- einen Ca^{2+}-Einstrom über T-Typ-Ca^{2+}-Kanäle, die im Gegensatz zu L-Typ-Ca^{2+}-Kanälen bereits bei −70 mV geöffnet werden und
- durch eine Abnahme der Kaliumleitfähigkeit durch Auswärtsgleichrichter K^+-Kanäle.

Erreicht die Spontandepolarisation die Schwelle von etwa −40 mV, werden auch Ca^{2+}-Kanäle vom L-Typ geöffnet. Sie depolarisieren die Zelle bis zu etwa +20 mV. Na^+-Kanäle spielen am Sinusknoten keine wesentliche Rolle (Abb. 8.11). Bei Depolarisation werden wieder verzögert i_K-Ströme durch den K^+-Auswärtsgleichrichter aktiviert. Sie repolarisieren die Zelle, wodurch auch die L-Typ-Ca^{2+}-Kanäle wieder geschlossen werden. Mit

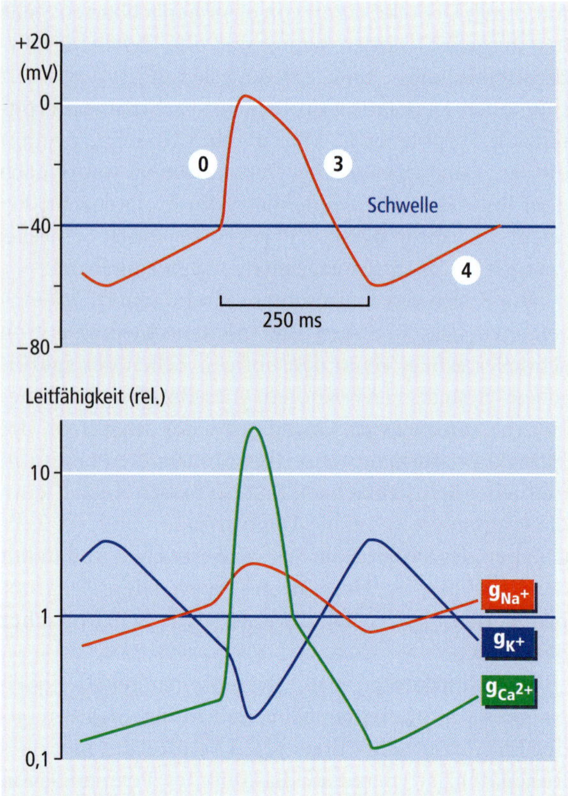

Abb. 8.11 Aktionspotenzial einer Schrittmacherzelle des Sinusknotens (oben) mit den Phasen 0, 3 und 4 (die Phasen 1 und 2 treten nicht in Erscheinung) sowie Änderungen der Leitfähigkeiten für Na^+, K^+ und Ca^{2+}, die dem Aktionspotenzial zugrunde liegen (unten)

zunehmender Repolarisation werden die i_K-Ströme inaktiviert, und die Spontandepolarisation beginnt erneut.

Im AV-Knoten führen vergleichbare Leitfähigkeitsänderungen zum Entstehen eines Aktionspotenzials. Die Na^+-Hintergrundleitfähigkeit im ventrikulären Erregungsleitungssystem ist aber gering, sodass sich ein Membranpotenzial von −80 bis −90 mV einstellt. Die Veränderungen der Ionenleitfähigkeiten, die zum Auftreten eines Aktionspotenzials führen, sind hier mit denen der Fasern des Arbeitsmyokards vergleichbar. Für die Spontandepolarisation ist die Aktivierung des Schrittmacher-Na^+-Kanals (Tab. 8.1) verantwortlich.

8.2.3 Elektromechanische Kopplung und Beeinflussung der Herzaktion

Elektromechanische Kopplung. Durch den Erregungsprozess wird die Kontraktion der Myokardfasern ausgelöst. Diese **Aktivierung** des kontraktilen Apparats durch das **Aktionspotenzial** bezeichnet man als elektromechanische Kopplung. Eine Schlüsselstellung nehmen dabei Ca^{2+}-Ionen ein.

Das Aktionspotenzial, das sich mit einer Geschwindigkeit von 0,5–1 m/s über das Sarkolemm der Arbeitsmuskulatur ausbreitet, gelangt über Einstülpungen der Zellmembran (transversale Tubuli, T-System) in das Faserinnere (Abb. 8.12). Hier besteht ein enger Kontakt der Einstülpungen mit den terminalen Zisternen des sarkoplasmatischen Retikulums (longitudinalen Systems), in denen Ca^{2+}-Ionen gespeichert sind.

Durch den Ca^{2+}-Einstrom über L-Typ-Kanäle (▸Kap. 18.3.2) wird die elektromechanische Kopplung während der Plateauphase des Aktionspotenzials ausgelöst. In der Membran des T-Systems sind zahlreiche Ca^{2+}-Kanäle des L-Typs, die durch die Depolarisation aktiviert bzw. geöffnet werden (Abb. 8.12). Der dadurch ausgelöste Einstrom von Ca^{2+}-Ionen aus dem Extrazellularraum führt (über einen noch nicht ganz geklärten Mechanismus) zur Öffnung von Ca^{2+}-Freisetzungskanälen (**Ryanodin-Rezeptoren**), die unmittelbar gegenüber dem T-System in der Membran der terminalen Zisterne des sarkoplasmatischen Retikulums lokalisiert sind. Die Öffnung dieser Freisetzungskanäle führt wiederum zum Ausstrom von Ca^{2+} aus den intrazellulären Speichern, sodass die Ca^{2+}-Konzentration im Sarkoplasma innerhalb von 10 ms von 10^{-7} auf $0{,}2\text{–}1 \cdot 10^{-5}$ mol/l ansteigt (Abb. 8.12).

Während des Aktionspotenzials können Catecholamine nach Bindung an β_1-Adrenozeptoren, cAMP- bzw. PKA-vermittelt, die Öffnungswahrscheinlichkeit der L-Typ-Ca^{2+}-Kanäle im Sarkolemm durch deren Phosphorylierung steigern. Dadurch gelangen mehr Ca^{2+}-Ionen in das Faserinnere. Ähnlich wirken Histamin, Dopamin und Prostacyclin. Acetylcholin erniedrigt dagegen die Öffnungswahrscheinlichkeit der Ca^{2+}-Kanäle in der Zellmembran.

Die freigesetzen Ca^{2+}-Ionen diffundieren zu den Myofilamenten, werden dort an Troponin C gebunden und führen dadurch zu einer Konformationsänderung des Tropomyosins (▸Kap. 18.3.2). Hierdurch werden die Bindungsstellen am Aktin für die Myosinköpfe frei, die sich nach vorausgehender ATP-Hydrolyse an das Aktin anheften (Querbrückenbildung). Zyklische Querbrückentätigkeit führt schließlich zur Muskelkontraktion durch teleskopartige Verschiebung der längenkonstanten Aktin- und Myosinfilamente gegeneinander (▸Kap. 18.3.3).

Der Kontraktionsvorgang wird durch weitgehende Elimination von Ca^{2+} aus dem Sarkoplasma beendet. Die Ca^{2+}-Ionen werden einerseits durch eine als SERCA bezeichnete Ca^{2+}-ATPase (Sarkoendoplasmatisches-Retikulum-Ca^{2+}-ATPase) zu etwa 70 % in das Longitudinalsystem zurückgepumpt und andererseits zu etwa 30 % durch einen 3 Na^+/1 Ca^{2+}-Antiporter sowie eine Ca^{2+}-ATPase im Sarkolemm in den Extrazellularraum transportiert (Abb. 8.12). Die Aktivität der SERCA wird durch ein Regulatorprotein, das **Phospholamban**, moduliert. Und zwar bewirkt die Phosphorylierung von Phospholamban durch β_1-Adrenozeptor-Stimu-

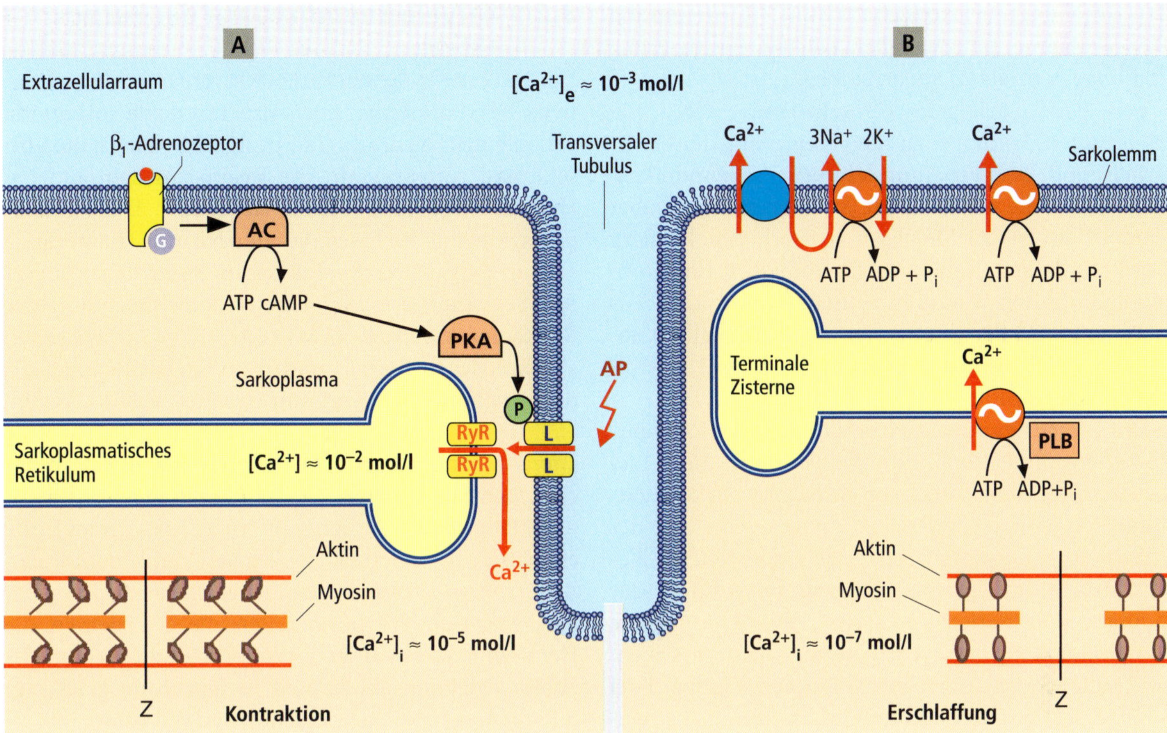

Abb. 8.12 Elektromechanische Kopplung im Herzmuskel in schematischer Darstellung. **A** Ca^{2+}-Bewegungen (rote Pfeile) nach Depolarisation bzw. β_1-Adrenozeptor-Stimulation und Aktivierung des kontraktilen Apparats. **B** Ca^{2+}-Elimination aus dem Zytoplasma (rote Pfeile) und Erschlaffung der Myokardfaser, **G** G-Protein, **AC** Adenylylcyclase, **PKA** Proteinkinase A, **L** Ca^{2+}-Kanal vom L-Typ, **RyR** Ryanodin-Rezeptor, **AP** deplarisierendes Aktionspotenzial, **PLB** Phospholamban, **Z** Z-Scheibe

lation , cAMP- bzw. PKA-vermittelt, eine Aktivitätssteigerung der SERCA, wodurch die Myokardfasern schneller erschlaffen. Dieser Mechanismus wird als **positive Lusitropie** bezeichnet. Den gleichen Effekt hat eine Phosphorylierung von Troponin I, da dadurch die Affinität von Troponin C für Ca^{2+} herabgesetzt wird.

Zusatzinformation

Herzglykoside, insbesondere Digitalisglykoside, die nur noch bei schwerer Herzinsuffizienz additiv eingesetzt werden, erhöhen die Konzentration der Ca^{2+}-Ionen im Zytosol durch Hemmung der Na^+/K^+-ATPase, wodurch die intrazelluläre Na^+-Konzentration ansteigt, der Na^+/Ca^{2+}-Austausch gedrosselt und dadurch die Ca^{2+}-Elimination aus dem Zytosol vermindert wird (Abb. 8.12). Einen entgegengesetzten Effekt haben eine Abnahme des extrazellulären Ca^{2+} (Hypocalcämie) und eine Hemmung des Ca^{2+}-Einstroms (z. B. durch **Calciumkanalblocker**, „Calciumantagonisten").

Die bei allgemeiner Aktivierung des Kreislaufs in der Regel zu beobachtende Erhöhung der Herzfrequenz hat dagegen wiederum eine Zunahme der Kontraktionskraft zur Folge, weil durch die vermehrte Zahl der Aktionspotenziale der Ca^{2+}-Einstrom und die Auffüllung der intrazellulären Speicher gefördert wird (**„Frequenz-Inotropie"**).

Im Zusammenhang mit der elektromechanischen Kopplung erfüllt das Aktionspotenzial somit eine doppelte Aufgabe: Es

- löst durch einen transmembranären Ca^{2+}-Einstrom aus dem Extrazellularraum und nachfolgende Freisetzung von Ca^{2+}-Ionen aus intrazellulären Depots die Kontraktion aus (Triggereffekt) und
- sorgt für die Wiederauffüllung der intrazellulären Speicher in der Erschlaffungsphase (Auffülleffekt).

8.2.4 Ionale Einflüsse auf Erregung und Kontraktion

Veränderungen der Elektrolytkonzentrationen im Blutplasma bzw. Extrazellularraum können die Erregbarkeit beeinflussen, den Erregungsablauf in den Schrittmacherzellen und im Arbeitsmyokard modifizieren sowie die Kontraktionskraft (Kontraktilität) des Herzens steigern oder mindern. Daher kommt extrazellulären Elektrolytveränderungen in der Kardiologie eine erhebliche Bedeutung zu.

Kaliumwirkungen. Veränderungen der extrazellulären K^+-Konzentration wirken sich primär auf die Membranprozesse aus. Sie beeinflussen das Ruhemembranpotenzial (▸Kap. 4.1.1) und/oder die K^+-Leitfähigkeit.

8

Eine Erhöhung der extrazellulären K^+-Konzentration (**Hyperkaliämie**) führt vor allem zu einer Positivierung des Ruhepotenzials (Depolarisation).

Bei einer mäßigen Hyperkaliämie ($[K^+]_e$ = 5,5–8 mmol/l) kommt es zu einer **Steigerung der Erregbarkeit** und der **Erregungsleitungsgeschwindigkeit**. Steigt jedoch die extrazelluläre K^+-Konzentration über 8 mmol/l an, ist die Membran so stark depolarisiert, dass **Erregbarkeit**, Leitungsgeschwindigkeit und Kontraktilität (durch Verkürzung der Aktionspotenzialdauer aufgrund der gesteigerten K^+-Leitfähigkeit) abnehmen. Im Extremfall kommt es zu einem Herzstillstand in der Diastole.

Die Erniedrigung der extrazellulären K^+-Konzentration (< 4 mmol/l), d. h. eine **Hypokaliämie**, führt insbesondere zu einer paradoxen **Abnahme** der **K^+-Leitfähigkeit** von i_{K1} (und daher nicht – wie von der Nernst-Gleichung zu erwarten – zu einer weiteren Negativierung). Infolgedessen nimmt die Steilheit der Spontandepolarisation (▸ Kap. 8.2.2) und damit die Erregungsbildung im ventrikulären Leitungssystem zu. Unter diesen Umständen können ektope Foci (▸ Kap. 8.5.3) aktiviert und Rhythmusstörungen ausgelöst werden.

Calciumwirkungen. Veränderungen der extrazellulären Ca^{2+}-Konzentration wirken sich vor allem auf die Kontraktionskraft aus. Eine mäßige Erhöhung der extrazellulären Ca^{2+}-Konzentration (**Hypercalcämie**) steigert geringgradig die Kontraktionskraft des Herzens durch Verstärkung der elektromechanischen Kopplung. Exzessiv hohe Ca^{2+}-Konzentrationen können jedoch die Kontraktion so stark aktivieren, dass es zum Herzstillstand in der Systole kommt. Kontraktionsfördernd sind auch Stoffe, die den Ca^{2+}-Einstrom während des Aktionspotenzials verstärken, z. B. Adrenalin und Noradrenalin. (Auf die therapeutische Wirkung von Herzglykosiden und Calciumkanalblockern wurde bereits oben hingewiesen). Eine **Hypocalcämie** führt zu einem verlängerten Plateau im Aktionspotenzial, zur Verzögerung der intraventrikulären Erregungsleitung und einer Herabsetzung der Kontraktilität.

Zusatzinformation

Kardioplege Lösungen. Kaliumreiche Lösungen, welche die Erregbarkeit vollständig aufheben, werden in der Herzchirurgie zur reversiblen Stilllegung des Herzens (in der Diastole) verwendet. Eine „herzlähmende" Wirkung haben auch isotone Na^+- und Ca^{2+}-freie Lösungen. Na^+-freie Lösungen verhindern den für das Aktionspotenzial wichtigen Na^+-Einstrom; Ca^{2+}-freie Lösungen bewirken eine totale elektromechanische Entkopplung. Wird das Herz für längere Zeit ruhiggestellt, muss der Blutkreislauf durch eine Herz-Lungen-Maschine aufrechterhalten werden.

8.2.5 Nervale Beeinflussung der Herzaktion

Das Herz wird von marklosen Nervenfasern des vegetativen Nervensystems innerviert. Diese z. T. intramural verlaufenden Neurone sind postganglionäre sympathische und parasympathische Fasern aus dem äußeren Herznervengeflecht (**Plexus cardiacus**). Dieses erhält parasympathische Fasern aus den Nn. vagi (Rami cardiaci) und sympathische Fasern, die ihren Ursprung in den Seitenhörnern der oberen Thorakalsegmente des Rückenmarks haben (▸ Kap. 19.1). Die präganglionären sympathischen Fasern werden im Grenzstrang auf die postganglionären Fasern umgeschaltet (▸ Kap. 19.7.1).

Efferente Innervation. Durch den primären Schrittmacher, den Sinusknoten, ist das Herz weitgehend autonom tätig. Seine Aktionen können jedoch durch die efferenten Herznerven modifiziert und damit den Bedürfnissen des Gesamtorganismus angepasst werden. Insbesondere beeinflussen die Herznerven die Herzfrequenz (**chronotrope Wirkung**), die atrioventrikuläre Erregungsüberleitung (**dromotrope Wirkung**) und die Kontraktionskraft (**inotrope Wirkung**).

Sympathikus und **Parasympathikus** üben auf diese Qualitäten der Herztätigkeit einen entgegengesetzten Einfluss aus: Die Aktivierung des Sympathikus hat ganz allgemein einen fördernden Effekt, der durch die Reaktion der sympathischen Überträgersubstanz **Noradrenalin** mit β_1-Adrenozeptoren vermittelt wird. In gleicher Weise wirkt das Nebennierenmarkhormon **Adrenalin**, das ebenfalls mit β_1-Adrenozeptoren reagiert. Dagegen hemmt der Parasympathikus durch seine Überträgersubstanz **Acetylcholin** die Herztätigkeit.

Diese Wirkungen sind jedoch im Hinblick auf die drei genannten Qualitäten verschieden stark ausgeprägt, was auf die unterschiedliche räumliche Verteilung der sympathischen und parasympathischen Innervation auf die einzelnen Herzabschnitte zurückzuführen ist (○ Abb. 8.13). Die Sympathikusfasern erreichen als Nn. cardiaci das gesamte Herz und verteilen sich gleichmäßig auf alle Herzabschnitte. Die Rami cardiaci des N. vagus innervieren dagegen insbesondere die Vorhöfe, jedoch kaum die Ventrikel. Der rechte Vagus versorgt vorwiegend den rechten Vorhof mit dem Sinusknoten; der linke Vagus hat sein Hauptinnervationsgebiet im Bereich des AV-Knotens.

Chronotropie. Bei Reizung der zum rechten Herzen ziehenden Vagusfasern oder bei direkter Applikation von Acetylcholin auf den Sinusknoten nimmt die Herzfrequenz ab (**negativ chronotrope Wirkung**). Bei Sympathikusreizung bzw. bei lokaler Einwirkung von Catecholaminen (Adrenalin, Noradrenalin) zeigt sich der umgekehrte Effekt (**positiv chronotrope Wirkung**).

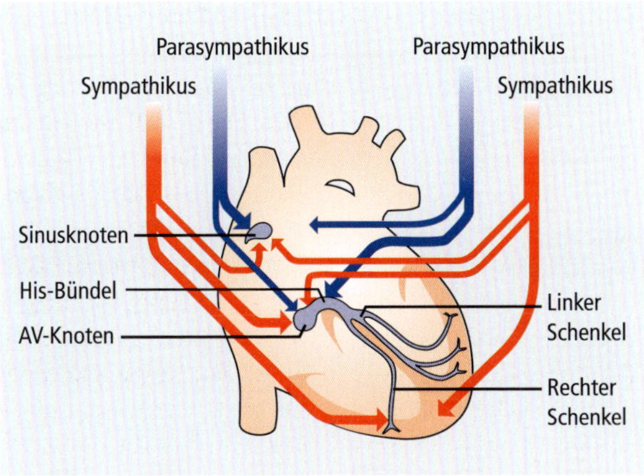

Abb. 8.13 Efferente Innervation des Herzens in schematischer Darstellung. Infolge der unterschiedlichen Verteilung sympathischer und parasympathischer Efferenzen auf Vorhöfe und Ventrikel differieren die nervalen Wirkungen in verschiedenen Herzabschnitten

In situ kommt dem rechten Vagus die entscheidende Bedeutung für die Einstellung der Herzfrequenz zu. Eine Frequenzsteigerung tritt ein, wenn der Vagustonus abnimmt, d. h. wenn weniger Nervenimpulse über den Vagus zum Herzen geleitet werden. Nach Vagusausschaltung steigt die Herzfrequenz auf etwa 100–110 min^{-1} an. Der Sympathikustonus hat demgegenüber einen geringeren Einfluss auf die Herzfrequenz.

Die chronotrope Wirkung der Herznerven lässt sich folgendermaßen erklären: Noradrenalin und Adrenalin aktivieren über β_1-Rezeptoren ein G_s-Protein, das zur Aktivierung der Adenylylcyclase führt. Die daraus resultierende Erhöhung von cAMP verstärkt den i_f-Schrittmacherstrom durch HCN-Kanäle, wodurch die Steilheit der diastolischen Depolarisation zunimmt. Die Folge ist eine Erhöhung der Herzfrequenz. Dagegen aktiviert der Vagus über die Acetylcholinfreisetzung ein G_i-Protein, das die Adenylylcyclase und damit die cAMP-Bildung hemmt und dadurch den i_f-Strom reduziert. Des Weiteren bewirkt die βγ-Untereinheit des G_i-Proteins die Aktivierung eines sog. GIRK-Kanals (G protein inwardly-rectifying potassium channel), wodurch dessen Leitfähigkeit zunimmt und das Ruhemembranpotenzial negativer wird. Durch diese Membraneffekte bewirkt Acetylcholin also insgesamt eine Negativierung des Ruhemembranpotenzials und eine Abflachung der Steilheit der diastolischen Depolarisation, sodass die Schwelle für die Erregungsbildung erst nach einem größeren Zeitintervall erreicht wird und die Herzfrequenz sinkt (Abb. 8.14).

Dromotropie. Die nervale Beeinflussung der Erregungsleitung ist wahrscheinlich auf den Bereich des AV-Knotens beschränkt. Reizung des linken Vagus oder Acetylcholingabe verzögern die atrioventrikuläre Erregungsüberleitung (negativ dromotrope Wirkung). Im Extremfall kann sogar ein totaler Herzblock (▸ Kap. 8.5.3) auftreten. Sympathikusreizung oder Catecholamingabe beschleunigen dagegen die Erregungsüberleitung (positiv dromotrope Wirkung), sodass sich die Zeit zwischen der Vorhofsystole und der Kammersystole verkürzt.

Die dromotropen Wirkungen werden auf Veränderungen der Aufstrichgeschwindigkeit im Aktionspotenzial zurückgeführt. Der initiale Potenzialanstieg verläuft im AV-Knoten flacher als im Sinusknoten (Abb. 8.11). Der Sympathikus steigert die Aufstrichsteilheit über eine Steigerung der Leitfähigkeit durch die spannungsgesteuerten Calciumkanäle. Dieser Effekt entsteht dadurch, dass nachfolgend zur Bildung von cAMP die Proteinkinase A (PKA) aktiviert wird, die dann ihrerseits zur Phosphorylierung der Calciumkanäle führt. Demgegenüber wird unter Vaguseinfluss die Aufstrichsteilheit durch Aktivierung der G-Protein-gesteuerten K^+-Leitfähigkeit (s. o.) noch weiter vermin-

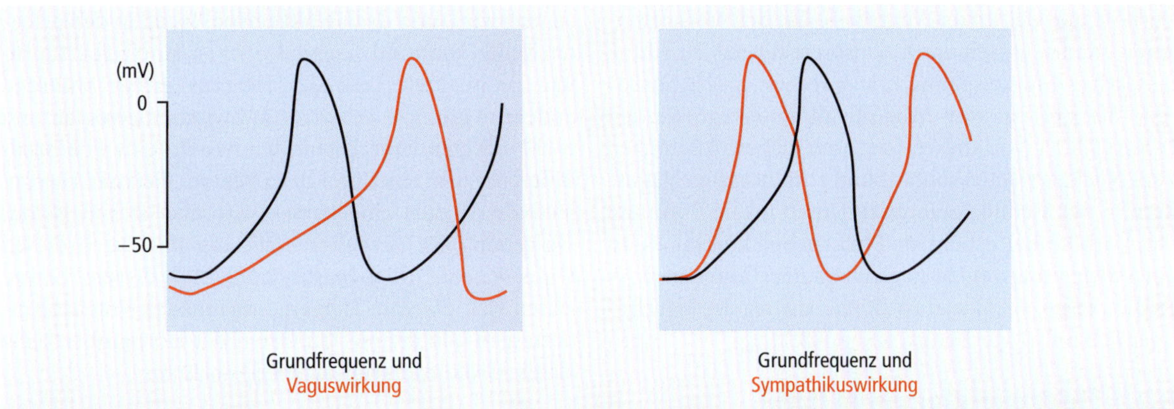

Abb. 8.14 Einflüsse der efferenten Herznerven auf das Aktionspotenzial der Schrittmacherzellen im Sinusknoten. Unter Vaguseinfluss tritt eine stärkere Negativierung des Ruhepotenzials (Hyperpolarisation) auf, gleichzeitig nimmt die Steilheit der diastolischen Depolarisation und damit die Herzfrequenz ab. Sympathikusaktivierung führt dagegen zu einem steileren Anstieg der diastolischen Depolarisation und damit zu einer Zunahme der Herzfrequenz

dert, und die Calciumkanäle werden weniger stark phosphoryliert.

Inotropie. Die Kontraktionskraft bzw. die Kontraktilität (▸Kap. 8.2.4) des Myokards kann ebenfalls durch die Herznerven modifiziert werden. Vagusreizung oder lokale Gabe von Acetylcholin vermindern durch eine Verkürzung der Aktionspotenzialdauer (infolge erhöhter K^+-Leitfähigkeit) die Kontraktionsstärke der Vorhofmuskulatur (negativ inotrope Wirkung). Sympathikusaktivierung oder direkte Applikation von Catecholaminen steigern andererseits die Kontraktionskraft des Vorhof- und Kammermyokards (positiv inotrope Wirkung). Dabei wird gleichzeitig die Kontraktionsgeschwindigkeit erhöht und die Erschlaffung beschleunigt (positiv lusitrope Wirkung, s. o.).

Die **positiv inotrope Wirkung** kommt wiederum vor allem dadurch zustande, dass die Stimulation von β_1-Adrenozeptoren über ein G_s-Protein und Aktivierung der Adenylylcyclase zur vermehrten cAMP-Erhöhung führt. Letzteres stimuliert die Proteinkinase A (PKA), die ihrerseits L-Typ-Ca^{2+}-Kanäle phosphoryliert. Der daraus folgende vermehrte Ca^{2+}-Einstrom verstärkt die elektromechanische Kopplung, weil die Ca^{2+}-induzierte Ca^{2+}-Freisetzung aus dem sarkoplasmatischen Retikulum gesteigert wird.

Afferente Innervation. Sowohl im sympathischen System als auch im N. vagus verlaufen neben den efferenten auch afferente (sensorische) Fasern (viszerale Afferenzen). Diese afferenten Fasern, die sich dem Sympathikus anschließen, gehen von dichten subendothelialen Netzen markloser, frei endender Nervenfasern aus. Sie vermitteln wahrscheinlich die starke **Schmerzempfindung** bei Durchblutungsstörungen des Herzmuskels (▸Kap. 9.3.3).

Die afferenten Nervenfasern, die im N. vagus verlaufen, haben ihren Ursprung in **Mechanosensoren** der Vorhöfe und des linken Ventrikels. Bei den Vorhofsensoren handelt es sich um A-Sensoren, die auf Zunahme der aktiven Muskelspannung ansprechen, und B-Sensoren, die bei passiver Wanddehnung erregt werden (▸Kap. 9.8.1). Von diesen Sensoren ziehen Afferenzen zum Nucleus tractus solitarii und zum dorsalen Vaguskern in der Medulla oblongata. Durch lokale Dehnung der Vorhöfe bei erhöhtem Blutangebot kommt es zu einer Steigerung der Harnausscheidung (**Gauer-Henry-Reflex,** ▸Kap. 9.8.3) und zu einem Anstieg der Herzfrequenz (**Bainbridge-Reflex,** ▸Kap. 9.8.1).

8.2.6 Elektrokardiogramm (EKG)

Aus dem EKG lassen sich zahlreiche wichtige Informationen über Funktionen des Herzens gewinnen. So kann man u. a. Störungen der Erregungsbildung, -leitung und -rückbildung erkennen und auch Aufschlüsse über Durchblutungsstörungen bzw. Herzinfarkte erhalten.

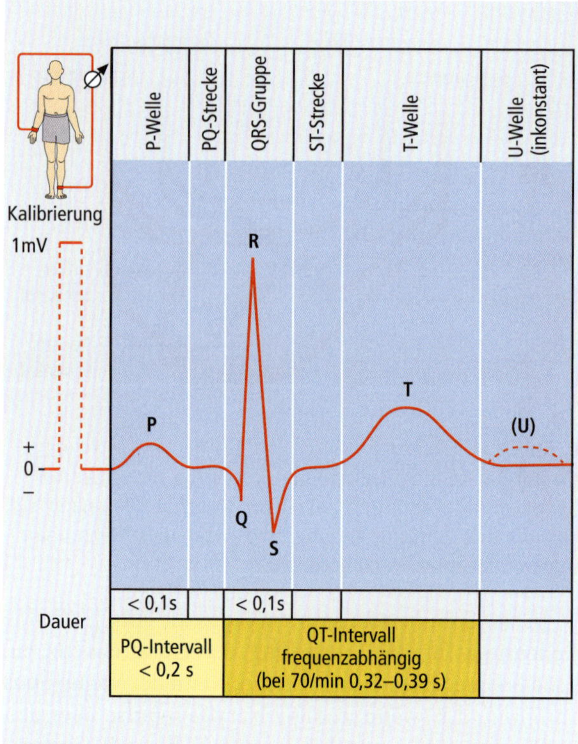

Abb. 8.15 EKG-Normalform bei bipolarer Ableitung von der Körperoberfläche in Richtung der Herzlängsachse (Standardableitung II)

Grundlagen der Elektrokardiographie. Ist eine Herzmuskelfaser erregt, d. h. wenn an ihr ein Aktionspotenzial abläuft, ist sie wegen der Umpolarisation an ihrer Zelloberfläche gegenüber einer nicht erregten Faser elektronegativ. Da die Erregung des Herzens nicht in allen Abschnitten simultan erfolgt, sondern einer Sequenz folgt, die durch das Erregungsleitungssystem gesteuert wird, und da das Aktionspotenzial in den erregten Zellen von relativ langer Dauer ist, sind zu bestimmten Zeitpunkten Teile des Herzens erregt, während andere noch nicht erregt sind. Zwischen erregten und nicht erregten Herzabschnitten besteht eine Potenzialdifferenz, d. h. ein Dipol bzw. Vektor. Weil das Herz in leitende Medien eingebettet ist, breitet sich in seiner Umgebung ein Stromlinienfeld aus, das durch diesen Dipol erzeugt wird (Abb. 8.18). Aus diesem Grund lassen sich die vom Herzen ausgehenden Potenzialänderungen von definierten Orten der Körperoberfläche als **Elektrokardiogramm** (EKG) ableiten.

Grundform des EKG. Die Form des EKG ist wesentlich von dem gesetzmäßigen Erregungsablauf im Herzen und den jeweils gewählten Ableitformen (s. u.) abhängig. Die Spannungsänderungen im EKG lassen sich am

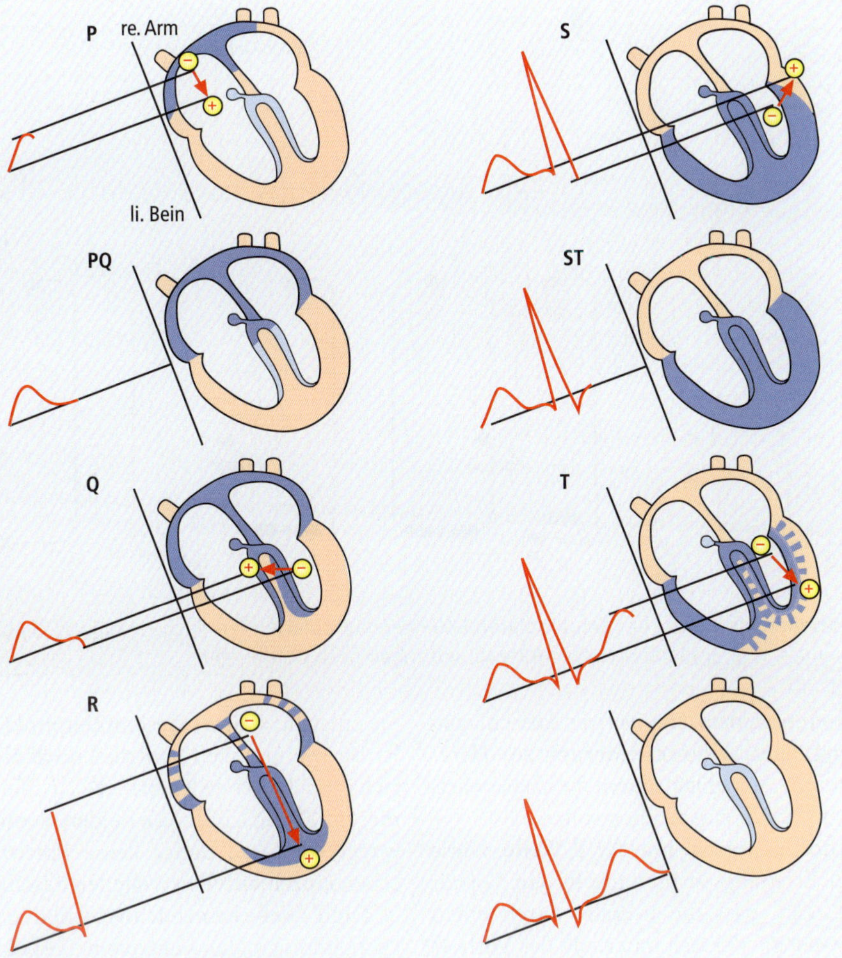

Abb. 8.16 Vereinfachte Darstellung des EKG-Verlaufs. Dunkelblaue Flächen kennzeichnen die erregten Myokardanteile. Die Potenzialdifferenzen an der Erregungsfront werden nach Größe und Richtung durch einen Integralvektor (Pfeil) dargestellt, dessen Projektion auf die Ableitungsrichtung (rechter Arm, linkes Bein) die EKG-Amplitude bestimmt. **P** Erregungsausbreitung in den Vorhöfen, **PQ** vollständige Vorhoferregung, Überleitung auf das His-Bündel, **Q** Erregungsausbreitung in der Kammerscheidewand, **R** Erregung erfasst große Teile der Ventrikel bis zur Herzspitze, **S** Erregungsausbreitung in den Ventrikelwänden in Richtung auf die Herzbasis, **ST** vollständige Ventrikelerregung, **T** Erregungsrückbildung in den Ventrikeln, beginnend an der Herzspitze

besten für die Ableitung zwischen dem rechten Arm und dem linken Bein (Standardableitung II nach Einthoven, Abb. 8.17) erläutern. Abb. 8.15 zeigt ein normales, auf diese Weise abgeleitetes EKG. Man erkennt **Zacken** und **Wellen** mit positiver oder negativer Ausschlagsrichtung, die mit den Buchstaben P bis U bezeichnet werden. Den Abstand zwischen zwei Zacken, in dem die EKG-Kurve auf der Nulllinie (isoelektrischen Linie) verläuft, charakterisiert man als **Strecke** oder Segment. Zacken und Strecken werden zu **Intervallen** zusammengefasst, deren zeitliches Korrelat man als **Dauer** bezeichnet. Das Intervall zwischen den Gipfeln zweier aufeinanderfolgender R-Zacken entspricht der Dauer einer Herzperiode, aus der sich die momentane Herzfrequenz errechnen lässt: 60/RR-Dauer (s) = Schläge/min.

Bedeutung der einzelnen EKG-Abschnitte. Die Zacken und Wellen des EKG stehen in Beziehung zum Erregungsablauf im Herzen. Abb. 8.15 zeigt die Phasen des EKG, und Abb. 8.16 stellt dar, wie die abzuleitenden Potenzialschwankungen als Folge eines ständig sich ändernden Dipols entstehen. Jeder Dipol lässt sich nach Richtung und Größe durch einen **Vektor** darstellen, der von Minus nach Plus, also von der erregten zur unerregten Stelle, zeigt. Addiert man alle lokalen Vektoren zu einem bestimmten Zeitpunkt nach der Parallelogramm-Regel, dann erhält man einen **Integralvektor** (**Summenvektor**), der die momentane vom Herzen ausgehende Spannung charakterisiert. Die zu verschiedenen Zeitphasen von dem Erregungsprozess erfassten Myokardanteile sind dunkelblau markiert. Die Pfeile stellen den jeweiligen Integralvektor dar. Für die EKG-Registrie-

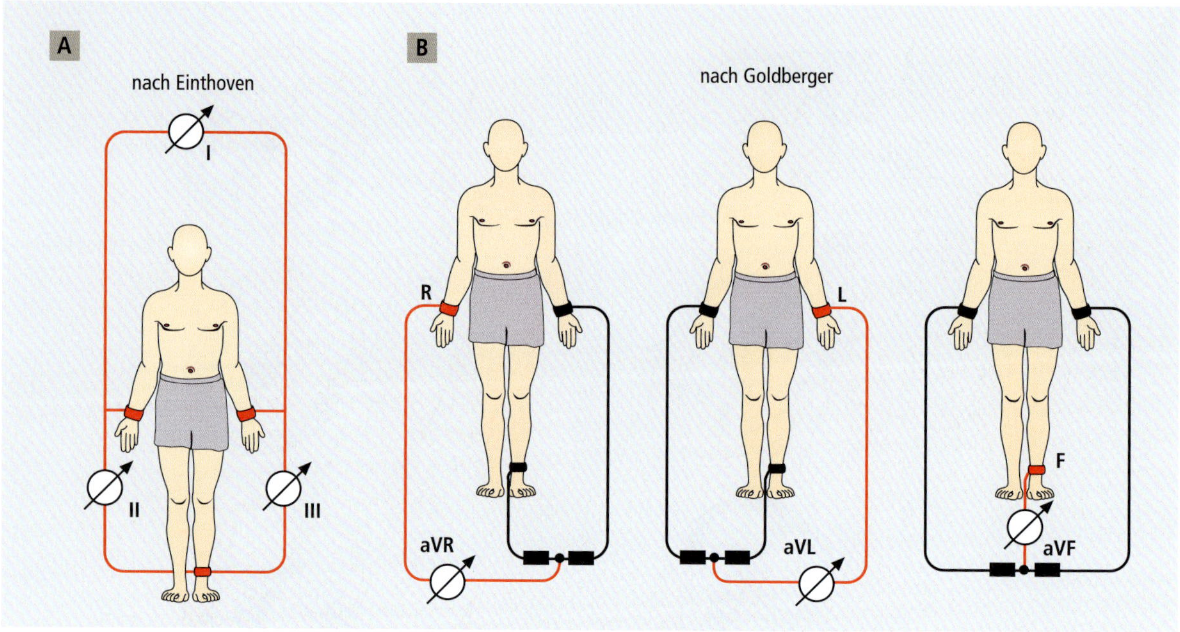

○ Abb. 8.17 A Elektrodenanordnung bei den bipolaren EKG-Standardableitungen nach Einthoven, **B** Ableitpunkte und Verschaltungen bei den sog. unipolaren Extremitätenableitungen nach Goldberger

rung hat man vereinbart, dass ein positiver Ausschlag in der Aufzeichnung einer Vektororientierung zur Herzspitze, ein negativer Ausschlag einem herzbasiswärts gerichteten Integralvektor entsprechen soll.

Der sog. Vorhofteil beginnt mit der **P-Welle**. Diese ist Ausdruck der Erregungsausbreitung in den Vorhöfen. ○ Abb. 8.16 zeigt, dass die P-Welle durch einen Summenvektor entsteht, der sich innerhalb des Vorhofs von der erregten Vorhofbasis zur nicht erregten Vorhofmuskulatur erstreckt. Im Bereich der **PQ-Strecke** ist die gesamte Vorhofmuskulatur gleichmäßig erregt, sodass keine Potenzialdifferenzen innerhalb des Vorhofmyokards vorliegen. Das **PQ-Intervall** (PQ-Dauer) entspricht der sog. **Überleitungszeit**, d. h. der Dauer der Vorhoferregung, der AV-Überleitung, der Erregung des His-Bündels sowie der Tawara-Schenkel und endet mit dem Beginn der Depolarisation des Kammermyokards. Es dauert normalerweise 0,12–0,18 s. Die Erregungsrückbildung des Vorhofmyokards wird vom Beginn des Kammerteils (s. u.) überdeckt.

Die **QRS-Gruppe** (QRS-Komplex, Kammeranfangsschwankung) entsteht durch die Erregungsausbreitung im Ventrikelmyokard. ○ Abb. 8.16 zeigt ihre Entstehung. Die **Q-Zacke** entsteht, wenn das Kammerseptum von links unten nach rechts oben depolarisiert wird. Die **R-Zacke** tritt auf, wenn die Erregung, von den Innenschichten ausgehend, auf die Herzspitze zuläuft. Es besteht zunächst ein großer Vektor zwischen der erregten Herzbasis und der noch nicht erregten Herzspitze. Mit zunehmender Erregung der Ventrikel wird die **R-Zacke** kleiner, da nahezu das gesamte Gewebe erregt ist. An die **R-Zacke** schließt sich eine kleine **S-Zacke** an. Sie entsteht, weil zu diesem Zeitpunkt ein kleiner basaler Bezirk im linken Ventrikel noch nicht erregt ist. Die sich anschließende **ST-Strecke** ist eine Nulllinie, weil in diesem Zeitabschnitt die beiden Ventrikel gleichmäßig erregt sind und daher keine Potenzialdifferenz zwischen einzelnen Ventrikelteilen besteht.

Die **T-Welle** kennzeichnet schließlich die Erregungsrückbildung in den Ventrikeln. Sie beginnt an der Herzspitze, weil die Zellen, die als letzte erregt wurden, die kürzesten Aktionspotenziale haben und als erste repolarisieren. Es entsteht wieder ein Vektor, denn die Erregungsrückbildung beginnt in der Außenschicht des Myokards und läuft auf die Innenschichten zu. Mit zunehmender Erregungsrückbildung verschwindet dieser Summenvektor. Gelegentlich tritt im Anschluss an T noch eine **U-Welle** auf, die durch eine späte Repolarisation der Purkinje-Fasern verursacht ist. ST-Strecke, T-Welle und U-Welle bilden zusammen den sog. **Kammerendteil.** ○ Abb. 8.16 zeigt die Lage des Summenvektors während der Rückbildungsphase.

Formen der EKG-Ableitung. Die von der Körperoberfläche abgeleiteten EKG-Spannungen liegen im Bereich von < 2,5 mV und müssen daher für die Registrierung entsprechend verstärkt werden. In der Regel wird die Verstärkung so eingestellt, dass ein Ausschlag von 1 cm der Spannung von 1 mV entspricht. Nach der Anordnung der Ableitelektroden unterscheidet man **bipolare** und sog. **unipolare Ableitungen.** Bei der bipolaren Ableitung wird die Spannung zwischen zwei Punkten der Körperoberfläche registriert. Bei der unipolaren Ableitung registriert man die Spannung zwischen einer diffe-

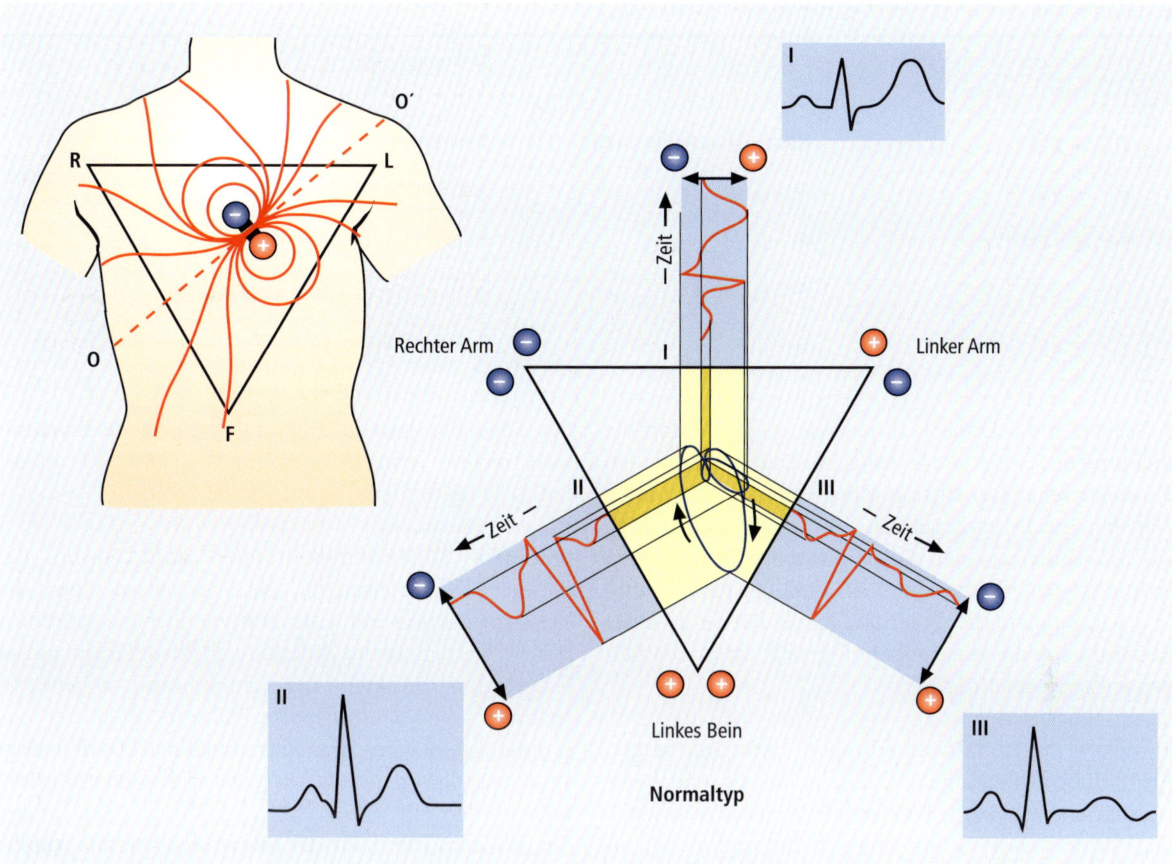

o Abb. 8.18 Ausbreitung der Stromlinien, die von einem kardialen Dipol ausgehen, in frontaler Projektion (**oben links**) und Einthoven-Dreieck als Basis für die Konstruktion der frontalen Vektorschleife. Die Ecken des Dreiecks repräsentieren die Ableitpunkte, die Seiten die Ableitrichtungen der drei Standardableitungen. Die Projektion der zeitlich zusammengehörenden EKG-Punkte in das Innere des Dreiecks liefert die momentanen Integralvektoren, z. B. den R-Vektor in der QRS-Schleife

renten Elektrode auf der Körperoberfläche und einer indifferenten (nahezu potenzialkonstanten) Bezugselektrode, die man durch Zusammenschluss mehrerer Ableitstellen erhält.

Bipolare Extremitätenableitungen nach Einthoven. Bei diesen sog. **Standardableitungen** werden die Potenzialänderungen zwischen jeweils zwei Extremitätenelektroden registriert. Sie sind die in der ärztlichen Praxis gebräuchlichste Ableitungsform und erfassen die Vektorprojektionen auf die Frontalebene des Körpers. Aus der Elektrodenlage an den beiden Armen und dem linken Fuß (der rechte Fuß ist mit dem Erdkabel verbunden) ergeben sich folgende Ableitrichtungen (o Abb. 8.17 A):

- Ableitung I: rechter Arm – linker Arm,
- Ableitung II: rechter Arm – linker Fuß,
- Ableitung III: linker Arm – linker Fuß.

Einthoven-Dreieck und elektrische Herzachse. Durch die gleichzeitige Registrierung der drei Standardableitungen ist es möglich, die elektrische Achse in der Frontalebene (den sog. Positionstyp, Lagetyp) festzulegen. Bei der Bestimmung des Lagetyps geht man von einem gleichseitigen Dreieck aus, dessen Seiten die drei Ableitungsrichtungen darstellen (**Einthoven-Dreieck**, o Abb. 8.18). Da die drei Ableitstellen etwa gleich weit vom Herzen entfernt liegen, repräsentiert der Mittelpunkt des Dreiecks den Ausgangspunkt der Erregungsvektoren. Projiziert man die zeitlich zusammengehörenden Zacken bzw. Wellen der drei EKG-Aufzeichnungen von den Seiten in das Innere des Dreiecks, so erhält man die jeweilige Lage des momentanen Integralvektors. Sofern eine solche Konstruktion nacheinander für jeden Zeitpunkt des Erregungszyklus durchgeführt wird, beschreiben die Vektorspitzen den Verlauf der **Vektorschleife** in der frontalen Projektion.

Die Konstruktion mithilfe des Einthoven-Dreiecks erlaubt es, die Hauptausbreitungsrichtung der Erregung in der Frontalebene näherungsweise zu bestimmen. Die elektrische Herzachse spiegelt die Hauptausbreitung der Erregung (Summenvektor) zur Zeit der R-Zacke des QRS-Komplexes in frontaler Projektion wider. Daher ist es lediglich erforderlich, die Spitzen der drei

Tab. 8.2 Kennzeichnung der Positionstypen des Herzens

Winkel der elektrischen Herzachse mit der Horizontalen	Positionstyp	Vorkommen bei
30° < α < 60°	Normaltyp (Indifferenztyp)	Erwachsenen
60° < α < 90°	Steiltyp	Jugendlichen und Asthenikern
90° < α < 120°	Rechtstyp	Kleinkindern und Rechtsherzüberlastungen
0° < α < 30°	Horizontaltyp	Älteren Menschen und Schwangeren
−30° < α < 0°	Linkstyp	Linksherzüberlastung bedingt durch Bluthochdruck

R-Zacken in das Dreieck zu projizieren und damit die Richtung des R-Vektors festzulegen. Der Winkel α, den die elektrische Herzachse mit der Horizontalen bildet, gibt den jeweils vorliegenden Positions- bzw. Lagetyp an. Man unterscheidet die in Tab. 8.2 angegebenen Positionstypen. Zu beachten ist, dass bei Rechts- und Links-Lagetypen die Polarität der R-Zacke in einer Ableitung in eine andere Richtung zeigt als in den beiden anderen Ableitungen.

Unipolare Extremitätenableitungen nach Goldberger. Auch diese Ableitungen liegen in der Frontalebene. Hierbei sind jeweils die Elektroden zweier Extremitäten über Widerstände zusammengeschaltet und dienen als Bezugselektrode gegenüber der differenten Elektrode (Abb. 8.17 B). Die Goldberger-Ableitungen sind nach der Lage der jeweils differenten Elektrode benannt: aVR: rechter Arm, aVL: linker Arm und aVF: linker Fuß (aV: Abkürzung für **a**ugmented **V**oltage).

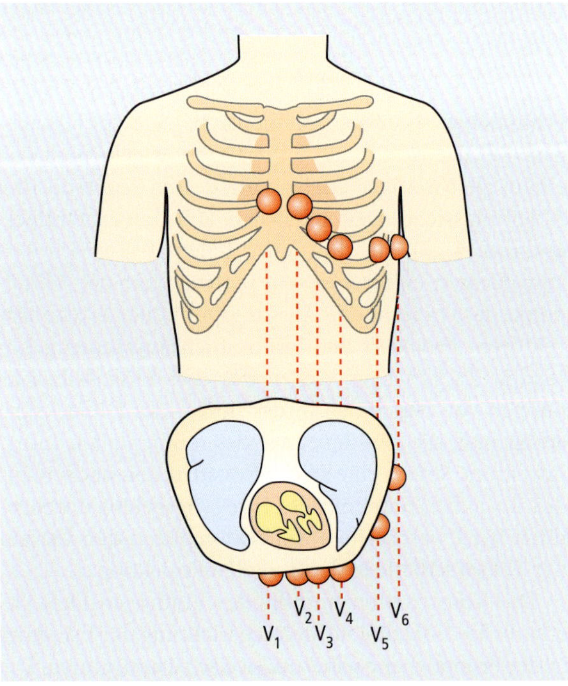

Abb. 8.19 Lage der differenten Elektroden bei den unipolaren Brustwandableitungen nach Wilson. Die indifferente Elektrode wird jeweils durch den Zusammenschluss der drei Extremitätenelektroden über Widerstände gebildet

Unipolare Brustwandableitungen nach Wilson. Bei diesen EKG-Ableitungen, die vor allem über die Vektorprojektion auf eine Horizontalebene Auskunft geben, werden sechs differente Elektroden an genau festgelegten Punkten der Thoraxwand angebracht (Abb. 8.19). Als indifferente Elektrode dient der Zusammenschluss der drei Extremitätenelektroden über Widerstände von jeweils 5 kΩ. Die sechs Ableitungsformen werden mit V_1 bis V_6 (C_1–C_6) bezeichnet. Infolge der größeren Herznähe der Elektroden sind die Amplituden im Elektrokardiogramm größer als bei den Standardableitungen nach Einthoven.

Zusatzinformation

Bipolare Brustwandableitungen nach Nehb. Bei dieser Ableitungsform werden drei Elektroden auf die Thoraxwand aufgesetzt, und zwar die erste am Sternalansatz der 2. Rippe rechts, die zweite über der Herzspitze und die dritte in der hinteren Axillarlinie links in Höhe der Herzspitze. Ähnlich wie bei den Einthoven-Ableitungen bilden je zwei dieser Elektroden ein bipolares Ableitungspaar, wobei die drei Elektrodenkombinationen durch D (von dorsal), A (von anterior) und I (von inferior) gekennzeichnet werden. Der Vorteil dieser Elektrodenanordnung im „Nehb-Herzdreieck" besteht darin, dass mithilfe der Ableitungen D und I die Herzhinterwand besonders gut beurteilt werden kann.

In Kürze

- Die Herzaktionen werden von Erregungen ausgelöst, die im **Sinusknoten** entstehen. Sie bilden die Grundlage für die Autorhythmie des Herzens.
- Vom Sinusknoten breitet sich die Erregung über das Vorhofmyokard aus und erreicht danach den **Atrioventrikularknoten** (AV-Knoten).

- Von diesem gelangt die Erregung über das **ventrikuläre Erregungsleitungssystem** (His-Bündel, Kammerschenkel, Purkinje-Fasern) zum Kammermyokard.
- Die Zellen des Erregungsbildungs- und -leitungssystems depolarisieren spontan und sind deshalb für die **Autorhythmie** (Automatie) verantwortlich. Der Sinusknoten ist im Normalfall der **primäre Schrittmacher**, da er mit einer Schrittmacherfrequenz von 60–80/min am schnellsten depolarisiert. Bei seinem Ausfall können der AV-Knoten als **sekundärer Schrittmacher** (Schrittmacherfrequenz: 40–55/min) oder Teile des ventrikulären Erregungsleitungssystems als **tertiäre Schrittmacher** (Schrittmacherfrequenz: 25–40/min) die Erregungsbildung übernehmen (Hierarchie der Erregungsbildung).
- Die Zellen des Arbeitsmyokards depolarisieren dagegen nur nach Aktivierung durch das Erregungsleitungssystem bzw. benachbarte Kardiomyozyten.
- Das **Aktionspotenzial** der Myokardfaser hat infolge eines anhaltenden Ca^{2+}-Einstroms eine Dauer von 180–400 ms, wodurch infolge der langen Refraktärzeit tetanische Kontraktionen verhindert werden.
- Die Aktivierung des kontraktilen Apparats durch eine Aktionspotenzial-vermittelte Erhöhung der zytosolischen Ca^{2+}-Konzentration wird als **elektromechanische Kopplung** bezeichnet.
- Der **Sympathikus** wirkt über β_1-Rezeptoren am ganzen Herzen positiv chronotrop, positiv dromotrop, positiv inotrop und positiv lusitrop, der **Parasympathikus** dagegen nur an den Vorhöfen negativ chronotrop und negativ dromotrop.
- Mit dem **Elektrokardiogram** (EKG) lassen sich die normalen sowie gestörte Erregungsvorgänge am Herzen erfassen. Die auf diese Weise aufgezeichneten Potenzialänderungen umfassen Zacken und Wellen, die mit den Buchstaben P bis U bezeichnet werden.
- Die **P-Welle** spiegelt die Vorhoferregung, die **PQ-Dauer** die Zeit der Vorhoferregung und der Erregungsüberleitung auf die Ventrikel (Überleitungszeit), der **QRS-Komplex** die Erregungsausbreitung im Ventrikelmyokard und die **T-Welle** die Erregungsrückbildung in den Ventrikeln wider.

8.3 Mechanik der Herzaktion

8.3.1 Klappenfunktion und Phasen der Herztätigkeit

Funktion der Herzklappen. Die rhythmische Kontraktion und Erschlaffung des Herzmuskels wird durch die Ventilwirkung der Herzklappen (o Abb. 8.6) in eine Pumpwirkung mit gerichtetem Ausstrom umgesetzt. Während der **Ventrikelsystole** erfolgt der Auswurf des Schlagvolumens durch die geöffneten Taschenklappen in den Truncus pulmonalis bzw. in die Aorta, wobei die Atrioventrikularklappen (Segelklappen) geschlossen sind. In der **Ventrikeldiastole** strömt dagegen das Blut durch die geöffneten Atrioventrikularklappen in die Kammern ein; in dieser Phase sind die Taschenklappen geschlossen (o Abb. 8.20). Das Öffnen und Schließen der Klappensysteme wird dabei allein durch die Druckverhältnisse in den jeweils angrenzenden Räumen bestimmt, d. h. das Klappenspiel erfolgt passiv entsprechend der Druckänderungen im Herzen.

Während das Blut durch eine Klappenöffnung strömt, legen sich die Klappen nicht an die Herz- bzw. Gefäßwände an, sondern bleiben in einer mittleren Öffnungsstellung. Dieses „Stellen" der Klappen, das sich aus strömungstechnischen Gründen (Bernoulli-Effekt) ergibt, hat den Vorteil, dass eine kurzzeitige Druckänderung einen schnellen Klappenschluss herbeiführen kann.

Ventilebenen-Mechanismus. Während der Ventrikelkontraktion nähert sich die Ventilebene (Klappenebene, ▸ Kap. 8.1.1) mit den geschlossenen Atrioventrikularklappen schnell der Herzspitze (o Abb. 8.20). Durch diese stempelartige Bewegung wird zum einen Blut in die großen Arterien gepresst, zum anderen aber auch eine Sogwirkung auf das Blut in den großen herznahen Venen ausgeübt, sodass sich die Vorhöfe in der Systole füllen. Mit der Erschlaffung des Ventrikelmyokards in der Diastole kehrt die Ventilebene bei geöffneten Atrioventrikularklappen in ihre Ausgangslage zurück und „stülpt" sich über das in den Vorhöfen befindliche Blut. Durch diesen Vorgang ist eine schnelle Füllung der Ventrikel gewährleistet; die nachfolgende Vorhofsystole unterstützt nur noch geringfügig die Kammerfüllung. Lediglich bei höherer Herzfrequenz, bei der die Ventrikeldiastole stark verkürzt ist, kann die Vorhofkontraktion einen relevanten Beitrag zur Kammerfüllung leisten.

Aktionsphasen. In jedem Herzzyklus lassen sich durch den Schluss und die Öffnung der beiden Klappensysteme vier Phasen abgrenzen, die jeweils durch ein bestimmtes Druck- und Volumenverhalten gekennzeichnet sind. Die **Systole** der Ventrikel beginnt mit einer kurzen Anspannungsphase, gefolgt von der Aus-

8

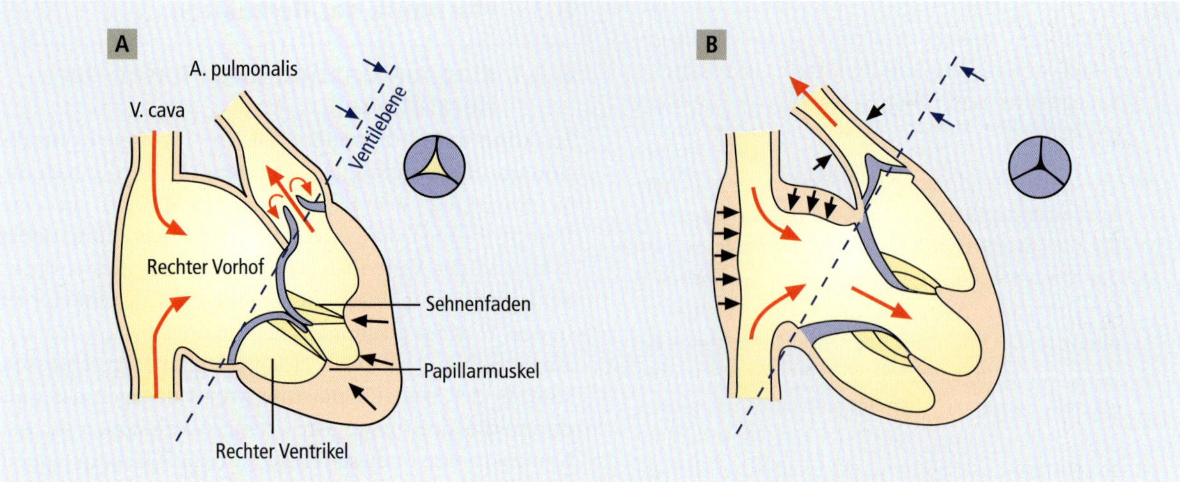

Abb. 8.20 Klappenfunktion, erläutert an einem Längsschnitt durch das rechte Herz. **A** Ventrikelsystole bei geschlossener Trikuspidalklappe und geöffneter Pulmonalklappe, **B** Ventrikeldiastole bei geöffneter Trikuspidalklappe und geschlossener Pulmonalklappe, **oben** jeweilige Stellung der Pulmonalklappe in der Aufsicht

treibungsphase. Die **Diastole** wird in die kurze Entspannungsphase und die Füllungsphase unterteilt.

In der **Anspannungsphase** sind alle Klappensysteme geschlossen. Die Kontraktion der Muskulatur führt zu einem steilen Druckanstieg, ohne dass sich das mit inkompressiblem Blut gefüllte Ventrikelvolumen ändert (**isovolumetrische Kontraktion**). Übersteigt der intraventrikuläre Druck den diastolischen Druck in der Aorta, öffnen sich die Taschenklappen, und die zweite Phase der Systole, die **Austreibungsphase**, beginnt. Der Ventrikeldruck steigt dabei zunächst noch weiter bis auf einen Maximalwert an (Tab. 8.3), und fällt gegen Systolenende wieder ab. Eine Kontraktionsform, bei der sich Volumen und Druck gleichzeitig ändern, bezeichnet man als **auxobare Kontraktion**. In der Austreibungsphase wirft jeder Ventrikel bei körperlicher Ruhe ein Schlagvolumen von etwa 70 ml aus, während ein Restvolumen von 40–50 ml in der Kammer zurückbleibt, d. h. die **Auswurffraktion** (Schlagvolumen/enddiastol. Füllungsvolumen; Ejektionsfraktion, **EF**) beträgt beim Herzgesunden mindestens 60 %.

Der Anstieg des Ventrikeldrucks in der Austreibungsphase ist nicht durch eine zusätzliche Kraftentwicklung der Ventrikelmuskulatur bedingt, sondern ergibt sich als Folge der Größenänderung des Herzens. Dieser Sachverhalt lässt sich mithilfe der **Laplace-Beziehung** erklären: Zwischen der muskulären Wandspannung K (Kraft/Wandquerschnitt) und dem Innendruck P eines kugelförmigen Hohlkörpers mit dem Radius r und der Wanddicke d gilt folgende Beziehung:

$$K = P\frac{r}{2d}$$

Gleichung 8.1

In der Austreibungsphase nimmt der Radius r um etwa 25 % ab und die Wanddicke d um ca. 50 % zu, während die Wandspannung um etwa 30 % abnimmt. Deshalb steigt der Innendruck P und der Druck in der Aorta nach Öffnung der Aortenklappe noch weiter an, obwohl die Wandspannung bereits abnimmt.

Am Ende der Austreibungsphase führt der Druckabfall im Ventrikel zum Schluss der Taschenklappen. Damit beginnt der erste Abschnitt der Diastole, die **Entspannungsphase**. Da in diesem Zeitintervall alle Klappen geschlossen sind, verläuft die Erschlaffung **isovolu-**

Tab. 8.3 Physiologische Drücke in den Ventrikeln und in den arteriellen Ausstrombahnen beim Jugendlichen in körperlicher Ruhe

Parameter	(Höchster) systolischer Druck		Enddiastolischer Druck	
	mm Hg	kPa	mm Hg	kPa
Rechter Ventrikel	25	3,3	5	0,7
Truncus pulmonalis	25	3,3	10	1,3
Linker Ventrikel	120	16,0	10	1,3
Aorta	120	16,0	80	10,7

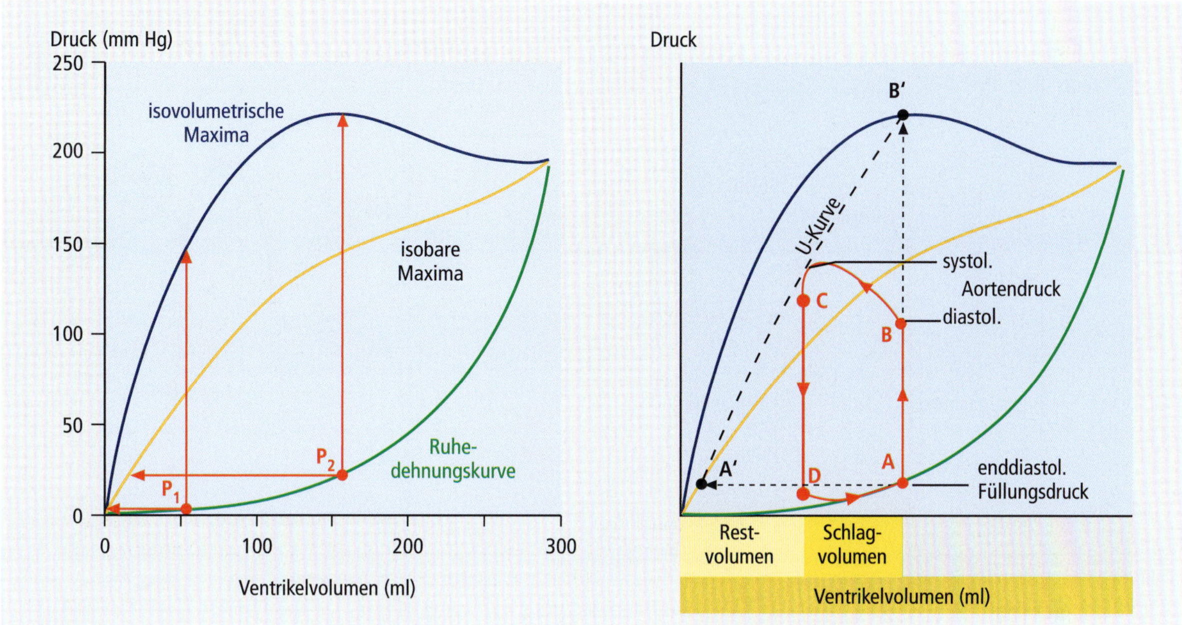

Abb. 8.21 Druck-Volumen-Diagramm der isolierten linken Herzkammer. **Links** Ruhedehnungskurve sowie Kurven der isobaren und isovolumetrischen Maxima. Von zwei Punkten (P_1 und P_2) ausgehend, sind jeweils die Maximalkontraktionen bei konstantem Druck und konstantem Volumen eingezeichnet. **Rechts** Arbeitsdiagramm des Herzens (rot), **A–B** isovolumetrische Anspannung, **B–C** auxobare Austreibung; die Kontraktionskurve erreicht die Kurve der Unterstützungsmaxima (U-Kurve, gestrichelt), die zwischen den Kurven der isobaren und der isovolumetrischen Maxima verläuft, **C–D** isovolumetrische Entspannung, **D–A** Füllung nach Maßgabe der Ruhedehnungskurve

metrisch, d.h. ohne Änderung des Ventrikelinhalts. Der intraventrikuläre Druck fällt rasch bis zum Erreichen der Vorhofdrücke ab (links: 9 mm Hg, rechts: 4 mm Hg). Bei Unterschreitung des jeweiligen Vorhofdrucks öffnen sich die Atrioventrikularklappen, und die letzte Phase, die **Füllungsphase**, beginnt. Beim Bluteinstrom in die Ventrikel, der anfangs schnell und dann immer langsamer erfolgt, steigt der Druck nur wenig an (◘ Tab. 8.3).

Vorlast und Nachlast des Herzens. Als **Vorlast (preload)** bezeichnet man die durch die Kammerfüllung passiv entstandene enddiastolische Wandspannung. Die Laplace-Beziehung (s. o.) zeigt die Auswirkungen der Änderung des Füllungsvolumens auf die Wandspannung: Eine Zunahme der enddiastolischen Füllung führt einerseits zur Erhöhung des Füllungsdrucks P und andererseits zur Zunahme des Kammerradius r und Abnahme der Wanddicke d und damit zur Erhöhung der Wandspannung K. Entsprechend kommt es bei Abnahme der enddiastolischen Füllung zu einer überproportionalen Verminderung der enddiastolischen Wandspannung.

Durch die Vorlast wird aufgrund des **Frank-Straub-Starling-Mechanismus** (▸Kap. 8.3.2) das Schlagvolumen der Ventrikel wesentlich beeinflusst. In ○ Abb. 8.24 ist diese Abhängigkeit in Form der Starling-Kurve wiedergegeben.

Als **Nachlast (afterload)** wird die in der Ventrikelsystole aktiv entwickelte Wandspannung zur Überwindung des diastolischen Aorten- bzw. Pulmonalisdrucks bezeichnet. Eine Verminderung der Nachlast kann demnach bei einer Senkung des diastolischen Aorten- bzw. Pulmonalisdrucks sowie bei Verkleinerung des Ventrikeldurchmessers auftreten.

Druck-Volumen-Diagramm. Die Phasen der Herzaktion lassen sich in einem Diagramm darstellen, in dem der Druck auf der Ordinate und das Volumen auf der Abszisse abgetragen wird (○ Abb. 8.21, links). Eine solche Darstellungsform entspricht dem Kraft-Längen-Diagramm des Skelettmuskels (▸Kap. 18.3.3). Wie in diesem wird das Verhalten des erschlafften Muskels bei passiver Dehnung durch die Ruhedehnungskurve charakterisiert. Für die Herzkammer gibt diese diejenigen Drücke an, die den verschiedenen Volumina bei passiver Ventrikelfüllung zugeordnet sind. Ihre Steilheit ist ein Maß für den Widerstand, den die Ventrikelmuskulatur einer Dehnung entgegensetzt. Der Kurvenverlauf zeigt, dass die Dehnbarkeit des Ventrikels mit zunehmender Füllung abnimmt.

Wie der Skelettmuskel, kann auch das isolierte Herz unter zwei verschiedenen experimentellen Bedingungen zur Kontraktion veranlasst werden. Erfolgt der Auswurf des Blutes aus dem Ventrikel gegen einen vernachlässigbar kleinen Widerstand, so handelt es sich

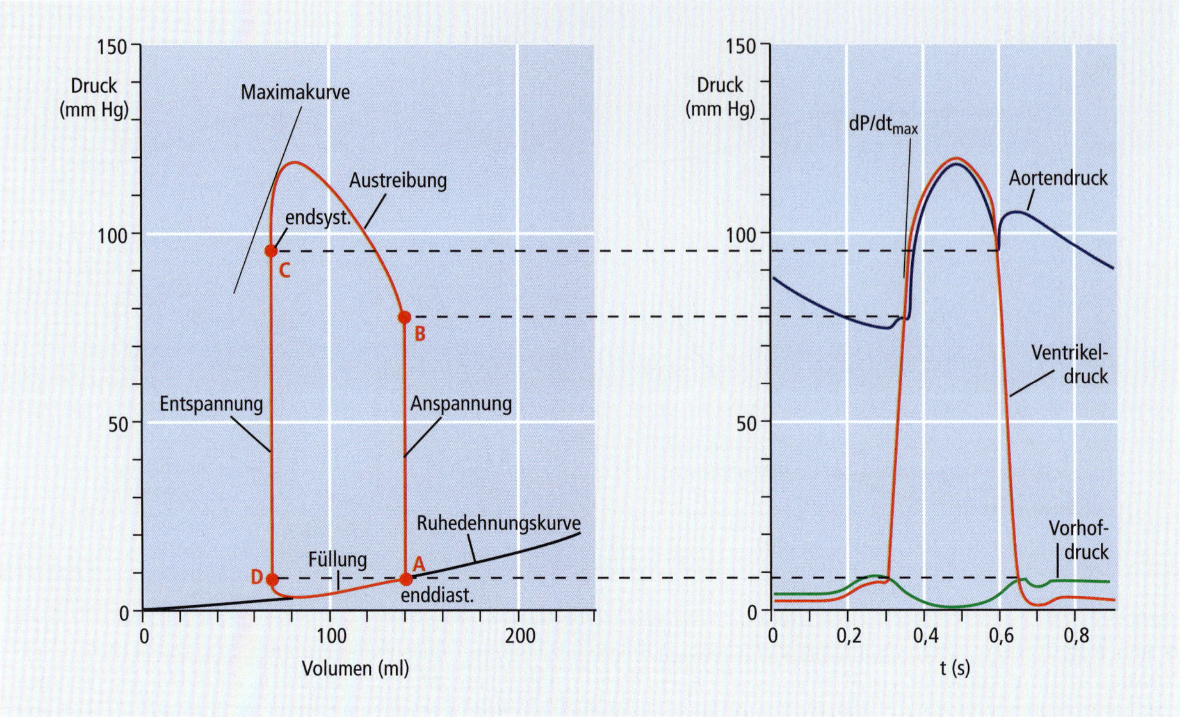

Abb. 8.22 Links Herzzyklus im Druck-Volumen-Diagramm bei körperlicher Ruhe, **rechts** Druckverläufe in Abhängigkeit von der Zeit während der Herzaktion. **Rot** Druck im linken Ventrikel, **blau** Aortendruck, **grün** Vorhofdruck. Die gestrichelten Hilfsgeraden verbinden die Zeitpunkte mit den Drücken beim Öffnen (B) und Schließen (C) der Aortenklappe (obere Hilfsgeraden) bzw. beim Öffnen (D) und Schließen (A) der Mitralklappe (untere Hilfsgerade)

um eine **isobare Kontraktion**. Wird dagegen der Blutauswurf während der Faseranspannung verhindert (unendlich großer Widerstand), führt der Muskel eine **isovolumetrische Kontraktion** aus.

Jedem Füllungszustand, d. h. jedem Punkt der Ruhedehnungskurve, lässt sich eine isobare und eine isovolumetrische Maximalkontraktion zuordnen. Die Verbindungen aller Maximalwerte für die beiden Kontraktionsformen liefern die Kurven der **isobaren** und der **isovolumetrischen Maxima**.

In Abb. 8.21 (links) sind zwei Punkte der Ruhedehnungskurve (P_1 und P_2) mit ihren Maximalkontraktionen bei konstantem Druck und bei konstantem Volumen eingezeichnet. Man erkennt deutlich, dass die Maximalkontraktionen mit steigender Ausgangsfüllung zunächst zunehmen und dann wieder kleiner werden, d. h. das Herz ist – in Abhängigkeit von der Ausgangsfüllung – in der Lage, unterschiedliche Drücke zu entwickeln bzw. Auswurfvolumina zu fördern.

Wie bereits erwähnt, führt die Ventrikelmuskulatur in situ zunächst eine isovolumetrische und nach Öffnung der Taschenklappen eine auxobare Kontraktion aus. Die Ventrikelkontraktionen in situ erreichen daher die entsprechend bezeichnete **Kurve** der **Unterstützungsmaxima (U-Kurve)**, die zwischen den Kurven der isobaren und der isovolumetrischen Maxima verläuft.

In Abb. 8.21 (rechts) sind die vier Phasen der Herzaktion für den linken Ventrikel in einem Druck-Volumen-Diagramm dargestellt. Dabei bezeichnen die Strecken A–B die isovolumetrische Anspannungsphase, B–C die auxobare Austreibungsphase, C–D die isovolumetrische Entspannungsphase und D–A die Füllungsphase. Diese Phasen sind durch die Änderungen der Klappenstellungen voneinander abgegrenzt, und zwar durch den Schluss der Mitralklappe (A), die Öffnung der Aortenklappe (B), den Schluss der Aortenklappe (C) und die Öffnung der Mitralklappe (D).

Eine solche Darstellung des gesamten Herzzyklus in Form einer geschlossenen Druck-Volumen-Schleife, die insbesondere für die Erläuterung der Anpassungsvorgänge (s. u.) nützlich ist, wird als **Arbeitsdiagramm** des Ventrikels bezeichnet. Die von der Schleife eingeschlossene Fläche stellt ein Maß für die erbrachte Druck-Volumen-Arbeit des Ventrikels dar. In Abb. 8.22 (links) sind die Druck-Volumenveränderungen im linken Ventrikel (Druck-Volumen-Schleife) in körperlicher Ruhe den zeitlichen Druckänderungen während eines Herzzyklus (Abb. 8.22, rechts) zugeordnet. Die Fläche zwischen der Abszisse und dem Kurvenabschnitt D–A kennzeichnet die zum Füllen des Ventrikels in der Diastole notwendige Arbeit.

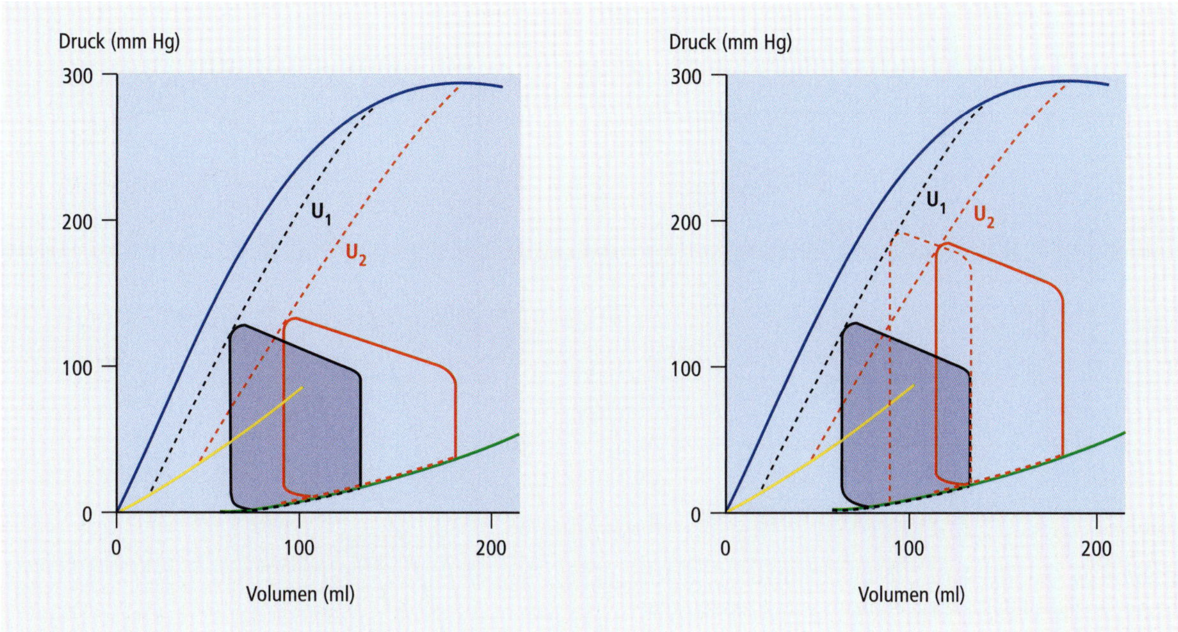

Abb. 8.23 Anpassung des denervierten Herzens nach dem Frank-Straub-Starling-Mechanismus, dargestellt im Druck-Volumen-Diagramm des linken Ventrikels. **Links** Anpassung an eine akute Volumenbelastung mit stärkerer enddiastolischer Füllung (erhöhter Vorlast), **rechts** Anpassung an eine akute Druckbelastung (erhöhte Nachlast), die stufenweise zu einer Zunahme der diastolischen Füllung führt

8.3.2 Anpassung der Herzaktion

Herzzeitvolumen unter Ruhe- und Belastungsbedingungen. In körperlicher Ruhe wird bei jeder Herzaktion, wie erwähnt, sowohl vom rechten als auch vom linken Ventrikel jeweils ein Schlagvolumen von etwa 70 ml ausgeworfen. Die **Herzfrequenz** beträgt im Mittel ca. 70 min^{-1}. Damit ergibt sich für das **Herzzeitvolumen**, d. h. das Blutvolumen, das in der Zeiteinheit in den Lungen- bzw. Körperkreislauf transportiert wird, ein Wert von etwa 5 $l \cdot min^{-1}$. Der auf die Körperoberfläche bezogene **Herzindex** (HI) beträgt 3–4 $l \cdot min^{-1} \cdot m^{-2}$.

Unter Belastungsbedingungen, insbesondere bei körperlicher Arbeit, kann das Herzzeitvolumen erheblich gesteigert werden. Im Extremfall kommt es zu einer Zunahme des Schlagvolumens auf das Doppelte und zu einem Anstieg der Herzfrequenz auf das 2,5-Fache des Ruhewerts, sodass ein Herzzeitvolumen von 25 $l \cdot min^{-1}$ resultiert. Diese Anpassung der Herztätigkeit an die Bedürfnisse des Gesamtorganismus erfolgt überwiegend unter dem Einfluss der Herznerven, der intrakardiale Anpassungsmechanismus (s. u.) spielt nur eine untergeordnete Rolle.

Intrakardialer Anpassungsmechanismus. Das Herz kann sich ohne nervale und humorale Einflüsse aufgrund seiner muskulären Eigenschaften sowohl wechselnden Volumen- als auch Druckbelastungen anpassen. Auch nach Durchtrennung der Herznerven ist bei konstanter Herzfrequenz eine Anpassung der Herzarbeit möglich. Ein erhöhtes venöses Angebot wird durch eine Zunahme des Schlagvolumens beantwortet. Der Mechanismus dieser Anpassung ist im Druck-Volumen-Diagramm der Abb. 8.23 (links) dargestellt. Im Vergleich zur Ausgangssituation hat das größere venöse Angebot eine vermehrte enddiastolische Füllung bzw. Vorlast des Ventrikels zur Folge. Die dadurch weiter gedehnten Herzmuskelfasern verkürzen sich stärker, und das Schlagvolumen steigt an (Abb. 8.24). Dieser Anpassungsmodus wird als **intrakardialer** oder als **Frank-Straub-Starling-Mechanismus** bezeichnet. Für das Herz in situ spielt er bei kurzfristigem Volumenausgleich (z. B. bei plötzlicher Änderung des venösen Rückstroms durch Wechsel der Körperposition) und bei der Abstimmung der Schlagvolumina von rechtem und linkem Herzen eine Rolle. Für das transplantierte Herz stellt der Frank-Straub-Starling-Mechanismus für die erste Zeit die einzige Regulationsmöglichkeit dar.

Ebenso wie bei akuter Volumenbelastung ist das isolierte Herz auch bei Zunahme des Aorten- bzw. Pulmonalisdrucks (d. h. der Nachlast), die z. B. als Folge eines erhöhten peripheren Widerstands auftreten kann, zu einer intrakardialen Anpassung befähigt. Ein Anstieg des Auswurfwiderstands wird durch eine verstärkte Druckentwicklung des Ventrikels beantwortet. Den Mechanismus dieser in Stufen erfolgenden Anpassung erläutert Abb. 8.23 (rechts): Steigt der diastolische Aortendruck plötzlich an, ist der linke Ventrikel zunächst nur in der Lage, ein reduziertes Schlagvolumen auszuwerfen. Dadurch kommt es zu einer Zunahme des Restvolumens und bei der nächsten

8

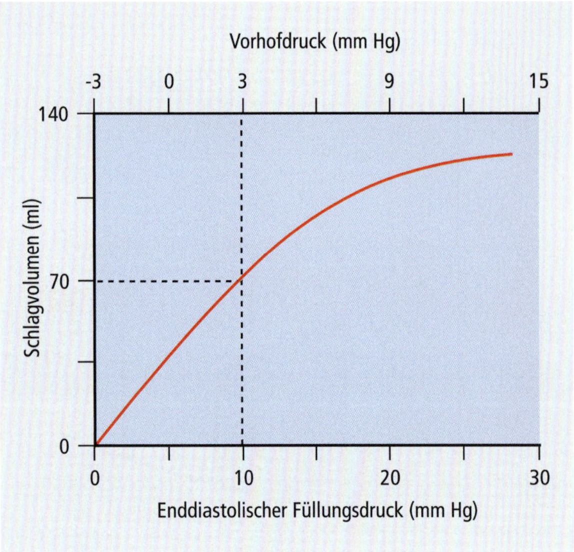

o Abb. 8.24 Starling-Kurve (Herzfunktionskurve), welche die Abhängigkeit des Schlagvolumens vom linksventrikulären enddiastolischen Füllungsdruck (als Maß für die Vorlast) bzw. vom Druck im linken Vorhof beschreibt. Die Erhöhung des enddiastolischen Füllungsdrucks im angegebenen Bereich führt über den Frank-Straub-Starling-Mechanismus zu einer Steigerung des Schlagvolumens. Die gestrichelten Linien geben die Referenzwerte beim Liegenden in Ruhe wieder

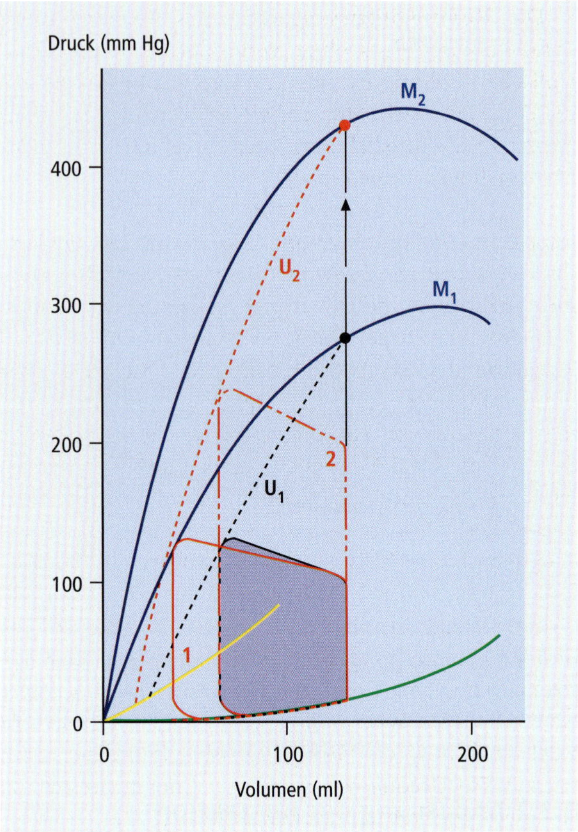

o Abb. 8.25 Einfluss des Sympathikus auf die Arbeitsbedingungen des linken Ventrikels. Durch Aktivierung des Sympathikus (positiv inotrope Wirkung) wird die Kurve der isovolumetrischen Maxima zu höheren Drücken hin verlagert ($M_1 \rightarrow M_2$), sodass die Kurve der Unterstützungsmaxima steiler ansteigt ($U_1 \rightarrow U_2$). Damit ist der Ventrikel in der Lage, bei unverändertem enddiastolischem Volumen entweder ein größeres Schlagvolumen zu fördern (1) oder das ursprüngliche Schlagvolumen gegen einen erhöhten Druck auszuwerfen (2)

Aktion – wegen des gleichbleibenden venösen Rückstroms – zu einer größeren diastolischen Füllung. Die gedehnten Myokardfasern gelangen auf diese Weise in einen Arbeitsbereich, in dem sie eine kräftigere Kontraktion ausführen und so das normale Schlagvolumen mit erhöhtem Druck auswerfen können. Auch in diesem Fall hat also die vermehrte Füllung des Ventrikels entscheidende Bedeutung für den Anpassungsmechanismus.

Extrakardialer Anpassungsmechanismus. Die Anpassung der Herzarbeit an körperliche Belastung erfolgt normalerweise unter dem Einfluss des Sympathikus. Dessen vom Zentralnervensystem ausgelöste Aktivierung führt, wie erwähnt, zu einer verstärkten Kontraktionskraft (positiv inotropen Wirkung) der Herzmuskulatur. Zur **Beurteilung** der **Kontraktionskraft** wird üblicherweise die **Kontraktilität** herangezogen. Als Maß hierfür dient die **maximale Druckanstiegsgeschwindigkeit** (dp/dt_{max}) in der isovolumetrischen Anspannungsphase (o Abb. 8.22 B). Sie wird durch Druckmessung mithilfe eines Herzkatheters ermittelt und beträgt normalerweise linksventrikulär in Ruhe 1500–2000 mm Hg/s (200–270 kPa/s).

Diese positiv inotrope Wirkung des Sympathikus stellt sich im Druck-Volumen-Diagramm als Linksverlagerung und als steilerer Anstieg der Kurve der Unterstützungsmaxima dar (o Abb. 8.25, Verlagerung von U_1 nach U_2). Wie das rot eingezeichnete Arbeitsdiagramm 1 zeigt, wird in diesem Fall – ausgehend von der gleichen enddiastolischen Füllung – unter stärkerer Ausschöpfung des Restvolumens ein vergrößertes Schlagvolumen ausgeworfen. Das Herz zieht sich also in der Systole bei körperlicher Belastung stärker und schneller zusammen als unter Ruhebedingungen, was auch durch die direkte Beobachtung mithilfe bildgebender Verfahren bestätigt wird. Die Linksverlagerung der U-Kurve lässt weiterhin erkennen, dass unter dem Einfluss des Sympathikus auch der Auswurf eines normalen Schlagvolumens gegen einen erhöhten Widerstand möglich ist (o Abb. 8.25, strichpunktierte Kurve). Je nach der speziellen Kreislaufsituation kann ein größeres Schlagvolumen ausgetrieben und/oder ein höherer Druck überwunden werden. Den gesamten Anpassungsmodus bezeichnet man wegen der Beteiligung von Herznerven als **extrakardialen Mechanismus**.

Die Kontraktilitätssteigerung des Herzens unter Sympathikuseinfluss ohne Vergrößerung der enddiastolischen Füllung ist, wie in ▸ Kap. 8.2.3 beschrieben, die Folge eines erhöhten cAMP-vermittelten Ca^{2+}-Einstroms in die Muskelfasern, der zu verstärkten Aktin-Myosin-Interaktionen führt.

Anpassung der Herzfrequenz. Die zweite Möglichkeit, die Herzarbeit an die Bedürfnisse des Gesamtorganismus anzupassen, besteht in der Änderung der Schlagfrequenz. Bei körperlicher Belastung kommt es durch Zunahme des Sympathikustonus, insbesondere aber durch Abnahme des Vagustonus, zu einer Steigerung der Herzfrequenz. Mit der Frequenzsteigerung verändert sich auch das Verhältnis der Systolen- zur Diastolendauer. Bei einer Ruhefrequenz von 70 min^{-1} beträgt dieses Verhältnis etwa 1:2 (Anspannungszeit 60 ms, Austreibungszeit 210 ms, Entspannungszeit 60 ms, Füllungszeit ca. 500 ms). Bei einer Herzfrequenz von ca. 95 min^{-1} steigt die Systolen-Diastolen-Relation auf 1:1 und bei 150 min^{-1} sogar auf 2:1 an. Die Diastolendauer wird also bei einer Frequenzsteigerung stärker verkürzt als die Systolendauer, sodass eine kürzere Zeit für die Ventrikelfüllung zur Verfügung steht. Trotzdem ist bis zu einer Herzfrequenz von 150 min^{-1} noch eine ausreichende Ventrikelfüllung gewährleistet. Die – wenn auch nicht so starke – Abnahme der Systolendauer erfordert eine schnellere Verkürzung der Myokardfasern, die durch die Zunahme des Sympathikustonus gewährleistet ist.

Die Pumpfunktion des Herzens wird demnach von folgenden Faktoren bestimmt:

- Vorlast,
- Nachlast,
- Kontraktilität und
- Herzfrequenz.

Anpassung an lang dauernde Belastungen. Ist das Herz wiederholt oder ständig einer erhöhten Arbeitsbelastung ausgesetzt, kommt es außer den funktionellen Regulationen zu einer strukturellen Anpassung und dadurch zu einer „harmonischen" Dicken- und Längenzunahme der einzelnen Muskelfasern (**Hypertrophie**) mit eventueller Erweiterung der Hohlräume (**Dilatation**). Das Gewicht des Herzens kann dabei von normalerweise 300 g bis auf 500 g (Sportlerherz) ansteigen. Nach der Beendigung eines Trainings bildet sich die Hypertrophie innerhalb weniger Monate zurück.

Bei Überschreitung des **kritischen Grenzgewichts** von 500 g besteht die Gefahr einer ungenügenden Sauerstoffversorgung des Muskelgewebes. Mit Zunahme der Faserquerschnitte werden nämlich auch die Diffusionswege zwischen den Kapillaren und dem Inneren der Muskelfasern größer. Unter pathologischen Bedingungen wird dadurch die Entwicklung einer **plastischen Gefügedilatation** ausgelöst (▸ Kap. 8.5.2).

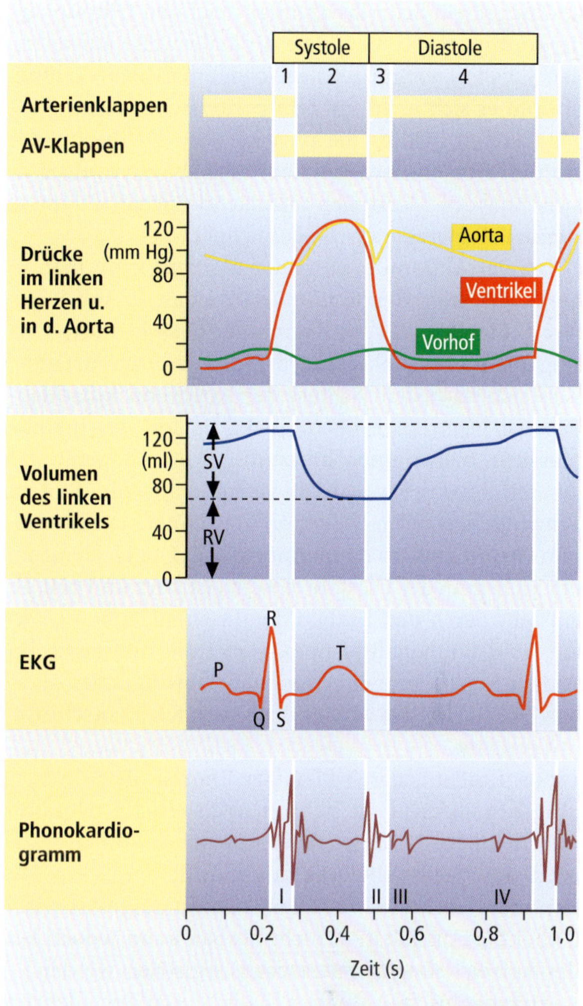

Abb. 8.26 Zeitliche Zuordnung wichtiger Funktionsparameter zu den Aktionsphasen des Herzens. **1** Anspannungsphase, **2** Austreibungsphase, **3** Entspannungsphase, **4** Füllungsphase. Die gelben Querbalken markieren die Verschlussdauer der betreffenden Klappen. **SV** Schlagvolumen, **RV** Restblutvolumen

8.3.3 Signale der Herzaktion

Für die Beurteilung der Herzfunktion stehen verschiedene einfache, nichtinvasive Verfahren zur Verfügung. Hierzu gehören neben der EKG-Registrierung die **Palpation**, d. h. das Tasten des Herzspitzenstoßes, die **Aufnahme** von **Arterien**- und **Venenpulsen** sowie die **Auskultation** des **Herzschalls**.

Herzschall. Die durch die Herzaktion erzeugten Schwingungen (15–400 Hz) werden auf die Brustwand übertragen und können mithilfe eines aufgesetzten Stethoskops wahrgenommen werden. Sie lassen sich auch mit einem der Brustwand aufliegenden Mikrofon erfassen und durch ein Schreibsystem aufzeichnen (**Phonokardiogramm**, **o** Abb. 8.26). Die normalerweise auftretenden Schallschwingungen bezeichnet man als **Herztöne**, obwohl es sich nicht um rein periodische Schwingungen handelt, wie es die physikalische Definition des Begriffs „Ton" fordert. Von der Norm abweichende, d. h. zwischen den Herztönen auftretende Schallereignisse werden als **Herzgeräusche** bezeichnet.

Bei der Aktion des gesunden Herzens kann man in der Regel zwei Herztöne unterscheiden (**o** Abb. 8.26). Der **I. Herzton**, der zu Beginn der Systole auftritt, ist lang und dumpf. Er kommt vor allem dadurch zustande, dass sich nach dem Schluss der Atrioventrikularklappen das Ventrikelmyokard ruckartig um das inkompressible Blutvolumen anspannt. Dadurch gerät das gesamte System, Myokard und eingeschlossenes Blut, in Schwingungen. Den I. Herzton bezeichnet man aus diesem Grund auch als **Anspannungston**. Der **II. Herzton**, der zu Beginn der Diastole einsetzt, ist kurz und hell. Er entsteht durch den Schluss der Taschenklappen (Aorten- und Pulmonalisklappe), wobei die Blutsäulen im Anfangsteil der großen Arterien in Schwingungen geraten. Der II. Herzton wird deshalb auch **Klappenschlusston** genannt.

Bei Kindern, deren kleinerer Thorax die Schallleitung begünstigt, lässt sich oft noch ein **III. Herzton** wahrnehmen, der durch den Einstrom des Blutes während der Ventrikelfüllung zustande kommt. Ein **IV. Ton**, der durch die Vorhofkontraktion ausgelöst wird, ist bei der Auskultation nicht hörbar, kann jedoch bei der Aufzeichnung des Herzschalls registriert werden.

Herzgeräusche entstehen häufig durch Turbulenzen des Blutstroms als Folge gestörter Klappenfunktionen; aber auch Defekte des Septums können für das Auftreten von Herzgeräuschen verantwortlich sein. Wenn bei einer Klappenstenose (Verengung, ▸Kap. 8.5) das Blut durch das eingeengte Ostium strömt, werden durch die auftretenden Turbulenzen charakteristische Geräusche erzeugt. Ebenso kommt es bei einer Klappeninsuffizienz (Schlussunfähigkeit, ▸Kap. 8.5.7) zu Geräuschen, wenn das Blut durch die nicht dicht schließende Klappe in die vorgelagerte Herzhöhle zurückströmt.

Geräusche zwischen dem I. und II. Herzton werden als systolisch, solche zwischen dem II. und I. Herzton als diastolisch bezeichnet. Aus der Klappenspielfolge im Herzzyklus lässt sich ableiten, dass Stenosen der Taschenklappen oder Insuffizienzen der Segelklappen zu **systolischen Geräuschen** führen, während Stenosen der Segelklappen oder Insuffizienzen der Taschenklappen jeweils **diastolische Geräusche** verursachen.

Die Beurteilung der Klappenfunktionen erfordert die Zuordnung von evtl. auftretenden Geräuschen zu einem der vier Klappensysteme. Daher hat man vier **Auskultationsstellen** festgelegt, von denen aus der wahrgenommene Schall auf jeweils ein bestimmtes Klappensystem bezogen werden kann (**o** Abb. 8.27). Diese Auskultationsstellen stimmen im Allgemeinen nicht mit den Orten der Klappenprojektion auf der Brustwand überein, sondern sind etwas davon entfernt in Richtung des Blutstroms verlagert. Sie werden jeweils durch die Angabe eines Interkostalraums (ICR) und einer charakteristischen senkrechten Linie lokalisiert. Man auskultiert die Aortenklappe im 2. ICR rechts parasternal, die Pulmonalklappe im 2. ICR links parasternal, die Trikuspidalklappe in Höhe des 4. ICR auf dem Sternum und die Mitralklappe im 5. ICR links medioklavikular.

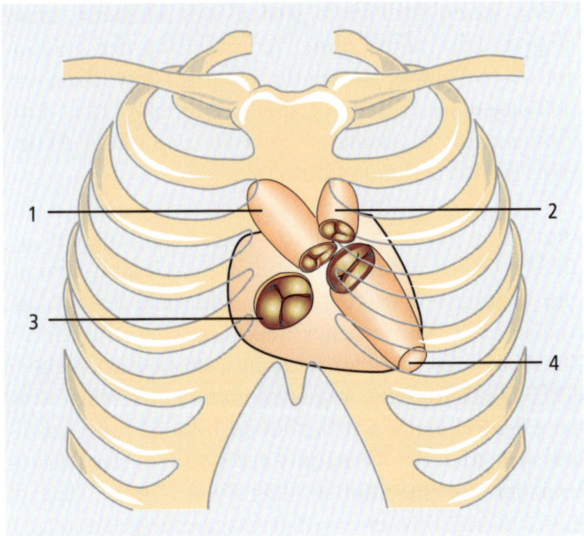

o Abb. 8.27 Projektion der Herzklappensysteme auf die Thoraxwand und Schallfortleitung in Richtung des Blutstroms (rötlich getönte Zonen). Auskultationsorte für die Aortenklappe (1), Pulmonalklappe (2), Trikuspidalklappe (3), Mitralklappe (4)

Weitere funktionsdiagnostische Verfahren. In der klinischen Herzfunktionsdiagnostik werden außerdem einen größeren apparativen Aufwand erfordernde nichtinvasive Verfahren eingesetzt. Neben der klassischen Röntgendiagnostik sind dies die Computertomographie, die Kernspintomographie und die Echokardiographie. Wertvolle diagnostische Hinweise liefern auch invasive Untersuchungen mithilfe des Herzkatheters.

Zusatzinformation

Die **Computertomographie** (CT) ist ein röntgenologisches Verfahren, bei dem durch Computerverarbeitung Schichtbilder des Herzens erzeugt werden. Die **Kernspintomographie** (Magnetresonanztomographie, MRT) liefert gleichfalls Schichtbilder, jedoch mit einer noch höheren Auflösung. Im Gegensatz zur CT arbeitet dieses Verfahren nicht mit Röntgenstrahlen, sondern mit einem Magnetfeld hoher Feldstärke und mit elektromagnetischen Wellen im MHz-

Tab. 8.4 Kriterien für die Abgrenzung von Systole und Diastole des linken Ventrikels

Parameter	Beginn der Systole	Beginn der Diastole
Klappen	Schluss der Mitralklappe	Schluss der Aortenklappe
Aortendruck	Minimum	Inzisur der Druckkurve
EKG	Spitze der R-Zacke	Ende der T-Welle
Herztöne	Beginn des I. Tons	Beginn des II. Tons

Bereich. Die **Echokardiographie** (Sonographie des Herzens) stellt eine spezielle Anwendung des Impuls-Echo-Verfahrens dar, bei dem die Reflexion von Ultraschallwellen an Grenzflächen des Herzens (Ventrikelwänden, Septum, Klappen) erfasst wird. Sie ist derzeit noch immer ein besonders wichtiges nichtinvasives Verfahren in der Kardiologie. Mit der **Doppler-Echokardiographie** können Blutflussgeschwindigkeiten ermittelt werden. **Nuklearmedizinische bildgebende Verfahren** zur Beurteilung der Ventrikelfunktion und der Myokarddurchblutung sind ebenfalls nichtinvasiv, erfordern jedoch die intravenöse Applikation eines radioaktiven Indikators (z. B. ^{201}Thallium, ^{99m}Technetium).
Die **Herzkatheteruntersuchung** und die **Angiokardiographie** sind invasive Verfahren, die diagnostischen und therapeutischen Zwecken dienen. Führt man einen Katheter, der mit einem Druckaufnehmer verbunden ist, durch die Gefäße bis in die Herzhöhlen ein, lassen sich Druckverläufe in den untersuchten Abschnitten messen (Abb. 8.26). Über Herzkatheter können auch Röntgenkontrastmittel intrakardial appliziert und dann die Innenräume und Gefäße (einschließlich Gefäßverengungen) in den einzelnen Aktionsphasen dargestellt werden. Weiterhin können Gewebeproben und Blutproben entnommen werden. Letztere dienen der Messung der Sauerstoffsättigung des Blutes in den einzelnen Herzhöhlen (vgl. Bestimmung des Herzzeitvolumens mithilfe des Fick-Prinzips, ▸Kap. 10.8.1). Auch intrakardiale EKG-Ableitungen sind über Herzkatheter möglich.
Besondere Bedeutung haben **interventionelle Herzkathetereingriffe** erlangt. Bei der perkutanen transluminalen **Koronar-Angioplastie (PTCA)** wird mittels eines Ballonkatheters eine Dilatation des stenosierten Koronararterienabschnitts durchgeführt und damit wieder eine normale Durchblutung in dem betroffenen Gefäßgebiet erreicht. Durch eine sich daran anschließende Implantation einer koronaren Gefäß(wand)stütze, eines **Stents**, kann zusammen mit Thrombozytenaggregationshemmern (z. B. Acetylsalicylsäure, Clopidogrel, Prasugrel) in vielen Fällen das Gefäßlumen permanent offen gehalten werden.

Synopsis der Funktionsabläufe. In Abb. 8.26 sind die wichtigsten Funktionsparameter der Herzaktion in einer synchronen Aufzeichnung zusammengefasst. Von oben nach unten sind dargestellt:

- Die **Klappenstellungen** in den vier Aktionsphasen. Die gelben Balken bedeuten geschlossene Klappen.
- Die **Druckverläufe** im linken Ventrikel und in der Aorta. Während der Austreibungsphase übersteigt der Ventrikeldruck etwas den Aortendruck. Am Ende der Austreibung findet sich in der Aortendruckkurve ein kleiner Einschnitt (Frank-Inzisur, ▸Kap. 9.3.2), der auf den Druckabfall beim Schluss der Aortenklappe zurückzuführen ist und das Ende der Systole markiert.
- Die **Volumenänderung** im linken Ventrikel. Nach Auswurf des Schlagvolumens (SV) bleibt am Ende der Systole das Restvolumen (RV) im Ventrikel zurück.
- Das **Elektrokardiogramm**. Die Vorhoferregung (P-Welle) fällt in die späte Ventrikeldiastole. Die Spitze der R-Zacke markiert den Beginn der Ventrikelsystole, das Ende der T-Welle ihren Abschluss.
- Das **Phonokardiogramm**. Der I. Herzton beginnt am Anfang der Anspannungsphase (Systolenbeginn) und klingt erst in der frühen Austreibungsphase ab. Der II. Herzton, der mit dem Anfang der Entspannungsphase (Diastolenbeginn) einsetzt, weist nur wenige Schwingungen auf.

Hieraus ergeben sich die in Tab. 8.4 aufgelisteten Kriterien für die Abgrenzung der beiden Hauptphasen im Zyklus des linken Ventrikels.

8

In Kürze

- In der Füllungsphase der **Diastole** werden die Kammern durch Verschiebung der Ventilebene gefüllt. Die folgende **Systole** besteht aus der kurzen isovolumetrischen Anspannungsphase und der Austreibungsphase, während der das Schlagvolumen durch eine auxobare Kontraktion ausgeworfen wird. Mit dem Schluss der Aorten- und Pulmonalklappe beginnt die kurze diastolische Erschlaffungsphase.
- Unter der **Vorlast** versteht man die durch die Kammerfüllung am Ende der Diastole passiv entstandene Wandspannung, unter der **Nachlast** die

in der Systole aktiv entwickelte Wandspannung zur Überwindung des diastolischen Aorten- bzw. Pulmonalisdrucks.

- Die einzelnen Phasen der Herzaktion lassen sich in einem **Druck-Volumen-Diagramm** darstellen, das u.a. eine Abschätzung der Druck-Volumen-Arbeit der Ventrikel erlaubt.
- Das **Herzzeitvolumen** in Ruhe beträgt bei einer Herzfrequenz von 70/min und einem Schlagvolumen von 70 ml ca. 5 l/min. Unter Belastungsbedingungen kann es bis auf 25 l/min ansteigen. Die entsprechende Anpassung erfolgt durch Aktivierung des Sympathikus (Steigerung der Kontraktilität und der Herzfrequenz).
- Die **Ejektionsfraktion**, d.h. das Verhältnis von Schlagvolumen zu enddiastolischem Volumen, beträgt normalerweise 60–70 %.
- Eine kurzfristige Anpassung des Schlagvolumens bei Erhöhung der Vor- oder Nachlast (z.B. bei Wechsel der Körperposition) erfolgt ohne nervale Einflüsse durch den **Frank-Straub-Starling-Mechanismus**.
- Die bei der Herzaktion auftretenden Schallschwingungen werden als **Herztöne** bezeichnet. Der I. Herzton wird durch die Kontraktion der Ventrikel in der Anspannungsphase, der II. Herzton durch den Schluss der Taschenklappen am Ende der Systole erzeugt.
- **Herzgeräusche** sind von der Norm abweichende Schallereignisse. Sie werden durch Turbulenzen des Blutstroms (z.B. bei einer gestörten Klappenfunktion oder einem Septumdefekt) hervorgerufen.

8.4 Energetik der Herzaktion

8.4.1 Herzarbeit und Herzleistung

Formen der physikalischen Herzarbeit. Während der Systole verrichtet die Ventrikelmuskulatur durch Spannungsentwicklung und Faserverkürzung hauptsächlich eine **Druck-Volumen-Arbeit**. Geht man davon aus, dass der linke Ventrikel bei körperlicher Ruhe ein Schlagvolumen von 70 ml ($7 \cdot 10^{-5}\,m^3$) mit einem mittleren Druck von 100 mm Hg ($1{,}33 \cdot 10^4\,N/m^2$) auswirft, leistet er eine Druck-Volumen-Arbeit von etwa 0,93 Nm (0,93 J). Der rechte Ventrikel muss bei gleich großem Schlagvolumen (70 ml) nur einen mittleren Druck von 15 mm Hg ($2 \cdot 10^3\,N/m^2$) erzeugen, sodass seine Druck-Volumen-Arbeit etwa 0,14 Nm (0,14 J) beträgt. Für beide Ventrikel zusammen ergibt sich somit pro Systole ein Arbeitsbetrag von etwa 1,1 J.

Außer der Druck-Volumen-Arbeit hat die Ventrikelmuskulatur noch eine **Beschleunigungsarbeit** zu bringen, um die träge Masse des Blutes (m) auf die Auswurfgeschwindigkeit (v) zu bringen. Die Beschleunigungsarbeit, die sich aus $1/2\,mv^2$ berechnet, ist unter Ruhebedingungen gering und für beide Ventrikel gleich groß (0,01 J). Für den linken Ventrikel beträgt sie also nur etwa 1 % und für den rechten Ventrikel 7 % der Gesamtarbeit. Der Anteil der Beschleunigungsarbeit nimmt jedoch bei körperlicher Belastung und bei Elastizitätsverlust der Aorta im Alter deutlich zu.

Herzleistung. Die Herzleistung, d.h. die Herzarbeit pro Zeiteinheit, lässt sich für die Ruhefrequenz (mit einer Systole pro Sekunde) leicht angeben. Sie ist in diesem Fall etwa 1,1 W (1,1 J/s), was einer Leistung von 23 kcal/Tag (96 kJ/Tag) entspricht. Der Wirkungsgrad der Herzarbeit, d.h. derjenige Anteil der umgesetzten Energie, der in mechanische Arbeit umgewandelt wird, beträgt ca. 25 %. Daher müssen für die Herztätigkeit unter Ruhebedingungen 70–90 kcal/Tag (300–400 kJ/Tag) oder 5 % des Grundumsatzes (▸Kap. 15.1.2) bereitgestellt werden.

Die Gesamtenergie, die das Herz zur Erfüllung seiner Funktionen benötigt, ist folgendermaßen verteilt: Etwa 80 % der Energie wird für die Kontraktionen benötigt, 0,5–1 % der Energie fließen in die Ionenpumpen und für die Strukturerhaltung sind 15–20 % der Energie erforderlich.

8.4.2 Blutversorgung und Energiegewinnung des Myokards

Koronardurchblutung. Das Herz wird, wie in ▸Kap. 8.1.2 beschrieben, von zwei Koronararterien mit Blut versorgt. Deren Versorgungsgebiete haben, wie ebenfalls bereits erwähnt, eine erhebliche interindividuelle Variabilität, die klinisch von großer Bedeutung sein kann. Die Durchblutung des Herzmuskelgewebes beträgt in körperlicher Ruhe ca. $0{,}8–0{,}9\,ml \cdot g^{-1} \cdot min^{-1}$. Durch die Koronararterien strömen somit bei einem 300 g schweren Herzen etwa 250 ml Blut/min, das sind rund 5 % des gesamten Herzzeitvolumens. Bei schwerer körperlicher Arbeit kann die Durchblutung bis auf das 4,5-Fache des Ruhewerts ansteigen (◘ Tab. 8.5).

Die Koronardurchblutung erfolgt im Gegensatz zur Perfusion anderer Organe nicht kontinuierlich, sondern weist starke **rhythmische Schwankungen** in Abhängigkeit von den Kontraktionsphasen auf (◘ Abb. 8.28). Diese Diskontinuität beruht einerseits auf dem systolischen Anstieg und dem diastolischen Abfall des Myokarddrucks, die sich auf den Strömungswiderstand in den myokardialen Gefäßen auswirken, und andererseits auf den rhythmischen Änderungen des Aorten-

Tab. 8.5 Myokarddurchblutung, arterielle und koronarvenöse O_2-Konzentration, O_2-Verbrauch sowie Substrataufnahme des Herzens in Körperruhe und bei starker Belastung. Die Substrataufnahme ist in prozentualen Substratanteilen am O_2-Verbrauch des Myokards angegeben

Parameter	Einheit	Ruhe	Arbeit
Myokarddurchblutung $\dot{Q}$	$ml \cdot g^{-1} \cdot min^{-1}$	0,8	3,5
Arterielle O_2-Konzentration $C_{a_{O_2}}$	ml O_2/ml Blut	0,20	0,20
Koronarvenöse O_2-Konzentration $C_{v_{O_2}}$	ml O_2/ml Blut	0,07	0,04
Arteriovenöse O_2-Konzentrationsdifferenz avD_{O_2}	ml O_2/ml Blut	0,13	0,16
O_2-Extraktion	%	62	75
O_2-Verbrauch $\dot{V}_{O_2}$	$ml \cdot g^{-1} \cdot min^{-1}$	0,10	0,55
Substrate			
Glucose	%	31	16
Lactat	%	28	61
Freie Fettsäuren	%	34	21
Brenztraubensäure u. a.	%	7	2

drucks, die den Strömungsantrieb beeinflussen. Während der Anspannungsphase ist der Einstrom in die linke Koronararterie zeitweise unterbrochen. Er steigt in der Austreibungsphase vorübergehend leicht an und erreicht in der Diastole einen Maximalwert. In der rechten Koronararterie sind die zyklischen Schwankungen wegen des geringeren Myokarddrucks weniger deutlich ausgeprägt.

Regulation der Koronardurchblutung. Da bereits in körperlicher Ruhe die O_2-Kapazität des Blutes im Herzmuskelgewebe relativ stark ausgeschöpft wird (O_2-Extraktion: 60–65 %), muss eine Steigerung des Sauerstoffbedarfs bei körperlicher Arbeit vorrangig durch eine Mehrdurchblutung gedeckt werden. Wahrscheinlich stellt der bei Arbeitsbeginn eintretende Sauerstoffmangel (Hypoxie) des Myokards den stärksten Dilatationsreiz für die Koronargefäße dar. Neben dieser lokal-chemischen Durchblutungsregulation – vermittelt vor allem durch einen Anstieg der Adenosin- und extrazellulären K^+-Konzentration – können Endothelfaktoren (z. B. NO) und nervale Einflüsse, wenn auch in geringerem Maße, die Gefäßweite verändern. Im Bereich der distalen Koronargefäße finden sich zahlreiche sympathische β_2-Adrenozeptoren, sodass eine Sympathikusaktivierung neben einer Kontraktilitätssteigerung auch eine Gefäßerweiterung bewirkt.

Myokardiale Sauerstoffversorgung. Der **Sauerstoffverbrauch** des Myokards beträgt in körperlicher Ruhe etwa $0{,}1\ ml \cdot g^{-1} \cdot min^{-1}$. Unter Belastungsbedingungen steigt er mit zunehmender Wandspannung und Kontraktilität sowie mit der Herzfrequenz an und kann im Extremfall etwa das 5,5-Fache des Ruhewerts erreichen (Tab. 8.5). Der O_2-Bedarf des Myokards hängt demnach von den Parametern ab, die auch die Pumpfunktion des Herzens bestimmen (▸Kap. 8.3.2).

Als Maß für die O_2-Versorgungssituation des Herzmuskelgewebes dient die **Güte der Koronardurchblutung**, d. i. das Verhältnis von O_2-Angebot zu O_2-Verbrauch (▸Kap. 10.8.1):

$$\text{Güte der Koronardurchblutung} = \frac{\dot{Q} \cdot C_{a_{O_2}}}{\dot{Q} \cdot avD_{O_2}} = \frac{C_{a_{O_2}}}{avD_{O_2}}$$

Gleichung 8.2

Hierin bedeuten $\dot{Q}$ die Myokarddurchblutung sowie $avDO_2$ die Differenz zwischen der arteriellen O_2-Konzentration $C_{a_{O_2}}$ und der koronarvenösen O_2-Konzentration $C_{v_{O_2}}$. Unter Ruhebedingungen ergibt sich nach Tab. 8.5 für die Güte der Koronardurchblutung ein Wert von 1,5. Ein Absinken von $C_{a_{O_2}}/avD_{O_2}$ unter 1,2 ist ein Zeichen dafür, dass eine kritische Situation in der myokardialen O_2-Versorgung eingetreten ist (Koronarinsuffizienz bzw. koronare Herzkrankheit, ▸Kap. 8.5.1).

Ein Maß für die Anpassungsbreite der O_2-Versorgung ist die **Koronarreserve**. Sie ist definiert als Differenz zwischen maximal möglichem und aktuell vorliegendem O_2-Verbrauch, dividiert durch die letztgenannte Größe:

8

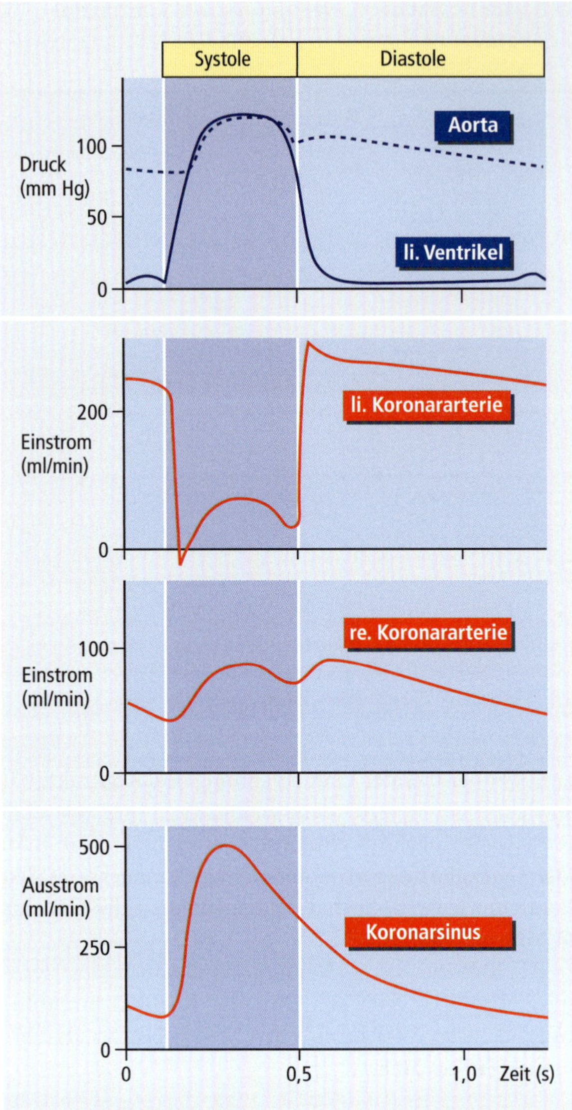

Abb. 8.28 Blutströmungen (Stromzeitvolumina) in den Koronararterien und im Sinus coronarius sowie Druckverläufe im linken Ventrikel und in der Aorta während der Herzaktion

$$\text{Koronarreserve} = \frac{O_2\text{-Verbrauch}_{max} - O_2\text{-Verbrauch}_{akt}}{O_2\text{-Verbrauch}_{akt}}$$

Gleichung 8.3

Für das voll anpassungsfähige Herz unter Ruhebedingungen hat (nach den Daten der ◘ Tab. 8.5) die Koronarreserve einen Wert von etwa 4,5; d. h. die verfügbare O_2-Reserve ist 4- bis 5-mal größer als der O_2-Bedarf des Herzens in Ruhe.

Myokadiale Energiegewinnung. Die wichtigsten Substrate für die Energiegewinnung des Myokards sind freie Fettsäuren, Lactat und Glucose. Wie aus ◘ Tab. 8.5 hervorgeht, stellen unter Ruhebedingungen die freien **Fettsäuren** die dominierenden Energielieferanten des Herzens dar. Mit steigender Belastung nimmt jedoch der Anteil des im Myokard umgesetzten **Lactats** zu. Das Herz ist also in der Lage, die bei körperlicher Arbeit von der Skelettmuskulatur abgegebene Milchsäure zu verwerten. Da die Verwertung über den Citratzyklus (▸Kap. 1.3.3) aber nur in Anwesenheit von Sauerstoff erfolgen kann, ist bei O_2-Mangel dieser Stoffwechselweg versperrt. Daher wird Milchsäure bei ungenügender Koronardurchblutung vom Herzen nicht mehr aus dem Blut extrahiert, sondern von den Herzmuskelzellen produziert und an das Blut abgegeben. Unter diesen Bedingungen ist also die Lactatkonzentration im abfließenden koronarvenösen Blut höher als im zufließenden arteriellen Blut.

Der Abbau der verschiedenen Substrate führt zur **Bildung** von **ATP**, dem unmittelbaren Energieträger für die Muskelkontraktion (▸Kap. 18.3). Der ATP-Gehalt des Myokards beträgt 5–6 µmol/g, der des Phosphokreatins 8–9 µmol/g. Diese Konzentrationen sind relativ niedrig und können Energie für nur wenige Sekunden bzw. Kontraktionen bereitstellen, sodass das Herz auf eine ständige ATP-Resynthese angewiesen ist.

Wiederbelebungszeit des Herzens. Da das Herz seine Energie fast ausschließlich aus dem oxidativen Abbau der Nährstoffe bezieht, kommt es im Fall einer mangelhaften Koronardurchblutung zu einer Funktionseinschränkung. Dauert eine plötzliche, komplette Unterbrechung der Durchblutung (Ischämie) oder der O_2-Zufuhr (Anoxie) länger als 15 s, so treten erste Funktionsstörungen auf. Das Herz kann nunmehr seine normale Kreislauffunktion nicht mehr erfüllen, da die Kontraktionskraft fortschreitend abnimmt und eine Dilatation auftritt. Nach 3–5 min tritt normalerweise ein **funktioneller Herzstillstand** infolge von Kammerflimmern auf. Eine Ischämie- bzw. Anoxiedauer von mehr als 25 min führt zu irreversiblen Schäden des Myokards, die eine Wiederbelebung nicht mehr möglich machen.

In Kürze

- Die vor allem in der Diastole erfolgende **Koronardurchblutung** beträgt in körperlicher Ruhe etwa 0,85 ml · g^{-1} · min^{-1}, d. h. ca. 5 % des Herzzeitvolumens. Bei Belastung wird sie vor allem durch lokale metabolische Faktoren (z. B. Hypoxie), in geringerem Maße auch durch Sympathikusaktivierung über β_2-Adrenozeptoren gesteigert. Sie kann bei stärkster körperlicher Belastung auf das 4,5–5-Fache ansteigen.

- Der **Sauerstoffverbrauch** des **Herzens** wird im Wesentlichen von der Herzfrequenz, Kontraktilität sowie Vor- und Nachlast bestimmt. Ein Maß für die Anpassungsfähigkeit der O_2-Versorgung bei maximaler Belastung stellt die **Koronarreserve** dar. Ein gesteigerter Sauerstoffbedarf kann ausschließlich durch erhöhte Durchblutung gedeckt werden.
- Die wichtigsten **Substrate** für die **Energiegewinnung** des Myokards sind freie Fettsäuren, Lactat und Glucose. Deren Oxidation gewährleistet die für die Herzfunktion ständig erforderliche ATP-Resynthese.
- Ein komplettes **Sistieren** der **Koronardurchblutung** bewirkt nach 3–5 min einen funktionellen Herzstillstand durch Kammerflimmern. Eine Ischämie- bzw. Anoxiedauer von mehr als 25 min führt zu irreversiblen Schäden, die eine Wiederbelebung nicht mehr möglich machen.

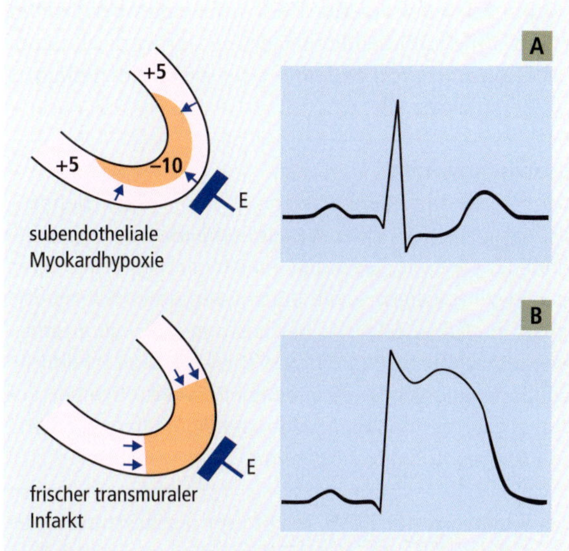

Abb. 8.29 Schematische Darstellung der EKG-Veränderungen bei subendothelialer Myokardischämie bzw. -hypoxie und beim frischen transmuralen Infarkt. **A** Bei der subendokardialen Ischämie ist das minderversorgte Gebiet (rote Zone) weniger elektronegativ als das nichtischämische Areal. Während der vollständigen Erregung des Myokards in der Systole bleibt ein Dipol bestehen, der von subepikardial (normal erregtem Gewebe) nach subendokardial (unzureichend erregtem Gewebe) zeigt und eine ST-Senkung hervorruft. **B** EKG-Veränderungen beim frischen transmuralen Infarkt (hellrote Zone). Auch hier bestehen während der Erregung persistierende Dipole, die in Richtung des Infarkts weisen und eine ST-Hebung im EKG verursachen. **E** Ableitelektrode

8.5 Pathophysiologie des Herzens

8.5.1 Koronare Herzkrankheit

Wie andere Arterien können auch die Koronararterien, und zwar vor allem die größeren Koronararterienäste, von einer Arteriosklerose betroffen sein. Die dabei entstehende **Koronarsklerose**, die zu einer Einengung der koronaren Strombahn oder durch zusätzliche Thrombenbildung zu teilweisem oder vollständigem Verschluss von Koronararterienästen führt, ist die wichtigste Ursache der **koronaren Herzkrankheit** (**KHK**). Ist der Innendurchmesser der großen Koronargefäße um mehr als 75 % verringert und damit die Querschnittsfläche auf ca. 10 % reduziert, kommt es in der Regel bei körperlicher oder psychischer Belastung zur **Myokardischämie** mit **O_2-Mangelschmerz**.

Eine Myokardischämie bzw. -hypoxie betrifft vor allem die subendothelialen Schichten des Myokards. Folgen sind ein K^+-Ausstrom aus den Zellen und eine sog. hypoxische Depolarisation, eine Verkleinerung der Amplitude und eine Verkürzung des Aktionspotenzials. Aufgrund dieser elektrophysiologischen Veränderungen ist eine gleichmäßige Erregung des Herzmuskels während der ST-Strecke im EKG (Mitte der Systole) nicht mehr gewährleistet. Vielmehr bleibt ein Dipol bestehen, der von der gesunden Außenschicht zur hypoxischen Innenschicht, d. h. zum unterversorgten und dadurch unzureichend erregten Gewebe, zeigt (Abb. 8.29 A). Vektorrichtungen von subepikardial nach subendokardial entsprechen einer Negativierung im EKG, d. h. einer **ST-Senkung**. Selbst wenn das Ruhe-EKG normal ist, können im Belastungs-EKG solche ST-Senkungen auftreten.

Biochemisch kommt es bei einer Myokardischämie durch den O_2-Mangel zu einer Störung des oxidativen Stoffwechsels mit ungenügendem bis fehlendem Abbau von Fettsäuren und Lactat. Anstelle Lactat oxidativ zu verwerten, produziert der Herzmuskel Lactat (Lactatumkehr) durch anaerobe Glykolyse (▸ Kap. 15.3.2), um wenigstens auf diesem Weg Energie zu gewinnen. Doch kann dadurch sein Energiebedarf wegen der geringen ATP-Ausbeute nicht gedeckt werden. Infolge der unzureichenden ATP-Bereitstellung und der dadurch bedingten verringerten Aktivität der Na^+/K^+-ATPase tritt rasch eine Störung der intrazellulären Ionenverteilung mit einer Erniedrigung der K^+- und einer Erhöhung der Na^+-Konzentration ein. Die auf diese Weise entstandene Abnahme des transmembranären Na^+-Gradienten hat einen verringerten Auswärtstransport von Ca^{2+} durch den Na^+/Ca^{2+}-Austauscher und damit eine Erhöhung der intrazellulären Ca^{2+}-Konzentration zur Folge (▸ Kap. 4.1.2). Diese wird durch den Ausfall von ATP-abhängigen Calciumpumpen, die Ca^{2+} in das sarkoplasmatische Retikulum rückspeichern (SERCA,

8

▸Kap. 8.2.3) oder aus der Zelle hinauspumpen, weiter erhöht. Eine anhaltende Steigerung der intrazellulären Ca^{2+}-Konzentration bedeutet eine weitere Schädigung der Herzmuskelzelle.

Zusatzinformation

Außer durch eine **Koronarsklerose**, der – wie erwähnt – wichtigsten Ursache einer Myokardischämie bzw. -hypoxie, können diese durch vegetative Fehlsteuerung, Arrhythmien oder Herzinsuffizienz sowie durch überhöhten Sauerstoffbedarf infolge gesteigerter Herzleistung (z. B. bei arteriellem Bluthochdruck, Herzklappenfehlern, Fieber, Schilddrüsenüberfunktion) oder zu niedrigem Sauerstoffgehalt des Blutes (z. B. bei Anämien, Methämoglobinämie, Kohlenmonoxidvergiftung) bedingt sein.

Das **Spektrum** der **KHK** reicht von der **asymptomatischen** Form über die **stabile Angina pectoris** und dem **akuten Koronarsyndrom** (ACS) – unter diesem Begriff werden die **lebensbedrohlichen** Formen der **koronaren Herzkrankheit,** d. h. die instabile Angina pectoris, der nicht-transmurale (NSTEMI, s. u.) und der transmurale Myokardinfarkt (STEMI, s. u.), zusammengefasst – bis zum **Sekundenherztod** („Herzschlag“). Die außerordentliche Bedeutung der KHK geht daraus hervor, dass etwa ⅓ aller **Todesfälle** dadurch bedingt sind. Rechtzeitige Präventivmaßnahmen sollen dazu dienen, Koronarsklerose-fördernde **Risikofaktoren** (▸Kap. 9.9.2) – soweit möglich – auszuschalten. So sollte ein Bluthochdruck wirksam behandelt werden. Bei Adipösen muss durch eine fett- und kohlenhydratarme Nahrung das Körpergewicht verringert werden. Erhöhte Konzentrationen der Serumlipide sollten mit diätetischen Maßnahmen und, wenn diese nicht ausreichen, medikamentös erniedrigt werden. Menschen, die regelmäßig Ausdauersport treiben, erleiden wesentlich seltener einen Herzinfarkt und haben bei eingetretenem Herzinfarkt eine dreimal größere Überlebenschance als Untrainierte. Raucher sollten unbedingt das Rauchen einstellen. Wichtig ist auch der Befund, dass bei gleichzeitigem Vorliegen mehrerer Risikofaktoren das kardiovaskuläre Risiko überproportional ansteigt.

Stabile Angina pectoris

Bei einer Angina pectoris liegt ein (akutes) **Missverhältnis** von **Sauerstoffangebot** und **Sauerstoffverbrauch** (**Koronarinsuffizienz**) bei reduzierter, in fortgeschrittenen Fällen weitgehend **aufgehobener Koronarreserve** (▸Kap. 8.4.2) vor. Als kontinuierlich arbeitendes Organ, das keine Sauerstoffschuld eingehen kann, reagiert der Herzmuskel empfindlich auf eine mangelhafte Sauerstoffversorgung mit einem **Angina-pectoris-Anfall.** Diesen erlebt der Patient als Druckgefühl hinter dem Brustbein, so als werde der Brustkorb von Fassreifen eingeengt oder in einen Schraubstock gespannt (daher die Bezeichnung Angina pectoris = Enge der Brust). Vielfach strahlt der Schmerz bis in die linke Schulter und den Oberarm aus, gelegentlich werden die Beschwerden auch im Nacken und im Schlüsselbeinbereich angegeben oder als Magenverstimmung empfunden.

Für die **stabile Angina pectoris** ist typisch, dass die **Symptome belastungsabhängig** sind und nach Unterbrechung der Belastung rasch verschwinden. Daher treten in Ruhe keine Symptome auf. Wird aber eine höhere Leistung gefordert oder der Sympathikus infolge psychischer Erregung aktiviert, kann die dadurch bedingte Zunahme des Sauerstoffverbrauchs einen Angina-pectoris-Anfall auslösen. Da dieser mit der Herzfrequenz korreliert ist, tritt er – zumindest für eine gewisse Zeit – bei einem bestimmten Belastungsniveau auf, was zu der Bezeichnung stabile Angina pectoris geführt hat.

Zusatzinformation

Interessanterweise kommt es bei einer mangelhaften Durchblutung des Herzens nicht immer zu pektanginösen Beschwerden. Fehlen diese trotz einer – z. B. mittels Belastungs-EKG nachweisbaren – koronaren Durchblutungsstörung, liegt eine **stumme Myokardischämie** vor. Klinisch unterscheidet man Patienten, die immer asymptomatisch sind, von solchen mit symptomatischen und asymptomatischen Episoden. Ursache für das Ausbleiben der Symptome ist bei der ersten Gruppe eine (allgemein) reduzierte Schmerzempfindung (z. B. bei Patienten mit diabetischer Neuropathie), bei der zweiten eine unterschiedliche Dauer der ischämischen Phasen.

Instabile Angina pectoris

Bei der instabilen Angina pectoris wechseln im Gegensatz zur stabilen Form Häufigkeit und Schwere der Symptome. So können an einem Tag häufig Anfälle auftreten, während am darauf folgenden Tag ein Anfall erst durch erhebliche körperliche Belastung auslösbar ist.

Pathophysiologisch beruht eine instabile Angina pectoris – wie ein Myokardinfarkt – auf einer Ruptur (oder zumindest einer Erosion) einer atherosklerotischen Plaque mit einer dadurch bedingten Bildung eines Plättchenthrombus („weißen Thrombus“) – und nachfolgend vielfach auch eines Gerinnungsthrombus („roten Thrombus“) – mit der Folge einer akuten, kritischen Verringerung des Gefäßdurchmessers und damit der Durchblutung. Stets sind die Patienten bei einer instabilen Angina pectoris stark Herzinfarkt-gefährdet, eine stationäre Aufnahme mit invasiver Diagnostik ist daher zwingend indiziert.

Herzinfarkt (Myokardinfarkt)

Während ein pektanginöser Anfall durch eine reversible Ischämie hervorgerufen wird, ist beim Herzinfarkt aufgrund eines plötzlich im Bereich einer Stenose auftretenden thrombotischen Verschlusses einer Koronararterie (bzw. eines Koronararterienastes) und einer dadurch bedingten schweren Myokardischämie das Missverhältnis zwischen O_2-Angebot und O_2-Bedarf so groß, dass ein irreversibler Myokardschaden auftritt. Letzterer führt zu einer Myokardnekrose, d.h. zum Untergang von Herzmuskelgewebe.

Die Ausdehnung eines Infarkts ist abhängig von der Größe des Versorgungsgebiets der betroffenen Koronararterie, dem Fehlen oder Vorhandensein von Kollateralgefäßen sowie dem Auftreten von Koronarspasmen. Ein Herzinfarkt kann die gesamte Wand des Herzmuskels durchsetzen (transmuraler Infarkt) oder auf die Innenwandschichten beschränkt sein (nichttransmuraler, subendokardialer Infarkt). Man unterscheidet ferner einen **Vorderwandinfarkt**, der meist durch einen Verschluss des Ramus interventricularis anterior (RIVA) der linken Koronararterie bedingt ist, und einen **Hinterwandinfarkt**, der durch Verschluss im Bereich der rechten Koronararterie entsteht.

Die **Symptome** eines Herzinfarkts entwickeln sich in der Regel innerhalb von Minuten bis zu wenigen Stunden, verlaufen im Einzelfall aber auch verzögert progredient. Das klinische Bild kann sehr unterschiedlich sein. Vielfach kommt es zu einem vernichtenden Druck- und Schmerzgefühl („Vernichtungsschmerz"), das von Angst, Schweißausbruch, Übelkeit und/oder Erbrechen sowie allgemeinem Schwächegefühl begleitet ist. Bei 15–20 % der Patienten, vor allem bei Diabetikern mit einer diabetischen Polyneuropathie (▸Kap. 16.5.6) und bei alten Patienten, gibt es jedoch auch schmerzlos verlaufende („stumme") Infarkte. Der Zelluntergang führt – wie bei jeder anderen Nekrose – zu einer Entzündung mit den entsprechenden Reaktionen (Leukozytose, Fieber, Anstieg des C-reaktiven Proteins). Die reaktive Sympathikusaktivierung verursacht in der akuten Phase des schweren Infarkts außerdem eine Hyperglykämie.

Für die Diagnose eines frischen Infarkts sind typische EKG-Veränderungen (○ Abb. 8.29) und der Konzentrationsverlauf bestimmter Enzyme und myokardialer Markerproteine im Blutplasma von großer Bedeutung (○ Abb. 8.30).

Mit dem EKG können auch die beiden oben erwähnten Infarktformen unterschieden werden: So liegt bei Infarkt-Patienten, deren EKG keine ST-Streckenhebung aufweist, ein nicht-transmuraler (non ST-elevation myocardial infarction, **NSTEMI**), bei Patienten, bei denen eine Hebung der ST-Strecke nachweisbar ist, dagegen ein transmuraler Infarkt (ST-elevation myocardial infarction, **STEMI**, ○ Abb. 8.29 B) vor.

Grenzt sich nach einigen Stunden oder wenigen Tagen der nekrotische, elektrisch inerte Bezirk von dem erregbaren Gewebe ab, ändert sich auch der EKG-Verlauf. Es tritt eine starke Negativierung der Q-Zacke auf („Symptom der Nekrose"). Durch Vernarbung des betroffenen Myokards im Folgestadium (Tage bis Wochen) wird die T-Welle häufig spitz-symmetrisch negativ.

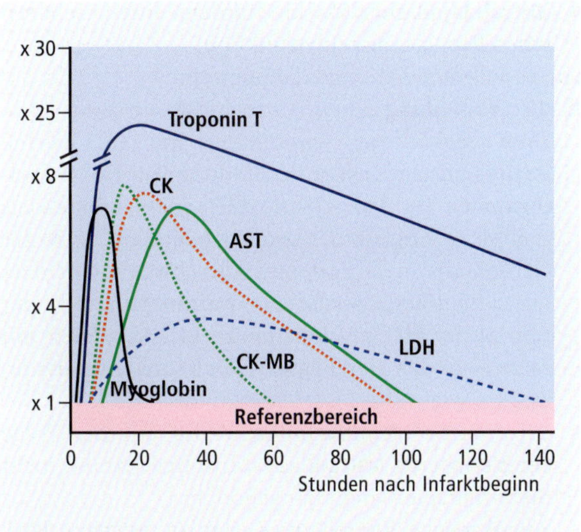

○ **Abb. 8.30** Verlauf von Enzym- und Markerproteinkonzentrationen nach einem Herzinfarkt. **CK** Kreatinkinase, **CK-MB** herzspezifische Kreatinkinase, **AST** Aspartat-Aminotransferase, **LDH** Lactatdehydrogenase. Nach Rupprecht und Meyer

Biochemisch kommt es infolge des Gewebeschadens zu einem Übertritt von Enzymen bzw. Muskelproteinen aus den Herzmuskelzellen in das Blut mit einem zeitlich unterschiedlichen Anstieg der einzelnen Enzymkonzentrationen im Plasma. Zuerst sind die Muskelproteine **Myoglobin** und **Troponin** T nachweisbar. Relativ rasch, d.h. 4–6 Stunden nach Infarktbeginn, kommt es auch zu einem Anstieg der **Kreatinkinase** (CK). Da diese außer im Herzen auch im Skelettmuskel und im Gehirn vorkommt, bestimmt man das herzspezifische Isoenzym **CK-MB**. Etwa ab der 6. bis 8. Stunde steigt die (nicht herzspezifische) **Aspartat-Aminotransferase**, AST (syn. Glutamat-Oxalacetat-Transaminase, GOT), ebenfalls an. Den langsamsten Anstieg und die geringste Abklingquote weist die **Lactatdehydrogenase** (LDH) auf. Nach einigen Tagen kehren die Plasmakonzentrationen der Enzyme wieder zur Norm zurück.

Der **Krankheitsverlauf** eines **Myokardinfarkts** wird ganz wesentlich von den Infarkt-typischen Komplikationen bestimmt. Hierzu zählen als **Frühkomplikationen**

- **Herzrhythmusstörungen**, insbesondere ventrikuläre Arrhythmien (▸Kap. 8.5.3), mit der Gefahr des plötzlichen Herztods durch Kammerflimmern,
- **mechanisches Versagen** des **Herzmuskels** bei Ausfall größerer Herzmuskelbezirke mit der Gefahr eines Lungenödems und/oder eines kardiogenen Schocks (▸Kap. 9.9.9) und

- **Mitralklappeninsuffizienz** infolge einer ischämischen Papillarmuskeldysfunktion.

Später auftretende Komplikationen sind

- die Ausbildung eines **Herzwandaneurysmas**, d. h. einer sackartigen Ausweitung des infarzierten Bezirks mit der Gefahr der Bildung von **Herzwandthromben** im Aneurysmagebiet; diese können als Emboli in Organe des großen Kreislaufs (z. B. ins Gehirn oder in die Peripherie) geschwemmt werden,
- die fast immer tödliche **Herzwandruptur**, d. h. der Einriss der Herzmuskulatur im Infarktbereich mit Blutung in den Herzbeutel (**Herzbeuteltamponade**) und
- der (seltene) **Papillarmuskelabriss** mit der Folge einer schweren Mitralklappeninsuffizienz und nicht mehr therapierbarem Lungenödem.

Sofern solche Komplikationen nicht auftreten bzw. überlebt werden, vernarbt der Infarktbezirk, d. h. er wird bindegewebig umgebaut. Die funktionelle Bedeutung einer solchen Myokardnarbe hängt von ihrer Größe ab. Während bei kleineren Infarkten das Herz den Alltagsanforderungen wieder genügen kann, entwickelt sich bei ausgedehnten Narben eine Herzinsuffizienz (s. u.), da sowohl die systolische als auch die diastolische Myokardfunktion durch die Narbenbildung beeinträchtigt sind (verringerte Auswurfleistung bzw. Dehnbarkeit des Muskels und gestörtes Füllungsverhalten der Ventrikel).

8.5.2 Herzinsuffizienz

Unter einer **Herzinsuffizienz** versteht man nach der Definition der Weltgesundheitsorganisation (WHO) eine eingeschränkte körperliche Belastbarkeit aufgrund einer nachweisbaren kardialen Funktionsstörung. Das bedeutet, dass das Herz auch bei ausreichendem venösen Rückstrom nicht in der Lage ist, die für die Versorgung des Körpers erforderliche Pumpleistung zu erbringen, das Herzzeitvolumen somit zu gering ist.

Nach einer neueren Definition (Packer 1998), die zum besseren Verständnis neuer Therapieformen zur Behandlung der Herzinsuffizienz beiträgt, stellt die Herzinsuffizienz ein komplexes klinisches Syndrom dar, das durch eine Funktionsstörung des Herzens bedingt und durch hämodynamische, renale und neurohormonale Kompensationsmechanismen gekennzeichnet ist.

Je nachdem, welche Teile des Herzens betroffen sind, spricht man von **Rechts-**, **Links-** oder **Rechts-Links-Insuffizienz** (**Globalinsuffizienz**). Nach der Zeitspanne, in der sich die Herzinsuffizienz entwickelt bzw. besteht, unterscheidet man die **akute** und die **chronische Insuffizienz**. Außerdem wird zwischen einer **systolischen** und **diastolischen** Herzinsuffizienz (s. u.) unterschieden.

Dem Schweregrad des Zustands entsprechend kann zwischen einer **Belastungs-** und einer **Ruheinsuffizienz** oder nach der New York Heart Association (NYHA) zwischen Insuffizienzen I. – IV. Grades (**NYHA I–IV**) differenziert werden (▸ Kap. 9.9.9).

Zusatzinformation

Nur wenn eine Herzinsuffizienz durch eine Kontraktilitätsabnahme des Myokards bedingt ist, liegt eine Myokardinsuffizienz vor. Herzinsuffizienz ist somit nicht gleichbedeutend mit Myokardinsuffizienz, vielmehr ist letztere nur eine, allerdings besonders häufig vorkommende und besonders wichtige Form der Herzinsuffizienz.

Die Prävalenz der Herzinsuffizienz ist altersabhängig. Sie beträgt im 5. Lebensjahrzehnt 1 %, im 6. Lebensjahrzehnt 3 % und im 8. Lebensjahrzehnt 10 %. Bei hospitalisierten Patienten über 70 Jahre ist Herzinsuffizienz die häufigste Diagnose. Trotz großer therapeutischer Fortschritte liegt die Einjahressterblichkeit von Patienten mit schwerer Herzinsuffizienz (NYHA IV, s. u.) noch immer bei 50 %. Die Prognose ist dabei schlechter als bei zahlreichen malignen Tumoren.

Ursachen der Herzinsuffizienz. Als Ursachen einer akuten oder chronischen Herzinsuffizienz kommen folgende Funktionseinschränkungen in Betracht:

- **Schädigung** des **Arbeitsmyokards**: Eine plötzlich einsetzende **Sauerstoffmangelversorgung** von Teilen des Myokards (Myokardischämie, s. o.), insbesondere der Ausfall eines größeren Myokardbezirks infolge eines **Herzinfarkts**, kann zu einer akuten Herzinsuffizienz führen. Wesentlich seltener ist eine **Myokarditis** hierfür verantwortlich. Dagegen kommt es bei langsamer Entwicklung einer **koronaren Herzkrankheit** (▸ Kap. 8.5.1) sowie nach kleineren Infarkten durch Überlastung der noch funktionsfähigen Myokardfasern zu einer chronischen Herzinsuffizienz. Eine Kontraktionsschwäche des Myokards und damit eine Beeinträchtigung der Pumpleistung kann auch im Rahmen einer **Kardiomyopathie** (▸ Kap. 8.5.4) auftreten. Ferner sind als Ursachen einer chronischen Herzinsuffizienz **toxische Myokardschädigungen** (z. B. durch Alkohol, Arsen, Quecksilber) und **Allgemeinerkrankungen** (z. B. Amyloidose, Beri-Beri, Glykogenspeicherkrankheit) zu nennen.
- **Erregungsbildungs-** und **Erregungsleitungsstörungen**: Die Pumpleistung des Herzens kann auch bei zu geringer Herzfrequenz (Bradykardie) und ungeordneter Ventrikelkontraktion (z. B. AV-Block III. Grades) eingeschränkt sein.
- **Behinderung** der **Ventrikelfüllung**: Eine unzureichende Füllung des Ventrikels tritt akut bei Herzbeuteltamponade (Blutung in den Herzbeutel) oder

extremer Tachykardie sowie chronisch bei Trikuspidal- bzw. Mitralklappenstenose (▸Kap. 8.5.7), konstriktiver Perikarditis (mit Drucksteigerung im Herzbeutel) oder restriktiver Kardiomyopathie (Versteifung der Ventrikelwand, ▸Kap. 8.5.4) auf und hat einen verminderten Blutauswurf zur Folge.

- **Akute Druck**- oder **Volumenbelastung**: Die plötzliche Drucküberlastung (zu hohe Wandspannung) des rechten Ventrikels bei einer massiven Lungenembolie und die des linken Ventrikels bei einer hypertensiven Krise können zu einer Insuffizienz der jeweils betroffenen Kammer führen. Als weitere Ursache der akuten Insuffizienz kommt eine plötzliche Volumenüberlastung infrage, von welcher der linke Ventrikel bei Mitralklappeninsuffizienz infolge Papillarmuskelabriss und beide Ventrikel bei Einriss des Ventrikelseptums betroffen sind.
- **Chronische Druck**- und **Volumenbelastung**: Eine chronische Druckbelastung (zu hohe Wandspannung) des rechten Ventrikels bei pulmonaler Hypertonie bzw. Pulmonalklappenstenose oder des linken Ventrikels bei arterieller Hypertonie bzw. Aortenklappenstenose wird von der entsprechenden Kammer zunächst mit einer **konzentrischen Hypertrophie** (Wandverdickung ohne Ventrikelerweiterung) beantwortet. Dadurch kann die Wandspannung wieder auf ein „physiologisches" Niveau gesenkt werden (kompensatorische Phase). Ist das hypertrophierte Herz jedoch nicht mehr in der Lage, die Wandspannung zu normalisieren, dilatiert der Ventrikel und die Wandspannung nimmt weiter zu, was zu einem Circulus vitiosus (Teufelskreis) führt. Es entwickelt sich eine Insuffizienz der betroffenen Kammer.
- Auf eine chronische Volumenbelastung des linken Ventrikels bei Aortenklappeninsuffizienz und des rechten Ventrikels bei Pulmonalklappeninsuffizienz bzw. Vorhofseptumdefekt reagiert die jeweilige Kammer mit einer **exzentrischen Hypertrophie** (Wandverdickung mit gleichzeitiger Ventrikelerweiterung), die dann eine Links- bzw. Rechtsinsuffizienz auslösen kann.

Prinzipiell besteht bei Myokardhypertrophie die Gefahr einer **Gefügedilatation** des Myokards, d. h. einer gestörten Architektur der Herzmuskulatur mit nachfolgender Erweiterung des Ventrikellumens, da die stetige Zunahme des Faserdurchmessers bei gleichbleibender Kapillarisierung letztlich zu einer Überschreitung der kritischen Diffusionsstrecken für O_2 und damit zu einer O_2-Mangelversorgung führt (▸Kap. 10.8.2).

Besonders bedeutsam für die Entstehung einer Herzinsuffizienz ist die Sequenz Hypertonie → koronare Herzkrankheit → Herzinfarkt → Herzinsuffizienz.

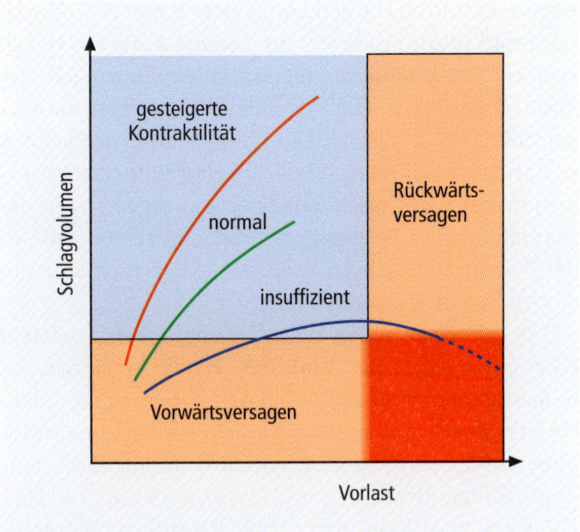

Abb. 8.31 Starling-Kurve in Abhängigkeit vom Kontraktilitätszustand des Herzens

Zusatzinformation

Die Bedeutung der durch Hypertrophie bedingten Wandverdickung für die Normalisierung der Wandspannung wird aus der Laplace-Beziehung K = P · r/2d (Gleichung 8.1) deutlich. Durch Zunahme von 2d im Nenner (d bezeichnet die Wanddicke) wird K (die Wandspannung) kleiner. Andererseits wird bei Dilatation des Ventrikels der Innendurchmesser r (im Zähler) größer. Dadurch nimmt die Wandspannung zu, wenn die Wanddicke 2d nicht mehr kompensatorisch erhöht werden kann.

Systolische und diastolische Herzinsuffizienz. Bei einer systolischen Herzinsuffizienz liegt eine Störung der Myokardkontraktion vor. Bei einer diastolischen Funktionsstörung ist dagegen die Compliance (Dehnbarkeit) des linken Ventrikels erniedrigt, d. h. die Steifigkeit der Muskulatur erhöht. Häufigste Ursache der diastolischen Funktionsstörung ist die Bindegewebszunahme (Narbenbildung) im Myokard nach Untergang von Muskelgewebe.

Symptome der Herzinsuffizienz. Die bei einer Herzinsuffizienz auftretenden Symptome sind die Folge der Minderperfusion verschiedener Organe oder einer venösen Stauung in den betroffenen Kreislaufabschnitten. Die Minderperfusion, die häufig mit einer Blutdruckabnahme einhergeht, bezeichnet man als **Vorwärtsversagen**, die venöse Stauung vor dem insuffizienten Ventrikel mit (Stauungs-)Ödemen als **Rückwärtsversagen** (○Abb. 8.31).

Bei einer **akuten Linksherzinsuffizienz** nimmt durch den Rückstau des Blutes in der Lungenstrombahn der Druck im kleinen Kreislauf zu, was eine vermehrte Filtration aus den Lungenkapillaren ins Interstitium und in die Alveolen zur Folge hat. Es entwickelt sich ein **Lungenödem** mit schweren Störungen der Ventilation und mit dem Gefühl der Atemnot (**Asthma cardiale**). Im Extremfall kann ein **kardiogener Schock** (▸Kap. 9.9.9) auftreten. Lässt sich eine akute Linksherzinsuffizienz nicht rasch beheben, kommt es wegen der ebenfalls akuten Belastung des rechten Herzens infolge der Stauung im kleinen Kreislauf später auch zu einer akuten Rechtsherzinsuffizienz.

Bei der **chronischen Linksherzinsuffizienz** entsteht eine Lungenstauung, und das Herzzeitvolumen ist reduziert. Man beobachtet bei den Patienten vor allem eine **Dyspnoe** (▸Kap. 10.11.1), die sich bis zur Orthopnoe (▸Kap. 10.11.1) steigern kann, ferner eine stauungsbedingte Bronchitis und Zyanose (▸Kap. 10.11.1). Die Herzmuskulatur hypertrophiert und das Blutvolumen nimmt aufgrund von neurohormonellen Anpassungsmechanismen (s. u.) zu. Zusätzlich kann infolge der mangelhaften O_2-Versorgung der Organe eine Polyglobulie (▸Kap. 6.6) auftreten, die über eine Viskositätszunahme des Blutes die Belastung des Herzens weiter steigert.

Eine **chronische Rechtsherzinsuffizienz** bewirkt eine Drucksteigerung im rechten Vorhof sowie in den großen Venen des Körperkreislaufs, und damit eine Stauung des Blutes im großen Kreislauf. In den abhängigen Körperpartien entstehen periphere **Ödeme**. Insbesondere treten **Knöchelödeme** auf; u. U. entwickelt sich eine stauungsbedingte Flüssigkeitsansammlung in der Bauchhöhle (**Aszites**). Typisch sind auch eine Vergrößerung der Leber (**Stauungsleber**) sowie eine Eiweißausscheidung im Urin (**Stauungsproteinurie**). Beim Liegen wird die Ödemflüssigkeit „mobilisiert". Dies führt – unterstützt durch eine bessere Nierendurchblutung – zu einer vermehrten Urinbildung im Schlaf und zu nächtlichem Harndrang (**Nykturie**).

Durch die stark verminderte Auswurfleistung des rechten Herzens bei schwerer Rechtsinsuffizienz sinkt auch das Blutangebot an das linke Herz; eine Abnahme des Herzzeitvolumens ist die unmittelbare Folge. Der arterielle Blutdruck im Körperkreislauf kann deshalb absinken, woraus zusätzlich eine Minderdurchblutung im Bereich des großen Kreislaufs resultiert.

Das häufigste **Endstadium** von Erkrankungen, die primär zu einer Schädigung oder Überbelastung des linken Herzens führen, ist der Übergang in eine Links- und Rechtsherzinsuffizienz (**Globalinsuffizienz**), da eine langfristige, ausgeprägte Druckerhöhung im kleinen Kreislauf bei Lungenstauung sekundär auch das rechte Herz belastet.

Anpassungsmechanismen bei Herzinsuffizienz. Bei einer Herzinsuffizienz werden mehrere Adaptationsmechanismen in Gang gesetzt, um trotz der Abnahme der Herzleistung eine ausreichende Organperfusion zu gewährleisten und eine venöse Rückstauung zu verhindern. Hierzu gehören die

- Erhöhung des Sympathikustonus mit Steigerung der Herzfrequenz,
- Aktivierung des Renin-Angiotensin-Aldosteron-Systems,
- vermehrte Freisetzung von Adiuretin und
- gesteigerte Sekretion von Endothelin.

Durch **Sympathikusaktivierung** nehmen der arterielle und venöse Blutdruck sowie initial auch die Kontraktilität des Herzens zu. Die Stimulation des Renin-Angiotensin-Aldosteron-Systems (▸Kap. 9.8.3) und die Steigerung der Adiuretinsekretion bewirken eine **Zunahme des Plasmavolumens**. Diese vor allem bei den akuten Herzinsuffizienzformen anfänglich sinnvollen Kompensationsmechanismen wirken sich jedoch im späteren Verlauf negativ aus, und zwar sowohl bei akuten als auch besonders bei chronischen Formen. So bewirkt die ständige Sympathikusaktivierung mit erhöhten Noradrenalin-Plasmakonzentrationen eine Desensibilisierung des adrenergen Systems mit Abnahme der β_1-Adrenozeptoren-Dichte des Herzens (Rezeptor-Downregulation), verringerter G-Proteinkopplung und vermehrter Expression inhibitorischer G-Proteine. Infolge der dadurch abgeschwächten Stimulation der Adenylylcyclase wird trotz der erhöhten Noradrenalinkonzentration weniger cAMP gebildet und damit der Ca^{2+}-Einstrom in die Zelle während des Aktionspotenzials herabgesetzt. Die Folge ist eine Abnahme der Kontraktilität. Zusätzlich wird die Erschlaffung der Ventrikel durch den langsameren Abfall der zytosolischen Ca^{2+}-Konzentration in der Diastole verzögert (negativ lusitrope Wirkung) und dadurch die Ventrikelfüllung erschwert.

Da im Gegensatz zu den β_1-Adrenozeptoren die α_1-Adrenozeptoren nicht downreguliert werden, kommt es zur **peripheren Vasokonstriktion** und als Folge davon zu einer Nachlasterhöhung. Zu dieser trägt auch das durch die **Stimulation des Renin-Angiotensin-Aldosteron-Systems** vermehrt gebildete Angiotensin II maßgeblich bei. Letzteres ist darüber hinaus, ebenso wie **Adiuretin**, an der Vorlaststeigerung durch das aufgrund der Kochsalz- und Wasserretention vermehrte Blutvolumen beteiligt. Eine sinnvolle Therapie der Herzinsuffizienz besteht somit darin, die Vorlast bzw. Nachlast zu senken und die Adaptationsmechanismen, soweit sie nicht bzw. nicht mehr effektiv oder sogar schädlich sind, zu unterdrücken.

Bei chronischer Herzinsuffizienz wird ferner die Freisetzung von **Endothelin-1** (▸Kap. 9.7.4) auf das 2–4-Fache gesteigert. Es löst – zusammen mit einigen Zytokinen und Angiotensin II – strukturelle Umbau- und Anpassungsvorgänge des Myokards (**Remodeling**) aus.

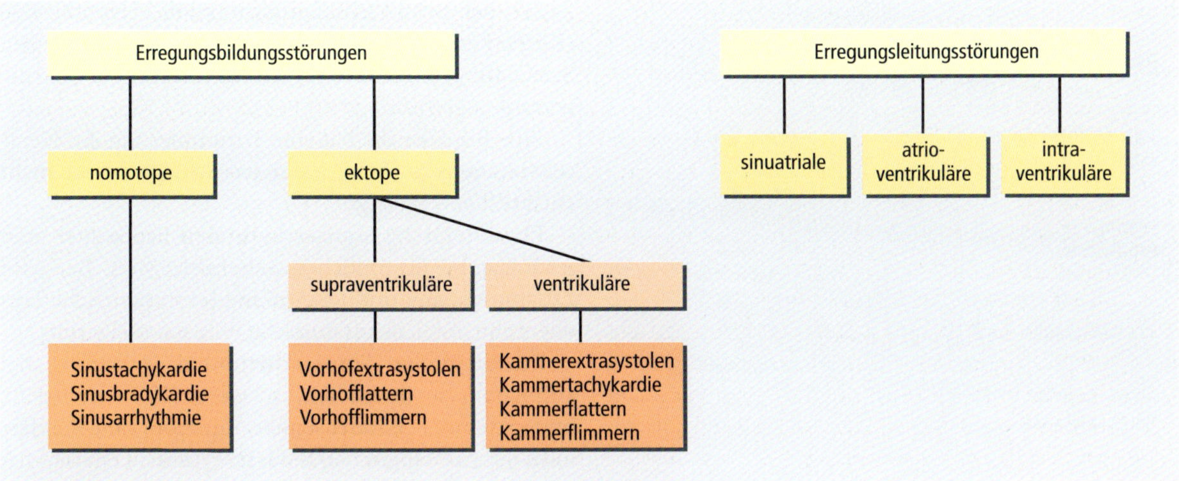

Abb. 8.32 Schematische Einteilung der Herzrhythmusstörungen

Schweregrade der Herzinsuffizienz. Nach den Vorschlägen der New York Heart Association (NYHA) wird die Herzinsuffizienz in vier Schweregrade eingeteilt:

- **Schweregrad I:** keine Einschränkung der körperlichen Leistungsfähigkeit. Dieses Anfangsstadium der Herzinsuffizienz ist nur mit besonderen diagnostischen Maßnahmen (z. B. Echokardiographie) zu erfassen.
- **Schweregrad II:** eingeschränkte Leistungsfähigkeit der Patienten bei stärkerer Belastung.
- **Schweregrad III:** reduzierte Leistungsfähigkeit bereits bei normaler körperlicher Belastung, jedoch keine Beschwerden in Ruhe.
- **Schweregrad IV:** Beschwerden auch in Ruhe, eine körperliche Belastung ist nicht möglich, meist ist Bettruhe erforderlich.

Wegen der erwähnten schlechten Prognose einer Herzinsuffizienz im Stadium III und IV ist eine frühzeitige Diagnostik und Therapie notwendig, um einerseits die Lebensqualität zu verbessern und andererseits durch Verhinderung oder zumindest Verlangsamung der Progression der Erkrankung die Lebenserwartung des Patienten zu steigern.

8.5.3 Herzrhythmusstörungen

Herzrhythmusstörungen, d. h. Veränderungen der normalen Herzschlagfolge, beruhen auf einer **Beeinflussung** der **Erregungsbildung** und/oder der **Erregungsleitung** (Abb. 8.32).

Erregungsbildungsstörungen

Überschreitet die Herzfrequenz beim Erwachsenen in Ruhe 100/min, liegt eine **Tachykardie** vor; eine Herzfrequenz <60/min wird als **Bradykardie** bezeichnet. Unter einer **Arrhythmie** versteht man eine unregelmäßige Herzschlagfolge. Eine **Extrasystole** ist eine außerhalb des normalen Herzrhythmus ausgelöste Erregung, die eine Extrakontraktion zur Folge hat und damit vorübergehend den normalen Grundrhythmus verändert.

Vom Sinusknoten ausgehende Erregungsbildungsstörungen werden als **nomotop**, solche, die von sekundären bzw. tertiären Zentren oder auch von der Arbeitsmuskulatur ausgehen, als **ektop** (heterotop) bezeichnet. Die ektopen Störungen können in den Vorhöfen (**supraventrikulär**) oder den Kammern (**ventrikulär**) entstehen. Gehen sie nur von einem Ort im Herzen aus, werden sie als **monotop**, stammen sie von verschiedenen Stellen, als **polytop** bezeichnet.

Nomotope Veränderungen der Erregungsbildung. Zu den nomotopen Erregungsbildungsstörungen gehören die Sinustachykardie, -bradykardie und -arrhythmie.

Sinustachykardien äußern sich als beschleunigte Pulsfrequenz und im EKG an einer schnelleren Wiederholungsrate der ansonsten normalen elektrischen Aktivität (Abb. 8.33). Sie kommen bei körperlicher Belastung oder Aufregung (emotionaler Belastung) sowie, vor allem bei Jugendlichen und Patienten im mittleren Lebensalter, infolge gesteigerter vegetativer Erregbarkeit als sog. **hyperkinetisches Herzsyndrom** vor. Insbesondere das untrainierte Herz reagiert auf eine erhöhte Anforderung mit unökonomischer Tachykardie. Durch Fieber wird die Herzfrequenz um etwa 10 Schläge/min je 1 °C Temperatursteigerung erhöht. Eine **kompensatorische**, meist sympathisch ausgelöste **Tachykardie** findet man u. a. im Schock (▸ Kap. 9.9.9), nach Herzinfarkt, bei Herzinsuffizienz, Herzmuskelentzündung, Lungenembolie, Anämie und Hypoxie. Eine Tachykardie ist ferner ein wichtiges Symptom bei einer Schilddrüsenüberfunktion (Hyperthyreose, ▸ Kap. 16.3.4) und beim Phäochromozytom (▸ Kap. 9.9.7).

Eine Sinustachykardie steigert zunächst das Herzzeitvolumen. Überschreitet die Herzfrequenz jedoch

8

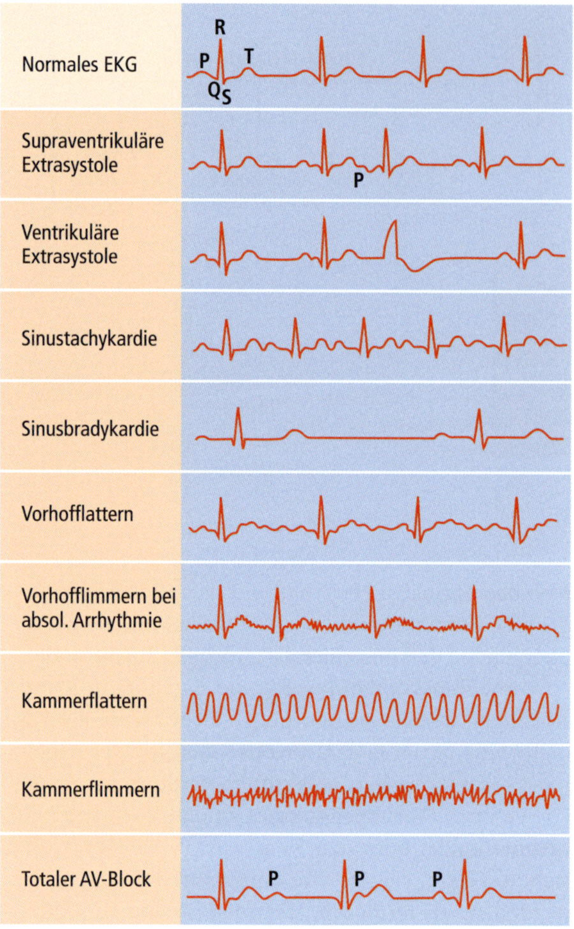

Abb. 8.33 Typische EKG-Veränderungen bei Störungen der Erregungsbildung und Erregungsleitung

einen Grenzwert (210 minus Alter des Patienten), wird das Herzzeitvolumen wegen verminderter Ventrikelfüllung und reduzierter Koronardurchblutung (infolge verkürzter Diastolendauer) erniedrigt. Dabei kann es zu myokardialem O_2-Mangel kommen.

Sinusbradykardien sind an einer erniedrigten Pulsfrequenz und im EKG an einer verringerten Wiederholungsrate der ansonsten normalen elektrischen Aktivität zu erkennen (Abb. 8.33). Bei ausdauertrainierten Leistungssportlern, deren Training eine **Erhöhung** des **Vagustonus** zur Folge hat, sind Sinusbradykardien Ausdruck eines **physiologischen Anpassungsprozesses.** Eine **pathologische Senkung** der **Herzfrequenz** findet man bei Patienten mit einem aus anderen Ursachen erhöhten Vagustonus, z. B. infolge einer Bauchfellreizung oder eines Druckanstiegs im Schädelinnenraum (Hirndrucksteigerung) bei Hirntumoren oder nach Hirnverletzungen. (Eine O_2-Mangelversorgung des Gehirns führt zu einer Parasympathikusaktivierung.)

Beim **Karotissinussyndrom** reagieren die Pressosensoren des Karotissinus (▸Kap. 9.8.1) besonders empfindlich, wodurch ebenfalls eine Bradykardie entstehen kann. Eine Erniedrigung der Herzfrequenz tritt ferner bei Schilddrüsenunterfunktion, Hypothermie (Körperkerntemperatur 34–28 °C) und nach toxischen Schädigungen (z. B. bei Typhus oder bestimmten Viruserkrankungen) auf.

Eine Bradykardie hat eine Verminderung des Herzzeitvolumens zur Folge, wenn das Schlagvolumen nicht entsprechend ansteigt.

Physiologische Sinusarrhythmien beobachtet man – häufiger bei Jugendlichen als bei alten Menschen – im Zusammenhang mit der Atmung (exspiratorische Frequenzabnahme, inspiratorische Frequenzsteigerung).

Pathologische Sinusarrhythmien entstehen bei koronarer Herzkrankheit, schwerer Herzinsuffizienz und extremer Schilddrüsenüberfunktion. Eine Sonderform der pathologischen Sinusarrhythmien ist das **Syndrom** des **kranken Sinusknotens** (Sinusknotensyndrom, **Sick-Sinus-Syndrom**), bei dem als Folge von z. B. Mutationen spannungsgesteuerter Ionenkanäle, KHK oder einer Myokarditis verschiedene Rhythmusstörungen (u. a. anhaltende Sinustachykardie, Wechsel zwischen Tachy- und Bradykardie, mangelnder Frequenzanstieg unter Belastung) auftreten.

Ektope (heterotope) Erregungsbildungsstörungen. Hierzu zählen die verschiedenen Formen der supraventrikulären und ventrikulären Extrasystolen, die supraventrikulären paroxysmalen Tachykardien, die Kammertachykardien sowie das Flattern und Flimmern von Vorhöfen oder Kammern.

Extrasystolen (Extraerregungen) können durch

- rhythmusunabhängige Spontandepolarisationen im Erregungsleitungssystem,
- Positivierung (Abnahme) des Ruhemembranpotenzials oder
- depolarisierende Nachpotenziale im Arbeitsmyokard entstehen.

Der Erregungsprozess, der durch eine Extraerregung ausgelöst wird, läuft in den meisten Fällen nur einmal über das Myokard und ist damit beendet. Die lange Refraktärperiode (▸Kap. 8.2.2) verhindert nämlich einen Wiedereintritt (**re-entry**) von Erregungen, die nach Durchlaufen eines bestimmten Weges im funktionellen Synzytium des Myokards zu ihrem Ursprungsort zurückkehren. Die Erregungsfront trifft alle zuvor erregten Abschnitte im refraktären Zustand an, sodass es normalerweise nicht zu einem Wiedereintritt von Erregungen kommt (Abb. 8.34 A).

Entstehen allerdings Extraerregungen in der relativen Refraktärperiode, ist u. U. eine Rückkehr zum Ursprungsort möglich (Abb. 8.34 B). Ursachen hierfür sind eine **verkürzte Refraktärzeit** und/oder eine **verlangsamte Fortleitung** von **Erregungen**, die in der relativen Refraktärperiode ausgelöst werden. Solche Erregungen können nach Durchlaufen eines bestimm-

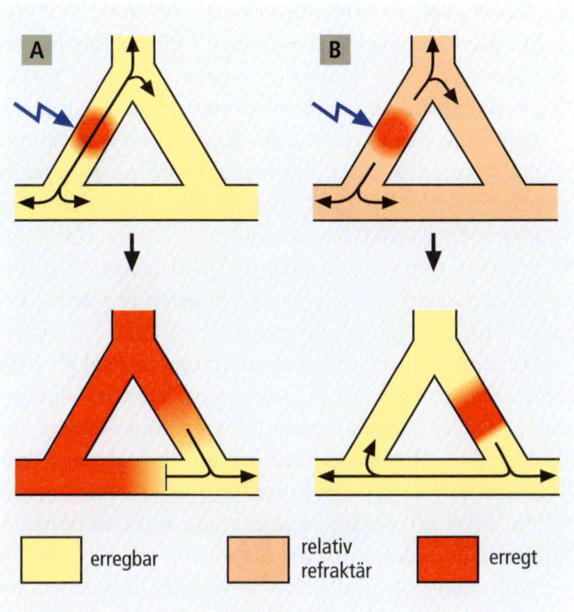

○ Abb. 8.34 Auswirkungen einer Extraerregung in einem verzweigten Netz der Myokardfasern. **A** Die Extraerregung trifft die Faser im erregbaren Zustand und breitet sich gleichmäßig über das Netzwerk aus. **B** Die Extraerregung erfolgt in der relativen Refraktärperiode, breitet sich deshalb langsamer über das Netzwerk aus und erreicht den Ursprungsort entgegen der normalen Fortleitungsrichtung (Wiedereintritt)

ten Weges im Myokard ihren Ursprungsort wieder in erregbarem Zustand vorfinden, womit es zum Wiedereintritt und evtl. zu **kreisenden Erregungen** kommt. Es besteht dann die Gefahr, dass überschwellige Reize (z. B. bei einem Elektrounfall) oder spontane Erregungen in der Refraktärperiode Arrhythmien oder sogar Herzflimmern auslösen. Daher bezeichnet man dieses Zeitintervall auch als die **vulnerable Phase** der Herzmuskelerregung.

Eine weitere Möglichkeit des Wiedereintritts besteht, wenn sich die Erregung inhomogen ausbreitet, weil die Fortleitung in einem Zweig des Fasernetzes durch einen **unidirektionalen Block** unterbrochen ist (○ Abb. 8.35). In diesem Fall kann die Erregung, die einen anderen, **längeren Leitungsweg** unbehindert durchlaufen hat, den blockierten Zweig in Gegenrichtung (retrograd) passieren. In dieser Richtung ist der Durchtritt der Erregungsfront durch die blockierte Stelle – wenn auch verzögert – möglich, sofern hier die Refraktärphase abgeklungen ist. Vorausgesetzt, dass die **Erregungswelle kürzer als die Leitungsbahn** ist, entstehen auf diese Weise wiederum kreisende Erregungen, die u. U. Extrasystolen oder Flimmerkontraktionen des Myokards zur Folge haben.

Supraventrikuläre Extrasystolen sind an einem vorzeitig einsetzenden Pulsschlag zu erkennen, der den normalen Grundrhythmus stört. Sie sind gelegentlich

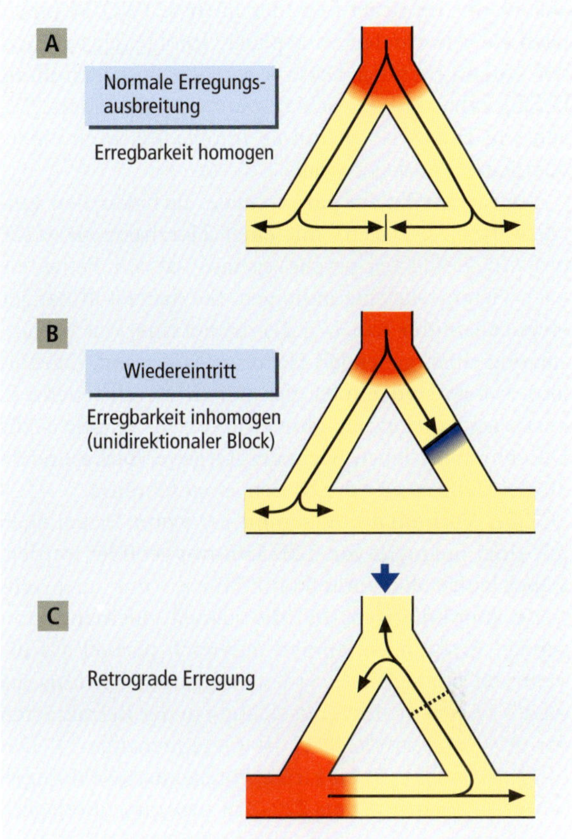

○ Abb. 8.35 Homogene Erregungsausbreitung in einem verzweigten Netzwerk von Myokardfasern. **A** Die beiden Erregungsprozesse „kollidieren" im horizontalen Abschnitt und heben sich dadurch gegenseitig auf. **B** Die unidirektionale Blockade der anterograden Fortleitung im rechten Zweig des Netzes kann zu einem Wiedereintritt führen, **C** sofern die Erregungswelle den blockierten Bereich in Gegenrichtung passieren kann

auch bei Gesunden in körperlicher Ruhe anzutreffen. Vereinzelt auftretende Extrasystolen sind harmlos. Gehäuft auftretende Extrasystolen findet man u. a. bei entzündlichen oder ischämischen Myokardschädigungen (O_2-Mangel), Hypokaliämie, Therapie mit Herzglykosiden (z. B. Digitalisglykosiden), neurovegetativen Störungen oder Überdehnungen der Vorhofwand.

Meist gehen supraventrikuläre Extrasystolen von der Vorhofmuskulatur (**atriale Extrasystolen**) oder vom AV-Knoten (**nodale Extrasystolen**) aus. Hierbei wird die Extraerregung nicht nur in die Ventrikel, sondern in der Regel auch rückläufig zum Sinusknoten geleitet. Diese rückläufige Erregung der Schrittmacherzellen unterbricht deren Spontandepolarisation, sodass die nächste Herzaktion erst wieder nach einem normalen Sinusintervall erfolgen kann. Die supraventrikuläre Extrasystole führt also zu einer Phasenverschiebung des Sinusrhythmus (○ Abb. 8.33). Im EKG ist bei einer supraventrikulären Extrasystole die P-Welle häufig deformiert, während der Kammerkomplex unverändert abläuft. In der Regel folgt der nächste EKG-Komplex nach einer **normalen Sinuspause**. Infolge der verkürzten vorausgehenden Diastole ist die Ventrikelfüllung herabgesetzt und das Schlagvolumen vermindert. Salven von Extrasystolen führen infolgedessen zu einem deutlichen Blutdruckabfall.

Supraventrikuläre paroxysmale Tachykardien (anfallsweises Herzjagen) mit einer Herzfrequenz < 150 pro min treten bei psychovegetativ labilen Patienten, nach Herzmuskelentzündungen, bei Sauerstoffmangel, Hypokaliämie (▸ Kap. 14.5.2) oder bei einer mit Vorhofstauung einhergehenden Herzinsuffizienz auf. Diastole und Systole sind infolge der hohen Herzfrequenz so kurz, dass das Herzzeitvolumen abnimmt. Häufig ist die Durchblutung lebenswichtiger Organe, insbesondere die des Gehirns und der Nieren, eingeschränkt.

Zum **Vorhofflattern** kommt es, wenn Erregungen mit einer Frequenz von 220–350/min gebildet werden. Dabei laufen die Vorhofkontraktionen nur noch teilweise koordiniert ab, und die schnell aufeinanderfolgenden Erregungen können nur noch partiell auf die Ventrikel übergeleitet werden (z. B. im Verhältnis 2:1 oder 3:1), weil die Erregungsleitung in der Refraktärzeit des AV-Knotens blockiert ist („Frequenzfilter"). Der EKG-Verlauf ist durch kleine Potenzialschwankungen mit einer Frequenz von 220–350 pro min überlagert, von denen nur die steilen QRS-Komplexe nicht betroffen sind (○ Abb. 8.30). Vorhofflattern entsteht fast immer aufgrund organischer Herzerkrankungen, vor allem bei koronarer Herzkrankheit und nach Herzinfarkt. Außerdem tritt Vorhofflattern bei Klappenfehlern durch Überdehnung der Vorhofwand auf.

Beim im Vergleich zum Vorhofflattern wesentlich häufigeren und klinisch bedeutsameren **Vorhofflimmern**, von dem in Deutschland 3–5 % der über 65-Jährigen betroffen sind, handelt es sich um Erregungsfolgen mit einer Vorhoffrequenz von 350–600 pro min. Dadurch ist jede wirksame Vorhofkontraktion aufgehoben. Die Erregungen werden nur noch in unregelmäßigen Abständen auf die Ventrikel übergeleitet, sodass eine **absolute Arrhythmie der Kammeraktionen** die Folge ist. Vorhofflimmern erkennt man an den im Vergleich mit Vorhofflattern noch höherfrequenten Potenzialschwankungen der EKG-Kurve und vor allem an der unregelmäßigen Folge der Kammerteile. Außer bei Hypertonie, koronarer Herzerkrankung, Herzinsuffizienz oder Hyperthyreose findet man Vorhofflimmern vor allem bei linksseitigen Klappenfehlern, insbesondere bei Mitralstenosen. Infolge der verengten Mitralklappe erhöht sich der Druck im linken Vorhof und die daraus resultierende Vorhofüberdehnung löst die Erregungsbildungsstörung aus.

Nach Häufigkeit und Dauer der Rhythmusstörung wird unterschieden zwischen

- **paroxysmalem Vorhofflimmern**, das innerhalb von Stunden bis maximal wenigen Tagen spontan sistiert,
- **persistierendem Vorhofflimmern**, das auch nach mehreren Tagen nicht selbstlimitierend ist und nur medikamentös oder durch sog. Kardioversion (mittels Elektroschock) wieder in den Sinusrhythmus überführt werden kann, und
- **permanentem Vorhofflimmern**, das trotz Kardioversion bestehen bleibt oder bei dem eine Kardioversion nicht möglich ist.

Die hämodynamischen Auswirkungen sind zwar in der Regel gering (Verminderung des Herzzeitvolumens um 10–20 %), jedoch besteht eine **erhöhte Gefahr** der **Bildung** von **Thromben** im Auriculum des linken Vorhofs und damit – infolge Embolisation – von **Schlaganfällen**. Etwa 20 % aller Schlaganfälle sind auf Vorhofflimmern zurückzuführen!

Vorhofflattern und -flimmern, die in kreisenden Erregungen ihren Ursprung haben (s. o.), können durch verschiedenartige Schädigungen des Herzens ausgelöst werden (O_2-Mangel, Wandüberdehnung, Hypokaliämie, Unterkühlung u. a.).

Ventrikuläre Extrasystolen entstehen am häufigsten im ventrikulären Erregungsleitungssystem, können aber auch im Arbeitsmyokard ihren Ursprung haben. Eine rückläufige Vorhoferregung und Depolarisation des Sinusknotens findet im Allgemeinen nicht statt. Die nachfolgend vom Sinusknoten ausgehende reguläre Erregung trifft bei normaler Herzfrequenz die Ventrikel noch in der absoluten Refraktärphase der Extraerregung an und bleibt daher ohne Kontraktionserfolg. Erst die übernächste Sinuserregung führt wieder zu einer Ventrikelkontraktion: Die ventrikuläre Extrasystole ist somit von einer **kompensatorischen Pause** gefolgt. Da diese die vorausgegangene Verkürzung des Aktionsintervalls wieder ausgleicht, kommt es nicht zu einer Phasenverschiebung des Sinusrhythmus.

○ Abb. 8.33 zeigt eine typische ventrikuläre Extrasystole im EKG. Ohne vorausgehende P-Welle tritt ein deformierter Kammerkomplex auf, weil die Kammererregung nicht vom Vorhof ausgeht und nicht ihren normalen Weg nimmt (die Ausbreitung dauert länger). Die Formänderung des Kammerkomplexes hängt im Einzelfall von der Lage des ektopen Fokus ab. Weiterhin ist die kompensatorische Pause sichtbar.

Bei Bradykardie kann eine ventrikuläre Extrasystole zwischen zwei normalen Herzaktionen so eingeschaltet sein, dass die Normalaktionen dadurch nicht beeinflusst werden (**interponierte Extrasystole**).

Ventrikuläre Extrasystolen treten häufig bei herdförmigen Myokardschäden und koronarer Herzkrankheit auf, außerdem kommen sie bei psychovegetativ labilen Patienten vor.

Während psychovegetativ bedingte ventrikuläre Extrasystolen im Allgemeinen unter Belastung verschwinden und daher klinisch bedeutungslos sind, nimmt die Zahl ventrikulärer Extrasystolen, die durch eine Schädigung des Myokards hervorgerufen werden, bei Belastung zu. Die klinischen Folgen hängen davon ab, ob die Extrasystolen vereinzelt (max. 10/min), gehäuft (mehr als 10/min) oder salvenartig auftreten und ob sie monotop, d.h. von einem Zentrum, oder polytop, d.h. von mehreren Zentren, ausgehen. Monotope Extrasystolen sprechen für eine lokale, polytope Extrasystolen für eine diffuse Myokardschädigung. Besonders gefährlich sind ventrikuläre Extrasystolen, wenn sie in die sog. vulnerable Phase fallen, da hierdurch Kammerflimmern (s.u.) ausgelöst werden kann.

Ventrikuläre Tachykardien sind dadurch charakterisiert, dass mindestens 3 ventrikuläre Extrasystolen hintereinander mit einem Abstand < 0,6 s auftreten. Sie kommen bei schweren Myokardschädigungen, z.B. beim Herzinfarkt, vor und sind stets gefährlich, da sie in Kammerflattern oder Kammerflimmern übergehen können.

Beim **Kammerflattern** liegt die Frequenz meistens zwischen 220 und 350/min. Da die Kontraktionen der Ventrikelmuskulatur nur noch partiell koordiniert ablaufen, ist die Förderleistung des Herzens so stark eingeschränkt, dass meist rasch Bewusstlosigkeit eintritt. Im EKG tritt bei Kammerflattern eine totale EKG-Deformation bei noch erkennbarer Synchronisation auf (o Abb. 8.33).

Beim noch höherfrequenten **Kammerflimmern** ist eine wirksame Füllung und Entleerung der Ventrikel überhaupt nicht mehr möglich. Daher kommt Kammerflimmern hämodynamisch einem Herzstillstand (Asystolie) gleich und führt daher unbehandelt zum Tod. Häufigste Ursache von Kammerflimmern ist ein Herzinfarkt. Kammerflattern oder Kammerflimmern können außerdem durch Sauerstoffmangel, Unterkühlung, Ventrikelüberdehnung, Hyper- und Hypokaliämien, Überdosierung von Herzglykosiden oder Elektrounfälle ausgelöst werden. Im EKG ist Kammerflimmern durch gänzlich unregelmäßige Potenzialschwankungen gekennzeichnet.

Zusatzinformation

Kammerflattern oder -flimmern lässt sich häufig, wenn rasch genug durchgeführt, durch elektrische **Defibrillation** unterbrechen. Hierzu werden über großflächige Elektroden kurz dauernde Gleichstromimpulse mit einer Energie von 200(–360) J über die Thoraxwand durch das Herz geleitet. Diese Stromstöße führen zu einer synchronen Erregung aller Myokardanteile, sodass kreisende Erregungen unterbrochen werden. Nach einer derartigen Synchronisation kommt es vielfach wieder zu einem geordneten Erregungsablauf. Zur Überbrückung der Zeit bis zu einer möglichen Defibrillation ist die Durchführung einer externen Herzdruckmassage erforderlich, durch die eine minimale Blutförderung aufrechterhalten werden kann. Bei besonders gefährdeten Patienten bewährt sich der Einsatz eines **implantierbaren Cardioverter-Defibrillators** (ICD, „antitachykarder Schrittmacher").

Erregungsleitungsstörungen

Die Erregungsleitung kann unter pathologischen Bedingungen an bestimmten Orten des Herzens verzögert ablaufen bzw. bei einem sog. **Block** partiell oder total unterbrochen sein. Dabei ist entweder die Umgebung des Sinusknotens (**sinuatrial** bzw. **sinuaurikulär**), die Vorhof-Kammergrenze (**atrioventrikulär**) oder das **ventrikuläre Leitungssystem** betroffen.

Man unterscheidet drei Schweregrade der Erregungsleitungsstörung:

- I. Grad = Verzögerung der Erregungsleitung,
- II. Grad = gelegentlicher Ausfall der Erregungsleitung (partieller Block),
- III. Grad = vollständige Unterbrechung der Erregungsleitung (totaler Block).

Die Übergänge vom I. zum III. Grad sind fließend.

Beim **sinuatrialen Block** (SA-Block) ist die Überleitung vom Sinusknoten zum Vorhof gestört. Sinuatriale Störungen I. Grades sind nicht immer nachweisbar, da sie vom EKG nicht erfasst werden. Beim sinuatrialen Block II. Grades werden nicht alle Sinuserregungen zum Atrioventrikularknoten übergeleitet; beim totalen SA-Block übernimmt meist der AV-Knoten als sekundärer Schrittmacher die Automatiefunktion.

Beim **atrioventrikulären Block** (AV-Block) ist infolge einer Veränderung in der Abfolge von Vorhof- und Kammerkontraktionen häufig der Kammerrhythmus gestört. Beim **AV-Block I. Grades** ist die PQ-Dauer verlängert (> 0,2 s); zu hämodynamisch wirksamen Ausfallserscheinungen kommt es nicht.

Der **AV-Block II. Grades** ist meist dadurch gekennzeichnet, dass die Überleitungszeit (PQ-Dauer) bis zum vollständigen Ausfall der Kammererregung (QRS-Komplex) stetig zunimmt und danach der gleiche Ablauf erneut beginnt (sog. **Wenckebach-Periodik**). Daneben gibt es Fälle, bei denen infolge zwar konstanter, aber sehr langer Überleitungszeit Kammererregungen in unregelmäßigen Abständen ausfallen.

Beim **AV-Block III. Grades** ist die Überleitung total unterbrochen. In der Regel übernimmt dann ein nachgeschaltetes Schrittmacherzentrum die Erregungsbildung. o Abb. 8.33 zeigt einen totalen AV-Block im EKG. Kammerkomplexe und P-Wellen erscheinen nicht in einer festen zeitlichen Beziehung zueinander, da Vor-

Tab. 8.6 Erregungsleitungsstörungen und ihre Folgen (Auswahl)

Erregungsleitungsstörung	Führt infolge	Zu
AV-Block I. Grades	Verzögerter Überleitung im AV-Knoten (> 0,2 s)	Verspätet einsetzenden Ventrikelkontraktionen
AV-Block II. Grades (partieller AV-Block)	Ausfall einzelner AV-Überleitungen	Unregelmäßiger Folge der Ventrikelkontraktionen
AV-Block III. Grades (totaler Herzblock)	Vollständiger Unterbrechung der AV-Überleitung	Dissoziation von Vorhofkontraktionen (im Sinusrhythmus) und Ventrikelkontraktionen (im Kammerrhythmus)
Schenkelblock	Unterbrechung der Erregungsleitung in einem Tawara-Schenkel	Untypischer Erregungs- und Kontraktionsausbreitung in den Ventrikeln
Faszikelblock	Unterbrechung der Erregungsleitung in einem Faszikel	Erregungs- und Kontraktionsverzögerungen im linken Ventrikel

hoferregungen nicht zu Kammererregungen führen und diese erst in einem nachgeordneten Schrittmacher entstehen.

Bei plötzlicher Unterbrechung der AV-Überleitung kann es allerdings einige Zeit dauern, bis das Ersatzzentrum einspringt. Als Folge davon tritt in diesem Intervall eine Mangeldurchblutung des Gehirns ein, die einen Ohnmachtsanfall (**Adams-Stokes-Anfall**) auslöst.

Ein AV-Block II. oder III. Grades führt zu einer Verminderung des Herzzeitvolumens, sodass die Betroffenen nicht belastbar sind. Die Herzleistung reicht allenfalls für den Ruhebedarf aus.

Als **Schenkelblock** im engeren Sinn bezeichnet man die Unterbrechung der Erregungsleitung in einem der beiden Tawara-Schenkel. Sie führt in der Regel nur zu geringen Verzögerungen der Kontraktion und hat deshalb keine wesentlichen hämodynamischen Folgen.

Faszikelblöcke im linken Ventrikel treten in Form von anterioren (häufig) und posterioren (seltener) Erregungsleitungsstörungen in den Faszikeln (▸ Kap. 2.6.1) auf. Sie bewirken eine Verzögerung der Erregungsausbreitung in der linken Kammer, da das durch den Faszikelblock betroffene Kammermyokard verzögert durch den zweiten, funktionsfähigen Faszikel miterregt wird.

Ursachen von Erregungsleitungsstörungen sind O_2-Mangelzustände, entzündliche Myokardschädigungen, Kardiomyopathien, Hyperkaliämie, Überdosierungen mit Herzglykosiden oder Chinidin u. a. In Tab. 8.6 sind die Folgen der wichtigsten Erregungsleitungsstörungen zusammengestellt.

Zusatzinformation

Stark ausgeprägte bradykarde Störungen der Erregungsbildung bzw. Erregungsleitung können – sofern eine ausreichende Kontraktionskraft des Myokards erhalten ist – durch **Implantation** eines **künstlichen Schrittmachers** („antibradykarden Schrittmachers") behandelt werden. Ein solcher subkutan implantierter, miniaturisierter Impulsgenerator erzeugt Stromimpulse, die über Kabelelektroden zum Herzen gelangen und dieses zu rhythmischen Kontraktionen veranlassen. Moderne Schrittmacher schalten sich nur ein, wenn sie benötigt werden (**bedarfsgesteuerte Schrittmacher**).

8.5.4 Kardiomyopathien (Myokardiopathien)

Nach der Definition der American Heart Association (2006) sind Kardiomyopathien „eine heterogene Gruppe von Krankheiten des Herzmuskels, die mit mechanischen und/oder elektrischen Funktionsstörungen einhergehen und üblicherweise (aber nicht zwingend) eine unangemessene Hypertrophie oder Dilatation der Herzkammern hervorrufen. Ihre Ursachen sind vielfältig und häufig genetisch bedingt. Kardiomyopathien sind entweder auf das Herz begrenzt oder Teil einer Systemerkrankung, führen oft zu kardiovaskulär bedingten Todesfällen oder einer fortschreitenden Behinderung durch Herzversagen. Von den zahlreichen kardiomyopathischen Krankheitsbildern sind nachstehend 4 Hauptformen beispielhaft beschrieben.

Dilatative Kardiomyopathie. Bei dieser Form der Kardiomyopathie, von der Männer zweifach häufiger betroffen sind als Frauen, ist das linke Herz, in späteren Stadien auch das rechte Herz, stark dilatiert (**Kardiomegalie**, kongestive Kardiomyopathie). Ursachen sind u. a.

- genetische Faktoren (z. B. Mutationen des Dystrophin-Gens) bei ca. 30 % der Patienten,
- Intoxikationen (z. B. durch chronischen Alkoholismus, Behandlung mit Anthracyclinen),

- metabolische Störungen (z. B. bei Thiamin- oder Selenmangel, ▸Kap. 11.2.2),
- Eisenüberladung (Hämochromatose, ▸Kap. 12.15.6) oder
- infektiöse Myokardschädigungen (z. B. bei Virus-Myokarditis).

Klinisch steht die verminderte systolische Pumpleistung des Herzens, d. h. die Herzinsuffizienz, im Vordergrund. Infolge der ausgeprägten Ventrikeldilatation findet man relative Insuffizienzen der AV-Klappen sowie Zeichen von Erregungsleitungsstörungen im EKG. Die Prognose ist schlecht, die Zehnjahresüberlebensrate nach Diagnosestellung beträgt nur 10–20 %. Als einzige kausale Therapie kommt die Herztransplantation in Betracht.

Hypertrophische Kardiomyopathie. Charakteristisch für diese Form der Herzmuskelerkrankungen ist die ausgeprägte Hypertrophie mit erhöhter Wandsteifigkeit des Herzens, vor allem des linken Ventrikels. Die Erkrankung wird **autosomal-dominant vererbt** (Mutationen von Genen, die für verschiedene Proteine der Myofibrillen codieren). Die Myokardhypertrophie kann alle Ventrikelabschnitte gleichermaßen oder aber nur einzelne Teile, z. B. das Ventrikelseptum, betreffen. Hämodynamisch lassen sich eine Form **mit** und eine **ohne Obstruktion** (Einengung) der Ausflussbahn unterscheiden. Besonders bei der hypertrophischen obstruktiven Kardiomyopathie kommt es häufig durch die veränderte Ventrikelgeometrie zu einer **Mitralklappeninsuffizienz**. Die Symptome der Patienten bestehen in verminderter Belastbarkeit, Belastungsdyspnoe und häufig auch pektanginösen Beschwerden (▸Kap. 8.5.1). Der Krankheitsverlauf ist sehr unterschiedlich. Am häufigsten findet man eine langsame Progredienz des Krankheitsbildes.

Restriktive Kardiomyopathie. Bei diesen sehr seltenen Erkrankungen unbekannter Ursache werden **myokardiale Formen**, bei denen nur das Myokard betroffen ist, und **endomyokardiale Formen** mit Beteiligung sowohl von Endo- als auch Myokard unterschieden. Infolge bindegewebiger Umwandlung von Myokard bzw. Endomyokard (Endomyokardfibrose) ist die Dehnbarkeit des Herzens, insbesondere die des linken Ventrikels, in der Diastole stark herabgesetzt. Als Folge davon kommt es zu mangelhafter Füllung der Herzkammern und zu dadurch bedingter Herzinsuffizienz.

Arrhythmogene rechtsventrikuläre Kardiomyopathie. Diese Kardiomyopathieform weitgehend unbekannter Ätiologie – verschiedene Genmutationen wurden nachgewiesen – ist durch eine fibrolipomatöse Degeneration des rechtsventrikulären Myokards (Einlagerung von Binde- und Fettgewebe) sowie eine rechtsventrikuläre Dilatation charakterisiert. 10–20 % der plötzlichen Todesfälle junger Männer, vor allem von Sportlern beim Training, sind auf diese relativ seltene Erkrankung zurückzuführen. Meist wird die Kardiomyopathie um das 30. Lebensjahr durch Herzrhythmusstörungen manifest. Sind diese besonders stark ausgeprägt, muss ein Schrittmacher zusammen mit einem Defibrillator implantiert werden.

8.5.5 Entzündliche Herzerkrankungen

Endokarditiden

Akute und chronische Entzündungen des Endokards werden infektiös vor allem durch Bakterien, wesentlich seltener durch Pilze, sowie nichtinfektiös u. a. durch Antigen-Antikörper-Reaktionen (z. B. bei rheumatischen Erkrankungen) hervorgerufen. Am häufigsten sind die Herzklappen (Mitral- und/oder Aortenklappe) betroffen (▸Kap. 8.3.1). Die jährliche Inzidenz der bakteriellen Endokarditis beträgt 3–5/100 000. Wesentliche Erreger sind Staphylo-, Strepto- und Enterokokken, ferner Chlamydien, Mykoplasmen, Legionellen u. a. Neben einer akuten Sepsis durch hochvirulente Bakterienstämme, die ohne sofortige Behandlung eine sehr schlechte Prognose hat, kann vor allem durch *Streptococcus viridans* eine subakute Endokarditis (**Endokarditis lenta**) hervorgerufen werden. Besonders gefährdet sind Patienten mit Klappenersatz oder Herzfehlern sowie Drogenabhängige. Häufige Symptome sind Fieber, Tachykardie, Appetitlosigkeit, Herzrhythmusstörungen, Hämaturie, Proteinurie u. a.

Myokarditiden

Die entzündlichen Herzmuskelerkrankungen sind zu ca. 50 % viral, z. B. durch Coxsackie-, Parvo-, Varizella-zoster-, Influenza- oder Epstein-Barr-Viren bedingt. Infektiöse Myokarditiden werden ferner – wie bakterielle Endokarditiden – durch Staphylo-, Strepto- und Enterokokken sowie *Borrelia burgdorferi*, *Corynebacterium diphtheriae*, *Mycobacterium tuberculosis* u. a., ferner durch Pilze (Aspergillen, Candida u. a.), Protozoen (Trypanosomen u. a.) und eine Reihe anderer Erreger, z. B. Trichinen, hervorgerufen. Als Ursache für **nichtinfektiöse Myokarditiden** kommen vor allem Kollagenosen (▸Kap. 18.7.1), Gefäßentzündungen, Bestrahlungen des Mediastinums oder von Karzinomen der linken Brustdrüse sowie verschiedene Zytostatika (z. B. Anthracycline) in Betracht. Die Krankheitsbilder sind sehr verschieden. Sie reichen von asymptomatisch bis zum – wenn auch selten – fulminant tödlichen Ausgang. Häufig kommt es zu Müdigkeit, Schwächegefühl, Herzrhythmusstörungen und Herzinsuffizienz.

Perikarditiden

Wie bei Endo- und Myokarditiden können Entzündungen des Perikards infektiöser oder nichtinfektiöser

Natur sein. Das häufige virale Erregerspektrum entspricht dem der Myokarditiden, bei den durch Bakterien hervorgerufenen Perikarditiden sind vor allem Mykobakterien von Bedeutung. Zu den Ursachen von nichtinfektiösen Perikarditis-Formen gehören rheumatische Erkrankungen, ferner die allergische, posttraumatische, urämische und Tumor-Perikarditis. Klinisch wird die **trockene** von der **feuchten** (exsudativen) **Form** unterschieden. Ein bei der trockenen Perikarditis diagnostisch wichtiges Symptom sind Reibegeräusche. Häufig klagen die Patienten auch über einen stechenden Schmerz hinter dem Brustbein.

8.5.6 Angeborene Herzfehler (Vitien)

Allgemeine Übersicht. Kongenitale Herzfehler (Vitien) finden sich bei etwa 1 % der Kinder, die den ersten Lebensmonat vollendet haben. Bei einem Teil dieser Vitien besteht eine abnorme Verbindung zwischen dem großen und kleinen Kreislauf (Shunt). Je nach den Druckverhältnissen strömt durch Querverbindungen zwischen Körper- und Lungenkreislauf arterialisiertes Blut im Kurzschluss erneut durch den Lungenkreislauf (Links-Rechts-Shunt) oder venöses Blut unter Umgehung der Lunge direkt in den Körperkreislauf (Rechts-Links-Shunt). Im letzteren Fall entsteht eine **Mischungszyanose**.

Eine zweite Gruppe zeigt Anomalien (zumeist auch aufgrund von Hemmungsmissbildungen) im Ursprung der großen Gefäße (vielfach Gefäßverlagerungen).

Eine dritte große Gruppe ist durch Missbildungen im Bereich der Ausstrombahn eines Vorhofs oder Ventrikels, die zu Einengungen führen, charakterisiert. Nicht selten treten die verschiedenen Fehlanlagen kombiniert auf. Diese Mehrfachvitien wurden insbesondere von dem Kardiologen Fallot klassifiziert (◘ Tab. 8.7).

Allgemeinsymptome bei Säuglingen und Kleinkindern mit angeborenen Herzfehlern sind Gedeih- und Entwicklungsstörungen.

Bei allen kongenitalen Defekten des Herzens oder der herznahen Arterien lassen sich Anpassungsprozesse beobachten, die häufig für einen begrenzten Zeitraum eine mehr oder weniger wirksame Kompensation der gestörten Funktion ermöglichen. Druck- und Volumenbelastungen werden mit einer Hypertrophie der belasteten Herzabschnitte beantwortet; Herzfehler mit Rechts-Links-Shunt lösen eine Polyglobulie (▸ Kap. 8.5.6) aus.

Spezielle Formen. Beim **Ventrikelseptumdefekt**, der häufigsten kardialen Fehlbildung, gelangt bei der Kontraktion der Kammern Blut aus dem linken in den rechten Ventrikel (**Links-Rechts-Shunt**). Das zirkulierende Blutvolumen in der Lunge ist dadurch gesteigert, und sowohl der linke als auch der rechte Ventrikel weisen eine **Volumenbelastung** auf. In der Regel steigt nach einigen Jahren der Gefäßwiderstand im kleinen Kreislauf an, was zu einer zusätzlichen Druckbelastung des rechten Ventrikels führt. Nimmt der Lungengefäßwiderstand weiter zu, kann eine Shunt-Umkehr (Rechts-Links-Shunt) mit Zyanose, Dyspnoe und schließlich Rechtsherzinsuffizienz auftreten.

Beim **Vorhofseptumdefekt**, dem zweithäufigsten kongenitalen Vitium, tritt Blut vom linken in den rechten Vorhof über (**Links-Rechts-Shunt**), da der Druck im linken Vorhof (ca. 9 mm Hg) etwa 2-mal höher ist als derjenige im rechten Vorhof (ca. 4 mm Hg). Dies führt zu einer **Volumenbelastung** des rechten Herzens mit entsprechender Vergrößerung des rechten Vorhofs und des rechten Ventrikels. Der linke Ventrikel ist dagegen eher verkleinert, da er wegen des geringen Blutangebots nur eine verminderte Leistung zu erbringen hat. Im ersten Lebensjahrzehnt sind etwa zwei Drittel der Patienten symptomfrei. Später treten häufig Belastungsdyspnoe und Schwächegefühl auf. Durch die Vorhoferweiterung wird Vorhofflimmern begünstigt. Außerdem kommt es aufgrund der chronischen Volumenbelastung des Lungenkreislaufs und einer dadurch hervorgerufenen Mediaverdickung der Lungengefäße häufig zu einer

◘ **Tab. 8.7** Angeborene Herzfehler (Auswahl)

Obstruktionen im Bereich des linken Herzens und der Aorta
▪ Aortenklappenstenose, ▪ Aortenisthmusstenose (Einengung der Aorta im absteigenden Teil des Aortenbogens)
Obstruktionen im Bereich des rechten Herzens
▪ Pulmonalklappenstenose, ▪ Fallot-Vitien (s u.)
Septumdefekte und Gefäßfehlverbindungen
▪ Vorhofseptumdefekt, ▪ Ventrikelseptumdefekt, ▪ persistierender Ductus arteriosus Botalli
Ursprungsanomalien der großen Gefäße
▪ Transposition (Lageumkehr) der großen Arterien, ▪ Ursprung der beiden großen Arterien aus dem rechten Ventrikel
Mehrfachvitien
▪ Fallot-Trilogie (Pulmonalstenose, Hypertrophie der rechten Kammer, Vorhofseptumdefekt), ▪ Fallot-Tetralogie (Pulmonalstenose, Rechtsherzhypertrophie, Ventrikelseptumdefekt, Aorta entspringt nicht aus dem linken Ventrikel, sondern über dem Ventrikelseptumdefekt), ▪ Fallot-Pentalogie (Fallot-Tetralogie mit zusätzlichem Vorhofseptumdefekt)

pulmonalen Hypertonie. Diese kann dann zu einer Shunt-Umkehr – aus einem Links-Rechts-Shunt wird ein Rechts-Links-Shunt – führen.

Bei der **Pulmonalstenose**, dem dritthäufigsten angeborenen Herzfehler, ist die Ausstrombahn des rechten Ventrikels eingeengt. Dies ruft eine **Druckbelastung** des vorgeschalteten rechten Ventrikels hervor, die zu einer konzentrischen Hypertrophie führt. In schweren Fällen ist das Herzzeitvolumen erheblich vermindert. Klinische Symptome sind Belastungsdyspnoe, Zyanose und u. U. auch kurz dauernde Bewusstlosigkeit (Synkope) infolge mangelhafter Hirndurchblutung.

Beim **offenen (persistierenden) Ductus arteriosus Botalli**, der vierthäufigsten Herzfehlbildung, handelt es sich um einen **Links-Rechts-Shunt** durch eine bleibende (persistierende) Verbindung zwischen Aorta und Pulmonalarterie, die in der Fetalperiode eine Umgehung des Lungenkreislaufs ermöglicht (▸Kap. 17.4.6). Die Folge dieser Gefäßanomalie ist eine **Volumenbelastung** des linken Herzens. Bei großen Shunt-Volumina und/oder einer Zunahme des Gefäßwiderstands im kleinen Kreislauf kommt es auch zu einer Druckbelastung des rechten Herzens, die nicht selten nach Jahren wiederum eine Shunt-Umkehr bewirkt.

Eine relativ häufige kardiale Missbildung ist auch die **Aortenisthmusstenose**. Der absteigende Teil des Aortenbogens ist hierbei ringförmig oder sanduhrförmig verengt. Diese Stenose verursacht einen hohen Blutdruck oberhalb und einen erniedrigten Blutdruck unterhalb der Engstelle. Der Bluthochdruck vor der Stenose führt zu einer **Linkshypertrophie** des Herzens, der niedrige Blutdruck nach der Stenose zu einer **Minderdurchblutung der unteren Körperhälfte** mit kalten Füßen und rascher Ermüdung der Beine beim Gehen. Diese Minderdurchblutung wird bei Ausbildung eines Umgehungskreislaufs (Kollateralkreislaufs) über die Interkostalarterien in der Thoraxwand teilweise kompensiert.

Die angeborene **Aortenklappenstenose** (eine Verminderung der Öffnungsweite der Aortenklappe) hat dieselben Auswirkungen wie eine erworbene (▸Kap. 8.5.7). In der linken Kammer entsteht durch **Druckbelastung** eine **Linksherzhypertrophie**. Als Spätfolge der Druckbelastung kann sich eine Linksherzinsuffizienz entwickeln.

Die bekannteste Form der **Mehrfachvitien** ist die **Fallot-Tetralogie**. Bei ihr ist eine Pulmonalstenose mit einem Ventrikelseptumdefekt und einem Abgang der Aorta am Septumdefekt kombiniert. Wegen der Stenose der A. pulmonalis und des „reitenden" Abgangs der Aorta über dem Ventrikelseptumdefekt als 4. Anomalie kommt es zu einem Rechts-Links-Shunt mit Zyanose und Polyglobulie. Der rechte Ventrikel ist dadurch druck- und volumenbelastet, während der linke Ventrikel nur leicht verminderte Arbeit zu leisten hat.

8.5.7 Erworbene Herzklappenfehler

Ursachen und Formen erworbener Klappenfehler. Wichtigste Ursache erworbener Herzklappenfehler war vor Einführung der Penicillin-Therapie das durch A-Streptokokken hervorgerufene **akute rheumatische Fieber** (▸Kap. 18.7.1). Während es in den Industrieländern selten geworden ist, tritt es in den Entwicklungsländern unverändert häufig auf. Von der **rheumatischen Karditis** bei akutem rheumatischem Fieber sind das Endokard, das Myokard und das Perikard, also praktisch alle Wandteile des Herzens, betroffen. Eine bleibende Schädigung des Klappenapparats tritt fast nie bei der Ersterkrankung, vielmehr erst bei erneuten Krankheitsschüben (Rezidiven) auf. Das erste Rezidiv hat in etwa einem Drittel der Fälle Herzklappenfehler zur Folge. Bei zwei oder mehr Rezidiven steigt die Häufigkeit bis zu etwa 90 % an.

An die Stelle des rheumatischen Fiebers ist in den Industrieländern ein anderes Erregerspektrum als Ursache für Endokarditiden (▸Kap. 8.5.5) und damit für Herzklappenfehler getreten.

Prinzipiell kann eine Erkrankung des Klappenapparats zu zwei Arten von Folgeschäden führen:

- Die Ränder der sich berührenden Klappenflächen verkleben miteinander, die Klappe verliert wirksame Öffnungsweite. Es entsteht eine Klappenverengung, eine **Stenose**.
- Die Klappenfläche selbst ist vorwiegend betroffen. Sie schrumpft narbig oder wird zerstört. Die Folge ist eine Schlussunfähigkeit, eine **Insuffizienz**, der Klappen.

Beide Schäden können auch zusammen an einer Klappe als kombiniertes Vitium vorkommen.

Die häufigsten erworbenen Vitien sind **Mitralklappenfehler**, die etwa 50 % der Fälle ausmachen. An zweiter Stelle steht die Kombination von Aorten- und Mitralklappenfehlern in etwa einem Drittel der Fälle. Der Rest verteilt sich auf Fehler an Klappen des rechten Herzens und auf Kombinationen mit anderen Herzerkrankungen. Überwiegend treten erworbene Herzklappenfehler an der linken Herzhälfte, der Hochdruckseite des Herzens, auf.

Aortenklappenfehler. Bei der **Aortenklappenstenose** ist wegen der Einengung des Ostiums der systolische Ausstromwiderstand, d. h. die Nachlast, erhöht. Die Folge ist eine **Drucksteigerung** in der linken Kammer sowie ein verzögerter und verminderter Druckanstieg in der Aorta während der Systole sowie eine **verminderte Blutdruckamplitude** (○Abb. 8.36 A). Systolisch besteht eine oft erhebliche Druckdifferenz zwischen Kammer- und Aortendruck. Die ständige Druckbelastung des linken Ventrikels löst eine Hypertrophie aus. Solange die linke Kammer trotz des hohen Strömungs-

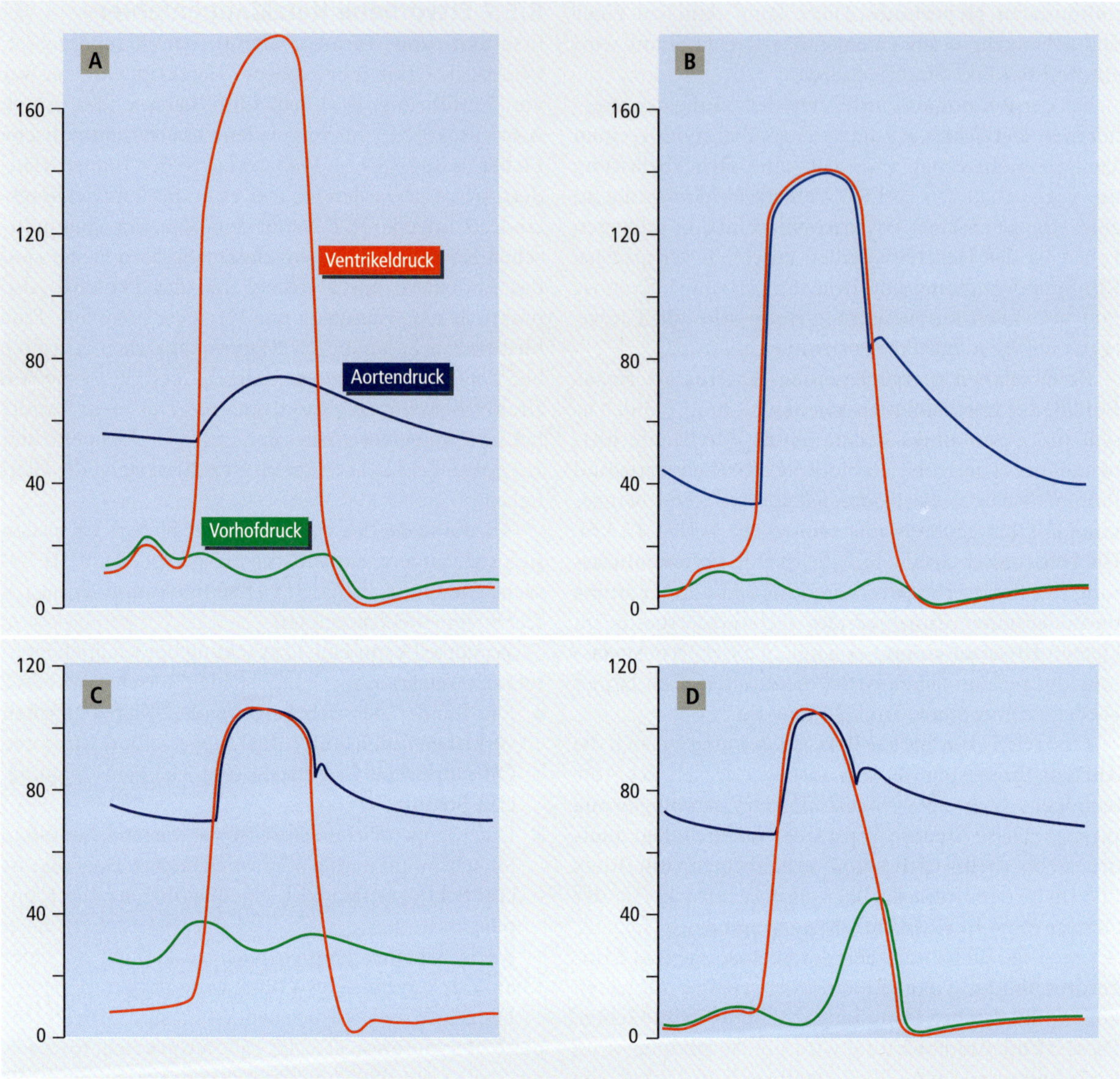

Abb. 8.36 Druckverläufe (in mm Hg) bei Klappenfehlern des linken Herzens. **Rot** Ventrikeldruck, **blau** Aortendruck, **grün** Vorhofdruck. **A** Aortenklappenstenose: systolisch erhöhter Anstieg des Ventrikeldrucks, verzögerter und verminderter Anstieg des Aortendrucks, **B** Aortenklappeninsuffizienz: diastolisch steiler Abfall des Aortendrucks, **C** Mitralklappenstenose: systolisch verminderter Anstieg des Ventrikel- und Aortendrucks, erhöhter Vorhofdruck, **D** Mitralklappeninsuffizienz: spätsystolisch vorzeitiger Abfall des Ventrikeldrucks und starke Erhöhung des Vorhofdrucks

widerstands ein normales Herzzeitvolumen fördert, tritt keine Lungenstauung ein.

Im Gegensatz zur Druckbelastung bei der Aortenklappenstenose liegt bei der **Aortenklappeninsuffizienz** eine **Volumenbelastung** des linken Ventrikels vor. Wegen der Schlussunfähigkeit der Aortenklappe strömt Blut während der Diastole aus den herznahen Abschnitten der Aorta in die linke Kammer zurück (Regurgitation), wodurch der diastolische Aortendruck steil abfällt und die **Blutdruckamplitude** zunimmt (Abb. 8.36 B). Hierdurch steht für die Blutversorgung der Organe oft nur ein verminderter Perfusionsdruck zur Verfügung. Der linke Ventrikel beantwortet die erhöhte Volumenbelastung mit einer Hypertrophie. Ein ausreichendes Auswurfvolumen wird durch eine stärkere und schnellere Faserverkürzung aufrechterhalten. Solange die Leistung des linken Ventrikels nicht wesentlich beeinträchtigt ist, beschränken sich die Rückwirkungen auf das linke Herz. Bei Dekompensation entstehen eine Lungenstauung und evtl. ein Lungenödem. Über die Druckbelastung des rechten Ventrikels kann es schließlich zu einer globalen Herzinsuffizienz kommen.

Pulmonalklappenfehler. Während **Pulmonalklappenstenosen** praktisch immer angeboren sind (s. o.), kommen **Pulmonalklappeninsuffizienzen** häufiger als relative Insuffizienz bei pulmonaler Hypertonie vor. Dabei strömt wegen der Überdehnung des Pulmonalklappenrings in der Diastole Blut aus der Lungenschlagader in den rechten Ventrikel zurück, was zu einer erheblichen **Volumenbelastung** und Hypertrophie des rechten Ventrikels führt.

Mitralklappenfehler. Bei Mitralklappenfehlern liegt in mehr als der Hälfte der Fälle eine **Mitralklappenstenose** vor. Dadurch ist die Füllung der linken Kammer während der Diastole behindert und das enddiastolische Volumen des linken Ventrikels vermindert. Als Folge nehmen die Vorlast und das Schlagvolumen ab. Die Verengung der Klappenöffnungsfläche führt zu einem **Druckanstieg im linken Vorhof** (o Abb. 8.36 C), in den Lungenvenen, den Lungenkapillaren, der Lungenarterie und schließlich auch im rechten Ventrikel. Lungenödem und Dyspnoe sind häufig die Folgen. Der linke Vorhof ist oft so stark dilatiert, dass Vorhofflimmern auftritt und aufgrund der gestörten Blutströmung eine Thrombenbildung droht. Vor allem bei einer (noch) nicht sehr ausgeprägten Mitralstenose kann allerdings nicht selten durch Tachykardie ein ausreichendes Herzzeitvolumen aufrechterhalten werden.

Die **Mitralklappeninsuffizienz** führt während der Kammersystole zum Rückstrom von Blut aus der linken Kammer in den linken Vorhof. Der Kammerdruck fällt in der späten Systole vorzeitig ab, während der Druck im linken Vorhof gleichzeitig ansteigt (o Abb. 8.36 D). Das sog. **Refluxvolumen** hängt von der Öffnungsweite, vor allem aber vom intraventrikulären Druck während der Systole ab. Die Schlussunfähigkeit der Mitralklappe verursacht eine **Volumenbelastung des linken Ventrikels** und des linken Vorhofs, die eine Hypertrophie der Ventrikelmuskulatur bewirkt.

Bei einer ausgeprägten Insuffizienz der Mitralklappe droht die Entwicklung einer Lungenstauung mit nachfolgender Insuffizienz des rechten Ventrikels. Die Erweiterung des linken Vorhofs kann – wie bei der Mitralstenose – zu Vorhofflimmern mit absoluter Arrhythmie führen.

Trikuspidalklappenfehler. Die charakteristische Folge der Verengung des Ostiums bei der seltenen **Trikuspidalklappenstenose** ist ein **Druckanstieg im rechten Vorhof** und in den vorgelagerten großen Venen. Die **Einflussstauung** im großen Kreislauf verursacht periphere Ödeme und Lebervergrößerung (Stauungsleber, ▸ Kap. 12.15.1). Das Herzzeitvolumen ist erniedrigt, sodass Müdigkeit und verminderte Belastbarkeit auftreten.

Die **Trikuspidalklappeninsuffizienz** wird meistens durch eine ausgeprägte Dilatation des rechten Herzens mit großem endsystolischem Restblutvolumen hervorgerufen. Man nennt diese Form daher „relative Trikuspidalinsuffizienz". Sie verursacht einen Blutrückstrom aus dem rechten Ventrikel in den rechten Vorhof, wodurch eine **Volumenbelastung des rechten Ventrikels** und als Folge davon eine Hypertrophie entsteht.

Folgen von Klappenfehlern. Klappenfehler belasten den Herzmuskel und mindern die maximal mögliche körperliche Leistung des Erkrankten. Kompensationsmechanismen erlauben jedoch meist über viele Jahre eine ausreichende Belastbarkeit. Durch Fortschreiten des Prozesses oder zusätzliche Altersveränderungen sinkt das Herzzeitvolumen jedoch mit der Zeit meist soweit ab, dass eine Herzinsuffizienz entsteht. Ferner droht bei Stenosen aufgrund der gestörten Blutströmung eine intrakardiale Thrombenbildung.

In Kürze

- Die **koronare Herzkrankheit** mit ihren Unterformen stabile Angina pectoris und akutem Koronarsyndrom (instabiler Angina pectoris, Myokardinfarkt ohne und mit ST-Hebung) sowie Sekundenherztod („Herzschlag") beruht auf einer **Reduktion** oder vollständiger **Aufhebung** der **Koronarreserve**. Hauptursache ist eine Koronarsklerose, d. h. eine Arteriosklerose der Koronararterien.
- Bei einem **Herzinfarkt**, der meist durch die Ruptur einer atherosklerotischen Plaque ausgelöst wird, kommt es zu einer Myokardnekrose, deren Ausmaß vom Versorgungsgebiet der betroffenen Koronararterie abhängt. Etwa 30–50 % der akuten Herzinfarkte verlaufen tödlich, insbesondere infolge von Kammerflimmern oder kardiogenem Schock.
- Bei **Herzinsuffizienz** ist die Pumpleistung des Herzens soweit reduziert, dass eine ausreichende Blutversorgung des Körpers nicht mehr gewährleistet ist. Man unterscheidet eine **akute** von einer **chronischen** sowie eine **systolische** (infolge verminderter Kontraktilität) von einer **diastolischen Insuffizienz** (infolge Abnahme der Dehnbarkeit der Ventrikelwand). Darüber hinaus werden eine **Links-**, eine **Rechts-** und eine **Links-Rechts-Insuffizienz** (**Globalinsuffizienz**) unterschieden. Eine weitere Unterscheidung richtet sich nach dem Schweregrad: Dabei werden eine **Ruhe-** und **Belastungsinsuffizienz** sowie nach der New York Heart Association (NYHA) zwischen Insuffizienzen **I.** bis **IV. Grades** differenziert.

8

- Wesentliche **Ursachen** einer **Herzinsuffizienz** sind koronare Herzkrankheit, Erregungsbildungs- und Erregungsleitungsstörungen sowie akute und chronische Volumenbelastungen.
- **Folgen** einer **Linksherzinsuffizienz** sind bei der akuten Form ein Lungenödem sowie im Extremfall ein kardiogener Schock, bei der chronischen Form eine Lungenstauung mit Atemnot sowie stauungsbedingter Bronchitis.
- Als **Folgen** einer **Rechtsherzinsuffizienz** tritt eine Stauung des Blutes im Körperkreislauf mit Ödemen, Stauungsleber und Aszites auf.
- Um trotz der Abnahme der Pumpleistung eine ausreichende Organperfusion zu gewährleisten, werden als **Anpassungsmechanismen** die Sympathikusaktivität gesteigert, das Renin-Angiotensin-Aldosteron-System aktiviert und die Freisetzung von Adiuretin und Endothelin stimuliert.
- Bei einer **Tachykardie** liegt (beim Erwachsenen in Ruhe) eine Herzfrequenz >100/min, bei einer **Bradykardie** eine Herzfrequenz <60/min vor. Unter einer **Arrhythmie** versteht man eine unregelmäßige Herzschlagfolge. Eine **Extrasystole** ist eine außerhalb des normalen Herzrhythmus ausgelöste Erregung.
- Nomotope **Störungen** der **Erregungsbildung** gehen vom Sinusknoten, ektope vom Arbeitsmyokard sowie dem ventrikulären Erregungsleitungssystem aus.
- Zu den wichtigsten Erregungsbildungsstörungen gehören supraventrikuläre und ventrikuläre Extrasystolen, Sinustachykardie und -bradykardie, Vorhofflattern und -flimmern sowie ventrikuläre Tachykardie, Kammerflattern und -flimmern. Anhaltendes Kammerflimmern führt zum Tod.
- **Leitungsstörungen**, die durch Verzögerung oder Blockade der Erregungsleitung hervorgerufen werden, führen in der Regel zu bradykarden Herzrhythmusstörungen.
- **Re-entry** bezeichnet den Wiedereintritt einer Erregung nach Durchlaufen eines bestimmten Wegs im Myokard zum Ursprungsort. Voraussetzungen hierfür sind die Verkürzung der Refraktärzeit, die Verlangsamung der Erregungsausbreitung und/oder verlängerte Leitungswege. Als Folge kommt es zu **kreisenden Erregungen**, die ihrerseits tachykarde Herzrhythmusstörungen auslösen können.
- **Kardiomyopathien** sind Erkrankungen des Myokards mit einer myokardialen Funktionsstörung verschiedener Genese. Sie werden u. a. in dilatative, hypertrophische, restriktive und arrhythmogene Formen unterteilt.
- **Entzündungen** des Herzens können das Endo-, Myo- oder Perikard betreffen.
- Unter dem Begriff **Herzfehler** (Vitien) werden angeborene Missbildungen der Klappen, des Septums und der Gefäßabgänge sowie erworbene Herzklappenfehler zusammengefasst. Zu den Ersteren rechnet man Stenosen der Aorten- bzw. Pulmonalklappe und im absteigenden Teil des Aortenbogens, ferner Vorhof- und Ventrikelseptumdefekte sowie Ursprungsanomalien der großen Gefäße und Gefäßfehlbildungen. Häufig treten diese Anomalien kombiniert auf (sog. Mehrfachvitien). Die häufigsten erworbenen Vitien sind Mitral- und Aortenklappenfehler.

9 Gefäßsystem und Blutkreislauf

9.1 Anatomie des Gefäßsystems

9.1.1 Aufgaben und Aufbau des kardiovaskulären Systems

Aufgaben. Die Blutgefäße bilden in ihrer Gesamtheit ein geschlossenes System, in dem das Blut – angetrieben vom Herzen – kontinuierlich zirkuliert. Dieser **Kreislauf** des **Blutes**, der erstmals 1628 von dem englischen Arzt William Harvey beschrieben wurde, ist nicht nur ein besonders wichtiges **Transport**- und **Verteilungssystem** des menschlichen Organismus, sondern er dient auch der **Homöostase**, d. h. der Konstanz des inneren Milieus des Organismus. Im Einzelnen erfüllt das kardiovaskuläre System folgende Aufgaben: Transport von

- Atemgasen, Nährstoffen und Metaboliten des Zellstoffwechsels,
- Wasser und Elektrolyten im Dienste des Wasser- und Mineralhaushalts, nicht zuletzt durch die starke Durchblutung der Niere (▸Kap. 13.2.2),
- Säuren und Basen zur pH-Regulation,
- Wärme zur Körperoberfläche im Dienste der Temperaturregulation,
- Hormonen sowie
- humoralen und zellulären Komponenten des Immunsystems (▸Kap. 7.1.2).

Die Bedeutung der Kreislauffunktion erkennt man daran, dass bei einem Kreislaufstillstand bereits nach einigen Sekunden die ersten Funktionsstörungen und nach 3–5 min die ersten irreparablen Schäden im Gehirn eintreten.

Aufbau des Gefäßsystems. Das kardiovaskuläre System besteht aus parallel sowie seltener seriell (hintereinander) geschalteten Blutgefäßen mit dem Blut als Transportmittel sowie dem rechten und linken Herz als Pumpen. Das vom linken Herzen ausgeworfene Blut verteilt sich auf die parallel geschalteten Gefäße der einzelnen Organe und wird danach dem rechten Herzen zugeleitet. Dieser Abschnitt des Systems wird **Körperkreislauf** oder **großer Kreislauf** genannt. Das vom rechten Herzen weitertransportierte Blut fließt durch das Lungengefäßsystem und gelangt dann von der Lunge wieder zum linken Herzen. Diesen Abschnitt charakterisiert man entsprechend als **Lungenkreislauf** oder **kleinen Kreislauf.**

Gefäße, die das Blut vom Herzen den Organen zuführen, werden als **Arterien** bezeichnet. Aus den großen Arterien gehen unter fortgesetzter Teilung in zunehmender Zahl die **kleineren Arterien**, dann die **Arteriolen** und schließlich die **Kapillaren** hervor. In den Kapillaren, die jeweils dichte Netzwerke bilden, findet der Stoffaustausch zwischen dem Blut und den umliegenden Zellen statt. Von den Kapillaren fließt nun das Blut in den **Venolen** zusammen. Diese gehen unter Abnahme der Zahl und gleichzeitiger Zunahme des einzelnen Gefäßdurchmessers in die **kleinen Venen** über, die sich schließlich zu **großen Venen** vereinigen.

○ Abb. 9.1 gibt eine schematische Übersicht über das kardiovaskuläre System mit der prozentualen Verteilung des Herzzeitvolumens auf die einzelnen Organe. Diese gilt allerdings nur unter Ruhebedingungen und bei Indifferenztemperatur (▸Kap. 15.2.2); bei körperlicher Arbeit, intensiver Verdauung oder Wärmebelastung kann die relative Organdurchblutung erheblich variieren.

Aufgrund des verschieden hohen Blutdrucks in den einzelnen Kreislaufabschnitten sowie wegen deren unterschiedlicher Funktion ist auch die Unterteilung des Kreislaufsystems in ein **Hochdruck**- und **Niederdrucksystem** (▸Kap. 9.3) gebräuchlich. Zum Hochdrucksystem gehören der linke Ventrikel des Herzens in der Systole sowie die Arterien des Körperkreislaufs (einschließlich der Arteriolen, ▸Kap. 9.6), zum Niederdrucksystem die Kapillaren, Venolen und Venen, das rechte Herz und die Lungengefäße sowie der linke Vorhof und der linke Ventrikel während der Diastole.

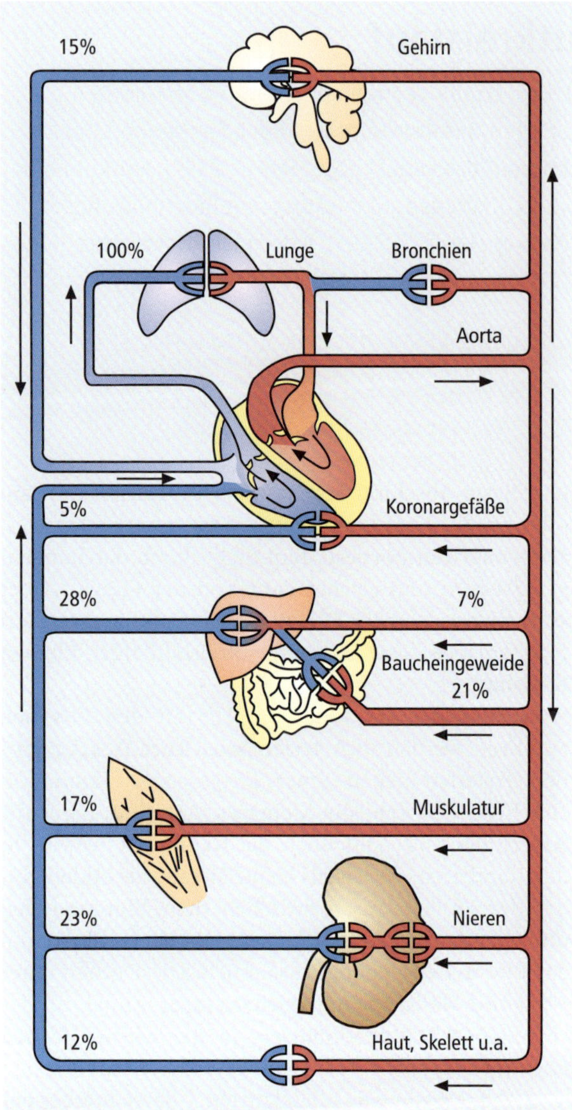

o Abb. 9.1 Blutkreislauf in schematischer Darstellung und prozentuale Verteilung des Herzzeitvolumens auf die Organe unter Ruhebedingungen und Indifferenztemperatur

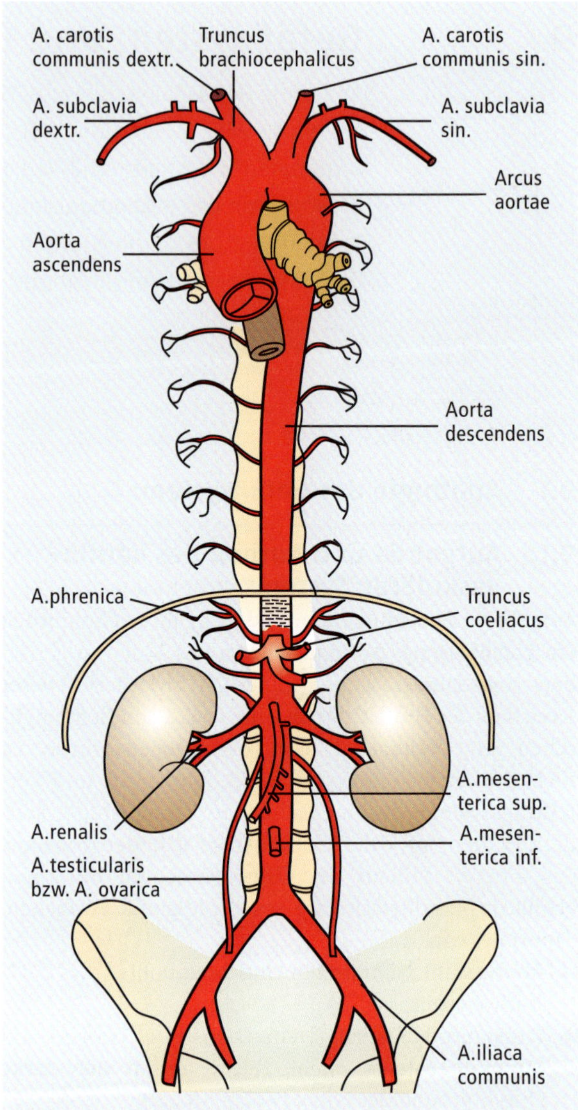

o Abb. 9.2 Arterienstämme des Körperkreislaufs. Nach Leonhard

9.1.2 Makroskopische Anatomie des Gefäßsystems

Arterienstämme des Körperkreislaufs. Die **Aorta** nimmt das vom linken Ventrikel ausgeworfene Blut auf und leitet es in die Äste des Körperkreislaufs weiter (o Abb. 9.2). Sie steigt zunächst leicht nach rechts gerichtet auf (**Aorta ascendens**), verläuft dann im Bogen nach links hinten (**Arcus aortae**) und zieht vom 4. Brustwirbel an abwärts (**Aorta descendens**). Dieser absteigende Teil wird im Brustbereich als **Aorta thoracica** und nach Durchtritt durch das Zwerchfell als **Aorta abdominalis** bezeichnet. In Höhe des 4. Lendenwirbels teilt sich die Aorta abdominalis in die rechte und die linke **A. iliaca communis**, von denen die Arterien für das Becken und die unteren Gliedmaßen abzweigen.

Vom Arcus aortae gehen drei große Arterienstämme ab: der **Truncus brachiocephalicus**, die **A. carotis communis sinistra** und die **A. subclavia sinistra**. Der Truncus brachiocephalicus teilt sich bald in die **A. carotis communis dextra**, welche die rechte Hals- und Kopfseite versorgt, und die **A. subclavia dextra**, die zum rechten Arm zieht. Entsprechend versorgen die A. carotis communis sinistra die linke Hals- und Kopfseite und die A. subclavia sinistra den linken Arm.

Die Brustaorta (Aorta thoracica) gibt die paarigen **Zwischenrippenarterien** ab. Aus der Bauchaorta entspringen die ebenfalls paarigen Arterien zum Zwerchfell (**Aa. phrenicae**), zu den Nieren (**Aa. renales**) und zu den Keimdrüsen (**Aa. testiculares** bzw. **ovaricae**). Schließlich gibt die Bauchaorta noch drei große unpaare Eingeweideäste ab: den **Truncus coeliacus** (für die Versorgung von Magen, oberem Duodenum, Leber, Milz

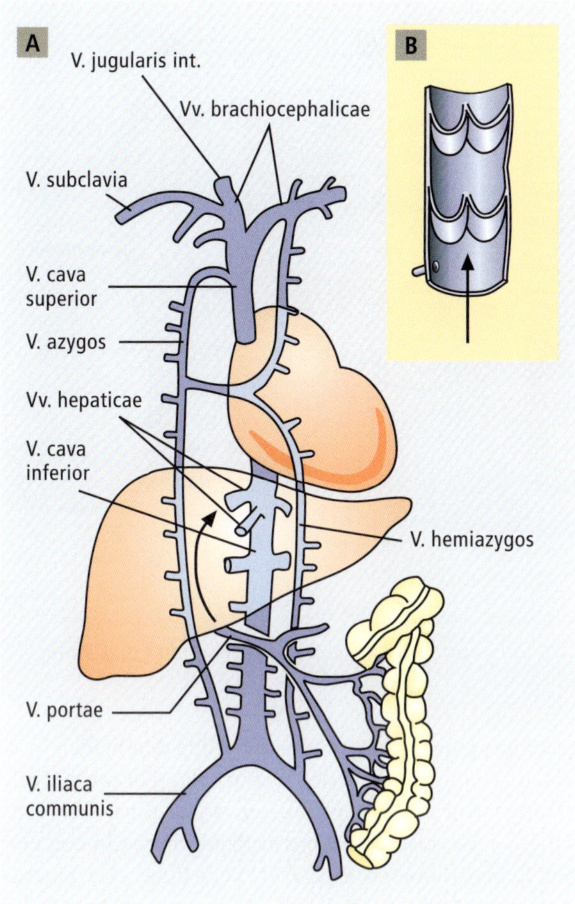

Abb. 9.3 A Venenstämme des Körperkreislaufs, B Venenklappen (in einem eröffneten Gefäß)

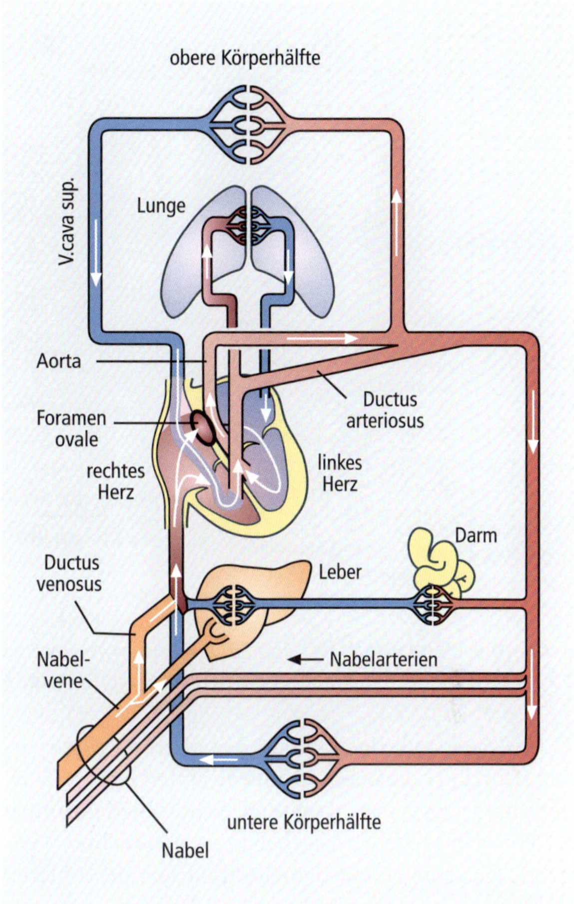

Abb. 9.4 Fetaler Blutkreislauf in schematischer Darstellung

und Bauchspeicheldrüse) sowie die **Aa. mesenterica superior** und **inferior** (für die Darmversorgung).

Venenstämme des Körperkreislaufs. Das von Kopf und Hals durch die rechte und linke **V. jugularis interna** und von den Armen durch die rechte und linke **V. subclavia** zurückströmende Blut sammelt sich in den **Va. brachiocephalicae** (Abb. 9.3 A). Die beiden Venen vereinigen sich dann zur oberen Hohlvene, der **V. cava superior**, die in den rechten Vorhof einmündet. Weitere, in die V. cava superior mündende Venen sind die **V. azygos** und **hemiazygos**.

Das Blut aus den Beinen und dem Becken fließt in die rechte und die linke **V. iliaca communis**, die sich zur unteren Hohlvene, der **V. cava inferior**, vereinigen. Diese nimmt aufsteigend das **Blut** der **paarigen Eingeweide** auf und mündet wie die V. cava superior in den rechten Vorhof. Aus großen Teilen des Magen-Darm-Trakts einschließlich der Milz und Bauchspeicheldrüse sammelt sich das Blut in der Pfortader (**V. portae**), durchströmt dann die Leber und gelangt durch die Lebervenen (**Vv. hepaticae**) ebenfalls in die V. cava inferior.

Zwischen den Venensystemen der oberen und der unteren Körperhälfte bestehen mehrere Verbindungen, sog. **Anastomosen**, die im Fall einer (Teil-)Verlegung des venösen Rückflusses einen **Kollateralkreislauf** zwischen V. cava superior und inferior ermöglichen.

Fetaler Kreislauf (Abb. 9.4). Beim Feten dient die Plazenta dem Stoffaustausch zwischen mütterlichem und fetalem Blut und damit der Ernährung sowie der Ausscheidung von Stoffwechselprodukten des Ungeborenen (▸ Kap. 17.4.6). Das in der Plazenta mit Sauerstoff und Nährstoffen beladene Blut gelangt über die **Nabelvene** zum geringen Teil in die Pfortader und versorgt die Leber. Der größere Teil strömt über einen Kurzschlussweg, den **Ductus venosus Arantii**, direkt in die **untere Hohlvene**, wodurch das zu etwa 80 % mit Sauerstoff gesättigte Blut aus der Nabelvene dem relativ sauerstoffarmen Blut der unteren Hohlvene zugemischt wird (O_2-Sättigung nach der Mischung 65–70 %). Das Blut aus der unteren Hohlvene gelangt nun in den **rechten Vorhof** und von dort größtenteils über das **Foramen ovale** in den **linken Vorhof**. Von diesem wird es schließlich über die **Aorta** in den **Körperkreislauf** des Feten befördert.

9

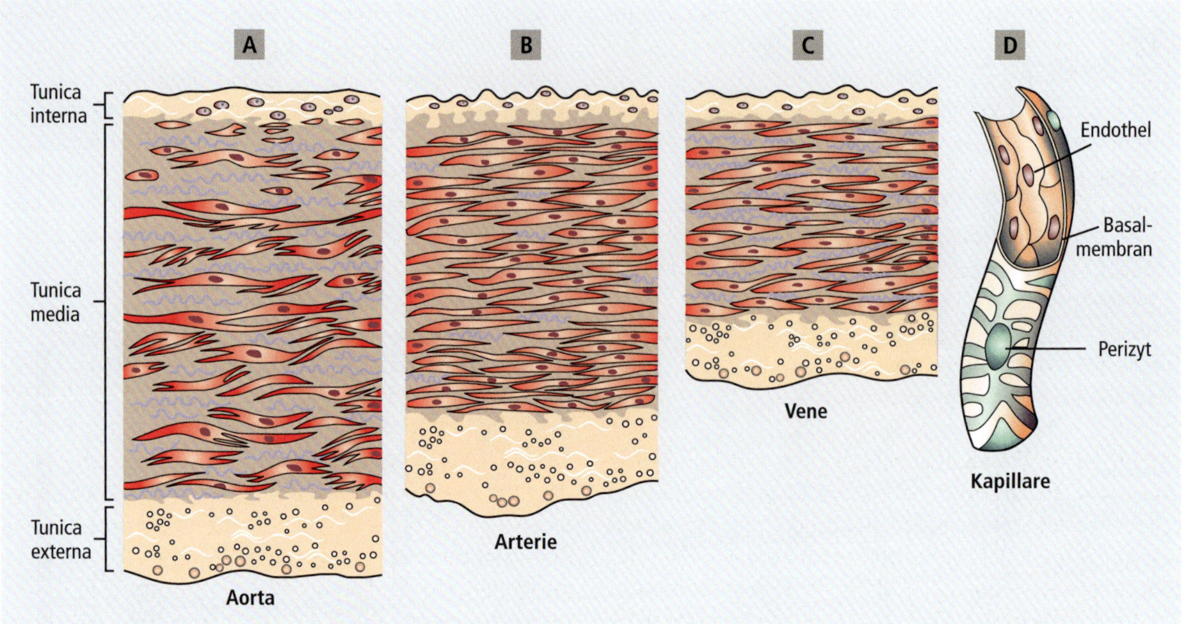

Abb. 9.5 Wandaufbau der Gefäße. **A** Arterie vom elastischen Typ (z. B. Aorta), **B** Arterie vom muskulären Typ, **C** Vene, **D** Kapillare (oberer Teil aufgeschnitten). Nach Waldeyer u. Mayet

Das sauerstoffarme Blut aus den oberen Körperpartien fließt über die **obere Hohlvene** in den **rechten Vorhof** und gelangt – aus strömungstechnischen Gründen am Foramen ovale vorbeigeleitet – in den **rechten Ventrikel**. Zusammen mit dem Restblut aus der unteren Hohlvene wird es in die Lungenschlagader ausgeworfen, fließt jedoch nur zum geringen Teil durch die noch nicht entfaltete Lunge. Der Hauptanteil strömt über einen zweiten Kurzschlussweg, den **Ductus arteriosus Botalli**, in die Aorta. (Beim Feten ist der mittlere Blutdruck in den Lungenarterien etwas höher als derjenige in der Aorta, sodass ein **Rechts-Links-Shunt** besteht.) Da die Arterien, die den Kopf, das Herz und die oberen Extremitäten versorgen, bereits vor der Einmündung des Ductus arteriosus abzweigen, wird diesen Körperpartien relativ sauerstoffreiches Blut zugeleitet.

Über die beiden Nabelarterien, die von den beiden Aa. iliacae abgehen, strömen etwa 55 % des Aortenblutes zur Plazenta zurück, während 20 % wieder in die untere Hohlvene gelangen.

Unmittelbar nach der Geburt erhöht sich durch den Verschluss der Nabelschnurgefäße der periphere Widerstand, sodass der Druck in der Aorta zunimmt. Gleichzeitig steigt mit Unterbrechung des plazentaren Kreislaufs der CO_2-Partialdruck im Blut. Dieser das Atmungszentrum stimulierende Reiz führt zum Einsetzen der Atmung und damit zur Entfaltung der Lunge. Infolge des dadurch herabgesetzten Strömungswiderstands steigt die Lungenperfusion um das 5-Fache an. Hierdurch wird der Druck im linken Vorhof erhöht, während der Druck im rechten Vorhof – z. T. auch infolge des verminderten venösen Rückstroms – sinkt. Es resultiert eine Druckumkehr zwischen den beiden Vorhöfen, wodurch nach der Geburt das Foramen ovale klappenartig rasch verschlossen wird. Eine Verwachsung der Wandstrukturen tritt dagegen erst in den ersten Lebensmonaten ein. Der Verschluss der Ductus arteriosus und venosus erfolgt langsam während der ersten Lebensstunden durch Kontraktion der Wandmuskulatur. Dieser funktionelle Verschluss wird dann in den ersten Lebensmonaten morphologisch verfestigt (Obliteration).

9.1.3 Wandaufbau der Blutgefäße

Arterien. Die Wand der Arterien ist aus drei Schichten aufgebaut, die als

- Tunica interna (abgek. Intima),
- Tunica media (abgek. Media) und
- Tunica externa (abgek. Adventitia)

bezeichnet werden (Abb. 9.5).

Die **Intima** besteht aus einem einschichtigen Verband von **Endothelzellen**, die von feinen kollagenen Fasern und einer gefensterten elastischen Membran, der Elastica interna, umgeben ist. Die **Media** wird von einer dichten Schicht zirkulär oder spiralförmig angeordneter, **glatter Muskelfasern** gebildet, zwischen denen Bindegewebsfasern liegen. Die **Adventitia** verbindet das Gefäß mit der Umgebung und besitzt längs verlaufende, elastische und kollagene Fasern, in die auch glatte Muskelzellen eingebettet sind.

Die großen herznahen Arterien (Aorta, Truncus brachiocephalicus, A. subclavia, A. carotis) sind durch eine dicke Intima und durch dichte elastische Netze innerhalb der Media charakterisiert (Abb. 9.5 A). Sie besitzen daher eine stärkere Dehnbarkeit und werden dementsprechend als **Arterien** vom **elastischen Typ** bezeichnet. Mit der Entfernung vom Herzen nehmen in der Media die elastischen Fasern ab und die glatten Muskelfasern zu. Diese Gefäße mit geringer Wanddehnbarkeit kennzeichnet man als **Arterien** vom **muskulären Typ** (o Abb. 9.5 B).

Die Wand der größeren Blutgefäße wird im inneren Drittel vom Lumen her durch Diffusion ernährt. Für die Ernährung der äußeren Schicht sorgen dagegen kleine, in der Wand liegende Gefäße, die **Vasa vasorum**. Die Innervation der glatten Gefäßmuskulatur erfolgt durch das vegetative Nervensystem (▸ Kap. 19.7).

Venen. Die Venen haben eine wesentlich dünnere Wand als gleichgroße Arterien (o Abb. 9.5 C). Man unterscheidet – wie bei den Arterien – drei Schichten, jedoch ist die Schichtung weniger deutlich als bei den Arterien. Die Wand der Venen ist nicht nur dünner, sondern auch lockerer gebaut. Dies gilt vor allem für die Muskelschicht. Mit zunehmendem Alter nehmen physiologischerweise die Bindegewebsfasern auf Kosten der glatten Muskulatur zu, wodurch sich die Elastizität und Kontraktilität der Venenwände vermindern (**Physiosklerose** der **Venen**).

Der Richtungssteuerung des Blutstroms dienen die **Venenklappen**, die sich vor allem in den Gliedmaßen finden (o Abb. 9.3 B). In den tiefen Venen der unteren Körperhälfte sind sie viel häufiger als in oberflächlichen Gefäßen. Die großen Venenstämme und die Organvenen sind dagegen in der Regel klappenlos. Bei den Venenklappen handelt es sich um paarige Endothelduplikaturen, die sehr variabel angeordnet sind. Ihre Hauptaufgabe besteht darin, das Zurückfließen des Blutes entgegen der Strömungsrichtung zu verhindern und bei äußerem Druck auf die Vene den Bluttransport in Herzrichtung zu fördern.

Der Rückfluss des venösen Blutes in den Armen und Beinen erfolgt über jeweils zwei Abflusssysteme, die **oberflächlichen** und **tiefen Venen**, die eine funktionelle Einheit bilden. Beide Systeme sind durch Verbindungsvenen (**Vv. perforantes**) miteinander verbunden. Letztere haben aber nur an der unteren Extremität eine größere (klinische) Bedeutung.

Die oberflächlichen Venen liegen außerhalb der Muskelfaszien im lockeren Unterhautbindegewebe (▸ Kap. 18.2.1). Sie sind in ihrem Verlauf nicht den Arterien zugeordnet. An der unteren Extremität vereinigen sie sich zu zwei Hauptstämmen, die als **V. saphena magna** und **V. saphena parva** in die **tiefen Venen** münden. Letztere liegen innerhalb der Faszienhüllen größtenteils zwischen Muskulatur eingebettet. Zusammen mit Arterien und Nerven bilden sie einen gemeinsamen, von Bindegewebe umgebenen Strang. In den **Verbindungsvenen** des **Beins**, welche die Faszie in einem schrägen Winkel perforieren, sind die Klappen so angeordnet, dass der Blutstrom von der Oberfläche in die Tiefe gerichtet ist. Für den Rücktransport des Blutes aus der unteren Extremität sind vor allem die tiefen Venen verantwortlich. Über 90 % des Blutvolumens der Beine fließt über sie ab. Der Abtransport des Blutes über die oberflächlichen Venen ist somit nur von untergeordneter Bedeutung.

9.1.4 Mikrozirkulationsgefäße

Der Begriff **Mikrozirkulation** bezieht sich sowohl auf alle kleinen Blutgefäße (Durchmesser < 250 µm) als auch auf das hierin strömende Blut sowie das umgebende interstitielle Gewebe und die kleinsten Gefäße des Lymphsystems. Es handelt sich somit um eine funktionelle Zusammenfassung des Strombahnabschnitts, in dem der Stoff- und Flüssigkeitsaustausch zwischen dem Blut und dem extravasalen Flüssigkeitsraum stattfindet. Die Gesamtheit der kleinsten Blutgefäße in diesem System wird als **terminale Strombahn** bezeichnet. In den verschiedenen Organen ist die terminale Gefäßarchitektur unterschiedlich und in erster Linie den lokalen Erfordernissen des jeweiligen Gewebes angepasst.

Mikrozirkulationsgefäße. Die Gefäßabschnitte der terminalen Strombahn werden aufgrund ihres Wandaufbaus und ihres Kalibers wie folgt unterteilt:

Arteriolen haben einen Durchmesser zwischen 40 und 100 µm. Ihre Media besteht aus einer bis zwei Lagen glatter, annähernd zirkulär verlaufender Muskulatur. Die Weite der Arteriolen ist über verschiedene Mechanismen (z. B. Sympathikusaktivität, vasoaktive Hormone oder Mediatorsubstanzen) steuerbar. Dies gilt auch für die Metarteriolen und Sammelvenolen (s. u.). Zusammen mit den kleinen Arterien sind die Arteriolen für den größten Teil des Strömungswiderstands verantwortlich (Widerstandsgefäße, ▸ Kap. 9.6.2). **Metarteriolen** (präkapilläre Arteriolen), die von den Arteriolen abzweigen, haben einen Durchmesser zwischen 8 und 20 µm und eine diskontinuierliche Schicht glatter Muskelzellen.

Kapillaren (Durchmesser 3–8 µm) sind die kleinsten Blutgefäße. Ihre Wand besteht aus einer einlagigen Schicht von Endothelzellen und einer außen liegenden Basalmembran (o Abb. 9.5 D). Dieser sitzen teilweise noch Zellen mit langen, die Basalmembran umgebenden Fortsätzen, die **Perizyten** (s. u.), auf. Eine neurogene oder humorale Steuerung des Kapillardurchmessers ist unwahrscheinlich, da glatte Muskulatur nicht vorhanden ist. Ihrem Aufbau entsprechend sind die Kapillaren für den Stoffaustausch zwischen dem Blut und den Geweben besonders geeignet.

Aufgrund der Ultrastruktur der Kapillarendothelien unterscheidet man drei verschiedene Kapillartypen:

9

Der **kontinuierliche Typ** ist durch einen lückenlosen geschlossenen Endothelbelag charakterisiert (z. B. in quergestreifter Muskulatur, Lunge, Gehirn). Der **fenestrierte Typ** weist 50–70 nm weite Fenster auf und findet sich z. B. in endo- und exokrinen Drüsen. Der **diskontinuierliche Typ** (z. B. in Leber, Milz und rotem Knochenmark) ist durch weite Lücken (0,1–1 µm) zwischen den Endothelzellen gekennzeichnet, die eine Passage von Blutzellen (Diapedese) erlauben.

Zusatzinformation

Perizyten sind kontraktile Zellen mesenchymalen Ursprungs in fast allen terminalen Strombahngebieten. Sie umkleiden Kapillaren und postkapilläre Venolen. Ihre Funktion ist bislang nicht vollständig geklärt. Gesichert ist, dass sie muskelfreie Mikrogefäße stabilisieren und am Reifungsprozess der neugebildeten Gefäße im Rahmen der Angiogenese (▸Kap. 9.1.5) beteiligt sind. Wahrscheinlich nehmen sie auch an der Regulation der Kapillardurchblutung und -permeabilität teil.

Postkapilläre Venolen haben einen Durchmesser von 8–30 µm, besitzen wie die Kapillaren keine Muskulatur und weisen in der Wand neben der Endothelschicht und der Basalmembran kollagene Fasern auf.

Sammelvenolen (Durchmesser von 30–50 µm) enthalten dagegen wieder glatte Muskulatur in ihrer Wand. Sie sind nahezu vollständig von Perizyten (Rouget-Zellen) umhüllt.

Kleine Venen (Durchmesser 50–100 µm) besitzen eine kontinuierliche Muskelschicht und eine Lamina elastica interna.

Funktionelle Organisation. Die Organisation der terminalen Strombahn ist in ○ Abb. 9.6 schematisch dargestellt. In Abhängigkeit von der jeweiligen Durchblutungsstärke sind die Kapillaren teils geöffnet, teils geschlossen. Die Gesamtzahl der unter Ruhebedingungen durchströmten Gefäße wird auf 8–10 Milliarden und deren Gesamtoberfläche auf 300 m² geschätzt. Die Kapillaren bilden häufig dreidimensionale Netze (○ Abb. 9.7), die aus mehreren kleinen Arterien mit Querverbindungen (Kollateralen) gespeist werden. Bei dem Verschluss einer Arterie ist in einem solchen Gebiet die Durchblutung des Kapillarnetzes über die Kollateralen gesichert. Wird jedoch ein Kapillargebiet nur von einer kleinen Arterie versorgt, so führt deren Verschluss zum Untergang des betreffenden Gewebes. Solche Arterien, die allein eine terminale Strombahn versorgen, finden sich als sog. **Endarterien** z. B. in der Niere, im Gehirn und im Herzmuskel.

Direkte Verbindungen zwischen kleinen Arterien und kleinen Venen werden als **arteriovenöse Anastomosen** bezeichnet. Sie kommen insbesondere in der Haut der Akren (Finger und Zehen) vor, wo sie thermoregulatorische Aufgaben erfüllen (▸Kap. 15.2.4).

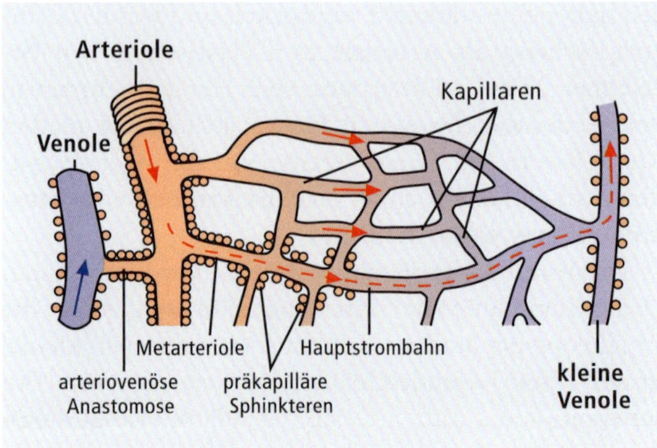

○ **Abb. 9.6** Terminale Strombahn in schematischer Darstellung

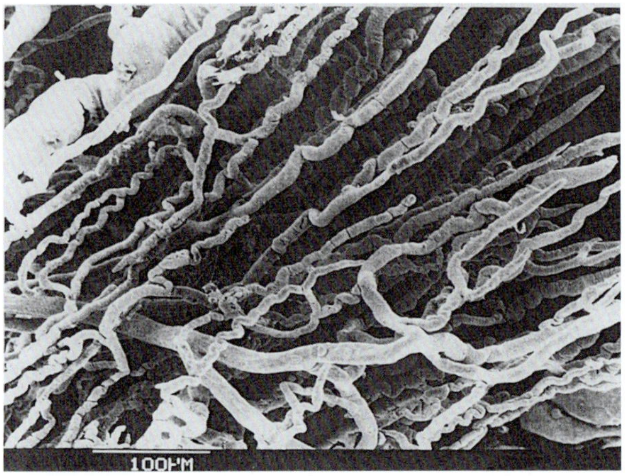

○ **Abb. 9.7** Rasterelektronenmikroskopische Aufnahme der terminalen Strombahn im Skelettmuskel. Nach Konerding

Zusatzinformation

In einigen Geweben haben die Metarteriolen direkten Anschluss an postkapilläre Venolen (unter Umgehung des Kapillarbetts). Diese als **„Vorzugskanäle"** (oder Hauptstrombahn) bezeichneten Verbindungen weisen keine glatte Muskulatur auf und können arterielles Blut direkt dem venösen System zuleiten.

Vor allem bei Kaltblütern findet sich am Übergang von Metarteriolen zu Kapillaren häufig ein Ring glatter Muskelzellen, der als **präkapillärer Sphinkter** bezeichnet wird. Er dient der Drosselung des Blutstroms in die nachgeschalteten Kapillaren. Eine vergleichbare Aufgabe haben bei Warmblütern kontraktile Elemente, die in Endothelzellen an vielen Kapillarabgängen vorkommen. Durch diese Mechanismen – zusammen mit rhythmischen Durchmesseränderungen der Arteriolen (**Vasomotion**) – kann die Kapillarperfusion an die jeweilige Stoffwechselaktivität eines Gewebes angepasst werden.

In der Regel werden unter Ruhebedingungen nur etwa 30 % der Kapillaren durchblutet. Während in Gehirn und Leber die Kapillarperfusion nur geringe Variationen aufweist, sind Durchblutungsänderungen in den Kapillaren der Skelettmuskulatur besonders ausgeprägt. Vielfach beobachtet man auch rhythmische Variationen, wobei etwa 6–12 mal/min Phasen freier und unterbrochener Kapillarperfusion einander abwechseln („Ebbe und Flut“). Da die Kapillaren keine muskulären Wandelemente besitzen, ist ihre Weite von dem jeweils wirksamen transmuralen Druck, d. h. von der Differenz des kapillären Blutdrucks und des äußeren Gewebedrucks, abhängig.

9.1.5 Angiogenese

Unter (physiologischer) Angiogenese versteht man die kontrollierte, zeitlich begrenzte Neubildung von Kapillaren aus postkapillären Venolen durch Migration von aktivierten, proliferierenden Endothelzellen, die Rekrutierung von Perizyten und glatten Muskelzellen sowie die gesamten Umbauvorgänge, durch die aus einem primitiven ein reifes Kapillarnetzwerk gebildet wird.

Mit dem Begriff **Vaskulogenese** wird dagegen die Bildung von Blutgefäßen durch Differenzierung von Vorläuferzellen zu Endothelzellen sowie die sich daran anschließende Ausbildung eines primitiven Gefäßnetzes bezeichnet.

Während in der Embryonal- und Fetalentwicklung eine ständige Angiogenese (neben Vaskulogenese) unabdingbare Voraussetzung für das normale Wachstum des Embryos bzw. Fetus ist, kommt sie nach der Geburt physiologisch nur noch in der Proliferationsphase des Menstruationszyklus (▸Kap. 17.2.3), im ovariellen Zyklus (▸Kap. 17.2), bei der Plazentaentwicklung (▸Kap. 17.4.4) sowie bei der Wundheilung (▸Kap. 5.4.1) vor.

Dementsprechend lässt sich eine Endothelzellproliferation normalerweise kaum nachweisen, jedoch können durch angiogene Reize (z. B. Sauerstoffmangel) Endothelien zur Zellvermehrung angeregt werden: Beim sog. **angiogenen Switch** kommt es zu einer Gleichgewichtsverschiebung zwischen pro- und antiangiogenen Substanzen zugunsten der proangiogenen Faktoren. Zu diesen gehört vor allem die Familie der **Vascular Endothelial Growth Factors** (**VEGFs**) mit Endothelzell-mitogenen Eigenschaften. Als deren Rezeptoren kommen **VEGFR-1** und **-2** vorwiegend am vaskulären Endothel, **VEGFR-3** am lymphatischen Endothel vor. (Das erklärt, warum eine VEGFR-3-Mutation zum hereditären Lymphödem, einer schwerwiegenden Störung des nachstehend beschriebenen Lymphsystems, führt). Weitere Angiogenesestimulatoren sind u. a. **Angiopoietin-1** sowie der **basische** und **saure Fibroblasten-Wachstumsfaktor** (**bFGF** und **aFGF**).

Endogene Angiogenesehemmer sind dagegen u. a. Angiostatin, Endostatin, Interleukin-12, Antithrombin und Plättchenfaktor 4.

In ∘ Abb. 9.8 sind die bei der Angiogenese ablaufenden Teilprozesse schematisch dargestellt.

Eine pathologische Angiogenese findet man bei einer Vielzahl von Erkrankungen: in (bösartigen) Tumoren (▸Kap. 5.7.3), bei Psoriasis (▸Kap. 20.3.1), bestimmten Netzhauterkrankungen (diabetischer Retinopathie; ▸Kap. 16.5.6, feuchter Makuladegeneration), rheumatoider Arthritis (▸Kap. 18.7.1), Endometriose u. a.

9.1.6 Lymphgefäße und Lymphknoten

Bildung der Lymphe. Bei der Passage der Kapillaren und postkapillären Venolen werden aus dem Blut Flüssigkeit sowie gelöste niedermolekulare Substanzen in die Umgebung abgegeben und anschließend zum überwiegenden Teil wieder aufgenommen. Der restliche, nicht wieder in das Gefäß aufgenommene Flüssigkeitsanteil sowie kleine Proteinmengen, die ebenfalls durch die Gefäßwand austreten, werden über das **Drainagesystem** der **Lymphgefäße** abtransportiert. Die Darmlymphe enthält außerdem noch absorbierte Fette und fettlösliche Vitamine, die in – Chylomikronen eingeschlossen – in die Lymphgefäße der Darmzotten gelangen (▸Kap. 12.9.3).

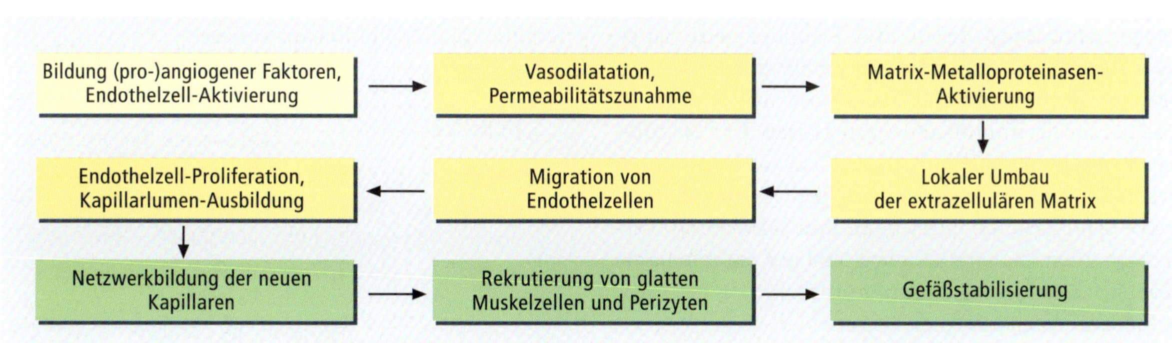

∘ **Abb. 9.8** Teilprozesse der Angiogenese (in schematischer Darstellung)

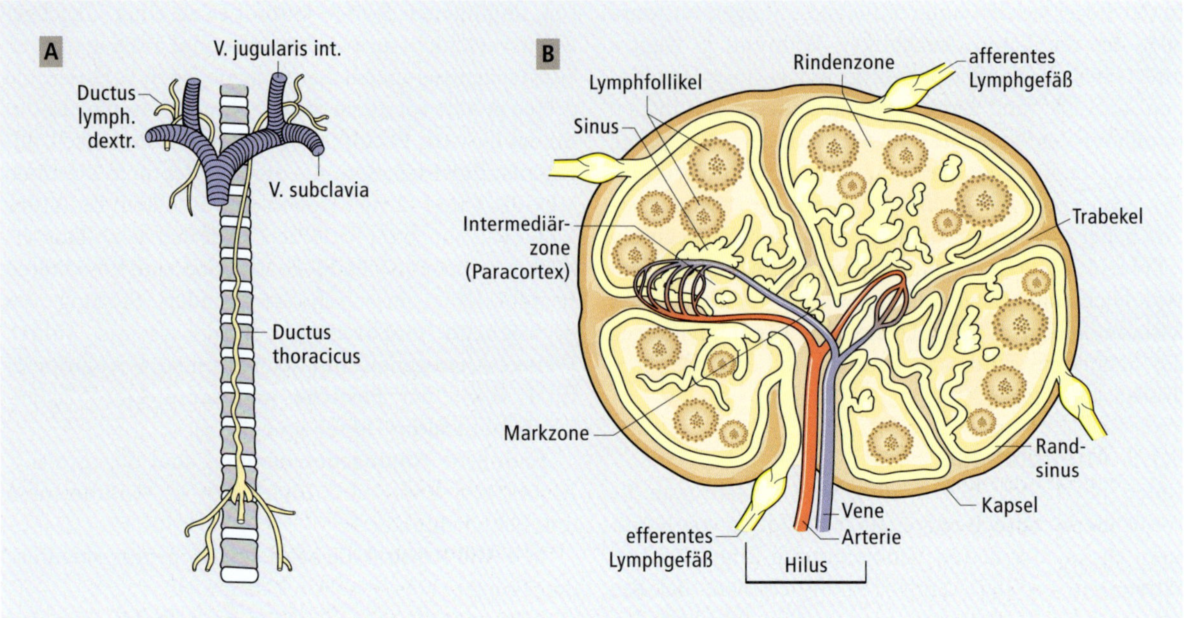

Abb. 9.9 A Hauptstämme des Lymphgefäßsystems, B Lymphknoten im Querschnitt

Lymphgefäße. Die Lymphbestandteile werden zunächst in die **Lymphkapillaren** aufgenommen. Letztere stellen ein blind im Gewebe beginnendes Drainagesystem mit relativ großen Endothellücken dar, durch die Gewebeflüssigkeit und kleine Partikel in das Lumen eintreten können. Aus den netzförmig angeordneten Lymphkapillaren fließt die Lymphe in die **größeren Lymphgefäße**, die untereinander vielfach verbunden sind. Sie sind in ihrem Aufbau den dünnwandigen Venen ähnlich und besitzen zahlreiche **Klappen**.

Die Lymphe aus der unteren Körperhälfte sammelt sich im **Ductus thoracicus** (Milchbrustgang), der am linken Venenwinkel (Vereinigung von V. jugularis interna und V. subclavia) in das venöse System mündet (Abb. 9.9 A). Am linken und rechten Venenwinkel gelangt ferner die Lymphe aus dem Kopf-, Hals- und Armbereich in das venöse Blut.

Lymphknoten. In die Lymphgefäße sind als **biologische Filterstationen** mehrfach hintereinander Lymphknoten eingeschaltet. Ihre mobilen Zellen (Makrophagen, Antigen-präsentierende Zellen und Lymphozyten) haben die Aufgabe, die Lymphe zu reinigen, Fremdkörper und Krankheitserreger durch Phagozytose unschädlich zu machen sowie Immunantworten (▸Kap. 7.1) auszulösen. Lymphknoten, die ihren Zufluss aus bestimmten Organen oder Körpergebieten erhalten, werden als **regionäre Lymphknoten** bezeichnet. Ihre Schwellung, Verhärtung oder Schmerzhaftigkeit lässt auf pathologische Prozesse (Entzündung, bösartige Tumoren) in der zugeordneten Körperregion schließen.

Der einzelne Lymphknoten, Nodus lymphaticus, stellt ein bohnenförmiges, bis 15 mm langes Körperchen dar (Abb. 9.9 B). Es wird von einer Bindegewebekapsel umschlossen, von der aus mehrere Bälkchen (Trabekel) ins Innere ziehen. Dazwischen ist lymphoretikuläres Gewebe eingelagert, das der Besiedlung mit und der Neubildung von Lymphozyten (**Lymphopoiese**) dient. Dieses Gewebe gliedert sich in eine periphere Rinden- und eine zentrale Markzone. In der Rinde finden sich Verdichtungszentren des Gewebes, die als Rindenknötchen oder Rindenfollikel bezeichnet werden. Sie dienen der Proliferation und Differenzierung der B-Lymphozyten. Die Proliferation der T-Lymphozyten findet dagegen in der sog. Übergangszone zwischen Rinde und Mark statt.

Über mehrere zuführende Lymphgefäße (Vasa afferentia) gelangt die Lymphe auf der konvexen Seite in den Lymphknoten und strömt langsam durch anastomisierende Hohlräume, die **Sinus**. Die unterhalb der Kapsel gelegenen Randsinus und die zentralen Marksinus enthalten ein feines Netzwerk von Fasern und Zellen. An der konkaven Seite liegt der Hilus, an dem die Lymphe durch wenige abführende Lymphgefäße (Vasa efferentia) den Lymphknoten verlässt.

In Kürze

- Der **Blutkreislauf** dient als Transport- und Verteilungssystem für Atemgase, Nährstoffe, Hormone, Wasser, Elektrolyte u. a. sowie der Konstanz des Inneren Milieus des Organismus, der Homöostase.
- Unter **Körperkreislauf** (großem Kreislauf) versteht man den Teil des Kreislaufs, in dem das vom lin-

ken Herzen in die Aorta ausgeworfene Blut auf die einzelnen Organe verteilt und von dort über die V. cava superior oder V. cava inferior dem rechten Herzen zugeleitet wird.

- Im **Lungenkreislauf** (kleinen Kreislauf) wird das Blut vom rechten Herzen über die A. pulmonalis durch das Lungengefäßsystem und von dort über die Vv. pulmonales zum linken Herzvorhof gepumpt.
- Als **terminale Strombahn** wird der Kreislaufabschnitt bezeichnet, in dem – vorwiegend in den Kapillaren und postkapillären Venolen – der Stoff- und Flüssigkeitsaustausch zwischen Blut und Extravasalraum erfolgt.
- Der bei diesem Austausch nicht wieder in die Gefäße aufgenommene Flüssigkeitsanteil wird über das **Lymphgefäßsystem**, in das als Filter Lymphknoten eingebaut sind, in das venöse System zurückgeführt.
- Beim **fetalen Kreislauf** findet in der Plazenta ein Stoffaustausch zwischen mütterlichem und fetalem Blut statt.
- Die **Gefäßwände** von Arterien und Venen bestehen aus drei Schichten: der Intima (mit dem Endothel), der insbesondere glatte Muskelfasern enthaltenden Media und der das Gefäß mit der Umgebung verbindenden Adventitia.

9.2 Gesetzmäßigkeiten der Strömung im Gefäßsystem

Strömungsgesetze für starre Röhrensysteme. Aufgrund ihres Wandaufbaus besitzen die arteriellen Blutgefäße eine gewisse Dehnbarkeit, sodass ihre Weite in Abhängigkeit vom jeweiligen Innendruck variiert. Näherungsweise lässt sich jedoch ein Überblick über das Verhalten der Blutströmung im Gefäßsystem gewinnen, wenn man die Gesetzmäßigkeiten für die Strömung in starren Röhren anwendet.

Die treibende Kraft für eine Flüssigkeitsströmung ist ein Druckgefälle, das zur Überwindung des Strömungswiderstands dient. Am übersichtlichsten sind die Verhältnisse bei der laminaren Strömung einer homogenen (Newton-)Flüssigkeit in einem starren, zylindrischen Rohr mit benetzbaren Wänden. In diesem Fall ist die Volumenstromstärke $\dot{Q}$ (syn. Stromzeitvolumen), d.h. das Flüssigkeitsvolumen, das pro Zeiteinheit durch den Rohrquerschnitt strömt, der Druckdifferenz ΔP zwischen Anfang und Ende des Rohrs proportional:

$$\dot{Q} = \frac{\Delta P}{R}$$

Gleichung 9.1

In dieser dem Ohm-Gesetz analogen Beziehung stellt R den Strömungswiderstand dar. R ist von der Länge l und dem Innenradius r des Rohrs sowie von der Viskosität der Flüssigkeit η abhängig ($R = 8\eta l/\pi r^4$). Damit ergibt sich aus Gleichung 9.1 das **Hagen-Poiseuille-Gesetz**:

$$\dot{Q} = \frac{\pi r^4}{8\eta l}\,\Delta P$$

Gleichung 9.2

Die Stromstärke ist somit der 4. Potenz des Innenradius proportional, was bedeutet, dass bei einer Verdopplung des Rohrdurchmessers die Stromstärke um den Faktor 16 ansteigt. Von den vier genannten Voraussetzungen für die Anwendung des Hagen-Poiseuille-Gesetzes – laminare Strömung, homogene Flüssigkeit, Starrheit des Rohrs, Benetzbarkeit der Wände – sind im Gefäßsystem nur die erste weitgehend und die vierte voll erfüllt.

Strömungsformen. Unter physiologischen Bedingungen liegt in nahezu allen Gefäßabschnitten eine **laminare Strömung** vor. Bei dieser Strömungsform nimmt die Geschwindigkeit der Flüssigkeitsschichten von der Wand bis zur Gefäßachse kontinuierlich zu. Während die Flüssigkeitsteilchen unmittelbar an der Gefäßwand praktisch in Ruhe sind, haben die Teilchen im Axialstrom die größte Geschwindigkeit. Es entsteht ein parabolisches Strömungsprofil (◘ Abb. 9.10). Bei der Strömung des Blutes werden die zellulären Bestandteile, insbesondere die Erythrozyten, in den kleinen Gefäßen in den Zentralstrom gedrängt, während das Plasma in den wandnahen Schichten strömt. Der zentrale Erythrozytenstrom erhält damit zwangsläufig eine höhere Geschwindigkeit als der wandnahe Plasmastrom. Auf diese Weise werden die Erythrozyten schneller als das Plasma durch das Gefäßsystem transportiert.

Unter bestimmten Bedingungen kann die beschriebene laminare Strömung in eine **turbulente Strömung** übergehen, die durch Wirbelbildungen charakterisiert ist. Dabei bewegen sich die Flüssigkeitsteilchen nicht nur parallel, sondern auch quer zur Gefäßachse, wodurch das Strömungsprofil abgeflacht wird (◘ Abb. 9.10). Außerdem steigt der Strömungswiderstand an, sodass bei Zunahme der turbulenten Strömungsform das Herz stärker belastet wird.

Normalerweise treten turbulente Strömungen nur in den herznahen Abschnitten der Aorta und des Truncus pulmonalis bei der Austreibung des Blutes aus dem Herzen auf. Turbulenzen können aber dann auch in

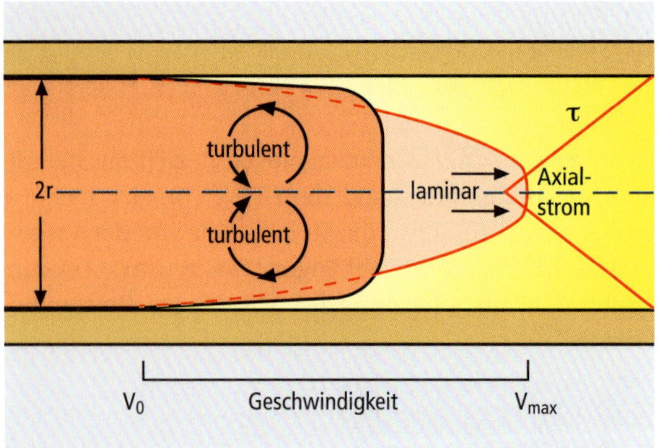

Abb. 9.10 Geschwindigkeitsprofile in Röhren bei laminarer und turbulenter Strömung. Bei laminarer Strömung nimmt die Schubspannung τ linear von der Gefäßwand bis zur zentralen Achse ab

anderen Teilen des Gefäßsystems entstehen, wenn bei schwerer Muskelarbeit die mittlere Strömungsgeschwindigkeit stark ansteigt oder bei einer ausgeprägten Anämie die Blutviskosität erheblich erniedrigt ist.

Der Übergang in die turbulente Strömungsform hängt von mehreren Parametern ab, die in der dimensionslosen **Reynolds-Zahl** (Re) zusammengefasst sind:

$$Re = \frac{\rho \cdot \bar{v} \cdot d}{\eta}$$

Gleichung 9.3

Hierin bedeuten d den Gefäßdurchmesser, $\bar{v}$ die mittlere Strömungsgeschwindigkeit, ρ die Dichte und η die Viskosität der Flüssigkeit. Überschreitet Re den Wert von 2300–2500, sind die Bedingungen für eine vollständige turbulente Strömung gegeben.

Zusatzinformation

Bei der laminaren Strömung gleiten sehr dünne, zylindrische Flüssigkeitsschichten parallel zueinander, ohne sich zu vermischen. Das Ausmaß der relativen Verschiebung dieser Flüssigkeitsschichten hängt nach dem Newton-Gesetzt von der (scheinbaren) Viskosität η des Blutes ab, die wiederum von der einwirkenden Schubspannung (Scherspannung, shear stress) bestimmt wird: $\eta = \tau/\gamma$. In dieser Gleichung entspricht γ dem sog. Schergrad (Geschwindigkeitsgradienten) dv/dx (Abb. 9.11). Dabei gilt die Definitionsgleichung für das Fließgesetzt $\tau = \eta\ dv/dt$.

Strömungswiderstände in Röhrensystemen. Im Blutgefäßsystem sind die Einzelgefäße teils hintereinander, teils parallel geschaltet. Bei hintereinander geschalteten Gefäßen addieren sich, entsprechend der 1. Kirchhoff-Regel, die einzelnen Strömungswiderstände R_i zum Gesamtwiderstand R_s:

$$R_S = R_1 + R_2 + R_3 \ldots$$

Gleichung 9.4

Sind dagegen die Gefäße parallel geschaltet, so gilt die 2. Kirchhoff-Regel:

$$\frac{1}{R_S} = \frac{1}{R_1} + \frac{1}{R_2} + \frac{1}{R_3} \ldots$$

Gleichung 9.5

In diesem Fall ist der reziproke Gesamtwiderstand gleich der Summe der reziproken Einzelwiderstände.

Viskosität des strömenden Blutes. Der Strömungswiderstand in Gefäßen ist nicht zuletzt von der Viskosität η abhängig (Gleichung 9.2). Wegen der inhomogenen Zusammensetzung des Blutes aus Zellen und Plasma stellt diese keine konstante Größe dar; sie wird vielmehr bestimmt durch

- die Viskosität des Plasmas,
- den Hämatokritwert,
- die Schubspannung und
- den Gefäßdurchmesser.

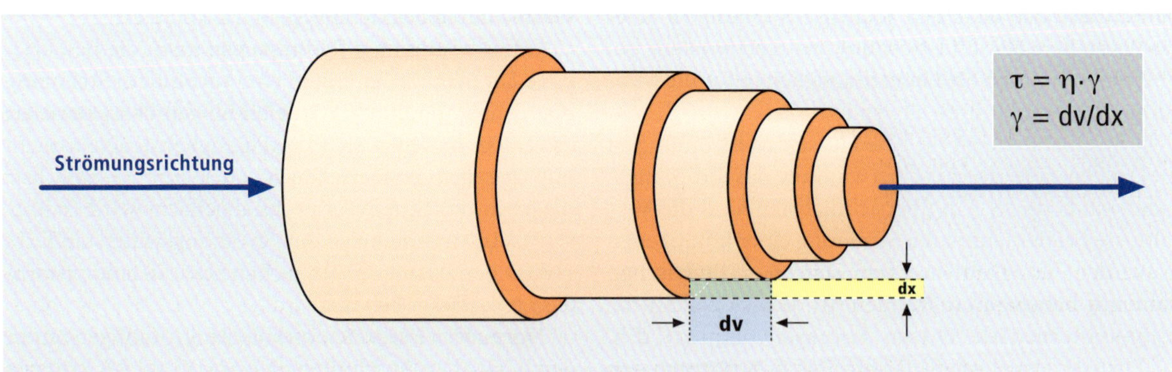

Abb. 9.11 Definition der Schubspannung τ und des Schergrades γ bei laminarer Röhrenströmung. **dx** Schichtdicke der Lamelle, **dv** Geschwindigkeitsdifferenz (relative Verschiebung), η Viskosität

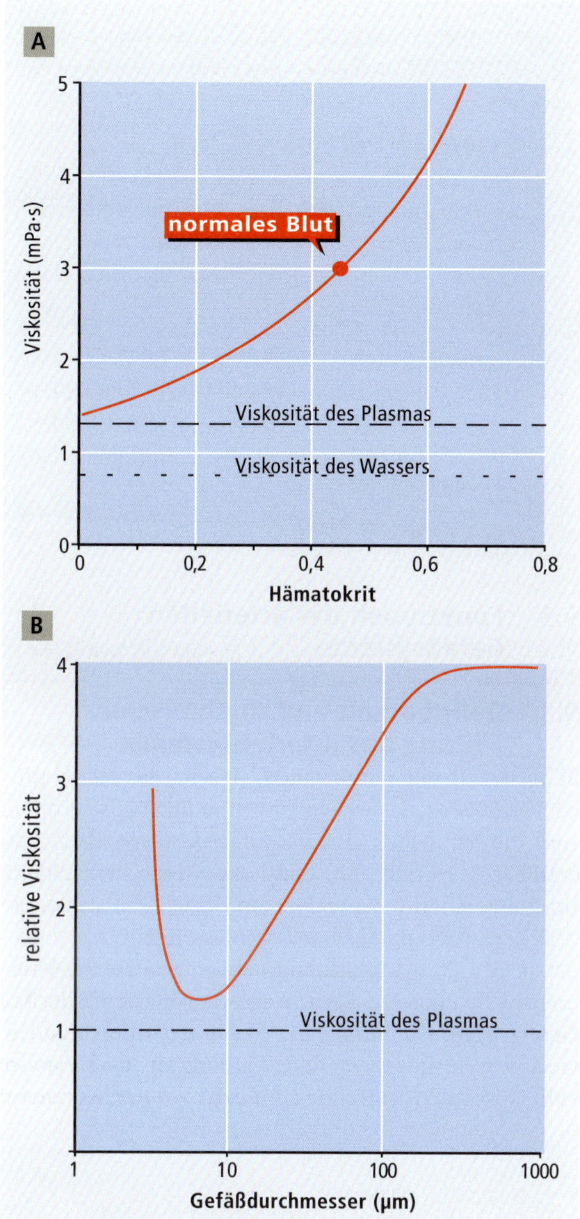

o Abb. 9.12 A Abhängigkeit der scheinbaren Blutviskosität vom Hämatokritwert in Arterien, **B** vom Durchmesser kleiner Gefäße. Während mit steigendem Hämatokritwert die scheinbare Viskosität steil zunimmt, fällt sie bei abnehmendem Gefäßdurchmesser wegen der zunehmenden Verlagerung der Erythrozyten in den Axialstrom zunächst stark ab, um dann bei der Passage durch Kapillaren mit einem Durchmesser <4 µm wieder deutlich anzusteigen. Die relative (Blut-)Viskosität wird auf die Viskosität des Plasmas (= 1) bezogen. Näheres s. Text

Werden diese Parameter berücksichtigt, spricht man von der **scheinbaren (apparenten) Viskosität** des strömenden Blutes.

Normalerweise ist die **Viskosität** des **Blutplasmas** etwa 1,7-mal höher als die des Wassers (o Abb. 9.12 A). Sie kann aber, z. B. bei Zunahme der Fibrinogenkonzentration, darüber hinaus erhöht sein. Die **Blutviskosität** wird gewöhnlich als Vielfaches der Plasmaviskosität (= 1) angegeben und dann als **relative Viskosität** bezeichnet.

Auch der Anteil der Erythrozyten, d. h. der Hämatokritwert, beeinflusst das Fließverhalten des Blutes. Wie o Abb. 9.12 A zeigt, beträgt die scheinbare Blutviskosität in Arterien bei normalem Hämatokritwert etwa 3 mPa · s und nimmt bei steigender Zellzahl steil zu. Bei hohem Hämatokritwert, z. B. bei Polyglobulie oder Polyzythämie (▸ Kap. 6.6), kann daher durch Hämodilution (sog. Blutverdünnung; Verminderung der Erythrozytenzahl relativ zum Plasmavolumen) die Blutviskosität und damit der Strömungswiderstand reduziert werden.

Die scheinbare Viskosität hängt außerdem von den Strömungsbedingungen, insbesondere von der jeweiligen Schubspannung τ, ab. Darunter versteht man die tangentiale Kraft K, die auf (zylindrische) Flüssigkeitsschichten mit der Fläche F ausgeübt wird, wenn diese dem intravasalen Geschwindigkeitsprofil entsprechend gegeneinander verschoben werden:

$$\tau = \frac{K}{F} = \eta \cdot \frac{dv}{dx}. \quad \text{Gleichung 9.6}$$

Bei starker Strömung mit hoher Schubspannung wird die scheinbare Viskosität so weit herabgesetzt, dass sie sich asymptotisch der Plasmaviskosität nähert. Dies ist auf die Verformbarkeit (Fluidität) der Erythrozyten zurückzuführen, die bei schneller Strömung eine widerstandsarme Strömungsform annehmen. Umgekehrt nimmt bei verlangsamter Strömung mit geringer Schubspannung die scheinbare Viskosität zu, da langsam strömende Erythrozyten sich zu geldrollenartigen Aggregaten zusammenlagern. Dadurch kann im Extremfall die Fließfähigkeit des Blutes vollständig aufgehoben werden und als Folge davon ein Blutstillstand (Stase) eintreten. Da die Schubspannung in Venolen besonders klein ist, sind diese Gefäßabschnitte für das Auftreten einer Stase prädestiniert. Schnell strömendes Blut verhält sich somit wie eine dünnflüssige Emulsion, langsam strömendes wie eine dickflüssige Suspension!

Schließlich ist die scheinbare Viskosität des strömenden Blutes noch vom jeweiligen Gefäßdurchmesser abhängig. In kleineren Blutgefäßen mit einem Durchmesser von weniger als 300 µm werden die Erythrozyten nämlich zunehmend in den Axialstrom gedrängt, sodass im Wandbereich eine gleitfähige Plasmaschicht verbleibt, die eine schnellere Fortbewegung der zentralen Zellsäule ermöglicht (s. o.). Deren höhere Strömungsgeschwindigkeit führt zu einer „dynamischen" Erniedrigung des Hämatokritwerts in den Kapillaren (20–30 %, **Fåhraeus-Effekt**). Weiterhin vermindert sich die scheinbare Viskosität mit abnehmendem Gefäß-

9

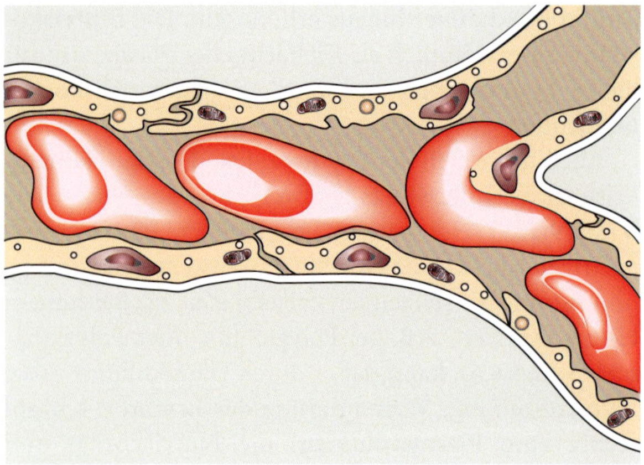

o Abb. 9.13 Verformung der Erythrozyten bei der Kapillarpassage

durchmesser (o Abb. 9.12 B) und erreicht in den Kapillaren nahezu den Plasmawert (**Fåhraeus-Lindqvist-Effekt**). Zu diesem trägt auch die Fluidität der Erythrozyten bei, die in den Kapillaren Glocken- oder Tropfenform annehmen (o Abb. 9.13). Das Ende der erythrozytären Verformbarkeit ist erst bei Passage durch Kapillaren mit einem Durchmesser < 4 µm erreicht, bei der die scheinbare Viskosität des strömenden Blutes dementsprechend wieder steil ansteigt (o Abb. 9.12).

In o Abb. 9.14 sind die Faktoren nochmals zusammengefasst, welche die Blutviskosität und damit die Fließeigenschaften (rheologischen Eigenschaften) des Blutes bestimmen.

In Kürze

- Die **Stromstärke** ist der 4. Potenz des Gefäßinnenradius proportional (Hagen-Poiseuille-Gesetz).
- Unter physiologischen Bedingungen liegt in fast allen Gefäßabschnitten eine **laminare Strömung** vor.
- Die **Viskosität** des **strömenden Blutes** ist von der Plasmaviskosität, dem Hämatokritwert, der Schubspannung und dem Gefäßdurchmesser abhängig. Bei Berücksichtigung dieser Parameter spricht man von der **scheinbaren Viskosität** des strömenden Blutes.
- Die **relative Blutviskosität** wird als Vielfaches der Plasmaviskosität (= 1) angegeben. Letztere ist normalerweise 1,7-mal höher als die des Wassers, kann aber z. B. bei Zunahme der FibrinKonzentration erhöht sein.

9.3 Funktionen des arteriellen Gefäßsystems

9.3.1 Dehnbarkeit und rhythmische Füllung des Arteriensystems

Dehnbarkeit der Gefäßwände. Wegen des relativ großen Anteils an elastischen Fasern in den Gefäßwänden sind die herznahen Arterien, insbesondere die Aorta, dehnbar (Arterien vom elastischen Typ, ▸Kap. 9.1.3). Ihr Lumen wird daher bei zunehmendem Füllungsdruck erweitert und geht bei nachlassendem Druck wieder in den Ausgangszustand zurück. Die Druck-Volumen-Beziehungen folgen jedoch nicht dem Hooke-Gesetz, vielmehr nimmt der Dehnungswiderstand der Gefäßwände mit steigender Füllung zu. Daher muss zum Erreichen einer bestimmten Volumenzunahme

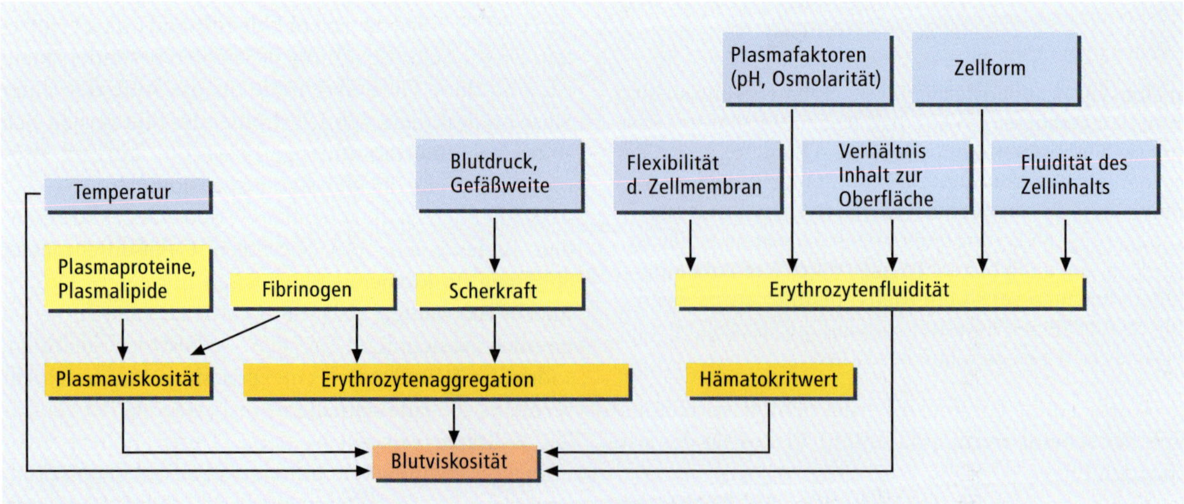

o Abb. 9.14 Faktoren, welche die Viskosität und damit die rheologischen Eigenschaften des Blutes beeinflussen. Nach Schmid-Schönbein eine umso größere Druckänderung aufgewandt werden, je stärker die Gefäße gefüllt sind. Als Maß hierfür dient der sog. **Volumenelastizitätskoeffizient E'**, das Verhältnis der Druckänderung ΔP zu der von ihr hervorgerufenen Volumenänderung ΔV:

$$E' = \frac{\Delta P}{\Delta V}$$

Gleichung 9.7

E' hat somit einen umso größeren Wert, je geringer die Dehnbarkeit bzw. je größer die **Steife der Gefäße** ist. Für die gesamte arterielle Strombahn beträgt E' etwa 1 mm Hg/ml; d. h. eine Druckerhöhung von 1 mm Hg (133 Pa) führt zu einer Volumenzunahme um 1 ml und umgekehrt eine Volumenzunahme um 1 ml zu einer Drucksteigerung um 1 mm Hg.

Der Kehrwert von E', der als **Compliance** bezeichnet wird, kennzeichnet die **Volumendehnbarkeit** (Weitbarkeit). Sie dient klinisch zur Charakterisierung des Dehnungsverhaltens von Gefäßabschnitten oder des gesamten Gefäßsystems.

Von der Geburt bis etwa zum 40. Lebensjahr nimmt die Dehnbarkeit des arteriellen Systems zunächst fortlaufend zu, um danach wieder abzunehmen. Im hohen Alter tragen der Verlust an elastischen Fasern und die durch verstärkte Einlagerung von Bindegewebsfasern in die Gefäßwände bedingte Sklerosierung zur deutlichen Erhöhung des Dehnungswiderstands bei. Beim Jugendlichen ist die Aorta etwa 3-mal dehnbarer als das übrige arterielle System.

Das venöse System ist bei den dort herrschenden niedrigen Drücken wesentlich dehnbarer als die wandstarken Arterien. Dies ist auch der Grund dafür, dass bei einer venösen Infusion das zugeführte Volumen vor allem die Venen und nur zu einem kleinen Teil die Arterien füllt.

Entstehung und Ausbreitung der Pulswellen. Mit jeder Systole des Herzens wird ein Blutvolumen von 70–140 ml in das arterielle System ausgeworfen. Die Volumenzunahme führt im Anfangsteil der Aorta zu einem lokalen Druckanstieg und damit zu einer elastischen Erweiterung dieses Gefäßabschnitts (o Abb. 9.15), sodass ein Teil des ausgeworfenen Volumens kurzfristig gespeichert wird. Wegen des lokal erhöhten Drucks strömt nun das gespeicherte Blut in den nächsten Abschnitt, wo wiederum unter zunehmendem Druck der Gefäßquerschnitt erweitert wird. Dieser Vorgang setzt sich kontinuierlich über das arterielle Gefäßsystem fort.

Infolge der elastischen Dehnbarkeit der Gefäßwände entstehen also Pulswellen, die mit einer bestimmten Geschwindigkeit über das arterielle Gefäßsystem laufen. Dabei unterscheidet man – je nach dem betrachteten Parameter – einen **Druckpuls**, einen **Strompuls** (Strömungspuls) und einen **Querschnittspuls** (**Volumenpuls**), die sich in ihrem zeitlichen Verlauf unterscheiden (s. u.).

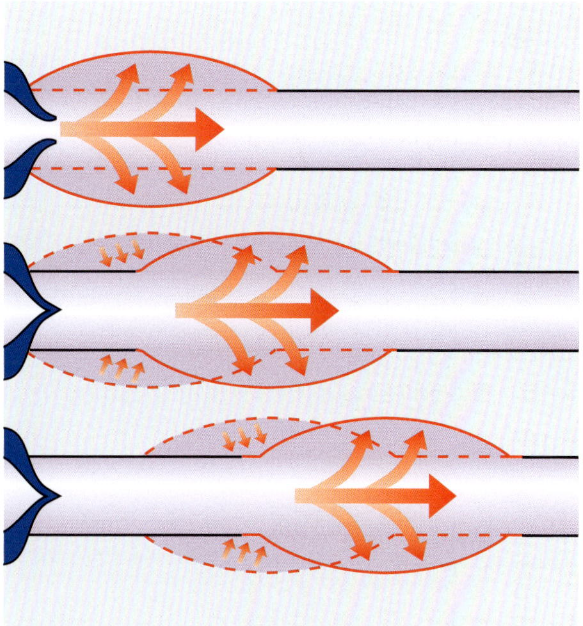

o **Abb. 9.15** Entstehung der Pulswelle in schematischer Darstellung. Der Auswurf des Schlagvolumens führt in der Aorta ascendens zu einer Wanddehnung mit anschließender Entdehnung. Dieser Vorgang breitet sich kontinuierlich über die elastischen arteriellen Gefäße aus

Eine genauere Analyse zeigt, dass etwa 50 % des systolischen Schlagvolumens in den herznahen Arterien elastisch gespeichert und erst in der Diastole weiterbefördert werden. Dies führt zu einer Abnahme der Druckschwankungen und somit zu einer weitgehend kontinuierlichen Strömung in den kleinen peripheren Gefäßen. Wegen der Analogie zur Technik der ehemaligen, handbetriebenen Feuerwehrspritzen wurde die Speicherungs- und Entspeicherungsfunktion der Arterien früher als **Windkesselfunktion** bezeichnet.

9.3.2 Arterielle Druck- und Strompulse

Die Druckpulswelle hat, da sie durch Impulsübertragung von Teilchen zu Teilchen in der Gefäßwand verursacht wird, eine wesentlich größere Geschwindigkeit als die Blutströmung in den Gefäßen. Einen starken Einfluss auf die **Pulswellengeschwindigkeit** übt die **Steifigkeit** (Steife) der Gefäßwände aus. Während in der elastischen Aorta des Jugendlichen die Pulswellengeschwindigkeit 5–6 m/s beträgt, steigt sie in den weniger dehnbaren Arterien vom muskulären Typ (z. B. in den Unterarm- und Unterschenkelarterien) auf 7–12 m/s an. Eine Zunahme der Pulswellengeschwindigkeit findet man auch im höheren Alter wegen degenerativer Gefäßwandveränderungen mit Verlust an elastischen Fasern

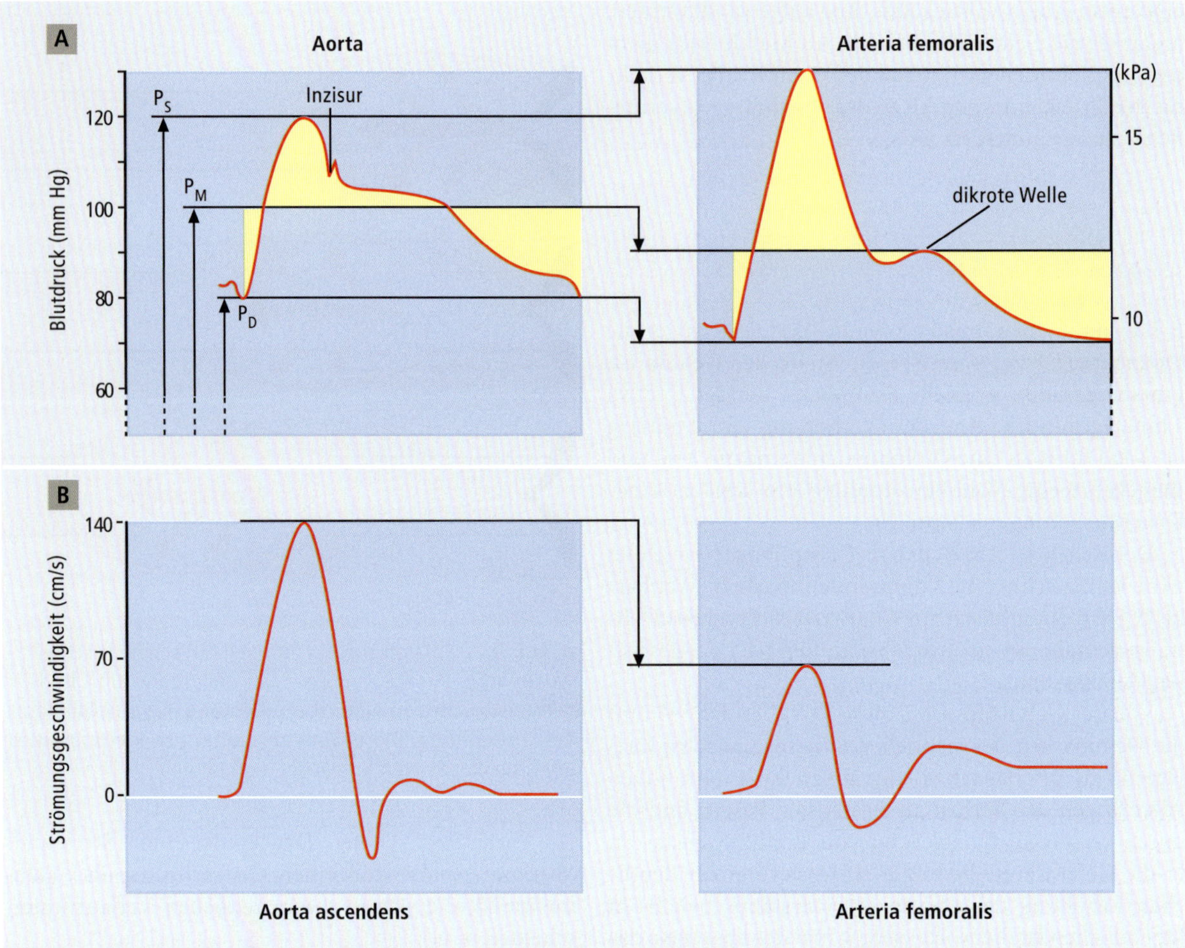

Abb. 9.16 A Druckpulskurven in der Aorta (links) und in der A. femoralis (rechts). P_S systolischer Blutdruck, P_D diastolischer Blutdruck, P_M arterieller Mitteldruck, dessen Höhe sich definitionsgemäß aus der Inhaltsgleichheit der gelben Flächen oberhalb und unterhalb von P_M ergibt. B zugehörige Strompulskurven

und bei erhöhtem Blutdruck wegen Abnahme der Dehnbarkeit mit zunehmender Füllung der Arterien.

Zentrale und periphere Pulskurven. Die direkte Registrierung des Drucks (**Sphygmographie**) in einer herznahen Arterie zeigt den in Abb. 9.16 A (links) dargestellten Verlauf. In der Systole des Herzens steigt der Druck von einem Ausgangswert von 80 mm Hg (10,6 kPa) schnell an und fällt nach Erreichen eines Maximalwerts von 120 mm Hg (16,0 kPa) wieder ab. Das Ende der Systole wird durch einen scharfen Einschnitt, die sog. **Frank-Inzisur**, markiert, die durch eine kurzfristige Drucksenkung beim Schluss der Aortenklappe entsteht. In der Diastole fällt der Druck langsam auf das Ausgangsniveau ab, wobei der periphere Widerstand und die elastische Dehnbarkeit des arteriellen Systems den Druckverlauf bestimmen.

In den peripheren Abschnitten des Arteriensystems verändert die Druckpulskurve ihre Form (Abb. 9.16 A, rechts). Auffällig sind vor allem die Zunahme der Druckamplitude und das Auftreten einer zweiten Welle. Beide Formänderungen können auf Reflexionen der Pulswelle zurückgeführt werden: Infolge des zunehmenden Wellenwiderstands (**Impedanz**) in den starrwandigen peripheren Arterien, insbesondere an Gefäßverzweigungen, wird die Pulswelle zurückgeworfen, wobei es zu einer Überlagerung mit der primären Welle und damit zu einer Überhöhung der Amplitude kommt. Trotz des widerstandsbedingten Absinkens des Mitteldrucks übersteigt hier der Maximaldruck den entsprechenden Wert der zentralen Pulskurve beträchtlich.

Die zurückgeworfene Welle gelangt nach erneuter Reflexion an der Aortenklappe stark gedämpft wieder in die peripheren Arterien und bildet hier einen zweiten Gipfel der Pulskurve, den man als **dikrote Welle** bezeichnet. Da die hohen Frequenzanteile bei der Fortpflanzung der Pulswelle besonders stark gedämpft werden, fehlt die Frank-Inzisur in der Druckkurve der Arm- und Beinarterien.

Strompuls. Infolge der rhythmischen Herztätigkeit kommt es im arteriellen System nicht nur zu periodischen Druckänderungen, sondern auch zu Schwankungen der Strömungsgeschwindigkeit, die als **Strompuls** bezeichnet werden.

Bereits kurz nach Beginn der Systole erreicht die Volumenstromstärke in der Aorta ascendens einen Spitzenwert von 500–600 ml/s. Bei einem Aortenquerschnitt von 4–5 cm^2 entspricht dies einer linearen Strömungsgeschwindigkeit von 120–150 cm/s (Abb. 9.16 B). Nach dem anschließenden steilen Abfall der Strömungsgeschwindigkeit kommt es beim Schluss der Aortenklappe zu einer kurzfristigen Drucksenkung (**Frank-Inzisur** in der Druckpulskurve) und damit zu einem kurzen Rückstrom des Blutes.

Die Strompulskurve in weiter peripher gelegenen Arterien (z. B. in der A. femoralis) ist durch eine verkleinerte Amplitude und eine frühdiastolische Rückstromphase gekennzeichnet. In den Arterien der Hände bzw. der Füße ist diese nicht mehr nachweisbar.

9.3.3 Drücke im arteriellen Gefäßsystem

Charakteristische Werte des arteriellen Blutdrucks. Die periodischen Druckänderungen, die an allen Orten des Arteriensystems auftreten, bilden die Grundlage für die Definition von charakteristischen Blutdruckwerten. Das Maximum der Druckpulskurve während der Systole wird als **systolischer Blutdruck** P_S, das Minimum während der Diastole als **diastolischer Blutdruck** P_D bezeichnet (Abb. 9.16 A). Beim Jugendlichen in physischer und psychischer Ruhe findet man in der A. brachialis einen systolischen Blutdruck von etwa 120 mm Hg (16,0 kPa) und einen diastolischen Blutdruck von knapp 80 mm Hg (10,6 kPa). Mit wachsender Entfernung vom Herzen steigt P_S an, während P_D in geringerem Maße abnimmt. Daraus resultiert eine Zunahme der Differenz P_S–P_D, die als **Blutdruckamplitude** (syn. Pulsamplitude, „Pulsdruck") bezeichnet wird.

Neben den beiden Extremwerten stellt der **mittlere arterielle Blutdruck** P_M (syn. arterielle Mitteldruck) eine weitere charakteristische Kreislaufgröße dar. Sie ist definiert als der zeitliche Mittelwert der Drücke an dem jeweiligen Messort im Arteriensystem und wird durch Integration der Druckpulskurven über die Herzzykluszeit t_c bestimmt:

$$P_M = \frac{1}{t_c} \int_0^{t_c} P \, dt$$

Gleichung 9.8

Die Lage von P_M ergibt sich aus der Bedingung, dass die gelben Flächen in Abb. 9.16 A oberhalb und unterhalb von P_M gleich groß sein müssen. In zentralen Arterien entspricht der arterielle Mitteldruck P_M etwa dem arithmetischen Mittel aus P_S und P_D, in peripheren Arterien gilt: $P_M = P_D + ⅓$ Blutdruckamplitude. Seine Bedeutung besteht darin, dass seine Größe – neben dem periphe-

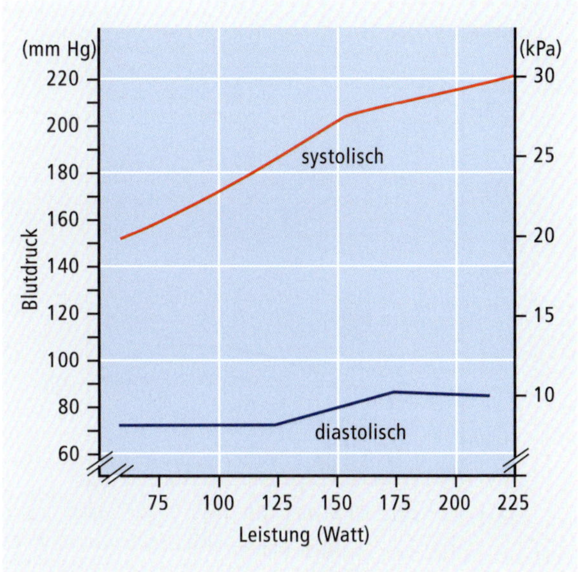

Abb. 9.17 Abhängigkeit des systolischen und des diastolischen Blutdrucks von der Intensität einer körperlichen Leistung

ren Widerstand – für die Durchströmung der nachgeschalteten Gefäßabschnitte entscheidend ist, sofern diese über keine autoregulativen Mechanismen (▸Kap. 9.7.2) verfügen.

Blutdruckbeeinflussende Faktoren. Bei der diagnostischen Bewertung des systolischen und diastolischen Blutdrucks ist zu beachten, dass diese Größen nicht nur genetisch und alters-, geschlechts- und krankheitsbedingte Variationen aufweisen und rhythmischen Schwankungen unterliegen (s. u.), sondern auch durch verschiedene andere Faktoren beeinflusst werden können. Hierzu zählt beispielsweise die psychische Situation des Probanden. Psychische Einflüsse, wie sie u. a. bei einer ärztlichen Untersuchung („Weißkittelhypertonie") oder in einer Examenssituation auftreten, bewirken einen akuten Anstieg des systolischen und des diastolischen Blutdrucks um bis zu 40 mm Hg (5,3 kPa).

Auch starke äußere Reize (Schmerz, Kälte, Wärme, Geräusche u. a.) und Nahrungsaufnahme können zu Blutdrucksteigerungen von unterschiedlichem Ausmaß führen.

Schließlich findet man bei körperlicher Arbeit deutliche Veränderungen der Blutdruckwerte (Abb. 9.17). Mit Zunahme der Belastungsintensität steigt der systolische Druck an, während der diastolische Druck weitgehend konstant bleibt. Daraus resultiert eine Erhöhung des arteriellen Mitteldrucks, der zur besseren Durchblutung der arbeitenden Muskulatur beiträgt.

Altersabhängigkeit der Blutdruckwerte. Bestimmt man die systolischen und diastolischen Blutdrücke unter den Bedingungen der psychischen und physischen Ruhe, so

9

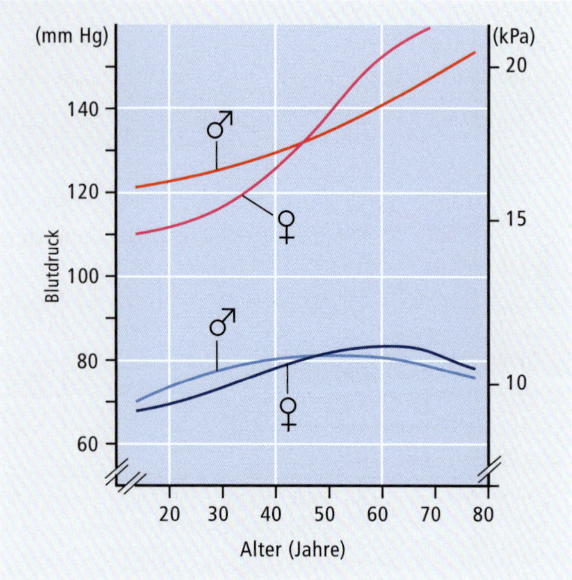

o Abb. 9.18 Altersabhängigkeit des systolischen Blutdrucks (oben) und des diastolischen Blutdrucks (unten) für Männer und Frauen im statistischen Mittel

findet man, wie erwähnt, neben individuellen Variationen eine deutliche Abhängigkeit von Alter und Geschlecht (o Abb. 9.18).

Die Ursachen für den Altersanstieg der Blutdruckwerte im statistischen Mittel sind nur teilweise geklärt. Verlaufsstudien haben gezeigt, dass die Werte nicht generell, d.h. nicht in jedem Einzelfall mit dem Alter zunehmen, sondern bei etwa 30 % der Untersuchten unverändert bleiben. Es wird vermutet, dass der statistische Altersanstieg zumindest teilweise auf die Miterfassung von beschwerdefreien Personen mit nicht diagnostizierter Hypertonie (▸ Kap. 9.9.7) zurückzuführen ist. Von wesentlicher Bedeutung scheinen auch umweltbedingte psychische Faktoren und Ernährungsgewohnheiten zu sein.

Zusatzinformation

Rhythmische Spontanschwankungen des Blutdrucks. Neben den pulsatorischen Blutdruckwellen I. Ordnung, die auf die rhythmische Herztätigkeit zurückzuführen sind, treten noch weitere, langsame Druckschwankungen auf. Blutdruckwellen II. Ordnung sind im Allgemeinen atmungssynchron und beruhen einerseits auf der funktionellen Kopplung der Kreislauf- und Atmungszentren (▸ Kap. 10.6.3), andererseits auf atmungsbedingten Veränderungen des venösen Rückstroms (▸ Kap. 9.5.2) und der Gefäßkapazität in der Lungenstrombahn. Blutdruckwellen III. Ordnung (Hering-Mayer-Traube-Wellen) weisen eine Periodendauer von 6–20 s auf und sind wahrscheinlich auf Schwankungen des peripheren Gefäßtonus zurückzuführen.

Blutdruck- und Herzfrequenz unterliegen ferner einer tageszeitlichen Rhythmik mit minimalen Werten in den ersten Stunden nach Mitternacht bzw. am frühen Morgen und höheren Werten im Tagesverlauf. Sie sind Ausdruck einer endogenen zirkadianen Periodik, wie sie auch bei anderen vegetativen Funktionen vorkommt.

Messungen der arteriellen Blutdrücke. Die Bestimmung der charakteristischen arteriellen Blutdruckwerte ist prinzipiell auf zwei Wegen möglich: durch

- direkte, invasive Messung nach Punktion einer Arterie oder
- indirekte, nichtinvasive Messung mithilfe einer Druckmanschette und auskultatorischer, palpatorischer, oszillatorischer oder Doppler-sonographischer Erfassung der Druckwerte.

Bei der **direkten**, **invasiven** (und damit aufwändigen) **Methode** wird eine Kanüle oder ein Katheter durch Punktion in das betreffende Gefäß eingeführt und mit einem Messinstrument verbunden. Dieses Verfahren ermöglicht eine fortlaufende korrekte Registrierung der Pulskurve und damit die genaue Bestimmung der systolischen und diastolischen Blutdruckwerte sowie des arteriellen Mitteldrucks. Wegen der notwendigen anhaltenden Gefäßpunktion ist jedoch die Anwendung der direkten Methode auf besondere klinische Situationen beschränkt.

In der ärztlichen Praxis und klinischen Routinediagnostik sowie bei der häuslichen Selbstmessung werden die Blutdruckwerte traditionell nahezu ausschließlich mithilfe des **indirekten Manschettenverfahrens** nach **Riva-Rocci** (sphygmomanometrische Methode) bestimmt. Die Messung erfolgt im Allgemeinen am Oberarm des sitzenden oder liegenden Patienten. Das Messgerät besteht aus einer aufblasbaren Gummimanschette, die von einer undehnbaren Stoffauflage umgeben ist. Mithilfe eines Gummiballons als Pumpe und eines Nadelventils für die kontrollierte Entlastung lassen sich bestimmte Drücke in der Manschette einstellen, die an einem seitenständigen Manometer abgelesen werden können (o Abb. 9.19).

Diese Messanordnung erlaubt die (punktuelle) Messung des systolischen und diastolischen Blutdrucks nach dem von Korotkoff angegebenen **auskultatorischen Verfahren**. Dabei werden die pulssynchronen Geräuschphänomene, die distal der Manschette in der Ellenbeuge mittels eines Stethoskops wahrgenommen werden können, als Kriterium für die beiden Blutdruckwerte herangezogen. Nach dem Anlegen der luftleeren Manschette bringt man den Manschettendruck schnell auf einen Wert, der etwas über dem erwarteten systolischen Wert liegt. Die A. brachialis wird dadurch vollständig komprimiert und damit die Blutströmung total unterbrochen. Wird nun der Manschettendruck langsam reduziert (2–3 mm Hg/s), tritt mit Unterschreitung des systolischen Drucks ein klopfendes Geräusch unterhalb der Manschette über der A. cubitalis auf. Dieses

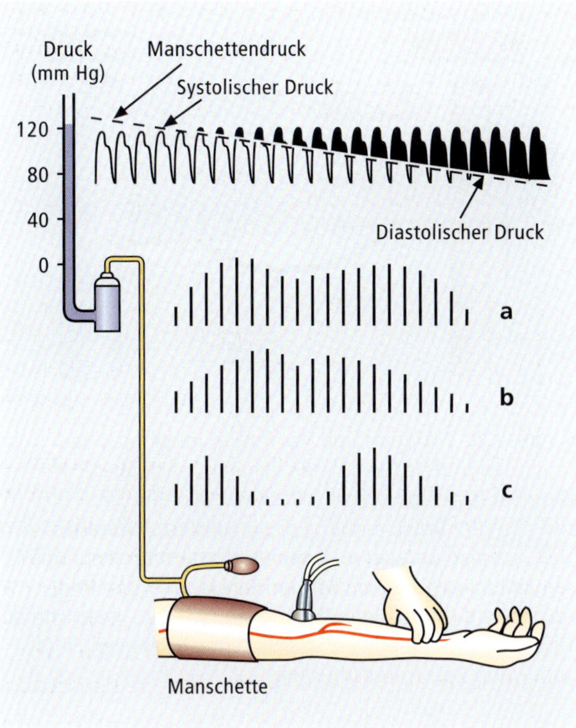

o Abb. 9.19 Prinzip der Blutdruckmessung nach Riva-Rocci. Die bei Abnahme des Manschettendrucks auftretenden Korotkoff-Geräusche sind in drei typischen Verlaufsformen (a–c) im Mittelfeld der Abbildung markiert, wobei die jeweilige Geräuschintensität durch die Strichlänge symbolisiert ist

sog. **Korotkoff-Geräusch** entsteht durch Strömungsturbulenzen, wenn der Druckgipfel des Pulses die durch den Manschettendruck verursachte Kompression der A. brachialis vorübergehend aufhebt und den Blutstrom dadurch intermittierend freigibt. Das erste Auftreten des Geräusches markiert also den **systolischen Blutdruck**. Bei weiter abnehmendem Manschettendruck werden die Korotkoff-Geräusche zunächst lauter, um dann entweder konstant zu bleiben (o Abb. 9.19 a) oder langsam abzuschwellen (o Abb. 9.19 b). Eine ausgeprägte zwischenzeitliche Lautstärkenabnahme, die man als auskultatorische Lücke bezeichnet (o Abb. 9.19 c), kann den Ungeübten u. U. zu einer Fehlmessung veranlassen. Der diastolische Blutdruck ist nämlich erst dann erreicht, wenn bei weiter absinkendem Manschettendruck die Geräusche plötzlich dumpfer und schnell leiser werden bzw. verschwinden. Dies ist das Zeichen dafür, dass die turbulente Strömung des periodisch eingeengten Gefäßes in die laminare Strömung des dauernd offenen Gefäßes übergeht. Das Dumpferwerden, spätestens jedoch das endgültige Verschwinden des Korotkoff-Geräusches, markiert also den **diastolischen Blutdruck**.

Blutdruckwerte, die nach der Riva-Rocci-Methode bestimmt wurden, kennzeichnet man meist mit dem Symbol **RR**. Hat eine Untersuchung z. B. für den systolischen Druck 120 mm Hg und für den diastolischen Druck 80 mm Hg ergeben, so wird das Ergebnis in der Form RR 120/80 dokumentiert. Wichtige Voraussetzungen für eine einwandfreie Blutdruckmessung nach dieser Methode sind die Lage der Manschette in Herzhöhe und die Anpassung der Manschettenbreite an die Weichteildicke des Oberarms. In der Regel verwendet man Manschetten mit der Standardbreite 12 cm; bei sehr großem Armumfang muss die Messung mit breiteren, bei Kindern mit schmaleren Manschetten erfolgen.

Der systolische Blutdruck kann ferner nach dem **palpatorischen Verfahren** ermittelt werden. Hierzu stellt man durch Tasten (Palpation) der A. radialis denjenigen Druck fest, bei dem der Puls im Verlaufe eines Druckanstiegs in der Manschette gerade verschwindet und während einer Druckabnahme wieder auftritt.

Heute finden vielfach moderne Blutdruck-Messgeräte Verwendung, welche die Blutdruckwerte (und die Herzfrequenz) automatisch registrieren und anzeigen. Sie arbeiten größtenteils nach dem **oszillatorischen Messprinzip**. Dabei werden der systolische und diastolische Blutdruck anhand von pulssynchronen Schwingungen ermittelt, die von der Gefäßwand auf die Druckmanschette übertragen werden. Diese Druckschwankungen (Oszillationen) werden gespeichert und von einem Mikroprozessor ausgewertet Diese Methode eignet sich nicht zuletzt für die vollautomatische, fortlaufende Blutdruckmessung am Oberarm oder am Handgelenk. Oberarm-Messungen sind dabei meist genauer als solche am Handgelenk. Blutdruckmessungen am Finger sind ungeeignet.

Der arterielle Blutdruck kann außerdem nichtinvasiv mithilfe von **Ultraschall-Doppler-Verfahren** (Doppler-Sonographie) erfasst werden. Im Prinzip wird hierbei das Stethoskop durch eine Doppler-Sonde ersetzt.

9

In Kürze

- Unter **Compliance** wird die Volumendehnbarkeit eines Gefäßes verstanden. Diese entspricht dem Verhältnis der Druckänderung zu dem von dieser hervorgerufenen Volumenänderung. Venen sind wesentlich dehnbarer als Arterien.
- Infolge der elastischen Dehnbarkeit der Gefäßwände entstehen **Pulse** (Pulswellen). Dabei werden Druck-, Strömungs- und Volumenpulse unterschieden.
- Das Maximum der Druckpulskurve während der Systole wird als **systolischer Blutdruck**, das Minimum während der Diastole als **diastolischer Blutdruck** bezeichnet. Eine weitere charakteristische

Kreislaufgröße ist der **arterielle Mitteldruck**. Im höheren Alter nehmen unbehandelt die Blutdruckwerte in der Regel zu.

- Die **arteriellen Blutdruckwerte** werden in der Praxis indirekt mittels einer Druckmanschette (**Verfahren** nach **Riva-Rocci**) auskultatorisch, palpatorisch, oszillatorisch oder Doppler-sonographisch erfasst.

9.4 Funktionen der terminalen Strombahn

9.4.1 Stoff- und Flüssigkeitsaustausch

Permeabilität der Kapillaren und postkapillären Venolen. Der Stoffaustausch im Bereich der Kapillaren und postkapillären Venolen erfolgt vorwiegend durch **Diffusion**. Lipidlösliche Stoffe (z. B. O_2, CO_2) können sehr leicht durch die gesamte Oberfläche dieser Mikrogefäße diffundieren, während Wasser und gut wasserlösliche Substanzen (z. B. Ionen, Glucose) überwiegend durch Endothelspalten oder -lücken parazellulär transportiert werden. Wasser diffundiert zusätzlich transzellulär durch **Wasserkanäle** (Aquaporine-1). Da die Diffusion gelöster Teilchen durch eine permeable Membran stets auch mit einem Lösungsmitteltransport verbunden ist, findet dadurch ein ständiger Wasseraustausch zwischen dem Blutplasma und der interstitiellen Flüssigkeit statt, der für die gesamte Oberfläche der Austauschgefäße beim Erwachsenen auf 55 l/min (ca. 80 000 l/Tag !) geschätzt wird. Dabei ist die Bilanz des Transports in beiden Richtungen weitgehend ausgeglichen, sodass das Plasmavolumen konstant bleibt. Entsprechend werden täglich 20 kg Glucose ausgetauscht.

Große Moleküle, insbesondere Proteine, werden dagegen weitgehend in den Kapillaren zurückgehalten. Da jedoch Plasmaproteine und damit auch Immunglobuline sowie proteingebundene Substanzen teilweise in das Interstitium gelangen, nimmt man an, dass im Endothel auch temporäre **transzelluläre Kanäle** vorhanden sind, die durch Fusionierung von Membraneinstülpungen entstehen könnten.

Filtration und Resorption. Neben dem diffusiven Flüssigkeitsaustausch spielen im Bereich der Kapillaren und postkapillären Venolen auch Filtrationsprozesse eine wichtige Rolle. Maßgebend hierfür sind:

- die Differenz ΔP zwischen dem kapillären Blutdruck (P_C) und dem interstitiellen (Gewebe-)Druck (P_{IS}) sowie
- die Differenz $\Delta\pi$ zwischen dem kolloidosmotischen Druck im Blutplasma (π_{PL}) und dem kolloidosmotischen Druck im Interstitium (π_{IS}).

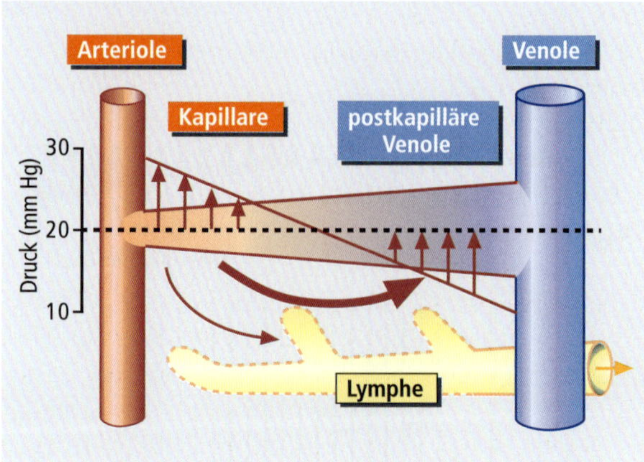

Abb. 9.20 Filtration und Resorption im Bereich der Kapillaren und postkapillären Venolen, nach Busse. Verläufe der hydrostatischen Druckdifferenz (Blutdruck – interstitieller Druck) entlang des idealisierten Gefäßes (rote, schräge Gerade) und der als konstant angenommenen kolloidosmotischen Druckdifferenz zwischen Blutplasma und interstitieller Flüssigkeit (schwarz, gestrichelt). Die senkrechten Pfeile entsprechen den effektiven Filtrations- und Resorptionsdrücken

Der resultierende **effektive Filtrationsdruck** bewirkt bei positivem Vorzeichen eine Auswärtsfiltration (vom Kapillarraum in das Interstitium) und bei negativem Vorzeichen eine Resorption, d. h. eine „Einwärtsfiltration" vom Interstitium in den Kapillarraum (Abb. 9.20).

$$P_{eff} = \Delta P - \Delta\pi$$

Gleichung 9.9

Die Beziehung für den effektiven Filtrationsdruck gilt allerdings nur dann, wenn alle kolloidal gelösten Teilchen in den Austauschgefäßen zurückgehalten werden. Da deren Wände jedoch für Plasmaproteine z. T. permeabel sind, ist die kolloidosmotische Druckdifferenz nicht voll wirksam. Dies wird durch die Einführung eines Korrekturfaktors, des sog. **Reflexionskoeffizienten** σ berücksichtigt, dessen Wert 0,75–0,95 beträgt. Das in der Zeiteinheit filtrierte Flüssigkeitsvolumen $\dot{V}_F$ ergibt sich dann unter Einbeziehung des Filtrationskoeffizienten K_F (▸ Kap. 3.1.7) aus:

$$\dot{V} = K_F \cdot P_{eff} = K_F\,(\Delta P - \sigma\Delta\pi)$$

Gleichung 9.10

Diese für den Flüssigkeitsaustausch maßgebende Beziehung wird als **Starling-Gleichung** bezeichnet.

Am Anfang der Kapillaren überwiegt die hydrostatische Druckdifferenz ΔP mit ca. 30 mm Hg die wirksame kolloidosmotische Druckdifferenz $\Delta\pi$ von ca. 20 mm Hg, wodurch hier eine Auswärtsfiltration in das Interstitium erfolgt (Abb. 9.20). Am Kapillarende und in den postkapillären Venolen ist dagegen ΔP mit etwa 12–15 mmHg kleiner als (das weitgehend konstante) σΔπ, sodass hier eine Resorption in den Gefäßraum stattfindet.

Aufgrund dieser Druckverhältnisse treten im Mittel 0,5 % des zirkulierenden Plasmavolumens, d. h. etwa 15 ml/min oder rund 20 l/Tag in das Interstitium über, von denen jedoch 90 %, d. h. etwa 18 l/Tag im Endteil der Austauschgefäße wieder resorbiert werden. Parallel zur Blutströmung bewegt sich also ein extravasaler Flüssigkeitsstrom in Richtung auf die postkapillären Venolen.

Diese traditionelle, vereinfachende Beschreibung der Starling-Kräfte beruht auf der Annahme einer weitgehend konstanten kolloid-osmotischen Druckdifferenz zwischen dem intravasalen und interstitiellen Raum entlang eines Austauschgefäßes. Da jedoch im venösen Kapillarschenkel die Austauschfläche und die Permeabilität der Gefäßwand zunehmen, nimmt die Extravasation von Proteinen zu, wodurch der interstitielle kolloidosmotische Druck soweit ansteigt, dass eine effektive Flüssigkeitsresorption verhindert wird (Δp − Δπ = 0; „korrigiertes" Starling-Schema). Durch spontane, rhythmische Kontraktionen der Arteriolen (Vasomotion, ▸Kap. 9.1.4) kann jedoch der Kapillardruck soweit absinken, dass noch eine Resorption am venösen Kapillarschenkel erfolgen kann. Kurzfristige Resorptionsvorgänge treten ferner auch nach einem Abfall des arteriellen Blutdrucks oder nach Konstriktion der vorgeschalteten Arteriolen auf.

9.4.2 Lymphdrainage und Ödementstehung

Lymphdrainage. Der Filtrationsfluss beträgt im Allgemeinen ca. 2 l/Tag. Bei erhöhtem hydrostatischem Druck kann jedoch dieser Wert um ein Vielfaches gesteigert werden. Der Abtransport dieser überschüssigen Flüssigkeit aus dem Interstitium erfolgt bis zu einer gewissen Obergrenze über das Lymphgefäßsystem.

Zunächst gelangt die interstitielle Flüssigkeit in die blind beginnenden Lymphkapillaren (○ Abb. 9.20) und von dort in (sich vereinigende) Lymphgefäße, in denen der weitere Transport der Lymphe durch rhythmische Kontraktionen der glatten Wandmuskulatur erfolgt, wobei der Fluss durch Klappen zentralwärts gerichtet wird. In der Skelettmuskulatur unterstützen die Muskelkontraktionen den Lymphtransport.

Die Zusammensetzung der Lymphe gleicht derjenigen der interstitiellen Flüssigkeit. Während der Gehalt an niedermolekularen Stoffen dem des Blutplasmas entspricht, ist der Eiweißgehalt wesentlich niedriger (im Durchschnitt 20 g/l) und weist große regionale Unterschiede auf. So beträgt die Eiweißkonzentration in der Hautlymphe nur 10 g/l, während die Leberlymphe 60 g/l Eiweiß enthält. Wegen ihres Gehalts an Fibrinogen ist die Lymphe gerinnbar. Im Bereich des Magen-Darm-Kanals enthält sie noch Chylomikronen, die wasserlöslichen Transportvehikel für Lipide und fettlösliche Vitamine (▸Kap. 11.1.2) sowie nach Passage von Lymphknoten reichlich Lymphozyten.

Ödementstehung. Eine pathologische Flüssigkeitsansammlung im Interstitium oder in Zellen wird als Ödem bezeichnet. Als Ursachen für das Auftreten von Ödemen kommen aufgrund des geschilderten kapillären Flüssigkeitsaustauschs infrage (□ Tab. 9.1):

- ein Anstieg des kapillären Blutdrucks;
- eine Abnahme des kolloidosmotischen Drucks im Blutplasma;

□ **Tab. 9.1** Ursachen für das Auftreten von Ödemen

Anstieg des kapillären Blutdrucks durch
▪ schwere arterielle Hypertonie, ▪ Dilatation der Widerstandsgefäße, (z. B. durch Ca^{2+}-Kanalblocker) ▪ Konstriktion der Venolen, ▪ venösen Rückstau des Blutes bei Herzerkrankungen (Rechtsherzversagen, Pulmonalklappenstenose, Trikuspidalklappenstenose), ▪ Behinderung des venösen Blutflusses (Phlebothrombose ▸Kap. 9.9.5), ▪ langes Stehen oder Sitzen, ▪ Hypervolämie
Abnahme des kolloidosmotischen Drucks bei Hypoproteinämie durch
▪ Mangelernährung, ▪ gastrointestinale Eiweißverluste (chronisches Erbrechen, Durchfälle, Malabsorption), ▪ verminderte Eiweißsynthese in der Leber (schwere chronische Lebererkrankungen, isolierte Störungen der Proteinsynthese), ▪ renale Eiweißverluste (nephrotisches Syndrom ▸Kap. 13.7.4, Glomerulonephritis ▸Kap. 13.7.3), ▪ Eiweißverluste über die Haut (Verbrennungen, exsudative Hautentzündungen)
Erhöhte Kapillarpermeabilität infolge von
▪ Ischämie, Hypoxie, ▪ Entzündung, ▪ Überempfindlichkeitsreaktionen, ▪ Bakterientoxinen, ▪ chemischen oder mechanischen Noxen
Störungen des Lymphabflusses bei
▪ angeborener Fehlanlage der Lymphbahnen, ▪ bakterieller Lymphangitis, ▪ Verlegung durch Würmer (Filariose) oder Tumorzellen, ▪ Narbenbildung (nach Bestrahlung), ▪ operativer Entfernung von Lymphbahnen
Idiopathisch (Ursache nicht bekannt)

9

- eine erhöhte Kapillarpermeabilität für Plasmaproteine oder
- eine Störung des Lymphabflusses.

In den drei erstgenannten Fällen ist generell die Flüssigkeitsfiltration gesteigert. Dabei wirkt sich der hydrostatische Druck der Blutsäule, der auf den Kapillaren der tiefen Körperpartien lastet, zusätzlich filtrationssteigernd aus. So ist zu verstehen, dass kardiale Ödeme zuerst im Bereich der Fußknöchel auftreten.

In der Regel bleiben pathologische Flüssigkeitsansammlungen auf das Interstitium beschränkt (**extrazelluläres Ödem**). Sind jedoch die Zellwände geschädigt oder ist eine Zunahme des extrazellulären Volumens (wie beim Gehirn in der knöchernen Schädelhöhle) nur beschränkt möglich, kann auch ein verstärkter Flüssigkeitseinstrom in die Zellen erfolgen (**zelluläres Ödem**).

In Kürze

- Der **Stoffaustausch** in den Kapillaren und postkapillären Venolen erfolgt vorwiegend durch Diffusion.
- In den Kapillaren findet eine **Filtration** von Wasser in das Interstitium statt, deren Größe von der hydrostatischen und kolloidosmotischen Druckdifferenz zwischen Kapillare und Interstitium sowie von der Größe der Austauschfläche und der Permeabilität der Gefäßwand bestimmt wird.
- Bei einem Abfall des hydrostatischen Drucks in den Kapillaren tritt kurzfristig eine Flüssigkeitsresorption in den venösen Kapillarschenkel auf.
- **Ödeme** entstehen durch Anstieg des kapillären Blutdrucks, Abnahme des kolloidosmotischen Drucks, erhöhte Kapillarwanddurchlässigkeit oder Störung des Lymphabflusses.

9.5 Funktionen des venösen Systems

Das Venensystem, das dem Rücktransport des Blutes zum Herzen dient, ist in seiner Funktion gekennzeichnet durch

- hohes Fassungsvermögen für das zirkulierende Blut,
- große Compliance, welche die Aufnahme wechselnder Blutvolumina – in Anpassung an die jeweilige Kreislaufsituation – ermöglicht,
- kleinere Strömungsgeschwindigkeiten als im Arteriensystem,
- niedrigere Druckgradienten und
- starke Abhängigkeit der Venendrücke von der hydrostatischen Situation, insbesondere von der Körperposition.

9.5.1 Drücke im Venensystem

Venendrücke beim Liegenden. Im Venensystem des liegenden Menschen nimmt der Blutdruck von 15–20 mm Hg in den postkapillären Venolen auf 10–12 mm Hg in den großen extrathorakalen Venen ab. Beim Durchtritt der V. cava inferior durch das Zwerchfell kommt es infolge der Hiatusenge zu einem stärkeren lokalen Druckabfall um ca. 4 mm Hg. Der Druck in den intrathorakalen Hohlvenen liegt nur wenig über Null und weist herz- und atmungssynchrone Schwankungen auf. Der mittlere Druck in den herznahen Körpervenen, der praktisch dem Druck im rechten Vorhof entspricht, wird als **zentraler Venendruck** (ZVD) bezeichnet. Er ist vom Blutvolumen, vom Venentonus, von der Leistung des rechten Herzens und der Körperposition abhängig. Normalerweise beträgt er beim Liegenden ca. 4 mm Hg (5,4 cm H_2O).

Einen erhöhten zentralen Venendruck findet man bei **Zunahme des zirkulierenden Blutvolumens**. Die Venendruckmessung wird daher zur Kontrolle des Blutvolumens, z. B. bei der Infusionstherapie, eingesetzt. Sie erfolgt mithilfe eines Venenkatheters, an dessen Spitze ein Miniaturmanometer angebracht ist, das bis in den rechten Vorhof vorgeschoben wird.

Jede Erhöhung des zentralen Venendrucks führt normalerweise auch zu einem Druckanstieg in der A. pulmonalis, weil die Zunahme des rechtsventrikulären Füllungsdrucks über den Frank-Starling-Mechanismus (▸ Kap. 8.3.2) eine Vergrößerung des Schlagvolumens bewirkt. Kann bei einer **Herzinsuffizienz** (▸ Kap. 8.5.2) der rechte Ventrikel das venöse Blutangebot nicht mehr bewältigen, kommt es ebenfalls zu einem Anstieg des zentralen Venendrucks, ohne dass jedoch der Pulmonalarteriendruck zunimmt.

Venendrücke bei Orthostase. Beim aufrecht stehenden Menschen (Orthostase) hat die Gravitation einen zusätzlichen Einfluss auf die Druckverteilung im Venensystem. Die Schwerkraft bewirkt, dass beim Aufstehen die hydrostatischen Drücke in den Venen der oberen Körperregion ab- und in denen der unteren Körperregion zunehmen. Der zentrale Venendruck vermindert sich in diesem Fall auf einen subatmosphärischen Wert von etwa –3 mm Hg (–4 cm H_2O) (○ Abb. 9.21). Dabei bleibt jedoch der transmurale Druck, d. h. die Druckdifferenz zwischen dem intravasalen und dem extravasalen Raum, positiv, weil im Thoraxraum der subatmosphärische Druck noch negativer ist (unter –4 mm Hg, ▸ Kap. 10.3.1). Dadurch wird ein Kollabieren der intrathorakalen Venen verhindert. Die Venen des Halses und der erhobenen Arme dagegen kollabieren unter der Einwirkung des Atmosphärendrucks, wobei sich allerdings nicht alle Wandbereiche berühren, sodass ein Rückstrom des Blutes noch möglich ist.

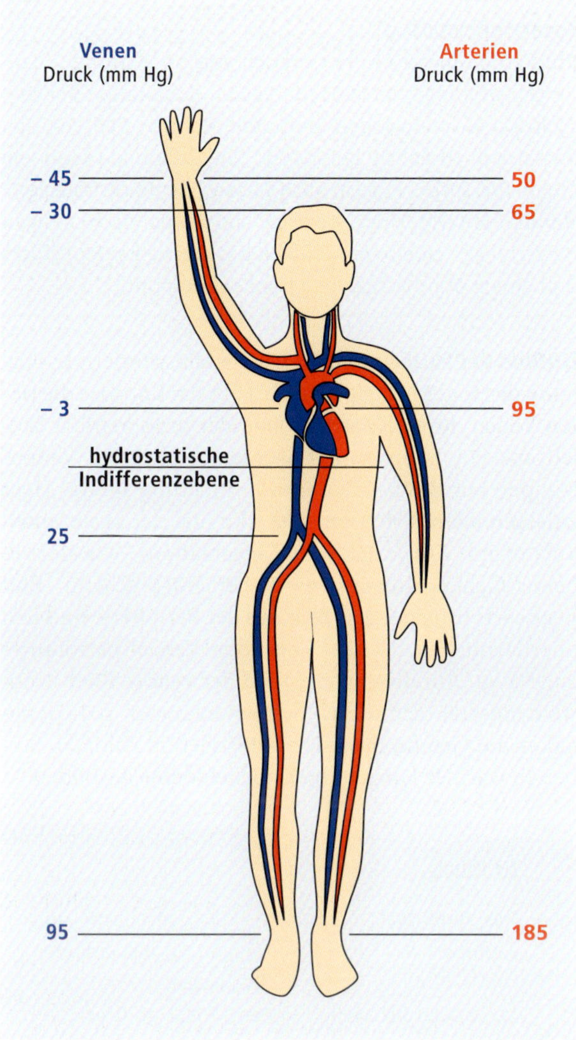

Abb. 9.21 **Rechts** mittlere arterielle, **links** venöse Drücke beim ruhig stehenden Menschen (Körperlänge ca. 180 cm)

Derjenige Ort im Venensystem, dessen Druck sich beim Positionswechsel vom Liegen zum Stehen nicht ändert, wird als **hydrostatischer Indifferenzpunkt**, die zugeordnete Ebene als **hydrostatische Indifferenzebene** bezeichnet (Abb. 9.21). Der Indifferenzpunkt liegt in der V. cava inferior 5–10 cm unterhalb des Zwerchfells; der hier herrschende Druck beträgt, unabhängig von der Körperposition, etwa 11 mm Hg (15 cm H_2O).

In den unteren Körperpartien bewirkt die Schwerkraft beim Positionswechsel vom Liegen zum Stehen dagegen eine Zunahme der Venendrücke. In den Fußvenen, auf denen die gesamte Blutsäule lastet, steigt z. B. beim Erwachsenen der hydrostatische Druck auf etwa 95 mm Hg (12,6 kPa) an. Da die Venen eine große Compliance (Weitbarkeit) besitzen, führt der Positionswechsel zu einer Verlagerung von 400–600 ml Blut in die Beinvenen. Damit verbunden sind deutliche Rückwirkungen auf die allgemeine Kreislaufsituation (vorübergehende Einschränkung des venösen Rückstroms zum Herzen mit entsprechender Verminderung des Herzzeitvolumens, ▸ Kap. 9.8.5).

Zusatzinformation

Ebenso wie das Venensystem wird auch das arterielle System von der Schwerkraft beeinflusst. In den Arterien addiert sich jeweils der hydrostatische Druck zu dem durch die Herzaktion erzeugten hydrodynamischen Druck, sodass z. B. im Fußbereich ein mittlerer Gesamtdruck von 85 mm Hg + 95 mm Hg = 180 mm Hg (24 kPa) resultiert (Abb. 9.21). Die für die Gewebedurchblutung maßgebende arteriovenöse Druckdifferenz, die man als **Perfusionsdruck** bezeichnet, beträgt in diesem Bereich etwa 90 mm Hg (12 kPa).

9.5.2 Venöser Rückstrom zum Herzen

Der Rückstrom des venösen Blutes zum Herzen wird überwiegend durch die Aktionen des rechten Ventrikels, die Atmungsexkursionen des Thorax und rhythmische Kontraktionen der Skelettmuskulatur bewirkt.

Einfluss der Herztätigkeit. Der Druckgradient im venösen System und damit der Rückstrom des venösen Blutes wird vor allem durch die Herztätigkeit aufrechterhalten. Dies wird deutlich, wenn bei einem Herzstillstand dieser Antrieb ausfällt. In diesem Fall stellt sich unter Verlagerung von Arterienblut auf die venöse Seite im gesamten Gefäßsystem ein einheitlicher Druck ein. Dieser mittlere Füllungsdruck bei Herzstillstand, der auch als **statischer Blutdruck** bezeichnet wird, beträgt 6–7 mm Hg. Der Transport des Blutes von der venösen auf die arterielle Seite durch das schlagende Herz führt in den intrathorakalen Venen zu einer geringfügigen Drucksenkung auf den Wert des zentralen Venendrucks (3–5 mm Hg beim Liegenden).

Die Aktionen des rechten Ventrikels üben eine **Sogwirkung** auf das Blut in den herznahen Venen aus. Den größten Einfluss hat dabei die stempelartige Bewegung der Ventilebene in Richtung auf die Herzspitze während der systolischen Austreibungsphase (vergleichbar der Sogwirkung eines Spritzenkolbens bei der Blutentnahme). In dieser Phase erreicht die Strömungsgeschwindigkeit in den herznahen Venen ihr Maximum. Aber auch in der Diastole wird der Rückfluss gefördert, wenn das Blut nach Öffnung der Trikuspidalklappe in den entspannten rechten Ventrikel einströmt.

Venenpuls. Die Druck- bzw. Volumenschwankungen, die in den herznahen Venen als Rückwirkungen der Herzaktion auftreten, werden als Venenpuls bezeichnet. Er ist im Wesentlichen ein Abbild der Druckschwankungen im rechten Vorhof und kann mit empfindlichen Druckaufnehmern beim Liegenden, z. B. an der V. jugularis, unblutig registriert werden.

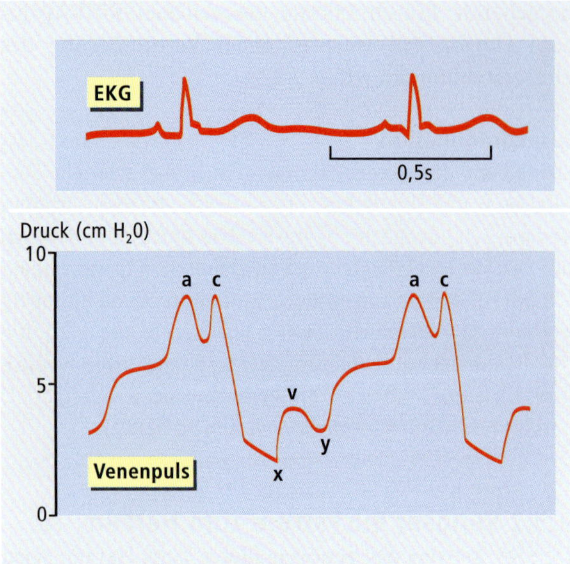

o Abb. 9.22 Venenpulskurve, registriert an der V. jugularis externa des Liegenden, mit gleichzeitiger EKG-Aufzeichnung. **a-Welle** Vorhofkontraktion, **c-Welle** Vorwölbung der Trikuspidalklappe, **x-Senkung** Ventilebenenbewegung, **v-Welle** Ventrikelentspannung bei geschlossener Trikuspidalklappe, **y-Senkung** Bluteinstrom in den Ventrikel

Die **Venenpulskurve** (o Abb. 9.22), die auch diagnostische Hinweise (z. B. auf die Klappenfunktionen des rechten Herzens) liefert, lässt sich folgendermaßen interpretieren: Die erste, sog. a-Welle wird durch die Vorhofkontraktion, die darauffolgende c-Welle hauptsächlich durch die Vorwölbung der Trikuspidalklappe in den rechten Vorhof während der Ventrikelanspannung hervorgerufen. Die anschließende starke x-Senkung der Pulskurve entsteht durch die Ventilebenenbewegung zur Herzspitze in der Austreibungsphase. Die Entspannung des Ventrikels bei anfangs noch geschlossener Trikuspidalklappe führt zur v-Welle, der anschließende Bluteinstrom bei Klappenöffnung zur y-Senkung. Mit zunehmender Ventrikelfüllung steigt der Druck wieder auf den Ausgangswert an.

Einfluss der Atmung. Der während der Inspiration abnehmende intrathorakale Druck führt zu einer Steigerung des transmuralen Drucks an den intrathorakalen Gefäßen. Auf diese Weise kommt es inspiratorisch zu einer Dilatation der Venen und zu einer Abnahme des venösen Strömungswiderstands. Damit verbunden ist ein verstärkter Zufluss aus den vorgeschalteten Venen. Durch die Senkung des Zwerchfells und die damit verknüpfte Druckerhöhung im Bauchraum wird zugleich Blut in den Thoraxraum befördert, wobei Venenklappen einen Rückfluss verhindern (**Druck-Saugpumpen-Effekt der Inspiration**).

Zusatzinformation

Druckerhöhungen im Thoraxraum, wie sie etwa bei Überdruckbeatmung oder starkem Pressen (Exspiration bei verschlossenen Atemwegen) auftreten, können den venösen Rückstrom erheblich behindern. Im Extremfall kann bei einem Pressdruckversuch nach Valsalva der Rückstrom vollständig unterbrochen werden, sodass es nach einigen Herzschlägen zu einem Absinken des arteriellen Blutdrucks und einem Ohnmachtsanfall (Synkope) kommt.

Einfluss der Muskelpumpe. Die rückflussfördernde Wirkung der sog. Muskelpumpe beruht darauf, dass die tiefen Venen durch Kontraktionen der umgebenden Skelettmuskeln komprimiert werden, wobei die Venenklappen nur Blutbewegungen in Richtung auf das Herz zulassen. Durch rhythmische Aktivität der Skelettmuskulatur mit Kontraktion und Erschlaffung, wie sie z. B. beim Gehen auftritt, wird dementsprechend Blut herzwärts transportiert bzw. aus der Peripherie und den oberflächlichen Venen über die Venae perforantes angesaugt. Auf diese Weise wird der venöse Rückstrom wirkungsvoll gefördert. Beinbewegungen reduzieren daher die Gefahr, dass sich bei längerem ruhigem Stehen in warmer Umgebung Knöchelödeme ausbilden.

In Kürze

- Das **Venensystem** ist durch hohe Compliance und damit großes Fassungsvermögen für das zirkulierende Blut, geringere Strömungsgeschwindigkeiten als im arteriellen System, niedrige Druckgradienten und starke Abhängigkeit der Venendrücke von der Körperposition charakterisiert.
- Der mittlere Druck in den herznahen Venen, der dem Druck im rechten Vorhof entspricht, wird als **zentraler Venendruck** bezeichnet. Er beträgt beim Liegenden normalerweise nur ca. 4 mmHg. Ein erhöhter zentraler Venendruck wird bei Zunahme des zirkulierenden Blutvolumens und insbesondere bei Rechtsherzinsuffizienz gefunden. Beim aufrecht Stehenden nimmt der Venendruck in den oberen Körperregionen ab, in der unteren Körperregion zu.
- Unter dem **Venenpuls** versteht man die Durchmesser- bzw. Volumenschwankungen, die in den herznahen Venen als Folge der Herzaktion auftreten.
- Bei Einatmung kommt es durch Abnahme des intrathorakalen Drucks sowie durch Erhöhung des

Drucks im Bauchraum zu einem verstärkten venösen Rückfluss (**Druck-Saugpumpen-Effekt** der **Inspiration**).

- Die **Bewegung** der **Ventilebene** zur Herzspitze während der systolischen Austreibungsphase des rechten Ventrikels übt eine Sogwirkung auf das Blut in den herznahen Venen aus.
- Durch die sog. **Muskelpumpe** (Kompression der tiefen Beinvenen durch Kontraktion der umgebenden Skelettmuskeln) wird der venöse Rückstrom ebenfalls wirkungsvoll gefördert.

9.6 Funktionelle Organisation des Gesamtkreislaufs

Nach funktionellen Gesichtspunkten wird, wie bereits in ▸Kap. 9.1.2 erwähnt, das kardiovaskuläre System in das arterielle (**Hochdruck-**)**System** und in das **Niederdrucksystem** unterteilt. Zum Hochdrucksystem gehören der linke Ventrikel während der Systole sowie die Arterien und Arteriolen des Körperkreislaufs. Zum Niederdrucksystem (maximale Drücke ca. 35 mm Hg) zählen demnach die Kapillaren, die Venolen und die Venen des großen Kreislaufs sowie das rechte Herz, der gesamte Lungenkreislauf, der linke Vorhof und der linke Ventrikel während der Diastole. Während für das arterielle System vorrangig die Gesetze der Hämodynamik (▸Kap. 9.2) maßgebend sind, wirken sich im Niederdrucksystem stärker die Gesetzmäßigkeiten der Hämostatik (▸Kap. 9.5) aus.

9.6.1 Verteilung des Blutvolumens

Kapazitätsgefäße. Als Kapazitätsgefäße werden solche Teile des Gefäßsystems bezeichnet, die aufgrund ihrer ausgeprägten Weitbarkeit (Dehnbarkeit, Compliance) große Blutvolumina aufnehmen können. Hierzu zählen in erster Linie die Venen des Körperkreislaufs, die bei vergleichbaren Blutdruckwerten 10–15-mal dehnbarer sind als die Arterien in derselben Kreislaufregion. Daneben zeichnet sich das gesamte System des Lungenkreislaufs durch eine große Weitbarkeit aus. In den Kapazitätsgefäßen führen dementsprechend bereits kleine Druckerhöhungen zu einer starken Volumenzunahme (Depotfunktion). Bei Kreislaufumstellungen können aus diesen Depots andererseits auch beträchtliche Blutvolumina mobilisiert werden. Eine besonders ausgeprägte Speicherfunktion haben das venöse System der Leber und des Gastrointestinaltrakts sowie das gesamte Lungengefäßsystem.

◘ **Tab. 9.2** Verteilung des Blutvolumens auf die verschiedenen Kreislaufabschnitte. Die Absolutwerte beziehen sich auf das durchschnittliche Gesamtblutvolumen des erwachsenen Mannes (5,4 l)

System	%	Liter
Arterielles System	**15**	**0,8**
Große Arterien	6	0,3
Kleine Arterien	9	0,5
Niederdrucksystem	**85**	**4,6**
Kapillaren (Körperkreislauf)	6	0,3
Venen (Körperkreislauf)	62	3,4
Lungenkreislauf	10	0,5
Herzhöhlen (enddiastolisch)	7	0,4

Volumenverteilung. Aus der unterschiedlichen Dehnbarkeit der Gefäße in den verschiedenen Kreislaufabschnitten resultiert die in ◘ Tab. 9.2 angegebene Verteilung des Blutvolumens. Aus der Tabelle geht hervor, dass auf das arterielle (Hochdruck-)System nur 15 %, auf das Niederdrucksystem dagegen 85 % des Blutvolumens entfallen. Innerhalb des Niederdrucksystems beträgt der Volumenanteil der Venen des Körperkreislaufs 62–65 %.

Auf das intrathorakale Blutvolumen, das sich aus dem Blut der Lungenstrombahn, des Herzens während der Diastole und der intrathorakalen Venen des Körperkreislaufs zusammensetzt, entfallen 15–20 % des Gesamtvolumens. Seine Bedeutung liegt u. a. darin, dass aus dem intrathorakalen Reservoir bei Bedarf ein beträchtliches Blutvolumen in die Peripherie umverteilt werden kann.

Werden z. B. bei orthostatischer Belastung (▸Kap. 9.8.5) 400–600 ml Blut in die Kapazitätsgefäße der unteren Extremitäten verlagert, stammen 80 % hiervon aus den intrathorakalen Gefäßabschnitten. Umgekehrt kann das intrathorakale Gefäßbett bei Positionswechsel vom Stehen zum Liegen, beim Eintauchen in ein Vollbad, bei Schwerelosigkeit in der Raumfahrt oder bei einer Bluttransfusion ein größeres Volumen zusätzlich aufnehmen. Die intrathorakalen Kreislaufabschnitte bilden also ein „Ausgleichsgefäß", das – je nach der Kreislaufsituation – die Aufnahme oder Abgabe größerer Blutvolumina leicht ermöglicht.

Im intrathorakalen Bereich kommt dem zentralen Blutvolumen (ca. 720 ml), das sich aus den Volumina des Lungenkreislaufs (ca. 540 ml) und des linken Herzens in der Diastole (ca. 180 ml) zusammensetzt, eine besondere funktionelle Bedeutung zu: Es stellt ein Sofortdepot dar, aus dem ein kurzfristiger Volumenbedarf für die Erhöhung des Herzzeitvolumens gedeckt werden kann. Wird zu Beginn einer körperlichen Arbeit die Herztätigkeit plötzlich aktiviert, steigt nämlich der venöse Rückfluss zum rechten Herzen nicht sofort an. Für die Überbrückung dieses Zeitintervalls kann der linke Ventrikel den Mehrbedarf des Auswurfvolumens für 5–10 Herzschläge aus dem zentralen Blutvolumen decken, bis der venöse Rückstrom an das gesteigerte Herzzeitvolumen angepasst ist.

9.6.2 Widerstandsverteilung und Druckverlauf

In den großen und mittleren Gefäßen ist der Strömungswiderstand gering, sodass in diesen der arterielle Mitteldruck nur um etwa 15 % abfällt.

Widerstandsgefäße. Zu den Widerstandsgefäßen, die durch große Strömungswiderstände und kleine Kapazitäten ausgezeichnet sind, gehören insbesondere die kleinen Arterien und Arteriolen. Sie tragen aufgrund ihrer geringen Weite ca. 55 % zum Gesamtwiderstand des Kreislaufs bei, nehmen jedoch nur 9 % des Gesamtblutvolumens auf. Durch eine stark entwickelte Muskelschicht sind diese Gefäße zu einer relativ großen Variation ihres Lumens befähigt, wodurch große Veränderungen ihres Strömungswiderstands und damit der Durchblutung der nachgeschalteten Gefäßabschnitte ermöglicht werden.

Auf die Kapillaren entfallen lediglich etwa 21 % des gesamten Kreislaufwiderstands. Obwohl jede einzelne Kapillare einen größeren Strömungswiderstand pro Längeneinheit als die einzelne Arteriole aufweist, ist der Beitrag der Kapillaren zum Gesamtwiderstand geringer, weil sie kürzer und in größerer Zahl parallel geschaltet sind. Als postkapilläre Widerstandsgefäße sind die Venolen an der Druckregulation in den Kapillaren beteiligt. Ihr Beitrag zum Gesamtwiderstand beträgt etwa 7 %, derjenige der Venen nur 2 %.

Totaler peripherer Widerstand. Der Gesamtwiderstand des Körperkreislaufs wird als totaler peripherer Widerstand (TPR, **T**otal **P**eripheral **R**esistance) bezeichnet. Er ergibt sich aus den Widerständen aller in Reihe und parallel geschalteter Kreislaufabschnitte. Legt man für seine Berechnung aus $TPR = \Delta P/\dot{Q}$ (▸Kap. 9.2) eine mittlere Druckdifferenz von 100 mm Hg und eine Volumenstromstärke von 5 l/min (83 ml/s) zugrunde, so resultiert hieraus ein TPR-Wert von 1,2 mm Hg · s · ml^{-1} (0,16 kPa · s · ml^{-1}). Im Lungenkreislauf hat der mittlere Druckabfall bei gleicher Stromstärke einen Wert von nur 10 mm Hg, sodass der Gesamtwiderstand hier mit 0,1 mm Hg · s · ml^{-1}(13 Pa · s · ml^{-1}) weniger als 10 % des TPR beträgt.

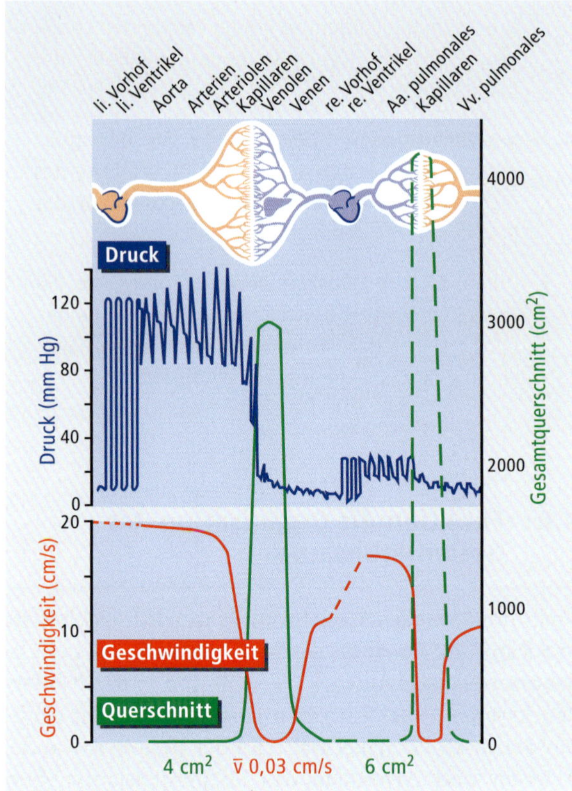

o Abb. 9.23 Drücke, mittlere lineare Strömungsgeschwindigkeiten und Gesamtquerschnitte der Strombahnen in den verschiedenen Abschnitten des kardiovaskulären Systems

Druckverlauf. Aufgrund der Widerstandsverteilung ergibt sich der in o Abb. 9.23 dargestellte Druckverlauf im kardiovaskulären System. Man erkennt, dass der mittlere Blutdruck in den widerstandsarmen großen Arterien nur schwach absinkt, in den präkapillären Widerstandsgefäßen dagegen den stärksten Abfall aufweist. Im Verlauf des Blutflusses durch die Kapillaren, Venolen und Venen wird die Druckabnahme pro Längeneinheit zunehmend geringer. In den kleineren Gefäßen erfahren die rhythmischen Blutdruckschwankungen im arteriellen System eine so starke Dämpfung, dass die Drücke in den Arteriolen und nachgeschalteten Gefäßabschnitten zeitlich konstant bleiben.

Im Lungenkreislauf nimmt der vom rechten Ventrikel erzeugte Druck bis zum linken Vorhof mit einem kleinen Gradienten ab. Dabei werden die rhythmischen Druckschwankungen, die sich in der A. pulmonalis etwa zwischen P_S = 23 mm Hg (3,1 kPa) und P_D = 12 mm Hg (1,6 kPa) bewegen, in den nachgeschalteten Gefäßen gedämpft, ohne jedoch vollständig zu verschwinden.

9.6.3 Strömungsgeschwindigkeiten

Strombahnquerschnitt und Strömungsgeschwindigkeit. Da bei der Zirkulation des Blutes unter stationären Bedingungen die Stromstärke $\dot{Q}$ in allen in Serie geschalteten Kreislaufabschnitten etwa gleich ist, hängt die lineare Strömungsgeschwindigkeit hauptsächlich vom jeweiligen Gesamtquerschnitt q der Strombahn ab. Definitionsgemäß ergibt sich die mittlere lineare Strömungsgeschwindigkeit $\bar{v}$ aus:

$$\bar{v} = \frac{\dot{Q}}{q}$$

Gleichung 9.11

Je kleiner also der Strombahnquerschnitt ist, umso schneller fließt das Blut durch den jeweiligen Gefäßabschnitt (Kontinuitätsbedingung). Wie aus Abb. 9.23 hervorgeht, beträgt die mittlere Strömungsgeschwindigkeit in der Aorta (Querschnitt 4 cm^2) bei körperlicher Ruhe etwa 20 cm/s. Im Bereich der kleinsten Arterien und Arteriolen nimmt sie stark ab und erreicht in den Kapillaren mit dem größten Gesamtquerschnitt von etwa 0,3 m^2 die niedrigsten Werte (0,2–1,0 mm/s). Im venösen Abschnitt steigt die Strömungsgeschwindigkeit wieder an, bleibt aber in den Hohlvenen mit ca. 14 cm/s unter derjenigen der Aorta, da der Gesamtquerschnitt beider Venen zusammen größer als der Aortenquerschnitt ist. In der Lungenstrombahn sind die Strömungsgeschwindigkeiten insgesamt etwas kleiner, zeigen jedoch eine ähnliche Verteilung wie im Körperkreislauf.

Die sog. **totale Kreislaufzeit**, d. h. die Zeit, die das Blut im Mittel benötigt, um das gesamte Kreislaufsystem einmal zu passieren, beträgt in Körperruhe etwa 1 min.

In Kürze

- Unter funktionellen Gesichtspunkten wird das Herz-Kreislauf-System in das **Hoch-** und **Niederdrucksystem** unterteilt. Auf das Hochdrucksystem entfallen 15 %, auf das Niederdrucksystem 85 % des Blutvolumens.
- **Kapazitätsgefäße** können aufgrund ihrer großen Dehnbarkeit große Blutmengen aufnehmen. Besonders ausgeprägt ist die Speicherfunktion des venösen Systems der Lungen, des Gastrointestinaltrakts und der Leber.
- Das sich aus den Blutvolumina des Lungenkreislaufs und des linken Herzens in der Diastole zusammensetzende **zentrale Blutvolumen** stellt ein Sofortdepot dar, aus dem bei Erhöhung des Herzzeitvolumens rasch Blut zur Verfügung gestellt werden kann.
- Zu den durch große Strömungswiderstände und geringe Kapazitäten charakterisierten **Widerstandsgefäßen** gehören die kleinen Arterien und Arteriolen.
- Die für die Gewebedurchblutung maßgebende arteriovenöse Druckdifferenz wird als **Perfusionsdruck** bezeichnet.
- Der **totale periphere Widerstand** ist der Gesamtwiderstand des Körperkreislaufs.
- Der **Druckverlauf** im kardiovaskulären System ergibt sich aus der Widerstandsverteilung der einzelnen Gefäßabschnitte (geringer Druckabfall in den großen Arterien, starker Abfall in den Widerstandsgefäßen).
- Die **Strömungsgeschwindigkeit** des Blutes hängt vom Gesamtquerschnitt der jeweiligen Strombahn ab: Je kleiner dieser ist, umso schneller fließt das Blut.

9.7 Organdurchblutung und Durchblutungsregulation

An der Regulation der Organdurchblutung ist eine Reihe von Faktoren beteiligt, die in den verschiedenen Organkreisläufen einen unterschiedlichen Stellenwert haben:

- Veränderungen des Basaltonus,
- Aktivität des vegetativen Nervensystems,
- myogene Autoregulation,
- vasodilatatorische Metabolite,
- zirkulierende Hormone,
- Gewebehormone und
- endotheliale Wirkstoffe.

9.7.1 Neuronale Kontrolle des Gefäßtonus

Tonus der Blutgefäße. Bereits unter Ruhebedingungen besteht in den Blutgefäßen ein gewisser Spannungszustand der Gefäßwände, den man als **Ruhetonus** bezeichnet. Eine Tonusabnahme führt unter der Einwirkung des transmuralen Drucks zu einer Gefäßerweiterung (**Vasodilatation**), eine Steigerung des Tonus hat eine Gefäßverengung (**Vasokonstriktion**) zur Folge. Der Ruhetonus setzt sich aus zwei Komponenten, dem basalen und neurogenen Tonus, zusammen. Der **basale Tonus** wird durch **rhythmische Spontanentladungen** sog. **Schrittmacherzellen** in der glatten Gefäßmuskulatur hervorgerufen, wodurch die Muskelzellen zu mäßiger Kontraktion veranlasst werden (**myogener Tonus**). Er verleiht den Gefäßwänden eine regional unterschiedliche Grundspannung, die auch nach Denervierung (Nervendurchtrennung) erhalten bleibt. Der **neurogene Tonus**, der sich dem basalen Spannungszustand

9

überlagert, ist auf die ständige Einwirkung von Impulsen des sympathischen Nervensystems zurückzuführen (▸Kap. 19.7.5).

Sympathisch-adrenerge Tonuskontrolle. Einen wesentlichen Einfluss auf die Gefäßweite üben die sympathischen Nervenfasern aus, die – mit Ausnahme der Kapillaren und der kleinsten Venolen – alle Gefäße innervieren. Die postganglionären Fasern des Sympathikus erreichen die Adventitia und die äußere Media der Gefäßwände, wo sie perlschnurartige Auftreibungen, sog. **Varikositäten**, bilden, die in synaptischer Verbindung mit den glatten Muskelzellen stehen. Vermittelt wird die synaptische Übertragung durch **Noradrenalin** (▸Kap. 19.7.3), das in den Varikositäten synthetisiert und durch einlaufende Nervenimpulse freigesetzt wird. Noradrenalin löst insbesondere über die Reaktion mit postsynaptischen **α_1-Adrenozeptoren** eine Kontraktion der Gefäßmuskelzellen aus. Durch die lokale Einwirkung von Angiotensin II kann die Freisetzung von Noradrenalin gefördert und durch eine Erhöhung der H^+-, K^+- und Phosphat-Konzentration sowie der Osmolalität (▸Kap. 3.1.7) gehemmt werden. Das freigesetzte Noradrenalin wird zu etwa 85 % wieder in die Varikositäten aufgenommen, der Rest enzymatisch abgebaut oder mit dem Kapillarblut abtransportiert.

Die **Gefäßweite** wird in der geschilderten Weise vom Aktivierungsgrad des Sympathikus beeinflusst. Bereits der Ruhetonus der Gefäße ist z. T. auf den ständigen Zustrom sympathischer Aktionspotenziale zurückzuführen (s. o.), wobei etwa 1 Impuls/s über die Axone geleitet wird. Eine Erhöhung der Impulsfrequenz bewirkt – vor allem im Bereich der Widerstandsgefäße – eine Vasokonstriktion, die bereits bei ca. 10 Impulsen/s ihren stärksten Grad erreicht. Umgekehrt hat die Abnahme der Impulsfrequenz eine Vasodilatation zur Folge.

Der Sympathikuseinfluss ist in Abhängigkeit von der Dichte der Gefäßinnervation in den verschiedenen Organen unterschiedlich stark ausgeprägt. Am stärksten nimmt bei Sympathikusaktivierung die Durchblutung in der Haut und der Skelettmuskulatur, in geringerem Maße in den Nieren und im Intestinaltrakt ab, während die Lungendurchblutung kaum beeinflusst wird.

Als Folge einer starken Konstriktion der präkapillären Widerstandsgefäße kommt es im Kapillarbereich zu einer Druckabnahme und damit zu einer Flüssigkeitsverschiebung aus dem interstitiellen in den intravasalen Raum. Da die Sympathikusaktivierung auch zu einer Konstriktion der Venen führt, nimmt gleichzeitig das venös gespeicherte Blutvolumen ab.

Cholinerge und axonreflektorische Vasodilatation. Die Aktivierung von parasympathisch-cholinergen Fasern zum äußeren Genitale, zu den Speicheldrüsen und kleinen Arterien der Pia mater (▸Kap. 19.1.3) führt zu einer Vasodilatation. In diesen Fällen erfolgt die Erschlaffung der glatten Gefäßmuskulatur indirekt dadurch, dass Acetylcholin oder ein anderer nichtadrenerger, nichtcholinerger Transmitter (NANC-Transmitter) das dilatatorisch wirkende **Stickstoffmonoxid** (▸Kap. 9.7.4) freisetzt.

Eine lokale Vasodilatation kann ferner durch Reizung von Schmerzfasern (C-Fasern, ▸Kap. 4.1.4) der Haut ausgelöst werden. Dabei wird angenommen, dass die Erregung nicht nur anterograd zum Zentralnervensystem, sondern auch retrograd sowie über Axonkollateralen in Richtung der Schmerzsensoren geleitet wird (**Axonreflex**). Die peripheren Endigungen der Nozizeptoren setzen dann **Substanz P** und **Calcitonin-Gene Related Peptide** (CGRP) frei, die im Innervationsgebiet der betroffenen Schmerzfaser eine Vasodilatation mit Hautrötung sowie eine Permeabilitätssteigerung auslösen. Letztere ist Zeichen einer neurogenen Entzündung (▸Kap. 19.4.4).

9.7.2 Myogene Autoregulation

Bayliss-Effekt. Eine rasche Erhöhung des Gefäßinnendrucks führt in den terminalen Arterien und Arteriolen zahlreicher Gewebe zu einer Kontraktion der glatten Gefäßmuskulatur (Bayliss-Effekt). Es handelt sich dabei um eine myogene Reaktion, die ohne Mitwirkung von Gefäßnerven stattfindet. Sie wird infolge der druckinduzierten Gefäßdehnung durch **Öffnung dehnungsabhängiger** (mechanosensitiver) **Kationenkanäle** ausgelöst: Insbesondere durch den Einstrom von Natriumionen kommt es zu einer (Teil-)Depolarisation und nachfolgend zu einer Aktivierung spannungsabhängiger Calciumkanäle. Der dadurch hervorgerufene Calciumionenanstieg führt dann zu einer Kontraktion der glatten Gefäßmuskeln. Als Folge des Bayliss-Effekts bleibt bei Veränderung des arteriellen Drucks die Durchblutung des nachgeschalteten Kapillargebietes weitgehend konstant (**Autoregulation** der **Durchblutung**).

Besonders ausgeprägt ist die Autoregulation im Bereich der Vasa afferentia der Niere (▸Kap. 13.1) und der Hirnarterien. Sie lässt sich aber auch an den Gefäßen der Herz- und Skelettmuskulatur sowie des Intestinaltrakts nachweisen.

Druck-Stromstärke-Beziehung. Nach dem Hagen-Poiseuille-Gesetz für starre Röhren besteht eine lineare Beziehung zwischen der Volumenstromstärke und dem einwirkenden Perfusionsdruck (▸Kap. 9.5.1). In einigen Gefäßregionen nimmt jedoch die Stromstärke mit dem Druck überproportional zu, sodass die Druck-Stromstärke-Kurve konvex zur Abszisse gekrümmt ist (○ Abb. 9.24). Offenbar führt in diesem Fall eine Druck-

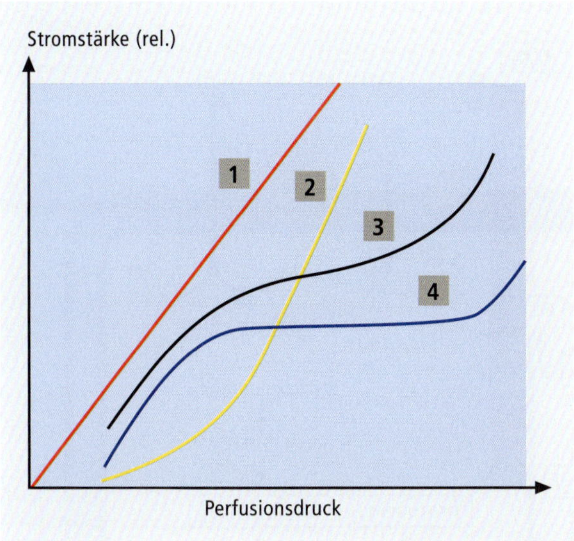

○ Abb. 9.24 Druck-Stromstärke-Beziehungen für ein starres Rohr (1), ein druckpassiv weitbares Gefäßsystem, z. B. Lunge (2) und zwei autoregulierende Gefäßsysteme (3) Herz, (4) Niere

steigerung zu einer passiven Gefäßerweiterung. Besonders ausgeprägt ist dieses druckpassive Verhalten in der Lungenstrombahn, weil die umgebenden Lufträume der Gefäßerweiterung keinen Widerstand entgegensetzen.

In Gefäßen mit **Autoregulation** führt eine Drucksteigerung nur zu einer geringgradigen Zunahme der Stromstärke, mit der Folge, dass die Druck-Stromstärke-Kurve konkav zur Abszisse gekrümmt ist. Wie ○ Abb. 9.24 zeigt, ist dieses druckreaktive Verhalten auf einen bestimmten Druckbereich beschränkt. In der Niere z. B. ist die Autoregulation nur etwa im Bereich des arteriellen Mitteldrucks von 80–180 mm Hg wirksam.

9.7.3 Lokal-chemische und hormonelle Durchblutungsregulation

Metabolische Vasodilatation. Eine Reihe von Stoffwechselendprodukten bewirkt eine Vasodilatation. Da bei Organtätigkeit die Stoffwechselrate ansteigt und damit vermehrt Endprodukte anfallen, nimmt auch die Durchblutung in gleichem Maße zu. Dies gilt vor allem für die Herz- und Skelettmuskulatur. Die verschiedenen Metaboliten sind allerdings in den einzelnen Organen in unterschiedlichem Ausmaß wirksam (▸Kap. 9.7.5).

Eine solche metabolische Vasodilatation kann bewirkt werden durch

- lokalen Anstieg des CO_2-Partialdrucks und der H^+-Konzentration (pH-Wert-Abfall verringert die Offenwahrscheinlichkeit spannungsabhängiger Ca^{2+}-Kanäle),
- stärkere Abnahme des O_2-Partialdrucks (steigert die NO- und PGI_2-Freisetzung),
- Erhöhung der Konzentrationen von Adenosindiphosphat (ADP) und Adenosin (ADO; Öffnung von K^+-Kanälen im Myokard und Gehirn hat eine Hyperpolarisation glatter Gefäßmuskelzellen und damit eine Vasodilation zur Folge),
- K^+ (Hyperpolarisation durch Aktivierung des Einwärtsgleichrichter-K^+-Kanals) sowie
- Steigerung der Osmolalität.

Hormonelle Wirkungen. Die Catecholamine **Adrenalin** und **Noradrenalin** werden im Nebennierenmark gebildet (▸Kap. 16.7.2) und in Anpassung an die jeweilige Kreislaufsituation an das Blut abgegeben. Mit dem Blutstrom gelangen sie in alle Gefäße und beeinflussen den Kontraktionszustand ihrer Wandmuskulatur. In der Regel ist Adrenalin zu 80 % und Noradrenalin zu 20 % an der Hormonabgabe beteiligt; bei starkem Blutdruckabfall steigt jedoch die relative Sekretionsrate von Noradrenalin an.

Während Noradrenalin, das nicht nur als Hormon wirkt, sondern auch als Neurotransmitter aus sympathischen Nervenendigungen freigesetzt wird (▸Kap. 19.7.3), immer eine Vasokonstriktion hervorruft, hat Adrenalin teils konstriktorische, teils dilatatorische Wirkungen. Dies erklärt sich daraus, dass in der Membran der Gefäßmuskelfasern zwei verschiedene Adrenozeptor-Typen, **α_1-** und **β_2-Rezeptoren**, vorkommen, über die unterschiedliche Effekte ausgelöst werden.

Die Aktivierung der **α_1-Adrenozeptoren** führt zu einer Vasokonstriktion, während die Aktivierung der **β_2-Adrenozeptoren** eine Vasodilatation zur Folge hat. Noradrenalin reagiert hauptsächlich mit α_1-Adrenozeptoren und bewirkt auf diese Weise eine Vasokonstriktion. Adrenalin dagegen aktiviert sowohl α_1- als auch β_2-Adrenozeptoren in gleichem Maße (▸Kap. 19.7.3). Dabei können in verschiedenen Gefäßregionen unterschiedliche Effekte ausgelöst werden, weil die beiden Rezeptortypen inhomogen verteilt sind. Überwiegen die α_1-Adrenozeptoren, so hat Adrenalin eine vasokonstriktorische Wirkung; dominieren die β_2-Adrenozeptoren, so bewirkt es eine Vasodilatation.

Die Adrenalinwirkung auf die Gefäßmuskulatur hängt nicht nur vom Verteilungsmuster der adrenergen Rezeptoren, sondern auch von der jeweiligen Adrenalinkonzentration ab. Da β_2-Adrenozeptoren eine niedrigere Aktivierungsschwelle als α_1-Adrenozeptoren haben, löst Adrenalin – sofern beide Rezeptortypen vorhanden sind – in geringer Konzentration eine Vasodilatation, in hoher Konzentration eine Vasokonstriktion aus. Aus diesem Grund führt die i. v. Injektion von Adrenalin in (unphysiologisch) hoher Dosis zu einem Blutdruckanstieg.

Die anderen, den Gefäßtonus beeinflussenden Hormone spielen außer der Beeinflussung des Gefäßtonus auch eine zentrale Rolle bei der Regulation des extra-

9

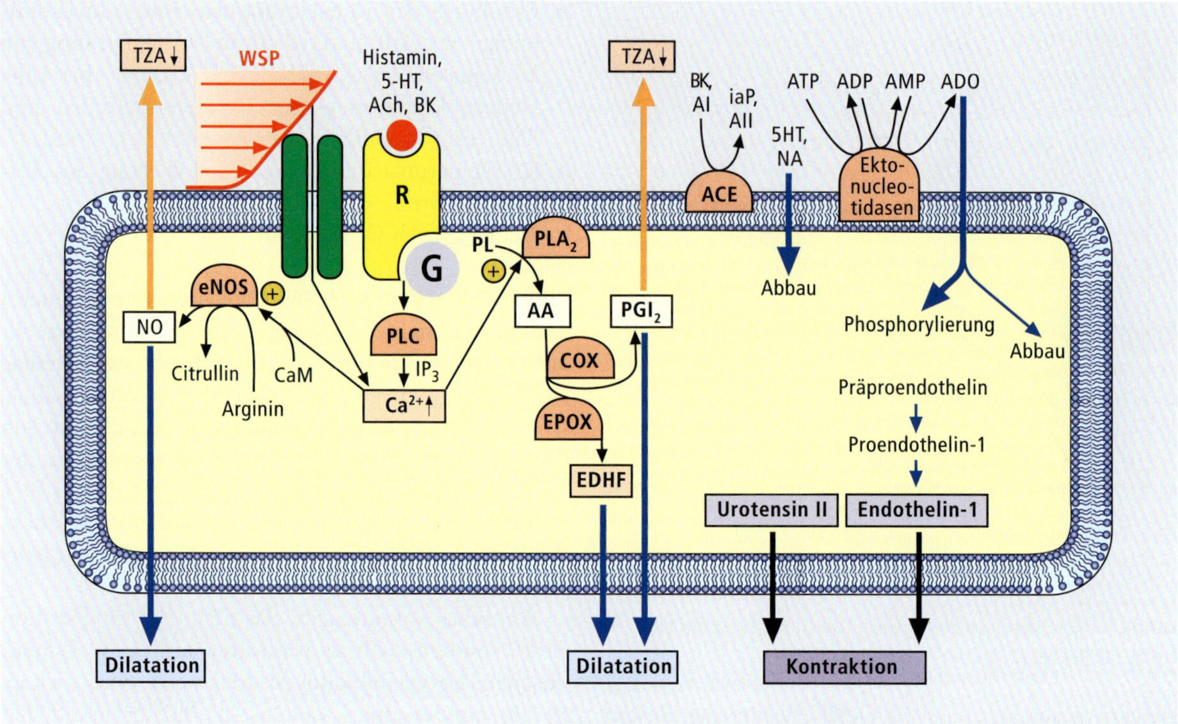

Abb. 9.25 Übersicht über die wichtigsten vasomotorischen Funktionen des Endothels. **AI** Angiotensin I, **AII** Angiotensin II, **BK** Bradykinin, **iaP** vasoinaktive Peptide, **ACE** Angiotensin-Konversions-Enzym, **Ach** Acetylcholin, **ADO** Adenosin, **5-HT** Serotonin, **NO** Stickstoffmonoxid, **NA** Noradrenalin, **IP_3** Inositoltrisphosphat, **AA** Arachidonsäure, **COX** Cyclooxygenase, **EPOX** Epoxigenase, **PL** Phospholipide, **PLA_2** Phospholipase A_2, **EDHF** endothelialer hyperpolarisierender Faktor (Endothelium-Derived Hyperpolarising Factor, z. B. Epoxyicosatriensäure), **CaM** Calmodulin, **eNOS** endotheliale NO-Synthase, **R** Rezeptor, **G** G-Protein, **TZA** Thrombozytenaggregation, **WSP** Wandschubspannung, **PLC** Phospholipase C, **PGI_2** Prostacyclin

zellulären Flüssigkeitsvolumens. Hierzu zählen die vasokonstriktorischen Hormone **Angiotensin II** (▸Kap. 9.8.2) und **Adiuretin** (▸Kap. 16.2.3) sowie die vasodilatatorisch wirkenden **natriuretischen Peptide** (▸Kap. 9.8.4).

Vasoaktive Gewebehormone. An der regionalen Durchblutungsregulation sind auch verschiedene vasoaktive Gewebehormone, sog. **Autakoide**, beteiligt. Hierzu gehören Histamin, Serotonin (5-Hydroxytryptamin, 5-HT), die Kinine Kallidin und Bradykinin sowie einige Metabolite der Arachidonsäure (Thromboxane, Prostaglandine, Leukotriene). Ihre Wirkungen sind in verschiedenen Gefäßregionen der Rezeptorverteilung entsprechend unterschiedlich stark ausgeprägt. In bestimmten Fällen kann sich sogar die Richtung des vasomotorischen Effektes ändern. So bewirkt Serotonin an einigen Arterien bei intaktem Endothel eine Vasodilatation, bei geschädigtem Endothel, d. h. bei direkter Wirkung an der glatten Muskulatur, eine Vasokonstriktion (Tab. 16.17).

9.7.4 Endothel-vermittelte Durchblutungsregulation

Modulationsfunktion des Endothels. Das Endothel als Grenzschicht zwischen dem strömenden Blut und den tieferen Gefäßwandstrukturen spielt eine wichtige Rolle bei der Regulation des lokalen Gefäßtonus. Es moduliert u. a. die Konzentration von im Blut zirkulierenden vasoaktiven Substanzen (Abb. 9.25). Diese Modulationsfunktion der Endothelzellen besteht insbesondere in

- dem Abbau von Noradrenalin und Serotonin (5-HT),
- der enzymatischen Spaltung von ATP und ADP in der luminalen Zellmembran mit nachfolgender Aufnahme von Adenosin (ADO) und intrazellulärer Resynthese zu ATP,
- der Umwandlung von Angiotensin I in das stark vasokonstriktorisch wirkende Angiotensin II (▸Kap. 9.8.2) sowie
- der Inaktivierung von Bradykinin durch das Angiotensin-Konversions-Enzym (ACE).

Darüber hinaus werden vom Endothel die nachstehend beschriebenen, den Blutdruck beeinflussenden Substanzen synthetisiert und sezerniert:

Stickstoffmonoxid (NO) nimmt bei der lokalen Durchblutungsregulation eine zentrale Stellung ein. Es wird in den Endothelzellen mithilfe der endothelialen NO-Synthase (eNOS) aus L-Arginin gebildet, wobei freie Ca^{2+}-Ionen unter Vermittlung von Calmodulin (CaM) das Enzym aktivieren (Abb. 9.25). Die Erhöhung der intrazellulären Ca^{2+}-Konzentration wird einerseits durch eine G-Protein-gekoppelte Signalkaskade mittels IP_3 (▸ Kap. 1.4.2), andererseits durch eine Wandschubspannung-abhängige Steigerung des Ca^{2+}-Einstroms über entsprechende Kanäle erreicht. Stickstoffmonoxid erreicht als gut diffusibles Gas die glatten Gefäßmuskelfasern und hat hier eine erschlaffende (relaxierende) Wirkung. Daher rührt auch die ältere, vor der chemischen Identifizierung übliche Bezeichnung EDRF (**E**ndothelium-**D**erived **R**elaxing **F**actor). Bereits in Ruhe wird NO im Endothel kontinuierlich gebildet. Unter dem Einfluss verschiedener Faktoren kommt es jedoch zu gesteigerter NO-Freisetzung. Fördernde Faktoren sind:

- eine erhöhte Schubspannung des strömenden Blutes,
- die durch die Herzaktion erzeugten Gefäßpulsationen,
- eine Abnahme des arteriellen O_2-Partialdrucks sowie
- die vasoaktiven Substanzen Acetylcholin, Bradykinin, Histamin, Adrenomedullin u. a.

Bei Erhöhung der Volumenstromstärke nimmt die Schubspannung zu und verstärkt die NO-Freisetzung. Steigt z. B. im Bereich der Mikrozirkulation die Durchblutung unter dem Einfluss metabolischer Faktoren, so erhöht sich in den vorgeschalteten kleinen Gefäßen die Wandschubspannung (Schubspannung an der Gefäßinnenwand), wodurch eine NO-vermittelte Vasodilatation eintritt. Auf diese Weise wird die Durchblutung der einzelnen Gefäßabschnitte aufeinander abgestimmt.

Bei einer neurogen oder myogen ausgelösten Vasokonstriktion kommt es über die Schubspannungszunahme ebenfalls zu einer verstärkten NO-Freisetzung und damit zu einer Abschwächung des konstriktorischen Effekts.

Auch Acetylcholin, Bradykinin, Histamin und Adrenomedullin, ein aus 52 Aminosäuren bestehendes, in Endothel-, Mesangium- und glatten Muskelzellen von Herz, Nieren und Gehirn gebildetes Polypeptid, bewirken eine verstärkte endotheliale NO-Produktion.

Die vasodilatatorische Wirkung von Prostacyclin (Prostaglandin I_2), das aus Arachidonsäure mittels Cyclooxygenasen gebildet wird, wurde bereits in ▸ Kap. 5.6.1 und ▸ Kap. 6.8.3 beschrieben.

Weitere Arachidonsäurederivate sind durch oxidative Biotransformation von Arachidonsäure mittels eines Cytochrom-P-450-Enzyms (Epoxigenase) gebildete, vasodilatatorisch wirkende Epoxide, die unter der Bezeichnung **Endothelium-Derived Hyperpolarizing Factor** (EDHF) zusammengefasst werden. Sie führen im glatten Muskel durch Öffnung Ca^{2+}-aktivierbarer K^+-Kanäle zur Hyperpolarisation und damit zur Vasodilatation.

Endotheline, die ebenfalls in den Endothelzellen gebildet werden, haben dagegen eine besonders starke vasokonstriktorische Wirkung: Es sind die stärksten derzeit bekannten, gefäßverengenden körpereigenen Substanzen. Sie sind zwar für die normale Durchblutungsregulation wahrscheinlich von geringer Bedeutung, werden jedoch bei einer Endothelschädigung vermehrt freigesetzt und führen IP_3-vermittelt zum Anstieg der zytosolischen Ca^{2+}-Konzentration.

In Abb. 9.25 sind die wichtigsten vasomotorischen Eigenschaften des Endothels nochmals zusammengestellt.

Metabolische und reaktive Hyperämie. In Organen mit wechselnder Stoffwechselaktivität, insbesondere in der Herz- und Skelettmuskulatur, ist vor allem der Anfall von Metaboliten für die Abnahme des Gefäßtonus und damit für die Mehrdurchblutung bei Arbeit verantwortlich (**metabolisch-funktionelle Hyperämie**). Dabei kommt es in vorgeschalteten Arterien und Arteriolen, die nicht direkt lokal-chemisch kontrolliert werden, über den schubspannungsabhängigen NO-Mechanismus (s. o.) zur Vasodilatation.

Eine vorübergehende Unterbrechung der Blutzufuhr (Ischämie) führt anschließend zu einer Mehrdurchblutung in den betreffenden Geweben (**reaktiven Hyperämie**). Ihr Ausmaß hängt von der Dauer der Unterbrechung und von der Stoffwechselaktivität der Gewebe ab. Neben der vasodilatierenden Wirkung der angesammelten Metabolite sind auch endotheliale und myogene Faktoren an der reaktiven Hyperämie beteiligt.

9.7.5 Durchblutung spezieller Organe

Durchblutungsgrößen. Zur Quantifizierung der Blutversorgung eines Organs kann die Volumenstromstärke (ml/min) in den zuleitenden Gefäßen dienen (**absolute Organdurchblutung**). Bezieht man diese Größe auf das gesamte Herzzeitvolumen (HZV), so erhält man die **relative Organdurchblutung** (%). Wegen der unterschiedlichen Größe der einzelnen Organe sagen die absoluten und relativen Durchblutungswerte allerdings relativ wenig über die Blutversorgung des speziellen Gewebes und deren Anpassung an die Stoffwechselbedürfnisse aus. Daher verwendet man für die Quantifizierung der Durchblutung meist die auf das Organgewicht bezogene Volumenstromstärke ($ml \cdot g^{-1} \cdot min^{-1}$), die als **spezifische Organdurchblutung** bezeichnet wird. In Tab. 9.3 sind die drei Durchblutungsgrößen der wichtigsten Organe für den Erwachsenen in körperlicher Ruhe angegeben.

Tab. 9.3 Mittelwerte der relativen (HZV-bezogenen), absoluten und spezifischen (gewichtsbezogenen) Organdurchblutung für eine(n) 30-jährige(n) Erwachsene(n) in körperlicher und psychischer Ruhe (Blutvolumen: etwa 5,4 l, Körpergewicht: ca. 69 kg)

Organ/Gewebe		% HZV	Absolute Durchblutung (ml/min)	Spezifische Durchblutung (ml/g/min)	Organgewicht (kg)
Leber	Total	27	1450	0,97	1,5
	Arteriell	6	330	–	–
	Portalvenös	21	1120	–	–
Nieren	Total	22	1200	4,0	0,3
	Rinde	20,25	1100	5,25	0,21
	Mark	1,75	100	1,1	0,09
Gehirn	Total	14	770 (× 1,5)	0,55	1,4
	Graue Substanz	–	–	1,0 (0,8–1,3)	–
	Weiße Substanz	–	–	0,2	–
Skelettmuskel		14	760 (× 20)	0,025 (0,02–0,04)	30,0
Magen-Darm-Trakt	Magen-Darm-Trakt	12	650	0,58	1,2
	Magen	1,4	75	0,50	0,15
	Dünndarm	7,5	400 (× 5)	0,65	0,6
	Dickdarm	3,0	160	0,40	0,4
Plazenta	Plazenta (reif)	–	–	–	0,5
	Mütterlich	9,2	500	1,0	–
	Fetal	50	350	0,7	–
Myokard		4,8	255 (× 4)	0,85	0,3
Haut		4,8	255 (× 15)	0,08	3,2
Skelett		4,6	250	0,025	9,9
Fettgewebe		2,8	150	0,01	13,2
Milz		2,6	140	1,0	0,14
Bronchialgefäße		2,2	120	0,4	0,3
Pankreas		1,8	100	1,0	0,10
Schilddrüse		1,8	100	5,0	0,02
Lymphknoten		1,7	90	0,45	0,20
Nebennieren		0,8	42	3,0	0,014
Hoden		0,2	11	0,3	0,035
Uterus		0,15	8 (× 15)	0,15	0,055
Prostata		0,1	6	0,25	0,025
Ovarien		0,07	4	0,25	0,015
Glomera carotica		<1‰	0,03	15,0	0,00002

Die Werte in Klammern bei der absoluten Durchblutung beziehen sich auf die Steigerungsrate unter Belastung, bei der spezifischen Durchblutung geben sie den Bereich an

Hirndurchblutung. Die spezifische Durchblutung des Hirngewebes beträgt (gemittelt über das gesamte Organ) 0,55 ml · g^{-1} · min^{-1}. Allerdings ist zu beachten, dass bei der Hirndurchblutung regionale Unterschiede stark ausgeprägt sind. Für die nervenzellreiche Rinde (graue Substanz) beträgt der Durchblutungswert 0,8–1,3 ml · g^{-1} · min^{-1}, für die faserreiche weiße Substanz dagegen nur 0,2 ml · g^{-1} · min^{-1}.

Bei angespannter geistiger Tätigkeit und gesteigerter Aufmerksamkeit nimmt die spezifische Durchblutung einzelner Hirnareale zu (messbar mittels funktionaler Kernspintomographie fMRT oder Positronen-Emissionstomographie PET), die Gesamtdurchblutung des Organs wird jedoch nur wenig beeinflusst. Bei generalisierten Krämpfen mit extrem gesteigerter neuronaler Aktivität können sich die Durchblutungswerte dagegen nahezu verdoppeln. Im Tiefschlaf (▸Kap. 19.8.2) ist die zerebrale Durchblutung niedriger, im Traumschlaf (REM-Schlaf, ▸Kap. 19.8.2) etwas höher als im Wachzustand.

Die **Regulation** der **Hirndurchblutung** steht in erster Linie unter der Kontrolle **metabolischer Faktoren**. Die Zunahme der H^+-Konzentration (Abnahme des pH-Werts) und des Adenosingehalts im perivaskulären Raum bewirkt vor allem im Bereich der kleinsten Arterien eine Vasodilatation und damit eine Steigerung der Hirndurchblutung. Gleichsinnig wirkt eine Erhöhung der interstitiellen K^+-Konzentration als Folge eines verstärkten K^+-Ausstroms aus Neuronen und Gliazellen. Umgekehrt führt die Abnahme der H^+-Konzentration zu Vasokonstriktion und Durchblutungsminderung. Veränderungen des arteriellen CO_2-Partialdrucks haben die gleichen Effekte (Vasodilatation bei P_{CO_2}-Zunahme, Vasokonstriktion bei P_{CO_2}-Abnahme), wobei die CO_2-Wirkungen auf die Hirngefäße zum großen Teil über H^+-Ionen (aus der Reaktion $CO_2 + H_2O \rightleftarrows H^+ + HCO_3^-$) vermittelt werden.

Der arterielle O_2-Partialdruck hat nur insofern einen Einfluss auf die Hirngefäße, als erst bei Unterschreitung eines P_{O_2}-Werts von 60 mm Hg, was sehr niedrig ist, die Hirndurchblutung ansteigt. Dabei ist noch nicht geklärt, ob die Abnahme des Gefäßtonus direkt durch O_2-Mangel verursacht oder indirekt durch hypoxiebedingte Veränderungen (z. B. der Konzentrationen von H^+, K^+ oder Adenosin) ausgelöst wird.

Der **myogenen Autoregulation** (▸Kap. 9.7.2) der Hirnarteriolen kommt im Hinblick auf die häufigen Änderungen der Körperposition mit entsprechenden Änderungen des hydrostatischen Drucks im Kopfbereich eine besondere Bedeutung zu. Bei physiologischen O_2- und CO_2-Partialdrücken im arteriellen Blut bleibt die Hirndurchblutung in einem bestimmten Bereich des arteriellen Mitteldrucks (70–160 mm Hg) weitgehend konstant.

Die Autoregulation der Hirndurchblutung ist eingeschränkt oder aufgehoben, wenn unter pathologischen Bedingungen der CO_2-Partialdruck bzw. die H^+-Konzentration stark ansteigen (Azidose, ▸Kap. 14.6.5) oder der O_2-Partialdruck tief absinkt. Unterschreitet der arterielle Blutdruck den Regelbereich, so kommt es zu einer druckproportionalen Minderdurchblutung des Gehirns mit entsprechenden Störungen zentralnervöser Funktionen. Bei Überschreiten des Regelbereichs steigt andererseits die Hirndurchblutung – wiederum druckproportional – an, wodurch die Drücke im kapillären Bereich u. U. so stark zunehmen können, dass ein Hirnödem auftritt.

Der Einfluss der vegetativen Innervation auf die Hirngefäße tritt gegenüber den genannten metabolischen und autoregulativen Faktoren zurück. Da die Hirngefäße bereits einen hohen Basaltonus haben, kann ihre Weite durch vasokonstriktorische Nervenimpulse nur in geringem Maß verändert werden.

Durchblutung der Skelettmuskulatur. Die spezifische Durchblutung des ruhenden Skelettmuskels beträgt im Mittel nur 0,02–0,04 ml · g^{-1} · min^{-1}. Die Gefäße der Skelettmuskulatur weisen demnach einen ausgeprägten Ruhetonus auf, der sowohl auf einen hohen Basaltonus als auch auf die vasokonstriktorische Aktivität des Sympathikus zurückzuführen ist. Bei Muskelarbeit nimmt die Durchblutung jedoch stark zu und kann im Extremfall das 20–30-Fache des Ruhewerts erreichen. Unter stärkster Belastung aller Muskelgruppen steigt das Herzzeitvolumen auf ca. 25 l/min an, wovon dann 80 % der Skelettmuskulatur zugeleitet werden.

Für die **Regulation** der **Muskeldurchblutung** sind in den verschiedenen Arbeitsphasen unterschiedliche Faktoren, insbesondere hormonelle, metabolische und endotheliale Reaktionen, maßgebend. So führt die Ausschüttung kleiner Mengen von Adrenalin aus dem Nebennierenmark zu einer **Aktivierung** von **β_2-Adrenozeptoren** und damit zu einer Vasodilatation der Muskelgefäße. Bei länger dauernder Belastung sorgen die im arbeitenden Muskel anfallenden **Metabolite** und **endotheliale Faktoren**, vor allem NO, für die Aufrechterhaltung der Vasodilatation und Feinregulierung der Gefäßweite. Metabolische Veränderungen, deren Mitwirkung an der lokalen Vasodilatation diskutiert wird, sind u. a. Abnahme des O_2-Partialdrucks, Zunahme des CO_2-Partialdrucks oder Anstieg der Konzentrationen von H^+, K^+ und Adenosin im Extrazellularraum. Weiterhin können ADP-Anstiege Purinrezeptor-vermittelt eine Öffnung ATP-abhängiger K^+-Kanäle bewirken. Dies führt über eine Hyperpolarisation ebenfalls zur Vasodilation. Die vasokonstriktorischen Einflüsse des Sympathikus bleiben gegenüber diesen dominierenden Faktoren im arbeitenden Muskel ohne Wirkung.

Bei dynamischer Muskelarbeit weist die im Mittel gesteigerte Durchblutung deutliche Schwankungen im Rhythmus der Muskelkontraktionen auf. Während der Blutstrom in der Kontraktionsphase jeweils mechanisch gedrosselt wird, kommt es in der Erschlaffungsphase infolge Entlastung der Gefäße vom äußeren Gewebedruck zu einem Anstieg der Stromstärke. Im Gegensatz dazu führt eine dauernde Anspannung der Muskulatur bei statischer Arbeit (Haltearbeit) zu einer Dauerkompression der Gefäße, sodass infolge Minderdurchblutung des Gewebes eine rasche Ermüdung eintritt. Dies erklärt, warum dynamische Muskelarbeit mit ständigem Wechsel von Kontraktion und Erschlaffung langsamer als statische Muskelarbeit Muskelermüdung hervorruft.

Hautdurchblutung. Die spezifische Hautdurchblutung beträgt unter Ruhebedingungen bei Indifferenztemperatur im Mittel etwa $0{,}1 \cdot g^{-1} \cdot min^{-1}$. In Abhängigkeit von der Hauttemperatur bestehen jedoch erhebliche regionale Variationen im Bereich zwischen 0,01 und $1{,}0\,ml \cdot g^{-1} \cdot min^{-1}$. Da die Durchblutung der Haut vor allem im Dienst der Thermoregulation steht, sind die Durchblutungswerte in der Regel sehr viel größer, als es den Stoffwechselbedürfnissen entspricht. Bei Hitzebelastung oder Entfieberung steigt die Hautdurchblutung um das 10-Fache, unter extremen Bedingungen sogar bis um das 20- bis 25-Fache des Indifferenzwerts an.

Für die **Regulation der Hautdurchblutung** ist vor allem die Aktivität **sympathischer, vasokonstriktorischer Fasern** von Bedeutung, die α_1-Adrenozeptoren-vermittelt bereits unter thermo-indifferenten Bedingungen einen hohen Ruhetonus der Gefäße aufrechterhalten. Bei sinkender Außentemperatur oder Fieberanstieg nimmt die sympathische vasokonstriktorische Aktivität zu, sodass die Hautdurchblutung und damit die Wärmeabgabe reduziert werden. Steigt die Außentemperatur an, so tritt dagegen an den Akren (Hand, Fuß, Ohrmuschel, Nase) infolge hypothalamischer Hemmung der sympathischen vasokonstriktorischen Aktivität Vasodilatation ein. Dadurch wird – insbesondere wegen der Eröffnung zahlreicher arteriovenöser Anastomosen – die Wärmeabgabe wirkungsvoll unterstützt. Am Körperstamm erfolgt die Vasodilatation durch Abnahme des Sympathikustonus und durch **Bradykinin**, das bei erhöhter Schweißdrüsensekretion gebildet wird.

Durchblutung der Bauchorgane. Die Durchblutung von Magen, Darm, Pankreas, Leber und Milz wird vorwiegend durch sympathische vasokonstriktorische Fasern der Nn. splanchnici kontrolliert. Bei körperlicher Arbeit führt eine Aktivierung der Splanchnikusfasern zu einer starken Reduzierung der Durchblutung im Bereich der Bauchorgane. Da hierbei gleichzeitig das Lumen der Kapazitätsgefäße abnimmt, können bis zu 400 ml Blut aus diesem Gebiet in die arbeitende Muskulatur umgeleitet werden.

In Verdauungsphasen kann dagegen die Durchblutung im Splanchnikusbereich, bevorzugt in der Schleimhaut, bis auf das 8-Fache ansteigen. Diese Zunahme der Durchblutung wird u. a. durch Bradykinin und Cholecystokinin vermittelt.

- Myokarddurchblutung, ▸Kap. 8.4.2,
- Nierendurchblutung, ▸Kap. 13.2.2,
- Lungendurchblutung, ▸Kap. 10.5.1.

In Kürze

- Als **Ruhetonus** wird der Spannungszustand der Gefäßwände in Ruhe bezeichnet. Dieser setzt sich aus dem basalen Tonus (durch rhythmische Spontanentladungen von Schrittmacherzellen der glatten Muskulatur hervorgerufen) und dem neurogenen Tonus (durch Impulse des Sympathikus ausgelöst) zusammen.
- Als **Bayliss-Effekt** wird die Kontraktion der terminalen Arterien und Arteriolen infolge einer raschen Erhöhung des Gefäßinnendrucks bezeichnet. Als Folge davon bleibt (innerhalb eines bestimmten Blutdruckbereichs) die Durchblutung des nachgeschalteten Kapillargebiets weitgehend konstant (**myogene Autoregulation** der **Durchblutung**).
- Eine **metabolische Vasodilatation** wird vorrangig durch Anstieg des lokalen CO_2-Partialdrucks, der K^+-, Adenosin- und ADP-Konzentration sowie der Osmolarität oder durch starke Abnahme des pH-Werts und des O_2-Partialdrucks ausgelöst.
- An der **allgemeinen Blutdruckregulation** sind die Catecholamine Noradrenalin und Adrenalin, an der **regionalen Durchblutungsregulation** vasoaktive Mediatoren, u. a. Histamin, Serotonin und Kinine, sowie Arachidonsäuremetaboliten (Thromboxane, Prostaglandine, Leukotriene) beteiligt.
- Die **lokale Durchblutungsregulation** wird insbesondere durch das Endothel moduliert. Von den im Endothel gebildeten Substanzen wirken Stickstoffmonoxid (NO) und Prostacyclin vasodilatierend, Endotheline dagegen stark vasokonstriktorisch.
- Die **Durchblutung** der **Organe** wird deren Bedürfnissen entsprechend angepasst.

- Die **Hirndurchblutung** nimmt mit steigender H^+- und CO_2-Konzentration zu und bei deren Verringerung entsprechend ab.
- Die **Durchblutung** der **Skelettmuskulatur** wird bei Muskelarbeit durch hormonelle (z. B. Adrenalin) und metabolische Faktoren (z. B. Abnahme des O_2-Partialdrucks, Anstieg der Adenosin- und ADP-Konzentration) sowie NO erheblich gesteigert (im Extremfall auf das 15–25-Fache des Ruhewerts).
- Die **Hautdurchblutung** steht vor allem im Dienst der Thermoregulation: Sie sinkt daher bei abfallender Außentemperatur und steigt bei Hitzebelastung.

9.8 Regulation des Blutkreislaufs

Während regionale Regulationsmechanismen die Durchblutung der Organe auf den jeweiligen Bedarf einstellen, sorgen gleichzeitig überregionale Regeleinrichtungen für die Anpassung aller kardiovaskulären Funktionen an die wechselnden Kreislaufsituationen. Diese globale Aufgabe umfasst im Einzelnen die Einstellung eines **adäquaten Herzzeitvolumens**, die Sicherstellung eines **ausreichenden Perfusionsdrucks** für alle Organe sowie – unter Beteiligung der Nieren – die **Konstanthaltung des Blutvolumens**. Nach Maßgabe ihres Wirkungseintritts unterteilt man die daran beteiligten Anpassungsvorgänge in kurz-, mittel- und langfristige Regulationsmechanismen.

9.8.1 Mechanismen der kurzfristigen Blutdruckregulation

Kurzfristige Regulationsmechanismen sind dadurch charakterisiert, dass sie auf veränderte Kreislaufanforderungen innerhalb weniger Sekunden reagieren, jedoch bei dauernder Beanspruchung innerhalb von Tagen ihre Wirksamkeit teilweise oder vollständig verlieren. Hierbei handelt es sich vor allem um

- Pressosensorenreflexe (Barosensorenreflexe),
- Dehnungssensorenreflexe und
- chemosensorische Einflüsse.

Pressosensorenreflexe (= Barosensorenreflexe). Der ständigen Überwachung des Blutdrucks im arteriellen Gefäßsystem dienen die sog. **Pressosensoren** (Barosensoren). Diese Messfühler, deren mechanosensitive Natriumkanäle bzw. nichtselektive Kationenkanäle sich bei Dehnung der Gefäßwand öffnen, finden sich in der Adventitia und Media des Aortenbogens, des Karotissinus und in anderen großen Arterien des Thorax- und Hals-

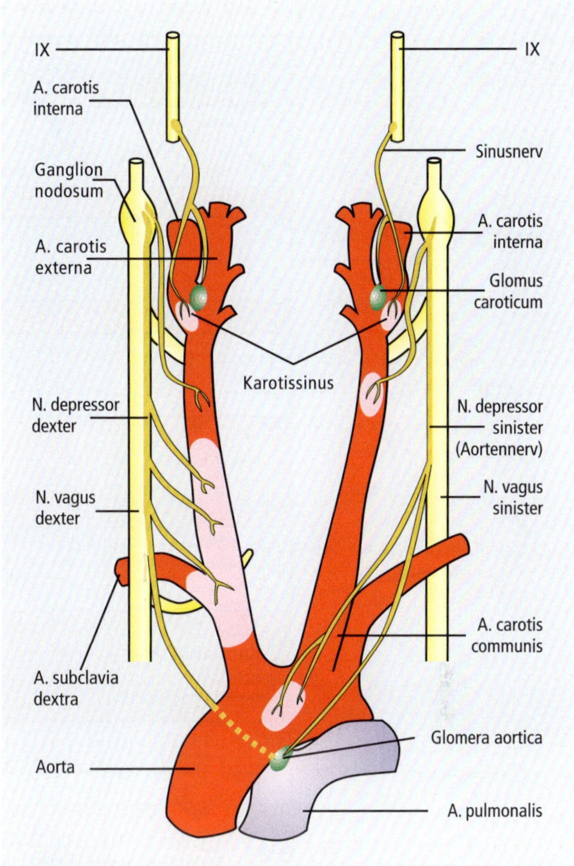

Abb. 9.26 Lokalisation der Pressosensoren im Aortenbogen, in der A. carotis communis und im Karotissinus mit zugehörigen afferenten Nervenbahnen (Sensorfelder rosa)

bereichs (Abb. 9.26). Während die von den Pressosensoren im Karotissinus ausgelösten Nervenimpulse über den Karotissinusnerv, einen Ast des N. glossopharyngeus, zur Medulla oblongata (▸Kap. 19.7.7) geleitet werden, gelangen die Impulse vom Aortenbogen über einen Ast des N. vagus zum Hirnstamm.

Ein akuter Anstieg des arteriellen Drucks bewirkt in den Pressosensoren eine Frequenzzunahme, ein plötzlicher Abfall eine Frequenzabnahme der ausgelösten Nervenimpulse (Abb. 9.27). Auch bei gleichbleibenden Drücken im physiologischen Bereich befinden sich die pressosensorischen Zonen in mäßiger Erregung, sodass den kreislaufregulierenden Neuronen ständig Impulse zugeleitet werden. Die Abhängigkeit der Entladefrequenz vom jeweiligen Mitteldruck zeigt einen charakteristischen S-förmigen Verlauf mit einem linearen Bereich größter Empfindlichkeit zwischen 90 und 170 mm Hg (12,0–22,7 kPa).

Die arteriellen Pressosensoren signalisieren aber nicht nur die mittlere Intensität, sondern auch die Änderungsgeschwindigkeit von Druckreizen, d. h. sie besitzen die Eigenschaft von Proportional-Differenzial-Sensoren (PD-Sensoren, ▸Kap. 4.3.2). Die rhythmi-

9

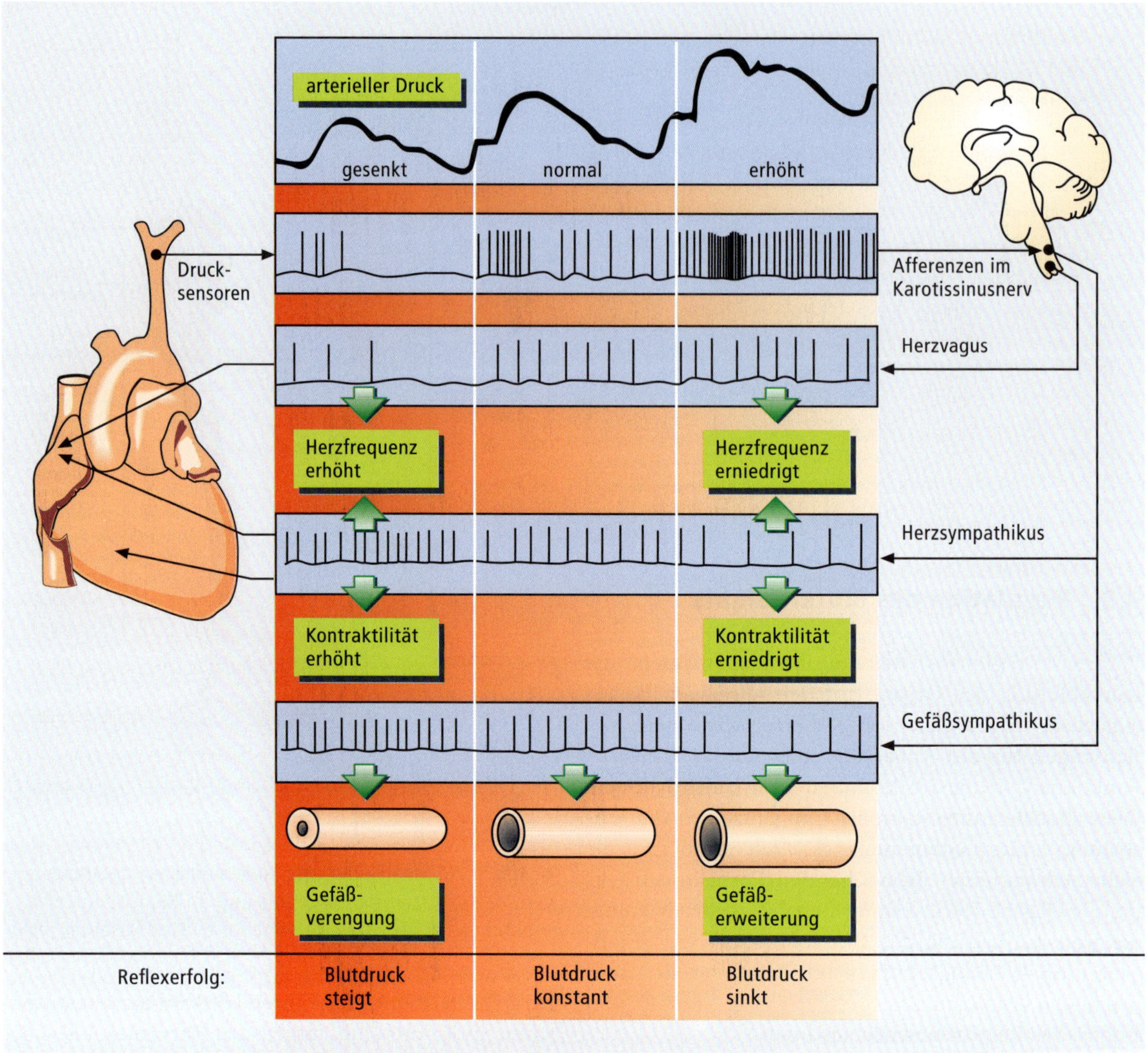

Abb. 9.27 Kreislaufreaktionen bei veränderter Erregung der Pressosensoren im Karotissinus. Bei Senkung des arteriellen Drucks nimmt die Erregung der Pressosensoren ab. Die reflektorisch gesteigerte Aktivität der sympathischen vasokonstriktorischen und der kardialen Efferenzen löst Zunahmen des peripheren Widerstands sowie der Frequenz und Kontraktionskraft des Herzens aus, sodass der Blutdruck wieder ansteigt. Bei erhöhtem arteriellen Druck kommt es zu entgegengesetzten Reaktionen

schen Druckschwankungen im arteriellen System erzeugen demnach ein pulssynchrones Impulsmuster, wobei die Impulsfrequenz in der Anstiegsphase der Pulskurve überproportional zunimmt (Abb. 9.27). Auf diese Weise werden die kreislaufregulierenden Neurone nicht nur über die **Höhe des arteriellen Mitteldrucks**, sondern auch über die **Anstiegssteilheit der Pulskurve**, die **Größe der Blutdruckamplitude** und die **Herzfrequenz** informiert.

Die kreislaufregulierenden Neurone beantworten eine arterielle Drucksenkung mit einer allgemeinen Aktivierung des Sympathikus und einer Hemmung des Parasympathikus (Abb. 9.27). Hierdurch wird die Herzfrequenz heraufgesetzt, die Kontraktilität des Myokards gesteigert und der periphere Widerstand durch Vasokonstriktion (vor allem der Widerstandsgefäße in der Skelettmuskulatur und in den Bauchorganen) erhöht, sodass der arterielle Mitteldruck wieder ansteigt. Gleichzeitig fördert die Konstriktion der Kapazitätsgefäße den venösen Zustrom zum Herzen. Eine arterielle Druckerhöhung führt zu entgegengesetzten Reaktionen und löst damit eine depressorische (blutdrucksenkende) Gegenregulation aus.

Die Unterbrechung aller afferenten Bahnen von den Sensoren zum Gehirn (durch beidseitige Durchtrennung von Glossopharyngeus und Vagus) führt in gleicher Weise wie das Ausbleiben von Impulsen zu einem exzessiven Anstieg des Blutdrucks („Entzügelungshochdruck"). Daher bezeichnet man die afferenten Bahnen, die einer Steigerung des Blutdrucks entgegen-

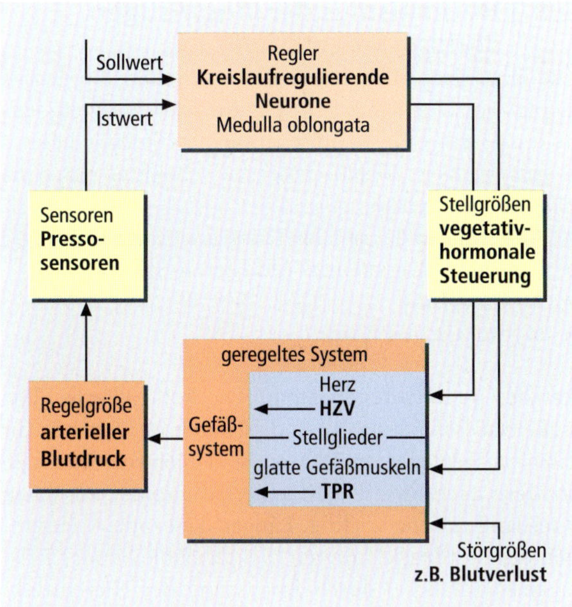

o Abb. 9.28 Regelkreis für die kurzfristige Blutdruckregulation. **HZV** Herzzeitvolumen, **TPR** totaler peripherer Widerstand

wirken, als **Blutdruckzügler** und den gesamten blutdruckregulierenden Prozess als **Depressorreflex.**

Bei Aktivierung des sympathischen Systems infolge eines Blutdruckabfalls werden aus dem (sympathisch innervierten) Nebennierenmark vermehrt Catecholamine ausgeschüttet. Ihre im Gesamtkreislauf vorwiegend vasokonstriktorische Wirkung unterstützt die nerval vermittelten vasomotorischen Effekte.

Der gesamte Regelvorgang zur Konstanthaltung des arteriellen Mitteldrucks, der im Wesentlichen durch das Herzzeitvolumen HZV und den totalen peripheren Widerstand TPR bestimmt wird, lässt sich am besten mit dem Modell eines Regelkreises (▸Kap. 3.3.2) beschreiben (o Abb. 9.28): Die Regelgröße ist der mittlere Blutdruck im arteriellen Gefäßsystem. Der Istwert dieser Regelgröße wird von den Pressosensoren im Aortenbogen und im Karotissinus registriert und in Form von Nervenimpulsen an den Regler, das neuronale Netzwerk in der Medulla oblongata, übermittelt. Hier findet ein Vergleich mit dem vorgegebenen Sollwert statt. Regelabweichungen führen über Steuersignale des vegetativen Nervensystems zu einer Korrektur des Herzzeitvolumens und des totalen peripheren Widerstands. Ist z. B. infolge eines größeren Blutverlusts der arterielle Mitteldruck abgefallen, kommt es auf dem geschilderten Weg zu einer Steigerung des Herzzeitvolumens und zu einer peripheren Vasokonstriktion, wodurch der Blutdruck wieder auf den Sollwert zurückgeführt wird. Über diese Regeleinrichtung werden die blutdruckbestimmenden Größen laufend so eingestellt, dass der arterielle Blutdruck möglichst wenig von dem vorgegebenen Sollwert abweicht.

Dehnungssensorenreflexe. Die Neurone der Medulla oblongata (▸Kap. 19.7.7) empfangen außerdem ständig Informationen von Dehnungssensoren in den Vorhöfen des Herzens, im Anfangsteil der A. pulmonalis und in den großen intrathorakalen Venen, deren Impulse über afferente Fasern des N. vagus zum Zentrum geleitet werden. Durch ihre Lokalisation im intrathorakalen Abschnitt des Niederdrucksystems sind sie in der Lage, den **Füllungszustand des Gefäßsystems** und damit das **zirkulierende Blutvolumen** ständig zu kontrollieren.

Von besonderer Bedeutung sind dabei die in den Wänden beider Vorhöfe befindlichen A- und B-Sensoren. Erstere reagieren auf aktive Spannungsentwicklung während der Vorhofkontraktion, letztere auf passive Dehnung der Vorhofswände während der Vorhoffüllung.

Eine isolierte Stimulation der **A-Sensoren** aktiviert kardiale Sympathikus-Neurone, wodurch die Herzfrequenz gesteigert und der zentrale Venendruck gesenkt wird (**Bainbridge-Reflex**). Dieser Reflex „ergänzt" den Frank-Straub-Starling-Mechanismus, ▸Kap. 8.3.2) insofern, als ein erhöhtes Füllungsvolumen schneller vom Herzen wieder ausgeworfen wird.

Eine Erregung der **B-Sensoren** bei Zunahme des Vorhofvolumens und des zentralen Venendrucks führt – wie die Aktivierung der Pressosensoren – zu einer Hemmung sympathischer Efferenzen bzw. zu einer Steigerung der parasympathischen Aktivität. Hierdurch kommt es zu entsprechenden kardialen Wirkungen (Abnahme des Herzzeitvolumens) und an der Niere (Dilatation der Gefäße, Abnahme der Reninfreisetzung), wie sie z. T. bereits für die Aktivierung der Pressosensoren geschildert wurden. Diese Reaktionen sind von einer Ausschüttung des atrialen natriuretischen Peptids (Atriopeptin, ▸Kap. 9.8.4) und einer Hemmung der Adiuretinfreisetzung aus dem Hypophysenhinterlappen (Gauer-Henry-Reflex, s. u.) begleitet.

Chemosensorische und unspezifische Einflüsse. Aktivierungen der peripheren Chemosensoren (▸Kap. 10.6.2) durch Hypoxie oder der zentralen chemosensiblen Strukturen (▸Kap. 10.6.2) durch Hyperkapnie (Anstieg des CO_2-Partialdrucks) und Azidose (Zunahme der H^+-Konzentration) können kurzfristig bis zu einem gewissen Grad die Kreislaufregulation beeinflussen. Dabei werden entweder direkt über die kreislaufregulierenden Neurone der Medulla oblongata oder indirekt auf dem Umweg über das Atmungszentrum blutdrucksteigernde Reaktionen ausgelöst. Schließlich sind auch unspezifische Reize, die auf Sensoren außerhalb des kardiovaskulären Systems einwirken, in der Lage, den Kreislauf zu beeinflussen. Hierzu gehören Schmerz- und Kältereize, Lungendehnung und Skelettmuskelkontraktionen.

9

9.8.2 Mechanismen der mittelfristigen Blutdruckregulation

Die mittelfristigen Regulationen setzen bei plötzlicher Blutdruckänderung nach einigen Minuten ein und erreichen erst nach einigen Stunden ihre volle Wirksamkeit. Hieran beteiligt sind die

- Druckregulationen über den Renin-Angiotensin-Mechanismus und
- Regulation des intravasalen Volumens durch transkapilläre Flüssigkeitsverschiebung.

Renin-Angiotensin-System. Kommt es infolge eines starken Blutdruckabfalls oder durch eine mechanisch ausgelöste Durchblutungsdrosselung zu einer Einschränkung der Nierendurchblutung, wird in verstärktem Maß die Protease Renin aus dem juxtaglomerulären Apparat der Niere freigesetzt (▸Kap. 13.1.2). Das daraufhin vermehrt gebildete **Angiotensin II** bewirkt eine starke Konstriktion der arteriellen Widerstandsgefäße, sodass der periphere Widerstand und damit auch der Blutdruck ansteigen.

Angiotensin II hat außerdem einen stimulierenden Einfluss auf zentrale kreislaufaktivierende Neurone, wodurch seine vasokonstriktorische Wirkung noch weiter verstärkt wird. Es fördert ferner die Freisetzung von Noradrenalin aus sympathischen Nervenendigungen sowie die ADH-Freisetzung (s. u.) und steigert das Durstgefühl. Auf diese Weise trägt das Renin-Angiotensin-System dazu bei, den Blutdruck nach einem Blutverlust oder nach einem Blutdruckabfall aus anderer Ursache mittelfristig auf einem normalen Niveau zu stabilisieren. Aus den geschilderten Zusammenhängen wird auch verständlich, dass bei bestimmten Nierenerkrankungen, die nicht selten zu einer verstärkten Reninproduktion führen, vielfach besonders hohe Blutdruckwerte auftreten (renale Hypertonie, ▸Kap. 9.9.7) und Angiotensin-Konversions-Enzym-Hemmer (ACE-Hemmer), welche die Umwandlung von Angiotensin I in Angiotensin II blockieren sowie auch Angiotensin-II-Rezeptor-Blocker (Sartane) wirksame Arzneistoffe zur Blutdrucksenkung sind.

Transkapilläre Flüssigkeitsverschiebung. Wie bereits in ▸Kap. 9.4 beschrieben, führt eine Blutdrucksteigerung in der terminalen Strombahn auch zu einer Zunahme des effektiven Filtrationsdrucks, die wiederum eine vermehrte Filtration in den interstitiellen Raum zur Folge hat. Hierdurch nehmen das intravasale Blutvolumen und sekundär auch der arterielle Blutdruck ab. Eine gesteigerte kapilläre Resorption infolge eines Blutdruckabfalls hat den entgegengesetzten Effekt (▸Kap. 7.7.2).

9.8.3 Mechanismus der langfristigen Blutdruckregulation

Die langfristige Regulation des arteriellen Blutdrucks erfolgt vor allem durch Anpassung des Blutvolumens an die jeweilige Kreislaufsituation. Das Stellglied dieses Regelsystems ist die Flüssigkeitsausscheidung durch die Nieren. Hieran beteiligt sind

- Änderungen der renalen Flüssigkeitsausscheidung,
- das Renin-Angiotensin-Aldosteron-System,
- Adiuretin und
- natriuretische Peptide.

Renales Volumenregelsystem. Die kontrollierte Flüssigkeitsausscheidung durch die Nieren ist nicht nur für einen ausgeglichenen Wasser- und Elektrolythaushalt, sondern auch für die Aufrechterhaltung der normalen Kreislauffunktion wichtig. Länger dauernde Änderungen des Blutdrucks können (bei gleichbleibender Flüssigkeitsaufnahme) durch Anpassung der Nierenfunktion im Laufe von mehreren Tagen normalisiert werden (◦Abb. 9.29).

Eine Erhöhung des arteriellen Blutdrucks führt zu einer verstärkten renalen Flüssigkeitsausscheidung. Hierdurch nehmen das extrazelluläre Flüssigkeitsvolumen und damit auch das Blutvolumen ab. Aufgrund des verminderten venösen Rückstroms kommt es nachfolgend zu einer Abnahme des Herzzeitvolumens und zur Senkung des zuvor erhöhten Blutdrucks. Entsprechend kann ein erniedrigter Blutdruck durch Verringerung der renalen Flüssigkeitsausscheidung normalisiert werden.

Die Steilheit der Urinausscheidungskurve (◦Abb. 9.29, rechts) lässt erkennen, dass bereits kleine Zu- und Abnahmen des arteriellen Mitteldrucks große Änderungen der renalen Ausscheidung zur Folge haben. Diese wirkungsvolle Anpassung der Nierenfunktion wird u. a. durch die Druckabhängigkeit der Nierenmarkdurchblutung (Druckdiurese, ▸Kap. 13.5.2) bewirkt.

Renin-Angiotensin-Aldosteron-System (RAAS). Die blutdruckabhängige Reninsekretion, die zur Bildung von Angiotensin II führt (s. o. und ▸Kap. 14.4.3), beeinflusst auch die Harnausscheidungsrate der Niere. Angiotensin II stimuliert die Aldosteronsekretion durch die Nebennierenrinde. Unter dem Einfluss von Aldosteron wird die Na^+-Resorption aus dem distalen Tubulus und Sammelrohr der Niere gefördert und damit – osmotisch bedingt – weniger Flüssigkeit ausgeschieden. Das RAAS bewirkt somit, dass das Blutvolumen bei Blutdruckabfall erhöht und bei Blutdruckanstieg reduziert wird. Außerdem verstärkt Aldosteron die Erregbarkeit der Gefäßmuskulatur gegen vasokonstriktorische Einflüsse und übt damit auch durch Veränderung des peripheren Gefäßwiderstands eine blutdruckregulierende Wirkung aus.

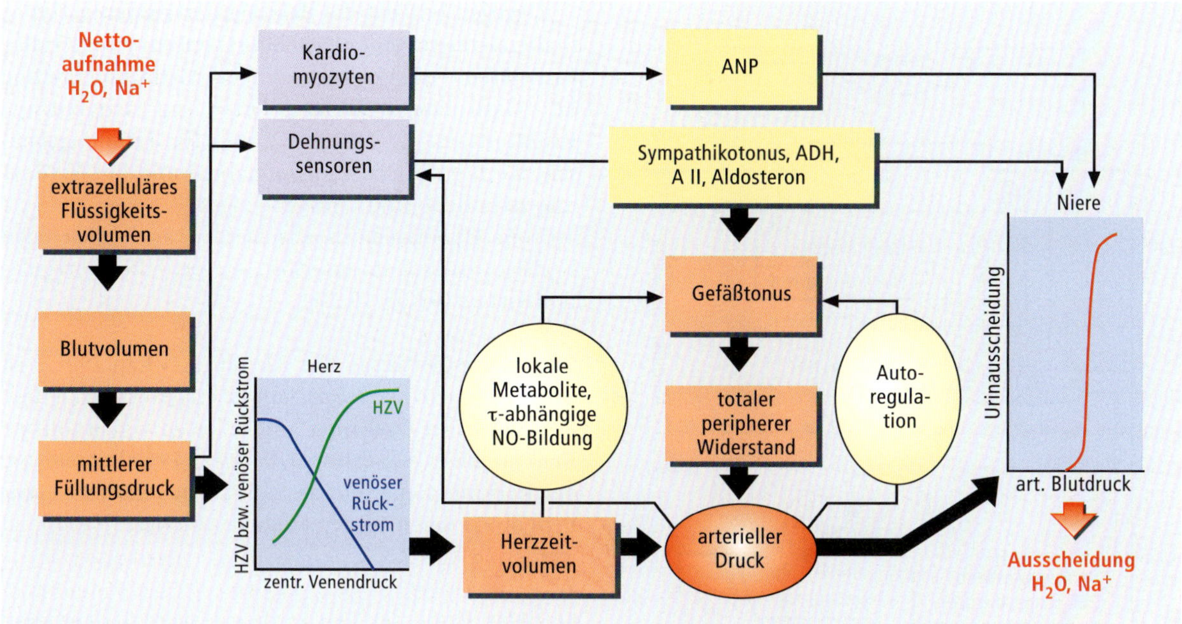

Abb. 9.29 Regelschema der renalen Volumenregulation für die langfristige Kontrolle des Blutdrucks. **ANP** Atriopeptin, **A II** Angiotensin II, τ Schubspannung, **ADH** Adiuretin, **HZV** Herzzeitvolumen. Nach Busse

Adiuretin (ADH). Die afferenten Impulse von Dehnungssensoren der Vorhöfe (B-Sensoren, s. o.) beeinflussen nicht nur die kreislaufregulierenden Neuronenverbände in der Medulla oblongata (s. o.), sondern auch bestimmte Kerngebiete im Hypothalamus, in denen ADH gebildet wird (▸Kap. 16.2.3). Die bei Zunahme des zirkulierenden Blutvolumens verstärkte Erregung der Vorhofsensoren bewirkt nach 10–20 min eine Hemmung der ADH-Freisetzung, sodass die renale Flüssigkeitsausscheidung ansteigt. Umgekehrt führt eine Abnahme des Blutvolumens zu einer verstärkten ADH-Freisetzung und damit zu einer verminderten Urinausscheidung. Dieser volumenregulatorische Mechanismus wird als **Gauer-Henry-Reflex** bezeichnet.

Da ADH in hohen Plasmakonzentrationen den Blutdruck steigert, wird es auch (vor allem im angelsächsischen Schrifttum) als **Vasopressin** bezeichnet.

Natriuretische Peptide. Einen Einfluss auf die Kreislauffunktion hat auch eine Gruppe von Peptiden, zu der u. a. das **atriale natriuretische Peptid** (**ANP**, **Atriopeptin**) und das **zerebrale natriuretische Peptid** (**BNP**) gehören. Atriopeptin, das bei verstärkter Dehnung der Vorhöfe aus den Kardiomyozyten freigesetzt wird, bewirkt eine Reduktion des Blutvolumens und des Blutdrucks. Es hemmt die Freisetzung von Renin und Aldosteron, steigert die glomeruläre Filtrationsrate und **fördert die renale Natrium- und Flüssigkeitsausscheidung**. ANP und BNP antagonisieren darüber hinaus die zentralen Effekte (ADH-Freisetzung, Durstauslösung, Stimulation blutdrucksteigernder Neuronenpopulationen) von Angiotensin II und wirken somit **vasodilatatorisch**.

9.8.4 Zentrale Kontrolle des Kreislaufs

Die Kreislauffunktionen werden von Neuronenpopulationen kontrolliert, die in der Medulla oblongata, im Hypothalamus, im Kleinhirn und in der Hirnrinde lokalisiert sind. Eine zentrale Stellung in diesem Netzwerk nehmen die medullären Anteile ein (○Abb. 9.30), die deshalb früher auch als „Kreislaufzentren" bezeichnet wurden.

Medulläre Kreislaufkontrolle. Der Aufrechterhaltung eines normalen mittleren Blutdrucks dienen Neuronengruppen der Formatio reticularis in der Medulla oblongata (▸Kap. 19.7.7). Die Grundaktivität von Neuronen in der rostralen ventrolateralen Medulla übt, vermittelt durch **sympathische Efferenzen**, einen fördernden Einfluss auf die Herztätigkeit und den Gefäßtonus aus („Vasomotorenzentrum").

Verstärkt wird diese Aktivität durch Zuflüsse, die von Mechanosensoren, Nozizeptoren, den benachbarten respiratorischen Zentren und höheren ZNS-Regionen ausgehen.

Die afferenten Eingänge von den Presso- und Dehnungssensoren projizieren zum Nucleus tractus solitarii. Von hier ausgehende Interneurone ziehen einerseits zum Nucleus ambiguus und Nucleus dorsalis nervi vagi (efferente Ausgänge der präganglionären **parasympathischen Neurone** zum Herzen), andererseits zur kaudalen (nach unten liegenden) ventrolateralen (in Richtung Bauch und zur Seite hin gelegenen) Medulla. Von

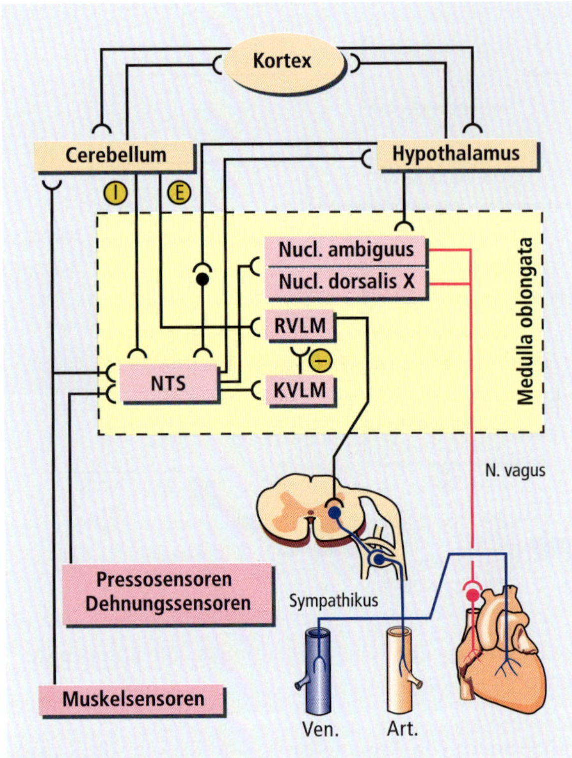

o Abb. 9.30 Kreislaufsteuernde Neuronenpopulationen in der Medulla oblongata mit afferenten und efferenten Verbindungen in schematischer Darstellung. **RVLM** rostrale ventrolaterale Medulla, **KVLM** kaudale ventrolaterale Medulla, **NTS** Nucleus tractus solitarii, **E** exzitatorische und **I** inhibitorische Verbindungen. Nach Busse

hier ausgehende Zwischenneurone hemmen GABAerg Efferenzen der rostralen (zur Kopfvorderseite gelegenen) ventrolateralen Medulla, die zu präganglionären **sympathischen Neuronen** in den Seitenhörnern des Rückenmarks projizieren.

Hypothalamische Einflüsse. Bereits unter Ruhebedingungen beeinflusst der Hypothalamus (▸Kap. 19.7.7) die Kreislaufregulation. Darüber hinaus werden von hier komplexe Allgemeinreaktionen gesteuert, an denen das **vegetative Nervensystem** und **Hormone** beteiligt sind. Hierdurch wird auch die Anpassung des Kreislaufs an Belastungs- und Erholungssituationen gewährleistet.

Reizung der hinteren Hypothalamusregion führt zu Vasodilatation in der Skelettmuskulatur und zu Vasokonstriktion in vielen anderen Organen sowie zur Steigerung der Herztätigkeit. Solche vom hinteren Hypothalamus kontrollierte Kreislaufreaktionen sind erforderlich, um die Leistungsfähigkeit des Organismus in Angriffs-, Flucht- und Verteidigungssituationen zu erhöhen. Bei diesen Alarmzuständen („fight, fright and flight“) wird das vegetative System in eine **ergotrope Reaktionslage** versetzt.

Dagegen bewirkt die **Reizung der vorderen Hypothalamusregion** eine allgemeine Dämpfung der kardiovaskulären Funktionen und eine Mehrdurchblutung des Gastrointestinaltrakts. Diese sog. **trophotrope Reaktionslage** ist charakteristisch für Erholungsphasen, die mit der Nahrungsaufnahme und der Verdauung verbunden sind („rest and digest“).

Vom Hypothalamus aus werden auch diejenigen Kreislaufreaktionen ausgelöst, die der Thermoregulation dienen (▸Kap. 15.2.4).

Cerebellare Einflüsse. Das Kleinhirn (▸Kap. 19.5.2) ist ebenfalls in die Kreislaufkontrolle eingeschaltet. Durch Reizung seiner medianen Anteile lassen sich **ergotrope Reaktionen** (s. o.) auslösen, die durch Projektionen von den Purkinje-Zellen auf die kreislaufsteuernden Neuronenpopulationen in der Medulla oblongata vermittelt werden (o Abb. 9.30).

Kortikale Einflüsse. Das kardiovaskuläre System kann schlussendlich auch von der Hirnrinde beeinflusst werden. Neokortikale Strukturen, von denen Kreislaufwirkungen ausgehen, liegen vor allem in den motorischen und prämotorischen Rindenfeldern (▸Kap. 19.5.2). Besonders deutlich ist der neokortikale Einfluss bei der sog. **Erwartungs- oder Startreaktion**, welche die vegetative Umstellung bereits vor Beginn einer körperlichen Arbeit bezeichnet. Unabhängig von der nachfolgenden tatsächlichen Leistung kommt es in dieser Situation zu einer Herzfrequenz- und Blutdrucksteigerung, die durch **zentrale Mitinnervation** des vegetativen mit dem motorischen System hervorgerufen wird. Die Umschaltung der kortikalen Impulse auf das vegetative System erfolgt dabei vor allem im Hypothalamus (o Abb. 9.30).

Auch von paläokortikalen Strukturen können sowohl pressorische als auch depressorische Kreislaufreaktionen ausgelöst werden. Diese gehen häufig mit vegetativen Umstellungen anderer Funktionen, z. B. der Atmung, der gastrointestinalen Motilität und der Drüsensekretion, einher.

9.8.5 Kreislaufumstellungen

Orthostasereaktion. Beim Übergang vom Liegen zum Stehen kommt es, wie beschrieben, infolge hydrostatischer Druckänderungen zu einer Umverteilung des Blutvolumens (▸Kap. 9.6.1). Sowohl der arterielle Blutdruck oberhalb des Herzens als auch der zentrale Venendruck sinken ab (o Abb. 9.31). Da der venöse Zufluss zum Herzen vermindert ist, tritt eine Reduktion des Schlagvolumens und damit eine weitere Senkung des arteriellen Blutdrucks ein. Die Informationen über diese Veränderungen, die in Form erniedrigter Impulsfrequenzen von den Dehnungs- und Pressosensoren ausgehen, werden von der kreislaufregulierenden Neuronenpopulation durch eine **Aktivierung** des **Sympa-**

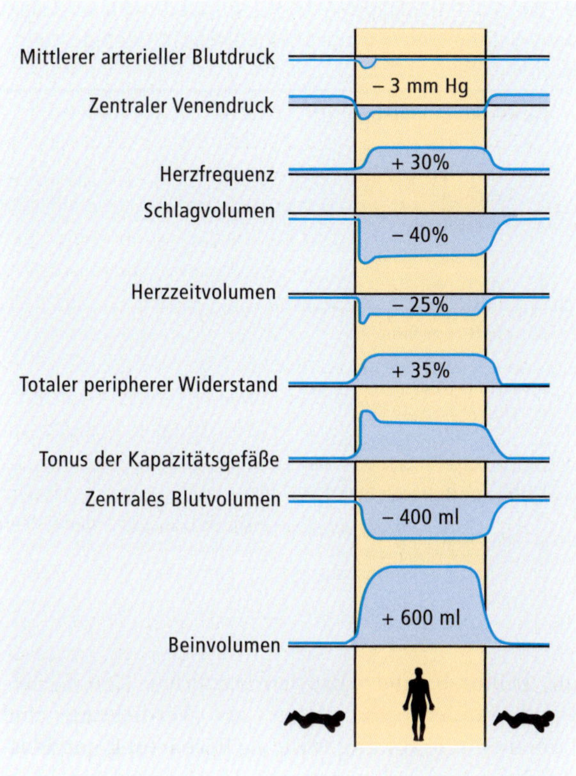

Abb. 9.31 Veränderungen kardiovaskulärer Parameter beim Positionswechsel vom Liegen zum Stehen (Orthostasereaktion). Die Zahlenangaben stellen Durchschnittswerte dar, von denen erhebliche individuelle Abweichungen vorkommen können

thikus beantwortet. Es kommt infolgedessen zu einer Konstriktion der Widerstands- und Kapazitätsgefäße in Skelettmuskulatur, Haut, Nieren und Bauchorganen sowie zu einer Steigerung der Herzfrequenz. Diese Veränderungen bewirken eine vollständige Normalisierung des arteriellen Blutdrucks. Die Zunahme der Herzfrequenz kann jedoch die Abnahme des Schlagvolumens nicht voll kompensieren, sodass das Herzzeitvolumen – verglichen mit dem Wert im Liegen – erniedrigt bleibt.

Muskelarbeit. Bei körperlicher Arbeit erfolgt nicht nur eine Mehrdurchblutung der arbeitenden Muskulatur, sondern unter dem Einfluss erhöhter Sympathikusaktivität auch eine Reduktion der Durchblutung von ruhender Muskulatur, Bauchorganen und Nieren. Dadurch wird ein beträchtliches Blutvolumen in die arbeitende Muskulatur umgeleitet. Die starke Abnahme des Strömungswiderstands in der tätigen Muskulatur kann jedoch durch die kollaterale Widerstandszunahme nicht kompensiert werden, sodass der totale periphere Widerstand erniedrigt ist. Diese Veränderung bewirkt allerdings keinen Blutdruckabfall, da sie durch Zunahme des Herzzeitvolumens (Erhöhung des Schlagvolumens durch Sympathikusaktivierung, Anstieg der Herzfrequenz durch verminderte Parasympathikuserregung) mehr als ausgeglichen wird. Der arterielle Mitteldruck ist daher – bei gleichzeitiger Zunahme der Blutdruckamplitude – leicht erhöht (▸Kap. 9.3.3).

Emotionale Kreislaufreaktionen. In emotional gefärbten Angst-, Wut-, Abwehr- und Fluchtsituationen reagiert der Organismus in stereotyper Weise. Derartige Stress-Situationen werden durch Alarm- oder Notfallreaktionen beantwortet, die wahrscheinlich von Neuronen im Paläokortex, im Hypothalamus und im Mesenzephalon ausgelöst werden. Es kommt dabei zu einer allgemeinen **Aktivierung des Sympathikus** und zur **Catecholamin-Ausschüttung** aus dem Nebennierenmark, wobei eine Steigerung der Herzfrequenz, des Herzzeitvolumens und der Muskeldurchblutung eintritt. Gleichzeitig wird die Durchblutung von Haut, Bauchorganen und Nieren eingeschränkt. Darüber hinaus sind Notfallreaktionen durch einen Anstieg der Glucocorticoid-Konzentration im Blut gekennzeichnet (▸Kap. 16.6.2).

In Kürze

- Die **kurzfristige Blutdruckregulation** erfolgt mittels Presso-, Dehnungs- und Chemosensoren.
- **Pressosensoren** (Barosensoren) dienen der Kontrolle des arteriellen Blutdrucks. Sie befinden sich vorrangig im Aortenbogen und Karotissinus. Ein kurzfristiger Druckabfall hat eine Sympathikus-, ein Druckanstieg eine Parasympathikus-Aktivierung zur Folge.
- Die in den Vorhöfen des Herzens und den großen intrathorakalen Venen lokalisierten **Dehnungssensoren** kontrollieren den Füllungszustand des Gefäßsystems und damit das zirkulierende Blutvolumen.
- An der **mittelfristigen Blutdruckregulation** sind das Renin-Angiotensin-System und transkapilläre Flüssigkeitsverschiebungen beteiligt.
- Die **langfristige Blutdruckregulation** erfolgt vor allem durch Anpassung des Blutvolumens an die Kreislaufsituation. Hierzu tragen Änderungen der renalen Flüssigkeitsausscheidung, das Renin-Angiotensin-Aldosteron-System, Adiuretin und natriuretische Peptide (u. a. Atriopeptin) bei.
- Neben den blutdruckstabilisierenden Mechanismen existiert eine übergeordnete **zentrale Kreislaufregulation**. Sie erfolgt vorrangig durch Neurone der Formatio reticularis und des Hypothalamus.

9

- Zu den **Kreislaufumstellungen** werden die Orthostasereaktion (vorübergehende Umverteilung von Blutvolumen beim Übergang vom Liegen zum Stehen), die Blutverteilungsänderung bei Muskelarbeit sowie die emotionalen Kreislaufreaktionen (Blutdruck- und Herzfrequenzsteigerung bei Angst-, Wut-, Abwehr- oder Fluchtsituationen) gerechnet.

9.9 Pathophysiologie des Gefäßsystems und Störungen der Blutdruckregulation

9.9.1 Endotheliale Dysfunktion

Wie schon in ▸Kap. 9.7.4 beschrieben, ist das Endothel maßgeblich an der lokalen Durchblutungsregulation beteiligt. Durch die Bildung von NO und Prostacyclin verringert es nicht nur den Gefäßtonus, sondern hemmt außerdem die Thrombozytenaggregation, die Proliferation von glatten Muskelzellen sowie die Adhäsion von Leukozyten und wirkt dadurch einer Arteriosklerose (s. u.) entgegen. Diese wichtige Funktion kann durch eine Reihe von Risikofaktoren (u. a. Rauchen, Hypertonie, Fettstoffwechselstörungen, vgl. ▫Tab. 9.4) oder Erkrankungen (z. B. koronare Herzkrankheit, Herzinsuffizienz, Diabetes mellitus) beeinträchtigt werden: Es kommt zur **endothelialen Dysfunktion**, die vor allem durch eine Verringerung oder den kompletten Verlust der Endothel-vermittelten Gefäßerweiterung infolge unzureichender NO-Freisetzung sowie durch erhöhte Produktion von Adhäsionsmolekülen und Chemokinen gekennzeichnet ist. Patienten mit endothelialer Dysfunktion haben dementsprechend ein deutlich erhöhtes Risiko für einen Herzinfarkt oder einen plötzlichen Herztod.

9.9.2 Atherosklerose, Arteriosklerose

Definition und Epidemiologie. Die Arteriosklerose ist durch eine lokale, langsam fortschreitende **chronische Entzündung** der **Arterienwand** charakterisiert. Als Folge endothelialer Dysfunktion bzw. Endothelläsion (s. o.) kommt es, wie unten genauer beschrieben, in der Intima zu herdförmigen Ablagerungen von Lipiden und kollagenreichem Bindegewebe (**Plaquebildung**), zur **Proliferation glatter Muskelzellen** sowie in späteren Stadien auch zur **Ablagerung** von **Calciumsalzen** in nekrotisierten Plaqueanteilen. Die Plaquebildung tritt vor allem an Orten mit besonderen Strömungsverhältnissen im Gefäßsystem (Gefäßverzweigungen, -krümmungen, in Gefäßen mit großen Druckamplituden) auf. Besonders betroffen sind die Brust- und Bauchaorta, die Koronararterien, die Karotiden sowie die Femoral- und Hirnstammarterien. Die Gefäßwandveränderungen treten als **Verdickung** und **Lumeneinschränkung** sowie als **Verhärtung** und **Elastizitätsverlust** in Erscheinung. Häufig wird für dieses Krankheitsbild auch der Begriff **Atherosklerose** verwendet. Dieser beschreibt mehr die o. g. Intimaveränderungen, d. h. die Plaque(Atherom)-Bildung, während der Begriff Arteriosklerose Mediaprozesse in den Vordergrund stellt.

▫ Tab. 9.4 Risikofaktoren der Arteriosklerose für verschiedene Gefäßregionen (in der Reihenfolge ihres epidemiologischen Stellenwerts)

Für die Koronargefäße
▪ Hyperlipoproteinämie, ▪ Rauchen, ▪ Hypertonie, ▪ Diabetes mellitus, ▪ Hyperurikämie
Für die Hirngefäße
▪ Hypertonie, ▪ Diabetes mellitus, ▪ Hyperlipoproteinämie
Für die peripheren Arterien
▪ Rauchen, ▪ Hyperlipoproteinämie, ▪ Diabetes mellitus

Die Arteriosklerose bzw. Atherosklerose ist ganz überwiegend für die Manifestation von **arteriellen Durchblutungsstörungen** verantwortlich, der häufigsten **Todesursache** (ca. 50 %!) in den Industriestaaten. Eine Reihe von Risikofaktoren ist, wie oben erwähnt, daran beteiligt (▫Tab. 9.4), wobei das Zusammentreffen mehrerer Faktoren die Erkrankungswahrscheinlichkeit überproportional erhöht. Neben den in der Tabelle genannten Bedingungen und Hyperhomocysteinämie rechnet man auch Übergewicht, Bewegungsmangel sowie genetische und konstitutionelle Disposition zu den Risikofaktoren (Risikofaktoren 2. Ordnung).

Pathogenese. Obwohl die Pathogenese einer arteriosklerotischen Plaque noch nicht in allen Einzelheiten geklärt ist, lassen sich doch wesentliche Teilaspekte beschreiben (○Abb. 9.32). Durch lokale mechanische Einwirkungen (Wirbelbildung) und begünstigt durch die genannten Risikofaktoren kommt es primär zu umschriebenen Läsionen des Endothels sowie – vor allem bei Patienten mit einer Hyperlipoproteinämie – zu einer übermäßigen Ablagerung von Lipoproteinen in der Intima. Ein Teil davon wird oxidativ verändert und löst unter Beteiligung von **Komplement** sowie **CRP** (▸Kap. 7.2.2) eine inflammatorische (entzündliche)

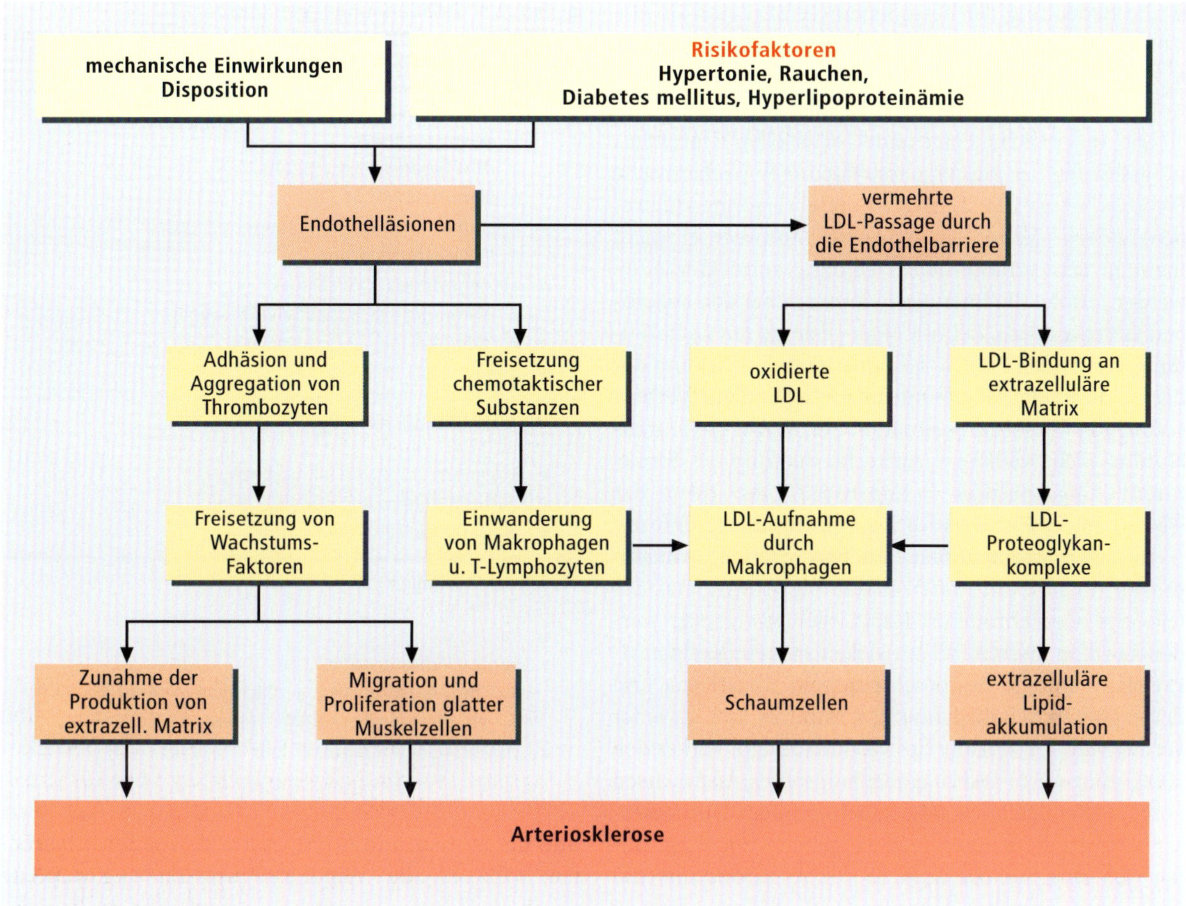

Abb. 9.32 Risikofaktoren und Pathogenese der Arteriosklerose

Reaktion aus, welche die weitere Entwicklung von Läsionen fördert. Ferner wandern Monozyten durch das Endothel in die Gefäßwand ein und differenzieren unter dem Einfluss von verschiedenen Wachstumsfaktoren und Zytokinen zu **Makrophagen**. Diese phagozytieren mittels sog. **Scavanger-Rezeptoren** insbesondere oxidativ veränderte **Low-density-Lipoproteine** (oxLDL, ▸Kap. 5.3.1) und wandeln sich dadurch in sog. **Schaumzellen** um. Gemeinsam mit Lymphozyten und extrazellulär abgelagertem Cholesterol bilden die Schaumzellen dann sog. **fatty streaks**, d. h. subintimale gelbliche Lipidablagerungen, aus denen dann im Verlauf von Jahren ein Lipidkern in der Plaque entsteht.

Diesem Prozess teilweise entgegen wirken die High-density-Lipoproteine (HDL, ▸Kap. 11.1.2), indem sie Cholesterol aus den Schaumzellen und dem Extrazellularraum abtransportieren („Müllabfuhr" durch HDL).

Unter dem Einfluss von aus Thrombozyten, Makrophagen und Endothelzellen freigesetzten Wachstumsfaktoren (u. a. Platelet-Derived Growth Factor, PDGF, IL-6) wandern außerdem glatte Muskelzellen aus der Media in den subintimalen Raum ein und beginnen dort zu proliferieren. Ferner bilden sie durch Sekretion von Proteoglykanen und Bindegewebsfasern eine **fibröse Plaquekappe**, die insbesondere bei frischen Plaques sehr instabil ist und zur Ruptur neigt. Eine solche **Plaqueruptur** ist die **gefährlichste Komplikation** einer atherosklerotischen Gefäßveränderung, da es an der Stelle der rupturierten Plaque zur Thrombosierung und hierdurch in vielen Fällen zu einem vollständigen Gefäßverschluss und damit zu einem Infarkt (z. B. einem Herzinfarkt, ▸Kap. 8.5.1) kommt.

9.9.3 Arterielle Durchblutungsstörungen

Auswirkungen der Mangeldurchblutung. Für die Auswirkungen einer arteriellen Durchblutungsstörung, von der einzelne Gefäße oder größere Gefäßregionen betroffen sein können, sind von entscheidender Bedeutung:

- der **Grad** der **Strömungsbehinderung**, bei der es sich um eine mehr oder weniger starke, hämodynamisch wirksame Einengung des Gefäßlumens (Stenose) oder einen vollständigen Gefäßverschluss (Obliteration, Okklusion) handeln kann,
- die **Zeitdauer** für die Manifestation der Strömungsbehinderung, wobei man zwischen der sich chronisch entwickelnden Verschlusskrankheit und dem akuten Gefäßverschluss zu unterscheiden hat,

- die Bedeutung der betroffenen **Gefäßregion** für die Funktionsfähigkeit des Gesamtorganismus, und
- die Möglichkeit der Ausbildung von **Umgehungskreisläufen** bei chronischer Krankheitsentwicklung.

Die wesentliche Folge einer arteriellen Durchblutungsstörung ist der **Sauerstoffmangel** (ischämische Hypoxie, ▸Kap. 10.8.2) in den minderversorgten Gewebebereichen. Kann der oxidative Stoffwechsel nicht mehr in dem erforderlichen Umfang aufrechterhalten werden, erfolgt die Energiegewinnung über den anaeroben Glucoseabbau, der mit einer gesteigerten Lactatbildung verbunden ist. Die vasodilatierende Wirkung der Lactazidose trägt jedoch nur unzureichend zur Verbesserung der Versorgungssituation bei. Reicht die Durchblutung nicht mehr zur Aufrechterhaltung des Strukturerhaltungsumsatzes (▸Kap. 10.8.2) aus, führt das Absterben des Gewebes zur Ausbildung einer Nekrose.

In vielen Strombahnen bestehen arterielle **Anastomosen**, über die ein vom primären Blutstrom ganz oder teilweise abgeschnittenes Kapillargebiet versorgt werden kann. In diesem Fall entwickelt sich ein **Kollateralkreislauf**: Infolge des beschleunigten Blutstroms und der erhöhten Schubspannung kommt es hier zu einer vermehrten Freisetzung des vasodilatierend wirkenden NO (▸Kap. 9.7.4) und zu einem langsamen Auswachsen von Kollateralgefäßen. Mit zunehmendem Durchmesser nehmen diese einen geschlängelten Verlauf an. Bildet sich eine Stenose (z. B. in der A. carotis interna) über einen längeren Zeitraum (viele Monate) aus, so kann der Umgehungskreislauf die Blutversorgung der nachgeschalteten Gefäßabschnitte voll oder zumindest großenteils übernehmen.

Die Durchblutung eines Gewebes, das von stenosierten Gefäßen versorgt wird, hängt von der Höhe des Perfusionsdrucks (▸Kap. 9.5.1) ab. Daher kann ein Abfall des systemischen Blutdrucks zu einer kritischen Versorgungssituation, zu einer Dekompensation, führen. Aber auch die Gabe eines Vasodilatators kann paradoxerweise die Situation verschlechtern: Sind nämlich die poststenotischen Gefäße schon maximal dilatiert oder aufgrund einer Sklerose nicht mehr erweiterungsfähig, kommt die Wirkung des Vasodilatators nur den nicht betroffenen Gefäßen desselben Stamms zugute. Das Blut wird also aus den Stenosegefäßen in die benachbarten Gefäßregionen umgelenkt. Diese Umverteilung bezeichnet man als **Steal-Effekt**.

Arterielle Durchblutungsstörungen. Diese durch strukturelle Gefäßwandveränderungen der Arterien bedingten Durchblutungsstörungen sind in ◘Tab. 9.5 zusammengestellt. Ihre weitaus häufigste Ursache ist die oben beschriebene Arteriosklerose. In den verschiedenen Gefäßregionen führt sie zu unterschiedlichen Funktionsstörungen: Bei der Manifestation im Bereich der Aorta sind vor allem der Aortenbogen (Arcus aortae) und die absteigende Aorta (Aorta descendens) betroffen. Obwohl die Windkesselfunktion (▸Kap. 9.3.2) durch die Sklerose eingeschränkt wird, sind die Auswirkungen auf die Kreislauffunktion gering, sofern es nicht durch losgelöste Thromben zu arteriellen Embolien kommt (s. u.).

Im Bereich der Hirngefäße wirkt sich die Arteriosklerose besonders gravierend aus, da lokale oder allgemeine Störungen der Hirnfunktion damit verbunden sind. Bei extremer Stenosierung bzw. bei Verschluss von Arterien kommt es zum ischämischen Schlaganfall (Apoplexie, ▸Kap. 19.9.3).

Zur Arteriosklerose der Koronararterien ▸Kap. 8.5.1.

Die **periphere arterielle Verschlusskrankheit** der **Extremitäten** (PAVK) entwickelt sich aufgrund einer Arteriosklerose vor allem unter dem Einfluss des Risikofaktors Rauchen (Nicotinabusus). Sind die Bein- oder Beckenarterien betroffen, so wird die Durchblutungsstörung – entsprechend dem Schweregrad – in folgende Stadien (nach Fontaine) eingeteilt: Im Stadium I ist die Durchblutung noch so weit ausreichend, dass nur nach extremer Belastung Schmerzen angegeben werden. Im Stadium II führt die fortgeschrittene Arteriosklerose zu einer so starken Einschränkung der Sauerstoffversorgung, dass beim Gehen infolge der Anreicherung saurer Stoffwechselprodukte Schmerzen auftreten, die zum Stehenbleiben zwingen. Nach kurzer Ruhe, während der die Metabolite abtransportiert werden, nehmen die Schmerzen wieder ab. Man bezeichnet

◘ **Tab. 9.5** Gefäßerkrankungen (Auswahl)

Arterielle Störungen

▪ Arterielle Verschlusskrankheit (strukturell bedingt),
  ▪ Arteriosklerose,
  ▪ Thrombangiitis obliterans,
  ▪ Panarteriitis nodosa,
▪ Angioneuropathie (funktionell bedingt),
  ▪ Raynaud-Syndrom,
▪ akuter arterieller Verschluss,
  ▪ Thrombose (z. B. nach Gefäßtrauma),
  ▪ Embolie,
▪ Aneurysma

Mikrozirkulationsstörungen
▪ Angioloneuropathie (Akrozyanose), ▪ Quincke-Ödem (Angioödem), ▪ diabetische Mikroangiopathie
Venöse Störungen

▪ Varikosis,
▪ venöse Verschlusskrankheit,
  ▪ Thrombophlebitis (oberflächlicher Venen),
  ▪ Phlebothrombose (tiefer Venen),
▪ chronisch-venöse Insuffizienz

diesen Zustand als **Claudicatio intermittens** (intermittierendes Hinken, „**Schaufensterkrankheit**"). Je schlechter die Durchblutung, desto kürzer ist die Gehstrecke. Beim Stadium III treten Schmerzen in den Beinen bereits in Ruhe auf. Im Stadium IV kommt es zusätzlich zu Hautschäden mit Nekrosen bzw. Ulzera.

Zusatzinformation

Ist die Stenose lokal begrenzt, so kann in den Stadien II–IV wie bei koronarer Herzkrankheit das verengte Gefäß mittels eines Ballonkatheters aufgedehnt und durch Implantation einer entfaltbaren, zylinderförmigen Metall-Gefäßprothese (**Stent**) offengehalten werden. Die früher in schweren Fällen erforderliche Amputation kann auf diese Weise häufig vermieden werden.

Die **arterielle Verschlusskrankheit viszeraler Gefäße** entsteht vor allem durch Arteriosklerose der Mesenterialarterien und führt zu Abdominalschmerzen (Angina abdominalis) bis zu Mesenterialinfarkten mit paralytischem Ileus, Peritonitis und Kreislaufschock.

Thrombangiitis obliterans. Auch nicht-arteriosklerotische Gefäßwandveränderungen können die Durchblutung behindern. Die **Thrombangiitis obliterans** (Endangiitis obliterans, von-Winiwarter-Bürger-Krankheit) befällt insbesondere mittlere und kleine Arterien sowie Venen. Sie tritt bevorzugt bei Männern zwischen dem 25. und 45. Lebensjahr auf, wobei die **entscheidende Noxe Rauchen** ist. Daneben spielen noch genetische Faktoren (HLA-A9) und Autoantikörper eine Rolle. Der Krankheitsprozess beginnt im subendothelialen Gewebe und greift dann auf die gesamte Intima über. Durch die Wandverdickung wird das Gefäßlumen hochgradig eingeengt und schließlich ganz verlegt. Hinzu kommt eine **Thrombosierung** der mittleren und kleinen Gefäße, insbesondere in den Beinen. Infolge der Mangeldurchblutung treten starke Schmerzen und schließlich Nekrosen auf.

Die **Panarteriitis nodosa**, die ebenfalls zu entzündungsbedingten Durchblutungsstörungen führt, wird in ▸ Kap. 18.7.1 behandelt.

Angioneuropathie. Wird eine Durchblutungsstörung durch nervale Fehlsteuerung der glatten Gefäßmuskulatur verursacht, so spricht man von einer Angioneuropathie. Eine solche funktionell bedingte Gefäßkrankheit ist das **primäre Raynaud-Syndrom**, das durch eine in Attacken auftretende Steigerung des Sympathikustonus und – daraus resultierend – einen Spasmus kleiner Arterien der Akren gekennzeichnet ist. Unter der Einwirkung von Kältereizen kommt es, insbesondere im Bereich der Finger, zur Mangeldurchblutung, die zunächst Blässe und Taubheitsgefühl, dann Zyanose und schließlich schmerzhafte Rötung der Haut („Trikolore-Phänomen") zur Folge hat. Bevorzugt betroffen sind Frauen zwischen dem 20. und 45. Lebensjahr.

Die Ätiologie des primären Raynaud-Syndroms ist nicht bekannt. Möglicherweise sind eine vermehrte Freisetzung von Thromboxan A_2 aus Thrombozyten und/oder eine verminderte Bildung von vasodilatatorisch wirkenden Substanzen des Endothels an der Pathogenese beteiligt.

Das **sekundäre Raynaud-Syndrom** ist dagegen die Folge anderer Grunderkrankungen (z. B. Thrombangiitis obliterans, PAVK, Plasmozytom, Fibrationsschäden), gehört also nicht zu den Neuroangiopathien, weist allerdings auch die oben genannten Symptome auf. In diesem Fall kann es zu lokalen Nekrosen und u. U. zur Selbstamputation abgestorbener Gewebebezirke kommen.

Arterielle Embolie. Ein von seinem Ursprungsort abgelöster Thrombus, ein **Embolus** (pl. Emboli), der mit dem Blutstrom fortgeschwemmt wird, führt zu einer Gefäßverlegung oder -einengung in einer der nachgeschalteten Gefäßregionen, zu einer **Embolie**. Arterielle Emboliequellen sind insbesondere das Herz (ca. 90 %) und arteriosklerotische Plaques der Aorta abdominalis und der Beckenarterie, der A. iliaca (ca. 10 %). Sofern der Embolus aus dem linken Herzen stammt oder bei Herzfehlern (▸ Kap. 8.5.6) über einen Kurzschlussweg aus dem venösen in das arterielle Gefäßsystem gelangt, kommt es zu einer Embolie im großen Kreislauf. Ursprungsorte sind häufig der erweiterte oder flimmernde linke Vorhof sowie thrombosierte Infarktbereiche.

Arterielle Embolien können u. a. in den Gefäßen des Gehirns, der Extremitäten, der Nieren und des Mesenteriums auftreten. Die Schwere des Krankheitsbildes wird dabei von der Lokalisation, dem Grad der Einengung des Gefäßlumens und der möglichen Ausbildung von Umgehungskreisläufen (Kollateraldurchblutung, s. o.) bestimmt. Der vollständige Verschluss einer Endarterie führt zum Untergang der versorgten Geweberegion (Nekrose), der vielfach mit heftigen Schmerzen einhergeht. Bei einem partiellen Verschluss größerer Extremitätenarterien muss das Lumen um mehr als die Hälfte eingeengt sein, bevor die Durchblutung so stark abnimmt, dass ein Sauerstoffmangel im Gewebe auftritt. Geringgradige Verlegungen machen sich erst bei einem erhöhten Durchblutungsbedarf (Muskelarbeit) durch Schmerzen bemerkbar.

Aneurysmen. Eine lokale, dauerhafte Ausbuchtung eines arteriellen Gefäßes wird als Aneurysma bezeichnet. Bevorzugte Lokalisationen für eine solche (angeborene oder erworbene) Strukturveränderung der Gefäßwand sind die Aorta, die A. iliaca und die Kniekehlenarterie (A. poplitea). Nach dem Grad des Wandschadens unterscheidet man 3 Formen:

Beim **Aneurysma verum** ist die gesamte Gefäßwand ausgebuchtet. Es tritt meist als Folge einer Arteriosklerose auf, die zu einer Schädigung der glatten Gefäßmuskulatur (Media) und damit zu einer Wandschwäche führt, sodass eine lokale Aussackung entstehen kann. Obwohl das Aneurysma kaum Beschwerden bereitet, sind seine Komplikationen gefürchtet: Im langsam durchströmten Aussackungsbereich kann es zur Thrombosierung kommen, wodurch eine arterielle Embolie droht; Rupturen (Durchrisse) der Gefäßwand können zu lebensbedrohenden bis tödlichen Blutungen führen.

Beim selteneren **Aneurysma dissecans** handelt es sich um Einblutungen in die Gefäßwand, die sich nach Einriss der Intima ausbilden und mit dem Gefäßlumen in Verbindung stehen. Ein solches „Gefäßwandhämatom" kann z. B. als Folge einer Arteriosklerose oder einer angeborenen Erkrankung des Bindegewebes auftreten.

Das **Aneurysma spurium** (falsches Aneurysma) bezeichnet eine blutgefüllte Höhle außerhalb des Gefäßes, die nach Durchriss aller Wandschichten entstanden ist und nach längerer Zeit evtl. mit Endothel ausgekleidet wird.

9.9.4 Mikrozirkulationsstörungen

Akrozyanose. Zu den durch eine neurovegetativ-hormonelle Fehlsteuerung von Arteriolen und Venolen hervorgerufenen Mikrozirkulationsstörungen gehört die **Akrozyanose**, die durch eine Konstriktion der Arteriolen und eine Dilatation der Venolen gekennzeichnet ist. Infolge der resultierenden Minderperfusion der terminalen Strombahn kommt es zu einer verstärkten Ausschöpfung des O_2-Angebots (O_2-Utilisation, ▸Kap. 10.8.1) und damit zu einer Zyanose (Blaufärbung der betroffenen Region). Diese tritt insbesondere unter **Kälteeinwirkung** bevorzugt an den Akren in Erscheinung; Hände, Füße, u. U. auch Nase und Ohren laufen blau an. Betroffen sind vor allem junge Frauen. Obwohl die Ätiologie nicht hinreichend bekannt ist, wird davon ausgegangen, dass eine hormonelle Komponente daran beteiligt ist, weil sich die Akrozyanose häufig nach der Pubertät von selbst zurückbildet.

Quincke-Ödem. Bei dieser auch als **Angioödem** bezeichneten Erkrankung treten schubweise ödematöse Schwellungen in verschiedenen Körperregionen auf. Bevorzugte Lokalisationen sind die Haut im Gesichtsbereich (Augenlider, Lippen) sowie die Schleimhäute im Kehlkopfbereich (Erstickungsgefahr!). Verursacht wird das Ödem durch eine Dilatation der Mikrozirkulationsgefäße und durch eine Zunahme der Kapillar- und Venolenpermeabilität. Diese Veränderungen können durch **Histaminausschüttung** aus Mastzellen unter der Einwirkung von Nahrungsmittelallergenen oder Kälte sowie bei **C_1-Esterase-Inhibitor-Mangel**, einem vererbten Defekt im Komplementsystem, mit Aktivierung des Kallikrein-Kinin-Systems ausgelöst werden.

Diabetische Mikroangiopathie. Zu den Spätkomplikationen des Diabetes mellitus (▸Kap. 16.5.6) gehört die diabetische Mikroangiopathie. Sie beruht vorrangig auf einer Verdickung (durch Glykierung, d. h. nichtenzymatische Glykosylierung von Proteinen) und einer gestörten Barrierefunktion der Basalmembranen in der terminalen Strombahn, sodass kleine Plasmaproteine (z. B. Albumin) vermehrt ins Interstitium gelangen. Zur Perfusionsbehinderung tragen weiterhin Funktionsstörungen der Endothelzellen sowie eine verstärkte Aggregationsneigung der Erythrozyten und Thrombozyten bei.

Prästase und Stase. Eine Störung der Mikrozirkulation tritt nicht nur bei Gefäßerkrankungen auf, sondern kann auch durch eine Abnahme des Perfusionsdrucks oder durch eine Zunahme der Blutviskosität verursacht werden. Eine Perfusionsminderung, wie sie z. B. für den Kreislaufschock (▸Kap. 9.9.9) charakteristisch ist, führt einerseits zu einer Mangelversorgung des Gewebes und andererseits zu einer sich selbst verstärkenden Behinderung der Mikrozirkulation. Der verlangsamte Blutstrom in Kapillaren und Venolen fördert nämlich die Erythrozytenaggregation und erhöht damit die (scheinbare) Viskosität des Blutes (▸Kap. 9.2). Die Folge ist eine Prästase (extrem verlangsamte Strömung) und bei weiterer Abnahme der Schubspannung ($< 0{,}01\ N/m^2$) eine Stase (Sistieren des Blutstroms). Infolge des Blutstaus in den Kapillaren, bedingt durch die im Venolenbereich beginnende Stase, und infolge hypoxischer Kapillarwandschädigung kann sich dabei ein Ödem ausbilden. Außerdem kommt es zu **intravasaler Gerinnung** und damit zur Verlegung der Strombahn durch Mikrothromben.

Die Tendenz zum Eintritt der Stase als Folge der erhöhten (scheinbaren) Blutviskosität verstärkt sich bei erhöhtem Hämatokritwert (z. B. bei Polyglobulie) und verminderter Erythrozytenfluidität (z. B. bei Azidose). Aber auch eine erhöhte Plasmaviskosität durch Konzentrationszunahme großer Plasmaproteine (Akute-Phase-Proteine, Fibrinogen, α_2-Makroglobulin) kann diese Tendenz fördern.

Extreme Leukozytosen, wie sie bei akuten und chronischen Leukämien auftreten (▸Kap. 6.7.7), können ebenfalls erhebliche Störungen der Mikrozirkulation bis hin zur Stase verursachen. Diesen Zustand bezeichnet man als **Leukostasesyndrom**. Obwohl der Zellanteil im Blut der großen Gefäße wegen der gleichzeitig bestehenden Anämie nicht erhöht ist, kommt es zu Strömungsbehinderungen in der terminalen Strombahn, weil die zahlreichen Leukozyten einerseits wenig fluide (verformbar) sind und sich andererseits an den Wänden der Mikrogefäße festsetzen und damit deren Lumen einengen.

9.9.5 Venöse Durchblutungsstörungen

Störungen im venösen Kreislaufabschnitt manifestieren sich vor allem im Bereich der unteren Extremitäten, da auf diesem Abschnitt ein hoher hydrostatischer Druck lastet.

Varikosis. Bei der Varikosis (Krampfaderleiden) handelt es sich um ungleichmäßige Venenerweiterungen mit umschriebenen Aussackungen. Diesen liegt ein struktureller Umbau der Venenwand zugrunde, wobei die Schichtung der Venenwand verloren geht und die Muskulatur weitgehend durch minderwertiges Gewebe ersetzt wird (**Mediadysplasie**).

Durch die pathologische Ausweitung der Venenwand wird der Klappenansatzring soweit gedehnt, dass die betroffenen Klappen schlussunfähig werden. Die erweiterten Venenabschnitte nehmen häufig auch an Länge zu, wodurch eine Schlängelung auftritt. In den **Varizen** liegt eine veränderte Blutströmung vor, die an umschriebenen Stellen zu Wirbelbildungen, Prästase und sogar zur Stase führen kann. Gelegentlich kommt es auch zu einer Umkehr der Strömungsrichtung.

Der Befall oberflächlicher Venen allein führt in der Regel nicht zu Beschwerden. Nur bei ausgedehnten Veränderungen und/oder bei langjähriger Manifestation kann gelegentlich ein Spannungs- oder Schweregefühl in der betroffenen Extremität auftreten. Darüber hinaus ist u. U. im Bereich der Varizen ein Kribbeln zu verspüren.

Thrombophlebitis oberflächlicher Venen. Die oberflächliche Thrombophlebitis stellt eine örtlich begrenzte, akute Entzündung der Venen dar. Diese erfasst in der Regel die Venenwand von außen durch Verschleppung von Bakterien. Varizen sind wegen der Herabsetzung der Blutströmungsgeschwindigkeit und ihrer vorgeschädigten Wand zur Thrombophlebitis prädisponiert. Charakteristisch für die oberflächliche Thrombophlebitis sind die klassischen Entzündungszeichen (Rötung, Schwellung, Druckschmerzhaftigkeit und lokaler Temperaturanstieg). In der Regel bestehen hierbei keine venösen Zirkulationsstörungen, da genügend andere Abflusswege vorhanden sind. Thrombotische Prozesse sind nur gering ausgeprägt, sodass nur eine verhältnismäßig geringe Emboliegefahr besteht. Doch neigt die oberflächliche Thrombophlebitis zu Rezidiven.

Phlebothrombose der tiefen Venen. Eine Thrombose in den tiefen Bein- und Beckenvenen entwickelt sich vorzugsweise aufgrund einer Verlangsamung der Blutströmung. Daher sind bettlägerige Personen (u. a. frisch Operierte) in dieser Hinsicht besonders gefährdet. Gefördert wird die Thrombosierung zusätzlich durch Endothelschäden und entzündliche Umgebungsprozesse, welche die Venenwand einbeziehen. Eine gesteigerte Gerinnbarkeit des Blutes (z. B. bei erhöhter Blutviskosität, Anstieg der Thrombozytenzahl) spielt als ätiologischer Faktor nur gelegentlich eine Rolle.

Die Phlebothrombose beginnt mit einem nichtentzündlichen Gerinnsel (Thrombus), das oft an den Venenklappen lokalisiert ist. Nach der Thrombosierung setzen etwas später entzündliche Vorgänge ein, die wiederum Ansatzpunkte zu weiterer Thrombosierung bilden. So gehen Thrombose und Phlebitis ineinander über.

Bei rascher Verlegung einer großen Vene stehen akute Stauungserscheinungen, Verfärbungen der betroffenen Extremität und Ödemausbildung im Vordergrund des Geschehens. Bei einer massiven Thrombosierung kann die Extremität so stark anschwellen, dass schwere Schmerzzustände das Krankheitsbild prägen. Fieber und ein deutlicher Anstieg der Herzfrequenz sind weitere Leitsymptome in der Diagnostik.

Eine bedeutsame Komplikation der Phlebothrombose ist die **Lungenembolie**, die, sofern keine rechtzeitige Behandlung erfolgt, in etwa 60 % der Fälle von tiefen Beckenvenenthrombosen und in etwa 30 % der Fälle von tiefen Beinvenenthrombosen ausgeht. Je nach Schweregrad verlaufen weniger als 25 bis mehr als 50 % tödlich. Besteht bei nichttödlicher Lungenembolie gleichzeitig eine Linksherzinsuffizienz mit Lungenstauung, entwickelt sich ein **hämorrhagischer Lungeninfarkt**. Die Blutung (Hämorrhagie) in den infarzierten Bezirk beruht darauf, dass die Wandungen der im ernährungsgestörten Infarktgebiet verlaufenden Bronchialarterien und -venen durchlässig werden und durch erhöhten Venendruck der Abstrom des Blutes behindert ist. Im Bereich des Lungeninfarkts kann sich leicht eine Pneumonie (Lungenentzündung) entwickeln.

Im Gegensatz zur oberflächlichen Thrombophlebitis führt die Phlebothrombose der tiefen Venen sehr schnell und mit großer Regelmäßigkeit (in 90 % der Fälle) zu schweren Folgezuständen, die man unter dem Begriff **postthrombotisches Syndrom** zusammenfasst. Eine durchgemachte Phlebothrombose hinterlässt nämlich eine irreversible Schädigung der Venenklappen, und das erkrankte Gefäß wandelt sich infolge eines Umbaus der Muskelschicht so weit um, dass der Gefäßtonus nicht mehr ausreichend reguliert werden kann.

Chronische venöse Insuffizienz. Aus einer Phlebothrombose der tiefen Venen bzw. der Verbindungsvenen, aber auch aufgrund anderer Venenerkrankungen, kann sich je nach Lokalisation und Ausmaß der Schädigung auch eine **chronische venöse Insuffizienz** (CVI) entwickeln: Infolge der Schlussunfähigkeit der Venenklappen (Klappeninsuffizienz) und der damit verbundenen Unwirksamkeit der Muskelpumpe (▸Kap. 9.5.2) kommt es zu einem starken Druckanstieg in den tiefen und oberflächlichen Venen. Der dadurch erhöhte hydrostatische Druck in den Venolen und Kapillaren bewirkt einen vermehrten Flüssigkeitsaustritt in das Interstitium, wodurch sich bei Überschreiten der Transportkapazität der Lymphgefäße ein **Ödem** ausbildet, das in der Regel zuerst in der Knöchelregion in Erscheinung tritt.

In den Mikrozirkulationsgefäßen kommt es infolge der verminderten Strömungsgeschwindigkeit zur Adhäsion und Aggregation von Leukozyten und damit zur Aktivierung lysosomaler Enzyme, welche die Wände der Venolen und Kapillaren schädigen. Der Austritt von Proteinen durch die durchlässig gewordenen Wände verstärkt einerseits das Ödem und führt andererseits zur Ausbildung von perivaskulären Fibrinmanschetten und zur Verhärtung (Induration) des Bindegewebes. Durch die Komprimierung von außen und die Bildung von Mikrothromben werden die Mikrozirkulationsgefäße bestimmter Geweberegionen zunächst verlegt und schließlich teilweise abgebaut. In der Haut entstehen auf diese Weise gefäßlose, weiße Areale, die als **Atrophie blanche** bezeichnet werden. Kleinere Blutaustritte aus den Mikrozirkulationsgefäßen können auch zu Hämosiderinablagerungen im Interstitium und damit zu einer Hyperpigmentierung der betreffenden Hautareale führen. Schließlich werden durch den vermehrten Flüssigkeits- und Proteinaustritt in das Interstitium zusätzlich die Lymphgefäße geschädigt, sodass deren Drainagefunktion immer weiter abnimmt. Die chronische venöse Insuffizienz ist somit durch eine **kombinierte Störung** der venösen Makrozirkulation, der Mikrozirkulation und der Lymphdrainage gekennzeichnet, die erhebliche Ernährungsstörungen der Gewebe zur Folge haben.

An Stellen mit besonders ungünstigen Versorgungs- bzw. Drainagebedingungen können die trophischen Störungen so ausgeprägt sein, dass Gewebedefekte, d. h. Geschwüre auftreten. Ein solches **Ulcus cruris** entwickelt sich vorzugsweise hinter dem Innenknöchel. Es wird meist durch Traumen ausgelöst, vergrößert sich anschließend relativ schnell und wird häufig bakteriell infiziert.

9.9.6 Hämorrhoiden

Hämorrhoiden entstehen durch eine **Hyperplasie** des **arteriell gespeisten**, unter der Schleimhaut gelegenen **Schwellkörpers** am Ende des Mastdarms (Corpus cavernosum recti). Dieser Schwellkörper unterstützt normalerweise die Verschlussmuskulatur des Beckenbodens. Die Neigung zum Hämorrhoidalleiden ist erblich. Obstipation (▸Kap. 12.13.5) und faserarme Nahrung fördern seine Manifestation. Männer sind häufiger betroffen als Frauen.

Hämorrhoiden 1. Grades sind rote, in den Analkanal vorspringende Schleimhautpolster. Vergrößert sich der Schwellkörper weiter, so werden diese Schleimhautvorwölbungen bei der Darmentleerung aus dem After gedrückt, was gewöhnlich zu Schmerzen und Blutungen führt (Hämorrhoiden 2. Grades). Bei den Hämorrhoiden 3. Grades liegen die Schleimhautvorwölbungen meist dauernd vor dem äußeren Afterrand. (Diese sind nicht zu verwechseln mit Hautfalten im Analbereich, den sog. Marisken.)

9.9.7 Arterielle Hypertonie

Nach Angaben der Deutschen Hochdruckliga haben etwa 44 % der Bundesbürger über 35 Jahre eine arterielle Hypertonie.

Definition und Einteilung

Als (arterielle) Hypertonie bezeichnet man jede die Norm überschreitende, anhaltende Steigerung des arteriellen Blutdrucks. Nach Angabe verschiedener wissenschaftlicher Organisationen, u. a. der International Society of Hypertension und der Deutschen Hochdruckliga, wurde ein erhöhter Blutdruck – wie in ◘Tab. 9.6 angegeben – definiert und klassifiziert. Als unter Gesundheitsaspekten optimaler Blutdruck werden – unabhängig vom Lebensalter! – Werte von 120 mm Hg systolisch und < 80 mm Hg diastolisch angegeben.

Von einem labilen Hochdruck wird gesprochen, wenn neben erhöhten zeitweilig auch normale Blutdruckwerte gemessen werden.

◘ **Tab. 9.6** Klassifikation von Blutdruckbereichen nach den Leitlinien der Deutschen Hochdruckliga (2008)[1]

Klassifikation	Systolisch (mm Hg)	Diastolisch (mm Hg)
Optimal	< 120	< 80
Normal	120–129	80–84
Hoch-normal	130–139	85–89
Milde Hypertonie (Schweregrad 1)	140–159	90–99
Mittelschwere Hypertonie (Schweregrad 2)	160–179	100–109
Schwere Hypertonie (Schweregrad 3)	≥ 180	≥ 110
Isolierte systolische Hypertonie	≥ 140	< 90

[1] Fallen systolische und diastolische Blutdruckwerte bei einem Patienten in unterschiedliche Klassen, erfolgt die Einteilung in die höhere Klasse

Unter ätiologischen Aspekten unterscheidet man die **primäre (essenzielle) Hypertonie** und die **sekundären Hypertonien**. Während bei der erstgenannten Hochdruckform die Krankheitsentstehung noch in wesentlichen Teilen unbekannt ist, was in der Zusatzbezeichnung „essenziell" zum Ausdruck kommt, stellt bei den letztgenannten Formen die Blutdruckerhöhung lediglich ein Symptom einer anderen (Primär-)Erkrankung dar.

Pathogenetisch lassen sich die folgenden Hochdruckformen unterscheiden, doch liegen meist Mischformen vor:

- **Widerstandshochdruck**: Bei Erhöhung des totalen peripheren Widerstands steigen – auch bei unverändertem Herzzeitvolumen – sowohl der systolische als auch der diastolische Blutdruck an.
- **Minutenvolumenhochdruck**: Eine Zunahme des Herzzeitvolumens führt zu einem Anstieg des systolischen Blutdrucks, während der diastolische Blutdruck meist im Normbereich bleibt.
- **Elastizitätshochdruck**: Eine Abnahme der Dehnbarkeit großer arterieller Gefäße, wie sie bei Arteriosklerose im Alter auftritt, hat einen Anstieg des systolischen und eine Abnahme des diastolischen Blutdrucks zur Folge. Dabei ist der arterielle Mitteldruck normal oder nur mäßig erhöht.

Primäre Hypertonie

Obwohl die Ursachen der primären (essenziellen) Hypertonie (90–95 % der Fälle!) noch weitgehend unbekannt sind, kennt man doch einige Faktoren, welche die Manifestation der Krankheit begünstigen. Mit sehr hoher Wahrscheinlichkeit wird die Hypertonie nicht durch einen einzigen dieser Faktoren ausgelöst, sondern stellt eine **multifaktorielle Störung der Blutdruckregulation** dar (○ Abb. 9.33).

Genetische Disposition. In vielen Fällen ist eine hereditäre (vererbungsbedingte) Komponente an der Entwicklung der essenziellen Hypertonie beteiligt. Hierfür sprechen Ergebnisse der Zwillingsforschung und das gehäufte Auftreten der Erkrankung in Hypertonikerfamilien. Soweit Erbfaktoren beteiligt sind, werden diese meistens nicht durch ein einzelnes Gen, sondern durch **polygene Einflüsse** vermittelt. Ein Beispiel für eine monogenetisch bedingte Hypertonie ist das seltene **Liddle-Syndrom**. Bei diesem liegt eine autosomal-dominante Mutation eines (Amilorid-sensitiven) Natriumkanals vor, der vor allem in den Epithelzellen der distalen Tubuli der Niere exprimiert wird. Durch diese Mutation wird die tubuläre Natriumresorption gesteigert und als Folge der erhöhten Kochsalz- und Wasserresorption Bluthochdruck hervorgerufen. Abdominelle Adipositas, erhöhter Alkoholkonsum, zunehmendes Alter u. a. sind begünstigende Faktoren.

Psychosoziale Faktoren. Umwelteinflüsse können ebenfalls an der Entwicklung einer essenziellen Hypertonie beteiligt sein. Personen, die ständig einer **starken Lärmbelästigung** (z. B. Fluglärm) oder beruflich einem schweren **psychischen Stress** ausgesetzt sind, leiden wesentlich häufiger an einer Hypertonie als andere Teile der Bevölkerung. Auch Konflikte im sozialen Bereich und Nichterfüllung selbst gesteckter Ziele bzw. beruflicher Aufgaben fördern die Manifestation der Krankheit. Solche **psychosoziale Belastungen** führen zu einer gehäuften und verstärkten **Aktivierung des sympathoadrenalen Systems** und damit primär zu einem gesteigerten Herzzeitvolumen, ohne dass dabei der totale periphere Widerstand entsprechend vermindert wird. Es resultiert eine zunächst noch reversible Erhöhung des arteriellen Mitteldrucks. Später kommt es dann durch reaktive Hypertrophie der glatten Muskulatur in den ständig druckbelasteten Widerstandsgefäßen (Mediahypertrophie) sowie durch arteriosklerotische Gefäßwandveränderungen zu einer irreversiblen Zunahme des totalen peripheren Widerstands. Außerdem nimmt die Sensitivität der Pressosensoren (Barosensoren) infolge der chronischen Blutdruckerhöhung ab, sodass der depressorische Einfluss der zentralen Blutdruckregulation (▸ Kap. 9.8.1) verringert ist.

Verminderte NO-Produktion. Bei Patienten mit arterieller Hypertonie ist oft eine verminderte Aktivität der endothelialen NO-Synthase (eNOS) mit eingeschränkter NO-Produktion nachweisbar, was eine Tonussteigerung der arteriellen Widerstandsgefäße zur Folge hat.

Hormonelle Faktoren. Bei gesteigerter Aktivität des Sympathikus erwartet man eine erhöhte Noradrenalinkonzentration im Blutplasma. Tatsächlich ist diese jedoch bei Hypertonikern nur mäßig (im Mittel um 25 %) erhöht. Trotzdem spielt Noradrenalin in der Pathogenese der essenziellen Hypertonie eine Rolle, weil bei einem Teil der Patienten eine verstärkte vasokonstriktorische Wirkung des Hormons nachgewiesen wurde. Das Renin-Angiotensin-Aldosteron-System (▸ Kap. 14.4.3) weist bei der Mehrzahl der Patienten (ca. 60 %) keine Veränderungen auf; bei ca. 20 % ist die Reninaktivität sogar vermindert. Obwohl somit das Renin-Angiotensin-System an der Pathogenese der essenziellen Hypertonie offenbar nicht oder nur wenig beteiligt ist, kommt ihm für die Behandlung der Hochdruckkrankheit eine besondere Bedeutung zu. Normale Renin-Angiotensin-Aktivitäten sind nämlich bei Hypertonikern in Relation zu den Blutdruckwerten zu hoch. Damit wird verständlich, dass eine Blockade des Angiotensin-Konversions-Enzyms (ACE, ▸ Kap. 14.4.3) mit sog. ACE-Hemmern, die eine verminderte Bildung von Angiotensin II zur Folge hat, oder die Gabe von Angiotensin-II-Antagonisten (Angiotensin-Rezeptor-

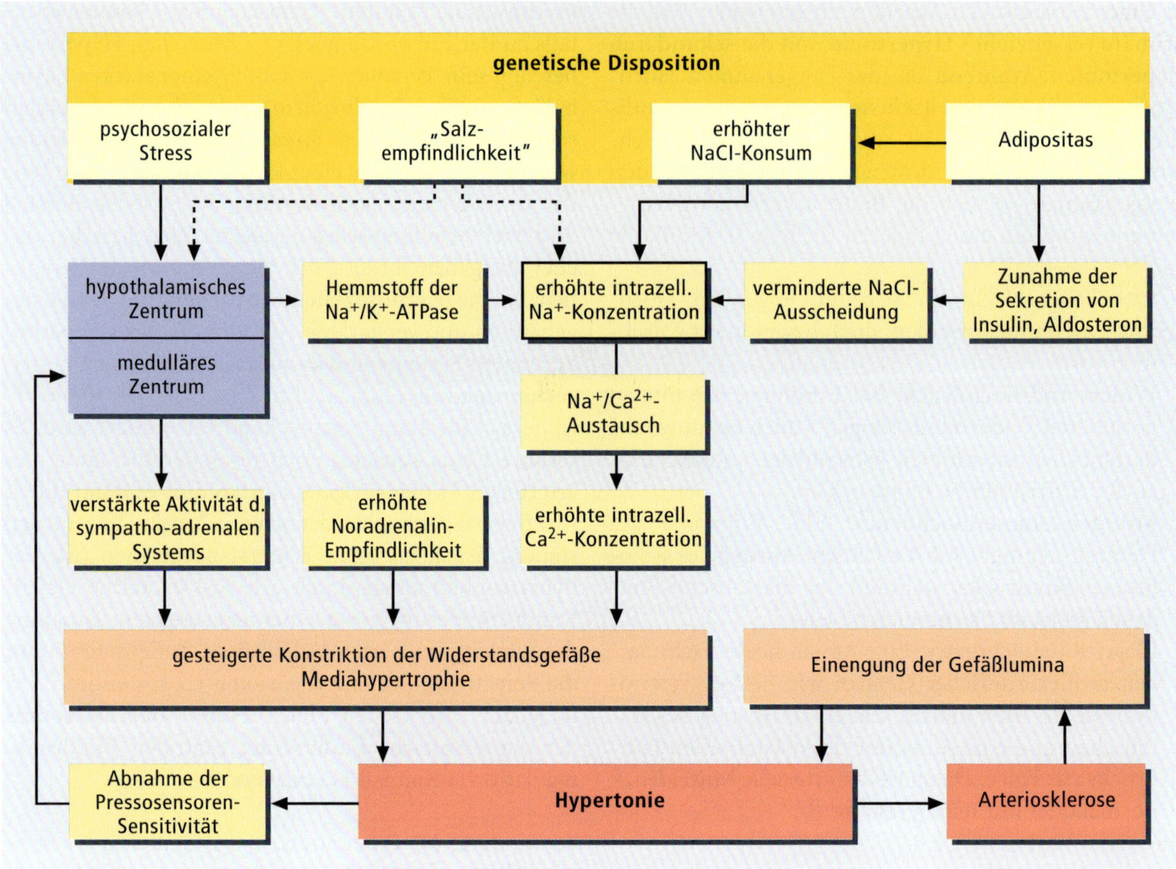

Abb. 9.33 Fördernde Faktoren und (z. T. noch hypothetische) Pathogenese der primären (essenziellen) Hypertonie

Blockern, Sartanen) bei vielen Patienten zu einer Blutdrucksenkung führt. Entgegen früherer Annahme hat Atriopeptin (ANP, ▸Kap. 9.8.4) wahrscheinlich keine Bedeutung für die Pathogenese der Hochdruckkrankheit.

Hoher Kochsalzkonsum. Ein hoher Kochsalzkonsum (> 10–15 g NaCl/Tag) kann, muss jedoch nicht für die Entwicklung einer essenziellen Hypertonie mitverantwortlich sein. Weltweit durchgeführte Studien haben gezeigt, dass bei etwa 50 % der Hockdruckpatienten eine Abhängigkeit des systolischen Blutdrucks von der Kochsalzaufnahme besteht. Bei diesen „salzempfindlichen" Patienten kann die Reduktion einer unnötig hohen NaCl-Zufuhr auf ≤ 6 g/Tag eine Blutdrucksenkung herbeiführen. Vermutlich ist bei ihnen die intrazelluläre Na^+-Konzentration in der glatten Gefäßmuskulatur erhöht. Über einen verminderten 3 Na^+/Ca^{2+}-Austausch kommt es dann sekundär zu einem Anstieg der intrazellulären Ca^{2+}-Konzentration, der zur Tonussteigerung der Gefäßmuskulatur führt.

Adipositas und Alkoholabusus. Übergewicht (Adipositas) begünstigt die Entwicklung einer essenziellen Hypertonie. Welche Faktoren hierfür verantwortlich sind, ist noch unklar. Diskutiert werden sowohl eine gesteigerte NaCl-Zufuhr, die aus der vermehrten Nahrungsaufnahme resultiert, als auch eine verminderte NaCl-Ausscheidung, die auf die bei Übergewichtigen meist erhöhten Plasmakonzentration von Insulin und Aldosteron zurückgeführt werden kann. Die beim metabolischen Syndrom (▸Kap. 16.5.6) erhöhten Insulinspiegel üben darüber hinaus einen Proliferationsreiz auf die Gefäßmuskelzellen mit der Folge einer Widerstandserhöhung aus. Chronischer Alkoholabusus bewirkt ebenfalls eine Steigerung des Ruheblutdrucks.

Sekundäre Hypertonien

5–10 % aller Hypertoniepatienten weisen sekundäre Hypertonieformen auf (▫Tab. 9.7).

Renale Hypertonie. Wie in ▫Tab. 9.7 gezeigt, steht die renale Hypertonie in der Häufigkeitsskala der Hochdruckformen an 2. Stelle. Sie kann entweder durch einen Verlust von funktionstüchtigem Nierenparenchym (renal-parenchymatös) oder durch eine Mangeldurchblutung der Nieren (renovaskulär) verursacht werden.

Die **renal-parenchymatöse Hypertonie** tritt bei vielen Nierenerkrankungen im fortgeschrittenen Stadium

Tab. 9.7 Hypertonieformen (Auswahl)

Hypertonieform	Ursachen (Auswahl)	Anteil
Primäre Hypertonie		
Primäre Hypertonie	Polygonale Disposition, begünstigende Faktoren	90–95 %
Sekundäre Hypertonie		
Renal-parenchymatös	Chronische Pyelonephritis, Glomerulonephritis	4–5 %
Renal-Renovaskulär	Stenosierung der Nierenarterien	
Endokrin	Phäochromozytom, Cushing-Syndrom, Conn-Syndrom, Hyperthyreose	ca. 1 %
Kardiovaskulär	Aortenklappeninsuffizienz, Aortenisthmusstenose	<1 %
Neurogen	Enzephalitis, Hirntumoren, Vergiftungen, Schlafapnoe-Syndrom, starke Schmerzen	<1 %
Medikamentös	Orale Kontrazeptiva, NSARs u. a.	–
Drogenabusus-induziert	Cocain, Amphetamine, Alkohol	<1 %
Schwangerschaft-bedingt	Herzzeitvolumen erhöht, RAAS aktiviert	–

auf. Der Blutdruckanstieg ist primär die Folge einer Retention von Na^+ und Wasser aufgrund der gestörten renalen Ausscheidungsfunktion. Dabei nimmt zunächst das Blutvolumen und infolge des vermehrten venösen Rückstroms auch das Herzzeitvolumen zu (**Minutenvolumenhochdruck**). Später kommt es dann aus noch nicht geklärter Ursache zusätzlich zu einem Anstieg des totalen peripheren Widerstands (**Widerstandshochdruck**). Bei einem Teil der Patienten ist auch das Renin-Angiotensin-System an der Pathogenese des Hochdrucks beteiligt. Zwar findet man, wie erwähnt, meist normale Angiotensin-II-Konzentrationen; diese müssen aber im Hinblick auf den Blutdruck- und Na^+-Anstieg als zu hoch angesehen werden.

Die **renovaskuläre Hypertonie** wird durch eine ein- oder beidseitige hämodynamisch wirksame Stenose der Nierenarterien verursacht, wobei für die Einengung der Gefäßlumina meist arteriosklerotische Prozesse verantwortlich sind. Da diese Möglichkeit der Hypertonieentstehung erstmals von Goldblatt durch Abklemmen der Nierenarterie im Tierexperiment nachgewiesen wurde, spricht man auch vom **Goldblatt-Hochdruck**.

Die stenosebedingte Mangeldurchblutung der Niere führt zu einer **gesteigerten Reninfreisetzung** aus den Epitheloidzellen der Vasa afferentia und damit über Zwischenstufen zur vermehrten Bildung von Angiotensin II (▸ Kap. 14.4.3). In der 1. Phase wird die Blutdruckerhöhung hauptsächlich durch die vasokonstriktorische und „sympathikusstimulierende“ Wirkung von **Angiotensin II** (Steigerung der Synthese und der Freisetzung sowie Hemmung der Wiederaufnahme von Noradrenalin) hervorgerufen. Da infolge des ansteigenden Perfusionsdrucks die Nierendurchblutung zunimmt, kann sich die Reninproduktion wieder normalisieren, bleibt aber auch dann in Relation zum angestiegenen Blutdruck zu hoch. In der 2. Phase dominiert die stimulierende Wirkung von Angiotensin II auf die **Freisetzung von Aldosteron**. Durch die erhöhte Aldosteronaktivität kommt es zur Natrium- und Wasserretention und infolge der Zunahme des Blutvolumens zu einem weiteren Blutdruckanstieg. Bei lange bestehender renovaskulärer Hypertonie ist die 3. Phase dadurch gekennzeichnet, dass auch die Beseitigung einer einseitigen Stenose nicht mehr zu einer Abnahme des Blutdrucks führt. In diesem irreversiblen Stadium wird die Hypertonie durch die hochdruckbedingten Gefäß- und Parenchymschäden der kontralateralen Niere aufrechterhalten.

Endokrine Hypertonien. In seltenen Fällen entwickeln sich Hypertonien auf der Grundlage von endokrinen Störungen. Die einzige Erkrankung dieser Art, deren Ätiologie und Pathogenese vollständig geklärt sind, stellt das **Phäochromozytom** dar. Dabei handelt es sich um einen Tumor des Nebennierenmarks oder anderer chromaffiner Gewebe, der schubweise oder ständig vermehrt **Catecholamine** freisetzt. Die Folge ist ein anfallsweise auftretender oder anhaltender Bluthochdruck, der in erster Linie durch die α_1-adrenerge vasokonstriktorische Wirkung der **Catecholamine**, weniger durch deren β_1-adrenerge positiv inotrope und chronotrope Wirkung hervorgerufen wird. Es handelt sich also vorrangig um einen Widerstandshochdruck. Patienten mit Phäochromozytom neigen zu orthostatischer Dysregulation (▸ Kap. 9.9.8), die auf die Verminderung des Plasmavolumens und die reduzierte Ansprechbarkeit der Gefäßmuskulatur auf neurogen freigesetztes Noradrenalin zurückgeführt werden kann.

Beim **Cushing-Syndrom** (▸Kap. 16.6.5), bei dem **Glucocorticoide** im Übermaß gebildet werden, tritt sehr häufig ein Bluthochdruck auf. Dagegen beobachtet man bei Patienten unter üblicher Glucocorticoiddosierung (d.h. unterhalb der Cushing-Schwelle) nur in ca. 20% der Fälle einen Blutdruckanstieg. Dieser beruht u.a. auf der sensibilisierenden (sog. permissiven) Wirkung der Glucocorticoide für Catecholamine an der Gefäßmuskulatur.

Beim **Conn-Syndrom**, dem primären Hyperaldosteronismus (▸Kap. 16.6.5), sowie bei der salzretinierenden Form des **adrenogenitalen Syndroms** (▸Kap. 16.6.5), führt die **vermehrte Bildung von Mineralocorticoiden** ebenfalls zur Hypertonie. Aufgrund der gesteigerten Na^+- und Wasserretention kommt es zunächst zu einem Minutenvolumen- und im weiteren Verlauf zu einem Widerstandshochdruck. Die blutdrucksteigernde Wirkung der Mineralocorticoide kann durch Reduktion der Kochsalzzufuhr verhindert werden.

Bei manifester **Hyperthyreose** ist die Blutdruckamplitude erhöht (>60 mm Hg), wodurch sich häufig eine isolierte systolische Hypertonie entwickelt (s.o.).

Kardiovaskuläre Hypertonien. Diese Hypertonieformen sind meist durch einen erhöhten systolischen Blutdruck bei normalem oder sogar erniedrigtem diastolischen Druck gekennzeichnet. Derartige Druckveränderungen findet man bei Elastizitätsverlust (Arteriosklerose) der Aorta sowie bei **Aortenklappeninsuffizienz** (▸Kap. 8.5.7) mit diastolischem Rückfluss in den linken Ventrikel. In diesen Fällen sind zur Aufrechterhaltung des normalen Stromzeitvolumens verstärkte systolische Ventrikelkontraktionen erforderlich. Die **Aortenisthmusstenose** führt zu einer arteriellen Hypertonie, die auf die Gefäßabschnitte vor der Stenose, d.h. auf die obere Körperhälfte, beschränkt ist. Die Druckerhöhung in diesem Gebiet ist durch den erhöhten Strömungswiderstand im Stenosebereich der oberen Aorta bedingt und wird durch die verstärkte Reninproduktion der minderperfundierten Nieren noch verstärkt.

Neurogene Hypertonie. Auch neuronale Störungen können gelegentlich einen Bluthochdruck zur Folge haben. Als Ursachen hierfür kommen Störungen des Vasomotorenzentrums im Hirnstamm bei Enzephalitis (Hirnentzündung), zerebralen Durchblutungsstörungen, erhöhtem Hirndruck (Tumor) oder Vergiftungen (CO, Thallium) infrage. Aber auch die Schädigung der afferenten Bahnen von den Pressosensoren bei Polyneuritis kann zu einer Hypertonie führen. Die beim Schlafapnoe-Syndrom beobachtete Blutdrucksteigerung beruht auf sympathikotonen Weckreaktionen.

Medikamenteninduzierte Hypertonie. Zu den unerwünschten Wirkungen einiger Medikamente zählt auch Bluthochdruck. So werden beispielsweise bei längerfristiger Behandlung mit nichtsteroidalen Antirheumatika (NSARs, z.B. Acetylsalicylsäure, Indometacin, Diclofenac), die u.a. die Bildung von gefäßerweiternden Prostaglandinen (PGE_2, PGI_2) hemmen, sowie bei lang dauernder Einnahme größerer Mengen von Lakritze (Mineralocorticoideffekt!) Blutdrucksteigerungen beobachtet.

Hypertonie in der Schwangerschaft. Bei einer normalen Schwangerschaft sind die Renin-Angiotensin-Aldosteron-Aktivität, das Plasmavolumen und das Herzzeitvolumen erhöht, während gleichzeitig das im Uterus produzierte Prostacyclin (PGI_2, ▸Kap. 5.6.1) aufgrund seiner vasodilatatorischen Wirkung den peripheren Strömungswiderstand senkt. Insbesondere bei Erstgebärenden im letzten Schwangerschaftsdrittel kann jedoch ein Missverhältnis zwischen Angiotensin II und PGI_2 zu einem erhöhten totalen peripheren Widerstand und damit zu einem Bluthochdruck (Schwangerschaftshochdruck) führen. Diese Form der Hypertonie ist ein typisches Begleitsymptom der Schwangerschaftsnephropathie (▸Kap. 13.7.8).

Hypertoniestadien

Für die Einteilung der Hypertonien nach dem Schweregrad wurden verschiedene Vorschläge gemacht. Als Richtlinie mag die in ◘Tab. 9.8 zusammengefasste Einteilung dienen (nach WHO).

◘ **Tab. 9.8** Hypertoniestadien anhand eingetretener Organschädigungen. Nach WHO

Stadium	Pathologische Veränderungen
I	Keine manifesten, Hypertonie-bedingten Organveränderungen
II	Linksherzhypertrophie, Gefäßveränderungen an der Netzhaut ohne Sehschäden, Proteinurie
III	Linksherzinsuffizienz, zerebrovaskuläre Störungen (z.B. Blutungen), Netzhautblutungen, Nierenschäden

Risikofaktor Hypertonie

Wie Rauchen, Übergewicht, Hyperlipoproteinämie und Diabetes mellitus (▸Kap. 16.5.6) gehört die Hypertonie zu den epidemiologischen Risikofaktoren, die unter statistischen Gesichtspunkten die Lebenserwartung verkürzen. Die Gefährdung der Hypertoniker besteht vor allem darin, dass unter der Einwirkung des erhöhten Blutdrucks Blutungen im Gehirn (**hämorrhagischer Schlaganfall**) sowie in anderen lebenswichtigen Organen auftreten können. Außerdem begünstigt die

Hypertonie die Ausbildung arteriosklerotischer Gefäßwandveränderungen mit der Folge einer **koronaren Herzkrankheit** (▸Kap. 8.5.1) und/oder einer **Niereninsuffizienz** (▸Kap. 13.7.10). Schließlich hat das Herz ständig eine erhöhte Druckarbeit zu leisten, was außer zu einer **Linksherzhypertrophie** bei Überschreiten der Leistungsgrenze zu einer **Linksherzinsuffizienz** (▸Kap. 8.5.2) führen kann. Aus diesem Grund kommt es darauf an, den Hochdruckpatienten möglichst frühzeitig zu erfassen und einer geeigneten Therapie zuzuführen. Dies gilt umso mehr, als heute noch etwa 25% aller Todesfälle direkt oder indirekt auf eine Hypertonie zurückzuführen sind.

Zusatzinformation

Während die sekundären Hypertonieformen – zumindest teilweise – durch Behandlung des Primärleidens kausal beeinflusst werden können, ist die sehr viel häufigere essenzielle Hypertonie nur der symptomatischen, d.h. allein auf die Blutdrucksenkung ausgerichteten Therapie mit diätetischen (z.B. Einschränkung der Nahrungszufuhr bei Übergewicht, Kochsalzrestriktion) und Allgemeinmaßnahmen (verstärkte körperliche Betätigung, Sorge für ausreichenden Schlaf u.a.) sowie mit bluckdrucksenkenden Medikamenten (Antihypertonika), zugänglich. Diese ist dringend geboten, auch wenn keine Beschwerden bestehen, weil dadurch die oben genannten Komplikationen vermieden werden können.

Zu den Antihypertonika der 1. Wahl zählen Diuretika, β-Adrenozeptor-Antagonisten, Calciumkanalblocker, ACE-Hemmer und Angiotensin-II-Rezeptor-Antagonisten.

9.9.8 Arterielle Hypotonie

Definition und Einteilung. Da ein erniedrigter arterieller Blutdruck interindividuell sehr unterschiedlich empfunden wird – von nicht bis stark beeinträchtigend –, lässt sich eine Abgrenzung gegen den Normalbereich nicht verbindlich festlegen. Im Allgemeinen geht man davon aus, dass eine Hypotonie besteht, wenn beim Erwachsenen der systolische Blutdruck in Ruhe einen Wert von 90–100 mm Hg unterschreitet.

Wie bei der Hypertonie werden auch bei der Hypotonie zwei Formen unterschieden: die primäre oder essenzielle Hypotonie, die auf konstitutionelle Faktoren zurückzuführen ist, und die sekundäre Hypotonie, die als Symptom einer anderen Grundkrankheit zu werten ist.

Primäre (essenzielle) Hypotonie. Die primäre Hypotonie wird vor allem bei jungen Frauen mit asthenischem Körperbau beobachtet. Die Angaben zur Häufigkeit ihres Auftretens schwanken zwischen 1% und 13% des untersuchten Personenkreises. Der niedrige Blutdruck kann über Jahre und Jahrzehnte ohne subjektive Beschwerden und ohne objektiv fassbare Funktionsstörungen (keine Krankheit!) bestehen. Solche Menschen haben sogar eine höhere Lebenserwartung als Normotoniker, weil sie für Herz- und Gefäßerkrankungen weniger anfällig sind. Als pathologisch ist eine primäre Hypotonie erst zu werten, wenn infolge einer Mangeldurchblutung des Gehirns bzw. der Netzhaut entsprechende Symptome wie Konzentrationsschwäche, verminderte Leistungsfähigkeit, erhöhtes Schlafbedürfnis, Schwindel, Schweißausbrüche und Sehstörungen auftreten. Die Situation der Patienten mit erhöhtem und erniedrigtem Blutdruck lässt sich überspitzt in einem einfachen Satz zusammenfassen: Der Hypertoniker lebt gut und kurz, der Hypotoniker dagegen schlecht und lang!

Beim Hypotoniker kommt es häufig nach dem Aufrichten aus der Hockstellung und vor allem nach einem Lagewechsel vom Liegen zur aufrechten Körperposition, der Orthostase, zu einer vegetativen Dysregulation (s.u.).

Orthostatische Dysregulation. Die normale Orthostasereaktion ist, wie in ▸Kap. 9.8.5 bereits teilweise beschrieben, dadurch gekennzeichnet, dass beim Übergang vom Liegen zum Stehen

- etwa 500 ml Blut in die Kapazitätsgefäße der unteren Extremitäten verlagert werden,
- der Sympathikustonus reflektorisch zunimmt und als Folge davon
- eine Konstriktion der Widerstands- und Kapazitätsgefäße in der Skelettmuskulatur, der Haut und den Bauchorganen sowie eine Steigerung der Herzfrequenz eintritt.

Dabei bleibt der systolische Blutdruck unverändert, während der diastolische Blutdruck leicht ansteigt (○Abb. 9.34). Bei 10–15% der Erwachsenen, insbesondere bei Hypotonikern, kommt es jedoch beim plötzlichen Aufstehen zu einer **Störung** der **Orthostasereaktion**, wobei zwei Formen zu unterscheiden sind:

Bei der **hyperdiastolischen Regulationsstörung** handelt es sich um eine mangelhafte Tonisierung des venösen Systems. Größere Blutmengen sind in die unteren Körperpartien verlagert. Infolge des verminderten venösen Rückstroms nehmen das Schlagvolumen des Herzens und der systolische Blutdruck ab. Durch eine besonders starke reflektorische Aktivierung des Sympathikus kommt es jedoch zu einer erheblichen Zunahme der Herzfrequenz und zu einem Anstieg des diastolischen Blutdrucks. Diese hyperdiastolische Regulationsstörung (**sympathikotone Dysregulation**), die in 70% der Fälle beobachtet wird, ist somit durch eine geringe Blutdruckamplitude in der Orthostase bei fast normalem Mitteldruck gekennzeichnet.

Die **hypodiastolische Regulationsstörung** ist dagegen durch einen Abfall sowohl des systolischen als auch

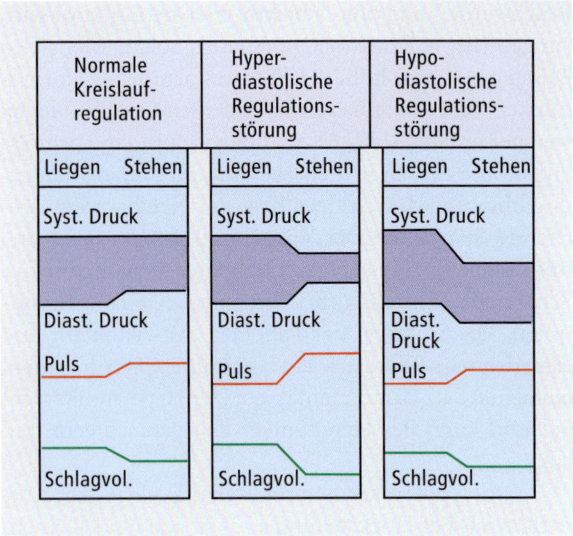

Abb. 9.34 Änderungen von Blutdruckwerten, Herzfrequenz und Schlagvolumen bei normaler Orthostasereaktion sowie bei hyperdiastolischer und hypodiastolischer Regulationsstörung

Tab. 9.9 Einteilung der Hypotonien

Hypotonieform	Ursachen (Auswahl)
Primäre Hypotonie	
Primäre Hypotonie	Konstitutionell bedingt
Sekundäre Hypotonie	
Hypovolämisch	Blutverlust, Plasmaverlust
Infektiös-toxisch	Infektionen, Intoxikationen
Endokrin	Nebennierenrindeninsuffizienz, Hypothyreose
Kardiovaskulär	Mitralstenose, Aortenklappenstenose
Neurogen	Idiopathische asympathikotone Hypotonie, Commotio cerebri
Medikamentös	Gefäßerweiterung

des diastolischen Blutdrucks charakterisiert. Der arterielle Mitteldruck nimmt daher in der aufrechten Körperposition stark ab, während die Herzfrequenz nur mäßig ansteigt. Diese seltenere Form der orthostatischen Dysregulation ist auf eine verminderte sympathische Gegenregulation (**asympathikotone Dysregulation**) insbesondere im Bereich der Widerstandsgefäße zurückzuführen.

Kreislaufkollaps. Bei Hypotonikern, aber auch bei kreislaufgesunden Menschen kann es beim abruptem Aufstehen nach längerem Liegen, zu einem plötzlichen kurzfristigen Blutdruckabfall mit Mangeldurchblutung des Gehirns und vorübergehender Bewusstlosigkeit kommen. Dies ist insbesondere dann der Fall, wenn in warmer bzw. schwüler Umgebung oder nach Muskelarbeit die Haut- bzw. Muskelgefäße stark dilatiert sind. Unter diesen Umständen bleiben die im Stehen notwendigen vasokonstriktorischen Reaktionen in diesen Organen aus, weil die Erfordernisse der Thermoregulation und des Stoffwechsels Vorrang haben. Die mit dem orthostatischen Kreislaufkollaps plötzlich einsetzende Bewusstlosigkeit (**Synkope**) führt zu einem Verlust der Muskelkontrolle und damit zum Umfallen, wodurch eine ausreichende Hirndurchblutung von selbst wiederhergestellt wird. Ein rasches Aufrichten des kollabierten Patienten durch „Helfer" wäre daher schädlich und ist auf jeden Fall zu verhindern.

Sekundäre Hypotonien. Sekundäre Hypotonien, bei denen der erniedrigte Blutdruck lediglich das Symptom einer Primärerkrankung darstellt, sind verhältnismäßig selten. Einen Überblick über die wichtigsten Ursachen und die daraus resultierende Einteilung der sekundären Hypotonien gibt Tab. 9.9.

- **Hypovolämische Hypotonie**: Bei dieser besteht ein Missverhältnis zwischen dem (verminderten) Blutvolumen und der Gefäßkapazität, sodass trotz sympathischer Gegenregulation nicht mehr der normale Blutdruck aufrechterhalten werden kann.
- **Infektiös-toxische Hypotonie**: Diese kann durch bakterielle Endotoxine oder durch Intoxikationen mit Arzneimitteln (z. B. Schlafmitteln) ausgelöst werden. Pathogenetisch ist hierbei der Blutdruckabfall auf eine Dilatation der Widerstandsgefäße oder auf eine toxische Herzschädigung zurückzuführen.
- **Endokrine Hypotonien**: Bei den endokrinen Hypotonien ist an erster Stelle die primäre Nebennierenrindeninsuffizienz, der **Morbus Addison** (▸Kap. 16.6.5), zu nennen. In diesem Fall verursacht der Aldosteronmangel einen Na^+- und Wasserverlust und damit eine Abnahme des Blutvolumens. Bei der **Schilddrüsenunterfunktion** (Hypothyreose, ▸Kap. 16.3.4) kommt es u. a. aufgrund der reduzierten Dichte von β_1-Rezeptoren nicht selten zu einer Abnahme des Herzzeitvolumens und zu einer Bradykardie, die einen Blutdruckabfall zur Folge haben.
- **Kardiovaskuläre Hypotonien**: Man findet diese sowohl bei der Mitral- als auch bei der Aortenklappenstenose, die beide zu einer Minderung des linksventrikulären Blutauswurfs führen.
- **Neurogene Hypotonien**: Diese sind die Folge von Störungen der verschiedenen neuronalen Kontrollmechanismen für die Kreislaufregulation. Speziell ist hier die **idiopathische asympathikotone Hypotonie** (primäre autonome Insuffizienz) zu nennen, die

Tab. 9.10 Schockformen: Ursachen und typische Funktionsänderungen

Schockform	Ursachen (Auswahl)	Zentraler Venendruck	Herzzeit-volumen	Totaler periphe-rer Widerstand
Hypovolämischer Schock	Blutverlust, Plasmaverlust, Diarrhö	↓↓	↓↓	↑
Kardiogener Schock	Herzinfarkt, Myokarditis, massive Herzrhythmusstörungen, Klappenfehler, Herzbeuteltamponade, Lungenembolie	↑	↓↓	↑
Anaphylaktischer Schock	Anaphylaktische Reaktion	–↓	↑–↓	↓↓
Septischer Schock, Initialstadium	Massive Infektion	↓	↑	↓↓
Septischer Schock, Spätstadium		↑	↓	–↓
Neurogener Schock	Hohe Rückenmarksdurchtrennung, Hirnstammtrauma, Hitzschlag	↓	↓	↓

↑ Zunahme, ↓ Abnahme, – unverändert

durch eine Degeneration des vegetativen Nervensystems verursacht wird und durch eine erniedrigte, in Orthostase nicht stimulierbare Noradrenalinkonzentration im Plasma gekennzeichnet ist. Auf eine neurogene Störung geht auch die vorübergehende Blutdruckregulationsstörung unmittelbar nach einer **Gehirnerschütterung** (Commotio cerebri) zurück.

- **Medikamentös bedingte Hypotonien**: Diese Hypotonien können als unerwünschte vasodilatierende Wirkungen von verschiedenen Pharmaka, u. a. von Phenothiazinen, Antidepressiva, L-Dopa, Barbituraten, auftreten. Einen vorübergehenden starken Blutdruckabfall beobachtet man auch bei überschießenden Reaktionen nach Gabe antihypertensiver Pharmaka.

9.9.9 Kreislaufschock

Der Kreislaufschock ist – im Gegensatz zum kurz dauernden Kollaps – durch eine länger dauernde Mangeldurchblutung und Hypoxie lebenswichtiger Organe infolge eines durch die nachstehend beschriebenen Ursachen bedingten Blutdruckabfalls charakterisiert. Wegen des verminderten Sauerstoffangebots kommt es zu schweren Funktionsstörungen, die sich auf den Gesamtorganismus lebensbedrohend auswirken. Dieser Zustand kann akut eintreten oder sich über Stunden und Tage entwickeln. Unter ätiologisch-pathogenetischen Aspekten unterscheidet man verschiedene Schockformen, die in Tab. 9.10 zusammengestellt sind.

Hypovolämischer Schock. Der hypovolämische Schock (Volumenmangelschock) kann durch große

- Blutverluste (Hämorrhagien > 1 l),
- Plasmaverluste (großflächige Verbrennungen, Aszites) oder
- Wasser- und Elektrolytverluste (osmotische Diurese, Diarrhö, starkes Erbrechen)

verursacht werden. Infolge der akuten Abnahme des zirkulierenden Blutvolumens vermindert sich der venöse Rückfluss zum Herzen, wodurch das Herzzeitvolumen und entsprechend auch der arterielle Blutdruck absinken. Der weitere Ablauf des Schockgeschehens ist in Abb. 9.35 vereinfacht dargestellt. Man erkennt, wie die einzelnen Funktionsänderungen die nachgeschalteten Kreislauffunktionen beeinflussen und damit u. U. ein Circulus vitiosus („Teufelskreis") ausgelöst werden kann.

Als Maß zur Beurteilung eines Volumendefizits dient der sog. **Schockindex** SI = Herzfrequenz/systolischer Blutdruck. Eine Schockgefahr besteht, wenn dieser Index > 1 wird.

Auf den drohenden kritischen Blutdruckabfall reagiert das Kreislaufzentrum zunächst mit einer allgemeinen **Aktivierung** des **Sympathikus**. Dadurch kommt es zu einer Steigerung der Herzfrequenz und vor allem zu einer peripheren Vasokonstriktion, sodass die Durchblutung der Körperperipherie zugunsten der lebenswichtigen Organe (Gehirn, Herz, Lunge) weitgehend eingeschränkt wird (blasse, kalte Haut!). Man bezeichnet daher diese reversible Schocksituation auch als **Stadium der Zentralisation**.

Bei weiterem Volumenverlust oder längerer Schockdauer kann – sofern keine Behandlung einsetzt – diese sinnvolle Gegenregulation nicht mehr aufrechterhalten werden. Infolge des Sauerstoffmangels im Gehirn nimmt die Sympathikusaktivität ab. Gleichzeitig sammeln sich in den schlecht durchbluteten Geweben saure Metabolite und gefäßdilatierende Substanzen an, welche die zunächst bestehende Arteriolenkonstriktion aufheben. Die dadurch bedingte Blutansammlung

9

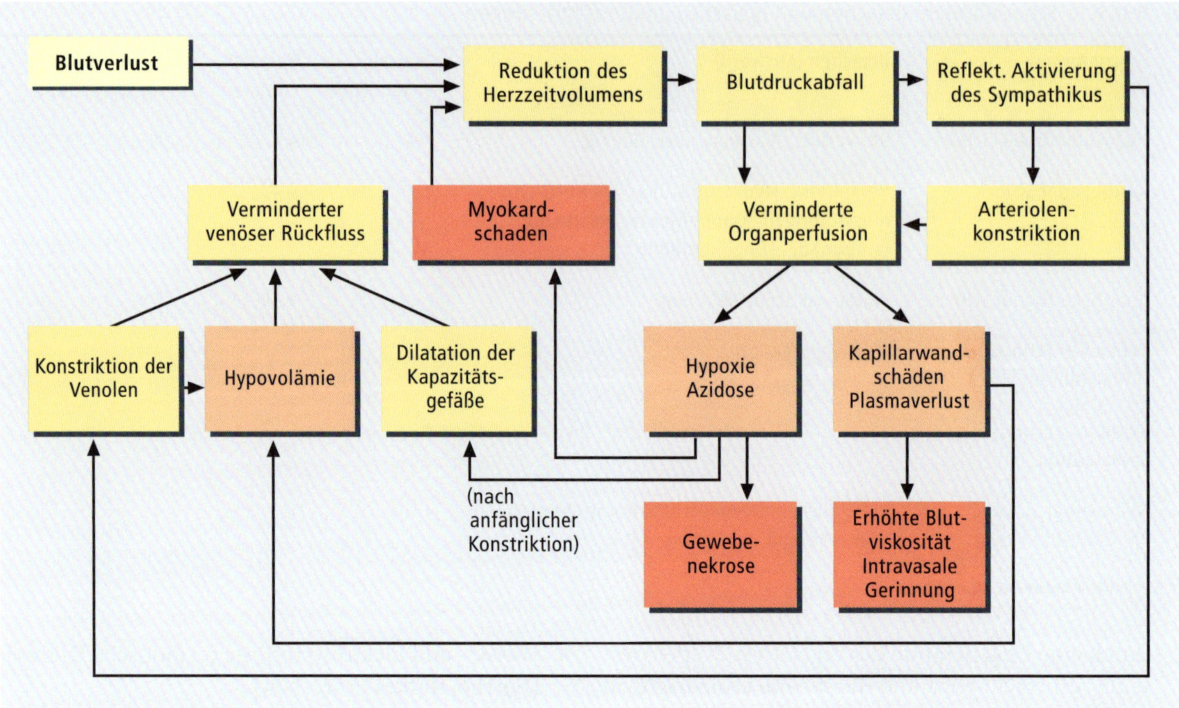

o Abb. 9.35 Ablauf des hypovolämischen Kreislaufschocks mit positiven Rückkopplungsmechanismen und Auswirkungen auf die Gewebeversorgung

in der terminalen Strombahn und die Dilatation der asympathikotonen Kapazitätsgefäße haben nunmehr eine weitere Abnahme des venösen Rückflusses und damit einen fortschreitenden Blutdruckabfall zur Folge (**Stadium der Dezentralisation**).

Die minimale Durchblutung der Organe führt einerseits zu Gewebeschäden (Nekrosen), andererseits zu einem Flüssigkeitsaustritt durch die geschädigten Wände der Kapillaren und postkapillären Venolen. Die Viskosität des Blutes nimmt zu und die Erythrozyten aggregieren (Sludge), bis schließlich der Blutstrom infolge disseminierter, d. h. sich über das gesamte Gefäßsystem erstreckender, intravasaler Gerinnung (Mikrothrombosierung) sistiert. Der ursprünglich noch reversible Schock ist in ein irreversibles Stadium, in den **irreversiblen Schock**, übergegangen. In der Regel tritt dann der Tod durch ein Multi-Organversagen ein. Besonders gefährdet durch die Auswirkungen des Schocks sind Lunge und Nieren, die sich vielfach trotz erfolgreicher Schocktherapie, d. h. nach Normalisierung der Blutdruck- und Volumenverhältnisse, nicht mehr erholen.

Kardiogener Schock. Der Blutdruckabfall wird beim kardiogenen Schock meist durch ein **Versagen** der **Pumpleistung des linken Ventrikels** verursacht. Dies kann der Fall sein bei myokardialer Insuffizienz (z. B. nach Herzinfarkt, bei Myokarditis), aber auch bei verminderter linksventrikulärer Füllung (z. B. infolge von schwerer Mitralklappenstenose, Herzbeuteltamponade). Im Gegensatz zum hypovolämischen Schock ist in diesem Fall der **zentrale Venendruck** nicht vermindert, sondern **erhöht**. Selbst bei intensiver Behandlung ist ein kardiogener Schock auch heute noch in einem hohen Prozentsatz tödlich.

Ein kardiogener Schock infolge des **Versagens** der **Pumpleistung des rechten Ventrikels** kann u. a. durch Rechtsherzinfarkt, Lungenembolie oder schwerer Trikuspidalklappeninsuffizienz verursacht werden.

Anaphylaktischer Schock. Bei anaphylaktischen Reaktionen (▸Kap. 7.6.1), die u. a. durch Fremdproteine, Arzneimittel, Kontrastmittel oder Insektengifte ausgelöst werden können, kommt es zur **Freisetzung von Mediatoren** (u. a. Histamin, Serotonin, Bradykinin) aus Mastzellen und basophilen Granulozyten. Außerdem führt die Stimulation des Arachidonsäuremetabolismus zur Bildung von Prostaglandinen und Leukotrienen. Die freigesetzten Mediatoren bewirken einerseits eine periphere **Vasodilatation**, insbesondere in den Endstrombahnen der Bauchgefäße, und steigern andererseits die **Permeabilität** der Wände von Kapillaren und postkapillären Venolen. Beide Faktoren tragen zu einer Verminderung des venösen Rückflusses bei. Vor allem wird der Schockverlauf jedoch durch eine Fehlverteilung des Blutstroms zu Lasten der lebenswichtigen Organe bestimmt (Versagen der peripheren Kreislaufregulation). Als Folge der anaphylaktischen Reaktion können weiterhin u.a. Epiglottisödem und Bronchospasmus (Erstickungsgefahr!) sowie Urtikaria (Nesselsucht) auftreten.

Septischer Schock. Diese Schockform kann als Folge einer massiven Infektion vor allem mit gramnegativen (z.B. *Escherichia coli*), aber auch mit grampositiven Bakterien (z.B. Staphylokokken), Pilzen, Viren oder anderen Erregern auftreten. Die Zellwandbestandteile von Bakterien (Endotoxine) stimulieren die humoralen Abwehrmechanismen und lösen die Freisetzung zahlreicher Mediatoren aus, die überwiegend vasodilatierend und gerinnungsfördernd wirken (**Endotoxinschock**).

In der Regel hat der septische Schock, eine gefürchtete Komplikation nach (ausgedehnten) Operationen, einen **biphasischen Verlauf**. Im **hyperdynamen Initialstadium** führt die periphere Vasodilatation zu einer Abnahme des totalen Strömungswiderstands und zu einem Versagen der peripheren Kreislaufregulation. Trotz erhöhten Herzzeitvolumens fällt der Blutdruck ab. Eine Fehlverteilung des Blutstroms, die Eröffnung funktioneller Kurzschlüsse und wahrscheinlich auch eine O_2-Verwertungsstörung in den Zellen (Entkopplung der oxidativen Phosphorylierung, ▸Kap. 1.3.3) sind weitere Kennzeichen des Initialstadiums.

Bei fortschreitendem Krankheitsverlauf kommt es dann zu einer Beeinträchtigung der Myokardfunktion, sodass das Herzzeitvolumen abnimmt. Dieses **hypodyname Spätstadium** ist außerdem durch Gefäßwandschäden der Kapillaren und postkapillären Venolen mit Flüssigkeitsaustritt ins Interstitium (interstitielles Ödem) sowie durch Störungen der Mikrozirkulation infolge Aggregation von Blutzellen und Zelltrümmern gekennzeichnet, wodurch der totale periphere Widerstand wieder ansteigt. Dieser Zustand, der sich bei unzureichender Therapie innerhalb von Stunden oder Tagen entwickeln kann, ist kaum noch reversibel und in der Mehrzahl der Fälle tödlich.

Seltene Schockformen. Ein **neurogener Schock** kann durch den Ausfall der zentralen Kreislaufregulation (infolge von Hirntrauma, Hirnblutung, Hitzschlag) oder durch die Unterbrechung der sympathischen Efferenzen (bei Hirnstammtraumen oder hoher Querschnittsläsion) ausgelöst werden. Der reduzierte oder fehlende Einfluss des Sympathikus führt bei dieser Schockform zu einer Abnahme des arteriellen und venösen Gefäßtonus sowie zu einer Verminderung der Herzfrequenz und der kardialen Kontraktilität.

Der neurogene, septische und anaphylaktische Schock werden häufig als **vasodilatatorische Schockformen** klassifiziert.

Der **toxische Schock**, der sich bei Vergiftungen, z.B. mit den früher häufig verwendeten, heute jedoch weitgehend obsoleten Barbiturat-Narkosen entwickeln kann, ist durch eine Abnahme des Herzzeitvolumens bei normalem oder erhöhtem peripheren Widerstand gekennzeichnet.

Schockzustände bei **endokrinen Krisen** sind entweder durch Hypovolämie (bei diabetischem Koma, ▸Kap. 16.5.6, akuter Nebennierenrindeninsuffizienz, ▸Kap. 16.6.5) oder durch Herzversagen (bei Hyperparathyreoidismus, ▸Kap. 16.4.3) bedingt.

In Kürze

- Die **endotheliale Dysfunktion** ist durch eine Verringerung bzw. den Verlust der Endothel-vermittelten Gefäßerweiterung sowie durch die erhöhte Produktion von Adhäsionsmolekülen und Chemokinen charakterisiert. Patienten mit einer endothelialen Dysfunktion haben ein deutlich erhöhtes Risiko für eine koronare Herzkrankheit.
- Bei der **Arteriosklerose**, einer der häufigsten mittelbaren Todesursachen, kommt es als Folge einer endothelialen Dysfunktion bzw. Endothelläsion im Rahmen einer lokalen, langsam fortschreitenden Entzündung zur herdförmigen Ablagerung von Lipiden und kollagenreichem Bindegewebe (**Plaquebildung**). Zu den wichtigsten Risikofaktoren zählen Rauchen, Hypertonie, Diabetes mellitus und Hyperlipoproteinämie.
- Frische Plaques sind instabil und neigen zur **Ruptur** mit **anschließender Thrombosierung**.
- Wesentliche Folge einer durch Arteriosklerose bedingten **arteriellen Durchblutungsstörung** ist der Sauerstoffmangel im betroffenen Versorgungsbereich. Besonders gravierend sind zum **Herzinfarkt** oder **ischämischen Schlaganfall** (Apoplex) führende Durchblutungsstörungen des Herzens bzw. des Gehirns.
- Die **periphere arterielle Verschlusskrankheit** (PAVK) ist vor allem durch **Rauchen** bedingt. Infolge der Mangeldurchblutung können starke Schmerzen und schließlich Nekrosen auftreten.
- Ein von seinem Ursprungsort abgelöster Thrombus, ein Embolus, führt zu einer **Embolie**. Arterielle Emboliequellen sind insbesondere das Herz (infolge Thrombusbildung nach Herzinfarkt, bei Vorhofflimmern) sowie arteriosklerotische Plaques.
- Als **Aneurysma** wird eine lokale, dauerhafte Ausbuchtung eines arteriellen Gefäßes bezeichnet. Besonders bedeutsam sind Aortenaneurysmen. Als Komplikationen eines Aneurysmas drohen

9

Thrombosierung mit nachfolgender arterieller Embolie sowie Gefäßwandrupturen mit lebensbedrohlichen bis tödlichen Blutungen.

- Beim **Quincke-Ödem** treten schubweise ödematöse Schwellungen vor allem im Gesicht (besonders den Lippen) sowie im Kehlkopfbereich infolge Histaminausschüttung oder C_1-Esterase-Inhibitor-Mangel auf.
- Die **diabetische Mikroangiopathie** ist eine Spätkomplikation des Diabetes mellitus.
- Bei der **Varikose** (Krampfaderleiden) handelt es sich um eine ungleichmäßige Venenerweiterung mit umschriebenen Aussackungen aufgrund eines strukturellen Umbaus der Venenwand.
- Die **Thrombophlebitis** stellt eine örtlich begrenzte akute Entzündung **oberflächlicher Venen**, die **Phlebothrombose** eine **Thrombose** in den **tiefen Bein- und Beckenvenen** mit nachfolgender Entzündung dar, die ihrerseits eine weitere Thrombosierung auslösen kann. Eine bedeutsame Komplikation der Phlebothrombose ist eine **Lungenembolie.**
- Bei der **chronisch-venösen Insuffizienz** liegt eine Schlussunfähigkeit der Venenklappen und eine damit verbundene Unwirksamkeit der Muskelpumpe vor. In den Beinvenen treten u. a. Knöchelödeme, Bindegewebeverhärtung sowie Störungen der Lymphdrainage und der venösen Makro- und Mikrozirkulation auf.
- **Hämorrhoiden** entstehen durch eine Hyperplasie des unter der Schleimhaut gelegenen Schwellkörpers am Mastdarmende.
- Unter arterieller **Hypertonie** versteht man jede die Norm überschreitende, anhaltende Steigerung des arteriellen Blutdrucks in körperlicher Ruhe (systolischer Blutdruck >140 mm Hg, diastolischer Blutdruck >90 mm Hg). Sie ist stets behandlungsbedürftig.
- Bei der **primären (essenziellen) Hypertonie**, der mit 90–95 % häufigsten Hypertonieform, werden neben einer genetischen Disposition und verschiedener Risikofaktoren (z. B. hoher Kochsalzkonsum, Adipositas, metabolisches Syndrom und Alkoholabusus) eine gesteigerte sympatho-adrenale Aktivität sowie eine verminderte NO-Produktion diskutiert.
- Eine **renale Hypertonie**, die zweithäufigste Hypertonieform, wird entweder durch einen Verlust an funktionstüchtigem Nierengewebe (**renalparenchymatöse Hypertonie**) oder eine Mangeldurchblutung der Nieren (**renovaskuläre Hypertonie**) verursacht.
- Zu den Ursachen **endokriner Hypertonien** gehören das **Phäochromozytom**, die **Hyperthreose** sowie das **Cushing-** und **Conn-Syndrom**.
- Ein **Schwangerschaftshochdruck** ist meist durch ein Missverhältnis zwischen Angiotensin II und Prostacyclin mit der Folge eines erhöhten totalen peripheren Widerstands bedingt.
- **Hochdruckgefahren** bzw. **Hochdruckfolgen** sind **koronare Herzkrankheit**, **Schlaganfall** und **Niereninsuffizienz.**
- Eine **arterielle Hypotonie** liegt vor, wenn beim Erwachsenen der systolische Blutdruck in Ruhe einen Wert von 90–100 mm Hg unterschreitet.
- Eine **primäre (essenzielle) Hypotonie** tritt vor allem bei jungen Frauen mit asthenischem Körperbau auf.
- **Sekundäre Hypotonien** werden u. a. in hypovolämische, infektiöse (z. B. bei grippalen Infekten) und endokrine Hypotonien unterteilt.
- Bei der **orthostatischen Dysregulation** liegt eine hypotone Störung der normalen Orthostasereaktion (s. o.) vor. Kommt es beim Aufstehen infolge plötzlichen Blutdruckabfalls zur Mangeldurchblutung des Gehirns und dadurch zu vorübergehender Bewusstlosigkeit (Synkope), spricht man von **Kreislaufkollaps.**
- Der **Kreislaufschock** ist – im Gegensatz zum kurz dauernden Kreislaufkollaps – durch eine länger dauernde Mangeldurchblutung lebenswichtiger Organe infolge eines massiven Blutdruckabfalls charakterisiert. Nach der jeweiligen Ursache werden insbesondere der hypovolämische, kardiogene, anaphylaktische, septische und neurogene Schock unterschieden.

10 Respirationstrakt und Atmung

Die tierische und damit auch die menschliche Zelle gewinnt ihre Energie vorwiegend durch den oxidativen Abbau der Nährstoffe. Sie ist somit auf ständige Sauerstoffzufuhr angewiesen. Ebenso wichtig für ihre Funktionsfähigkeit ist der laufende Abtransport der Stoffwechselendprodukte, zu denen in erster Linie Kohlendioxid gehört. Dieser Gaswechsel zwischen den Zellen und der Umgebung wird insgesamt als Atmung bezeichnet.

An der Atmung sind vier hintereinander geschaltete Teilprozesse beteiligt, die in ○ Abb. 10.1 am Beispiel des Sauerstofftransports schematisch dargestellt sind. Es sind dies:

- der konvektive Transport zu den Lungenalveolen durch die Ventilation,
- die Diffusion von den Alveolen in das Lungenkapillarblut,
- der konvektive Transport zu den Gewebekapillaren durch den Blutkreislauf,
- die Diffusion von den Gewebekapillaren in die umgebenden Zellen.

Die beiden ersten Teilprozesse werden unter der Bezeichnung **Lungenatmung** (äußere Atmung) zusammengefasst. Den dritten Teilprozess bezeichnet man als den **Atemgastransport** des **Blutes** und den vierten Teilprozess als **Gewebeatmung** (innere Atmung).

10.1 Anatomie des Respirationstrakts

10.1.1 Anatomie des Thorax

Thoraxskelett Der Thorax (Brustkorb) wird von der Brustwirbelsäule, den Rippen und dem Sternum (Brustbein) gebildet (○ Abb. 18.1). Der Mensch hat 12 Rippenpaare, die mit der Wirbelsäule gelenkig verbunden sind. Von diesen sind die sieben oberen Rippenpaare vorn direkt an das Brustbein angefügt, während die 8. bis 10. Rippen beiderseits über ihre vereinigten Knorpelspitzen mit dem Sternum verbunden sind und die 11. sowie 12. Rippen frei enden.

Die annähernd halbkreisförmig gebogenen Rippen befinden sich in einer Schräglage, die von hinten oben nach vorn unten weist. Mit den Brustwirbeln haben sie zwei Gelenkverbindungen: Das Rippenköpfchen (Capitulum) ist mit dem Wirbelkörper gelenkig verbunden, ein kleiner Rippenhöcker (Tuberculum) bildet nicht weit davon entfernt mit dem Querfortsatz (Processus transversalis) des Wirbels ein zweites Gelenk (○ Abb. 10.2). Um die Verbindungsgerade zwischen beiden Gelenken, die man als **Rippenhalsachse** bezeichnet, können die Rippen eine Drehbewegung ausführen. Bedingt durch die Lage der Drehachse werden bei der

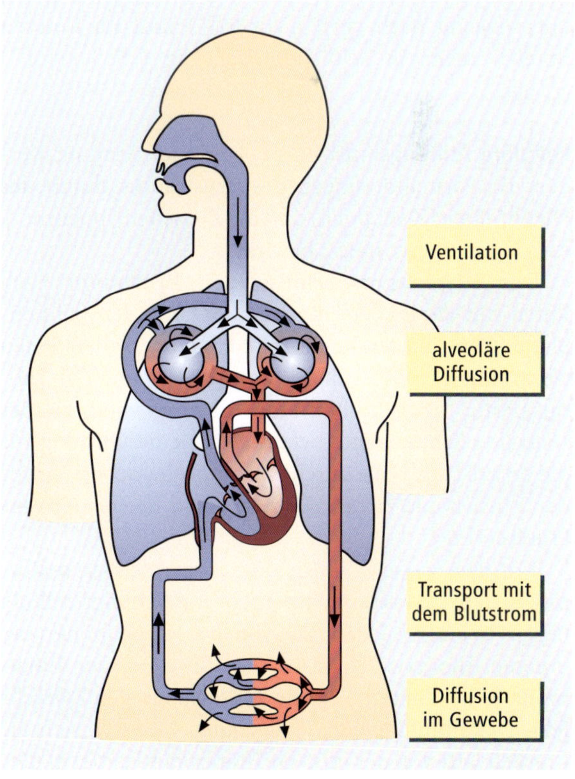

○ **Abb. 10.1** Übersicht über den Transportweg des Sauerstoffs (schwarze Pfeile)

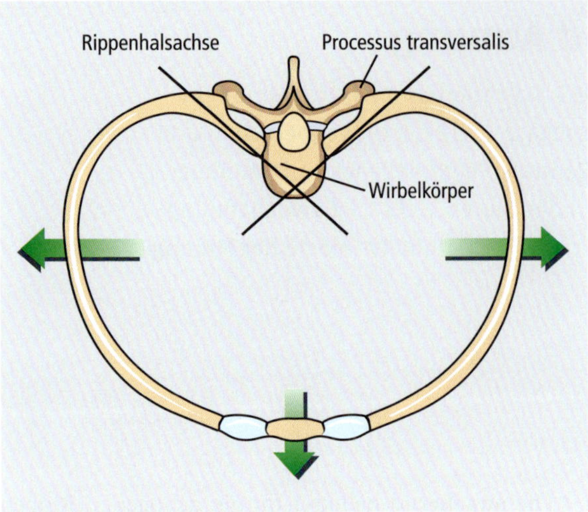

o Abb. 10.2 Gelenkverbindungen eines Brustwirbels mit dem zugehörigen Rippenpaar. Die Pfeile geben die Richtung der inspiratorischen Erweiterung des Thoraxquerschnitts an

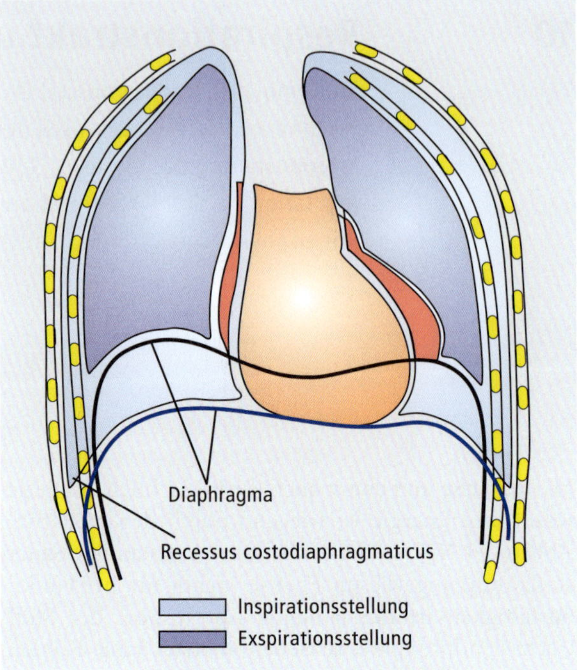

o Abb. 10.3 Formänderungen des Thoraxraums beim Übergang von der Exspirationsstellung (dunkelblau) zur Inspirationsstellung (hellblau)

Einatmung die Rippenbögen angehoben, wodurch sich Tiefen- und Querdurchmesser des Thorax vergrößern.

Die Rippenhalsachse weist im oberen und im unteren Thoraxbereich eine unterschiedliche Orientierung auf. Bei den oberen Rippen ist sie mehr seitlich (transversal), bei den unteren mehr von vorn nach hinten (sagittal) ausgerichtet. Dies hat zur Folge, dass bei der Einatmung die Thoraxerweiterung im oberen Bereich überwiegend nach vorn („Vorstoß") und im unteren Bereich mehr in seitlicher Richtung („Seitenstoß") erfolgt.

Reguläre Atmungsmuskeln. Bei ruhiger Atmung werden die Formänderungen des Brustraums durch das Diaphragma (Zwerchfell) und die Zwischenrippenmuskeln (Mm. intercostales) bewirkt.

Das **Diaphragma** schließt den Brustraum nach unten hin ab. Es besteht aus einer zentralen Sehnenplatte (Centrum tendineum) und den nach allen Seiten ausstrahlenden Muskelfasern, die an der unteren Thoraxapertur (Brustkorböffnung) befestigt sind. In der zentralen Sehnenplatte befindet sich eine Öffnung für die untere Hohlvene; durch den Muskelfaserbereich vor der Wirbelsäule ziehen die Aorta und der Ösophagus (Speiseröhre).

Normalerweise wölbt sich das Zwerchfell kuppelförmig in den Thoraxraum hinein. In Ausatmungsstellung liegt es in einer Ausdehnung von drei Rippenhöhen der inneren Thoraxwand an (o Abb. 10.3). Bei der Einatmung kontrahieren sich die Muskelzüge des Zwerchfells. Es kommt zu einer Abflachung, wodurch sich die Muskelplatte von der inneren Thoraxwand entfernt. Die dabei eröffneten Räume, die als **Recessus costodiaphragmatici** bezeichnet werden, bieten für die hier lokalisierten Lungenpartien eine gute Entfaltungsmöglichkeit und damit eine entsprechend gute Belüftung.

Das Diaphragma wird durch den paarigen N. phrenicus innerviert, der seinen Ursprung in den Halssegmenten C_3–C_5 des Rückenmarks hat.

Die **Interkostalmuskeln** bewegen die Rippen bei der Ein- und Ausatmung. Der **Einatmung** dienen hauptsächlich die **äußeren Zwischenrippenmuskeln** (Mm. intercostales externi). Ihre Faserzüge verlaufen so, dass der Ansatzpunkt jeweils an der unteren Rippe weiter vom Gelenkdrehpunkt entfernt ist als an der oberen Rippe (o Abb. 10.4). Bei der Kontraktion wird also auf die jeweils untere Rippe ein größeres Drehmoment ausgeübt, sodass eine Hebung gegen die nächsthöhere Rippe resultiert. Auf diese Weise tragen die äußeren Zwischenrippenmuskeln zusammen zur Thoraxhebung bei.

Für die **Ausatmung** ist normalerweise der größte Teil der **inneren Zwischenrippenmuskeln** (Mm. intercostales interni) zuständig (o Abb. 10.4). Wenn sie sich kontrahieren, wird aufgrund ihres Faserverlaufs die jeweils obere Rippe der darunterliegenden genähert und damit der Thorax gesenkt.

Die Interkostalmuskeln werden von den Nn. intercostales versorgt, die aus den Brustsegmenten des Rückenmarks entspringen.

Auxiliäre Atmungsmuskeln. Bei erhöhten Anforderungen an die Atmungsarbeit, insbesondere bei Atemnot, werden die regulären Atmungsmuskeln durch Hilfs-

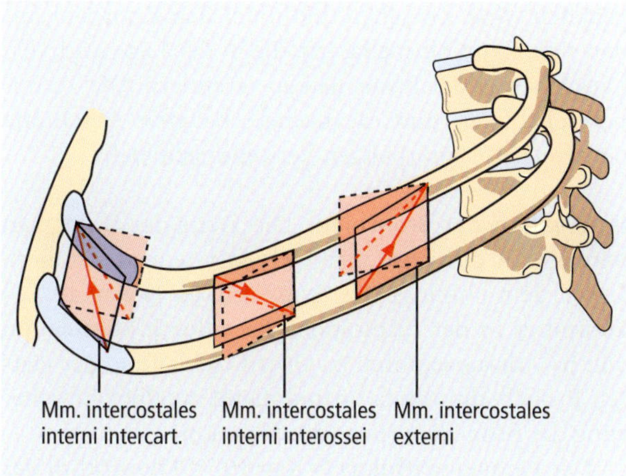

Abb. 10.4 Faserverlauf der Interkostalmuskulatur in schematischer Darstellung zur Erläuterung der Zugwirkungen (Pfeilrichtungen) bei Inspiration und Exspiration

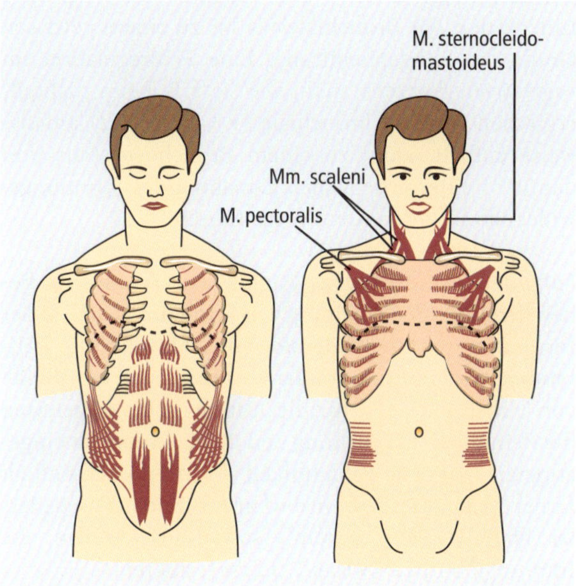

Abb. 10.5 Auxiliäre Atmungsmuskulatur. **Links** Hilfsmuskeln für die Exspiration, **rechts** wichtigste Hilfsmuskeln für die Inspiration

muskeln unterstützt. Als **Hilfseinatmer** wirken alle Muskeln, die am Schultergürtel, am Kopf oder an der Wirbelsäule ansetzen und in der Lage sind, die Rippen zu heben (Abb. 10.5). Hierzu zählen in erster Linie die Mm. pectorales major und minor, die Mm. scaleni und der M. sternocleidomastoideus sowie ventrale Teile der Mm. serrati. Voraussetzung für ihren Einsatz als Atmungsmuskeln ist die Fixierung ihres Ansatzpunkts. Typisch hierfür ist das Verhalten eines Menschen in Atemnot, der sich auf einen festen Gegenstand aufstützt und den Kopf nach hinten beugt.

Als **Hilfsausatmer** dienen vor allem die Bauchmuskeln, welche die Rippen herabziehen und als Bauchpresse die Baucheingeweide mit dem Zwerchfell nach oben drängen.

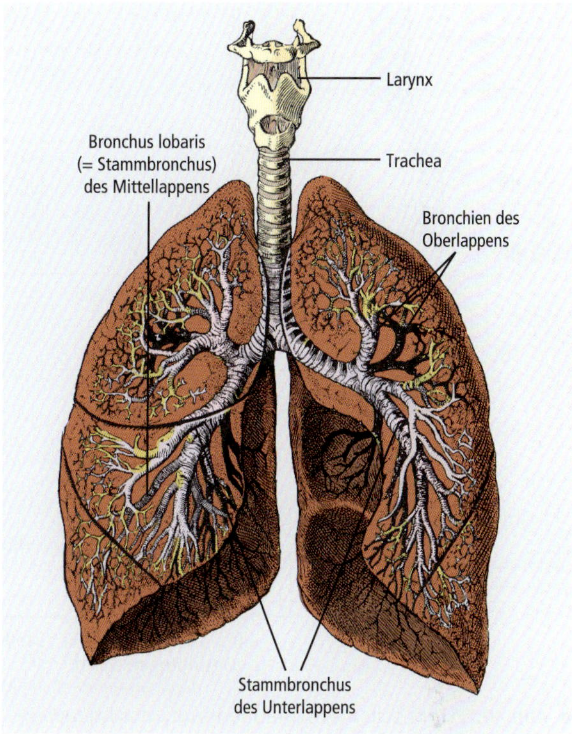

Abb. 10.6 Lungen und zuleitende Atemwege in Vorderansicht. Das Lungengewebe ist transparent dargestellt, sodass die Bronchien sichtbar werden. Nach Benninghoff

10.1.2 Anatomie der Lunge und der zuleitenden Atemwege

Lage, Form und Hüllen der Lunge. Die Lunge besteht aus zwei getrennten Lungenflügeln, die beiderseits die seitlichen Hälften des Brustraums ausfüllen. Ihre Außenflächen liegen der inneren Thoraxwand an, während die Unterflächen dem Zwerchfell aufsitzen. Zwischen den beiden Lungenflügeln befinden sich die Organe des **Mediastinums**, unter denen das Herz den größten Raum einnimmt. Der vom Herzen beanspruchte Platz zeichnet sich in der Konfiguration der Lunge als Einbuchtung der Innenflächen – links stärker als rechts – ab.

Jeder Lungenflügel ist von einer mit Gefäßen versorgten Hülle, der **Pleura visceralis** (Pleura pulmonalis) überzogen. Diese grenzt, nur durch einen engen Flüssigkeitsspalt getrennt, an die **Pleura parietalis**, welche die innere Thoraxwand, das Zwerchfell und das Mediastinum seitlich überzieht. Die beiden Pleurablätter, die oft unter der Bezeichnung **Brustfell** zusammengefasst werden, sind gegeneinander verschieblich. An der Stelle, an der beiderseits der Hauptbronchus und Gefäße in den Lungenflügel eintreten, dem **Hilus**, geht die Pleura visceralis in die Pleura parietalis über.

Die **Lungenflügel** sind durch tiefe Einschnitte (Fissurae interlobares) in **Lungenlappen** (Lobi pulmonales) unterteilt (Abb. 10.6). Der rechte Lungenflügel besteht aus drei, der linke aus zwei Lungenlappen.

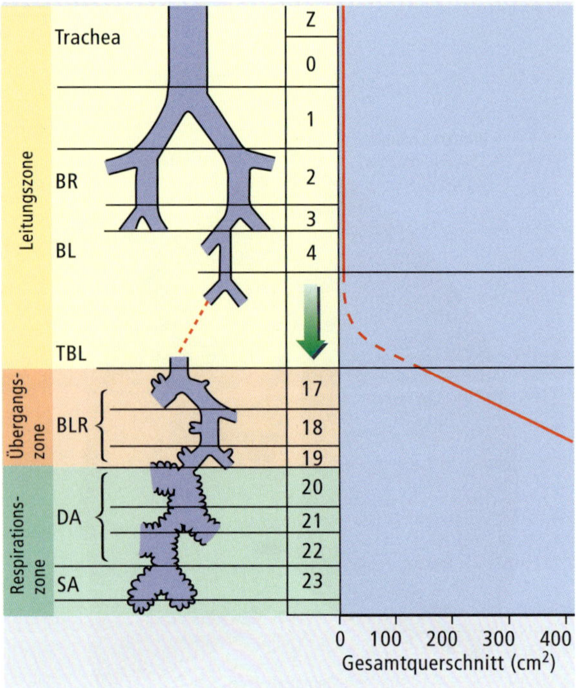

o Abb. 10.7 Links schematische Gliederung des Atemwegsystems, **rechts** Kurve der zugehörigen Gesamtquerschnitte. Die starke Querschnittszunahme in der Übergangszone setzt sich in der Respirationszone fort. **Z** Teilungsgeneration, **BR** Bronchien, **BL** Bronchiolen, **TBL** Terminalbronchiolen, **BLR** Bronchioli respiratorii, **DA** Ductuli alveolares, **SA** Sacculi alveolares

Zuleitende Atemwege. Die Einatmungsluft wird durch den **Nasopharynx** (Nasen-Rachen-Raum), den **Oropharynx** (Mundabschnitt des Rachens), den **Larynx** (Kehlkopf) mit seiner engsten Stelle, der **Glottis** (Stimmritze), in die **Trachea** (Luftröhre) geleitet. Diese stellt ein weitlumiges, bindegewebiges Rohr dar, in das hufeisenförmig gekrümmte Knorpelspangen und glatte Muskelfasern eingelagert sind. In Höhe des 5. Brustwirbels gabelt sich die Trachea in die beiden **Hauptbronchien**, die schräg abwärts gerichtet beiderseits am Hilus in einen Lungenflügel eintreten. Jeder Hauptbronchus gibt mehrere Äste ab, deren Versorgungsgebiete etwa mit den Lappenbereichen übereinstimmen (**Lappenbronchien**). Von diesen großen Bronchien zweigen dann kleinere Äste ab (**Segmentbronchien**), die sich unter Abnahme ihres Lumens weiter aufteilen (o Abb. 10.7). Die **kleinen Bronchien** gehen in die **Bronchiolen** und diese in die **Terminalbronchiolen** über. Bei der 17. Teilungsgeneration schließen sich daran die **Bronchioli respiratorii** an, in deren Wände bereits einige **Alveolen** (Lungenbläschen) vorkommen. Mit der 20. Aufteilung beginnen die **Ductuli alveolares** (Alveolargänge), die mit Alveolen dicht besetzt sind.

Die größeren Bronchien sind durch Knorpelspangen, die kleineren durch Knorpelplättchen versteift, sodass ihr Lumen auch bei Druckänderungen offen gehalten wird. Zwischen und unter den Knorpeln finden sich glatte Muskelfasern, die in der Lage sind, den Durchmesser der Bronchien zu verändern. Die Terminalbronchiolen und die nachgeschalteten Abschnitte besitzen keine knorpeligen Versteifungen mehr.

Innervation der Bronchien. Die Weite der Bronchien wird durch das vegetative Nervensystem kontrolliert. Unter dem Einfluss des **Sympathikus** (▸ Kap. 19.7.5) kommt es in der Inspirationsphase durch Stimulation von β_2-Adrenozeptoren zu einer Erschlaffung der glatten Bronchialmuskulatur und damit zu einer Erweiterung der Bronchien (Bronchodilatation).

Der **Parasympathikus** (▸ Kap. 19.7.5) bewirkt in der späten Exspirationsphase durch Erregung von M_3-Cholinozeptoren eine Kontraktion der glatten Muskulatur, wodurch die Bronchien verengt werden (**Bronchokonstriktion**). Auf diese Weise reguliert die vegetative Innervation der Bronchialweite bis zu einem gewissen Grade die Lungenbelüftung. Eine Fehlregulation im vegetativen Nervensystem, wie sie z. B. beim nichtallergischen Asthma bronchiale (▸ Kap. 10.11.2) anfallsweise auftritt, kann zu einem Bronchospasmus und damit zu einer erheblichen Zunahme des Strömungswiderstands in den Atemwegen führen.

Aufgaben des Atemwegssystems. Die Atemwege dienen nicht nur der Zuleitung von Frischluft während der Inspiration und der Ableitung von „Alveolarluft" während der Exspiration, sondern erfüllen auch eine Reihe von Hilfsfunktionen für die Atmung. Hierzu gehören die Reinigung, Erwärmung und Befeuchtung der eingeatmeten Luft. Die Schleimhaut der Atemwege enthält ferner Zellen der Immunabwehr („Bronchus-assoziiertes lymphatisches System") sowie Epithelzellen, die Immunglobulin A (▸ Kap. 7.3.2) sezernieren.

Die **Reinigung** der **Inspirationsluft** erfolgt teilweise bereits in der Nase, wo kleinere Partikel, Staub und Bakterien von den Schleimhäuten abgefangen werden. Deshalb besteht bei chronischer Mundatmung eine erhöhte Anfälligkeit für Erkrankungen des Atmungsapparats. Weitere eingeatmete Partikel lagern sich auf der Schleimschicht ab, welche die Wände der zuleitenden Atemwege überzieht. Der von Becherzellen und subepithelialen Drüsenzellen sezernierte Schleim wird ständig durch rhythmische Bewegung der Zilien des Respirationsepithels (o Abb. 10.8) mundwärts befördert und anschließend verschluckt. Der Schleimtransport sorgt so dafür, dass Fremdpartikel und Bakterien aus dem Atmungstrakt entfernt werden (**mukoziliäre Clearance**). Sind die Zilien geschädigt, wie dies insbesondere bei chronischer Bronchitis bzw. COPD (▸ Kap. 10.11.2) der Fall ist, so kommt es zu Schleimansammlungen in den Atemwegen und damit zu einem erhöhten Atmungswiderstand.

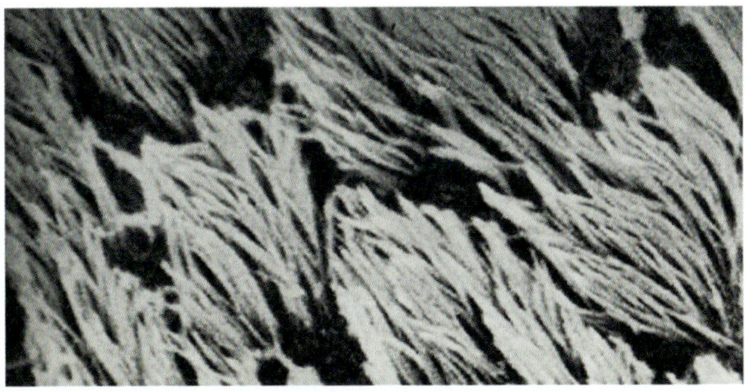

Abb. 10.8 Zilien des Respirationsepithels in der Trachea des Meerschweinchens (rasterelektronenoptische Aufnahme). Die koordinierte Zilienbewegung befördert Schleim und Fremdkörper mundwärts

Größere in die Atemwege gelangte Fremdkörper und Schleimablagerungen lösen durch Reizung der Schleimhäute in der Trachea und den Bronchien Husten aus. Dabei handelt es sich um einen reflektorischen Vorgang, der zunächst in einer forcierten exspiratorischen Anstrengung gegen die geschlossene Glottis besteht. Bei plötzlicher Öffnung der Glottis wird dann der Fremdkörper mit dem extrem beschleunigten Ausatmungsstrom herausbefördert.

Die **Erwärmung** und **Befeuchtung** der Inspirationsluft findet zum überwiegenden Teil bereits im Nasen-Rachen-Raum statt. Insbesondere bieten hierfür die großen Oberflächen der Nasenmuscheln und die gut durchblutete Nasenschleimhaut mit ihren leistungsfähigen Schleimdrüsen günstige Voraussetzungen. In den tieferen Atemwegen wird die Luft weiter erwärmt und befeuchtet, sodass sie bei Eintritt in die Alveolen die Körpertemperatur (37 °C) angenommen hat und vollständig mit Wasserdampf gesättigt ist.

Alveolen. Im Bereich der Alveolen (Lungenbläschen) findet der Austausch der Atemgase zwischen den gasgefüllten Hohlräumen und dem Blut in den Lungenkapillaren statt. Die Alveolen haben einen Durchmesser von etwa 0,2–0,3 mm; ihre Zahl wird auf ca. 300 Mio. und ihre Gesamtoberfläche auf 80–100 m^2 geschätzt. Wie Abb. 10.9 zeigt, sind die Alveolen von einem dichten Kapillarnetz umgeben. Das aus dem rechten Herzen kommende Blut gelangt über die A. pulmonalis zu diesen Kapillaren, passiert sie unter Aufnahme von Sauerstoff und Abgabe von CO_2 und sammelt sich in den Vv. pulmonales, die in das linke Herz münden.

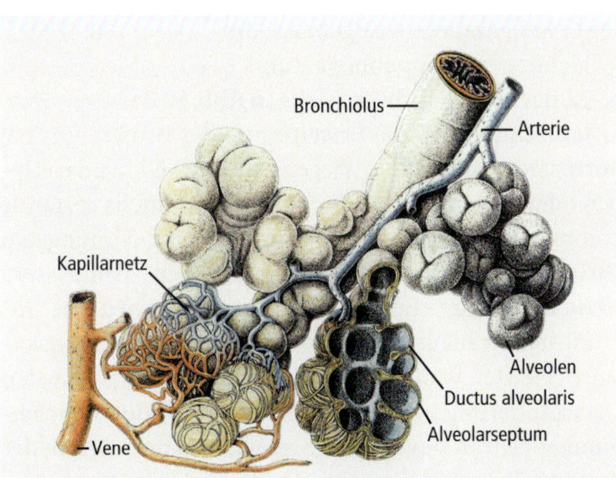

Abb. 10.9 Endverzweigungen der kleinen Atemwege mit (teilweise eröffneten) Alveolen und Gefäßen. Nach Benninghof

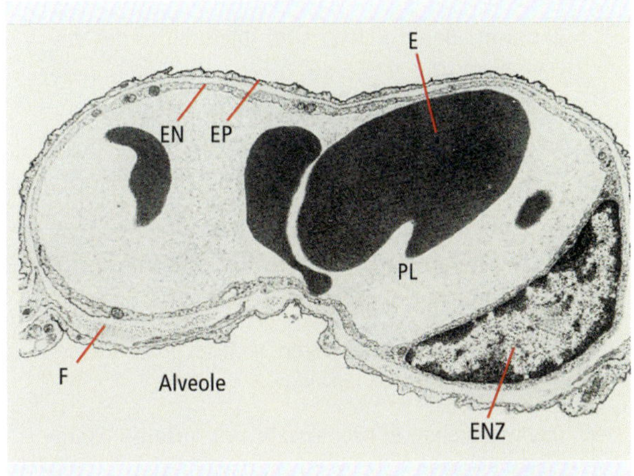

Abb. 10.10 Kapillare in der Alveolarwand in elektronenmikroskopischer Darstellung. Das Lumen der (schräg geschnittenen) Kapillare ist nur durch eine dünne Gewebeschicht vom Alveolarraum getrennt. **E** Erythrozyt, **PL** Plasma, **EN** Kapillarendothel, **ENZ** Endothelzelle, **EP** Alveolarepithel, **F** Bindegewebsfasern. Nach Weibel

Voraussetzung für einen effektiven Gasaustausch ist nicht nur eine große Oberfläche, sondern auch ein geringer Abstand zwischen Gasraum und Blut. Wie aus Abb. 10.10 erkennbar, sind diese beiden Medien nur durch eine dünne Gewebeschicht voneinander getrennt. Diese sog. **alveolokapilläre Membran,** die sich aus dem flachen Alveolarepithel (**Typ-I-Zellen**), dem Interstitium mit eingelagerten elastischen Bindegewebsfasern und dem Kapillarendothel zusammensetzt, hat insgesamt eine Dicke von weniger als 1 µm.

10

In Kürze

- Die **Lunge** besteht aus zwei Lungenflügeln, die jeweils in Lappen, Segmente, Läppchen und Azini gegliedert sind. Ein Azinus umfasst alle Alveolen (s. u.), die einem terminalen Bronchiolus zugeordnet sind.
- Jeder Lungenflügel ist von der **Pleura** bedeckt. Die Pleura visceralis überzieht die gesamte Lungenoberfläche und ist von der Pleura parietalis, welche die innere Thoraxwand auskleidet, durch einen kapillaren Flüssigkeitsspalt (**Pleuraspalt**)

getrennt. Beide Blätter sind gegeneinander verschieblich und gehen am Lungenhilus ineinander über. Da der kapilläre Flüssigkeitsfilm im Pleuraspalt weder dehnbar noch komprimierbar ist, folgt die Lunge allen Exkursionen des Thorax.

- Sowohl die oberen als auch die unteren Atemwege dienen der **Zuleitung** der **Einatmungsluft** bzw. **Ableitung** der **Ausatmungsluft.**
- Zu den **oberen Atemwegen** rechnet man Nasenhöhle, Rachen und Kehlkopf.
- Das verzweigte Röhrensystem der **unteren Atemwege** gliedert sich in die Trachea, Haupt-, Lappen- und Segmentbronchien und die nicht Gas-austauschenden oberen Bronchioli.
- Die Luft-leitenden Abschnitte der unteren Atemwege weisen ein **Flimmerepithel** mit zahlreichen Schleim-bildenden Zellen auf. Trachea und Bronchien sind durch Knorpelspangen bzw. -plättchen versteift. Zwischen und unter den Knorpeln findet sich glatte Muskulatur.
- Die Atemwege dienen nicht nur der Zuleitung von Frischluft während der Inspiration und der Ableitung von Alveolarluft während der Exspiration, sondern erfüllen auch eine Reihe von Hilfsfunktionen für die Atmung. Hierzu gehören die Reinigung, Erwärmung und Befeuchtung der eingeatmeten Luft.
- Die **Gas-austauschenden Atemwege** sind die respiratorischen Bronchioli und die Ductuli alveolares. Sie koppeln die Alveolen an das Leitungssystem.
- Die für den Gasaustausch notwendige Belüftung der Alveolen wird durch einen rhythmischen Wechsel von **Inspiration** (Einatmung) und **Exspiration** (Ausatmung) bewirkt. Mit der Inspiration gelangt sauerstoffreiche Frischluft in den Alveolarraum, während mit der Exspiration sauerstoffarme, mit Kohlendioxid angereicherte Luft an die Umgebung abgegeben wird.
- Inspiration und Exspiration beruhen auf **Volumenänderungen** des **Thoraxraums** durch Rippen- und Zwerchfellbewegungen und gleichsinnigen Änderungen des Lungenvolumens.
- Die **Inspiration** erfolgt **aktiv** durch Hebung der Rippenbögen (Kontraktion der äußeren Zwischenrippenmuskeln) und Abflachung des Zwerchfells, die **Exspiration** in Ruhe ist **weitestgehend passiv** infolge der elastischen Rückstellkraft des Lungenparenchyms, der Oberflächenspannung der Alveolen und der Schwerkraft sowie – untergeordnet – aktiv durch Kontraktion der inneren Zwischenrippenmuskeln.
- Bei gesteigerter und erschwerter Atmung werden sowohl für die Inspiration als auch für die Exspiration **Atemhilfsmuskeln** aktiviert.
- Unter dem Einfluss des **Sympathikus** kommt es in der Inspirationsphase zu einer Erschlaffung der glatten Bronchialmuskulatur und damit zu einer Erweiterung der Bronchien (**Bronchodilatation**). Der **Parasympathikus** bewirkt in der späten Exspirationsphase dagegen eine Kontraktion der glatten Muskulatur, wodurch die Bronchien verengt werden (**Bronchokonstriktion**).
- Die bereits erwähnten **Alveolen** dienen dem Austausch der Atemgase. Ihre Gesamtoberfläche wird auf 80–100 m^2 geschätzt. Der Gasraum ist von den Lungenkapillaren durch die ca. 1 µm dünne **alveolokapilläre Membran** getrennt, durch die O_2 und CO_2 beim Gasaustausch diffundieren.

10.2 Ventilation

10.2.1 Atmungsbewegungen von Thorax und Lunge

Respiratorische Formänderungen des Brustraums. Die für den Gasaustausch notwendige Belüftung der Alveolen wird, wie beschrieben, durch den rhythmischen Wechsel von Inspiration und Exspiration bewirkt. Die Luftbewegungen kommen dabei durch den regelmäßigen Wechsel von Brustraumerweiterung und -verengung zustande. Für die Erweiterung des Brustraums sind zwei Faktoren maßgebend: die

- Hebung der Rippenbögen und
- Abflachung des Zwerchfells (o Abb. 10.3).

Je nachdem, ob die Erweiterung des Brustraums bei normaler Atmung überwiegend durch Hebung der Rippen oder mehr durch Senkung des Zwerchfells zustande kommt, unterscheidet man einen kostalen Atmungstyp (**Brustatmung**) von einem abdominalen Atmungstyp (**Bauchatmung**). Bei der Brustatmung wird die Atmungsarbeit hauptsächlich von der Interkostalmuskulatur geleistet, während das Zwerchfell mehr passiv den Druckänderungen im Thorax folgt. Bei der Bauchatmung bewirkt dagegen die stärkere Kontraktion der Zwerchfellmuskulatur eine größere Verlagerung der Baucheingeweide, sodass die Bauchwand inspiratorisch gewölbt wird.

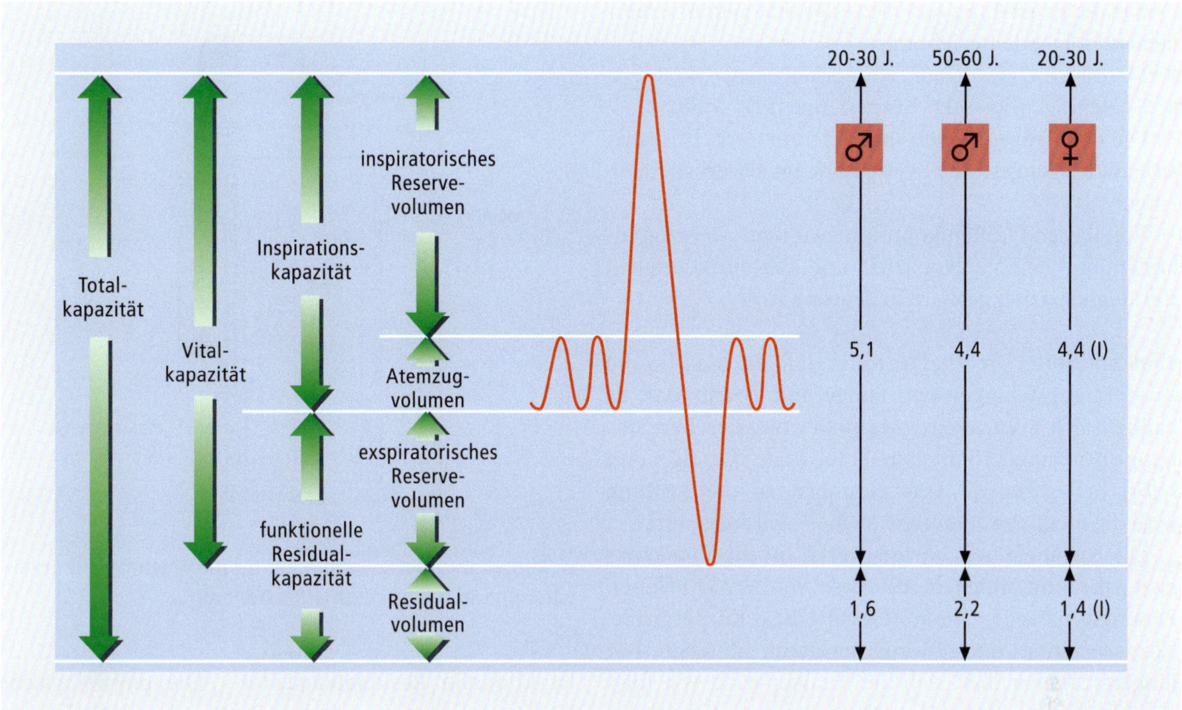

Abb. 10.11 Lungenvolumina und -kapazitäten. Die angegebenen Werte für die Vitalkapazität und das Residualvolumen (rechts) sollen die Abhängigkeit dieser Größen von Alter und Geschlecht verdeutlichen

Übertragung der Thoraxbewegungen auf die Lunge. Die Lungenoberfläche, die der inneren Thoraxwand überall dicht anliegt, folgt den Atmungsexkursionen des Thorax, obwohl zwischen beiden keine feste Verbindung besteht. Dies ist dadurch möglich, dass der kapilläre Spalt zwischen Pleura visceralis und Pleura parietalis mit Flüssigkeit gefüllt ist, die nicht gedehnt werden kann. Dadurch bleiben die Pleurablätter dicht zusammen, sind aber trotzdem in seitlicher Richtung gegeneinander verschieblich. Eine solche Gleitfähigkeit ist notwendig, damit die komplizierten Formänderungen des Brustraums, etwa beim Eröffnen der Recessus costodiaphragmatici (Zwerchfellrippenwinkel, s. o.), ohne Zerrungen auf die Lunge übertragen werden können. Kommt es nach einer Pleuritis (Brustfellentzündung) zu Verwachsungen der Pleurablätter, ist die Atmung in diesem Bereich erheblich behindert.

10.2.2 Lungen- und Atemvolumina

Volumeneinteilung. Das Volumen des einzelnen Atemzugs ist bei Ruheatmung, verglichen mit dem in der gesamten Lunge enthaltenen Gasvolumen, verhältnismäßig klein. Über das normale Atemzugvolumen hinaus können jedoch sowohl bei der Inspiration als auch bei der Exspiration erhebliche **Zusatzvolumina** aufgenommen bzw. abgegeben werden. Allerdings ist es auch bei tiefster Ausatmung nicht möglich, alle Luft aus der Lunge zu entfernen; ein bestimmtes Restvolumen (**Residualvolumen**) bleibt immer in den Alveolen und den zuleitenden Luftwegen zurück. Für die quantitative Erfassung dieser sog. **statischen Lungenvolumina** hat man die folgende Volumeneinteilung vorgenommen, wobei zusammengesetzte Volumina als **Kapazitäten** gekennzeichnet werden (Abb. 10.11):

- **Atemzugvolumen** (AZV): normales In- bzw. Exspirationsvolumen (ca. 0,5 l),
- **inspiratorisches Reservevolumen** (IRV): Volumen, das nach normaler Inspiration noch zusätzlich eingeatmet werden kann (ca. 45 % der TC, s. u.),
- **exspiratorisches Reservevolumen** (ERV): Volumen, das nach normaler Exspiration noch zusätzlich ausgeatmet werden kann (ca. 25 % der TC),
- **Residualvolumen** (RV): Volumen, das auch nach maximaler Exspiration noch in der Lunge zurückbleibt (ca. 20 % der TC),
- **Vitalkapazität** (VC): Volumen, das nach maximaler Inspiration maximal ausgeatmet werden kann = Summe aus AZV, IRV und ERV (ca. 80 % der TC),
- **Inspirationskapazität** (IRC): Volumen, das nach normaler Exspiration maximal eingeatmet werden kann = Summe aus AZV und IRV (ca. 50 % der TC),
- **funktionelle Residualkapazität** (FRC): Volumen, das nach normaler Exspiration noch in der Lunge enthalten ist = Summe aus ERV und RV (ca. 45 % der TC),
- **Totalkapazität** (TC): Volumen, das nach maximaler Inspiration in der Lunge enthalten ist = Summe aus RV und VC.

10

Für die Ermittlung der Totalkapazität gelten vereinfachend folgende Beziehungen:

- Männer: TC (l) = 10,67 · Körperlänge (m) – 12,16,
- Frauen: TC (l) = 7,81 · Körperlänge (m) – 7,88.

Die oben angegebenen sog. Referenzwerte beziehen sich auf lungengesunde Erwachsene im erwerbsfähigen Alter.

Von diesen Größen kommt neben dem Atemzugvolumen nur der Vitalkapazität und der funktionellen Residualkapazität größere Bedeutung zu.

Vitalkapazität. Die Vitalkapazität stellt ein Maß für die Ausdehnungsfähigkeit von Lunge und Thorax dar. Es handelt sich keineswegs, wie man etwa der Bezeichnung entnehmen könnte, um eine „vitale" Größe, denn selbst bei extremen Anforderungen an die Atmung wird die mögliche Atemtiefe niemals voll ausgenutzt.

Die Angabe eines „Normalwerts" für die Vitalkapazität ist kaum möglich, da diese von verschiedenen Parametern, wie Alter, Geschlecht, Körpergröße, Körperposition und Trainingszustand, abhängt. Für jüngere Männer lässt sich die Vitalkapazität wie folgt abschätzen: VC (l) = 7 · [Körperlänge (m) – 1]. Sie nimmt mit zunehmendem Alter ab (o Abb. 10.11). Bei Frauen ist die Vitalkapazität 15–20 % kleiner als bei Männern.

Zusatzinformation

Traditionell erfolgt die Messung bestimmter Lungenvolumina (**Spirometrie**) mit einem Glocken-Spirometer, einem Gerät, das verschiedene Gasvolumina bei konstantem Druck aufnehmen kann (o Abb. 10.12). Eine zylindrische Glocke taucht in einen Wasserbehälter ein, der den Innenraum des Spirometers gegen den Außenraum luftdicht abschließt. Ein weitlumiger Schlauch verbindet das Mundstück des Probanden mit dem Spirometer. Die Volumenänderung bei maximaler Ausatmung nach vorheriger maximaler Einatmung, die zu einer entsprechenden Glockenbewegung führt, kann an einer kalibrierten Skala abgelesen werden.

Die Spirometrie ist darüber hinaus eine einfache Untersuchungsmethode zur Erfassung von Atemstromstärken. Sie dient vor allem zur Festlegung des Schweregrades obstruktiver Atmungserkrankungen (▸ Kap. 10.11.2).

Anstelle der oben beschriebenen traditionellen Spirometer werden heute sog. offene Spirometer in Form des **Pneumotachographen** verwendet. Mit dieser Messanordnung wird der Fluss-proportionale Druckabfall an einem definierten Widerstand gemessen und daraus, in Analogie zum Ohm-Gesetz, der Atemstrom bestimmt. Anschließend wird durch Integration des Atemstroms über die Zeit das jeweilige Atemvolumen berechnet.

Der Erfassung der körperlichen Leistungsfähigkeit dient die **Spiroergometrie** (▸ Kap. 15.3.6).

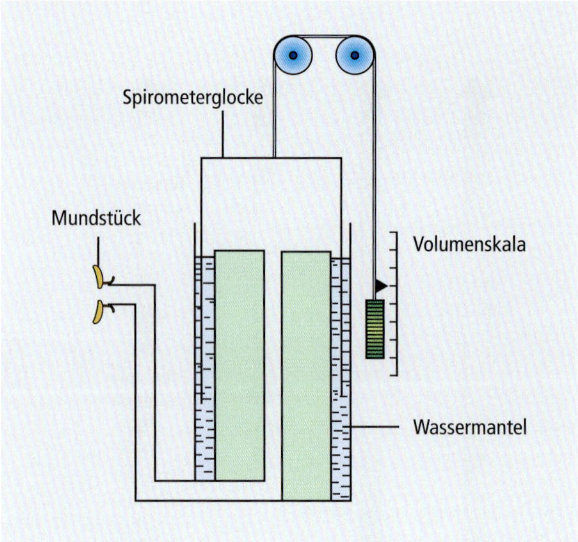

o **Abb. 10.12** Glockenspirometer für die Messung der Atemvolumina in schematischer Darstellung

Funktionelle Residualkapazität. Die physiologische Bedeutung der funktionellen Residualkapazität besteht in einem Ausgleich der inspiratorischen und der exspiratorischen O_2- und CO_2-Konzentrationen im Alveolarraum. Würde die Frischluft ohne die Mischung mit der in der Lunge enthaltenen Luft direkt in die Alveolen gelangen, so müssten dort die Atemgasfraktionen je nach Atmungsphase abwechselnd zu- oder abnehmen. Mit der funktionellen Residualkapazität, deren Volumen 5–6-fach größer ist als das der eingeatmeten Frischluft, treten jedoch infolge des Mischeffekts nur noch geringe zeitliche Schwankungen in der Zusammensetzung des alveolären Gasgemischs auf.

Die Größe der funktionellen Residualkapazität (FRC) ist von verschiedenen Parametern (Geschlecht, Alter, Gewicht, Trainingszustand) abhängig. Im Mittel findet man bei jüngeren Männern einen FRC-Wert von ca. 3,2 l, bei Frauen einen von ca. 2,5 l. Da die funktionelle Residualkapazität das Volumen darstellt, das jeweils am Ende der normalen Exspiration in der Lunge zurückbleibt, kann sie nur mithilfe von indirekten Messverfahren (Helium-Einwaschmethode, Stickstoff-Auswaschmethode, Ganzkörperplethysmographie, s. u.) bestimmt werden.

Beim Lungengesunden entspricht das **intrathorakale Gasvolumen** IGV (am Ende der Ausatmung) dem FRC-Wert.

Zusatzinformation

Da das Residualvolumen (RV) nicht „mobilisierbar" ist und deshalb spirometrisch nicht bestimmt werden kann, sind auch die Lungenkapazitäten, die RV einschließen (FRC, IGV, TC), nur auf indirektem Wege messbar. Ein dafür gebräuch-

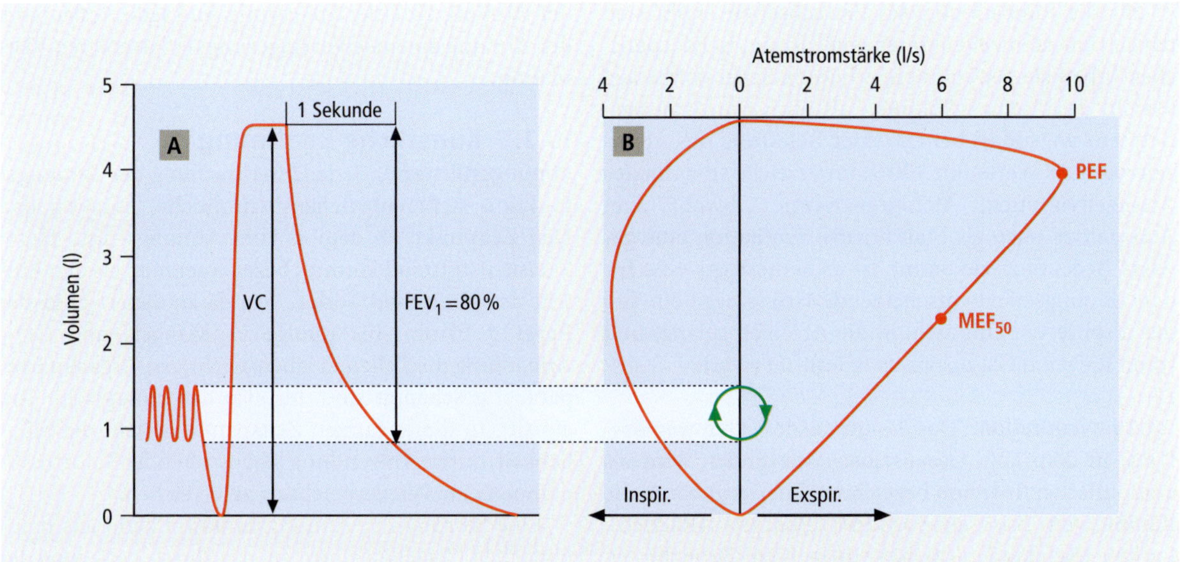

Abb. 10.13 Spirometrische Bestimmung **A** der relativen Einsekundenkapazität FEV_1, **B** der maximalen Atemstromstärke PEF sowie der maximalen Atemstromstärke bei 50 % der Vitalkapazität MEF_{50} im Atemstromstärke-Volumen-Diagramm bei einem Lungengesunden. Zusätzlich eingetragen ist das Atemstromstärke-Volumen-Diagramm bei Ruheatmung (grün)

liches Verfahren ist die **Ganzkörper-Plethysmographie**, deren Funktionsweise auf der Anwendung des Boyle-Mariotte-Gesetzes (p · V = konst.) beruht. Hierbei sitzt der Patient in einer luftdicht abgeschlossenen Kabine, in der durch die Atmung Druckschwankungen entstehen, die Rückschlüsse auf den intrapulmonalen Druck zulassen. Bei einer zusätzlichen Messung der Atemstromstärke mithilfe eines Peumotachographen (s. o.) lässt sich u. a. auch der Widerstand der Atemwege berechnen. Neben der Erfassung aller Teilvolumina der Vitalkapazität ermöglicht diese Methode auch die Bestimmung der anderen Parameter (bezüglich weiterer Einzelheiten s. weiterführende Lehrbücher).

10.2.3 Dynamische Lungenvolumina

Die dynamischen Lungenvolumina werden definitionsgemäß bei einer **forcierten Exspiration** mit einem Spirometer gemessen. Hierzu gehören die

- Einsekundenkapazität (FEV_1 in l/s),
- relative Einsekundenkapazität (FEV_1/VC in %),
- maximal erreichbare Atemstromstärke (PEF in l/s) und
- maximale Atemstromstärke bei 50 % der Vitalkapazität (MEF_{50} in l/s).

Unter der **Einsekundenkapazität** (1-s-Ausatmungskapazität, forced expiratory volume, FEV_1) versteht man dasjenige Volumen, das nach stärkster Einatmung innerhalb 1 Sekunde maximal ausgeatmet werden kann.

Gebräuchlicher ist die Angabe als prozentualer Anteil der Vitalkapazität, den man als **relative Einsekundenkapazität** (Tiffeneau-Index) bezeichnet (Abb. 10.13 A). Wird der Referenzbereich (75–85 % bei jüngeren, 65–75 % bei älteren Personen) deutlich unterschritten, spricht dieser Befund meist für eine Atemwegsobstruktion (▸ Kap. 10.11.2).

Einen weiteren Hinweis auf eine Atemwegsobstruktion gibt die **maximale Atemstromstärke** bei **forcierter Ausatmung** (**PEF**, exspiratorischer Spitzenfluss, peak expiratory flow; Abb. 10.13). Der Messwert soll beim lungengesunden Jugendlichen ungefähr 10 l/s betragen bzw. der entsprechende Zahlenwert 1,5–1,9-mal größer sein als derjenige der Vitalkapazität.

Ermittelt man aus der Atemstromstärke-Volumen-Kurve der Abb. 10.13 B die **maximale Atemstromstärke**, bei der **50 %** der **Vitalkapazität forciert** ausgeatmet sind, erhält man den **MEF_{50}-Wert**, dessen Abnahme ein sehr sensibles Zeichen einer beginnenden Atemwegsobstruktion ist, durch folgende Beziehungen:

Männer: MEF_{50} (l/s) = 5,6 · Körperlänge (m) – 4,4;
Frauen: MEF_{50} (l/s) = 4,6 · Körperlänge (m) – 3,3.

10.2.4 Ventilationsgrößen

Atemzeitvolumen. Unter dem Atemzeitvolumen versteht man das in der Zeiteinheit eingeatmete oder ausgeatmete Gasvolumen. Definitionsgemäß ist es das Produkt aus Atemzugvolumen (Volumen des einzelnen Atemzugs) und Atmungsfrequenz (Anzahl der Atemzüge pro Minute). Bei ruhiger Atmung beträgt das Atemzugvolumen des Erwachsenen 0,5 l. Die Atmungsfrequenz des Erwachsenen liegt unter Ruhebedingungen im Mittel bei 14 Atemzügen/min, wobei allerdings größere Variationen (10–18/min) zu beobachten sind. Höhere Atmungsfrequenzen findet man bei Kindern (20–30/min), Kleinkindern (30–40/min) und Neugeborenen (40–50/min).

10

Für die Ruheatmung des Erwachsenen ergibt sich danach ein Atemzeitvolumen von 7 l/min. Bei körperlicher Arbeit steigen mit dem erhöhten Sauerstoffbedarf sowohl das Atemzugvolumen als auch die Atmungsfrequenz an, sodass bei extremer Belastung das Atemzeitvolumen Werte um 120 l/min erreicht (**maximales Atemzeitvolumen, Atemgrenzwert**). Obwohl dem Atemzeitvolumen als Maß für die Ventilation eine gewisse Bedeutung zukommt, ist es keineswegs eine für den Atmungseffekt entscheidende Größe, weil ein Teil der inspirierten Luft nicht in die Alveolen gelangt und somit nicht am Gasaustausch teilnimmt (s. u.).

Totraumventilation. Das Volumen des Atemwegssystems, in dem kein Gasaustausch stattfindet, wird als **anatomischer Totraum** bezeichnet. Hierzu gehören die Räume von Nase bzw. Mund, Pharynx (Rachen), Larynx (Kehlkopf), Trachea, Bronchien, Bronchiolen und Terminalbronchiolen. Das Totraumvolumen hängt von der Körpergröße und der Körperposition ab. Für den sitzenden Probanden gilt die Faustregel, dass die Größe des Totraums (in ml) dem doppelten Körpergewicht (in kg) entspricht. Das Totraumvolumen des Erwachsenen beträgt somit etwa 150 ml.

Unter Berücksichtigung einer Atmungsfrequenz von 14/min lässt sich dieser Tatbestand auch folgendermaßen ausdrücken: Von dem bei ruhiger Atmung ventilierten Atemzeitvolumen von 7 l/min entfallen 2 l/min auf die Totraum- und 5 l/min auf die alveoläre Ventilation. Bei bestimmten Lungenerkrankungen kann der Anteil der Totraumventilation zunehmen, wenn ein Teil der Alveolen zwar belüftet, aber nicht durchblutet wird. In solchen Alveolen findet kein Gasaustausch statt, diese werden daher dem **funktionellen Totraum** zugerechnet. Bei ungleichmäßig verteilter Lungendurchblutung ist er dementsprechend größer als der anatomische.

Alveoläre Ventilation. Die alveoläre Ventilation, die bei Ruheatmung etwa 5 l/min beträgt, stellt die für den Ventilationseffekt maßgebende Größe dar. Sie entscheidet vorrangig darüber, welche Atemgasfraktionen im Alveolarraum aufrechterhalten werden können. Dagegen sagt das Atemzeitvolumen sehr wenig über die Effektivität der Ventilation aus. Nehmen wir z. B. an, dass ein normales Atemzeitvolumen von 7 l/min durch eine flache und rasche Atmung („Hechelatmung", z. B. Atemzugvolumen = 0,2 l, Atmungsfrequenz = 35/min) zustande käme, so würde fast ausschließlich der vorgeschaltete Totraum belüftet, während der nachgeschaltete Alveolarraum von der Frischluft kaum erreicht würde. Eine solche Atmungsform, wie sie manchmal im Kreislaufschock beobachtet wird, stellt also einen akuten Gefahrenzustand dar. Da das Totraumvolumen in seiner absoluten Größe festliegt, führt jede Vertiefung der Atmung zu einer Steigerung und jede Abflachung der Atmung zu einer Verringerung der alveolären Ventilation.

10.2.5 Künstliche Beatmung

Atmungsstillstand. Jede Unterbrechung der Atmungsfunktion stellt eine lebensbedrohliche Situation dar. Den Zeitpunkt, an dem es zum Atmungs- und Herz-Kreislaufstillstand kommt, bezeichnet man als den Eintritt des **klinischen Todes**. Von da an dauert es in der Regel 5–10 min, bis infolge O_2-Mangels und CO_2-Anhäufung die Zellen in lebenswichtigen Organen irreparabel geschädigt sind, bis also der **biologische Tod** eintritt. In dieser kurzen Zeitspanne besteht die Möglichkeit, durch Anwendung lebensrettender Sofortmaßnahmen eine Wiederbelebung zu erreichen.

Eine Störung der Atmungsfunktion kann aus mannigfachen Ursachen eintreten, u. a. durch Verlegung der Atemwege, Thoraxverletzungen, schweren Störungen des Gasaustauschs sowie des zentralen Atmungsantriebs infolge von Vergiftungen oder Hirnverletzungen. Nach einem plötzlichen Atmungsstillstand bleibt die Kreislauffunktion noch eine gewisse Zeit erhalten. So ist der Puls an der A. carotis noch 3–5 min danach nachweisbar. Tritt jedoch primär ein Herzstillstand ein, so sistiert die Atmung bereits nach 30–60 s.

Freihaltung der Atemwege. Bei einem Bewusstlosen fehlen die Schutzreflexe, die normalerweise zur Freihaltung der Atemwege dienen. Kommt es in dieser Situation zum Erbrechen oder zur Blutung in den Nasen-Rachen-Raum, können die zuleitenden Atemwege verlegt werden. Aber auch ohne diese Komplikationen ist bei einem Bewusstlosen in Rückenlage ein Verschluss der Atemwege dadurch möglich, dass der Unterkiefer mit der Zunge nach hinten sinkt. Die erste Wiederbelebungsmaßnahme muss also in einer schnellen Säuberung des Mund- und Rachenraums bestehen. Noch wichtiger ist es jedoch, den Verschluss der Atemwege durch die zurückfallende Zunge zu beseitigen. Dies geschieht durch Überstrecken des Kopfes in den Nacken und gleichzeitiges Anheben des Unterkiefers.

Atemspende. Für die künstliche Beatmung ohne Hilfsmittel, d. h. als Notfallmaßnahme, ist die Atemspende die Methode der Wahl. Diese kann als Mund-zu-Mund- oder als Mund-zu-Nase-Beatmung durchgeführt werden.

Bei der **Mund-zu-Nase-Beatmung** wird der Kopf des Patienten mit einer Hand, die an der Stirn-Haargrenze liegt, nach hinten überstreckt. Mit der zweiten Hand wird der Unterkiefer angehoben und gleichzeitig der Mundverschluss durch den über die Lippen gelegten Daumen abgesichert. Der Beatmende setzt nach einer tiefen Inspiration seinen geöffneten Mund über die Nase des Patienten fest auf. Während der nachfolgenden Insufflation (Lufteinblasung) muss die Hebung des Thorax beobachtet werden. Danach entfernt der Beatmende seinen Mund vom Gesicht des Patienten, worauf die Luft infolge der Lungenelastizität passiv entweicht. Die Senkung des Thorax ist ebenfalls zu kontrollieren.

Bei der **Mund-zu-Mund-Beatmung**, der sog. Standardmethode, liegen in gleicher Ausgangsstellung die Finger an der Stirn-Haargrenze bzw. unter dem Kinn des Patienten. Der Beatmende setzt seinen Mund über den Mund des Patienten fest auf und verschließt mit seiner Wange die Nasenöffnung. Er kann auch die Nasenflügel mit Daumen und Zeigefinger der über der Stirn liegenden Hand zusammendrücken. Bei der Insufflation und dem nachfolgenden Entweichen der Luft sind wiederum die Thoraxbewegungen zu kontrollieren.

Sofern schnell verfügbar, werden zur Wiederbelebung der Atmung auch einfache Hilfsgeräte eingesetzt, die u. a. aus einer Atemmaske und einem manuell ausdrückbaren Atembeutel bestehen. Für die länger dauernde Beatmung (bei Operationen, Intensivmedizin) finden maschinelle Beatmungspumpen (Respiratoren) Verwendung, die über einen in die Trachea luftdicht eingelegten Tubus angeschlossen werden.

Zusatzinformation

Bei der Wiederbelebung mit Herzdruckmassage und Atemspende sehen die Leitlinien bei Kreislauf- und Atemstillstand ein Verhältnis von Herzdruckmassage zu Atemspende von 30:2 vor, d. h. auf 30 Herzkompressionen folgen zwei Beatmungen. Die Frequenz der Herzkompressionen soll dabei 100–120/min betragen (ECR-Leitlinien 2011).

In Kürze

- Unter **Ventilation** versteht man den konvektiven Atemgastransport von der Umgebungsluft zu den Alveolen.
- Das Volumen des einzelnen Atemzugs ist bei Ruheatmung, verglichen mit dem in der gesamten Lunge enthaltenen Gasvolumen, verhältnismäßig klein. Über das normale **Atemzugvolumen** (ca. 0,5 l bei Ruheatmung) hinaus können sowohl bei der Inspiration als auch bei der Exspiration erhebliche Zusatzvolumina aufgenommen bzw. abgegeben werden (**inspiratorisches** bzw. **exspiratorisches Reservevolumen**).
- Als **Vitalkapazität** wird das maximale Atemzugvolumen bezeichnet. Sie stellt ein Maß für die größtmögliche Ausdehnungsfähigkeit von Lunge und Thorax dar. Ihre Größe hängt vom Alter, Geschlecht, Körpergröße, Körperposition und Trainingszustand ab.
- Die **funktionelle Residualkapazität** (FRC) entspricht dem Lungenvolumen, das nach normaler Exspiration in der Lunge verbleibt. Die physiologische Bedeutung der FRC besteht in einem Ausgleich der inspiratorischen und exspiratorischen O_2- und CO_2-Fraktionen im Alveolarraum.
- Die **dynamischen Lungenvolumina** bei **forcierter Exspiration** **FEV_1**, **PEF** und **MEF_{50}** sind sensible Parameter zur Erfassung von Atemwegsobstruktionen.
- Das Volumen der Atemwege und Alveolarräume, in denen kein Gasaustausch stattfindet, wird als **Totraum** bezeichnet. Er beträgt beim Erwachsenen etwa 150 ml. Bei Berücksichtigung einer Atemfrequenz von 14/min bedeutet das eine **Totraumventilation** von etwa 2 l/min.
- Das **Atemzeitvolumen** in Ruhe liegt bei etwa 7 l/min. Bei extremer Belastung kann es 120 l/min erreichen (**Atemgrenzwert**).
- Die für den Ventilationseffekt maßgebende Größe ist die **alveoläre Ventilation** (ca. 5 l/min).
- Bei vorgegebenem Totraumvolumen führt in erster Linie eine Vertiefung der Atmung, weniger eine Frequenzsteigerung zu einer verbesserten alveolären Ventilation.

10.3 Atmungsmechanik

Der Begriff „Atmungsmechanik" wird gewöhnlich in einem sehr speziellen Sinn verwendet. Man versteht darunter die Analyse und die Darstellung der **Druck-Volumen-** und der **Druck-Stromstärke-Beziehungen**, die sich bei den Atemexkursionen ergeben. Diese Beziehungen hängen in hohem Maße von den Atmungswiderständen und ihren Veränderungen unter pathologischen Bedingungen ab. Daher sind atmungsmechanische Aspekte für die Lungenfunktionsdiagnostik von Bedeutung.

10.3.1 Elastische Atmungswiderstände

Elastische Retraktion der Lunge. Die Lunge hat infolge der **Dehnung** ihrer **elastischen Fasern** und der **Oberflächenspannung** der **Alveolen** (s. u.) das Bestreben, ihr Volumen zu verkleinern. Ihre Oberfläche steht also unter einer gewissen Zugspannung. Dies hat zur Folge, dass im flüssigkeitsgefüllten Spalt zwischen den Pleurablättern ein subatmosphärischer („negativer“) Druck herrscht. Verbindet man eine Kanüle, deren Spitze sich im Pleuraspalt befindet, mit einem Manometer, so lässt sich dieser Druck messen (Abb. 10.14). Bei Ruheatmung liegt er am Ende der Exspiration bei etwa 5 cm H_2O (0,5 kPa) und am Ende der Inspiration bei ca. 8 cm H_2O (0,8 kPa) unter dem Atmosphärendruck. Die Druckdifferenz zwischen dem Pleuraspalt und dem Außenraum wird verkürzt als **intrapleuraler Druck** P_{Pleu} bezeichnet. Nur die Tatsache, dass eigentlich eine Druckdifferenz gemeint ist, macht es verständlich, dass man den intrapleuralen Druck als „negativ“ kennzeichnet. Bei einer Verletzung der Brustwand oder der Lungenoberfläche kann sich der Pleuraspalt aufgrund des dort herrschenden subatmosphärischen Drucks mit Luft füllen (Pneumothorax, ▸ Kap. 10.11.3).

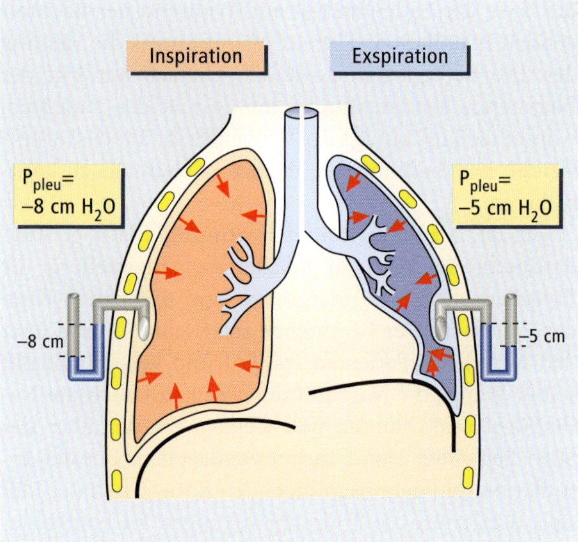

Abb. 10.14 Retraktionsbestreben der Lunge. Der elastische Zug des Lungengewebes (Pfeilrichtung) erzeugt einen „negativen“ intrapleuralen Druck (P_{Pleu}), der durch ein angeschlossenes Manometer nachgewiesen werden kann

Oberflächenspannung der Alveolen. Die innere Oberfläche der Alveolen ist von einem Flüssigkeitsfilm bedeckt. Wie an jeder Grenzfläche zwischen Gas- und Flüssigkeitsphase sind daher auch in den Alveolen Anziehungskräfte wirksam, welche die Tendenz haben, die Oberfläche zu verkleinern. Auf dieser Oberflächenspannung in jeder der vielen Alveolen beruhen etwa 65 % des Retraktionsbestrebens der Lunge.

Die Oberflächenspannung der Alveolen ist allerdings kleiner, als dies bei einer Grenzschicht Wasser gegen Luft zu erwarten wäre. Diese Verminderung der Oberflächenkräfte wird durch oberflächenaktive Substanzen bewirkt, die im alveolären Flüssigkeitsfilm enthalten sind und als **Surfactant** bezeichnet werden. Dabei handelt es sich um ein Gemisch aus Proteinen (ca. 10 %), Glykolipiden (etwa 5 %) und Phospholipiden (ca. 85 %), insbesondere um **Lecithinderivate**, für deren Bildung sog. **Typ-II-Alveolarepithelzellen** zuständig sind. Bei einer Verkleinerung des Alveolenradius r nimmt bei konstantem Druck p in der Alveole und konstanter Dicke der Alveolenwand d die Oberflächenspannung σ gemäß der Laplace-Beziehung ($\sigma = p \cdot r/d$) ab, weil die oberflächenaktiven Substanzen dichter zusammenrücken. Ohne diesen Effekt müssten die kleineren Alveolen in sich zusammenfallen (kollabieren). Ist die Bildung oder die Wirksamkeit des Surfactant gestört, so können durch das Kollabieren von Alveolen größere luftleere Lungengebiete (Atelektasen, ▸ Kap. 10.11.3) entstehen.

Compliance der Lunge. Als Maß für die passiv-elastische Dehnbarkeit der Lunge dient die Compliance C_L. Man versteht darunter das Verhältnis einer bestimmten Änderung des Lungenvolumens ΔV zu der hierfür maßgebenden Druckänderung ΔP:

$$C_L = \frac{\Delta V}{\Delta P}$$

Gleichung 10.1

Für den gesunden Erwachsenen beträgt der C_L-Wert ca. 0,2 l/cm H_2O (2 l/kPa). Wenn unter pathologischen Bedingungen eine Abnahme der Compliance festgestellt wird, deutet ein solcher Befund auf einen Elastizitätsverlust der Lunge hin (▸ Kap. 10.11.3).

Elastische Widerstände im Atmungszyklus. Elastische Widerstände sind normalerweise nur bei der Inspiration zu überwinden; die Inspirationsmuskulatur muss dabei gegen die Zugspannung des Lungengewebes Arbeit verrichten. Bei langsamer Einatmung ist die Zunahme des Lungenvolumens den einwirkenden Kräften annähernd proportional. Das Lungengewebe verhält sich also in diesem Fall wie eine mäßig gespannte Feder, die der Dehnung einen konstanten Widerstand entgegensetzt.

Bei der Exspiration dagegen unterstützt der elastische Zug des Lungengewebes die Ausatmungsbewegung. Unter den Bedingungen der Ruheatmung sind diese Zugkräfte völlig ausreichend, um den Thoraxraum zu verkleinern. In diesem Fall erfolgt also die Ausatmung passiv, d. h. ohne aktive Mitwirkung der Exspirationsmuskulatur. Lediglich bei vertiefter und beschleunigter Atmung muss die Exspiration durch die Muskelaktivität zusätzlich gefördert werden.

Die Verformung des Thorax, einschließlich des Bandapparats, hat ebenfalls eine elastische Komponente, die in Atemmittellage (d. h. bei mittlerem Lungenvolumen während des Atemzugs) der Zugwirkung der Lunge entgegengerichtet ist. Bei Inspiration tritt eine Entspannung des Thorax ein, bei Exspiration nimmt die Thoraxspannung zu. Die Thoraxelastizität fördert also die Einatmung und vermindert den Ausatmungseffekt der elastischen Lungenretraktion.

10.3.2 Visköse Atmungswiderstände

Die nichtelastischen (viskösen) Widerstände, die sowohl bei der Inspiration als auch bei der Exspiration zu überwinden sind, spielen bei forcierter Atmung eine entscheidende Rolle. Sie setzen sich aus drei Anteilen zusammen: den

- Strömungswiderständen in den zuleitenden Atemwegen (ca. 90 %),
- nichtelastischen Gewebewiderständen (ca. 10 %) und
- Trägheitswiderständen, die vernachlässigbar klein sind.

Strömungswiderstände. Die Strömung der Atemgase wird durch die Differenz zwischen dem Druck in den Alveolen und dem Außendruck bewirkt. Diese Differenz, verkürzt auch als **intrapulmonaler Druck** P_{Pul} bezeichnet, hat in den beiden Atemphasen ein unterschiedliches Vorzeichen. Erweitert sich während der Inspiration der Thorax, entsteht im Alveolarraum ein Unterdruck, sodass P_{Pul} negativ wird. Während der Exspiration erzeugt die Thoraxverengung einen alveolären Überdruck, d. h. P_{Pul} erhält einen positiven Wert (Abb. 10.15).

Die Strömung in den Atemwegen ist überwiegend laminar; lediglich an den Verzweigungsstellen der Bronchien und an pathologisch verengten Stellen treten Turbulenzen auf. Für die laminare Luftströmung gilt – wie für die laminare Flüssigkeitsströmung – das Hagen-Poiseuille-Gesetz. Danach ist die Volumenstromstärke $\dot{V}$ der treibenden Druckdifferenz P_{Pul} proportional. Für die Atemstromstärke gilt also die Beziehung:

$$\dot{V} = \frac{P_{Pul}}{R}$$

Gleichung 10.2

Der Strömungswiderstand R, den man auch als **Resistance** oder als Atemwegswiderstand bezeichnet, ist vom Querschnitt und der Länge der leitenden Atemwege sowie von der Luftviskosität abhängig. Normalerweise wird der Atemwegswiderstand hauptsächlich von den Strömungsverhältnissen im Larynx, in der Trachea und in den großen Bronchien bestimmt, während die Widerstände in den kleinen Bronchien und Bronchiolen nur einen geringen Beitrag liefern, weil in diesem Bereich der Gesamtquerschnitt stark zunimmt (Abb. 10.7).

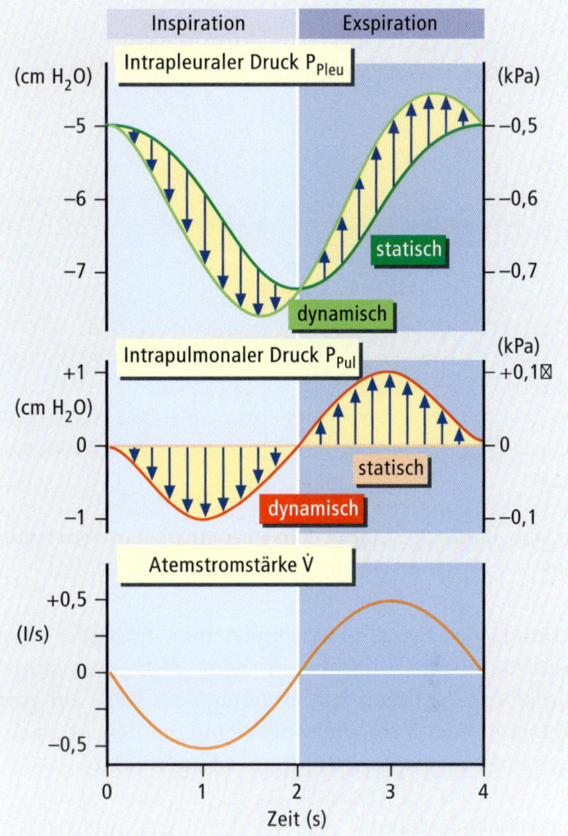

Abb. 10.15 Zeitliche Änderungen des intrapleuralen Drucks P_{Pleu}, des intrapulmonalen Drucks P_{Pul} und der Atemstromstärke $\dot{V}$ im Atmungszyklus (idealisierte Kurvenverläufe). Die als „statisch" gekennzeichneten Druckverläufe gelten, wenn nur elastische Widerstände zu überwinden sind. Infolge der bei regulärer (dynamischer) Atmung zusätzlich vorhandenen viskösen Strömungswiderstände kommt es inspiratorisch zu einer Negativierung und exspiratorisch zu einer Positivierung von P_{Pul} mit entsprechender Auswirkung auf P_{Pleu} (Pfeile)

Nach Gleichung (2) ergibt sich die Resistance aus dem Verhältnis des intrapulmonalen Drucks (P_{Pul}) zur Atemstromstärke $\dot{V}$:

$$R = \frac{P_{Pul}}{\dot{V}}$$

Gleichung 10.3

Während $\dot{V}$ mithilfe eines Pneumotachographen relativ leicht erfasst werden kann, erfordert die Messung von P_{Pul} den Einsatz eines Ganzkörper-Plethysmographen (▸ Kap. 10.11.3): Mit den Atemexkursionen des Probanden ändert sich der Druck in seiner Lunge und proportional dazu in umgekehrter Richtung der Druck in der Kabine. Die fortlaufende Registrierung des Kabinendrucks ermöglicht so die Messung des intrapulmonalen Druckverlaufs (Abb. 10.16). Bei ruhiger Mund-

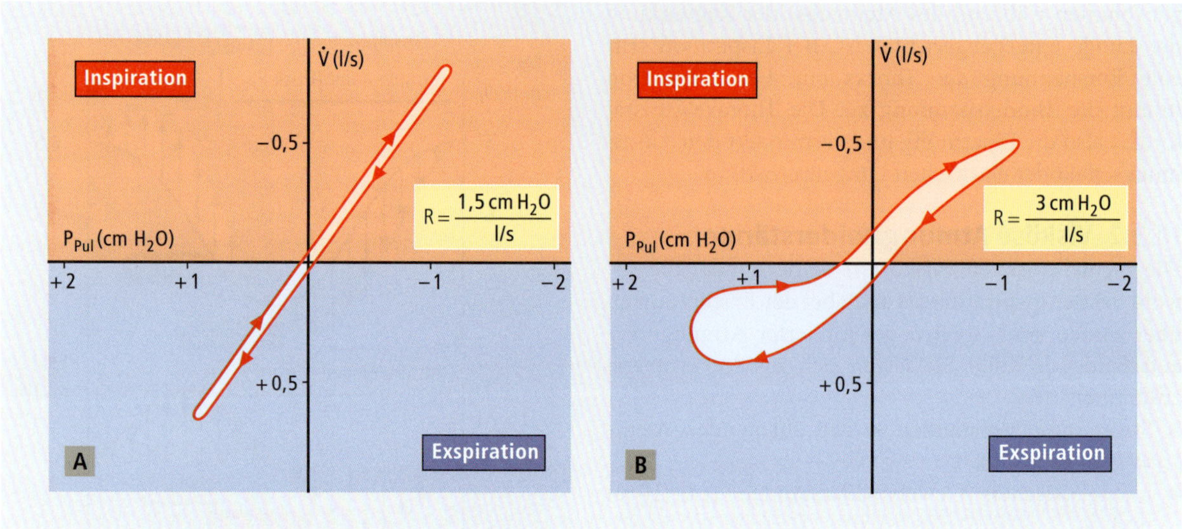

Abb. 10.16 A Resistance-Kurve bei einem Probanden mit normaler Lungenfunktion, **B** bei einem Patienten mit obstruktiver Lungenerkrankung. **Ppul** intrapulmonaler Druck

atmung des Erwachsenen findet man normalerweise Resistancewerte, die bei 1–2 cm $H_2O \cdot l^{-1} \cdot s$ (0,1–0,2 $kPa \cdot l^{-1} \cdot s$) liegen. Ein erhöhter Wert weist auf eine Zunahme des Strömungswiderstands in den Atemwegen hin (Atemwegsobstruktion, ▸Kap. 10.11.2).

Gewebewiderstände. Neben dem Atemwegswiderstand ist bei der Inspiration und der Exspiration noch ein zweiter visköser Widerstand zu überwinden, der durch die Gewebereibung und die nichtelastischen Deformationen der Gewebe im Brust- und Bauchraum entsteht.

10.3.3 Atmungszyklus

Druckverläufe. Während eines Atmungszyklus verändern sich die intrapleuralen und intrapulmonalen Drücke in gesetzmäßiger Weise. Es ist zweckmäßig, zunächst die Druckverläufe bei extrem langsamer Atmung zu betrachten, bei der die viskösen Atmungswiderstände vernachlässigt werden dürfen. Auf den Pleuraspalt wirkt sich dann nur der elastische Zug der Lunge aus und erzeugt hier einen „negativen" Druck. Während der Inspiration kommt es zu einer zunehmenden, während der Exspiration zu einer abnehmenden „Negativierung" des intrapleuralen Drucks P_{Pleu} (○ Abb. 10.15, dunkelgrüne Kurve „statisch"). Der Druck in den Alveolen entspricht jedoch während des gesamten Atmungszyklus näherungsweise dem Außendruck; d. h. der intrapulmonale Druck P_{Pul} bleibt gleich 0 (hellrote Kurve „statisch").

Bei regulärer, dynamischer Atmung führt dagegen die inspiratorische Thoraxerweiterung infolge der zusätzlich vorhandenen viskösen Widerstände zu einer Negativierung und die exspiratorische Thoraxverkleinerung zu einer Positivierung des intrapulmonalen Drucks (○ Abb. 10.15, dunkelrote Kurve „dynamisch"), wobei der visköse Strömungswiderstand einen schnellen Angleich an den Außendruck verhindert. Die intrapulmonalen Drücke wirken auch auf den Pleuraspalt und beeinflussen additiv den intrapleuralen Druckverlauf (hellgrüne Kurve „dynamisch"). Die durch den Atemwegswiderstand erzeugten Effekte sind in ○ Abb. 10.15 durch Pfeile in gelben Feldern gekennzeichnet. Die intrapleuralen Druckänderungen im Atmungszyklus sind somit von den Thoraxexkursionen, der elastischen Zugspannung der Lunge und dem viskösen Strömungswiderstand in den Atemwegen abhängig.

Atmungsarbeit. Bei der Inspiration hat die Atmungsmuskulatur Arbeit zu verrichten, die 1. für die elastische Dehnung der Lunge und 2. für die Überwindung der viskösen Widerstände, vor allem des Strömungswiderstands, erforderlich ist (○ Abb. 10.17) Diese physikalische Arbeit ergibt sich aus dem Produkt aus intrapleuraler Druckänderung und Atemzugvolumen (Druck-Volumen-Arbeit = $\Delta P_{Pleu} \cdot V$). Die Exspiration läuft bei der Ruheatmung weitgehend passiv ab, weil die zuvor elastisch gespeicherte Energie größer ist als die nachfolgende Arbeit gegen die viskösen Exspirationswiderstände. Bei vertiefter und beschleunigter Atmung ist allerdings noch zusätzlich die Mitwirkung der Exspirationsmuskulatur erforderlich.

In Ruhe werden 1–2 % des aufgenommenen Sauerstoffs für die Kontraktionsarbeit der Atmungsmuskeln benötigt. Bei körperlicher Arbeit steigt jedoch der Energiebedarf für die Atmung überproportional, im Extremfall bis auf 20 % des gesamten Sauerstoffverbrauchs, an.

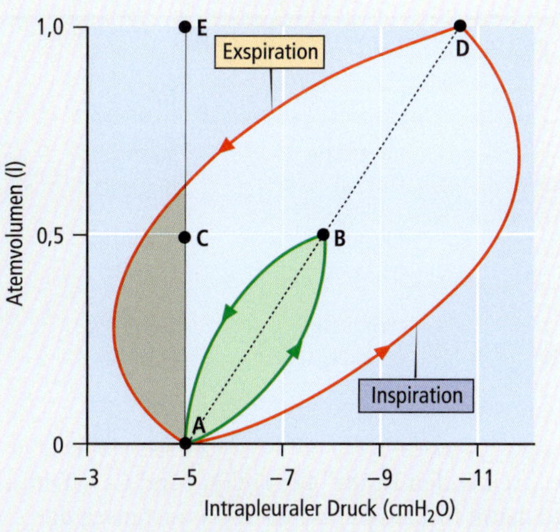

Abb. 10.17 Druck-Volumen-Diagramm (Atemschleife) für die Ermittlung der Arbeit zur Überwindung der elastischen und viskösen Atmungswiderstände (grüne Schleife) sowie bei normaler Ruheatmung und bei forcierter (vertiefter, beschleunigter) Atmung (rote Schleife). Die Dreiecke ABC sowie ADE stellen jeweils die inspiratorische Arbeit der Atmungsmuskulatur gegen die elastischen Widerstände dar. Die dabei aufgewandte Energie wird in den elastischen Fasern der Lunge gespeichert und steht als Rückstellkraft für die Ausatmung zur Verfügung. Die Fläche der Atemschleife repräsentiert jeweils die Arbeit, die gegen die viskösen Widerstände, die graue Segmentfläche den Anteil der Exspirationsarbeit, die durch die Exspirationsmuskeln aufgebracht werden muss. Die Fläche der beiden Atemschleifen ist ein Maß für die jeweilige Atemarbeit

In Kürze

- Die Lungenoberfläche steht infolge der Dehnung ihrer elastischen Parenchymelemente und der Oberflächenspannung der Alveolen unter einer gewissen **Zugspannung**. Die gedehnte Lunge hat also stets das Bestreben, ihr Volumen zu verkleinern. Dies hat zur Folge, dass im flüssigkeitsgefüllten Spalt zwischen den beiden Pleurablättern ein subatmosphärischer Druck („negativer" intrapleuraler Druck, P_{Pleu}) herrscht.
- Zur Stabilisierung der Alveolenentfaltung dient der von Typ-II-Alveolarzellen gebildete **Surfactant**, der im Wesentlichen aus Phospholipiden, Glykolipiden und Proteinen besteht, welche die Oberflächenspannung herabsetzen. Ohne Surfactant würde die alveoläre Oberflächenspannung zum Alveolenkollaps führen.
- Bei der Inspiration müssen diese **elastischen Atmungswiderstände** überwunden werden, um Lunge und Thorax zu dehnen. Ein Maß für die passiv-elastischen Eigenschaften des Atmungsapparats bzw. seiner beiden Teile ist die **Compliance** C (Volumendehnbarkeit): $C = \Delta V/\Delta P$. (Referenzwert für die Lunge: 0,15–0,30 l/cm H_2O).
- Ferner sind **visköse Atmungswiderstände** sowohl bei In- als auch bei Exspiration zu überwinden. Sie setzen sich vor allem aus Strömungswiderständen in den zuleitenden Atemwegen und nichtelastischen Gewebewiderständen zusammen.
- Ein Maß für den viskösen Atemwegswiderstand ist die **Resistance** $R = P_{Pul}/\dot{V}$. Sie beträgt bei Ruheatmung 1–2 cm $H_2O \cdot l^{-1} \cdot s$.
- In der Inspirationsphase eines Atemzyklus fällt der **intrapleurale Druck** bei regulärer Atmung aufgrund der elastischen Atmungswiderstände von −5 auf −8 cm H_2O ab.
- Der **intrapulmonale Druck** wird wegen der viskösen Atmungswiderstände während der Inspirationsphase negativ (P_{Pul} = −1 cm H_2O), während der Exspiration dagegen positiv (P_{Pul} = +1 cm H_2O).

10.4 Austausch der Atemgase

10.4.1 Zusammensetzung des alveolären Gasgemischs

Alveoläre Atemgasfraktionen. Der Volumenanteil eines Gases am Gesamtvolumen eines Gasgemischs wird, wie bereits erwähnt, als Fraktion bezeichnet. Die für den Gasaustausch maßgebenden O_2- und CO_2-Fraktionen sind die Resultante aus der Belüftung der Alveolen und den vom Kapillarblut aufgenommenen bzw. abgegebenen Gasvolumina. Die alveolären Atemgasfraktionen werden also von der **alveolären Ventilation** und der **O_2-Aufnahme** bzw. **CO_2-Abgabe** des Körpers bestimmt. Bei einem Erwachsenen in körperlicher Ruhe beträgt die O_2-Aufnahme im Mittel 280 ml/min und die CO_2-Abgabe 230 ml/min. Unter diesen Bedingungen stellen sich im Alveolarraum die O_2-Fraktion auf 0,14 (14 Vol.-%) und die CO_2-Fraktion auf 0,056 (5,6 Vol.-%) ein (Tab. 10.1). Der Rest besteht aus Stickstoff (ca. 74 Vol.-%), Wasserdampf (ca. 6 %) und einem kleinen Anteil an Edelgasen.

Partialdrücke der Atemgase. Nach dem Dalton-Gesetz übt jedes Gas in einem Gemisch einen Partialdruck

Tab. 10.1 Inspiratorische, alveoläre und exspiratorische Fraktionen bzw. Partialdrücke der Atemgase bei Ruheatmung in Meereshöhe

Parameter	Fraktionen		Partialdrücke	
	O_2	CO_2	O_2	CO_2
Inspirationsluft	0,209 (20,9 Vol.-%)	0,0003 (0,03 Vol.-%)	150 mm Hg (20 kPa)	0,2 mm Hg (0,03 kPa)
Alveoläres Gasgemisch	0,14 (14 Vol.-%)	0,056 (5,6 Vol.-%)	100 mm Hg (13,3 kPa)	40 mm Hg (5,3 kPa)
Exspirationsgemisch	0,16 (16 Vol.-%)	0,04 (4 Vol.-%)	114 mm Hg (15,2 kPa)	29 mm Hg (3,9 kPa)

(Teildruck) P_{Gas} aus, der seinem Anteil am Gesamtvolumen, d.h. seiner Fraktion F_{Gas}, entspricht. Bei der Anwendung dieses Gesetzes auf die Atemgase ist zu berücksichtigen, dass sowohl die atmosphärische Luft als auch das alveoläre Gasgemisch neben O_2, CO_2, N_2 und Edelgasen auch noch Wasserdampf enthalten, der einen bestimmten Partialdruck P_{H_2O} ausübt. Da die Gaskonzentrationen für das „trockene" Gasgemisch angegeben werden, ist bei der Formulierung des Dalton-Gesetzes der Gesamtdruck (Barometerdruck P_B) um den Wasserdampfdruck P_{H_2O} zu reduzieren:

$$P_{Gas} = F_{Gas} \cdot (P_B - P_{H_2O})$$

Gleichung 10.4

Für die atmosphärische Luft liegt bei mittleren Barometer- und Wasserdampfdrücken der O_2-Partialdruck im Bereich von $P_{I_{O_2}} = 150$ mm Hg; der CO_2-Partialdruck ist mit $P_{I_{CO_2}} = 0{,}2$ mm Hg praktisch zu vernachlässigen. Ebenso lassen sich die alveolären O_2- und CO_2-Partialdrücke aus der oben angegebenen Beziehung berechnen, wenn man die Fraktionswerte der Tab. 10.1 einsetzt. Dabei ist zu berücksichtigen, dass in den Alveolen ein Wasserdampfdruck von 47 mm Hg (6,3 kPa), entsprechend einer 100%igen Wasserdampfsättigung bei 37 °C, herrscht. Für den Gesunden in körperlicher Ruhe ergeben sich dann die alveolären Werte für den O_2-Partialdruck zu $P_{A_{O_2}} = 100$ mm Hg (13,3 kPa) und den CO_2-Partialdruck zu $P_{A_{CO_2}} = 40$ mm Hg (5,3 kPa).

10.4.2 Diffusion der Atemgase

Diffusionsbedingungen in der Lunge. In den Lungenalveolen wird ein hoher O_2-Partialdruck (100 mm Hg) aufrechterhalten, während das venöse Blut mit einem niedrigeren O_2-Partialdruck (40 mm Hg) in die Lungenkapillaren eintritt. Für CO_2 besteht eine Partialdruckdifferenz in entgegengesetzter Richtung (46 mm Hg am Anfang der Lungenkapillaren, 40 mm Hg in den Alveolen). Diese Partialdruckdifferenzen stellen die „treibenden Kräfte" für die O_2- und CO_2-Diffusion und damit für den pulmonalen Gasaustausch dar.

Nach dem Fick-Diffusionsgesetz erfordert ein effektiver Diffusionsprozess eine große Austauschfläche und einen kleinen Diffusionsweg (▸Kap. 3.1.1). Beide Voraussetzungen sind in der Lunge in idealer Weise erfüllt. Der Sauerstoff diffundiert über eine Fläche von 80–100 m² durch die weniger als 1 µm dicke alveolokapilläre Membran (▸Kap. 10.1.2) in das Blut, das die Lungenkapillaren passiert (Abb. 10.18). Ein kleiner Anteil des aufgenommenen Sauerstoffs bleibt physikalisch gelöst im Blutplasma, während der überwiegende Anteil in den Erythrozyten an Hämoglobin (Hb) gebunden wird (▸Kap. 10.7.2).

Kohlendioxid diffundiert in entgegengesetzter Richtung aus den Erythrozyten und dem Plasma in den Alveolarraum, nachdem es aus seinen chemischen Bindungen freigesetzt wurde (▸Kap. 10.7.3). Der Diffusionswiderstand des Lungengewebes hat für CO_2 einen 23-fach kleineren Wert als für O_2. Dadurch wird eine effektive CO_2-Abgabe in der Lunge ermöglicht, obwohl in diesem Fall nur relativ kleine Partialdruckdifferenzen wirksam sind.

Partialdruckangleichung in den Lungenkapillaren. Während seiner Passage durch die Lungenkapillare steht der einzelne Erythrozyt nur für eine verhältnismäßig kurze Zeit von 0,3–0,7 s mit dem Alveolarraum in Diffusionskontakt. Diese Kontaktzeit reicht jedoch aus, um die Gaspartialdrücke im Blut denen des Alveolarraums praktisch vollständig anzugleichen. Abb. 10.19 zeigt, wie sich der O_2-Partialdruck im Kapillarblut dem alveolären O_2-Partialdruck zunächst schnell, dann immer langsamer nähert. Dieser Modus des O_2-Partialdruckanstiegs ist eine Folge des Fick-Diffusionsgesetzes: Die anfangs große alveolokapilläre O_2-Partialdruckdifferenz wird im Laufe der Passagezeit immer kleiner, sodass die Diffusionsrate ständig abnehmen muss. Das Blut, das mit einem O_2-Partialdruck von 40 mm Hg in die Kapillare eintritt, verlässt diese mit

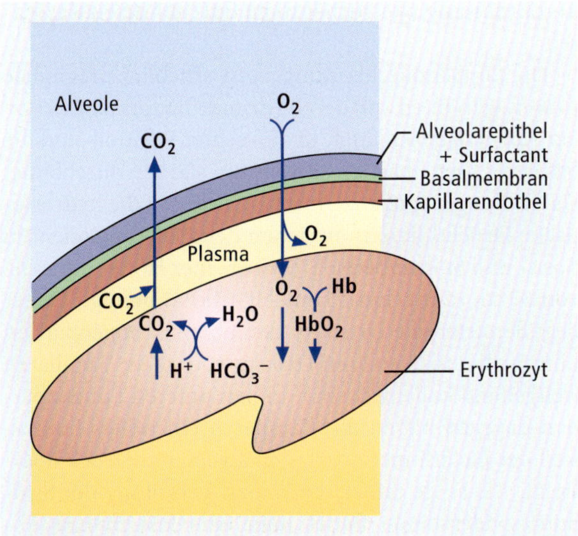

Abb. 10.18 O_2- und CO_2-Transportwege beim pulmonalen Gasaustausch

einem O_2-Partialdruck von 100 mm Hg. Ebenso erfolgt innerhalb der Kontaktzeit eine Angleichung des CO_2-Partialdrucks an den alveolären Wert. Der CO_2-Partialdruck, der am Beginn der Lungenkapillare 46 mm Hg beträgt, fällt mit der Abdiffusion des CO_2 auf 40 mm Hg ab. Das bedeutet: In der Lunge des Gesunden gleichen sich die Partialdrücke im Blut den alveolären Werten praktisch vollständig an.

Ein Maß für die „Diffusionsfähigkeit" der gesamten Lunge stellt die **O_2-Diffusionskapazität D_L** dar. Sie ist

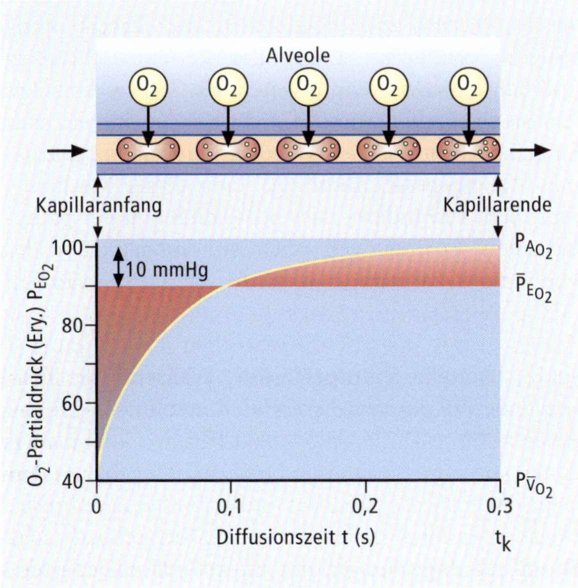

Abb. 10.19 Zunahme des O_2-Partialdrucks im Erythrozyten ($P_{E_{O_2}}$) während der Passage durch die Lungenkapillare. $P_{A_{O_2}}$ alveolärer O_2-Partialdruck, $P\bar{v}_{O_2}$ venöser O_2-Partialdruck, $\bar{P}_{E_{O_2}}$ O_2-Partialdruck, gemittelt über die Zeit des Diffusionskontakts, t_k Kontaktzeit

Tab. 10.2 Zusammenstellung wichtiger Lungen-Funktionsdaten für den gesunden jungen Mann (Körperoberfläche 1,7 m²) in körperlicher Ruhe (Mittelwerte)

Lungen- und Atemvolumina	Mittelwert
Atemzugvolumen	0,5 l
Totraumvolumen	0,15 l
Residualvolumen	1,5 l
Funkt. Residualkapazität	3,0 l
Vitalkapazität	5,3 l
Totalkapazität	6,7 l
Ventilation	
Atmungsfrequenz	14 min^{-1}
Atemzeitvolumen	7 l/min
Totraumventilation	2 l/min
Alveoläre Ventilation	5 l/min
Alv. Ventilation/Perfusion	0,85
Atmungsmechanik	
Intrapleuraler Druck am Exspirationsende	−5 cm H_2O (−0,5 kPa)
Intrapleuraler Druck am Inspirationsende	−8 cm H_2O (−0,8 kPa)
Compliance der Lunge	0,2 l/cm H_2O (2 l/kPa)
Resistance	1–2 cm $H_2O \cdot s \cdot l^{-1}$ (0,1–0,2 kPa $\cdot s \cdot l^{-1}$)
Gasaustausch	
O_2-Aufnahme $\dot{V}_{O_2}$	280 ml/min
CO_2-Abgabe $\dot{V}_{CO_2}$	230 ml/min
Respiratorischer Quotient $\dot{V}_{CO_2}/\dot{V}_{O_2}$	0,82
O_2-Diffusionskapazität	28 ml $\cdot min^{-1} \cdot$ mm Hg^{-1} (210 ml $\cdot min^{-1} \cdot kPa^{-1}$)

definiert als die O_2-Aufnahme $\dot{V}_{O_2}$, dividiert durch die mittlere O_2-Partialdruckdifferenz ΔP_{O_2} zwischen Alveolen und Lungenkapillarblut: $D_L = \dot{V}_{O_2}, / \Delta P_{O_2}$. Für den Erwachsenen in körperlicher Ruhe hat D_L einen mittleren Wert von etwa 28 ml $\cdot min^{-1} \cdot$ mm Hg^{-1}. Eine Abnahme von D_L weist auf eine Diffusionsstörung hin, die durch eine Reduktion der Gasaustauschfläche oder durch eine Verlängerung des Diffusionswegs in der

10

alveolokapillären Membran verursacht werden kann (▸Kap. 10.1.2). In ◘Tab. 10.2 sind wichtige Daten zur Lungenfunktion nochmals zusammengestellt.

In Kürze

- Die für den alveolären Gasaustausch maßgebenden **alveolären Atemgasfraktionen** betragen bei Ruheatmung für O_2 14 Vol.-% und für CO_2 5,6 Vol.-%. Der Rest besteht aus N_2 (ca. 74 Vol.-%), Wasserdampf (ca. 6 Vol.-%) und einem kleinen Teil an Edelgasen (<1 Vol.-%).
- Die **alveolären Partialdrücke** sind entsprechend im Mittel 100 mm Hg für O_2 und etwa 40 mm Hg für CO_2.
- Der **pulmonale Gasaustausch** für O_2 erfolgt aufgrund der Partialdruckdifferenz zwischen den Alveolen (100 mm Hg) und dem in die Lungenkapillaren gelangenden Blut (40 mm Hg). O_2 diffundiert bis zum vollständigen Ausgleich ins Lungenkapillarblut. Die Diffusion von CO_2 erfolgt in entgegengesetzter Richtung, da dessen Partialdruck am Anfang der Lungenkapillaren 46 mm Hg und in den Alveolen 40 mm Hg beträgt.
- Beim diffusiven Gasaustausch reicht eine **Kontaktzeit** von ca. 0,3 s für den vollständigen Ausgleich der Partialdrücke zwischen Blut und alveolärem Atemgasgemisch aus.
- Ein Maß für die Diffusionsfähigkeit der Lunge ist die **Diffusionskapazität** (D_L). Sie beträgt bei Ruheatmung 28 ml · min^{-1} · mm Hg^{-1}. Eine Abnahme weist auf eine Diffusionsstörung hin.

10.5 Lungenperfusion und Arterialisierung des Blutes

10.5.1 Lungenperfusion

Strömungswiderstand und Perfusionsverteilung. Die Lungendurchblutung von 5–6 l/min in Ruhe wird durch eine mittlere Druckdifferenz zwischen Pulmonalarterie und linkem Vorhof von nur 8 mm Hg (ca. 1 kPa) aufrechterhalten. Verglichen mit dem Körperkreislauf hat das Lungengefäßsystem also einen ca. 13-mal kleineren Strömungswiderstand. Steigt bei schwerer körperlicher Arbeit die Lungendurchblutung auf das 4-Fache des Ruhewerts an, nimmt der Pulmonalarteriendruck lediglich um den Faktor 2 zu. Dies bedeutet, dass der Strömungswiderstand mit zunehmender Durchblutung reduziert wird. Die Widerstandsminderung erfolgt dabei druckpassiv durch Dilatation der Lungengefäße und Eröffnung von vorher nicht durchbluteten Kapillaren.

Die Lungendurchblutung weist erhebliche regionale Inhomogenitäten auf, deren Ausmaß hauptsächlich von der Körperlage abhängt. In aufrechter Position sind die basalen Lungenpartien wesentlich stärker durchblutet als die Lungenspitzen. Ursache hierfür ist die hydrostatische Druckdifferenz zwischen den Gefäßregionen im Basis- und Spitzenbereich, die bei einer Höhendifferenz von 30 cm immerhin 23 mm Hg (3 kPa) beträgt. Daher liegt der arterielle Druck in den oberen Lungenpartien unterhalb des alveolären Drucks, sodass die Kapillaren weitgehend kollabiert sind. In den unteren Lungenpartien dagegen haben die Kapillaren ein weites Lumen, weil der Gefäßinnendruck den alveolären Druck übersteigt. Als Folge dieser regionalen Verteilung der Strömungswiderstände findet man eine fast lineare Abnahme der Durchblutung von der Basis bis zur Spitze der Lunge.

Hypoxische Vasokonstriktion. Die regionale Lungenperfusion wird durch die jeweiligen Atemgasfraktionen in den benachbarten Alveolarräumen mit beeinflusst. Insbesondere hat eine Abnahme des alveolären O_2-Partialdrucks eine Konstriktion der Arteriolen und damit eine Minderdurchblutung zur Folge (**Euler-Liljestrand-Mechanismus**). Durch diese hypoxiebedingte Widerstandserhöhung, die auf einer Hemmung von K^+-Kanälen mit nachfolgender Membrandepolarisation sowie auf einer Aktivierung spannungsabhängiger Ca^{2+}-Kanäle mit anschließendem Ca^{2+}-Einstrom und dadurch bedingter Kontraktion der glatten Muskulatur beruht, besteht die Möglichkeit, die Durchblutung schlecht ventilierter Lungenbezirke einzuschränken und den Blutstrom in gut ventilierte Gebiete umzuleiten. Bis zu einem gewissen Grad wird also die regionale Lungenperfusion $\dot{Q}$ der jeweiligen alveolären Ventilation $\dot{V}_A$ angepasst. Allerdings kann dieser Mechanismus nicht verhindern, dass insbesondere unter pathologischen Bedingungen auch Inhomogenitäten des Ventilations-Perfusions-Verhältnisses $\dot{V}_A/\dot{Q}$ auftreten (▸Kap. 10.11.1).

Venös-arterielle Shuntperfusion. Während der überwiegende Teil des zirkulierenden Blutvolumens mit der Alveolarluft in Diffusionskontakt tritt, wird ein kleiner Anteil von etwa 2 % an den Gasaustauschgebieten vorbeigeleitet. Dieses Blut, das nicht an der Arterialisierung teilnimmt, bezeichnet man als **Kurzschluss**- oder **Shuntblut**. Es gelangt sauerstoffarm direkt in das arterielle System und vermindert hier den O_2-Partialdruck um 5–8 mm Hg. Außerdem wird venöses Blut der Bronchialvenen dem sauerstoffreichen Blut der Pulmonalvenen beigemischt. Bei angeborenen Herzfehlern (z. B. Ventrikelseptumdefekt, ▸Kap. 8.5.7) oder bei Gefäß-

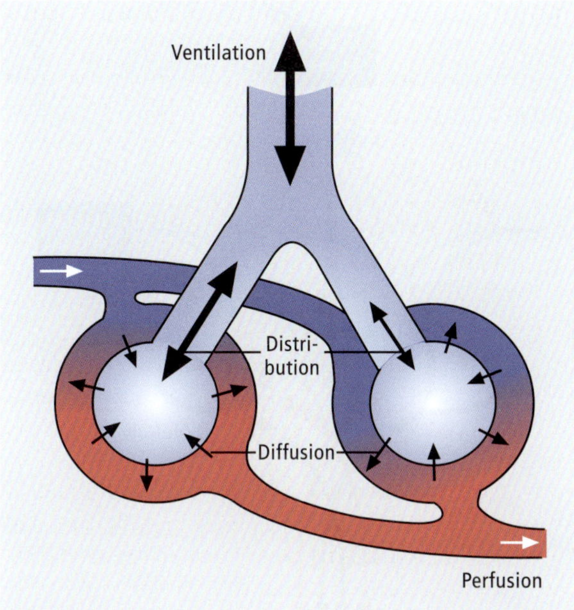

Abb. 10.20 Maßgebende Faktoren für den Arterialisierungseffekt in der Lunge in schematischer Darstellung

missbildungen (z. B. offenem Ductus Botalli, ▸Kap. 8.5.7) können wesentlich größere Anteile des venösen Blutes in die arterielle Strombahn gelangen und dort zu einer Hypoxie (Senkung des O_2-Partialdrucks) sowie zu einer Hyperkapnie (Erhöhung des CO_2-Partialdrucks) führen.

10.5.2 Arterialisierung des Blutes

Arterialisierungsfaktoren. An der Arterialisierung des Blutes, d. h. der Einstellung der arteriellen Atemgaspartialdrücke, sind – wie bereits ausgeführt – vor allem drei Faktoren, die **Ventilation**, **Perfusion** und **Diffusion** beteiligt (Abb. 10.20). Die alveoläre Ventilation bestimmt, wie viel O_2 in die Alveolen gelangt und wie viel CO_2 aus diesen entfernt wird. Für den weiteren O_2-Transport zu den Geweben und den CO_2-Transport zur Lunge ist die Lungenperfusion maßgebend. Bei der Einstellung der arteriellen Partialdrücke kommt es also auf das Verhältnis von alveolärer Ventilation zur Perfusion an. Für den Lungengesunden hat dieses Verhältnis einen Wert zwischen 0,8 und 1,0. Durch den Diffusionswiderstand werden wegen der günstigen Austauschbedingungen die arteriellen Partialdrücke normalerweise kaum beeinflusst.

Wie in Abb. 10.20 angedeutet, sind die drei entscheidenden Faktoren allerdings nicht gleichmäßig über die Lunge verteilt. Schon beim Gesunden, in besonderem Maße aber beim Lungenkranken, wird der Arterialisierungseffekt durch diese ungleichmäßige Verteilung oder **Distribution** gemindert. Wenn z. B. zwei Lungengebiete unterschiedlich ventiliert sind, wird dem gut arterialisierten Blut aus dem stark ventilierten Gebiet ständig mäßig arterialisiertes Blut aus dem schwach ventilierten Gebiet zugemischt. Bei der Mischung stellt sich dann ein kleinerer O_2-Partialdruck und ein etwas größerer CO_2-Partialdruck ein, als dies in einer homogen belüfteten Lunge der Fall wäre. Die inhomogene Verteilung der Funktionsparameter und die Beimischung von Shuntblut sind die Ursache dafür, dass auch beim Lungengesunden der O_2-Partialdruck im arteriellen Blut um etwa 10 mm Hg unter dem alveolären Wert liegt.

Arterielle Blutgaswerte. Der Gesamteffekt der Atmung kommt in der jeweiligen Höhe der arteriellen O_2- und CO_2-Partialdrücke zum Ausdruck. Die beiden Werte liefern somit einen globalen Maßstab für die Beurteilung der Lungenfunktion. Wie viele biologische Größen weisen auch die arteriellen Blutgaswerte deutliche Variationen auf. Daneben findet sich eine systematische Abhängigkeit vom Lebensalter. Während der arterielle O_2-Partialdruck bei gesunden Jugendlichen im Mittel etwa 95 mm Hg (12,6 kPa) beträgt, findet man bei 40-Jährigen Werte um 80 mm Hg (10,6 kPa) und bei 70-Jährigen Werte um 70 mm Hg (9,3 kPa). Diese Abnahme des arteriellen O_2-Partialdrucks ist vor allem auf die mit dem Alter zunehmenden Verteilungsungleichmäßigkeiten in der Lunge zurückzuführen (▸Kap. 10.11.1).

Da die O_2-Bindungskurve (▸Kap. 10.7.2) im höheren O_2-Partialdruckbereich einen sehr flachen Verlauf aufweist, wird die O_2-Sättigung des Hämoglobins durch einen mäßigen O_2-Partialdruckabfall nur wenig beeinflusst. Während beim Jugendlichen die O_2-Sättigung etwa 97 % beträgt, vermindert sich dieser Wert beim älteren Menschen lediglich auf etwa 94 %. Es zeigt sich also, dass auch im Alter eine ausreichende Sauerstoffbeladung des Blutes durch die Atmungsfunktion sichergestellt ist.

In Kürze

- Die **Lungendurchblutung** von 5 l/min in Ruhe wird durch ein mittleres Blutdruckgefälle von nur 7–8 mm Hg aufrechterhalten. Verglichen mit dem Körperkreislauf hat das Lungengefäßsystem demnach einen 12–13-mal kleineren Strömungswiderstand.
- Die Lungenperfusion ist regional sehr unterschiedlich. Beim Stehenden sind die basalen Lungenabschnitte wesentlich stärker durchblutet als die Lungenspitzen.
- Eine Abnahme des alveolären O_2-Partialdrucks (Hypoxie) hat eine Gefäßverengung und damit

eine Minderdurchblutung zur Folge (**Euler-Liljestrand-Mechanismus**).

- Maßgebend für die **Arterialisierung** des **Blutes** sind eine gleichmäßig ablaufende und in allen Lungenabschnitten aufeinander abgestimmte Ventilation, Perfusion und Diffusion. Von besonderer Bedeutung ist das Verhältnis von alveolärer Ventilation zur Perfusion.
- Bereits beim Gesunden wird der Arterialisierungseffekt durch eine **ungleichmäßige Verteilung (Distribution)** von Ventilation, Perfusion und Diffusion gemindert.
- Ein kleiner Anteil des durch die Lunge fließenden Blutes (ca. 2 %) nimmt nicht am Gasaustausch teil und wird deshalb nicht arterialisiert.
- Beim gesunden Jugendlichen liegt der **arterielle O_2-Partialdruck** bei 90–95 mm Hg, der **arterielle CO_2-Partialdruck** bei etwa 40 mm Hg.
- Die **alveolo-arterielle O_2-Partialdruckdifferenz** beträgt beim Jugendlichen 5 mm Hg; sie nimmt mit steigendem Lebensalter zu und erreicht 30 mm Hg im Senium.

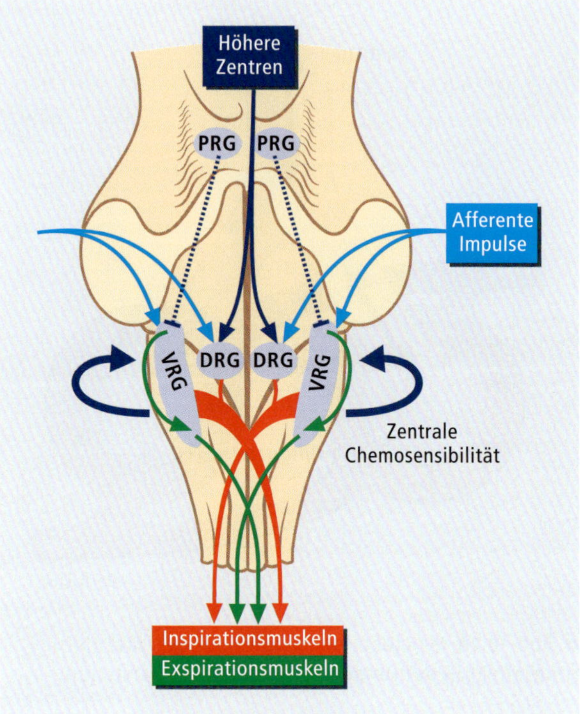

Abb. 10.21 Lokalisation der respiratorischen Neurone in der Medulla oblongata. **VRG** ventrale respiratorische Gruppe, **DRG** dorsale respiratorische Gruppe, **PRG** pontine respiratorische Gruppe

10.6 Zentrale Rhythmogenese und Atmungsregulation

Die Atmungsbewegungen von Thorax und Zwerchfell werden durch die rhythmische Tätigkeit von respiratorischen Neuronen in der Medulla oblongata gesteuert. Obwohl diese rhythmische Bildung der Nervenimpulse (**Rhythmogenese**) autonom abläuft, muss sie ständig an die Bedürfnisse des Organismus (Mehrventilation bei Arbeit, Modifikation des Atmungsrhythmus beim Schlucken, Husten, Niesen, Sprechen usw.) angepasst werden. Diese Anpassung erfolgt aufgrund von Informationen, die den respiratorischen Neuronen von peripheren Sensoren und zentralen Strukturen zugeleitet werden (**Atmungsregulation**).

10.6.1 Rhythmogenese der Atmung

Phasen der Atmungssteuerung. Obwohl die Lungenventilation in zwei Phasen (Inspiration und Exspiration) abläuft, lassen sich in der neuronalen Steuerung drei Zyklusphasen unterscheiden:

- eine **Inspirationsphase**, in der die Einatmungsmuskulatur durch Nervenimpulse zur Kontraktion veranlasst wird,
- eine **Postinspirationsphase**, in der die neuronale Aktivierung der Einatmungsmuskulatur nachlässt, sodass die Zugspannung der Lunge eine passive Ausatmung ermöglicht, und
- eine **aktive Exspirationssphase**, in der – sofern erforderlich – die neuronale Aktivierung der Ausatmungsmuskulatur erfolgt.

Respiratorische Neurone. Der Atmungsrhythmus entsteht in einem **neuronalen Netzwerk** der **Medulla oblongata**, dessen Neurone als **ventrale respiratorische Gruppe** (VRG) beiderseits entlang dem Nucleus ambiguus angeordnet sind (○ Abb. 10.21). In einem umschriebenen Areal der VRG, dem **Prä-Bötzinger-Komplex**, soll der Rhythmusgenerator lokalisiert sein. Im VRG-Netzwerk sind drei Neuronenklassen miteinander verschaltet:

- **inspiratorische Neurone** (I-Neurone), die während der Einatmungsphase aktiv sind,
- **postinspiratorische Neurone** (PI-Neurone), die während der passiven Ausatmungsphase entladen, und
- **exspiratorische Neurone** (E-Neurone), die bei forcierter Ausatmung aktiv sind.

Innerhalb der Klasse der I-Neurone lassen sich noch vier Untergruppen unterscheiden, je nachdem, ob sie vor, während, am Anfang oder am Ende der Einatmung tätig sind.

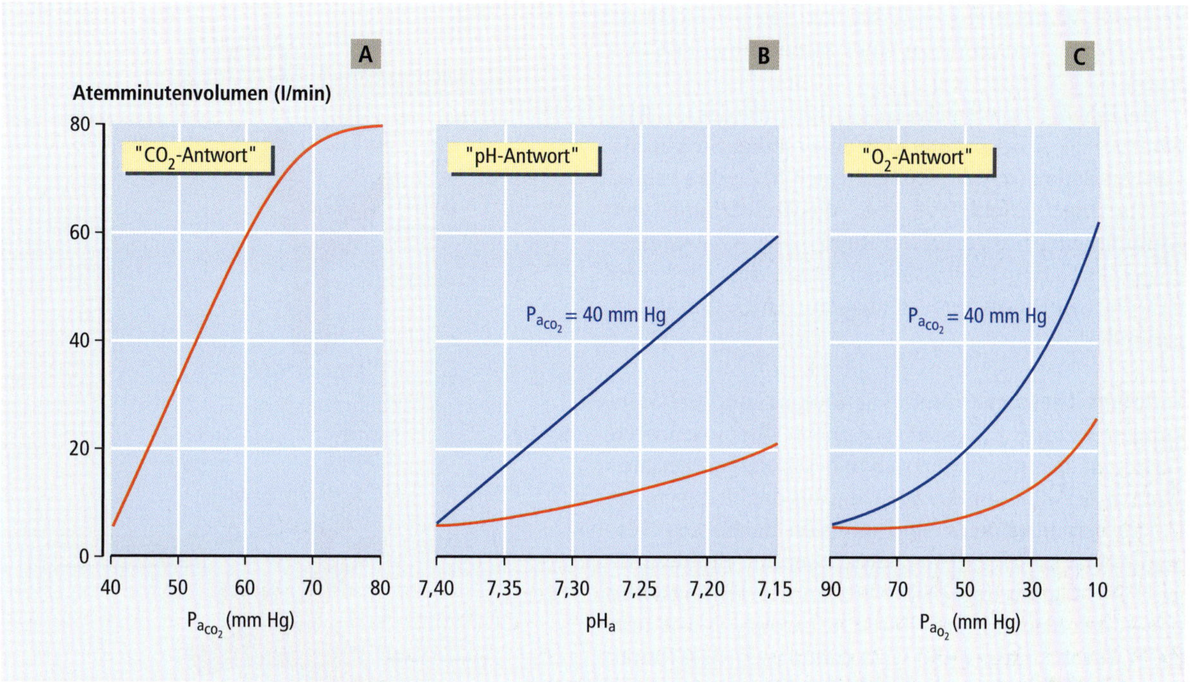

Abb. 10.22 A–C Atemzeitvolumen als Funktion des CO_2-Partialdrucks (P_{aco_2}), des pH-Werts (pH_a) und des O_2-Partialdrucks (P_{ao_2}) im arteriellen Blut. **Rote Kurven** reguläre Ventilationsantwort, **blaue Kurven** Ventilationsantwort bei konstant gehaltenem arteriellen CO_2-Partialdruck (40 mm Hg)

Zwei weitere Neuronengruppen haben einen modifizierenden Einfluss auf das VRG-Netzwerk, sind jedoch nicht direkt an der Rhythmogenese beteiligt (Abb. 10.21):

- die **dorsale respiratorische Gruppe** (DRG), die im Bereich des Nucleus tractus solitarii lokalisiert ist und Zuflüsse von peripheren Sensoren zur Steuerung der Atmungsreflexe erhält, und
- die **pontine respiratorische Gruppe** (PRG), die überwiegend hemmend auf das VRG-Netzwerk einwirkt (gestrichelte Linien in Abb. 10.21).

Rhythmische Aktivität. Die Neurone der ventralen respiratorischen Gruppe (VRG) sind in komplexer Form miteinander verschaltet. Angetrieben durch die spontanaktive Formatio reticularis (▸ Kap. 19.2.1) werden in den Synapsen des Netzwerks erregende und hemmende postsynaptische Potenziale ausgelöst.

Die erregenden und hemmenden Interaktionen zwischen den Neuronen sowie deren Modulation durch spezifische Membraneigenschaften führen zu langsamen Oszillationen des Membranpotenzials. Wird dabei das Schwellenpotenzial überschritten, kommt es zu salvenartiger Entladung von Aktionspotenzialen. Diese Erregungen gelangen über retikulospinale Axone zu den kontralateralen Motoneuronen, die für die Aktivierung der entsprechenden Atmungsmuskeln zuständig sind.

10.6.2 Chemische Kontrolle der Atmung

Die chemische Atmungsregulation sichert die Anpassung der Atmung an die Stoffwechselleistungen des Organismus. Modulierende Regelgrößen sind dabei der CO_2-Partialdruck, der pH-Wert und der O_2-Partialdruck im arteriellen Blut.

Blutgas- und pH-Wirkungen. Eine Erhöhung des arteriellen CO_2-Partialdrucks P_{aCO_2} führt zu einer Steigerung des Atemzeitvolumens $\dot{V}_E$. Die quantitative Beziehung zwischen diesen beiden Größen ist in Abb. 10.22 A als „CO_2-Antwortkurve“ dargestellt. Man erkennt, in welch starkem Maß der CO_2-Partialdruck die Atmung beeinflusst. Bei sehr starker Hyperkapnie (P_{aCO_2}-Anstieg) können $\dot{V}_E$-Werte von etwa 75–80 l/min erreicht werden. Steigt jedoch der P_{aCO_2} über 100 mm Hg an, tritt eine narkotische Wirkung ein, sodass die Ventilation abnimmt.

Ein Absinken des arteriellen pH-Werts unter 7,4 wird durch eine Hyperventilation, ein Ansteigen über die Norm durch eine geringergradige Hypoventilation beantwortet. Wie Abb. 10.22 B (rote Kurve) zeigt, ist die pH-Wirkung auf die Atmung allerdings nicht sehr groß. Dies ist auf die Wechselwirkung der beiden „Atmungsantriebe“ pH-Wert und CO_2-Partialdruck zurückzuführen. Eine alleinige pH-Änderung hätte einen weit größeren Ventilationseffekt (blaue Kurve, P_{CO_2} = 40 mm Hg). Normalerweise führt jedoch die pHbedingte Ventilationssteigerung zu einer verstärkten CO_2-Abgabe und damit zu einer Minderung des CO_2-Antriebs.

Bei einer arteriellen Hypoxie (Abnahme des O_2-Partialdrucks $P_{a_{O_2}}$) beobachtet man eine mäßige Steigerung der Ventilation (○ Abb. 10.22 C). Auch in diesem Fall ist der geringe Effekt auf die Wechselwirkung der Atmungsantriebe zurückzuführen. Die O_2-bedingte Hyperventilation bewirkt einen Abfall des arteriellen CO_2-Partialdrucks, sodass dessen Antriebsfunktion gemindert ist.

Periphere Chemosensoren. Die Blutgas- und pH-Wirkungen werden z. T. über periphere Chemosensoren vermittelt. Diese befinden sich in bestimmten **Paraganglien**, d. h. Zellansammlungen, die aus dem Parasympathikus hervorgegangen sind und von denen aus Nervenimpulse zum Zentrum geleitet werden. Ein derartiges Paraganglion liegt beiderseits an der Teilungsstelle der A. carotis communis in die A. carotis externa und die A. carotis interna und wird daher auch als **Glomus caroticum** bezeichnet (○ Abb. 10.23). Weitere Paraganglien finden sich in unmittelbarer Nähe des Aortenbogens (**Glomera aortica**).

Die peripheren Chemosensoren antworten bevorzugt auf eine Abnahme des arteriellen O_2-Partialdrucks mit einer Aktivitätszunahme. Die Reaktionen auf Zunahme des CO_2-Partialdrucks oder des Anstiegs der H^+-Konzentration sind dagegen schwächer ausgeprägt. Ableitungen der Aktionspotenziale von den zugehörigen afferenten Bahnen (N. glossopharyngeus, N. vagus) sowie Denervierungsexperimente zeigen, dass die O_2-Wirkung ausschließlich über die peripheren Chemosensoren zustande kommt. Dagegen wird der Atmungsantrieb durch CO_2 und H^+ nur zu einem kleinen Teil über diese vermittelt. Hypoxie, Hyperkapnie und Azidose wirken in den Glomera in gleicher Weise: Sie vermindern die Leitfähigkeit von K^+-Kanälen. Dies hat eine Membrandepolarisation, eine Aktivierung spannungsabhängiger Ca^{2+}-Kanäle und einen Ca^{2+}-Einstrom zur Folge. Letzterer bewirkt eine Freisetzung von Acetylcholin, ATP und Dopamin, die wiederum Afferenzen aktivieren. Die beschriebene Inaktivierung von K^+-Kanälen wird durch hypoxiebedingte Hemmung der O_2-empfindlichen Hämoxidase-2 eingeleitet und durch H_2S vermittelt.

Zentrale Chemosensibilität. Der überwiegende Teil des P_{CO_2}- und pH-Einflusses auf die Atmung wird dadurch ausgeübt, dass CO_2 und H^+ auf chemosensible Strukturen im Hirnstamm einwirken. Die graduell differierenden Atmungseffekte des arteriellen P_{CO_2} und des arteriellen pH-Werts können dabei auf die unterschiedlichen Transportwiderstände für CO_2 und H^+ zurückgeführt werden. CO_2 diffundiert sehr schnell aus dem Blut in

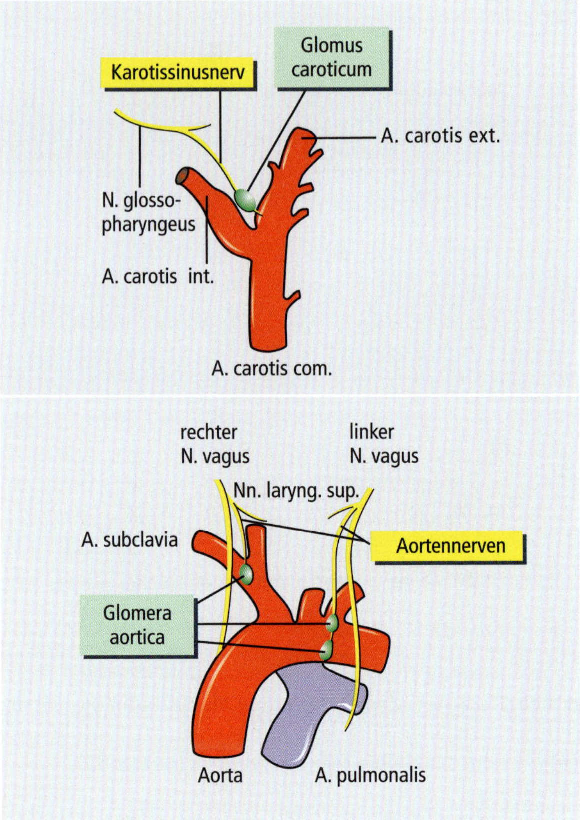

○ **Abb. 10.23 Oben** Lokalisation der Chemosensoren im Glomus caroticum und **unten** in den Glomera aortica

das Gehirngewebe, während für H^+-Ionen die biologischen Membranen ein erhebliches Transporthindernis bilden. Man nimmt an, dass die H^+-Konzentration der Extrazellularflüssigkeit des Hirnstamms den bestimmenden Faktor für alle zentral ausgelösten Atmungsantriebe darstellt. H^+-empfindliche Felder wurden an der ventralen (vorderen) Oberfläche der Medulla oblongata in der Nähe der VRG (s. o.) nachgewiesen.

Chemische Atmungsregulation. Der gesamte Regelkreis (▸ Kap. 3), der für die Konstanz der arteriellen Blutgaswerte und des arteriellen pH-Werts sorgt, ist in ○ Abb. 10.24 dargestellt. Die Regelgrößen P_{O_2}, P_{CO_2} und pH werden von peripheren Chemosensoren bzw. von zentralen chemosensiblen Strukturen überwacht. Abweichungen der Istwerte von den endogen vorgegebenen Sollwerten veranlassen die respiratorischen Neurone zu einer Aktivitätsänderung, die, auf dem Nervenwege übertragen, eine entsprechend modifizierte Tätigkeit der Atmungsmuskulatur bewirkt. Damit ändert sich die Ventilation, wodurch die Istwerte der Regelgrößen korrigiert werden.

Die drei Regelgrößen beeinflussen das Atemzeitvolumen in differenzierter Weise. Normalerweise ist der arterielle CO_2-Partialdruck die führende Regelgröße. Kommt es jedoch bei Lungenfunktionsstörungen mit

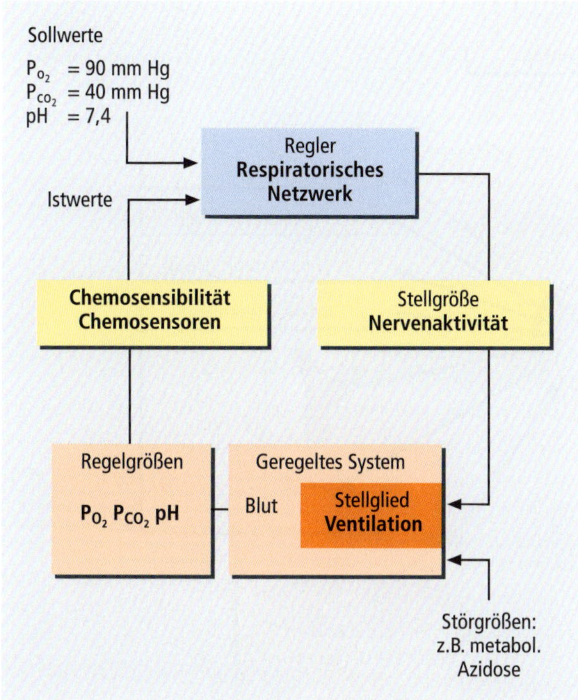

Abb. 10.24 Regelkreis für die chemische Atmungsregulation

chronischer Hyperkapnie oder bei Schlafmittel-Vergiftungen zu einem Verlust der zentralen Chemosensibilität, so wird die Spontanatmung hauptsächlich durch den Hypoxieeinfluss auf die peripheren Chemosensoren stimuliert. In diesen Fällen kann das Angebot von reinem Sauerstoff zu einer lebensgefährlichen Apnoe führen, weil der unter diesen Umständen wirksamste Atmungsantrieb ausgeschaltet wird. Bei Störungen des Säure-Basen-Status (▸Kap. 14.6.5) erfolgt durch den Regelprozess vor allem eine Korrektur des arteriellen pH-Werts. So wird z. B. eine metabolische Azidose durch eine Hyperventilation mit besonders tiefen Atemzügen (Kussmaul-Atmung, ▸Kap. 10.11.5) beantwortet, wodurch infolge verstärkter CO_2-Abgabe der pH-Wert wieder in den Normbereich zurückgeführt oder ihm zumindest genähert wird (▸Kap. 14.6.5).

10.6.3 Reflektorische und zentrale Kontrolle der Atmung

Die Atemwege und das Lungenparenchym sind mit spezifischen Sensoren ausgestattet, deren Reizung die Atmung reflektorisch beeinflusst. Die Afferenzen dieser Reflexbahnen verlaufen im N. vagus und im N. glossopharyngeus, werden im Nucleus tractus solitarii umgeschaltet und modifizieren die Aktivität des respiratorischen Netzwerks, das die entsprechende Reflexantwort steuert.

Laryngeale und tracheale Reflexe. Im Larynx- und Trachealbereich finden sich freie Nervenendigungen, die durch chemische oder mechanische Reize erregt werden können. Solche Reize verursachen eine starke Aktivierung des respiratorischen Netzwerks und lösen damit nach einer verstärkten Inspiration die motorischen Reaktionen aus, die zum **Husten** führen (▸Kap. 10.1.2). Bei sehr starker Reizung der laryngealen und trachealen Sensoren kann es zur vollständigen Blockade der rhythmischen Atmungsbewegungen (**reflektorischer Apnoe**) kommen, bis schließlich die chemischen Atmungsantriebe die Blockade durchbrechen.

Niesreflex. Durch mechanische oder chemische Alterationen der Nasenschleimhaut werden freie Nervenendigungen des N. trigeminus erregt. Die Reflexantwort besteht in einem explosionsartigen Ausstoßen der Atemluft durch die Nase.

Lungendehnungsreflex. Die Erweiterung der Bronchien bei der Einatmung führt zur Aktivierung von Dehnungssensoren in der Bronchialwand. Auf dem Reflexweg kommt es über den N. vagus zur Hemmung der Inspiration und zur Einleitung der Exspiration. Diese reflektorische Begrenzung der Inspirationsphase wird auch als **Hering-Breuer-Reflex** bezeichnet. Er dient vor allem dazu, die Atmungsarbeit ökonomisch zu gestalten und eine Überdehnung der Alveolen bei tiefer Einatmung zu vermeiden.

Deflationsreflex. Eine stärkere Abnahme der Atemwegs- und Lungenvolumina löst die Erregung von sog. **Irritant-Rezeptoren** aus. In diesem Fall besteht die Reflexantwort in einer Aktivierung der Inspiration und Postinspiration sowie in einer Hemmung der Exspiration. Dieser die Exspiration begrenzende Reflex ist auch als **Head-Reflex** bekannt.

Eigenreflexe der Interkostalmuskulatur. An der ökonomischen Steuerung der Atmungsexkursionen sind ferner die spinalen Eigenreflexe der Interkostalmuskulatur beteiligt. Durch Dehnung der Muskelspindeln (▸Kap. 19.5.1) in den verschiedenen Atmungsphasen werden entsprechende Reflexantworten ausgelöst, die der Feinregulierung der Atmungsbewegungen dienen.

Juxtakapillärer Reflex. Die Bezeichnung dieses Reflexes rührt von seinen Sensoren her, die sich im Interstitium des Alveolarepithels, also nahe bei den Kapillaren (juxtakapillär), befinden. Bei Reizung dieser freien Nervenendigungen durch Flüssigkeitsansammlungen im Interstitium besteht die Reflexantwort in einer Hemmung der Inspiration und in einer Aktivierung der Vagusfasern zum Herzen. Daher kommt es beim **Lungenödem** (▸Kap. 10.11.4) zu alveolärer Hypoventilation und Bradykardie.

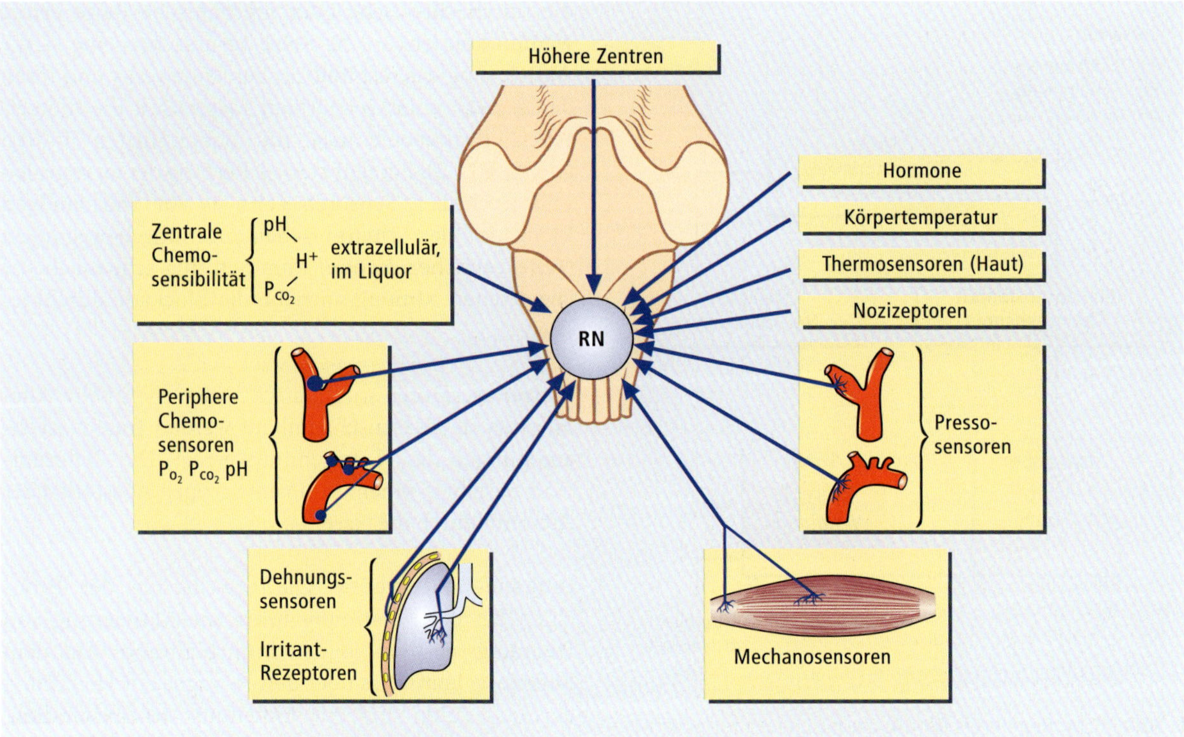

Abb. 10.25 Übersicht über die zentralen Atmungsantriebe und die peripheren Sensoren, von denen aus die Atmung beeinflusst werden kann. **RN** respiratorisches Netzwerk

Anpassungsmechanismen bei Muskelarbeit. Die Ventilationssteigerung bei körperlicher Arbeit kann nicht allein auf die chemischen Atmungsantriebe zurückgeführt werden, da deren Wirkung erst langsam einsetzt. Für die schnelle Anpassung sorgen vor allem aktivierende Einflüsse, die von Kollateralen der motorischen Bahnen ausgehen und als **zentrale Mitinnervation** bezeichnet werden. Insbesondere zu Beginn der Arbeit, also in der Startphase, wird die Aktivierung der Atmung auf die Mitinnervation der respiratorischen Neurone durch das zentrale motorische System zurückgeführt. Während der Arbeit ist das Ausmaß der Mehrventilation zusätzlich noch von den Blutgaswerten sowie den nervalen Rückmeldungen der arbeitenden Muskulatur und den bewegten Gelenken abhängig. In der Erholungsphase bestimmen vermutlich vor allem die blutchemischen Parameter den zeitlichen Verlauf der Ventilationsabnahme.

Um den Atemgastransport den Bedürfnissen des Organismus entsprechend sicherzustellen, ist es erforderlich, dass Atmung und Kreislauffunktion aufeinander abgestimmt sind. Daher werden in Belastungssituationen das respiratorische Netzwerk und die kreislaufregulierenden Neuronenpopulationen (▸Kap. 9.8.4) koordiniert aktiviert. Einerseits wirken sich die Atmungsantriebe auf das kardiovaskuläre System aus, andererseits beeinflussen die Rückmeldungen von den Kreislaufsensoren, insbesondere von den Pressosensoren, die Atmungsfunktion (Abb. 10.25). Um diese Zusammenhänge zu verdeutlichen, spricht man von der gemeinsamen **Regulation** der **kardiorespiratorischen Funktionen**.

Unspezifische Atmungsantriebe. Neben den spezifischen Faktoren, die primär der Atmungsregulation dienen, kann die Ventilation auch durch unspezifische Reize beeinflusst werden. Hierzu gehören Schmerz-, Kalt- und Warmreize an der Haut, welche die Atmung fördern und bei Neugeborenen gelegentlich zur Auslösung des ersten Atemzugs genutzt werden. Ventilationssteigernd wirken auch ein Anstieg oder eine mäßige Senkung der Körpertemperatur, während bei starker Unterkühlung eine zentrale Atmungshemmung eintritt. Ferner beeinflussen bestimmte Hormone die Atmungsregulation. So beobachtet man Ventilationssteigerungen u. a. bei der Ausschüttung von Adrenalin (bei Arbeit, psychischer Erregung), bei Erhöhung des Progesteronspiegels (Schwangerschaft) und bei Hyperthyreose (▸Kap. 16.3.4). Die spezifischen und unspezifischen Einwirkungen auf das respiratorische Netzwerk sind in Abb. 10.25 nochmals schematisch zusammengefasst.

In Kürze

- Die Atmungsbewegungen von Thorax und Zwerchfell werden durch die rhythmische Tätigkeit eines

Netzwerks **respiratorischer Neurone** in der Medulla oblongata gesteuert (**Rhythmogenese** der **Atmung**).

- Die Rhythmogenese läuft zwar autonom ab, muss aber ständig an die Bedürfnisse des Organismus angepasst werden. Diese Anpassung erfolgt durch die **Atmungsregulation**.
- Das sog. **Atemzentrum** umfasst **inspiratorische** und **exspiratorische Neurone**. Durch erregende und hemmende Interaktionen zwischen diesen Neuronen kommt es zu einem regelmäßigen Wechsel zwischen Inspiration und Exspiration.
- Die **chemische Atmungsregulation** sichert die Anpassung an die Stoffwechselaktivitäten des Körpers. Regelgrößen sind dabei der CO_2-Partialdruck, der pH-Wert und der O_2-Partialdruck im arteriellen Blut. Die blutchemischen Einflüsse auf die Atmung werden über periphere und zentrale Chemosensoren vermittelt.
- **Periphere Chemosensoren** (Glomus caroticum, Glomera aortica) reagieren bevorzugt auf Änderungen des arteriellen O_2-Partialdrucks.
- **Zentrale Chemosensoren** an der ventralen Oberfläche der Medulla oblongata registrieren dagegen vorrangig Änderungen des CO_2-Partialdrucks und des pH-Werts der Extrazellularflüssigkeit und des Liquor cerebrospinalis.
- Die Chemosensoren antworten mit einer Aktivitätszunahme, wenn der O_2-Partialdruck ab- und der CO_2-Partialdruck zunimmt oder die H^+-Konzentration ansteigt bzw. der pH-Wert sinkt.
- Die drei Regelgrößen beeinflussen die Ventilation durch Anpassungen der Atmungsfrequenz und der Atemtiefe sowie damit das Atemzeitvolumen.
- Die Atemwege und das Lungenparenchym sind mit Mechanosensoren ausgestattet, deren Reizung die Atmung reflektorisch beeinflusst. Zu diesen **Reflexen** zählen u. a. der Husten-, Nies- und Hering-Breuer-Reflex.
- Zu Beginn einer Arbeit wird das Atemzentrum von Kollateralen motorischer Bahnen „mitinnerviert", wodurch sich die Ventilation sofort bei Arbeitsbeginn erhöht (**zentrale Mitinnervation**). Während einer Arbeit ist das Ausmaß der Ventilationssteigerung zusätzlich von Rückmeldungen aus Mechanosensoren der Skelettmuskulatur abhängig.

10.7 Atemgastransport des Blutes

Sauerstoff und Kohlendioxid werden im Blut sowohl in physikalisch gelöster als auch in chemisch gebundener Form transportiert. Stickstoff und die anderen Gase, die am Stoffwechsel nicht beteiligt sind, liegen im Blut ausschließlich in physikalischer Lösung vor.

10.7.1 Physikalische Löslichkeit der Atemgase

Äquilibriert man eine Flüssigkeit mit einem Gas, so wird ein kleiner Teil des Gases physikalisch gelöst. Die Gaskonzentration in der Lösung ist dann nach dem **Henry-Dalton-Gesetz** dem Gaspartialdruck direkt proportional:

$$C_{Gas} = \alpha \cdot P_{Gas}$$

Gleichung 10.5

Für die Beschreibung der Austauschprozesse ist es zweckmäßig, dem Gas in der Flüssigkeit den gleichen Partialdruck P_{Gas} zuzuordnen, wie er in der Gasphase vorliegt. Der Proportionalitätsfaktor α wird als **Bunsen-Löslichkeitskoeffizient** bezeichnet. Seine Größe hängt von der Art des gelösten Gases, von der Beschaffenheit des Lösungsmittels und von der Temperatur ab.

Der **O_2-Löslichkeitskoeffizient** des Blutes bei 760 mm Hg und 37 °C beträgt α_{O_2} = 0,024 ml O_2/ml Blut, sodass sich im arteriellen Blut für den gelösten Sauerstoff eine Konzentration von 0,003 ml O_2/ml Blut ergibt. Der **CO_2-Löslichkeitskoeffizient** hat einen 20-mal größeren Wert von α_{CO_2} = 0,49 ml CO_2/ml Blut. Daher findet man im arteriellen Blut auch eine höhere Konzentration des gelösten Kohlendioxids von 0,026 ml CO_2/ml Blut. Obwohl insgesamt nur verhältnismäßig kleine Volumina physikalisch gelöst werden, kommt dieser Zustandsform eine große biologische Bedeutung zu: Bevor nämlich die Atemgasmoleküle chemische Bindungen eingehen können, müssen sie in gelöster Form zu ihren Reaktionspartnern diffundieren.

10.7.2 Hämoglobin-Sauerstoff-Bindung

O_2-Kapazität. Der weitaus größte Teil (98,5 %) des mit dem Blut transportierten Sauerstoffs ist an Hämoglobin gebunden. Wegen des tetrameren Molekülaufbaus (►Kap. 6.4.1) kann 1 Mol Hämoglobin maximal 4 Mol O_2 binden. Daraus ergibt sich, dass 1 g Hämoglobin theoretisch 1,39 ml O_2 anlagern kann (**Hüfner-Zahl**, in-vivo-Wert: 1,34 ml O_2/g Hb). Das Produkt aus Hüfner-Zahl und Hb-Konzentration (cHb) ergibt die (maximale) O_2-Kapazität des Blutes: O_2-Kapazität = 1,39 ml/g · 150 g/l, d. s. ca. **0,21 ml O_2/ml Blut**. Diese O_2-Konzentration wird allerdings nur erreicht, wenn das Gleichgewicht der Reaktion

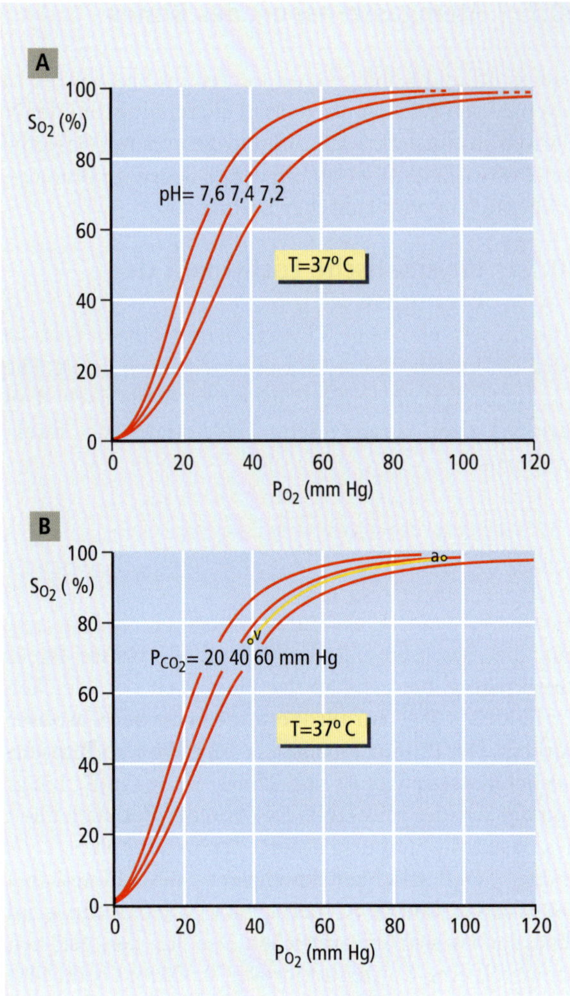

Abb. 10.26 **A** O_2-Bindungskurven des Blutes in Abhängigkeit vom (extrazellulären) pH-Wert, **B** vom CO_2-Partialdruck P_{CO_2}. Die gelbe „effektive" O_2-Bindungskurve zwischen den Punkten **a** (arterielles Blut) und **v** (venöses Blut) ist für den Gasaustausch unter Ruhebedingungen maßgebend

$$Hb + 4\,O_2 \leftrightharpoons Hb\,(O_2)_4$$

Gleichung 10.6

ganz auf die rechte Seite verlagert ist. Unter den im Organismus vorliegenden Verhältnissen wird jedoch Hämoglobin nur zum Teil in Oxyhämoglobin überführt.

O_2-Bindungskurve. Nach dem Massenwirkungsgesetz bestimmt die jeweilige Konzentration des gelösten Sauerstoffs, welcher Anteil des Hämoglobins als Oxyhämoglobin (HbO_2) vorliegt.

Diesen Konzentrationsanteil des HbO_2 an der Gesamthämoglobinkonzentration bezeichnet man als **O_2-Sättigung** (S_{O_2}) des roten Blutfarbstoffs:

$$S_{O_2} = \frac{[HbO_2]}{[Hb]_{gesamt}}$$

Gleichung 10.7

wobei S_{O_2} gewöhnlich in % angegeben wird (bezüglich der Messung der O_2-Sättigung in der klinischen Praxis mittels der **Pulsoxymetrie** ▸ Kap. 6.4.3).

Wie die Konzentration des gelösten O_2 ist auch die O_2-Sättigung S_{O_2} vom O_2-Partialdruck P_{O_2} abhängig. Dieser Zusammenhang wird graphisch durch die sog. **O_2-Bindungskurve** dargestellt. Wie Abb. 10.26 zeigt, ist Hämoglobin zu 50 % mit Sauerstoff gesättigt, wenn der O_2-Partialdruck etwa 26 mm Hg (3,5 kPa) beträgt (Halbsättigungsdruck P_{50}). Der charakteristische S-förmige Verlauf der O_2-Bindungskurve ist auf die Konformationsänderung des Hb-Moleküls bei den nacheinander erfolgenden Anlagerungen der vier O_2-Moleküle zurückzuführen.

Der rote Muskelfarbstoff **Myoglobin** (Mb), der ähnlich wie eine der vier Untereinheiten des Hämoglobins aufgebaut ist und daher jeweils nur 1 Mol O_2 anlagern kann, weist dagegen eine (steilere) hyperbelförmige O_2-Bindungskurve auf.

Biologische Bedeutung der O_2-Bindungskurve. Dem speziellen Verlauf der O_2-Bindungskurve kommt eine wichtige biologische Bedeutung zu. Bei der **Sauerstoffaufnahme** in der **Lunge** gleicht sich der O_2-Partialdruck des Blutes weitgehend dem O_2-Partialdruck in den Alveolen an. Wie aus Abb. 10.26 hervorgeht, ist nach der Arterialisierung (P_{O_2} = 95 mm Hg beim Jugendlichen) das Hämoglobin zu etwa 97 % mit Sauerstoff gesättigt. Im Alter und insbesondere bei Lungenfunktionsstörungen kann der arterielle O_2-Partialdruck erheblich absinken. Der flache Verlauf der O_2-Bindungskurve im Endteil verhindert in diesen Fällen jedoch einen stärkeren Abfall der O_2-Sättigung.

Für die **Sauerstoffabgabe** im **Gewebe** erweist sich darüber hinaus der steile Verlauf der O_2-Bindungskurve im Mittelteil als außerordentlich günstig. In den Geweben kommt es darauf an, ohne größere Schwankungen des O_2-Partialdrucks die Sauerstoffabgabe dem wechselnden Bedarf anzupassen. In körperlicher Ruhe liegt am venösen Kapillarende im Mittel ein P_{O_2} von etwa 40 mm Hg und damit eine O_2-Sättigung von etwa 73 % vor (Tab. 10.3). Tritt z. B. bei körperlicher Arbeit ein erhöhter O_2-Verbrauch in der Muskulatur ein, so kann durch Senkung der O_2-Sättigung eine größere O_2-Menge zur Verfügung gestellt werden, ohne dass dabei der diffusionswirksame O_2-Partialdruck in nennenswertem Maß abfällt.

O_2-Konzentrationen im arteriellen und venösen Blut. Der Gehalt des Blutes an gebundenem Sauerstoff hängt von der jeweils vorliegenden O_2-Sättigung ab.

◘ Tab. 10.3 Blutgasdaten und pH-Werte im arteriellen und venösen Blut (des rechten Herzens) beim gesunden Jugendlichen in körperlicher Ruhe

Parameter	P_{O_2}	S_{O_2}	$[O_2]$	P_{CO_2}	$[CO_2]$	pH
Arterielles Blut	95 mm Hg (12,6 kPa)	97 %	0,20 ml/ml Blut (20 Vol.-%)	40 mm Hg (5,3 kPa)	0,46 ml/ml Blut (46 Vol.-%)	7,40
Venöses Blut	40 mm Hg (5,3 kPa)	73 %	0,15 ml/ml Blut (15 Vol.-%)	46 mm Hg (6,1 kPa)	0,50 ml/ml Blut (50 Vol.-%)	7,37
Arteriovenöse Konzentrationsdifferenz	–	–	0,05 ml/ml Blut (5 Vol.-%)	–	0,04 ml/ml Blut (4 Vol.-%)	–

Unter Berücksichtigung der Hüfner-Zahl errechnet sich die O_2-Konzentration (ml O_2/ml Blut) aus

$$[O_2] = 1{,}39 \cdot cHb \cdot S_{O_2} \cdot 10^{-5}$$

Gleichung 10.8

sofern S_{O_2} in % und cHb in g/l angegeben werden. Für das arterielle Blut (S_{O_2} = 97 %) ergibt sich danach eine O_2-Konzentration von 0,20 und für das venöse Blut im rechten Herzen (S_{O_2} = 73 %) eine von 0,15 ml O_2/ml Blut (◘ Tab. 10.3). Die arteriovenöse O_2-Konzentrationsdifferenz beträgt somit 0,05 ml O_2/ml Blut. Daraus geht hervor, dass normalerweise im Mittel nur 25 % des arteriellen O_2-Angebots im Körper ausgeschöpft werden. Bei schwerer körperlicher Arbeit kann jedoch die arteriovenöse O_2-Differenz über 0,1 ansteigen.

Affinitätsbeeinflussende Faktoren. Der Verlauf der O_2-Bindungskurve hängt zwar vorwiegend von der Reaktionsweise des Hämoglobins ab, spezielle Faktoren (allosterische Effektoren) können jedoch die O_2-Affinität des roten Blutfarbstoffs beeinflussen.

Eine Affinitätsabnahme, die in einer Rechtsverlagerung der O_2-Bindungskurve mit einem Anstieg des P_{50}-Werts zum Ausdruck kommt, findet man bei Zunahme

- der H^+-Konzentration (pH-Senkung),
- des CO_2-Partialdrucks P_{CO_2},
- der Temperatur und
- der intraerythrozytären Konzentration von 2,3-Bisphosphoglycerat (2,3-BPG, 2,3-Diphosphoglycerat).

Die Abnahme dieser Größen hat den umgekehrten Effekt.

Der pH-Einfluss auf die O_2-Bindungskurven (○ Abb. 10.26 A), der bei Störungen des Säure-Basen-Status besonders zu beachten ist, wird als **Bohr-Effekt** charakterisiert. Der ebenso bezeichnete P_{CO_2}-Einfluss kann überwiegend auf die P_{CO_2}-abhängige Änderung der H^+-Konzentration zurückgeführt werden; zum geringeren Teil beeinflusst CO_2 direkt die O_2-Affinität des Hämoglobins. Der Temperatureinfluss ist beim Menschen nur unter besonderen Bedingungen (z. B. bei Operationen in Hypothermie) von Bedeutung. Der 2,3-BPG-Einfluss wirkt sich insbesondere dann aus, wenn bei schweren Anämien oder bei einem länger dauernden Höhenaufenthalt 2,3-BPG in den Erythrozyten ansteigt und dadurch die O_2-Affinität des Hämoglobins sinkt.

Ganz allgemein hat eine Affinitätsabnahme (Rechtsverlagerung der O_2-Bindungskurve) eine geringfügige Erschwerung der O_2-Aufnahme in den Lungenkapillaren und eine stärker ins Gewicht fallende Erleichterung der O_2-Abgabe in den Gewebekapillaren zur Folge. Durch die CO_2-Aufnahme des Blutes bei der Passage der Gewebekapillaren wird infolge des Bohr-Effekts die O_2-Bindungskurve etwas nach rechts verlagert (gelbe Kurve in ○ Abb. 10.26 B in Richtung von a nach v) und damit die O_2-Abgabe unterstützt. In den Lungenkapillaren tritt wegen der CO_2-Abgabe wieder eine Linksverlagerung (Richtung von v nach a) und damit eine geringfügige Erleichterung der O_2-Aufnahme ein.

Blockade des O_2-Transports durch CO. Kohlenmonoxid CO, das bei der unvollständigen Verbrennung organischen Materials entsteht, kann in Konkurrenz zu O_2 mit Hämoglobin eine reversible Bindung eingehen, wobei **Carboxyhämoglobin** (HbCO) entsteht. Die Affinität von CO zum Hämoglobin ist bedeutend größer als die von O_2, sodass die CO-Bindungskurve extrem steil und nach links verlagert verläuft. Dies ist darauf zurückzuführen, dass CO im Vergleich zu O_2 mit etwa gleicher Geschwindigkeit an Hämoglobin angelagert, aber ca. 270-mal langsamer aus der Bindung freigegeben wird. Daher ist CO bereits bei sehr kleinen Partialdrücken in der Lage, O_2 aus der Hämoglobinbindung zu verdrängen. Bei einem CO-Gehalt von 0,07 % in der Einatmungsluft sind nach 5–6 Stunden bereits 50 % des Hämoglobins für den O_2-Transport blockiert. Bei ca. 1,3 % CO in der Einatmungsluft tritt der Tod innerhalb weniger Minuten ein. Außerdem weist unter diesen Bedingungen die O_2-Bindungskurve einen stark nach links verlagerten Verlauf auf, wodurch die O_2-Partialdrücke in den Gewebekapillaren noch zusätzlich gesenkt werden. Starke Raucher weisen bis zu 20 % HbCO auf.

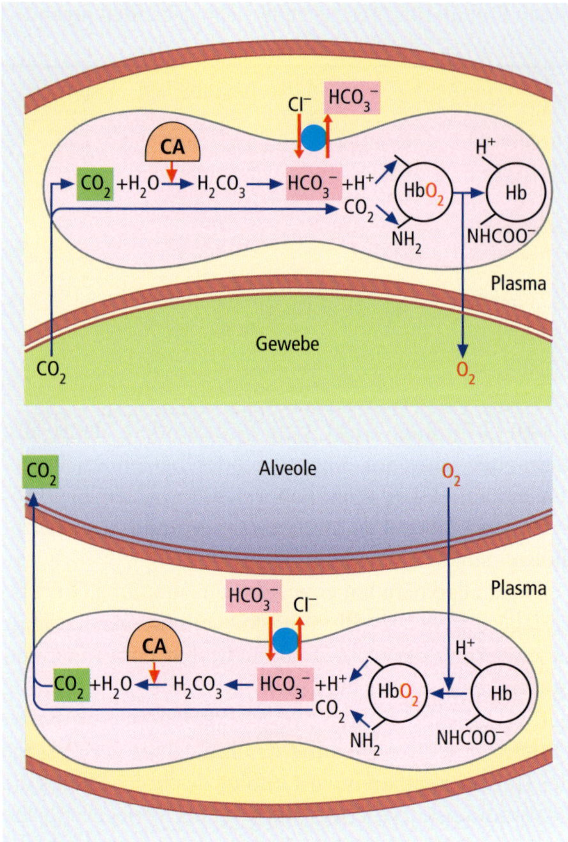

Abb. 10.27 Oben chemische Reaktionen im Erythrozyten und Anionenaustausch mit dem Plasma bei CO_2-Aufnahme im Gewebe, **unten** CO_2-Abgabe in der Lunge. **CA** Carboanhydratase. Die CO_2-Aufnahme in die Erythrozyten erfolgt bevorzugt durch sog. Gaskanäle (Aquaporin-1, Rhesus-Komplex), weniger durch freie Diffusion

10.7.3 Kohlendioxidtransport des Blutes

Kohlendioxid CO_2, das als Endprodukt des oxidativen Stoffwechsels in den Körperzellen entsteht, wird zu einem geringen Teil (ca. 5 % im arteriellen Blut) in physikalisch gelöster, überwiegend jedoch in chemisch gebundener Form zur Lunge transportiert.

CO_2-Bindung. Nach seiner Bildung im Zellstoffwechsel diffundiert CO_2 in die jeweils benachbarten Kapillaren, wo eine Hydratisierung zu Kohlensäure mit sofortiger Dissoziation in Bicarbonat-(Hydrogencarbonat-)Ionen und Protonen erfolgt (Abb. 10.27):

$$CO_2 + H_2O \leftrightharpoons H_2CO_3 \leftrightharpoons HCO_3^- + H^+$$

Gleichung 10.9

Die **Hydratisierungsreaktion** von CO_2 läuft im Blutplasma nur sehr langsam ab, während im Erythrozyten eine etwa 10 000-mal höhere Reaktionsgeschwindigkeit erreicht wird. Diese Reaktionsbeschleunigung ist auf die Anwesenheit des Enzyms **Carboanhydratase** (fälschlich oft Carboanhydrase genannt) zurückzuführen. Die fortschreitende Erhöhung der HCO_3^--Konzentration im Inneren des Erythrozyten schafft ein Konzentrationsgefälle in Richtung auf den Plasmaraum. Die HCO_3^--Ionen können diesem Gefälle nur folgen, wenn dadurch das Ladungsgleichgewicht nicht wesentlich gestört wird. Daher müssen Cl^--Ionen im Austausch gegen HCO_3^--Ionen in den Erythrozyten eintreten. Diesen HCO_3^-/Cl^--Austausch durch die Erythrozytenmembran bezeichnet man als **Hamburger-Shift** oder **Chloridverschiebung**. Auf diese Weise werden etwa 90 % des vom Blut aufgenommenen CO_2 in Bicarbonat umgesetzt, von denen etwa 30 % in den Erythrozyten verbleiben und ca. 60 % in das Plasma gelangen. Die bei der Bildung von Bicarbonat anfallenden Protonen führen nur zu einer geringen pH-Änderung, da sie im Erythrozyten durch das Hämoglobin, im Plasma durch die dort vorliegenden Proteine abgepuffert werden (▸Kap. 14.6.3).

Eine weitere Möglichkeit der CO_2-Bindung besteht in der Anlagerung von CO_2 an freie Aminogruppen des Hämoglobins, wobei als Reaktionsprodukt das **Carbamat** (**Carbaminohämoglobin**) entsteht:

$$Hb \cdot NH_2 + CO_2 \leftrightharpoons Hb \cdot NHCOO^- + H^+$$

Gleichung 10.10

In diese Form werden etwa 5 % des aufgenommenen CO_2 überführt. Alle geschilderten Reaktionen laufen bei der CO_2-Abgabe in der Lunge in umgekehrter Richtung ab.

CO_2-Bindungskurven des Blutes. Die CO_2-Gesamtaufnahmefähigkeit des Blutes lässt sich in Form der CO_2-Bindungskurve darstellen. Diese gibt den gesamten Gehalt an physikalisch gelöstem und chemisch gebundenem CO_2 in Abhängigkeit vom jeweiligen CO_2-Partialdruck an.

Wie Abb. 10.28 zeigt, besitzt die CO_2-Bindungskurve keine Sättigungscharakteristik. Außerdem erkennt man, dass das oxygenierte im Vergleich zum desoxygenierten Blut ein geringeres CO_2-Bindungsvermögen hat. Dieser Unterschied ist hauptsächlich auf die stärkere Azidität des Oxyhämoglobins zurückzuführen (▸Kap. 14.6.3). Die geschilderte Abhängigkeit der CO_2-Bindung vom Oxygenierungsgrad des Hämoglobins wird als **Christiansen-Douglas-Haldane-Effekt** oder manchmal auch kurz als Haldane-Effekt bezeichnet.

Die biologische Bedeutung des Christiansen-Douglas-Haldane-Effekts besteht darin, dass der CO_2-Austausch durch die Desoxygenierung des Blutes in den Gewebekapillaren und die Oxygenierung in den Lungenkapillaren begünstigt wird. In den Gewebekapillaren nimmt die CO_2-Bindungsfähigkeit infolge der

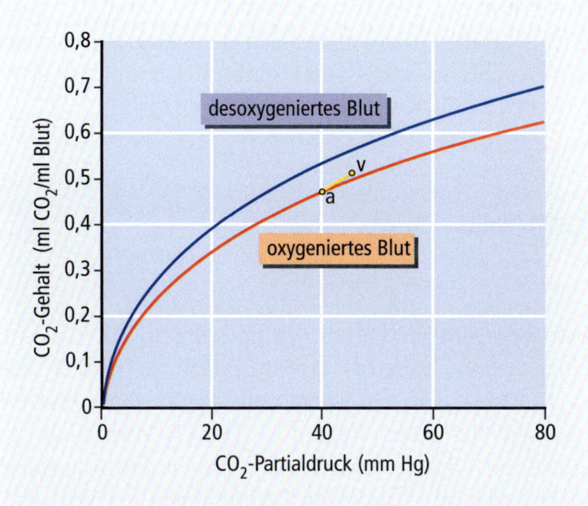

Abb. 10.28 CO_2-Bindungskurven für das oxygenierte und desoxygenierte Blut. Für den Gasaustausch unter Ruhebedingungen ist die gelbe „effektive" CO_2-Bindungskurve zwischen den Punkten **a** (arterielles Blut) und **v** (venöses Blut) maßgebend

gleichzeitig stattfindenden O_2-Abgabe zu. Obwohl der CO_2-Partialdruck nur von 40 auf 46 mm Hg ansteigt, erhöht sich der CO_2-Gehalt von 0,46 auf 0,50 ml CO_2/ml Blut (Abb. 10.28, gelbe Kurve in Richtung von a nach v. In den Lungenkapillaren führt die O_2-Aufnahme zu einer Herabsetzung der CO_2-Bindungsfähigkeit des Blutes und damit zu einer Begünstigung der CO_2-Abgabe (gelbe Kurve in Richtung von v nach a.

In Kürze

- O_2 und CO_2 werden im Blut sowohl in physikalisch gelöster als auch in chemisch gebundener Form transportiert.
- Die **Konzentration** eines **physikalisch gelösten Gases** in einer Lösung wird durch das Henry-Dalton-Gesetz beschrieben.
- Der weitaus größte Teil (98,5 %) des mit dem Blut transportierten Sauerstoffs ist locker an Hämoglobin (Hb) gebunden, der Rest physikalisch gelöst.
- 1 g Hb kann maximal 1,39 ml O_2 anlagern (**Hüfner-Zahl**).
- Das Produkt aus Hüfner-Zahl und Hb-Konzentration ergibt die **maximale O_2-Kapazität des Blutes** (ca. 0,21 ml O_2/ml Blut).
- Die **Anlagerung** von **O_2** an **Fe^{2+}** im Zentrum von Häm des Hämoglobins (bei gleichzeitiger Verschiebung von Fe^{2+} in die Hämebene) bezeichnet man als **Oxygenierung** (Bildung von Oxyhämoglobin HbO_2), die Abgabe (mit Bewegung von Fe^{2+} aus der Hämebene) als **Desoxygenierung** (Bildung von Desoxyhämoglobin).
- Die **O_2-Sättigung** (ausgedrückt als Fraktion oder in Prozent) gibt den Anteil von HbO_2 am Gesamthämoglobin wieder.
- Die **O_2-Bindungskurve** beschreibt die Abhängigkeit der O_2-Sättigung (HbO_2-Konzentration) vom O_2-Partialdruck. Sie weist einen S-förmigen (sigmoidalen) Verlauf mit Sättigungsverhalten auf. Dieser Verlauf der O_2-Bindungskurve begünstigt die O_2-Aufnahme in der Lunge und die O_2-Abgabe im Gewebe.
- Spezielle **allosterische Effektoren** beeinflussen die O_2-Affinität von Hb bzw. den Verlauf der O_2-Bindungskurve: Anstiege der H^+-Konzentration, des CO_2-Partialdrucks, der Temperatur und der intraerythrozytären 2,3-Bisphosphoglycerat-Konzentration bewirken eine Rechtsverlagerung bzw. Affinitätsabnahme, die Abnahme dieser Größen hat den umgekehrten Effekt zur Folge.
- Die CO_2-Aufnahme des Blutes im Gewebe erleichtert demnach die O_2-Abgabe (**Bohr-Effekt**).
- Oxygeniertes Blut kann weniger CO_2 binden als desoxygeniertes. Die O_2-Abgabe im Gewebe erleichtert demnach die CO_2-Aufnahme (**Haldane-Effekt**).
- **Kohlenmonoxid** (infolge Bildung von Carboxyhämoglobin) und **Oxidation des Häm-Eisens** (infolge Bildung von Methämoglobin) blockieren den O_2-Transport.
- **CO_2** wird zu einem geringen Teil (ca. 5 %) in physikalisch gelöster, überwiegend in chemisch gebundener Form im Blut transportiert.
- In den Erythrozyten wird CO_2 in Anwesenheit des Enzyms **Carboanhydratase** zu Kohlensäure hydratisiert, die sofort in HCO_3^- und H^+ dissoziiert. Auf diese Weise werden etwa 90 % des vom Blut aufgenommen CO_2 in **Bicarbonat** (Hydrogencarbonat) umgesetzt, von dem 30 % in den Erythrozyten verbleiben und 60 % über einen HCO_3^-/Cl^--Austauscher ins Plasma gelangen (**Hamburger-Shift**).
- Eine weitere Möglichkeit der CO_2-Bindung besteht in der Anlagerung von CO_2 an freie Aminogruppen des Hb, wobei **Carbaminohämoglobin** entsteht (ca. 5 % des gebundenen CO_2).

10

- Diese Prozesse werden bei der CO_2-Abgabe in der Lunge in umgekehrter Richtung durchlaufen.
- Die **CO_2-Bindungskurve** beschreibt die Abhängigkeit der CO_2-Konzentration im Blut in Abhängigkeit vom CO_2-Partialdruck. Sie zeigt keine Sättigungscharakteristik.

10.8 Gewebeatmung

Grundlagen der Gewebeatmung. Der Austausch der Atemgase O_2 und CO_2 zwischen dem Kapillarblut und dem Gewebebereich, den die Kapillaren jeweils versorgen, wird als Gewebeatmung bezeichnet. Dieser Gasaustausch erfolgt – wie in der Lunge – durch **Diffusion**. Aufgrund der bestehenden Partialdruckdifferenzen diffundieren O_2-Moleküle aus Kapillaren in die von diesen versorgten Zellen, wo sie in den Mitochondrien durch Elektronenübertragung aus der Atmungskette (Cytochrom-System, ▸Kap. 1.3.3) reduziert werden. Der „Verbrauch" des molekularen Sauerstoffs ist dementsprechend in den Mitochondrien lokalisiert. Voraussetzung für einen ungestörten oxidativen Stoffwechsel ist ein P_{O_2} >0,5 mm Hg in den Mitochondrien bzw. 0,05 mm Hg im Cytochromsystem. CO_2-Moleküle diffundieren dagegen in umgekehrter Richtung aus den Zellen, in denen sie im Intermediärstoffwechsel gebildet werden, in die jeweils nächstgelegenen Kapillaren.

Da in der Regel die Stoffwechselvorgänge und damit die Zellfunktionen in stärkerem Maß durch O_2-Mangel als durch unzureichenden CO_2-Abtransport beeinflusst werden, kommt im Rahmen der Gewebeatmung den Fragen der O_2-Versorgung besondere Bedeutung zu.

10.8.1 Sauerstoffversorgung der Organe und Gewebe

O_2-Angebot. Das O_2-Angebot, d. h. die einem Organ oder Gewebe in der Zeiteinheit zugeführte O_2-Menge, ergibt sich als Produkt aus Durchblutung $\dot{Q}$ und arterieller O_2-Konzentration $C_{a_{O_2}}$:

$$O_2\text{-Angebot} = \dot{Q} \cdot C_{a_{O_2}}$$

Gleichung 10.11

Da die arterielle O_2-Konzentration für alle Organe die gleiche Größe besitzt, variiert das regionale O_2-Angebot mit der jeweiligen spezifischen Durchblutung. Gewebe mit einer besonders starken spezifischen Durchblutung erhalten demnach auch ein entsprechend großes O_2-Angebot (wie z. B. die Nierenrinde, die Hirnrinde und das Myokard).

O_2-Verbrauch. Den O_2-Verbrauch $\dot{V}_{O_2}$ eines Organs oder Gewebes erhält man nach dem Fick-Prinzip aus der Durchblutungsgröße $\dot{Q}$, multipliziert mit der arteriovenösen O_2-Konzentrationsdifferenz $avD_{O_2} = C_{a_{O_2}} - C_{v_{O_2}}$:

$$O_2\text{-Verbrauch } \dot{V}_{O_2} = \dot{Q} \cdot avD_{O_2}$$

Gleichung 10.12

Bei vorgegebener Durchblutung hat also ein Gewebe einen umso höheren O_2-Verbrauch, je größer der avD_{O_2}-Wert, d. h. je niedriger die O_2-Konzentration im venösen Blut dieser Region ist. Der O_2-Verbrauch der einzelnen Organe hängt von dem Funktionszustand ihrer Zellen ab. Unter den Bedingungen der körperlichen Ruhe gelten die in ◘ Tab. 10.4 angegebenen Mittelwerte, wobei der O_2-Verbrauch – entsprechend der spezifischen Durchblutung – jeweils auf die Gewichtseinheit bezogen ist. Hieraus geht hervor, dass der O_2-Verbrauch unter Ruhebedingungen in der Hirnrinde, im Myokard und in der Nierenrinde besonders groß ist, während das innere Nierenmark und die ruhende Skelettmuskulatur nur einen sehr geringen O_2-Verbrauch haben. Bei schwerer körperlicher Arbeit steigt allerdings die O_2-Aufnahme des Skelettmuskels bis auf ca. 0,15 $ml \cdot g^{-1} \cdot min^{-1}$ an.

O_2-Utilisation. Als Maß für die O_2-Versorgungssituation eines Organs dient die O_2-Utilisation (O_2-Extraktion), das Verhältnis von O_2-Verbrauch zu O_2-Angebot:

$$O_2\text{-Utilisation} = \frac{O_2 - \text{Verbrauch}}{O_2 - \text{Angebot}} = \frac{avD_{O_2}}{C_{a_{O_2}}}$$

Gleichung 10.13

Organe, die aus funktionellen Gründen eine hohe Durchblutung aufweisen, haben eine kleine avD_{O_2} und damit einen niedrigen Utilisationswert, wie z. B. die Nieren (8 %). Dagegen beträgt die O_2-Utilisation des Herzens bereits in körperlicher Ruhe 60 %; bei schwerer Arbeit kann sie in diesem Organ sogar auf 75–85 % ansteigen.

O_2-Partialdruckverteilung im Gewebe. Während der Passage des Blutes durch die Gewebekapillaren diffundiert Sauerstoff in die benachbarten Zellen, sodass innerhalb der Kapillaren der O_2-Partialdruck vom arteriellen zum venösen Ende absinkt. Ein O_2-Partialdruckgefälle besteht auch außerhalb der Kapillaren jeweils in radialer Richtung, da infolge des O_2-Verbrauchs der Diffusionsstrom mit wachsender Entfernung von den Kapillaren abnimmt. Ein vereinfachtes Bild von der O_2-Partialdruckverteilung im Gewebe

Tab. 10.4 Mittelwerte für den spezifischen O_2-Verbrauch $\dot{V}_{O_2}$, die arteriovenöse O_2-Konzentrationsdifferenz avD_{O_2} und die O_2-Utilisation (O_2-Extraktion) verschiedener Gewebe bei körperlicher Ruhe

	$\dot{V}_{O_2}$ ($ml \cdot g^{-} \cdot min^{-1}$)	avD_{O_2} ($ml\ O_2/ml$ Blut)	O-Utilisation (%)
Gehirn (insgesamt)	$3{,}5 \cdot 10^{-2}$	$7 \cdot 10^{-2}$	35
▪ Rinde	$7{,}5 \cdot 10^{-2}$	$9 \cdot 10^{-2}$	45
▪ Mark	$1{,}5 \cdot 10^{-2}$	$6 \cdot 10^{-2}$	30
Myokard	$9 \cdot 10^{-2}$	$12 \cdot 10^{-2}$	60
Nieren (insgesamt)	$6 \cdot 10^{-2}$	$1{,}5 \cdot 10^{-2}$	8
▪ Rinde	$9 \cdot 10^{-2}$	$2 \cdot 10^{-2}$	10
▪ äußeres Mark	$6 \cdot 10^{-2}$	$5 \cdot 10^{-2}$	25
▪ inneres Mark	$0{,}4 \cdot 10^{-2}$	$1{,}5 \cdot 10^{-2}$	8
Skelettmuskulatur	$0{,}3 \cdot 10^{-2}$	$10 \cdot 10^{-2}$	50
Leber	$5 \cdot 10^{-2}$	$5 \cdot 10^{-2}$	25
Milz	$1{,}1 \cdot 10^{-2}$	$1 \cdot 10^{-2}$	5

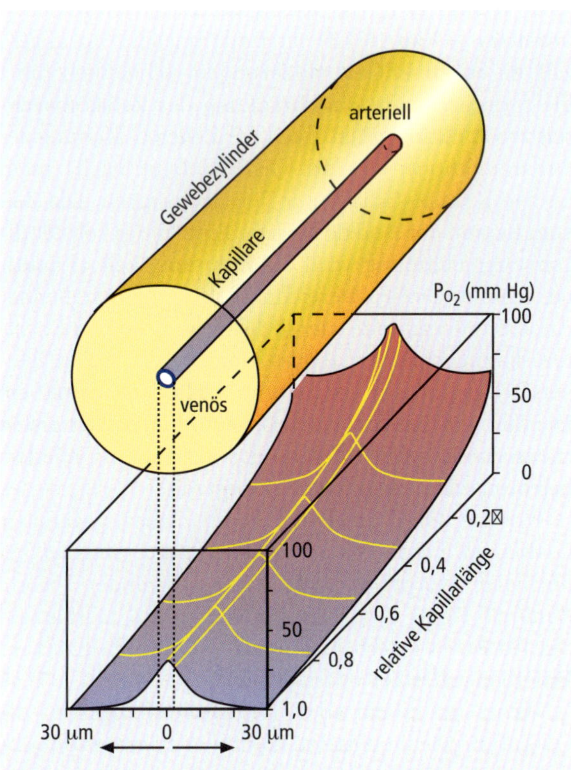

Abb. 10.29 O_2-Partialdruckverteilung im Modell des Krogh-Gewebezylinders, der von einer zentralen Kapillare versorgt wird. Die angegebenen Werte gelten näherungsweise für die O_2-Versorgungsbedingungen in der Großhirnrinde

vermittelt das Modell des sog. **Krogh-Gewebezylinders**. Dabei betrachtet man die Situation in einem zylinderförmigen Gewebebezirk, der von einer zentral gelegenen, geraden Kapillare mit Sauerstoff versorgt wird. Abb. 10.29 zeigt in Form einer Reliefdarstellung, wie sich die O_2-Partialdrücke P_{O_2} in einem solchen Gewebezylinder verteilen. Man erkennt, dass infolge des P_{O_2}-Abfalls in longitudinaler und radialer Richtung diejenigen Zellen am schlechtesten versorgt sind, die im venösen Bereich am weitesten von der Kapillare entfernt liegen. Eine O_2-Mangelsituation führt daher hier, in der sog. **tödlichen Ecke**, am ehesten zu Funktionsausfällen oder Schädigungen der Zellen. In der Großhirnrinde, für welche die Daten der Abb. 10.29 gelten, liegt der O_2-Partialdruck in der tödlichen Ecke nahe bei Null. In vivo ist allerdings die O_2-Versorgungssituation wesentlich komplexer als im Krogh-Modell, da nicht nur der Verlauf und die Dichte der Kapillaren variieren, sondern auch der O_2-Verbrauch, der kapilläre Hämatokrit, die kapilläre Durchblutung und andere Funktionsgrößen inhomogen verteilt sind.

10.8.2 Störungen der Sauerstoffversorgung

Ursachen mangelhafter O_2-Versorgung. Wenn der O_2-Bedarf eines Gewebes nicht mehr durch ein adäquates O_2-Angebot gedeckt werden kann, ist eine **Gewebehypoxie** (P_{O_2} << normal) oder im Extremfall eine **Gewebeanoxie** (P_{O_2} = 0 mm Hg) die Folge. Da die Zellen im venösen Kapillarbereich bei einer O_2-Mangelversorgung besonders gefährdet sind (▸Kap. 10.8.1), stellt das Absinken des venösen O_2-Partialdrucks (**venöse Hypoxie**) die Voraussetzung für eine Gewebehypoxie bzw. -anoxie dar. Aufgrund des Entstehungsmechanismus unterscheidet man u. a. eine arterielle, anämische oder ischämische Hypoxie.

Eine **primär arterielle Hypoxie** liegt vor, wenn der O_2-Partialdruck und damit auch die O_2-Konzentration im arteriellen Blut vermindert sind. Bei einer solchen Versorgungsstörung, die als **hypoxämische Hypoxie** bezeichnet wird, erhalten die Organe ein vermindertes O_2-Angebot. Als Folge der arteriellen O_2-Partialdruckabnahme kommt es dann sekundär auch zu einer venösen Hypoxie, sofern nicht die Gewebedurchblutung entsprechend gesteigert wird. Eine arterielle Hypoxie kann durch eine schwere Lungenfunktionsstörung oder durch einen inspiratorischen Sauerstoffmangel (z. B. Aufstieg in große Höhen, Druckabfall im Flugzeug) verursacht werden.

Störungen im Zentralnervensystem treten erst bei einer beträchtlichen Senkung des arteriellen O_2-Partialdrucks (unter 40 mm Hg) auf. Das ist z. B. der Fall, wenn ein Atemgasgemisch entsprechend einer Höhe von ca. 6000 m eingeatmet wird. Bei Lungenfunktionsstörungen beobachtet man nur in seltenen Fällen einen Abfall des arteriellen O_2-Partialdrucks unter 40 mm Hg.

Die **ischämische Hypoxie** ist durch eine Einschränkung der Organdurchblutung bedingt. Dies hat zur Folge, dass – bei normaler arterieller O_2-Konzentration – die O_2-Kapazität des Blutes während der Kapillarpassage stärker ausgeschöpft wird, d. h. die avD_{O_2} zunimmt. Es tritt eine venöse Hypoxie und damit eine mangelhafte O_2-Versorgung der Zellen im venösen Kapillarbereich ein. Als Ursachen der ischämischen Hypoxie bzw. Anoxie sind hauptsächlich zu nennen: starker Blutdruckabfall (Schock, ▸Kap. 9.9.9), starke Zunahme des Strömungswiderstands in der arteriellen Strombahn (Arteriosklerose), Arterienverschluss (z. B. durch Embolie) und Störungen der Mikrozirkulation. Im Gehirn kommt es zu hypoxischen Funktionsstörungen, wenn die Durchblutung um mehr als 35 % eingeschränkt ist.

Die **anämische Hypoxie** wird durch eine verminderte O_2-Kapazität des Blutes (Konzentrationsabnahme des funktionsfähigen Hämoglobins) verursacht. Auch in diesem Fall fällt der O_2-Partialdruck des Blutes bei der Kapillarpassage stärker als normal ab, sodass eine venöse Hypoxie resultiert. Eine anämische Hypoxie kann als Folge eines starken Blutverlustes bzw. einer schweren Anämie auftreten, wobei zerebrale Störungen erst bei Reduktion der Hb-Konzentration um mehr als 50 % einsetzen. Den gleichen Effekt hat die Blockade des Hämoglobins (funktionelle Anämie) durch Methämoglobinbildung oder CO-Bindung (▸Kap. 6.4.2).

Eine Hypoxie auf Grund zu großer Diffusionswege (**Diffusions-limitierte Hypoxie**) kann bei einer Hypertrophie des Myokards (▸Kap. 8.5.2) oder in schnell wachsenden, schlecht vaskularisierten Tumoren auftreten.

Von einer **zytotoxischen** oder **stoffwechselchemischen „Hypoxie"** spricht man, wenn die Energiegewinnung der Zellen durch die Einwirkung von Stoffwechselgiften (z. B. von Cyaniden oder 2,4-Dinitrophenol) blockiert ist. In diesem Fall kommt es trotz ausreichender O_2-Versorgung zu einer verminderten oder unterbrochenen ATP-Bildung und damit zu schweren Störungen der Zellfunktionen.

Folgen einer akuten Gewebeanoxie. Neben dem Grad einer O_2-Mangelversorgung ist die Zeitdauer ihres Bestehens von entscheidender Bedeutung für die Funktions- und Überlebensfähigkeit der betroffenen Zellen. Dies wird besonders deutlich an den Folgeerscheinungen, die nach einer plötzlichen Unterbrechung des O_2-Angebots (z. B. infolge eines totalen Arterienverschlusses oder eines Luftdruckabfalls im Flugzeug in 10 000 m Höhe) eintreten. In ▸Abb. 10.30 ist die zeitliche Abnahme des Energieumsatzes in den Hirnzellen während einer solchen vollständigen Gewebeanoxie schematisch dargestellt. Nach einem sehr kurzen **freien Intervall**, in dem die Zellfunktionen noch voll erhalten sind, kommt es mit Unterschreiten des Bereitschaftsumsatzes (▸Kap. 15.1.2) zu funktionellen Störungen, z. B. zu ersten EEG-Veränderungen. Schließlich führt die fortschreitende Einschränkung des Zellstoffwechsels zur Funktionsunfähigkeit der Zellen (Lähmung der Organfunktion), z. B. bei Gehirnanoxie, nach einem kurzen Krampfstadium zur Bewusstlosigkeit. Die Zeit vom Beginn der Anoxie bis zum Eintritt der vollständigen Organlähmung wird als **Lähmungszeit** (**Funktionserhaltungszeit**) bezeichnet. Bei fortbestehender Anoxie unterschreitet der Zellstoffwechsel den Strukturerhaltungsumsatz, sodass zunehmend Zellen irreversibel geschädigt werden und schließlich absterben. Die Zeit vom Anoxiebeginn bis zum Eintritt der ersten irreversiblen Zellschäden bezeichnet man als **Wiederbelebungszeit** (**Strukturerhaltungszeit**).

Für die **Großhirnrinde**, deren Zellen gegenüber O_2-Mangel besonders empfindlich sind, wurden bei normaler Körpertemperatur die folgenden Werte ermittelt: Dauer des freien Intervalls 4–5 s, Lähmungszeit 10–20 s, Wiederbelebungszeit 3–7 min, Zeit bis zum Untergang aller Zellen ca. 10 min.

Wenn innerhalb der Wiederbelebungszeit die O_2-Zufuhr wieder einsetzt, kommt es zu einer vollständigen Wiederherstellung aller Zellfunktionen, wobei die Erholung umso länger dauert, je später die O_2-Zufuhr erfolgt. Nach Ablauf der Wiederbelebungszeit sind die Zellschäden nur noch partiell reversibel (hellrotes Feld in ▸Abb. 10.30), nach noch längerer Anoxiedauer vollkommen irreversibel (rotes Feld).

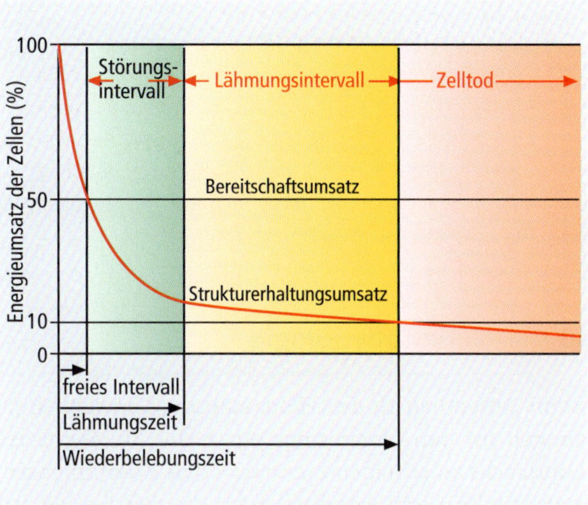

Abb. 10.30 Abnahme des Energieumsatzes in Hirnzellen während einer akuten Gewebeanoxie (rote Kurve) und deren Folgen. Der Energiemangel führt nach Überschreiten der Lähmungszeit zunächst zur reversiblen Funktionseinschränkung der Zellen, nach Ablauf der Wiederbelebungszeit dagegen zu irreversiblen Zellschäden

Die Wiederbelebungszeit anderer lebenswichtiger Organe als die der Großhirnrinde ist bei normaler Körpertemperatur wesentlich länger. Für das (nicht schlagende) Herz beträgt sie ca. 25 min, für Nieren und Leber etwa 3–4 Stunden.

Folgen einer länger dauernden Hypoxie. Bei länger dauernder Hypoxie kommt es in den Körperzellen unter dem Einfluss Hypoxie-abhängiger Transkriptionsfaktoren zur vermehrten Expression von Genen, die zur Bildung von Schlüsselenzymen der Glykolyse, von Glucosetransportern, der Carboanhydratase IX, Erythropoietin (▸Kap. 6.3.2), Angiogenesefaktoren (▸Kap. 9.1.5) u. a. führen. Konsequenzen sind eine gesteigerte Glykolyse sowie eine verbesserte O_2-Versorgung und Gefäßneubildungen.

Der bekannteste Transkriptionsfaktor ist der **Hypoxie-induzierbare Faktor-1α** (HIF-1α), der ständig gebildet, bei normaler O_2-Versorgung jedoch hydroxyliert und danach im Proteasom Ubiquitin-abhängig schnell abgebaut wird. Bei Hypoxie nimmt dagegen seine Konzentration in der Zelle zu, wodurch die Transkriptionsrate zahlreicher Gene gesteigert wird. Pathophysiologisch spielt die HIF-gesteuerte Genexpression auch eine wichtige Rolle bei O_2-mangelversorgten bösartigen Tumoren, die durch die hypoxiebedingte Adaptation wesentlich aggressiver in ihrem biologischen Verhalten werden.

O_2-Therapie und O_2-Vergiftung. Bei primär arterieller Hypoxie, d. h. insbesondere bei schweren Lungenfunktionsstörungen, kann die O_2-Versorgung der Gewebe durch Erhöhung des O_2-Angebots in der Inspirationsluft verbessert werden. Dabei lässt man den Patienten entweder ein Gasgemisch mit hoher O_2-Fraktion einatmen (**isobare O_2-Therapie**) oder setzt ihn einem langsam ansteigenden Überdruck in einer Druckkammer aus (**hyperbare O_2-Therapie**). Durch diese Maßnahmen werden der inspiratorische und damit auch der arterielle O_2-Partialdruck erhöht.

Eine solche O_2-Therapie darf nur über eine begrenzte Zeit (bei inspiratorischem Angebot von reinem Sauerstoff nur über einige Stunden) durchgeführt werden, da die lang dauernde Erhöhung des O_2-Partialdrucks (Hyperoxie) in den Zellen zu einer O_2-Vergiftung führt. Bei Atmung reinen Sauerstoffs (Umgebungsdruck 1 bar) können bereits nach 24 Stunden pulmonale Störungen (Entzündung der Atemwege, Ödementwicklung, Diffusionsstörungen, Entwicklung von Atelektasen) auftreten. Die Atmung reinen Sauerstoffs bei einem Umgebungsdruck von 2 bar kann schon nach 8–10 Stunden zu zentralnervösen Störungen (Krämpfen u. a.) führen. Bei Neugeborenen, die über Tage mit reinem Sauerstoff beatmet worden waren, traten Veränderungen der alveolokapillären Membran und Lungenödeme sowie Schädigungen der Retina mit der Folge von Sehstörungen bzw. Erblindung auf. Aus diesem Grund werden heute bei lang dauernder O_2-Therapie Gasgemische verwendet, deren O_2-Partialdrücke unter 300 mm Hg (40 kPa bzw. 40 % O_2) liegen.

Oxidativer Stress. 95–98 % des in die Zelle diffundierenden O_2 werden mithilfe des Cytochromoxidase-Komplexes in den Mitochondrien vollständig zu Wasser reduziert. Aus dem Rest entstehen im Komplex I und/oder III durch Teilreduktionen **reaktive Sauerstoffspezies (ROS)**: Hyperoxidanionen $^{\cdot}O_2^-$ und Hydroxylradikale OH, Singulettsauerstoff $^1O_2$, Wasserstoffperoxid H_2O_2 u. a. Diese hochreaktiven Substanzen können durch Oxidation von ungesättigten Fettsäuren, Proteinen oder DNA schwere Zellschäden hervorrufen. Unter physiologischen Bedingungen werden sie effektiv durch antioxidative Schutzsysteme (**Antioxidanzien**, d. s. Radikalfänger und Reduktionsmittel in Zellen und im Blutplasma) inaktiviert. Zu diesen zählen verschiedene Enzyme (z. B. Katalase, Superoxiddismutase), Vitamine (E, C, β-Carotin), Glutathion, Harnsäure und Bilirubin. Alle Vorgänge, die andererseits zu einem erhöhten Anfall von reaktiven Sauerstoffspezies führen (z. B. Hyperoxie, Reperfusion zeitweise ischämischer Gewebe, Entzündungen), werden unter dem Begriff **oxidativer Stress** zusammengefasst.

Zusatzinformation

In geringen Konzentrationen spielen Hyperoxidanionen und H_2O_2 eine wichtige Rolle als intra- und extrazelluläre

Signalstoffe für die Gedächtnisbildung und Durchblutungssteigerung im Gehirn. Weiterhin fördern sie die Proliferation bestimmter Zellen.

In Kürze

- Das **O_2-Angebot**, d. h. die einem Organ oder Gewebe in der Zeiteinheit zugeführte O_2-Menge, entspricht dem Produkt aus Durchblutung und arterieller O_2-Konzentration.
- Der **O_2-Verbrauch** eines Organs oder Gewebes ergibt sich aus der Durchblutung multipliziert mit der arteriovenösen O_2-Konzentrationsdifferenz.
- Die **O_2-Utilisation (O_2-Extraktion)** errechnet sich aus dem Verhältnis von O_2-Verbrauch zu O_2-Angebot. Sie ist hoch im Myokard, niedrig in der Niere.
- Der Austausch der Atemgase zwischen Blut und Zellen bzw. Mitochondrien erfolgt durch **Diffusion**.
- Die O_2-Partialdrücke im Gewebe sind in Kapillarnähe am höchsten und sinken sowohl longitudinal vom arteriellen zum venösen Ende der Kapillare als auch radial mit zunehmender Entfernung von den Kapillaren.
- **Störungen** der **O_2-Versorgung** können durch Hypoxämie (arterielle Hypoxie), Anämie, Ischämie und zu lange Diffusionswege bedingt sein.
- Bei einer **akuten Anoxie** durchlaufen Zellen verschiedene Stadien von Funktionsstörungen, bis schließlich ihr Tod eintritt. Für die Großhirnrinde gelten bei normaler Körpertemperatur folgende Zeiten: Auftreten der ersten Störungen nach 4–5 s, Funktionsausfälle nach 10–20 s mit Bewusstlosigkeit, die bis zu 3–7 min voll reversibel sind (**Wiederbelebungszeit**). Danach treten zunehmend irreversible Schäden auf. Die Wiederbelebungszeit (bei 37 °C) anderer Organe beträgt z. B. für das nichtschlagende Herz ca. 25 min, für Nieren und Leber 3–4 Stunden.
- Bei einer **länger dauernden Hypoxie** kommt es vor allem unter dem Einfluss des Transkriptionsfaktors HIF-1α zur Expression zahlreicher Gene, die eine gesteigerte Glykolyse und durch vermehrte Erythropoiese und Gefäßneubildung eine verbesserte O_2-Versorgung bewirken.
- Zu hohe inspiratorische O_2-Partialdrücke über längere Zeit können zur **O_2-Vergiftung** mit Funktionsstörungen der Lunge und des Gehirns (Krämpfen, Bewusstlosigkeit) führen.
- **Reaktive O_2-Spezies** entstehen bei unvollständigen Reduktionen von molekularem O_2. In hohen Konzentrationen können sie Biomoleküle (DNA, Proteine, Lipide u. a.) schwer schädigen. Alle Vorgänge, die eine vermehrte Bildung reaktiver O_2-Spezies auslösen, werden unter der Bezeichnung **oxidativer Stress** zusammengefasst.

10.9 Höhenphysiologie

Beim Aufenthalt in der Höhe sind die Umweltbedingungen für den Organismus durch die Abnahme des Luftdrucks entscheidend verändert. Die Zusammensetzung der Inspirationsluft ist zwar die gleiche wie auf Meereshöhe, mit dem Luftdruck vermindert sich jedoch der inspiratorische (ca. 15 mm Hg pro 1000 Höhenmeter) und damit auch der alveoläre O_2-Partialdruck (◘ Tab. 10.5).

Die Veränderungen der Organfunktionen beim Höhenaufenthalt erklären sich daraus, dass der Organismus versucht, der eintretenden Gewebehypoxie entgegenzuwirken. Dabei hat man zwischen Reaktionen auf eine akute bzw. schnell einsetzende Hypoxie und Anpassungen an einen langen Höhenaufenthalt zu unterscheiden.

10.9.1 Akut-Reaktionen auf höhenbedingten O_2-Mangel

Kompensationszone. Bei einer akuten O_2-Partialdruckabnahme (z. B. bei Druckabfall im Flugzeug) oder einem schnellen Höhenaufstieg sind die funktionellen Veränderungen von der jeweiligen Höhe abhängig (◘ Tab. 10.5). In einem Höhenbereich zwischen 3000 und 5000 m beobachtet man eine zunehmende Steigerung des Atemzeitvolumens sowohl in Ruhe als auch bei Arbeit. Durch diese **Höhenhyperventilation** werden der alveoläre und damit auch der arterielle O_2-Partialdruck erhöht, gleichzeitig sinkt der arterielle CO_2-Partialdruck ab, sodass eine **respiratorische Alkalose** resultiert. Außerdem steigen die Herzfrequenz und der Blutdruck. Die körperliche Leistungsfähigkeit nimmt um 10–20 % ab. Oberhalb von etwa 4000 m kann sich eine betont euphorische Stimmungslage einstellen, die u. U. zum Verkennen von Gefahren und zu Fehlentscheidungen führt (**Höhenrausch**).

Störungszone. Im Höhenbereich zwischen 5000 und 7000 m ist die körperliche und geistige Leistungsfähigkeit infolge des akuten O_2-Mangels bereits erheblich eingeschränkt. Nach Maßgabe der erreichten Höhe und der Aufstiegsgeschwindigkeit treten verschiedene Symptome auf, die unter der Bezeichnung **Höhenkrankheit** zusammengefasst werden. Hierzu gehören: **Lungen-**

Tab. 10.5 Luftdruck, inspiratorischer und alveolärer O_2-Partialdruck in Abhängigkeit von der Höhe mit Kennzeichnung der Schwellen und Zonen für akute O_2-Mangelwirkungen

Höhe ü. NN	Luftdruck		Inspiratorischer O_2-Partialdruck		Alveolärer O_2-Partialdruck		
km	mm Hg	kPa	mm Hg	kPa	mm Hg	kPa	
0	760	101	150	20,0	100	13,3	
0–3							Indifferenzzone
3	523	70	100	13,3	67	8,9	Reaktionsschwelle
3–5							Kompensationszone
5	404	54	75	10,0	46	6,1	Störungsschwelle
5–7							Störungszone
7	308	41	55	7,3	35	4,7	Kritische Schwelle
10	200	27	32	4,3	–	–	Höhentod

ödem (HAPE, High Altitude Pulmonary Edema) mit Atemnot, Tachykardie, Muskelkrämpfen, Müdigkeit, Kopfschmerzen, **Hirnödem** (HACE, High Altitude Cerebral Edema) mit Apathie, aber auch Euphorie. Schließlich kommt es zum Blutdruckabfall und zur Bewusstlosigkeit. Oberhalb von ca. 7000 m Höhe können bei länger dauernder Hypoxie lebensbedrohliche Störungen der Hirnfunktion zum **Höhentod** führen. Bei plötzlichem Druckabfall in einer Flugzeugkabine in dieser Höhe tritt innerhalb von 5 min Bewusstlosigkeit auf. Die „kritische Schwelle" wird bei Atmung mit reinem Sauerstoff zwischen 12–14 km Höhe erreicht. Diese entspricht der maximalen Flughöhe von Linienflugzeugen.

10.9.2 Höhenakklimatisation

Bei langem Aufenthalt in großen Höhen (>2–3 Wochen) reagiert der Organismus auf die chronische Erniedrigung des inspiratorischen O_2-Partialdrucks mit Anpassungsvorgängen, die vor allem das Blut betreffen. Schon nach wenigen Tagen kommt es zu einer **verstärkten Erythropoietinfreisetzung** und damit gesteigerten Erythropoiese, die Zahl der Retikulozyten und Erythrozyten nimmt zu (**Höhenerythrozytose**). Nach mehreren Monaten ist dieser Prozess abgeschlossen, wobei Höchstwerte der Erythrozytenkonzentration von 8 Mio./µl und der Hämoglobinkonzentration von 210 g/l erreicht werden können. Dies ermöglicht eine weitgehende Kompensation der arteriellen Hypoxie, sodass die arterielle O_2-Konzentration etwa dem Normwert von 0,2 entspricht. Gleichzeitig nimmt die Konzentration von 2,3-BPG in den Erythrozyten zu, wodurch die O_2-Bindungskurve leicht nach rechts verlagert wird (▸ Kap. 10.7.2).

Mit dem Anstieg der Erythrozytenkonzentration ist eine Zunahme des Hämatokritwerts bis auf maximal 0,7 (70 %) und des Blutvolumens verbunden. Diese Veränderung hat eine starke Belastung des Herz-Kreislauf-Systems zur Folge, da sich der Strömungswiderstand mit dem Hämatokrit erhöht (▸ Kap. 9.2). Die durch Hyperventilation bedingte respiratorische Alkalose wird im Zuge der Höhenanpassung durch eine **verstärkte HCO_3^--Ausscheidung** durch die **Niere** zumindest teilweise kompensiert (▸ Kap. 14.6.4). In der Muskulatur kommt es zu einer dichteren Kapillarisierung und zu einer Anpassung bestimmter Enzymaktivitäten. Alle genannten Akklimatisationsprozesse bilden die Grundlage dafür, dass Menschen in Höhen bis zu etwa 5000 m dauernd leben und arbeiten können. Akklimatisierte Extrembergsteiger können sich ohne Sauerstoffgerät kurzfristig in Höhen bis zu 8850 m (Mount Everest) aufhalten.

10.10 Tauchen

Beim Tauchen steigt der hydrostatische Druck pro 10 m Wassertiefe um 1 bar. Bei einer Tauchtiefe von 10 m wird dementsprechend das Lungenvolumen auf die Hälfte komprimiert und die Partialdrücke für im Blut gelösten Gase O_2 und N_2 werden gemäß dem Boyle-Mariotte-Gesetz verdoppelt.

10.10.1 Apnoetauchen

Beim Tauchen mit angehaltener Luft, d. h. ohne Geräteeinsatz, kann die Luft nur so lange angehalten werden, bis der angestiegene CO_2-Partialdruck im Blut als Atemantrieb eine Inspiration und damit ein Auftauchen nach 30–90 s erzwingt. Diesen Zeitpunkt kann man durch vorausgehende Hyperventilation, d. h. vermehrtes Abatmen von CO_2, etwas hinauszögern. Vor einem Tauchgang sollte man jedoch niemals mehr als 2–3-mal hyperventilieren, um den Atemantrieb nicht soweit abzusenken, dass eine zerebrale Hypoxie mit Bewusstlosigkeit unter Wasser eintritt.

10.10.2 Tauchen mit Schnorchel

Beim Schnorcheltauchen bleibt der Zugang zur Außenluft zwar erhalten, jedoch werden die Atemwege verlängert, der Strömungswiderstand erhöht und der Totraum vergrößert. Aus diesem Grund darf die Schnorchellänge 30–35 cm nicht übersteigen. Da der intrapulmonale Druck dem atmosphärischen Druck entspricht, der hydrostatische Wasserdruck auf den Thorax aber zunimmt, werden die Inspirationsbewegungen der Atmungsmuskulatur erheblich erschwert. Darüber hinaus vermindert der erhöhte Wasserdruck den venösen Rückstrom zum rechten Herzen aufgrund einer Kompression der intrathorakalen Venen.

10.10.3 Tauchen mit Gasflaschen

Beim Tauchen in größere Tiefen (bis zu 75 m) werden Tauchgeräte eingesetzt, die den Druck der Inspirationsluft aus Druckflaschen automatisch auf den Wasserdruck einstellen.

Dieses Tauchen mit Druckgasflaschen birgt jedoch folgende Gefahren:

- Reine Sauerststoffatmung kann bei hohen O_2-Partialdrücken eine Sauerstoffintoxikation mit einer Schädigung der Lunge und des Gehirns zur Folge haben.
- Bei Atmung von Pressluft können hohe N_2-Partialdrücke ebenfalls zentralnervöse Störungen hervorrufen (Tiefenrausch, Inertgasnarkose), allerdings lässt sich der Tiefenrausch durch den Einsatz von Helium-O_2-Gemischen vermeiden.
- Bei zu schnellem Auftauchen kann durch Ausperlen von gelösten Gasen in den Blutgefäßen mit anschließender Luftembolie eine sog. Caisson-Krankheit (Dekompressionskrankheit) auftreten.

In Kürze

- Bei einem schnellen Abfall des alveolären O_2-Partialdrucks auf 35 mm Hg (z. B. infolge eines Druckabfalls im Flugzeug, bei schnellem Höhenaufstieg) wird eine **kritische Schwelle** erreicht, deren Überschreitung hin zu noch niedrigeren O_2-Partialdrücken zu Störungen der Hirnfunktionen führt. Bei normaler Atmung wird diese Schwelle in 4000 m Höhe, bei kompensatorischer Ventilationssteigerung in 7000 m Höhe erreicht. Bei Atmung von reinem Sauerstoff liegt die kritische Schwelle zwischen 12–14 km Höhe.
- Zur längerfristigen **Höhenakklimatisation** gehören eine gesteigerte Erythropoiese mit Anstieg der Hb-Konzentration und der intraerythrozytären 2,3-Bisphosphoglycerat-Konzentration. Letzterer geht mit einer Verbesserung der O_2-Abgabe im Gewebe einher.
- Beim **Tauchen** nimmt der hydrostatische Druck pro 10 m Wassertiefe um 1 bar zu.
- Beim **Apnoetauchen** ist der Tauchgang durch den CO_2-bedingten Atemantrieb begrenzt.
- Beim **Schnorcheltauchen** ist zu beachten, dass die maximale Schnorchellänge 35 cm nicht übersteigt, aufgrund der Thoraxkompression durch den Wasserdruck die Atemarbeit erschwert wird und der venöse Rückstrom zum rechen Herzen vermindert ist.
- Beim **Gerätetauchen** kann durch zu schnelles Auftauchen eine Dekompressionskrankheit auftreten.

10.11 Pathophysiologie der Atmung

Etwa 10 % der Bevölkerung versterben an Erkrankungen der Atmungsorgane, davon ca. 40 % an Lungenkarzinomen, 25 % an COPD (▸ Kap. 10.11.2) und etwa 20 % an Pneumonien. Dementsprechend kommt diesen Erkrankungen große Bedeutung zu. **Spezifische Symptome** sind Husten (mit oder ohne Auswurf), Blut im Sputum, Dyspnoe und Brustschmerzen, **Allgemeinsymptome** Appetitlosigkeit mit Gewichtsverlust, Fieber, Leukozytose, Nachtschweiß, BSG-Erhöhung u. a.

10.11.1 Arterialisierungsstörungen

Störungen des Ventilations-Perfusions-Verhältnisses. Der Arterialisierungseffekt in der Lunge wird in erster Linie durch das Verhältnis von alveolärer Ventilation $\dot{V}_A$ zur Lungenperfusion $\dot{Q}$ bestimmt. Bei Funktionsstörungen, die als Folge von Lungenkrankheiten auftreten, kann dieses $\dot{V}_A/\dot{Q}$-Verhältnis von der Norm abweichen. Die Abnahme des Wertes unter 0,8 charakterisiert eine alveoläre Hypoventilation, während die Zunahme über 1,0 als Hyperventilation bezeichnet wird. Die Auswirkungen der verminderten und der gesteigerten Ventilation sind in ○ Abb. 10.31 dargestellt, wobei für die Lungenperfusion ein normaler Wert angenommen ist. Man erkennt, dass sich bei einer alveolären Ventilation von 5 l/min in den Alveolen ein O_2-Partialdruck von 100 mm Hg und ein CO_2-Partialdruck von 40 mm Hg einstellt.

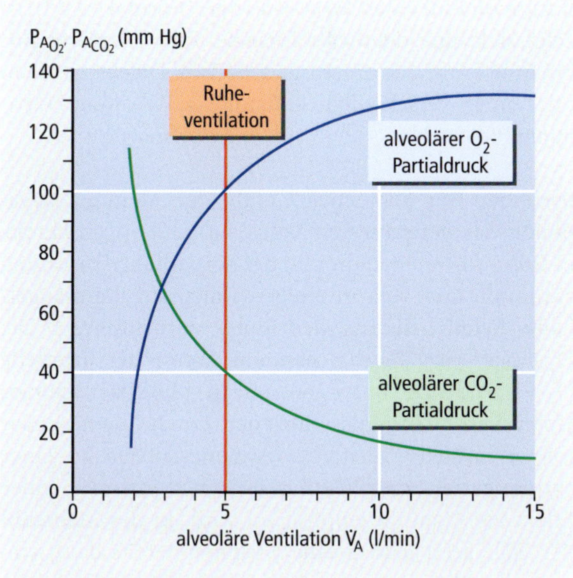

Abb. 10.31 Abhängigkeit der alveolären Atemgaspartialdrücke ($P_{A_{O_2}}$ und $P_{A_{CO_2}}$) von der alveolären Ventilation $\dot{V}_A$ in körperlicher Ruhe (O_2-Aufnahme: 280 ml/min, CO_2-Abgabe: 230 ml/min) auf Meereshöhe ($P_{I_{O_2}}$ = 150 mm Hg)

Bei einer **alveolären Hypoventilation** fällt der O_2-Partialdruck ab, während der CO_2-Partialdruck im gleichen Maß ansteigt. Entsprechende Veränderungen findet man auch im Blut: Es kommt zu einer arteriellen Hypoxie, die – sofern die O_2-Beladung des Hämoglobins in starkem Maß reduziert ist – als Zyanose in Erscheinung tritt (▸ Kap. 10.11.1). Der Anstieg des arteriellen CO_2-Partialdrucks (**Hyperkapnie**) führt zu einer Azidose, d. h. einer primären Abnahme des pH-Werts im Blut (▸ Kap. 14.6.5).

Bei einer **alveolären Hyperventilation** sind die Partialdrücke der Atemgase in umgekehrter Richtung verlagert. Die arterielle Hyperoxie verbessert jedoch kaum die O_2-Versorgung der Organe, weil bereits normalerweise 97 % des Hämoglobins mit Sauerstoff gesättigt sind (▸ Kap. 10.7.2). Die arterielle Hypokapnie kann jedoch eine Reduktion der Hirndurchblutung, u. U. auch eine Tetanie zur Folge haben (▸ Kap. 16.4.3).

Wie Abb. 10.31 zeigt, sind die alveolären Partialdrücke der Atemgase gut geeignet, veränderte Ventilationszustände zu kennzeichnen. Da der alveoläre O_2-Partialdruck vom jeweiligen Barometerdruck abhängt und daher auch bei Höhenaufenthalt reduziert ist, benutzt man den alveolären CO_2-Partialdruck $P_{A_{CO_2}}$ als Kriterium für die Differenzierung von Ventilationsstörungen. In der folgenden Aufstellung sind die Definitionen der Fachtermini für veränderte Ventilationszustände zusammengefasst:

- **Normoventilation**: Normale Ventilation, bei der in den Alveolen ein CO_2-Partialdruck von 37–43 mm Hg (4,9–5,7 kPa) aufrechterhalten wird.
- **Hyperventilation**: Steigerung der alveolären Ventilation, die über die jeweiligen Stoffwechselbedürfnisse hinausgeht ($P_{A_{CO_2}}$ < 37 mm Hg).
- **Hypoventilation**: Minderung der alveolären Ventilation unter den Wert, der den Stoffwechselbedürfnissen entspricht ($P_{A_{CO_2}}$ > 43 mm Hg).
- **Mehrventilation**: Atmungssteigerung über den Ruhewert hinaus (etwa bei körperlicher Arbeit), unabhängig von der Höhe des alveolären Partialdrucks.
- **Tachypnoe**: Zunahme der Atmungsfrequenz.
- **Bradypnoe**: Abnahme der Atmungsfrequenz.
- **Dyspnoe**: Erschwerte Atmung, verbunden mit dem subjektiven Gefühl der Atemnot.
- **Orthopnoe**: Starke Dyspnoe bei Stauung des Blutes in den Lungenkapillaren (vielfach infolge einer Linksherzinsuffizienz), die insbesondere im Liegen auftritt und daher den Patienten zum Aufsetzen zwingt.
- **Apnoe**: Atmungsstillstand, hauptsächlich bedingt durch das Fehlen des physiologischen Atmungsantriebs (▸ Kap. 10.6.2).
- **Asphyxie**: Unzureichende Atmungsfunktion („Erstickung“) unterschiedlicher Genese und Schwere mit arterieller Hypoxie, Hyperkapnie und Azidose.

Verteilungsstörungen. Wie in ▸ Kap. 10.5.2 ausgeführt, bestehen bereits in der Lunge des Gesunden mäßige Inhomogenitäten in der regionalen Verteilung von Ventilation und Perfusion. Obwohl durch den Euler-Liljestrand-Mechanismus (▸ Kap. 10.5.1) die regionale Perfusion bis zu einem gewissen Grad an die regionale Ventilation angepasst wird, weist auch die gesunde Lunge Inhomogenitäten des Ventilations-Perfusions-Verhältnisses $\dot{V}_A/\dot{Q}$ auf ($\dot{V}_A/\dot{Q}$ = 0,63–3,3).

Bei fast allen Lungenkrankheiten nehmen die $\dot{V}_A/\dot{Q}$-Inhomogenitäten zu ($\dot{V}_A/\dot{Q}$ = 0,01–100). Eine solche über das normale Maß hinausgehende regionale Variation des Ventilations-Perfusions-Verhältnisses wird als **Verteilungsstörung** bezeichnet. Die Folgen sind eine Abnahme des arteriellen O_2-Partialdrucks und eine meist geringfügige Zunahme des arteriellen CO_2-Partialdrucks.

Diffusionsstörungen. Eine Minderung des Arterialisierungseffekts kann auch bei einer Störung des Gasaustausches in den Alveolen eintreten. Eine solche Störung liegt vor, wenn die Diffusionskapazität D_L im Verhältnis zur Lungenperfusion $\dot{Q}$ reduziert ist (Abb. 10.32). Drei Ursachen kommen hierfür prinzipiell infrage:

- Einschränkung der Austauschfläche (z. B. beim Lungenemphysem, ▸ Kap. 10.11.2),
- Zunahme des Diffusionswiderstands in der alveolokapillären Membran (z. B. bei Lungenfibrose,

10

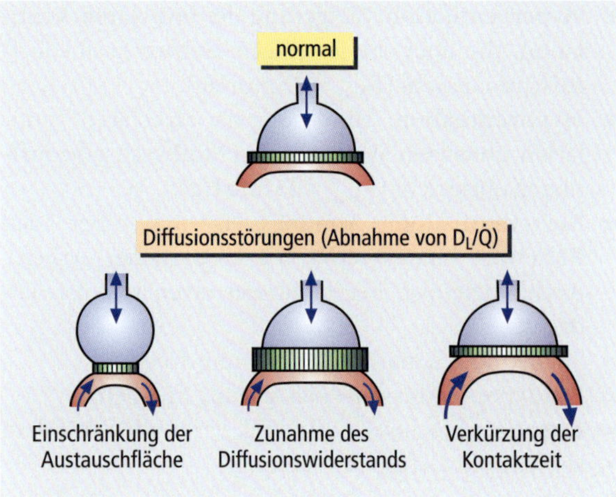

Abb. 10.32 Prinzipielle Ursachen für Diffusionsstörungen in schematischer Darstellung

▸Kap. 10.11.3, und beim Lungenödem, ▸Kap. 10.11.4) sowie

- Verkürzung der Kontaktzeit zwischen Blut und Gasphase (z. B. bei Überperfusion bestimmter Lungenbezirke).

In allen diesen Fällen tritt eine Behinderung des Gasaustausches ein. In besonderem Maß ist hiervon die O_2-Aufnahme betroffen. Bei einer ausgeprägten Diffusionsstörung findet man daher regelmäßig eine Abnahme des arteriellen O_2-Partialdrucks, während der arterielle CO_2-Partialdruck noch im Bereich der Norm liegen kann.

Zyanose. Eine Zyanose, d. h. eine bläuliche Verfärbung der Haut und der Schleimhäute, tritt in Erscheinung, wenn mehr als 50 g/l desoxygeniertes Hämoglobin im Kapillarblut (normal ca. 25 g/l) vorliegen. Dies kann der Fall sein, wenn infolge einer Lungenfunktionsstörung oder eines kardialen Rechts-Links-Shunts die O_2-Sättigung des arteriellen Blutes stark erniedrigt ist (**arterielle** bzw. **zentrale Zyanose**). Eine Zyanose kann aber auch durch eine verstärkte Ausschöpfung des O_2-Gehalts im Kapillarblut hervorgerufen werden, wie dies bei einem verminderten Herzzeitvolumen oder lokal bei einer thrombosebedingten venösen Stauung vorkommt (**venöse** bzw. **periphere Zyanose**). Da es für das Auftreten einer Zyanose vor allem auf die absolute Konzentration des desoxygenierten Hämoglobins ankommt, fehlt dieses Symptom bei schwerer Anämie, bei welcher der oben genannte Grenzwert selbst bei geringer O_2-Sättigung nicht erreicht wird. Dagegen begünstigt eine Polyglobulie die Ausbildung einer Zyanose. Aus diesen und anderen Gründen ist der Zyanosegrad kein Maßstab für die Schwere einer Lungenfunktionsstörung.

Methämoglobin (Hämiglobin, ▸Kap. 6.4.2), das für den O_2-Transport nicht zur Verfügung steht, weist eine bräunlich-rote Farbe auf. Überschreitet seine Konzentration im Blut einen Wert von 15 g/l (normal < 4 g/l), so zeigt sich eine deutliche Zyanose. Eine Methämoglobinämie kann auf einem genetischen Defekt beruhen oder durch verschiedene Giftstoffe (z. B. Anilin, Nitrobenzol) entstehen.

Dyspnoe. Das subjektive Gefühl der Atemnot (Dyspnoe), das bei schweren Lungenerkrankungen bereits in Ruhe auftreten kann und bei körperlicher Belastung zunimmt, lässt sich in einigen Fällen auf die mangelhafte Arterialisierung des Blutes zurückführen. Die Dyspnoe setzt hierbei erst ein, wenn der arterielle O_2-Partialdruck unter 60 mm Hg (8,0 kPa) absinkt. Unter dieser Bedingung führt der (durch Chemosensoren vermittelte) verstärkte Atmungsantrieb zu einer extrem gesteigerten Ventilation, deren unzureichender Effekt als Atemnot empfunden wird. In der Mehrzahl der Fälle setzt jedoch eine Dyspnoe bereits dann ein, wenn die Blutgaswerte noch normal oder nur geringfügig verändert sind. Die Ursache ist in diesen Fällen eine übermäßige Belastung der Atmungsmuskulatur, wie sie bei obstruktiven und restriktiven Ventilationsstörungen (▸Kap. 10.11.2, ▸Kap. 10.11.3) auftritt. Die Rückmeldung von den Mechanosensoren der stark beanspruchten Atmungsmuskeln zum Zentrum ist dann für die Auslösung der Dyspnoe verantwortlich. Der Grad der Atemnot ist ein zuverlässiges Maß für die Schwere der Ventilationsstörung.

Bei **kardialer Insuffizienz** kann die Dyspnoe letztlich auf eine Lungenstauung zurückgeführt werden, welche die Ausdehnungsfähigkeit der Lunge und damit die Ventilation behindert (▸Kap. 10.11.4). Unter körperlicher Belastung nimmt die Lungenstauung zu, sodass das Ventilationsvermögen weiter eingeschränkt wird (kardiale Belastungsdyspnoe).

Auswirkungen der Atmungsinsuffizienz. Störungen des Arterialisierungsprozesses in der Lunge wirken sich in erster Linie negativ auf die Oxygenierung des Blutes aus. Ist lediglich der arterielle O_2-Partialdruck erniedrigt (arterielle Hypoxie), so spricht man von einer **respiratorischen Partialinsuffizienz**. Ist zusätzlich der arterielle CO_2-Partialdruck erhöht (arterielle Hyperkapnie), handelt es sich um eine **respiratorische Globalinsuffizienz**. Obwohl zwischen den beiden Arterialisierungsstörungen ein fließender Übergang besteht, ist eine solche Differenzierung wegen der unterschiedlichen Auswirkungen zweckmäßig.

Die Folgen der Partial- bzw. Globalinsuffizienz sind in Abb. 10.33 schematisch dargestellt. Liegt allein eine arterielle Hypoxie vor, dann kann es zu einer Zyanose und zu einer O_2-Mangelversorgung der Organe kommen. Bei chronischem Verlauf besteht darüber hinaus die Möglichkeit, dass sich aufgrund der hypoxischen Konstriktion der Lungengefäße (Euler-Liljestrand-

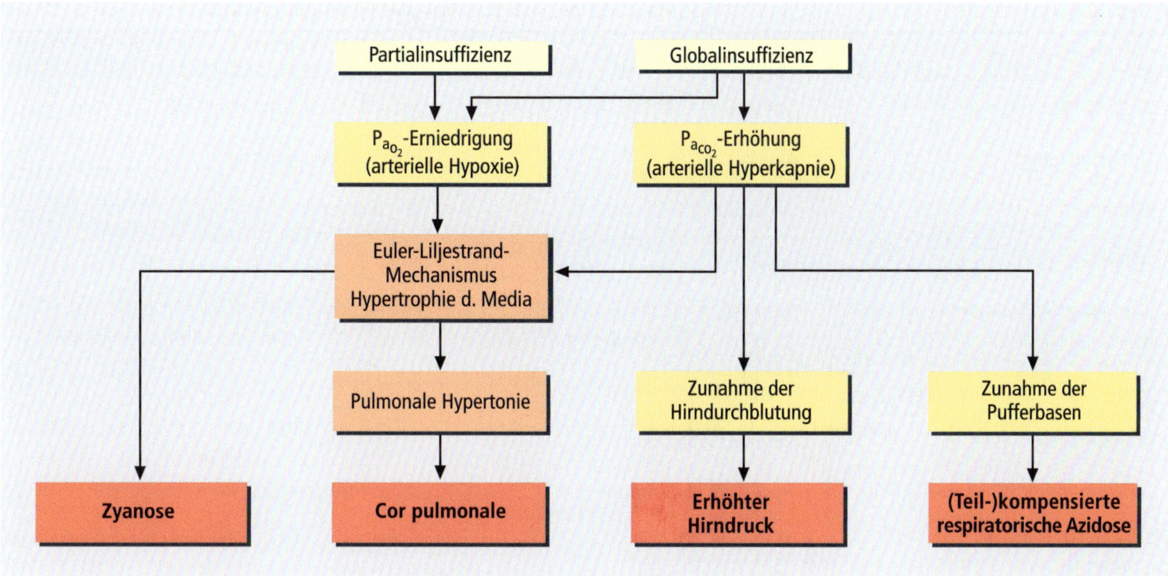

Abb. 10.33 Folgen der chronischen respiratorischen Partial- und Globalinsuffizienz

Mechanismus, ▸Kap. 10.5.1) ein Cor pulmonale entwickelt (▸Kap. 10.11.4). Eine zusätzliche arterielle Hyperkapnie kann infolge der gesteigerten Hirndurchblutung zu erhöhtem Hirndruck führen. Außerdem besteht in diesem Fall eine respiratorische Azidose, die durch Zunahme der Pufferbasen im Blut teilweise oder vollständig kompensiert werden kann (▸Kap. 14.6.5). Diese hier zusammengestellten Auswirkungen treten bei den nachfolgend erläuterten bronchopulmonalen Erkrankungen, insbesondere bei deren schweren Verlaufsformen, in wechselndem Ausmaß in Erscheinung.

10.11.2 Obstruktive Ventilationsstörungen

Obstruktive Ventilationsstörungen sind dadurch gekennzeichnet, dass die Einengung von großen oder kleinen Atemwegen zu einer deutlichen **Erhöhung** des **Strömungswiderstands** und damit zu einem **reduzierten maximalen exspiratorischen Fluss** (MEF) führt. Dabei ist meist die Ausatmung stärker behindert als die Einatmung. Diese Funktionsstörungen, die das Bild besonders häufiger Lungenerkrankungen bestimmen, werden auch als **obstruktive Atemwegserkrankungen** oder **obstruktive respiratorische Syndrome** bezeichnet. Hierzu gehören

- die chronische Bronchitis und als Folge davon die chronisch-obstruktive Bronchitis (chronic **o**bstructive **p**ulmonary **d**isease, **COPD**),
- das Asthma bronchiale und
- das Lungenemphysem.

Während beim Asthma bronchiale zumindest für längere Zeit die Atemwegsobstruktion meistens reversibel ist, persistiert sie bei COPD auch unter optimaler Therapie. In ▫Tab. 10.6 sind die Unterschiede zwischen Asthma bronchiale und COPD zusammengestellt.

Obstruktionsfaktoren. Bei obstruktiven Lungenerkrankungen wird die Einengung der kleineren Atemwege häufig durch eine Überproduktion von Schleim (**Hyperkrinie**) verursacht, der meist von zäher Konsistenz ist (**Dyskrinie**, ○Abb. 10.35). Die koordinierte Zilienbewegung bzw. die mukoziliare Clearance reicht in diesem Fall nicht aus, um die Atemwege für den Luftstrom freizuhalten. In der Regel führt dieser Pathomechanismus allerdings erst dann zu einer Erhöhung des Atmungswiderstands, wenn große Teile des Bronchialsystems betroffen sind. Kommt es jedoch zu einer starken Zunahme und Aktivitätssteigerung der schleimproduzierenden Zellen, dann kann der Schleim rasch das gesamte Bronchialsystem verlegen und die Ursache einer tödlichen Atmungsbehinderung sein.

Ebenso wie die verstärkte Schleimproduktion kann auch eine **Störung** der **Zilientätigkeit** zu einer Atemwegsobstruktion führen. Ursache hierfür ist meist die Einwirkung exogener Noxen. Wiederholte Virusinfekte bewirken zunächst funktionelle Störungen, später auch den Verlust von Zilien. Ebenso hat die Inhalation von Tabakrauch eine Lähmung der Zilientätigkeit und damit eine Schleimretention zur Folge. Gleichzeitig kommt es hierbei zu einer gesteigerten Sekretion von Schleim, der dann nur noch durch den Hustenmechanismus entfernt werden kann (**Raucherhusten**).

Wie in ○Abb. 10.34 schematisch gezeigt, bewirkt eine **Schwellung** der **Bronchialschleimhaut** ebenfalls eine Einschränkung des Bronchiallumens, d. h. eine Atemwegsobstruktion. In erster Linie ist hierfür eine Druckerhöhung in den Bronchialvenen bei einer chronischen Lungenstauung, z. B. bei einer Linksherzinsuffizienz oder einer Mitralstenose, verantwortlich. Auf dem Boden der Venenstauung laufen dann Entzün-

Tab. 10.6 Unterschiede zwischen Asthma bronchiale und COPD (nach nationaler Versorgungsleitlinie)

Typische Merkmale	Asthma	COPD
Alter bei Erstdiagnose	Variabel, häufig: Kindheit, Jugend	Meist 5. bis 6. Lebensdekade
Tabakrauchen	Risikofaktor	Überwiegend Raucher
Atemnot	Anfallsartig	Bei Belastung
Allergie	Häufig	Möglich
Atemwegsobstruktion	Variabel, reversibel (Δ FEV_1 >15 % nach Bronchodilatation)	Persistierend, partiell reversibel bis irreversibel (Δ FEV_1 <15 % nach Bronchodilatation)
Bronchiale Hyperreagibilität	Regelhaft vorhanden	Möglich
Verlauf	Variabel, episodisch	Progredient
Ansprechen auf Glucocorticoide	Regelhaft vorhanden	Langzeitansprechen variabel

FEV_1 Einsekundenkapazität

dungsprozesse ab, die infolge von Kapillarwandschädigungen eine ödematöse Schwellung verursachen. Bakteriell oder viral bedingte Entzündungen können allerdings auch ohne vorausgegangene Stauung zu einer Schwellung der Bronchialwand führen.

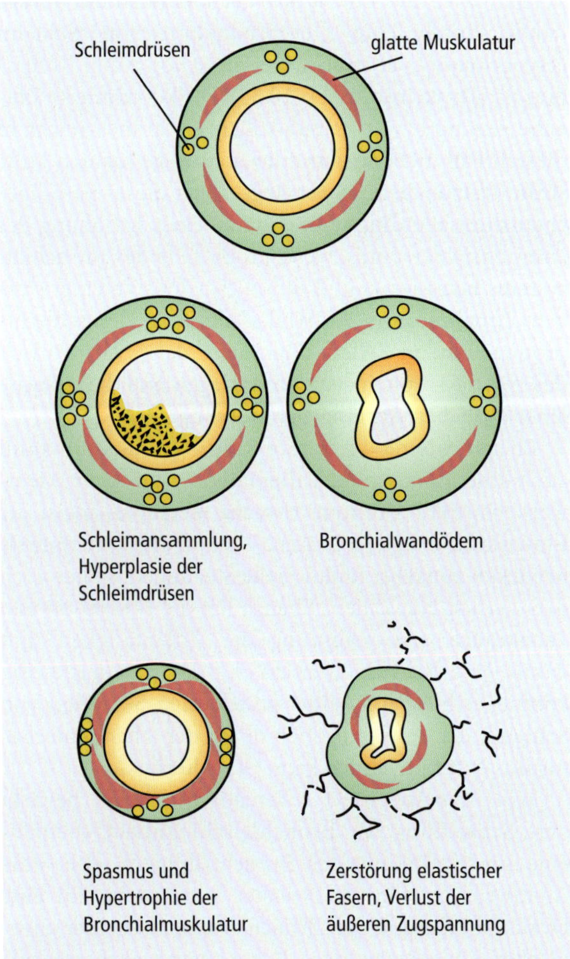

Abb. 10.34 Prinzipielle Ursachen für Atemwegsobstruktionen in schematischer Darstellung

Bei vielen obstruktiven Lungenkrankheiten stellt ein **erhöhter Tonus** der **Bronchialmuskulatur** den pathogenetisch bedeutsamsten Faktor dar. Die hierfür maßgebende Aktivierung des Parasympathikus erfolgt reflektorisch durch Reizung der Bronchialwandsensoren (**Reflexbronchokonstriktion**). Die Bronchialmuskulatur kann aber auch direkt durch Entzündungsmediatoren wie Histamin, Serotonin, Arachidonsäuremetabolite, plättchenaktivierenden Faktor und einige Neuropeptide zur Kontraktion veranlasst werden. Eine Freisetzung von Mediatoren im Übermaß kann somit eine Atemwegsobstruktion verursachen.

Für die Auswirkung der bronchokonstriktorischen Aktivität ist von Bedeutung, dass insbesondere die kleineren Atemwege unter einem von außen angreifenden elastischen Faserzug stehen. Werden im Verlauf einer chronischen Erkrankung die elastischen Fasern zerstört, kommt es zu einer Einschränkung des Lumens (Abb. 10.34). In diesem Fall genügt eine geringgradige Erhöhung des Bronchialmuskeltonus, um eine massive Atemwegsobstruktion auszulösen (Entspannungsobstruktion).

Hyperreaktivität des Bronchialsystems. In der Pathogenese der obstruktiven Lungenerkrankungen spielen die Sensoren in der Bronchialwand eine entscheidende Rolle. Diese sog. **Irritant-Rezeptoren**, die sich zwischen und unter den Epithelzellen finden, können durch mechanische, chemische oder thermische Reize aktiviert werden. Die auf diese Weise ausgelösten Nervenimpulse gelangen über afferente Vagusfasern zum Hirnstamm und fördern nach Umschaltung auf efferente Bahnen die Schleimsekretion und die Kontraktion der glatten Bronchialmuskulatur. Normalerweise sind die Sensoren gegen eine übermäßige Stimulation geschützt, da die Epithelzellverbindungen (tight junctions) das Eindringen inhalativer Schadstoffe verhindern.

In der deutschen Bevölkerung leiden etwa 8 % unter einer Überempfindlichkeit der Bronchialwandsensoren, was vermutlich auf die Undichtigkeit des Bronchialepithels zurückzuführen ist. Bereits geringste Reize können dann Erregungen auslösen, die auf dem vagalen Reflexweg zu Hyperkrinie, Dyskrinie und Bronchokonstriktion führen. Man spricht in diesem Fall auch von einer **Hyperreaktivität des Bronchialsystems**. Als auslösende exogene Reize kommen infrage: Kaltluft, Tabakrauch, Autoabgase sowie andere Reizgase und -dämpfe (z. B. SO_2), nicht zuletzt bei beruflicher Schadstoffexposition und beim Kochen an offenen Feuerstellen in Drittweltländern. Überschießende Reaktionen treten aber auch bei Virusinfekten sowie bei Freisetzung von Proteasen, Histamin und Prostaglandin $F_{2\alpha}$ auf.

Die Überempfindlichkeit der Bronchialwandsensoren kann reversibel sein. Hat sich allerdings bereits eine chronisch obstruktive Atemwegserkrankung ausgebildet, ist eine vollständige Normalisierung nicht mehr möglich.

Chronische Bronchitis und COPD

Eine **chronische Bronchitis** liegt nach der WHO-Definition dann vor, wenn mindestens für die Dauer von zwei aufeinander folgenden Jahren die Patienten jeweils mindestens drei Monate lang täglich unter **exzessiver Schleimproduktion** in den Atemwegen und **Husten** sowie **Auswurf** leiden. Sind im weiteren Verlauf die Atemwege zusätzlich eingeengt, geht die chronische Bronchitis in eine chronisch-obstruktive Bronchitis über, die, wie oben erwähnt, dann als COPD (chronic obstructive pulmonary disease) bezeichnet wird. Diese ist die häufigste chronische Lungenerkrankung mit progredienter Atemwegsobstruktion auf dem Boden einer chronischen Bronchitis oder eines Lungenemphysems (▸Kap. 10.11.2). In den Industrieländern nimmt sie, nicht zuletzt bei beruflicher Schadstoffexposition, die 4. Stelle der Todesursachen ein.

Als auslösende Ursache ist an erster Stelle das (**Zigaretten-**)**Rauchen** (○Abb. 10.33) zu nennen, durch das die ohnehin altersbedingte Verringerung der Lungenfunktion stark beschleunigt wird. Wie aus ○Abb. 10.35 hervorgeht, nimmt zwar die COPD-Morbidität auch mit dem Grad der Luftverschmutzung (durch Feinstaub, SO_2) zu, der Einfluss des Rauchens bleibt jedoch dominierend. Wiederholte virale Infekte können ebenfalls eine Schädigung des zilientragenden Respirationsepithels hervorrufen.

Die der COPD zugrunde liegenden Pathomechanismen sind teilweise noch unklar (○Abb. 10.36). Es wird

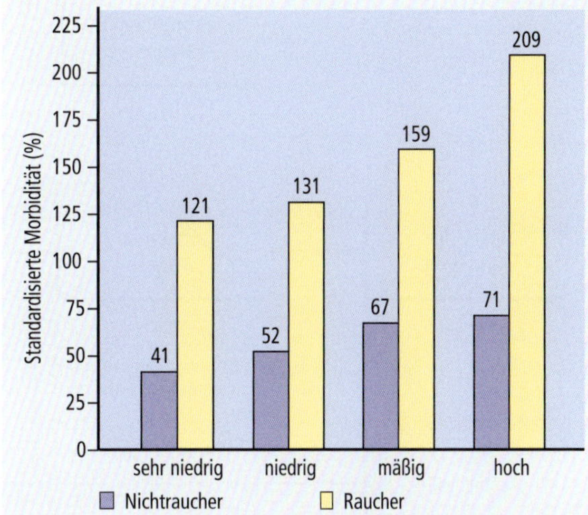

○ **Abb. 10.35** Häufigkeit der Erkrankung an chronischer Bronchitis bei Rauchern und Nichtrauchern in Abhängigkeit vom Grad der Luftverschmutzung am Wohnort. 100 % = mittlere Häufigkeit

angenommen, dass neutrophile Granulozyten, Makrophagen und CD8-T-Lymphozyten Atemwegsentzündungen hervorrufen, wodurch Proteasen aktiviert werden und als Folge davon Lungenparenchym zerstört wird. Die Hyperreaktivität des Bronchialsystems führt dann reflektorisch zur Freisetzung von Acetylcholin, das seinerseits die Mastzellen der Bronchialwand zur Degranulation veranlasst und dabei Entzündungsmediatoren, insbesondere Leukotriene, freisetzt. Acetylcholin und die anderen Mediatoren sind gemeinsam an der Bronchokonstriktion, der Hypersekretion von zähem Schleim und an der Ausbildung des Wandödems beteiligt. Inhalative Reize verursachen außerdem eine Störung der Zilien und damit eine Schleimretention, der oft eine sekundäre bakterielle Infektion folgt. Die Haupterreger solcher sekundärer Infektionen sind *Haemophilus influenzae*, Pneumo- und Staphylokokken sowie verschiedene gramnegative Keime.

Die von den Bakterien produzierten sensibilisierenden Mediatoren und Toxine verstärken dann den Krankheitsprozess. Solche Entzündungsvorgänge können diffus über das Bronchialsystem verteilt sein oder vorwiegend die Trachea (Tracheitis), die großen Bronchien (Bronchitis) bzw. die peripheren Bronchien (Bronchiolitis) betreffen.

Man nimmt weiterhin an, dass auch schwerer chronischer Husten die bereits vorgeschädigten Wände der Bronchien und Bronchiolen zusätzlich in ihrer Struktur verändert. Gestützt wird diese Hypothese durch die Beobachtung, dass sich das Fortschreiten der Erkrankung verlangsamt, wenn es gelingt, den Husten wirkungsvoll einzudämmen.

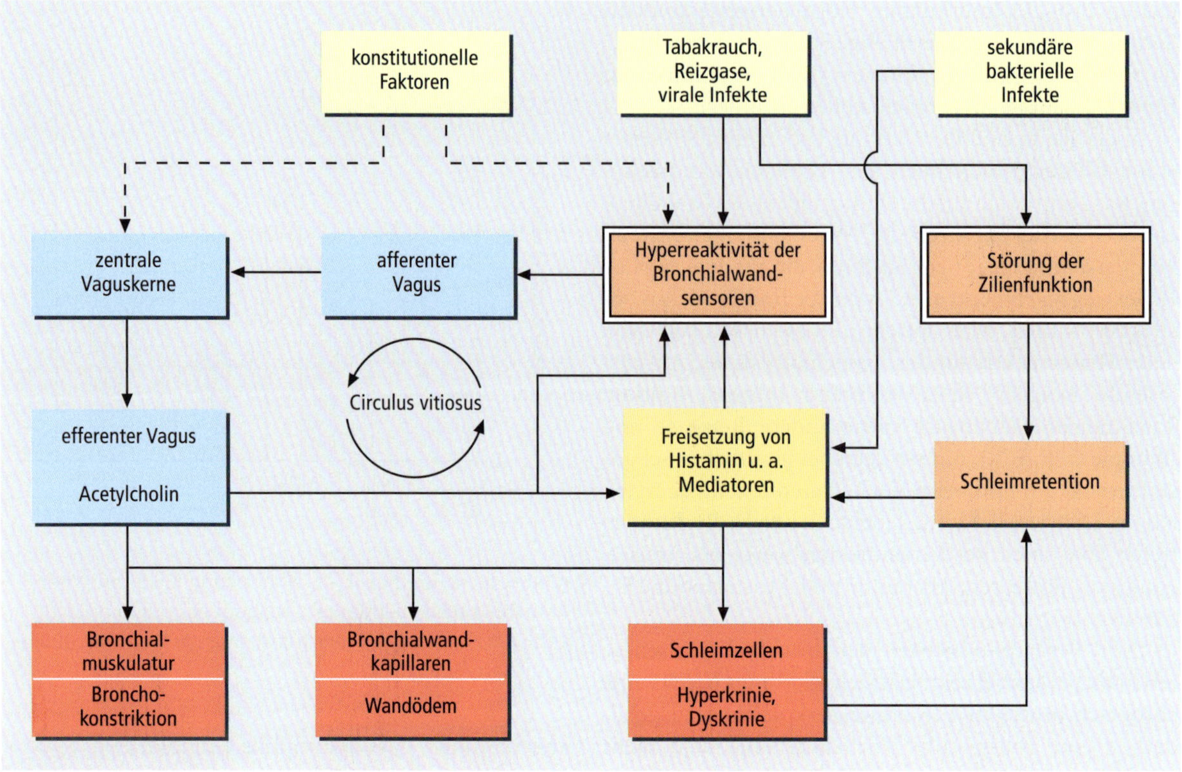

Abb. 10.36 Vereinfachte Darstellung der Pathogenese der chronischen Bronchitis bzw. chronisch obstruktiven Lungenerkrankungen (COPD)

Nach dem Manifestwerden der Atemwegsobstruktion ist es so gut wie nie mehr möglich, die Krankheit auszuheilen. Daher ist die frühzeitige und konsequente Therapie, beginnend bei der einfachen Bronchitis, von großer präventiver Bedeutung.

Asthma bronchiale

Das Bronchialasthma ist eine **(chronisch-)entzündliche Erkrankung der Atemwege** mit **Hyperreaktivität des Bronchialsystems** und **anfallsweise auftretender Atemnot**. Letztere wird durch eine **Atemwegsobstruktion** verursacht, der (Abb. 10.37, Abb. 10.38) eine

- Bronchokonstriktion (Bronchospasmus),
- ödematöse Schwellung der Bronchialwand sowie
- gesteigerte Sekretion (**Hyperkrinie**) von Schleim zäher Konsistenz (**Dyskrinie**)

zugrunde liegen. Die Prävalenz beträgt bei Erwachsenen ca. 5 %, bei Kindern bis zu 10 %. Neben genetischen sind exogene Faktoren wie Lebensumstände und -gewohnheiten sowie wiederholte Exposition mit Allergenen u. a. an der Entstehung von Bedeutung.

Im (besonders nachts und in den frühen Morgenstunden auftretenden) **Anfallstadium** hat die starke Erhöhung des Strömungswiderstands in den Atemwegen vor allem eine **Erschwerung** und **Verlängerung** der **Ausatmung** (exspiratorischen Stridor) zur Folge. Die verstärkte Anstrengung zur Überwindung dieses Widerstands erzeugt die für den Asthmaanfall charakteristische **Dyspnoe** (▸Kap. 10.11.1). Der Patient fixiert den Schultergürtel durch Aufstützen der Arme, um auf diese Weise die Atemhilfsmuskulatur effektiv einsetzen zu können. Trotzdem bleibt eine alveoläre Hypoventilation bestehen, die zusammen mit massiven Verteilungsstörungen zu einer arteriellen Hypoxie führt. Infolge der Schleimansammlung in den Bronchien ist die Atmung von pfeifenden und giemenden Geräuschen begleitet sowie durch das Abhusten von glasig-zähem Schleim unterbrochen. Der Anfall kann nur wenige Minuten, aber auch Stunden oder in der Form des lebensbedrohenden **Status asthmaticus** sogar Tage andauern. Meist wird der Anfall mit heftigem Husten und Auswurf glasigen Schleims beendet.

Während im Anfangsstadium der Krankheit die Patienten im **Intervall beschwerdefrei** sind, wird später auch zwischen den Anfällen verstärkt Schleim sezerniert und nur unvollständig abtransportiert. Dann besteht eine zusätzliche Gefährdung durch sekundäre bakterielle Infektionen.

Bei Kindern zählt das Bronchialasthma zu den häufigsten Erkrankungen (wie erwähnt bis zu 10 % der Kinder) mit klinischer Relevanz. Mit zunehmendem Alter nimmt die zugrunde liegende Hyperreaktivität des Bronchialsystems ab.

Die beschriebenen Funktionsstörungen sind primär die Folge von **Entzündungsreaktionen**, die mit der Freisetzung von Mediatoren einhergehen (Abb. 10.37).

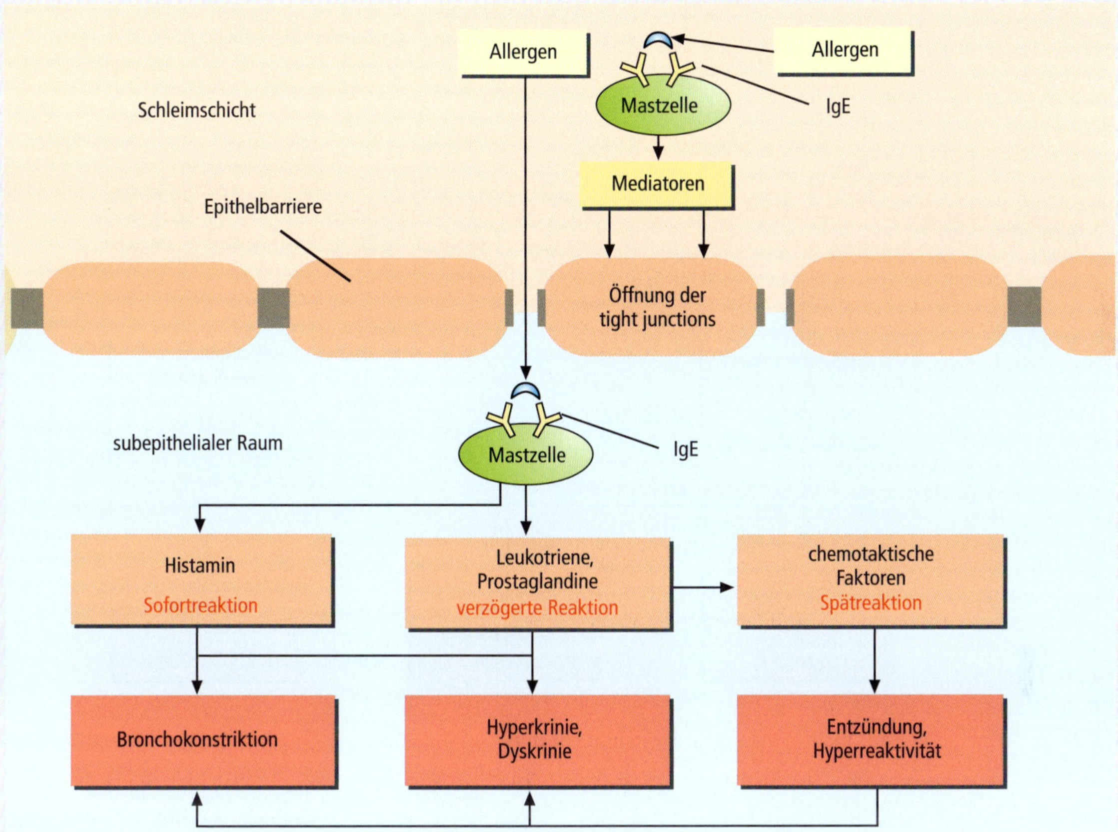

Abb. 10.37 Pathogenese des allergischen Bronchialasthmas

Die den Asthmaanfall auslösenden Allergene oder unspezifischen Reize leiten eine **Sofortreaktion** (IgE-vermittelte Typ-I-Reaktion, ▸Kap. 7.6.1) ein, bei der solche Mediatoren, insbesondere Histamin, freigesetzt werden, die in den Granula der bronchialen Mastzellen bereits gespeichert vorliegen. Danach kommt es innerhalb weniger Minuten zu einer **verzögerten Reaktion** durch Bildung und Freisetzung von Arachidonsäuremetaboliten (Leukotrienen, Prostaglandinen, ▸Kap. 5.6.1) sowie von plättchenaktivierendem Faktor (PAF, ▸Kap. 5.6.1), Granulozyten-Makrophagen-Kolonie-stimulierendem Faktor (GM-CSF, ▸Kap. 6.7.6) und Interleukinen (u. a. IL-4). In einer **Spätreaktion** sind eosinophile Granulozyten, die vor allem durch LTD_4, PAF, GM-CSF und andere Mediatoren chemotaktisch angelockt werden, sowie T-Lymphozyten Quellen der Entzündungsmediatoren. Alle genannten Mediatoren tragen gemeinsam zur Hyperreaktivität des Bronchialsystems bei.

Nach den auslösenden Ursachen unterscheidet man zwei Asthmaformen:

- das exogen-allergische (extrinsische) Asthma und
- das intrinsische (nichtallergische) Asthma mit verschiedenen Unterformen, z. B. dem Anstrengungsasthma, dem Infektasthma, dem physikalisch-irritativ, chemisch-toxisch oder medikamentös bedingten Asthma.

Die beiden Formen sind allerdings nur teilweise rein ausgeprägt, wesentlich häufiger treten sie als Mischformen auf.

Das **exogen-allergische Bronchialasthma** beruht vor allem auf einer **IgE-vermittelten Überempfindlichkeitsreaktion** (▸Kap. 7.6.1). Mit einer überschießenden IgE-Aktivierung bei Allergenkontakt reagieren 10–20 % aller Menschen, die als **Atopiker** bezeichnet werden. Zu den anfallsauslösenden Allergenen gehören u. a. Blüten- und Gräserpollen, Tierhaarepithelien und Ausscheidungen der Hausstaubmilbe. Nicht selten sind bei Asthmatikern aufgrund ihrer genetischen Disposition die allergischen Reaktionen gegen mehrere Stoffe gerichtet und können auch die oberen Atemwege (Heuschnupfen), die Nase (Rhinitis), die Augen (Konjunktivitis) sowie die Haut mit einbeziehen.

Das jeweilige Allergen induziert bei Atopikern zunächst eine verstärkte Bildung von Immunglobulinen (IgE), die sich mit ihrem Fc-Stück auf der Oberfläche von Mastzellen sowie basophilen und eosinophilen Granulozyten festsetzen. Werden bei einem erneuten

10

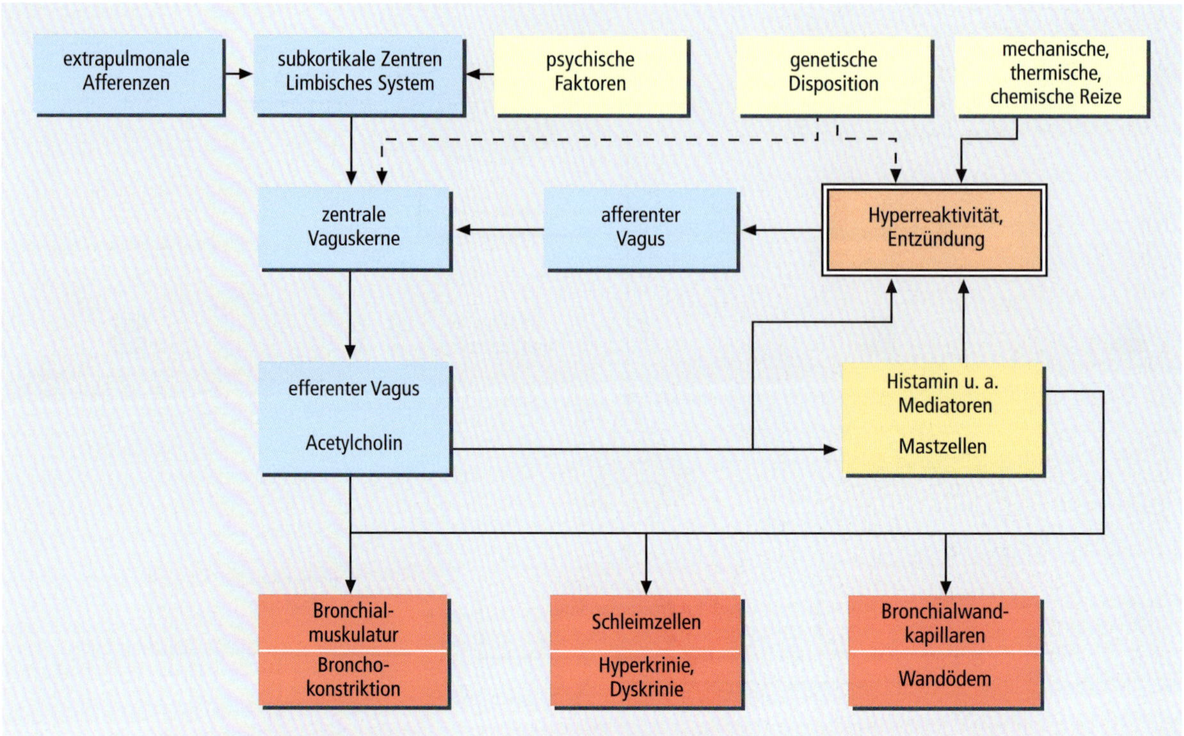

Abb. 10.38 Pathogenese des nichtallergischen Bronchialasthmas

Kontakt zwei benachbarte Bindungsstellen durch das Allergen überbrückt, so tritt eine Degranulation unter Freisetzung von Mediatoren ein (Abb. 10.37). Diese Typ-I-Reaktion (▸Kap. 7.6.1) vollzieht sich zunächst an Mastzellen, die auf der Oberfläche der Bronchialschleimhaut vorkommen. Vermutlich öffnen die freigesetzten Mediatoren die epithelialen Zellverbindungen (tight junctions), sodass nun die hochmolekularen Allergene auch tiefer in die Schleimhaut eindringen können. Hier treffen sie auf das Immunsystem der Bronchialwand und bewirken auf dem geschilderten Weg die Degranulation der gewebeständigen Mastzellen und die Freisetzung von Mediatoren aus den chemotaktisch angelockten Entzündungszellen.

Die freigesetzten Mediatoren lösen die für den Asthmaanfall oben beschriebenen typischen Effekte aus: Bronchokonstriktion, Hyperkrinie und Dyskrinie sowie bei längerer Dauer Bronchialwandödem. Aufgrund der über den N. vagus verstärkten Hyperreaktivität des Bronchialsystems können im Laufe der Zeit neben den Allergenen auch unspezifische Reize und banale Infekte zu Asthmaanfällen führen. Ebenso stellt die Mehrventilation von kalter und feuchter Luft bei Arbeit einen möglichen Auslösemechanismus dar (**exercise-induced asthma**).

Das **intrinsische** (nichtallergische) **Bronchialasthma** findet man am häufigsten im Alter > 45 Jahre. Voraussetzung für die Entwicklung der Krankheit ist eine Hyperreaktivität des Bronchialsystems auf der Grundlage einer genetisch bedingten Disposition (Abb. 10.38). Bei solchen Personen führen unspezifische inhalative Reize wie Tabakrauch, Kaltluft, Staub, Nebel oder Luftverunreinigungen zu einer überschießenden Erregung der Bronchialwandsensoren. Reflektorisch kommt es dann zur **Freisetzung** von **Acetylcholin** aus Vagusfasern, das seinerseits eine Bronchialkonstriktion hervorruft und außerdem die Mastzellen zur Degranulation veranlasst sowie Entzündungsreaktionen auslöst. Unter der Einwirkung der oben erwähnten Mediatoren entwickelt sich – wie beim allergischen Asthma – eine zeitlich begrenzte Atemwegsobstruktion.

Asthmaanfälle können auch durch extrapulmonale Alterationen oder psychische Einflüsse ausgelöst werden (Abb. 10.38). In diesen Fällen kommt es wahrscheinlich über subkortikale Zentren zu einer Aktivierung des efferenten Vagus und damit zur Acetylcholinfreisetzung. Ferner besteht die Möglichkeit, dass anfallsartige Atemwegsobstruktionen durch Medikamente hervorgerufen werden. Vor allem β-Adrenozeptorenblocker und Analgetika bzw. nichtsteroidale Antiphlogistika, welche u. a. die Biosynthese von Leukotrienen durch erhöhtes Arachidonsäureangebot an die Lipoxygenase (infolge Hemmung der Cyclooxygenasen) stimulieren, kommen als auslösende Faktoren (wie z. B. beim sog. „Aspirin-Asthma") in Betracht.

Außer nach pathogenetischen Gesichtspunkten kann das Bronchialasthma auch nach dem Grad der

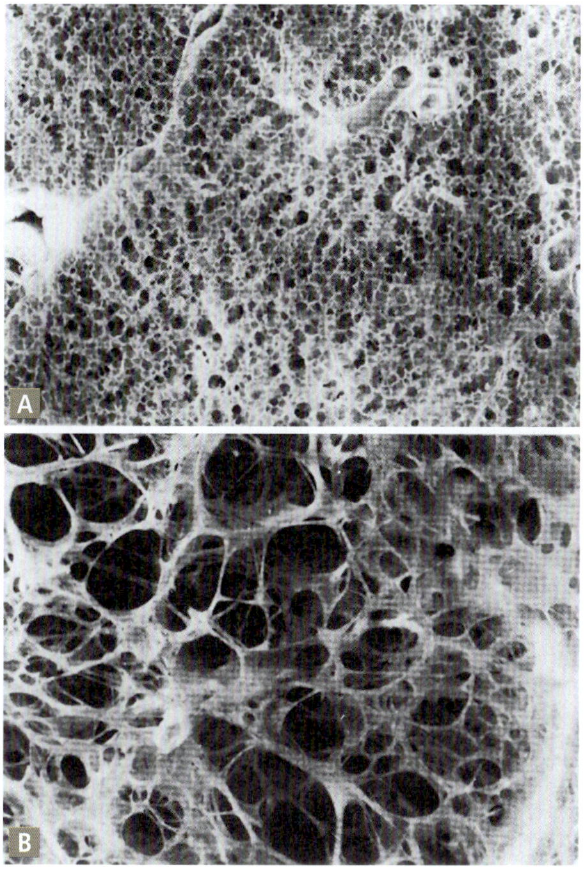

o Abb. 10.39 A normales Lungengewebe, B Gewebestruktur beim Lungenemphysem

Funktionsstörung eingeteilt werden. Man unterscheidet das

- **kontrollierte Asthma,** bei dem höchstens zweimal in der Woche kurz dauernde Anfälle auftreten, der morgendliche Peak expiratory flow (PEF, ▸Kap. 10.11.4) annähernd normal ist, der Patient nicht wegen nächtlicher Symptome erwacht und keine Exazerbation auftritt,
- **teilweise kontrollierte Asthma,** das durch häufigere Anfälle (> 2-mal pro Woche), einen Peak expiratory flow von < 80 % des Referenzwerts, nächtliches Erwachen und eine oder mehrere Exazerbationen pro Jahr gekennzeichnet ist, und
- **unkontrollierte Asthma**, bei dem der Patient 3 oder mehr Kriterien des teilweise kontrollierten Asthmas erfüllt.

Lungenemphysem

Das Lungenemphysem stellt nach der WHO-Definition ein Lungenleiden dar, das durch irreversible Erweiterung der distal von den Bronchioli terminales befindlichen Lufträume gekennzeichnet ist. Heute ist man jedoch überwiegend der Ansicht, dass sich der Begriff Lungenemphysem nicht allein auf die Überdehnung

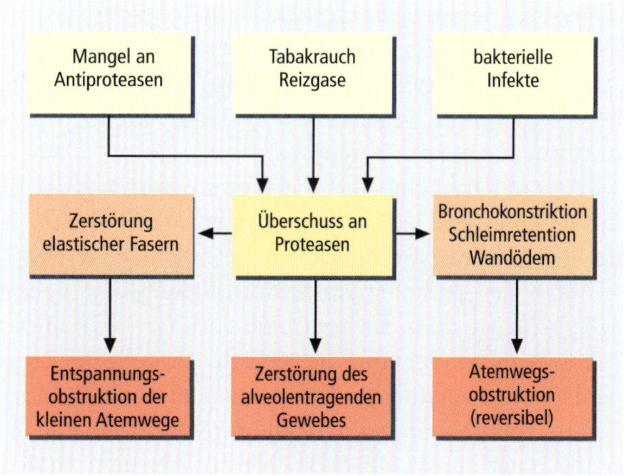

o Abb. 10.40 Pathogenese des Lungenemphysems

der alveolentragenden Räume, sondern vor allem auf die **Destruktion** des **Lungengewebes** beziehen sollte (o Abb. 10.39). Das emphysematöse Gewebe lässt nämlich einen Verlust von elastischen Fasern (mit nachfolgender Verminderung der Retraktionskraft) sowie von Alveolarwänden und eine Zerstörung von Kapillaren erkennen. Vereinzelte Gewebestränge, die Blutgefäße enthalten, durchziehen die stark erweiterten Lufträume.

Zumeist wird ein Lungenemphysem durch proteolytische Prozesse verursacht, die zur Zerstörung des Lungenparenchyms führen (o Abb. 10.40). Hierfür verantwortlich sind **Proteasen**, die von Granulozyten, Makrophagen oder auch Bakterien freigesetzt werden. Eine besondere Bedeutung kommt dabei der **Elastase** aus neutrophilen Granulozyten zu, die im Sputum von Patienten mit obstruktiven Atemwegserkrankungen in hoher Konzentration nachgewiesen werden kann. Normalerweise werden die Proteasen durch **Antiproteasen** (Proteaseninhibitoren), insbesondere durch **α_1-Antitrypsin**, aber auch durch **α_2-Makroglobulin** und Inhibitoren von Metalloproteasen, gehemmt. Werden jedoch z. B. bei Inhalation von Tabakrauch (über die Bildung von reaktiven Sauerstoffspezies) Entzündungsprozesse ausgelöst, kommt es zu vermehrter Freisetzung von Proteasen, zur Hemmung von Antiproteasen und zur Störung der Reparaturmechanismen. Die Gewebedestruktion beim Lungenemphysem wird demnach durch ein gestörtes Gleichgewicht zwischen Proteasen und Antiproteasen hervorgerufen. Grundsätzlich nehmen die Emphysemhäufigkeit und die Schwere des Krankheitsbildes im höheren Alter zu.

Eine erhöhte Emphysemdisposition besteht auch bei einem **autosomal-rezessiv vererbten Mangel** an **α_1-Antitrypsin** (α_1-Proteaseinhibitor). Bei fast 2 ‰ der Bevölkerung findet man eine auf 10–15 % verminderte Plasmakonzentration von α_1-Antitrypsin. Es handelt sich dabei um Personen, in deren Erbsubstanz das Z-Allel des Pi-Gens auf Chromosom 14 homozygot vorkommt. Bei diesen ZZ-Merkmalsträgern mit

10

α_1-Antitrypsinmangel entwickelt sich bereits in der Jugend in 80 % der Fälle ein schweres Lungenemphysem. Zusätzliche Lungenbelastung, z. B. durch die bereits erwähnte Inhalation von Tabakrauch, fördert die Entwicklung des Emphysems.

Wesentlich häufiger als die schwere homozygote ist die heterozygote leichte Verlaufsform, die bei ca. 7 % der Bevölkerung vorkommt.

Nach der pathologisch-anatomischen Ausprägung unterscheidet man das zentrolobuläre (zentroazinäre) Emphysem, bei dem nur die zentralen Anteile der Lungenläppchen zerstört sind, und das panlobuläre (panazinäre) Emphysem, bei dem alle funktionellen Endabschnitte der Lunge, einschließlich der Alveolen, in den Destruktionsprozess einbezogen sind.

Das **zentrolobuläre Emphysem** wird vor allem durch eine chronisch-obstruktive Bronchitis (COPD, s. o.) hervorgerufen. Dabei werden im Verlauf der Grunderkrankung die Proteasen durch äußere Reize (Infektionen, Tabakrauch, Reizgase) aktiviert. Klinische Symptome sind Zyanose, Polyglobulie, Husten und Auswurf („**blue bloater**", übergewichtiger, bronchitischer Typ).

Das **panlobuläre Emphysem** wird dagegen auf einen primären Überschuss an Proteasen zurückgeführt, die z. B. im Rahmen der α_1-Antitrypsin-Mangelkrankheit diffuse Destruktionsprozesse auslösen. Klinisches Hauptsymptom ist eine Dyspnoe bei meist fehlender Zyanose („**pink puffer**", hagerer, dyspnoischer Typ).

Gelegentlich kann ein Emphysem auch durch übermäßige Belastung des Lungengewebes entstehen, wie dies in der Umgebung von Narbengeweben der Fall ist. In diesem Fall entwickelt sich ein lokal begrenztes (lokales oder bullöses) Emphysem („**Narbenemphysem**").

Die **Auswirkungen des Lungenemphysems** betreffen in erster Linie die Atmungsfunktion, daneben aber auch das kardiovaskuläre System. Unter der Einwirkung der Proteasen werden, wie bereits erwähnt, elastische Fasern zerstört, die normalerweise die kleinen Bronchien offenhalten. Daraus resultiert eine **Entspannungsobstruktion** (▸Kap. 10.11.2), die durch exspiratorischen Verschluss der kleinen Atemwege das Ausatmen erschwert und den Reinigungsprozess behindert. Dieses sind günstige Bedingungen für eine chronische Entzündung: Es kann sich eine obstruktive **Emphysembronchitis** entwickeln. Aus der Tatsache, dass das Lungenemphysem häufig mit einer Bronchitis vergesellschaftet ist, darf jedoch nicht der pathogenetische Umkehrschluss gezogen werden: Bei weitem nicht jede chronische Bronchitis **führt** zu einem Lungenemphysem.

Das fortgeschrittene Emphysem bewirkt schließlich eine starke Belastung des rechten Herzens. Erstens kommt es durch partielle Zerstörung der Lungenkapillaren zu einer **Widerstandserhöhung** im **kleinen Kreislauf**. Zweitens führt die alveoläre Hypoxie in den Emphysembezirken zu einer **lokalen Vasokonstriktion** (▸Kap. 10.5.1). Daraus resultiert ein Anstieg des Pulmonalarteriendrucks, der eine Hypertrophie und Dilatation des rechten Herzens zur Folge hat (**Cor pulmonale**, ▸Kap. 10.11.4).

Mukoviszidose

Die Mukoviszidose, die auch als **zystische Fibrose** bezeichnet wird, ist die **häufigste erbliche Stoffwechselkrankheit** bei der weißen Bevölkerung. Die Krankheit, für die eine Vielfalt von Genmutationen am langen Arm des Chromosoms 7 verantwortlich ist, wird autosomal-rezessiv vererbt. Sie tritt im Verhältnis von etwa 1:2500 auf und wird meist schon im Säuglings- oder Kindesalter manifest. Es handelt sich dabei um einen Defekt des cAMP-regulierten Cl^--Kanals (**CFTR-Proteins** = Cystic Fibrosis Transmembrane Conductance Regulator) in der luminalen Zellmembran der respiratorischen Flimmerepithelzellen. Aufgrund der verminderten Cl^--Sekretion und der damit einhergehenden vermehrten, durch einen epithelialen Na^+-Kanal (ENaC)-vermittelten Na^+-Resorption nimmt der Wassergehalt des Bronchialsekrets ab.

Aus dieser Pathogenese ergeben sich die Auswirkungen der Mukoviszidose: Der hochvisköse Schleim kann nicht mehr abtransportiert werden, wodurch eine hochgradige Atemwegsobstruktion mit Neigung zu rezidivierenden Infekten resultiert. Als Folge der Zerstörung von Wandstrukturen bilden sich in den kleinen Bronchialästen Erweiterungen und sackförmige Ausstülpungen, die als **Bronchiektasen** bezeichnet werden. Fast regelmäßig finden sich auch eine **Rhinitis** (Nasenschleimhautentzündung) und **Sinusitis** (Nasennebenhöhlenentzündung).

Zusatzinformation

CFTR ist einerseits ein cAMP-stimulierbarer Chloridkanal, andererseits reguliert er weitere Ionenkanäle (z. B. Hemmung des ENaC-Kanals, Aktivierung anderer Chloridkanäle) und stimuliert den Cl^-/HCO_3^--Austauscher. Defekte des CFTR-Proteins führen daher zu einer Reihe schwerwiegender Funktionsstörungen (Multiorganerkrankung, ▫Tab. 10.7) Allen diesen Störungen gemeinsam ist eine Viskositätssteigerung und Volumenabnahme der jeweils gebildeten Sekrete.

10.11.3 Restriktive Ventilationsstörungen

Restriktive Ventilationsstörungen sind dadurch gekennzeichnet, dass die Ausdehnungsfähigkeit von Thorax und/oder Lunge durch pathologische Prozesse eingeschränkt ist. Die extrapulmonalen oder pulmonalen Restriktionen führen insbesondere bei körperlicher

Tab. 10.7 Ausgewählte pathogenetische Mechanismen an den luminalen Zellmembranen der Epithelien exokriner Drüsen und Leitsymptome bei zystischer Fibrose

Organsystem	Cl^--Transport	Na^+-Transport	H_2O-Transport	Folgen
Bronchien	Sekretion ↓	Resorption ↑	Resorption ↑	Bronchialobstruktion, Infektionen
Exokrines Pankreas	Sekretion ↓, Cl^-/HCO_3^--Austausch ↓ (HCO_3^--Sekretion ↓)	Sekretion ↓	Sekretion ↓	Exokrine Pankreasinsuffizienz, Malassimilation (▸ Kap. 12.13.1)
Darm	Sekretion ↓	Resorption ↑	Sekretion ↓	Darmverschluss bei Neugeborenen, Eindickung des Darminhalts, Darmobstruktion
Gallengänge	Sekretion ↓ (HCO_3^--Sekretion ↓)	–	Sekretion ↓	Cholestase, Cholelithiasis
Schweißdrüsen	Resorption ↓	Resorption ↓	(Epithel undurchlässig)	Vermehrte NaCl-Sekretion (Cl^--Konzentration > 60 mmol/l; dient der Diagnosestellung)
Hodenkanälchen	Sekretion ↓	–	Sekretion ↓	Obstruktive Azoospermie, Infertilität
Ductus deferens	–	–	–	Kongenitale Aplasie bds.
Eileiter, Cervixkanal	Sekretion ↓	–	Sekretion ↓	Verstärkte Schleimbarriere, eingeschränkte Fertilität

Belastung zu einer Einschränkung des Atemzugvolumens.

Extrapulmonale Restriktionen

Jede stärkere **Deformation** des **Thoraxskeletts** behindert die Atmungsexkursionen. Als Ursache hierfür kommen die Kyphoskoliose (Verkrümmung der Wirbelsäule) oder unfallbedingte Thoraxdeformitäten in Betracht.

Eine Atmungsbehinderung besteht auch bei **Verwachsung** der **Pleurablätter**, die als Folge einer Pleuritis (Rippenfellentzündung), insbesondere bei Tuberkulose oder Pleuraasbestose, auftreten kann. Bei den Atmungsexkursionen ist die „gefesselte Lunge" in ihrer Bewegung behindert, wodurch die Atemtiefe eingeschränkt ist.

Dringt Luft in den Spalt zwischen den beiden Pleurablättern ein, so spricht man von einem **Pneumothorax**. Dies ist der Fall, wenn bei einer Verletzung der Brustwand oder bei einem Einriss der Lungenoberfläche Luft (aufgrund des „negativen" intrapleuralen Drucks, ▸ Kap. 10.3.1) in den Pleuraspalt gesaugt wird. Dabei kollabiert die Lunge, d. h. sie zieht sich, ihrer inneren Zugspannung folgend, auf den Hilus hin zusammen. Ist der Pneumothorax auf eine Seite beschränkt, so bleibt eine ausreichende Arterialisierung des Blutes durch die Funktion des anderen Lungenflügels gesichert, sofern keine schwere körperliche Arbeit zu leisten ist. Eine ernste Komplikation stellt allerdings ein **Spannungspneumothorax** dar: Es besteht nämlich die Möglichkeit, dass sich ein Einriss der Lungenoberfläche bei Exspiration ventilartig verschließt. Während der Inspiration dringt dann Luft in den Pleuraraum ein, die in der nachfolgenden Exspirationsphase nicht entweichen kann, sodass der Druck kontinuierlich ansteigt. Bei einem solchen Spannungspneumothorax wird das Mediastinum zur nicht betroffenen Seite hin verdrängt. Lebensbedrohend ist dabei die Kompression der großen Hohlvenen, bei welcher der Rückfluss des Blutes zum rechten Herzen unterbrochen werden kann.

Ein **Pleuraerguss**, d. h. eine Ansammlung von Flüssigkeit im Pleuraraum, beeinträchtigt die Ausdehnungsfähigkeit der Lunge und damit die alveoläre Ventilation. Bei dem Erguss kann es sich handeln um

- ein Transsudat (durch Filtration ausgeschiedene, zell- und eiweißarme, fibrinogenfreie Flüssigkeit) infolge von Linksherzinsuffizienz oder Eiweißmangel im Blut (**Hydrothorax**),
- ein Exsudat (durch Entzündung bedingte, zell- und eiweißhaltige Flüssigkeit) bei infektiöser Pleuritis oder malignem Tumor (**Serothorax**),
- Eiter bei bakterieller Pleuritis (**Pyothorax**) oder

- Blut bei Lungeninfarkt, malignem Pleuratumor oder Trauma (**Hämatothorax**).

Eine **verminderte Kontraktionskraft** der **Atmungsmuskulatur** kann ebenfalls eine restriktive Ventilationsstörung hervorrufen. Als Ursache hierfür kommen infrage: eine Störung der

- Muskelfunktion (z. B. bei progressiver Muskeldystrophie, ▸Kap. 18.6.1),
- neuromuskulären Erregungsübertragung (bei Myasthenia gravis, ▸Kap. 18.6.6) oder
- neuronalen Erregungsleitung (z. B. bei Poliomyelitis oder Phrenikusparese).

Außerdem kann die Bewegung des Zwerchfells durch stauungsbedingte Lebervergrößerung, durch Aszites (▸Kap. 12.15.2) oder massive abdominale Fettablagerung bei Adipositas behindert sein (**Zwerchfellhochstand**).

Tab. 10.8 Lungenfibrosen (Auswahl)

Mit bekannter Ätiologie

▪ Pneumokoniosen durch anorganische Stäube,
  ▪ Silikose, Anthra(ko)silikose,
  ▪ Asbestose,
  ▪ Hartmetallstaubfibrose,
▪ exogen-allergische Alveolitis durch organische Stäube,
  ▪ Farmerlunge,
  ▪ Vogelhalterlunge,
▪ Strahlenfibrose,
▪ arzneistoffbedingte Fibrosen

Mit unbekannter Ätiologie bei
▪ rheumatoider Arthritis (Rheumalunge), ▪ Sarkoidose (Morbus Boeck), ▪ Sklerodermie, ▪ Hamman-Rich-Syndrom

Pulmonale Restriktionen

Bei einer Reihe chronischer Erkrankungen ist die Ausdehnungsfähigkeit der Lunge durch herdförmige oder diffus-narbige Bindegewebseinlagerungen in das Lungenparenchym eingeschränkt. Eine solche Strukturveränderung des Lungengerüsts, die als **Lungenfibrose** (Lungenvernarbung, interstitielle Lungenerkrankung) bezeichnet wird, beginnt häufig mit einer Entzündung im Alveolarbereich (Alveolitis) aufgrund lang dauernder Einwirkung schädigender Noxen. Dabei regen Wachstumsfaktoren, die von Alveolarmakrophagen freigesetzt werden, Fibroblasten zur Proliferation und zu vermehrter Bildung von Kollagen an. Schließlich werden durch die Entzündung mit anschließender Vernarbung Alveolen und Gefäße nach und nach zerstört.

Infolge der Bindegewebevermehrung im Interstitium kommt es zu einer Verdickung der alveolokapillären Membran (▸Kap. 10.1.2), sodass der Diffusionsweg verlängert ist. Mit der Zerstörung von Gefäßen ist außerdem eine Reduktion der Gasaustauschfläche verbunden. Aus beiden Strukturveränderungen resultiert eine Diffusionsstörung (▸Kap. 10.11.2). Die regional inhomogene Vernarbung führt darüber hinaus zu einer Verteilungsstörung von Ventilation und Perfusion. Im fortgeschrittenen Stadium kommt es schließlich zu Einrissen des Lungenparenchyms, zur Ausbildung von Emphysemblasen und (infolge der Retraktion des Narbengewebes) zur Erweiterung von Bronchiolen, wodurch das typische röntgenologische Bild der **Bienenwabenlunge** entsteht. Die funktionellen und strukturellen Veränderungen haben insgesamt eine arterielle Hypoxie zur Folge, die den Patienten zu einer Ventilationssteigerung zwingt. Die bereits durch den Elastizitätsverlust der Lunge erhöhte Belastung der Atmungsmuskulatur wird dadurch zusätzlich verstärkt, sodass eine schwere Dyspnoe selbst bei kleinster Anstrengung auftreten kann.

Zu den diffusen Lungenfibrosen mit bekannter Ätiologie zählen in erster Linie die **Pneumokoniosen**, die durch chronische Einwirkung anorganischer Stäube verursacht werden. Bei der Silikose (◘Tab. 10.8), die durch lang dauernde **Einatmung** von **kristallinem Quarz** hervorgerufen wird, ist das Auftreten von Restriktionen, kompliziert durch Atemwegsobstruktionen, die Regel. Gefährdet sind vor allem Arbeiter in der steinverarbeitenden Industrie und in Gießereien. Mäßige bis schwere restriktive Ventilationsstörungen finden sich auch bei der chronischen Inhalation von Asbestfasern (**Asbestose**) und von kobalthaltigen Metallstäuben (**Hartmetallstaubfibrose**). Die durch chronische Kohlenstaubinhalation verursachte **Anthrakose** geht dagegen nur selten mit einer restriktiven, in der Regel jedoch mit einer obstruktiven Ventilationsstörung einher. Eine Anthra(ko)silikose tritt bei der kombinierten Exposition von Bergleuten gegen Kohlen- und Quarzstaub auf.

Die **exogen-allergische Alveolitis** entsteht durch eine IgE-vermittelte Überempfindlichkeitsreaktion bei der Einatmung bestimmter Allergene. Die Exposition führt nach einigen Stunden zu Atemnot, Husten und Fieber, die meist nach 1–2 Tagen wieder verschwinden. Bei wiederholter oder ständiger Inhalation organischer Stäube entwickelt sich aus der Entzündung eine Lungenfibrose. Die allergische Reaktion kann durch das Einatmen von Staub verschimmelten Getreides bzw. Heus (**Farmerlunge**) oder von Kotbestandteilen von Vögeln (**Taubenzüchterlunge**, **Vogelhalterlunge**) ausgelöst werden.

Nach **Röntgenbestrahlung** von Lungentumoren kam es früher häufiger zu einer massiven Alveolitis mit nachfolgender interstitieller Fibrosierung (**Strahlenfibrose**). Die daraus resultierenden Lungenfunktionsstörungen nehmen bis zur 2. bis 8. Woche nach der

Bestrahlung zu, um danach wieder abzuklingen. Heute ist die Strahlenfibrose aufgrund wesentlich verbesserter Bestrahlungstechniken selten.

Auch verschiedene **Arzneimittel** sind gelegentlich verantwortlich für die Entwicklung einer Lungenfibrose, die, wenn die Substanz nicht abgesetzt wird, tödlich enden kann. Hierfür kommen u.a. Chemotherapeutika (z.B. Nitrofurantoin) und Zytostatika (z.B. Bleomycin, Busulfan) in Betracht. Aber auch Sauerstoff, wenn er in hoher inspiratorischer Fraktion (> 70 % O_2) über mehrere Tage zur Beatmung eingesetzt wird, kann fibrotische Prozesse verursachen.

Bei ca. 50 % der Lungenfibrosen bleibt die Ursache allerdings unklar. Solche **ideopathische Lungenfibrosen** treten u.a. im Rahmen von Systemerkrankungen wie rheumatoider Arthritis (chronischer Polyarthritis), Sarkoidose (Morbus Boeck, ▸Kap. 5.6.3) und Sklerodermie auf. Unbekannt ist auch die Ätiologie einer vorwiegend in der Jugend beginnenden, häufig rasch fortschreitenden Lungenfibrose, die als **Hamman-Rich-Syndrom** bezeichnet wird.

Atelektasen

Lungenregionen mit stark verminderter oder fehlender Luftfüllung der Alveolen werden als Atelektasen bezeichnet. Wegen der fehlenden Entfaltungsmöglichkeit in den betroffenen Bereichen ist die Ausdehnungsfähigkeit der gesamten Lunge eingeschränkt. Nach der jeweiligen Pathogenese unterscheidet man:

- **Okklusions-Atelektasen**, die durch Verschluss der zuführenden Atemwege mit nachfolgender alveolärer Resorption der eingeschlossenen Luft verursacht werden,
- **Kompressions-Atelektasen**, die durch äußeren Druck infolge eines Pleuraergusses oder Lungentumors entstehen,
- **Surfactantmangel-Atelektasen**, bei denen aufgrund der erhöhten Oberflächenspannung (▸Kap. 10.3.1) die Alveolen kollabieren, wie dies beim lungenunreifen Neugeborenen (< 34. Gestationswoche) und beim Schocklungensyndrom (▸Kap. 10.11.4) der Fall ist, sowie
- **Infiltrations-Atelektasen**, die z.B. bei infektiöser Pneumonie auf das Eindringen von Entzündungsprodukten in die Alveolarräume zurückzuführen sind.

Zu den restriktiven Veränderungen bei Lungenstauung ▸Kap. 10.11.4.

Zusatzinformation

Diagnostik und Beurteilung von Ventilationsstörungen. Definitionsgemäß ist eine obstruktive Ventilationsstörung (◘Tab. 10.9) durch die Zunahme der totalen **Resistance** R_{tot} gekennzeichnet (Referenzbereich: 1–2 cm $H_2O \cdot l^{-1} \cdot s$). Für deren Messung ist die gleichzeitige Registrierung der Atemstromstärke $\dot{V}$ und des intrapulmonalen Drucks P_{Pul} bei Ruheatmung erforderlich (▸Kap. 10.3.2). Während $\dot{V}$ mit einem Pneumotachographen einfach zu erfassen ist, lässt sich P_{Pul} nur auf indirektem Wege mithilfe des Ganzkörperplethysmographen messen (▸Kap. 10.2.2). Bei obstruktiven Ventilationsstörungen ist nicht nur der Atemwegswiderstand, sondern auch das **intrathorakale Gasvolumen** IGV erhöht. Darunter versteht man das gesamte Gasvolumen, das am Ende der normalen Ausatmung in der Lunge enthalten ist. Beim Lungengesunden entspricht dieses etwa der funktionellen Residualkapazität FRC (▸Kap. 10.2.2). Sind jedoch nicht ventilierte Gasräume in der Lunge vorhanden („gefangene Luft"), ist IGV größer als FRC. Das intrathorakale Gasvolumen lässt sich ebenfalls mit dem Ganzkörperplethysmographen bestimmen, wenn am Ende der Ausatmung das Atemrohr kurzfristig verschlossen wird und der Patient vergeblich einzuatmen versucht. Aus den dadurch erzeugten Druckänderungen in der Kammer und am Mund des Patienten lässt sich IGV berechnen. Da die Bestimmung der atemmechanischen Größen einen

◘ **Tab. 10.9** Änderungen wichtiger Funktionsparameter bei obstruktiven und restriktiven Ventilationsstörungen, die nicht selten kombiniert vorkommen

Parameter	Obstruktive Ventilationsstörung	Restriktive Ventilationsstörung
Totale Resistance (R_{tot})	↑	0
Compliance der Lunge (C_L)	0	↓
Intrathorakales Gasvolumen (IGV)	↑	↓
Relative Sekundenkapazität (FEV_1/VC)	↓	0–↓
Maximale exspiratorische Atemstromstärke (PEF)	↓	0–↓
Vitalkapazität (VC)	0–↓	↓
Totalkapazität (TLC)	0–↑	↓

↑ Zunahme, ↓ Abnahme, 0 unverändert

erheblichen apparativen Aufwand erfordert, verwendet man in der ärztlichen Praxis in der Regel einfachere, jedoch weniger valide Messverfahren: Hinweise auf das Vorliegen einer **obstruktiven Ventilationsstörung** liefert u. a. die **Einsekundenkapazität** (1-s-Ausatmungskapazität, forced expiratory volume FEV_1, ○Abb. 10.41, ▸Kap. 10.2.3).

Einen weiteren Hinweis hierauf bietet die **maximale Atemstromstärke** bei forcierter Ausatmung (**exspiratorischer Spitzenfluss**, peak expiratory flow, PEF, ○Abb. 10.41, ▸Kap. 10.2.3).

Bei **restriktiven Ventilationsstörungen** ist die **Compliance** von Lunge oder Thorax (▸Kap. 10.3.1) vermindert. Aus messtechnischen Gründen und wegen der größeren klinischen Bedeutung beschränkt man sich in der Regel auf die Messung der Lungencompliance C_L. Hierzu muss bei der Einatmung eines bestimmten spirometrisch registrierten Volumens ΔV die Änderung des intrapleuralen Drucks ΔP_{Pleu} unter statischen Bedingungen bestimmt werden. Da dies bei Patienten schwierig ist, begnügt man sich mit Näherungswerten, die bei sehr langsamer Atmung gewonnen werden. Zur Erleichterung wird außerdem anstelle des intrapleuralen Drucks der diesem etwa entsprechende Ösophagusdruck gemessen. Bei Unterschreiten des Referenzbereichs von C_L (0,15–0,30 l/cm H_2O) kann man auf eine pulmonale Restriktion schließen.

Gewisse Hinweise auf restriktive Störungen liefern auch spirometrische Messgrößen: Sowohl pulmonale als auch extrapulmonale Restriktionen sind durch die **Abnahme** der **Vitalkapazität** gekennzeichnet. Da aber eine solche Abnahme auch bei obstruktiven Störungen vorkommen kann (□Tab. 10.9), darf man auf das Vorliegen einer restriktiven Störung nur schließen, wenn gleichzeitig auch die Totalkapazität verkleinert ist. Ganz allgemein gilt, dass die spirometrischen Befunde weniger zuverlässig sind als die atmungsmechanischen Messergebnisse. Trotzdem liefern die einfachen Verfahren wertvolle Orientierungsdaten bei Suchtests, Primäruntersuchungen und Verlaufskontrollen. Die Referenzwerte der spirometrisch erfassbaren Größen sind, wie bereits beschrieben, alters-, geschlechts- und körpergrößenabhängig und müssen aus Tabellen entnommen werden.

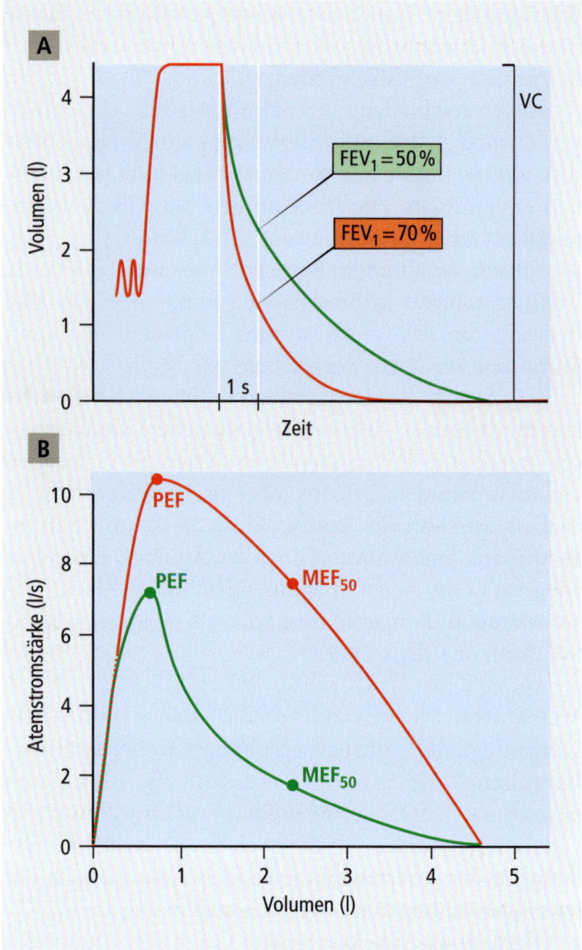

○ **Abb. 10.41** A Bestimmung der relativen Sekundenkapazität FEV_1 bei einem Lungengesunden (rote Kurve) und einem Patienten mit obstruktiver Ventilationsstörung (grüne Kurve). Nach maximaler Inspiration und kurzzeitigem Atemanhalten atmet der Proband so schnell und so tief wie möglich aus. Das in 1 s exspirierte Volumen wird als prozentualer Anteil der Vitalkapazität **VK** angegeben. **B** Verlauf der Flussvolumenkurve zur Ermittlung von **PEF** und MEF_{50} bei einem Lungengesunden (rote Kurve) und einem Patienten mit obstruktiver Ventilationsstörung (grüne Kurve)

10.11.4 Störungen der Lungenperfusion

Lungenstauung und Lungenödem

Das Flüssigkeitsgleichgewicht zwischen Kapillarblut und extravasalem Raum (▸Kap. 9.4.1) ist gestört, wenn infolge einer Stauung im Lungenkreislauf der Druck in den Lungenkapillaren ansteigt. Flüssigkeit gelangt dann in verstärktem Maß in das Interstitium und wird zunächst noch über die sich erweiternden Lymphgefäße abtransportiert. Reicht jedoch beim Austritt größerer Flüssigkeitsmengen die Lymphdrainage nicht mehr aus, entwickelt sich ein **interstitielles Ödem**. Dieses wird noch dadurch verstärkt, dass infolge des erhöhten Kapillardrucks das Endothel für Makromoleküle durchlässig wird, wodurch der kolloidosmotische Druck im Interstitium zunimmt. Die Ödemflüssigkeit breitet sich bis zu den kleinen Bronchien sowie den kleinen Arterien und Venen aus, umschließt diese wie eine Manschette und engt deren Lumen ein. Bei chronischem Verlauf führt die Druckerhöhung im Lungenkreislauf zu einer **Pulmonalgefäßsklerose**, der eine Verdickung der Intima und Media von kleinen Arterien und Arteriolen zugrunde liegt.

Die geschilderten pathologischen Veränderungen führen zu einer Reihe von Lungenfunktionsstörungen. Es kommt zu einer

- **restriktiven Ventilationsstörung**, weil durch Hyperämie und interstitielle Flüssigkeitsansammlung die Ausdehnungsfähigkeit (Compliance) der Lunge eingeschränkt ist,
- **obstruktiven Ventilationsstörung**, weil die kleinen Atemwege durch vermehrte Blutfüllung des Bronchialgefäßsystems, Bronchialwandödem und Reflexbronchokonstriktion eingeengt sind,
- **Diffusionsstörung**, weil durch interstitielle Flüssigkeitseinlagerung die alveolokapilläre Diffusionsstrecke bis auf das 10-Fache verlängert ist,
- **Zunahme** des **Strömungswiderstands** im Pulmonalgefäßsystem, weil die kleinen Gefäße durch äußeren Druck bzw. Wandverdickung eingeengt sind, und
- **Verteilungsstörung** von Ventilation, Perfusion und Diffusion.

Daraus resultiert eine verminderte Arterialisierung des Blutes und eine bei körperlicher Belastung zunehmende Dyspnoe. Wird unter erhöhtem Ödemdruck das Alveolarepithel durchlässig, tritt Flüssigkeit in die Alveolen über. Es entsteht ein **alveoläres (Lungen-) Ödem**, bei dem die genannten Funktionsstörungen weiter verstärkt werden und der Gasaustausch durch Reduktion der freien Alveolaroberfläche zusätzlich behindert ist.

Als **Ursache** des **Lungenödems** ist an erster Stelle die zur Lungenstauung führende **Linksherzinsuffizienz** (▸Kap. 8.5.2) zu nennen. Im Fall der akuten **Linksherzinsuffizienz** lassen sich die Folgen der Stauung durch medikamentöse Therapie (Diuretika, Nitrate) relativ rasch verringern. Dies ist bei der chronischen Linksherzinsuffizienz, wie sie z. B. bei einer **Mitralstenose** besteht, jedoch nicht der Fall. Wird die Stenose operativ beseitigt, so verhindert die Pulmonalgefäßsklerose (s. o.) eine sofortige Besserung der Lungenfunktionsstörungen, insbesondere der restriktiven Ventilationsstörung.

Weiterhin kann ein Lungenödem als Folge einer **Schädigung** des **Kapillarendothels** entstehen, die u. a. bei infektiösen Lungenerkrankungen, Sepsis und Kreislaufschock (▸Kap. 9.9.9) auftritt. Auch die Inhalation schädigender Gase, welche das Bronchial- und Alveolarepithel sowie das Kapillarendothel angreifen, führt häufig zu einem interstitiellen (toxischen) Ödem. Zu diesen Gasen gehören u. a. Stickstoffdioxid, Phosgen, Ozon sowie verschiedene chemische Kampfstoffe aus der Gruppe der Phosphorsäurester wie z. B. Sarin, Soman, Tabun. Die Folgen der Inhalation toxischer Gase sind Atemnot, Husten und Tachykardie. Kommt es bei massiver Einwirkung zu einem generellen alveolären Ödem, tritt der Tod durch Ersticken ein.

Lungenembolie

Die Thrombembolie der Lungen zählt zu den häufigen unmittelbaren Todesursachen (Inzidenz 60–70/100 000/Jahr). Abgelöste Blutgerinnsel aus den tiefen Bein- und Beckenvenen gelangen dabei mit dem Blutstrom durch das rechte Herz in die Lungenarterien und führen hier zu einem Gefäßverschluss. Dabei kann eine große Embolie die Durchblutung ausgedehnter Lungenbezirke unterbrechen. Mit dem Sistieren des Blutstroms nimmt der Surfactantgehalt in den zugehörigen Alveolargebieten ab, sodass sich innerhalb von einigen Stunden bis zu zwei Tagen Atelektasen (▸Kap. 10.11.3) ausbilden. Diese können sich, insbesondere wenn es sich um den Verschluss mittelkalibriger Arterien handelt, nach einigen Wochen wieder zurückbilden, weil mit zunehmender Kollateralversorgung aus den Bronchialgefäßen die Surfactantbildung ansteigt. Im Verlauf einer Lungenembolie kann außerdem eine Reflexbronchokonstriktion auftreten. Die akute Verlegung von ca. 50 % der Lungenstrombahn führt unbehandelt in der Regel zu einem tödlichen Rechtsherzversagen (akutem Cor pulmonale, s. u.).

Kommt es dagegen zu einer rezidivierenden Embolisierung kleiner Arterienäste, so wird die Lungenstrombahn lediglich regional verlegt. In diesem Fall steigt der Pulmonalarteriendruck erst an, wenn mehr als 30 % des Lungengefäßbetts verschlossen sind. Die narbige Organisation der Emboli kann dann zu einer chronischen pulmonalen Hypertonie (s. u.) führen. Bei der Lungenembolie besteht immer, unabhängig davon, ob große oder kleine Arterien verlegt sind, eine zirkulatorische Verteilungsstörung, die eine mehr oder weniger starke arterielle Hypoxie zur Folge hat.

Pulmonale Hypertonie und chronisches Cor pulmonale

Eine **pulmonale Hypertonie** liegt vor, wenn der systolische Blutdruck in der Art. pulmonalis > 30 mm Hg und/oder der mittlere Pulmonalarteriendruck in Ruhe mehr als 25 mm Hg beträgt (Referenzwert: ca. 14 mm Hg). Damit ist eine Druckbelastung des rechten Herzens verbunden, die bei längerer Dauer zu einer Hypertrophie und u. U. Dilatation des rechten Ventrikels führt. Wird diese Belastungsreaktion des Herzens durch eine Lungenerkrankung hervorgerufen, so spricht man von einem (chronischen) **Cor pulmonale** (○Abb. 10.42).

Eine pulmonale Hypertonie kann hervorgerufen werden durch

- Linksherzerkrankungen, z. B. Klappenstörungen, systolische/diastolische Dysfunktion (▸Kap. 8.5.2),
- Lungenerkrankungen, z. B. COPD, interstitielle Lungenfibrose, rezidivierende Thromboembolien der Lunge, alveoläre Hypoventilation mit Hypoxämie und Vasokonstriktion aufgrund des Euler-Liljestrand-Mechanismus (▸Kap. 10.5.1), Lungenemphysem, Schlafapnoe u. a.,
- länger dauernden Höhenaufenthalt mit respiratorischer Hypoxie und pulmonaler Vasokonstriktion sowie

10

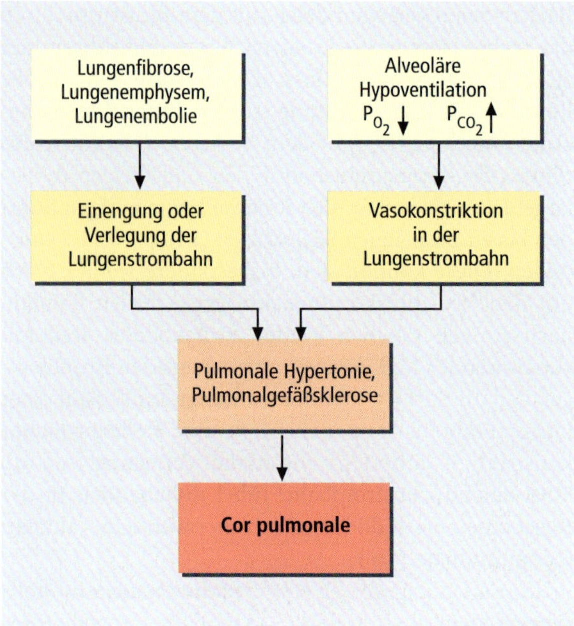

Abb. 10.42 Wichtige Ursachen und Pathogenese des Cor pulmonale

- noch weitgehend unbekannte Pathomechanismen (idiopathische Formen).

Akutes respiratorisches Distress-Syndrom (ARDS)

Unter diesem Krankheitsbild (syn. adultem respiratorischen Distress-Syndrom) versteht man eine lebensbedrohliche Einschränkung der Lungenfunktion infolge direkter oder indirekter pulmonaler Schädigungen (Abb. 10.43). Zu ersteren zählen insbesondere schwere Pneumonien, Lungenverletzungen, Aspiration von Mageninhalt, Ertrinken sowie Inhalation toxischer Gase, zu letzteren Sepsis, akute Pankreatitis, Polytraumen, Fettembolie, Verbrennungen, Kreislaufschockzustände und einige Vergiftungen mit z. B. dem Herbizid Paraquat.

Die Entwicklung des ARDS ist durch zwei pathogenetische Stadien gekennzeichnet: Aufgrund der Schädigung des Kapillarendothels kommt es zunächst in der **exsudativen Phase** zu einer Steigerung der Kapillarpermeabilität durch Freisetzung von Entzündungsmediatoren mit der Folge eines interstitiellen und alveolären Ödems sowie einer schweren Störung der Surfac-

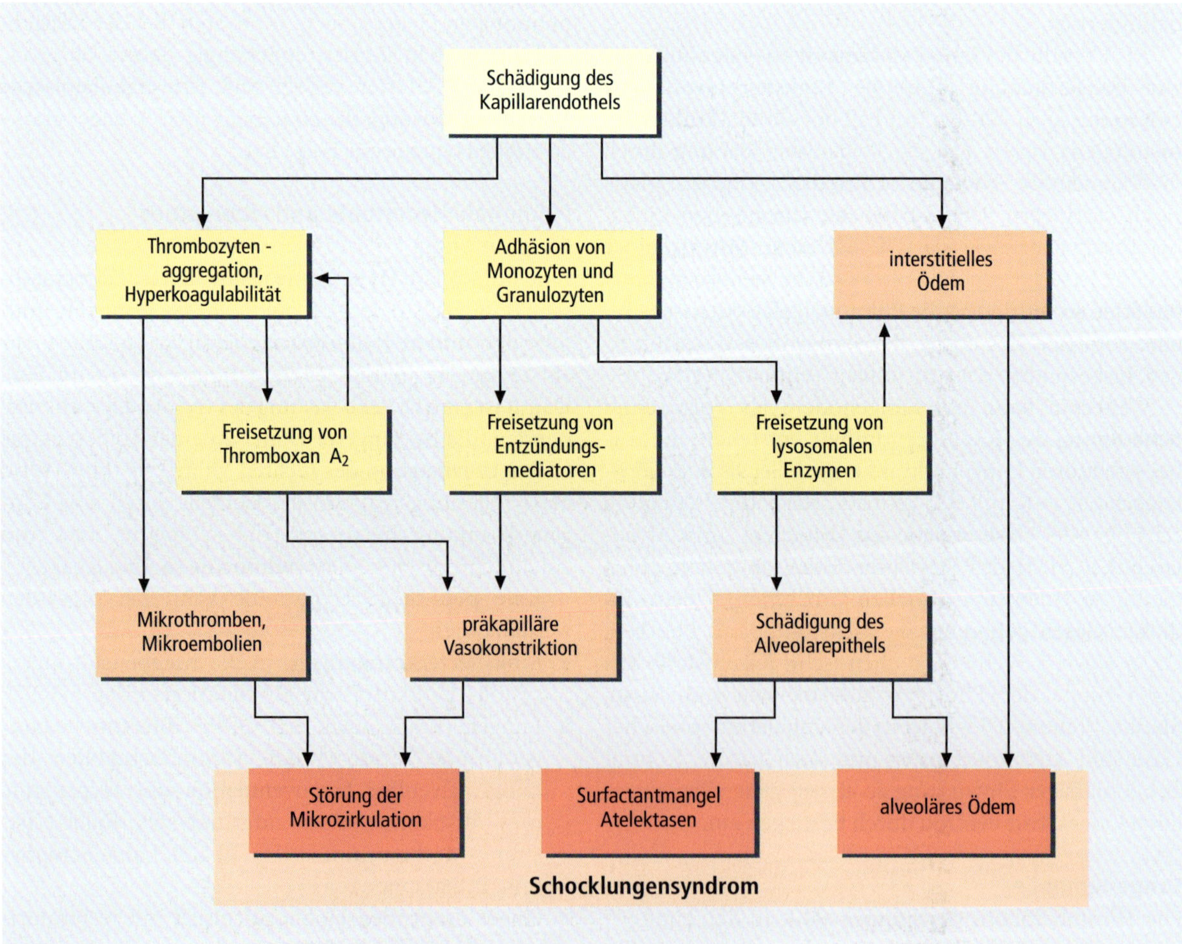

Abb. 10.43 Initial-Pathogenese des akuten (adulten) respiratorischen Distress-Syndroms (ARDS)

tant-Funktion. Letztere bewirkt eine starke Abnahme der Compliance der Lunge sowie die Bildung von Atelektasen. Außerdem verursacht die Einwanderung von neutrophilen Granulozyten eine weitere Schädigung der alveolo-kapillären Membran, wodurch Mikrozirkulationsstörungen auftreten und die Gerinnbarkeit des Blutes zunimmt (Hyperkoagulabilität). Es bilden sich Mikrothromben, die sich z. T. ablösen und die kleinen Gefäße verlegen (Mikroembolie). Das aus aggregierten Thrombozyten freigesetzte Thromboxan A_2 fördert einerseits die weitere Aggregation und bewirkt andererseits eine präkapilläre Vasokonstriktion mit einem Anstieg des pulmonalen Gefäßwiderstands.

Wird das Initialstadium überlebt, treten nach der exsudativen Phase (nach etwa 7 Tagen) proliferative bzw. fibrosierende Veränderungen in der Lunge auf (**proliferativ-fibrotische Phase**): Die ausgeprägte Fibrosierung bewirkt einen deutlichen Alveolarraumverlust und damit eine irreversible Verschlechterung der Diffusionseigenschaften der Lunge.

10.11.5 Veränderungen des zentralen Atmungsantriebs

Hypo- und Hyperventilation

Eine alveoläre Hypoventilation ist in den meisten Fällen auf obstruktive oder restriktive Ventilationsstörungen zurückzuführen. Daneben können auch Ventilationsänderungen die Folge eines verminderten oder gesteigerten Atmungsantriebs sein, der durch Störung einer anderen Körperfunktion oder durch ein Arzneimittel verursacht wird. Eine Hypo- oder Hyperventilation liegt jedoch nur dann vor, wenn dabei die arteriellen Blutgaswerte von der Norm abweichen (▸Kap. 10.7.2). Ventilationsänderungen, die veränderten Stoffwechselbedürfnissen entsprechen oder der Atmungsregulation dienen, sollten dagegen als Ventilationsminderung (**Minderventilation**) bzw. Ventilationssteigerung (**Mehrventilation**) bezeichnet werden. Die Ursachen für Störungen oder reaktive Veränderungen des Atmungsantriebs sind in ◘ Tab. 10.9 zusammengestellt, wobei für das Netzwerk respiratorischer Neurone

◘ **Tab. 10.10** Funktionszustände und Pharmaka, die durch Beeinflussung des Atmungsantriebs zu Ventilationsänderungen führen

Funktionszustand	Führt infolge	Zu
Blutdruckanstieg	Dämpfung des Atmungsantriebs über pressosensorische Afferenzen	Hypoventilation
Blutdruckabfall	Aktivierung des Atmungsantriebs über pressosensorische Afferenzen	Hyperventilation
Hyperthermie, Fieber, mäßige Hypothermie	Stoffwechselsteigerung bei Wärme- bzw. Kälteabwehr	Ventilationssteigerung
Tiefe Hypothermie (< 34 °C)	Lähmung des Atmungszentrums	Hypoventilation
Schmerz	Mitinnervation des Atmungszentrums	Hyperventilation
Emotionale Erregung (Effort-Syndrom)	Steigerung der ZNS-Aktivität	Hyperventilation
Adrenalin, Progesteron	Stimulation des Atmungszentrums	Hyperventilation
Hyperthyreose	Stoffwechselsteigerung	Ventilationssteigerung
Mäßige inspirator. Hypoxie (z. B. Höhenaufenthalt)	Stimulation der peripheren Chemosensoren	Ventilationssteigerung
Tiefe arterielle Hypoxie	Lähmung des Atmungszentrums	Hypoventilation
Nicht-respiratorische Azidose	Stimulation der zentralen chemosensiblen Strukturen	Hyperventilation
Nicht-respiratorische Alkalose	Minderstimulation der zentralen chemosensiblen Strukturen	Hypoventilation (geringgradig)
Pharmaka		
Doxapram	Stimulation der Chemosensoren bzw. in hoher Dosierung des Atmungszentrums	Hyperventilation
Barbiturate, Opioide	Senkung der zentralen CO_2-Sensitivität	Hypoventilation

10

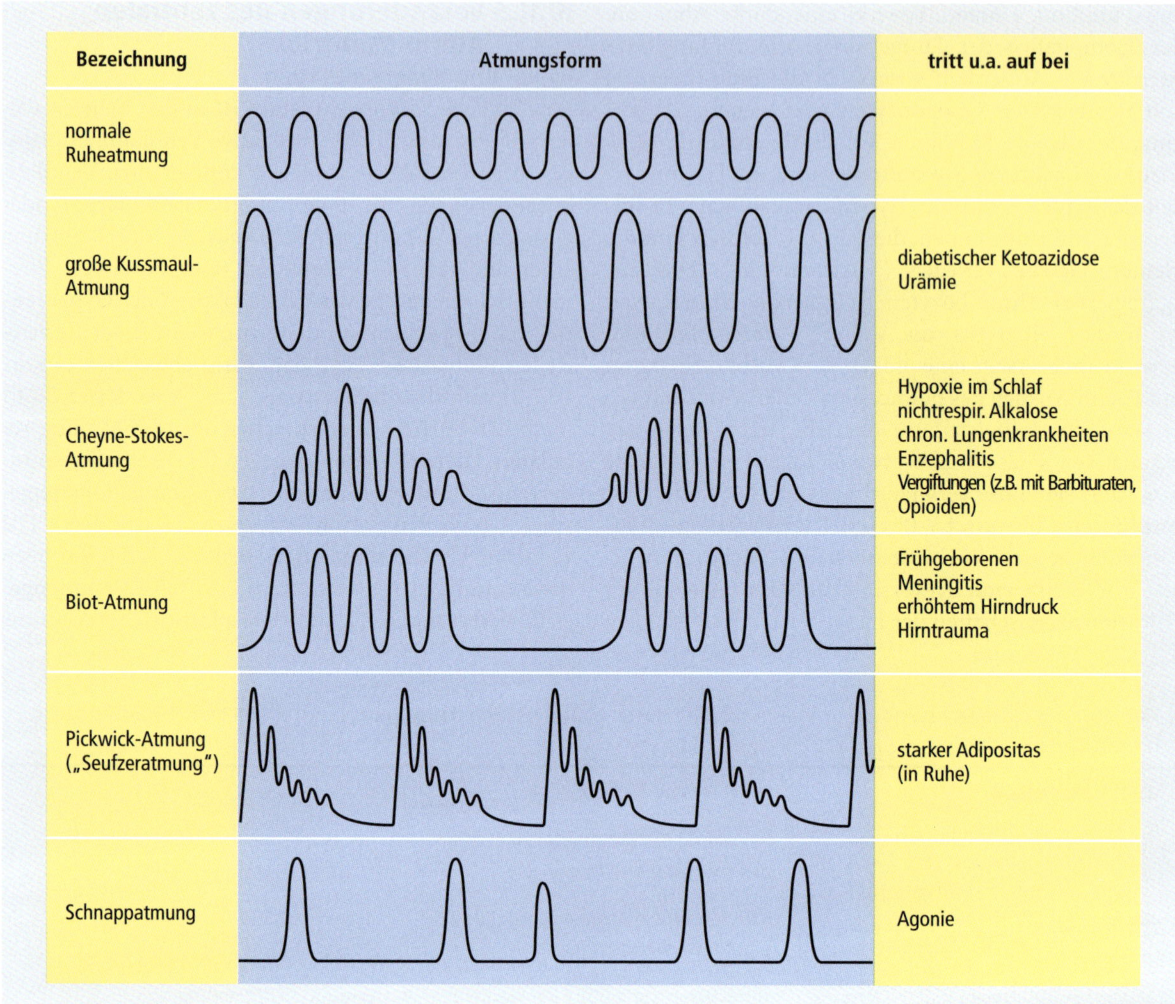

Abb. 10.44 Pathologische Atmungsformen

der verkürzte Begriff „Atmungszentrum" verwendet wird.

Pathologische Atmungsformen

Unter bestimmten pathologischen Bedingungen ist die Rhythmogenese der Atmung gestört. Vielfach tritt dabei eine periodische Atmung auf, bei der sich Phasen der Hyperventilation mit Phasen der Hypoventilation bzw. der Atemruhe (Apnoe) abwechseln. Die periodische Atmung beruht meist auf einer Dämpfung des Atmungszentrums bei ZNS-Störungen bzw. -Schäden, auf einer verminderten Sensitivität der zentralen Chemosensibilität oder wie bei der Herzinsuffizienz auf einem verzögerten Transport der Blutgase von den Pulmonalvenen zum „Atmungszentrum". In Abb. 10.44 sind die verschiedenen pathologischen Atmungsformen mit den Krankheiten, bei denen sie typischerweise vorkommen können, dargestellt.

Das **Schlafapnoe-Syndrom** ist durch häufige Atmungspausen während des Schlafs (> 10-mal/h), die mehr als 10 s anhalten, gekennzeichnet. Dabei kann der alveoläre O_2-Partialdruck auf Werte unter 35 mm Hg abfallen. In einigen Fällen (< 10 %) handelt es sich um eine **Störung** des **zentralen Atmungsantriebs** (zentrale Schlafapnoe). Häufiger ist dieses Syndrom jedoch auf eine starke **Erhöhung** des **Strömungswiderstands** in den **oberen Atemwegen** (obstruktive Schlafapnoe) zurückzuführen, welche als Folge einer Verengung im Pharynxbereich oder einem Zurückfallen der Zunge in Rückenlage bei vermindertem Tonus der Pharynx- und Kehlkopfmuskulatur auftritt. Aufgrund der verminderten Stimulierbarkeit des Atmungszentrums im Schlaf erfolgt zunächst keine adäquate Reaktion auf die alveoläre Hypoventilation. Erst bei extremem arteriellen CO_2-Anstieg und O_2-Abfall kommt es zu einer (Mikro-) Weckreaktion, mit der die Atmung wieder einsetzt. Die häufigen Unterbrechungen des Schlafs führen bei den Patienten zu starker Müdigkeit und Abgeschlagenheit am nächsten Tag. Infolge der zahlreichen Hypoxiephasen mit Konstriktion der Lungengefäße können sich im Laufe der Zeit pulmonale Hypertonie, Rechtsherzinsuffizienz, kardiale Arrhythmie und Polyglobulie entwickeln. Das sog. **obstruktive Schlafapnoe-Syndrom** ist mit lautem Schnarchen und unruhigem Schlaf verbunden.

Beim **Pickwick-Syndrom** der extrem Übergewichtigen führt die fettbedingte Kompression des Pharynx häufig zu Apnoe-Phasen während des Schlafs (o Abb. 10.44).

In Kürze

- **Arterialisierungsstörungen** sind durch eine Erniedrigung des arteriellen O_2- und einen Anstieg des arteriellen CO_2-Partialdrucks gekennzeichnet (**arterielle Hypoxie** bzw. **Hyperkapnie**).
- Eine **Minderung** des **Arterialisierungseffektes** kann bei isolierten Ventilations-, Diffusions- und Perfusionsstörungen auftreten. Sind Ventilation, Diffusion und Perfusion nicht aufeinander abgestimmt, treten Störungen der Verteilung (Distributionsstörungen) auf, die den Arterialisierungseffekt beeinträchtigen. Am häufigsten reduzieren inhomogene Verteilungen des Ventilations-Perfusions-Verhältnisses die Arterialisierung des Blutes.
- Bei einer **Ventilationsstörung** ist die alveoläre Ventilation vermindert. Sie bedingt eine Abnahme des arteriellen O_2-Partialdrucks und einen Anstieg des CO_2-Partialdrucks.
- **Diffusionsstörungen** (z. B. infolge Verkleinerung der Gasaustauschfläche, Zunahme des Diffusionswiderstands oder Verkürzung der Kontaktzeit) führen vorrangig zu einer arteriellen Hypoxie.
- **Perfusionsstörungen** bewirken einen Abfall des arteriellen O_2-Partialdrucks und einen Anstieg des CO_2-Partialdrucks.
- Folgen einer **Verteilungsstörung** sind eine Abnahme des arteriellen O_2-Partialdrucks und meist nur geringfügige Zunahme des arteriellen CO_2-Partialdrucks.
- Symptome der respiratorischen Insuffizienz sind Zyanose und Dyspnoe. **Zyanose** tritt auf, wenn > 50 g/l desoxygeniertes Hämoglobin im Kapillarblut vorliegen. **Dyspnoe** ist die subjektive Empfindung der Atemnot.
- Eine **respiratorische Partialinsuffizienz** liegt bei Lungenfunktionsstörungen vor, die lediglich zu einer arteriellen Hypoxie führen. Bei einer **respiratorischen Globalinsuffizienz** kommt es zusätzlich zu einer arteriellen Hyperkapnie.
- **Obstruktive Ventilationsstörungen** beruhen auf einer Zunahme des Strömungswiderstands. Obstruktionsfaktoren sind die Einengung der kleinen Atemwege durch Schleimansammlung, Schleimhautschwellung, Konstriktion der Bronchialmuskulatur und Störung der Zilientätigkeit.
- In der **Pathogenese** der **obstruktiven Lungenerkrankungen** spielen zumeist die sog. **Irritant-Rezeptoren** eine entscheidende Rolle. Ihre Überempfindlichkeit auf bestimmte exogene (z. B. Kaltluft, Tabakrauch, Reizgase) und endogene Reize (z. B. Freisetzung von Entzündungsmediatoren) führt – vermittelt durch den N. vagus – zur Hyperreaktivität des Bronchialsystems mit Hyper- und Dyskrinie sowie Bronchokonstriktion.
- Eine **chronische Bronchitis** liegt vor, wenn mindestens für die Dauer von zwei Jahren die Patienten jeweils drei Monate lang täglich unter **exzessiver Schleimproduktion** in den Atemwegen und **Husten** sowie **Auswurf** leiden. Als auslösende Ursache ist an erster Stelle das **inhalative Zigarettenrauchen** zu nennen. Weitere pathogenetische Faktoren sind Luftverschmutzung und virale Infekte, die eine toxische Schädigung des Bronchialsystems bewirken können. Sind im weiteren Verlauf die Atemwege zusätzlich eingeengt, geht die chronische Bronchitis in eine **chronisch-obstruktive Bronchitis** über, die dann als **COPD** (chronic obstructive pulmonary disease) bezeichnet wird. In den Industrieländern nimmt sie die 4. Stelle der Todesursachen ein.
- **Asthma bronchiale** ist eine chronisch-entzündliche Erkrankung bei Hyperreaktivität des Bronchialsystems und anfallsweise auftretender Atemnot (Dyspnoe). Das Anfallsstadium ist durch Erschwerung und Verlängerung der Ausatmungsphase, alveoläre Hypoventilation, arterielle Hypoxie und Abhusten von zähem Schleim charakterisiert.
- Nach den auslösenden Ursachen unterscheidet man zwei **Asthmaformen**, das exogen-allergische und das intrinsische, nichtallergische Asthma. Beide Formen sind allerdings nur selten rein ausgeprägt; häufiger treten sie als Mischformen auf.
- Das exogen-allergische Asthma bronchiale beruht auf einer IgE-vermittelten Überempfindlichkeitsreaktion (Typ-I-Reaktion, ▸Kap. 7.6.1).
- Das **intrinsische, nichtallergische Asthma** wird bei entsprechender genetischer Disposition vorrangig durch **unspezifische inhalative Reize** (z. B. Kaltluft,

Nebel, Luftverunreinigungen) auf dem Reflexweg über den N. vagus ausgelöst.

- Der **Beurteilung** von **obstruktiven Ventilationsstörungen** dient die Resistance (↑), die funktionelle Residualkapazität (FRC) bzw. das intrathorakale Gasvolumen (↑) sowie die relative Sekundenkapazität (FEV_1) bzw. die maximale exspiratorische Atemstromstärke (↓).
- Das **Lungenemphysem** ist durch eine irreversible Erweiterung der Lufträume distal der Bronchioli terminales infolge einer Destruktion des Gewebes oder – weniger häufig – funktioneller Überdehnung gekennzeichnet.
- Verursacht wird das Lungenemphysem durch proteolytische Prozesse aufgrund einer **verstärkten Proteasenaktivität** im Rahmen chronischer Entzündungen oder durch genetisch bedingten Mangel des Proteaseninhibitors **α_1-Antitrypsin**.
- Die autosomal-rezessiv vererbte **Mukoviszidose** führt zu einer hochgradigen Atemwegsobstruktion aufgrund einer Mutation des CFTR-Gens. Als Folge des Funktionsdefektes kommt es zu einer verminderten Cl^--Sekretion, einer vermehrten Na^+-Resorption und damit zu einer Abnahme des Wassergehalts sowie der Menge des Bronchialsekrets.
- **Restriktive Ventilationsstörungen** sind dadurch gekennzeichnet, dass die Ausdehnungsfähigkeit von Lunge und/oder Thorax eingeschränkt ist.
- Die **Ausdehnungsfähigkeit** des **Thorax** kann durch Deformation des Thoraxskeletts, Pleuraverwachsung oder -erguss, neuromuskuläre Erkrankungen der Atemmuskulatur oder Zwerchfellhochstand (z. B. bei Adipositas) reduziert sein.
- Die **Ausdehnungsfähigkeit** der **Lunge** ist z. B. bei einer Pneumonie und bei Erkrankungen, die mit bindegewebigen Umwandlungen des Lungenparenchyms (Fibrosen) einhergehen, eingeschränkt.
- Der **Beurteilung** von **restriktiven Ventilationsstörungen** dient die Compliance (↓), die Vitalkapazität (↓) und die funktionelle Residualkapazität (↓).
- Ursache eines **Pneumothorax** ist eine intra-pleurale Luftfüllung nach Eröffnung des Pleuraraums mit nachfolgendem Lungenkollaps infolge Zugwirkung der elastischen Lungenkräfte. Bei Ausbildung eines Ventilmechanismus kann sich ein **Spannungspneumothorax** entwickeln.
- Eine **Stauung** im **Lungenkreislauf** wird am häufigsten durch eine Linksherzinsuffizienz verursacht. Durch den Druckanstieg in den Lungenkapillaren kann ein „kardiales" Lungenödem auftreten.
- Interstitielle und alveoläre **Lungenödeme** werden durch kardial-bedingte Lungenstauung (s. o.) oder durch Schädigung des Kapillarendothels (z. B. toxisches Lungenödem bei Inhalation schädigender Gase wie Ozon oder Phosgen) verursacht.
- Eine **pulmonale Hypertonie** liegt vor, wenn der systolische Blutdruck in der Art. pulmonalis >30 mm Hg und/oder der mittlere Pulmonalisdruck in Ruhe >20 mm Hg betragen. Die damit verbundene Druckbelastung des rechten Herzens führt bei längerer Dauer und starker Ausprägung zum **Cor pulmonale.**
- **Strukturelle Ursachen** einer **Widerstandserhöhung** im Lungenkreislauf sind z. B. Lungenemphysem, Lungenfibrose oder Lungenembolie (s. u.). Zu den **funktionellen Ursachen** zählt u. a. die hypoxische Vasokonstriktion.
- Bei einer **Lungenembolie** wird durch abgelöste Thromben aus Bein- oder Beckenvenen die Durchblutung von Lungenbezirken unterbunden. Die akute Verlegung von mehr als der Hälfte der Lungenstrombahn führt (ohne therapeutische Maßnahmen) infolge des massiven Anstiegs des Strömungswiderstands zu tödlichem Rechtsherzversagen.
- Im Rahmen eines Kreislaufschocks, bei Sepsis, Polytrauma, Fettembolie, Inhalation toxischer Gase u. a. kann es zu einer lebensbedrohlichen Erkrankung der Lunge kommen, die man als **akutes (adultes) respiratorisches Distress-Syndrom** (ARDS) bezeichnet.
- Ventilationsänderungen können auch Folgen eines **gesteigerten** oder **verminderten Atemantriebs** sein. Eine Ventilationsminderung tritt in der Regel bei Hypothermie (<34 °C) und Einwirkung bestimmter Medikamente (Barbituraten, Opioiden) auf. Ventilationssteigerungen werden u. a. durch hormonelle Einflüsse (Hyperthyreose, Progesteron, Adrenalin) oder Fieber verursacht.
- **Störungen** der **Rhythmogenese** durch Schädigungen der respiratorischen Neurone haben periodische Atmungsformen zur Folge (z. B. Seufzeratmung bei Pickwick-Syndrom, Cheyne-Stokes-, Biot-, Apnoe- und Schnappatmung).

11 Ernährung

Die Ernährung dient der **Energiegewinnung** des Organismus und ist zugleich die für die **Neusynthese** und den **Ersatz körpereigener Substanzen** erforderliche Basis. Die zahlreichen, ständig im Organismus ablaufenden energieverbrauchenden chemischen Prozesse sowie die zu erbringende Arbeit erfordern dementsprechend eine ausreichende Energiezufuhr mit der Nahrung.

Im **Zellstoffwechsel** wird dabei die mit den Nahrungsbestandteilen zugeführte Energie auf endogene Verbindungen übertragen, in denen sie in gespeicherter Form für die Zellarbeit zur Verfügung steht (**Betriebsstoffwechsel**). Die wichtigste Form dieser endogenen zellulären Energieträger stellt **Adenosintriphosphat** (ATP) dar. Wird daraus Energie in Arbeit umgesetzt, ist dies mit einem Verlust an nutzbarer Energie verbunden, der sich in der Wärmeabgabe an die Umgebung äußert.

Neben der Energiegewinnung, dem **Energiestoffwechsel**, sind, wie eingangs erwähnt, die Nahrungsbestandteile bzw. ihre Abbauprodukte als Bausteine für die Synthese körpereigener Substanzen (**Baustoffwechsel**) erforderlich. Diese Synthese ist nicht nur für den wachsenden Organismus von Bedeutung, sondern findet während des gesamten Lebens statt, weil der ständige Abbau bzw. Verlust von Körpersubstanzen einen laufenden Ersatz erfordert. Nicht zuletzt müssen verschiedene Wirkstoffe wie Neurotransmitter (▸Kap. 4.2.4), Hormone (▸Kap. 16.1), Enzyme und Abwehrstoffe immer wieder neu synthetisiert werden. Der lebende Organismus befindet sich somit sowohl im Hinblick auf die Energieumwandlung als auch bezüglich des Stoffumbaus in einem dynamischen Gleichgewicht (**Fließgleichgewicht**).

Die der Ernährung dienenden **Nahrungsmittel** bestehen, von Mineralstoffen und Wasser abgesehen, ausschließlich aus organischen Substanzen pflanzlicher oder tierischer Herkunft. In den Körper aufgenommen (adsorbiert) werden vor allem Abbauprodukte der sog. Makronährstoffe (s. u.) sowie Vitamine, Salze, Spurenelemente und Wasser. Von physiologischer Bedeutung sind ferner mit der Nahrung zugeführte, nicht absorbierbare Ballast- und Geschmacksstoffe.

11.1 Makronährstoffe

Unter Makronährstoffen versteht man **energiereiche Substanzen** bzw. Substanzgruppen, die im Organismus zu energieärmeren oder energielosen Verbindungen abgebaut werden können und neben der Energiegewinnung dem Baustoffwechsel dienen. Hierzu gehören die

- Kohlenhydrate,
- Fette und
- Eiweiße (▸Kap. 1.3.1).

Als **essenzielle Nährstoffe** werden die Verbindungen bezeichnet, die im menschlichen Organismus nicht (oder nicht in ausreichender Menge) synthetisiert werden können, für die Funktionen von Zellen oder den Aufbau körpereigener Substanzen aber unentbehrlich sind und daher mit der Nahrung zugeführt werden müssen. Hierzu gehören zwei essenzielle Fettsäuren und acht essenzielle Aminosäuren (s. u.).

11.1.1 Kohlenhydrate

Physiologischer Bedarf. Der Bedarf an Kohlenhydraten (▸Kap. 1.3.1) ist von den jeweiligen Lebensumständen abhängig. Als Minimum sind 2–3 g/kg Körpergewicht und Tag erforderlich, für eine normale Ernährung werden 5–6 g/kg Körpergewicht und Tag empfohlen. Kohlenhydrate sollen etwa 50–60 % der gesamten Energiezufuhr abdecken.

Poly- und Disaccharide. Den größten Teil der Kohlenhydrate nimmt der menschliche Organismus in Form pflanzlicher **Stärke** (Molekülmasse 100–1000 kDa) auf, die bei der Verdauung (▸Kap. 12.9) zu Glucose abgebaut und als solche absorbiert wird. Hauptquellen sind Getreide, Kartoffeln und Reis. Stärke besteht zu etwa 20 % aus **Amylose**, in der Glucosemonomere ausschließlich α-1,4-glykosidisch verbunden sind, und zu

80 % aus **Amylopectin**, das neben α-1,4- auch α-1,6-Glykosidbindungen an den Kettenverzweigungen enthält.

Zusatzinformation

Stärke (z. B. in Vollkornprodukten) ist von den Kohlenhydraten für die Ernährung am günstigsten, da ihre hydrolytische Spaltung und die Absorption ihres Hydrolyseprodukts Glucose im Darm verzögert abläuft. Dadurch steigen der Blutzucker und damit die Insulinausschüttung (▸Kap. 16.5.4) weniger stark an als nach Aufnahme von Disacchariden oder Glucose. Stärke besitzt infolgedessen einen niedrigen sog. **glykämischen Index** (Maß für den Blutzucker- und Insulinanstieg nach Zufuhr von Kohlenhydraten) und führt zu einer lang anhaltenden Sättigung.

In tierischen Nahrungsmitteln (vor allem Fleisch und Leber) ist das ebenfalls nur aus Glucose bestehende Polysaccharid **Glykogen** (s. u.) enthalten.

Ein weiteres wichtiges Kohlenhydrat ist die **Saccharose** (Rohrzucker, Rübenzucker, „Zucker"), ein Disaccharid aus einem Molekül Glucose und einem Molekül Fructose, dessen Verbrauch in den Industrieländern stark zugenommen hat. Durchschnittlich werden etwa 100 g Zucker pro Kopf und Tag aufgenommen. Das entspricht etwa 15–20 % des Nährstoffbedarfs. Da hoher Saccharosekonsum in hohem Maß mit der Zunahme von Karies (▸Kap. 12.11.1), Diabetes mellitus (▸Kap. 16.5.6), Übergewicht (▸Kap. 11.8) und Arteriosklerose (▸Kap. 9.9.2) korreliert ist, muss die Zunahme des Saccharosekonsums als bedenklich angesehen werden. Wesentlich vernünftiger wäre es, den Kohlenhydratbedarf durch hochpolymere Kohlenhydrate wie Stärke zu decken (s. o.), da dann der Körper nicht plötzlich mit Glucose überschwemmt wird und somit der Blutzuckerspiegel nach der Zufuhr langsamer ansteigt.

Das u. a. in Früchten und Honig vorkommende und, wie erwähnt, aus Stärke und Glykogen freigesetzte Monosaccharid **Glucose** (Traubenzucker) ist das für den Organismus wichtigste Kohlenhydrat. Glucose hat sowohl als Ausgangsstoff bzw. Baustein zahlreicher wichtiger körpereigener Substanzen (z. B. von Ribose, Desoxyribose, Glykoproteinen und Mukopolysacchariden) als auch als Energielieferant große Bedeutung. Normalerweise decken das Gehirn, das Nierenmark und die Erythrozyten ihren Energiebedarf fast ausschließlich durch Glucose. Über die Glykolyse und den Citratzyklus (▸Kap. 1.3.3) wird Glucose zu CO_2 und Wasser abgebaut.

Lactose (Milchzucker) ist das mengenmäßig bedeutsamste Kohlenhydrat der Muttermilch (sowie der Kuhmilch) und damit das nahezu einzige Kohlenhydrat, das der Säugling beim Stillen erhält. Das Disaccharid aus Glucose und Galactose, das durch β-Galactosidase (Lactase) gespalten wird, ist für die Ausbildung und Aufrechterhaltung einer geeigneten Darmflora des Säuglings wichtig und fördert außerdem durch Umwandlung der beiden Monosaccharide zu Milchsäure die Calciumabsorption (Überführung schwer löslicher Calciumsalze durch Milchsäure in wasserlösliches Calciumlactat). Pathophysiologisch bedeutsam ist die **Lactoseintoleranz**, bei der infolge eines Lactasemangels ungespaltene Lactose in untere Darmabschnitte gelangt und dadurch zu Blähungen und Diarrhö führt (▸Kap. 12.13.1).

Zu den für den Menschen **unverwertbaren** pflanzlichen Polysacchariden gehören **Zellulose** und **Hemizellulosen** (Bestandteile der Zellwände pflanzlicher Zellen), die jedoch als Ballaststoffe (▸Kap. 11.5) von Bedeutung sind, da sie eine ausreichende Darmfüllung hervorrufen und dadurch die Darmperistaltik anregen.

Gespeichert werden Kohlenhydrate ausschließlich als **Glykogen**, besonders in der Muskulatur (ca. 310 g) und in der Leber (etwa 150 g). Der Gesamtvorrat an Glykogen beträgt demnach nur ungefähr 450 g, sodass bei Hunger und einem täglichen Bedarf von etwa 200 g Glucose die Kohlenhydratvorräte nach etwa 2 Tagen erschöpft sind.

Inadäquate Kohlenhydratzufuhr. Bei ungenügender Zufuhr von Kohlenhydraten mit der Nahrung sowie bei nicht ausreichender Glucoseverwertung (Diabetes mellitus, ▸Kap. 16.5.6) muss zur Deckung des Energiebedarfs vermehrt Fett abgebaut werden. Dabei treten **Ketonkörper** (▸Kap. 16.5.6) auf, die eine Ketoazidose hervorrufen können. Außerdem wird die **Gluconeogenese** (Neubildung von Glucose aus Aminosäuren) in der Leber gesteigert, wodurch der Eiweißabbau zunimmt. Untergewicht und eine verminderte Leistungsfähigkeit sind die Folgen. Eine kohlenhydratfreie Diät ist daher nicht zu empfehlen.

Bei überhöhter Kohlenhydratzufuhr (mehr als 500 g/Tag) kommt es andererseits zur Gewichtszunahme („Kohlenhydratmast"), da bei übermäßigem Angebot Kohlenhydrate in Fett umgewandelt werden. Außerdem besteht wegen des verstärkten mikrobiellen Abbaus noch nicht absorbierter Kohlenhydrate im Dickdarm die Gefahr einer Gärungsdyspepsie mit Blähungen, verstärkter Peristaltik und Durchfällen.

11.1.2 Fette

Physiologischer Bedarf. Fette (Triglyceride, Triacylglycerole, Neutralfett) dienen wie die Kohlenhydrate vorwiegend als Energielieferanten und untergeordnet als Ausgangsstoffe für Biosynthesen. Ferner sind sie bedeutsam für die Zufuhr essenzieller Fettsäuren (s. u.) und für die Absorption fettlöslicher Wirkstoffe (z. B. fettlöslicher Vitamine). Infolge des hohen Energiegehalts der Fette (39 kJ/g) kann bei Fettaufnahme das Nahrungsvolumen klein gehalten werden (z. B. bei

Ernährung von Schwerarbeitern). Darüber hinaus besitzt Fett wegen seiner langen Verweildauer im Magen einen hohen, anhaltenden Sättigungswert.

Bei einer ausgewogenen Ernährung soll die Fettaufnahme etwa 25–30 % der gesamten Energiezufuhr betragen (Tagesbedarf bei leichter Tätigkeit etwa 1 g/kg Körpergewicht). Dabei ist es wichtig zu erwähnen, dass neben dem sichtbaren Fett (z. B. Ölen, Speisefett u. a.) auch verhältnismäßig viel unsichtbares („verborgenes") Fett mit der Nahrung aufgenommen wird, das in den Nahrungsmitteln (z. B. Wurst, Schokolade) fein verteilt ist. Dieses „verborgene Fett" wird vielfach bei der täglichen Nahrungszufuhr nicht berücksichtigt.

Nach ihrer Zusammensetzung können die **Nahrungsfette** eingeteilt werden in solche mit einem hohen Gehalt an

- gesättigten Fettsäuren (z. B. in Butter, Schmalz, Kokosfett),
- einfach ungesättigten Fettsäuren (z. B. in Olivenöl, Rapsöl),
- zweifach ungesättigter, essenzieller Linolsäure (z. B. in Sonnenblumenöl, Traubenkernöl) und
- mehrfach ungesättigen Polyensäuren (z. B. in Leinöl, Fischölen).

Etwa ein Drittel der mit der Nahrung zugeführten Fettsäuren sollte mehrfach ungesättigt sein.

Triglyceride aus **mittelkettigen Fettsäuren** (C_8–C_{12}) haben diätetische Bedeutung erlangt, da sie gut absorbiert und rasch abgebaut werden und außerdem die Fettspaltung (Lipolyse) und die Cholesterolsynthese hemmen.

Im Gegensatz zu den Kohlenhydraten und Eiweißen kann der Organismus Fett in fast unbegrenzter Menge speichern (Energiespeicher). Dies ist, prinzipiell gesehen, eine sinnvolle Einrichtung, wie es das Anlegen von Fettvorräten bei Tieren vor dem Winter beweist. Zu hoher Fettkonsum und als dessen Folge Übergewicht stellen jedoch (neben Zigarettenrauchen und Bluthochdruck) einen wesentlichen Risikofaktor für die Arteriosklerose (▸ Kap. 9.9.2) und deren Begleiterkrankungen (Herzinfarkt, Schlaganfall, Niereninsuffizienz) dar.

Essenzielle Fettsäuren. Für den Menschen sind Linolsäure und α-Linolensäure essenziell. Während die Dehydrierung der gesättigten Fettsäure Stearinsäure zu der einfach ungesättigten Fettsäure Ölsäure (Doppelbindung in Position 9 vom Methylende her, ω-9-Fettsäure) im Säugetierorganismus möglich ist, fehlen die Enzyme, die Ölsäure in die zweifach ungesättigte Linolsäure (erste Doppelbindung in Position 6 vom Methylende her, ω-6-Fettsäure) oder die dreifach ungesättigte α-Linolensäure (erste Doppelbindung in Position 3 vom Methylende her, ω-3-Fettsäure) überführen (▸ Kap. 1.3.1). Diese mehrfach ungesättigten Fettsäuren mit isolierten, cis-konfigurierten Doppelbindungen sind daher für Säuger essenziell. Aufgrund ihrer amphiphilen Eigenschaften – sie enthalten sowohl hydrophile als auch lipophile Molekülfragmente – sind sie entscheidend am Aufbau der Lipiddoppelschichten biologischer Membranen beteiligt. Deren Fluidität ist umso höher, je höher die Zahl der Doppelbindungen der in den Membranlipiden enthaltenen Fettsäuren ist. Besonders große Fluidität ist für rasche Transportvorgänge erforderlich.

Der **Bedarf** an essenziellen Fettsäuren wird unterschiedlich beurteilt. Im Allgemeinen wird er mit 10 g/Tag angegeben. Ihr **Mangel** führt im Tierversuch zu Störungen im Wasserhaushalt und bei der Fortpflanzung sowie zu Organveränderungen, insbesondere der Nieren. Beim Menschen werden solche Mangelerscheinungen bei normaler Ernährung nicht beobachtet, da mit dem Nahrungsfett ausreichende Mengen dieser Substanzen zugeführt werden.

Linolsäure (▸ Kap. 1.3.1) kommt in besonders hoher Konzentration in pflanzlichen Keimölen vor. Sie ist Bestandteil der **Acylglucosylceramide**, die für die Bildung von Lipidlamellen der Haut, welche die Wasserverdunstung verringern, erforderlich sind. Durch eine mikrosomale Desaturase kann in Linolsäure eine weitere Doppelbindung in Richtung auf das Carboxylende eingeführt werden, wobei **γ-Linolensäure** (Gamolensäure) entsteht. Aus dieser wird durch Kettenverlängerung um zwei Kohlenstoffatome und Einführung einer weiteren Doppelbindung die physiologisch wichtige C_{20}-Säure **Arachidonsäure** (Eicosatetraensäure), eine Vorstufe von Thromboxan A_2 (TXA_2), Prostacyclin (Prostaglandin I_2), weiteren Prostaglandinen und Leukotrienen (▸ Kap. 5.6.1), gebildet. Gamolensäure und Arachidonsäure sind somit neben Linolsäure **ω-6-Fettsäuren**, deren tägliche Zufuhr ca. 2,5 % der aufgenommenen Energiemenge (ca. 8,5 g/Tag) betragen soll.

α-Linolensäure (▸ Kap. 1.3.1) ist dagegen die Ausgangssubstanz der insbesondere in Fischölen vorkommenden **ω-3-Fettsäuren Eicosapentaensäure** (EPA) und **Docosahexaensäure** (DHA), deren täglicher Bedarf mit 0,5 % der aufgenommenen Energiemenge (ca. 1,6 g/Tag) angegeben wird. Die beiden Fettsäuren sind wiederum Vorstufen der „guten" Eicosanoide: So werden bei einer ω-3-Fettsäuren-reichen Ernährung – anstelle der Arachidonsäure-Abkömmlinge PGI_2 und TXA_2 – bevorzugt Thromboxan A_3 (TXA_3) und Prostaglandin I_3 (PGI_3) gebildet. Während PGI_2 und PGI_3 die Thrombozytenaggregation gleich stark hemmen, wird diese durch TXA_3 im Gegensatz zu TXA_2 kaum stimuliert. Das ist die Ursache dafür, dass ω-3-Fettsäuren zu einem gewissen Grad das atherogene Risiko senken, ferner antientzündlich sowie antiarrhythmisch wirken und daher zur Prophylaxe kardiovaskulärer Erkrankungen angewandt werden können. Dementsprechend wird die geringe Zahl von Herzinfarkten bei Eskimos nicht zuletzt auf den ständigen Verzehr von Fischölen und damit auf die regelmäßige Zufuhr dieser Fettsäuren zurückgeführt. Allerdings ist deren therapeutischer Stellenwert noch immer umstritten.

Cholesterol (Cholesterin). Dieses für den Menschen sowohl physiologisch als auch pathophysiologisch wichtigste Sterol (Sterin) ist nur in tierischen Nahrungsmitteln enthalten. Seine Aufnahme mit der Nahrung erfolgt daher nur durch den Verzehr tierischer Lebensmittel (durchschnittliche Zufuhr 0,45 g täglich). Bedeutsamer ist jedoch, dass es im Organismus selbst aus Acetateinheiten (durchschnittlich 0,9 g/Tag) synthetisiert wird (▸Kap. 12.9.3). Und zwar wird aus drei Molekülen aktivierter Essigsäure zunächst **3-Hydroxy-3-methyl-glutaryl-Coenzym A** (HMG-CoA) gebildet, das anschließend mittels 3-Hydroxy-3-methyl-CoA-Reduktase (HMG-CoA-Reduktase) zu **Mevalonsäure** reduziert wird. Über verschiedene Zwischenstufen, z. B. Squalen, entsteht dann Cholesterol.

Hauptort der **Cholesterolsynthese** ist die Leber, daneben wird das Sterol in der Darmschleimhaut, den Nebennieren und den Gonaden (Keimdrüsen) gebildet.

Aufgrund der gesicherten Rolle von Cholesterol bei der Entstehung der Arteriosklerose (▸Kap. 9.9.2) sollte die Cholesterolzufuhr auf 0,3–0,4 g/Tag eingeschränkt werden. Ferner ist darauf hinzuweisen, dass der Plasma-Cholesterolspiegel durch die Aufnahme von Fetten, die vorwiegend aus gesättigten Fettsäuren bestehen, erhöht und durch Zufuhr von Fetten mit einem hohen Gehalt an ungesättigten Fettsäuren eher erniedrigt wird.

Als oberer Normalwert der Gesamt-Cholesterolkonzentration im Blutplasma werden 200 mg/dl (5,2 mmol/l) angegeben. Wichtiger als die Gesamt-Cholesterolkonzentration ist jedoch das LDL/HDL-Verhältnis (▸Kap. 11.1.2): Je höher dieser Quotient („Risikoindex“, s. u.), desto größer ist auch das Arterioskleroserisiko.

Störungen des Neutralfettstoffwechsels. Störungen des Neutralfettstoffwechsels sind durch mangelhaftes Fettangebot, verringerte Fettabsorption oder pathologische Fettablagerungen bedingt.

Wird mit der Nahrung nicht genügend Fett zugeführt, kann durch Abbau von Reservefett und verstärkter Fettsynthese aus anderen Nahrungsbestandteilen eine Störung lange Zeit vermieden werden. Ein mangelhaftes Fettangebot wirkt sich daher erst nach längerer Zeit aus.

Neben unzureichender Fettzufuhr sind Maldigestion und/oder Malabsorption (▸Kap. 12.13.1) weitere Ursachen für einen Fettmangel.

Pathologische Fettablagerungen, vor allem in der Leber, treten infolge zu starker Fettzufuhr, sonstiger Überernährung, endokriner Störungen (z. B. Diabetes mellitus, ▸Kap. 16.5.6) oder Vergiftungen mit halogenierten Kohlenwasserstoffen, Knollenblätterpilzgiften oder Ethanol auf. Chronischer Alkoholabusus ist neben Polyphagie (Vielessen) die häufigste Ursache für eine Leberverfettung beim Menschen (▸Kap. 5.3.1).

Lipoproteine. Wegen ihrer Unlöslichkeit in Wasser werden Lipide in Form sog. Lipoproteine, d. h. gebunden an Trägerproteine, transportiert. Diese Trägerproteine, von denen mehrere Typen unterschieden werden (Apo-A bis Apo-E mit verschiedenen Untergruppen), bezeichnet man als **Apo(lipo)proteine**. Außer ihrer Funktion als Transportvehikel für Lipide sind die Apolipoproteine als Aktivatoren oder Hemmstoffe von Enzymen sowie als Liganden von Rezeptoren, die für die Aufnahme von Lipoproteinen in die Zelle dienen, von Bedeutung.

Nach ihrem Verhalten bei der Ultrazentrifugation bzw. bei der Elektrophorese (▸Kap. 6.2.2) werden die Lipoproteine unterteilt in

- Chylomikronen,
- Very-low-density-Lipoproteine (VLDL) = Prä-β-Lipoproteine,
- Intermediate-density-Lipoproteine (IDL),
- Low-density-Lipoproteine (LDL) = β-Lipoproteine,
- High-density-Lipoproteine (HDL) = α-Lipoproteine und
- Lipoprotein (a).

Angestrebt werden bei Menschen ohne sonstige Risikofaktoren neben einer HDL-Konzentration > 55 mg/dl ein LDL-Gehalt < 155 mg/dl im Blutplasma, sodass der „Risikoindex“ LDL:HDL ≤ 3,2 beträgt.

Chylomikronen (○Abb. 11.1) sind mikroskopisch sichtbare Lipidkügelchen mit einem Durchmesser von etwa 0,1–1,0 µm. Ihr Proteinanteil beträgt nur 1–2 %, der Lipidanteil besteht vor allem aus Triglyceriden (Triacylglycerolen, Neutralfetten). Sie entstehen bei der Fettabsorption in den Enterozyten der Darmschleimhaut, gelangen dann auf dem Lymphweg ins Blut und geben nach Spaltung der Triglyceride durch die Lipoproteinlipase Fettsäuren an das Fettgewebe (zur Speicherung) und an die Muskulatur (als Brennstoff) ab. Die verbleibenden Überreste (**Remnants**), die einen hohen Gehalt an Cholesterolestern aufweisen, werden dann über Apoprotein B und E an einen speziellen Rezeptor (**Remnant-Rezeptor**), der nur in Leberzellen vorkommt, gebunden und durch diesen in die Leberzellen eingeschleust. Bei der Elektrophorese verbleiben die Chylomikronen am Startpunkt.

Die in der Leber gebildeten **Very-low-density-Lipoproteine** mit einer Molekülmasse von $5 \cdot 10^6$ Da wandern bei der Elektrophorese vor den β-Globulinen (daher die Bezeichnung Prä-β-Lipoproteine). Sie transportieren hauptsächlich im Organismus selbst produzierte Neutralfette (endogene Fette) sowie von den

◘ Tab. 11.1 Mittlere Zusammensetzung, Durchmesser und Dichte der Lipoproteine

Lipoprotein	Neutralfette	Freies Cholesterol, Cholesterolester	Phospholipide	Proteine	Durchmesser	Dichte
	%	%	%	%	nm	g/ml
Chylomikronen	85	6	8	1–2	100–1000	<1,0
VLDL	54	20	18	8	30–80	0,93–1,006
LDL	11	45	22	22	18–25	1,0006–1,063
HDL	8	20	30	42	7–10	1,063–1,21

Chylomikronen-Remnants an die Leberzellen abgegebenes Cholesterol.

Bei den **Intermediate-density-Lipoproteinen** (IDL) handelt es sich um VLDL-Partikel, die ihren Triglyceridanteil großenteils an das Fettgewebe oder die Muskulatur abgegeben haben. Ein Teil von ihnen bindet an LDL-Rezeptoren in der Leber und wird durch diese schnell in die Leberzellen aufgenommen.

Der andere Teil geht durch Abspaltung von Triglyceriden in **Low-density-Lipoproteine** über. LDL entstehen somit aus VLDL bzw. IDL. Sie besitzen eine Molekülmasse von $2–3 \cdot 10^6$ Da, ihr Hauptbestandteil sind Cholesterol bzw. Cholesterolester. Elektrophoretisch verhalten sie sich wie β-Globuline. Sie binden wie IDL an LDL-Rezeptoren und gelangen durch Endozytose in Leber- oder andere Körperzellen, die Cholesterol zum Aufbau ihrer Zytoplasmamembran benötigen. Durch intrazellulären enzymatischen Abbau wird aus ihnen in der Leber Cholesterol frei, das durch Blockade der Synthese von HMG-CoA-Reduktase die Cholesterol-Neusynthese hemmt und gleichzeitig durch Aktivierung der Acetyl-CoA-Cholesterol-Acyltransferase die Bildung von Cholesterolestern stimuliert. Durch diese Prozesse sowie durch die Hemmung der Neusynthese von LDL-Rezeptoren bei einem Anstieg der intrazellulären Cholesterolkonzentration wird der Cholesterolstoffwechsel gesteuert.

Die Synthese und Funktion der **High-density-Lipoproteine** (ältere Bezeichnung α-Lipoproteine) sind komplex. Das Vorläuferprotein **β-HDL** wird im Magen-Darm-Kanal und in der Leber synthetisiert, ferner kann es bei der Triglyceridhydrolyse aus Chylomikronen oder VLDL entstehen. Interessanterweise ist es in der Lage, Cholesterol aus Körperzellen (auch aus Makrophagen der Gefäßwand) aufzunehmen, wodurch es zum **reifen HDL** wird. Das aufgenommene Cholesterol wird nun mittels Lecithin-Cholesterol-Acyltransferase (LCAT) verestert, danach überträgt ein Transporter, das Cholesteroltransferprotein (CEPT), die entstandenen Cholesterolester auf LDL. Eine Alternative besteht darin, dass die HDL als ganze Partikel von Leberzellen aufgenommen und dort metabolisiert werden. Auf beiden Wegen wird somit ursprünglich in der Gefäßwand abgelagertes Cholesterol in die systemische Zirkulation und die Leber zurücktransportiert. Dieser sog. **reverse Cholesteroltransport** macht verständlich, dass bei hohem Plasma-HDL die Rate an kardiovaskulären Ereignissen (Herzinfarkt u. a.) in der Regel erniedrigt ist. Doch ist zu bedenken, dass eine HDL-Erhöhung nicht immer vorteilhaft ist. So findet man bei erblichen CEPT-Defekten zwar hohe HDL-Konzentrationen, trotzdem tritt bei den Patienten eine ausgeprägte Arteriosklerose auf.

Das in der Leber gebildete **Lipoprotein** (a) [Lp(a)] besteht aus LDL mit Apo-B-100 und Apo-(a) als Proteinkomponenten. Letzteres ist chemisch nahe mit einem Teil des Plasminogenmoleküls (▸Kap. 6.8.4) verwandt. Unter pathophysiologischen Gesichtspunkten ist bedeutsam, dass Lp(a) durch den LDL-Rezeptor nicht erkannt wird und deshalb nicht intrazellulär aufgenommen werden kann. Außerdem behindert es die Fibrinolyse (▸Kap. 6.8.4) durch Hemmung der Plasminaktivierung und wirkt dadurch gerinnungsfördernd. Es ist das Lipoprotein mit dem stärksten Arteriosklerosepotenzial.

In ◘ Tab. 11.1 ist die Zusammensetzung der Lipoproteine angegeben, in ○ Abb. 11.1 sind ihre Entstehung, die Transportwege und der Abbau dargestellt.

Hyper- und Dyslipoproteinämien. Störungen im Lipidstoffwechsel äußern sich als Hyperlipoproteinämien, d. h. in der Erhöhung einer oder mehrerer Lipoproteinfraktionen, und/oder als Dyslipoproteinämien, d. h. im Vorkommen atypischer Lipoproteine oder im Missverhältnis einzelner Lipoproteinkonzentrationen untereinander. Die Übergänge zwischen Hyper- und Dyslipoproteinämien sind fließend.

Nach den Ursachen unterscheidet man primäre und sekundäre Hyperlipoproteinämien.

Bei den **primären Formen** liegen genetisch bedingte Störungen des Lipidstoffwechsels vor (◘ Tab. 11.2). Die sehr viel häufigeren **sekundären Hyperlipoproteinämien** sind – vielfach auf der Basis einer genetischen Disposition – folgendermaßen bedingt:

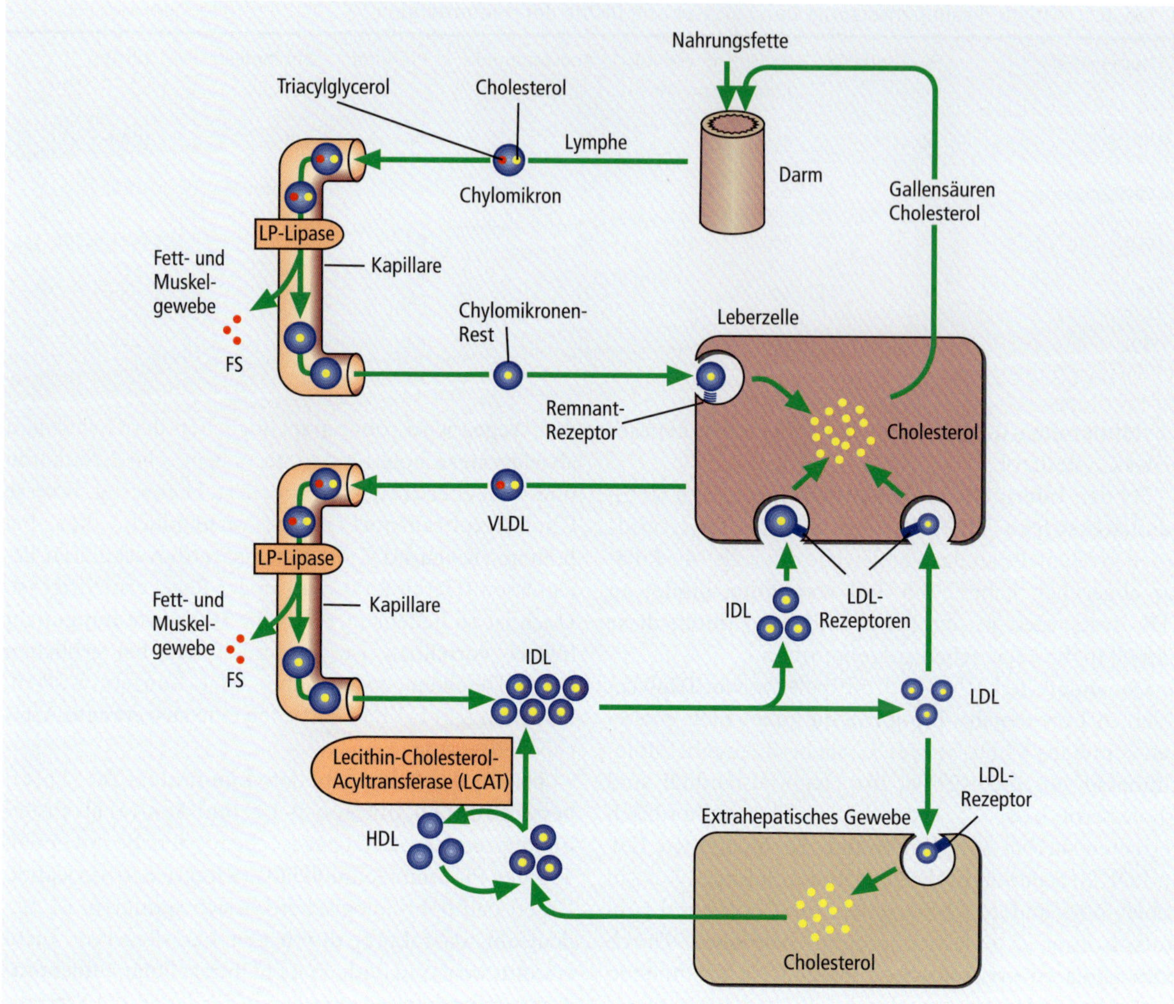

Abb. 11.1 Lipoproteinstoffwechsel in schematischer Darstellung. **LP-Lipase** endotheliale Lipoproteinlipase, **FS** Fettsäuren. Einzelheiten siehe Text. Nach Goldstein, Kita und Brown

- hepatisch (z. B. bei Cholestase, Leberzirrhose, ▸Kap. 12.15.5),
- renal (z. B. bei nephrotischem Syndrom, chronischer Niereninsuffizienz, ▸Kap. 13.7.10),
- hormonell (z. B. bei Hypothyreose ▸Kap. 16.3.4, Diabetes mellitus, ▸Kap. 16.5.6),
- alimentär (z. B. bei zu fettreicher Ernährung, chronischem Alkoholabusus, ▸Kap. 12.15.5),
- medikamentös (z. B. durch Diuretika, β-Adrenozeptorenblocker) oder
- durch eine Schwangerschaft.

An der Mehrzahl der Hyperlipoproteinämien sind somit sowohl genetische als auch ernährungsbedingte (nutritive) Faktoren beteiligt. Die Differenzierung ist nicht nur wegen des zum Teil stark verschiedenen klinischen Erscheinungsbilds und der unterschiedlichen pathophysiologischen Relevanz, sondern auch wegen der unterschiedlichen Therapie wichtig.

Die Bedeutung einer Hyperlipoproteinämie als arteriosklerotischer Risikofaktor nimmt umso mehr zu, je höher der Cholesterolgehalt der entsprechenden Lipoproteine ist. Das bedeutet, dass die Gefahr einer frühzeitigen Arteriosklerose am höchsten bei einer LDL- und IDL-, geringer bei einer VLDL- und am geringsten bei einer Chylomikronen-Zunahme ist. HDL besitzen dagegen, wie erwähnt, meist ein antiarteriosklerotisches Potenzial.

11.1.3 Eiweiße

Biologische Wertigkeit und physiologischer Bedarf. Das Nahrungseiweiß wird vorrangig für die Zufuhr von Aminosäuren benötigt, die für die **Biosynthese von körpereigenem Eiweiß** sowie von bestimmten **stickstoffhaltigen Verbindungen** (z. B. Purinen und Pyrimidinen) erforderlich sind. Nach Verdauung und Absorption in Form von Tripeptiden, Dipeptiden und Aminosäuren dient das zugeführte Eiweiß dementsprechend vorwiegend dem **Baustoffwechsel**. Als Energielieferant wird es nur bei Aufnahme überschüssiger Mengen oder

Tab. 11.2 Primäre Hyperlipoproteinämien (Auswahl nach Häufigkeit, Einteilung nach genetischen Kriterien)

Bezeichnung	Genetischer Defekt	Erhöhte Lipoproteinfraktion	Erhöhte Plasmalipide	Arterioskleroserisiko
Monogene Hyperlipoproteinämien				
Familiäre Hypercholesterolämie	LDL-Rezeptordefekt (autosomal-dominanter Erbgang)	LDL	Chol.	Sehr hoch
Familiäre kombinierte Hyperlipoproteinämie	Gesteigerte Bildung von Apo-B-100 (autosomal-dominanter Erbgang)	VLDL, LDL	Chol., TG	Hoch
Familiäre Hypertriglyceridämie	Unbekannt (häufig kombiniert mit metabolischem Syndrom, ▸Kap. 16.5.6)	VLDL	TG	Möglich
Familiärer Apo-B-100-Defekt	Mutiertes Apo-B-100; dadurch verminderte Bindungsaffinität an LDL-Rezeptoren	LDL	Chol.	Hoch
Familiärer Apo-E-Defekt[1]	Abnormes Apoprotein E (Manifestation meist nur bei Vorliegen weiterer Störungen, z. B. Diabetes mellitus)	Chylomikronen-Remnants, IDL	Chol., TG	Sehr hoch
Polygene Hyperlipoproteinämien				
Hypercholesterolämie	Mehrere Gendefekte	LDL	Chol.	Hoch
Hyperalphalipoproteinämie	Mehrere Gendefekte, multifaktorielles Geschehen	HDL	Chol.	Protektion!

[1] Familiäre Dysbetalipoproteinämie, Remnant-Hyperlipoproteinämie
Chol. Cholesterol, TG Triglyceride

unter pathologischen Bedingungen (z. B. Diabetes mellitus, ▸Kap. 16.5.6) genutzt.

Der **minimale Eiweißbedarf** ergibt sich aus der Stickstoffbilanz des Organismus (Stickstoffbilanz = Stickstoffaufnahme – Stickstoffausscheidung). Ein Gleichgewicht zwischen der Stickstoffaufnahme in Form von Proteinen und der Stickstoffausscheidung ist in der Regel dann erreicht, wenn bei gemischter Kost die tägliche Eiweißzufuhr 0,5–0,7 g/kg Körpergewicht beträgt. Man bezeichnet diese Eiweißmenge als Bilanzminimum oder **physiologisches Eiweißminimum**. Da die verschiedenen Nahrungsproteine einen unterschiedlichen Gehalt an essenziellen Aminosäuren aufweisen, ist das Bilanzminimum von der Art der zugeführten Eiweiße abhängig. Der Gehalt an den verschiedenen Aminosäuren und ihre Kombination bestimmt die sog. **biologische Wertigkeit** („Qualität") der Proteine. Bei Zufuhr von Volleiprotein, dem man die Wertigkeit 100 zuordnet, beträgt das Bilanzminimum etwa 0,5 g/kg, während geringerwertige Proteine (z. B. in Gemüse und Getreide) in größerer Menge zugeführt werden müssen, um das Bilanzminimum zu erreichen. Wegen dieser Schwankungen wird als „**Eiweißoptimum**" die tägliche Zufuhr von 0,8–1 g/kg Körpergewicht empfohlen, d. s. etwa 15 % der gesamten Energiezufuhr. Säuglinge und Kleinkinder haben wachstumsbedingt einen höheren täglichen Bedarf (2,0–2,4 g/kg Körpergewicht), ebenso Schulkinder, Schwangere, Stillende und Schwerstarbeiter (1,2–2,0 g/kg Körpergewicht).

Zu den acht **essenziellen Aminosäuren** gehören: Isoleucin, Leucin, Lysin, Methionin, Phenylalanin, Threonin, Tryptophan und Valin. Für Säuglinge ist auch Histidin essenziell. Arginin ist eine bedingt-essenzielle Aminosäure, da unter bestimmten Umständen die endogene Bildung nicht ausreicht und dann eine exogene Zufuhr erforderlich ist. Biologisch hochwertige Eiweiße (z. B. Eier, Milch, Fleisch, Soja) enthalten etwa 50 %, biologisch weniger wertige Eiweiße (z. B. Getreideeiweiß) 20–30 % essenzielle Aminosäuren.

Eiweißmangel und -überschuss. Eiweißmangel, ein ernstes Problem in den sog. Entwicklungsländern, ist meist mit einem Mangel an anderen Nährstoffen verbunden. Als Folge dieser Unterversorgung kommt es zum **Marasmus**, d. h. zu einem Abbau von Muskel- und Fettgewebe und dadurch zu Gewichtsabnahme, Einschränkung der körperlichen Leistungsfähigkeit, Abwehrschwäche und bei Kindern zum Wachstumsstillstand. Wegen der reduzierten Albuminkonzentration im Plasma und der dadurch bedingten Erniedrigung des kolloidosmotischen Drucks (▸Kap. 6.2.2) treten bei schweren Formen des Eiweißmangels (**Hunger-**) **Ödeme** auf. Darüber hinaus kommen häufig psychische Veränderungen (z. B. **Apathie**) vor. Eine besondere Form der chronischen Unterernährung stellt der **Kwashiorkor** dar, der durch eine unzureichende Zufuhr biologisch hochwertiger Eiweiße bei gleichzeitig ausreichender Aufnahme von Kohlenhydraten (Reis, Mais, Hirse) verursacht wird.

Bei übermäßiger Eiweißzufuhr besteht die Gefahr von Fäulnisprozessen im Darm, weil das vermehrt anfallende Eiweiß nur noch unzureichend verdaut und durch anaerobe Darmbakterien im Dickdarm zersetzt wird. Resorbiertes überschüssiges Eiweiß wird zur Energiegewinnung verwendet und der darin enthaltene Stickstoff in Form von Harnstoff renal ausgeschieden. Während eine gesunde Niere dieser Mehrbelastung gewachsen ist, führt bei vorgeschädigter Niere ein größeres Eiweißangebot zu einem rascheren Fortschreiten der Nierenfunktionsstörung (▸Kap. 13.7.10).

In Kürze

- **Makronährstoffe** sind energiereiche Substanzen bzw. Substanzgruppen, die im Organismus zu energieärmeren bis energielosen Verbindungen abgebaut werden. Sie dienen der Energiegewinnung und im Baustoffwechsel zur Bildung körpereigener Substanzen. Zu den Makronährstoffen gehören **Kohlenhydrate**, **Fette** und **Eiweiße**.
- Der tägliche Bedarf an **Kohlenhydraten** (KH) ist vom jeweiligen Energiebedarf abhängig. Als Minimum sind 2–3 g/kg Körpergewicht erforderlich, für eine ausgewogene Ernährung werden 5–6 g/kg empfohlen. Durch KH sollen 55 % des Energiebedarfs gedeckt werden.
- KH werden in der Nahrung in Form von Stärke und Glykogen (zusammen 65 %), Saccharose und Lactose (zusammen 30 %), Glucose und Fructose (zusammen 5 %) aufgenommen.
- Bei ungenügender KH-Zufuhr muss zur Deckung des Energiebedarfs vermehrt Fett abgebaut werden. Dabei können sog. **Ketonkörper** entstehen.
- Eine überhöhte KH-Zufuhr führt zur **Kohlenhydratmast** durch gesteigerte Fettbildung infolge Umwandlung der Kohlenhydrate in Fette.
- **Fette** dienen vorrangig als Energielieferanten. Die tägliche Zufuhr sollte ca. 30 % der gesamten Energiezufuhr entsprechen. Der Tagesbedarf bei leichter körperlicher Arbeit beträgt etwa 1 g/kg Körpergewicht.
- Fette sind wichtig für die Versorgung mit essenziellen Fettsäuren und fettlöslichen Vitaminen (▸Kap. 11.2.1).
- Der Bedarf an essenziellen Fettsäuren (Linolsäure, α-Linolensäure) wird mit 10 g/Tag angegeben.
- Etwa 30 % der mit der Nahrung zugeführten Fettsäuren sollten mehrfach ungesättigt sein.
- Die Zufuhr von **Cholesterol** mit der Nahrung sollte 0,4 g/Tag nicht überschreiten.
- Störungen im Lipidstoffwechsel äußern sich als **Hyperlipidämien** und/oder **Dyslipoproteinämien**.
- Hyperlipidämien gehen stets, Dyslipoproteinämien meistens mit einem hohen Arteriosklerose-Risiko einher.
- High-density-Lipoproteine (HDL) besitzen dagegen meist ein antiarteriosklerotisches Potenzial.
- **Eiweiße** in der Nahrung werden vor allem für die Bereitstellung von Aminosäuren und damit für die Biosynthese körpereigener Proteine benötigt.
- Mithilfe der **Stickstoffbilanz** lässt sich der **Eiweißbedarf** ermitteln.
- Die empfohlene **tägliche Eiweißzufuhr** soll ca. 0,8 g/kg Körpergewicht betragen. Diese Menge entspricht etwa 15 % der gesamten Energiezufuhr.
- Das für eine ausgeglichene Stickstoffbilanz erforderliche tägliche **Eiweiß-Bilanzminimum** liegt bei ca. 0,5 g/kg Körpergewicht.
- **Eiweißmangel** führt zum Abbau von Muskel- und Fettgewebe und dadurch zu Gewichtsabnahme, Einschränkungen der körperlichen Leistungsfähigkeit, Abwehrschwäche und bei Kindern zum Wachstumsstillstand. Bei schweren Formen des Eiweißmangels treten (Hunger-)Ödeme auf.
- Die **Proteinqualität** wird im Wesentlichen durch die Anwesenheit essenzieller Aminosäuren bestimmt.
- **Essenzielle Nährstoffe** sind lebensnotwendige, im menschlichen Organismus nicht oder nur unzureichend gebildete Stoffe, die ständig mit der Nahrung zugeführt werden müssen. Hierzu zählen die Mengenelemente (Wasser, Mineralstoffe), essenzielle Fettsäuren und essenzielle Aminosäuren sowie Mikronährstoffe (s. u.).

11.2 Mikronährstoffe

Neben den Makronährstoffen enthält die Nahrung nicht-energieliefernde Bestandteile, die zwar nur in geringen Mengen vorkommen, für lebenswichtige Stoffwechselfunktionen und das Immunsystem aber unentbehrlich sind. Sie werden unter dem Begriff Mikronährstoffe zusammengefasst. Dazu gehören die Vitamine und Spurenelemente.

11.2.1 Vitamine

Vitamine sind lebensnotwendige, in niedriger Dosis (µg- bis mg-Bereich) physiologisch wirksame, organische Verbindungen, die im menschlichen Organismus entweder nicht oder unter bestimmten äußeren Bedingungen (z. B. Mangel an UV-Strahlung) nur unzureichend gebildet werden können. Vitamine müssen daher dem Organismus als solche oder in Form von Vorstufen, den **Provitaminen**, zugeführt werden. Dies erfolgt einmal mit der Nahrung, zum anderen werden einige Vitamine auch von Darmbakterien synthetisiert und von diesen in absorbierbarer Form in das Darmlumen abgegeben.

Eine vollwertige Nahrung, die – von Hungergebieten abgesehen – heute zur Verfügung steht, enthält ausreichende Vitaminmengen. Allerdings schwankt der Vitamingehalt in den Nahrungsmitteln je nach Produktionsbedingungen, Lagerung und Zubereitung stark. So werden beim Kochen einige Vitamine (z. B. Folsäure und Vitamin C) weitgehend zerstört. Beim gesunden Erwachsenen tritt, da die benötigten Vitaminmengen sehr klein sind, ein Vitamindefizit – prinzipiell gesehen – zwar selten auf, es wird aber durch unzureichende bzw. Fehlernährung oder falsche Nahrungszubereitung begünstigt. Am häufigsten besteht ein Mangel an den Vitaminen A, D, B_1, B_6 und Folsäure.

Eine unzureichende Aufnahme von Vitaminen führt zu einer Unterversorgung, die entsprechend ihrer Ausprägung in verschiedene Stadien unterteilt wird. Die Übergänge zwischen den einzelnen Stadien sind fließend.

Ein geringfügiges Unterschreiten der erforderlichen Vitaminzufuhr (Stadien 1 und 2) äußert sich in der Abnahme der Vitaminkonzentration im Körper. Im Stadium 3 kommt es zu einer Funktionsstörung von Enzymen, deren Aktivität von dem entsprechenden Vitamin abhängt (suboptimale Vitaminversorgung). Stadium 4 ist durch uncharakteristische Mangelsymptome gekennzeichnet, die sich in einer eingeschränkten körperlichen und geistigen Leistungsfähigkeit äußern. Eine noch stärkere Unterversorgung (Hypovitaminose; Stadium 5) löst dagegen meist charakteristische Krankheitssymptome aus, die durch Zufuhr des betreffenden Vitamins wieder beseitigt werden können. Im Endstadium eines schweren Vitaminmangels (Avitaminose; Stadium 6) können irreversible Schäden entstehen (z. B. Erblindung bei anhaltendem Vitamin-A-Mangel).

Die Speicherfähigkeit des Körpers für das jeweilige Vitamin bestimmt, wie schnell eine unzureichende Vitaminversorgung manifest wird. So liegt die Zeitdauer bis zur Erschöpfung des Vorrats zwischen 4–10 Tagen bei Vitamin B_1 und zwischen 3–5 Jahren bei Vitamin B_{12}.

Aufgrund ihrer verschiedenen Löslichkeit werden die Vitamine in zwei Gruppen, die

- fettlöslichen und
- wasserlöslichen

Vitamine, unterteilt. Diese zunächst willkürlich erscheinende Unterteilung ist aus folgenden Gründen gerechtfertigt: Sie gibt einen Hinweis, in welchen Nahrungsmitteln voraussichtlich die Vitamine vorkommen. Fettlösliche Vitamine können ferner nur dann absorbiert werden, wenn die Fettabsorption intakt ist, d. h. wenn genügend Galle sezerniert wird. Außerdem kann eine Überdosierung fettlöslicher Vitamine, vor allem von Vitamin A und D, schwere Gesundheitsschäden hervorrufen, während Überdosierungen wasserlöslicher Vitamine keine nachteiligen Folgen haben, da diese (mit Ausnahme von Vitamin B_{12}) rasch wieder ausgeschieden werden.

In ◘ Tab. 11.3 sind die wichtigsten Vitamine zusammengestellt. Die optimale Vitaminzufuhr liegt sehr wahrscheinlich etwas über den als Tagesbedarf angegebenen Werten, welche die Untergrenze zur Vermeidung der typischen Mangelerscheinungen darstellen. Auch kann der individuelle Bedarf höher sein.

Indikationen für zusätzliche Vitaminzufuhr. Vitamingaben sind erforderlich, wenn eine negative Vitaminbilanz besteht infolge

- **ungenügender Vitaminzufuhr** (bei einseitiger oder nicht ausreichender Ernährung),
- **erhöhten Vitaminbedarfs** im Säuglingsalter, während des Wachstums, der Schwangerschaft und Stillzeit (Steigerung des Vitaminbedarfs in der Schwangerschaft um 10–60 %, in der Stillzeit um 30–85 %, vgl. ◘ Tab. 11.4),
- **Mehrbedarf** bei Hochleistungssportlern, Alkoholabusus, im hohen Alter,
- **verminderter Vitaminabsorption** (z. B. bei fehlendem Intrinsic-Faktor, ▸ Kap. 12.3.5; Behandlung mit Breitbandantibiotika, welche die Darmflora zerstören),
- **verstärkter Vitamin-Biotransformation** (z. B. bei Rauchern) oder
- **Störungen der Aktivierung** von Vitamin D (z. B. bei Niereninsuffizienz).

Zur Prophylaxe gibt man bis zum Dreifachen, bei manifestem Mangel bis zum Zehnfachen des Tagesbedarfs (◘ Tab. 11.3).

Tab. 11.3 Vitamine – Bezeichnungen, Mangelkrankheiten und empfohlene Zufuhr gemäß den Angaben der Deutschen Gesellschaft für Ernährung (2014)

Buchstabe	Name	Mangelkrankheit	Mittlere Tagesmenge (mg)		Mit Sicherheit unschädliche Tagesdosis (mg)
			Erwachsene	Kinder	
Fettlösliche Vitamine					
A	Retinol	Nachtblindheit, Xerophthalmie, (Schleim-)Hautveränderungen	0,8–1	0,6–1	7,5[1]
D	Calciferole	Rachitis, Osteomalazie	0,02	0,01	0,05
E	Tocopherole	Muskelschwäche	12–15	6–14	–
K	Phyllochinon (K_1), Menachinon (K_2)	Blutgerinnungsstörungen	0,06–0,08	0,01–0,06	–
Wasserlösliche Vitamine					
B_1	Thiamin	Beri-Beri, Polyneuritis, Herzinsuffizienz	1,0–1,3	0,6–1,2	110
B_2	Riboflavin	Stomatitis, Dermatitis u. a.	1,2–1,5	0,7–1,4	650
B_6	Pyridoxin	Polyneuropathie, Dermatitis	1,2–1,6	0,3–1,6	200[2]
–	Niacin (Nicotinsäureamid, Nicotinsäure)	Pellagra	13–15	10–15	700–1400
–	Folsäure	Megaloblastäre Anämie; in der Schwangerschaft: erhöhte Missbildungsrate	0,4	0,3–0,4	8–16
–	Pantothensäure	Fußschmerzen („burning-feet"-Syndrom)	6	4–5	1000
H	Biotin	Dermatitis	0,03–0,06	0,03	140
B_{12}	Cobalamine	Perniziöse Anämie, neurolog. Störungen	0,003	0,003	1
C	Ascorbinsäure	Skorbut, Infektanfälligkeit	100	60–80	5000

[1] Gilt nicht für Schwangere
[2] In besonderen Fällen bis 1 g unter laufender Kontrolle

Fettlösliche Vitamine

Vitamin A

Die im menschlichen Organismus vorkommenden Substanzen der „Vitamin-A-Familie" (Abb. 11.2) sind Retinol, ein aus vier Isopreneinheiten zusammengesetzter (Diterpen-)Alkohol, Retinal (Vitamin-A-Aldehyd), Retinsäure und Retinylester (vor allem Retinylpalmitat).

Retinol ist die Vitamin-A-Form, aus der alle anderen Derivate gebildet werden können. Es wird entweder als Provitamin (meist **β-Carotin**, s. u.) aus pflanzlichen Nahrungsmitteln oder als **Retinylester** aus tierischen Produkten (Leber, Milch, Eigelb u. a.) aufgenommen. β-Carotin wird nach Aufnahme in die Enterozyten über Retinal zu Retinol umgewandelt. Retinylester werden im Darm hydrolytisch gespalten und als Retinol absorbiert. Letzteres wird anschließend wieder verestert, als Retinylester in Chylomikronen (▸Kap. 11.1.2) eingebaut, über die Lymphe ins Blut transportiert und schließlich über Chylomikronen-Remnants (▸Kap. 11.1.2) in die Leber aufgenommen bzw. dort gespeichert. Bei Bedarf kann Retinol nach Hydrolyse des Retinylesters aus der Leber wieder freigesetzt werden. Im Blutplasma wird Retinol an ein Transportprotein (**Retinol-bindendes Protein**, RBP) und an das stabilisierende **Transthyretin** in einem Komplex gebunden und gelangt so zu den Zielzellen.

Wie erwähnt, ist das wichtigste Provitamin β-Carotin, aus dem im Prinzip zwei Moleküle Vitamin A entstehen können. Doch wird β-Carotin nicht quantitativ

Tab. 11.4 Empfohlene Mehrzufuhr von Vitaminen bei Schwangeren (ab 4. Monat) und während der Stillperiode. Ein Mehrbedarf an den Vitaminen K, D, Biotin und Pantothensäure besteht nicht. Nach Angaben der Deutschen Gesellschaft für Ernährung (2014)

Vitamin	Steigerung (%)	
	Schwangere	Stillende
Vitamin A	35	85
Vitamin E	15	40
Thiamin	20	40
Riboflavin	25	35
Niacin	15	30
Pyridoxin	60	60
Folsäure	50	50
Cobalamin	17	33
Ascorbinsäure	10	50

zur Retinolbildung ausgenutzt (6 µg β-Carotin sind 1 µg Retinol äquivalent). Wird β-Carotin in Mengen aufgenommen, die den aktuellen Bedarf an Vitamin A übersteigen, erfolgt keine Spaltung, vielmehr wird das Provitamin im Gewebe gespeichert. Daher kann durch β-Carotin keine Hypervitaminose A ausgelöst werden.

Zusatzinformation

Neben den O_2-freien Carotinen (α-und β-Carotin, Lycopin) gehören die O_2-haltigen Xanthophylle (z. B. Lutein) zur Gruppe der **Carotinoide**. Diese sind in allen grünen und in den meisten gelben und roten Pflanzenteilen enthalten. Besonders reichlich kommen sie in Grünkohl, Spinat, Paprika und Tomaten vor. Eine Reihe von ihnen wirkt als Provitamine A. Vitamin A selbst wird dagegen von Pflanzen nicht synthetisiert.

Vitamin A ist notwendig für

- das Wachstum des gesamten Körpers (einschließlich Knochenbildung),
- das Wachstum und die Differenzierung von Epithelzellen der Schleimhäute und der Haut,
- die Fertilität (Spermiogenese),
- die embryonale Entwicklung,
- den Sehvorgang,
- eine Reihe protektiver Wirkungen (β-Carotin wirkt als Antioxidans, Radikalfänger),
- die Immunabwehr und
- die Hemmung von Tumorpromotoren.

Epithelzellen der Schleimhaut werden von Vitamin A vor der Verhornung geschützt (**Epithelschutzfunktion**). Durch Abdichtung der Epithelien und Stimulation der Schleimproduktion verhindert Vitamin A das Eindringen von Krankheitserregern (**antiinfektiöse Funktion**). An der Haut fördert Vitamin A dagegen die Verhornung.

Der Aldehyd **Retinal** ist Bestandteil des photosensitiven Sehpurpurs (**Rhodopsin**) in der Retina und daher für das Sehen von besonderer Bedeutung (▸ Kap. 19.4.9).

Der **Wirkungsmechanismus** von Vitamin A in den Zielzellen beruht zunächst auf der Bindung von Retinol an ein spezielles zytosolisches Protein (**zelluläres Retinol-bindendes Protein**, CRBP), nachdem Retinol zuvor aus dem RBP-Transthyretin-Komplex (s. o.) freigesetzt wurde. Nach Oxidation zur **all-trans-** und **9-cis-Retinsäure** erfolgt eine Bindung an ein weiteres Protein, das zelluläre **Retinsäure-bindende Protein** (CRABP), das die intrazelluläre Verfügbarkeit der beiden Retinsäuren reguliert. Diese treten nun mit intrazellulären Rezeptoren in Wechselwirkung, die **all-trans-Retinsäure** (Vitamin-A-Säure, Tretinoin) mit dem **Retinsäure-Rezeptor** (RA-Rezeptor, RAR), die **9-cis-Retinsäure** bevorzugt mit dem **RX-Rezeptor** (RXR). Die Retinsäure-Rezeptor-Komplexe stimulieren nach Dimerisierung – RXR als Heterodimer mit z. B. Vitamin-D- oder Schilddrüsenhormon-Rezeptoren – die Genexpression und damit die Proteinsynthese. Auf diese Weise wird die Bildung von mehr als 40 Proteinen gesteuert, die besonders das

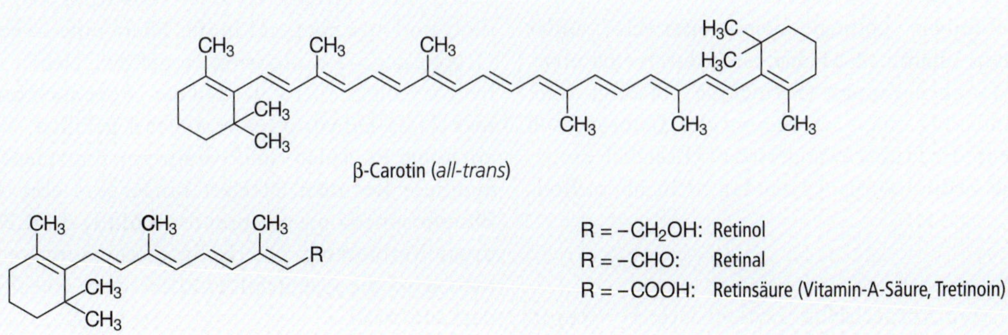

Abb. 11.2 Strukturformeln von β-Carotin und weiteren Substanzen der „Vitamin-A-Familie"

Wachstum und die Differenzierung von Zellen und Geweben regulieren.

Beim Sehvorgang (▸Kap. 19.4.9) stellt dagegen keine aus Vitamin A entstehende Säure, sondern der Aldehyd **Retinal** die Wirkform von Vitamin A dar.

Ein **Vitamin-A-Mangel** macht sich zuerst durch die beeinträchtigte Hell-Dunkel-Adaptation und **Nachtblindheit** (Hemeralopie) bemerkbar. Wird dieser Mangel nicht beseitigt, treten – als Ausdruck erhöhter Zellvermehrung und unzureichender Zelldifferenzierung – weitere Symptome auf:

- zur **Erblindung** führende Austrocknung und Verhornung der Hornhaut, Bindehaut und Tränendrüse des Auges (**Xerophthalmie**) sowie Nekrose der Hornhaut (**Keratomalazie**),
- **Austrocknung** und **Verhornung** der **Schleimhäute**, die mit einer Abnahme des Riechvermögens, Mangel an Verdauungssäften (Achylie), Durchfällen u. a. einhergehen, sowie
- Trockenheit, Schuppen- und Faltenbildung der Haut (**Hyperkeratose**).

Darüber hinaus besteht ein **erhöhtes Tumorrisiko**.

Außer bei unzureichender Zufuhr von Vitamin A oder Carotinoiden mit der Nahrung (vor allem in den Entwicklungsländern) kann ein Vitamin-A-Mangel bei Störungen der Fettabsorption (z. B. bei Pankreaserkrankungen, Gallengangverschluss, Zöliakie u. a.) auftreten.

Bei **Überdosierungen** mit **Vitamin A** unterscheidet man akute und chronische Formen.

Eine **akute Überdosierung** wurde bei Personen (z. B. Polarforschern) beobachtet, die sich einseitig mit Eisbär- und Robbenleber ernährten. Als Symptome traten Übelkeit, Erbrechen, Kopfschmerzen und Hirndruckzeichen (Benommenheit) auf.

Nach **chronischen Überdosierungen**, vor allem bei Säuglingen und Kleinkindern, die täglich 30–60 mg über längere Zeit erhielten, wurden als Vergiftungserscheinungen Knochenschmerzen, Hauterkrankungen, Lebervergrößerung, Appetitlosigkeit u. a. beobachtet. Die toxischen Dosen liegen jedoch so hoch, dass bei den üblichen Vitamin-A-Gaben keine Überdosierung zu befürchten ist.

Missbildungen können interessanterweise außer durch einen Vitamin-A-Mangel auch durch eine überhöhte Vitamin-A-Zufuhr (> 3 mg/Tag) bedingt sein. Zur Vermeidung einer Schädigung des Embryos soll daher die in der Frühschwangerschaft zusätzlich aufgenommene Retinol-Dosis 0,3 mg/Tag nicht überschreiten.

Vitamin D_3

Das auch vom Körper selbst synthetisierte D-Vitamin ist **Colecalciferol** (Vitamin D_3, Calciol; ○Abb. 11.3). Daneben kommen in Pflanzen noch andere D-Vitamine, z. B. **Ergocalciferol** (Vitamin D_2) vor, die ähnliche Eigenschaften wie Vitamin D_3 besitzen.

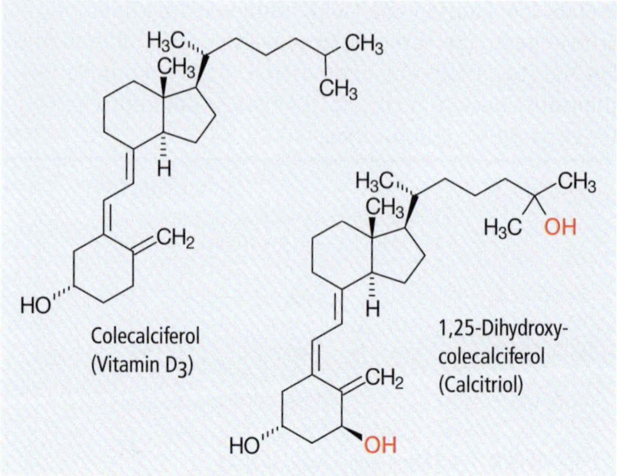

○ **Abb. 11.3** Strukturformeln von Colecalciferol und 1,25-Dihydroxycolecalciferol (Calcitriol)

Colecalciferol entsteht in den Keratinozyten der Haut durch Einwirkung von UV-B-Strahlung auf 7-Dehydrocholesterol, das in der Leber aus Cholesterol gebildet wird. Bei hohem Vitamin-D-Bedarf während der ersten beiden Lebensjahre reicht jedoch die Eigenproduktion in unseren Breiten infolge der hohen UV-Absorption durch die starke Luftverschmutzung und des unzureichenden Aufenthalts im Freien nicht aus. Es muss daher eine konsequente Behandlung aller Säuglinge mit Vitamin D_3 durchgeführt werden, um die Vitamin-D-Mangelkrankheit, die **Rachitis** (s. u.), zu verhindern.

Natürliche Vitamin-D_3-Quellen sind fettreiche Seefische (z. B. Heringe und Makrelen), Eigelb und Leber. Milch und Milchprodukte enthalten nur wenig Vitamin D_3. Für therapeutische Zwecke wird Vitamin D_3 aus Cholesterol partialsynthetisch hergestellt.

Vitamin D_3 selbst ist praktisch nicht wirksam, sondern ist ein Prodrug (**Prohormon**). Die eigentliche **Wirkform** von **Vitamin D_3** ist **1,25-Dihydroxycolecalciferol** (Calcitriol, „D_3-Hormon"), das im Hormonkapitel in ▸Kap. 16.4.2 behandelt wird. Bei seiner Synthese (○Abb. 11.4) wird in Vitamin D_3 zunächst in der Leber eine Hydroxylgruppe an C-25 (**Calcidiol**, syn. Calcifediol) und anschließend in der Niere eine weitere OH-Gruppe an C-1 (**Calcitriol**) eingeführt. Neben 1,25-Dihydroxycolecalciferol wird in der Niere auch unwirksames 24,25-Dihydroxycolecalciferol gebildet. Während ein hoher Phosphat- und Parathyrin-Blutspiegel dessen Synthese hemmen, steigert umgekehrt eine niedrige Blutphosphatkonzentration die Bildung der 1,25-Dihydroxy-Verbindung. Durch diese Regulationsmechanismen wird die Calcitriol-Synthese dem jeweiligen Bedarf angepasst.

Die Vitamin-D-Funktionen betreffen die

- Ca^{2+}- und Phosphathomöostase (▸Kap. 16.4),

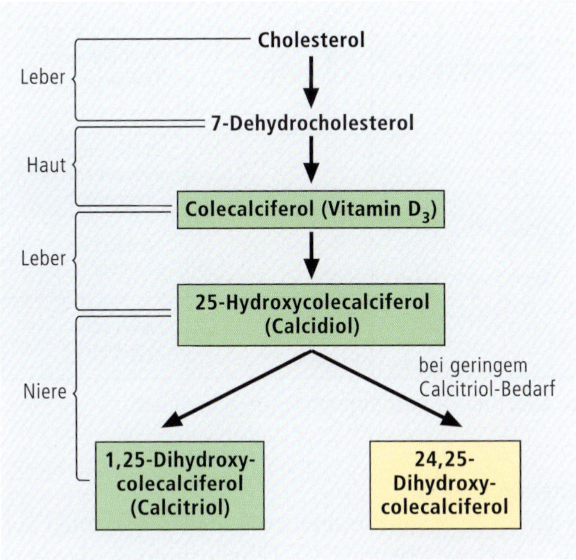

Abb. 11.4 Vitamin-D_3-Synthese und -Stoffwechsel

- Regulation des Wachstums und der Differenzierung der Hautzellen sowie
- Modulation des Immunsystems (Hemmung der Aktivität von T-Lymphozyten, Förderung der Aktivität von Makrophagen).

Weiterhin werden Vitamin D – neben Funktionen im Herz-Kreislauf-System, in Muskel- und Nervenzellen sowie bei der Insulinausschüttung – antitumorale Wirkungen zugeschrieben.

Der **Wirkungsmechanismus** von Calcitriol ist dem von Vitamin A ähnlich. Nach Bindung an einen intrazellulären zytosolischen Rezeptor und Transfer des gebildeten Komplexes in den Zellkern stimuliert 1,25-Dihydroxycolecalciferol die Synthese von Proteinen, die am Calciumtransport und -stoffwechsel beteiligt sind (z. B. Calbindin, alkalische Phosphatase). Hohe Calcitriol-Konzentrationen hemmen außerdem die Parathyrinfreisetzung.

Zusatzinformation

Außer Osteozyten sowie Nieren- und Darmepithelien besitzen zahlreiche andere Zellen „D-Hormon"-Rezeptoren. Ihr Vorkommen in Keratinozyten, Fibroblasten, Monozyten, Makrophagen sowie aktivierten B- und T-Lymphozyten erklärt den Einfluss von Calcitriol auf die Haut und das Immunsystem.

Vitamin-D-Mangel, der ohne prophylaktische Gabe von Vitamin D_3 wegen ungenügender endogener Synthese infolge unzureichender UV-Strahlung in unseren Breitengraden häufig wäre, verursacht bei Säuglingen und Kleinkindern **Rachitis** („englische Krankheit"). Die dabei auftretende Kalkarmut und abnorme Weichheit des Knochensystems führt zu **Deformierungen** des **Skeletts**: Die Wirbelsäule verbiegt sich unter dem Druck des Kopfes und des Schultergürtels (rachitische Kyphoskoliose), die untere Brustkorböffnung wird aufgebogen (Glockenbrust), die Unterschenkelknochen verkrümmen sich (X- oder O-Beine) und die Knochen-Knorpel-Grenzen sind knotig aufgetrieben (rachitischer „Rosenkranz)" an den Rippen). Die Dentition (das Zahnen) und der Fontanellenschluss sind verzögert, die Schädelknochen eindrückbar (Kraniotabes). Sinkt der Blutcalciumspiegel weiter ab, treten **tetanische Krämpfe** (Spasmophilie = rachitische Tetanie) auf.

Zur **Rachitisprophylaxe** werden Säuglingen und Kleinkindern 1–1,5 Jahre lang täglich 500 I. E. = 12,5 µg Vitamin D_3 gegeben (1 I. E. = 0,025 µg). Bei Erwachsenen bewirkt ein ausgeprägter Vitamin-D-Mangel Osteomalazie (▸ Kap. 18.5.2).

Überdosierungen von **Vitamin D_3** können schwere (bis schwerste) Intoxikationen hervorrufen, die sich alle auf eine zu hohe Blut-Ca^{2+}-Konzentration zurückführen lassen („Calcinose-Wirkung"). Sie entsprechen damit dem Krankheitsbild einer Parathyrinvergiftung. Das mobilisierte Ca^{2+} wird teils in der Niere und in den Gefäßen abgelagert, teils vermehrt im Urin ausgeschieden. Als klinische Symptome treten Erbrechen, Durchfälle, Kopf- und Gelenkschmerzen auf. Nierenversagen kann zum Tode führen. Die genannten Vergiftungserscheinungen sind bei rechtzeitigem Absetzen der Vitamin-D_3-Zufuhr reversibel. Auch gehen die Gefäßverkalkungen zurück.

Vitamin E (Tocopherole, Tocotrienole)

Mit dem Sammelbegriff Vitamin E werden alle natürlichen und synthetischen Tocopherole (○ Abb. 11.5) und Tocotrienole zusammengefasst, die sich qualitativ wie **RRR-α-Tocopherol**, die wichtigste in der Natur vorkommende Substanz mit Vitamin-E-Wirkung, verhalten. Es handelt sich dabei um 6-Chromanol-Derivate mit einer gesättigten (Tocopherole) oder dreifach ungesättigten (Tocotrienole) Seitenkette.

Nach heutigem Kenntnisstand werden sie nur von Pflanzen synthetisiert. Zu den ergiebigsten Vitamin-E-Quellen gehören Getreidekeime, Nüsse und Pflanzenöle (Weizenkeim-, Distel-, Traubenkern- und Olivenöl). Auch Blattgemüse sind durch einen hohen Vitamin-E-Gehalt ausgezeichnet.

Eine wichtige **physiologische Funktion** von **Vitamin E** ist seine **Wirkung** als **Antioxidans**. Es vermeidet bzw. verringert als Radikalfänger die Peroxidbildung höher ungesättigter Fettsäuren in den Membranlipiden, in die es aufgrund seiner langen Seitenkette integriert wird. Ferner lagert sich Tocopherol in Low-density-Lipoproteine (LDL, ▸ Kap. 11.1.2) ein, deren Bestandteile es ebenfalls vor oxidativer Zerstörung schützt. Hinzu kommt – wie bei Vitamin C – eine Hemmung der Synthese von kanzerogenem Nitrosamin. Ferner wird ein Einfluss von Vitamin E auf die Membranfluidität, die

11

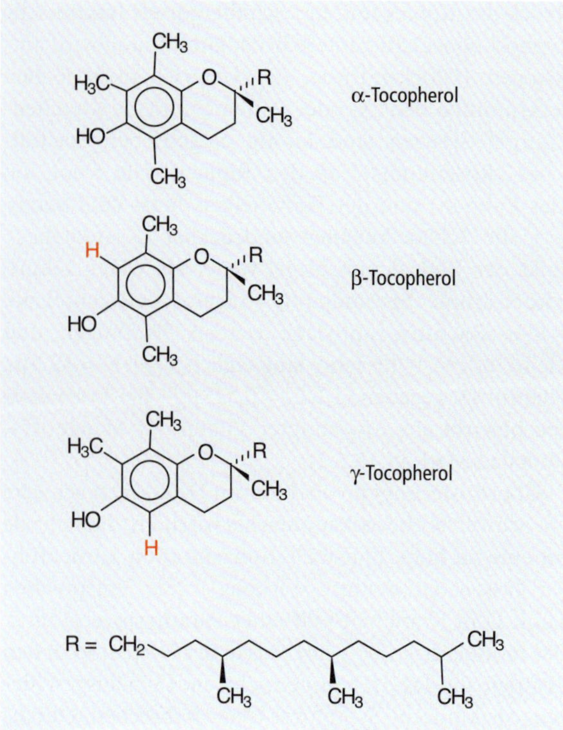

o Abb. 11.5 Strukturformeln von Tocopherolen

Aktivität verschiedener Enzyme (u. a. Hemmung der Phospholipase A_2) sowie die Nucleinsäure- und Eiweißsynthese diskutiert.

Der genaue **Tagesbedarf** an Vitamin E ist nicht bekannt. Er kann daher nur geschätzt werden. Vermutlich liegt er etwas über dem üblicherweise von der Deutschen Gesellschaft für Ernährung angegebenen Wert von 12–15 mg. Er ist erhöht bei vermehrter Zufuhr ungesättigter Fettsäuren sowie bei stärkerer körperlicher oder geistiger Belastung.

Wie bei anderen fettlöslichen Vitaminen kann ein **Vitamin-E-Mangel** durch unzureichende Gallensekretion in den Dünndarm sowie bei A-β-Lipoproteinämie oder chronisch-entzündlichen Darmerkrankungen auftreten. Schwerer Vitamin-E-Mangel kann zu Neuropathien und Muskelschwäche führen. Darüber hinaus gibt es Hinweise auf ein vermehrtes Auftreten von Arteriosklerose bzw. koronarer Herzkrankheit und Tumoren bei Vitamin-E-armer Ernährung infolge ungenügender Inaktivierung reaktiver Sauerstoffspezies.

Andererseits wurden bei den bisher durchgeführten Studien zur Arteriosklerosesprävention keine positiven, sondern insbesondere mit hohen Dosen negative Ergebnisse erzielt. Auch haben sich die Hoffnungen auf eine tumorverhindernde Wirkung durch die Gabe von Vitamin E nicht erfüllt. Dagegen wurden bei Patienten mit A-β-Lipoproteinämie durch Vitamin-E-Gaben neurologische Symptome gebessert oder deren Auftreten verhindert.

Strukturformel	R	Internationaler Freiname
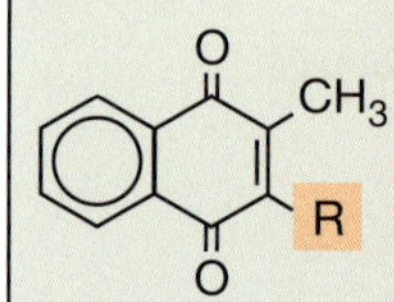	$-C_{20}H_{39}$ (– Phytyl)	Phyllochinon (Phytomenadion, Vitamin K_1)
	$-C_{35}H_{57}$	Menachinon (Vitamin K_2)
	– H	Menadion (Vitamin K_3)

o Abb. 11.6 Strukturformeln von K-Vitaminen

Vitamin K

Vitamin K kommt in drei strukturellen Varianten vor (o Abb. 11.6): Vitamin K_1 (**Phyllochinon**), das von Darmbakterien gebildete Vitamin K_2 (**Menachinon**) und Vitamin K_3 (**Menadion**). Die beiden ersten sind natürlich vorkommende Vitamine, letzteres ist ein synthetisches Produkt. In der menschlichen Ernährung spielt Vitamin K_1 die Hauptrolle.

Besonders reich an Vitamin K_1 sind grüne Blattpflanzen (z. B. Grünkohl, Rosenkohl), Weizenkeime und Schnittlauch.

Vitamin K ist für die Synthese der Blutgerinnungsfaktoren II, VII, IX und X sowie von Protein C und Protein S (▸ Kap. 6.8.3) in der Leber erforderlich. Und zwar wirkt es dabei als Coenzym bei der **γ-Carboxylierung** von **Glutaminsäure** in diesen Proteinen. Die so entstandenen γ-Carboxyglutamyl-Verbindungen sind in der Lage, Calciumionen komplex zu binden (vgl. Beteiligung von Calciumionen bei der Blutgerinnung ▸ Kap. 6.8.3).

Die eigentliche **Wirkform** von **Vitamin K** stellt das Hydrochinon-Derivat dar, das bei der γ-Carboxylierung von Glutaminsäure zum Vitamin-K-2,3-epoxid oxidiert und durch eine Epoxidreduktase mit NADH als Coenzym wieder regeneriert wird.

Bei **Vitamin-K-Mangel** kommt es zu Blutungen infolge ungenügender Bildung von bestimmten Gerinnungsfaktoren (▸ Kap. 6.8.3).

Wasserlösliche Vitamine

Vitamin B_1 (Thiamin)

Vitamin B_1 (Thiamin), eine quartäre Ammoniumverbindung mit meist Cl^- als Anion, enthält zwei heterocyclische Ringe, einen Pyrimidin- und einen Thiazolring, die über eine Methylengruppe miteinander verknüpft sind (o Abb. 11.7). Es ist empfindlich gegen Oxidations- und Reduktionsmittel. In alkalischen, wässrigen Lösungen wird außerdem der Thiazolring gespalten.

Thiamin kommt vor allem in Getreide, ferner in Hefe, Hülsenfrüchten und Kartoffeln vor. Auch alle

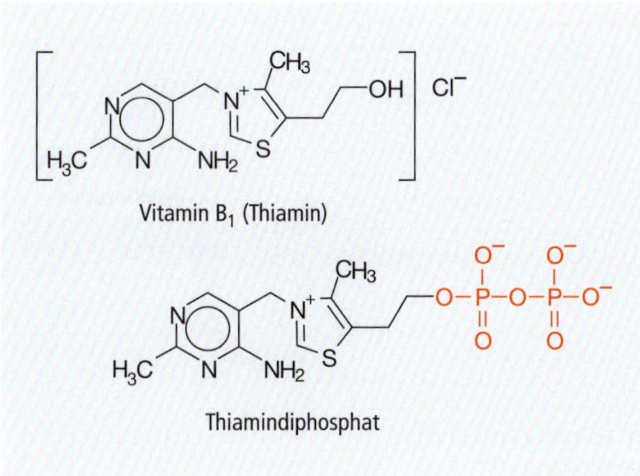

Abb. 11.7 Strukturformeln von Vitamin B_1 und Thiamindiphosphat

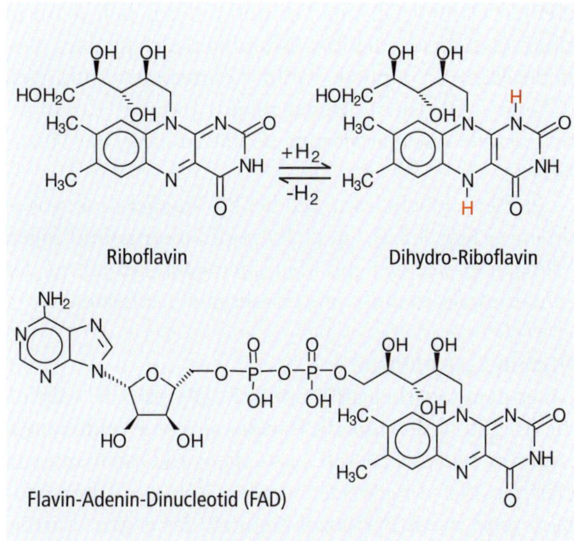

Abb. 11.8 Strukturformeln von Riboflavin, Dihydro-Riboflavin und Flavin-Adenin-Dinucleotid (FAD)

tierischen Organe enthalten Vitamin B_1. Die höchsten Konzentrationen weisen Leber und Schweinefleisch auf.

Vitamin B_1 wird im Organismus phosphoryliert und geht dabei in seine wirksame Form, das **Thiamindiphosphat** (TDP), über. TDP ist das Coenzym der 2-Oxosäuren-Dehydrogenasen-Komplexe. Durch diese Multienzymkomplexe werden 2-Oxosäuren (Ketosäuren) unter Decarboxylierung zu Acyl-Coenzym-A-Verbindungen biotransformiert. Vitamin B_1 hat aufgrund dieser Funktion für den Kohlenhydratstoffwechsel große Bedeutung.

Neben seiner Rolle als Coenzym erfüllt Thiamin wichtige physiologische Funktionen im Stoffwechsel des Nervensystems. Es ist maßgeblich an der Erregungsleitung und Neurotransmitterbildung beteiligt.

Alleiniger Vitamin-B_1-Mangel äußert sich beim Menschen in

- verminderter geistiger und körperlicher Leistungsfähigkeit,
- Appetitlosigkeit, Gewichtsverlust und fehlender Magensaftsekretion als Ausdruck einer Störung der Magen- und Darmfunktion,
- Muskelschwund, besonders an den unteren Extremitäten, sowie
- EKG-Veränderungen infolge von Erregungsstörungen des Herzens.

Die **Beri-Beri**, ein Krankheitsbild, das seit dem Altertum bei der hauptsächlich von Reis lebenden Bevölkerung ostasiatischer Länder bekannt war und das in erschreckendem Umfang zunahm, als die Reiskörner von ihren Hüllen (Silberhäutchen) maschinell befreit wurden, ist dagegen eine komplexe Avitaminose, an der neben einem Vitamin-B_1-Mangel auch noch der Mangel an anderen B-Vitaminen beteiligt ist. (Durch das „Polieren" des Reises werden Vitamine und Spurenelemente entfernt.) Die voll ausgeprägte Erkrankung ist durch Polyneuritis mit Parästhesien und Paresen, Angstzustände und eventuell Ödeme charakterisiert.

Einen schweren Vitamin-B_1-Mangel findet man auch bei der **Alkoholabusus-bedingten Polyneuropathie** sowie bei der **Wernicke-Enzephalopathie**, einer ebenfalls durch chronischen Alkoholismus ausgelösten Erkrankung mit u. a. Lähmung der Augenmuskeln, Nystagmus, Ataxie und psychischen Störungen.

Vitamin B_2 (Riboflavin)

Vitamin B_2 (Riboflavin), ein Isoalloxazin-Derivat (Abb. 11.8), ist sehr lichtempfindlich und in alkalischer Lösung auch unbeständig gegen Erhitzen.

Es kommt sowohl in tierischen als auch in pflanzlichen Zellen vor; den größten Riboflavin-Gehalt besitzen Hefe und Getreidekeime sowie Leber, Eier, Milch und Käse.

Vitamin B_2 wird nach Absorption – bei niedriger Dosierung durch Carrier-vermittelten Transport, bei höheren Konzentrationen durch Diffusion – in der Dünndarmschleimhaut zu Riboflavin-5-phosphorsäure (**FMN** = Flavinmononucleotid) phosphoryliert. Flavinmononucleotid und Flavin-Adenin-Dinucleotid (**FAD**, ▸Kap. 1.3.2), das aus FMN und Adenosinmonophosphat entsteht, sind **Coenzyme** der **Flavinenzyme** (z. B. Aldehydoxidasen, Monoaminoxidase, Xanthinoxidase, Aminosäurenoxidasen). Diese sind für die Wasserstoffübertragung in der Atmungskette, die Dehydrierung von Fettsäuren, die oxidative Desaminierung von Aminosäuren sowie für weitere Oxidations-Reduktions-Vorgänge unentbehrlich.

B_2-Mangelerscheinungen treten beim Menschen selten auf, da die mit der Nahrung zugeführten Mengen normalerweise ausreichen. Hauptsächlich kommen sie bei älteren Menschen, chronischem Alkoholabusus und lang anhaltender Diarrhö zusammen mit einer allgemeinen Unterernährung vor und äußern sich dann in einer Gesichtsdermatitis (Mundwinkelrhagaden, Gesichtsekzem), Lippen- und Zungenentzündungen (Cheilitis, Glossitis), Bindehautentzündung (Konjunktivitis) und Vaskularisierung (Gefäßbildung) der Hornhaut.

In Tierversuchen wurden bei B_2-Mangel Embryopathien (▸Kap. 5.8.3), u. a. Extremitätenmissbildungen beobachtet, wie sie beim Menschen nach Einnahme des Schlafmittels Thalidomid (Contergan®) auftraten.

Vitamin B_6 (Pyridoxin)

Unter dem Oberbegriff Vitamin B_6 (Pyridoxin) werden die drei Stoffe **Pyridoxol**, **Pyridoxal** und **Pyridoxamin** zusammengefasst (○Abb. 11.9), die vom Organismus in gleicher Weise verwertet werden können. Therapeutisch wird meist Pyridoxol benutzt, das gegen Wärme, Alkalien und Säuren beständig ist.

Vitamin B_6 kommt in allen Lebensmitteln, besonders reichlich in Vollkornprodukten, grünem Gemüse, Leber, Fleisch und Fisch vor.

Die eigentlich wirksame Verbindung ist **Pyridoxal-5-phosphat**, das als Coenzym von Aminotransferasen (Transaminasen) und Aminosäurendecarboxylasen für den Aminosäurenstoffwechsel unentbehrlich ist. Es ist außerdem an der Bildung von δ-Lävulinsäure und Sphingomyelin sowie an der Umwandlung von Methionin zu Cystein beteiligt.

Ein isolierter **Vitamin-B_6-Mangel** ist beim Menschen relativ selten. Bei gesunden Versuchspersonen wurden nach Vitamin-B_6-freier Ernährung oder Gabe des Antivitamins **Desoxypyridin** Neuritiden, epileptiforme Krämpfe, hypochrome Anämien und Hauterkrankungen (seborrhoische Dermatitis) beobachtet. Bei Langzeitbehandlung mit D-Penicillamin, Isoniazid oder Protionamid können Nervenentzündungen (Neuritiden) infolge eines B_6-Mangels entstehen, der dadurch bedingt ist, dass NH_2-Gruppen dieser Stoffe mit der Aldehydgruppe von Pyridoxal reagieren und dieses damit unwirksam machen. Auch eine langfristige Einnahme hormoneller Kontrazeptiva erhöht den Vitamin-B_6-Bedarf. Vitamin-B_6-Mangelerscheinungen findet man ferner bei Alkoholikern infolge von Absorptionsstörungen sowie der Reaktion von Acetaldehyd mit Pyridoxal.

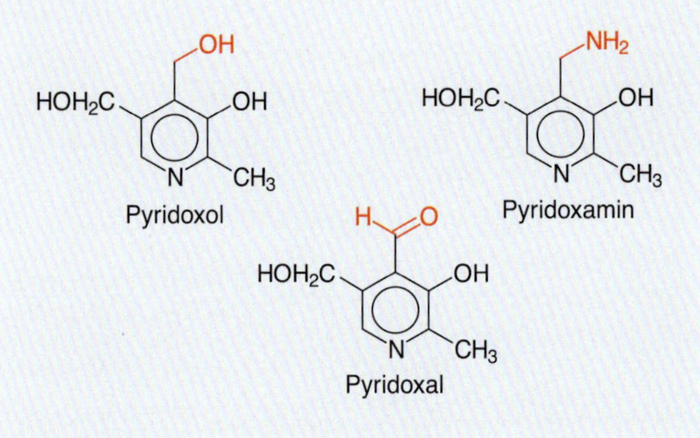

○ **Abb. 11.9** Strukturformeln von Pyridoxol, Pyridoxal und Pyridoxamin

Niacin

Unter dem Sammelbegriff Niacin werden **Nicotinsäure** (Vorkommen vor allem in Getreidekörnern) und **Nicotinsäureamid** (besonders reich in Leber und Fleisch) zusammengefasst. Beide Substanzen sind in ihrer biologischen Wirksamkeit quantitativ und qualitativ gleich. Nicotinsäureamid kann im Säugetierorganismus aus Tryptophan gebildet werden. Mangelzustände treten daher nur unter besonderen Voraussetzungen, z. B. bei Tryptophan-armer Ernährung (mit Mais!), auf. Nicotinsäure (○Abb. 11.10) ist wie Nicotinsäureamid selbst zur Substitutionstherapie geeignet, da sie nach der Absorption amidiert und als Nucleotid gespeichert wird.

Nicotinsäureamid ist ein Baustein der Pyridinnucleotide, die wasserstoffübertragende Coenzyme der Oxidoreduktasen sind.

In den Pyridinnucleotiden **Nicotinamid-Adenin-Dinucleotid** (NAD^+) und **Nicotinamid-Adenin-Dinucleotid-Phosphat** ($NADP^+$) ist Nicotinamid N-glykosidisch mit Ribose verknüpft. Die Funktion dieser Coenzyme verschiedener Dehydrogenasen besteht in der reversiblen Aufnahme von Wasserstoff, wobei der Pyridinring reduziert wird und der Stickstoff seine positive Ladung verliert. $NADP^+$ ist an Redoxvorgängen zahlreicher körpereigener und körperfremder Stoffe, NAD^+ (○Abb. 11.11) dagegen bevorzugt an denen der Atmungskette beteiligt. NAD^+ dient damit zur ATP-Gewinnung.

Die typische **Nicotinsäureamid-Avitaminose** ist die **Pellagra**, an deren Entstehen allerdings auch noch der Mangel an anderen Vitaminen beteiligt ist. (Zu ihrer völligen Ausheilung werden daher Vitamin-B-Komplex-Präparate gegeben.) Pellagra trat früher häufig in Ländern auf, in denen Mais (s. o.), der nur geringe Mengen an Tryptophan enthält, als Hauptnahrungsmittel verwendet wurde. Sie ist durch eine Dermatitis an belichteten Hautstellen, Verdauungsstörungen und degenerative Veränderungen des Zentralnervensystems (in-

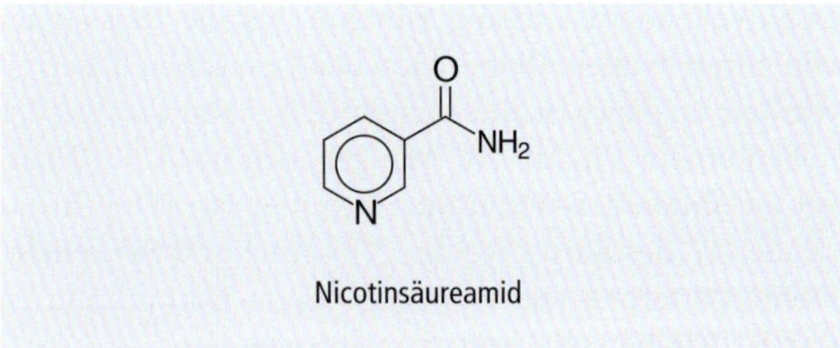

○ **Abb. 11.10** Strukturformel von Nicotinsäureamid

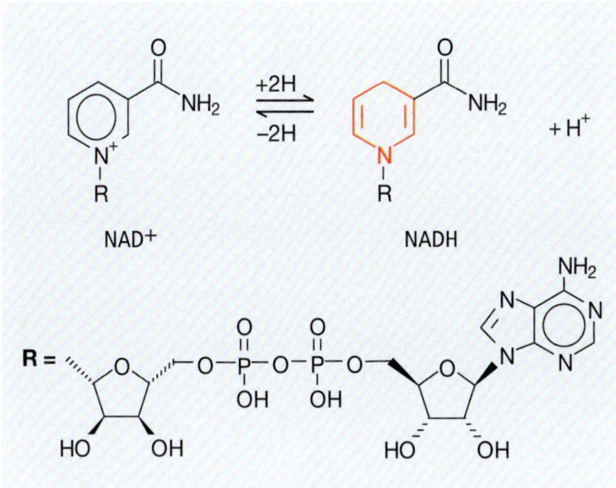

Abb. 11.11 Redoxreaktion von NAD^+ und NADH

folge unzureichender Serotoninbildung) gekennzeichnet („**3-D-Krankheit**“: Dermatitis, Diarrhö, Demenz).

Außer durch unzureichende Ernährung können Nicotinsäureamid-Mangelsymptome auch durch das Antituberkulotikum Isoniazid hervorgerufen werden, das anstelle von Nicotinsäureamid als falscher Baustein in das Coenzym eingebaut wird.

Folsäure

In der Folsäure ist Glutaminsäure peptidartig über p-Aminobenzoesäure mit einem Pteridinrest verknüpft (Abb. 11.12). In der Nahrung liegt sie vorwiegend in Form von Polyglutamaten vor, die durch eine u.a. im Bürstensaum der Enterozyten vorkommende Dekonjugase gespalten werden müssen, damit Folsäure als Monoglutamat Carrier-vermittelt absorbiert werden kann (▸ Kap. 12.8.2).

Folsäure kommt in fast allen Lebensmitteln vor. Gute Quellen sind u.a. Salate, Blattgemüse, Tomaten, Spargel, Vollkornprodukte, Fleisch, Leber und Milchprodukte.

Im Organismus wird Folsäure unter Beteiligung von Ascorbinsäure zur eigentlichen Wirkform **Tetrahydrofolsäure** reduziert. Diese dient als wichtige Überträgersubstanz für Hydroxymethyl- („**aktivierter Formaldehyd**“) und Formylgruppen („**aktivierte Ameisensäure**“, Abb. 11.13), also von Ein-Kohlenstoff-Fragmenten.

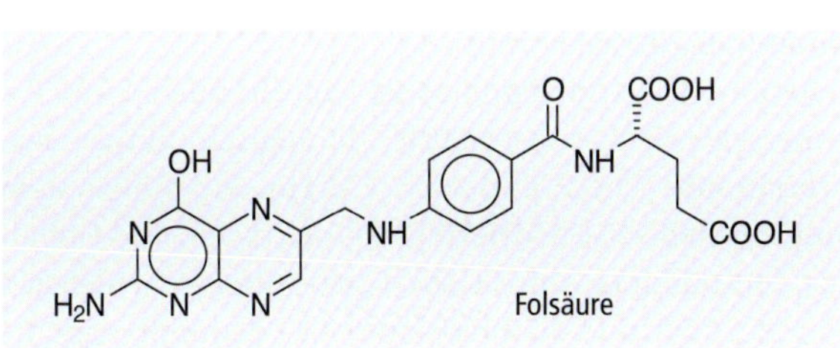

Abb. 11.12 Strukturformel der Folsäure

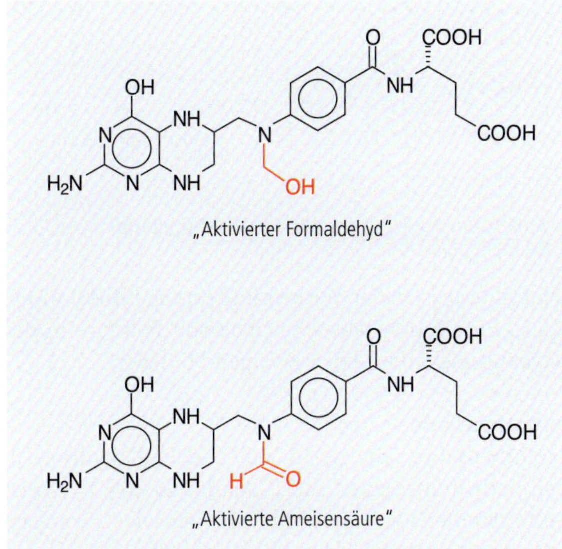

Abb. 11.13 Strukturformeln von „aktiviertem Formaldehyd“ und „aktivierter Ameisensäure“

Durch „aktivierten Formaldehyd“ entsteht u.a. aus Desoxyuridin-5′-phosphat Desoxythymidin-5′-phosphat, ein wichtiger Baustein der Desoxyribonucleinsäure.

„Aktivierte Ameisensäure“ wird zum Aufbau der Purinnucleotide benötigt. Bei der Synthese des Imidazol- und des Pyrimidinrings wird jeweils ein Ein-Kohlenstoff-Fragment eingebaut.

Eine weitere wichtige Reaktion ist – unter Beteiligung von Vitamin B_{12} (s.u.) – die Methylierung von Homocystein zu Methionin.

Folsäuremangel ist bei normaler Ernährung verhältnismäßig selten. Er wird u.a. beobachtet bei Verdauungsstörungen, mangelhafter Absorption bzw. Verwertung, nach Anwendung von Folsäure-Antimetaboliten sowie u.U. nach einer Therapie mit Antiepileptika und nach Einnahme von oralen Kontrazeptiva infolge einer Hemmung der Dihydrofolatreduktase oder der Dekonjugation der Polyglutamate, die, wie erwähnt, als solche nicht absorbiert werden können. Einen Folsäuremangel findet man ferner bei Alkoholikern (infolge einer Ernährungsstörung und einer direkten Antifolatwirkung von Ethanol) sowie nicht selten auch in der Schwangerschaft.

Eine Folsäure-Hypovitaminose äußert sich in einer Störung der Zellteilung bzw. -proliferation, von der hauptsächlich das blutbildende Knochenmark betroffen ist. Es tritt eine megaloblastäre Anämie (**Folsäuremangelanämie**, ▸ Kap. 6.5.3) auf, die im Blutbild von einer perniziösen Anämie (▸ Kap. 6.5.3) infolge eines Vitamin-B_{12}-Mangels nicht zu unterscheiden ist. Ferner besteht die Gefahr einer Diarrhö und eines Gewichtsverlusts. Bei einem Folsäuremangel in der Frühschwangerschaft kommt es beim Feten zu **Dysraphien** (Störungen der Schließung des Neuralrohrs), insbesondere zu

11

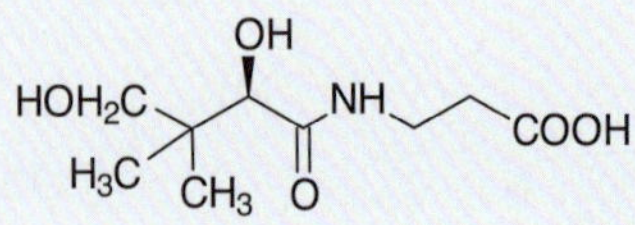

o Abb. 11.14 Strukturformel der Pantothensäure

Spaltbildungen in der Wirbelsäule (**Spina bifida**, ▸Kap. 5.8.3). Eine prophylaktische Gabe von Folsäure in der Schwangerschaft ist daher zwingend indiziert.

Pantothensäure

Pantothensäure, ein Amid aus D-α, γ-Dihydroxy-β, β-dimethylbuttersäure und β-Alanin (o Abb. 11.14, ist ein Bestandteil von **Coenzym A**. In neutraler Lösung ist sie weitgehend beständig, wird aber in saurem oder alkalischem Milieu insbesondere bei Erhitzen durch Hydrolyse der Säureamidbindung zerstört.

Als Coenzym-A-Bestandteil ist Pantothensäure weit verbreitet und findet sich besonders reichlich in Hefe, Getreide, Leber, Fleisch, Milch und Eidotter.

Coenzym A dient zur **Aktivierung** der **Essigsäure** (▸Kap. 1.3.4) sowie von **Fettsäuren** und besitzt damit eine große Bedeutung für den gesamten Stoffwechsel. Die Fettsäuren werden als Thioester an Coenzym A gebunden und sind als solche infolge der hohen Bindungsenergie der Thioestergruppe besonders reaktionsfähig.

Pantothensäure fördert ferner die Neubildung von Granulationsgewebe und damit die Wundheilung. Neben der Säure ist auch der entsprechende Alkohol (D-Panthenol) voll wirksam, da er im Organismus zur Säure oxidiert wird.

Isolierter **Pantothensäuremangel** kommt beim Menschen unter normalen Ernährungsbedingungen praktisch nicht vor. Lediglich bei starker Unterernährung findet man als Folgen eines Pantothensäuremangels körperliche Schwäche und Parästhesien, insbesondere in Form des „**burning-feet**"-**Syndroms** (Taubheitsgefühl und Kribbeln in den Zehen, brennende bis stechende Schmerzen in den Füßen).

Biotin (Vitamin H)

Biotin (Vitamin H), ein bicyclisches Harnstoffderivat mit einem Tetrahydrothiophanring (o Abb. 11.15), ist eine hitze-, säure- und alkalibeständige Substanz. Dagegen wird sie durch Oxidationsmittel und UV-Strahlung zerstört.

Vitamin H kommt in den meisten Nahrungsmitteln, besonders reichlich in Hefe, Milchprodukten, Sojabohnen, Reis, Getreide, einigen Gemüsesorten, Leber, Nüssen und Eigelb vor. In der Nahrung ist es vorwiegend proteingebunden. Im Magen-Darm-Kanal wird es

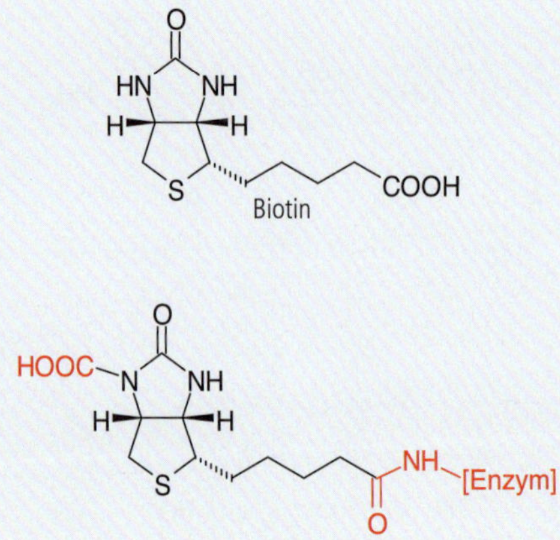

o Abb. 11.15 Strukturformeln von Biotin und Carboxybiotin-Enzym („aktives Carboxyl")

durch **Biotinidase** aus der Eiweißbindung freigesetzt und als freies Biotin Carrier-vermittelt absorbiert und als solches neben Abbauprodukten auch ausgeschieden.

Intrazellulär erfolgt mittels **Holocarboxylase-Synthetase** die Bindung von Biotin als prosthetische Gruppe an eine **Carboxylase**, die, wie der Name aussagt, Carboxylgruppen überträgt. In einer ATP-abhängigen Reaktion wird dabei CO_2 von Biotin aufgenommen („**aktives Carboxyl**") und an ein Substrat, z. B. Acetyl-Coenzym A, abgegeben.

Mangelerscheinungen treten beim Menschen, sofern keine genetischen Biotinidase- oder Holocarboxylase-Synthetase-Defekte vorliegen (s. u.), normalerweise nicht auf, zumal auch Darmbakterien Biotin produzieren. Doch können durch Einnahme großer Mengen von rohem Eiklar eine Dermatitis und Mundwinkelrhagaden ausgelöst werden. Eiklar enthält ein spezifisches Glykoprotein, das **Avidin**, durch das Biotin gebunden und inaktiviert wird. Außerdem kann es zu einem Biotinmangel bei langfristiger parenteraler Ernährung kommen.

Beim vererbten Biotinidase- oder Holocarboxylase-Synthetase-Mangel verarmt der Körper an Biotin bzw. biotinhaltigen Enzymen. Als Folge kommt es zu schweren Stoffwechselstörungen, die unbehandelt zum Tod führen.

Vitamin B_{12} (Cobalamine)

Vitamin B_{12} (Cobalamine) ist ein Sammelbegriff für unterschiedlich substituierte, biologisch aktive sog. **Corrinoide**. Diese enthalten **Corrin**, ein Ringsystem mit vier (teilweise hydrierten) Pyrrolringen, und **Cobalt** als Zentralion (o Abb. 11.16). Corrin unterscheidet sich von Porphyrin in Häm (▸Kap. 6.4.1) dadurch, dass die Methin-Gruppe zwischen den Ringen A und D fehlt. Ein weiteres bemerkenswerts Strukturelement von Vit-

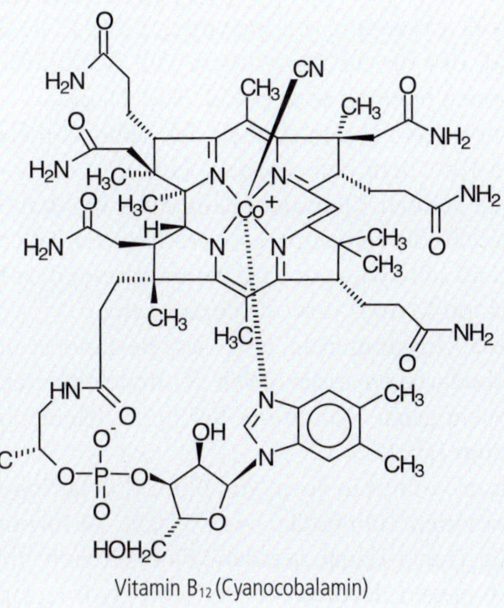

Abb. 11.16 Strukturformel von Vitamin B_{12}

amin B_{12} ist ein Nucleotid, das anstelle der sonst üblichen Purin- bzw. Pyrimidinbase ein 5,6-Dimethylbenzimidazol enthält.

Vitamin B_{12} wird zwar ausschließlich von Mikroorganismen gebildet, da es aber im tierischen Organismus (vor allem in der Leber) gespeichert werden kann, sind tierische Nahrungsmittel die besten Vitamin-B_{12}-Quellen. Folglich sind Veganer gefährdet, einen Vitamin-B_{12}-Mangel zu entwickeln.

Das häufig in Vitamin-B_{12}-Präparaten therapeutisch verwendete **Cyanocobalamin** kommt als solches in der Natur nicht vor, sondern entsteht nur bei der industriellen Gewinnung.

Die **eigentlichen Wirkstoffe**, 5′-Desoxyadenosylcobalamin und Methylcobalamin, werden im Organismus aus Vitamin B_{12} und 5′-Desoxyadenosin bzw. aktivem Methyl gebildet. Die so entstandenen Vitamin-B_{12}-Coenzyme sind beteiligt an der

- Biosynthese von Purin- und Pyrimidin-Basen,
- Reduktion von Ribonucleotidtriphosphaten zu 2-Desoxyribonucleotidtriphosphaten,
- Umwandlung von Methylmalonyl-Coenzym A zu Succinyl-Coenzym A und damit an der Fettsäurensynthese,
- Synthese von Methionin aus Homocystein und
- Bildung der Myelinscheiden im Nervensystem.

Vitamin B_{12} ist außerdem erforderlich für die normale Rückgewinnung von Tetrahydrofolsäure aus N-Methyltetrahydrofolsäure (s. o.).

Aufgrund der beschriebenen Funktionen von Vitamin B_{12} wird verständlich, dass bei **Vitamin-B_{12}-Mangel** die Erythropoiese (Bildung der roten Blutkörperchen) gestört ist und infolge der unzureichenden Lipidsynthese nur mangelhafte Myelinscheiden gebildet

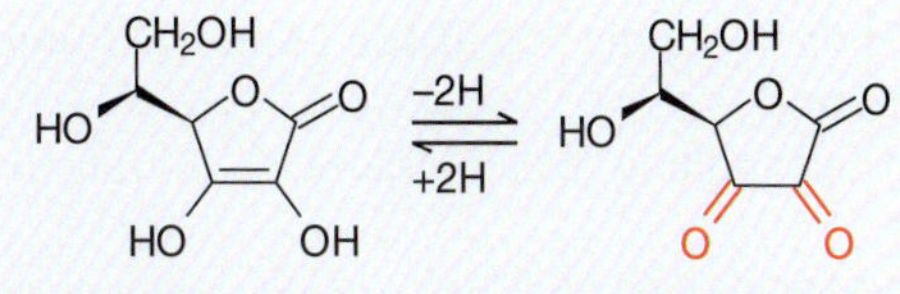

Abb. 11.17 Strukturformeln von Ascorbinsäure und Dehydroascorbinsäure

werden können: Es entwickelt sich das Krankheitsbild der **perniziösen Anämie** (▸ Kap. 6.5.3), die unbehandelt zum Tod führt. Die bei Vitamin-B_{12}-Mangel auftretenden neurologischen Störungen werden als **funikuläre Myelose** bezeichnet.

Da der tägliche Bedarf an Vitamin B_{12} jedoch nur wenige µg beträgt und im Leberdepot 2–5 mg gespeichert sind, dauert es nach Unterbrechung der Vitamin-B_{12}-Absorption (z. B. nach operativer Entfernung des Magens oder des Ileums) 2–5 Jahre bis zum Auftreten einer perniziösen Anämie.

Vitamin C (Ascorbinsäure)

L-(+)-Ascorbinsäure ist das γ-Lacton der in der Enolform vorliegenden 2-Keto-L-gulonsäure. Die Endiolgruppierung bedingt ihre starke Reduktionsfähigkeit, die Hydroxylgruppe an C-3 den Säurecharakter (vinyloge Carbonsäure, Abb. 11.17). Während Vitamin C in kristallisierter Form gegen Luftsauerstoff beständig ist, wird es in Lösung von Oxidationsmitteln rasch bis zu Oxalsäure abgebaut. Alkalien und Schwermetalle, vor allem Kupferionen, beschleunigen den Vorgang.

Ascorbinsäure ist in der Natur weit verbreitet. Besonders reich an Vitamin C sind frische Früchte (Johannisbeeren, Erdbeeren, Sanddornbeeren, Zitrusfrüchte) und Gemüse (Paprika, Brokkoli, Spinat, Tomaten). Für die Ernährung der deutschen Bevölkerung kommen als wichtigste Vitamin-C-Lieferanten Kartoffeln, Gemüse und frisches Obst in Betracht.

Ascorbinsäure wird nicht nur von Pflanzen, sondern von den meisten tierischen Organismen auch selbst synthetisiert. Nur der Mensch, Menschenaffen und das Meerschweinchen können sie nicht bilden, da ihnen die L-Gulonolacton-Oxidase, ein Flavoprotein, fehlt, das Gulonolacton zur Ascorbinsäure oxidiert.

Ascorbinsäure, die reversibel in Dehydroascorbinsäure übergehen kann (Abb. 11.13) und damit zu den biochemischen Redoxsystemen gehört, ist beteiligt an

- der Hydroxylierung von Nebennierenrindenhormonen, biogenen Aminen und Aminosäuren (Bildung von Noradrenalin aus Dopamin bzw. 5-Hydroxytryptophan, Hydroxyprolin und Hydroxylysin aus den entsprechenden Aminosäuren),
- der Kollagenbiosynthese,

11

- dem Abbau cyclischer Aminosäuren,
- der Abdichtung der Kapillaren (Antihyaluronidase-Effekt) und
- der Umwandlung von Folsäure in Tetrahydrofolsäure.

Ferner steigert es Abwehrvorgänge, wahrscheinlich durch Hemmung der oxidativen Selbstzerstörung der Phagozyten durch reaktive O_2-Spezies (Antioxidans-Wirkung), und fördert die Eisenabsorption (▸Kap. 12.8.2) durch Reduktion von dreiwertigem zu zweiwertigem Eisen.

Der normale **Tagesbedarf** an Vitamin C beträgt (mindestens) 100 mg. Wie bei anderen Vitaminen ist der Vitamin-C-Verbrauch auch bei schweren körperlichen Anstrengungen (z. B. Hochleistungssport), malignen Tumoren, Röntgenbestrahlung, akuten und chronischen Infektionskrankheiten, Stoffwechselerkrankungen (z. B. Diabetes mellitus) sowie während der Schwangerschaft und Stillperiode erhöht. Er übersteigt jedoch 300 mg täglich nicht. Die Einnahme von 1 g Vitamin C einmal oder mehrmals täglich ist deshalb überflüssig. Überschüssiges Vitamin C wird schnell im Urin ausgeschieden.

Die klassische **Vitamin-C-Mangelkrankheit** des Erwachsenen, der **Skorbut**, der früher immer dann auftrat, wenn ein Mangel an frischen Nahrungsmitteln (z. B. bei langen Schiffsreisen) bestand, ist selten geworden. Sie ist durch abnorme Müdigkeit, Muskelschwäche, Blutungen, Zahnfleischentzündung mit Lockerung und Verlust von Zähnen sowie starke Anfälligkeit gegen Infektionskrankheiten charakterisiert. Die entsprechende (ebenfalls heute seltene) Erkrankung des Kleinkindes wird als **Möller-Barlow-Krankheit** bezeichnet. C-Hypovitaminosen können bei Fehlernährung und mangelnder Absorption infolge einer Gastritis mit gestörter HCl-Produktion oder Leberzirrhose auftreten.

11.2.2 Spurenelemente

Als **Spurenelemente** bezeichnet man Elemente, die nur in sehr geringen Mengen in der Nahrung und im Organismus (< 0,01 % des Körpergewichts) vorkommen. Ihr Tagesbedarf ist generell < 20 mg. Es lassen sich drei Gruppen unterscheiden: 1. Spurenelemente mit physiologischen Funktionen (essenzielle Spurenelemente), 2. Spurenelemente ohne Funktion und 3. toxische Spurenelemente.

Zu den **essenziellen Spurenelementen** gehören

- Eisen als Baustein von Hämoglobin (▸Kap. 6.4.1), Myoglobin (▸Kap. 10.7.2) und der Cytochrome (▸Kap. 1.3.3) sowie zahlreicher Enzyme, die an Oxidations- und Reduktionsreaktionen beteiligt sind,
- Cobalt als Bestandteil von Vitamin B_{12} (▸Kap. 11.2.1),
- Chrom, Kupfer, Mangan, Molybdän, Selen und Zink als Zentralatome von Enzymen,
- Iod, das für die Biosynthese von Schilddrüsenhormonen benötigt wird (▸Kap. 16.3.2), und
- Fluor, das für den Aufbau des Zahnschmelzes und des Knochens bedeutsam ist (s. u.).

Wie bei den Vitaminen kann auch bei den Spurenelementen die Versorgung in bestimmten Fällen unzureichend sein. Dies gilt wiederum insbesondere für Personen mit Mangel- bzw. Fehlernährung.

Eine Zusammenstellung des Bestandes und des Tagesbedarfs an essenziellen Spurenelementen sowie die wichtigsten Symptome bei Spurenelementmangel enthält ◘ Tab. 11.5.

Fluor kommt in Form von Fluorid in geringen Konzentrationen ubiquitär vor. Nach Absorption im Magen-Darm-Kanal werden Fluoridionen im Austausch gegen Hydroxylionen von Hydroxylapatit in Zahnschmelz und Knochen eingelagert. Fluorapatit erhöht die Kariesresistenz, da die Zahnoberflächen deutlich weniger von Säuren angegriffen werden, die durch bakteriellen Abbau von Kohlenhydraten im Mundraum entstehen.

Durch Zufuhr von Fluorid kann daher der Entstehung der häufigsten Zahnerkrankung, der **Karies**, vorgebeugt werden. Der größte Erfolg wird durch die perorale Behandlung vor und während der Zahndurchbrüche erreicht, anschließend kann der Fluoridgehalt der Zähne durch topische Applikation fluoridhaltiger Lösungen oder Gele aufrechterhalten werden.

Selen ist Bestandteil der Glutathion-Peroxidase. In einigen Gegenden Chinas, in denen ein ausgeprägter Selenmangel herrscht, findet man charakteristische Herzmuskelinsuffizienz-Formen (Keshan-Krankheit) und eine bei Jugendlichen auftretende Kniegelenkarthritis (Kaschin-Beck-Syndrom), die durch Selengaben gebessert werden können. Erniedrigte Selenblutspiegel werden ferner bei Tumorpatienten gefunden.

Zink ist Bestandteil zahlreicher Enzyme, z. B. von Dehydrogenasen, Transferasen, Oxidoreduktasen, RNA-Polymerase, und damit am Eiweiß-, Kohlenhydrat-, Fett- und Nucleinsäure-Stoffwechsel maßgeblich beteiligt. Es ist weiterhin für Immunreaktionen und die Regelung der Genexpression von Bedeutung. Gute Quellen für bioverfügbares Zink sind Hülsenfrüchte, Nüsse, Fleisch und Krustentiere. Symptome eines Zinkmangels sind u. a. Wachstums-, Geschmacks- und Geruchsstörungen.

Entbehrliche Spurenelemente sind u. a. Aluminium, Brom, Gold und Silber. **Toxische Spurenelemente** (Antimon, Arsen, Blei, Cadmium, Quecksilber, Thallium) besitzen als gewerbliche Gifte große toxikologische Bedeutung.

Tab. 11.5 Essenzielle Spurenelemente. Nach Angaben der Deutschen Gesellschaft für Ernährung (2014)

Element	Körperbestand (g)	Tagesbedarf (mg)	Mangelerscheinungen
Chrom	0,006	0,05–0,1	Gestörter Glucosestoffwechsel, Neuropathie
Cobalt	0,01	0,0002	Makrozytäre Anämie[1]
Eisen	4–5	10–15[2]	Mikrozytäre Anämie
Fluor	ca. 3	3,1–3,8	Karies
Iod	0,015–0,025	0,18–0,20	Hypothyreose
Kupfer	0,1–0,2	1,5–2,5	Mikrozytäre Anämie, Wachstumsstörungen
Mangan	0,01–0,03	2–5	Knochenmissbildungen
Molybdän	0,02	0,05–0,10	Neurologische Störungen
Selen	0,003–0,02	0,03–0,07	Herzmuskelinsuffizienz, Kniegelenkentzündung
Zink	1,5–3,0	7–10	Wachstumsstörungen, Haarausfall, verzögerte Wundheilung, Haut- und Schleimhautveränderungen, Infektanfälligkeit

[1] Vitamin-B_{12}-Mangel
[2] Abhängig von Alter, Geschlecht und Funktionszustand des Organismus (z. B. Schwangerschaft)

In Kürze

- **Mikronährstoffe** umfassen die nicht-energieliefernden Vitamine und Spurenelemente.
- **Vitamine** sind lebensnotwendige, physiologisch wirksame organische Verbindungen. Sie müssen dem Organismus als solche oder in Form ihrer Vorstufen (Provitamine) zugeführt werden.
- Aufgrund ihrer unterschiedlichen Löslichkeit werden die Vitamine in **fettlösliche** (A, D, E, K) und **wasserlösliche** (B_1, B_2, B_6, B_{12}, C, Niacin, Folsäure, Pantothensäure, Biotin) unterteilt.
- Der normale **tägliche Vitaminbedarf** liegt zwischen 3 µg (Vit. B_{12}) und 100 mg (Vit. C). Der individuelle Bedarf kann allerdings je nach Situation erheblich schwanken (z. B. infolge Alter, Schwangerschaft, Stillzeit, Krankheit).
- Am häufigsten besteht ein Mangel an den Vitaminen A, B_1, B_6, D und Folsäure.
- **Essenzielle Spurenelemente** kommen nur in sehr geringen Mengen in der Nahrung und im Körper vor. Hierzu gehören Chrom, Cobalt, Eisen, Fluor, Iod, Kupfer, Mangan, Molybdän, Selen und Zink.

11.3 Mengenelemente: Elektrolyte und Wasser

Neben einer energetisch genügenden Ernährung ist auch eine ausreichende Zufuhr von Mineralstoffen und Wasser für die Aufrechterhaltung der Lebensvorgänge unerlässlich. Elektrolyt- und Wasserbedarf, Elektrolyt- und Wasserumsatz sowie Störungen des Elektrolyt- und Wasserhaushalts werden in ▸Kap. 14 beschrieben.

In Kürze

- Zu den **Mengenelementen** zählen Wasser und Mineralstoffe (Na^+, K^+, Ca^{2+}, Mg^{2+}, Phosphat, Cl^-, Schwefel).
- Mengenelemente sind für den ungestörten Ablauf der Lebensvorgänge unerlässlich (Tagesbedarf generell > 200 mg).

Zusatzinformation

Zu den sog. Grundelementen, die zu 99 % die Biomasse bilden, zählen H, C, N und O.

11.4 Nahrungsergänzungsmittel

Nahrungsergänzungsmittel sind Produkte zur Ergänzung der täglichen Nahrung gesunder Personen. Sie sollen nach Werbeaussagen die Ernährung optimieren, die Leistungsfähigkeit steigern und Erkrankungen vorbeugen. Zu den in solchen Nahrungsergänzungsmitteln enthaltenen Stoffe werden Vitamine, Spurenelemente, Mineralien, verschiedene Aminosäuren, Kreatin, Coenzym Q_{10}, Chondroitin, Fischöle, Carnitin (Vit. B_{11}), α-Liponsäure (Thioctsäure), Pangamsäure (Vit. B_{15}), Orotsäure (Vit. B_{13}), Bioflavonoide (z. B. Quercetin, Lutein) u. a. gerechnet. Ein gesunder, normal ernährter Organismus profitiert jedoch – wenn überhaupt – nur wenig von der zusätzlichen Zufuhr dieser Substanzen. In den meisten Fällen sind sie unnötig. Eine gewisse Ausnahme stellen vermutlich Resveratrol (z. B. im Rotwein) und Fischöle dar, für die protektive Wirkungen gegen kardiovaskuläre Erkrankungen beschrieben wurden.

In Kürze

- **Nahrungsergänzungsmittel** sind Produkte zur Supplementierung der täglichen Nahrung.
- Sie sollen die Ernährung optimieren, die Leistungsfähigkeit steigern und Erkrankungen vorbeugen. Bei ausreichender, ausgewogener Ernährung sind die meisten von ihnen entbehrlich.
- Resveratrol (z. B. im Rotwein) und Fischölen werden protektive Wirkungen bei kardiovaskulären Erkrankungen zugeschrieben.

11.5 Ballast- und Gewürzstoffe

Als **Ballaststoffe** werden unverdauliche, meist aus Pflanzen (Getreide, Gemüse, Obst u. a.) stammende Verbindungen (Zellwandbestandteile) mit Kohlenhydratartiger chemischer Struktur bezeichnet. Hierzu gehören **Cellulose**, **Hemicellulosen**, **Pectine** und das Nicht-Kohlenhydrat **Lignin**. Obwohl die Ballaststoffe nicht zur Energieversorgung beitragen, kommt ihnen für die normale Magen-Darm-Passage und den Stoffwechsel erhebliche Bedeutung zu. So fördert z. B. bei Neigung zu Verstopfung eine ballaststoffreiche Nahrung die Stuhlentleerung. Im Gegensatz zu früheren Auffassungen ist allerdings nicht mehr sicher, ob Menschen, die ausreichende Mengen an Ballaststoffen zu sich nehmen, weniger häufig an Fettstoffwechselstörungen, Diabetes mellitus, einem Gallensteinleiden oder einem Dickdarmkarzinom erkranken.

Als Mindestmenge von Ballaststoffen werden 30 g/Tag angesehen. Werden andererseits größere Mengen annähernd reiner Ballaststoffe (z. B. Kleie) aus diätetischen oder therapeutischen Gründen, z. B. zur Gewichtsreduktion oder bei Verstopfung, zugeführt, besteht die Gefahr einer verminderten Absorption mehrwertiger Kationen (u. a. von Calcium, Eisen, Zink) und einer vermehrten Gasbildung.

Zu den **Gewürzstoffen** (z. B. Pfeffer, Paprika, Kümmel) zählen die pflanzlichen Duft- und Aromasubstanzen, die den Speisen ihren Geruch und Geschmack verleihen. Obwohl nicht unbedingt erforderlich, wirken sie sich positiv auf den Appetit und durch die Anregung der Verdauungssaftsekretion auf die Bekömmlichkeit der zugeführten Nahrung und damit das Wohlbefinden aus.

In Kürze

- Unverdauliche **Ballaststoffe** tragen nicht zur Energiegewinnung bei, sind aber für eine normale Magen-Darmpassage von Bedeutung (Verkürzung der Passagezeit). Die Ballaststoff-Aufnahme sollte mindestens 30 g/Tag betragen.
- **Gewürzstoffe** sind Pflanzenbestandteile, die den Appetit und die Sekretion von Verdauungssäften anregen sowie die Bekömmlichkeit der Nahrung steigern.

11.6 Energetische Aspekte der Ernährung

11.6.1 Nährstoffe als Energiequellen

Physikalische und physiologische Brennwerte. Die Nährstoffe werden im Organismus vorwiegend zu CO_2 und Wasser abgebaut. Da die gleichen Endprodukte auch bei der Verbrennung im Calorimeter entstehen, liefern die so bestimmten Energiegehalte der Nährstoffe einen Anhalt für ihre energetische Nutzung im Organismus. Die auf diese Weise ermittelten Energiewerte werden als **physikalische Brennwerte** bezeichnet.

Für Kohlenhydrate und Fette stimmen diese weitgehend mit den Energiemengen überein, die beim Abbau im Organismus freigesetzt werden und die man daher **physiologische Brennwerte** nennt (◘ Tab. 11.6). Da bei den Eiweißen der Abbau im Stoffwechsel jedoch nur bis zum Harnstoff führt und daneben auch Oligopeptide, Aminosäuren und andere noch energiehaltige Substanzen mit dem Harn ausgeschieden werden, ist in diesem Fall der physiologische Brennwert kleiner als der physikalische.

Aus ◘ Tab. 11.6 geht hervor, dass beim Abbau von 1 g Kohlenhydrat 17 kJ (4,1 kcal) freigesetzt werden, während die gleiche Menge Fett mit 39 kJ (9,3 kcal) mehr als die doppelte Energiemenge liefert.

Wegen seines hohen Brennwerts muss bei Energiebilanzen auch Ethanol (Äthylalkohol) mit berücksichtigt werden. 40 g Ethanol decken nämlich bereits 10 % des täglichen Energiebedarfs bei leichter körperlicher Arbeit.

Tab. 11.6 Physiologische Brennwerte von Kohlenhydraten, Eiweißen und Fetten in gemischter mitteleuropäischer Kost und physikalische Brennwerte von ausgewählten Nährstoffen

Stoff	kJ/g	kcal/g
Physiologischer Brennwert		
Kohlenhydrate	17	4,1
Eiweiße	17	4,1
Fette	39	9,3
Ethanol	30	7,1
Physikalischer Brennwert		
Stärke	18	4,2
Dextrin	17	4,1
Muskeleiweiß	24	5,7
Casein	24	5,8
Pflanzenfett	40	9,5
Butterfett	39	9,2

Ausnutzungsgrad der Nahrungsbestandteile. Der Ausnutzungsgrad gibt an, welcher Energieanteil eines (absorbierten) Nahrungsstoffs im Organismus genutzt werden kann.

In der Regel sind tierische Nahrungsmittel und reine Nährstoffe fast vollständig (> 95 %) nutzbar, während pflanzliche Nahrungsmittel normalerweise nur zu etwa 80 % verwertet werden können, da einzelne ihrer Bausteine (wie z. B. Cellulosemembranen) auch nach Aufbereitung der Speisen der Verdauung und Absorption nicht zugänglich sind. Bei gemischter mitteleuropäischer Kost beträgt der Ausnutzungsgrad 90–95 %. Wegen dieses hohen Wertes können annäherungsweise die Energiegehalte der Nahrungsmittel zugrunde gelegt werden, wenn die Ernährung eines Menschen seinem Energiebedarf angepasst werden soll.

In Tab. 11.7 sind die Nährstoff- und Energiegehalte einiger wichtiger Nahrungsmittel aufgeführt. Den Energieangaben ist die Einheit kJ (Kilojoule) zugrunde gelegt. Diese lässt sich auf die ältere Einheit kcal (Kilokalorie) unter Berücksichtigung der Beziehung 1 kJ = 0,239 kcal umrechnen.

Eine qualitative Beurteilung eines Lebensmittels unter Berücksichtigung des individuellen Bedarfs erlaubt die **Nährstoffdichte**. Sie ist definiert als Quoti-

Tab. 11.7 Nährstoff- und Energiegehalt einiger Nahrungsmittel. Nach Souci, Fachmann und Kraut

In 100 g essbarem Anteil sind enthalten	Eiweiß	Fett	Kohlenhydrate	Energiegehalt
	g	g	g	kJ
Äpfel			11	211
Blumenkohl	3		3	100
Butter	1	83		3174
Buttermilch	4	1	4	147
Eierteigwaren (Nudeln)	13	3	67	1466
Grüne Erbsen, frisch	7	1	12	344
Haferflocken	14	7	62	1544
Hartkäse, vollfett (45 % Fett i. Tr.)	29	30		1622
Hering (Filet)	15	15		822
Huhn (Brathuhn)	21	7		563
Hühnerei	13	11		657
Hülsenfrüchte (Linsen)	24	1	51	1316
Joghurt aus entrahmter Milch	4		4	155
Kalbfleisch, mittelfett	21	3		459
Kartoffel-Chips	6	39	41	2281

Tab. 11.7 Nährstoff- und Energiegehalt einiger Nahrungsmittel. Nach Souci, Fachmann und Kraut (Fortsetzung)

In 100 g essbarem Anteil sind enthalten	Eiweiß	Fett	Kohlenhydrate	Energiegehalt
	g	g	g	kJ
Kartoffeln mit Schalen	2		15	296
Leber (Rind)	20	3	2	453
Margarine		80		3050
Mischbrot (Weizen)	6	1	51	1019
Pommes frites (erhitzt)	4	15	29	1119
Reh (Rücken)	21	3		476
Reis, poliert	7	1	78	1475
Rindfleisch, fett	16	21		1074
Rindfleisch, mager	22	2		465
Rotbarsch (Filet)	18	4		446
Salami	18	50		2191
Schlagsahne	2	32	3	1302
Schweinefleisch, fett	14	37		1625
Schweinefleisch, mager	21	3		469
Schweineschmalz		100		3790
Speiseöl (Sonnenblumenöl)		100		3792
Speisequark (20 % Fett i. Tr.)	13	5	3	451
Vollmilch	3	4	5	280
Vollmilchschokolade	9	32	45	2235
Weichkäse, halbfett (20 % Fett i. Tr.)	26	9		776
Weizenmehl, Type 405	11	1	70	1408
Zucker			100	1697

ent aus dem Nährstoffgehalt (in Gewichtseinheiten) und dem Brennwert (in kJ).

11.6.2 Austauschbarkeit und umsatzsteigernde Wirkung der Nährstoffe

Isodynamie. Kohlenhydrate, Fette und Eiweiße können bezüglich ihres Energiegehalts weitgehend ausgetauscht werden. Sofern es sich nur um die Deckung des Energiebedarfs handelt, sind dabei

$$1\,\text{g Kohlenhydrat} = 1\,\text{g Eiweiß} = 0{,}44\,\text{g Fett}$$

als isodyname Nährstoffmengen anzusehen.

Diese Aussage gilt allerdings nur mit Einschränkungen, da die einzelnen Nährstoffe bei der ATP-Synthese unterschiedlich effektiv sind. Die gleiche Energiemenge kann bei der Zufuhr in Form von Kohlenhydraten, Eiweißen oder Fetten bis zu 20 % unterschiedliche ATP-Mengen liefern. Eine Beurteilung der wechselseitigen Vertretbarkeit der Nährstoffe wäre daher nur auf der Grundlage der jeweiligen ATP-Ausbeute möglich, die aber von der aktuellen Stoffwechselsituation abhängt und daher im Einzelfall nur schwer zu erfassen ist.

Das Problem der Isodynamie der Nährstoffe muss darüber hinaus nicht nur unter energetischen, sondern vor allem auch unter stofflichen Aspekten betrachtet werden. So können Eiweiße nicht vollständig durch Kohlenhydrate oder Fette ersetzt werden, da, wie erwähnt, der Organismus nicht in der Lage ist, die für den Baustoffwechsel erforderlichen essenziellen Aminosäuren selbst zu synthetisieren, sondern auf deren Zufuhr durch Nahrungseiweiße angewiesen ist. Ebenso müssen essenzielle Fettsäuren mit der Nahrung aufgenommen werden.

Postprandiale Energieumsatzsteigerung. Einige Stunden nach jeder Nahrungsaufnahme tritt eine Steigerung des Energieumsatzes auf, die dementsprechend als postprandiale Energieumsatzsteigerung bezeichnet wird. Sie ist bezüglich ihres Ausmaßes und ihrer Dauer von der Menge und der Zusammensetzung der aufgenommenen Nahrung abhängig. Diese auch als **kostinduzierte** oder **diätetische Thermogenese** (Wärmebildung) bezeichnete Energieumsatzsteigerung ist besonders ausgeprägt bei Eiweißen, geringer bei Kohlenhydraten und vernachlässigbar klein bei Fetten. Nach Aufnahme gemischter Kost steigt der Energieumsatz im Vergleich zu einer vorausgegangenen Fastenperiode infolge erhöhten Sauerstoffverbrauchs sowie Steigerung der Herzfrequenz und des Schlagvolumens um 6–8 % an.

In Kürze

- Fette und Kohlenhydrate werden im Organismus vollständig zu CO_2 und H_2O oxidiert. Der Energiegehalt (**physiologische Brennwert**) beträgt für Kohlenhydrate im Mittel 17 kJ/g, für Fette 39 kJ/g. Der Abbau von tierischem Eiweiß bis zum (noch energiehaltigen) Harnstoff ergibt wie bei den Kohlenhydraten einen physiologischen Brennwert von 17 kJ/g.
- In der Regel weisen tierische Nahrungsmittel einen höheren **Ausnutzungsgrad** (> 95 %) als pflanzliche (ca. 80 %) auf.
- Die **Nährstoffdichte** ist definiert als Quotient aus Nährstoffgehalt (in g) und Brennwert (in kJ).
- Kohlenhydrate, Fette und Eiweiße können entsprechend ihrem Brennwert weitgehend ausgetauscht werden (**Isodynamie**), sofern es nur um die Deckung des Energiebedarfs geht. Essenzielle Amino- und Fettsäuren können jedoch nicht durch Kohlenhydrate ersetzt werden.

11.7 Ernährungsformen

Ernährung beeinflusst auf vielfältige Weise den Gesundheitszustand. Da richtige Ernährung bestimmte Krankheiten verhindern oder ihr Auftreten verzögern kann, ist diese ein wichtiger Teil der Präventivmedizin. Auch können diätetische Maßnahmen in einigen Fällen zur Unterstützung einer Therapie beitragen.

Unter einer **bilanzierten Ernährung** versteht man eine ausgewogene Kost, in der

- die zugeführte Energie dem Bedarf, d. h. der jeweiligen Arbeit entsprechend, angepasst ist,
- die Grundnährstoffe in optimalem Verhältnis enthalten sind und
- Vitamine, Salze und Spurenelemente in ausreichenden, jedoch nicht überhöhten Mengen vorliegen.

Die erstgenannte Bedingung wird von der Bevölkerung in hochindustrialisierten Ländern in vielen Fällen nicht eingehalten. Im statistischen Mittel übersteigt die Energieaufnahme den Bedarf um fast 15 %. Als Folge davon hat in den letzten Jahrzehnten die Zahl der Übergewichtigen, die einem erhöhten Krankheitsrisiko ausgesetzt sind (s. u.), stark zugenommen.

Die optimale Relation der Nährstoffanteile ist unter wechselnden Ernährungsbedingungen untersucht worden. Für die Verhältnisse in Mitteleuropa hat sich dabei eine Relation der Gewichtsanteile Eiweiß zu Fett zu Kohlenhydraten von 1:1:4, entsprechend einem Verhältnis der Energieanteile von 1:3:5, als besonders zweckmäßig erwiesen.

In den Industrieländern werden mit der durchschnittlichen Kost prozentual zu viel Fett und zu wenig Kohlenhydrate aufgenommen.

11.7.1 Diätformen

Als **Vollkost** wird eine Ernährung bezeichnet, die den üblichen Essensgewohnheiten sowie den oben beschriebenen Kriterien einer bilanzierten Ernährung entspricht.

Leichte Vollkost unterscheidet sich davon nur dadurch, dass sie keine Bestandteile enthält, die häufig zu Unverträglichkeitserscheinungen führen (z. B. Hülsenfrüchte, Kohlsorten). Früher gebräuchliche sog. Schonkostformen zur Behandlung von Magen-Darm- und Lebererkrankungen haben sich als nicht nützlich erwiesen und können durch leichte Vollkost ersetzt werden.

Diabeteskost ist nach heutiger Vorstellung eine **ausgewogene Mischkost** mit relativ niedrigem Fettgehalt, der etwa 30 % des Energiebedarfs deckt, einer Proteinzufuhr von etwa 0,8 g Protein pro kg Körpergewicht und Tag sowie einem hohen Anteil (50–60 %) an hochmolekularen Kohlenhydraten in Form von z. B. Vollkornbrot und Kartoffeln, über mehrere Mahlzeiten verteilt. Empfohlen werden zusätzlich faserreiche Quell- und Ballaststoffe.

Bei einer **Reduktionsdiät** ist die Energiezufuhr kleiner als der Energiebedarf. Reduktionsdiäten werden daher zur Gewichtsreduktion benutzt (▸ Kap. 11.8).

Eiweiß- und **elektrolytdefinierte Diäten** sind dadurch charakterisiert, dass die normale Eiweißzufuhr bzw. die Zufuhr bestimmter Elektrolyte durch sie erniedrigt oder erhöht wird.

Eine Diät mit reduziertem Proteingehalt (z. B. Kartoffel-Ei-Diät) wird bei Leber- und Niereninsuffizienten, eine Diät mit erhöhtem Proteingehalt bei Patienten mit nephrotischem Syndrom (▸Kap. 13.7.4), schweren Infektionen, Verbrennungen oder verstärktem Eiweißabbau verwendet.

Bei den elektrolytdefinierten Diäten sind vor allem natriumarme Diäten bei Hypertonikern und Ödempatienten, kaliumarme Diäten bei Patienten mit akutem Nierenversagen und kaliumreiche Diäten bei Patienten mit Hypokaliämie zu nennen.

Unter **bilanzierten Diäten**, auch als **Formel**- oder **Formula-Diäten** bezeichnet, versteht man standardisierte Nährstoffgemische, die Vollkost über längere Zeit zu ersetzen vermögen. Das wichtigste medizinische Anwendungsgebiet ist die künstliche Ernährung mit der **PEG**- (PEG = perkutane endoskopische Gastrostomie) oder **Schlundsonde**. Formeldiäten können außerdem, gegebenenfalls mit geschmacksverbessernden Aromastoffen versetzt, als Zusatzkost peroral verabreicht werden.

Zwei Arten von bilanzierten Diätformen werden unterschieden:

- nährstoffdefinierte Diät (hochmolekulare Formeldiät),
- chemisch definierte Diät (niedermolekulare Formeldiät).

Die **nährstoffdefinierte Diät** wird aus konventionellen Nährstoffen (z. B. Milchprotein- und Kohlenhydratgemischen sowie Fetten mit hohem Anteil an essenziellen Fettsäuren) hergestellt.

Die **chemisch definierte Diät** (synthetische Diät, niedermolekulare Diät, Elementardiät, „Astronautenkost") enthält Gemische von Aminosäuren mit Di- und Tripeptiden, Mono- und Oligosaccharide sowie Fettsäuren (z. T. auch mittelkettige Triglyceride, ▸Kap. 12.9.3) und bedarfsdeckende Mengen an Vitaminen und Spurenelementen. Da die Bestandteile der chemisch definierten Diät vollständig in den oberen Darmabschnitten absorbiert werden, eignet sich diese Diätform – außer zur Sondenernährung – zur Vorbereitung von diagnostischen oder operativen Eingriffen am Dickdarm ohne Nahrungskarenz, als Basisdiät bei der Suche nach Nahrungsmittelallergenen sowie bei Patienten nach Darmresektionen oder mit Maldigestions- und Malabsorptionssyndromen (▸Kap. 12.13.1).

11.7.2 Spezielle Ernährungsformen

Für die **Ernährung** des **Säuglings** stellt die Natur eine spezielle Fertigkost in Form der Muttermilch zur Verfügung. Muttermilch ist eiweißärmer und kohlenhydratreicher als Kuhmilch, im Hinblick auf die essenziellen Aminosäuren dieser jedoch sehr ähnlich. Da Muttermilch nicht immer zur Verfügung steht bzw. zur Verfügung gestellt wird, wurden sog. **adaptierte Muttermilchpräparate** entwickelt, d. h. Präparate, deren Zusammensetzung auf den besonderen Bedarf des Säuglings abgestellt ist.

Für die **Ernährung** des **alten Menschen** ist zu beachten, dass

- bei Senioren der Energiebedarf vermindert ist,
- andererseits ein erhöhter Eiweißbedarf besteht, der eine tägliche Zufuhr von 1,2–1,5 g/kg Körpergewicht an hochwertigen Proteinen notwendig macht,
- Fette mit ungesättigten Fettsäuren zu bevorzugen sind,
- die tägliche Zufuhr (möglichst hochmolekularer) Kohlenhydrate etwa 300 g betragen soll,
- der absolute Vitaminbedarf zwar unverändert ist, wegen der nicht selten geringen Nahrungsaufnahme jedoch ein Vitaminmangel entstehen kann, dem durch entsprechende Kostwahl entgegengewirkt werden muss, sowie
- eine ausreichende Ca^{2+}-Zufuhr, z. B. durch Milch und Milchprodukte, sichergestellt wird, um eine Osteoporose (▸Kap. 18.5.1) zu verhindern.

Für die **Ernährung** in **Schwangerschaft** und **Stillzeit** ist zu berücksichtigen, dass

- der zusätzliche Energiebedarf (255 kcal bzw. 1,1 MkJ/Tag in der zweiten Schwangerschaftshälfte) nur eine wenig gesteigerte Nahrungsaufnahme erfordert, während sich der Energiebedarf in der Stillzeit um etwa 100 kcal (420 kJ) pro 100 ml Muttermilch erhöht [zusätzlicher Energiebedarf somit bei einem vollgestillten Säugling ab der 2. Lebenswoche etwa 650 kcal (2,7 MkJ)],
- der Eiweißbedarf bei Schwangeren um 20 %, bei Stillenden um 30 % zunimmt, der durch einen hohen Anteil hochwertiger tierischer Proteine gedeckt werden sollte,
- eine Ca^{2+}-Zufuhr von 1,2 g/Tag wünschenswert ist,
- der Eisenbedarf in der zweiten Schwangerschaftshälfte im Vergleich zum Normalbedarf verdoppelt, in der Stillzeit um den Faktor1,5 erhöht ist und
- zur Vermeidung von Neuralrohrdefekten eine zusätzliche Gabe von Folsäure bei Schwangeren (0,2 mg/Tag) angezeigt ist und bei Stillenden eine gleich große zusätzliche Zufuhr erfolgen sollte.

In Kürze

- Unter **bilanzierter Ernährung** versteht man eine ausgewogene Kost, in welcher der Energiegehalt dem Bedarf angepasst ist und die Grundnährstoffe in optimalem Verhältnis sowie die essenziellen Substanzen in ausreichender Menge enthalten sind.

- Eine möglichst optimale Ernährung sollte während der Schwangerschaft und Stillzeit, im Säuglings- und Jugendalter sowie im Senium gewährleistet sein.

11.8 Körpergewicht, Gewichtsreduktion und Essverhaltensstörungen

Zur physiologischen/pathophysiologischen Beurteilung des Körpergewichts wurde früher das über die sog. Broca-Formel ermittelte **Normalgewicht** [Normalgewicht (kg) = Körperlänge (cm) – 100] herangezogen. Auch das sog. **Idealgewicht** (Normalgewicht minus 10–15 %) ist heute obsolet, nachdem sich herausgestellt hatte, dass die Annahme, bei diesem bestünde die höchste statistische Lebenserwartung, nicht zutrifft.

Körpermasse-Index. Der Körpermasse-Index (body mass index, BMI), der anstelle des Normalgewichts in der Präventivmedizin eine große Rolle spielt, ist definiert als

BMI = Körpergewicht/Körpergröße^2 (kg/m^2)

und korreliert gut mit dem Gesamtkörperfett.

Übergewicht bezeichnet eine die Normgrenze übersteigende Erhöhung des Körpergewichts. Es kann in Prozent des Überschreitens des Normalgewichts oder in Form des BMI ausgedrückt werden (◻ Tab. 11.8).

Es besteht heute kein Zweifel mehr daran, dass ebenso wie in Entwicklungsländern ernährungsbedingte Mangelerscheinungen eine häufige Krankheitsursache darstellen, in den Industrienationen die Lebenserwartung großer Teile der Bevölkerung (ca. 30 %) durch Übergewicht bzw. Adipositas (Fettsucht) infolge Überernährung, Fehlernährung oder Bewegungsmangel verringert wird. So nimmt die Gefahr kardiovaskulärer Erkrankungen (Herzinfarkt, Schlaganfall) ab einem BMI > 30 kg/m^2 signifikant zu.

◻ **Tab. 11.8** Geschlechtsunabhängige Klassifizierung des Körpergewichts anhand des BMI für die Altersklasse 18–65 Jahre (WHO Report 2004)[1]

Kategorie	BMI (kg/m^2)
Untergewicht	<18,5
Normalgewicht	18,5–24,9
Übergewicht (Präadipositas)	25,0–29,9
Adipositas Grad I	30,0–34,9
Adipositas Grad I I	35,0–39,9
(Extreme) Adipositas Grad III	≥40,0

[1]Der das Normalgewicht kennzeichnende BMI ist für ältere Menschen wahrscheinlich etwas höher als für die angegebene Altersgruppe. Der BMI von Kindern liegt dagegen etwas niedriger und darf nicht anhand der angegebenen Werte beurteilt werden

Androide und gynoide Adipositas. Die oben getroffenen Aussagen zur Gefahr kardiovaskulärer Erkrankungen gelten insbesondere dann, wenn eine Adipositas vom androiden (abdominellem, männlichen Bauchfett-)Typ vorliegt, weniger bei einer Fettsucht vom gynoiden (fraulichen Hüftfett-)Typ. Eine androide (bzw. abdominelle) Adipositas wird über den **Quotienten** aus **Taillen**- und **Hüftumfang** diagnostiziert (Taillenumfang T: Messung in der Mitte zwischen Rippenbogen und Beckenkamm; Hüftumfang H: Messung in Höhe des Trochanter major). Der T/H-Quotient sollte bei Frauen unter 0,85, bei Männern unter 1,0 liegen.

Regulation des Körpergewichts. Die große Zahl von Übergewichtigen spricht nicht gegen die Tatsache, dass normalerweise das Körpergewicht eines Menschen über lange Zeit erstaunlich konstant gehalten wird. An dieser Regulation des Körpergewichts (und des Energiehaushalts) ist neben zahlreichen Hormonen und Neuropeptiden das Proteohormon **Leptin**, das Genprodukt des „obese"-Gens (ob-Gens), maßgeblich beteiligt. Leptin (von griech. leptos = dünn) wird von Fettzellen durch verschiedene Stimuli (Nahrungsaufnahme, Erhöhung der Blut-Glucosekonzentration sowie Insulin-, Glucocorticoid- oder Estrogen-vermittelt) in die Blutbahn sezerniert und im Nucl. arcuatus an Leptinrezeptoren gebunden (○ Abb. 11.18). (Umgekehrt verringern Fasten, Sympathikusaktivierung und Androgene die Leptinkonzentration im Plasma.) Die Interaktion von Leptin mit seinem Rezeptor führt, u. a. über eine Hemmung der Neuropeptid-Y-Expression, zu Sättigungsgefühl, Abnahme der Nahrungsaufnahme, Steigerung des Energieumsatzes sowie der Wärmebildung (Thermogenese) und dadurch zu einer Verkleinerung der Fettzellen und Reduktion des Speicherfetts. In Tierversuchen wurde gezeigt, dass Mutationen des Leptinmoleküls sowie Leptinrezeptordefekte mit ungebremster Nahrungsaufnahme (Hyperphagie), Hyperinsulinämie und damit letztlich mit Adipositas einhergehen. Bei übergewichtigen Menschen, bei denen interessanterweise die Leptinkonzentrationen meist höher sind als bei Normalgewichtigen, wird als Ursache des Übergewichts angenommen, dass die Empfindlichkeit der Leptinrezeptoren infolge der anhaltend hohen Leptin-Konzentrationen vermindert (downreguliert) ist oder ein primärer Rezeptordefekt vorliegt.

Neben Leptin wirken folgende Peptide appetithemmend: Insulin, GLP-1, α-MSH, CCK (▸ Kap. 12.1.3), Serotonin, CRH u. a., appetitanregend dagegen Ghrelin (▸ Kap. 12.1.3), Neuropeptid Y, Galanin, endogene Opi-

11

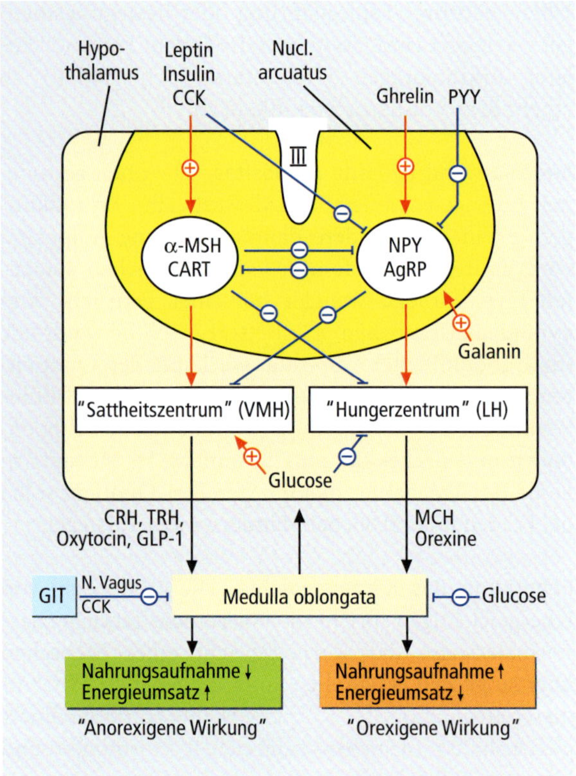

Abb. 11.18 Hormonelle und neuronale Regulation der Nahrungsaufnahme (in schematischer Darstellung). Zahlreiche hormonelle Signale sowie Vagus-Afferenzen werden im Hypothalamus und in der Medulla oblongata integriert. Die Aktivierung von Neuronen im Nucl. arcuatus mit den Peptiden NPY und AgRP und von Neuronen im lateralen Hypothalamus (LH) mit den Neuropeptiden Orexin A und B oder MCH steigert die Nahrungsaufnahme. Die Stimulation von Neuronen im Nucl. arcuatus, die α-MSH und CART als Neurotransmitter synthetisieren, sowie von Neuronen im ventro-medialen Hypothalamus (VMH), welche die Peptide CRH, TRH, Oxytocin und GLP-1 bilden, hemmen dagegen die Nahrungsaufnahme. **AgRP** Agouti-related peptide, **CART** Cocain-Amphetamin-reguliertes Transkript, **CCK** Cholecystokinin, **CRH** Corticotropin-Releasing-Hormon, **GIT** Gastrointestinaltrakt, **GLP-1** Glucagon-like peptide 1, **MCH** Melanin-konzentrierendes Hormon, **α-MSH** α-Melanozyten-stimulierendes Hormon, **NPY** Neuropeptid Y, **PYY** Peptid YY, **TRH** Thyreotropin-Releasing-Hormon, **III** 3. Ventrikel. **+** Stimulation, **–** Hemmung

oide u.a. Die appetithemmenden „Sättigungspeptide" begrenzen zusammen mit der Magenwanddehnung die aufgenommene Nahrungsmenge während einer Mahlzeit (Abb. 11.18).

Gewichtsreduktion. Die Basis für die Behandlung von Übergewicht bzw. Adipositas bildet eine eingeschränkte Energiezufuhr (hypokalorische Ernährung; vgl. Reduktionsdiät), wobei allerdings ausreichende Mengen an essenziellen Nährstoffen angeboten werden müssen. Obwohl eine erfolgreiche Therapie die Umstellung der Ernährungsgewohnheiten über längere Zeit voraussetzt, sind die Empfehlungen zum Abnehmen oft mehr von einer Beeinflussung mit Schlagworten als von ernährungsphysiologischen Überlegungen geprägt. Vielfach werden Diäten empfohlen, bei denen ein bestimmter Nährstoff in den Vordergrund gestellt wird. Solche Diäten sind jedoch nicht frei von Nachteilen: Eine eiweißreiche, kalorienarme Nahrung dämpft zwar den Appetit, kann aber zu einem Anstieg der Harnsäurekonzentration im Blut führen (Gichtgefahr, ▸Kap. 11.9). Eine fettreiche Kost stillt zwar für längere Zeit den Hunger, ist aber bisweilen schlecht verträglich und birgt die Gefahr einer Hypercholesterolämie in sich. Quellstoffreiche, kalorienarme Produkte, die häufig angeboten werden, gefährden, da sie in der Regel nicht bilanziert sind, insbesondere ältere Menschen wegen des Mangels an hochwertigen Proteinen.

Vorzuziehen sind **Mischkost-Diäten** mit einer Energiezufuhr von etwa 4200 kJ/Tag (1000 kcal/Tag). Damit wird nicht nur eine einseitige Ernährung mit entsprechenden Folgen vermieden, sondern zugleich auch ein entsprechendes richtiges Ernährungsverhalten trainiert.

Soll durch eine Diät der Minimalbedarf des Erwachsenen unter ernährungsphysiologischen Aspekten gedeckt werden, so ist die Zufuhr von 2500kJ/Tag (600 kcal/Tag) erforderlich. Eine solche **Minimaldiät** müsste z. B. enthalten: 40 g Eiweiß (mit hoher biologischer Wertigkeit), 2,5 g pflanzliche Öle (mit hohem Anteil an essenziellen Fettsäuren), 100 g Kohlenhydrate (Oligo- und Polysaccharide), dazu Mineralien (K^+, Na^+, Ca^{2+}, Mg^{2+}, Fe^{2+}) und Vitamine sowie gegebenenfalls geringe Mengen an Quellstoffen und vor allem Geschmacksstoffe. Die Zufuhr sollte in mindestens fünf Portionen mit ausreichenden Flüssigkeitsmengen (1,5–2 l Wasser) erfolgen.

Eine sog. **Nulldiät**, d. h. Fasten mit alleiniger Zufuhr von Wasser, Mineralien und Vitaminen, kann bei extremer Fettsucht indiziert sein, darf aber wegen des erheblichen Risikos (Ketoazidose, ▸Kap. 14.6.5) nur unter ärztlicher Kontrolle durchgeführt werden.

Psychosomatische Essstörungen. Zu den psychosomatischen Essstörungen gehören: die

- Anorexia nervosa (Pubertätsmagersucht) und
- Bulimia nervosa (Bulimie, Ess-Brechsucht).

Die Häufigkeit beider Krankheitsbilder, zwischen denen fließende Übergänge bestehen, hat in den letzten zwei Jahrzehnten deutlich zugenommen. Vorwiegend betroffen sind Mädchen und junge Frauen (Prävalenz bei Anorexia nervosa ca. 1 %, bei Bulimie etwa 3 %).

Das hervorstechendste Merkmal der **Anorexia nervosa** ist das starke Untergewicht infolge einer extremen Einschränkung der Nahrungszufuhr. (Trotz dieses Untergewichts halten sich die Patientinnen noch immer für zu dick!) Krankheitseinsicht ist (ohne entsprechende Therapie) nicht oder allenfalls geringfügig vorhanden.

Aufgrund der unzureichenden Nahrungszufuhr (einschließlich der essenziellen Nährstoffe) und des damit verbundenen starken Gewichtsverlusts treten sowohl Organveränderungen als auch endokrine Störungen auf: Fettgewebe, Skelett- und teilweise auch Herzmuskulatur werden abgebaut, der Plasmaeiweißgehalt ist deutlich vermindert. Die reduzierte Kohlenhydratzufuhr bewirkt eine vermehrte Sekretion von Cortisol und Wachstumshormon. Bereits in einem relativ frühen Stadium der Erkrankung ist die Sexualhormonfunktion gestört. Durch verminderte Freisetzung von Gonadotropin-Releasing-Hormon (▸Kap. 17.5.2) entwickelt sich ein Estrogen- und Gestagenmangel sowie eine Amenorrhö.

Langzeituntersuchungen ergaben eine Mortalität von 15–20 %, vorwiegend infolge von Herztod und Suiziden.

Die **Bulimia nervosa** ist gekennzeichnet durch unkontrollierte Zufuhr („Verschlingen") großer Nahrungsmittelmengen, gefolgt von selbst ausgelöstem Erbrechen oder – seltener – anderen Versuchen (z. B. Abführmitteleinnahme, intensivem Sport, zwischenzeitlichem Fasten) zur Reduktion der übermäßigen Kalorienzufuhr. Bulimie kommt sowohl bei Unter- als auch Übergewichtigen vor. Vielfach sind die Betroffenen depressiv. Unabhängig von ihrem Körpergewicht halten sie sich wie anorektische Patienten für zu dick.

Als Symptome können wegen der durch das Erbrechen hervorgerufenen Kaliumverluste Erregungsleitungsstörungen am Herzen sowie infolge des Eindringens von saurem Magensaft in die Ausführungsgänge Speicheldrüsenentzündungen auftreten. Wie bei der Anorexie beobachtet man außerdem häufig Hypercortisolismus und hypothalamisch bedingten Gonadotropin- und Estrogenmangel. Etwa 50 % der bulimischen Patientinnen sind infertil.

Bei der Behandlung beider Erkrankungen stehen neben der Gabe von Antidepressiva verhaltenstherapeutische Maßnahmen mit dem Ziel der Wiederherstellung eines normalen Essverhaltens im Vordergrund.

In Kürze

- Eine Beurteilung des Körpergewichts ist mit dem **Body-Mass-Index** (BMI) möglich. Als Richtwert für das erstrebenswerte Körpergewicht gilt für 18–65-Jährige geschlechtsunabhängig ein BMI von 18,5–24,9 kg/m².
- Die Gefahr kardiovaskulärer Erkrankungen nimmt bei einem BMI > 30 kg/m² erheblich zu.
- Ein Maß zur **Beurteilung** der **Fettverteilung** bei androider Adipositas ist das „Taillen-Hüft-Verhältnis". Es sollte bei Frauen unter 0,85, bei Männern unter 1,0 liegen.

11.9 Anhang: Störung des Harnsäurestoffwechsels (Hyperurikämie, Gicht)

Die Harnsäure entsteht als Endprodukt des Purinstoffwechsels. Normalerweise werden ca. 700 mg pro Tag gebildet, die zu 80 % über die Nieren eliminiert werden (▸Kap. 13.4.6).

Eine **Hyperurikämie** liegt vor, wenn die Harnsäurekonzentration im Serum bei Frauen > 6 mg/dl, bei Männern > 7 mg/dl beträgt. In ▫Tab. 11.9 sind die zur Hyperurikämie führenden wesentlichen pathogenetischen Faktoren zusammengefasst, wobei primäre (erblich bedingte) und sekundäre (erworbene) Formen unterschieden werden.

Manifestationsfördernd bei den primären Hyperurikämien sind bewegungsarme, hektische Lebensweise sowie Fehlernährung mit Adipositas. Assoziiert mit Hyperurikämien findet man in einem hohen Prozentsatz Hypertonie, Hyperglykämie, Hyperlipoproteinämie (metabolisches Syndrom, s. ▸Kap. 16.5.6), frühzeitige Atherosklerose und Fettleber).

Gicht (Arthritis urica) ist die wichtigste Krankheitsmanifestation einer Hyperurikämie mit (unbehandelt) chronischem Verlauf durch Ablagerung von Uraten (Harnsäuresalzen, insbesondere von Natriumurat) in mesenchymalen, kollagen- und mucopolysaccharidreichen Geweben sowie rezidivierender, schließlich chronisch deformierender Arthritis.

▫ **Tab. 11.9** Pathogenese der Hyperurikämien

Primäre Hyperurikämien infolge
▪ Störung der renalen Harnsäuresekretion (in ca. 98 % der Fälle) ▪ gesteigerter Bildung von Harnsäure im Intermediärstoffwechsel wegen gestörter Resynthese von Purinnucleotiden aus Purinbasen (in etwa 2 % der Fälle)
Sekundäre Hyperurikämien aufgrund
▪ Verminderter renaler Harnsäureausscheidung (z. B. bei chronischer Niereninsuffizienz, Alkoholabusus, Lactazidose, Therapie mit Thiazid-Diuretika), ▪ vermehrter Aufnahme von purinhaltigen Lebensmitteln (z. B. Innereien, Schweinefleisch), ▪ gesteigertem Zellzerfall (z. B. bei Polyzythämie, hämolytischer Anämie, Leukämie, Chemo- bzw. Strahlentherapie bösartiger Tumoren)

11

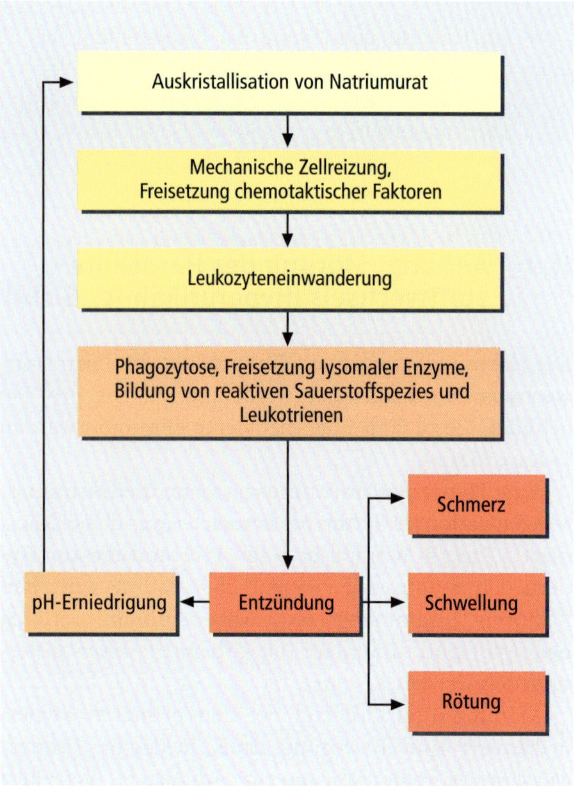

Abb. 11.19 Pathogenese des akuten Gichtanfalls

Klinisch unterscheidet man

- den akuten Gichtanfall,
- das symptomfreie Intervall – auch interkritische Phase genannt – und
- die chronische Gichtphase.

Der **akute Gichtanfall**, d.h. die akute Gichtarthritis, tritt plötzlich, und zwar häufig nachts, auf. Betroffen ist vielfach die Großzehe, seltener finden sich die entzündlichen Reaktionen an den Fingergelenken (bevorzugt am Daumengrundgelenk) oder am Handgelenk. Die Haut über dem schmerzhaften Gelenk ist gerötet, außerdem beobachtet man eine teigige Schwellung. Als Allgemeinsymptome können Fieber, Tachykardie, Kopfschmerzen und Erbrechen auftreten.

Der akute Gichtanfall kommt dadurch zustande, dass Natriumuratkristalle in Geweben mit geringem Stoffwechsel ausfallen und dann durch Leukozyten phagozytiert werden (Abb. 11.19). Es bilden sich Phagolysosomen, deren Membran unter der Einwirkung der Kristalle rupturiert (reißt). Dadurch autolysieren nach dem Austritt lysosomaler Enzyme die betroffenen Zellen, und im umgebenden Gewebe kommt es zu entzündlichen Reaktionen. Die hierdurch bedingte Erniedrigung des pH-Werts führt zu einer erneuten Ausfällung von Natriumurat und verstärkt den Prozess im Sinne eines Circulus vitiosus. Ohne Behandlung klingen die Symptome erst nach mehreren Tagen ab.

Das **symptomfreie Intervall** kann dann Wochen bis Jahre betragen.

In der **chronischen Gichtphase** ist die Intensität der Anfälle geringer, eine völlige Symptomfreiheit besteht jedoch selten. In der Regel findet man Uratablagerungen (sog. Tophi) in der Ohrmuschel, an Händen oder Füßen.

In Kürze

- Bei den **Hyperurikämien** unterscheidet man primäre (erbliche) und sekundäre (erworbene) Formen.
- Bei der **primären Hyperurikämie** handelt es sich vorrangig um eine erbliche Störung des Purinstoffwechsels oder eine gestörte tubuläre Harnsäureausscheidung in der Niere.
- Die **sekundäre Hyperurikämie** stellt in der Regel eine Komplikation einer anderen Grundkrankheit dar, bei der entweder vermehrt Harnsäure gebildet (z.B. bei Polyzythämie, Zytostatikatherapie) oder vermindert in der Niere ausgeschieden wird (z.B. bei chronischem Alkoholabusus, Lactazidose).
- **Gicht** ist die wichtigste Krankheitsmanifestation einer Hyperurikämie.
- Der **akute Gichtanfall** (Gichtarthritis) beruht auf einer Entzündungsreaktion in wenig durchbluteten Geweben, insbesondere in der Großzehe. Sie ist die Folge der Phagozytose von auskristallisiertem Natriumurat durch Leukozyten, die dabei rupturieren und lysosomale Enzyme sowie andere Entzündungsmediatoren freisetzen.

12 Gastrointestinaltrakt

12.1 Allgemeine Grundlagen der gastrointestinalen Funktionen

Der Gastrointestinaltrakt (GI-Trakt, Magen-Darm-Trakt, Magen-Darm-Kanal, Verdauungstrakt) ist ein durchgängiges, zylinderförmiges Organsystem mit den Abschnitten **Oropharynx** (Mund-Rachen-Raum), **Ösophagus** (Speiseröhre), **Magen**, **Dünn-** und **Dickdarm**, in welche die Ausführungsgänge der exkretorischen Drüsen, d. h. der **Mundspeicheldrüsen**, des **Pankreas** und der **Leber**, einmünden (o Abb. 12.1).

Die **Hauptaufgabe** des Gastrointestinaltrakts besteht in der Überführung der aufgenommenen Nahrung in absorbierbare Bestandteile und deren anschließende Aufnahme in Blut bzw. Lymphe. Diese Vorgänge werden durch mechanische Prozesse (Nahrungsaufnahme, Zerkleinerung, Durchmischung, Transport) eingeleitet und mit der Zumischung von Verdauungssäften mit ihren Enzymen fortgesetzt. Dadurch werden Kohlenhydrate, Fette und Eiweiße hydrolytisch gespalten und in absorbierbare Bruchstücke zerlegt (**Verdauung**). Die Endprodukte der Verdauung werden – ebenso wie Wasser, Elektrolyte, Spurenelemente und Vitamine (▸ Kap. 11.2) – aus dem Darmlumen über die Darmschleimhaut in das Blut oder die Lymphe aufgenommen (**Absorption**, syn. **Resorption**).

Zusatzinformation

In der Physiologie des Verdauungstrakts wird der Begriff Absorption international anstelle des sonst üblichen Terminus Resorption verwendet.

Die einzelnen Abschnitte des Magen-Darm-Kanals, deren anatomischer Aufbau in den nachfolgenden speziellen Abschnitten näher beschrieben wird, sind, wie in o Abb. 12.2 dargestellt, prinzipiell ähnlich aufgebaut. Gewisse Abweichungen von dieser Grundstruktur ergeben sich aus den unterschiedlichen Funktionen der jeweiligen Region.

Vorrangig dem Weitertransport dienen der Oropharynx und die Speiseröhre, Reservoirfunktion haben vor allem Magen, Gallenblase, Zäkum und Rektum. Der Dünndarm ist der Hauptort für die Verdauung und Absorption. Gesteuert werden diese Funktionen durch eine große Zahl von Hormonen, gastrointestinalen Peptiden, Neuropeptiden und Schrittmacherzellen (Schrittmacheraktivität) sowie durch das vegetative (autonome) Nervensystem, einschließlich der viszeralen Afferenzen, und das Darmnervensystem. Aktivitäten der quergestreiften Muskulatur am Anfang (bei der Nahrungsaufnahme, Schluckakt) und Ende des Gastrointestinaltrakts (Stuhlentleerung) stehen unter der Kontrolle des somatischen Nervensystems.

12.1.1 Enterisches Nervensystem

Der Gastrointestinaltrakt verfügt über ein eigenes Nervensystem, das enterische Nervensystem (ENS, Darmnervensystem; o Abb. 12.4), das die elementaren motorischen und sekretorischen Funktionen von Magen und Darm (in enger Kooperation mit den gastrointestinalen Hormonen, ▸ Kap. 12.1.3) steuert. Die Zellkörper der ein Netzwerk bildenden Neurone des Darmnervensystems liegen intramural (in der Wand) im **Plexus myentericus** (Auerbach-Plexus) und im **Plexus submucosus** (Meißner-Plexus).

Die efferenten Fasern des Plexus myentericus enden an den glatten Muskelzellen der Längs- und Ringmuskulatur und beeinflussen den Muskeltonus sowie den Rhythmus der Kontraktionen. Der Plexus submucosus steuert vorwiegend die sekretorische Funktion der Epithelzellen in der Darmschleimhaut. Afferente Fasern beider Plexus leiten sensorische Impulse von Mechano-, Nozi- und Chemosensoren vorrangig zum Zentralnervensystem.

12.1.2 Vegetatives Nervensystem

Parasympathikus und Sympathikus wirken modulierend auf das Darmnervensystem. Grundsätzlich fördert der Parasympathikus Motilität und Sekretion, der Sym-

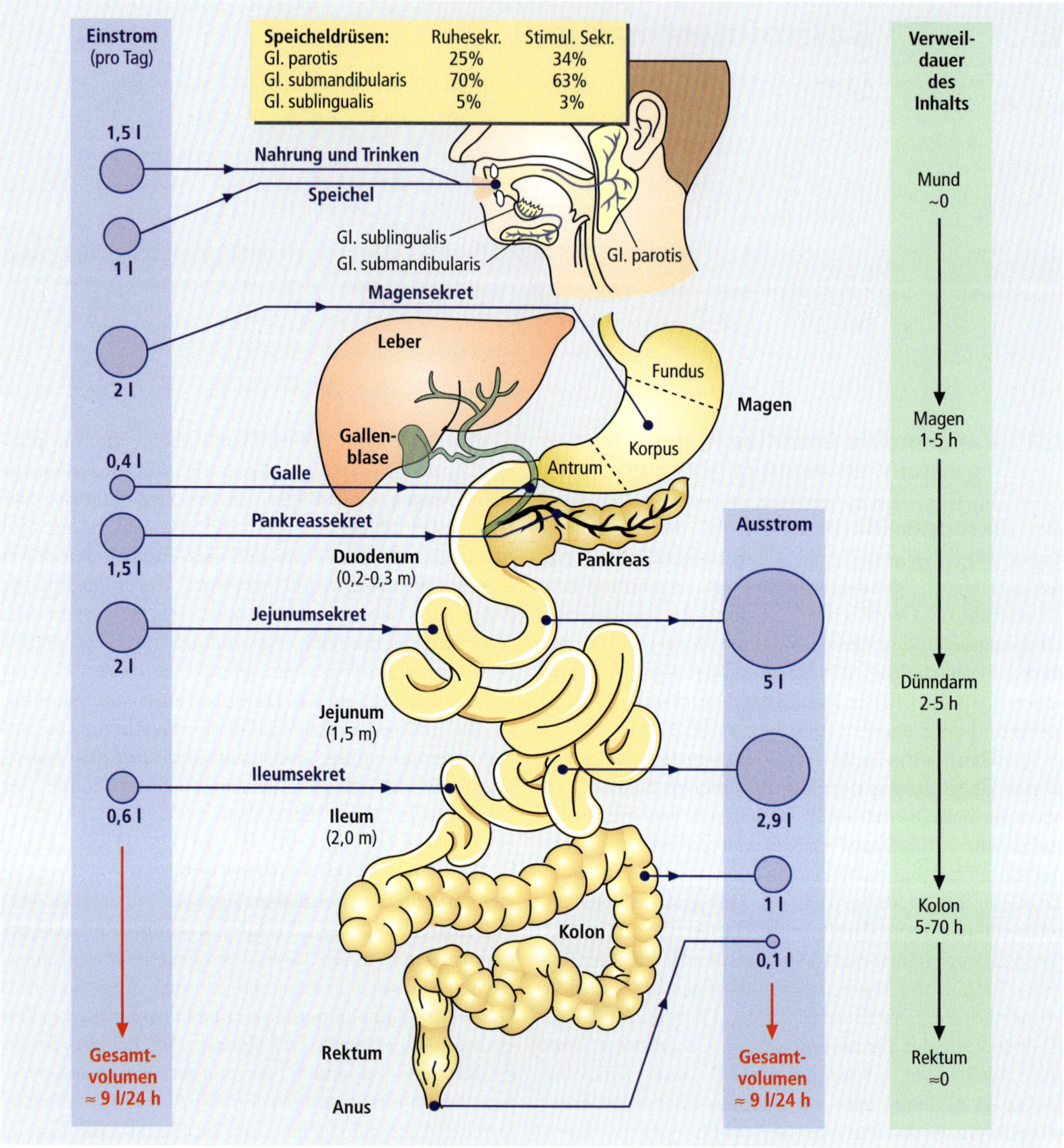

Abb. 12.1 Übersicht der an Verdauung und Absorption bzw. Resorption beteiligten Organe, der gastrointestinalen Flüssigkeitsbilanz sowie der jeweiligen Verweildauer des Inhalts

pathikus übt dagegen einen hemmenden Einfluss aus, führt zu einer Abnahme der Durchblutung, steigert jedoch den Tonus der gastrointestinalen Sphinkteren.

Parasympathische Fasern aus dem Hirnstamm innervieren die Ohrspeicheldrüse (N. glossopharyngeus), die Unterkiefer- und Unterzungendrüse (N. facialis) sowie den Ösophagus, Magen, Dünndarm, proximalen Dickdarm, die Leber, Gallenblase und das Pankreas (N. vagus). Die parasympathischen Fasern aus dem Sakralabschnitt des Rückenmarks (Nn. splanchnici pelvini) versorgen den absteigenden Dickdarm, das Sigmoid, das Rektum und die Analregion. Sie enden an den Ganglien der intramuralen Plexus bzw. den intraparenchymalen Ganglien der Speicheldrüsen und der Leber. Neurotransmitter dieser präganglionären Fasern ist **Acetylcholin**, das mit nicotinartigen (und untergeordnet mit muscarinergen M_1-Cholinozeptoren, ▸Kap. 19.7.5) der Ganglienzellen reagiert. Acetylcholin ist auch die Überträgersubstanz an den postganglionären Nervenendigungen; es interagiert dort mit muscarinartigen M_3-Cholinozeptoren (▸Kap. 19.7.5) der Effektorzellen. Die cholinergen postganglionären Fasern in den Plexus vermitteln vor allem exzitatorische Effekte.

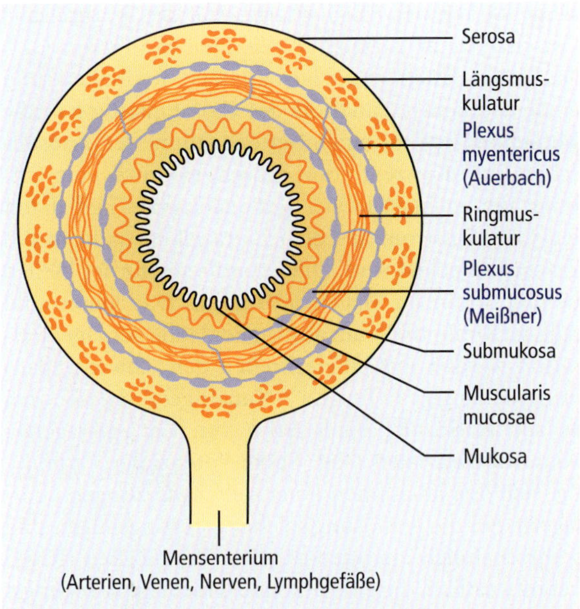

Abb. 12.2 Wandschichten des Magen-Darm-Kanals in schematischer Darstellung am Beispiel des Dünndarms

Die präganglionären **Fasern** des **Sympathikus** für den Gastrointestinaltrakt stammen aus den Seitenhörnern der 5. bis 12. Thorakal- und der 1. bis 3. Lumbalsegmente und werden in den prävertebralen Ganglien umgeschaltet. Die meisten postganglionären sympathischen Neurone enden an den Ganglienzellen der intramuralen Plexus, einige Fasern projizieren auf Blutgefäße des Gastrointestinaltrakts. Postganglionäre Überträgersubstanz an den Effektorzellen ist **Noradrenalin**. Die direkte Wirkung sympathischer Neurone auf die glatte Muskulatur des Darms ist allerdings schwach; lediglich die glatte Sphinktermuskulatur (unterer Ösophagussphinkter, Pylorus, innerer Schließmuskel) wird über α_1-Adrenozeptoren direkt aktiviert. Ansonsten besteht die Wirkung des Sympathikus vor allem in einer Hemmung erregender Neurone der Plexus.

Neben den genannten Neuronen finden sich auch Fasern, die **n**icht-**a**drenerg-**n**icht-**c**holinerg sind (**NANC-Neurone**). Hemmende Neurone benutzen Neuropeptid **VIP** (Tab. 12.1), **ATP**, **Somatostatin**, **Opioide** (Darmmotilität und Sekretion) und **Stickstoffmonoxid** (Stickoxid, NO) als Transmitter. NANC-Neurone können andererseits auch erregend wirken. In diesem Fall sind **Substanz P**, **endogene Opioide** (an den Sphinkteren) und weitere Peptide die Transmitter.

Viszerale Afferenzen. Die Sensoren (Sinnesrezeptoren) dieser Afferenzen liegen in den Organen und messen den Füllungszustand des Darms (Mechanosensoren) oder registrieren chemische Reize, u. a. den intraluminalen pH-Wert (Chemosensoren). Schließlich vermitteln Nozizeptoren Schmerzreize aus dem Eingeweidebereich.

12.1.3 Gastrointestinale Hormone

Gastrointestinale Hormone und Peptide steuern und koordinieren die Motilität, die Sekretion und das Schleimhautwachstum. Darüber hinaus sind sie an der Regulation der Absorption und der lokalen Durchblutung der Mukosa (Schleimhaut) beteiligt.

Funktionen und Freisetzung gastrointestinaler Hormone. Um eine optimale Verdauung und Absorption der Nahrungsstoffe zu gewährleisten, müssen die Funktionen der einzelnen Abschnitte bzw. Organe des Gastrointestinaltrakts aufeinander abgestimmt werden. Hierzu trägt eine Vielzahl von endo-, para-, auto- und neurokrin wirkenden Substanzen bei (Tab. 12.1).

Die klassischen **gastrointestinalen Hormone** sind **Gastrin**, **Sekretin**, **Cholecystokinin** (CCK) und **gastrisches inhibitorisches Peptid** (GIP), die auf spezifische Reize hin in das Blut abgegeben werden und auf bestimmte Effektorzellen einwirken. Daneben wurde in den letzten Jahren eine große Anzahl **biologisch aktiver, hormonartiger Polypeptide** nachgewiesen, die nicht alle Kriterien eines Hormons erfüllen, aber eine hormonähnliche Wirkung auf den Magen-Darm-Trakt ausüben (Tab. 12.1). Einige von ihnen diffundieren von ihrer Bildungszelle direkt zur benachbarten Effektorzelle ohne Beteiligung des Blutkreislaufs (Parakrinie). Andere werden aus Nervenendigungen bzw. Varikositäten freigesetzt (Neurokrinie, ▸Kap. 16.1.1). Manche, vor allem zentral angreifende Neuropeptide, wie z. B. endogene Opioide, wirken auch im Darm. Umgekehrt kommt auch eine Reihe „gastrointestinaler" Hormone im zentralen und peripheren Nervensystem vor. Zu diesen als Neurotransmitter wirkenden Hormonen zählen Substanz P, Somatostatin, VIP und Neurotensin.

Freisetzungsreize für die gastrointestinalen Hormone und Peptide sind zum einen eine Vagusaktivierung, zum andern verfügen die gastrointestinalen endokrinen Zellen am apikalen Zellpol über Strukturen, die auf bestimmte Substanzen im Darmlumen reagieren und die Freisetzung der Hormone bewirken.

Einteilung gastrointestinaler Hormone. Die gastrointestinalen Hormone und eine Reihe der genannten Peptide können, entsprechend ihrer Aminosäurensequenzen, in mehrere Gruppen eingeteilt werden (Tab. 12.1). Die sog. **Gastrin-Gruppe** wird gebildet aus Gastrin und Cholecystokinin. Sie binden an den gleichen Zellrezeptor und haben eine ähnliche Wirkung, die allerdings je nach Spezifität des Rezeptors unterschiedlich stark sein kann. Gastrin wirkt stärker auf die Belegzellen des Magens; umgekehrt bewirkt Cholecystokinin eine stärkere Gallenblasenkontraktion.

Eine weitere Gruppe wirkungsverwandter Hormone und Peptide stellt die sog. **Sekretin-Gruppe** dar. Zu ihr zählen Sekretin, vasoaktives intestinales Peptid (VIP), (Entero-)Glucagon und GIP (◘ Tab. 12.1).

12.1.4 Gastrointestinale Motilität

Die gastrointestinale Motilität (motorische Aktivität) wird durch langsame Potenzialwellen gesteuert, die von Schrittmacherzellen ausgehen, deren Ruhepotenzial rhythmischen Spontandepolarisationen unterliegt. Die gastrointestinale Motilität weist im Nüchternzustand und nach der Nahrungsaufnahme unterschiedliche Aktivitätsmuster auf.

Die **zyklischen Depolarisationen**, welche die gastrointestinale Motilität steuern, beruhen auf einem Zusammenspiel periodischer Aktivierungen von IP_3-gesteuerten Ca^{2+}-Kanälen des glatten endoplasmatischen Retikulums, von mitochondrialen Ca^{2+}-Kanälen sowie von nichtselektiven Kationenkanälen in der Zellmembran, gefolgt von Repolarisationen, wodurch **langsame Potenzialwellen** (slow waves) im Sekunden- oder Minutenrhythmus entstehen („basaler elektrischer Rhythmus", BER). Hierbei soll das Wechselspiel zwischen einer geringgradigen Freisetzung von Ca^{2+} aus dem glatten endoplasmatischen Retikulum und einer deutlichen Zunahme des Ca^{2+}-Einstroms in die Mitochondrien zu einer Nettoabnahme der zytosolischen Ca^{2+}-Konzentration führen, wodurch eine Öffnung der nichtselektiven Kationenkanäle und damit ein Ca^{2+}-Einstrom aus dem Extrazellularraum in das Zytosol ausgelöst wird. Die Grundfrequenz der Wellen beträgt 3/min im Magen, 12/min im Duodenum und fällt auf 8/min im Ileum ab. Auf der Höhe der Depolarisation werden mit Überschreiten der Schwelle spannungsabhängige L-Typ-Ca^{2+}-Kanäle geöffnet, wodurch es zur Auslösung einer Salve von Ca^{2+}-getragenen Aktionspotenzialen (sog. **Spike-Potenzialen**) kommt, die sich den langsamen Potenzialschwankungen überlagern. Für die Auslösung solcher Erregungsfolgen sind wahrscheinlich die **interstitiellen Cajal-Zellen** (ICCs) verantwortlich, die eine besonders niedrige Erregungsschwelle besitzen (s. u.). Von einem Netzwerk dieser

◘ **Tab. 12.1** Hormone und hormonartige Peptide des Magen-Darm-Trakts (Auswahl)

Hormon bzw. Peptid	Syntheseorte	Freisetzungsreize	Hauptwirkungen (Auswahl)
Gastrin	G-Zellen (Antrum, Duodenum)	Proteinabbauprodukte im Magen, Magenwanddehnung, Vagusaktivierung	HCl-Sekretion u. Pepsinogensekretion ↑, Schleimhautwachstum ↑, Magenmotilität ↑
Cholecystokinin (CCK)	I-Zellen (Duodenum, Jejunum), Nervenendigungen	Proteinabbauprodukte und langkettige Fettsäuren im Duodenum	Sekretion von Pankreasenzymen ↑, Gallenblasenkontraktion ↑, Relaxation des Sphincter Oddi, verstärkt Sekretinwirkung, Pepsinogensekretion ↑, verzögert Magenentleerung, „Sättigungshormon" (im ZNS)
Sekretin	S-Zellen (Duodenum, Jejunum)	pH <4 im Duodenum, Gallensalze im Duodenum ↑	HCO_3^--Sekretion im Pankreas und in den Gallengängen ↑, HCl-Sekretion ↓, Pepsinogensekretion ↑, verzögert Magenentleerung
GIP (gastric inhibitory peptide)	K-Zellen (Duodenum, Jejunum)	Glucose, Fett- und Aminosäuren im Duodenum ↑	Insulinsekretion ↑ („glucose-dependent insulin-releasing peptide"), HCl-Sekretion ↓, Magenmotilität ↓
VIP (vasoactive intestinal peptide)	Nervenendigungen (NANC)	Aktivierung enterischer Nerven	gastrointestinale Motilität ↓, HCl-Sekretion ↓, intestinale Sekretion ↑, erregender Transmitter an Drüsenzellen und an vasodilatatorischen Neuronen, hemmender Transmitter an Motoneuronen
Enteroglucagon	L-Zellen (Ileum, Kolon)	Glucose, Fettsäuren im Ileum ↑	Schleimhautwachstum ↑, HCl-Sekretion ↓, Pankreassekretion ↓, Darmmotilität ↓
Somatostatin	D-Zellen (Pankreas, Dünndarm, Magen), Nervenendigungen	Fettsäuren, Peptide und Gallensalze im Dünndarm ↑	Magensaftsekretion ↓, interdigestive Motilität ↓, Freisetzung von Gastrin, VIP, Motilin, CCK und Sekretin ↓ („General-Hemmung")
Motilin	M-Zellen (Duodenum, Jejunum)	pH ↓und Fettsäuren ↑ im Duodenum	interdigestive Motilität ↑, beschleunigt Magenentleerung

Tab. 12.1 Hormone und hormonartige Peptide des Magen-Darm-Trakts (Auswahl, Fortsetzung)

Hormon bzw. Peptid	Syntheseorte	Freisetzungsreize	Hauptwirkungen (Auswahl)
Neurotensin	N-Zellen (Ileum)	Fettsäuren im Dünndarm ↑	Magensaftsekretion ↓, Pankreassekretion ↑
Pankreatisches Polypeptid	F-Zellen (Pankreas)	Proteinabbauprodukte im Dünndarm ↑, Vagusaktivierung	Pankreassekretion ↓, Darmmotilität ↓
Neuropeptid Y	Nervenendigungen (Kotransmitter mit Noradrenalin)	Aktivierung enterischer Nerven	Durchblutungsminderung im Splanchnikusbereich, Nahrungsaufnahme ↑, Energieumsatz ↓
Substanz P	Nervenendigungen	Aktivierung enterischer Nerven	Gastrointestinale Motilität ↑
Gastrin releasing peptide (GRP)	Nervenendigungen (N. vagus)	Aktivierung enterischer Nerven	Gastrinfreisetzung ↑
Opioidpeptide (β-Endorphin, Enkephaline, Dynorphine)	Nervenendigungen (NANC)	Aktivierung enterischer Nerven (Hemmung der Acetylcholinfreisetzung	Propulsive Peristaltik ↓, Darmsekretion ↓, Sphinktertonus ↑
Ghrelin	Gr-Zellen (Magen), ε-Zellen (Pankreas)	Glucose im Magen ↓	Nahrungsaufnahme ↑, Magenentleerung ↑, HCl-Sekretion ↑, Freisetzung von Wachstumshormon ↑
Inkretine: GIP (s. o.), GLP-1	L-Zellen der Dünndarmschleimhaut	Glucose im Dünndarm	Insulinsekretion ↑, Glucagonsekretion ↓, Magenentleerung ↓, Appetitminderung
Guanylin, Uroguanylin	Darmschleimhaut	NaCl-Konzentration im Darmlumen ↑	Hemmung der Na^+-Absorption, Steigerung der Cl^-- und H_2O-Sekretion

Schrittmacherzellen ausgehend, werden die elektrischen Wellen über niederohmige Kontaktstellen (gap junctions oder Nexus; ▸Kap. 1.1.1) jeweils auf die benachbarten Muskelzellen mit einer Geschwindigkeit von 0,5–4 cm/s weitergeleitet. Auf diese Weise erfasst die Welle die gesamte Umgebung der Schrittmacherzellen. Die Stärke der Kontraktion ist von der Frequenz der Aktionspotenziale abhängig. Letztere kann durch Noradrenalin oder Adrenalin aufgrund einer Hyperpolarisation sowie durch Ca^{2+}-Kanalblocker gesenkt, durch Acetylcholin infolge einer Depolarisation erhöht werden. Starke Hyperpolarisationen können zum Tonusverlust (Atonie), andauernde Spike-Salven zur Dauerkontraktion (Spasmus) der Wandmuskulatur führen.

Zusatzinformation

Die stark verzweigten **interstitiellen Cajal-Zellen** (ICCs) mesenchymaler Herkunft exprimieren die für ihre Funktion wichtige Rezeptor-Tyrosinkinase c-Kit und bilden – bevorzugt in der Umgebung des Auerbach-Plexus – vom unteren Ösophagus bis zum Rektum zahlreiche Netzwerke, in denen sie sowohl untereinander als auch mit der glatten Muskulatur über gap-junctions elektrotonisch gekoppelt sind. Diese Anordnung ermöglicht eine basale Steuerung der Motilität innerhalb einzelner Segmente des GIT (**Schrittmacheraktivität**).

Ein Teil der ICCs hat nicht nur efferente Kontakte zur glatten Muskulatur, sondern erhält auch afferente Informationen von NANC-Neuronen des vegetativen Nervensystems über Synapsen-ähnliche Strukturen. Durch diese Verschaltung sind die ICCs in der Lage, die Steuerung der glatten Muskulatur durch das vegetative Nervensystem zu modifizieren (**Neuromodulation**). Ferner dienen ICCs z. T. als **Dehnungssensoren.**

Bei einigen Motilitätsstörungen im GIT werden Funktionsausfälle von ICC-Netzwerken als pathogenetische Faktoren diskutiert (z. B. bei Achalasie, ▸Kap. 12.11.2, Chagas-Krankheit, Morbus Hirschsprung, ▸Kap. 12.13.6).

Cajal-ähnliche Zellen mit Schrittmacherfunktionen finden sich im Ureter, in der Harnblase, im Ductus deferens sowie im Uterus und Eileiter.

Die geschilderten grundlegenden Mechanismen zur Regulation der Darmmotilität lassen sich einem hierarchischen Grundprinzip zuordnen: Die unterste Regulationsebene (für kürzere Abschnitte des GIT) stellen die Cajal-Schrittmacherzellen zusammen mit der glatten

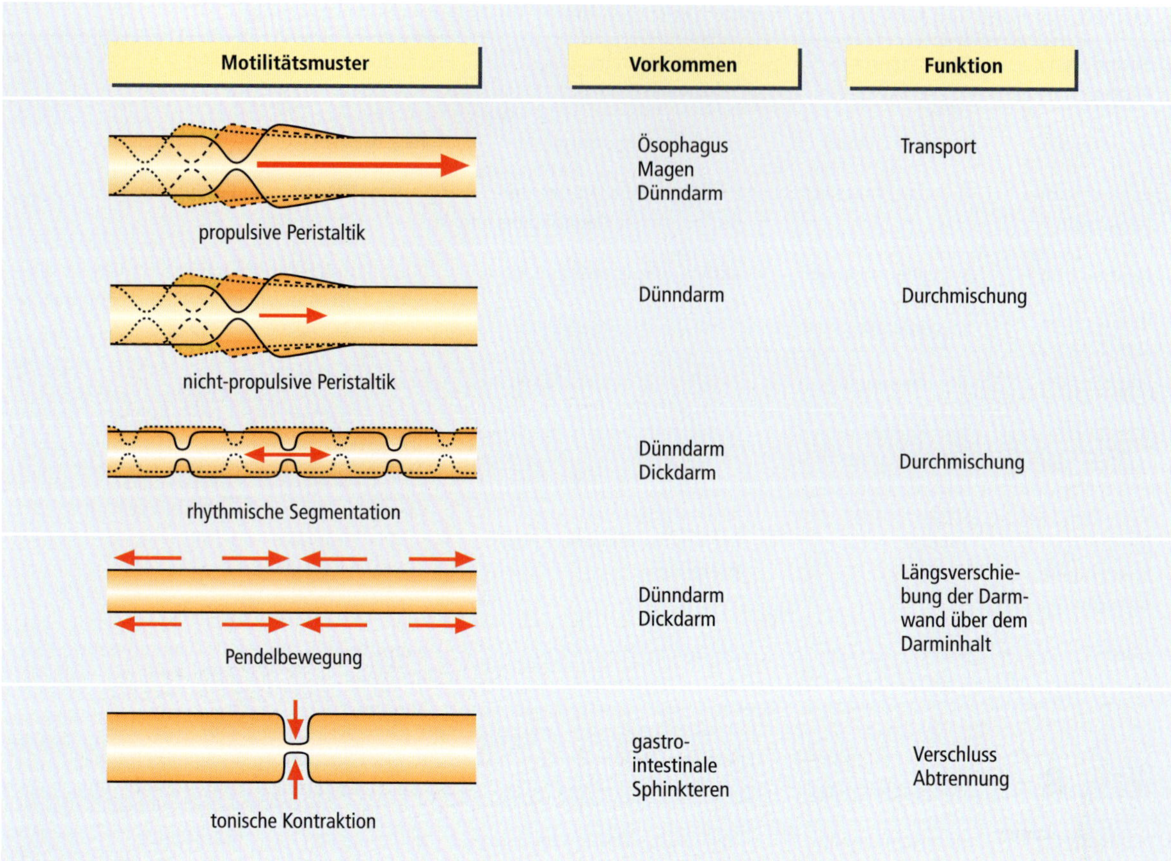

Abb. 12.3 Motilitätsmuster im Gastrointestinaltrakt und ihre funktionelle Bedeutung in schematischer Darstellung

Muskulatur dar, die wiederum durch Hormone, parakrine Faktoren und Entzündungsmediatoren beeinflusst werden kann. Übergeordnet ist das enterische Nervensystem, das die Motilität etwas größerer Abschnitte regelt. Parasympathikus und Sympathikus integrieren schließlich die Motilität in das Gesamtmuster des nutritiven Verhaltens (Verdauungsphasen, Nüchternperioden).

Postprandiale Motilitätsmuster. Nach der Nahrungsaufnahme treten in der Verdauungsphase (digestiven, postprandialen Phase) lokale, ringförmige Kontraktionswellen (nichtpropulsive Peristaltik), lokale Einschnürungen in eng benachbarten Bereichen (Segmentationen) und Pendelbewegungen der Längsmuskulatur zur Durchmischung des Darminhalts auf. Der oral-aborale Transport durch den Magen-Darm-Trakt erfolgt dagegen durch propulsive Peristaltik (Abb. 12.3). Die bislang erwähnten Kontraktionen zählt man nach ihrer Form zu den **phasisch-rhythmischen Kontraktionen**.

Die **nichtpropulsive Peristaltik** pflanzt sich nur über kurze Strecken fort. Da die Frequenz der Kontraktionen im Dünndarm von oben nach unten abnimmt, wird der Darminhalt auch durch die nichtpropulsive Peristaltik langsam analwärts verschoben. Die **Segmentation** besteht in der gleichzeitigen Kontraktion der Ringmuskulatur eng benachbarter Bereiche. **Pendelbewegungen** werden durch rhythmische Kontraktionen der Längsmuskulatur ausgelöst.

Die **propulsive Peristaltik** wird durch lokale Reflexe hervorgerufen (Abb. 12.4). Z. B. führt die Reizung von Dehnungssensoren durch den Darminhalt zunächst über afferente Fasern und Interneurone am Ort der Dehnung zu einer lokalen Relaxation (Erschlaffung). Anschließend kommt es in aboraler (absteigender) Richtung auf einer Strecke von 20–30 mm zu einer Erschlaffung der Ring- und zu einer Kontraktion der Längsmuskulatur. Danach tritt in oraler (aufsteigender) Richtung auf einer Strecke von etwa 2 mm eine Kontraktion der Ring- und eine Erschlaffung der Längsmuskulatur auf. Die Kontraktion der Ringmuskulatur und die ihr voraus laufende Erschlaffung setzen sich wellenförmig über den Magen und das Darmrohr fort.

Durch **tonische Dauerkontraktion** besonders spezialisierter Bereiche (Sphinkteren) werden verschiedene Räume funktionell voneinander getrennt, z. B. der Ösophagus vom Magen durch den unteren Ösophagussphinkter, der Magen vom Duodenum durch den Pylo-

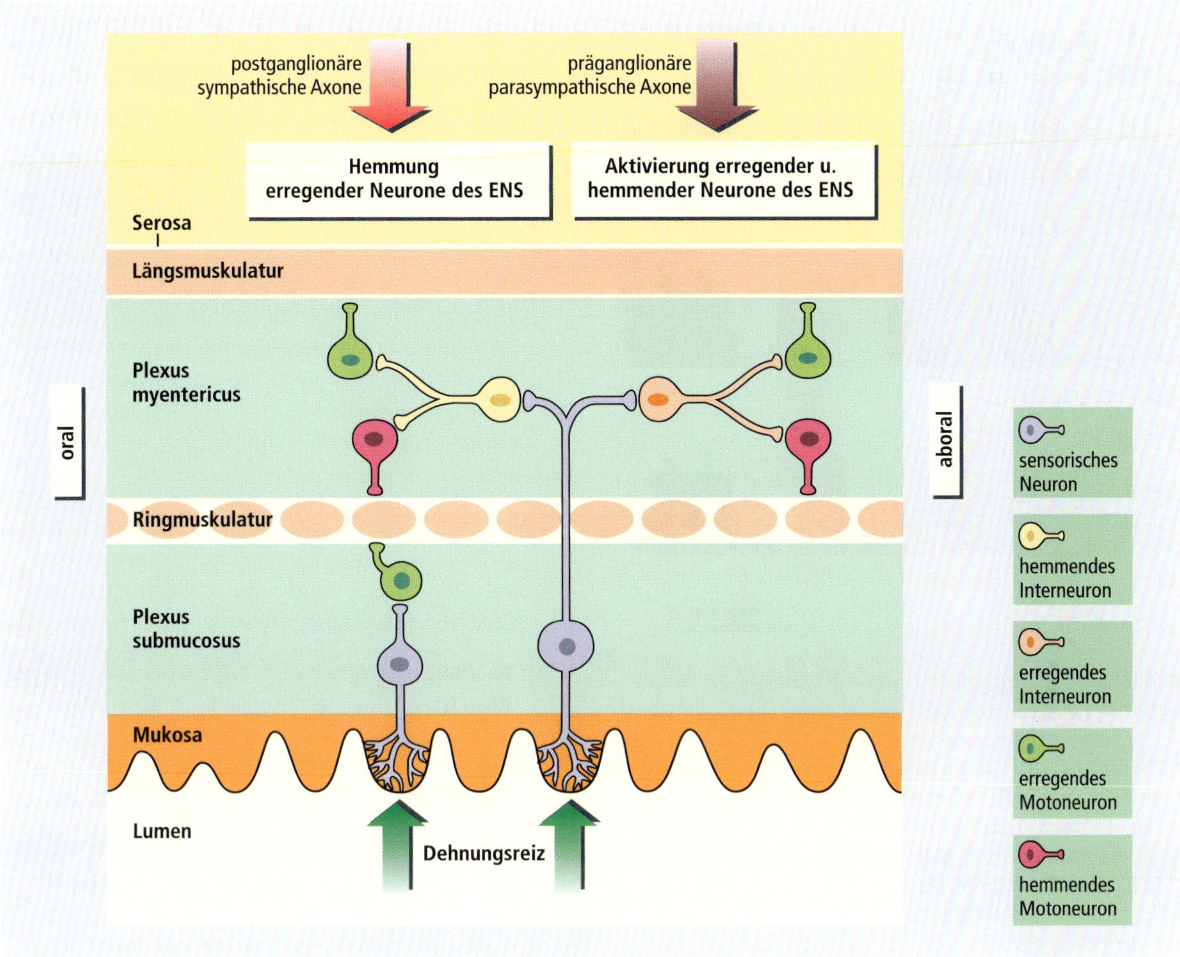

Abb. 12.4 Schematische Darstellung der lokalen Reflexbögen im enterischen Nervensystem (ENS) für die propulsive Peristaltik im Dünndarm sowie der modulierenden Wirkung des vegetativen Nervensystems. Transmitter bzw. Neuromodulatoren der erregenden Neurone zur glatten Muskulatur sind Acetylcholin und Substanz P, der hemmenden Neurone NO, VIP, ATP und Opioidpeptide. Die afferenten Neurone enthalten vor allem Substanz P und Acetylcholin, erregende Interneurone Acetylcholin und Serotonin, hemmende Interneurone VIP, NO und Opioidpeptide. In den meisten der bisher beschriebenen Neuronenpopulationen des enterischen Nervensystems sind Neuropeptide zusammen mit den primären Neurotransmittern kolokalisiert. Nach Wood

rus. Gleichzeitig ist dadurch ein gerichteter Transport ohne Rückfluss gewährleistet.

Interdigestiver wandernder myoelektrischer Motorkomplex. Interdigestive wandernde myoelektrische Motorkomplexe (MMK, Abb. 12.5) treten in größeren Abständen zwischen den Mahlzeiten auf und dienen wahrscheinlich der „Generalreinigung" (housekeeper waves) des Magen-Darm-Trakts. Dabei handelt es sich um zunächst ungerichtete, später analwärts wandernde (propulsive) motorische Aktivitäten der Wandmuskulatur von Magen und Dünndarm, die jeweils durch 60 min dauernde Ruhephasen unterbrochen werden. Gesteuert werden diese Motoraktivitäten durch den Parasympathikus. Vor der Aktivitätsfront werden Nahrungsreste, Bakterienansammlungen und auch Fremdkörper nach distal transportiert, wodurch der Magen-Darm-Trakt gereinigt und eine übermäßige bakterielle Besiedlung des Dünndarms verhindert wird.

Der MMK kann durch das enterische Nervensystem oder durch gastrointestinale Hormone und Peptide modifiziert werden. Das Auftreten der MMK-Zyklen fällt zeitlich mit einem Anstieg der Motilin-Konzentration im Plasma sowie einer verstärkten Magen- und Pankreassekretion zusammen. Bei Nahrungsaufnahme werden die periodisch auftretenden MMK unterbrochen.

12.1.5 Intestinale Schutzmechanismen

Neben unspezifischen Schutzmechanismen verfügt der Intestinaltrakt über ein eigenes Immunsystem, das die gastrointestinale Schleimhaut zumindest teilweise vor dem Eindringen potenziell schädigender Substanzen, Viren, Bakterien, Pilzen und Parasiten schützt.

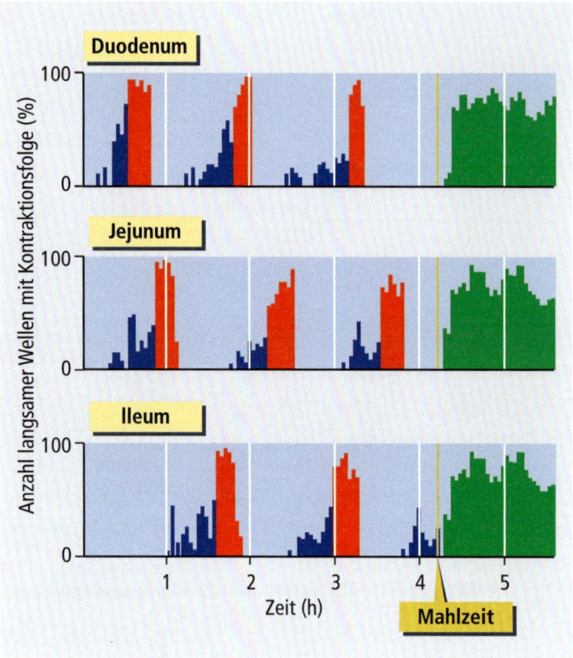

Abb. 12.5 Interdigestiver myoelektrischer Motorkomplex. Anteil von langsamen Wellen (slow waves) in der Verdauungsphase, die von einer Muskelkontraktion gefolgt sind. In Phase I herrscht motorische Ruhe, in Phase II (dunkelblau) erreicht der Kontraktionsanteil bis zu 50 % und in Phase III (rot) fast 100 % der Maximalaktivität. Die Aktivitätsfront wandert innerhalb von 1–1,5 h vom Duodenum (oben) zum Ileum (unten) und beginnt dann wieder von neuem. Mit einer Mahlzeit (Pfeil) werden die Komplexe unterbrochen (grün)

Barrierefunktion des Darmepithels. Mit einer Gesamtoberfläche von etwa 200 m^2 bildet der Magen-Darm-Kanal die größte Grenzfläche zwischen Organismus und Außenwelt. Seine Schleimhaut kommt dabei permanent mit den genannten Fremdstoffen und Mikroorganismen in Kontakt, und muss gegen diese eine unspezifische Barriere (Mukosablock) bilden, deren Integrität im Wesentlichen durch den Muzin-Schutzfilm gewährleistet wird. Weitere unspezifische Mechanismen für eine wirksame Protektion sind u. a.:

- Abtötung von Mikroorganismen durch die Salzsäure des Magens,
- Lyse von Bakterienmembranen durch α-Defensine aus den Paneth-Zellen,
- enzymatischer Abbau (z. B. durch Lysozym),
- Detergenswirkung von Gallensäuren,
- reinigende Wirkung des wandernden myoelektrischen Motorkomplexes (s. o.) und
- antibakterielle Wirkung von β-Defensinen und Cathelicidin des Darmepithels.

Darm-assoziiertes Immunsystem. Dieses stellt sowohl quantitativ als auch funktionell einen wesentlichen Anteil des Gesamtimmunsystem des Organismus dar. Es umfasst 20–25 % der Darmschleimhaut und enthält etwa 50 % aller lymphatischer Zellen des Gesamtorganismus. Die Komponenten und die Funktionsweise des sog. **GALT** wurden bereits in ▸ Kap. 7.5 beschrieben.

In Kürze

- **Hauptaufgaben** des **Gastrointestinaltrakts** (GIT) sind Aufnahme und Aufbereitung der Nahrung, Verdauung der Nährstoffe und Absorption niedermolekularer Spaltprodukte. Weiterhin spielt er eine Rolle bei der Regulation des Wasser- und Elektrolythaushalts, ist Teil der körpereigenen Abwehrsysteme und hat Ausscheidungsfunktionen.
- Der GIT besteht aus einem schlauchförmigen glattmuskulären, mit Schleimhaut ausgekleideten Hohlraumsystem, in das die Ausführungsgänge der großen Verdauungsdrüsen einmünden.
- Die prinzipiell gleichartig aufgebaute **Wand** des **GIT** setzt sich aus der Schleimhaut, der Submukosa, und zwei Schichten glatter Muskulatur, der Ring- und Längsmuskulatur, zusammen. Einzelne Abschnitte zeigen charakteristische Modifikationen dieses grundsätzlichen Aufbaus.
- Die **Funktionen** des **GIT** werden durch die Aktivität von Schrittmacherzellen (Cajal-Zellen), vom enterischen Nervensystem, von gastrointestinalen Hormonen und hormonartigen Peptiden sowie vom vegetativen Nervensystem (Parasympathikus, Sympathikus) reguliert.
- Der GIT verfügt über ein eigenes Nervensystem, das **enterische Nervensystem**, welches die elementaren motorischen und sekretorischen Funktionen steuert. Die Zellkörper des Neuronennetzwerks liegen entweder in der Submukosa (Plexus submucosus Meißner) oder zwischen Ring- und Längsmuskulatur (Plexus myentericus Auerbach).
- **Gastrointestinale Hormone** und **hormonartige Peptide** regeln und koordinieren Motilität, Sekretion, Absorption, Durchblutung und Schleimhautwachstum. Zu den Hauptvertretern der gastrointestinalen Hormone rechnet man die der Gastringruppe (Gastrin, Cholecystokinin) und der Sekretingruppe (Sekretin, GIP, VIP, Glucagon).
- **Viszerale Afferenzen** leiten Informationen von Mechano- und Chemosensoren sowie von Nozizeptoren zum ZNS, wo sie der Auslösung „großer" vegetativer Reflexe und der Wahrnehmung dienen. Weiterhin vermitteln sie lokale (intramurale)

Reflexe mit Verschaltungen innerhalb des enterischen Nervensystems.

- Das **Ruhepotenzial** der **Schrittmacherzellen** unterliegt rhythmischen Spontandepolarisationen, deren Amplitude vom Dehnungszustand der Wand abhängt. Sie führen zu langsamen Potenzialwellen im Sekunden- bzw. Minutenrhythmus (slow waves, basaler elektrischer Rhythmus) und bestimmen den anhaltenden Ruhetonus der Muskulatur.
- Erreichen die Potenzialwellen die **Membranschwelle**, werden **Aktionspotenziale** ausgelöst, die rhythmische Kontraktionen hervorrufen.
- Nach der Nahrungsaufnahme treten in der digestiven (postprandialen) Phase typische Motilitätsmuster auf, die vor allem der **Durchmischung** des Inhalts dienen (Segmentationen, nichtpropulsive Peristaltik, Pendelbewegungen). Der oral-aborale Transport erfolgt dagegen durch **propulsive Peristaltik**.
- Durch **tonische Kontraktionen** im Bereich der **Sphinkteren** werden Abschnitte des GIT funktionell voneinander getrennt, die Passage des Darminhalts gerichtet und eine zeitweise Speicherung ermöglicht.
  Zwischen den Mahlzeiten (interdigestiv) treten im 1,5-Stundenrhythmus Kontraktionswellen auf **(wandernder myoelektrischer Motorkomplex)**, die den Magen und Dünndarm von unverdaulichen Nahrungsbestandteilen und Bakterien „reinigen".
- Die Darmschleimhaut bildet eine unspezifische Barriere gegen Fremdstoffe und Mikroorganismen. Diese **unspezifische Abwehr** wird vor allem durch den Muzin-Schutzfilm gewährleistet.
- Der Intestinaltrakt verfügt darüber hinaus über ein **eigenes Immunsystem** (GALT), das etwa die Hälfte aller lymphatischer Zellen des Gesamtorganismus enthält.

12.2 Mundhöhle, Pharynx und Ösophagus

In der Mundhöhle wird die aufgenommene feste Nahrung durch Kauen und Einspeicheln in einen gleitfähigen Zustand überführt. Der Speichel enthält vor allem Elektrolyte, α-Amylase und Muzine.

12.2.1 Anatomie von Mundhöhle, Pharynx, Ösophagus und Speicheldrüsen

Die Mundhöhle stellt den Anfangsteil des Verdauungskanals dar. Sie wird nach vorn von den Lippen mit der Mundspalte, seitlich durch die Wangen, unten durch den Mundboden und oben durch den harten und weichen Gaumen begrenzt. Nach hinten geht die Mundhöhle in den mittleren Abschnitt des Pharynx (Rachens) über. An diesem Übergang liegen die Gaumenbögen, welche die Gaumentonsillen (Gaumenmandeln) einschließen. Der Raum zwischen den Zähnen mit den Alveolarfortsätzen der Kiefer und den Wangen bzw. Lippen wird Mundvorhof genannt. Das Innere der Mundhöhle ist, mit Ausnahme der Zähne, von Schleimhaut mit zahlreichen kleinen Speicheldrüsen ausgekleidet.

Die **Zähne** bestehen aus Hartsubstanzen (Dentin, Schmelz und Zement), der Pulpa und der bindegewebigen Wurzelhaut (o Abb. 12.6). Sie sind in den Alveolen (Zahnfächern) der zahntragenden Fortsätze des Ober- und Unterkiefers durch die Wurzelhaut federnd aufgehängt, sodass der Kaudruck als Zug von der Wurzelhaut aufgefangen werden kann. Das bleibende Gebiss besteht aus 32 Zähnen:

- 8 meißelförmigen Schneidezähnen (Dentes incisivi),
- 4 Eckzähnen (Dentes canini) mit einer Kauspitze,
- 8 Backenzähnen (Dentes praemolares) mit zwei Kauspitzen und
- 12 Mahlzähnen (Dentes molares) mit 4–5 Kauspitzen, von denen der jeweils hinterste Mahlzahn (Weisheitszahn) oft Rückbildungserscheinungen zeigt.

Das Milchgebiss umfasst lediglich 20 Zähne (8 Schneide-, 4 Eck- und 8 Mahlzähne).

Die Öffnungs- und Schließbewegungen, die Vor- und Rückschiebe- und seitlichen Bewegungen der Zahnreihen beim Kauen werden durch vier paarig angelegte **Kaumuskeln** (M. masseter, M. temporalis und zwei weitere Muskelpaare, die Mm. pterygoidei, die an der Schädelbasis entspringen und zur Unterseite des Unterkiefers ziehen) ermöglicht.

Die **Zunge** ist ein von Schleimhaut umkleideter Muskelkörper. Man unterscheidet den frei beweglichen **Zungenrücken** und den **Zungengrund**, der das hintere Drittel der Zunge einnimmt und den Übergang zum Pharynx bildet. Der Zungenrücken trägt Papillen für die Tast- und Geschmacksempfindung (▸ Kap. 19.4.5) sowie Drüsen.

Die quergestreifte Zungenbinnenmuskulatur verläuft in longitudinalen, transversalen und vertikalen Faserzügen; in die Zunge einstrahlende Außenmuskeln haben ihren Ursprung am Unterkiefer, am Zungen- und Schläfenbein. An der Oberfläche des Zungengrundes liegt eine Ansammlung lymphatischen Gewebes, die Tonsilla lingualis, die zusammen mit den Gaumenton-

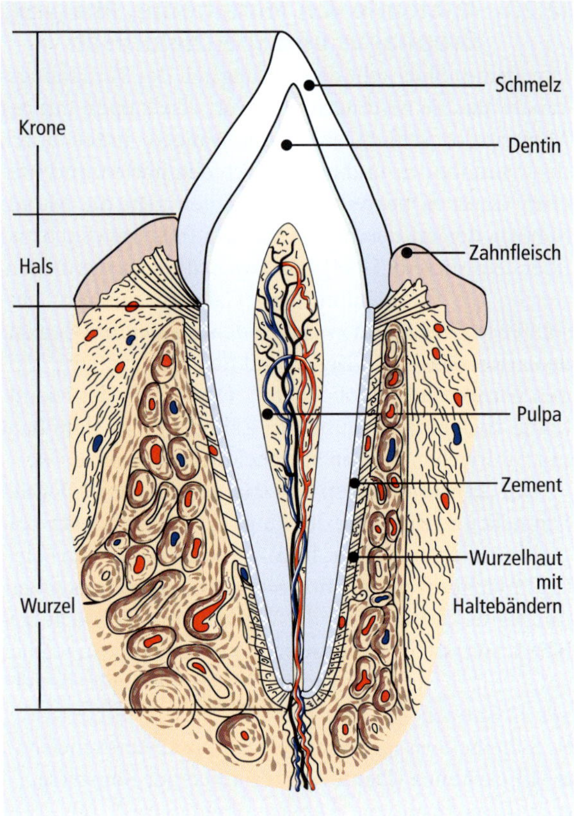

Abb. 12.6 Aufbau eines Zahnes und seiner Befestigung

sillen (Gaumenmandeln) dem sog. lymphatischen Rachenring zugerechnet wird.

Der **Gaumen** bildet das Dach der Mundhöhle. Man unterscheidet zwei Abschnitte, den **harten Gaumen**, der durch eine Knochenplatte versteift ist, und den **weichen Gaumen** mit der Uvula („Zäpfchen").

Der **Pharynx** (Rachen) ist ein von Schleimhaut ausgekleideter Muskelschlauch, dessen oberes Ende an der Schädelbasis aufgehängt ist, während das untere Ende in den Ösophagus übergeht. An seiner Vorderwand finden sich drei Öffnungen, die zur paarigen Nasenhöhle, zur Mundhöhle und zum Kehlkopfeingang führen. Entsprechend wird der Pharynx in drei Abschnitte unterteilt: Einen oberen (**Epipharynx**, Nasen-Rachen-Raum), einen mittleren (**Mesopharynx**), der hinter der Mundhöhle liegt, und einen unteren Abschnitt (**Hypopharynx**) mit Zugang zum Kehlkopf. Im Pharynx kreuzen Luft- und Speisewege.

Die in Abb. 12.7 dargestellten großen, paarig angelegten Drüsen bilden den weitaus überwiegenden Anteil des Mundspeichels. Die **Ohrspeicheldrüse** (Glandula parotis), die größte unter ihnen, liegt zwischen dem aufsteigenden Unterkieferast und dem Warzenfortsatz. Ihr etwa 4 cm langer Ausführungsgang mündet gegenüber dem 2. oberen Mahlzahn in die Mundhöhle. Die **Unterkieferdrüse** (Glandula submandibularis) ist zwischen dem Unterkiefer und der Mund-

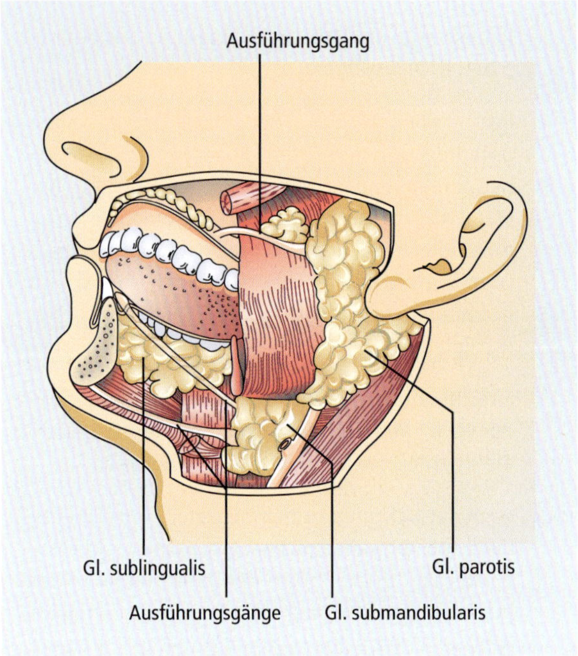

Abb. 12.7 Lokalisation der Speicheldrüsen

bodenmuskulatur lokalisiert. Sie hat einen relativ langen Ausführungsgang, der am Boden der Mundhöhle unter der Zunge in einer kleinen Erhebung endet. Die **Unterzungendrüse** (Glandula sublingualis) mit mehreren kleinen Ausführungsgängen befindet sich im Gebiet unterhalb der Zunge.

Die sekretorische Innervation der Glandula parotis erfolgt durch parasympathische Fasern des N. glossopharyngeus (IX), während die entsprechenden Fasern für die Gl. sublingualis und Gl. submandibularis über den N. facialis (VII) zur Drüse gelangen. Der Ursprungsort für diese sekretorischen Fasern bzw. das Reflexzentrum für die Speichelsekretion liegt in der Medulla oblongata bzw. in der Pons. Zu den Drüsen ziehen auch sympathische Fasern, die Blutgefäße begleiten.

Der **Ösophagus** (Speiseröhre) ist ein etwa 23–28 cm langer muskulärer Schlauch, der hinter der Luftröhre und vor der Wirbelsäule verläuft. Der Weg von der Zahnreihe bis zum Mageneingang beträgt ca. 40 cm. Die innere Auskleidung der Speiseröhre besteht aus einem mehrschichtigen Plattenepithel. Da der Ösophagus ausschließlich der Weiterbeförderung des Speisebreis dient, findet man in der Schleimhaut lediglich Drüsen, die zum Schutz des Epithels Schleim sezernieren. Die Wand enthält im oberen Drittel quergestreifte, im unteren Drittel glatte Muskulatur. Das mittlere Drittel weist beide Muskelarten auf.

Der Ösophagus hat drei anatomische „Engstellen": Die erste liegt in Höhe des Ringknorpels (Kehlkopfbereich), die mittlere in Höhe der Luftröhrengabelung, die untere in Höhe des Zwerchfelldurchtritts.

12.2.2 Kauen

Beim Kauen wird die feste Nahrung zerschnitten, zerrissen und zermahlen. Obwohl diese Zerkleinerung keine zwingende Voraussetzung für die Verdauung und Absorption ist, erleichtert sie diese Vorgänge erheblich (z. B. durch Verbesserung des enzymatischen Aufschlusses infolge Oberflächenvergrößerung). Am Kauvorgang beteiligt sind Ober- und Unterkiefer mit den Zähnen, Kaumuskulatur, Zunge und Wangen sowie Mundboden und Gaumen.

Die rhythmische Aktion des Kauvorgangs erfolgt primär willkürlich, dann auch weitgehend unbewusst. Der Berührungsreiz der Speisepartikel an Gaumen und Zähnen steuert reflektorisch die Kaubewegung. Die Kräfte, die dabei aufgewandt werden, betragen im Bereich der Schneidezähne 100–250 N, im Bereich der Molaren 300–700 N.

Zunge und Wangen schieben den Bissen immer wieder zwischen die Kauflächen, sodass feste Nahrung zu Partikeln bis zu einer Größe von wenigen mm^3 zermahlen wird. Der durch den Kauvorgang stimulierte Speichelfluss bereitet die Konsistenz des Bissens (Bolus) zum Schlucken vor. Durch Freisetzung flüchtiger Komponenten aus der Nahrung sowie durch Auflösung oder Aufschwemmung fester Bestandteile im Speichel wird beim Kauen die Geschmackswahrnehmung gefördert. Dies führt reflektorisch zur weiteren Anregung des Speichelflusses und der Magensekretion (▸ Kap. 12.3.5).

Saugreflex. Dieser nutritive Reflex wird durch Berührungsreize von den Lippen oder von der Mundschleimhaut des Säuglings ausgelöst. Bei luftdichtem Abschluss zwischen Lippen und Warzenhof der mütterlichen Brust sowie nach Abdichtung der nasalen und trachealen Luftwege erfolgt zunächst eine Senkung des Mundbodens. Der dadurch im Mundraum entstehende Unterdruck saugt die Muttermilch an. Anschließend werden die Kiefer zusammengedrückt und damit Milchgänge der Brustdrüse ausgepresst. Der gesamte komplexe Vorgang, der mit einer rhythmischen Freigabe der Nasenatmung koordiniert ist, steht unter der Kontrolle von Neuronen in der Medulla oblongata (▸ Kap. 19.7.7).

12.2.3 Speichelsekretion

Die Glandula parotis ist eine seröse Drüse, die neben Wasser und Elektrolyten Glykoproteine sezerniert. Die Glandula submandibularis und die Glandula sublingualis sind gemischte Drüsen, die darüber hinaus Saccharid-reiche Glykoproteine (Muzine) produzieren.

Regulation der Speichelsekretion. Täglich werden 0,6–1,5 l Mundspeichel gebildet. Dieser hält den Mund feucht und erleichtert das Sprechen, macht die gekaute Nahrung gleitfähig und fördert die Geschmacksentwicklung. Er ist essenziell für die Gesundheit der Zähne, die ohne Speichel keinen Proteinschutzfilm (Pellikel) aufweisen und dadurch kariös werden. Der Speichel hat eine reinigende und durch seinen Gehalt an Lysozym, sekretorischem IgA, Lactoferrin und verschiedenen prolinreichen antibakteriellen Proteinen eine antibakterielle bzw. antivirale Wirkung.

Auch ohne Nahrungsaufnahme findet immer eine geringe Basalsekretion (Ruhesekretion) von Mundspeichel (ca. 0,5 l/Tag) statt. Kommt es zu einer Berührung der Mundschleimhaut mit aufgenommenen Speisen und/oder zu Geschmacksempfindungen, so wird die Speichelsekretion reflektorisch gesteigert. Aber auch der Anblick, der Geruch oder die bloße Vorstellung von Speisen „lassen das Wasser im Munde zusammenlaufen" („bedingte Reflexe", kephale Sekretionsphase, ▸ Kap. 12.3.5). Dabei wird die Zusammensetzung des Speichels durch den Einfluss des vegetativen Nervensystems variiert.

Eine Aktivierung des Parasympathikus bewirkt in allen Drüsen eine erhebliche Steigerung der Sekretion eines dünnflüssigen, glykoproteinarmen Speichels, die mit einer Durchblutungszunahme der Drüsen einhergeht. Letztere wird durch die gefäßerweiternde Wirkung von VIP vermittelt.

Eine Erregung des Sympathikus liefert dagegen durch Stimulation der Unterkieferdrüse geringe Mengen eines viskösen, Glykoprotein-, K^+- und HCO_3^--reichen Speichels.

Während der Basalsekretion haben die einzelnen Drüsen an der Gesamtspeichelproduktion folgende Anteile: Gl. submandibularis 70 %, Gl. parotis 25 % und Gl. sublingualis 5 %; nach Stimulation: 63 %, 34 % und 3 %.

Zusammensetzung des Speichels. Der Speichel besteht zu 99 % aus Wasser. Die wichtigsten darin enthaltenen Elektrolyte sind Na^+, K^+, Cl^- und HCO_3^-. Der Primärspeichel, der von den Azini sezerniert wird, ist plasmaisoton.

In den Azini der meisten Speicheldrüsen wird Cl^- durch einen $Na^+/2\,Cl^-/K^+$-Symporter der basolateralen Membran in die Zelle aufgenommen, wofür die Na^+/K^+-ATPase den Antrieb liefert (○ Abb. 12.8). Die apikale Cl^--Sekretion erfolgt dann über einen Cl^--Kanal, während Na^+ und Wasser auf parazellulärem Weg folgen.

In den **Ausführungsgängen** werden, bei relativ geringer Wasserpermeabilität, Na^+ (Aldosteron-abhängig) und Cl^- aus dem Lumen resorbiert und kleinere Mengen an K^+ und HCO_3^- sezerniert, wodurch der Mundspeichel hypoton wird (○ Abb. 12.8).

Die Elektrolytzusammensetzung des Speichels ändert sich mit der Sekretionsrate: Mit zunehmendem Sekretionsvolumen steigen die Na^+-, Cl^-- und (Carboanhydratase-abhängig) HCO_3^--Konzentrationen an,

12

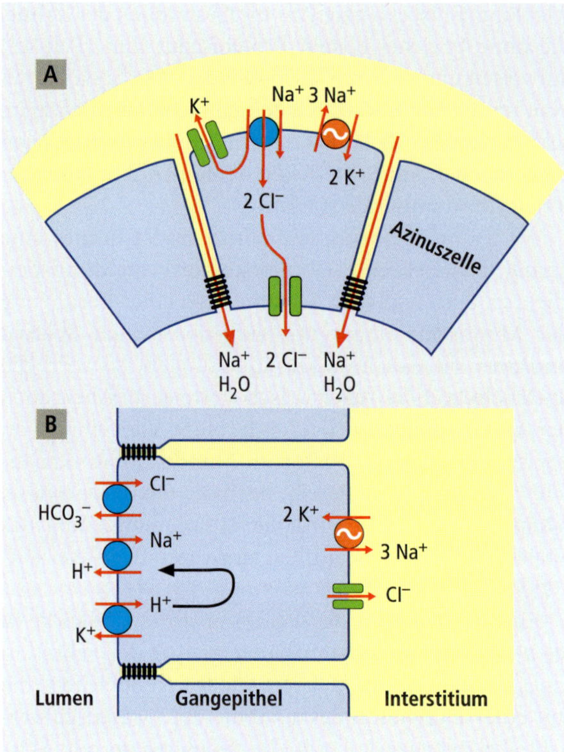

Abb. 12.8 Modell der wichtigsten Elektrolyttransporter in den Azinuszellen der Gl. submandibularis und Gl. parotis (Primärsekretbildung A) sowie in den Ausführungsgängen (B). In den Azinuszellen wird Cl^- über einen apikal gelegenen Chloridkanal sezerniert; Na^+ und Wasser folgen passiv auf parazellulärem Weg. In den Ausführungsgängen werden Na^+ und Cl^- aus dem Lumen resorbiert und kleinere Mengen an K^+ und HCO_3^- sezerniert

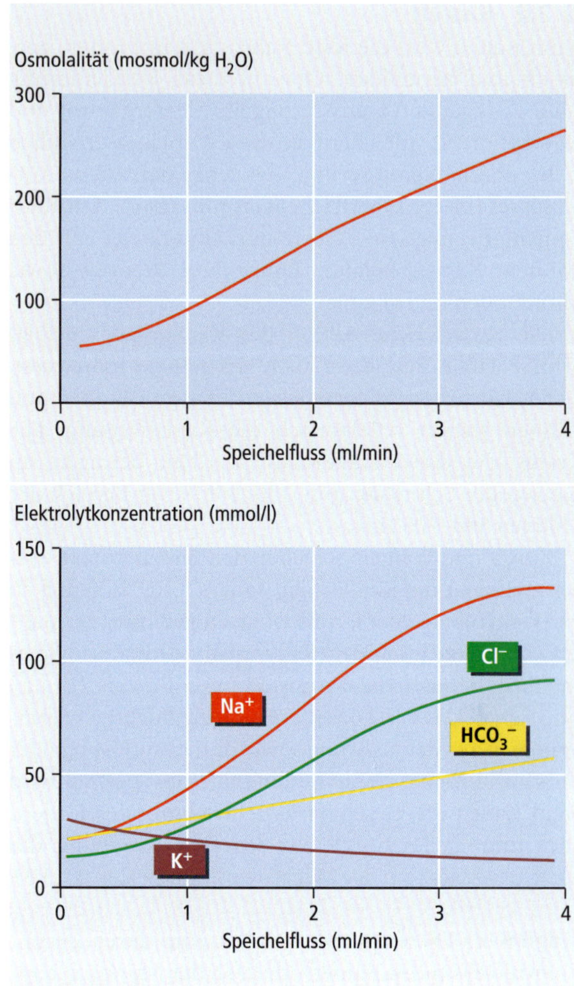

Abb. 12.9 **Oben** Osmolalität und **unten** Elektrolytzusammensetzung des Mundspeichels als Funktion der Sekretionsrate

während die K^+-Konzentration leicht abfällt (Abb. 12.9), da die zur Verfügung stehende Zeit zur Resorption von Na^+ bzw. Sekretion von K^+ mit steigender Durchflussrate verkürzt bzw. die maximale Kapazität der Transportsysteme erreicht ist. Der **pH-Wert** des Mundspeichels liegt bei Ruhesekretion zwischen 6,5 und 6,9 und steigt nach Stimulation auf 7,2 an.

Zusätzlich zu Elektrolyten und Wasser sezernieren die Speicheldrüsen verschiedene Makromoleküle: α-Amylase, Glykoproteine, Muzine, Lysozym, Lactoferrin, Immunglobulin A, Haptocorrine (▸Kap. 12.3.5) und häufig auch Blutgruppen-Antigene (▸Kap. 7.9), das Endorphin **Opiorphin** sowie Wachstumsfaktoren, welche die wundheilende Wirkung des Speichels erklären. Die funktionell wichtigsten sind die **α-Amylase**, die vorwiegend von der Gl. parotis ausgeschieden wird, und die **Schleimsubstanzen** (aus Gl. submandibularis und Gl. sublingualis). Die α-Amylase (Ptyalin) ist zwischen pH-Werten von 4–12 stabil und hat ihr Wirkungsoptimum bei pH 6,7–6,9. Dieses Enzym leitet die Verdauung der Stärke ein.

12.2.4 Schluckakt

Der Schluckakt gliedert sich in eine willkürliche orale sowie eine reflektorisch ablaufende pharyngeale und ösophageale Phase, in welcher der Bissen durch peristaltische Wellen in den Magen befördert wird.

Orale Phase. In der ersten, willkürlich gesteuerten Phase des Schluckakts hebt sich die Zungenspitze, trennt eine Portion des gekauten Bissens im Mund ab und schiebt ihn in die Mitte des Zungengrunds und des harten Gaumens (Abb. 12.10 A). Lippen und Kiefer schließen sich, der weiche Gaumen hebt sich, während der vordere Teil der Zunge den Bolus nach hinten in den oberen Teil des Rachens presst (Abb. 12.10 B). Der weiche Gaumen und die kontrahierten palatopharyngealen Muskeln bilden eine Trennwand zwischen der Mundhöhle und dem Nasen-Rachen-Raum und verschließen ihn.

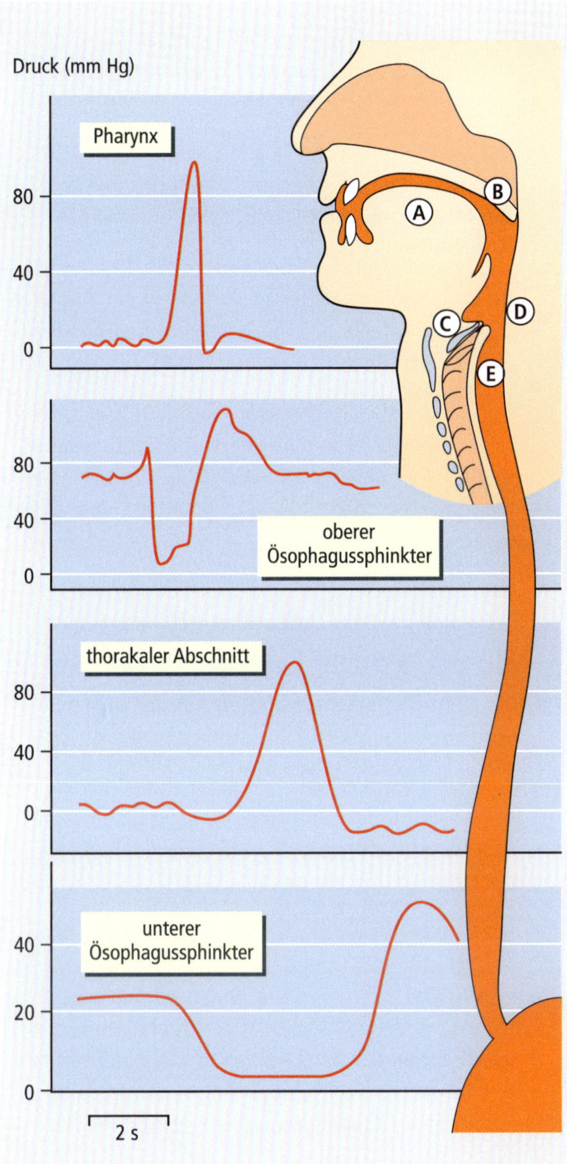

Abb. 12.10 Oropharyngeale und ösophageale Phasen des Schluckakts. **A** Pressen der Zunge nach oben gegen den harten Gaumen, **B** Verschluss des Nasopharynx durch den weichen Gaumen, **C** Anheben des Larynx und Umbiegen der Epiglottis über den Eingang der Luftröhre, **D** Peristaltik der Pharynxmuskulatur, **E** reflektorisches Öffnen des oberen Ösophagussphinkters. Die Druckänderungen beim Schlucken sind für den Pharynx, den oberen Ösophagussphinkter, den thorakalen Abschnitt und den unteren Ösophagussphinkter als Kurven dargestellt

Pharyngeale Phase. Wenn der Bissen (oder Speichel) den Pharynx erreicht hat, setzt ein unwillkürlicher Reflexablauf (**Schluckreflex**) ein. Die afferenten Impulse von Mechanosensoren laufen u. a. über den N. glossopharyngeus und den N. vagus. Die Zellkörper der efferenten Neurone, die den Pharynx versorgen, liegen in den motorischen Kernen der Nn. trigeminus, facialis, glossopharyngeus, hypoglossus, vagus sowie in den spinalen Segmenten C_1–C_3.

Nach Umschaltung der afferenten Impulse in einem nicht klar abgrenzbaren Gebiet in der Medulla oblongata und unteren Brückenregion („Schluckzentrum") läuft der komplexe Schluckvorgang unwillkürlich weiter ab.

Während der pharyngealen Phase wird die Stimmritze verschlossen und die Atmung für kurze Zeit reflektorisch unterbrochen. Der Kehlkopf hebt sich und verlegt den Atemweg (Abb. 12.10 C). Der ankommende Bissen biegt dabei die Epiglottis (Kehlkopfdeckel) über den Eingang der Trachea und verhindert so die Aspiration von Nahrungspartikeln in die Trachea. Versagt dieser Mechanismus, resultiert ein „Verschlucken" (s. Hustenreflex, ▸ Kap. 10.6.3). Durch die Pharynxmuskulatur und die Zunge mit einem Druck von 4–10 mm Hg geschoben (Abb. 12.10 D), gleitet der Bissen nun über die Epiglottis in die Speiseröhre, nachdem sich der obere Schließmuskel (oberer Ösophagussphinkter) geöffnet hat, an dem auch untere Abschnitte der Schlundmuskulatur beteiligt sind (Abb. 12.10 E). An dem gesamten reflektorischen Vorgang dieser 2. Phase wirken mehr als 20 Muskeln mit, deren relativ kleine motorische Einheiten (▸ Kap. 19.5.1) feinste Bewegungsabläufe ermöglichen.

Ösophageale Phase. In dieser 3. Phase passiert der Bissen den oberen Ösophagussphinkter und erreicht die Speiseröhre, einen muskulären Schlauch mit einer äußeren längsverlaufenden und einer inneren zirkulären Muskelschicht, die in drei spezialisierte Zonen gegliedert ist: den

- oberen Ösophagussphinkter (oÖS), eine 2–4 cm lange Zone mit erhöhtem Muskeltonus, der beim Schlucken kurzfristig (1–2 s) deutlich abnimmt (Abb. 12.9),
- thorakalen Abschnitt und
- unteren Ösophagussphinkter (uÖS), eine weitere Zone mit anhaltend erhöhtem Muskeltonus, der den Verschluss zum Magen gewährleistet.

Da der größte Teil des Ösophagus im Brustraum verläuft, liegen die Binnendrücke bei Ruheatmung um 4–6 mm Hg unter dem Atmosphärendruck (▸ Kap. 10.3.2). Der Abschluss nach oben durch den oÖS mit einem Verschlussdruck von 50–100 mm Hg verhindert ein ständiges Eindringen von Luft in den Ösophagus, während der uÖS mit einer Druckdifferenz von 15–25 mm Hg gegenüber dem Magenfundus den Rückfluss (Reflux) von Mageninhalt in den Ösophagus verhindert.

Als **primäre Peristaltik** wird der durch den N. vagus nerval gesteuerte Bewegungsablauf bezeichnet, der die Fortsetzung des begonnenen Schluckakts darstellt. Eine **sekundäre Peristaltik** entsteht durch afferente Impulse vom Ösophagus selbst (z. B. durch mechanische Reizung). Sie wird durch Reste eines Bissens verursacht, die durch die primäre Peristaltik nicht den Magen erreicht haben, und durch das enterische Nervensystem koordiniert.

Die peristaltische Welle im Ösophagus erfasst jeweils ein Kontraktionsareal von 2–4 cm Länge, schreitet mit einer Geschwindigkeit von 3–5 cm/s nach unten fort und erreicht den uÖS nach ca. 9 s (o Abb. 12.9). Die Passagegeschwindigkeit hängt allerdings wesentlich von der Konsistenz des Bissens und der Körperlage ab. In aufrechter Körperhaltung erreichen Flüssigkeiten den Magen nach 1 s, breiige Speisen nach 5 s und feste Partikel nach ca. 10 s. Der Druck der peristaltischen Welle steigt nach distal an und erreicht im unteren Ösophagus 30–120 mm Hg. Die Druckamplitude nimmt mit der Größe des Bissens zu. Der uÖS öffnet sich für 6–9 s, bevor der Bissen in den Magen eintritt und schließt sich danach wieder. Dabei nimmt er nach einer kurzen Phase erhöhten Drucks erneut den Ruhetonus an. Die Relaxation des uÖS erfolgt reflektorisch unter dem Einfluss von NANC-Neuronen (▸ Kap. 12.1.2) des N. vagus; als Neurotransmitter werden das vasoaktive intestinale Polypeptid (VIP) und Stickoxid (NO) angenommen.

In Kürze

- Die **Mundhöhle** wird von den Lippen, den Wangen, dem Gaumen und dem Mundboden begrenzt. Nach hinten geht sie in den Rachen über.
- Das **Gebiss** des Erwachsenen umfasst **32 Zähne**, die in den Alveolen federnd aufgehängt sind. Man unterscheidet Zahnwurzel, -hals und -krone. Dentin, Schmelz und Zement sind die Hartsubstanzen der Zähne.
- Die Zahnreihen des Ober- und Unterkiefers werden durch die **Kaumuskeln** bewegt.
- Die **Zunge** ist ein von Schleimhaut umkleideter Muskelkörper. Die Schleimhaut des Zungenrückens trägt Papillen für die Tast- und Geschmacksempfindung sowie Drüsen (Lipase- Sekretion) und lymphatisches Gewebe („Zungenmandel"). Der Muskelkörper ermöglicht die für Kauen, Bissenbildung, Schlucken und Sprechen erforderlichen Bewegungen.
- In die Mundhöhle münden zahlreiche kleine, in der Mundschleimhaut gelegene sowie drei große, paarige **Speicheldrüsen**, die Glandulae parotis, submandibularis und sublingualis.
- Die großen Speicheldrüsen besitzen sekretorische Endstücke für die Bildung des Primärsekrets und ein Ausführungsgangsystem, in dem durch Resorptions- und Sekretionsvorgänge der sog. Sekundärspeichel entsteht.
- Die Ohrspeicheldrüse ist eine seröse Drüse, die beiden anderen sind gemischte Drüsen, die Wasser, Elektrolyte und Glykoproteine (einschließlich Muzin) sezernieren.
- Durch Kauen und Einspeicheln wird in der Mundhöhle die aufgenommene feste Nahrung in einen gleitfähigen Zustand überführt (**Bolusbildung**).
- Durch den Speichel werden **Verdauungsenzyme** (u. a. α-Amylase) und **Abwehrstoffe** bereitgestellt sowie die Zähne vor Karies geschützt, die Geschmacksempfindung wird gefördert und das Sprechen erleichtert.
- Mundspeichel ist alkalisch. Geschluckter Speichel kann daher in die Speiseröhre gelangte Magensalzsäure neutralisieren (sog. pH-Clearance).
- Die **tägliche Speichelsekretion** beträgt ca. 1 l. Sie wird vorrangig durch Aktivierung des Parasympathikus reflektorisch gesteigert.
- Der **Rachenraum (Pharynx)** ist der gemeinsame Abschnitt des Atmungs- und Verdauungstrakts, die sich hier überkreuzen.
- Der **Ösophagus** (Speiseröhre), ein 23–28 cm langer Muskelschlauch, ist lumenseitig mit einem mehrschichtigen, unverhornten Plattenepithel ausgekleidet, das durch Muzin der Ösophagusdrüsen geschützt wird. Das obere Drittel der Speiseröhre besitzt quergestreifte, das untere Drittel glatte Muskulatur, das mittlere Drittel beide Muskeltypen.
- Der Ösophagus weist zwei Zonen mit erhöhtem Muskeltonus auf, den **oberen Ösophagussphinkter** am Beginn des Verdauungstrakts und den **unteren Ösophagussphinkter** am Übergang zum Magen. Ihr hoher Tonus verhindert normalerweise das Eindringen von Luft bzw. Rückfluss von saurem Mageninhalt in den Ösophagus.
- Der **Schluckakt** wird durch eine willkürliche Zungenbewegung, die den Bolus in den Rachen befördert, eingeleitet (**orale Phase**). Hat der Bissen die Pharynxwand erreicht, setzt ein unwillkürlicher Reflex ein, bei dem sich drei Einzelmechanismen abgrenzen lassen: Transport des Bissens durch den Pharynx, Verschluss des Nasen-Rachen-Raums und Kehlkopfeingangs und Beförderung des Speisebreis zum Ösophaguseingang

(pharyngeale Phase). In der 3. Phase des Schluckakts passiert der Bissen die Speiseröhre (ösophageale Phase).

- Der Ösophagus dient ausschließlich dem **Bolustransport.** Der Schluckakt löst zunächst eine kurzzeitige Erschlaffung des oberen Sphinkters aus, die von einer schluckinduzierten peristaltischen Welle **(Primärperistaltik)** und einer vorübergehenden Erschlaffung des unteren Sphinkters gefolgt ist. Die Primärperistaltik wird durch den N. vagus gesteuert und transportiert feste Nahrung innerhalb von 10 s in den Magen. Bissensreste können durch lokale Reizung eine **sekundäre Peristaltik** auslösen, die nicht schluckinduziert ist.

12.3 Magen

Im Magen werden die geschluckten Speisen gespeichert, zerkleinert und homogenisiert. Nach einer Verweildauer von 1–5 Stunden erfolgt die **portionsweise Entleerung** des Speisebreis (Chymus) in das Duodenum.

12.3.1 Anatomie des Magens

Makroskopische Anatomie. Am menschlichen Magen werden makroskopisch die folgenden Abschnitte unterschieden (Abb. 12.11): die **Kardia** (Mageneingang), der **Fundus** (Magenkuppel, oberhalb der Kardia gelegen), das **Korpus** (Magenkörper), das **Antrum** (Erweiterung vor dem Magenausgang) und der **Pylorus** (Magenpförtner). In der Vorderansicht erkennt man zwei ungleich lange und verschieden stark gekrümmte Ränder, die **große** und die **kleine Kurvatur**.

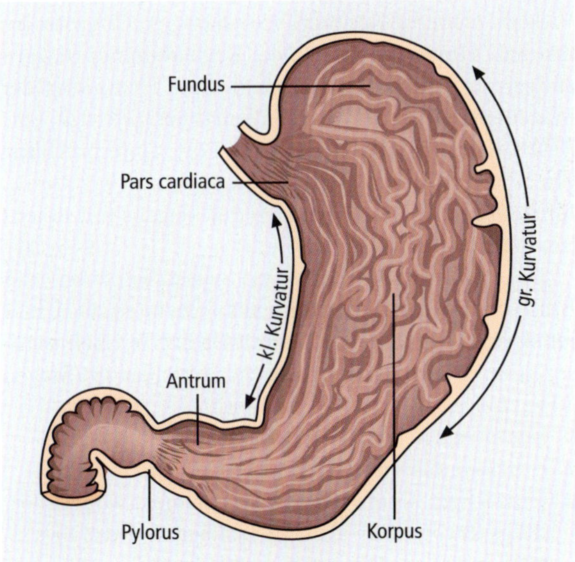

Abb. 12.11 Magen im Längsschnitt

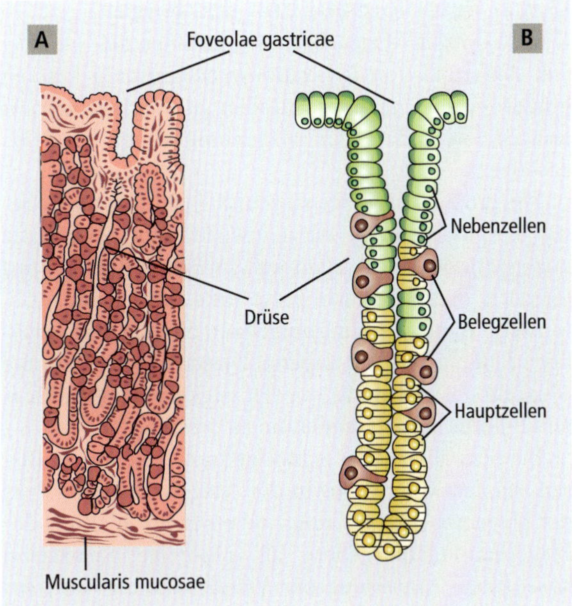

Abb. 12.12 A Schleimhaut, B Drüse des Magenfundus. Nach Leonhardt

Muskulatur der Magenwand. Die muskuläre Wand des Magens ist im Fundus- und Korpusbereich verhältnismäßig dünn und nimmt pyloruswärts an Dicke zu. Sie besteht aus drei Schichten glatter Muskelfasern, die in Längsrichtung, zirkulär sowie schräg abwärts gerichtet verlaufen. Die Längsmuskulatur ist an den beiden Kurvaturen verdichtet, die Ringmuskulatur nimmt zum Pylorus hin an Dicke zu. Durch diese Anordnung ist die Magenmuskulatur in der Lage, mehrere Aufgaben zu erfüllen: Sie passt das Magenvolumen dem jeweiligen Füllungszustand an und bewirkt die Durchmischung und den Weitertransport des Speisebreis.

Aufbau und Funktion der Magenschleimhaut. An der Kardia geht das mehrschichtige Plattenepithel des Ösophagus in das einreihige Zylinderepithel der gefalteten bzw. gefelderten Magenschleimhaut über. Die im pylorusnahen Abschnitt und im Kardiabereich liegenden Drüsenzellen sezernieren wie die **Nebenzellen** der tubulären Drüsen im Fundus- und Korpusabschnitt wahrscheinlich nur Schleim (Muzin); das **Oberflächenepithel** bildet Schleim und Bicarbonat (Hydrogencarbonat). Die in den mittleren Abschnitten der Fundus- und Korpusdrüsen liegenden **Belegzellen** („Parietalzellen") sezernieren HCl sowie den Intrinsic-Faktor (▸ Kap. 12.3.5), die vor allem in basalen Regionen lokalisierten **Hauptzellen** Pepsinogene und eine Lipase. Das Epithel des Antrums enthält **G-Zellen**, die Gastrin in das Blut abgeben, und **D-Zellen**, die Somatostatin (▸ Kap. 12.3.5) produzieren (Abb. 12.12).

12.3.2 Reservoirfunktion des Magens

Die proximalen Magenabschnitte nehmen die Nahrung auf. Aufgrund von Relaxationsmechanismen können größere Volumina über Stunden hinweg gespeichert werden, ohne dass der Mageninnendruck merklich ansteigt.

Die proximalen Magenabschnitte (Fundus und oberer Korpusabschnitt) weisen weder eine Automatie noch peristaltische Wellen auf. In dieser Region wird lediglich durch Vagusimpulse eine anhaltende, d.h. tonische Wandspannung aufgebaut, die sich dem jeweiligen Füllungszustand anpasst. Dieser relativ konstante Muskeltonus reicht aus, um Flüssigkeiten bei geöffnetem Pylorus in das Duodenum zu pressen.

Bereits während des Schluckakts, d.h. bevor der Bissen aus dem Ösophagus in den Magen übertritt, sinkt der Mageninnendruck aufgrund einer Erschlaffung der Magenmuskulatur. Diese als **rezeptive Relaxation** bezeichnete Anpassung der Wandspannung wird auf einen vago-vagalen Reflex zurückgeführt. Führt die Nahrungsaufnahme im Magen zur Erregung von Dehnungssensoren in der Magenwand, tritt eine zusätzliche Erschlaffung der Magenmuskulatur auf. Dieser als **adaptive Relaxation** (oder Akkommodation) bezeichnete Vorgang beruht ebenfalls auf einem vago-vagalen Reflex. Beide Mechanismen erlauben – auch bei voluminösen Mahlzeiten bis zu 1 l – eine Magenfüllung, ohne dass der Mageninnendruck erheblich ansteigt und verhindern auf diese Weise u.a. eine beschleunigte Entleerung.

Der Dehnungszustand des proximalen Magens wird weitgehend vom **N. vagus** gesteuert. Modulierend wirken der Plexus myentericus sowie die gastrointestinalen Hormone Gastrin, CCK und Sekretin (◻ Tab. 12.12).

Nach der Aufnahme fester Speisen weist der Mageninhalt eine Schichtung auf, wobei die zuletzt aufgenommenen Nahrungsbestandteile an der kleinen Kurvatur, die am längsten im Magen befindlichen Anteile im Pylorusbereich liegen. Aufgenommene Flüssigkeiten fließen an der Innenwand in distale Magenabschnitte ab. Der anhaltende Muskeltonus im proximalen Magen schiebt den Mageninhalt langsam in untere Korpusabschnitte weiter.

12.3.3 Durchmischung und Homogenisierung

Die Automatie, die von einer Schrittmacherzone ausgeht, löst peristaltische Wellen aus, die den **Chymus** (Speisebrei) bei geschlossenem Pylorus durchmischen und homogenisieren.

Im oberen Korpusdrittel liegt an der großen Kurvatur eine Gruppe von Cajal-Schrittmacherzellen, die langsame Potenzialwellen im 20-s-Rhythmus („slow waves", ▸ Kap. 12.1.4) auslösen, deren Amplitude vom Dehnungszustand der Magenwand abhängt. Erreicht bei zunehmender Füllung des Magens das Membranpotenzial die Schwelle, treten Ca^{2+}-getragene Spikeaktivitäten auf, die im Korpusabschnitt **peristaltische Kontraktionen** auslösen.

Die kräftigen, zirkulären peristaltischen Wellen mit einer Frequenz von ca. 3/min wandern pyloruswärts und schieben den Inhalt in Richtung Magenausgang. Wenn sich die nach distal immer kräftiger werdende Kontraktionswelle dem Antrum nähert, schließt sich der vorher relaxierte Pylorus. Dadurch wird der eingezwängte Inhalt mit großer Kraft wieder zurück in den Magen geworfen (Retropulsion). Hierbei reiben sich feste Nahrungsbestandteile aneinander und werden zerdrückt, zermahlen und intensiv durchmischt („Antrummühle"). Fette werden dabei auch mechanisch emulgiert. Unter dem Einfluss parasympathischer Nervenimpulse (N. vagus) tritt eine erhebliche Steigerung der Motilität ein. Motilitätssteigernd wirken weiterhin Gastrin und Motilin, hemmend dagegen GIP und Enteroglucagon.

12.3.4 Magenentleerung

Die Flüssigkeitsentleerung aus dem Magen ist bei relaxiertem Pylorus vor allem vom Druckgradienten zwischen proximalem Magen und Duodenum, die Entleerung von festen Bestandteilen hauptsächlich vom Pyloruswiderstand und damit letztlich auch von der Größe der Partikel abhängig. Flüssigkeiten verlassen den Magen relativ schnell, feste Bestandteile dagegen erst, wenn sie auf eine Partikelgröße <2 mm zerkleinert sind.

Die Entleerung des Magens erfolgt, vermittelt durch den **N. vagus**, reflektorisch und zwar durch synchrone Erschlaffung der Pylorusmuskulatur beim Eintreffen peristaltischer Wellen im Antrum. Allerdings wird der zeitliche Ablauf des Entleerungsvorgangs von einer Vielzahl weiterer Faktoren beeinflusst. Auch **gastrointestinale Hormone** sind an der Regulation der Magenentleerung beteiligt (◻ Tab. 12.1). Eine Hemmung der Magenentleerung erfolgt vor allem durch Sekretin, eine Beschleunigung durch Motilin. Eine Unterbrechung des N. vagus, wie z.B. bei einer operativen Vagotomie, führt zu Entleerungsstörungen des Magens mit Retention des Inhalts.

Die Entleerungsrate hängt zusätzlich von der Beschaffenheit des Mageninhalts (Chymus) ab. Unter reflektorischem Einfluss, vermittelt durch Chemosensoren im Duodenum, ist die Verweildauer im Magen länger bei

- saurem als neutralem Chymus,
- hyperosmolarem als hypoosmolarem Chymus,
- fettreichem als eiweißreichem Chymus (wobei allerdings Tryptophan als CCK-Antagonist eine motilitätshemmende Wirkung ausübt) sowie
- eiweißreichem als kohlenhydratreichem Chymus.

Daher variiert die Verweildauer – je nach Zusammensetzung der Speisen – zwischen 1 und 5 Stunden. Große, feste Bestandteile können den Magen während dieser Entleerungsphase nicht verlassen. Solche Partikel werden aber zwischen den Verdauungszeiten, d. h. in der Verdauungsruhe, durch den Mechanismus des interdigestiven wandernden myoelektrischen Motorkomplexes (▸Kap. 12.1.4) entleert. In dessen Phase III kommt es zu kräftigen Antrumkontraktionen, sodass jetzt auch große unverdaute Nahrungspartikel oder z. B. auch unaufgelöste feste Arzneiformen (u. a. Magensaftresistente Tabletten) zusammen mit Magensaft durch den Pylorus in das Duodenum getrieben werden.

Erbrechen. Erbrechen (Vomitus, Emesis) stellt einen komplexen Schutzreflex dar, der von Neuronenverbänden („Brechzentrum") im Nucl. tractus solitarii bzw. von einer chemosensiblen Triggerzone im Bereich der Area postrema am Boden des 4. Ventrikels (▸Kap. 19.3.2) gesteuert wird. Er ist von vegetativen Begleitsymptomen (Übelkeit, Blässe, Schweiß- und Speichelsekretion, Blutdruckabfall und Tachykardie) begleitet. Erbrechen wird durch eine tiefe Inspiration mit nachfolgendem Verschluss der Glottis und des Nasopharynx eingeleitet. Anschließend erschlaffen die Magenmuskulatur und die Ösophagussphinkter, während sich das Zwerchfell und die Bauchdeckenmuskulatur ruckartig kontrahieren. Letzteres bewirkt eine Erhöhung des intraabdominalen Drucks, und der Mageninhalt wird (teilweise) retrograd entleert. Aufgrund einer Tonussteigerung im Duodenum und/oder Pyloruserschlaffung kann es dabei auch zum Erbrechen von Galle und Duodenalinhalt kommen.

Erbrechen wird durch eine Vielzahl von Ursachen ausgelöst: durch mechanische Reizung des Oropharynx, mechanische und chemische Alteration von Magen und Darm, Entzündungen im Bauchraum, starke Schmerzzustände (Koliken, Herzinfarkt), hormonelle Umstellungen in der Schwangerschaft, Stoffwechselkrankheiten (z. B. nicht-respiratorische Azidose bei entgleistem Diabetes mellitus), Reisekrankheit und Schwerelosigkeit im All, Hirndrucksteigerung, Gabe von bestimmten Arzneimitteln (z. B. Apomorphin, Zytostatika), Intoxikationen, Bestrahlung und nicht zuletzt psychische Einflüsse (z. B. ekelerregenden Geruch oder Anblick).

Chronisches Erbrechen führt zum Verlust von H^+-, K^+- und Cl^--Ionen sowie von Wasser, gefolgt von einer Hypovolämie und einer nicht-respiratorischen Alkalose (▸Kap. 14.6.5).

12.3.5 Magensaftsekretion

Die Magenmukosa sezerniert täglich 2–3 l Magensaft, dessen wesentliche Bestandteile Salzsäure, Intrinsic-Faktor, Pepsinogene, Muzine und Bicarbonat sind.

Die Bicarbonat- und Muzinsekretion im Magen erfolgen kontinuierlich. Die HCl- und Pepsinogenabgabe unterliegen dagegen einer Regulation im Zusammenhang mit der Verdauung. Im Nüchternzustand (in der interdigestiven Phase) werden nur geringe Mengen (50–70 ml/h) eines zähflüssigen, neutralen bis leicht alkalischen Sekrets abgegeben. Dagegen kommt es im Zusammenhang mit der Nahrungsaufnahme zur Bildung eines stark sauren (pH = 0,8–1,5), nahezu blutisotonen, enzymreichen Sekrets.

HCl-Sekretion. Die von den **Belegzellen** („Parietalzellen") unter Mitwirkung der Carboanhydratase gebildeten H^+-Ionen werden mithilfe einer H^+/K^+-ATPase in intrazelluläre Kanalikuli (s. u.) gepumpt. Die Salzsäure des Magensafts aktiviert die Pepsinogene, tötet Mikroorganismen ab, setzt Eisen, Calcium und Vitamin B_{12} aus Nahrungsproteinen frei und denaturiert noch native Nahrungsproteine, die dann von Proteasen leichter gespalten werden können.

Die Belegzellen sind einzigartig in ihrer Fähigkeit, HCl in hoher Konzentration zu produzieren, wobei eine H^+-Konzentrierung etwa um den Faktor 10^6 gegenüber dem Blut erzielt wird. Sie besitzen Tubulovesikel (○Abb. 12.13), deren Membran die Protonen-transportierende **H^+/K^+-ATPase** („Protonenpumpe") enthält, und intrazelluläre Kanalikuli, die an der apikalen Seite der Zelle in das Magenlumen einmünden. Nach Stimulation fusionieren die Tubulovesikel mit den Membranen der intrazellulären Kanalikuli, wodurch die Protonenpumpe und Ionenkanäle in die Kanalikulus-Membran eingebaut werden. In Verdauungsruhe werden die Protonenpumpen und Kanäle wieder in die Tubulovesikel zurückverlagert.

Die Energiequelle für den aktiven Transport von Protonen aus den Belegzellen in den Magensaft ist ATP. Durch die Aktivität der H^+/K^+-ATPase wird im gleichen Verhältnis H^+ gegen K^+ ausgetauscht (○Abb. 12.14). H^+ entstammt der Dissoziationsreaktion der Kohlensäure, wobei äquivalente HCO_3^--Mengen entstehen. Die Dissoziation von Wasser spielt demgegenüber nur eine geringe Rolle. HCO_3^- tritt im Austausch gegen Cl^- in das Interstitium über. Mit den H^+-Ionen werden auch Cl^-- und K^+-Ionen passiv über spezielle Kanäle in das Lumen abgegeben. Dem Transport der Ionen folgt ein osmotisch bedingter Wasserstrom in das Magenlumen.

Die Na^+/K^+-ATPase und der Na^+/H^+-Antiporter in der basolateralen Membran der Belegzelle sind für die Aufrechterhaltung der ionalen Homöostase des Zytosols verantwortlich.

Sekretion des Intrinsic-Faktors. Von den Belegzellen wird außerdem der Intrinsic-Faktor, ein Glykoprotein mit einer Molekülmasse von 48 kDa, sezerniert. Dieser

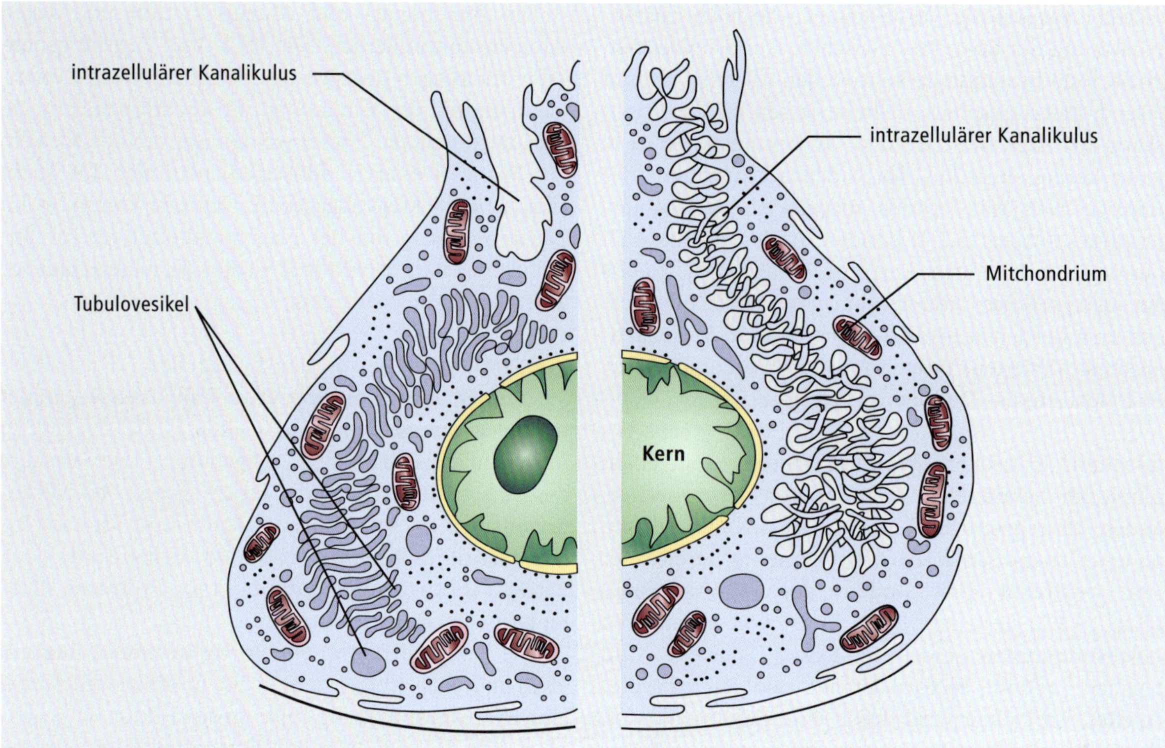

Abb. 12.13 Belegzelle im Ruhezustand (linke Bildhälfte) und nach Stimulation (rechte Bildhälfte)

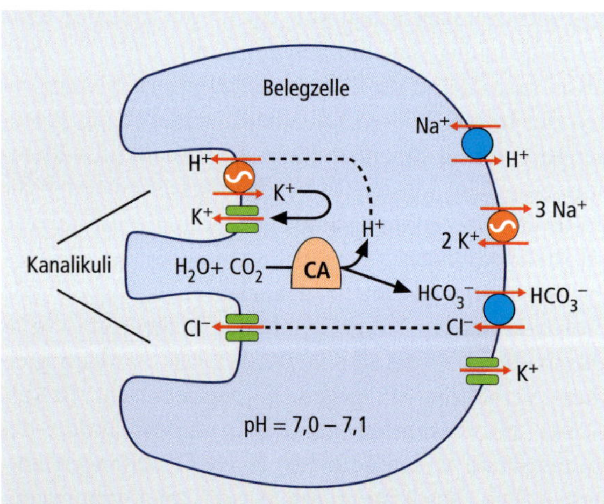

Abb. 12.14 HCl-Sekretion durch die Belegzellen. H^+-Ionen werden durch die Aktivität der H^+/K^+-ATPase in die intrazellulären Kanalikuli gepumpt. Mit den Protonen werden auch Cl^-- und K^+ über spezielle Kanäle in das Lumen abgegeben. **CA** Carboanhydratase

ist neben Haptocorrinen (▸ Kap. 12.2.3) aus dem Mundspeichel für die Absorption von **Vitamin B_{12}** erforderlich (▸ Kap. 12.8.3). Im Magen wird freies Vitamin B_{12} zunächst an Haptocorrine gebunden und bildet dadurch einen magensaftresistenten Komplex. Nach Spaltung dieser Verbindung durch Pankreasenzyme im oberen Dünndarm erfolgt die Bindung von Vitamin B_{12} an den trypsinresistenten Intrinsic-Faktor. Dieser Komplex ist resistent gegenüber Proteolyse und Absorption im oberen Dünndarm. Er wird schließlich durch Rezeptor-vermittelte Endozytose in die Mukosa des Ileum aufgenommen. Funktionsbestandteile dieses spezifischen Rezeptors sind die Proteine Cubilin und Megalin.

Sekretion von Pepsinogenen. Die Hauptzellen der Magenmukosa geben ein Gemisch von Proteasenvorstufen (Pepsinogenen) ab. Die Stimulation der Pepsinogensekretion erfolgt auf dieselbe Weise wie die der Salzsäureproduktion. Es lassen sich acht verschiedene Vorstufen dieser proteolytischen Isoenzyme (Endopeptidasen) elektrophoretisch nachweisen. Sie werden durch die Magensalzsäure zu den wirksamen eiweißspaltenden Enzymen, den **Pepsinen**, durch hydrolytische Abspaltung eines blockierenden Peptids aktiviert, ein Vorgang, der sich anschließend autokatalytisch fortsetzt. Die Pepsine wirken nur bei sauren pH-Werten mit Optima zwischen 1,8 und 3,5; im alkalischen Milieu werden sie irreversibel geschädigt.

Sekretion von Schleim und Bicarbonat. In den Oberflächen- und Nebenzellen der Korpusdrüsen sowie in den Kardia- und Pylorusdrüsen wird **Schleim** (**Muzin**) produziert, der den gesamten Magen mit einer bis 0,6 mm dicken Schicht als visköses Gel überzieht. Er erzeugt einen Gleitfilm und schützt die Schleimhaut vor mechanischen und chemischen Schäden. Die Schleimschicht muss ständig intakt gehalten bzw. erneuert werden, da sie sonst anhaltenden mechanischen und enzymatischen Angriffen ausgesetzt wäre. Hauptbestandteile des Schleims sind unterschiedliche saccharidreiche Glykoproteine (Muzine).

Salzsäure und Pepsinogene gelangen durch 5 µm messende feine Kanäle in der Schleimschicht von der apikalen Zellmembran ins Magenlumen. Neben Schleim wird vom Oberflächenepithel des Magens **Bicarbonat** gebildet, das durch einen HCO_3^--Kanal sezerniert wird.

Bicarbonat hat zusammen mit dem Magenschleim eine wichtige Schutzfunktion gegenüber dem aggressiven Magensaft. Das gebildete HCO_3^- wird in der dem Magenepithel aufliegenden, strömungsfreien Flüssigkeits- bzw. Schleimschicht (unstirred layer) festgehalten und erzeugt dadurch einen pH-Gradienten von pH ca. 7 in der Zelle auf pH ca. 2 im Magenlumen. Damit findet man den durch die Salzsäure bedingten niedrigen pH-Wert nicht schon an der Epitheloberfläche, sondern erst im Magenlumen. Darüber hinaus gelangt Bicarbonat, das in den Belegzellen während der Sekretionsphase vermehrt gebildet und in das Blut abgegeben wird (o Abb. 12.13), durch senkrecht in der Schleimhaut verlaufende Kapillarschlingen zur Epitheloberfläche. Die Durchblutung dieser Kapillaren wird wesentlich durch Prostaglandin E_2 (PGE_2) gesteuert, dem somit im Zusammenspiel mit Bicarbonat und der strömungsfreien Schicht eine wichtige protektive Funktion für die Magenschleimhaut zukommt.

Mukosabarriere. Zu den protektiven Mechanismen der sog. Mukosabarriere zählen neben der bicarbonathaltigen, strömungsfreien Muzinschicht die Unversehrtheit der Membranen aller Oberflächenzellen. Diese wird durch eine gute Schleimhautdurchblutung, eine ungestörte PGE_2-Wirkung (Steigerung der Durchblutung, der Schleim- und HCO_3^--Sekretion), die Intaktheit der interzellulären Schlussleisten und die Fähigkeit zur Epithelregeneration gewährleistet. Letztere wird durch eine Reihe von Wachstumsfaktoren kontrolliert.

Zu den aggressiven Faktoren, die den Schutz der Magenschleimhaut gegen die von ihren Drüsen produzierten Pepsine und HCl vermindern („Barrierenbrecher“), rechnet man biologische Detergenzien (Gallensalze und Lysolecithin bei Gallereflux), Glucocorticoide, nichtsteroidale entzündungshemmende Arzneistoffe wie Acetylsalicylsäure (Hemmer der Prostaglandinsynthese), Minderdurchblutung der Schleimhaut sowie eine bakterielle Infektion mit *Helicobacter pylori* (▸ Kap. 12.12.1).

Steuerung der Magensaftsekretion. Die Magensaftsekretion wird im Zusammenhang mit der Nahrungsaufnahme nerval und hormonell gesteuert. Dabei unterscheidet man eine kephale, gastrale und intestinale Phase der fördernden und hemmenden Einflüsse auf die Sekretion (o Abb. 12.15).

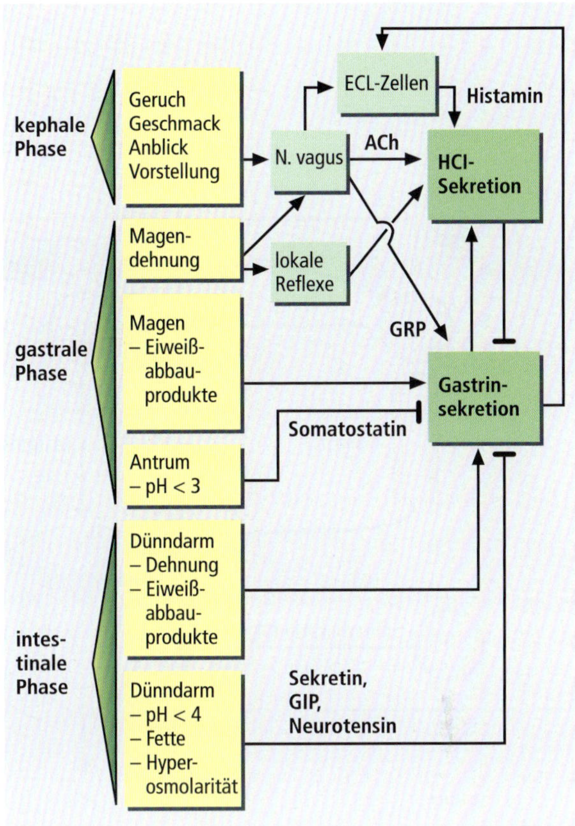

o **Abb. 12.15** Schematische Darstellung der an der HCl-Sekretion beteiligten fördernden und hemmenden Mechanismen. **Ach** Acetylcholin, **GRP** gastrin releasing peptide, **GIP** gastrin inhibitory peptide, ⊣ hemmende Einflüsse, → fördernde Einflüsse

In der Nüchternperiode (interdigestiven Phase) sezerniert die Magenschleimhaut nur 10–15 % des Sekretvolumens, das nach maximaler Stimulation gebildet wird. Nach Vagusdurchtrennung (Vagotomie) und nach Entfernen des Antrums (Sitz der G-Zellen) sistiert die Basalsekretion.

Nahrungsaufnahme ist der adäquate Reiz für die Stimulation der Magensaftsekretion. Ihre Beeinflussung setzt bereits vor dem Essen ein und dauert nach der Beendigung der Mahlzeit noch an.

Die **kephale Phase** wird durch den Anblick, den Geruch und den Geschmack von Speisen ausgelöst. Aber auch die Erwartung und bloße Vorstellung eines schmackhaften Gerichts (s. o.) stimulieren die Magensaftsekretion. Die Steuerung der Sekretion erfolgt vom Zentralnervensystem aus, von dem die Nervenimpulse über den N. vagus zum Magen geleitet werden. Eine Vagotomie unterbricht die kephale Phase. Man nimmt an, dass die Vaguswirkung durch die Freisetzung von Gastrin vermittelt wird, da eine Denervierung des Antrum die Sekretion praktisch verhindert. Die kephale

12

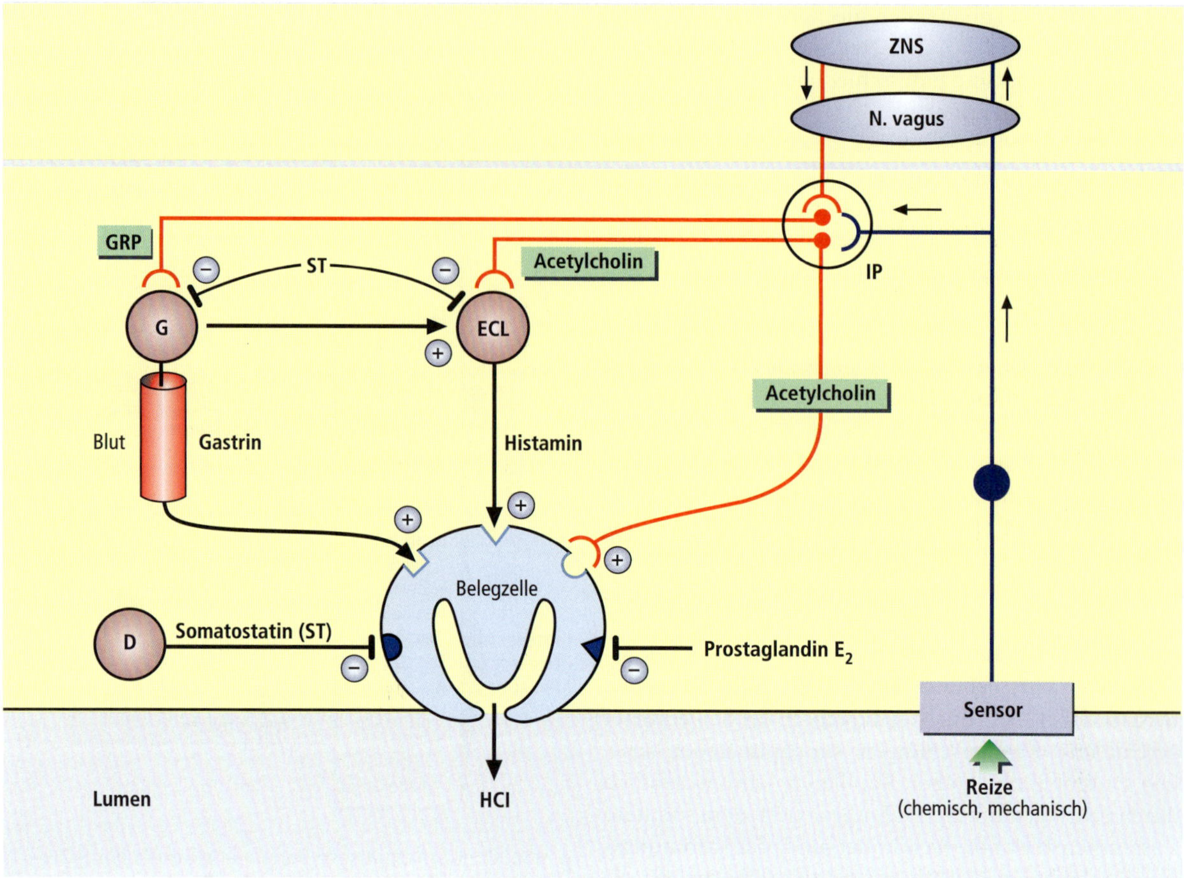

Abb. 12.16 Stimulation der Belegzellen über drei Rezeptortypen. **D** D-Zelle, **ECL** ECL-Zelle, **G** G-Zelle, **GRP** gastrin releasing peptide, **IP** intramuraler Plexus. Efferente Vagusneurone sind rot, viszerale Afferenzen dunkelblau dargestellt

Phase bewirkt beim Menschen 40–45 % der maximalen Sekretion.

Auch **Emotionen** haben Einfluss auf die kephale Magensaftsekretion: Schmerz, Angst und Trauer können sekretionshemmend, Aggressionen, Wut und Stress sekretionssteigernd wirken. **Hypoglykämische Zustände** (▸Kap. 16.5.5) wirken ebenfalls sekretionsfördernd.

Die **gastrale Phase** wird durch die Dehnung des Magens bei der Nahrungsaufnahme und durch chemische Reize bestimmter Nahrungsbestandteile ausgelöst. Der Dehnungsreiz führt reflektorisch zur Magensaftsekretion, wobei sowohl die afferenten Signale zum Zentrum als auch die efferenten Impulse zum Magen über den N. vagus geleitet werden. Ein zweiter (kurzer) Reflexweg verläuft intramural (in der Magenwand) über das enterische Nervensystem. Die chemischen Reize wirken vorwiegend über die **Freisetzung** von **Gastrin** sekretionsfördernd. Zu den Stimulanzien gehören hauptsächlich Eiweißabbauprodukte (Peptide und die aromatischen Aminosäuren Phenylalanin und Tryptophan), ferner Ca^{2+}-Ionen sowie Alkohol (Aperitif-Effekt) und Kaffee (Coffein, Röststoffe). Die gastrale Phase trägt 50–55 % zur maximalen Sekretion bei.

Bei pH < 3 im Antrum wird Somatostatin freigesetzt, das parakrin die Gastrinproduktion und endokrin auch die Magensaftsekretion hemmt (negative Rückkopplung).

In der **intestinalen Phase** kann die Magensaftsekretion vom Duodenum her sowohl fördernd als auch hemmend beeinflusst werden. Die Dehnung der Darmwand und der Übertritt von Eiweiß oder dessen Spaltprodukten ins Duodenum fördert – vermittelt durch Gastrin und dem Peptid Entero-Oxyntin – die Magensaftsekretion, allerdings nur in geringem Maß (5 % der Maximalsekretion).

Wichtiger ist in dieser Phase der hemmende Einfluss. Tritt saurer (pH < 4), stark fetthaltiger oder hyperosmolarer Chymus in das Duodenum über, erfolgt dort eine **Freisetzung von Sekretin**, das die HCl-Sekretion hemmt und damit eine weitere Säurebelastung verhindert, die Pepsinogensekretion dagegen stimuliert. Bei stark fetthaltigem Darminhalt wird die Säuresekretion zusätzlich durch die Peptide Neurotensin, Peptid YY und GIP gehemmt.

Aktivierung der Belegzellen. Acetylcholin, Gastrin und Histamin reagieren mit jeweils spezifischen Rezeptoren in der basolateralen Membran der Belegzellen und aktivieren damit die HCl-Sekretion (Abb. 12.16).

Acetylcholin reagiert mit M_3-Rezeptoren und **Gastrin** mit Gastrinrezeptoren (CCK-2), wobei in beiden Fällen die Sekretion über den second messenger IP_3 angeregt wird. **Histamin**, das aus den ECL-Zellen (enterochromaffin-like cells) der Magendrüsen und aus Mastzellen freigesetzt wird, reagiert mit H_2-Rezeptoren. Dadurch kommt es, vermittelt durch den second messenger cAMP, zur Aktivierung der HCl-Sekretion.

Bei der Regulation der HCl-Sekretion spielt Histamin eine zentrale Rolle. Da die ECL-Zellen sowohl durch Gastrin als auch durch Vagusaktivierung stimuliert werden, lässt sich durch Blockade der H_2-Rezeptoren mit H_2-Antagonisten sowohl die durch Gastrin als auch die durch Acetylcholin vermittelte Sekretion herabsetzen.

Eine Hemmung der HCl-Sekretion bewirken auch **Prostaglandin E_2** und **Somatostatin**.

Neben der direkten Aktivierung der Belegzellen über M_3-Cholinozeptoren wirkt der N. vagus auch indirekt stimulierend auf die Belegzellen, indem er die Gastrinfreisetzung aus den G-Zellen fördert. Als postganglionäre Überträgersubstanz wird hierbei **gastrin releasing peptide** (GRP, Bombesin) diskutiert.

In Kürze

- Im **Magen** werden die festen Nahrungsbestandteile gespeichert, zerkleinert und homogenisiert. Nach einer Verweildauer von 1–5 h erfolgt die portionsweise Entleerung des Speisebreis (Chymus) ins Duodenum.
- Am Magen werden folgende **Abschnitte** unterschieden: Kardia, Fundus, Korpus, Antrum und Pylorus.
- Die **Magenwand** besteht im Wesentlichen aus drei Schichten **glatter Muskulatur**, die pyloruswärts an Dicke zunehmen, und der gefalteten **Magenschleimhaut** mit den für die verschiedenen Regionen typischen Drüsen.
- Das **maximale Füllungsvolumen** des Magens beträgt 1,5–2 l.
- Die **proximalen Magenabschnitte** nehmen die Nahrung auf. Durch den N. vagus gesteuerte **Relaxationsmechanismen** (rezeptive und adaptive Relaxation) ermöglichen die Speicherung größerer Volumina über Stunden, ohne dass der Mageninnendruck merklich ansteigt.
- Von einer **Schrittmacherzone** im oberen Korpusbereich gehen bei Wanddehnung **peristaltische Wellen** aus, die den Chymus bei geschlossenem Pylorus durchmischen und homogenisieren.
- Die **Entleerung** des **Magens** erfolgt portionsweise beim Eintreffen peristaltischer Wellen im Antrum durch synchrone Erschlaffung des Pylorus. Sie wird reflektorisch über den N. vagus gesteuert, aber auch durch gastrointestinale Hormone sowie die Zusammensetzung und Beschaffenheit der Nahrung bzw. des Chymus im Magen und im Duodenum beeinflusst.
- Die Magenmukosa sezerniert täglich 2–3 l **Magensaft**, dessen wesentliche **Bestandteile** Salzsäure, Intrinsic-Faktor, Pepsinogene, Muzin(e) und Bicarbonat sind.
- Die **Bicarbonat-** und **Muzinsekretion** durch das Oberflächenepithel erfolgt kontinuierlich. Schleim wird zusätzlich von den Nebenzellen der Korpusdrüsen sowie von Kardia- und Pylorusdrüsen gebildet.
- Die Muzine machen den Chymus gleitfähig und haben – zusammen mit Bicarbonat in der strömungsfreien Schleimschicht – **protektive Eigenschaften** für die Magenschleimhaut.
- Die Hauptzellen geben ein Gemisch von **Pepsinogenen** ab, deren Aktivierung zu Pepsinen durch HCl eingeleitet und autokatalytisch fortgesetzt wird.
- Die von den **Belegzellen** gebildeten **H^+-Ionen** werden mithilfe einer H^+/K^+-ATPase (Protonenpumpe) sezerniert, wodurch im Magenlumen eine 10^6 höhere H^+-Konzentration im Vergleich mit dem Zytosol erreicht wird (pH-Wert ca. 1). Zusammen mit den Protonen werden Cl^-- und K^+-Ionen über entsprechende Kanäle ins Lumen abgegeben.
- Die Belegzellen besitzen **Rezeptoren** für Acetylcholin, Histamin und Gastrin, über welche die HCl-Sekretion stimuliert wird.
- Der ebenfalls von den Belegzellen sezernierte **Intrinsic-Faktor** ist essenziell für die Bindung und spätere Absorption von Vitamin B_{12} im Ileum.
- Die mit der Nahrungsaufnahme gekoppelte **Magensaftsekretion** wird nerval und hormonell gesteuert. Ausgelöst wird die Sekretion durch Sinneseindrücke, Vorstellungen und beim Kontakt der Nahrung mit der Mundschleimhaut (**kephale Phase**). Unterhalten wird sie durch eine Dehnung von Magen und Duodenum sowie durch Eiweiß-

spaltprodukte (**gastrale Phase**). Während der **intestinalen Phase** wird die Sekretion durch Peptide im Duodenum stimuliert, durch Fette und sauren Chymus gehemmt.

12.4 Dünndarm

Der Dünndarm, in dem die Verdauungsvorgänge fortgesetzt und die dabei anfallenden kleinmolekularen Bruchstücke zum überwiegenden Teil absorbiert werden, erstreckt sich vom Pylorus des Magens bis in Höhe der rechten Darmbeinschaufel, wo er in den Dickdarm einmündet.

Er gliedert sich in drei Abschnitte:

- das **Duodenum** (Zwölffingerdarm),
- das am Treitz-Band beginnende **Jejunum** (Leerdarm) und
- das **Ileum** (Krummdarm), das sich ohne definierte Grenze anschließt.

Die Gesamtlänge des Dünndarms beträgt im tonisierten Zustand (in vivo) etwa 3,75 m, im relaxierten (post mortem) etwa 6 m.

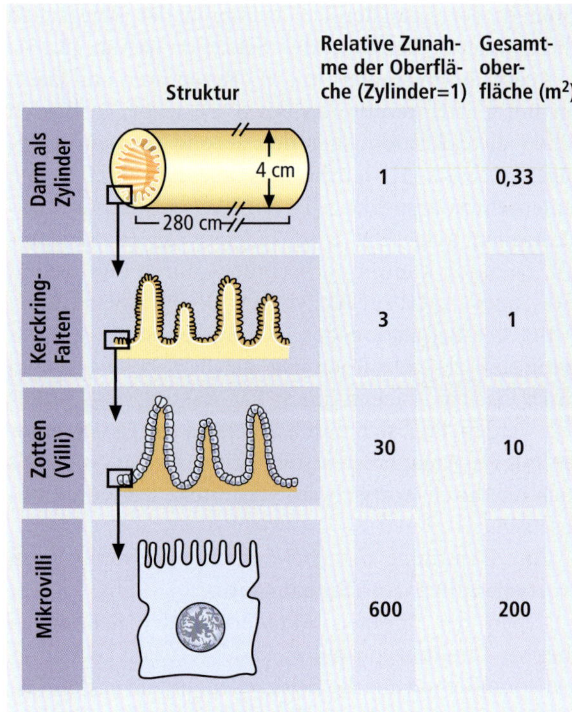

o Abb. 12.17 Vergrößerung der Schleimhautoberfläche durch spezielle morphologische Strukturen

12.4.1 Anatomie des Dünndarms

Makroskopische Anatomie. Der erste Dünndarmabschnitt, das 25–30 cm lange **Duodenum**, hat die Form eines C, in dessen Konkavität der Kopf der Bauchspeicheldrüse eingebettet ist (o Abb. 12.24). Der obere Abschnitt ist zum Bulbus duodeni erweitert. In den absteigenden Schenkel münden der Ausführungsgang der Bauchspeicheldrüse und der Gallengang in einem gemeinsamen Endstück. In Höhe des 2. Lendenwirbels geht das Duodenum in das etwa 1,5 m lange **Jejunum** über. An dieses schließt sich das etwa 2 m lange **Ileum** an, dessen Bezeichnung auf den vielfach gewundenen Verlauf hinweist. Die Schlingen von Jejunum und Ileum sind am **Mesenterium** (Gekröse) aufgehängt.

Wandaufbau. Der Wandaufbau des Dünndarms wurde bereits in o Abb. 12.2 schematisch dargestellt. Die Schleimhaut, die neben der einschichtigen Epithelschicht und dem Schleimhautbindegewebe eine eigene feine Muskulatur enthält, ist von einer Ringmuskelschicht umgeben, an die sich nach außen hin, wie erwähnt, eine Längsmuskelschicht anschließt. Dazwischen liegen der Plexus submucosus (Meißner-Plexus), der die Schleimhaut innerviert, und der Plexus myentericus (Auerbach-Plexus), der die Muskulatur versorgt (▸ Kap. 12.1). Das Mesenterium, eine Bauchfellduplikatur, nimmt die zuführenden bzw. abführenden Arterien, Venen, Lymphgefäße und Nerven auf.

Schleimhautaufbau. Die Schleimhaut des Dünndarms ist so strukturiert, dass eine starke Vergrößerung der Oberfläche erzielt wird (o Abb. 12.17). Die Oberflächenvergrößerung entsteht in der ersten Stufe durch zirkuläre Schleimhautfalten (Ring- oder Kerckring-Falten). Auf diesen befinden sich fingerförmige etwa 1 mm hohe Zotten, die den zweiten Vergrößerungsfaktor darstellen. Das Zottenepithel besteht vorwiegend aus sog. Saumzellen (**Enterozyten**), zwischen die vereinzelt schleimproduzierende **Becherzellen** eingestreut sind. Die Enterozyten tragen an der lumenständigen Seite dicht beieinanderstehende protoplasmatische Fortsätze, die sog. **Mikrovilli**, wodurch eine weitere Oberflächenzunahme zustande kommt. Auf diese Weise ist die lumenbegrenzende Oberfläche um den Faktor 600 vergrößert; sie beträgt für den Dünndarm insgesamt etwa 200 m^2.

Dicht unter dem Epithel liegt ein engmaschiges Kapillarnetz, das der Versorgung der Zotten und vor allem der Aufnahme der absorbierten Stoffe dient. Über arteriovenöse Kurzschlüsse kann das Kapillarnetz zeitweise von der Durchblutung abgeschaltet werden. Im Zentrum jeder Zotte findet sich ein Lymphgefäß (o Abb. 12.18), durch das die Darmlymphe (Chylus) geleitet wird. Zwischen den Zotten senken sich tubuläre **Krypten** in die Tiefe, deren sekretorische Anteile als **Lieberkühn-Drüsen** bezeichnet werden. Für das Duodenum charakteristisch sind die **Brunner-Drüsen**

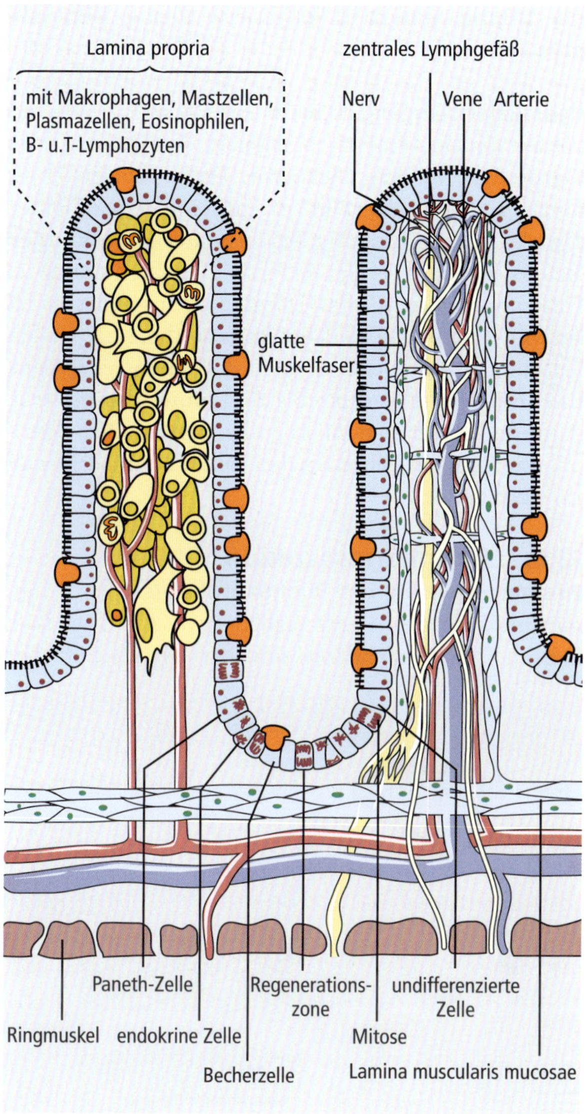

Abb. 12.18 Querschnitt durch zwei Dünndarmzotten und eine Krypte. Dargestellt sind die verschiedenen Zellformen der Mukosa und die Strukturen im Inneren der Zotten

(Glandulae duodenales), die ähnlich wie die Pylorusdrüsen aufgebaut sind.

Im Ileum werden die Schleimhautfalten spärlicher, die Zotten sind gedrungener, und die Zahl der Becherzellen nimmt erheblich zu. In der Schleimhaut des Ileum finden sich gegenüber dem Mesenterialansatz Ansammlungen lymphatischen Gewebes (Lymphfollikel, **Peyer-Plaques**). Sie sind Teil des GALT-Systems (▸Kap. 7.5).

Das Dünndarmepithel gehört zu den Geweben mit der höchsten Teilungs- und Umsatzrate im Körper. Die noch undifferenzierten Zylinderzellen wandern von dem Regenerationszentrum in den Krypten (mit pluripotenten somatischen **Stammzellen**) in 24–36 h zur Zottenspitze. Sie reifen, vermittelt durch den Epidermalen Wachstumsfaktor (EGF), auf diesem Wege, entwickeln dabei die für die Absorption spezifischen Enzyme und Transportsysteme (Carrier, Kanäle, Pumpen) und werden so zu den absorbierenden Enterozyten des Dünndarms. Die Absorption der Nahrungsbestandteile findet vorwiegend in der Zottenspitze statt, während die sekretorischen Aktivitäten in den Krypten lokalisiert sind. Nach 2–5 Tagen gehen die Zellen an der Zottenspitze durch Apoptose zugrunde, werden abgestoßen und durch neue ersetzt. In diesem Zeitraum erneuert sich somit die gesamte Darmoberfläche.

Außer den Enterozyten und Becherzellen enthält die Dünndarmschleimhaut noch verschiedene endokrine Zellen (z. B. **a**mine content, **p**recursor **u**ptake, ability to **d**ecarboxylate cells, sog. APUD-Zellen, die u. a. **Serotonin** bilden). Die M-Zellen gehören zum Darm-assoziierten Lymphgewebe (▸Kap. 7.5). An der Abwehr sind auch die **Paneth-Zellen** an der Kryptenbasis beteiligt, die Lysozym und Defensine bilden.

12.4.2 Dünndarmmotilität

Darmwandbewegungen. Durch die Bewegungen des Dünndarms wird der Nahrungsbrei in der digestiven Phase mit den Verdauungssäften, insbesondere mit dem Pankreassekret und der Galle, intensiv durchmischt. Dabei unterscheidet man verschiedene Bewegungsformen, die durch Kontraktionen der Ring- und Längsmuskulatur zustande kommen: die rhythmischen Segmentationen und Pendelbewegungen (▸Kap. 12.1.4).

Die Durchmischungsbewegungen im Dünndarm werden in erster Linie durch die **Schrittmacher-Automatie** der Cajal-Zellen gesteuert, die langsame Depolarisationswellen (slow waves, ▸Kap. 12.1.4) mit überlagerten Aktionspotenzialen auslöst. Die Schrittmacher der langsamen Wellen haben im Duodenum eine intrinsische Frequenz von ca. 12/min; diese nimmt stufenweise auf 8/min im Ileum ab. Durch diesen Frequenzgradienten von oben nach unten wird auch bei den nichtpropulsiven Segmentationen eine langsame Verschiebung des Darminhalts nach distal gewährleistet, da mit dem Frequenzgefälle ein gleichgerichteter Druckgradient im Darm verbunden ist.

Für das Auftreten **peristaltischer Wellen** (▸Kap. 12.1.4), welche die Durchmischungsvorgänge überlagern und den Inhalt (in Abhängigkeit von der Nahrungszusammensetzung) in 2–4 h zum Caecum befördern, sind vor allem motorische Aktivitäten des enterischen Nervensystems verantwortlich. Sie werden insbesondere durch Dehnung der Darmwand ausgelöst und sind an die Erregungsimpulse aus dem Plexus myentericus gebunden. Parasympathikus und Sympathikus haben lediglich einen modulierenden Einfluss auf die Peristaltik (Abb. 12.4, ▸Kap. 12.1.4).

Der Plexus submucosus erhält in der Darmwand Informationen von Mechano- und Chemosensoren

12

über Kollateralen viszeraler Afferenzen, die entweder in das Rückenmark oder die Medulla oblongata projizieren. Die sympathischen Efferenzen hemmen vor allem erregende Darmneurone, wodurch der Tonus der Darmmuskulatur herabgesetzt wird. Die glatte Sphinktermuskulatur wird dagegen stimuliert. Eine Aktivierung der parasympathischen Efferenzen (N. vagus) hat in der Regel eine Tonussteigerung zur Folge.

Der Einfluss gastrointestinaler Hormone und Peptide auf die Dünndarmmotilität ist gering bzw. unklar. Gesichert ist lediglich die motilitätssteigernde Wirkung von Cholecystokinin.

Zottenbewegungen. Die stempelartigen Bewegungen der Zotten dienen der besseren Durchmischung des Darminhalts und wirbeln die ruhende, den Enterozyten aufliegende Schleimschicht (unstirred layer) auf. Die Kontraktion fördert auch die Entleerung der zentral in der Zotte verlaufenden Lymphkapillaren (Chylusgefäße) in größere Lymphgefäße tieferer Darmwandschichten. Die Zottenbewegungen werden durch das in der Dünndarmmukosa lokalisierte Peptid **Villikinin** aktiviert.

Ileozäkaler Übergang. Am Ende des Dünndarms kontrolliert ein ca. 4 cm langes Segment den Übertritt von Darminhalt in den Dickdarm. Dieser Sphinkter ist andauernd kontrahiert und erzeugt eine Zone erhöhten Drucks von ca. 20 mm Hg. Bei Dehnung des terminalen Ileums erschlafft der Sphinkter, bei Druckerhöhung im Caecum steigt sein Tonus. Darüber hinaus bildet der als **Bauhin-Klappe** (Valva ileocaecalis, ○ Abb. 12.20) in das Caecum hineinragende Endteil des Ileums ein Ventil, das Drücken im Caecum bis zu 40 mm Hg widersteht. Aufgrund dieser anatomischen Barriere ist die Bakterienbesiedlung im Ileum um den Faktor 10^5 niedriger als im Caecum.

12.4.3 Dünndarmsekretion

Zusammensetzung des Dünndarmsekrets. Die Dünndarmmukosa produziert täglich etwa 2,5 l Darmsaft. Dessen Hauptbestandteile sind darmwandschützende

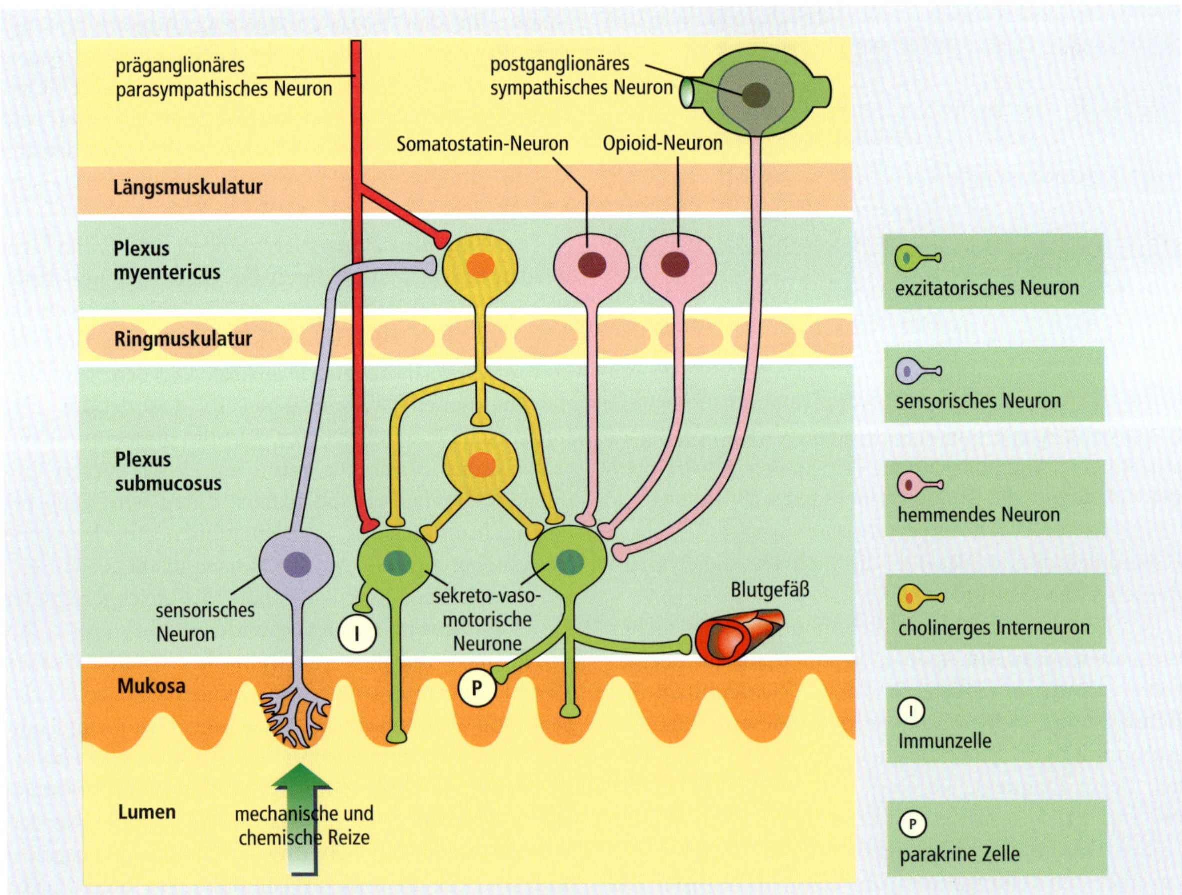

○ **Abb. 12.19** Modell der neuronalen Regulation der Dünndarmsekretion. Die sekreto-vasomotorischen Neurone des Plexus submucosus aktivieren neben Drüsenzellen glatte Muskelzellen kleiner Gefäße, Immun- und Abwehrzellen sowie endokrine und parakrine Zellen. Efferente Neurone des Plexus myentericus mit Somatostatin oder Opioiden als Neurotransmitter und der Sympathikus hemmen, der N. vagus aktiviert die exzitatorischen Neurone des Plexus submucosus. Nach Sellin

Muzine, die von den Brunner-Drüsen (im Duodenum) sowie von den Becherzellen der Zotten und Lieberkühn-Krypten sezerniert werden. Aufgrund der hohen HCO_3^--Konzentration des Sekrets der Brunner-Drüsen weist das Duodenalsekret einen pH-Wert von 8–9 auf.

Muzine überziehen die Darmwand in einer gelartigen Schicht (unstirred layer, ▸Kap. 12.3.5) und schützen das Epithel des Duodenums vor der Einwirkung von saurem Chymus sowie das gesamte Dünndarmepithel vor der Zerstörung durch Proteasen. Außerdem ermöglichen sie ein reibungsfreies Gleiten des Darminhalts.

Die Hauptzellen der Krypten sezernieren eine plasmaisotone NaCl-Lösung. Cl^- wird auf der basolateralen Seite sekundär-aktiv in die Zellen aufgenommen und über Cl^--Kanäle an das Darmlumen abgegeben. Die Kanäle können durch VIP und Acetylcholin unter Vermittlung von Botenstoffen (cAMP bzw. IP_3, DAG) aktiviert werden. Wasser und Na^+ folgen dem transzellulären Cl^--Transport auf parazellulärem Weg.

Der Darmsaft enthält praktisch keine Enzyme. Durch Abschilferung von Mukosazellen können allerdings sekundär Enzyme, die im Bürstensaum dieser Zellen lokalisiert sind, in das Darmlumen gelangen.

Regulation der Dünndarmsekretion. Die Sekretionsvorgänge im Dünndarm werden sowohl neuronal als auch humoral reguliert. Die Submukosa enthält reichlich Chemo- und Mechanosensoren, die auf Änderungen der Zusammensetzung des Darminhalts (u. a. pH-Wert, Aminosäurenkonzentration) und auf Berührung reagieren. Über lokale (intramurale) Reflexwege werden die Drüsenzellen aktiviert (◉ Abb. 12.19). Die efferenten Fasern sind entweder cholinerg oder NANC-Neurone mit VIP als Neurotransmitter. Sie innervieren – neben den Epithelzellen – glatte Muskelzellen und stimulieren über ins Gewebe freigesetzte Transmitter Immun- und Abwehrzellen, endokrine und parakrine Zellen sowie kleine Blutgefäße. Entzündungsmediatoren (Zytokine, Prostaglandin E_2, Histamin, Serotonin, Leukotriene, Bradykinin u. a.), gastrointestinale Hormone (Sekretin, Gastrin und CCK), Neurotransmitter (Acetylcholin, VIP, Neurotensin) und Vagusaktivierung steigern die Sekretionsleistung der Darmdrüsen. Somatostatin, Opioide und Noradrenalin wirken sekretionshemmend.

In Kürze

- Der **Dünndarm** gliedert sich in drei Abschnitte: Duodenum, Jejunum und Ileum. Dieser längste Abschnitt des GIT dient vor allem der Verdauung der Nahrungsbestandteile und der Absorption kleinmolekularer Spaltprodukte.
- Die Absorption der Nahrungsbestandteile findet in den **Zotten** statt, die Sekretion von Darmsaft in den **Krypten**.
- Die Muskulatur der Darmwand entspricht in Anordnung und Verlauf dem allgemeinen Wandaufbau des GIT (s. o.). Die innere Ringmuskelschicht ist wesentlich stärker als die äußere Längsmuskelschicht.
- Im Dünndarm erfolgt eine **Durchmischung** des Inhalts mit den Verdauungssekreten durch rhythmische Segmentationen, Pendelbewegungen und stempelartige Zottenkontraktionen.
- **Propulsive Peristaltik** verlagert den Darminhalt über größere Strecken in aboraler Richtung.
- Gesteuert werden die motorischen Aktivitäten vor allem durch die **Schrittmacher-Automatie** und das **enterische Nervensystem** (ENS). Parasympathikus und Sympathikus greifen lediglich modifizierend ein.
- Die Dünndarmschleimhaut produziert täglich etwa 2,5 l Sekret, dessen Abgabe durch lokale (intramurale) Reflexe über Efferenzen des ENS zu den Drüsenzellen aktiviert wird. An der Sekretionssteuerung sind gastrointestinale Hormone, Neurotransmitter und das vegetative Nervensystem beteiligt.
- **Kryptenzellen** und **Brunner-Drüsen** im **Duodenum** produzieren ein Bicarbonat-reiches, alkalisches Sekret.
- Die von den **Becherzellen** und **Brunner-Drüsen** gebildeten Muzine haben vor allem Schutzfunktionen.
- **Hauptzellen** der Krypten sezernieren eine isotone NaCl-Lösung.

12.5 Dickdarm

Den letzten Abschnitt des Intestinaltrakts bildet der Dickdarm. Man unterscheidet folgende Abschnitte:

- **Caecum** (Blinddarm) mit der **Appendix vermiformis** (Wurmfortsatz),
- **Kolon** (Grimmdarm) und
- **Rektum** (Mastdarm oder Enddarm).

In den einzelnen Abschnitten des Dickdarms werden durch Eindickung des Darminhalts und durch Beimengung von Schleim die Fäzes (Kot, „Stuhl") gebildet, doch entsteht „Stuhl" auch ohne Nahrungszufuhr aus Schleim, abgeschilferten Darmzellen und Bakterien.

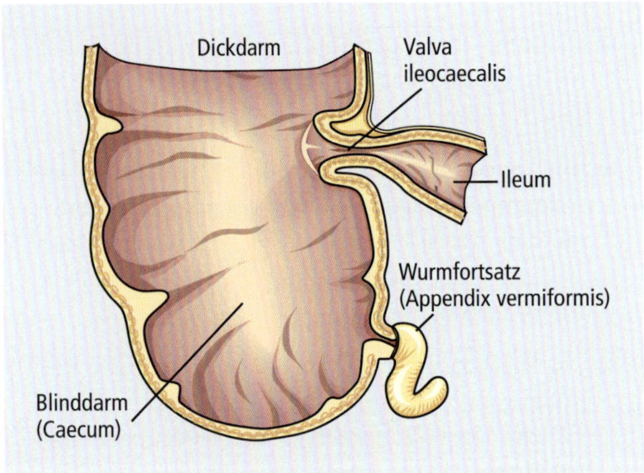

Abb. 12.20 Schnitt durch die Einmündung des Dünndarms in den Dickdarm mit Blinddarm und Wurmfortsatz

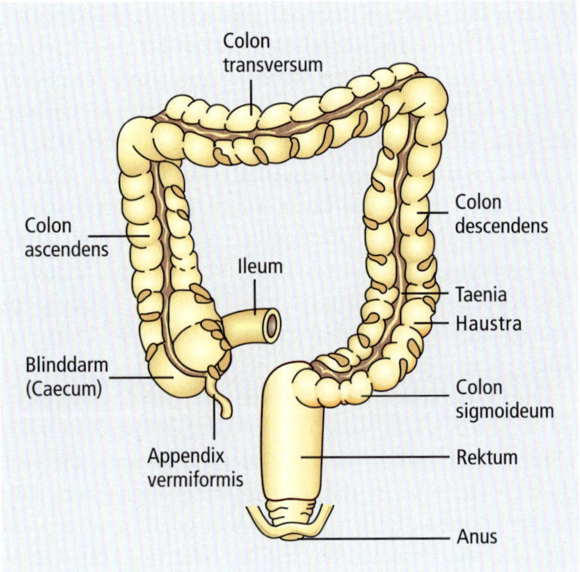

Abb. 12.21 Kolon und Rektum in Vorderansicht

12.5.1 Anatomie des Dickdarms

Makroskopische Anatomie. Der Dickdarm beginnt im Bereich der rechten Darmbeinschaufel mit der bereits erwähnten Valva ileocaecalis (**Bauhin-Klappe**). An dieser Stelle mündet das Ileum seitlich in den aufsteigenden Dickdarmabschnitt, sodass unterhalb der Mündungsstelle ein blindes Ende, der **Blinddarm** (Caecum) abgegrenzt wird (Abb. 12.20).

Der Wurmfortsatz des Caecums, die Appendix vermiformis (der Blinddarm des Laien), geht von der zur Körpermitte gerichteten Caecum-Seite ab. Seine Länge variiert zwischen 1 und 20 cm, sein Durchmesser zwischen 0,5 und 1 cm.

Am **Kolon**, dem Hauptteil des Dickdarms (Abb. 12.21), unterscheidet man einen aufsteigenden, einen querverlaufenden, einen absteigenden und einen S-förmigen Abschnitt (**Colon ascendens, transversum, descendens, sigmoideum**). Das Kolon hat eine Länge von insgesamt etwa 1,2 m und eine lichte Weite von 6–8 cm. Das besondere Charakteristikum dieses Darmabschnitts sind die **Taenien** und **Haustren**. Die drei Taenien stellen oberflächlich gelegene Streifen der äußeren gebündelten Längsmuskulatur dar. Der Tonus der Taenien und lokale Kontraktionen der Ringmuskulatur (Segmentationen, s. u.) lassen Einschnürungen entstehen, die als **Falten** (Plicae semilunares) ins Darmlumen vorspringen. Zwischen diesen treten als halbkugelförmige Ausbuchtungen, die Haustren, hervor. Weiterhin trägt das Kolon charakteristische zipfelförmige Fettanhängsel, die sog. **Appendices epiploicae**, deren Ausprägung vom Ernährungszustand abhängig ist.

Das 15–20 cm lange **Rektum** beginnt dort, wo das Kolon sein Mesenterium verliert. In diesem letzten Darmabschnitt findet man wieder eine geschlossene Längsmuskelschicht. Am **Anus** bildet die Ringmuskulatur einen inneren Schließmuskel (Sphinkter) aus glatten Muskelfasern, der von einem äußeren Schließmuskel aus quergestreifter Muskulatur des Beckenbodens bedeckt ist. Unter der Schleimhaut befindet sich in der sog. **Hämorrhoidalzone** ein Geflecht von arteriellen Blutgefäßen, die den muskulären Verschluss verstärken (▸ Kap. 9.9.6). Oberhalb der beiden Schließmuskeln weist das Rektum eine Erweiterung (Ampulla recti) auf.

Aufbau der Dickdarmschleimhaut. Die Schleimhaut des gesamten Dickdarms ist zottenlos. Die Krypten der Dickdarmschleimhaut sind besonders tief und stehen dicht nebeneinander. Das Epithel der Krypten und der Oberfläche besteht vorwiegend aus Schleim produzierenden Becherzellen. Ein Teil der oberflächlichen Zellen ist mit einem Bürstensaum versehen und dient der Absorption.

Die Schleimhaut des Wurmfortsatzes zeigt den gleichen Aufbau wie die des Dickdarms, jedoch sind ihre Krypten kleiner. Der Wurmfortsatz ist beim Menschen Teil des Immunsystems (MALT, ▸ Kap. 7.3.1), und weist eine Vielzahl von Lymphfollikeln auf, die in die Schleimhaut eingebettet sind.

12.5.2 Kolonmotilität

Die Hauptkomponenten der Kolonmotilität sind nichtpropulsive Segmentationen und werden vorwiegend durch die Schrittmacher-Automatie der Cajal-Zellen gesteuert. Hieraus ergeben sich relativ lange Passagezeiten. Je nach Nahrungszusammensetzung oder psychischem Zustand beträgt die durchschnittliche Passagezeit bei Erwachsenen etwa 20–30 h (mit Schwankungen zwischen 5 und 70 h).

Im Gegensatz zum Dünndarm haben die Segmentationen ihre niedrigste Frequenz am Beginn des Kolon (4 –7/min) und erreichen ihr Maximum im Querkolon (13–15/min). Die Schrittmacherzone liegt demnach im Colon transversum, von dem aus Kontraktionswellen

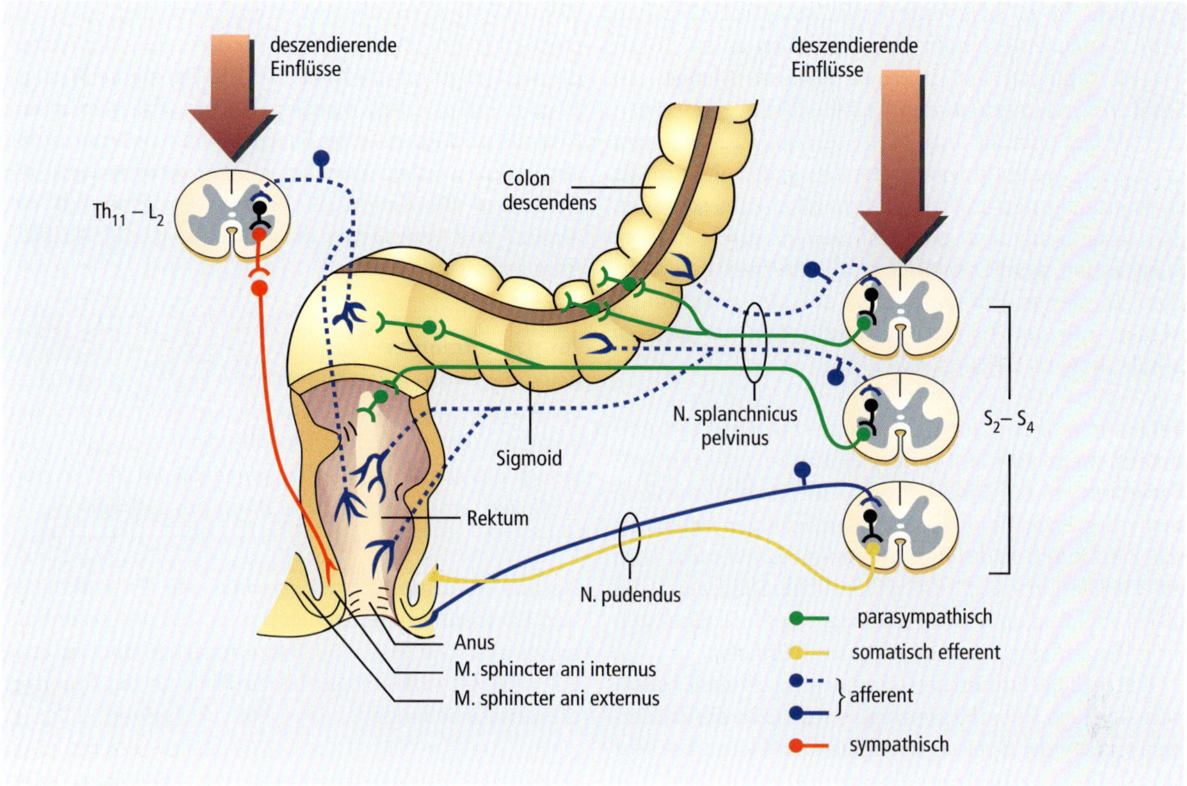

Abb. 12.22 Afferente und efferente Bahnen sowie spinale Umschaltungen des Defäkationsreflexes. **Rechts** parasympathische Innervation, **links** sympathische Innervation

der Ringmuskulatur sowohl rückwärts (Antiperistaltik) als auch in aboraler Richtung verlaufen. Hierdurch wird der Darminhalt im Colon ascendens und im Caecum längere Zeit zurückgehalten (Reservoirfunktion) und eingedickt. Motilitätssteigernd wirken cholinerge parasympathische Efferenzen, hemmend dagegen NANC-Neurone mit den Transmittern VIP, NO und ATP.

In den Haustren bleibt der Dickdarminhalt über einen längeren Zeitraum liegen, wodurch eine ausreichende Absorption von Elektrolyten, Wasser und kurzkettigen Monocarbonsäuren aus bakteriellen Abbauvorgängen (▸Kap. 12.5.4) sowie ein bakterieller Aufschluss nichtabsorbierbarer oder nicht absorbierter Nahrungsbestandteile gewährleistet wird. Die Ringmuskelkontraktionen bleiben lange Zeit an derselben Stelle bestehen, sodass sie dem Koloninhalt einen Widerstand entgegensetzen, der eine zu schnelle Passage in das Rektum verhindert.

Bei herabgesetzter segmentaler Kontraktion, d. h. beim Fehlen des Widerstands, läuft der flüssige Inhalt schnell ins Rektum und verursacht vegetativ-funktionelle Durchfälle (z. B. durch gesteigerten Sympathikustonus bei Angst, Furcht oder Stress).

Peristaltische Wellen sind im Kolon selten. Dafür treten, insbesondere nach den Mahlzeiten, **propulsive Massenbewegungen** auf, die für den Transport des Darminhalts vom Colon transversum bis in das Rektosigmoid verantwortlich sind.

Die Massenbewegungen beginnen mit dem Sistieren der Segmentationen und einer Taenien-Erschlaffung. Anschließend startet die Kontraktionswelle proximal und setzt sich analwärts fort, wobei beträchtliche Stuhlmengen durch die aboral relaxierten Abschnitte verschoben werden. Solche Bewegungen treten durchschnittlich 3–4-mal täglich auf und können mit Stuhldrang und ggf. nachfolgender Stuhlentleerung verbunden sein.

Die propulsiven Massenbewegungen stehen wahrscheinlich unter der Kontrolle des autonomen Nervensystems. Cholinerge parasympathische Efferenzen des N. vagus bzw. aus dem Plexus sacralis sind vermutlich für das Auslösen der Massenbewegungen verantwortlich. Im Gegensatz zum Dünndarm gibt es im Kolon keinen wandernden myoelektrischen Motorkomplex in der interdigestiven Phase (▸Kap. 12.1.4).

12.5.3 Darmkontinenz und Defäkation

Darmkontinenz. Tritt im Rahmen einer Massenbewegung Stuhl in das von zwei Sphinkteren nach außen verschlossene Rektum ein, werden Dehnungssensoren in der anorektalen Darmwand erregt (Abb. 12.22). Die Folge ist eine Erschlaffung des M. sphincter ani internus, dessen hoher Ruhetonus (50–90 mm Hg) durch sympathische α_1-adrenerge Einflüsse aufrechterhalten wird. Gleichzeitig erhöht sich reflektorisch der Tonus des M. sphincter ani externus. Kleinste Mengen an Stuhl treten dadurch in den Analkanal ein und werden dort als Gas oder als feste Masse perzipiert. Es entsteht das Gefühl des **Stuhldrangs.** Bei flüssigem Inhalt ist die Diskriminierungsmöglichkeit erheblich eingeschränkt. Der Stuhldrang lässt sich willentlich durch kräftige Kontraktion des M. sphincter ani externus unterdrücken. In diesem Fall kontrahiert der innere Sphinkter wieder, und das Rektum passt sich dem vermehrten Inhalt an (max. Füllung etwa 2 l).

Defäkation. Der Sphincter ani externus wird erst entspannt, wenn bewusst eine Defäkation erfolgen soll. Diese tritt ein bei Erschlaffung beider Schließmuskeln sowie des Beckenbodens und gleichzeitiger reflektorischer Kontraktion des Rektosigmoids. Unterstützt wird die Defäkation durch die willentliche Steigerung des intraabdominalen Drucks (Bauchpresse) und Hockstellung (Begradigung des ano-rektalen Winkels).

Die tägliche Stuhlmenge, die bei ausgewogener europäischer Kost 100–150 g beträgt, wird durch die Zusammensetzung der Speisen beeinflusst und kann bei sehr faserstoffreicher Nahrung bis auf 500 g ansteigen. Die Defäkationsfrequenz schwankt normalerweise zwischen drei Stühlen/Tag und drei Stühlen/Woche.

12.5.4 Sekretion und bakterielle Besiedlung des Dickdarms

Dickdarmsekretion. Die Kolonmukosa produziert normalerweise nur relativ kleine Volumina einer plasmaisotonen, Muzin-, HCO_3^-- und K^+-reichen, alkalischen Flüssigkeit. Sekretionssteigernd wirken Dihydroxygallensäuren, die aus dem Dünndarm in das Kolon gelangen, sowie VIP. Die HCO_3^--Sekretion in das Lumen erfolgt über einen HCO_3^-/Cl^--Antiporter. Das von den Epithelzellen der Krypten sezernierte K^+ wird bevorzugt auf parazellulärem Weg, teilweise auch durch luminale K^+-Kanäle, in das Dickdarmlumen sezerniert. Die im Oberflächenepithel stattfindende Absorption übersteigt die Sekretion in den Krypten bei weitem.

Bakterielle Besiedlung des Dickdarms. Während der Magen und der obere Dünndarm keimarm sind, nimmt die Bakterienzahl nach distal hin zu. Sie steigt von 10^6/ml Darminhalt im Ileum an der Bauhin-Klappe sprunghaft auf 10^{11}–10^{12}/ml im Kolon an.

Die Mehrzahl der Kolonbakterien, die ein mikrobielles Ökosystem bilden (**kommensale Darmflora**) sind **obligate Anaerobier**, in erster Linie *Bacteroides* (gramnegative, nichtsporenbildende Stäbchen). Diese Anaerobier spalten unverdauliche Nahrungsbestandteile (z. B. Zellulose) teilweise auf, wobei u. a. **kurzkettige Monocarbonsäuren** entstehen. Diese werden von der Kolonschleimhaut absorbiert und verwertet, wobei sie etwa 70 % des lokalen Energiebedarfs decken. Weiterhin werden durch die Bakterien die Darmgase Methan, Wasserstoff und Ammoniak sowie toxische Mercaptane (Thiole) und Phenole gebildet, die von den Enterozyten absorbiert werden. Darüber hinaus synthetisieren die Bakterien Vitamine (z. B. Vitamin K_2, Biotin, B-Vitamine) und verhindern die Ansiedlung und Ausbreitung pathogener Keime.

Zusatzinformation

Ammoniak bzw. Ammoniumionen werden von der Leber aufgenommen und normalerweise durch Harnstoffbildung entgiftet. Bei schweren Leberfunktionsstörungen kann jedoch die Konzentration von Ammoniak im Blut so stark ansteigen, dass zentralnervöse Störungen auftreten.

Aerobe Stämme wie *Escherichia coli*, Enterokokken und Lactobakterien machen nur ca. 1 % der Kolonbakterien aus. Die über 450 Bakterienarten sind zu etwa 30–50 %, bisweilen sogar bis zu 75 %, an der Stuhltrockenmasse beteiligt.

In Kürze

- Der etwa 120 cm lange **Dickdarm** besteht aus Caecum (mit Wurmfortsatz), Kolon und Rektum.
- Im Dickdarm wird der Darminhalt durchmischt, eingedickt und gespeichert.
- Die **Schleimhaut** des Dickdarms weist lediglich tiefe Krypten auf, Falten und Zotten fehlen.
- Die **innere Ringmuskelschicht** ist stärker ausgebildet als die **äußere Längsmuskelschicht,** die in drei Bändern (Tanien) zusammengefasst ist.
- Die Hauptkomponenten der **Kolonmotilität** sind **nichtpropulsiv.** Hieraus ergeben sich relativ lange Passagezeiten (20–30 h).
- **Segmentationen** beruhen auf der Schrittmacher-Automatie. Sie sind für die Durchmischung und indirekt auch für die Eindickung des Darminhalts verantwortlich.
- **Propulsive Massenbewegungen,** die 3–4-mal täglich auftreten, verlagern den Darminhalt ins Rektosigmoid, wodurch Stuhldrang hervorgerufen werden kann, der dann zur willentlich ausgelösten Stuhlentleerung (Defäkation) führt.
- Kontinenz, Stuhldrang und Defäkation werden über Aktivitäten des enterischen Nervensystems, vegetative und somatische Efferenzen gesteuert.

- Die **Dickdarmmukosa** produziert kleine Volumina eines Muzin-reichen, alkalischen Sekrets, das zur Neutralisation der bakteriell gebildeten Säuren dient.
- Das **Kolon** ist mit Bakterien, hauptsächlich Anaerobiern besiedelt, die unverdaute Faserstoffe aufspalten und u.a. kurzkettige Monocarbonsäuren (s.o.), Vitamin K, Biotin, Schwefelwasserstoff, Methan und Wasserstoff produzieren (▸Kap. 12.10).

12.6 Leber und Gallenwege

Die Leber ist das zentrale Organ des Intermediärstoffwechsels im Organismus (▸Kap. 1.3.1) sowie Speicher- und Syntheseort wichtiger Verbindungen (◘Tab. 12.2, ▸Kap. 12.6.2). Weiterhin übernimmt sie wichtige Funktionen bei der Metabolisierung (Biotransformation) und Ausscheidung körpereigener und körperfremder Substanzen. Im Hinblick auf die Bildung und Ausscheidung der Galle stellt die Leber die größte exokrine Drüse dar. Als Teilorgan des mononukleären Phagozytensystems (▸Kap. 2.4.2) nimmt sie weiterhin an den Abwehr- und Filterfunktionen des Organismus teil. Vom Ende des zweiten Schwangerschaftsmonats bis zur Geburt ist die Leber an der fetalen Blutbildung maßgeblich beteiligt (▸Kap. 6.3.2).

Im Rahmen dieser Darstellung soll nur auf die Verdauungsfunktion der Leber (Gallensekretion) eingegangen werden. Bezüglich der weiteren Funktionen sei auf andere Kapitel dieses Lehrbuches bzw. auf Lehrbücher der Biochemie und Pharmakologie verwiesen.

12.6.1 Makroskopische Anatomie der Leber und der Gallenwege

Makroskopische Anatomie der Leber. Der größte Teil der beim Erwachsenen etwa 1,5 kg schweren Leber (Hepar) liegt unter der rechten Zwerchfellkuppel. Der

◘ **Tab. 12.2** Leistungen der Leber

Leistungen der Leber
Kohlenhydratstoffwechsel
▪ Glykogensynthese, Gluconeogenese, ▪ Glykogenolyse, Glykolyse, ▪ Fructose- und Galactose-Utilisation
Aminosäuren- und Proteinstoffwechsel
▪ Biosynthese von Plasmaproteinen (z. B. Albumin, Gerinnungsfaktoren, Faktoren der Fibrinolyse, Transportproteine, Apolipoproteine), ▪ Biosynthese nicht-essenzieller Aminosäuren, ▪ Abbau von Aminosäuren, ▪ Harnstoffsynthese, ▪ Ammoniakstoffwechsel, ▪ Kreatinsynthese, ▪ Glutathionsynthese
Lipidstoffwechsel
▪ Biosynthese und Abbau von Triacylglycerolen, Lipoproteinen und Phospholipiden, ▪ Oxidation und Synthese von Fettsäuren, ▪ Ketogenese, ▪ Biosynthese und Exkretion von Cholesterol
Biotransformation
▪ Entgiftung, Inaktivierung, Umwandlung in wasserlösliche Verbindungen und Ausscheidung körpereigener Stoffe (Endobiotika, z. B. Häm, Steroidhormone, Schilddrüsenhormone) und körperfremder Substanzen (Xenobiotika, z. B. Arzneimittel), ▪ Ethanolabbau, ▪ Bioaktivierung von Arzneimitteln (z. B. von Cyclophosphamid), ▪ Giftung von Stoffen (z. B. von Methanol)
Abwehrfunktionen
▪ Phagozytoseaktivität (durch von-Kupffer-Sternzellen), ▪ Synthese von Komplementfaktoren und Akute-Phase-Proteinen, ▪ Aktivität der Pit-Zellen (d. s. leberspezifische natürliche Killerzellen)
Speicherfunktionen
▪ Lipid- und Retinolspeicherung (in Ito-Zellen), ▪ Speicherung fettlöslicher Vitamine, von Kupfer, Vitamin B_{12}, Folsäure, Glykogen (ca. 150 g), Triacylglycerolen
Synthese von Hormonen und Mediatorsubstanzen
▪ IGF-1, IGF-2 (▸Kap. 16.2.4), ▪ Erythropoietin, Thrombopoietin (▸Kap. 6.3.2), ▪ Angiotensinogen, Kininogen, ▪ Hydroxylierung von Vitamin D_3, ▪ $T_4 \rightarrow T_3$-Konversion (▸Kap. 16.3.2)
Regulation des Säure-Basen-Haushalts
Siehe ▸Kap. 14.6.4
Pränatale Hämatopoiese, postnataler Erythrozytenabbau
Siehe ▸Kap. 6.3.3
Regulation der Eisen-Homöostase
▪ Fe-Speicherung, ▪ Sekretion des Regulatorpeptids Hepcidin (▸Kap. 12.8.2)
Sekretion von Gallensäuren, Gallebildung (s. u.)

12

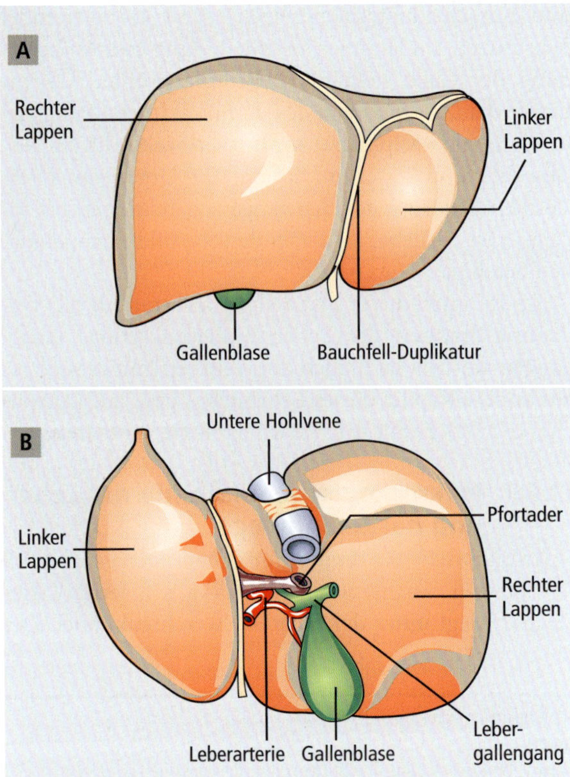

Abb. 12.23 **A** Leber in Vorderansicht, **B** von unten gesehen

untere Rand zieht vom rechten 9. Rippenbogen schräg aufsteigend durch die mittlere Oberbauchregion bis zum linken 7. Rippenknorpel. Zwischen dem unteren Leberrand und dem Rippenbogenwinkel liegt die Leber der vorderen Bauchwand direkt an.

Die Leber ist in vier ungleich große **Lappen**, zwei größere, den rechten (Lobus dexter) und linken Lappen (Lobus sinister), sowie zwei kleinere, den Lobus caudatus und Lobus quadratus, unterteilt. Die Grenze zwischen den beiden größeren Lappen wird durch eine Duplikatur des Bauchfells markiert, die von der Unterseite des Zwerchfells zur Leber hinunterzieht (Abb. 12.23 A). Die obere und hintere, konvexe Fläche der Leber liegt dem Zwerchfell an und ist teilweise mit diesem verwachsen. Der übrige Teil der Leberoberfläche ist vom Peritoneum (Bauchfell) überzogen. Am unteren Leberrand geht die konvexe Oberfläche der Leber in eine untere, leicht konkave Fläche über, die mit den benachbarten Baucheingeweiden in direkten Kontakt tritt (linker Oberbauch: Magen; rechter Oberbauch: rechte Niere, Duodenum, Dickdarm). An der konkaven Unterfläche treten an der Leberpforte zwei zuführende Blutgefäße in das Organ ein: die A. hepatica (Leberarterie) und die V. portae (Pfortader). Weiterhin verlassen hier die beiden Lebergallengänge (Ductus hepatici), die an dieser Stelle meist noch nicht vereinigt sind, die Leber (Abb. 12.23 B).

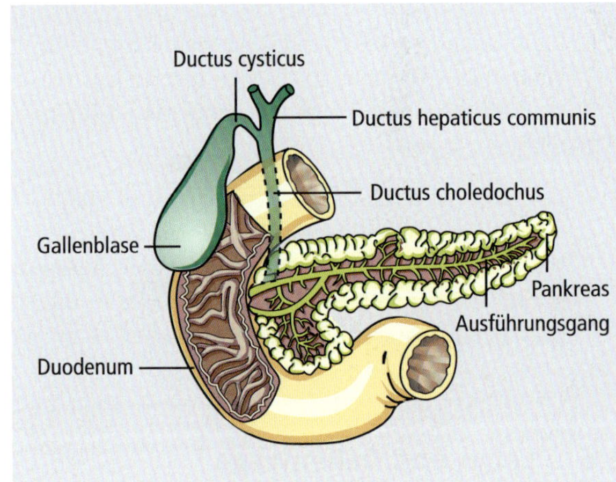

Abb. 12.24 Extrahepatische Gallenwege, Duodenum und Pankreas in ihrer natürlichen Lage im Oberbauch

Die **Blutversorgung** der **Leber** erfolgt zu etwa 75–80 % (d. s. ca. 1150 ml/min) durch die Pfortader, während die arterielle Zufuhr nur etwa 20–25 % des Blutzuflusses deckt. Das Pfortaderblut ist venöses Blut aus dem Bereich des Magens, des Dünndarms, des Dickdarms, des oberen Drittels des Mastdarms, der Bauchspeicheldrüse und der Milz. Es ist mit Absorptionsprodukten des Kohlenhydrat- und Eiweißabbaus, mit kurz- und mittelkettigen Fettsäuren sowie mit Substanzen aus Milz und Bauchspeicheldrüse angereichert. Das Blut der Leberarterie und der Pfortader gelangt über die Kapillaren der Leber (Sinusoide, ▸ Kap. 12.6.2) in die Venae hepaticae (Lebervenen), deren Blut in die untere Hohlvene drainiert wird.

Makroskopische Anatomie der Gallenwege und der Gallenblase. An der Leberpforte beginnen mit den beiden Ductus hepatici die **extrahepatischen Gallenwege**. Die beiden Lebergallengänge vereinigen sich in unmittelbarer Nähe der Leberpforte zum 4–6 cm langen **Ductus hepaticus communis** (Abb. 12.24). Dieser vereinigt sich spitzwinklig mit dem **Ductus cysticus** der Gallenblase zum **Ductus choledochus**, der hinter dem Bulbus duodeni zum absteigenden Duodenum zieht. Der 6–8 cm lange Ductus choledochus mündet meist zusammen mit dem Ausführungsgang der Bauchspeicheldrüse an der **Papilla Vateri** in den absteigenden Schenkel des Zwölffingerdarms (Abb. 12.24). Der gemeinsame Gang wird gegen den Darm durch den aus glatter Muskulatur bestehenden **Sphincter Oddi** abgeschlossen.

Die **Gallenblase** (Vesica fellea) ist ein birnenförmiges, etwa 8–10 cm langes, dünnwandiges, sackförmiges Organ (Durchmesser ca. 4 cm), das im Nebenschluss der extrahepatischen Gallenwege liegt. Man unterscheidet einen Hals (Collum), einen Körper (Corpus) und einen Gallenblasengrund (Fundus). Letzterer überragt

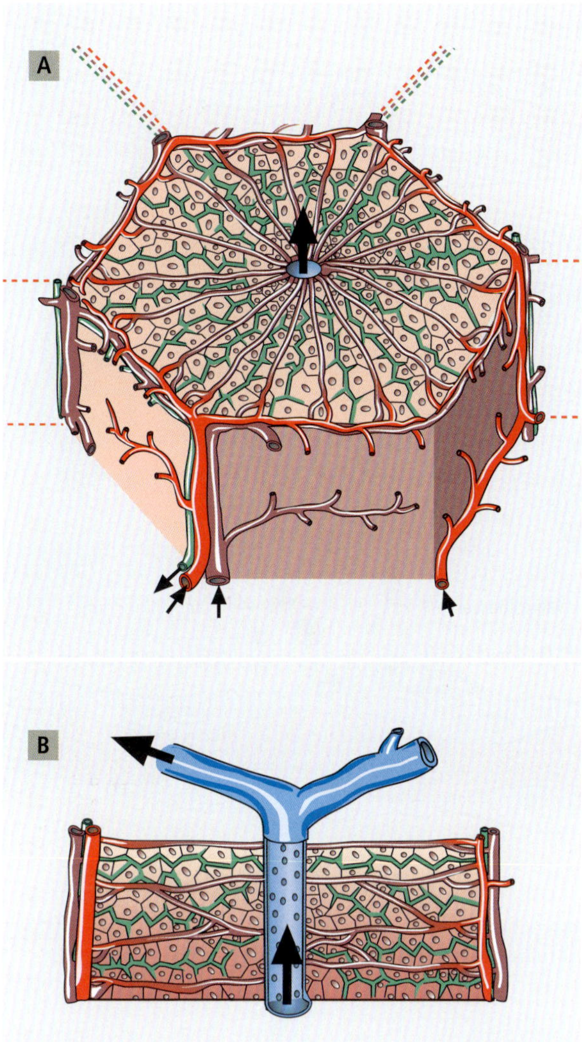

○ Abb. 12.25 Leberläppchen in schematischer Darstellung. A dreidimensionaler Aufbau mit Ästen der Pfortader (violett), der Leberarterie (rot) und intrahepatischen Gallengängen (grün), B Längsschnitt durch das Läppchenzentrum mit Zentralvene (blau)

den unteren Leberrand und berührt die vordere Bauchwand.

12.6.2 Mikroskopische Anatomie der Leber und der Gallenwege

Mikroskopische Anatomie der Leber. Die Bauelemente der Leber sind nach der „klassischen“ Vorstellung die **Leberläppchen** (Lobuli hepatis) mit einem Durchmesser von 1–2 mm, die auf Querschnitten durch das Lebergewebe annähernd sechseckig erscheinen. Die menschliche Leber setzt sich aus ca. 500 000 solcher Läppchen zusammen, die durch schwach ausgebildete Bindegewebszüge voneinander getrennt sind (○ Abb. 12.25). An den Stellen, an denen mehrere Läppchen mit ihren Kanten zusammenstoßen, verdichtet sich das Bindegewebe und bildet Bindegewebezwickel, die sog. **periportalen Felder**. In diesen verlaufen die Äste der Pfortader (Vv. interlobulares), der Leberarterie (Aa. interlobulares) und der intrahepatischen Gallengänge (Ductuli interlobulares, s. u.).

Jedes Leberläppchen besteht aus einer Vielzahl von radiär verlaufenden einschichtigen Zellsträngen, die in Balken und Platten angeordnet sind. Die Zellstränge sind verzweigt und untereinander verbunden, sodass ein dreidimensionales Netzwerk entsteht.

Zwischen dem Balkenwerk der Leberzellplatten verläuft ein radiäres Kapillarnetz (s. u.), das von den interlobulären Venen seinen Ausgang nimmt, zusätzlich noch Zuflüsse von kleinsten Ästen der Leberarterie erhält und jeweils der im Läppchenzentrum liegenden V. centralis zustrebt. Die Zentralvenen vereinigen sich zu Sammelvenen, die ihrerseits in größere Äste der V. hepatica einmünden.

Während bei den „klassischen“ Leberläppchen (s. o.) die Zentralvene im Zentrum verläuft („**Zentralvenen-Läppchen**“), sieht eine neuere, funktionelle Gliederung eine Einteilung in **Azini** vor. Ein Leberazinus ist hiernach das Leberparenchym um ein periportales Feld, das vom Blut dieses Felds (arteriell und portal-venös) versorgt wird (Versorgungsgebiet eines Periportalfelds, „**Portalvenen-Läppchen**“).

Die relativ weiten Leberkapillaren, die sog. **Lebersinusoide**, anastomosieren vielfach miteinander. Ihre fenestrierte, gut durchlässige Wand wird aus zwei Zelltypen aufgebaut: aus **dünnen Endothelzellen** und den **von-Kupffer-Sternzellen**. Letztere werden dem mononukleären Phagozytensystem (▸Kap. 2.4.2) zugerechnet, da sie Zelltrümmer, Bakterien, Viren, Fremdstoffe u. a. aufnehmen und speichern können. Sie sind wahrscheinlich auch am Abbau von roten Blutkörperchen beteiligt. Phagozytierende bzw. speichernde von-Kupffer-Sternzellen können sich abrunden, aus dem Zellverband lösen und anschließend im Blut zirkulieren.

Die Wand der Lebersinusoide ist durch einen kleinen, spaltförmigen Raum, den **Disse-Raum** (Perisinusoidalraum), von den Leberzellen getrennt. Wie aus ○ Abb. 12.26 ersichtlich, trägt die Oberfläche der Leberzellen **Mikrovilli**, die in den Disse-Raum hineinragen und somit in direkten Kontakt mit Stoffen treten, die über die zahlreichen Lücken der Kapillarwand in den Disse-Raum gelangt sind. In diesem liegen sog. **Ito-Zellen**, d. s. Fett- und Vitamin-A-Speicherzellen, die sich in Fibroblasten umwandeln können. Bei der Fibrosierung der Leber (z. B. bei der Zirrhose, ▸Kap. 12.15.5) sind diese Zellen und ihre Sekretionsprodukte (u. a. Kollagen und Proteoglykane) von Bedeutung.

Die in den **Hepatozyten** (Leberzellen) enthaltenen zahlreichen Mitochondrien besitzen ein breites Enzymspektrum. Ihr endoplasmatisches Retikulum, der Golgi-Apparat und andere Zellorganellen sind in den Leberzellen stark ausgeprägt (○ Abb. 12.26). In den

12

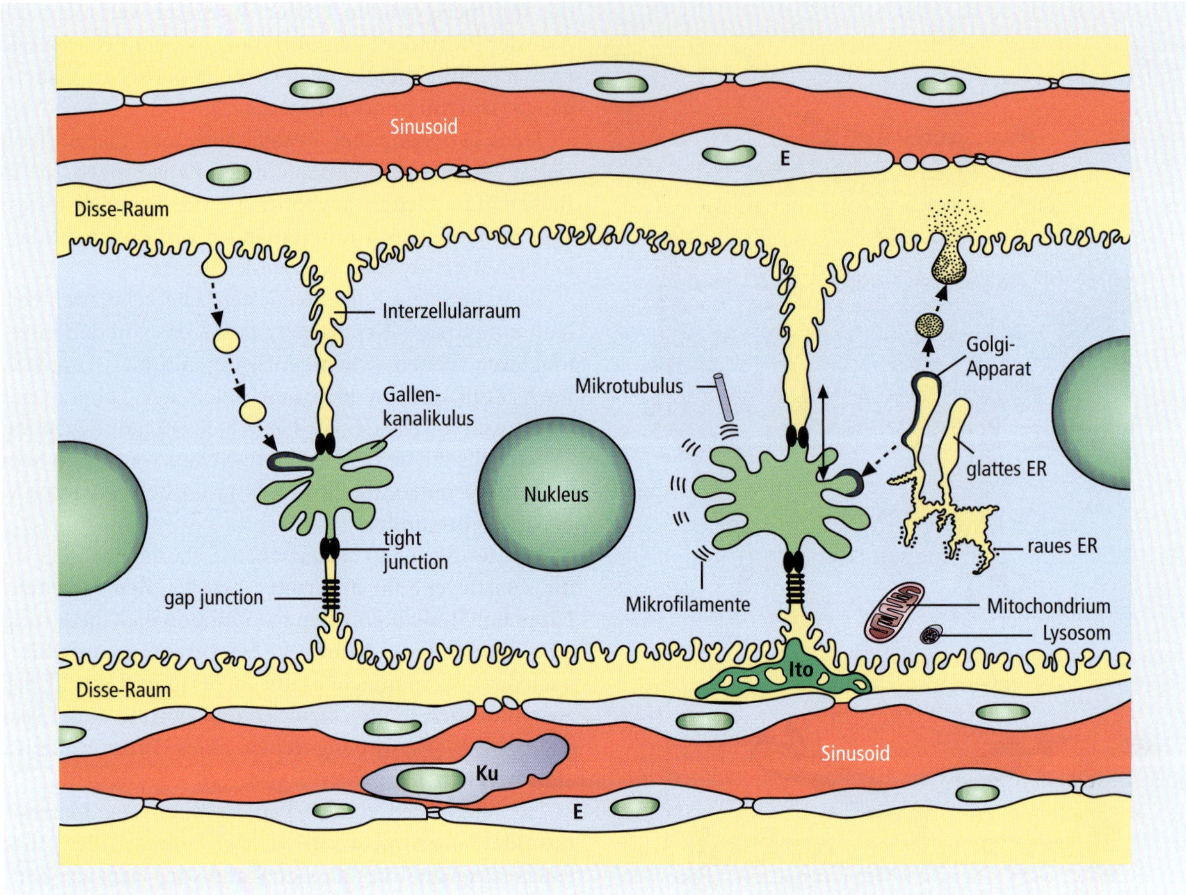

Abb. 12.26 Ultrastruktur der Hepatozyten und des Disse-Raums, schematische Darstellung.
E Endothelzelle, **Ku** von-Kupffer-Sternzelle, **Ito** Ito-Zelle, **ER** endoplasmatisches Retikulum. Nach Matern

Lysosomen befinden sich reichlich hydrolytische Enzyme, die für die intrazellulären Abbauvorgänge erforderlich sind.

Innerhalb der Leberzellbalken sind die Hepatozyten zwar morphologisch einheitlich, hinsichtlich ihrer Stoffwechselleistungen aber unterschiedlich. In Leberzellen um die periportalen Felder finden bevorzugt Gluconeogenese (▸Kap. 1.3.3), Fettsäurenoxidation (▸Kap. 1.3.4), Proteinsynthese (▸Kap. 1.3.6) und oxidative Energiegewinnung statt, wohingegen in Leberzellen um die Zentralvenen vorrangig glykolytische und lipogenetische Stoffwechselprozesse ablaufen.

Die **intrahepatischen Gallenwege** nehmen ihren Ausgang von den Gallenkapillaren. Diese werden durch Aussparungen (Rinnen) in der Wand einander gegenüberliegender Leberzellen gebildet, wobei die Zellmembranen der Leberzellen die Wand der feinen Kanälchen (Kanalikuli) darstellen. Die etwa 1 µm weiten **Gallenkapillaren** beginnen im Läppchenzentrum und verlaufen – vielfach untereinander anastomosierend – zentrifugal zur Läppchenperipherie, um schließlich in die **interlobulären Gallengänge** zu münden. Die Strömungsrichtung der Galle, die von den Leberzellen in die Gallenkapillaren sezerniert wird, ist demnach der des Blutes entgegengesetzt. Die Lebersinusoide sind überall durch Leberzellen von den Gallenkanälchen getrennt.

Die interlobulären Gallengänge liegen gemeinsam mit den interlobulären Ästen der Pfortader und der Leberarterie in den periportalen Feldern (**Glisson-Dreiecken**). Ihre muskelfreie Wand besteht aus einem einschichtigen kubischen Epithel. Mit zunehmendem Durchmesser der Gänge wird das Epithel allmählich höher. Die großen interlobulären Gallengänge vereinigen sich kurz vor der Leberpforte zum **rechten** und **linken Ductus hepaticus** (s. o.).

Mikroskopische Anatomie der extrahepatischen Gallenwege und der Gallenblase. Die dünne Wand der extrahepatischen Gallenwege besteht aus einem hochprismatischen Epithel mit Becherzellen, stark ausgeprägten elastischen Fasernetzen und wenig glatter Muskulatur. Im Anfangsteil des Ductus cysticus zeigt das Innenrelief der Schleimhaut eine komplizierte Faltenbildung, wodurch ein spiraliger Verschlussapparat, die **Plica spiralis**, entsteht.

Die Schleimhaut der Gallenblase bildet reichlich Falten, die häufig netzartige „Brücken" bilden, wodurch Schleimhautnischen und Tunnelbildungen entstehen und die innere Oberfläche stark vergrößert wird. Die Zellen des einschichtigen, hohen Epithels weisen einen niedrigen Mikrovilli-Saum auf. Einige Zellen des Gallenblasenepithels enthalten Sekretgranula. Das Sekretionsprodukt – ein Glykoprotein – schützt die Epitheloberfläche möglicherweise vor der mazerierenden Wirkung der Galle. Im Bereich des Gallenblasenhalses kommen auch Becherzellen und mukoide Drüsen vor, die bei entzündlicher Reizung (z. B. bei Gallensteinträgern) vermehrt anzutreffen sind. Die in der Wand der Gallenblase liegende glatte Muskulatur verläuft vorwiegend in zirkulären Spiralen.

12.6.3 Sekretion der Lebergalle

Die tägliche Gallenproduktion beträgt 600–700 ml, von denen etwa 80 % aus den Hepatozyten und ca. 20 % aus dem Gallengangepithel stammen. Bei der Bildung der Galle durch die Leberzellen wirken zwei Mechanismen zusammen, die gallensäurenabhängige und -unabhängige Sekretion, die zu je 40 % zum Gesamtvolumen beitragen.

Es besteht eine enge Korrelation zwischen der Menge der ausgeschiedenen Gallensäuren und dem Gallenfluss. Bei der **gallensäurenabhängigen Sekretion** (ca. 250 ml/Tag) werden die in den (vor allem periportal gelegenen) Hepatozyten aus Cholesterol synthetisierten **primären Gallensäuren** (50 % Cholsäure, 30 % Chenodesoxycholsäure, ○ Abb. 12.27) und die durch Rezirkulation über den enterohepatischen Kreislauf (▸ Kap. 12.6.6) in die Leber gelangten **sekundären Gallensäuren** (15 % Desoxycholsäure, 5 % Lithocholsäure) nach säureamidartiger Verknüpfung (Konjugation) mit Taurin oder Glycin vor allem durch primär-aktiven, ATP-verbrauchenden Transport in die Gallenkanälchen sezerniert. Wasser folgt aus osmotischen Gründen vorwiegend auf parazellulärem Wege.

Die sekundären Gallensäuren, die im Darm aus den primären Gallensäuren unter dem Einfluss bakterieller Enzyme (Dehydroxylierung und Dekonjugation) entstehen, werden aus dem Pfortaderblut, vorrangig über einen Na^+-abhängigen Symporter, in die Hepatozyten aufgenommen. Der hierzu erforderliche Ionengradient wird durch die Aktivität der basolateralen Na^+/K^+-ATPase aufrechterhalten (○ Abb. 12.28). Je höher die Gallensäurenkonzentration im Pfortaderblut, desto intensiver ist ihre Aufnahme in die Hepatozyten und ihre anschließende Sekretion in die Gallenkanälchen. Dies erklärt die choleretische (gallensekretionssteigernde) Wirkung der Gallensäuren.

Außer den Gallensäuren werden auch Bilirubin, Cholesterol und Phospholipide primär-aktiv in die Gallenkanälchen sezerniert (○ Abb. 12.28). Das wasserunlösliche „**indirekte**" **Bilirubin**, das im Wesentlichen aus dem Hämoglobinabbau stammt, erreicht, an Albumin gebunden, die Leberzellen. Es wird in den Hepatozyten zu 80 % glucuronidiert, ein geringer Teil sulfatiert und in Form dieser wasserlöslichen Konjugate als „**direktes**" **Bilirubin** in die Galle ausgeschieden (▸ Kap. 12.6.6). Nach dem gleichen Prinzip werden auch viele Medikamente, Schadstoffe, iodhaltige Röntgenkontrastmittel zur Darstellung der Gallenwege und Gallenblase (Cholangiographie und Cholezystographie) sowie Bromsulfalein (Substanz zum Testen der Exkretionsfunktion der Leberzellen) und andere Xenobiotika ATP-abhängig eliminiert.

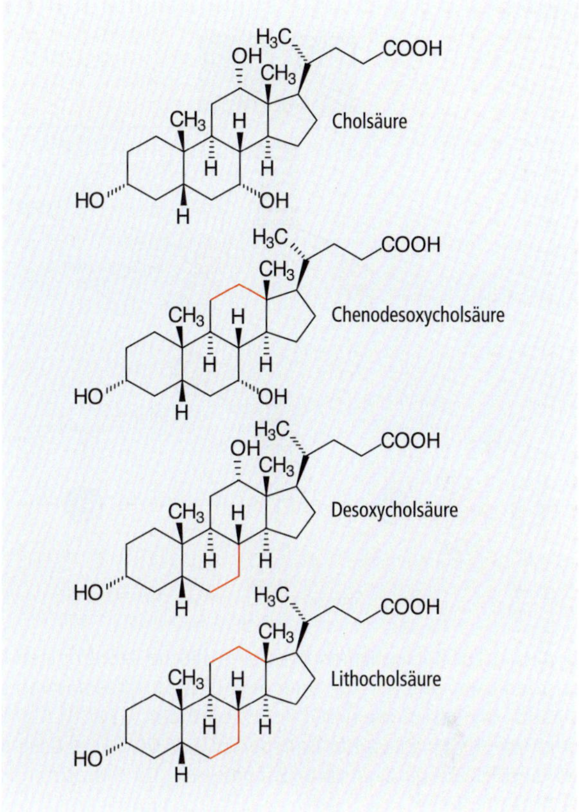

○ **Abb. 12.27 Oben** chemische Struktur der primären, **unten** sekundären Gallensäuren. Die Gallensäuren liegen überwiegend als gut lösliche Gallensalze vor

Die treibende Kraft für die **gallensäurenunabhängige Sekretion** (ca. 250 ml/Tag) ist die sekundär-aktive HCO_3^--Sekretion und der primär-aktive Transport von Glutathion und Bilirubindiglucuronid in die Gallenkanälchen. Erstere gleicht dem bei der Pankreassekretion beschriebenen Vorgang (▸ Kap. 12.7.2). Auch hier führt ein osmotisch bedingter Wasserstrom zur Bildung eines isotonen Primärsekrets.

Auf dem weiteren Weg durch die **intrahepatischen Gallengänge** werden Menge und Zusammensetzung der primär gebildeten Galle verändert. Unter dem Einfluss von Sekretin wird eine HCO_3^--reiche Flüssigkeit

12

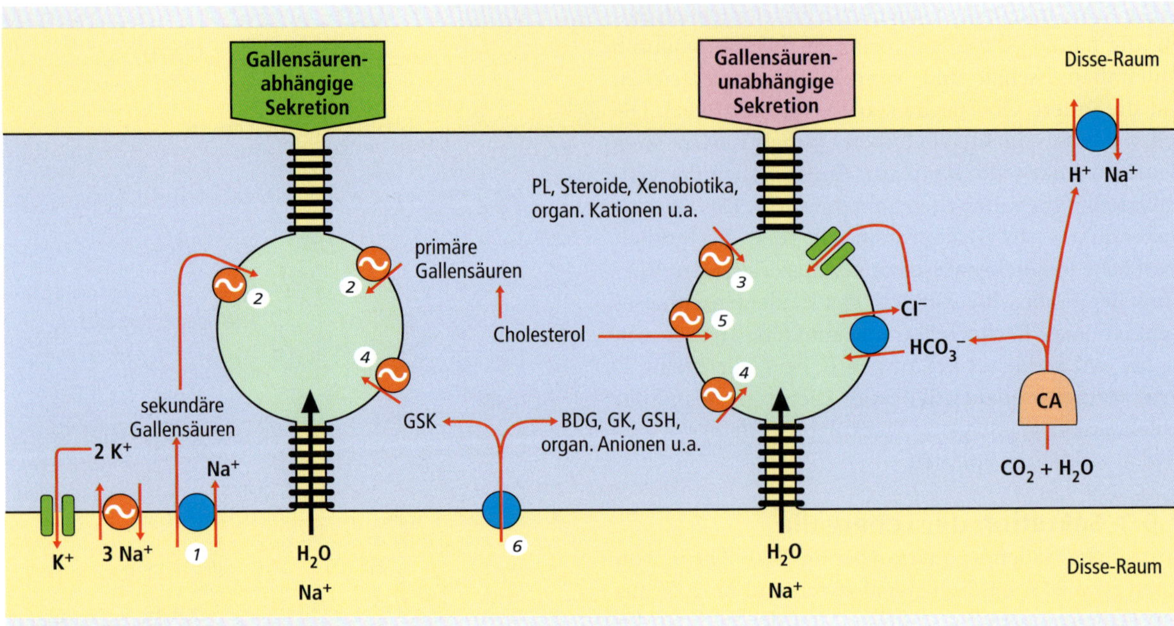

Abb. 12.28 Mechanismen der Gallensäuren-abhängigen (links) und Gallensäuren-unabhängigen Sekretion (rechts) aus den Leberzellen in die Gallenkanälchen. **1** basolateraler 2 Na^+/Taurocholat-Symporter, **2** Bile Salt Export Pump (BESP), **3** Multidrug Resistance (MDR) P-Glykoprotein, **4** Multidrug Resistance-associated Protein (MRP), **5** Cholesterol-Sekretion über ATP-binding Cassette Transporter (ABC G5/G8), **6** basolateraler Carrier (Anionentransporter). **GSK** Gallensäuren- bzw. Gallensalzkonjugate, **CA** Carboanhydratase, **GK** Glutathionkonjugate, **GSH** Glutathion, **BDG** Bilirubin-Diglucuronid, **PL** Phospholipide

duktulär sezerniert. Die von den Gangepithelien produzierte Gallenflussrate beträgt ca. 125 ml/Tag.

12.6.4 Leber- und Blasengalle

Die plasmaisotone **Lebergalle** (mittlere Zusammensetzung, Tab. 12.3) ist durch den Gallenfarbstoff Bilirubin goldgelb gefärbt. In den Verdauungsphasen fließt sie über den Ductus hepaticus und Ductus choledochus direkt in das Duodenum ab.

In den interdigestiven Phasen ist der Sphincter Oddi geschlossen, und die Lebergalle gelangt über den Ductus cysticus in ein Reservoir, die **Gallenblase**, wo sie zur **Blasengalle** konzentriert wird. Das mittlere Fassungsvermögen der Gallenblase beträgt etwa 60 ml. Da etwa 50 % der täglich gebildeten Lebergalle, d. h. 300–350 ml, in die Gallenblase fließen, muss das Volumen der Gallenflüssigkeit erheblich reduziert werden. Die große Resorptionskapazität der Gallenblase ermöglicht es, innerhalb von 4 Stunden das Gallenvolumen auf 10 % des Ausgangsvolumens zu vermindern, sodass die organischen Gallenbestandteile bis auf das 10-Fache konzentriert werden. Die grünbraune Blasengalle bleibt trotzdem plasmaisoton, da diese Stoffe in Mizellen eingeschlossen sind. Treibende Kraft für die Gallenkonzentrierung ist eine elektroneutrale, sekundär-aktive Na^+- und Cl^--Resorption, der aus osmotischen Gründen ein Wasserstrom folgt.

Gallenblasenmotilität. Die in der interdigestiven Phase in die Gallenblase geflossene Galle wird während der Verdauungsphase in das Duodenum entleert. Bei gleichzeitiger Erschlaffung des Sphincter Oddi kontrahiert sich die Gallenblase unter dem Einfluss von **Cholecystokinin**, das vor allem unter Einwirkung von fetthaltigem Darminhalt aus den I-Zellen der Duodenummukosa freigesetzt wird. Der **N. vagus** bzw. Parasympathomimetika steigern ebenfalls die Motilität der Gallenblase, jedoch wesentlich schwächer als Cholecystokinin.

Die Kontraktion der Gallenblase setzt bereits 2 min nach Kontakt der Dünndarmmukosa mit Fettprodukten ein, die vollständige Entleerung ist nach 15–90 min erreicht. Dabei kommt es einerseits zu einer anhaltenden Tonuszunahme, die zu einer Verkleinerung des Durchmessers der Gallenblase führt, andererseits zu rhythmischen Kontraktionen mit einer Frequenz von 2–6/min. Hierbei werden Drücke von 25–30 mm Hg erreicht.

12.6.5 Bildung von Mizellen

Die wichtigste Funktion der Gallensäuren ist die Emulgierung fettlöslicher Verbindungen. Gallensäurenmoleküle sind amphiphile Moleküle, d. h. sie verfügen über einen hydrophilen (Carboxyl- und OH-Gruppen) und einen hydrophoben Molekülteil (Steroidgerüst mit

Tab. 12.3 Zusammensetzung der Leber- und Blasengalle

Bestandteile	Lebergalle (mmol/l)	Blasengalle (mmol/l)
Na^+	146	170–220[1]
K^+	5	13
Ca^{2+}	2,5	12
Cl^-	105	66
HCO_3^-	30	19
Gallensäuren	20	90
Lecithin	3	30
Gallenfarbstoffe	1	5
Cholesterol	4	17
pH-Wert	7,2	6,95

[1] Die Na^+-Konzentration in der Blasengalle unterliegt (in Abhängigkeit von der Konzentration der polyanionischen Mizellen) erheblichen Schwankungen

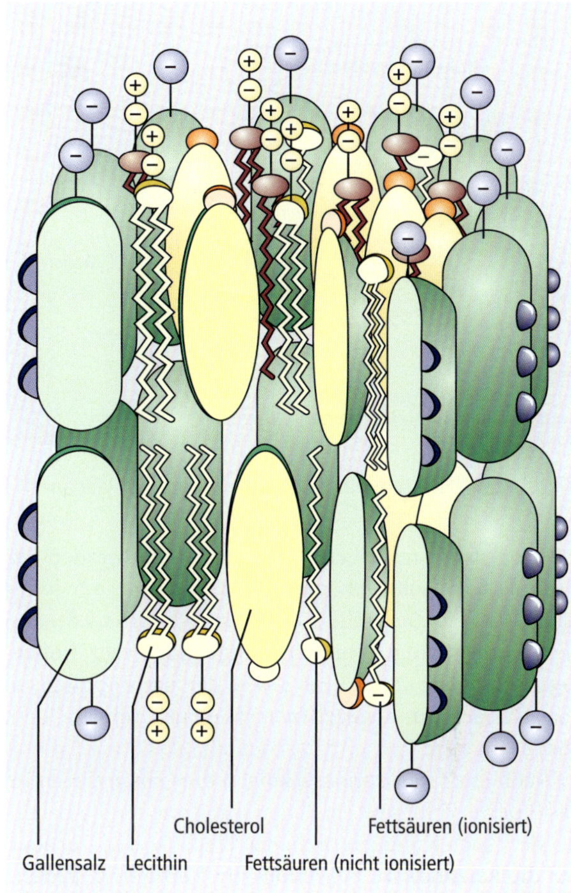

Abb. 12.29 Schematischer Aufbau einer gemischten Mizelle. Cholesterol, Lecithin, Fettsäuren und Monoacylglycerole befinden sich im Zentrum der gemischten Mizelle, umgeben von Gallensäuren, deren hydrophile Gruppen zur Oberfläche orientiert sind

Methylgruppen). Sie haben somit Detergensfunktion und wirken dadurch emulgierend. Aufgrund dieser Struktur bilden Gallensäurenmoleküle an der Phasengrenze zwischen Öl und Wasser einen nahezu monomolekularen Film mit Ausrichtung ihrer hydrophilen Gruppen zum Wasser und der lipophilen Gruppen zur Fettphase.

In wässriger Lösung bilden Gallensäuren **Mizellen**, d. h. strukturierte Molekülaggregate mit einem Durchmesser von 3–10 nm (Abb. 12.29). Voraussetzung dafür ist, dass die Konzentration der Gallensäuren einen bestimmten Wert, die sog. **kritische mizellare Konzentration**, von 1–2 mmol/l überschreitet. In den inneren, lipophilen Kern können Lipide wie Cholesterol und Phospholipide inkorporiert werden. Es entstehen auf diese Weise, **„gemischte Mizellen"**, die für die Fettverdauung und -absorption im Darm von großer Bedeutung sind. Das unlösliche Cholesterol wird so in Lösung gebracht. Es fällt erst kristallin aus, wenn seine Konzentration das Einbauvermögen der Mizellen übersteigt (ein wesentlicher Vorgang bei der Entstehung von Cholesterol-Gallensteinen, ▸ Kap. 12.15.11).

Gallensäuren gelangen, eingeschlossen in gemischte Mizellen, in das Duodenum. Trotz der Verdünnung durch den Mageninhalt auf ca. 10 mmol/l bleibt ihre Konzentration noch sicher über der kritischen mizellaren Konzentration. Bei physiologischem pH-Wert des Dünndarms sind die Gallensalze gut löslich, bei $pH < 4$ werden sie zunehmend unlöslich.

12.6.6 Enterohepatische Kreisläufe

Gallensäuren zirkulieren zwischen der Leber und ihrem Resorptionsort, dem terminalen Ileum, sodass nur ein geringer Anteil (< 5 %) der täglich sezernierten Menge mit dem Kot ausgeschieden wird. Bilirubin, ein Abbauprodukt der Hämoproteine, und Cholesterol unterliegen ebenfalls einem solchen enterohepatischen Kreislauf („Recycling").

Kreislauf der Gallensäuren. Der Gesamtvorrat des Körpers an Gallensäuren (Gallensäurenpool) beträgt nur 2–4 g und reicht für die tägliche Fettverdauung nicht aus (für 100 g Fett werden etwa 20 g Gallensäuren benötigt). Deshalb rezirkulieren die vorhandenen Gallensäuren täglich 4–12-mal durch den Darm und die Leber (enterohepatischer Kreislauf, Abb. 12.30).

Die in den Dünndarm abgegebenen primären und sekundären (konjugierten) Gallensäuren werden im terminalen Ileum zu 95 % über einen Na^+-Symport

12

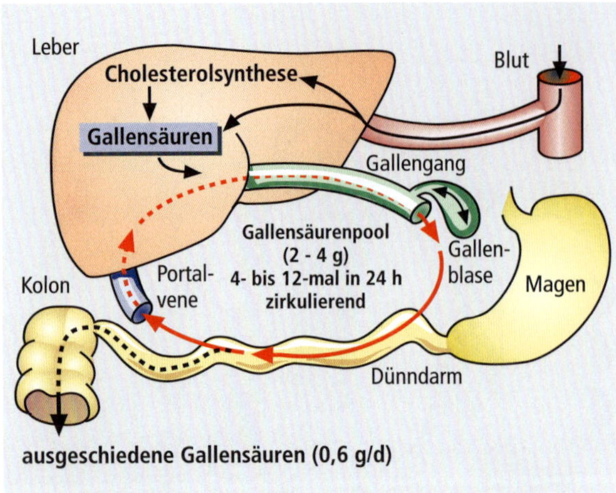

Abb. 12.30 Enterohepatischer Kreislauf der Gallensäuren

sekundär-aktiv resorbiert. Nur etwa 1–2 % werden im Dünndarm (nach Dekonjugation) passiv durch ionische bzw. nichtionische Diffusion (▸Kap. 13.4.8) aus dem Lumen aufgenommen. Aufgrund dieser hohen Resorptionsrate treten nur 3–4 % der ursprünglich in das Duodenum abgegebenen Gallensäuren in den Dickdarm über.

Nach ihrer Resorption gelangen die Gallensäuren in das Pfortaderblut und erreichen somit wieder die Leber, wo sie – nach Konjugation in den Hepatozyten – erneut für die kanalikuläre Sekretion zur Verfügung stehen. Der über den Stuhl verloren gegangene Anteil von etwa 0,6 g/Tag wird in der Leber aus Cholesterol neu synthetisiert. Die Ausscheidung ist trotz der geringen Menge insofern bedeutsam, als sie die einzige Möglichkeit zur Ausscheidung von Cholesterol und Cholesterolderivaten mit den Fäzes darstellt.

Bilirubinexkretion, Kreislauf von Bilirubin und seinen Metaboliten. Beim Abbau des Hämoglobins und anderer Hämproteine (z. B. Cytochrome, Myoglobin) entstehen Porphyrine, die nicht weiter verwertet werden können. Der dabei zuerst auftretende Gallenfarbstoff ist **Biliverdin**, das durch Hydrierung zu **Bilirubin** (Abb. 12.31), dem wichtigsten Gallenfarbstoff, reduziert wird. Bilirubin ist in Wasser praktisch unlöslich und wird daher im Blut an Albumin gebunden transportiert und von den Leberzellen (nach Abspaltung von Albumin) aufgenommen. In der Leber wird, wie bereits erwähnt, der überwiegende Teil mit Glucuronsäure konjugiert und größtenteils als wasserlösliches Bilirubin-Diglucuronid aktiv in die Gallenkanälchen sezerniert.

Im Darm, insbesondere im Dickdarm, erfolgt eine partielle Spaltung der Bilirubin-Konjugate unter der Einwirkung von Enzymen anaerober Bakterien; das freie Bilirubin wird dann schrittweise zu **Urobilinogen** und **Stercobilinogen** reduziert. Diese werden durch

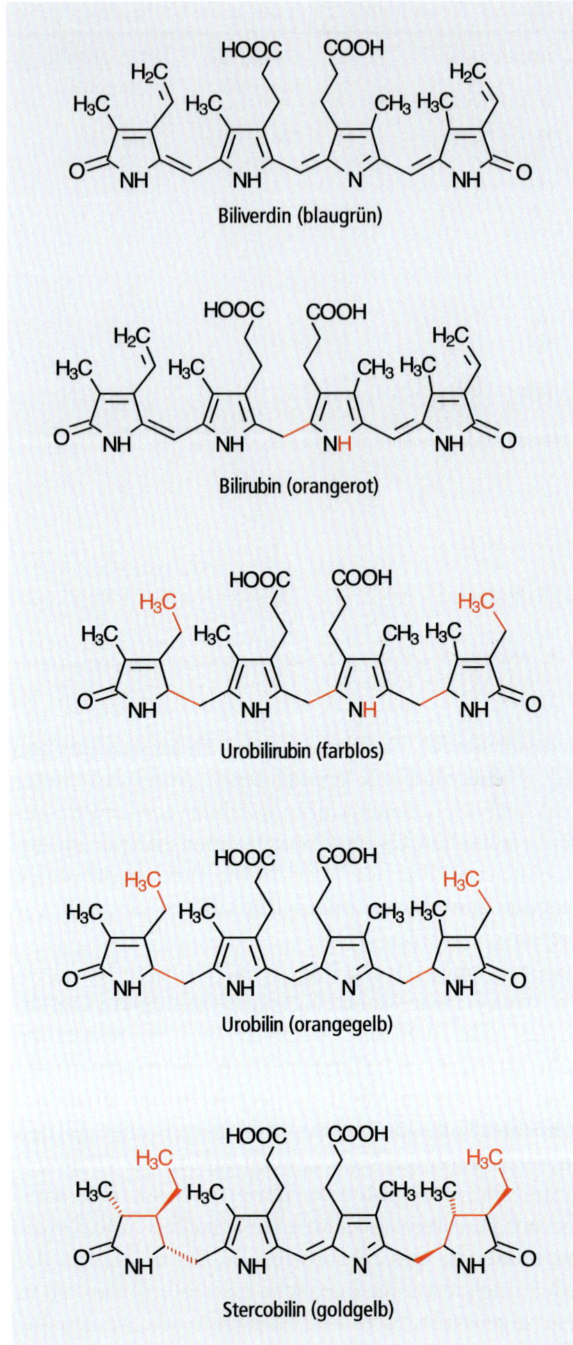

Abb. 12.31 Chemische Struktur der Gallenfarbstoffe und wichtiger Metabolite

Dehydrierung in **Urobilin** (in der Niere) und **Stercobilin** (im Dickdarm) überführt. Letzteres wird mit dem Kot ausgeschieden und ist für dessen gelbbraune Farbe verantwortlich.

Bilirubin, ein **effektives Antioxidans**, und seine Metabolite, vor allem Urobilinogen, werden im unteren Ileum und im Dickdarm zu 15–20 % resorbiert, über die Pfortader der Leber zugeleitet und dort erneut in die Gallenkanälchen ausgeschieden (Rezirkulation in

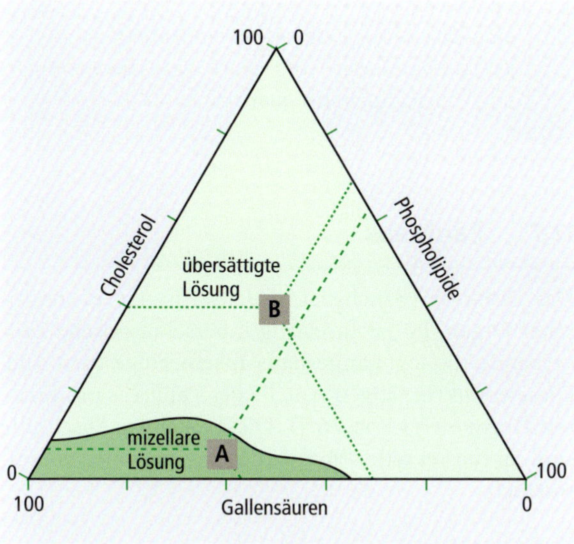

Abb. 12.32 Löslichkeit von Cholesterol in der Galle in Abhängigkeit vom Verhältnis der Konzentrationen von Gallensäuren, Phospholipiden und Cholesterol. Im dunkelgrünen Bereich liegt Cholesterol in mizellarer Lösung vor. Bei Abnahme der Konzentrationen von Gallensäuren und Phospholipiden (hellgrüner Bereich) fällt Cholesterol aus

einem enterohepatischen Kreislauf). Ein kleinerer Anteil gelangt über den Körperkreislauf in den Nieren zur Ausscheidung und führt zur Gelbfärbung des Urins.

Exkretion und Kreislauf des Cholesterols. Die Leber stellt für Cholesterol das zentrale Stoffwechselorgan dar. Sie ist nicht nur der Hauptort der Synthese, sondern auch das Zentrum für den Abbau und die Ausscheidung mit der Galle. Wie einige Metabolite der Gallenfarbstoffe durchläuft auch Cholesterol einen enterohepatischen Kreislauf (▸ Kap. 12.9.3).

Für die Löslichkeit des Cholesterols in der Galle ist das Verhältnis der Cholesterolkonzentration zu den Konzentrationen von Gallensäuren und Phospholipiden entscheidend. Diese Abhängigkeit lässt sich mit einem triangulären Koordinatensystem beschreiben, dessen drei Seiten die Relativkonzentrationen von Gallensäuren, Cholesterol und Phospholipiden repräsentieren (○ Abb. 12.32). Jedes Konzentrationsverhältnis der drei Substanzgruppen zueinander lässt sich durch einen Schnittpunkt in dem Koordinatensystem angeben. Fällt dieser Punkt in den dunkelgrünen Bereich, liegt das gesamte Cholesterol in mizellarer Lösung vor. Alle Mischungsverhältnisse, die durch einen Schnittpunkt außerhalb dieses Bereichs charakterisiert sind, sprechen für eine Cholesterolübersättigung der Galle. Da jede Übersättigung die Voraussetzung für ein Auskristallisieren von Cholesterol und damit für die Bildung von Cholesterol-Gallensteinen ist, kann ein relativer Konzentrationsanstieg (z. B. durch Verringerung der Gallensäurenkonzentration) oder eine absolute Vermehrung von Cholesterols in der Galle (z. B. bei Steigerung der Cholesterolsynthese) zu einer Gallensteinbildung führen (▸ Kap. 12.15.11).

In Kürze

- Die multifunktionale **Leber** liegt überwiegend im rechten Oberbauch und ist das größte innere Organ unseres Körpers. Sie ist in vier ungleich große Lappen gegliedert.
- Die **Blutversorgung** der **Leber** erfolgt zu etwa 75 % durch die Pfortader (mit Blut aus den unpaaren Bauchorganen) und zu ca. 25 % durch die A. hepatica. Blut dieser beiden Gefäße gelangt über die Lebersinusoide und Zentralvenen in die Lebervenen sowie von dort in die untere Hohlvene.
- Die „klassischen" Bauelemente der Leber sind die **Leberläppchen**, in deren Zentrum jeweils eine Zentralvene liegt. Leberzellbalken und -platten sowie Sinusoide sind radiär auf diese hin angeordnet. In den Bindegewebezwickeln zwischen den einzelnen Läppchen liegen die **periportalen Felder** mit den interlobulären Ästen von Leberarterie und Pfortader sowie die interlobulären Gallengänge (Glisson-Trias).
- Bei der Einteilung des Lebergewebes in **Leberazini** steht die Glisson-Trias im Mittelpunkt. In einem Leberazinus erhalten die **periportalen Hepatozyten** in der Umgebung der Glisson-Trias Sauerstoff- und Substrat-reiches Blut, **perivenöse Hepatozyten** in der Umgebung der Zentralvene dagegen O_2-armes Blut.
- **Lebersinusoide** sind weitlumige Kapillaren. Sie weisen ein fenestriertes Endothel mit eingelagerten phagozytoseaktiven von-Kupffer- und Ito-Zellen auf.
- Die Lebersinusoide werden durch einen Spaltraum, den sog. **Disse-Raum**, von den Leberzellen getrennt.
- Die **intrahepatischen Gallenwege** beginnen mit den Gallenkapillaren (interzellulären Gallenkanälchen), die, ein dreidimensionales Netzwerk bildend, zentrifugal – entgegen der Richtung des Blutflusses – zur Läppchenperipherie verlaufen und Anschluss an die interlobulären Gallengänge der Glisson-Trias (s. o.) gewinnen. Die großen interlobulären Gallengänge vereinigen sich letztlich zum rechten und linken Ductus hepaticus. Beide vereinigen sich an der Leberpforte zum Ductus hepaticus communis (s. u.).

12

- Zu den **extrahepatischen Gallenwegen** zählen der Ductus hepaticus communis, der Ductus cysticus der Gallenblase und der Ductus choledochus, der meist zusammen mit dem Ausführungsgang der Bauchspeicheldrüse an der Papilla Vateri in das Duodenum mündet.
- Die **Gallenblase** liegt im Nebenschluss der extrahepatischen Gallenwege. Sie hat ein Fassungsvermögen von 50–70 ml.
- In der Leber werden täglich ca. 650 ml Galle produziert. Davon entfallen etwa je 40 % auf die Gallensäuren-abhängige und -unabhängige Sekretion durch die Hepatozyten. 20 % der täglich sezernierten Galle entstammen dem Epithel der größeren intrahepatischen Gallengänge.
- Die **Galle** enthält als wichtigste Funktionsbestandteile Gallensäuren, Cholesterol, Phospholipide, Gallenfarbstoffe und Bicarbonat.
- Die Sekretion der **Gallensäuren** in die Gallenkanalikuli erfolgt vorrangig durch ATP-verbrauchende Transporter.
- Die **Gallensäuren-unabhängige Sekretion** beruht im Wesentlichen auf der aktiven Sekretion von Cholesterol, Phospholipiden, Bilirubin und Glutathion sowie einer passiven Bicarbonat-Sekretion.
- Gesteuert wird die **Gallensekretion** durch Gallensäuren und Sekretin.
- **Gallensäuren** dienen als Emulgatoren bei der Fettverdauung. Sie werden zu 95 % im terminalen Ileum resorbiert und über die Pfortader der Leber wieder zugeführt (enterohepatischer Kreislauf).
- **Bilirubin**, ein Abbauprodukt von Hämproteinen, wird in der Leber konjugiert und in die Galle sezerniert (s. o.). Zusammen mit seinen Abbauprodukten wird es im unteren Ileum und im Kolon teilweise resorbiert und gelangt über die Pfortader erneut in die Leber (enterohepatischer Kreislauf). Bilirubin ist ein effektives Antioxidans.
- Die Leber stellt für **Cholesterol** das zentrale Stoffwechselorgan dar (Synthese, Abbau, Bildung von Gallensäuren, Ausscheidung). Es durchläuft wie die Gallensäuren einen enterohepatischen Kreislauf.
- In den Verdauungsphasen fließt die **Lebergalle** direkt ins Duodenum ab. Zwischen den Verdauungsphasen (interdigestiv) gelangt die Galle in die Gallenblase und wird dort zur **Blasengalle** eingedickt. Die Gallenblasenentleerung in den Verdauungsphasen wird durch Vagusaktivierung und Cholecystokinin stimuliert.

12.7 Pankreas

Das Pankreas (Bauchspeicheldrüse) ist ein exkretorisches Organ, in das inselartig innersekretorische Zellverbände, die sog. **Langerhans-Inseln**, eingestreut sind. Diese endokrin tätigen Anteile des Pankreas produzieren Hormone (▸Kap. 16.5). Die exokrinen Abschnitte sind für die Sekretion von Verdauungsenzymen verantwortlich.

12.7.1 Anatomie des Pankreas

Makroskopische Anatomie. Das Pankreas ist ein langgestrecktes, etwa 100 g schweres Organ, das im Oberbauch hinter dem Magen liegt (○Abb. 12.33). Man unterscheidet drei Anteile: Der **Pankreaskopf** liegt in der Konkavität der Duodenalschleife, der **Pankreaskörper** überquert in Höhe der beiden ersten Lendenwirbelkörper die Wirbelsäule, und der **Pankreasschwanz**

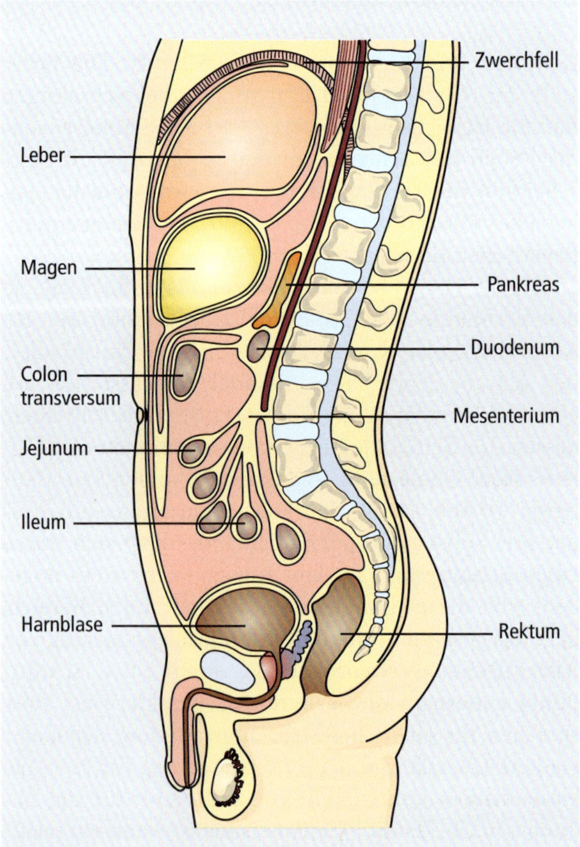

○ **Abb. 12.33** Sagittalschnitt durch den Bauchraum

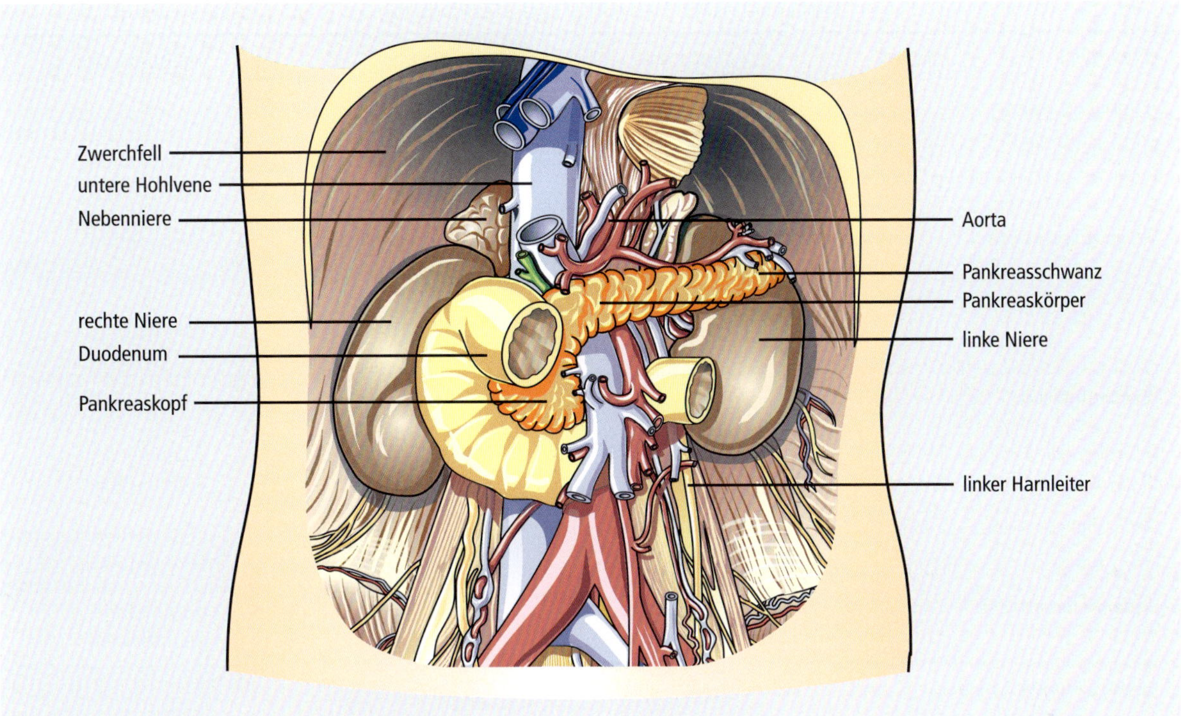

Abb. 12.34 Lage des Pankreas im oberen Bauchraum

zieht über die linke Niere und erstreckt sich bis zum Milzhilus (Abb. 12.34).

Das Organ wird in seiner gesamten Länge von einem Ausführungsgang, dem **Ductus pancreaticus** (Wirsung-Gang), durchzogen, der meist mit dem z. T. im Pankreaskopf verlaufenden Ductus choledochus gemeinsam ins Duodenum mündet. Häufig findet sich im Kopfteil noch ein zweiter, kleinerer Ausführungsgang, der entweder in den Hauptgang mündet oder direkt das Duodenum erreicht.

Mikroskopische Anatomie. Die Hauptmasse des Organs bildet der sekretorische Anteil, der als rein seröse Drüse gewisse Ähnlichkeit mit der Ohrspeicheldrüse aufweist. Das Organ besteht aus größeren Lappen, die wiederum aus kleineren Läppchen zusammengesetzt sind. Letztere enthalten mehrere Gangverzweigungen mit beerenförmigen Drüsenendstücken (**Azini**). Im Feinbau weisen die Azinuszellen am apikalen Ende viele Granula auf, die Enzyme bzw. deren Vorstufen (Zymogene) enthalten, welche bei Stimulation der Azinuszellen durch Exozytose freigesetzt werden. Die Verbindung zwischen Drüsenendstücken und Ausführungsgängen bilden die **Schaltstücke**, die in die einzelnen Azinusgruppen eingestülpt erscheinen. Schaltstückzellen, die innerhalb der Drüsenendstücke liegen (sog. **zentroazinäre Zellen**), sind für den exokrinen Anteil des Pankreas charakteristisch.

Die endokrin aktiven **Langerhans-Inseln** liegen in der Regel inmitten der Drüsenläppchen. Eine Darstellung des Feinbaus und der Funktion der Langerhans-Inseln erfolgt in ▸ Kap. 16.5.1.

12.7.2 Pankreassekret

Das exokrine Pankreas produziert täglich etwa 2 l eines alkalischen Sekrets, das neben Elektrolyten eine Vielzahl hydrolytischer Enzyme für die Verdauung enthält.

Enzyme des Sekrets. Etwa 90 % der Proteine des Pankreassafts sind Verdauungsenzyme, wobei die proteolytischen Enzyme (Endo- und Exopeptidasen) überwiegen (Tab. 12.4). Letztere sowie die Colipase (Kofaktor für die Lipase) und die Phospholipase A müssen erst aus Vorstufen aktiviert werden. Die Aktivierung erfolgt in Form einer limitierten Proteolyse durch die Enteropeptidase, eine Endopeptidase des Bürstensaums der Duodenalschleimhaut. Das hierdurch aus Trypsinogen aktivierte Trypsin wirkt autokatalytisch und aktiviert auch die anderen Proteasen. Umgekehrt hemmt ein Trypsininhibitor des Pankreassafts die Wirkung von vorzeitig aktiviertem Trypsin während der Passage durch die Ausführungsgänge und wirkt so einer Selbstverdauung des Organs entgegen. Lipase, Amylase und die Ribonucleasen werden in bereits aktiver Form sezerniert.

Stimulations-Sekretions-Kopplung. Die Sekretion von Enzymen in der digestiven Phase wird vor allem durch den **N. vagus** und **Cholecystokinin** (CCK) stimuliert. Sekretin hat an den Azinuszellen nur eine geringe stimulierende Wirkung. In der basolateralen Membran

Tab. 12.4 Hydrolytische Enzyme des Pankreassafts (Auswahl). Bzgl. der Abkürzungen für Aminosäuren ⭘ Abb. 1.14

Proenzym	Enzym	Substrate	Funktion	Spaltprodukte
Endopeptidasen				
Trypsinogen	Trypsin	Proteine, Polypeptide	Spaltung von Arg- und Lys-Bindungen	Oligopeptide
Chymotrypsinogen	Chymotrypsin	Proteine, Polypeptide	Spaltung von Phe-, Tyr- und Trp-Bindungen	Oligopeptide
Proelastase	Elastase	Proteine, Elastin u. a. Proteine	Spaltung von Gly-, Ala-, Val- und Ile-Bindungen	Oligopeptide
Exopeptidasen				
Procarboxypeptidase A	Carboxypeptidase A	Poly-, Oligopeptide	Abspaltung C-terminaler Peptid-Bindungen	Oligopeptide, Aminosäuren
Procarboxypeptidase B	Carboxypeptidase B	Poly-, Oligopeptide	Abspaltung C-terminaler Arg- und Lys-Bindungen	Oligopeptide, Aminosäuren
Proaminopeptidasen	Aminopeptidasen	Poly-, Oligopeptide	Abspaltung N-terminaler Aminosäuren	Oligopeptide, Aminosäuren
Lipidspaltende Enzyme				
–	Lipase	Triacylglycerole	Spaltung von Fettsäurenestern in Position 1 u. 3	Fettsäuren, 2-Monoacylglycerole
Prophospholipase A	Phospholipase A	Phospholipide	Spaltung von Fettsäurenestern in Position 2	Fettsäuren, Lysolecithin
Kohlenhydratspaltende Enzyme				
–	α-Amylase	Stärke, Glykogen	Spaltung von 1,4-α-Glykosid-Bindungen	Oligosaccharide, Maltose
–	Maltase (geringe Aktivität)	Maltose	Spaltung von 1,4-α-Glykosid-Bindungen	Glucose
Ribonucleasen				
–	Ribonucleasen	RNA	Spaltung von Phosphodiesterbindungen	Nucleotide
–	Desoxyribonucleasen	DNA	Spaltung von Phosphodiesterbindungen	Nucleotide

der Azinuszellen sind Rezeptoren für Acetylcholin und CCK lokalisiert, deren Aktivierung die Exozytose der Proenzyme bzw. Enzyme bewirkt (⭘ Abb. 12.35).

Elektrolyte des Pankreassekrets. Die Hauptanionen des Pankreassaftes sind Cl^- und HCO_3^-, die Hauptkationen Na^+ und K^+. Im Gegensatz zum Mundspeichel ist der Bauchspeichel isoton zum Blutplasma und bleibt es unabhängig von der Sekretionsrate (⭘ Abb. 12.36). Während die Kationenkonzentrationen bei Stimulation konstant bleiben, ändern sich die Konzentrationen von HCO_3^- und Cl^- gegenläufig zueinander derart, dass die Summe der Konzentrationen der beiden Anionen stets konstant bleibt (ca. 150 mmol/l). Bei maximaler Sekretion betragen die Bicarbonatkonzentration 130–140 mmol/l und der pH-Wert 8,2.

Das Primärsekret der Azinuszellen ist wie das der Mundspeicheldrüsen Cl^--reich. In der digestiven Phase wird unter dem Einfluss von Sekretin auf die Epithelzellen der intralobulären Gangabschnitte ein großes Volumen eines HCO_3^--reichen, alkalischen Sekrets sezerniert, dessen Anionenzusammensetzung flussabhängig ist (⭘ Abb. 12.36).

Die HCO_3^--Sekretion in die Pankreasgänge hängt von der Aktivität der Na^+/K^+-ATPase und des Na^+/H^+-Austauschers in der basolateralen Membran ab. Letzte-

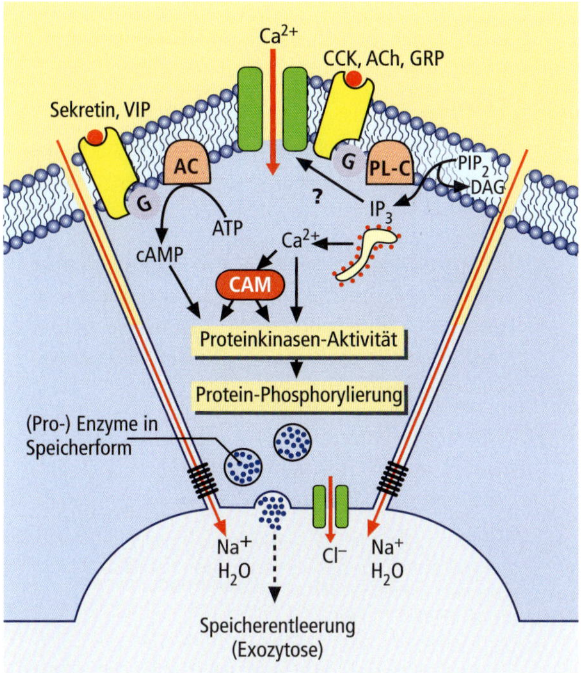

Abb. 12.35 Stimulations-Sekretions-Kopplung in der Azinuszelle des Pankreas. Sekretin und VIP stimulieren die Adenylylcyclase (**AC**). Acetylcholin (**Ach**), Cholecystokinin (**CCK**) und **GRP** (gastrin releasing peptide) aktivieren die Phospholipase C (**PL-C**). Nach Aktivierung der Phospholipase C und der Adenylylcyclase stimulieren die Botenstoffe (IP_3, cAMP, Ca^{2+}) Protein-Phosphorylierungsreaktionen und bewirken damit die Exozytose von Enzymen bzw. Proenzymen. An den Phosphorylierungsreaktionen sind die cAMP-abhängige Proteinkinase A, die CAM-abhängige Proteinkinase und die Proteinkinase C beteiligt. **PIP_2** Phosphatidyl-Inositol-4,5-bisphosphat, **DAG** Diacylglycerol, **IP_3** Inositol-1,4,5-trisphosphat, **CAM** Calmodulin, **G** G-Protein (Membranstrukturen sind nur an den basalen Zellabschnitten dargestellt.)

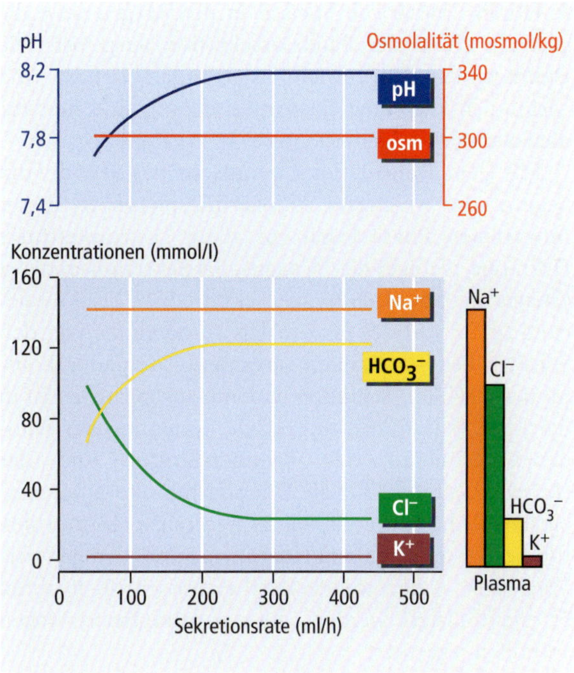

Abb. 12.36 Osmolalität, pH-Wert und Elektrolytzusammensetzung des Pankreassekrets in Abhängigkeit von der Sekretionsrate

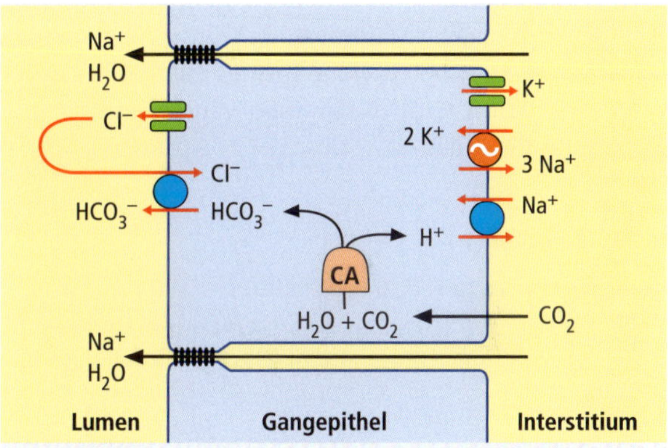

Abb. 12.37 Schema der Elektrolyttransporte in den Ausführungsgängen des Pankreas. **CA** Carboanhydratase

rer treibt einen luminalen Cl^-/HCO_3^--Antiporter an, über den Cl^--Ionen wieder in die Zellen gelangen, die über einen Chlorid-Kanal vom CFTR-Typ zur Rezirkulation bereitgestellt werden (Abb. 12.37). Na^+-Ionen und eine entsprechende Menge an Wasser folgen passiv auf parazellulärem Weg, wodurch das ins Duodenum abgegebene Sekret isotonisch bleibt. Der Cl^--Kanal wird durch Sekretin bzw. dessen second messenger cAMP aktiviert und ist bei Patienten mit zystischer Pankreasfibrose (Mukoviszidose, ▸Kap. 10.11.3) defekt, sodass nur noch kleine Volumina eines zähen Pankreassekrets abgegeben werden können, was zu einem Sekretstau führt.

12.7.3 Phasen der Pankreassekretion

In Verdauungsruhe hat das Pankreas nur eine geringe Basalsekretion von ca. 0,2 ml/min. Bei Einnahme einer Mahlzeit setzt bereits nach wenigen Minuten ein reichlicher Sekretfluss (von etwa 4 ml/min) ein, der etwa 3 Stunden lang anhält. Die Aktivierung der Pankreassekretion erfolgt (wie die der Magensaftsekretion) in drei Phasen.

Die **kephale Phase** wird durch Vorstellung, Geruch, Geschmack, Kauen und Schlucken der Speisen ausgelöst und führt zu einem Anstieg der Bicarbonatsekretion um 10–15 % und des Enzymausstoßes um 20–30 %. Diese Phase wird durch den N. vagus gesteuert. Neurotransmitter der postganglionären parasympathischen Neurone, welche die Bicarbonatsekretion in den Gangepithelien anregen und die Sekretionssteigerung der Enzyme in den Azinuszellen auslösen, sind Acetylcholin und GRP.

12

Durch Eintritt von Speisen in den Magen wird die **gastrale Phase** der Pankreassekretion ausgelöst. Die Dehnung der Magenwand, vago-vagale Reflexe und vermutlich auch eine Gastrinfreisetzung sind hier für die Sekretionssteigerung um ca. 15 % verantwortlich.

Mit dem Eintritt des Chymus in das Duodenum beginnt die wichtigste Aktivierungsphase. In dieser **intestinalen Phase** lösen vor allem gastrointestinale Hormone, weniger der N. vagus, die Sekretionsantwort (Steigerung um ca. 60 %) aus. Sekretin wird bei Ansäuerung (pH $<4{,}5$) des proximalen Duodenums von den S-Zellen der Schleimhaut sezerniert. Die dadurch stimulierte HCO_3^--Sekretion in den Gangepithelien ist in der Lage, [zusammen mit HCO_3^--Ionen aus der Duodenalschleimhaut, den Brunner-Drüsen und der (Leber-) Galle] die für die Dünndarmmukosa potenziell schädliche Säure schnell zu neutralisieren und den für die Wirkung der Pankreasenzyme notwendigen pH-Wert von 6–8 einzustellen. Hierbei müssen 20–40 mmol H^+ neutralisiert werden, die der stimulierte Magen stündlich sezerniert.

Cholecystokinin, das die Abgabe der Pankreasenzyme fördert, wird aus endokrinen Zellen der Dünndarmmukosa freigesetzt. Stimulierend wirken hierbei Ca^{2+}-Ionen, Abbauprodukte von Eiweißen (Oligopeptide, Aminosäuren) und Fetten (langkettige Fettsäuren mit mehr als 10 C-Atomen, 2-Monoacylglycerole). Kohlenhydrate haben diese Wirkung nicht. Die humorale Stimulation wird durch vago-vagale Reflexe und Sekretin unterstützt.

In Kürze

- Das **Pankreas** (Bauchspeicheldrüse) ist eine exkretorische Drüse, in die inselartig innersekretorische Zellverbände (Langerhans-Inseln) eingelagert sind.
- Das Pankreas ist in Kopf, Körper und Schwanz gegliedert. Es liegt im Oberbauch größtenteils hinter dem Magen. Es wird von einem Ausführungsgang durchzogen, der meist mit dem Gallengang vereint ins Duodenum mündet.
- Charakteristisch für das Pankreas sind seröse Drüsenendstücke. Die Azinuszellen enthalten reichlich Zymogengranula. Die Verbindung zwischen den Drüsenendstücken und Ausführungsgängen bilden die Schaltstücke.
- Das **exokrine Pankreas** produziert täglich etwa 2 l eines alkalischen Sekrets, das eine Vielzahl hydrolytischer Enzyme und reichlich Bicarbonat enthält.
- Die **Stimulation** der **Enzymsekretion** in der digestiven Phase durch die Azinuszellen erfolgt vorrangig durch den N. vagus und Cholecystokinin, die Bicarbonatsekretion der Gangepithelien durch Sekretin.
- Das Sekret des exokrinen Pankreas enthält inaktive Proenzyme (Zymogene) und aktive Enzyme für alle Nährstoffe.
- Der hydrolytischen Spaltung der Proteine dienen Endo- und Exopeptidasen, der Lipidspaltung u. a. Lipase und Phospholipase A. α-Amylase spaltet Maltose und Oligosaccharide, Nucleasen hydrolysieren Nucleotide.
- **Trypsinogen** wird durch eine Enteropeptidase des Bürstensaums der Duodenalschleimhaut aktiviert, die Aktivierung der anderen **Zymogene** erfolgt durch Trypsin.

12.8 Absorption von Elektrolyten und Wasser

Im Dünndarm werden täglich 60–100 g Elektrolyte und maximal 20 l Wasser absorbiert.

12.8.1 Grundlagen der Absorptionsvorgänge

Absorbierende Oberfläche und Durchblutung der Dünndarmmukosa. Die für den Absorptionsprozess erforderliche **große Oberfläche** ist im Dünndarm durch die Ausbildung von Falten, Zotten und Mikrovilli gewährleistet (◘ Abb. 12.17, ▸ Kap. 12.4.1).

Eine weitere Voraussetzung für eine effiziente Absorption im Dünndarm ist ein adäquater Abtransport der absorbierten Substanzen mit dem Blutstrom. Erforderlich hierfür ist eine relativ **hohe Durchblutung** und deren Regulation in der digestiven Phase. In Verdauungsruhe beträgt die Durchblutung 0,3–0,5 $ml \cdot g^{-1} \cdot min^{-1}$. In der Darmwand verteilt sich das Blut zu ca. 75 % auf die Schleimhaut, zu etwa 5 % auf die Submukosa und ca. 20 % auf die Muscularis propria. Nach dem Essen steigt die Durchblutung des Darms – abhängig von der Zusammensetzung und dem Volumen der Mahlzeit – um das 3–5-Fache an. Der Anteil der Schleimhautdurchblutung nimmt unter diesen Bedingungen von 75 auf 90 % zu. An dieser Regulation sind wahrscheinlich CCK, VIP, NANC-Neurone und lokale Metabolite (z. B. Adenosin) beteiligt.

Permeabilität der Darmmukosa. In bestimmten Darmabschnitten erfolgt der Stoffaustausch bis zu 90 % auf parazellulärem Weg, wobei osmotische, hydrostatische oder elektrochemische Gradienten den Transport

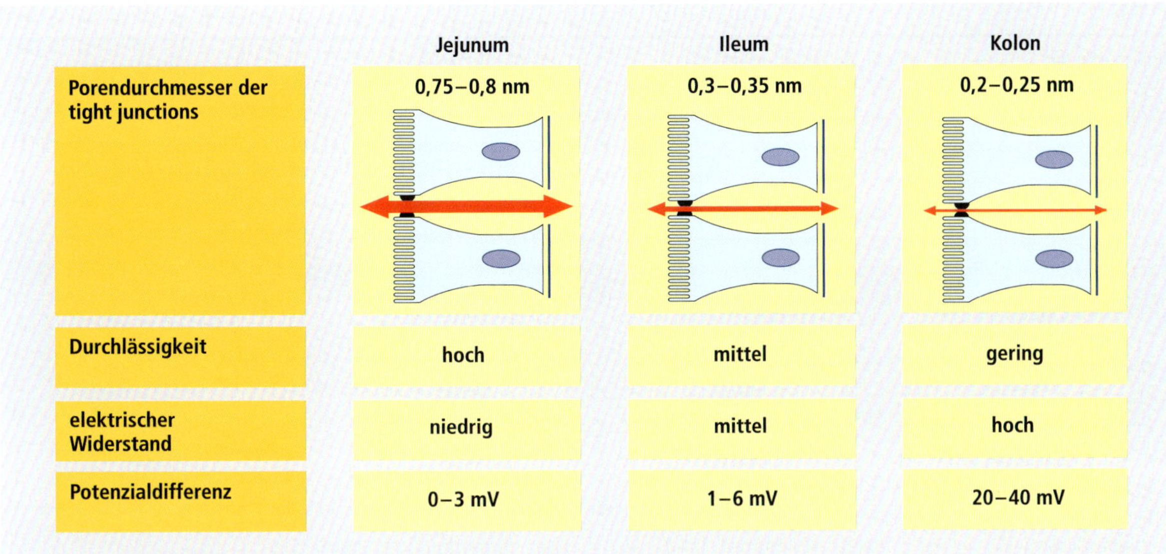

Abb. 12.38 Passive Permeabilität der tight junctions in Abhängigkeit von deren Porengröße. Die Porengröße nimmt im Darm von proximal nach distal ab. Die transepitheliale Potenzialdifferenz und der elektrische Widerstand des Epithels nehmen dagegen von proximal nach distal zu

antreiben. Die Durchlässigkeit der Schlussleisten und damit die passive Permeabilität des Epithels nehmen im Intestinaltrakt von proximal nach distal deutlich ab (Abb. 12.38).

12.8.2 Transportmechanismen für Elektrolyte und Wasser

Die Transportmechanismen der intestinalen Mukosa unterscheiden sich nicht wesentlich von denen anderer Epithelien. Aus diesem Grund wird auf die Darstellung dieser Mechanismen in ▸Kap. 3 verwiesen.

Na^+-Absorption. Von den täglich mit der Nahrung aufgenommenen 100–200 mmol Na^+ und den mit den Sekreten in den Darm gelangten weiteren 600 mmol verlassen nur 5 mmol den Körper mit dem Stuhl. Der größte Teil wird im Dünndarm (ca. 85 %), der Rest (etwa 15 %) im Kolon absorbiert.

Bei den verschiedenen Mechanismen des Na^+-Transports in den Enterozyten ist stets die basolaterale **Na^+/K^+-ATPase** die primär-aktive Pumpe, da sie einen in die Zelle gerichteten Na^+-Gradienten aufrechterhält, der wiederum als treibende Kraft für sekundär-aktive Transporte wirkt (Tab. 12.5).

Die Carrier-vermittelte, sekundär-aktive Aufnahme von Na^+ in die Enterozyten des Dünndarms über die apikale Bürstensaummembran erfolgt:

- im Duodenum elektroneutral durch **Na^+/H^+-Antiport**,
- im Jejunum vorrangig elektrogen über verschiedene **Na^+/Substrat-Symporter** (s. auch Abb. 3.5, ▸Kap. 3.1.4). Außer Glucose, Galactose, verschiedenen Aminosäuren, Phosphat, Sulfat und Gallensäuren benutzen auch einige wasserlösliche Vitamine diesen Transportmechanismus. Die auf diese Weise postprandial in die Enterozyten aufgenommenen Substrate gelangen an der basolateralen Membran zumeist über Carrier in das Interstitium und
- im Ileum elektroneutral (ladungsgleiche Aufnahme von Na^+ und Cl^-) unter Mitwirkung eines **Na^+/H^+-** und eines **HCO_3^-/Cl^--Antiporters** (vor allem interdigestiv; Tab. 12.5).

Der elektrogene Na^+-Transport baut ein Lumen-negatives transepitheliales Potenzial auf, das die parazelluläre Cl^--Absorption antreibt (s. u.).

Aufgrund der hohen Permeabilität der Schlussleisten im oberen Dünndarm (s. o.) erfolgt die Na^+-Absorption in der interdigestiven Phase zu 85 % **passiv** auf parazellulärem Weg durch solvent drag (▸Kap. 3.2.2); nur 15 % werden durch die oben geschilderten Mechanismen transportiert. Nach einer Mahlzeit werden dagegen nur noch ca. 40 % passiv, der Rest Carrier-vermittelt absorbiert.

Im Kolon sind die Schlussleisten etwa 3–4-mal dichter (s. o.), sodass die transzelluläre Aufnahme dominiert. Im proximalen Kolon gelangt Na^+ über einen gekoppelten **Na^+/H^+-** und **HCO_3^-/Cl^--Antiport**, im distalen Kolon über **Na^+-Kanäle** in die Zelle. Im Gegensatz zum Dünndarm tritt hier Na^+ entlang eines Gradienten über **Kanalproteine** in die Zelle ein (s. auch Abb. 3.10, ▸Kap. 3.2.2).

Aldosteron fördert die Na^+-Absorption im Kolon, da es die Zahl der (durch Amilorid hemmbaren) Na^+-Kanäle erhöht und die Aktivität der basolateralen Na^+/K^+-ATPase steigert.

Tab. 12.5 Wichtige transzelluläre Absorptionsmechanismen im Darm

Substanzen	Apikale Membran	Basolaterale Membran	Hauptabsorptionsort
Monosaccharide			
Glucose, Galactose	2 Na^+-Symporter (SGLT-1)	Glucosetransporter (GLUT-2)	Oberer Dünndarm
Fructose	Glucosetransporter (GLUT-5)		
Proteolyseprodukte			
Tri- und Dipeptide	H^+-Symporter	H^+-Symporter	Oberer Dünndarm
Neutrale Aminosäuren	Na^+-Symporter B^0	Na^+-Symporter Typ A	
Kationische Aminosäuren, Cystin	Antiporter b^{0+}	Antiporter y^+ L	
Anionische Aminosäuren	Na^+/H^+-Symporter X^-_{AG}	(unbekannt)	
Iminosäuren, β-Aminosäuren	Na^+/Cl^--Symporter IMINO β	Na^+-Symporter	
Lipolyseprodukte			
Kurz-, mittelkettige FFA, Glycerol	Diffusion	Exozytose (in Chylomikronen)	Oberer Dünndarm
Langkettige FFA, Monoacylglycerol	Carrier-vermittelt (FS-Translokase, FS-Transportprotein-2)		
Cholesterol	Sterol-Carrier (NPC1L1)		
Gallensäuren	Na^+-Symporter	Na^+-Symporter, Anionenaustauscher, primär-aktiver Transport	Ileum
Elektrolyte			
Na^+	Na^+-Substrat-Symporter, Na^+/H^+-Antiporter, Na^+-Kanäle	Na^+/K^+-ATPase	Jejunum[1], Duodenum, Ileum, proximaler Dickdarm, distaler Dickdarm
K^+	H^+/K^+-ATPase	K^+-Kanäle	Distaler Dickdarm[2]
Cl^-	HCO_3^-/Cl^--Antiporter	Cl^--Kanäle	Ileum, Dickdarm[2]
HCO_3^-	CO_2-Diffusion in die Zelle	HCO_3^-/Cl^--Antiporter, Na^+/HCO_3^--Symporter	Jejunum
Ca^{2+}	Ca^{2+}-Kanal	Ca^{2+}-ATPase, Ca^{2+}/Na^+-Antiporter	Duodenum[3]
Mg^{2+}	Mg^{2+}-Kanal	Na^+/Mg^{2+}-Antiporter, Mg^{2+}-ATPase	Gesamter Dünndarm
HPO_4^{2-}, $H_2PO_4^-$	Na^+/Phosphat-Symporter	Phosphat-Kanäle (?)	Oberer Dünndarm
Eisen			
Fe^{2+}	Fe^{2+}/H^+-Symporter	Carrier-vermittelt	Duodenum
Häm	Endozytose, Häm-Carrier	(Ferroportin)	
Transferrin-Fe^{2+}	Rezeptor-vermittelte Endozytose		

Tab. 12.5 Wichtige transzelluläre Absorptionsmechanismen im Darm (Fortsetzung)

Substanzen	Apikale Membran	Basolaterale Membran	Hauptabsorptionsort
Wasserlösliche Vitamine			
C, Biotin, Pantothensäure	Na^+-Symporter	Carrier-vermittelt	Oberer Dünndarm[4]
Niacin	H^+-Symporter	?	
Folsäure	$Folat^-/H^+$-Symporter	Carrier-vermittelt	Oberer Dünndarm[4]
B_{12}	Rezeptor-vermittelte Endozytose	Exozytose	Ileum
B_1, B_2, B_6	Carrier-vermittelt	Carrier-vermittelt	Oberer Dünndarm
Fettlösliche Vitamine			
A (Retinol), D, E, K_2 (in Mizellen)	Diffusion	Exozytose (in Chylomikronen)	Oberer Dünndarm
Wasser	H_2O-Kanal	H_2O-Kanal	Alle Abschnitte

1 Absorption im oberen Dünndarm in der interdigestiven Phase vorrangig passiv durch solvent drag
2 Absorption im oberen Dünndarm insbesondere parazellulär durch Diffusion und solvent drag
3 Bei niedrigem Ca^{2+}-Angebot; bei hohem Angebot überwiegt die passive parazelluläre Aufnahme im Dünndarm
4 Bei höheren Konzentrationen erfolgt die Absorption auch parazellulär durch Diffusion
FFA = freie Fettsäuren

Absorption von K^+, Cl^- und HCO_3^-. Die **K^+-Absorption** im Jejunum und Ileum erfolgt im Wesentlichen durch solvent drag auf parazellulärem Weg aus dem Lumen in das Interstitium. Im Kolon wird das von den Epithelzellen der Krypten sezernierte K^+ teilweise von den Zottenepithelien, vor allem bei K^+-Mangelzuständen, wieder absorbiert. Angetrieben wird diese Absorption durch eine primär-aktive apikale H^+/K^+-ATPase (vgl. Protonenpumpe in den Belegzellen des Magens, ▸ Kap. 12.3.5).

Die **Cl^--Absorption** im Dünndarm erfolgt überwiegend passiv über die tight junctions durch solvent drag und aufgrund der transepithelialen Potenzialdifferenz. (Die Serosaseite der Enterozyten ist elektropositiv gegenüber dem Lumen.) Im Kolon mit seinen dichteren Schlussleisten wird Cl^- nur noch teilweise parazellulär, bevorzugt über einen sekundär-aktiven HCO_3^-/Cl^--Antiporter, aufgenommen. Das auf diese Weise sezernierte HCO_3^- dient der Bindung von H^+ aus kurzkettigen organischen Säuren (vor allem Monocarbonsäuren), die beim bakteriellen Abbau unverdaulicher Kohlenhydrate entstehen.

Bicarbonat wird im Duodenum, Ileum und Kolon in das Darmlumen sezerniert. Im Jejunum findet dagegen eine **HCO_3^--Resorption** statt. Das im Darmlumen vorhandene Bicarbonat kann unter Einwirkung der in den Mikrovilli lokalisierten Carboanhydratase z. T. in CO_2 umgesetzt werden. Dadurch steigt der CO_2-Partialdruck im Lumen bis auf 300 mm Hg an, sodass CO_2 in die Zelle diffundiert. Im Enterozyten entsteht unter Einwirkung der Carboanhydratase erneut HCO_3^-, das anschließend im Austausch gegen Cl^- oder über einen Na^+/HCO_3^- Symport an die interstitielle Flüssigkeit abgegeben wird.

Wasserabsorption. Durchschnittlich 9 l Flüssigkeit passieren täglich den Dünndarm. Davon stammen etwa 1,5 l aus der Nahrung und ca. 7,5 l aus den Sekreten der Drüsen und des Darms (○ Abb. 12.1). Über 85 % davon werden im Dünndarm absorbiert, etwa 55 % im Duodenum und Jejunum sowie 30 % im Ileum. Der Rest wird vom Dickdarm aufgenommen, sodass nur ca. 1 % (d. h. ca. 100 ml) mit dem Stuhl zur Ausscheidung gelangt.

Die Wasserbewegung durch die Schlussleisten und z. T. durch Aquaporine (▸ Kap. 3.1.4) erfolgt im Zusammenhang mit dem Transport gelöster Substanzen. Die Durchlässigkeit der Schleimhaut für Wasser ist im oberen Dünndarm relativ groß (s. o.), sodass Abweichungen der Osmolarität des Duodenalinhalts von der des Plasmas im Duodenum in wenigen Minuten ausgeglichen werden.

Im Kolon ist die Permeabilität deutlich geringer als im oberen Dünndarm. Da die Darmbakterien zusätzlich osmotisch wirksame Substanzen bilden (z. B. kurzkettige organische Säuren), wird ein osmotischer Gradient zwischen der Schleimhaut und dem Darmlumen aufgebaut, und die Fäzes werden hyperosmolar (ca. 360 mosmol/l).

Absorption wasserlöslicher Vitamine. Die Absorption der wasserlöslichen Vitamine (▸ Kap. 11.2.1) findet im Dünndarm statt. Die Vitamine C, Pantothensäure und Biotin gelangen durch Na^+-Symportsysteme, Niacin

12

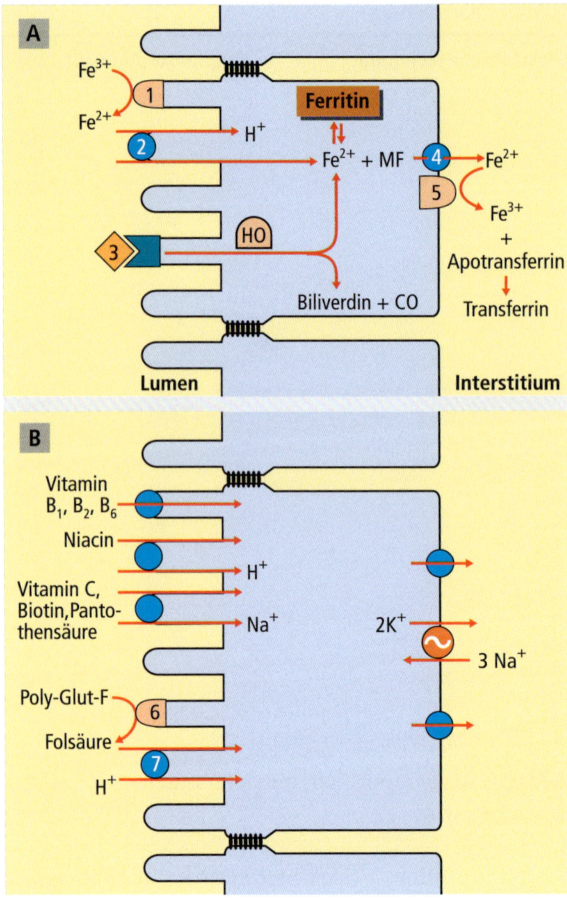

Abb. 12.39 **A** Schematische Darstellung der Absorption von Eisen im Duodenum und **B** von wasserlöslichen Vitaminen im oberen Dünndarm. **A** Die Absorption von Nicht-Hämeisen (Fe^{2+}) erfolgt bedarfsgesteuert über einen H^+-gekoppelten Metallionentransporter (**2**), diejenige von Häm (**3**) durch Endozytose bzw. Häm-Carrier. **1** Ferrireduktase, **4** Ferroportin, **5** Ferrooxidase (= Hephaestin), **HO** Hämoxigenase, **MF** Mobilferrin. **B** Die Aufnahme der wasserlöslichen Vitamine C, Biotin, Pantothensäure und Niacin erfolgt über sekundäraktive Symporter im oberen Dünndarm. Folsäure wird im oberen Dünndarm nach Hydrolyse von Polyglutamat (**Poly-Glut-F**) über einen $Folat^-/H^+$-Symporter (**7**), Vitamin B_1, B_2, B_6 werden Carrier-vermittelt aufgenommen. **6** γ-Glutamylcarboxypeptidase

durch H^+-Symporter in die Enterozyten. Die Vitamine B_1, B_2 und B_6 werden Carrier-vermittelt, Folsäure über einen $Folat^-/H^+$-Symporter absorbiert (Abb. 12.39 B). Vitamin B_{12} gelangt über einen hochspezialisierten Prozess in die Ileummukosa (▸ Kap. 12.3.5).

Absorption von Ca^{2+}, Phosphat und Mg^{2+}. Etwa 1 g Ca^{2+} wird täglich vor allem in Form von Milch und Milchprodukten (z. B. Casein) aufgenommen. Aus solchen Ca^{2+}-Proteinaten wird bei saurem pH-Wert im Magen Ca^{2+} freigesetzt, das lediglich zu etwa 30 % im oberen Dünndarm zur Absorption gelangt; der Rest wird mit den Fäzes ausgeschieden.

Bei niedrigen Ca^{2+}-Konzentrationen im Darminhalt erfolgt die Absorption durch die Bürstensaummembran über Ca^{2+}-Kanäle in das Zytosol der Enterozyten des oberen Dünndarms. Im Zytosol wird Ca^{2+} an ein spezifisches Protein (Calbindin) gebunden und anschließend an die basolaterale Membran transportiert. Dort wird Ca^{2+} durch eine Ca^{2+}-ATPase und einen 3 Na^+/Ca^{2+}-Antiporter in das Interstitium gepumpt. Calcitriol (▸ Kap. 16.4.2) stimuliert die luminalen Ca^{2+}-Kanäle und die Synthese von Calbindin. Parathormon fördert die Calcitriolbildung in der Niere und somit indirekt die Ca^{2+}-Absorption im Darm.

Bei hohen Ca^{2+}-Konzentrationen im Darmlumen wird Ca^{2+} im gesamten Darm auch passiv auf parazellulärem Weg aufgenommen.

Etwa 1 g anorganisches Phosphat (HPO_4^{2-} und $H_2PO_4^-$) wird täglich im Dünndarm über einen 2 Na^+/Phosphat-Symporter über die apikale Membran absorbiert. Calcitriol steigert die Aktivität dieses Transportsystems und fördert somit die Phosphataufnahme. An der basolateralen Membran wird Phosphat über einen Kanal passiv ins Interstitium transportiert. Die Absorption von Magnesiumionen erfolgt im gesamten Dünndarm vor allem parazellulär durch solvent drag, aber auch über Kanäle bzw. Carrier.

Eisenabsorption. In der täglichen Nahrung sind 10–20 mg Eisen enthalten, wovon etwa 5 % (beim Mann) bzw. 10 % (bei der Frau) im oberen Dünndarm absorbiert werden. Bei Eisenmangel (z. B. nach Blutverlust) können bis zu 25 % des Nahrungseisens aufgenommen werden.

Freies (d. h. Nicht-Häm-)Eisen aus pflanzlicher Nahrung wird ausschließlich in der Ferro(Fe^{2+})-Form absorbiert. Da ein Großteil dieses Eisens in der Ferri(Fe^{3+})-Form vorliegt, muss es nach Freisetzung aus der Nahrung durch die Magensalzsäure erst zur zweiwertigen Form reduziert werden. Hierzu dienen reduzierende Substanzen in der Nahrung (z. B. Vitamin C, Citrat, SH-Gruppen in Proteinen) sowie eine Ferrireduktase im Bürstensaum (Abb. 12.39). Im sauren Milieu des Magens lagert sich Fe^{2+} an Muzin an, wodurch es für die Absorption im Duodenum leicht verfügbar bleibt. Nicht-Hämeisen wird durch einen Fe^{2+}/H^+-Symporter (Typ DMT-1) der luminalen Zellmembran in die Enterozyten des Duodenums aufgenommen. Die Expression dieses Transporters, der neben Fe^{2+} auch andere essenzielle Spurenelemente (z. B. Zn^{2+}, Co^{2+}, Cu^{2+}, Mn^{2+}) befördert, wird durch Vermittlung von sog. Eisen-Regulationsproteinen an den Eisenstatus der Enterozyten bzw. an den des Gesamtorganismus angepasst. Für den weiteren Transport durch das Zytosol bindet Fe^{2+} an Mobilferrin („mukosales Transferrin"). Den Export durch die basolaterale Membran vermittelt ein weiterer Carrier, das Ferroportin, dessen Aktivität durch ein Regulatorpeptid aus der Leber, das Hepcidin, gedrosselt werden kann. Fe^{2+} wird anschließend durch eine kupferhaltige Ferrooxidase (Hephaestin) zu Fe^{3+} oxidiert, das danach an Plasma-Transferrin gebunden auf dem Blutweg zu den Zielzellen gelangt. Überschüssiges Eisen wird in der Darmschleimhaut an Apoferritin unter Bildung von Ferritin gebunden. Letzteres steht als langsam austauschbarer Speicher zur Verfügung.

Häm aus tierischer Nahrung wird im gesamten Dünndarm durch Endozytose oder über einen Häm-Carrier absorbiert und deckt bei mitteleuropäischer Mischkost 20–35 % des Eisenbedarfs. Die Freisetzung des Eisens aus dem Porphyringerüst erfolgt durch eine Hämoxygenase in den Enterozyten (○ Abb. 12.39).

Transferrin-gebundenes Fe^{2+} wird durch Transferrinrezeptor-vermittelte Endozytose über die apikale Membran aufgenommen.

In Kürze

- Die absorbierende **Schleimhautoberfläche** des **Dünndarms** ist durch Ausbildung von Falten, Zotten und Mikrovilli auf 200 m^2 vergrößert.
- Im Dünndarm werden täglich 60–100 g Elektrolyte und bis zu 20 l Wasser absorbiert. Er ist Hauptort für die Absorption der Verdauungsprodukte und von Mikronährstoffen.
- Die treibende Kraft für die meisten intestinalen Absorptionsvorgänge ist ein transepithelialer Na^+-Transport. Wasser folgt vorrangig dem osmotischen Gradienten.
- Na^+ wird in der interdigestiven Phase im oberen Dünndarm zu 85 %, in der digestiven Phase zu 40 % parazellulär durch **solvent drag** bzw. **Diffusion** absorbiert.
- Die **transzelluläre Na^+-Absorption** erfolgt im Duodenum, Ileum und proximalen Kolon vorrangig durch Na^+/H^+-Antiport, im Jejunum durch Na^+/Substrat-Symport und im distalen Kolon über Na^+-Kanäle.
- Die Absorption von K^+, Cl^- und HCO_3^- beruht im Wesentlichen auf passivem Transport.
- Die **wasserlöslichen Vitamine** gelangen Carrier-vermittelt in die Enterozyten. Lediglich Vitamin B_{12} wird durch Rezeptor vermittelte Endozytose aufgenommen.
- Die Absorption von **Calcium-** und **Phosphationen** erfolgt über Ca^{2+}-Kanäle bzw. Na^+/P_i-Symporter und wird durch Calcitriol gefördert.
- Die **Eisenabsorption** ist bedarfsreguliert. Beteiligt sind ein apikaler Fe^{2+}/H^+-Symport bzw. Endozytose-Prozesse (für Häm und Transferrin-Fe). Der basolaterale Transport wird durch das Regulatorpeptid Hepcidin gesteuert.

12.9 Verdauung und Absorption von Nährstoffen

12.9.1 Verdauung und Absorption der Kohlenhydrate

Enzymatische Spaltung der Kohlenhydrate. Die **α-Amylase** des Speichels und Pankreassekrets spaltet im Stärkemolekül die α-1,4-Bindung. Cellulose weist eine β-1,4-glykosidische Verknüpfung ihrer Glucosebausteine auf und wird deshalb von der α-Amylase nicht verdaut. Die Cellulosespaltung erfolgt teilweise durch bakterielle Glykosidasen im Kolon.

Die Endprodukte der Amylosespaltung sind Maltose und Maltotriose. Die verzweigten Amylopectine liefern vorzugsweise die sog. α-Grenzdextrine und Maltotriose. Der optimale pH-Wert für die α-Amylasen liegt bei 6,7–6,9 (▸ Kap. 12.2.3). Die Speichelamylase kann bereits bis zu 50 % der Stärke spalten. Im Duodenum läuft die Stärkeverdauung außerordentlich schnell ab, da Pankreasamylase im Überschuss gebildet wird. Da Kohlenhydrate nur in Form von Monosacchariden absorbiert werden können, muss durch in der Bürstensaummembran lokalisierte **Oligosaccharidasen** eine weitere hydrolytische Spaltung der entstandenen Oligosaccharide (sowie der Disaccharide Saccharose und Lactose) erfolgen. Die Konzentration dieser Bürstensaumenzyme ist am höchsten im Jejunum, geringer im Duodenum und Ileum. Die Spaltung der α-1,6-glykosidischen Bindungen erfolgt durch die **Isomaltase** (Oligo-α-1,6-Glucosidase), die ebenfalls im Bürstensaum lokalisiert ist (○ Abb. 12.40).

Die Aktivität der membrangebundenen Enzyme ist so hoch, dass nicht die Spaltung der Kohlenhydrate deren Aufnahme begrenzt, sondern die Absorption der Monosaccharide. Nur die Hydrolyserate der Lactose ist langsamer als die Absorption ihres Spaltprodukts Galactose.

Absorption der Monosaccharide. Die Aldohexosen Glucose und Galactose werden (miteinander konkurrierend) sekundär-aktiv im Symport mit Na^+ an der apikalen Seite absorbiert (○ Abb. 12.41). Diese Absorption

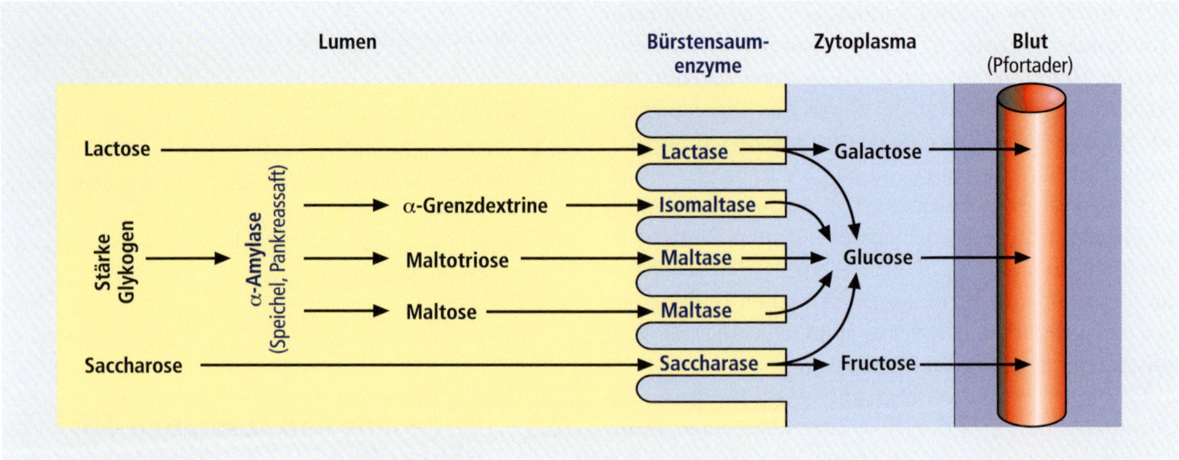

Abb. 12.40 Hydrolytische Spaltung der Kohlenhydrate. Die Endprodukte der pankreatischen Kohlenhydratverdauung und die beiden Nahrungsdisaccharide werden an der Bürstensaummembran in ihre monosaccharidischen Bestandteile gespalten, welche bei den drei mittleren der dargestellten Zucker ausschließlich aus Glucose bestehen

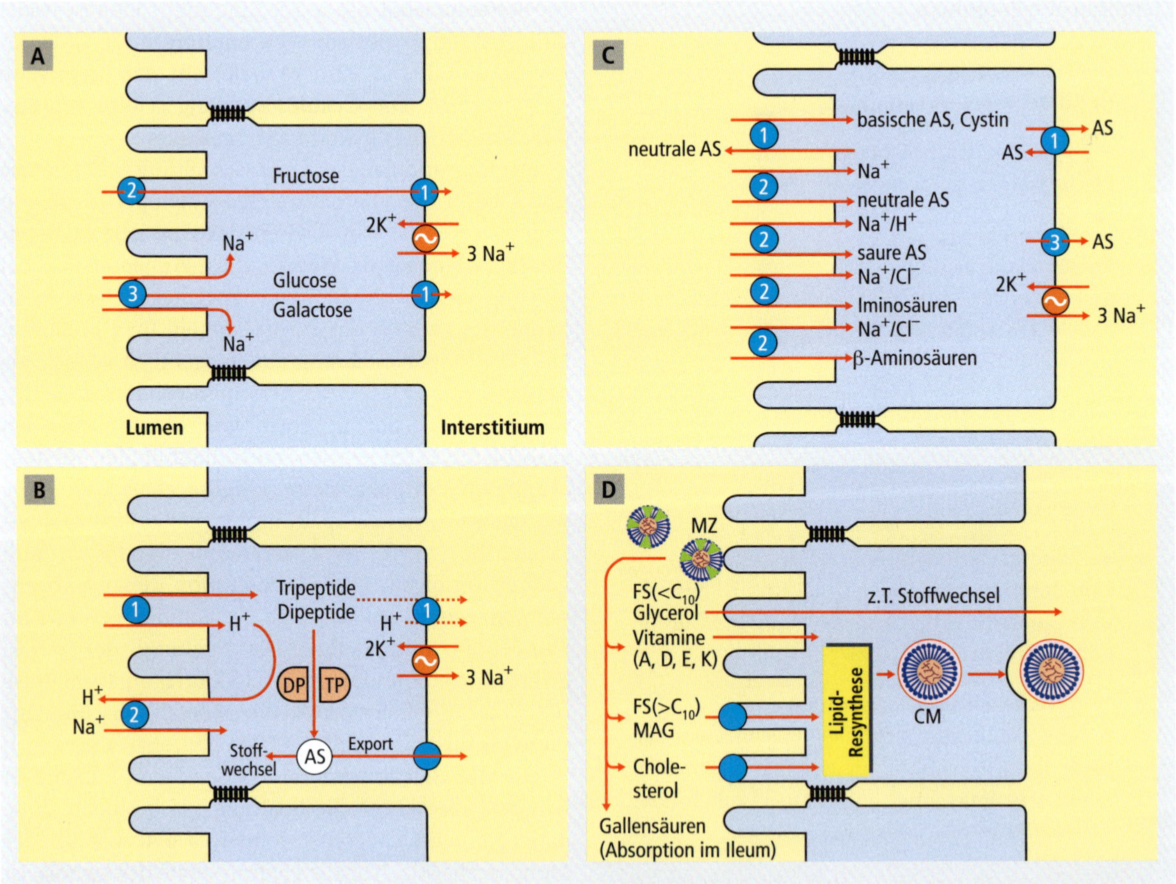

Abb. 12.41 Absorption der Verdauungsprodukte im oberen Dünndarm. **A** Absorptionsmechanismus für Monosaccharide im oberen Dünndarm. **1** GLUT-2, **2** GLUT-5, **3** SGLT-1. **B** Absorption von Tri- und Dipeptiden im oberen Dünndarm. **1** H^+/Peptid-Symporter, **2** Na^+/H^+-Austauscher, **AS** Aminosäuren, **DP** Dipeptidasen, **TP** Tripeptidasen. **C** Absorption von Aminosäuren im oberen Dünndarm durch Aminosäuren-Austauscher (1) und verschiedene sekundär-aktive Na^+-gekoppelte Symporter (2), Aminosäuren-Uniporter (3). **D** Absorption der Lipolyseprodukte, **MZ** gemischte Mizellen, **FS** Fettsäuren, **MAG** Monoacylglycerol, **CM** Chylomikronen

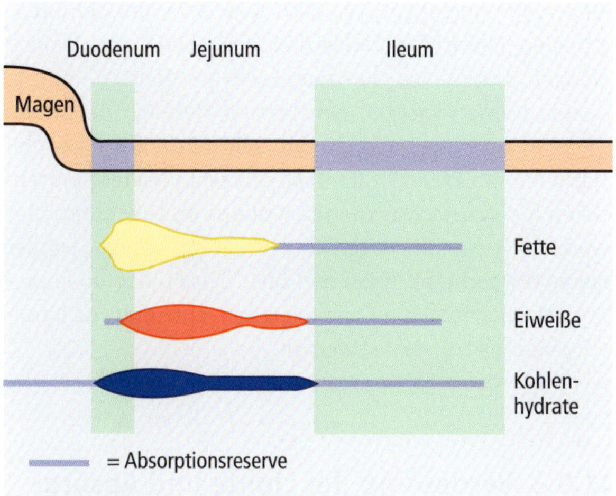

Abb. 12.42 Absorptionsbereiche für Fette, Eiweiße und Kohlenhydrate im Gastrointestinaltrakt in schematischer Darstellung

erfolgt relativ schnell und ist im oberen Dünndarm weitgehend abgeschlossen (Abb. 12.42). Das Absorptionsmaximum liegt bei 120 g/h.

Da im Vergleich zu Stärke die Monosaccharide osmotisch wirksamer sind, wird durch die schnelle Absorption auch das Entstehen eines hyperosmolaren Darminhalts verhindert. Beide Monosaccharide verlassen die Enterozyten über Glucosetransporter in der basolateralen Membran. Die Absorption der Fructose erfolgt sowohl apikal als auch basolateral über Glucosetransporter, die der Pentosen Ribose und Desoxyribose (Spaltprodukte des Nucleinsäureabbaus) und der Mannose durch Diffusion.

12.9.2 Verdauung der Proteine und Absorption der Proteolyseprodukte

Enzymatische Spaltung der Proteine. Im Magen werden Proteine zunächst durch die Salzsäure denaturiert, sofern eine Denaturierung nicht bereits bei der Speisenzubereitung erfolgt ist. Nur bis zu 15 % des Nahrungseiweißes werden durch **Pepsine** (Endopeptidasen) hydrolysiert. Patienten ohne Pepsinproduktion im Magen haben somit eine weitgehend normale Proteinverdauung, da die proteolytische Aktivität im Dünndarm außerordentlich hoch ist. Die Bildung der **Pankreaspeptidasen** setzt 10–20 min nach dem Essen ein und bleibt bestehen, solange sich Proteine im Darm befinden. Ein Teil der Enzyme wird mit dem Stuhl ausgeschieden. Auf der Bestimmung der Chymotrypsinkonzentration im Stuhl beruht eine Labormethode zur Beurteilung der exokrinen Pankreasfunktion (▸ Kap. 12.7.2).

Die im Pankreassekret enthaltenen **Endo-** und **Exopeptidasen** (▸ Kap. 12.7.2) spalten die Nahrungseiweiße vor allem zu Oligopeptiden mit maximal acht Aminosäuren. In weiteren Schritten werden die Oligopeptide durch Enzyme des Bürstensaums, **Aminopeptidasen** und **Oligopeptidasen**, zu etwa 35 % in Aminosäuren und zu ca. 65 % in Di- und Tripeptide zerlegt (Abb. 12.43).

Absorption von Tripeptiden, Dipeptiden und Aminosäuren. Nach der Hydrolyse von Proteinen und Peptiden werden bevorzugt Tri- und Dipeptide rasch aufgenommen. Die Absorption erfolgt in Form eines H^+-Symports. In den Epithelzellen werden die Di- und

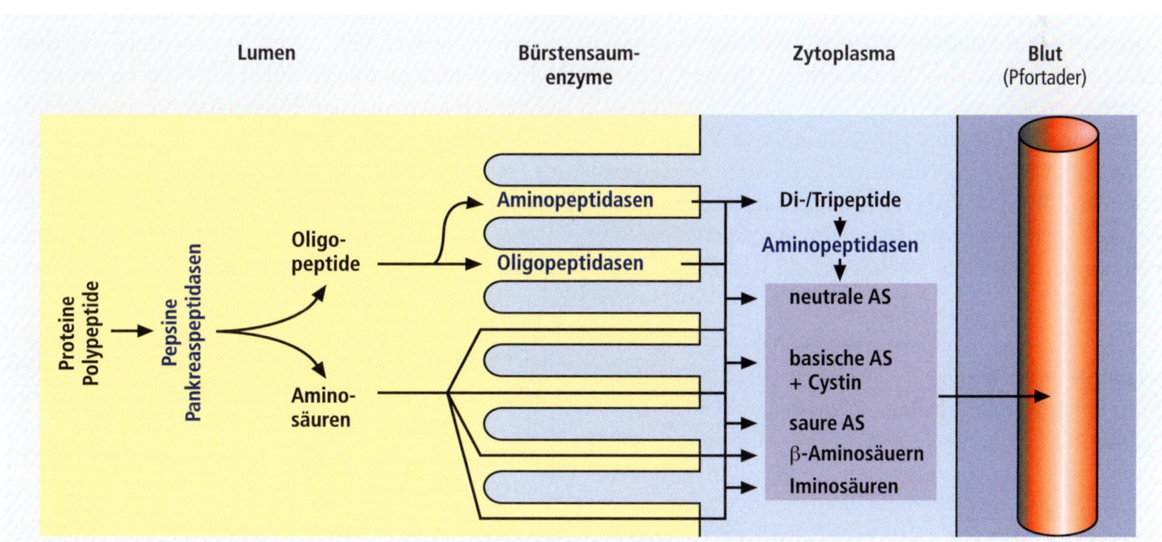

Abb. 12.43 Proteinverdauung und Absorption der Proteolyseprodukte. Darmlumen: Spaltung der Proteine und Polypeptide in Oligopeptide und Aminosäuren (AS). Bürstensaummembran: Weitere Spaltung durch spezifische Peptidasen sowie Aufnahme der Aminosäuren und Di- bzw. Tripeptide. Zytoplasma: Spaltung von Di- und Tripeptiden durch Zytosolpeptidasen in Aminosäuren. Basolaterale Membran: Ausschleusung der Aminosäuren aus der Zelle in das Pfortaderblut

12

Tripeptide dann durch zytoplasmatische Aminopeptidasen zu L-Aminosäuren hydrolysiert, die mittels Carrier über die basolaterale Membran in das Interstitium gelangen (s. u. und ◉Abb. 12.41).

Die Absorption („Import") der im Rahmen der Verdauung freigesetzten Aminosäuren in die Enterozyten erfolgt – wie im Tubulusepithel der Niere (▸Kap. 13.4.5) – durch verschiedene Transportsysteme in der luminalen Membran:

- Die meisten **neutralen Aminosäuren** (z. B. L-Alanin, L-Leucin) werden über **Na^+-Symporter** aufgenommen (B^0).
- **Saure (anionische) Aminosäuren** (L-Asparaginsäure, L-Glutaminsäure) werden mithilfe eines **Na^+/H^+-Symporters** in die Enterozyten importiert (X^-_{AG}).
- **(Di)basische (kationische) Aminosäuren** (L-Lysin, L-Hydroxylysin, L-Arginin, L-Ornithin) sowie **Cystin** (Disulfid aus Cystein) werden im Austausch gegen die neutralen Aminosäuren Alanin und Glutamin absorbiert (b^{0+}).
- Die basische Aminosäure **Histidin** sowie die **Iminosäuren** (L-Prolin, L-Hydroxyprolin), die **β-Aminosäure** β-Alanin sowie die Aminosäurenderivate Betain und Taurin werden über gruppeneigene sekundär-aktive Na^+/Cl^--Symporter in die Enterozyten transportiert, wobei sich die einzelnen Aminosäuren einer Gruppe gegenseitig kompetitiv hemmen (IMINO bzw. β).

Der **Export** von **Tri-** und **Dipeptiden** durch die basolaterale Membran in das Interstitium erfolgt durch einen H^+-Symporter, für den entsprechenden **Aminosäuren-Export** existieren neben unterschiedlichen Austauschern verschiedene Uniporter und Na^+-Symporter (◘Tab. 12.5).

Im Duodenum werden bereits 50–60 % der Spaltprodukte des Nahrungseiweißes absorbiert. Bis zum Ileum sind etwa 90 % der Bausteine des exogen zugeführten und endogenen Proteins aufgenommen (◉Abb. 12.42). In das Kolon gelangen lediglich ca. 10 % an unverdauten Proteinen, die dort bakteriell abgebaut werden. Eine geringe Eiweißmenge wird im Stuhl ausgeschieden. Sie entstammt vorwiegend aus abgeschilferten Zellen und Bakterien.

Zusatzinformation

Absorption intakter Proteine. Beim **Neugeborenen** bzw. Säugling bis zum 6. Lebensmonat findet eine geringe Aufnahme von intakten Proteinen durch apikale Endozytose in die Enterozyten statt. Auf diese Weise können Immunglobuline der Muttermilch durch Transzytose in den Organismus des Säuglings gelangen.

Beim **Erwachsenen** nehmen die Enterozyten nur sehr geringe Mengen an intakten Proteinen bzw. Polypeptiden auf. Ein Großteil davon wird schnell lysosomal in den Enterozyten abgebaut. Lediglich 10 % erreichen den interstitiellen Raum der Darmschleimhaut, und nur kleinste Mengen werden von den zum Darm-assoziierten Immunsystem (GALT, ▸Kap. 7.5) gehörenden M-Zellen der Darmschleimhaut aufgenommen und von dort mit antigenpräsentierenden Zellen in Kontakt gebracht. Letztere präsentieren die dabei prozessierten Proteine an T-Lymphozyten, wodurch eine Immunantwort in Gang gesetzt werden kann. Wahrscheinlich können über diesen Weg Überempfindlichkeitsreaktionen und allergisch-entzündliche Darmerkrankungen ausgelöst werden.

12.9.3 Verdauung der Lipide und Absorption der Lipolyseprodukte

Emulgierung und Hydrolyse der Fette. 90 % der Nahrungslipide sind Triacylglycerole (Triglyceride, Neutralfette), von denen wiederum die Mehrzahl langkettige Fettsäuren mit 16 (Palmitinsäure) und 18 (Stearin-, Öl- und Linolsäure) C-Atomen enthält. Nur ein geringer Anteil entfällt auf die kurzkettigen (2–4 C-Atome) und mittelkettigen (6–10 C-Atome) Triacylglycerole. Die restlichen 10 % der Nahrungslipide setzen sich aus Phospholipiden (insbesondere Lecithin), Cholesterolestern und fettlöslichen Vitaminen zusammen.

Zur **Fettverdauung** müssen die Nahrungslipide zunächst im wässrigen Chymus fein emulgiert werden. Die im Magen grob verteilten Fette werden bei alkalischem pH-Wert des Dünndarms in Gegenwart von Proteinen, bereits vorhandenen Fettabbauprodukten (Mono- und Diacylglycerolen), Lecithin und Gallensäuren sowie durch das Einwirken von Scherkräften zu einer Emulsion mit einer Tröpfchengröße von 0,5–1,5 µm umgewandelt. Die enzymatische Spaltung beginnt bereits im Magen durch Einwirkung von säurestabilen Lipasen aus den Zungengrunddrüsen und den Hauptzellen der Magenmukosa (▸Kap. 12.3). Langkettige Fettsäuren im oberen Dünndarm sind der adäquate Reiz für die Freisetzung von Cholecystokinin aus den I-Zellen der Schleimhaut mit nachfolgender Stimulation der Pankreasenzymsekretion und Gallenblasenkontraktion.

Die **Pankreaslipase** besteht aus zwei Komponenten: einer Colipase, die aus einer Pro-Colipase durch Trypsin aktiviert und an der Öl-Wasser-Grenze fixiert wird, sowie der Lipase, die sich mit der Colipase zu einem Komplex verbindet. Bei der nun einsetzenden Hydrolyse der Triacylglycerole werden die Fettsäurenreste an C-1 und C-3 abgespalten, sodass 2-Monoacylglycerole entstehen (◉Abb. 12.44). Eine vollständige Hydrolyse unter Freisetzung des dritten Fettsäuremoleküls und Glycerol findet nur in geringem Maß statt.

Die vom Pankreas sezernierte Lipase wird in großem Überschuss gebildet, sodass ca. 80 % des Fetts bereits

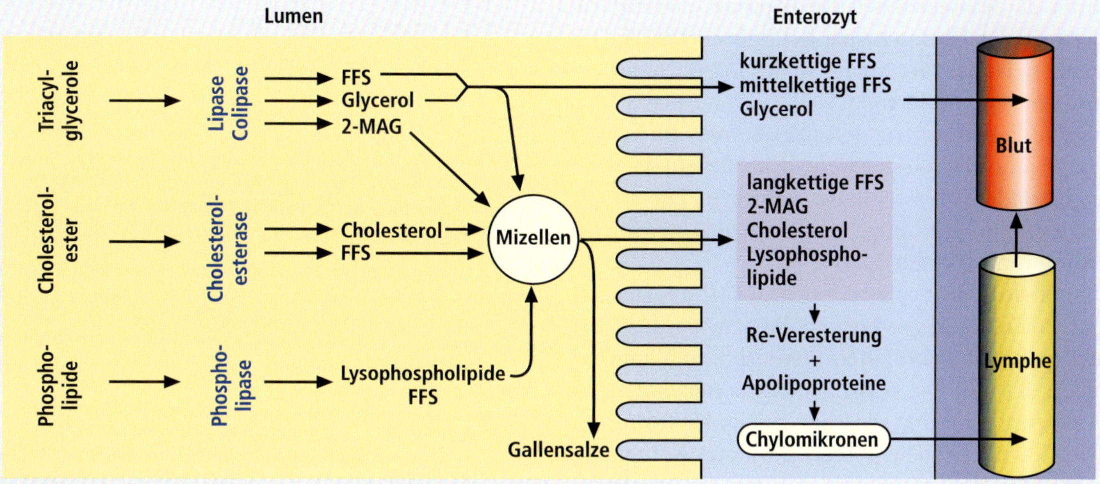

Abb. 12.44 Fettverdauung und Absorption der Lipolyseprodukte. Triacylglycerole werden im Darmlumen durch Colipase und Lipase in Fettsäuren und 2-Monoacylglycerole (**2-MAG**) gespalten. Letztere werden mizellar eingeschlossen und aus den Mizellen in den Enterozyten aufgenommen. Die in der Zelle aus langkettigen Fettsäuren und 2-Monoacylglycerolen resynthetisierten Triacylglycerole gelangen, mit einer Eiweißhülle versehen, als Chylomikronen in die Lymphe. Kurz- und mittelkettige freie Fettsäuren (**FFS**) werden nach der Absorption direkt an das Blut abgegeben

gespalten sind, wenn es den mittleren Abschnitt des Duodenums erreicht hat. Aus diesem Grund tritt eine Störung der Fettverdauung wegen Lipasemangels erst bei fast vollständigem Ausfall der Pankreassekretion ein.

Neben der Lipase sind noch andere lipidspaltende Pankreasenzyme wirksam, die ebenfalls durch Trypsin aktiviert werden. Die **Phospholipase A** spaltet in Anwesenheit von Ca^{2+} und Gallensäuren eine Fettsäure aus dem Phospholipid Lecithin ab, wodurch Lysolecithin entsteht. Die in der Nahrung vorhandenen Cholesterolester werden durch eine **Cholesterolesterase** in Cholesterol und freie Fettsäuren gespalten (Abb. 12.44).

Mizellenbildung. Die Produkte der Lipolyse sind überwiegend schwer wasserlöslich. Sie werden daher zum weiteren Transport im wässrigen Milieu des Darminhalts in Mizellen eingebaut, deren Grundgerüst aus Gallensäurenmolekülen besteht (▸ Kap. 12.6.4). Im Innern dieser Mizellen sind die hydrophoben Moleküle, wie langkettige Fettsäuren und Cholesterol, konzentriert, während die hydrophileren Bestandteile, wie 2-Monoacylglycerole und Phospholipide, zur Peripherie hin orientiert sind (Abb. 12.29, ▸ Kap. 12.6.6). Diese gemischten Mizellen ermöglichen durch die hydrophile „Verpackung" hydrophober Substanzen eine Steigerung der Konzentration der Fettabbauprodukte im Darmlumen um den Faktor 500–1000.

Absorption der Lipolyseprodukte. Die Absorption von Lipiden ist so effizient, dass über 90 % der Spaltprodukte (allerdings nur 50 % des Cholesterols) im Duodenum und im Anfangsteil des Jejunum aufgenommen werden. Die Fettausscheidung im Stuhl beträgt bei durchschnittlicher Fettzufuhr 5–7 g/Tag. Die Absorption der Lipolyseprodukte ist noch nicht in allen Einzelheiten geklärt. Man geht davon aus, dass die Mizellen nach Kontakt mit der Enterozytenmembran zerfallen und ihre Bestandteile freisetzen. Kurz- und mittelkettige Fettsäuren, Glycerol und die fettlöslichen Vitamine A, D, E und K diffundieren in die Enterozyten des oberen Dünndarms und von dort in das Pfortaderblut. Cholesterol, pflanzliche Sterole, Monoacylglycerole und langkettige Fettsäuren gelangen dagegen bevorzugt durch Carrier-vermittelten Transport in die Enterozyten. Die Gallensäuren werden beim Zerfall der Mizellen in das Darmlumen freigesetzt, wo sie zur erneuten Mizellenbildung zur Verfügung stehen oder im terminalen Ileum im Na^+-Symport absorbiert werden.

Das mit der Nahrung zugeführte Cholesterol (ca. 0,5 g/Tag) vermischt sich im oberen Dünndarm mit dem Cholesterol aus der Gallenflüssigkeit und dem Darmsekret (ca. 1 g/Tag). Etwa die Hälfte dieser Menge (ca. 0,75 g/Tag) wird, wie bereits beschrieben, absorbiert und unterliegt somit einem enterohepatischen Kreislauf (▸ Kap. 12.6.6).

Nach Passage durch die Zellmembran werden langkettige Fettsäuren und Monoacylglycerole im Enterozyten von fettsäurenbindenden Proteinen (FABPs) zum glatten endoplasmatischen Retikulum transportiert. Hier erfolgt die Resynthese zu Triacylglycerolen und anderen Lipiden. Auf ähnliche Weise findet auch die

Veresterung zu Phospholipiden statt (z. B. Bildung von Lecithin aus Lysolecithin). Die Reesterifizierung von Cholesterol erfolgt durch eine Acyltransferase. Die Ileummukosa ist darüber hinaus in der Lage, Cholesterol de novo zu synthetisieren.

Die resynthetisierten Triacylglycerole, Phospholipide und Cholesterolester werden im Enterozyten mit einer besonderen Proteinhülle umgeben. Die so entstandenen, komplex aufgebauten Partikel nennt man Chylomikronen (○ Abb. 12.41).

Die **Chylomikronen** setzen sich zu 85–90 % aus Triacylglycerolen, 7–9 % aus Phospholipiden, 4 % aus Cholesterol bzw. Cholesterolestern, fettlöslichen Vitaminen (A, D, E, K) und 1–2 % aus Proteinen zusammen. Ihr Durchmesser schwankt zwischen 100 und 900 nm.

Die Chylomikronen werden im Golgi-Komplex in sekretorische Vesikel verpackt, die mit der basolateralen Zellmembran fusionieren, und anschließend durch Exozytose in den Extrazellularraum ausgestoßen. Von dort führt ihr weiterer Transportweg über den zentralen Lymphgang und letztendlich den Ductus thoracicus in das Blut. Nach einer fettreichen Mahlzeit sind die Chylomikronen in solchen Mengen im Plasma enthalten, dass dieses milchig-trüb erscheint (Verdauungshyperlipidämie). Außer den Chylomikronen gelangen noch Lipoproteine mit sehr niedriger Dichte (very low density lipoproteins, VLDL, ▸ Kap. 11.1.2), die ebenfalls in den Enterozyten gebildet und durch Exozytose ausgeschleust werden, in die Lymphbahn und dann in das Blut.

In Kürze

- **Kohlenhydrate** werden durch die α-Amylase und verschiedene membrangebundene Oligosaccharidasen in Monosaccharide gespalten, die im Na^+-Symport (Glucose, Galactose) oder GLUT-5-vermittelt (Fructose) in die Enterozyten des oberen Dünndarms aufgenommen werden.
- Im Magen werden **Proteine** denaturiert. Ihre Verdauung wird durch Pepsine eingeleitet. Pankreaspeptidasen setzen im oberen Dünndarm die Spaltung der Nahrungseiweiße in Oligopeptide fort. Letztere werden durch Aminopeptidasen und Oligopeptidasen des Bürstensaums zu Tri- und Dipeptiden sowie Aminosäuren weiter hydrolysiert.
- Die Absorption von Tri- und Dipeptiden erfolgt als H^+-Symport, die der Aminosäuren durch Aminosäuren-Austauscher (basische AS, Cystin) oder gruppeneigene Na^+-Symporter.
- **Nahrungsfette** werden im Magen mechanisch emulgiert und durch Enzyme des Pankreassekrets im oberen Dünndarm in verschiedene Hydrolyseprodukte gespalten. Diese sind schlecht wasserlöslich und werden in **Mizellen** eingebaut, deren Grundgerüst aus Gallensalzen besteht. Nach Kontakt mit der Bürstensaummembran zerfallen die **Mizellen** und geben ihre Inhaltsstoffe frei.
- **Kurz- und mittelkettige Fettsäuren** sowie **Glycerol** diffundieren in die Enterozyten. **Cholesterol, langkettige Fettsäuren** und **Monoacylglycerole** gelangen bevorzugt Carrier-vermittelt in die Enterozyten des oberen Dünndarms. **Gallensäuren** werden im Na^+-Symport im Ileum aufgenommen.
- Die von den Enterozyten absorbierten Lipolyseprodukte werden vorrangig zu Lipiden resynthetisiert, in Chylomikronen verpackt und durch Exozytose in die Darmlymphe abgegeben.
- Die **fettlöslichen Vitamine** A, D, E und K gelangen durch Diffusion in die Enterozyten.

12.10 Darmgase

Gasvolumen und -zusammensetzung. Das Gasvolumen, das durch das Rektum ausgeschieden wird, beläuft sich im Mittel auf 600–700 ml/Tag mit erheblichen individuellen Schwankungen zwischen 200 und 2000 ml/Tag. Die Gasmenge kann bei cellulosehaltiger Nahrung, welche im Kolon bakteriell abgebaut wird, erheblich zunehmen. Das im Darm enthaltene Gasvolumen beträgt normalerweise 50–200 ml. Eine vermehrte Gasansammlung infolge gesteigerter Bildung und/oder verminderter Resorption von Gasen bzw. verringertem Abgang als Flatus („Darmwind") bezeichnet man als Meteorismus (Geblähtsein).

Die Zusammensetzung des intestinalen Gasgemischs wird zu 99 % von folgenden Gasen bestimmt: N_2, O_2, CO_2, H_2 und CH_4, von denen wiederum N_2, H_2 und CO_2 den größten Anteil ausmachen. Diese Gase sind geruchlos. Der unangenehme Geruch des Flatus stammt von Spuren flüchtiger bakterieller Eiweißabbauprodukte (z. B. Schwefelverbindungen wie H_2S oder Methylsulfiden).

Ursprung der Gase. Die intestinalen Gase können drei Quellen zugeordnet werden:

- **Verschlucken** von **Luft**: Bei der Nahrungsaufnahme und beim Schlucken gelangen unterschiedliche Mengen von Luft in den Magen („Magenblase"). Ein großer Teil hiervon wird durch Aufstoßen wieder entfernt.

- **Bildung** im **Darmlumen**: CO_2 entstammt der Reaktion von HCO_3^- mit Protonen, wird jedoch zum großen Teil im Dünndarm wieder resorbiert. H_2, CH_4 und CO_2 entstehen durch bakterielle Gärung aus nicht absorbierbaren Kohlenhydraten und werden mit dem Flatus ausgeschieden.
- **Diffusion** aus dem **Blut**: N_2 diffundiert aufgrund seines hohen Partialdrucks aus dem Blut in das Darmlumen, und zwar in einer Rate von durchschnittlich 1–2 ml/min. Demgegenüber diffundieren nur geringe O_2- und CO_2-Mengen in das Darmlumen.

In Kürze

- Das **Gasvolumen** im **Gastrointestinaltrakt** beträgt normalerweise 50–200 ml. Quellen der intestinalen Gase sind: Verschlucken von Luft, Diffusion von N_2 aus dem Blut und Neubildung im Darmlumen (durch CO_2-Produktion und bakterielle Zersetzung von Nahrungsbestandteilen).

12.11 Pathophysiologie der Mundhöhle und des Ösophagus

12.11.1 Erkrankungen der Mundhöhle

Zahnkaries. Die Zahnkaries ist die häufigste Zahnerkrankung in Industrieländern mit hohem Zuckerkonsum. Sie wird durch einen **pH-Abfall** in oberflächlichen Schichten der Zahnhartsubstanzen (Schmelz, Dentin, ▸Kap. 12.2.1) ausgelöst und beginnt als lokale, reversible Demineralisierung. Der pH-Abfall (pH <5,5) ist eine Folge der Metabolisierung niedermolekularer Kohlenhydrate (z. B. Glucose, Fructose) zu Milchsäure und Propionsäure durch **kariogene Bakterien** (z. B. *Streptococcus mutans*) im Zahnbelag (Plaque). Neben der oberflächlichen Demineralisierung kommt es zu einer Proteolyse der organischen Matrix und damit zur Zerstörung der Zahnhartsubstanz.

Störungen der Speichelsekretion. Jede Erkrankung der Speicheldrüsen geht mit einer gestörten Speichelsekretion einher. Ein Funktionsausfall ist in der Regel durch eine **Xerostomie** (Mundtrockenheit) gekennzeichnet. Die Ätiologie ist vielgestaltig und umfasst:

- Störungen der Speicheldrüseninnervation (z. B. bei Gabe bestimmter Neuroleptika, Antidepressiva),
- Störungen der Speichelproduktion (z. B. durch eine Sialadenitis = Entzündung der Speicheldrüsen) und
- Störungen des Speicheltransports (z. B. Verlegung der Speichelgänge durch Speichelsteine).

Folgen einer gestörten Speichelsekretion sind entzündliche Rötungen der Mundschleimhaut und der Zunge, Geschmacksstörungen, trockene Lippen, Karies sowie Erschwernisse beim Kauen, Schlucken und Sprechen.

12.11.2 Erkrankungen des Ösophagus

Dysphagie. Als Dysphagie wird die Behinderung des Schluckakts bezeichnet. Bei der selteneren **oropharyngealen Dysphagie** verbleibt die Nahrung beim Schlucken im Mund bzw. Rachen, bei der weitaus häufigeren **ösophagealen Dysphagie** ist die Nahrungspassage durch den Ösophagus gehemmt. Im Anfangsstadium tritt die Störung nur bei Aufnahme fester Nahrung, im fortgeschrittenen Stadium auch bei Zufuhr flüssiger Nahrung auf.

Ursachen sind insbesondere neuromuskuläre Störungen, z. B. bei multipler Sklerose, Myasthenia gravis (▸Kap. 18.6.6), Divertikel (Wandaussackungen), Achalasie (s. u.) oder Sklerodermie (▸Kap. 18.7.1). Mechanische Behinderungen der Nahrungspassage können auftreten bei Strikturen (Verengung durch Narbenbildung), Speiseröhrentumoren oder Kompression von außen (z. B. durch eine vergrößerte Schilddrüse, ein Aotenaneurysma oder eine Erweiterung des linken Herzvorhofs). Die Schluckstörungen äußern sich in einem kurzzeitigen Druckgefühl und dem Gefühl des „Steckenbleibens“ der Nahrung.

Bei der **Achalasie** ist die Speiseröhre nahezu in ihrer ganzen Länge erweitert („Megaösophagus“). Die Krankheit beruht auf einer neuromuskulären Störung im unteren Ösophagus, die zu einer unkoordinierten (z. T. fehlenden) Peristaltik und einem fehlerhaften Öffnungsreflex des unteren Ösophagussphinkters führt. Der Störung liegt vielfach ein **Untergang VIP**- und **NO-produzierender Neurone** im Plexus myentericus (Auerbach-Plexus) oder ein **Ausfall** der **Schrittmacherfunktion** der **Cajal-Zellen** zugrunde. Seltener beruht die Achalasie auf einer Schädigung im Bereich des N. vagus mit einer Abnahme der Ganglienzellzahl in den motorischen Vaguskernen. Die genaue Ätiologie ist noch unbekannt. Die Folgen der fehlenden Erschlaffung im unteren Teil der Speiseröhre, insbesondere in der Übergangsphase zwischen Ösophagus und Magen, sind neben Dysphagie Aufstoßen und Retrosternalschmerzen (Schmerzen hinter dem Brustbein). Als Spätsymptome treten bei fehlender Therapie starke Gewichtsabnahme, Ernährungsmangelerscheinungen und in seltenen Einzelfällen Ösophagusruptur auf.

Hiatushernie. Bei einer Hiatushernie („Zwerchfellbruch“) sind Teile des Magens durch den Zwerchfellspalt für den Ösophagusdurchtritt in den Thorax verlagert. Man unterscheidet eine **Hiatusgleithernie**, bei der die Kardia mit dem Ösophagus nach oben verschoben wird, eine **paraösophageale Hiatushernie**, bei der ohne Verlagerung der Speiseröhre ein Teil des Magenfundus durch den Hiatus hindurchtritt und bei der die Gefahr der Einklemmung besteht, sowie eine Mischform. Nur bei einem Teil der Patienten kommt es zu einem gastroösophagealen Reflux (s. u.) und dadurch zu klinischen Symptomen.

Refluxkrankheit. Die durch einen gastro-ösophagealen Reflux verursachten Veränderungen der Ösophagusschleimhaut und die daraus resultierenden Symptome werden unter dem Begriff Refluxkrankheit zusammengefasst. Die entscheidenden pathogenetischen Faktoren sind eine **Insuffizienz des unteren Ösophagussphinkters**, **schleimhautschädigende Stoffe** in der **Refluxflüssigkeit** sowie eine **Störung** der **sekundären Peristaltik** („Selbstreinigung") des Ösophagus (▸Kap. 12.2.4). Während bei der primären Sphinkterinsuffizienz die Ursache unbekannt ist, liegen der sekundären Insuffizienz u. a. diabetische oder alkoholtoxische neuromuskuläre Störungen, Sklerodermie, operative Eingriffe an der Kardia oder ausgeprägte Magenentleerungsstörungen zugrunde. In der Spätschwangerschaft ist das Refluxrisiko durch die Drucksteigerung im Bauchraum, den infolge der erhöhten Gestagenkonzentration reduzierten Sphinktertonus und die gestörte Peristaltik erhöht.

Lang dauernder pathologischer Reflux von saurem Mageninhalt führt zu Epitheldefekten und Entzündungen des Ösophagus (**Refluxösophagitis**), die entsprechend ihrer Ausprägung in vier Stadien unterteilt werden (fleckförmige Läsionen im Stadium I, streifenförmige Läsionen im Stadium II, Ausdehnung der Läsionen über die gesamte Zirkumferenz des distalen Ösophagus im Stadium III, Geschwüre und Stenosen im Stadium IV).

Wird durch den Reflux Plattenepithel des Ösophagus zerstört, erfolgt der Epithelersatz durch weniger widerstandsfähiges Zylinderepithel (**Barrett-Ösophagus**). Dieses kann zum Ausgangspunkt für eine Blutung oder ein Ösophaguskarzinom (▸Kap. 12.14.1) werden.

Bei den Symptomen der Refluxkrankheit ist vor allem das **Sodbrennen** zu nennen. Hierunter versteht man ein brennendes Gefühl, das vom Epigastrium (Oberbauchgegend) hinter dem Brustbein aufsteigt. Die Beschwerden sind meist im Liegen besonders ausgeprägt. Weitere häufige Symptome sind saures Aufstoßen, Regurgitation (Zurückfließen von Mageninhalt in den Mund ohne Erbrechen), Oberbauchbeschwerden, Druck- bzw. Völlegefühl und krampfartige Schmerzen nach dem Essen.

Ösophagusvarizen. Krampfadern im Bereich der Speiseröhre entwickeln sich bei Pfortaderhochdruck (▸Kap. 12.15.1), d. h. bei einer Abflussbehinderung im Pfortaderkreislauf. Die Ursache ist meist eine Leberzirrhose (▸Kap. 12.15.5). Infolge des hohen Strömungswiderstands in der zirrhotischen Leber und des damit verbundenen Rückstaus des Pfortaderblutes bildet sich ein Umgehungskreislauf aus, an dem auch die Venen in der Ösophaguswand beteiligt sind. Durch den hohen Druck werden diese erweitert und, da sie direkt unter der Ösophagusschleimhaut liegen, beim Schluckakt leicht mechanisch geschädigt. Dadurch besteht die akute Gefahr einer Ösophagusvarizenblutung, der neben dem Coma hepaticum (▸Kap. 12.15.9) gefährlichsten Komplikation der Leberzirrhose.

Ösophagusdivertikel. Bei diesen handelt es sich entweder um Ausstülpungen der gesamten Ösophaguswand (echte Divertikel) oder lediglich der Mukosa (Pseudodivertikel). Folgen dieser Erkrankung sind vor allem Dysphagie und Regurgitation sowie eventuell Mundgeruch.

In Kürze

- **Karies** wird durch kariogene Bakterien ausgelöst. Sie beginnt als lokale Demineralisierung und endet mit der Zerstörung der Zahnhartsubstanzen.
- Kennzeichnendes Merkmal bei **Störungen** der **Speichelsekretion** ist eine **Xerostomie** (Mundtrockenheit).
- Die Behinderung des Schluckakts wird als **Dysphagie** bezeichnet. Sie beruht meist auf einer Störung der Ösophaguspassage.
- **Achalasie** ist eine neuromuskuläre Störung im unteren Ösophagus mit fehlender Erschlaffung des unteren Ösophagussphinkters. Sie kann zur Ausbildung eines Megaösophagus führen.
- Die **Refluxkrankheit** geht auf einen abnormen Rückfluss von saurem Mageninhalt in den distalen Ösophagus aufgrund einer Funktionsstörung des unteren Ösophagussphinkters zurück.
- Lang dauernder Reflux kann eine **Refluxösophagitis** und einen **Barrett-Ösophagus** mit der Gefahr eines Ösophaguskarzinoms auslösen.
- **Ösophagusvarizen** treten bei portaler Hypertension infolge Ausbildung eines porto-systemischen Umgehungskreislaufs auf.
- **Ösophagusdivertikel** entstehen durch Ausbuchtungen der gesamten Ösophaguswand (echte Divertikel) oder nur der Mukosa (Pseudodivertikel).

12.12 Pathophysiologie des Magens

12.12.1 Gastritiden und Reizmagen

Die Diagnose Gastritis (Magenschleimhautentzündung) wird zwar sehr häufig gestellt, den von den Patienten geäußerten Beschwerden liegen jedoch vielfach andere Ursachen, wie z. B. Reflux- oder Ulkuskrankheit (▸Kap. 12.12.2), oder auch rein funktionelle Beschwerden, zugrunde. Eine korrekte Gastritis-Diagnose lässt sich daher nur histopathologisch stellen.

Akute Gastritis. Die akute Magenschleimhautentzündung, bei der bevorzugt Granulozyten-Infiltrationen im Entzündungsgebiet gefunden werden, tritt als Folge einer exogenen Noxe (z. B. Alkohol, bakterieller Toxine, nichtsteroidaler Antirheumatika), eines schweren Traumas (z.B. einer Verbrennung) oder einer anderen Stresssituation (z. B. eines Kreislaufschocks) auf und heilt gewöhnlich nach Beseitigung der Ursache spontan aus. Pathogenetisch wird eine Verminderung der Schleimhautdurchblutung sowie eine Schädigung der „Mukosabarriere", d. h. der protektiven Mechanismen (▸Kap. 12.3.5), diskutiert. Dabei kommt es zu einem verstärkten Rückstrom von Protonen aus dem Magenlumen in die Schleimhaut, wodurch die Gewebeschädigung verstärkt wird.

Die perorale Aufnahme ätzender Substanzen (z. B. starker Säuren und Basen) führt zu einer **Ätzgastritis** mit entzündlichen Wandveränderungen und eventueller Penetration (tieferem Vordringen in die Magenwand) oder Perforation (Magenwanddurchbruch).

Klinisch findet man bei der akuten Gastritis neben einer Beeinträchtigung des Allgemeinzustands häufig Appetitlosigkeit, Übelkeit, Erbrechen und Schmerzen bzw. Druckgefühl im Oberbauch sowie Blutungen aus Magenschleimhauterosionen. Die Schwere der Symptome ist nicht mit dem Ausmaß der Schleimhautveränderungen korreliert.

Chronische Gastritiden. Bei den chronischen Magenschleimhautentzündungen, die mit Infiltraten von Lymphozyten- und Plasmazellen einhergehen, werden drei Typen unterschieden: die

- Typ-A- (Autoimmungastritis; ca. 5 %),
- Typ-B- (ca. 80 %) und
- Typ-C-Gastritis (ca. 15 %).

Bei der auf die Korpus- und Fundus-Region beschränkten atrophischen **Autoimmungastritis** werden Antikörper (▸Kap. 7.3.2) gegen Belegzellen, die H^+/K^+-ATPase und den Intrinsic-Faktor gebildet. Dadurch atrophieren die säureproduzierenden Zellen, und die Sekretion des Intrinsic-Faktors sistiert. Die Folgen sind eine verringerte bis fehlende Salzsäureproduktion (Hypo- bzw. Achlorhydrie, Anazidität), eine dadurch bedingte (reaktive) Hypergastrinämie sowie nach einer Latenz von mehreren Jahren ein Vitamin-B_{12}-Mangel (▸Kap. 11.2.1). Diese Gastritis-Form ist somit die Ursache der perniziösen Anämie (▸Kap. 6.5.3).

Die vor allem im Antrum lokalisierte **Typ-B-Gastritis** (der Buchstabe B weist auf die bakterielle Genese hin) wird fast ausschließlich durch **Helicobacter pylori** hervorgerufen. Typische Beschwerden verursacht eine Typ-B-Gastritis nicht, z. T. klagen die Patienten über Blähungen und andere Verdauungsstörungen.

Helicobacter pylori, der tief in die Magengrübchen, nicht aber in Zellen der Magenschleimhaut eindringt, kann deshalb im sauren Milieu des Magens überleben, weil er mittels des Enzyms Urease Harnstoff zu Ammoniak und CO_2 spaltet und dadurch in seiner Umgebung die Salzsäure neutralisiert. Diese Fähigkeit des Keims zur Harnstoffspaltung wird in der klinischen Diagnostik durch orale Gabe von z. B. ^{13}C-markiertem Harnstoff zu dessen Nachweis im sog. Atemtest eingesetzt. Die definitive Diagnose erfolgt in der Regel endoskopisch-bioptisch.

Sowohl bei Patienten mit langjähriger Typ-B- als auch (weniger häufig) bei solchen mit Typ-A-Gastritis ist das Magenkarzinomrisiko (▸Kap. 12.14.2) erhöht.

Die **Typ-C-Gastritis**, die den ganzen Magen betrifft, wird durch chemische Noxen (daher die Bezeichnung C) ausgelöst. Ursächlich kommen chronischer Alkoholabusus, Einnahme nichtsteroidaler Antirheumatika, u. a. Acetylsalicylsäure (ASS, Aspirin®) sowie Gallereflux in Betracht.

Insgesamt nehmen die chronischen Gastritiden und unter diesen der Anteil der Typ-B-Gastritis mit steigendem Alter zu.

Reizmagen. Als Reizmagen (funktionelle Dyspepsie, Non-Ulcer-Dyspepsia) werden subjektive Beschwerden im mittleren Oberbauch ohne nachweisbare organische Defekte infolge von Motilitätsstörungen oder viszeraler Hypersensitivität bezeichnet. 30–35 % aller Erwachsenen leiden an solchen funktionellen Beschwerden. Die Patienten geben Druck- und Völlegefühl im Oberbauch, Aufstoßen, Appetitlosigkeit sowie Unverträglichkeit von bestimmten Speisen und Genussmitteln (z. B. Kaffee, scharfen Gewürzen) an. Pathophysiologisch werden abnorme gastrointestinale Bewegungsabläufe (z. B. zu geringe peristaltische Bewegungen im Antrum und nicht fortgeleitete Kontraktionen im oberen Dünndarm) diskutiert. In einigen Fällen sind Nahrungsmittelallergien zu vermuten. Häufig liegen psycho-somatische Belastungen (Stress, Ärger) vor.

12.12.2 Peptische Ulzera, Ulkuskrankheit

Unter peptischen Geschwüren versteht man gutartige, nur bei Anwesenheit von Salzsäure- („ohne Säure kein Ulkus") und pepsinhaltigem Magensaft auftretende Wanddefekte im oberen Magen-Darm-Kanal. Dementsprechend findet man peptische Ulzera im unteren Teil der Speiseröhre (bei Refluxösophagitis, s. o.), im Magen (Ulcus ventriculi) und im Zwölffingerdarm (Ulcus duodeni). Im Gegensatz zur **Erosion**, die auf das Oberflächenepithel beschränkt ist, sind beim Ulkus auch tiefere Wandschichten betroffen, und es besteht die Gefahr einer weiter fortschreitenden Penetration sowie einer Perforation.

Während beim Gesunden die defensiven Mechanismen der Schleimhaut („Mukosabarriere", ▸Kap. 12.3.5) die aggressiven Mechanismen zu antagonisieren vermögen, ist bei Ulkuspatienten dieses Gleichgewicht gestört. Faktoren, die – neben Salzsäure und Pepsin (s. o.) – zu einer **Zerstörung** der **Mukosabarriere** beitragen, gehören der Reflux von Gallensäuren und Lysolecithin aus dem Duodenum sowie Störungen der Mikrozirkulation in der Magenschleimhaut.

Akutes Ulkus. Bei schwersten Stresssituationen, wie z. B. großen Operationen, schweren Traumen, Schock, Urämie, Sepsis und ausgedehnten Verbrennungen sowie unter einer Therapie mit nichtsteroidalen Antirheumatika, können akut Ulzera im Magen und Bulbus duodeni auftreten. Stress-Ulzera sind die Folge einer verminderten Schleimhautdurchblutung aufgrund einer Gefäßkonstriktion durch freigesetzte Mediatoren wie Thromboxan A_2 und plättchenaktivierenden Faktor (PAF). Bei der Behandlung mit nichtsteroidalen Antirheumatika ist der pathogenetische Faktor die Hemmung der Prostaglandinbildung (vor allem von PGE_2) durch Blockade der Cyclooxygenase-1 (COX-1, ▸Kap. 6.8.2).

Ulkuskrankheit (Rezidivierende Ulzera). Charakteristisch für die im Vergleich zum akuten Ulkus sehr viel häufigere Ulkuskrankheit ist einerseits deren hohe Spontanheilungsrate und andererseits ihre Rezidivneigung. Eine **Infektion mit Helicobacter pylori** findet sich bei 99 % der Patienten mit Zwölffingerdarmgeschwür und bei 75 % mit Magengeschwür. Es ist jedoch anzumerken, dass nur ein relativ kleiner Teil von Helicobacter-pylori-Trägern ein peptisches Ulkus entwickelt. Es müssen daher weitere pathogenetische Faktoren hinzukommen. Beim Magengeschwür sind als zusätzliche endogene Ursachen vor allem Störungen der defensiven Mechanismen (u. a. verminderte Prostaglandinsynthese), beim Zwölffingerdarmgeschwür eine gesteigerte Salzsäuresekretion (Hyperchlorhydrie) sowie daneben eine ungenügende Bicarbonatsekretion von Duodenum, Pankreas und Leber zu nennen. Außerdem ist eine genetische Disposition von Bedeutung. So ist das Erkrankungsrisiko bei Verwandten ersten Grades von Ulkuspatienten um 50 % erhöht, auch kommt das Duodenalgeschwür gehäuft bei Patienten der Blutgruppe 0 vor. Rauchen wirkt u. a. durch Steigerung der nächtlichen Säuresekretion ulzerogen.

Magengeschwüre sind vor allem an der kleinen Kurvatur der Antrum-Korpus-Grenze, Zwölffingerdarmgeschwüre zu über 90 % im Bulbus duodeni lokalisiert. Das Verhältnis von Ulzera duodeni zu Ulzera ventriculi liegt bei etwa 3:1. Männer sind etwa 3-mal häufiger betroffen als Frauen.

Spezifische Ulkussymptome gibt es nicht; auch ist eine sichere Differenzierung zwischen Magen- und Zwölffingerdarmgeschwüren anhand der angegebenen Beschwerden nicht möglich. Am häufigsten wird über epigastrische Schmerzen, außerdem über Übelkeit, Brechreiz, Druckgefühl im mittleren Oberbauch u. a. geklagt. Nicht wenige peptische Ulzera verlaufen stumm.

Relativ häufige akute Komplikationen sind

- Blutungen (bei ca. 20 % der Patienten) durch Gefäßarrosion,
- Ulkusperforation (Wanddurchbruch in den Bauchraum) mit heftigen Schmerzen, Schockzustand, und abdominaler Abwehrspannung (5 %) sowie
- Penetration (z. B. ins Pankreas).

Spätkomplikationen sind Narbenbildungen im Ulkusbereich, die zu Stenosen, insbesondere Pylorusstenosen, sowie zu Motilitätsstörungen führen. Nicht selten sind auch karzinomatöse Entartungen eines chronischen Ulkus.

Durch die gänzliche Beseitigung (Eradikation) von *Helicobacter pylori* (Gabe von Antibiotika zusammen mit einem Protonenpumpenhemmer) kann das Auftreten eines Ulkusrezidivs zuverlässig verhindert und damit die Ulkuskrankheit geheilt werden.

Zollinger-Ellison-Syndrom. Zum Auftreten peptischer Ulzera bei diesem Syndrom ▸Kap. 12.16.3.

12.12.3 Pathophysiologie des operierten Magens

Magenoperationen werden zur Therapie eines Magenkarzinoms (▸Kap. 12.14.2), einer narbigen Pylorusverengung (als Folge von Geschwüren), bei endoskopisch nicht stillbaren Blutungen sowie bei Magenperforation durchgeführt. Die nach solchen Operationen, einer **Magenresektion** (Teilentfernung des Magens) oder einer **Gastrektomie** (totalen Entfernung des Magens), auftretenden Beschwerden sind zahlreich. Man unterscheidet allgemeine und spezielle Störungen.

Allgemeine Störungen. Dazu zählen

- Anämien aufgrund von Eisen-, Folsäure- oder Vitamin-B_{12}-Mangel,
- Gewichtsabnahme als Folge von Absorptionsstörungen wegen beschleunigter Nahrungspassage und

ungenügender Durchmischung der Nahrung mit dem Pankreassekret und Galle,
- Calciummangel aufgrund unzureichender Calciumabsorption mit der Folge einer Knochenerkrankung sowie
- Diarrhö, deren Ursachen nur teilweise geklärt sind; es werden u.a. eine Hypermotilität des Dünndarms mit beschleunigter Dünndarmpassage infolge der schnellen Freisetzung motilitätssteigernder gastrointestinaler Hormone sowie Veränderungen der Darmflora diskutiert.

Spezielle Störungen. Bei ausgiebiger Resektion geht die Reservoirfunktion des Magens verloren. Die Dehnung des Magenstumpfes führt nach Nahrungsaufnahme zu Druckgefühl und Schmerzen im Oberbauch („Syndrom des kleinen Magens"). Eine weitere potenzielle Folge ist das peptische Rezidivulkus, das entweder im Magenstumpf (besonders an der Anastomose) oder (häufiger) im Jejunum, das sehr säureempfindlich ist, entstehen kann. Ferner kann nach Magenresektionen eine chronische Stumpfgastritis mit der Gefahr der Entwicklung eines **Magenstumpfkarzinoms** entstehen.

Nach sog. Billroth-II-Resektionen, bei denen ⅔ des Magens entfernt werden, findet man bei etwa 15 % der Patienten ein **postalimentäres Dumping-Syndrom**. Das rasch (20–60 min) nach Nahrungszufuhr auftretende Frühdumping-Syndrom ist durch eine schnelle, unkontrollierte Entleerung (Sturzentleerung) des Mageninhalts in das Jejunum bedingt, wodurch dieses plötzlich überdehnt wird und infolge der Hyperosmolarität des Nahrungsbreis dem Plasma größere Flüssigkeitsmengen entzogen werden. Als Folge der Hypovolämie kommt es zu Herzklopfen, Schweißausbruch, Schwindel, Druck- und Völlegefühl sowie Brechreiz und/oder Erbrechen.

Das Spätdumping-Syndrom, das erst 2–3 Stunden nach dem Essen, insbesondere nach dem Verzehr größerer Mengen von Kohlenhydraten, beobachtet wird, ist durch Hunger- und Schwächegefühl sowie niedrigen Blutdruck gekennzeichnet. Es ist auf eine überschießende Insulinsekretion infolge der raschen Absorption von Zuckern mit anschließender (postalimentärer) Hypoglykämie zurückzuführen.

In Kürze

- Als **Reizmagen** (funktionelle Dyspepsie) werden funktionelle Störungen im mittleren Oberbauch (Völle- und Druckgefühl, Aufstoßen) ohne Nachweis eines organischen Defekts bezeichnet.
- Die **akute Gastritis** ist eine erosive, hämorrhagische Schleimhautentzündung, die durch exogene Noxen, bakterielle Toxine, Einnahme nichtsteroidaler Antirheumatika u.a. verursacht wird. Sie heilt in der Regel spontan ab.
- Unter Berücksichtigung ätiopathogenetischer Faktoren lassen sich drei Typen der **chronischen Gastritis** unterscheiden:
- **Typ-A-Gastritis** wird durch Autoantikörper gegen Komponenten der Belegzellen verursacht. Sie ist deshalb überwiegend im Korpus lokalisiert und führt zu Hypochlorhydrie, Anazidität, Hypergastrinämie sowie perniziöser Anämie (▸Kap. 6.5.3).
- Die **Typ-B-Gastritis** betrifft vorwiegend das Antrum und geht auf eine Helicobacter-pylori-Infektion zurück.
- Die **Typ-C-Gastritis** kommt im gesamten Magen vor und wird durch chemische Noxen verursacht (Alkohol, nichtsteroidale Antirheumatika, Gallereflux u.a.).
- Ein gastrointestinales **Ulkus** ist durch einen Schleimhautdefekt gekennzeichnet, der bis in die Submukosa reicht und sowohl im Magen als auch im Bulbus duodeni lokalisiert sein kann. Es beruht auf einer Zerstörung der Mukosabarriere.
- Die **peptische Ulkuskrankheit** ist eine chronisch-rezidivierende Erkrankung des Magens und des Duodenums. Der Befall der Schleimhaut mit *Helicobacter pylori* gilt als kausaler Faktor in der Pathogenese sowohl des Ulcus ventriculi als auch des Ulcus duodeni.
- Nach **Magenoperationen** (Magenteilresektion, totaler Gastrektomie) treten häufig beschleunigte Entleerungen des Mageninhalts mit Dumping-Syndrom, Diarrhöen, Gewichtsverlust und Anämie auf.

12.13 Pathophysiologie des Darms

12.13.1 Assimilationsstörungen

Eine **Malassimilation**, d.h. eine verminderte Aufnahme von Nährstoffen aus dem Darmlumen in den Blutkreislauf, kann durch eine **Maldigestion** (gestörte Verdauung) oder eine **Malabsorption** (gestörte Absorption) bedingt sein (◻Tab. 12.6). Die klinischen Symptome eines Malassimilationssyndroms sind Gewichtsverlust, Mangelsymptome und **Durchfälle**.

Maldigestion. Bei einer Maldigestion liegt eine Störung des enzymatischen Abbaus bestimmter Nahrungsbestandteile vor. Man unterscheidet die intestinale, pankreatogene und hepatogene Maldigestion.

Zu einer **intestinalen Maldigestion** kommt es beim **Lactasemangel**, der Ursache für Milchunverträglichkeit. Wegen des Fehlens des membranständigen, milchzuckerspaltenden Enzyms Lactase in den Mikrovilli kann Lactose nicht in Glucose und Galactose gespalten, deshalb auch nicht absorbiert werden und gelangt daher in die tieferen Darmabschnitte bzw. in das Kolon und wird dort durch bakterielle Enzyme abgebaut. Die dabei entstehenden Abbauprodukte, insbesondere niedermolekulare Monocarbonsäuren (z. B. Essig-, Propionsäure), wirken abführend (laxierend).

Eine **pankreatogene Maldigestion** ist durch eine exokrine Pankreasinsuffizienz (▸Kap. 12.16) bedingt. Bei α-Amylasemangel ist der Abbau der Stärke gestört, Proteasenmangel beeinträchtigt die Proteinaufspaltung und Lipasemangel die Fettverdauung. Letzterer kann – allerdings selten – auch durch einen angeborenen Defekt bedingt sein.

Ein **hepatogenes Maldigestionssyndrom** kann dadurch entstehen, dass zu wenig Gallensäuren im Darmlumen zur Verfügung stehen und damit die für die Mizellenbildung kritische Konzentration unterschritten wird.

Malabsorption. Zu den angeborenen Absorptionsstörungen zählen Defekte des Vitamin-B_{12}-, Glucose/Galactose- und Aminosäurentransports.

Klinisch bedeutsamer sind erworbene (sekundäre) Malabsorptionssyndrome, die häufig mit morphologisch nachweisbaren Schädigungen der Dünndarmschleimhaut einhergehen. Zu dieser Krankheitsgruppe gehören

- die einheimische Sprue (Zöliakie, Glutenenteropathie),
- die tropische Sprue,
- der Morbus Whipple (▸Kap. 12.13.2) und
- der Morbus Crohn des Ileums (▸Kap. 12.13.3).

Außerdem findet man Schädigungen der Dünndarmschleimhaut bei Amyloidose (▸Kap. 5.3.5), Sklerodermie, Strahlenenteritis, Durchblutungsstörungen, endokrinen Erkrankungen, Besiedlung des Darms mit pathogenen Bakterien, Viren oder Parasiten sowie Gabe bestimmter Arzneimittel (◻Tab. 12.6).

Der **einheimischen Sprue** (**Zöliakie** bei Manifestation bereits im Kindesalter) liegt eine immunologisch vermittelte **Unverträglichkeitsreaktion** gegen das Getreideproteingemisch (Kleberprotein) **Gluten** bzw. gegen die aus diesem mit Ethanol extrahierbare antigene Fraktion, das **Gliadin**, in Weizen, Gerste, Roggen, Dinkel und Grünkern, zugrunde (Gluten-sensitive Enteropathie). Durch die Glutenzufuhr wird die Schleimhaut der Patienten schwer geschädigt. Man findet eine **Zottenatrophie**, eine Verbreiterung und Vertiefung der Krypten sowie eine Infiltration von Plasmazellen und Lymphozyten. Dadurch nimmt die Absorptionsfläche und gleichzeitig die Absorptionsfähigkeit der Dünndarmschleimhaut stark ab. Obwohl alle Nahrungsbestandteile von der Absorptionsstörung betroffen sind (globale Malabsorption), steht klinisch die Malabsorption der Lipide im Vordergrund. Die Patienten leiden unter **chronischen Durchfällen** und massiven Fettstühlen (Steatorrhö). Die unzureichende Absorption der fettlöslichen Vitamine führt ferner zu den entsprechenden Mangelzuständen und deren Folgen (z. B. Hypocalcämie durch Vitamin-D_3-Mangel).

◻ **Tab. 12.6** Ursachen für eine Malassimilation (Auswahl)

Maldigestion
▪ intestinale (z. B. bei Lactasemangel), ▪ pankreatogene bei exokriner Pankreasinsuffizienz, ▪ hepatogene bei Gallensäurenmangel im Darm
Malabsorption

▪ Angeborene Defekte der Dünndarmschleimhaut:
  ▪ Vitamin-B_{12}-Absorptionsdefekt,
  ▪ Glucose/Galactose-Transportstörung,
  ▪ Störung der Aminosäurenabsorption (z. B. bei Cystinurie, ▸Kap. 13.7.2),
▪ operative Entfernung (Resektion) von Teilen des Dünndarms (> 40 %),
▪ Schädigung der Dünndarmschleimhaut bei:
  ▪ einheimischer Sprue (Zöliakie), tropischer Sprue,
  ▪ Morbus Crohn (▸Kap. 12.13.3),
  ▪ Parasitären Erkrankungen (z. B. durch Bandwürmer),
  ▪ bakteriellen oder viralen Infektionen (z. B. Morbus Whipple, ▸Kap. 12.13.3),
  ▪ Systemerkrankungen (z. B. Amyloidose, Sklerodermie),
  ▪ immunologischen Erkrankungen (z. B. AIDS),
  ▪ Arzneimitteln (z. B. Zytostatika),
  ▪ Strahlenenteritis nach Radiotherapie,
  ▪ Durchblutungsstörungen,
▪ endokrine Erkrankungen:
  ▪ Morbus Addison (▸Kap. 16.6.5),
  ▪ Schilddrüsenüberfunktion,
▪ hormonell aktive Tumoren:
  ▪ Gastrinom (Zollinger-Ellison-Syndrom),
  ▪ VIPom (Verner-Morrison-Syndrom),
  ▪ Karzinoid

Zusatzinformation

Die **tropische Sprue**, die endemisch (regional verbreitet) und teilweise auch epidemisch in bestimmten subtropischen und tropischen Gebieten (z. B. Karibik, Mittelamerika, Indien, Bangladesh) vorkommt, besitzt klinisch eine gewisse Ähnlichkeit mit der einheimischen Sprue, doch beruht sie nicht auf einer Gluten-Unverträglichkeit, sondern auf einer chronischen Infektion des Gastrointestinaltrakts mit verschiedenen pathogenen Keimen. Dementsprechend wird sie durch glutenfreie Ernährung nicht günstig beeinflusst. Häufig ist die Vitamin-B_{12}-Absorption beeinträchtigt, außerdem besteht ein Folsäuremangel. Daher ist ein wesentliches Symptom der tropischen Sprue eine megaloblastäre Anämie (▸Kap. 6.5.3). Durch Folsäuregaben können sowohl die Anämie als auch die gastrointestinalen Symptome gebessert werden.

12.13.2 Infektiöse Darmentzündungen

Infektiöse Enteritiden (Darmentzündungen) können durch Bakterien, Viren, Pilze oder Parasiten hervorgerufen werden. Das wesentliche Symptom ist die Diarrhö (▸Kap. 12.13.5).

Bakterielle Infektionen. Am häufigsten sind Bakterien die Auslöser von Darmentzündungen. Als wichtigste Erreger sind insbesondere Kolibakterien, Cholera-Vibrionen (Erreger der Cholera), Staphylokokken, Shigellen, Klebsiellen, Yersinien, Campylobacter und Salmonellen zu nennen.

Unter pathophysiologischen Aspekten werden drei Enteritisformen unterschieden: Enteritiden vom

- Sekretionstyp,
- Penetrationstyp und
- Invasionstyp.

Bei **sekretorischen Enterititiden** bilden die nichtinvasiven Erreger (pathogene *E. coli, Vibrio cholerae, Staphylococcus aureus*) Enterotoxine, die verschiedene Signaltransduktionswege, z. B. den Adenylylcyclaseweg, aktivieren. Als Folge kommt es zu einer gesteigerten Sekretion und wässrigen Diarrhöen (▫Tab. 12.8).

Erreger des **Penetrationstyp** (z. B. Salmonellen, Yersinien) penetrieren das Oberflächenepithel und führen zu einer submukösen Entzündung. Erreger vom **Invasionstyp** (z. B. Shigellen, *Campylobacter*) zerstören Epithelzellen des Colon und lösen eine blutig-schleimige Diarrhö aus.

Bei den Salmonelleninfektionen kommen verschiedene sowohl durch invasive als auch durch nichtinvasive Erreger hervorgerufene Verlaufsformen vor, z. B. akute Gastroenteritis (ca. 75 %), Bakteriämie mit oder ohne intestinale Symptome (ca. 10 %), Typhus bzw. Paratyphus (ca. 8 %), lokale Infektionen (u. a. von Gelenken) sowie eine asymptomatische Form.

Als **Typhus** und **Paratyphus** werden gefährliche Infektionen mit *Salmonella typhi* bzw. *Salmonella paratyphi* bezeichnet, die – unbehandelt – vor allem bei Typhus einen typischen, meist vierwöchentlichen Verlauf zeigen. In der ersten Woche treten langsam ansteigendes Fieber, Magen-Darm-Beschwerden (häufig verbunden mit Obstipation), Glieder- und Kopfschmerzen sowie Bradykardie auf. In der zweiten Woche entwickelt sich bei anhaltend hohem Fieber (Kontinua) bei einem Teil der Patienten ein typischer Hautausschlag, außerdem kommt es zu einer Milzvergrößerung. In der dritten Woche beobachtet man Bewusstseinstrübungen und Durchfälle. Außerdem besteht die Gefahr gastrointestinaler Blutungen. In der vierten Woche tritt dann Entfieberung ein.

Zusatzinformation

Die seltene **Whipple-Krankheit** ist durch eine Infektion mit *Tropheryma whipplei* bedingt. Bei dem invasiven Erreger handelt es sich um stäbchenförmige Bakterien, die vor allem intrazellulär in Makrophagen und daneben in zahlreichen anderen Zellen (z. B. Enterozyten, von-Kupffer-Sternzellen, Gliazellen) gefunden werden. Häufig beginnt die Krankheit mit Fieber und rezidivierenden Gelenkentzündungen, d. h. extraintestinalen Symptomen. Später treten dann ein massiver Chylusstau in den aufgetriebenen Darmzotten, Durchfälle mit Steatorrhö, Zeichen einer generellen schweren Malabsorption, Lymphknoten- und Milzvergrößerung sowie – unterschiedlich stark ausgeprägt – zentralnervöse Störungen (u. a. tonisch-klonische Krämpfe, gestörter Schlaf-Wach-Rhythmus, Sehstörungen bis zur Erblindung) hinzu. Entscheidend für die Diagnose ist der Nachweis von Makrophagen, die den Erreger in Form stäbchenförmiger Zytoplasmaeinschlüsse enthalten.

Virusinfektionen. Neben Bakterien können auch Viren die Ursache gastrointestinaler Erkrankungen sein. An den sog. **Sommerdiarrhöen** sind vielfach Entero- oder Adenoviren beteiligt. Auch Rota- und Noro-Viren rufen Durchfallerkrankungen hervor. Nach kurzer Inkubationszeit von wenigen Stunden klagen die Patienten über Fieber, Übelkeit, evtl. Erbrechen, Leibschmerzen und Durchfall. Relativ rasch, d. h. nach wenigen Tagen, ist die Erkrankung aber auch wieder beendet.

Bei einer Reihe von systemischen Virusinfektionen, z. B. bei Poliomyelitis oder Influenza, treten im Verlauf der Erkrankung ebenfalls gastrointestinale Symptome auf.

Pilzinfektionen. Primäre Pilzinfektionen des Gastrointestinaltrakts sind selten. Das Vorkommen von **Candida albicans** (Soorpilz) per se im Darm ist entgegen anderer Anschauung als nicht pathologisch zu betrachten. Mit sekundären, pathologisch relevanten Mykosen ist bei Resistenzminderung (z. B. bei AIDS, Diabetes mellitus, nach Strahlentherapie oder intensiver Behandlung mit Breitbandantibiotika) zu rechnen.

Parasitosen. Insbesondere in tropischen und subtropischen Gebieten werden zahlreiche Menschen von Parasiten befallen. Als Erreger findet man vor allem Protozoen (u. a. Lamblien, Amöben) sowie Würmer.

Von Infektionen mit **Giardia lamblia**, 10–20 µm langen Protozoen, sind vorwiegend Kinder betroffen. Die Symptome reichen von geringen Allgemeinerscheinungen bis zu Durchfällen und Fieber.

Amöbeninfektionen werden durch *Entamoeba histolytica* hervorgerufen. Sie äußern sich meist als akute oder (seltener) chronisch-rezidivierende Amöbenruhr mit starken Durchfällen. Die häufigste extraintestinale Manifestation ist der Amöbenleberabszess. Die Infektion erfolgt vorwiegend durch perorale Aufnahme von Zysten, die im Darm die vegetativen Formen freisetzen.

Die Bedeutung von **Wurminfektionen** geht daraus hervor, dass ca. 1 Milliarde Menschen von Spulwürmern (Askariden), ca. 700 Mio. von Hakenwürmern (Ankylostomen) und ca. 200 Mio. von Saugwürmern (Schistosomen) befallen sind. In Mitteleuropa dominieren neben Infektionen mit Spulwürmern solche mit Madenwürmern (Oxyuren) und Bandwürmern (Tänien). Die Beschwerden hängen von der Zahl und der Virulenz der Würmer sowie vom Ernährungszustand und der Widerstandsfähigkeit des Patienten ab. Oft sind die Symptome gering. Als Folge des Nährstoffentzugs durch die Würmer kann es zu Mangelsymptomen, z. B. zu einer Eisenmangelanämie, kommen.

12.13.3 Chronisch-entzündliche Darmerkrankungen

Zu den chronisch-entzündlichen Darmerkrankungen (CED) mit großenteils noch ungeklärter Ätiologie zählen zwei schubweise verlaufende Erkrankungen, die zumindest teilweise auf eine genetische Disposition, den Einfluss verschiedener Umweltfaktoren sowie eine intestinale Aktivierung des Mukosa-assoziierten Immunsystems (MALT, ▸Kap. 7.3.1) zurückzuführen sind und dadurch mit einer gestörten Zytokinregulation in der Darmwand einhergehen:

- der Morbus Crohn und
- die Colitis ulcerosa.

Beim **Morbus Crohn** (Enterocolitis regionalis) liegen u. a. eine gestörte Aktivierung von TH1-Lymphozyten sowie bei etwa 50 % der Patienten Mutationen auf Chromosom 16 vor. Die Krankheit beginnt vor allem im jüngeren Erwachsenenalter mit flachen Schleimhautgeschwüren („aphthoiden Ulzera") und führt später zu Granulombildung, lymphozytären, plasmazellulären und granulozytären Infiltraten, Lymphstauung, Abszessen sowie Fissuren, Fisteln und Einengung des Darmlumens. Die Inzidenz beträgt ca. fünf Fälle auf 100 000 Einwohner pro Jahr. Im Gegensatz zur Colitis ulcerosa (s. u.) sind sämtliche Wandschichten betroffen, und die meist segmental, diskontinuierlich auftretende Erkrankung kann im gesamten Gastrointestinaltrakt von der Mundhöhle bis zur Analregion vorkommen. Die häufigsten Lokalisationen sind das terminale Ileum (daher die ältere Krankheitsbezeichnung Ileitis terminalis) und das proximale Kolon.

Die Erkrankung beginnt in der Regel schleichend, selten akut. Perioden geringer und hoher Aktivität wechseln miteinander ab. Als klinische Symptome treten Abdominalschmerzen, Durchfälle (meist ohne Blutbeimengung), Fieber und Anämie auf. Bedeutsam können ferner bei ausgedehntem Dünndarmbefall Absorptionsstörungen für Vit. B_{12} und Gallensäuren sein. Gewichtsverluste kommen deshalb häufig vor.

Als wesentliche Komplikationen sind u. a. Stenosen, Perforationen, Fisteln, Abszesse sowie (relativ selten) schwere Blutungen zu nennen.

Bei der **Colitis ulcerosa** spielt wahrscheinlich eine gestörte Aktivierung von TH2-Lymphozyten eine Schlüsselrolle. Sie beginnt meist im Rektum und schreitet bei etwa 50 % der Patienten kontinuierlich nach proximal fort. Für eine Autoimmunerkrankung spricht der Nachweis von zirkulierenden zytotoxischen Antikörpern gegen Kolonepithelien sowie eine verstärkte Aktivierung von CD4-positiven T-Lymphozyten, die gegen Darmantigene sensibilisiert sind. Eine genetische Disposition ist bei der Ätiopathogenese der Colitis ulcerosa ebenfalls anzunehmen. Psychische Faktoren (Stress, Konfliktsituationen) werden als krankheitsauslösend diskutiert (sind aber umstritten).

Die jährliche Inzidenz liegt bei ca. 6 Fällen pro 100 000 Einwohner. Frauen, Nichtraucher und Weiße sind häufiger betroffen als Männer, Raucher und Angehörige der schwarzen Bevölkerung.

Der Entzündungsprozess ist bei der Colitis ulcerosa auf die Mukosa und Submukosa beschränkt. Bei der Endoskopie sieht man eine hyperämische, geschwollene und Ulzerationen aufweisende Schleimhaut. Typisch sind Kryptenabszesse. Das klinische Leitsymptom ist blutig-schleimiger Durchfall. Außerdem klagen die Patienten über Abdominalschmerzen, Übelkeit, Appetitlosigkeit, Fieber und Gewichtsverlust.

Wesentliche Komplikationen sind Perforationen, toxische Dilatation (toxisches Megakolon) durch Schädigung der intramuralen Nervenplexus, lebensbedrohliche Blutungen, Darmstrikturen (hochgradige Lumeneinengungen) sowie Kolonkarzinome (▸Kap. 12.14.3).

Entsprechend dem Verlauf und der Schwere der Erkrankung werden verschiedene Formen unterschieden: Bei der seltenen, bedrohlichen akut-fulminanten Form (ca. 5 %) kommt es zu schweren Durchfällen mit massiven Flüssigkeits- und Elektrolytverlusten, starken Blutungen und hohem Fieber. Ebenfalls selten ist die chronisch-kontinuierliche Verlaufsform (ca. 10 %), bei der meist das distale Kolon befallen ist. Am häufigsten tritt die chronisch-rezidivierende Form (ca. 85 %) mit einer Schubdauer von 4–8 Wochen auf.

Eine Heilung einer Colitis ulcerosa ist in den meisten Fällen nur durch totale Kolektomie (Entfernung des gesamten Dickdarms einschließlich Rektum) zu erreichen.

Chronisch-entzündliche Darmerkrankungen können (wie eine Reihe anderer enteraler Störungen) zu einem enteralen Eiweißverlustsyndrom (exsudativer Enteropathie) führen, wenn mehr Plasmaproteine in den Intestinaltrakt übertreten als durch Neusynthese in der Leber gebildet werden können. Die Folge ist eine Hypoproteinämie. Insbesondere sind hiervon Albumin, Coeruloplasmin und Transferrin, aber auch die Immunglobuline betroffen.

Als extraintestinale Manifestationen werden sowohl bei der Colitis ulcerosa als auch beim Morbus Crohn bei einer Reihe von Patienten gefunden: Störungen der Leber- und Gallenwege (z. B. Gallengangsentzündungen), Hautsymptome (z. B. Erythema nodosum), Entzündungen im Auge (z. B. Uveitis) sowie Gelenkerkrankungen.

12.13.4 Gastrointestinale Blutung

Beim Vorliegen von Ulzera, Varizen, entzündlichen Veränderungen, gut- oder bösartigen Tumoren oder Blutgerinnungsstörungen kann es zu Blutungen in den Verdauungskanal kommen. Blutungen aus dem oberen Gastrointestinaltrakt führen zu schwarzem, glänzendem Teerstuhl (Melaena), da durch bakteriellen Abbau u. a. Eisensulfide entstehen. Blutungen aus dem unteren Gastrointestinaltrakt führen in der Regel zu dunkelroten Blutbeimischungen im Stuhl. Bei einer Blutungsquelle im Rektum sind Streifen hellroten Blutes dem Kot aufgelagert. Kommt Blut mit saurem Magensaft in Kontakt (z. B. bei einer Blutung aus einem Magenulkus), wird Häm zu schwarzbraunem Hämatin oxidiert („hämatinisiertes Blut"). Makroskopisch nicht erkennbare Blutverluste werden durch klinisch-chemischen Nachweis erfasst („okkultes Blut" im Stuhl).

12.13.5 Obstipation und Diarrhö

Bei Erkrankungen von Kolon und Rektum sind häufig die Wasserresorption, der Elektrolythaushalt und die Motilität betroffen. Deswegen gehen sie oft mit Obstipation oder Durchfällen einher.

Obstipation. Unter einer Obstipation versteht man die verzögerte (weniger als dreimal pro Woche) Entleerung von trockenem und hartem Stuhl (Wassergehalt < 80 %). Sie ist entweder auf eine verzögerte Darmpassage bei normalem Defäkationsmechanismus oder auf einen gestörten Entleerungsreflex zurückzuführen (◻ Tab. 12.7).

◻ Tab. 12.7 Ursachen der Obstipation (Auswahl)

Systemische Ursachen
▪ Kollagenosen (z. B. Sklerodermie), ▪ neurologische Störungen (z. B. multiple Sklerose, M. Parkinson, Tabes dorsalis, diabetische Neuropathie des autonomen Nervensystems), ▪ Arzneimittel (z. B. Anticholinergika, Calciumkanalblocker, Opioide u. a.), ▪ Stoffwechselerkrankungen (z. B. Amyloidose), ▪ Endokrinopathien (z. B. Hypothyreose, Hormonumstellung in der Schwangerschaft), ▪ Elektrolytstörungen (z. B. Hypokaliämie, Hypercalcämie)
Passagestörungen im Kolon
▪ Habituelle Obstipation (infolge faserarmer Kost, Bewegungsmangel), ▪ Strikturen und Stenosen (z. B. durch chronische Entzündungen oder Tumoren), ▪ Colon irritabile (▸ Kap. 12.13.6), ▪ Störungen des enterischen Nervensystems (z. B. M. Hirschsprung, ▸ Kap. 12.13.6, Megakolon)
Störungen der Defäkation
▪ Erkrankungen des Analkanals (z. B. Hämorrhoiden, Analfissuren), ▪ Anismus junger Frauen (fehlende Erschlaffung der Beckenbodenmuskulatur), ▪ Rektozele, Rektumprolaps, ▪ Störung des Defäkationsreflexes (z. B. bei Rückenmarksverletzung in Höhe von S_2–S_4), ▪ M. Hirschsprung

Als Ursachen für eine verzögerte Darmpassage kommen in Betracht: diätetische Faktoren (ungenügender Dehnungsreiz durch ballaststoffarme Nahrung), Wandveränderungen (z. B. durch chronische Entzündungen, Tumoren), endokrine Störungen (z. B. Diabetes mellitus, Hypothyreose), Kollagenosen (z. B. Sklerodermie, ▸ Kap. 18.7.1) sowie funktionelle und organische Störungen des Nervensystems (z. B. Stress, multiple Sklerose). Auch Pharmaka (z. B. Anticholinergika oder Opioide) und mechanische Faktoren (z. B. Schwangerschaft) können obstipierend wirken. Bei der häufigen chronischen funktionellen Obstipation ist die Kolontransitzeit aufgrund einer in ihrer Ätiologie noch nicht geklärten Verringerung von Neuronen im Plexus myentericus verlängert.

Einen gestörten Defäkationsmechanismus findet man bei Erkrankungen des Analkanals (z. B. bei Analfissuren, Hämorrhoiden, ▸ Kap. 9.9.6), bei Störungen des Defäkationsreflexes infolge von Rückenmarksverletzungen (S_2–S_4) oder bei Schwäche der Bauchpresse.

Als lästige Symptome werden von obstipierten Patienten Druckgefühl und Blähungen sowie Schmerzen bei der Stuhlentleerung angegeben.

Diarrhö. Als Diarrhö wird die gehäufte Entleerung (mehr als dreimal täglich) wässriger oder breiiger

12

Tab. 12.8 Ursachen der Diarrhö (Auswahl)

Osmotische Diarrhö
▪ Maldigestion, Malabsorption (z. B. Lactasemangel, Sprue, Cholestase, exokrine Pankreasinsuffizienz), ▪ Gabe nicht absorbierbarer Substanzen (z. B. Sorbitol, Mannitol, Lactulose, salinische Abführmittel)
Sekretorische Diarrhö
▪ Sekretorische Substanzen mit cAMP-Anstieg: ▪ bakterielle Enterotoxine (z. B. von Cholera-Vibrionen, Salmonellen, E. coli), ▪ Methylxanthine (z. B. Coffein), ▪ endokrin-aktive Tumoren (VIPom u. a.), ▪ Dihydroxygallensäuren, Fettsäuren, ▪ Laxanzienabusus, ▪ sekretorische Substanzen ohne cAMP-Anstieg: ▪ endokrin-aktive Tumoren (Karzinoid u. a.), ▪ bakterielle Enterotoxine (z. B. von Shigellen, Staphylokokken u. a.), ▪ Abführmittel (Rizinusöl u. a.), ▪ Steigerung der Schleimhautpermeabilität bei M. Crohn, Colitis ulcerosa, ▪ angeborene Hemmung des Ionentransports (z. B. Chloriddiarrhö)
Diarrhö aufgrund von Motilitätsstörungen
▪ Beispiele sind Colon irritabile, Stress, Angst, Hyperthyreose, Karzinoid, Gastrinom, Divertikulose des Kolon, bakterielle Überwucherung (Fehlbesiedlung)

Stühle bezeichnet. Bei Erkrankungen des Dünndarms oder der oberen Dickdarmabschnitte werden große Stuhlmengen mit hohem Wassergehalt ausgeschieden. Erkrankungen der unteren Kolonabschnitte führen zu häufigen Entleerungen kleiner Stuhlmengen.

Unter pathogenetischen Gesichtspunkten lassen sich die in Tab. 12.8 aufgelisteten Auslösemechanismen unterscheiden. Häufig sind mehrere Pathomechanismen gleichzeitig beteiligt.

Eine **osmotische Diarrhö** kann auf einem Maldigestions- oder einem Malabsorptionssyndrom (▸Kap. 12.13.1) oder auf der Einnahme schwer absorbierbarer Substanzen (z. B. osmotisch wirkender Abführmittel) beruhen. Der Stuhl weist in diesem Fall eine hohe Osmolarität auf. Bei Nahrungskarenz sistieren osmotisch bedingte Durchfälle.

Eine **sekretorische Diarrhö** ist sehr häufig durch Bakterientoxine bedingt, die durch Verhinderung der Hydrolyse von G-Protein-gebundenem Guanosintriphosphat (▸Kap. 1.4.2) zu Guanosindiphosphat eine anhaltende Stimulation der Adenylylcyclase in den Enterozyten bewirken. Das dadurch vermehrt gebildete cAMP aktiviert Cl^--Kanäle, stimuliert dadurch die Cl^--Sekretion und hemmt die NaCl-Resorption der Mukosazellen. Die Folge ist eine Diarrhö.

Neben Choleravibrionen lösen auch Salmonellen und Shigellen, pathogene Escherichia-coli-Stämme (▸Kap. 12.13.2) sowie Amöben und Lamblien sekretorische Diarrhöen aus. (Ein großer Teil der Sommer- und Reisediarrhöen wird durch ein Toxin von *E. coli* hervorgerufen.)

Als weitere Ursachen für sekretorische Diarrhöen kommen endogene Substanzen, z. B. Vasoaktives Intestinales Polypeptid (VIP) oder nicht resorbierte Gallensäuren, in Betracht. Eine solche chologene Diarrhö findet man nach Resektionen des Ileum, dem hauptsächlichen Ort der Gallensäurenresorption. Ins Kolon gelangte Gallensäuren steigern über eine Erhöhung der cAMP-Konzentration die Cl^--Sekretion und außerdem die Durchlässigkeit der epithelialen Schlussleisten. Übersteigt der Gallensäurenverlust die Synthesekapazität der Leber, treten infolge mangelhafter Fettabsorption Fettstühle (**Steatorrhö**) auf. Hierbei werden die nicht absorbierten Fettsäuren als unlösliche Calciumsalze mit den Fäzes ausgeschieden. Folglich fehlen Ca^{2+}-Ionen zur Präzipitation des mit der Nahrung aufgenommenen Oxalats, das im Kolon dann absorbiert wird. Hieraus resultiert eine Hyperoxalaturie, die zum Auftreten von Oxalat-Nierensteinen (▸Kap. 13.7.11) führen kann.

Eine sekretorische Diarrhö bleibt im Gegensatz zu osmotisch bedingten Durchfällen auch beim fastenden Patienten bestehen.

Eine **erhöhte Permeabilität** der **Darmschleimhaut** ist die Ursache schwerer Durchfälle bei den oben genannten entzündlichen Erkrankungen des Dünn- und Dickdarms, z. B. einer Colitis ulcerosa oder eines Morbus Crohn, sowie bei einem Kolonkarzinom (▸Kap. 12.14.3).

Eine **gesteigerte intestinale Motilität** als Diarrhö-Ursache findet man u. a. bei einer Hyperthyreose.

12.13.6 Weitere Darmerkrankungen

Irritables Kolon. Die weitaus häufigste **funktionelle Störung** des Dickdarms wird als Colon irritabile (Reizkolon, Reizdarm) bezeichnet. Etwa 40–50 % aller Patienten mit gastrointestinalen Beschwerden leiden an diesem unscharf definierten Krankheitsbild. Dabei kann man das **spastische Kolon** mit Schmerzen, Blähungen, Obstipation, schafkotartigem Stuhl und gelegentlichem Schleimabgang sowie die **diarrhöische Form** ohne Schmerzen und breiigen oder wässrigen Stühlen unterscheiden. (Beide Formen können auch miteinander abwechseln.) Als gesicherte Ursache gilt eine Hypersensitivität für viszeralen Schmerz. Durch psychosomatische Störungen und Stress wird der Zustand verstärkt. Im Gegensatz zu anderen Dickdarmerkrankungen (z. B. der Colitis ulcerosa, s. o.) kann beim irritablen Kolon kein Blut im Stuhl nachgewiesen werden. Trotz der Beschwerden sind die Patienten in einem guten Allgemeinzustand.

Morbus Hirschsprung. Die Hirschsprung-Krankheit (Megacolon congenitum) beruht auf einer segmentalen Agenesie (d. h. fehlenden Anlage) intramuraler Ganglienzellen sowohl des Plexus myentericus als auch des Plexus submucosus. Außerdem wird eine Fehlfunktion der Cajal-Zellen diskutiert (▸Kap. 12.1.4). Das betroffene Segment kann sehr kurz sein und nur die Analregion betreffen oder sich unterschiedlich weit vom Anus nach proximal erstrecken. Meist beginnt die Erkrankung mit einer frühkindlichen Obstipation. Bei Knaben tritt sie viermal häufiger auf als bei Mädchen. Funktionell kommt es in der betroffenen Region zu einer Dauerkontraktion ohne propulsive Peristaltik und als deren Folge zu einer spastischen Obstipation und einer prästenotischen Dilatation des Dickdarms (Megakolon). Charakteristisch ist die fehlende Erschlaffung des inneren Analschließmuskels bei einer Druckzunahme im Rektum. Die kausale Therapie besteht in der Entfernung (Resektion) des aganglionären Segments.

Ileus. Als Ileus (Darmverschluss) wird das Unvermögen bezeichnet, den Darminhalt weiterzubefördern. Es resultiert Stuhl- und Windverhalten. Dies kann durch eine mechanische Behinderung (mechanischer Ileus) oder durch Motilitätsstörungen (funktioneller, frühere Bezeichnung paralytischer Ileus) bedingt sein.

Ursachen für den **mechanischen Ileus** sind Verlegung der Darmlichtung (durch Tumoren, Fremdkörper, Gallensteine), Strangulation, Invagination (Einstülpung eines Darmabschnitts), Volvulus (Verdrehung), ferner Stenosen sowie außerhalb des Darms liegende Veränderungen, z. B. Verwachsungen oder Hernien (Brüche). Die Symptome hängen von der Lokalisation und der Geschwindigkeit, mit der sich der Verschluss entwickelt, ab. Bei Verschluss im oberen Dünndarm kommt es durch die Hyperperistaltik vor dem Hindernis zu starken kolikartigen Schmerzen, zu Erbrechen von Speiseresten, Magensaft und Galle, bei Verschluss in tieferen Dünndarmabschnitten zu Koterbrechen (Miserere). Infolge von Absorptionsstörungen resultiert eine Ansammlung von Verdauungssekreten, wodurch die Darmwand überdehnt wird und Durchblutungsstörungen auftreten. Kolonverschluss führt zur Gasansammlung und Erweiterung des prästenotischen Bereichs. Mit zunehmender Dauer ist das Krankheitsbild durch Blähung und Abwehrspannung der Bauchdecke als Folge peritonealer Reizung und/oder eines viszero-motorischen Reflexes (▸Kap. 19.7.7) und schließlich durch einen hypovolämischen Schock infolge von Elektrolyt- und Flüssigkeitsverlusten gekennzeichnet. Aufgrund der Stase des Darminhalts wird der Darm mit pathologischen Keimen besiedelt, die toxische Abbauprodukte freisetzen. Diese können wiederum zur Entwicklung eines toxisch-septischen Schocks führen.

Ein **funktioneller Ileus** kann intraabdominal durch Bauchoperationen, Pankreatitis (Bauchspeicheldrüsenentzündung, ▸Kap. 12.16), Peritonitis (Bauchfellentzündung), Ulkusperforation oder Verschlüsse im Bereich der Mesenterialgefäße, ferner extraabdominal durch Intoxikation (z. B. bei Urämie, Sepsis), Störungen des Wasser- und Elektrolythaushalts (z. B. Hypokaliämie) sowie neurologische Störungen (z. B. multiple Sklerose) bedingt sein. Klinisch findet man ein zunehmend stärker aufgetriebenes Abdomen. Infolge der aufgehobenen Peristaltik sind die Darmgeräusche spärlich oder nicht vorhanden.

Dünn- und Dickdarmdivertikel. Divertikel sind, wie bereits in ▸Kap. 12.11.2 beschrieben, Ausstülpungen umschriebener Wandteile eines Hohlorgans. Ist die ganze Wand beteiligt, liegt ein **echtes Divertikel** vor. Tritt nur die Schleimhaut durch Lücken der Muscularis aus, spricht man von einem falschen Divertikel (**Pseudodivertikel**). Echte Divertikel sind angeboren, falsche erworben. Ein echtes Divertikel ist das im Ileum gelegene **Meckel-Divertikel**, ein Rest des Ductus omphaloentericus, d. h. des Gangs, der den Dottersack (▸Kap. 2.1) mit dem embryonalen Darm verbindet. Das Meckel-Divertikel enthält oft Fremdgewebe, z. B. Magenschleimhaut, und ist im Kindesalter in etwa der Hälfte der Fälle die Ursache einer Blutung aus dem unteren Verdauungstrakt. Die meisten anderen Divertikel sind dagegen Pseudodivertikel. Im Dünndarm kommen sie vor allem im Duodenum, im Dickdarm vorwiegend in der linken Kolonhälfte vor. Die meisten rufen keine Beschwerden hervor. Divertikel können jedoch Krankheitswert erlangen, wenn sie sich entzünden (Divertikulitis u. U. mit Fistel- und Abszessbildung, Perforation) oder bluten.

Bei der seltenen **Divertikulose** (d. h. beim Auftreten zahlreicher Divertikel) **des Dünndarms** besteht wegen der langsamen Passage des Darminhalts im Divertikelbereich die Gefahr einer bakteriellen Besiedlung und einer dadurch bedingten Dekonjugation von Gallensäuren. Die Folge ist eine Malabsorption von Fetten und fettlöslichen Vitaminen, die zu Steatorrhö und Vitaminmangel führt. Da die Bakterien außerdem Folsäure und Vitamin B_{12} verbrauchen, kann auch eine megaloblastäre Anämie (▸Kap. 6.5.3) auftreten.

Die häufigeren **Dickdarmdivertikel** entstehen insbesondere bei Personen ab dem 5. Lebensjahrzehnt infolge altersbedingter Kollagenveränderung und geschwächter Längsmuskulatur durch vermehrte Elastineinlagerung. Sie treten zu etwa 65 % im Colon sigmoideum an der Durchtrittsstelle von Gefäßen auf. Vermutlich ist die bevorzugte Lokalisation im Colon sigmoideum darauf zurückzuführen, dass wegen der besonders ausgeprägten Motilität und Druckentwicklung in diesem Bereich die Darmwand stark beansprucht wird. Man findet diese Erkrankung vorwiegend in industrialisierten Ländern, nicht jedoch in Gebieten, in denen die Ernährung noch reich an Faserstoffen ist. Offensichtlich löst die bei ballaststoffarmer Kost auftretende Verstopfung wegen der für die Stuhlentleerung notwendigen Druckerhöhung die Divertikelbildung aus.

Appendizitis. Die akute Appendizitis (Entzündung des Wurmfortsatzes, „Blinddarmentzündung“) ist die häufigste bedrohliche Baucherkrankung, die zu chirurgischem Eingreifen zwingt. Es handelt sich um eine akute, umschriebene Enteritis, die vielfach über ein katarrhalisches Stadium in eine eitrige Form übergeht. Durch Wandödem und Eiterbildung besteht die Gefahr einer Überdehnung des Wurmfortsatzes und dadurch von Durchblutungsstörungen, die ihrerseits eine Wandgangrän (▸Kap. 5.3.7) mit Perforation nach sich ziehen kann. Als Symptome treten Appetitlosigkeit, vorwiegend rechtsseitige Leibschmerzen, Übelkeit, Erbrechen oder Durchfall sowie leichtes Fieber (meist nicht über 38 °C) auf. Dabei beträgt die Differenz zwischen rektal und sublingual gemessener Temperatur in der Regel mehr als 1 °C.

Als Ursachen sind neben Entleerungshindernissen (z. B. durch Kotsteine, Fremdkörper, Parasiten, lymphatische Hyperplasie der Appendixschleimhaut) vor allem bakterielle Infektionen mit Enterokokken, Kolibakterien, Anaerobiern usw. und (besonders im Kindesalter) T-Zell-vermittelte allergische Reaktionen zu nennen.

Wegen der Neigung zum Fortschreiten und zur Perforation ist eine umgehende Operation angezeigt. Folgen einer Perforation sind entweder ein Abszess im rechten Unterbauch bei rechtzeitiger Abkapselung des Herdes (sog. Perityphlitis) oder häufiger eine allgemeine Peritonitis.

In Kürze

- **Malassimilation** kann durch eine Maldigestion oder eine Malabsorption bedingt sein.
- Bei einer **Maldigestion** liegt eine Störung des enzymatischen Abbaus bestimmter Nahrungskomponenten vor (z. B. Lactoseintoleranz bei Lactasemangel).
- Eine **Malabsorption** geht auf eine Störung des Membrantransports in der Schleimhaut zurück (z. B. Glutenenteropathie).
- **Infektiöse Darmerkrankungen** können durch Bakterien, Viren, Pilze oder Parasiten verursacht werden. Wesentliches Symptom ist die **Diarrhö** (s. u.).
- Eine **Enteritis** kann einerseits durch **Enterotoxine** (z. B. Choleratoxin), andererseits durch **Erregerinvasion** in die Darmwand (z. B. Salmonellen) hervorgerufen werden.
- Zu den **chronisch-entzündlichen Darmerkrankungen** zählen der **M. Crohn** und die **Colitis ulcerosa**. Beiden Krankheiten liegt – bei genetischer Disposition – eine überschießende Aktivierung des Mukosa-assoziierten Immunsystems zugrunde. Leitsymptome sind Diarrhöen und Abdominalschmerzen.
- **Blutungen** aus dem GIT können Folge unterschiedlicher Erkrankungen sein. Sie äußern sich als Melaena (bakteriell verändertes Blut, Teerstuhl) bei Blutungsquellen im oberen Verdauungskanal bzw. als sichtbarer Abgang von (rotem) Blut aus dem unteren Verdauungskanal.
- Eine **Diarrhö** ist durch die Entleerung von mehr als drei wässrigen Stühlen/Tag gekennzeichnet. Pathogenetisch unterscheidet man osmotische, sekretorische und motilitätsbedingte Diarrhöen.
- Eine **Obstipation** liegt vor, wenn weniger als drei harte Stühle/Woche ausgeschieden werden. Zu den wesentlichen Ursachen zählen Störungen der Kolonpassage, der Defäkation und systemische Erkrankungen.
- Beim **Ileus** ist die Peristaltik so weit gestört, dass der Darminhalt nicht weiter befördert werden kann. Man unterscheidet zwischen mechanischem und funktionellem („paralytischem“) Ileus.

12.14 Gastrointestinale Tumoren

Infolge der großen Oberfläche der Darmschleimhaut und der Vielzahl von Noxen, die auf sie einwirken, sind – mit Ausnahme des Dünndarms – Tumoren im Magen-Darm-Kanal relativ häufig. Die Mehrzahl von ihnen sind epithelialen Ursprungs.

Als **Polypen** werden umschriebene, breitbasige oder gestielte Schleimhautvorwölbungen bezeichnet. Bei diesen kann es sich um Hyperplasien oder um (gutartige oder bösartige) Tumorbildungen handeln. Treten Polypen multipel auf, spricht man von einer **Polypose**

(Polyposis). **Benigne Tumoren** entstehen vor allem in der Schleimhaut und wachsen in Richtung des Lumens (exophytisches Wachstum). **Maligne Tumoren** sind meist Plattenepithel- oder Adenokarzinome. Im Folgenden werden einige wichtige gastrointestinale Karzinome besprochen.

12.14.1 Ösophaguskarzinom

Die Speiseröhrentumoren sind fast ausschließlich Karzinome (in Deutschland etwa 80 % Plattenepithelkarzinome). An der Entstehung sind Umwelt- bzw. Ernährungsfaktoren (u. a. heiße Getränke, Rauchen, Alkoholabusus, mit Schimmelpilzen verunreinigte Nahrung) maßgeblich beteiligt. Achalasie (▸Kap. 12.11.2) und Laugenverätzungen disponieren ebenfalls zur Karzinomentstehung. Adenokarzinome (ca. 20 %) findet man fast nur im unteren Ösophagus infolge einer chronischen Refluxösophagitis mit metaplastischem Ersatz von Plattenepithel durch Zylinderepithel (Barrett-Ösophagus, ▸Kap. 12.11.2).

Prognostisch ungünstig ist, dass Ösophaguskarzinome erst dann zu Beschwerden führen, wenn bereits alle Wandschichten penetriert sind. Das vorherrschende Symptom beim fortgeschrittenen Karzinom stellt die Dysphagie (▸Kap. 12.11.2) dar. Die 5-Jahres-Überlebensrate aller Patienten liegt derzeit < 10 %.

12.14.2 Magenkarzinom

Trotz der kontinuierlichen Abnahme der Magenkrebshäufigkeit in Westeuropa und den USA während der letzten Jahre gehört das **Adenokarzinom** des **Magens** neben den kolorektalen Karzinomen und Pankreaskarzinomen noch immer zu den bedeutsamen bösartigen Tumoren des Magen-Darm-Kanals. Dass exogene Faktoren (u. a. gepökeltes Fleisch mit dadurch bedingter Nitrosaminbildung im Magen; geräucherter, polycyclische Kohlenwasserstoffe enthaltender Fisch; Helicobacter-pylori-Gastritis) ätiopathogenetisch eine bedeutsame Rolle spielen, zeigt das besonders häufige Vorkommen in China und Japan sowie die deutliche Abnahme der Tumorinzidenz, wenn Japaner z. B. nach USA auswandern. Auch genetische Faktoren sind von Bedeutung, wie aus dem vermehrten Auftreten von Magenkrebs in bestimmten Familien und bei Patienten der Blutgruppe A hervorgeht.

Da im Frühstadium der Erkrankung ähnliche Symptome auftreten wie beim Reizmagen und die Diagnose daher häufig nicht rechtzeitig gestellt wird, ist die Prognose meist schlecht. Im fortgeschrittenen Stadium mit den Symptomen Gewichtsabnahme, Schmerzen im Epigastrium, Völle- und Druckgefühl, Appetitlosigkeit und Widerwillen gegen bestimmte Speisen (vor allem Fleisch) kommt die Behandlung vielfach zu spät. Die 5-Jahres-Überlebensrate liegt beim fortgeschrittenen Magenkarzinom bei weniger als 15 %, beim frühzeitig erkannten Tumor dagegen bei 70–95 %.

12.14.3 Kolon- und Rektumkarzinom

Dickdarm- und Mastdarmkrebse sind in Deutschland die häufigsten bösartigen Tumoren des Gastrointestinaltrakts (Inzidenz 40 pro 100 000 Einwohner und Jahr). Etwa 50 % davon sind Rektum- und 25–30 % Sigma-Karzinome, weitere 10 % entstehen jeweils im Colon ascendens/Caecum bzw. Colon descendens. Die meist polypösen, ulzerierenden Tumoren sind überwiegend (zu ca. 90 %) Adenokarzinome. Da die Häufigkeit des Dickdarmkrebses in den Industrienationen noch immer ständig zunimmt, kann ein Zusammenhang mit den Lebensgewohnheiten, insbesondere den Ernährungsgewohnheiten, als gesichert gelten. Fett- und fleischreiche Kost gelten als Risikofaktor. In Ländern, in denen ballaststoff- und faserreiche Kost eingenommen wird (z. B. in Ostafrika) und die Stuhlentleerungen dadurch häufiger und die Stuhlmengen größer sind, ist der Dickdarmkrebs dagegen selten. Es wird vermutet, dass durch die längere Verweildauer die Biotransformation von Präkanzerogenen zu Kanzerogenen zunimmt. Disponierend sind Adenome und Colitis ulcerosa. Von großer Bedeutung für die Entstehung eines Kolonkarzinoms aus einem Adenom ist ferner der Verlust oder die Mutation von Tumorsuppressorgenen (▸Kap. 5.7.2), insbesondere von p53, bzw. eine Mutation des K-ras-Onkogens. Zu den **Risikogruppen** zählen auch Patienten mit einer familiären adenomatösen Polyposis, einer genetisch bedingten, obligaten Präkanzerose. Für die schrittweise Entwicklung eines Kolonkarzinoms, ausgehend vom Normalgewebe über das Adenom, wird eine Akkumulation verschiedener genetischer Veränderungen während eines Zeitraums von ca. 10 Jahren verantwortlich gemacht. Zu den **protektiven Faktoren** zählen gemüse- und salatreiche Kost, schnelle Darmpassage, Acetylsalicylsäure und regelmäßige körperliche Aktivität.

Die Beschwerden beginnen meist schleichend, viele kolorektale Tumoren verursachen in der Anfangsphase überhaupt keine Symptome. Besonders wichtig für die Diagnose ist der Nachweis von okkultem Blut im Stuhl (Blut im Stuhl bedeutet bis zum erwiesenen Gegenteil Karzinomverdacht!) sowie der Wechsel von Obstipation und Diarrhö. Erst in späteren Stadien kommen Gewichtsverlust, Appetitlosigkeit, Schmerzen im Unterbauch und Anämie hinzu. Wegen der guten therapeutischen Möglichkeiten bei rechtzeitiger Diagnose besitzen Vorsorgeuntersuchungen eine besonders große Bedeutung (z. B. digitale Austastung des Rektum, Prokto-Koloskopie).

In Kürze

- Zu den wichtigen bzw. häufigen gastrointestinalen Karzinomen zählen Ösophagus-, Magen-, Kolon- und Rektum-Karzinome.
- 80 % der **Ösophagus-Karzinome** sind Plattenepithel-, der Rest Adenokarzinome als Folge einer chronischen Refluxösophagitis. Das Leitsymptom ist eine Dysphagie.
- **Karzinome** des **Magens** sind vorrangig Adenokarzinome. Ursächlich kommen vor allem Helicobacter-pylori-Infektionen, daneben Nitrosamine, polycyclische Kohlenwassersoffe u. a. infrage.
- **Kolorektale Karzinome** sind die häufigsten bösartigen Tumore des GIT. Als Risikofaktoren gelten fett- und fleischreiche sowie ballaststoffarme Kost. Die familiäre adenomatöse Polyposis ist eine gesicherte Präkanzerose.

12.15 Pathophysiologie der Leber und der Gallenwege

12.15.1 Durchblutungsstörungen der Leber

Bei diesen Störungen ist entweder der venöse Rückfluss aus der Leber zum rechten Herzen oder die Blutzufuhr durch die Pfortader bzw. die Arteria hepatica in die Leber beeinträchtigt.

Stauungsleber. Bei schwerer Rechtsherzinsuffizienz wird wegen des verlangsamten venösen Rückflusses zum rechten Herzen und des dadurch bedingten Rückstaus in den großen Kreislauf sowie aufgrund des verringerten Herzzeitvolumens die Sauerstoffversorgung des Leberparenchyms herabgesetzt. Unterschreitet der Sauerstoffpartialdruck einen kritischen Wert, kommt es zur Leberzellschädigung insbesondere in den inneren Läppchenbezirken. Die Erhöhung des zentralen Venendrucks (▸Kap. 8.5.2) wirkt sich auch auf die Lebervenen und über diese auf die Sinusoide aus, die sich daraufhin erweitern. Histologisch sieht man als Folge der Stauung u. a. eine Atrophie der Leberzellen im Bereich der Zentralvene. Wegen eines Membrandefekts der Leberzellen und des dadurch bedingten Enzymaustritts ins Blut steigen die Transaminasen (ALT, AST) im Plasma an. Durch eine verminderte Syntheseleistung der Leberzellen nehmen die Plasmaalbumine und Gerinnungsfaktoren ab; ferner ist durch die gestörte Ausscheidungsfunktion die Sekretion bzw. Exkretion körpereigener und körperfremder Stoffe gehemmt.

Pfortaderhochdruck. Der besonders bedeutsame Pfortaderhochdruck (**portale Hypertension**) mit einem Druck > 13 mm Hg (Druck beim Gesunden 3–6 mm Hg) entsteht durch ein Strömungshindernis im Bereich des Pfortaderkreislaufs, das

- prähepatisch,
- intrahepatisch oder
- posthepatisch

auftreten kann.

Ein **prähepatischer Block** ist z. B. durch eine Pfortaderthrombose, eine Einengung bzw. Kompression der Pfortader durch Tumoren in der Umgebung, Pankreaszysten oder Lymphknotenschwellungen bedingt. Ein **intrahepatischer Block** kann u. a. durch eine Leberzirrhose (▸Kap. 12.15.5), ein Leberkarzinom oder Lebermetastasen hervorgerufen werden. Dabei wird aus dem Blut vermehrt Lymphe in den Disse-Raum abgepresst (Steigerung der Bildung hepatischer Lymphe auf das 4–6-Fache). Ein **posthepatischer Block** liegt bei einer Einengung der Lebervenen oder Störung des venösen Rückflusses (z. B. bei der oben erwähnten Rechtsherzinsuffizienz, einengenden Herzbeutelentzündung oder bei einer Lebervenenthrombose) vor. Am häufigsten ist der intrahepatische Block (90 % aller Fälle von portaler Hypertension), der wiederum zu 80 % auf eine Leberzirrhose (▸Kap. 12.15.5) zurückzuführen ist.

Die Bedeutung einer portalen Hypertension ergibt sich aus ihren Folgen und Gefahren. Wegen des erhöhten Strömungswiderstands bilden sich **Umgehungskreisläufe** (**Kollateralkreisläufe**) aus. Dabei fließt ein großer Teil des in der Pfortader ankommenden Blutes zunächst über die Venen des Magens und dann über die des Ösophagus ab. Wie bereits in ▸Kap. 12.11.2 erwähnt, entwickeln sich im Bereich des Ösophagus Varizen, mit der Gefahr der **Ösophagusvarizenblutung**. In seltenen Fällen – Voraussetzung ist eine Erweiterung oder Wiedereröffnung der Nabelvene – besteht auch ein anderer Kollateralkreislauf mit deutlicher Venenzeichnung in der Bauchhaut um den Nabel (Medusenhaupt, Caput medusae). In der Schleimhaut des Mastdarms führt die Erweiterung der venösen Verbindungen zwischen der Pfortader und der unteren Hohlvene zur Ausbildung von **Rektumvarizen**, die nicht mit Hämorrhoiden (▸Kap. 9.9.6) verwechselt werden dürfen. Eine weitere wichtige Folge des Pfortaderhochdrucks ist eine **Milzvergrößerung** (Splenomegalie) mit vermehrtem Abbau von Erythrozyten und Thrombozyten infolge der verlängerten Verweildauer des Blutes in der Milz (Hypersplenismus) sowie eine Ansammlung seröser Flüssigkeit in der Bauchhöhle (portaler Aszites, s. u.).

12.15.2 Aszites

Chronische Lebererkrankungen können zu einer Flüssigkeitsansammlung in der Bauchhöhle führen, die als Aszites bezeichnet wird. Die Pathogenese ist multifaktoriell und noch nicht vollständig geklärt. In ◦ Abb. 12.45 sind die wesentlichen Faktoren der Aszitesentstehung zusammengestellt.

Eine gemeinsame Ursache der nachfolgend beschriebenen, zur Aszitesbildung führenden Störungen ist ein **Leberparenchymschaden**. Die dadurch bedingte verminderte Albuminsynthese bewirkt eine Abnahme des kolloidosmotischen (onkotischen) Drucks im Plasma. Dadurch wird die Resorption von Wasser aus dem Extravasalraum vermindert, was eine Reduktion des intravasalen Blutvolumens (Hypovolämie) und eine erhöhte Adiuretin-Sekretion sowie eine Stimulation des Renin-Angiotensin-Aldosteron-Systems (RAAS, ▸ Kap. 14.4.3) nach sich zieht. Der sekundäre Hyperaldosteronismus (▸ Kap. 16.6.5) wiederum löst eine renale Kochsalz- und Wasserretention mit nachfolgender Aszitesbildung aus.

Ein Leberparenchymschaden ruft ferner über eine Einengung des Gefäßbetts einen verminderten venösen Abfluss hervor. Dadurch wird die Bildung von Leberlymphe so stark erhöht, dass die Transportkapazität der hepatischen Lymphgefäße überschritten und Aszites gebildet wird.

Die Gefäßbetteinengung ist außerdem die Ursache für einen gesteigerten Pfortaderdruck, wodurch der hydrostatische Druck in den Kapillaren des Bauchraums erhöht und der Austritt von Flüssigkeit in die Bauchhöhle begünstigt wird (s. o.).

Ferner wird angenommen, dass durch Abnahme der Leberfunktion endogene vasodilatatorische Substanzen nicht rasch genug bzw. nur unzureichend inaktiviert werden. Dies hat eine arterielle Vasodilatation, eine Zunahme des Blutvolumens (Kongestion) im Splanchnikusbereich, eine Verminderung des zirkulierenden Blutvolumens und damit eine Verringerung der Nierendurchblutung sowie letztendlich wiederum eine Natriumchlorid- und Wasserretention zur Folge.

12.15.3 Ikterus und Cholestase

Unter einem Ikterus (Gelbsucht) versteht man eine Gelbfärbung der Gewebe als Folge einer **Hyperbilirubinämie**, d. h. einer erhöhten Plasma-Bilirubin-Konzentration, insbesondere der Skleren (Plasma-

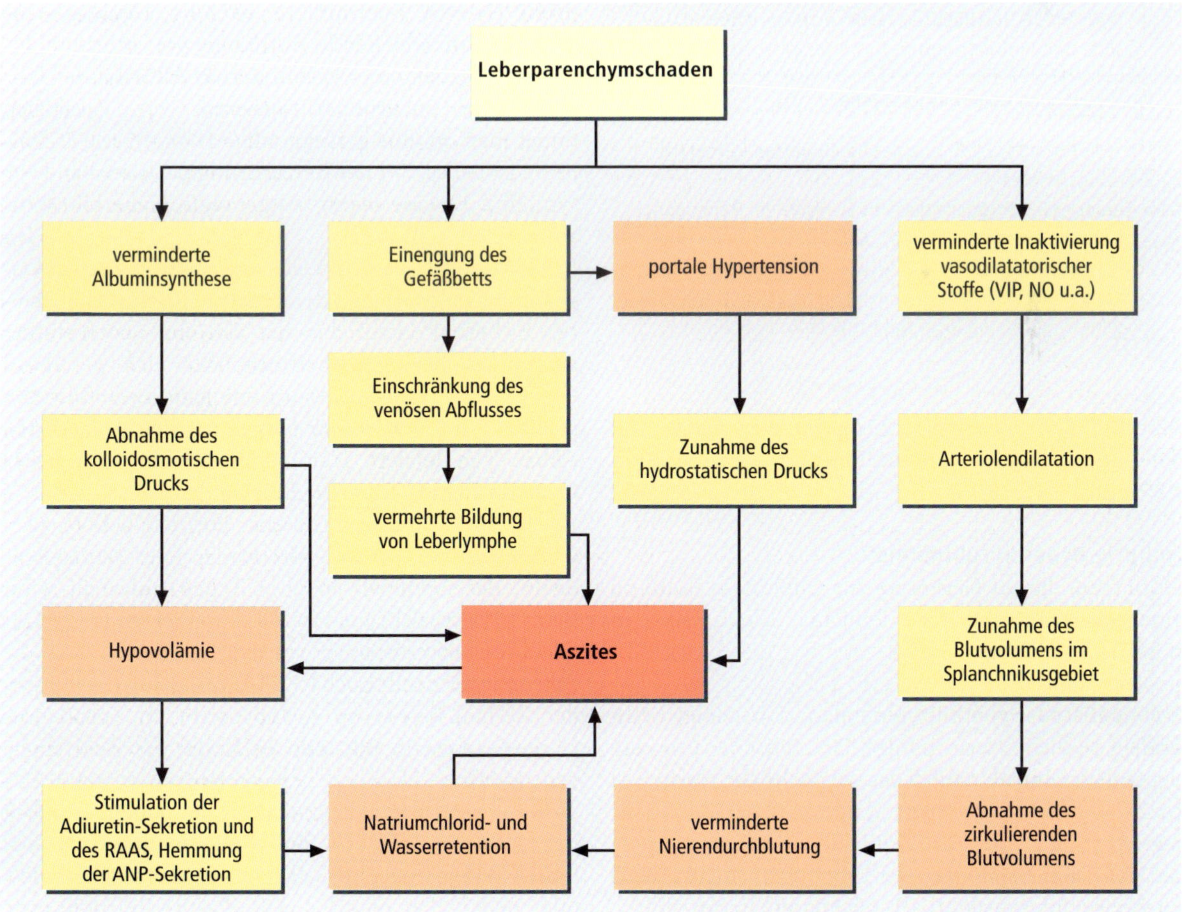

◦ **Abb. 12.45** Schematische Darstellung der (teilweise hypothetischen) Aszites-Pathogenese bei chronischen Lebererkrankungen. **RAAS** Renin-Angiotensin-Aldosteron-System, **ANP** atriales natriuretisches Peptid

Tab. 12.9 Ursachen der isolierten Hyperbilirubinämien

Prähepatische Hyperbilirubinämien
Mit vorwiegender Erhöhung des unkonjugierten (indirekten) Bilirubins infolge ▪ Hämolyse („Überproduktionsikterus"), z. B. bei hämolytischen Anämien, gestörter Erythropoiese mit erhöhtem Hämoglobinabbau, Transfusionszwischenfällen, ▪ Abbau von Hämatomen oder fetalem Hämoglobin (▸Kap. 6.4.1) nach der Geburt
Intrahepatische Hyperbilirubinämien
Mit vorwiegender Erhöhung des unkonjugierten (indirekten) Bilirubins infolge ▪ Störungen der Bilirubinaufnahme aus der Blutbahn in die Leberzellen („Transportikterus"), z. B. beim Gilbert-Syndrom, ▪ Störung der Bilirubinkonjugation in den Leberzellen („Konjugationsikterus"), z. B. bei Neugeborenenikterus, Leberzirrhose, Crigler-Najjar-Syndrom, Paracetamol-Vergiftung
Mit vorwiegender Erhöhung des konjugierten (direkten) Bilirubins infolge ▪ Störung der Sekretion von konjugiertem Bilirubin aus den Leberzellen in die Gallenkapillaren („Sekretionsikterus"), z. B. bei Hepatitis, Leberzirrhose, Dubin-Johnson- und Rotor-Syndrom
Posthepatische Hyperbilirubinämie
Mit vorwiegender Erhöhung des konjugierten (direkten) Bilirubins infolge ▪ eines Abflusshindernisses mit Rückstau im Gallengangsystem („Verschlussikterus", Cholestase) z. B. bei Gallengangsobstruktion infolge von Gallensteinen, Gallengangstenosen (u. a. bei Gallengangkarzinom), Gallengangkompression (u. a. bei Pankreaskopfkarzinom)

Bilirubin-Konzentration >25 mg/l), der Haut und der Schleimhäute (Plasma-Bilirubin-Konzentration >35 mg/l).

Isolierte Hyperbilirubinämien

Störungen, die im Gegensatz zur Cholestase (s. u.) zu einer isolierten Hyperbilirubinämie führen, sind in Tab. 12.9 zusammengestellt.

Prähepatische Hyperbilirubinämien. Übersteigt beim prähepatischen Ikterus infolge hämolytischer Prozesse der tägliche Bilirubinanfall das Dreifache der Norm von ca. 275 mg, nimmt vorwiegend der Gehalt an nichtkonjugiertem (sog. indirektem) Bilirubin im Plasma zu, da die Konjugationsfähigkeit der Leber überschritten wird („Überproduktionsikterus"). Nichtkonjugiertes Bilirubin muss nämlich, wie in ▸Kap. 12.6.6 beschrieben, erst konjugiert werden, um mit der Galle ausgeschieden werden zu können. Eine gesunde Leber ist allerdings in der Lage, sich einem gesteigerten Bilirubinanfall weitgehend anzupassen. Daher steigt die Plasma-Bilirubinkonzentration nur bei massiven Hämolysen auf kritische Werte über 30–40 mg/l an.

Zusatzinformation

Der Ausdruck indirektes Bilirubin rührt daher, dass beim Nachweis von Bilirubin mit Diazo-Reagens nichtkonjugiertes Bilirubin im Gegensatz zu konjugiertem („direktem") Bilirubin nicht unmittelbar, sondern erst nach Zugabe von Methanol („indirekt") nachweisbar ist.

Hepatische Hyperbilirubinämien. Beim hepatischen Ikterus (hepatozellulären Ikterus) unterscheidet man zwischen Formen, bei denen wiederum das indirekte Bilirubin erhöht ist, und solchen, bei denen vermehrt direktes Bilirubin vorliegt. Zu den ersteren gehören das Gilbert-Syndrom, der Neugeborenenikterus und das Crigler-Najjar-Syndrom, zu den letzteren die Erhöhungen der Plasma-Bilirubin-Konzentrations aufgrund einer Hepatitis oder einer Leberzirrhose sowie das Dubin-Johnson- und Rotor-Syndrom.

Beim autosomal-rezessiv vererbten **Gilbert-Syndrom** (Icterus intermittens juvenilis Meulengracht) liegt eine unzureichende Aufnahme von Bilirubin aus dem Blut neben einer verminderten Aktivität der Bilirubin-UDP-Glucuronosyltransferase vor. Zusätzlich findet man oft eine geringgradige Hämolyse. Das Syndrom ist bei ca. 7 % der Bevölkerung nachweisbar. Leitsymptom ist eine mäßig ausgeprägte Hyperbilirubinämie (selten >30 mg/l).

Der **Neugeborenenikterus**, die physiologische Neugeborenengelbsucht, ist der häufigste Konjugationsikterus. Er beruht darauf, dass bei Neu- und (noch stärker ausgeprägt) bei Frühgeborenen noch nicht genügend Glucuronosyltransferase zur Konjugation von Bilirubin gebildet wird. Außerdem fällt durch den gesteigerten Abbau von fetalem Hämoglobin (HbF, ▸Kap. 6.4.1) nach der Geburt vermehrt Bilirubin an.

Zu den Konjugationsikterus-Formen gehört auch das autosomal-rezessiv vererbte **Crigler-Najjar-Syndrom**, das nochmals in zwei Typen unterteilt wird. Beim autosomal-rezessiv vererbten **Typ I** fehlt die UDP-Glucuronosyltransferase vollständig; daher sind die Bilirubinwerte sehr hoch (>200 mg/l). Die meisten Kinder sterben bereits im 1. Lebensjahr an Kernikterus (Einlagerung von Bilirubin in Kerne des Zentralnervensystems).

Beim **Typ II** mit autosomal-dominantem Erbgang liegt dagegen lediglich ein UDP-Glucuronosyltransferase-Mangel vor. Die Gelbsucht wird erst im Kindes- oder Jugendalter manifest. Die Plasma-Bilirubinwerte liegen zwischen 50 und 200 mg/l. Durch Enzyminduktion (z. B. mit Phenobarbital) kann eine Erhöhung der

Glucuronosyltransferaseaktivität erreicht und damit das Mangelsyndrom therapiert werden.

Dem **Dubin-Johnson-Syndrom** und **Rotor-Syndrom** liegt ein autosomal-rezessiv vererbter genetischer Defekt des Bilirubintransporters MRP2 (▸ Kap. 12.6.6) und somit eine gestörte Sekretion von konjugiertem Bilirubin aus den Leberzellen in die Gallenkapillaren zugrunde. Das Rotor-Syndrom unterscheidet sich vom Dubin-Johnson-Syndrom dadurch, dass bei ersterem die Ablagerung eines braunen Pigments, das vermutlich aus polymeren Adrenalinmetaboliten besteht, fehlt.

Posthepatische Hyperbilirubinämien. Bei der posthepatischen Hyperbilirubinämie, dem extrahepatischen Verschlussikterus, steigt durch ein Abflusshindernis mit Rückstau der Druck im Gallengangsystem an. Werden durch den erhöhten Druck die Gallengangschaltstücke, welche die Gallenkapillaren mit den kleinsten Gallengängen (Ductuli) verbinden, gesprengt, tritt Galle direkt in die Lymphe über. Während zunächst das konjugierte Bilirubin im Blut erhöht ist, nimmt später auch die Konzentration des nichtkonjugierten Bilirubins zu. Die Gallenwege sind stark erweitert; die Leber schwillt an.

Da beim totalen Verschlussikterus eine Bilirubinausscheidung in den Darm fehlt, unterbleibt die Umwandlung von Bilirubin in Stercobilinogen, wodurch der Stuhl farblos (acholisch) wird.

Cholestase

Bei einer Cholestase (Gallenstauung) werden neben Bilirubin auch alle anderen Gallenbestandteile, insbesondere Cholesterol und Gallensäuren, retiniert. Als Ursache für den dabei auftretenden **generalisierten Juckreiz (Pruritus)** werden erhöhte Plasmakonzentration des Enzyms Autotaxin angenommen, das Lysophosphatidylcholin in Lysophosphatidsäure überführt.

Entsprechend der die Cholestase auslösenden Ursachen unterscheidet man eine

- nicht-obstruktive und
- obstruktive Cholestase.

Nicht-obstruktive Cholestase. Bei der nicht-obstruktiven Cholestase ist die Gallensekretion aus den Hepatozyten in die Gallenkapillaren gestört. Ursächlich sind Störungen des ATP-abhängigen Transportproteins BSEP (○ Abb. 12.28) in der kanalikulären Hepatozytenmembran, angeborene Enzymdefekte (z. B. Gallensäuren-Synthesestörung) sowie Funktionsveränderungen intrazellulärer Organellen (z. B. der Mikrofilamente) beteiligt. Eine nicht-obstruktive Cholestase kann klinisch als cholestatische Verlaufsform der Virushepatitis (s. u.), als Fettlebercholestase bei der alkoholischen Fettleber, als idiopathische Schwangerschaftscholestase, nach Gabe verschiedener Arzneimittel (z. B. Paracetamol, Chlorpromazin, Amoxicillin, Erythromycin, Tamoxifen u. a.) sowie postoperativ und nach schweren Verbrennungen auftreten.

Obstruktive Cholestase. Die obstruktive Cholestase beruht auf einem mechanischen Abflusshindernis, intrahepatisch z. B. bei Lebertumoren oder Lebermetastasen, extrahepatisch z. B. bei Entzündungen der extrahepatischen Gallenwege, Choledocholithiasis, Gallenwegs-, Papillen- und Pankreaskarzinomen, Zysten oder Verlegung der Gallengänge durch Parasiten (u. a. Würmer).

Als Folgen einer Cholestase kommt es neben der schon erwähnten mangelhaften Ausscheidung gallenpflichtiger Stoffe wegen des Gallensäurenmangels im Darm zu einer Fett-Maldigestion und zu einer unzureichenden Absorption fettlöslicher Vitamine. Daneben kann eine lang anhaltende Cholestase zu einer (biliären) Leberzirrhose (▸ Kap. 12.15.5) führen. Bei Gallenrückstau treten vermehrt **Enzyme** ins Blut über, die normalerweise in die Galle sezerniert werden (alkalische Phosphatase AP, Leucin-Arylamidase LAP, γ-Glutamyltransferase γGT).

12.15.4 Entzündungen der Leber

Akute Hepatitis. Der Begriff akute Hepatitis umfasst alle hepatozellulären Erkrankungen, die mit einer akuten Entzündung der Leber einhergehen. Neben infektiösen Noxen (Viren, Bakterien, Parasiten) können zahlreiche chemische Substanzen, z. B. Ethanol, halogenierte Kohlenwasserstoffe, Arzneistoffe (z. B. Methyldopa, Paracetamol, Captopril) oder Gifte (z. B. Knollenblätterpilzgifte) eine Hepatitis auslösen. Neben der Ethanol-induzierten Hepatitis kommt den Virus-bedingten Hepatitisformen (Hepatitis A–E) die größte Bedeutung zu.

Die **Hepatitis A** (Hepatitis epidemica) wird durch das Hepatitis-A-Virus (HAV), ein **RNA-Virus**, hervorgerufen, das zu den Picornaviren gehört und ausschließlich für Primaten pathogen ist. In den tropischen Gebieten findet noch immer eine fast vollständige Durchseuchung der Bevölkerung bereits im Kleinkindesalter statt. Die in diesem Lebensabschnitt meist ohne klinische Symptome verlaufende Infektion führt in der Regel zu einer lebenslangen Immunität. Im Gegensatz dazu nimmt in den westlichen Industrienationen die prozentuale Häufigkeit der Infektionen mit Hepatitis-A-Virus ständig ab. Bei der heute 20-jährigen westeuropäischen Bevölkerung liegt die Infektionsrate < 10 %. Zu den Risikogruppen gehören u. a. Reisende in Länder mit niedrigem Hygienestandard, in Gemeinschaftsunterkünften (Heimen, Kasernen, Kindergärten) lebende Personen sowie Kanalarbeiter. Sporadisch kommt die Hepatitis A auch bei Homosexuellen und i. v.-Drogenabhängigen vor.

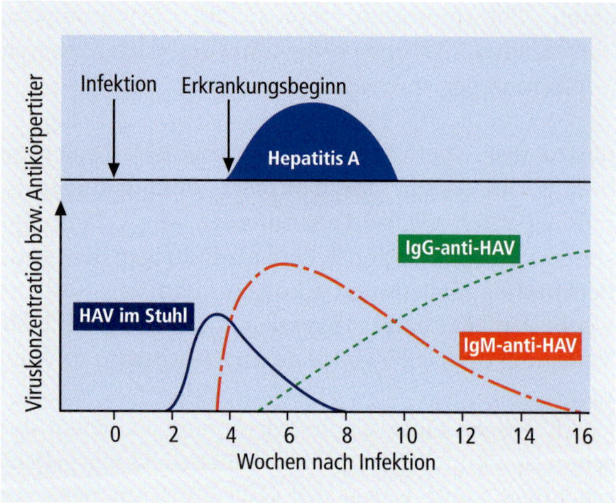

Abb. 12.46 Virusausscheidung und Bildung von Antikörpern bei Hepatitis A. **HAV** Hepatitis-A-Virus

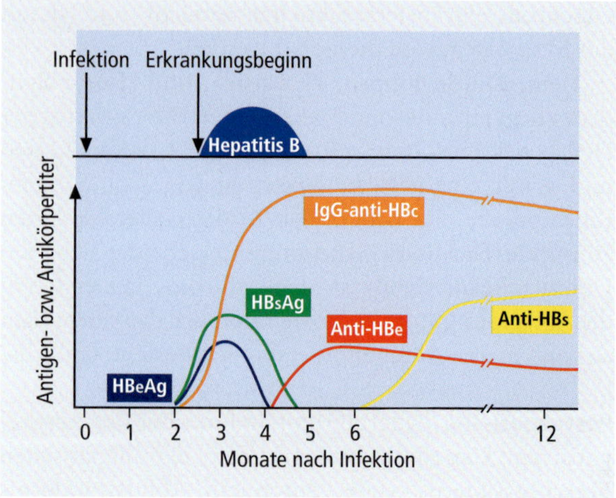

Abb. 12.47 Antigen- und Antikörperbildung bei Hepatitis B

Das Hepatitis-A-Virus führt zur Bildung virusspezifischer IgM- und IgG-Antikörper (IgM- und IgG-anti-HAV), die von diagnostischer Bedeutung sind (Abb. 12.46). Virusinfizierte Hepatozyten werden sehr wahrscheinlich durch zytotoxische T-Lymphozyten zerstört, Hepatitis-A-Viren durch Zytokine eliminiert.

Die Inkubationszeit der Virus-A-Hepatitis beträgt 15–50 Tage, der Beginn ist akut. Die Virusübertragung erfolgt fäkal-oral (z. B. durch mit Fäkalien verunreinigtes Wasser oder durch verseuchte Nahrungsmittel, z. B. Muscheln, Gemüse, Salate). Eine Hepatitis A nimmt nie einen chronischen Verlauf.

Die durch das Hepatitis-B-Virus (HBV) ausgelöste **Hepatitis B** (Serumhepatitis) wird parenteral (auf dem Blutweg, sexuell und perinatal) übertragen. Risikogruppen sind i. v.-Drogenabhängige, Prostituierte sowie in Heilberufen Tätige. In den Tropen werden häufig Neugeborene durch die Mutter infiziert.

Das Hepatitis-B-Virus (sog. Dane-Partikel) gehört im Gegensatz zu allen anderen Hepatitis-Viren zu den **DNA-Viren**, und zwar zur Gruppe der Hepadnaviren (aus hepar = Leber und DNA-Viren abgeleitete Bezeichnung). Es besteht aus einem „Kern" mit einer teilweise doppelsträngigen DNA und einer DNA-Polymerase, einem Nucleokapsid sowie einer „Hülle" aus mehreren kleinen, mittleren und großen Proteinen. Das Nucleokapsid stellt das Hepatitis-B-Kernantigen (HBcAg; c von engl. core), die äußere Proteinhülle, die von infizierten Leberzellen im Überschuss gebildet und an das Blut abgegeben wird, das Hepatitis-B-Oberflächenantigen (HBsAg; s von engl. surface) dar. Ein weiteres Antigen ist das sekretorische Hepatitis-Be-Antigen (HBeAg), das als lösliches Protein im Serum vorkommt. Die entsprechenden Antikörper sind Anti-HBc, Anti-HBs und Anti-HBe (Abb. 12.47).

Die Inkubationszeit beträgt 30–180 Tage, der Beginn der Erkrankung ist schleichend. Sie befällt Menschen aller Altersklassen, weist häufig einen schweren Verlauf auf und geht bei Erwachsenen in 5–10 %, bei perinataler Übertragung in über 90 % der Fälle in eine chronische Hepatitis über.

Die **Hepatitis C** beruht auf einer Infektion mit dem Hepatitis-C-Virus (HCV), einem **RNA-Virus**. Außer Leberzellen werden auch Knochenmark-Stammzellen und Blutlymphozyten durch das Virus infiziert. Bisher wurden sechs Genotypen und zahlreiche Subtypen beschrieben, von denen der prognostisch ungünstige Genotyp Ib bevorzugt in Deutschland und Japan vorkommt. Vor Einführung der Untersuchung von Blutkonserven auf Hepatitis-C-Antikörper waren Bluttransfusionen eine bedeutsame Infektionsquelle. Bei heute Neuinfizierten ist der Übertragungsweg nur teilweise bekannt. Drogenabhängige sind bei gemeinsamem Gebrauch von Spritzen und Injektionskanülen wiederum besonders gefährdet, was auf einen bevorzugt parenteralen Infektionsweg schließen lässt. Die Inkubationszeit beträgt 15–160 Tage, der Beginn ist schleichend. 50–70 % der Erkrankungen nehmen einen chronischen Verlauf.

Voraussetzung für eine durch das Hepatitis-D-Virus (HDV) ausgelöste **Hepatitis D** ist eine gleichzeitige akute oder persistierende Infektion mit dem Hepatitis-B-Virus. Das früher als Delta-Virus (Delta-Agens) bezeichnete Hepatitis-D-Virus, ein **RNA-Virus**, ist nämlich nur dann infektiös, wenn es sich mit dem in der gleichen Wirtszelle exprimierten HBV-Hüllprotein (HBs-Antigen) umgeben hat. Auch die Übertragungswege der beiden Hepatitisformen sind identisch. Die Hepatitis D kommt dementsprechend vor allem in Gegenden mit hoher Hepatitis-B-Prävalenz vor. Die Inkubationszeit beträgt (wie bei der HBV-Infektion) 30–180 Tage, die Erkrankung beginnt akut bis schleichend. Ihre Prognose ist schlechter als die einer Hepatitis B. Bei einer Koinfektion mit Hepatitis-B-Virus

(„Helfervirus") kommt es in etwa 5–10 % der Fälle, bei einer Superinfektion einer Hepatitis B mit Hepatitis-D-Virus dagegen bei > 70 % der Patienten zu einem chronischen Verlauf.

Die **Hepatitis E**, der eine Infektion mit dem Hepatitis-E-Virus (HEV), einem **RNA-Virus**, zugrunde liegt, kommt vorrangig in Südostasien sowie in Ägypten, im Sudan und in Mexiko vor. Die Übertragung erfolgt wie bei der Hepatitis A fäkal-oral, meist durch verseuchtes Trinkwasser. Auch sonst ähnelt die Hepatitis E der Hepatitis A. Die Inkubationszeit beträgt 15–60 Tage, der Beginn ist akut. Chronische Fälle treten wie bei der Hepatitis A nicht auf, jedoch ist die Letalität, insbesondere bei Schwangeren mit über 20 %, deutlich höher.

Die klinischen Symptome sind bei den verschiedenen akuten Hepatitisformen im Prinzip ähnlich, unterscheiden sich aber in ihrem Schweregrad. Stets sind die Transaminasen (Aspartat-Aminotransferase AST = Glutamat-Oxalacetat-Transaminase GOT, Alanin-Pyruvattransaminase ALT = Glutamat-Pyruvat-Transaminase GPT) sowie die Glutamat-Dehydrogenase (GLDH), die aus zerstörten Leberzellen freigesetzt werden, im Serum erhöht. Die Erkrankung beginnt häufig mit einem **Prodromalstadium** (Vorstadium) von 2–7 Tagen mit Übelkeit, Appetitlosigkeit, Abgeschlagenheit, mäßigem Fieber, Widerwillen gegen fetthaltige Speisen, Oberbauchbeschwerden sowie (insbesondere bei der Hepatitis B) mit Gelenk- und Muskelschmerzen. Das Ende des Prodromalstadiums zeigt sich in einer Dunkelfärbung des Urins und der Entfärbung des Stuhls. Danach beginnt eine ikterische Phase mit einem Anstieg der Bilirubinkonzentration im Serum, die in wenigen Tagen ihren Höhepunkt erreicht. (Neben den ikterischen gibt es, vor allem bei Kindern, häufig auch anikterische Formen.) Die Leber ist in der Regel etwas vergrößert und druckempfindlich, in etwa 20 % der Fälle ist auch die Milz vergrößert. Die ikterische Phase dauert in der Regel 2–8 Wochen und klingt dann kontinuierlich ab. Doch ist die Erkrankung, sofern sie keinen chronischen Verlauf nimmt, erst nach etwa 4–5 Monaten ganz überstanden.

Eine wichtige Komplikation der akuten Hepatitis stellt die fulminante Verlaufsform mit akutem Leberversagen dar. Besonders oft tritt diese bei gleichzeitiger Infektion mit Hepatitis-B- und Hepatitis-D-Virus sowie bei der Infektion von Schwangeren mit Hepatitis-E-Virus auf.

Chronische Hepatitis. Von einer chronischen Hepatitis spricht man, wenn eine Leberentzündung länger als 6 Monate dauert und histopathologisch Leberveränderungen (hepatozelluläre Nekrosen, entzündliche lymphozytäre Infiltrate) nachgewiesen werden können. Ursächlich liegen den chronischen Leberentzündungen anhaltende Infektionen mit den Hepatitisviren B, C oder D sowie bei der chronischen Autoimmunhepatitis ein Autoimmunprozess (s. u.) zugrunde.

Die Ätiopathogenese der **Autoimmunhepatitis** ist multifaktoriell und im Einzelnen noch ungeklärt. Zu 70–90 % sind hiervon Frauen betroffen. Bei zahlreichen Erkrankten werden neben der Leberentzündung weitere Autoimmunreaktionen, z. B. eine rheumatoide Arthritis (▸ Kap. 18.7.1) oder eine Autoimmunvaskulitis, gefunden.

Die Symptome einer chronischen Hepatitis sind von der auslösenden Ursache weitgehend unabhängig, auch sind sie wenig charakteristisch. Wie bei anderen Lebererkrankungen klagen die Patienten über Müdigkeit, Abgeschlagenheit, Leistungsminderung und Appetitlosigkeit sowie gelegentlich auch über Druckschmerzen im rechten Oberbauch und Gelenkbeschwerden.

12.15.5 Fettleber, alkoholinduzierte Leberschäden, Leberzirrhose

Fettleber. Als Fettleber (Steatose) bezeichnet man eine abnorme Anhäufung von Fetten (Triacylglycerolen) in den Leberparenchymzellen. Die Fettleber ist keine eigenständige Krankheit, sondern tritt als (häufig reversible) Folge von Vorerkrankungen oder nach Einwirkung verschiedener Noxen auf. Man unterscheidet zwischen (◻ Tab. 12.10)

- nicht-alkoholischen Fettlebererkrankungen (Ursache in 90 % metabolisches Syndrom oder Typ-2-Diabetes) und
- Alkoholfettleber (bei chronischem Alkoholabusus).

Alkoholinduzierte Leberschäden. Durch chronischen Alkoholabusus können drei verschiedene Leber-Krankheitsbilder hervorgerufen werden: die alkoholbedingte

- Fettleber (s. o.),
- Hepatitis und
- Leberzirrhose.

Nur etwa 2–10 % des aufgenommenen Äthylalkohols (Ethanols) werden unverändert über die Nieren, die Lungen und die Haut ausgeschieden. Der weitaus wichtigere oxidative Abbau von Ethanol erfolgt in der Leber, wobei in einem ersten Schritt der lebertoxische Acetaldehyd (s. u.) und in einem zweiten Schritt Acetat gebildet wird (⚬ Abb. 12.48). Bei beiden Reaktionen entsteht NADH, das zusammen mit Acetyl-Coenzym A die Fettsäurensynthese anregt. Weiterhin hemmt das vermehrt gebildete NADH die Fettsäurenoxidation. Acetaldehyd schränkt darüber hinaus die Synthese von Apoproteinen und damit die Bildung von Lipoproteinen (▸ Kap. 11.1.2) ein, wodurch der Abtransport von Triacylglycerolen aus der Leber blockiert wird. Aufgrund dieser Mechanismen führt chronischer Alkoholabusus, d. h. das Überschreiten kritischer Grenzwerte des täglichen Alkoholkonsums über mehrere Jahre (bei Frauen

12

Tab. 12.10 Ätiologie und Pathogenese der Fettleber (↑ Zunahme, ↓ Abnahme)

Ursächliche Faktoren	Pathogenese
Nicht-alkoholische Fettlebererkrankungen	
Metabolisches Syndrom, Typ-2-Diabetes mellitus (▸Kap. 16.5.6)	Fettsäurenangebot ↑, Lipolyse im Fettgewebe ↑, Lipoproteinsynthese in der Leber ↓
Medikamente (z. B. Glucocorticoide)	Lipolyse im Fettgewebe ↑
Eiweißmangelernährung	Lipolyse im Fettgewebe ↑, Lipoproteinsynthese in der Leber ↓
Toxische Substanzen (z. B. halogenierte Kohlenwasserstoffe)	Lipoproteinsynthese in der Leber ↓
Alkoholtoxische Fettleber	
Leberschäden durch chronischen Alkoholabusus	Fettsäurensynthese ↑ Fettsäurenoxidation ↓, Abgabe von Lipoproteinen ↓↑

> 20 g/Tag, bei Männern > 40 g/Tag), zu einer Alkohol-Fettleber.

Bei chronischem Alkoholabusus wird das mikrosomale Cytochrom-P450-Ethanol-oxidierende System (MEOS) aktiviert, das zunehmend mehr zum Alkoholabbau beiträgt und ebenfalls zur Bildung von Acetaldehyd führt. Letzterer ist hoch reaktiv, verursacht oxidativen Stress, stimuliert die Lipidperoxidation und bildet Acetaldehyd-Proteinaddukte, die wiederum Enzyme inaktivieren und die Kollagensynthese anregen. Die Proteinaddukte schaffen weiterhin neue antigene Strukturen, die Immunreaktionen auslösen können. Im Rahmen dieser Prozesse entstehen Zellnekrosen. Diese sowie neutrophile Granulozyten und Fettanreicherungen in der Leber sind kennzeichnend für die **Alkoholhepatitis**, die häufigste Ursache einer Leberzirrhose („Alkoholzirrhose", s. u.). Diese wiederum begünstigt die Entstehung eines Leberzellkarzinoms.

Die unter diesen Bedingungen vermehrte Lactatproduktion in der Leber bewirkt durch Hemmung des Anionencarriers in der Niere eine verminderte renale Harnsäureausscheidung (▸Kap. 13.4.7) und führt damit zur Hyperurikämie (▸Kap. 11.9). Alkohol beeinträchtigt ferner die Gluconeogenese aus Aminosäuren, wodurch lebensbedrohliche Hypoglykämien entstehen können.

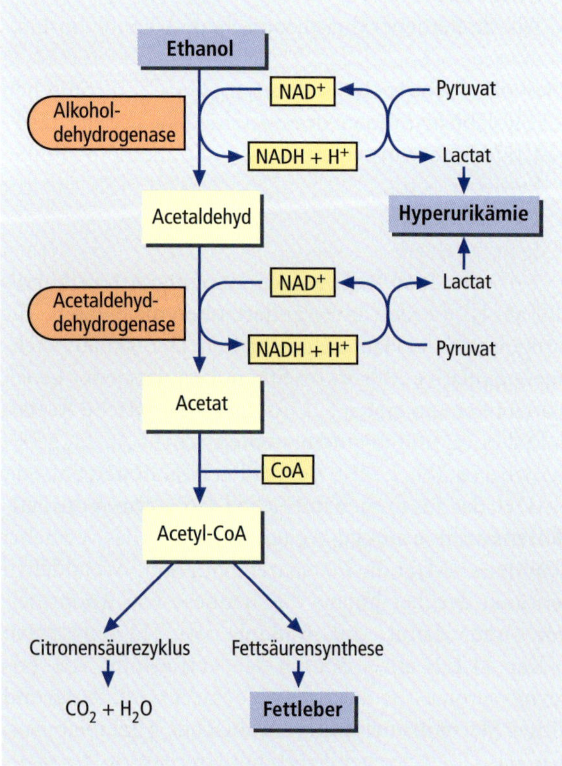

Abb. 12.48 Alkoholstoffwechsel in der Leber

Leberzirrhose. Die Leberzirrhose ist die unspezifische Spätfolge eines im Rahmen verschiedener chronischer Lebererkrankungen ständig ablaufenden **bindegewebigen Vernarbungsprozesses.** Dabei kommt es, ausgelöst durch Parenchymnekrosen, zu regeneratorischem Parenchymumbau mit Knotenbildung sowie verstärkter Bindegewebesynthese und Veränderung der Gefäßarchitektur. Die Zunahme der Bildung von Bindegewebe ist dadurch bedingt, dass sich Ito-Zellen (▸Kap. 12.6.2) nach Aktivierung durch Wachstumsfaktoren aus von-Kupffer-Zellen (PDGF, FGF, TGF-β u. a.) bzw. durch Zytokine (IL-1, IL-6) aus Entzündungszellen in Myofibroblasten umwandeln, die dann proliferieren und verschiedene Matrixproteine, insbesondere Kollagen, synthetisieren. Außerdem können in der Umgebung gelegene Fibroblasten in einen geschädigten Bereich einwandern und dort zur Fibrinogenese beitragen. Durch die Bindegewebevermehrung (Fibrose) und (teilweise) Zerstörung des normalen Leberläppchenaufbaus ist bei den Regenerationsvorgängen eine Wie-

Tab. 12.11 Ursachen der Leberzirrhose

- Chronischer Alkoholabusus (ca. 50 % der Fälle),
- chronische Hepatitis B, C oder D (etwa 40 % der Fälle),
- Einwirkung toxischer Substanzen (z. B. halogenierter Kohlenwasserstoffe),
- chronische Autoimmunhepatitis,
- lang dauernde Gallenwegsentzündungen, anhaltender Gallestau,
- Stoffwechselerkrankungen (z. B. Morbus Wilson, Hämochromatose, s. u.),
- chronische Lebervenenstauung (z. B. bei schwerer Rechtsherzinsuffizienz, Perikarditis),
- Tropenerkrankungen (z. B. Bilharziose)

derherstellung der normalen Läppchenstruktur nicht mehr möglich.

Als wichtigster ätiologischer Faktor ist der oben beschriebene chronische Alkoholabusus zu nennen. Weitere Ursachen einer Leberzirrhose sind in Tab. 12.11 zusammengestellt. Unabhängig von der Ätiologie sind die Endstadien aller Zirrhoseformen gleich. Die Inzidenz beträgt ca. 2–3 Fälle pro 1000 Einwohner/Jahr; Männer sind wesentlich häufiger betroffen als Frauen.

Die klinischen Symptome sind in Abhängigkeit von der Zirrhoseform und der Progredienz der Erkrankung sehr unterschiedlich. 15–30 % der Patienten haben keine Beschwerden (latente Zirrhose), d. h. die Erkrankung ist klinisch stumm. Bei Patienten mit Beschwerden treten vor allem Müdigkeit, Leistungsabfall und Abgeschlagenheit, Druckgefühl im Oberbauch, Übelkeit sowie oftmals auch Hautveränderungen auf.

Besonders kennzeichnend sind die arteriellen Gefäßspinnen (Spidernävi, Gefäßsternchen) der Haut, bei denen von einer zentralen Arteriole kleine Gefäße spinnnennetzartig abgehen. Diese Gefäßspinnen treten häufig am Oberkörper, im Gesicht und im Nacken auf. Eine weitere typische Hautveränderung ist das Palmarerythem, eine flächenhafte Rötung der Handflächen.

Als weitere Symptome können eine glatte, rote Zunge (Lackzunge), Blutungsneigung infolge der verminderten Synthese von Blutgerinnungsfaktoren (s. u.) sowie Feminisierungszeichen bei Männern (Gynäkomastie, Hodenatrophie, fehlende Schambehaarung) wegen des beeinträchtigten Abbaus weiblicher Sexualhormone vorkommen.

Im fortgeschrittenen Stadium macht sich der Ausfall der Leberfunktion immer stärker bemerkbar. Ikterus, Aszites, Blutungen und hepatische Enzephalopathie (Abb. 12.49) sind Zeichen einer Dekompensation (dekompensierten Leberzirrhose). Vielfach sind dann auch die Nieren infolge der Abnahme des effektiven zirkulierenden Blutvolumens und einer dadurch bedingten renalen Minderdurchblutung mitbetroffen (**hepatorenales Syndrom**). Es kommt – ohne eine eigenständige Nierenerkrankung – zu einer zunehmenden Niereninsuffizienz mit Anstieg der Plasma-Kreatininkonzentration. Häufige Todesursachen im Endstadium einer Leberzirrhose sind Verblutung (meist aus Ösophagusvarizen, ▸ Kap. 12.11.2) oder Coma hepaticum (s. u.).

Eine Sonderform der Leberzirrhose ist die **primär biliäre Zirrhose**. Diese seltene Erkrankung unbekannter Ätiologie ist gekennzeichnet durch eine chronische Cholestase sowie das Vorkommen von Antikörpern, die gegen mitochondriale Enzyme gerichtet sind. Nahezu ausschließlich sind Frauen betroffen.

12.15.6 Heriditäre Stoffwechselerkrankungen der Leber

Zu den heriditären, d. h. genetisch bedingten Stoffwechselerkrankungen der Leber zählen der M. Wilson, die Hämochromatose, der α_1-Antitrypsinmangel und die hepatischen Prophyrien.

Morbus Wilson. Die seltene Wilson-Krankheit ist durch eine autosomal-rezessiv vererbte **Störung** des **Kupferstoffwechsels** bedingt. Infolge eines Defekts einer ATPase für den Kupfertransport und somit einer unzureichenden hepatobiliären Exkretion kommt es zu einer Kupferspeicherung in der Leber sowie wegen eines **Mangels** an **Coeruloplasmin** (▸ Kap. 6.2.2), das die zelluläre Kupferaufnahme reguliert, zu einer gesteigerten Aufnahme und Anreicherung von Kupfer u. a. auch in den Stammganglien des Zentralnervensystems.

Die Kupferakkumulation beginnt bereits nach der Geburt, doch treten Symptome erst zwischen dem 6. und 20. Lebensjahr, in einigen Fällen sogar erst ab dem 40. Lebensjahr auf.

Die Krankheit äußert sich an der Leber als akute nekrotisierende Hepatitis, chronische Hepatitis oder Leberzirrhose. Am Zentralnervensystem werden psychische Veränderungen (u. a. Aggressivität, Psychosen) sowie eine Beeinträchtigung der Willkürmotorik mit Parkinson-ähnlichen Symptomen beobachtet. Funktionsstörungen der Niere (u. a. Hyperphosphaturie und Hypercalciurie mit Nierensteinbildung) gehören wie die dadurch bedingten Skelettveränderungen zu den Spätmanifestationen des Morbus Wilson. Für den Krankheitsverlauf sind eine frühzeitige Diagnose, eine kupferarme Diät sowie die Behandlung mit Pharmaka, die Kupfer komplex binden (Chelator-Therapie, z. B. mit Triethylentetramin) von Bedeutung.

Hämochromatose. Die primäre (idiopathische) Hämochromatose ist weltweit die häufigste angeborene Stoffwechselstörung mit folgender laborchemischer Befundkonstellation: erhöhte Konzentrationen von Ferritin und Eisen im Serum sowie erhöhte Transferrin-Sättigung. Bei dem homozygoten Merkmalsträger

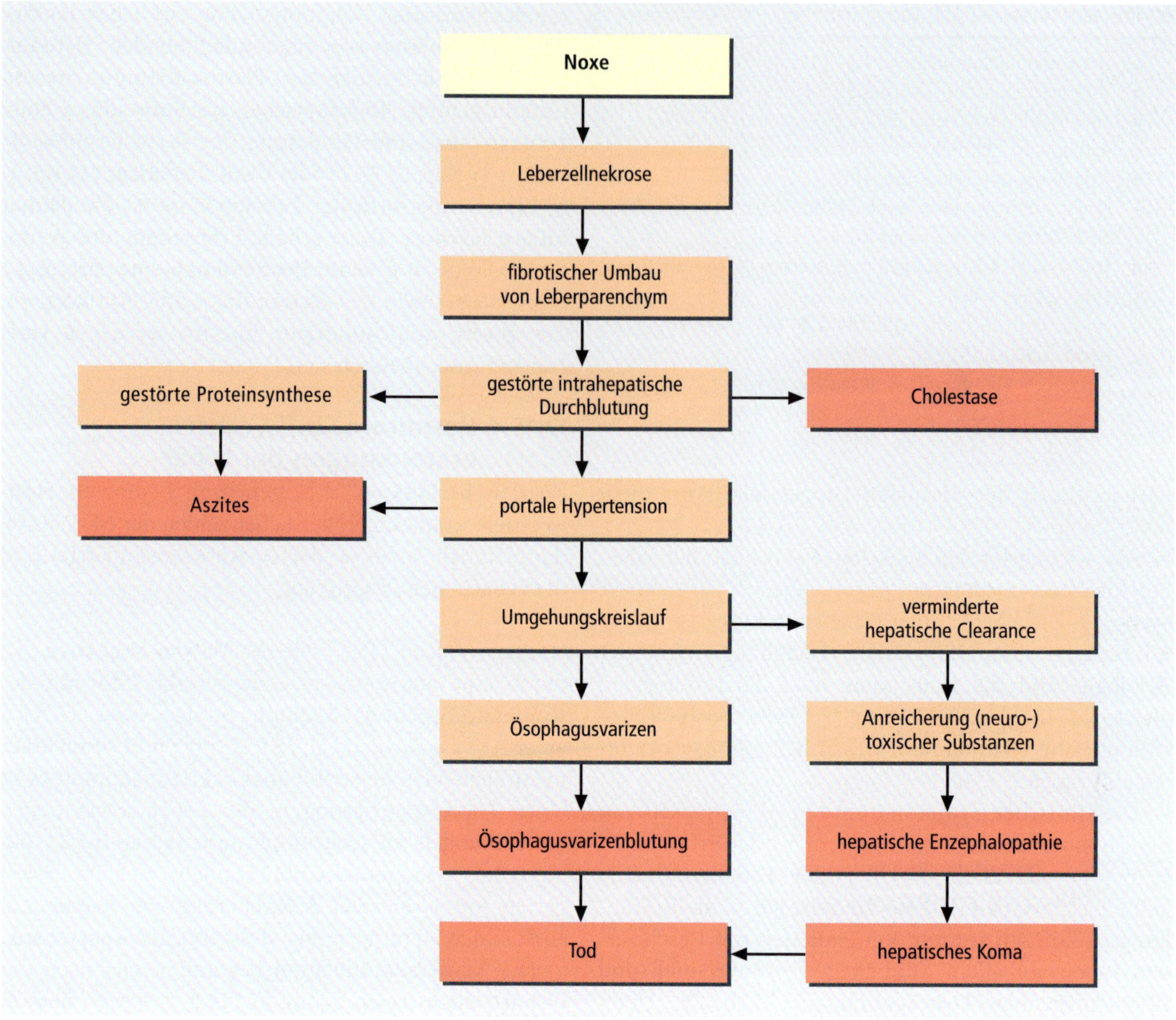

Abb. 12.49 Pathophysiologische Prozesse bei Leberzirrhose

beträgt die Prävalenz 1:200, eine manifeste Erkrankung findet sich jedoch nur in 1:1000. Der „klassischen", bedeutsamsten Variante (Typ 1) liegt eine Mutation des HFE-Gens auf dem Chromosom 6 zugrunde, wodurch Eisen vermehrt im oberen Dünndarm absorbiert und verstärkt in Zellen eingelagert wird. Pathologische Eisenablagerungen finden sich vor allem in der Leber, im Herz und Pankreas, daneben auch in anderen Organen (z. B. Haut). Klinisch manifest wird die Typ-1-Erkrankung bei Männern etwa ab dem 30. bis 45. Lebensjahr, bei Frauen nach der Menopause. Neben Leberstörungen unterschiedlichen Schweregrades treten Glucosestoffwechselstörungen (gestörte Glucosetoleranz, Diabetes mellitus), Gelenkveränderungen, verstärkte Hautpigmentierung sowie im fortgeschrittenen Stadium teilweise auch eine Kardiomyopathie (▸Kap. 8.5.4) auf. Die Prognose hängt wie beim Morbus Wilson von der frühzeitigen Erkennung sowie von der Entleerung der Eisendepots durch regelmäßige Aderlässe oder Eisenchelatoren ab.

Zusatzinformation

Außer dem HFE-Gen bei Typ 1 sind derzeit 4 weitere Gene bekannt, deren Mutation zu einer **primären Hämochromatose** führen kann:

- Typ 2A: Mutation des Hämojuvelin-Gens, eines positiven Regulators der Hepcidin-Transkription,
- Typ 2B: Mutation des Hepcidin-Gens,
- Typ 3: Mutation des Transferrinrezeptor-2-Gens,
- Typ 4: Mutation des Ferroportin-Gens (Vererbung autosomal-dominant!).

Die von der primären Form zu unterscheidende **sekundäre Hämochromatose** (Hämosiderose) beruht auf einer **erworbenen Eisenüberladung**, z. B. durch gehäufte Bluttransfusionen, Eisenüberdosierung, hämolytische Anämie oder alkoholische Leberzirrhose. Das überschüssige Eisen wird bei der Hämosiderose zunächst von den Zellen des Mononukleären-Phagozytensystems (▸Kap. 2.4.2) aufgenommen und erst später in den Parenchymzellen der betroffenen Organe gespeichert.

Angeborener α_1-Antitrypsinmangel. Der angeborene α_1-Antitrypsinmangel führt neben der Emphysementwicklung (▸Kap. 10.11.2) aufgrund eines vermehrten Kollagen- und Elastinabbaus zu einer chronischen Hepatitis und im Endstadium zu einer Leberzirrhose.

Hepatische Porphyrien. Autosomal-dominant vererbte Enzymstörungen der Hämsynthese führen zur Ablagerung von Porphyrinen und deren Vorstufen im Knochenmark und in der Leber (▸Kap. 6.5.4). Bei diesen Erkrankungen treten Leberzellschäden (und evtl. eine Leberzirrhose) auf.

12.15.7 Lebererkrankungen infolge angeborener Enzymstörungen des Kohlenhydrat- und Glykolipidstoffwechsels

Genetisch-bedingte Enzymdefekte, die zu den sog. **Speicherkrankheiten** führen, gehen häufig mit einer Beteiligung des Lebergewebes einher. So treten bei Lipidspeicherkrankheiten (Sphingolipidosen, Gangliosidosen, ▸Kap. 5.3.4), Glykogenspeicherkrankheiten (Glykogenosen, ▸Kap. 5.3.4) und auch bei Mukopolysaccharidosen (▸Kap. 5.3.4) in der Regel Einlagerungen des Speichermaterials in der Leber – und dadurch bedingt – eine Hepatomegalie (Lebervergrößerung) auf.

12.15.8 Störungen des Intermediärstoffwechsels infolge von Lebererkrankungen

Die Leber ist das Zentralorgan des Intermediärstoffwechsels. Aus diesem Grund bedingen schwere Leberparenchymschäden ausgeprägte Stoffwechselveränderungen. Die **Störung** des **Aminosäurenstoffwechsels** hat u. a. einen **Konzentrationsanstieg aromatischer Aminosäuren** und von **Methionin** zur Folge. Der atypische Abbau von Methionin führt zu **Mercaptanen**, die den charakteristischen Foetor hepaticus (Geruch nach frischer Leber) verursachen. Auch sind die beiden **Reaktionen** der **Ammoniumentgiftung** (▸Kap. 14.6.4), die Harnstoff- und Glutaminsynthese, **eingeschränkt**. Dies hat ein Absinken des Harnstoffspiegels und einen Anstieg der NH_3-Konzentration (**Hyperammoniämie**) sowie eine **metabolische Alkalose** (durch unzureichende HCO_3^--Elimination) zur Folge. Die Störungen im Aminosäurenstoffwechsel, die verminderte Harnstoffsynthese und Ammoniumentgiftung sind wichtige pathogenetische Mechanismen bei der hepatischen Enzephalopathie (s. u.).

Da mit Ausnahme der Immunglobuline praktisch alle Plasmaproteine im Leberparenchym synthetisiert werden, ist bei schweren Leberschäden die **Synthese** von **Albumin, Gerinnungsfaktoren** und **Transportproteinen beeinträchtigt**. Wegen der kurzen Halbwertszeit der Gerinnungsfaktoren im Plasma sind sie besonders empfindliche Indikatoren einer eingeschränkten Syntheseleistung der Leber.

Die Regulation der Glucosekonzentration im Plasma kann bei schweren Lebererkrankungen ebenfalls gestört sein. Die häufigste Störung ist eine Hyperglykämie („**hepatogener Diabetes**"), deren Pathomechanismus noch weitgehend unklar ist. Diskutiert wird derzeit u. a. eine Insulinresistenz. Seltener ist eine hepatogene Hypoglykämie, die nur bei einem sehr starken Verlust von Leberparenchym und einer damit verbundenen Einschränkung der Gluconeogenese und Glykogenolyse in der Leber eintritt.

Störungen im Lipidstoffwechsel manifestieren sich bei schweren Lebererkrankungen in einer **Abnahme** der **Plasmakonzentration** von **Cholesterolestern**, da die Leber das Enzym LCAT (▸Kap. 11.1.2) nicht mehr ausreichend sezerniert. Bei Leberschäden, die große Teile des Parenchyms umfassen, beobachtet man oft Hypolipoproteinämien, wobei vor allem die VLDL- und HDL-Synthese vermindert sind. Bei allen Lebererkrankungen, die mit einer Cholestase einhergehen, tritt dagegen eine Hypercholesterolämie auf.

12.15.9 Hepatische Enzephalopathie, Leberkoma

Unter dem Begriff hepatische Enzephalopathie werden die neurologischen und psychischen Symptome zusammengefasst, die auf einen schweren Verlust hepatozellulärer Funktionen (>80 %) und Ausbildung eines portosystemischen Umgehungskreislaufs zurückzuführen sind. Die genaue Pathogenese ist noch nicht bekannt. Diskutiert wird vor allem eine **unzureichende hepatische Entgiftung neurotoxischer intestinaler** Substanzen. Zu diesen zählen insbesondere Ammoniak (s. o.), daneben Mercaptane (s. o.), kurz- und mittelkettige Fettsäuren (z. B. Octansäure) sowie zerebrale Funktionen beeinträchtigende Phenole und Mangan.

Die neurotoxische Wirkung von **Ammoniak** wird u. a. auf eine Hemmung der **Na^+/K^+-ATPase**, eine **Störung** der **Blut-Hirn-Schranke** und eine **Beeinträchtigung** des **zerebralen Energiestoffwechsels** sowie der **Neurotransmission** zurückgeführt. In Astrozyten des Gehirns wird Ammoniak durch Bildung von Glutamin aus dem erregenden Neurotransmitter Glutamat entgiftet. Glutamin reichert sich dabei in der Astroglia an und führt – aus osmotischen Gründen – zur Zellschwellung.

Mercaptane stören den mitochondrialen Elektronentransport, **Octansäure** hemmt wie Ammoniak die Na^+/K^+-ATPase. **Mangan**, das normalerweise hepatobiliär ausgeschieden wird, lagert sich in den Basalganglien ab, wodurch Parkinson-ähnliche Symptome ausgelöst werden (Manganismus).

Ein weiterer pathogenetischer Faktor bei der Entstehung der hepatischen Enzephalopathie ist eine

Zunahme der **inhibitorischen Neurotransmission** durch im Darm gebildete **GABA** (▸Kap. 4.2.4), die bei einem Leberschaden vermehrt ins Gehirn gelangt. Die bei chronischen, schweren Lebererkrankungen ebenfalls in erhöhter Konzentration im Blut nachweisbaren **aromatischen Aminosäuren Phenylalanin**, **Tyrosin** und **Tryptophan** werden im Austausch gegen Glutamin verstärkt in das Gehirn aufgenommen und anschließend teilweise zur Synthese „falscher" Neurotransmitter und von Serotonin verwendet. Letztere führen zu einer kompetitiven Verdrängung der normalen Transmitter Dopamin und Noradrenalin an Synapsen.

Auslösende Faktoren einer hepatischen Enzephalopathie sind gastrointestinale Blutungen oder eiweißreiche Ernährung infolge gesteigerter Ammoniakbildung und -absorption, schwere Infektionen und chirurgische Eingriffe wegen vermehrten Eiweißabbaus oder verschiedene Pharmaka, z. B. Tranquillanzien, welche die Wirkung von GABA verstärken.

Normalerweise werden die oben genannten, im Intestinaltrakt bei der Verdauung entstehenden neurotoxischen Substanzen in der Leber entgiftet. Ist diese dazu nicht mehr in der Lage und/oder hat sich infolge einer portalen Hypertension ein Umgehungskreislauf (porto-cavaler Kurzschluss) ausgebildet, über den die Giftstoffe unter Umgehung der Leber direkt in den großen Kreislauf und damit ins Gehirn gelangen können, wird das Gehirn zunehmend geschädigt.

Dem Schweregrad der hepatischen Enzephalopathie entsprechend kann diese in verschiedene Stadien eingeteilt werden. Im Stadium der latenten Enzephalopathie treten noch keine eindeutigen Symptome auf; nur bei den psychometrischen Tests lassen sich pathologische Veränderungen feststellen. Im Stadium I der manifesten Enzephalopathie kommt es vor allem zu psychischen Veränderungen mit launenhafter Verstimmung, Ruhelosigkeit, leichter Verwirrtheit sowie Konzentrations- und Schlafstörungen. Im Stadium II sind die Patienten zunehmend verwirrt, auch weisen sie Persönlichkeitsveränderungen, Gedächtnisstörungen, Schläfrigkeit und motorische Symptome (z. B. Grimassieren) auf. Im Stadium III besteht Somnolenz, zeitliche und örtliche Desorientiertheit, Rigidität (Steifigkeit), Hyperreflexie der Skelettmuskulatur, grobschlägiges Händezittern sowie gestörte Sprache. Im Stadium IV, dem **Coma hepaticum**, in dem die gesamte Leberfunktion zusammengebrochen ist, sind die Patienten tief bewusstlos. 30–40 % aller Leberzirrhose-Patienten sterben im Leberkoma.

Aus pathogenetischer Sicht lassen sich beim Leberkoma nochmals zwei Formen unterscheiden: das

- in der Regel stufenweise (z. B. infolge einer Alkoholhepatitis oder einer Arzneimittelvergiftung) sich entwickelnde **Leberausfallskoma** und
- **Leberzerfallskoma** (z. B. bei einer fulminanten Virushepatitis oder einer Knollenblätterpilzvergiftung) mit ausgedehnten Leberzellnekrosen.

12.15.10 Leberzellkarzinom

Ursächlich für das von den Hepatozyten ausgehende (primäre) Leberzellkarzinom sind neben Karzinogenen (z. B. Aflatoxinen, Pyrrolizidin-Alkaloiden) vor allem Hepatitis-B- und -C-Infektionen oder eine alkoholische Leberzirrhose. Besonders gefährdet sind Virusträger, die bereits vor oder unter der Geburt infiziert wurden. In ca. 50 % der Fälle bekommen sie ein Leberzellkarzinom. Molekulargenetisch wurde eine Mutation des FHIT-Suppressorgens beobachtet.

Die klinischen Symptome sind uncharakteristisch (u. a. Gewichtsverlust, Oberbauchbeschwerden, Appetitlosigkeit, Abgeschlagenheit, Juckreiz). Teilweise tritt auch ein paraneoplastisches Syndrom (z. B. mit Hypercalcämie, Hyperthyreose) auf. Bei 70–80 % der Patienten mit Leberzellkarzinom ist der Tumormarker α-Fetoprotein, ein embryonales Tumorantigen, erhöht.

12.15.11 Erkrankungen der Gallenwege

Gallensteinleiden. Das Gallensteinleiden (Cholelithiasis) ist die häufigste Erkrankung der Gallenwege und außerdem eine der häufigsten Oberbaucherkrankungen. Bei etwa 15 % aller Sektionen werden Gallensteine gefunden. Frauen sind etwa 2,5-fach so oft betroffen wie Männer. Die Bildungsstätte der Gallensteine ist meist die Gallenblase wegen der dort durch Flüssigkeitsresorption erfolgenden Konzentrierung der Lebergalle; doch können im gesamten Gallenwegssystem Steine entstehen. Befinden sich die Konkremente in der Gallenblase, spricht man von einer Cholezystolithiasis, befinden sie sich im Ductus choledochus von einer Choledocholithiasis. Nach ihren Hauptkomponenten unterscheidet man

- **Cholesterolsteine**, die vorwiegend (> 70 %) Cholesterol und daneben Calciumsalze sowie Matrixproteine enthalten (Häufigkeit ca. 80 %), und
- **Pigmentsteine** (Bilirubinsteine; Häufigkeit etwa 20 %).

Letztere können nochmals in schwarze Pigmentsteine, die aus dem Calciumsalz von unkonjugiertem, polymerisiertem Bilirubin bestehen, und braune Pigmentsteine, die ebenfalls vorwiegend aus Calciumbilirubinat und daneben aus Calciumsalzen von Fettsäuren („Calciumseifen") aufgebaut sind, unterteilt werden. Pathogenetisch bedeutsam für die Gallensteinentstehung ist

- eine Übersättigung der Galle mit den jeweiligen steinbildenden Substanzen (▸Kap. 12.6.6),
- die Anwesenheit von Nukleationsfaktoren (Kristallbildungsfaktoren), z. B. Glykoproteinen, welche die

Bildung von Mikrokristallen in der übersättigten Lösung fördern, sowie
- Motilitäts- oder Abflussstörungen in der Gallenblase und/oder der Gallenwege als wichtige Voraussetzung für das Wachstum der Mikrokristalle.

Dementsprechend steigt das Risiko der Entstehung von Cholesterolsteinen, wenn die Cholesterolkonzentration in der Galle erhöht ist, z. B. bei überkalorischer Ernährung, Typ-II-Diabetes mellitus oder in höherem Lebensalter. Schwarze Pigmentsteine kommen u. a. bei hämolytischer Anämie, braune Pigmentsteine bei Abflussbehinderung der Galle und gleichzeitiger bakterieller Infektion vor.

Viele Gallensteinkranke klagen über unklare Oberbauchbeschwerden wie Völlegefühl, Aufstoßen und Fettunverträglichkeit. Doch ist darauf hinzuweisen, dass etwa zwei Drittel der Gallensteine „stumm" bleiben, d. h. keine Symptome auslösen und nur zufällig, z. B. bei einer sonographischen Untersuchung des Bauchraums, entdeckt werden.

Eine **Gallensteinkolik**, die mit sehr starken Schmerzen einhergeht, ist durch die Einklemmung eines Steins in den Gallengängen bedingt. Die Einklemmung führt zu einem Spasmus, d. h. zu einer anhaltenden Kontraktion der glatten Muskulatur der Gallenwege sowie vielfach auch der Gallenblase. Die durch Wandreizung ausgelösten Erregungen, die über die N. vagi zum Zentralnervensystem geleitet werden, rufen außerdem Übelkeit und Erbrechen hervor.

Cholezystitis. Die **akute Cholezystitis** (Gallenblasenentzündung) beruht vorwiegend auf einem gallensteinbedingten Verschluss des Ductus cysticus, ist somit als Komplikation einer Steingallenblase aufzufassen. Viel seltener sind eine aufsteigende Cholangitis (s. u.), Missbildungen oder maligne Tumoren die Ursache einer Gallenblasenentzündung. Der akuten Cholezystitis liegt somit zumindest initial keine Infektion zugrunde.

Die rückgestaute, konzentrierte Galle wirkt durch die Bildung von Lysolecithin in der Gallenblasenschleimhaut sowie durch die hohe Konzentration von Gallensäuren wandschädigend, daneben wird durch den erhöhten Druck in der überdehnten Gallenblase die Durchblutung beeinträchtigt. Klinisch stehen rechtsseitige Oberbauchschmerzen, die in die rechte Schulter ausstrahlen können, sowie Übelkeit, Erbrechen und Fieber im Vordergrund. Durch eine peritoneale Reizung kann sich reflektorisch eine Abwehrspannung im rechten Oberbauch entwickeln. Als Komplikationen sind Perforation in ca. 10 % der Fälle sowie Gallenblasenempyem (Eiteransammlung in der Gallenblase) bei bis zu 20 % der Patienten zu erwähnen.

Eine **chronische Cholezystitis** findet man ebenfalls am häufigsten bei einem Gallensteinleiden. Die Symptome sind wenig charakteristisch, vielfach wird über Druck- und Schweregefühl im rechten Oberbauch, daneben über Blähungen, Verstopfung oder auch Durchfälle geklagt.

Cholangitis. Die **akute Cholangitis** (Gallengangsentzündung) mit Schmerzen im rechten Oberbauch, Ikterus und Fieber (Charcot-Trias) ist wiederum vorwiegend durch ein Abflusshindernis (meist Choledocholithiasis, seltener Gallengang- und Pankreastumoren) bedingt. In die gestauten Gallengänge dringen kanalikulär, hämatogen oder lymphogen verschiedene Keime aus der Darmflora, z. B. Kolibakterien, ein. Die Entzündung kann sich dann bis in die Leber ausbreiten. Eine schwere Komplikation der akuten eitrigen Cholangitis sind somit Leberabszesse.

Auch die **chronisch rezidivierende Cholangitis**, von der bevorzugt ältere Patienten betroffen sind, entsteht auf dem Boden einer – meist unvollständigen – Behinderung des Gallenabflusses. Die oft, insbesondere im Alter, symptomarme Erkrankung ist durch subfebrile Temperaturen, Lebervergrößerung, chronisch-rezidivierenden Ikterus sowie Juckreiz (▸Kap. 12.15.3) gekennzeichnet. Entscheidend für eine endgültige Ausheilung ist die Beseitigung der Gallenstauung.

Bösartige Tumoren der Gallenwege. Adenokarzinome der **Gallenblase** sind die häufigsten Tumoren der Gallenwege. In ca. 80 % der Fälle sind sie mit einer Cholelithiasis, einer chronischen Cholezystitis sowie einer Aktivierung des k-ras-Onkogens und Mutationen des p53-Suppressorgens (▸Kap. 5.7.2) vergesellschaftet. Frauen sind 3-mal häufiger betroffen als Männer. **Karzinome** der **Gallenwege** – ebenfalls zumeist Adenokarzinome – sind verhältnismäßig selten. Als Risikofaktoren gelten die primär-sklerosierende Cholangitis (Gallengangsentzündung) sowie ein Parasitenbefall der Gallenwege (in Asien). Molekulargenetisch werden vor allem Mutationen des myc-Onkogens und des p53-Suppressorgens beobachtet. Karzinome der Ductus-hepaticus-Gabel werden als **Klatskin-Karzinome** mit besonders schlechter Prognose bezeichnet.

In Kürze

- Eine länger dauernde Blutdrucksteigerung in der Pfortader wird als **portale Hypertension** bezeichnet. Nach der Lokalisation des verursachenden Störungshindernisses unterscheidet man den prähepatischen, intrahepatischen und posthepatischen Block. Folgen sind u. a. die Bildung von Kollateralkreisläufen mit Varizenbildung und Aszites (s. u.).

- Unter **Aszites** versteht man die Ansammlung von Flüssigkeit in der Bauchhöhle. Die Pathogenese ist multifaktoriell.
- Eine Gelbfärbung von Körperflüssigkeiten, Haut, sichtbaren Schleimhäuten und Sklera durch erhöhte Bilirubinkonzentrationen (>25 mg/l im Serum) wird als **Ikterus** bezeichnet. Wichtige pathogenetische Mechanismen sind eine Überproduktion von Bilirubin (prähepatischer Ikterus), eine Störung der Bilirubin-Glucuronidierung bzw. -Sekretion (hepatischer Ikterus) sowie eine Behinderung des Gallenabflusses (posthepatischer Ikterus).
- Bei der **Cholestase** (Gallenstauung) werden neben Bilirubin auch alle anderen Gallenbestandteile, insbesondere Cholesterol und Gallensäuren, retiniert.
- Eine **akute Hepatitis** (akute Entzündung der Leber) wird vorrangig durch die Hepatitisviren (HV) A–E sowie durch Alkoholabusus ausgelöst. HAV und HEV werden fäkal-oral, HBV, HCV und HDV über Blut, Blutprodukte, sexuell und perinatal übertragen.
- Die Virus-Replikation zerstört Leberzellen, wodurch Transaminasen (AST, ALT) freigesetzt werden und ins Blut übertreten.
- Eine **Chronifizierung** einer Hepatitis tritt vor allem bei anhaltenden HBV-, HCV- und HDV-Infektionen auf.
- Die **Leberzirrhose** ist Folge eines ständig ablaufenden bindegewebigen Vernarbungsprozesses im Rahmen chronischer Lebererkrankungen. Ursachen sind vorrangig Alkoholabusus (s. u.) und chronische Infektionen mit HBV, HCV oder HDV.
- **Chronischer Alkoholabusus** kann eine Fettleber (abnorme Fettanreicherung in der Leber), Hepatitis und Leberzirrhose verursachen. Das toxische Substrat hierbei ist der beim Ethanolabbau entstehende Acetaldehyd.
- Leberzirrhose begünstigt die Entwicklung eines **Leberzellkarzinoms.**
- Wegen der zentralen Rolle der Leber im Stoffwechsel haben Lebererkrankungen vielfältige Stoffwechselstörungen zur Folge. Störungen des Kohlenhydratstoffwechsels manifestieren sich u. a. in einer diabetischen Stoffwechsellage mit Hyperinsulinismus. Lebererkrankungen führen ferner zu einer verminderten Synthese von Plasmaproteinen, Harnstoff und Glutamin. Daraus resultieren eine reduzierte Ammoniakentgiftung und eine metabolische Alkalose. Störungen im Lipidstoffwechsel umfassen u. a. eine Hypertriglyceridämie und Hypercholesterolämie.
- **Angeborene Stoffwechselstörungen** (z. B. Hämochromatose, M. Wilson, Porphyrien, Speicherkrankheiten, α_1-Antitrypsinmangel) können akute und chronische Lebererkrankungen verursachen.
- Akutes oder chronisches **Leberversagen** führt u. a. zu schweren Funktionsstörungen des Gehirns (hepatischer Enzephalopathie) und der Niere (hepatorenalem Syndrom).
- Veränderungen der Gallenzusammensetzung sowie Störungen der Motilität der extrahepatischen Gallenwege können zur Bildung von **Gallensteinen** führen.
- Nach den Hauptkomponenten unterscheidet man Cholesterol- (ca. 80 %) und Pigmentsteine (etwa 20 %).
- Bei der **Entstehung** von **Cholesterolsteinen** spielen eine Cholesterolübersättigung der Galle und eine verminderte Gallensäuren- und Lecithinsekretion eine entscheidende pathogenetische Rolle.
- **Pigmentsteine** bestehen vorwiegend aus Calciumbilirubinat und anorganischen Calciumsalzen. Sie entstehen in erster Linie bei einem erhöhten Gehalt der Galle an nichtkonjugiertem Bilirubin (z. B. bei Hämolyse).
- Bösartige Tumoren der Gallenwege sind bevorzugt Adenokarzinome.

12.16 Erkrankungen des exokrinen Pankreas

12.16.1 Entzündungen des Pankreas

Akute Pankreatitis. Der akuten Pankreatitis liegt eine Autolyse („Selbstverdauung") von Pankreasgewebe zugrunde. Die Inzidenz liegt bei 10–20 Fällen pro 100 000 Einwohnern und Jahr. Als Ursache wird eine vorzeitige Aktivierung von proteo- und lipolytischen Enzymen innerhalb des Organs angesehen. Auslösend ist in den meisten Fällen (ca. 55 %) ein Abflusshindernis in der gemeinsamen Mündung von Ductus choledochus und Ductus pancreaticus, z. B. wegen einer Cholelithiasis. Aber auch Alkoholabusus (infolge Stimulation der Pankreassekretion bei erhöhtem Tonus des Sphincter Oddi und Bildung von Proteinpräzipitaten in den

Pankreasgängen, ca. 30 %), Hyperglycerolämie, Infektionskrankheiten (z. B. Mumps), endokrine Erkrankungen (z. B. Überfunktion der Nebenschilddrüsen mit Hypercalcämie und Ausfällung von Calciumsalzen im Ductus pancreaticus), Einnahme bestimmter Arzneimittel (z. B. Azathioprin, Fibrate) und ein Reflux von Duodenalinhalt können zu einer Zellschädigung führen und dadurch eine akute Pankreatitis verursachen.

Man geht davon aus, dass die Zellschädigung das Krankheitsgeschehen vor allem über eine Lipase-Aktivierung sowie durch Umwandlung von Trypsinogen zu Trypsin auslöst. Als mögliche Ursache der vorzeitigen Aktivierung wird eine Fusion von Zymogengranula und Lysosomen in den Azinuszellen durch fehlgesteuerten intrazellulären Transport dieser Zellorganellen diskutiert. Eine andere Hypothese geht davon aus, dass Pankreasenzyme nicht gerichtet über die apikale Zellmembran ins Lumen sezerniert werden, sondern über die basolaterale Membran ins Interstitium gelangen und damit eine akute Pankreatitis auslösen. Die sich daran anschließenden (teilweise hypothetischen) pathophysiologischen Vorgänge sind in ○ Abb. 12.50 schematisch dargestellt. Durch Trypsin wird Kallikrein aus Präkallikrein freigesetzt. Kallikrein wiederum katalysiert die Bildung von Kininen aus Kininogenen (▸ Kap. 16.11.4). Dadurch kommt es – verstärkt durch Chymotrypsin – zu einer erheblichen Steigerung der Gefäßpermeabilität mit Ödembildung, zu Schmerzen, Vasodilatation und u. U. zum Schock. Trypsin wandelt ferner Proelastase in Elastase um, die Gefäßwände auflösen und damit zu Gewebeblutungen führen kann. Ein weiterer, Trypsin-vermittelter Teilprozess ist die Aktivierung der Phospholipase A, welche aus Lecithin Lysolecithin freisetzt. Dieses zerstört Zellmembranen und somit auch Zellen (Nekrose von Pankreasgewebe). Das nekrotische Gewebe wird entweder organisiert und dadurch fibrotisch umgewandelt, infiziert (Abszessbildung) oder abgekapselt (Pseudozystenbildung). Die bei der Lecithinspaltung frei werdenden Fettsäuren fallen als Calciumsalze (Kalkseifen) aus, wodurch u. U. eine Hypocalcämie hervorgerufen wird. Zur Kalkseifenbildung und damit zur **Hypocalcämie** trägt auch die Lipaseaktivierung mit nachfolgender Fettgewebsnekrose bei.

Klinisch ist die akute Pankreatitis durch plötzlich einsetzende starke Oberbauchschmerzen mit Ausstrahlung in den Rücken, Übelkeit, Erbrechen und Meteorismus charakterisiert. Laborchemisch findet man eine Erhöhung der Pankreasenzyme im Serum (Lipase, Elastase 1, α-Amylase) und im Urin (α-Amylase) sowie Fieber und eine Leukozytose.

Nach Beseitigung der Ursache heilt eine akute Pankreatitis vielfach aus. Schwerere Fälle, die mit Schock, Insuffizienz verschiedener Organe (z. B. Nieren-, Lungeninsuffizienz) oder einer Verbrauchskoagulopathie (▸ Kap. 6.8.6) einhergehen, können jedoch zum Tod führen.

Chronische Pankreatitis. Chronischer Alkoholabusus ist die Hauptursache (ca. 80 %) der chronischen Pankreatitis. Darüber hinaus können alle ätiologischen Faktoren, die eine akute Pankreatitis hervorrufen, auch die chronische Verlaufsform bedingen (Inzidenz ca. 8 Fälle pro 100 000 Einwohner und Jahr). Ein wichtiges Leitsymptom sind rezidivierende, in der Tiefe des Oberbauchs lokalisierte und nach beiden Seiten sowie in den Rücken ausstrahlende Schmerzen.

Die Pathogenese der chronischen Pankreatitis ist noch immer unklar, doch existieren für die Alkohol-induzierte Form verschiedene Modellvorstellungen, von denen hier lediglich zwei beschrieben werden:

- Bei chronischem Alkoholabusus kommt es im Anfangsstadium der Erkrankung zu einer **Erhöhung der Proteinkonzentration** im Pankreassekret. Außerdem nimmt die Sekretion der „**Schutzproteine**" Lithostatin und Glykoprotein-2 ab, die zusammen mit den Verdauungsenzymen freigesetzt werden. Die Funktion dieser Schutzproteine besteht darin, die Inhaltsstoffe des Pankreassekrets in Lösung zu halten und die Bildung von Calciumpräzipitaten zu verhindern. Bei Lithostatinmangel tritt eine **Eiweißausfällung** in den Pankreasgängen auf. Durch Ca^{2+}-Einlagerung in die Eiweißpräzipitate entstehen Konkremente und Verkalkungen (**Pankreatolithiasis**). Verlegung der Gangsysteme (**Obstruktionshypothese**), intrakanalikuläre Drucksteigerung und Aktivierung von Pankreasenzymen sind die Folge. Schließlich entwickelt sich ein bindegewebiger Umbau (Fibrose) des Pankreas mit unzureichender Bauchspeichelsekretion: Es entsteht eine in der Mehrzahl der Fälle mit Gewichtsverlust einhergehende Verdauungsinsuffizienz (**Maldigestion**, ▸ Kap. 12.13.1), deren Ausmaß vom Grad der Zerstörung des Organs abhängt. Im Vordergrund steht hierbei die Störung der Fettverdauung mit dem Auftreten stark fetthaltiger, breiiger Stühle (Steatorrhö, ▸ Kap. 12.13.5) und einer mangelhaften Absorption fettlöslicher Vitamine. Nur bei schwerer exokriner Pankreasinsuffizienz entwickelt sich durch den zusätzlichen Ausfall von endokrinem Pankreasgewebe auch ein Diabetes mellitus.
- Einen alternativen Pathomechanismus bechreibt die **Nekrose-Fibrose-Sequenz-Hypothese**. Diese geht davon aus, dass durch Alkoholeinwirkung primär Parenchymschäden entstehen (**Azinusdegeneration**), die eine Entzündungsreaktion und nachfolgend eine Fibrosierung auslösen, wodurch die Azini durch Bindegewebe ersetzt werden. Ferner wird angenommen, dass die fortschreitende periduktale Fibrosierung zur Stenosierung der interlobulären

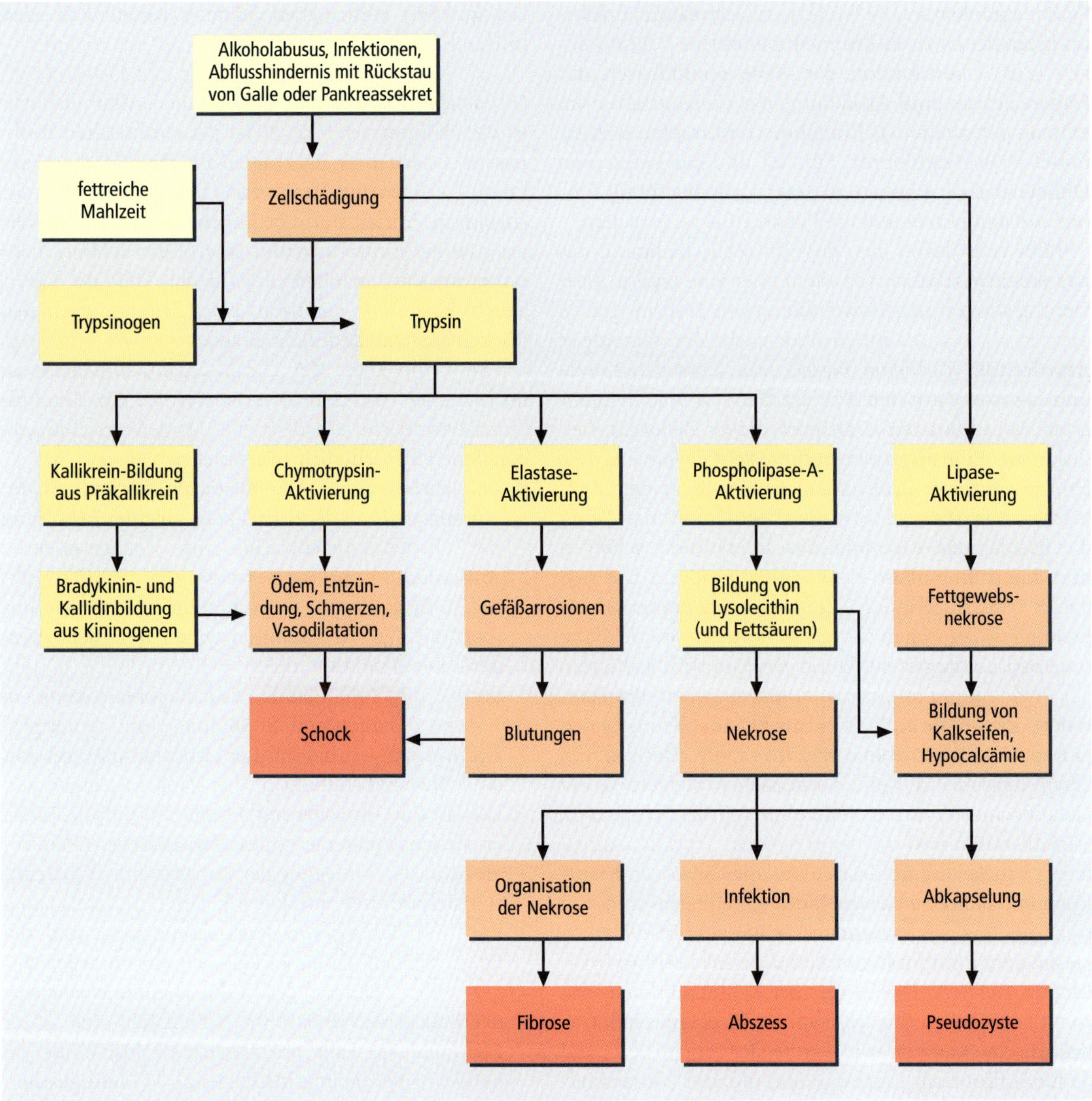

Abb. 12.50 (Teilweise hypothetische) Pathogenese und Folgen der akuten Pankreatitis

Pankreasgänge führt, wodurch stromaufwärts intraduktale Proteinpröpfe auftreten, in die Calciumsalze eingelagert werden. Die weitere Entwicklung zur exokrinen Pankreasinsuffizienz s. o.

12.16.2 Mukoviszidose (zystische Fibrose)

Dieses Krankheitsbild, von dem auch das Pankreas betroffen ist, wurde in ▸Kap. 10.11.2 behandelt. Der Defekt des CFTR-Proteins, d.h. eines durch cAMP regulierten Cl^--Kanals, führt im Pankreas zu einer verminderten Sekretion von HCO_3^-, Cl^- und Na^+ sowie von Wasser und hierdurch zu einer Eindickung und Retention des Pankreassekrets. Die Folge ist eine exokrine Pankreasinsuffizienz.

12.16.3 Pankreastumoren

Pankreaskarzinom. Das Karzinom des Pankreas ist – mit immer noch zunehmender Inzidenz – die vierthäufigste Todesursache männlicher und die fünfthäufigste Todesursache weiblicher Karzinompatienten und deswegen von herausragender klinischer Relevanz. Zumeist ist es im Pankreaskopf lokalisiert. Vorrangig handelt es sich um ein Adenokarzinom, das in 90 % der Fälle vom Gangsystem und nur selten (ca. 10 %) von Azinuszellen ausgeht. Die Ätiopathogenese ist noch weitgehend unklar. In ca. 85 % der Fälle liegt eine Aktivierung des k-ras-Onkogens vor. Als Risikofaktoren gelten hoher Alkoholkonsum, Zigarettenrauchen und chronische Pankreatitis.

Die vor allem in der Frühphase auftretenden uncharakteristischen Symptome werden wesentlich von der Lokalisation des Tumors bestimmt. Der bei etwa der Hälfte der Patienten als erstes Zeichen auftretende (Verschluss-)Ikterus ist ebenso wie der häufig beobachtete Gewichtsverlust bereits ein Spätsymptom. Relativ typisch ist das gemeinsame Auftreten von Oberbauch- und Rückenschmerzen.

Die Prognose ist besonders ungünstig. Nach Diagnosestellung beträgt die mittlere Lebenserwartung der Patienten in der Regel nur noch wenige Monate.

Neuro-endokrin aktive Tumoren. Eine Reihe von Tumoren mit bevorzugter Lokalisation im Pankreas und z. T. auch im Darm ist dadurch charakterisiert, dass sie vermehrt Hormone bilden. Sie werden nach dem Hormon, welches sie sezernieren, benannt.

Beim **Gastrinom (Zollinger-Ellison-Syndrom)** handelt es sich dementsprechend um einen Gastrin-produzierenden Tumor (Adenom, Karzinom), der zu etwa 75 % in der Bauchspeicheldrüse und zu etwa 25 % im Duodenum lokalisiert ist. Die erhöhte Gastrinsekretion löst eine exzessive Salzsäure- und Pepsinproduktion aus. Da die großen Mengen des stark sauren Magensafts nicht rasch genug und ausreichend neutralisiert werden können, entstehen **peptische Ulzera**, teilweise auch an atypischen Stellen, z. B. im Jejunum. Die hohe Säurekonzentration im Duodenum und Jejunum bewirkt auch, dass Pankreasenzyme denaturiert werden. Außerdem wird die Mizellenbildung mit Gallensäuren beeinträchtigt. Die Folge ist eine Maldigestion und -absorption (▸Kap. 12.13.1), wodurch (osmotische) Diarrhö, Steatorrhö und Blähungen auftreten. Der niedrige pH-Wert beeinträchtigt außerdem die Bindung von Vitamin B_{12} an den Intrinsic-Faktor und dadurch die Absorption dieses Vitamins im unteren Ileum.

Das **Insulinom**, der häufigste Tumor des Inselorgans, entwickelt sich aus den B-Zellen (▸Kap. 16.5.2) und führt zu einer Überproduktion von Insulin bzw. Proinsulin. Ca. 10 % sind primär bösartig. Führendes Symptom beim Vorliegen eines Insulinoms ist die **Hypoglykämie**, die z. T. bis zu hypoglykämischen Synkopen führen kann.

Der nach dem Insulinom zweitwichtigste, von den A-Zellen des Inselapparats des Pankreas ausgehende Tumor ist das meist maligne, vermehrt Glucagon produzierende **Glucagonom**. Das dadurch hervorgerufene Krankheitsbild ist durch **Hyperglykämie** (Diabetes mellitus), Hypoaminoazidämie (zu geringe Aminosäurenkonzentration im Blut), Anämie und Gewichtsverlust sowie durch eine nekrotisierende, bullöse (mit Blasenbildung einhergehende) Dermatitis gekennzeichnet. Letztere und die Anämie beruhen auf der anhaltenden Störung des Aminosäurenstoffwechsels, weil die durch Glucagon gesteigerte Gluconeogenese zu einem vermehrten Abbau von Aminosäuren führt.

Weitere hormonbildende Tumoren sind das **VIPom** (Verner-Morrison-Syndrom), das zu starken wässrigen Durchfällen und dadurch zur Hypokaliämie und Dehydratation sowie zu einer verminderten HCl-Sekretion im Magen (Hypo- bzw. Achlorhydrie) führt, und das **Somatostatinom** mit der Symptomen-Trias Diabetes mellitus, Steatorrhö und Cholelithiasis.

Das **Karzinoid** wird im Zusammenhang mit Serotonin (▸Kap. 16.11.1) behandelt.

In Kürze

- Der **akuten Pankreatitis** liegt eine Autolyse von Pankreasgewebe zugrunde. Entscheidende Ursache ist eine vorzeitige Aktivierung von Trypsinogen zu Trypsin und anderer proteolytischer sowie lipolytischer Enzyme. Als wichtige auslösende Mechanismen gelten Alkoholabusus und eine Abflussbehinderung des Pankreassekrets.
- Alkoholabusus ist auch die Hauptursache der **chronischen Pankreatitis**, deren genaue Pathogenese noch immer unklar ist. Wahrscheinlich induziert Ethanol Ca^{2+}-haltige Proteinpräzipitate, die eine Obstruktion der Gangsysteme, eine Aktivierung von Enzymen und eine Fibrosierung des Parenchyms zur Folge haben. Es entwickelt sich eine Maldigestion. Im Vordergrund steht hierbei die Störung der Fettverdauung.
- Die **zystische Fibrose (Mukoviszidose,** ▸Kap. 10.11.3) führt zu einer Eindickung des Pankreassekrets, die eine exokrine Pankreasinsuffizienz mit Maldigestion zur Folge hat.
- Zu den **Pankreastumoren** zählen das Pankreaskarzinom und die neuro endokrinen Tumoren.

13 Niere und ableitende Harnwege

Die beiden Nieren erfüllen lebenswichtige Funktionen bei der Aufrechterhaltung der Homöostase. Sie sind in hohem Maße beteiligt an

- der **Kontrolle** des **Wasser**- und **Elektrolythaushalts** durch geregelte Ausscheidung von Wasser und Elektrolyten (z. B. Na^+, K^+, Ca^{2+}, Mg^{2+}, Cl^-, Phosphat) und damit an der Konstanthaltung des extrazellulären Flüssigkeitsvolumens (**Isovolämie**), der osmotischen Konzentration (**Isotonie**) und des Ionengleichgewichts (**Isoionie**),
- der **Regulation** des **Säure-Basen-Haushalts** durch die – der jeweiligen pH-Wert-Situation angepasste – Ausscheidung von Wasserstoffionen (Protonen) bzw. Retention von Hydrogencarbonat (Bicarbonat) und damit an der Aufrechterhaltung des physiologischen pH-Werts (**Isohydrie**),
- dem **Abbau** von **Plasmaproteinen** (z. B. Albumin, Lysozym, Retinol-bindendem Protein) und Peptidhormonen (z. B. Insulin, Parathormon),
- der **Ausscheidung von** (harnpflichtigen) **Stoffwechselprodukten** (z. B. Harnstoff, Harnsäure, Kreatinin) **sowie** von Fremdstoffen (**Xenobiotika**) und deren **Metaboliten** bei gleichzeitiger Zurückhaltung von Blutzellen und Plasmaproteinen im Plasma sowie der **Rückgewinnung** wichtiger **Substrate** (z. B. Glucose, Aminosäuren) aus dem Primärharn durch tubuläre Resorption und
- der **Regulation** des **Extrazellularvolumens** sowie der (**langfristigen**) **Blutdruckregulation** mittels des Renin-Angiotensin-Aldosteron-Systems (▸Kap. 14.4.3).

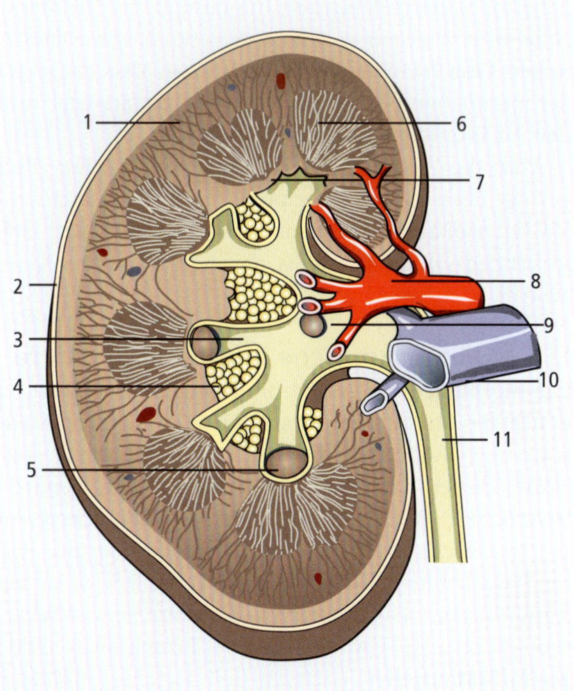

Abb. 13.1 Längsschnitt durch die Niere. 1 Nierenrinde 2 Kapsel 3 Nierenkelch 4 Fettgewebe 5 Columna renalis 6 Nierenmark 7 Nierenpapille 8 A. renalis 9 Nierenbecken 10 V. renalis 11 Ureter

Die Nieren synthetisieren außerdem als **endokrines Organ** wichtige Hormone (Calcitriol, ▸Kap. 16.4.2; Erythropoietin, ▸Kap. 6.3.2; Klotho, ▸Kap. 16.4.2) und sind **Erfolgsorgan** von **extrarenal** gebildeten **Hormonen** (u. a. Adiuretin, Aldosteron, Calcitonin, natriuretischen Peptiden, Parathormon). Sie sind ferner zur **Gluconeogenese** befähigt.

13.1 Anatomie der Niere

13.1.1 Makroskopische Anatomie der Niere

Lage, Form und Größe. Die paarig angeordneten Nieren liegen unterhalb des Zwerchfells beiderseits der Wirbelsäule retroperitoneal zwischen dem Peritoneum (Bauchfell) und der hinteren Bauchwand. (Die rechte Niere steht infolge des Raumbedarfs der Leber etwas tiefer als die linke.) Sie werden jeweils durch ein Fettpolster und durch eine Faszie, die sie mit der benachbarten Muskulatur verbinden, in ihrer Lage gehalten.

Die Nieren besitzen eine **bohnenförmige Gestalt** (Abb. 13.1), ihr konvexer Rand weist nach lateral, die

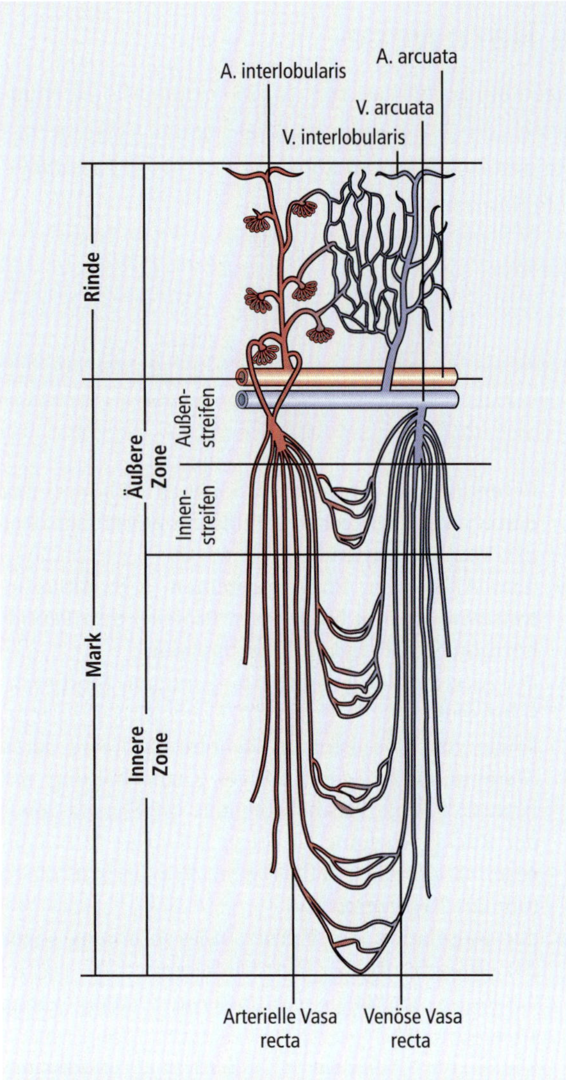

o Abb. 13.2 Anordnung der kleinen Nierengefäße (schematische Darstellung)

konkave Krümmung nach medial. In der Konkavität befindet sich eine Vertiefung, der **Hilus** (Nierenpforte), durch den die A. renalis (Nierenarterie), die V. renalis (Nierenvene) sowie Lymphgefäße und Nerven ein- bzw. austreten. Hier ist auch die Austrittstelle des Ureters (Harnleiters) aus dem Nierenbecken (s. u.), der den gesammelten Harn der Vesica urinaria (Harnblase) zuleitet.

Beim Erwachsenen beträgt der Längsdurchmesser einer Niere 10–12 cm, der Querdurchmesser 5–7 cm, das Gewicht variiert zwischen 120–200 g.

Innere Struktur. Die Niere ist von einer derben bindegewebigen Kapsel überzogen. Auf einem Schnitt kann man bereits mit bloßem Auge eine Gliederung in zwei Schichten erkennen (o Abb. 13.1): Die äußere **Rinde** (Cortex renis) erscheint hell und feingekörnt. Das innere **Mark** (Medulla renis) ist dunkler und weist eine feine Streifung auf. Das Mark ist durch **Säulen** der **Rindensubstanz** (Columnae renales) in 8–16 pyramidenförmige Lappen unterteilt, deren Spitzen zum Zentrum hin konvergieren. Diese Spitzen, die als **Nierenpapillen** bezeichnet werden, sind von den schlauchförmigen **Nierenkelchen** überzogen. Sie fangen den fertigen Harn (**Endharn**) auf und leiten ihn in den Sammelraum des **Nierenbeckens**.

Gefäßversorgung der Niere. Jede Niere wird von einer der Aorta entstammenden **A. renalis** mit Blut versorgt. Bei ihrem Eintritt am Hilus verzweigt sich die Nierenarterie in die **Aa. interlobares**, die in den Säulen zwischen den Markpyramiden zur Oberfläche hin aufsteigen. An der Pyramidenbasis geben sie arkadenförmige Äste ab (**Aa. arcuatae**), aus denen die **Aa. interlobulares** hervorgehen (o Abb. 13.2). Von diesen zweigen dann in regelmäßigen Abständen Arteriolen (**Vasa afferentia**) ab, welche die einzelnen Nierenkörperchen (▸ Kap. 13.1.2) versorgen. In diesen fächern sie sich zu einem verknäuelten Kapillarnetz (glomeruläre Kapillaren) auf, in dem der Primärharn abgepresst wird (s. u.). Dabei wird praktisch kein Sauerstoff abgegeben. Daher ist das aus dem Kapillarnetz über die **Vasa efferentia** abfließende Blut noch sauerstoffreich. Durch Aufspaltung der Vasa efferentia zu einem zweiten Kapillarnetz (**peritubuläre Kapillaren**, o Abb. 13.3) versorgt dieses in der Nierenrinde die kortikalen Tubuli und umspinnen dabei als Netzkapillaren den Tubulusapparat. Die Markzone wird dagegen von langgestreckten, schleifenförmigen **Vasa recta** versorgt, die aus den Vasa efferentia der marknahen Glomerula sowie den Aa. arcuatae und den Aa. interlobares stammen (o Abb. 13.2).

Das die beiden Kapillarnetze verlassende Blut gelangt über die **Vv. interlobulares**, **Vv. arcuatae** und **Vv. interlobares** – dem arteriellen Gefäßsystem entsprechend – in die **V. renalis**, die am Hilus aus der Niere austritt.

13.1.2 Mikroskopische Anatomie der Niere

Die morphologischen und funktionellen Einheiten, in denen die Harnbildung stattfindet, werden als **Nephrone** bezeichnet. Jede menschliche Niere enthält etwa 1 Mio. dieser harnbildenden Systeme. Das Nephron (o Abb. 13.4) besteht aus dem **Nierenkörperchen** mit einem Durchmesser von ca. 200 µm, in dem der Primärharn abfiltriert wird, und dem etwa 3,5 cm langen **Tubulusapparat**, in dem durch Resorptions- und Sekretionsprozesse die Umwandlung des Primärharns in den Endharn stattfindet.

Bau des Nierenkörperchens. Das Nierenkörperchen (o Abb. 13.5 A) stellt, wie oben beschrieben, ein Kapillarknäuel (**Glomerulus**) dar, das in eine zweiblättrige

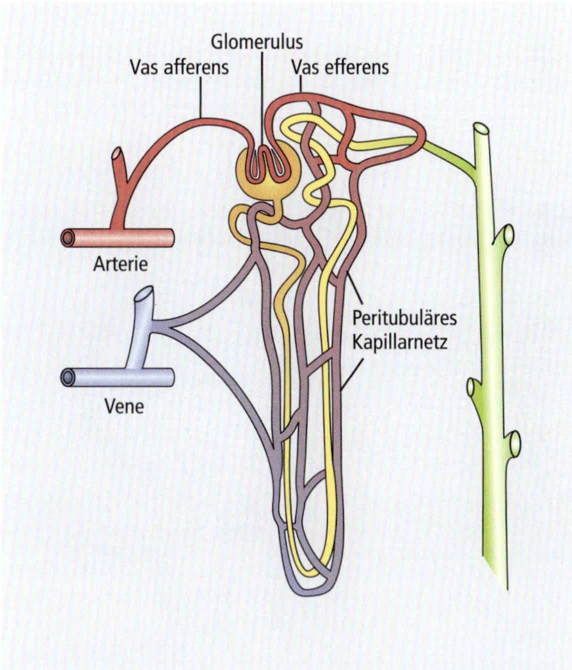

o Abb. 13.3 Gefäßversorgung eines kortikalen Nephrons

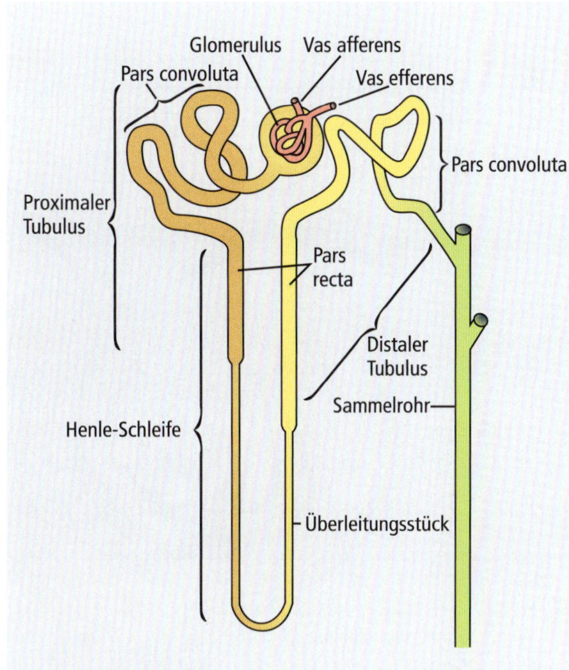

o Abb. 13.4 Nephron (schematische Darstellung)

Epithelkapsel (**Bowman-Kapsel**) eingestülpt ist. Das Blut wird, wie ebenfalls bereits erwähnt, dem Glomerulus über das Vas afferens zu- und über das Vas efferens abgeleitet. Vas afferens und Vas efferens, die dicht beieinander liegen, bilden den **Gefäßpol** des **Nierenkörperchens**. Ihm gegenüber liegt der **Harnpol**; das ist die Stelle, an der das äußere (parietale) Blatt der Bowman-Kapsel in das Harnkanälchen übergeht.

Die Wand der Glomeruluskapillaren ist aus zwei Schichten aufgebaut (o Abb. 13.5 B): aus dem gefensterten (fenestrierten), eine luminale Glykokalyx (mit Glykosaminoglykanen) besitzenden **Kapillarendothel** und der **Basalmembran**, in die negativ geladene Proteoglykane eingelagert sind („Anionenbarriere"). Der Basalmembran liegen außen die Fußfortsätze der sog. **Podozyten**, d. h. der Epithelzellen der Bowman-Kapsel, auf. Diese Fußfortsätze bilden eine durch **Schlitzporen** unterbrochene Schicht um die Kapillaren und stellen einen wichtigen Bestandteil der **glomerulären Filtermembran** dar (▸ Kap. 13.3). Die Schlitzporen werden von einer zwischen den benachbarten Füßchen ausgespannten, stark negativ geladenen Membran („**Schlitzmembran**") überbrückt, die 4–14 nm große Lücken aufweist. Vom Kapillarlumen ist der Raum der Bowman-Kapsel somit durch drei Schichten getrennt, welche die sog. **Filterbarriere** aufbauen, wobei die Schlitzmembran das feinste Filter darstellt. Die Gesamtoberfläche des Filters beträgt ca. 1–1,5 m^2. Zwischen den Kapillaren, insbesondere aber in den Räumen nahe dem Gefäßpol, finden sich noch sog. **Mesangiumzellen**, die ein Gerüstwerk für die Kapillarschlingen bilden und außerdem durch ihre Phagozytoseaktivität in der Lage sind, Ablagerungen im Filterbereich zu entfernen. Ferner sind sie aufgrund ihres Gehalts an Aktin und Myosin zur Kontraktion befähigt.

Alle Nierenkörperchen liegen in der Nierenrinde, entweder als **kortikale Glomeruli** (80 %) in der Außenrinde oder als **juxtamedulläre Glomeruli** (20 %) nahe der Grenze zum Nierenmark.

Bau des Tubulusapparats (o Abb. 13.4). Der an die Bowman-Kapsel anschließende Kanälchenabschnitt wird als **proximaler Tubulus** (syn. Hauptstück) bezeichnet. Er beginnt mit einer stark verknäuelten Pars convoluta (Pars contorta; gewundener Teil). An diese schließt sich die gestreckt verlaufende Pars recta an. Der proximale Tubulus, dessen Lumenweite 20–40 µm beträgt, ist von einem kubischen Epithel mit einem Bürstensaum ausgekleidet.

Der gewundene Teil des proximalen Tubulus geht in einen haarnadelförmig gebogenen Kanälchenabschnitt, die **Henle-Schleife**, über. Diese besteht aus der Pars recta des proximalen Tubulus, einem dünnen Überleitungsstück mit platten Epithelzellen (= dünner absteigender und dünner aufsteigender Teil, Lumenweite 10 µm) und einem dicken aufsteigenden Abschnitt. Die Henle-Schleife, insbesondere aber ihr dicker aufsteigender Schleifenschenkel (engl. TAL = thick ascending loop), erfüllt eine wichtige Funktion bei der Harnkonzentrierung nach dem Gegenstromprinzip (▸ Kap. 13.5.1).

13

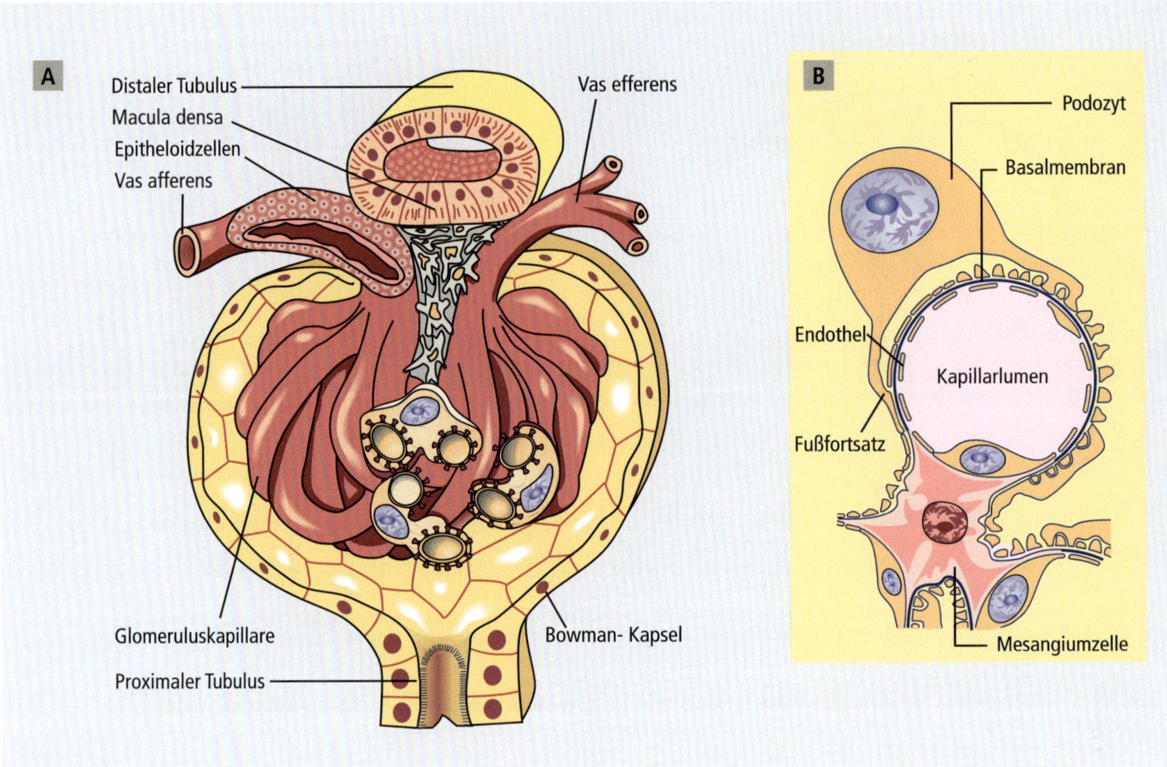

Abb. 13.5 A Nierenkörperchen mit Macula densa, Vas afferens ist eröffnet, B Kapillarquerschnitt mit Podozyt und Mesangiumzelle. Nach Krstić

Der **distale Tubulus** (syn. Mittelstück) beginnt mit dem dicken aufsteigenden Schleifenschenkel, der wieder in einen gewundenen Teil (Pars convoluta) übergeht. Dieses distale Konvolut (Lumenweite 30–50 µm) berührt die afferente Arteriole (Vas afferens) des zu ihm gehörenden Nierenkörperchen. An der Berührungsstelle findet man einen Bezirk mit größeren Epithelzellen, die **Macula densa** (Abb. 13.5 A). Diese und die benachbarten, Renin-produzierenden Epitheloidzellen des Vas afferens sowie die extraglomerulären Mesangiumzellen zwischen Vas afferens, Vas efferens und der Macula densa sind Bestandteile des **juxtaglomerulären Apparats** (▸Kap. 13.1.2).

Nach dem Kontakt mit dem Nierenkörperchen geht die Pars convoluta des distalen Tubulus in das **Sammelrohr** über, das den Harn zur Papillenspitze leitet. Jedes Sammelrohr hat mehrere Zuflüsse aus benachbarten Nephronen. Die Sammelrohre vereinigen sich spitzwinklig zu größeren Röhrchen, die schließlich in der Pyramidenspitze in die Nierenkelche ausmünden. Die durchschnittliche Länge der Sammelrohre beträgt 22 mm.

Das proximale und das distale Konvolut liegen stets in der Nierenrinde, während die zur Henle-Schleife zählenden Tubulusanteile (Pars recta des proximalen und des distalen Tubulus sowie das Überleitungsstück) in die Marksubstanz eintauchen (Tab. 13.6).

Zusatzinformation

Da es sich bei den Tubulusepithelien (wie bei den Enterozyten des Dünndarms) um polare Zellen handelt, sind ihre luminale und basolaterale Membran strukturell und funktionell verschieden. So besitzen im proximalen Tubulus die Epithelzellen zur Lumenseite hin Mikrovilli und zur Blutseite ein sog. basales Labyrinth in Form von Einfaltungen. Diese stehen mit den Mitochondrien in enger Verbindung, die in Form von ATP die Energie für die basolateral lokalisierte Na^+/K^+-ATPase liefern.

In Kürze

- Die paarig angeordneten, bohnenförmigen **Nieren** bestehen aus der **äußeren Rinde** und dem inneren, durch Säulen der Rindensubstanz in pyramidenförmige Lappen unterteilten **Mark**. Die als **Nierenpapillen** bezeichneten Spitzen dieser Lappen sind von den **Nierenkelchen** überzogen, die den Harn in das **Nierenbecken** leiten.
- Die **Gefäßversorgung** der **Niere** erfolgt durch die **A. renalis**, die sich an der **Nierenpforte** (Hilus) in die **Aa. interlobares** verzweigt. Diese geben die **Aa. arcuatae** ab, aus denen die Aa. **interlobulares**

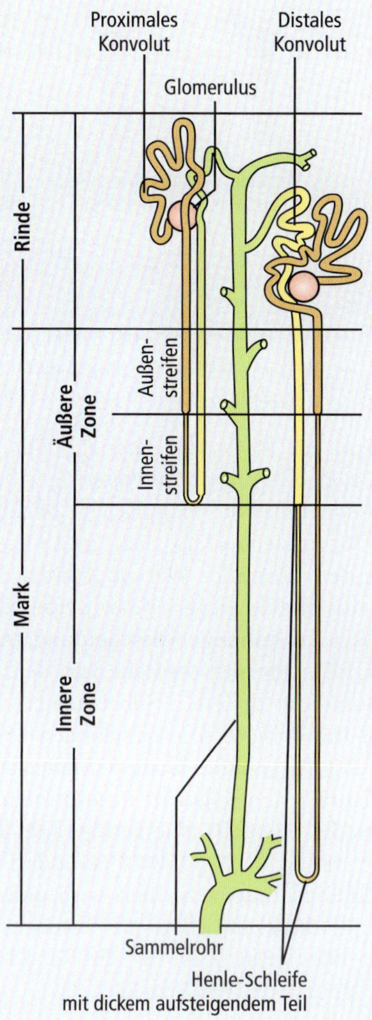

Abb. 13.6 Form und Gliederung der Nephrone

hervorgehen. Von diesen wiederum zweigen die **Vasa afferentia** ab, welche die Nierenkörperchen (s. u.) versorgen und aus denen das Blut über die **Vasa efferentia** abfließt. Diese spalten sich zu einem zweiten Kapillarnetz auf, das die Blutversorgung der Tubulusabschnitte in der Nierenrinde übernimmt (**peritubuläre Kapillaren**). Die Markzone erhält ihr Blut dagegen durch die **Vasa recta**. Durch venöse Gefäße, die den Arterien entsprechen, verlässt dann das Blut am Hilus die Niere.

- Die etwa 1 Mio. kleinsten morphologischen und funktionellen Einheiten der Niere, in denen die Harnbildung stattfindet, werden als **Nephrone** bezeichnet.
- Jedes Nephron besteht aus dem **Nierenkörperchen** und dem **Tubulusapparat**.
- Das Nierenkörperchen ist ein Gefäßknäuel (**Glomerulus**), das in eine doppelwandige Epithelkapsel (**Bowman-Kapsel**) eingestülpt ist. Alle Nierenkörperchen liegen in der Nierenrinde.
- Der Tubulusapparat beginnt mit dem aus zwei Teilen sich zusammensetzenden **proximalen Tubulus**, der Pars contorta (gewundenem Teil) und der Pars recta (geradem Teil). Die Pars recta ist gleichzeitig ein Teil der **Henle-Schleife**, zu der außerdem ein dünnes Überleitungsstück sowie ein dicker aufsteigender Abschnitt gehören. Der **distale Tubulus** beginnt mit diesem dicken Schleifenschenkel, der in einen gewundenen Teil übergeht. An diesen schließt sich das **Sammelrohr** an, das den Harn zur Papillenspitze leitet.
- Die Macula densa des distalen Tubulus, die Epitheloidzellen des Vas afferens und die extraglomerulären Mesangiumzellen bilden den **juxtaglomerulären Apparat**.

13.2 Grundlagen der Nierenfunktion

13.2.1 Prinzip der Harnbildung

An der Harnbildung sind alle Abschnitte des Nephrons beteiligt. Im Glomerulus wird zunächst ein **Ultrafiltrat** (**Primärharn**) aus dem durchfließenden Blutplasma abgepresst. Während der anschließenden Passage durch den Tubulus und das Sammelrohr wird dann das Filtrat aufgrund von Resorptions- und Sekretionsprozessen hinsichtlich seines Volumens, seiner Zusammensetzung und des pH-Werts stark verändert.

Der größte Teil der gelösten Bestandteile (Solute) und mehr als 99 % des Wasservolumens werden durch **Re(ab)sorption** der Tubulusflüssigkeit entzogen und wieder dem Blutkreislauf zugeführt. Andererseits gelangen zahlreiche Stoffe durch **Sekretion** vom Epithel in die Tubulusflüssigkeit. Die Resorptions- und Sekretionsprozesse beruhen teils auf aktiven, teils auf passiven Transportmechanismen der Tubulusepithelien (s. u.). Ein Teil der Transportprozesse unterliegt der hormonellen Kontrolle, wodurch die Menge und die Zusammensetzung des aus den Sammelrohren abfließenden Endharns (Urins) situationsentsprechend variiert werden kann.

Während in den Glomeruli (beim gesunden Erwachsenen) die außerordentlich große Menge von etwa 180 l/Tag filtriert wird, die **glomeruläre Filtrationsrate** (GFR, ▸ Kap. 13.3.2) somit ca. 125 ml/min beträgt (d. s.

13

20 % des Plasmawassers!), liegt die **renale Ausscheidungsrate** im Durchschnitt nur bei 1,5 l/Tag (d. h. ca. 1 ml/min). Bei Wassermangel kommt es zu einer Reduktion der Urinausscheidung bis auf 0,7 l/Tag (**Antidiurese**), bei Wasserüberschuss zu einem Anstieg der Ausscheidungsrate bis auf mehrere l/Tag (**Diurese**).

Renale Clearance und Clearance-Quotient. Für die Beurteilung der Nierenfunktion sowohl unter physiologischen als auch unter pathologischen Bedingungen kommt den sog. **Clearance-Verfahren** besondere Bedeutung zu (engl. to clear = klären). Die **Clearance** C_S (ml/min) gibt das (virtuelle) Plasmavolumen an, das von einem bestimmten Stoff (S) pro Minute völlig befreit (geklärt) wird. Die renale Clearance (als Beispiel einer Organclearance und gleichzeitig als Teil der Gesamtkörperclearance, d. i. die Summe aller Organclearances) ist dementsprechend ein entscheidender Parameter für die Klärfunktion der Nieren.

Um C_S der Nieren zu berechnen, geht man von der Bilanzbetrachtung aus, dass die aus dem Plasma eliminierte Stoffmenge gleich der mit dem Urin ausgeschiedenen Stoffmenge ist. Die pro Zeiteinheit aus dem Plasma eliminierte Substanzmenge, die **Eliminationsrate**, ist gleich dem Produkt aus der Plasmakonzentration $[S]_P$ und dem pro Minute vollständig befreiten Plasmavolumen C_S; analog ist die pro Zeiteinheit im Urin ausgeschiedene Substanzmenge, die **Ausscheidungsrate**, gleich dem Produkt aus der Stoffkonzentration im Urin $[S]_U$ und dem pro Minute ausgeschiedenen Urinvolumen $\dot{V}_U$. Daher gilt:

$$[S]_P \cdot C_S = [S]_U \cdot \dot{V}_U$$

Gleichung 13.1

$$C_S = \frac{[S]_U \cdot \dot{V}_U}{[S]_P}$$

Gleichung 13.2

Da die drei Werte auf der rechten Seite der Clearanceformel (13.2) auch beim Menschen der Messung zugänglich sind, bietet die C_S-Bestimmung eine einfache Möglichkeit, die Nierenfunktion zu analysieren.

Zu berücksichtigen dabei ist, dass C_S von den Eigenschaften des bei der Untersuchung verwendeten Stoffs abhängt. Für das in Pflanzen als Reservestoff vorkommende Polysaccharid **Inulin** (Polyfructose), das glomerulär filtriert, aber im Tubulus weder resorbiert noch sezerniert wird, beträgt der Clearance-Wert bei gesunden männlichen Erwachsenen im mittleren Lebensalter durchschnittlich C_{Inulin} = 125 ml/min (**o** Abb. 13.7). Findet nach der Filtration wie beispielsweise bei **Glucose** noch eine tubuläre (Netto-)Resorption statt, muss C_S < C_{Inulin} sein. Für Stoffe mit einer tubulären (Netto-)Sekretion, z. B. **p-Aminohippursäure**, gilt dagegen C_S > C_{Inulin}. (Zur funktionsanalytischen Bedeutung der Clearance-Werte siehe ▸ Kap. 13.2.2 und ▸ Kap. 13.3.2).

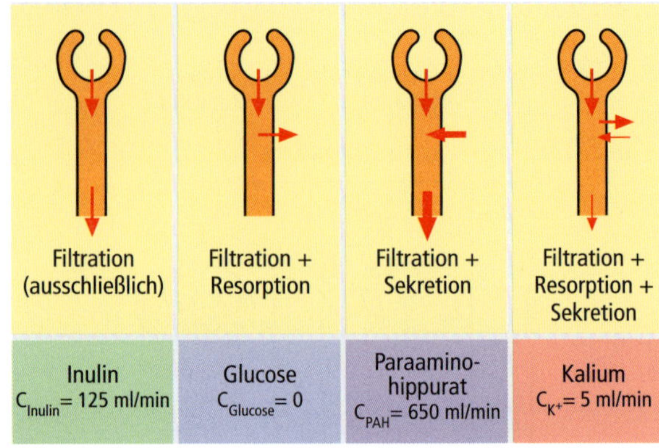

o Abb. 13.7 An der Harnbildung beteiligte Mechanismen mit typischen Beispielen und deren Clearance-Werten

Ein aus den Clearance-Werten ableitbarer weiterer wichtiger Ausscheidungsparameter ist der **Clearance-Quotient** (syn. **fraktionelle Ausscheidung, fraktionelle Exkretion**, FE). Darunter versteht man den Anteil der in den Glomeruli filtrierten Substanzmenge, der pro Zeiteinheit mit dem Urin ausgeschieden wird. Sofern wie bei Inulin die gesamte filtrierte Menge ausgeschieden wird, ist FE = 1, erfolgt eine Resorption im Tubulus und keine oder allenfalls eine geringe tubuläre Sekretion ist FE < 1. Eine FE > 1 wird gefunden, wenn ein Stoff ins Tubuluslumen sezerniert wird und die sezernierte Menge die eventuell wieder resorbierte Menge übersteigt. Dies trifft z. B. für die schon erwähnte p-Aminohippursäure (PAH) zu.

13.2.2 Durchblutung und O_2-Verbrauch der Nieren

Nierendurchblutung. Die Gesamtdurchblutung beider Nieren beträgt beim Erwachsenen (mit ca. 70 kg Körpergewicht) etwa 1,2 l/min oder 1700 l/Tag. Das sind fast **25 %** des **Herzzeitvolumens** bei körperlicher Ruhe. Bei einem mittleren Gesamtgewicht der Nieren von 300 g ergibt sich eine spezifische Durchblutung von 4 ml · g^{-1} · min^{-1}. Diese im Vergleich zu anderen Organen sehr hohe Durchblutung ist notwendig, um eine ausreichende Filtratmenge abzupressen und damit die Voraussetzung für eine effektive Klärfunktion zu schaffen. Die Durchblutung ist jedoch auf die verschiedenen Zonen des Nierengewebes ungleichmäßig verteilt (□ Tab. 13.1). Der überwiegende Anteil entfällt auf die Nierenrinde. Die andererseits nur geringe Durchblutung der inneren Markzone ist auf den hohen Strömungswiderstand der sehr langen Vasa recta und auf die Zunahme der Blutviskosität in der hyperosmolaren Papillenregion (▸ Kap. 13.5.1) zurückzuführen.

Tab. 13.1 Intrarenale Verteilung der Durchblutung und des O_2-Verbrauchs

Parameter	Nierengewichtsanteil (%)	Relative Durchblutung (%)	Spezifische Durchblutung ($ml \cdot g^{-1} \cdot min^{-1}$)	Relativer O_2-Verbrauch (%)
Rinde	70	92	5,3	84
Äußeres Mark	20	7	1,4	15
Inneres Mark	10	1	0,4	<1

Druckverlauf im Nierengefäßsystem. In Abb. 13.8 ist der Verlauf des hydrostatischen Blutdrucks von der Nierenarterie bis zur Nierenvene schematisch dargestellt. Aus der Abbildung wird deutlich, dass die stärksten Druckabnahmen, d. h. die größten Strömungswiderstände, in den Bereichen der Vasa afferentia (aff. Arteriolen) und der Vas efferentia (eff. Arteriolen) auftreten. Allerdings nimmt bei einer Erhöhung des arteriellen Mitteldrucks (im Beispiel der oberen Kurve in Abb. 13.8 um 50 mm Hg) der Strömungswiderstand im Vas afferens nur so stark zu, dass sich der Druck in der Glomeruluskapillare kaum ändert. Während somit der variable Strömungswiderstand im Vas afferens für eine weitgehende Konstanz des hydrostatischen Drucks in den Glomeruluskapillaren sorgt, wird durch den großen Strömungswiderstand im Vas efferens ein relativ hohes kapilläres Blutdruckniveau von 46–48 mm Hg aufrechterhalten.

Autoregulation. Durch die autoregulative Anpassung der Strömungswiderstände in den Vasa afferentia und Vasa efferentia werden somit sowohl der hydrostatische Druck in den Glomeruluskapillaren als auch deren Durchblutung weitgehend konstant gehalten. Wie Abb. 13.9 zeigt, wirken sich Änderungen des arteriellen Mitteldrucks in einem Bereich von ca. 75–190 mm Hg nur geringfügig auf den **renalen Plasmafluss** (RPF) und damit den **renalen Blutfluss** (RBF, s. u.) von 0,6 l/min Durchblutung aus. Diese Konstanz des hydrostatischen Drucks ist eine entscheidende Voraussetzung für die Unabhängigkeit des glomerulären Filtrationsprozesses von arteriellen Blutdruckschwankungen. Durch die Autoregulation ist dementsprechend auch eine weitgehende Konstanz der glomerulären Filtrationsrate (▸Kap. 13.3.2) gewährleistet, sofern die Änderungen des Blutdrucks auf den Regelbereich (s. o.) beschränkt bleiben.

An der erwähnten Selbstregulierung der Nierendurchblutung sind mehrere Komponenten beteiligt. Die **myogene Komponente** besteht darin, dass bei einer Steigerung des arteriellen Drucks in den Nierenarteriolen infolge einer (mittelbaren) der Öffnung von mechanosensitiven Calciumkanälen und der dadurch bedingten Erhöhung der zytosolischen Calciumionen-Konzentration innerhalb 1 s in den Arteriolen der Tonus der glatten Gefäßmuskulatur präglomerulär zunimmt und damit deren Durchblutung gedrosselt wird (**Bayliss-Effekt**, ▸Kap. 9.7.2).

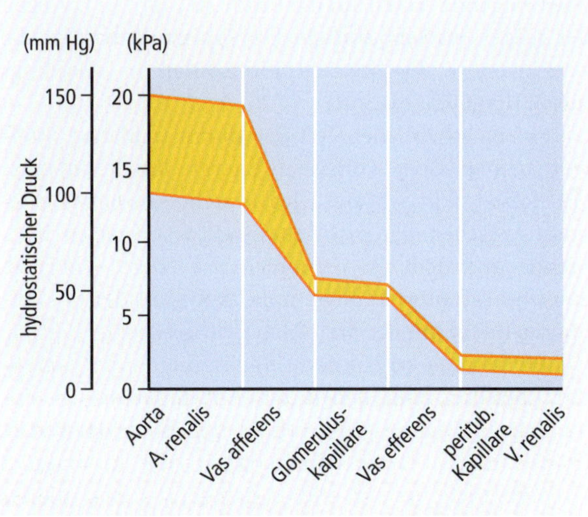

Abb. 13.8 Blutdruckverlauf in den verschiedenen Abschnitten des Nierengefäßsystems. Aufgrund der autoregulativen Widerstandsanpassung im Vas afferens bleibt der Druck in der Glomeruluskapillare bei Änderung des arteriellen Mitteldrucks innerhalb eines gewissen Bereichs weitgehend konstant

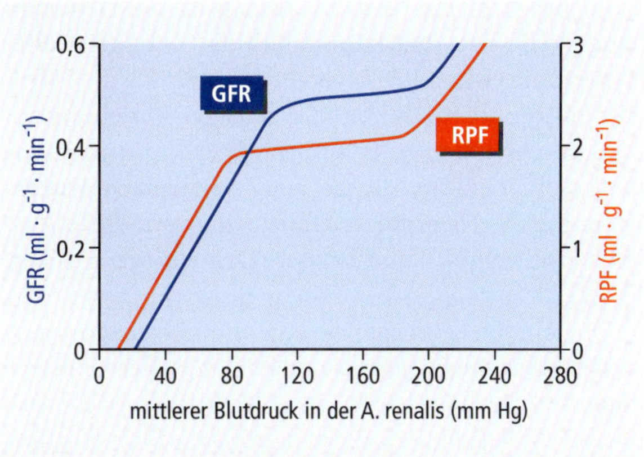

Abb. 13.9 Abhängigkeit des renalen Plasmaflusses (**RPF**) und der glomerulären Filtrationsrate (**GFR**) vom arteriellen Mitteldruck. In einem weiten Druckbereich werden beide Größen durch die Autoregulation nahezu konstant gehalten

13

Ein weiterer an der Regulation des Gefäßtonus beteiligter Mechanismus ist die **tubulo-glomeruläre Rückkopplung** (tubuloglomeruläres Feedback, TGF), d. h. die Rückwirkung vom Tubulus auf den Gefäßpol des Nierenkörperchens: Bei steigendem Druck in den Glomeruluskapillaren nimmt innerhalb von 10 s die Filtrationsrate und damit auch die Flussrate in den Tubuli zu. Als Folge davon kann nicht genügend NaCl aus der Tubulusflüssigkeit resorbiert werden, dementsprechend steigt die NaCl-Konzentration im frühdistalen Tubulus. Dies bewirkt in den Macula-densa-Zellen (▸ Kap. 13.1.2) eine erhöhte Aktivität des $Na^+/K^+/2\ Cl^-$-Symporters (▸ Kap. 13.4.1) und damit (neben der Zunahme der Cl^-- und K^+-Konzentration) eine physiologisch bedeutsame Erhöhung der Na^+-Konzentration in diesen Zellen. Dies wiederum steigert die Aktivität der Na^+/K^--ATPase und die ATP-Hydrolyse. Durch Spaltung von ATP und ADP wird nun vermehrt **Adenosin** gebildet, das A_1-Rezeptoren stimuliert, wodurch die Ca^{2+}-Konzentration in der glatten Gefäßmuskulatur erhöht und wie beim Bayliss-Effekt eine Konstriktion der Vasa afferentia bewirkt wird. Diese reduziert die Blutzufuhr in den Glomeruluskapillaren sowie den intrakapillären Druck.

Daneben spielen noch weitere Faktoren eine Rolle. Postuliert wird u. a., dass ein lokales **Renin-Angiotensin-Aldosteron-System** (▸ Kap. 9.8.3) bei einer Zunahme der filtrierten Kochsalzmenge einem Salz-und Flüssigkeitsverlust entgegengewirkt.

Die Autoregulation der Durchblutung ist auf die **Nierenrinde** beschränkt und betrifft nicht das Nierenmark. (Vor allem die kortikalen Glomeruli, dagegen weniger – bis kaum – die juxtaglomerulären Glomeruli besitzen die Fähigkeit zur Autoregulation.) Da die Markdurchblutung lediglich etwa 8 % der Gesamtdurchblutung der Nieren ausmacht, fällt eine Zunahme der Markdurchblutung mit steigendem Blutdruck bei Untersuchungen zur Autoregulation des Gesamtorgans kaum bis nicht ins Gewicht. Jedoch ist die **Druckabhängigkeit** der **Markdurchblutung** bei **arterieller Hypertonie** (▸ Kap. 9.9.7) von Bedeutung: Da die Harnkonzentrierung im Nierenmark in enger Beziehung zur Markdurchblutung steht (▸ Kap. 13.5.2), verursacht eine Blutdruckerhöhung, die zu einer verstärkten Durchströmung des Nierenmarks führt, eine vermehrte Ausscheidung von Na^+ und Wasser (**Druckdiurese**, ▸ Kap. 13.5.2).

Obwohl die Nierengefäße von sympathischen, vasokonstriktorischen (gefäßverengenden) Nervenfasern innerviert werden, haben diese lediglich in extremen Kreislaufsituationen (z. B. nach größeren Blutverlusten, bei schwerer Muskelarbeit oder starker Hitzebelastung) einen Einfluss auf die Nierendurchblutung.

Messung der Nierendurchblutung. Die **Gesamtdurchblutung** der Nieren kann mit **Clearance-Verfahren** (▸ Kap. 13.3.2) bestimmt werden. Hierzu verwendet man Substanzen, insbesondere **Para-Aminohippurat** (PAH), die, wie erwähnt, bei einer einzigen Nierenpassage durch Filtration **und** Sekretion (fast) vollständig aus dem Blut eliminiert werden (● Abb. 13.7). Definitionsgemäß ist die **PAH-Clearance** C_{PAH} gleich dem renalen Plasmafluss RPF. Mit einer durch Infusion eingestellten (niedrigen) PAH-Konzentration im Blutplasma $[PAH]_P$ und einer gemessenen PAH-Konzentration im Urin $[PAH]_U$ gilt dann nach der Clearanceformel (13.2):

$$RPF = C_{PAH} = \dot{V}_U \cdot \frac{[PAH]_U}{[PAH]_P}$$

Gleichung 13.3

Da die PAH-Extraktion aus dem Blut nicht ganz vollständig ist, sondern nur 93 % beträgt, ist noch eine geringe Korrektur erforderlich. Aus dem so bestimmten renalen Plasmafluss kann dann der renale Blutfluss RBF, d. h. die Gesamtdurchblutung, unter Berücksichtigung des Hämatokritwerts (Hkt, ▸ Kap. 6.1.2) ermittelt werden:

$$RBF = \frac{RPF}{1 - Hkt} = \frac{C_{PAH}}{1 - Hkt}$$

Gleichung 13.4

Für den gesunden Erwachsenen beträgt RBF = 0,6 l/min.

O_2-Verbrauch. Das stoffwechselaktive Nierengewebe hat einen relativ hohen spezifischen O_2-Verbrauch von im Mittel $0{,}06\ ml \cdot g^{-1} \cdot min^{-1}$. Von diesem entfällt der überwiegende Anteil auf die Rinde (◘ Tab. 13.1). Wegen der insgesamt sehr starken Durchblutung beträgt die arteriovenöse O_2-Konzentrationsdifferenz allerdings nur 0,015 ml O_2/ml Blut.

Da ein erheblicher Teil der durch oxidative Stoffwechselprozesse gewonnenen Energie für die tubuläre Na^+-Resorption benötigt wird, besteht eine enge Beziehung zwischen der pro Zeiteinheit resorbierten Na^+-Menge und dem O_2-Verbrauch der Niere. Oberhalb eines bestimmten Basalverbrauchs nimmt der O_2-Verbrauch linear mit der Na^+-Resorptionsrate zu.

Sofern unter bestimmten Bedingungen die Nierendurchblutung über den durch Autoregulation beeinflussbaren Wert ansteigt, erhöht sich auch der renale O_2-Verbrauch. Diese Abhängigkeit, die in anderen Organen nicht besteht, erklärt sich daraus, dass mit der gesteigerten Durchblutung auch die glomeruläre Filtrationsrate zunimmt. Dadurch steigt die im Tubulusapparat zur Resorption angebotene Na^+-Menge (Na^+-load) und infolgedessen die Na^+-Resorptionsrate, wofür eine Zunahme des oxidativen Stoffwechsels erforderlich ist.

Stoffwechsel. In der **Nierenrinde** erfolgt die Energiegewinnung für die aktiven tubulären Transportprozesse fast ausschließlich durch oxidativen Nährstoffabbau. Als Substrate dienen hierbei vor allem Glutamin (35 %), Lactat (20 %), Glucose (15 %) und freie Fettsäuren (15 %) sowie Citrat und Ketonkörper. Da in der Nierenrinde eine beträchtliche Gluconeogenese (Glucoseneubildung) aus Lactat und glucoplastischen (Glucose-bildenden) Aminosäuren stattfindet, enthält das venöse Nierenblut mehr Glucose als das zufließende arterielle Blut.

Die **innere Markzone**, der nur wenig Sauerstoff zugeführt wird, deckt dementsprechend ihren Energiebedarf vorwiegend durch anaerobe Glykolyse.

In Kürze

- Bei der **Harnbildung** werden zunächst im Glomerulus durch Ultrafiltration etwa 180 l/Tag **Primärharn** abgepresst. Dieser wird bei der Passage durch den Tubulusapparat stark eingeengt (**Endharnbildung**), sodass die durchschnittliche tägliche Urinausscheidung nur ca. 1,5 l beträgt. Sie nimmt bei Wasserüberschuss zu (Diurese) und bei Wassermangel ab (Antidiurese).
- Die **renale Clearance** ist ein Maß für die pro Zeiteinheit durch die Nieren eliminierte Menge eines Stoffes.
- Der **Clearance-Quotient** gibt den Anteil der filtrierten Substanzmenge an, der pro Zeiteinheit mit dem Urin ausgeschieden wird.
- Die **Gesamtdurchblutung** beider Nieren beträgt beim Erwachsenen ca. 1700 l/Tag, was annähernd 25 % des Herzzeitvolumens bei körperlicher Ruhe entspricht. Der überwiegende Teil hiervon entfällt auf die Nierenrinde.
- Durch **Autoregulation** wird die Nierendurchblutung weitgehend konstant gehalten. Daran beteiligt sind insbesondere eine myogene Reaktion der Vasa afferentia (Bayliss-Effekt, ▸Kap. 9.7.2) sowie die tubulo-glomeruläre Rückkopplung, d. h. die Rückwirkung des tubulären Na^+-Angebots auf den Durchmesser der Vasa afferentia.

13.3 Glomeruläre Filtration

In den Glomeruli wird durch **Ultrafiltration** der **Primärharn** gebildet. Dabei hängt die Zusammensetzung des Filtrats von den Porengrößen der Filtermembran sowie den negativen Wandladungen des Filters, die Bildungsrate zusätzlich von den wirksamen Filtrationsdrücken ab.

13.3.1 Zusammensetzung des Ultrafiltrats

Filtereigenschaften. Für die Ultrafiltration sind insbesondere die Molekülgröße und die elektrische Ladung der gelösten Stoffe sowie, wie erwähnt, die Porengrößen und die Anzahl der negativen Festladungen der glomerulären Filtermembran maßgebend. Diese besteht, wie bereits in ▸Kap. 13.1.2 beschrieben, aus drei Schichten, den Endothelzellen, der Basalmembran und der Schlitzmembran zwischen den Fußfortsätzen der Podozyten (○ Abb. 13.5 B). Am durchlässigsten ist die Endothelschicht (Porenweite 70–90 nm), an der jedoch bereits die Blutzellen zurückgehalten werden. Ein Hindernis für den Durchtritt großer Moleküle bilden dann die Basalmembran und vor allem die durch enge Schlitze (4 · 14 nm) charakterisierte Membran zwischen den Podozytenfußfortsätzen.

Filtrierbarkeit. Während kleine Moleküle (z. B. Wasser, Na^+, Glucose, Harnstoff, Kreatinin) die dreischichtige Membran unbehindert passieren können, ist die Filtrierbarkeit großer Moleküle von ihrem Radius abhängig. Eine Behinderung des Durchtritts beginnt bei Molekülen, die in ihrer Größe etwa Inulin (Molekülmasse = 5500 Da) entsprechen. Serumalbumin (Molekülmasse = 69 kDa) gelangt bereits zu weniger als 1 % in das Filtrat und Globuline werden praktisch vollständig zurückgehalten (sog. **Siebeffekt**). Als Maß hierfür dient der **Siebkoeffizient** SK:

$$SK = \frac{C_{Filtrat}}{C_{Plasma}}$$

Gleichung 13.5

Das in den Glomeruli abgepresste Ultrafiltrat enthält dementsprechend kleinmolekulare Bestandteile in etwa der gleichen Konzentration wie im Plasma. Dagegen finden sich im Filtrat keine Blutzellen und nur geringe Anteile an Makromolekülen, insbesondere kaum Proteine.

13.3.2 Filtrationsdruck und Filtrationsrate

Effektiver Filtrationsdruck. Der glomeruläre Filtrationsprozess wird – wie in anderen Kapillargebieten – durch den effektiven Filtrationsdruck P_{eff} (▸Kap. 3.1.7), also letztlich durch die Herzarbeit, angetrieben. P_{eff} resultiert (nach dem Starling-Gesetz) aus der Differenz der hydrostatischen Drücke zwischen Glomeruluskapillaren und Bowman-Kapselraum ($\Delta P = P_{Kap} - P_{Bow}$), vermindert um die Differenz der kolloidosmotischen Drücke zwischen Kapillarblut und Ultrafiltrat ($\Delta\pi = \pi_{Kap} - \pi_{Bow}$). Da im praktisch eiweißfreien Ultrafiltrat $\pi_{Bow} = 0$ ist, gilt für den Glomerulus:

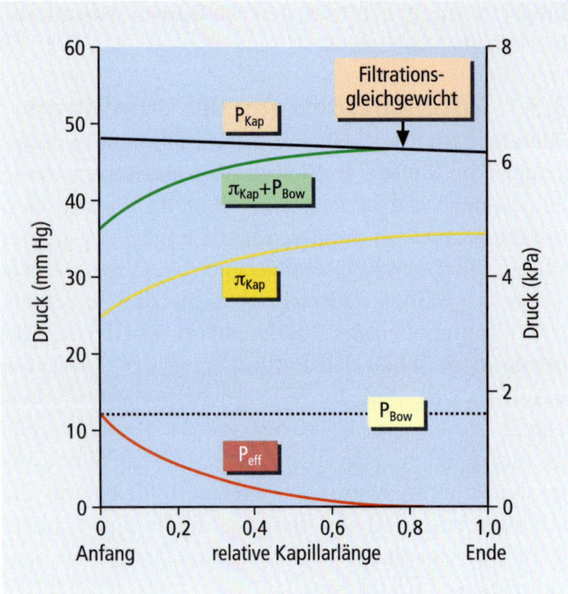

Abb. 13.10 Filtrationsbedingungen im Glomerulus. Es sind die Verläufe des hydrostatischen Kapillardrucks (P_{Kap}), des kolloidosmotischen Drucks im Plasma (π_{Kap}), des Drucks in der Bowman-Kapsel (P_{Bow}) und des effektiven Filtrationsdrucks (P_{eff}) längs der Glomeruluskapillare dargestellt. Das Filtrationsgleichgewicht ist erreicht, wenn $\pi_{Kap} + P_{Bow} = P_{Kap}$ und damit $P_{eff} = 0$ ist

$$\Delta P_{eff} = \Delta P - \Delta\pi = P_{Kap} - P_{Bow} - \pi_{Kap}$$

Gleichung 13.6

Für den Kapillaranfang rechnet man mit den Druckwerten $P_{Kap} = 48$ mm Hg, $P_{Bow} = 12$ mm Hg und $\pi_{Kap} = 25$ mm Hg, sodass hier der effektive Filtrationsdruck etwa 11 mm Hg beträgt. Im Verlauf der Kapillare nimmt der hydrostatische Druck etwas ab (Abb. 13.10), und gleichzeitig steigt der kolloidosmotische Druck um ca. 10 mm Hg an, weil dem Blutplasma durch den Filtrationsprozess laufend Wasser entzogen wird. Eventuell ist bereits vor dem Kapillarende das **Filtrationsgleichgewicht** erreicht, d. h. P_{eff} auf Null zurückgegangen.

Glomeruläre Filtrationsrate. Das in der Zeiteinheit gebildete Filtratvolumen, die sog. glomeruläre Filtrationsrate (GFR), deren Bestimmung nachfolgend beschrieben wird, ist eine Funktion des Filtrationskoeffizienten K_F und des mittleren effektiven Filtrationsdrucks $\bar{P}_{eff}$:

$$GFR = K_F \cdot \bar{P}_{eff}$$

Gleichung 13.7

Der **Filtrationskoeffizient** ist das Produkt aus der Wasserdurchlässigkeit (hydraulischen Leitfähigkeit) der Kapillarwand und der Fläche der Filtermembran. Für den Glomerulus hat K_F einen besonders hohen Wert, der z. B. den der Muskelkapillaren um etwa das 100-Fache übersteigt.

Die **glomeruläre Filtrationsrate** (beider Nieren) beträgt beim Mann im mittleren Lebensalter durchschnittlich 125 ml/min, bei der Frau ca. 110 ml/min. Bei Kindern ist die GFR entsprechend kleiner. Bezieht man sie jedoch auf die Körperoberfläche, so ist sie für Heranwachsende und Erwachsene etwa gleich (110–120 ml/min/1,73 m^2 Körperoberfläche).

Das aus der glomerulären Filtrationsrate des erwachsenen Mannes sich ergebende Filtratvolumen von 180 l pro Tag besagt, dass das gesamte Plasmavolumen von ca. 3 l täglich etwa 60-mal dem Filtrations- und Klärungsprozess in der Niere unterworfen wird. Bezogen auf die gesamte extrazelluläre Flüssigkeit von ca. 14 l sorgt die Filtration etwa 13-mal pro Tag für die Kontrolle der gelösten Bestandteile.

Bei älteren Patienten ist die GFR oft deutlich verringert [GFR ca. 160–1,2 · Alter (Jahre)]. Diese Abnahme der Filtrationsleistung der Niere im höheren Lebensalter ist jedoch weniger auf das Alter an sich als vielmehr auf krankheitsbedingte Veränderungen der Niere (z. B. infolge Arteriosklerose) im Laufe des Lebens zurückzuführen. Die GFR ist dementsprechend bei alten Patienten sehr unterschiedlich.

Filtrationsfraktion. Da durch Autoregulation (s. o.) sowohl die Glomerulusdurchblutung als auch die glomeruläre Filtrationsrate weitgehend konstant gehalten werden, vermindert sich das Plasmavolumen bei der Glomeruluspassage um einen konstanten Anteil. Das Verhältnis von glomerulärer Filtrationsrate (GFR) zu renalem Plasmafluss (RPF) wird als **Filtrationsfraktion** (FF) bezeichnet. Sie beträgt normalerweise:

$$FF = \frac{GFR}{RPF} = \frac{125\ ml/min}{650\ ml/min} = 0{,}2$$

Gleichung 13.8

Dies bedeutet, dass bei der Glomeruluspassage ca. 20 % des Plasmavolumens abfiltriert werden.

Messung der glomerulären Filtrationsrate. Die GFR kann über die Clearance exogen zugeführter oder endogen vorkommender Substanzen bestimmt werden.

Als **exogenen Indikator** für die **Clearance-Messung**, der über eine intravenöse Dauerinfusion zugeführt werden muss, um seine Plasmakonzentration während der Messperiode konstant zu halten, verwendet man meist das Polysaccharid **Inulin**, das, wie in ▸ Kap. 13.2.1 beschrieben, ungehindert filtriert und tubulär weder resorbiert noch sezerniert wird. (Darüber hinaus nimmt es nicht am renalen Stoffwechsel teil und ist zudem nicht toxisch.) Aufgrund dieser Eigenschaften ist die aus dem Plasma eliminierte Inulinrate ($[In]_P \cdot C_{Inulin}$) und damit die filtrierte Inulinrate ($[In]_P \cdot GFR$) gleich der mit dem Endharn ausgeschiedenen Inulinrate ($[In]_U \cdot \dot{V}_U$). Mit den in ▸Kap. 13.2.1 erläuterten Symbolen gilt dann:

$$GFR = C_{Inulin} = \frac{[In]_U \cdot \dot{V}_U}{[In]_P}$$

Gleichung 13.9

Die glomeruläre Filtrationsrate entspricht somit der Inulin-Clearance.

Als **endogener Indikator** für die GFR-Bestimmung nach dem Clearance-Verfahren ist **Kreatinin** geeignet, das ähnliche renale Eigenschaften wie Inulin besitzt, allerdings bei erhöhter Plasmakonzentration in geringem Maß zusätzlich tubulär sezerniert wird. Die Kreatinin-Clearance liefert daher etwas weniger genaue GFR-Werte, ist aber, da sie keine Infusion erfordert, wesentlich einfacher durchzuführen. Kreatinin wird – in relativ konstanter Rate – im (Muskel-)Stoffwechsel aus Phosphokreatin gebildet. Demzufolge steigt bei Einschränkung der GFR die Kreatinin-Konzentration im Blutplasma reziprok dazu an (◘ Abb. 13.23).

Mithilfe von Mikropunktionsuntersuchungen an Glomerulus-Kapillaren lässt sich experimentell auch die Filtrationsrate des einzelnen Glomerulus bestimmen. Sie liegt bei ca. 50 nl/min.

Zusatzinformation

Eine alleinige Messung der Kreatinin-Plamakonzentration reicht jedoch für eine exakte Beurteilung der Nierenfunktion im Gegensatz zur Bestimmung der Kreatinin-Clearance nicht aus, da die Kreatinin-Plasmakonzentration nicht nur von dessen renaler Ausscheidung, sondern auch von der in der Muskulatur gebildeten Menge abhängt. Das erklärt, warum auch bei normalen Kreatininwerten die Nierenfunktion bereits deutlich eingeschränkt sein kann, wenn, wie z. B. im Alter, wegen erniedrigter Muskelmasse sowie verringerter Muskelarbeit weniger Kreatinin anfällt.

Um somit auch bei älteren Patienten mit der Bestimmung der Kreatinin-Plasmakonzentration zu einer genaueren Aussage über die Nierenfunktion zu kommen, wurden verschiedene Korrekturformeln für die GFR-Bestimmung entwickelt. Von diesen wird die **Cockcroft-Gault-Formel** besonders häufig angewandt, bei der das Alter, das Körpergewicht und das Geschlecht des Patienten in die Berechnung eingehen:

$$GFR = \frac{(140 - \text{Alter}) \cdot \text{Körpergewicht (kg)} \cdot F_G}{72 \cdot \text{Serum-Kreatininkonz. (mg/dl)}}$$

Der F_G-Wert („Geschlechtsfaktor") beträgt bei Männern 1, bei Frauen 0,85.

Die mit dieser Formel berechnete GFR ist jedoch noch immer wesentlich ungenauer als der mit der allerdings aufwändigeren Kreatinin-Clearance ermittelte Wert.

In Kürze

- Für die **Ultrafiltration** sind von Seiten der zu filtrierenden Stoffe die Molekülgröße und die elektrische Ladung, von Seiten der Niere die Porengröße und die Anzahl der negativen Festladungen des glomerulären Filters maßgebend. Ab einer Molekülmasse von 5 kDa setzt eine Filtrationsbehinderung ein, Moleküle mit einer Molekülmasse >70 kDa werden praktisch vollständig zurückgehalten.
- Der **effektive Filtrationsdruck** liegt am Anfang der Glomeruluskapillaren bei ca. 11 mm Hg, am Kapillarende um 0 mm Hg.
- Das pro Zeiteinheit gebildete Filtratvolumen, die **glomeruläre Filtrationsrate** (GFR), beträgt im mittleren Lebensalter beim Mann durchschnittlich 125 ml/min, bei der Frau 110 ml/min. Die Messung der GFR erfolgt mit sog. Clearance-Verfahren. Im Alter ist die GFR meist deutlich verringert.

13.4 Tubuläre Transportprozesse

Der abfiltrierte Primärharn passiert den Tubulus- und Sammelrohrapparat und wird auf diesem Wege durch Resorptions- und Sekretionsprozesse in den **Endharn** (Urin) umgewandelt (◘ Tab. 13.2, ▸Kap. 13.4.8). Zu den Grundlagen der Transportprozesse ▸Kap. 3.

13.4.1 Tubuläre Resorption von Na^+, Cl^- und Wasser

Die im Ultrafiltrat enthaltenen Na^+-Ionen (filtrierte Menge ca. 25,5 Mol/Tag bzw. 600 g/Tag) werden bei der Tubuluspassage zu mehr als 99 % resorbiert, d. h. zu weniger als 1 % mit dem Endharn ausgeschieden. Das bedeutet, dass täglich 1,3 kg Natriumchlorid filtriert und lediglich etwa 6–7 g im Urin ausgeschieden werden. Die aktive Na^+-Resorption bildet zugleich den Antrieb für die passive Resorption von Cl^- und Wasser.

13

Lokalisation der Resorptionsprozesse. In ◘ Abb. 13.11 sind die Änderungen der Na^+- und Cl^--Konzentration an den entsprechenden Nephronorten beim Flüssigkeitstransport durch den Tubulusapparat angegeben. Der Hauptanteil (ca. 65 %) der filtrierten Na^+-Ionen wird bereits im proximalen Tubulus aktiv resorbiert.

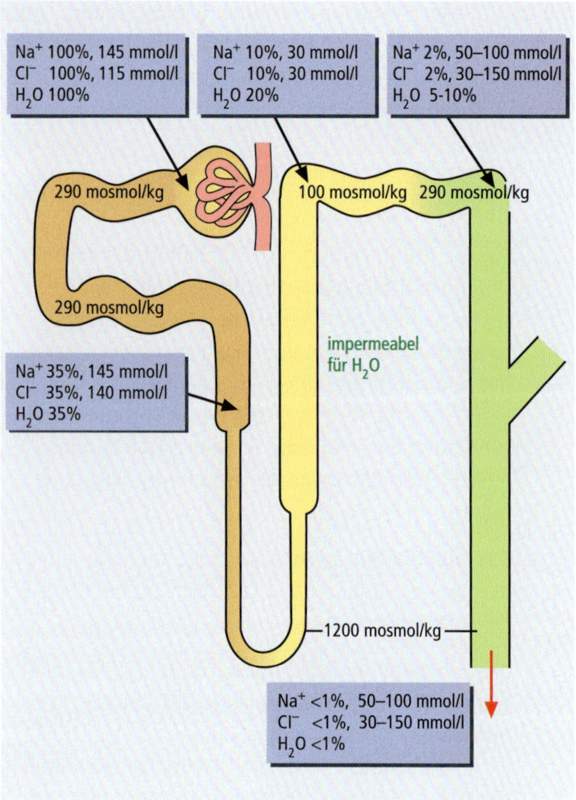

Abb. 13.11 Änderungen der Na^+- und Cl^--Konzentrationen (mmol/l) beim Flüssigkeitstransport durch den Tubulusapparat. Es ist angegeben, auf welche prozentualen Anteile (bezogen auf die filtrierten Mengen = 100 %) Na^+, Cl^- und Wasser an den betreffenden Nephronorten abgefallen sind. Nach Hierholzer und Fromm

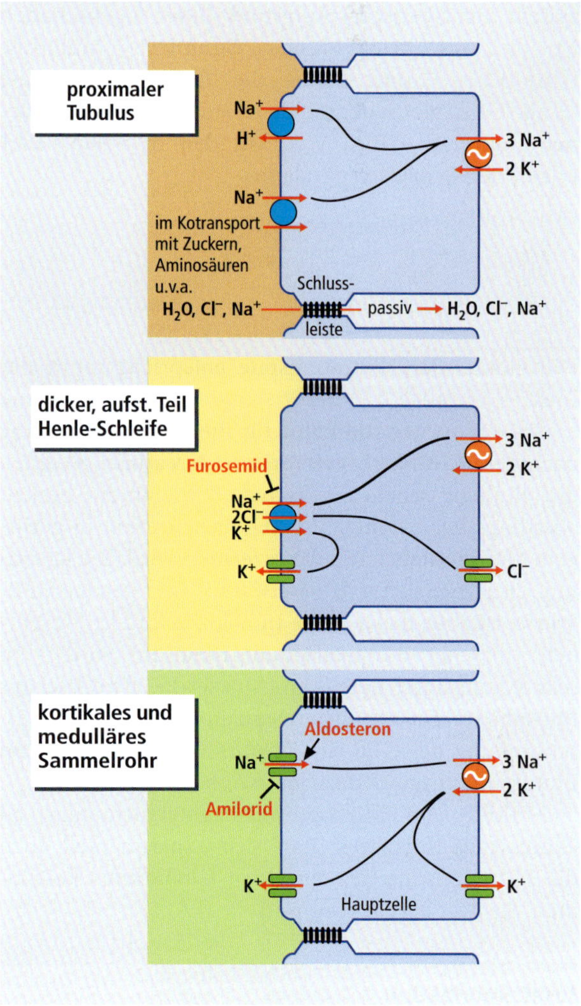

Abb. 13.12 Tubuläre Transportmechanismen für Na^+ und Cl^-

Cl^- und Wasser folgen passiv in demselben Verhältnis, sodass die osmotische Konzentration in der Tubulusflüssigkeit mit ca. 0,3 osmol/l unverändert bleibt (isoosmolale Resorption). Im Verlauf der Henle-Schleife erfolgt dann eine weitere Na^+- und Cl^--Resorption von etwa 25 % der filtrierten Mengen. Da der aufsteigende Schleifenschenkel für Wasser nahezu undurchlässig ist (▸Kap. 13.5.1), steht dem eine geringere Wasserresorption von ca. 10 % in der gesamten Schleife gegenüber. Daher nimmt die Osmolarität der Tubulusflüssigkeit bis auf 0,1 osmol/l am Anfang des distalen Konvoluts ab.

Im distalen Tubulus und im Sammelrohr werden weiterhin Na^+ und Cl^- bis auf einen Rest von weniger als 1 % der filtrierten Mengen resorbiert, während Wasser in variablem Maß das Tubuluslumen verlässt. Normalerweise, d. h. bei sog. **Antidiurese**, gelangt weniger als 1 % des filtrierten Wasservolumens zur Ausscheidung. Wenn jedoch (z. B. nach starker Flüssigkeitsaufnahme) eine vermehrte Wasserelimination erforderlich ist, kann die distale Wasserresorption soweit eingeschränkt werden, dass kurzfristig 10–20 % des Filtratvolumens ausgeschieden werden (sog. **Wasserdiurese**). Wegen der Variabilität der Resorptionsrate, insbesondere im Sammelrohrbereich, spricht man von **fakultativer Wasserresorption**.

Transportmechanismen. Die Resorption von Na^+, Cl^- und Wasser wird in allen Tubulusabschnitten (direkt oder indirekt) durch die primär-aktive **Na^+/K^+-ATPase** bewirkt, die in der basolateralen Membran der Tubuluszellen lokalisiert ist (▸Kap. 3.1.5). Dem durch diese erzeugten Konzentrationsgefälle folgend gelangen die Na^+-Ionen über Carrier und Kanäle der apikalen Membran aus dem Tubuluslumen in die Zelle (Abb. 13.12).

Im **frühproximalen Tubulus** mit seiner durch einen dichten Bürstensaum stark vergrößerten Resorptionsfläche wird im **Symport** mit anderen Substanzen ein Teil der Na^+-Ionen über die apikale Zellmembran aufgenommen. So gelangen u. a. Glucose, Galactose, neutrale und saure (anionische) Aminosäuren, Phosphat, Sulfat, Lactat und Vitamin C in die Zelle. Dieser Symport ist **elektrogen**, d. h. durch den Transport der positiv geladenen Natriumionen aus dem Lumen in die Epithelzellen wird das Lumen negativ (1–3 mV). Natriumionen werden ferner mittels eines **Na^+/H^+-Austauschers** (NHE3-Antiporters) aus dem Tubuluslumen in die Tubulusepithelzellen aufgenommen und Protonen aus den Zellen in das Tubuluslumen sezerniert. Darüber hinaus wird Na^+ durch Diffusion und solvent drag (▸Kap. 3.2.1) **parazellulär** resorbiert, und zwar etwa 3-mal mehr als auf dem transzellulären Weg.

Die im frühproximalen Tubulusabschnitt lecken Epithelien (▸Kap. 3.2.2) sowie insbesondere die sowohl in der apikalen als auch in der basolateralen Zellmembran vorhandenen, permanent offenen Wasserkanäle (Aquaporin-1, AQP1) ermöglichen einen parazellulären und transzellulären Wassertransport. Ebenso strömen Chloridionen (filtrierte Menge ca. 19 Mol/Tag bzw. 670 g/Tag) passiv infolge des lumennegativen transepithelialen Potenzials durch die Schlussleisten bzw. den Interzellularspalt in das Interstitium und von dort in die Kapillaren. Daneben existieren für Cl^- in der apikalen Zellmembran **Cl^-/Basen-Antiporter** (u. a. ein Cl^-/OH^-- und ein Cl^-/Formiat$^-$-Antiporter). Cl^- verlässt die Tubuluszellen wieder über **Cl^--Kanäle** und **K^+/Cl^--Symporter** in der basolateralen Membran.

In der **Henle-Schleife** dienen die dünnen Teile vor allem der osmotisch bedingten Wasserresorption sowie der Sekretion von Harnstoff (s. u.). Dagegen werden im dicken aufsteigenden Schenkel etwa 25 % der filtrierten Na^+- und Cl^--Mengen resorbiert. Angetrieben durch die basolaterale Na^+/K^+-ATPase erfolgt die apikale Einschleusung in die Zelle im **Symport** von **1 Na^+**, **2 Cl^-** und **1 K^+**. (Dieser NKCC2-Symporter kann durch sog. **Schleifendiuretika**, z. B. Furosemid, gehemmt werden.) Die Chloridionen verlassen die Tubuluszellen auf der basolateralen Seite durch Cl^--Kanäle.

Im **distalen Konvolut** (in ○Abb. 13.12 nicht dargestellt) wird die Na^+- und Cl^--Resorption mittels eines apikalen **Na^+/Cl^--Symporters** (NCC) fortgesetzt. Sie beträgt etwa 5–8 % der filtrierten Menge. [Dieser Symporter kann durch Thiaziddiuretika blockiert, durch FGF23 (▸Kap. 16.4.2) aktiviert werden.] Wegen der in diesem Abschnitt hohen Wasserpermeabilität des Epithels kommt es zu einer starken Wasserresorption, sodass die tubuläre Osmolarität schnell wieder auf den plasmaisotonen Wert (0,3 osmol/l) ansteigt. Chloridionen verlassen die Zelle wiederum über Cl^--Kanäle in der basolateralen Membran.

Im **Sammelrohr** ist das Epithel aus zwei funktionell verschiedenen Zellarten aufgebaut: den (dunklen) Hauptzellen und den (hellen) Schalt- oder Zwischenzellen. In die **Hauptzellen** wird Na^+ über apikale **Na^+-Kanäle** (ENaC) aufgenommen, deren Zahl und Öffnungsdauer durch Aldosteron (▸Kap. 16.6.3) erhöht wird. (Sog. kaliumsparende Diuretika, z. B. Amilorid, hemmen diese Kanäle.) Diese durch Aldosteron kontrollierte Na^+-Resorption macht nur noch 3–4 % der filtrierten Menge aus. In den **Schaltzellen** (Typ B) wird Cl^- über einen apikalen Cl^-/HCO_3^--Antiporter aufgenommen und erneut basolateral über Cl^--Kanäle ausgeschleust.

Regulation der Na^+-Resorption. Im proximalen Tubulus werden die Resorptionsraten der Solute, insbesondere die der Na^+-Ionen, an die jeweils filtrierten Mengen angepasst (**glomerulo-tubuläre Balance**). Ändert sich das filtrierte Angebot und mit diesem der interstitielle und der kapilläre onkotische Druck, kommt es zu einer prozentual gleichen Resorptionsänderung: Mit steigender Filtrationsfraktion erhöht sich u. a. der kapilläre onkotische Druck. Auf diese Weise ist sichergestellt, dass Variationen der Filtrationsrate nur geringe Auswirkungen auf die Ausscheidungsraten haben.

Im spätdistalen Tubulus und im Sammelrohr wird die Na^+-Resorption durch das schon erwähnte Nebennierenrindenhormon **Aldosteron** gesteuert. Nimmt unter der Einwirkung von Aldosteron der Na^+-Einstrom in die Zellen zu, wird nachfolgend die basolaterale Na^+/K^+-ATPase aktiviert. Auf diese Weise steigert Aldosteron nicht nur die **Na^+-Resorption**, sondern indirekt auch die **K^+-Sekretion** (○Abb. 13.13). Darüber hinaus bewirkt es eine verstärkte **H^+-Sekretion** (▸Kap. 16.6.3). Aldosteronmangel, der z. B. bei Nebennierenrindeninsuffizienz (Morbus Addison, ▸Kap. 16.6.5) auftritt, hat daher eine vermehrte Ausscheidung von Na^+ und Wasser sowie eine Retention von K^+ und H^+ zur Folge. **Angiotensin II** und **Sympathikusstimulation** steigern im proximalen Tubulus die Na^+-Resorption durch Aktivierung des Na^+/H^+-Antiporters NHE3.

Andererseits wird die Na^+-Resorption durch eine Reihe von Substanzen gehemmt. So verringern das in den Vorhöfen des Herzens gebildete und bei starker Kochsalzzufuhr in das Blut abgegebene **Atriopeptin** (atrialer natriuretischer Faktor, ANF, ▸Kap. 9.8.4), das in den Tubuluszellen gebildete **Urodilatin** sowie **Bradykinin** und **Prostaglandin E_2** die Na^+-Resorption im Sammelrohr und fördern damit die Na^+-Ausscheidung. **Ouabain** aus der Nebennierenrinde (Hemmung der Na^+/K^+-ATPase) und **Dopamin** (NHE3-Hemmung) wirken ebenfalls natriuretisch.

13.4.2 Tubuläre Resorption und Sekretion von K^+

Die mit der Nahrung aufgenommenen K^+-Ionen werden zu 90 % über die Nieren und zu 10 % über den Darm ausgeschieden. Im proximalen Tubulus ist die K^+-Resorption (65 % der filtrierten Menge von 0,7 Mol/Tag bzw. 28 g/Tag) und in der Henle-Schleife (20 %) unabhängig von der K^+-Zufuhr. Im distalen Tubulus und im Sammelrohr nimmt bei K^+-armer Ernährung die Resorption, bei K^+-reicher Ernährung dagegen die Sekretion in das Tubuluslumen zu.

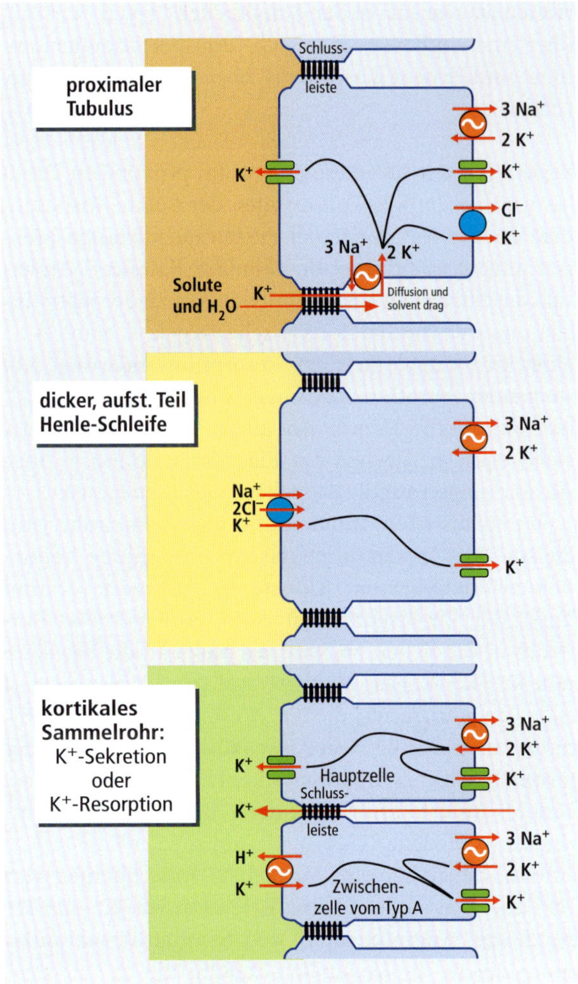

○ **Abb. 13.13** Tubuläre Transportmechanismen für K^+

Transportmechanismen. Im **proximalen Tubulus** erfolgt die K^+-Resorption fast ausschließlich passiv über die Schlussleisten durch Diffusion und solvent drag (○Abb. 13.13). Die Diffusion wird hierbei durch eine niedrige K^+-Konzentration im Interzellularraum aufgrund der Aktivität der **Na^+/K^+-ATPase** in der basolateralen Zellmembran aufrechterhalten. Die über die ATPase aktiv in die Zelle transportierten K^+-Ionen werden bevorzugt über **K^+-Kanäle**, wiederum in der basolateralen Zellmembran, wieder ausgeschleust. Bei vermindertem Wassereinstrom in den Interzellularspalt (z. B. bei osmotischer Diurese, ▸Kap. 13.5.2) ist auch die K^+-Resorption reduziert.

Im **dicken aufsteigenden Teil** der **Henle-Schleife** (TAL) wird K^+ über den bereits oben erwähnten apikalen **1 Na^+/2 Cl^-/1 K^+-Symporter** in die Zelle aufgenommen und gelangt über einen **basolateralen K^+-Kanal** ins Interstitium. Da in diesem Tubulusabschnitt das Lumen um 5–10 mV positiv gegenüber dem Interstitium ist, treibt außerdem der elektrische Gradient die parazelluläre K^+-Resorption an.

Im **distalen Tubulus** und im **Sammelrohr** kann K^+, wie erwähnt, sowohl resorbiert als auch sezerniert werden. Die **Resorption** bei kaliumarmer Ernährung erfolgt über die **Schaltzellen** (Typ A), indem K^+ durch eine primär-aktive **K^+/H^+-ATPase** auf der apikalen Seite in die Zelle befördert und dann durch einen **K^+-Kanal** auf der basolateralen Seite ausgeschleust wird.

Bei reichlicher K^+-Zufuhr überwiegt dagegen die **Sekretion** in das Tubuluslumen. Unter dem Einfluss von Aldosteron wird dieser Prozess durch die Na^+-Resorption angetrieben, die eine lumennegative Spannung erzeugt. Diesem elektrischen Gradienten folgend, strömt K^+ vor allem parazellulär ins Tubuluslumen. In den **Hauptzellen**, die apikale und basolaterale K^+-Kanäle besitzen, verlagert sich in diesem Fall der K^+-Ausstrom auf die apikale Seite.

Beeinflussung der K^+-Ausscheidung. Auf der Grundlage der geschilderten Transportmechanismen kann die K^+-Ausscheidung durch eine Reihe von Faktoren verändert werden:

- **K^+-Zufuhr**: Eine Zunahme des K^+-Angebots führt zu einer Steigerung, eine Abnahme zu einer Reduktion der K^+-Ausscheidung im Endharn,
- **pH-Wert** des **Blutes**: Da K^+ und H^+ im Sammelrohr durch Antiporter ausgetauscht werden (▸Kap. 13.4.8), nimmt die K^+-Ausscheidung bei Alkalose zu und bei Azidose ab,
- **Aldosteron**: Mineralocorticoide, insbesondere Aldosteron, fördern neben der tubulären Na^+-Resorption auch indirekt die K^+-Sekretion und damit die K^+-Ausscheidung,
- **distales Na^+-Angebot** und **tubuläre Flussrate**: Bei Zunahme dieser beiden Parameter kommt es zu einer gesteigerten K^+-Ausscheidung.

13.4.3 Tubuläre Resorption von Ca^{2+}, Mg^{2+}, Phosphat und Sulfat

Da Calcium und Magnesium z. T. an Plasmaproteine gebunden sind, werden sie nur zu 55–60 % glomerulär filtriert.

Ca^{2+}-Resorption. Diese erfolgt im proximalen Tubulus und im dicken aufsteigenden Teil der Henle-Schleife hauptsächlich parazellulär durch **Diffusion** und **solvent drag** bzw. aufgrund des lumenpositiven transzellulären Potenzials. Calciumionen werden ferner im distalen Konvolut transzellulär resorbiert. Und zwar wird Ca^{2+} dabei über **apikale Kanäle** (ECaC) in die Zelle aufgenommen und auf der basolateralen Seite durch eine aktive **Ca^{2+}-ATPase** sowie über einen **3 Na^+/1 Ca^{2+}-Antiporter** ins Interstitium abgegeben.

Von der filtrierten Ca^{2+}-Menge werden ca. 60 % im proximalen Tubulus, 30 % im dicken aufsteigenden

Schleifenschenkel und bis zu 9 % im distalen Konvolut resorbiert, sodass nur ca. 1–2 % (maximal 5 %) zur Ausscheidung gelangen. An der distalen Regulation sind **Parathormon**, **Calcitonin**, **Calcitriol** und **Klotho** (▸Kap. 16.4.2) durch Steigerung der Ca^{2+}-Resorption beteiligt.

Mg^{2+}-Resorption. Im proximalen Tubulus wird Mg^{2+} vorwiegend parazellulär durch **solvent drag** passiv resorbiert, allerdings nur zu ca. 15–20 % der filtrierten Menge, da dieser Abschnitt für Mg^{2+} wenig permeabel ist. Der Hauptanteil der Mg^{2+}-Resorption (ca. 70 %, durch Regulation variabel) erfolgt im dicken aufsteigenden Schleifenschenkel. Hier gelangt Mg^{2+}, wiederum auf parazellulärem Weg, in das Interstitium. Etwa 5 % des filtrierten Magnesiums werden mit dem Urin ausgeschieden, wobei die Ausscheidungsrate von der Mg^{2+}-Konzentration im Plasma abhängt. **Parathormon** und **Calcitonin** fördern in allen Tubulusabschnitten die tubuläre Mg^{2+}-Resorption und vermindern damit die Mg^{2+}-Ausscheidung.

Phosphatresorption. Anorganisches Phosphat wird vorwiegend im proximalen Tubulus resorbiert (ca. 80 %). HPO_4^{2-} und $H_2PO_4^-$ gelangen im (elektrogenen) **Symport** mit 3 bzw. 2 Na^+ in die Tubuluszelle und nehmen hier an Stoffwechselprozessen teil. Auf der basolateralen Seite erfolgt die Ausschleusung passiv. Bezüglich der Ausscheidung gehört Phosphat zu den **Schwellensubstanzen**, die erst beim Überschreiten einer bestimmten Plasmakonzentration renal exkretiert werden. Da diese Schwelle für Phosphat allerdings bereits bei normaler Phosphatkonzentration im Plasma erreicht ist, sind die Nieren unmittelbar an der Regelung des Phosphathaushalts beteiligt. **Parathormon**, **Calcitonin** und **FGF 23/Klotho** hemmen die tubuläre Resorption und fördern damit die Phosphatausscheidung. **Calcitriol** (D_3-Hormon, ▸Kap. 16.4.2) hat den umgekehrten Effekt.

Sulfatresorption. Im proximalen Tubulus wird SO_4^{2-} wie Phosphat im **Symport** mit **Na^+** in die Tubuluszelle aufgenommen. Auf der basolateralen Seite verlässt es die Zelle mittels eines Antiporters im Austausch mit einem anderen Anion, z. B. HCO_3^-, wobei der elektrochemische Gradient den Antrieb liefert. Die Schwellenkonzentration (s. o.) für SO_4^{2-} liegt nur wenig über der normalen Plasmakonzentration, sodass ein Sulfatanstieg im Plasma zu einer verstärkten renalen Ausscheidung führt.

13.4.4 Tubuläre Resorption von Glucose und anderen Monosacchariden

Die Glucosekonzentration im Plasma und im Ultrafiltrat beträgt bei Stoffwechselgesunden im Nüchternzustand, d. h. ohne vorausgegangene Nahrungsaufnahme, 3,5–5,5 mmol/l (0,6–1,0 g/l; ▸Kap. 6.2.4). Die filtrierte Glucosemenge (ca. 180 g/Tag) wird im proximalen Tubulus – und hier bereits im Anfangsteil des proximalen Konvoluts – nahezu vollständig resorbiert, sodass der Urin normalerweise glucosefrei ist.

Resorptionsmechanismen. Angetrieben von der basolateralen Na^+/K^+-ATPase erfolgt die **apikale Glucoseaufnahme** in die Tubuluszelle im **Symport** mit **Na^+** (○Abb. 13.12, ▸Kap. 13.4.1). Im frühproximalen Tubulus ist hierfür ein (niedrigaffiner) **1 Na^+/Glucose-Symporter** mit hoher Transportrate (sodium glucose transporter type 2, SGLT 2), im spätproximalen Tubulus ein (hochaffiner) **2 Na^+/Glucose-Symporter** mit niedriger Transportrate (SGLT 1) zuständig. (Der Transport ist stereospezifisch, es wird nur D- und nicht L-Glucose transportiert.) Die aufgenommene Glucose gelangt dann über einen basolateralen Glucosetransporter (GLUT 2) in das Interstitium.

Zusatzinformation

Neuerdings werden SGLT-2-Hemmstoffe (z. B. Dapagliflozin) als potenzielle Antidiabetika zur Typ-2-Diabetes-Behandlung klinisch eingesetzt. Durch die Blockade des Glucose-Transporters wird Glucose mit dem Harn ausgeschieden und dadurch die beim Diabetiker erhöhte Glucose-Konzentration im Plasma erniedrigt.

Fructose wird frühproximal mittels eines **apikalen Uniporters** (GLUT 5) in die Tubuluszelle aufgenommen. **Galactose** benutzt für die Einschleusung in spätproximale Tubuluszellen den gleichen **2 Na^+-Symporter** wie Glucose. In beiden Fällen erfolgt die Ausschleusung wieder über **basolaterale Glucosetransporter** (GLUT 2).

Tubuläres Transportmaximum. Die pro Zeiteinheit maximal resorbierbare Stoffmenge bezeichnet man als tubuläres Transportmaximum T_m. Der T_m-Wert für Glucose beträgt im Mittel bei der Frau 1,7 mmol/min (300 mg/min) und beim Mann 2,0 mmol/min (375 mg/min). Auch bei mittelgradiger Erhöhung des tubulären Glucoseangebots (durch Zunahme der Glucosekonzentration im Plasma oder der GFR) ist das Transportsystem immer noch in der Lage, (fast) alle Glucosemoleküle zu resorbieren. Steigt jedoch das Angebot so stark an, dass die maximale Resorptionsleistung überschritten wird, kommt es zur Glucoseausscheidung mit dem Urin (**Glucosurie**). Diese setzt beim Überschreiten der Schwellenkonzentration von ca. 10 mmol/l (1,8 g/l) ein, und im Bereich oberhalb von ca. 16 mmol/l (2,9 g/l) steigt die renale Ausscheidungsrate dann linear mit der Plasmakonzentration an. Glucose gehört somit wie Phosphat und einige Aminosäuren (s. u.) zu den

Schwellensubstanzen, die beim Überschreiten einer bestimmten Plasmakonzentration mit dem Urin ausgeschieden werden.

13.4.5 Resorption von Eiweißen, Peptiden und Aminosäuren

Resorption von Eiweißen, Oligo-, Di- und Tripeptiden. Die nur in geringen Mengen in den Primärharn gelangten Proteine sowie größere Polypeptide mit Disulfidbrücken (z. B. Insulin) werden im proximalen Tubulus durch Endozytose resorbiert und lysosomal zu Aminosäuren abgebaut. Daneben gibt es im Bürstensaum des proximalen Tubulus zahlreiche Enzyme (z. B. Aminopeptidasen, Endopeptidasen), die Peptide zu Aminosäuren spalten. Gegen diese Enzyme resistente Tri- und Dipeptide gelangen mittels eines **Peptid/H^+-Symporters** (PepT2-Carriers) in die Tubuluszelle und werden hier zu Aminosäuren hydrolysiert.

Aminosäuren-Resorption. Die ungehindert filtrierten Aminosäuren werden im Anfangsteil des proximalen Konvoluts fast vollständig resorbiert; lediglich 0,1–6 % der filtrierten Mengen gelangen zur Ausscheidung. Wie für Glucose (s. o.) ist allerdings die Transportkapazität für einige Aminosäuren begrenzt.

Die Aminosäuren-Transportsysteme in der apikalen Zellmembran sind größtenteils die gleichen wie im Dünndarm (▸ Kap. 12.4). Dementsprechend werden die dibasischen Aminosäuren Arginin, Lysin und Ornithin sowie Cystin im Antiport gegen die neutralen Aminosäuren Alanin und Glutamin ausgetauscht. Ein Defekt dieses Carriers führt zur **Cystinurie** (▸ Kap. 13.7.2). Wie die Glucosetransporter (s. o.) sind die Aminosäurecarrier stereospezifisch, d. h. dass nur L- und nicht D-Aminosäuren (Ausnahme D-Aspartat) transportiert werden. Der Aminosäuren-Export über die basolaterale Membran erfolgt – wie im oberen Dünndarm – über Antiporter, Uniporter oder Na^+-Symporter.

13.4.6 Tubuläre Transporte von Harnstoff, Urat und Oxalat

Harnstofftransport. Harnstoff, das wichtigste Endprodukt des Proteinstoffwechsels, wird im Glomerulus ungehindert filtriert (ca. 1 Mol/Tag) und im proximalen Tubulus zu etwa 50 % resorbiert. Eine weitere Resorption findet erst im Endabschnitt des Sammelrohrs statt (○ Abb. 13.15).

Da Harnstoff als Neutralstoff mit niedriger Molekülmasse das Epithel des proximalen Tubulus relativ leicht passieren kann, erfolgt die Resorption hier hauptsächlich durch **Diffusion**, wobei der erforderliche Konzentrationsgradient durch den Wasserausstrom aus dem Lumen geschaffen wird. In geringerem Maße gelangt Harnstoff auch durch **solvent drag** ins Interstitium.

Der distale Tubulus und der größte Teil des Sammelrohrs sind für Harnstoff dagegen praktisch impermeabel; erst im unteren Sammelrohr wird die Resorption durch einen apikalen, ADH-stimulierbaren (UT1) und einen basolateralen **Harnstoff-Carrier** (UT4) wieder ermöglicht. Der in diesem Bereich resorbierte Harnstoff diffundiert nun durch das medulläre Interstitium, gelangt anschließend mittels des Harnstoff-Carriers UT2 zurück in das Lumen der benachbarten Henle-Schleifen und wird dann mit der Tubulusflüssigkeit zum Resorptionsort im unteren Sammelrohr zurücktransportiert (○ Abb. 13.16). Durch diesen **intrarenalen Harnstoffkreislauf** passiert somit ein Teil der filtrierten Substanz ständig das Parenchym des Nierenmarks und trägt zur hohen osmotischen Konzentration in diesem Bereich bei (▸ Kap. 13.5.1).

Der nicht (rück-)resorbierte Harnstoff wird (stark konzentriert) mit dem Urin ausgeschieden. Allerdings hängt die Ausscheidungsrate von der Wasserresorption im medullären Sammelrohr ab, weil diese auch die Harnstoffresorption fördert. Je weniger Wasser resorbiert, d. h. je mehr Wasser ausgeschieden wird, umso geringer ist die Resorptionsrate des Harnstoffs und umso höher seine Ausscheidungsrate. Mit anderen Worten: Die Harnstoff-Clearance nimmt mit dem Harnzeitvolumen zu. Bei der normalerweise vorherrschenden Antidiurese werden 40–50 % der filtrierten Harnstoffmenge mit dem Urin ausgeschieden.

Harnsäuretransport. Harnsäure bzw. ihr Säureanion Urat, das Endprodukt des Purin- bzw. Nucleoproteinstoffwechsels, wird glomerulär filtriert und im proximalen Tubulus hauptsächlich resorbiert, in geringem Maße aber auch sezerniert. Etwa 10 % der filtrierten Menge werden ausgeschieden. Für die (Rück-)Resorption sind sowohl apikal als auch basolateral **Urat/Anionen-Austauscher** (z. B. Hydrogencarbonat-, Lactat-, p-Aminohippurat-Austauscher) verantwortlich, an der Sekretion sind verschiedene Anionenaustauscher (z. B. Urat-Bicarboxylat-Austauscher) und der GLUT9-(SLC2A9-)Transporter in der apikalen Membran beteiligt. Bei verminderter renaler Exkretion oder wesentlich seltener bei verstärkter Harnsäuresynthese besteht die Gefahr einer **Hyperurikämie** bzw. **Gicht** (▸ Kap. 11.9).

Oxalattransport. Oxalat, das im Aminosäurenstoffwechsel entsteht, wird im proximalen Tubulus durch einen Na^+/Oxalat-Symporter vorwiegend sezerniert und nur in geringem Maße resorbiert. Daher erreicht die Oxalatkonzentration im Endharn mehr als das 200-Fache der Plasmakonzentration. Oxalat ist dementsprechend zu einem hohen Prozentsatz an der Bildung von Harnsteinen beteiligt (▸ Kap. 13.7.11).

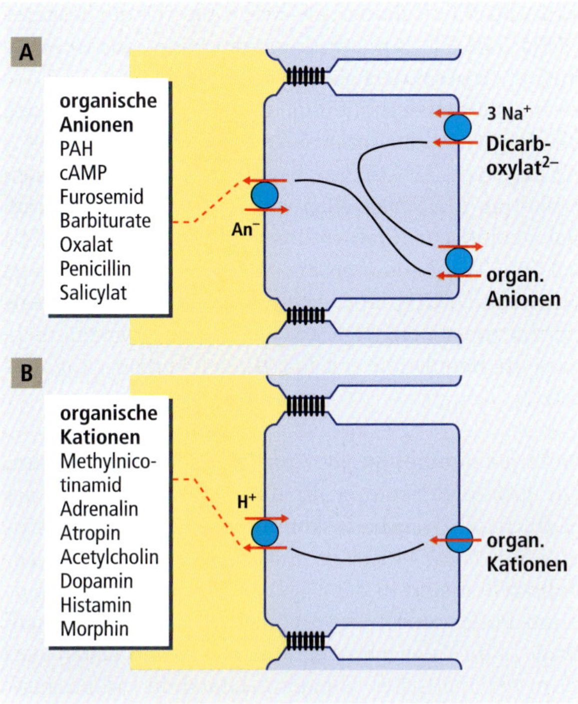

Abb. 13.14 Sekretionsmechanismen für organische An- und Kationen im spätproximalen Tubulus. **An** Anionen unbekannter Art. Nach Hierholzer und Fromm

13.4.7 Tubuläre Sekretion von schwachen organischen Säuren und Basen

Viele körpereigene und körperfremde (schwache) organische Säuren und Basen (u. a. auch Medikamente) werden durch Filtration und zusätzliche Sekretion durch die Nieren ausgeschieden. Ihre Sekretion erfolgt hauptsächlich in das Lumen des spätproximalen Tubulus (Pars recta).

Sekretion organischer Anionen. Die Anionen schwacher organischer Säuren, von denen eine Auswahl in Abb. 13.14 A angegeben ist, werden auf der basolateralen Seite durch einen tertiär-aktiven **3 Na^+/Dicarboxylat^{2-}-Symporter** in die spätproximale Tubuluszelle aufgenommen. Die Ausschleusung auf der apikalen Seite erfolgt passiv über **Anionenaustauscher**. Auf diese Weise können neben Paraaminohippurat, Kreatinin u. a. auch Penicilline und bestimmte Röntgenkontrastmittel aus dem Körper eliminiert werden.

Sekretion organischer Kationen. Die Kationen schwacher organischer Basen (Abb. 13.14 B) gelangen passiv über basolateral lokalisierte Kationentransporter (OCT-Transporter) in die Zelle. Der Transport ins Tubuluslumen erfolgt dann über einen tertiär-aktiven **H^+/org. Kationen-Antiporter**, der durch einen sekundär-aktiven **Na^+/H^+-Antiporter** sowie von der **H^+-ATPase** angetrieben wird. Über diesen Sekretionsmodus findet die Elimination von vielen physiologischen Wirkstoffen (u. a. von Adrenalin, Dopamin, Histamin und Acetylcholin) sowie von z. B. Morphin und Cocain statt.

Nichtionische Diffusion. Eine besondere Bedeutung für die **Resorption** von **schwachen Säuren oder Basen** hat die nichtionische Diffusion (non-ionic diffusion). Nur für die undissoziierte Form dieser Stoffe ist eine Resorption möglich, während die dissoziierten Anteile ausgeschieden werden. Das Ausmaß der Resorption hängt von den Löslichkeitseigenschaften der betreffenden Stoffe, von deren pK'-Wert und vom pH-Wert der Tubulusflüssigkeit ab. Lipidlösliche Substanzen, die im Darm gut absorbiert werden, durchdringen – in nichtdissoziierter Form – auch leicht das Tubulusepithel und werden daher stark resorbiert. Hydrophile, im Darm kaum absorbierbare Stoffe diffundieren dagegen schlecht durch die Tubulusepithelien und werden leicht ausgeschieden.

pH-abhängige Ausscheidung. Schwache Basen werden bei Erniedrigung, schwache Säuren bei Erhöhung des Urin-pH-Werts verstärkt ausgeschieden (Überführung in die wasserlösliche Salzform). Bei Vergiftungen mit basischen Stoffen, z. B. Alkaloiden, kann daher durch Azidifizierung die Ausscheidung des Giftstoffs beschleunigt werden. Bei Intoxikation mit sauren Stoffen, z. B. Barbitursäuren, lässt sich andererseits eine erhöhte Ausscheidungsrate durch Alkalisierung des Urins erreichen.

13.4.8 Tubuläre Transporte von Protonen, Bicarbonat und Ammoniak/Ammonium

In den Stoffwechselprozessen des Organismus fallen ständig **nicht-flüchtige Säuren** (Schwefelsäure, Phosphorsäure, organische Säuren) an, die über die Nieren ausgeschieden werden. Bei gemischter Kost beträgt die Ausscheidungsrate der sauren Valenzen 60–80 mmol/Tag. Bei azidotischer Stoffwechsellage (▸ Kap. 14.6.4) kommt es zu einer verstärkten, in alkalotischer Stoffwechsellage zu einer verminderten Ausscheidung. Die Nieren sind dadurch maßgeblich an der Regulation des Säure-Basen-Haushalts (▸ Kap. 14.6) beteiligt.

Der pH-Wert von 7,4 im Primärharn nimmt normalerweise bis zum Ende des proximalen Tubulus auf 6,6 und bis zum Ende des Sammelrohrs auf etwa 5,8 ab. Da die Transportprozesse an die jeweilige Stoffwechsellage angepasst werden, kann jedoch der Urin-pH bei Azidose auch bis auf 4,5 sinken und bei Alkalose bis auf 8,2 steigen.

Die tubuläre H^+-Sekretion und die damit verbundene HCO_3^--Resorption erfolgen hauptsächlich im proximalen Tubulus, dazu aber auch (in Anpassung an

13

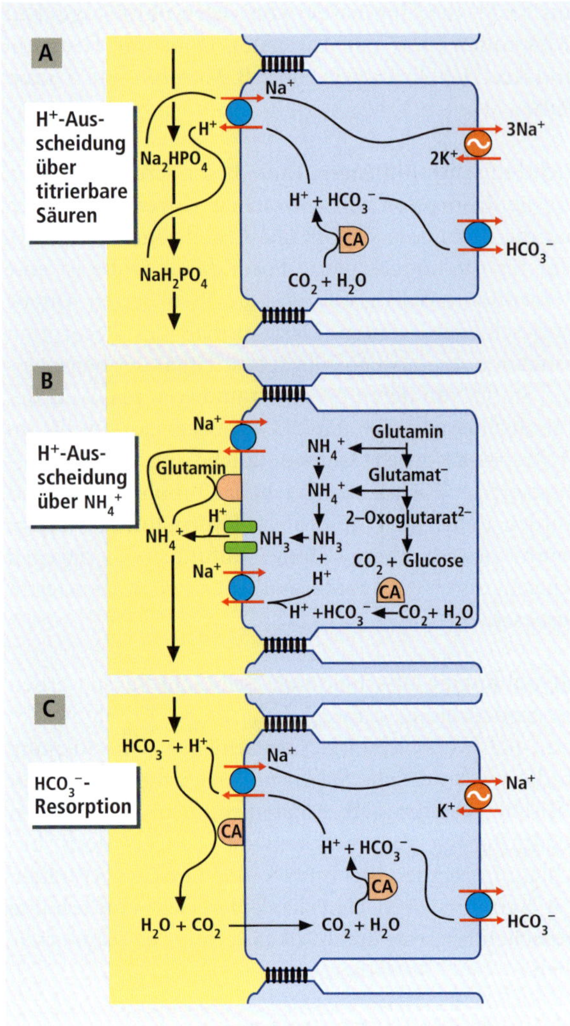

o Abb. 13.15 Mechanismen der H^+-Sekretion und -Ausscheidung sowie der HCO_3^--Resorption

die jeweilige Säure-Basen-Situation) im Sammelrohr. Die in das Lumen sezernierten Protonen werden vorwiegend in gebundener Form (hauptsächlich als primäres Phosphat und Ammoniumionen, s. u.) und nur zu einem geringen Teil (< 0,1 %) in freier Form ausgeschieden.

Protonenelimination in Form titrierbarer Säuren. Im **proximalen Tubulus** wird H^+ durch eine H^+-ATPase und (vorwiegend) über einen apikalen **Na^+/H^+-Antiporter** (NHE3) in das Lumen befördert, wobei der erforderliche Antrieb wieder durch die basolaterale Na^+/K^+-ATPase erfolgt (o Abb. 13.15 A). Die zytoplasmatische H^+-Quelle ist die Dissoziation der Kohlensäure (s. u.). Die sezernierten Protonen werden im Lumen an Anionen mit geeignetem pK'-Wert (▸ Kap. 14.6.1) gebunden und als sog. titrierbare Säuren ausgeschieden. Vor allem reagiert H^+ mit sekundärem Phosphat (HPO_4^{2-}) unter Bildung von primärem Phosphat ($H_2PO_4^-$), da der pK'-Wert dieses Puffersystems (6,8) für die H^+-Bindung im sauren Milieu der Tubulusflüssigkeit besonders günstig ist.

Im **spätdistalen Tubulus** und im **Sammelrohr** wird die H^+-Sekretion durch eine (primär-aktive) **H^+/K^+-ATPase** bzw. **H^+-ATPase** bewirkt, die in der apikalen Membran der Schaltzellen vom Typ A lokalisiert sind. Bei alkalotischer Stoffwechsellage können diese in Zellen vom Typ B so umgebaut werden, dass sie H^+ resorbieren und HCO_3^- über einen apikalen HCO_3^-/Cl^--Antiporter sezernieren. Dieser Umbau macht verständlich, dass die Regulation erst mit einiger Verzögerung einsetzt.

Protonenelimination in Form von Ammoniumionen. Die größte Bedeutung für die renale Regulation des Säure-Basen-Haushalts kommt allerdings dem Ammonium(NH_4^+)-Mechanismus zu. Die **proximalen Tubuluszellen** sind in der Lage, den Ammoniak/Ammonium-Puffer selbst zu produzieren und auf diesem Wege saure Valenzen zu eliminieren. In den Zellen wird beim enzymatischen Abbau von Glutamin zu Glutamat⁻ und im nächsten Schritt zu 2-Oxoglutarat²⁻ je ein NH_4^+-Ion gebildet, das in NH_3 und H^+ dissoziiert (o Abb. 13.15. B). Das sehr lipophile NH_3 gelangt dann durch Diffusion in das Tubuluslumen, während H^+ über einen Na^+/H^+-Antiporter in das Lumen befördert wird. Hier kommt es wieder (entsprechend dem pH-Wert) zur Bildung von NH_4^+, das mit dem Urin ausgeschieden wird. NH_4^+ kann ferner über einen Na^+/NH_4^+-Antiport (der Na^+/H^+-Austauscher befördert auch NH_4^+ anstelle von H^+) aus der Zelle in das Lumen transportiert werden. Zusätzlich entsteht lumenseitig NH_4^+ durch Glutaminabbau mittels einer Transferase der apikalen Membran.

Bei **Azidose** können vermehrt saure Valenzen über den Ammonium-Mechanismus ausgeschieden werden, weil es in diesem Fall

- zu einer gesteigerten NH_3-Produktion durch Aktivierung der Glutaminasen und
- in der stärker sauren Tubulusflüssigkeit zu einer Verlagerung des NH_3/NH_4^+-Gleichgewichts auf die Seite von NH_4^+ kommt.

Bicarbonatresorption. HCO_3^-, dessen Plasmakonzentration im arteriellen Blut 24 mmol/l beträgt, wird im Glomerulus unbehindert filtriert (ca. 4,5 Mol/Tag) und im Tubulusapparat praktisch vollständig resorbiert, und zwar zu 80 % im proximalen sowie zu je 10 % im dicken Teil der Henle-Schleife und im distalen Segment. Die Schwellenkonzentration für Bicarbonat (Hydrogencarbonat) liegt bei 28 mmol/l. Überschreitet die Plasmakonzentration (bei alkalotischer Stoffwechsellage) diesen Wert, wird HCO_3^- solange ausgeschieden, bis die Abweichung vom Sollwert korrigiert ist. Bei azidotischer Stoffwechsellage nimmt andererseits die Bicarbonatresorption zu.

Die HCO_3^--Resorption ist mit der H^+-Sekretion gekoppelt (Abb. 13.15 C). H^+, das, wie beschrieben, im Antiport mit Na^+ in das Tubuluslumen sezerniert wird, bildet dort mit HCO_3^- unter Mitwirkung der in der apikalen Membran lokalisierten **Carboanhydratase** (CAIV) H_2O und CO_2. Letzteres diffundiert in die Zelle und reagiert dort (CAII-katalysiert) mit H_2O unter Bildung von H^+ und HCO_3^-. Intrazelluläres Bicarbonat wird dann im proximalen Tubulus über einen **Na^+/HCO_3^-/CO_3^{2-}-Symporter**, im Sammelrohr über einen **HCO_3^-/Cl^--Antiporter** durch die basolaterale Membran in das Interstitium transportiert.

In Tab. 13.2 sind die beschriebenen Transportprozesse nochmals als Übersicht zusammengestellt.

Tab. 13.2 Transportmechanismen im Tubulussystem (Auswahl)

Stofftransport		Proximaler Tubulus	Henle-Schleife (TAL)	Distales Konvolut	Sammelrohr
Na^+-Resorption	a	Na^+/Substrat-Symport, Na^+/H^+-Antiport, parazellulär (FR ca. 65 %)	Na^+/$2Cl^-$/K^+-Symport (FR ca. 25 %)	Na^+/Cl^--Symport (FR ca. 5 %)	Na^+-Kanal (ENaC) (FR ca. 4 %)
	b	3 Na^+/$2K^+$-ATPase			
Cl^--Resorption	a	Parazellulär, Cl^-/Basen-Antiport (FR ca. 60 %)	Na^+/$2Cl^-$/K^+-Symport (FR ca. 30 %)	Na^+/Cl^--Symport (FR ca. 5 %)	Cl^-/HCO_3^--Antiport, parazellulär (FR ca. 4 %)
	b	Cl^--Kanal, K^+/Cl^--Symport	Cl^--Kanal	Cl^--Kanal	Cl^--Kanal
Wasserresorption	a, b	Wasserkanäle (Aquaporin-1), parazellulär (FR ca. 67 %)	Parazellulär (nur im absteigenden Schenkel) (FR ca. 13 %)	Ø	ADH-abhängige Aquaporin-2-Kanäle (FR ca. 10–18 %)
K^+-Resorption	a	Parazellulär (FR ca. 65 %)	Na^+/$2Cl^-$/K^+-Symport, parazellulär (FR ca. 20 %)	K^+/H^+-ATPase (Zwischenzellen) (FR ca. 0–10 %)	
	b	–	K^+-Kanal	K^+-Kanal	
K^+-Sekretion	a	–	–	K^+-Kanal (Hauptzellen)	
	b	–	–	3 Na^+/$2K^+$-ATPase	
Ca^{2+}-Resorption	a	Parazellulär (FR ca. 60 %)	Parazellulär (FR ca. 30 %)	Ca^{2+}-Kanal (FR ca. 8 %)	–
	b	–	–	Ca^{2+}-ATPase, 3 Na^+/Ca^{2+}-Antiport	–
Mg^{2+}-Resorption	a	Parazellulär (FR ca. 15–20 %)	Parazellulär (FR ca. 70 %)	Mg^{2+}-Kanal (FR ca. 5–10 %)	–
	b	–	–	3 Na^+/Mg^{2+}-Antiport, Mg^{2+}-ATPase	–
Phosphat-Resorption	a	Na^+/P_i-Symport (FR ca. 70–80 %)	–	unbekannt (FR ca. 10 %)	–
	b	P_i-Kanäle (?)	–	–	–
Glucose-Resorption	a	Na^+/Glucose-Symport (SGLT 2, frühproximal),	–	–	–

Tab. 13.2 Transportmechanismen im Tubulussystem (Auswahl, Fortsetzung)

Stofftransport		Proximaler Tubulus	Henle-Schleife (TAL)	Distales Konvolut	Sammelrohr
Glucose-Resorption (Forts.)	a	2 Na^+/Glucose-Symport (SGLT 1, spätproximal) (FR ca. 100 %)	–	–	–
	b	GLUT 2	–	–	–
Aminosäuren-Resorption	a	Tab. 12.5 (FR ca. 100 %)	–	–	–
	b	Tab. 12.5			
Harnstoff-Resorption	a	Diffusion parazellulär (FR ca. 50 %)	–	–	Harnstoff-Carrier (UT 1, unteres Sammelrohr) (FR ca. 70 %)
	b	–	–	–	Harnstoff-Carrier (UT 4)
Harnstoff-Sekretion	a, b	–	Harnstoff-Carrier (UT 2, dünner Teil der Henle-Schleife) (FE ca. 60 %)	–	–
Harnsäure-Resorption	a, b	Urat/Anionen-Antiporte (FR ca. 90 %)			
Harnsäure-Sekretion	a, b	Urat/Anionen-Antiporte (FE ca. 10 %)			

TAL dicker aufsteigender Schleifenschenkel, **a** apikal, **b** basolateral, **FR** fraktionelle Resorption, **FE** fraktionelle Exkretion

In Kürze

- Von den im Ultrafiltrat enthaltenen **Na^+-Ionen** werden über 99 % (ca. 65 % im proximalen Tubulus, 25 % in der Henle-Schleife, der Rest in den distaleren Tubulusabschnitten) resorbiert. Somit wird weniger als 1 % im Endharn ausgeschieden. In allen Tubulusabschnitten wird die **Na^+-Resorption** direkt oder indirekt durch die in der basolateralen Membran lokalisierte **Na^+/K^+-ATPase** angetrieben. Dem dadurch erzeugten Konzentrationsgefälle folgend, gelangen Na^+-Ionen über Carrier und Kanäle aus dem Tubuluslumen in die Tubuluszellen. Daneben wird ein Großteil der Na^+-Ionen durch Diffusion und solvent drag parazellulär resorbiert. Cl^- und Wasser folgen passiv.
- Die **Resorptionsrate** der **Na^+-Ionen** wird im proximalen Tubulus der filtrierten Menge angepasst (glomerulo-tubuläre Balance), im spätdistalen Tubulus und Sammelrohr durch Aldosteron erhöht, durch Atriopeptin, Urodilatin, Bradykinin und Prostaglandin E_2 dagegen verringert.
- Die **K^+-Resorption** erfolgt unabhängig von der K^+-Zufuhr zu 65 % durch Diffusion und solvent drag im proximalen Tubulus und zu 20 % mittels des Na^+/K^+/2Cl^--Symporters in der Henle-Schleife. Im distalen Tubulus und im Sammelrohr kann K^+ – angepasst an die Versorgungssituation – sowohl resorbiert als auch sezerniert werden.
- Ca^{2+} wird zu ca. 60 % (hauptsächlich parazellulär) im proximalen Tubulus, zu 30 % im dicken aufsteigenden Schleifenschenkel und zu 9 % im distalen Konvolut transzellulär resorbiert.
- Mg^{2+} wird zu 15–20 % im proximalen Tubulus und ca. 70 % im dicken aufsteigenden Schleifenschenkel jeweils parazellulär resorbiert.
- **Phosphat** und **Sulfat** werden ebenfalls vorwiegend im proximalen Tubulus in das Tubulusepithel aufgenommen.
- **Glucose** wird, angetrieben von der Na^+/K^+-ATPase, im Symport mit Na^+ mittels SGLT 1 und 2, **Fructose** mittels GLUT 5 resorbiert.

- **Die Aminosäuren-Resorption** erfolgt fast vollständig im Anfangsteil des proximalen Tubulus mittels verschiedener Transportsysteme (vgl. Dünndarm ▸Kap. 12.4).
- **Harnstoff** wird unbehindert filtriert, im proximalen Tubulus zu ca. 50 % resorbiert, im dünnen Teil der Henle-Schleife teilweise wieder ins Lumen abgegeben und am Ende des Sammelrohrs erneut resorbiert: Normalerweise werden so 40–50 % der filtrierten Harnstoffmenge mit dem Urin ausgeschieden.
- **Organische An- und Kationen** werden durch eine Reihe von Transportern aus den Tubuluszellen ins Tubuluslumen sezerniert.
- **Protonen** werden in Säureform oder als Ammoniumionen eliminiert. An die H^+-Sekretion ist die **Bicarbonat-Resorption** gekoppelt. Diese Prozesse dienen der Regulation des Säure-Basen-Haushalts (▸Kap. 14.6.2).

13.5 Harnkonzentrierung und -verdünnung

13.5.1 Harnkonzentrierung bei Antidiurese

Bei Wassermangel kann der Endharn bis auf die 4-fache Osmolarität des Blutplasmas konzentriert werden. Daran beteiligt sind

- die **Na^+-Resorption** im wasserimpermeablen dicken Teil der Henle-Schleife (Aktivierung des NKCC2-Symporters, ▸Kap. 13.4.1) und im Sammelrohr (Aktivierung von ENaC, ▸Kap. 10.11.2),
- die **Harnstoffkonzentrierung** in der inneren Markzone (Aktivierung von UT1, ▸Kap. 13.4.6),
- der **Einfluss** von **Adiuretin** (▸Kap. 16.2.3) auf die Wasser- und Harnstoffpermeabilität im Bereich des Sammelrohrs und
- die **geringe Durchblutung** der **langgestreckten Vasa recta**.

Harnkonzentrierung im Gegenstrom. Die Grundlage für den Aufbau eines osmotischen Gradienten in Längsrichtung, d. h. von der Rinde bis zur Papillenspitze, bildet die parallele Anordnung der Henle-Schleifenschenkel mit ihren unterschiedlichen Resorptionseigenschaften. Im äußeren Mark wird dieser Gradient durch die aktive Na^+- und Cl^--Resorption im dicken Teil der aufsteigenden Henle-Schleife erzeugt. In ○Abb. 13.16 sind speziell die Auswirkungen der Na^+-Resorption schematisch dargestellt.

Da der dicke aufsteigende Schleifenschenkel für Wasser praktisch impermeabel ist, führt hier die Na^+-Resorption in jedem Teilabschnitt zu einer Abnahme der Na^+-Konzentration im Tubuluslumen. Gleichzeitig nimmt die Na^+-Konzentration im Interstitium zu, wodurch, osmotisch bedingt, Wasser dem absteigenden Schleifenschenkel entzogen wird. In diesem kommt es somit zu einer geringen Zunahme der Na^+-Konzentration. Der Konzentrierungseffekt in Längsrichtung wird allerdings erst verständlich, wenn man die Auswirkungen des tubulären Flüssigkeitsstroms betrachtet. Hat sich im oberen Abschnitt des absteigenden Schenkels die Na^+-Konzentration etwas erhöht, so erfolgt im nächsten Abschnitt, den die Tubulusflüssigkeit passiert, eine weitere Konzentrierung. Der Konzentrationsanstieg setzt sich von Abschnitt zu Abschnitt zum Schleifenscheitel hin fort, wobei der jeweilige Einzeleffekt infolge der Flüssigkeitsbewegung in der Schleife multipliziert wird. Diese **Gegenstrommultiplikation** hat zur Folge, dass in der strömenden Tubulusflüssigkeit die Osmolarität im absteigenden Schenkel laufend zu- und nach Passage des Schleifenscheitels im aufsteigenden Schenkel in gleichem Maß wieder abnimmt.

Der in dieser Weise aufgebaute **osmotische Längsgradient** besteht nicht nur in der Henle-Schleife, sondern auch im gesamten Interstitium. Infolge des osmotischen Ausgleichs zwischen absteigendem Schleifenschenkel und Interstitium stellt sich in allen Flüssigkeitsräumen, die auf derselben Höhe liegen, die gleiche Osmolarität ein. Eine Ausnahme hiervon bildet nur der aufsteigende Schleifenschenkel, in dem die osmotische Konzentration jeweils geringer ist als im umgebenden Interstitium. Wie aus ○Abb. 13.16 hervorgeht, nimmt die Osmolarität in der interstitiellen Flüssigkeit von 0,3 osmol/l in der Rinde bis auf ca. 1,2 osmol/l in der Papillenspitze zu.

Beitrag des Harnstoffs zum Konzentrierungseffekt. Wie in ▸Kap. 13.4.6 beschrieben, gelangt der aus dem unteren Sammelrohr ins Interstitium des Nierenmarks transportierte Harnstoff in den absteigenden Teil der Henle-Schleife und von dort über den distalen Tubulus wieder zum unteren Sammelrohr. Infolge dieser Rezirkulation besteht im inneren Mark eine hohe Harnstoffkonzentration, die einen osmotisch bedingten Wasserausstrom aus den dünnen Schleifenteilen bewirkt.

Harnkonzentrierung im Sammelrohr. Die aus dem aufsteigenden Schleifenschenkel austretende hypotone Tubulusflüssigkeit wird im distalen Konvolut so weit konzentriert, dass ein isotoner Tubulusharn in das Sammelrohr eintritt. Dieses wird wegen des vorausgegangenen Wasserentzugs nur langsam durchströmt.

Das Sammelrohrepithel steht unter dem Einfluss von **Adiuretin** (ADH, ▸Kap. 16.2.3). Das Hormon, das von der Blutseite her zu den Epithelzellen gelangt, steigert

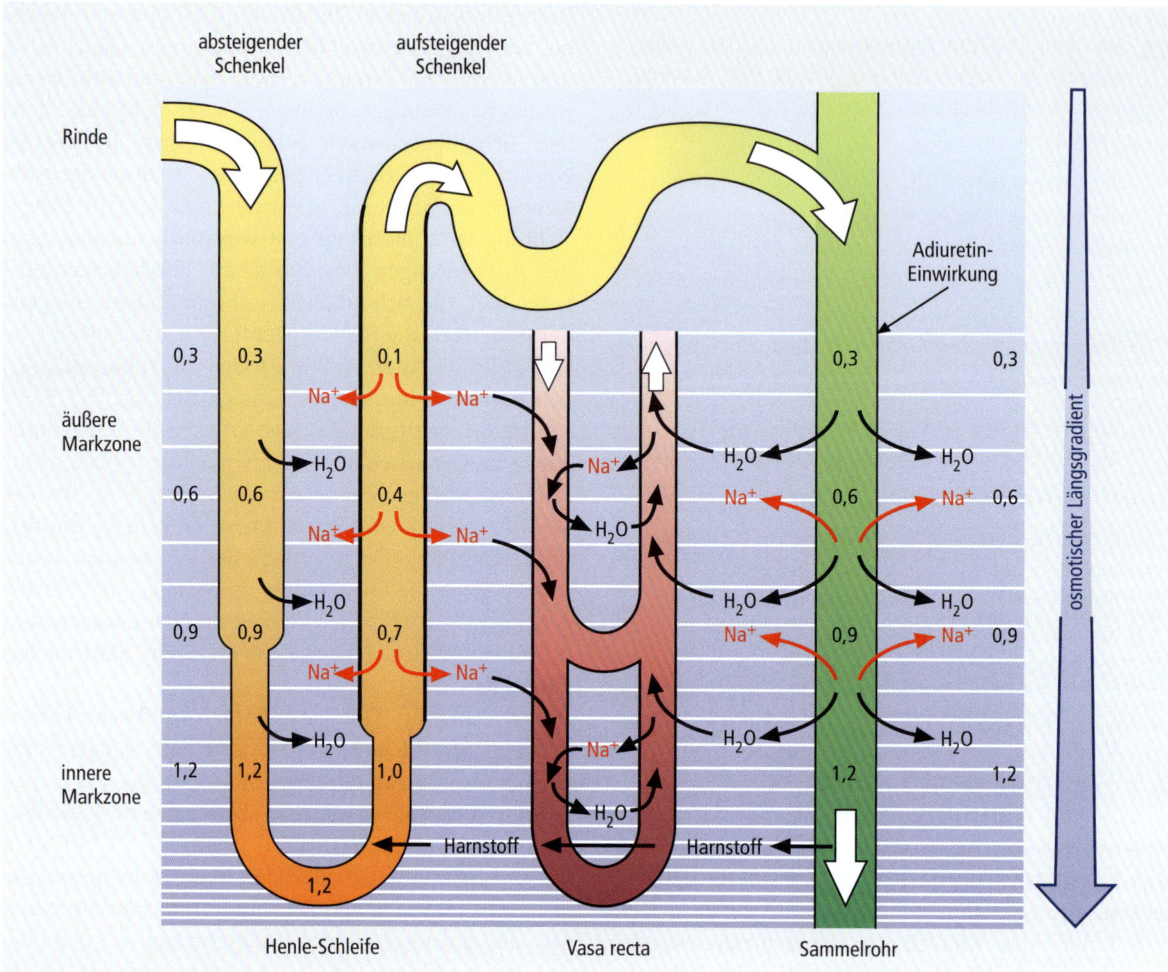

Abb. 13.16 Gegenstromkonzentrierung im Nierenmark bei Antidiurese. Der Anstieg der osmotischen Konzentration in Richtung Papillenspitze ist durch die Zunahme der Farbintensität angedeutet (Zahlenangaben in osmol/l). Die Na^+-Resorption im dicken aufsteigenden Teil der Henle-Schleife und im Sammelrohr ist durch rote Pfeile gekennzeichnet

nach Bindung an einen spezifischen Rezeptor (V_2) die Permeabilität für Wasser (und Harnstoff). Und zwar wird das in den Hauptzellen in kleinen Vesikeln gespeicherte wasserkanalbildende Glykoprotein **Aquaporin-2** (▸Kap. 3.1.4) durch Einwirkung von ADH in die apikale Membran der Zellen eingebaut und erst dadurch deren Wasserpermeabilität gesteigert. Im Gegensatz dazu ist die basolaterale Membran immer gut wasserdurchlässig, da die in ihr enthaltenen Aquaporin-Isoformen 3 und 4 permanent aktiv sind.

Passiert der Harn unter diesen Bedingungen das Sammelrohr, kann Wasser, dem osmotischen Gradienten folgend, in das hypertone Interstitium austreten. Unter starker ADH-Einwirkung nimmt dabei die Osmolarität des Harns die des passierten Interstitiums an. Bei maximaler Antidiurese erreicht die Osmolarität des Endharns Werte von 1,2–1,4-osmol/l, d. h. eine ca. 4-fach höhere osmotische Konzentration als im Blutplasma. Die Dichte des Urins beträgt in diesem Fall 1,030–1,035-kg/l.

Markdurchblutung und Harnkonzentrierung. Die Wirksamkeit der harnkonzentrierenden Mechanismen wird durch die Markdurchblutung mit beeinflusst. Über den relativ langsamen Blutstrom in den Vasa recta erfolgt der Abtransport der im Nierenmark resorbierten Substanzen. Wegen ihrer langgestreckten, haarnadelförmigen Anordnung bilden die Vasa recta andererseits ein zweites Gegenstromsystem, das einen Teil der osmotisch wirkenden Substanzen in der Markzone zurückhält (Abb. 13.16). Strömt das Blut zur Papillenspitze, diffundieren gelöste Substanzen aus dem Interstitium in den absteigenden Schenkel der Gefäßschleifen, während dem Blutplasma gleichzeitig Wasser entzogen wird. Dies führt zu einer Zunahme der Blutviskosität und damit zu einem Anstieg des Strömungswiderstands. Bei der Passage des Blutes durch den aufsteigenden Schenkel gelangt es in Bezirke abnehmender osmotischer Konzentration. Hier diffundiert ein Teil der aufgenommenen Substanzen in das Interstitium zurück, während Wasser in das Gefäßlumen einströmt. Da die rückdiffundierten Substanzen z.T. wieder in den absteigenden Gefäßschenkel gelangen, werden sie durch den Gegenstrommechanismus im System zurückgehalten. Bei Zunahme der Markdurchblutung vermindert sich dieser Effekt, sodass mehr osmotisch wirksame Substanzen aus dem Nierenmark abtransportiert werden. Dies bedingt eine Abnahme des osmotischen Längsgradienten und damit eine geringere Konzentrierung des Endharns sowie eine verstärkte Wasserausscheidung. Eine solche Durchblutungszunahme kann als Folge eines arteriellen Blutdruckanstiegs auftreten, da – wie bereits in ▸Kap. 13.2.2 beschrieben – die Durchblutung des Nierenmarks nicht autoreguliert ist (Druckdiurese, ▸Kap. 13.2.2, ▸Kap. 13.5.2). Auch Coffein und andere Xanthinderivate erhöhen durch Hemmung der Adenosin-vermittelten Vasokonstriktion die Markdurchblutung und bewirken auf diesem Wege eine gesteigerte Harnausscheidung.

13.5.2 Diurese

Unter Diurese versteht man alle renalen Funktionszustände, bei denen ein **erhöhtes Urinzeitvolumen** ($\dot{V}_U$ > 1,5 l/Tag) ausgeschieden wird. Dabei unterscheidet man die Wasserdiurese, die osmotische Diurese und die Druckdiurese.

Wasserdiurese. Nach starker Flüssigkeitsaufnahme kommt es, sofern keine erhebliche Schweißsekretion besteht, zur renalen Ausscheidung großer Volumina eines verdünnten Harns. In diesem Fall ist die Adiuretinfreisetzung aus der Neurohypophyse reduziert oder vollständig gehemmt. Ohne Adiuretin-Einwirkung sind die Sammelrohrepithelien, wie erwähnt, für Wasser fast impermeabel, sodass die gesamte Flüssigkeit, die in das Sammelrohr eintritt (12–15 % des Ultrafiltrats), auch ausgeschieden wird. Die bereits am Ende der Henle-Schleife hypotone Tubulusflüssigkeit erfährt in diesem Fall bei der Passage durch das Sammelrohr keine Konzentrierung; vielmehr nimmt die osmotische Konzentration weiter ab (○ Abb. 13.17), weil Na^+ durch die Hauptzellen resorbiert wird. Bei maximaler Wasserdiurese beträgt die Osmolarität des Endharns nur noch ca. 0,04 osmol/l, entsprechend einer Dichte von 1,003 kg/l.

Osmotische Diurese. Diese Diureseform liegt vor, wenn die Filtrationsrate der betreffenden Substanzen deren Resorptionsrate erheblich übersteigt. Mit den nicht resorbierten Substanzen wird aus osmotischen Gründen auch Wasser im Tubulusapparat zurückgehalten und dann (zusätzlich) ausgeschieden. Dies ist der Fall, wenn

- bei Überschreitung der Schwellenkonzentration (z. B. für Glucose) die filtrierte Substanzrate größer ist als die maximale tubuläre Resorptionsrate,

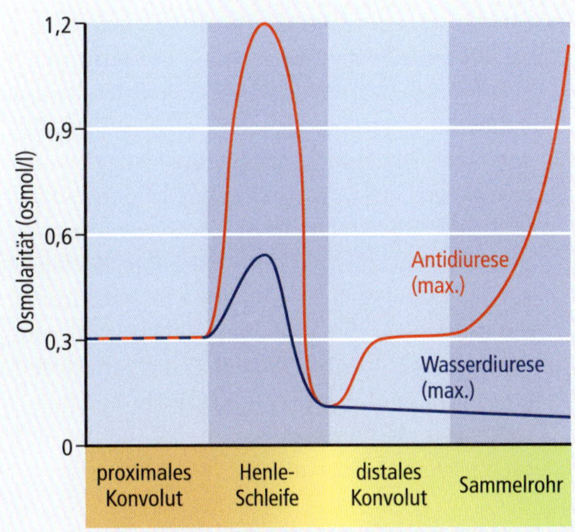

○ **Abb. 13.17** Osmolarität der Tubulusflüssigkeit in den verschiedenen Abschnitten des Tubulus- und Sammelrohrsystems bei maximaler Antidiurese (ADH-Einwirkung) und maximaler Wasserdiurese (ADH-Abwesenheit)

- Stoffe (z. B. Mannit) ins Ultrafiltrat gelangen, die aufgrund fehlender Transportmechanismen nicht resorbiert werden können, oder
- bei therapeutischer Gabe von Diuretika (Saluretika) die tubuläre Elektrolytresorption gehemmt ist (▸Kap. 13.4.1).

Druckdiurese. Bei Zunahme des arteriellen Blutdrucks werden, wie beschrieben, die nicht autoregulierten Gefäße des Nierenmarks verstärkt durchblutet. Dies führt zu einem vermehrten Abtransport („Auswaschung") gelöster Substanzen, wodurch der osmotische Längsgradient (▸Kap. 13.5.1) reduziert wird. Damit ist auch der osmotische Antrieb für die Wasserresorption aus dem Sammelrohr vermindert. Trotz ADH-Einwirkung kommt es unter diesen Bedingungen zu einer gesteigerten Urinausscheidung.

In Kürze

- An der **Harnkonzentrierung** bei **Antidiurese** auf maximal das Vierfache des Primärharns sind insbesondere die Na^+- und Cl^--Resorption im wasserundurchlässigen, dicken aufsteigenden Teil der Henle-Schleife, ferner die Harnstoffanreicherung in der inneren Markzone sowie Adiuretin beteiligt. Die Grundlage für den Aufbau des hierfür erforderlichen osmotischen Gradienten von der Nierenrinde (0,3 osmol/l) zur Papillenspitze (maximal 1,2 osmol/l) bildet die parallele Anordnung der Henle-Schleifenschenkel (Harnkonzentrierung im Gegenstrom).

- Unter **Diurese** wird die Ausscheidung eines erhöhten Urinzeitvolumens verstanden. Bei **Wasserdiurese** infolge starker Flüssigkeitsaufnahme ist die Adiuretinfreisetzung reduziert oder vollständig gehemmt. Eine **osmotische Diurese** tritt auf, wenn zusammen mit nicht resorbierten Substanzen (z. B. bei Überschreiten der Schwellenkonzentration von Glucose) Wasser zunächst im Tubulusapparat zurückgehalten und dann gemeinsam mit diesen (zusätzlich) ausgeschieden wird. Eine **Druckdiurese** infolge Zunahme des arteriellen Blutdrucks wird durch eine verstärkte Durchblutung des Nierenmarks und damit Abbau des osmotischen Längsgradienten hervorgerufen.

13.6 Niere als Bildungsstätte und Zielorgan von Hormonen

In den Nieren werden, wie eingangs erwähnt, einerseits Hormone gebildet oder metabolisiert, andererseits beeinflussen renal oder extrarenal freigesetzte Hormone die Nierenfunktion (▫ Tab. 13.3, ▫ Tab. 13.4). Die Wirkungen der Hormone bzw. die zugehörigen Regelkreise sind an anderer Stelle dargestellt, sodass hier auf die entsprechenden Ausführungen verwiesen werden kann.

13.7 Pathophysiologie der Nieren

13.7.1 Allgemeine Pathophysiologie

Nierenerkrankungen können zu glomerulärer oder tubulärer Schädigung, herabgesetzter Nierendurchblutung, verminderter renaler Hormonbildung oder Stoffwechselveränderungen führen, als deren Folge es zu Ausscheidungsstörungen mit Retention harnpflichtiger Substanzen oder Verlust von Proteinen sowie anderer wichtiger Substanzen, z. B. Aminosäuren, kommen kann.

Störungen der Harnausscheidung und -konzentrierung. Die Abnahme des Urinzeitvolumens unter die Mindestharnmenge von 0,5 l/Tag (beim Erwachsenen) und damit die beginnende Retention harnpflichtiger Substanzen (Harnstoff, Harnsäure, Kreatinin u. a.) bezeichnet man als **Oligurie**, das (fast) vollständige Sistieren der Harnausscheidung (< 0,1 l/Tag) als **Anurie**. Solchen Störungen kann sowohl eine extrem verminderte Flüssigkeitsaufnahme als auch eine Einschränkung der glomerulären Filtration bzw. Steigerung der tubulären Resorption oder eine Obstruktion der ableitenden Harnwege zugrunde liegen. Überschreitet andererseits das Urinzeitvolumen die normale Ausscheidungsrate (> 2 l/Tag), so spricht man von einer **Polyurie**. Abgesehen von der Wasserdiurese nach Aufnahme großer Flüssigkeitsmengen findet man eine Steigerung der Harnausscheidung bei bestimmten Nierenerkrankungen (vgl. Diabetes insipidus renalis, ▸Kap. 13.7.2). **Dysurie** ist die Bezeichnung für erschwertes Wasserlassen, von **Pollakisurie** wird bei häufigem Harndrang gesprochen.

Bei Störungen der Nierenfunktion kann ferner das renale Konzentrierungs- bzw. Verdünnungsvermögen teilweise oder vollständig verloren gehen, sodass sich – unabhängig von der Ausscheidungsrate – die Osmolarität des Urins der des Blutplasmas nähert. Die Einschränkung der physiologischen Konzentrierungsleistung wird als **Hyposthenurie**, ihr vollständiger Verlust als **Isosthenurie** bezeichnet. Eine Abnahme der Harnkonzentration tritt z. B. bei einer osmotischen Diurese (▸Kap. 13.5.2) auf, da bei dieser die Flüssigkeitsresorption in den distalen Tubuli und Sammelrohren reduziert ist. Eine Hypo- oder Isosthenurie kann ferner vorkommen, wenn im Verlauf einer Nierenerkrankung viele Nephrone zugrunde gehen und die noch intakten Glomeruli hypertrophieren (▸Kap. 13.7.10). Deren Ultrafiltrat enthält dann eine hohe Konzentration osmotisch wirksamer Substanzen und passiert zudem schnell den Tubulusapparat, sodass sich die distale Flüssigkeitsresorption vermindert. Eine Isosthenurie wird allerdings erst beobachtet, wenn die gesamte glo-

▫ **Tab. 13.3** Renale Hormone und Gewebehormone (Auswahl)

Hormon	Hauptwirkungen	Kapitel
Erythropoietin	Förderung der Erythropoiese	▸Kap. 6.3.2
Calcitriol	Ca^{2+}- und Phosphat-Homöostase	▸Kap. 16.4.2
Kinine	Lokale Vasodilatation	▸Kap. 16.11.4
Eicosanoide	Vasodilatation, Steigerung der Reninsekretion (PGE_2, PGI_2), Hemmung der ADH-Wirkung (PGE_2), Vasokonstriktion (Thromboxan A_2)	▸Kap. 16.11.2
FGF23/Klotho	Ca^{2+}- und Phosphat-Homöostase, Förderung der Na^+/Cl^--Resorption im distalen Tubulus, Hemmung von Alterungsprozessen	▸Kap. 16.4.2

Tab. 13.4 Wichtige Hormonwirkungen auf die Tubulusfunktion (Auswahl)

Hormon	Wirkmechanismen	Haupteffekt
Aldosteron	Aktivierung von Na^+-Kanälen und der Na^+/K^+-ATPase, des Na^+/H^+-Antiporters und der H^+-ATPase sowie (indirekt) von K^+-Kanälen	Förderung der Na^+-Resorption sowie der K^+- und H^+-Sekretion
Cortisol	Aktivierung des Na^+/Phosphat-Symporters und des Na^+/H^+-Antiporters	Förderung der Na^+- und Phosphat-Resorption
Adiuretin (ADH)	Aktivierung des Aquaporin-2-Kanals, Steigerung der Harnstoffpermeabilität, Aktivierung des $Na^+/K^+/2\ Cl^-$-Symporters	Antidiurese
Parathormon (PTH)	Synthese von Ca^{2+}-Transportproteinen, Hemmung des Na^+/Phosphat-Symporters	Förderung der Ca^{2+}-Resorption, Steigerung der Phosphatausscheidung
Atriopeptin (ANP)	Hemmung von Na^+-Kanälen, Hemmung des Na^+/Phosphat-Symporters	Hemmung der Na^+-Resorption, Steigerung der Phosphatausscheidung

meruläre Filtrationsrate auf weniger als 10 % der Norm eingeschränkt ist.

Proteinurie und Hämaturie. Normalerweise gelangen – mit Ausnahme von etwa 1–4 g Albumin täglich – wie beschrieben nur geringe Mengen von niedermolekularen Proteinen und praktisch keine hochmolekularen Eiweiße, z. B. Globuline, in das Ultrafiltrat. Außerdem werden die filtrierten Proteine im proximalen Tubulus fast vollständig durch Endozytose resorbiert. Daher beträgt die physiologische tägliche Eiweißausscheidung im Harn nur 2–35 mg. Unter pathologischen Bedingungen kann es jedoch aus verschiedenen Gründen zur deutlichen renalen Eiweißausscheidung (Proteinurie) von > 150 mg/24 h kommen.

Die **prärenale Proteinurie** beruht auf einer massiven Zunahme niedermolekularer Proteine im Blut. Diese treten in erhöhtem Maß in das Ultrafiltrat über (Überlaufproteinurie) und können dann im Tubulus nur unvollständig resorbiert werden. Dies ist u. a. der Fall bei Albumininfusionen, starkem Anfall von niedermolekularen Paraproteinen (▸Kap. 6.2.3) sowie von Hämoglobin (bei Hämolyse) oder Myoglobin (bei Myolyse) im Blutplasma.

Die **glomeruläre Proteinurie**, die häufigste Form der Eiweißausscheidung, ist auf eine Störung der glomerulären Filterfunktion zurückzuführen. Das Ausmaß der Schädigung der Filterstrukturen bestimmt dabei das Verhältnis von nieder- zu höhermolekularen Eiweißen im Urin. Eine **größenselektive Proteinurie** liegt vor, wenn vorwiegend niedermolekulare Eiweiße mit dem Urin ausgeschieden werden. **Ladungsselektivität** bedeutet, dass – bedingt durch die negative Ladung des glomerulären Filters – anionische Proteine weniger stark ausgeschieden werden als kationische oder neutrale Eiweiße. Bei schweren Schäden kommt es zu einer **nichtselektiven Proteinurie**, bei der auch höhermolekulare Proteine das Filter passieren und daher die Proteinverteilung im Urin weitgehend der im Blutplasma entspricht. Eine erhöhte Permeabilität des glomerulären Filters ist typisch für die Glomerulonephritis (▸Kap. 13.7.3), kann aber auch bei Diabetes mellitus, Toxineinwirkung, kardial bedingter Stauung oder Nierenvenenthrombose auftreten.

Bei der **tubulären Proteinurie** ist eine Schädigung bzw. Funktionsstörung der Tubuluszellen, wie sie z. B. bei der interstitiellen Nephritis (▸Kap. 13.7.5), beim akuten Nierenversagen (▸Kap. 13.7.9), in der Schwangerschaft oder post-operativ nach Nierentransplantation vorkommt, für die renale Eiweißausscheidung verantwortlich. Kleinmolekulare Proteine, die auch normalerweise das glomeruläre Filter passieren, können in diesem Fall nicht mehr tubulär resorbiert werden und erscheinen im Urin. Hierzu gehören u. a. Präalbumin, α- und β_2-Mikroglobulin.

Zusatzinformation

Eine **Mikroalbuminurie** liegt vor, wenn die tägliche Albuminausscheidung im Urin 30–300 mg beträgt. Sie tritt vor allem bei Patienten mit Diabetes mellitus (▸Kap. 16.5.6) und Hypertonie (▸Kap. 9.9.7) mit einer Häufigkeit von 10–40 % auf. Eine zunehmende Albuminausscheidung korreliert wegen der Verschlechterung der Nierenfunktion mit der Zunahme des Risikos von Schlaganfällen, Herzinfarkten und peripheren Durchblutungsstörungen sowie dadurch bedingter Todesfälle.

Bei einer **Makroalbuminurie** beträgt die Albuminausscheidung mehr als 300 mg/Tag. Sie ist ein Hinweis für eine fortgeschrittene Nierenerkrankung.

Auch beim Nierengesunden sind bereits einige Erythrozyten im Urin nachweisbar (< 5/µl). Bei einer vermehrten Erythrozytenausscheidung spricht man von einer **Hämaturie** (Erythrozyturie), wobei man zwischen der **Mikrohämaturie** (<2000 Erythrozyten/µl Urin) und der schon mit bloßem Auge erkennbaren **Makrohämaturie** (>2000 Erythrozyten/µl Urin) zu unterscheiden hat. Diese Symptome findet man als Folge prärenaler Ursachen (z. B. bei Gerinnungsstörungen, Traumen), ferner – meist kombiniert mit einer Proteinurie – bei solchen renalen Erkrankungen, die mit schweren Schäden des glomerulären Filters einhergehen. Einer Hämaturie kann aber vor allem auch eine **postrenale Blutung** im Bereich der ableitenden Harnwege, vielfach Nierenstein- oder Tumor-bedingt, zugrunde liegen.

Eine **Leukozyturie** ist bei mehr als 10 Leukozyten/µl Urin vorhanden.

Störungen der Renin- und renalen Hormonproduktion. Eine **Nierenarterienstenose** führt zu einer **verstärkten Freisetzung** von **Renin** aus den Epitheloidzellen der Vasa afferentia. Dadurch wird über die vermehrte Bildung von Angiotensin II und die hierdurch bedingte Steigerung der Aldosteronproduktion eine arterielle Hypertonie ausgelöst (▸Kap. 9.9.7). Auch bei **parenchymatösen Nierenerkrankungen** besteht sehr häufig eine Hypertonie, weil als Folge der renalen Funktionsstörung eine Hypernatriämie auftreten kann, die in diesem Fall nicht durch eine adäquate Verminderung der Reninfreisetzung kompensiert wird.

Bei chronischen Nierenerkrankungen ist vielfach auch die renale Produktion von **Erythropoietin** (EPO, ▸Kap. 6.3.2) gestört. Infolge des Untergangs von Nierengewebe sind die Nieren nicht mehr in der Lage, das die Erythrozytenbildung stimulierende Erythropoietin in ausreichender Menge zu bilden. Dies hat eine verringerte Neusynthese von Erythrozyten und dadurch eine erniedrigte Hämoglobinkonzentration zur Folge. Sinkt mit fortschreitender Niereninsuffizienz die glomeruläre Filtrationsrate unter ⅓ der Norm, führt das EPO-Synthesedefizit zu einer manifesten **Anämie** (▸Kap. 6.5.4).

Schließlich kann es bei einer Nierenfunktionsstörung auch zu einer Einschränkung der Bildung von **Calcitriol** (D_3-Hormon, ▸Kap. 16.4.2) kommen, weil die renale Hydroxylierung von 25-Hydroxycolecalciferol zu 1,25-Dihydroxycolecalciferol beeinträchtigt ist. Damit verbunden sind Störungen des Calcium-Phosphat-Stoffwechsels, die im fortgeschrittenen Stadium der Niereninsuffizienz (▸Kap. 13.7.10) und insbesondere während der evtl. erforderlichen Dialysebehandlung in Erscheinung treten.

13.7.2 Glomeruläre und tubuläre Funktionsstörungen

Einschränkung der glomerulären Filtration. Eine Verminderung des Glomerulusfiltrats kann auf einem Abfall des effektiven Filtrationsdrucks oder einer Abnahme der glomerulären Filtrationsfläche beruhen.

Sinkt der Mitteldruck in der A. renalis unter einen Wert von ca. 75 mm Hg, d. h. wird der Autoregulationsbereich unterschritten (▸Kap. 13.2.2), so vermindert sich die Nierendurchblutung und damit auch die glomeruläre Filtrationsrate. Ein starker Blutdruckabfall, wie er z. B. beim Kreislaufschock vorliegt, führt somit zu einer **Einschränkung** des **Glomerulusfiltrats.** Ist der Harnabfluss, z. B. durch Nierensteine oder durch Tumorkompression, behindert, steigt der Druck in der Bowman-Kapsel an, wodurch sich der effektive Filtrationsdruck und damit die Filtrationsrate ebenfalls vermindern.

Eine **Abnahme** der **glomerulären Filtrationsfläche** ist meist die Folge von Entzündungsprozessen (Glomerulonephritis, ▸Kap. 13.7.3), von der einzelne Kapillarschlingen, häufiger jedoch ganze Glomeruli betroffen sein können. Ein Ausfall bis zu 50 % der Fläche wird durch Hypertrophie der noch intakten Glomeruli innerhalb von Tagen oder Wochen kompensiert. Erst bei noch ausgedehnteren Schäden kommt es zu einer Abnahme der glomerulären Filtrationsrate.

Störungen tubulärer Partialfunktionen. Störungen der tubulären Transportleistungen können durch Defekte von Transportproteinen oder durch unzureichendes Ansprechen auf regulierende Hormone, d. h. durch Rezeptordefekte, bedingt sein. Derartige angeborene oder erworbene Störungen werden als **Tubulopathien** bezeichnet. Dabei kann es sich um **isolierte Tubulopathien** handeln, bei denen jeweils das Transportsystem für einen Stoff bzw. eine Stoffgruppe (z. B. Aminosäuren) betroffen ist. Bei den **tubulären Syndromen** liegen dagegen kombinierte Defekte mehrerer Systeme vor. Entsprechend ihrer Lokalisation unterscheidet man proximale und distale Tubulopathien.

Zu den **proximalen Tubulopathien** zählen u. a. die Aminoazidurien, die renal bedingte Glucosurie und die Hyperphosphaturie.

Bei den **angeborenen Aminoazidurien** werden freie Aminosäuren vermehrt mit dem Harn ausgeschieden. Die Folgen des dadurch bedingten Aminosäuremangels sind bei den betroffenen Kindern eine Retardierung des Wachstums und der geistigen Entwicklung sowie Nierenschäden. Ein Beispiel für den Ausfall eines Austauschers für neutrale und dibasische Aminosäuren sowie Cystin ist die autosomal-rezessiv vererbte **Cystinurie** (▸Kap. 13.4.5). Sie manifestiert sich durch das Auftreten von Nierensteinen bereits im Kindesalter aufgrund der schlechten Löslichkeit von Cystin im sauren Urin. Zu den renalen Aminoazidurien gehört ferner die **Hartnup-Krankheit** (Defekt des Na^+-Symporters für neutrale Aminosäuren). Von diesen renalen Aminoazidurien sind die extrarenalen Formen zu unterscheiden, die durch eine erhöhte Aminosäurenkonzentration im Blutplasma hervorgerufen werden (**Überlaufamino-**

azidurien). Zu diesen gehört z. B. die **Phenylketonurie**, eine autosomal rezessiv vererbte Stoffwechselstörung, bei der infolge eines Defekts der Phenylalaninhydroxylase die Aminosäure Phenylalanin nicht zu Tyrosin biotransformiert werden kann.

Bei der **renal bedingten Glucosurie** (primär renalen Glucosurie) ist die Nierenschwelle für Glucose infolge eines genetischen Defekts des Na^+/Glucose-Symporters und der dadurch hervorgerufenen verminderten tubulären Resorptionskapazität erniedrigt. Daher kommt es bereits bei normaler Glucosekonzentration im Plasma zur Glucoseausscheidung mit dem Harn. Diese sehr seltene, keine Therapie erfordernde Erkrankung ist deswegen bedeutsam, weil die Glucoseausscheidung zur Fehldiagnose Diabetes mellitus (▸Kap. 16.5.6) führen kann.

Die **familiäre Hyperphosphaturie** beruht auf einer Störung des tubulären Na^+/Phosphat-Symports. Die Folgen sind Hypophosphatämie und Demineralisierung des Skeletts. Es entwickelt sich das Krankheitsbild der Rachitis, das in diesem Fall nicht durch Gabe von Vitamin D_3 (▸Kap. 11.2.1) gebessert werden kann (**Vitamin-D_3-resistente Rachitis**).

Beim **Fanconi-Syndrom** handelt es sich um eine **kombinierte tubuläre Resorptionsstörung**, bei der mehrere Na^+-Symportsysteme betroffen sind. Dementsprechend sind sie durch Hyperaminoazidurie, Glucosurie und Hyperphosphaturie, häufig auch durch chronische, proximal-tubuläre Azidose und Hypokaliämie gekennzeichnet.

Zu den **distalen Tubulopathien** gehören Diabetes insipidus renalis, tubuläre Azidose und Störungen der renalen Elektrolytausscheidung.

Dem rezessiv vererbten **Diabetes insipidus renalis** liegt meist ein Adiuretin(ADH)-Rezeptordefekt, seltener ein Wasserkanaldefekt (Aquaporin-2-Defekt, s. a. ▸Kap. 16.2.6) zugrunde, wodurch die ADH-regulierte Resorption von Wasser in den distalen Tubuli und Sammelrohren vermindert oder vollständig aufgehoben ist. Es kommt zu einer mit Salzverlust und Hyponatriämie verbundenen **Polyurie**. Im Extremfall werden pro Tag bis zu 24 l eines hypotonen Harns ausgeschieden. Wichtig ist in diesem Fall, dass die vermehrte orale Flüssigkeitsaufnahme (**Polydipsie**) nicht eingeschränkt werden darf, weil andernfalls eine Exsikkose, d. h. eine Flüssigkeitsverarmung der Gewebe, droht.

Bei der **tubulären Azidose** kann entweder die Resorption von Hydrogencarbonat im **proximalen Tubulus** (Störung der Carboanhydratase-II-Funktion) oder die aktive Ausscheidung von Protonen mittels der H^+- oder K^+/H^+-ATPase im **distalen Tubulus** beeinträchtigt sein. Da hierbei die Hydrogencarbonatkonzentration im Plasma abnimmt und Cl^- an die Stelle von HCO_3^- tritt, entwickelt sich eine hyperchlorämische Azidose. Diese wiederum löst eine verstärkte Ca^{2+}-Mobilisierung aus den Knochen und dementsprechend eine gesteigerte renale Ca^{2+}-Ausscheidung mit der Gefahr einer Nierensteinbildung und einer Nierenparenchymverkalkung aus.

Angeborene Defekte der Transportmechanismen in den distalen Tubuli und Sammelrohren können weiterhin zu **Störungen** der **Elektrolytausscheidung** führen. Beispiele hierfür sind:

- das **angeborene Salzverlustsyndrom** („Salzverlustniere"), dem eine unzureichende Bildung von Aldosteron (und Cortisol) durch einen Defekt der 21-Hydroxylase (▸Kap. 16.6.5) zugrunde liegt,
- der autosomal-rezessiv vererbte **Defekt** des **$Na^+/K^+/2\,Cl^-$-Symports** im dicken aufsteigenden Teil der Henle-Schleife, der zum Natriumverlust und Volumenmangel sowie als Folge davon durch vermehrte Freisetzung von Renin zu Hyperaldosteronismus und damit zu einer hypokaliämischen, hypochlorämischen Alkalose sowie Hypercalciurie führt (**Bartter-Syndrom**),
- das **Liddle-Syndrom**, bei dem konstitutiv überaktive Na^+-Kanäle (ENaC) im distalen Tubulus eine Na^+- und Wasserretention sowie eine arterielle Hypertonie hervorrufen und
- das **Gitelman-Syndrom**, bei dem durch einen Defekt des Na^+/Cl^--Symports im frühdistalen Tubulus NaCl-Verluste und eine Hypovolämie auftreten.

Erworbene tubuläre Funktionsstörungen treten entweder im Zusammenhang mit generalisierten Nierenerkrankungen oder unter der Einwirkung bestimmter Noxen auf. So kommt es im Verlauf der chronischen Niereninsuffizienz (▸Kap. 13.7.10) u. a. zu Polyurie, Glucosurie und tubulärer Azidose. Blei- und Maleatvergiftungen führen häufig zur Aminoazidurie. Bei renaler Hypoxie, glomerulärer Proteinurie, Plasmozytom oder unter Einwirkung von Nephrotoxinen (Nierengiften) können u. U. Aminosäuren, Glucose und Phosphat gemeinsam vermehrt ausgeschieden werden.

13.7.3 Glomerulonephritis

Der Begriff Glomerulonephritis (GN) umfasst eine Vielzahl, teilweise noch nicht exakt klassifizierter, immunologisch bedingter, entzündlicher Nierenerkrankungen, die sich obligat an den Glomeruli manifestieren.

Klinisch unterschieden werden

- **akute** und
- **chronische Glomerulonephritiden**.

Unter pathogenetischen Gesichtspunkten kommen ursächlich eine

- **Ablagerung** von **Immunkomplexen** in den glomerulären Kapillarschlingen mit Aktivierung des Komplementsystems und Entzündungsreaktionen (z. B. postinfektiöse Glomerulonephritis, s. u.),
- **Antikörperbildung** gegen Glomerulusbestandteile im Sinne einer Autoimmunerkrankung und

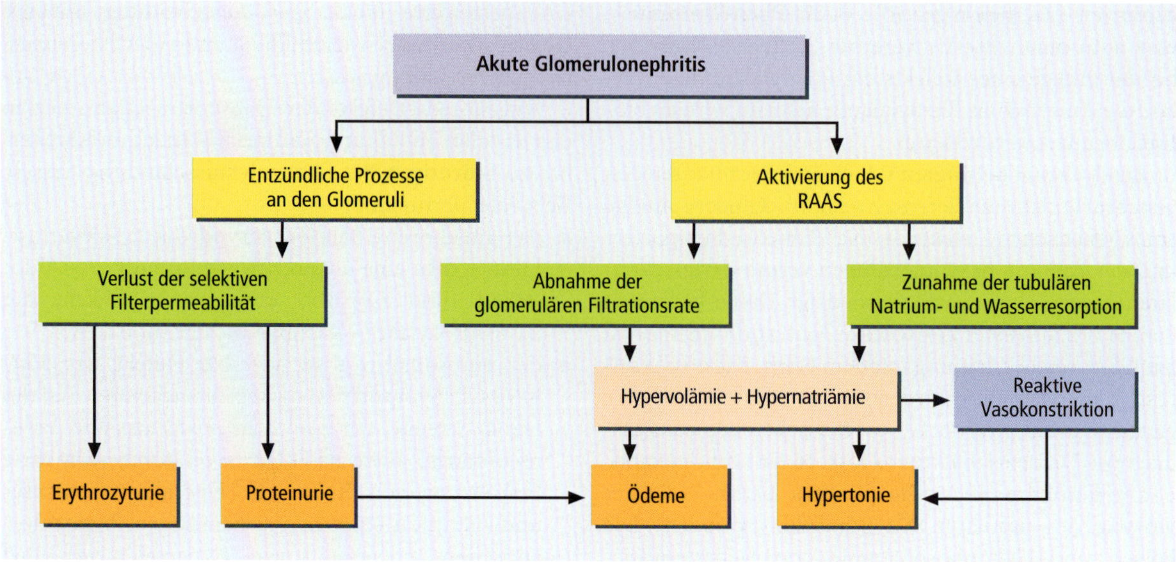

Abb. 13.18 Auswirkungen einer akuten Glomerulonephritis, **RAAS** Renin-Angiotensin-Aldosteron-System

- **T-Zell-vermittelte Schädigung** der Glomeruli in Betracht.

Pathologisch-histologische Formen umfassen

- **primäre** (ohne erkennbare extrarenale Grundkrankheit) und
- **sekundäre Glomerulonephritiden** im Rahmen von Systemerkrankungen.

Primäre Glomerulonephritiden Bei der in den Industrieländern seltener gewordenen, jedoch noch immer sehr bedeutsamen **postinfektiösen Glomerulonephritis**, die 2–3 Wochen nach einer Infektion mit verschiedenen Erregern (u. a. β-hämolysierenden Streptokokken, Staphylokokken, gramnegativen Bakterien), auftreten kann, handelt es sich um eine **Immunkomplex-Glomerulonephritis**, bei der mit dem Blut transportierte Antigen-Antikörper-Komplexe an der glomerulären Basalmembran abgelagert werden und unter Komplementaktivierung zu lokalen Entzündungsreaktionen führen (▸Kap. 7.6.3). Charakteristisch ist auch die Proliferation von Endothel- und Mesangiumzellen. Die dabei wie bei anderen akuten Verlaufsformen einer Glomerulonephritis mehr oder weniger stark auftretenden Veränderungen der Nierenfunktion sind in Abb. 13.18 dargestellt:

- **Verlust** der **selektiven Permeabilität** des **glomerulären Filters** infolge der Entzündungsprozesse (u. a. Abbau negativ geladener Proteoglykane durch Glykosaminoglykan-spaltende Enzyme aus Entzündungszellen),
- **Einschränkung** der **glomerulären Filtrationsrate** durch Widerstandserhöhung sowohl im Vas afferens als auch im Vas efferens aufgrund der Aktivierung des Renin-Angiotensin-Aldosteron-Systems (RAAS) und
- **Zunahme** der Na^+- **und Wasserresorption** im proximalen Tubulus, ebenfalls infolge des stimulierten RAAS.

Die gesteigerte Filterpermeabilität führt zur Proteinurie (▸Kap. 13.7.1), zur Ausscheidung zylinderförmiger Eiweißausgüsse der Tubuli (Zylindrurie) und zur Hämaturie (▸Kap. 13.7.1). Durch Einschränkung der glomerulären Filtrationsrate und Zunahme der tubulären Na^+- und Wasserresorption kommt es ferner zur Hypernatriämie und Hypervolämie, die eine arterielle Hypertonie und das Auftreten von Ödemen zur Folge haben. Für die Hypertonie ist ferner eine allgemeine periphere Vasokonstriktion verantwortlich, die auf die Natriumretention zurückgeführt wird (▸Kap. 9.9.7). Die Ödeme, die durch die Hypervolämie, vor allem aber durch die Abnahme des kolloidosmotischen Drucks im Blut bedingt sind, beschränken sich zunächst auf Gebiete mit hoher Gewebedehnbarkeit. Typische Lokalisationen sind Lid-, Skrotal- und Knöchelödeme. Später können bei stark ausgeprägten Nierenschäden auch generalisierte Ödeme und Ergüsse in Körperhöhlen auftreten.

In der Mehrzahl der Fälle heilt eine postinfektiöse Glomerulonephritis vollständig aus. Nur gelegentlich bleiben eine Mikrohämaturie und eine geringgradige Proteinurie bestehen.

Die **idiopathische IgA-Glomerulonephritis** (M. Berger) ist in Europa die häufigste Form der akuten Glomerulonephritis mit IgA-Ablagerungen im Mesangium, gesteigertem Wachstum von Mesangiumzellen, vermehrter Synthese von extrazellulärer Matrix und Aktvierung des Komplementsystems. Diese Glomerulonephritis-Form ist von IgA-Nephropathien aus der Gruppe der sekundären Glomerulonephritiden als Folge von Systemerkrankungen (s. u.) abzugrenzen.

Die seltene, **rasch** (rapid) **progressive Glomerulonephritis**, die – ohne Therapie – innerhalb von Wochen oder bei schubartigem Verlauf in ca. einem halben Jahr zu terminaler Niereninsuffizienz führt, ist häufig die Folge einer renalen Vaskulitis, z. B. einer Wegener-Granulomatose (▸Kap. 18.7.1). Auch hier kommt es, wenngleich nicht bei allen Formen, zur Ablagerung von Immunkomplexen sowie dadurch zur Komplementaktivierung (▸Kap. 7.2.2), in deren Folge schwere entzündliche Veränderungen der Glomeruli auftreten.

Die **Minimal-Change-Glomerulonephritis** mit lichtmikroskopisch weitgehend unveränderten Glomeruli (daher die Bezeichnung minimal change), aber elektronenmikroskopisch nachweisbaren verschmolzenen Fußfortsätzen der Podozyten, ist die häufigste Ursache eines nephrotischen Syndroms (s. u.) im Kindes- und Jugendalter. Die Ätiologie ist unklar.

Die **fokal-segmentale Glomerulosklerose** ist, wie wiederum aus dem Namen hervorgeht, durch Sklerosierung eines Teils der Glomeruli charakterisiert. Bei der primären Form, der zweithäufigsten Ursache eines nephrotischen Syndroms im Erwachsenenalter, ist die Ätiologie häufig unklar. In ca. 30 % der Fälle liegen angeborene Podozytenerkrankungen vor, durch die das Nierenfilter geschädigt wird.

Bei der **membranösen Glomerulonephritis** lassen sich Immunkomplexablagerungen (Komplement- und IgG-Ablagerungen) an der glomerulären Basalmembran nachweisen, die zur Komplementaktivierung und nachfolgend zur Proteinurie führen. Diese Erkrankung ist die **häufigste Ursache** eines **nephrotischen Syndroms** bei **Erwachsenen** (s. u.).

Bei der **mesangioproliferativen Glomerulonephritis** als Folgephase anderer Glomerolonephritis-Formen dominieren Wucherungen von Mesangiumzellen mit nachfolgender Mesangiumverbreiterung.

Die **membranoproliferative Glomerulonephritis** wird durch einen autoreaktiven IgG-Antikörper gegen den Komplementfaktor C3 hervorgerufen, was eine dauerhafte Komplementaktivierung auf dem alternativen Weg zur Folge hat.

Sekundäre Glomerulonephritiden Diese Nierenerkrankungen treten im **Rahmen systemischer Grunderkrankungen** (z. B. bei systemischem Lupus erythematodes, ▸Kap. 18.7.1, Purpura Schönlein-Henoch, ▸Kap. 6.8.6, der mikropischen Form der Panarteriitis nodosa, ▸Kap. 18.7.1, oder als sekundäre IgA-Glomerulonephritis bei chronisch entzündlichen Darmerkrankungen, ▸Kap. 12.13.3) auf.

13.7.4 Nephrotisches Syndrom

Das nephrotische Syndrom ist in ca. 75 % der Fälle, wie oben beschrieben, die Folge einer Glomerulonephritis. Bei den restlichen 25 % wird es durch immunologische Erkrankungen, Amyloidose (▸Kap. 5.3.5), diabetische Mikroangiopathie (▸Kap. 16.5.6), Kollagenosen (▸Kap. 18.7.1) oder maligne Tumoren (z. B. Plasmozytom, ▸Kap. 6.7.8), verursacht.

Im Vordergrund des pathogenetischen Geschehens steht die **Zunahme** der **Filterpermeabilität** (○Abb. 13.19). Eiweiße können das glomeruläre Filter passieren, sodass eine massive Ausscheidung von mehr als 3–3,5 g Eiweiß in 24 Stunden die Folge ist (sog. **Makro-**

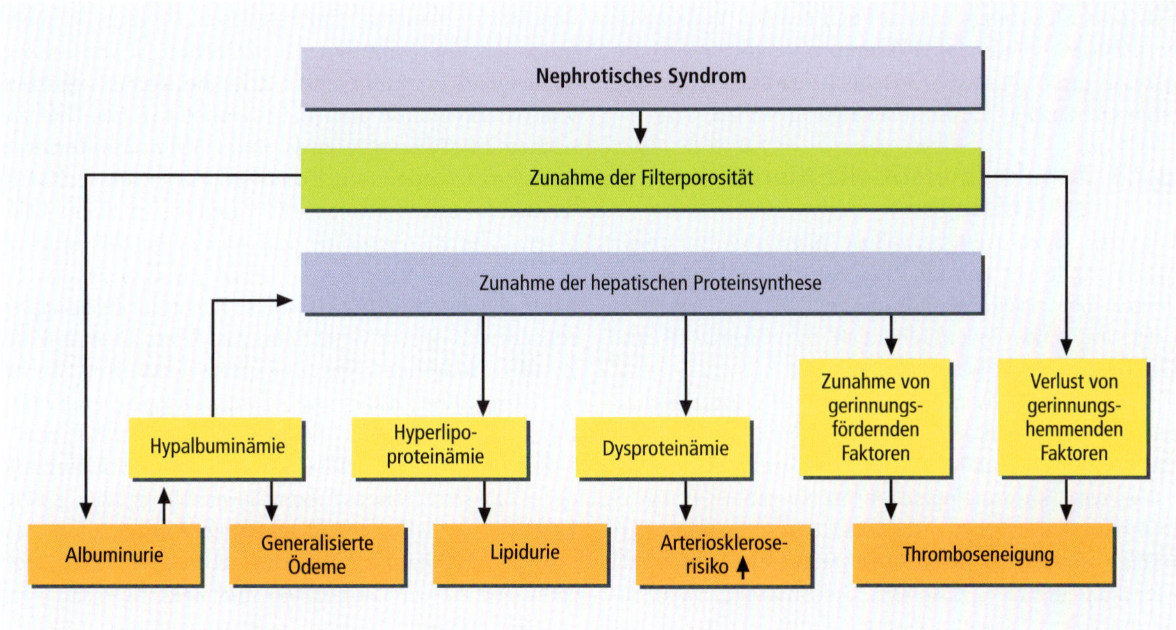

○ **Abb. 13.19** Folgen des nephrotischen Syndroms

13

oder **große Proteinurie**). Dabei sinkt der Eiweißgehalt des Blutplasmas von normalerweise 72 g/l auf unter 60 g/l (**Hypoproteinämie**). Da die niedermolekularen Albumine das glomeruläre Filter leichter durchdringen als höhermolekulare Plasmaeiweiße, nimmt der Albumingehalt besonders stark ab (**Hypalbuminämie**). Infolge der dadurch bedingten Verringerung des kolloidosmotischen Drucks kommt es zum Flüssigkeitsaustritt in den Extravasalraum der Gewebe und damit zu **ausgeprägten**, meist **generalisierten Ödemen**. Da durch den primären Krankheitsprozess die Na^+-Retention verstärkt wird, ist das Blutvolumen nicht – wie früher angenommen – reduziert, sondern eher vergrößert.

Neben den Albuminen werden noch weitere Substanzen verstärkt mit dem Urin ausgeschieden (Antithrombin, Transportproteine für Schilddrüsenhormone, Vitamin D, Transferrin, Eisen und Spurenelemente). Kommt es auch zum Verlust von Immunglobulinen, ist eine Infektabwehrschwäche die Folge. Der Eiweißverlust wird durch eine verstärkte Syntheseleistung der Leber beantwortet, wobei eine relative Vermehrung der Eiweiße mit höherer Molekülmasse im Plasma zu verzeichnen ist. Diese **Dysproteinämie** ist im Elektrophoresediagramm deutlich zu erkennen (▸Kap. 6.2.3). Die erhöhte Syntheseleistung der Leber kommt auch in der Zunahme der Lipoproteine im Plasma (**Hyperlipoproteinämie**), insbesondere von VLDL sowie LDL (und damit von Cholesterol) zum Ausdruck. Da gleichzeitig HDL mit dem Urin ausgeschieden wird, steigt der Quotient LDL/HDL und damit das Arterioskleroserisiko (▸Kap. 9.9.2).

Außerdem nimmt die Gerinnungsfähigkeit des Blutes zu. Dies ist zum einen auf die verstärkte hepatische Synthese gerinnungsfördernder Faktoren (Faktor VIII, Fibrinogen), zum anderen auf den renalen Verlust von gerinnungshemmenden Faktoren (Antithrombin) zurückzuführen. Das nephrotische Syndrom geht also mit einer **verstärkten Thromboseneigung** einher.

13.7.5 Tubulo-interstitielle Nierenerkrankungen

Bei den tubulo-interstitiellen Nierenerkrankungen (TIN) handelt es sich um Nierenstörungen, bei denen primär interstitielle Strukturen und die Tubuli betroffen sind und später eventuell auch die Glomeruli und Gefäße geschädigt werden können.

Die **akuten tubulo-interstitiellen Nierenkrankheiten** (Nephritiden) kommen bei einer Reihe von Infektionskrankheiten (z. B. Infektionen mit Hantavirus, Scharlach), immunologischen Störungen (z. B. systemischem Lupus erythematodes) sowie insbesondere infolge allergischer Reaktionen nach Gabe zahlreicher Medikamente (z. B. Cisplatin, Sulfonamide, Pyrazolidindione) vor. Betroffen sind vor allem die distalen Nephronabschnitte. Aufgrund der gestörten Na^+-Resorption nimmt der osmotische Gradient ab. Die Folge ist eine Hyposthenurie (▸Kap. 13.7.1). Klinisch findet man auch eine geringgradige Proteinurie und Hämaturie.

Die **chronische tubulo-interstitielle Nephritis** beruht meist auf dem Abusus bestimmter Misch-Analgetika (**Analgetika-Nephropathie**). Am häufigsten wurde eine solche Nephritisform bei chronischem Missbrauch phenacetinhaltiger Kombinationspräparate beobachtet (sog. **Phenacetin-Niere**). Dieses Krankheitsbild ist durch degenerative Veränderungen im Interstitium des Nierenmarks sowie im Bereich der Henle-Schleife, ferner durch lokalisierte interstitielle Entzündungen mit Papillennekrosen gekennzeichnet. Die Gefahr der Entwicklung von Karzinomen im Bereich des Nierenbeckens und der ableitenden Harnwege (Urotheliomen) ist signifikant erhöht.

Für die Pathogenese einer Analgetika-Nephropathie sind die erwähnten Papillennekrosen von besonderer Bedeutung. Diese beruhen mit hoher Wahrscheinlichkeit auf einer verminderten Durchblutung des Nierenmarks infolge einer Hemmung der renalen Prostaglandin-E_2-Synthese und/oder auf einer direkten toxischen Schädigung der Vasa recta mit dadurch bedingter Ischämie.

13.7.6 Pyelonephritis

Bei der (häufigen) Pyelonephritis handelt es sich um meist durch Bakterien hervorgerufene Entzündungen des Nierenbeckens mit gleichzeitiger Beteiligung des Nierenparenchyms, insbesondere des Nierenmarks (aszendierende interstitielle Nephritis). Als Erreger kommen vorwiegend gramnegative Keime in Betracht. In 80 % der Fälle findet man Kolibakterien, ferner werden Staphylokokken, Enterokokken, Proteus, Pseudomonaden u. a. gefunden. Die Infektion ist fast immer aufsteigend (aszendierend); d. h. die Keime gelangen von der Harnblase über die Harnleiter in das Nierenbecken. **Prädisponierend** sind **Abflusshindernisse** (z. B. Prostataadenome, Tumoren, Nierensteine, Harnleiterstenosen, Stoffwechselstörungen (vor allem Diabetes mellitus), Gravidität und Analgetika-Missbrauch.

Akute Pyelonephritis. Die akute Form der Pyelonephritis entwickelt sich vielfach im Anschluss an eine akute Zystitis (Blasenentzündung). Sie ist klinisch durch beeinträchtigtes Allgemeinbefinden, Klopfschmerzhaftigkeit der Nierenlager, Dysurie (erschwerte, schmerzhafte Harnentleerung), hohes Fieber, Beschleunigung der Blutkörperchensenkungsgeschwindigkeit sowie Leukozytose (▸Kap. 6.7.6) gekennzeichnet. Frauen sind etwa zweimal häufiger als Männer betroffen. Das Harnsediment enthält Leukozyten und Bakterien, nur vereinzelt Erythrozyten- und Leukozytenzylinder.

Chronische Pyelonephritis. Voraussetzung für chronische Pyelonephritiden sind vesiko-ureteraler Reflux (Rückfluss von Harn aus der Harnblase in den Harnleiter), Harnwegsobstruktion, neurogene Blasenlähmung (z. B. bei Querschnittslähmung) sowie Anomalien der Nierenform und -lage (z. B. Hufeisenniere), d. h. Harnfluss-behindernde Faktoren.

Beim Fortschreiten der Erkrankung werden neben dem Tubulusapparat und dem Interstitium zunehmend auch die Glomeruli betroffen. Im Röntgenbild findet man eine narbige Deformierung des Nierenbeckens und der Nierenoberfläche. Das histologische Bild zeigt neben herdförmigen leukozytären oder lymphozytären Infiltrationen eine Tubulusatrophie und eine interstitielle Fibrose. In späten Stadien kommt es häufig zur Hypertonie, Tubulusstörungen mit Polyurie und Polydipsie sowie Niereninsuffizienz (▸Kap. 13.7.10) mit Schrumpfnierenbildung.

13.7.7 Änderung der Nierenfunktion in der normalen Schwangerschaft

Eine Gravidität (Schwangerschaft) führt bereits physiologischerweise zu typischen Veränderungen der Nierenfunktion. Infolge erhöhter Bildung von Relaxin und Gestagenen, wodurch vermehrt NO freigesetzt wird, sowie von Prostaglandinen, insbesondere von Prostaglandin E_2 und Prostacyclin in der Plazenta, nimmt der Gefäßwiderstand in der Niere sowie in der Peripherie ab. Dadurch steigen die Nierendurchblutung um ca. 40 % und die glomeruläre Filtrationsrate um ca. 35 %. Außerdem bewirken vermehrt gebildete Estrogene durch Hemmung eines K^+-Kanals im proximalen Tubulus eine Teildepolarisation, wodurch Hydrogencarbonat in den Tubuluszellen zurückgehalten wird. Als Folge davon werden elektrogene Transportvorgänge für Glucose und Aminosäuren gehemmt, auch kommt es zu einer intrazellulären Alkalose, die eine Blockade des Na^+/H^+-Austauschers auslöst. Zusammen führen diese Prozesse in den proximalen Tubulusabschnitten zu einer verringerten Na^+-, Hydrogencarbonat- und Flüssigkeitsresorption sowie zu einer Abnahme der Nierenschwelle für Glucose und damit zur Gefahr einer Glucosurie. Durch Stimulation des Renin-Angiotensin-Aldosteron-Systems werden letztendlich Kochsalz und Wasser vermehrt retiniert: Plasma- und Extrazellularvolumen nehmen zu (Schwangerschaftshydrämie). Dass trotz der Hypervolämie und der erhöhten Plasma-Angiotensin-Konzentration normalerweise bei der Schwangeren noch keine Hypertonie auftritt, beruht auf dem geringeren Ansprechen peripherer Gefäße auf gefäßverengende Stoffe.

13.7.8 Schwangerschaftsnephropathie

Eine Komplikation der Spätschwangerschaft stellt die **Schwangerschafts-induzierte Hypertonie** (SIH, Gestationshypertonie) bei ca. 5–7 % aller Schwangeren dar. Kommen als weitere Symptome **Ödeme** sowie **Proteinurie** hinzu hinzu, wird von einer **Präeklampsie** (ältere Bezeichnung **EPH-Gestose** von engl. **e**dema, **p**roteinuria, **h**ypertension) gesprochen. Häufig treten bei den betroffenen Schwangeren auch zentralnervöse Störungen (Kopfschmerzen, Augenflimmern u. a.) sowie epigastrische Schmerzen und Herzinsuffizienz auf. Gefährdet sind insbesondere Erstgebärende, übergewichtige Schwangere, Diabetikerinnen und Schwangere mit familiärer SIH-Belastung.

Abzutrennen vom schwangerschaftsinduzierten Hochdruck ist eine bereits **vor** der Schwangerschaft bestehende arterielle Hypertonie, die wie eine chronische Nierenerkrankung in der Schwangerschaft besondere Bedeutung erlangen kann. Verschlechtern sich während der Gravidität die Befunde, wird das Krankheitsbild als **Pfropfgestose** bezeichnet.

Da eine klare Unterscheidung der beiden Grundformen aber oft nicht möglich ist, wird für beide zusammen der Begriff **Hypertensive Schwangerschaftserkrankungen** (HES) gebraucht.

Ätiologisch bedeutsam für die Entwicklung einer Präeklampsie (⚬Abb. 13.20) ist insbesondere die vermehrte Bildung eines **löslichen vaskulären endothelialen Wachstumsfaktor-Rezeptors** (soluble Vascular Endothelial Growth Factor Receptor 1, sVEGFR-1) sowie von **Endoglin**, einem Membranprotein, das Teil des Transformierenden-Wachstumsfaktor-β-Rezeptor-Komplexes (TGF-β-Rezeptor-Komplexes) ist. Beide Substanzen stören die Angiogenese und die Endothelfunktion: Durch Arteriolenverengung kommt es zu Hypertonie, durch erhöhte Kapillardurchlässigkeit zu Ödemen sowie durch Störung des glomerulären Filters mit gesteigerter Durchlässigkeit für Proteine zu Proteinurie. Die klinische Symptomatik erklärt sich durch diese Pathomechanismen.

Eine spezielle Form der Präeklampsie stellt das mit Übelkeit, Hämolyse, Anstieg der Leberenzyme, Abfall der Thrombozytenzahl und eventuell Fieber einhergehende **HELLP-Syndrom** (engl. H = **h**emolysis, EL = **el**evated **l**iver enzymes, LP = **l**ow **p**latelet count) dar.

Die schwerste Form der hypertensiven Schwangerschaftserkrankungen ist mit einer Häufigkeit von 1 : 2500–1 : 3500 Schwangeren – davon 80 % Erstgebärende – die **Eklampsie**, die durch tonisch-klonische Krämpfe, Zyanose, Apnoe sowie Bewusstlosigkeit charakterisiert ist und unbehandelt eine hohe mütterliche Mortalität aufweist.

13.7.9 Akutes Nierenversagen

Beim akuten Nierenversagen handelt es sich um eine plötzlich einsetzende, in der Regel jedoch rückbildungsfähige starke bis vollständige Einschränkung der Nierenfunktion. Es beruht auf funktionellen Störungen

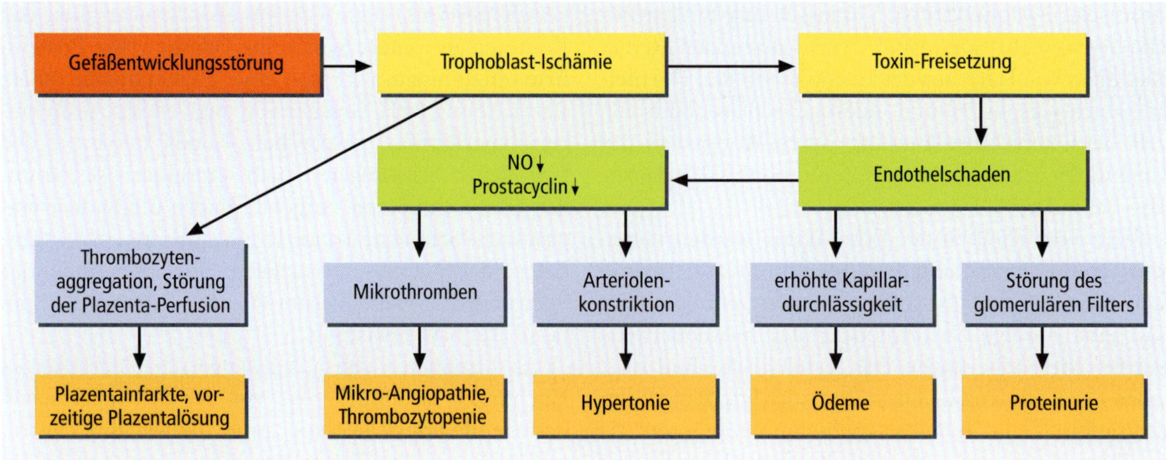

Abb. 13.20 Pathogenese und Auswirkungen der Schwangerschaftsnephropathie (teilweise hypothetisch)

oder organischen Schäden und führt stets zur Retention harnpflichtiger Substanzen (u. a. Anstieg der Serum-Kreatinin-Konzentration). Meist geht es mit einer Oligurie (< 0,5 l Urin/Tag) bzw. Anurie (< 0,1 l Urin/Tag), manchmal aber auch mit normalem oder sogar gesteigertem Harnfluss einher. Das bedrohliche Krankheitsbild kann folgende **Ursachen** haben:

- **Kreislaufschock**, insbesondere dann, wenn gleichzeitig eine Infektion oder Hämolyse vorliegt,
- **interstitielle Nephritis** (s. o.),
- **Einwirkung** von **Nephrotoxinen**, z. B. von Schwermetallen, halogenierten Kohlenwasserstoffen, Pilzgiften, Antibiotika (Aminoglykosiden, Cephalosporinen), Chemotherapeutika (Cisplatin, Methotrexat) oder
- **Blockade** der **Tubuluspassage**, z. B. durch Hämoglobin bei Transfusionszwischenfällen mit Hämolyse oder durch Bence-Jones-Protein beim multiplen Myelom (▸Kap. 6.7.8).

Die **Pathogenese** des akuten Nierenversagens (Abb. 13.21) lässt sich am besten am Beispiel des Kreislaufschocks erläutern, der mit etwa 50 % die bei weitem häufigste Ursache darstellt. Bereits im Stadium der Zentralisation (▸Kap. 9.9.9) des Kreislaufs ist die Durchblutung der Glomeruli infolge des erhöhten Sympathikustonus und der Aktivierung des Renin-Angiotensin-Systems stark eingeschränkt. Daraus resultiert ein steiler Abfall des effektiven Filtrationsdrucks und damit der glomerulären Filtrationsrate. Wird diese Störung nicht rasch beseitigt, treten infolge des O_2- und Substrat-Mangels sowie der Bildung reaktiver Sauerstoffspezies zusätzlich Tubulusläsionen auf: Es kommt zu einer Verminderung der Na^+/K^+-ATPase-Aktivität und zu einer gesteigerten Durchlässigkeit des Tubulusepithels, sodass Tubulusflüssigkeit in das Interstitium übertreten kann. Dieses interstitielle Ödem führt durch Kompression der Tubuli von außen zu einer Blockade der Harnkanälchen. Außerdem können abgestoßene Teile der Tubuluszellen als zylinderförmige Ausgüsse die Lumina der Kanälchen verlegen.

Auch bei den anderen Ursachen des akuten Nierenversagens stehen die Funktionsstörungen und Schäden der Tubuli im Zentrum der Pathogenese (Abb. 13.21). Bei der (u. a. durch nichtsteroidale Antirheumatika hervorgerufenen) interstitiellen Nephritis ist, wie in ▸Kap. 13.7.5 beschrieben, zusätzlich die Durchblutung der langgestreckten Vasa recta durch Hemmung der Prostaglandin-E_2-Synthese stark eingeschränkt, sodass die Ödemflüssigkeit nicht abtransportiert werden kann. Nephrotoxine gelangen vor allem auf dem Blutweg zu den Tubuli und schädigen deren Epithel mit den geschilderten Folgen. Bei massivem Anfall niedermolekularer Proteine (Hämoglobin, Myoglobin, Bence-Jones-Protein) können die in das Filtrat gelangten Eiweiße im Tubulusapparat nicht mehr ausreichend resorbiert werden und blockieren die Tubuluspassage, wodurch infolge des Rückstaus sekundär Epithelschäden auftreten.

Die **Auswirkungen** der Funktionsstörungen bzw. Parenchymschäden beim akuten Nierenversagen bestehen, wie eingangs erwähnt, vor allem in der Retention von harnpflichtigen Stickstoffsubstanzen (Kreatinin, Harnstoff, Harnsäure), Oligurie oder Anurie (▸Kap. 13.7.1) sowie Störung der ionalen Homöostase, wobei insbesondere Hyperkaliämie und nicht-respiratorische Azidose (▸Kap. 14.6.5) klinisch bedeutsam sind. Hinsichtlich der Prognose muss zwischen dem **funktionellen** und **organischen Nierenversagen** unterschieden werden: Bei renaler Mangeldurchblutung infolge eines Kreislaufschocks kommt es zunächst zu Funktionsstörungen; größere Organschäden lassen sich aber durch rechtzeitige entsprechende Behandlung (Volumen- und Elektrolytsubstitution) noch vermeiden. Sind jedoch die Tubuli bereits schwer geschädigt, erkennbar an Isosthenurie, Proteinurie, Zylindrurie und Ausscheidung

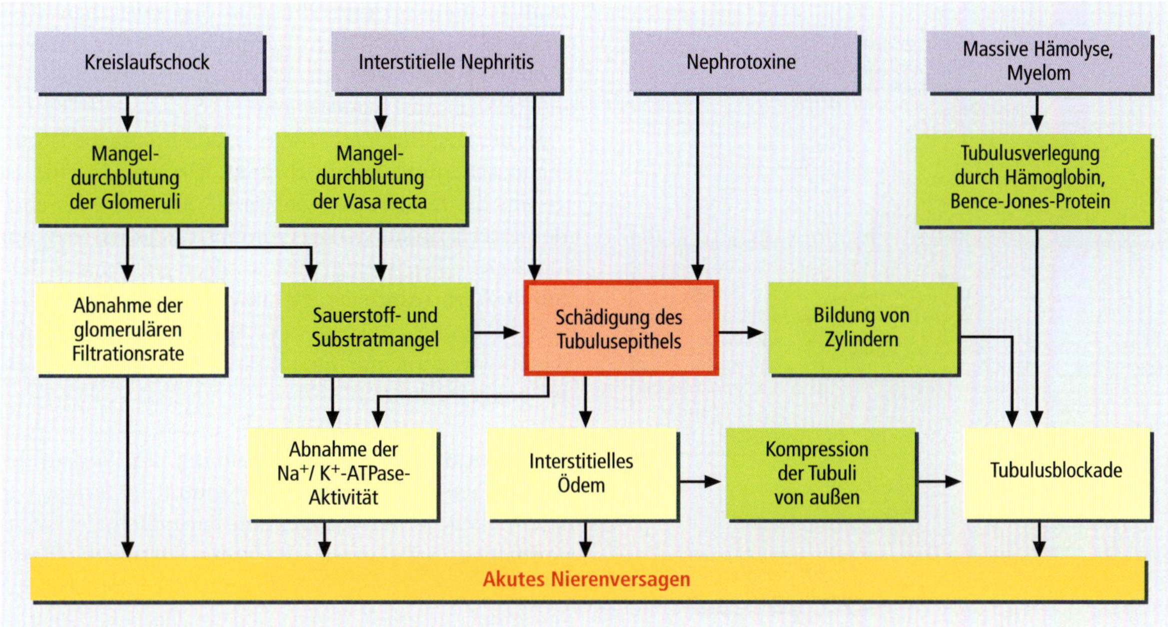

Abb. 13.21 Pathogenese des akuten Nierenversagens

von Epithelzellen, droht das Stadium der **Urämie** (▸Kap. 13.7.10).

Sofern das akute Nierenversagen nicht zum Tode führt und die auslösenden Ursachen beseitigt werden können (z. B. Aufhebung des Schocks), kommt es nach einer Phase der **Polyurie**, die durch osmotische Diurese der retinierten Substanzen hervorgerufen wird, zu einer mehr oder weniger vollständigen Wiederherstellung der Nierenfunktion. Eine Funktionsschwäche kann allerdings über mehrere Wochen oder Monate bestehen bleiben. Für die Überbrückung der Insuffizienzphase stellt der Einsatz der **extrakorporalen Hämodialyse** („künstlichen Niere") eine lebensrettende Maßnahme dar.

13.7.10 Chronische Niereninsuffizienz

Bei der chronischen Niereninsuffizienz handelt es sich um eine langsam fortschreitende (progrediente), **irreversible Einschränkung** der **Nierenfunktion**, die auf den **Ausfall funktionstüchtiger Nephrone** zurückzuführen ist. Viele Nierenerkrankungen können, unabhängig von ihrer Ätiologie und Pathogenese, in eine chronische Niereninsuffizienz einmünden. Dies gilt u. a. für die chronische Glomerulonephritis, die chronische interstitielle Nephritis und zystische Veränderungen der Nieren. Darüber hinaus kann sich eine chronische Niereninsuffizienz aus einer anderen, nicht-renalen Erkrankung, z. B. Hypertonie, metabolischem Syndrom, Diabetes mellitus oder Systemerkrankungen (Amyloidose, Vaskulitiden u. a.), entwickeln. Da das Leiden mit einem fortschreitenden Parenchymverlust einhergeht, entwickelt sich schließlich das Bild der **Schrumpfniere**.

Die Pathogenese der chronischen Niereninsuffizienz ist gekennzeichnet durch

- Reduktion der glomerulären Filtrationsrate und damit Störungen der renalen Ausscheidungsfunktion,
- Hypo- bzw. Isosthenurie,
- Retention harnpflichtiger Substanzen und
- Beeinträchtigung endokriner Funktionen.

Störungen der Wasser-, Elektrolyt- und Protonenausscheidung. Für das Verständnis der typischen Funktionsstörungen bei der chronischen Niereninsuffizienz bietet das „Konzept der intakten Nephrone" eine geeignete Grundlage. Dieses besagt, dass bei fortschreitendem Verlust von Nephronen die noch nicht geschädigten Nephrone hypertrophieren (○Abb. 13.22). In diesen vergrößerten Nephronen ist die glomeruläre Filtrationsrate erhöht, sodass anfangs die Harnausscheidungsrate der Norm entspricht oder sogar leicht erhöht ist. Mit dem Verlust weiterer Nephrone nimmt dann aber die Filtrationsrate der gesamten Niere und damit auch die Ausscheidungsrate ab. Die noch intakten, hypertrophierten Nephrone werden schneller durchströmt als das normalerweise der Fall ist, wodurch die filtrierten Stoffe nicht mehr kontrolliert resorbiert werden können. Ebenso ist die tubuläre Sekretionsrate der verschiedenen Stoffe in unterschiedlichem Maße eingeschränkt. Die insuffiziente Niere ist also nicht mehr in der Lage, den Harn ausreichend zu konzentrieren. Es kommt zur Hypo- bzw. Isosthenurie.

In der insuffizienten Niere ist ferner die Fähigkeit zur **Regulation** der **Na^+-Ausscheidung** stark **eingeschränkt**. Sofern noch genügend funktionstüchtige

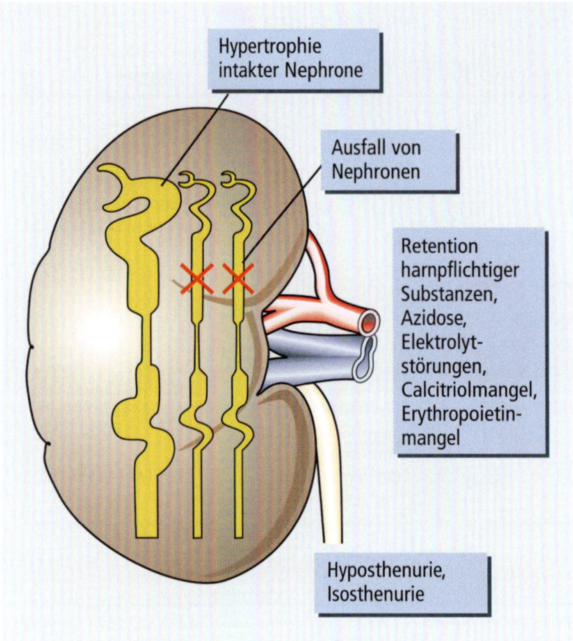

Abb. 13.22 Morphologische Veränderungen der Nephrone und Funktionsstörungen bei der chronischen Niereninsuffizienz

Nephrone vorhanden sind, ist die Ausscheidungsrate eher erhöht, weil, wie erwähnt, die schnelle Durchströmung der Nephrone die tubuläre Na^+-Resorption limitiert. Kommt es dadurch zur Hyponatriämie, so bleibt die Aktivierung des Renin-Angiotensin-Aldosteron-Systems wenig effektiv. Um eine Hyponatriämie zu vermeiden, muss daher bei den Patienten für eine ausreichende, dem Na^+-Verlust entsprechende Kochsalzzufuhr gesorgt werden. In einem späteren Stadium nimmt jedoch die Na^+-Ausscheidung mit dem Ausfall weiterer Nephrone ab. In diesem Fall besteht die Tendenz zur Hypernatriämie, die mit Hypervolämie und Blutdruckanstieg einhergeht. Es ist dann erforderlich, die Kochsalzzufuhr zu beschränken, wobei eine Salzzufuhr von 10 g pro Tag nicht überschritten werden darf.

Die **K^+-Ausscheidung** bleibt bis zu einem fortgeschrittenen Stadium der Niereninsuffizienz weitgehend normal, weil eine erhebliche Funktionsreserve für die K^+-Sekretion in den distalen Abschnitten der noch erhaltenen Nephrone besteht. Daher kommt es erst dann zu einer Hyperkaliämie, wenn die Harnausscheidungsrate 600 ml/Tag unterschreitet. Bei übermäßiger Kaliumzufuhr, eingeschränkter Aldosteronwirkung oder Gabe von kaliumsparenden Diuretika ist jedoch ein Anstieg der K^+-Konzentration im Blut bereits vor diesem Stadium möglich.

Die chronische Niereninsuffizienz führt ferner zu **verminderter Phosphatausscheidung**. Eine Hyperphosphatämie tritt jedoch erst in Erscheinung, wenn die glomeruläre Filtrationsrate auf weniger als ⅓ der Norm eingeschränkt ist. Sofern dabei das Löslichkeitsprodukt aus Ca^{2+} und Phosphat den kritischen Wert ($> 3{,}5 \cdot 10^{-6}$ [mol/l]^2) für die Ausfällung überschreitet, kommt es einerseits zu Weichteilverkalkungen und andererseits zur Hypocalcämie.

In der insuffizienten Niere ist außerdem die **Protonenausscheidung eingeschränkt**. Ursache hierfür ist sowohl die reduzierte tubuläre H^+-Sekretion als auch die gestörte Bildung des Protonenakzeptors NH_3 aus Glutamin. Gleichzeitig wird weniger HCO_3^- aus dem Tubulusharn resorbiert. Es entwickelt sich eine nichtrespiratorische Azidose (▸Kap. 14.6.5), die durch Hyperventilation nur unvollständig kompensiert werden kann.

Störungen der Stickstoffausscheidung. Im Verlauf der chronischen Niereninsuffizienz kommt es ferner, wie beschrieben, zu einer Retention harnpflichtiger stickstoffhaltiger Substanzen (Kreatinin, Harnstoff, Harnsäure). Bereits bei Einschränkung der glomerulären Filtrationsrate um 50 % zeigt sich ein deutlicher Anstieg der Kreatinin- und Harnstoffkonzentrationen im Blut (Abb. 13.23), ohne dass deswegen schon klinisch relevante Störungen auftreten. Außerdem steigt später die Plasmakonzentration von Metaboliten des Proteinstoffwechsels (Guanidin, Phenolderivaten, Indol, Peptiden) an, die insbesondere in höherer Konzentration toxisch wirken. Daher ist es in diesem Stadium erforderlich, die mit der Nahrung zugeführten Proteine auf 20–40 g pro Tag einzuschränken und damit die Zufuhr der verminderten Eliminationsleistung der Niere anzupassen. Bei einer solchen bilanzierten Proteindiät muss jedoch die Aufnahme einer ausreichenden Menge essenzieller Aminosäuren (▸Kap. 11.1.3) sichergestellt sein.

Störungen hormoneller Funktionen. Bei der chronischen Niereninsuffizienz ist außerdem, wie beschrieben, die Synthese von **Erythropoietin** (EPO) und damit die Erythropoiese im Knochenmark (▸Kap. 6.3.2) gestört. Es resultiert ein relatives EPO-Synthesedefizit: Zwar kann die EPO-Konzentration im Plasma noch im Normbereich liegen, sie reicht jedoch nicht aus, eine Anämie zu verhindern. An dieser **renalen Anämie** sind, insbesondere bei fortgeschrittener Insuffizienz, wahrscheinlich noch andere Faktoren beteiligt. Schaltet man diese durch eine Dialysebehandlung aus, bleibt nur noch eine mäßige Anämie bestehen. Durch Zufuhr von gentechnisch hergestelltem Erythropoietin kann eine Normalisierung der Retikulozyten- und Hämoglobinkonzentration im Blut erreicht werden.

Typisch für die chronische Niereninsuffizienz ist weiterhin ein Mangel an **Calcitriol** (D_3-Hormon, ▸Kap. 16.4.2), weil, wie schon in ▸Kap. 13.7.1 erwähnt, die Hydroxylierung von 25-Hydroxycolecalciferol in der insuffizienten Niere eingeschränkt ist. Der Calcitriolmangel führt zu einer unzureichenden intestinalen

Tab. 13.5 Stadien der chronischen Niereninsuffizienz (GFR = glomeruläre Filtrationsrate). Nach National Kidney Foundation sowie Herold et al.

Stadium	Bezeichnung	GFR (ml/min)	Aufgabe/Therapie
1	Nierenkrankheit mit (noch) normaler Nierenfunktion, aber Proteinurie nachweisbar	≥ 90	Diagnostik plus Therapie von Begleiterkrankungen, Verminderung der Progression und des kardiovaskulären Risikos
2	Nierenkrankheit mit geringer Nierenfunktionseinschränkung	60–89	Wie bei 1
3	Nierenkrankheit mit mittelschwerer Nierenfunktionseinschränkung	30–59	Zusätzliche Diagnostik und Therapie von Komplikationen
4	Nierenkrankheit mit schwerer Nierenfunktionseinschränkung	15–29	Vorbereitung der Nierenersatztherapie
5	Chronisches Nierenversagen	< 15	Nierenersatztherapie

Ca^{2+}-Absorption und damit zu einer Hypocalcämie. Da Calcitriol normalerweise die Bildung und Freisetzung von Parathormon (PTH) aus den Nebenschilddrüsen hemmt (Abb. 16.12), hat Calcitriolmangel auch eine verstärkte PTH-Abgabe zur Folge. Dieser **sekundäre Hyperparathyreoidismus** bewirkt eine Entmineralisierung der Knochen (Osteoporose, ▸ Kap. 18.5.1 und fördert die tubuläre Ca^{2+}-Absorption, aber auch die Restproduktion von Calcitriol, wodurch die eingetretene Störung teilweise kompensiert wird. In fortgeschrittenem Stadium der Niereninsuffizienz wird das klinische Bild dann zunehmend von den Folgen des sekundären Hyperparathyreoidismus beherrscht. Sehr hohe Parathormonkonzentrationen beeinflussen nicht nur die regulären Zielgewebe (Knochen, Nierentubuli), sondern schädigen auch andere Gewebe (Myokard, Gefäßmuskulatur). Im Terminalstadium ist daher Parathormon ein Urämiegift.

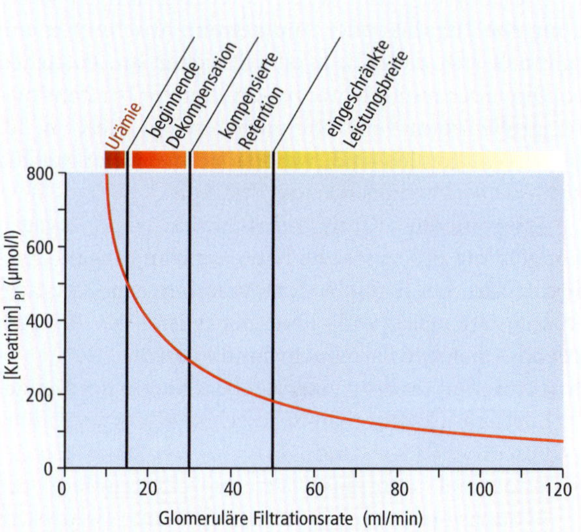

Abb. 13.23 Abhängigkeit der Kreatininkonzentration im Plasma (µmol/l) von der glomerulären Filtrationsrate (ml/min) mit der (interindividuell variierenden) Stadieneinteilung bei der chronischen Niereninsuffizienz

Stadien der chronischen Niereninsuffizienz. Dem Schweregrad der Funktionseinschränkung entsprechend lassen sich bei der chronischen Niereninsuffizienz nach der National Kidney Foundation fünf Stadien unterscheiden (Tab. 13.5). Abb. 13.23 zeigt die ebenfalls noch verwendete symptomorientierte Stadieneinteilung.

Im **finalen Stadium der Urämie** kommt es, zusätzlich zu den bereits vorher aufgetretenen Störungen, zunächst zu gastrointestinalen, dann auch zu kardiovaskulären und zentralnervösen Intoxikationssymptomen. Kann dieser Vergiftungsprozess nicht (durch Hämodialyse, „künstliche Niere") aufgehalten werden, sterben die Patienten im tiefen urämischen Koma.

13.7.11 Nephrolithiasis (Urolithiasis, Harnsteine)

Bildung von Harnsteinen. Im Harn der Tubuli, des Nierenbeckens und der Ableitungswege können verschiedene Stoffe in gesättigter oder übersättigter Lösung vorliegen. Normalerweise kommt es trotzdem meist nicht zur Kristallisation bzw. zur Ausfällung, weil bestimmte Inhibitoren und Komplexbildner (Mg^{2+}, Citrat sowie mindestens vier von Nierenzellen gebildete Proteine: Nephrocalcin, ein saures Glykoprotein, Uropontin, ein phosphoryliertes Glykoprotein, Tamm-Horsfall-Glykoprotein und das Kristallmatrix-Protein) den Kristallisationsprozess hemmen. Zu den mit dem Harn ausgeschiedenen Hemmstoffen der Kristallbildung gehört auch Pyrophosphat.

Bei stark erhöhter Konzentration potentieller Steinkomponenten (Ca^{2+}, Oxalat, Phosphat, Urat, Cystin und anderer sog. lithogener (steinbildender) Substanzen) oder bei einem Mangel der oben genannten

13

Kristallisationshemmer können jedoch mikroskopisch kleine Kristalle spontan ausfallen und danach evtl. zu makroskopischen, polykristallinen Konkrementen anwachsen. Gefördert wird der Prozess durch die Anwesenheit von Kristallisationskeimen im Harn (Epithelbestandteilen, Fibrinfäden, Bakterien) und durch pH-Veränderungen, welche die Löslichkeit der entsprechenden Substanzen herabsetzen.

Kristalle und kleine Konkremente werden in der Regel problemlos mit dem Harn ausgeschieden. Ihre Aggregation führt jedoch unter bestimmten Umständen zur Bildung von Harnsteinen (**Nierensteinen**). Entstehen diese in den ableitenden Harnwegen, so kann die Behinderung des Harnflusses zu

- Störungen der renalen Ausscheidungsfunktion,
- Aszension (Aufsteigen) von Harnwegsinfekten und
- Schädigung des Nierenparenchyms

führen.

Ursachen der Harnsteinbildung. Da Bakterien und Entzündungsprodukte Kristallisationskeime darstellen, sind Infekte der Harnwege vielfach an der Auslösung des Steinleidens beteiligt. Ebenso können Stenosen der ableitenden Harnwege den Kristallisationsprozess fördern. Verursacht wird die Konkrementbildung jedoch vor allem durch Stoffwechsel- oder Nierenfunktionsstörungen. Manchmal bleibt deren Ursache unbekannt.

Die **Harnkonkremente** (Harnsteine) bestehen hauptsächlich aus Calciumoxalat (ca. 80 %), Urat (10–15 %), Magnesiumammoniumphosphat (5 %), Calciumphosphat (5 %), Cystin (ca. 1 %) sowie relativ selten aus Calciumcarbonat oder Xanthin. Da nach der initialen (anfänglichen) Kristallisation verschiedene schwerlösliche Stoffe in die Konkrementbildung einbezogen werden können (Apposition), entstehen häufig **Harnsteine gemischter Zusammensetzung**.

Die Bildung von **Calciumoxalat-Steinen** (Weddellit-Steinen) wird meist durch eine Erhöhung der Calciumkonzentration im Harn (**Hypercalciurie**) verursacht. Diese kann die Folge von calciumreicher Ernährung, Hyperparathyreoidismus (▸Kap. 16.4.3), Vitamin-D_3-Intoxikation (▸Kap. 11.2.1) oder gesteigerter Ca^{2+}-Freisetzung aus den Knochen bei langer Immobilisation sein. Eine weniger häufige Ursache ist die **gesteigerte renale Oxalatausscheidung**. Diese kann bei einer angeborenen Störung des Glyoxylsäurestoffwechsels auftreten; eine erhöhte Oxalataufnahme mit der Nahrung (Rhabarber, Spinat, Tomaten, Schokolade) ist wegen der schlechten Resorbierbarkeit von Oxalat im Darm dagegen selten.

Urat-Steine (Harnsäure-Steine) sind die Folge einer verstärkten endogenen Harnsäurebildung, die bei der Gicht (▸Kap. 11.9) auftritt, aber auch durch Zellzerfall (z. B. bei zytostatischer Tumortherapie) hervorgerufen werden kann. Für Gicht-Patienten besteht ein 1000-mal größeres Risiko, ein Steinleiden zu erwerben, als für Stoffwechselgesunde. Bei saurer Reaktion des Urins fällt Harnsäure in Form freier Harnsäurekristalle, bei neutraler Reaktion als Ammoniumurat aus, wobei die Kristallisation durch NH_4^+-bildende Bakterien gefördert wird. Uratkristalle können die Keime für weiterwachsende Mischsteine unter Einbeziehung von Calciumphosphat und Calciumoxalat bilden.

Magnesiumammoniumphosphat-Steine (Struvit-Steine) entstehen bei Infekten der Harnwege in alkalischem Urin. Bakterien wirken dabei als Kristallisationskeime und tragen gleichzeitig zur Alkalisierung des Urins bei. Im weiteren Verlauf kommt es zur Ausbildung von Mischkonkrementen.

Calciumphosphat-Steine entstehen nur bei Ausscheidung eines alkalischen Urins, da in saurem Milieu Phosphate gut löslich sind. Diese Steine treten daher bei Hypercalciurie (s. o.) oder Hyperphosphaturie (▸Kap. 13.7.2) insbesondere dann auf, wenn durch einen Harnwegsinfekt (z. B. mit Proteus) der Urin alkalisiert wird. Eine therapeutische Maßnahme stellt dann die Harnansäuerung mit Ammoniumchlorid dar.

Cystin-Steine bilden sich bei der seltenen, autosomal-vererbten Cystinurie (▸Kap. 13.7.2). Dabei handelt es sich, wie beschrieben, um eine Hemmung der tubulären Resorption von Cystin und den drei kationischen (basischen) Aminosäuren Lysin, Arginin und Ornithin. Cystin hat von diesen die geringste Löslichkeit und fällt in saurem Harn aus.

13.7.12 Nierenzysten, Zystennieren

Zystische Nierenveränderungen sind entweder erworben (Nierenzysten) oder angeboren (Zystennieren).

Nierenzysten. Kommt es zu einer ständigen Verlegung von Tubulus- oder Sammelrohr-Abschnitten und sammelt sich dadurch lokal Flüssigkeit an, entstehen solitäre oder multiple, wenige Millimeter bis Zentimeter große, **erworbene Nierenzysten**. Da diese in der Regel symptomlos sind, werden sie meist nur zufällig entdeckt und bedürfen keiner Therapie.

Zystennieren. Klinisch bedeutsam sind dagegen **kongenitale polyzystische Nierenerkrankungen (Zystennieren)**, bei denen – dem Vererbungsmodus, dem Manifestationszeitpunkt und der Histologie entsprechend – mehrere Formen, insbesondere die

- **autosomal rezessiv** vererbte **Zystenniere** des **Neugeborenen** (Autosomal Recessive Polycystic Kidney Disease, ARPKD) und
- **autosomal dominant** vererbte **Zystenniere** des **Erwachsenen** (Autosomal Dominant Polycystivc Kidney Disease, ADPKD)

unterschieden werden. In beiden Fällen treten neben den Nieren- auch Leberzysten auf.

Ursache der relativ seltenen, stets beidseitigen **ARPKD**, die aufgrund des schwammartigen Aussehens auf einem Nierenschnitt auch als **Schwammniere** bezeichnet wird, ist eine Genmutation auf dem kurzen Arm von Chromosom 6.

Die ebenfalls doppelseitige **ADPKD** gehört zu den häufigsten monogenen menschlichen Erbkrankheiten. Die Genmutationen betreffen zu 85 % ein Gen auf dem kurzen Arm von Chromosom 16 (ADPKD1) und zu 15 % ein Gen auf dem langen Arm von Chromosom 4 (ADPKD2). Die Krankheit wird erst nach dem 20. Lebensjahr manifest, eine terminale Niereninsuffizienz (▸Kap. 13.7.10) tritt bei der ADPKD1 meist in der 5., bei ADPKD21 dagegen oft erst in der 7. Lebensdekade auf.

13.7.13 Nierentumoren

Neben benignen Nierenadenomen, -fibromen und -lipomen kommen als bösartige Nierengeschwülste das

- Nierenzellkarzinom (Grawitz-Tumor, frühere Bezeichnung: Hypernephrom) und
- Nephroblastom (Wilms-Tumor) vor.

Das **Nierenzellkarzinom**, ein Adenokarzinom mit einem Häufigkeitsgipfel um das 60. Lebensjahr, geht von verschiedenen Tubulus- und Sammelrohrabschnitten aus und kann von dort in benachbarte Strukturen einbrechen. Männer sind 2–3-mal häufiger betroffen als Frauen. Neben sporadisch auftretenden Tumoren gibt es seltene familiäre (vererbte) Formen. Ein wichtiges Beispiel sind Nierenzellkarzinome bei der **von-Hippel-Lindau-Erkrankung** (infolge einer Deletion oder Mutation des von-Hippel-Lindau-Suppressorgens). Spätsymptome von Nierenzellkarzinomen sind Hämaturie, Flankenschmerz und – wegen vermehrter Erythropoietin-Bildung – Polyglobulie.

Das **Nephroblastom** ist der häufigste maligne Nierentumor im Kindesalter (Häufigkeitsgipfel im 3. bis 4. Lebensjahr). Der zum Formenkreis der dysontogenetischen (durch eine embryonale Entwicklungsstörung bedingten) Geschwülsten gehörende Tumor stammt von undifferenzierten Blastemzellen ab. Ätiopathogenetisch bedeutsam sind insbesondere Mutationen des Wilms-Tumor-Gens WT-1 auf Chromosom 11 und des Tumorsuppressorgens p53.

In Kürze

- Als **Oligurie** wird die Abnahme des Urinzeitvolumens, als **Anurie** das vollständige Sistieren der Harnausscheidung bezeichnet.
- **Hyposthenurie** ist durch eine Einschränkung der Konzentrierungsleistung der Niere, **Isosthenurie** als deren vollständiger Verlust charakterisiert.
- Unter **Proteinurie** versteht man eine pathologische Eiweißausscheidung mit dem Urin. Die **prärenale Proteinurie** beruht auf einer massiven Zunahme niedermolekularer Proteine im Ultrafiltrat (z. B. bei Hämo- oder Myolyse), die **glomeruläre Proteinurie** auf einer Störung der glomerulären Filterfunktion und die **tubuläre Proteinurie** auf einer Schädigung der Tubuluszellen.
- Zu den **Störungen** der **Produktion** von **Renin** und anderer **renaler Hormone** gehören die verstärkte Reninfreisetzung bei Nierenarterienstenose oder parenchymatösen Nierenerkrankungen sowie die unzureichende Bildung von Erythropoietin und Calcitriol infolge des Untergangs von Nierengewebe.
- Einer **Einschränkung** der **glomerulären Filtration** kann ein Abfall des effektiven Filtrationsdrucks oder eine Abnahme der glomerulären Filtrationsfläche zugrunde liegen.
- **Störungen tubulärer Partialfunktionen** (Tubulopathien) sind durch Defekte von Transportproteinen oder Hormonrezeptoren bedingt. Zu den **proximalen Tubulopathien** zählen u. a. die Aminoazidurien, die renale Glucosurie und die Hyperphosphaturie, zu den **distalen Tubulopathien** der Diabetes insipidus renalis, die tubuläre Azidose und Störungen der renalen Elektrolytausscheidung (z. B. das angeborene Salzverlust- oder das Liddle-Syndrom).
- Der Begriff **Glomerulonephritiden** umfasst eine große Zahl akuter und chronischer entzündlicher Nierenerkrankungen, die sich vor allem an den Glomeruli manifestieren und bei denen **primäre und sekundäre Formen** unterschieden werden. Sie gehen in der Regel mit einem Verlust der selektiven Permeabilität der glomerulären Filtermembran, einer Einschränkung der glomerulären Filtrationsrate und einer Zunahme der Na^+- und Wasserresorption infolge Stimulation des Renin-Angiotensin-Aldosteron-Systems einher.
- Beim **nephrotischen Syndrom** steht die Zunahme der Filterpermeabilität mit der dadurch bedingten Ausscheidung von mehr als 3–3,5 g Eiweiß/Tag pathophysiologisch im Vordergrund. Der Eiweißverlust führt zur Hypalbuminämie und ausgeprägten Ödemen, ferner infolge einer verstärkten Synthese von Eiweißen mit höherer Molekülmasse in der Leber zu Dysproteinämie und Hyperlipoproteinämie. Außerdem geht ein nephrotisches Syndrom mit einer verstärkten Thromboseneigung einher.

- Bei der **tubulo-interstitiellen Nephritis** handelt es sich um eine Nierenentzündung, bei der vor allem interstitielle Strukturen und die Tubuli betroffen sind. Die **akute Form** kommt bei einer Reihe von Infektionskrankheiten (z. B. Scharlach) sowie bei Autoimmun- und allergischen Reaktionen vor. Die **chronische tubulo-interstitielle Nephritis** ist meist durch den Missbrauch bestimmter Mischanalgetika bedingt (**Analgetika-Nephropathie, „Phenacetin-Niere"**) und durch lokalisierte interstitielle Entzündungen mit Papillennekrosen charakterisiert. Das Karzinomrisiko im Urogenital-Bereich ist dabei erhöht.
- Bei der **Pyelonephritis** handelt es sich um eine durch Bakterien hervorgerufene Entzündung des Nierenbeckens mit gleichzeitiger Beteiligung des Nierenparenchyms. Die akute Pyelonephritis ist meist die Folge einer Blasenentzündung. In etwa 20 % der Fälle geht sie in eine chronische Verlaufsform über.
- Bereits physiologischerweise führt eine **Schwangerschaft** zu Veränderungen der Nierenfunktion: U. a. sind durch vermehrte Prostaglandinbildung die Nierendurchblutung und die glomeruläre Filtrationsrate erhöht, außerdem nehmen Plasma- und Extrazellularvolumen infolge einer Stimulation des Renin-Angiotensin-Aldosteron-Systems zu.
- Eine Komplikation der Spätschwangerschaft stellen die **hypertensiven Schwangerschaftserkrankungen** dar, deren schwerste Form, die **Eklampsie**, durch Krämpfe, Zyanose, Apnoe und Bewusstlosigkeit charakterisiert ist.
- Das **akute Nierenversagen** ist eine plötzlich einsetzende, vielfach jedoch rückbildungsfähige massive Einschränkung der Nierenfunktion mit Retention harnpflichtiger Substanzen, u. a. infolge eines Kreislaufschocks, einer interstitiellen Nephritis oder der Einwirkung nierentoxischer Substanzen (z. B. von Schwermetallen).
- Bei der **chronischen Niereninsuffizienz** handelt es sich um eine langsam fortschreitende, irreversible Einschränkung der Nierenfunktion aufgrund des Verlustes von Nephronen. Sie ist durch Abnahme der glomerulären Filtrationsrate, Hypo- bzw. Isosthenurie, Retention harnpflichtiger Substanzen und Störung endokriner Funktionen gekennzeichnet und kann nach der National Kidney Foundation in **fünf Stadien** (erhöhtes Risiko für Niereninsuffizienz, Nierenschädigung bei noch normaler Nierenfunktion, Nierenschädigung mit milder Niereninsuffizienz, mittelschwere Niereninsuffizienz, Nierenversagen mit Urämie) unterteilt werden.
- **Harnsteine** können sich bei Stoffwechsel- und Nierenfunktionsstörungen bilden. Fördernd wirken Harnwegsinfekte und Stenosen der ableitenden Harnwege. Die Harnkonkremente bestehen zu 80 % aus Calciumoxalat, zu 10–15 % aus Urat und zu je 5 % aus Magnesiumammoniumphosphat bzw. Calciumphosphat. Seltenere Harnsteinbildner sind Calciumcarbonat, Cystin und Xanthin. Nicht selten entstehen auch gemischte Steine.
- **Zystische Nierenveränderungen** sind entweder erworben (**Nierenzysten**) oder angeboren (**Zystennieren**).
- Zu den **bösartigen Tumoren** der Nieren gehören das **Nierenzellkarzinom** und das **Nephroblastom** (Wilms-Tumor).

13.8 Ableitende Harnwege

13.8.1 Harnleiter

Anatomie. Durch je einen **Ureter** (Harnleiter) gelangt der Harn aus den beiden Nierenbecken in die **Harnblase** (o Abb. 13.24). Die Harnleiter sind dünne, etwa 30–35 cm lange röhrenförmige muskuläre Gebilde die – retroperitoneal (hinter dem Bauchfell) – in das kleine Becken ziehen und von hinten in die Harnblase einmünden. Jede der beiden Harnleitermündungen ist durch eine klappenähnliche Falte der Schleimhaut verschlossen. Diese „Schleimhautventile" und der schräge Durchtritt der Harnleiter durch die muskuläre Blasenwand verhindern den Reflux (Rückfluss) des Harns während der Blasenkontraktion. Die Harnleiter sind mit Übergangsepithel (▸ Kap. 2.2.2) ausgekleidet, das eine apikale Verdichtung des Zytoplasmas der Deckzellen aufweist. Diese sog. Crusta kommt durch eng aufeinander liegende Mikro- und Intermediär-Filamente sowie eingelagerte Membranvesikel zustande. Die Harnleiterwände bestehen im Wesentlichen aus einer inneren und äußeren longitudinalen und einer mittleren zirkulären Schicht glatter Muskelfasern.

Funktion. Peristaltische Kontraktionen der glatten Uretermuskulatur, die von Schrittmacherzellen im Nierenbecken ausgelöst werden, führen zu einem diskontinuierlichen Harnfluss. Die dabei auftretenden Schrittmacherpotenziale beruhen – wie im Sinusknoten des Herzens (▸ Kap. 8.2.1) – auf der rhythmischen, cAMP-gesteuerten Aktivität von **HCN-Kanälen**. Die Frequenz

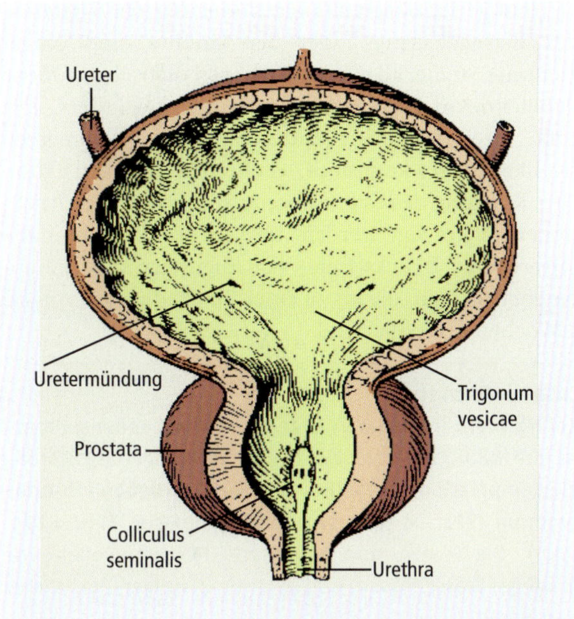

o Abb. 13.24 Frontalschnitt durch die Harnblase des Mannes. Nach Leonhardt

der peristaltischen Wellen schwankt zwischen 2 und 6 pro min. Durch parasympathische Nervenimpulse bei Dehnung der Harnleiterwand kann sie erhöht werden.

13.8.2 Harnblase

Anatomie. Die Vesica urinaria (Harnblase), ein Hohlorgan, liegt vorne im kleinen Becken unmittelbar hinter dem Schambein. Ihre Innenwand ist durch Übergangsepithel mit Crusta ausgekleidet, das bei geleerter Blase Falten bildet. Die Wand besteht im Wesentlichen aus drei nur wenig voneinander abgegrenzten Schichten glatter Muskelfasern, die insgesamt als **Detrusor vesicae** bezeichnet und vorrangig durch parasympathische Nervenfasern erregt werden.

Der obere kuppelförmige Anteil der Blase, der **Fundus**, wird vom Peritoneum (Bauchfell) bedeckt. Im Bereich des Blasenbodens befindet sich ein kleines dreieckförmiges Gebiet, das **Trigonum vesicae**, das aus feinen Muskelfasern besteht. An dessen oberen äußeren Ecken münden die beiden Ureteren, während an der unteren Spitze des Trigonums die Austrittsstelle der **Urethra** (Harnröhre) liegt. An deren Beginn verdicken sich die Fasern der glatten Blasenmuskulatur zum **Sphincter internus** (inneren Schließmuskel), der durch den Sympathikus stimuliert wird. Zusätzlich wird die Harnröhre durch den **Sphincter externus** (äußeren Schließmuskel) verschlossen, der aus quergestreifter Muskulatur des Beckenbodens besteht und durch Motoaxone innerviert wird.

Die etwa 20 cm lange **Urethra** des **Mannes** wird in ihrem Anfangsteil von der **Prostata** (Vorsteherdrüse) umschlossen. In diesem Bereich mündet auch der Ductus ejaculatorius (▸ Kap. 17.1.2) in die Urethra. Von hier an dient die Harnröhre als Kanal sowohl für den Urin als auch für den Samen und das Prostatasekret (▸ Kap. 17.1.4).

Die **Urethra** der **Frau** ist weniger als 5 cm lang. Sie zieht hinter der Symphyse zum vordersten Teil des Scheidenvorhofs.

Funktion der Harnblase. Die Harnblase dient als Reservoir für den von der Niere produzierten Urin (ca. 60 ml/h). Ihr Fassungsvermögen beträgt beim Erwachsenen 0,6–1,0 l. Bevor jedoch dieses Volumen erreicht wird, tritt schon bei einer Ansammlung von 150–300 ml Urin die Empfindung der Blasenfüllung auf. Bei beginnender Füllung steigt der Druck innerhalb der Blase zunächst etwas an, um bei weiterer Volumenzunahme weitgehend konstant zu bleiben. Die Blasenmuskulatur passt sich somit dem jeweiligen Füllungszustand in der Weise an, dass ein weitgehend konstanter Blasentonus aufrechterhalten wird. (Dieses Anpassungsverhalten ist vor allem auf die viskös-elastischen Eigenschaften der glatten Blasenmuskulatur zurückzuführen. Nervale Einflüsse sind an der Erzeugung des Tonus kaum beteiligt.) Bei noch stärkerer Blasenfüllung wird der Harndrang so stark, dass eine willentliche Blasenentleerung (s. u.) vorgenommen wird.

13.8.3 Kontinenz und Miktion

Kontinenz. Der Entleerungsmechanismus der Blase unterliegt der Kontrolle des Zentralnervensystems. Unter dem Einfluss hemmender Impulse aus dem Mittelhirn und vor allem aus der Hirnrinde kann der Miktionsreflex (s. u.) unterdrückt werden. An dieser Hemmung, die von einem lateralen Kontinenzzentrum in der vorderen Brückenregion des Gehirns ausgeht, sind sympathische Fasern beteiligt, die im Lumbalmark (L_1–L_3) beginnen und im N. hypogastricus zur Blasenmuskulatur ziehen. Die Aktivierung der sympathischen Axone führt zu einer Erschlaffung des Detrusors und zu einer Tonussteigerung des Blasenhalses, des Trigonums und des inneren Sphinkters. Die Aufhebung der zentralen Hemmung fördert dann bei entsprechender Blasenfüllung den Miktionsreflex.

Miktion. Die Miktion (Blasenentleerung) stellt einen willkürlich ausgelösten, danach reflektorisch ablaufenden Vorgang dar, an dem mehrere Teilprozesse beteiligt sind:

- Kontraktion des Detrusor vesicae,
- Erweiterung der Harnröhre im Bereich des inneren Sphinkters durch die Kontraktion des Detrusor vesicae,
- Erschlaffung des äußeren Sphinkters der Harnröhre,
- Kontraktion der Bauchmuskulatur, Fixierung des Zwerchfells.

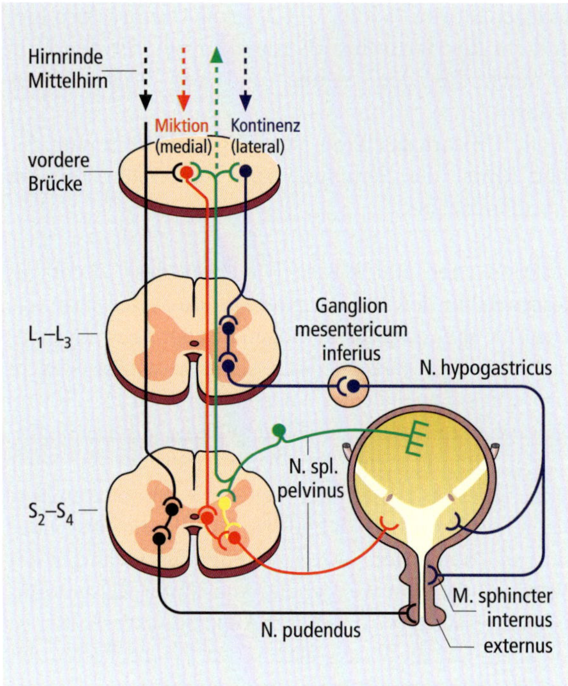

Abb. 13.25 Auslösung und Hemmung des Miktionsreflexes. **Grün** afferente Bahn von Dehnungssensoren, **rot** efferente parasympathische Aktivierungsbahn für die Blasenentleerung, **blau** efferente sympathische Bahn zur Hemmung des Miktionsreflexes bzw. Verbesserung der Kontinenz, **gelb** spinaler Reflexbogenschluss, der nach Querschnittsläsion in Funktion tritt, **schwarz** Willkürinnervation des äußeren Sphinkters

Miktionsreflex. Der Füllungszustand der Harnblase wird von Dehnungssensoren in der Wand registriert. Die afferenten Nervenimpulse laufen im N. splanchnicus pelvinus zum Sakralmark (S_2–S_4) und über Zwischenneurone zu übergeordneten Strukturen in der erwähnten vorderen Brückenregion. Steigt das Füllungsvolumen über 150 ml, nimmt die Frequenz der afferenten Nervenimpulse zu; ab 300–350 ml wird, wie erwähnt, die Empfindung des Harndrangs ausgelöst (Abb. 13.25). Bei Fortfall von zentralen Hemmungsmechanismen (s. u.) kommt es dann über einen Reflexbogen, der die vordere Brückenregion durchläuft, zur Aktivierung von motorischen Neuronen im Sakralmark. Die efferenten Impulse gelangen hierbei über die parasympathischen Anteile des N. splanchnicus pelvinus zum Detrusormuskel (Kontraktion) und über den N. pudendus zum äußeren Sphinkter (Erschlaffung).

13.8.4 Pathophysiologie der ableitenden Harnwege

Harnwegsobstruktion. Der freie Harnfluss über die Ableitungswege kann durch Verlegung ihres Lumens oder ihre Kompression von außen behindert oder ganz unterbrochen werden.

Häufige Ursachen für die Verlegung der Ureteren, des Blasenausgangs oder der Urethra sind eingeklemmte Steine; aber auch Tumoren oder abgestoßene Papillennekrosen können den Abfluss behindern. Die akute Steinblockade verursacht heftige Schmerzen (Koliken); dazu kommt es bei chronischer Obstruktion zum Rückstau des Urins, wodurch aszendierende Infektionen begünstigt werden. Infolge des zunehmenden intrarenalen Drucks treten Schädigungen des Nierenparenchyms auf, die bis zu einer Blockadedauer von ca. 3 Wochen reversibel sind.

Zusatzinformation

Bei Männern im höheren Alter (ca. vom 65. Lebensjahr an) ist die häufigste Ätiologie der Blasenentleerungsstörung die Kompression der Urethra bei einem **benignen Prostatasyndrom** (BPS; benigner Prostatahyperplasie, BPH; ▸ Kap. 17.1.4). Die Folgen sind behinderte Miktion, Pollakisurie (häufiges Wasserlassen) und Nykturie (häufiger, nächtlicher Harndrang).
Miktionsstörungen treten auch beim **Prostatakarzinom**, der häufigsten Krebserkrankung des Mannes, auf (▸ Kap. 17.1.5).

Harninkontinenz. Unter Harninkontinenz versteht man das Unvermögen, den Harn willkürlich vollständig zurückzuhalten. Die Inkontinenz beruht vielfach auf einer nervalen Störung, welche die koordinierte Tonuskontrolle der Sphinkter- und Detrusormuskulatur unmöglich macht. Bei Frauen kommt es nicht selten nach der Geburt, z. B. bei Vorfall des Uterus infolge Beckenbodenschwäche mit Nervenschädigung, zu einer mehr oder weniger ausgeprägten Harninkontinenz. Als weitere Ursachen kommen in Betracht: systemische Erkrankungen, wie z. B. multiple Sklerose und Arteriosklerose der Hirngefäße bei alten Menschen, Störungen der Blasenfunktion (durch Überdehnung, Lähmung, Entzündung, Verletzung oder Missbildung) sowie nicht zuletzt Prostataoperationen. Eine Inkontinenz kann ferner psychogen bedingt sein.

Miktionsstörungen bei Querschnittsläsion. Nach einer akuten Durchtrennung des Rückenmarks oberhalb des Sakralmarks kann im Stadium des spinalen Schocks (▸ Kap. 19.5.4) zunächst keine reflektorische Entleerung mehr stattfinden. Erst nach Tagen bis Wochen ist der Miktionsreflex wieder auslösbar. Der Reflexbogen verläuft jetzt – wie beim Säugling – über die spinalen Zentren im Sakralmark („**Reflexblase**"). Bei Zerstörung von S_2–S_4 bzw. Läsion der zugehörigen Motoneurone reagiert die Blase auf Dehnung der glatten Muskulatur mit häufigen Teilentleerungen ohne Einschaltung des spinalen Reflexwegs (sog. **autonome Blase**). Die Entleerungen erfolgen in diesem Fall unter Mitwirkung autonomer Ganglienzellen in der Blasenwand und lassen größere Restharnmengen zurück.

Tumoren der **ableitenden Harnwege**. Neben gutartigen Tumoren (u. a. Urothelpapillom) kommen bösartige Geschwülste des Übergangsepithels von Ureter, Harnblase und Urethra vor. Die als **Urothelkarzinome** bezeichneten Tumoren treten häufig an mehreren Stellen der ableitenden Harnwege auf. Als wichtige Risikofaktoren gelten Tabakrauchen, aromatische und polycyclische Kohlenwasserstoffe (z. B. Benzol, Anthrazene) und aromatische Amine (z. B. Benzidin, Diphenylamin). Hauptlokalisationsort ist zu 80–90 % die Harnblase.

In Kürze

- Die **ableitenden Harnwege** bestehen aus den beiden Harnleitern (Ureteren), der Harnblase (Vesica urinaria) und der Harnröhre (Urethra).
- Die im Nierenbecken entspringenden **Harnleiter** befördern den Harn in die Harnblase. Diese Funktion wird durch Schrittmacherzellen im Nierenbecken gesteuert.
- Die **Harnblase** dient als Reservoir für den von den Nieren gebildeten Harn. Obwohl ihr Fassungsvermögen beim Erwachsenen 0,6–1 l beträgt, tritt Harndrang bereits bei einem Füllungszustand der Blase von ca. 350 ml auf.
- Die **Blasenentleerung** (Miktion) wird willkürlich ausgelöst und läuft danach reflektorisch ab.
- Verlegung des **Lumens** oder **Kompression** der **Abflusswege** behindert bzw. unterbricht vollständig den freien Harnfluss. Bedeutsame Ursachen für die Verlegung der Ureteren sind eingeklemmte Nierensteine sowie Tumoren. Bei Männern im höheren Lebensalter führt eine Kompression der Urethra durch ein benignes Prostatasyndrom oder ein Prostatakarzinom sehr häufig zu Blasenentleerungsstörungen.
- Unter **Harninkontinenz** wird das Unvermögen, den Harn willkürlich vollständig zurückzuhalten, verstanden. Sie beruht auf systemischen Erkrankungen (z. B. Arteriosklerose), Nervenschädigungen (z. B. bei Querschnittslähmung) oder Blasenfunktionsstörungen infolge Überdehnung, Entzündung, Verletzung oder Missbildungen sowie auf Prostataoperationen.
- Bei **Querschnittslähmungen** infolge Durchtrennung des Rückenmarks oberhalb des Sakralmarks findet zunächst keine reflektorische Blasenentleerung mehr statt, doch ist nach Tagen bis Wochen der Miktionsreflex wieder auslösbar (**Reflexblase**). Bei Zerstörung des Sakralmarks reagiert die Blase auf Dehnung der glatten Muskulatur mit häufigen Teilentleerungen (**autonome Blase**).
- Die Hauptlokalisation des bösartigen **Urothelkarzinoms** ist die Harnblase.

14 Wasser-, Elektrolyt- und Säure-Basen-Haushalt

14.1 Wasserhaushalt

14.1.1 Wassergehalt des Körpers

Von allen Bestandteilen des Körpers hat das Wasser den größten Anteil. Beim Neugeborenen entfallen darauf etwa 75 %, beim erwachsenen Mann (je nach Körpergewicht und Alter) 50–70 % des Körpergewichts. Bei Frauen ist der Wassergehalt des Organismus geringer als bei Männern, weil Fettgewebe, das nur 10–30 % Wasser enthält, bei Frauen meist relativ stärker ausgebildet ist. Bezieht man den Wassergehalt des Organismus auf die fettfreie Körpermasse, so ergibt sich für beide Geschlechter ein relativ konstanter Wasseranteil von 73 %. Der relative Wassergehalt verschiedener Organe und deren Anteile am Körpergewicht des Erwachsenen sind in ◘ Tab. 14.1 angegeben.

14.1.2 Wasserbilanz

Normalerweise besteht ein dynamisches Gleichgewicht zwischen der Wasseraufnahme und den Wasserverlusten des Organismus. Wie ◘ Tab. 14.2 zeigt, beträgt der mittlere tägliche Wasserumsatz beim Erwachsenen unter den klimatischen Bedingungen und Ernährungsgewohnheiten in Mitteleuropa 2,5 l. Die **Wasserzufuhr** erfolgt etwa zur einen Hälfte durch Trinken, zur anderen Hälfte durch Wasseraufnahme mit der Nahrung und Bildung von Oxidationswasser. Die **Wasserabgabe** findet überwiegend durch Harnproduktion in der Niere, zum geringeren Teil durch unmerkliche Wasserverdunstung (Perspiratio insensibilis, ▸Kap. 15.2.3) über die Haut und die Atemluft statt. Ein kleiner Anteil wird außerdem mit den Fäzes ausgeschieden.

Unter Berücksichtigung einer Bilanzsumme von 2,5 l ergibt sich ein täglicher Wasserumsatz des Erwachsenen von etwa 3–4 % des Körpergewichts. Beim Säugling ist dieser erheblich größer (ca. 10 % des Körpergewichts), sodass es leicht zu Störungen der Wasserbilanz kommen kann. Bei Gewöhnung an exzessive Trinkmengen oder bei Wärmebelastung steigt die Bilanzsumme stark an. Bei Arbeiten in großer Hitze (z. B. in einer Gießerei) kann der Wasserverlust 1,6 l/Std. erreichen, wobei infolge der Schweißabgabe gleichzeitig ein erheblicher Kochsalzverlust eintritt, der durch zusätzliche Salzzufuhr ausgeglichen werden muss.

◘ **Tab. 14.1** Durchschnittlicher relativer Wassergehalt einzelner Organe und deren durchschnittlicher Anteil am Körpergewicht beim Erwachsenen

Organ bzw. Gewebe	Wassergehalt (%)	Anteil am Körpergewicht (%)
Blut	83	7,5
Nieren	83	0,4
Herz	79	0,5
Skelettmuskulatur	76	41
Gehirn	75	2
Haut	72	18
Leber	68	2
Skelett	22	16
Fettgewebe	10–30	10

◘ **Tab. 14.2** Durchschnittliche tägliche Wasserbilanz des Erwachsenen

Wasseraufnahme	(l)	Wasserabgabe	(l)
Durch Trinken	1,3	Urin	1,5
Mit der Nahrung	0,9	Lungen und Haut	0,9
Oxidationswasser[1]	0,3	Fäzes	0,1 (– 0,2)
Bilanzsumme	2,5		2,5

[1] Beim oxidativen Abbau entstehen: pro g Kohlenhydrat 0,60 ml Wasser, pro g Fett 1,09 ml Wasser, pro g Eiweiß 0,44 ml Wasser

14

Tab. 14.3 Durchschnittlicher Flüssigkeitsgehalt der Kompartimente beim jüngeren Erwachsenen (70 kg) in Absolutwerten (l) und in (abgerundeten) prozentualen Anteilen am Körpergewicht

Flüssigkeitsgehalt	Volumen (l)	% vom Körpergewicht
Extrazelluläre Flüssigkeit	**17**	**24**
Interstitielle Flüssigkeit	12	17
Blutplasma	3	4
Transzelluläre Flüssigkeit	2	3
Intrazelluläre Flüssigkeit	**28**	**40**
Gewebezellen-Flüssigkeit	25,5	36,5
Blutzellen-Flüssigkeit	2,5	3,5
Gesamtkörperflüssigkeit	**45**	**64**

Der **Wasserbedarf** des Erwachsenen beträgt 2,5 l/Tag, weil der Verlust von 0,9 l/Tag durch Verdunstung und von 0,1l/Tag mit dem Stuhl unvermeidlich ist und die Niere für die Exkretion harnpflichtiger Substanzen ca. 1,5 l Harn/Tag ausscheiden muss. Für den Säugling ist der minimale Wasserbedarf mit 0,3 l/Tag anzusetzen.

14.1.3 Flüssigkeitsräume des Organismus

Einteilung der Flüssigkeitsräume. Unter funktionellen Aspekten unterteilt man die Flüssigkeitsräume des Organismus in die Kompartimente der extrazellulären (ca. 17 l) und die der intrazellulären Flüssigkeit (ca. 28 l, Tab. 14.3). Zur **extrazellulären Flüssigkeit** gehören die **interstitielle Flüssigkeit** (in den Spalträumen zwischen den Zellen, einschließlich Lymphe), das **Blutplasma** und die **transzellulären Flüssigkeiten** (Liquor cerebrospinalis, Drüsensekrete, Flüssigkeiten in den Körperhöhlen, Kammerwasser des Auges, Synovialflüssigkeit in den Gelenken). Die **intrazelluläre Flüssigkeit** umfasst die Flüssigkeiten in den **Gewebe- und Blutzellen.**

Zusatzinformation

Bestimmung der Flüssigkeitsvolumina. Das Volumen der einzelnen Flüssigkeitsräume kann auf direktem Wege mithilfe der Indikatorverdünnungsmethode bestimmt werden. Hierzu verwendet man Substanzen, die sich in dem zu bestimmenden Raum gleichmäßig verteilen, d. h. deren Verteilungsvolumen dem jeweiligen Flüssigkeitsraum entspricht. Nach Erreichen des Verteilungsgleichgewichts müssen die Indikatorsubstanzen im Verteilungsraum in der gleichen Konzentration wie im Blutplasma vorliegen; darüber hinaus dürfen sie im Stoffwechsel weder synthetisiert noch abgebaut werden.

Zur Durchführung des Indikatorverdünnungsverfahrens appliziert man zunächst eine bestimmte Indikatormenge M intravenös. Nach gleichmäßiger Verteilung der Testsubstanz in dem zu bestimmenden Flüssigkeitsvolumen V wird ihre Konzentration C im Blutplasma ermittelt. Aufgrund der Massenbilanz errechnet sich dann das Verteilungsvolumen V aus:

$$V = \frac{M}{C}$$

Gleichung 14.1

Zur **Bestimmung** des **Gesamtkörperwassers** benutzt man Substanzen, die durch Zellmembranen diffundieren können. Solche Indikatoren sind das Analgetikum Phenazon (z. B. Eu-Med®), schweres Wasser (D_2O) und mit Tritium oder ^{18}O markiertes Wasser. Die **Größe** des **Extrazellularraums** wird mit Substanzen ermittelt, die zwar die Kapillarwände passieren, Zellmembranen aber nicht durchdringen können. Diese Bedingungen erfüllen z. B. Inulin, Mannitol, Thiosulfat, Thiocyanat und radioaktiv markiertes Sulfat. Die mit diesen Substanzen bestimmten Verteilungsräume sind nicht völlig identisch, weshalb man korrekterweise das ermittelte Volumen als Inulinraum, Sulfatraum usw. kennzeichnet.

Das **Plasmavolumen** lässt sich mit dem Farbstoff Evans Blue, der sich fast ausschließlich im Plasmaraum verteilt, ermitteln.

Die **intrazellulären** und **interstitiellen Flüssigkeitsvolumina** können nicht direkt gemessen werden. Beide Teilvolumina lassen sich jedoch anhand von experimentell ermittelten Verteilungsräumen errechnen: Das intrazelluläre Volumen ergibt sich aus der Differenz zwischen Gesamtkörperwasser und extrazellulärem Flüssigkeitsvolumen, das interstitielle Volumen aus der Differenz zwischen Extrazellular- und Plasmavolumen.

In Kürze

- **Wasser** hat von allen Bestandteilen des Körpers den größten Anteil: ca. 75 % beim Neugeborenen, 50–70 % beim Erwachsenen (gewichts-, alters- und geschlechtsabhängig).
- Der **mittlere tägliche Wasserumsatz** bei Erwachsenen in Mitteleuropa beträgt 2,5 l. Die Wasserzufuhr erfolgt je zur Hälfte durch Trinken sowie durch Wasseraufnahme mit der Nahrung und Bildung von Oxidationswasser. Die Wasserabgabe findet vorrangig durch den Harn, daneben durch Verdunstung über die Haut und die Atemluft statt.

- Die **Flüssigkeitsräume des Organismus** werden in die Kompartimente extra- und intrazelluläre Flüssigkeit unterteilt. Zur **extrazellulären Flüssigkeit** gehören die interstitielle und transzelluläre Flüssigkeit sowie das Blutplasma, zur **intrazellulären Flüssigkeit** die Gewebe- und Blutzellen-Flüssigkeit.

14.2 Elektrolytverteilung in den Körperflüssigkeiten

Elektrolytkonzentrationen. Die verschiedenen Flüssigkeitsräume weisen jeweils eine charakteristische Verteilung der verschiedenen Kationen und Anionen auf. In ◻ Tab. 14.4 sind die Ionenkonzentrationen für das Blutplasma sowie für die interstitielle und die intrazelluläre Flüssigkeit angegeben. Die molaren Konzentrationen (mmol/l) verdeutlichen die osmotischen Verhältnisse, die Äquivalentkonzentrationen (mval/l = Wertigkeit · mmol/l) die Ladungsverteilungen. Man erkennt, dass in allen Flüssigkeitsräumen die Summe der Äquivalentkonzentrationen der Kationen gleich der der Anionen ist, d. h. ein Ladungsgleichgewicht (Elektroneutralität) besteht. Dies veranschaulicht auch ○ Abb. 14.1, in der die Ionenverteilungen in Form von Säulendiagrammen (**Ionogrammen**) dargestellt sind.

Blutplasma. Im Blutplasma entfällt der größte Konzentrationsanteil in der Kationengruppe auf Na^+, in der Anionengruppe auf Cl^-. Aber auch Bicarbonat (Hydrogencarbonat) und Proteinate (Salze von Eiweißen) liefern noch erhebliche Beiträge zur Plasma-Anionenkonzentration. Es fällt auf, dass die molare Gesamtkonzentration der Anionen mit 137 mmol/l kleiner ist als die der Kationen mit 149,5 mmol/l (sog. **Anionenlücke**). Vereinfachend definiert man diese als die Konzentrationsdifferenz zwischen Na^+ und (Cl^- + HCO_3^-). Diese Differenz soll im venösen Blut mit einer etwas höheren Bicarbonatkonzentration (25–27 mmol/l) normalerweise 12–14 mmol/l betragen und kann bei Säure-Basen-Störungen (▸ Kap. 14.6.5) abweichende Werte aufweisen. (Die Anionenlücke kann somit als diagnostisches Kriterium genutzt werden.)

◻ **Tab. 14.4** Ionenkonzentrationen in Körperflüssigkeiten. Konzentrationsangaben (abgerundete Mittelwerte) für das Blutplasma und die interstitielle Flüssigkeit in mmol/l bzw. mval/l, für die intrazelluläre Flüssigkeit (Skelettmuskel, z. T. geschätzt) in mmol/kg bzw. mval/kg Zellwasser. Die zytosolischen Ionenkonzentrationen können je nach Zellart erheblich voneinander abweichen

Ion	Blutplasma		Interstitielle Flüssigkeit		Intrazelluläre Flüssigkeit	
	mmol/l	mval/l	mmol/l	mval/l	mmol/kg	mval/kg
Kationen						
Na^+	142	142	144	144	15	15
K^+	4	4	4	4	140	140
Ca^{2+}	2,5	5	1,3	2,6	1[2]	2
Mg^{2+}	1	2	0,7	1,4	15[2]	30
Summe	149,5	153	150	152	171	187
Anionen						
Cl^-	104	104	115	115	8	8
HCO_3^-	24[3]	24	27	27	15	15
HPO_4^{2-}, $H_2PO_4^-$	1,5	2,5	1,5	2,5	30	50
Proteine	1,5	16	ca. 0[4]	ca. 0,5	6	54
Sonstige[1]	6	6,5	6,5	7	56	60
Summe	137	153	150	152	115	187

[1] Anionen der organischen Säuren und der Schwefelsäure
[2] Ca^{2+}- bzw. Mg^{2+}-Gesamtkonzentration (die Konzentration des freien Ca^{2+} beträgt < 0,001 mmol/l und die des freien Mg^{2+} ca. 1,5 mmol/l)
[3] Im arteriellen Blut
[4] Sehr kleine interstitielle Proteinkonzentration, variierend in den verschiedenen Geweben

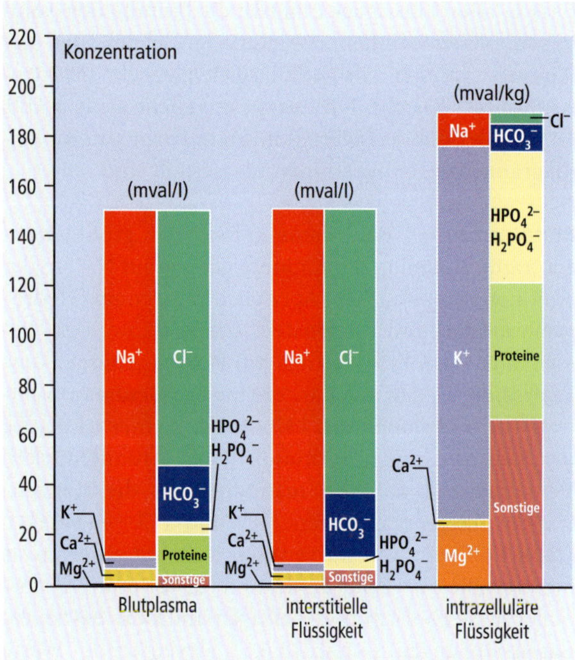

Abb. 14.1 Ionenverteilungen im Blutplasma, in der interstitiellen und in der intrazellulären Flüssigkeit (Konzentrationen in mval/l bzw. mval/kg Zellwasser), vgl. Fußnoten in Tab. 14.4

Die Summe aller Kationen- und Anionenkonzentrationen beträgt (nach Tab. 14.4) 286,5 mmol/l. Addiert man hierzu noch die Konzentrationen der Nichtelektrolyte des Plasmas (ca. 15 mmol/l), so ergibt sich eine Gesamtkonzentration aller osmotisch wirksamen Teilchen von ca. 301 mosmol/l. Tatsächlich findet man jedoch eine etwas kleinere Osmolarität von ca. 270 mosmol/l und eine entsprechende Osmolalität (▸Kap. 6.2.1) von ca. 290 mosmol/kg Plasmawasser, da ein Teil der Elektrolyte an Eiweiß gebunden ist oder in undissoziierter Form vorliegt.

Die **Osmolalität** des **Blutplasmas** beträgt somit knapp 0,3 osmol/kg. Dies entspricht einer Gefrierpunktserniedrigung um −0,56 °C. Im Idealfall einer teilchenundurchlässigen Porenmembran, der allerdings für Zellmembranen nicht zutrifft, wäre bei 37 °C der zugeordnete osmotische Druck 7,6 atm (770 kPa).

Interstitielle Flüssigkeit. Die interstitielle Flüssigkeit hat eine ähnliche Zusammensetzung wie das Blutplasma. Ein wesentlicher Unterschied besteht allerdings darin, dass im Interstitium – wegen der geringen Wanddurchlässigkeit der kleinsten Blutgefäße für Eiweiße – nur eine niedrige Proteinkonzentration vorliegt.

Intrazelluläre Flüssigkeit. Die Ionenzusammensetzung der intrazellulären Flüssigkeit unterscheidet sich dagegen grundlegend von der der extrazellulären Flüssigkeit. In der Zelle dominieren auf der Kationenseite die K^+-Ionen, auf der Anionenseite nimmt anorganisches Phosphat weitgehend die Stelle von Chlorid ein. Diese Verteilung findet man prinzipiell in allen Zellen; jedoch weisen die (auf das Zellwasser bezogenen) Ionenkonzentrationen zwischen den verschiedenen Organen und Geweben teilweise beträchtliche Unterschiede auf. Die in Tab. 14.4 und Abb. 14.1 angegebene Elektrolytverteilung bezieht sich auf den Skelettmuskel.

Die genannten grundlegenden Unterschiede zwischen Zelle und Außenmedium, die vor allem hinsichtlich der K^+- und Na^+-Konzentrationen bestehen, sind eine wesentliche Voraussetzung für viele Lebensprozesse (z. B. die Erregbarkeit von Nerven- und Muskelzellen). Aufrechterhalten werden die Konzentrationsunterschiede für K^+ und Na^+, wie in ▸Kap. 1.1.6. beschrieben, durch die Na^+/K^+-ATPase der Zellmembran.

In Kürze

- Im **Blutplasma** entfällt bei den Kationen der größte Teil auf Na^+, bei den Anionen auf Cl^-. Die Summe aller Kationen- und Anionenkonzentrationen liegt bei 286 mmol/l.
- Die **interstitielle Flüssigkeit** hat eine ähnliche Zusammensetzung wie das Blutplasma, jedoch ist die Proteinkonzentration sehr viel niedriger.
- Die **intrazelluläre Flüssigkeit** unterscheidet sich dagegen grundlegend von der extrazellulären Flüssigkeit: In den Zellen dominiert bei den Kationen K^+, bei den Anionen anorganisches Phosphat.

14.3 Funktionen der wesentlichen Elektrolyte

Natrium. Na^+ ist in Form von NaCl und $NaHCO_3$ das Hauptkation des Extrazellularraums (EZR). Es

- bestimmt damit im Wesentlichen dessen Volumen und das des Blutes sowie – indirekt – die Höhe des arteriellen Blutdrucks,
- ist der entscheidende Faktor für die Osmolarität (osmotischen Druck) und Elektroneutralität im EZR,
- vermittelt wegen seines Gradienten durch die Zellmembran zahlreiche Symporte und Antiporte (▸Kap. 3.1.4) und
- ist verantwortlich für die Generierung von Aktionspotenzialen der meisten erregbaren Zellen.

Kalium. K^+ ist dagegen das Hauptkation des Intrazellularraums (IZR). Es

- ist an der Aufrechterhaltung von dessen Volumen, osmotischem Druck und Elektroneutralität maßgeblich beteiligt,
- reguliert weitgehend den zytosolischen pH-Wert (im Austausch gegen H^+),
- schafft die Voraussetzung für die Erregbarkeit von Nerven- und Muskelzellen durch die Ausbildung des Ruhemembranpotenzials und
- aktiviert eine Reihe von Enzymen (z. B. Enzyme der Proteinbiosynthese und Glykogensynthese, einige ATPasen).

Calcium. Ca^{2+}-Ionen

- dienen zusammen mit Phosphat und Carbonat der Mineralisation der Knochen und Zähne (▸ Kap. 2.5.2) und
- sind ein zentraler Faktor bei der Blutgerinnung (▸ Kap. 6.8.3).

Intrazelluläres Ca^{2+} trägt wesentlich zur Steuerung zellulärer Funktionen bei. Es

- wirkt als second messenger bei der intrazellulären Signalübertragung,
- vermittelt die elektromechanische Kopplung in Muskelzellen,
- steuert die Exozytose von Sekreten, Hormonen und Transmittern,
- aktiviert zahlreiche Stoffwechselenzyme (z. B. Enzyme der Glykogenolyse),
- reguliert Funktionen des Zytoskeletts,
- stimuliert Transkriptionsfaktoren und damit die Expression bestimmter Gene und
- steuert die zelluläre Migration, Proliferation und Apoptose.

Extrazelluläres Ca^{2+} hat folgende Funktionen: Es

- beeinflusst die Aktivität zahlreicher Ionenkanäle,
- stabilisiert das Ruhemembranpotenzial durch Hyperpolarisation im Bereich der Na^+-Kanäle und verringert dadurch die neuro-muskuläre Erregbarkeit,
- verstärkt epitheliale Transporte,
- vermindert die Permeabilität interzellulärer Schlussleisten von Epithelien und Endothelien,
- erhöht die H^+-Sekretion der Magenschleimhaut und
- hemmt die Bicarbonatsekretion des exokrinen Pankreas.

Phosphat. **Anorganisches Phosphat**

- ist zusammen mit Ca^{2+} für die Mineralisation von Knochen und Zähnen erforderlich und
- wirkt als Puffer im Säure-Basen-Haushalt (▸ Kap. 14.6).

Organisch gebundenes Phosphat ist

- Bestandteil der Phospholipide in der Zellmembran,
- u. a. Baustein von Nucleinsäuren, Adenosinnucleotiden und Kreatinphosphat,
- in Zwischenprodukten der Glykolyse enthalten und
- Aktivator von Enzymen und Transportproteinen (durch deren Phosphorylierung).

Magnesium. Mg^{2+} hat u. a. folgende Wirkungen. Es

- ist an mehr als 300 intrazellulären, enzymatisch gesteuerten Reaktionen beteiligt,
- reguliert die Myosin-ATPase und beeinflusst damit die Kontraktilität des Myokards,
- fördert die zelluläre K^+-Aufnahme,
- dämpft die neuro-muskuläre Erregbarkeit durch Interaktion mit Ionenkanälen,
- hemmt in hohen Konzentrationen die Freisetzung von Neurotransmittern (z. B. von Acetylcholin an der motorischen Endplatte) sowie von Hormonen und
- blockiert Ca^{2+}-Kanäle in präsynaptischen Nervenendigungen, glatten Muskelzellen und im Myokard.

14.4 Regulation des Wasser- und Elektrolythaushalts

Für die Funktionsfähigkeit der Organe und Gewebe ist es von entscheidender Bedeutung, dass innerhalb und außerhalb der Zellen die Flüssigkeitsvolumina und Elektrolytkonzentrationen möglichst konstant gehalten werden. An der Kontrolle dieser Größen sind mehrere hormonelle Regelsysteme beteiligt.

14.4.1 Regulation des Zellvolumens

Zellen beantworten Volumenänderungen relativ rasch mit diesen entgegen wirkenden Aktivitätsänderungen von Ionentransportsystemen.

Bei einer **akuten osmotisch** bedingten **Zellschwellung** wird innerhalb von Minuten als Gegenregulation die Öffnungswahrscheinlichkeit von K^+- und Cl^--Kanälen erhöht und/oder die Aktivität eines K^+/Cl^--Symporters gesteigert. Diesem Auswärtstransport von osmotisch wirksamen Elektrolyten folgt eine entsprechende Menge an Wasser durch Wasserkanäle ins Interstitium.

Auf eine **länger dauernde Zellschwellung** reagieren Zellen mit einer Steigerung der Proteinbiosynthese. Hierdurch wird die intrazelluläre Konzentration der osmotisch wirksamen (proteinogenen) Aminosäuren gesenkt.

Auf eine **osmotisch** bedingte **Zellschrumpfung** antworten Zellen dagegen kurzfristig mit einer zusätzlichen Aufnahme von Na^+- und Cl^--Ionen. Eine entsprechende Wasseraufnahme erfolgt entlang des osmotischen Gradienten, der durch die Aktivitätssteigerung

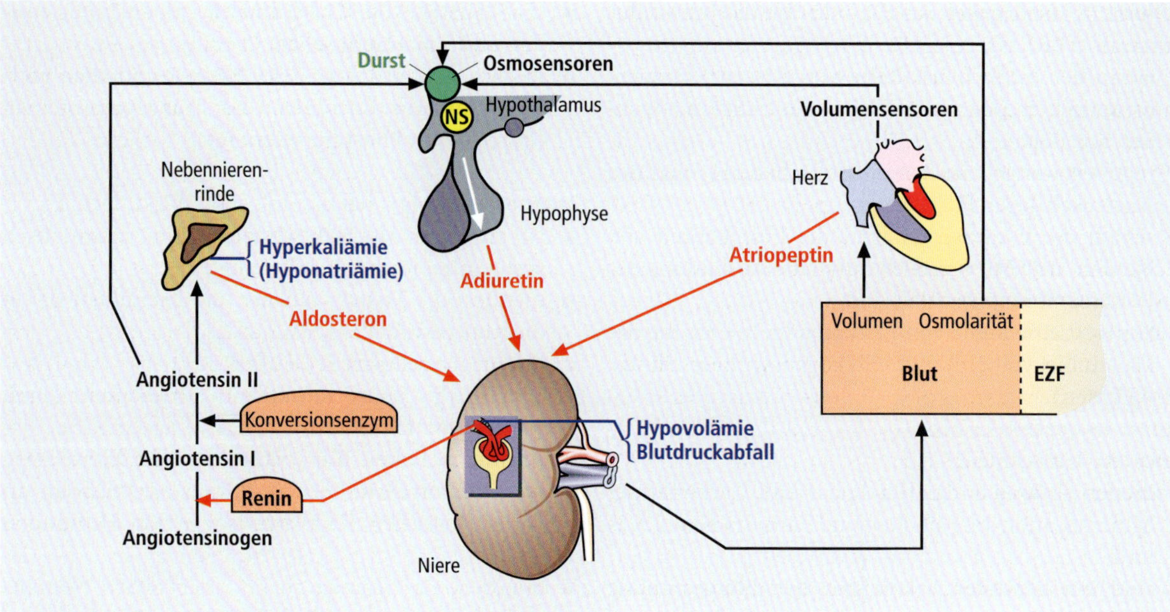

Abb. 14.2 Synopse der Regeleinrichtungen für die Kontrolle von Osmolarität und Blutvolumen sowie der extrazellulären Flüssigkeit (**EZF**), **NS** Nucleus supraopticus

des $Na^+/K^+/2\ Cl^-$-Symporters, des Na^+/H^+- sowie des Cl^-/HCO_3^--Antiporters aufgebaut wird. Langfristig werden osmotisch wirksame Substanzen (z. B. die Aminosäurenderivate Betain, Taurin) in die Zellen aufgenommen, um der Abnahme des Zellvolumens entgegen zu wirken.

14.4.2 Osmoregulation

Eine wesentliche Regelgröße der Wasser- und Elektrolyt-Homöostase ist die osmotische Gesamtkonzentration (Osmolarität) in der extrazellulären Flüssigkeit. **Stellglieder** des entsprechenden Regelkreises sind die **durstinduzierte Flüssigkeitsaufnahme** und die **ADH-gesteuerte Wasserausscheidung** durch die Nieren (Abb. 14.2).

Osmosensoren und Durst. Im vorderen Hypothalamus (▸Kap. 9.8.4) finden sich Neuronenpopulationen, welche die **Durstempfindung** auslösen und damit das **Trinkverhalten** steuern. Die in diesem Gebiet im **o**rganum **v**asculosum **l**aminae **t**erminalis (OVLT) und im Subfornikalorgan (**SFO**) lokalisierten Osmosensoren reagieren sehr empfindlich auf Änderungen der Osmolarität im Blutplasma. Bereits Abweichungen um 1–2 % vom Normwert können die Stellglieder des Regelkreises (Wasseraufnahme bzw. -ausscheidung) beeinflussen. Insbesondere führt ein Anstieg der Plasma-Osmolarität zur Durstempfindung (**hyperosmotischem Durst**), wodurch die Flüssigkeitsaufnahme verstärkt und damit die zunächst erhöhte Osmolarität wieder vermindert wird. Auch Angiotensin II (▸Kap. 14.4.3) löst eine Durstempfindung aus.

Kontrolle der Wasserausscheidung. Von den Neuronen im vorderen Hypothalamus wird auch die renale Wasserausscheidung kontrolliert. Regelgröße ist wieder die Osmolarität des Blutplasmas. Die von den Osmosensoren registrierten Veränderungen beeinflussen die Bildung und Freisetzung von **Adiuretin** (ADH, ▸Kap. 16.2.3) und damit die Wasserausscheidung durch die Nieren (▸Kap. 13.5.2). Steigt die Plasma-Osmolarität, wird vermehrt ADH freigesetzt und infolgedessen die Wasserresorption in den distalen Tubuli und Sammelrohren erhöht. Die resultierende Wasserretention wirkt einem weiteren Anstieg der Osmolarität entgegen. Umgekehrt kommt es bei einer Abnahme der Osmolarität zu einer Hemmung der ADH-Freisetzung und damit zu einer Wasserdiurese.

14.4.3 Regulation des Extrazellularvolumens

Die Kontrolle des extrazellulären Flüssigkeitsvolumens ist mit der Osmoregulation eng verknüpft. An der Volumenregulation sind vor allem das Adiuretin-System (s. o.) und das Renin-Angiotensin-Aldosteron-System beteiligt (s. u. und Abb. 14.2).

Volumensensoren und Volumenregulation. Änderungen des zentralen Blutvolumens werden von den in den Herzvorhöfen und herznahen Venen lokalisierten Volumensensoren (Dehnungssensoren, ▸Kap. 8.2.6) registriert, deren Impulse zum hypothalamischen Regelzentrum für den Wasserhaushalt gelangen. Hierüber wird sowohl die Flüssigkeitsaufnahme als auch die Wasserausscheidung kontrolliert. Eine Abnahme des zentralen Blutvolumens (z. B. nach Blutverlust) führt einerseits zur Steigerung der Durstempfindung (**hypovolämischem Durst**) und damit zur Volumenauffüllung durch Flüssigkeitsaufnahme. Andererseits kommt es zu einer verstärkten ADH-Freisetzung, sodass die Urinausscheidung eingeschränkt wird. Eine Zunahme des zentralen Blutvolumens (z. B. nach exzessiver Flüssigkeitsaufnahme oder großer Blut- bzw. Plasmainfusion) führt dagegen zur Hemmung der ADH-Sekretion und damit zu einer **Wasserdiurese** (Gauer-Henry-Reflex, ▸ Kap. 8.2.5).

Der **arterielle Blutdruck** beeinflusst ebenfalls die renale Wasserausscheidung. Ein von den Pressosensoren (▸ Kap. 9.8.1) registrierter Blutdruckabfall löst über das hypothalamische Zentrum eine verstärkte ADH-Freisetzung und damit eine Wasserretention aus. Umgekehrt führt ein Blutdruckanstieg bereits wegen der gesteigerten Durchblutung des Nierenmarks, d. h. ohne Einschaltung des Kontrollzentrums, zu einer vermehrten Urinausscheidung (**Druckdiurese**, ▸ Kap. 13.5.2).

Renin-Angiotensin-Aldosteron-System. Das Volumen der extrazellulären Flüssigkeit hängt in starkem Maß von deren Na^+-Konzentration ab. Daher ist die Volumenregulation an die Kontrolle der Na^+-Homöostase gekoppelt, die vor allem über das Renin-Angiotensin-Aldosteron-System erfolgt (○ Abb. 14.2).

Hypovolämie, Blutdruckabfall im Vas afferens, erhöhte, durch β_1-Adrenozeptoren vermittelte Sympathikusaktivität sowie Verminderung des luminalen NaCl-Gehalts in der Macula densa bewirken eine verstärkte Freisetzung von Renin (▸ Kap. 9.8.3) aus den Epitheloidzellen der Vasa afferentia der Nieren. **Renin** ist eine Protease, die aus **Angiotensinogen**, einem in der Leber gebildeten α_2-Globulin, das (noch unwirksame) Dekapeptid **Angiotensin I** abspaltet. Dieses wird durch das **Angiotensin-Konversions-Enzym** (angiotensin converting enzyme, ACE), das von Endothelzellen (vor allem der Lungenstrombahn) in das Blut abgegeben wird, in das stark blutdrucksteigernde **Angiotensin II** umgewandelt. Letzteres stimuliert seinerseits u. a. die Freisetzung von **Aldosteron** aus der Nebennierenrinde. Hier fördern außerdem eine Hyperkaliämie und eine ausgeprägte, rasch auftretende Hyponatriämie unmittelbar die Aldosteron-Abgabe.

Angiotensin II steigert außerdem die Durstempfindung und Aldosteron vermindert die renale Na^+- und Wasser-Ausscheidung (▸ Kap. 9.8.3). Insgesamt kommt es also zum Anstieg der extrazellulären Na^+-Konzentration und, sofern ausreichend Flüssigkeit aufgenommen wird, zur Zunahme des extrazellulären Volumens. Einen gegenteiligen Effekt hat **Atriopeptin** (ANF, ▸ Kap. 9.8.3), das bei Vorhofdehnung, also bei verstärktem venösen Angebot, freigesetzt wird.

14.4.4 Kontrolle der Isoionie

Für die Funktionsfähigkeit der Organe und Gewebe ist es außerdem von entscheidender Bedeutung, dass innerhalb und außerhalb der Zellen die Konzentrationen der einzelnen Ionen in einem bestimmten Verhältnis zueinander konstant gehalten werden (Isoionie).

Natrium und Chlorid. Die Zufuhr dieser Ionen (hauptsächlich in Form von Kochsalz) unterliegt erheblichen inter- und intraindividuellen Schwankungen. In Abhängigkeit von den Ernährungsgewohnheiten werden von Erwachsenen täglich 2–8 g (90–350 mmol) Na^+ und 2,5–10 g (70–280 mmol) Cl^- aufgenommen und ausgeschieden (Empfehlung: max. 0,1 g/kg Körpergewicht NaCl). Trotz dieser wechselnden Zufuhr bleiben die extrazellulären Na^+- und Cl^--Konzentrationen weitgehend unverändert. Dies ist für den Organismus von besonderer Bedeutung, weil vor allem diese Ionen das Volumen der extrazellulären Flüssigkeit bestimmen. Die Regulation erfolgt über die renale Na^+-Ausscheidung, vermittelt durch das Renin-Angiotensin-Aldosteron-System, Atriopeptin (s. o.) und FGF23/Klotho (▸ Kap. 16.4.2). Eng damit verbunden ist die kontrollierte Cl^--Ausscheidung, die durch den jeweiligen Säure-Basen-Status beeinflusst wird (▸ Kap. 14.6.6), weil an der Cl^--Resorption in den Sammelrohren ein HCO_3^-/Cl^--Antiporter beteiligt ist.

Kalium. Die tägliche Aufnahme von Kalium, dem Hauptkation des Intrazellularraums, beträgt beim Erwachsenen 2–5 g (50–125 mmol). Die Kontrolle der extrazellulären K^+-Konzentration erfolgt über die renale Ausscheidung unter Mitwirkung von Aldosteron, wobei die Ausscheidungsrate dem Angebot zweckmäßig angepasst wird (▸ Kap. 16.6.3). Für die Aufrechterhaltung der K^+-Konzentration im Zellinneren, die etwa 30-mal höher ist als die im extrazellulären Raum, sorgt die membranständige Na^+/K^+-ATPase (▸ Kap. 4.1.1).

Calcium und Phosphat. Der tägliche Bedarf an Calcium beträgt für den Erwachsenen ca. 0,8–1,0 g (20–25 mmol) und an anorganischem Phosphat ca. 1 g (33 mmol). Zur Kontrolle der Ca^{2+}-Phosphat-Homöostase (▸ Kap. 16.4.2) tragen Parathormon, Calcitriol, in geringerem Maße Calcitonin sowie FGF23/Klotho (▸ Kap. 16.4.2) bei.

Magnesium. Die Magnesiumbilanz des Erwachsenen ist bei einer täglichen Zufuhr von etwa 0,3 g (12 mmol) ausgeglichen. Von den mit der Nahrung zugeführten Mg^{2+}-Ionen werden im Intestinaltrakt durchschnittlich nur 30 % absorbiert, wobei verschiedene Hormone die Anpassung an den Bedarf regeln. An der Mg^{2+}-Homöostase ist insbesondere Parathormon (▸ Kap. 16.4.2) beteiligt, das – cAMP-vermittelt – die tubuläre Mg^{2+}-Resorption sowie die intestinale Absorption fördert.

In Kürze

- Eine wesentliche Regelgröße der Wasser- und Elektrolythomöostase ist die **osmotische Gesamtkonzentration.** Sie wird durch durstinduzierte Flüssigkeitsaufnahme und Adiuretin-regulierte renale Wasserausscheidung konstant gehalten. Osmosensoren im vorderen Hypothalamus steuern dabei das Trinkverhalten sowie die Bildung und Freisetzung von Adiuretin.
- Zur **Regulation** des **Extrazellularvolumens** tragen das Adiuretin- und das Renin-Angiotensin-Aldosteron-System maßgeblich bei.
- Für die Funktionsfähigkeit des Organismus ist außerdem erforderlich, dass die Konzentration der einzelnen Ionen in einem bestimmten Verhältnis zueinander konstant gehalten wird (**Isoionie**).
- Trotz erheblicher intra- und interindividueller Schwankungen der täglichen **NaCl-Zufuhr** (5–15 g) bleiben die extrazellulären Na^+- und Cl^--Konzentrationen aufgrund der Anpassung der renalen Ausscheidung nahezu unverändert.
- Die **tägliche Aufnahme** von K^+ beträgt 2–5 g. Die Kontrolle der extrazellulären K^+-Konzentration erfolgt durch variable renale Ausscheidung unter Mitwirkung von Aldosteron.
- Der **tägliche Bedarf** von Ca^{2+} beträgt 0,8–1 g, der von **anorganischem Phosphat** 1 g. Für die Kontrolle der Ca^{2+}-Phosphat-Homöostase sind Parathormon, Calcitriol, Calcitonin, Klotho und FGF23 verantwortlich.
- Die **Magnesiumbilanz** ist bei einer täglichen Zufuhr von ca. 0,3 g ausgeglichen. An der Mg^{2+}-Homöostase sind Calcitonin, Parathormon und Glucagon beteiligt.

14.5 Störungen des Wasser- und Elektrolythaushalts

14.5.1 Störungen des Wasserhaushalts

Störungen des Wasser- und Elektrolythaushalts können zahlreiche Körperfunktionen erheblich beeinträchtigen und u. U. sogar den Tod zur Folge haben. Eine negative Wasserbilanz führt zu einer **Dehydratation** (Wasserdefizit, Volumenverlust), eine positive Wasserbilanz zu einer **Hyperhydratation** (Wasserüberschuss, Volumenzunahme) des Organismus. Dabei entscheidet die jeweils vorliegende extrazelluläre Osmolarität darüber, ob die Störungen des Wassergleichgewichts auf den Extrazellularraum beschränkt bleiben oder sich auch auf den Intrazellularraum auswirken. Der jeweiligen Ionenkonzentration entsprechend unterscheidet man **isoosmolare** (= **isotone**), **hyperosmolare** (= **hypertone**) und **hypoosmolare** (= **hypotone**) **Hydratationsstörungen.**

Primäre Hydratationsstörungen. Als Folge eines Wassermangels kommt es zunächst zur Abnahme des Extrazellularvolumens und in Verbindung damit zum Anstieg der extrazellulären Osmolarität (**hyperosmolaren Dehydratation**). Dadurch wird – osmotisch bedingt – dem Intrazellularraum Wasser entzogen, wodurch schließlich beide Flüssigkeitsräume eingeschränkt sind (◘ Tab. 14.5). Häufigste Ursache ist eine reduzierte Wasseraufnahme bei verminderter Durstempfindung, insbesondere bei Schwerkranken und bei alten Menschen. Auch Säuglinge sind gefährdet, weil sie einen relativ hohen Wasserbedarf haben.

Ein **Wasserdefizit** kann auch durch eine gesteigerte renale Ausscheidung bei Diabetes insipidus (▸ Kap. 16.2.6) oder osmotischer Diurese (z. B. Glucosurie bei Diabetes mellitus, ▸ Kap. 16.5.6), aber auch durch extrarenalen Flüssigkeitsverlust (Schwitzen bei körperlicher Arbeit und Fieber) entstehen, wobei die Durstempfindung zunimmt. Wird das Defizit nicht durch Trinken gedeckt, so tritt bei einem Wasserverlust von mehr als 20 % des Körperwassers **Durstfieber** auf. Weitere Symptome sind Kollapsneigung, Unruhe, Verwirrtheit und Koma. Bei Verlust von mehr als 40 % des Körperwassers tritt der Tod ein.

Bei einem **Wasserüberschuss** (Wasserintoxikation) führt die primäre Zunahme des Extrazellularvolumens zu einer Abnahme der extrazellulären Osmolarität (**hypoosmolaren Hyperhydratation**). Aufgrund des osmotischen Gradienten kommt es in der Folge zu einem Wassereinstrom in die Zellen. Die hypoosmolare Hyperhydratation ist somit durch eine Vergrößerung beider Flüssigkeitsräume, des Extra- und Intrazellularraums, gekennzeichnet. Verursacht werden kann sie durch die übermäßige Aufnahme elektrolytfreier Flüssigkeit. Den gleichen Effekt hat die Zufuhr großer Volumina einer isoosmolaren Glucoselösung, weil Glucose schnell metabolisiert wird und damit ihre osmotische Wirksamkeit verliert.

Normalerweise wird ein Wasserüberschuss kurzfristig durch die Nieren beseitigt. Voraussetzung für eine länger dauernde hypoosmolare Hyperhydratation ist eine renale Ausscheidungsstörung (z. B. bei Abnahme der glomerulären Filtrationsrate oder bei inadäquater, d. h. verstärkter ADH-Sekretion). Symptome einer

Tab. 14.5 Hydratations- und Osmolaritätsstörungen. Auswirkung auf die extrazelluläre Osmolarität (Osmol), das Extrazellularvolumen (EZV) und das Intrazellularvolumen (IZV) sowie deren Ursachen

Störung	Osmol	EZV	IZV	Ursachen (Auswahl)
Wassermangel (hyperosmolare Dehydratation)	↑	↓	↓	Reduzierte Wasseraufnahme, osmotische Diurese, Diabetes insipidus, Schwitzen (Arbeit, Fieber)
Wasserüberschuss (hypoosmolare Hyperhydratation)	↓	↑	↑	Verstärkte Wasseraufnahme, reduzierte GFR, ADH-Überfunktion
Na^+-Mangel (hypoosmolare Dehydratation)	↓	↓	↑→ n	Reduzierte NaCl-Aufnahme, Aldosteronmangel, Saluretikaabusus
Na^+-Überschuss (hyperosmolare Hyperhydratation)	↑	↑	↓→ n	Verstärkte NaCl-Aufnahme, Infusion hyperosmolarer NaCl-Lösungen, Aldosteronüberschuss
Wasser- und Na^+-Mangel (isoosmolare Dehydratation)	n	↓	n	Blutverlust, Diarrhö, Ergüsse in Körperhöhlen, Saluretikaabusus
Wasser- und Na^+-Überschuss (isoosmolare Hyperhydratation)	n	↑	n	Infusion isoosmolarer NaCl-Lösungen, Ödembildungen

↑ Zunahme, ↓ Abnahme, n normal

Hyperhydratation sind periphere Ödeme (nicht bei verstärkter ADH-Sekretion), Zeichen eines Blutstaus in der Lunge sowie u. U. eine Blutdrucksteigerung.

Primäre Osmolaritätsstörungen. Bei einem **Na^+-Mangel** ist die extrazelluläre Osmolarität vermindert. Aus osmotischen Gründen kommt es zunächst zu einer Wasserverlagerung aus dem Interstitium in die Zellen (Zellschwellung), die, wie erwähnt (▸Kap. 14.4.1), nach einer gewissen Zeit durch zelluläre Mechanismen (s. o.) teilweise rückgängig gemacht wird. Das Extrazellularvolumen bleibt jedoch reduziert (**hypoosmolare Dehydratation**). Eine solche Störung kann durch ungenügende NaCl-Aufnahme verursacht werden. Aber auch renale Na^+-Verluste (bei Aldosteronmangel oder chronischem Gebrauch von Saluretika) sowie extrarenale Na^+-Verluste (bei Erbrechen, Durchfall oder Schwitzen) können zu einer hypoosmolaren Dehydratation führen. Im Vordergrund der Symptome stehen die durch Hypovolämie bedingten kardiovaskulären Störungen und hypovolämischer Durst; im Extremfall kommt es zur Bewusstseinstrübung und zum Koma. Die Mangelsituation lässt sich jedoch durch Kochsalzzufuhr leicht beseitigen.

Bei einem **Na^+-Überschuss** im Organismus kommt es umgekehrt infolge der erhöhten extrazellulären Osmolarität zu einer Wasserverlagerung aus den Zellen in den extrazellulären Raum (**Zellschrumpfung**). Trotz zellulärer Mechanismen, die dieser Verlagerung entgegenwirken (s. o.), bleibt eine Vergrößerung des Extrazellularvolumens bestehen (**hyperosmolare Hyperhydratation**). Ursachen hierfür sind u. a. eine stark vermehrte NaCl-Aufnahme (z. B. reichliches Trinken von Meerwasser bei starkem Durst und Süßwassermangel), die Infusion großer Volumina hyperosmolarer NaCl-Lösung sowie eine Überproduktion von Aldosteron.

Isoosmolare Hydratationsstörungen. Der Verlust oder die Zufuhr isoosmolarer Flüssigkeit führt lediglich zu einer Veränderung des Extrazellularvolumens, während das Intrazellularvolumen infolge des unveränderten osmotischen Gradienten konstant bleibt.

Bei einem mit **Na^+-Verlust** mit **Wasserverlust** in **isotonem Verhältnis** kommt es dementsprechend nur zur Abnahme des extrazellulären Flüssigkeitsvolumens (**isoosmolaren Dehydratation**). Ein solcher Zustand wird u. a. durch Blutverlust oder lang dauerndes starkes Erbrechen verursacht. Aber auch Flüssigkeitsverluste „nach innen“, wie z. B. innere Blutung oder Ergüsse in Körperhöhlen, sowie Plasmaaustritt bei großflächigen Verbrennungen können zu einer isoosmolaren Dehydratation führen. In all diesen Fällen besteht eine **Hypovolämie**, die kardiovaskuläre Störungen (Tachykardie, Blutdruckabfall) und bei schnellem Eintritt Volumenmangelschock (▸Kap. 9.9.9) auslösen kann. In leichteren Fällen lässt sich die Störung durch Flüssigkeits- und Kochsalzaufnahme beseitigen.

Ein gleichzeitiger **Wasser-** und **Na^+-Überschuss** in **isotonem Verhältnis** hat eine Zunahme des extrazellulären Flüssigkeitsvolumens zur Folge (**isoosmolare Hyperhydratation**). Ein solcher Zustand kann bei Infusion großer Volumina isoosmolarer NaCl-Lösung und vor allem bei Krankheiten mit generalisierter Ödembildung (▸Kap. 9.4.2) eintreten. Die Normalisierung erfolgt durch NaCl-Diurese bei gleichzeitiger Beschränkung der Flüssigkeits- und Salzaufnahme.

14.5.2 Störungen des Elektrolythaushalts

Elektrolytstörungen werden in der Regel durch Ermittlung der Ionenkonzentrationen im Blutplasma nachgewiesen. Dabei ist jedoch zu berücksichtigen, dass die Plasmakonzentrationen noch normal sein können, wenn die Gewebekonzentrationen bereits verändert sind. Für die genaue Erfassung von Elektrolytstörungen ist es daher erforderlich, die Gesamtmenge einzelner Ionen im Körper zu bestimmen. Das Gesamtkörper-Kalium lässt sich z. B. mittels Isotopentechnik ermitteln. Wichtige Störungen des Elektrolythaushalts mit ihren Ursachen und Folgen sind in ◘ Tab. 14.6 zusammengefasst.

Hyponatriämie. Eine Hyponatriämie kann durch unzureichende NaCl-Aufnahme oder gesteigerte Na^+-Ausscheidung entstehen. Die Ursachen hierfür sind wiederum in ◘ Tab. 14.6 angegeben. Na^+-Verluste führen allerdings nur dann zu einer Hyponatriämie, wenn sie nicht durch eine erhöhte NaCl-Zufuhr ausgeglichen werden, was in der Regel leicht möglich ist. Eine Hyponatriämie kann ferner als Folge einer irregulären Na^+-Verteilung im Organismus oder einer Na^+-Verdünnung durch Zunahme des Extrazellularvolumens auftreten.

Eine **Verteilungshyponatriämie** liegt vor, wenn Na^+ aus dem Plasma in ein anderes Kompartiment verlagert ist. So kommt es z. B. bei schweren Stoffwechselstörungen infolge einer Schädigung der Na^+/K^+-Pumpe zu einer Na^+-Verlagerung in den Intrazellularraum oder bei generalisierten Ödemen zu einer Verlagerung in die Ödemflüssigkeit.

Um eine **Verdünnungshyponatriämie** handelt es sich, wenn infolge reduzierter renaler Wasserausscheidung durch inadäquat gesteigerte ADH-Sekretion (SIADH, ▸ Kap. 16.2.6) das extrazelluläre Flüssigkeitsvolumen zu- und damit die Na^+-Konzentration im Plasma abnimmt.

Hypernatriämie. Diese im Verhältnis zur Hyponatriämie seltenere Elektrolytstörung kann durch verstärkte Na^+-Zufuhr, renale Na^+-Retention oder negative Wasserbilanz verursacht werden. Erhöhte Na^+-Zufuhr bzw. Na^+-Retention führen zu einer **hyperosmolaren Hyperhydratation**. Eine negative Wasserbilanz infolge von Dursten, extremem Schwitzen oder Wasserverlust ohne entsprechenden Na^+-Verlust, wie z. B. bei Diabetes insipidus (▸ Kap. 16.2.6), hat dagegen eine **hyperosmolare Dehydratation** zur Folge.

Hypokaliämie. Als Ursache einer Hypokaliämie kommen neben unzureichender K^+-Zufuhr renale und enterale K^+-Verluste in Betracht. Außerdem kann (z. B. bei extrazellulärer Alkalose sowie durch Insulin, Thyroxin und β_2-Sympathomimetika) eine K^+-Aufnahme in die Zellen zu einer Abnahme der K^+-Konzentration im Plasma führen. Die mannigfachen Ursachen der Hypo-

◘ **Tab. 14.6** Ursachen und Folgen von Elektrolytstörungen. Die genannten Krankheitsbilder sind in den Pathophysiologie-Abschnitten der entsprechenden Organe beschrieben

Elektrolytstörung	Störungsmechanismen	Ursachen (Auswahl)	Mögliche Folgen (Auswahl)
Hyponatriämie $[Na^+]_{Pl} < 135$ mmol/l	Verminderte Na^+-Zufuhr	Kochsalzarme Kost u. Flüssigkeit	Hypoosmolare Dehydration
	Reduzierte Na^+-Absorption, renaler Na^+-Verlust	Erbrechen, Diarrhö, Steatorrhö, Salzverlustnephritis, Druckdiurese, Hypoaldosteronismus, Diuretika, Polyurie bei akutem Nierenversagen	
	Schwitzen	Körperliche Arbeit, Fieber	
	Verteilungsstörung	Schwere Stoffwechselstörungen, Kaliummangel, generalisierte Ödeme	
	Wasserretention	Inadäquate ADH-Sekretion (SIADH)	Hypoosmolare Hyperhydratation
Hypernatriämie $[Na^+]_{Pl} > 145$ mmol/l	Verstärkte Na^+-Zufuhr	Kochsalzreiche Kost, Infusion hyperosmolarer NaCl-Lösung	Hyperosmolare Hyperhydration
	Renale Na^+-Retention	Hyperaldosteronismus, akutes Nierenversagen	
	Wasserverlust	Diabetes insipidus	Hyperosmolare Dehydratation

Tab. 14.6 Ursachen und Folgen von Elektrolytstörungen. Die genannten Krankheitsbilder sind in den Pathophysiologie-Abschnitten der entsprechenden Organe beschrieben (Fortsetzung)

Elektrolytstörung	Störungsmechanismen	Ursachen (Auswahl)	Mögliche Folgen (Auswahl)
Hypokaliämie $[K^+]_{Pl} < 3{,}5$ mmol/l	Verminderte K^+-Zufuhr	kaliumarme Kost, Erbrechen, Hungern	Körperliche Schwäche, abgeschwächte Reflexe, Lähmungserscheinungen, Extrasystolen, Tachykardie, Kammerflimmern, Magenatonie, Obstipation
	Renaler K^+-Verlust	Tubulusschäden, nicht-kaliumsparende Diuretika	
	Reduzierte K^+-Absorption	Erbrechen, Diarrhö, Laxanzienabusus, Malabsorption	
	Renaler u. enteraler K^+-Verlust	Hyperaldosteronismus, Cushing-Syndrom	
	Zelluläre K^+-Aufnahme	Alkalose, Insulinüberdosierung	
Hyperkaliämie $[K^+]_{Pl} > 5{,}0$ mmol/l	Vermehrte K^+-Zufuhr	Schnelle Infusion K^+-haltiger Lösungen	Körperliche Schwäche, Verwirrtheit, Parästhesien, Extrasystolen, Tachykardie, Bradykardie, Kammerflimmern
	Renale K^+-Retention	Dekompensierte Niereninsuffizienz, Hypoaldosteronismus, kaliumsparende Diuretika, ACE-Hemmer, Angiotensin-II-Rezeptor-Antagonisten	
	Zelluläre K^+-Abgabe	Azidose, Hämolyse, Zelluntergang, Digitalisüberdosierung	
Hypocalcämie $[Ca^{2+}]_{Pl} < 2{,}2$ mmol/l	Ernährung	Calciumarme Kost, Vitamin-D_3-Mangel	Gesteigerte nerv. Erregbarkeit, Tetanie, tonische Muskelkrämpfe, Laryngospasmus, Parästhesien, Herzrhythmusstörungen, Myokardinsuffizienz
	Erhöhter Ca^{2+}-Bedarf	Schwangerschaft, Laktation	
	Reduz. Ca^{2+}-Absorption	Malabsorption, Calcitriolmangel, Hyperphosphatämie bei Niereninsuffizienz, PTH-Mangel	
	Gewebeverkalkung	Pankreatitis	
Abnahme von freiem Ca^{2+}	Ca^{2+}-Komplexbildung	Bsp. Citratinfusion	
	Ca^{2+}-Proteinbindung	Alkalose, z. B. bei Hyperventilation	
Hypercalcämie $[Ca^{2+}] > 2{,}7$ mmol/l	Renale Ca^{2+}-Retention	Akutes Nierenversagen, Exsikkose	Gewichtsabnahme, Obstipation, Polyurie, Hypercalciurie, Nierensteinbildung, Herzrhythmusstörungen, Psychosen, Koma
	Erhöhte Ca^{2+}-Absorption	Vitamin-D_3-Intoxikation, Calcitriolüberproduktion, Sarkoidose, Glucocorticoidmangel	
	Osteolyse	Hyperparathyreoidismus, Immobilisation, Tumoren, Hyperthyreose, M. Addison	
Hypomagnesiämie $[Mg^{2+}]_{Pl} < 0{,}7$ mmol/l	Erhöhter Mg^{2+}-Bedarf	Proteinreiche Kost, Schwangerschaft	Muskelschwäche, Tetanie, Tachykardie, Herzrhythmusstörungen, Muskelkrämpfe
	Renaler Mg^{2+}-Verlust	Hyperaldosteronismus, Diuretika, Hyperparathyreoidismus, Vitamin-D_3-Intoxikation, Alkoholabusus, Pharmaka (z. B. Cisplatin, Gentamicin)	
	Reduz. Mg^{2+}-Absorption	Diarrhö, Malabsorption mit Steatorrhö	
	Schwitzen	Hitze, körperliche Dauerbelastung	

▫ Tab. 14.6 Ursachen und Folgen von Elektrolytstörungen. Die genannten Krankheitsbilder sind in den Pathophysiologie-Abschnitten der entsprechenden Organe beschrieben (Fortsetzung)

Elektrolytstörung	Störungsmechanismen	Ursachen (Auswahl)	Mögliche Folgen (Auswahl)
Hypermagnesiämie $[Mg^{2+}]_{Pl}$ > 1,0 mmol/l	Erhöhte Mg^{2+}-Zufuhr	Mg^{2+}-haltige Infusion, Mg^{2+}-haltige Laxanzien	Verminderter Muskeltonus, Somnolenz, Bradykardie
	Renale Mg^{2+}-Retention	Niereninsuffizienz (GFR < 30 ml/min)	
Hypophosphatämie $[P_i]_{Pl}$ < 0,8 mmol/l	Erniedrigte Phosphatzufuhr	Diätetisches Defizit (z. B. bei chronischem Alkoholismus), Malabsorption, Vitamin-D-Mangel, chron. Diarrhö, Einnahme von Aluminiumhydroxid-haltigen Antazida	ATP- bzw. Energiemangel, Knochen-Demineralisation, Muskelschwäche und -schmerzen, Herzinsuffizienz, zentralnervöse Störungen (z. B. Verwirrtheit, Krämpfe, Koma)
	Renale Phosphatverluste	Prim. Hyperparathyreoidismus, proximal-tubuläre Transportdefekte, forcierte osmot. Diurese	
	Gesteigerte zelluläre Phosphataufnahme	Insulintherapie, Glucose-Infusion, schwere Alkalose	
Hyperphosphatämie $[P_i]_{Pl}$ > 1,5 mmol/l	Erhöhte Phosphatzufuhr	Exzessive diätet. Phosphatzufuhr, Niereninsuffizienz, Vitamin-D-Überdosierung	Ablagerung von $CaHPO_4$ in Gelenken und Geweben, Urolithiasis, Hypocalcämie, Tetanie
	Gestörte renale Phosphatexkretion	Niereninsuffizienz, Hypoparathyreoidismus	
	Mobilisation aus Knochen	Sek. Hyperparathyreoidismus	
	Zelluläre Phosphatverluste	Akute metabol. Azidose, Hämolyse, Rhabdomyolyse	
Hypochloridämie $[Cl^-]_{Pl}$ < 95 mmol/l	Hyponatriämie (s. o.)	Störungen der Na^+-Homöostase	Muskelschwäche, Durst, Benommenheit
	Enterale Chloridverluste	Magensaftverlust (Magendrainage, Magensaft-Erbrechen), Chloriddiarrhö	
	Renale Chloridverluste	Diuretikatherapie (z. B. mit Schleifendiuretika), Bartter-Syndrom	
Hyperchloridämie $[Cl^-]_{Pl}$ > 110 mmol/l	Hypernatriämie (s. o.)	Störungen der Na^+-Homöostase	Abnahme der Nierendurchblutung und der GFR, Blutdruckanstieg
	Enterale Ursachen	Diarrhö mit Bicarbonatverlusten	
	Renale Ursachen	Renal-tubuläre Azidosen, Niereninsuffizienz, Therapie mit Carboanhydra(ta)se-Hemmern, Diabetes insipidus	

kaliämie (K^+ < 3,5 mmol/l) und deren klinische Folgen bei K^+-Konzentrationen < 3,0 mmol/l, die vor allem durch eine Störung des transmembranären Kaliumgradienten bedingt sind, gehen wiederum aus ▫ Tab. 14.6 hervor. Am Herzen können durch die Hypokaliämie Extrasystolen ausgelöst werden (▸ Kap. 8.2.4).

Hyperkaliämie. Eine Hyperkaliämie (> 5,5 mmol/l) kann durch vermehrte K^+-Zufuhr, renale K^+-Retention oder K^+-Austritt aus den Zellen ins Interstitium (z. B. bei extrazellulärer Azidose oder massivem Zellzerfall sowie durch Glucagon und α-Sympathomimetika) verursacht werden. Die Folge ist eine teilweise Depolarisation erregbarer Membranen sowie – unabhängig davon – eine Zunahme der K^+-Leitfähigkeit. Bei einer mäßigen Hyperkaliämie (5,5–8 mmol/l) kommt es zu einer Steigerung der Erregbarkeit und der Erregungsleitungsgeschwindigkeit. Am Herzen entsprechen die Symptome bei diesen K^+-Konzentrationen interessanterweise weitgehend denen einer Hypokaliämie (s. o.). Steigt jedoch die extrazelluläre K^+-Konzentration über 8 mmol/l, werden die Zellmembranen der Kardiomyozyten so stark depolarisiert, dass es zu einem Herzstillstand kommen kann (▸ Kap. 8.2.4).

Hypocalcämie. Eine verminderte Ca^{2+}-Zufuhr, insbesondere bei erhöhtem Bedarf, kann ebenso zu einer Hypocalcämie führen wie eine verminderte enterale Ca^{2+}-Absorption und Übertritt von Ca^{2+} ins Gewebe bei Verkalkungsprozessen. Die wichtigste Folge einer Hypocalcämie ist eine vor allem durch eine Zunahme der Na^{+}-Leitfähigkeit im Nervensystem bedingte **gesteigerte Erregbarkeit** des **Nervensystems**, die zum Krankheitsbild der **Tetanie** (▸Kap. 16.4.3) führt, das durch tonische Muskelkrämpfe, Parästhesien und Spasmen der glatten Muskulatur gekennzeichnet ist. Da für die Tetanie eine Abnahme der freien Ca^{2+}-Ionen maßgebend ist, treten diese Symptome auch bei Normocalcämie auf, wenn die Konzentration an freiem Ca^{2+} im Plasma durch Komplexbildung oder vermehrte Proteinbindung (z. B. bei Alkalose) vermindert ist (s. ◘ Tab. 14.6).

Hypercalcämie. Eine Hypercalcämie kommt bei renaler Ca^{2+}-Retention, gesteigerter enteraler Ca^{2+}-Absorption, vor allem aber bei vermehrter Ca^{2+}-Freisetzung aus dem Knochen (Demineralisation, Osteolyse) vor. Letztere kann nicht nur durch Hyperparathyreoidismus (▸Kap. 16.4.3) und Immobilisation, sondern auch durch bösartige Tumoren verursacht werden, die parathormonähnliche, osteolytische Substanzen freisetzen. So kommt es bei Bronchial-, Mamma- und Nierenkarzinomen sowie bei Leukämien, Lymphomen und beim Plasmozytom häufig zu einer **Tumorhypercalcämie**.

Hypo- und Hypermagnesiämie. Eine Hypomagnesiämie tritt auf bei renalen und enteralen Mg^{2+}-Verlusten, bei starkem, lang andauerndem Schwitzen sowie bei Mg^{2+}-Verteilungsstörungen zwischen Plasma und Fettgewebe. Eine Hypermagnesiämie kann Folge einer erhöhten enteralen bzw. parenteralen Mg^{2+}-Zufuhr oder einer renalen Mg^{2+}-Retention sein. Die jeweiligen Ursachen und Folgen sind wieder in ◘ Tab. 14.6 angegeben.

Hypo- und Hyperphosphatämie. Eine Hypophosphatämie kommt u. a. bei Mangelernährung, Alkoholabusus, Vitamin-D-Mangel, chronischer Diarrhö, primärem Hyperparathyreoidismus, Einnahme Aluminiumhydroxid-haltiger Antazida, Insulinbehandlung und schwerer respiratorischer Alkalose infolge Hyperventilation vor.

Die häufigste Ursache einer Hyperphosphatämie ist das akute oder chronische Nierenversagen. Auch massive Gewebezerfälle (z. B. bei einem schweren Trauma), ausgeprägte Azidosen, Hypoparathyreoidismus (▸Kap. 16.4.3) oder übermäßige Phosphatzufuhr können zur Hyperphosphatämie führen. Die Symptome der akuten Form entsprechen weitgehend denen einer Hypocalcämie.

Hypo- und Hyperchloridämie. Die häufigste Störung des Cl^{-}-Haushalts ist die hypochlorämische Alkalose, die durch den Verlust von saurem Magensaft (z. B. durch Erbrechen oder Gastroenteritis) bedingt ist. Eine Hyperchloridämie findet man andererseits bei nichtrespiratorischen Azidosen (s. u.).

In Kürze

- Eine negative Wasserbilanz führt zur **Dehydratation**, eine positive Wasserbilanz zur **Hyperhydratation**. Der jeweiligen osmotischen Konzentration entsprechend werden hyper-, hypo- und isoosmolare Hydratationsstörungen unterschieden.
- Eine **hyperosmolare Dehydratation** ist die Folge eines Wassermangels, eine **hypoosmolare Dehydratation** beruht auf einem Na^{+}-Mangel.
- Eine **hyperosmolare Hyperhydratation** wird durch einen Na^{+}-, eine **hypoosmolare Hyperhydratation** durch einen Wasserüberschuss verursacht.
- Bei einem mit Na^{+}-Verlust verbundenen Wasserverlust kommt es zu **isoosmolarer Dehydratation**, bei gleichzeitigem Na^{+}- und Wasserüberschuss zu einer **isoosmolaren Hyperhydratation**.
- Eine **Hyponatriämie** kann infolge unzureichender Na^{+}-Aufnahme, gesteigerter Na^{+}-Ausscheidung, irregulärer Na^{+}-Verteilung im Organismus oder Na^{+}-Verdünnung infolge Zunahme des Extrazellularvolumens auftreten.
- Als Ursache einer **Hypernatriämie** kommen verstärkte Na^{+}-Zufuhr, renale Na^{+}-Retention oder negative Wasserbilanz in Betracht.
- Eine **Hypokaliämie** kann auf einer unzureichenden K^{+}-Zufuhr, einem renalen bzw. enteralen K^{+}-Verlust oder einer erhöhten zellulären K^{+}-Aufnahme in die Zellen (z. B. bei Alkalose) beruhen.
- Eine **Hyperkaliämie** findet man bei einer vermehrten K^{+}-Zufuhr, einer renalen K^{+}-Retention oder einem K^{+}-Austritt aus den Zellen ins Interstitium (z. B. bei Azidose).
- Eine **Hypocalcämie** kommt bei verminderter Ca^{2+}-Zufuhr, eine **Hypercalcämie** bei gesteigerter enteraler Ca^{2+}-Absorption sowie insbesondere bei vermehrter Ca^{2+}-Freisetzung aus dem Knochen (z. B. bei malignen Tumoren) vor.
- Eine **Hypomagnesiämie** wird bei renalen und enteralen Mg^{2+}-Verlusten sowie bei Mg^{2+}-Verteilungsstörungen, eine **Hypermagnesiämie** bei erhöhter enteraler oder parenteraler Mg^{2+}-Zufuhr sowie renaler Mg^{2+}-Retention beobachtet.

- Die häufigste **Störung** des **Chloridhaushalts** ist die durch den Verlust von saurem Magensaft (z. B. infolge Erbrechens) bedingte hypochlorämische Alkalose.

14.6 Säure-Basen-Haushalt

14.6.1 Grundlagen

Säuren und Basen. Nach der Definition von Brønsted und Lowry sind Säuren Substanzen, die in Lösungen Wasserstoffionen abgeben (Protonen-Donatoren), und Basen Substanzen, die Wasserstoffionen binden (Protonen-Akzeptoren). Danach ist in der Dissoziationsreaktion

$$HA \leftrightharpoons H^+ + A^-$$

Gleichung 14.2

HA eine Säure (Reaktionsablauf von links nach rechts). Unter geeigneten Bedingungen kann aber auch das Anion A^- Wasserstoffionen binden, d. h. die Reaktion in entgegengesetzter Richtung ablaufen. In diesem Fall wäre A^- definitionsgemäß eine Base. Sie wird dann als **korrespondierende Base** bezeichnet. Zwischen Dissoziation und Assoziation besteht ein Gleichgewicht, das dem Massenwirkungsgesetz folgt. Bei einer starken Säure, z. B. bei HCl, ist dieses Gleichgewicht sehr stark auf die rechte Seite der ○ Gleichung 14.2 verlagert, bei einer schwachen Säure hingegen kann nach Maßgabe der Gleichgewichtskonstanten eine unvollständige Dissoziation vorliegen. Daher haben schwache Säuren unter bestimmten Bedingungen eine Pufferwirkung (▸ Kap. 14.6.2).

Flüchtige und nicht-flüchtige Säuren. Unter den Säuren, die als Endprodukte des Zellstoffwechsels auftreten, steht die Kohlensäure (H_2CO_3) mengenmäßig an erster Stelle. Da CO_2, das flüchtige Anhydrid der Kohlensäure, in gasförmigem Zustand ausgeschieden werden kann, bezeichnet man sie als flüchtige Säure. Daneben entstehen im Zellstoffwechsel Säuren, die mit dem Urin zur Ausscheidung gelangen, z. B. Schwefel-, Phosphor-, Milch- (als Endprodukt des anaeroben Glucoseabbaus), Acetessig- und β-Hydroxybuttersäure (bei entgleistem Diabetes mellitus, ▸ Kap. 16.5.6). Diese werden unter der Bezeichnung nicht-flüchtige oder fixe Säuren zusammengefasst.

pH-Wert des Blutes. Als Maß für die H^+-Konzentration in einer Lösung dient der pH-Wert. Er ist definiert als der negative dekadische Logarithmus der molaren H^+-Konzentration bzw. H^+-Aktivität:

$$pH = -\log [H^+]$$

Gleichung 14.3

Einem pH-Wert von 7, der eine neutrale Reaktion kennzeichnet, entspricht somit eine H^+-Konzentration von $[H^+] = 10^{-7}$ mol/l. Eine saure Lösung ist durch einen pH < 7, eine alkalische Lösung durch einen pH > 7 charakterisiert.

Der pH-Wert des arteriellen Blutes (bei 37 °C) liegt im Bereich zwischen 7,37 und 7,43 mit einem Mittelwert von **7,40**. Diese Angaben beziehen sich genau genommen auf das Blutplasma. Bei der pH-Messung im Blut mit einer Glaselektrode steht diese nur mit dem Plasma in Kontakt, sodass der intraerythrozytäre pH-Wert (ca. 7,2) nicht miterfasst wird. In der Regel ist demnach mit dem Terminus Blut-pH stets der **pH-Wert des Plasmas** gemeint.

Das menschliche Blut weist somit eine schwach alkalische Reaktion auf. Trotz der ständig schwankenden Abgabe saurer Stoffwechselprodukte an das Blut wird dessen pH-Wert sehr genau konstant gehalten. Diese Konstanz ist eine wichtige Voraussetzung für die Aufrechterhaltung eines geregelten Stoffwechselablaufs in den Körperzellen, weil die Aktivität der am Stoffwechsel (v. a. an der Glykolyse) beteiligten Enzyme vom pH-Wert abhängt. Durch pH-Veränderungen unter pathologischen Bedingungen werden die einzelnen Enzyme in wechselndem Maß betroffen, wodurch Störungen im Ablauf der Stoffwechselvorgänge die Folge sein können. Ferner beeinflusst der pH-Wert die Offenwahrscheinlichkeit von Ionenkanälen, die Gefäßweite, die Erregbarkeit von Zellen, die Erregungsleitung im Herzen, die Knochenmineralisation u. a.

An der Regelung des Säure-Basen-Status, d. h. an der Konstanthaltung des Blut-pH, sind mehrere Faktoren beteiligt. Es sind dies die Puffereigenschaften des Blutes und der Gasaustausch in der Lunge sowie die langsamer ablaufenden renalen und hepatischen Regulationsmechanismen.

14.6.2 Zelluläre pH-Regulation

Durch folgende Transportsysteme wird der pH-Wert reguliert:

- Der Na^+/H^+-Antiporter, der quantitativ wichtigste H^+-Exporter, wird durch Ansäuerung des Zytosols stimuliert und durch Alkalose gehemmt.
- Der HCO_3^-/Cl^--Austauscher sowie der $Na^+/3\ HCO_3^-$-Symporter und damit der HCO_3^--Export werden durch Alkalose des Zytosols aktiviert und durch Azidose blockiert.

14.6.3 Puffereigenschaften des Blutes

Physiologische Puffersysteme. Physiologische Puffersysteme bestehen aus einer **schwachen Säure** HA und ihrer **korrespondierenden Base** A^-. Wendet man auf ein solches System, für das die Reaktionsgleichung 14.2 gilt, das Massenwirkungsgesetz an, so ergibt sich:

$$\frac{[H^+][A^-]}{[HA]} = K'$$

Gleichung 14.4

wobei die eckigen Klammersymbole die jeweiligen molaren Konzentrationen bezeichnen. K' ist die **Gleichgewichtskonstante** (Dissoziationskonstante). Erhöht man die Konzentration der H^+-Ionen, dann muss gleichzeitig die Konzentration der nicht-dissoziierten Säure ansteigen, damit die Gleichgewichtsbedingung des Massenwirkungsgesetzes erfüllt bleibt: Die Dissoziation wird zurückgedrängt, die zugesetzten freien H^+-Ionen werden teilweise wieder an das Säureanion gebunden. Die pH-Änderung ist somit geringer als es der H^+-Ionenzufuhr entspricht. Umgekehrt führt eine Senkung der H^+-Ionenkonzentration ebenfalls nur zu einer geringen pH-Wert-Änderung. Eine solche Abschwächung des Effekts einer H^+- oder OH^--Ionenzufuhr wird als **Pufferung** bezeichnet.

Für die quantitative Beurteilung des Puffereffekts ist es zweckmäßig, Gleichung 14.4 nach Umformung zu logarithmieren:

$$-\log[H^+] = -\log K' - \log\frac{[HA]}{[A^-]}$$

Gleichung 14.5

$$pH = pK' + \log\frac{[A^-]}{[HA]}$$
$$\text{oder } pH = pK' + \log\frac{[Base]}{[Säure]}$$

Gleichung 14.6

Diese Form des Massenwirkungsgesetzes für ein Puffersystem wird als **Henderson-Hasselbalch-Gleichung** bezeichnet.

Unter der **Pufferkapazität** eines solchen Systems (schwache Säure plus korrespondierende Base, s. o.) versteht man das Verhältnis der zugeführten Menge an H^+- oder OH^--Ionen zur resultierenden pH-Änderung (Einheit: $mmol \cdot l^{-1} \cdot pH^{-1}$). Diese Pufferkapazität hängt von der Konzentration des Puffers und von der Nähe des jeweiligen pH-Werts zum pK'-Wert des Systems ab. Die größte Pufferungsfähigkeit ist dann gegeben, wenn pH = pK' ist. An diesem Punkt liegen Säure und korrespondierende Base in äquivalenten Konzentrationen vor. Jedes Puffersystem wirkt demnach nur in einem bestimmten pH-Bereich, der sich maximal von pK' –2 bis pK' +2 erstreckt.

Bicarbonatpuffersystem. Unter den Puffersystemen des Blutes (und des interstitiellen Raums) ist das Bicarbonat-(Hydrogencarbonat-)System an erster Stelle zu nennen. In diesem ist H_2CO_3 die (verhältnismäßig schwache) Säure und HCO_3^- ihre korrespondierende Base:

$$CO_2 + H_2O \leftrightharpoons H_2CO_3 \leftrightharpoons H^+ + HCO_3^-$$

Gleichung 14.7

Die Henderson-Hasselbalch-Gleichung lautet in diesem Fall für die Gesamtreaktion, wobei die Säure H_2CO_3 durch ihr Anhydrid CO_2 ersetzt werden kann:

$$pH = pK' + \log\frac{[HCO_3^-]}{[CO_2]}$$

Gleichung 14.8

Anstelle von $[CO_2]$ kann hierin auch der CO_2-Partialdruck P_{CO_2} eingeführt werden:

$$pH = pK' + \log\frac{[HCO_3^-]}{0{,}03 \cdot P_{CO_2}}$$

Gleichung 14.9

Dem Faktor 0,03 ist die Einheit $mmol \cdot l^{-1} \cdot mm\,Hg^{-1}$ zugeordnet, sodass dieser Wert nur gilt, wenn $[HCO_3^-]$ in mmol/l und P_{CO_2} in mm Hg angegeben werden.

Bei der Ionenstärke des Plasmas beträgt der pK'-Wert in diesem Fall 6,1. Es hat also zunächst den Anschein, als ob die Pufferwirkung dieses Systems nicht sehr groß sein könne, da der pK'-Wert verhältnismäßig stark vom pH-Wert des arteriellen Blutes (7,4) abweicht. Trotzdem kommt dem HCO_3^--System eine große Bedeutung zu, da die Wechselwirkung mit der Atmung seine Effektivität erheblich erhöht: Dadurch, dass im arteriellen Blut ein CO_2-Partialdruck von 40 mm Hg (5,3 kPa) aufrechterhalten wird, liegt im arteriellen Plasma eine hohe HCO_3^--Konzentration von 24 mmol/l vor. Der durch die Atmung geregelte CO_2-Partialdruck sorgt also für hohe Konzentrationen der puffernden Reaktionspartner. Außerdem kann durch eine zweckmäßige Anpassung der Atmungsfunktion (P_{CO_2}-Veränderung) und der Nierenfunktion (H^+- bzw. HCO_3^--Veränderung) der pH-Wert zusätzlich stabilisiert werden.

Proteinatpuffersystem. Die Puffereigenschaften der Proteine im Blut werden durch die ionisierbaren Gruppen ihrer Bausteine, der Aminosäuren, bestimmt. Während die endständigen Carboxyl- und Aminogruppen hierbei wegen ihrer ungünstigen pK'-Werte für die Pufferung keine Rolle spielen, kommt den ionisierbaren Seitengruppen, insbesondere dem basischen Imidazolstickstoff des **Histidins**, besondere Bedeutung zu. Zu der Protein-Pufferwirkung tragen sowohl die Plasmaproteine, insbesondere Albumin, als auch das intraerythrozytäre Hämoglobin bei. Der Hauptanteil der

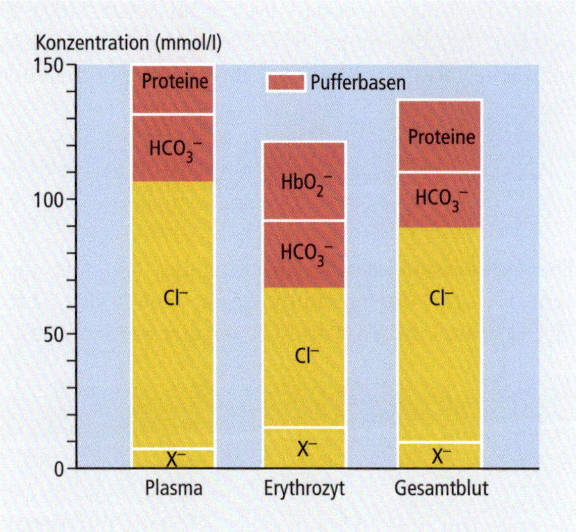

Abb. 14.3 Konzentrationen der Pufferbasen (mmol/l) in Blutplasma, Erythrozyten und Gesamtblut (unter Vernachlässigung von Phosphat). X^- Anionen aller nicht-puffernder starken Säuren außer Cl^-

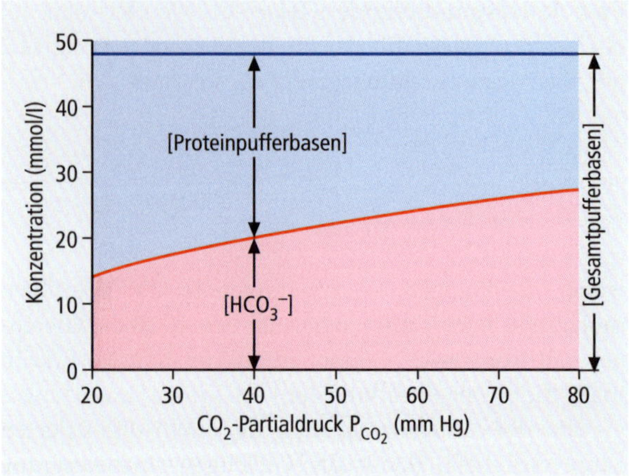

Abb. 14.4 Abhängigkeit der Blutkonzentrationen an Proteinpufferbasen und Bicarbonat vom CO_2-Partialdruck. Die Summe der Pufferbasenkonzentrationen ist konstant und beträgt im arteriellen Blut im Normalfall 48 mmol/l

Pufferkapazität entfällt dabei auf Hämoglobin, weil es in hoher Konzentration vorliegt und sein Histidinanteil relativ hoch ist.

Eine besondere Bedeutung kommt **Hämoglobin** bei der Pufferung im Blut auch deshalb zu, weil es seine Azidität bei der Oxygenation (Sauerstoffaufnahme) und Desoxygenation (Sauerstoffabgabe) ändert. Im physiologischen pH-Bereich weist Oxyhämoglobin eine stärkere Azidität als desoxygeniertes Hämoglobin auf. Dies beruht im Wesentlichen darauf, dass die O_2-Bindung am Eisen die H^+-Bindung an dem benachbart gelegenen Imidazolstickstoff des Histidins beeinflusst. Bei der O_2-Abgabe in den Geweben können aufgrund dieses Effekts H^+-Ionen, die bei der gleichzeitig stattfindenden CO_2-Aufnahme entstehen, zusätzlich abgepuffert werden. Bei der O_2-Aufnahme in der Lunge kommt es dagegen zu einer H^+-Abdissoziation, die den H^+-Verlust infolge der CO_2-Abgabe z. T. ausgleicht.

Phosphatpuffersystem. Ein weiteres Puffersystem des Blutes bilden die anorganischen Phosphate, wobei das primäre Phosphat (**$H_2PO_4^-$**) als Säure und das sekundäre Phosphat (**HPO_4^{2-}**) als korrespondierende Base wirken. Obwohl der pK'-Wert dieses Systems mit pK' = 6,8 relativ günstig liegt, bleibt der Puffereffekt ziemlich gering (ca. 2 % der Gesamtpufferkapazität des Blutes), da die Phosphatkonzentration im Blut verhältnismäßig niedrig ist.

Gesamtpufferbasen. Die Puffereigenschaften des Blutes werden durch die Gesamtheit der pufferwirksamen Gruppen, d. h. – wie erwähnt – im Wesentlichen durch Bicarbonat und Proteinate, bestimmt. Ihre Summe bezeichnet man als Gesamtpufferbasen oder auch kurz als Pufferbasen. (Unter der Bezeichnung Proteinate werden die Salze sämtlicher Aminosäuren zusammengefasst).

In Abb. 14.3 sind die arteriellen Anionenkonzentrationen für das Blutplasma, die Erythrozyten und das Gesamtblut in Form von Säulendiagrammen dargestellt. Dabei sind die rot markierten Pufferbasen (Proteinate und HCO_3^-) über den Anionen der starken Säuren (Cl^- und X^- = SO_4^{2-} + organische Anionen) angeordnet. Bei den Proteinat-Werten handelt es sich um Äquivalentkonzentrationen, weil diese den Puffereffekt bestimmen. Die Zusammenstellung zeigt, dass innerhalb der Pufferbasen im Plasma die HCO_3^--Ionen, im Erythrozyten dagegen die protonenbindenden Hämoglobingruppen überwiegen. Im Gesamtblut steht etwa ⅓ aller Anionen für die Pufferung zur Verfügung.

Die **Konzentration** der **Pufferbasen** im arteriellen Blut beträgt etwa **48 mmol/l**. Hiervon entfallen ca. 20 mmol/l auf die Bicarbonat- und etwa 28 mmol/l auf die Proteinat-Konzentration. Es ist nun von besonderer Bedeutung, dass sich die Gesamtkonzentration der Pufferbasen bei Variation des CO_2-Partialdrucks nicht verändert (Abb. 14.4). Dies zeigt folgende Überlegung: Steigt der CO_2-Partialdruck, bilden sich äquivalente Mengen von H^+ und HCO_3^-. Die entstandenen Protonen werden jedoch fast vollständig von Proteinen abgefangen. D. h., dass in gleichem Maß, wie die Bicarbonatkonzentration zunimmt, die Konzentration an nichtprotonierten, d. h. pufferwirksamen Proteinen reduziert wird. Die P_{CO_2}-Unabhängigkeit der Konzentration der Gesamtpufferbasen macht diese Größe zu einem geeigneten Maß für diejenigen Veränderungen des Säure-Basen-Status, die durch Zu- oder Abnahme von nichtflüchtigen Säuren im Blut hervorgerufen werden.

Abweichungen vom Wert der Normalpufferbasen (48 mmol/l) bezeichnet man als **Basenüberschuss** BE (Base Excess). Nach dieser Definition ist dem arteriellen Blut des Gesunden ein BE-Wert von Null zuzuordnen. Ein pathologischer Anstieg der Pufferbasenkonzentration wird durch einen positiven BE-Wert, eine Abnahme durch einen negativen BE-Wert charakterisiert. Im letztgenannten Falle ist anstelle der widersprüchlichen Bezeichnung „negativer Basenüberschuss" der Begriff **Basendefizit** vorzuziehen.

14.6.4 Respiratorische, renale und hepatische pH-Regulation

Neben der Pufferfunktion des Blutes sind die Atmung, die Nierenfunktion und der Leberstoffwechsel an der Regulation des Säure-Basen-Gleichgewichts maßgeblich beteiligt. Durch Anpassung der respiratorischen CO_2-Abgabe, der renalen H^+-Sekretion und HCO_3^--Resorption sowie der hepatischen HCO_3^--Freisetzung und NH_4^+-Elimination wird der pH-Wert des Blutplasmas und damit der pH-Wert der Extrazellularflüssigkeit weitgehend konstant gehalten.

Atmung. Das als Endprodukt des oxidativen Stoffwechsels anfallende CO_2 (etwa 10 mmol/min oder 14–15 mol/Tag in körperlicher Ruhe) wird durch die Atmung laufend aus dem Blut eliminiert. Die Atmung sorgt somit dafür, dass durch die Abgabe des flüchtigen Anhydrids der Kohlensäure eine Säurebelastung des Organismus vermieden wird. Kommt es im Blut zu einer Anhäufung von Säuren, reagiert die Atmung sofort durch Steigerung der Ventilation (Hyperventilation, ▸Kap. 10.11.4). CO_2-Moleküle, die aus der Reaktion $HCO_3^- + H^+ \rightarrow H_2CO_3 \rightarrow H_2O + CO_2$ stammen, werden in verstärktem Maß abgeatmet, und der pH-Wert kehrt wieder zur Norm zurück.

Bei einer Basenzunahme wird dagegen die Ventilation eingeschränkt (Hypoventilation, ▸Kap. 10.11.4); der CO_2-Partialdruck und damit die H^+-Ionenkonzentration steigen an, sodass die ursprüngliche pH-Erhöhung zumindest teilweise rückgängig gemacht (kompensiert) wird. Diese wichtigen, der Aufrechterhaltung der Homöostase dienenden Anpassungsreaktionen machen es verständlich, dass Lungenfunktionsstörungen bereits in wenigen Minuten zu Abweichungen im Säure-Basen-Haushalt führen.

Leberstoffwechsel. Beim oxidativen Abbau von Aminosäuren fallen CO_2 und NH_3 an, die normalerweise bei der **Harnstoffsynthese** (▸Kap. 1.3.5) in den periportalen (um die Pfortader gelegenen) Hepatozyten (Leberzellen) vollständig verbraucht werden. Ist dieser Verbrauch jedoch unvollständig, gelangt das aus NH_3 durch Protonierung entstandene NH_4^+ in die perivenösen (um die Venen lokalisierten) Azinuszellen und wird hier über die **Glutaminsynthese** eliminiert und damit entgiftet. Die aus dem Pfortaderblut aufgenommenen NH_4^+-Ionen werden dann zu ca. 70 % durch die Harnstoff- und zu ca. 30 % durch die Glutaminsynthese entfernt. Das Reaktionsprodukt Glutamin gelangt auf dem Blutweg in die Nieren und dient hier der tubulären H^+-Sekretion (▸Kap. 13.4.8). Eine weitere Möglichkeit der H^+-Elimination ist der oxidative Abbau von Milch-, Essig- und Citronensäure. Etwa 1 mol H^+/Tag wird durch die Leber entfernt. Bei Funktionsstörungen der Leber kommt es dementsprechend in wenigen Stunden zu Veränderungen im Säure-Basen-Haushalt.

Nierenfunktion. Neben der Kohlensäure werden in den Stoffwechselprozessen, wie beschrieben, auch nicht-flüchtige Säuren, in erster Linie Milch- und Schwefelsäure, gebildet. Da diese Säurebildung die Basenaufnahme übersteigt, muss eine Ausscheidung der überzähligen H^+-Ionen (etwa 60–80 mmol/Tag) durch die Nieren erfolgen. Der überwiegende Teil der in das Tubuluslumen sezernierten Protonen gelangt dabei, wie bereits in ▸Kap. 13.4.8 beschrieben, nach Bindung an NH_3 und HPO_4^{2-} in Form von NH_4^+ und $H_2PO_4^-$, ein kleiner Teil in freier Form in den Endharn, während gleichzeitig HCO_3^- resorbiert wird. Sowohl die H^+-Ausscheidung als auch die HCO_3^--Resorption können – der jeweiligen Stoffwechsellage entsprechend – in weiten Grenzen (maximale H^+-Sekretionsrate 1 mol/Tag) variiert werden, sodass die Nieren in der Lage sind, Störungen des Säure-Basen-Gleichgewichts nach einer gewissen Anpassungszeit zu kompensieren.

Funktionsstörungen der Niere rufen erst nach einigen Tagen Abweichungen im Säure-Basen-Haushalt hervor.

14.6.5 Störungen des Säure-Basen-Gleichgewichts

Azidosen und Alkalosen. Kommt es unter pathologischen Bedingungen zu einer starken Anhäufung von Säuren oder Basen im Blut und sind die geschilderten Regelsysteme dadurch nicht mehr in der Lage, den pH-Wert des Blutes konstant zu halten, unterscheidet man je nach Richtung der pH-Verlagerung zwei Störungen des Säure-Basen-Gleichgewichts: **Azidosen** bei Senkung des pH-Werts im arteriellen Blut $<7{,}35$), **Alkalosen** bei Erhöhung des pH-Werts $>7{,}45$. Solche Veränderungen sind mit dem Leben nur dann vereinbar, wenn längerfristig bei Säurebelastung ein pH-Wert von 6,8 nicht unterschritten und bei Basenbelastung ein pH-Wert von 7,7 nicht überschritten wird.

Bei jeder dieser Störungen hat man außerdem nach der Genese der pH-Änderung zwei Formen zu unterscheiden: Eine Lungenfunktionsstörung bzw. Hypoventilation kann zu einem Anstieg des CO_2-Partialdrucks im Blut, eine alveoläre Hyperventilation zu einer Sen-

Tab. 14.7 Ursachen von Säure-Basen-Störungen (Auswahl)

Säure-Basen-Störung	Wird verursacht durch	Bei
Metabolische Azidosen		
Lact(at)azidose	Gewebehypoxie	Arterieller Hypoxie, HZV-Abnahme (Schock), peripherer Durchblutungsstörung, Anämie
	Stoffwechselstörung	Diabetes mellitus, lactatproduzierenden Tumoren, Cyanidvergiftung
Ketoazidose	Bildung von Ketonkörpern	Diabetes mellitus, Hungerzuständen
Intoxikationsazidose	Säurezufuhr	Hochdosierter Gabe von Acetylsalicylsäure
Andere Azidosen und Alkalosen		
Renale Azidose	Protonenretention	Akutem Nierenversagen, akuter Glomerulonephritis, chronischer Niereninsuffizienz, Verlegung der Harnabflusswege, Tubulopathien, Hypoaldosteronismus
Intestinale Azidose	Bicarbonatverlust	Diarrhö
Respiratorische Azidose	CO_2-Retention	Alveolärer Hypoventilation (Verlegung der Atemwege, Lähmung der Atmungsmuskulatur, Atemwegsobstruktion), schweren Gasaustauschstörungen, Rechts-links-Shunt
Dilutionsazidose	HCO_3^--Abnahme	Blutverdünnung durch HCO_3^--freie Infusionslösungen
Transfusionsazidose	Zufuhr von Protonen	Milchsäurebildung in gelagertem Blut
Gastrointestinale Alkalose	HCl-Verlust	Magensafterbrechen, Chloriddiarrhö
Renale Alkalose	Protonenverlust	Hyperaldosteronismus, ACTH-produzierenden Tumoren, chronischem Diuretikagebrauch
Respiratorische Alkalose	CO_2-Verlust	Alveolärer Hyperventilation

kung des CO_2-Partialdrucks führen. In diesen Fällen ist die gestörte Atmung die Ursache für die pH-Änderung im Blut. Man spricht daher von einer **respiratorischen Azidose** bzw. **Alkalose**.

Andererseits können sich bei Stoffwechselstörungen (z. B. bei Diabetes mellitus) oder bei Lactazidose die nicht-flüchtigen Säuren im Blut anhäufen bzw. bei Basenzufuhr oder HCl-Verlusten (z. B. durch Magensafterbrechen) verringern. Diese Zustände kennzeichnet man als **metabolische Azidose** bzw. **Alkalose**. Da auch Nierenfunktions- und Magen-Darmfunktionsstörungen zu pH-Veränderungen führen können, fasst man die renal, intestinal und metabolisch bedingten Störungen unter der Bezeichnung **nicht-respiratorische Azidose** bzw. **Alkalose** zusammen (Tab. 14.7).

Diagnostische Kriterien. Eine Differenzierung zwischen respiratorischen und nicht-respiratorischen Störungen des Säure-Basen-Gleichgewichts ist über den CO_2-Partialdruck (P_{CO_2}) und den Basenüberschuss (BE) möglich. Kennzeichen einer **respiratorischen Störung** ist ein erhöhter oder erniedrigter P_{CO_2} bei einer primär unveränderten Pufferbasenkonzentration (BE = 0). Die **nicht-respiratorische Störung** ist dagegen dadurch charakterisiert, dass zunächst ein normaler P_{CO_2} vorliegt, während der BE-Wert von der Norm abweicht. Bei einer Zunahme der nicht-flüchtigen Säuren im Blut werden nämlich in verstärktem Maß die Pufferbasen beansprucht (BE = negativ). Umgekehrt führt eine Verminderung der Konzentration nicht-flüchtiger Säuren zu einem Anstieg der Pufferbasenkonzentration (BE = positiv).

Schematisch sind diese Unterscheidungsmerkmale in Abb. 14.5 dargestellt. In diesem Diagramm mit dem Basenüberschuss auf der Ordinate und dem pH-Wert auf der Abszisse sind die Kurven gleichen CO_2-Partialdrucks eingetragen. Ferner sind die Referenzbereiche für den pH-Wert, den Basenüberschuss BE und den CO_2-Partialdruck P_{CO_2} durch rote Linien eingegrenzt. In dieser Darstellung kennzeichnen also alle Punkte, die links von dem senkrechten gelben Band liegen, eine Azidose und die Punkte rechts davon eine Alkalose. Innerhalb der hellroten BE- und P_{CO_2}-Bänder sind die Bezeichnungen für die oben definierten Säure-Basen-

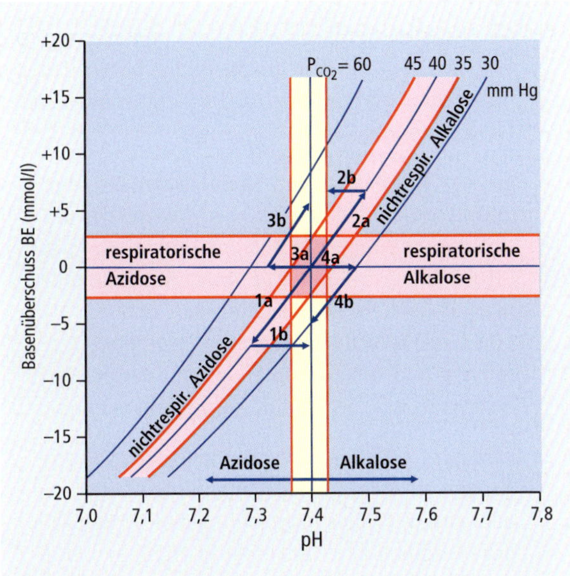

Abb. 14.5 Definitionen der primären Säure-Basen-Störungen und Möglichkeiten ihrer Kompensation. Die Normbereiche für den Basenüberschuss **BE**, den pH-Wert und den CO_2-Partialdruck P_{CO_2} sind durch rote Linien abgegrenzt. Rot-violettes Feld: Bereich des physiologischen Säure-Basen-Status, Pfeilbezeichnungen, **a** primäre Säure-Basen-Störungen, Pfeilbezeichnungen **b** sekundäre Kompensationen

Störungen angegeben. Messwertpaare, die zu einem Punkt in diesen vier Bereichen gehören, führen somit zu einer Diagnose, aus der die Richtung und die Entstehung der Störung hervorgeht.

Bei einer **primär nicht-respiratorischen Azidose** (Pfeil 1a) ist durch die Anhäufung nicht-flüchtiger Säuren im Blut die Pufferbasenkonzentration herabgesetzt und der pH-Wert zunächst gesenkt (Tab. 14.8). Die pH-Senkung wirkt ihrerseits als Atmungsantrieb, sodass infolge der Hyperventilation der CO_2-Partialdruck abnimmt (Pfeil 1b). Sofern diese Verlagerung bis in den pH-Referenzbereich hineinführt, kann man von einer vollständig kompensierten, primär nicht-respiratorischen Azidose sprechen. Reicht der P_{CO_2}-Abfall jedoch nicht aus, um den normalen pH-Wert einzustellen, wird der Säure-Basen-Status als teilweise oder unvollständig kompensierte, nicht-respiratorische Azidose gekennzeichnet.

Bei einer **primär nicht-respiratorischen Alkalose** (Pfeil 2a) wird der pH-Wert durch einen P_{CO_2}-Anstieg infolge Hypoventilation (teil-)kompensiert (Pfeil 2b). Da jedoch die Ventilationsgröße wegen der notwendigen Sauerstoffaufnahme nur begrenzt herabgesetzt werden kann, ist diese Kompensation meist unvollständig.

Bei einer **primär respiratorischen Azidose** (Pfeil 3a), z. B. als Folge einer Lungenfunktionsstörung, ist der CO_2-Partialdruck erhöht. Hier greifen nun mit einer gewissen Latenz die Basensparmechanismen der

Tab. 14.8 Veränderungen der diagnostischen Parameter bei Säure-Basen-Störungen

	pH	[PB], [BE]	P_{CO_2}	$[HCO_3^-]_a$
Nicht-respiratorische Azidose	↓	↓	↓	↓
Nicht-respiratorische Alkalose	↑	↑	↑	↑
Respiratorische Azidose	↓	↑	↑	↑
Respiratorische Alkalose	↑	↓	↓	↓

[PB] Pufferbasenkonzentration, [BE] Basenüberschuss, $[HCO_3^-]_a$ aktuelle Bicarbonatkonzentration, **rote Pfeile:** Richtung der primären Veränderungen, **grüne Pfeile:** Richtung der sekundären Kompensationen, ↑ Zunahme, ↓ Abnahme

Niere kompensierend ein. Die Pufferbasenkonzentration des Blutes steigt an, und der pH-Wert wird in den Referenzbereich zurückgeführt (Pfeil 3b).

Ganz entsprechend nimmt bei einer **primär respiratorischen Alkalose** (Pfeil 4a), die durch einen niedrigen CO_2-Partialdruck gekennzeichnet ist, die Pufferbasenkonzentration ab (Pfeil 4b). Der pH-Wert wird dabei wieder in Richtung auf den Normalbereich verlagert.

Kompensation primärer Säure-Basen-Störungen. Die bisher betrachteten Störungen des Säure-Basen-Gleichgewichts stellen in der Regel lediglich primäre Veränderungen dar, die entweder sofort oder mit einer gewissen Verzögerung kompensiert werden können. Der primär zur sauren oder alkalischen Seite verlagerte pH-Wert wird durch das Eingreifen von Kompensationsmechanismen wieder in den Normbereich zurückgeführt oder zumindest diesem angenähert. Die in diesem Sinne wirkenden Mechanismen wurden bereits beschrieben. Eine primär nicht-respiratorische Störung kann durch eine entsprechende Veränderung der alveolären Ventilation kompensiert werden. Liegt dagegen eine primär respiratorische Störung vor, dann können die Nieren durch Veränderung der HCO_3^--Resorption bzw. H^+-Sekretion eine Kompensation bewirken.

14.6.6 Analyse des Säure-Basen-Status

Diagnostische Parameter. Bei klinischen Untersuchungen werden routinemäßig neben dem pH-Wert auch die Werte für den CO_2-Partialdruck und den Basenüberschuss gemessen, da es erst durch deren gemeinsame Beurteilung möglich ist, eine Säure-Basen-Störung exakt zu erfassen und damit auch eine erforderliche Therapie korrekt durchzuführen.

- Der (gemessene) **pH-Wert** zeigt zwar an, ob die H^+-Ionenkonzentration des arteriellen Blutes im Referenzbereich (pH = 7,35–7,45) liegt oder nach der sauren bzw. alkalischen Seite verschoben ist, doch kann es sich bei einem normalen pH-Wert auch um einen Zustand einer kompensierten primären Azidose oder Alkalose handeln.

- Ein erhöhter oder erniedrigter **CO_2-Partialdruck** im arteriellen Blut ermöglicht die Entscheidung, ob eine Störung respiratorisch bedingt ist (Referenzbereich: P_{CO_2} = 35–45 mm Hg).
- Der Wert für den **Basenüberschuss** (BE) lässt erkennen, ob eine primär nicht-respiratorische Störung des Säure-Basen-Gleichgewichts vorliegt. Die Anhäufung oder Abnahme nicht-flüchtiger Säuren im Blut wirken sich unmittelbar auf den BE-Wert aus (Referenzbereich: BE = –2,5 bis +2,5 mmol/l).
- Als weitere Größe für die Kennzeichnung einer nicht-respiratorischen Störung wird manchmal auch der sog. **Standard-Bicarbonatwert** verwendet. Darunter versteht man die HCO_3^--Konzentration des Blutplasmas, die man erhält, wenn im Blut bei 37 °C ein CO_2-Partialdruck von 40 mm Hg eingestellt und das Hämoglobin vollständig mit Sauerstoff gesättigt wurde (Referenzwert: 24 ± 2,4 mmol/l).

In Kürze

- Zu den im Körper vorkommenden sog. **flüchtigen Säuren** gehört insbesondere die Kohlensäure, deren flüchtiges Anhydrid, das CO_2, als Gas ausgeschieden wird. Zu den **nicht-flüchtigen Säuren** zählen u. a. Schwefel-, Phosphor- und Milchsäure.
- Der normale **pH-Wert** des **arteriellen Blutes** liegt in einem Bereich zwischen 7,35 und 7,45 mit einem Mittelwert von 7,40.
- **Physiologische Puffersysteme** sind das Bicarbonat-, Proteinat- und Phosphatpuffer-System.
- Als **Gesamtpufferbasen** wird die Summe der pufferwirksamen Substanzen des Blutes bezeichnet. Ihre Konzentration beträgt im arteriellen Blut etwa 48 mmol/l.
- An der **Regulation** des **Säure-Basen-Gleichgewichts** sind neben den Puffersubstanzen des Blutes die Atmung, die Nierenfunktion und der Leberstoffwechsel beteiligt. Durch Anpassung der respiratorischen CO_2-Abgabe, der renalen H^+-Sekretion sowie der hepatischen Bicarbonat-Freisetzung und NH_4^+-Elimination wird der pH-Wert im Organismus weitgehend konstant gehalten.
- Kommt es allerdings unter pathologischen Bedingungen zu einer starken Anhäufung von Säuren oder Basen, ist dies nicht mehr möglich. Eine **Azidose** ist durch eine Senkung des arteriellen Blut-pH-Werts unter 7,35, eine **Alkalose** durch einen pH-Anstieg auf über 7,4 gekennzeichnet.
- Ist eine gestörte Atmung die Ursache für die pH-Änderung, spricht man von einer **respiratorischen Azidose** bzw. **Alkalose.** pH-Veränderungen infolge renaler, intestinaler oder metabolischer Störungen werden unter der Bezeichnung **nicht-respiratorische Azidose** bzw. **Alkalose** zusammengefasst.
- Eine **Kompensation** von **Säure-Basen-Störungen** kann bei primär nicht-respiratorischen Störungen durch Veränderung der alveolären Ventilation, bei primär respiratorischen Störungen durch veränderte Bicarbonat- oder H^+-Sekretion erfolgen.

15 Energie- und Wärmehaushalt, Arbeitsphysiologie

15.1 Energiehaushalt

15.1.1 Energieumsatz der Zellen

Energieumwandlung im Organismus. Zur Aufrechterhaltung der Körperfunktionen und der Körperstruktur ist eine ständige Energiezufuhr in Form von Nährstoffen erforderlich. Allerdings kann die beim Abbau der Nährstoffe anfallende Energie nur teilweise in Arbeit umgesetzt werden, da ein Teil zwangsläufig, dem 2. Hauptsatz der Thermodynamik entsprechend, als Wärme frei wird. Stoffwechselenergie dient darüber hinaus zur Biosynthese von Enzymen, Hormonen und zellulären Strukturelementen sowie zur Anlage von Nährstoffdepots.

Das Verhältnis der für körperliche Leistung verfügbaren Energie zur insgesamt umgesetzten Energie bezeichnet man als **Wirkungsgrad** (η) oder **Nutzeffekt**:

$$\eta = \frac{\text{erbrachte Leistung}}{\text{umgesetzte Energie}}$$

Gleichung 15.1

Der maximale Wirkungsgrad der Skelettmuskulatur liegt bei 30–35 % und erreicht damit den für moderne Verbrennungsmaschinen geltenden Wert. Allerdings vermindert sich der Nutzeffekt beim Einsatz der Muskulatur in vivo, sodass unter günstigen Bedingungen (Radfahren, Steigen, Laufen) allenfalls Wirkungsgrade von 20–25 % erzielt werden.

Energieumsatz und Sauerstoffverbrauch. Die Energieausbeute der Stoffwechselprozesse ist von der Art der umgesetzten Nährstoffe (Kohlenhydrate, Eiweiße, Fette, vgl. ▸Kap. 11) abhängig. Für die vollständige Oxidation der Glucose gilt die Umsatzgleichung:

$$C_6H_{12}O_6 + 6\,O_2 \rightarrow 6\,CO_2 + 6\,H_2O + \Delta G$$

Gleichung 15.2

ΔG, die freie Energie, hat unter physiologischen Bedingungen einen Wert von –2,86 MJ/mol (–683 kcal/mol). Beim oxidativen Abbau von 1 mol Glucose werden 2,86 MJ (683 kcal) freigesetzt und dabei 6 mol = 6 · 22,4 l = 134 l Sauerstoff verbraucht. Den Energiegewinn, bezogen auf 1 Liter O_2-Verbrauch, bezeichnet man als **energetisches (kalorisches) Äquivalent** des **Sauerstoffs**. Dieses beträgt für die Glucoseoxidation nach obiger Rechnung 21,3 kJ/l (5,1 kcal/l) und hat für den Kohlenhydratabbau insgesamt einen ähnlichen Wert. Bei der Oxidation von Eiweißen und Fetten ist das energetische Äquivalent des Sauerstoffs aus stöchiometrischen Gründen dagegen kleiner (▫Tab. 15.1). Auf der Basis dieser Werte kann man aus dem Sauerstoffverbrauch des Organismus auf seinen Energieumsatz schließen (▸Kap. 15.1.1), sofern die Relation zwischen den am Umsatz beteiligten Nährstoffen bekannt ist.

Einen Hinweis auf die Beteiligung der einzelnen Nährstoffgruppen an den Stoffwechselprodukten liefert der **Respiratorische Quotient RQ**:

$$RQ = \frac{CO_2 - \text{Abgabe}}{O_2 - \text{Aufnahme}}$$

Gleichung 15.3

▫ **Tab. 15.1** Respiratorischer Quotient RQ und energetisches (kalorisches) Äquivalent des Sauerstoffs beim Umsatz verschiedener Nährstoffe

Nährstoff	RQ	Energetisches Äquivalent	
		$kcal/l_{O_2}$	kJ/l_{O_2}
Kohlenhydrate	1,0	5,05	21,1
Eiweiße	0,8	4,58	19,2
Fette	0,7	4,69	19,6
Mitteleuropäische Kost	0,82	4,83	20,2

Bei Oxidation der Glucose und anderer Kohlenhydrate ist die gebildete CO_2-Menge gleich der verbrauchten O_2-Menge (Gleichung 15.2), und damit der RQ = 1,0. Bei Eiweißabbau hat der RQ einen Wert von 0,8, bei Fettabbau beträgt er 0,7 (Tab. 15.1). Beispielsweise lautet bei der Verbrennung des Fettes Tripalmitin die Reaktion: $2\ C_{51}H_{98}O_6 + 145\ O_2 \rightarrow 102\ CO_2 + 98\ H_2O$, woraus sich ein RQ von 0,7 ergibt. Wenn man berücksichtigt, dass die mitteleuropäische Kost einen recht konstanten Eiweißanteil mit einem Beitrag von etwa 15 % zum Energieumsatz enthält, so liefert der messbare RQ-Wert eine Aussage über die Kohlenhydrat-Fett-Relation beim Nährstoffumsatz. Unter dieser Bedingung (15 % Energieanteil aus Eiweißumsatz) kann jedem RQ eine eindeutige Nährstoff-Relation und ein definierter Wert für das energetische Äquivalent des Sauerstoffs zugeordnet werden.

Zusatzinformation

Der **RQ-Wert** kann ausnahmsweise auch außerhalb des Bereichs von 0,7–1,0 liegen: Größer als 1 wird er bei Kohlenhydratmast (Synthese von Speicherfett aus Glucose), kleiner als 0,7 bei lang dauernden Hungerzuständen (Umbau von Speicherfett in Glucose) und bei Diabetes mellitus mit Ketoazidose (▸Kap. 1.3.4). Außerdem treten extrem hohe oder niedrige RQ-Werte aus den Atemgasen auf, wenn vorübergehend der Atmungs-RQ (respiratorischer RQ) nicht mit dem Stoffwechsel-RQ (metabolischen RQ) übereinstimmt. So erfolgt z. B. am Beginn einer willkürlichen Hyperventilation (▸Kap. 10.11.5) oder bei Ausbildung einer metabolischen Azidose (▸Kap. 14.6.5) eine stärkere respiratorische CO_2-Abgabe, als es der CO_2-Bildung im Stoffwechsel entspricht, wodurch der Atmungs-RQ kurzzeitig über 1,0 (u. U. über 1,5) ansteigt.

Umsatzgrößen der Zellen. Der Energieumsatz der Zellen hängt nicht nur von ihrem Aktivitätsgrad, sondern auch von dem jeweiligen Substrat- und O_2-Angebot ab. Unter dem Aspekt einer limitierten Energiegewinnung unterscheidet man drei Umsatzgrößen auf zellulärer Ebene:

Als **Tätigkeitsumsatz** bezeichnet man den Energieumsatz der ausreichend versorgten aktiven Zelle, der nach Maßgabe der jeweiligen Zellaktivität in weiten Grenzen variieren kann. Der Energieumsatz arbeitender Muskelzellen steigt z. B. bei Dauerleistungen bis auf das 30-Fache des Ruhewerts an.

Bei einer Mangelversorgung bezeichnet der **Bereitschaftsumsatz** den minimalen Energieumsatz, der noch die volle Funktionsbereitschaft der Zellen gewährleistet. Erregbare Zellen sind z. B. nur funktionsbereit, wenn genügend Energie für die Aufrechterhaltung der Ionengradienten zur Verfügung steht. Die Größe des Bereitschaftsumsatzes ist organspezifisch, für das Gehirn liegt er bei etwa 50 % des Tätigkeitsumsatzes.

Der **Strukturerhaltungsumsatz** stellt schließlich den minimalen Energieumsatz dar, der für die Vermeidung von Strukturschäden auf Dauer erforderlich ist. Für das Gehirn beträgt er 10–15 % des Tätigkeitsumsatzes.

15.1.2 Umsatzgrößen des gesamten Organismus

Grundumsatz. Der Energieumsatz steigt nicht nur bei Muskelarbeit, sondern auch im Anschluss an die Nahrungsaufnahme und bei Änderungen der Umgebungstemperatur, insbesondere bei erniedrigten Temperaturen. Aus diesem Grund hat man folgende Standardisierung für die Bestimmung des Energieumsatzes, der einer zirkadianen Periodik unterliegt, eingeführt: Die Messung muss **morgens** nach 12-stündiger **Nahrungskarenz** („nüchtern") in geistiger und körperlicher **Ruhe** und bei **indifferenter Umgebungstemperatur** (20–25 °C in leichter Bekleidung, ▸Kap. 15.2.2) durchgeführt werden. Der so ermittelte Umsatz wird **Grundumsatz** genannt.

Der Grundumsatz eines Menschen hängt von Größe und Gewicht sowie von Alter und Geschlecht ab. Die Werte für den Sollumsatz des Gesunden als Funktion dieser vier Parameter können aus Tabellen entnommen werden. Zur Orientierung genügt die Angabe, dass der Grundumsatz des erwachsenen Mannes pro kg Körpergewicht und Stunde 4,2 kJ (1 kcal) bzw. 170 kJ/m^2 Körperoberfläche/h beträgt; bei einem Gewicht von 70 kg entspricht das einem Wert von etwa 7,1 MJ/Tag (d. s. ca. 80 Watt bzw. 1,7 Mcal/Tag). Gleichschwere Frauen haben – vermutlich wegen der stärkeren Ausbildung des Fettgewebes – einen um etwa 10 % niedrigeren Grundumsatz. Vielfach werden auch die Grundumsatzwerte auf die Körperoberfläche bezogen, die man aus Größe und Gewicht mithilfe von Tabellen oder Nomogrammen ermitteln kann. Unter Verwendung dieser Bezugsgröße zeigt Abb. 15.1, wie der Grundumsatz (pro m^2 Körperfläche und Stunde) vom Lebensalter und vom Geschlecht abhängt. Bemerkenswert ist die starke Abnahme der oberflächenbezogenen Umsatzwerte bis zum 20. Lebensjahr.

Umsatzbeeinflussende Faktoren. Die Regulation des Gesamtstoffwechsels und damit die des Grundumsatzes erfolgt u. a. durch die **Schilddrüsenhormone** Triiodthyronin (T_3) und Thyroxin (T_4; ▸Kap. 16.3.2). Daher findet man bei Störungen der Schilddrüsenfunktion veränderte Grundumsatzwerte, die früher häufig für die diagnostische Bewertung herangezogen wurden. Bei einer Schilddrüsenüberfunkton (**Hyperthyreose**, ▸Kap. 16.3.4) kann der Grundumsatz bis auf das Doppelte des Sollwerts ansteigen, bei einer Schilddrüsenunterfunktion (**Hypothyreose**) bis um 40 % des Sollwerts abnehmen (Tab. 15.2). Eine umsatzsteigernde Wirkung haben ferner **Adrenalin**, **Cortisol**, **Somatotropin**

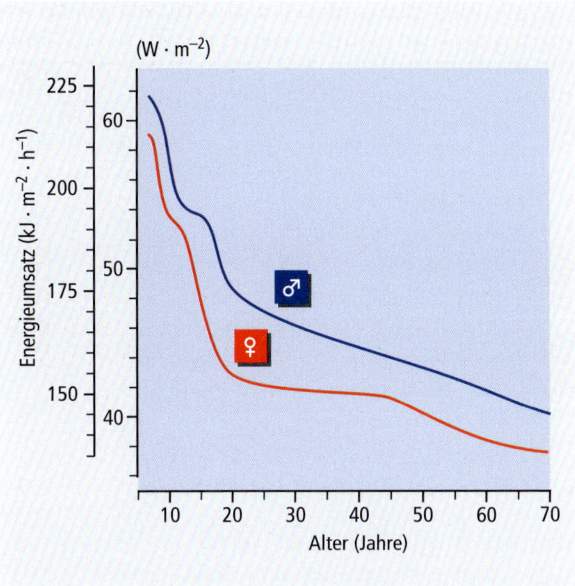

Abb. 15.1 Abhängigkeit des Grundumsatzes (pro m² Körperoberfläche und Stunde) von Lebensalter und Geschlecht

und die **Sexualhormone**. Der Energieumsatz kann weiterhin gesteigert werden durch **Leptin**, ein Proteohormon, das von Fettzellen gebildet wird (▸Kap. 16.9), sowie **Insulin**. Zu einer Reduktion des Energieumsatzes kommt es bei erhöhten Plasmakonzentrationen von **Ghrelin, Neuropeptid Y** und **β-Endorphinen**. Zentren für die Regulation des Energieverbrauchs sind hypothalamische Kerngebiete (z. B. Nucleus arcuatus, ▸Kap. 16.9). Die allgemeine Aktivierung des **Sympathikus** führt zu einer Zunahme, die Aktivierung des **Parasympathikus** zu einer Abnahme der Umsatzgröße. Schließlich kommt es bei verschiedenen Erkrankungen zu einer Grundumsatzsteigerung, z. B. bei **Herzinsuffizienz** sowie **Anämien, Leukämien** und **Tumorerkrankungen**, während eine Senkung des Grundumsatzes z. B. bei **hypovolämischem Kreislaufschock** beobachtet wird. Im **Fieber** nimmt die Umsatzgröße pro Grad Temperaturanstieg um 14 % zu.

Ruheumsatz. Hierunter versteht man den Energieumsatz bei geistiger und körperlicher Ruhe sowie bei mehrstündiger Nahrungskarenz. Er liegt etwa 15 % über dem entsprechenden Grundumsatz. Die einzelnen Organe sind wie folgt am Ruheumsatz beteiligt: Skelettmuskel und Leber je 25 %, Gehirn 18 %, Herz und Nieren je 9 %, restliche Gewebe 14 %.

Arbeitsumsatz. Der Energiebedarf **ohne spezielle körperliche Arbeit** (Freizeitumsatz) beträgt im Mittel für den Mann 9,6 MJ/Tag (2,3 Mcal/Tag) und für die Frau 8,4 MJ/Tag (2,0 Mcal/Tag). Bei Berufstätigkeit erhöht sich der Energiebedarf, wobei die Zunahme von der Schwere der jeweiligen Arbeitsbelastung abhängt. In Tab. 15.3 sind zur Orientierung die Werte für den täglichen Energieumsatz des Mannes in vier Belastungsstufen angegeben, die sich jeweils durch einen zusätzlichen Energiebedarf von 2,5 MJ/Tag (0,6 Mcal/Tag) unterscheiden. Der über den Freizeitumsatz hinausgehende, speziell für die körperliche Arbeit benötigte Energieumsatz wird als **Arbeitsumsatz** (Ruheumsatz + Leistungszuschlag) bezeichnet.

Bei langfristig zu leistender Schwerstarbeit sollte bei Männern eine **Umsatzgrenze** von 20,1 MJ/Tag (4,8 Mcal/Tag) nicht überschritten werden, weil die limitierte Absorptionsleistung des Darms eine Nährstoffaufnahme für einen höheren Energieumsatz in der Regel nicht zulässt. Bei Frauen liegt diese Grenze für den Energieumsatz auf Dauer bei etwa 15,5 MJ/Tag

Tab. 15.2 Physiologische und pathophysiologische Veränderungen des Energieumsatzes (in körperlicher Ruhe)

Parameter	Führt infolge	Zur Umsatz-
Geistige Tätigkeit	Zunahme des Muskeltonus	Steigerung
Schlaf, Narkose	Abnahme des Muskeltonus	Minderung
Emotionale Reaktion (z. B. Angst)	Sympathikusaktivierung, Adrenalinfreisetzung	Steigerung
Abnahme der Umgebungstemperatur T	Der Kälteabwehrmechanismen (▸Kap. 15.2.2)	Steigerung (um 40 % bei T = 20 °C → 0 °C)
Fieber	Stoffwechselsteigerung	Steigerung (um 14 % pro °C Temperaturanstieg)
Hyperthyreose	Anstieg der T_3- und T_4-Konzentration	Steigerung (bis um 100 %)
Hypothyreose	Abnahme der T_3- und T_4-Konzentration	Minderung (bis um 40 %)
Hypovolämischer Schock (▸Kap. 9.9.9)	peripherer O_2-Mangelversorgung	Minderung

Tab. 15.3 Mittlere Werte des (Gesamt-)Energieumsatzes und des Arbeitsumsatzes unter typischen Bedingungen für Männer

Parameter	Energieumsatz		Arbeitsumsatz	
	MJ/Tag	Mcal/Tag	MJ/Tag	Mcal/Tag
Grundumsatz	7,1	1,7	–	–
Ruheumsatz	8,4	2,0	–	–
Freizeitumsatz	9,6	2,3	–	–
Leichte Arbeit	10,1–12,5	2,4–2,9	0,4–2,8	0,1–0,6
Mittelschwere Arbeit	12,6–15,0	3,0–3,5	2,9–5,3	0,7–1,2
Schwere Arbeit	15,1–17,5	3,6–4,1	5,4–7,9	1,3–1,8
Sehr schwere Arbeit	17,6–20,1	4,2–4,8	8,0–10,5	1,9–2,5

(3,7 Mcal/Tag). Für Saisonarbeiter und ausdauertrainierende Leistungssportler sind allerdings noch höhere Umsatzwerte von bis zu 33 MJ/Tag (8 Mcal/Tag) über mehrere Monate gemessen worden.

Zusatzinformation

Energieumsatz-Bestimmung. Die Messung des Energieumsatzes ist durch die Erfassung der Wärmeabgabe möglich, da in körperlicher Ruhe die umgesetzte Energie mit der Wärmeabgabe direkt korreliert. Dieses Verfahren der **direkten „Kalorimetrie"** erfordert einen größeren messtechnischen Aufwand und wird in der Regel nur bei Umsatzbestimmungen an Tieren angewandt.

Den Energieumsatz des Menschen ermittelt man fast ausschließlich nach dem Verfahren der **indirekten „Kalorimetrie"**. Hierbei dient die pulmonale **Sauerstoffaufnahme** als Maß für die Umsatzgröße. Diese Zuordnung ist möglich, weil im Stoffwechselgleichgewicht der Organismus seine Energie praktisch vollständig durch oxidativen Abbau der Nährstoffe gewinnt. Die Sauerstoffaufnahme lässt sich mithilfe spezieller Messverfahren sowohl unter Ruhebedingungen als auch bei körperlicher Arbeit sehr genau erfassen. Zur Bestimmung des Energieumsatzes hat man dann lediglich die gemessene Sauerstoffaufnahme (in l/min) mit dem **energetischen (kalorischen) Äquivalent** zu multiplizieren, wobei der jeweilige Respiratorische Quotient zu berücksichtigen ist (Tab. 15.1).

In Kürze

- Zur **Aufrechterhaltung** der **Funktionen** und der **Struktur** des Organismus sowie hierfür notwendige **Syntheseleistungen** ist eine ständige Energiezufuhr in Form von Nährstoffen erforderlich.

Die beim Nährstoffabbau anfallende Energie wird in Arbeit und Wärme umgesetzt.

- Das Verhältnis der für körperliche Leistungen verfügbaren Energie zur insgesamt umgesetzten Energie nennt man **Wirkungsgrad**.
- Die **Energieausbeute** der **Stoffwechselprozesse** ist von der Art der umgesetzten Nährstoffe abhängig. Den Energiegewinn pro Liter O_2-Verbrauch bezeichnet man als **energetisches** (kalorisches) **Äquivalent des Sauerstoffs.**
- Die Beteiligung der einzelnen Nährstoffgruppen an den Stoffwechselprozessen wird aus dem **Respiratorischen Quotienten** (RQ = CO_2-Abgabe/O_2-Aufnahme) ermittelt.
- Der **Energieumsatz** wird in der Regel durch Messung der Sauerstoffaufnahme über die Lunge bestimmt.
- Der **Grundumsatz** entspricht dem morgendlichen Energieumsatz eines nüchternen, ruhenden Menschen bei Indifferenztemperatur. Er beträgt beim Erwachsenen etwa 4,2 kJ/kg Körpergewicht/h bzw. 170 kJ/m^2 Körperoberfläche/h.
- Der **Arbeitsumsatz** ist definiert als Energieumsatz bei definierter körperlicher Leistung.

15.2 Wärmehaushalt

Infolge einer ständigen Wärmeproduktion weist das Körperinnere eine höhere Temperatur als seine Umgebung auf. Da die Körpertemperatur auch bei wechselnder Umgebungstemperatur relativ konstant bei 37 °C gehalten wird, rechnet man den Menschen zu den **homoiothermen** oder **gleichwarmen** Lebewesen. Bei den **poikilothermen** oder **wechselwarmen** Organismen ist die Wärmebildung dagegen deutlich geringer, und die Körpertemperatur folgt ungefähr den Schwankungen der Umgebungstemperatur.

Die Konstanz der Körpertemperatur ist eine Grundvoraussetzung für die normale Körperfunktion des Warmblüters, da die Enzymfunktionen des Organismus nur in einem engen Temperaturbereich optimal gewährleistet sind. Sie ist beim homoiothermen Organismus nur möglich, wenn die Wärmeproduktion und eine eventuelle Wärmeaufnahme mit der Wärmeabgabe im Gleichgewicht stehen.

15.2.1 Körpertemperatur

Kern- und Schalentemperatur. Durch die Wärmeproduktion im Inneren des Organismus, vor allem in den Körperhöhlen, besteht ein Temperaturgefälle zwischen den inneren und äußeren Abschnitten des Körpers. An den Extremitäten nimmt die Temperatur nicht nur von innen nach außen (**radiales Temperaturgefälle**), sondern auch in der Längsrichtung (**axiales Temperaturgefälle**) ab. Wegen der unregelmäßigen geometrischen Formen des Körpers entsteht ein kompliziertes räumliches Temperaturfeld, in dem **Isothermen**, d. h. Flächen gleicher Temperatur, angegeben werden können (o Abb. 15.2). Nach Maßgabe der Isothermen lässt sich von einer mehr oder weniger poikilothermen **Körperschale** ein homoiothermer **Körperkern** abgrenzen. Zur Körperschale gehören die Haut und wechselnde Anteile der Extremitäten, zum Körperkern das Innere des Rumpfes und des Kopfes.

Je nach Außentemperatur unterliegt die Steilheit des inneren Temperaturgefälles erheblichen Schwankungen. Bei hohen Außentemperaturen weisen Kern und Schale nur geringe Temperaturunterschiede auf; bei niedrigen Umgebungstemperaturen sinkt die Temperatur an den Extremitäten dagegen stark ab. Die Grenze zwischen Kern und Schale ist demnach variabel.

Temperaturmessung. Auch innerhalb des Körperkerns bestehen kleine Temperaturdifferenzen, sodass das Ergebnis einer Temperaturmessung bis zu einem gewissen Grad vom Messort abhängig ist. Als Maß für die Kerntemperatur werden meist die **Rektal-** oder **Trommelfelltemperatur** benutzt, deren Beurteilung für klinische Zwecke völlig ausreicht. Wird das Messinstrument unter der Zunge platziert, spricht man von der Mundhöhlen- oder **Sublingualtemperatur**. Sie liegt im Allgemeinen 0,2–0,4 °C unter der Rektaltemperatur und ist oft stärkeren Schwankungen unterworfen.

Durch festes Andrücken des Oberarms an die seitliche Brustwand soll das Temperaturfeld so verändert werden, dass sich der Körperkern gewissermaßen bis zur Achselhöhle vorschiebt. Die Messung der **Axillartemperatur** ist jedoch relativ ungenau und wenig brauchbar, vor allem auch deshalb, weil die Einstellung eines konstanten Endwerts eine verhältnismäßig lange Zeit (bis zu 30 min) benötigt.

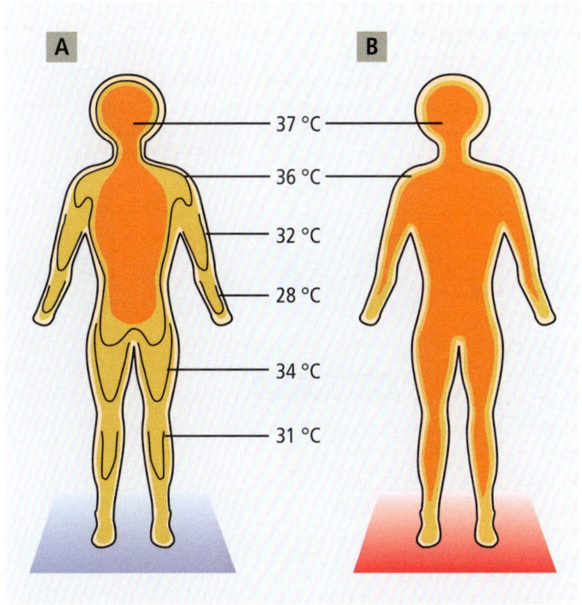

o **Abb. 15.2** Temperaturfeld des Körpers mit Isothermen in **A** kalter und **B** warmer Umgebung, **oranges Feld** Körperkern

Während der Norm- oder Sollwert der **Kerntemperatur** im Mittel bei 37 °C liegt, hat die **mittlere Hauttemperatur**, die sich durch Mittelbildung aus den an mehreren Hautstellen gemessenen Temperaturen ergibt, einen von den klimatischen Bedingungen abhängigen Wert. Für den unbekleideten Menschen bei Indifferenztemperatur (s. u.) beträgt sie 33–34 °C.

Schwankungen der Kerntemperatur. Die Kerntemperatur zeigt deutliche Schwankungen im Tagesverlauf mit einem Minimum am frühen Morgen und einem Maximum am Abend (o Abb. 15.3). Die Amplitude dieser **tagesrhythmischen Schwankungen** beträgt im Mittel knapp 1 °C. Hierbei handelt es sich – ähnlich wie beim Blutdruck (▸ Kap. 9.3.3) und bei der Leistungsfähigkeit (▸ Kap. 15.3.5) – um eine **endogene zirkadiane Periodik**, die durch äußere Zeitgeber auf genau 24 Stunden synchronisiert wird. Nach Langstreckenflügen mit Zeitzonensprüngen tritt eine Anpassung an die neue Ortszeit erst im Laufe mehrerer Tage ein.

Temperaturschwankungen mit **längerer Periodendauer** sind bei Frauen mit dem **Menstruationszyklus** (▸ Kap. 17.2.3) verknüpft. Zwischen der Menstruation und der Ovulation ist die Kerntemperatur niedrig, mit der Ovulation steigt sie um 0,4–0,5 °C an und bleibt auf diesem erhöhten Niveau bis zur nächsten Menstruation.

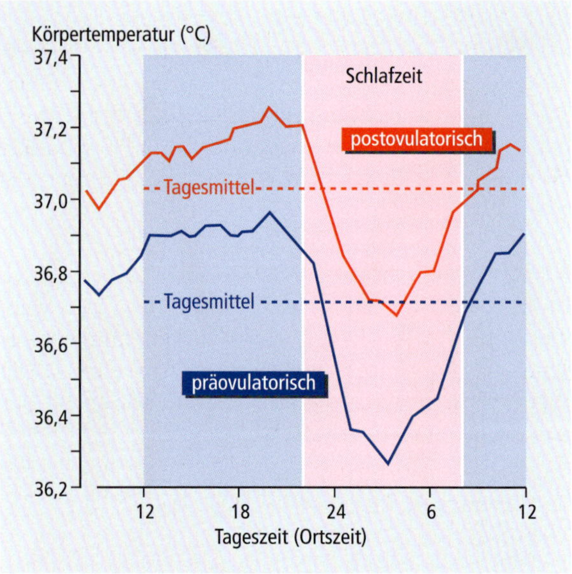

Abb. 15.3 Tagesrhythmische Schwankungen der Körpertemperatur (Rektaltemperatur) für die erste Hälfte (**blaue Kurve**) und die zweite Hälfte (**rote Kurve**) des ovariellen Zyklus. Nach TH Schmidt

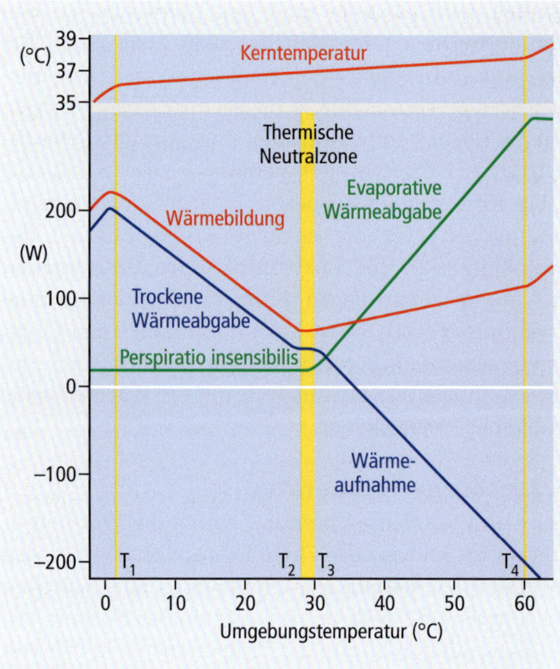

Abb. 15.4 Wärmebildung sowie trockene und evaporative Wärmeabgabe in Abhängigkeit von der Umgebungstemperatur für den ruhenden, unbekleideten Erwachsenen. Im Regelbereich zwischen T_1 und T_4 ist die Wärmebilanz ausgeglichen, sodass die Körpertemperatur (oben) weitgehend konstant gehalten werden kann. Umgebungstemperaturen unterhalb von T_1 führen zur Hypothermie, oberhalb von T_4 zur Hyperthermie. Im Bereich der thermischen Neutralzone zwischen T_2 und T_3 liegt das Minimum der Wärmebildung

Diese Temperatursteigerung, die auch bei Eintritt einer Schwangerschaft erhalten bleibt, spiegelt die Wirkung von Progesteron auf den Sollwert der Temperaturregulation wider. Regelmäßige Messungen der Basaltemperatur (morgendlichen Aufwachtemperatur unter Grundumsatzbedingungen) erlauben daher eine Aussage über den Verlauf der Progesteronkonzentration und damit über den Zeitpunkt der Ovulation (Methode nach Knaus-Ogino zur Bestimmung des Konzeptionsoptimums bzw. der fruchtbaren und unfruchtbaren Tage, ▸Kap. 17.4.3). Die Zuverlässigkeit der Methode ist allerdings begrenzt.

Außer durch die beschriebenen Faktoren wird die Kerntemperatur durch **körperliche** und **emotionale Belastungen** beeinflusst. Bei leichter Arbeit und bei Emotionen steigt sie um ca. 0,5 °C, bei schwerer Arbeit um 1–2 °C an.

15.2.2 Wärmebildung und innerer Wärmestrom

Wärmebildung und Umgebungstemperatur. Die Wärmebildung des Organismus wird in hohem Maß von den äußeren Temperaturbedingungen beeinflusst. Wie Abb. 15.4 zeigt, ist ein bestimmter Bereich der Umgebungstemperatur (T_2–T_3) dadurch gekennzeichnet, dass die Wärmebildung ein Minimum aufweist und gleichzeitig noch keine Schweißsekretion (evaporative Wärmeabgabe) stattfindet. Dieser Bereich der **Indifferenztemperatur**, der auch als **thermische Neutralzone** bezeichnet wird, liegt für den unbekleideten, ruhenden Erwachsenen (bei relativer Luftfeuchte von 50 % und Windstille) zwischen 28 und 30 °C.

Unterhalb von 28 °C steigt die Wärmebildung mit abnehmender Umgebungstemperatur stetig an. Diese Zunahme der Wärmeproduktion dient dazu, die erhöhten Wärmeverluste genau in dem Maß zu kompensieren, wie es die Konstanthaltung der Kerntemperatur erfordert. Die Mechanismen hierfür sind **Zunahme** des **Muskeltonus** und schließlich bei sehr tiefen Temperaturen **Kältezittern**, wodurch im Extremfall die Wärmeproduktion des Körpers um mehr als das Dreifache gesteigert wird. Sind diese **Kälteabwehrmechanismen** nicht mehr in der Lage, die Wärmeverluste auszugleichen (Unterschreitung der unteren Grenze des Regelbereichs T_1 = 0–5 °C), fällt die Kerntemperatur ab. Oberhalb von T_3 nimmt die Wärmebildung infolge der Aktivierung von **Wärmeabwehrmechanismen** (▸Kap. 15.2.6) geringgradig zu. Steigt bei sehr hoher Umgebungstemperatur die Kerntemperatur stärker an (Überschreitung der oberen Grenze des Regelbereichs T_4 ca. 60 °C in trockener Luft), so erhöht sich auch die Wärmeproduktion in stärkerem Maß, weil hierbei die Stoffwechselrate gemäß der RGT-Regel (Reaktionsgeschwindigkeit-Temperatur-Regel) zunimmt. Zur Wärmebildung des Neugeborenen ▸Kap. 15.2.4.

Beiträge der Organe zur Wärmeproduktion. Die Wärmeproduktion der Organe ist naturgemäß von ihrem Energieumsatz abhängig. In körperlicher Ruhe und bei Indifferenztemperatur liefern die einzelnen Organe und Gewebe Beiträge zur gesamten Wärmeproduktion, die etwa ihrer Beteiligung am Ruheumsatz entsprechen (▸Kap. 15.1.2). Bei körperlicher Arbeit steigt die Wärmebildung infolge des erhöhten Energieumsatzes in der Muskulatur stark an und kann hier im Extremfall das 10-Fache des Werts unter Ruhebedingungen erreichen. In diesem Fall beträgt der Anteil der Muskulatur an der gesamten Wärmeproduktion etwa 90 %.

Konvektiver Wärmetransport im Körper. Wegen der geringen Wärmeleitung in den Geweben wird die im Körper gebildete Wärme vorwiegend durch **Konvektion** mit dem **Blutstrom** zur Körperoberfläche transportiert. Dieser innere Wärmestrom pro Flächeneinheit $\dot{q}_i$ ist von der Kerntemperatur T_K und der Hauttemperatur T_H abhängig:

$$\dot{q}_i = \alpha\,(T_K - T_H)$$

Gleichung 15.4

Der Proportionalitätsfaktor α, der sich mit der Durchblutung der Körperschale verändert, wird als **Wärmedurchgangszahl** (Wärmetransportzahl), der reziproke Wert $w = 1/\alpha$ als **Wärmedurchgangswiderstand** bezeichnet.

Innerer Wärmestrom und Hautdurchblutung. Durch Änderung der Hautdurchblutung kann der innere Wärmestrom in der Körperschale wesentlich beeinflusst werden. In **kalter Umgebung** führt die Aktivierung des Sympathikus zu einer Konstriktion der Hautgefäße und damit zu einer Einschränkung der Hautdurchblutung (Hautblässe), woraus eine Zunahme des Wärmedurchgangswiderstands resultiert. In **warmer Umgebung** kommt es dagegen infolge Abnahme der Sympathikusaktivität zu einer Vasodilatation und damit zu einer Steigerung der Hautdurchblutung, die den Wärmetransport begünstigt (Rötung der Haut). Die regulativen Veränderungen der Hautdurchblutung sind besonders stark an den **Akren** ausgeprägt (▸Kap. 9.7.5).

Eine erhebliche Bedeutung für den inneren Wärmetransport hat die parallele Anordnung der großen arteriellen und venösen Extremitätengefäße, wodurch ein **Wärmeaustausch** im **Gegenstrom** ermöglicht wird. In der Kälte wird ein größerer Wärmeanteil direkt von den Arterien auf die begleitenden Venen übergeleitet, sodass bereits vorgekühltes arterielles Blut in die Hautgefäße gelangt. In der Wärme ist der arteriovenöse Wärmeaustausch reduziert, weil die Bluttemperatur in den Venen in diesem Fall höher ist.

15.2.3 Wärmeabgabe an die Umgebung

Die Wärmeabgabe an die Umgebung erfolgt im Wesentlichen über Haut und Lunge. Der Wärmeabstrom, der bei konstanter Kerntemperatur quantitativ der Wärmebildung entspricht, wird dabei durch die Teilprozesse **Wärmeleitung** und **-konvektion**, **Wärmestrahlung** sowie **Wasserverdunstung** vermittelt.

Wärmeleitung und -konvektion. Die Körperoberfläche ist in der Regel von einer kühleren Luftgrenzschicht umgeben, sodass Wärme – dem Temperaturabfall folgend – an die Umgebung abgeleitet werden kann. Die Wärmeabgabe durch Leitung (**Konduktion**) ist der jeweiligen Temperaturdifferenz proportional. Bezeichnen $\dot{q}_L$ den Wärmestrom je Flächeneinheit, T_H die Hauttemperatur und T_L die Temperatur der Luftgrenzschicht, so gilt:

$$\dot{q}_L = \alpha_L(T_H - T_L)$$

Gleichung 15.5

α_L, die sog. **Wärmeübergangszahl**, hat bei Luftkontakt einen verhältnismäßig kleinen Wert. Ist die Hautoberfläche jedoch von Wasser umgeben, wobei der Wert von α_L um den Faktor 22 ansteigt, oder besteht ein direkter Kontakt zu einem kühleren festen Material mit großer Wärmeübergangszahl, so kann es schnell zu einer Auskühlung des Körpers kommen.

Die in der Luftgrenzschicht abgeleitete Wärme wird durch **Konvektion** (Luftbewegung) weitertransportiert. Die Konvektion sorgt also für die Aufrechterhaltung eines großen Temperaturgradienten für die Wärmeleitung. Je stärker die Luft bewegt wird (Windeinfluss), umso dünner ist die Grenzschicht an der Haut und umso schneller erfolgt die Wärmeabgabe. Tiere haben die Möglichkeit, durch Aufrichten von Haaren und Federn die Luftgrenzschicht zu erweitern und sich damit in kalter Umgebung vor starken Wärmeverlusten zu schützen. Der Mensch kann den gleichen Effekt durch die Wahl zweckmäßiger Kleidung (z. B. Wollfasern als Isolationsschicht) erzielen.

Wärmestrahlung. Ein weiterer Teilprozess des Wärmeaustausches mit der Umgebung ist der Wärmetransport durch langwellige Strahlung, der nach dem **Stefan-Boltzmann-Gesetz** der 4. Potenz der absoluten Temperatur proportional ist. Bezeichnen T_H die Hauttemperatur und T_W die Temperatur der strahlenden Flächen, z. B. der Wände in der Umgebung, so gilt für den Wärmestrom je Flächeneinheit $\dot{q}_S$, sofern T_H und T_W in Kelvin angegeben werden:

Tab. 15.4 Anteile der einzelnen Wärmetransportmechanismen an der Gesamtwärmeabgabe (Indifferenztemperatur, Luftfeuchte 50 %, Windstille)

Haut	%	Atemwege	%
Strahlung	45		
Leitung und Konvektion	25	Leitung und Ventilation	2
Wasserverdunstung	20	Wasserverdunstung	8
Summe	90	Summe	10

$$\dot{q}_S = \alpha_S (T_H^4 - T_W^4)$$

Gleichung 15.6

Der Proportionalitätsfaktor α_S ist von den **Emissions-** bzw. **Absorptionseigenschaften** der Haut und der umgebenden Flächen abhängig; hinsichtlich der Strahlungsemission verhält sich die Haut ähnlich wie ein schwarzer Körper.

Es muss betont werden, dass Wärmeabgabe durch Strahlung zwar von der Hauttemperatur, jedoch nicht von der Lufttemperatur abhängig ist. Im Gegensatz zur Wärmeleitung, die in der Regel Wärme in die Umgebung abtransportiert, kann der strahlungsbedingte Wärmestrom auch körperwärts gerichtet sein. Dies ist z. B. bei intensiver Sonneneinstrahlung und kühler Haut der Fall, wobei die Absorption zusätzlich von der Hautpigmentierung beeinflusst wird. Weiße Kleidung kann unter diesen Bedingungen die strahlungsbedingte Wärmeaufnahme etwa auf die Hälfte reduzieren.

Wasserverdunstung und Schweißbildung. Durch Wasserverdunstung an der Hautoberfläche und in den Atemwegen werden dem Körper erhebliche Wärmemengen entzogen (**evaporative Wärmeabgabe**). Dabei gelangt Wasserdampf an die Haut- bzw. Schleimhautoberfläche und wird unmerklich durch Verdunstung an die Umgebung abgegeben (**Perspiratio insensibilis**). Auf diese Weise (ohne Schweißsekretion) verliert der Körper täglich etwa 1 l Wasser, was einer Wärmeabgabe von 2,4 MJ (0,58 Mcal) oder etwa einem Drittel des Grundumsatzes entspricht.

Für die Wärmeabgabe durch Verdunstung je Flächeneinheit $\dot{q}_V$ sind die Wasserdampfdrücke der Haut (P_H) und der Luft (P_L) maßgebend:

$$\dot{q}_V = \alpha_V (P_H - P_L)$$

Gleichung 15.7

Den Proportionalitätsfaktor α_V bezeichnet man als **Verdunstungszahl**. Die Wasserdampfdrücke werden vom Wassergehalt und der Temperatur der Haut bzw. der Luft bestimmt. Solange die Hauttemperatur höher als die Umgebungstemperatur ist, findet eine Verdunstung auch noch bei einer relativen Luftfeuchte von 100 % statt, da unter diesen Bedingungen der Dampfdruck der Haut den der Luft übersteigt.

Bei höheren Außentemperaturen kommt als weiterer Mechanismus der Wärmeabgabe durch Verdunstung die **Schweißsekretion** (**Perspiratio sensibilis**) zum Tragen. Sie setzt beim ruhenden, unbekleideten Menschen oberhalb einer Umgebungstemperatur von 30 °C ein (Abb. 15.4). Die Schweißabsonderung wird durch cholinerge sympathische Nervenfasern ausgelöst und stellt einen aktiven Sekretionsvorgang dar. **Schweißverdunstung** ist die **effektivste Form** der Wärmeabgabe.

Anpassung der Wärmeabgabe. Bei **Indifferenztemperatur**, einer Luftfeuchte von 50 % und Windstille tragen die einzelnen Wärmetransportmechanismen mit den in Tab. 15.4 angegebenen Anteilen zur Wärmeabgabe des ruhenden Menschen bei. Unter diesen Bedingungen dominieren Wärmestrahlung sowie Wärmeleitung und -konvektion, die man unter dem Begriff „trockene Wärmeabgabe" zusammenfasst. Im Bereich der thermischen Neutralzone kann die trockene Wärmeabgabe durch Variation der Hautdurchblutung sehr genau der Wärmebildung angepasst werden (Vasodilatation erhöht, Vasokonstriktion vermindert die Wärmeabgabe). Dabei kommt der Durchblutungsregulation an den Akren, vor allem an den Fingern, die wegen der günstigen Oberflächen-Volumen-Relation für den Wärmetransport besonders prädestiniert sind, große Bedeutung zu. An den Fingern kann die Hautdurchblutung von $2 \cdot 10^{-3}$ in kälterer Umgebung auf $1{,}2\,\text{ml} \cdot \text{g}^{-1} \cdot \text{min}^{-1}$ in wärmerer Umgebung ansteigen, d. h. im Verhältnis 1:600 variieren. Bei Zunahme der Durchblutung werden teils die versorgenden Kapillaren, vor allem jedoch die als Wärmeaustauscher dienenden arteriovenösen Anastomosen, vermehrt perfundiert.

Sinkt die **Raumtemperatur** stärker **ab**, so nimmt trotz maximaler Vasokonstriktion die trockene Wärmeabgabe erheblich zu (Abb. 15.4, Gleichung 15.5). In sehr kalter Umgebung beobachtet man dabei vielfach eine eigentümliche Reaktion, die sog. **periodische Kältevasodilatation** (Lewis-Reaktion). Hierbei handelt es sich um eine temporäre Erweiterung der Hautgefäße, die wahrscheinlich durch direkte Einwirkung der tiefen Temperatur auf die Gefäßmuskulatur (periodischer Empfindlichkeitsverlust der α-Adrenozeptoren für Noradrenalin) hervorgerufen wird. Diese Reaktion, die sich periodisch wiederholen kann, schützt bis zu einem gewissen Grad die Haut vor einer Mangelversorgung, ist jedoch bei längerer Kälteeinwirkung nicht in der Lage, **Frostschäden** (Frostbeulen, Gewebenekrosen) zu verhindern.

Steigt die **Raumtemperatur** über den Bereich der thermischen Neutralzone hinaus an, so nimmt trotz Dilatation der Hautgefäße die trockene Wärmeabgabe ab (o Abb. 15.4). Je wärmer die Umgebung, desto kleiner wird die Differenz zwischen Haut- und Lufttemperatur, die nach Gleichung 15.5 für die Wärmeleitung maßgebend ist. Dafür übernimmt mit einsetzender Schweißsekretion die **Wasserverdunstung** die führende Rolle bei der Wärmeabgabe. Oberhalb von 35 °C stellt die Verdunstung im Bereich der Haut und des Atmungstrakts praktisch die einzige Möglichkeit dar, Wärme an die Umgebung abzuführen. In sehr warmer Umgebung kann die Schweißsekretion kurzfristig Werte von 2 l/h, bei Akklimatisierten (▸ Kap. 15.2.5) von 4 l/h erreichen.

Bei **körperlicher Arbeit** wird die in verstärktem Maß anfallende Wärme ebenfalls überwiegend (zu etwa 75 %) durch Wasserverdunstung abgegeben. Die durchschnittliche Schweißsekretion beträgt bei schwerer Arbeit unter normalen Bedingungen etwa 1 l/h. Dabei sinkt die Hauttemperatur, während gleichzeitig die Kerntemperatur bis um 2 °C zunimmt.

Wärmeabgabe im Wasser. Die Bedingungen für die Wärmeabgabe im Wasser unterscheiden sich in mehrfacher Hinsicht von denen in einer Luftumgebung. Die Wärmeverluste durch Strahlung sind im Wasser sehr gering. Der Wärmeübergang von der Körperoberfläche zum Wasser erfolgt praktisch ausschließlich durch Leitung und Konvektion. Infolge der wesentlich größeren Wärmeübergangszahl (s. o.) verliert der Körper trotz ausgeprägter Verengung der Hautgefäße in kaltem Wasser sehr viel mehr Wärme als in gleich temperierter Luft. Daher können bereits bei Wassertemperaturen von 20 °C kritische Wärmeverluste auftreten. Da diese von der Dicke des Unterhautfettgewebes abhängen, kühlen magere Menschen im kalten Wasser schneller aus als Personen mit stark ausgeprägtem Fettpolster.

Umweltfaktoren und Wärmeaustausch. Der Wärmeaustausch an der Körperoberfläche wird von einer Reihe von Faktoren beeinflusst, deren Gesamtheit man unter dem Begriff **Klima** zusammenfasst. Zu diesen Faktoren zählen die **Lufttemperatur**, die **Luftfeuchte**, die **Windgeschwindigkeit** und die Temperatur anderer **strahlender Körper** (z. B. die Temperatur der umgebenden Wände). Alle Faktoren zusammen bestimmen den Grad der thermischen Belastung des menschlichen Organismus. Die Bedeutung der Luftfeuchte wird dadurch belegt, dass hohe Außentemperaturen bei feuchter Luft schlechter als bei trockener Luft vertragen werden. Dies ist verständlich, wenn man berücksichtigt, dass hohe Luftfeuchte die Wasserverdunstung an der Körperoberfläche einschränkt. Die Bedeutung der Windgeschwindigkeit liegt darin, dass sie, wie bereits erwähnt, die Ausdehnung der ruhenden Grenzschicht auf der Körperoberfläche beeinflusst. Bei höheren Windgeschwindigkeiten liegt die „gefühlte Temperatur" deshalb wesentlich unter der gemessenen Lufttemperatur („**wind-chill effect**").

15.2.4 Thermoregulation

Die Thermoregulation hat die Aufgabe, die Körpertemperatur trotz Schwankungen der Wärmebildung, -aufnahme und -abgabe auf einem vorgegebenen Sollwert konstant zu halten. Die hieran beteiligten Komponenten bilden einen Regelkreis mit negativer Rückkopplung (o Abb. 15.5).

Thermosensoren. Messfühler für die Thermoregulation sind sowohl in der Haut als auch an bestimmten Orten des Körperinneren lokalisiert. Die kutanen **Kalt-** und **Warmsensoren** dienen nicht nur der (unbewussten) Thermoregulation, sondern vermitteln auch die (bewusste) Temperaturempfindung (▸ Kap. 19.7.7). Die in den Thermosensoren durch Warm- oder Kaltreize ausgelösten Impulsfolgen werden über den **Tractus spinothalamicus** (▸ Kap. 16.2.1) bzw. (von der Gesichtshaut her) über die entsprechenden Projektionsbahnen des **N. trigeminus** (▸ Kap. 10.6.3) zum hinteren Hypothalamus (s. u.) geleitet.

Der Messung der Kerntemperatur dienen **thermosensitive Strukturen** im **Körperinneren**. Insbesondere konnten im vorderen Hypothalamus (**Regio praeoptica**, ▸ Kap. 16.2.1) sowohl wärme- als auch kälteempfindliche Neurone nachgewiesen werden. Eine umschriebene Erwärmung dieses Gebiets führt zu Wärmeabwehrreaktionen, eine Abkühlung zu Kälteabwehrreaktionen (s. u.). Ähnliche Wirkungen lassen sich auch von den Bauchorganen, von der Muskulatur sowie vom Hirnstamm und vom Zervikalabschnitt des Rückenmarks her auslösen.

Zentrale Informationsverarbeitung. Die für die thermische Informationsverarbeitung zuständigen Strukturen sind im **hinteren Hypothalamus** lokalisiert (▸ Kap. 19.7.7). Die einlaufenden Impulse von den Thermosensoren der Haut und den inneren Temperaturfühlern werden hier integriert und, sofern eine

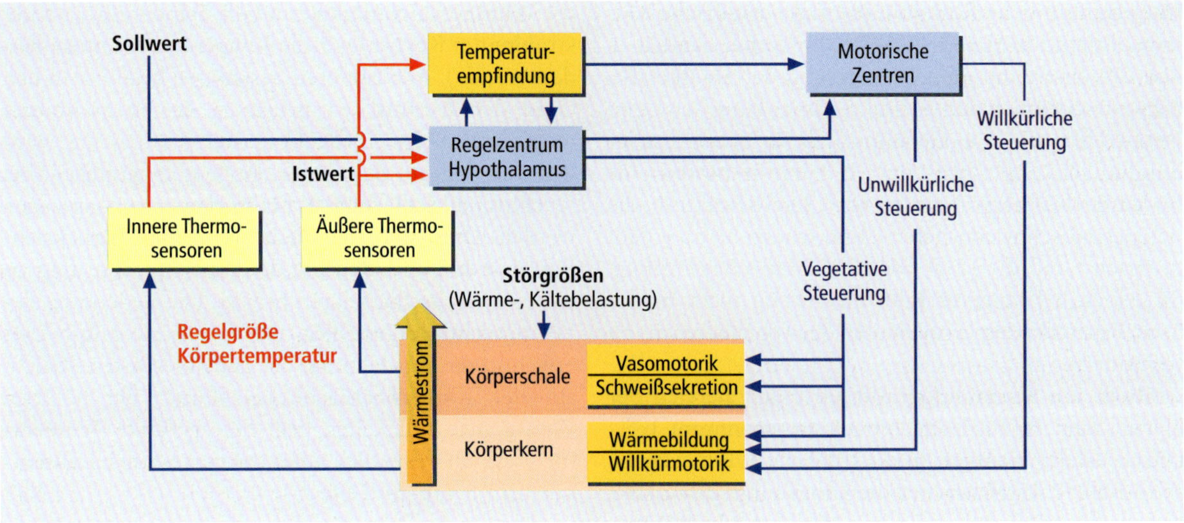

Abb. 15.5 Regelkreis der thermoregulatorischen Mechanismen zur Konstanthaltung der Körpertemperatur

Abweichung vom Sollwert dies erfordert, in Steuersignale für die Stellglieder des Regelkreises umgesetzt. Da die kutanen Thermosensoren auf äußere Temperaturänderungen schnell ansprechen, können zweckmäßig Kälte- oder Wärmeabwehrreaktionen bereits ausgelöst werden, bevor eine Änderung der Kerntemperatur eintritt. Für den Vergleich der Ist- und Sollwerte ist somit nicht nur die Kerntemperatur, sondern darüber hinaus auch die Hauttemperatur maßgebend, wobei beide Informationen teils additiv, teils multiplikativ miteinander verrechnet werden.

Man nimmt an, dass die thermoregulatorischen Neurone im hinteren Hypothalamus reziprok verschaltet sind. Afferente Impulse von den Kaltsensoren aktivieren Effektorneurone, welche die Wärmebildung fördern, und hemmen gleichzeitig über Interneurone die für die Wärmeabgabe zuständigen Neurone. Durch Impulse von den Warmsensoren werden umgekehrt die Efferenzen für die Wärmeabgabe gefördert und über Interneurone die Efferenzen für die Wärmebildung gehemmt. Einen modulierenden Einfluss auf diese Informationsverarbeitung im hinteren Hypothalamus üben Neurone des Hirnstamms aus, die ebenfalls mit den Thermosensoren verbunden sind.

Stellglieder. Weicht infolge einer Störgrößeneinwirkung (Kälte- oder Wärmebelastung) der Istwert der integrierten Temperaturinformation vom vorgegebenen Sollwert ab, werden diejenigen Stellglieder aktiviert, die dieser Abweichung entgegenwirken. Stellglieder der Thermoregulation sind die **Vasomotorik** der **Hautgefäße** bzw. die **Hautdurchblutung**, die **Schweißsekretion** und die **Wärmebildung**. Bei äußerer Wärmebelastung oder bei gesteigerter Wärmebildung während körperlicher Arbeit besteht die Gegenregulation in einer Dilatation der Hautgefäße und in einer Aktivierung der Schweißsekretion. Bei Kältebelastung wird einerseits die Wärmeabgabe durch Konstriktion der Hautgefäße gedrosselt und andererseits die Wärmebildung durch Zunahme des Muskeltonus bzw. durch Muskelzittern gesteigert.

Thermoregulation des Neugeborenen. Das menschliche Neugeborene ist bereits unmittelbar nach der Geburt in der Lage, seine Körpertemperatur zu regulieren. Die Stellglieder der Thermoregulation (Wärmebildung, Vasomotorik und Schweißsekretion) sind schon zu diesem Zeitpunkt voll funktionsfähig. Allerdings besitzt das Neugeborene noch nicht die Fähigkeit, seine Wärmebildung durch unwillkürliches Muskelzittern ausreichend zu steigern. Dafür setzt es zur Kälteabwehr einen anderen Mechanismus, die **zitterfreie Wärmebildung**, ein. Die Quelle dieser Wärmeproduktion ist das **braune Fettgewebe**, das im Bereich zwischen den Schulterblättern, in der Axilla und an einigen anderen Orten vorkommt. Die zitterfreie Wärmebildung wird durch **Aktivierung** des **Sympathikus** ausgelöst, wobei das an den Nervenendigungen abgegebene Noradrenalin über die Aktivierung von β_3-Adrenozeptoren die Freisetzung von freien Fettsäuren stimuliert, deren Oxidation zu einer gesteigerten Wärmeproduktion führt.

Das reife Neugeborene hat im Vergleich zum Erwachsenen ein etwa dreimal größeres Oberflächen-Volumen-Verhältnis. Wegen dieser ungünstigen Relation und der geringen Dicke der isolierenden Körperschale (dünnes Fettpolster) ist das Neugeborene – trotz erhöhtem relativem Energieumsatz – leicht der Gefahr der Unterkühlung ausgesetzt. Wärmeverluste können nur bei hoher Umgebungstemperatur vermieden werden. Die **thermische Neutraltemperatur** liegt beim Neugeborenen im Bereich von 32–34 °C. Sinkt die

Umgebungstemperatur, so nimmt die zitterfreie Wärmebildung zu und erreicht bei ca. 23 °C einen Maximalwert. Wird diese untere Grenze des Regelbereichs unterschritten, kommt es zur Abnahme der Kerntemperatur. Die Thermoregulation des Neugeborenen ist also nur in einem – im Vergleich zum Erwachsenen – höheren und enger begrenzten Bereich der Umgebungstemperatur ausreichend wirksam.

15.2.5 Akklimatisation

Der Organismus ist nicht nur in der Lage, durch kurzfristige Regelprozesse die Körpertemperatur unter wechselnden klimatischen Bedingungen konstant zu halten, sondern kann sich auch langfristig an ständige oder wiederholte Hitze- bzw. Kältebelastungen anpassen. Diese Umstellungen, die sich in einem Zeitraum von Tagen bis zu mehreren Monaten vollziehen, beruhen im Wesentlichen auf einer **Ökonomisierung** der **Temperaturregulation**. Einen langfristigen Anpassungsvorgang dieser Art bezeichnet man als **Akklimatisation** oder **Temperaturadaptation**.

Hitzeakklimatisation. Bei längerer Hitzebelastung, z. B. bei Aufenthalt im Tropen- oder Wüstenklima, aber auch bei dauernder Schwerarbeit, insbesondere in warmer Umgebung, kommt es zu thermoregulatorischen Umstellungen, die in erster Linie die Schweißsekretion betreffen. Unter diesen Bedingungen beobachtet man eine

- Zunahme der Schweißsekretionsrate (bis auf 4 l/h),
- Aldosteron-vermittelte Abnahme des Elektrolytgehalts im Schweiß (von normalerweise 3 g/l bis auf 0,3 g/l), wodurch die Gefahr eines übermäßigen Elektrolytverlusts gemindert wird,
- kontinuierliche Schweißabgabe, die bereits bei tiefen Hauttemperaturen einsetzt,
- Zunahme der Zahl aktiver Schweißdrüsen und
- Steigerung des Durstgefühls, die auf einen Anstieg der Plasmaosmolarität zurückzuführen ist und eine entsprechend große Wasserzufuhr erfordert.

Kälteakklimatisation. Im Gegensatz zu vielen Tierspezies, die sich durch Pelzwachstum oder stärkere Ausbildung von braunem Fettgewebe an lang dauernde Kältebelastung adaptieren können, besitzt der Mensch nur geringe Möglichkeiten zur Kälteakklimatisation. Beim Aufenthalt in kalten Zonen ist er daher im Wesentlichen auf entsprechende **Verhaltensanpassungen** angewiesen. Allerdings findet man bei Angehörigen einiger Populationen, die ständig starker Kälte ausgesetzt sind (Inuit bzw. Eskimos, Feuerlandindianer, japanische Perlentaucherinnen sowie australische Eingeborene, die bei nahe 0 °C fast unbekleidet im Freien übernachten) deutliche Zeichen einer Kälteakklimatisation:

- Nachlassen der subjektiven Kälteempfindung,
- Senkung der Schwelle für das Einsetzen des Kältezitterns, sodass infolge verminderter Kälteabwehr eine mäßige Senkung der Körpertemperatur (Hypothermie) eintritt (hypotherme Kälteakklimatisation, Toleranzadaptation) und
- Steigerung des Energieumsatzes (um 25–50 %), wodurch die erhöhten Wärmeverluste kompensiert werden (metabolische Kälteakklimatisation).

Die Verlagerung der Zitterschwelle zu tieferen Temperaturen lässt sich bereits durch mehrmalige 30–60-minütige Kältebelastung innerhalb weniger Tage hervorrufen. Noch kürzer ist die Zeit für die Ausbildung einer **lokalen Adaptation**. Wenn man z. B. allein die Hände wiederholt der Kälte aussetzt, der Körper im Übrigen jedoch warm gehalten wird, so beobachtet man nach einiger Zeit eine Verminderung des Kälteschmerzes und eine Zunahme der lokalen Hautdurchblutung.

15.2.6 Pathophysiologie der Thermoregulation

Fieber. Eine regelmäßig auftretende Begleiterscheinung fast aller Infektionen ist Fieber. Bakterielle Membran-Lipopolysaccharide (Endotoxine) und Viren können als sog. **exogene Pyrogene** den Fieberprozess auslösen (○ Abb. 15.6). Die exogenen Pyrogene stimulieren zunächst Makrophagen zur Produktion und Freisetzung von hitzelabilen Peptiden, die als **endogene Pyrogene** bezeichnet werden. Dabei handelt es sich vor allem um Mediatoren des Immunsystems (Interleukin-1β, Interleukin-6, Interferone, Tumornekrosefaktoren, ▸ Kap. 7.2.2). Diese binden an Rezeptoren des außerhalb der Blut-Hirn-Schranke (▸ Kap. 19.3.2) liegenden sog. Organum vasculosum laminae terminalis in der Wand des 3. Ventrikels und lösen über die Arachidonsäurekaskade die Bildung von Prostaglandinen, insbesondere die von Prostaglandin E_2, aus. Dieses bewirkt (unter Vermittlung von cAMP als second messenger) eine **Sollwertverstellung** im thermoregulatorischen Netzwerk des Hypothalamus. Beim Fieber handelt es sich somit um eine **intakte Thermoregulation** auf einem **höheren Temperaturniveau**.

Unmittelbar nach Umstellung des Sollwerts auf ein höheres Niveau wirkt die normale Kerntemperatur von 37 °C wie eine Unterkühlungstemperatur. Der **Fieberanstieg** ist daher durch Drosselung der Wärmeabgabe (Konstriktion der Hautgefäße) und Steigerung der Wärmebildung (Kältezittern, „Schüttelfrost") sowie durch subjektives Kältegefühl charakterisiert. Bei **Fieberabfall** und damit Rückkehr auf den normalen Sollwert ist der Körper dagegen zu warm. Schweißausbrüche, Dilatation der Hautgefäße und subjektives Wärmegefühl kennzeichnen diese Entfieberungsphase.

Die Frage nach dem Wert des Fiebers lässt sich nur differenziert beantworten. Einerseits stellt das Fieber

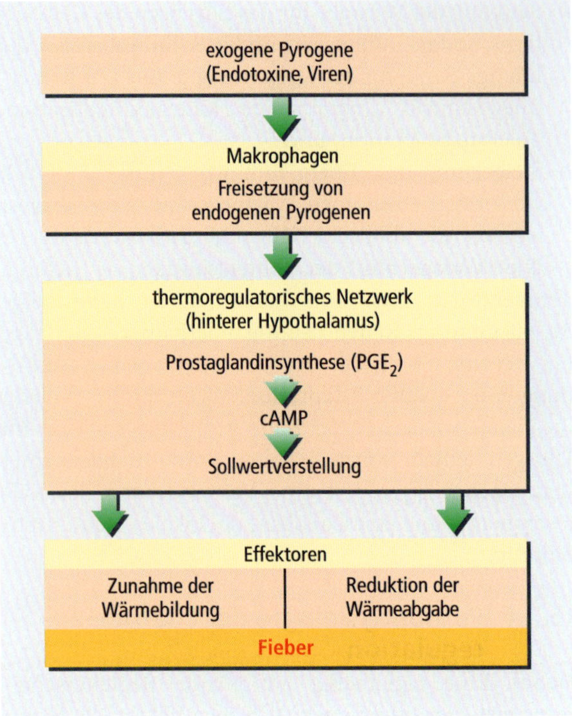

Abb. 15.6 Pathogenese des Fiebers in schematischer Darstellung

eine Reaktion des Organismus dar, die gegen die Krankheitsursache gerichtet ist. So stimuliert die erhöhte Körpertemperatur die **Abwehrmechanismen**, insbesondere die Bildung von Interferonen (▸Kap. 7.2.2) und verschiedene Leukozytenfunktionen (▸Kap. 6.7). Andererseits bedeutet Fieber auch eine Belastung und u. U. eine Gefahr für den Organismus. Bereits bei mäßig erhöhten Körpertemperaturen kann es bei jüngeren Kindern zu **Fieberkrämpfen** kommen, die durch die alleinige Gabe von fiebersenkenden Arzneimitteln nicht sicher zu verhindern sind. Bei Temperaturen über 41 °C besteht zusätzlich die Gefahr, dass sich bei Säuglingen und Kindern wegen der Labilität ihres Wasser- und Elektrolythaushalts ein **Hirnödem** oder ein **Kreislaufschock** (▸Kap. 9.9.9) entwickelt.

Zusatzinformation

Die Gesamtkonstellation Fieber, erhöhtes Schlafbedürfnis, Gliederschmerzen, verminderte soziale Interaktionen, Appetitverlust u. a. wird auch als Sickness response („Krankheitsantwort") bezeichnet. Man geht davon aus, dass diese Antwort als eine Reihe von körpereigenen Maßnahmen vom Zentralnervensystem initiiert und mit dem Ziel, durch Inaktivität die Grundlage zur Genesung zu legen, gesteuert wird. Auf hormoneller Ebene findet man eine erhöhte ACTH- und Glucocorticoid-Sekretion.

Hyperthermie. Eine Überwärmung des Organismus infolge unzureichender Wärmeabgabe oder infolge Wärmezufuhr von außen bezeichnet man als **Hyperthermie**. Der Sollwert der Körpertemperatur bleibt hierbei unverändert. Da die Wärmeabgabemechanismen voll aktiviert sind, wird eine Hyperthermie als weitaus unangenehmer empfunden als gleich hohes Fieber. In heißer und trockener Umgebung tritt eine Überlastung der Stellglieder für die Wärmeabgabe und damit ein Anstieg der Kerntemperatur erst auf, wenn die Umgebungstemperatur einen Wert von etwa 60 °C überschreitet (obere Grenze des Regelbereichs, T_4 in Abb. 15.4). Kurzfristig werden jedoch bei trockener Luft auch Umgebungstemperaturen von mehr als 100 °C ohne Schaden vertragen.

Die **maligne Hyperthermie**, eine Komplikation bei Allgemeinnarkosen, vorwiegend bei Anwendung von Inhalationsanästhetika, beruht auf einer exzessiven Wärmebildung in der Skelettmuskulatur, die einen stark erhöhten Tonus aufweist. Ihre Pathogenese und Vererbung sind in ▸Kap. 18.6.7 beschrieben.

Die obere, mit dem Leben noch zu vereinbarende Kerntemperatur liegt sowohl für Hyperthermie als auch für Fieber bei 42–43 °C. Bereits unterhalb dieser Grenze kann bei Kerntemperaturen über 39 °C die Hyperthermie zu einem Kreislaufversagen führen. Ein solcher **Hitzekollaps** tritt bei längerem Stehen unter Hitzeeinwirkung und eingeschränkter Wärmeabgabe auf. Ursache für den Ohnmachtsanfall ist eine Mangeldurchblutung des Gehirns, da die thermoregulatorisch bedingte Dilatation der Hautgefäße einen Blutdruckabfall auslöst. In der Konkurrenzsituation der beiden Regelsysteme dominiert also die Thermo- über die Kreislaufregulation.

Hypothermie. Bei lang dauernder Kälteexposition kann die Kerntemperatur durch zu starke bzw. durch nicht eingeschränkte Wärmeabgabe (z. B. bei alkoholisierten Personen) unter den Sollwert absinken (**Hypothermie**). Bis zu einer Körpertemperatur von ca. 35 °C reagiert der Körper mit Kältezittern und allgemeiner Erregung (**Exzitationsstadium**). Muskelstarre mit Teilnahmslosigkeit und Schläfrigkeit entwickeln sich zwischen 32 und 30 °C (**Adynamiestadium**). Bei Rektaltemperaturen unter 30 °C tritt Bewusstlosigkeit (**Paralysestadium**), unter 27–25 °C der Tod – meist durch Kammerflimmern – ein. Allerdings sind auch Fälle bekannt, in denen Hypothermien von 24–20 °C ohne Dauerschäden überlebt wurden.

Zusatzinformation

In der Herz- und Gefäßchirurgie wurde vor Einführung der Herz-Lungen-Maschine von der Möglichkeit der **induzierten** bzw. **therapeutischen Hypothermie** (Kerntemperatur 32–34 °C) häufig Gebrauch gemacht, um den Sauerstoff- und Energiebedarf der Gewebe, besonders den des Herzens und des Gehirns, zu senken. Die Wiederbelebungszeiten (▶ Kap. 10.8.2) von Herz und Gehirn werden dadurch deutlich verlängert. Natürlich müssen bei der Anwendung dieser Verfahren die Kälteabwehrmechanismen durch Narkose ausgeschaltet sein.

Hitzeschäden. Zu lange bzw. starke Hitzeeinwirkung kann zu verschiedenen Formen von Hitzeschäden führen. Bei einem **Hitzschlag** handelt es sich um eine schwere Störung der Thermoregulation nach längerer Hitzeeinwirkung in Verbindung mit intensiver Sonneneinstrahlung. Infolge einer **unzureichenden Wärmeabgabe** kommt es zu einem **Wärmestau** mit extremem Anstieg der Kerntemperatur (> 40,5 °C). Kennzeichnend für das Krankheitsbild sind ein **Verlust** der **Schweißsekretion**, trockene, gerötete und heiße Haut sowie Schocksymptome und Bewusstseinstrübung. Bei weiterem Anstieg der Kerntemperatur tritt Bewusstlosigkeit und bei ca. 43 °C in der Regel der Tod ein.

Ein **Sonnenstich** entsteht durch direkte Einwirkung langwelliger Strahlungsanteile des Sonnenlichts auf den ungeschützten Kopf, die zu einem **isolierten Wärmestau** im Kopfbereich und dadurch zu einer Reizung der Hirnhäute (**Meningismus**) führt. Gefährdet sind vor allem Säuglinge und Kleinkinder. Symptome dieser Erkrankung sind heißer Kopf bei meist kühler Körperhaut, Übelkeit, Kopfschmerzen und Nackensteifigkeit.

Eine sog. **Hitzeerschöpfung** kann nach längerer Hitzebelastung auftreten, wenn infolge starker Schweißsekretion und ungenügender Flüssigkeitsaufnahme ein **extrazellulärer Flüssigkeitsmangel** entsteht. Daraus erklären sich die zu beobachtenden Symptome eines **Volumenmangelschocks** (▶ Kap. 9.9.9) mit peripherer Vasokonstriktion (blasse Haut). Aufgrund der behinderten Wärmeabgabe steigt die Körpertemperatur mäßig an.

Zu **Hitzekrämpfen** kann es bei körperlicher Schwerstarbeit in heißer Umgebung kommen, wenn die Schweißverluste durch Zufuhr kochsalzfreier oder kochsalzarmer Flüssigkeit ausgeglichen werden. Dadurch entsteht ein **NaCl-Defizit**, das Muskelkrämpfe – meist in der beanspruchten Muskulatur – zur Folge hat.

In Kürze

- Durch die Wärmeproduktion im Inneren des Organismus, vor allem in den Körperhöhlen, besteht ein Temperaturgefälle zwischen den inneren (Kerntemperatur) und äußeren Abschnitten des Körpers (Schalentemperatur).
- Die (**Körper-)Kerntemperatur** von ca. 37 °C wird auch bei wechselnder Umgebungstemperatur relativ konstant gehalten (Homoiothermie). Jedoch besteht ein Tagesrhythmus mit einem Temperaturminimum am frühen Morgen.
- **Temperaturschwankungen** mit **längerer Phasendauer** sind mit dem ovariellen Zyklus (▶ Kap. 17.2) verknüpft.
- Der **Wärmestrom** vom **Körperinneren** zur **Körperschale** erfolgt vor allem durch Konvektion, die **Wärmeabgabe** an die **Umgebung** durch Wärmeleitung und -konvektion sowie durch Wärmestrahlung und Wasserverdunstung.
- Bei drohendem Abfall der Kerntemperatur werden **Kälteabwehrmechanismen** (Einschränkung der Hautdurchblutung, Zunahme des Muskeltonus und Kältezittern), bei Anstieg der Kerntemperatur **Wärmeabwehrmechanismen** (Zunahme der Hautdurchblutung, Schweißsekretion) in Gang gesetzt.
- **Kutane Kalt-** und **Warmsensoren** messen die Hauttemperatur, **thermosensitive Neurone** im **Körperinnern** die Kerntemperatur. Der Sollwert der Kerntemperatur wird vom Hypothalamus vorgegeben und integrativ gesteuert.
- Durch **Akklimatisation** kann sich der Organismus an längerfristige oder sich wiederholende Hitze- bzw. Kältebelastungen anpassen.
- Beim **Fieber** wird durch Sollwertverstellung die Thermoregulation auf ein höheres Temperaturniveau angehoben. Ausgelöst wird es durch exogene bzw. endogene Pyrogene.
- Eine Überwärmung des Organismus infolge unzureichender Wärmeabgabe oder übermäßiger Wärmezufuhr bezeichnet man als **Hyperthermie**.
- Zu den **Hitzeschäden** rechnet man den Hitzschlag, die Hitzeerschöpfung und Hitzekrämpfe sowie den Sonnenstich.
- Zu einer **Hypothermie** (Unterkühlung) kommt es dagegen bei lang dauernder Kälteexposition und uneingeschränkter Wärmeabgabe.

15.3 Arbeitsphysiologie

15.3.1 Grundlagen der Arbeitsphysiologie

Aufgabenbereiche. Die Arbeitsphysiologie – einschließlich des Teilgebiets Sportphysiologie – behandelt die Funktionen des menschlichen Organismus unter physischen und psychischen Belastungsbedingungen. Hieraus ergeben sich Hinweise auf die zweckmäßige, humane Arbeitsgestaltung (Arbeitsdauer, Pausenlänge, Anpassung des Arbeitsplatzes). Zum Gegenstand der Arbeitsphysiologie gehören ferner die Erfassung der maßgebenden Faktoren für die verschiedenen Arbeitsformen des Menschen und die Untersuchung der Leistungsgrenzen sowie der leistungsbestimmenden Einflüsse (Motivation, Trainingszustand u. a.). Schließlich bilden arbeitsphysiologische Aspekte die Grundlage für präventivmedizinische Maßnahmen.

Begriffsdefinitionen. **Arbeit** ist das Produkt aus Kraft und Weg bzw. aus Druck und Volumen und wird in Joule (J) oder Wattsekunden (Ws) angegeben. **Leistung** ist die pro Zeit erbrachte Arbeit mit der Einheit Watt oder Joule/s. Unter **Belastung** versteht man eine von außen oder selbst vorgegebene Forderung, eine definierte Arbeit unter bestimmten Bedingungen durchzuführen (○ Abb. 15.7). Die individuellen Reaktionen der Organfunktionen auf die Arbeitssituation werden unter dem Begriff **Beanspruchung** zusammengefasst. Der Grad der Beanspruchung hängt dabei einmal vom Wirkungsgrad (▸ Kap. 15.1.1) der jeweiligen Arbeitsform und zum anderen von der **individuellen Leistungsfähigkeit**, d. h. u. a. vom Alter und Geschlecht, Gesundheits- und Trainingszustand, sowie von der Eignung für eine bestimmte Tätigkeit (Begabung) ab.

Leistungsarten. Bei der Arbeit des Menschen unterscheidet man verschiedene Leistungsarten. **Physische** (körperliche) **Leistungen** beanspruchen in erster Linie die Skelettmuskulatur, darüber hinaus jedoch auch viele andere Organsysteme, wie z. B. die Herz-Kreislauf-Funktion und die Atmung. Handelt es sich dabei um eine **dynamische Arbeit**, so wird die Muskelkraft für die Überwindung von Bewegungswiderständen längs eines Weges eingesetzt (Arbeit im physikalischen Sinne). In diesem Fall lässt sich die erbrachte Leistung in physikalischen Einheiten (W) quantifizieren (1 W = 1 J/s oder ca. 0,1 mkp/s). Bei der **statischen Arbeit** halten isometrische Muskelkontraktionen nach dem Gesetz von actio und reactio einer von außen einwirkenden Kraft das Gleichgewicht (**Haltearbeit**). Obwohl hierbei keine physikalische Arbeit geleistet wird, zeigen sich – bei gesteigertem Energieumsatz – oft erhebliche Beanspruchungsreaktionen. Als Maß für die statische „Leistung“ verwendet man in diesem Fall das **Produkt** aus **Kraft** und **Zeit**.

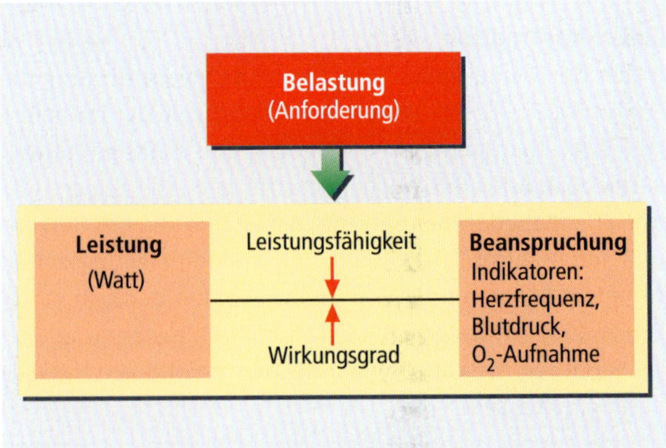

○ **Abb. 15.7** Schema zur Begriffsbestimmung arbeitsphysiologischer Größen. Nach Ulmer

Bei **psychischen Leistungen** werden in erster Linie die Funktionen des Zentralnervensystems in Anspruch genommen. Viele berufliche Tätigkeiten erfordern zunehmend vor allem intellektuelle (mentale) Fähigkeiten (Denkvermögen, Konzentrations- und Reaktionsfähigkeit). Die mentalen Leistungen, die ebenfalls mit organischen Beanspruchungsreaktionen einhergehen, unterliegen besonders stark emotionalen und Umwelt-Einflüssen.

Eine Reihe von beruflichen Aufgaben ist nur durch eine Kombination von physischen und psychischen Leistungen zu erfüllen. Einen Sonderfall stellen hierbei die **sensomotorischen Leistungen** dar, die bei geringem Krafteinsatz ein hohes Maß an Koordination der Bewegungsabläufe (Geschicklichkeit) und Konzentration erfordern (chirurgische Tätigkeit, Montage sehr kleiner elektronischer Geräte u. a.).

15.3.2 Organfunktionen bei dynamischer Arbeit

Muskulatur. Die Skelettmuskulatur erhält das für ihre Leistungen notwendige ATP aus folgenden Stoffwechselprozessen:

- Hydrolyse von Kreatinphosphat,
- anaerobe Glykolyse,
- Oxidation von Kohlenhydraten und
- Oxidation von Fettsäuren.

Da am Beginn einer Muskelarbeit der erhöhte O_2-Bedarf der Muskelzellen durch das regionale O_2-Angebot nicht gedeckt wird und auch der rote Muskelfarbstoff Myoglobin nur geringe O_2-Mengen zusätzlich zur Verfügung stellen kann, ist die arbeitende Muskulatur zunächst überwiegend auf eine **anaerobe Energiegewinnung** angewiesen (○ Abb. 15.8). Die hierfür unmittelbare Energiequelle stellt die hydrolytische Spaltung von ATP in Adenosindiphosphat (ADP) und Phosphat dar. Die geringen ATP-Vorräte (etwa 5 mmol/kg) wären jedoch nach 2–4 s erschöpft, wenn keine Nachlieferung erfolgen würde. Als Quelle für die erfor-

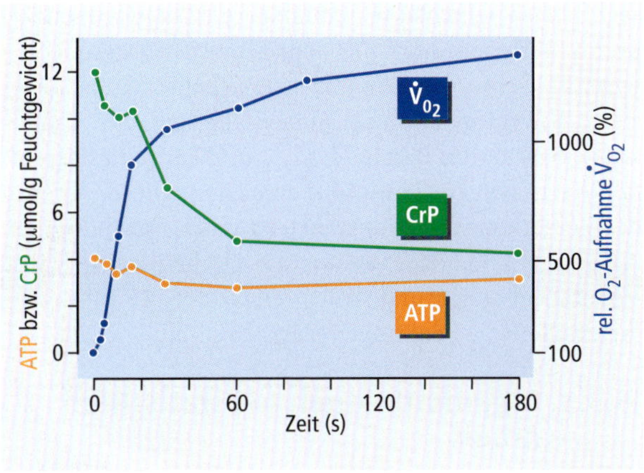

Abb. 15.8 Energiebereitstellung zu Beginn einer schweren Muskelarbeit in Abhängigkeit von der Zeit. Sofort nach Arbeitsbeginn wird verbrauchtes ATP durch den Abbau von Kreatinphosphat (CrP) resynthetisiert, sodass die ATP-Konzentration weitgehend konstant bleibt. Der muskuläre O_2-Verbrauch ($\dot{V}_{O_2}$) und damit die oxidative Energiegewinnung erreichen erst nach ca. 3 min das Maximum

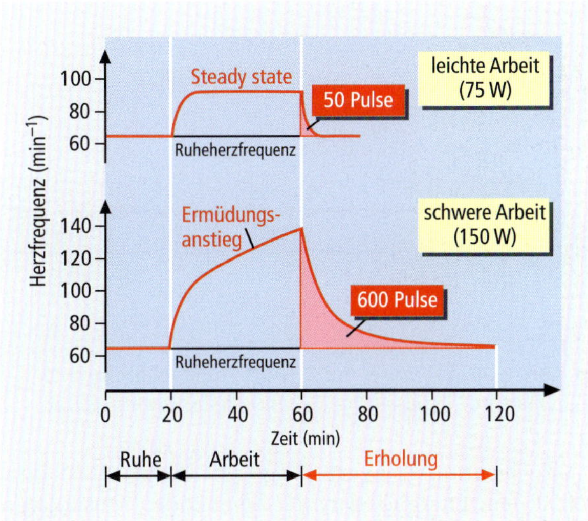

Abb. 15.9 Herzfrequenzänderungen während und nach leichter bzw. schwerer Arbeit (konstanter Intensität) bei Probanden mit durchschnittlicher Leistungsfähigkeit. **Rote Fläche** Erholungspulssumme

derliche ATP-Neusynthese dient **Kreatinphosphat** (CrP, s. o.), durch dessen Spaltung in Kreatin und Phosphat erhebliche Energiemengen für maximal 20 s übertragen werden. Noch bevor die Vorräte an Kreatinphosphat erschöpft sind, übernimmt der **anaerobe Glucoseabbau** (Glykolyse) für 2–4 min die führende Rolle bei der Energiegewinnung.

Erst langsam werden die Regulationsmechanismen wirksam, welche die Durchblutung der arbeitenden Muskulatur an den erhöhten O_2-Bedarf anpassen. Im selben Maß steigt die aerobe Energienachlieferung durch **oxidativen Abbau von Glucose**. Bei schwerer Arbeit erreicht diese aerobe Energiegewinnung erst nach mehr als 3 min ihre volle Wirksamkeit und hält wegen der begrenzten Glykogenspeicher im Muskel (300–400 g) und in der Leber (ca. 150 g) nur 1–2 h an.

Bei schwerer Arbeit muss infolge eines inadäquaten O_2-Angebots ein Teil der Energie ständig auf anaerobem Weg gewonnen werden, wodurch die Konzentration von **Milchsäure** bzw. **Lactat** (Endprodukt des anaeroben Glucoseabbaus) ansteigt und zur muskulären Ermüdung (▸Kap. 15.3.5) beiträgt. Bei dieser Abbauform ist, wie bereits beschrieben, die Energieausbeute gering (2 mol ATP pro mol Glucose), während durch oxidativen Abbau ein Nettogewinn von 36–38 mol ATP pro mol Glucose erzielt wird.

Für Ausdauerleistungen ist die **Fettsäurenoxidation** von entscheidender Bedeutung. Sie sichert die Energiebereitstellung über mehrere Stunden bis Tage.

Herz-Kreislauf-System. Der bei dynamischer Arbeit erhöhte O_2-Bedarf der Muskulatur erfordert eine **Steigerung** des **Herzzeitvolumens**. Neben einer **Zunahme** des **Schlagvolumens** um 20–30 % steigt insbesondere die Herzfrequenz, wobei das Ausmaß der **Frequenzsteigerung** vom Grad der Beanspruchung abhängig ist (Abb. 15.9). Bei leichter Arbeit mit konstanter Leistung erreicht die Pulsfrequenz nach 5–10 min einen Plateauwert (steady state), der auch bei stundenlanger Arbeit beibehalten wird. Je größer die Beanspruchung, desto höher liegt der Plateauwert. Bei schwerer Arbeit mit konstanter Leistung zeigt die Pulsfrequenz nach der initialen Zunahme einen weiteren Ermüdungsanstieg, ohne dass sich ein Plateauwert einstellt.

Der zeitliche Verlauf des Herzfrequenz-Abfalls auf den Ausgangswert nach Beendigung der Arbeit hängt ebenfalls vom Beanspruchungsgrad ab. Die **Erholungszeit** (Zeit bis zum Erreichen des Herzfrequenz-Ausgangswerts) beträgt bei leichter Arbeit 3–5 min und dauert bei schwerer Arbeit erheblich länger (1 Stunde und mehr). Die Anzahl der Pulse, die in der Erholungszeit über dem Ausgangswert liegen (rote Fläche in Abb. 15.9) wird als **Erholungspulssumme** bezeichnet. Diese Größe stellt – ebenso wie die Herzfrequenzzunahme während der Arbeit – ein Maß für den Grad der Beanspruchung bzw. der Leistungsfähigkeit dar. Die **Veränderungen** des **Blutdrucks** bei **Arbeit** sind in ▸Kap. 9.8 dargestellt.

Sauerstoffaufnahme. Die O_2-Aufnahme zeigt während und nach dynamischer Arbeit ein ähnliches Verhalten wie die Herzfrequenz. Bei leichter Arbeit steigt die O_2-Aufnahme – entsprechend der Zunahme der Muskeldurchblutung – langsam an (Abb. 15.10) und erreicht nach 3–5 min einen konstanten Wert (steady state). Dagegen nimmt bei schwerer Arbeit die O_2-Aufnahme fortlaufend zu, ohne dass sich ein Steady-state-Wert einstellt.

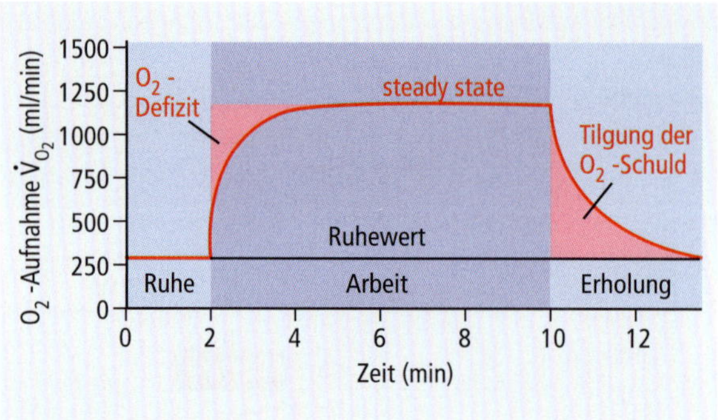

o Abb. 15.10 Änderung der O_2-Aufnahme während und nach leichter dynamischer Arbeit konstanter Intensität

Zu Beginn der Arbeit entspricht die O_2-Aufnahme nicht dem Energiebedarf der arbeitenden Muskulatur, die diese Zeit durch anaerobe Energiegewinnung überbrückt. Das O_2-Volumen, welches gegenüber dem anfänglichen O_2-Bedarf zu wenig aufgenommen wird (linke rote Fläche in o Abb. 15.10), bezeichnet man als **Sauerstoffdefizit**. Es kann bei nicht ermüdender Arbeit bis zu 4 l und bei ermüdender Arbeit maximal 20 l betragen.

Nach Beendigung der Arbeit geht die O_2-Aufnahme nur langsam auf den Ausgangswert zurück (**Tilgung** der **Sauerstoffschuld**). Der in der Erholungsphase vermehrt aufgenommene Sauerstoff dient in erster Linie zur Restitution der Energiespeicher in der Muskulatur, darüber hinaus jedoch auch zur Deckung des Bedarfs anderer Organsysteme, deren Funktionen in dieser Phase noch nicht auf den Ruhewert abgeklungen sind (Herztätigkeit, Atmung u. a.). Daher ist das O_2-Volumen für die Tilgung größer als das anfangs eingegangene Sauerstoffdefizit.

Stoffwechselparameter im Blut. Während sich bei Arbeit die arterielle O_2-Konzentration nur wenig ändert, vermindert sich die gemischt-venöse O_2-Konzentration mit zunehmender Leistung, weil die O_2-Kapazität des Blutes bei erhöhtem O_2-Verbrauch stärker ausgeschöpft wird. Es kommt also zu einem leistungsabhängigen **Anstieg** der **arteriovenösen (O_2-)Differenz** avD_{O_2}. Dementsprechend nehmen die gemischtvenöse CO_2-Konzentration und damit die venös-arterielle (CO_2-)Differenz zu.

Die **Lactatkonzentration** des Blutes weist in Abhängigkeit von der Arbeitsintensität erhebliche Schwankungen auf. In Ruhe und bei leichter Arbeit beträgt die arterielle Lactatkonzentration etwa 1 mmol/l. Bei mittelschwerer und schwerer Arbeit steigt sie infolge des anaeroben Muskelstoffwechsels zunächst auf das 2- bis 3-Fache des Ruhewerts an. Im weiteren Arbeitsverlauf beobachtet man jedoch wieder einen Abfall, da Lactat in Typ-I- und Typ-IIa-Fasern der Skelettmuskulatur und im Myokard oxidativ abgebaut, in der Leber hauptsächlich zu Glucose resynthetisiert (Gluconeogenese) und in geringem Maß mit dem Schweiß ausgeschieden wird. Bei Schwerstarbeit mit einem großen Anteil anaerober Energiegewinnung nimmt dagegen die Lactatkonzentration im Blut laufend zu und kann im Extremfall Werte von 15–20 mmol/l erreichen. Dieser Anstieg der Lactatkonzentration führt zu einer metabolischen Azidose (Lactazidose, ▸Kap. 14.6.4), die ihrerseits eine Ventilationssteigerung mit verstärkter CO_2-Abgabe (arterielle P_{CO_2}-Senkung) verursacht.

15.3.3 Organfunktionen bei statischer Arbeit

Zur **statischen Arbeit**, die durch isometrische Muskelaktivität gekennzeichnet ist, rechnet man

- die **Haltearbeit**, die beim Halten und Tragen von Lasten zu erbringen ist, und
- die **Haltungsarbeit**, die der Stabilisierung der Körperposition in Ruhe und bei Bewegungen dient.

Haltearbeit. Bei stärkerer **isometrischer Haltearbeit** ist der Innendruck in der belasteten Muskulatur ständig erhöht und damit die Muskeldurchblutung nach Maßgabe des jeweiligen Kraftaufwands eingeschränkt. Zur Quantifizierung dieser Einschränkung bezieht man sich auf die maximale Muskelkraft (**Maximalkraft**). Darunter versteht man diejenige Kraft, bei der die isometrische Kontraktion mit stärkstem Willenseinsatz für etwa 2–3 s aufrechterhalten werden kann. Sie hängt vom Muskelquerschnitt ab und variiert zwischen 40 und 100 N/cm^2. Übersteigt die eingesetzte Haltekraft einen Wert von ca. 10 % der Maximalkraft, kann die eingeschränkte Durchblutung den O_2-Bedarf der Muskeln nicht mehr voll decken, sodass früher oder später Ermüdung einsetzt. Bis zu einer Haltekraft von ca. 30 % der Maximalkraft steigt die Durchblutung infolge der Ansammlung vasodilatorisch wirkender Metabolite zwar noch an, bleibt aber weit unter dem Bedarf. Bei Einsatz von 50–60 % der Maximalkraft wird die Durchblutung infolge des stark erhöhten Muskelinnendrucks vollständig unterbrochen, wodurch in diesem und dem darüberliegenden Bereich, limitiert durch die anaerobe Energiegewinnung, nur noch sehr kurze Haltezeiten (< 1 min) möglich sind.

Ähnlich wie bei dynamischer treten auch bei statischer Arbeit **Beanspruchungsreaktionen** im respiratorischen und im kardiovaskulären System auf. Während schwerer Haltearbeit wird häufig die Bauchpresse (bei geschlossener Stimmritze) reflektorisch aktiviert. Dies trägt zwar zur Stabilisierung des Rumpfes bei, behindert aber gleichzeitig den pulmonalen Gasaustausch und den venösen Rückstrom des Blutes zum Herzen. Die Kreislaufreaktionen sind daher davon abhängig, ob die Bauchpresse eingesetzt wird oder nicht. Zur Orientierung über die Veränderungen der Kreislaufparameter mögen die folgenden Daten dienen, die bei 5-minütiger Haltearbeit mit einem Kraftaufwand von 30 % der Maximalkraft ohne Einsatz der Bauchpresse gemessen wurden: Anstieg der Herzfrequenz um 20 Schläge/min, Zunahme des Herzzeitvolumens um 1,7 l/min, Erhöhung des arteriellen Mitteldrucks um 20 mm Hg.

Haltungsarbeit. Die ständige unwillkürliche Kontrolle der Haltungsmotorik ist eine notwendige Voraussetzung für die Stabilisierung der jeweiligen Körperposition sowie für die Aufrechterhaltung des Gleichgewichts in Ruhe, bei Lageveränderungen und bei Bewegungen; ins Bewusstsein tritt sie jedoch erst, wenn im Laufe der Zeit die Folgen von Fehlhaltungen manifest werden. Dies gilt insbesondere für Zwangshaltungen am Arbeitsplatz. Schreibtischarbeiten, die in unzweckmäßiger Sitzhaltung ausgeführt werden, können ebenso zu Beschwerden führen wie Arbeiten, die (z. B. bei Berufskraftfahrern) eine ständig gleichbleibende Körperhaltung erfordern. Als Folge von Verspannungen der Muskulatur und Fehlbelastungen der Wirbelsäule treten dabei häufig Schmerzen im Schulter-Arm-Bereich auf. Ferner werden beim Heben und Tragen schwerer Lasten die Zwischenwirbelscheiben (Bandscheiben) einer erheblichen Druckbelastung ausgesetzt, wodurch auf die Dauer degenerative Veränderungen im Bereich der Wirbelsäule verursacht werden können.

15.3.4 Reaktionen auf psychische Belastungen

Mentale Belastungen längerer Dauer führen zu einer Steigerung des Gesamtenergieumsatzes, weil unter diesen Bedingungen der Muskeltonus reflektorisch erhöht wird. Außerdem findet man häufig einen Anstieg der Herzfrequenz sowie eine Zunahme der Hautdurchblutung und der Schweißsekretion.

Bei **emotionalen Belastungen** (Angst, Wut usw.) treten ähnliche, jedoch stärker ausgeprägte Begleitreaktionen auf. So beobachtet man hierbei gelegentlich einen Anstieg der Herzfrequenz bis auf 170 Schläge/min. Kennzeichnend für die emotionale Situation ist eine Zunahme des Sympathikustonus (**ergotrope Reaktionslage**), deren Auswirkungen im Zusammenhang mit den Kreislauffunktionen (▸ Kap. 9.8.3, ▸ Kap. 9.8.4) dargestellt sind. Typisch ist außerdem eine den Stoffwechselbedarf übersteigende Ventilationszunahme (**psychogene Hyperventilation**).

15.3.5 Leistungsbeeinflussende Faktoren

Leistungsfähigkeit und Leistungsbereitschaft. Unter der **Leistungsfähigkeit** versteht man das Vermögen, eine bestimmte Anforderung erfüllen zu können. Für ihre Beurteilung gelten unterschiedliche Kriterien, je nachdem, ob es sich dabei um eine physische, mentale oder sensomotorische Belastung handelt. Die **körperliche Leistungsfähigkeit** hängt von verschiedenen individuellen Faktoren (Alter, Geschlecht, Körperbau, Gesundheits- und Trainingszustand, Talent) ab und variiert dementsprechend innerhalb der Bevölkerung in weiten Grenzen. Die **maximale Leistungsfähigkeit** eines Menschen wird kaum jemals – selbst nicht bei sportlicher Höchstleistung – voll ausgenutzt. In der Regel beansprucht die berufliche Tätigkeit nur einen bestimmten Prozentsatz der maximalen Leistungsfähigkeit, sodass eine entsprechende **Leistungsreserve** erhalten bleibt.

Zur einfachen Kennzeichnung der Leistungsintensität, bezogen auf die individuelle Leistungsfähigkeit, hat man eine Einteilung in vier Stufen vorgeschlagen. Danach unterscheidet man die Bereiche

- der **automatisierten Leistungen**, die ohne Willensanstrengung ausgeführt werden können,
- der **physiologischen Leistungsbereitschaft**, die ständigen Willenseinsatz erfordert, ohne dass jedoch Ermüdung eintritt,
- der **gewöhnlichen Einsatzreserven**, die nur mit stärkerem Willenseinsatz erschlossen werden können und dabei früher oder später zur Ermüdung bzw. Erschöpfung führen, und
- der **autonom geschützten Reserven**, die auch mit starkem Willenseinsatz nicht zugänglich sind und nur im Notfall mobilisiert werden können.

Die **physiologische Leistungsbereitschaft**, die für viele berufliche Tätigkeiten von Bedeutung ist, unterliegt gewissen tagesrhythmischen Schwankungen. Deren Phasen weisen allerdings erhebliche interindividuelle Variationen auf und sind außerdem von den jeweiligen Anforderungen abhängig.

Die **Periodik** der **Leistungsbereitschaft** gehört zu den **zirkadianen Rhythmen** (▸ Kap. 19.8.2), denen viele vegetative Funktionen, z. B. das Schlaf-Wach-Verhalten, unterliegen. Hierbei wird die jeweilige Funktion durch einen **endogenen Zeitgeber** („biologische Uhr") gesteuert, der beim Fehlen von äußeren Reizen eine Periodendauer von ungefähr 24 Stunden (zirkadian) hat. Unter dem Einfluss äußerer Zeitgeber (Hell-Dunkel-Wechsel, soziale Faktoren) erfolgt die Synchronisation der Periodik auf genau 24 Stunden. In ○ Abb. 15.11 ist als Beispiel die Tagesrhythmik der physiologischen Leistungsbereitschaft für eine mentale Arbeit auf niedrigem Anforderungsniveau dargestellt. Danach besteht gegen 8 und gegen 19 Uhr (Ortszeit) die höchste, gegen 3 Uhr die geringste Leistungsbereitschaft. Für andere Populationen und für andere Aufgaben können sich allerdings diese Phasen verschieben.

Bei **Schichtarbeit**, insbesondere bei Nachtarbeit, stimmen die Rhythmusphasen des endogenen Zeitgebers nicht mehr mit denen der äußeren Zeitgeber überein. Eine solche Desynchronisation führt zu Anpassungsschwierigkeiten und evtl. zur Minderung der

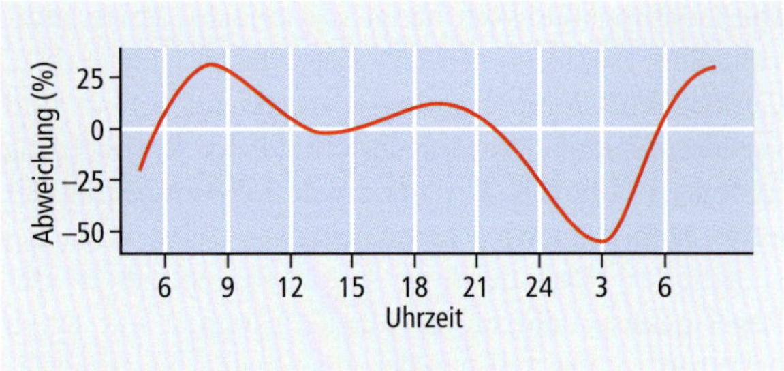

Abb. 15.11 Tagesperiodik der physiologischen Leistungsbereitschaft für eine spezielle Arbeit

Leistungsbereitschaft. Am stärksten fallen dabei die Abnahme der sozialen Kontakte, die häufig unbefriedigende Ernährungssituation und der Schlafentzug ins Gewicht. Die Gewöhnung an dauernde Schicht- oder Nachtarbeit weist jedoch ein breites Spektrum interindividueller Unterschiede auf.

Dagegen kommt es nach **Zeitzonensprüngen** (z. B. Interkontinentalflügen), bei denen anfangs ebenfalls eine Desynchronisation der endogenen und der äußeren Zeitgeber besteht, mit einer gewissen Verzögerung zu einer vollständigen Anpassung an die neue Ortszeit. Dabei gilt die Regel, dass eine Zeitverschiebung von 2 Stunden eine Umstellungszeit von ca. 1 Tag benötigt. Bei Zeitzonensprüngen in östlicher Richtung ist die Anpassung häufig schwieriger als bei solchen in westlicher Richtung.

Leistungsgrenzen. Als **Dauerleistungsgrenze** bezeichnet man diejenige Leistungsintensität, bis zu der eine bestimmte körperliche Arbeit für die Dauer von 8 Stunden ohne muskuläre Ermüdung durchgeführt werden kann. Für die **dynamische Arbeit** des Untrainierten entspricht die Dauerleistungsgrenze etwa folgenden Beanspruchungskriterien: O_2-Aufnahme 50 % des Maximalwerts, Herzfrequenz 130 Schläge/min, Erholungspulssumme 100 Pulse, Atemzeitvolumen 30 l/min, Lactatkonzentration im Blut $\leq$ 2 mmol/l. Die meisten beruflichen Arbeiten werden unterhalb der Dauerleistungsgrenze ausgeführt, wobei kurzzeitige Überschreitungen durch Erholungspausen ausgeglichen werden. Bei **statischer Arbeit** liegt die Dauerleistungsgrenze bei etwa 10 % der Maximalkraft.

Die **Höchstleistungsgrenze** stellt diejenige Leistungsintensität dar, bei der Erschöpfung, d. h. maximale Ermüdung, eintritt. Körperliche Höchstleistungen werden durch die Geschwindigkeit der Energiebereitstellung in der arbeitenden Muskulatur limitiert (s. o.). Daher können umso größere Leistungen erbracht werden, je kürzer die Belastungszeit ist.

Die **dynamischen Höchstleistungen** werden durch folgende Faktoren begrenzt: Bei **Kurzzeitleistungen** (bis zu ca. 20 s Dauer) stellt der Vorrat an ATP und Kreatinphosphat den begrenzenden Faktor dar. Bei **kurz dauernden Mittelzeitleistungen** (bis zu ca. 1 min) hängt die erreichte Leistung hauptsächlich von der anaeroben Glykolyserate ab. Bei **länger dauernden Mittelzeitleistungen** (bis zu ca. 6 min) gewinnt der oxidative Nährstoffabbau nach Maßgabe der ansteigenden O_2-Nachlieferung an Bedeutung. Die O_2-Nachlieferung wird nicht etwa durch die Atmungsfunktion, sondern in der Regel durch die O_2-Transportkapazität des Blutkreislaufs, d. h. letztlich durch die Leistungsfähigkeit des Herzens, begrenzt. In dem Zeitraum von 3–6 min erreicht die O_2-Aufnahme ihr Maximum. Bei **Ausdauerleistungen** (Langzeitleistungen von über 6 min Dauer) lässt sich dieser Maximalwert der O_2-Aufnahme nicht mehr über die gesamte Belastungszeit aufrechterhalten, wodurch der Energieumsatz etwas absinkt. Dauert die Höchstleistung länger als 30 min, so kommt als weiterer leistungsbegrenzender Faktor die Erschöpfung der Substratreserven hinzu.

Bei **statischen Höchstleistungen** besteht ein reziproker Zusammenhang zwischen der aktivierten Muskelkraft und der maximalen Belastungsdauer. Während die Maximalkraft nur für einige Sekunden aufrechterhalten werden kann, beträgt die Haltezeit etwa 1 min, wenn 50 % der Maximalkraft eingesetzt werden, und etwa 4–5 min, wenn die Kraft auf 25 % des Maximalwerts reduziert ist. Bei Haltearbeiten, die mit einem Einsatz von weniger als 10 % der Maximalkraft erfolgen, ist die Haltezeit unabhängig von der Höhe der Belastung.

Ermüdung und Erholung. Unter **Ermüdung** versteht man einen komplexen Vorgang, der bei schwerer Arbeit infolge von Veränderungen somatischer und/oder psychischer Funktionen zu einer Abnahme der Leistungsfähigkeit führt. Bei schwerer körperlicher Arbeit steht die physische (muskulär-metabolische) Ermüdung im Vordergrund, bei anstrengender geistiger oder monotoner Tätigkeit überwiegt der Einfluss der psychischen (zentralkoordinativen) Ermüdung.

Die **physische Ermüdung** wird durch **unzureichende Energiebereitstellung** und durch **Anhäufung der Milchsäure** in der arbeitenden Muskulatur hervorgerufen. Bei **dynamischer Arbeit** unterhalb der Dauerleistungsgrenze kommt es zwar während der Muskelkontraktion zur **Abnahme der Energiereserven** und zum **Anstieg der Lactatkonzentration**, in der nachfolgenden Erschlaffungsphase können jedoch die Energiespeicher wieder aufgefüllt, und Lactat kann abtransportiert werden. Oberhalb der Dauerleistungsgrenze reicht dagegen die Erschlaffungszeit für eine vollständige Restitution nicht aus, sodass ein „Ermüdungsrückstand" bestehen bleibt, der mit jedem Kontraktionszyklus weiter zunimmt. Bei häufigen Muskelkontraktionen kann nach längerer Dauer auch eine „Ermüdung" der Erregungsübertragung in den motorischen Endplatten ein-

Tab. 15.5 Funktionsparameter von zwei 25jährigen, 70 kg schweren Männern, der eine untrainiert, der andere ausdauertrainiert

Parameter	Ruhewerte (liegend)		Maximalwerte bei Belastung	
	Untrainiert	Trainiert	Untrainiert	Trainiert
Herzfrequenz (min^{-1})	80	40	180	180
Schlagvolumen (ml)	70	140	100	190
Herzzeitvolumen (l/min)	5,6	5,6	18	35
Atemzeitvolumen (l/min)	7	7	100	200
Sauerstoffaufnahme (l/min)	0,3	0,3	2,8	5,2
Herzvolumen (l)	0,7	–	1,4	–
Herzgewicht (kg)	0,3	–	0,5	–
Blutvolumen (l)	5,6	–	5,9	–

treten. **Statische Arbeit** mit mehr als 10 % der Maximalkraft führt infolge mangelhafter Muskeldurchblutung zu schneller Erschöpfung der Energiereserven und starker Zunahme der Lactatkonzentration.

Die **Erholung** nach Beendigung einer körperlichen Arbeit besteht in der Wiederauffüllung der Energiespeicher und der Elimination von Lactat, wobei gleichzeitig die kardiovaskulären und respiratorischen Funktionen zuerst schnell, dann langsamer abnehmen. Im selben Maß steigt die Leistungsfähigkeit wieder an. Die Tatsache, dass die Restitution zu Beginn der Erholungsphase besonders schnell erfolgt (Abb. 15.9), gibt einen Hinweis auf die richtige Festlegung von Arbeitspausen: Bei vorgegebener Arbeitszeit ist es zweckmäßiger, viele kurze als wenige lange Pausen einzulegen.

Die **psychische Ermüdung** ist auf eine Störung zentralnervöser Funktionen zurückzuführen. Sie tritt nicht nur bei anstrengender psychischer Arbeit (Denk-, Konzentrations-, Reaktions- und Geschicklichkeitsleistungen), sondern, wie erwähnt, unter bestimmten Bedingungen auch bei physischer Belastung (Schwerarbeit, monotoner Fließbandarbeit) auf und kann durch verschiedene Faktoren (Lärm, schlechte Beleuchtung, klimatische Belastung, Interesselosigkeit, Sorgen, Schmerzen u. a.) verstärkt werden. Zeichen der psychischen Ermüdung sind neben einem allgemeinen Unlustgefühl insbesondere Störungen der Sinneswahrnehmung sowie der Konzentrations-, Reaktions- und Entscheidungsfähigkeit. Vermutlich handelt es sich bei dieser Ermüdungsform um eine Beeinträchtigung synaptischer Übertragungen im Zentralnervensystem (z. B. durch Veränderungen der Neurotransmitterkonzentrationen).

Im Gegensatz zur muskulären Ermüdung kann die zentrale Ermüdung schlagartig aufgehoben werden. Dies ist ein Hinweis darauf, dass nicht etwa die Beseitigung eines „Ermüdungsstoffs" im Zentralnervensystem, sondern die Restitution der synaptischen Übertragungsmechanismen hierfür erforderlich ist. Eine Aufhebung der psychischen Ermüdung lässt sich durch Wechsel der Tätigkeit oder der Umgebung sowie durch Motivation erreichen und tritt in der Regel stets bei Alarmreaktionen (Angst, Wut u. a.) ein.

Trainingseinfluss. Unter **Training** versteht man die Summe aller Maßnahmen, die zur **Erhaltung** oder planmäßigen **Steigerung** der **Leistungsfähigkeit** dienen. Dieses Ziel lässt sich insbesondere durch die wiederholte Durchführung einer Arbeit erreichen, wodurch entsprechende Anpassungsvorgänge im Organismus ausgelöst werden.

Der jeweils erzielte Trainingseffekt, der in einer bestimmten Leistungssteigerung zum Ausdruck kommt, hängt vom **Trainingspensum**, d. h. sowohl von der Intensität als auch von der Dauer des Trainings ab. Beim Absolvieren eines Trainingspensums steigt die erzielte Leistung zuerst schnell, dann langsamer an, um schließlich einen Plateauwert, die sog. **Grenzleistung**, zu erreichen. Eine weitere Leistungssteigerung ist dann nur noch durch Intensivierung des Trainings möglich.

Um eine optimale Anpassung der Organfunktionen zu erzielen, muss die Trainingsform so gewählt werden, dass sie dem speziellen Bewegungsablauf und der Dauer der geforderten Leistung entspricht. Für die Verbesserung von Ausdauerleistungen ist also ein spezifisches **Ausdauertraining** erforderlich, bei dem eine lang dauernde, aber nicht erschöpfende Arbeit über Wochen und Monate täglich wiederholt wird.

Die Veränderungen der kardiovaskulären und respiratorischen Funktionen unter dem Einfluss eines intensiven Ausdauertrainings sind in Tab. 15.5 zusammengefasst. Beim Trainierten ist die Herzfrequenz unter dem Einfluss des Parasympathikus in Ruhe stark vermindert, erreicht jedoch bei Belastung den Maximalwert des Untrainierten. Die trainingsbedingten strukturellen Veränderungen des Herzens (Dilatation, Hypertrophie, ▸Kap. 8.3.2) ermöglichen sowohl in Ruhe als auch bei Belastung eine Erhöhung des Schlagvolumens. Insgesamt resultiert eine erhebliche Steigerung des maximalen Herzzeitvolumens und damit der O_2-Transportkapazität des Blutkreislaufs. Die für länger dauernde Leistungen entscheidende Größe der maximalen O_2-Aufnahme liegt bei ausdauertrainierten Leistungssportlern um 50–70 % über dem Durchschnittswert einer vergleichbaren untrainierten Bevölkerungsgruppe. In der beanspruchten Muskulatur kommt es außerdem zu einer Zunahme der Kapillarisierung und zu einer Anpassung von Enzymaktivitäten.

Zur Steigerung der Muskelkraft dient ein spezifisches **Krafttraining**, bei dem kurzzeitige Maximalleistungen mit einem großen Anteil an Haltearbeit (isometrischer Kontraktion) erbracht werden müssen. Um dabei einen optimalen Effekt zu erzielen, genügt es, die betreffende Muskelgruppe 3–5-mal täglich zu kontrahieren, wobei beim Einsatz der maximalen Muskelkraft jeweils eine Kontraktionsdauer von 2–3 s, beim Einsatz der halben Maximalkraft jedoch eine Dauer von 15–20 s erforderlich ist. Ein solches Krafttraining stimuliert das Dickenwachstum der einzelnen Muskelfasern (Hypertrophie). Bei dem genannten Trainingspensum nehmen innerhalb von 20 Wochen der Muskelquerschnitt und damit auch die Muskelkraft um ca. 100 % zu. **Anabolika**, d. h. Pharmaka, die sich von den männlichen Sexualhormonen (▸Kap. 16.8.1) ableiten, fördern das Dickenwachstum der Muskulatur. Von ihrer Einnahme zum Zweck des Kraftgewinns (Doping, s. u.) ist jedoch wegen der damit verbundenen Störung des Hormonhaushalts, insbesondere bei Frauen, dringend abzuraten.

Zusatzinformation

Doping. Unter Doping versteht man die unerlaubte Verwendung von Wirkstoffen und Methoden zur Leistungssteigerung. Hierzu gehören (gemäß aktueller Dopingliste) u. a.:

- Anabolika (s. o.),
- Erythropoietin oder Transfusion von Eigenblut zur Erhöhung der O_2-Transportkapazität (Blutdoping),
- Wachstumshormon und Insulin zur allgemeinen Leistungsförderung,
- Stimulanzien (z. B. Ephedrin, Amphetamine) zur Mobilisierung der autonomen Leistungsreserven,
- Glucocorticoide zur Leistungszunahme durch Euphorisierung und Schmerzlinderung,
- β-Adrenozeptorblocker zur Tremorvermeidung (z. B. bei Schützen),
- β_2-Adrenozeptoragonisten (z. B. Clenbuterol zur Steigerung der Eiweißsynthese, Salbutamol zur Verbesserung der Ventilation),
- Gen-Doping zur allgemeinen Leistungssteigerung und
- Manipulation von Doping-Kontrollproben (z. B. mit Diuretika als „Harnverdünner" oder durch Veränderung des Urin-pH-Werts).

Ebenso verboten im Leistungssport sind Opioide als stark wirksame Analgetika und Perfluorane als künstliche Sauerstoffträger im Blut.

15.3.6 Messung der Leistungsfähigkeit

Ergometrie. Unter dem Begriff **Ergometrie** fasst man Verfahren zusammen, bei denen definierte körperliche Belastungen vorgegeben und die erbrachten dynamischen Leistungen (in Watt) gemessen werden. Zur Anwendung kommen Fahrrad-, Laufband- und Sportart-spezifische Ergometer. Die Ergebnisse der Leistungsmessung lassen immer nur Aussagen über die Leistungsfähigkeit in Bezug auf die jeweilige spezifische Belastungsart zu, dürfen jedoch nicht auf andere sportliche oder berufliche Anforderungen übertragen werden. Häufig registriert man bei ergometrischen Untersuchungen auch Beanspruchungsreaktionen (hinsichtlich Herzfrequenz, Blutdruck, O_2-Aufnahme, Ventilation, EKG-Veränderungen u. a.), um daraus Rückschlüsse auf die Anpassungsfähigkeit der Organsysteme zu ziehen und Krankheitssymptome zu erfassen.

Leistungstests. Bei Anwendung der Ergometrie zur Prüfung der Leistungsfähigkeit ist zu beachten, dass nur Gesunde bis zur Erschöpfung belastet werden dürfen. (Für Patienten hat man Leistungstests entwickelt, die bei submaximaler Belastung durchgeführt werden.)

Die **maximale O_2-Aufnahme** ist ein Maß für die höchstmögliche körperliche Belastbarkeit unter aeroben Bedingungen. Sie wird bei ansteigender Ergometerbelastung bis zur Erschöpfung gemessen. Für untrainierte junge Männer liegt die maximale O_2-Aufnahme bei ca. 44 ml/min/kg Körpergewicht, bei trainierten bei etwa 67 ml/min/kg. Bei Frauen betragen die entsprechenden Werte 38 bzw. 55 ml/min/kg.

Die **Arbeitskapazität** (working capacity, WC) bzw. **Puls-Leistungskapazität** (PWC) dient ebenfalls als Maß für die körperliche Leistungsfähigkeit. Hierbei wird bei ansteigender Belastung diejenige Leistung (in Watt) gemessen, bei der die Herzfrequenz den Wert von 170/min erreicht hat (W_{170} bzw. PWC_{170}). Für Untrainierte gelten als Richtwerte für Frauen 2,3 W/kg und für Männer 2,8 W/kg, für Trainierte liegen die entsprechenden Werte bei 3,0–3,5 bzw. 3,5–4,0 W/kg. Bei leichtgewichtigen Radrennfahren wurden Werte bis 6,5 W/kg gemessen.

Über die **Lactatkonzentration** im Blut bestimmt man die Leistungen bei der sog. aeroben und anaeroben Schwelle. Die **aerobe Schwelle** (Lactatkonzentration im Serum: 2 mmol/l) entspricht der Dauerleistungsgrenze, bei der die Energiebereitstellung gerade noch aerob erfolgt. Die **anaerobe Schwelle** (Serum-Lactatkonzentration: 4 mmol/l) beschreibt die maximale Leistung, bei der gerade noch ein Lactat-steady-state erreicht wird. Sie ist ein wichtiger Parameter zur Beurteilung der Leistungsfähigkeit (Referenzwert für jüngere untrainierte Männer ca. 2,5 W/kg, für trainierte ca. 4 W/kg).

Das **Herzvolumen** ist ein Maß für den Trainingszustand bei Ausdauertrainierten. Das enddiastolische Herzvolumen (Blutfüllung und Myokard) beträgt bei (herzgesunden) Untrainierten ca. 10 ml/kg und kann sich bei ausdauertrainierten Leistungssportlern bis auf 20 ml/kg erhöhen.

In Kürze

- In der Arbeitsphysiologie unterscheidet man physische (körperliche) und psychische Leistungen bzw. eine Kombination aus beiden. Sensomotorische Leistungen erfordern bei geringem Krafteinsatz ein hohes Maß an Koordination der Bewegungsabläufe und Konzentration.
- Die **Energiegewinnung** der **arbeitenden Muskulatur** erfolgt anfänglich vorwiegend anaerob (durch ATP-Hydrolyse und anaeroben Glucoseabbau), später insbesondere aerob (durch oxidativen Abbau von Glucose und freien Fettsäuren).
- Der bei (dynamischer) Arbeit erhöhte O_2-Bedarf wird durch eine Steigerung des Herzzeitvolumens und der pulmonalen Sauerstoffaufnahme gedeckt.
- Bei schwerer Arbeit muss jedoch infolge einer unzureichenden O_2-Nachlieferung ständig ein Teil der Energie auf anaerobem Weg gewonnen werden Die Folge ist eine **Anreicherung** von **Milchsäure** bzw. **Lactat**, die eine **physische** (muskulär-metabolische) **Ermüdung** auslösen kann.
- Bei anstrengender geistiger oder monotoner Tätigkeit besteht andererseits die Gefahr einer **psychischen** (zentral-koordinativen) **Ermüdung**.
- Unter **Training** versteht man die Summe aller Maßnahmen, die zur Erhaltung oder Steigerung der Leistungsfähigkeit dienen, insbesondere die planmäßige, wiederholte Durchführung einer Arbeit, durch die Anpassungsvorgänge im Organismus ausgelöst werden.
- Die **Ergometrie** stellt ein Verfahren dar, bei dem definierte körperliche Belastungen vorgegeben und die erbrachten dynamischen Leistungen (in Watt) gemessen werden.
- Als Maß für die **höchstmögliche körperliche Belastbarkeit** unter aeroben Bedingungen dienen die maximale O_2-Aufnahme und die Puls-Leistungskapazität.
- Als Parameter für die **Dauerleistungsgrenze**, bei der die Energiebereitstellung gerade noch rein aerob erfolgt, gilt die **aerobe Schwelle** (Blut-Lactatkonzentration 2 mmol/l).
- Eine Messgröße zur Beurteilung der **maximalen Leistung**, bei der noch ein Lactat-steady-State erreicht werden kann, ist die sog. **anaerobe Schwelle** (Blut-Lactatkonzentration ca. 4 mmol/l).

16 Hormonelles System

16.1 Aufgaben und Wirkungsweisen der Hormone

16.1.1 Hormone als Informationsträger

Aufgaben des hormonellen Systems. Für die Koordination der Funktionen aller Körperzellen stehen dem Organismus zwei Informationssysteme zur Verfügung: das Nervensystem und das hormonelle System. Während im Nervensystem Informationen auf dem Leitungsweg sowie chemisch mittels Neurotransmittern in Synapsen und seltener elektrisch übertragen werden, kann das hormonelle (endokrine) System mit einem „drahtlosen" Kommunikationssystem verglichen werden. Die Nachrichten sind dabei in der chemischen Struktur von speziellen Signalsubstanzen verschlüsselt enthalten, welche die Körperzellen Rezeptor-vermittelt zu bestimmten Reaktionen veranlassen. Derartige chemische Informationsträger bezeichnet man als **Hormone**.

Dient das Nervensystem vorrangig der schnellen und gezielten Informationsübertragung, ist das endokrine System hauptsächlich für die länger dauernde und globale Steuerung von Zellfunktionen zuständig. Diese Aufgabe erfordert eine ständige, dem wechselnden Bedarf angepasste Bildung der Hormone, deren kontrollierte Abgabe und gesteuerte Inaktivierung. Sowohl Unter- als auch Überproduktion führen zu Krankheiten, die bei den verschiedenen Hormonen beschrieben werden.

Prinzipien der hormonellen Signalübertragung. Aufgrund der verschiedenen Wege der Signalübertragung vom Bildungs- zum Wirkort unterscheidet man die endokrine, neuroendokrine, parakrine und autokrine Sekretion.

Werden Hormone von Drüsenzellen in die Blutbahn abgegeben und wirken sie entfernt vom Bildungsort, spricht man von **endokriner Sekretion** bzw. hormoneller (endokriner) Wirkung im engeren Sinn. Bei der **neuroendokrinen** (neurokrinen) **Sekretion** erfolgt die Hormonabgabe in das Blut aus einer Nervenendigung. Beeinflussen Hormone dagegen unmittelbar benachbarte Zellen, handelt es sich um eine **parakrine Sekretion** bzw. Wirkung. Ein **autokriner Effekt** liegt vor, wenn Zellen durch die Abgabe von Wirkstoffen ihre eigene Funktion, d. h. sich selbst, beeinflussen.

Manche Hormone weisen sowohl endokrine als auch parakrine Effekte auf. So wurde z. B. bei den Hypophysenvorderlappenhormonen (▸Kap. 16.2.4) neben einer endokrinen auch eine parakrine Wirkung, somit eine Beeinflussung der Hormonsekretion benachbarter Hypophysenzellen, nachgewiesen. Eine parakrine und autokrine Wirkung besitzt z. B. IGF-1 (▸Kap. 16.2.4). Darüber hinaus können bestimmte Hormone, z. B. einige die gastrointestiale Motilität beeinflussende Peptidhormone, auch als Neurotransmitter fungieren. Eine eindeutige Abgrenzung zwischen den verschiedenen Typen biologischer Überträgersubstanzen ist somit nicht möglich.

Chemische Struktur der Hormone. Nach ihrer chemischen Struktur unterscheidet man

- Peptid- oder Proteohormone (Hormone des Hypothalamus, der Hypophyse, der Nebenschilddrüsen, der Langerhans-Inseln des Pankreas, des Gastrointestinaltrakts, der Leber, der Nieren, der Herzvorhöfe, der Fettzellen),
- Steroidhormone (Nebennierenrinden- und Sexualhormone),
- Steroidhormon-Analoge (Vitamin-D-Derivate) und
- Hormone, die Derivate der Aminosäuren Tyrosin (Nebennierenmark- und Schilddrüsenhormone) oder Tryptophan (Melatonin) sind.

Außerdem kann die Vitamin-A-Säure, eine ungesättigte Fettsäure, zu den Hormonen mit intrazellulärem Rezeptor gerechnet werden (▸Kap. 16.1.1).

Hormone im weiteren Sinn sind die Autakoide (Gewebehormone, ▸Kap. 16.11), zu denen biogene

Amine, Eicosanoide, der plättchenaktivierende Faktor (ein Phosphoglycerol), die oligopeptidischen Kinine und das Nucleosid Adenosin gehören.

Bildung der Hormone. Die Bildung der Peptid- und Proteohormone erfolgt wie die anderer Eiweiße durch Transkription und Translation. Dabei wird zunächst ein (höhermolekulares) Vorläufermolekül, das sog. **Präprohormon**, synthetisiert, aus dem dann das **Prohormon** durch Abspaltung eines Teilpeptids entsteht. Das eigentlich wirksame **effektive Hormon** ist im Präpro- bzw. Prohormon als Teilsequenz enthalten und wird erst später durch gezielte Biohydrolyse freigesetzt und gegebenenfalls durch weitere Modifikationen in seine wirksame Form umgewandelt. In einigen Fällen entstehen bei diesem als **posttranslationale Prozessierung** bezeichneten Vorgang mehrere hormonell aktive Produkte (z. B. Proopiomelanocortin ▸Kap. 16.2.4).

Daneben können Glykosylierungsreaktionen nach der Verknüpfung der Aminosäuren von entscheidender Bedeutung für die Aktivität von Proteohormonen sein. So handelt es sich z. B. bei Erythropoietin (▸Kap. 13.7.10) um ein Glykoprotein, das erst durch die Einführung von Glucoseresten seine volle Wirkung bzw. Wirkdauer erlangt.

Die Biosynthese der Steroid-, Nebennierenmark- und Schilddrüsenhormone sowie von Vitamin-A-Säure und den Autakoiden wird bei den einzelnen Unterkapiteln beschrieben.

Bildungsorte der Hormone. Zu den schon länger bekannten („klassischen") hormonbildenden Organen gehören:

- der Hypothalamus,
- die Hypophyse,
- die Schilddrüse,
- die Nebenschilddrüsen,
- die Langerhans-Inseln des Pankreas,
- die Nebennieren (Nebennierenrinde, Nebennierenmark),
- die Leydig-Zwischenzellen und Sertoli-Zellen der Hoden (Testes),
- die Follikel und Corpora lutea der Eierstöcke (Ovarien) und
- die Plazenta (bei schwangeren Frauen).

Aber auch von anderen Organen bzw. Geweben (z. B. Nieren, ▸Kap. 13.6, Vorhöfen des Herzens, ▸Kap. 9.8.3, Epiphyse, ▸Kap. 16.10, Leber, ▸Kap. 12.6.2, Magen-Darm-Trakt, ▸Kap. 12, Fettzellen, ▸Kap. 16.9, Knochen, ▸Kap. 16.4.2) werden Hormone produziert und abgegeben.

In einigen Fällen sind Bildungs- und Abgabeort nicht identisch. So erfolgt z. B. die Synthese einiger Hormone, die von der Hypophyse gespeichert und abgegeben werden, im benachbarten Hypothalamus (▸Kap. 19.7.7).

Bei bestimmten Krankheiten kann es zu einer **ektopen Hormonbildung** kommen. Darunter versteht man die (unkontrollierte) Hormonsynthese in nicht-endokrinen Geweben durch maligne entartete Zellen. Werden bei diesen abgeschaltete Gene wieder reaktiviert, so können z. B. Zellen eines kleinzelligen Bronchialkarzinoms nicht selten Corticotropin bilden (s. u.). Die durch die überschießende Hormonsynthese verursachten Beschwerden übertreffen u. U. (zunächst) die durch die Tumorzellen direkt bedingten Symptome.

Speicherung und Sekretion der Hormone. Die Peptid- und Proteohormone sowie die Catecholamine sind intrazellulär in Vesikeln, Schilddrüsenhormone (Tyrosin-Derivate) im sog. Kolloid gespeichert (▸Kap. 16.3.1). Steroidhormone werden dagegen jeweils erst bei Bedarf neu synthetisiert und unmittelbar danach in die Blutbahn abgegeben.

Abgaberate der Hormone. Einige Hormone werden entweder in Abhängigkeit von der Stoffwechselsituation des Organismus oder als Antwort auf bestimmte innere bzw. äußere Reize freigesetzt. Hierzu zählen z. B. Adiuretin, Insulin, Aldosteron und Adrenalin.

Bei einer zweiten Gruppe von Hormonen, zu der die Glucocorticoide und das Wachstumshormon gehören, folgt die Basissekretion einem 24-Stunden-Rhythmus; zusätzlich werden weitere Hormonmengen, den jeweiligen Bedürfnissen entsprechend, sezerniert. In anderen Fällen, wie z. B. bei den weiblichen Sexualhormonen, variiert die Abgaberate in Rhythmen von längerer Dauer. Die Sekretion von Gonadotropin-Releasing-Hormon durch den Hypothalamus unterliegt dagegen einem deutlich kürzeren Rhythmus (Abgabe ca. alle 90 min; pulsatile Sekretion).

Bei einer weiteren Gruppe werden schließlich die Sekretion und damit die Konzentration im Blut weitgehend konstant gehalten. Typische Vertreter dieser Gruppe sind die Schilddrüsenhormone.

Hormontransport. Für die schlecht wasserlöslichen Steroidhormone sowie die Schilddrüsenhormone existieren für den Transport im Blut **Transportproteine**, an welche die Hormone binden. Schilddrüsenhormone werden z. B. mit Thyroxin-bindendem Globulin (TBG) und Thyroxin-bindendem Präalbumin (TBPA), Glucocorticoide mit Transcortin und Sexualhormone mit Sexualhormon-bindendem Globulin (SHBG) transportiert. Der Anteil der nicht gebundenen, freien Hormone beträgt bei den lipophilen Hormonen lediglich $< 5\,\%$, ist aber biologisch wichtig, da er die aktive Fraktion darstellt. Die hydrophilen Peptid- und Proteohormone

Tab. 16.1 Wirkungsmechanismen von Hormonen (Auswahl, Rezeptortyp in Klammern)

Wirkungsvermittlung	Hormone
Durch membranständige Rezeptoren	
Aktivierung der Adenylylcyclase	ADH (V_2), Adrenalin u. Noradrenalin (β), Dopamin (D_1), glandotrope Hormone, Glucagon, Histamin (H_2), Calcitonin, Parathormon, Releasing-Hormone (außer TRH)
Hemmung der Adenylylcyclase	Adrenalin u. Noradrenalin (α_2), Dopamin (D_2), Serotonin (5-HT_1), Somatostatin
Aktivierung der Phospholipase C	ADH (V_1), Adrenalin u. Noradrenalin (α_1), Histamin (H_1), Oxytocin, Serotonin (5-HT_2), TRH
Aktivierung der Guanylylcyclase	Atriopeptine
Aktivierung der tyrosinspezifischen Proteinkinase	Insulin, Wachstumsfaktoren
Durch intrazelluläre Rezeptoren	
Beeinflussung der Genexpression	Schilddrüsenhormone, Steroidhormone, Calcitriol, Vitamin-A-Säure

sowie Catecholamine benötigen für den Transport im Blut keine Transportproteine und werden in freier Form transportiert.

Wirkungsmechanismus der Hormone. Die beschriebenen physiologischen Wirkungen der Hormone werden durch Primärreaktionen mit spezifischen Rezeptoren und sich daran anschließende Folgereaktionen in den Zellen der Erfolgsorgane ausgelöst (Tab. 16.1).

Man kennt vor allem drei Arten von Reaktionen, durch die biochemische Prozesse in den Zellen fördernd oder hemmend beeinflusst werden können (▸Kap. 1.4):

- Phosphorylierung einer intrazellulären Phosphorylierungsdomäne und damit Aktivierung einer Rezeptor-Tyrosinkinase (▸Kap. 1.4.2) mit nachfolgenden weiteren intrazellulären Phosphorylierungsreaktionen sowie (partieller) Internalisierung des Hormon-Rezeptor-Komplexes,
- Bildung eines 2. Botenstoffs (second messenger) durch Interaktion des Hormons mit einem membranständigen Hormonrezeptor-Kopplungsprotein-Enzym-Komplex (▸Kap. 1.4.2) sowie
- verstärkte oder – seltener – verringerte Proteinsynthese durch Wechselwirkung des Hormons mit einem intrazellulären Rezeptor und nachfolgende Interaktion mit DNA-Abschnitten (Beeinflussung der Genexpression, ▸Kap. 1.4.1).

Ein typisches Beispiel für ein Hormon, das mit einer Rezeptor-Tyrosinkinase interagiert, ist Insulin (▸Kap. 16.5.2). Hormone, die ihre Wirkung über die Bildung eines second messenger entfalten, umfassen die meisten Peptid- und Proteohormone sowie die Catecholamine (▸Kap. 16.7).

Zu den die Proteinsynthese durch Wechselwirkung mit einem intrazellulären Rezeptor beeinflussenden Substanzen zählen die Steroid- (▸Kap. 16.6) und Schilddrüsenhormone (▸Kap. 16.3) sowie Calcitriol (▸Kap. 16.4.2) und Vitamin-A-Säure (▸Kap. 11.2.1). Eine wichtige Voraussetzung für die Bindung an einen intrazellulären Rezeptor ist die Fähigkeit des Hormons, die Zellmembran zu überwinden. Dies ist nur der Fall bei lipophilen oder solchen Hormonen, die Carrier-vermittelt durch die Zellmembran transportiert werden.

Inaktivierung der Hormone. Die Funktion der Hormone als Informationsträger setzt voraus, dass sie nur eine begrenzte Zeit wirken und ihre fortschreitende Anreicherung im Zielorgan verhindert wird. Dies geschieht durch

- Biotransformation im Erfolgsorgan selbst oder in der Leber, aber teilweise auch in der Lunge oder den Nieren,
- Wiederaufnahme in die Zellen (z. B. Adrenalin),
- Abgabe antagonistischer Hormone sowie
- Inaktivierung mittels Internalisierung des Hormon-Rezeptor-Komplexes (z. B. bei Insulin).

16.1.2 Grundprinzipien der hormonellen Regulation

Durch Hormone vermittelte Reaktionen laufen vielfach nach einem einheitlichen Schema ab, das einer dreistufigen, hierarchischen Reaktionsfolge (Abb. 16.1) entspricht: Das zentrale Steuerorgan ist in diesem Fall der **Hypothalamus**. Ein dort gebildetes **Releasing-Hormon** (Freisetzungshormon, Liberin) löst in der **Hypophyse** die Bildung und Ausschüttung eines zweiten Hormons aus. Dieses beeinflusst eine **periphere endokrine Drüse**

Tab. 16.2 Effektorische Hormone (Auswahl)

Bezeichnung	Abk.	Synonyma	Chem. Aufbau	Abgabe durch	Hauptwirkungen
Adiuretin	ADH	Antidiuretisches Hormon, Vasopressin	Nonapeptid	Neurohypophyse	Wasserretention in der Niere
Oxytocin	OT	Okytocin	Nonapeptid	Neurohypophyse	Uteruskontraktion, Milchejektion, Verhaltenssteuerung
Somatotropin	STH (GH)	Somatotropes Hormon, Wachstumshormon, Somatropin	Protein	Adenohypophyse	Knochen- und Muskelwachstum, Proteinsynthese, Lipolyse, Hemmung der Glucoseaufnahme
Melanozyten-stimulierendes Hormon	MSH	Melanotropin	Polypeptid	Adenohypophyse	Hautpigmentierung
Prolactin	PRL (LTH)	Lactotropes Hormon	Protein	Adenohypophyse	Brustwachstum, Milchproduktion
Thyroxin	T_4	Levothyroxin, Tetraiodthyronin	Tyrosinderivat	Schilddrüse	Stoffwechselsteigerung, Wachstum u. Entwicklung, Lipolyse
Triiodthyronin	T_3	Liothyronin	Tyrosin-Derivat	Schilddrüse	wie Thyroxin
Calcitonin	CALC	Thyreocalcitonin	Polypeptid	Schilddrüse	Hemmung der Ca^{2+}-Mobilisation im Knochen, Senkung der Ca^{2+}-Konzentration im Blut
Parathormon	PTH	Parathyrin	Polypeptid	Nebenschilddrüsen	Ca^{2+}-Mobilisation im Knochen, Erhöhung der Ca^{2+}- und Phosphat-Konzentration im Blut
Glucocorticoide (z. B. Cortisol)	–	–	C_{21}-Steroide	Nebennierenrinde (Zona fasciculata)	Gluconeogenese, Proteolyse, Lipolyse, Entzündungshemmung
Mineralocorticoide (z. B. Aldosteron)	–	–	C_{21}-Steroide	Nebennierenrinde (Zona glomerulosa)	Na^+-Retention, K^+- und H^+-Ausscheidung, Wasserretention in der Niere
Adrenalin	A	Epinephrin	Tyrosinderivat (Catecholamin)	Nebennierenmark	Förderung der Herzaktion, Durchblutungsverteilung, Glykogenolyse, Stimulation des ZNS
Noradrenalin	NA	Arterenol	Tyrosinderivat (Catecholamin)	Nebennierenmark	Blutdrucksteigerung
Androgene (z. B. Testosteron)	–	–	C_{19}-Steroide	Testes (Leydig-Zwischenzellen)	Wachstum der männlichen Sexualorgane, Proteinsynthese, Bildung u. Reifung der Samenzellen

◘ **Tab. 16.2** Effektorische Hormone (Auswahl, Fortsetzung)

Bezeichnung	Abk.	Synonyma	Chem. Aufbau	Abgabe durch	Hauptwirkungen
Estrogene (z. B. Estradiol)		Östrogene (Östradiol)	C_{18}-Steroide	Ovar (Follikelepithel), Plazenta	Wachstum der weiblichen Sexualorgane, Proliferation der Uterusschleimhaut
Gestagene (Progesteron)	–	–	C_{21}-Steroide	Ovar (Gelbkörper), Plazenta	Umwandlung der Uterusschleimhaut zur Sekretionsphase, Temperatursteigerung (ca. 0,4 °C)
Insulin	–	–	Polypeptid	Inselorgan, B-Zellen (Pankreas)	Glucoseaufnahme und -oxidation, Glykogenaufbau (Senkung der Blut-Glucosekonzentration), Lipogenese, Proteinsynthese
Insulin-ähnlicher Wachstumsfaktor 1	IGF-1	Somatomedin C, Insulin-like growth factor-1	Polypeptid	Leber u. a.	Wachstum von Knorpel, Knochen und Skelettmuskel
Glucagon	–	–	Polypeptid	Inselorgan, A-Zellen (Pankreas)	Glykogenolyse, Gluconeogenese (Anhebung der Blut-Glucosekonzentration), Lipolyse, Proteolyse
Erythropoietin	EPO	–	Glykoprotein	Niere	Erythropoiese
Atriopeptine	ANF (ANP, BNP, CNP)	Atriale natriuretische Faktoren (Peptide)	Polypeptide	Vorhöfe des Herzens	Diurese, Natriurese

und wird daher als **glandotropes** (oder kurz als tropes) **Hormon** bezeichnet. Das glandotrope Hormon regt dann die Hormonproduktion und -freisetzung eines **effektorischen Hormons** der peripheren Drüse an, das sich mit dem Blutstrom über den Organismus verteilt und in den Zellen, die über entsprechende Hormonrezeptoren verfügen, die angestrebte Reaktion auslöst (◘ Tab. 16.2).

Die durch die Hormonwirkung an das Blut abgegebenen Produkte (Stoffwechselprodukte, effektorischen Hormone) können ihrerseits den Hypothalamus bzw. die endokrinen Drüsen beeinflussen, meist im Sinne einer negativen Rückkopplung (negatives Feedback). In manchen Fällen wird die Konzentration der effektorischen Hormone durch einen derartigen Rückkopplungsmechanismus konstant gehalten. Es ist jedoch darauf hinzuweisen, dass weder der dreistufige Aufbau der Hormonkette noch die negative Rückkopplung in allen Fällen realisiert sind.

Innerhalb der Regelkreise kann ein Hormon entweder als Stellgröße wirken oder eine Hormonkonzentration selbst der Kontrolle unterliegen, d. h. die Funktion einer Regelgröße einnehmen.

Hormone als Stellgrößen in Regelsystemen. Als Beispiel für die Funktion eines Hormons als Stellgröße ist in ○ Abb. 16.1A der Regelkreis für die Konstanthaltung der osmotischen Konzentration im Extrazellularraum dargestellt. Das Regelzentrum für dieses System befindet sich im Hypothalamus, wo Adiuretin (ADH, ▸ Kap. 16.2.3) gebildet wird und von dort durch axonalen Transport zur Neurohypophyse gelangt. Das von hier abgegebene Hormon erreicht auf dem Blutweg die Niere (Stellglied), wo es die Wasserresorption variiert und damit zugleich die osmotische Konzentration des Blutes (Regelgröße) steuert. Adiuretin ist also ein effektorisches Hormon, das im Regelkreis als Stellgröße wirkt. Die von Osmosensoren übermittelte Information über die Höhe der Osmolarität veranlasst den Hypothalamus (Regler), die Bildung von Adiuretin und damit dessen Freisetzung aus der Neurohypophyse zu verstärken oder einzuschränken (negative Rückkopplung).

Hormonkonzentration als geregelte Größe. In einigen Fällen stellt die Konzentration eines Hormons im Blut die Regelgröße dar, die durch den Regelprozess konstant gehalten werden soll. Als Beispiel hierfür ist in

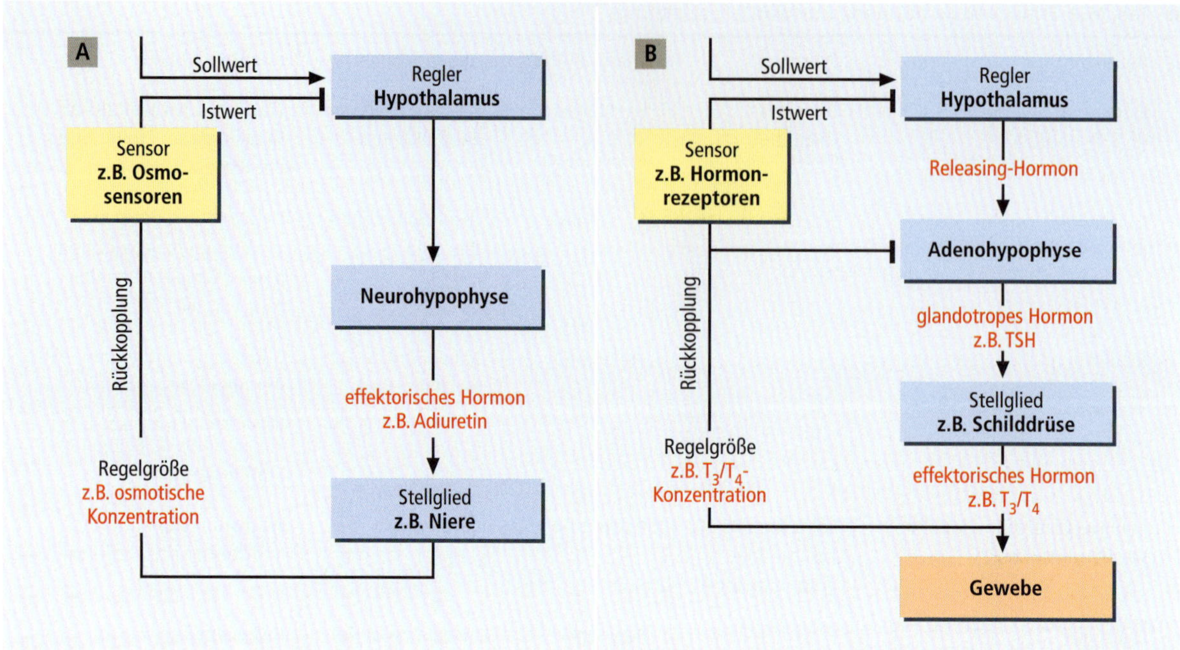

Abb. 16.1 Prinzipieller Aufbau hormoneller Regelkreise. **A** Stellgrößenfunktion von Hormonen, erläutert am Beispiel von Adiuretin, **B** Hormonkonzentrationen als Regelgrößen, erläutert am Beispiel der Schilddrüsenhormone (dreistufiger hierarchischer Aufbau des Regelkreises)

Abb. 16.1B der Regelkreis zur Kontrolle der beiden Schilddrüsenhormone (Triiodthyronin, T_3, und Thyroxin, T_4) dargestellt. Die Hormonkonzentration im Blut (Regelgröße) wird von Hormonrezeptoren laufend überwacht. So veranlasst z. B. ein Absinken des Istwerts im Vergleich zum Sollwert das zuständige Zentrum im Hypothalamus (Regler) zur Abgabe eines Releasing-Hormons (▸ Kap. 16.2.3), das auf dem Blutweg zur Adenohypophyse gelangt. Dadurch wird hier das glandotrope Hormon Thyreotropin (TSH, ▸ Kap. 16.3) freigesetzt, das mit dem Blutstrom die Schilddrüse (Stellglied) erreicht und deren Hormonabgabe stimuliert. Auf diese Weise erfolgt eine Korrektur der Regelgröße, bis die Hormonkonzentration dem Sollwert entspricht. An diesem Regelprozess sind somit vier Hormone beteiligt, von denen zwei (Releasing-Hormon und TSH) als Stellgrößen fungieren und die Blutkonzentrationen der beiden anderen (Triiodthyronin und Thyroxin) die Regelgrößen darstellen.

In Kürze

- **Hormone** sind chemische Informationsträger (Peptide bzw. Proteine, Steroide bzw. Steroid-Analoge oder Aminosäurenderivate).
- Als **Signalstoffe** erreichen sie ihren Wirkort mit dem Blutkreislauf **(endokrine Wirkung)** oder durch Diffusion in die unmittelbare Umgebung **(parakrine Wirkung)**. Ein **autokriner Effekt** liegt vor, wenn ein Hormon die Hormon-produzierende Zelle selbst rückläufig beeinflusst. Bei der **neuro(endo)krinen Sekretion** gelangt der Wirkstoff durch axonalen Transport in die Nervenendigungen und von dort in die Blutbahn.
- Hormone werden in endokrinen Zellen bzw. Hormondrüsen entweder nach der Synthese vorübergehend gespeichert oder unmittelbar nach der Bildung sezerniert.
- Einige Hormone werden **kontinuierlich**, andere **pulsatil** bzw. **in** zirkadianen oder längerphasischen **Rhythmen** sezerniert.
- Hormone wirken entweder über spezifische **Membran-** oder über **zytosolische** bzw. **nukleäre Rezeptoren**. Membranrezeptoren leiten das Signal über die Bildung von intrazellulären Botenstoffen in das Zellinnere weiter. Bei den intrazellulären Rezeptoren führt die Bindung des Hormons zur Beeinflussung der Genexpression und damit der Proteinbiosynthese.
- **Lipophile Hormone** benötigen für ihren Transport in der Blutbahn **Transportproteine. Hydrophile Hormone** zirkulieren im Blut **in freier Form.**
- Nur freie Hormone sind biologisch wirksam.

- Hormone sind häufig Bestandteile von **Regelkreisen** mit zumeist negativer Rückkopplung, wodurch die Abgabe der Hormone den jeweiligen Bedürfnissen angepasst wird.

16.2 Hypothalamisch-hypophysäres System

Die vegetativen, dem Willen nicht unterliegenden Regulationen im Dienste des Wachstums, der Erhaltung, Fortpflanzung und Arbeitsbereitschaft des Organismus werden z. T. über das vegetative Nervensystem, z. T. über das endokrine System vermittelt. Dieses Zusammenwirken der beiden Systeme erfordert eine enge Koordination (**neuroendokrine Kopplung**), für die der Hypothalamus zuständig ist. Hier liegen die übergeordneten vegetativen Zentren (▸Kap. 19.7.7), die einerseits die Aktivität von Sympathikus und Parasympathikus und andererseits die Hormonabgabe der Hypophyse beeinflussen. Zusammen mit der Hypophyse bildet der Hypothalamus eine übergeordnete Funktionseinheit für hormonelle Regulationen (○Abb. 16.2).

16.2.1 Anatomische Grundlagen

Hypothalamus

Der Hypothalamus bildet die unterste Etage und den Boden des Zwischenhirns. Er gliedert sich in einen vorderen und mittleren Teil mit markarmen und in einen hinteren Teil mit markreichen Nervenfasern, zu dem die Corpora mamillaria gehören. Im vorderen Teil, der **Regio hypothalamica anterior**, findet man mehrere Kerne, d. h. Ansammlungen von Neuronen, von denen die Kerne mit sehr großen Zellen (großzellige Kerngebiete) besondere Bedeutung besitzen: der **Nucleus supraopticus**, oberhalb des Chiasma opticum (▸Kap. 19.2.2 686) gelegen, und die **Nuclei paraventriculares,** die dem 3. Hirnventrikel (▸Kap. 19.3.1) benachbart sind. In ihren Neuronen wird ein **Neurosekret** gebildet, das durch axonalen Transport in den Hypophysenhinterlappen gelangt (s. u.).

Die kleinzelligen Kerne der **Regio hypothalamica intermedia** (**Nuclei tuberales**, **Nucleus infundibularis** u. a.) steuern die Hormonsekretion in der Adenohypophyse. Die von ihnen freigesetzten **Releasing-Hormone** und **Release-Inhibiting-Hormone** (s. u.) gelangen wiederum durch **axonalen Transport** über den Tractus tubero-infundibularis zur Eminentia mediana und von dort über die sog. **Portalgefäße** (▸Kap. 16.2.2) auf dem Blutweg zur Hypophyse.

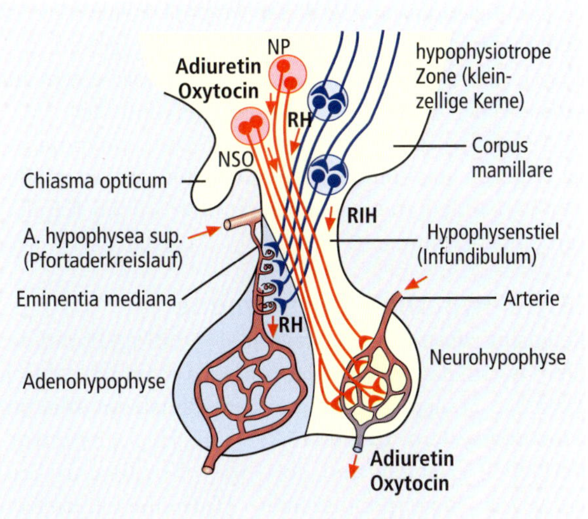

○ **Abb. 16.2** Hypothalamisch-hypophysäres System in schematischer Darstellung. Adiuretin und Oxytocin werden im Nucleus paraventricularis (**NP**) und im Nucleus supraopticus (**NSO**) gebildet und durch axonalen Transport zur Neurohypophyse transportiert. Releasing-Hormone (**RH**) und Release-Inhibiting-Hormone (**RIH**) gelangen zunächst durch axonalen Transport zur Eminentia mediana, dann über das hypophysäre Pfortadersystem zu den hormonbildenden Zellen der Adenohypophyse

Die **Regio hypothalamica posterior** steht mit vegetativen Zentren im Mesencephalon und der Medulla oblongata (▸Kap. 19.2.1) in Verbindung.

Hypophyse

Die Hypophyse (Hirnanhangsdrüse) ist ein nur 0,6 g schweres Organ, das in einer Nische der knöchernen Schädelbasis, der **Sella turcica** (Türkensattel), eingebettet liegt. Sie ist über den Hypophysenstiel (Infundibulum) mit dem Hypothalamus verbunden (○Abb. 16.2).

An der Hypophyse lassen sich drei Teile unterscheiden:

- der Hinterlappen (= **Neurohypophyse**), der entwicklungsgeschichtlich aus dem neuralen Ektoderm hervorgegangen ist, was erklärt, dass die Neurohypophyse Nervenbahnen enthält, die aus den oben genannten Kerngebieten des Hypothalamus stammen,
- der Mittel- oder Zwischenlappen (Pars intermedia), der beim Menschen nur rudimentär entwickelt ist, und
- der Vorderlappen (**Adenohypophyse**) mit verschiedenen histologisch unterscheidbaren Zellen, von denen die **acidophilen Zellen** Soma(to)tropin und Prolactin, die **basophilen Zellen** Thyrotropin und die Gonadotropine, die **chromophoben Zellen** Corticotropin bilden (s. u.).

Das histologische Bild der Hypophysenanteile ist dementsprechend durch ihre entwicklungsgeschichtliche Herkunft geprägt. Die Neurohypophyse besteht aus Gliagewebe, das von marklosen Nervenfasern (s. o.) und Gefäßen durchzogen wird. Die Adenohypophyse ist dagegen aus Epithelzellen aufgebaut, die, zu größeren Verbänden zusammengefasst, von weiten Kapillaren umgeben sind.

16.2.2 Hypothalamushormone

Releasing-Hormone und Release-Inhibiting-Hormone. Der Hypothalamus bildet Hormone, die zunächst durch axonalen Transport, dann mit dem Blutstrom über ein **Pfortadersystem** (◘ Abb. 16.2) zum Hypophysenvorderlappen gelangen und dort, wie oben beschrieben, entweder korrespondierende Hormone freisetzen (**Releasing-Hormone**, Liberine, Freisetzungshormone) oder deren Ausschüttung blockieren (**Release-Inhibiting-Hormone**, Hemmhormone). In ◘ Tab. 16.3 sind Releasing- und Release-Inhibiting-Hormone zusammengestellt.

Mit Ausnahme von Dopamin handelt es sich um Peptide mit einer zumeist geringen Anzahl von Aminosäuren.

Außer durch negativen oder positiven hormonellen Feedback wird die Ausschüttung der Liberine bzw. Hemmhormone durch noradrenerge, adrenerge und serotoninerge Neurone insbesondere des Mittelhirns und des limbischen Systems beeinflusst. Auf diese Weise können Außen- und Innenwelteinflüsse in die neuroendokrine Steuerung integriert werden.

Hypophysäres Pfortadersystem. Die Releasing-Hormone bzw. die Release-Inhibiting-Hormone gelangen über die Fortsätze der sekretorischen Neurone zu Kontaktstellen mit feinen Kapillarschlingen in der Eminentia mediana, wo sie an das Blut abgegeben werden (◘ Abb. 16.2, ▸ Kap. 16.2.1). Die Kapillarschlingen münden in Portalgefäße, die sich im Hypophysenvorderlappen in ein zweites Kapillarnetz aufspalten. Auf diesem Wege erreichen die genannten Hormone die Adenohypophyse und beeinflussen dort die Produktion und Freisetzung der Vorderlappenhormone.

Hormone magnozellulärer Neurone. Im Hypothalamus werden ferner die Hypophysenhinterlappenhormone Oxytocin und Adiuretin (Vasopressin) gebildet (s. u.).

16.2.3 Hormone der Neurohypophyse (Hypophysenhinterlappenhormone)

Bildung und Abgabe der Hinterlappenhormone. Von der Neurohypophyse werden zwei Hormone, **Adiuretin** und **Oxytocin** (◘ Tab. 16.2), abgegeben, die beide effektorisch wirken, d. h. Organfunktionen direkt beeinflussen. In ihrer chemischen Zusammensetzung stellen sie Cyclononapeptide dar (◘ Abb. 16.3). Trotz ihrer sehr verschiedenen Wirkungen unterscheiden sie sich nur durch zwei Aminosäuren: Menschliches Adiuretin enthält im Unterschied zu Oxytocin anstelle von Leucin Arginin und anstelle von Isoleucin Phenylalanin.

Die Hormone werden, wie erwähnt, im Nucleus supraopticus und in den Nuclei paraventriculares in Form von **Vorläuferhormonen** gebildet. Diese Peptidvorstufen des Adiuretins (**Präproadiuretin**) und des Oxytocins (**Präprooxyphysin**) gelangen, wie erwähnt, über die marklosen Nervenfasern des Tractus hypothalamohypophyseus zum Hypophysenhinterlappen. In den Transportgranula erfolgt ihre enzymatische Spaltung in je ein **Neurophysin** (Transportprotein) und Adiuretin bzw. Oxytocin. Die Hormonabgabe an das Blut durch Ca^{2+}-abhängige Exozytose erfolgt immer dann, wenn

◘ **Tab. 16.3** Hypothalamus-Hormone für die Steuerung der Adenohypophysen-Funktion

Releasing-Hormone (Liberine)			
Bezeichnung	**Abk.**	**Synonyma**	**Setzt frei**
Thyreotropin-Releasing-Hormon	TRH	Thyroliberin, Protirelin	Thyreotropin (TSH), Prolactin (PRL)
Corticotropin-Releasing-Hormon	CRH	Corticoliberin, Corticorelin	Corticotropin (ACTH)
Gonadotropin-Releasing-Hormon	GnRH (LH-RH)	Gonadoliberin, Gonadorelin	FSH und LH (ICSH)
Release-Inhibiting-Hormone			
Bezeichnung	**Abk.**	**Synonyma**	**Hemmt Freisetzung von**
Soma(to)tropin-Release-Inhibiting-Hormon	GIH (GH-IH)	Somatostatin	Soma(to)tropin (STH)
Prolactin-Release-Inhibiting-Hormon = Dopamin	PIH (PRL-IH)	Prolactostatin	Prolactin (PRL)

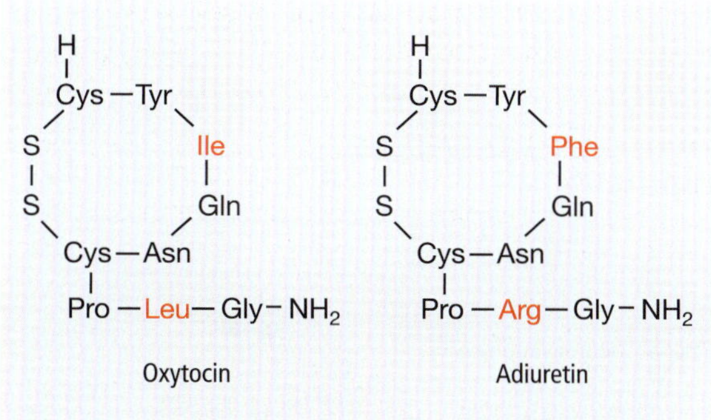

o Abb. 16.3 Chemische Struktur der Neurohypophysen-Hormone (Abkürzungen der Aminosäuren **o** Abb. 1.14)

Aktionspotenziale an den Faserendigungen einlaufen. Der gesamte in den Nervenzellen ablaufende Prozess der Bildung, des Transports und der Abgabe von Hormonen wird als **Neurosekretion** bezeichnet.

Adiuretin

Die physiologische Aufgabe von Adiuretin (antidiuretischem Hormon, ADH) besteht darin, die **Harnkonzentrierung** in der Niere zu fördern. Bereits in sehr niedrigen Konzentrationen erhöht es durch den **Einbau von Aquaporin-2-Kanälen** die Permeabilität für Wasser in den distalen Tubuli sowie den Sammelrohren der Niere und dadurch die Wasserresorption (▸ Kap. 13.4.1).

Auf dieser Eigenschaft beruht die Bezeichnung **Adiuretin**. Diese antidiuretische Funktion wird durch den **Einbau von Harnstofftransportern** in den medullären Sammelrohren verstärkt. Außerdem beeinflusst ADH das **Trinkverhalten** (ADH löst Durst aus!) und ist an Gedächtnis- und Lernleistungen beteiligt.

In höheren Dosen kontrahiert es sämtliche glatte Muskeln, so auch die der Gefäße (daher die Bezeichnung **Vasopressin**). Dadurch steigen der Blutdruck, die Darmperistaltik sowie der Tonus in den Gallen- und Harnwegen.

Adiuretin greift darüber hinaus in die Regulation der Corticotropinfreisetzung ein und regt in höheren Konzentrationen die Synthese des von-Willebrand-Faktors und von Faktor VIII (▸ Kap. 6.8.2) an.

Die beschriebenen Wirkungen des Hormons werden durch verschiedene G-Protein-gekoppelte Rezeptoren hervorgerufen (**o** Abb. 16.4): Antidiurese und verstärkte von-Willebrand-Faktor- sowie Faktor-VIII-Synthese durch V_2-Rezeptoren, Muskelkontraktion (insbesondere Vasokonstriktion) durch V_{1a}-Rezeptoren und ACTH-Sekretion durch V_{1b}-Rezeptoren. Dementsprechend kommen V_2-Rezeptoren in den Sammelrohren der Niere (▸ Kap. 13.1), V_{1a}-Rezeptoren an glatten Muskeln sowie in Hepato- und Thrombozyten, V_{1b}-Rezeptoren in Corticotropin-bildenden Zellen des Hypophysenvorderlappens vor. V_2-Rezeptor-Erregung stimuliert die Adenylylcyclase, V_{1a}- und V_{1b}-Rezeptor-

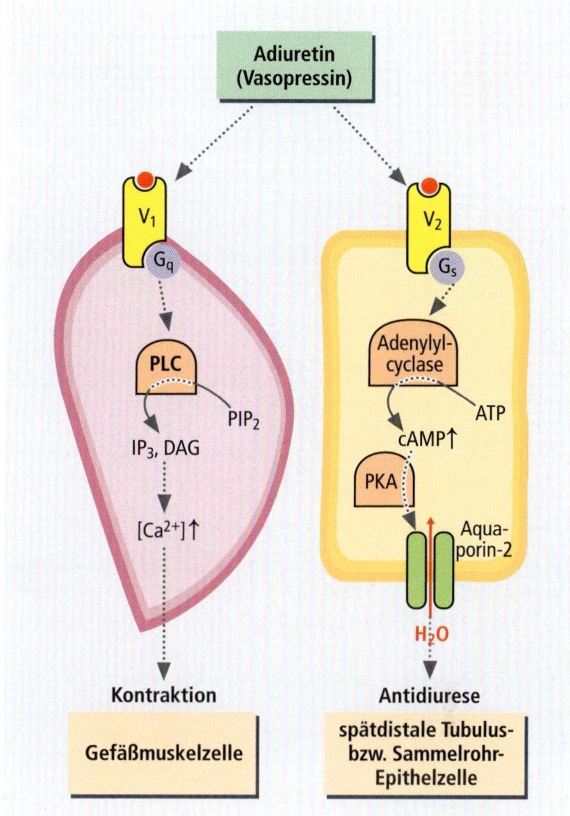

o Abb. 16.4 Wirkungsmechanismus von Adiuretin. **V** Vasopressinrezeptor, **IP_3** Inositol-1,4,5-trisphosphat, **DAG** Diacylglycerol, **cAMP** cyclisches Adenosinmonophosphat, **PKA** Proteinkinase A, **PIP_2** Phosphatidyl-inositol-bisphosphat, **PLC** Phospholipase C. Nach Mutschler et al. (2013)

Erregung bewirkt eine Aktivierung des Phosphoinositol-Weges (▸ Kap. 16.6.3).

Die **Kontrolle** der **Hormonwirkung** von Adiuretin (**o** Abb. 16.5) erfolgt vor allem über

- Volumensensoren, die in den Vorhöfen des Herzens und in den Lungenvenen das Blutvolumen registrieren (▸ Kap. 14.4.3),
- Osmosensoren, die hauptsächlich im Hypothalamus, aber auch im hypophysär-hypothalamischen Pfortadergebiet sowie in der Leber die osmotische Konzentration überwachen (▸ Kap. 14.4.2), und
- Pressosensoren im Karotissinus und Aortenbogen, die an der Regulation des arteriellen Blutdrucks beteiligt sind (▸ Kap. 9.8.1).

Die im Hypothalamus nachgewiesenen Osmosensoren sprechen bereits auf eine Zunahme des osmotischen Drucks von ca. 1 % an und lösen daraufhin eine verstärkte Adiuretinausschüttung aus (▸ Kap. 16.2.3). Neben den physiologischen Stimuli und Angiotensin II führen auch Schmerzen sowie andere sensorische Reize und Stress zu einer gesteigerten Adiuretinsekretion. Ethanol, Coffein und Glucocorticcoide hemmen dagegen die ADH-Freisetzung.

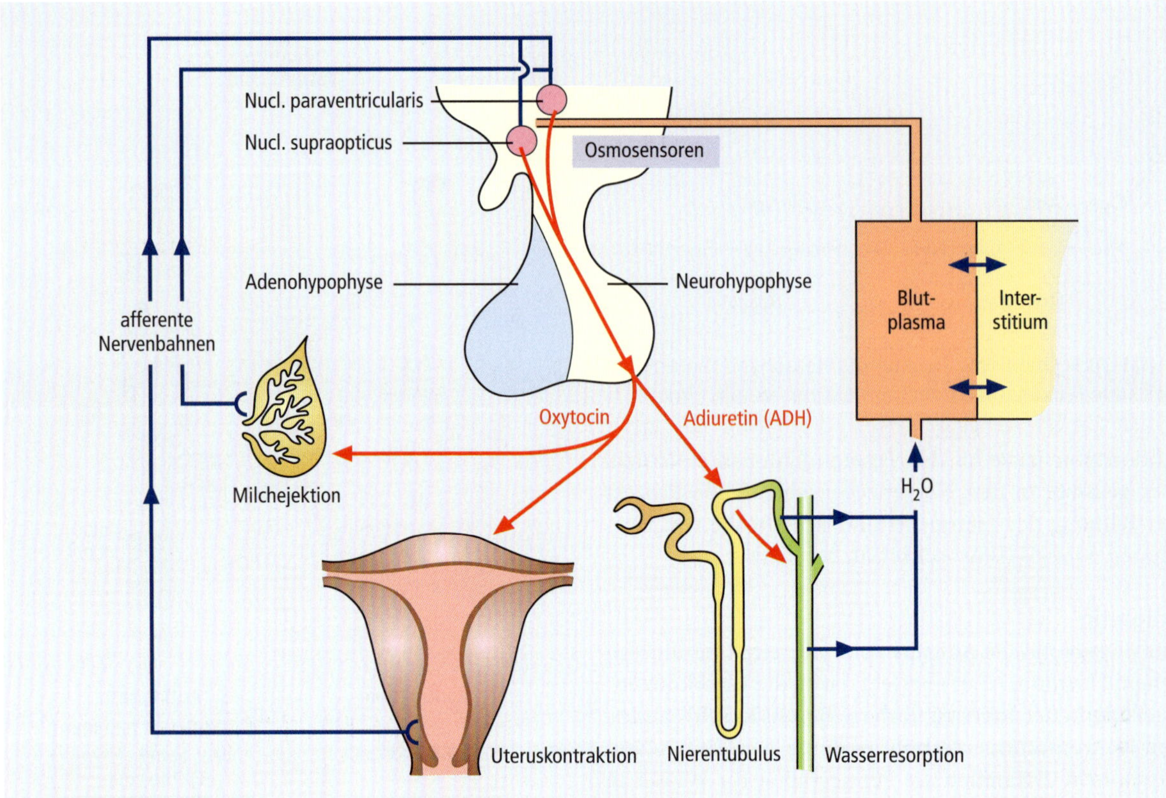

Abb. 16.5 Wirkungen von Adiuretin und Oxytocin sowie Kontrolle der Hormonabgabe

Oxytocin

Die Funktion von Oxytocin (syn. Okytocin), des zweiten Hinterlappenhormons, mit weitgehend ADH-homologer Aminosäurensequenz, besteht insbesondere darin, die rhythmische Kontraktion der glatten Uterusmuskulatur während der Geburt zu fördern (**Ferguson-Reflex**, Abb. 16.6). Oxytocin löst ferner die **Nachwehen** aus, wodurch es zur Stillung der durch den Geburtsvorgang ausgelösten intrauterinen Blutung kommt. Weiterhin führt es nach der Geburt zur **Rückbildung** des **Uterus**.

Der Zeitpunkt des Kontraktionsbeginns, d. h. der Wehenauslösung, wird vor allem durch das komplexe Zusammenspiel von Oxytocin, Estrogenen sowie Prostaglandinen bestimmt. Die Empfindlichkeit der Uterusmuskulatur gegen Oxytocin nimmt nämlich gegen Ende der Schwangerschaft mit steigendem Estrogen-Gestagen-Quotienten (▸Kap. 16.8.3) zu. Diese Steigerung der Empfindlichkeit beruht einerseits auf einer etwa 100-fachen Zunahme der Oxytocinrezeptoren und gap junctions im Uterus und andererseits auf einer erhöhten Erregbarkeit und Spontanaktivität des Myometriums infolge einer Estrogen-bedingten Depolarisation der glatten Muskulatur. Ausgehend von Dehnungssensoren im Uterus, in der Zervix und in der Vagina wird während der Geburt auf nervalem Weg die Oxytocinabgabe weiter verstärkt, sodass rhythmische Uteruskontraktionen (Wehen) auftreten, wodurch Frucht und Plazenta schließlich ausgetrieben werden. Außerdem fördert Oxytocin die Synthese von Prostaglandinen, welche die glatte Muskulatur zusätzlich aktivieren.

Eine weitere Funktion kommt Oxytocin bei der Milchabgabe aus der Brustdrüse zu. Das Saugen an der laktierenden (Milch abgebenden) Brust löst auf dem Nervenweg eine Mehrproduktion und Ausschüttung von Oxytocin aus, das dann das Auspressen der Milch durch Aktivierung des Myoepithels fördert (**Milchejektionsreflex**). Ferner verstärkt Oxytocin die emotionale **Mutter-Kind-Bindung**.

Beim Mann soll Oxytocin die Kontraktion des Ductus deferens bei der Ejakulation fördern. Weiterhin soll es bei beiden Geschlechtern der **Verhaltenssteuerung** zwischen den Geschlechts-Partnern („Treuehormon") dienen, soziale Kontakte fördern sowie zum Wohlbefinden beitragen („Wellness"). Auch wird es als Gegenspieler zu den Stresshormonen diskutiert.

16.2.4 Effektorische Hormone der Adenohypophyse (effektorische Hypophysenvorderlappenhormone)

Somatotropin

Vom Hypophysenvorderlappen werden neben einer Reihe glandotroper Hormone (s. u.) drei effektorisch

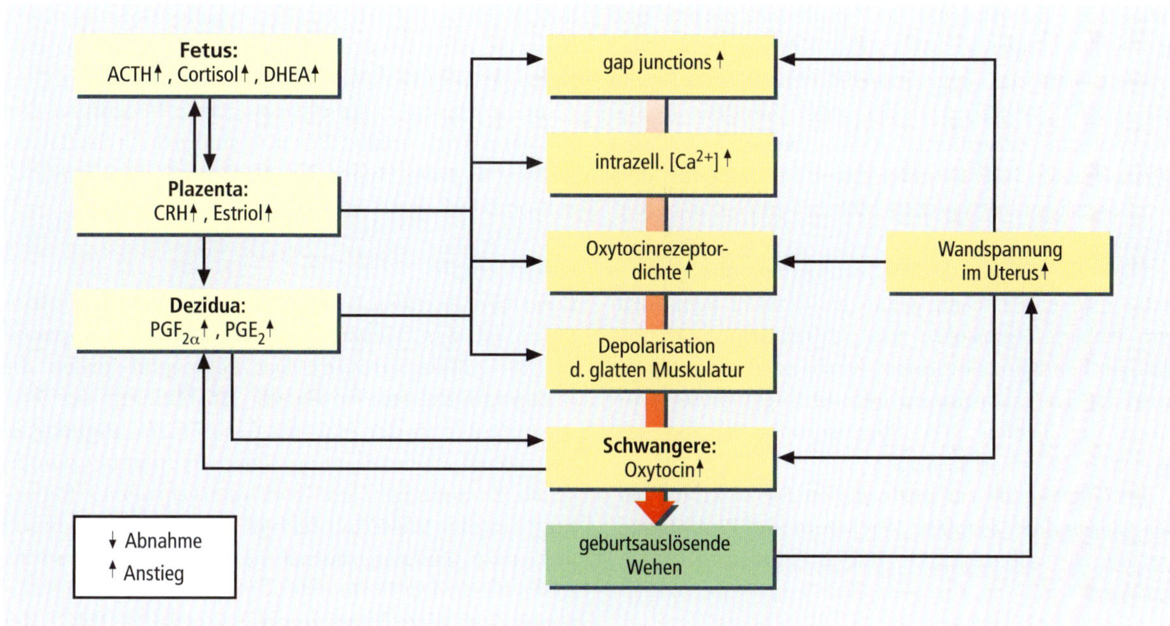

Abb. 16.6 (Hypothetische) Mechanismen für die Auslösung des Geburtsvorgangs in schematischer Darstellung

wirkende Hormone abgegeben (Tab. 16.2) zu denen Somatotropin (Somatropin, **STH** = Somatotropes Hormon, Wachstumshormon, **GH** = growth hormone) gehört. Chemisch handelt es sich um ein Protein mit der Molekülmasse von 21,5 kDa, das aus einer Peptidkette mit 191 Aminosäuren besteht. Seine Wirkung ist streng artspezifisch, sodass tierisches Somatotropin beim Menschen keinen Effekt hat. Physiologische Reize für seine Sekretion sind u. a. Hunger, Hypoglykämie,

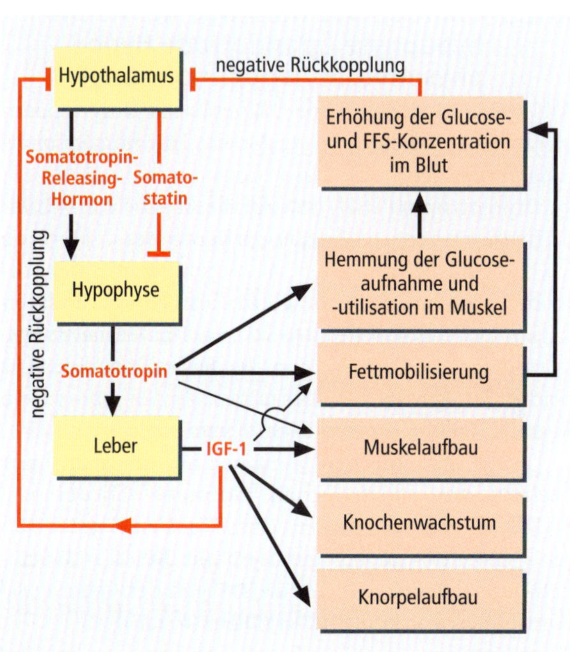

Abb. 16.7 Stoffwechselwirkungen von Somatotropin und IGF-1. FFS freie Fettsäuren

Anstieg der Aminosäurekonzentration im Plasma sowie Catecholamin-Ausschüttung (z. B. bei starken körperlichen Belastungen und emotonalem Stress). STH wird bevorzugt in den Tiefschlafphasen (▸ Kap. 19.8.2) sezerniert. Voraussetzung dafür ist eine vermehrte Sekretion von Somatoliberin und gleichzeitig eine verminderte Somatostatinfreisetzung.

Wie Abb. 16.7 zeigt, besitzt Somatotropin ein sehr breites Wirkungsspektrum. Allerdings löst es die anabolen und wachstumsfördernden Wirkungen nicht selbst, sondern über das Polypeptidhormon **IGF-1** (insulin-like growth factor 1, Somatomedin C) aus. Dieses wird vorwiegend in der Leber, aber auch in anderen Geweben gebildet, und besitzt außer den genannten Effekten eine kurz dauernde insulinartige Wirkung, von der die Bezeichnung **insulin-like growth factor** stammt. Somatotropin verhält sich somit einerseits als effektorisches, andererseits als glandotropes Homon.

Als **effektorisches Hormon**

- mobilisiert Somatotropin Fettsäuren aus Fettgewebe und führt dadurch zu einem Abbau von Fettdepots (Steigerung der Lipolyse und Ketogenese) und
- erhöht die Blutzuckerkonzentration durch Förderung der Gluconeogenese in der Leber sowie durch Verringerung der Glucoseaufnahme bzw. -utilisation im Muskel- und Fettgewebe (Insulin-antagonistische Wirkung).

Als **glandotropes Hormon** fördert Somatotropin indirekt (wie beschrieben über IGF-1) das Knorpel-, Knochen- und Muskelwachstum. In Chondrozyten werden der Einbau von anorganischem Sulfat in Proteoglykane und die Proteinsynthese erhöht, bei Jugendlichen wird die Aktivität des Epiphysenknorpels und damit das Längenwachstum des Knochens bzw. bei Erwachsenen das appositionelle Knochenwachstum (▸Kap. 2.5.2) gesteigert. In der Leber gebildetes und in die Blutbahn sezerniertes IGF-1 fördert ferner den Muskelaufbau. IGF-1 bindet dabei an einen mit dem Insulinrezeptor verwandten Membranrezeptor (▸Kap. 1.4.2).

Die volle Wirkung des Wachstumshormons bzw. von IGF-1wird nur erreicht, wenn gleichzeitig Schilddrüsen-, Nebennierenrinden- und Sexualhormone in physiologischen Konzentrationen vorhanden sind. Umgekehrt ist der wachstumsfördernde Effekt dieser Hormone bei Fehlen von Somatotropin herabgesetzt (○Abb. 16.31, ▸Kap. 16.8.1).

Im Unterschied zur postpartalen Entwicklung werden während der Fetalzeit Wachstum und Zelldifferenzierung vor allem durch **IGF-2** (Somatomedin A) gesteuert.

Prolactin

Das aus 198 Aminosäuren aufgebaute Prolactin (**LTH** = **lactotropes Hormon**) ist chemisch mit Somatotropin nahe verwandt. Es steuert in der weiblichen Pubertät – zusammen mit Sexualhormonen – die **Ausbildung der Milchdrüsen**. Während der Schwangerschaft wird es unter Estrogeneinfluss vermehrt gebildet und stimuliert (zusammen mit weiblichen Sexualhormonen, Somatotropin, Glucocorticoiden und Insulin) das **Brustwachstum**.

Im Anschluss an die Geburt fällt der während der Schwangerschaft erhöhte Gestagenspiegel schnell ab (▸Kap. 16.8.3). Der weiterhin gesteigerte Prolactinspiegel löst unter diesen Bedingungen (bei gleichzeitig großer Rezeptordichte in der Brustdrüse) die **Milchproduktion** (Lactopoiese) aus und hält diese aufrecht.

Die Reizung der zahlreichen Mechanosensoren in den Brustwarzen durch den Säugling bewirkt über nervale Afferenzen die Freisetzung des Prolactin-Releasing-Hormons (identisch mit TRH, ▸Kap. 16.3.3) im Hypothalamus und führt dadurch zu verstärkter Prolactinfreisetzung.

Die Rückkopplung zum Hypothalamus erfolgt durch Prolactin selbst, und zwar wird bei erhöhtem Prolactinspiegel vermehrt Dopamin ausgeschüttet, das die Prolactinsekretion anhaltend hemmt. (Dopamin ist somit mit dem **Prolactin-Release-Inhibiting-Hormon** identisch.) β-Endorphin (s. u.) und Estrogene (▸Kap. 16.8.2) fördern dagegen die Prolactinfreisetzung.

Erhöhte Prolactinspiegel während der Stillzeit steigern die Dopaminausschüttung, sodass die pulsatile Gonadoliberin- und damit auch die LH- und FSH-Freisetzung (▸Kap. 16.8.2) so stark gehemmt werden, dass die Ovulation sistiert. Der Menstruationszyklus kommt dadurch zum Erliegen (Laktationsamenorrhö); eine Konzeption ist in dieser Zeit häufig nicht möglich.

Beim Mann ist die physiologische Bedeutung von Prolactin noch unklar. Bekannt sind jedoch Sexualstörungen bei einer **Hyperprolactinämie**, z. B. einem Prolactinom (▸Kap. 16.2.6).

Melanotropin

Ein weiteres effektorisches Hormon der Adenohypophyse ist das **Melanozyten-stimulierende Hormon** (α-MSH, **Melanotropin**). Das Polypeptid fördert die Melaninproduktion sowie die Ausbreitung der Pigmentgranula in der Haut und damit ihre **Pigmentierung**, doch scheint es beim Menschen unter physiologischen Bedingungen nur von untergeordneter Bedeutung zu sein. Weiterhin hemmt es die hypothalamisch gesteuerte Nahrungsaufnahme (○Abb. 11.18, ▸Kap. 11.8). Es wird in Form einer hochmolekularen Vorläufersubstanz, dem **Proopiomelanocortin** (POMC), der gemeinsamen Vorstufe von **Corticotropin** (▸Kap. 16.6.2), **β-Endorphin** und **Melanozyten-stimulierendem Hormon**, in Proopiomelanocortinzellen (POMC-Zellen) gebildet. Dies bedeutet, dass die drei Substanzen Melanotropin, Corticotropin und β-Endorphin stets gleichzeitig freigesetzt werden. Da für diese Freisetzung das Corticotropin-Releasing-Hormon (CRH, ▸Kap. 16.6.2) verantwortlich ist, tritt bei einer CRH-Überproduktion (z. B. bei primärer Nebennierenrindeninsuffizienz = Morbus Addison, ▸Kap. 16.6.5) eine besonders starke Pigmentierung der Haut auf.

16.2.5 Glandotrope Hormone der Adenohypophyse (glandotrope Hypophysenvorderlappenhormone)

Alle weiteren Hormone des Hypophysenvorderlappens (□Tab. 16.4) haben die Aufgabe, die Hormonausschüttung peripherer Drüsen zu steuern.

Thyreotropin (TSH) bewirkt die Abgabe von Schilddrüsenhormonen, **Adrenocorticotropes Hormon** (ACTH) die Freisetzung von Nebennierenrindenhormonen (insbesondere von Glucocorticoiden), **Follikelstimulierendes Hormon** (FSH) und **Luteinisierungshormon** (LH) die Sekretion der Sexualhormone. Die beiden letztgenannten Hormone werden unter dem Begriff **Gonadotropine** zusammengefasst.

Da die glandotropen Hormone und die von ihnen beeinflussten effektorischen Hormone Glieder von Regelkreisen sind, ist es zweckmäßig, sie bei der weiteren Darstellung auch gemeinsam mit diesen zu behandeln und dabei jeweils die Leistungen des Gesamtsystems in den Vordergrund zu stellen (s. u.).

Tab. 16.4 Glandotrope Hormone der Adenohypophyse

Bezeichnung	Abk.	Synonyma	Chem. Aufbau	Stimuliert
Thyreotropin	TSH	Thyreoidea-stimulierendes Hormon	Glykoprotein	Triiodthyronin- und Thyroxin-Produktion, Wachstum der Schilddrüse
Adrenocorticotropes Hormon	ACTH	Corticotropin	Polypeptid	Glucocorticoid-Produktion in der Nebennierenrinde
Follikel-stimulierendes Hormon	FSH	Follitropin	Glykoprotein	♀ Follikelreifung, Estrogen-Produktion. ♂ Spermienentwicklung, Synthese des Androgen-bindenden Proteins
Luteinisierungshormon	LH	Lutropin	Glykoprotein	♀ Ovulation, Estrogen- und Progesteron-Produktion, ♂ Testosteron-Produktion, Hodenwachstum

16

16.2.6 Störungen des hypothalamisch-hypophysären Systems

Diabetes insipidus. Eine mangelnde Produktion oder Ausschüttung von Adiuretin führt zum Krankheitsbild des **Diabetes insipidus centralis** (= neurohormonalis). Als Ursache kommen Hirn- oder Hypophysentumoren, Hypophysektomie (operative Hypophysenentfernung) oder entzündliche Erkrankungen (z. B. Hirnhautentzündung), seltener angeborene, erbliche Störungen der Adiuretinbildung in Betracht. Bei etwa 50 % der Patienten ist die Ursache unbekannt (idiopathischer Diabetes insipidus).

Infolge der verringerten Resorption von Wasser im distalen Tubulusapparat der Niere werden große Mengen (in der Regel 4–12 l/Tag), in Extremfällen bis zu 25 l/Tag) eines stark verdünnten Urins (Dichte < 1,008 g/ml) ausgeschieden. Die durch den **Flüssigkeitsverlust** bedingte **Hypovolämie** mit Hyperosmolarität des Plasmas ruft ein starkes **Durstgefühl** hervor: Das verlorene Wasser muss durch vermehrtes Trinken (Polydipsie) ersetzt werden, da der Patient andernfalls rasch in eine hypertone Dehydratation (▸Kap. 14.5.1) geraten würde.

Vom zentralen Diabetes insipidus ist der **renale Diabetes insipidus** zu unterscheiden (▸Kap. 13.7.2). Bei dieser Form ist nicht die Adiuretinbildung bzw. -ausschüttung, sondern die Ansprechbarkeit der distalen Tubulusabschnitte und der Sammelrohre auf freigesetztes Adiuretin gestört. Die Ursachen sind entweder ein X-chromosomal-rezessiv vererbter Defekt des tubulären Adiuretin-Rezeptors (V_2-Rezeptors), eine (meist) autosomal-rezessive Mutation des Aquaporin-2-Kanals oder eine erworbene tubuläre Schädigung (z. B. infolge chronischer Nierenerkrankungen, Vergiftungen, Sichelzellanämie u. a.).

Adiuretin-Mehrsekretion. Dieses Krankheitsbild, das auch als **inadäquate ADH-Sekretion** (**SIADH**, syndrome of inappropriate **ADH** secretion) oder **Schwartz-Bartter-Syndrom** bezeichnet wird, beruht entweder als sog. paraneoplastisches Syndrom (▸Kap. 5.7.7) auf der ektopen Freisetzung von Adiuretin aus bösartigen Tumoren (z. B. Bronchialkarzinomen), auf nicht bösartigen Lungenerkrankungen (z. B. Pneumonie, Tuberkulose) oder auf Erkrankungen des Zentralnervensystems (z. B. Entzündungen, Schädel-Hirn-Traumen, Blutungen). Die durch die ADH-Mehrsekretion verursachte **Oligurie** und **Wasserretention** führt zu einer **Volumenexpansion** des Extrazellularraums, zu **Hyponatriämie** (Verdünnungshyponatriämie, ▸Kap. 14.5.1) und damit zu **Hypoosmolarität** des Plasmas.

Prolactinom. Unter einem Prolactinom versteht man ein **Adenom** der **Prolactin-bildenden Hypophysenvorderlappenzellen**. Mit einem Anteil von ca. 35 % aller Hypophysentumoren ist es die häufigste Geschwulst der Hypophyse. Die Ätiologie ist weitgehend unklar, möglicherweise führen erhöhte Estrogenblutspiegel zur Adenombildung. Das vermehrt gebildete Prolactin und die dadurch ausgelöste Hyperprolactinämie bewirken eine vermehrte Freisetzung von Dopamin (= Prolactin-Release-Inhibiting-Hormon). Dieses beeinflusst zwar die Prolactinausschüttung wegen der Autonomie des Adenoms nicht signifikant, vermindert aber die pulsatile Gonadotropinfreisetzung. Die Folgen sind die klassischen Prolactinom-Symptome: Bei Frauen kommt es zu **Galactorrhö** (Milchfluss), **Regelstörungen** (Amenorrhö oder Oligomenorrhö mit fehlendem Eisprung, ▸Kap. 17.5.2) sowie verminderter Libido und Hirsutismus (▸Kap. 16.6.5). Bei Männern treten **Libidoverlust**, Impotenz, Gynäkomastie (Brustvergrößerung) sowie (bei beiden Geschlechtern) im fortgeschrittenen Stadium Kopfschmerzen als Folge der Raumforderung und Gesichtsfeldeinschränkungen infolge Druckatrophie des Sehnerven durch den Tumor auf.

Zusatzinformation

Die gutartigen **Hypophysenadenome** werden nach ihrer jeweiligen Hormonüberproduktion klassifiziert: In Prolactinome (s. o.), Somatotropin-produzierende Adenome (15 %), ACTH-bildende Adenome (10 %), Gonadotropin-sezernierende Adenome (10 %) u. a. Hauptsymptome aller Hypophysenadenome sind Einschränkungen des Gesichtsfelds und Kopfschmerzen.

Hypophysärer Minderwuchs. Der hypophysäre Minderwuchs beruht auf einem **Somatotropin-Mangel** während der Wachstumsphase. In ausgeprägter Form entsteht ein **Zwergwuchs**, bei dem die Körperproportionen erhalten bleiben. (Von Zwergen spricht man, wenn nach Beendigung der Wachstumsperiode die Körpergröße unter 140 cm liegt.) Als Ursachen kommen genetische Störungen (relativ selten), Missbildungen, Infektionen oder Tumoren des Zentralnervensystems sowie Schädel-Hirn-Verletzungen in Betracht. Relativ häufig findet man Hinweise auf ein Geburtstrauma. Das erklärt auch, warum vielfach kein isolierter Somatotropinmangel, sondern eine allgemeine Hypophysenvorderlappeninsuffizienz (s. u.) mit geringer Ausprägung sonstiger Hormonmangelsymptome besteht. Bei den sog. **Laron-Zwergen** liegt ein defektes Wachstumshormon-Gen vor, bei **Pygmäen** beruht die Ursache ihres Minderwuchses auf einem IGF-1-Mangel.

Wachstumshormonmangel beim Erwachsenen. Eine eingeschränkte Bildung von Somatotropin beim Erwachsenen (sog. **Somatopause**) führt u. a. zu einer verminderten Muskelmasse und **herabgesetzter Muskelkraft** sowie zu einer Vermehrung des Körperfetts, besonders im Bauchbereich, und einem gesteigerten Arterioskleroserisiko infolge der erhöhten Fettablagerung.

Hypophysärer Riesenwuchs (Gigantismus). Dieses übersteigerte, mit einem proportionierten Körperbau einhergehende Wachstum tritt auf, wenn **vor** dem Abschluss des Längenwachstums zu viel Somatotropin gebildet wird. Zu diesem Zeitpunkt sind die Epiphysenfugen noch nicht geschlossen; die Knochen können also noch in die Länge wachsen. Die Ursache ist ein gutartiger Tumor der Wachstumshormon-produzierenden Zellen der Adenohypophyse. Neben dem gesteigerten Wachstum beobachtet man häufig eine verminderte Leistungsfähigkeit, Infektanfälligkeit und Hypogenitalismus (Unterentwicklung der Geschlechtsorgane) als Ausdruck der Störung anderer Hypophysenfunktionen durch den Tumor.

Akromegalie. Der Akromegalie (des Erwachsenen) liegt wie dem hypophysären Riesenwuchs eine Überproduktion von Somatotropin, meist infolge von **Somatotropin-bildenden Hypophysentumoren**, zugrunde. Im Gegensatz zum Gigantismus kommt es wegen des bereits erfolgten Epiphysenschlusses zu einem appositionellen Knochenwachstum (Zunahme des Dicken-, nicht des Längenwachstums). Daneben tritt eine Wachstumsstimulation der Haut, der Hautanhangsgebilde und teilweise auch der inneren Organe (Splanchnomegalie) auf. Infolge der gesteigerten Osteoblastenaktivität und damit des vermehrten Knochenauf- und -umbaus ist die alkalische Phosphatase erhöht. Klinisch beobachtet man eine Vergröberung der Gesichtszüge, eine Vergrößerung des Schädels, der Hände und der Füße, die den Patienten das typische Aussehen verleiht, sowie eine Verdickung der Nase, der Zunge und der Lippen. Bei etwa 40 % der Fälle findet man ferner wegen der Insulin-antagonistischen Wirkung des Wachstumshormons eine Hyperglykämie oder einen manifesten (hypophysären) Diabetes mellitus (▸ Kap. 16.5.6). Die Patienten klagen häufig über Kopfschmerzen, Gelenkbeschwerden und vermehrtes Schwitzen. Die angegebene Abnahme der Libido sowie das Auftreten einer Amenorrhö sind die Folgen der Aktivierung von Prolactinrezeptoren durch sehr hohe GH-Spiegel.

Hypophysenvorderlappeninsuffizienz (Hypopituitarismus). Dieses Krankheitsbild ist, wie aus dem Namen hervorgeht, durch eine verminderte Ausschüttung von Hypophysenvorderlappenhormonen gekennzeichnet. Als Ursachen sind Hypophysen- oder Hirntumoren, Durchblutungsstörungen, Entzündungen, Traumen oder (seltener) genetische Defekte zu nennen. Die klinischen Folgen hängen davon ab, welche Hormone betroffen sind.

Tritt die Insuffizienz **akut**, z. B. als Folge eines Traumas oder der operativen Entfernung eines Hypophysentumors, auf, ist vor allem die durch den **Corticotropinmangel** bedingte Nebennierenrindeninsuffizienz (▸ Kap. 16.6.5) von Bedeutung. Bei **langsamer Entwicklung**, z. B. infolge eines Hypophysenadenoms oder der heute seltenen ischämischen Nekrose der Hypophyse bei einer mit schwerem Blutverlust verlaufenden Geburt (sog. Sheehan-Syndrom), fallen in der Regel zuerst die Gonadotropine aus. Es entwickelt sich ein (sekundärer) **Hypogonadismus**: Bei Frauen tritt eine Amenorrhö auf; beim Mann werden die Hoden kleiner, Libido und Potenz gehen verloren. Bei beiden Geschlechtern verschwindet die sekundäre Geschlechtsbehaarung; die Haut wird dünn, faltig, weiß und trocken. Später kommen durch den Thyreotropin- und Corticotropinmangel Symptome einer (sekundären)

Hypothyreose (▸ Kap. 16.3.4) und einer (sekundären) Nebennierenrindeninsuffizienz (▸ Kap. 16.6.5) hinzu.

In Kürze

- **Hypothalamus** und **Hypophyse** bilden eine übergeordnete Funktionseinheit für zahlreiche hormonelle Regulationen.
- Der **Hypothalamus** befindet sich am Boden des Zwischenhirns. Efferente Neurone verbinden seine **großzelligen Kerne** mit der Neurohypophyse (s. u.). Neurone der **kleinzelligen Kerne** enden in der Eminentia mediana, wo das Neurosekret an das Pfortadersystem abgegeben wird und anschließend auf dem Blutweg zur Adenohypophyse gelangt.
- Die **Hypophyse** ist durch den Hypophysenstiel mit dem Hypothalamus verbunden. Sie besteht aus zwei funktionell und entwicklungsgeschichtlich unterschiedlichen Anteilen, dem **Hypophysenvorderlappen (Adenohypophyse)** und dem **Hypophysenhinterlappen (Neurohypophyse)**.
- Die **Adenohypophyse** ist aus fünf unterschiedlichen Zelltypen aufgebaut, die verschiedene Hormone produzieren.
- Die **Neurohypophyse** setzt sich aus marklosen Axonen neurosekretorischer Zellen und Gliazellen zusammen.
- Zu den **Steuerhormonen** des **Hypothalamus** zählen vier Releasing-Hormone (CRH, TRH, GnRH, GHRH) und zwei Inhibiting-Hormone (Dopamin, Somatostatin). Sie dienen der bedarfsgesteuerten Sekretionskontrolle der glandotropen Hormone der Adenohypophyse (s. u.).
- Die Neurohypophyse ist der Speicher- und Abgabeort **hypothalamischer Effektorhormone** (Adiuretin, Oxytocin).
- Die zyklischen Nonapeptide **Adiuretin** und **Oxytocin** werden im Nucl. supraopticus und Nucl. paraventricularis des Hypothalamus als Vorläuferhormone gebildet und gelangen durch Neurosekretion in den Hypophysenhinterlappen.
- Die physiologischen Wirkungen von Adiuretin (ADH, Vasopressin) bestehen vorrangig darin, die H_2O-Resorption im distalen Tubulus und Sammelrohr der Niere durch Einbau von Wasserkanälen zu steigern und damit die Harnkonzentrierung (Antidiurese) zu fördern. In höheren Konzentrationen wirkt Adiuretin an allen Gefäßen verengend (vasokonstriktorisch). Daher die Bezeichnung Vasopressin.
- Die wichtigsten **Stimuli** für die **ADH-Sekretion** sind eine Zunahme der Osmolarität und/oder Abnahme des Volumens der extrazellulären Flüssigkeit.
- Mangelnde ADH-Ausscheidung bzw. fehlende ADH-Wirkung führen zum **Diabetes insipidus**, bei dem bis zu 25 l Wasser pro Tag ausgeschieden werden.
- **Adiuretin-Mehrsekretion** bewirkt umgekehrt eine Wasserretention und damit eine hypotone Hyperhydratation (▸ Kap. 14.5.1).
- **Oxytocin** fördert während der Geburt die rhythmischen Kontraktionen des Uterus (Ferguson-Reflex) und löst die Nachwehen aus. Weiterhin aktiviert es das Myoepithel beim Saugen an der laktierenden Brust (Milchejektionsreflex). Es verstärkt ferner die emotionale Mutter-Kind-Bindung und dient als sog. Treuehormon der Verhaltenssteuerung von Lebenspartnern.
- **Glandotrope Hormone** der **Adenohypophyse** steuern die Hormonsekretion peripherer Hormondrüsen und deren Wachstum. TSH, ACTH, FSH, LH und STH sind Glieder von hormonellen Regelkreisen. Letzteres steuert die IGF-1-Sekretion, wirkt aber auch als effektorisches Hormon (s. u.).
- **Effektorische Hormone** der **Adenohypophyse** sind das Wachstumshormon (GH, STH), Prolactin und das Melanozyten-stimulierende Hormon (α-MSH).
- **Wachstumshormon** (Somatotropin) ist ein speziesspezifisches Proteohormon. Seine **direkten Effekte** umfassen vor allem Insulin-antagonistische Wirkungen (Lipolyse, Ketogenese, längerfristige Stimulation der Gluconeogenese und Hemmung der Glucoseaufnahme in Muskel- und Fettgewebe).
- Die **indirekten Effekte** von GH werden postnatal durch den **Insulin-like growth factor-1 (IGF-1)** vermittelt. Dieser fördert die Proteinbiosynthese in der Muskulatur sowie das Knorpel- und Knochenwachstum. Durch GH wird die IGF-1-Sekretion in der Leber stimuliert.
- Die **GH-Sekretion** wird durch GHRH, Hunger, Hypoglykämie, Anstieg der Aminosäurenkonzentration im Plasma, Catecholaminausschüttung, körperliche Belastung und Stress angeregt, durch Somatostatin, IGF-1 und Hyperglykämie dagegen gehemmt.

- **GH-Überproduktion** führt bei Heranwachsenden zum Riesenwuchs (Gigantismus), im Erwachsenenalter zur Akro- bzw. Viszeromegalie.
- **GH-Mangel** beim Kind hat Minderwuchs bzw. Zwergwuchs zur Folge; beim Erwachsenen kommt es zur sog. Somatopause.
- **Prolactin** ist ein Proteohormon, das in der Pubertät und Schwangerschaft das **Brustwachstum**, im Anschluss an die Geburt die **Milchproduktion** stimuliert.
- Während der Schwangerschaft und in der Stillzeit ist die Prolactinsekretion gesteigert, wodurch Dopamin-vermittelt die LH- und FSH-Sekretion gehemmt werden und der ovarielle Zyklus sistiert.
- Die **Prolactinbildung** wird durch TRH, β-Endorphine und Estrogene gefördert, durch Dopamin gehemmt.
- **Hyperprolactinämie** löst bei Frauen Galactorrhö sowie Störungen des ovariellen und mensuellen Zyklus, bei Männern Libidoverlust, Impotenz und Gynäkomastie aus.
- Das **Melanozyten-stimulierende Hormon** (α-MSH, Melanotropin) fördert die Melaninproduktion in der Haut und hemmt die hypothalamisch gesteuerte Nahrungsaufnahme (▸Kap. 11.8). Es entsteht bei der Spaltung von Proopiomelanocortin (POMC) in der Adenohypophyse.
- Eine **Hypophysenvorderlappen-Insuffizienz** führt bei **akutem** Auftreten aufgrund des ACTH-Mangels zu einer (sekundären) **Nebennierenrindeninsuffizienz.** Bei **chronischer** Entwicklung fallen zuerst die Gonadotropine aus. Es entwickelt sich ein sekundärer Hypogonadismus. Später tritt eine sekundäre Hypothyreose auf.

16.3 Schilddrüse und Schilddrüsenhormone

Von der Schilddrüse werden zwei stoffwechselsteuernde Hormone, **Thyroxin** und **Triiodthyronin**, sowie ein den Ca^{2+}-Haushalt beeinflussendes Hormon, **Calcitonin** (Thyreocalcitonin), abgegeben. Das letztere wird im Zusammenhang mit der Ca^{2+}-Regulation behandelt (▸Kap. 16.4.2).

16.3.1 Anatomie der Schilddrüse

Lage, Form und Größe der Schilddrüse. Die Schilddrüse (Glandula thyreoidea) umschließt mit zwei Seitenlappen und einem schmalen Mittellappen (Isthmus) hufeisenförmig die Luftröhre (Trachea) dicht unterhalb des Schildknorpels (o Abb. 16.8A). In der Regel ist der rechte Seitenlappen etwas stärker ausgebildet als der linke. In wenigstens 15 % der Fälle findet man außerdem, vorn vor dem Schildknorpel liegend, einen Pyramidenlappen. Die Schilddrüse ist von einer Kapsel umgeben und auf der Trachea verschieblich. Ihr Gewicht beträgt beim Erwachsenen 20–25 g.

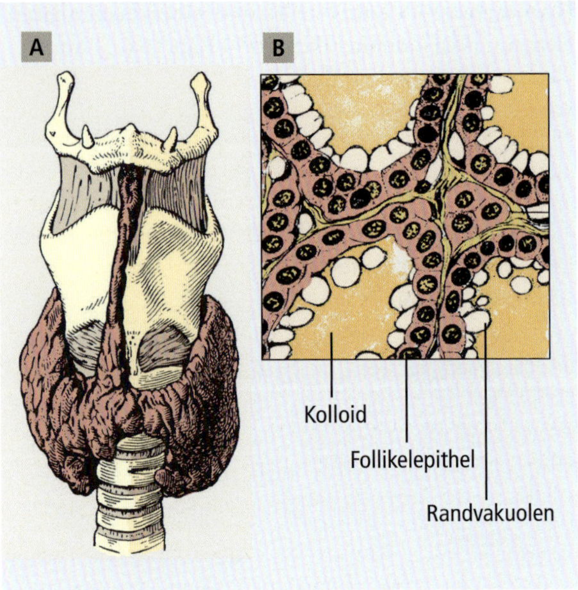

o **Abb. 16.8** A Schilddrüse (mit Pyramidenlappen) in Vorderansicht. Nach Benninghoff-Goerttler. **B** Schilddrüsenfollikel. Nach Bargmann

Mikroskopische Anatomie der Schilddrüse. Die Schilddrüse wird durch gefäßhaltige Bindegewebesepten in verschieden große Läppchenbezirke gegliedert. Das Drüsengewebe besteht aus unregelmäßig gestalteten Bläschen, den **Follikeln**, deren Wandung von einem geschlossenen einschichtigen Epithel gebildet wird. Im Inneren befindet sich eine homogene Masse, das **Kolloid** (o Abb. 16.8B).

Die Bildung von Thyroxin und Triiodthyronin findet in den Epithelzellen, die Speicherung im Kolloid der Follikel statt. Die in den Epithelzellen in Form von Thyreoglobulin (s. u.) gebildeten und im Kolloid gespeicherten Hormone stehen bei Bedarf zur Ausschüttung zur Verfügung. Dabei wird Thyreoglobulin durch Endozytose aus dem Kolloid wieder in die Epithelzellen aufgenommen und anschließend abgebaut. Die auf diese Weise freigesetzten Hormone werden an das Blut der benachbarten Kapillaren abgegeben.

Die Bildung von Calcitonin erfolgt in den sog. C-Zellen, die einzeln zwischen die Follikelzellen (ohne Kontakt zum Kolloid) eingestreut sind oder zwischen den Follikeln liegen.

16.3.2 Biosynthese und Wirkungen der Schilddrüsenhormone

Chemischer Aufbau und Biosynthese. Die beiden den Energiestoffwechsel, die Thermogenese, die Organentwicklung und das Längenwachstum beeinflussenden Schilddrüsenhormone leiten sich von der Aminosäure Tyrosin ab. **Thyroxin** (T_4, Tetraiodthyronin) enthält vier, **Triiodthyronin** (T_3) drei Iodatome (Abb. 16.9). Die iodfreie Grundsubstanz der Schilddrüsenhormone wird als **Thyronin** bezeichnet.

Für die Biosynthese der Schilddrüsenhormone (täglich ca. 90 µg T_4 und etwa 8 µg T_3) wird zunächst Iodid aus dem Blut gegen ein Konzentrationsgefälle sekundär-aktiv im Symport mit Na^+ in die Epithelzellen der Schilddrüse aufgenommen und an der apikalen Membran über **Pendrin**, einen I^-/Cl^--Antiporter, transportiert (**Iodination**). Hier wird Iodid durch das Enzym Peroxidase zu elementarem Iod oxidiert (**Iodisation**, Abb. 16.10). Dann erfolgt im Bereich der Mikrovilli der Einbau des Iods in die Tyrosylreste eines Proteins, des „nicht-iodierten Thyreoglobulins". Aus den so entstandenen Mono- und Diiod-Verbindungen werden nunmehr oxidativ – wiederum unter Beteiligung der (Thyreo-)Peroxidase (TPO) – durch intramolekulare Kopplung die Protein-gebundenen T_3- und T_4-Hormone gebildet und in dieser Form, d. h. als **Thyreoglobulin**, im Kolloid gespeichert. Bei Bedarf werden daraus, wie erwähnt, nach Aufnahme aus dem Kolloid in die Thyreozyten sowie nach lysosomaler Proteolyse die Hormone Thyroxin und Triiodthyronin im Verhältnis 10:1 durch Diffusion freigesetzt. Im zirkulierenden Blut sind T_4 und T_3 an ein Thyroxin-bindendes α_1-Globulin (TGB), ferner an Transthyretin (ein Thyroxin-bindendes Präalbumin) und an Albumin gebunden. Die – im Vergleich zu T_3 – etwa 10-fach stärkere Eiweißbindung

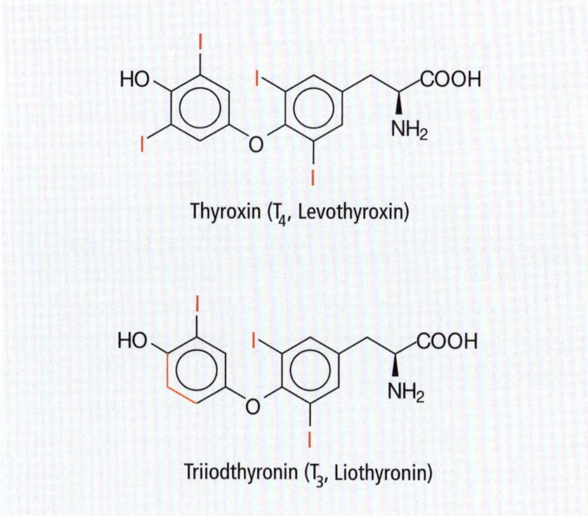

Abb. 16.9 Chemische Struktur von Thyroxin (T_4) und Triiodthyronin (T_3)

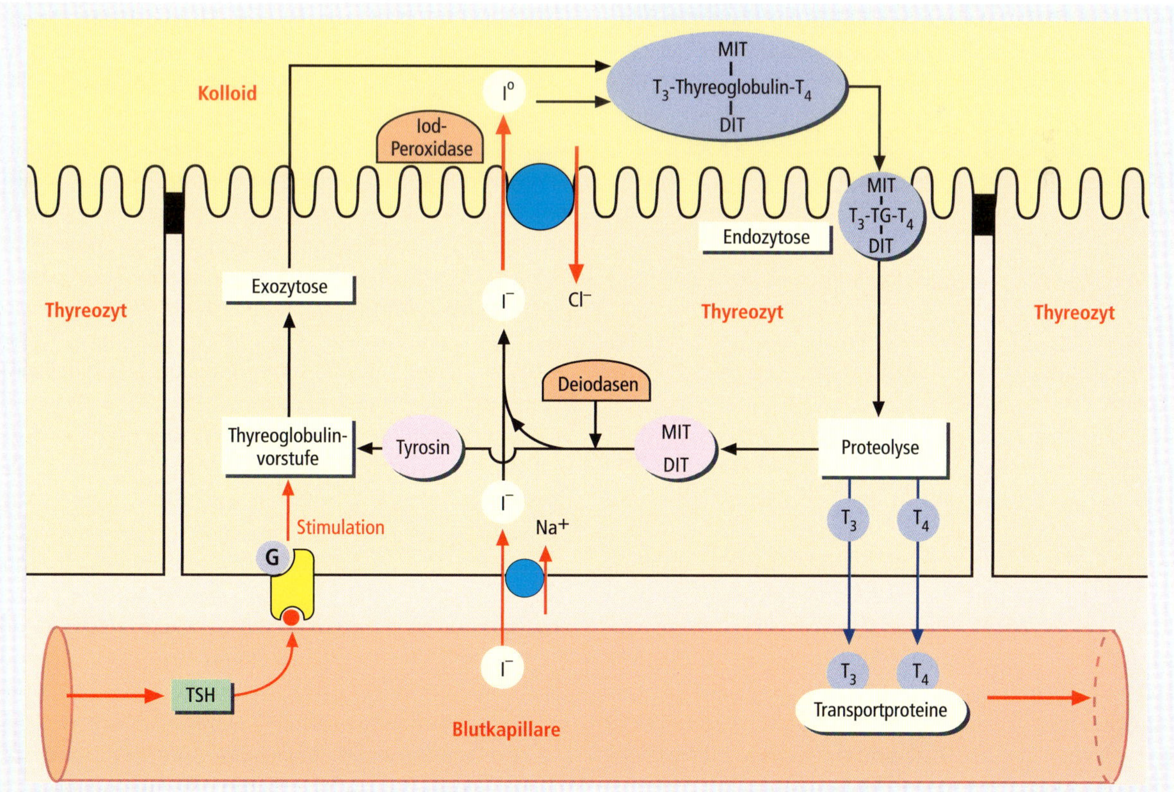

Abb. 16.10 Biosynthese, Speicherung und Freisetzung der Schilddrüsenhormone in schematischer Darstellung. **TSH** Thyreoidea-stimulierendes Hormon, **MIT** Monoiodtyrosin, **DIT** Diiodtyrosin, T_3 Triiodthyronin, T_4 Thyroxin, **TG** Thyreoglobulin

von T_4 hat zur Folge, dass die Plasma-Halbwertszeit von T_4 ca. 7 Tage, die von T_3 dagegen nur etwa 1 Tag beträgt. Der freie Hormonanteil im Plasma liegt unter 0,3 %.

Da die Biosynthese der beiden Schilddrüsenhormone T_4 und T_3 von einer ausreichenden Iodzufuhr mit der Nahrung (150–200 µg/Tag) abhängig ist, zählt Iod zu den lebensnotwendigen Spurenelementen (▸Kap. 11.2.2). Ist zu wenig Iod in der Nahrung, speziell im Trinkwasser und im Speisesalz, enthalten, können nicht nur Störungen der Funktion, sondern auch morphologische Veränderungen der Schilddrüse eintreten (▸Kap. 16.3.4).

Biologische Wirkungen. Zwar werden von der Schilddrüse, wie beschrieben, Thyroxin und Triiodthyronin freigesetzt. In den Zielzellen wird jedoch Thyroxin unter Iodabspaltung (Monodeiodierung durch eine Deiodase bzw. Thyroxin-Dehalogenase) in 3,3′,5-Triiodthyronin, das eigentlich wirksame Hormon, sowie untergeordnet in das unwirksame „reverse T_3" (rT_3 = 3,5,5′-Triiodthyronin) umgewandelt.

Triiodthyronin bindet nach dem Durchtritt durch die Zellmembran an einen **Kernrezeptor**. Der aktivierte Hormon-Rezeptor-Komplex ist nach Bindung an spezifische DNA-Sequenzen durch Beeinflussung der Genexpression ein wichtiger Regulator der Transkription und damit der Proteinbiosynthese in den Zielzellen. Insbesondere werden die **Na^+/K^+-ATPase** und **mitochondriale Enzyme** (vor allem des Kohlenhydrat- und Fettstoffwechsels) vermehrt exprimiert.

Triiodthyronin bewirkt auf diesem Wege eine **Steigerung des Energieumsatzes**, des Sauerstoffverbrauchs und der **Thermogenese** (Wärmebildung, ▸Kap. 15.2.4) im gesamten Körper (Ausnahme: Gehirn). In der Leber werden die Glykogenolyse und Gluconeogenese gesteigert (Insulin-antagonistischer Effekt). T_3 erhöht ferner die Zahl der LDL-Rezeptoren in der Hepatozytenmembran und die Dichte der β_1-Rezeptoren im Herzen, wirkt in physiologischen Konzentrationen anabol (substanzaufbauend), in hohen Dosen aufgrund eines gesteigerten Eiweißabbaus in der Muskulatur dagegen katabol (substanzabbauend). Im Fettstoffwechsel ist T_3 einerseits lipolytisch, andererseits fördert es die Lipogenese im Fettgewebe und in der Leber. Normalerweise überwiegt die Lipolyse.

Eine weitere Wirkung der Schilddrüsenhormone ist für den wachsenden Organismus von Bedeutung. Physiologische Konzentrationen der Hormone (zusammen mit STH, ▸Kap. 16.2.4) sind Vorbedingung für ein normales Längenwachstum sowie für die normale Entwicklung der Organanlagen und Organe, insbesondere der Knochen (○Abb. 16.4) und des Gehirns. Die Hirnentwicklung fördern sie durch Stimulation der Myelinisierung und Dendriten- bzw. Synapsenbildung.

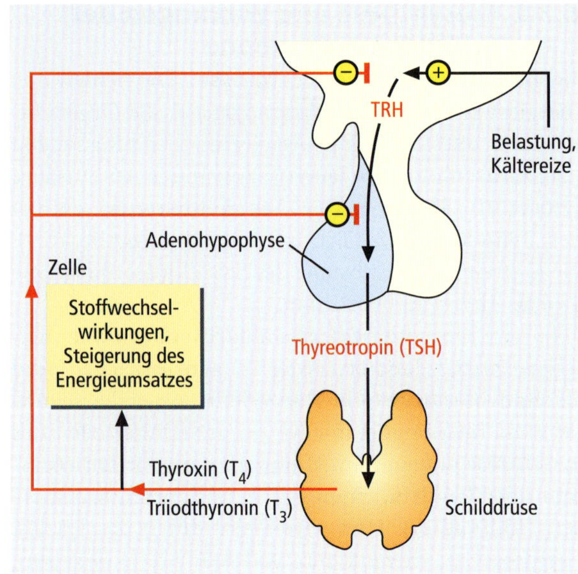

○ **Abb. 16.11** Wirkungen der Schilddrüsenhormone und Regulation der T_3- und T_4-Konzentration. **TRH** Thyreotropin-Releasing-Hormon

16.3.3 Kontrolle der T_3- und T_4-Plasmakonzentrationen

Die Konzentrationen von Thyroxin und Triiodthyronin im Blut werden durch ein Regelzentrum im Hypothalamus kontrolliert (○Abb. 16.11). Ein Abfall bewirkt die verstärkte pulsatile Abgabe des **Thyreotropin-Releasing-Hormons** (TRH, Thyreoliberin, Thyroliberin), das seinerseits durch Aktivierung der Phospholipase C bzw. Steigerung der zytosolischen Ca^{2+}-Konzentration die Ausschüttung von Thyreotropin in der Adenohypophyse stimuliert. **Thyreotropin** (TSH = Thyreoidea-stimulierendes Hormon), ein artspezifisches Glykoprotein mit einer Molekülmasse von etwa 28 kDa, fördert cAMP-vermittelt die Iodaufnahme in der Schilddrüse, aktiviert die Iodierung von Tyrosin und die Kondensation von Mono- bzw. Diiodtyrosin zu Tri- bzw. Tetraiodthyronin. Außerdem setzt TSH die Schilddrüsenhormone T_4 und T_3 aus der Speicherform Thyreoglobulin durch Proteolyse frei und bewirkt ihre Abgabe in die Blutbahn. Darüber hinaus fördert Thyreotropin die Proliferation der Follikelzellen und die Durchblutung der Schilddrüse.

In die geschilderte Regulation der Hormonkonzentrationen können noch weitere Faktoren, wie der Belastungszustand und die Körpertemperatur, modifizierend eingreifen (○Abb. 16.11): Kältereiz, psychische und physische Belastungen stimulieren die TRH-Sekretion; ADH und Stimulation durch α-Adrenozeptoren wirken dagegen hemmend. Die TSH-Sekretion wird durch Estrogene gefördert, durch Dopamin und Glucocorticoide dagegen unterdrückt.

16.3.4 Störungen der Schilddrüsenfunktion

Schilddrüsenerkrankungen sind durch Veränderungen der normalen Schilddrüsengröße und/oder Schilddrüsenfunktion charakterisiert. Sie können unterteilt werden in

- Schilddrüsenvergrößerung (Struma),
- Schilddrüsenunterfunktion (Hypothyreose) und
- Schilddrüsenüberfunktion (Hyperthyreose).

Struma

Unter einer Struma (Kropf) versteht man eine **Vergrößerung** der **Schilddrüse** durch Vermehrung der Follikel (**Schilddrüsenhyperplasie**). Sekundär kann es zu Funktionsänderungen von Follikelgruppen, Verkalkungen und Nekrosen kommen. Nach der Art des Wachstums unterscheidet man **diffuse** und **Knoten-Strumen**, doch kann daraus auf die Schilddrüsenfunktion nicht geschlossen werden: So gibt es Strumen bei normaler Funktion (euthyreote Struma) sowie bei Unter- und Überfunktion der Schilddrüse (hypo- und hyperthyreote Strumen, s. u.).

Euthyreote Struma. Die euthyreote, d. h. durch normale T_3- und T_4-Konzentrationen charakterisierte Struma (früher: blande Struma) ist die häufigste Schilddrüsenerkrankung in Deutschland. Sie ist vorwiegend durch die verbreitete **Unterversorgung** mit **Iod** bedingt (**endemische Iodmangelstruma**). Mehr als 15 % der deutschen Bevölkerung weisen aufgrund des Iodmangels eine vergrößerte Schilddrüse auf. Solange durch vermehrte Bildung von Schilddrüsengewebe und optimale Nutzung des zugeführten Iods die – insgesamt betrachtet – zu niedrige Iodversorgung kompensiert werden kann, kommt es zu keinen Schilddrüsenhormon-Mangelsymptomen, sondern nur zur Kropfbildung. Diese ist neben der erhöhten Ausschüttung von Thyreotropin auf eine Reihe von Wachstumsfaktoren, z. B. epidermalen Wachstumsfaktor (EGF) oder IGF-1 (▸Kap. 16.2.4), die bei intrathyreoidalem Iodmangel vermehrt gebildet werden, zurückzuführen. Bei lange bestehender euthyreoter Struma besteht die Gefahr der Entwicklung eines autonomen Adenoms (▸Kap. 16.3.4).

Die **Prophylaxe** der **euthyreoten Struma** ist durch ausreichende Zufuhr von Iodid zuverlässig möglich. Zur Rückbildung einer bereits vorhandenen Struma eignen sich – bei nicht zu langer Krankheitsdauer – Thyroxin oder wiederum Iodid (auch in Kombination mit Thyroxin). Zur Verhinderung einer erneuten Kropfbildung muss durch Iodidgabe oder Zufuhr von iodiertem Speisesalz ein nochmaliger Iodmangel unbedingt vermieden werden.

Kalte Knoten. Als kalte Knoten (im Schilddrüsenszintigramm) bezeichnet man knotige Schilddrüsen-Areale mit vermindertem funktionellen Schilddrüsengewebe (hormoninaktive Areale). Klinisch bedeutsam sind sie insbesondere wegen der möglichen malignen Entartung (▸Kap. 6.7.7).

Hypothyreose

Unter einer Hypothyreose (Schilddrüsenunterfunktion) versteht man eine ungenügende Bildung bzw. Freisetzung oder – selten – eine ungenügende Wirkung von T_3 bzw. T_4. Den Ursachen bzw. dem Zeitpunkt des Auftretens entsprechend unterscheidet man folgende Formen: die

- Neugeborenenhypothyreose (kongenitale Hypothyreose),
- postnatal erworbenen Hypothyreosen und
- (sehr seltene) periphere Hormonresistenz.

Eine **Neugeborenenhypothyreose** (1:5000) tritt bei einer Schilddrüsenaplasie oder -hypoplasie, genetisch bedingten Störungen der Schilddrüsenhormonsynthese, unzureichender Thyreotropinausschüttung oder (sehr selten) T_3-Rezeptordefekt auf. Sie kann aber vor allem auch durch ausgeprägten, anhaltenden Iodmangel der Schwangeren oder (seltener) durch Medikamente, welche deren Schilddrüsenfunktion unterdrücken (Thyreostatika), hervorgerufen werden.

Sofern allerdings die Mutter während der Schwangerschaft ausreichend Schilddrüsenhormone produziert, kann durch diese der Bedarf des Feten soweit gedeckt werden, dass beim Neugeborenen auch dann, wenn es selbst keine ausreichenden Mengen an Schilddrüsenhormonen synthetisieren konnte, keine deutlichen Symptome einer Hypothyreose beobachtbar sind. Nach der Geburt kommt es jedoch, sofern keine Substitution mit Schilddrüsenhormonen erfolgt, zu einer immer stärker in Erscheinung tretenden Verzögerung der körperlichen und geistigen Entwicklung, zu Kraftlosigkeit (Adynamie), trockener Haut und Obstipation. Der Körperbau bleibt gedrungen und plump (dysproportionierter Minderwuchs). Hände und Füße wirken tatzenhaft, die Lippen sind wulstig, die Zunge ist übergroß, das Gesicht faltig, der Blutdruck erniedrigt, die Muskulatur schlaff. Werden dagegen möglichst rasch nach der Geburt ausreichende Mengen an Schilddrüsenhormonen gegeben, entwickeln sich die Kinder normal. Aus diesem Grund ist ein Hypothyreose-Screening beim Neugeborenen gesetzlich vorgeschrieben.

Eine normale Entwicklung ist jedoch nicht mehr möglich, wenn auch bei der Mutter in der Schwangerschaft ein Schilddrüsenhormonmangel vorlag. Selbst bei vollständiger Schilddrüsenhormon-Substitution unmittelbar nach der Geburt bleiben die Kinder debil (geistesschwach), weil eine ausreichende intrauterine Schilddrüsenhormon-Versorgung für eine reguläre Entwicklung der Gehirnfunktion unerlässlich ist.

Besonders häufig traten solche Fälle in Gebieten auf, in denen das Trinkwasser zu wenig Iod enthielt (z. B. in

◘ **Tab. 16.5** Veränderung der Plasmakonzentrationen von Thyreotropin (TSH), Triiodthyronin (T_3) und Thyroxin (T_4) bei verschiedenen Schilddrüsenerkrankungen

Schilddrüsenerkrankung	TSH	T_3, T_4
Primäre Hypothyreose	↑	↓
Sekundäre Hypothyreose	↓	↓
Euthyreote Struma	↑	n
Morbus Basedow	↓	↑
Autonomes Adenom	↓	↑
Sekundäre Hyperthyreose	↑	↑

n normal

Alpentälern) und die insgesamt mit der Nahrung aufgenommene Iodmenge zu gering war. Seit Einführung der Iodprophylaxe mit iodiertem Speisesalz in diesen Gebieten sind kaum noch Neuerkrankungen aufgetreten.

Früher bezeichnete man Kinder mit schweren Schilddrüsenhormon-Mangelsymptomen, insbesondere solche mit geistigen Ausfallserscheinungen, als Kretins und das entsprechende Krankheitsbild als Kretinismus. Da letzterer aber keine einheitliche Erkrankung darstellt, sondern in Formen mit (lange) bestehendem Iodmangel und in solche mit genetisch bedingter Iodfehlverwertung unterteilt werden kann, sollte man den Begriff besser nicht mehr verwenden.

Die **postnatal erworbenen Hypothyreosen** werden unter pathogenetischen Aspekten in primäre und sekundäre Formen unterteilt.

Die **primären Formen**, bei denen die Störung in der Schilddrüse selbst liegt (thyreogene Hypothyreosen), können durch anhaltenden Iodmangel, entzündliche Prozesse (z. B. **Autoimmun-Hashimoto-Thyreoiditis**), Schilddrüsentumoren, Radioiodbehandlung, Hypoplasie oder Thyreostatikagabe verursacht werden. Die T_3- und T_4-Konzentrationen im Plasma sind erniedrigt. Als Folge davon kommt es auf dem Rückkopplungsweg zu einem Anstieg der TSH-Konzentration (◘ Tab. 16.5).

Sekundäre Formen entstehen durch Hypothalamus- bzw. Hypophysenstörungen, bei denen sowohl die TSH- als auch die T_3- und T_4-Plasmakonzentrationen erniedrigt sind (vgl. wiederum ◘ Tab. 16.5).

Das **Vollbild** der **Erwachsenen-Hypothyreose** wird wegen der dabei zu beobachtenden eigentümlichen Verdickung und Schwellung der Haut infolge der Einlagerung von Glykosaminoglykanen als **Myxödem** bezeichnet. Aufgrund der Herabsetzung des Grundumsatzes kommt es zu erniedrigter Körpertemperatur und vermindertem geistigen Antrieb mit langsamer, heiserer Sprache. Die Patienten sind häufig kälteempfindlich, leicht ermüdbar, bradykard (mit niedriger Herzfrequenz), hypoton (mit niedrigem Blutdruck), obstipiert (verstopft) und übergewichtig. Haare und Nägel brechen leicht; es bestehen Libido- und Potenzverlust, da es bei T_3-Mangel zu einer vermehrten TRH- und damit auch einer gesteigerten Prolactin-Sekretion kommt (▸ Kap. 16.2.5).

Der (sehr seltenen) peripheren **Schilddrüsenhormonresistenz** liegen genetisch bedingte Defekte des Schilddrüsenhormonrezeptors zugrunde.

Hyperthyreose

Bei einer Hyperthyreose (Schilddrüsenüberfunktion) ist die Ausschüttung von Triiodthyronin und Thyroxin gesteigert. Aufgrund der verschiedenen Ursachen einer Hyperthyreose muss zwischen

- nichtimmunogenen und
- immunogenen Formen

unterschieden werden.

Bei den **nichtimmunogenen Hyperthyreosen** liegt eine uni- oder multifokale funktionelle Schilddrüsen-Autonomie vor (**autonomes Adenom** bzw. „**heißer Knoten**“). Es handelt sich hierbei um ein lokalisiertes, tumorartiges Wachstum von Teilen der Schilddrüse, die nicht mehr der hypothalamisch-hypophysären Regelung unterliegen, sondern autonom vermehrt Schilddrüsenhormone produzieren und in die Blutbahn abgeben. Augensymptome (s. u.) fehlen. (Daneben kommt auch eine disseminierte Form der funktionellen Autonomie vor.) Weitere mögliche Ursachen einer nichtimmunogenen Hyperthyreose sind Entzündungen, Karzinome, verstärkte TSH-Freisetzung oder die Aufnahme hoher Iodid-Dosen bzw. die überhöhte Zufuhr von Schilddrüsenhormonen.

Die **immunogenen Hyperthyreosen** sind dagegen durch eine **diffuse Vergrößerung** der **Schilddrüse** (diffuse Struma) charakterisiert. Zu ihnen gehören insbesondere solche vom Typ des **Morbus Basedow**, dem Autoimmunreaktionen zugrunde liegen. Als krankheitsauslösende Stoffe wurden beim Morbus Basedow von B-Lymphozyten gebildete **Thyreoidea-stimulierende Immunglobuline** (TSI) vom IgG-Typ nachgewiesen. Diese **agonistisch** (erregend) **wirkenden**, zur Hyperplasie führenden **Autoantikörper** (TSH-Rezeptor-Antikörper, TRAK) verdrängen Thyreotropin von dessen Bindungsstellen in der Membran der Thyreozyten (Follikelzellen) und rufen eine lang anhaltende Schilddrüsenstimulation hervor. Infolge der dadurch bedingten hohen T_3- und T_4-Blutkonzentrationen ist die TSH-Konzentration im Plasma im Gegensatz zu hypothalamisch-hypophysär ausgelösten Hyperthyreosen (sekundären Hyperthyreosen) erniedrigt (◘ Tab. 16.5).

Bei allen Hyperthyreosen sind der Grundumsatz und dadurch bedingt die Körpertemperatur, das Herz-

Tab. 16.6 Pathogenetische Mechanismen bei Morbus Basedow

Auslösender Faktor	Führt infolge	Zu
Autoimmunglobulin (TSI)	Reaktion mit dem TSH-Rezeptor	Vermehrter T_3- und T_4-Bildung
	Stimulierung der Zellproliferation	Schilddrüsenhyperplasie (Struma)
Erhöhte T_3- und T_4-Konzentration	Negativer Rückkopplung	Erniedrigtem TSH-Plasmaspiegel
	Gesteigerter Expression der Na^+/K^+-ATPase und mitochondrialer Enzyme	Erhöhtem Grundumsatz, Gewichtsverlust trotz Heißhunger
	Entkopplung der (wärmeproduzierenden) Atmungskette von der ATP-Produktion durch Aktivierung von Thermogenin	Gesteigerter Wärmebildung, Hitzeunverträglichkeit, Schwitzen
	Gesteigerter Darmmotilität (Ca^{2+}-Aufnahme↑)	Diarrhö mit Gewichtsabnahme
	Vermehrter Erythropoietin-Produktion	Gesteigerter Erythropoiese
	Vermehrten Knochenumbaus	Osteoporose, Hypercalcämie, Hypercalcurie
	Gesteigerter neuromuskulärer Erregbarkeit, gesteigerter Catecholaminwirkung, Zunahme der β_2-Adrenozeptoren	Zittern, psychomotorischer Unruhe, Schlaflosigkeit
	Proteolyse	Muskelschwäche, Abnahme der Muskelmasse
	Umbaus von Skelettmuskelfasern (langsamer Typ I in → schnellen Typ II), Tab. 18.2	Verkürzung von Kontraktion und Erschlaffung
	Steigerung der Catecholaminwirkungen, Zunahme der β_1-Adrenozeptoren	Erhöhter Kontraktilität des Myokards, Tachykardie, Zunahme des Herzzeitvolumens
Autoantikörper gegen TSH-Rezeptoren von retrobulbären Fibroblasten	Retrobulbärer entzündlicher Muskel- und Bindegewebeschwellung mit Ödem und Anhäufung von Glykosaminoglykanen	Orbitopathie mit gesteigerter Tränensekretion, Lichtempfindlichkeit, Exophthalmus

zeitvolumen und die Herzfrequenz erhöht, die Erregbarkeit ist gesteigert, und trotz guten Appetits kommt es zur Gewichtsabnahme. Die Patienten klagen über Herzklopfen, Hitzeunverträglichkeit, Durchfälle und Schwitzen. Aufgrund einer vermehrten Stimulation des ZNS treten Unruhezustände, Schlaflosigkeit und ein feinschlägiger Tremor auf.

Beim klassischen Morbus Basedow findet man zusätzlich zu diesen Symptomen eine **endokrine Orbitopathie** mit in der Regel beidseitigem Hervortreten der Augäpfel (**Exophthalmus**). In ca. 30 % der Fälle von immunogenen Hyperthyreosen fehlt dieses Symptom jedoch. Die Ursache der endokrinen Orbitopathie, die durch eine Anhäufung von Glykosaminoglykanen im retrobulbären (hinter dem Augapfel liegenden) Gewebe, eine lymphozytäre Infiltration und ein retrobulbäres Ödem entsteht, ist noch nicht eindeutig geklärt. Unstrittig ist, dass auch bei ihm eine Autoimmunpathogenese vorliegt. Eine direkte Korrelation der Augensymptome mit der TSI-Konzentration im Blut besteht nicht.

In Tab. 16.6 sind die Pathomechanismen beim Mobus Basedow nochmals zusammengestellt.

Die Hyperthyreose-Symptome beim klassischen Morbus Basedow – Struma, Exophthalmus und Tachykardie – werden unter der Bezeichnung „Merseburger Trias“ zusammengefasst (Merseburg war Wirkungsort des Arztes Karl Adolf von Basedow).

Schilddrüsenkarzinom

Beim Schilddrüsenkrebs (Struma maligna mit den Unterformen papilläre, follikuläre, undifferenzierte und medulläre Karzinome) handelt es sich um die häufigsten bösartigen Tumoren der endokrinen Organe, deren Inzidenz in den letzten Jahrzehnten weltweit angestiegen ist. Die Ursachen hierfür sind im Einzelnen noch nicht bekannt, unstrittig ist jedoch neben genetischen Faktoren der Einfluss massiver radioaktiver Strahlung nach Atombombenabwürfen und Reaktorkatastrophen. Auffällig ist ferner ein gehäuftes Auftreten in Iodmangelgebieten. Als wichtigstes Symptom werden knotige Veränderungen in der Schilddrüse bemerkt.

In Kürze

- Die 20–25 g schwere **Schilddrüse** besteht aus zwei Lappen, die etwas unterhalb des Kehlkopfes der Luftröhre angelagert und über den querliegenden Isthmus verbunden sind.
- Die Schilddrüse enthält zwei Arten von Drüsenzellen, die **Follikelepithel-** und die **parafollikulären C-Zellen.** Letztere sezernieren das Hormon Calcitonin (▶Kap. 16.4.2).
- Die **Follikelepithelzellen** bilden die Wandung der bläschenartigen **Follikel**, die das **Kolloid** enthalten. Letzteres besteht im Wesentlichen aus hoch konzentriertem Thyreoglobulin, dem Synthese- und Speicherprotein der Schilddrüsenhormone **Thyroxin (T_4)** und **Triiodthyronin (T_3)**.
- Die **Synthese** von T_3 und T_4 (Iodierung und Dimerisierung von Tyrosylresten des Thyreoglobulins) findet an der apikalen Zellmembran der Follikelepithelzellen statt.
- Die **Sekretion** von T_3 und T_4 erfolgt nach Abspaltung von Thyreoglobulin im Mengenverhältnis 1:10 an der basolateralen Membran der Follikelepithelzellen. Sie wird durch TSH, körperliche Belastung und Kältestress stimuliert, durch Dopamin und Glucocorticoide dagegen gehemmt.
- T_3 und T_4 werden im Blut an drei **Transportproteine** gebunden. Der Anteil der freien Hormone beträgt weniger als 0,3 %.
- T_4 wird in den Zielzellen durch Deiodierung zum aktiven, biologisch wirksamen T_3 umgewandelt.
- T_3 bindet an einen nukleären Rezeptor und wirkt direkt auf die Transkription ein. Es beeinflusst den Energiestoffwechsel, die Thermogenese, die Organentwicklung und das Längenwachstum.
- Eine Vergrößerung der Schilddrüse aufgrund einer TSH-stimulierten Follikelvermehrung bezeichnet man als **Struma.** Diese kann diffus oder knotig (nodös) sein. Strumen können sowohl bei normaler als auch bei gestörter Schilddrüsenfunktion auftreten.
- Die häufigste **Ursache** einer **Struma** ist ein Iodmangel.
- **Leitsymptome** der **Hypothyreose** sind: Bradykardie, Obstipation, Myxödem, Kälteunverträglichkeit, Müdigkeit und Antriebslosigkeit.
- Die wichtigste Ursache einer **Hypothyreose** ist die Autoimmun-Thyreoiditis (Hashimoto-Thyreoiditis).
- Die **angeborene Hypothyreose** führt unbehandelt zur Verzögerung der körperlichen und geistigen Entwicklung, dysproportioniertem Minderwuchs und intellektueller Retardierung.
- Die häufigste Ursache der **Hyperthyreose** ist der **M. Basedow**, eine Autoimmunerkrankung, bei der stimulierende Autoantikörper gegen TSH-Rezeptoren der Schilddrüse produziert werden. Eine Überstimulation der Follikelepithelzellen ist die Folge. Häufiges Begleitsymptom ist eine **endokrine Orbitopathie** mit Exophthalmus.
- Ätiopathogenetisch kann einer Hyperthyreose auch eine **Schilddrüsen-Autonomie** zugrunde liegen, welche die Iodaufnahme, die Hormonsynthese und das Schilddrüsenwachstum TSH-unabhängig reguliert.
- **Leitsymptome** der **Hyperthyreose** sind: Tachykardie, feinschlägiger Tremor, gesteigerter Energieumsatz und erhöhte Wärmebildung, Durchfälle mit Gewichtsabnahme und psychomotorische Unruhe.
- Das **Schilddrüsenkarzinom** ist der häufigste bösartige Tumor der endokrinen Organe.

16.4 Nebenschilddrüsen, hormonelle Calcium- und Phosphat-Regulation

16.4.1 Anatomie der Nebenschilddrüsen

Die maßgeblich an der Ca^{2+}- und Phosphat-Regulation beteiligten (s. u.) **Nebenschilddrüsen** (syn. Epithelkörperchen, Glandulae parathyreoideae) sind etwa weizenkorngroße Organe, die an der Rückseite der Schilddrüse liegen. Meist findet man vier – zwei obere und zwei untere – Epithelkörperchen. Ihr Gewicht beträgt zusammen nur 100–200 mg.

Die von einer zarten Bindegewebekapsel umschlossenen Organe bestehen aus Epithelzellen, die durch zwischengelagertes Fett- und Bindegewebe zu Zellbalken und -strängen geordnet sind. Das Gewebe ist von einem dichten Kapillarnetz durchsetzt. Im Epithel unterscheidet man dunkle und helle, Parathormon produzierende Hauptzellen (s. u.) sowie eosinophile (oxyphile) Zellen mit noch unklarer Funktion.

16.4.2 Ca^{2+}- und Phosphathaushalt regulierende Hormone

An der Regulation des Calcium- und Phosphathaushalts sind hauptsächlich die folgenden, in verschiedenen Organen gebildeten Hormone, beteiligt:

- Parathormon (PTH, Parathyrin) aus den Nebenschilddrüsen,
- Calcitonin aus den C-Zellen der Schilddrüse,
- Calcitriol, dessen bedeutsamer letzter Biosyntheseschritt (C-1-Hydroxylierung, in der Niere erfolgt,
- Klotho, ein vor allem in der Niere gebildetes Protein (s. u.), und
- FGF23, ein im Knochen gebildeter Wachstumsfaktor (s. u.).

Die Effektororgane sind der Darm (als Absorptionsorgan), die Nieren (als Ausscheidungs- bzw. Resorptionsorgan) und der Knochen (als Speicherorgan). Das Ziel der Regulation ist die (weitgehende) Konstanz der Ca^{2+}- und Phosphat-Konzentration im Körper.

Zusatzinformation

Neben diesen „Haupthormonen" beeinflusst noch eine Reihe anderer Hormone den Ca^{2+}- und Phosphathaushalt und damit auch den Knochenstoffwechsel. Den Knochenaufbau fördern Somatotropin, IGF-1 (Somatomedin C), Estrogene, Androgene, Schilddrüsenhormone und Insulin. Die Demineralisierung des Knochens und damit die Entwicklung einer Osteoporose begünstigen u. a. Prostaglandin E_2 und die Glucocorticoide. Letztere hemmen die Osteoblastenaktivität. PGE_2 stimuliert die Bildung von Osteoklasten-aktivierenden Faktoren durch die Osteoblasten (Abb. 16.13).

Parathormon

Chemischer Aufbau. Das lebenswichtige Parathormon (**PTH**, Parathyrin) ist ein aus 84 Aminosäuren bestehendes Polypeptid (Molekülmasse 9500 Da). Neben Parathyrin selbst sind auch noch einige seiner Bruchstücke biologisch wirksam.

PTH-Wirkungen. Mit einer Plasmahalbwertszeit von nur ca. 20 min ist Parathormon – cAMP-vermittelt – maßgeblich daran beteiligt, dass die Plasmakonzentration des Gesamt-Calciums zwischen 2,25 und 2,75 mmol/l und die von anorganischem Phosphat auf ca. 1,3 mmol/l gehalten wird. Etwa die Hälfte von Ca^{2+} ist protein- oder komplexgebunden, die andere Hälfte ionisiert („frei"). Letzteres stellt die biologisch maßgebliche Größe für die Ca^{2+}-Regulation dar.

Parathormon hat folgende Angriffspunkte (Abb. 16.12): In der **Niere** fördert es die

- Ca^{2+}- und Mg^{2+}-Resorption im dicken, aufsteigenden Teil der Henle-Schleife und im distalen Tubulus,
- Ausscheidung von HPO_4^{2-} und $H_2PO_4^-$ im proximalen Tubulus und
- Synthese von Calcitriol.

Ein wesentlicher Teil der Parathormon-Wirkung kommt somit indirekt über die vermehrte Calcitriol-Bildung zustande.

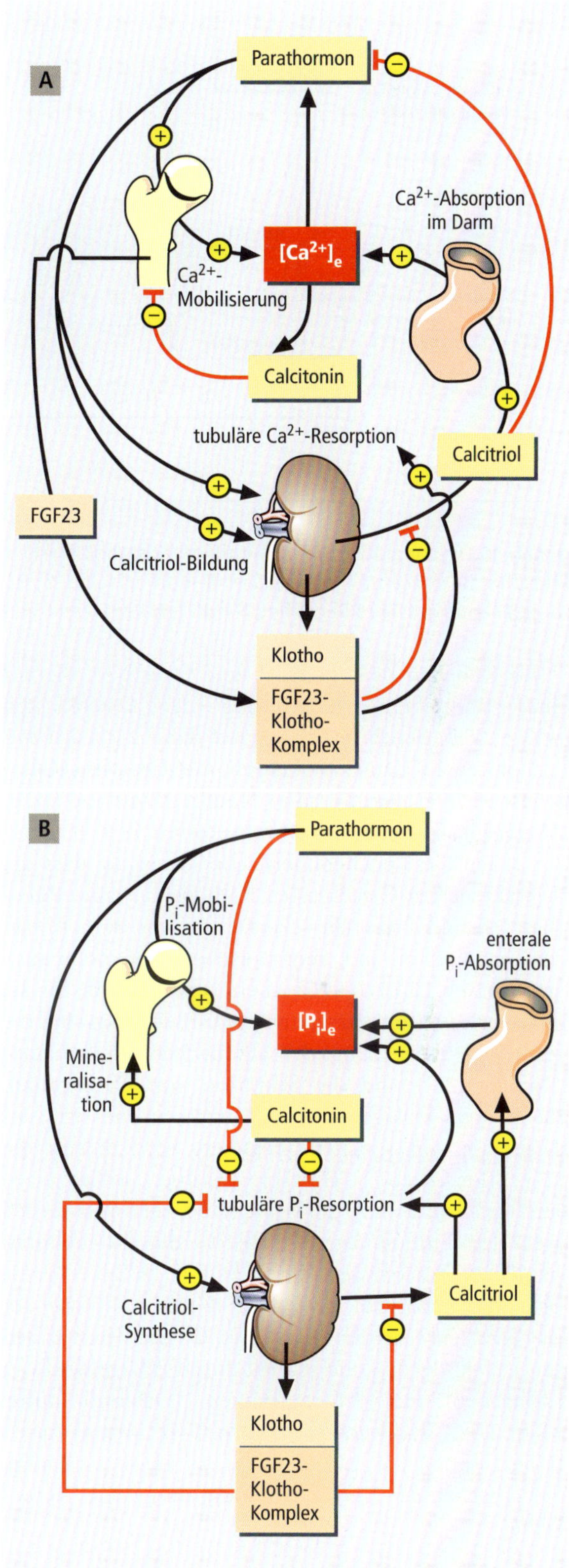

Abb. 16.12 A Hormonelle Regulation der extrazellulären Ca^{2+}- und B Phosphat-Konzentration in schematischer Darstellung. **FGF23** Fibroblasten-Wachstumsfaktor 23, P_i anorganisches Phosphat

16

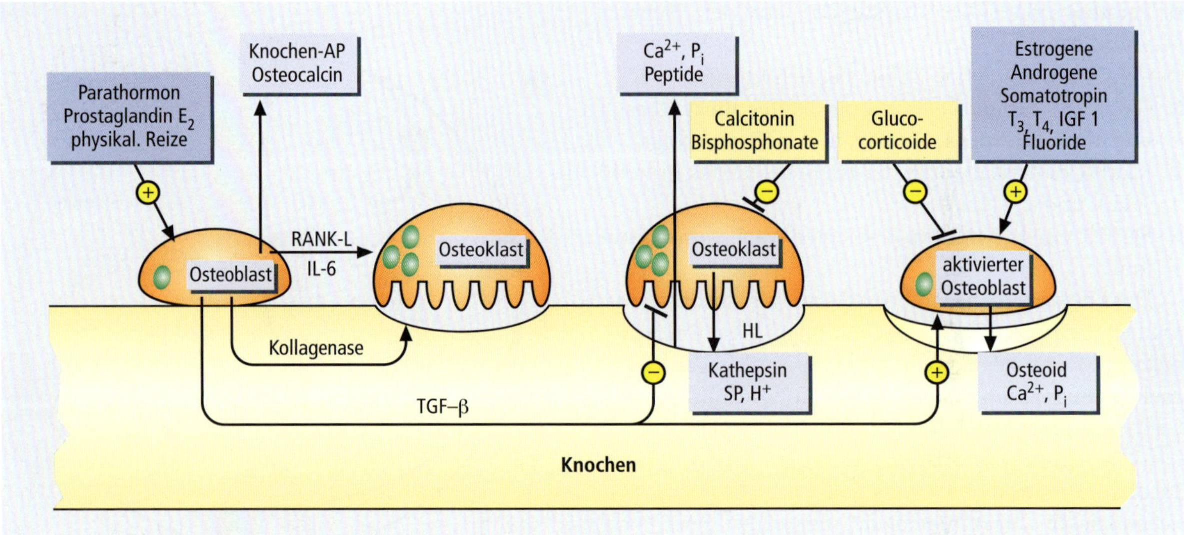

Abb. 16.13 Schematische Darstellung der Osteoblasten- und Osteoklastenaktivität beim Knochenumbau. **AP** alkalische Phosphatase, **SP** saure Phosphatase, **IL-6** Interleukin-6, **HL** Howship-Lakune, **TGF-β** transformierender Wachstumsfaktor β, **P_i** anorganisches Phosphat, **RANK-L** RANK-Ligand (RANK = Rezeptor-Aktivator von NF-κB)

Im **Knochen** bewirkt PTH eine Osteolyse, die auf einer (indirekten) Aktivierung der Osteoklasten (▸Kap. 2.5.3) beruht: PTH reagiert dabei zunächst mit Rezeptoren auf den Osteoblasten, die daraufhin Kollagenasen, Interleukin-6 und andere Zytokine (z. B. RANK-Ligand, ▸Kap. 2.5.2) freisetzen. Die Kollagenasen bauen die Knochenoberfläche soweit ab, dass die IL-6-aktivierten Osteoklasten Kathepsine, saure Phosphatasen und Protonen sezernieren, was zum Abbau der organischen und anorganischen Knochenmatrix führt (Abb. 16.13). Die biochemischen Signale für die gesteigerte Osteoblastenaktivität im Blutserum sind die vermehrte Freisetzung der **alkalischen Phosphatase** (Knochen-AP) und die Sekretion von **Osteocalcin**, einem nicht-kollagenen Knochenprotein, dessen Synthese u. a. von Calcitriol reguliert wird. Wenn die Resorptionslakune (Howship-Lakune, ▸Kap. 2.5.3) eine Tiefe von etwa 70 μm erreicht hat, verlangsamt sich unter dem Einfluss des ebenfalls von den Osteoblasten gebildeten Wachstumsfaktors TGF-β (Tab. 6.7) die Osteoklastenaktivität und wird durch Apoptose der Osteoklasten beendet. Aktivierte Osteoblasten füllen den Defekt der Lakune schnell durch Ablagerung von Kollagenen und Proteoglykanen (**Osteoidbildung**, ▸Kap. 2.5.2) und verzögert (nach 7–10 Tagen) durch Mineralisation wieder auf. Auf diese Weise wird beim Erwachsenen der Knochen ständig umgebaut (Remodeling).

Zusatzinformation

Ein natürlicher Antagonist des RANK-Liganden ist das ebenfalls von Osteoblasten gebildete **Osteoprotegerin**. Eine vermehrte Ausschüttung dieses Proteins hemmt die Reifung und Aktivität der Osteoklasten und wirkt dementsprechend osteoprotektiv.

Ein Überschreiten des Löslichkeitsprodukts von Ca^{2+} und P_i im Blut durch deren **Mobilisierung** aus dem **Knochen** wird dadurch verhindert, dass PTH die Phosphatausscheidung in der Niere fördert. Die Gesamtwirkung von Parathormon besteht somit in einer raschen Konzentrationsanhebung des ionisierten Calciums im Blut und in einer Senkung der Phosphatkonzentration um den gleichen Betrag.

Die Regelgröße für die Ausschüttung von Parathormon ist die Ca^{2+}-Konzentration im Extrazellularraum: Niedrige Ca^{2+}-Konzentrationen fördern die PTH-Sekretion, hohe Konzentrationen hemmen sie. Gemessen wird die extrazelluläre Ca^{2+}-Aktivität durch G-Protein-gekoppelte Ca^{2+}-Rezeptoren (Ca^{2+}-Sensoren) in der Membran der Hauptzellen der Nebenschilddrüsen.

Calcitonin

Chemischer Aufbau. An der Regulation des Ca^{2+}-und Phosphat-Haushalts ist weiterhin Calcitonin (Thyreocalcitonin), ein Polypeptid mit 32 Aminosäurenresten (Molekülmasse 3500 Da), beteiligt. Seine Bildung erfolgt vorwiegend in den C-Zellen der Schilddrüse (▸Kap. 16.3.2) und daneben auch in denen der Nebenschilddrüsen. Tierische Calcitonine, vor allem das Calcitonin vom Lachs, wirken auch beim Menschen stark und lang anhaltend und werden deshalb therapeutisch verwendet.

Biologische Wirkungen. Im **Knochen** antagonisiert Calcitonin unter physiologischen Bedingungen teilweise die Wirkungen von Parathormon: cAMP-vermittelt hemmt es die Osteoklastenaktivität und damit die Mobilisierung von Ca^{2+} und Phosphat und senkt auf diese Weise die Ca^{2+}-Konzentration des Blutes (Abb. 16.13). In der **Niere** steigert Calcitonin geringgradig die Ausscheidung von Phosphat, Calcium- sowie Natrium-, Kalium- und Magnesium-Ionen. In Bezug auf die Hemmung der renalen Phosphat-Resorption wirken somit Parathormon und Calcitonin synergistisch.

Die **Regulation** der **Calcitoninabgabe** erfolgt durch die Ca^{2+}-Konzentration im Extrazellularraum: Zunahme der Ca^{2+}-Konzentration steigert, Abnahme hemmt die Hormonsekretion.

Die Calcitoninsekretion wird ferner nach Nahrungsaufnahme (postprandial) durch gastrointestinale Hormone, z. B. Gastrin und Cholecystokinin, stimuliert. Auf diese Weise werden die mit der Nahrung aufgenommenen Calciumionen rasch in den Knochen eingebaut, sodass es nicht zu einem signifikanten Anstieg der Blut-Calciumkonzentration kommt. Dies wiederum bedeutet, dass die Parathormonkonzentration nicht abfällt, was eine rasche Ausscheidung der resorbierten Calciumionen durch die Niere zur Folge hätte (sog. Calcium-konservierende Wirkung von Calcitonin).

Zusatzinformation

Calcitonin als Tumormarker. Calcitonin ist ein spezifischer und sensitiver Tumormarker für die Diagnostik und Verlaufskontrolle des C-Zell-Karzinoms der Schilddrüse (medullären Schilddrüsenkarzinoms). Zusammen mit Calcitonin werden von diesem Tumor häufig vermehrt Prostaglandine und Serotonin sezerniert, die bei den betroffenen Patienten Diarrhöen auslösen.

Calcitriol

Calcitriol [1,25-Dihydroxycolecalciferol bzw. 1,25-$(OH)_2D_3$] entsteht in zwei Syntheseschritten aus Colecalciferol (Vitamin D_3, ▸Kap. 11.2.1). Der letzte Syntheseschritt im Epithel des proximalen Tubulus der Niere wird durch Parathormon und Estrogene gefördert, durch hohe Ca^{2+}- und Phosphat-Konzentrationen im Extrazellularraum dagegen gehemmt.

Biologische Wirkungen. Calcitriol bewirkt durch eine Steigerung der Absorption von Ca^{2+} und Phosphat im **Dünndarm** die Voraussetzung für eine adäquate Mineralisation der Knochenmatrix. Insgesamt kommt es durch Calcitriol zu einem Anstieg der Plasmakonzentrationen dieser Ionen und zu einer Mineralisation des Osteoids.

Nach Interaktion mit einem spezifischen nukleären Rezeptor und Bindung des Hormon-Rezeptor-Komplexes an die DNA stimuliert Calcitriol die Synthese verschiedener Proteine, welche die Ca^{2+}-Absorption fördern: luminale Ca^{2+}-Kanäle, das Ca^{2+}-bindende Protein Calbindin sowie die basolaterale Ca^{2+}-ATPase und den Na^+/Ca^{2+}-Austauscher in den Enterozyten des oberen Dünndarms. Darüber hinaus stimuliert Calcitriol die Phosphat-Absorption über einen Na^+/Phosphat-Symporter. In der **Niere** fördert es geringgradig die Ca^{2+}- und Phosphat-Resorption und im Knochen die Osteoid-Mineralisation (durch Steigerung der Ca^{2+}- und Phosphat-Konzentration im Blutplasma).

Hohe Calcitriolspiegel hemmen die Freisetzung von Parathormon und damit in Form einer negativen Rückkopplung die Calcitriolsynthese in der Niere.

Klotho und Fibroblasten-Wachstumsfaktor 23 (FGF23)

Das als „Antiaging-Substanz" bereits erwähnte **Klotho** (▸Kap. 5.3.6), benannt nach der den „Lebensfaden spinnenden" griechischen Göttin, ist ein großes Protein mit einer Molekülmasse von 130 kDa, das vor allem in der Niere sowie im Plexus chorioideus (▸Kap. 19.3.1) ferner untergeordnet auch in anderen Organen exprimiert wird. Es stellt den **Korezeptor** für **FGF23** dar (s. u.).

Der **Fibroblasten-Wachstumsfaktor 23** (FGF23) wird von Osteozyten und Osteoblasten bei erhöhter Plasma-Phosphat- oder -Calcitriol-Konzentration sezerniert. Zusammen mit FGF-Rezeptoren sowie Klotho als Korezeptor bildet FGF23 dann einen Triple-Komplex, der

- durch verringerte Synthese von Na^+/Phosphat-Kotransportern im proximalen Tubulus die **renale Phosphatausscheidung fördert**,
- durch verstärkte Expression von Ca^{2+}-Transportern die **Calciumresorption** im distalen Tubulus der Niere **erhöht**,
- die Bildung von **Calcitriol** im proximalen Tubulus **reduziert** sowie als Folge davon die Parathormon-Sekretion steigert und
- die **Na^+-Resorption** im distalen Tubulus – wie Aldosteron (▸Kap. 16.6.3) – **fördert**, wodurch das Extrazellularvolumen zunimmt.

Bei FGF23/Klotho-Mangel kommt es vor allem zu Osteoporose (s. u.), einer Abnahme des Körpergewichts sowie einer geringeren Lebenserwartung.

In Tab. 16.7 sind wesentliche Wirkungen der beschriebenen Hormone auf die Ca^{2+}- und Phosphat-Regulation nochmals zusammengestellt.

16.4.3 Störungen der Nebenschilddrüsenfunktion

Hypoparathyreoidismus. Dieses Krankheitsbild beruht auf einem Parathormon-Mangel. Der seltenen **primären Form** liegen als Ursachen angeborene Störungen (aplastische oder hypoplastische Nebenschilddrüsen, z. B. beim DiGeorge-Syndrom) oder eine Autoimmun-

Tab. 16.7 Hormonelle Beeinflussung der Ca^{2+}- und Phosphat-Regulation

Hormon	Erhöht	Erniedrigt
Parathormon	Ca^{2+}-und Phosphat-Mobilisation aus dem Knochen, Knochenumbau, renale Ca^{2+}-Resorption; renale Phosphatausscheidung, renale Calcitriol-Synthese	Renale Phosphat-und Bicarbonat-Resorption
Calcitonin	Mineralisation des Knochens; renale Ca^{2+}- und Phosphatausscheidung	Mobilisierung von Ca^{2+} und Phosphat aus dem Knochen, Osteoblastentätigkeit
Calcitriol	Enterale Absorption von Ca^{2+}- und Phosphat im Dünndarm, Mineralisation der Knochenmatrix	Lymphozytenaktivität
FGF23/Klotho	Renale Phosphatausscheidung, renale Ca^{2+}-Resorption	Calcitriol-Synthese durch Hemmung der 1α-Hydroxylase

erkrankung mit einer Schädigung der Nebenschilddrüsen zugrunde.

Die **iatrogen bedingte Form** ist die Folge von Schilddrüsenoperationen, bei denen die Nebenschilddrüsen teilweise oder ganz mitentfernt wurden oder deren Blutversorgung geschädigt wurde.

Der **Parathormon-Mangel** führt infolge der verringerten Calciumresorption und -mobilisierung sowie der erniedrigten renalen Phosphatausscheidung zu einer **Hypocalcämie** (▸Kap. 14.5.2) und **Hyperphosphatämie** (▸Kap. 14.5.2). Die Folge der Hypocalcämie ist eine Zunahme der Offenwahrscheinlichkeit der Natriumkanäle von Nervenfasern und dadurch eine Übererregbarkeit des gesamten Nervensystems. Die klinische Manifestation wird als **Tetanie** – in diesem Fall als parathyreoprive (durch Parathyrin-Mangel bedingte) Tetanie – bezeichnet und äußert sich in anfallsweise auftretenden Krämpfen der quergestreiften Muskulatur und Parästhesien (sensorischen Missempfindungen).

In typischer Weise sind die Extremitäten betroffen. Es kommt zu tonischen Kontraktionen der Hand- und Fußmuskulatur (**Karpopedalspasmen**). Der Gesichtsausdruck ist gespannt. Bei Kindern bedeutet ein **Laryngospasmus** (Stimmritzenkrampf) akute Lebensgefahr.

Bei der primären Form können als weitere Symptome hinzukommen:

- Ernährungsstörungen des Ektoderms (trockene und spröde Haut, Haarausfall, leicht splitternde Nägel),
- verdichtete Knochenstrukturen wegen des verringerten Knochenumbaus und
- intrakranielle (im Schädel liegende) Verkalkungsherde.

Pseudohypoparathyreoidismus. Bei dieser seltenen angeborenen Störung ist zwar ausreichend Parathormon vorhanden, doch bleibt infolge von Defekten in der Signalübertragung (z. B. wegen eines fehlerhaften G-Proteins oder des PTH-Rezeptors) seine Wirkung aus.

Hyperparathyreoidismus. Als Hyperparathyreoidismus (HPT) werden sämtliche Formen einer Nebenschilddrüsenüberfunktion mit erhöhten Parathyrin-Konzentrationen bezeichnet.

Der **primären** (autonomen) **Form** (pHPT) liegt in ca. 80 % ein **Nebenschilddrüsenadenom** und in etwa 20 % eine Hyperplasie der Nebenschilddrüsen zugrunde. Dabei findet man eine Hypercalcämie (▸Kap. 14.5.2) und Hypophosphatämie. Die klinische Symptomatik hängt vorwiegend vom Ausmaß und der Dauer der Hypercalcämie ab: Während bei leichteren Fällen der Erkrankung viele Patienten asymptomatisch sind, findet man bei ausgeprägten Hypercalcämien folgende Symptome (vgl. auch ○ Abb. 16.14):

- leichte Ermüdbarkeit, depressive Verstimmung,
- Adynamie, Muskelschwäche (wegen verminderter neuromuskulärer Erregbarkeit),
- Polyurie (wegen verminderter Harnkonzentrierung im Nierenmark), Dehydratation, Polydipsie,
- Nierensteinkoliken (infolge Bildung von Calciumphosphat- oder Calciumoxalat-Steinen wegen des Überschreitens des Löslichkeitsprodukts von Calciumphosphat),
- Kalkeinlagerungen in inneren Organen, z. B. Herz, Gefäßen und Nieren (Nephrocalcinose), sowie in Muskeln und Gelenken,
- Knochenerkrankungen wie Osteodystrophia fibrosa cystica, Osteopenie bzw. Osteoporose (▸Kap. 18.5.1) und Spontanfrakturen (wegen Entmineralisierung, Zystenbildung und Fibrosierung aufgrund des gesteigerten Knochenumbaus),
- Magen- und Zwölffingerdarmgeschwüre (wegen der erhöhten Gastrinsekretion) sowie
- erhöhte Hydroxyprolinausscheidung im Urin als Zeichen eines gesteigerten Knochenabbaus.

Ursache des **sekundären** (regulatorischen) **Hyperparathyreoidismus** (sHPT) ist ein Abfall der Serum-Ca^{2+}-Konzentration infolge Störungen der Calciumabsorption bei verschiedenen Malabsorptionssyndromen (▸Kap. 12.13.1) sowie Nierenfunktionsstörungen und

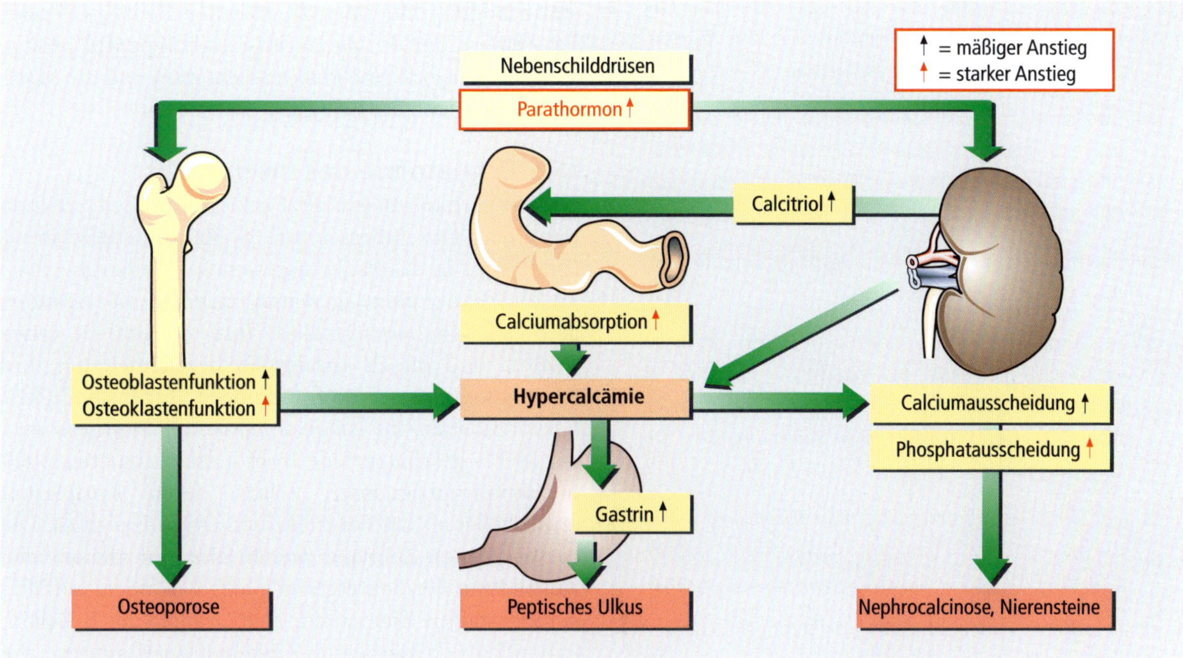

Abb. 16.14 Pathophysiologische Veränderungen beim ausgeprägten primären Hyperparathyreoidismus

Tab. 16.8 Veränderungen der Parathormonsekretion, der Calcium- und Phosphatkonzentrationen in Serum und Urin sowie der Konzentration der alkalischen Phosphatase (Knochen-AP aus den Osteoblasten) im Serum bei Störungen der Nebenschilddrüsenfunktion

Funktionsstörung	Parathyrin-Sekretion	$[Ca^{2+}]_s$	$[P_i]_s$	$[Ca^{2+}]_u$	$[P_i]_u$	Alkalische Phosphatase
Hypoparathyreoidismus	↓	↓	↑	↓	n–↓	n
Pseudohypoparathyreoidismus	↑	↓	↑	↓	↓	n
Primärer Hyperparathyreoidismus	↑	↑	↓	↑	↑	↑
Sekundärer Hyperparathyreoidismus	↑	↓	↑	↓	↓	↑

$[Ca^{2+}]_s$ Calciumkonzentration im Serum, $[Ca^{2+}]_u$ Calciumkonzentration im Urin, $[P_i]_s$ Phosphatkonzentration im Serum, $[P_i]_u$ Phosphatkonzentration im Urin, n normal

Kalkeinlagerungen in inneren Organen, z. B. im Herz. Einen sekundären Hyperparathyreoidismus findet man ferner bei paraneoplastischen Syndromen, z. B. beim kleinzelligen Parathormon-bildenden Bronchialkarzinom oder bei anderen bösartigen Tumoren, die ein mit Parathormon funktionell verwandtes Protein sezernieren.

Die Symptome eines sekundären Hyperparathyreoidismus werden im Wesentlichen von der Grundkrankheit bestimmt. Daneben treten Knochenschmerzen, Skelettverformungen, Knochenbrüche sowie Gefäß- und Myokardverkalkungen auf. Eine Niereninsuffizienz führt infolge verminderter Phosphatausscheidung zu einer Hyperphosphatämie und dadurch aufgrund der vermehrten Bildung von Calciumphosphat zu einer Abnahme der Konzentration an freien Calciumionen.

In Tab. 16.8 sind die bei Störungen der Nebenschilddrüsenfunktion auftretenden Veränderungen der Parathyrin-Sekretion, der Calcium- und Phosphatkonzentrationen in Serum und Urin sowie der Konzentration der alkalischen Phosphatase im Serum nochmals zusammengestellt.

In Kürze

- Die **vier Nebenschilddrüsen (Epithelkörperchen)** sind 5 mm große Organe an der Rückseite der Schilddrüse. Die Hauptzellen bilden **Parathormon** (PTH, Parathyrin).
- **PTH** fördert in der **Niere** die Ca^{2+}-Resorption, die Phosphatausscheidung und die Calcitriol-Synthese.
- Im **Knochen** bewirkt **PTH** eine Mobilisierung von Ca^{2+} und Phosphat.

- Niedrige Ca^{2+}-Konzentrationen im Blut fördern die PTH-Sekretion, hohe hemmen sie.
- **Calcitonin**, ein Polypeptid-Hormon der Schilddrüse, antagonisiert die PTH-Wirkung im **Knochen** und steigert in der **Niere** die Ausscheidung von Ca^{2+} und Phosphat.
- Hypercalcämie stimuliert, Hypocalcämie hemmt die Calcitonin-Sekretion.
- **Calcitriol** (1,25-Dihydroxycolecalciferol, D_3-Hormon) wird im Körper aus Vitamin D_3 gebildet. Es steigert die Absorption von Ca^{2+} und Phosphat im Dünndarm und fördert die Mineralisation der Knochenmatrix.
- **FGF23/Klotho** steigern die Ca^{2+}-Resorption und die Phosphatausscheidung in der Niere. Außerdem wird die renale Calcitriol-Synthese gehemmt.
- Parathormonmangel führt zum **Hypoparathyreoidismus**. Die Folge sind **Hypocalcämie** und damit eine Übererregbarkeit des Nervensystems mit Muskelkrämpfen (**Tetanie**).
- Einem **Hyperparathyreoidismus** (HPT) liegt ein Parathormonüberschuss zugrunde. **Hauptursachen** des **primären HPT** sind Adenome oder Hyperplasien der Epithelkörperchen. Die durch diese ausgelöste **verstärkte Osteolyse** und **Hypercalcämie** rufen funktionelle Störungen in zahlreichen Organsystemen hervor.
- Ursache des **sekundären HPT** ist eine **Hypocalcämie** infolge Störungen der Ca^{2+}-Homöostase bei Niereninsuffizienz, Malabsorption im Darm oder einem paraneoplastischen Syndrom.

16.5 Pankreashormone und Blutzuckerregulation

Das **Pankreas** (Bauchspeicheldrüse) vereinigt in sich zwei gesonderte funktionelle Systeme: Erstens bilden die drüsigen Epithelien den Pankreassaft, der über den Ausführungsgang in den Dünndarm gelangt (**exkretorische Funktion**, ▸Kap. 12.7.2). Zweitens erfolgt in den Zellgruppen der Langerhans-Inseln die Synthese von Hormonen, die direkt an das Blut abgegeben werden (**inkretorische Funktion**). Die **B-Zellen** (β-Zellen), welche die Hauptmasse des Inselorgans (65–70 %) bilden, produzieren **Insulin** und **Amylin** (▸Kap. 16.5.6). Die **A-Zellen** (α-Zellen), deren Anteil ca. 20 % beträgt, sind für die Produktion von **Glucagon** zuständig. Die restlichen 10 % entfallen auf die **D-Zellen**, die **Somatostatin** bilden, und einen zusätzlichen Zelltyp (F- oder **PP-Zellen**), der das **pankreatische Polypeptid** produziert, das die exokrine Pankreassekretion und die Motilität der Gallenblase hemmt.

16.5.1 Anatomie des Inselorgans

Die **Langerhans-Inseln** des Pankreas sind Zellverbände mit einem Durchmesser von 75–300 µm, die verstreut (inselartig) in das Pankreasgewebe (vor allem im Pankreasschwanz) eingelagert und reichlich mit weitlumigen Gefäßen versorgt sind. Ihre Gesamtheit (etwa 1 Mio.) wird oft als **Inselorgan** bezeichnet, um ihre morphologische und funktionelle Eigenständigkeit hervorzuheben. Ihr Anteil am gesamten Pankreas wird auf 2–3 % geschätzt. Jede Insel besteht aus etwa 3000 hormonproduzierenden Zellen, deren Zytoplasma etwas heller als das der exokrinen Drüsenzellen ist. Die verschiedenen Zelltypen weisen eine unterschiedliche Ausbildung der Sekretgranula auf. Besonders auffällig sind kristalline Elemente in den Granula der B-Zellen; es handelt sich hierbei um **Zink-Insulin-Komplexe**, die Speicherform des Insulins.

16.5.2 Insulin

Aufbau. Das 1921 von Banting und Best entdeckte Insulin ist ein Polypeptid (Molekülmasse ca. 5800 Da), das aus zwei Peptidketten (A mit 21 und B mit 30 Aminosäureresten) aufgebaut ist, die durch zwei Disulfidbrücken verknüpft sind (○ Abb. 16.15). Als erstes Translationsprodukt entsteht in den B-Zellen **Präproinsulin**, das aus einer Kette besteht. Im endoplasmatischen Retikulum wird daraus **Proinsulin** gebildet, in dem die A- und B-Kette des Insulins noch durch das sog. **C-Peptid** verbunden sind, das Strukturhomologien zu den Somatomedinen aufweist. Die Abspaltung des C-Peptids erfolgt im Golgi-Apparat, und das so entstandene Insulin wird in Vesikeln gespeichert. Aus diesen kann es bei Bedarf (zusammen mit dem C-Peptid) durch Exozytose freigesetzt werden.

Die Insuline des Menschen und einiger Tierarten (Rind, Schwein) unterscheiden sich nur geringfügig in ihrer Aminosäurensequenz, ihre biologische Wirkung ist weitgehend identisch. Insgesamt enthält die Bauchspeicheldrüse etwa 80 I. E. Insulin, von denen täglich etwa die Hälfte sezerniert wird. Die Plasmahalbwertszeit des Humaninsulins beträgt etwa 5 min.

Mechanismus der Insulinfreisetzung. Der adäquate Reiz für die Insulinfreisetzung ist, wie später nochmals ausführlich beschrieben wird (▸Kap. 16.5.4), ein Anstieg der Blut-Glucosekonzentration (> 80 mg/dl). Der durch Glucose ausgelösten Insulinfreisetzung liegt folgende Reaktionskaskade zugrunde: In einem ersten Schritt wird infolge der gesteigerten Glucoseoxidation in der B-Zelle vermehrt ATP gebildet. Durch den ATP-

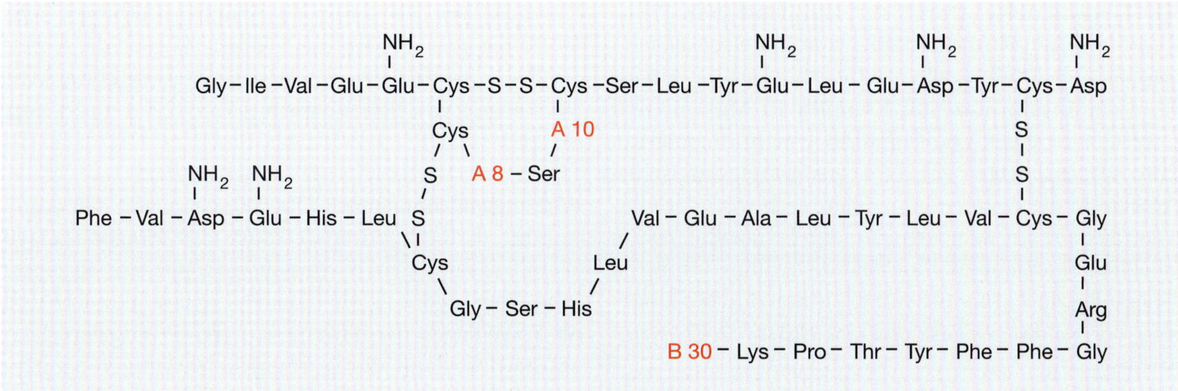

Abb. 16.15 Aminosäurensequenz von Human-, Schweine- und Rinderinsulin. **Mensch** A8 = Thr, A10 = Ile, B30 = Thr. **Schwein** A8 = Thr, A10 = Ile, B30 = Ala. **Rind** A8 = Ala, A10 = Val, B30 = Ala. Abkürzungen der Aminosäuren Abb. 1.14

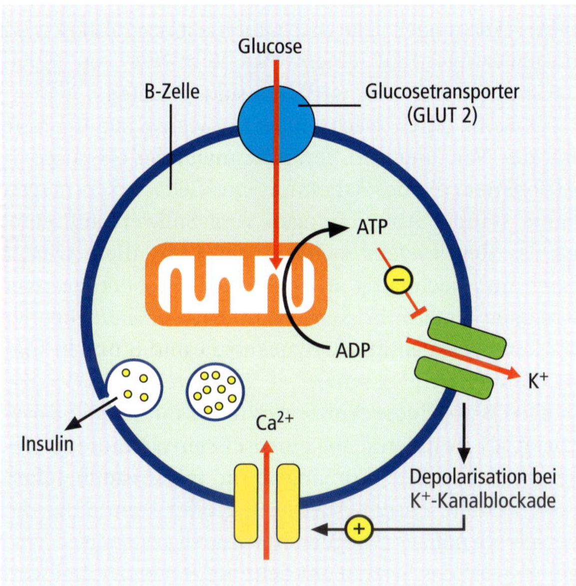

Abb. 16.16 Stimulation der Exozytose von Insulin durch Schließen ATP-abhängiger K^+-Kanäle und nachfolgende Aktivierung spannungsabhängiger Ca^{2+}-Kanäle

Anstieg werden dann ATP-gesteuerte K^+-Kanäle geschlossen. Dies wiederum führt zu einer Abnahme der K^+-Permeabilität und damit zu einer Depolarisation des Ruhepotenzials von etwa –65 auf –30 mV (Abb. 16.16). Hierdurch werden spannungsabhängige Ca^{2+}-Kanäle aktiviert, wodurch Ca^{2+}-Ionen aus dem Extrazellularraum einströmen und den Exozytosevorgang auslösen.

Insulinwirkungen und -wirkmechanismus. Insulin ist ein lebenswichtiges, wachstumsförderndes, anaboles Hormon. Es fördert die Aufnahme von Glucose, freien Fettsäuren und Aminosäuren in Muskel- und Fettzellen, stimuliert den Aufbau und hemmt den Abbau von Glykogen und Fett („Speicherhormon"). Alle Stoffwechselwirkungen von Insulin führen dazu, dass die **Glucosekonzentration im Blut gesenkt** wird.

Tab. 16.9 Insulinwirkungen auf den Stoffwechsel

Parameter	Effekt	Effektorzellen	Nettoeffekt
Kohlenhydratstoffwechsel			
Glucosetransport	↑	M, F	Blut-Glucosekonzentration ↓, Glucoseumsatz ↑
Glykogensynthese	↑	M, F, L	
Glykogenolyse	↓	M, F, L	
Gluconeogenese	↓	L	
Glykolyse	↑	M, F, L	
Lipidstoffwechsel			
Lipogenese	↑	F, L	Freie Fettsäuren im Plasma ↓
Lipolyse	↓	F, L	Ketogenese ↓
Proteinstoffwechsel			
Aminosäurentransport	↑	M, F	Aminosäuren im Plasma ↓, positive N-Bilanz, Blut-Glucosekonzentration ↓
Proteinsynthese	↑	M, L	
Proteinabbau	↓	M, L	
Gluconeogenese	↓	L	

M Muskelzelle, F Fettzelle, L Leberzelle, ↑ Steigerung, ↓ Hemmung

Diese Wirkungen kommen dadurch zustande, dass nach Wechselwirkung des Hormons mit seinem membranständigen Rezeptor dessen intrazelluläre Phosphorylierungsdomäne (▸ Kap. 1.4.2) phosphoryliert wird. Der Rezeptor erlangt damit die Eigenschaft einer **akti-**

ven Tyrosinkinase. Durch sich anschließende Phosphorylierungen wird eine Reihe von Stoffwechselenzymen in den Effektorzellen aktiviert. Darüber hinaus führt der Insulin-Rezeptor-Komplex in Muskel- und Fettzellen zu einer **Translokation** von **präformierten Glucosetransportern** (GLUT 4) aus zytoplasmatischen Vesikeln in die Zellmembran. Hierdurch wird der Glucosetransport aus dem Extra- in den Intrazellularraum erheblich beschleunigt. Eine weitere Insulinwirkung ist die gesteigerte **Aufnahme von K^+-Ionen** durch Aktivierung der Na^+/K^+-ATPase und des $Na^+/K^+/2\ Cl^-$-Symporters.

In ◘ Tab. 16.9 sind die Insulinwirkungen auf den Stoffwechsel nochmals zusammengefasst.

16.5.3 Glucagon

Aufbau. Glucagon ist wie Insulin ein Polypeptid (Molekülmasse ca. 3500 Da). Es besteht allerdings nur aus einer Kette mit 29 Aminosäuren. Seine Aminosäurensequenz weist eine weitgehende Homologie zu Sekretin und VIP (▸ Kap. 12.1.3) auf. Infolge rascher Hydrolyse in der Leber, den Nieren und im Blut beträgt die Plasmahalbwertszeit nur wenige Minuten.

Biologische Wirkungen. Das in den A-Zellen der Langerhans-Inseln gebildete Hormon, dessen wichtigstes Zielorgan die Leber ist, stellt im Hinblick auf die Regulation der Glucosekonzentration des Blutes und bei vielen Stoffwechselvorgängen **in der Leber einen Gegenspieler zu Insulin** dar. Es mobilisiert die Energiereserven des Organismus bei erhöhtem Energiebedarf und bei drohender Hypoglykämie.

Wie Adrenalin steigert Glucagon (durch Aktivierung der Adenylylcyclase) den Glykogenabbau in der Leber (Glykogenolyse). Den Abbau von Glykogen im Muskel fördert Glucagon im Gegensatz zu Adrenalin jedoch nicht. Außerdem steigert es in der Leber die Gluconeogenese aus Aminosäuren und Lactat, sodass insgesamt der Blutzuckerspiegel erhöht wird.

Auf den **Fettstoffwechsel** hat Glucagon eine zweifache Wirkung: Es steigert die Fettsäurenoxidation und die Bildung von Ketonkörpern in der Leber, darüber hinaus fördert es die Lipolyse im Fettgewebe und in der Leber.

Im **Proteinstoffwechsel** bewirkt Glucagon eine verstärkte Proteolyse mit Bereitstellung von Aminosäuren für die Gluconeogenese.

Die Freisetzung von Glucagon aus den A-Zellen wird durch Hypoglykämie (z. B. bei Hunger), Anstieg der Konzentration von glucoplastischen Aminosäuren im Blutplasma sowie schwere körperliche Arbeit, Stress, Vagusreizung und Aktivierung von β_2-Adrenozeptoren ausgelöst. Hemmend auf die Glucagonsekretion wirken Hyperglykämie, Aktivierung von α-Adrenozeptoren, Insulin und Amylin aus den B-Zellen sowie Somatostatin. Letzteres hat demnach parakrine inhibitorische Wirkungen sowohl auf die B- (s. o.) als auch die A-Zellen der Langerhans-Inseln. (Über weitere inhibitorische Wirkungen von Somatostatin ▸ Kap. 12.1.4 und ▸ Kap. 16.2.4.)

Wirkungsmechanismus. Die Wirkung von Glucagon kommt dadurch zustande, dass das Hormon einen membranständigen G-Protein-gekoppelten Rezeptor stimuliert, dadurch die Adenylylcyclase aktiviert und als Folge davon die Bildung von cAMP induziert. Dieses bewirkt dann durch Phosphorylierung von Enzymen die eigentlichen Stoffwechseleffekte.

16.5.4 Regulation der Blutzuckerkonzentration

Blutzuckerspiegel. Die Blut-Glucosekonzentration wird normalerweise auf einem Nüchternwert von 3,05–5,55 mmol/l (55–100 mg/dl) konstant gehalten.

Obwohl durch wechselnde Kohlenhydrataufnahme mit der Nahrung und Veränderungen der Glucoseoxidationsrate, die bei Arbeit um ein Vielfaches ansteigen kann, ständig Abweichungen vom Sollwert auftreten, ist das Regelsystem meist in der Lage, diese wieder rasch und nachhaltig auszugleichen. Nur bei massiver Kohlenhydratzufuhr kann u. U. ein vorübergehender stärkerer Anstieg des Blutzuckerspiegels auftreten (alimentäre Hyperglykämie).

Die Blut-Glucosekonzentration kann dementsprechend als Resultante aus glucoseliefernden und glucoseverbrauchenden Vorgängen im Organismus aufgefasst werden. Durch Aktivierung oder Hemmung der verschiedenen, vorwiegend hormonell gesteuerten Vorgänge wird das System auf dem vorgegebenen Sollwert der Blutzuckerkonzentration weitgehend konstant gehalten.

Hormonelle Regulationen. Die entscheidende Funktion bei der Blutzuckerregulation kommt Insulin zu, das, wie beschrieben, die zelluläre Glucoseaufnahme sowie die Glucoseoxidation fördert. Der physiologische Reiz für die Insulinfreisetzung ist, wie oben bereits erwähnt, der **Anstieg** der **Glucosekonzentration** im Blut (z. B. nach Nahrungsaufnahme). Außerdem ruft eine Erhöhung der Plasmakonzentration verschiedener Aminosäuren (z. B. Arginin, Lysin), freier Fettsäuren und einiger gastrointestinaler Hormone, insbesondere der sog. **Inkretine**, d. h. des Gastric Inhibitory Peptide (GIP) und des Glucagon-like-Peptide 1 (GLP-1), eine Insulinausschüttung hervor. Das Ausmaß der Insulinfreisetzung wird dabei durch das vegetative Nervensystem moduliert: Parasympathische Impulse steigern die Insulinsekretion; der Sympathikus wirkt über α_2-Adrenozeptoren stark hemmend bzw. über β_2-Adrenozeptoren schwach stimulierend auf die Insulin-

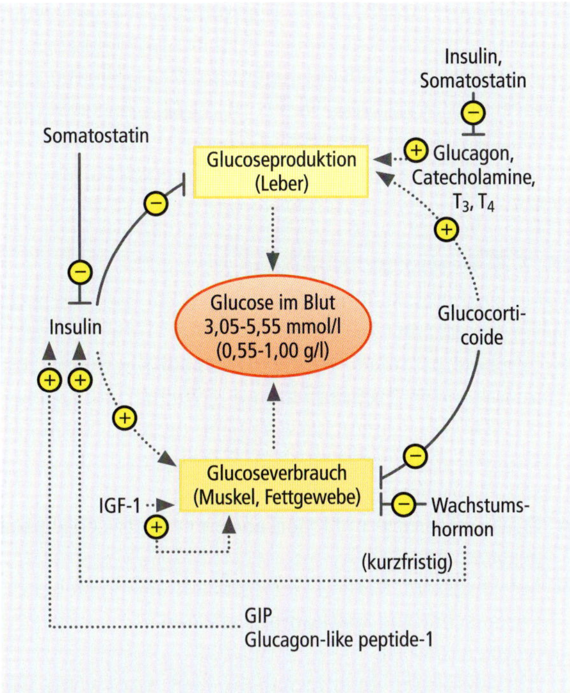

Abb. 16.17 Hormonelle Regulation der Blut-Glucose-Konzentration in schematischer Darstellung. **GIP** Gastric Inhibitory Peptide, **IGF-1** Insulin-like Growth Factor-1. Nach Thews und Vaupel

freisetzung. Glucagon (in hohen Dosen) und Wachstumshormon fördern kurzfristig, Somatostatin, Leptin und Wachstumshormon inhibieren langfristig die Insulinabgabe (Abb. 16.17).

Neben Insulin und Substanzen, welche die Insulinfreisetzung erhöhen oder erniedrigen, sind Adrenalin, Glucagon und Somatotropin an der Blutzuckerregulation beteiligt (Tab. 16.10). Adrenalin und Glucagon fördern vor allem die rasche Freisetzung von Glucose aus den Depots, Somatotropin hemmt (langfristig) die Glucoseaufnahme in die Zellen. Diese drei Gegenspieler des Insulins werden vermehrt abgegeben, wenn die Blut-Glucosekonzentration unter den Sollwert absinkt. Es ist allerdings zu beachten, dass sich die Charakterisierung von Adrenalin und Glucagon als Insulinantagonisten nur auf die Glucosekonzentration des Blutes bezieht; tatsächlich wirken diese beiden Hormone unter physiologischen Bedingungen eher als Insulinsynergisten, insofern nämlich, als sie durch Freisetzung von Glucose erst die Voraussetzung für deren gesteigerte Verwertung schaffen. Für die ebenfalls blutzuckerwirksamen Glucocorticoide und T_3 bzw. T_4 konnte eine direkte Beteiligung am Regulationsprozess nicht nachgewiesen werden; sie wirken vor allem permissiv (unterstützend) durch Verstärkung der Effekte von Adrenalin bzw. Glucagon.

Tab. 16.10 Hormonelle Regulation der Blut-Glucosekonzentration (Auswahl)

Hormon	Bewirkt einen	Durch (Nettowirkung)
Insulin	Abfall	Hemmung der Glucose-Produktion (L), Stimulation der Glucose-Aufnahme (SM, F), Stimulation der Glykogensynthese (SM, L), Stimulation der Glykolyse (L, SM)
IGF-1		Stimulation der Glucose-Aufnahme (SM, L)
GIP		Insulinfreisetzung
GLP-1		Insulinfreisetzung
Glucagon	Anstieg	Stimulation der Glykogenolyse (L), Stimulation der Gluconeogenese (L), Hemmung der Glykogensynthese (L)
Adrenalin		Stimulation der Glykogenolyse (SM, L), Stimulation der Glykolyse (SM), Hemmung der Glykogensynthese (SM, L), Hemmung der Insulinsekretion (durch α_2-Adrenozeptoren)
Glucocorticoide		Hemmung der Glucose-Utilisation (SM, F), Stimulation der Gluconeogenese (L)
T_3 (T_4)		Stimulation der Glykogenolyse (SM, L)
Somatotropin		Stimulation der Gluconeogenese (L), Hemmung der Glucose-Utilisation (SM, F)

L Leber, SM Skelettmuskel, F Fettgewebe

16.5.5 Hypoglykämien

Eine Hypoglykämie liegt vor, wenn die Blutzuckerkonzentration – enzymatisch bestimmt – unter 50 mg/dl (2,77 mmol/l) absinkt. Der Ätiologie entsprechend, unterscheidet man zwischen endogenen und exogenen Hypoglykämien.

Den **endogenen Hypoglykämien** können insulinbildende Inselzelltumoren (**Insulinome**, ▸Kap. 12.16.3) oder extrapankreatische (außerhalb der Bauchspeicheldrüse liegende) Tumoren mit Bildung von Tryptophan-Abbauprodukten, welche die periphere Glucoseverwertung fördern, zugrunde liegen. Als weitere Ursachen kommen infrage: schwere Lebererkrankungen mit Glucosebildungsstörungen, angeborene Stoffwechselerkrankungen mit Defekten glykogenolytischer Enzyme, Hypophysen- und Nebennierenrinden-Unterfunktion sowie erhöhter Glucoseverbrauch durch schwere Muskelarbeit und Glucosurie bei Diabetes mellitus renalis (▸Kap. 16.5.6).

Exogene Hypoglykämien können durch Fasten, nach unsachgemäßer Medikation mit Insulin oder oralen Antidiabetika sowie nach Alkoholabusus (Hemmung der Gluconeogenese) u. a. auftreten.

Die Symptome einer Hypoglykämie (◘ Tab. 16.11) lassen sich in zwei Gruppen untergliedern: 1. in solche, die durch eine Aktivierung des autonomen Nervensystems (insbesondere des Sympathikus) bedingt sind (autonome Symptome), und 2. solche, denen eine unzureichende Versorgung des Gehirns mit Glucose zugrunde liegt (neuro-glucopenische, zentralnervöse Symptome). Als **autonome Symptome**, die besonders intensiv nach raschem Blutzuckerabfall als Warnsymptome auftreten, sind Unruhe, Angstgefühl, Tachykardie, Übelkeit, Zittern, Heißhunger und Schwitzen zu nennen. Zu den **neuro-glucopenischen Symptomen** bei langsamem Abfall der Blut-Glucosekonzentration gehören u. a. Schwächegefühl, Schlaf- und Denkstörungen, Verwirrtheit, Sehstörungen und Krämpfe. Bei sehr niedrigen Blutzuckerwerten (< 30 mg/dl), meist infolge Insulinüberdosierung oder wegen eines Inselzelltumors (Insulinoms), kommt es zum **hypoglykämischen Schock** (hypoglykämischen Koma).

16.5.6 Diabetes mellitus

Unter Diabetes mellitus versteht man ein Stoffwechsel-Syndrom, das durch

- (absoluten oder relativen) **Insulinmangel** mit **anhaltender Hyperglykämie** (Nüchternblutzucker > 125 mg/dl, Blutzuckerwert beim oralen 2-Stunden-Glucose-Toleranz-Test > 200 mg/dl, jeweils im venösen Plasma gemessen),
- Störungen verschiedener anderer Stoffwechselprozesse sowie
- bei längerem Verlauf der Erkrankung entstehende Organschäden (**Spätkomplikationen**)

gekennzeichnet ist.

Ein **absoluter Insulinmangel** liegt vor, wenn die Bauchspeicheldrüse infolge der Zerstörung von Inselzellen nicht mehr in der Lage ist, Insulin zu sezernieren.

Von einem **relativen Insulinmangel** wird gesprochen, wenn infolge einer gestörten Inselzellfunktion die Insulinproduktion den Erfordernissen nicht mehr ausreichend angepasst werden kann, und/oder durch Insulinantikörper, verringerte Insulinrezeptorzahl, Insulinrezeptordefekt oder gestörte intrazelluläre Signalübertragung (Postrezeptordefekt) das Ansprechen auf das freigesetzte Insulin vermindert ist (Insulinresistenz).

Der Diabetes mellitus ist die **häufigste** und zugleich hinsichtlich ihrer Folgen die **bedeutsamste Stoffwechselstörung**. In Deutschland sind davon (altersabhängig)

◘ **Tab. 16.11** Hypoglykämie-Symptome, Gegenregulationen

Blut-Glucose-Konzentration (mg/dl)	Symptome	Gegenregulationsmechanismen
< 80	–	Drosselung der Insulin-Sekretion
< 65–70	–	Gesteigerte Adrenalin-, Glucagon- und Somatotropinfreisetzung
< 55–65	Schwitzen, Unruhe, Zittern und Herzklopfen (Sympathikusaktivierung); Heißhunger, Übelkeit (Parasympathikusaktivierung)	Gesteigerte Cortisolfreisetzung
< 40–55	Konzentrationsschwäche, Denkstörungen, Verwirrtheit	–
< 30–40	Lethargie, Sehstörungen	Gesteigerte Glucoseproduktion durch die Leber
< 30	Hypoglykämisches Koma	–
< 20	Krampfanfälle, Tod	–

Tab. 16.12 Ätiologische Klassifikation des Diabetes mellitus. Nach Deutsche Diabetes-Gesellschaft (2011)

Diabetestyp	Ältere Bezeichnungen
Typ-1-Diabetes ▪ Immunologisch bedingt, ▪ Idiopathisch (selten)	Juveniler Diabetes; insulinabhängiger Diabetes mellitus (IDDM)
Typ-2-Diabetes	Altersdiabetes; nichtinsulinabhängiger Diabetes mellitus (NIDDM)
Andere spezifische Diabetes-Typen Infolge von ▪ monogenetischen Defekten der B-Zell-Funktion (MODY-Diabetesformen), ▪ genetischen Defekten der Insulinwirkung, ▪ Erkrankungen des exokrinen Pankreas (z. B. Pankreatitis, zystische Fibrose), ▪ Endokrinopathien (z. B. Cushing-Syndrom), ▪ Chemikalien oder Arzneimitteln (z. B. Glucocorticoiden, Pentamidin)	
Gestationsdiabetes (GDM)	Schwangerschaftsdiabetes

16

5–9 % der Bevölkerung mit deutlich steigender Tendenz (!) betroffen. Noch wesentlich häufiger ist eine gestörte Glucosetoleranz (Prädiabetes, s. u.), die bei ca. 16 % der Bevölkerung gefunden wird.

Diabetes-Typen

Unter ätiologischen sowie pathogenetischen und klinischen Gesichtspunkten wird zwischen verschiedenen Diabetes-Typen unterschieden (Tab. 16.12).

Beim **Typ-1-Diabetes** (**insulinabhängigen Diabetes**) nimmt nach Beginn der Erkrankung der Insulinmangel rasch zu, bis schließlich überhaupt kein Insulin mehr sezerniert wird (**absolutes Insulindefizit**). Daher ist eine Insulinsubstitution unumgänglich. Diesem Diabetes-Typ liegt eine Autoimmunerkrankung zugrunde (ca. 5 % der Diabetiker).

Beim **Typ-2-Diabetes** mit wesentlich langsamerer Progredienz besteht lange nur ein **relatives Insulindefizit** (> 90 % der Diabetiker). Erst in Spätstadien der Erkrankung kann es zu einem (annähernd) vollständigen Insulinmangel kommen. Hervorzuheben ist, dass 80 % der Typ-2-Diabetiker übergewichtig sind und bei diesen Bemühungen um eine Gewichtsabnahme zu den wichtigsten therapeutischen Maßnahmen gehört!

An der **Entstehung** beider Typen sind sowohl **genetische** als auch **exogene Faktoren** beteiligt.

Bei **Typ-1-Diabetikern** sind bestimmte HLA-Antigene (z. B. DR3, DR4) genetisch prädisponierend, andere HLA-Antigene, z. B. DR2, haben dagegen eine protektive Wirkung. Bei entsprechender genetischer Disposition sind dann für die Manifestation eines Typ-1-Diabetes **immunologische Prozesse** entscheidend. Infolge einer T-Zell-vermittelten **Autoimmunreaktion** mit lymphozytärer Insulitis (Autoimmun-Inselzellentzündung) kommt es zur selektiven Zerstörung von B-Zellen und damit zum allmählichen, sich eventuell über Jahre erstreckenden Versiegen der Insulinproduktion und -freisetzung. Als exogene Faktoren, die diese Autoimmunreaktion auslösen können, werden **virale Infektionen** (z. B. mit Coxsackie- oder Mumps-Viren) oder **Umweltnoxen** angenommen. Bereits in der Vorphase, d. h. schon vor dem Ausbruch der Erkrankung, lassen sich **Autoantikörper** gegen B-Zellen, Insulin und das Inselzellprotein Glutamat-Decarboxylase, das große strukturelle Ähnlichkeit mit Eiweißen des Coxsackie-B-Virus besitzt, nachweisen.

Beim **Typ-2-Diabetes** ist die Wahrscheinlichkeit der Vererbung (entgegen früherer Auffassung) noch deutlich höher als beim Typ 1, doch ist der Erbgang im Einzelnen nicht geklärt. Ein Zusammenhang mit dem HLA-System (▸ Kap. 7.1.3) besteht nicht. Gesichert ist, dass es sich um eine **polygenetische Erkrankung** handelt. Als **Realisationsfaktoren** spielen Überernährung und Übergewicht (Adipositas) sowie körperliche Inaktivität eine entscheidende Rolle.

In Abb. 16.18 sind die Vorstellungen zur Pathogenese des Typ-2-Diabetes schematisch zusammengestellt.

Eine Vorstufe des manifesten Typ-2-Diabetes ist zumeist das sog. **metabolische Syndrom** (Prä-Typ-2-Diabetes-Syndrom, „tödliches Quartett"), das durch

- abdominelle Adipositas,
- Glucosetoleranzstörung/Insulinresistenz,
- arteriellen Blutdruck > 130/85 mm Hg und
- Dyslipidämie (Triacylglycerole > 150 mg/dl, HDL-Cholesterol < 50 mg/dl, atherogener Index > 3,2)

charakterisiert ist und vom dem in Deutschland 8–12 Mio. Patienten betroffen sind. Dem metabolischen

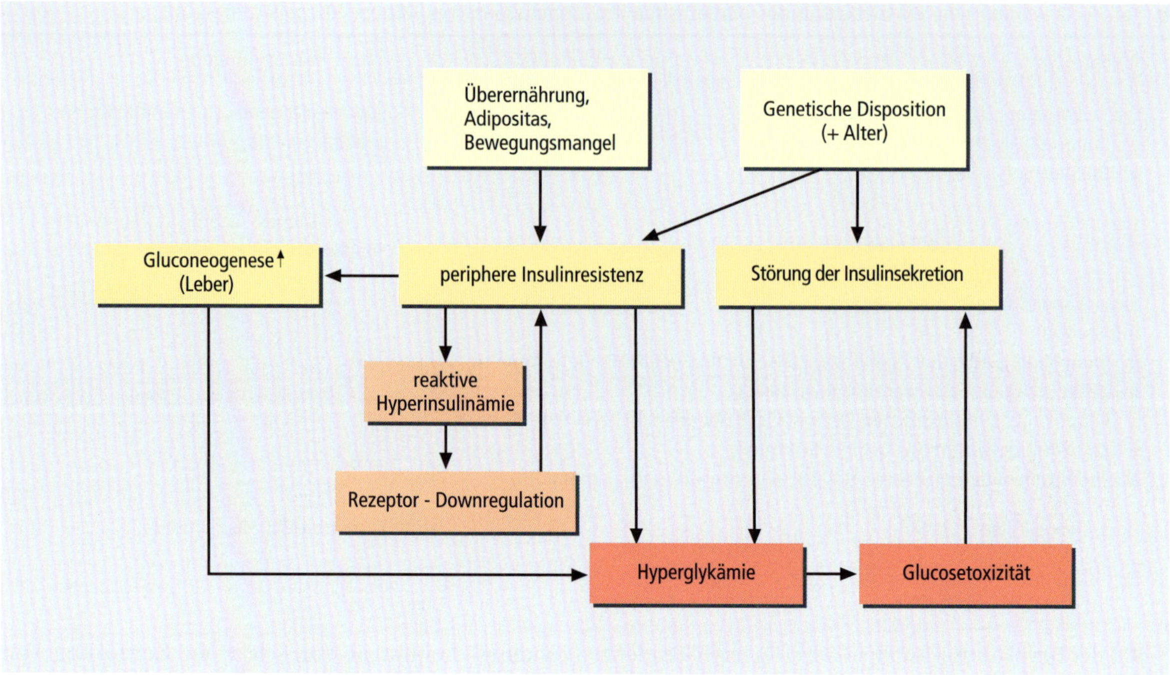

Abb. 16.18 Pathogenese des Typ-2-Diabetes in schematischer Darstellung

Syndrom kommt daher eine besonders große Bedeutung zu. Als wichtigster pathogenetischer Faktor wird ein ungesunder Lebensstil mit permanenter Überernährung und Bewegungsmangel diskutiert.

Der beim **manifesten Typ-2-Diabetes** auftretende (relative) periphere Insulinmangel im Fettgewebe, Skelettmuskel und in der Leber beruht im Wesentlichen auf drei pathophysiologischen Mechanismen: einer

- gestörten Insulinsekretion der B-Zellen.
- peripheren Insulinresistenz und
- gesteigerten hepatischen Gluconeogenese.

Dabei ist häufig neben der unzureichenden Umwandlung von Proinsulin zu Insulin die pulsatile Freisetzung von Insulin gestört. Ferner sprechen die insulinsensitiven Gewebe (Leber, Muskulatur, Fettgewebe) auf Insulin vermindert an. Ursachen hierfür können sein: ein **Insulinrezeptor**- und/oder **Postrezeptordefekt** (s. o.) sowie teilweise auch eine **Insulinrezeptor-Down-Regulation** (infolge der reaktiven Hyperinsulinämie bei Krankheitsbeginn). In der Leber werden trotz Hyperglykämie die **Gluconeogenese** und **Glucoseabgabe in das Blut gesteigert**; die Skelettmuskulatur, deren Anteil am Glucosestoffwechsel wegen ihrer großen Masse besonders hoch ist, vermag nicht genügend Glucose aufzunehmen. Pathogenetisch bedeutsam ist ferner die Hyperglykämie-bedingte, nichtenzymatische Bildung **toxischer Glucose-Reaktionsprodukte** (AGEs = **a**dvanced **g**lycation **e**ndproducts, z. B. HbA_{1c}) sowie sehr wahrscheinlich auch das zusammen mit Insulin sezernierte, durch Hemmung der Glucagonsekretion den Blutzuckerspiegel stabilisierende B-Zell-Polypeptid **Amylin**, dessen Sekretion bei Typ-2-Diabetes gestört ist.

Bei übergewichtigen Typ-2-Diabetikern ist die Ansprechbarkeit der peripheren Gewebe stets vermindert und daher bei Krankheitsbeginn die Insulinsekretion zur Aufrechterhaltung einer normalen Blut-Glucosekonzentration erhöht (**reaktive Hyperinsulinämie**, Abb. 16.19). In späteren Stadien kann durch die gesteigerten Anforderungen an die B-Zellen des Pankreas deren Funktion jedoch erschöpft werden. Die Plasmainsulinkonzentrationen sinken dann ab, gleichzeitig steigt die Blut-Glucosekonzentration deutlich an.

Unter der Rubrik „Andere spezifische Diabetes-Typen“ sind in Tab. 16.12 weitere Diabetes-Formen unterschiedlicher Ätiologie zusammengefasst. Beim sog. MODY-Diabetes handelt es sich um verschiedene monogenetische Diabetesformen (**m**aturity **o**nset **d**iabetes of the **y**oung) ohne Autoantikörperbildung.

Ein **Gestationsdiabetes** (Schwangerschaftsdiabetes) liegt vor, wenn erstmals in einer Schwangerschaft (Gravidität) eine Hyperglykämie nachgewiesen wird. Bei etwa 1–3 % aller Schwangeren ist mit einem Schwangerschaftsdiabetes zu rechnen. Unbehandelt nimmt das Risiko von Präeklampsie (▸Kap. 13.7.8), Frühgeburten, erhöhtem Geburtsgewicht sowie gesteigerter perinataler Morbidität und Mortalität des Neugeborenen zu (Embryofetopathia diabetica). Die frühzeitige Erkennung und Behandlung eines Gestationsdiabetes ist daher zwingend geboten.

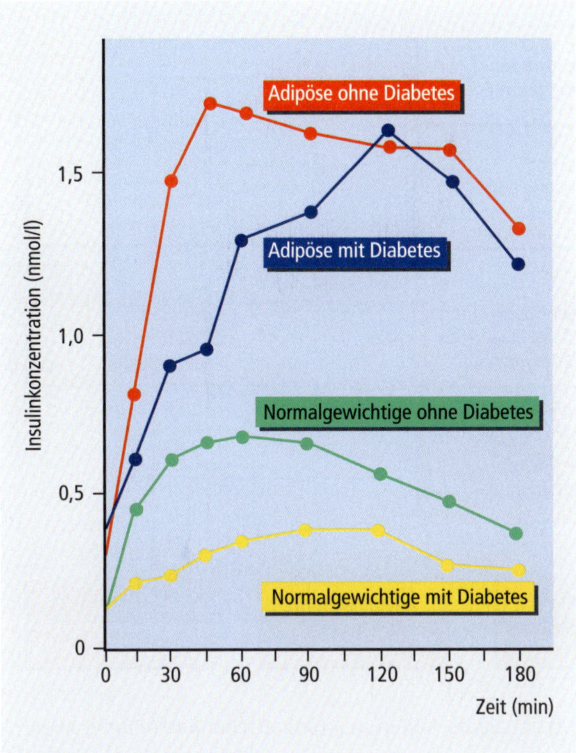

Abb. 16.19 Plasma-Insulinkonzentrationen im zeitlichen Ablauf nach oraler Gabe von 100 g Glucose. Nur bei normalgewichtigen Diabetikern liegt eine verringerte Insulinausschüttung im Vergleich zu Gesunden vor. Bei adipösen Diabetikern ist die Insulinausschüttung im Vergleich zu Gesunden verzögert und vor allem am Beginn der Erkrankung erhöht. Nach Bagdade et al.

Stoffwechselstörungen durch Insulinmangel

Die charakteristischen Störungen des Kohlenhydrat-, Fett- und Eiweißstoffwechsels bei Insulinmangel sind in Tab. 16.13 zusammengestellt.

Die **mangelhafte Glucoseverwertung** in den Zellen infolge verringerter Glucoseaufnahme sowie Steigerung der Gluconeogenese führen zur Hyperglykämie und bei Überschreiten der Nierenschwelle für Glucose zur Glucosurie.

Die **gesteigerte Lipolyse** im Fettgewebe sowie in der Leber und im Muskel bewirkt einen Anstieg der freien Fettsäuren im Plasma. In schweren Fällen treten Ketonkörper im Blut wegen verstärkten Abbaus von Fettsäuren und begrenzter Endoxidation von Acetyl-Coenzym A im Citratzyklus auf (Ketoazidose). Es wird vermehrt Acetoacetyl-Coenzym A (▸Kap. 1.3.5) und aus diesem **Acetacetat** gebildet, das durch Reduktion in **β-Hydroxybutyrat** und durch Decarboxylierung in **Aceton** übergeht. (Acetacetat, β-Hydroxybutyrat und Aceton werden – chemisch nicht korrekt – als „Ketonkörper" bezeichnet.) Durch das erhöhte Fettsäurenangebot in der Leber nimmt ferner die Bildung von triacylglycerolreichen Lipoproteinen (VLDL, ▸Kap. 11.1.2) und damit der Lipoproteingehalt des Blutes zu.

Außerdem ist der **Eiweißabbau**, vor allem in der Muskulatur, gesteigert. Durch den Abbau sog. ketogener Aminosäuren, d. h. von Aminosäuren, aus denen Ketonkörper entstehen können, wird zudem die Ketonkörperbildung verstärkt.

Bei der schwersten Form der akuten diabetischen Stoffwechselentgleisung, dem **diabetischen Koma (Coma diabeticum)**, besteht eine extreme Glucoseverwertungsstörung. Es werden zwei Formen unterschieden:

- das wesentlich häufigere (ca. 80–90 %) ketoazidotische Koma, das vor allem bei Typ-1-Diabetikern auftritt (Hyperglykämie > 350 mg/dl), und
- das hyperosmolare Koma, das bevorzugt bei Typ-2-Diabetikern vorkommt (Hyperglykämie > 600 mg/dl).

Beim klassischen **ketoazidotischen Koma** entwickelt sich durch die Bildung größerer Mengen von Ketonkörpern eine Ketoazidose mit Kussmaul-Atmung (▸Kap. 10.11.5). Da die Säuren in Form ihrer Natrium- oder Kaliumsalze ausgeschieden werden, tritt ein (geringgradiger) Verlust an Na^+ und K^+ auf. Die Glucoseausscheidung im Urin löst darüber hinaus eine osmotische Diurese mit Wasserverlust und Hypovolämie aus. Das ketoazidotische Koma ist somit durch metabolische Azidose, Elektrolytverschiebungen mit ausgepräg-

Tab. 16.13 Auswirkungen eines (absoluten oder relativen) Insulinmangels bei Diabetes mellitus

Störung des	Führt infolge	Zu	Mit den Symptomen
Kohlenhydratstoffwechsels	Gesteigerter Glucoseneubildung, erhöhten Glykogenabbaus und verminderter Glucoseverwertung	Hyperglykämie, Glucosurie	Polyurie, Polydipsie, Pruritus genitalis, Exsikkose
Fettstoffwechsels	Hemmung der Lipidsynthese, gesteigerter Lipolyse und vermehrter Ketonkörperbildung	Hyperlipidämie, Hyperketonämie, Ketonurie, Ketoazidose	Übelkeit, Brechreiz, Gewichtsabnahme, Acetongeruch der Ausatmungsluft
Eiweißstoffwechsels	Erhöhten Eiweißabbaus, erhöhter Glucoseneubildung und verringerter Eiweißneubildung	Hyperglykämie, Glucosurie, Aminoazidurie, Rest-N-Anstieg im Blut	Kraftlosigkeit, Gewichtsabnahme, Muskelschwund

16

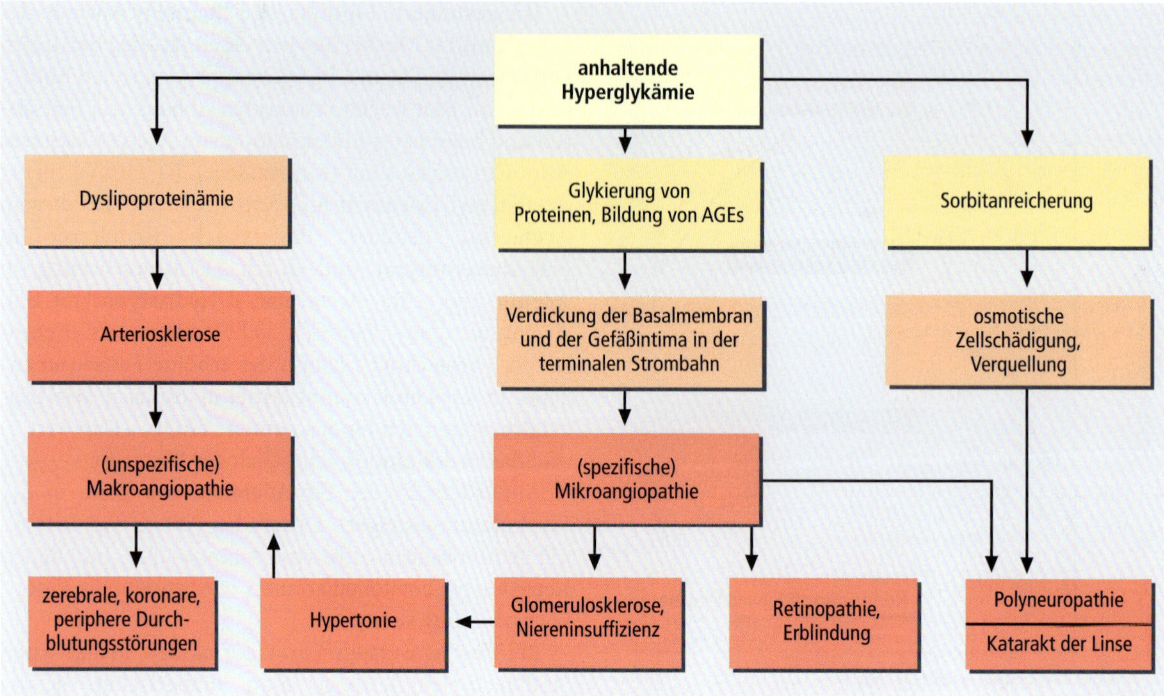

Abb. 16.20 (Teilweise hypothetische) Pathogenese der diabetischen Spätschäden in schematischer Darstellung. **AGEs** advanced glycation endproducts

ter Anionenlücke (▸Kap. 14.2), Dehydratation und Minderdurchblutung des Gehirns mit Hypoxie gekennzeichnet.

Beim **hyperosmolaren Koma** fehlt die Ketoazidose, da das noch vorhandene Insulin ausreicht, die Lipolyse im Fettgewebe und damit die hepatische Ketonkörperbildung zu verhindern. Dagegen ist die Blut-Glucosekonzentration mit >6 g/l deutlich höher als beim ketoazidotischen Koma (<5 g/l).

Ein diabetisches Koma, insbesondere die hyperosmolare Form, entwickelt sich meist allmählich über ein Prodromalstadium (**Präkoma**) mit Appetitlosigkeit, Übelkeit, Erbrechen, Muskelschwäche und Schläfrigkeit sowie Durst, Polydipsie und Polyurie. Im Koma selbst erscheinen Haut, Schleimhäute und Zunge trocken, die Augenbulbi sind weich, die Atmung ist vertieft und verlangsamt. Beim ketoazidotischen Koma riecht außerdem die Ausatmungsluft des Patienten nach Aceton.

(Spät-)Folgen des Diabetes mellitus

Bei unbehandeltem Typ-1-Diabetes ist die Lebenserwartung erheblich verkürzt. Eine adäquate Behandlung mit Insulin führt – abhängig davon, wie gut dadurch der Glucosestoffwechsel normalisiert wird – zwar zu einer deutlichen Lebensverlängerung, trotzdem tritt durch die sog. Diabetes-Spätschäden (s. u.) der Tod häufig früher als bei nichtdiabetischen Personen ein. Zudem beeinträchtigen Gefäßerkrankungen und Störungen des Nervensystems die Lebensqualität erheblich. Dies gilt auch für Typ-2-Diabetiker.

Eine wichtige Ursache dieser Komplikationen ist die erhöhte Blut-Glucosekonzentration. Glucose kann nämlich vor allem in höherer Konzentration mit einer Reihe von körpereigenen Eiweißen nichtenzymatisch reagieren (Glykierung = nichtenzymatische Glykosylierung). Als Folge davon treten Struktur- und Funktionsveränderungen der betroffenen Proteine auf. Die Endprodukte der Glykierung werden als **a**dvanced **g**lycation **e**nd**p**roducts (AGEs) bezeichnet. Neben Serum- und Gewebeproteinen ist auch Hämoglobin betroffen. Es wird u. a. **HbA$_{1c}$** gebildet, dessen Konzentration im Blut ein wichtiger Parameter bei der Therapiekontrolle ist: Je niedriger der HbA$_{1c}$-Wert, desto besser ist der Diabetiker eingestellt (anzustrebender Wert <6,5 %).

Zusatzinformation

Bei Hyperglykämie wird auf dem sog. Polyolweg Glucose teilweise in das Polyol Sorbit (Sorbitol) bzw. Fructose umgewandelt. Diese können die Zelle nicht verlassen, werden dementsprechend intrazellulär angereichert und führen dadurch letztendlich aufgrund osmotischer Wasserverschiebungen zur osmotischen Zellschwellung sowie konsekutiv zu Polyneuropathie und Katarakt (Abb. 16.20).

In Abb. 16.20 ist die Pathogenese der diabetischen Spätschäden schematisch wiedergegeben.

Die diabetischen Gefäßschäden werden in Diabetes-spezifische Mikroangiopathien und unspezifische Makroangiopathien unterteilt.

Die **diabetische Mikroangiopathie** tritt vor allem an der Niere und der Netzhaut auf. Die **diabetische Nephropathie** ist durch Proteinurie, Hypertonie und fortschreitende Niereninsuffizienz infolge einer Glomerulosklerose gekennzeichnet. Sie ist zur wichtigsten Ursache für eine dialysepflichtige Niereninsuffizienz geworden. Die Netzhautschädigung (**diabetische Retinopathie**) äußert sich in Mikroaneurysmen und kapillären Gefäßverschlüssen. Bei hypoxiebedingter Neubildung retinaler Gefäße besteht wegen deren Verletzlichkeit die Gefahr von Blutungen und damit von Erblindung.

Die **diabetische Makroangiopathie** entspricht der Arteriosklerose des Nichtdiabetikers. Sie tritt allerdings stärker, früher und häufiger als diese auf. Als fördernde Faktoren sind hier, insbesondere bei Typ-2-Diabetikern, das oben beschriebene metabolische Syndrom zu erwähnen. Aufgrund der Makroangiopathie kommt es beim Diabetiker gehäuft zu Herzinfarkten, arterieller Verschlusskrankheit oder Schlaganfällen (Apoplexien). Wegen der oft gleichzeitig vorhandenen Neuropathie (s. u.) fehlt vielfach der bei Durchblutungsstörungen, z. B. koronarer Herzkrankheit, üblicherweise auftretender Schmerz (**stumme Ischämie**)!

Neuropathien, die neben einer osmotischen Zellschädigung die Folge einer Mikroangiopathie sind, findet man bei 60–90 % der Diabetiker. Am häufigsten entwickelt sich eine **periphere Polyneuropathie** mit vorwiegend sensorischen Symptomen (u. a. Taubheitsgefühl, Parästhesien, nächtlichen Wadenkrämpfen, Reflexausfällen). Außerdem kommen motorische Störungen (z. B. Muskelschwäche, Paresen) sowie Neuropathien des autonomen Nervensystems mit Störungen der gastrointestinalen Motorik (verzögerter Magenentleerung, Obstipation), orthostatischer Dysregulation, Herzrhythmusstörungen, erektiler Dysfunktion (▸ Kap. 17.5.1) u. a. vor.

Beim sog. **diabetischen Fuß** (syn. diabetischem Fußsyndrom) handelt es sich um eine weitere gefürchtete diabetische Spätkomplikation mit atrophischen, geschwürigen und gangränösen Hautveränderungen sowie deren Komplikationen (z. B. Superinfektionen, Osteomyelitis). Bei etwa 60 % der betroffenen Patienten liegen Infektionen, bei ca. 25 % neurovegetativ-ischämische und bei dem Rest makroangiopathisch-ischämische Störungen vor, die nicht selten die Amputation des betroffenen Fußes erfordern. Verantwortlich sind u. a. diabetische Neuropathie (s. o.), periphere arterielle Durchblutungsstörungen und schlechte Wundheilung.

Infolge der Gefäßschäden und der Neuropathie des vegetativen Nervensystems können als sonstige Diabetes-Folgen auch vielfältige Hauterkrankungen (z. B. Ekzeme, bakterielle und Pilzinfektionen) auftreten.

In Kürze

- Die **Langerhans-Inseln** sind verstreut ins Pankreas eingelagert. Sie enthalten im Wesentlichen vier Zelltypen, die **Insulin** (B-Zellen), **Glucagon** (A-Zellen), **Somatostatin** (D-Zellen) und **pankreatisches Polypeptid** (F- oder PP-Zellen) bilden.
- **Insulin** ist ein lebenswichtiges wachstumsförderndes, anaboles Polypeptid-Hormon, das aus zwei, mittels zwei Disulfidbrücken miteinander verbundenen Peptidketten besteht. Es wird zusammen mit dem vorher aus Proinsulin abgespaltenen **C-Protein** durch Exozytose freigesetzt.
- Insulin fördert die Aufnahme von Glucose, Aminosäuren und freien Fettsäuren in Muskel- und Fettzellen, stimuliert den Aufbau und hemmt den Abbau von Glykogen, Triacylglycerolen (Neutralfetten) und Proteinen in Muskulatur, Leber- und Fettgewebe.
- Alle Stoffwechselwirkungen von Insulin führen zu einer **Abnahme** der **Glucosekonzentration** im Blut.
- **Insulin** steigert ferner durch Aktivierung der Na^+/K^+-ATPase und des $Na^+/2Cl^-/K^+$-Symporters die zelluläre K^+-Aufnahme.
- Die **bedarfsgesteuerte Insulinsekretion** wird vorrangig durch einen Anstieg der Glucosekonzentration im Blut stimuliert. Gehemmt wird sie u. a. durch Aktivierung von α_2-Adrenozeptoren und Somatostatin.
- **Glucagon**, wie Insulin ein Polypeptid-Hormon, wirkt in der Leber als Insulin-Antagonist. Es mobilisiert die Energiereserven bei erhöhtem Energiebedarf und drohender Hypoglykämie.
- **Stimuliert** wird die **Glucagonsekretion** durch Hypoglykämie, Aktivierung von β_2-Adrenozeptoren, Acetylcholin und Fasten, **gehemmt** durch Insulin und Somatostatin.
- Die **Blut-Glucosekonzentration** wird normalerweise auf einem Nüchternwert von 55–100 mg/dl (3,05–5,55 mmol/l) konstant gehalten.
- An der normalen **Regulation** der **Blut-Glucosekonzentration** sind neben Insulin und Glucagon folgende Hormone beteiligt: IGF-1, Catecholamine, Glucocorticoide, T_3, Somatotropin, Somatostatin, GLP-1, Amylin, Gastrin, CCK und Leptin.

16

- Eine **Hypoglykämie** liegt bei einer Blut-Glucosekonzentration <55 mg/dl vor. Sie führt bei raschem Auftreten zu einer Aktivierung des Sympathikus, bei langsamer Entwicklung zu zentralnervösen Störungen.
- Eine **Hyperglykämie** ist durch einen anhaltenden Anstieg der Blut-Glucosekonzentration >125 mg/dl gekennzeichnet.
- Der **Diabetes mellitus** ist eine Stoffwechselerkrankung, die durch einen absoluten oder relativen Insulinmangel hervorgerufen wird.
- Dem **Typ-1-Diabetes** liegt eine Autoimmunerkrankung der B-Zellen zugrunde. Er führt zum Sistieren der Insulinsekretion (absolutem Insulinmangel).
- Der **Typ-2-Diabetes** beruht vor allem auf einem relativen Insulinmangel aufgrund einer gestörten Insulinsekretion und einer Insulinresistenz des Skelettmuskels, des Fettgewebes und der Leber.
- An der Entstehung beider Typen sind sowohl **genetische** als auch **exogene Faktoren** beteiligt.
- Eine Vorstufe des manifesten Typ-2-Diabetes ist das sog. **metabolische Syndrom**.
- **Insulinmangel** löst charakteristische Störungen des Kohlenhydratmetabolismus (Hyperglykämie, Glucosurie), gesteigerte Lipolyse mit Ketonämie und erhöhten Eiweißabbau mit vermehrter Gluconeogenese aus.
- Diabetische Stoffwechselentgleisungen führen zum **Coma diabeticum**, das als ketoazidotisches Koma (v. a. beim Typ-1-Diabetes) oder als hyperosmolares Koma (v. a. beim Typ-2-Diabetes) auftreten kann.
- **Diabetes-Spätkomplikationen** umfassen die diabetische Mikro- und Makroangiopathie, Neuropathien und das sog. diabetische Fußsyndrom.

16.6 Nebennierenrinde und Nebennierenrindenhormone

Die Nebennierenrinde (NNR) stellt eine endokrine Drüse mit einem besonders breiten Funktionsspektrum dar. In jeder ihrer drei morphologisch abgrenzbaren Zonen (Zona glomerulosa, fasciculata, reticularis, s. u.) werden **Steroidhormone** (Glucocorticoide, Mineralocorticoide, Androgene) gebildet, die sich sämtlich von Cholesterol ableiten (○ Abb. 16.21), sich in ihren Wirkungen aber wesentlich voneinander unterscheiden.

16.6.1 Anatomie der Nebennierenrinde

Makroskopische Anatomie der Nebennierenrinde. Die beiden Nebennieren sind kleine, pyramidenförmige Drüsen, die jeweils den oberen Polen der Nieren kappenförmig aufsitzen. Ihr Gewicht beträgt zusammen durchschnittlich 10 g. Ihre Oberfläche ist gefurcht und erscheint goldgelb gefärbt. Die Nebennieren besitzen eine besonders reiche Gefäßversorgung. Drei zuführende Arterien verzweigen sich in bis zu 50 Arteriolen, während das venöse Blut über eine einzige Vene abgeführt wird. Die nervale Versorgung der Nebennieren erfolgt über Fasern des vegetativen Nervensystems. Sympathische Fasern ziehen nach ihrem Austritt aus dem Rückenmark über die Nn. splanchnici und die Nervengeflechte der Bauchhöhle zum größten Teil ohne Umschaltung zum Nebennierenmark (▸ Kap. 19.7.1).

Nur diejenigen sympathischen Fasern, die für die Versorgung der Gefäßmuskulatur zuständig sind, werden im Ganglion coeliacum umgeschaltet (▸ Kap. 19.7.1).

Mikroskopische Anatomie der Nebennierenrinde. Die Nebennieren bestehen – wie die Hypophyse – aus zwei entwicklungsgeschichtlich, baulich und funktionell verschiedenen Teilen, der Rinde und dem Mark. Die Nebennierenrinde, die sich aus einer Epithelsprossung des Mesoderms entwickelt, enthält 80 % der Nebennierenmasse und gliedert sich histologisch in drei Zonen, die fließend ineinander übergehen (○ Abb. 16.22): die

- Zona glomerulosa,
- Zona fasciculata und
- Zona reticularis.

Die **Zona glomerulosa**, die äußerste schmale Rindenzone, besteht aus Ballen und Gruppen von kleinen Zellen mit dunklen Kernen. Die mittlere **Zona fasciculata** ist der breiteste Rindenabschnitt. In ihr sind die Zellen in radiären Strängen angeordnet. Auffallend ist ihr hoher Gehalt an Lipiden (insbesondere an Cholesterol) und Vitamin C, der bei Synthese der Rindenhormone abnimmt. In der marknahen **Zona reticularis** bilden die Zellen, die reichlich Pigmentgranula enthalten, einen lockeren netzartigen Verband. Die jeweilige Breite der drei Zonen variiert mit dem Lebensalter und kann sich auch unter dem Einfluss funktioneller Belastungen (Stress) verändern.

16.6.2 Glucocorticoide

Die Zona fasciculata, aber auch die Zona reticularis produzieren Glucocorticoide, die vor allem Stoffwechselprozesse und Abwehrmechanismen beeinflussen. Der wirksamste Vertreter dieser Gruppe ist **Cortisol** (Hydrocortison), daneben wird in kleineren Mengen **Corticosteron** gebildet (○ Abb. 16.23). Die Nebennierenrinde eines gesunden Erwachsenen sezerniert täglich etwa 15–60 mg Cortisol und 1–2 mg Corticosteron.

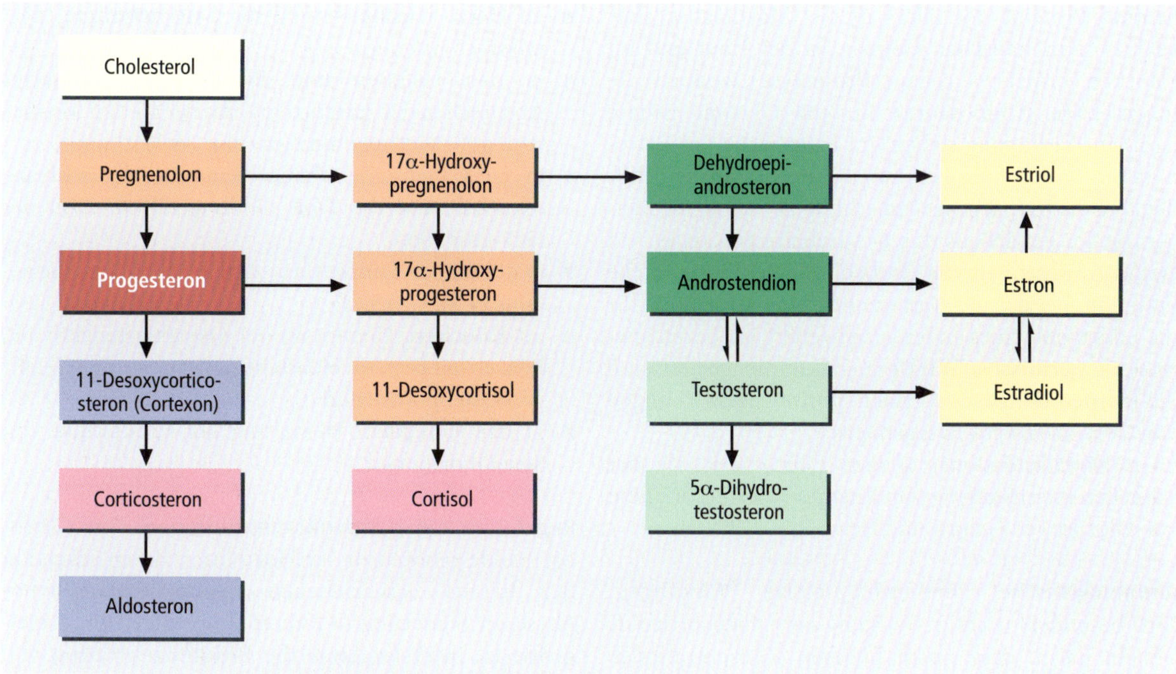

Abb. 16.21 Schematische Darstellung der Steroidhormon-Biosynthese

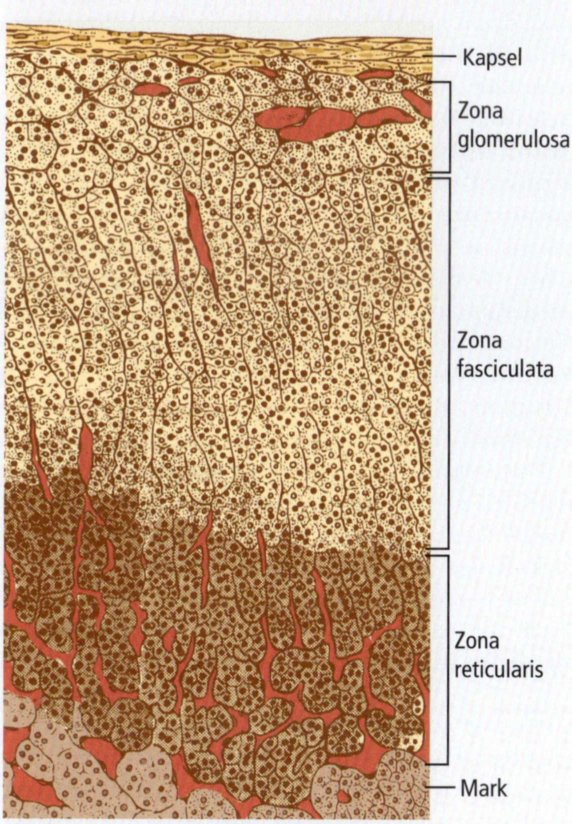

Abb. 16.22 Schnitt durch die Nebennierenrinde mit Abgrenzung der Rindenzonen

Im Stress können bis zu 240 mg Cortisol pro Tag ausgeschüttet werden.

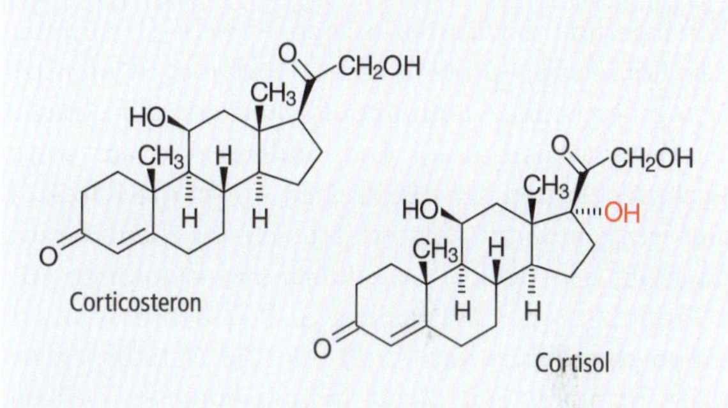

Abb. 16.23 Chemische Struktur der Glucocorticoide Corticosteron und Cortisol

Wirkungsmechanismen. Wie alle anderen Steroidhormone reagieren die Glucocorticoide mit spezifischen zytoplasmatischen Rezeptoren. Nach Bildung des Hormon-Rezeptor-Komplexes und Translokation bindet dieser im Zellkern an spezifische DNA-Abschnitte und aktiviert bzw. hemmt auf diese Weise die Transkription und damit die Protein- bzw. Enzymsynthese (▸Kap. 1.3.6).

Stoffwechselwirkungen. Glucocorticoide fördern die **Gluconeogenese** aus Aminosäuren, erhöhen dadurch den Blutzuckerspiegel und stimulieren die **Glykogensynthese** in der Leber (Abb. 16.24). Sie haben hier also eine anabole Wirkung. In anderen Organen, wie z. B. in der Muskulatur, im Fettgewebe, im lymphatischen Gewebe, in der Haut und im Knochen, wirkt Cortisol dagegen katabol: Der Glucosetransport und die Glucoseutilisation im Muskel- und Fettgewebe werden gehemmt, Proteine vor allem in der Muskulatur, aber auch im lymphatischen Gewebe, in der Haut und im Knochen vermehrt abgebaut (**Proteolyse**), wodurch die freigesetzten Aminosäuren für die Gluconeogenese (s. o.) zur Verfügung stehen. Im Fettgewebe der Extremitäten werden freie Fettsäuren durch **Lipolyse** gebildet, und die Ketogenese wird erhöht. Ferner ist die Steigerung des Fettabbaus durch Adrenalin (▸Kap. 19.7.5) erst in Anwesenheit von Cortisol möglich. Eine solche Funktion, bei der die Anwesenheit eines Hormons für die Effektivität eines anderen notwendig ist, bezeichnet man als **permissive Wirkung**. Zusammengefasst sind die meisten der beschriebenen Stoffwechselwirkungen von Cortisol Insulin-antagonistisch.

In Notfallsituationen dienen Glucocorticoide der schnellen Bereitstellung von Energieträgern (vor allem von Glucose) an Gehirn und Herz.

Antiphlogistische, immunsuppressive Wirkungen. Eine besonders wichtige Wirkung der Glucocorticoide besteht darin, dass sie in höheren Konzentrationen mesenchymale Gewebereaktionen, speziell Entzündungs- und Immunreaktionen, hemmen. Die entzündungshemmende Wirkung beruht einerseits auf der Verringerung der unspezifischen Abwehr (Hemmung der Freisetzung proteolytischer Enzyme), Unterdrückung der Leukozytenfunktion, Blockade der Arachidonsäurekaskade u. a.) und andererseits auf einer Beeinträchtigung der spezifischen Abwehr (▸Kap. 7.3). Der letztgenannte Effekt erklärt sich vor allem daraus, dass Glucocorticoide die Bildung von Zytokinen (IL-1-Produktion der Makrophagen, IL-2-Synthese durch T-Lymphozyten, ▸Kap. 7.3.3) und die Antikörpersynthese hemmen und damit immunsuppressiv wirken. Außerdem unterdrücken Glucocorticoide die Fibroblastenbildung und die Kollagensynthese (antiproliferative Wirkung, z. B. bei der Wundheilung). Aus diesen Gründen werden Cortisol bzw. seine Derivate (in unphysiologisch hohen, sog. pharmakologischen Dosierungen) bei rheumatischen Erkrankungen, allergischen Reaktionen und anderen Krankheiten therapeutisch eingesetzt.

Spezielle Organwirkungen. Neben den beschriebenen Funktionen lösen Glucocorticoide noch weitere spezifische Organeffekte aus:

- im **Gehirn**: Steigerung der Erregbarkeit gegen sensorische Reize, Modulation der Neurotransmitterfreisetzung und dadurch euphorisierende oder auch depressionsauslösende Wirkung, Senkung der Krampfschwelle,
- in der **Niere**: Retention von Na^+-Ionen und Wasser; vermehrte Ausscheidung von K^+ und Ca^{2+},
- im **Darm**: Hemmung der Ca^{2+}- und Phosphat-Absorption,
- im **Herz**: Sensibilisierung für Catecholamine (permissive Wirkung),
- in den **Gefäßen** und **Bronchien**: verbessertes Ansprechen der Adrenozeptoren der glatten Muskulatur auf Catecholamine (permissive Wirkung),
- in der **Magenschleimhaut**: Hemmung der Schleimsekretion und der PGE_2-Bildung, Stimulation der HCl-Sekretion,
- in der **fetalen Lunge**: vermehrte Bildung von Surfactants (▸Kap. 10.3.1),
- im **Knochen**: Hemmung der Osteoblastenaktivität, Förderung der Osteoklastenfunktion mit der Gefahr von Osteoporose und
- in den **Gonaden**: Hemmung der Produktion von Sexualhormonen.

Regulation der Hormonkonzentrationen. Die Glucocorticoide gehören zu den Hormonen, deren Sekretion der bereits beschriebenen hypothalamisch-hypophysären Steuerung (▸Kap. 16.2.6) unterliegt. **Regelgröße** ist in erster Linie die **Blutkonzentration** von **freiem Cortisol**. Dabei ist zu berücksichtigen, dass etwa 80 % von Cortisol im Blut an ein α_1-Globulin (Transcortin) und etwa 10 % an Albumin gebunden sind, damit nur 10 % in freier, biologisch aktiver Form vorliegen. Bei einer Abnahme der freien Cortisolkonzentration wird im Hypothalamus **Corticotropin-Releasing-Hormon** (CRH, Corticoliberin) sezerniert (○Abb. 16.24), das in der Adenohypophyse – cAMP-vermittelt – die Freisetzung von **Corticotropin** (Adrenocorticotropem Hormon, ACTH) bewirkt. ACTH seinerseits stimuliert – nach Bindung an einen spezifischen Membranrezeptor – in der Nebennierenrinde, wiederum cAMP-vermittelt, die Ausschüttung der Glucocorticoide. Die Freisetzung von Corticotropin-Releasing-Hormon und damit auch die von ACTH erfolgt nicht kontinuierlich, sondern in unregelmäßigen Abständen (episodenhaft).

Der Sollwert des Regelkreises ist allerdings in gewissen Grenzen variabel. Die Cortisolkonzentration weist insbesondere tagesrhythmische Schwankungen, einen **zirkadianen Rhythmus**, mit einem Maximalwert am frühen Morgen und einem Minimalwert gegen Mitternacht auf. Außerdem kommt es bei vielen Belastungszuständen zu einer Sollwertverstellung (s. u.).

Stress und Adaptation. Es ist das Verdienst von Selye, erkannt zu haben, dass der Organismus auf verschiedenartige (bedrohliche) Reize in einer stets gleichartigen Reaktionsweise antwortet. Als auslösende Ursachen für diese Reaktion kommen u. a. infrage: Infektionen, Verletzungen, Kälte- oder Hitzebelastungen, Hypoxie, Narkose, Hypoglykämie, starke Schallreize, Schmerzen sowie alle Reize mit emotionaler Beteiligung. Man bezeichnet den als Folge solcher Belastungen auftreten-

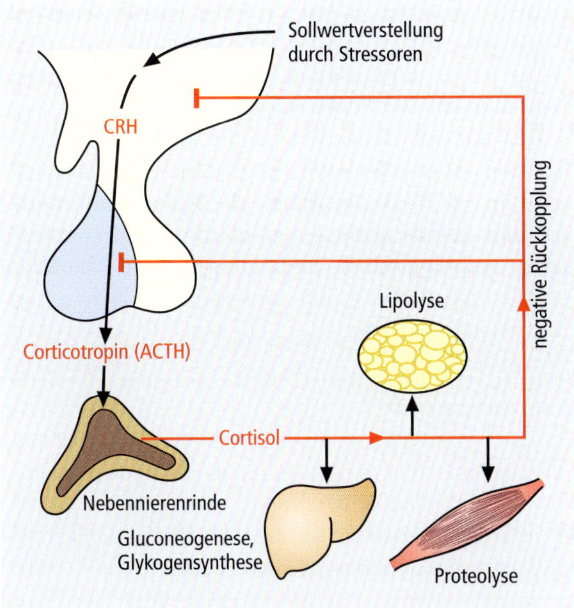

o Abb. 16.24 Stoffwechselwirkungen von Cortisol und Regulation der Cortisolkonzentration. **CRH** Corticotropin-Releasing-Hormon

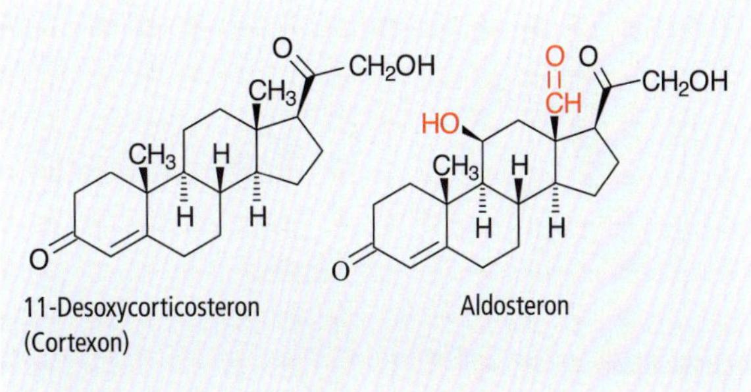

o Abb. 16.25 Chemische Struktur der Mineralocorticoide Cortexon und Aldosteron

den Reizzustand als **Stress** und den jeweils auslösenden Reiz als **Stressor**.

Eine wesentliche, unspezifische Reaktion des Organismus auf die Einwirkung von Stressoren besteht in einem Anstieg der Glucocorticoidkonzentrationen im Blut („Alarmreaktionen"). Dieser Effekt kann als eine Sollwertverstellung des Glucocorticoid-Regelkreises gedeutet werden. Anfänglich kommt es im Stress zu einer gesteigerten Sympathikusaktivität und als Folge davon zu einer verstärkten Ausschüttung von Catecholaminen aus dem Nebennierenmark (▸Kap. 16.6). Durch die Glucocorticoide wird die Empfindlichkeit der Gefäße für Catecholamine gesteigert (s. o.), wodurch in einer Stress-Situation der arterielle Blutdruck ansteigt und Blut in die Skelettmuskulatur umgeleitet wird. Während kurzfristige bzw. episodenhafte Blutdruckanstiege sinnvolle Reaktionen des Körpers darstellen, ist ständig erhöhter Blutdruck (Hypertonie, ▸Kap. 9.9.7) infolge von lang anhaltendem Stress gesundheitsschädlich.

Bei lang dauernden oder wiederholten Einwirkungen des gleichen Stressors nimmt die Stärke der Stressreaktion ab, es tritt eine **physiologische Adaptation** ein. Ein solcher Anpassungsprozess, der sich im Zeitraum von einigen Tagen bis zu mehreren Monaten vollzieht, ist streng stressorspezifisch (z. B. Änderung der Schweißsekretion bei anhaltender Hitzebelastung).

Die unspezifischen Stressreaktionen, die unabhängig von der Art des einwirkenden Reizes auftreten (gesteigerte Glucocorticoidabgabe, Catecholaminausschüttung), verringern sich ebenfalls mit wiederholten Belastungen. Dieser Anpassungsprozess, der sich in kürzeren Zeiten (Stunden bis Wochen) vollzieht, wird als **Habituation** (Gewöhnung) bezeichnet.

16.6.3 Mineralocorticoide

Die zweite Gruppe der Nebennierenrindenhormone bilden die Mineralocorticoide, die vorrangig in der Zona glomerulosa produziert werden. Ihr wichtigster Vertreter ist **Aldosteron** (o Abb. 16.25). Qualitativ gleich, aber deutlich schwächer wirksam ist dessen Vorstufe **Cortexon** (= 11-Desoxycorticosteron, DOC; Desoxycorton).

Biologische Wirkungen und Wirkungsmechanismus von Aldosteron. Die Mineralocorticoide, speziell Aldosteron, sind an der **Regulation** des **Elektrolyt-** und **Wasserhaushalts** beteiligt. Nach Bindung an einen spezifischen zytoplasmatischen Rezeptor und anschließender Bindung des Hormon-Rezeptor-Komplexes an bestimmte DNA-Sequenzen im Zellkern steigert Aldosteron die Biosynthese der Na^+/K^+-ATPase und von Na^+-Kanalproteinen. Darüber hinaus aktiviert es die H^+-ATPase und (indirekt) die K^+-Sekretion über luminale K^+-Kanäle.

Aldosteron bewirkt dadurch eine **verstärkte Resorption von Na^+-Ionen** im distalen Tubulus und im Sammelrohr der Niere, womit – osmotisch bedingt – auch eine Wasserresorption verbunden ist. Außerdem fördert es die **K^+- und H^+-Ausscheidung** (▸Kap. 13.4.2).

Ganz ähnlich sind die Wirkungen von Aldosteron auf den Ionen- und Wassertransport im Kolon sowie in den Ausführungsgängen der Speichel- und Schweißdrüsen.

Zusatzinformation

Die unter physiologischen Bedingungen weitgehend selektive Beeinflussung des oben beschriebenen Elektrolytstoffwechsels durch Aldosteron beruht darauf, dass dieses wegen seiner Halbacetalstruktur an C-11 – im Gegensatz zu den Glucocorticcoiden – nicht durch die Typ-II-11β-Hydroxysteroid-Dehydrogenase in der Niere inaktiviert wird.

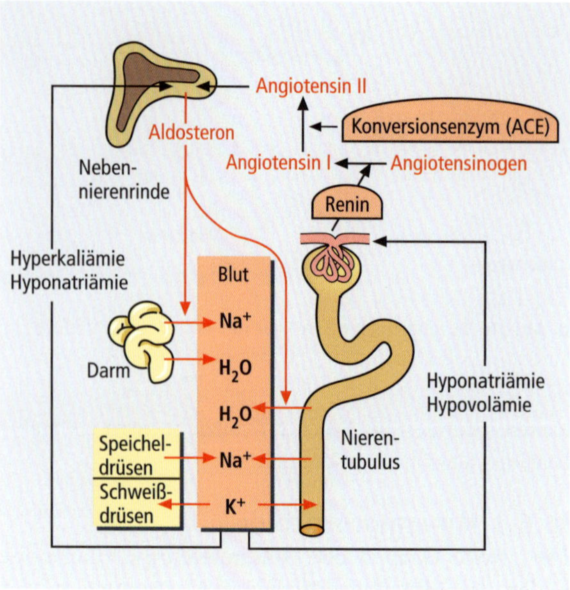

Abb. 16.26 Regulation der Aldosteronfreisetzung

Regulationsmechanismen (Abb. 16.26). Die Produktion und die Abgabe von Aldosteron, das im Blut zu etwa 60 % (überwiegend an Albumin) gebunden ist, werden durch mehrere Faktoren geregelt. Wirksame Reize sind ein **Anstieg** der **extrazellulären K^+-Konzentration** (z. B. bei gesteigerter Kaliumzufuhr), ein schneller, sehr starker **Abfall** der **extrazellulären Na^+-Konzentration** (z. B. bei Kochsalzverlusten durch starke Schweißsekretion) oder eine **Abnahme** des **Blutvolumens** (Hypovolämie, z. B. bei großen Blutverlusten). Die Steuerung der Hormonfreisetzung erfolgt dabei im Wesentlichen auf zwei Wegen: Erstens beeinflussen die K^+- und Na^+-Konzentrationen des Blutes direkt die Zellen der Zona glomerulosa und veranlassen sie zu einer angepassten Hormonabgabe. Zweitens wird bei Abnahme des NaCl-Gehalts im Tubuluslumen an der Macula densa und bei Einschränkung der Nierendurchblutung, die z. B. als Folge eines starken Blutverlustes auftreten kann, sowie bei Sympathikusaktivierung die Protease Renin aus den Epitheloidzellen des juxtaglomerulären Apparats der Niere freigesetzt (▸Kap. 13.1.2). Renin bewirkt, wie erwähnt, die Bildung von Angiotensin I und fördert durch Erhöhung der Angiotensin-I-Konzentration die Konversion von Angiotensin I in Angiotensin II mittels des Angiotensin-Konversions-Enzyms (ACE). Angiotensin II wirkt dann seinerseits nach Bindung an Angiotensinrezeptoren (AT_1-Rezeptoren) und Aktivierung des Phosphoinositolsystems (▸Kap. 1.4.2) stimulierend auf die Produktion und die Abgabe von Aldosteron. Insgesamt hat Aldosteron somit die Funktion einer Stellgröße im Regelkreis, der für die Konstanthaltung der Na^+- und K^+-Konzentrationen sowie des extrazellulären Flüssigkeitsvolumens sorgt.

Neben den genannten Faktoren wirken Catecholamine und ADH (▸Kap. 16.2.3) stimulierend, ANP (▸Kap. 9.8.3) und Dopamin (▸Kap. 4.2.4) dagegen hemmend auf die Aldosteronsekretion.

Das auf die Nebennierenrinde einwirkende trope Hormon aus dem Hypophysenvorderlappen, das Corticotropin (ACTH), beeinflusst die Aldosteronproduktion und -abgabe normalerweise kaum. Wohl aber kann unter pathologischen Bedingungen eine verstärkte ACTH-Ausschüttung eine gesteigerte Aldosteronproduktion hervorrufen.

Zusatzinformation

Ein weiteres Steroidhormon der Nebennierenrinde ist **Ouabain**, das bei Hypernatriämie und/oder arterieller Hypertonie vermehrt gebildet wird. Durch Hemmung der Na^+/K^+-ATPase in den Sammelrohren der Niere fördert es die Natriurese und damit die Wasserausscheidung.

16.6.4 Androgene der Nebennierenrinde

In der Zona reticularis der Nebennierenrinde werden als Androgene (s. o.) insbesondere **Dehydroepiandrosteron** (DEHA) und **Androstendion** gebildet. Durch hohe ACTH-Konzentrationen im Blut wird die Androgenproduktion in der Nebennierenrinde gesteigert. Bei Männern sind diese männlichen Geschlechtshormone unter physiologischen Bedingungen allerdings von untergeordneter funktioneller Bedeutung. Bei Frauen steuern sie das Wachstum der Achsel- und Schambehaarung und steigern die Libido.

16.6.5 Störungen der Nebennierenrindenfunktion

Wie oben dargestellt, sind Nebennierenrindenhormone Glieder von geschlossenen Regelkreisen. Im Fall der Glucocorticoide wirken sich (primäre) Störungen der Hormonproduktion in der Nebennierenrinde auch auf die Hormonfreisetzung aus dem Hypothalamus und der Hypophyse aus. Andererseits können Störungen im Hypothalamus-Hypophysen-System oder im Renin-Angiotensin-Aldosteron-System zu Veränderungen der Nebennierenrindenfunktion führen. Die wichtigsten Syndrome, die mit einem Mangel oder einer Überproduktion von Nebennierenrindenhormonen einhergehen, sind in Tab. 16.14 zusammengestellt.

Nebennierenrindeninsuffizienz

Bei einer Nebennierenrindeninsuffizienz besteht ein Mangel an Nebennierenrindenhormonen. Die **primäre Form**, bei der die Nebennieren selbst geschädigt sind, wird als **Morbus Addison** bezeichnet, der unbehandelt zum Tode führt. Zu (manifesten) Ausfallserscheinungen kommt es allerdings erst, wenn ca. 90 % der Rin-

Tab. 16.14 Übersicht über Störungen der Nebennierenrinden-Funktion

Bezeichnung (Synonym)	Störung primär betroffener Hormone	Sekundäre Störung abhängiger Hormone
Primäre NNR-Insuffizienz (Morbus Addison)	Cortisol-, Aldosteronmangel	Erhöhte ACTH-Freisetzung
Sekundäre NNR-Insuffizienz	ACTH-Mangel	Verminderte Cortisol- und Androgen-Freisetzung
Primärer Hypercortisolismus (Cushing-Syndrom)	Cortisol-Überproduktion, hochdosierte Therapie mit Glucocorticoiden	Verminderte ACTH-Freisetzung
Sekundärer Hypercortisolismus (Morbus Cushing)	ACTH-Überproduktion	Cortisolüberproduktion
Primärer Hypoaldosteronismus	Aldosteronmangel	Erhöhte Reninfreisetzung
Sekundärer Hypoaldosteronismus	Reninsekretionsstörung	Aldosteronmangel
Primärer Hyperaldosteronismus (Conn-Syndrom)	Aldosteronüberproduktion	Verminderte Reninfreisetzung
Sekundärer Hyperaldosteronismus	Aktivierung des Renin-Angiotensin-Aldosteron-Systems (RAAS)	Aldosteronüberproduktion
Adrenogenitales Syndrom	Androgenüberproduktion, Cortisol- und Aldosteronmangel	Erhöhte ACTH-Freisetzung

NNR Nebennierenrinde, **ACTH** Corticotropin

densubstanz beider Nebennieren zerstört sind. Als Ursache sind Autoimmunreaktionen (Autoimmunadrenalitis) in etwa 70 % der Fälle, Infektionen (z. B. Tuberkulose), Infarkte, Blutungen in die Nebennierenrinde, Karzinommetastasen u. a. zu nennen. Infolge des Mangels an lebensnotwendigen Glucocorticoiden und Mineralocorticoiden tritt eine Vielzahl von Symptomen auf, die in Tab. 16.15 zusammengestellt sind.

Eine **Addison-Krise** entsteht, wenn bei einem Patienten mit Morbus Addison zusätzlich eine schwere Belastung auftritt. Diese ist meist durch bakterielle oder virale Infekte bedingt, bei denen der Körper zur Stressbewältigung vermehrt Cortisol benötigt. Zu dieser erhöhten Cortisolausschüttung ist der Patient mit Morbus Addison dann nicht mehr fähig. Blutdruckabfälle, Hypoglykämien und das Auftreten eines Schocks sind die Folge.

Die **sekundäre Form** der Nebennierenrindeninsuffizienz ist durch einen Ausfall der hypophysären Corticotropin(ACTH)-Ausschüttung infolge der Zerstörung der Corticotropin-bildenden Zellen, die **tertiäre Form** durch eine Störung im Bereich der übergeordneten hypothalamischen Regulationszentren bedingt. Da die Mineralocorticoidproduktion von der ACTH-Sekretion weitgehend unabhängig ist, fehlen bei der sekundären und tertiären NNR-Insuffizienz die Elektrolytstoffwechselstörungen. Auch kommt es bei der tertiären Form nicht zu einer gesteigerten, sondern zu einer verringerten Melaninablagerung, weil weniger POMC (▸ Kap. 16.2.4) und damit weniger Melanotropin und ACTH gebildet werden. Das Krankheitsbild ist somit vor allem durch einen Cortisolmangel (Hypocortisolismus) geprägt.

Hypercortisolismus (Cushing-Syndrom und Morbus Cushing)

Mit diesem Begriff wird ein Krankheitsbild bezeichnet, das durch eine Erhöhung der Blut-Cortisolkonzentration über einen längeren Zeitraum entsteht. Aufgrund der Ätiologie unterscheidet man ACTH-unabhängige und -abhängige Formen.

Die ACTH-unabhängige Form (**primärer Hypercortisolismus, Cushing-Syndrom**) beruht auf einem Cortisol-produzierenden **Nebennierenrindentumor** (meist Adenom, selten Karzinom) oder – als häufigste Ursache – auf der therapeutischen Gabe von Glucocorticoiden (iatrogenes Cushing-Syndrom). Die ACTH-Konzentration im Blut ist hierbei erniedrigt.

Dem ACTH-abhängigen Krankheitsbild (**sekundären** oder zentralen) **Hypercortisolismus** liegt in der Mehrzahl der Fälle ein ACTH-produzierendes Hypophysenadenom zugrunde. Diese hypophysäre Form des Cushing-Syndroms stellt die ursprünglich von dem Chirurgen H. W. Cushing beschriebene Erkrankung, den **Morbus Cushing**, dar. Als weitere Ursache der ACTH-abhängigen Variante ist die ektope, paraneoplastische ACTH-Bildung in einem Tumor (z. B. einem Bronchialkarzinom) zu nennen.

Tab. 16.15 Auswirkungen einer (primären) Nebennierenrindeninsuffizienz

Mangel an	Führt infolge	Zu
Mineralo-corticoiden	Hyponatriämie und Hypochlorämie	Müdigkeit, Muskelschwäche, Übelkeit, Erbrechen
	Hyperkaliämie	Muskelkrämpfen, Lähmungen, Herzrhythmusstörungen
	Nicht-respiratorischer Azidose	Hyperventilation, Bewusstseinsstörung, in schweren Fällen Koma
	Hypoosmolarer (extrazellulärer) Dehydratation, Hypovolämie	Hypotonie, Tachykardie, Neigung zu orthostatischen Kollapszuständen
	Intrazellulärer Hydratation	Kopfschmerzen, Apathie, Verwirrtheit
Gluco-corticoiden	Störungen des Kohlenhydratstoffwechsels mit Hypoglykämie	Hunger, ZNS-Störungen, Angst, Schweißausbrüchen, Übelkeit, Tachykardie, Bewusstseinsstörungen, evtl. Koma
	Störungen des Eiweiß- und Fettstoffwechsels	Gewichtsverlust, Muskelschwäche
	Störung der Hämatopoiese	Normochromer Anämie, Neutropenie, Eosinophilie, Lymphozytose
	Vermehrter Ausschüttung von Melanotropin	Verstärkter Pigmentierung von Haut und Schleimhäuten (sog. Bronzekrankheit)
	Vermehrter Ausschüttung von Corticotropin	Psychischen Störungen
Androgenen (vorrangig bei Frauen)	Reduziertem Anabolismus	Muskelschwäche, Muskelschwund, Ausfall von Achsel- und Schamhaaren

Charakteristisch für das Cushing-Syndrom bzw. den Morbus Cushing sind das ausdruckslose, runde, dunkelrot verfärbte „**Vollmond**"**-Gesicht** sowie die **Stammfettsucht**. Diese kommt folgendermaßen zustande: Aufgrund der erhöhten Cortisolsekretion ist die Glucose-Konzentration im Blut erhöht und die Lipolyse in den Extremitäten gesteigert. Der reaktive Hyperinsulinismus führt dann zu einer vermehrten Lipogenese am Stamm. Weitere wichtige Symptome des Hypercortisolismus sind in Tab. 16.16 zusammengestellt.

Hypoaldosteronismus

Ein **isolierter Aldosteronmangel** ohne Beeinträchtigung der Cortisolproduktion ist **sehr selten**. Bei der **primären Form** liegen Defekte der Aldosteronsynthese vor, die zu einer **hyponatriämischen Hypovolämie** und einer **hyperkaliämischen Azidose** führen. Bei der **sekundären Form** sind die Reninbildung oder -freisetzung gestört (hyporeninämischer Hypoaldosteronismus bei Nierenparenchymerkrankungen).

Hyperaldosteronismus

Ein Hyperaldosteronismus ist durch die vermehrte Bildung von Aldosteron charakterisiert.

Die Ursache des **primären Hyperaldosteronismus** (**Conn-Syndroms**) ist in ca. 65 % der Fälle ein Aldosteron-produzierendes Nebennierenrindenadenom, in ca. 35 % der Fälle eine (beidseitige) Nebennierenrindenhyperplasie unklarer Genese (idiopathischer Hyperaldosteronismus). Wegen der **Na^+- und Wasserretention** infolge der erhöhten Blut-Aldosteron-Konzentration ist die Reninausschüttung erniedrigt. Die wichtigsten Symptome sind – bedingt durch die **Hypokaliämie** – Störungen der Erregungsprozesse im Herzen, Muskelschwäche, Adynamie, Müdigkeit, Polyurie, Polydipsie und Parästhesien sowie – bedingt durch die **Hypernatriämie** – Hypertonie mit Kopfschmerzen und Sehstörungen. Außerdem kommt es wegen der erhöhten Ausscheidung von Wasserstoffionen durch die Nieren zu einer **nicht-respiratorischen Alkalose** und evtl. zur Tetanie.

Beim **sekundären Hyperaldosteronismus** handelt es sich nicht um eine endokrine Erkrankung im engeren Sinn. Die vermehrte Aldosteronproduktion beruht in diesem Fall vielmehr auf einer Aktivierung des Renin-Angiotensin-Aldosteron-Systems (mit dadurch bedingter erhöhter Reninsekretion) aufgrund eines Na^+-Mangels bei Therapie mit hohen Dosen von Diuretika, Hypovolämie, Leberzirrhose mit eingeschränkter hepatischer Inaktivierung von Aldosteron, Nierenarterienstenose, chronischen Nierenerkrankungen u. a.

Tab. 16.16 Auswirkungen einer vermehrten Cortisolproduktion beim Cushing-Syndrom

Störungen des	Führt infolge	Zu
Kohlenhydratstoffwechsels	Verstärkter Gluconeogenese und Insulinantagonismus	Diabetogener Stoffwechsellage (Steroiddiabetes), Polyurie, Polydipsie
Mineralstoffwechsels	Natriumretention, vermehrter Kaliumausscheidung, Hemmung der intestinalen Calciumabsorption und der Osteoblasten	Hypertonie, Osteoporose, Spontanfrakturen
Eiweißstoffwechsels	Verstärkten Eiweißabbaus	Adynamie, Muskelschwäche, Muskelschwund, Osteoporose
Fettstoffwechsels	Umverteilung von Fettgewebe (Extremitäten → Stamm), Steigerung der lipolytischen Aktivität von Catecholaminen	Stammfettsucht, Hypercholesterolämie, Arteriosklerose
Sexualsystems (bei Frauen)	Erhöhter Androgensekretion	Oligomenorrhö, Amenorrhö, Akne, Hirsutismus
Mesenchymalen Systems	Unterdrückung der Fibroblastenbildung und der Kollagensynthese	Striae rubrae (rotblauen Streifen in der Bauchhaut), Hautatrophie, verzögerte Wundheilung
Immunsystems	Hemmung der Proliferation von T-Lymphozyten und verringerter Interleukin-1-Bildung	Abschwächung der Immunreaktion, Infektneigung, verzögerter Wundheilung
Zentralnervensystems	Beeinflussung der Neurotransmitterfreisetzung, Herabsetzung der Erregungsschwelle	Psychischen Störungen (Euphorie, teilweise aber auch Depression, psychomotorischer Unruhe)

Adrenogenitales Syndrom (AGS)

Das adrenogenitale Syndrom ist ein durch Störungen der normalen Steroidhormonsynthese in der Nebennierenrinde gekennzeichnetes Krankheitsbild, das meist mit einer **Überproduktion** von **Androgenen** einhergeht und in zwei Hauptformen – angeboren und erworben – vorkommt.

Das **angeborene** (autosomal-rezessiv vererbte) **adrenogenitale Syndrom** beruht auf Enzymdefekten der Nebennierenrinde, unter denen eine Störung der 21-Hydroxylase am häufigsten ist (ca. 90 %). Daneben sind Defekte der 11β-Hydroxylase und der 3β-Hydroxysteroiddehydrogenase von Bedeutung. Der unzureichenden oder fehlenden Enzymsynthese entsprechend (Abb. 16.27) kommt es zu unterschiedlichen Folgen: Bei einem **21-Hydroxylase-Mangel** ist sowohl die Bildung von Cortisol als auch die von Aldosteron gestört. Infolge der reduzierten bis fehlenden Cortisol-Rückkopplung zum Hypothalamus bzw. zur Hypophyse steigt die Sekretion von ACTH und – unter Ausbildung einer Nebennierenrindenhyperplasie – auch die von Androgenen an. Die mangelnde Aldosteronproduktion ist Ursache für den NaCl-Verlust.

Bei einem **11β-Hydroxylase-Mangel** sind zwar die Cortisol- und Aldosteronbildung ebenfalls gestört, die Androgensynthese ist dagegen gesteigert. Wegen des erhöhten Anfalls des Mineralocorticoids Desoxycorticosteron treten jedoch keine Kochsalzverluste auf.

Ein **Defekt** der **3β-Hydroxysteroiddehydrogenase** äußert sich wiederum in einem Gluco- und Mineralocorticoidmangel mit NaCl-Verlusten. Bei den Androgenen bleibt eine Restwirkung durch das schwach wirksame Dehydroepiandrosteron erhalten.

Das **erworbene adrenogenitale Syndrom** ist durch Tumoren der Nebennierenrinde (Adenome, Karzinome), die vermehrt Androgene bilden, bedingt.

Als **Symptome** eines adrenogenitalen Syndroms mit vermehrter Androgenbildung beobachtet man bei **Mädchen** Virilisierungserscheinungen (Vermännlichung der äußeren weiblichen Geschlechtsmerkmale, virile Behaarung = Hirsutismus, männlichen Körperbau, verstärkte Muskelentwicklung u. a.). Außerdem kommt es wegen der Androgen-bedingten Hemmung der Gonadotropinfreisetzung zu Amenorrhö und gestörter Brustentwicklung.

Bei **Jungen** entwickeln sich – wiederum infolge der Hemmung der Gonadotropinsekretion durch die hohen Androgenspiegel – die Keimdrüsen nur unzureichend (Hypogonadismus); gleichzeitig bilden sich aber die sekundären Geschlechtsmerkmale vorzeitig aus (Pseudopubertas praecox).

Bei beiden Geschlechtern tritt nach auffallend schnellem Wachstum in den ersten Lebensjahren aufgrund des vorzeitigen Epiphysenschlusses ein frühzeitiger Wachstumsstillstand ein.

Eine wirksame Therapie besteht in der Dauersubstitution mit Cortisol.

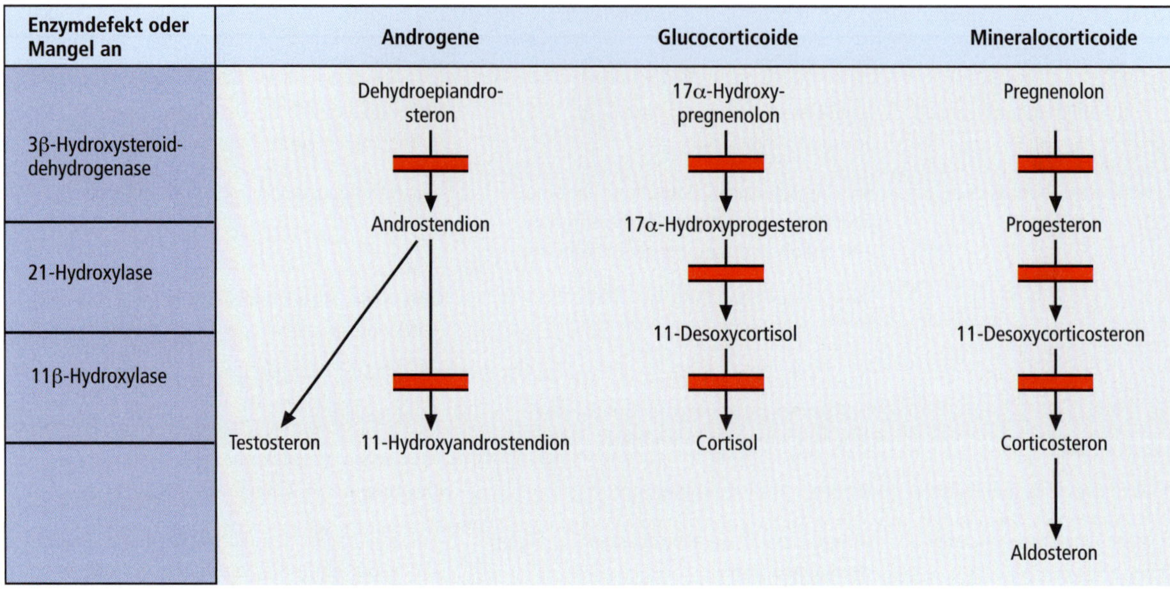

Abb. 16.27 Lokalisation der Enzymdefekte im Steroidstoffwechsel bei adrenogenitalem Syndrom. Die roten Blockaden kennzeichnen die gehemmten Syntheseschritte

In Kürze

- Die beiden **Nebennieren** sitzen kappenförmig den oberen Polen der Nieren auf. Sie bestehen aus der Nebennierenrinde und dem Nebennierenmark. Die beiden Anteile sind entwicklungsgeschichtlich unterschiedlicher Herkunft und funktionell abgegrenzt.
- Die **Nebennierenrinde (NNR)** gliedert sich in drei Zonen: Die Zona glomerulosa besteht aus Zellballen, die Zona fasciculata aus Zellsträngen und die Zona reticularis aus netzartigen Zellverbänden.
- Die NNR produziert **Steroidhormone**, die an zytosolische Rezeptoren binden.
- **Glucocorticoide** werden vorrangig in der Zona fasciculata gebildet. Ihr wirksamster Vertreter ist **Cortisol**. Nach Rezeptorbindung und Translokation des Hormon-Rezeptor-Komplexes in den Zellkern modifiziert es die Transkription und damit die Proteinsynthese.
- Auf diese Weise beeinflussen Cortisol sowie die therapeutisch verwendeten (partial-)synthetischen Cortisolderivate den Kohlenhydrat-, Fett- und Proteinstoffwechsel. In Notfallsituationen dienen sie der schnellen Bereitstellung von Energieträgern (bevorzugt Glucose) an Gehirn und Herz.
- In höheren Konzentrationen hemmen Glucocorticoide mesenchymale Gewebereaktionen, insbesondere Entzündungs- und Immunprozesse.
- Im Blut wird Cortisol bevorzugt an Transcortin und Albumin gebunden transportiert. Nur 10 % liegen in freier, biologisch aktiver Form vor.
- Cortisol unterliegt einer hypothalamisch-hypophysären Steuerung. Eine Abnahme der Cortisolkonzentration im Blut bewirkt eine vermehrte **CRH-** und **ACTH-Sekretion**.
- Die **Cortisolsekretion** weist tagesrhythmische Schwankungen mit einem Maximum am frühen Morgen auf (zirkadianer Rhythmus).
- Die **Freisetzung** von **CRH** wird durch Stress gesteigert, durch Cortisol gehemmt.
- (Isolierter) **Cortisolmangel** führt zu Hypoglykämie, Muskelschwäche und Gewichtsverlust.
- Charakteristisch für einen **Hypercortisolismus** sind u. a. „Vollmond"-Gesicht, Stammfettsucht, Abnahme der Muskelmasse der Extremitäten, Osteoporose, Hautatrophie, Hyperglykämie, Abwehrschwäche und Infektneigung. Häufigste Ursachen für einen Hypercortisolismus sind Therapien mit Glucocorticoiden sowie NNR-Tumoren (primärer Hypercortisolismus, **Cushing-Syndrom**) bzw. ACTH-produzierende Tumoren der Hypophyse (sekundärer Hypercortisolismus, **M. Cushing**).
- **Mineralocorticoide** werden bevorzugt in der Zona glomerulosa gebildet. Wichtigster Vertreter ist **Aldosteron**. Es bewirkt eine verstärkte Na^+-Resorption im distalen Tubulus und Sammelrohr

der Niere, womit – osmotisch bedingt – eine H_2O-Resorption verbunden ist. Außerdem fördert Aldosteron die H^+-Ausscheidung und (indirekt) die K^+-Sekretion. Es ist damit an der Regulation des Elektrolyt- und Wasserhaushalts, des Blutvolumens und des Blutdrucks wesentlich beteiligt.

- Stimuliert wird die **Aldosteronsekretion** durch Hyperkaliämie sowie das Renin-Angiotensin-Aldosteron-System (RAAS). Da die Abnahme der Nierendurchblutung und die Aktivierung von β_1-Adrenozeptoren sowie ein erniedrigter NaCl-Gehalt im Tubulussystem an der Macula densa die Renin-Ausschüttung fördern, wird auch dadurch die Aldosteronsekretion erhöht.
- Ein **Hyperaldosteronismus** beruht meist auf einer Hyperplasie oder auf einem Aldosteron-produzierenden Adenom der NNR (primärer Hyperaldosteronismus, **Conn-Syndrom**). Hypernatriämie, Hypervolämie, Hypertonie, Hypokaliämie und nicht-respiratorische Alkalose sind die Folge.
- Dem **sekundären Hyperaldosteronismus** liegt am häufigsten eine (reaktive) Aktivitätssteigerung des Renin-Angiotensin-Systems zugrunde.
- **Hypoaldosteronismus** (Aldosteronmangel) führt zu Hyponatriämie, Hypovolämie, Hypotonie, Hyperkaliämie und nicht-respiratorischer Azidose.
- In der **Zona reticularis** werden bei beiden Geschlechtern vor allem **Androgene** (Dehydroepiandrosteron = DHEA, Androstendion) gebildet, die bei Männern im Gegensatz zu dem im Hoden gebildeten Testosteron relativ unbedeutend sind, bei Frauen das Wachstum der Achsel- und Schambehaarung steuern.
- **Androgenüberschuss** beim sog. **adrenogenitalen Syndrom** (AGS) führt bei Frauen zu Virilisierung und Amenorrhö. Bei Knaben kann eine Pseudopubertas praecox, bei Mädchen eine Vermännlichung des äußeren Genitale ausgelöst werden. Bei Männern tritt infolge der Hemmung der Gonadotropinsekretion eine Hodenatrophie auf.
- **Frauen** mit **Androgenmangel** zeigen einen Verlust der sekundären Geschlechtsbehaarung und der Libido.
- Der **M. Addison** beruht auf einem Mangel aller NNR-Hormone wegen primärer NNR-Insuffizienz. Hypocortisolismus und Hypoaldosteronismus sowie bei Frauen Hypoandrogenämie sind die Konsequenz. Wegen der reaktiven Steigerung der ACTH-Sekretion kommt es zur vermehrten Ausschüttung von Melanotropin und hierdurch zur verstärkten Hautpigmentierung.

16.7 Nebennierenmark und Catecholamine

In den chromaffinen Zellen (s. u.) des Nebennierenmarks, die in enger Beziehung zum Sympathikus (▸Kap. 19.7) stehen, werden die Catecholamine **Adrenalin** und **Noradrenalin** sowie **Adrenomedullin** gebildet. Die Catecholamine stellen einerseits wegen ihres Abgabe- und Wirkungsmodus Hormone dar, andererseits gehören sie zu den Neurotransmittern (▸Kap. 4.2.4).

16

16.7.1 Mikroskopische Anatomie des Nebennierenmarks

Das Nebennierenmark ist entwicklungsgeschichtlich aus dem Neuroektoderm hervorgegangen. Die in ihm vorkommenden Markzellen, die einen locker strukturierten, bläschenförmigen Zellkern besitzen, bilden Gruppierungen, die in ein Netz weitlumiger Kapillaren und Venen eingelagert sind. Charakteristisch für diese Zellen ist, dass sie sich mit oxidierenden Chromsalzen (Chromaten) braun anfärben lassen. Sie werden daher als **chromaffine Zellen** bezeichnet. Dabei können zwei Typen von Catecholamin-produzierenden und -speichernden Markzellen unterschieden werden: 1. solche, die Noradrenalin, und 2. solche, die Adrenalin synthetisieren. Beide Zelltypen sind als modifizierte sympathische Nervenzellen aufzufassen, die während der Embryogenese aus der Neuralleiste ausgewandert sind. Sie werden daher auch vom ersten Neuron des Sympathikus, d. h. von präganglionären, cholinergen Fasern, mit Acetylcholin als Neurotransmitter innerviert (▸Kap. 19.7.2).

Neben Noradrenalin und Adrenalin werden auch Neuropeptide (▸Kap. 4.2.4) von den adrenomedullären Zellen produziert.

16.7.2 Bildung und Wirkungen von Adrenalin und Noradrenalin

Biosynthese. In den beiden Zelltypen des Nebennierenmarks werden, wie oben beschrieben, die beiden Catecholamine Noradrenalin (Arterenol) und Adrenalin (Epinephrin) gebildet (○Abb. 16.28). Die Biosynthese erfolgt aus der Aminosäure Tyrosin über die Zwischenstufen Dopa (Dihydroxyphenylalanin) und Dopamin (Dihydroxyphenylethylamin) zu Noradrenalin. In der einen Zellgruppe wird dann Noradrenalin enzymatisch mittels N-Methyltransferase in Adrenalin überführt (vgl. auch ○Abb. 19.115).

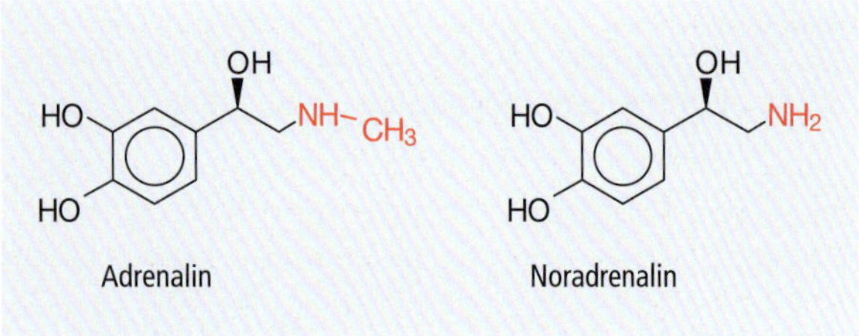

o Abb. 16.28 Chemische Struktur der Nebennierenmarkhormone Adrenalin und Noradrenalin

Das Verhältnis von Adrenalin zu Noradrenalin im abgegebenen Hormongemisch variiert in Abhängigkeit vom Lebensalter und von anderen Faktoren. Beim Erwachsenen beträgt der Adrenalinanteil normalerweise 70–90 %.

Biologische Wirkungen. Die Hauptwirkungen von Adrenalin und Noradrenalin sind in o Abb. 16.29 schematisch dargestellt.

Beide Hormone beeinflussen in erster Linie das Herz-Kreislauf-System. Während jedoch bei **Adrenalin** die **Regulation** der **Blutverteilung** und die **Herzzeitvolumen-Erhöhung** überwiegen, steht bei **Noradrenalin** die **Steigerung** des **peripheren Gefäßwiderstands** im Vordergrund. Daher kommt es unter der Einwirkung von Noradrenalin vor allem zu einer Erhöhung des arteriellen Blutdrucks (▸ Kap. 19.7.5).

Adrenalin hat dagegen den weitaus größeren Einfluss auf die Erweiterung der Bronchien und die Hemmung der Magen-Darm-Motilität. Die Wirkungsunterschiede von Adrenalin und Noradrenalin ergeben sich daraus, dass Adrenalin an α_2- und β_2-Adrenozeptoren, Noradrenalin dagegen an β_1- und β_3-Adrenozeptoren die größere Wirkstärke aufweist. An α_1-Adrenozeptoren ist die Wirkung der beiden Catecholamine dagegen etwa gleich (▸ Kap. 19.7.3).

Von Bedeutung sind auch die **adrenergen Stoffwechselwirkungen**. Während eine allgemeine Steigerung des Energieumsatzes (z. B. bei Kältebelastung) durch beide Catecholamine ausgelöst werden kann, fördert speziell Adrenalin den Glykogenabbau (Glykogenolyse) in der Leber und im Muskel. Die Zunahme der Glykogenolyse, die unter Vermittlung von cAMP durch Aktivierung einer Phosphorylase erfolgt, führt zur Erhöhung der Glucosekonzentration im Blut. Adrenalin wirkt schließlich im Zentralnervensystem stimulierend auf das aufsteigende retikuläre Aktivierungssystem (ARAS, o Abb. 19.32) und fördert damit die Hirnrindenaktivität (Steigerung der Aufmerksamkeit, psychische Erregung). Da Adrenalin die Blut-Hirn-

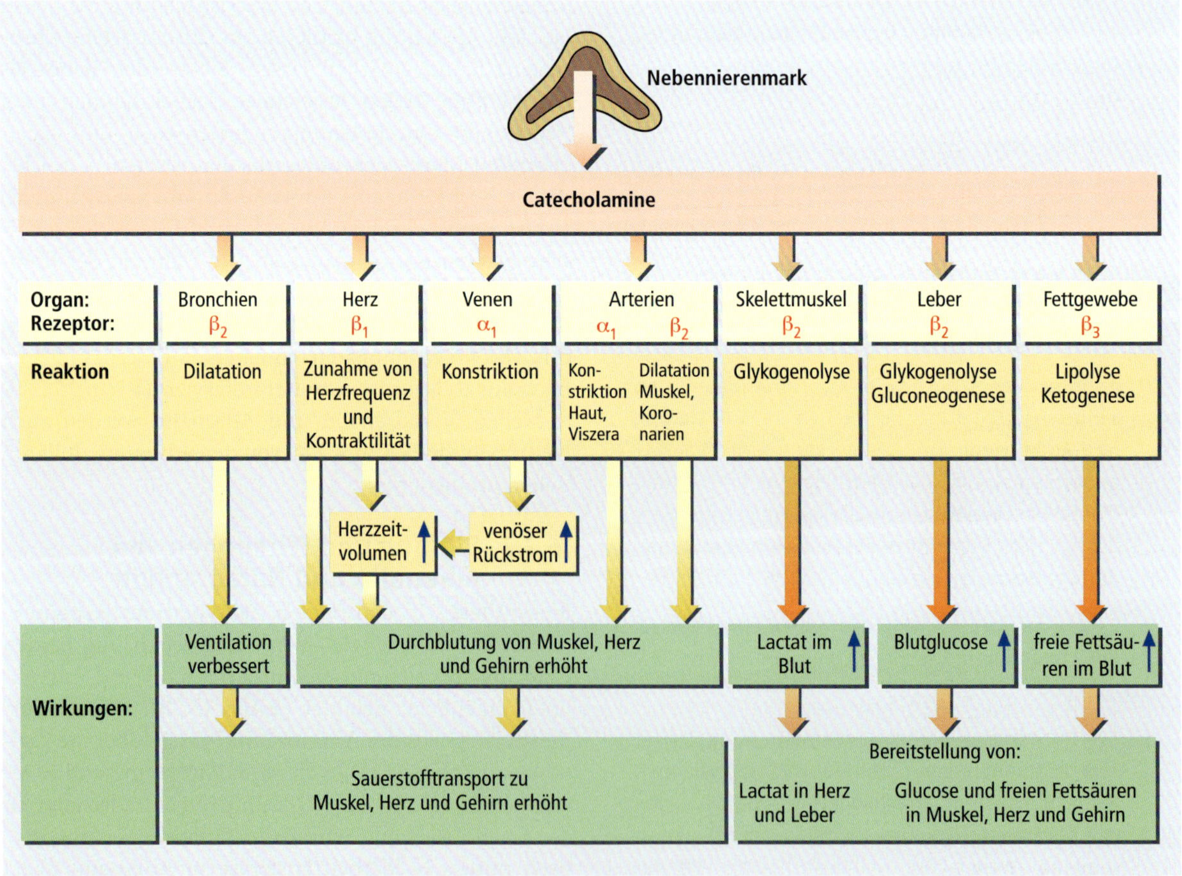

o Abb. 16.29 Wirkungen der Catecholamine Adrenalin und Noradrenalin auf verschiedene Organsysteme. Nach Jänig

Schranke nicht überwinden kann, ist anzunehmen, dass dieser Effekt indirekt (z. B. über afferente Nervenbahnen) ausgelöst wird.

16.7.3 Kontrolle der Hormonabgabe

Die Abgabe der Catecholamine aus dem Nebennierenmark steht unter der Kontrolle der vegetativen Zentren im Hypothalamus und im Hirnstamm. Unter Ruhebedingungen ist die Sekretion gering und steigt erst bei körperlichen und psychischen Belastungen an. Bei einer „ergotropen" Reaktionslage (▸Kap. 19.7.7) werden durch Aktivierung des Sympathikus diejenigen Anpassungsprozesse ausgelöst, die zu erhöhter Leistungsbereitschaft und Leistungsfähigkeit des Organismus führen. Hierbei wirken Adrenalin und Noradrenalin als Informationsvermittler insbesondere für die Kreislaufregulationen. Die Abgabe der beiden Hormone erfolgt differenziert in Anpassung an die jeweilige Belastungssituation: Blutdrucksenkung steigert in erster Linie die Noradrenalinausschüttung, Blutzuckerabfall erhöht vorrangig die Adrenalinabgabe.

Beide Catecholamine haben nur eine kurze Wirkdauer (biologische Halbwertszeit < 1 min), da sie sehr schnell (mittels MAO) oxidativ desaminiert und (mittels COMT) methyliert werden. Der wichtigste mit dem Urin ausgeschiedene Metabolit ist die Vanillinmandelsäure.

16.7.4 Adrenomedullin

Ein weiteres Hormon des Nebennierenmarks ist das aus 52 Aminosäuren bestehende Peptid **Adrenomedullin**. Außer im Nebennierenmark wird es in einer Reihe anderer Zellen, u. a. Endothel-, glatten Muskel- und Mesangiumzellen, gebildet. Direkt durch cAMP-Erhöhung sowie indirekt durch Stimulation der NO-Produktion wirkt es stark vasodilatatorisch (hypotensiv). In der Niere fördert es die Na^+-Ausscheidung (Natriurese).

16.7.5 Störungen der Nebennierenmarkfunktion

Ein **Catecholaminmangel** infolge einer Unterfunktion des Nebennierenmarks ist wegen der Bildung von Noradrenalin an den postganglionären Nervenendigungen des sympathischen Nervensystems äußerst selten. Er kann jedoch bei schwerem und protrahiert verlaufendem Schock (▸Kap. 9.9.9) auftreten.

Klinisch wesentlich bedeutsamer, aber ebenfalls verhältnismäßig selten, sind dagegen Überfunktionszustände des Nebennierenmarks infolge von **Phäochromozytomen**, bei denen es sich größtenteils um histologisch zwar gutartige, in ihren Auswirkungen aber gefährliche Tumoren des chromaffinen Gewebes handelt, die zu etwa 85 % im Nebennierenmark und zu etwa 15 % in den Ganglien des sympathischen Nervensystems entstehen und zu einer vermehrten Ausschüttung von Noradrenalin und Adrenalin führen.

In etwa 50 % der Fälle findet man infolge einer anfallsweisen (paroxysmalen) Catecholaminausschüttung **Hochdruckkrisen** mit symptomfreien Intervallen. Die für den Patienten sehr unangenehme paroxysmale Hypertonie geht mit pulsierenden Kopfschmerzen, Schweißausbrüchen, Angstzuständen, Tachykardie und Übelkeit einher. Bei schweren Anfällen kann es durch die massive Steigerung der Herzfrequenz und den dadurch erhöhten Sauerstoffbedarf zu einer koronaren Herzkrankheit oder sogar zum Herzinfarkt kommen.

Bei der anderen Hälfte der Patienten führt eine erhöhte **Dauerausschüttung** von **Catecholaminen** zu permanenter Hypertonie mit einer sich allmählich entwickelnden Linksherzinsuffizienz und Nierenfunktionsstörung. Unter Umständen kommt es zu zerebralen Komplikationen (Schlaganfall). Bei einem Teil der Patienten sind ferner eine Hyperglykämie mit Glucosurie und andere Stoffwechselentgleisungen (erhöhte Lactat- und Fettsäurenkonzentrationen im Blut) nachweisbar. Die differenzialdiagnostische Unterscheidung von anderen Hochdruckformen gelingt u. a. durch den Nachweis der erhöhten Konzentrationen der Catecholamine (bzw. deren Biotransformationsprodukten) im Plasma und Urin.

Bei **Neuroblastomen**, einer Gruppe von Tumoren mit unterschiedlicher Malignität, die sich insbesondere beim Kleinkind im Nebennierenmark und im Grenzstrang des Sympathikus entwickeln, werden neben Dopamin Adrenalin und Noradrenalin vermehrt produziert.

In Kürze

- Die chromaffinen Zellen des **Nebennierenmarks (NNM)** sind modifizierte postganglionäre Neurone des Sympathikus (▸Kap. 19.7.2).
- Sie bilden die Catecholamine **Adrenalin** und **Noradrenalin** sowie **Adrenomedullin**.
- Die Sekretion der Catecholamine wird bei Belastung Acetylcholin-vermittelt gesteigert.
- Adrenalin und Noradrenalin bewirken über α- und β-Adrenozeptoren (▸Kap. 19.7.3) eine Zunahme des Herzzeitvolumens, der Muskeldurchblutung, des peripheren Gefäßwiderstands, der Glucosekonzentration im Blut sowie eine Bronchienerweiterung.
- Beim **Phäochromozytom** (Tumor des chromaffinen Gewebes) treten Hochdruckkrisen bzw. eine andauernde Hypertonie sowie Hypoglykämien auf.

- **Adrenomedullin** wirkt gefäßerweiternd und fördert die Na^+-Ausscheidung in der Niere.

16.8 Sexualhormone

Die **Sexualhormone** dienen in erster Linie der Fortpflanzung, haben aber auch Einfluss auf zahlreiche Organfunktionen. Von beiden Geschlechtern werden sowohl männliche als auch weibliche Sexualhormone, allerdings in deutlich unterschiedlichen Mengen, gebildet.

16.8.1 Männliche Sexualhormone

Bildung und Wirkung der Androgene. Die männlichen Sexualhormone, die man insgesamt als **Androgene** bezeichnet und zu denen Testosteron, Dihydrotestosteron, Androstendion und Androsteron gehören, sind durch eine Steroidstruktur mit 19 C-Atomen (**C_{19}-Steroide**) charakterisiert. Die Bildung des wichtigsten männlichen Sexualhormons, des **Testosterons** (Abb. 16.30), erfolgt in den Leydig-Zwischenzellen der Hoden (▸Kap. 17.1.1) u.a. über die Zwischenstufen Progesteron und Androstendion (Abb. 16.21). Testosteron wird in Erfolgsorganen (z.B. der Prostata und den Samenblasen, ▸Kap. 17.1.3) in **5α-Dihydrotestosteron** umgewandelt. Letzteres hat eine deutlich höhere Affinität zum zytoplasmatischen Androgenrezeptor als Testosteron. Der Abbau von Testosteron in der Leber erfolgt über Androstendion und Androstandion zu Androsteron, Aetiocholandion und Aetiocholanolon. Im Plasma liegen die Androgene zu etwa 98 % an Proteine (ca. 60 % an Testosteron-Estrogen-bindendes Globulin, etwa 38 % an Albumin) gebunden vor.

Testosteron bewirkt

- während der Fetalperiode die Entwicklung des Nebenhodens, des Ductus deferens und der Samenblase aus den Wolff-Gängen (▸Kap. 16.8.3),
- vor der Geburt den Deszensus der Testes (Hoden) in das Skrotum,
- während der Pubertät das Wachstum des Penis, der Samenblasen und des Larynx. Testosteron fördert ferner in der Pubertät das Muskel- und Knochenwachstum (Abb. 16.31, anabole Wirkung), bewirkt aber nach dem Wachstumsschub auch das Ende des Knochenwachstums durch Schluss der Epiphysenfugen,
- beim Mann (zusammen mit Follikel-stimulierendem Hormon, FSH) die Regulation der Bildung von Samenzellen in den Samenkanälchen des Hodens (Spermatogenese) und deren Reifung im Nebenhoden (Spermiogenese).

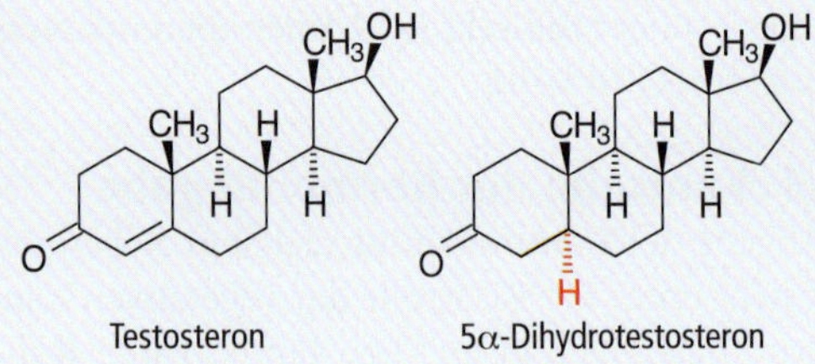

Abb. 16.30 Chemische Struktur der Androgene Testosteron und 5α-Dihydrotestosteron

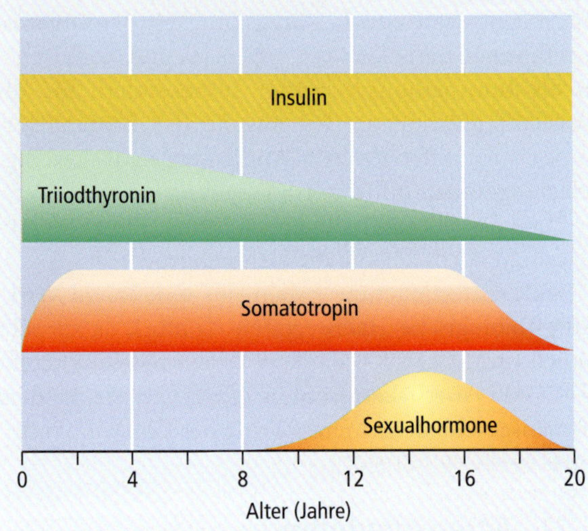

Abb. 16.31 Altersabhängiger Einfluss verschiedener Hormone auf das Längenwachstum

Außerdem erhöht es (bei beiden Geschlechtern) die Libido und stimuliert die Erythropoiese (▸Kap. 6.3.2).

Dihydrotestosteron fördert

- in der Fetalperiode die Entwicklung des Penis, des Skrotums und der Prostata,
- in der Pubertät das Wachstum dieser Organe; es verstärkt ferner die Talgdrüsensekretion und ist für die charakteristische männliche Körperbehaarung verantwortlich,
- beim Mann die Bildung der Prostata- und Samenblasensekrete, die für die Vitalität der Spermien notwendig sind, und führt (bei entsprechender genetischer Disposition) zum sog. androgenetischen Haarverlust.

Die Androgene prägen darüber hinaus durch Rückkopplung in den Hypothalamus und das limbische System das Sexual- und Aggressionsverhalten.

Die Nebennierenrinden-Androgene, die in der Zona reticularis gebildet werden (▸Kap. 16.6.4), sind biologisch von geringer Bedeutung (ca. 5 % der Gesamtproduktion).

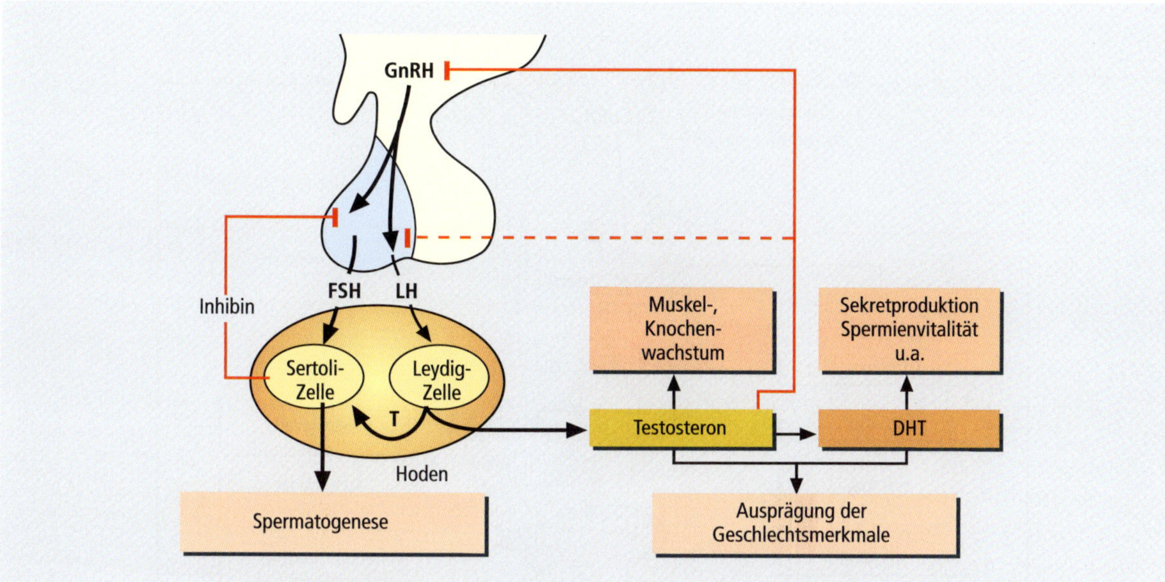

○ **Abb. 16.32** Wirkungen von Testosteron (T) und 5α-Dihydrotestosteron (DHT) sowie Regulation der Hormonsekretion. **LH** Luteinisierungshormon, **FSH** Follikel-stimulierendes Hormon, **GnRH** Gonadotropin-Releasing-Hormon

Regulation der Testosteronabgabe. Die Produktion und Freisetzung von Testosteron wird über einen Regelkreis vom Hypothalamus kontrolliert. Mit Beginn der Pubertät wird in etwa 1- bis 3-stündigen Intervallen – angetrieben von einem neuronalen „Pulsgenerator" – **Gonadotropin-Releasing-Hormon** (GnRH, ▸Kap. 16.2.2) aus dem Hypothalamus abgegeben, wobei die Pulse nachts und in den frühen Morgenstunden gehäuft auftreten. GnRH bewirkt im Hypophysenvorderlappen die Ausschüttung von **Luteinisierungshormon** (LH) und **Follikel-stimulierendem Hormon** (FSH).

LH veranlasst die Leydig-Zwischenzellen, unter Vermittlung von cAMP, zur vermehrten Produktion von Testosteron, das zum Hypophysenvorderlappen und – wesentlich stärker – zum Hypothalamus rückkoppelt und die LH-Sekretion hemmt. Dadurch wird der Regelkreis geschlossen (○Abb. 16.32). FSH stimuliert, ebenfalls cAMP-vermittelt, in den Tubuli contorti des Hodens die Spermatogenese (▸Kap. 17.1.1); gleichzeitig wird in den dortigen Sertoli-Zellen das Polypeptidhormon **Inhibin** gebildet, das selektiv die FSH-Freisetzung hemmt.

Zusatzinformation

Aufgrund ihrer anabolen (muskelaufbauenden) Wirkung wurden Androgene verbreitet als **Doping-Substanzen** missbraucht. Wegen der entscheidend verbesserten Nachweismethoden ist ihre Verwendung in der Doping-Szene stark zurückgegangen.

16.8.2 Weibliche Sexualhormone

Die Bildungsstätten der weiblichen Sexualhormone sind die Ovarien (▸Kap. 17.2.1). Unter dem Einfluss der Gonadotropine werden in den Epithelzellen der Follikel Estrogene (Oestrogene) und im Corpus luteum Gestagene gebildet.

Bildung und Wirkungen der Estrogene. Bei den Estrogenen handelt es sich um **C_{18}-Steroidhormone** (○Abb. 16.33). Das wichtigste in den Follikelepithelien gebildete und von hier an das Blut abgegebene Hormon ist **Estradiol** (Oestradiol). In den Thekazellen des Follikelepithels werden zunächst unter dem Einfluss von LH

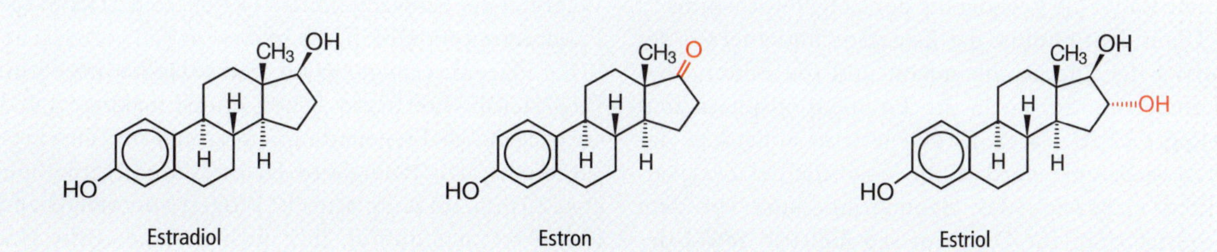

○ **Abb. 16.33** Chemische Struktur der Estrogene (Estradiol, Estron, Estriol)

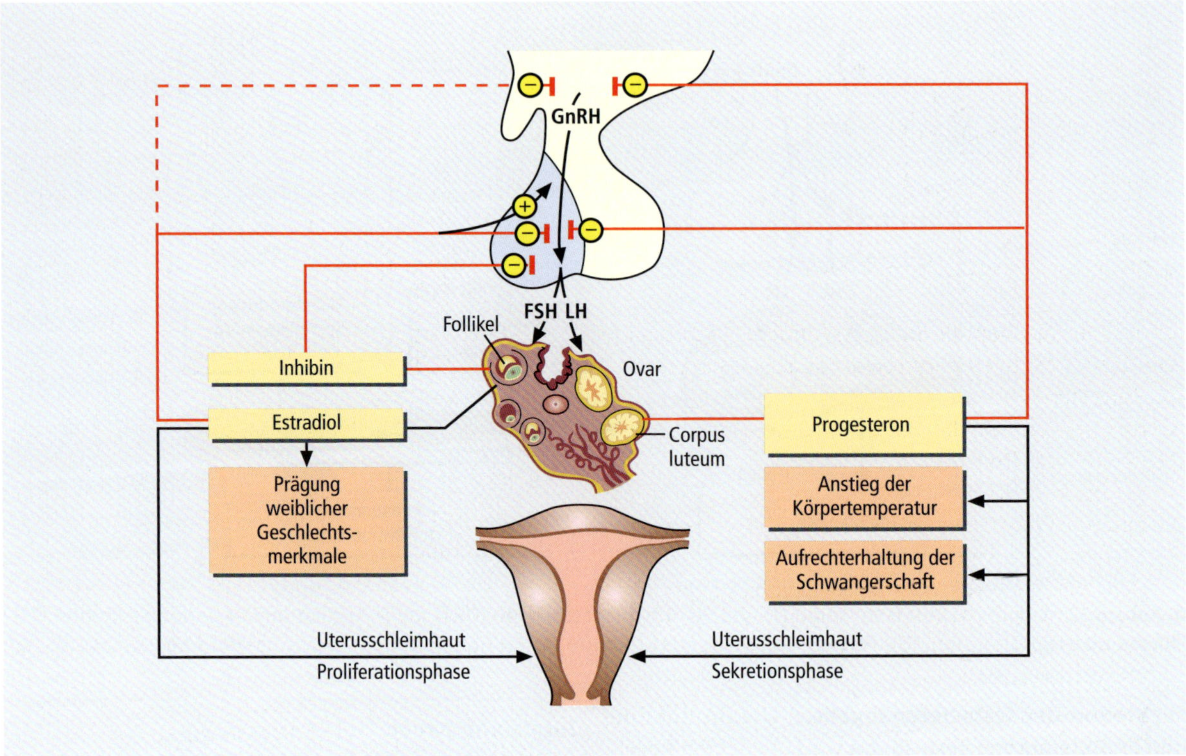

Abb. 16.34 Wirkungen der weiblichen Sexualhormone und Regulation der Hormonabgabe. **GnRH** Gonadotropin-Releasing-Hormon, **FSH** Follikel-stimulierendes Hormon, **LH** Luteinisierungshormon

Androgene gebildet, die in den **Granulosazellen** unter FSH-Wirkung in Estrogene umgewandelt werden (Abb. 16.34). Neben Estradiol werden noch Estron (im Ovar) und Estriol (in der Leber) produziert, deren Wirkung jedoch wesentlich schwächer ist. Im Blutplasma sind mehr als 95 % der Estrogene an Proteine (ca. 65 % an Testosteron-Estrogen-bindendes Globulin, etwa 30 % an Albumin) gebunden.

Estrogene, insbesondere Estradiol, sind vor allem **Wuchsstoffe**, die auf die Geschlechtsorgane einwirken. Sie

- fördern – nach Bindung an intrazelluläre Rezeptoren – das Wachstum der weiblichen Sexualorgane (anaboler Effekt),
- prägen die sekundären weiblichen Geschlechtsmerkmale,
- bewirken in der Pubertät (nach einem Wachstumsschub) einen schnellen Schluss der Epiphysenfugen und damit die Beendigung des Längenwachstums.

Unter dem Einfluss der Estrogene findet ferner der Aufbau der Uterusschleimhaut und die Bildung der Endometriumdrüsen in der Proliferationsphase statt (▸Kap. 17.2.3). Durch Estrogene wird außerdem das Brustwachstum gefördert, die Viskosität des Zervikalsekrets erniedrigt, das Myometrium kurz vor dem Geburtstermin für Oxytocin sensibilisiert sowie der Einbau von Ca^{2+} und HPO_4^{2-} in die Knochenmatrix durch Aktivierung der Osteoblasten gefördert (Abb. 16.13, ▸Kap. 16.4.2) und die Biosynthese von Transportproteinen und Gerinnungsfaktoren in der Leber (Fibrinogen, Faktor VII, VIII, X) gesteigert. Gleichzeitig nehmen die gerinnungshemmenden Proteine C und S (▸Kap. 6.8.3) ab. In höheren Konzentrationen führen Estrogene zur Retention von Na^+ und H_2O in der Niere. Für das Sexualverhalten der Frau scheinen die Estrogene dagegen von untergeordneter Bedeutung zu sein.

Bildung und Wirkungen der Gestagene. Innerhalb der zweiten Gruppe der weiblichen Sexualhormone, der Gestagene, stellt das **Progesteron** den wichtigsten Vertreter dar. Als Pregnanderivat ist es den Nebennierenrindenhormonen chemisch nahe verwandt (Abb. 16.35). In der zweiten Zyklushälfte werden vom **Corpus luteum** täglich 20–25 mg Progesteron gebildet. Während der Schwangerschaft (▸Kap. 16.8.2) kann die Progesteronproduktion, die in diesem Fall vorwiegend in der **Plazenta** erfolgt, bis auf 250 mg täglich ansteigen. Progesteron wird in der Leber schnell inaktiviert und vorwiegend als Pregnandiol-Glucuronid im Harn ausgeschieden. Die biologische Halbwertszeit beträgt nur etwa 10 min. Im Blutplasma ist Progesteron weitgehend (ca. 80 %) an Albumin, aber auch an Transcortin (ca. 18 %, ▸Kap. 16.6.2) gebunden. Nur etwa 2 % sind frei

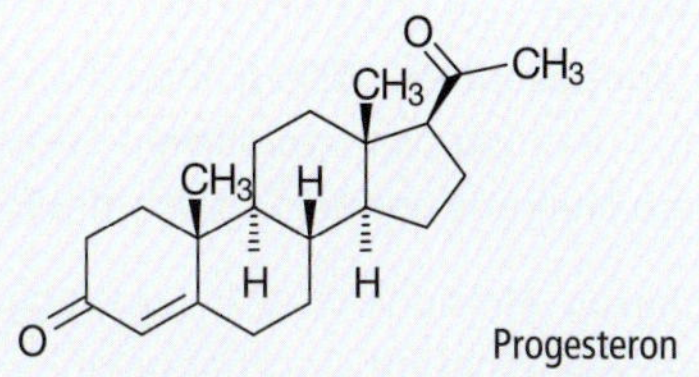

Abb. 16.35 Chemische Struktur von Progesteron

diffusibel. Als lipophile Substanz bindet Progesteron in den Zielzellen an einen zytoplasmatischen Rezeptor.

Progesteron

- ist vor allem für die zyklischen Veränderungen des Uterus von Bedeutung: Zusammen mit den Estrogenen wandelt es in der zweiten Zyklushälfte das Endometrium (Uterusschleimhaut) der Proliferationsphase zu dem der Sekretionsphase um, wobei gleichzeitig Glykogen in die Zellen eingelagert wird,
- verringert außerdem die Ansprechbarkeit der Uterusmuskulatur auf Oxytocin ebenso wie die Schleimbildung in der Cervix uteri,
- bewirkt eine erhebliche Viskositätszunahme des Zervixsekrets,
- fördert in der Brustdrüse die Aussprossung von Drüsenalveolen,
- stimuliert (schwach) die Natriurese und
- steigert die Atmung, die Herzfrequenz, den Grundumsatz und die Körpertemperatur.

Die morgendliche Kerntemperatur ist, wie bereits beschrieben, in der zweiten Zyklushälfte um 0,3–0,5 °C höher als in der ersten Hälfte, wobei der Zeitpunkt der Temperaturerhöhung dem Anstieg des Progesteronspiegels nach der Ovulation entspricht (Methode nach Knaus-Ogino, ▸Kap. 15.2.1).

Hormonelle Steuerung des menstruellen Zyklus. An dem monatlichen Zyklus der geschlechtsreifen Frau, der normalerweise im Alter von 10–14 Jahren beginnt (Menarche) und zwischen dem 48. und 55. Lebensjahr endet (Menopause), sind der Hypothalamus, die Hypophyse, die Ovarien und der Uterus beteiligt. Das aus dem Hypothalamus pulsatil freigesetzte Gonadotropin-Releasing-Hormon (GnRH, Gonadoliberin) bewirkt die intermittierende Ausschüttung der beiden Gonadotropine, des **Follikel-stimulierenden Hormons** (FSH, Follitropin) und des **Luteinisierungshormons** (LH, Lutropin), aus der Adenohypophyse (Abb. 16.34).

Mit dem Untergang des Corpus luteum gegen Ende eines Zyklus steigt FSH an, unter dessen Einfluss eine Kohorte von Follikeln (▸Kap. 17.2.1) heranreift. Diese bilden mit zunehmendem Reifegrad vermehrt Estrogene, insbesondere Estradiol (Abb. 16.36). Der langsam ansteigende Estradiolspiegel im Blut unterdrückt

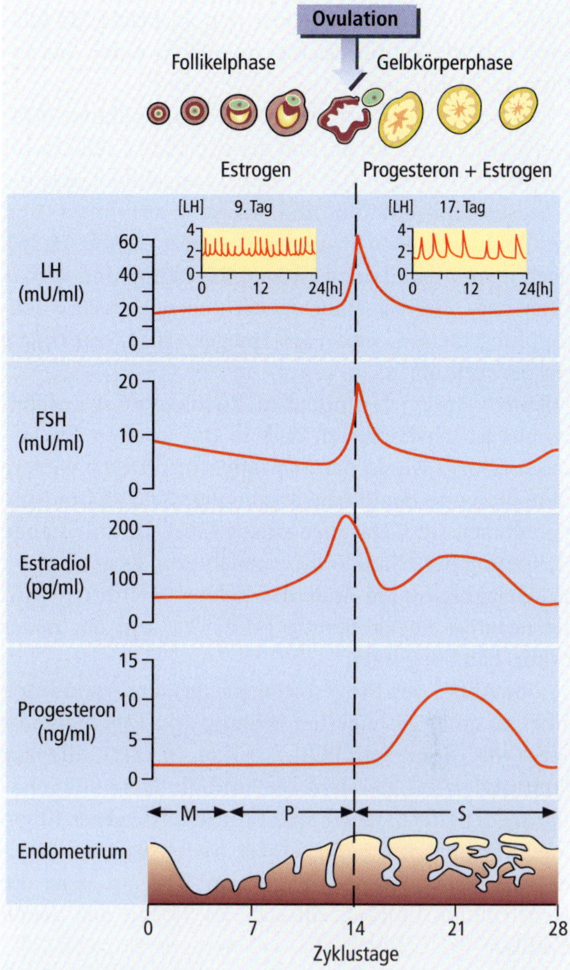

Abb. 16.36 Konzentrationsänderungen der Gonadotropine und der weiblichen Sexualsteroide im Blutplasma sowie die histologischen Veränderungen des Ovars und des Endometriums während des menstruellen Zyklus. Einsatzbilder: Zeitliche Folge und Amplitude der pulsatilen LH-Freisetzung am 9. (**links**) und 17. Zyklustag (**rechts**). **M** Menstruationsphase, **P** Proliferationsphase, **S** Sekretionsphase

zunächst die FSH-Sekretion (negative Rückkopplung). Am 5. bis 7. Tag wird der Follikel mit der größten FSH-Rezeptordichte zur endgültigen Ausreifung selektiert und zum späteren Graaf-Follikel umgebildet (▸Kap. 17.2.1). Der dominierende Follikel produziert zusätzlich das Polypeptidhormon **Inhibin**, das ebenfalls die FSH-Abgabe hemmt, wodurch eine Rückbildung der Begleitfollikel ausgelöst wird. Der dominierende Follikel setzt zudem große Mengen an Estradiol frei, dessen Plasmakonzentration etwa 30 Stunden vor der Zyklusmitte einen Schwellenwert von 150 pg/ml überschreitet. Bei diesem hohen („überschwelligen") Estradiolspiegel tritt nunmehr eine positive Rückkopplung auf, wodurch die LH-, FSH- und GnRH-Ausschüttung schnell einen Gipfel erreicht (Abb. 16.36). Der LH-Gipfel in der Zyklusmitte löst den Eisprung (Ovulation), d. h. die Ruptur des reifen Follikels unter Ausstoßung der Eizelle, aus.

Nach der Ovulation nimmt die Estradiolkonzentration im Blut zunächst ab, und der geplatzte Follikel wird zum Corpus luteum (Gelbkörper) umgebildet, das die Progesteronproduktion und -abgabe aufnimmt und parallel hierzu auch Estrogene freisetzt (Abb. 16.36). Nach dem Wegfall der positiven Rückkopplung sinken unter dem Einfluss einer verstärkten negativen Rückkopplung die LH- und FSH-Spiegel wieder auf basale Plasmawerte ab.

Durch diesen hormonellen Rückkopplungsmechanismus ist gewährleistet, dass in der zweiten Zyklushälfte ebenso wie in der Schwangerschaft eine weitere Ovulation und damit eine nochmalige Konzeption ausgeschlossen sind. Darüber hinaus führt die anhaltende Hemmung der Gonadotropinabgabe zur Degeneration des Gelbkörpers am Ende des Zyklus. Hierdurch wird die negative Rückkopplung gehemmt, und ein neuer Zyklus kann beginnen.

Der Abfall des Progesteronspiegels am Zyklusende führt zu einer gesteigerten Bildung von Prostaglandinen (vor allem von $PGF_{2\alpha}$, ▸Kap. 16.11.2), die zur Kontraktion der Spiralarterien und Blutleere mit Schädigung der Uterusschleimhaut führen. Die geschädigte Schleimhaut wird während der Menstruation ausgestoßen. Definitionsgemäß gilt der Tag, an dem die Menstruationsblutung einsetzt, als 1. Tag des neuen Zyklus.

Von entscheidender Bedeutung für den beschriebenen normalen Ablauf des menstruellen Zyklus und damit für die Fertilität der Frau ist – ähnlich wie beim Mann – die von einem hypothalamischen Pulsgenerator ausgehende pulsatile Freisetzung von Gonadotropin-Releasing-Hormon.

In der ersten Zyklushälfte (bis zur Ovulation), d. h. unter Estrogeneinfluss, beträgt der Abstand zwischen den einzelnen Pulsen ca. 90 Minuten. In der zweiten Zyklushälfte, nunmehr unter vorwiegendem Gestageneinfluss, weisen die Pulse eine niedrigere Frequenz (1 Puls in 3 Stunden), aber eine höhere Amplitude auf (Abb. 16.36). Basierend auf dem (therapeutischen) Einsatz von GnRH bei Frauen, z. B. bei Sterilität, konnte gezeigt werden, dass sowohl die kontinuierliche Zufuhr des Releasing-Hormons als auch die Veränderung der Abstände zwischen den Pulsen eine verminderte Ausschüttung von FSH und LH aus der Hypophyse zur Folge hat. Darüber hinaus ist festzuhalten, dass der menstruelle Zyklus nicht ausschließlich hormonell gesteuert wird, sondern an komplexe zentralnervöse Funktionen gekoppelt ist. Dies kommt darin zum Ausdruck, dass er durch psychische Faktoren beeinflusst werden kann.

Zusatzinformation

Hormonelle Kontrazeptiva. Wegen ihrer hohen Zuverlässigkeit ist die Einnahme von weiblichen Sexualhormonen zur wichtigsten Methode der Geburtenkontrolle geworden.

Bei der **Einphasen-Methode** wird 21 Tage lang eine Estrogen-Gestagen-Kombination eingenommen. 3–4 Tage nach Absetzen des Präparats tritt eine **Abbruchblutung** (Hormonentzugsblutung) ein, die ungefähr einer Menstruation entspricht. Die Einphasenpräparate

- verhindern die Ovulation (Ovulationshemmer),
- hemmen, selbst wenn es doch zur Ovulation gekommen sein sollte, die Einnistung der Eizelle (es unterbleibt die volle sekretorische Umwandlung des Endometriums) und
- hemmen das Penetrationsvermögen der Spermien durch Erhöhung der Viskosität des Zervixschleims.

Unter der sog. **Mikropille** versteht man ein Einphasen-Präparat mit sehr niedrigem Estrogenanteil (< 30 µg).

Bei der **Zweiphasen-Methode** werden in der ersten Zyklusphase nur Estrogene oder Estrogene zusammen mit einem niedrig dosierten Gestagen, in der zweiten Phase die üblichen Estrogen-Gestagen-Kombinationen gegeben. Zweiphasenpräparate wirken vorwiegend als **Ovulationshemmer.** Da die Einwirkung auf den Zervixschleim entfällt, sind sie nicht so zuverlässig wie die Einphasenpräparate.

Bei der **Dreiphasen-Methode** sind die Präparate noch stärker als bei der Zweiphasen-Methode dem weiblichen Zyklus angepasst. Entsprechend dem Hormonspiegelverlauf während eines Zyklus enthalten die Präparate niedrige Estrogendosen mit wöchentlich ansteigenden Gestagendosen.

Unter der sog. **Minipille** versteht man niedrig dosierte reine Gestagenpräparate. Die kontrazeptive Wirkung der „Minipille" beruht vorwiegend auf der Viskositätserhöhung des Zervixschleims; die Ovulation ist nicht gehemmt. Die Versagerrate (Pearl-Index) liegt daher erheblich höher als bei den anderen Methoden.

Mit der **Postkoitalpille** („Pille danach") wird innerhalb von 5 Tagen postkoital einmalig eine hoch dosierte Estrogen-Gestagen-Kombination oder ein reines Gestagen-Präparat verabreicht, um die Implantation des Keims zu verhindern.

Im Gegensatz zu Frauen gelang bei Männern die perorale hormonelle Empfängnisverhütung („Pille für den Mann") bislang nicht.

Hormonelle Steuerung von Schwangerschaft, Geburt und Laktation. Wenn in der Tube die Befruchtung eines Eies stattgefunden hat, gräbt sich die inzwischen entstandene Blastozyste ab dem 7. Tag mithilfe proteolytischer Enzyme in das Endometrium ein und wächst zum Embryo heran. Die Ernährung des Feten erfolgt etwa ab der 10. Woche über die Plazenta (▸Kap. 17.4.4), die gleichzeitig eine hormonelle Steuerfunktion übernimmt.

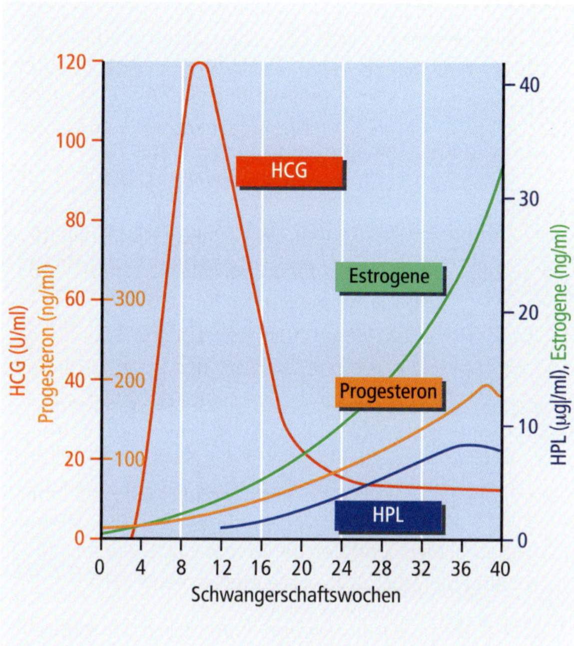

○ Abb. 16.37 Verlauf der mittleren Konzentrationen der Plazentahormone im Blutplasma während der Schwangerschaft (Zeitangabe in Wochen post menstruationem), **HCG** humanes Choriongonadotropin, **HPL** humanes Plazentalactogen

Der Aufrechterhaltung der Schwangerschaft dienen vor allem folgende Hormone:

- humanes Choriongonadotropin (HCG),
- humanes Plazentalactogen (HPL, humanes Chorionsomatotropin, HCS) sowie
- Progesteron und Estrogene.

Daneben wird noch ein Peptidhormon, das **Relaxin**, produziert, welches den Tonus des Myometriums herabsetzt und die Symphyse aufgrund einer gesteigerten Kollagenaseaktivität auflockert.

Die Zellen des Trophoblasten (▸ Kap. 17.4.7) und des sich hieraus entwickelnden Synzytiotrophoblasten produzieren bereits 1 Woche nach der Befruchtung große Mengen an **Choriongonadotropin**, dessen Nachweis im Blut oder Urin der frühen Schwangerschaftsdiagnostik dient. Die Konzentration dieses Proteohormons erreicht in der 10. Schwangerschaftswoche maximale Werte und nimmt dann bis zur 20. Schwangerschaftswoche steil ab (○ Abb. 16.37). HCG stimuliert während der Embryonalentwicklung den Gelbkörper zur Bildung großer Mengen an **Progesteron** und **Estrogenen**. Hierdurch wird ein Abstoßen des Endometriums mit dem eingenisteten Keim verhindert sowie das Uterus- und Brustwachstum gefördert. Mit Beginn der Fetalperiode übernimmt die Plazenta die Progesteron- und Estrogenproduktion (hauptsächlich von Estriol), sodass die Schwangerschaft von der Funktion des Gelbkörpers unabhängig wird. Die zunehmende Estrogenbildung in der Plazenta wird durch fetales Cortisol stimuliert. Gegen Ende der Schwangerschaft ist der Estriolspiegel im Blut der Schwangeren auf etwa das 150-Fache, die Progesteronkonzentration auf ca. das 15-Fache der über einen Zyklus gemittelten Werte nicht schwangerer Frauen angestiegen.

Ein weiteres, von der Plazenta gebildetes Proteohormon ist das **Plazentalactogen** (HPL), das in seiner Struktur und Funktion dem Wachstumshormon und Prolactin sehr ähnlich ist. Es fördert das Wachstum des Feten und die Entwicklung der Brustdrüse.

Die Mechanismen für die **Auslösung** des **Geburtsvorgangs** sind noch nicht in allen Einzelheiten aufgeklärt. Sicher ist, dass CRH der eigentliche „Taktgeber" für die Wehenauslösung ist (▸ Kap. 16.2.4), wobei das Zusammenspiel verschiedener Faktoren den Geburtsbeginn letztendlich festlegt.

Die **Laktation** (Milchproduktion und -sekretion der Brustdrüse) wird ebenfalls hormonell gesteuert. Während der Schwangerschaft bilden sich unter dem Einfluss erhöhter Estrogen- und Gestagenspiegel sowie unter Mitwirkung von humanem Plazentalactogen, Prolactin u. a. die distalen Alveolen und Lobuli der Brustdrüse aus. Die nach der Geburt einsetzende Milchproduktion wird durch Prolactin stimuliert (▸ Kap. 16.2.4). Die Milchfreisetzung schließlich erfolgt, ausgelöst durch den Saugreiz, unter Vermittlung von Oxytocin (▸ Kap. 16.2.3).

16

16.8.3 Hormonelle Regulation der Geschlechtsdifferenzierung

Obwohl das Geschlecht mit der Befruchtung bereits genotypisch festgelegt ist (XX bzw. XY, ▸ Kap. 1.1.6), entwickelt sich zunächst im Embryonalstadium bei beiden Geschlechtern eine indifferente Keimdrüsenanlage. Gleichzeitig angelegt sind auch die paarigen **Wolff-Gänge**, aus denen später das innere männliche Genitale entsteht, und die **Müller-Gänge**, aus denen sich das innere weibliche Genitale entwickelt. Die männliche Differenzierung erfolgt aufgrund der Produktion von zwei Hormonen in den embryonalen Hoden: **Testosteron** aus den Leydig-Zellen und **Anti-Müller-Hormon** (AMH), ein Glykoprotein aus den Sertoli-Zellen. Testosteron stimuliert die Differenzierung der Wolff-Gänge, AMH bewirkt dagegen die Rückbildung der Müller-Gänge. In Abwesenheit von Testosteron und AMH entwickeln sich in weiblichen Embryonen die Müller-Gänge spontan weiter, die Wolff-Gänge bilden sich dagegen zurück.

Die Entwicklung des äußeren Genitale und der sekundären Geschlechtsmerkmale wird ausschließlich durch die Androgene bzw. Estrogene und Gestagene gesteuert (s. o.).

In Kürze

- **Sexualhormone** dienen dem Wachstum, der Reifung sowie der Fortpflanzung, haben aber auch Einfluss auf zahlreiche andere Organfunktionen.
- **Testosteron**, das wichtigste der männlichen Sexualsteroide (Androgene), wird LH-vermittelt in den Leydig-Zellen des Hodens produziert.
- In einigen Erfolgsorganen wird es in **5-Dihydrotestosteron (DHT)** umgewandelt.
- Im Blut werden die Androgene zu etwa 98 % an Proteine gebunden transportiert.
- Testosteron und DHT wirken über den gleichen **Androgenrezeptor** im Zytoplasma. Durch Aktivierung androgenabhängiger Gene entstehen nach Transkription und Translation Proteine, welche die Androgenwirkung vermitteln.
- Während der **Fetalperiode** bewirkt Testosteron die Entwicklung der ableitenden Samenwege und Geschlechtsdrüsen sowie den Deszensus der Testes, danach bis zum Ende der Pubertät das Wachstum der primären und sekundären Geschlechtsmerkmale. Beim Mann steuert es die Spermato- und Spermiogenese (▸ Kap. 17.1.1).
- **DHT** fördert in der **Fetalperiode** die Penis- und Skrotumentwicklung, in der **Pubertät** deren Wachstum und beim Mann die Sekretionsleistung von Prostata und Samenblasen.
- Zu den **extragenitalen Wirkungen** der Androgene zählen: Muskel-, Knochen-, Kehlkopf- und Talgdrüsenwachstum. Testosteron stimuliert außerdem die Erythropoiese und die Libido.
- Die **Regulation** der **Testosteronabgabe** erfolgt über die Hypothalamus-Hypophysen-Hoden-Achse. Testosteron hemmt durch negative Rückkopplung die zentralen Steuerorgane.
- **FSH** stimuliert die Spermatogenese. Seine Freisetzung wird durch das in den Sertoli-Zellen gebildete Polypeptid-Hormon **Inhibin** gehemmt.
- Die **weiblichen Sexualhormone** (Sexualsteroide) werden in den Ovarien gebildet. Von den Follikelepithelzellen werden Estrogene, vom Gelbkörper zusätzlich Gestagene sezerniert.
- **Estrogene** (v. a. Estradiol) sind vorrangig **Wuchsstoffe**, die auf die weiblichen Geschlechtsorgane einwirken. Sie fördern als Transkriptionsfaktoren nach Bindung an intrazelluläre Rezeptoren das Wachstum der weiblichen Sexualorgane und prägen in der Pubertät die sekundären weiblichen Geschlechtsmerkmale, insbesondere das Brustwachstum.
- Im Blutplasma sind mehr als 95 % der Estrogene an Transportproteine gebunden.
- Zu den **extragenitalen Wirkungen** der **Estrogene** zählen: Mineralisierung und Wachstum der Knochen, feminine Fettverteilung, Wachstum der Milchdrüsengänge sowie Stimulation der HDL- und Gerinnungsfaktoren-Synthese.
- Die **Estrogensekretion** wird durch FSH stimuliert.
- **Gestagene** (v. a. Progesteron) haben neben Wirkungen auf die Genitalorgane (s. u.) ebenfalls extragenitale Funktionen: Steigerung des Energieumsatzes und der Thermogenese sowie Ausbildung der Milchdrüsenalveolen.
- Die **Progesteronsekretion** wird durch LH stimuliert.
- Im Blutplasma ist Progesteron zu etwa 98 % an Transportproteine gebunden. In den Zielzellen bindet es an einen zytoplasmatischen Rezeptor.
- Progesteron stimuliert die Sekretion der Uterusdrüsen und bereitet somit die Schleimhaut auf die Nidation einer befruchteten Eizelle und den Uterus auf die Schwangerschaft vor.
- Der **ovarielle Zyklus** wird durch komplexe hormonelle Wechselwirkungen zwischen Hyothalamus (GnRH), Hypophyse (FSH, LH) und Ovarien (Estrogene, Gestagene) gesteuert.
- Zu Beginn der ersten Zyklushälfte **(Follikelphase)** stimuliert die **pulsatile Freisetzung** von **GnRH** die ebenfalls pulsatile Sekretion von LH und FSH. Letzteres fördert die Reifung einiger Follikel, steigert die Estradiol- und Inhibinbildung und unterdrückt dadurch die weitere FSH-Abgabe so weit, dass nur noch der Follikel mit der höchsten FSH-Rezeptordichte weiter reifen kann (▸ Kap. 17.2.1).
- Der dominante Follikel setzt so große Estradiol-Mengen frei, dass zur Zyklusmitte die negative in eine **positive Rückkopplung** umschlägt, wodurch die FSH- und LH-Sekretion ein ausgeprägtes Maximum erreichen.
- Der LH-Gipfel in der Zyklusmitte löst den Eisprung (Ovulation) aus.
- Nach der Ovulation wird der geplatzte Follikel zum **Gelbkörper (Corpus luteum)**, der Progesteron und Estrogene produziert, wodurch aufgrund einer

verstärkten negativen Rückkopplung die LH- und FSH-Konzentration wieder abfallen. Bei ausbleibender Befruchtung degeneriert der Gelbkörper und die Hormonproduktion erreicht wieder basale Werte.

- Estrogene und Progesteron sind zwischen Menarche und Menopause für die zyklischen Veränderungen der Uterusschleimhaut, d.h. für den **menstruellen Zyklus** verantwortlich: In der **Proliferationsphase** werden unter Estrogeneinfluss die Uterusschleimhaut aufgebaut und die Proliferation der Endometriumdrüsen gefördert. Progesteron stimuliert in der 2. Zyklushälfte zusammen mit Estrogenen die Sekretion der Drüsen in der Uterusschleimhaut (**Sekretionsphase**). Der gesamte Zyklus dauert im Mittel 28 Tage.
- Der Abfall der Progesteronsekretion am Zyklusende führt zur **Menstruationsblutung**, deren Einsetzen den Beginn eines neuen Zyklus markiert.
- Der **Aufrechterhaltung** der **Schwangerschaft** dienen folgende **Plazentahormone**: Choriongonadotropin (HCG), Plazentalactogen (HPL), Corticotropin-Releasing-Hormon (CRH), Progesteron und Estrogene (v. a. Estriol).
- Der **Geburtsvorgang** wird durch Zusammenspiel komplexer Prozesse ausgelöst. CRH gilt als Taktgeber des Geburtsbeginns (▸Kap. 16.2.2).
- In Anwesenheit des Y-Chromosoms sowie von embryonalem Testosteron und Anti-Müller-Hormon entwickeln sich männliche Embryonen, bei Abwesenheit des Y-Chromosoms und der beiden Hormone dagegen weibliche Embryonen.

16.9 Hormone des Fettgewebes (Adipokine)

Einerseits besitzen Fettzellen Rezeptoren für eine Reihe von Hormonen (z. B. Insulin, Catecholamine, T_3, Glucocorticoide, Wachstumshormon), andererseits sind sie aber auch Bildungsort einiger Hormone.

Leptin. Das von Fettzellen gebildete Proteohormon Leptin ist ein Signalmolekül von „vollen" Energiespeichern zur (α-MSH-vermittelten) **Hemmung** der **Nahrungszufuhr** und zur **Steigerung** des **Energieumsatzes**. Es ist dementsprechend an der Langzeitregulation der Nahrungsaufnahme und des Körpergewichts beteiligt. Erhöhte Leptinkonzentrationen im Blutplasma wirken im Hypothalamus weiterhin (über die Hemmung von Neuropeptid-Y-Neuronen des Nucl. arcuatus) appetithemmend (▸Kap. 11.8).

Weitere Wirkungen von Leptin sind u. a. die Hemmung der Insulinsekretion im Pankreas, der Na^+-Resorption im Tubulussystem der Niere und die Förderung des Knochenaufbaus.

Adiponektin. Je größer die Körpermasse, desto niedriger ist die Plasmakonzentration dieses Hormons. Im Gegensatz zu Leptin steigert es die Insulinwirkung im Skelettmuskel und in der Leber, wodurch die Glucosekonzentration im Blut erniedrigt wird. Adiponektin soll außerdem die Funktion von Endothelzellen modulieren, in dem es die Expression von Adhäsionsmolekülen (▸Kap. 7.2.1) vermindert und damit gefäßprotektive Wirkungen entfaltet. Erniedrigte Blutkonzentrationen dieses Hormons findet man bei Insulinresistenz bzw. Typ-2-Diabetes.

In Kürze

- Das von Fettzellen gebildete Proteohormon **Leptin** hemmt mittelbar die Nahrungsaufnahme und fördert den Energieumsatz.
- **Adiponektin** steigert die Insulinempfindlichkeit im Skelettmuskel und in der Leber, wodurch die Blutzuckerkonzentration erniedrigt wird.

16.10 Weitere Hormonsysteme

Melatonin. Das von den Pinealozyten der Epiphyse (Zirbeldrüse) produzierte Hormon Melatonin ist ein biogenes Amin (Tryptophanderivat), dessen Ausschüttung einem Tag-Nacht-Rhythmus folgt: Belichtung bewirkt eine Hyperpolarisation der Photorezeptoren in der Netzhaut (▸Kap. 19.4.9). Hierdurch werden – unter Einschaltung des Nucl. suprachiasmaticus (▸Kap. 19.8.2) – in einem weiteren Schritt sympathische Fasern aus dem oberen Halsganglion gehemmt und dadurch die Freisetzung von Noradrenalin und nachfolgend auch die von Melatonin reduziert. Bei Dunkelheit wird die Noradrenalinfreisetzung gesteigert und damit vermehrt Melatonin synthetisiert bzw. sezerniert. Über membranständige Melatonin-(ML-)Rezeptoren und G-Protein-/Adenylylcyclase-gekoppelte Transduktionsprozesse wirkt Melatonin schlaffördernd. Melatonin ist dementsprechend an der Regulation des Schlaf-Wach-Rhythmus beteiligt. Andere biologische Wirkungen sind teilweise noch unklar. Diskutiert wird derzeit noch eine Beeinflussung der Biosynthese von Sexualhormonen und damit der sexuellen Entwicklung.

16

Atriopeptine. Wie bereits in ▸Kap. 9.8.3 beschrieben, führt eine mechanische Dehnung im Vorhofbereich des Herzens zur Freisetzung von atrialen natriuretischen Peptiden (Faktoren). Zu diesen Polypeptiden zählen das **atriale natriuretische Peptid** (ANP) selbst sowie die primär in anderen Organen entdeckten Hormone **Brain-Natriuretic Peptide** (BNP) und das **C-Typ-natriuretische-Peptid** (CNP). Sie

- hemmen die Na^+-Resorption im Sammelrohr der Niere,
- wirken peripher vasodilatatorisch,
- steigern die glomeruläre Filtrationsrate durch Konstriktion des Vas efferens,
- verringern die Aldosteron- und Vasopressin-Sekretion und
- drosseln die Barorezeptor-Aktivität.

Systemisch wirken die Atriopeptine demnach blutdruck- und blutvolumensenkend.

Erythropoietin ▸Kap. 6.3.2, **gastrointestinale Hormone** ▸Kap. 12. Die Wirkung von **Thymosin**, einem Peptidhormon aus dem Thymus, ist noch nicht völlig aufgeklärt.

In Kürze

- **Melatonin** der Epiphyse ist an der Regulation des Schlaf-Wach-Rhythmus beteiligt. Seine Freisetzung wird durch Lichtreize unterdrückt.
- Die **atrialen natriuretischen Peptide** senken das Blutvolumen und den arteriellen Blutdruck.

16.11 Gewebehormone (Autakoide)

Als Gewebehormone bezeichnet man Substanzen, die an bestimmten Geweben spezifische Wirkungen hervorrufen, jedoch nicht in endokrinen Organen, sondern in spezialisierten Zellen bzw. Zellverbänden gebildet werden („extraglanduläre Hormone").

Nach ihrer Freisetzung wirken sie unmittelbar auf benachbarte Zellen ein (parakrine Wirkung). Systemische Wirkungen spielen wegen ihrer schnellen Inaktivierung nur eine untergeordnete Rolle.

Zu den Gewebehormonen zählen

- die biogenen Amine Histamin und Serotonin,
- Eicosanoide (Icosanoide, Stoffe der Arachidonsäurekaskade),
- der plättchenaktivierende Faktor (PAF),
- Kinine (Bradykinin, Kallidin) und
- Adenosin.

Vorkommen, Rezeptoren, intrazelluläre Signaltransduktionswege und Hauptwirkungen dieser Gewebehormone sind in ◘Tab. 16.17 aufgelistet.

16.11.1 Biogene Amine

Histamin. Dieses Gewebehormon, das im menschlichen Organismus in allen Geweben vorkommt, entsteht durch Decarboxylierung der Aminosäure Histidin. Die höchsten Histaminkonzentrationen findet man in Lunge, Haut und Magen-Darm-Trakt. Histamin wird in den Mastzellen und basophilen Granulozyten in biologisch inaktiver Form, an Heparin und ein basisches Protein gebunden, gespeichert. Seine Freisetzung aus dieser Speicherform erfolgt bei Überempfindlichkeitsreaktionen (▸Kap. 7.6), bei Zerstörung von Zellen, bei Entzündungsreaktionen (▸Kap. 5.6.1), durch Morphin und einen Bestandteil des Wespengifts.

Histamin greift an vier verschiedenen G-Protein-gekoppelten Rezeptoren an, die als H_1-, H_2-, H_3- und H_4-Rezeptoren bezeichnet werden. Die über H_1- und H_2-Rezeptoren vermittelten Hauptwirkungen sind in ◘Tab. 16.17 aufgelistet. Bei den H_3-Rezeptoren handelt es sich um präsynaptische Histamin-Rezeptoren. Ihre Erregung hemmt die Histaminfreisetzung. H_4-Rezeptoren sind auf Zellen des hämatopoietischen Systems lokalisiert.

Serotonin. Dieses biogene Amin ist – wie Melatonin (s. o.) – ein Derivat der essenziellen Aminosäure Tryptophan. Serotonin (5-Hydroxytryptamin, 5-HT) wird in relativ hoher Konzentration im Zentralnervensystem (z. B. Hypothalamus, Raphe-Kernen) und im Magen-Darm-Trakt gefunden, wo es als Neurotransmitter wirkt. Serotonin wird weiterhin in großen Mengen in den enterochromaffinen Zellen gespeichert und bei Erregung durch Exozytose freigesetzt.

Serotonin aktiviert eine Vielzahl unterschiedlicher Rezeptoren. Diese werden in $5\text{-}HT_1$- bis $5\text{-}HT_7$-Rezeptoren unterteilt, von denen nochmals Subtypen existieren. Wichtige Serotonineffekte sowie die daran beteiligten Rezeptortypen sind in ◘Tab. 16.17 zusammengefasst.

Eine vermehrte Serotoninfreisetzung findet man bei Tumoren der enterochromaffinen Zellen, den sog. Karzinoiden, die vorwiegend in der Wand des Magen-Darm-Trakts lokalisiert sind. Das klinische Erscheinungsbild der gesteigerten Serotoninfreisetzung wird als **Karzinoidsyndrom** bezeichnet. Dieses ist u. a. durch Diarrhöen mit Koliken (▸Kap. 12.13.6), Bronchokonstriktion, plötzliche Blutdrucksteigerungen und eine anfallsweise auftretende Rötung des Gesichts, des Halses und Oberkörpers (Flush) gekennzeichnet. Die pathophysiologische Rolle von Serotonin bei der Migräne wird in ▸Kap. 19.4.4 beschrieben.

16.11.2 Eicosanoide

Die vielfältigen physiologischen Funktionen und die pathophysiologische Bedeutung der Prostaglandine und Leukotriene sowie von Thromboxan A_2 und Pros-

Tab. 16.17 Vorkommen, Rezeptortypen, intrazelluläre Transduktionswege, In-vivo-Hauptwirkungen und pathophysiologisches Wirkungsspektrum von Gewebehormonen. + Förderung/Aktivierung, – Hemmung

Autakoid	Vorkommen	Rezeptor-typ	Second messenger	In-vivo-Wirkungen (Auswahl)	Pathophysiologie (Auswahl)
Biogene Amine					
Histamin	Mastzellen, basophile Granulozyten, ECL (▶ Kap. 12.3.5), Hypothalamus	H_1	IP_3/DAG	+ Leukozytenmigration und -adhäsion, + Kontraktion der Darm- und Bronchialmuskulatur, + Konstriktion größerer Gefäße, + Dilatation von Widerstandsgefäßen (NO-vermittelt), + Gefäßpermeabilität, + Auslösung von Juckreiz, + Steigerung des Wachzustands, Weckreaktion	Entzündungsmediator, Schmerzstoff, Mediator der Typ-I-Allergie, Auslösung von Erbrechen, Bronchospasmus; Mastozytom (Tumor der Mastzellen), Mastozytose; Ödeme
		H_2	cAMP ↑	+ Magensaftsekretion, + Herzkraft und Herzfrequenz, + Dilatation der Lungengefäße	Beteiligung an der Entstehung peptischer Ulzera
	Präsynaptische Nervenendigungen	H_3	cAMP ↓	+ Wachzustand – Noradrenalinfreisetzung (ZNS, Herz)	–
	Granulozyten, Mastzellen	H_4	cAMP ↓	+ Chemotaxis, + Leukozytenadhäsion	–
Serotonin (5-Hydroxytryptamin)	Enterochromaffine Zellen des Darms, ZNS, Thrombozyten	5-HT_1	cAMP ↓	+ Endothel-vermittelte Vasodilatation in Haut und Skelettmuskel (Blutdrucksenkung), + Konstriktion der Koronararterien und Meningialgefäße, + Schlafauslösung, – Noradrenalinfreisetzung	Migräne, Karzinoid
		5-HT_2	IP_3/DAG	+ Kontraktion der Darm- und Bronchialmuskulatur, + Thrombozytenaggregation, + Endothel-vermittelte Vasodilatation (NO), + Konstriktion großer Gefäße, + neuronale Erregung	Bronchospasmen
	ZNS, Darmnervensystem, Schmerzfasern	5-HT_3	Kationenkanal (Na^+, K^+)	+ Übelkeit, Erbrechen, + Schmerzstoff, + Verhaltenssteuerung (Stimmungsaufhellung)	Depressionen (bei Serotonin-Mangel)
	ZNS, Herz, Magen-Darm-Trakt	5-HT_4	cAMP ↑	+ Magen-Darm-Motilität, + Herzzeitvolumen, + Dopaminfreisetzung (ZNS)	Karzinoid (Darmkoliken, Diarrhö), Verdickung der Herzklappen

16

Tab. 16.17 Vorkommen, Rezeptortypen, intrazelluläre Transduktionswege, In-vivo-Hauptwirkungen und pathophysiologisches Wirkungsspektrum von Gewebehormonen. + Förderung/Aktivierung, – Hemmung (Fortsetzung)

Autakoid	Vorkommen	Rezeptortyp	Second messenger	In-vivo-Wirkungen (Auswahl)	Pathophysiologie (Auswahl)
Eicosanoide (Arachidonsäuremetabolite)					
Cyclooxygenaseprodukte					
PGE_1	Ubiquitär	EP_1	IP_3/DAG	+ Kontraktion der Darm- und Bronchialmuskulatur	Diarrhö, Darmkoliken Bronchospasmus Fieberauslösung (▶ Kap. 15.2.6), Sensibilisierung von Nozizeptoren (▶ Kap. 19.4.4)
		EP_2	cAMP ↑	+ Relaxation der Bronchial- und Darmmuskulatur, + Dilatation kleiner Gefäße, + Nierendurchblutung, + Reninfreisetzung	
PGE_2	Ubiquitär	EP_3	cAMP ↓	+ Uteruskontraktion (Schwangerschaft), + Knochenumbau, – Magensaftsekretion, Nozizeption	Abort
		EP_4	cAMP ↑	+ Schleim- und HCO_3^--Produktion im Magen, + Nozizeption	Offener Ductus Botalli (▶ Kap. 8.5.4), offenes Foramen ovale (▶ Kap. 9.1.2)
$PGF_{2\alpha}$	Ubiquitär	FP	IP_3/DAG	+ Uteruskontraktionen (Schwangerschaft), + Kontraktionen der Darm- und Bronchialmuskulatur, – Augeninnendruck	–
PGD_2	Ubiquitär	DP	cAMP ↑	+ Bronchokonstriktion, + Vasodilatation, + Relaxation der Darm- und Uterusmuskulatur, – Thrombozytenaggregation	–
PGI_2 (Prostacyclin)	Endothelzellen	IP	cAMP ↑	+ Vasodilatation, + Nierendurchblutung, + Reninfreisetzung + Nozizeption, – Thrombozytenaggregation, – Bronchokonstriktion	–
Thromboxan A_2 (TXA_2)	Thrombozyten	TP	IP_3/DAG	+ Thrombozytenaggregation, + Vasokonstriktion, + Bronchokonstriktion	–

Tab. 16.17 Vorkommen, Rezeptortypen, intrazelluläre Transduktionswege, In-vivo-Hauptwirkungen und pathophysiologisches Wirkungsspektrum von Gewebehormonen. + Förderung/Aktivierung, – Hemmung (Fortsetzung)

Autakoid	Vorkommen	Rezeptortyp	Second messenger	In-vivo-Wirkungen (Auswahl)	Pathophysiologie (Auswahl)
Lipoxygenaseprodukte					
LTB_4	Granulozyten, Makrophagen	BLT	IP_3/DAG	+ Chemotaxis, + Expression von Adhäsionsmolekülen, + Wundheilung, + Sensibilisierung von Nozizeptoren, + Konstriktion der Bronchial- und Gefäßmuskulatur (z. B. Koronargefäße), + bronchiale Schleimproduktion, + Permeabilität von Venolen, + Kontraktion der Darmmuskulatur	Freisetzung reaktiver O_2-Spezies u. lysosomaler Enzyme, chronisch-entzündliche Darmerkrankungen (▸ Kap. 12.13.3)
LTC_4, LTD_4 und LTE_4		Cysteinyl-LT			Asthma bronchiale (▸ Kap. 10.11.2), Typ-I-Allergie (▸ Kap. 7.6.1)
Plättchenaktivierender Faktor					
PAF	Granulozyten, Makrophagen, Thrombozyten	PTAF-R	IP_3/DAG	+ Thrombozytenaggregation, + Chemotaxis von Neutrophilen, + Bronchokonstriktion, + Gefäßpermeabilität	Thrombose, Asthma bronchiale
Kinine					
Bradykinin, Kallidin	Ubiquitär	B_1 u. B_2	IP_3/DAG	+ Gefäßdilatation, + Permeabilität in Venolen, + Bronchokonstriktion, + Herzzeitvolumen, + Kardioprotektion	Schmerzauslösung, Entzündungsmediatoren, Reizhusten, Ödeme, Schock bei akuter Pankreatitis (▸ Kap. 12.16)
Purine					
Adenosin	Ubiquitär	A_1	cAMP ↓(G_i),* IP_3/DAG (G_o)	– glomeruläre Filtrationsrate, – Herzfrequenz, + Zellproliferation, Entzündung	
		A_{2a}	cAMP ↑ (G_s)	– Thrombozytenaggregation, – Funktion von NK-, CD4- und CD8-Zellen, + Vasodilatation (Herzmuskel, Skelettmuskel) + Funktion von Treg-Zellen	
		A_{2b}	cAMP ↑ (G_s), IP_3/DAG (G_q)	+ Muskelrelaxation (Gefäße, Darm), + Schmerzhemmung, + Angiogenese, + Immunsuppression	
		A_3	cAMP ↓ (G_i), IP_3/DAG (G_q)	+ Mastzelldegranulation, + Angiogenese	Typ-1-Allergie

*Für die Reaktion verantwortliches G-Protein

16

tacyclin sind in den jeweiligen Organabschnitten beschrieben (s. auch ◘ Tab. 16.17). Anders als Histamin und Serotonin werden Eicosanoide (syn. Eikosanoide) nicht vesikulär gespeichert, vielmehr entstehen sie erst nach verschiedenen Reizen aus Arachidonsäure.

16.11.3 Plättchenaktivierender Faktor

Der plättchenaktivierende Faktor (PAF) ist ein biologisch hochaktives Phosphoglycerol aus der Membran aktivierter Granulozyten, Makrophagen und Thrombozyten. Er bewirkt eine enge funktionelle Kopplung zwischen der Hämostase (▸ Kap. 6.8.2) und phagozytierenden Abwehrzellen. Er wirkt ferner als potenter Entzündungsmediator (◘ Tab. 16.17).

16.11.4 Kinine

Die Kinine sind stark wirksame Oligopeptide, die im Blutplasma aus Kininogen durch Proteasen, den sog. **Kallikreinen**, abgespalten werden. Letztere entstehen aus inaktiven Vorstufen, den **Präkallikreinen**, die durch Trypsin (im Pankreas) oder Faktor XII (im Blut, ▸ Kap. 6.8.3) aktiviert werden.

Kinine besitzen vermutlich keine physiologische Bedeutung. Sie sind jedoch an einer Reihe von pathophysiologischen Vorgängen beteiligt, die in ◘ Tab. 16.17 beschrieben werden.

16.11.5 Adenosin

Das Purinnucleosid Adenosin (Ribofuranosyladenin) ist nicht nur ein Baustein der Nucleotide ATP, ADP und AMP, sondern auch Neurotransmitter (▸ Kap. 4.2.4) und Modulator zahlreicher Zellfunktionen. So wirkt es u. a. als Vasodilatator (▸ Kap. 9.9.3) und Schlafinduktor (▸ Kap. 19.8.2), auch ist es an der tubuloglomerulären Rückkopplung (▸ Kap. 13.2.2) und der Schmerzhemmung beteiligt. Es kommt in allen Zellen und Körperflüssigkeiten vor. Einerseits entsteht Adenosin bei erhöhtem Energieverbrauch, vor allem unter Hypoxiebedingungen, durch intrazelluläre Nucleotidhydrolyse. Anschließend wird es über einen Nucleosidtransporter in den Extrazellularraum abgegeben. Andererseits wird Adenosin im Extrazellularraum mittels membranständiger Ektonucleotidasen aus den Adeninnucleotiden ATP, ADP und AMP gebildet, nachdem diese durch Nucleotidtransporter aus dem Zellinnern in den Extrazellularraum gelangt sind bzw. ATP an Synapsen freigesetzt wurde. Bei starker Muskel- oder Nervenzellaktivität sowie bei Sauerstoffmangel steigt die extrazelluläre Adenosinkonzentration von normalerweise 30–300 nM auf ≥ 10 µM. Die verschiedenen Adenosin-Wirkungen werden durch die in ◘ Tab. 16.17 beschriebenen Adenosin-Rezeptoren vermittelt.

In Kürze

- **Gewebehormone (Autakoide)** werden von verstreut liegenden Einzelzellen gebildet, wirken **parakrin** auf benachbarte Zellen und stellen eine chemisch heterogene Gruppe dar.
- Zu den Gewebehormonen zählen biogene Amine (Histamin, Serotonin), Eicosanoide (Prostaglandine, Leukotriene, Prostacyclin, Thromboxan A_2), der plättchenaktivierende Faktor PAF, Kinine (Bradykinin, Kallidin) und Adenosin. Sie vermitteln vielfältige physiologische und pathophysiologische Wirkungen.

17 Fortpflanzungsorgane, Sexualfunktionen und Schwangerschaft

Die Fortpflanzungsorgane des Menschen, die weiblichen und männlichen Geschlechtsorgane, entwickeln sich aus einer gemeinsamen Urogenitalanlage (▸Kap. 16.8.3). Die **Gonaden** (Keimdrüsen) produzieren **Sexualhormone** (▸Kap. 16.8) und **Keimzellen** (Geschlechtszellen), die in den Geschlechtswegen transportiert werden. Die **Geschlechtsdrüsen** bilden Sekrete, welche die Vereinigung der Keimzellen begünstigen. Die **äußeren Geschlechtsorgane** (s. u.) dienen der geschlechtlichen Vereinigung (**Kohabitation** oder Koitus, ▸Kap. 17.3).

17.1 Bau und Funktion der männlichen Geschlechtsorgane

Sowohl beim männlichen als auch beim weiblichen Geschlecht unterscheidet man innere und äußere Geschlechtsorgane. Zu den **inneren männlichen Geschlechtsorganen** rechnet man

- Hoden (Testis),
- Nebenhoden (Epididymis),
- Samenleiter (Ductus deferens) und
- Geschlechtsdrüsen, zu denen die Vorsteherdrüse (Prostata), die Bläschendrüsen (Vesiculae seminales, Samenblasen) und die Cowper-Drüsen (Glandulae bulbourethrales) gehören (○Abb. 17.1).

Als **äußere männliche Geschlechtsorgane** werden

- das männliche Glied (Penis), in dem Harn- und Samenweg gemeinsam verlaufen (Harn-Samen-Röhre), und
- der Hodensack (Skrotum)

zusammengefasst (○Abb. 17.1).

17.1.1 Testis

Die geschlechtsreifen, paarig angelegten Hoden sind ellipsoide Organe (durchschnittlicher Längsdurchmesser etwa 5 cm) von praller Konsistenz. Beide Hoden liegen im **Hodensack**, wobei der linke Hoden gewöhnlich etwas tiefer steht als der rechte. Am hinteren Rand des Hodens, im Bereich des sog. Mediastinum testis, treten mit dem **Samenstrang** (▸Kap. 17.1.2) Gefäße, Nerven sowie der Samenleiter (▸Kap. 17.1.2) ein bzw. aus.

Feinbau des Hodens. Der Hoden wird von einer derben Bindegewebekapsel (Tunica albuginea) umschlossen. Von dieser ziehen Bindegewebesepten radiär auf das Mediastinum testis zu (○Abb. 17.2). Diese Scheidewände unterteilen den Hoden in 250–350 pyramidenförmige Läppchen, die **Lobuli testis**, deren Basis der Organkapsel entspricht. In den meist durchbrochenen Bindegewebesepten verlaufen Nerven sowie Blut- und Lymphgefäße.

Die Hodenläppchen enthalten mehrere, vielfach gewundene **Hodenkanälchen** (Tubuli seminiferi), die wiederum in ein Gerüstwerk aus feinfaserigem Binde-

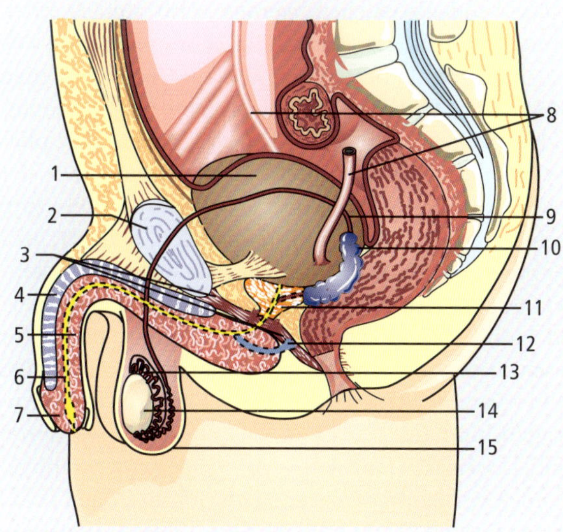

○ **Abb. 17.1** Männliche Harn- und Geschlechtsorgane. **1** Harnblase **2** Symphyse **3** Diaphragma urogenitale **4** Corpus cavernosum penis **5** Corpus spongiosum penis **6** Urethra **7** Glans penis **8** Ureter **9** Ductus deferens **10** Vesicula seminalis **11** Prostata **12** Cowper-Drüse **13** Epididymis **14** Testis **15** Skrotum

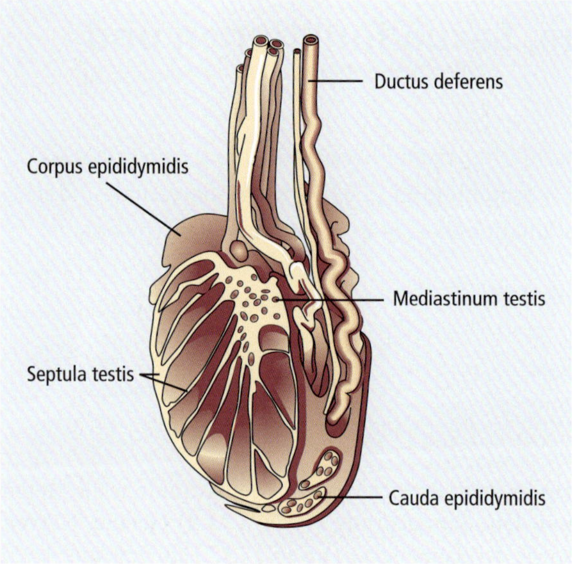

o Abb. 17.2 Längsschnitt durch den Hoden (Hodenkanälchen sind entfernt). Nach Benninghoff-Goerttler

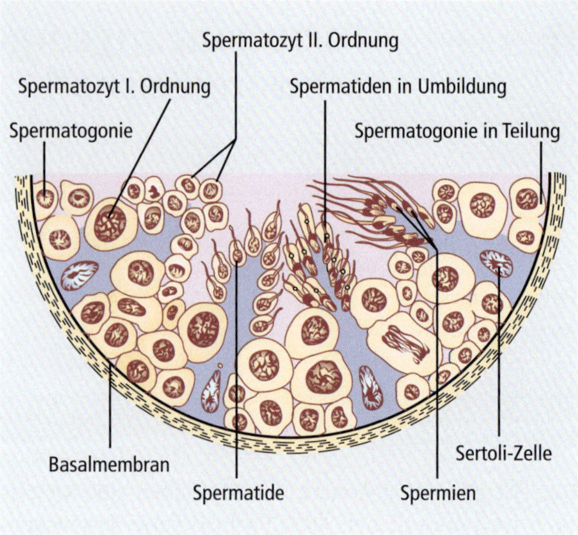

o Abb. 17.3 Querschnitt durch ein Hodenkanälchen mit den verschiedenen Entwicklungsstadien der Samenzellen (von links nach rechts) in schematischer Darstellung

gewebe (Stroma) eingebettet sind. Im gestreckten Zustand ist jedes dieser Kanälchen etwa 30–70 cm lang. Die Gesamtlänge der rund 500–700 Tubuli eines geschlechtsreifen Hodens wird auf etwa 300 m geschätzt. Gegen das Mediastinum testis fließen die häufig anastomosierenden Hodenkanälchen zusammen, werden schmaler und strecken sich. Im Mediastinum münden sie in das **Rete testis** (Hodennetz), ein Hohlraumsystem mit weiten, miteinander verbundenen Kanälchen, von denen etwa 10 Ductuli efferentes (▸Kap. 17.1.2) und damit die ableitenden Samenwege ausgehen.

Die Hodenkanälchen werden vom umgebenden Bindegewebe durch eine Basalmembran getrennt. Die Kanälchenwand besteht aus zylindrischen Zellen (Stütz- oder Sertoli-Zellen), zwischen denen Samenbildungszellen (o Abb. 17.3) eingelagert sind. Die phagozytoseaktiven **Stütz-** oder **Sertoli-Zellen** sitzen der Basalmembran breit auf und erstrecken sich bis zum Lumen. Sie sind leicht an ihrem ovalen, hellen (chromatinarmen) Kern mit großem Nucleolus zu erkennen. Für die Reifung der Keimzellen, der Spermatozyten (s. u.), sind sie von großer Bedeutung, da sie für deren Ernährung und für ein geeignetes hormonelles Milieu verantwortlich sind. So produzieren sie ein **Androgen-bindendes Protein** (ABP), das Testosteron bindet, welches dann teilweise zu Estrogenen umgewandelt wird, und dieses von den Leydig-Zellen (s. u.) zu den Sertoli-Zellen transportiert. Interessanterweise sind für die Reifung der Spermatozyten sowohl Androgene als auch Estrogene erforderlich. Von den Sertoli-Zellen wird außerdem **Inhibin** (▸Kap. 16.8.1) gebildet. Das dichte Schlussleistennetz der Sertoli-Zellen bildet eine „Schranke" zwischen Blut und Lumen der Hodenkanälchen („**Blut-Hoden-Schranke**") und verhindert die Bildung von Autoantikörpern gegen Spermien.

Im Stroma zwischen den Hodenkanälchen liegen Gruppen epithelartig aneinandergelagerter Zellen, die man als **Zwischen-** oder **Leydig-Zellen** bezeichnet. Sie produzieren die männlichen Geschlechtshormone (▸Kap. 16.8.1).

Spermienbildung (Spermatogenese). In den Hodenkanälchen beginnt mit der Pubertät die Samenbildung. Sie läuft in vier Schritten (Perioden) ab, wobei die Zellen von der Tubulusperipherie zum Tubuluslumen vorrücken (o Abb. 17.3):

- Vermehrungsperiode,
- Wachstumsperiode,
- Reifungsperiode und
- Umbildungsperiode (Spermiogenese).

Wandständig an der Basalmembran liegen mittelgroße Zellen mit einem runden Kern. Sie stellen die diploiden Stammzellen (**Spermatogonien**) dar. Diese können sich zeitlebens mitotisch teilen, wobei immer wieder Spermatogonien entstehen (**Vermehrungsperiode**). Jeweils eine der hierbei entstehenden Zellen tritt in die Wachstumsperiode ein, die andere teilt sich erneut.

Während der **Wachstumsperiode** wachsen Spermatogonien bis auf etwa die doppelte Größe heran. Die hierdurch entstandenen **Spermatozyten I. Ordnung** (primären Spermatozyten) sind die auffälligsten Zellen des Hodenparenchyms. Sie sind in den Samenkanälchen gewöhnlich in großer Zahl vorhanden und liegen in mehreren Schichten übereinander.

In der nachfolgenden **Reifungsperiode** entstehen während der 1. Reifeteilung (▸Kap. 1.2.3) aus jeder Spermatozyte I. Ordnung zwei **Spermatozyten II. Ordnung** (runde Präspermatiden, sekundäre Spermatozyten), die sich weiter in je zwei längliche **Spermatiden** (2. Reifeteilung) teilen. Neben den reifen Samenzellen, den Spermien (s. u.), sind diese die kleinsten Zellen im Samenkanälchen.

In der **Umbildungsperiode** (Spermiogenese oder Differenzierungsperiode) differenzieren sich die haploiden Spermatiden zu befruchtungsfähigen **Spermien** (Spermatozoen), ohne sich weiter zu teilen. Während dieses Umbaus liegen sie gruppenweise in „Taschen" an den Spitzen der Sertoli-Zellen.

Nach den verschiedenen Differenzierungsschritten folgt die Ablösung der Spermien aus dem Verband des Keimepithels, die sog. **Spermiation**. Danach gelangen die Spermien durch Flüssigkeitsdruck passiv über das Rete testis und die Ductuli efferentes in den Nebenhoden, wo sie weiteren Reifungsvorgängen unterliegen, die u. a. ihre Form, ihren Stoffwechsel und ihre Beweglichkeit betreffen.

Beim Menschen dauert die Entwicklung eines Spermiums aus einer Spermatogonie etwa 70 Tage. Weitere 7–20 Tage kommen für die Nebenhodenpassage hinzu, sodass von der Teilung der Spermatogonie bis zum Auftreten des ausgereiften Spermiums im Ejakulat ca. 80–90 Tage vergehen.

Morphologie des Spermiums. Die ausgereiften Samenzellen sind von ungefähr stecknadelartigem Aussehen und haben eine Länge von etwa 60 µm. Man unterscheidet folgende Abschnitte: Kopf, Hals, Mittelstück und Schwanz.

Der **Kopf** des Spermiums ist etwa 4 µm lang. In einer Ebene ist er ovoid, in der dazu senkrechten Ebene, jedoch keilförmig abgeflacht (○Abb. 17.4). Er enthält den Zellkern mit dem haploiden Chromosomensatz.

Die vorderen zwei Drittel des Kerns werden vom **Akrosom** (Kopfkappe) bedeckt, das ein Produkt des Golgi-Apparats darstellt. Sie enthält hydrolytische Enzyme, mit deren Hilfe das Spermium in die weibliche Eizelle eindringen kann. Kern und Akrosom werden – wie alle Anteile der Samenzelle – von einer Zellmembran eng umschlossen.

An den Kopfabschnitt der Samenzelle schließt sich ein kurzer **Hals** von etwa 0,5 µm Länge an, durch den der Kopf und das Mittelstück beweglich miteinander verbunden sind. Im Halsabschnitt finden sich die beiden Zentriolen der Samenzelle. Das größere, ringförmige, sog. distale Zentriol bildet den Achsenfaden (Axonema) der Samenzelle, der das Mittelstück und den gesamten Schwanz durchzieht. Der submikroskopische Bau des Achsenfadens entspricht dem eines Flimmerhaares (▸Kap. 1.1.4).

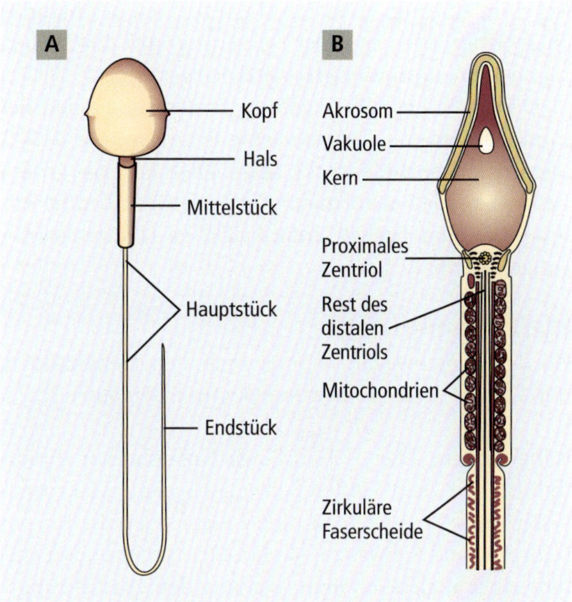

○ **Abb. 17.4** Menschliches Spermium. A Gesamtansicht, B Längsschnitt durch Kopf, Hals, Mittelstück und Hauptstück des Schwanzes. Nach Bucher

Das anschließende **Mittelstück** misst ungefähr 7 µm und ist mit einem Durchmesser von 1 µm relativ dick. Es enthält zahlreiche Mitochondrien in spiraliger Anordnung.

Am **Schwanz** unterscheidet man ein etwa 40 µm langes Hauptstück, in dem der Achsenfaden von einer Plasmahülle umgeben ist, und ein 10 µm langes Endstück ohne Plasmahülle.

Sperma. Das Sperma setzt sich aus den Spermien, Frühformen der Spermatogenese, Epithelien sowie Samenflüssigkeit zusammen. Letztere besteht hauptsächlich aus den Sekreten der Nebenhoden, der Samenblasen und der Prostata (s. u.). Die alkalische Reaktion der Samenflüssigkeit begünstigt die Spermienbewegungen, und zwar insbesondere durch schwache Alkalisierung des sauren Scheidensekrets nach Ejakulation bei der Kohabitation. (Im sauren Milieu sind die Spermien nahezu unbeweglich.)

Das frisch gewonnene Sperma ist milchig trüb, opaleszent, von weiß-gelblicher Farbe und weist einen charakteristischen Geruch auf (pH = 7,2–7,8). Die durchschnittliche Ejakulatmenge beträgt 2–5 ml. 1 ml Ejakulat enthält normalerweise 40–250 Mio. Spermien (**Normospermie**), von denen regelmäßig bis zu 15 % nicht voll ausgereift, überaltert oder missgestaltet sind (bzgl. Verringerung der Spermienzahl ▸Kap. 17.1.5).

Descensus testis. Vom Beginn des 3. Schwangerschaftsmonats an „wandern" die Hoden aus der Lendengegend, wo sie ursprünglich angelegt wurden, nach unten. Am Ende der Fetalentwicklung sind sie in der

17

Regel im Skrotum zu tasten (Reifezeichen des männlichen Neugeborenen!). Der Deszensus wird durch Hormone (Gonadotropine, Testosteron) gesteuert.

Durch die Lage im Skrotum werden die Hoden der intraabdominalen Körperwärme entzogen, die 2–5 °C über der des Hodensacks liegt. Dies ist von großer Bedeutung, da bei normaler Körpertemperatur die Bildung der Samenzellen unterdrückt ist (Deszensusstörungen ▸Kap. 17.1.5).

17.1.2 Samenwege

Zu den Samenwegen rechnet man den Nebenhoden, den Ductus deferens und den Ductus ejaculatorius.

Nebenhoden. Der 4–5 cm lange Nebenhoden (Epididymis) sitzt dem Hoden schweifartig auf. Makroskopisch unterscheidet man einen Kopf (Caput), Körper (Corpus) und Schwanz (Cauda). Der Nebenhoden enthält ein Kanälchensystem, das aus den Ausführungsgängen des Hodens (**Ductuli efferentes**) und dem Nebenhodengang (**Ductus epididymidis**) besteht.

Aus dem Rete testis gelangen die Spermien über etwa 10 **Ductuli efferentes** in den Nebenhodengang (s. u.). Die Wand der stark gewundenen, in gestrecktem Zustand etwa 20 cm langen Ductuli efferentes besteht aus einem teilweise mehrreihigen Zylinderepithel, an dessen Oberfläche Kinozilien zu finden sind, und aus niedrigeren, einschichtigen Zellen ohne Geißeln. Die hohen Flimmerzellen erzeugen einen Flüssigkeitsstrom, der die noch bewegungslosen Spermien in den Nebenhodengang befördert. Die niedrigen isoprismatischen Epithelien sind hauptsächlich zur Resorptions- und Sekretionsleistung befähigt. Die Wandung ist von einer spärlichen Schicht glatter Muskelzellen umgeben.

Der **Nebenhodengang** (Ductus epididymidis), der wichtigste Samenspeicher, ist ebenfalls außerordentlich stark gewunden. Im gestreckten Zustand misst er etwa 4–5 m. Er reicht vom Nebenhodenkopf bis zum Nebenhodenschwanz. Seine Lichtung nimmt von etwa 150 µm bis auf 400 µm zu. Er wird von einem zweireihigen hochprismatischen Epithel ausgekleidet, das Stereozilien trägt und von einer dünnen Lage glatter Muskelzellen umgeben ist, die dem Transport der Spermien dienen.

Ductus deferens und Ductus ejaculatorius. Am Ende des Nebenhodenschwanzes geht der Nebenhodengang ohne scharfe Grenze in den Ductus deferens (Samenleiter) über. Er ist (gestreckt) 50–60 cm lang und verläuft – gemeinsam mit Gefäßen und Nerven – im Samenstrang (**Funiculus spermaticus**) durch den Leistenkanal in den Bauchraum. Er zieht dann an der Wand des kleinen Beckens entlang, erreicht die seitliche Wand der Harnblase und legt sich danach dem Blasengrund an. Am Ende erweitert er sich (Ampulla) und nimmt die Mündung der Samenblase (s. u.) auf. Das etwa 2 cm lange, verengte Endstück von der Einmündung des Ausführungsgangs der Samenblase bis zur Mündung in die an dieser Stelle vom Prostatagewebe umgebene Harnröhre wird **Ductus ejaculatorius** (Spritzkanal) genannt.

Den Hauptanteil der Wand des Samenleiters stellt eine starke Muskelschicht dar, weshalb sich der Samenleiter relativ hart anfühlt. Dessen Peristaltik übt zuerst eine Saugwirkung auf den Inhalt des Nebenhodengangs aus. Danach wird durch anschließende kräftige Kontraktionen und damit verbundene Erhöhung des Innendrucks der Inhalt in die Harnröhre ausgepresst („Saug-Druck-Wirkung“). Die Schleimhaut weist ein zweireihiges prismatisches Epithel auf, das in seinem Anfangsteil Stereozilien trägt.

17.1.3 Geschlechtsdrüsen

Zu den Geschlechtsdrüsen gehören die Samenblasen, die Prostata und die Cowper-Drüsen.

Vesicula seminalis

Die Samenblase (Bläschendrüse) ist eine 5–10 cm lange, gefaltete Drüse. Das paarig angelegte Organ liegt an der Hinterwand der Blase seitlich von der Erweiterung (Ampulla) des Samenleiters (○Abb. 17.1). Ihr Ausführungsgang mündet, wie erwähnt, innerhalb der Prostata in den Samenleiter.

Die Wand der Samenblase enthält eine dünne Muskelschicht und ein einschichtiges bis mehrreihiges prismatisches Epithel. Schleimhautleisten unterteilen die Schleimhautoberfläche in zahlreiche Kammern und Nischen, sodass die sezernierende Oberfläche stark vergrößert wird.

Die beiden Samenblasen bilden ein visköses, gelatinöses, schwach alkalisches Sekret (pH = 7,3), das die Hauptmasse der Samenflüssigkeit liefert (ca. 65 %). Es enthält reichlich **Fructose** für den Energiestoffwechsel der Spermien sowie multifunktionale **Prostaglandine** (▸Kap. 5.6.1) und **Semenogelin**, ein Protein, das den Samen kurz vor der Ejakulation gelartig verändert.

Prostata

Anatomie und Funktion. Die unpaare Prostata (Vorsteherdrüse) ist kastaniengroß und liegt zwischen Harnblasengrund und Beckenbodenmuskulatur (○Abb. 17.1). Das als derbes Gebilde vom Mastdarm aus zu tastende Organ wird von der Harnröhre (Pars prostatica urethrae) und den beiden Ductuli ejaculatorii durchbohrt.

Die Prostata besteht aus 30–50 verzweigten tubuloalveolären Drüsen, die mit 15–30 Ausführungsgängen im Bereich des **Colliculus seminalis** (Samenhügels, ○Abb. 13.24) in die Urethra einmünden und ein dünnflüssiges, trübes Sekret produzieren, das den charakteristischen Spermageruch aufweist und etwa 25 % des

Ejakulatvolumens ausmacht. Es reagiert schwach alkalisch und enthält reichlich **saure Phosphatase**, **Citrat** und **Prostata-spezifisches Antigen** (PSA), ein Glykoprotein, das für die Verflüssigung des Samens verantwortlich ist. Zwischen den einzelnen Drüsen verlaufen starke Züge glatter Muskulatur, die bei der Ejakulation das Sekret auspressen.

Glandulae bulbourethrales

Die paarigen, etwa erbsengroßen Glandulae bulbourethrales oder **Cowper-Drüsen** liegen im Bindegewebe oder in der Muskulatur des Beckenbodens und münden mit je einem Ausführungsgang in die Harnröhre (○ Abb. 17.1). Die verzweigten, tubuloalveolären Drüsen liefern ein klares, visköses, schwach alkalisches Sekret, das bereits vor der eigentlichen Ejakulation in die Harnröhre abgegeben wird und diese für das Ejakulat gleitfähig macht.

17.1.4 Äußere männliche Geschlechtsorgane und Harnröhre

Penis. Am Penis, dem männlichen Kopulationsorgan, unterscheidet man zwei Anteile: Die im Bereich der unteren Schambeinäste befestigte **Radix penis** (Peniswurzel) und das **Corpus penis** (Penisschaft), das unter der Schambeinfuge (Symphyse) hervortritt und mit der **Glans penis** (Eichel) endet. Der Penis ist von einer dehnbaren Haut überzogen, die in Form einer Duplikatur (**Praeputium** oder Vorhaut) die Eichel bedeckt. Wesentliche Anteile des Penis bestehen aus drei Schwellkörpern, den beiden oberen **Corpora cavernosa penis**, die der Erektion dienen, und dem an der Unterseite befestigten **Corpus spongiosum penis**, das die Harn-Samen-Röhre führt und mit der Glans penis endigt (○ Abb. 17.1).

Die Corpora cavernosa penis werden von einem Schwammwerk aus kollagenen und elastischen Fasern sowie glatten Muskelzellen gebildet. Neben diesem schwammartigen Gerüstwerk finden sich vielgestaltige, mit Endothel ausgekleidete Hohlräume, sog. Kavernen, die im erschlafften Glied mehr oder weniger leere Spalträume darstellen. Im erigierten Zustand sind sie dagegen prall mit Blut gefüllt und weisen einen Durchmesser von 1–3 mm auf. Die Kavernen werden von Arterien mit speziellen Verschlussmechanismen gespeist.

Die Füllung der Bluträume des Corpus spongiosum penis führt nur zu einer mäßigen Schwellung, dadurch ist der Spermatransport durch die Harn-Samenröhre im erigierten Zustand möglich.

Urethra. Die Harnröhre des Mannes ist 20–25 cm lang. Ihr erster Abschnitt, die **Pars prostatica**, reicht von der Harnblase bis zum Austritt aus der Prostata. Sie tritt dann durch eine Muskelplatte zwischen den Schambeinästen (Diaphragma urogenitale) und besitzt hier ihre engste Stelle (**Pars membranacea**). Der letzte und zugleich mit etwa 15 cm längste Teil ist die vom Corpus spongiosum penis umgebene **Pars spongiosa**.

Die Schleimhaut der Urethra weist im Anfangsteil bis zur Pars prostatica ein Übergangsepithel auf, das von einem mehrreihigen und mehrschichtigen Zylinderepithel abgelöst wird. An ihrem Ende im Bereich der Penisspitze findet sich ein unverhorntes mehrschichtiges Plattenepithel, das an der äußeren Harnröhrenmündung in das Epithel der Glans übergeht.

Skrotum. Der Hodensack ist eine beutelartige Hauttasche, die Hoden und Nebenhoden enthält. Sie entsteht durch Zusammenwachsen der embryonalen Geschlechtswülste. Ihre Haut ist pigmentiert und besitzt Talg-, Schweiß- und Duftdrüsen. Das nahezu fettfreie Unterhautbindegewebe enthält als Besonderheit eine Schicht glatter Muskelzellen, bei deren Kontraktion die Skrotalhaut gefaltet wird. Durch diese Oberflächenverkleinerung kann die Wärmeabstrahlung an die Umgebung eingeschränkt werden.

17

17.1.5 Pathophysiologie der männlichen Geschlechtsorgane

Verminderung der Spermienzahl und Infertilität. Neben dem Volumen und der chemischen Zusammensetzung des Ejakulats spielt für die Beurteilung der Fertilität (Fruchtbarkeit) die biologische Wertigkeit (z. B. Art und Dauer der Beweglichkeit, prozentualer Anteil der beweglichen Spermien) und die Zahl der Spermien im Ejakulat eine wichtige Rolle. Eine geringe Verminderung der Spermienzahl auf 20–40 Mio./ml bezeichnet man als **Hypospermie**. Sinkt die Spermienzahl unter 20 Mio./ml ab, liegt eine **Oligospermie** vor. Bei weniger als 5 Mio./ml tritt normalerweise **Infertilität** ein. Unter einer **Azoospermie** versteht man das völlige Fehlen von Spermien im Ejakulat.

Deszensusstörungen. Bleibt der Deszensus aus oder ist er unvollständig, liegt ein **Kryptorchismus** vor. Man unterscheidet folgende zwei Formen:

- Bauchhoden (Retentio testis abdominalis) und
- Leistenhoden (Retentio testis inguinalis).

Von einer **Hodenektopie** spricht man, wenn eine Verlagerung des Hodens außerhalb des normalen Deszensuswegs erfolgt. Kryptorche und ektope Hoden führen zur Infertilität und weisen ein hohes Tumorrisiko auf.

Hodentumoren. Die Hodentumoren sind die häufigsten malignen Tumoren in der Altersgruppe von 15–35 Jahren. Nach der WHO-Klassifikation werden sie in **Keimzelltumoren** (ca. 90 %) und **Tumoren** des **Gonadenstromas** (ca. 5 %) unterteilt. Zur ersten Gruppe werden die **Seminome** und **Nicht-Seminome** (z. B. Teratom und Chorionkarzinom), zu den Tumoren des Gonadenstromas die **Leydigzell-** und **Sertolizell-Tumoren** gerechnet.

Benigne noduläre Prostatahyperplasie. In höherem Alter (ca. vom 55. bis 60. Lebensjahr an) kommt es in einem hohen Prozentsatz zu einer gutartigen, knotigen Vergrößerung der Prostata infolge Hyperplasie des Epithels sowie des fibromuskulären Gewebes **im inneren Drüsenbereich**, während die äußeren Drüsenbezirke durch die multiplen Knoten verdrängt und zu einer dünnen Gewebeschicht zusammengedrückt werden. Die häufig auch als **benigne Prostatahyperplasie** (BPH) oder **benignes Prostata-Syndrom** (BPS) genannte Erkrankung ist korrekt als benigne noduläre Hyperplasie der Prostata zu bezeichnen. Sie ist bei 75–100 % aller Männer über 65 Jahren nachweisbar, führt jedoch nur in 30–40 % der Fälle zu manifesten Beschwerden. Die Ätiologie bzw. Pathogenese ist bislang noch weitgehend unklar. Sowohl Dihydrotestosteron als auch Estradiol sollen eine bedeutende Rolle spielen.

Nach den Symptomen unterscheidet man drei Stadien: Im Stadium I ist wegen der Einengung der Harnröhre die Stärke des Harnstrahls bereits deutlich abgeschwächt und der Miktionsbeginn verzögert. Der Patient klagt über häufigen Harndrang am Tag und während der Nacht. Im Stadium II besteht bei weiter gesteigerter Miktionsfrequenz schon kurz nach dem Wasserlassen das Gefühl, dass die Blase nicht völlig entleert werden konnte. Es kommt zur Restharnbildung. Im Stadium III sind die genannten Symptome weiter verstärkt und infolge der ausgeprägten Obstruktion liegt Harnverhaltung bei ständigem Harndrang vor.

Prostatakarzinom. Das Prostatakarzinom ist in Mitteleuropa die häufigste Krebserkrankung des Mannes. Es tritt überwiegend im fortgeschrittenen Alter auf, weshalb die Entscheidung zur therapeutischen Intervention vom Einzelfall abhängt. Frühsymptome (z. B. Entleerungsstörungen der Harnblase) sind selten, auffällige Anstiege des Prostata-spezischen Antigens (PSA) im Blut dagegen häufig und zugleich verdächtig. 97 % aller Prostatakarzinome sind **Adenokarzinome**, die bevorzugt in der Drüsenperipherie auftreten. Als Risikofaktoren gelten heterocyclische Amine und polycyclische aromatische Kohlenwasserstoffe, die u. a. beim Grillen und Braten von Fleisch entstehen, sowie Mutationen des Tumorsuppressorgens p53 (▸Kap. 5.7.2). Zur Beurteilung der Entdifferenzierung von Prostatakarzinomen wird der Gleason-Score herangezogen, bei dem Drüsenaufbau und Wachstumsverhalten in fünf Grundmuster eingeteilt werden. Metastasen von Prostatakarzinomen kommen vorrangig in den lokalen Lymphknoten und im Skelett vor.

In Kürze

- Zu den **inneren männlichen Geschlechtsorganen** rechnet man die Hoden, die Samenwege (Nebenhoden, Samenleiter und Spritzkanälchen) sowie die Geschlechtsdrüsen (Prostata, Bläschen- und Cowper-Drüsen). Sie dienen v. a. der Produktion und dem Transport von Keimzellen, der Synthese von Sexualhormonen und der Abgabe von Drüsensekreten.
- Penis und Skrotum bilden die äußeren männlichen Geschlechtsorgane.
- Die paarig angelegten **Hoden** sind von einer derben Bindegewebekapsel umgeben. Von dieser strahlen zahlreiche Septen ins Hodeninnere ein, das hierdurch in Läppchen untergliedert wird. In jedem Läppchen findet man stark gewundene Hodenkanälchen, die das **Keimepithel** enthalten. Die Hodenkanälchen münden in das Rete testis, über das der Hoden mit dem Gangsystem des Nebenhodens kommuniziert.
- Innerhalb der Hodenkanälchen reifen – FSH-gesteuert – die den **Sertoli-Zellen** anliegenden Keimzellen. Erstere weisen Stütz- und Ernährungsfunktionen auf und sezernieren das Hormon Inhibin.
- Im Bindegewebe zwischen den Hodenkanälchen liegen die **Leydig-Zellen**, die – LH-gesteuert – Testosteron produzieren.
- Mit der Pubertät beginnt die **kontinuierliche Spermienbildung (Spermatogenese)** in den Hodenkanälchen, wobei in mehreren Entwicklungsschritten aus jeweils einer Stammzelle (Spermatogonie) innerhalb von etwa 70 Tagen vier Spermien mit jeweils haploidem Chromosomensatz entstehen.
- Die Endreifung der Spermatozyten (**Spermiogenese**) findet in den Nebenhodengängen statt. Sie dauert 1–2 Wochen.
- Hauptfunktion des **Samenleiters (Ductus deferens)** ist der schnelle Samentransport während der Ejakulation.
- Die **Prostata** ist eine tubulo-alveoläre Drüse, die von den gemeinsamen Endabschnitten (Spritzkanälchen) der beiden Samenleiter und den beiden Gängen der Bläschendrüsen sowie der Harnröhre durchzogen wird.
- **Sperma** setzt sich aus Spermien und Sekreten von Nebenhoden, Prostata und Bläschendrüsen zu-

sammen. Letztere liefern die Hauptmasse der Samenflüssigkeit. Sie enthält 40–250 Mio. Spermien/ml.

- Das Sekret der **Cowper-Drüsen** „befeuchtet" die Urethra vor der Ejakulation.
- Der **Penis** besteht im Wesentlichen aus drei Schwellkörpern, den paarigen Corpora cavernosa und dem unpaaren Corpus spongiosum, in dem die Harnröhre (Urethra) verläuft und das mit der Glans penis endigt.
- Die **Corpora cavernosa** sind für die Erektion maßgeblich.
- Die **Urethra** des Mannes hat eine Länge von 20–25 cm.
- Bei den **malignen Hodentumoren** unterscheidet man Keimzelltumoren (Seminome, Nicht-Seminome) und Tumoren des Gonadenstromas.
- Häufige Erkrankungen der Prostata im fortgeschrittenen Alter sind die vom Drüsenzentrum ausgehende **benigne noduläre Prostatahyperplasie** und das bevorzugt in der Düsenperipherie auftretende **Prostata-Adenokarzinom**.

17.2 Bau und Funktion der weiblichen Geschlechtsorgane

Wie beim männlichen unterscheidet man auch beim weiblichen Geschlecht innere und äußere Geschlechtsorgane (○ Abb. 17.5). Zu den **inneren weiblichen Geschlechtsorganen** zählen die

- Ovarien (Eierstöcke),
- Tubae uterinae (Eileiter),
- Uterus (Gebärmutter) und
- Vagina (Scheide),

die alle im kleinen Becken liegen.

Zu den **äußeren weiblichen Geschlechtsorganen** (**Vulva**) werden

- der Mons pubis (Schamberg),
- die Labia majora (großen Schamlippen),
- die Labia minora (kleinen Schamlippen,
- die Klitoris (Kitzler) sowie
- das Vestibulum vaginae (Scheidenvorhof) mit seinen Drüsen und den Bulbi vestibuli (Vorhofschwellkörpern)

gerechnet.

17.2.1 Ovarien

Die paarig angelegten, flach-ovalen Eierstöcke der geschlechtsreifen Frau sind etwa pflaumengroß und

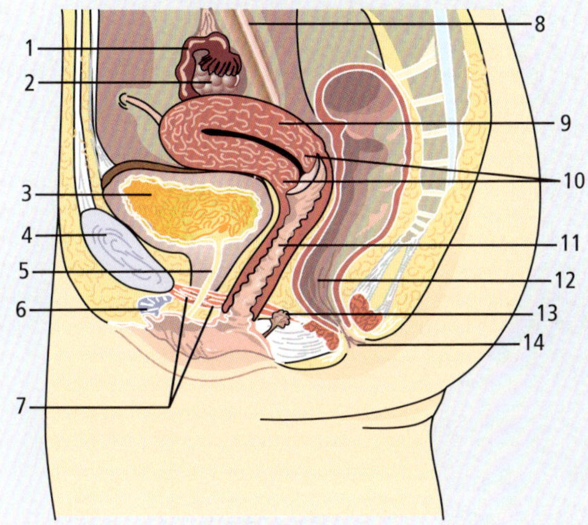

○ **Abb. 17.5** Harn- und Geschlechtsorgane der Frau. **1** Tuba uterina **2** Ovar **3** Harnblase **4** Symphyse **5** Urethra **6** Klitoris **7** Diaphragma urogenitale **8** Ureter **9** Uterus **10** Cervix uteri **11** Vagina **12** Rektum **13** Glandula vestibularis major **14** Anus

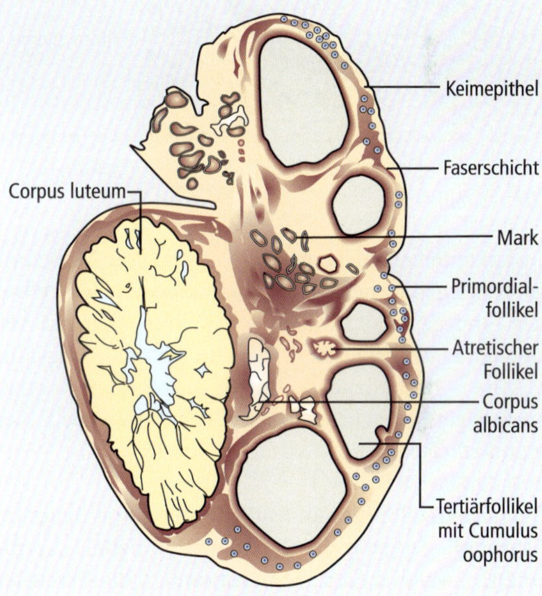

○ **Abb. 17.6** Querschnitt durch das Ovar einer 30-jährigen Frau. Nach Bucher

etwa 10 g schwer. Sie liegen am seitlichen Eingang des kleinen Beckens und sind von einer Duplikatur des Bauchfells umgeben. Durch elastische Bänder, die glatte Muskulatur enthalten, werden sie in ihrer Lage fixiert.

Feinbau des Ovars. Das Ovar (○ Abb. 17.6) besteht aus einem bindegewebigen Grundgerüst (Stroma), das von einer Faserschicht umgeben ist. Diese wiederum wird von einem modifizierten Bauchfellepithel, dem Keimepithel, bedeckt.

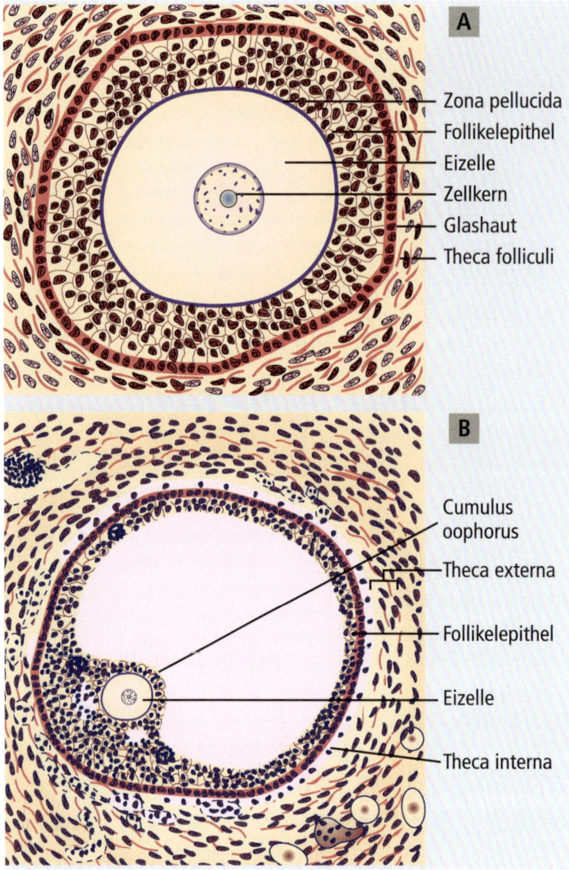

Abb. 17.7 Follikel aus einem Ovar. A Sekundärfollikel, B Tertiärfollikel

Man unterscheidet eine Rinden- und eine Markzone. Die Rindenzone besitzt ein charakteristisches zellreiches Bindegewebe, in dem sich Follikel (s. u.) in verschiedenen Reifestadien sowie – im fortpflanzungsfähigen Alter – **Gelbkörper** befinden. Die Markzone enthält – eingelagert in lockeres, faseriges Bindegewebe – Nerven und Gefäße.

Oogenese (Eizellbildung), Follikelreifung und Ovulation (Eisprung). Aufgabe der Ovarien ist – neben der Bildung von weiblichen Sexualhormonen – die Bereitstellung von befruchtungsfähigen Eizellen. Die Eizellbildung verläuft in drei Phasen (Perioden):

- Vermehrungsperiode,
- Wachstumsperiode und
- Reifungsperiode.

Nach der Besiedlung der Ovaranlage durch Urkeimzellen entstehen aus diesen **Oogonien**, die den Spermatogonien des Mannes entsprechen. In der **Vermehrungsperiode**, die bis zur Geburt abgeschlossen ist, durchlaufen die Oogonien eine Reihe von mitotischen Zellteilungen.

Schon während der pränatalen Entwicklung differenzieren sich einige Oogonien zu den weitaus größeren primären **Oozyten** (Oozyten I. Ordnung). Viele von ihnen gehen bereits vor der Geburt zugrunde. Die überlebenden vergrößern sich stark (**Wachstumsperiode**), treten nach Replikation der DNA in die 1. Reifeteilung (▸ Kap. 1.2.3) ein und verharren in einem Ruhestadium zwischen Pro- und Metaphase, das sie frühestens mit der Pubertät verlassen. Einige von ihnen können ca. 40 Jahre in diesem Stadium verbleiben.

Die primäre Oozyte wird zunächst von einer Schicht von **Follikelepithelzellen**, die den Sertoli-Zellen des Hodens entsprechen, in Form eines flachen einschichtigen Epithels umgeben. Auf diese Weise entsteht ein **Primordialfollikel**. Beim Übergang zum **Primärfollikel** vergrößert sich die Oozyte, und das einschichtige Follikelepithel wird kubisch.

Mit dem Einsetzen der Pubertät beginnen mit jedem **Ovarialzyklus** mehrere Tausend der Primärfollikel zu reifen, von denen sich jedoch normalerweise nur einer zum Graaf-Follikel (s. u.) entwickelt. Das bedeutet, dass von der Kohorte heranreifender Follikel pro Menstruationszyklus in der Regel nur ein Ei zur Befruchtung zur Verfügung gestellt wird. Nur bei jedem zweihundertsten Zyklus kommt es zur Ovulation von zwei Follikeln und damit zur Möglichkeit einer Zwillingsschwangerschaft.

Bei der Reifung der Primärfollikel nehmen die Oozyten weiter an Größe zu, die sie umgebenden Follikelepithelzellen werden hochprismatisch und schließlich mehrschichtig: Es bilden sich **Sekundärfollikel** mit einem Durchmesser von 150–200 µm (Abb. 17.7A), in denen sich die Oozyte gegen das Follikelepithel durch eine Kutikula (Zona pellucida) abgrenzt.

Im weiteren Verlauf der Entwicklung vermehren sich die Follikelepithelzellen und werden nun Granulosazellen genannt. Schließlich treten im Follikelepithel flüssigkeitsgefüllte Spalträume auf, die zusammenfließen und eine Follikelhöhle bilden, mit deren Größenzunahme die Oozyte eine exzentrische Lage bekommt. Follikelepithelzellen, die in die Follikelhöhle hineinragen und die Eizelle umgeben, bilden den sog. **Cumulus oophorus**. Man bezeichnet Follikel in diesem Entwicklungsstadium als **Tertiär-** oder **Bläschenfollikel** (Durchmesser 5–8 mm).

Aus dem Tertiärfollikel entsteht schließlich ein **sprungreifer Tertiärfollikel** (**Graaf-Follikel**, Abb. 17.7B). In diesem Stadium setzt die Oozyte ihre 1. Reifeteilung fort: Es entstehen zwei unterschiedlich große Tochterzellen, von denen die eine praktisch das gesamte Zytoplasma enthält und **sekundäre Oozyte** (Oozyte II. Ordnung) genannt wird. Die andere Zelle wird zum **Polkörperchen**.

Während die 2. Reifeteilung beginnt, wird unter dem zunehmenden Flüssigkeitsdruck im Graaf-Follikel (Durchmesser bis zu 2,5 cm) das Gewebe zwischen diesem und der Oberfläche des Ovars zunehmend dünner (Druckatrophie), bis es schließlich an der dünnsten

Stelle einreißt (**Follikelsprung**). Die von einer gallertartigen Hülle umgebene Oozyte wird hierbei aus dem Ovar ausgestoßen und gewöhnlich vom anliegenden Ende des Eileiters (s. u.) aufgenommen. Dieser Vorgang, den man als **Ovulation** bezeichnet, spielt sich spontan alle 4 Wochen in der Mitte des monatlichen Zyklus ab.

Die 2. Reifeteilung wird nur vollendet, wenn die sekundäre Oozyte befruchtet wurde. Im anderen Fall degeneriert sie ungefähr 24 Stunden nach der Ovulation. Im Fall einer Befruchtung bildet sich dagegen aus der sekundären Oozyte ein reifes Ei (**Ovum**) und ein weiteres Polkörperchen. Somit entsteht aus einer primären Oozyte lediglich ein befruchtungsfähiges Ei, während sich aus jedem primären Spermatozyten vier Spermien bilden.

Während der Fetalperiode entstehen etwa 6 Mio. Oogonien bzw. Primärfollikel, von denen in den ersten Lebenswochen nur noch etwa 1–2 Mio. in beiden Ovarien überleben. Bis zur Pubertät gehen die meisten Primärfollikel ebenfalls zugrunde (**Follikelatresie**). Am Beginn der Geschlechtsreife sind noch ca. 400 000 Primärfollikel vorhanden, die anschließend auch größtenteils degenerieren. Die Zahl der Primärfollikel, die schließlich zum reifen Tertiärfollikel werden können, beläuft sich auf etwa 400–500. Im reifen Ovar kann man alle Stadien von Follikeln und auch deren narbige Reste nach Follikelatresie erkennen.

Mit fortschreitender Follikelreifung differenziert sich das anliegende Bindegewebe zur **Theca folliculi** (o Abb. 17.7). Eine innere, zell- und gefäßreiche Schicht (Theca interna), die durch eine Basalmembran (Glashaut) vom Follikelepithel getrennt ist, bildet **Androgene**, die im Follikelepithel zu **Estradiol** umgewandelt werden. Die nach außen sich anschließende Schicht, die Theca externa, besteht hauptsächlich aus Bindegewebsfasern und erfüllt vor allem mechanische Aufgaben.

Gelbkörperbildung. Nach dem Follikelsprung fällt die zurückbleibende Follikelhöhle in sich zusammen. Im Inneren entsteht ein kleines Blutgerinnsel (Thrombus), und in die verbleibenden Follikelepithelien wachsen Blutgefäße ein. Die Follikelepithelien lagern anschließend Lipide, insbesondere Cholesterolester (Vorstufen für die Steroidbiosynthese) ein, wodurch 3–4 Tage nach dem Follikelsprung das **Corpus luteum**, der **Gelbkörper**, entsteht. Die Follikelepithelzellen werden jetzt Granulosaluteinzellen genannt. Auch die Thekazellen speichern verstärkt Lipide. Durch diese Luteinisierung der Thekazellen entstehen Thekaluteinzellen. Die **Granulosaluteinzellen** und die **Thekaluteinzellen** produzieren – stimuliert durch das Luteinisierungshormon (LH) des Hypophysenvorderlappens (▸ Kap. 16.2.5) – **Progesteron** (▸ Kap. 16.8.2), den Hauptvertreter der Gestagene.

Wird die Eizelle nicht befruchtet, entsteht ein **Corpus luteum menstruationis**, dessen Rückbildung etwa 10 Tage nach der Ovulation beginnt. Es bildet sich schließlich eine bindegewebige Narbe (**Corpus albicans**). Während nach 2 Monaten der Gelbkörper verschwunden ist, können größere Corpora albicantia noch jahrelang erkennbar bleiben.

Findet dagegen eine Befruchtung statt, unterbleibt zunächst die Rückbildung des Gelbkörpers. Unter der Einwirkung von Choriongonadotropin (▸ Kap. 16.8.2) entwickelt sich ein **Corpus luteum graviditatis**. Durch Volumenzunahme der Granulosaluteinzellen entsteht ein Gelbkörper mit einem mittleren Durchmesser von 2–4 cm. Nach dem 3. Schwangerschaftsmonat bildet sich dann das Corpus luteum graviditatis allmählich wieder zurück.

17.2.2 Tuba uterina

Die paarig angelegten Eileiter (o Abb. 17.5) sind durchschnittlich 10–17 cm lang und dienen der Eiaufnahme nach dem Follikelsprung. Außerdem finden in ihnen die **Befruchtung der Eizelle** und der **Transport des Keims** zum Uterus statt. Die Tuben liegen in einer Duplikatur des Bauchfells und öffnen sich an ihrem abdominalen Ende trichterförmig in die Bauchhöhle. Diese Öffnung (Infundibulum) endet mit 1–2 cm langen Fransen (**Fimbrien**). Auf das Infundibulum folgt uteruswärts eine Erweiterung, die sog. Ampulla. In Uterusnähe verengt sich der Eileiter (Isthmus), verläuft dann innerhalb der Uteruswandung und mündet jeweils mit einem Ostium in die oberen Ecken der Uterushöhle.

Die Wand der Eileiter besteht, abgesehen von der Bauchfellduplikatur, aus zwei Schichten, einer Schleimhautschicht (Tunica mucosa) und einer Schicht aus glatter Muskulatur (Tunica muscularis). Die Schleimhaut trägt ein einschichtiges prismatisches Epithel, das vor allem aus Flimmerzellen und Drüsenzellen besteht. Im Bereich der Ampulla zeigt die Schleimhaut verästelte Falten, die nach einer Entzündung verklebt sein können. Verwachsungen in diesem Bereich sind häufig Ursachen für Unfruchtbarkeit oder Eileiterschwangerschaften. In der ersten Zyklushälfte überwiegen Flimmerzellen mit Kinozilien, die einen uteruswärts gerichteten Flüssigkeitsstrom bedingen. Während der zweiten Zyklushälfte nach der Ovulation dominieren Drüsenzellen, deren Sekret der Ernährung des Keims während der Tubenpassage dient. Die scherengitterartig angeordnete Muskelschicht dient der Bewegung von Ei (s. u.) und Tubensekret.

Für den Eitransport ist neben dem Flimmerstrom der Kinozilien die Peristaltik der Tubenmuskulatur verantwortlich. Das Ei wird meist schon in der Ampulla befruchtet und benötigt für den Weg durch die Tube 4–5 Tage.

17.2.3 Uterus

Die Gebärmutter (Abb. 17.5) dient während der Schwangerschaft als Fruchthalter. Ihre Schleimhaut bereitet sich zyklisch auf die **Nidation** (Einnistung) des Keims vor und beteiligt sich am Aufbau der **Plazenta** (Mutterkuchens, ▸Kap. 17.4.4). Die Uterusmuskulatur passt sich der Vergrößerung der Frucht an und dient am Ende der Schwangerschaft der Austreibung.

Makroskopische Anatomie des Uterus. Der geschlechtsreife, birnenförmige, etwa 7–9 cm lange Uterus liegt – nach vorne geneigt (Anteversio) und geknickt (Anteflexio) – hinter und zum Teil über der Harnblase. Der verdickte Teil ist nach vorn oben, der verdünnte Teil nach vorn unten gebogen. Die oberen zwei Drittel des Uterus werden dem Körper (**Corpus uteri**), das untere Drittel dem Gebärmutterhals (**Cervix uteri**) zugerechnet.

Der Teil des Corpus uteri, der die Einmündung der beiden Eileiter überragt, wird **Fundus uteri** (Uteruskuppel) genannt. Den Übergang zwischen Corpus und Cervix uteri bildet die etwa 6 mm lange Uterusenge, der **Isthmus uteri** („innere Muttermund"). Ein Teil der Zervix, die sog. **Portio vaginalis** oder kurz „Portio" genannt, ragt in die Scheide. Der nicht in die Scheide reichende Zervixabschnitt wird als Portio supravaginalis bezeichnet. Der das Cavum uteri (Uterushöhle) und Vagina verbindende Zervikalkanal mündet am äußeren Muttermund in die Scheide. Die Gesamtlänge von Zervikalkanal und Cavum uteri beträgt 6–7 cm.

Unter der **Adnexe** versteht man die Anhangsgebilde des Uterus (Eierstöcke und Eileiter).

Wandaufbau des Uterus. In der je nach Alter und Funktionszustand bis zu 2 cm dicken Uteruswand werden drei Schichten unterschieden: Das

- Perimetrium (Peritonealüberzug),
- Myometrium (Wandanteil aus glatter Muskulatur) und
- Endometrium (Schleimhaut).

Den Hauptteil der Uteruswand bildet das **Myometrium**, das aus Bündeln spiralig angeordneter glatter Muskelzellen aufgebaut ist. Es ist im Bereich des Fundus und des oberen Korpusabschnitts stark ausgeprägt, während Isthmus und Zervix wenig glatte Muskulatur enthalten.

Der gravide Uterus nimmt – dem Wachstum des Feten entsprechend – stark an Größe zu. Das Myometrium wird hierbei „entfaltet" und dünner. Die einzelnen glatten Muskelzellen vergrößern sich bis zum Zweifachen ihres Durchmessers und bis zum Zehnfachen ihrer ursprünglichen Länge. Das Gewicht der Gebärmutter steigt dabei von ca. 60 g auf etwa 1 kg an.

Das **Endometrium**, die Uterusschleimhaut, sitzt der Muskulatur unmittelbar auf. Das einschichtige hochprismatische Epithel ist mit zeitweisem Kinozilienbesatz bedeckt und enthält schlauchförmige Drüsen, deren Ausbildung zyklusabhängig ist. Man unterscheidet zwei Endometriumschichten, die etwa 1 mm dicke Lamina basalis (oder kurz „**Basalis**"), die bei der Menstruation nicht abgestoßen wird, und die bis 8 mm hohe Lamina functionalis (oder kurz „**Funktionalis**"). Letztere nimmt an den Zyklusveränderungen des Endometriums (s. u.) teil.

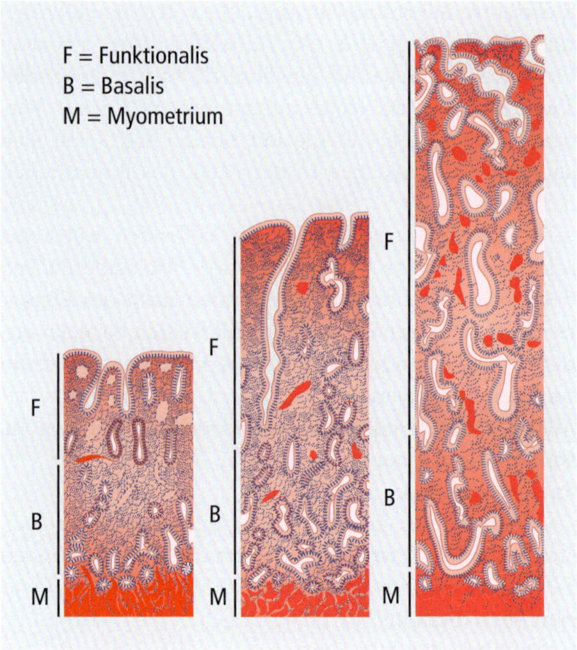

Abb. 17.8 Uterusschleimhaut in verschiedenen Stadien des Menstruationszyklus

Menstruationszyklus. Im fortpflanzungsfähigen Alter laufen im Endometrium periodische Veränderungen ab, die auf zyklische Prozesse im Ovar (Ovarialzyklus) zurückzuführen sind (Abb. 17.8).

Die durch die Hormone des Ovars (▸Kap. 16.8.2) induzierten Veränderungen beginnen mit der Menarche (ersten Regelblutung) mit zunächst unvollständigen, anovulatorischen Zyklen (Zyklen mit Menstruation, aber ohne Ovulation) und enden in der Regel zwischen dem 48. und 55. Lebensjahr. Der im Mittel 28 Tage dauernde Zyklus wird in drei Phasen eingeteilt:

- Desquamations-Reparationsphase (1. bis 4. Tag),
- Proliferationsphase (5. bis 14. Tag) und
- Sekretionsphase (15. bis 28. Tag).

Die Rückbildung des Gelbkörpers mit steilem Abfall des Estrogen- und Progesteronspiegels ruft am 26. und 27. Zyklustag eine Kontraktion der spiralig verlaufenden Arterien in der Funktionalis hervor. Hieraus resultiert, unter Mitwirkung von Prostaglandinen, zunächst durch Vasokonstriktion eine Minderdurchblutung dieser Schleimhautschicht und später eine ischämische Schädigung des Gewebes. Strömt bei schwächer werdender Gefäßkontraktion wieder reichlich Blut ein, kommt es im Bereich dieser Arterien zu Blutaustritten ins Gewebe bzw. in die Uterushöhle. Schließlich führt die Schädigung der Funktionalis zur Ausstoßung von Schleimhautresten, die mit Blut vermischt sind (**Menstruation, Menses**).

Als erster Tag des neuen Menstruationszyklus gilt der Tag, an dem die Menstruationsblutung einsetzt. Die Blutgerinnung ist während dieser **Desquamationsphase** aufgrund einer gesteigerten Fibrinolyse herabgesetzt. An deren Ende regenerieren Epithel und Bindegewebe – ausgehend von der Basalis – und die Wunde wird geschlossen (**Reparationsphase**).

In der nun beginnenden **Proliferationsphase** erfolgt der Wiederaufbau der Funktionalis. Infolge der Zunahme der Estrogenkonzentration im Blut sprossen neue Gefäße ein, und mit zunehmender Dicke des Endometriums entstehen wieder langgestreckte Drüsen, die später leicht geschlängelt verlaufen. Das Gewebe wird aufgelockert.

Nach dem Follikelsprung setzt die **Sekretionsphase** ein. Dabei wird die Uterusschleimhaut unter dem Einfluss des ansteigenden Progesteronspiegels zu einem sekretionsfähigen, für die Einbettung des Keims geeigneten Epithel umgebaut. Gegen Ende der Sekretionsphase sind die Drüsen stark geschlängelt und enthalten ein schleimiges Sekret; das Bindegewebe ist aufgelockert. In dieser Phase ist die Schleimhaut stark durchblutet und erreicht eine Höhe von 6–8 mm. Die Zellen des bindegewebigen Stromas vergrößern sich und enthalten reichlich Glykogen. Gegen Ende der Sekretionsphase kann das Oberflächenepithel stellenweise einen Flimmerbesatz aufweisen. Unterbleibt eine Befruchtung, löst die Rückbildung des Gelbkörpers die nächste Regelblutung aus.

Die Schleimhaut der Cervix uteri nimmt nur wenig an den beschriebenen zyklischen Veränderungen teil. Bedeutsam ist aber, dass sich im Verlauf des Zyklus die Konsistenz des Zervixschleims ändert. Kurz vor der Ovulation tritt als Zeichen einer Estrogenwirkung eine Verflüssigung des zervikalen Schleimpfropfes ein, die zur Zeit der Ovulation ihren Höhepunkt erreicht. Der Schleim wird „spinnbar", d. h. er lässt sich zu langen Fäden ausziehen, und ist für Spermien leicht durchgängig. Unter dem Einfluss von Progesteron wird der Schleim in der 2. Zyklusphase wieder zähflüssiger und behindert die Spermienpassage.

17.2.4 Vagina

Die Scheide (**o** Abb. 17.5) ist ein 8–12 cm langer, elastischer, bindegewebiger, muskulärer Schlauch. Sein blindes Ende umgibt als Scheidengewölbe ringförmig die Portio vaginalis der Cervix uteri. Die Scheidenwand ist nur etwa 3 mm dick und besteht aus einer Schleimhaut und einer Muskelschicht.

Die Schleimhaut weist ein mehrschichtiges unverhorntes, glykogenreiches Plattenepithel ohne Drüsen auf. Das Sekret in der Scheide stammt aus Drüsen der Cervix uteri und aus abgestoßenen Epithelzellen. Aus dem Glykogen dieser abgeschilferten Zellen entsteht durch **Lactobazillen** Milchsäure, die eine saure Reaktion in der Vagina (pH = 4) hervorruft. Das saure Milieu schützt gegen aufsteigende Krankheitskeime.

Die Muskelschicht der Scheide ist nur schwach entwickelt und von Bindegewebe durchsetzt. Die glatten Muskelfasern weisen eine spiralige Anordnung mit scherengitterartigen Überkreuzungen auf.

Zusatzinformation

Wie die Uterusschleimhaut unterliegt auch die Vaginalschleimhaut zyklischen Veränderungen, die jedoch wesentlich schwächer sind als die des Endometriums. Nach einer Methode von Papanicolaou (PAP-Test) gefärbte Scheidenabstriche dienen ebenso wie Zervixabstriche der Krebsvorsorgeuntersuchung. Diese Spezialfärbemethode mit drei nacheinander eingesetzten Färbereagenzien ermöglicht eine zytologische und histologische Tumorklassifikation (PAP I = normales Zellbild bis PAP-V = eindeutiges Karzinom).

17.2.5 Äußere weibliche Geschlechtsorgane (Vulva) und Harnröhre

Mons pubis. Als Schamberg wird der vor und oberhalb der Schamspalte gelegene Hautbezirk mit der für die Frau charakteristischen Schambehaarung bezeichnet. Er wölbt sich durch starke Einlagerung von subkutanem Bindegewebe deutlich vor.

Labia (Schamlippen). Die **Labia majora** (großen Schamlippen) überdecken das Vestibulum vaginae (Scheidenvorhof). Sie entsprechen dem Hodensack des Mannes, enthalten reichlich Fettgewebe und sind pigmentiert. Ihre Behaarung geht in den Schamberg über. Schamberg und große Schamlippen enthalten Talg-, Schweiß- und Duftdrüsen.

Die **Labia minora** (kleinen Schamlippen) werden erst beim Spreizen der großen Labien sichtbar. Sie sind fettgewebsfreie, haarlose Hautfalten, die innen von einem mehrschichtigen unverhornten Plattenepithel bedeckt sind und zahlreiche Talgdrüsen enthalten. An der Außenseite weisen die kleinen Schamlippen ein leicht verhorntes mehrschichtiges Plattenepithel auf.

Klitoris. Die Klitoris (Kitzler) entspricht bis zu einem gewissen Grad dem Penis. Sie enthält zwei sich vereinigende, bis zu 3–4 cm lange, erektile Schwellkörper, die in ihrem Bau den Corpora cavernosa penis gleichen und deren Schleimhaut reichlich mit sensorischen Nervenendigungen versorgt ist.

Urethra. Etwa 2–3 cm hinter der Klitoris mündet die Harnröhre in den Scheidenvorhof. Sie ist nur 3–5 cm lang und verläuft zwischen Symphyse und vorderer Scheidenwand. Das Lumen der Urethra ist durch Längsfalten, die von Venennetzen hervorgerufen werden, eingeengt. Das Urethra-Epithel ist im blasennahen Anteil ein Übergangsepithel (▸Kap. 2.2.2), im mittleren Abschnitt ein mehrreihiges prismatisches Epithel und im Endabschnitt ein mehrschichtiges unverhorntes Plattenepithel. Die Muskelschicht besteht aus glatter Muskulatur, die in Schraubenwindungen die Harnröhre umfasst. Am Beginn der Harnröhre verdicken sich die Fasern der glatten Muskulatur zum **Sphincter internus** (inneren Schließmuskel). Zusätzlich wird die Muskelschicht der Urethra von quergestreiften Muskelfasern des Beckenbodens umfasst, die den **Sphincter externus** (äußeren, willkürlichen Schließmuskel) bilden.

17.2.6 Pathophysiologie der weiblichen Geschlechtsorgane

Ovarialtumoren. Zu den Ovarialtumoren gehören neben benignen Tumoren (zumeist Zysten bzw. Zystadenomen) insbesondere **Ovarialkarzinome,** die dritthäufigsten Malignome der weiblichen Genitalorgane. Zu den Risikofaktoren für Ovarialkarzinome zählt wie beim Brustkrebs (▸Kap. 5.7.2) vor allem eine genetische Disposition infolge Mutation des BRCA1- und BRCA2-Gens.

Uterustumoren. Hierzu rechnet man

- als gutartige Tumoren die (Leio-)Myome und
- als bösartige Tumoren die Endometrium- und Zervix-Karzinome.

(**Leio-**)**Myome** sind die häufigsten gutartigen Tumoren überhaupt und bei ca. 60–70 % aller Frauen im gebärfähigen Alter nachweisbar. Die scharf abgegrenzten, derben Knoten aus glatten Muskelzellen sind vielfach asymptomatisch, können aber auch zu Menstruationsstörungen, Schmerzen oder Infertilität führen.

Das im Korpusbereich des Uterus auftretende **Endometriumkarzinom,** der häufigste bösartige Tumor des Genitaltrakts der Frau, ist vielfach mit einem metabolischen Syndrom (▸Kap. 16.5.6) assoziiert und wird durch exogene Estrogen-Zufuhr begünstigt.

Beim **Zervixkarzinom** ist die Inzidenz und Sterblichkeit seit Einführung der entsprechenden Vorsorgeuntersuchung sowie seit der Entdeckung der pathogenetischen Bedeutung von onkogenen humanen Papillomaviren (HPV) stark zurückgegangen. Die Zervixkarzinome sind zumeist Plattenepithelkarzinome (etwa 80 %) und zu etwa 15 % Adenokarzinome. Zu den Risikofaktoren zählen neben der HPV-Infektion mangelnde Sexualhygiene und Promiskuität (zahlreiche Sexualpartner).

Endometriose. Als Endometriose wird das Vorkommen von Uterusschleimhaut außerhalb ihrer normalen Lokalisation in der Gebärmutter, z. B. in Eileitern, Eierstöcken, Uterusmuskulatur oder auch in Darm, Harnblase oder Lunge, bezeichnet (ektope Endometriumbildung). Wie beim eigentlichen Endometrium ist auch das Wachstum der Endometrioseherde zyklusabhängig und tritt nur im geschlechtsreifen Alter auf. Wesentliche Symptome sind insbesondere vor und während der Menstruation auftretende Schmerzen.

In Kürze

- Zu den **inneren weiblichen Geschlechtsorganen** rechnet man Ovarien, Eileiter, Gebärmutter und Scheide.
- Zu den **äußeren weiblichen Geschlechtsorganen** zählen große und kleine Schamlippen, Klitoris und der Scheidenvorhof mit Drüsen und Schwellkörpern.
- Die paarig angelegten **Ovarien (Eierstöcke)** liegen an der Seitenwand des kleinen Beckens. Sie produzieren Keimzellen und weibliche Sexualhormone.
- Das **Ovar** wird in eine Mark- und Rindenzone unterteilt. In letzterer finden sich **Follikel** in verschiedenen Reifestadien und – im fortpflanzungsfähigen Alter – der **Gelbkörper**.
- Die Keimzellentwicklung bei der Frau (**Oogenese**) beginnt bereits vor der Geburt. Die **Follikelreifung** durchläuft drei charakteristische Stadien: das Primär-, Sekundär- und Tertiärfollikel-Stadium.
- Etwa 400–500 Primärfollikel können sich – FSH-gesteuert – im fortpflanzungsfähigen Alter zum sprungreifen Tertiärfollikel (Graaf-Follikel) entwickeln.
- Pro Zyklus wird meist nur ein **Graaf-Follikel** mit einer haploiden Eizelle (**Ovum**) gebildet.
- Zur Zyklusmitte rupturiert der Graaf-Follikel (**Follikelsprung**), die Eizelle wird aus dem Ovar ausgestoßen (**Ovulation**) und vom anliegenden Ende des Eileiters aufgenommen.
- Die Follikelepithelien wandeln sich nach der Ovulation zum **Corpus luteum** (Gelbkörper) um. Wird die Eizelle nicht befruchtet, bleibt der Gelbkörper nur bis zum Ende des Zyklus bestehen. Nach einer Befruchtung bleibt er dagegen über 3–4 Monate aktiv und produziert schwangerschaftserhaltendes Progesteron und Estrogene.

- Die paarig angelegten **Eileiter**, mit Schleimhaut ausgekleidete Muskelschläuche, dienen der Aufnahme der Eizelle nach dem Follikelsprung, sind ferner der Ort der Befruchtung und sorgen für den Keimtransport zum Uterus.
- Eileiter und Ovar bilden zusammen mit Bändern die sog. **Adnexe**.
- Die **Gebärmutter (Uterus)** wird in die Abschnitte Fundus, Corpus und Cervix unterteilt. Ein Teil des Uterus, die Portio, ragt in die Vagina (Scheide). Die Uteruswand besteht im Wesentlichen aus einer Muskelschicht (Myometrium) und der Uterusschleimhaut (Endometrium). Man unterscheidet zwei Endometriumschichten, die Basalis und die Funktionalis. Letztere unterliegt während des Menstruationszyklus periodischen Veränderungen und wird bei der Menstruation mit nicht gerinnbarem Blut abgestoßen.
- Der **Uterus** dient während der Schwangerschaft als Fruchthalter und beteiligt sich am Aufbau der Plazenta (▸ Kap. 17.4.4).
- Die etwa 10 cm lange **Scheide (Vagina)** dient als Kohabitationsorgan (s. u.).
- Die **Labia minora** (kleinen Schamlippen) sind unbehaarte, fettgewebefreie Hautfalten, die **Labia majora** (großen Schamlippen) fettgewebehaltige Hautwülste, welche den **Scheidenvorhof** überdecken.
- Die **Klitoris**, ein erektiles Gewebe, ist der sichtbare Teil von zwei sich vereinigenden Schwellkörpern. In den Wänden des Scheidenvorhofs liegen zwei weitere Schwellkörper, die sich bei sexueller Erregung füllen.
- In den Scheidenvorhof münden die Ausführungsgänge der Bartholin- und paraurethralen Skene-Drüsen.
- Die **Urethra** der Frau ist 3–5 cm lang.
- Bei **Ovarialkarzinomen** liegt häufig eine Mutation des BRCA-Gens vor.
- Zu den **Uterustumoren** zählen die gutartigen (Leio-)Myome sowie die bösartigen Endometrium- und Zervixkarzinome.
- Als **Endometriose** wird das Vorkommen von Uterusschleimhaut außerhalb ihrer normalen Lokalisation in der Gebärmutter bezeichnet.

17.3 Kohabitation

Die geschlechtliche Vereinigung, d. h. die Einführung des erigierten Penis in die Vagina, wird als **Kohabitation** oder **Koitus** bezeichnet. Sie bildet normalerweise die Voraussetzung für die **Konzeption** (Befruchtung).

Der sexuelle Reaktionsablauf vor und während der Kohabitation lässt sich beim Mann und bei der Frau in vier ineinander übergreifende Phasen unterteilen: Erregungs-, Plateau-, Orgasmus- und Rückbildungsphase (◘ Tab. 17.1).

17.3.1 Sexueller Reaktionsablauf beim Mann

Erregungsphase. Taktile Reize im Bereich der Glans penis und in verschiedenen Hautarealen („erogenen Zonen"), besonders aber auch psychische Einflüsse und erotische Vorstellungen führen zu einer Größenzunahme (Tumeszenz) und Versteifung des Penis (**Erektion**). Die afferenten Impulse von den Mechanosensoren in der Glans penis und in den benachbarten Geweben gelangen dabei über den N. pudendus zu einem sog. **Erektionszentrum im Sakralmark** (S_2–S_4). Die efferenten Erregungen werden von hier vorwiegend durch parasympathische Fasern geleitet, die im N. splanchnicus pelvinus verlaufen (◘ Abb. 17.9). Die Überträgersubstanz dieser Neurone ist einerseits **Acetylcholin**, das indirekt durch **Freisetzung von NO** aus den Endothelzellen die zytosolische Guanylylcyclase in der Gefäßmuskulatur stimuliert und dadurch die **Bildung von cGMP** auslöst. Andererseits können auch direkt **NO-freisetzende Nervenfasern** die Synthese von cGMP fördern. Dieses bewirkt eine Dilatation der kleinen Arterien und Arteriolen in den Corpora cavernosa und im Corpus spongiosum. Hierdurch füllen sich die kavernösen Bluträume der Schwellkörper, wobei die Tunica albuginea so weit gespannt wird, dass eine Drosselung des venösen Abstroms eintritt. Letztere wird durch die venokonstriktorische Wirkung von **VIP** (▸ Kap. 12.1.2) verstärkt. Eine pralle Blutfüllung der Schwellkörper ist die Folge. Gleichzeitig kommt es zu einer stärkeren Füllung der Blutgefäße in den Hoden und des an den Körper herangezogenen Skrotums sowie zu einer Stimulation der Sekretion aus den bulbourethralen und urethralen Drüsen.

Das Erregungsniveau des sakralen Erektionszentrums wird nicht nur durch die Afferenzen im N. pudendus, sondern auch durch eine Vielzahl nervaler Impulse aus übergeordneten zentralvenösen, wahrscheinlich auch kortikalen Strukturen beeinflusst, die sowohl fördernd als auch hemmend auf den spinal-reflektorischen Ablauf einwirken können. Bei Männern, deren Sakralmark zerstört ist, bleibt die Erektionsfähigkeit in 25 % der Fälle erhalten. Dabei werden die psychogen ausgelösten Impulse über sympathische Fasern geleitet, die

17

Tab. 17.1 Sexuelle Reaktionsabläufe bei Mann und Frau

Phase	Reaktionsablauf beim Mann	Reaktionsablauf bei der Frau	Allgemeinreaktionen
Erregungsphase	Erektion des Penis, Verdickung der Skrotalhaut, Elevation von Skrotum und Hoden	Erektion der Klitoris, Auseinanderweichen der Labia majora, Vergrößerung der Labia minora, Lubrikation, Erweiterung und Verlängerung der Vagina, Aufrichten des Uterus	Vasokongestion der weiblichen Brust, Mamillenerektion, Anstieg der Muskelspannung, des Blutdrucks, der Herz- und Atmungsfrequenz
Plateauphase	Weiteres Anschwellen der Glans penis, Vasokongestion der Hoden, Sekretion der Glandulae bulbourethrales	Weiteres Anschwellen und Retraktion der Klitoris, weiteres Aufrichten des Uterus, Ausbildung der sog. orgastischen Manschette, Sekretion der Bartholin-Drüsen	Weitere Zunahme der Vasokongestion der weiblichen Brust und der Mamillenerektion, weiterer Anstieg der Muskelspannung, des Blutdrucks, der Herz- und Atmungsfrequenz
Orgasmusphase	Kontraktion des M. sphincter vesicae internus, Emission, Ejakulation, unwillkürliche Kontraktionen der Beckenbodenmuskulatur	Kontraktionen der orgastischen Manschette und des Uterus, rhythmische Kontraktionen des M. sphincter ani externus, Sekretion aus den paraurethralen Skene-Drüsen	Unwillkürliche Muskelkontraktionen, rhythmische Kontraktionen des M. sphincter ani externus, maximale Werte des Blutdrucks, der Herz- und Atmungsfrequenz, Sexflush (♀ > ♂)
Rückbildungsphase	Abschwellen des Penis, Abnahme der Vasokongestion, Refraktärzeit	Abnahme der Vasokongestion des äußeren und inneren Genitale, Abschwellen der orgastischen Manschette	Langsame Normalisierung der Muskelspannung, des Blutdrucks, der Herz- und Atmungsfrequenz

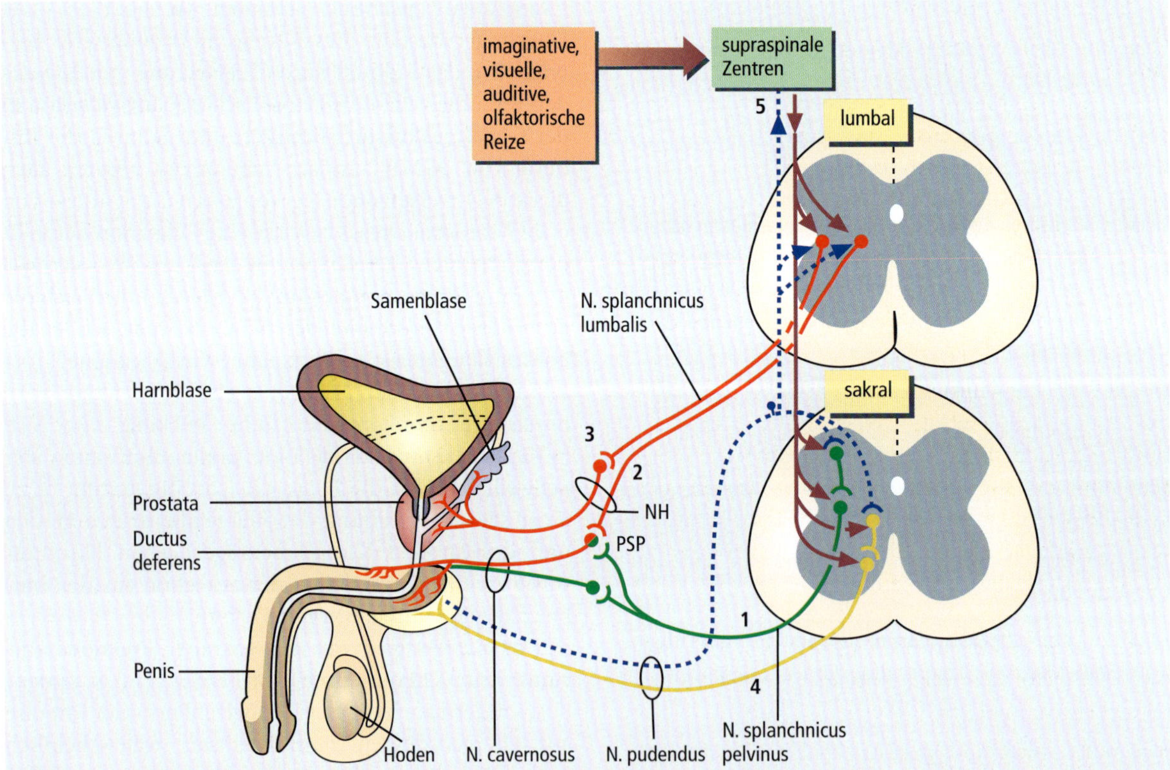

Abb. 17.9 Innervation der männlichen Genitalorgane und spinale Reflexbögen zur Regulation der männlichen Sexualfunktion. **1** parasympathische Neurone zu erektilem Gewebe, **2** sympathische Neurone zu erektilem Gewebe, **3** sympathische Neurone zu Ductus deferens, Prostata, Samenblase und Blasenhals, **4** Motoaxone, **5** aszendierende und deszendierende Bahnen. Interneurone im Rückenmark sind z. T. weggelassen. **NH** N. hypogastricus, **PSP** Plexus splanchnicus pelvinus. Nach Jänig

im unteren Thorakal- und im oberen Lumbalmark ihren Ursprung haben. Diese Axone werden im Plexus splanchnicus pelvinus auf postganglionäre Neurone umgeschaltet, auf die auch die präganglionären parasympathischen Axone konvergieren (o Abb. 17.9).

Plateauphase. Die Erregungsphase geht mit zunehmender Erregung ohne scharfe Grenze in die Plateauphase über. Eine weitere Anschwellung der Glansbasis ist von der verstärkten Abgabe eines klaren Sekrets begleitet, das vor allem aus den Glandulae bulbourethrales stammt. Dieses Sekret trägt zur Gleitfähigkeit des Penis in der Vagina bei.

Orgasmusphase. Bei starker sexueller Erregung kommt es zur Aktivierung sympathischer Efferenzen aus dem unteren Thorakal- und oberen Lumbalmark, welche die **Emission** auslösen. Durch Kontraktionen der glatten Muskulatur von Prostata, Ductus deferens, Epididymis und Samenblase werden Samen und Drüsensekrete in der angegebenden Reihenfolge in den Anfangsabschnitt der Urethra (Urethra interna) befördert. Ein Rückfluss von Sperma in die Harnblase wird dabei durch eine reflektorische Tonussteigerung des inneren Harnblasensphinkters verhindert.

Afferente Impulse von der durch die Emission gedehnten Urethra interna lösen schließlich die **Ejakulation** aus. Durch 3–10 rhythmische Kontraktionen der quergestreiften Muskulatur im Bereich der Peniswurzel (Musc. bulbocavernosus, Musc. ischiocavernosus) und des Beckenbodens kommt es zu einer Druckerhöhung in der Urethra und damit zum Herausschleudern des Ejakulats aus der Harnröhre.

Das Zentrum für den **Ejakulationsreflex** liegt im unteren Thorakal- und im Lumbalmark (Th_{11}–L_2, o Abb. 17.10). Afferente Impulse aus den Genitalorganen gelangen vor allem über den N. pudendus und aufsteigende Zwischenneurone zu diesem Zentrum. Dabei ist eine bestimmte zentrale Erregungssummation (Bahnung) erforderlich, um den Reflex auszulösen. Die efferenten Impulse für die glatte Muskulatur laufen über die sympathischen Fasern des N. hypogastricus, während die beteiligte quergestreifte Muskulatur über die motorischen Anteile des N. pudendus innerviert wird.

Rückbildungsphase. In der Rückbildungsphase (Detumeszenz) verringert sich infolge der abnehmenden Aktivität der Erektions-fördernder Prozesse sowie aufgrund des Abbaus von cGMP mittels Phosphodiesterase 5 (PDE5) die Blutfülle im kleinen Becken. Während dieser Zeit ist der Reflexapparat gewöhnlich gehemmt, sodass eine erneute Erektion bzw. Ejakulation nicht stattfinden kann (sog. Refraktärzeit).

17.3.2 Sexueller Reaktionsablauf bei der Frau

Während beim Mann die sexuellen Reaktionen weitgehend gleichförmig ablaufen, sind bei der Frau sowohl Dauer als auch Intensität der einzelnen Phasen stärker variabel.

Erregungsphase. Bei Reizung von Mechanosensoren in den weiblichen Genitalorganen, deren Axone im N. pudendus zum Sakralmark (S_2–S_4) ziehen, oder auf psychogenem Weg kommt es zu einer Erweiterung und Verlängerung der Vagina, zu einem Auseinanderweichen der Labia majora, zum Anschwellen der Labia minora und zu einer allgemeinen venösen Blutstauung (Vasokongestion) in den äußeren Genitalien mit Erektion der Klitoris. Als Efferenzen sind an diesem reflektorischen Vorgang vasodilatatorische parasympathische Fasern beteiligt, die aus dem Sakralmark stammen und im N. splanchnicus pelvinus verlaufen (o Abb. 17.10). Als Folge der Vasokongestion wird über die vaginalen Schleimhäute ein Transsudat abgegeben (Lubrikation), das die Gleitfähigkeit des Penis in der Vagina verbessert. Ebenso ist die Vergrößerung des Uterus in dieser Phase z. T. auf die Vasokongestion zurückzuführen.

Plateauphase. Diese Phase ist durch ein weiteres Anschwellen der Klitoris und des Bulbus vestibuli sowie der Venengeflechte um das äußere Scheidendrittel (orgastische Manschette) gekennzeichnet. Dabei wird die Klitoris an den Rand der Symphyse gezogen (sog. Klitorisretraktion).

Orgasmusphase. Der Eintritt des Orgasmus ist durch 3–15 Kontraktionen der orgastischen Manschette gekennzeichnet, die in unterschiedlicher Stärke ablaufen können. Diese Kontraktionen werden vorrangig durch den Sympathikus vermittelt.

Gleichzeitig kommt es zu einer Kontraktion der quergestreiften Beckenbodenmuskulatur, zu einer Oxytocin-vermittelten Aufrichtung des kontrahierten Uterus und zu einer intrauterinen Drucksteigerung. Die Cervix uteri entfernt sich von der hinteren Vaginalwand, sodass sich ein freier Raum zur Aufnahme des Ejakulats (**Receptaculum seminis**) bildet. Auf dem Höhepunkt des Orgasmus stoßen manche Frauen eine wässrige Flüssigkeit aus den paraurethralen Skene-Drüsen aus („weibliche Ejakulation").

Rückbildungsphase. In der Rückbildungsphase nimmt die Blutfülle im kleinen Becken in der Vaginalwand und im äußeren Genitale meist schnell wieder ab. Der Muttermund bleibt für etwa 20–30 min geöffnet, wobei die

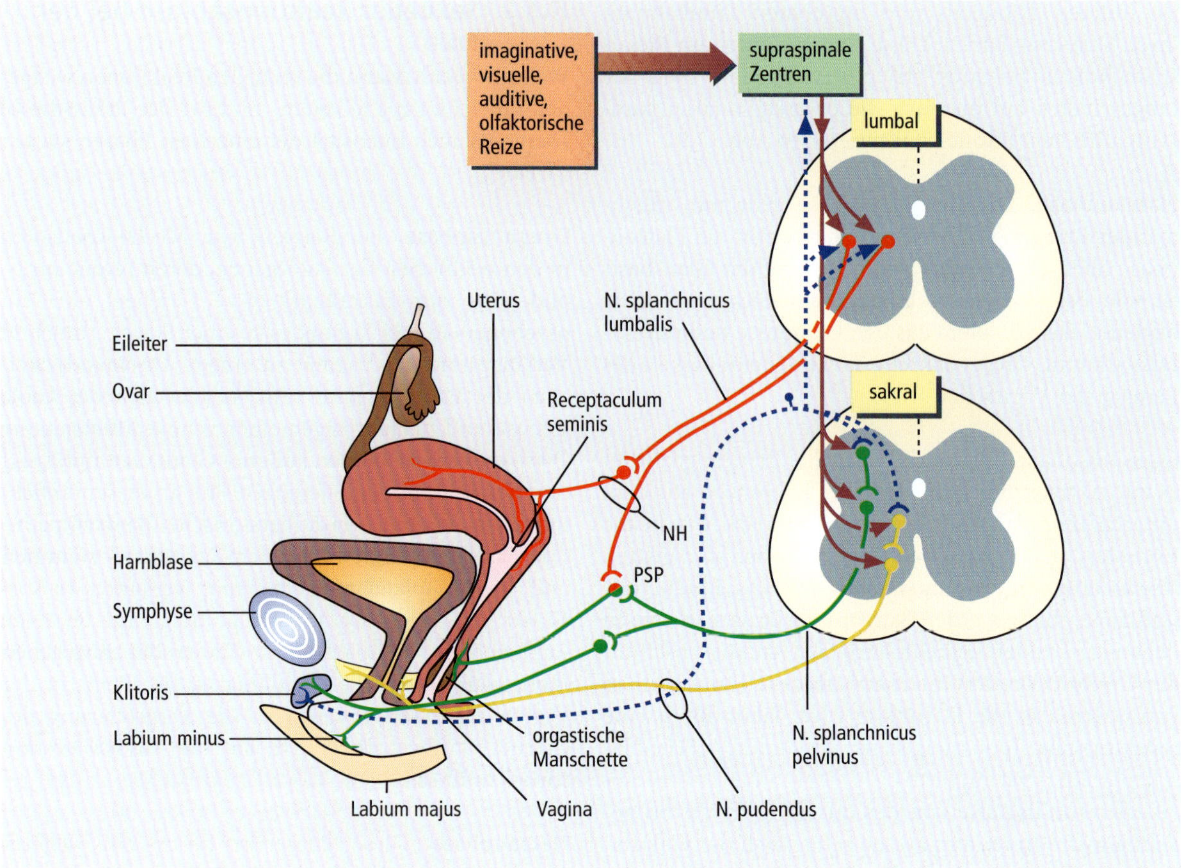

Abb. 17.10 Innervation der weiblichen Genitalorgane und spinale Reflexbögen zur Regulation der weiblichen Sexualfunktion (Einzelheiten Abb. 17.9). Nach Jänig

Portio vaginalis in das Receptaculum seminis eintaucht. Ein negativer intrauteriner Druck nach dem Orgasmus begünstigt das Eintreten des Spermas in den Zervikalkanal. Da bei der Frau nach dem Orgasmus keine ausgeprägte Hemmungsphase besteht, können wiederholte Orgasmen auftreten.

17.3.3 Allgemeinreaktionen während des sexuellen Reaktionsablaufs

Der sexuelle Reaktionsablauf ist von zahlreichen extragenitalen Reaktionen begleitet. Herzfrequenz, systolischer und diastolischer Blutdruck, Atemfrequenz und Muskeltonus steigen an, erreichen während des Orgasmus maximale Werte und normalisieren sich während der Rückbildungsphase. In der Orgasmusphase treten in der Regel noch weitere neurovegetative Reaktionen auf: Pupillenerweiterung, Vasokongestion der weiblichen Brust und Erektion der Mamillen, Rötung der Haut vor allem in der Oberbauch- und Brustregion (Sexflush). Bei starker zentralnervöser Erregung dominieren die für den Orgasmus charakteristischen Empfindungen, während die übrigen Sinneswahrnehmungen eingeengt sind.

In Kürze

- Der **sexuelle Reaktionsablauf** bei Mann und Frau im Rahmen der **Kohabitation (Koitus)** lässt sich in vier ineinander übergreifende Phasen unterteilen: Erregungs-, Plateau-, Orgasmus- und Rückbildungsphase (Erholungsphase).
- Beim **Mann** lösen in der **Erregungsphase** taktile Stimuli und psychische Einflüsse eine **Erektion** (Versteifung) **des Penis** aus. Letztere wird durch Vasodilatation kleiner Arterien, durch Drosselung des venösen Abstroms sowie – damit verbunden – eine Füllung kavernöser Bluträume der Schwellkörper hervorgerufen. Sie wird durch parasympathische Efferenzen aus S_2–S_4 (Erektionszentrum) gesteuert und durch NO-Freisetzung vermittelt.
- In der **Plateauphase** geben die Cowper-Drüsen ein Sekret zur Verbesserung der Gleitfähigkeit des Penis in der Vagina ab.
- Bei weitergehender sexueller Erregung kommt es in der **Orgasmusphase** zur Aktivierung sympathi-

scher Efferenzen aus Th_{11}–L_2, wodurch Spermien aus dem Nebenhoden und Drüsensekrete aus Prostata, Samenleiter und Bläschendrüse zunächst in den hinteren Teil der Harnröhre befördert werden (**Emission**). Durch tonisch-klonische Kontraktionen der Beckenbodenmuskulatur wird danach die **Ejakulation** ausgelöst.

- In der **Rückbildungsphase** (Detumeszenz) klingen Erektion und Blutfülle im kleinen Becken ab.
- Bei der **Frau** kommt es in der **Erregungsphase** zum Auseinanderweichen der großen Schamlippen, zum Anschwellen der kleinen Schamlippen, zu einer Vasokongestion in den äußeren Genitalien mit **Erektion der Klitoris** sowie zur **Lubrikation** (Transsudation aus der Vaginalschleimhaut).
- Die **Plateauphase** ist durch die Ausbildung einer orgastischen Manschette charakterisiert.
- Kontraktionen der orgastischen Manschette und des Beckenbodens kennzeichnen die **Orgasmusphase** (Klimax). Der Muttermund öffnet sich vorübergehend.
- In der **Rückbildungsphase** nimmt die Vasokongestion wieder ab. Bei Frauen können in kurzer Zeit wiederholt Orgasmen auftreten.
- Zu den **Allgemeinreaktionen** beim sexuellen Reaktionsablauf zählen Anstieg von Herzfrequenz, Blutdruck, Atemfrequenz und Muskeltonus sowie Pupillenerweiterung.

17.4 Schwangerschaft und Geburt

17.4.1 Spermienwanderung, Konzeption und Imprägnation

Spermienwanderung und Kapazitation. Durch die Ejakulation gelangen die Spermien in das Scheidengewölbe. Nachdem sich das zunächst koagulierte Ejakulat wieder verflüssigt hat, beginnt die **Spermienaszension**. Für die Wanderung zur Eizelle stellt der Zervixschleim eine physiologische Barriere dar, die nur im Zeitintervall um die Ovulation (periovulatorisch) passiert werden kann. Ist diese Barriere überwunden, bewegen sich die Spermien gegen den Sekretstrom von Uterus und Tuben. Die durchschnittliche Wanderungsgeschwindigkeit der für 1–3 Tage befruchtungsfähigen Spermien beträgt 2–3 mm/min, sodass der Weg vom Muttermund bis zur Ampulle des Eileiters in etwa 4–6 h zurückgelegt wird. Erst während dieser Wanderung erlangen die Spermien durch Freilegung von Bindungsrezeptoren und Abgabe von Oberflächenproteinen ihre endgültige Befruchtungsfähigkeit; diesen Reifungsvorgang bezeichnet man als **Kapazitation**.

Imprägnation. Von den 200–400 Mio. Spermien des Ejakulats erreichen nur 200–400 die Ampulla tubae, wo normalerweise die **Konzeption** (Befruchtung) stattfindet. Bei Bindung eines Spermienkopfes an spezifische Glykoproteine der die Eizelle umgebenden Hüllen werden aus der Akrosomenkappe Enzyme (Hyaluronidase, Akrosin und andere Proteasen) freigesetzt (**Akrosomreaktion**), welche die Eihüllen an der Kontaktstelle auflösen. Ein einziges Spermium dringt auf diese Weise in die umgebenden Schichten ein (**Imprägnation**) und verschmilzt schließlich mit der Plasmamembran der Eizelle (Ovum). Nach der Membranfusion setzt die jetzt depolarisierte Eizelle Enzyme frei, welche die Bindungsstrukturen der Zona pellucida zerstören, sodass keine weiteren Spermien in die befruchtete Eizelle eindringen können.

17

17.4.2 Syngamie, Nidation und Plazentation

Syngamie. Nach Verschmelzung der Zellmembranen beider Gameten wird die 2. Reifeteilung der Oozyte vollendet. In diesem Stadium liegt der haploide Chromosomensatz der Eizelle im sog. weiblichen Vorkern, während der Kern im Kopf des Spermiums, der ebenfalls einen haploiden Chromosomensatz trägt, den männlichen Vorkern bildet. Nach Reduplikation der Chromosomensätze kommt es zur Verschmelzung der beiden Vorkerne (Syngamie). Die 23 mütterlichen und 23 väterlichen Chromosomen ordnen sich auf einer Teilungsspindel an und werden – wie bei einer mitotischen Teilung – am Zentromer aufgespalten (▸Kap. 1.1.6). Aus der befruchteten Eizelle, der ersten Zelle des neuen Organismus (**Zygote**), entstehen schließlich zwei Tochterzellen mit je 46 Chromosomen. Mit der Syngamie ist auch das genetische Geschlecht des neuen Organismus determiniert: Die Befruchtung durch ein Spermium mit einem X-Chromosom führt zur Entwicklung eines weiblichen (XX), die mit einem Y-Chromosom zur Entwicklung eines männlichen (XY) Embryos.

Während der Passage des Keims durch den Eileiter finden bereits weitere Furchungsteilungen statt (○ Abb. 17.11). Vom Zeitpunkt der Befruchtung an ist nach etwa 30 Stunden das geschilderte Zweizellen-Stadium, nach 40–50 Stunden das Vierzellen-Stadium und nach etwa 3 Tagen das Morulastadium mit 12–16 Blastomeren erreicht. Etwa am 4. Tag nach der Befruchtung tritt der Keim in das Uteruslumen ein. Hier entsteht nach Differenzierung in Trophoblast und Embryoblast die Blastozyste (▸Kap. 2.1), die sich am 6. bis 7. Entwicklungstag an der Uterusschleimhaut festsetzt.

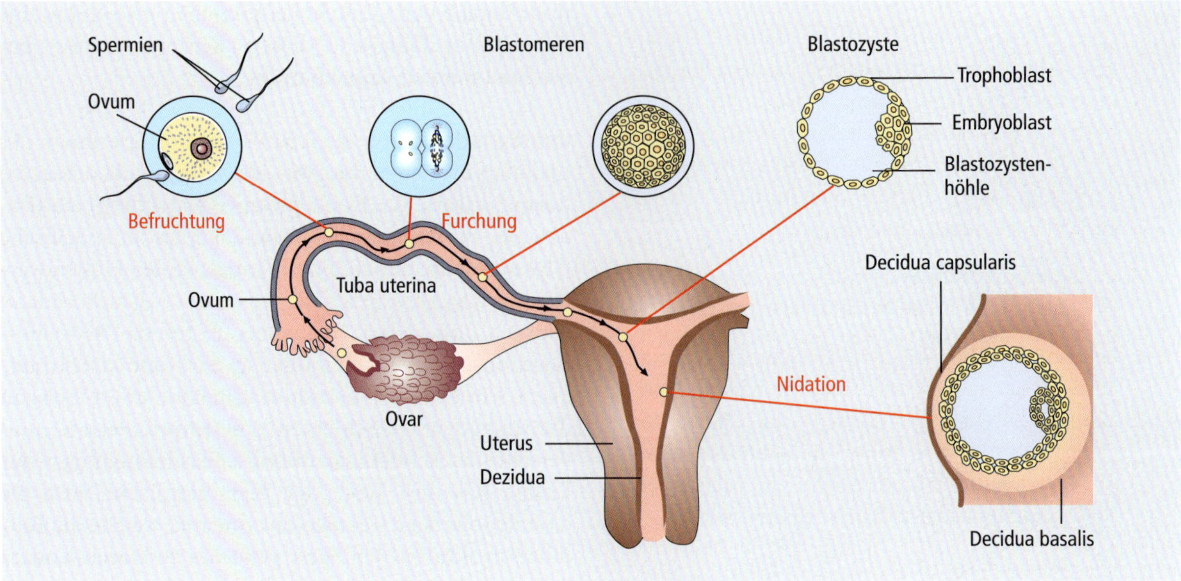

Abb. 17.11 Befruchtung, Entwicklung und Nidation des Keims

Nidation. Die Nidation (Einnistung, Implantation) der Blastozyste in das Endometrium erfolgt in der Regel im oberen Drittel der hinteren Uteruswand. Unterstützt durch die Wirkung proteolytischer Enzyme dringt der **Trophoblast** in die Uterusschleimhaut ein, deren zerstörte Gewebeteile für die Ernährung des Keims verwendet werden. Nach der Nidation vergrößern sich die Stromazellen der Uterusschleimhaut unter Einlagerung von Lipiden und Glykogen. Von diesem Zeitpunkt an wird die Funktionalis des Endometriums als **Dezidua** bezeichnet.

Plazentation. Um die Ernährung des wachsenden Keims sicherzustellen, muss der Trophoblast seine Oberfläche vergrößern. Zahlreiche Fortsätze (Zotten) dringen in die Dezidua ein und werden danach mit Bindegewebe und embryonalen Gefäßen gefüllt (Abb. 17.12). In diesem Stadium sind die Zotten nur noch von einem zweischichtigen Epithel überzogen. Der Trophoblast ist dadurch zum **Chorion** geworden, das zunächst den Keimling vollständig umgibt. Die Chorionzotten stehen in direktem Kontakt mit dem Blut aus eröffneten mütterlichen Gefäßen, das – angetrieben von der arteriovenösen Druckdifferenz – an den Zotten vorbeifließt. Die Ernährung des Keimlings erfolgt von diesem Zeitpunkt an aus dem mütterlichen Blut. Im Laufe der Entwicklung reduziert sich das Chorion auf den Bereich um die Nabelschnur und bildet hier zusammen mit der zugehörigen Dezidua die **Plazenta**. In den übrigen Abschnitten entsteht aus dem Chorion eine dünne glatte Haut, die das Amnion überzieht.

17.4.3 Empfängniszeit

Die bei der Ovulation ausgestoßene Eizelle ist nur während einer kurzen Zeitspanne von maximal 12 Stunden befruchtungsfähig. Die Imprägnationsfähigkeit der

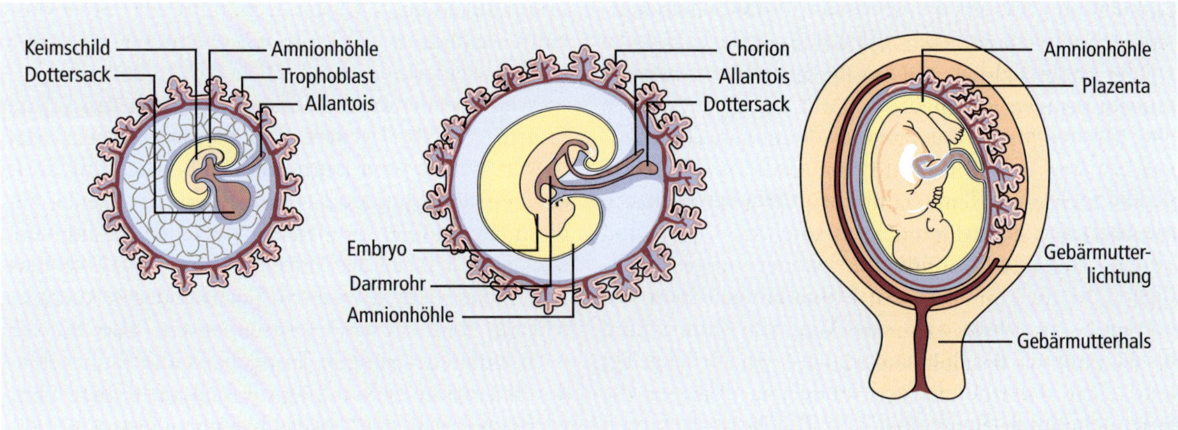

Abb. 17.12 Entwicklung des Embryos, seiner Hüllen und der Plazenta. Nach Clara

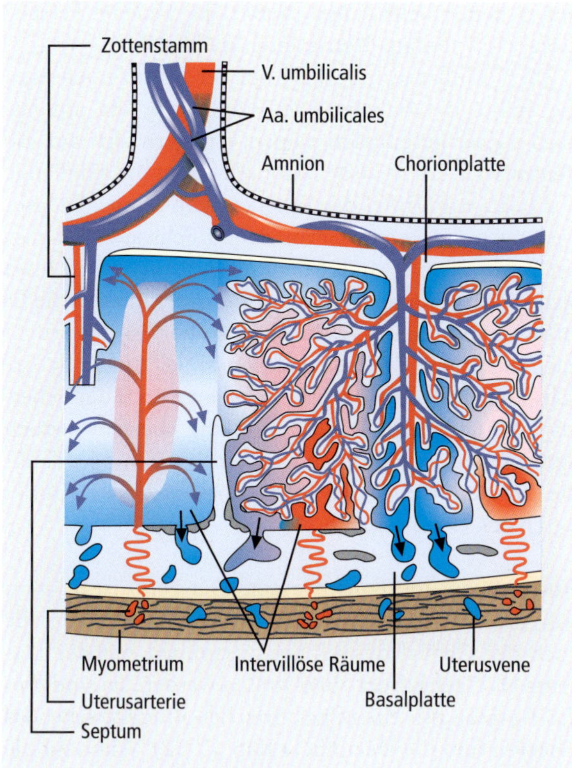

Abb. 17.13 Längsschnitt durch die Plazenta in schematischer Darstellung. Nach Wallraff

Spermien im weiblichen Genitaltrakt beschränkt sich auf eine Zeitdauer von maximal 3 Tagen (▸Kap. 17.4.1). Daher kann eine Konzeption nur eintreten, wenn die Kohabitation innerhalb von 3 Tagen vor der Ovulation, am Tage der Ovulation oder im Laufe des nachfolgenden Tages, insgesamt also während eines Zeitintervalls von 5 Tagen, erfolgt.

17.4.4 Bau und Funktion der Plazenta

Bau der Plazenta (Abb. 17.13). Die reife Plazenta ist ein scheibenförmiges Organ mit einem Durchmesser von ca. 18–20 cm, einer Dicke von 2–3 cm und einem Gewicht von 500–600 g. An der dem Feten zugewandten Seite setzt die ca. 50 cm lange Nabelschnur an.

Der **mütterliche Anteil** der Plazenta wird von einer bindegewebigen Basalplatte begrenzt, welche die Stelle des hier verloren gegangenen Drüsengewebes einnimmt. Von der Basalplatte erheben sich zahlreiche Septen, die den Plazentarraum in 15–30 Lappen (Kotyledonen) unvollständig unterteilen. Den **fetalen Anteil** schließt die sog. Chorionplatte ab, von der aus sich zahlreiche Zottenstämmchen mit kleineren Zotten in den Raum der Kotyledonen erstrecken. Die Zotten sind vielfach mit der Basalplatte und den Septen verbunden und tragen dadurch zur Verfestigung der Verbindung zwischen mütterlichem und fetalem Anteil bei.

Das **mütterliche Blut** (ca. 500 ml/min in der reifen Plazenta, d. s. etwa 9 % des Herzzeitvolumens der Schwangeren) strömt über die uteroplazentaren Arterien in die schmalen Spalten zwischen den Zotten, die als **intervillöse Räume** bezeichnet werden (Fassungsvermögen am Ende der Schwangerschaft 200–250 ml). Angetrieben von einem Druckgefälle von 70–75 mm Hg, bewegt sich das Blut zwischen den Zotten zu den sog. Randsinus der Basalplatte und gelangt über plazentouterine Venen wieder in den mütterlichen Kreislauf. Durch diesen Transport wird das Blut in den intervillösen Räumen etwa 2-mal pro Minute erneuert (**Plazentakreislauf**).

Das (sauerstoffarme) **fetale Blut** (ca. 350 ml/min in der reifen Plazenta, d. s. etwa 50 % des Herzzeitvolumens des Feten) fließt über zwei Nabelschnurarterien in die Gefäße der Zottenbäume, passiert die Zottenkapillaren, wird in kleineren Venen der Chorionplatte gesammelt und strömt (Sauerstoff-angereichert) durch die Nabelschnurvene zurück zum Feten.

17

Plazentafunktion. Die Plazenta dient vor allem dem **Stoffaustausch** zwischen dem mütterlichen und fetalen Blut und damit der Ernährung des Feten und der Ausscheidung seiner Stoffwechselendprodukte. Die dünne Gewebeschicht (bestehend aus dem Gefäßendothel, Bindegewebe und Zottenepithel), die den intervillösen Raum vom Lumen der Zottenkapillaren trennt und vereinfachend (wenig korrekt) als „Plazentaschranke" bezeichnet wird, begünstigt diesen Austausch. O_2 und Nährstoffe werden vom fetalen Kapillarblut aufgenommen, CO_2 und andere Stoffwechselendprodukte an das mütterliche Blut abgegeben. Daneben ist die Plazentaschranke durchgängig für Wasser, Elektrolyte, Hormone, IgG (▸Kap. 7.3.2), Viren (z. B. Röteln- und Masernviren) und auch für zahlreiche Arzneistoffe (z. B. Schlafmittel, Psychopharmaka u. a.), die u. U. die Frucht schädigen können.

Eine zweite Funktion der Plazenta besteht in der **Produktion** von **Hormonen**, die für den Schwangerschaftsablauf von Bedeutung sind. Hierzu zählen u. a. Estrogene und Progesteron sowie Choriongonadotropin und Plazentalactogen (▸Kap. 16.8.2).

17.4.5 Umstellungen im Organismus der Schwangeren

Folgende physiologische Veränderungen der Organfunktionen treten normalerweise bei einer Schwangeren ein:

- Zunahme des Körpergewichts (310–450 g/Woche),
- Steigerung des Energieumsatzes um etwa 10–20 % und des Sauerstoffverbrauchs um ca. 20 %,
- Anstieg des Blutvolumens um ungefähr 30 % (Plasmavolumen: + 40 %, Erythrozytenvolumen: +20 %),

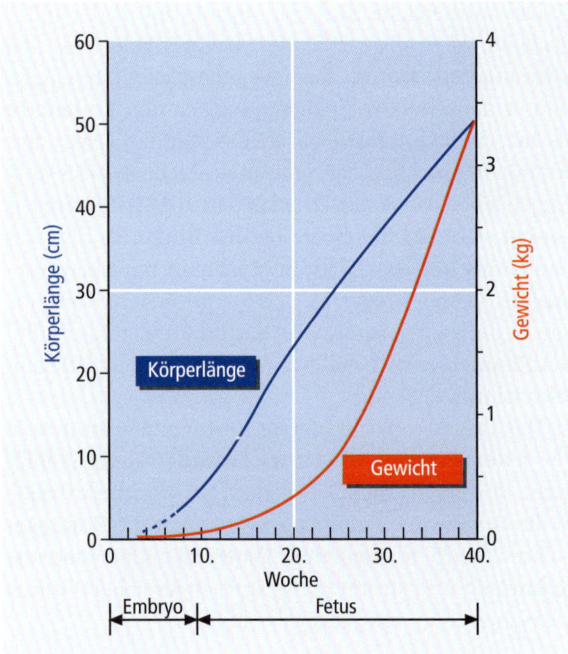

Abb. 17.14 Körperlänge und Gewicht von Embryo und Fetus im Ablauf der Schwangerschaft (Wochen nach der letzten Menstruation)

- Erniedrigung der Hämoglobinkonzentration um ca. 15 % und des Hämatokritwerts um etwa 25 %,
- Anstieg der Herzfrequenz um ungefähr 15 % und des Schlagvolumens um ca. 20 %, damit Erhöhung des Herzzeitvolumens um etwa 35 %,
- Abnahme des peripheren vaskulären Widerstands um etwa 15 % und – in der ersten Hälfte der Schwangerschaft – unterschiedlich ausgeprägt des mittleren arteriellen Blutdrucks,
- Zunahme der Atemfrequenz (ca. +15 %), des Atemzugvolumens (ungefähr +40 %) und des Atemminutenvolumens (etwa +50 %) und
- Zunahme der glomerulären Filtrationsrate (GFR) um etwa 50 %.

17.4.6 Entwicklung und Entwicklungsbedingungen des Feten

Während der Ausbildung der Plazenta (6. bis 12. Woche) sind die wichtigsten Organsysteme des Embryos bereits angelegt und die späteren Körperformen erkennbar. Im folgenden Zeitraum vom Beginn der 9. Schwangerschaftswoche bis zur Geburt wird der heranwachsende Organismus als Fetus bezeichnet (zur Organisation des fetalen Kreislaufs ▸ Kap. 9.1.2).

Entwicklung des Feten. Die Fetalperiode ist durch ein schnelles Längenwachstum und rasche Gewichtszunahme der Frucht gekennzeichnet. Dem Alter des Feten (meist in Lunarmonaten zu 28 Tagen angegeben) lässt sich jeweils eine bestimmte Längenangabe, entweder die Scheitel-Steiß-Länge oder die Scheitel-Fersen-Länge (Körperlänge), zuordnen (○ Abb. 17.14).

Im 3. Monat nimmt der Kopf der Frucht noch etwa die Hälfte der Scheitel-Steiß-Länge ein; die anfangs nach außen gerichteten Augen verlagern sich auf die Ventralseite. Im 4. und 5. Monat beträgt die Kopflänge nur noch ein Drittel der Scheitel-Steiß-Länge. Die Bewegungen des Feten sind von der 20. Schwangerschaftswoche an für die Mutter deutlich wahrnehmbar. Etwa ab der 28. Schwangerschaftswoche, unter intensivmedizinischer Betreuung auch schon früher, ist die Frucht auch außerhalb des Uterus lebensfähig. Am Ende der Schwangerschaft nimmt die Kopflänge 25 % der Scheitel-Steiß-Länge ein; der Kopfumfang übertrifft jedoch den Umfang aller anderen Körperpartien und ist damit die limitierende Größe beim Durchtritt des Kindes durch den Geburtskanal.

Fruchthüllen und Fruchtwasser. Der Fetus ist in utero von drei Fruchthüllen oder Eihäuten umgeben, die nach der Geburt des Kindes zusammen mit der Plazenta als **Nachgeburt** ausgestoßen werden. Es sind dies das Amnion mit einem gefäßreichen Bindegewebe, das Chorion und die Dezidua (▸ Kap. 17.4.2). Während die beiden erstgenannten Hüllen aus fetalem Gewebe bestehen, gehört die Dezidua zum mütterlichen Gewebe. Die drei Fruchthüllen hängen zusammen und bilden die Wand der **Fruchtblase**, die Frucht und Fruchtwasser umschließt.

Das **Fruchtwasser** (Liquor amnii), das den Feten in der Fruchtblase umgibt, wird vor allem vom Amnionepithel (▸ Kap. 2.1) produziert. Es stellt eine klare bis milchig trübe Flüssigkeit dar. Gegen Ende der Schwangerschaft wird das Fruchtwasser (Menge ca. 1 l) durch Talgdrüsensekrete aus der Haut des Feten (Vermixflocken), durch abgeschilferte Epithelien und geringe Mengen an Mekonium (Stuhl des Feten) stärker getrübt. Das Fruchtwasser bietet dem Feten ein adäquates physiologisches Milieu, schützt ihn bei Stößen, gewährt ihm Bewegungs- und Entwicklungsfreiheit und trägt unter der Geburt als „hydrostatischer Keil" zur Erweiterung des Geburtskanals bei.

Größenzunahme des Uterus in der Fetalperiode. Im Laufe des 3. Schwangerschaftsmonats ist der Uterus etwa faustgroß und erreicht mit dem Fundus gerade die Höhe der Symphyse. Die weitere Größenzunahme des Uterus erlaubt eine Bestimmung der Schwangerschaftsdauer (○ Abb. 17.15). Am Ende des 6. Monats steht der Fundus uteri in Nabelhöhe. Zu beachten ist jedoch, dass in den letzten 4 Wochen der Schwangerschaft der Fundus uteri, der im 9. Lunarmonat den Rippenbogen erreicht, etwa um 2–3 Querfingerbreiten absinkt und dann etwa an der gleichen Stelle zu finden ist wie am Ende des 8. Lunarmonats. Diese sog. Senkung hängt

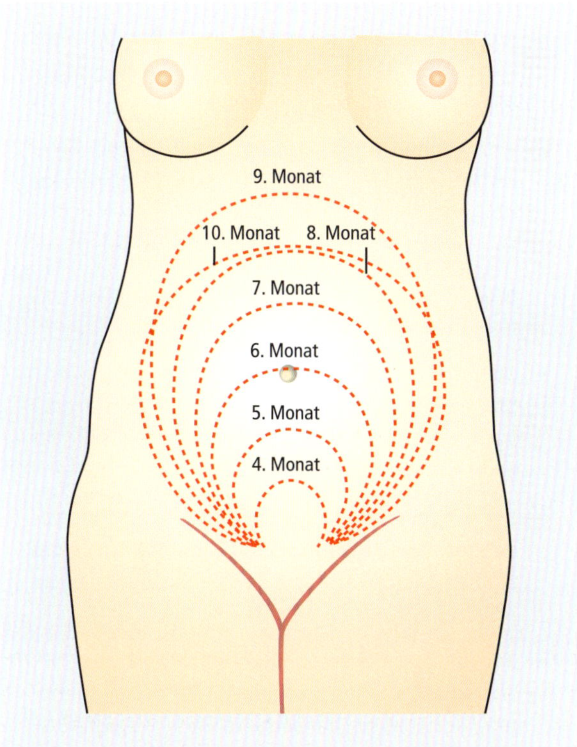

Abb. 17.15 Größe des Uterus in Abhängigkeit von der Schwangerschaftsdauer

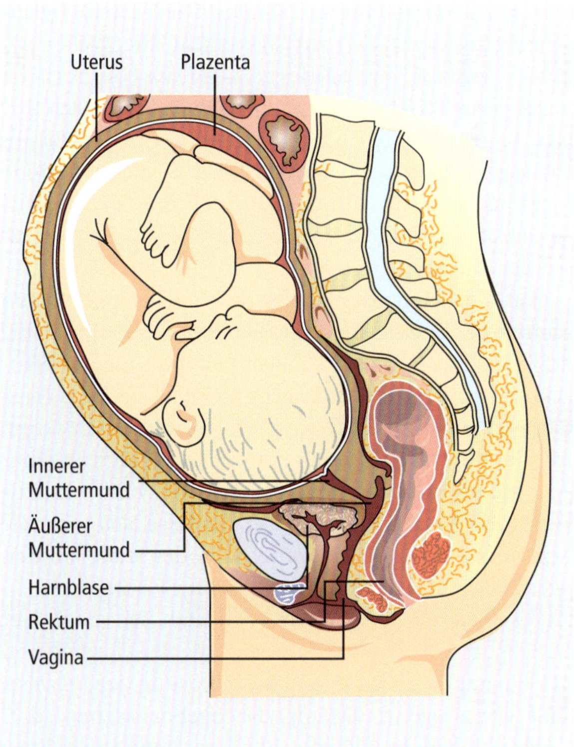

Abb. 17.16 Lage des Kindes (Schädellage) vor Eintritt der Geburt. Nach Leonhardt

damit zusammen, dass etwa 1 Monat vor der Geburt der vorangehende Kindsteil etwas tiefer tritt.

17.4.7 Geburt

Die Dauer der Gravidität (Schwangerschaft) beträgt – vom Tag der Konzeption an gerechnet – durchschnittlich 266 ± 3 Tage. Meist erfolgt jedoch die Berechnung vom ersten Tag der letzten Menstruation an. Man erhält dann einen Durchschnittswert von 280 Tagen (40 Wochen, 10 Lunarmonaten, 9 Kalendermonaten). Die Berechnung des Geburtstermins über den Zeitpunkt des Beginns der letzten Menstruation wird deshalb vorgezogen, weil der genaue Konzeptionstermin meist nicht bekannt ist. In dem Zeitraum zwei Wochen vor bzw. zwei Wochen nach dem 280. Schwangerschaftstag erfolgen ungefähr 75 % aller Geburten.

Die Geburt beginnt mit dem Einsetzen einer regelmäßigen Wehentätigkeit (Kontraktionen der Uterusmuskulatur, ▸ Kap. 16.2.4) und ist ca. zwei Stunden nach Ausstoßung der Plazenta beendet.

Geburtsverlauf. Der Geburtsverlauf wird in drei Phasen eingeteilt, in die

- Eröffnungsperiode mit intrauterinen Druckmaxima von 40 mm Hg,
- Austreibungsperiode (Druckmaxima: 60 mm Hg) und
- Nachgeburtsperiode.

Die **Eröffnungsperiode**, der weitaus längste Zeitabschnitt der Geburt (im Mittel 10–14 Stunden bei Erstgebärenden, 6–8 Stunden bei Mehrgebärenden), fängt mit den ersten regelmäßigen Wehen an (ca. 3 pro 10 min) und ist mit der völligen Eröffnung des äußeren Muttermunds abgeschlossen. Die bis dahin dem Verschluss dienenden Weichteile des Gebärmutterhalses, der Scheide und des Beckenbodens werden in dieser Phase zum sog. Weichteilansatzrohr umgestaltet. Der Kopf tritt in den Beckeneingang ein. (In 96 % aller Schwangerschaften ist der Kopf – der Kindsteil mit dem größten Umfang – der führende Abschnitt; man spricht von einer **Schädellage**, Abb. 17.16. Bei **Beckenendlage**, die in ca. 3 % der Fälle vorkommt, liegt der Kopf am Uterusfundus, das Beckenende im unteren Uterinsegment. In ca. 1 % aller Schwangerschaften liegt eine **Querlage** des Kindes vor, die als absolutes Hindernis für eine normale Geburt eine geburtshilfliche Intervention erfordert.) Hat sich der Muttermund etwas geöffnet, wird der untere Pol der Fruchtblase in den Zervikalkanal gepresst und wölbt sich schließlich in die Scheide vor. Zerreißt die Fruchtblase nach Eröffnung des Muttermundes, spricht man von **rechtzeitigem Blasensprung**, kommt es schon vor dem Wehenbeginn zum Fruchtwasserabgang, handelt es sich um einen **vorzeitigen Blasensprung**.

Die **Austreibungsperiode** ist die Geburtsphase zwischen der vollständigen Eröffnung des äußeren Muttermunds und der Geburt des Kindes. Die Wehentätigkeit erreicht in dieser Zeit ihr Maximum; die Wehenfrequenz steigt auf 5 pro 10 min an. Die Dauer der Austreibungsperiode ist bei Erstgebärenden mit durchschnittlich 40–65 min, bei Mehrgebärenden mit 20–30 min anzusetzen. Die Geburtsarbeit wird in dieser Periode nicht mehr allein durch die Gebärmutter, sondern zusätzlich auch durch die Bauchmuskulatur (Mitpressen der Mutter) geleistet.

Auf die Geburt des Kopfes (bei Schädellage) folgen schnell die „Entwicklung" der Schultern und die Geburt des restlichen Körpers. Die Nabelschnur, die das Neugeborene noch mit der ungeborenen Plazenta verbindet, wird anschließend unterbunden und durchtrennt. Im Blut des Neugeborenen kommt es dadurch zu einer Azidose und Hyperkapnie, die das Atemzentrum aktivieren. Es folgt der „erste Schrei", und das Neugeborene beginnt zu atmen. Gleichzeitig wird der fetale auf den postfetalen Kreislauf umgestellt (▸Kap. 9.1.2).

Als **Nachgeburtsperiode** wird die Zeit nach der Geburt des Kindes bis zur Ausstoßung der Plazenta und der Eihäute bezeichnet. Für die Ablösung der Plazenta sind überwiegend die sog. Nachgeburtswehen, d. h. Kontraktionen des Myometriums, verantwortlich. Etwa 30 min nach der Geburt des Kindes sollte die Nachgeburtsperiode abgeschlossen sein.

Die Lösung der Plazenta erfolgt in der lockeren Deziduaschicht, wodurch ein Teil der mütterlichen Dezidua auf der Plazenta verbleibt. Durch das erste Abheben eines Teils der Plazenta entsteht ein retroplazentares Hämatom, das die weitere Ablösung begünstigt. Für die rasche (primäre) Blutungsstillung im Bereich der durch die Plazentalösung entstehenden Schleimhautwunde ist die Dauerkontraktion der Uterusmuskulatur entscheidend (Abklemmung der mütterlichen Gefäße). Die endgültige (sekundäre) Blutungsstillung erfolgt durch lokale Thrombosierungsvorgänge.

In Kürze

- Die Vereinigung von Samen- und Eizelle (**Konzeption, Befruchtung**) findet in der Ampulle des Eileiters statt.
- Während der **Aszension** vom Muttermund zum Befruchtungsort erlangen die Spermien ihre endgültige Reifung (**Kapazitation** und **Akrosomenreaktion**).
- Von den 200–400 Mio. Spermien des Ejakulats dringt nur ein einziges in die Eihüllen ein (**Imprägnation**) und verschmilzt mit der Eizelle (**Gameten-Fusion**). Gleichzeitig wird die 2. Reifeteilung der Eizelle abgeschlossen.
- Aus der befruchteten Eizelle, der ersten Zelle des neuen Organismus (**Zygote**), entstehen zwei Tochterzellen mit je 46 Chromosomen.
- 3–4 Tage nach der Befruchtung erreicht der Keim im Morulastadium durch passiven Transport das Uteruslumen.
- Am 6. bis 7. Entwicklungstag nistet sich die Blastozyste in die Uterusschleimhaut ein (**Nidation, Implantation**).
- Die Zellen der Blastozyste differenzieren zum **Trophoblasten**, der zum Aufbau der Plazenta beiträgt, und zum **Embryoblasten**, aus dem sich der Embryo entwickelt.
- Der mütterliche Teil der **Plazenta** bildet sich aus der **Dezidua** (Funktionalis des Endometriums), der kindliche Anteil aus dem **Trophoblasten**, der eine Zottenhaut (Chorion) entwickelt.
- Der heranreifende Trophoblast bildet das LH-ähnliche **HCG**, das den Gelbkörper zur vermehrten, schwangerschaftserhaltenden Progesteronsynthese anregt.
- Die **Plazenta**, ein scheibenförmiges, etwa 550 g schweres Organ, dient dem Stoffaustausch zwischen mütterlichem und fetalem Blut und bildet eine Reihe von Hormonen.
- Der Stoffaustausch vollzieht sich über eine dünne Gewebeschicht mit geringer Schrankenfunktion (sog. **Plazentaschranke**).
- Die **Schwangerschaft** dauert im Mittel 280 Tage (gerechnet ab der letzten Menstruation).
- Der **Beginn** der **Geburt** wird vorrangig durch fetales CRH bestimmt (▸Kap. 16.2.4). Zwei Stunden nach Ausstoßung der Plazenta (Nachgeburt) ist sie beendet.

17.5 Störungen der Sexualfunktionen

17.5.1 Störungen der männlichen Sexualfunktion

Hypogonadismus (Testesunterfunktion). Beim Hypogonadismus sind die Spermatogenese und/oder die Androgenbildung beeinträchtigt. Außerdem besteht häufig Infertilität (Unfruchtbarkeit, ▸Kap. 17.5.2).

Der **primäre Hypogonadismus** (primäre Testesunterfunktion) beruht auf einer Störung in den Testes selbst. Da wegen der mangelhaften Androgenproduktion die negative Rückkopplung zum Hypothalamus bzw. zur Hypophyse entfällt, werden vermehrt GnRH aus dem Hypothalamus sowie Gonadotropine (LH, FSH) aus der Hypophyse ausgeschüttet: Es liegt ein **hypergonadotroper Hypogonadismus** vor (zu kleine Gonaden trotz verstärkter Gonadotropinausschüttung). Als Ursachen kommen in Betracht: angeborene (angeborenes Fehlen der Hoden) oder erworbene Anorchie (z. B. durch Unfall, Kastration), Enzymdefekte bei der Hormonsynthese, Androgenrezeptordefekte, Hodenentzündungen, Lageanomalien der Hoden (z. B. Pendelhoden, Leistenhoden, ▸Kap. 17.1.4), Hodentumoren, Chromosomenanomalien (z. B. Klinefelter-Syndrom, ▸Kap. 5.8.1), Hodenschädigung durch Hernien oder auch nicht primär die Hoden betreffende Erkrankungen (z. B. HIV-Infektionen, Diabetes mellitus) bzw. eine Zytostatikatherapie.

Beim **sekundären Hypogonadismus** ist die Hypophyse betroffen. Es werden zu wenig Gonadotropine gebildet (**hypogonadotroper Hypogonadismus**). Dieser Gruppe von Testesunterfunktionen können u. a. eine Hypophysenvorderlappeninsuffizienz (▸Kap. 16.2.6), eine isolierte FSH- oder LH-Sekretionsstörung, ein GnRH-Rezeptor-Defekt, oder eine Hyperprolactinämie (▸Kap. 16.2.6) zugrunde liegen.

Beim **tertiären Hypogonadismus** besteht eine hypothalamische Störung. Aufgrund von genetisch bedingten Störungen oder tumoröser, entzündlicher und traumatischer Veränderungen wird zu wenig GnRH und damit auch unzureichend FSH und LH gebildet (ebenfalls hypogonadotroper Hypogonadismus).

Unabhängig von der Pathogenese ist das klinische Erscheinungsbild eines männlichen Hypogonadismus durch das Ausmaß und den Zeitpunkt des Androgenmangels geprägt. Mangelhafte Testosteronbildung bereits in der Embryonalzeit führt zur **Intersexualität** mit unzureichender Ausprägung des männlichen Phänotyps bzw. zur Feminisierung des äußeren Genitales (**Pseudohermaphroditismus masculinus**). Tritt der Testosteronmangel dagegen erst in der späteren Fetalperiode auf, werden häufig ein zu kleiner Penis und Lageanomalien der Hoden beobachtet. Bleibt der normale Anstieg der Plasma-Testosteronkonzentration während der Pubertät aus, entwickelt sich das typische Bild eines **Eunuchoidismus**. Wegen der lange offenbleibenden Epiphysenfugen sind die Patienten großwüchsig, es erfolgt kein Stimmbruch, die Haut ist dünn und trocken, die Schambehaarung nur spärlich ausgeprägt. Ferner sind die Testes deutlich zu klein und die Muskelmasse und -kraft nicht dem Alter und der Körpergröße entsprechend ausgebildet.

Kommt es erst nach der Pubertät zu einem Androgenmangel, sind die Körperproportionen und die Stimmlage normal, auch behalten die Genitalien ihre natürliche Größe. Körperbehaarung und Bartwuchs werden dagegen spärlicher, Potenz und Libido nehmen ab. Langjähriger Androgenmangel verursacht außerdem eine Abnahme der Muskelmasse und regelmäßig eine schwere Osteoporose (▸Kap. 18.5.1).

Hypergonadismus (Testesüberfunktion). Eine einseitige übermäßige Androgenbildung wird meist durch einen hormonaktiven Hodentumor (Leydig-Zell-Tumor) hervorgerufen. (Dabei ist anzumerken, dass nur ca. 13 % der Hodentumoren hormonell aktiv sind.) Tritt eine solche tumorbedingte Testesüberfunktion vor der Pubertät auf, kommt es zu einer **Pseudopubertas praecox**, d. h. zu einer vorzeitigen Entwicklung der sekundären Geschlechtsmerkmale ohne Reifung der Testes.

Eine doppelseitige Überfunktion ist durch hypothalamisch-hypophysäre Prozesse (z. B. Tumoren, organische Hirnstörungen) bedingt, die zu einer gesteigerten Gonadotropinausschüttung und einer dadurch ausgelösten Androgenüberproduktion führen. Durch Hemmung der GnRH- und Gonadotropinausschüttung kommt es zu eingeschränkter Fertilität.

Pubertas praecox. Eine vorzeitige Geschlechtsentwicklung liegt vor, wenn Pubertätszeichen (und Reifung der Gonaden) bei Jungen vor dem 9. (bzw. bei Mädchen vor dem 8.) Lebensjahr auftreten. Ursache ist häufig eine zu früh einsetzende Gonadotropinsekretion (z. B. genetisch oder durch Hypophysentumoren bedingt). Unbehandelt führt sie zu Minderwuchs infolge eines vorzeitigen Schlusses der Epiphysenfugen.

Pubertas tarda. Von einer verspäteten Pubertät wird gesprochen, wenn sich die sekundären Geschlechtsmerkmale bei jungen Männern erst nach dem 16. (bei Mädchen nach dem 13.) Lebensjahr entwickeln. Ursächlich kommt vor allem eine konstitutionelle Entwicklungsverzögerung in Betracht. Unterernährung und chronische Erkrankungen sind weitere Ursachen für eine Pubertas tarda.

Erektile Dysfunktion. Unter einer erektilen Dysfunktion versteht man die unzureichende oder fehlende Erektion des Penis, die einen normalen befriedigenden Geschlechtsverkehr unmöglich macht (**Impotentia coeundi**). Die Inzidenz steigt mit zunehmendem Alter nahezu linear an. Mit 65 Jahren beträgt sie 25–30 %. Als Ursachen sind zu nennen:

- endokrine Störungen (zu geringe Testosteronproduktion, Hyperprolactinämie),
- neurogene Störungen (unzureichende oder fehlende nervale Versorgung der Schwellkörper z. B. bei Querschnittslähmung, multipler Sklerose, Polyneuropathie bei Diabetes mellitus, nach Radikaloperationen oder Strahlentherapie von Prostatakarzinomen),

- vaskuläre Störungen (verringerter arterieller Einstrom, verstärkter venöser Abstrom),
- psychogene Störungen und
- arzneistoffbedingte Störungen (z.B. durch Antihypertensiva, Tranquilizer).

Zusatzinformation

Zur Behandlung der erektilen Dysfunktion werden Phosphodiesterase-5-Hemmer (u.a. Sildenafil) eingesetzt, die den Abbau von cGMP hemmen und dadurch dessen dilatatorische Wirkung auf die Schwellkörper-Arterien verstärken. Voraussetzung für ihre Wirksamkeit sind sexuelle Reize. Sie sind deshalb keine Aphrodisiaka, d.h. keine Mittel zur Steigerung der Libido.

„Klimakterium virile". Im Gegensatz zur Frau (▸Kap. 17.5.2) tritt beim Mann mit zunehmendem Lebensalter keine rasche Abnahme der Funktion der Geschlechtsorgane ein. Streng genommen gibt es daher ein eindeutiges Klimakterium virile (**Andropause**) nicht. Doch kommt es auch beim Mann zu einer Altersinvolution der Gonaden mit allmählichem Rückgang der Testosteronbildung in den Leydig-Zellen. Die Fortpflanzungsfähigkeit (**Potentia generandi**) bleibt dagegen bis ins hohe Alter erhalten.

Als organisch fassbare Veränderungen der Keimdrüsen bei älteren Männern sind eine Abnahme der Zahl der Leydig-Zellen, herabgesetzter Fructose- und Citratgehalt des Spermas sowie erniedrigte Spermienmotilität zu erwähnen. Als Symptome des „Klimakterium virile" findet man neben einem Nachlassen der Leistungsfähigkeit sowie der Potentia coeundi (Fähigkeit zum Beischlaf) depressive Verstimmungen und vegetative Labilität mit Herz-, Kreislauf- und Schlafstörungen. Außerdem ist die Knochenmasse vielfach erniedrigt (Osteopenie).

Gynäkomastie. Unter einer Gynäkomastie versteht man die Vergrößerung der männlichen Brustdrüse durch Ausbildung eines Drüsenkörpers, die zu etwa 25 % einseitig und zu 75 % doppelseitig auftritt. Sie ist meist durch ein hormonelles Ungleichgewicht zwischen Androgenen und Estrogenen mit einem Überwiegen der Estrogene charakterisiert. Während sie im Jugendalter vor allem durch eine Testesunterfunktion bedingt ist, liegt ihr in höherem Lebensalter (Senium) insbesondere ein verminderter Estrogenabbau in der Leber zugrunde. Weitere Ursachen für die Entwicklung einer Gynäkomastie sind die Behandlung mit dem Aldosteronantagonisten Spironolacton, dem H_2-Antagonisten Cimetidin oder dem Protonenpumpenhemmer Omeprazol sowie der übermäßige Genuss von stark hopfen- und damit phytoestrogenehaltigem Bier. Selten kann eine Gynäkomastie auch durch Brustkrebs oder ein Fibroadenom bedingt sein.

17.5.2 Störungen der weiblichen Sexualfunktion

Ovarialinsuffizienz. Funktionsstörungen der Eierstöcke sind relativ häufig und hinsichtlich ihrer Ätiologie wie die der Testes vielschichtig. Die Ursachen, die in ◘ Tab. 17.2 zusammengestellt sind, können in den Ovarien selbst (primäre Ovarialinsuffizienz) oder in anderen Systemen (sekundäre, tertiäre und hyperandrogene Ovarialinsuffizienz), insbesondere im Hypothalamus-Hypophysen-System, liegen.

Wichtige Symptome einer Ovarialinsuffizienz sind Störungen der Monatsblutung und/oder Infertilität (s.u.). Daneben beobachtet man häufig Virilisierungserscheinungen wegen des gestörten Verhältnisses von weiblichen zu männlichen Sexualhormonen, einen Anstieg der (Atherosklerose-fördernden) LDL-Fraktion sowie eine verstärkte Osteoporose (vgl. unten Klimakterium). Liegt eine fehlende oder fehlerhafte Eierstockanlage (Ovarialagenesie, -dysgenesie) vor, ist bei der Geburt das äußere Genitale normal, die Pubertät mit der Entwicklung der sekundären weiblichen Geschlechtsmerkmale bleibt jedoch aus. Sofern präpubertär die Funktion der Ovarien zum Erliegen kommt, sistiert die körperliche Entwicklung auf der kindlichen Stufe. Da die Epiphysenfugen aber lange offen bleiben, werden die Patientinnen ausgesprochen groß (Hochwuchs).

Als **Stein-Leventhal-Syndrom** wird ein Krankheitsbild bezeichnet, bei dem es infolge verschiedener endokriner Störungen (z.B. mangelhafter Umwandlung von Androgenen in Estrogene) zu einer polyzystischen Umwandlung (Entstehung zahlreicher Zysten) der Ovarien mit Amenorrhö (s.u.), Hirsutismus und Adipositas kommt.

◘ **Tab. 17.2** Ursachen einer Ovarialinsuffizienz

Formen der Ovarialinsuffizienz
Primäre Ovarialinsuffizienz
▪ Gonadendysgenesie (z.B. bei Ullrich-Turner-Syndrom, ▸Kap. 5.8.1), ▪ Resistant-ovary-Syndrome (FSH- oder LH-Rezeptor-Störungen, ovarielle antigonadotrope Antikörper), ▪ Ovarialtumoren, Zytostatika-, Strahlentherapie
Sekundäre bzw. tertiäre Ovarialinsuffizienz
▪ GnRH-Mangel, ▪ unzureichende Sekretion von LH und FSH, ▪ Dysfunktion des hypothalamisch-hypophysären Regelkreises, ▪ Hyperprolactinämie (▸Kap. 16.2.6)
Hyperandrogene Ovarialinsuffizienz
▪ Polyzystische Ovarien (Stein-Leventhal-Syndrom), ▪ adrenogenitales Syndrom (▸Kap. 16.6.5)

Tab. 17.3 Formen von Zyklusanomalien

Rhythmusanomalien
▪ Polymenorrhö: Intervall zwischen 2 Regelblutungen <22 Tage, ▪ Oligomenorrhö: Intervall zwischen 2 Regelblutungen >35 Tage
Typusanomalien
▪ Hypomenorrhö: zu schwache und zu kurze Regelblutung, ▪ Hypermenorrhö: abnorm starke Regelblutung, ▪ Menorrhagie: Regelblutung mit einer Dauer von mehr als 7 und weniger als 14 Tagen
Sonstige
▪ Metrorrhagie (außerhalb des Zyklus auftretende Blutung), ▪ Amenorrhö (fehlende Regelblutung), ▪ primäre Amenorrhö: fehlende Menarche nach vollendetem 18. Lebensjahr, ▪ sekundäre Amenorrhö: Ausbleiben der Regelblutung mehr als 90 Tage nach der letzten Menstruation ohne Gravidität

Zyklusanomalien. Zu den Störungen der normalen Monatsblutung zählen Änderungen des Blutungsrhythmus (**Rhythmusanomalien**) oder der Blutungsstärke (**Typusanomalien**) sowie das Ausbleiben der Regel (**Amenorrhö**, ◘ Tab. 17.3).

Bei einer **Polymenorrhö** liegen anovulatorische Zyklen (▸ Kap. 17.2.3) vor oder die Gelbkörperphase ist verkürzt. Die Ursache einer **Oligomenorrhö** ist eine verlängerte Follikelreifungsphase oder eine Follikelpersistenz. Eine Hypomenorrhö besteht außer bei Adipositas oder Ovarialinsuffizienz nicht selten bei psychischen Störungen. Eine **Hypermenorrhö** ist dagegen durch eine verminderte oder gestörte Kontraktionsfähigkeit des Myometriums, Gerinnungsstörungen, Uteruskarzinome oder (relativ selten) Gestagenmangel bedingt. Eine **Metrorrhagie**, d. h. eine außerhalb des Zyklus auftretende Blutung, wird durch Tumoren (Myome, Karzinome) oder Endometritis hervorgerufen.

Bei den **Amenorrhöen** (fehlenden Regelblutungen) werden verschiedene Formen unterschieden. Eine **primäre Amenorrhö** liegt vor, wenn nach vollendetem 18. Lebensjahr noch keine Menarche (erste Regelblutung) eingetreten ist. Von einer **sekundären Amenorrhö** wird gesprochen, wenn Menstruationen zunächst erfolgen, dann aber längere Zeit ausbleiben. Ferner muss zwischen einer **physiologischen** und **dysfunktionellen Amenorrhö** unterschieden werden. Eine physiologische Amenorrhö tritt während der Schwangerschaft und in der Stillzeit auf. Dysfunktionelle Amenorrhöen findet man als Folge von Störungen des hypothalamisch-hypophysären Regelkreises oder der Ovarialfunktion sowie bei Uterus- oder Vagina-Aplasien.

Dysmenorrhö. Eine Dysmenorrhö liegt vor, wenn Frauen durch die monatliche Regel ernsthaft beeinträchtigt werden und ihren beruflichen oder häuslichen Aufgaben nicht voll nachkommen können. Man unterscheidet eine **primäre** von einer **sekundären Dysmenorrhö**. Bei der primären Dysmenorrhö sind aufgrund erhöhter Prostaglandinspiegel ($PGF_{2\alpha}$) die Menstruationsblutungen von Anfang an schmerzhaft, bei der sekundären Dysmenorrhö tritt die Schmerzhaftigkeit erst in späteren Jahren auf.

Als Ursachen einer Dysmenorrhö kommen organische Erkrankungen (u. a. Endometriose, Entzündungen, Fehlbildungen, Tumoren der Geschlechtsorgane) oder funktionelle Störungen (z. B. vegetative oder hormonelle Dysregulationen, psychische Faktoren wie unerfüllter Kinderwunsch oder berufliche Enttäuschungen) infrage.

Lokale dysmenorrhoische Beschwerden äußern sich in ziehenden krampfartigen Schmerzen im Rücken oder Unterleib, die sich bis zu heftigen Koliken steigern können. Daneben klagen die Frauen über allgemeines Unwohlsein, Appetitlosigkeit, Kopfschmerzen, Reizbarkeit, Herzklopfen u. a.

Infertilität. Während früher zwischen Infertilität (Unvermögen, eine Schwangerschaft bis zur Lebensfähigkeit der Frucht auszutragen) und Sterilität (Ausbleiben einer Schwangerschaft trotz ungeschützten regelmäßigen Kohabitationen während mindestens einem Jahr) unterschieden wurde, wird heute – der internationalen Nomenklatur folgend – vorwiegend die Bezeichnung Infertilität als Oberbegriff für ungewollte Kinderlosigkeit verwendet.

In Europa und den USA liegt die Infertilitätshäufigkeit bei ungefähr 10–15 %. In etwa 40 % der Fälle ist die Kinderlosigkeit durch den weiblichen, in ebenfalls etwa 40 % durch den männlichen Partner und in etwa 20 % durch beide bedingt. Ursächlich kommen in Betracht: bei der Frau endokrine Störungen (fehlender Eisprung, Corpus-luteum-Insuffizienz, Hyperprolactinämie), Eileiterverschluss (meist durch Eileiterentzündungen), Endometriose (▸ Kap. 17.2.6), Missbildungen oder Tumoren im Gebärmutter- oder Scheidenbereich, Antikörper gegen Spermien im Zervikalsekret (immunologisch bedingte Infertilität) sowie psychische Faktoren (z. B. Frigidität), beim Mann vor allem pathologische Spermiogenese und gestörter Spermientransport.

Zusatzinformation

Sofern eine assistierte Insemination (Einbringen von Sperma in die Zervix, die Uterushöhle oder den Eileiter) nicht zum Erfolg führt, kann u. U. eine In-vitro-Fertilisation durchgeführt werden. Bei der künstlichen Befruchtung werden die folgenden beiden Verfahren angewandt:

- Durch Follikelpunktion gewonnene Oozyten werden im Reagenzglas mit Spermien spontan befruchtet und 2–5 Tage danach 2 Frühembryonen im Mehrzellenstadium in die Gebärmutter übertragen (Embryotransfer).
- Die Befruchtung erfolgt dadurch, dass ein einzelnes Spermium unter mikroskopischer Sicht in eine Eizelle injiziert wird. Das weitere Vorgehen erfolgt dann wie oben beschrieben.

Die Schwangerschaftsrate beträgt ca. 20–25 % pro Transferzyklus, die Abortrate 15 %. Mehrlingsschwangerschaften treten zu etwa 20 % auf.

Klimakterium. Während des Klimakteriums, den sog. **Wechseljahren**, d. h. in der Übergangsphase von der vollen Geschlechtsreife in das Senium, stellen die weiblichen Keimdrüsen ihre Funktion ein. Das Klimakterium beginnt in Europa und Nordamerika im Alter von 51 ±3 Jahren. Zunächst werden die Menstruationsblutungen unregelmäßiger und schwächer; Ovulationen und Gelbkörperbildungen bleiben aus. Entsprechend dem massiven Abfall der Estrogen- und Gestagenspiegel steigt für einige Jahre die Gonadotropinausschüttung stark an.

Als **Menopause** wird der Zeitpunkt der letzten Menstruation, als **Prämenopause** der Zeitraum drei Jahre vor und als **Postmenopause** der Zeitraum sieben Jahre nach der Menopause bezeichnet.

Bei etwa zwei Dritteln der Frauen ist das Klimakterium mit Beschwerden, dem **klimakterischen Syndrom**, verbunden. Diese beruhen vor allem auf dem Abfall der Estrogensekretion und dem sich daraus entwickelnden hypergonadotropen Hypogonadismus (▸ Kap. 17.5.1). Sie äußern sich in Form von

- vegetativ-vasomotorischen Symptomen (Hitzewallungen, Schweißausbrüchen, Schwindel, Tachykardien u. a.), psychischen Symptomen (Angstgefühlen, depressiver Verstimmung, erhöhter Reizbarkeit, Konzentrationsschwäche, Libidoverlust u. a.),
- metabolischen Dysfunktionen (Osteoporose, Hyperlipoproteinämien, Hautatrophie u. a.) und
- Urogenitalatrophien (Atrophie der Vaginal- und Harnröhrenschleimhaut, Trockenheit der Vagina, Schmerzen beim Koitus u. a.).

Die Pathogenese der Hitzewallungen ist bislang nicht vollständig geklärt. Man geht derzeit davon aus, dass sinkende Estradiolkonzentrationen im Blut und damit auch im hypothalamischen Wärmeregulationszentrum noradrenerge und serotoninerge Neurone so modulieren, dass phasenhafte vasodilatatorische Reaktionen auftreten.

Zusatzinformation

Durch Substitution mit Estrogen allein bzw. mit Estrogen-Gestagen-Kombinationen ist eine wirksame Therapie bzw. Prophylaxe dieser Symptome möglich. Allerdings sollte eine Hormonersatztherapie wegen gefürchteter Nebenwirkungen nur bei starken Beschwerden durchgeführt werden. So nimmt bei alleiniger längerfristiger Gabe von Estrogenen die Gefahr von Endometriumkarzinomen und Thromboembolien zu. Bei der Kombinationsbehandlung mit einem Estrogen und einem Gestagen ist dagegen das Mammakarzinom-Risiko (etwas) erhöht. Andererseits sinkt die Gefahr, an einem Mammakarzinom zu erkranken, bei nur mit Estrogenen behandelten Patientinnen, und ebenso ist bei Estrogen-Gestagen-Kombinationstherapien das Endometriumkarzinom-Risiko erniedrigt. Dementsprechend werden Patientinnen mit entferntem Uterus (hysterektomierte Frauen) nur mit Estrogenen, Frauen mit Uterus dagegen mit einer Estrogen-Gestagen-Kombination behandelt.

In Kürze

- Beim **Hypogonadismus** (Testesunterfunktion) sind die Spermatogenese und/oder die Testosteronsynthese gestört. Es besteht häufig Infertilität.
- Der **primäre Hypogonadismus** beruht auf einer Testesstörung. Die häufigste Ursache ist das Klinefelter-Syndrom. Als dessen Folge kommt es zu einer gesteigerten Gonadotropin-Sekretion (hypergonadotropem Hypogonadismus).
- Beim **sekundären Hypogonadismus** ist die Hypophyse (FSH-, LH-Sekretionsstörung), beim **tertiären Hypogonadismus** der Hypothalamus (GnRH-Sekretionsstörung) betroffen (hypogonadotroper Hypogonadismus).
- **Hypergonadismus** ist zumeist durch hormonaktive Tumoren verursacht.
- Eine zu früh einsetzende Gonadotropinsekretion führt zur **Pubertas praecox**, d. h. vorzeitigem Auftreten sekundärer Geschlechtsmerkmale.
- Unter einer **erektilen Dysfunktion** versteht man die unzureichende oder fehlende Peniserektion.
- Störungen der Ovarienfunktion führen zur **primären Ovarialinsuffizienz** (hypergonadotropem Hypogonadismus), Störungen der hypothalamischen bzw. hypophysären Steuerung zur **sekundären** bzw. **tertiären Ovarialinsuffizienz** (hypogonadotropem Hypogonadismus).
- Folgen der Ovarialinsuffizienz sind **Zyklusanomalien** und/oder **Infertilität**. Außerdem kommt es zu

Störungen des Knochen- und Lipidstoffwechsels (Osteoporose, LDL-Anstieg) sowie zu Virilisierungserscheinungen.

- Als **Zyklusanomalien** werden Störungen der normalen Monatsblutungen bezeichnet. Sie können als Rhythmusanomalien (Poly-, Oligomenorrhö), Typusanomalien (Hypo-, Hypermenorrhö) oder Amenorrhö auftreten.
- Das **klimakterische Syndrom** beruht v.a. auf einem Estrogenmangel. Es entwickelt sich ein hypergonadotroper Hypogonadismus (s.o.) mit Osteoporose, einer Reihe vegetativer Symptome (insbesondere Hitzewallungen) und einer Hyperlipoproteinämie.

17.6 Störungen der Schwangerschaft

17.6.1 Schwangerschaftsspezifische Erkrankungen

Die schwangerschaftsspezifischen Erkrankungen werden meist unter dem Begriff **Gestosen** zusammengefasst. Hierzu gehören

- Frühgestosen im ersten Schwangerschaftsdrittel und
- Spätgestosen im letzten Schwangerschaftsdrittel.

Frühgestosen. Zu den Frühgestosen zählen Übelkeit, morgendliches Erbrechen (Emesis) und Hyperemesis gravidarum. Es handelt sich hierbei um graduell unterschiedliche Störungen, die fließend ineinander übergehen können.

Beim übermäßigen Schwangerschaftserbrechen (**Hyperemesis gravidarum**), das bei etwa jeder 200. Schwangerschaft auftritt, kann sich ein schweres Krankheitsbild mit starken Flüssigkeits- und Elektrolytverlusten, Störungen des Säure-Basen-Haushalts, Kräfteverfall und Apathie entwickeln. Als Ursachen werden u.a. hormonelle und metabolische Umstellungen sowie vegetative und psychische Faktoren diskutiert. Meist hört das Erbrechen nach der 14. Schwangerschaftswoche auch ohne Therapie auf.

Spätgestosen (Schwangerschaftstoxikosen). Diese in der Spätschwangerschaft (meist nach der 30. Schwangerschaftswoche) auftretenden Krankheitsbilder (**Präeklampsie, Eklampsie**) wurden bereits im Zusammenhang mit der Schwangerschaftsnephropathie (▸Kap. 13.7.8) beschrieben.

Eine schwere, lebensbedrohliche Komplikation der Präeklampsie stellt das **HELLP-Syndrom** dar. Es ist charakterisiert durch Hämolyse, erhöhte Leberenzymwerte und erniedrigte Thrombozytenzahl (low platelet count). Verursacht wird diese Trias durch hämorrhagische Zellnekrosen und Mikrothrombosen in der Leber. Dadurch bedingt treten Mikrozirkulationsstörungen in den Lebersinusoiden auf. Letztere führen sekundär zur Thrombozytopenie, Hämolyse und häufig auch zu einer **disseminierten intravasalen Gerinnung** (DIG, ▸Kap. 6.8.6).

Die klinische Bedeutung der Spätgestosen liegt darin, dass sie eine erhebliche Gefährdung für den Fetus und in schweren Fällen, insbesondere bei der Eklampsie, auch für die Mutter darstellen. So ist die intrauterine Mortalität bei schweren Spätgestosen viermal höher als bei normalen Schwangerschaften; die mütterliche Mortalität bei Eklampsie beträgt bis zu 25 %. Häufige Todesursachen sind zerebrale Blutungen, Lungenödem und akutes Nierenversagen.

17.6.2 Störungen der Schwangerschaftsdauer

Unter pathologischen Bedingungen kann eine Schwangerschaft vorzeitig oder verspätet beendet sein. Im ersteren Fall unterscheidet man zwischen

- Fehlgeburt (Abort) und
- Frühgeburt.

Abort. Unter einer Fehlgeburt versteht man den Abbruch einer Schwangerschaft bis zur 24. Schwangerschaftswoche. Der **Spontanabort**, der, wie aus dem Namen hervorgeht, ohne äußere Einwirkung zustande kommt, ist die häufigste Komplikation einer Schwangerschaft. Als Ursachen sind Störungen der befruchteten Eizelle („Abortiv-Ei"), Nabelschnurfehlbildungen, Gebärmuttermissbildungen und -tumoren, Infektionskrankheiten der Mutter oder hormonelle Dysfunktionen zu nennen. Unter einem **künstlichen Abort** wird die vorsätzliche Unterbrechung einer Schwangerschaft verstanden. Obwohl Schätzungen wegen der nicht bekannten Zahl von Frühaborten – wegen Verwechslung mit einer normalen Menstruationsblutung – schwierig sind, muss davon ausgegangen werden, dass einschließlich der artefiziellen Aborte auf zwei bis vier Geburten mindestens eine Fehlgeburt kommt.

Frühgeburt. Eine Frühgeburt liegt vor, wenn die Schwangerschaft zwischen der 24. und 38. Schwangerschaftswoche beendet ist. Ursächlich kommen u.a. in Betracht: Missbildungen, Mehrlingsschwangerschaft, vorzeitiger Blasensprung, Infektionskrankheiten, Nicotinabusus, Spätgestosen, Gebärmutterhalsinsuffizienz und psychosoziale Faktoren.

Die Bedeutung der Frühgeburten geht daraus hervor, dass 50–75 % der perinatal verstorbenen Neugeborenen Frühgeburten sind. Bei Frühgeborenen sind außerdem verzögerte körperliche Entwicklung und zentralnervöse Störungen wesentlich häufiger als bei ausgetragenen Kindern.

Übertragung. Von einer Übertragung wird gesprochen, wenn eine Schwangerschaft mehr als 14 Tage länger dauert, als es dem errechneten Geburtstermin entspricht. Die Ursachen einer Übertragung sind weitgehend unbekannt. Übertragungssymptome des Neugeborenen sind u. a. gelbgrüne Verfärbung von Haut, Eihäuten und Nabelschnur, sog. Waschfrauenhände (aufgequollene, gewellte Epidermis an den Händen), Überlänge der Fingernägel, Fehlen der Fruchtschmiere und Rötung im Bereich des Skrotums bzw. der Labien.

Übertragene Kinder sind wegen einer Überalterung der Plazenta und einer dadurch bedingten verminderten Sauerstoffversorgung gefährdet. Bei sicher nachgewiesener Übertragung muss daher die Geburt durch wehenfördernde Mittel (z. B. Oxytocin-Infusion, Gabe von Prostaglandin $F_{2\alpha}$) eingeleitet werden.

In Kürze

- Unter **Gestosen** versteht man schwangerschaftsspezifische Erkrankungen.
- Zu den sog. **Frühgestosen** zählen Übelkeit und morgendliches Erbrechen.
- **Spätgestosen** umfassen Präeklampsie und Eklampsie (▸ Kap. 13.7.8).
- Zu den **Störungen** der **Schwangerschaftsdauer** rechnet man Fehlgeburt (Abort; Fetus noch nicht lebensfähig), Frühgeburt (Fetus lebensfähig) und Übertragung.

18 Skelett, Muskulatur und Bindegewebe

18.1 Skelett und Gelenke

18.1.1 Skelettaufbau und allgemeine Gelenkanatomie

Allgemeiner Skelettaufbau. Das Skelett, das aus etwa 210 Knochen besteht, bestimmt die Form des Körpers, schützt die inneren Organe in den Körperhöhlen und dient der Fortbewegung sowie der Körperhaltung. In ○ Abb. 18.1 ist beispielhaft das Rumpfskelett mit Schulter- und Beckengürtel dargestellt.

Die **Wirbelsäule** (▸ Kap. 19.1) verbindet die Knochengerüste, die den drei großen Körperhöhlen, Schädel-, Brust- und Bauchhöhle, ihre Form verleihen. Der **Schädel** besteht aus dem **Neurocranium** (Gehirnschädel) und dem **Viscerocranium** (Gesichtsschädel, ○ Abb. 18.2).

Der **Thorax** (Brustkorb) mit seinen 12 Rippenpaaren (▸ Kap. 10.1.1) umschließt die Organe der Brusthöhle (○ Abb. 18.1). Das **Becken** mit der Form einer nach vorne offenen Schale bildet den unteren Abschluss der **Bauchhöhle**, die im Übrigen von einem Muskelmantel umgeben ist.

Die **Gliedmaßen** sind mit dem **Rumpf** über die **Extremitätengürtel** verbunden. Der **Schultergürtel**, der beiderseits aus der **Scapula** (Schulterblatt) und der **Clavicula** (Schlüsselbein) besteht, ist gegen den Thorax verschieblich. Am **Beckengürtel** sind dagegen die Beine über ortsfeste Gelenke mit dem Rumpf verbunden.

Die **obere** und die **untere Extremität** bilden jeweils eine Kette aus zusammenhängenden Skelettteilen, deren Zahl nach distal zunimmt. Die Endglieder der beiden Extremitäten, die einen ähnlichen Aufbau haben, unterscheiden sich in ihrer funktionellen Spezialisierung. Während die **Hand** (Manus) vorrangig als Greiforgan ausgebildet ist, dient der **Fuß** (Pes) hauptsächlich der Abstützung und Fortbewegung.

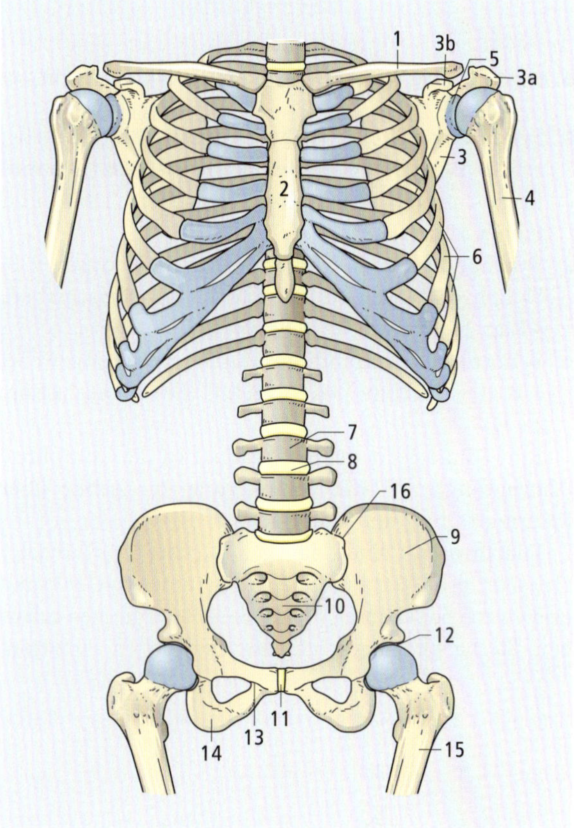

○ **Abb. 18.1** Rumpfskelett mit Schulter- und Beckengürtel, von ventral gesehen. **1** Clavicula, **2** Sternum, **3** Scapula, **3a** Acromion, **3b** Processus coracoideus, **4** Humerus, **5** Schultergelenk, **6** Rippen, **7** Wirbelkörper, **8** Zwischenwirbelscheibe (Bandscheibe), **9** Os ilii, **10** Os sacrum, **11** Symphyse, **12** Hüftgelenk, **13** Os pubis, **14** Os ischii, **15** Femur, **16** Ileosakralgelenk

Allgemeiner Aufbau der Gelenke. Die einzelnen Knochen sind untereinander durch Gelenke (Articulationes) verbunden. Je nach Art der Verbindung unterscheidet man Synarthrosen und Diarthrosen.

Zu den **Synarthrosen** („unechten" Gelenken, ohne Ausbildung eines Gelenkspalts), die keine oder nur geringe Bewegungen zulassen, rechnet man die

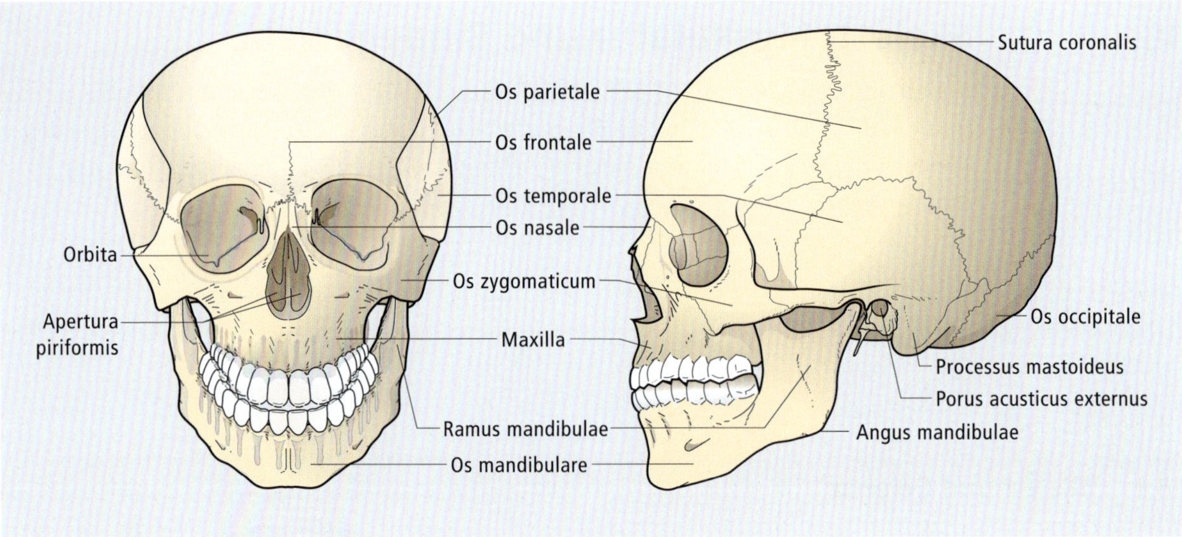

Abb. 18.2 **Links** knöcherner Schädel in Ventralansicht, **rechts** Seitenansicht

- **Syndesmosen** (Verbindung durch Bindegewebe, z. B. Zwischenknochenmembran zwischen Ulna und Radius, ▸Kap. 18.1.2, bzw. zwischen Tibia und Fibula, ▸Kap. 18.1.3),
- **Synchondrosen** (Verbindung durch Knorpel, z. B. Symphyse, ▸Kap. 18.1.3, Zwischenwirbelscheiben, ▸Kap. 2.5.1) und
- **Synostosen** (Verbindung durch Knochengewebe, z. B. Os sacrum, ▸Kap. 18.1.3, Os coxae, ▸Kap. 18.1.3).

Eine Sonderform der Syndesmose ist die **Gomphose** (Einzapfung), z. B. die Verankerung der Zähne über Fasern im Ober- und Unterkiefer.

Diarthrosen sind dagegen „echte" (synoviale) Gelenke, d. h. Verbindungen über einen Gelenkspalt und eine Gelenkkapsel, die größere Bewegungen erlauben. Sie haben, ungeachtet ihrer speziellen Funktion, einen charakteristischen Aufbau (Abb. 18.3). In der Regel ist der **Gelenkkopf** eines Knochens in die **Gelenkpfanne** des mit ihm artikulierenden Knochens eingelagert. Die Gelenkflächen der beteiligten Knochen sind mit einem **Knorpelüberzug** versehen, der dazu dient, die Druck- und Scherbelastungen elastisch aufzunehmen. Der gefäßfreie hyaline **Gelenkknorpel** ist ein schlecht ernährtes Gewebe und neigt daher im Laufe der Zeit zur Degeneration (Abbauvorgängen an Zellen und Geweben).

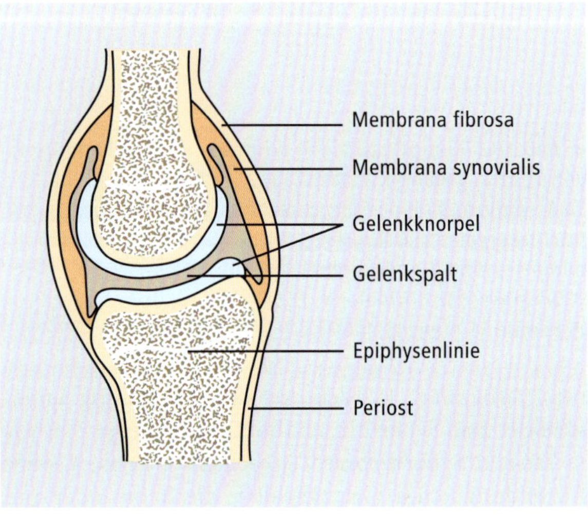

Abb. 18.3 Aufbau eines synovialen Gelenks. Nach Schiebler

Das Gelenk wird durch eine **Gelenkkapsel** allseitig eingeschlossen, die aus einer äußeren zugfesten Faserschicht (**Membrana fibrosa**) und einer spezialisierten lockeren Innenschicht (**Membrana synovialis**) besteht. Die Membrana fibrosa wird an beanspruchten Stellen durch **Gelenkbänder** verstärkt, welche die richtige Bewegungsführung sichern und die Gelenkbewegungen begrenzen. Die gefäßreiche Membrana synovialis sondert die **Synovialflüssigkeit** ab. Diese füllt den kapillären Spalt der Gelenkhöhle aus und dient als Gleitmittel, vergleichbar dem Ölfilm in technischen Gelenken.

Zusatzeinrichtungen, die nur an bestimmten Gelenken vorkommen, sind die

- **Disci articulares**, Knorpelscheiben, welche die Gelenkhöhle in zwei Abschnitte unterteilen (z. B. Kiefergelenk, Schlüsselbeingelenk),
- **Menisci**, keilförmige Ringe aus Faserknorpel, die meist von der Kapsel ausgehen und in das Gelenk hineinragen (z. B. Kniegelenk),
- **Gelenklippen**, die aus Bindegewebe bestehen und die Gelenkpfanne vergrößern, sowie
- **Bursae synoviales** (Schleimbeutel), die der Polsterung dienen und insbesondere an Stellen vorkommen, wo Sehnen oder Muskeln über Knochenvorsprünge hinweggleiten.

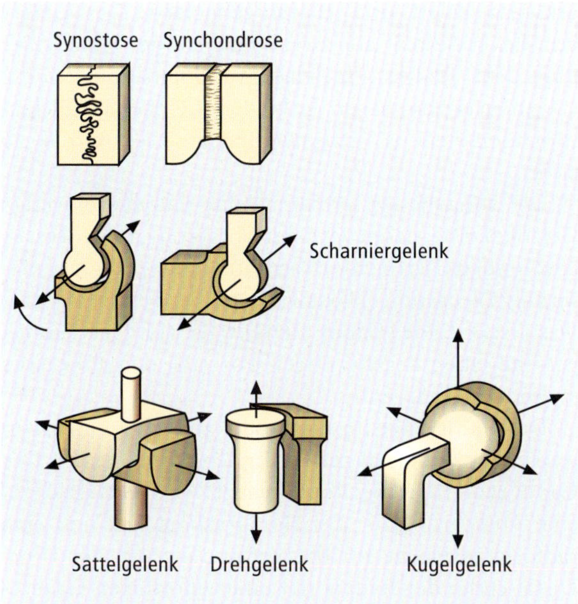

Abb. 18.4 Übersicht über die wichtigsten Gelenkformen mit ihren Bewegungsachsen. Synostosen und Synchondrosen gehören zu den unechten Gelenken (Synarthrosen)

Formen der synovialen Gelenke. Die Diarthrosen („echten" Gelenke) werden entsprechend den Freiheitsgraden bzw. Achsen der möglichen Gelenkbewegungen eingeteilt (Abb. 18.4).

Zu den **einachsigen Gelenken** gehören das

- **Scharniergelenk**, bei dem nur eine Drehung um die Querachse möglich ist (Beispiel: Finger- und Zehengelenke, ▸Kap. 18.1.2), und
- **Dreh-** oder **Radgelenk**, das lediglich eine Drehung um die Längsachse erlaubt (Beispiele: Ellenbogengelenk zwischen Radius und Ulna, Gelenk zwischen Atlas und Axis).

Zweiachsige Gelenke sind das

- **Sattelgelenk** mit der in Abb. 18.4 dargestellten typischen Form der Gelenkflächen (Beispiel: Daumengrundgelenk),
- **Eigelenk**, das wegen des querliegenden eiförmigen Gelenkkopfes mit einer entsprechenden Gelenkpfanne nur Bewegungen mit zwei Freiheitsgraden zulässt (Beispiel: proximales Handgelenk),
- **Drehscharniergelenk** (Beispiele: Kniegelenk, Ellenbogengelenk) und das
- **ebene (plane) Gelenke** (Beispiel: Wirbelbogengelenke der Halswirbelsäule).

Dreiachsige Gelenke sind das

- **Kugelgelenk** (Beispiel: Schultergelenk) und
- **Nussgelenk** (Beispiel: Hüftgelenk).

Bei beiden Gelenken erlaubt der kugelförmige Gelenkkopf in den entsprechenden Gelenkpfannen Drehungen um drei Hauptachsen: Rotation um die Längsachse sowie Drehungen um die transversale und sagittale Achse.

Meist haben die genannten Gelenke eine **Knochenführung**, d.h. die Form der aufeinander angepassten Gelenkkörper bestimmt die Art und den Umfang der Bewegungen. Bei den Gelenken mit **Bandführung** besteht eine weniger gute Anpassung der artikulierenden Knochenelemente, sodass dem Bandapparat eine wesentliche Führungsfunktion zukommt. Gelenke mit Muskelführung, die durch geringe Anpassung der Gelenkkörper und weitgehendes Fehlen hemmender Bänder gekennzeichnet sind, werden durch die Muskulatur zusammengehalten und in ihrer Bewegungsführung bestimmt.

Zusatzinformation

Distorsion, Luxation. Trotz kräftiger Gelenkkapseln, Verstärkung durch den Bandapparat und Fixierung durch die Muskulatur können Gelenke bei ungewöhnlichen Beanspruchungen, z.B. beim Springen oder Skilaufen, ihren Zusammenhalt verlieren. Kommt es dabei nur zu einer Überdehnung der Gelenkkapsel durch Zug, so spricht man von einer **Distorsion** (Verstauchung). Sie geht vielfach mit einer **Bänderzerrung** und **Blutung** in die **Gelenkkapsel** einher. Bei stärkeren Einwirkungen kann jedoch eine Dauerverschiebung der knöchernen Gelenkelemente auftreten, die als **Luxation** (Verrenkung) bezeichnet wird. Nicht selten sind damit **Kapsel-** und **Bänderrisse** sowie wiederum ein **Bluterguss** verbunden. Die Luxation erfordert eine möglichst baldige **Reposition** (Wiedereinrenkung).

18.1.2 Schultergürtel- und Armskelett

Schultergürtelskelett. Die Arme sind mit dem Rumpf über das Knochengerüst des Schultergürtels verbunden, der beiderseits von zwei Knochen, der Clavicula (Schlüsselbein) und der Scapula (Schulterblatt), gebildet wird. Da der hinten offene Schultergürtel lediglich mittels des **inneren Schlüsselbeingelenks** am Brustkorb befestigt ist, werden Verschiebungen ermöglicht, die den Bewegungsspielraum der Arme erweitern.

Die **Clavicula** (Abb. 18.1), ein leicht S-förmig gebogener Knochen, verbindet das Schultereck des Schulterblatts mit dem Sternum (Brustbein). Das Kugelgelenk zwischen Sternum und Clavicula, das innere Schlüsselbeingelenk, erlaubt Bewegungen der Clavicula in allen Richtungen.

Die **Scapula** ist ein platter, dreieckiger Knochen (Abb. 18.1), an dessen Hinterseite sich als Verstärkung die **Spina scapulae** (Schulterblattgräte) erhebt. Dieser Knochenteil endet oben seitlich am **Acromion** (Schultereck), das mit dem Schlüsselbein gelenkig verbunden ist (**äußeres Schlüsselbeingelenk**). Die Scapula weist an der seitlichen Ecke eine Verdickung auf, in welche die flache Pfanne des Schultergelenks eingelassen ist. Dicht daneben befindet sich der hakenförmige **Processus coracoideus** (Rabenschnabelfortsatz). Acromion und

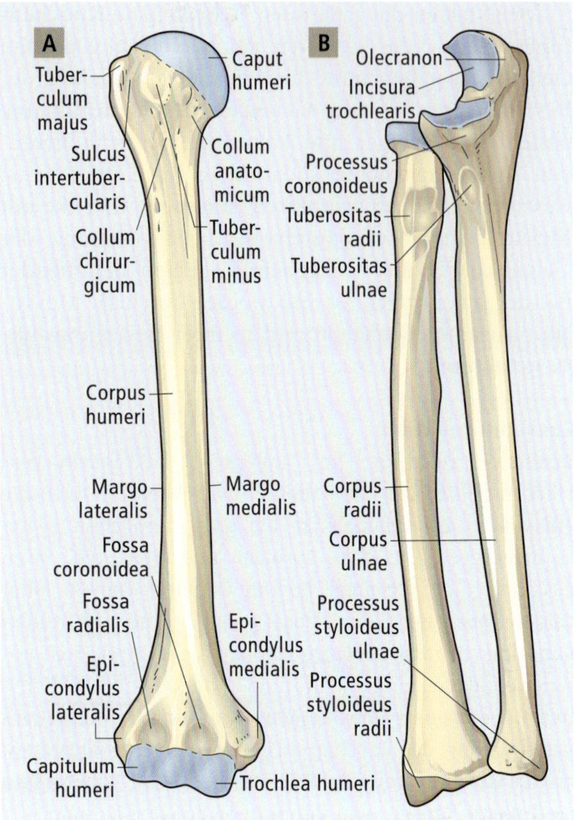

Abb. 18.5 A Humerus (Oberarmknochen), B Radius (Speiche) und Ulna (Elle) des rechten Arms in Ventralansicht

Processus coracoideus verbindet ein kräftiges Band, das die Bewegung im Schultergelenk begrenzt.

Oberarmskelett und Schultergelenk. Der **Humerus** (Oberarmknochen) besitzt an seinem proximalen Ende eine halbkugelförmige Auftreibung, das **Caput humeri**, das mit der kleinen **Pfanne der Scapula** das **Schultergelenk** bildet (Abb. 18.5). Dieses Kugelgelenk hat den größten Bewegungsumfang aller Gelenke.

Unterhalb des Caput humeri verläuft eine flache Rinne, der **anatomische Hals**. Dicht daneben treten zwei Höckerchen (**Tuberculum majus** und **minus**) hervor, an denen Muskeln ansetzen, die insbesondere Rotationen um die Längsachse bewirken. Die Verjüngung des Humerus unterhalb der Tuberculi wird wegen der Bruchgefährdung dieser Stelle als **chirurgischer Hals** bezeichnet. Distal endet der Oberarmknochen in einer starken Verdickung, dem **Condylus humeri**. An seinen seitlich hervortretenden Teilen (**Epicondylus medialis** und **lateralis**) haben Unterarmmuskeln ihren Ursprung. Den unteren Abschluss bilden eine Gelenkrolle (**Trochlea humeri**) für die Verbindung mit der Ulna sowie außen ein halbkugelförmiges Köpfchen (**Capitulum humeri**) für die Verbindung mit dem Radius.

Unterarmskelett und Ellenbogengelenk. Das Unterarmskelett besteht aus zwei Knochen, der Ulna (Elle) und dem Radius (Speiche). In Supinationsstellung (Daumen außen) liegen die beiden Knochen parallel, in Pronationsstellung (Daumen innen) überkreuzen sie sich.

Die **Ulna** besitzt proximal eine halbmondförmige Gelenkpfanne, deren vorderer Vorsprung als **Processus coronoideus** (Kronenfortsatz) und deren hinterer Fortsatz als **Olecranon** (Hakenfortsatz) bezeichnet werden. Das distale Ende (**Caput ulnae**) weist auf der Kleinfingerseite einen kegelförmigen Fortsatz, den **Processus styloideus ulnae**, auf.

Der **Radius** hat im Gegensatz zur Ulna einen von proximal nach distal zunehmenden Durchmesser. Das **Caput radii** (Speichenkopf) besitzt zwei Gelenkflächen, eine Aussparung für das Humerusköpfchen und eine radförmige Fläche für die Verbindung mit der Ulna. Distal endet der Radius mit einer eiförmigen Gelenkfläche. Den kegelförmigen Knochenfortsatz an der Daumenseite bezeichnet man als **Processus styloideus radii**.

Das **Ellenbogengelenk** (auch Ellbogengelenk) besteht aus drei Teilgelenken, die in einer Kapsel zusammengefasst sind: Das **Humero-Ulnargelenk**, in dem die Trochlea humeri in der halbmondförmigen Gelenkpfanne der Ulna abrollt, ist ein reines Scharniergelenk. Das **Humero-Radialgelenk**, in dem das Capitulum humeri mit der Pfanne des Radius artikuliert, lässt wegen der Bandverbindungen zwischen Radius und Ulna ebenfalls nur Scharnierbewegungen zu. Das (proximale) **Radio-Ulnargelenk** ist ein Rad- und Drehgelenk (Abb. 18.4) und ermöglicht das Umwenden des Unterarms (**Pronation** und **Supination**).

Handskelett und Handgelenke. Die Hand gliedert sich in den **Carpus** (Handwurzel), den **Metacarpus** (Mittelhand) und die **Digiti** (Finger). Die Handwurzel setzt sich aus acht Knochen zusammen, die in zwei Reihen angeordnet sind (Abb. 18.6). Hinzu kommen noch einige **Sesambeine**, d. s. kleine in Sehnen oder Bänder eingelassene Knochen. Die Mittelhand besteht aus fünf **Metakarpalknochen**, welche die Handwurzel mit den Fingern verbinden. Letztere besitzen – mit Ausnahme des Daumens – je drei Glieder, die **Grund**-, **Mittel**- und **Endphalangen**.

Das **proximale Handgelenk** bildet die Verbindung zwischen der eiförmigen Pfanne des Radius und der ersten Reihe der Handwurzelknochen. Als zweiachsiges Gelenk ermöglicht es die **Palmarflexion** (Beugung handflächenwärts) und die **Dorsalextension** (Streckung handrückenwärts) sowie die **Radial**- und die **Ulnarabduktion** (Abspreizung radius- und ulnawärts). Das distale Handgelenk, das die beiden Reihen der Handwur-

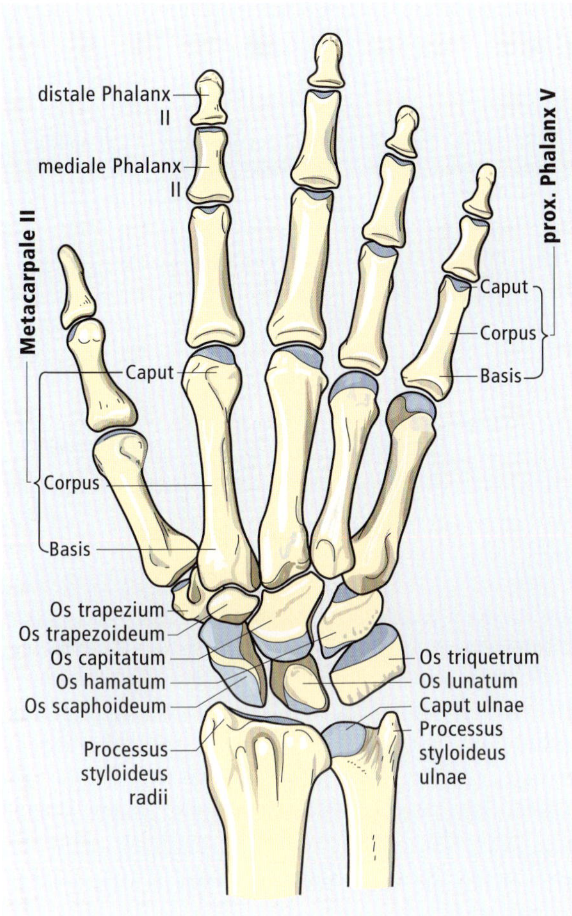

Abb. 18.6 Knochen der rechten Hand in Dorsalansicht

zelknochen miteinander verbindet, besitzt nur eine geringe (Scharnier-)Beweglichkeit.

Das **Handwurzel-Mittelhandgelenk** hat beim Daumen die Form eines Sattelgelenks (Abb. 18.4). Es erlaubt Bewegungen in zwei Hauptrichtungen: **Abduktion** und **Adduktion** (Abspreizen und Anziehen) sowie **Opposition** und **Reposition** (Gegenstellen und Rückstellen, bezogen auf den Kleinfingerballen). Die entsprechenden Gelenke der übrigen Mittelhandknochen sind nur wenig beweglich.

Die **Fingergrundgelenke** (an den Handknöcheln) lassen sich als Kugelgelenke mit eingeschränktem Bewegungspielraum kennzeichnen. Bei den Mittel- und Endgelenken der Finger handelt es sich dagegen um reine Scharniergelenke.

18.1.3 Becken- und Beinskelett

Pelvis. Das knöcherne Becken (Abb. 18.7) bildet die Basis der Bauchhöhle und ist zugleich der Skelettteil, mit dem die unteren Extremitäten verbunden sind. Es setzt sich aus den beiden **Ossa coxae** (Hüftbeinen) und dem **Os sacrum** (Kreuzbein) zusammen. Letzteres besteht aus fünf miteinander verschmolzenen Sakralwirbeln, das sich daran anschließende **Os coccygis**

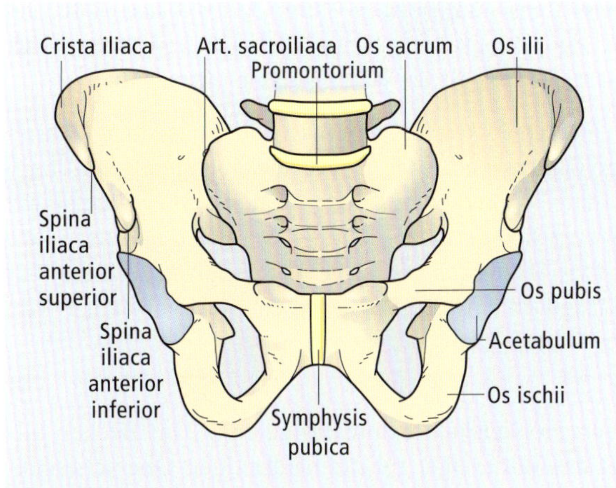

Abb. 18.7 Männliches Becken mit Hüftgelenkspfanne in Ventralansicht

(Steißbein) aus drei bis fünf verkümmerten (rudimentären) Steißbeinwirbeln (Rest des Schwanzes der Wirbeltiere).

Die **Hüftbeine** gliedern sich jeweils in ein Os ilii (Darmbein), ein Os pubis (Schambein) und ein Os ischii (Sitzbein), drei isoliert gebildete Knochen, die im Zuge der Entwicklung miteinander verschmelzen. Die Y-förmige Vereinigungsstelle geht durch das **Acetabulum**, die Pfanne des Hüftgelenks.

Das schaufelartig gestaltete **Os ilii** stellt die knöcherne Grundlage des großen Beckens dar. Die **Crista iliaca** (Darmbeinkamm) läuft vorne in der **Spina iliaca anterior superior** und hinten in der **Spina iliaca posterior superior** aus. Das **Os pubis** hat einen oberen Ast, der zwischen der **Symphyse** (Schamfuge) und dem Os ilii verläuft, und einen absteigenden Ast, der sich unten mit dem Os ischii verbindet. Am oberen Ast ragt nahe der Symphyse ein kleiner Höcker (**Tuberculum pubicum**) hervor, an dem das **Leistenband** ansetzt. Das hinten gelegene Os ischii verstärkt sich an der tiefsten Stelle zum **Tuber ischiadicum** (Sitzbeinknorren), auf dem beim Sitzen das Körpergewicht ruht. Os ischii und Os pubis zusammen begrenzen vorne ein ovales Loch, das durch eine bindegewebige Membran verschlossen ist (**Foramen obturatum**).

Zusatzinformation

Beckenmaße. Das gesamte Becken wird in das obere **große** und das untere **kleine Becken** unterteilt. Die **Linea terminalis** (Grenzlinie verläuft vom Innenrand des oberen Schambeinastes und des Darmbeins zum **Promontorium**, d. i. die in den Beckenraum vorspringende Unterkante des 5. Lendenwirbels. Der gerade Durchmesser (**Conjugata vera**) dieser **Beckeneingangsebene**, gemessen zwischen der Symphysenhinterfläche und dem Promontorium, beträgt bei der Frau etwa 11 cm. Der größte Querdurchmesser (**Dia-**

18

meter transversa) misst im Mittel 13,5 cm. Diese Maße sind für den Geburtsvorgang (▸Kap. 17.4.7) von Bedeutung, wenn das Kind die Beckeneingangsebene passiert.

Im kleinen Becken, das sich nach unten hin verengt, knickt der Geburtskanal, der Kreuzbeinwölbung folgend, nach vorn ab. Am **Beckenausgang** beträgt der gerade Durchmesser zwischen dem Unterrand der Symphyse und der Spitze des Steißbeins etwa 9 cm; bei der Geburt kann diese Distanz jedoch durch Zurückbiegen des Steißbeins um 2–3 cm erweitert werden.

Oberschenkelskelett und Hüftgelenk. Das Becken bildet das Widerlager für die beidseitigen Oberschenkelknochen, die in ihrer Längsrichtung gegen die Tragelinie etwas nach außen abgewinkelt sind.

Das **Femur** (Oberschenkelknochen, ◦Abb. 18.8) trägt an seinem proximalen Ende einen kugelförmigen Kopf (**Caput femoris**), der tief in die Pfanne des Hüftgelenks hineinragt und mit dieser durch ein kräftiges Innenband (**Ligamentum capitis femoris**) verbunden ist. Weitere Bänder verstärken die Gelenkkapsel. Das **Hüftgelenk** ist ein Kugelgelenk mit eingeschränkter Beweglichkeit, ein sog. **Nussgelenk**. In ihm sind Bewegungen um die transversale Achse (Flexion und Extension, Beugung und Streckung), um die sagittale Achse (Abduktion und Adduktion, Abspreizen und Anziehen) sowie um die Längsachse (Außenrotation und Innenrotation) möglich.

An das Caput femoris schließt sich das **Collum femoris** (Oberschenkelhals) an, das bei älteren Menschen infolge von osteoporotischen Veränderungen (▸Kap. 18.5.1) in besonderem Maße bruchgefährdet ist (**Oberschenkelhalsbruch**). Die dem Oberschenkelhals benachbarten Knochenvorsprünge (**Trochanter major** und **minor**) sind Ansatzstellen für starke Muskelzüge. Das kräftige **Corpus femoris** (Oberschenkelschaft) wird zusätzlich durch eine hintere Knochenleiste, die **Linea aspera**, verstärkt. Das distale Femurende ist durch zwei knorrenartige Auftreibungen, den **Condylus medialis** und **lateralis**, erweitert, die teilweise mit Gelenkknorpel überzogen und hinten durch eine Grube, die **Fossa intercondylaris**, getrennt sind. Die beiderseits seitlich vorspringenden Kuppen werden als **Epicondylus medialis** bzw. **lateralis** bezeichnet.

Unterschenkelskelett. Das Unterschenkelskelett (◦Abb. 18.8) besteht aus der medial gelegenen Tibia (Schienbein) und der lateral gelegenen Fibula (Wadenbein).

Die **Tibia** ist der kräftigere der beiden Knochen und artikuliert allein mit dem Femur, sodass sie praktisch die gesamte Körperlast trägt. Das aus zwei Kondylen gebildete **Caput tibiae** (Schienbeinkopf) besitzt zwei tellerförmige Gelenkflächen, die durch eine Erhebung (**Eminentia intercondylaris**) mit zwei Höckerchen

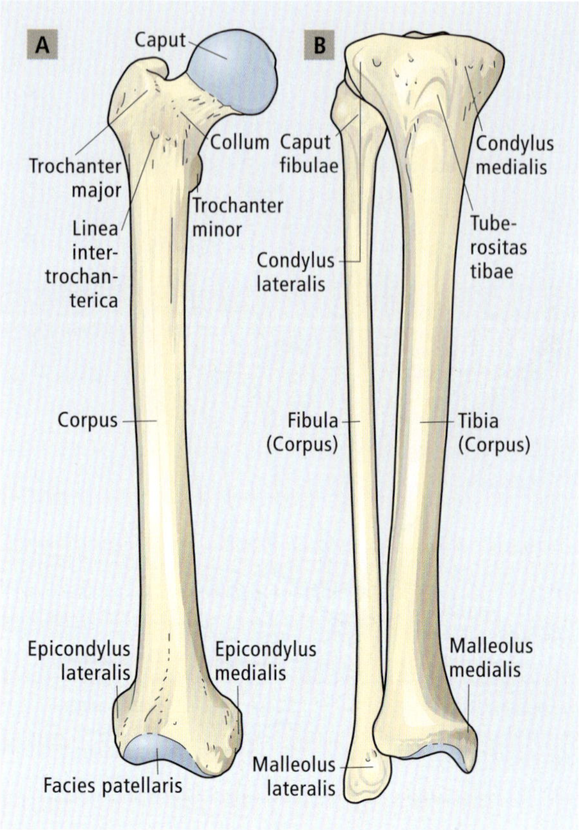

◦ **Abb. 18.8** A Femur (Oberschenkelknochen), B Tibia (Schienbein) und Fibula (Wadenbein) des rechten Beins in Ventralansicht

getrennt sind. Das **Corpus tibiae** (Tibiaschaft) ist im Querschnitt etwa dreieckig geformt. Seine unter der Haut fühlbare Vorderkante geht oben in eine Rauigkeit (**Tuberositas tibiae**) über, an welcher der M. quadriceps femoris (▸Kap. 18.2.5) ansetzt. Das distale Tibiaende lässt medial einen Fortsatz, den **Malleolus medialis** (Innenknöchel), hervortreten.

Die **Fibula** ist ein relativ dünner Knochen, der sich außen der Tibia anlagert. An seinem distalen Ende erhebt sich lateral der **Malleolus lateralis** (Außenknöchel), der zusammen mit dem Malleolus medialis der Tibia die **Malleolengabel** bildet. Der Raum zwischen den beiden Unterschenkelknochen wird durch eine sehnige Platte, die **Membrana interossea**, überbrückt.

Kniegelenk. Im Kniegelenk (◦Abb. 18.9) artikulieren die Femurkondylen mit den flachen Gelenkflächen der Tibia und der **Patella** (Kniescheibe), die vorne in die Sehne des M. quadriceps femoris eingelagert ist. Da die Gelenkkörper nur unvollkommen aufeinander angepasst sind, dienen zwei **Menisci**, keilförmige, faserknorpelige Halbringe, zur funktionellen Anpassung. Außerdem schützen sie die Gelenkflächen bei stärkeren Druckstößen. Der halbmondförmige **mediale** (innere) **Meniscus** ist an der Eminentia intercondylaris befestigt

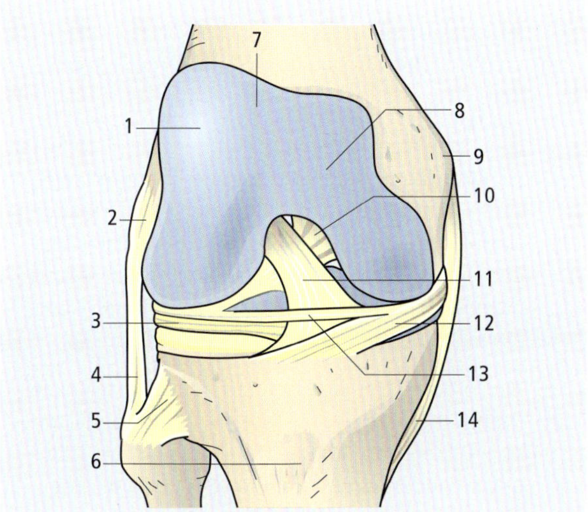

Abb. 18.9 Rechtes Kniegelenk in Ventralansicht (Kniescheibe und Kniescheibenband sind entfernt). 1 Condylus lateralis, 2 Epicondylus lateralis, 3 Außenmeniskus, 4 Lig. collaterale fibulare (Außenband), 5 Art. tibio-fibularis, 6 Tuberositas tibiae, 7 Facies patellaris, 8 Condylus medialis, 9 Epicondylus medialis, 10 Ligamentum cruciatum posterius (hinteres Kreuzband), 11 Ligamentum cruciatum anterius (vorderes Kreuzband), 12 Innenmeniskus, 13 Lig. transversum genus, 14 Lig. collaterale tibiale (Innenband)

und mit der Gelenkkapsel sowie dem Bandapparat verwachsen, während der kleinere **laterale** (äußere) **Meniscus** nur an der Eminentia fixiert und daher wesentlich beweglicher ist.

Die unvollständige knöcherne Gelenkführung erfordert eine weitere Absicherung. Hierzu dienen in erster Linie die beiden **Kreuzbänder**, das **Ligamentum cruciatum anterius** und **posterius,** die von den Femurkondylen zu den Tibiatellern ziehen (Abb. 18.9). Sie sichern den Zusammenhalt des Gelenks und unterstützen die Gelenkführung insbesondere in der Beugestellung. Sind sie gerissen, lässt sich der gebeugte Unterschenkel gegen den Oberschenkel vor- und zurückschieben (**Schubladenphänomen**). Weitere Bänder, deren Bezeichnungen aus Abb. 18.9 hervorgehen, verstärken die Gelenksicherung. Dies gilt insbesondere für das **Innen**- und **Außenband**.

Das Kniegelenk ist ein **Radwinkelgelenk**, bei dem eine Überstreckung durch den Kapsel- und Bandapparat verhindert und damit zugleich der Stand in der gestreckten Position abgesichert wird. Neben der Flexion und Extension lässt das Kniegelenk bei gebeugtem Unterschenkel auch eine begrenzte Innen- und Außenrotation zu.

Fußskelett. Das Fußskelett (Abb. 18.10) gliedert sich in den **Tarsus** (Fußwurzel), den **Metatarsus** (Mittelfuß) und die **Ossa digitorum pedis** (Zehenknochen)). Die **Fußwurzel** besteht aus sieben Knochen. Das oberste

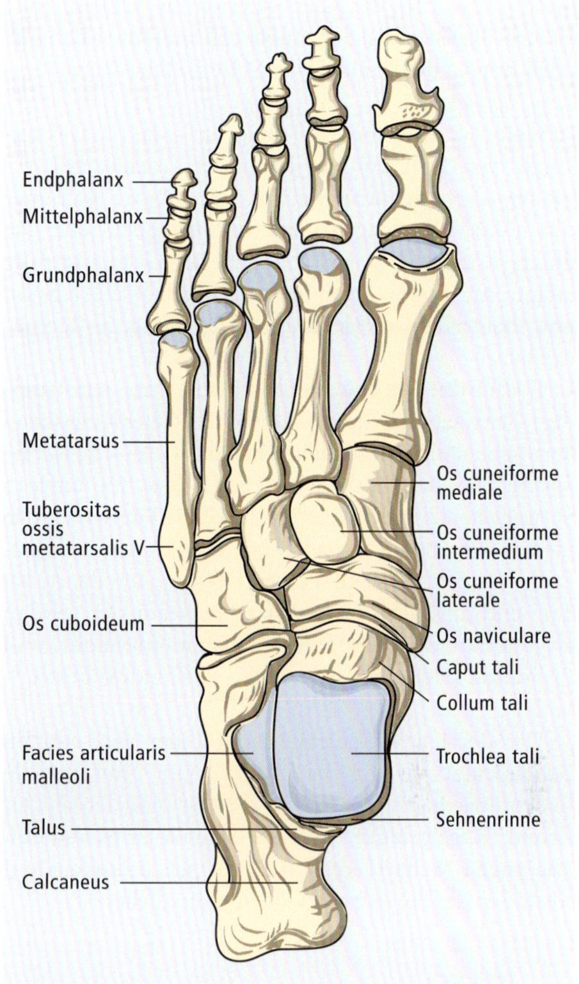

Abb. 18.10 Linkes Fußskelett in Aufsicht

dieser Tarsuselemente ist der **Talus** (Sprungbein). Sein oberer Teil (**Trochlea tali**) artikuliert mit der Tibia und wird von der Malleolengabel umfasst. Der Talus ruht auf dem **Calcaneus** (Fersenbein), dem größten Fußknochen, an dessen nach hinten ausladendem Teil (**Tuber calcanei**) die **Achillessehne** ansetzt. Dem Calcaneus ist das **Os cuboideum** (Würfelbein) und dem Talus das **Os naviculare** (Kahnbein) vorgelagert. Letzterem schließen sich vorn die drei **Ossa cuneiformia** (Keilbeine) an.

Die **Ossa metatarsalia** (Mittelfußknochen) stellen die Verbindungen zu den Zehen her, die jeweils aus **Grund-**, **Mittel-** und **Endphalanx** bestehen. Eine Ausnahme hiervon bildet der **Hallux** (Großzehe), der nur eine Grund- und eine Endphalanx besitzt.

Fußwurzel und Mittelfuß bilden eine **Gewölbekonstruktion**, die durch einen kräftigen Bandapparat abgesichert ist. An der Innenseite steigt die Wölbung im Fersenbein an, um von da über Kahnbein, Keilbein und Mittelfuß wieder abzufallen. Neben dieser **Längswölbung** besteht im Mittelfußbereich auch eine **Querwöl-**

bung. Daher ruht das Körpergewicht im Wesentlichen auf drei Skelettteilen: dem Tuber calcanei sowie den distalen Köpfen des I. und des V. Mittelfußknochens.

Fußgelenke. Das **obere Sprunggelenk**, das die Gelenkkörper von Tibia und Fibula mit der Trochlea tali verbindet, ist ein **Scharniergelenk**. Seine Achse läuft quer durch die Malleolengabel und die Sprungbeinrolle. Die durch kräftige Bänder abgesicherte Gelenkführung erlaubt nur Bewegungen in Form der Dorsalextension und Plantarflexion (Hebung und Senkung des Fußrückens).

Das **untere Sprunggelenk** schließt zwei selbstständige Gelenkabschnitte ein: hinten das Gelenk zwischen Sprungbein und Fersenbein, vorn das Gelenk zwischen Sprungbein und Kahnbein. Die Achse des unteren Sprunggelenks verläuft schräg durch die Fußwurzel von medial – vorn – oben nach lateral – hinten – unten. Daher lässt sich der Fuß bei der Drehung um die Achse ein- und auswärtskanten. Diese Bewegungen werden als **Supination** (Hebung des medialen Fußrandes) und **Pronation** (Hebung des lateralen Fußrandes) bezeichnet.

Die übrigen Fußgelenke sind wegen des straffen Bandapparats wenig beweglich. Eine funktionelle Bedeutung haben lediglich die **Grundgelenke** der **Zehen** (Kugelgelenke) und die **Gelenke zwischen den Phalangen** (Scharniergelenke), die das Abrollen und Abstoßen des Fußes beim Gehen ermöglichen.

In Kürze

- Das aus etwa 210 Knochen bestehende **Skelett** bestimmt die Form des Körpers, schützt die inneren Organe und dient der Körperhaltung und Fortbewegung.
- Die Knochen sind untereinander durch **Gelenke** verbunden. Je nach Art der Verbindung werden Band-, Knorpel- und synoviale („echte") Gelenke unterschieden.
- Zu den einachsigen Gelenken gehören das Scharnier- und das Dreh- oder Radgelenk, zu den zweiachsigen Gelenken das Sattel-, Ei-, Drehscharnier- und das ebene Gelenk, zu den dreiachsigen Gelenken das Kugelgelenk.
- Nur an bestimmten Gelenken vorkommende Zusatzeinrichtungen sind die **Disci articulares** (Gelenkscheiben), **Menisci** (Gelenkringe), **Gelenklippen** und **Schleimbeutel**.
- Kommt es bei ungewöhnlicher Beanspruchung zu einer Überdehnung der Gelenkkapsel, spricht man von einer **Distorsion** (Verstauchung). Eine Dauerverschiebung von knöchernen Gelenkelementen wird als **Luxation** (Verrenkung) bezeichnet.
- Zum **Schultergürtelskelett** gehören die Clavicula (Schlüsselbein) und die Scapula (Schulterblatt), zum **Oberarmskelett** der Humerus (Oberarmknochen), zum **Unterarmskelett** die Ulna (Elle) und der Radius (Speiche), zum **Handskelett** der Carpus (Handwurzel), der Metacarpus (Mittelhand) und die Digiti (Finger).
- Das **Becken** setzt sich aus den beiden Ossa coxae (Hüftbeinen), dem Os sacrum (Kreuzbein) und dem Os coccygis (Steißbein) zusammen. Die Hüftbeine wiederum bestehen jeweils aus drei miteinander verschmolzenen Knochen, dem Os ilii (Darmbein), Os pubis (Schambein) und Os ischii (Sitzbein).
- Das **Oberschenkelskelett** wird durch das Femur (Oberschenkelknochen), das **Unterschenkelskelett** durch die Tibia (Schienbein) und die Fibula (Wadenbein), das **Fußskelett** durch den Tarsus (Fußwurzel), den Metatarsus (Mittelfuß) und die Ossa digitorum pedis (Zehen) gebildet.

18.2 Skelettmuskulatur

Die Skelettmuskulatur des Menschen (▸Kap. 2.6) ist morphologisch und funktionell so vielfältig gegliedert, dass ihre detaillierte Beschreibung den Rahmen dieses Buches sprengen würde. Daher können hier nur die Positionen und Hauptfunktionen der einzelnen Muskeln anhand von bildlichen Darstellungen und Tabellen erläutert werden.

18.2.1 Allgemeine makroskopische Anatomie des Skelettmuskels

Die Skelettmuskulatur (Gesamtzahl der Skelettmuskeln ca. 400) bildet den aktiven Teil des Bewegungsapparats und dient zugleich der Fixierung der Körperhaltung und Gelenkstellung.

Bau des Skelettmuskels. Damit er seine Kontraktionskraft auf das Skelett übertragen kann, ist ein Muskel an zwei oder mehreren Knochenelementen angeheftet. Übereinkunftsgemäß bezeichnet man die Befestigungsstelle am weniger beweglichen (bei den Extremitäten rumpfnahen) Skelettteil als **Ursprung** des Muskels und die Befestigungsstelle am stärker beweglichen (bei den Extremitäten distalen) Skelettteil als seinen **Ansatz**. Die bei einer Gelenkbewegung gleichsinnig wirkenden

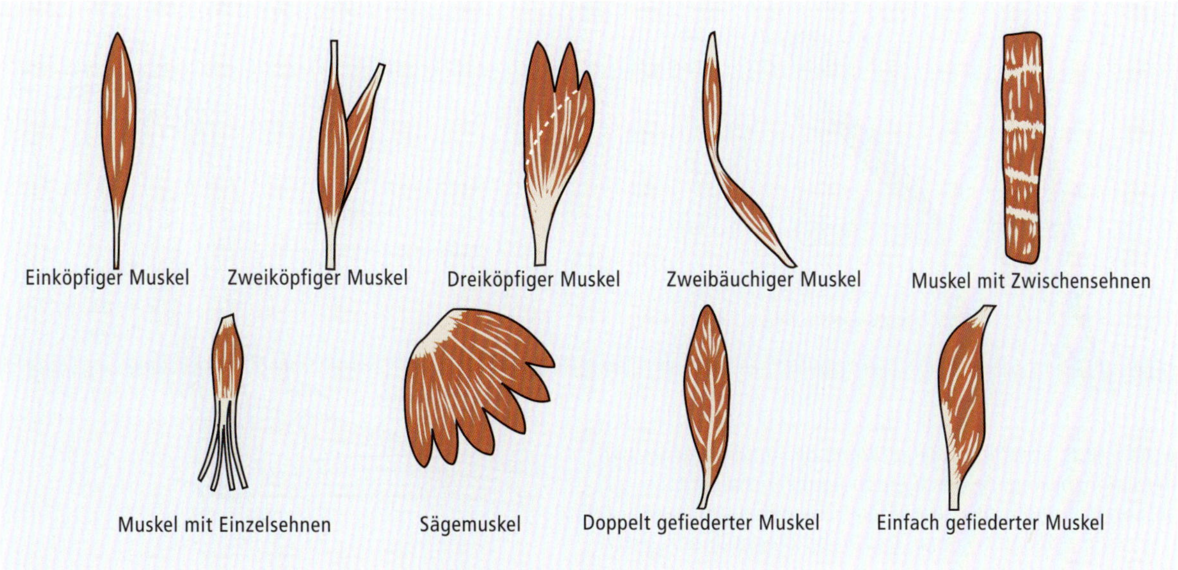

Abb. 18.11 Schematische Darstellung der wichtigsten Muskelformen. Nach Rohen

Muskeln werden als **Synergisten**, die gegensinnig wirkenden Muskeln als **Antagonisten** charakterisiert.

Am Muskel unterscheidet man den aus kontraktilen Fasern bestehenden Mittelteil, den **Bauch** (Venter), und die **Sehnen**, mit denen die Kontraktionskraft auf die Knochen übertragen wird. Sowohl in der Anordnung der kontraktilen Fasern als auch in der Gestaltung der Sehnen weisen die Muskeln erhebliche Unterschiede auf. Die wichtigsten der sich daraus ergebenden **Muskelformen** sind in Abb. 18.11 dargestellt.

Im **kontraktilen Teil** des Muskels werden die Fasergruppen durch bindegewebige Hüllen gegeneinander abgegrenzt und zu größeren Einheiten zusammengefasst (Abb. 18.12). Diese bindegewebigen Scheiden ermöglichen es, dass sich die Fasereinheiten gegeneinander verschieben können. Der einzelne Muskel oder auch eine Gruppe von Muskeln ist von einer Hülle aus straffem Bindegewebe umschlossen, die als **Faszie** bezeichnet wird.

Die **Sehnen** bestehen im Wesentlichen aus parallel gebündelten, in Zugrichtung angeordneten kollagenen Fasern. An Stellen, an denen ein Sehnenabschnitt auf einer Unterlage reibt, insbesondere dort, wo der Sehnenverlauf durch einen Knochenvorsprung oder eine Bandschlinge umgelenkt wird (**Hypomochlion**), bilden sich **Sehnenscheiden** aus. Diese bestehen aus einem äußeren straffen **Stratum fibrosum**, das in der Umgebung verankert ist, und aus einem inneren lockeren **Stratum synoviale**, welches das Gleiten der Sehne in der Bindegewebsröhre ermöglicht.

Zu den Hilfseinrichtungen der Skelettmuskulatur zählen ferner die **Bursae synoviales** (Schleimbeutel). Dabei handelt es sich um Spalträume im Bindegewebe, die innen mit einer Synovialmembran ausgekleidet und mit Synovialflüssigkeit gefüllt sind. Sie dienen als „Flüssigkeitskissen" der Abpolsterung im Sehnenbereich und erleichtern die Verschieblichkeit von Teilen des Bewegungsapparats, die unter starkem Druck aufeinandergepresst werden.

Muskelmechanik. Muskeln haben entweder die Aufgabe, den Zusammenhalt von Gelenken zu sichern (**Haltemuskeln**) oder Gelenkbewegungen durchzuführen (**Bewegungsmuskeln**). Im ersteren Fall ist die **Spannungsentwicklung**, im letzteren die **Verkürzung** die entscheidende Komponente der Muskelfunktion (▸ Kap. 18.3.3).

Die von der Muskulatur erzeugten Bewegungen sind in der Regel **Drehungen um Gelenkachsen**. Bei diesen Drehbewegungen ist die Muskelwirkung von dem jeweiligen **Drehmoment**, d. h. dem Produkt aus Kraft K und Hebelarmlänge, abhängig. Die Länge des Hebel-

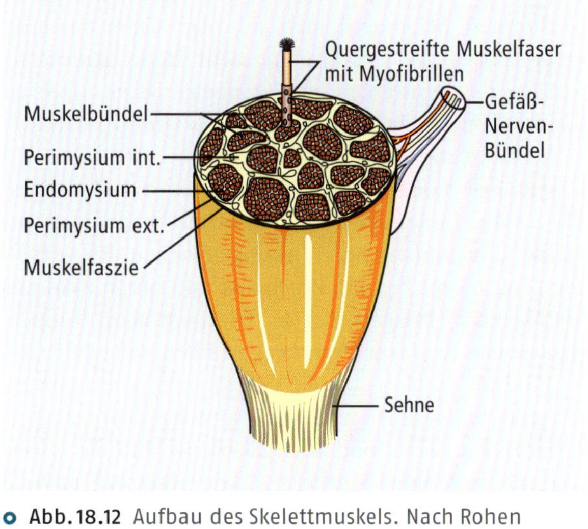

Abb. 18.12 Aufbau des Skelettmuskels. Nach Rohen

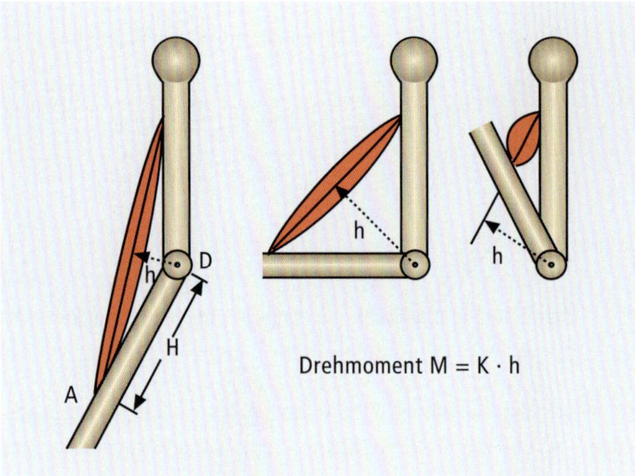

o Abb. 18.13 Schema zur Erläuterung des Drehmoments bei der Gelenkbewegung durch einen Beugemuskel. **A** Muskelansatz, **D** Drehachse, **H** anatomische Hebelarmlänge, **h** wirksame Hebelarmlänge. Das Drehmoment ändert sich mit der Gelenkstellung

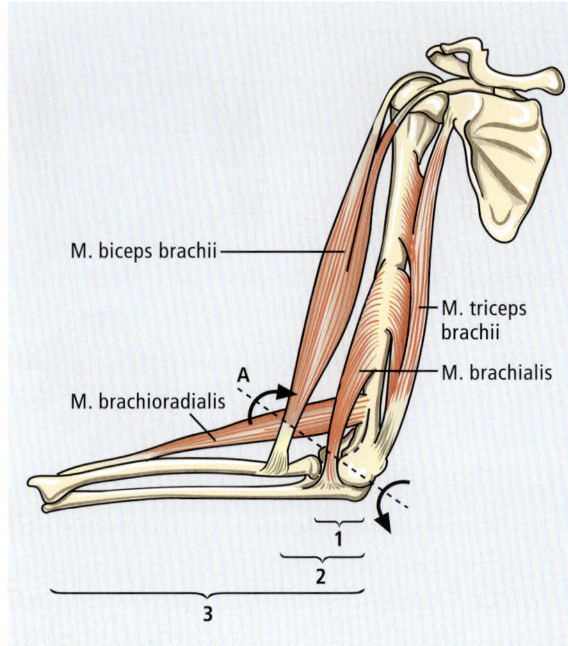

o Abb. 18.14 Beuger und Strecker im Ellenbogengelenk in halbschematischer Darstellung. **A** Drehachse. Die jeweilige Hebelarmlänge des M. brachialis (1), des M. biceps brachii (2) und des M. brachioradialis (3) wirkt sich auf deren Beugefunktion aus. Nach Rohen

arms (o Abb. 18.13) wird dabei nicht allein vom Abstand H zwischen Muskelansatz A und Drehachse D, sondern auch von der Zugrichtung des Muskels bestimmt. Die wirksame Hebelarmlänge ist diejenige Komponente von H, an welcher der Muskelzug senkrecht angreift, in o Abb. 18.13 mit h bezeichnet. Die Betrachtung des Drehmoments $M = K \cdot h$ führt zu folgenden Feststellungen:

- Bei vorgegebener Kontraktionskraft des Muskels ist seine Wirkung (z. B. beim Heben einer Last) umso größer, je weiter der Muskelansatz von der Gelenkachse entfernt liegt (Beispiel in o Abb. 18.14 M. brachioradialis).
- Um eine bestimmte Hubhöhe zu erzielen, muss sich ein Muskel umso weniger verkürzen und umso kräftiger kontrahieren, je näher der Muskelansatz bei der Gelenkachse liegt (Beispiel in o Abb. 18.14 M. brachialis).
- Die wirksame Hebelarmlänge h und damit das Drehmoment M ändern sich mit der Gelenkstellung (o Abb. 18.14). Das Drehmoment ist in Streckstellung am kleinsten, nimmt bei der Beugung zunächst zu, um nach Durchlaufen eines Maximums bei starker Beugung wieder abzunehmen.

Aus o Abb. 18.14 geht weiter hervor, dass Muskeln, die vor und hinter der Drehachse ansetzen, entgegengesetzte (antagonistische) Wirkungen haben. So wirken die Mm. biceps brachii, brachialis und brachioradialis als Flexoren (Beuger), der M. triceps brachii fungiert dagegen als Extensor (Strecker) im Ellenbogengelenk.

Ein Muskel kann über ein Gelenk oder über mehrere Gelenke hinwegziehen. Dementsprechend unterscheidet man ein-, zwei- und mehrgelenkige Muskeln. Zwei- und mehrgelenkige Muskeln wirken potenziell auf alle übersprungenen Gelenke ein, beeinflussen diese jedoch je nach den Gelenkstellungen in unterschiedlichem Maße.

Bei zwei- und mehrgelenkigen Muskeln reicht ihre Dehnbarkeit meist nicht aus, um maximale antagonistische Gelenkstellungen zuzulassen (passive Insuffizienz). Beispielsweise werden die Beuger im Kniegelenk, die sog. ischiokrurale Muskulatur (▸ Kap. 18.2.5), die gleichzeitig als Strecker im Hüftgelenk wirken, bei starkem Rumpfvorwärtsbeugen mit durchgedrückten Knien schmerzhaft angespannt. Umgekehrt ist eine weitere Verkürzung des Muskels nicht mehr möglich, wenn seine beiden Fixpunkte bereits sehr dicht zusammenliegen (aktive Insuffizienz). Ein Beispiel bietet wieder die ischiokrurale Muskulatur: Bei extremer Streckung im Hüftgelenk ist eine Beugung im Kniegelenk nicht so weit möglich, dass die Ferse das Gesäß berührt.

18.2.2 Muskulatur des Kopf- und Halsbereichs

Hierzu zählen u. a. die

- etwa 20 **mimischen Muskeln** der Augenlider, der Nase, des Mundes, des äußeren Ohrs, der Kopfschwarte und des Halses (Platysma),
- **äußeren Augenmuskeln** (▸ Kap. 19.4.9),
- **Mittelohrmuskeln** (▸ Kap. 19.4.7),
- **Kaumuskeln**, insbesondere der M. masseter und M. temporalis sowie die Mm. pterygoidei (▸ Kap. 12.2.1),
- **Mundbodenmuskeln** (Diaphragma oris),

Tab. 18.1 Muskeln des Brustkorbs

Muskelname	Ursprung – Ansatz	Hauptfunktion
Mm. intercostales externi	Unterrand Rippen – nächst tiefere Rippen	Rippenhebung (Inspiration)
Mm. intercostales interni	Oberrand der Rippen – nächst höhere Rippen	Rippensenkung (Exspiration)
Mm. subcostales	Unterer Rippenbogen – übernächst höhere Rippen	
M. transversus thoracis	Unteres Sternum – Rippenknorpel der 2. bis 6. Rippe	

- äußeren und inneren **Zungenmuskeln**,
- **Gaumenmuskeln**,
- äußeren und inneren **Kehlkopfmuskeln** (▸Kap. 19.5.3),
- **Rachenmuskeln** (▸Kap. 12.2),
- oberflächlichen **Halsmuskeln** (M. sternocleidomastoideus, ▸Kap. 18.2, M. trapezius, ▸Kap. 18.2),
- oberen und unteren **Zungenbeinmuskeln**,
- prävertebralen **Halsmuskeln** (zur Lateralflexion der Halswirbelsäule bei einseitiger, zu deren Ventralflexion bei beidseitiger Kontraktion),
- **M. erector spinae** (▸Kap. 18.2.3) und
- die von den Querfortsätzen der 3. bis 7. Halswirbel entspringenden und zur 1. bis 2. Rippe ziehenden drei **Mm. scaleni** (zur Lateralflexion der Halswirbelsäule bei einseitiger und Ventralflexion des Halses bei beidseitiger Kontraktion).

Bezüglich weiterer Informationen zu diesen Muskeln s. Lehrbücher der Anatomie.

18.2.3 Muskulatur des Rumpfes

Die Rumpfmuskulatur umfasst die Muskeln des

- **Brustkorbs,**
- **Bauches** und
- **Rückens.**

Der Teil von ihnen, deren Ursprünge und Ansätze im Rumpfbereich liegen, dient vor allem der Verfestigung des Rumpfskeletts, dem Abschluss der Körperhöhlen und der Bewegung des Rumpfes. Dieser tiefer liegende Teil der Muskulatur wird als **Eigen**- oder **autochthone Muskulatur** bezeichnet. Die anderen, meist oberflächlich gelegenen Muskeln, die am Rumpf ihren Ursprung haben, jedoch auf die Gliedmaßen einwirken, gehören zur **Extremitätenmuskulatur**.

Im weiteren Sinn zählen zur Rumpfmuskulatur auch das **Diaphragma** (Zwerchfell), das Brust und Bauchhöhle voneinander trennt, und die **Beckenbodenmuskulatur**, die den Bauch- bzw. Beckenraum nach kaudal abschließt.

Brustkorbmuskulatur

Unterschieden werden, wie erwähnt, die autochthonen und die äußeren Brustmuskeln (Tab. 18.1), die den Rumpf mit dem Schultergürtel verbinden (vgl. Schultergürtelmuskulatur ▸Kap. 18.2.4). Erstere werden auch als **Interkostalmuskeln** bezeichnet und umfassen u. a. die Mm. intercostales externi und interni. Ihre Funktion ist genauer bei den Inspirations- und Exspirationsbewegungen des Thorax beschrieben (▸Kap. 10.1.1).

Bauchwandmuskulatur

Die Bauchwand besteht aus **platten Muskeln** (Tab. 18.2) und **Aponeurosen**, d. h. flächenhaft ausgebreiteten Sehnen. Zusammen bilden sie einen Mantel, der an den Rippen, der Lendenwirbelsäule und dem Becken befestigt ist. Die Bauchwand schützt die Baucheingeweide, kann durch Muskelkontraktion den Innendruck in der Bauchhöhle erhöhen (Exspiration, ▸Kap. 10.1.2, Erbrechen, ▸Kap. 12.3.4, Defäkation, ▸Kap. 12.5.3, Miktion, ▸Kap. 13.8.3) und ist an den Rumpfbewegungen beteiligt (Vorwärtsneigung, Seitwärtsneigung und Drehung). Ferner unterstützt sie die Aufrichtung des Beckens.

Den vorderen Teil der Bauchwand bildet der **M. rectus abdominis** (Tab. 18.2), der durch drei bis vier querverlaufende Zwischensehnen (Intersectiones tendineae) unterteilt ist und in einer derben bindegewebigen Hülle, der **Rektusscheide**, liegt. Die seitlichen Bauchmuskeln sind in drei Schichten angeordnet. Außen verläuft der **M. obliquus externus abdominis**, dessen breite Aponeurose sich unten zu dem kräftigen **Ligamentum inguinale** (Leistenband), verstärkt, das von der Spina iliaca anterior superior zum Tuberculum pubicum (▸Kap. 18.1.3) zieht.

Unter dem Leistenband treten neben dem **M. iliopsoas** (▸Kap. 18.2.5) die großen Gefäße für die Versorgung des Beins aus der Bauchhöhle aus. Oberhalb des Leistenbandes verläuft, schräg abwärts ziehend, der ca. 4 cm lange **Canalis inguinalis** (Leistenkanal), durch den beim Mann der **Funiculus spermaticus** (Samenstrang) austritt (Abb. 18.15).

Die Mittelschicht der seitlichen Bauchmuskulatur bildet der **M. obliquus internus abdominis** (Abb. 18.15). Ganz innen liegt der quer verlaufende **M. transversus abdominis**. Von den beiden letztgenannten Muskeln spalten sich Fasern ab, die beim Mann als **M. cremaster** den Samenstrang umschließen.

18

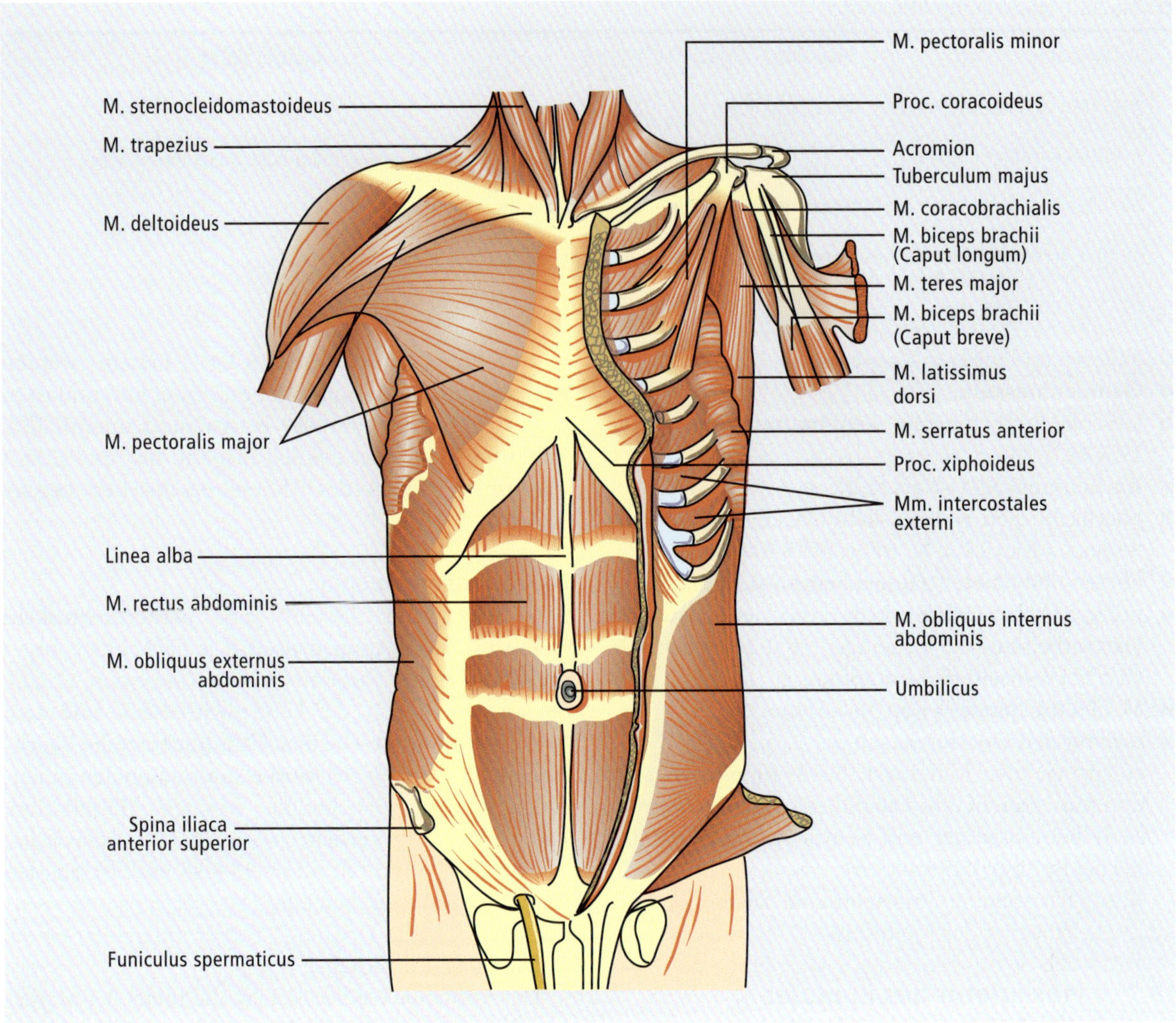

Abb. 18.15 Brust- und Bauchmuskulatur. **Links** oberflächliche Schicht, **rechts** tiefere Schicht. Nach Schütz und Rothschuh

Hinten wird die Bauchwand hauptsächlich durch den **M. quadratus lumborum** geschlossen (Abb. 18.19), der von der **Fascia thoracolumbalis** (Abb. 18.16) überdeckt ist.

Zusatzinformation

Hernien. Treten Baucheingeweide einschließlich Peritoneum durch „Schwachstellen" der Bauchwand aus, spricht man von Hernien. Je nach Lokalisation unterscheidet man insbesondere Leisten-, Schenkel- und Nabelhernien. Die Bruchpforte der beim Mann relativ häufigen **Leistenhernie** (Inguinalhernie, Leistenbruch) liegt oberhalb des Leistenbandes. Bei der **indirekten** (lateralen) **Form** ist der innere Leistenring die Bruchpforte, der Bruchsack befindet sich zusammen mit dem Samenleiter im Leistenkanal und reicht beim Mann eventuell bis in das Skrotum bzw. bei der Frau bis zur großen Schamlippe. Bei der **direkten** (medialen) **Form** bildet dagegen eine medial vom inneren Leistenring gelegene Schwachstelle, die sog. innere Leistengrube, die Bruchpforte.

Die vorwiegend bei älteren Frauen auftretende **Schenkelhernie** (Femoralhernie, Schenkelbruch) ist dadurch gekennzeichnet, dass sie zwischen Leistenband und Schambein verläuft, d. h. die innere Bruchpforte ist unterhalb des Leistenbandes lokalisiert. Der Bruchsack ist häufig unter der Haut des kranialen Oberschenkels tastbar.

Nabelhernien (Nabelbrüche) treten in der Mittellinie der Bauchwand im Bereich der Nabelregion auf. Sie kommen sowohl angeboren als auch erworben auf.

Liegen Hernien zwischen Nabel und Sternum, bezeichnet man sie als **epigastrische Hernien**.

Beckenbodenmuskulatur

Die Beckenbodenmuskulatur besteht aus dem Diaphragma pelvis, dem Diaphragma urogenitale, der Schließmuskulatur und den Schwellkörpermuskeln.

Das **Diaphragma pelvis** wird von dem aus drei Muskeln bestehenden **M. levator ani** gebildet. Die drei Ein-

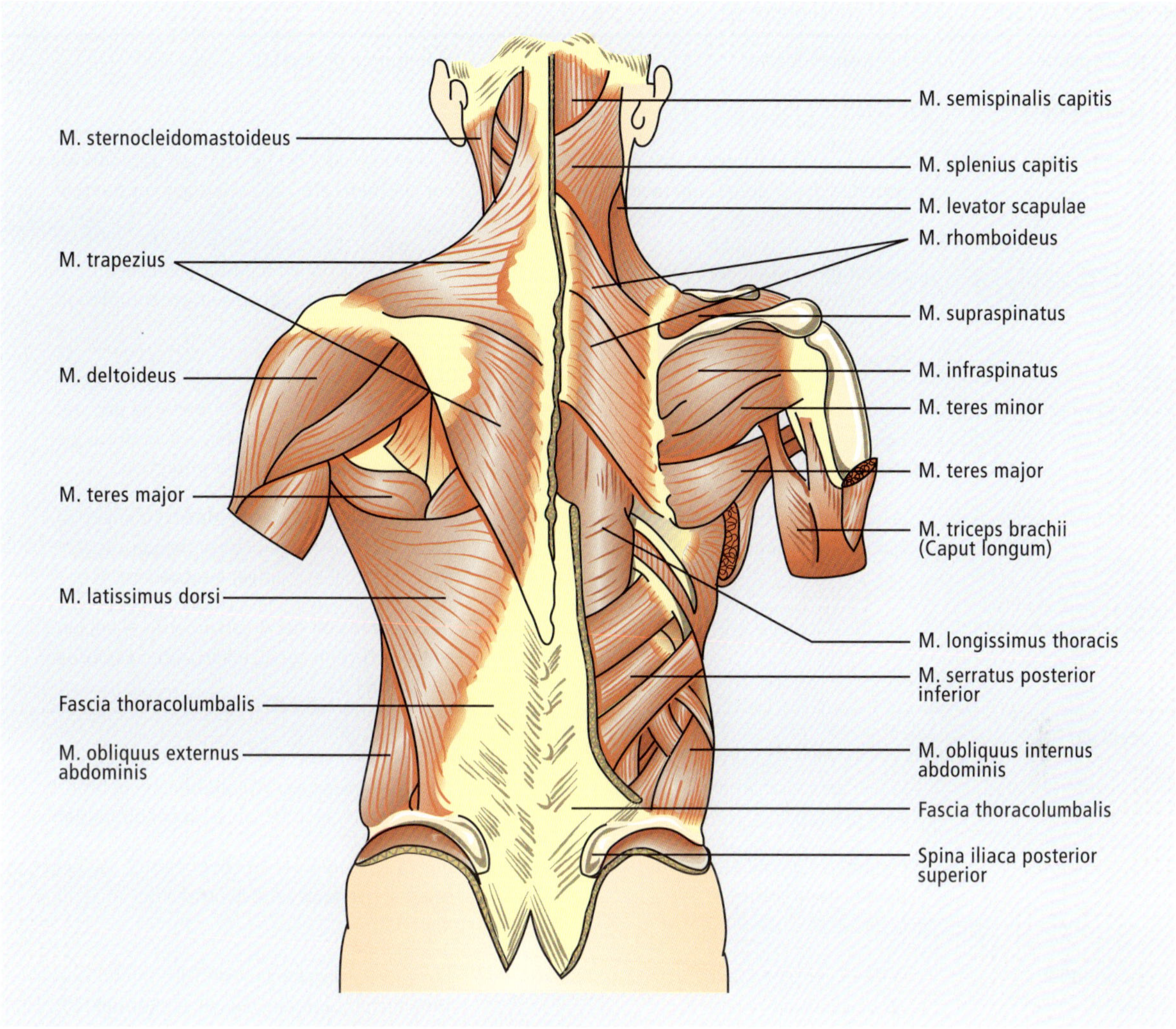

Abb. 18.16 Rücken- und Schultermuskulatur. **Links** oberflächliche Schicht, **rechts** tiefere Schicht. Die meisten der dargestellten Muskeln wirken auf den Schultergürtel und den Oberarm ein. Nach Schütz und Rothschuh

18

Tab. 18.2 Muskeln der Bauchwand

Muskelname	Ursprung – Ansatz	Hauptfunktionen
M. rectus abdominis	5. bis 12. Rippe – Os pubis	Ventralflexion, Hebung des Beckens, Bauchpresse
M. obliquus externus abdominis	5. bis 12. Rippe – Crista iliaca, Rektusscheide, Leistenband	Lateralflexion zur gleichen Seite, Rumpfrotation zur Gegenseite (bei einseitiger Kontraktion); Ventralflexion, Hebung des Beckens, Bauchpresse (bei beidseitiger Kontraktion)
M. obliquus internus abdominis	Crista iliaca – 8. bis 12. Rippe, Leistenband	Lateralflexion und Rotation zur gleichen Seite (bei einseitiger Kontraktion); Ventralflexion, Hebung des Beckens, Bauchpresse (bei beidseitiger Kontraktion)
M. transversus abdominis	7. bis 12. Rippenknorpel, Crista iliaca, Leistenband – Rektusscheide	Rumpfrotation zur gleichen Seite (bei einseitiger Kontraktion); Bauchpresse (bei beidseitiger Kontraktion)
M. quadratus lumborum	Crista iliaca – 12. Rippe	Lateralflexion zur gleichen Seite (bei einseitiger Kontraktion); Bauchpresse bei beidseitiger Kontraktion

Tab. 18.3 Autochthone Rückenmuskulatur (M. erector spinae)

Muskelname	Ursprung – Ansatz	Funktionen (Auswahl)
Lateraler Trakt		
M. iliocostalis	Os sacrum, Crista iliaca, 3. bis 12. Rippe – Querfortsätze der oberen Lendenwirbel, 1. bis 6. Rippe, Querfortsätze des 4. bis 6. Halswirbels	Dorsalextension bei beidseitiger, Lateralflexion zur gleichen Seite bei einseitiger Kontraktion
M. longissimus	Os sacrum, Crista iliaca, Querfortsätze des 1. bis 6. Brustwirbels und der unteren Halswirbel – Querfortsätze der Brustwirbel und mittleren Halswirbel, Os occipitale	Dorsalextension bei beidseitiger, Lateralflexion zur gleichen Seite bei einseitiger Kontraktion
M. splenius	Dornfortsätze der oberen Brust- und unteren Halswirbel – Querfortsätze der beiden ersten Halswirbel, Os occipitale	Dorsalextension der Halswirbelsäule und des Kopfes bei beidseitiger, Lateralflexion zur gleichen Seite bei einseitiger Kontraktion
Mm. intertransversarii	Verlaufen zwischen benachbarten Querfortsätzen der Hals- und Lendenwirbelkörper	Dorsalextension der Hals- und Lendenwirbelsäule bei beidseitiger, Lateralflexion zur gleichen Seite bei einseitiger Kontraktion
Mm. levatores costarum	Querfortsätze der Brustwirbelkörper – Rippen	Dorsalextension der Brustwirbelsäule bei beidseitiger, Flexion zur gleichen Seite bei einseitiger Kontraktion
Medialer Trakt		
Mm. interspinales, M. spinalis	Verlaufen zwischen den Dornfortsätzen der Wirbelkörper	Dorsalextension der Wirbelsäule bei beidseitiger, Lateralflexion bei einseitiger Kontraktion
Mm. rotatores	Verlaufen zwischen Quer- und Dornfortsätzen der Brustwirbelkörper	Dorsalextension der Brustwirbelsäule bei beidseitiger, Drehung zur Gegenseite bei einseitiger Kontraktion
M. multifidus	Verläuft zwischen Quer-und Dornfortsätzen der Wirbelsäule	Dorsalextension bei beidseitiger, Lateralflexion zur gleichen Seite bei einseitiger Kontraktion
M. semispinalis	Querfortsätze der unteren Hals- und Brustwirbel – Dornfortsätze der unteren Hals- und oberen Brustwirbel, Os occipitale	Dorsalextension der Brust- und Halswirbelsäule bei beidseitiger, Lateralflexion zur gleichen Seite bei einseitiger Kontraktion
Subokzipitalmuskulatur		
M. obliquus capitis superior	Querfortsatz des Atlas – Os occipitale	Dorsalextension des Kopfes bei beidseitiger, Lateralflexion des Kopfes zur gleichen Seite bei einseitiger Kontraktion
M. obliquus capitis inferior	Dornfortsatz des Axis – Querfortsatz des Atlas	Dorsalextension, Kopfdrehung zur gleichen Seite bei einseitiger Kontraktion
Mm. recti capitis posteriores	Atlas, Axis – Os occipitale	Dorsalextension des Kopfes, Kopfdrehung zur gleichen Seite bei einseitiger Kontraktion

zelmuskeln sind der M. puborectalis, M. pubococcygeus und M. iliococcygeus.

Das **Diaphragma urogenitale** setzt sich aus den Mm. transversus perinei profundus und superficialis zusammen.

Die **Schließmuskeln** des Beckenbodens sind der M. sphincter ani externus (▸Kap. 12.5.3) und der M. sphincter urethrae externus.

Die **Schwellkörpermuskeln** (bei Mann und Frau) umfassen den M. bulbospongiosus und den M. ischiocavernosus.

Die Beckenbodenmuskulatur verschließt den Beckenraum nach kaudal und trägt somit einen großen Teil der Eingeweidelast. Weiterhin kontrolliert sie die Öffnungen von Rektum, Harn- und Geschlechtswegen.

Tab. 18.4 Muskeln des Schultergürtels

Muskelname	Ursprung – Ansatz	Funktionen (Auswahl)
Ventrale Gruppe		
M. pectoralis minor	3. bis 5. Rippe – Proc. coracoideus	Senken des Schultergürtels, Hilfsmuskel der Inspiration (► Kap. 10.1.2),
M. subclavius	1. Rippe – Clavicula	Sicherung des Sterno-Clavicular-Gelenks
M. serratus anterior	1. bis 9. Rippe – Scapula	Vor- und Abwärtsbewegung des Schultergürtels, Drehung der Scapula, Hilfsmuskel der Inspiration
Dorsale Gruppe		
M. trapezius (mittlerer und unterer Anteil)	Dornfortsätze der Brustwirbel – Scapula	Medial- und Abwärtsbewegung des Schultergürtels, Drehung der Scapula
Mm. rhomboidei	Dornfortsätze des 1–7. Brustwirbels– Scapula	Medial- und Aufwärtsbewegung der Scapula, Fixation des Schultergürtels
M. levator scapulae	Querfortsätze des 1. bis 4. Halswirbels– Scapula	Heben und Drehung der Scapula nach vorne
Kopfgruppe		
M. trapezius (oberer Anteil)	Dornfortsätze der Halswirbel, Os occipitale – Clavicula	Heben des Schultergürtels, Kopfdrehung zur Gegenseite
M. sternocleidomastoideus	Sternum, Clavicula – Proc. mastoideus	Bei fixiertem Kopf: Heben der medialen Clavicula und des Sternum, Hilfsmuskel der Inspiration. Bei fixiertem Schultergürtel: Heben des Gesichts und Vorschieben des Kopfes (bei beidseitiger Kontraktion); Drehung und Seitwärtsneigung des Kopfes zur Gegenseite (bei einseitiger Kontraktion)

Bezüglich weiterer Informationen zu diesen Muskeln s. Lehrbücher der Anatomie.

Rückenmuskulatur

Die Rückenmuskulatur umfasst die autochthone und die sog. sekundäre Muskulatur. Die autochthone Rückenmuskulatur (M. erector spinae) gliedert sich ihrerseits in einen medialen und lateralen Muskeltrakt sowie in die Subokzipitalmuskeln (Tab. 18.3).

Die wichtigste Funktion der autochthonen Rückenmuskulatur ist die **Fixierung der aufrechten Körperhaltung**. Sie dient ferner der Bewegung des Rumpfes durch Rückwärtsneigung, Seitwärtsneigung und Drehung der Wirbelsäule bzw. Neigung und Drehung des Kopfes. Dabei nimmt die Beweglichkeit in Richtung vom Becken zum Hals zu. Die Rückenmuskeln sind schließlich an der Korrektur der Körperhaltung bei Veränderung des Schwerkrafteinflusses, d. h. an Gleichgewichtsbewegungen, beteiligt.

Nicht zur Eigenmuskulatur zählen die Muskeln der sog. sekundären Rückenmuskulatur, die aufgrund ihrer Funktion bei den Schultergürtelmuskeln besprochen werden(s. u.).

18.2.4 Muskulatur der oberen Extremität

Zu dieser gehören die Muskeln

- des Schultergürtels,
- des Schultergelenks,
- des Oberarms,
- des Unterarms und
- der Hand.

Schultergürtelmuskulatur

Diese kräftig ausgebildeten Muskeln lassen sich in drei Gruppen, in eine ventrale und dorsale Rumpf-Schultergürtel-Muskelgruppe sowie in eine sog. Kopfgruppe unterteilen:

- zur **ventralen Gruppe** zählen der M. subclavius, der M. pectoralis minor und der M. serratus anterior,
- zur **dorsalen Gruppe** die mittleren und unteren Teile des M. trapezius, der M. rhomboides minor sowie der M. levator scapulae,
- zur **Kopfgruppe** der M. sternocleidomastoideus und die oberen Anteile des M. trapezius (Tab. 18.4).

18

Tab. 18.5 Muskeln des Schultergelenks

Muskelname	Ursprung – Ansatz	Hauptfunktionen
Dorsale Gruppe		
M. supraspinatus	Obere Scapula – proximaler Humerus	Abduktion
M. infraspinatus	Untere Scapula – proximaler Humerus	Außenrotation
M. teres minor	Außenrand der Scapula – proximaler Humerus	Außenrotation, Adduktion
M. subscapularis	Innenfläche der Scapula – proximaler Humerus	Innenrotation
M. deltoideus	Laterale Clavicula, Acromion, Spina scapulae – proximaler Humerus	Pars clavicularis: Anteversion, Innenrotation, Adduktion; Pars acromialis: Abduktion; Pars spinalis: Retroversion, Außenrotation, Adduktion
M. latissimus dorsi	Dornfortsätze der unteren Brust- und Lendenwirbel, Os sacrum, Crista iliaca, 9. bis 12. Rippe, untere Scapula – proximaler Humerus	Innenrotation, Adduktion, Retroversion („Hustenmuskel")
M. teres major	Untere Scapula – proximaler Humerus	Innenrotation, Adduktion, Retroversion
Ventrale Gruppe		
M. pectoralis major	Mediale Clavicula, Sternum, obere Rippen, Rektusscheide – Humerusschaft	Adduktion, Innenrotation, Anteversion (Pars clavicularis und sternocostalis), Hilfsmuskel der Inspiration
M. coracobrachialis	Proc. coracoideus – Humerusschaft	Anteversion, Adduktion, Innenrotation

Schultergelenkmuskulatur

Bei der Schultergelenkmuskulatur unterscheidet man wiederum eine dorsale und eine ventrale Muskelgruppe (Tab. 18.5).

Die ersten vier Muskeln der dorsalen Gruppe bilden eine muskuläre Manschette (Rotatorenmanschette) um das Schultergelenk, die den Humeruskopf in die Gelenkpfanne presst und dadurch Luxationen im Schultergelenk entgegenwirkt.

Bewegungen im Schultergelenk. Im Schultergelenk kann der Humerus Drehbewegungen um drei Hauptachsen durchführen. Die Bezeichnungen der Bewegungsrichtungen des Arms sind bei Drehung um die

- sagittale Hauptachse die **Abduktion** (Seithebung) und **Adduktion** (Senkung),
- transversale Hauptachse die **Anteversion** (Vorhebung) und **Retroversion** (Rückhebung),
- longitudinale Hauptachse die **Innenrotation** Schultergelenkmuskulatur (Einwärtsdrehung) und **Außenrotation** (Auswärtsdrehung).

An diesen sechs Hauptbewegungen sind die Schultergelenkmuskeln entsprechend ihrem Faserverlauf und ihrer Ansatzstelle am Humerus differenziert beteiligt.

Dabei kann ein Muskel durchaus zwei oder mehr Bewegungskomponenten beeinflussen. Besonders vielseitig ist der M. deltoideus, der mit seinen verschiedenen Anteilen in der Lage ist, alle sechs Bewegungen auszuführen (s. u.).

Oberarmmuskulatur

Am Oberarm ist die Muskulatur in zwei großen Muskellogen angeordnet, die durch Septen getrennt sind. Die dorsale Loge enthält die Strecker (**Extensorenloge**), die ventrale Loge die Beuger (**Flexorenloge**) des Ellenbogengelenks (Tab. 18.6, Abb. 18.17, Abb. 18.18).

Der M. biceps brachii und der M. triceps brachii sind zweigelenkige Muskeln; sie beeinflussen sowohl das Schultergelenk als auch das Ellenbogengelenk (Tab. 18.6).

Unterarmmuskulatur

Am Unterarm sind die Muskeln in einer Streckerloge (**Extensorenloge**), einer Beugerloge (**Flexorenloge**) und als sog. **Radialismuskulatur** angeordnet (Tab. 18.7). Die langen Sehnen der Streckmuskeln werden im Handwurzelbereich durch ein quer gespanntes Band (**Retinaculum extensorum**) überdeckt. Die entsprechenden Sehnen der Fingerbeuger verlaufen in einem Kanal, der ebenfalls durch ein queres Band (**Retinaculum flexorum**) überspannt ist („**Karpaltunnel**").

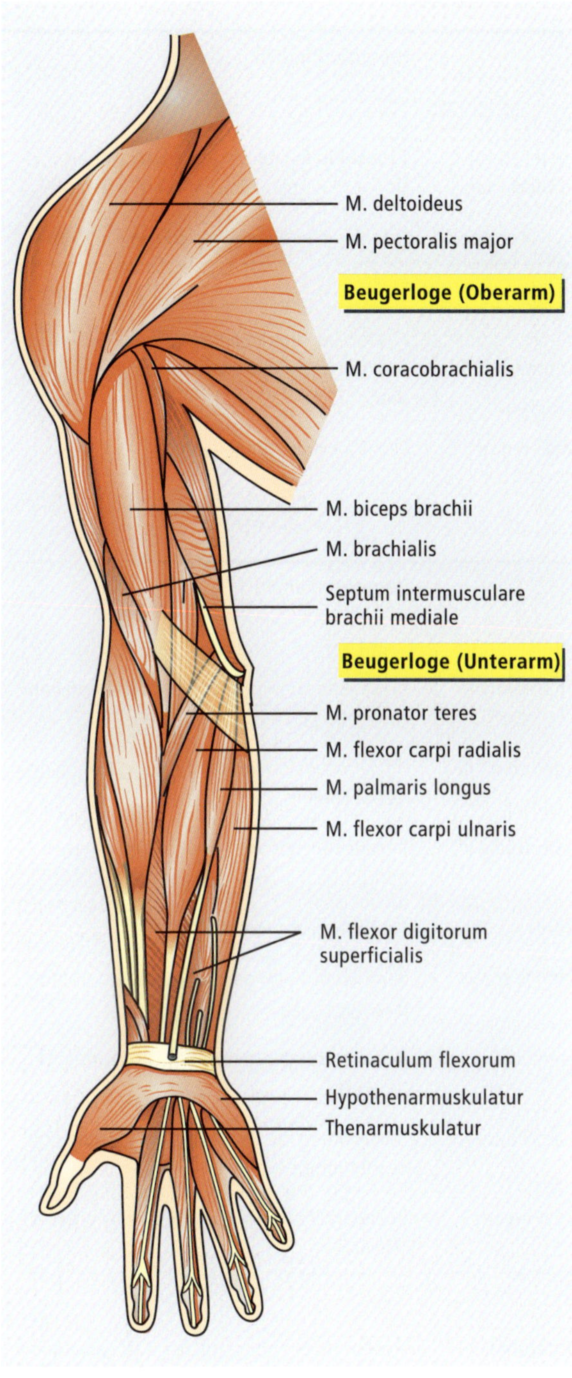

Abb. 18.17 Armmuskulatur in Ventralansicht. Nach Rohen

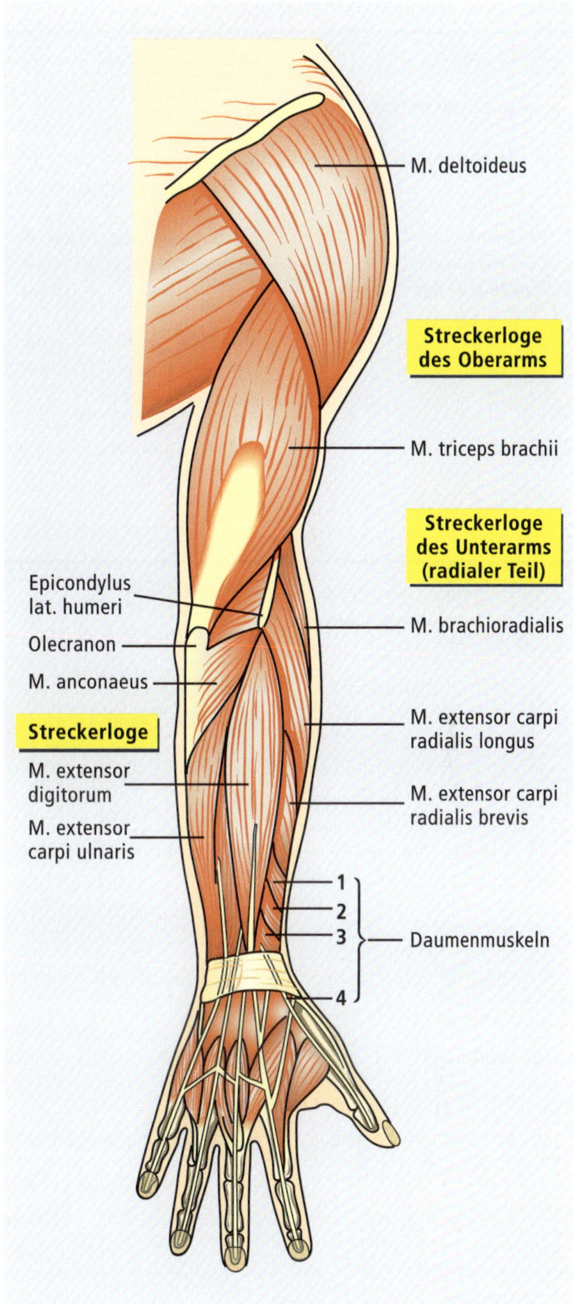

Abb. 18.18 Armmuskulatur in Dorsalansicht. **1** M. abductor pollicis longus, **2** M. extensor pollicis brevis, **3** u. **4** M. extensor pollicis longus. Nach Rohen

Kurze Muskeln der Hand

Die kurzen Handmuskeln werden in drei Gruppen unterteilt: In die

- **Muskeln des Daumenballens** (Mm. abductor pollicis brevis, adductor pollicis, flexor pollicis brevis, opponens pollicis),
- **Muskeln des Kleinfingerballens** (Mm. abductor digiti minimi, flexor digiti minimi, opponens digiti minimi, palmaris brevis) und
- **Muskeln der Mittelhand** (Mm. lumbricales I–IV, interossei dorsales I–IV, interossei palmares I–III.

Bezüglich weiterer Einzelheiten s. Lehrbücher der Anatomie.

Zusatzinformation

Dupuytren-Kontraktur. Eine Schrumpfung der Palmaraponeurose (Tab. 18.7) führt zu einer zunehmenden Verkürzung der Hohlhandfaszie, besonders im Klein- und Ring-

Tab. 18.6 Muskeln des Oberarms

Muskelname	Ursprung – Ansatz	Hauptfunktionen
Dorsale Streckerloge		
M. triceps brachii	Scapula (Caput longum), Rückseite des Humerus (Caput mediale und laterale) – Olecranon	Extension im Ellenbogengelenk; Adduktion und Retroversion im Schultergelenk
M. anconeus	Epicondylus lateralis des Humerus – Olecranon	Extension im Ellenbogengelenk
Ventrale Beugerloge		
M. biceps brachii	Oberer Rand der Schultergelenkpfanne (Caput longum), Proc. coracoideus (Caput breve) – proximaler Radius	Flexion im Ellenbogengelenk; Abduktion, Innenrotation, Anteversion im Schultergelenk
M. brachialis	Distaler Humerusschaft – Tuberositas ulnae	Flexion im Ellenbogengelenk

Tab. 18.7 Muskeln des Unterarms

Muskelname	Ursprung – Ansatz	Hauptfunktionen
Streckerloge		
M. extensor digitorum	Epicondylus lateralis humeri – Endphalangen des 2. bis 5. Fingers	Dorsalextension im Handgelenk, Extension der Fingergelenke
M. extensor digiti minimi	Epicondylus lateralis humeri – Endphalanx des 5. Fingers	Dorsalextension im Handgelenk, Extension des 5. Fingers
M. extensor carpi ulnaris	Epicondylus lateralis humeri – Metacarpale V	Dorsalextension im Handgelenk, Ulnarabduktion
M. supinator	Epicondylus lateralis humeri – Radius	Supination der Hand
M. abductor pollicis longus	Rückseite von Radius und Ulna – Metacarpale I	Radialabduktion der Hand, Abduktion des Daumens
M. extensor pollicis brevis	Rückseite des Radius – Grundphalanx des Daumens	Radialabduktion der Hand, Extension des Daumens
M. extensor pollicis longus	Rückseite der Ulna – Endphalanx des Daumens	Dorsalextension im Handgelenk, Extension des Daumens
M. extensor indicis	Rückseite der Ulna – Gelenke des 2. Fingers	Dorsalextension im Handgelenk und des 2. Fingers
Beugerloge		
M. flexor digitorum superficialis	Epicondylus medialis humeri – Mittelphalangen des 2. bis 5. Fingers	Flexion im Ellenbogengelenk, in den Handgelenken und den proximalen Gelenken des 2. bis 5. Fingers
M. flexor digitorum profundus	Proximale Ulna – Endphalangen des 2. bis 5. Fingers	Palmarflexion in den Handgelenken und den Gelenken des 2. bis 5. Fingers
M. flexor pollicis longus	Vorderseite des Radius – Endphalanx des Daumens	Palmarflexion in den Handgelenken und denen des Daumens, Opposition des Daumens
M. flexor carpi radialis	Epicondylus medialis humeri – Metacarpale II	Palmarflexion in den Handgelenken, Radialabduktion

Tab. 18.7 Muskeln des Unterarms (Fortsetzung)

Muskelname	Ursprung – Ansatz	Hauptfunktionen
M. flexor carpi ulnaris	Epicondylus medialis humeri, Olecranon – Metacarpale V	Palmarflexion in den Handgelenken, Ulnarabduktion
M. pronator quadratus	Vorderseite der Ulna – Vorderseite des Radius	Pronation der Hand
M. pronator teres	Epicondylus medialis humeri, Processus coronoideus – Radiusschaft	Pronation der Hand, Flexion im Ellenbogengelenk
M. palmaris longus	Epicondylus medialis humeri – Palmaraponeurose (Bindegewebeplatte) der Innenhand	Palmarflexion der Hand, Flexion im Ellenbogengelenk
Radialismuskulatur		
M. extensor carpi radialis longus	Außenseite des Humerus – Metacarpale II	Dorsalextension der Hand, Radialabduktion, Flexion im Ellenbogengelenk
M. extensor carpi radialis brevis	Epicondylus lateralis humeri – Metacarpale III	Dorsalextension und Radialabduktion der Hand, Flexion im Ellenbogengelenk
M. brachioradialis	Außenseite des Humerus – Proc. styloideus des Radius	Flexion im Ellenbogengelenk

18

fingerbereich, die als Dupuytren-Kontraktur bezeichnet wird. Nach langjährigem Verlauf tritt meist eine starke Beugung des Klein- und Ringfingers ein, wodurch die Greiffunktion der Hand erheblich beeinträchtigt wird. Die Störung betrifft überwiegend Männer und ist gelegentlich Begleitsymptom einer Leberzirrhose.

Karpaltunnelsyndrom. Durch den Karpaltunnel (s. o.) verlaufen zusammen mit dem N. medianus insgesamt 10 Beugersehnen. Bei einer Abnahme des Tunnelinnenraums können Kompressionsymptome des N. medianus auftreten, die sich u. a. in Sensibilitätsstörungen und Schmerzen der Hohlhand äußern.

18.2.5 Muskulatur des Beckengürtels und des Beins

Hüft- und Gesäßmuskulatur

Diese Muskelgruppe ist für die Bewegungen im Hüftgelenk sowie – insbesondere – auch für die muskuläre Absicherung des aufrechten Ganges zuständig. Sie gliedert sich in die inneren und äußeren Hüftmuskeln sowie in die Adduktorengruppe (Tab. 18.8).

Oberschenkelmuskulatur

Am Oberschenkel sind die Muskeln wie am Oberarm in zwei großen, durch Septen voneinander getrennten Logen angeordnet (Tab. 18.9, Abb. 18.19, Abb. 18.20). In einer **ventralen Loge** liegen die Strecker des Kniegelenks und in der **dorsalen Loge** die Kniegelenkbeuger, die z. T. zugleich Hüftgelenkstrecker sind (**ischiokrurale Muskulatur**).

Unterschenkelmuskulatur

Am Unterschenkel lassen sich drei Muskellogen abgrenzen: ventral die **Extensorenloge**, lateral die **Fibularisgruppe** (**Peroneusgruppe**) und dorsal die **Flexorenloge** (Tab. 18.10, Abb. 18.19, Abb. 18.20).

Die Bezeichnung **Extensorengruppe** bezieht sich sowohl auf die Wirkung dieser Muskeln in den Sprungge-

Tab. 18.8 Muskeln der Hüfte und des Gesäßes

Muskelname	Ursprung – Ansatz	Hauptfunktionen
Innere Hüftmuskeln		
M. psoas major	1. bis 4. Lendenwirbelkörper – Trochanter minor (als M. iliopsoas)	Flexion und Außenrotation im Hüftgelenk, Lateralflexion der Lendenwirbelsäule zur gleichen Seite bei einseitiger Kontraktion; Aufrichten des Rumpfes bei beidseitiger Kontraktion
M. iliacus	Fossa iliaca – Trochanter minor (als M. iliopsoas)	

Tab. 18.8 Muskeln der Hüfte und des Gesäßes (Fortsetzung)

Muskelname	Ursprung – Ansatz	Hauptfunktionen
Äußere Hüftmuskeln		
M. gluteus maximus	Rückseite des Os sacrum – Tuberositas glutea femoris	Extension und Außenrotation im Hüftgelenk
M. gluteus medius	Os ilii – Trochanter major femoris	Alle Bewegungen im Hüftgelenk
M. gluteus minimus	Os ilii – Trochanter femoris	
M. tensor fasciae latae	Spina iliaca anterior superior – Oberschenkelfaszie (Fascia lata)	Abduktion, Flexion und Innenrotation im Hüftgelenk
M. piriformis	Innenseite des Os sacrum – Trochanter major femoris	Außenrotation, Abduktion und Extension im Hüftgelenk
M. obturatorius internus	Knöcherner Rahmen des Foramen obturatum – Fossa trochanterica femoris	Außenrotation und Extension im Hüftgelenk
Mm. gemelli	Os ischii – Fossa trochanterica femoris	
M. quadratus femoris	Os ischii – Crista intertrochanterica femoris	Außenrotation und Adduktion im Hüftgelenk
Adduktorengruppe		
M. obturatorius externus	Knöcherner Rahmen des Foramen obturatum – Fossa trochanterica femoris	Adduktion und Außenrotation im Hüftgelenk
M. pectineus	Os pubis – proximaler Femur	
M. adductor longus	Os pubis – mittleres Femurdrittel	Adduktion und Flexion im Hüftgelenk
M. adductor brevis	Os pubis – proximaler Femur	
M. adductor magnus	Os pubis, Os ischii – Epicondylus medialis femoris	Adduktion und Extension im Hüftgelenk
M. gracilis	Os pubis – oberes Drittel der Tibia	Adduktion und Flexion im Hüftgelenk, Flexion und Innenrotation im Kniegelenk

Tab. 18.9 Muskeln des Oberschenkels

Muskelname	Ursprung – Ansatz	Hauptfunktionen
Ventrale Streckerloge		
M. quadriceps femoris	Spina iliaca anterior (M. rectus femoris), Linea intertrochanterica (M. vastus medialis), Trochanter major femoris (M. vastus lateralis), Vorderseite des Femurschaftes (M. vastus intermedius) – Tuberositas tibiae (über Lig. patellae)	Flexion im Hüftgelenk, Extension im Kniegelenk
M. sartorius	Spina iliaca anterior superior – proximale Tibia	Flexion im Hüft- und Kniegelenk
Dorsale Beugerloge		
M. biceps femoris[1]	Os ischii, mittleres Drittel des Femur – Caput fibulae	Extension im Hüftgelenk, Flexion im Kniegelenk
M. semimembranosus[1]	Os ischii – Condylus medialis tibiae	Extension im Hüftgelenk, Flexion und Innenrotation im Kniegelenk

Tab. 18.9 Muskeln des Oberschenkels (Fortsetzung)

Muskelname	Ursprung – Ansatz	Hauptfunktionen
M. semitendinosus[1]	Os ischii – Tuberositas tibiae	Extension im Hüftgelenk, Flexion und Innenrotation im Kniegelenk
M. popliteus	Condylus lateralis femoris – Hinterfläche der proximalen Tibia, Außenmeniskus	Flexion und Innenrotation im Kniegelenk

[1]Ischiocrurale Muskulatur

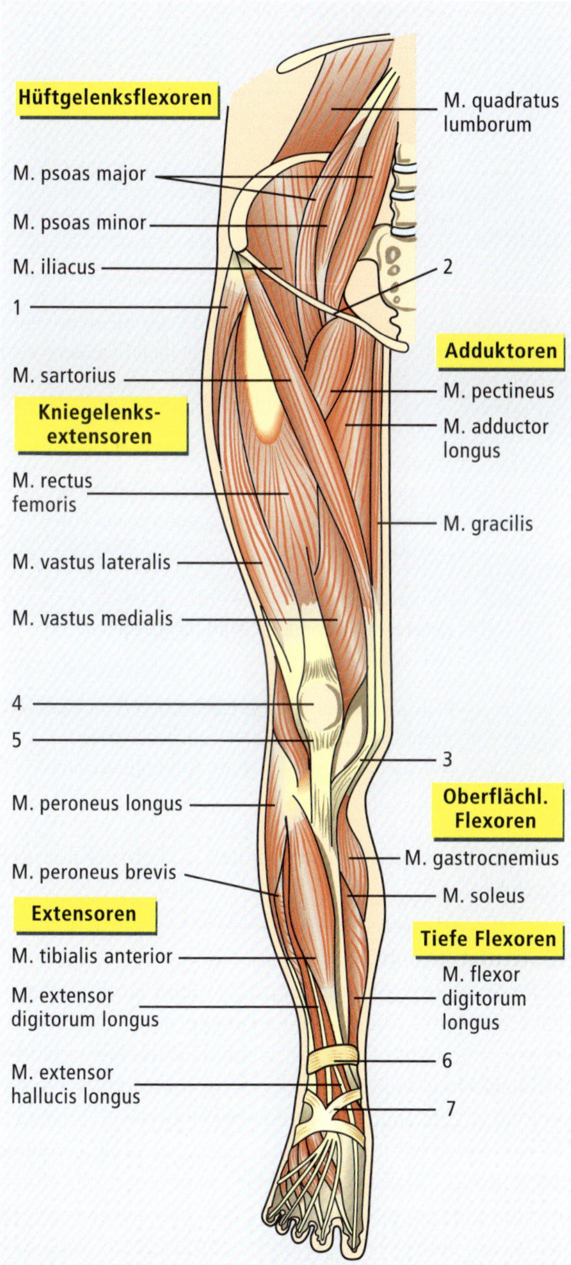

Abb. 18.19 Bein- und Hüftmuskulatur in Ventralansicht. 1 M. tensor fasciae latae, 2 Ligamentum inguinale, 3 Pes anserinus, 4 Patella, 5 Patellarsehne, 6 u. 7 Bänder für die Führung der Extensorsehnen. Nach Rohen

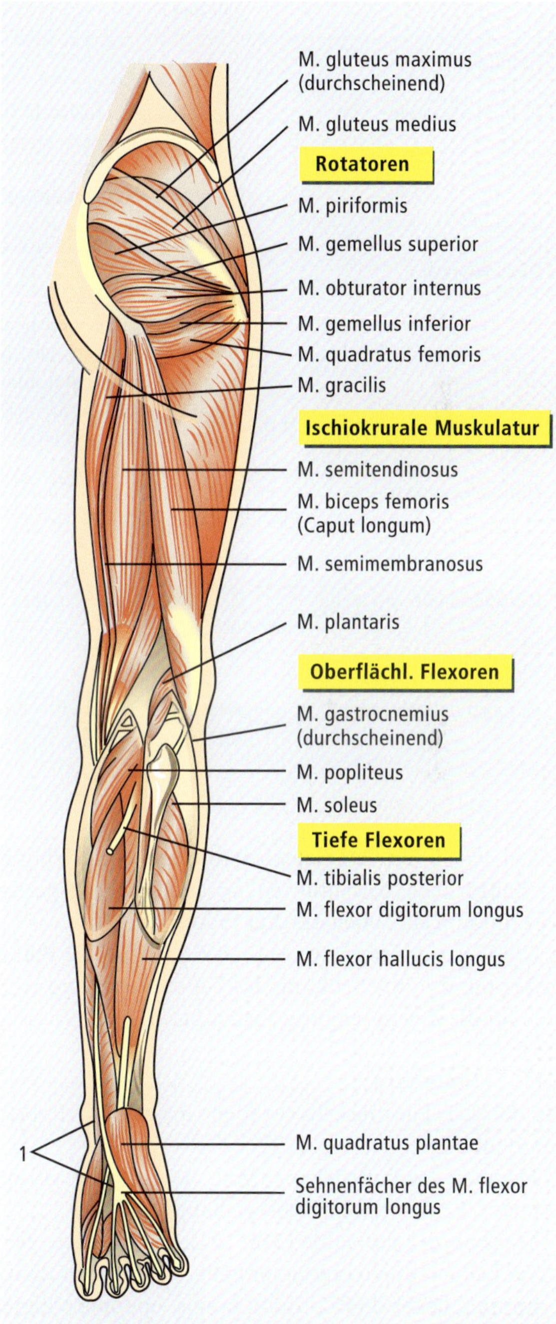

Abb. 18.20 Bein- und Hüftmuskulatur in Dorsalansicht. 1 Sehnenkreuzungen. Nach Rohen

18

Tab. 18.10 Muskeln des Unterschenkels

Muskelname	Ursprung – Ansatz	Hauptfunktionen
Extensorenloge		
M. tibialis anterior	Obere 2 Drittel der Tibia – Os cuneiforme mediale, Metatarsale I	Dorsalextension im oberen Sprunggelenk
M. extensor digitorum longus	Condylus lateralis tibiae, Caput fibulae – Endphalangen der 2. bis 5. Zehe	Dorsalextension im oberen, Pronation im unteren Sprunggelenk, Extension der 2. bis 5. Zehe
M. extensor hallucis longus	Mittleres Drittel der Fibula – Großzehengelenke	Dorsalextension im oberen Sprunggelenk, Dorsalextension der Großzehe
Fibularisgruppe		
M. fibularis longus	Caput fibulae, proximale Fibula – Os cuneiforme mediale, Metatarsale I	Plantarflexion im oberen, Pronation im unteren Sprunggelenk
M. fibularis brevis	Untere Fibula – Metatarsale V	Plantarflexion im oberen, Pronation im unteren Sprunggelenk
Flexorengruppe		
M. triceps surae	Obere Fibula (M. soleus), Epicondylus medialis femoris (M. gastrocnemius mediale), Epicondylus lateralis femoris (M. gastrocnemius laterale) – Tuber calcanei (über die Achillessehne)	Plantarflexion im oberen und Supination im unteren Sprunggelenk, Flexion im Kniegelenk
M. tibialis posterior	Innere Ränder von Tibia und Fibula – Metatarsale II – IV	Plantarflexion im oberen und Supination im unteren Sprunggelenk, Verspannung der Fußgewölbe
M. flexor digitorum longus	Hinterseite Tibia – Endphalangen II – V	Plantarflexion im oberen und Supination im unteren Sprunggelenk, Plantarflexion der Zehengelenke
M. flexor hallucis longus	Hinterseite der Fibula – Endphalanx der Großzehe	Plantarflexion im oberen und Supination im unteren Sprunggelenk, Plantarflexion der Großzehe, Verspannung der Fußlängsgewölbe

lenken, wo sie eine **Dorsalextension**, also eine Hebung des Fußrückens, herbeiführen, als auch auf ihre partielle Funktion als **Zehenstrecker** (Abb. 18.19).

Die **Flexorengruppe** (Abb. 18.20) ist für die **Plantarflexion**, d. h. die Senkung des Fußrückens, und z. T. auch für die **Zehenbeugung** zuständig.

Kurze Fußmuskeln

Die kurzen Fußmuskeln werden in zwei Gruppen unterteilt: In die

- **Muskeln des Fußrückens** (Mm. extensor digitorum brevis, extensor hallucis brevis), und
- **Muskeln der Fußsohle** (Mm. abductor hallucis, flexor hallucis brevis, adductor hallucis, abductor digiti minimi, flexor digiti minimi brevis, opponens digiti minimi, flexor digitorum brevis, quadratus plantae, lumbricales I – IV, interossei plantares I – III, interossei dorsales I – V).

Bezüglich weiterer Einzelheiten s. Lehrbücher der Anatomie.

Zusatzinformation

Die für Statik und Funktion wichtigen Quer- und Längsgewölbe des Fußes, die durch die Fußknochen, Fußmuskeln, Sehnen und Bänder geformt werden, unterliegen häufig pathologischen Veränderungen: Eine verstärkte Fußwölbung führt zum **Hohlfuß**, eine Abflachung des Quergewölbes zum **Spreizfuß** und eine Absenkung des Längsgewölbes zum **Plattfuß**. Letzterer tritt vielfach kombiniert mit einem **Knickfuß** auf, bei dem der Talus gegen den Calcaneus nach medial verschoben ist. Eine solche pathologische Veränderung wird als **Senkfuß** bezeichnet. Beim **Klumpfuß** handelt es sich um eine häufig angeborene, seltener erworbene Fußfehlbildung mit u. a. Spitzfußstellung im oberen Sprunggelenk sowie Supination und Adduktion des Vorfußes.

18.2.6 Synopse der Muskelfunktionen an den großen Extremitätengelenken

In ◘ Tab. 18.11 sind die Funktionen der einzelnen Muskeln am Schulter-, Ellenbogen-, Hüft- und Kniegelenk sowie an den Hand- und Sprunggelenken nochmals synoptisch zusammengestellt.

In Kürze

- Die **Skelettmuskulatur** bildet den aktiven Teil des Bewegungsapparats und ist gleichzeitig für die Körperhaltung und Gelenkstellung verantwortlich. Für Bewegungen ist die Verkürzung, für stati-

◘ **Tab. 18.11** Muskelfunktionen an den großen Extremitätengelenken

Funktion		
Schultergelenk		
	Schulter- und Rückenmuskeln	**Oberarmmuskeln**
Abduktion (Seithebung)	Mm. deltoideus (Pars acromialis), supraspinatus	M. biceps brachii (Caput longum)
Adduktion (Anziehung)	Mm. deltoideus (Pars clavicularis, Pars spinalis), pectoralis major, latissimus dorsi, teres major, coracobrachialis	Mm. biceps brachii (Caput breve), triceps brachii (Caput longum)
Anteversion (Vorhebung)	Mm. deltoideus (Pars clavicularis), pectoralis major (Pars clavicularis), coracobrachialis	M. biceps brachii (Caput breve)
Retroversion (Rückhebung)	Mm. deltoideus (Pars spinalis), latissimus dorsi, teres major	M. triceps brachii (Caput longum)
Innenrotation (Einwärtsdrehung)	Mm. deltoideus (Pars clavicularis), subscapularis, teres major, pectoralis major, latissimus dorsi	M. biceps brachii (Caput longum)
Außenrotation (Auswärtsdrehung)	Mm. deltoideus (Pars spinalis), infraspinatus, supraspinatus, teres minor	–
Ellenbogengelenk		
	Oberarmmuskeln	**Unterarmmuskeln**
Flexion (Beugung)	Mm. biceps brachii, brachialis	M. brachioradialis
Extension (Streckung)	Mm. triceps brachii	–
Pronation (Einwärtswendung)	–	Mm. pronator teres, pronator quadratus, flexor carpi radialis
Supination (Auswärtswendung)	M. biceps brachii, anconeus	M. supinator
Handgelenke (proximal und distal)		
Palmarflexion (Beugung handflächenwärts)	Mm. flexor carpi radialis, flexor carpi ulnaris, palmaris longus, flexor digitorum superficialis, flexor digitorum profundus, flexor pollicis longus	
Dorsalextension (Streckung handrückenwärts)	Mm. extensor carpi radialis longus, extensor carpi radialis brevis, extensor carpi ulnaris, extensor digitorum, extensor indicis, extensor digiti minimi	
Radialabduktion (Abspreizung radiuswärts)	Mm. flexor carpi radialis, extensor pollicis longus, extensor carpi radialis longus, extensor carpi radialis brevis, abductor pollicis longus	
Ulnarabduktion (Abspreizung ulnawärts)	Mm. flexor carpi ulnaris, extensor carpi ulnaris	

18

Tab. 18.11 Muskelfunktionen an den großen Extremitätengelenken (Fortsetzung)

Funktion		
Hüftgelenk		
	Beckengürtelmuskeln	**Oberschenkelmuskeln**
Flexion (Beugung)	M. iliopsoas	Mm. rectus femoris, sartorius, tensor fasciae latae
Extension (Streckung)	Mm. gluteus maximus, medius und minimus (dorsale Anteile)	Mm. adductor magnus, semitendinosus, semimembranosus, biceps femoris (Caput longum)
Abduktion (Abspreizen)	Mm. gluteus medius und minimus, piriformis	Mm. rectus femoris, tensor fascia latae
Adduktion (Anziehen)	M. quadratus femoris	Mm. adductor longus, brevis und magnus, gracilis, pectineus
Innenrotation (Einwärtsdrehung)	M. gluteus medius und minimus (ventrale Anteile)	Mm. adductor magnus, gracilis
Außenrotation (Auswärtsdrehung)	Mm. gluteus maximus, medius und minimus, piriformis, gemelli, obturatorius internus, obturatorius externus, quadratus femoris, iliopsoas	–
Kniegelenk		
Flexion (Beugung)	Mm. biceps femoris, semitendinosus, semimembranosus, sartorius, gracilis, popliteus, gastrocnemius	
Extension (Streckung)	Mm. quadriceps femoris, tensor fasciae latae,	
Innenrotation (bei gebeugtem Knie)	Mm. semitendinosus, semimembranosus, sartorius, gracilis, popliteus	
Außenrotation (bei gebeugtem Knie)	M. biceps femoris	
Oberes Sprunggelenk		
Dorsalextension (Hebung des Fußrückens)	Mm. tibialis anterior, extensor hallucis longus, extensor digitorum longus	
Plantarflexion (Senkung des Fußrückens)	Mm. triceps surae, flexor digitorum longus, flexor hallucis longus, tibialis posterior, peroneus longus, peroneus brevis	
Unteres Sprunggelenk		
Pronation (Hebung des äußeren Fußrandes, Eversion)	Mm. peroneus longus, peroneus brevis, extensor digitorum longus, extensor hallucis longus	
Supination (Hebung des inneren Fußrandes, Inversion)	Mm. triceps surae, flexor digitorum longus, flexor hallucis longus, tibialis posterior, tibialis anterior	

sche Funktionen die Spannungsentwicklung der Muskeln entscheidend.

- Am Muskel unterscheidet man den aus kontraktilen Fasern bestehenden Mittelteil, den **Bauch** (Venter), und die **Sehnen**, mit denen die Kontraktionskraft auf die Knochen übertragen wird.
- Die Befestigungsstelle des Muskels am weniger beweglichen Skelettteil wird als **Ursprung**, die Befestigungsstelle am stärker beweglichen Skelettteil als **Ansatz** bezeichnet.
- **Haltemuskeln** haben die Aufgabe, den Zusammenhalt von Gelenken zu sichern, **Bewegungs-**

muskeln dienen der Durchführung von Gelenkbewegungen.

- Die **Bauchmuskulatur** besteht aus platten Muskeln und Aponeurosen, d.h. flächenhaft ausgebreiteten Sehnen. Außer dem Schutz der Baucheingeweide und der Erhöhung des Innendrucks in der Bauchhöhle ist die Bauchmuskulatur an den Rumpfbewegungen beteiligt.
- Die wichtigste Funktion der **Rückenmuskulatur** ist die Sicherung der aufrechten Körperhaltung.
- Die **Schultermuskulatur** mit einem ventralen und einem dorsalen Teil wirkt teils auf den Schultergürtel, teils auf den Oberarm ein.
- Die in zwei großen Muskellogen angeordnete **Oberarmmuskulatur** enthält in der ventralen Loge die Beuger und in der dorsalen Loge die Strecker des Ellenbogengelenks.
- Die **Unterarmmuskulatur** ist wie die des Oberarms in einer ventralen Flexoren- und einer dorsalen Extensorenloge angeordnet.
- Die **Hüftmuskeln** sind gemeinsam mit den Oberschenkelmuskeln für die Bewegungen im Hüftgelenk sowie die muskuläre Sicherung des aufrechten Ganges bzw. Standes zuständig.
- Von der **Oberschenkelmuskulatur** liegen in der ventralen Loge die Strecker und in der dorsalen Loge die Beuger des Kniegelenks.
- Bei der **Unterschenkelmuskulatur** lassen sich ventral die Extensoren-, lateral die Fibularis (Peroneus)- und dorsal die Flexorenloge abgrenzen.

18.3 Physiologie der Skelettmuskulatur

Die zur schnellen Kontraktion (Verkürzung) und Relaxation (Erschlaffung) befähigte Skelettmuskulatur dient vor allem der **Statik** des **Knochenskeletts** und der **Willkürmotorik** (▸Kap. 19.5).

18.3.1 Neuromuskuläre Erregungsübertragung

Die Erregung einer motorischen Nervenfaser (▸Kap. 2.7) wird über die **motorische Endplatte** (neuromuskuläre Endplatte, neuromuskuläre Synapse) auf die Skelettmuskelfaser übertragen. In der Regel besitzt jede Muskelfaser (Muskelzelle) nur eine motorische Endplatte, die im mittleren Drittel der Faser liegt.

Bau der motorischen Endplatte. An der motorischen Endplatte unterscheidet man eine **präsynaptische Nervenendigung** und einen sub- bzw. postsynaptischen, **muskulären Anteil**, die durch einen 20–40 nm breiten synaptischen Spalt voneinander getrennt sind (○Abb. 18.21).

Unter Verlust ihrer Myelinscheide ziehen die motorischen Axone zu den einzelnen Muskelfasern, wobei sich die Nervenfasern in eine größere Zahl von kolbigen Endabschnitten aufteilen, die in wannenförmigen Vertiefungen der Muskelfasermembran (synaptischen Membran) liegen. Diese Endabschnitte sind reich an Mitochondrien und Vesikeln, die **Acetylcholin** als Neurotransmitter enthalten. Im Kontaktbereich Nervenfaserendigung/Muskelfasermenbran bildet das Plasmalemm der Muskelfaser Falten, wodurch sich die Oberfläche der Muskelfaser erheblich vergrößert.

Transmitterfreisetzung. Erreicht ein Aktionspotenzial (▸Kap. 4.1.2) die kolbenartigen Endabschnitte des Axons, werden explosionsartig **präsynaptische spannungsgesteuerte Ca^{2+}-Kanäle kurzfristig** (ca. 1 ms) **geöffnet**, wodurch Ca^{2+}-Ionen aus dem Extrazellularraum in die Nervenendigung einströmen und als Folge davon die intra-axonale Ca^{2+}-Konzentration kurzzeitig steil ansteigt. Dieser Ca^{2+}-Anstieg und die sich anschließende Bindung von Ca^{2+} an **Synaptotagmin**, ein Rezeptorprotein der Vesikelmembran, führt – unter Beteiligung des aus dem Vesikelprotein **Synaptobrevin** und präsynaptischen Membranproteinen (u.a. **Syntaxin, SNAP-25**) bestehenden sog. **SNARE-Komplexes** (soluble N-ethyl-maleimide-sensitive-factor attachment receptor) – zu einer schlagartigen Freisetzung von Acetylcholin (ACh) aus den Vesikeln an der sog. **aktiven Zone** der präsynaptischen Membran in den synaptischen Spalt (**elektro-sekretorische Kopplung**). Ein Vesikel entleert dabei jeweils ein „Quantum“ ACh durch Exozytose. Nach Diffusion durch den synaptischen Spalt bindet je ein ACh-Molekül an die zwei α-Untereinheiten eines nicotinischen muskulären Acetylcholinrezeptors (**muskulären n-Cholinozeptors**) in der subsynaptischen Membran, der einen Liganden-gesteuerten Ionenkanal darstellt (○Abb. 18.22). Dadurch wird die Permeabilität der subsynaptischen Membran vor allem für kleine Kationen (Na^+ und K^+) erhöht und durch Na^+-Einstrom eine lokale Depolarisation ausgelöst (s.u.), die als **Endplattenpotenzial** bezeichnet wird. Ein „Quantum“ umfasst 6000–8000 ACh-Moleküle und ist in der Lage, auf einer Fläche von 1 μm² 5000–10 000 solcher Kanäle zu öffnen. Da sich pro Aktionspotenzial etwa 200–300 Vesikel in den synaptischen Spalt entleeren, erreichen die Endplattenpotenziale stets eine Größe von 40–50 mV, d.h. sie überschreiten in der Regel die Erre-

18

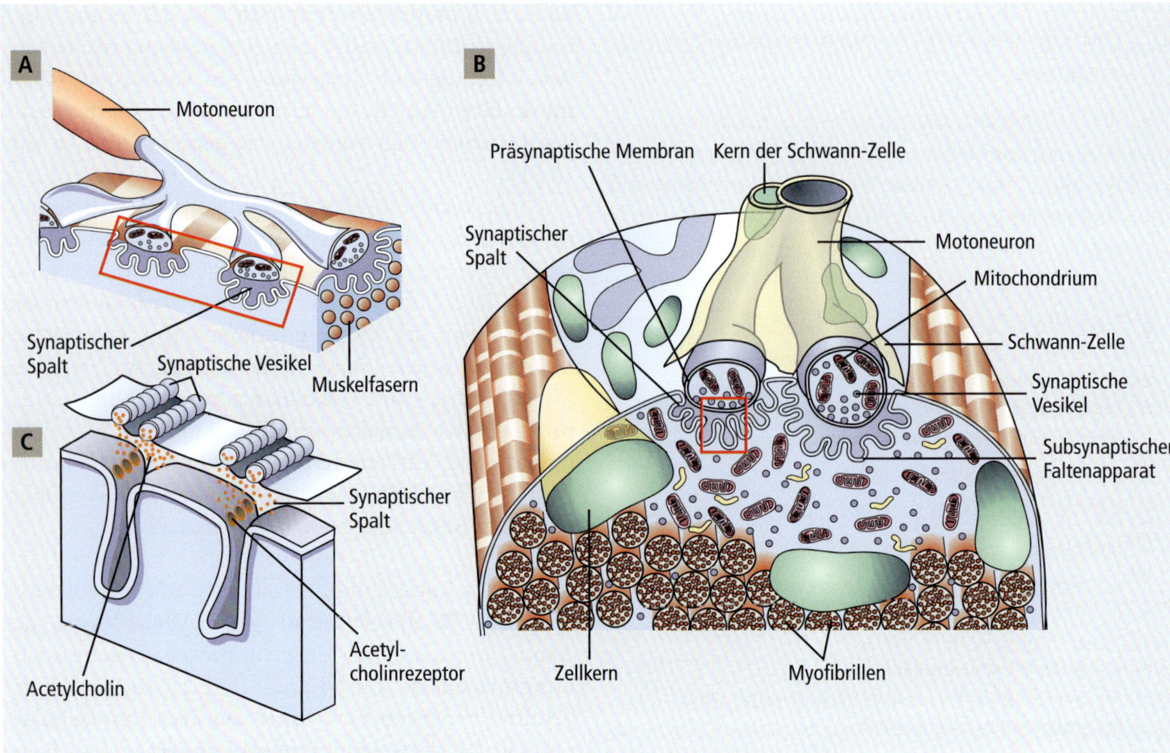

Abb. 18.21 Feinbau der motorischen Endplatte. **A** schematische Darstellung einer Nervenendigung, **B** Ausschnittvergrößerung aus **A**, **C** Ausschnittvergrößerung aus **B**

gungsschwelle. Hierin unterscheidet sich die neuromuskuläre prinzipiell von der neuro-neuronalen Synapse (▸ Kap. 2.7).

Nach Beendigung des Aktionspotenzials werden die Ca^{2+}-Ionen aus dem präsynaptischen Nervenabschnitt mittels Ca^{2+}-ATPase aktiv sowie durch Carrier (3 Na^+/Ca^{2+}-Antiporter) wieder entfernt. Wichtig ist noch in diesem Zusammenhang, dass Mg^{2+}-Ionen durch präsynaptischen Angriff die Ca^{2+}-Wirkung antagonisieren.

Im Gegensatz zur Nervenfaser (▸ Kap. 2.7) sind beim Skelettmuskel in hohem Maß Cl^--Kanäle an der „Stabilisierung" des Ruhepotenzials und an der Repolarisation nach einem Spitzenpotenzial beteiligt.

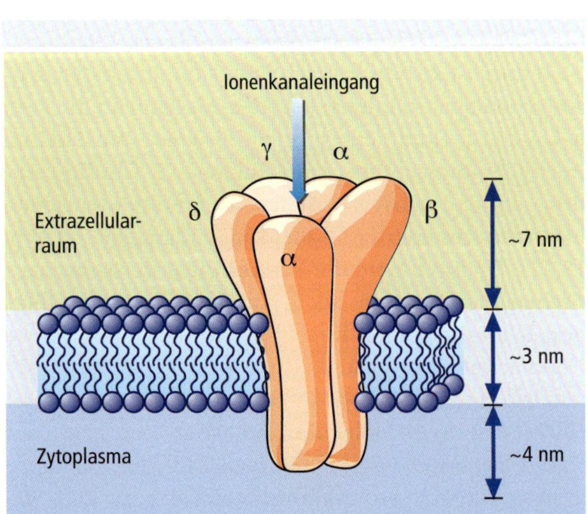

Abb. 18.22 Modell des muskulären n-Cholinozeptors der motorischen Endplatte

Endplattenpotenzial und Aktionspotenzial. Die 5–10 ms dauernden Endplattenpotenziale breiten sich elektrotonisch von der subsynaptischen auf die postsynaptische Membran aus und aktivieren dort spannungsgesteuerte Na^+-Kanäle. Da, wie erwähnt, im gesunden Muskel in situ die Endplattenpotenziale immer überschwellig sind, löst jedes präsynaptische Aktionspotenzial eine Erregung an der Muskelfaser aus. Diese breitet sich über die Muskelfasermembran in den Abschnitten außerhalb des Endplattenbereichs mit einer Geschwindigkeit von ca. 5 m/s aus.

Acetylcholin wirkt normalerweise nur sehr kurz (1–2 ms), da es entweder durch das Enzym **Acetylcholinesterase** zu den unwirksamen Substanzen Cholin und Essigsäure hydrolysiert wird oder ungespalten ins Blut gelangt, wo es durch eine unspezifische Cholinesterase (**Butyrylcholinesterase**) gespalten wird.

Auch ohne Erregung der motorischen Nervenfasern wird mit einer durchschnittlichen Frequenz von 1 Hz spontan (zufällig) Acetylcholin in einzelnen Quanten in den synaptischen Spalt abgegeben. Acetylcholin eines einzelnen Vesikels verursacht jeweils ein Endplattenpotenzial kleinster Amplitude (**Miniatur-Endplattenpotenzial**) von etwa 0,5 mV.

Zusatzinformation

Die Erregungsübertragung von der Nerven- auf die Skelettmuskelfaser kann **präsynaptisch** blockiert werden, durch

- **Hemmung** des **Na^+/Cholin-Symports** aus dem synaptischen Spalt in den präsynaptischen Abschnitt, z. B. durch Hemicholinium, und damit unzureichende Acetylcholinkonzentration in den Vesikeln,
- **Behinderung** der **ACh-Freisetzung** durch Botulinustoxin (bakterielles Gift von Clostridium botulinum, z. B. in verdorbener Konservennahrung) oder (experimentell) durch Ca^{2+}-Mangel und
- **Mg^{2+}-Überschuss** (experimentell, kompetitive Verdrängung von Ca^{2+} von den präsynaptischen Calciumkanälen).

Eine **subsynaptische Erregungsblockade** ist möglich durch stabilisierende und depolarisierende Muskelrelaxanzien.

Stabilisierende Muskelrelaxanzien, die in großem Maß bei der Allgemeinanästhesie verwendet werden, sind Stoffe, die Acetylcholin von seinem subsynaptischen Rezeptor kompetitiv (reversibel) verdrängen, ohne die Membranpermeabilität zu verändern. Ausgangspunkt für diese Stoffgruppe war das indianische Pfeilgift **Curare** sowie das aus diesem isolierte **Tubocurarin**. Folgesubstanzen sind u. a. Pancuronium- oder Vecuroniumbromid. Durch **Cholinesterase-Hemmstoffe** vom Physostigmintyp (z. B. Physostigmin, Neostigmin), die durch Blockade der Cholinesterasen die Spaltung von Acetylcholin verhindern und dadurch dessen Konzentration an der subsynaptischen Membran erhöhen, kann bei Vorliegen eines Blocks durch stabilisierende Muskelrelaxanzien die neuromuskuläre Erregungsübertragung wiederhergestellt werden.

Ein weiteres stabilisierendes Muskelrelaxans ist **α-Bungarotoxin**, ein Schlangengift, das die Acetylcholinbindung an subsynaptische n-Cholinozeptoren verhindert und damit die subsynaptische Kanalöffnung irreversibel blockiert.

Depolarisierende Muskelrelaxanzien (z. B. Suxamethonium) binden als Agonisten ebenfalls an den Acetylcholin-Rezeptor und depolarisieren wie Acetylcholin die subsynaptische Membran. Da sie aber nur langsam abgebaut werden, bewirken sie eine **Dauerdepolarisation**. Nach einer kurzen initialen Zunahme der Erregbarkeit mit ungeordneten Muskelzuckungen können deshalb keine weiteren Aktionspotenziale mehr ausgelöst werde.

ATP als Kotransmitter. ATP ist neben ACh in hoher Konzentration in den Vesikeln der motorischen Endplatte enthalten. Es wird zusammen mit ACh freigesetzt und verstärkt dessen Wirkung, indem es die Zahl der geöffneten Ionenkanäle erhöht.

18.3.2 Elektromechanische Kopplung und Kontraktion

Auslösung der Kontraktion. Eine **einlaufende Erregung** wird über das transversale System (T-System, ▸ Kap. 2.6.1) in das Innere der Muskelfaser geleitet. Die Depolarisation des Sarkolemms aktiviert einen in der Wand des T-Systems liegenden spannungsabhängigen Ca^{2+}-Kanal vom L-Typ (sog. **Dihydropyridin-Rezeptor**). Hierdurch wird wiederum ein dem L-Typ-Kanal benachbarter weiterer Ca^{2+}-Kanal (**Ryanodin-Rezeptor**) in der Wand der terminalen Zisterne geöffnet. Durch Aktivierung dieses 2. Kanals werden schlagartig (< 10 ms) **Ca^{2+}-Ionen** aus dem intrazellulären Speicher in das Sarkoplasma freigesetzt (▸ Kap. 8.2.3). Dadurch steigt (bei Mehrfacherregung) die Konzentration des zytosolischen Ca^{2+} von $< 10^{-7}$ mol/l auf ca. 10^{-5} mol/l an. Nach der Freisetzung aus den terminalen Zisternen und Diffusion zu den dünnen Filamenten lösen die Ca^{2+}-Ionen den Kontraktionsvorgang in der quergestreiften Muskelfaser aus (**elektromechanische Kopplung**).

18

Faserverkürzung (Filament-Gleit-Mechanismus). Der Kontraktionsprozess besteht darin, dass sich die zahlreichen, hintereinandergeschalteten Myosin- und Aktinfilamente teleskopartig ineinanderschieben, ohne dass sich dabei die Länge der einzelnen Filamente ändert (Filament-Gleit-Mechanismus). Wie ○ Abb. 18.23C zeigt, werden hierbei die Z-Scheiben einander genähert, während die Breite der A-Bande konstant

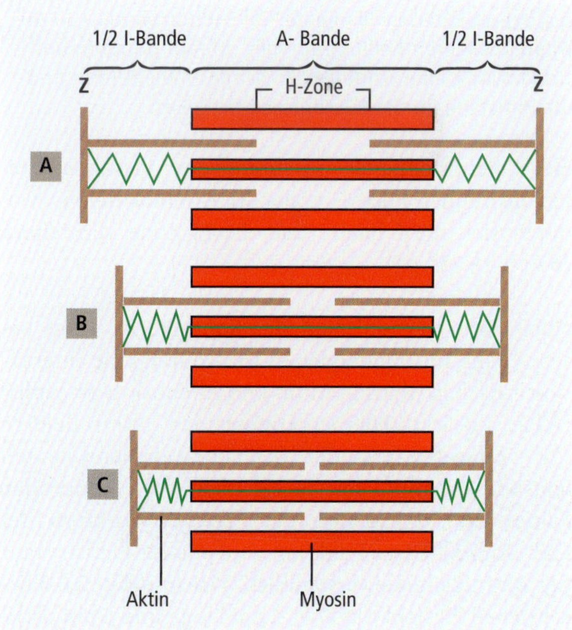

○ **Abb. 18.23** Teleskopartige Verschiebung der längenkonstanten Aktin- und Myosinfilamente gegeneinander bei passiver Dehnung (**A**) und aktiver Kontraktion (**C**). **B** Fibrille in erschlafftem Zustand, **grünes Filament** Titin, **Z** Z-Scheibe

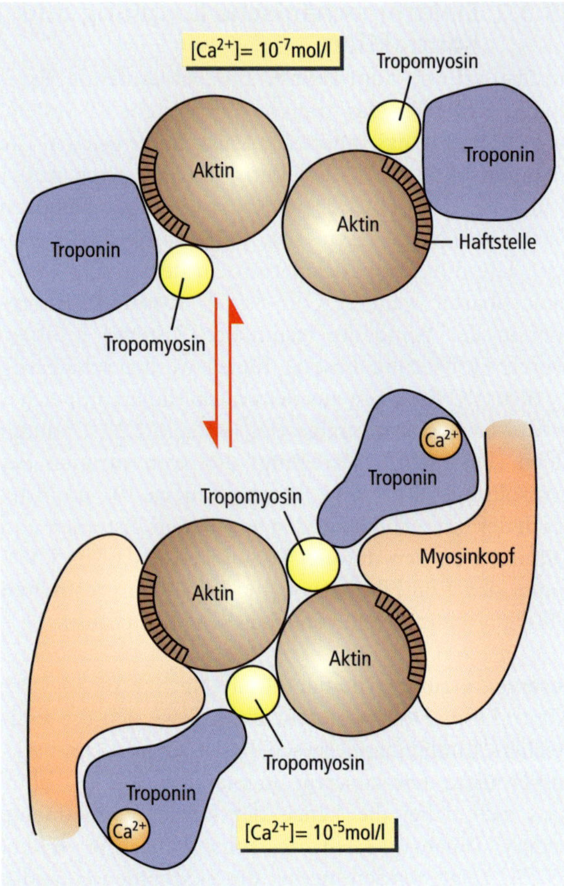

o Abb. 18.24 Triggerfunktion der Ca^{2+}-Ionen bei der Muskelkontraktion in einer schematischen Darstellung der quer geschnittenen Filamente. Ca^{2+}-Ionen werden an die Troponinuntereinheit C gebunden, worauf Troponin und Tropomyosin eine Konformationsänderung erfahren und die Haftstelle für die Querbrücken freigeben

bleibt. Bei einer passiven Dehnung der Muskelfaser treten die dünnen Filamente aus der A-Bande heraus, wodurch sich die I-Bande und die H-Zone verbreitern (o Abb. 18.23A).

Molekulare Mechanismen der Kontraktion. Das beschriebene Ineinandergleiten wird durch eine Interaktion zwischen Myosin, Aktin und Adenosintriphosphat (ATP) bewirkt. Hierbei kommt den intrazellulären Ca^{2+}-Ionen eine besondere Bedeutung zu, denn sie stellen, wie erwähnt, den auslösenden bzw. steuernden Faktor der Kontraktion dar (**Trigger-Funktion** der **Ca^{2+}-Ionen**). Diese Funktion wird aus der Feinstruktur der Aktinfilamente verständlich. Wie in ▸Kap. 2.6.3 beschrieben, besteht das etwa 1 µm lange und 6 nm dicke Aktinfilament aus zwei umeinander gewundenen Ketten von perlförmigen Aktinmonomeren. In regelmäßigen Abständen von etwa 40 nm sind diese Aktinketten mit **Troponinkomplexen** aus drei kugeligen Untereinheiten besetzt, während im Bereich der Längsrinnen zwischen den Ketten Fäden aus **Tropomyosin** verlaufen. Letztere sind bei Abwesenheit von Ca^{2+}-Ionen, d. h. im erschlafften Zustand, so gelagert, dass ein Anheften der Myosinköpfe (**Querbrückenbildung**) an die Aktinfilamente aus sterischen Gründen unmöglich ist.

Durch die Bindung von bis zu vier Ca^{2+}-Ionen an die Troponin-C-Untereinheit der Aktinfilamente kommt es zu einer Konformationsänderung der **Regulatorproteine Troponin** und **Tropomyosin**, wodurch die Haftstelle für den Myosinkopf am Aktinfaden frei wird. Hierdurch kann sich der Myosinkopf an die Aktinfilamente anheften (o Abb. 18.24) und seine ATPase-Aktivität wird erheblich gesteigert.

Nach der „klassischen" Querbrückentheorie sind zyklische, ruderschlagähnliche Veränderungen der von den dicken Filamenten abstehenden Myosinköpfe, die mit den dünnen Aktinfilamenten Querbrücken bilden, für die Muskelkontraktion verantwortlich.

Energiequelle für den Querbrückenzyklus, der aus Anheftung, Strukturänderung, Ablösung und Rückführung der Querbrücke in ihren Ausgangszustand besteht, ist **ATP**. Durch die Bindung von ATP an den Myosinkopf (als Mg^{2+}-ATP-Komplex) nimmt dessen Bindungsaffinität zu Aktin stark ab, wodurch sich der Kopf von der Haftstelle am Aktinfaden ablöst (o Abb. 18.25, rechts). Durch die ATPase-Aktivität des Myosinkopfes wird ATP in ADP und Phosphat (P_i) gespalten. Beide Spaltprodukte verbleiben am Myosinkopf. Dies führt zu einer Affinitätssteigerung der Myosin-Aktin-Bindung, wodurch sich der Myosinkopf zunächst in die 90°-Position aufrichtet (o Abb. 18.25, oben) und dann an das Aktinfilament anlagert (o Abb. 18.25, links). Die darauf folgende Abgabe von P_i hat zunächst eine Abknickung des Myosinkopfes auf 50° und eine Verschiebung von 6–8 nm zur Folge. Bei der anschließenden Freisetzung von ADP erfolgt eine weitere Kippung der Querbrücke auf 45° mit Verschiebung des Aktinfilaments von 3–4 nm zur Sarkomermitte hin (o Abb. 18.25, unten). Dies führt zu einer Spannungsentwicklung der Faser bzw. Verkürzung des Sarkomers. Nach erneuter Bindung von ATP an den Myosinkopf erfolgt die Lösung des Myosins vom Aktin (**„Weichmacherwirkung" von ATP**; s. o Abb. 18.25, rechts). Danach kommt es zum Wiederaufrichten der Myosinköpfe in die 90°-Stellung und zur Anlagerung an Aktin über nicht-kovalente Bindung (o Abb. 18.25, oben). Hiermit ist ein Querbrückenzyklus abgeschlossen.

Ein einzelner Gleitzyklus verschiebt die Filamente nur um etwa 10–12 nm, d. h. etwas weniger als 1 % der Sarkomerlänge. Größere Längenänderungen erfordern demnach zahlreiche Wiederholungen dieser Querbrückenbindungen bei fortbestehender Ca^{2+}-Aktivierung. Dabei halten einige Querbrücken die jeweils erreichte Verkürzung aufrecht, während andere phasenverschoben einen neuen Querbrückenzyklus beginnen („Prin-

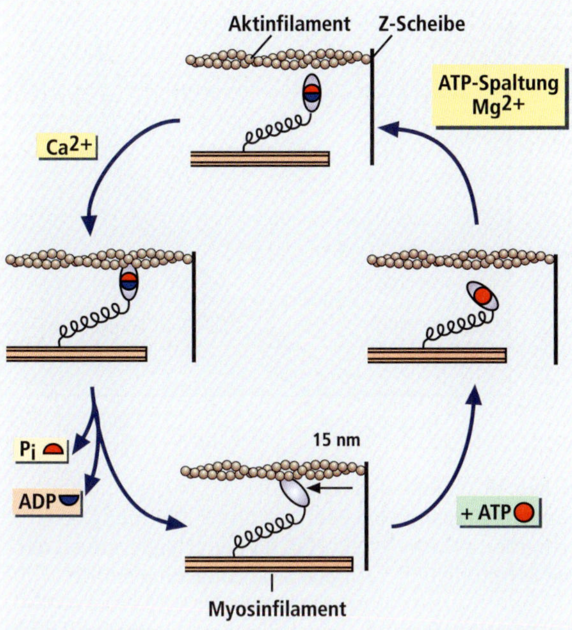

Abb. 18.25 Schematische Darstellung der molekularen Mechanismen bei der Muskelkontraktion und Phasen des Querbrückenzyklus

zip des Tauziehens"). Da die beschriebenen Einzelvorgänge asynchron verlaufen, werden ruckartige Aktionen vermieden, und die Bewegung verläuft fließend. Um eine Maximalverkürzung eines Sarkomers um 40 % zu erreichen, müssen etwa 50 Querbrückenzyklen ablaufen. (Querbrückenzyklen wiederholen sich etwa 10- bis 100-mal/Sekunde.)

Der Kontraktionsvorgang wird dadurch beendet, dass Ca^{2+} mittels einer Ca^{2+}-ATPase aus dem Sarkoplasma wieder in das sarkoplasmatische Retikulum gepumpt oder über Na^+/Ca^{2+}-Antiporter in den Extrazellularraum transportiert wird, Troponin C das gebundene Ca^{2+} freisetzt und der Tropomyosin-Troponin-Komplex nach einer Konformationsänderung wieder die Bindungsstelle für den Myosinkopf am Aktinfaden blockiert.

Bei lang dauernder Unterbrechung der ATP-Nachlieferung, wie sie nach einem Kreislaufstillstand auftritt, bleiben die Myosinköpfe nach der Kippung in die 45°-Position starr mit den Aktinfilamenten verbunden. Der Muskel verharrt in der **Totenstarre** (Rigor mortis, ▸ Kap. 18.3.3).

In Kürze

- Die **motorische Endplatte** (neuromuskuläre Endplatte) überträgt die Aktionspotenziale eines Motoneurons auf die Skelettmuskelfaser.
- Erreicht ein Aktionspotenzial die motorische Endplatte, wird Ca^{2+}-vermittelt **Acetylcholin** freigesetzt, das durch Öffnen von Kationen-Kanälen eine Erregung der betreffenden Muskelfaser auslöst.
- Die einlaufende Erregung wird über das T-System in das Innere der Muskelfaser geleitet, wodurch spannungsabhängige Ca^{2+}-Kanäle geöffnet werden. Als Folge davon wird Ca^{2+} aus dem L-System freigesetzt, dadurch steigt die zytosolische Ca^{2+}-Konzentration von $<10^{-7}$ mol/l auf ca. 10^{-5} mol/l an. Nach Diffusion zu den Aktinfilamenten und Bindung an Troponin lösen die freigesetzten Ca^{2+}-Ionen nunmehr die Kontraktion der Muskelfaser aus.
- Alle Vorgänge von der Erregung bis zur Kontraktionsauslösung werden unter dem Begriff **elektromechanische Kopplung** zusammengefasst.
- Der Kontraktionsprozess besteht darin, dass sich die Myosin- und Aktinfilamente teleskopartig ineinanderschieben (**Filament-Gleit-Mechanismus**).
- Das Ineinandergleiten wird durch eine Interaktion von Myosin und Aktin bewirkt. Durch die Bindung von Ca^{2+} an Troponin-C kommt es zu einer Konformationsänderung der Regulatorproteine Troponin und Tropomyosin, wodurch sich der Myosinkopf an die Aktinfilamente anheftet und eine Querbrücke bildet. Energiequelle für den Querbrückenzyklus, der aus Anheftung, Strukturänderung, Ablösung und Rückführung in den Ausgangszustand besteht, ist die Hydrolyse von ATP.
- Die dabei entstehenden ATP-Spaltprodukte ADP und anorganisches Phosphat führen zu einer Affinitätssteigerung von Myosin zu Aktin, wodurch sich der Myosinkopf aufrichtet. Die anschließende Freisetzung von Phosphat und ADP bewirkt eine Kippung der Querbrücke mit Verschiebung des Aktinfilaments zur Sarkomermitte und als Folge davon eine Verkürzung des Sarkomers.
- Nach erneuter Bindung von ATP an den Myosinkopf löst sich dieser von Aktin, und der Querbrückenzyklus ist abgeschlossen.
- Um eine Maximalverkürzung eines Sarkomers zu erreichen, müssen etwa 50 Querbrückenzyklen ablaufen.

18.3.3 Mechanik der Muskelkontraktion

Passive Dehnbarkeit des ruhenden Muskels. Wirkt auf einen isolierten ruhenden Muskel eine Zugkraft ein, so führt dies zu einer Längenänderung, deren Ausmaß im Wesentlichen vom elastischen Widerstand des Gewebes abhängt. In ○ Abb. 18.26 ist die Beziehung zwischen der einwirkenden Kraft K und der Muskellänge L quantitativ dargestellt. Diese sog. **Ruhedehnungskurve** zeigt, dass keine Proportionalität zwischen den beiden Größen besteht, wie das z. B. bei einer mäßig gespannten Stahlfeder nach dem Hooke-Gesetz der Fall ist. Vielmehr nimmt die Längenänderung umso mehr ab, je weiter der Muskel gedehnt wird, d. h. der elastische Widerstand des Muskelgewebes erhöht sich mit dem Ausmaß des Dehnungszustands.

Bei der Entdehnung ist die Ruhedehnungskurve zu größeren Längenwerten hin verschoben (sog. **Hysterese**), sodass die Ausgangslänge auch bei vollständiger Entlastung nicht mehr erreicht wird. Dies ist darauf zurückzuführen, dass ein Teil der geleisteten Dehnungsarbeit durch „innere Reibung" verloren geht. Die Fläche zwischen der Dehnungs- und Entdehnungskurve stellt ein Maß für diesen Energieverlust dar. Der Skelettmuskel verhält sich demnach wie ein Körper, der nicht ideal elastisch ist, sondern auch **geringe plastische Eigenschaften** aufweist.

Die **elastischen Eigenschaften** des **Muskels** (serienelastische und parallel-elastische Eigenschaften) schreibt man u. a. dem **Sarkolemm**, dem **elastischen Bindegewebe** zwischen den Muskelfasern sowie **Titin** (s. u.) zu, während die **plastischen Eigenschaften** auf die Strukturproteine (**Myofibrillen**) zurückgeführt werden.

Muskelzuckung. Auf einen überschwelligen Reiz antwortet der Muskel – nach einem kurzen Zeitintervall (Latenzzeit) – mit einer einzelnen Zuckung. Man versteht darunter eine schnelle Verkürzung (Kontraktion) mit nachfolgender Erschlaffung.

Der Verlauf und die Dauer einer Muskelzuckung variieren bei den verschiedenen quergestreiften Muskeln in einem weiten Bereich. Die Zuckungsdauer der schnellen Augenmuskeln beträgt nur etwa 10 ms, die raschen (phasischen) Fasern der weißen Muskeln haben eine Zuckungsdauer von 30–40 ms, die langsameren (tonischen) Fasern der „roten" Muskeln eine von 80–100 ms. Rote Muskeln enthalten vor allem Typ-I-, weiße dagegen hauptsächlich Typ-II-Fasern (□ Tab. 18.12). Auf die Phase der Verkürzung bzw. des Spannungsanstiegs entfallen etwa 20–30 % der gesamten Zuckungsdauer.

Das Verhältnis zwischen langsamen und schnellen Zuckungsfasern in einem Muskel ist nicht zeitlebens konstant, sondern kann sich z. B. durch spezielles Training verschieben.

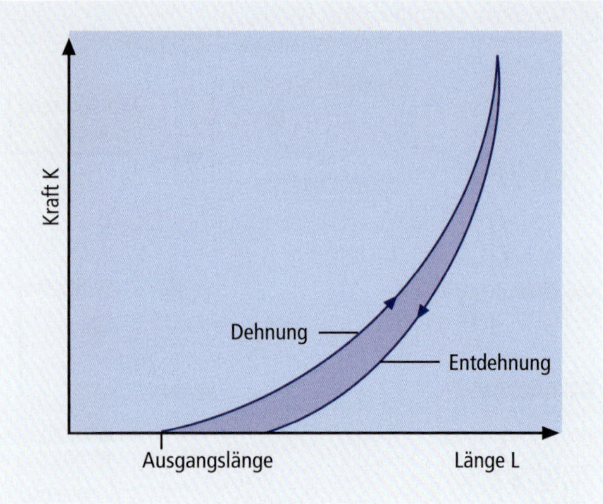

○ **Abb. 18.26** Ruhedehnungskurve des Muskels im Kraft-Längen-Diagramm bei Dehnung und Entdehnung. Die schraffierte Fläche ist ein Maß für den Energieverlust, der bei Belastung und nachfolgender Entlastung eintritt

Kontraktionsformen. Muskelkontraktionen laufen unter Verkürzung der kontraktilen Fasern bei gleichzeitiger Anspannung der in Serie angeordneten elastischen Bindegewebsfasern ab. Je nach den äußeren Bedingungen unterscheidet man die folgenden Kontraktionsformen:

- isometrische Kontraktion,
- isotonische Kontraktion,
- auxotonische Kontraktion,
- Anschlagszuckung und
- Unterstützungszuckung.

Eine **isometrische Kontraktion** (Spannungsentwicklung ohne merkliche Veränderung der Muskellänge) liegt dann vor, wenn ein Muskel an seinen beiden Enden fixiert ist und zur Kontraktion veranlasst wird (○ Abb. 18.27 A). Hierbei überträgt sich die Kraft der kontraktilen Abschnitte über die serienelastischen Elemente auf die Muskelenden.

Verkürzt sich ein Muskel dagegen bei gleichbleibender Spannung (Kraft), spricht man von einer **isotonischen Kontraktion.** Eine isotonische Kontraktion liegt z. B. dann vor, wenn an einem Muskel ein Gewicht hängt, das er bei seiner Verkürzung anhebt (○ Abb. 18.27 B).

Die beiden erwähnten Kontraktionsformen stellen Grenzfälle dar, die im Körper nur sehr selten auftreten. Normalerweise findet man Kontraktionen, bei denen gleichzeitig eine Verkürzung und eine Spannungsänderung auftreten (○ Abb. 18.27 C). Eine solche **auxotonische Kontraktion** liegt z. B. vor, wenn ein Muskel während der Verkürzung eine Feder spannen würde.

Unter besonderen Bedingungen ist es möglich, dass Längen- und Spannungsänderungen eines Muskels nacheinander ablaufen. Wird im Experiment ein isolierter, mit einem Gewicht belasteter Muskel zur Kon-

Tab. 18.12 Einteilung der Skelettmuskelfasern (Haupttypen)

Parameter	Typ I (S-Faser)[1]	Typ II (F-Faser)[2]
Vorkommen	„Rote" Muskeln	„Weiße" Muskeln
Funktion	Haltearbeit	Schnelle Bewegungen
Faserdurchmesser	Klein	Groß
T-System	Weitmaschig	Dicht
L-System	Spärlich	Dicht
Fusionsfrequenz	Niedrig	Hoch
Zuckungsdauer	Lang	Kurz
Verkürzungsgeschwindigkeit	Niedrig	Hoch
Ermüdbarkeit	Gering	Rasch
Stoffwechsel	Vorwiegend oxidativ	Vorwiegend glykolytisch
Myoglobingehalt	Hoch	Niedrig
Myosin-ATPase-Aktivität	Niedrig	Hoch
Lactatdehydrogenase-Aktivität	Niedrig	Hoch
Mitochondriendichte	Hoch	Niedrig
Glykogengehalt	Niedrig	Hoch
Kapillarnetz	Dicht	Weitmaschig

[1]Typ S (slow), [2]Typ F (fast)

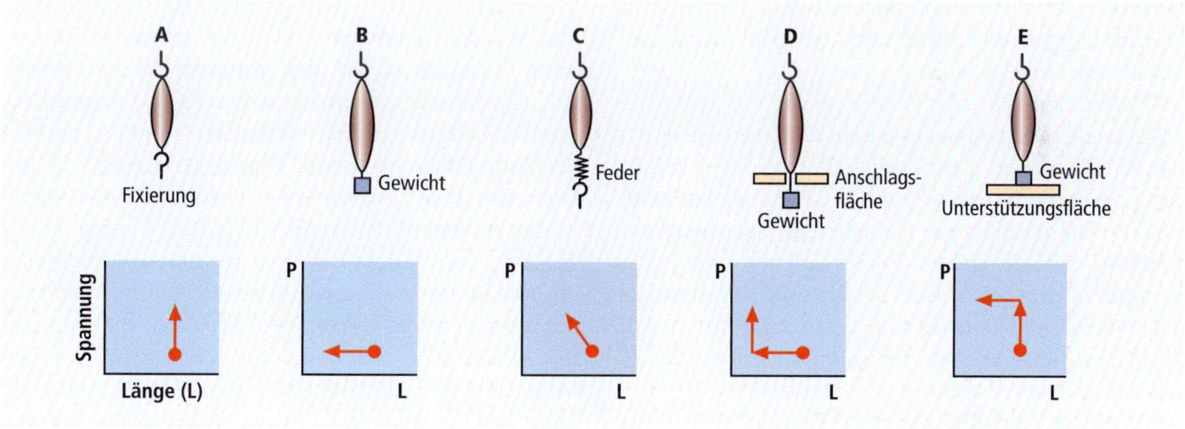

Abb. 18.27 Kontraktionsformen des Muskels unter verschiedenen äußeren Bedingungen. **Oben** mechanische Bedingungen, **unten** Kontraktionskurven im Spannungs-Längen-Diagramm, **A** isometrische Kontraktion, **B** isotonische Kontraktion, **C** auxotonische Kontraktion, **D** Anschlagszuckung, **E** Unterstützungszuckung. Nach Brecht

traktion veranlasst, so erfolgt zunächst eine isotonische Verkürzung. Sobald nun das Gewicht an ein Hindernis anschlägt, ist der Muskel in der zweiten Phase zu einer isometrischen Spannungsentwicklung gezwungen. Eine solche Kontraktionsform, bei der auf eine isotonische eine isometrische Phase folgt, wird als **Anschlagszuckung** bezeichnet (Abb. 18.27 D). Ein Beispiel hierfür bietet in vivo die Kaumuskulatur, die sich zunächst verkürzt und nach dem Kieferschluss isometrisch kontrahiert.

Die beiden Kontraktionsphasen können auch in umgekehrter Reihenfolge ablaufen, wenn die in Abb. 18.27 E dargestellte Versuchsanordnung gewählt wird. Hierbei ruht das Gewicht zunächst auf einer Unterlage. Der

Muskel muss sich in diesem Fall zunächst isometrisch kontrahieren, bis er das Gewicht anheben kann. In der zweiten Kontraktionsphase erfolgt dann eine isotonische Verkürzung. Eine solche Kontraktionsform, bei der sich an eine isometrische eine isotonische Phase anschließt, bezeichnet man als **Unterstützungszuckung**. Näherungsweise führen in vivo viele Streckmuskeln diese Kontraktionsform aus. Sie müssen sich zunächst anspannen, bevor eine Verkürzung bei wenig veränderter Belastung möglich ist (vgl. Streckung aus der Kniebeuge, Gewichtheben).

Superposition und tetanische Kontraktion. Bei der Einzelzuckung einer Muskelfaser oder eines ganzen Muskels resultiert nie eine maximale Verkürzung. Diese wird erst durch eine Summation rasch aufeinanderfolgender Zuckungen erreicht.

Da die nerval oder durch elektrische Reizung ausgelösten Muskelaktionspotenziale wesentlich kürzer als die Einzelzuckung sind, ist der relativ langsame Kontraktionsmechanismus schon während der Verkürzung der kontraktilen Elemente erneut aktivierbar. Deshalb sind kurz aufeinanderfolgende Erregungen in der Lage, die Kontraktion zu verstärken. Eine solche durch Überlagerung von Einzelkontraktionen erzeugte Kontraktionsverstärkung bezeichnet man als **Superposition** (Summation). Die günstigsten Bedingungen für eine Superposition zweier Zuckungen liegen vor, wenn die zweite Erregung auf dem Gipfel der ersten Zuckung wirksam wird. In diesem Fall sind dann die Zuckungshöhe bei isotoner Kontraktion bzw. Spannungsentwicklung bei isometrischer Kontraktion fast doppelt so groß wie bei der Einzelzuckung.

Treffen zahlreiche Aktionspotenziale in so schneller Folge an der Muskelfaser ein, dass die Zuckungen ineinander übergehen, entwickelt sich eine Dauerverkürzung oder **tetanische Kontraktion** (Tetanus). Die isotonische Verkürzung bzw. isometrische Spannungsentwicklung können während einer solchen tetanischen Kontraktion etwa 3–10-mal größer sein als bei Einzelzuckungen. Alle normalerweise durchgeführten willkürlichen Kontraktionen des Skelettmuskels sind tetanischer Natur.

Beim sog. **unvollkommenen Tetanus** treten zwischen den einzelnen Kontraktionsgipfeln noch geringe, unvollkommene Erschlaffungen auf, während beim **vollkommenen** oder **glatten Tetanus** keine Zeichen einer Erschlaffung mehr erkennbar sind. Die niedrigste Erregungsfrequenz, bei der ein glatter Tetanus auftreten kann, wird **Verschmelzungs-** oder **Fusionsfrequenz** genannt. Sie liegt beim Menschen je nach Art der Muskeln zwischen 20 und 250 Hz, wobei phasische Muskeln erst bei höheren Reizfrequenzen, tonische Muskeln schon bei relativ niedrigen Frequenzen einen glatten Tetanus aufweisen.

Zusatzinformation

Der hier verwendete Begriff „Tetanus" darf nicht mit der gleichbezeichneten Infektionskrankheit (Wundstarrkrampf), die durch das Neurotoxin Tetanospasmin des Tetanuserregers (*Clostridium tetani*) ausgelöst wird, verwechselt werden. Das Krankheitsbild entsteht durch eine unkontrollierte Aktivierung der α-Motoneurone im Rückenmark, wodurch tonische und klonische Krämpfe der quergestreiften Muskulatur, insbesondere der Muskulatur des Rückens und der Extremitäten sowie des Zwerchfells, auftreten.

Die deutlich stärkere Verkürzung bzw. Kraftentwicklung bei der tetanischen Kontraktion ist durch eine anhaltende Erhöhung der zytoplasmatischen Ca^{2+}-Konzentration bedingt, da die Erregungsintervalle so kurz sind, dass ein vollständiges Zurückpumpen von Ca^{2+} in das Longitudinalsystem nicht möglich ist. Bei Mehrfachreizungen summieren sich demnach die Ca^{2+}-Freisetzungen, bis ein Maximalwert erreicht ist. Einzelerregungen setzen dagegen nur eine begrenzte Zahl von Ca^{2+}-Ionen frei, die nicht alle kontraktilen Proteine aktivieren können.

Muskelkraft, -arbeit und -leistung. Von jedem Punkt der Ruhedehnungskurve (s. o.) aus kann der Muskel unter verschiedenen Bedingungen zur maximalen Kontraktion veranlasst werden. Trägt man die so erhaltenen Gipfelpunkte der isometrischen und isotonischen Kontraktionen, d. h. die jeweilige maximale Kraftentwicklung bzw. Verkürzung in Abhängigkeit von der Vordehnung des Muskels, auf und verbindet die zusammengehörigen Punkte, so erhält man im **Kraft-Längen-Diagramm** die Kurve der **isometrischen** (Kurve A) und die der **isotonischen Maxima** (Kurve B in ○ Abb. 18.28). Die maximale isometrische Spannungsentwicklung nimmt hierbei mit steigender Belastung (Vordehnung) zunächst zu, erreicht bei einer mittleren Vordehnung ein Maximum, nimmt dann wieder ab und erhält bei der absoluten Muskelkraft (Punkt AM in ○ Abb. 18.28) den Wert Null. Auch bei isotonischen Kontraktionen beobachtet man ein ähnliches Verhalten. Die Kurve der **Unterstützungsmaxima** (Kurve C) liegt zwischen den beiden anderen Kurven, da sie beide Kontraktionsformen vereinigt.

Die beschriebene Abhängigkeit der Kontraktionsstärke von der Vordehnung eines Muskels ergibt sich im Wesentlichen aus dem Verhältnis der Sarkomerlänge und der Kraftentwicklung bzw. aus der Verkürzung einer einzelnen Muskelfaser (○ Abb. 18.29). Die bei einer tetanischen Kontraktion erzielte Maximalkraft ist bei einer Sarkomerlänge von 2,2–2,3 µm am größten (A), da alle Querbrücken angreifen können, weil sich Myosin- und Aktinfilamente optimal überlappen. Bei

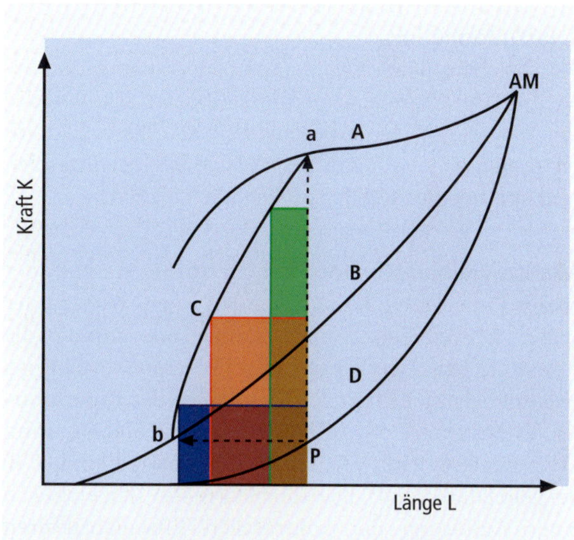

o Abb. 18.28 Ruhedehnungskurve (D) sowie Kurven der isometrischen (A) und der isotonischen (B) Maxima im Kraft-Längen-Diagramm. Bei einer bestimmten Vordehnung (P) erreicht die isometrische Kontraktion (senkrechter Pfeil) den Punkt **a** und die isotonische Kontraktion (waagrechter Pfeil) den Punkt **b**. Zwischen **a** und **b** verläuft die Kurve der Unterstützungsmaxima (C), die der Vordehnung P zugeordnet ist. Die eingezeichneten Rechtecke entsprechen der Muskelarbeit bei drei Unterstützungskontraktionen mit unterschiedlicher Hublast, **AM** absolute Muskelkraft

kleineren Sarkomerlängen nimmt die Kraftentwicklung ab, weil sich die Aktinfilamente in der Sarkomermitte zunehmend gegenseitig behindern und die Myosinfilamente schließlich an die Z-Scheiben anstoßen. Oberhalb einer Sarkomerlänge von 2,3 µm wird die Überlappungszone kleiner und damit vermindert sich die Zahl der möglichen Querbrücken (B). Bei weiterer Vordehnung ist eine Überlappung der Aktin- und Myosinfilamente und damit eine Kraftentwicklung nicht mehr möglich (C).

Neben der Variation der Breite der Überlappungszone zwischen den Aktin- und Myosinfilamenten nimmt bei Muskeldehnung (besonders ausgeprägt am Herzmuskel) die **Ca^{2+}-Empfindlichkeit** (Calciumsensitivität) der kontraktilen Proteine zu. Die hierfür zugrunde liegenden Mechanismen sind bislang nicht vollständig geklärt.

Während die **maximale Muskelkraft** der größten Kraft bei isometrischer Willkürkontraktion (im Mittel etwa 40 N/cm^2) entspricht, beschreibt die **absolute Muskelkraft** die größte Last, die ein Muskel gerade noch halten kann, bevor er reißt (bis zu 100 N/cm^2).

Die Rechtecke in o Abb. 18.28 stellen als Produkt von Kraft- und Längenänderung ein Maß für die **Muskelarbeit** dar. Die eingezeichneten Rechtecke entsprechen der erbrachten Arbeit bei drei verschiedenen Unterstützungsverkürzungen, je eine mit geringer, mittlerer und großer Hublast. Man erkennt beim Flächenvergleich dieser Rechtecke, dass die Arbeit bei einer mittleren Hublast ein Optimum erreicht.

Auch die **Muskelverkürzungsgeschwindigkeit** hängt von der Belastung ab. Ein unbelasteter Muskel verkürzt sich mit maximal möglicher Geschwindigkeit. Mit zunehmender Belastung nimmt die Kontraktionsgeschwindigkeit hyperbolisch ab und wird Null, wenn die Last der maximalen Muskelkraft (s. o.) entspricht. Dieser Zusammenhang wird als **Last-Geschwindigkeits-Relation** (vgl. o Abb. 18.30) bzw. **Kraft-Geschwindigkeits-Beziehung** bezeichnet.

18

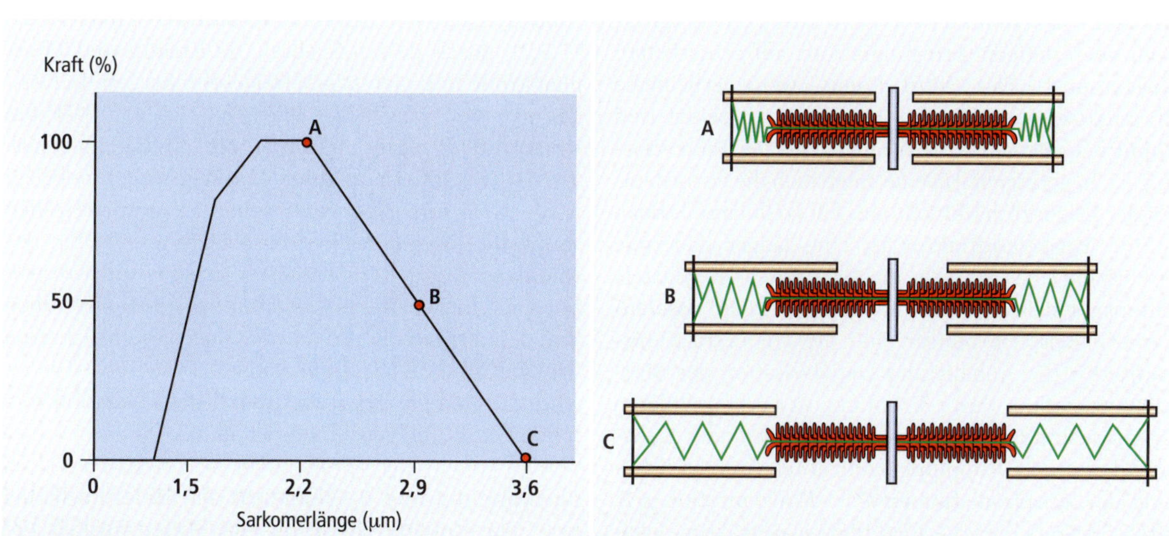

o Abb. 18.29 Links Abhängigkeit der Kraftentwicklung bei einer Muskelkontraktion von der Sarkomerlänge, **rechts** entsprechende Überlappungen der Aktin- und Myosinfilamente eines Sarkomers, **grünes Filament** Titin

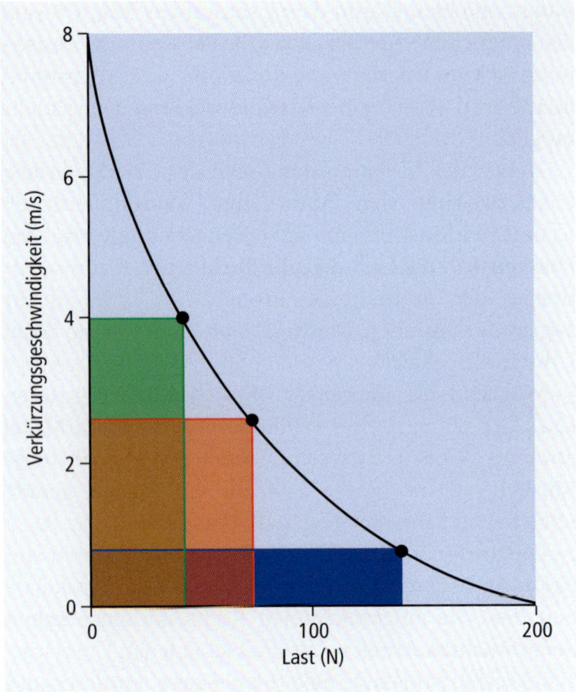

o Abb. 18.30 Abhängigkeit der maximalen Verkürzungsgeschwindigkeit eines Skelettmuskels von der Last. Bei einer mittleren Belastung (ca. 35 % der Maximallast) ist die mechanische Leistung am größten (rotes Rechteck)

Die **Muskelleistung** ist das Produkt aus Muskelkraft und Verkürzungsgeschwindigkeit. Sie ist wiederum am größten bei einer mittleren Belastung und einer mittleren Verkürzungsgeschwindigkeit.

Muskeltonus, Kontraktur und Starre. Unter dem Muskeltonus versteht man die Grundspannung eines ruhenden, nicht willkürlich innervierten Muskels in situ. Sie wird beim Skelettmuskel vor allem durch einen schwachen, aber stetigen Erregungsstrom aufrechterhalten (**Reflextonus**). Der Muskeltonus weist erhebliche Schwankungen auf. Er ist niedrig im Tiefschlaf und nimmt bei geistiger Anspannung oder bei Kältebelastung zu. In geringem Ausmaß trägt auch die Formstabilität der Zellen zum Muskeltonus bei (zellulärer Tonus).

Eine **Muskelkontraktur** ist eine länger dauernde Verkürzung eines Muskels, die nicht durch fortgeleitete Aktionspotenziale zustande kommt (z. B. Wadenkrampf). Beispiele hierfür sind die **Depolarisationskontraktur** (bei anhaltender Depolarisation der Muskelfasermembran durch Erhöhung der extrazellulären K^+-Konzentration, durch Säure-, Wärme- oder Kälteeinwirkung), die **Kopplungskontraktur** (infolge Erhöhung der zytoplasmatischen Ca^{2+}-Konzentration z. B. durch Coffein) und die **Ermüdungskontraktur**. Letztere tritt bei einer Erschöpfung der energiereichen Phosphate infolge Sauerstoff- oder Glucosemangels auf (**ATP-Mangelkontraktur**).

Zusatzinformation

Der hier verwendete Begriff „Kontraktur" darf nicht verwechselt werden mit der gleichbezeichneten Schrumpfung von Weichteilen des Bewegungsapparats, die z. B. durch Fehlstellungen oder durch falsche Lagerung hervorgerufen wird und zu einer Bewegungseinschränkung führt.

Alle Kontrakturen werden bei übermäßig starker oder langer Einwirkung des auslösenden Agens früher oder später irreversibel, wofür letztlich fast immer die Abnahme bzw. der Verlust an ATP verantwortlich ist. Hierauf beruht auch in der Hauptsache der **Rigor mortis** (Totenstarre, s. o.), die besonders rasch eintritt, wenn die Energiespeicher vor dem Tode erschöpft sind (z. B. bei gehetztem Wild). Die Totenstarre löst sich erst nach einer Auflösung der kontraktilen Eiweißstrukturen (Autolyse).

Nach anstrengenden Abbremsbewegungen (z. B. beim Bergabgehen) kann Muskelschmerz (**Muskelkater**) auftreten, der durch **Mikrotraumen in den Muskelfibrillen** (vor allem Risse in den Z-Scheiben) und hierdurch hervorgerufene Entzündungsreaktionen verursacht wird.

18.3.4 Energetik der Muskelkontraktion

Energiespeicher und Energiegewinnung im Skelettmuskel. Die unmittelbare Energiequelle für die Muskelkontraktion ist, wie oben beschrieben, die hydrolytische Spaltung von energiereichem **Adenosintriphosphat (ATP)** in Adenosindiphosphat (ADP) und anorganisches Phosphat (P_i). Wegen des begrenzten ATP-Gehalts im Muskel (ca. 5 mM/kg Muskelgewebe) muss ATP bei Bedarf rasch resynthetisiert werden. Als direkter Energielieferant für diesen schnellen ATP-Aufbau dient, wie erwähnt, **Kreatinphosphat** (▸ Kap. 15.3.2), durch dessen Spaltung zu Kreatin und Phosphat große Energiemengen freigesetzt werden. In Muskelruhe wird umgekehrt Phosphat (P_i) von ATP auf Kreatin übertragen, wodurch ein Kreatinphosphat-Vorrat (ca. 11–12 mM/kg Muskelgewebe) angelegt wird. ATP und Kreatinphosphat zusammen stellen somit die Energiespeicher des Skelettmuskels dar. Die Hauptenergie für die Synthese von ATP und Kreatinphosphat in Typ-II-Fasern stammt aus dem anaeroben und dem oxidativen Abbau von Glucose zu Milchsäure bzw. zu CO_2 und Wasser (▸ Kap. 1.3.3). In Typ-I-Fasern wird die Energie bevorzugt durch die Oxidation von freien Fettsäuren gewonnen (▸ Kap. 1.3.4).

Durchblutung und O_2-Verbrauch der Skelettmuskulatur. Die **Ruhedurchblutung** des **Skelettmuskels** beträgt im Mittel 0,02–0,04 $ml \cdot g^{-1} \cdot min^{-1}$. Bei starker Muskelarbeit kann die Durchblutung bis auf einen Wert von etwa 0,7 $ml \cdot g^{-1} \cdot min^{-1}$ ansteigen (◘ Tab. 9.3). Der mittlere O_2-Verbrauch in Ruhe liegt bei etwa 0,003 ml $O_2 \cdot g^{-1} \cdot min^{-1}$; er kann bei erschöpfender Muskelarbeit bis auf ca. 0,1 ml $O_2 \cdot g^{-1} \cdot min^{-1}$ erhöht werden.

Wärmebildung bei der Muskelkontraktion. Der ruhende Muskel gibt als Zeichen eines basalen Stoffwechsels Wärme (Ruhewärme) ab, die beim Warmblüter einen wesentlichen Anteil zur Gesamtwärmeproduktion für die Regulation der Körpertemperatur (▸ Kap. 15.2.3) beisteuert. Bei einer Muskelzuckung erfolgt eine zusätzliche Wärmebildung, da nur etwa 25 % der chemischen Energie direkt in mechanische Arbeit umgewandelt werden können (Wirkungsgrad, ▸ Kap. 15.11). Diese bei der Energietransformation entstehende Wärme wird in zwei Schüben freigesetzt als

- Initial- und
- Erholungswärme.

Die **Initialwärme** setzt schon in der Latenzzeit ein und endet mit der Muskelerschlaffung. Nach Beendigung einer Kontraktion besteht weiterhin eine gesteigerte Wärmeproduktion, die als **Erholungswärme** bezeichnet wird. Sie entspricht quantitativ etwa der Initialwärme und ist Ausdruck der „Wiederaufladung“ des Speichers energiereicher Phosphate.

Muskelermüdung. Bei anhaltenden Leistungen ermüdet der Muskel. Die Folgen sind zunächst eine Leistungsabnahme und schließlich der Zwang zum Abbruch der Tätigkeit. Die Ermüdung eines Muskels zeigt sich vor allem darin, dass die

- Hubhöhe vermindert,
- Erschlaffungsphase verlängert und
- Erschlaffung unvollständig wird (**Kontraktionsrückstand**).

Als Ursache wird u. a. eine Gewebeazidose durch die Anhäufung von Milchsäure mit Hemmung des „Schlüsselenzyms“ der Glykolyse, der Phosphofructokinase, diskutiert. Außerdem werden die Fettsäurenutilisation sowie die Ca^{2+}-Freisetzung und -Bindung an Troponin gestört, und es kommt zu einer Erschöpfung der energiereichen Phosphate im Muskelgewebe (**peripherer Ermüdung**). Bei lang dauernder schwerer Muskelarbeit in situ kommen noch andere Ursachen hinzu, die unter dem Begriff **zentrale Ermüdung** zusammengefasst werden (u. a. „Ermüdung“ motorischer Prozesse im Zentralnervensystem und in der motorischen Endplatte).

18.3.5 Steuerung der Muskeltätigkeit

Motorische Einheit. Die Skelettmuskulatur wird von α-Motoneuronen (▸ Kap. 19.1.2) innerviert, von deren Verzweigungen (Kollateralen) die nervale Aktivierung der einzelnen Muskelfasern erfolgt. Alle von einem bestimmten Motoneuron innervierten Muskelfasern bilden zusammen mit diesem Motoneuron eine motorische Einheit. Die Zahl der Muskelfasern, die von einem einzigen Neuron innerviert werden, ist sehr unterschiedlich. Je kleiner die motorischen Einheiten eines Muskels sind, desto feiner können Bewegungen abgestuft werden. Bei den äußeren Augenmuskeln, die genau abgestufte und präzise Bewegungen ausführen müssen, werden nur wenige (5–10) Muskelfasern von einem α-Motoneuron innerviert, während bei der Rumpfmuskulatur mehr als 1000 Muskelfasern von einem α-Motoneuron erregt werden.

Abstufung der Muskelkontraktion. Die **einzelne Muskelfaser** gehorcht bezüglich der Erregungsvorgänge dem Alles-oder-nichts-Gesetz (▸ Kap. 4.1.2). Aus diesem Grund ist eine Einzelzuckung nur durch eine Änderung der passiven Vordehnung (Ausgangslänge, ▸ Kap. 18.3.3) abstufbar. Geht man dagegen von Einzelreizung auf höhere Stimulationsfrequenzen über, erreicht die Kraft bei einer tetanischen Kontraktion 3–5-mal höhere Werte.

Die Abstufung der Kontraktionskraft, der Kontraktionsgeschwindigkeit und der Hubhöhe des **gesamten Muskels** ist darüber hinaus sowohl durch die Zahl der aktivierten motorischen Einheiten als auch durch Variation der Impulsfrequenz möglich. Die zahlenmäßige Zunahme der motorischen Einheiten (Rekrutierung motorischer Einheiten) führt zu einer Verstärkung der Muskelkontraktion, wobei die Abstufungsmöglichkeiten mit der Zahl der motorischen Einheiten des Muskels zunehmen. Eine Steigerung der Impulsfrequenz ermöglicht den Übergang in eine tetanische Kontraktion, wodurch die Kontraktionskraft des gesamten Muskels auf das 10-Fache erhöht werden kann.

18

Zusatzinformation

Die Aktivität motorischer Einheiten kann mithilfe der **Elektromyographie** untersucht werden. Bei diesem Verfahren lassen sich einerseits mit Nadelelektroden, die in den Muskel eingestochen sind, Summenaktionspotenziale einzelner motorischer Einheiten registrieren. Die Amplitude dieser Potenziale beträgt in der Regel 200–300 µV. Leitet man andererseits die bei der Muskeltätigkeit auftretenden Potenziale von der Hautoberfläche ab, erfasst man Summenaktionspotenziale von vielen motorischen Einheiten (Massenmyographie). Mit dieser Technik kann belegt werden, dass die Kraft der willkürlich bewegten Muskeln mit der Frequenz der Aktionspotenziale zunimmt. Das **Elektromyogramm (EMG)**, d. h. die Erfassung und Darstellung der elektromyographischen Daten (insbesondere mit der Nadelmyographie), ist in der Klinik für die Diagnose und Beurteilung von Muskelerkrankungen sowie zur Differenzierung zwischen nervalen (Neuropathien) und muskulären Krankheiten (Myopathien) von großer Bedeutung. So informiert es u. a. über pathologische Spontanaktivität, pathologische Potenziale oder pathologische Aktivitätsmuster.

18.3.6 Physiologische Anpassungsvorgänge des Skelettmuskels

Die Skelettmuskulatur passt sich Änderungen der aktuellen Leistungsanforderungen relativ schnell an. Bei einem Fehlen der funktionellen Belastung kommt es zur **Muskelatrophie**. Sie äußert sich vor allem in einer Volumen- bzw. Durchmesserabnahme der einzelnen Muskelfasern, z. B. bei langer Bettlägerigkeit, bei Ruhigstellung in einem Gipsverband oder bei lang andauernder Schwerelosigkeit (Raumfahrt). Sie geht mit einer Leistungsminderung der betroffenen Muskelgruppen einher.

Umgekehrt führt verstärkte Belastung (bei ausreichender Eiweißzufuhr) zu einer **Muskelhypertrophie** (z. B. bei Krafttraining). Diese beruht auf einer Volumen- bzw. Durchmesserzunahme der einzelnen Muskelfasern und hat eine deutliche Steigerung der Muskelkraft zur Folge. Das Volumenwachstum kann außerdem durch Hormone (z. B. Testosteron, Anabolika, ▸Kap. 15.3.5) gefördert werden, deren Einsatz zu Zwecken des Dopings jedoch mit einer erheblichen Gesundheitsgefährdung verbunden ist.

Atrophien können sich bei Wiederaufnahme der Belastung bzw. bei elektrischer Reizung, Hypertrophien bei Verminderung der Muskelbelastung wieder zurückbilden.

In Kürze

- Wirkt auf einen ruhenden Muskel eine Zugkraft ein, so bewirkt sie eine passive Längenänderung. Diese nimmt, wie aus der **Ruhedehnungskurve** ersichtlich, umso mehr ab, je weiter der Muskel gedehnt wird.
- Unter einer **Muskelzuckung** versteht man eine schnelle Verkürzung (Kontraktion) bzw. Spannungsentwicklung mit nachfolgender Erschlaffung eines Muskels.
- Eine **isometrische Kontraktion** liegt bei einer Spannungsentwicklung ohne merkliche Veränderung der Muskellänge, eine **isotonische Kontraktion** bei einer Muskelverkürzung und gleichbleibender Spannung, eine **auxotonische Kontraktion** bei gleichzeitiger Verkürzung und Spannungsänderung vor.
- Als **Anschlagszuckung** wird eine Kontraktionsform bezeichnet, bei der auf eine isotonische eine isometrische Phase folgt.
- Schließt sich umgekehrt an eine isometrische eine isotonische Phase an, wird von einer **Unterstützungszuckung** gesprochen.
- Eine **maximale Verkürzung** wird erst durch die Summation rasch aufeinander folgender Zuckungen erreicht.
- Gehen durch eine schnelle Aktionspotenzialfolge die Zuckungen ineinander über, entwickelt sich eine **tetanische Kontraktion** (Dauerverkürzung), bei der die Kraftentwicklung 3–10-mal größer ist als bei einer Einzelzuckung.
- Im **Kraft-Längen-Diagramm** erhält man die Kurven der **isometrischen** und **isotonischen** Maxima, d. h. die jeweilige maximale Kraftentwicklung bzw. Verkürzung des Muskels in Abhängigkeit von dessen Vordehnung. Die Kurve der **Unterstützungsmaxima** liegt zwischen diesen beiden Kurven.
- Die **maximale Muskelkraft** entspricht der größten Kraft bei isometrischer Willkürkontraktion, die **absolute Muskelkraft** der größten Last, die ein Muskel – ohne zu reißen – noch halten kann.
- Die **Muskelverkürzungsgeschwindigkeit** nimmt mit zunehmender Belastung hyperbolisch ab.
- Die **Muskelleistung** ist das Produkt aus Muskelkraft und Verkürzungsgeschwindigkeit.
- Als **Muskeltonus** wird die Grundspannung eines ruhenden Muskels bezeichnet.
- Unter **Muskelkontraktur** versteht man eine länger dauernde, reversible, unter **Muskelstarre** eine irreversible Muskelverkürzung.
- Ein nach anstrengender und/oder ungewohnter schwerer körperlicher Arbeit auftretender **Muskelkater** wird durch Mikrotraumen der Muskelfibrillen verursacht.
- Die unmittelbare **Energiequelle** für die Muskelkontraktion ist, wie erwähnt, die hydrolytische Spaltung von ATP. Dem schnellen Wiederaufbau von ATP nach dessen Hydrolyse dient Kreatinphosphat.
- Die **Durchblutung** des **Skelettmuskels** beträgt in Ruhe im Mittel $0{,}03\,\mathrm{ml \cdot g^{-1} \cdot min^{-1}}$, bei starker Arbeit kann sie bis auf das 20-Fache ansteigen.
- Alle von einem Motoneuron innervierten Muskelfasern bilden mit diesem eine **motorische Einheit**. Je kleiner diese motorischen Einheiten sind, desto feiner können Bewegungen abgestuft werden.
- Die Abstufung der Kontraktionskraft, der Kontraktionsgeschwindigkeit und der Hubhöhe eines

gesamten Muskels ist darüber hinaus durch die Zahl der aktivierten motorischen Einheiten und die Variation der Impulsfrequenz (tetanische versus Einzelkontraktion) möglich.

- Die Aktivität motorischer Einheiten kann mithilfe der **Elektromyographie (EMG)** untersucht werden.

18.4 Physiologie der glatten Muskulatur

Glatte Muskulatur findet sich in inneren Organen, in der Wand von Blutgefäßen, in der behaarten Haut sowie im Auge. Sie ist hauptsächlich auf die Aufrechterhaltung einer Dauerspannung und langsame Spannungsänderungen spezialisiert. Rhythmische Aktivitäten finden sich besonders im Magen-Darm-Trakt.

Die **Innervation** erfolgt ausschließlich durch das **vegetative Nervensystem** (▸Kap. 19.7) bzw. **Darmnervensystem** (▸Kap. 12.1.1). Sympathikus und Parasympathikus modifizieren entweder die spontane Aktivität der Muskulatur oder bewirken direkt die Auslösung und Aufrechterhaltung der Kontraktion. Die postganglionären Fasern des vegetativen Nervensystems enden als feine Netze an der Oberfläche oder an kugelförmigen Einbuchtungen der Muskel-Plasmamembran (Caveolae). Diese „Membrangrübchen" sind besonders reich an Cholesterol, Sphingolipiden und Neurotransmitter-Rezeptoren. Die Nervenenden setzen hier ihren jeweiligen Transmitter (Sympathikus: Noradrenalin; Parasympathikus: Acetylcholin) aus den präsynaptischen Speichern frei (▸Kap. 19.7).

Obwohl die glatte Muskulatur nur einen kleinen Anteil (ca. 1,5 %) des Körpergewichts ausmacht, bietet sie im Vergleich zur Skelettmuskulatur (ca. 40 % des Körpergewichts) wesentlich häufiger Anlass für ärztliche Maßnahmen.

18.4.1 Funktionstypen glatter Muskulatur

Funktionell lassen sich bei den glatten Muskelzellen nach ihrer elektrischen Kopplung zwei Typen unterscheiden, Muskelzellen vom

- Single-unit- und
- Multi-unit-Typ.

Single-unit-Typ. Beim Single-unit-Typ bestehen zwischen eng benachbarten glatten Muskelzellen niederohmige Kontaktstellen (gap junctions oder Nexus, ▸Kap. 1.1.1), über die eine Erregung mit einer Ausbreitungsgeschwindigkeit von 0,05–0,1 m/s auf benachbarte Zellen übergreifen kann. Darüber hinaus sind diese Muskelzellen über zahlreiche Desmosomen (▸Kap. 1.1.1) auch mechanisch miteinander verbunden. Auf diese Weise werden die Zellen zu größeren Funktionsgruppen zusammengefasst und reagieren wie eine funktionelle Einheit (**funktionelles Synzytium**). Muskeln dieses Typs findet man im Magen-Darm-Trakt (▸Kap. 12.1.4), im Ureter und Uterus sowie in kleinen Blutgefäßen, die an der Autoregulation der Durchblutung (▸Kap. 9.7.2) beteiligt sind.

Grundlage der Aktivität von Muskeln des Single-unit-Typs ist die **Automatie** (▸Kap. 12.1.4). In einzelnen Zellen der funktionellen Einheit, den sog. **Schrittmacherzellen**, kommt es infolge von spontanen Schwankungen des Ruhepotenzials zur Bildung von Erregungen, die dann zu den anderen Zellen des Verbandes weitergeleitet werden. Bei Schrittmacherzellen handelt es sich entweder um spezielle glatte Muskelzellen (z. B. im Uterus oder Ureter) oder um Cajal-Zellen (im Magen-Darm-Trakt, ▸Kap. 12.1.4). Deren spontane Erregungsbildung ist – wie am Herzen – weitgehend unabhängig von der vegetativen Innervation. Sympathikus und Parasympathikus, Neurotransmitter, Hormone und insbesondere mechanische Dehnung wirken lediglich modifizierend auf die Schrittmacherzellen ein, indem sie das instabile Ruhemembranpotenzial, die Steilheit der rhythmischen Spontandepolarisation und damit die Frequenz der Aktionspotenziale (Spikefrequenz) verändern. **Acetylcholin** verstärkt z. B. die Depolarisation der Schrittmacherzellen und damit die Frequenz der Aktionspotenziale sowie die Kontraktionsstärke der Darmmuskulatur. **Noradrenalin** vermindert (im Magen-Darm-Trakt) oder steigert (z. B. in der Pfortader) die Depolarisation und die Spikefrequenzen.

Vielfach führen die beschriebenen rhythmischen Spontandepolarisationen und die dadurch ausgelösten Salven von Aktionspotenzialen zu rhythmischen Kontraktionen der glatten Muskulatur. Die Periodendauer dieser Rhythmen, deren Entstehungsmechanismus noch nicht völlig geklärt ist, kann einige Sekunden oder auch Minuten betragen.

Multi-unit-Typ. Die glatten Muskeln dieses Typs werden durch feine postganglionäre Fasern des vegetativen Nervensystems innerviert, wobei die Dichte der Innervation stark variiert, d. h. nicht jeder Muskelzelle ist (wie beim Skelettmuskel) eine gesonderte Nervenfaser zugeordnet. Muskelfasern dieses Typs findet man im Auge (Iris, Ziliarkörper, ▸Kap. 19.4.9), Ductus deferens (▸Kap. 17.1), in den Bronchien, der Haut und einigen Arterien. Die einzelnen Zellen sind kaum (oder nur in kleinen Gruppen) durch gap junctions verbunden.

Die Aktivierung der Muskelfasern erfolgt nicht durch die spontane Tätigkeit von Schrittmacherzellen, sondern durch lokale Erregungen, die über die vegetativen Nervenfasern den einzelnen Muskelfasern zugeleitet werden. Daher kommt es bei diesem Fasertyp auch kaum zu einer reaktiven Kontraktion bei Dehnung.

Eine strenge Zuordnung zu einem der beiden Faser-Typen ist häufig nicht möglich, da der spontane myogene Muskeltonus durch das vegetative Nervensystem merklich überlagert wird (**neurogener Muskeltonus**). Einen Kontraktionszustand, der auch bestehen bleibt, wenn die glatte Muskulatur keinen externen neuronalen, hormonellen, pharmakologischen oder mechanischen Einflüssen unterliegt, bezeichnet man als **basalen Tonus**.

18.4.2 Kontraktionsauslösung und Grundprozesse der Kontraktionsmechanismen der glatten Muskulatur

Kontraktionsauslösung. Ebenso wie beim Skelett- und Herzmuskel bewirkt auch beim glatten Muskel eine Erhöhung der zytosolischen Ca^{2+}-Konzentration die Kontraktionsauslösung. Wegen der geringeren Dicke der Zellen und des – je nach Muskeltyp – schwach ausgebildeten sarkoplasmatischen Retikulums ist neben der Bereitstellung von Ca^{2+} aus intrazellulären Speichern besonders ein Ca^{2+}-Einstrom aus dem Extrazellularraum von Bedeutung. Kontraktionen treten auf, wenn die zytosolische Konzentration freier Ca^{2+}-Ionen von $< 10^{-7}$ auf $5 \cdot 10^{-5}$ mol/l ansteigt.

Eine Steigerung der zytosolischen Ca^{2+}-Konzentration ist – je nach Lokalisation und Funktion des glatten Muskels – über folgende Mechanismen möglich:

- elektromechanische Kopplung,
- pharmakomechanische Kopplung und
- mechanische Dehnung („mechano-mechanische Kopplung“).

Bei der **elektromechanischen Kopplung** werden durch länger andauernde Depolarisation der Zellmembran oder durch Aktionspotenziale spannungsabhängige Ca^{2+}-Kanäle in der Zellmembran (Abb. 18.32) geöffnet. Sie finden sich bevorzugt in solchen glatten Muskelzellen, die für koordinierte peristaltische Bewegungen (z. B. im Darm) zuständig sind. Die Öffnung von Ca^{2+}-Kanälen des L-Typs führt zu unterschiedlichen Erregungsformen, und zwar zum Auftreten von

- kurzen Ca^{2+}-Spikes (z. B. bei Einzelerregungen der glatten Muskulatur des Darms, Abb. 18.31 A),
- 20–100 ms dauernden Plateau-Aktionspotenzialen (z. B. im Uterus oder im Ureter, Abb. 18.31 B),
- kurzen Ca^{2+}-Spikes, die rhythmische Schwankungen des Ruhemembranpotenzials von Muskelzellen im Darm überlagern (Abb. 18.31 C) oder
- kurzen Ca^{2+}-Spikes, die Plateau-Depolarisationen überlagern (z. B. im Magenantrum, Abb. 18.31 D).

Hierbei kommt es zum Einstrom von Ca^{2+}-Ionen aus dem Extrazellularraum in das Zytoplasma. Dieser potenzialabhängige Einstrom ist durch **Ca^{2+}-Kanalblocker** (Ca^{2+}-Antagonisten, z. B. Nifedipin oder Verapamil) hemmbar.

In Gefäßen, die zur Autoregulation der Durchblutung (▸ Kap. 9.7.2) befähigt sind, löst eine Innendrucksteigerung zunächst durch Aktivierung eines dehnungsabhängigen Na^{+}-Kanals eine Depolarisation aus. Diese führt in einem weiteren Schritt zur Öffnung spannungsabhängiger Ca^{2+}-Kanäle und zum Ca^{2+}-Einstrom in die glatten Muskelzellen.

Die meisten steuernden Einflüsse erreichen den glatten Muskel von außen durch Neurotransmitter (z. B. Noradrenalin, Acetylcholin, VIP), Hormone (z. B. Angiotensin II, ADH, Adrenalin, Atriopeptine), lokale Mediatoren (z. B. Histamin, Bradykinin, Serotonin, Prostaglandine, Endothelin, NO) oder Arzneistoffe. Sie binden zunächst an spezifische Membranrezeptoren und führen in einem zweiten Schritt zum Ca^{2+}-Einstrom in das Zytosol, ohne dass sich das Ruhemembranpotenzial merklich ändert. Bei dieser sog. **pharmakomechanischen Kopplung** werden entweder rezeptorgesteuerte Ca^{2+}-Kanäle in der Zellmembran geöffnet oder Ca^{2+}-Ionen aus dem sarkoplasmatischen Retiku-

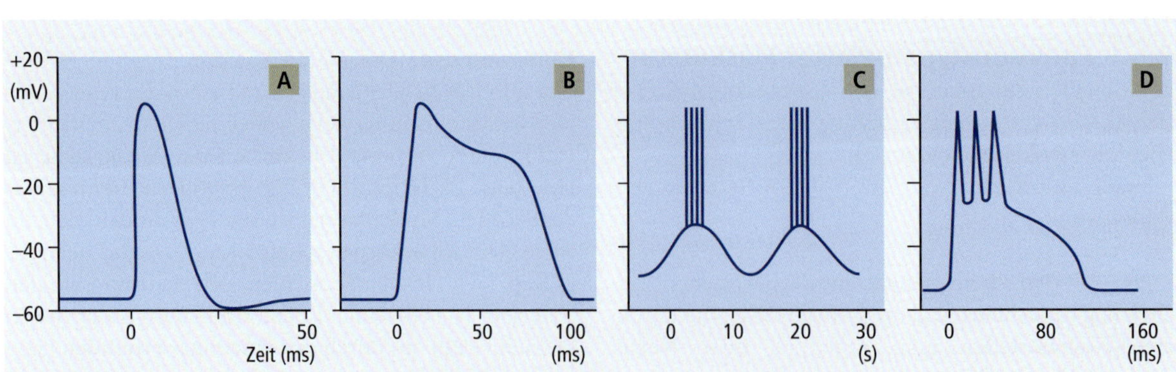

Abb. 18.31 Unterschiedliche Aktionspotenzialformen der glatten Muskulatur. Ca^{2+}-Einwärtsströme führen an verschiedenen Muskeln zu vielgestaltigen Erregungsformen: **A** Ca^{2+}-Spikes bei Einzelerregung der glatten Muskulatur im Darm, **B** Plateau-Aktionspotenzial der glatten Muskulatur im Ureter, **C** rhythmische Schwankungen des Ruhepotenzials (langsame Wellen) von Muskelzellen mit Automatie im Dünndarm werden von Ca^{2+}-Spikes überlagert, **D** Überlagerung von Plateau-Depolarisationen durch Ca^{2+}-Spikes in der glatten Muskulatur des Magenantrums

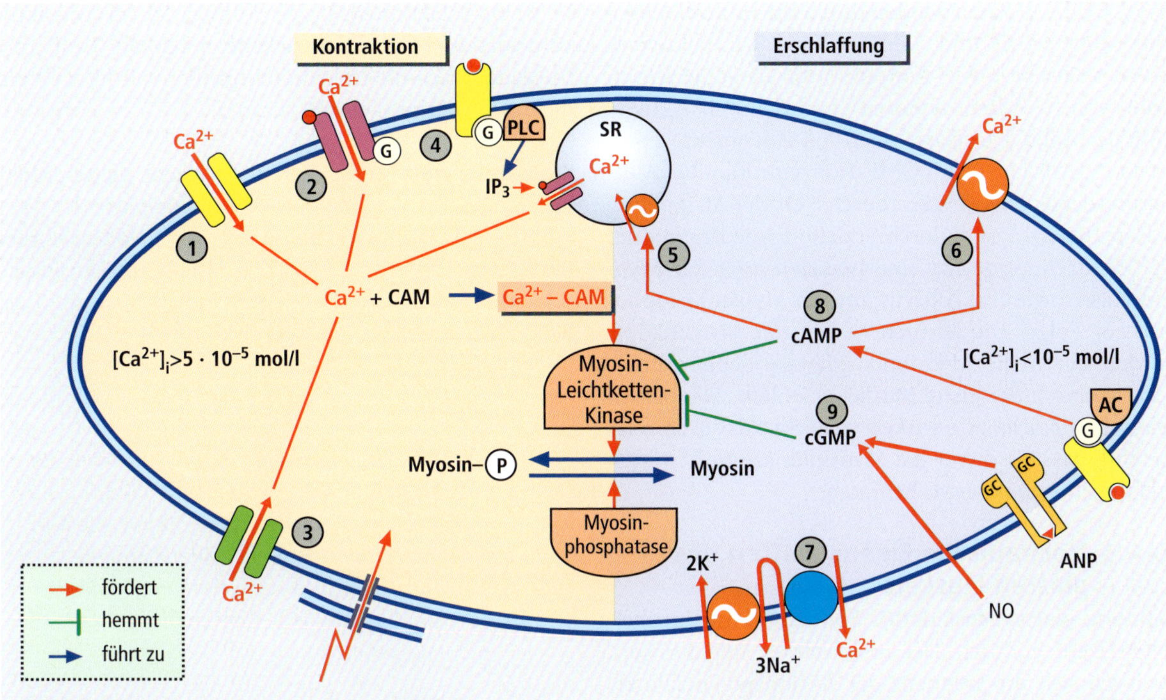

o Abb. 18.32 Kontraktionsauslösung im glatten Muskel (linke Bildhälfte) durch spannungs- (1), rezeptor- (2) und dehnungsabhängige (3) Ca^{2+}-Kanäle sowie durch rezeptorgesteuerte (4) Freisetzung von Ca^{2+}-Ionen aus dem sarkoplasmatischen Retikulum (SR). Mechanismen, die zur Muskelerschlaffung führen, sind in der rechten Bildhälfte dargestellt: Erniedrigung der zytosolischen Ca^{2+}-Konzentration durch Ca^{2+}-ATPasen (5,6) und 3 Na^+/Ca^{2+}-Austauscher (7) sowie Wirkungen der zyklischen Nucleotide cAMP (8) und cGMP (9). Molekulare Kontraktionsmechanismen in der Bildmitte, **CAM** Calmodulin, **PLC** Phospholipase C, **AC** Adenylylcyclase, **G** G-Protein, IP_3 Inositoltrisphosphat, **ANP** Atriopeptin, **GC** Guanylylcyclase

lum unter Vermittlung von Inositoltrisphosphat (IP_3, ▸Kap. 1.4.2) freigesetzt (o Abb. 18.32).

Einen weiteren Aktivierungsmechanismus stellt die direkte Öffnung von Ca^{2+}-Kanälen durch mechanische Dehnung dar (o Abb. 18.32).

Kontraktion und Erschlaffung der glatten Muskulatur. Die Kontraktion des glatten Muskels beruht – wie beim Herz- und Skelettmuskel – auf einer Aktin-Myosin-Interaktion in einem Querbrückenzyklus. Auch beim glatten Muskel sind die Ca^{2+}-Ionen der Kontraktionsauslöser, jedoch fehlt Troponin (s. o.), das im quergestreiften Muskel als „Calciumschalter" wirkt und durch eine Ca^{2+}-abhängige Konformationsänderung den Querbrückenzyklus in Gang setzt sowie die Myosin-ATPase aktiviert (s. o.). Im glatten Muskel dagegen reagieren Ca^{2+}-Ionen mit einem anderen Regulatorprotein, dem zytosolischen **Calmodulin,** und bilden mit diesem einen **Ca^{2+}-Calmodulin-Komplex**. Durch diesen wird das Enzym **Myosin-Leichtketten-Kinase** (MLCK) aktiviert, das die leichten Ketten des Myosinkopfes (▸Kap. 2.6.1) phosphoryliert und damit die Myosin-ATPase aktiviert. Das phosphorylierte Myosin kann wahrscheinlich erst dann mit Aktin interagieren, wenn auch die beiden regulatorischen Eiweiße **Caldesmon** und **Calponin** am dünnen Filament phosphoryliert sind und damit die Bindungsstelle für den Myosinkopf am Aktin freigeben (Deblockade).

Der Querbrückenzyklus läuft im glatten Muskel in gleicher Form, aber deutlich langsamer ab (Sekunden- bis Minutenbereich) als im Skelettmuskel (10–100 ms), was eine wesentlich ökonomischere Kraftentwicklung erlaubt. Bei gleicher Spannungsentwicklung benötigt der glatte Muskel 200–500-mal weniger Energie in Form von ATP als der Skelettmuskel. Sistiert eine Filamentgleitbewegung und wird nur noch Haltearbeit verrichtet, kann die ATPase-Aktivität des Myosinkopfes noch einmal um den Faktor 10 abnehmen. Dieses Phänomen wird auf eine „Verriegelung" der Querbrücken (engl. latch) zurückgeführt.

Eine **Relaxation** der glatten Muskulatur geschieht primär durch eine Senkung der zytosolischen Ca^{2+}-Konzentration unter 10^{-7} mol/l. Zur Beendigung einer Kontraktion werden die Ca^{2+}-Ionen durch eine sarkoplasmatische ATPase in das sarkoplasmatische Retikulum und durch eine zellmembranständige ATPase in den Extrazellularraum zurückgepumpt. Darüber hinaus erfolgt die Senkung der zytosolischen Ca^{2+}-Konzentration durch einen 3 Na^+/Ca^{2+}-Austauscher im Sarkolemm sowie durch Ca^{2+}-Aufnahme in Mitochondrien. Beide ATPasen werden durch die intrazellulären Botenstoffe cAMP und cGMP (▸Kap. 18.4.2) aktiviert. Die zytosolische cAMP-Konzentration steigt bei Stimulation von β_2-Adrenozeptoren (und dadurch Aktivierung der Adenylylcyclase) oder von Adenosinrezeptoren (▸Kap. 16.11.5), die cGMP-Konzentration bei Aktivierung der Guanylylcyclase durch NO oder Atriopeptin (▸Kap. 18.4.2). Die dadurch erzielte Erniedrigung der Ca^{2+}-Konzentration hat eine **Inaktivierung** der **Myosinkinase** sowie eine **Aktivierung** der **Myosinphosphatase** zur Folge. Die leichten Ketten der Myosinköpfe werden durch die Myosinphosphatase dephosphoryliert, wodurch der glatte Muskel erschlafft. Die beiden zyklischen Nucleotide wirken weiterhin dadurch relaxierend, dass sie direkt die Myosinkinase inaktivieren und die Phospholipase C hemmen.

18.4.3 Mechanische Eigenschaften des glatten Muskels

Dehnung glatter Muskulatur. Spontan aktive Muskelzellen werden durch Dehnung stärker depolarisiert, wodurch sich die Frequenz der Aktionspotenziale erhöht und damit die Kontraktionskraft zunimmt. Dieses Verhalten bildet die Grundlage für die dehnungsreaktiven Eigenschaften von Arteriolen z. B. in der Niere (Bayliss-Effekt, ▸Kap. 9.7.2). Um hierbei einen permanent erhöhten Muskeltonus einzustellen, ist lediglich eine Erregungsfolge mit einer Frequenz von etwa 1 Hz erforderlich.

Andererseits können Hohlorgane größere Volumina ohne nennenswerten Druckanstieg aufnehmen. Die Harnblase z. B. verhält sich völlig druckpassiv. Dehnungsversuche zeigen, dass nach einem vorübergehenden Spannungs- bzw. Druckanstieg innerhalb einiger Sekunden bis Minuten der Innendruck wieder abfällt (**Stressrelaxation**). Dieses Verhalten ist auf die ausgeprägte **Plastizität** der **Harnblasenmuskulatur** zurückzuführen, die ein allmähliches „Nachgeben" nach einer initialen Spannungsentwicklung bewirkt. Auf diese Weise können die Harnblase und andere Hohlorgane große Füllungsvolumina ohne starke Druckentwicklungen aufnehmen.

Kraft-Längen-Beziehung. Auch beim glatten Muskel wird die Kraft-Längen-Beziehung bei passiver Dehnung durch die **Ruhedehnungskurve** beschrieben. Diese verläuft aber wesentlich flacher als die des quergestreiften Muskels.

Wie im quergestreiften Muskel hängt auch die aktiv entwickelte Kraft von der Faserlänge (Vordehnung) ab (○Abb. 18.29, ▸Kap. 18.3). Bei einer Vordehnung, bei der eine maximale Kraftentwicklung erreicht wird, verlaufen die entsprechenden Kraft-Längen-Kurven sehr ähnlich. Glatte Muskeln können sich jedoch, bezogen auf ihre Ausgangslänge, stärker verkürzen (um etwa 75 %) als Skelettmuskelfasern (um ca. 40 %). Die aktiv vom glatten Muskel entwickelte maximale Kraft pro Muskelquerschnitt ist deutlich größer (60 N/cm^2) als die des Skelettmuskels (40 N/cm^2).

Kraft-Geschwindigkeits-Relation. Auch glatte Muskeln zeigen eine hyperbolische Abhängigkeit der Verkürzungsgeschwindigkeit von der Last. Die Kurve verläuft aber wesentlich flacher, da die Kontraktionsgeschwindigkeiten sehr viel kleiner (µm/s bis mm/s) als beim Skelettmuskel (1–8 m/s) sind (□Tab. 18.13).

In Kürze

- **Glatte Muskulatur** kommt in inneren Organen, der Wand von Blutgefäßen, der behaarten Haut sowie im Auge vor. Ihre Funktion besteht vor allem in der Aufrechterhaltung einer Dauerspannung sowie in langsamen Spannungsänderungen. Rhythmische Aktivitäten werden besonders im Magen-Darm-Trakt gefunden.
- Die **Innervation** der glatten Muskulatur erfolgt durch das **vegetative** und das **Darmnervensystem**.
- Funktionell lassen sich glatte Muskelzellen nach ihrer elektrischen Kopplung in den vor allem im Magen-Darm-Trakt, Ureter, Uterus sowie kleinen Blutgefäßen vorkommenden **Single-unit-Typ** und in den im Auge, Ductus deferens, in den Bronchien sowie der Haut lokalisierten **Multi-unit-Typ** einteilen.
- Grundlage der Aktivität von Muskelzellen vom Single-unit-Typ ist die durch Schrittmacherzellen einer funktionellen Einheit ausgelöste **Automatie**.
- Die Aktivierung der Muskelfasern vom Multi-unit-Typ erfolgt dagegen durch lokale, von vegetativen Nervenfasern induzierte Erregungen.
- Wie bei der Skelett- und Herzmuskulatur wird die **Kontraktion** auch beim glatten Muskel durch eine Erhöhung der zytosolischen Ca^{2+}-Konzentration, zu der es durch elektro-, pharmako- oder mechano-mechanische Kopplung kommt, ausgelöst. Der **Muskel erschlafft**, wenn die zytosolische Ca^{2+}-Konzentration unter 10^{-7} mol/l sinkt.
- Als Ca^{2+}-bindendes Protein dient **Calmodulin**.
- Durch **Dehnung** werden spontan aktive Muskelzellen stärker depolarisiert, wodurch die Aktionspotenzial-Frequenz und damit die Kontraktionskraft zunehmen.
- Die **Ruhedehnungskurve** verläuft beim glatten Muskel wesentlich flacher als beim Skelettmuskel.

18.4.4 Gemeinsame Eigenschaften und Unterschiede von quergestreifter und glatter Muskulatur

In ◻ Tab. 18.13 sind die gemeinsamen und die unterschiedlichen Eigenschaften der beiden Muskeltypen, der quergestreiften und der glatten Muskulatur, nochmals zusammengefasst.

◻ **Tab. 18.13** Gemeinsame Eigenschaften und Unterschiede von quergestreifter und glatter Muskulatur (Mittelwerte bei Absolutangaben)

Parameter	Skelettmuskel	Herzmuskel	Glatter Muskel
Aufgabe	Willkürmotorik	Rhythmische Pumpaktionen	Vegetative Funktionen
Innervation	Aα-Motoneurone	Vegetatives Nervensystem (Sympathikus, Parasympathikus)	Vegetatives Nervensystem (inklusive Darmnervensystem)
Morphologie	Synzytium, unverzweigte Fasern, viele Zellkerne	Verzweigte Fasern, ein Zellkern (funktionelles Synzytium)	Spindelförmige Einzelzellen, ein Zellkern
Faserdicke	10–100 µm	10–25 µm	2–10 µm
Faserlänge	1 mm–12 cm	50–100 µm	30–200 µm
Transversale Tubuli (T-System)	Stark ausgeprägt, am Übergang von I- zur A-Bande	Mittelgradig ausgeprägt, in Höhe der Z-Scheibe	Fehlen
Longitudinales System (L-System)	Stark entwickelt	Mittelgradig entwickelt	Spärlich bis mittelgradig entwickelt
Räumliche Zuordnung von T- und L-System	Triade	Diade	Fehlt
Dihydropyridin-Rezeptor (DHPR)	Aktionspotenzial-induzierte Konformationsänderung	Spannungsgesteuerter Ca^{2+}-Kanal (L-Typ)	Spannungsgesteuerter Ca^{2+}-Kanal (L-Typ)
Ryanodin-Rezeptor (RyR)	Ca^{2+}-Kanal (RyR-1), aktivierbar durch Konformationsänderung von DHPR	Ca^{2+}-Kanal (RyR-2) aktivierbar durch Ca^{2+}-Einstrom	Ca^{2+}-Kanal (RyR-3), aktivierbar durch Ca^{2+}-Einstrom
Räumliche Zuordnung von DHPR und RyR	Direkter Kontakt	Kein direkter Kontakt	Fehlt
Sarkomer, Querstreifung	Vorhanden	Vorhanden	Fehlt (Scherengitterstruktur)
Motorische Endplatte	Vorhanden	Fehlt	Fehlt
Motorische Einheiten	Vorhanden	Fehlen	Single-unit-Typ: fehlen, Multi-unit-Typ: vorhanden
Volumenanteil der Filamentproteine	ca. 80 %	55–60 %	15–50 %
Aktin/Myosin-Relation	2:1	2:1	15:1
Ca^{2+}-Bindungsprotein	Troponin C	Troponin C	Calmodulin
Regulatorproteine	Troponin, Tropomyosin	Troponin, Tropomyosin	Calmodulin, Calponin, Caldesmon, Tropomyosin (?)
Myosin-ATPase-Aktivität	Hoch	Mittel	Niedrig
ATP-Verbrauch	Hoch	Mittel	Niedrig

Tab. 18.13 Gemeinsame Eigenschaften und Unterschiede von quergestreifter und glatter Muskulatur (Mittelwerte bei Absolutangaben, Fortsetzung)

Parameter	Skelettmuskel	Herzmuskel	Glatter Muskel
Ruhemembranpotenzial	−90 mV (K^+-Diffusionspotenzial, hohe Cl^--Leitfähigkeit)	−90 mV (K^+-Diffusionspotenzial)	−50 bis −70 mV (K^+-Diffusionspotenzial, hohe Na^+-Leitfähigkeit)
Automatie	Nein	Ja	Ja (Single-unit-Typ)
Gap junctions	Nein	Ja (in Glanzstreifen)	Ja (Single-unit-Typ)
Aktionspotenzial(AP)-Dauer	5–10 ms	180–350 ms	25–100 ms
Depolarisationsströme des AP	Na^+-Einstrom	Na^+- und Ca^{2+}-Einstrom	Ca^{2+}- (und Na^+-) Einstrom
Fortleitungsgeschwindigkeit des AP	Ca. 5 m/s	0,5–1 m/s	0,05–0,1 m/s
Kontraktionsauslösung (Ca^{2+}-Bereitstellung im Zytosol)	Freisetzung von Ca^{2+} aus dem sarkoplasmatischen Retikulum (SR)	Freisetzung von Ca^{2+} aus dem SR, Einstrom aus dem Extrazellularraum	Elektro- und pharmakomechanische Kopplung, mechanische Dehnung
Relaxationsauslösung	Transport von Ca^{2+} aus dem Zytosol ins sarkoplasmatische Retikulum (SR) durch Ca^{2+}-ATPase	Transport von Ca^{2+} aus dem Zytosol ins SR und den Extrazellularraum (EZR) durch Ca^{2+}-ATPase, 3 Na^+/Ca^{2+}-Austauscher am Sarkolemm	Transport von Ca^{2+} aus dem Zytosol ins SR und den EZR durch Ca^{2+}-ATPase, 3 Na^+/Ca^{2+}-Austauscher am Sarkolemm, cAMP- und cGMP-Aktivität, Myosinphosphatase, Mitochondrien als Ca^{2+}-Speicher
Ruhedehnungskurve	Mittelsteil	Steil	Flach (z. T. Stressrelaxation)
Verkürzungsgeschwindigkeit	1–8 m/s	(ca. 2000 mm Hg/s, ▶Kap. 8.3.3)	µm/s bis mm/s
Dauer der Einzelkontraktion	10–80 ms	200–300 ms	2–20 s (latch-Mechanismus)
Tetanisierbarkeit	Ja (Fusionsfrequenz: 20–250 Hz)	Nein	Ja (Fusionsfrequenz: ≤1 Hz)
Maximale Verkürzung	40 %	40 %	75 %
Aktive Spannungsentwicklung (max.)	40 N/cm²	1,3 N/cm² (Wandspannung)	60 N/cm²
Kraft-Längen-Relation	Vorhanden	Ausgeprägt	Vorhanden
Kraft-Geschwindigkeits-Relation	Vorhanden	Vorhanden	Vorhanden
Steuerung der Muskelkraft	Vordehnung, Rekrutierung Motorischer Einheiten, Erregungsfrequenz, Ca^{2+}-Empfindlichkeit der kontraktilen Proteine	Vordehnung, Dauer des Aktionspotenzials, neurohumoral, Ca^{2+}-Empfindlichkeit der kontraktilen Proteine	Vordehnung, Dauer des Aktionspotenzials, neurohumoral, Erregungsfrequenz

18.5 Pathophysiologie des Knochens

18.5.1 Osteoporose

Die Osteoporose ist eine durch **Störungen** des **Knochenstoffwechsels** entstehende Knochenerkrankung (Osteopathie), die zu einer generalisierten oder (wesentlich seltener) lokalisierten **Abnahme** der **Knochenmasse** pro Volumeneinheit („Knochendichte") und zu einer **Beeinträchtigung** der **Mikroarchitektur** des **Knochengewebes** führt. Infolge der Struktur- und Funktionsveränderungen kommt es häufig zu **Knochenbrüchen** (vor allem zu Wirbel-, Oberschenkelhals- und Unterarmbrüchen). Im Gegensatz zur Rachitis und Osteomalazie (s. u.) liegt keine Mineralisationsstörung vor.

Die Osteoporose ist die häufigste Knochenerkrankung beim Menschen (Prävalenz in Deutschland 4–6 Mio., davon 80 % Frauen). Man unterscheidet primäre und sekundäre Formen (◘ Tab. 18.14).

Primäre Osteoporosen. Die sehr seltene **juvenile Osteoporose** tritt während der Pubertät auf und heilt spontan aus. Ihre Ursache ist unbekannt.

Besondere Bedeutung – nicht zuletzt wegen ihrer Häufigkeit – kommt der **postmenopausalen Osteoporose** (Typ-I-Osteoporose) der Frau zu. Der durch den Ausfall der Ovarienfunktion (▸ Kap. 17.5.2) bedingte Abfall der Estrogenkonzentration bewirkt eine **gesteigerte Osteolyse** durch verringerte Sekretion von Calcitonin und Sensibilisierung der Osteoklasten gegen Parathormon. Die Folge ist ein Anstieg der Ca^{2+}-Konzentration im Extrazellularraum. Dies wiederum ist die Ursache für eine **verringerte Bildung** von **Calcitriol** (▸ Kap. 16.4.2) und eine deswegen erniedrigte Ca^{2+}-Absorption aus dem Darm sowie eine verstärkte renale Ca^{2+}-Ausscheidung. Letztendlich wird durch diese Vorgänge das Gleichgewicht zwischen Knochenaufbau und -abbau zugunsten der Knochendegradation verschoben. Vorwiegend betroffen ist die Spongiosa des Knochens.

◘ **Tab. 18.14** Osteoporoseformen

Osteoporoseform	Ursachen
Primäre Osteoporosen (ca. 95 %)	
Juvenile Osteoporose	Unbekannt
Postmenopausale Osteoporose (Typ I)	Disposition, Estrogenmangel
Senile Osteoporose (Typ II)	Disposition, erniedrigte Calcitriolkonzentration im Plasma, altersbedingte Abnahme der Osteoblastentätigkeit
Sekundäre Osteoporosen (ca. 5 %) infolge von	
Endokrinologischen Störungen	
▪ Hypogonadismus	Fehlende Osteoprotektion durch Sexualhormone
▪ Hypercortisolismus	Verringerte Calciumabsorption im Darm, Hemmung von Osteoblasten
▪ Hyperparathyreoidismus	beschleunigter Knochenumsatz (Abbau >> Anbau)
▪ Hyperthyreose	Verstärkter Knochenabbau
Immobilisation, Schwerelosigkeit	Abnahme der Osteoblastentätigkeit
Medikamentöser Therapie mit	
▪ Glucocorticoiden	Wie bei Hypercortisolismus
▪ Heparin (in hoher Dosierung)	Osteolyse
▪ Zytostatika	Hemmung von Osteoblasten
Mangelernährung	Ungenügendes Angebot von Knochenbausteinen
Osteogenesis imperfecta (Glasknochenkrankheit)	Bildung von abnormem, instabilem Kollagen durch die Osteoblasten (Mutationen im Typ-I-Kollagen-Gen)
Tumoren	Lokale Osteolyse, Verdrängung von Knochengewebe durch den Tumor

Bei der **senilen Osteoporose** (Typ-II-Osteoporose), bei der die Knochenmasse in der Spongiosa und in der Kompakta gleichermaßen deutlich abnimmt, ist neben einer genetischen Disposition eine erniedrigte Calcitriolkonzentration im Plasma ein wesentlicher pathogenetischer Faktor. Alte Patienten nehmen häufig zu wenig Vitamin D_3, die Vorstufe von Calcitriol (▸Kap. 16.4.2), und Ca^{2+} mit der Nahrung auf, auch ist die endogene Vitamin-D_3-Synthese durch mangelnden Aufenthalt im Sonnenlicht verringert. Außerdem ist vermutlich im höheren Alter die Fähigkeit der Niere zur Bildung von Calcitriol aus 25-Hydroxycolecalciferol (Calcifediol, Calcidiol) reduziert.

Sekundäre Osteoporosen. Diesen Osteoporoseformen liegen die in ◘ Tab. 18.14 genannten Ursachen zugrunde. Im Unterschied zu den primären Osteoporosen sind Männer und Frauen gleich häufig betroffen.

Klinische Symptomatik. Häufigste Symptome einer Osteoporose sind Knochenschmerzen, insbesondere im Brust- und Lendenwirbelsäulenbereich, die häufig durch Einbrüche an den Deckplatten der Wirbelkörper bedingt sind. In fortgeschrittenen Fällen treten **Deformierungen** (z. B. Keilwirbel) sowie **Kompressionsfrakturen von Wirbelkörpern** auf, die wiederum zu erheblichen Schmerzen führen können. Generell ist, wie oben erwähnt, das **Frakturrisiko aller Knochen erhöht**. Oberschenkelhalsbrüche mit den daraus resultierenden Folgen sind eine häufige Todesursache älterer Frauen.

18.5.2 Osteomalazie und Rachitis

Osteomalazie. Die Osteomalazie ist eine Skeletterkrankung des Erwachsenen, der (wie der Rachitis, s. u.) eine Mineralisationsstörung zugrunde liegt (Erwachsenenform der kindlichen Rachitis).

Hauptursachen einer Osteomalazie sind: exogener Vitamin-D-Mangel (unzureichende Vitamin-D-Zufuhr, mangelnde UV-B-Strahlung, ▸Kap. 11.2.1, Malabsorptionssyndrom, ▸Kap. 12.13.1), Vitamin-D-Stoffwechselstörungen (gestörte Bildung von 25-Hydroxycolecalciferol bei Leberzirrhose; reduzierte Calcitriolsynthese bei Niereninsuffizienz), Hemmung der intestinalen Calciumabsorption durch einige Antiepileptika (z. B. Phenytoin) sowie renal-tubuläre Funktionsstörungen (z. B. nephrotisches Syndrom, ▸Kap. 13.7.4, bei dem es zu einem Verlust an Vitamin-D_3-bindendem Protein kommt). Als **Symptome** einer Osteomalazie treten unspezifische, diffuse Skelettschmerzen, Knochenverbiegungen, Gangstörungen und Muskelschwäche auf. Ein wichtiges Leitsymptom einer Osteomalazie ist ferner wegen der Hypocalcämie ein sekundärer Hyperparathyreoidismus (▸Kap. 16.4.3).

Rachitis. Das der Osteomalazie entsprechende Krankheitsbild bei Säuglingen und Kleinkindern, die Rachitis („Englische Krankheit"), wird durch **Vitamin-D-Mangel** (unzureichende Zufuhr und/oder ungenügende UV-Strahleneinwirkung) hervorgerufen. Die durch Störung der Calciumabsorption und die darauf beruhende mangelhafte Einlagerung von Calciumsalzen in den Knochen hervorgerufene abnorme Weichheit des Knochensystems führt zu **Skelettdeformierungen**. Die Wirbelsäule verbiegt sich unter dem Druck des Kopfes und des Schultergürtels (**rachitische Kyphoskoliose**), die untere Thoraxapertur (Brustkorböffnung) wird aufgebogen (**Glockenbrust**), die Unterschenkelknochen verkrümmen (**X-** oder **O-Beine**) und die Knochen-Knorpel-Grenzen sind knotig aufgetrieben (**rachitischer „Rosenkranz"** an den Rippen). Die **Dentition** (das Zahnen) und der **Fontanellenschluss** sind **verzögert**, die Schädelknochen eindrückbar (**Kraniotabes**). Sinkt die Blut-Calcium-Konzentration weiter ab, treten tetanische Krämpfe (**Spasmophilie** = rachitogene Tetanie) auf.

Zusatzinformation

Zur **Rachitisprophylaxe** werden Säuglingen und Kleinkindern 1–1,5 Jahre lang täglich 500–1000 I. E. = 0,0125–0,025 mg Vitamin D_3 gegeben (1 I. E. = 0,025 µg).

18.5.3 Lokalisierte Knochenerkrankungen mit Knochenabbau

Morbus Paget. Bei dieser auch als **Ost(e)itis deformans Paget** bezeichneten Erkrankung mit weitgehend unbekannter Genese – diskutiert werden neben einer erblichen Komponente Virusinfektionen sowie eine erhöhte Aktivität von RANKL (▸Kap. 2.5.2) – tritt an einer oder mehreren Stellen durch Überaktivität von Osteoklasten und nachfolgend von Osteoblasten ein **exzessiv gesteigerter lokaler Knochenumbau** mit verdicktem, aber mechanisch minderwertigem Knochen mit der Folge von Knochendeformierungen und -brüchen auf.

Sudeck-Syndrom. Nach **Extremitätenverletzungen** sowie – allerdings wesentlich seltener – z. B. auch bei koronarer Herzkrankheit oder Hyperthyreose kann es zu einer Störung der lokalen Durchblutung mit fleckiger, diffuser Knochenentkalkung kommen. Häufig findet man bei dieser Erkrankung unklarer Genese – vielfach einseitig – **Entzündungszeichen** (lokale Schwellung, Rötung, Schmerzen, ▸Kap. 5.6.1), Haut- und Muskelatrophien sowie neurologische Symptome (u. a. Hypästhesie, Muskelspasmen, Paresen). Besonders häufig sind die Hand mit Unterarm und der Fuß mit Unterschenkel betroffen.

18.5.4 Osteosklerosen

Einige Knochenerkrankungen gehen mit einer Zunahme der Knochenmasse pro Volumeneinheit einher.

Osteopetrose. Der sog. **Marmorknochenkrankheit** liegt ein genetischer Defekt der Osteoklastenfunktion zugrunde. Aufgrund einer verminderten Aktivität der Osteoklastenenzyme wird nicht genügend Knochengewebe beim Umbau resorbiert, was zur Verdichtung und Verdickung des Knochens mit Verdrängung des Knochenmarks (und nachfolgender Anämie) sowie zu einer deutlichen Verminderung der Belastbarkeit der Knochen führt.

Endokrin bedingte Osteosklerosen. Beim **Hypoparathyreoidismus** (▸Kap. 16.4.3) fehlt die stimulierende Wirkung des Parathormons auf die Osteoklasten. Es resultiert eine verminderte osteolytische Aktivität und eine Nettozunahme der Knochenneubildung.

Ein Überschuss an Wachstumshormon führt im Erwachsenenalter zur **Akromegalie** (▸Kap. 16.2.6) mit Zunahme der Knochenmasse des Schädels sowie der Hand- und Fußknochen.

18.5.5 Knochentumoren

Skelettmetastasen. Neben Leber und Lunge ist das Skelett die dritthäufigste Lokalisation hämatogener Metastasen von Malignomen. Besonders häufig metastasieren Mamma-, Prostata- und Bronchialkarzinome in das Skelett. Bei **osteoplastischen Metastasen** wird durch Osteoblastenaktivierung Geflechtknochen neu gebildet, wohingegen bei **osteolytischen Metastasen** durch Aktivierung von Osteoklasten Knochen abgebaut wird.

Benigne Tumoren. Zu den vom Knorpelgewebe ausgehenden gutartigen Tumoren zählen u. a. das zumeist im Femur und Humerus vorkommende **Osteochondrom** sowie das überwiegend im Markraum der kleinen Röhrenknochen nachweisbare **Enchondrom**. Zu den vom Knochengewebe gebildeten Geschwülsten gehören das in der Kortikalis lokalisierte **Osteoidosteom** und das im Knochenmark auftretende **Osteoblastom**.

Bösartige Tumoren. Der häufigste primäre maligne Knochentumor ist das rasch wachsende und frühzeitig metastasierende **Osteosarkom**, der zweithäufigste das aus Knorpelgewebe hervorgehende, im Epiphysenbereich der langen Röhrenknochen gelegene **Chondrosarkom**. **Ewing-Sarkome,** die im Erwachsenenalter die dritthäufigste maligne Knochentumorentität darstellen, werden dagegen im Schaftbereich der langen Röhrenknochen gefunden.

Das **Plasmozytom** bzw. **multiple Myelom** stellt eine monoklonale Proliferation von Plasmazellen des Knochenmarks dar und gehört damit zu den hämatopoietischen Tumoren (▸Kap. 6.7.8).

In Kürze

- Die **Osteoporose** ist eine durch Knochenstoffwechsel-Störungen bedingte Knochenerkrankung, die zu einer generalisierten oder – wesentlich seltener – lokalisierten Abnahme der Knochendichte sowie zu einer Beeinträchtigung der Mikroarchitektur des Knochengewebes führt.
- Zu den **primären Osteoporosen** gehören die seltene juvenile Osteoporose, die besonders bedeutsame, durch Abfall der Estrogen-Konzentration bedingte postmenopausale Osteoporose und die senile Osteoporose. Bei letzterer ist neben einer genetischen Disposition eine erniedrigte Calcitriolkonzentration im Plasma ein wesentlicher pathogenetischer Faktor.
- **Sekundären Osteoporosen,** deren Anteil nur etwa 5% ausmacht, liegen u. a. endokrinologische Störungen (z. B. Hypercortisolismus, Therapie mit Glucocorticoiden), Immobilisation, Mangelernährung oder Tumoren zugrunde.
- Häufigste **Symptome** einer Osteoporose sind Rückenschmerzen. In fortgeschrittenen Fällen treten insbesondere Deformierungen und Kompressionsfrakturen von Wirbelkörpern auf. Generell ist das Frakturrisiko aller Knochen erhöht. Oberschenkelhalsbrüche sind eine der häufigen mittelbaren Todesursachen älterer Frauen.
- Die **Osteomalazie,** die Erwachsenenform der kindlichen Rachitis (s. u.), ist eine durch eine Mineralisationsstörung hervorgerufene Skeletterkrankung. Hauptursachen sind exogener Vitamin-D-Mangel bzw. Vitamin-D-Stoffwechselstörungen sowie Hemmung der intestinalen Calciumabsorption. Als Symptome treten u. a. Skelettschmerzen, Knochenverbiegungen und Muskelschwäche auf.
- Die der Osteomalazie entsprechende Krankheit bei Säuglingen und Kleinkindern ist die durch Vitamin-D-Mangel hervorgerufene **Rachitis.** Infolge der mangelhaften Einlagerung von Calciumsalzen in den Knochen kommt es zu Skelettdeformierungen.
- Der **Morbus Paget** ist durch einen exzessiv gesteigerten lokalen Knochenumbau mit verdicktem,

aber mechanisch minderwertigem Knochen charakterisiert.

- Beim **Sudeck-Syndrom** handelt es sich um eine lokale Durchblutungsstörung mit diffuser Knochenentkalkung sowie entzündlichen Symptomen insbesondere nach Extremitätenverletzungen.
- Neben Leber und Lunge ist das Skelett die dritthäufigste Lokalisation hämatogener Metastasen von bösartigen Tumoren.
- Zu den **benignen Knochentumoren** zählen die vom Knorpelgewebe ausgehenden **Osteochondrome** und **Enchondrome** sowie die vom Knochengewebe gebildeten **Osteoidosteome** und **Osteoblastome**. Die **malignen Knochentumoren** sind das **Osteosarkom**, **Chondrosarkom** und **Ewing-Sarkom**.

18.6 Pathophysiologie der Muskulatur

Erkrankungen, an denen die **glatte Muskulatur** beteiligt ist, sind bei den jeweiligen Organsystemen behandelt (z. B. Mediahypertrophie bei Arteriosklerose, ▸Kap. 9.9.2, arterieller Hypertonie, ▸Kap. 9.9.7, oder obstruktiven Lungenkrankheiten, ▸Kap. 10.11.2; Mediadysplasie bei Venenerkrankungen, ▸Kap. 9.9.5; Balkenblase bei benigner Prostatahyperplasie, ▸Kap. 17.1.4).

Die nachstehend beschriebenen Struktur- und Funktionsstörungen der **Skelettmuskulatur**, die durch Veränderungen an den Muskelfasern oder an deren interstitiellem Bindegewebe verursacht werden und nicht auf Läsionen des Nervensystems beruhen, werden unter der Bezeichnung **Myopathien** zusammengefasst (Struktur- und Funktionsmyopathien). Der Ätiopathogenese entsprechend, können endogene (genetisch bedingte, angeborene) und exogene (erworbene) Formen unterschieden werden (◘Tab. 18.15). Wichtige Symptome sind Muskelschwäche (Paresen) und Muskelatrophie. Nur bei einem Teil der Erkrankungen treten Muskelschmerzen auf; Sensibilitätsstörungen fehlen.

◘ **Tab. 18.15** Myopathien (Auswahl)

Angeboren	Erworben
Muskeldystrophien	Myositiden, autoimmunologisch bedingt, erregerbedingt
Myotonien	Endokrine Myopathien
Metabolische Myopathien	Myasthenie-Syndrome

18.6.1 Muskeldystrophien

Die Muskeldystrophien bilden eine heterogene Gruppe genetisch bedingter, degenerativer Erkrankungen der Skelettmuskulatur mit progredientem Verlauf. Bei den am meisten vorkommenden und zugleich bedeutsamsten Formen findet man einen symmetrischen Befall, insbesondere sind die Muskeln des Rumpfes sowie des Schulter- und Beckenbereichs betroffen.

Die häufigste Form (0,3 ‰ der Knabengeburten) ist die X-chromosomal-rezessiv vererbte **Muskeldystrophie Typ Duchenne** (infantile, maligne Form), die – dem geschlechtsgebundenen rezessiven Erbgang entsprechend – nur beim männlichen Geschlecht auftritt. Sie beruht auf einer **Mutation des Dystrophin-Gens**. Dieses auf dem kurzen Arm des X-Chromosoms gelegene Gen codiert für das Zytoskelettprotein Dystrophin, das die zytosolische Seite der Muskelfasermembran mit den Aktinfilamenten verbindet. In Muskeln von Patienten mit einer Muskeldystrophie Typ Duchenne fehlt dieses Protein. Die Folge davon ist ein Membrandefekt und durch diesen bedingt der Austritt einer Reihe von Enzymen aus dem Muskel in das Blutplasma sowie der Untergang von Muskelfasern (Muskelfasernekrosen). Zumeist ist die Kreatinkinase-Konzentration im Blutplasma deutlich erhöht. Zerstörte Muskelfasern werden durch Binde- und Fettgewebe ersetzt (**Muskelschwäche**, „**Muskelschwund**"). Etwa ein Drittel der Kinder ist außerdem intellektuell beeinträchtigt.

Die Krankheit beginnt bereits in den ersten Lebensjahren vorwiegend am Beckengürtel sowie den Oberschenkeln und schreitet rasch aufsteigend fort. Die Mehrheit der Patienten ist etwa ab dem 10. bis 12. Lebensjahr auf den Rollstuhl angewiesen; der Tod tritt meist vor dem 20. Lebensjahr durch zunehmende Ateminsuffizienz oder seltener durch Herzversagen ein.

Eine ebenfalls X-chromosomal-rezessive Mutation des Dystrophin-Gens liegt auch bei einer weiteren Form der progressiven Muskeldystrophie, der **Muskeldystrophie Typ Becker-Kiener** (juvenilen, benignen Form), zugrunde. Sie kommt etwa zehnmal seltener vor als der Typ Duchenne. Die Krankheit beginnt etwas später (zwischen dem 6. und 19. Lebensjahr) – und zwar wiederum am Beckengürtel – und zeigt in der Regel einen milderen Verlauf. Die Lebenserwartung ist zwar reduziert, doch beträgt sie immerhin etwa drei Viertel derjenigen der Normalbevölkerung. Eine Herzbeteiligung ist die Regel.

Bei der **myotonen Dystrophie Curschmann-Steinert** handelt es sich um eine autosomal-dominant vererbte Muskelerkrankung mit einem Gendefekt auf dem kurzen Arm des Chromosoms 19 (Prävalenz 1:7500; Vorkommen bei Männern etwas häufiger als bei Frauen). Sie ist beim Erwachsenen die am häufigsten vorkommende Muskeldystrophie-Form. Außer der Skelettmuskulatur sind auch die glatte Muskulatur, das

Herz sowie andere Organe und das endokrine System (insbesondere die Gonaden) betroffen. Pathogenetisch bedeutsam ist die **gestörte Aktivität** einer **cAMP-abhängigen Proteinkinase**, die Ionenkanalproteine phosphoryliert.

Im Vordergrund der klinischen Symptomatik steht die Dystrophie. Anfänglich treten Atrophien an den Gesichtsmuskeln sowie an der Muskulatur von Unterarmen, Händen und Unterschenkeln auf. Später sind auch proximale Muskeln betroffen. Außerdem weisen die Muskeln bei allen Patienten eine myotone Reaktion auf, die allerdings weniger ausgeprägt ist als bei der Myotonia congenita (s. u.). Weitere Symptome sind Ptose (Herabhängen des Oberlids), Linsentrübungen, Glatzenbildung, Erregungsleitungsstörungen im Herz, Hodenatrophie, Intelligenzstörungen u. a. Die Lebenserwartung ist vermindert.

Eine weitere, seltene Muskeldystrophie-Form ist die z. T. erst im Erwachsenenalter auftretende **Emery-Dreifuß-Muskeldystrophie**. Sie beruht entweder auf einem autosomal-dominant vererbten Defekt der Kernproteine **Lamin A** bzw. **B** oder auf einer X-chromosomal vererbten Mutation des Kernproteins **Emerin**. Bei beiden Typen stehen neben der Muskelschwäche Kontrakturen und eine Beteiligung des Herzmuskels im Vordergrund.

Außerdem wurden etwa 20 zusätzliche, meist autosomal-dominant vererbte Muskeldystrophieformen beschrieben, die jedoch wegen ihrer Seltenheit hier nicht behandelt werden.

18.6.2 Myopathien infolge von Ionenkanalprotein-Defekten

Diese Krankheitsbilder sind durch eine **abnorm lange Muskelkontraktion** infolge einer **verzögerten Muskelerschlaffung** gekennzeichnet, d. h. nach einer Muskelaktivierung hält die sog. Nachaktivität bis zu mehreren Sekunden an. Elektromyographisch nachweisen lässt sich diese Nachaktivität in Form von zahlreichen, kleinen Potenzialen, die ein typisches Frequenz- und Amplitudenmuster zeigen. Von den Patienten wird die Störung als **Muskelsteifigkeit** empfunden. Die myotonen Reaktionen treten sowohl bei willkürlichen Bewegungen als auch nach mechanischer oder elektrischer Muskelreizung auf. In der Kälte verstärkt sich die Erkrankung, nach wiederholten Bewegungen nimmt sie in der Regel ab.

Eine wichtige Form ist die **Myotonia congenita Thomsen**. Die autosomal-dominant vererbte Erkrankung kommt bei beiden Geschlechtern vor und besteht schon von Geburt an. Die myotone Reaktion ist das einzige zu beobachtende Symptom. Das Ruhemembranpotenzial der Muskelzellen ist weniger negativ (ca. –65 mV). Dies geht auf eine **Mutation** des **Cl^--Kanalgens** in der Muskelfasermembran zurück. Ferner führt die verminderte Cl^--Leitfähigkeit zu einem verstärkten depolarisierenden Nachpotenzial. Die Patienten sind durch die Erkrankung vor allem am Beginn eines Bewegungsablaufs sowie bei besonders kraftvollen Initialbewegungen beeinträchtigt.

Die seltene **Paramyotonia congenita Eulenburg**, die sowohl durch Muskelsteifigkeit als auch durch Muskelschwäche gekennzeichnet ist und vor allem dann auftritt, wenn die Muskeln Kälte ausgesetzt werden, beruht auf einer autosomal-dominant vererbten **Mutation** des **Na^+-Kanalgens** bzw. der gestörten **Inaktivierung** von **Natriumkanälen** bei Kälte.

Ein **Calciumkanaldefekt** im sarkoplasmatischen Retikulum liegt der lebensbedrohlichen und unbehandelt nicht selten zum Tode führenden **malignen Hyperthermie** zugrunde (▸Kap. 15.2.6). Sie wird autosomal-dominant vererbt und beruht auf einem **Ryanodin-Rezeptordefekt**, wodurch vermehrt Ca^{2+}-Ionen in das Sarkoplasma freigesetzt werden. Ausgelöst wird diese Erkrankung durch verschiedene Inhalationsnarkosemittel sowie durch das Muskelrelaxans Suxamethonium (Succinylcholin). Diese Pharmaka verstärken den Calciumtransportdefekt, indem sie ihrerseits die Ca^{2+}-Aufnahme in das sarkoplasmatische Retikulum hemmen. Durch die hohe zytosolische Ca^{2+}-Konzentration werden die anaeroben und aeroben Stoffwechselprozesse in den Muskelzellen erheblich gesteigert, und als Folge davon kommt es zu vermehrter Wärme-, CO_2- und Lactat-Produktion.

18.6.3 Metabolische Myopathien

Den metabolischen Myopathien, die rezessiv vererbt werden, liegen Störungen der Glykogenolyse, der Glykolyse, des Lipidstoffwechsels, der Mitochondrienfunktion oder des Calciumtransports zugrunde. Klinisch beobachtet man häufig Muskelschwäche und begrenzte Belastbarkeit der Muskeln. Bei anhaltender Muskeltätigkeit können auch Schmerzen auftreten.

Glykogenstoffwechseldefekte mit Glykogenspeicherung im Muskel infolge eines gestörten Glykogenabbaus findet man bei α-1,4-Glucosidase- und bei Muskelphosphorylase-Mangel. **Glykolysestörungen** treten u. a. bei einem Mangel an Phosphofructokinase, Phosphoglyceratkinase oder Lactatdehydrogenase auf.

Bei den **Lipidmyopathien** werden aufgrund einer ungenügenden Fettsäurenverwertung im Muskel vermehrt Lipide, insbesondere in den Typ-I-Fasern, gespeichert. Als Ursache solcher Störungen konnte ein **Mangel an Muskel-Carnitin-Palmitoyl-Transferase**, einem Enzym der β-Oxidation, sowie an der **Aminosäure Carnitin** selbst, an die beim Fettsäurestoffwechsel Acyl-Coenzym A gebunden wird, ermittelt werden.

Auch bei **Störungen** der **Mitochondrienfunktion** durch Mutationen der Mitochondrien-DNA kann es zu einer Ablagerung von Glykogen und Lipiden im Muskel kommen.

18.6.4 Myositiden

Die in ihrer Ätiologie und Pathogenese sehr unterschiedlichen Myositiden (entzündlichen Myopathien) können **autoimmunologisch** oder **infektiös** bedingt sein. Die verschiedenen Formen gehen mit Schmerzen in den befallenen Muskeln, Muskelschwäche, Verkrampfungen, Zunahme von Muskelenzymen im Blutplasma und Veränderungen des Elektromyogramms einher.

Bei den durch Autoimmunreaktionen ausgelösten Myositiden unterscheidet man die Polymyositisgruppe, zu der auch die Dermatomyositis gehört, von interstitiellen Herdmyositiden und granulomatösen Myositiden.

Die **Polymyositis,** die sporadisch in jedem Lebensalter, am häufigsten jedoch jenseits des 30. Lebensjahrs auftritt und Frauen etwa doppelt so häufig befällt wie Männer, ist klinisch durch eine symmetrische Schwäche der proximalen Muskulatur mit Beginn im Bereich des Schulter- und Beckengürtels charakterisiert. Histologisch findet man herdförmige Entzündungsprozesse und Muskelfasernekrosen mit Bindegewebevermehrung. Im akuten Stadium sind u.a. die Kreatinkinase, Aldolase und Lactatdehydrogenase im Serum erhöht. Die Ätiologie ist noch weitgehend unbekannt, man rechnet die Polymyositis zu den vorwiegend durch **CD8-T-Lymphozyten-vermittelten Autoimmunkrankheiten** (▸ Kap. 7.3.3). Eine Virusinfektion wird als auslösender Mechanismus diskutiert.

Bei der **Dermatomyositis,** an der vor allem humorale, d.h. **B-Zell-vermittelte Autoimmunreaktionen** beteiligt sind, kommen zu den Symptomen der Polymyositis noch **Hautveränderungen** in Form von weinroten, flächenhaften, ödematösen Rötungen (Erythemen) an lichtexponierten Hautarealen infolge einer Vaskulitis bzw. Perivaskulitis sowie Hyper- bzw. Depigmentierungen hinzu. Besonders auffallend ist es, dass bei einem hohen Prozentsatz der Patienten mit Dermatomyositis maligne Tumoren gefunden werden. (Bei Männern über 50 Jahren wurde in 60–70 % der Fälle eine bösartige Geschwulst als Ursache einer Dermatomyositis nachgewiesen.)

Die **Herdmyositis** tritt meist als Begleiterkrankung bei **generalisierten Infektionen** auf; eine **granulomatöse Myositis** findet man vielfach bei der Sarkoidose (Morbus Boeck, ▸ Kap. 5.6.3).

Infektiös bedingte Myositiden kommen sowohl bei Infektionen mit Bakterien und Viren als auch bei solchen mit Protozoen und Parasiten (z.B. Trichinen) vor.

18.6.5 Myopathien bei endokrinen Störungen

Myopathien können ferner bei verschiedenen endokrinen Störungen, vor allem bei Erkrankungen der Schilddrüse, der Nebenschilddrüse, der Nebennierenrinde und des endokrinen Pankreas auftreten.

Störungen der **Schilddrüsenfunktion** rufen wegen der dadurch bedingten Stoffwechselveränderungen häufig Muskelsymptome hervor. So geht eine **Hyperthyreose** (▸ Kap. 16.3.4) oft mit Muskelschwäche, Muskelschwund, Muskelschmerzen (Myalgien) und gesteigerten Dehnungsreflexen einher. Die Erkrankung befällt am häufigsten die proximalen Streckmuskeln. In Muskelbiopsien findet man eine Abnahme des intrazellulären Kalium- und eine Erhöhung des intrazellulären Natriumgehalts sowie eine Verminderung von ATP und Kreatinphosphat. Die Kreatinkinasekonzentration im Serum ist häufig erniedrigt. Bei einer **Hypothyreose** (▸ Kap. 16.3.4) sind – parallel zur Schwere der Unterfunktion – die Muskelkontraktion und -erschlaffung verlangsamt. Man beobachtet eine Muskelschwäche sowie teilweise auch Muskelsteifigkeit und Muskelkrämpfe. Die Kreatinkinasekonzentration im Plasma ist praktisch immer erhöht. In Muskelbiopsien werden Zeichen einer Muskelatrophie gefunden.

Beim **Hyperparathyreoidismus** (▸ Kap. 16.3.4) treten leichte Muskelsymptome in Form von Muskelschwäche, Muskelschmerzen, Muskelschwund und gesteigerten Eigenreflexen auf. Der Überfunktion liegt meist ein Adenom der Epithelkörperchen zugrunde. Wird das Adenom operativ entfernt, bildet sich die Muskelschwäche rasch zurück. Die Pathogenese ist noch weitgehend ungeklärt, eine Korrelation der klinischen Symptome mit den Calcium- und Phosphat-Blutkonzentrationen besteht nicht. Es wird eine Parathormon-induzierte Erhöhung der Adenylylcyclase-Aktivität und der cAMP-Produktion diskutiert.

Beim **Hypercortisolismus** (▸ Kap. 16.6.5) sind Myopathien in Form von Muskelschwäche und Muskelatrophie, vor allem im Bereich der Muskulatur der proximalen Gliedmaßen, häufig nachweisbar. Die Muskelbiopsie zeigt eine bevorzugt die Typ-II-Fasern betreffende Atrophie, vermutlich infolge einer gesteigerten Proteolyse bei verringerter Proteinbiosynthese.

Beim **Morbus Addison** (▸ Kap. 16.6.5) treten neben einer generalisierten Muskelschwäche nicht selten Muskelkrämpfe und z.T. ausgedehnte Verkürzungen von Sehnen und Fasziengewebe, insbesondere im Bereich des Abdomens und der Oberschenkel, auf. In der Pathogenese dieser muskulären Störungen spielt die bei der Nebennierenrindeninsuffizienz auftretende Hyperkaliämie bzw. Hyponatriämie eine Rolle.

Auch beim **primären Hyperaldosteronismus** (Conn-Syndrom, ▸ Kap. 16.6.5) kommt es infolge der Hypokaliämie zu Muskelschwäche oder -lähmungen. Die Kreatinkinase im Plasma ist meist erhöht.

Zusatzinformation

Auch bei einigen Arzneistoffen besteht die Gefahr der Auslösung einer Myopathie. So können **Statine** („Lipidsenker")

Muskelstörungen im Sinne einer toxischen Myopathie hervorrufen. Dabei handelt es sich um strukturelle und funktionelle Veränderungen der Skelettmuskulatur. Die schwerste Form dieser Nebenwirkung ist die **Rhabdomyolyse** (Auflösung quergestreifter Muskelfasern).

18.6.6 Myasthenien

Bei Myasthenien handelt es sich um Erkrankungen, bei denen die **Erregungsübertragung an der motorischen Endplatte gestört** ist. Die Folge ist eine abnorme, **belastungsabhängige Ermüdbarkeit** einzelner oder aller Skelettmuskeln, wobei eine vollständige oder teilweise Erholung erst nach einer Ruhepause eintritt.

Die wichtigste Form ist die **Myasthenia gravis pseudoparalytica Erb**. Die Krankheit beginnt oft subakut, selten akut; sie kann schubweise verlaufen oder über längere Zeit stationär bleiben. Typisch sind spontane Verschlechterungen und Remissionen. Die Prävalenz beträgt 1:10 000. Frauen sind etwa doppelt so häufig betroffen wie Männer. Besonders auffallend ist die Schwäche der äußeren Augenmuskulatur. Daneben ist auch die Larynx- und Pharynxmuskulatur befallen, erst dann folgt die Muskulatur der Extremitäten, des Halses und des Rumpfes.

Die Myasthenia gravis ist eine **Autoimmunerkrankung**, bei der **IgG-Autoantikörper** vor allem im Thymus gegen die **n-Cholinozeptoren** (Nicotinrezeptoren) der motorischen Endplatte gebildet werden. Dadurch ist die Wirkung des in den subsynaptischen Spalt ausgeschütteten Acetylcholins herabgesetzt, weil die Antikörper die Zahl der verfügbaren ACh-Rezeptoren, vermutlich infolge Komplement-vermittelter Lyse vermindern. Seit der Einführung der Therapie mit Cholinesterase-Hemmstoffen sowie der Thymusentfernung hat sich die Prognose entscheidend verbessert.

Bei der seltenen **Lambert-Eaton-Myasthenie** werden **IgG-Autoantikörper** gegen den präsynaptischen spannungsabhängigen **Ca^{2+}-Kanal** gebildet, wodurch die Acetylcholinfreisetzung aus den präsynaptischen Vesikeln gestört ist.

18.6.7 Muskeltumoren

Benigne Tumoren. Zu den gutartigen Tumoren der Skelettmuskulatur werden die **Rhabdomyome** gerechnet. Man findet sie bevorzugt im Kopf-Hals-Bereich.

Leiomyome sind dagegen glattmuskuläre Tumoren, die vor allem im Urogenitalbereich (z. B. Uterus) und Magen-Darm-Trakt vorkommen.

Maligne Tumoren. Bösartige Tumoren der quergestreiften Muskulatur (**Rhabdomyosarkome**) sind beim Erwachsenen relativ selten. Bei Kindern und Jugendlichen sind sie jedoch die häufigsten malignen Weichgewebetumoren. Man unterscheidet mehrere Subtypen mit unterschiedlichem Malignitätsgrad.

Die entsprechenden (seltenen) Malignome der glatten Muskulatur sind die zumeist im hinteren Bauchraum lokalisierten **Leiomyosarkome**.

In Kürze

- Die **Muskeldystrophien** bilden eine große, heterogene Gruppe genetisch bedingter, degenerativer Erkrankungen der Skelettmuskulatur mit progredientem Verlauf.
- Die häufigste, nur beim männlichen Geschlecht vorkommende Form ist die X-chromosomal-rezessiv vererbte **Muskeldystrophie Typ Duchenne.** Bei den betroffenen Patienten ist das Zytoskelettprotein Dystrophin funktionslos, wodurch es zu Membrandefekten und nachfolgend infolge von Muskelfasernekrosen zum Muskelschwund kommt.
- Ein Dystrophin-Defekt liegt auch bei der wesentlich selteneren und benigneren **Muskeldystrophie Typ Becker-Kiener** vor.
- Die **myotone Dystrophie Curschmann-Steinert** ist eine autosomal-dominant vererbte Muskelerkrankung mit einem Gendefekt auf Chromosom 19. Neben einer Atrophie weisen die Muskeln eine myotone Reaktion auf, die sich in einer abnorm langen Muskelkontraktion infolge einer verzögerten Muskelerschlaffung äußert.
- Zu den Myopathien durch **Defekte** von **Ionenkanalproteinen** gehören die autosomal-dominant vererbten **Myotonia congenita Thomsen**, die **Paramyotonia congenita Eulenburg** sowie die **maligne Hyperthermie.** Letztere beruht auf einem Ryanodin-Rezeptordefekt, wodurch vermehrt Ca^{2+}-Ionen aus dem sarkoplasmatischen Retikulum freigesetzt werden.
- Den rezessiv vererbten **metabolischen Myopathien** liegen Störungen der Glykogenolyse, der Glykolyse, des Lipidstoffwechsels oder der Mitochondrienfunktion zugrunde. Klinisch werden häufig Muskelschwäche und begrenzte Belastbarkeit der Muskeln beobachtet.
- **Myositiden** sind autoimmunologisch oder infektiös bedingte entzündliche Muskelerkrankungen.
- Die **Polymyositis**, bei der eine Virusinfektion als Auslöser diskutiert wird, ist klinisch durch eine symmetrische Muskelschwäche charakerisiert.
- Bei der **Dermatomyositis**, an der humorale Autoimmunreaktionen beteiligt sind, treten zu den Symptomen der Polymyositis noch Hautveränderungen hinzu.

18

- **Infektiös bedingte Myositiden** kommen sowohl bei Infektionen mit Bakterien und Viren als auch bei solchen mit Protozoen und Parasiten vor.
- **Myopathien** infolge **endokriner Störungen** werden bei Hyper- und Hypothyreosen, Hyperparathyreoidismus, Hypercortisolismus, Morbus Addison und primärem Hyperaldosteronismus beobachtet.
- Bei **Myasthenien** ist die Erregungsübertragung an der motorischen Endplatte gestört. Die wichtigste Form ist die **Myasthenia gravis pseudoparalytika Erb,** bei der IgG-Antikörper gegen n-Cholinozeptoren der motorischen Endplatte gebildet werden. Besonders betroffen von der Muskelschwäche sind die äußeren Augen- sowie die Larynx- und Pharynx-Muskeln.
- Zu den **gutartigen Tumoren** der Skelettmuskulatur gehören die **Rhabdomyome,** zu denen der glatten Muskulatur die **Leiomyome.** Die entsprechenden **bösartigen Tumoren** sind die **Rhabdomyosarkome** und **Leiomyosarkome.**

18.7 Pathophysiologie des Bindegewebes

Bau und Funktion des Bindegewebes wurden in ▸Kap. 2 beschrieben.

18.7.1 Erkrankungen des rheumatischen Formenkreises

Unter diesem Oberbegriff werden Erkrankungen zusammengefasst, die sich vor allem im Bereich der Gelenke und der sie umgebenden Weichteile manifestieren, bei denen es sich jedoch meist um Systemerkrankungen des Bindegewebes handelt. Man unterscheidet (◘Tab. 18.16)

- entzündliche,
- degenerative und
- extraartikuläre Formen.

Die klinischen Erscheinungsbilder sind außerordentlich vielfältig, und speziell bei den entzündlichen Formen kann eine Abgrenzung im Anfangsstadium schwierig sein. Auch gibt es überlappende Syndrome. Eine definitive Diagnose ist daher nicht selten erst anhand des Krankheitsverlaufs möglich.

◘ **Tab. 18.16** Erkrankungen des rheumatischen Formenkreises

Entzündliche rheumatische Erkrankungen

▪ (Akutes) rheumatisches Fieber (Streptokokken-Rheumatismus),
▪ rheumatoide Arthritis (chronische Polyarthritis mit ihren Sonderformen),
▪ seronegative Spondylarthritiden (z. B. M. Reiter, M. Bechterew, Psoriasis-Arthritis),
▪ Kollagenosen,
  ▪ systemischer Lupus erythematodes,
  ▪ primäres Sjögren-Syndrom,
  ▪ progressive Sklerodermie,
  ▪ Polymyositis und Dermatomyositis,
▪ Vaskulitiden,
  ▪ Polymyalgia arteriitica,
  ▪ Panarteriitis nodosa,
  ▪ Wegener-Granulomatose,
▪ Infektarthritiden

Degenerative rheumatische Erkrankungen

▪ Arthrosen
  ▪ Mono-, Oligo-, Polyarthrosen, Fingergelenk-Polyarthrosen,
▪ degenerative Veränderungen der Wirbelsäule,
  ▪ Chondrosen,
  ▪ Osteochondrosen,
  ▪ Spondylarthrosen

Extraartikuläre Rheumaformen
▪ Muskelrheumatismus, ▪ Bursitis, ▪ Tendinitis und Tendovaginitis, ▪ Pannikulitis

Rheumatisches Fieber

Das in Industrieländern infolge des Einsatzes von Antibiotika heute seltene, in den sog. Entwicklungsländern aber noch immer häufige (akute) rheumatische Fieber ist eine 2–3 Wochen nach akuter Tonsillopharyngitis durch eine **Infektion** mit **β-hämolysierenden Streptokokken** der **Gruppe A** auftretende Zweiterkrankung, die zu entzündlichen Veränderungen vor allem an den großen Gelenken, am Herzen, der Haut und im Zentralnervensystem führt. Betroffen sind insbesondere Kinder und jüngere Erwachsene. Der Erkrankung liegt eine Autoimmunreaktion nach Sensibilisierung gegen bestimmte Streptokokkenantigene zugrunde. So wurden immunologische Kreuzreaktionen zwischen einem Strektokokkenprotein und einem Gewebeantigen des Herzmuskels nachgewiesen. Da aber nur wenige Patienten (< 3 %), die einen Streptokokkeninfekt durchmachen, an rheumatischem Fieber erkranken, müssen für die Manifestation weitere Faktoren hinzukommen. Hierzu werden eine genetisch bedingte besondere Reaktionsbereitschaft des Immunsystems, Unterernährung, ungünstige soziale Verhältnisse, klimatische Belastungen u. a. gerechnet. Als typische Gewebeveränderungen findet man beim rheumatischen Fieber Aschoff-Knötchen (▸Kap. 5.6.3), Bindegewebsnekrosen sowie eine Exsudation von Plasma und Einwanderung von Leukozyten in das Bindegewebe.

Wichtige klinische Symptome, die nebeneinander und auch einzeln auftreten können, sind:

- akute Polyarthritis (akuter Gelenkrheumatismus),
- Karditis (Endo-, Myokarditis),
- Hautveränderungen (in Form verschiedener Erytheme, ▸Kap. 20.2) und
- Chorea minor (Chorea Sydenham, ▸Kap. 19.9.5).

Am häufigsten ist die **akute Polyarthritis**, die bevorzugt die großen Gelenke befällt, vielfach von Gelenk zu Gelenk „springt" und meist ohne Folgen ausheilt. Weitaus gefährlicher ist die mit Herzrhythmusstörungen, Dyspnoe infolge Linksherzinsuffizienz, wechselnden Herzgeräuschen u. a. einhergehende **Endo-** bzw. **Myokarditis**, da es hierbei meist zu bleibenden Schäden, vor allem an der Mitralklappe, kommt. Die **Chorea minor** (Veitstanz) mit ungewollten, ziellosen Bewegungen (besonders der Arme und des Gesichts), herabgesetzter Muskelspannung und Affektlabilität beruht auf einer reversiblen Schädigung des Striatum durch Ablagerung von Immunkomplexen (▸Kap. 7.6.3). Man findet sie – nicht selten als einziges Symptom des rheumatischen Fiebers – fast nur bei Kindern und Jugendlichen.

Der Verlauf des rheumatischen Fiebers ist wechselnd, 95 % der Fälle klingen in 3–6 Monaten ab. Die Rezidivgefahr ist umso größer, je jünger die Patienten sind. Mit jedem Rückfall steigt die Gefahr für das Herz.

Rheumatoide Arthritis

Das im deutschen Sprachraum früher als (primär) chronische Polyarthritis bezeichnete Krankheitsbild ist die häufigste und zugleich eine besonders bedeutsame **chronisch entzündliche Autoimmunerkrankung des Bindegewebes**. Etwa 1 % der Bevölkerung ist davon betroffen. Frauen erkranken 3-mal häufiger als Männer. Die Inzidenz nimmt mit steigendem Alter zu. Die zugrunde liegende Krankheitsursache ist noch weitgehend unbekannt. Neben einer **genetischen Disposition** – bei zahlreichen Patienten mit rheumatoider Arthritis lassen sich die Histokompatibilitätsantigene HLA DR4 und HLA DRB1 nachweisen – sowie dem Einfluss von **Umweltfaktoren** (z. B. Zigarettenrauch) wird als weiterer auslösender Faktor ein **infektiöses Agens** (Bakterien, Viren ?) diskutiert.

Die derzeitigen Vorstellungen zur Pathogenese der rheumatoiden Arthritis sind in ○Abb. 18.33 schematisch dargestellt. Eine noch weitgehend unbekannte infektiöse Noxe soll nach derzeitigen Vorstellungen in genetisch anfälligen Personen (s. o.) eine **Autoimmunreaktion** mit entzündlicher Infiltration der Synovialis (**Synovialitis**) auslösen. Bereits relativ früh werden im Rahmen dieser Erkrankung bei den meisten Patienten (ca. 70 %) Autoantikörper gegen das **Fc-Stück** von **Immunglobulin G** (sog. **Rheumafaktoren**) sowie spezifische Autoantikörper gegen **citrullinierte Polypeptide/ Proteine** nachweisbar. (Letztere enthalten infolge posttranslationaler Modifikation anstelle von Arginin Citrullin.) Die Reaktion der Autoantikörper mit körpereigenen Eiweißen führt lokal zur Bildung von Immunkomplexen, die ihrerseits das Komplementsystem aktivieren und damit immunologische Reaktionen auslösen.

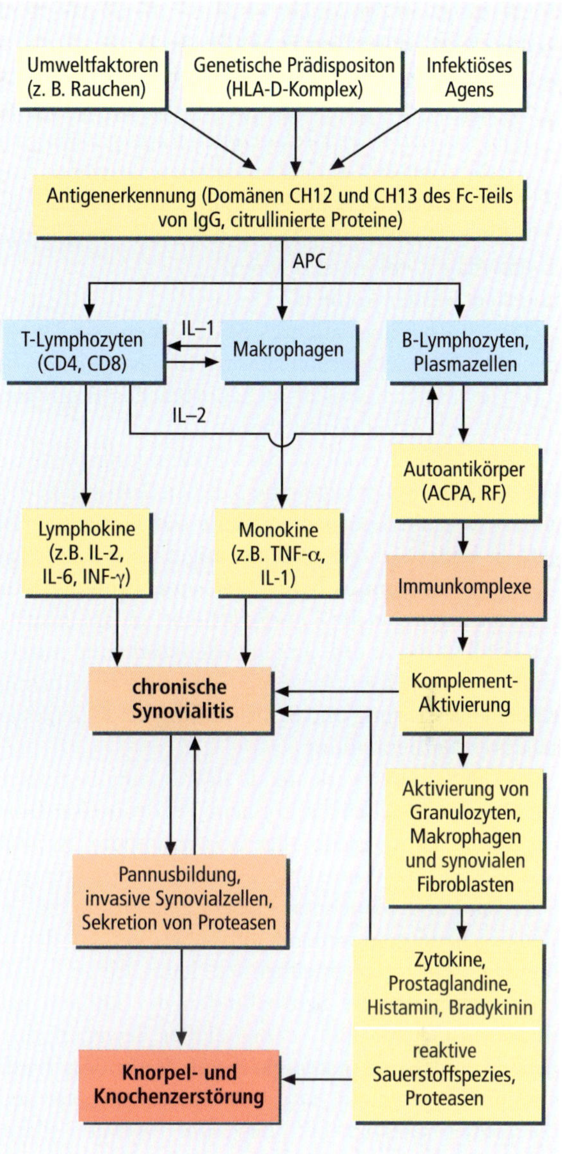

○ **Abb. 18.33** (Teilweise hypothetische) Pathogenese der rheumatoiden Arthritis. **IL** inflammatorisches Interleukin, **RF** Rheumafaktoren, **TNF-α** Tumornekrosefaktor α, **ACPA** Autoantikörper gegen citrullinierte Proteine, **INF-γ** Interferon γ, **APC** antigenpräsentierende Zelle (dendritische Zelle)

Im Zentrum der immunologischen Reaktion steht das Zusammenspiel von aktivierten T-Lymphozyten und Makrophagen (○Abb. 18.33). Dabei kommt es zur

Freisetzung von Zytokinen (▸Kap. 6.7.6), die nach ihrer (patho-)physiologischen Funktion in

- **proinflammatorische** (entzündungsfördernde) **Zytokine** (IL-1, IL-6, TNF-α u.a.), die den Einstrom inflammatorischer Effektorzellen fördern sowie Synovialfibroblasten und Chondrozyten aktivieren, und
- **antiinflammatorische** (entzündungshemmende) **Zytokine** (IL-10, IL-13, TGF-β u.a.), die proinflammatorische Zytokine inhibieren,

unterteilt werden können

Da bei Rheuma-Patienten beide Typen von Zytokinen nachgewiesen werden können, ist offensichtlich bei ihnen das Gleichgewicht zu Gunsten der proinflammatorischen Zytokine verschoben.

Unter dem Einfluss des Entzündungsprozesses beginnt das Synovialgewebe zu wuchern und wird ebenso wie die Knorpeloberfläche mit Fibrin überzogen. Es bildet sich ein zottenförmiges Granulationsgewebe, das als **Pannus** bezeichnet wird. **Proteolytische Enzyme zerstören die Knorpelschicht**, sodass in späteren Stadien die knorpelfreien Gelenkelemente miteinander verschmelzen. Weitere Folgen sind herdförmige Knochenzerstörung und Schrumpfung der Gelenkkapsel durch Narbenbildung.

Die in Schüben verlaufende Erkrankung beginnt in der Regel schleichend mit einem **Prodromalstadium**, das durch unspezifische Allgemeinsymptome (Appetitlosigkeit, Gewichtsabnahme, Ermüdbarkeit, allgemeine Schwäche und manchmal Fieber) gekennzeichnet ist. Entsprechend dem weiteren klinischen Verlauf, der individuell sehr unterschiedlich sein kann, treten danach meist **symmetrische Schwellungen** der **kleinen** und **mittleren Gelenke** mit schmerzhafter Bewegungshinderung und **Morgensteifigkeit** auf. Besonders häufig sind die Fingergrund- und -mittelgelenke, später auch die großen Gelenke betroffen. Die Patienten klagen neben Bewegungs- auch über Ruheschmerzen. Im Laufe der Erkrankung nimmt die Morgensteifigkeit auf 3–4 Stunden zu. Im weiter fortgeschrittenen Stadium findet man ausgeprägte **Gelenkschwellungen**, **Gelenkdeformationen** und **Subluxationen**, die Funktionseinschränkung ist verstärkt. Ein weiteres Symptom sind subkutane **Rheumaknoten** an gelenknahen Streckseiten und über Knochenvorsprüngen. Kommen schließlich Komplikationen des Destruktionsprozesses in Form fibrinöser oder knöcherner Ankylosen hinzu, drohen durch die zunehmende Einschränkung der Beweglichkeit Invalidität und Pflegebedürftigkeit. Ein charakteristisches Spätsymptom ist ferner die sog. ulnare Deviation (Deformation der Hand mit Abknickung der Finger zur Kleinfingerseite).

Da es sich bei der rheumatoiden Arthritis um eine Systemerkrankung des Bindegewebes handelt, können neben den Gelenken auch andere Organe betroffen sein. So lassen sich z. B. nicht selten pathologische Muskelveränderungen (Atrophie, Knötchenbildung), Organerkrankungen (z. B. von Herz, Niere, Lunge, Auge) und periphere Neuropathien nachweisen. Bei der schweren („malignen") Verlaufsform kann es im Rahmen einer generalisierten Organmanifestation zu einer **Immunvaskulitis** (durch Immunvorgänge ausgelösten Gefäßwandentzündung) kommen.

Zu den Sonderformen der rheumatoiden Arthritis gehören u. a.

- die systemische juvenile rheumatoide Arthritis (**Morbus Still**),
- das **Felty-Syndrom** mit Milzvergrößerung und Granulozytopenie sowie
- das **Caplan-Syndrom** (rheumatoide Arthritis und Silikose).

Seronegative Spondylarthritiden (HLA-B27-assoziierte Arthritiden)

Die unter diesem Begriff zusammengefassten Entzündungsformen sind durch ihre enge Assoziation mit dem humanen Lymphozytenantigen (HLA-B27) und einer entsprechenden genetischen Disposition gekennzeichnet. Rheumafaktoren fehlen stets, daher werden diese Erkrankungen als seronegativ bezeichnet. Außer der genetischen Disposition sind die Ätiologie und Pathogenese weitgehend unbekannt. Als Beispiele dieser Gruppe von Erkrankungen sind nachstehend die Psoriasis-Arthritis, die ankylosierende Spondylitis und die reaktive Arthritis beschrieben.

Die **Psoriasis-Arthritis**, eine progrediente destruierende Entzündung der Gelenke bei Psoriasis (▸Kap. 20.3.1), tritt teilweise parallel zur Hauterkrankung, teilweise aber auch vor oder nach dieser auf. Grundsätzlich können alle Gelenke betroffen sein, doch findet man bevorzugt Manifestationen an sämtlichen Gelenken eines Fingers oder einer Zehe. Bei längerem Verlauf besteht wie bei der chronischen Polyarthritis die Gefahr ausgeprägter Gelenkdeformationen. Subkutane Rheumaknoten fehlen.

Die **ankylosierende Spondylitis** – oft auch als Spondylarthritis ankylopoetica oder **Morbus Bechterew** bezeichnet – ist eine chronisch-progredient verlaufende, entzündliche Bindegewebserkrankung, die vornehmlich die Sakroiliakalgelenke (Gelenke zwischen Kreuz- und Darmbein, ◦Abb. 18.1), die kleinen Wirbelgelenke und den Bandapparat der Wirbelsäule befällt. Außer der Wirbelsäulenmanifestation sind in etwa einem Drittel der Fälle auch die peripheren Gelenke beteiligt. Bevorzugt betroffen sind jüngere Männer. Die Ätiologie ist unbekannt, erbliche Faktoren sind beteiligt (90 % der Patienten sind HLA-B27 positiv). Die schleichend beginnende Erkrankung äußert sich im Frühstadium mit (vor allem nachts auftretenden) Schmerzen im Bereich der Lendenwirbelsäule, Druck- und Klopfschmerzhaftigkeit der Ileosakralgelenke infolge einer Ileosakralarthritis sowie Einschränkung der Wirbelsäulenbeweglichkeit. Der Prozess schreitet meist von unten nach oben fort, kann aber auch in jedem Stadium stationär werden. In schweren Fällen kommt es zur vollständigen knöchernen Versteifung der Wirbelsäule und der stammnahen Gelenke. Extraartikuläre Manifestationen machen sich u. a. als Iritis (Entzündung der Regenbogenhaut des Auges), Urethritis (Harnröhrenentzündung) und Aortitis (Entzündung der Aorta) bemerkbar.

Die **reaktive Arthritis** tritt als **Zweiterkrankung** nach **bakteriellen Infektionen** insbesondere im Gastrointestinal- oder Urogenitaltrakt mit einer Latenzzeit von etwa 2–5 Wochen auf. Die häufigsten Ursachen sind Campylobacter-jejuni-, Yersinien-, Salmonellen- und Shigellen-Enteritis bzw. Chlamydien- und Mykoplasmen-Urethritis. Das klinische Vollbild einer reaktiven Arthritis (Arthritis, Urethritis, Iritis. u. U. Reiter-Dermatose) wird als **Reiter-Syndrom** bezeichnet.

Kollagenosen

Unter Kollagenosen versteht man eine Gruppe von Erkrankungen des Bindegewebes, bei denen es sich um systemische Autoimmunerkrankungen handelt und bei denen man neben Gefäßstörungen (Vaskulopathien) fibrinoide Gewebenekrosen findet. Hierzu gehören

- der systemische Lupus erythematodes,
- das Sjögren-Syndrom,
- die progressive systemische Sklerose (Sklerodermie),
- die Polymyositis und Dermatomyositis und
- Mischkollagenosen (Sharp-Syndrom).

Beim **systemischen Lupus erythematodes** (SLE) handelt es sich um eine komplexe, unbehandelt potenziell lebensbedrohliche chronische Autoimmunerkrankung mit wechselnder klinischer Symptomatik. Neben Haut und Gelenken ist auch das Gefäßbindegewebe innerer Organe befallen. Die Krankheit tritt am häufigsten bei Frauen im gebärfähigen Alter auf.

Für die Erkennung eines Lupus erythematodes ist der Nachweis von Autoantikörpern geeignet, die sich speziell gegen Zellkernbestandteile (**antinukleäre Antikörper**) und RNA-bindende Proteine richten. Darüber hinaus sind **Antikörper gegen doppelsträngige DNA** (anti-dsDNA) bei ca. 70 % der Patienten nachweisbar, deren Serumkonzentration mit der Krankheitsaktivität korreliert. Autoantikörper und deren Autoantigene bilden Immunkomplexe, deren Ablagerung für viele SLE-Symptome (z. B. Thrombosen, Lupusnephritis, Vaskulitis, Arthritis) verantwortlich ist. Die Krankheit beginnt meist akut mit hohem Fieber, Muskelentzündungen, Polyarthritis und häufig schmetterlingsförmigem Gesichtserythem, doch sind die Haut- und Gelenkveränderungen nicht obligatorisch. Der weitere Verlauf ist dann oft durch spontane Remissionen und Exazerbationen (Wiederaufflammen) gekennzeichnet, doch gibt es auch rasch tödlich verlaufende Formen.

Das **Sjögren-Syndrom** ist durch das sog. **Sicca-Syndrom** charakterisiert: Trockene Augen, trockener Mund (▸Kap. 12.11.1) sowie Trockenheit anderer Schleimhäute sind typische Symptome. Treten die Störungen zusammen mit einer anderen rheumatischen Erkrankung, z. B. einer rheumatoiden Arthritis, auf, spricht man vom **sekundären Sjögren-Syndrom**, bei unbekannter Krankheitsursache von einer **primären Form**.

Der **progressiven systemischen Sklerose** (frühere Bezeichnung **Sklerodermie**) liegt eine subkutane, vaskuläre und submuköse Fibrosklerose, d. h. eine starke Vermehrung und dichte Zusammenlagerung der kollagenen Fasern, zugrunde. Die Erkrankung kann an jedem Organ auftreten. Frauen sind etwa fünfmal häufiger betroffen als Männer. Bei fast allen Patienten können, wie beim systemischen Lupus erythematodes, antinukleäre Antikörper gefunden werden. Darüber hinaus gibt es eine Reihe weiterer Antikörper, die bei bestimmten Verlaufsformen nachweisbar sind. Antikörper gegen die Topoisomerase-I (anti-SCL 70) sind spezifisch bei der sog. **diffusen systemischen Sklerose**. Klinisch werden Hautveränderungen (initial ödematöse Schwellungen der Finger, sowie eine **Raynaud-Symptomatik**, ▸Kap. 9.9.3, später zunehmende Sklerosierungen der Haut), Arthralgien und zahlreiche Organbeteiligungen (Verdauungstrakt, Lunge, Herz, Niere) beobachtet. Eine mit der progredienten Hautsklerosierung einhergehende Reduktion der Vaskularisierung führt an den Fingern zu Nekrosen (sog. **Rattenbissnekrosen**, im Gesichtsbereich zu charakteristischen Veränderungen der perioralen Region (sog. **Tabaksbeutelmund**) und bei weiterer Progredienz zu **Mikrostomie** (verkleinerter Mundöffnung) sowie zum Verlust der Gesichtsmimik. Die Beteiligung innerer Organe korreliert nicht mit den Hautveränderungen. Besonders häufig ist der Gastrointestinaltrakt betroffen. Die sklerosierenden Veränderungen führen dabei zu einer Wandstarre vor allem im Bereich des unteren Ösophagus, des Magens und der oberen Dünndarmabschnitte mit Schluckbeschwerden, Passageverlangsamung, Malabsorption u. a. Seltener ist auch das Bindegewebe von Lunge, Herz und Nieren beteiligt. Haupttodesursachen sind Herzinsuffizienz, Lungenveränderungen und Nierenversagen. Da Rauchen sowohl die respiratorischen als auch die vaskulären Symptome einer Sklerose verstärkt, sollten die Patienten unbedingt das Rauchen einstellen.

Die **Polymyositis** und **Dermatomyositis** wurden bereits in ▸Kap. 18.6.4 besprochen.

Unter dem Begriff **Mischkollagenosen** (Sharp-Syndrom) versteht man ein Krankheitsbild mit Symptomen eines systemischen Lupus erythematodes, einer Sklerose, Polymyositis und rheumatoiden Arthritis. Eine

Raynaud-Symptomatik findet sich immer, eine Herz- und Nierenbeteiligung ist dagegen selten. Hohe Serumkonzentrationen von antinukleärem Antikörpern und der Nachweis von Anti-RNP(Ribonucleinprotein)-Autoantikörpern sind charakteristisch.

Vaskulitiden

Diese Gruppe von Erkrankungen ist durch immunologisch-entzündliche Prozesse in den Gefäßwänden und dadurch bedingte Organmanifestationen und Symptome gekennzeichnet, die sich bei den einzelnen Krankheitsbildern – je nachdem welche Gefäße vorzugsweise betroffen sind – unterscheiden können. Hierzu gehören je nach Größe der betroffenen Gefäße u. a. die Granulomatose mit Polyangiitis, das Churg-Strauss-Syndrom, die Panarteriitis nodosa und die Polymyalgia arteriitica.

Bei der **Granulomatose** mit **Polyangiitis (Wegener-Granulomatose)** handelt es sich um eine **nekrotisierende, granulomatöse Vaskulitis** der kleinen Arterien und Venen mit einem typischen Befall der oberen und unteren Luftwege und der Niere. Überwiegend sind Männer betroffen. Klinisch findet man initial meist eine Beteiligung des Hals-Nasen-Ohren-Bereichs (Rhinitis, Nasenbluten, Otitis u. a.). In der Generalisierungsphase können dann neben muskuloskelettalen Symptomen (Arthralgien, Arthritiden, Myalgien), periphere Neuropathien, Abgeschlagenheit, Fieber sowie Thoraxschmerzen, Husten und blutiger Auswurf im Rahmen einer Lungenbeteiligung auftreten. Unter den auch andere Organsysteme betreffenden Manifestationen ist eine Glomerulonephritis eine häufige und ernste Komplikation.

Das **Churg-Strauss-Syndrom**, auch allergische granulomatöse Angiitis genannt, ist eine granulomatöse, aber im Gegensatz zur Wegener-Granulomatose nichtnekrotisierende Entzündung der kleinen Gefäße mit nachweisbarer Eosinophilie im Blut und in den betroffenen Organen. Die Ursache der Erkrankung ist unbekannt. Klinisch kommen neben einer allergischen Rhinitis und Asthma bronchiale, eosinophilen Infiltraten der Lunge, Sinusitis und Gelenkschmerzen auch eine kardiale Beteiligung und Thromboembolien vor. Die Nieren sind selten betroffen.

Die **Panarteriitis nodosa** ist durch eine generalisierte entzündliche Reaktion der mittelgroßen Arterien mit ischämischen Nekrosen, Aneurysmabildung, Thrombosierung und Infiltrationen charakterisiert, die von der Media auf die Intima und die Adventitia übergreifen. Männer erkranken etwa dreimal häufiger als Frauen. Bei etwa der Hälfte der Patienten findet man eine chronische Infektion mit Hepatitis-B-Viren, die Arteriitis ist dabei die Folge der Ablagerung von Immunkomplexen aus Virusmaterial und körpereigenen Antikörpern in der Gefäßwand. Die Krankheit beginnt vielfach schleichend. Die Symptomatik wechselt, je nachdem, welches Organ bevorzugt betroffen ist. Besonders häufig treten neben subfebrilen Temperaturen Gewichtsabnahme sowie Müdigkeit, Gelenk- und Muskelschmerzen, Polyneuropathien und vor allem kolikartige Oberbauchschmerzen auf. Im fortgeschrittenen Stadium kann es zu Perikarditis, Myokardinsuffizienz, Herzinfarkt, Niereninsuffizienz, Schlaganfall, intestinalen Blutungen, Pankreatitis, Milz- und Niereninfarkt kommen. Die Prognose ist unbehandelt schlecht. Der Tod tritt meist infolge von Herz- und Nierenversagen ein.

Die häufige **Polymyalgia arteriitica** umfasst die Krankheitsbilder **Arteriitis cranialis** (=Arteriitis temporalis Horton) und **Polymyalgia rheumatica**. Bei der Arteriitis cranialis sind vorwiegend die großen und mittleren Arterien im Versorgungsbereich der Arteria carotis in Form einer **Riesenzellarteriitis** betroffen, bei der Polymyalgia rheumatica ist oft neben der Vaskulitis auch eine Synovitis und Bursitis nachweisbar. In etwa einem Viertel der Fälle findet man gleichzeitig eine Arteriitis cranialis und eine Polymyalgia rheumatica. Als Symptome der Arteriitis cranialis treten pochende Kopfschmerzen, Visusstörungen (Erblindungsgefahr!), zerebrale Durchblutungsstörungen und Augenmuskelparesen, bei der Polymyalgie beidseitiger Schulterschmerz und Schmerzen im Oberarm- und im Becken-Oberschenkel-Bereich auf. Die Blutkörperchensenkungsgeschwindigkeit ist stark erhöht (sog. Sturzsenkung). Häufig leiden die Patienten auch an einer Depression.

Degenerative Gelenkerkrankungen

Arthrose (Osteoarthrose). Die Arthrose ist die häufigste, mit steigendem Alter zunehmende Gelenkerkrankung beim Menschen (Prävalenz ca. 65 % bei 70-Jährigen). Unter dieser Bezeichnung fasst man die langsam progredienten, **degenerativen Erkrankungen („Verschleiß") der peripheren Gelenke** zusammen. Kommt es zu entzündlichen Episoden, werden diese als **aktivierte Arthrosen** (Osteoarthritiden) bezeichnet. Bei **primären** (idiopathischen) **Arthrosen** sind die Ursache(n) unbekannt. **Genetische Faktoren** werden vermutet. **Sekundäre Arthrosen** treten u. a. als Folge von **Störungen der Biomechanik** (z. B. nach Traumen, zu starker Dauerbelastung u. a. bei Adipositas, kniender Berufstätigkeit oder Sport, Fehlstellung des Gelenks, angeborene Hüftluxation, Beinlängendifferenzen), **biochemischen Veränderungen** (z. B. Hämochromatose, Morbus Wilson) sowie **infektiös/immunologischen Ursachen** auf. Gemeinsam ist allen Arthrosen, dass ihnen progrediente **Abnutzungserscheinungen der Gelenkknorpel** (Knorpelabbau) unterschiedlicher Schweregrade (Auffaserungen der Gelenkflächen, Fissurbildung, vollständiger Strukturverlust des hyalinen Knorpels) zugrunde liegen. Eine wesentliche Ursache hierfür ist wahrscheinlich eine IL-1 vermittelte Aktivierung von Matrix-Metalloproteinasen, die vermehrt Proteoglykane abbauen.

Neben der Knorpeldegeneration findet man gleichzeitig reaktive hypertrophische Veränderungen in Form von knöchernen Randwülsten und einer Sklerosierung der Synovialzotten. Der Gelenkkopf kann dabei pilzähnlich deformiert werden. Je nach Lokalisation spricht man von **Coxarthrose** (Hüftgelenkarthrose), **Gonarthrose** (Kniegelenkarthrose) und **Omarthrose** (Schultergelenkarthrose).

Die Coxarthrose ist die am häufigsten vorkommende Arthrose der großen Gelenke. Die primäre Form kommt vor allem bei adipösen Patienten, die sekundäre vorwiegend bei **angeborener Hüftdysplasie** und **Hüftsubluxation** vor. Die Gonarthrose tritt meist beidseitig auf und befällt bevorzugt übergewichtige Frauen.

Neben den bisher genannten großen Gelenken können auch die kleineren und mittleren degenerativ verändert sein. Bei den Polyarthrosen der kleinen Fingergelenke ist besonders die Arthrose der Fingerendgelenke (**Heberden-Arthrose**) zu nennen.

Das **klinische Krankheitsbild** der Arthrosen ist anfänglich durch Anlauf-, Ermüdungs- und Belastungs-Schmerzen, später durch Dauer-, Nacht- und Muskelschmerzen, Wetterfühligkeit sowie durch Bewegungsbehinderungen gekennzeichnet. In noch weiter fortgeschrittenen Fällen findet man Gelenk-Verdickungen, -Deformierungen, -Fehlstellungen und -Instabilität, ferner Muskelatrophie sowie Muskelkontrakturen.

Degenerative Veränderungen der **Wirbelsäule** (**Spondylosen**). Die degenerativen Veränderungen („Verschleiß") der Wirbelsäule sind an den Halbgelenken (Wirbelkörper-Bandscheibe-Wirbelkörper) oder an den Wirbelbogengelenken lokalisiert. Sie werden durch Abnutzungserscheinungen infolge Überbelastung verursacht, hinzu kommt ein konstitutioneller Faktor.

Degenerative Bandscheibenschäden bezeichnet man als **Chondrosen**. Sie beginnen mit einer Flüssigkeitsverarmung des Nucleus pulposus (inneren Gallertkerns), wodurch die Elastizität und der Innendruck herabgesetzt werden. Der Faserknorpelring (Anulus fibrosus) lockert sich auf, es kann zu Einrissen und einer Ablösung von Teilen des Faserrings kommen. Dadurch besteht die Gefahr, dass sich der Gallertkern verlagert, vorwölbt oder einklemmt sowie in die Zwischenwirbellöcher oder in den Rückenmarkskanal einbricht (**Bandscheibenvorfall**).

Degeneriert die knorpelige Abschlussplatte der Wirbelkörper, wodurch diese reaktiv sklerosiert, und wird durch diesen Prozess sekundär die Bandscheibe zerstört, spricht man von einer **Osteochondrose**. Die den Arthrosen entsprechenden degenerativen Veränderungen an den Wirbelkörpern mit Osteophytenbildung in Form von Randspornen und -wülsten dicht oberhalb der Wirbelkörperkante werden **Spondylosen**, Umbauvorgänge an den Zwischenwirbelgelenken **Spondylarthrosen** genannt.

Die klinischen Symptome sind Druck-, Klopf- und Stauchungsschmerz der geschädigten Wirbelsegmente. Die reaktive Verspannung („Hartspann") der Rückenstreckmuskulatur löst Schon- und Fehlstellungen aus. Bei heftigen unkoordinierten Bewegungen, meist in ermüdetem Zustand, kann es zu einer Fixierung von Wirbelgelenken in einer solchen Fehlstellung und, bedingt durch eine Nervenkompression, zu plötzlichen heftigen Schmerzen kommen. Der Druck von prolabierten Gallertkernen auf Spinalnerven ruft Neuralgien, Parästhesien und Reflexausfälle hervor. Besonders häufig betroffen sind aufgrund der anatomischen Verhältnisse und der besonderen Belastung die untere Halswirbelsäule und die Lendenwirbelsäule (**Zervikal-** bzw. **HWS-** und **Lumbalsyndrom**). Das häufigste Lumbalsyndrom ist die **Lumbalgie** (**„Hexenschuss"**), oft begleitet von einer **Ischiasneuralgie**, d.h. von in das Bein ausstrahlenden Schmerzen infolge einer Schädigung des Nervus ischiadicus.

18

Extraartikuläre Rheumaformen

Hierunter versteht man schmerzhafte, chronisch-entzündliche oder degenerative Veränderungen, die am extraartikulären Bindegewebe von Subkutis, Sehnen, Sehnenscheiden, Schleimbeuteln, Knochenhaut oder Muskeln auftreten. Dazu zählen u.a. die

- **Myogelose** (schmerzhafte Muskelverhärtung),
- **Bursitis** (Schleimbeutelentzündung),
- **Tendinitis**, **Tendovaginitis** (Sehnen- und Sehnenscheidenentzündung) und
- **Pannikulitis** (Entzündung des Unterhautfettgewebes).

18.7.2 Angeborene Störungen des Bindegewebes

Zu dieser Gruppe von Krankheiten mit genetisch bedingten Störungen des Bindegewebes gehören

- das Marfan-Syndrom,
- die Ehlers-Danlos-Syndrome,
- das Pseudoxanthoma elasticum,
- die Osteogenesis imperfecta und
- die Mucopolysaccharidosen.

Beim autosomal-dominant vererbten **Marfan-Syndrom** ist die Synthese von Fibrillin, einem Bestandteil der Mikrofibrillen elastischer Fasern, infolge der **Mutation eines Fibrillin-Gens** gestört. Dies führt zu einer geringeren Resistenz der elastischen Fasern gegenüber mechanischen Belastungen. Im Harn werden vermehrt hydroxyprolinhaltige Peptide sowie Glykosaminoglykane ausgeschieden. Charakteristisch sind lange Extremitäten (Hochwuchs), Arachnodaktylie (Spinnenfingrigkeit), Trichterbrust, Überstreckbarkeit der Gelenke sowie Linsenverlagerungen durch Lockerung der die Linse haltenden Zonulafasern (▸Kap. 19.4.9). In 30–60 % der Fälle findet man kardiovaskuläre Anomalien (z. B. ein Aortenaneurysma).

Den **Ehlers-Danlos-Syndromen** liegen verschiedene, bevorzugt autosomal-dominant vererbte **Störungen der Kollagensynthese** und der **Kollagenreifung** zugrunde. Die Kollagenfibrillen sind dünn und verlieren ihre Zugfestigkeit. Klinisch findet man eine Überdehnbarkeit der Haut („Gummihaut") und Überstreckbarkeit der Gelenke sowie Blutungsneigung durch Gefäßbrüchigkeit.

Das **Pseudoxanthoma elasticum** kommt – autosomal-rezessiv vererbt – vor allem bei Frauen vor. Die Erkrankung, die durch **Mutationen** eines **ABC-Transportergens** verursacht wird, führt zur **Anreicherung verkalkter** und **gebrochener elastischer Fasern** in zahlreichen Geweben. Sie äußert sich in einer weichen, schlaffen, faltigen Haut, Augenhintergrundveränderungen mit Sehstörungen, gastrointestinalen Blutungen und kardiovaskulären Symptomen.

Bei der autosomal-dominant vererbten **Osteogenesis imperfecta** handelt es sich um eine Störung der intrazellulären Synthese und Verdrillung von Typ-I-Prokollagen, vorwiegend im Knochen, aber auch in Sehnen, Bändern und Zähnen. Das führende Symptom sind Knochenbrüche, die bei minimalen Traumen oder spontan auftreten („**Glasknochenkrankheit**"). Daneben findet man eine abnorme Beweglichkeit der Gelenke, dünne Haut und durchscheinende Skleren (▸Kap. 19.4.9).

Unter **Mucopolysaccharidosen** versteht man eine Reihe von meist autosomal-rezessiv vererbten Erkrankungen, bei denen Mucopolysaccharide (Glykosaminoglykane) in den Lysosomen der Zellen verschiedener Gewebe unvollständig abgebaut und gespeichert werden, da die abbauenden Enzyme (Hydrolasen) fehlen. Häufig lassen sich Speicherzellen („Schaumzellen") nachweisen, in denen die Mucopolysaccharide angehäuft sind. Als klinische Symptome kommen Störungen des Längenwachstums der Knochen, Skelettdeformierungen, Behinderung der Gelenkbeweglichkeit, Hornhauttrübungen, geistige Retardierung u. a. vor.

18.7.3 Tumoren des Binde- und Fettgewebes

Tumoren des Bindegewebes. Fibrome stellen eine sehr häufig vorkommende Gruppe benigner, scharf begrenzter Tumoren aus spindelfömigen Fibrozyten und mit unterschiedlichem Kollagenfasergehalt dar. Die analoge, heterogene Gruppe der malignen, unscharf begrenzten **Fibrosarkome** entwickelt sich aus mesenchymalen Stammzellen.

Tumoren des Fettgewebes. Lipome sind häufig vorkommende gutartige Tumoren von reifen Adipozyten, die malignen **Liposarkome** entstehen dagegen aus unreifen Lipoblasten.

In Kürze

- Unter dem Oberbegriff Erkrankungen des **rheumatischen Formenkreises** werden Krankheitsbilder des Gefäß-Bindegewebes zusammengefasst, die sich vor allem im Bereich der Gelenke und der sie umgebenden Weichteile manifestieren, bei denen es sich häufig aber auch um Systemerkrankungen handelt. Unterschieden werden entzündliche, degenerative und extraartikuläre Formen.
- Das in den Industrieländern nur noch selten auftretende (akute) **rheumatische Fieber** ist eine **Zweiterkrankung** nach Infektion mit β-hämolysierenden Streptokokken. Nebeneinander oder einzeln auftretende Symptome sind akute Polyarthritis, Karditis, Erytheme und Chorea minor.
- Von der **rheumatoiden Arthritis** (chronischen Polyarthritis) sind ca. 1 % der Bevölkerung betroffen, Frauen erkranken 3-mal häufiger als Männer. Noch weitgehend unbekannte Noxen lösen bei genetischer Disposition im Synovialgewebe der Gelenkkapsel eine Antigenfreisetzung aus, die zur Bildung von Autoantikörpern und damit zu Autoimmunreaktionen führt. Die Folge ist die Auslösung einer entzündlichen Reaktionskaskade, wodurch es u. a. zur Knorpel- und Knochenzerstörung sowie letztendlich zur Gelenkdestruktion kommt.
- Zu den HLA-B27-assoziierten **seronegativen Spondylarthritiden** gehören u. a. die Psoriasis-Arthritis, eine progrediente, destruierende Gelenkentzündung bei Psoriasis, sowie die ankylosierende Spondylitis (Morbus Bechterew), die vorwiegend die Wirbelsäure und die Sakroiliakalgelenke befällt.
- **Kollagenosen** sind systemische Autoimmunerkrankungen, bei denen es neben Gefäßstörungen (Vaskulopathien) zu fibrinoiden Gewebenekrosen kommt. Dazu werden der systemische Lupus erythematodes, das Sjögren-Syndrom und die progressive systemische Sklerose (Sklerodermie) gerechnet.
- Weitere Vaskulopathien sind die **Vaskulitiden**, eine Gruppe von Erkrankungen, die durch zumin-

dest teilweise autoimmunologisch ausgelöste entzündliche Gefäßwandveränderungen bedingt sind. Dazu zählen die Polymyalgia arteriitica, die Panarteriitis nodosa und die Granulomatose mit Polyangiitis (Wegener-Granulomatose).

- Unter dem Begriff **Arthrose** (Osteoarthrose) werden fortschreitende degenerative Erkrankungen zusammengefasst, denen Abnutzungserscheinungen der Gelenkknorpel zugrunde liegen. Der Knorpelabbau ist von hypertrophischen Veränderungen (u. a. knöchernen Randwülsten) begleitet. Je nach Lokalisation spricht man von Coxarthrose (Hüftgelenkarthrose), Gonarthrose (Kniegelenkarthrose) und Omarthrose (Schultergelenkarthrose). Den **primären Arthrosen** liegt wahrscheinlich eine genetische Disposition zugrunde, die **sekundären Formen** werden durch biomechanische, biochemische und/oder infektiös/immunologische Störungen verursacht.
- Neben den großen können auch die mittleren und kleinen Gelenke degenerativ verändert sein. Bei den **Polyarthrosen** der **Fingergelenke** ist besonders die Heberden-Arthrose (Endgelenkarthrose) zu nennen.
- Degenerative Veränderungen der Zwischenwirbelscheiben (Bandscheiben) bezeichnet man als **Chondrosen**. Treten zusätzlich degenerative Veränderungen an den Wirbelkörpern auf, liegt eine **Spondylarthrose** vor.
- Zu den **nichtartikulären Rheumaformen**, d. h. zu den am extraartikulären Bindegewebe auftretenden schmerzhaften, chronisch-entzündlichen oder degenerativen Veränderungen, rechnet man die Myogelosen (schmerzhaften Muskelverhärtungen), Bursitiden (Schleimbeutelentzündungen), Tendinitiden und Tendovaginitiden (Sehnen- und Sehnenscheidenentzündungen) sowie Pannikulitiden (Entzündungen des Unterhautfettgewebes).
- Als **genetisch bedingte** (angeborene) **Störungen** des **Bindegewebes** sind das Marfan-Syndrom, die Ehlers-Danlos-Syndrome, das Pseudoxanthoma elasticum, die Osteogenesis imperfecta und die Mucopolysaccharidosen zu nennen.
- Zu den **Tumoren des Bindegewebes** gehören die gutartigen **Fibrome** und die bösartigen **Fibrosarkome**, zu den **Tumoren des Fettgewebes** die benignen **Lipome** und die malignen **Liposarkome**.

19 Nervensystem und Sinnesorgane

Je höher ein Lebewesen entwickelt ist, desto notwendiger bedarf es – neben Versorgungs- und Ausscheidungsorganen – leistungsfähiger Informations-, Koordinations- und Steuersysteme. Diese stehen dem menschlichen bzw. tierischen Organismus im Nervensystem und dem bereits beschriebenen hormonellen System (▸Kap. 16) zur Verfügung.

Im Nervensystem wirken verschiedene Funktionssysteme zusammen. Einige davon können als „spezifische Systeme" beschrieben werden, weil sie hinsichtlich ihrer Leistungen gut voneinander abgrenzbare Funktionen ausüben. Zu diesen gehören

- die **sensorischen Systeme** mit der Aufgabe, die Umwelt und den eigenen Körper mittels entsprechender Sinnesorgane zu erfassen und diese Informationen zentralnervösen Zentren zuzuleiten; sensorische Systeme sind dementsprechend eine wichtige Grundlage für Empfindungen und Wahrnehmungen (▸Kap. 19.4),
- das **motorische System**, das die Muskelaktivitäten für Bewegungen und Körperhaltung steuert (▸Kap. 19.5),
- das **vegetative** (**autonome**) **System**, das die Tätigkeit der inneren Organe, von Kreislauf, Atmung u. a. koordiniert (▸Kap. 19.7) und
- **kortikale Systeme**, die spezielle kognitive Leistungen, z. B. das Sprachverständnis, erbringen (▸Kap. 19.6).

Die Aktivität der spezifischen Systeme wird beeinflusst von solchen, die gleichzeitig in mehrere der spezifischen Systeme eingreifen und deren Tätigkeit unterstützen bzw. modulieren. Dazu gehören zum Beispiel diejenigen, die Wachheit und Aufmerksamkeit erzeugen – wodurch die Tätigkeit aller Sinnessysteme beeinflusst wird –, aber auch solche, die Empfindungen und Wahrnehmungen emotional bewerten und dadurch das Gesamtverhalten steuern. Systeme mit diesen übergreifenden Aufgaben haben dementsprechend hinsichtlich ihrer Bedeutung einen eher allgemeinen Charakter.

19.1 Anatomie des Rückenmarks und des peripheren Nervensystems

19.1.1 Allgemeiner Aufbau des Rückenmarks

Segmentale Gliederung. Das Rückenmark (**Medulla spinalis**) des erwachsenen Menschen ist ein 40–45 cm langer, fingerdicker Strang aus Nervengewebe. Es durchzieht den Wirbelkanal vom **Foramen magnum** (Hinterhauptsloch) bis zur Höhe des 1. bis 2. Lendenwirbels (o Abb. 19.1). In Verdickungen des Rückenmarks im oberen und unteren Bereich (**Intumescentia cervicalis** und **lumbalis**) liegen die der Haut und der Muskulatur der Extremitäten zugeordneten Nervenzellen.

Aus dem Rückenmark treten seitlich die Ursprünge der **Spinalnerven** aus, die durch Zwischenwirbelöffnungen den Wirbelkanal verlassen (o Abb. 19.2). Die Zahl der Spinalnervenpaare entspricht – mit einer Ausnahme im Halsbereich – der Zahl der Wirbel. Es verlassen demnach jeweils 8 Halsnerven (**Nn. cervicales**), 12 Brustnerven (**Nn. thoracici**), 5 Lendennerven (**Nn. lumbales**), 5 Kreuzbeinnerven (**Nn. sacrales**) und 1–2 Steißbeinnerven (**N. coccygeus**) den Wirbelkanal. Jeder Rückenmarksabschnitt, aus dem ein Nervenpaar stammt, wird als **Segment** bezeichnet. Die Nummerierung dieser Segmente erfolgt nach der Nervenaustrittsstelle in der Wirbelsäule. Wie o Abb. 19.1 zeigt, liegen im unteren Teil die Austrittsstellen aus dem Wirbelkanal tiefer als die zugehörigen Rückenmarkssegmente. Da das Rückenmark bereits in Höhe des 1. bis 2. Lendenwirbels endet, ziehen darunter nur noch Nervenfasern durch den Wirbelkanal, sodass man unterhalb des 2. Lendenwirbelkörpers ohne Gefährdung des Rückenmarks eine **Lumbalpunktion** zur Liquordiagnostik und -druckmessung, zur Applikation von Arzneistoffen und Röntgendiagnostika sowie zur Spinalanästhesie vornehmen kann.

Wurzeln der Spinalnerven. Die Nervenbahnen, die das Rückenmark verlassen, sind zu Wurzelfäden (**Fila radicularia**) gruppiert und schließen sich dann zu der vorderen und hinteren Wurzel (**Radix ventralis** und **dorsalis**) zusammen (o Abb. 19.3). In der hinteren Wurzel befindet sich eine Verdickung, welche die Zellkörper von Nervenzellen enthält und als **Spinalganglion** (**Ganglion spinale**) bezeichnet wird. Beide Wurzeln vereinigen sich kurz hinter dem Ganglion und bilden damit

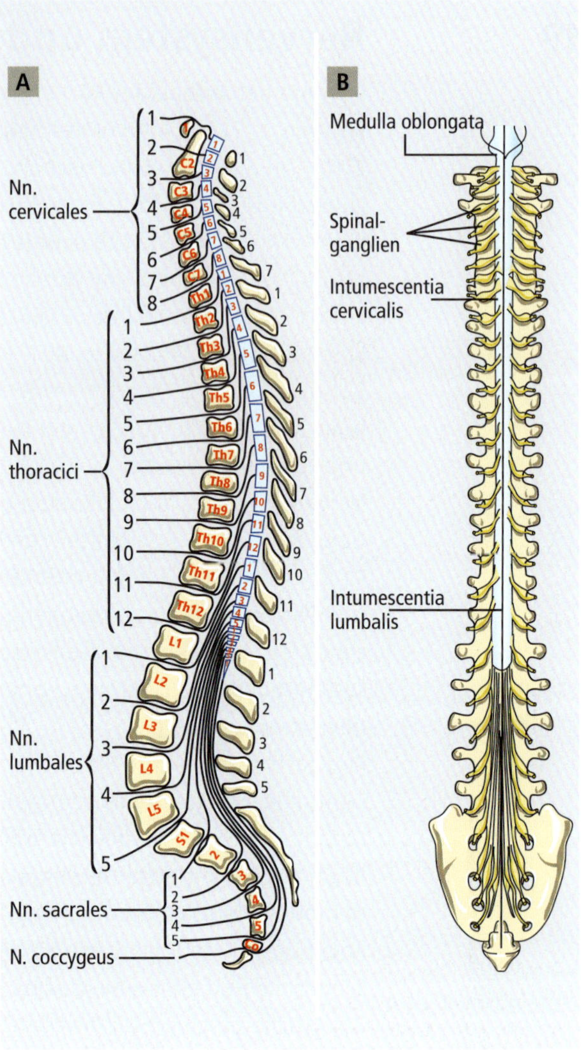

o **Abb. 19.1** Rückenmark und Wirbelsäule im Medianschnitt (A) und in Dorsalansicht (B). Die Bezeichnungen für die einzelnen Wirbel und Rückenmarkssegmente sind eingetragen

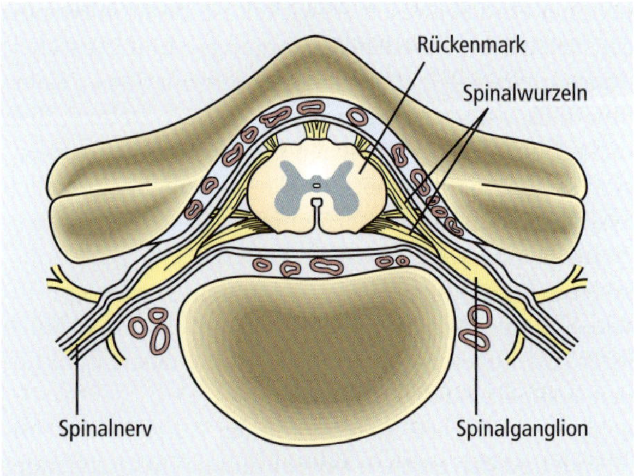

o **Abb. 19.2** Lage des Rückenmarks im Wirbelkanal (Querschnitt in Höhe der Zwischenwirbellöcher). Nach Rauber-Kopsch

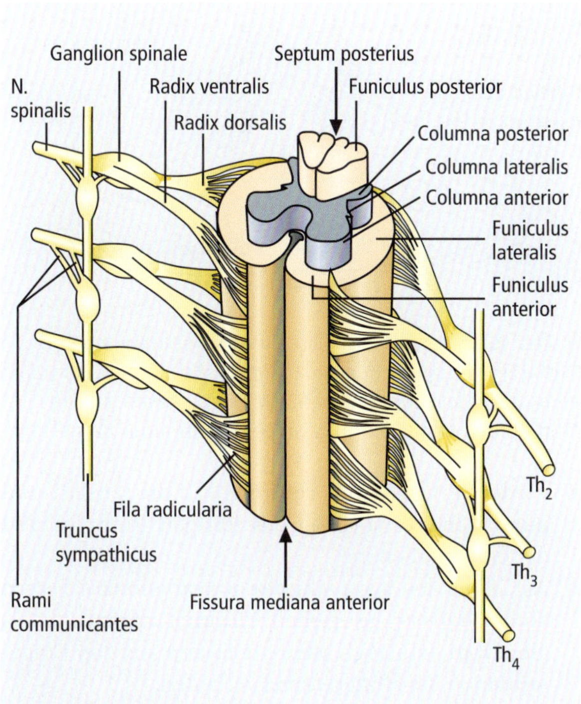

o Abb. 19.3 Rückenmark und zugehörige Spinalnervenpaare im Thorakalbereich. Nach Rohen

einen **Spinalnerv** (**N. spinalis**). Die **hintere Wurzel** enthält nur sensorische Nervenfasern, die Impulse aus der Peripherie (Körperinneren, Körperoberfläche, Extremitäten) zum Rückenmark leiten und daher als **primär afferente Nervenfasern** bezeichnet werden. Die Fasern der **vorderen Wurzel** leiten dagegen Nervenimpulse vom Rückenmark zur Peripherie, d. h. die Vorderwurzel besitzt nur **efferente Nervenfasern** (Motoneurone und vegetative Nervenfasern).

19.1.2 Rückenmarksquerschnitt und Leitungsbahnen

Graue Substanz. Das Rückenmark wird durch das bindegewebige **Septum posterius** und durch einen tiefen vorderen Einschnitt (**Fissura mediana anterior**) in zwei symmetrische Hälften gegliedert (o Abb. 19.3). Im Querschnitt erkennt man eine graue, schmetterlingsförmige Innenzone, die von einer weißen Außenzone umgeben ist. Die graue Substanz (**Substantia grisea**) besteht hauptsächlich aus den Nervenzellkörpern mit ihren Zellkernen, während die weiße Substanz (**Substantia alba**) vor allem aufsteigende oder absteigende Leitungsbahnen (Axone) enthält.

An der grauen Substanz sind im Querschnitt beiderseits ein **Vorderhorn**, ein **Hinterhorn** und ein **Seitenhorn** zu unterscheiden. Räumlich gesehen handelt es sich dabei um Zellsäulen, die durch ein Mittelstück verbunden sind (o Abb. 19.3). Die graue Substanz gliedert sich dementsprechend in

- eine schmale Hintersäule (**Columna posterior**),
- eine breite, stumpfe Vordersäule (**Columna anterior**),
- eine spitze, kleine Seitensäule (**Columna lateralis**), die nur im Brustmark und in den angrenzenden Markabschnitten (C_8–L_2), andeutungsweise auch im Sakralmark (S_2–S_4), vorkommt, und
- ein zentrales Verbindungsstück, das den engen Zentralkanal (**Canalis centralis**) umschließt.

Viele Neurone (Nervenzellen) des **Hinterhorns** stehen in Kontakt mit sensorischen Primärafferenzen, die durch die hintere Wurzel in das Rückenmark eintreten und Aktionspotenziale von der Peripherie her leiten. Das **Vorderhorn** besitzt Neurone, deren Axone das Rückenmark durch die vordere Wurzel verlassen und die Skelettmuskulatur innervieren (**Motoaxone**). Neurone des **Seitenhorns** gehören zum **vegetativen (autonomen) Nervensystem** (▸ Kap. 19.7). Ihre Axone verlassen das Rückenmark, wie erwähnt, ebenfalls über die Vorderwurzeln.

Weiße Substanz. Die weiße Substanz des Rückenmarks wird durch Axone, die durch die hintere Wurzel ein-, und solche, die aus der vorderen Wurzel austreten, beiderseits in drei Bündel gegliedert (o Abb. 19.3). Auf diese Weise lassen sich in jeder Rückenmarkshälfte ein

- Vorderstrang (**Funiculus anterior**),
- Seitenstrang (**Funiculus lateralis**) und
- Hinterstrang (**Funiculus posterior**)

abgrenzen. Innerhalb dieser Stränge sind die auf- und absteigenden Axone nach Maßgabe ihrer Funktion in Bündeln zusammengefasst. Diese Faserbündel, die nicht scharf gegeneinander abgegrenzt sind, werden als **Tractus** bezeichnet und in der Regel nach Herkunft und Ziel ihres Verlaufs benannt. Sie sollen hier nur insoweit beschrieben werden, als sie für das Verständnis der funktionellen Zusammenhänge von Bedeutung sind.

Aufsteigende Bahnen des **Rückenmarks** (o Abb. 19.4, links), die sensorische Impulse zum Gehirn leiten, verlaufen überwiegend im Hinterstrang und Vorderseitenstrang. Die Axone des **Hinterstrangs** entstammen der hinteren Wurzel der gleichen Seite (ipsilateral) und enden in den **Hinterstrangkernen** des verlängerten Rückenmarks (**Medulla oblongata**). Der **Vorderseitenstrang** enthält Axone, die überwiegend in Neuronen des Hinterhorns auf der Gegenseite (kontralateral) entspringen und im Hirnstamm (**Tr. spinoreticularis**) und Thalamus (**Tr. spinothalamicus**) enden. Außerdem ziehen aufsteigende Bahnen zum Kleinhirn (**Tr. spinocerebellaris anterior** und **posterior**). Innerhalb der einzelnen Faserbündel nehmen die Axone, die in bestimmten Segmenten hinzukommen, eine benachbarte Position zu den bereits vorhandenen Axonen ein. Auf diese Weise entsteht eine Schichtung der

19

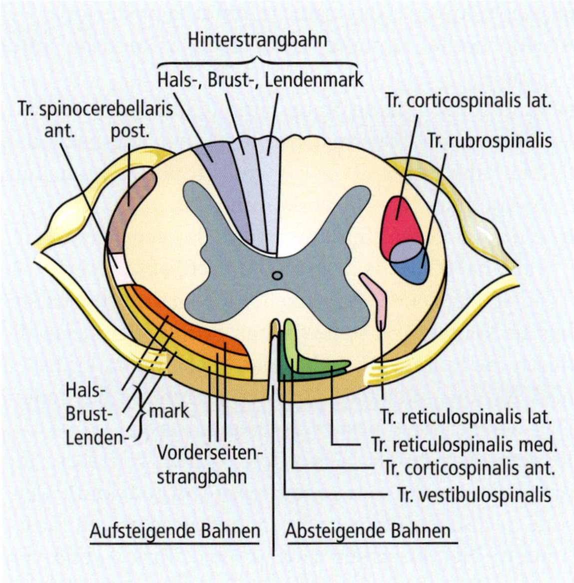

Abb. 19.4 Lage der aufsteigenden Bahnen (links) und der absteigenden Bahnen (rechts) im Rückenmarksquerschnitt. Die Schichtung der Bahnen aus dem Hals-, Brust- und Lendenmark ist für die Hinterstrangbahn und die Vorderseitenstrangbahn schematisch angegeben

Bahnen, wie sie in Abb. 19.4 für den Hinterstrang und den Vorderseitenstrang schematisch dargestellt ist.

Absteigende Bahnen des **Rückenmarks** (Abb. 19.4, rechts) leiten Impulse vom Gehirn zu den Neuronen im Rückenmark, also zu Motoneuronen im Vorderhorn, zu vegetativen Neuronen im Seitenhorn und zu sensorischen Neuronen im Hinterhorn. Die wichtigsten Leitungsbahnen für die Motorik sind (bezeichnet nach ihrer Herkunft)

- aus der Großhirnrinde der **Tr. corticospinalis lateralis** und der **Tr. corticospinalis anterior**,
- aus der Formatio reticularis der **Tr. reticulospinalis lateralis** und der **Tr. reticulospinalis medialis**,
- vom Nucleus ruber der **Tr. rubrospinalis**,
- von den Vestibulariskernen der **Tr. vestibulospinalis** und
- vom Dach des Mittelhirns der **Tr. tectospinalis**.

Die Bedeutung der absteigenden Bahnen für die Motorik wird im Zusammenhang mit der Funktion des motorischen Systems (▸Kap. 19.5) erläutert.

19.1.3 Aufbau des peripheren Nervensystems

Spinalnerven. Die Spinalnerven teilen sich, nachdem sie den Wirbelkanal verlassen haben, in mehrere Äste (Abb. 19.5): in einen

- hinteren Ast (**Ramus dorsalis**), der sensibel die wirbelsäulennahe Rückenhaut und motorisch einen Teil der Wirbelsäulenmuskulatur versorgt,

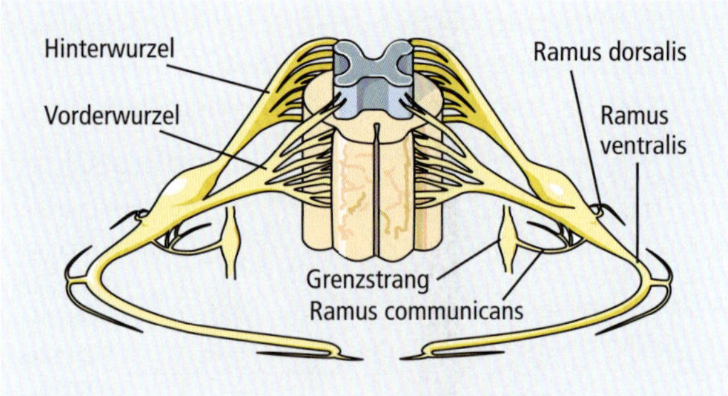

Abb. 19.5 Wurzeln und Äste eines Spinalnervenpaares. Hinterer Ast: Ramus dorsalis; vorderer Ast: Ramus ventralis; Verbindungsast zum Grenzstrang: Ramus communicans (von beiden Rami communicantes ist nur einer dargestellt)

- vorderen Ast (**Ramus ventralis**) für die sensible und motorische Versorgung des übrigen Rumpfes und der Gliedmaßen,
- Ast, über den sympathische präganglionäre Fasern zum Grenzstrang ziehen (**Ramus communicans albus**), in dem auch afferente Fasern aus den Eingeweiden in die Hinterwurzel verlaufen,
- Ast, über den sympathische Fasern aus dem Grenzstrang in den Spinalnerven ziehen (**Ramus communicans griseus**) und
- Ast zu den Rückenmarkshäuten.

Die vorderen Äste haben demnach das größte Verbreitungsgebiet. Einige von ihnen bilden Nervengeflechte (**Plexus**), in welche die Spinalnerven aus mehreren Rückenmarkssegmenten einmünden und aus denen die peripheren Nervenstränge neu geordnet hervorgehen.

Nervengeflechte und periphere Nerven. Die vorderen Äste der Spinalnerven aus dem Halsmark sowie dem Lenden- und Kreuzmark bilden drei große Plexus (Abb. 19.6): den

- **Plexus cervicalis** (Halsnervengeflecht aus den Segmenten C_1–C_4), dessen Nerven für die sensible Versorgung der Hals- und Schulterregion sowie für die motorische Innervation der tiefen Halsmuskeln und des Zwerchfells zuständig sind,
- **Plexus brachialis** (Armnervengeflecht aus den Segmenten C_5–Th_1), aus dem neben einigen kleineren Ästen für die sensible und motorische Versorgung von Brust und Rücken die großen Armnerven hervorgehen,
- **Plexus lumbosacralis** (Lenden-Kreuzbeinnervengeflecht aus den Segmenten Th_{12}–S_4), aus dem die Nerven stammen, die Hüfte und Beine versorgen, unter ihnen der N. ischiadicus, der größte Nerv des Körpers.

Der Aufbau des peripheren somatischen Nervensystems mit den Plexus und den daraus hervorgehenden Nerven ist in Abb. 19.6 dargestellt. Daraus können

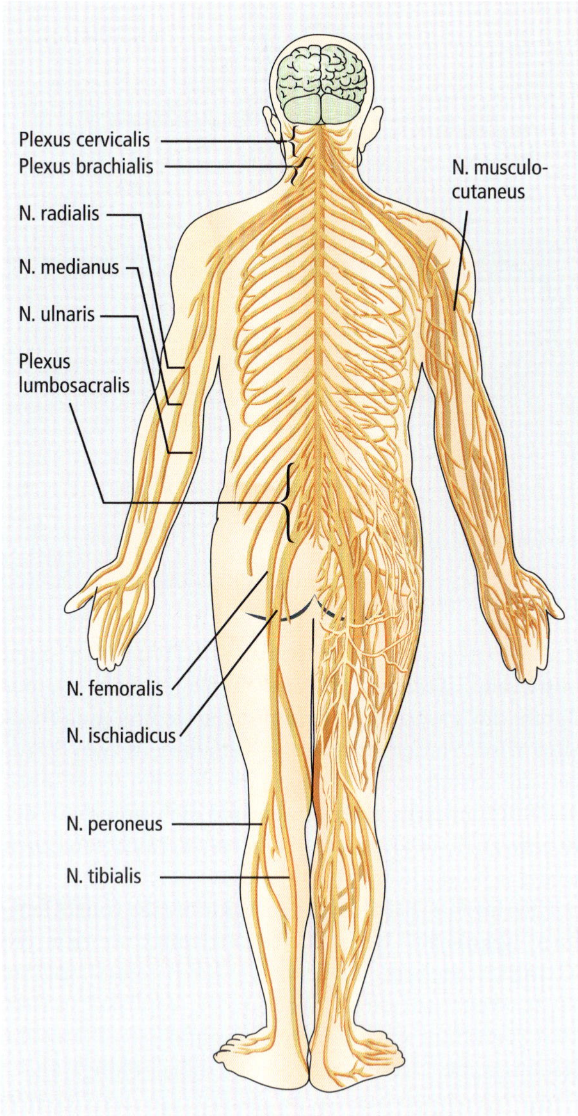

Abb. 19.6 Übersicht über das periphere somatische Nervensystem

auch die Bezeichnungen der wichtigsten Nerven entnommen werden. Die spezielle Anordnung des peripheren vegetativen Nervensystems wird im Zusammenhang mit dessen Funktionen in ▸Kap. 19.7 erläutert.

Meningen. Rückenmark und Gehirn sind von drei **Meningen** (Hirnhäuten), der äußeren **Dura mater**, der mittleren **Arachnoidea** und der inneren **Pia mater** umgeben. Den Raum zwischen der mittleren und inneren Hirnhaut, die unter der Bezeichnung **Leptomeninx** zusammengefasst werden, bezeichnet man als **Subarachnoidalraum**. Dieser enthält Hirn-Rückenmarksflüssigkeit (Liquor cerebrospinalis, ▸Kap. 19.3.1). Erweiterungen des Subarachnoidalraums werden als **Zisternen** bezeichnet.

In Kürze

- Das **Rückenmark** besteht aus der zentral liegenden schmetterlingsförmigen grauen Substanz, die hauptsächlich Nervenzellkörper und Gliazellen enthält, und der sie umgebenden weißen Substanz, in der intersegmentale Nervenfasern sowie auf- und absteigende Bahnen verlaufen.
- Afferente sensorische Nervenfasern ziehen durch die **Hinterwurzeln** zu den sensorischen Neuronen im **Hinterhorn** der grauen Substanz.
- Efferente motorische Nervenfasern verlaufen von den Motoneuronen im **Vorderhorn** der grauen Substanz durch die **Vorderwurzeln** zur Skelettmuskulatur.
- Neurone des **Seitenhorns** der grauen Substanz gehören zum vegetativen (autonomen) Nervensystem (▸Kap. 19.7). Ihre Axone verlassen das Rückenmark ebenfalls über die Vorderwurzeln.
- Die **Spinalnerven**, in denen sich die Vorder- und Hinterwurzelfasern vereinigen, treten seitlich aus dem Rückenmark heraus und verlassen durch Zwischenwirbelöffnungen den Wirbelkanal. Jeder Rückenmarksabschnitt, aus dem ein Nervenpaar stammt, wird als **Segment** bezeichnet.
- Spinalnerven bilden in den für die Extremitäten zuständigen Abschnitten **Nervenplexus**, aus denen dann periphere Nerven hervorgehen.
- Rückenmark und Gehirn sind von drei **Meningen** (Hirnhäuten) umgeben.

19.2 Anatomie des Gehirns

19.2.1 Hirnstamm und Kleinhirn

Abschnitte des Gehirns. Das Gehirn des erwachsenen Menschen hat ein mittleres Gewicht von 1350 g. Es füllt, umgeben von den **Hirnhäuten** (s. o.), die knöcherne Schädelkapsel aus (Abb. 19.7). Seine Unterfläche, die Hirnbasis, ruht auf den Knochen der Schädelbasis, während die konvexe Oberfläche der Hemisphären dem Schädeldach (Kalotte) anliegt.

Die Formverhältnisse des menschlichen Gehirns resultieren aus den Umbauvorgängen, die sich im Laufe der Evolution vollzogen haben. Nach entwicklungsgeschichtlichen Gesichtspunkten unterscheidet man folgende Hirnabschnitte, die in Abb. 19.8 an einem Medianschnitt dargestellt sind: Das

- **Rhombencephalon** (Rautenhirn) mit verlängertem Mark (**Medulla oblongata**), Brücke (**Pons**) und dem

19

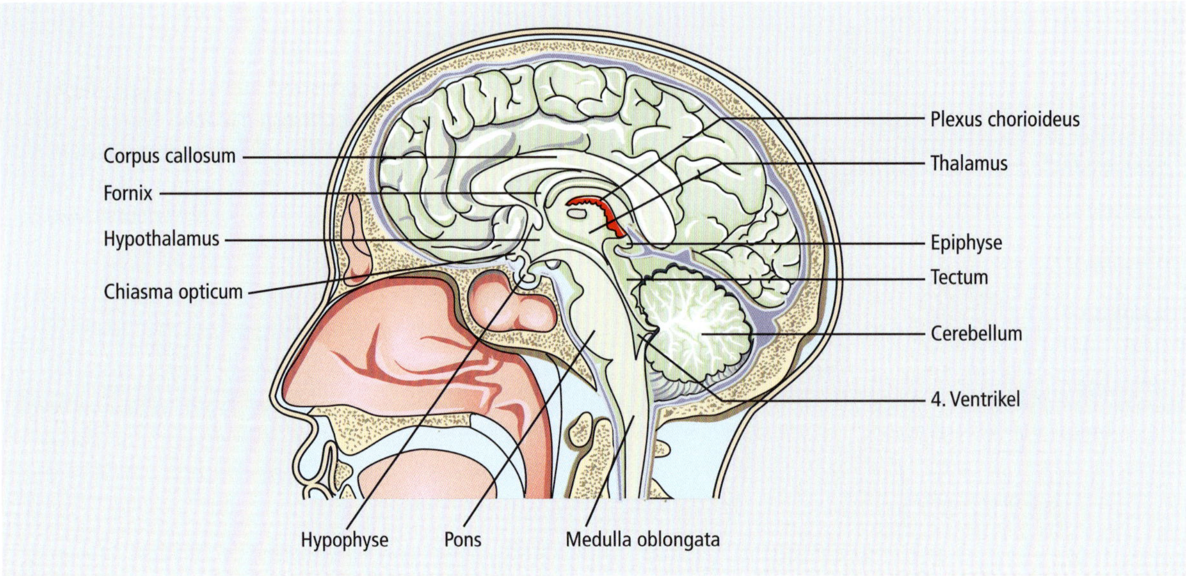

Abb. 19.7 Medianschnitt durch die Schädelhöhle, Lokalisation wichtiger Hirnteile

manchmal hier eingeordneten Kleinhirn (**Cerebellum**),

- **Mesencephalon** (Mittelhirn) und
- **Prosencephalon** (Vorderhirn) mit Zwischenhirn (**Diencephalon**) und Endhirn (**Telencephalon**).

Von diesen Hirnabschnitten werden Medulla oblongata, Pons und Mesencephalon unter der Bezeichnung **Hirnstamm** (Stammhirn) zusammengefasst. Sie stehen in enger funktioneller Beziehung und enthalten die Kerne der Hirnnerven III–XII (s. u.).

Aufbau des Hirnstamms. Die Medulla oblongata verbindet das Rückenmark mit der Brücke (Abb. 19.9, Abb. 19.10). In der Vorderansicht erkennt man einen mittleren Einschnitt (Fissura mediana anterior), der durch die Fasern der Pyramidenkreuzung unterbrochen wird. Beiderseits hiervon verlaufen in zwei Strängen die absteigenden Bahnen, die den Vordersträngen des Rückenmarks entsprechen und sich unterhalb der Brücke zu den Pyramiden verdicken. Seitlich von ihnen wölbt sich die Olive vor.

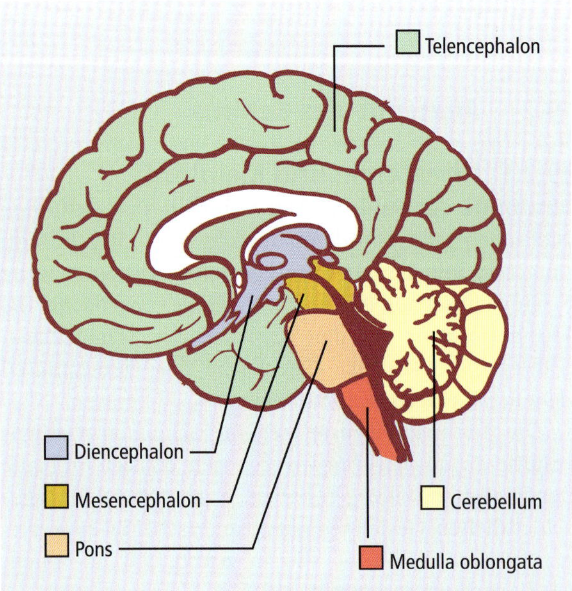

Abb. 19.8 Medianschnitt durch das Gehirn, Abgrenzung der Hirnabschnitte

Die hintere Fläche des Hirnstamms ist vom Kleinhirn überdeckt. Bei seiner Entfernung werden die Kleinhirnschenkel beiderseits durchtrennt (Abb. 19.9). Wenn auf diese Weise der 4. Ventrikel (▸Kap. 19.3.1) eröffnet wird, erkennt man auf dessen Boden die Rautengrube. Nach ihr werden Medulla oblongata und Pons, manchmal auch unter Einschluss des Cerebellums, gemeinsam als **Rautenhirn** bezeichnet. Vorwölbungen in der Rautengrube stellen die Orte dar, unter denen bestimmte Hirnnervenkerne liegen.

Den rostralen (zum Vorderhirn weisenden) Teil bildet das **Mesencephalon**. Dessen Vorderseite nehmen die Großhirnschenkel (**Crura cerebri**, Abb. 19.11) ein, in denen die absteigenden Großhirnbahnen verlaufen. An der Hinterseite des Mesencephalon liegt das Mittelhirndach (**Tectum**) mit der Vierhügelplatte (**Lamina tectalis**), die je zwei obere und zwei untere Hügel (**Colliculi superiores** und **inferiores**) enthält (Abb. 19.7, Abb. 19.11).

Der gesamte Hirnstamm besitzt eine gleichartige innere Gliederung. Die **absteigenden Bahnen** verlaufen jeweils im vorderen Sektor von den Großhirnschenkeln des Mittelhirns über die Wülste der Brücke und die Pyramiden der Medulla oblongata bis in die Vorderstränge des Rückenmarks. Die **Kerngebiete** (Ansammlungen von Nervenzellen) finden sich im mittleren Gebiet des Mesencephalons, das als **Tegmentum**

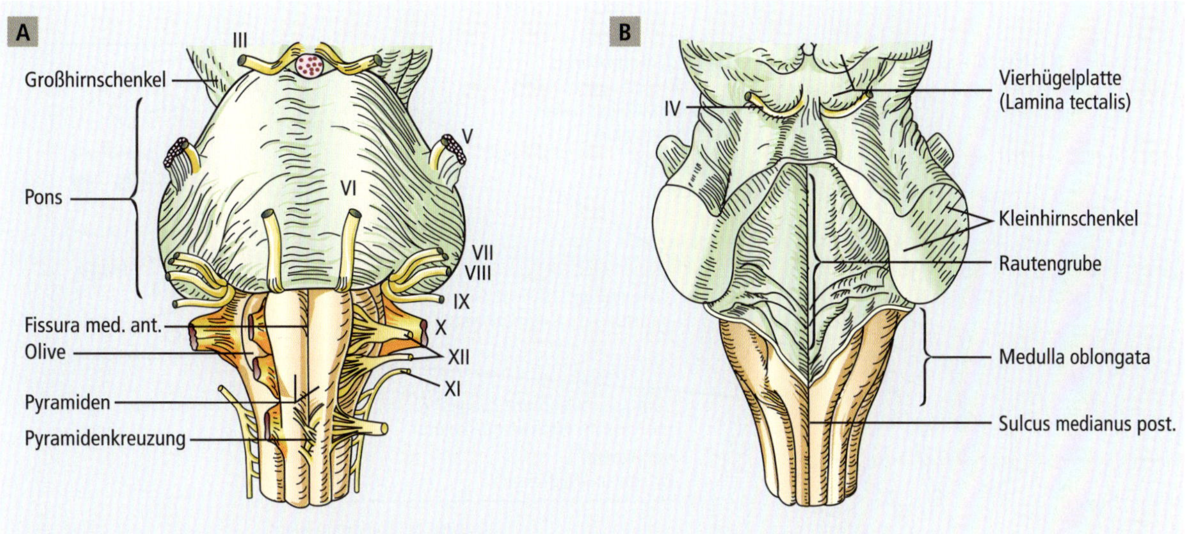

Abb. 19.9 Hirnstamm in A Ventral- und B Dorsalansicht. Durch Entfernung des Kleinhirns ist der 4. Ventrikel eröffnet. Die römischen Zahlen bezeichnen die entsprechenden Hirnnerven. Nach Kahle

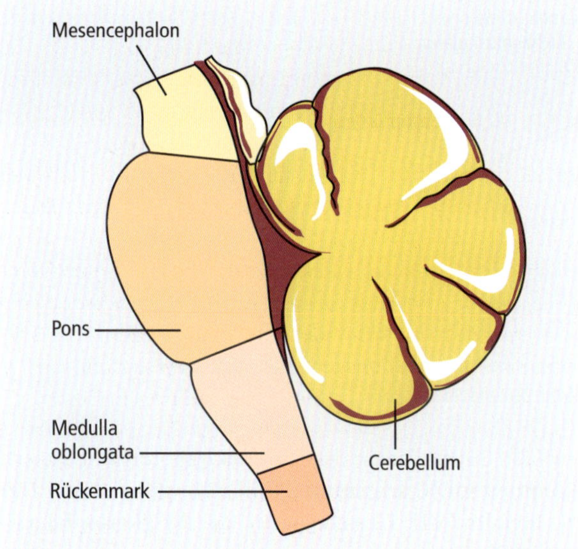

Abb. 19.10 Gliederung des Hirnstamms im Medianschnitt

(Haube) bezeichnet wird (Abb. 19.11), und im hinteren Sektor der übrigen Hirnstammgebiete. Im Tegmentum liegen wichtige Kerne des motorischen Systems, der **Nucleus ruber** und die **Substantia nigra**.

Außerdem befinden sich im Tegmentum und den entsprechenden dorsalen Gebieten von Pons und Medulla oblongata die **Ursprungs**- bzw. **Endkerne** der **Hirnnerven III–XII**, wobei die motorischen Zellen überwiegend medial und die sensorischen Zellen lateral angeordnet sind. Dazwischen verlaufen die **aufsteigenden sensorischen Bahnen**. Im gesamten Hirnstamm bis hinauf zum Diencephalon findet sich darüber hinaus ein dreidimensionales Netzwerk von verstreuten, miteinander verbundenen Neuronen, das als **Formatio reticularis** bezeichnet wird. Nach ihrer Lokalisation unterscheidet man laterale und mediale Kerngebiete. Zu den lateralen gehören die noradrenergen Neurone des **Locus coeruleus**, zu den medialen die serotoninergen **Raphe-Kerne**. Die Formatio reticularis erfüllt wichtige

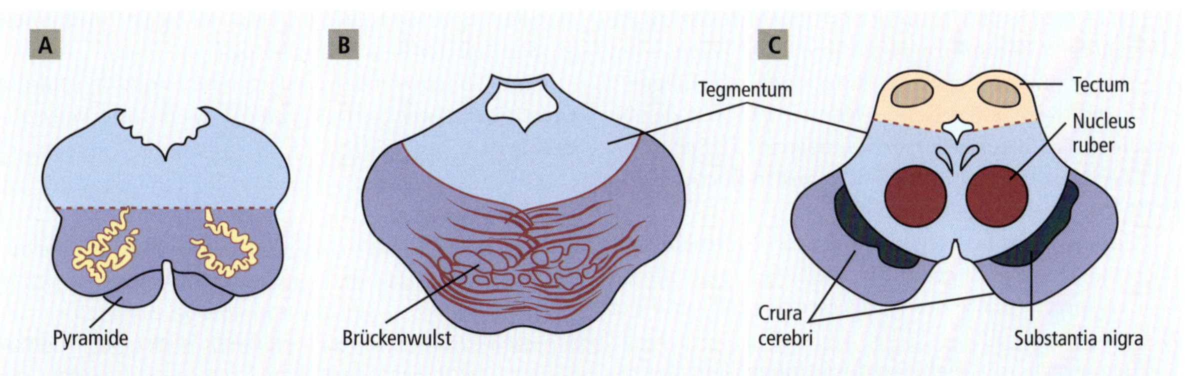

Abb. 19.11 Querschnitte durch A Medulla oblongata, B Pons und C Mesencephalon. Nach Kahle. In den vorderen Abschnitten (dunkelblau markiert) verlaufen die absteigenden Bahnen. Kerngebiete und aufsteigende Bahnen sind in den hellblauen Abschnitten lokalisiert

19

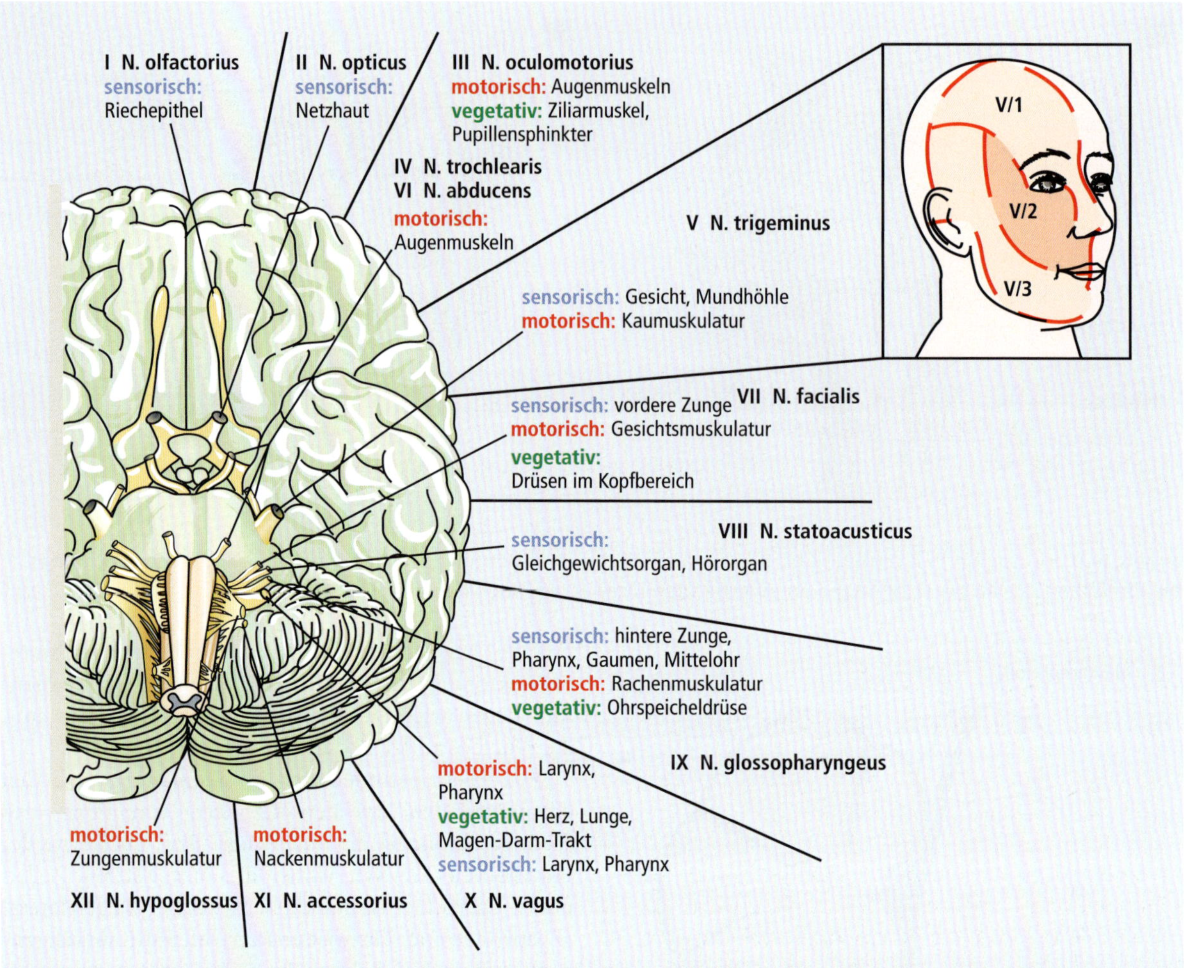

Abb. 19.12 Hirnbasis mit Hirnnerven, deren wichtigste Funktionen und Innervationsgebiete angegeben sind. Im Einsatzbild sind die Haut-Versorgungsgebiete der drei Trigeminusäste dargestellt

Funktionen im Dienste des motorischen, sensorischen und vegetativen Systems (z. B. Regulation der Atmung und des Kreislaufs).

Hirnnerven. An der Hirnbasis und im Bereich des Hirnstamms treten **12 Hirnnervenpaare** aus (Abb. 19.12). Der I. und II. Hirnnerv sind dem Vorderhirn, die übrigen dem Stammhirn zugeordnet. Die Hirnnerven haben sehr verschiedenartige Funktionen zu erfüllen:

Zu den **rein sensorischen Nerven** gehören der N. **olfactorius** (I, Riechnerv), der N. **opticus** (II, Sehnerv), und der N. **statoacusticus** bzw. N. **vestibulocochlearis** (VIII, Gleichgewichts-Hörnerv).

Rein motorische Nerven sind der N. **trochlearis** (IV) und der N. **abducens** (VI), die äußere Augenmuskeln versorgen, sowie der N. **accessorius** (XI) und der N. **hypoglossus** (XII).

Hirnnerven mit **Mehrfachfunktionen** sind der N. **oculomotorius (III)**, der motorische Fasern für die Augenmotorik und parasympathische Fasern für die Regulation der Pupillenweite und Linsenkrümmung enthält. Sowohl sensorische als auch motorische Fasern kommen im N. **trigeminus** (V, Drillingsnerv) vor. Der N. **facialis** (VII, Gesichtsnerv), der N. **glossopharyngeus** (IX, Geschmacksnerv) und der N. **vagus** (X) enthalten motorische, sensorische und parasympathische Nervenfasern. Als Hauptnerv des parasympathischen Systems innerviert der N. Vagus die Brust- und einen großen Teil der Baucheingeweide.

Eine Übersicht über die Lage, die Funktion und die wichtigsten Innervationsgebiete der Hirnnerven gibt Abb. 19.12.

Zusatzinformation

Die Hirnnerven I und II sind keine echten Nerven, sondern „ausgestülpte", von Hirnhäuten umhüllte Hirnareale. Sie weisen demnach auch keine Hirnnervenkerne auf.

Die motorischen Hirnnerven zur Innervation quergestreifter Muskeln (III, IV, VI, XI und XII) besitzen zusätzlich afferente Fasern, die Impulse aus den Muskelspindeln (▸ Kap. 19.5.1) leiten.

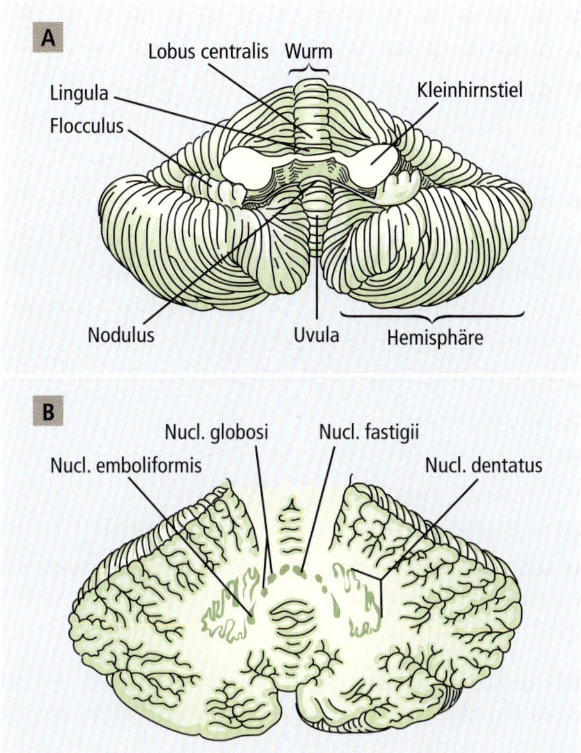

Abb. 19.13 Kleinhirn in Vorderansicht nach Abtrennung vom A Hirnstamm und im B Querschnitt. Nach Kahle

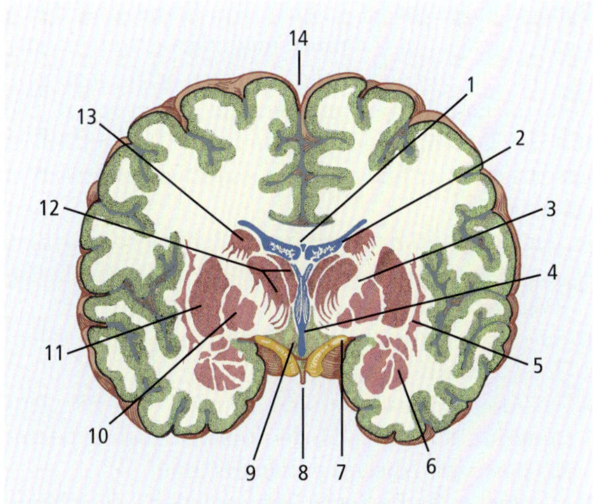

Abb. 19.14 Frontalschnitt durch das Gehirn (in Höhe des Corpus amygdaloideum). 1 Balken, 2 Seitenventrikel, 3 Capsula interna, 4 3. Ventrikel, 5 Claustrum, 6 Corpus amygdaloideum, 7 Tr. opticus, 8 Infundibulum, 9 Hypothalamus, 10 Pallidum, 11 Putamen, 12 Thalamus, 13 Nucl. caudatus, 14 Fissura longitudinalis. Nach Kahle

Kleinhirn. Das Kleinhirn (**Cerebellum**) liegt in der hinteren Schädelgrube und wird durch eine quer aufgespannte Duraduplikatur (**Tentorium cerebelli**) von den Hinterhauptlappen des Großhirns getrennt (Abb. 19.13). Seine Vorderfläche bildet das Dach des 4. Ventrikels. Über die **Kleinhirnschenkel** steht es mit dem Mittelhirn, der Brücke und der Medulla oblongata in Verbindung.

Das Kleinhirn gliedert sich in einen unpaaren Mittelteil, der als Wurm (**Vermis cerebelli**) bezeichnet wird, und in die beiden **Kleinhirnhemisphären** (Abb. 19.13). Ihre Oberfläche weist eine große Zahl schmaler, annähernd parallel verlaufender Windungen (**Folia cerebelli**) auf.

Den entwicklungsgeschichtlich ältesten Anteil des Kleinhirns bildet das **Archicerebellum**, das aus der **Lingula** und dem **Nodulus** mit dem **Flocculus** besteht (Abb. 19.13). Ein weiterer alter Kleinhirnteil ist das **Palaeocerebellum**, zu dem größere Abschnitte des Wurms (**Lobus centralis**, **Culmen**, **Uvula** und **Pyramis**) gehören. Das entwicklungsgeschichtlich junge, bei Primaten besonders stark ausgeprägte **Neocerebellum** besteht aus den **Kleinhirnhemisphären** und dem **Lobus medius** des Wurms. Die funktionelle Gliederung des Kleinhirns weicht von der anatomischen etwas ab (Abb. 19.13, ▸ Kap. 19.5.2).

Auf dem Kleinhirnquerschnitt (Abb. 19.13) erkennt man eine oberflächliche **graue Rindenzone**, die Nervenzellen enthält, und eine darunter liegende, aus Leitungsbahnen bestehende **weiße Markzone**. In der Tiefe des Marklagers befinden sich die verschiedenen Kleinhirnkerne: der **Nucleus fastigii** (Dachkern), der mit der Rinde des Wurms verbunden ist, die **Nuclei globosi** (Kugelkerne) und der **Nucleus emboliformis** (Pfropfkern), an denen Fasern aus der Rinde des Grenzgebiets zwischen Wurm und Hemisphären enden, sowie der **Nucleus dentatus** (Zahnkern), der Impulse aus der Rinde der lateralen Kleinhirnhemisphären empfängt.

19.2.2 Zwischenhirn

Das Zwischenhirn (**Diencephalon**) liegt unterhalb der beiden Seitenventrikel beidseits des unpaaren 3. Ventrikels (Abb. 19.14). Es gliedert sich in vier übereinander gelagerte Etagen: den Epithalamus, Thalamus, Subthalamus und Hypothalamus.

Epithalamus. Der Epithalamus besteht aus der **Habenula**, einer Schaltstelle für Impulse der Riechbahn, und der **Epiphyse** (Zirbeldrüse). Letztere ist ein kleiner zapfenförmiger Körper, der an der Hinterwand des 3. Ventrikels über der Vierhügelplatte liegt (Abb. 19.7). Von der Epiphyse, die über den Hypothalamus mit der Retina in Verbindung steht, wird licht- und damit tageszeitabhängig das Hormon **Melatonin** freigesetzt (▸ Kap. 16.10).

Thalamus. Der bilateral angelegte Thalamus (Abb. 19.14) stellt einen gegliederten Komplex verschiedener Kerngruppen dar, in denen sensorische und motorische

Bahnen umgeschaltet werden. Die Kerne sind durch weiße Markblätter (**Laminae medullares**) voneinander getrennt. In grober Einteilung unterscheidet man vordere, mediale, laterale und ventrale Kerngruppen. Die mit der Großhirnrinde verbundenen Thalamuskerne lassen sich unter funktionellen Aspekten unterteilen in solche, die

- der **Umschaltung sensorischer Bahnen** von den Sinnesorganen der Haut und der tiefen Gewebe dienen (**ventrobasale Kerne**),
- überwiegend **motorische Funktionen** haben (**Nucleus ventralis lateralis**),
- an **Assoziationsfunktionen** beteiligt sind (**Nucleus anterior, Nucleus medialis dorsalis, Nucleus lateralis posterior, Nucleus pulvinaris**) und
- als **unspezifische Kerne** keine definierte Zuordnung zur Hirnrinde aufweisen (**mediale Kerne**).

Ventral etwas abgesondert liegen die Kerngebiete des **Corpus geniculatum mediale**, einer Umschaltstelle der Hörbahn, und des **Corpus geniculatum laterale**, in dem die Sehbahn umgeschaltet wird. Von allen diesen Kerngebieten bestehen Faserverbindungen zur Großhirnrinde. Diese schräg zur Hirnrinde aufsteigenden Faserbündel werden zusammen als Thalamusstrahlung (**Radiatio thalami**) bezeichnet. Außerdem ist der Thalamus durch Nervenfasern mit dem Kleinhirn, dem Pallidum (s. u.), dem Striatum und dem Hypothalamus verbunden.

Der **Nucleus reticularis thalami** ist eine dünne Kernschicht an der Thalamusaußenfläche. Er gehört zum **a**ufsteigenden **r**etikulären **A**ktivierungs**s**ystem (ARAS, ◦ Abb. 19.32) und beeinflusst die Neurone in den Relaiskernen.

Subthalamus. Der Subthalamus ist zwischen Thalamus und Mittelhirnhaube lokalisiert. Er enthält Kerne des motorischen Systems, von denen dem **Nucleus subthalamicus** und dem **Globus pallidus** die größte Bedeutung zukommt. Der Globus pallidus, auch **Pallidum** genannt (◦ Abb. 19.14), ist durch die Fasermassen der inneren Kapsel (**Capsula interna**) von den übrigen grauen Bezirken abgetrennt. Er besitzt Verbindungen zum angrenzenden Putamen (▸ Kap. 19.3.2), zum Thalamus, zum Nucleus subthalamicus und zu weiter kaudal gelegenen Kernen.

Hypothalamus und Hypophyse. Der **Hypothalamus** (◦ Abb. 19.15) bildet die unterste Etage und den Boden des Zwischenhirns. In ihm liegen übergeordnete Zentren des vegetativen Nervensystems. Sein vorderer, markarmer Abschnitt erstreckt sich von der **Commissura anterior**, einer Faserverbindung zwischen den beiden Hemisphären, bis zum **Chiasma opticum**, der Kreuzung der Sehbahnen. In diesem Abschnitt liegen zwei großzellige Kerngebiete, der **Nucleus supraopticus** und der **Nucleus paraventricularis**, deren Axone nach Durchtritt durch den Hypophysenstiel im Hypophysenhinterlappen enden (s. u., ◦ Abb. 19.15). Im hinteren, markreichen Abschnitt finden sich kaudal zwei rundliche Wülste, die **Corpora mamillaria.**

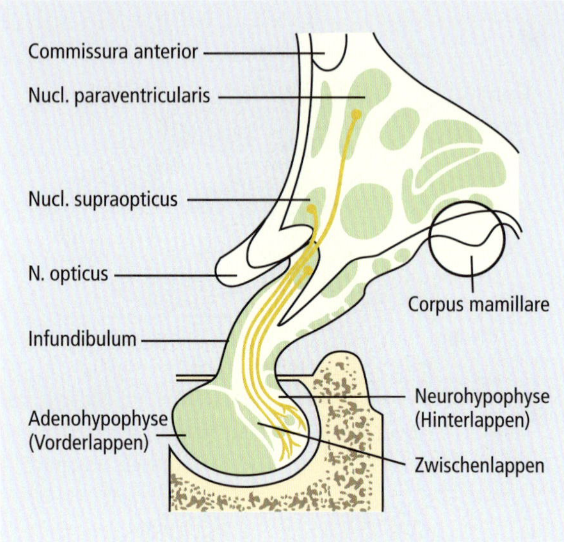

◦ **Abb. 19.15** Hypothalamus mit Kernen und neurosekretorischen Bahnen sowie Hypophyse (im Längsschnitt). Nach Clara

Die **Hypophyse** (Hirnanhangsdrüse) ist über das **Infundibulum** (Hypophysenstiel) mit dem Hypothalamus verbunden (◦ Abb. 19.15). Sie besteht aus drei Abschnitten, der **Adenohypophyse** (Vorderlappen), der **Neurohypophyse** (Hinterlappen) und einem **Zwischenlappen.** Als wichtiges endokrines Organ wurde die Hypophyse bereits in ▸ Kap. 16.2.1 besprochen.

19.2.3 Endhirn

Allgemeiner Aufbau. Den Aufbau des Endhirns erkennt man am deutlichsten in einem Frontalschnitt (◦ Abb. 19.16). Den überwiegenden Anteil des Endhirns bilden die **Großhirnhemisphären**, die wie ein Mantel das Zwischenhirn und Teile des Hirnstamms überdecken. Beide Hemisphären sind durch einen Einschnitt, die **Fissura longitudinalis cerebralis**, voneinander getrennt. Die Oberfläche der Hemisphären wird durch **Sulci** (Furchen) und erhabene **Gyri** (Windungen) gegliedert. Im Frontalschnitt erkennt man, dass der **Sulcus lateralis** einen tiefen Einschnitt bildet, der sich zur **Fossa lateralis** (Fossa Sylvii) erweitert. An der inneren Fläche dieser Grube liegt die sog. **Insula** (Insel).

Auf der Schnittfläche lässt sich die **graue Substanz** der Hirnrinde (**Kortex**) und die der inneren Kerne von der **weißen Substanz**, dem Marklager, unterscheiden. In der grauen Substanz sind – wie überall im Zentralnervensystem – die Nervenzellen lokalisiert, während die weiße Substanz von Nervenfasern gebildet wird. Durch die weiße Substanz des Balkens (**Corpus callo-**

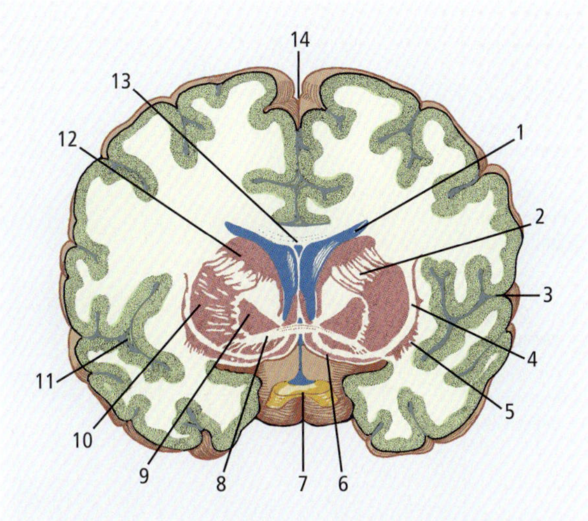

o Abb. 19.16 Frontalschnitt durch das Gehirn (in Höhe der Commissura anterior). 1 Seitenventrikel (Vorderhorn), 2 Capsula interna, 3 Sulcus lateralis, 4 Capsula externa, 5 Claustrum, 6 Palaeokortex (Riechrinde), 7 Chiasma opticum, 8 Commissura anterior, 9 Pallidum, 10 Putamen, 11 Fossa Sylvii, 12 Nucl. caudatus, 13 Corpus callosum, 14 Fissura longitudinalis. Nach Kahle

sum) sind die beiden Hemisphären miteinander verbunden. Seinen Mittelteil bildet eine Platte dicht zusammenliegender Nervenfasern, welche zu den einander entsprechenden Hirnteilen beider Seiten ziehen (**Kommissurenfasern**). Eine ähnliche Verbindung stellt die **Commissura anterior** dar (o Abb. 19.16).

Subkortikale Kerne. In der Tiefe der Hemisphären liegt beiderseits ein großes graues Kerngebiet, das **Corpus striatum**, das durch die **Capsula interna** in zwei Abschnitte, den **Nucleus caudatus** und das **Putamen**, geteilt wird (o Abb. 19.16). Die Fasern, die durch die Capsula interna ziehen und die Großhirnrinde mit tieferen Hirnabschnitten verbinden, haben im Laufe der Entwicklung die beiden ursprünglich vereinigten Kernabschnitte des Corpus striatum voneinander getrennt. Dieses stellt eine wichtige Schaltstelle im motorischen System (▸ Kap. 19.5) dar. Oft wird es mit dem funktionell zugeordneten Pallidum unter dem Begriff **Basalganglien** (▸ Kap. 19.5.2) zusammengefasst.

An der lateralen Fläche des Putamen liegt ein schalenartiger Streifen grauer Substanz, das **Claustrum**. Entwicklungsgeschichtlich wird es dem **Palaeokortex** zugeordnet, der bei primitiven Säugern noch den überwiegenden Teil des Endhirns bildet. Beim Menschen ist der Palaeokortex auf einen kleinen Teil der Hirnbasis beschränkt (o Abb. 19.16), der zusammen mit dem **Bulbus olfactorius** der Riechfunktion dient.

Ein weiterer Kern, das **Corpus amygdaloideum** (Mandelkern), findet sich an der medialen Fläche des Temporallappens. Er besteht aus einem Rinden- und einem in der Tiefe liegenden Kernanteil. Funktionell ist er dem limbischen System (s. u.) zugeordnet.

Limbisches System. Die Bezeichnung „limbisches System“ stammt von der topographischen Lage zum Balken, den es wie ein Saum (**Limbus**) umgibt. Im Median-

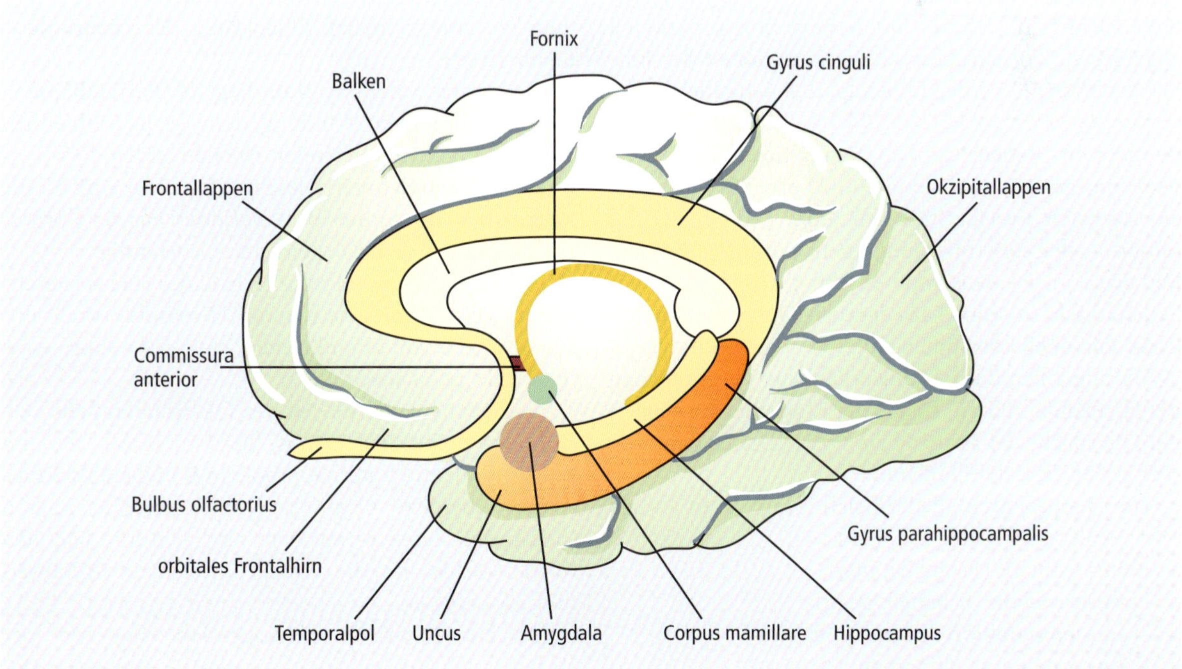

o Abb. 19.17 Limbisches System der rechten Hemisphäre in Mediananansicht. Die limbischen Strukturen, die nur bei einer schrägen Schnittführung sichtbar werden, sind auf die Medianebene projiziert

19

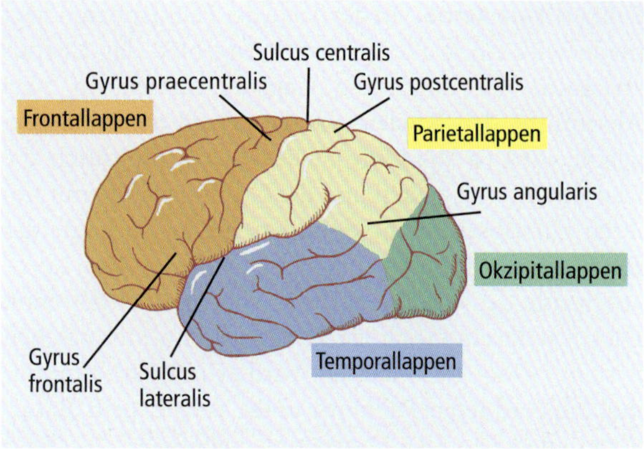

o Abb. 19.18 Linke Hemisphäre in Seitenansicht. Die Hirnlappen sind durch unterschiedliche Farben gekennzeichnet

schnitt ist es daher nur unvollständig zu erkennen. Erst wenn man mit einem schrägen Schnitt den Hirnstamm etwa in der Mitte des Zwischenhirns abtrennt, wird die mediale Seite des Temporallappens mit den darüber liegenden Bezirken des limbischen Systems sichtbar (o Abb. 19.17).

Das limbische System, das haubenförmig dem Hirnstamm aufliegt, ist ein phylogenetisch alter Hirnteil (**Archikortex** mit **Periarchikortex**). Dazu gehören der **Hippocampus**, der benachbarte **Gyrus parahippocampalis**, der über dem Balken liegende **Gyrus cinguli** und der **Bulbus olfactorius**. Vom Hippocampus verläuft eine Faserbahn, der **Fornix** (Gewölbe), bogenförmig zum Hypothalamus, insbesondere zum **Corpus mamillare** (o Abb. 19.15). Weiterhin gehören zum limbischen System subkortikale Kerne, vor allem das Corpus amygdaloideum (s. o.), sowie fünf weitere ihm funktionell zugeordnete Hirnstrukturen. Die Funktionen des limbischen Systems werden im ▸ Kap. 19.8 behandelt.

Neopallium, Neokortex. Das **Neopallium** ist die entwicklungsgeschichtlich jüngste und beim Menschen die am stärksten entwickelte Hirnregion. Die Gliederung seiner an der Außenfläche gelegenen Rinde (**Neokortex**) wird im Frontalschnitt (o Abb. 19.16) und in der Seitenansicht (o Abb. 19.18) deutlich. Durch die Ausbildung der oben erwähnten **Sulci** (Furchen) und **Gyri** (Windungen) ergibt sich eine erhebliche Vergrößerung der Hirnrinde. Nur ein Drittel der Rindenfläche liegt an der Oberfläche der Hemisphären, zwei Drittel befinden sich in der Tiefe der Furchen.

Die Hemisphären gliedern sich ihrerseits in jeweils vier Hirnlappen (o Abb. 19.18): in den

- Lobus frontalis (Frontallappen),
- Lobus parietalis (Scheitellappen),
- Lobus temporalis (Schläfenlappen) und
- Lobus occipitalis (Hinterhauptslappen).

Der **Frontallappen** reicht vom Stirnpol bis zum Sulcus centralis. Der hier lokalisierte **Gyrus praecentralis**

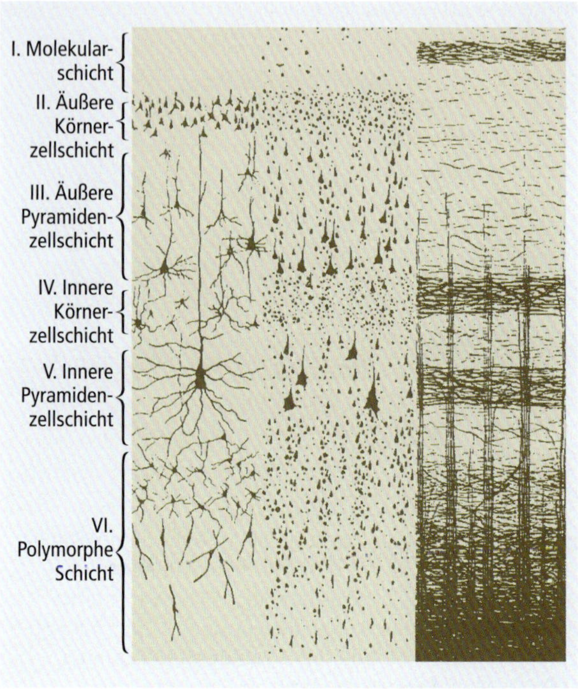

o Abb. 19.19 Feinbau der Großhirnrinde. **Links:** Nervenzellen mit ihren Fortsätzen nach Silberimprägnation. **Mitte:** Zellenbild nach Anfärbung der Nissl-Schollen. **Rechts:** Faserbild nach Markscheidenfärbung. Nach Brodmann

und die nach vorn angrenzenden Rindenfelder sowie die benachbarte mediale Fläche, die durch die Fissura longitudinalis (o Abb. 19.16) gebildet wird, haben **motorische Funktionen**. Weitere Regionen des Frontallappens dienen der zentralen Informationsverarbeitung (zur funktionellen Gliederung der Hirnrinde s. o Abb. 19.33).

Hinter dem Sulcus centralis liegt der **Parietallappen**. In seiner vordersten Windung, dem **Gyrus postcentralis**, und in den angrenzenden Arealen enden die somatosensorischen Bahnen. Diese Rindenfelder sind für die **Vermittlung der Sinnesinformationen** aus der Körperperipherie und dem Körperinneren zuständig.

Im **Temporallappen** ist unterhalb des Sulcus lateralis die primär-auditorische Region (**Hörrinde**) lokalisiert, der sich nach hinten und unten Felder für höhere auditive Funktionen anschließen.

An der medialen Fläche des **Okzipitallappens** verläuft der **Sulcus calcarinus**. In dem Areal, das ihn umgibt und am Hinterhauptpol ein wenig auf die Konvexität übergeht, liegt die primär-visuelle Region (**Sehrinde**), der sich (auf dem medialen und lateralen Kortex) Felder für die visuelle Informationsverarbeitung anschließen.

Die zur Hirnrinde aufsteigenden oder von hier absteigenden Nervenbahnen werden als **Projektionsfasern** bezeichnet. Daneben gibt es zahlreiche Bahnen, die auf längeren oder kürzeren Wegen verschiedene

Rindenbezirke einer Hemisphäre miteinander verbinden. Sie werden **Assoziationsfasern** genannt. **Kommissurenfasern** verbinden dagegen die beiden Großhirnhemisphären miteinander.

Die **Rinde** der **Hemisphären** gliedert sich in sechs Zellschichten, die durch Silberimprägnation (o Abb. 19.19, links), durch Zellfärbung (o Abb. 19.19, Mitte) und in ihren Faserverbindungen durch Markscheidenfärbung (o Abb. 19.19, rechts) dargestellt werden können. Von außen nach innen unterscheidet man die

- Molekularschicht I (Lamina molecularis),
- äußere Körner(zell)schicht II (Lamina granularis externa),
- äußere Pyramidenzellschicht III (Lamina pyramidalis),
- innere Körner(zell)schicht IV (Lamina granularis interna),
- innere Pyramidenzellschicht V (Lamina ganglionaris) mit besonders großen Pyramidenzellen (Betz-Riesenzellen) und
- polymorphe Schicht VI (Lamina multiformis).

In Kürze

- Das Gehirn besteht aus dem **Rhombencephalon** (Rautenhirn), zu dem die Medulla oblongata (verlängertes Mark), der Pons (Brücke) und das Cerebellum (Keinhirn) gehören, dem **Mesencephalon** (Mittelhirn) sowie dem **Prosencephalon** (Vorderhirn) mit Diencephalon (Zwischenhirn) und Telencephalon (Endhirn).
- Medulla oblongata, Pons und Mesencephalon bilden zusammen den **Hirnstamm**. In ihm liegen die Zellkerne der Hirnnerven III–XII, auf- und absteigende Bahnen, verschiedene Kerngebiete mit unterschiedlicher Funktion und das neuronale Netzwerk der Formatio reticularis.
- Das **Kleinhirn** umfasst den zentral liegenden Wurm und die beiden Kleinhirnhemisphären. Unterschieden werden eine Rinden- und eine Markzone, in der die Kleinhirnkerne lokalisiert sind.
- Das **Zwischenhirn** gliedert sich in Epithalamus, Thalamus, Subthalamus und Hypothalamus.
- Ein wichtiger Bestandteil des **Epithalamus** ist die Epiphyse, in der Melatonin gebildet wird (▸Kap. 16.10).
- In den Kerngruppen des **Thalamus** werden sensorische und motorische Bahnen vom und zum Kortex (Hirnrinde) umgeschaltet.
- Der **Subthalamus** enthält Kerne des motorischen Systems (Globus pallidus, Nucleus subthalamicus).
- Der **Hypothalamus** ist das übergeordnete Steuerungszentrum des vegetativen Nervensystems und zahlreicher endokriner Drüsen.
- Das **Endhirn** (Telencephalon) besteht überwiegend aus den Großhirnhemisphären mit Sulci (Furchen) und Gyri (Windungen). Unterschieden werden der Frontal-, Scheitel-, Schläfen- und Hinterhauptslappen. Die beiden Hemisphären sind über den Balken miteinander verbunden. In der Tiefe der Hemisphären liegen die Basalganglien.
- Das **limbische System** sitzt haubenförmig dem Hirnstamm auf. Zu ihm gehören u. a. der Hippocampus, Gyrus parahippocampalis, Gyrus cinguli und Bulbus olfactorius sowie subkortikale Kerne (vor allem das Corpus amygdaloideum).
- An der Hirnbasis und im Bereich des Hirnstamms treten die 12 **Hirnnervenpaare** aus bzw. ein.

19.3 Gefäß- und Liquorsystem, Blut-Hirn- und Blut-Liquor-Schranke

19.3.1 Gefäß- und Liquorsystem, Liquorbildung

Arterielles Gefäßsystem. Das Gehirn wird beiderseits von zwei großen Arterien versorgt, der A. carotis interna und der A. vertebralis (o Abb. 19.20). Die **A. carotis interna** gibt einen Verbindungsast (**A. communicans posterior**) und einen zum Plexus chorioideus (s. u.) ziehenden Ast (**A. chorioidea anterior**) ab und teilt sich dann in die beiden Endäste, die **A. cerebri anterior** und die **A. cerebri media**. Die beiden **Aa. vertebrales**, die von den **Aa. subclaviae** abgehen, vereinigen sich am Oberrand der Medulla oblongata zur unpaaren **A. basilaris**. Diese steigt an der Ventralseite der Brücke aufwärts und gabelt sich an deren Oberrand in die beiden **Aa. cerebri posteriores**. Durch die **Aa. communicantes posteriores**, die zu beiden Seiten die **A. cerebri posterior** mit der **A. cerebri media** verbinden, kommunizieren die Blutströme aus den Vertebralarterien und den Karotiden.

Liquorsystem. Das Zentralnervensystem ist allseitig von Flüssigkeit, dem **Liquor cerebrospinalis**, umgeben. Dieser füllt neben den äußeren Liquorräumen auch die inneren Hohlräume des Gehirns, die **Hirnventrikel**

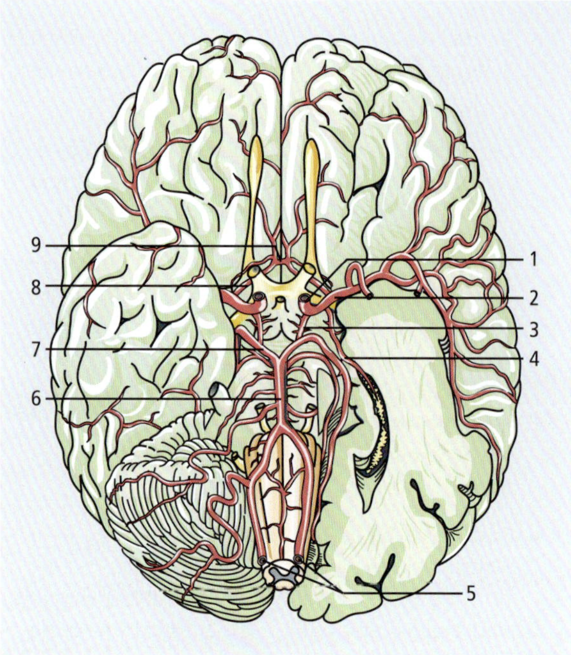

o Abb. 19.20 Arterien der Hirnbasis. **1** A. carotis interna, **2** A. cerebri media, **3** A. communicans posterior, **4** A. chorioidea anterior, **5** Aa. vertebrales, **6** A. basilaris, **7** A. cerebri posterior, **8** A. cerebri anterior, **9** A. communicans anterior. Nach Kahle

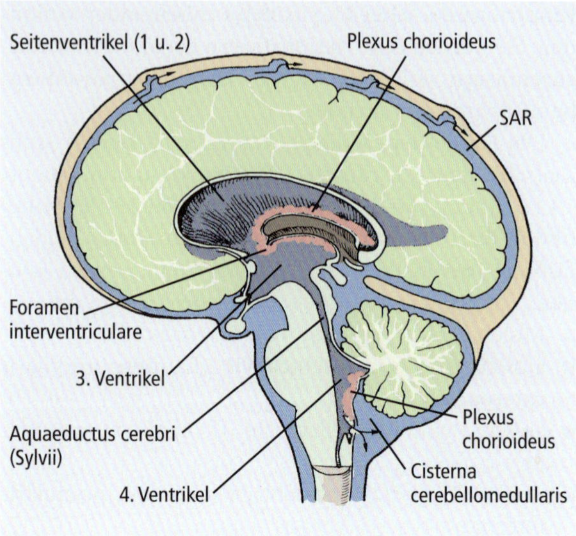

o Abb. 19.21 Innere Liquorräume (dunkelblau) und äußere Liquorräume (hellblau). **SAR** Subarachnoidalraum. Nach Kahle

(o Abb. 19.21), aus. Das Ventrikelsystem besteht aus **vier Ventrikeln**, den beiden **Seitenventrikeln** (1 und 2) der Endhirnhemisphären, dem **3. Ventrikel** des Zwischenhirns und dem **4. Ventrikel** des Rautenhirns. Die vier inneren Liquorräume sind untereinander verbunden und kommunizieren unterhalb des Kleinhirns mit den äußeren Liquorräumen.

Der Liquor cerebrospinalis (Gesamtvolumen ca. 150 ml) ist eine klare, isotone, eiweißarme und fast zellfreie (< 3 Leukozyten/µl) Flüssigkeit, deren Ionenkonzentrationen nur in geringem Maß von denen des Blutplasmas abweichen. Seine Produktion wird exakt reguliert (s. u.). Der Liquor dient dem Schutz von Gehirn und Rückenmark vor mechanischen Einwirkungen und ermöglicht einen Druckausgleich im Zentralnervensystem. Er zirkuliert in den genannten Räumen und wird in den sog. **Pacchioni-Granulationen** (Arachnoidalzotten, die in venöse Blutleiter hineinragen) wieder resorbiert. So erfolgt im Verlauf von etwa 7 Stunden eine Liquorerneuerung.

Bildung des Liquor cerebrospinalis. Die Liquorbildung findet in den **Plexus chorioidei** statt (o Abb. 19.21). Diese sind Geflechte von Gefäßzotten, die an bestimmten Stellen in die Ventrikel hineinragen. Derartige Plexus finden sich in den beiden Seitenventrikeln, am Dach des 3. Ventrikels und im 4. Ventrikel vor der Kleinhirnunterfläche. Innerhalb der Plexus chorioidei erfolgt die Liquorbildung in zwei Schritten, wobei Epithelzellen der Liquorräume, sog. **Ependymzellen** (o Abb. 19.22), eine aktive Rolle spielen. Im ersten Schritt findet über fenestrierte Kapillaren eine Ultrafiltration von Plasma in die extrazelluläre Flüssigkeit auf der basolateralen Seite der Ependymzelle statt. Im zweiten Schritt sezerniert die Ependymzelle auf der apikalen Seite Ionen in den Ventrikel, denen Wasser folgt. Hierbei ist der Nettotransport von Na^+ quantitativ am wichtigsten. o Abb. 19.22 zeigt die Ionenkanäle und Transporter in einer Ependymzelle für Na^+, K^+ und Cl^-. Der so gebildete Liquor (Produktionsrate ca. 20 ml/h) übt beim Liegenden einen Druck von 6–20 cm H_2O aus.

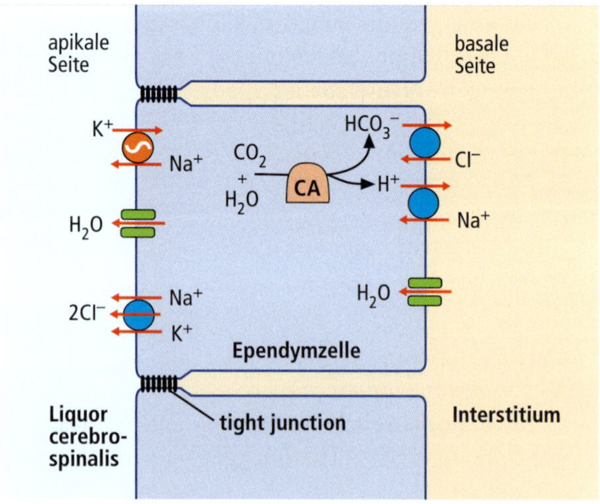

o Abb. 19.22 Ependymzelle des Plexus chorioideus mit Na^+/K^+-Pumpe, Transportern und Ionenkanälen in der apikalen und basolateralen Zellmembran. Die Sekretion des Liquors erfolgt auf der apikalen Seite. **CA** Carboanhydratase

19.3.2 Blut-Hirn- und Blut-Liquor-Schranke

Blut-Hirn-Schranke. Während in den meisten Organen ein intensiver Stoffaustausch zwischen Blut und Gewebe stattfindet, ist dies im Gehirn nur beschränkt möglich, weil das Kapillarblut vom Hirngewebe durch eine Barriere, die sog. **Blut-Hirn-Schranke**, getrennt ist. Auf diese Weise kann im Hirngewebe ein spezielles, für die Neuronen und Gliazellen adäquates physiologisches Milieu aufrechterhalten werden.

Das morphologische Substrat der Blut-Hirn-Schranke stellt das **Kapillarendothel** dar, das im Gehirn durch besonders **dichte tight junctions** ausgezeichnet ist. ▫ Abb. 19.23 zeigt eine solche Kapillare, die sich von einer fenestrierten Kapillare deutlich unterscheidet. Diese dichten Zellverbindungen können nur von ganz bestimmten Stoffen passiert werden. Die Hirnkapillaren sind außerdem von den **Fußfortsätzen der Astrozyten vollständig umgeben**, die insbesondere der Stabilisierung dienen (▫ Abb. 19.23).

Stoffaustausch im Gehirn. Der Transport von Substanzen aus dem Kapillarblut in das Hirngewebe hängt ab von:

- der Molekülgröße und der Stoffkonzentration im Blut,
- der Lipidlöslichkeit des jeweiligen Stoffes sowie
- stoffspezifischen zellulären Transportsystemen.

Kleine Moleküle können nur dann über die dichten tight junctions in das Hirngewebe gelangen, wenn sie in freier Form im Blut vorliegen. Viele kleinmolekulare Stoffe, die potenziell die Blut-Hirn-Schranke überwinden könnten (z. B. Pharmaka und Hormone), sind jedoch an Plasmaproteine gebunden, die an der Endothelbarriere zurückgehalten werden. Dies gilt u. a. auch für **Bilirubin**. Wenn allerdings bei Frühgeborenen infolge ineffizienter Glucuronidierung und Gallensekretion bzw. unzureichenden Abbaus die Bilirubinkonzentration stark ansteigt, kann die Bindungskapazität der Plasmaproteine überschritten werden. In diesem Fall besteht die Gefahr, dass freies Bilirubin in das Hirngewebe eindringt und Hirnschäden verursacht (**Kernikterus**, ▸ Kap. 12.15.3).

Nichtpolare Substanzen können aufgrund ihrer Lipidlöslichkeit auf dem Weg durch die Endothelzellen hindurch (transzellulär) die Blut-Hirn-Schranke überwinden, während **polare Nichtelektrolyte und Ionen** weitgehend zurückgehalten werden, sofern für sie keine Transporter existieren (s. u.). ▫ Abb. 19.23 zeigt eine Endothelzelle der Blut-Hirn-Schranke mit ihren Transportvorgängen. Wie aus ▫ Tab. 19.1 hervorgeht, gehören zu den Substanzen, die relativ leicht ins Hirngewebe übertreten, u. a. Coffein, Äthylalkohol (Ethanol), Nicotin und Diazepam (z. B. Valium®), das zur Dämpfung von Angst- und Spannungszuständen eingesetzt wird.

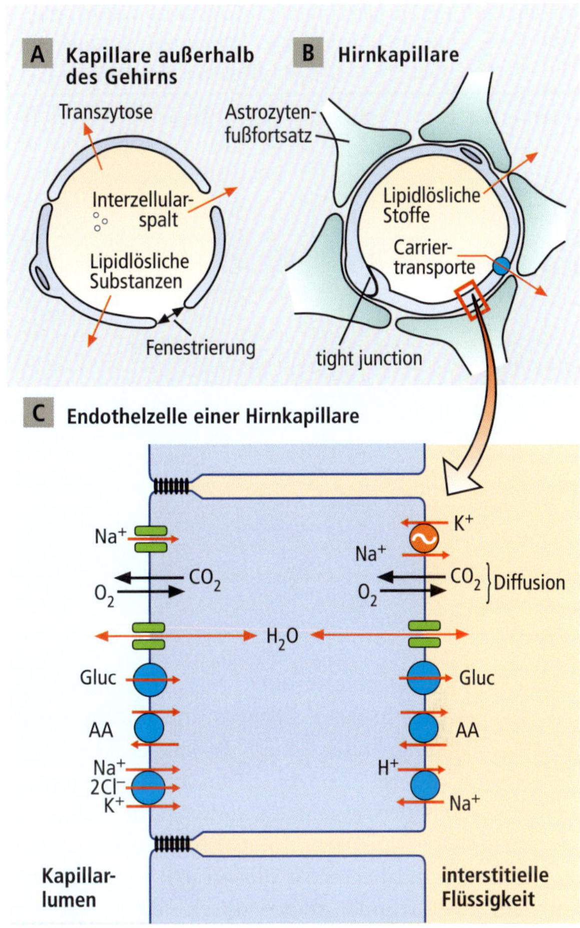

▫ **Abb. 19.23** Blut-Hirn-Schrankenfunktion der Hirnkapillaren. Vergleich der Morphologie einer **A** fenestrierten Kapillare außerhalb des Gehirns mit **B** einer Kapillare der Blut-Hirn-Schranke. **C** Schema der Endothelzelle einer Hirnkapillare mit Transportprozessen. **AA** Aminosäuren, **Gluc** Glucose (Transport durch GLUT-1). Nach Ransom

Diazepam kann – ebenso wie O_2 und CO_2 – die Blut-Hirn-Schranke praktisch unbehindert passieren.

Für bestimmte, für den Hirnstoffwechsel benötigte Substanzen besitzt die Endothelzelle sowohl in der luminalen, dem Blut zugewandten Membran, als auch in der abluminalen, dem Hirn zugewandten Membran, spezifische Transportsysteme. Diese ermöglichen einen Carrier-vermittelten Transport von z. B. D-**Glucose**, **Aminosäuren** und **Peptiden** und fördern damit, unabhängig von der Löslichkeit, deren Extraktion aus dem Blut. Auch die Aminosäure L-**Dopa** gelangt über einen solchen Carrier in die Endothelzellen, wird hier jedoch schnell enzymatisch zu dem eigentlichen Transmitter **Dopamin** (▸ Kap. 4.2.4) decarboxyliert, sodass nur ein geringer Teil in unveränderter Form im Hirngewebe gefunden wird.

Den Antrieb für diese Stofftransporte durch die Blut-Hirn-Schranke liefert eine primär-aktive **Na^+/K^+-ATPase**, die in der dem Hirn zugewandten Endothel-

Tab. 19.1 Passage verschiedener Substanzen durch die Blut-Hirn-Schranke (prozentualer Stoffanteil, der aus dem Blut extrahiert wird und in das Hirngewebe übertritt

Wirkstoff	Extraktion (%)	Effekt
Penicilline	1	Geringe Lipidlöslichkeit
Adrenalin	2	
Dopamin	3,5	
L-Dopa	19	Carrier-vermittelter Transport
D-Glucose	31	
Phenylalanin	54	
Coffein	73	Hohe Lipidlöslichkeit
Ethanol	86	
Nicotin	97	
Diazepam	100	

zellmembran lokalisiert ist und K^+ aus dem Interstitium des Hirngewebes in das Zellinnere und Na^+ in umgekehrter Richtung transportiert (Abb. 19.23). Hierdurch wird die Na^+-Konzentration in den Kapillar-Endothelzellen niedrig gehalten; daher kann Na^+ – Carrier-vermittelt – aus dem Interstitium in die Zellen einströmen und dabei im Na^+/Substrat-Symport andere Substanzen (sekundär-aktiv) durch die Membran schleusen. Auf diesem Weg wird auch der inhibitorische Transmitter **Glycin** aus dem Interstitium in die Endothelzellen transportiert und damit dem Hirngewebe entzogen, wenn dies aus regulatorischen Gründen erforderlich ist. Wichtig ist aber vor allem, dass die Na^+/K^+-ATPase über einen $Na^+/K^+/2\ Cl^-$-Symporter (Abb. 19.23) einen Nettotransport von Na^+ aus dem Blut in das Interstitium bewirkt, dem aus osmotischen Gründen ein Wasserstrom folgt. Dieser geht in die interstitielle Flüssigkeit über, die dann in die Ventrikel, Subarachnoidalräume und Zisternen (Abb. 19.21) abfließt. Auf diese Weise ist die Blut-Hirn-Schranke zu mehr als 20 % an der Liquorbildung (s. o.) beteiligt.

Zusatzinformation

Zirkumventrikuläre Organe. Unter „neurohämalen Regionen" versteht man eng umschriebene Areale, in denen die Blut-Hirn-Schranke unterbrochen ist, wodurch hier ein weitgehend freier Stoffaustausch zwischen fenestrierten Hirnkapillaren und dem Nervengewebe möglich ist. Zu diesen Regionen zählen die Neurohypophyse (▸Kap. 16.2.1), die Eminentia mediana (▸Kap. 16.2.1), die Epiphyse (▸Kap. 16.10), die Area postrema (▸Kap. 19.44) sowie Wandstrukturen des 3. Ventrikels, in denen Hormonkonzentrationen und die Osmolarität des Blutes gemessen werden.

Blut-Liquor-Schranke. Das Interstitium ist vom Ventrikelraum durch das **Ependym** (Epithel der Liquorräume) mit dichten Zellverbindungen getrennt, sodass nur ein geringer Flüssigkeitsaustausch zwischen den beiden Räumen stattfindet. Nur in den **Plexus chorioidei**, die überwiegend zur Liquorbildung beitragen (s. o.), ist das Ependym stärker durchlässig, sodass Flüssigkeit und kleine Moleküle in die Ventrikel austreten. Da die Schrankenfunktion somit in diesem Bereich weniger stark ausgeprägt ist und das (fenestrierte) Kapillarendothel ebenfalls eine höhere Permeabilität besitzt, können hier z. B. auch Vitamine und Nucleotide aus dem Blut in das Hirngewebe gelangen.

In Kürze

- Das Gehirn wird beiderseits von zwei großen Arterien, der **A. carotis interna** und **A. vertebralis**, versorgt. Die beiden Aa. vertebrales vereinigen sich zur unpaaren **A. basilaris**. Über die Aa. communicantes kommunizieren die Blutströme der Vertebralarterien mit denen der Karotiden.
- Der **Liquor cerebrospinalis** füllt die äußeren Liquorräume (Subarachnoidalräume) und das innere Ventrikelsystem aus, das aus den beiden Seitenventrikeln, dem 3. Ventrikel des Zwischenhirns und dem 4. Ventrikel des Rautenhirns besteht.
- Der durch die Ependymzellen der Plexus chorioidei gebildete Liquor cerebrospinalis durchströmt die Liquorräume und fließt über die Pacchioni-Granulationen in den venösen Hirnkreislauf ab.
- Durch die **Blut-Hirn-Schranke** wird das Hirngewebe vom Kapillarblut getrennt. Sie besteht aus dem besonders dichten Kapillarendothel sowie eng anliegenden Astrozytenfortsätzen.
- Nichtpolare Substanzen können aufgrund ihrer Lipidlöslichkeit die Blut-Hirn-Schranke überwinden. Für polare Nichtelektrolyte und Ionen sind **spezifische Transportsysteme** erforderlich (z. B. Carrier-vermittelter Transport von D-Glucose, Aminosäuren, Peptiden und zahlreichen anderen Stoffen).
- An wenigen Stellen des Gehirns, den sog. zirkumventrikulären Organen, ist die Blut-Hirn-Schranke durchlässig. Hierzu gehören die Neurohypophyse, die Epiphyse, die Eminentia mediana, die Area postrema sowie Wandstrukturen des 3. Ventrikels.

19.4 Sensorische Systeme

Die sensorischen Systeme (einschließlich der Sinnesorgane) dienen der Wahrnehmung der Umwelt und des eigenen Körpers. Sie können eingeteilt werden in

- **exterozeptive Systeme**, die aus der Umwelt kommenende Reize verarbeiten,
- **propriozeptive Systeme**, die Vorgänge in den tiefen somatischen Geweben, also in Muskeln, Gelenken usw. messen, und
- **enterozeptive Systeme**, die Ereignisse in den inneren Organen, im Kreislauf u. a. registrieren.

Viele Sinneseindrücke werden uns bewusst. Andererseits bleiben viele sensorische Prozesse, z. B. die ständige Registrierung des arteriellen Blutdrucks durch die Pressosensoren im Karotissinus (▸Kap. 9.8.1), unbewusst.

Prinzipiell werden die **subjektive** und die **objektive Sinnesphysiologie** unterschieden. Die subjektive Sinnesphysiologie beschreibt die Empfindungen, die im **bewussten** Zustand durch Reize ausgelöst werden, die objektive Sinnesphysiologie die **neuronalen** Vorgänge, die im Nervensystem erzeugt werden.

19.4.1 Subjektive Sinnesphysiologie

Empfindungen und Wahrnehmungen. Die subjektive Registrierung eines einfachen Sinnesreizes liefert einen **Sinneseindruck**. Ein Beispiel hierfür ist die Erkennung der Farbe Rot in einem Bild. Bei einer **Empfindung** wird lediglich ein Sinneseindruck ohne Wertung oder Verknüpfung mit der Erfahrung vermittelt. Erfährt die Empfindung dagegen eine weitergehende Deutung, wird aus der Empfindung eine **Wahrnehmung**.

Illusionen sind Wahrnehmungen, bei denen Empfindungen bzw. Sinneseindrücke falsch gedeutet werden, **Halluzinationen** dagegen Wahrnehmungen oder Erlebnisse, die ohne Sinnesreize oder Erregung der Sinnesorgane zustande kommen (▸Kap. 19.10.1).

Grunddimensionen der Sinnesempfindungen. Alle Sinnesempfindungen, die durch ein bestimmtes Sinnesorgan vermittelt werden, ordnet man einer **Modalität** (Sinn) zu. Neben den fünf „klassischen" Sinnen (Gesichts-, Gehör-, Geruchs-, Geschmacks- und Tastsinn) gibt es weitere Modalitäten, die Informationen über Zustände an der Körperoberfläche und im Körperinneren liefern (z. B. Schmerz, Temperatur, Tiefensensibilität).

Die Modalitäten lassen sich jeweils in mehrere **Qualitäten** gliedern. Bei der Modalität Sehen unterscheidet man z. B. die Qualitäten Helligkeit und Farbeindruck, bei der Modalität Schmecken die Qualitäten süß, sauer, salzig, bitter und umami (▸Kap. 19.4.5).

Außer durch Modalität und Qualität lassen sich die Sinneseindrücke noch durch die Grunddimensionen **Intensität**, **Zeitlichkeit** und **Räumlichkeit** charakterisieren. Letztere geben die Stärke, die zeitliche Festlegung und die räumliche Zuordnung eines Reizes aus der Umwelt oder dem Organismus wieder.

Reizschwelle und Unterschiedsschwellen. Die **kleinste Reizstärke**, die an einem Sensor Aktionspotenziale auslöst bzw. zu einem Sinneseindruck führt, wird als **absolute Reizschwelle** (Minimalschwelle) bezeichnet. Die **kleinste Änderung** eines **Reizes**, die gerade eine Änderung des Sinneseindrucks hervorruft, nennt man **Unterschiedsschwelle**. Die **Intensitätsunterschiedsschwelle** ist die kleinste Reizstärkenänderung, die zu einer Änderung der Empfindung führt. Nach dem **Gesetz von Weber** nimmt dabei für einen begrenzten Gültigkeitsbereich die Unterschiedsschwelle ΔR mit zunehmender absoluter Reizstärke R zu ($\Delta R/R$ = const.).

Der **kleinste** räumliche **Abstand** zweier **Reize**, die gerade noch als getrennt wahrzunehmen sind, bezeichnet man als **Ortsunterschiedsschwelle**. Weiterhin werden zwei aufeinanderfolgende Reize nur dann als getrennte Einzelreize empfunden, wenn eine gewisse **Zeitunterschiedsschwelle** überschritten wird.

19

Reiz-Empfindungs-Relationen. Für bestimmte Modalitäten und für bestimmte Intensitätsbereiche besteht eine Proportionalität zwischen der Empfindungsstärke E und dem Logarithmus der Reizstärke R ($E = k \cdot \log R$; **Weber-Fechner-Gesetz** oder **psychophysisches Grundgesetz**). Einen weit größeren Anwendungsbereich hat die **Stevens-Potenzfunktion**. Sie beschreibt für weite Intensitätsbereiche die Beziehung zwischen Reiz- und Empfindungsstärke. Hiernach ist die Empfindungsstärke E von der Potenz n der überschwelligen Reizstärke ($R - R_0$) abhängig, wobei R_0 die Schwellenreizstärke bedeutet:

$$E = k \cdot (R - R_0)^n$$

Gleichung 19.1

Intermodalitätsvergleich. Die Stärke einer Sinnesempfindung kann verbal angegeben werden. Besser bewährt haben sich **Intermodalitätsvergleiche**. Hierbei wird die Intensität einer Wahrnehmung in einem Sinnessystem als Größe einer Wahrnehmung in einem anderen System ausgedrückt. Ein Proband gibt z. B. die Helligkeit eines Lichtreizes als Kraft eines Handdrucks an. Je heller der Lichtreiz, desto stärker wird der Handdruck. Schmerzintensitäten werden in der Regel mit einer visuellen Analogskala quantifiziert (▸Kap. 19.4.4).

Kontrast. Abrupte räumliche oder zeitliche Änderungen der Reizintensität werden gegenüber allmählichen Änderungen verstärkt empfunden. Dieses Phänomen bezeichnet man als **Kontrast**. Beispielsweise erscheint an einer Grenzlinie zwischen einem hellen und dunklen Feld die dunkle Fläche als dunkler, während die helle Fläche zusätzlich aufgehellt erscheint (○Abb. 19.80). Diese Überhöhung der Intensitätsdifferenz wird durch neuronale Schaltvorgänge erzeugt.

Adaptation. Im Verlauf eines Dauerreizes kann nicht nur das Sensorpotenzial und die Impulsfrequenz des sensorischen Neurons, sondern auch die Intensität einer Empfindung abnehmen. Diesen Prozess nennt man **Adaptation**.

In Kürze

- Die **subjektive Sinnesphysiologie** beschreibt Empfindungen und Wahrnehmungen.
- Unter **Empfindungen** versteht man durch Sinnesreize ausgelöste subjektive Sinneseindrücke.
- Die durch ein bestimmtes Sinnesorgan vermittelten Sinneseindrücke werden einer **Modalität** (Sinn) zugeordnet. Modalitäten lassen sich ihrerseits in mehrere **Qualitäten** gliedern. Weiterhin können Sinneseindrücke durch Intensität, Zeit- und Räumlichkeit charakterisiert werden.
- **Wahrnehmungen** unterscheiden sich von Empfindungen dadurch, dass sie durch Erfahrungen gedeutet werden.
- Der Arbeitsbereich eines Sinns bzw. eines Sinnessystems ist durch die minimale Erregungsschwelle, Unterschiedsschwellen und Reiz-Empfindungs-Relationen gekennzeichnet.

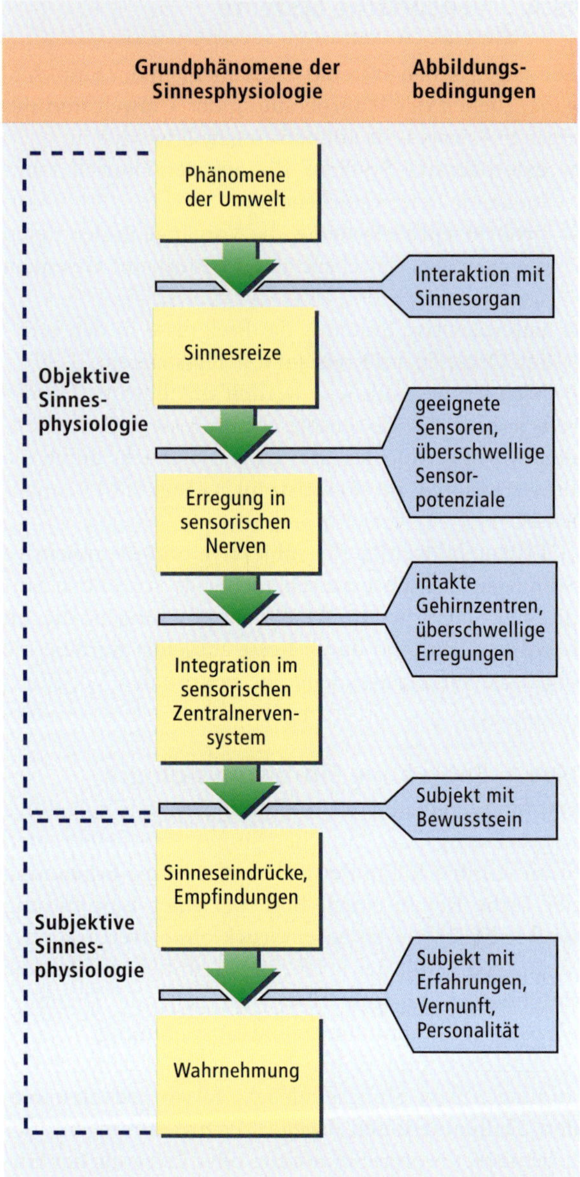

○ **Abb. 19.24** Informationsfluss im sensorischen System von der Erfassung der Umweltphänomene durch ein Sinnesorgan bis zur bewussten Wahrnehmung

19.4.2 Objektive Sinnesphysiologie

Informationsaufnahme und -verarbeitung. Sinnesreize werden durch **Sinneszellen** (**Sensoren**, häufig auch als **physiologische Rezeptoren** bezeichnet) erfasst und dann in eine Folge von Aktionspotenzialen umgesetzt. Die Umwandlung von Reizen in elektrische Sensorpotenziale wird als **Transduktion**, die Auslösung von Aktionspotenzialen durch das elektrotonisch fortgeleitete Sensorpotenzial als **Transformation** (▸Kap. 4.3.1) bezeichnet. Die Aktionspotenziale werden über die Axone sensorischer Afferenzen dem Zentralnervensystem zugeleitet. Dort erfolgt die Verarbeitung und Integration der einlaufenden Informationen. Da sich diese Teilprozesse mit physikochemischen Methoden erfassen lassen, kennzeichnet man dieses Gebiet als **objektive Sinnesphysiologie** (○Abb. 19.24).

Primäre und sekundäre Sinneszellen. Primäre Sinneszellen sind **rezeptive Nervenzellen** (Sensoren), die nach Aufnahme des Reizes (Transduktion, s. o.) Aktionspotenziale über ein eigenes Axon an das nächste Neuron weiterleiten. Hierzu gehören z. B. **Nozizeptoren** und **Riechzellen** der Nasenschleimhaut. **Sekundäre Sinneszellen** sind dagegen Epithelzellen, die durch Reizaufnahme zwar Sensorpotenziale, aber keine Aktionspotenziale bilden. Sie aktivieren synaptisch verbundene afferente Nervenfasern, die ihrerseits dann Aktionspotenziale in das Zentralnervensystem senden. Sekundäre Sinneszellen sind z. B. **Geschmackszellen** und die **inneren Haarzellen** des Gehörorgans. Generell gilt, dass die Frequenz der ausgelösten Aktionspotenziale umso größer ist, je stärker der Reiz und je höher das Sensorpotenzial der Sinneszelle ist.

Spezifität der Sensoren. In den Sinnesorganen sind die Sensoren darauf spezialisiert, ausschließlich oder vorwiegend auf bestimmte Reize zu reagieren. Die Reizform, die mit geringstem Energieaufwand die spezifischen Sensoren erregt, wird **adäquater Reiz** genannt. Die Sensoren können aber auch auf starke unspezifische Reize, sog. **inadäquate Reize**, reagieren. So löst z. B. ein Schlag auf ein Auge eine Lichtempfindung aus („Sterne sehen"). Alle Sinnesorgane lassen sich auch durch elektrischen Strom erregen.

Zusatzinformation

Methoden der objektiven Sinnesphysiologie. Gemessen werden hierbei Ströme, EPSPs, IPSPs (▸Kap. 4.2.2), Aktionspotenziale einzelner Nervenzellen sowie Feldpotenziale (summierte Aktivität vieler Nervenzellen). Beim Menschen können Feldpotenziale im Kortex (und in subkortikalen Strukturen) mithilfe des **Elektroenzephalogramms** (EEG) oder **Magnetenzephalogramms** abgeleitet werden (▸Kap. 19.8.1). Zunehmend werden auch **bildgebende Verfahren** (s. u.) verwendet, um die Aktivierung von Hirnregionen nachzuweisen. Die elektrophysiologischen und bildgebenden Verfahren sind nicht nur in Untersuchungen der objektiven Sinnesphysiologie einsetzbar, sondern eignen sich auch generell zur Darstellung der Hirnaktivität.

Bildgebende Verfahren. Dazu gehören die **Positronenemissionstomographie (PET)** und die funktionelle **Magnetresonanztomographie (fMRT)**. Mit beiden Verfahren wird nicht die neuronale Aktivität selbst, sondern die lokale Durchblutung gemessen. Dabei wird davon ausgegangen, dass eine erhöhte neuronale Aktivität in einem Areal zu einem lokalen Anstieg der Durchblutung führt (○Abb. 19.110 B). Die räumliche Auflösung liegt bei beiden Verfahren im Millimeter-Bereich. Sie wird dadurch erreicht, dass das Gehirn schichtweise auf Veränderungen abgetastet wird. Der Computer errechnet dann eine dreidimensionale Darstellung des Gehirns.

Typischerweise wird die aufgabenspezifische neuronale Aktivität in einem Areal folgendermaßen bestimmt: Registriert wird die Durchblutung während der Einwirkung eines Reizes oder der Ausführung einer Aufgabe. In weiteren Schritten wird dann die Durchblutung in Kontrollaufnahmen (ohne Reizung, ohne Aufgabe) ermittelt. Nach Abzug der basalen Durchblutung als Spiegelbild genereller neuronaler Aktivität bleiben reizbezogene bzw. aufgabenspezifische lokale Durchblutungsänderungen sichtbar.
Bei der **Positronenemissionstomographie (PET)** wird ein Positronenstrahler (z. B. ^{15}O, ^{11}C) als Radiopharmakon injiziert. Die Kollision der Positronen mit Elektronen führt zur Aussendung von γ-Strahlen, die durch Detektoren erfasst werden. Durch schichtweises Abtasten nach ausgesandten γ-Strahlen wird ermittelt, an welchen Stellen des Gehirns eine Kollision von Positronen und Elektronen stattgefunden hat. Je stärker die Durchblutung in einem Areal ist, desto mehr Positronenstrahler sind dort vorhanden. Somit zeigen die von einem Areal ausgesandten γ-Strahlen die Höhe der lokalen Durchblutung an.
Die **funktionelle Magnetresonanztomographie (fMRT)** beruht auf folgendem Prinzip: In einem starken Magnetfeld ordnen sich Atomkerne in einer bestimmten Richtung an. Werden nun Radiowellen bestimmter Frequenz eingestrahlt, kommt es zur Auslenkung der Atome. Danach kehren diese schnell in ihre Ausgangsposition zurück und senden dabei ihrerseits Radiowellen aus, die mit Detektoren erfasst werden können. Bei dieser Methode muss somit kein Radiopharmakon injiziert werden. Man macht sich dabei u. a. zunutze, dass sich die magnetischen Eigenschaften des Hämoglobins mit der Sauerstoffbeladung ändern. Es wird also die Durchblutungsgröße in Abhängigkeit von der Beladung des Hämoglobins mit (paramagnetischem) Sauerstoff dargestellt. Am Ort der Aktivierung **steigt** die Konzentration des oxygenierten Hämoglobins an, weil die vermehrte Durchblutung dazu führt, dass die Sauerstoffausschöpfung **reduziert** wird (**BOLD-Effekt**).

19

In Kürze

- Die **objektive Sinnesphysiologie** beschreibt die Erregung von sensorischen Nervenzellen durch physikochemische Reize und die Verarbeitung der sensorischen Information im Zentralnervensystem.
- Die **Reizaufnahme (Transduktion)** erfolgt durch primäre oder sekundäre Sinneszellen. Das Sensorpotenzial wird in eine Folge von Aktionspotenzialen umgewandelt (**Transformation**).
- Die Reizform, die mit geringstem Energieaufwand die spezifischen Sensoren erregt, wird **adäquater Reiz** genannt.
- **Objektive Messverfahren** der Sinnesphysiologie beinhalten elektrophysiologische Messungen und bildgebende Verfahren, welche die Durchblutung in einzelnen Hirnarealen erfassen.

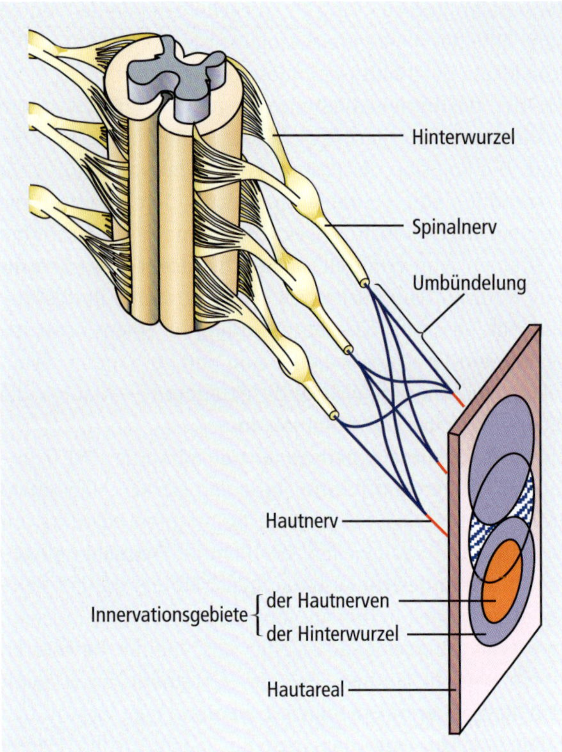

o Abb. 19.25 Innervationsgebiete von Hautnerven (roter Kreis) und Spinalnerven (blaue Kreise) in schematischer Darstellung. Infolge Umbündelung überlappen sich die Versorgungsgebiete der Spinalnerven, sodass es z. B. bei Läsion der mittleren Hinterwurzel nur zu geringfügigen sensiblen Ausfällen (im schraffierten Gebiet) kommt

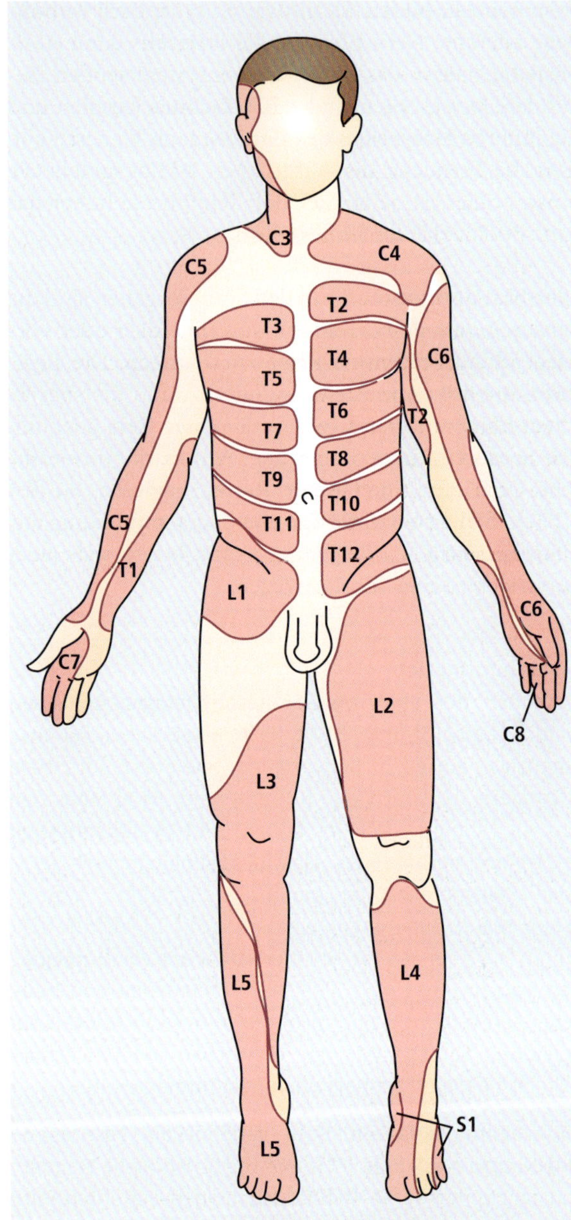

o Abb. 19.26 Anordnung der Dermatome, die nach den Rückenmarkssegmenten der jeweiligen sensorischen Afferenzen bezeichnet werden. C Cervikal-, T Thorakal-, L Lumbal-, S Sakralsegmente

19.4.3 Somatosensibilität

Der Begriff **Somatosensibilität** fasst die Sinnesmodalitäten der Haut (**Oberflächensensibilität**) sowie die des Bewegungsapparats (**Tiefensensibilität**) zusammen. Bezieht man die Sensorik der inneren Organe mit ein, spricht man von **Somatoviszerosensibilität**. Bei der Oberflächensensibilität unterscheidet man den **Tastsinn** und **Temperatursinn**, bei der Sensorik des Bewegungsapparats den **Stellungssinn**, **Kraftsinn** und **Bewegungssinn**.

19.4.3.1 Periphere Afferenzen verschiedener Modalitäten

Innervationsgebiete. Das somato(viszero)sensorische System dient der Aufnahme, Weiterleitung und Verarbeitung von Informationen, die den Organismus in Form physikalischer, thermischer oder chemischer Reize erreichen oder im Organismus entstehen. Reizempfänger sind die **Sensoren** („Rezeptoren") in der Haut, den Muskeln und Gelenken sowie den inneren Organen. Deren Reizinformationen werden in eine Folge von Nervenimpulsen umgesetzt (codiert) und auf dem Nervenweg zum Zentralnervensystem geleitet.

Die afferenten Nervenfasern von den Hautsensoren bilden, zu Bündeln zusammengefasst, die **Hautnerven**. Wird bei einer Verletzung ein Hautnerv durchtrennt, können Hautreize (Druck, Schmerz, Temperatur) in einem scharf umgrenzten Hautareal nicht mehr wahrgenommen werden (o Abb. 19.25). Die scharfe Begrenzung ist durch die geringe Überlappung der Innervationsgebiete (Versorgungsgebiete) benachbarter Nerven bedingt.

Weniger deutlich ist die Abgrenzung der Versorgungsgebiete für die Spinalnerven. Dies liegt daran, dass die Nervenfasern auf der Strecke zwischen der Peripherie und dem Rückenmark umgebündelt werden (Abb. 19.25). Jeder Spinalnerv enthält damit Fasern, die mehrere benachbarte Hautareale versorgen, und umgekehrt laufen Fasern aus mehreren Spinalnerven in einem Hautnerven zusammen. Bei Läsion einer Hinterwurzel oder eines Spinalnerven kommt es daher nicht zu scharf begrenzten sensiblen Ausfällen, sondern eher zu einer „Verdünnung" des Informationsflusses aus dem zugehörigen Hautareal.

Das **Innervationsgebiet** eines **Spinalnerven** in der Haut wird als **Dermatom** bezeichnet. Dermatome sind auf der Körperoberfläche in der gleichen Reihenfolge angeordnet und gleich gekennzeichnet wie die entsprechenden Rückenmarkssegmente. Abb. 19.26 zeigt die Lage der Dermatome beim Menschen. Die Buchstaben C, T, L und S stehen für Cervikal-, Thorakal-, Lumbal- und Sakralsegment. Ein Vergleich der auf der linken und der rechten Seite dargestellten Dermatome lässt erkennen, wie sich die Innervationsgebiete der Spinalnerven überlappen.

19.4.3.2 Mechanosensibilität der Haut (Tastsinn)

Tastempfindungen. Die durch Hautsensoren vermittelten Empfindungen erlauben es, sich über Struktur und Form von berührten oder betasteten Gegenständen zu informieren. Dabei lassen sich mehrere **Empfindungsqualitäten** unterscheiden: Eine **Druckempfindung** wird durch statische Einwirkung einer mechanischen Kraft auf die Hautoberfläche, eine **Spannungsempfindung** durch Dehnung der Haut hervorgerufen. Eine **Berührungsempfindung** tritt bei leichtem, kurz dauerndem Hautkontakt auf. Eine **Vibrationsempfindung** entsteht, wenn mechanische Schwingungen von mehr als 10 Hz auf die Haut einwirken. Für diese Qualitäten gibt es spezialisierte Mechanosensoren (s. u.). Mechanosensorische Informationen tragen gemeinsam in der frühkindlichen Entwicklungsphase zur Entstehung der Raumvorstellung bei, ermöglichen die differenzierte Wahrnehmung von Hautkontakten, sind unerlässlich für die Handhabung von Gegenständen und stellen im Dunkeln eine wichtige Orientierungshilfe dar.

Die Qualitäten der Mechanosensibilität sind nicht gleichmäßig über die Haut verteilt, sondern in diskreten **Sinnespunkten** organisiert (Abb. 19.27). Deren Zahl spiegelt die Dichte der Innervation durch einzelne Mechanosensortypen wider: je dichter die Anordnung der Sinnespunkte, umso empfindlicher die jeweilige Hautregion und das örtliche Auflösungsvermögen. Letzteres kann über die **simultane Raumschwelle** bestimmt werden, d. h. über den kleinsten Abstand, bei dem zwei gleichzeitig applizierte taktile Reize noch als getrennt wahrgenommen werden (**Zweipunktschwelle**). Die Zweipunktschwelle beträgt an der Zungenspitze ca. 1 mm, an den Fingerbeeren ca. 2 mm, am Handrücken etwa 30 mm sowie am Rücken, Oberarm und Oberschenkel sogar 50–70 mm.

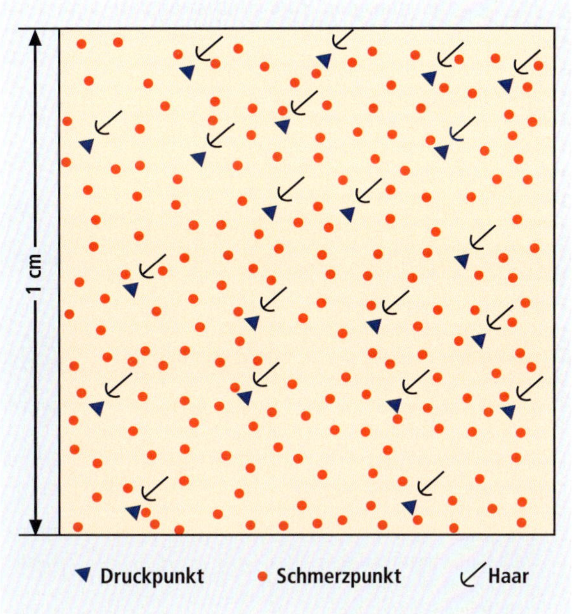

Abb. 19.27 Verteilung der Schmerz- und Druckpunkte auf einem Hautareal (Beugeseite des Unterarms). Nach Strughold

Eigenschaften der Mechanosensoren. Die Tastempfindungen werden durch **Mechanosensoren** vermittelt, die sich in ihrer Struktur und in ihrem Adaptationsverhalten unterscheiden (Tab. 19.2, Abb. 19.28). Gemeinsam ist allen Mechanosensoren der Haut, dass sie **korpuskuläre sensorische Endigungen** und **dicke myelinisierte Axone** mit schneller Leitungsgeschwindigkeit besitzen. Der Bau der korpuskulären Endigung bestimmt ferner, wie schnell ein Sensor auf einen Reiz adaptiert während das Adaptationsverhalten darüber entscheidet, ob ein Sensor statischen Druck oder nur phasische Reize codiert.

Die **Drucksensoren** reagieren mit langsamer Adaptation auf anhaltendes Eindrücken der Haut. Sie werden deshalb auch **langsam adaptierende Sensoren** (**SA-Sensoren** nach **slowly adapting**) genannt, wobei noch zwischen SA-I- und SA-II-Sensoren unterschieden wird. SA-I-Sensoren antworten auf einen lang dauernden Druckreiz mit einer Folge von Aktionspotenzialen, deren Frequenz proportional mit der Reizstärke ansteigt. Sie sind im Wesentlichen **Intensitätsdetektoren**. SA-II-Sensoren reagieren dagegen vor allem auf Lateralverschiebungen der Haut und zeigen daher neben der Druck- auch die Spannungsintensität an.

Den druckempfindlichen SA-I-Sensoren entsprechen die **Merkel-Zellen**, die in der unbehaarten Haut an der Epidermis-Korium-Grenze liegen (Abb. 19.28).

Tab. 19.2 Hautsensoren, ihre Adaptationsform und durch sie vermittelte Empfindungen

Sensortyp	Messgröße	Adaptation	Empfindung
Mechanosensoren			
Merkel-Zelle	Intensität	Langsam (SA I)	Druck (unbehaarte Haut)
Tastscheibe	Intensität	Langsam (SA I)	Druck (behaarte Haut)
Ruffini-Körperchen	Intensität	Langsam (SA II)	Druck, Spannung
Meißner-Körperchen	Geschwindigkeit	Schnell (RA)	Berührung, niederfrequente Vibration
Haarfollikel-Sensoren	Geschwindigkeit	Schnell (RA I)	Berührung (behaarte Haut)
Pacini-Körperchen	Beschleunigung	Sehr schnell (RA II)	Hochfrequente Vibration
Freie Nervenendigungen	Geschwindigkeit	Schnell	Berührung (grober Kontakt), Kitzelempfindung
Thermosensoren			
Freie Nervenendigungen	–	Mittel	Kaltempfindung (10–40 °C)
Freie Nervenendigungen	–	Mittel	Warmempfindung (30–45 °C)
Nozizeptoren			
Freie Nervenendigungen	–	Langsam	Oberflächenschmerz

Dabei handelt es sich um spezialisierte Epithelzellen, die mit verzweigten marklosen Endästen eines dicken Axons synaptisch verbunden sind (**Merkel-Zell-Axon-Komplex**). In der behaarten Haut sind die Merkel-Zellen in einschichtigen Gruppen angeordnet und bilden auf diese Weise die leicht erhabenen **Tastscheiben**.

Als druck- und spannungsempfindliche SA-II-Sensoren wirken die spindelförmigen **Ruffini-Körperchen**, die jeweils in einer flüssigkeitsgefüllten Kapsel ein Knäuel terminaler Nervenfasern mit kolbigen Anschwellungen der Axonendigungen enthalten (Abb. 19.28).

Die **Berührungssensoren** antworten nur auf bewegte Hautreize, also auf Berührungsreize. Ändert sich der Reiz nicht mehr, klingt ihre Antwort wegen der raschen Adaptation sofort ab. Sie werden deswegen auch als **RA-Sensoren** (von **rapidly adapting**) bezeichnet. RA-I-Sensoren antworten auf einen bewegten Hautreiz mit einer Entladungsrate, die der Geschwindigkeit der Bewegungen proportional ist. Ihre sensorischen Endigungen in der unbehaarten Haut sind die **Meißner-Körperchen** (Abb. 19.28), in denen, von einer Kapsel umschlossen, Schwann-Zellen und terminale Nervenfasern in Schichten übereinanderliegen. Die Schwann-Zellen sind durch schräg angeordnete elastische Bindegewebsfasern verbunden, sodass sich die Schichten bei Einwirkung eines leichten Drucks gegeneinander drehen. Aufgrund dieses Aufbaus reagieren Meißner-Körperchen als **Geschwindigkeitssensoren**, die besonders empfindlich auf Berührungsreize und niederfrequente Vibration (< 60 Hz) ansprechen. In der behaarten Haut fehlen Meißner-Körperchen; hier werden Berührungsreize über **Haarfollikel-Sensoren** perzipiert (Abb. 19.28). Diese Geflechte dünner afferenter Fasern, die ringförmig die Haarwurzeln umspinnen, reagieren auf Scherbewegungen, die bei Berührungen des Haarschaftes entstehen.

Die **Vibrationssensoren** adaptieren extrem schnell. Sie antworten daher nur, wenn sich die Geschwindigkeit eines bewegten Druckreizes, also bei Beschleunigung, ändert. Dies ist insbesondere bei Vibrationsreizen der Fall. Am empfindlichsten antworten sie auf hochfrequente Vibrationsreize (> 60 Hz). Wegen ihrer raschen Adaptation nennt man diese Beschleunigungssensoren auch **RA-II-Sensoren**. Morphologisch handelt es sich um **Vater-Pacini-Körperchen**, die im tieferen Korium und in der Subkutis liegen (Abb. 19.28). Diese 3–4 mm langen und bis zu 2 mm dicken Körperchen findet man nicht nur in der Haut, sondern auch im Periost, in Sehnen, Faszien und Gelenkkapseln. Sie sind von einer Kapsel umgeben und zwiebelschalenartig aus Lamellen von Bindegewebszellen und Schwann-Zellen aufgebaut, die das zentrale Axonende umschließen. Infolge dieser Lamellenstruktur wird hauptsächlich die Beschleunigungskomponente von mechanischen Reizen auf das Zentrum übertragen.

19.4.3.3 Thermorezeption

Warm- und Kaltempfindung. Der Temperaturempfindung liegen zwei polare Qualitäten, **Warm-** und **Kalt-**

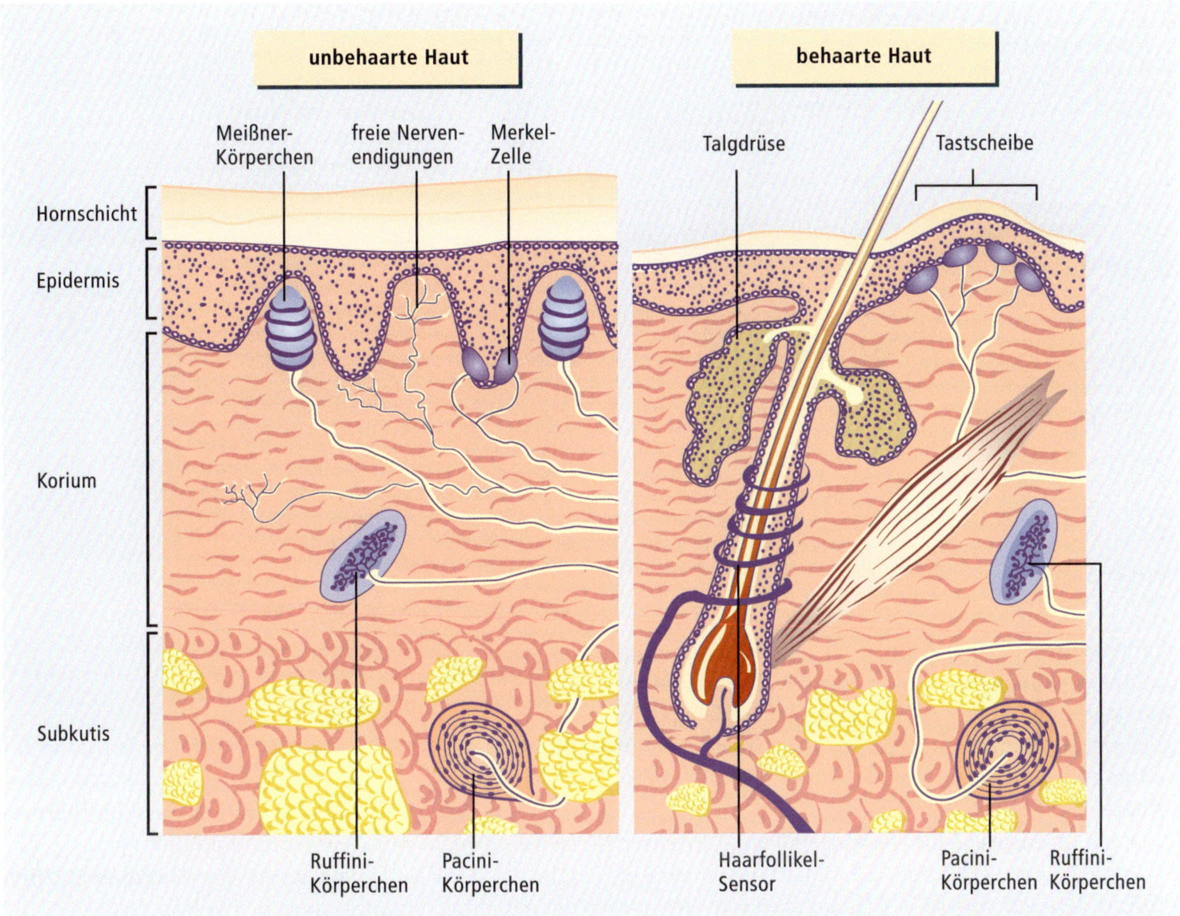

Abb. 19.28 Mechanosensoren der Haut in schematischer Darstellung. In der unbehaarten Haut (links) vermitteln Meißner-Körperchen, Merkel-Zellen, Ruffini-Körperchen und Pacini-Körperchen die Berührungs-, Druck-, Spannungs- und Vibrationsempfindungen. In der behaarten Haut (rechts) fehlen die Meißner-Körperchen; hier werden über Haarfollikel-Sensoren und Tastscheiben die Berührungs- bzw. Druckempfindungen ausgelöst. Freie Nervenendigungen vermitteln Schmerz-, Temperatur- und Kitzelempfindungen

empfindung, zugrunde. In einem mittleren Bereich der Hauttemperatur von 31–36 °C wird die Temperatur weder als kalt noch als warm empfunden (**Indifferenzzone**). Oberhalb von 36 °C Hauttemperatur stellt sich eine zunehmend intensivere Warmempfindung ein, die bei ca. 45 °C in eine schmerzhafte Hitzeempfindung übergeht. Unterhalb von 31 °C Hauttemperatur entsteht eine Kaltempfindung, die bei ca. 17 °C zum Kälteschmerz führt. Wärme- und Kälteempfindungen bei konstanter Außentemperatur werden als **statische Temperaturempfindungen** bezeichnet.

Besonders deutlich werden **Temperaturänderungen** wahrgenommen. Die hierbei auftretenden **Warm-** bzw. **Kaltempfindungen** werden als **dynamische Temperaturempfindungen** definiert. Sie können in demselben Temperaturbereich prinzipiell eine andere Qualität haben als statische Temperaturempfindungen. So kann beispielsweise beim Betreten eines Raums aus der kalten Außenwelt eine Warmempfindung ausgelöst werden, die bei längerem Aufenthalt im Raum in eine Kaltempfindung übergeht, sobald die dynamische Komponente abgeklungen ist. Die Intensität dynamischer Temperaturempfindungen hängt von der Amplitude der Temperaturänderung, der Ausgangstemperatur, der Größe der Reizfläche und der Änderungsgeschwindigkeit ab. Langsame Erwärmung oder Abkühlung der Haut führen erst nach einer längeren Zeit zu einer entsprechenden Empfindung. Eine Warmempfindung wird ferner umso schneller wahrgenommen, je höher die Ausgangstemperatur ist. Entsprechend tritt eine Kaltempfindung bei Abkühlung der Haut besonders schnell bei tiefer Ausgangstemperatur ein.

Bei punktförmiger Applikation von Wärme- oder Kältereizen können nur an bestimmten Hautpunkten Temperaturempfindungen ausgelöst werden. **Kaltpunkte** sind dabei wesentlich zahlreicher als **Warmpunkte**. Insgesamt haben die temperaturempfindlichen Punkte der Haut eine deutlich geringere Dichte als die Schmerz- und Tastpunkte, sodass ihre Raumschwelle relativ groß ist.

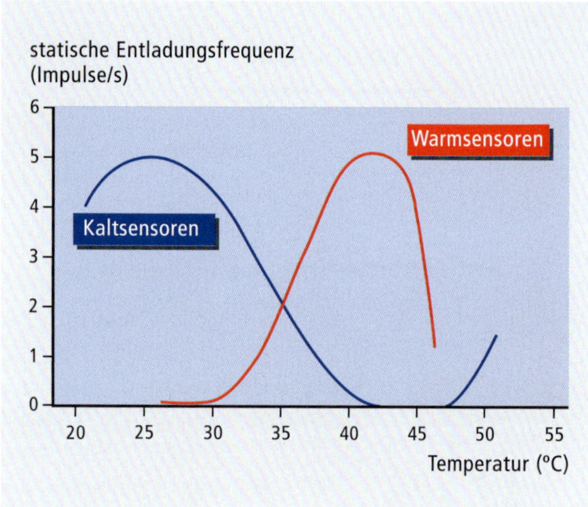

Abb. 19.29 Statische Impulsfrequenz von Kalt- bzw. Warmsensoren in Abhängigkeit von der Hauttemperatur. Nach Kenshalo

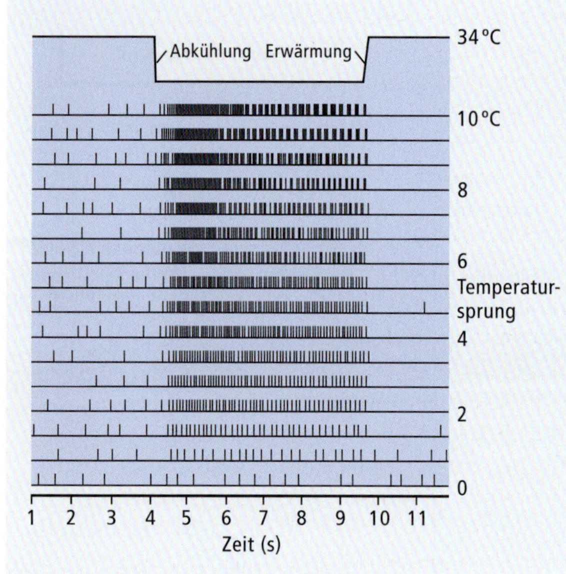

Abb. 19.30 Veränderungen der Impulsfrequenz eines Kaltsensors bei Abkühlung und Wiedererwärmung für verschieden große Temperatursprünge. Nach Darian-Smith

Thermosensoren. Die beschriebenen Temperaturempfindungen werden durch **Warm-** und **Kaltsensoren** vermittelt. Dabei handelt es sich um zwei in den oberen Koriumschichten lokalisierte Gruppen **freier Nervenendigungen**, die jeweils in unterschiedlichen Temperaturbereichen aktiv sind.

Die **Kaltsensoren**, die vorwiegend von Aδ-Fasern versorgt werden, reagieren auf statische Temperaturreize im Bereich von 10–40 °C, am stärksten bei etwa 25 °C (Abb. 19.29). Einige Kaltsensoren können jedoch auch bei rascher Erhitzung der Haut über 45 °C aktiv werden, wobei sich eine **paradoxe Kaltempfindung** einstellt. Der **Kälteschmerz** wird nicht von Kaltsensoren, sondern von **Nozizeptoren** ausgelöst.

Die **Warmsensoren**, die etwas tiefer im Korium liegen, werden ausschließlich von C-Fasern versorgt. Ihre statische Entladungsfrequenz nimmt bei Hauttemperaturen von 30 °C bis ca. 43 °C zunächst stetig zu und fällt dann bei weiterem Temperaturanstieg steil ab (Abb. 19.29). Noxische Hitzereize werden wiederum nicht von ihnen, sondern von Nozizeptoren codiert (s. u.).

Die Thermosensoren entladen bei konstanter Temperatur statisch (tonisch), d. h. sie verhalten sich hierbei als Proportionalfühler. Im Indifferenzbereich entladen sowohl Warm- als auch Kaltrezeptoren tonisch (Abb. 19.29). Zusätzlich zeigen sie bei Temperaturänderungen starke Unterschiede ihres Entladungsverhaltens, d. h. sie wirken als Differenzialfühler. Kaltsensoren entladen überschießend bei einer plötzlichen Abkühlung und mit einer unterproportionalen Abnahme der Entladungsfrequenz bei einer Erwärmung (Abb. 19.30). Entsprechendes gilt für Warmsensoren in umgekehrter Richtung.

Eine chemische Reizung der Thermosensoren ist durch die Einwirkung chemischer Substanzen möglich. **Menthol** besitzt z. B. eine stark erregende Wirkung auf Kaltsensoren.

Schon hier sei darauf hingewiesen, dass die Thermosensoren nicht nur Temperaturempfindungen vermitteln, sondern auch im Dienste der Thermoregulation des gesamten Organismus stehen (▸ Kap. 15.2.4).

Zusatzinformation

In der Familie der **Transient-Receptor-Potenzial-(TRP-) Ionenkanäle** wurden Kationenkanäle identifiziert, die in den Temperaturbereichen aktiv sind, in denen die Kanäle von Warm- und Kaltrezeptoren öffnen. Es wird daher vermutet, dass diese Ionenkanäle für die Transduktion thermischer Reize zuständig sind. Der Ionenkanal TRPM8 öffnet im Hauttemperaturbereich von 8–28° C und wird daher als Transduktionsmolekül der Kaltsensoren angesehen. TRPM8 wird auch durch das kühlende Menthol geöffnet. Die Kanäle TRPV3 und TRPV4 öffnen oberhalb von 30° C und werden als Transduktionsmoleküle für Wärmereize diskutiert. Allerdings ist TRPV4 auch mechanosensitiv, so dass die Bedeutung der Kanäle noch nicht vollständig geklärt ist. Für noxische Temperaturen (Hitze und schmerzhafte Kälte) werden andere TRPV-Kanäle verantwortlich gemacht, die im ▸ Kap. 19.4.4 besprochen werden.

19.4.3.4 Propriozeption

Die Orientierung über die Stellung der Gliedmaßen zueinander, die Wahrnehmung passiver und aktiver Bewegungen der Gelenke und die Feststellung des Widerstands, gegen den eine Bewegung durchgeführt wird, fasst man unter dem Begriff **Propriozeption** zusammen. Die dafür verantwortlichen **Propriozeptoren** liegen in Muskeln, Muskelhüllen, Sehnen, Bändern und Gelenkkapseln. Sie sind wichtig für die **Steuerung** der **Motorik** (▸Kap. 19.5).

Propriozeptoren. Zu den Propriozeptoren gehören Muskelspindeln, Sehnenorgane (Golgi-Sensoren) und Sensoren in Gelenkkapseln und Bändern. Letztere haben korpuskuläre Endigungen vom Golgi- und Ruffini-Typ. Der mikroskopische Aufbau der Muskelspindeln wird in ▸Kap. 19.5.1 dargestellt.

Die **Sehnenorgane** sind – wie die Muskelspindeln – von einer Kapsel umgeben. Durch den Innenraum des Sehnenorgans verlaufen in Längsrichtung aufgelockerte Kollagenfasern, die von zahlreichen Axonverzweigungen umwickelt werden. Letztere enden in knotenartigen Verdickungen. Wenn im Rahmen einer Muskelverkürzung die lockeren Kollagenfasern gestreckt werden, drücken diese auf Axonverzweigungen, wodurch ein Reiz auf die Nervenendigungen ausgeübt wird.

Wie oben dargelegt, umfasst die Propriozeption mehrere Qualitäten wie Stellungssinn, Kraftsinn usw. Vermutlich entstehen diese Empfindungen aus der Aktivierung verschiedener Typen von Propriozeptoren. Es ist derzeit nicht möglich, den Beitrag der einzelnen Propriozeptoren zu diesen Empfindungen eindeutig zu benennen. Z. B. beruht der Stellungssinn nicht auf der Entladung von Gelenkafferenzen, weil diese bei Gelenkstellungen im mittleren Bereich nicht tonisch aktiv sind. Vermutet wird, dass vor allem Muskelafferenzen den Stellungssinn vermitteln.

19.4.3.5 Aufsteigende somatosensorische Bahnsysteme

Die über primär afferente Fasern geleiteten Impulse treten durch die Hinterwurzeln in das Rückenmark ein. Sie werden hier einerseits – meist über Interneurone – auf motorische Efferenzen umgeschaltet (▸Kap. 19.5), andererseits über lange aufsteigende Bahnen zum Gehirn geleitet. Unter anatomischen und funktionellen Aspekten sind dabei das **Hinterstrang-** und das **Vorderseitenstrangsystem** zu unterscheiden (○Abb. 19.31).

Das **Hinterstrangsystem** überträgt vorwiegend Impulse von den Mechanosensoren der Haut und teilweise auch Impulse aus Muskeln und Gelenken; es vermittelt insbesondere die Informationen über Druck- und Berührungsreize an der Haut. Die dicken afferenten Fasern treten durch die Hinterwurzeln in das Rückenmark ein und ziehen, ohne zu kreuzen, im Hinterstrang aufwärts. Der somatotopisch gegliederte Hinterstrang (○Abb. 19.4) nimmt einen erheblichen Teil des Rückenmarksquerschnitts ein. Die vom Sakralmark aufsteigenden Bahnen, denen sich nacheinander Fasern aus den anderen Körperregionen anlagern, werden zum ersten Mal in den **Hinterstrangkernen** (**Nucleus gracilis** und

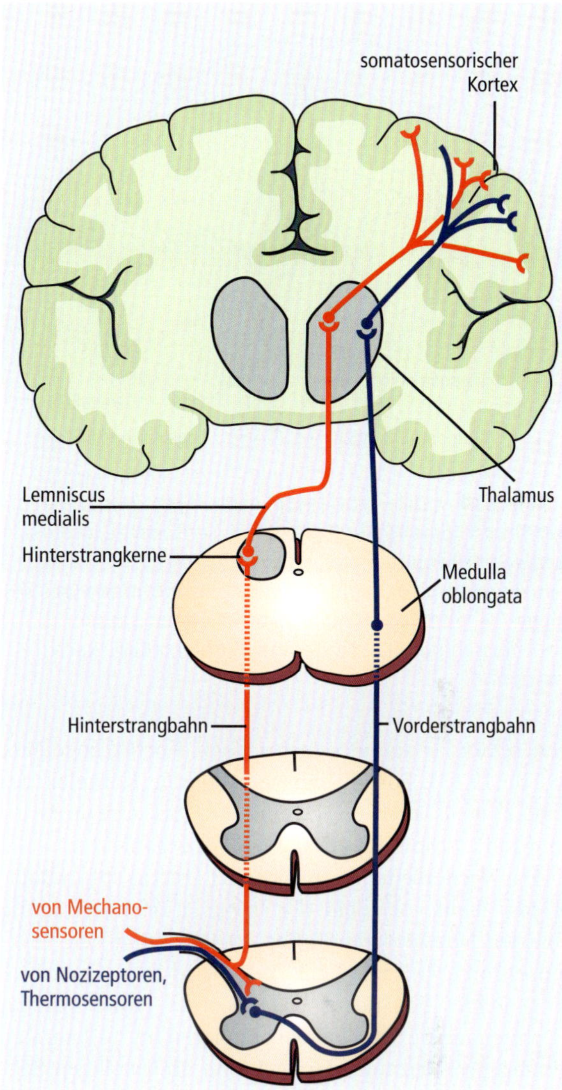

○ **Abb. 19.31** Aufsteigende Bahnsysteme der Somatosensorik (Körpersensibilität). Das Hinterstrangsystem kreuzt in der medialen Schleife (Lemniscus medialis)

Nucleus cuneatus) der Medulla oblongata umgeschaltet. Diese Umschaltstelle ist nicht nur eine Relaisstation, sondern auch der Ort für eine erste Informationsverarbeitung: Durch laterale Hemmung kommt es zu einer Kontrastverstärkung zwischen Bahnen, die Impulse von benachbarten Hautregionen leiten.

Die in den Hinterstrangkernen umgeschalteten Bahnen kreuzen in der medialen Schleife (**Lemniscus medialis**) auf die kontralaterale Seite; daher wird das Hinterstrangsystem auch als **lemniskales System** bezeichnet. Nach einer weiteren Umschaltung im **ventrobasalen** Komplex des **Thalamus** wird die Information den für die einzelnen Körperregionen zuständigen Projektionsfeldern im **primär-somatosensorischen Kortex** (Gyrus postcentralis) sowie im angrenzen-

19

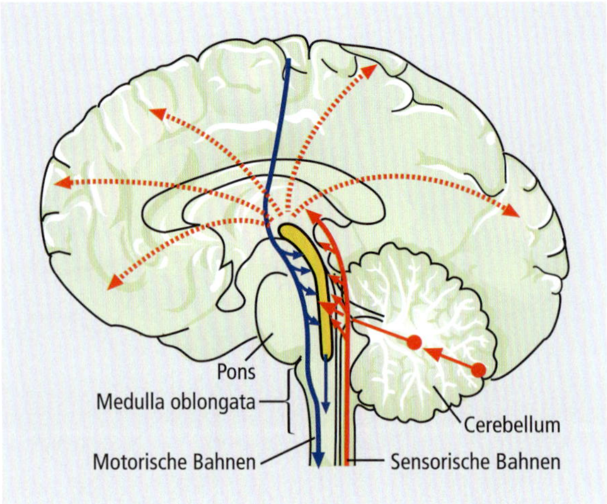

Abb. 19.32 Aufsteigendes retikuläres Aktivierungssystem (ARAS) in schematischer Darstellung. Sensorische Impulse werden zur Formatio reticularis (gelb) geleitet und bewirken einen diffusen Impulsstrom zur Großhirnrinde (gestrichelte Pfeile). Erregungen aus absteigenden Bahnen beeinflussen das ARAS fördernd oder hemmend. Nach Magoun

den **sekundär-somatosensorischen Kortex** zugeleitet (Abb. 19.33). Sowohl der ventrobasale Komplex des Thalamus als auch die genannten Kortexareale (s. u.) sind somatotopisch (▸Kap. 19.4.3.6) organisiert.

Das **Vorderseitenstrangsystem (Tractus spinothalamicus)** dient vor allem der Informationsübertragung von den Nozizeptoren (▸Kap. 19.4.4.2) und den Thermosensoren (▸Kap. 19.4.3.3). Es wird in ▸Kap. 19.4.4 eingehender behandelt. Die über die Hinterwurzeln eintretenden dünnen Fasern aktivieren im ipsilateralen Hinterhorn Neurone, deren Axone im jeweiligen Segment auf die Gegenseite kreuzen (Abb. 19.33). Sie bilden dann den ebenfalls somatotopisch gegliederten **Vorderseitenstrang**. Die nächste Umschaltung findet im Thalamus statt, von wo aus kortikale Areale erreicht werden.

Die beschriebenen **spezifischen sensorischen Systeme** dienen vor allem der Orientierung über Zustände und Vorgänge in der Umwelt und innerhalb des Körpers. Daneben hat ein zweites, **unspezifisches sensorisches System** (ARAS) die Aufgabe, die Großhirnrinde insgesamt zu aktivieren. Impulse aus allen aufsteigenden spezifischen Sinnesbahnen werden zu diesem Zweck über Kollateralen der **Formatio reticularis** zugeleitet (Abb. 19.32). Die integrierten Erregungen gelangen dann in einem aufsteigenden unspezifischen Sinneskanal zu medialen Thalamuskernen und werden schließlich diffus auf die gesamte Hirnrinde verteilt. Dieser unspezifische Erregungsfluss ist für die **Aufrechterhaltung des Bewusstseins** und die **Bewusstseinshelligkeit** von entscheidender Bedeutung (▸Kap. 19.8.3).

19.4.3.6 Somatosensorische kortikale Rindenfelder und Informationsverarbeitung

Somatosensorische Kortexareale. Die vom Thalamus aufsteigenden spezifischen Bahnen enden vorwiegend im **Gyrus postcentralis**, dem **primären somatosensorischen Kortex** (S_1, Abb. 19.33). Hier besteht eine den Körperregionen entsprechende Gliederung, eine **Somatotopie** (Abb. 19.34). Wie im Falle der Motorik (▸Kap. 19.5.2) entspricht die Lage der Projektionsfelder einem auf dem Kopf stehenden Körperschema. Die Größe der einzelnen Felder richtet sich nach der Feinheit des sensiblen Auflösungsvermögens in der Körperperipherie. Zunge, Lippen und Finger besitzen die größten kortikalen Felder.

Unterhalb des primären somatosensorischen Kortex (S_1) findet sich die **sekundäre somatosensorische Rindenregion** (S_2, Abb. 19.33), die ebenfalls somatotopisch gegliedert ist, aber – anders als S_1 – durch Signale von beiden Körperseiten her aktiviert wird. Außerdem erhalten auch Teile der posterior-parietalen Hirnrinde Impulse aus dem lemniskalen Bahnsystem.

Funktionell ist der somatosensorische Kortex für die **bewusste Wahrnehmung** somatosensorischer Reize erforderlich. Die elektrische Reizung kleiner Areale in S_1 beim wachen Menschen (z. B. im Rahmen einer stereotaktischen Operation) führt zu Empfindungen, die gemäß der somatotopischen Gliederung des Kortex in die entsprechenden Körperteile projiziert werden. Die Empfindungen können sensorspezifisch sein (z. B. Wahrnehmung eines bewegten Reizes). Andererseits führen Läsionen im somatosensorischen Kortex zu Störungen des Tastsinns.

Innerhalb des Gyrus postcentralis können sensorische Nervenzellen mit unterschiedlichen Antworteigenschaften identifiziert werden. Viele Neurone sind nur durch eine Reizart zu erregen, z. B. durch Druck oder Berührung. Ihre Antworten spiegeln die Entladungseigenschaften unterschiedlicher Sensoren wider. Neurone mit gleichen Antworteigenschaften bilden Säulen, die von der Kortexoberfläche bis zur weißen Substanz ziehen.

Nach ihrem Antwortverhalten können die Nervenzellen ferner in „einfache" und „komplexe" Neurone eingeteilt werden. Während „einfache" Neurone auf elementare Reize (z. B. Applikation eines Druckreizes auf ein Körperareal) antworten, reagieren „komplexe" Neurone eher auf „integrative Parameter", z. B. auf Objekte bestimmter Form. „Komplexe" Neurone sind bereits in die Analyse von Gesamtobjekten eingebunden. Die Komplexität ihres Antwortverhaltens kommt dadurch zustande, dass sie Informationen mehrerer „einfacher" Zellen erhalten und integrieren. Daher sind die rezeptiven Felder der komplexen Neurone größer. Eine einfache Zelle hat z. B. in Area 3b (s. u.) ein rezeptives Feld auf einer Fingerbeere. Das rezeptive Feld einer

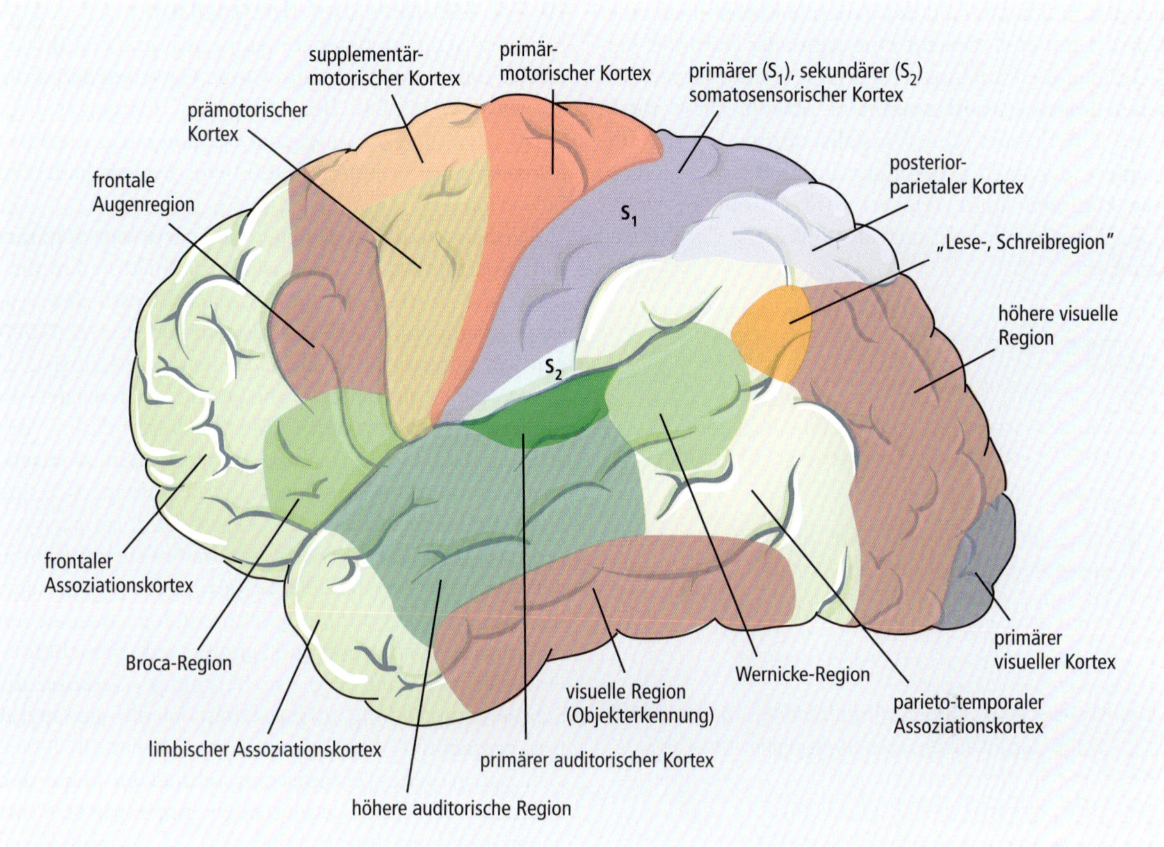

Abb. 19.33 Motorische und sensorische Kortexareale sowie Assoziationsareale auf der sprachdominanten (meist linken) Hemisphäre

19

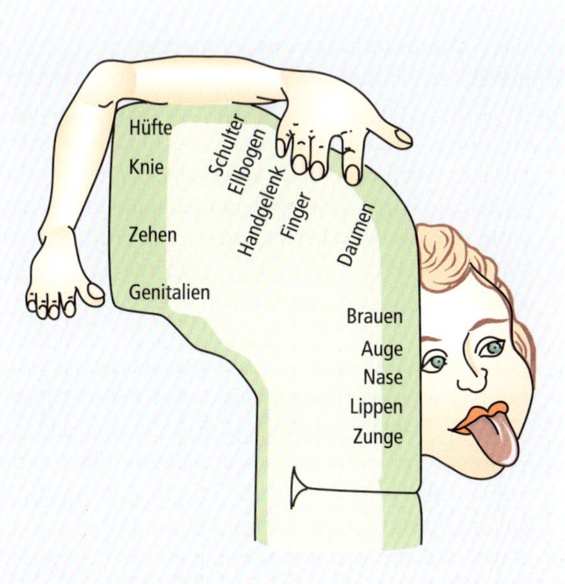

Abb. 19.34 Primäre somatosensorische Projektionsfelder auf dem Gyrus postcentralis (im Frontalschnitt). Die Größe der eingezeichneten Körperregionen entspricht der jeweiligen Ausdehnung der zentralen sensorischen Repräsentation

komplexen Zelle kann dagegen alle Finger umfassen. Sie wird erst dann stark erregt, wenn man z. B. einen Gegenstand greift.

Innerhalb des Gyrus postcentralis sind Neurone nach Eingang und Komplexitätsgrad ihrer Aktivierung räumlich verteilt. **Neurone in Area 3a** sind „einfache" Zellen, die Informationen aus Muskeln und Gelenken verarbeiten. **Neurone in Area 3b** sind ebenfalls „einfache" Zellen, die Informationen aus der Haut verarbeiten. **Neurone in Area 1** sind dagegen „komplex", sie verarbeiten Informationen aus der Haut. Auch **Nervenzellen in Area 2** sind komplex, sie integrieren Informationen aus der Haut und den Muskeln.

Das Resultat der Informationsverarbeitung in den kortikalen Zellsäulen wird dann in Form von Nervenimpulsen über efferente Pyramidenzellen zu anderen Kortexregionen und subkortikalen Strukturen geleitet. Das Kortexareal S_1 projiziert z. B. in den Kortex S_2 und angrenzende Areale des Parietallappens.

Im **Parietallappen** (Area 5 und Area 7) werden Informationen aus dem somatosensorischen, visuellen und auditorischen System integriert. Es entsteht dadurch eine **Wahrnehmung des Raums**, und zwar sowohl eine des äußeren Raums als auch eine der eigenen Räumlichkeit. Fällt der parietale Kortex nach einer Schädigung aus, entsteht eine **Agnosie**. Darunter versteht man die Unfähigkeit, ein Objekt mithilfe sensorischer Systeme wahrzunehmen, obwohl diese intakt sind. Ein dramatisches Ausfallsyndrom ist der sog. **Neglect**, der nach Schädigung im rechten Parietallappen auftreten kann. Hierbei wird sowohl die eigene linke Körperhälfte als auch der linke Teil der Umwelt ignoriert.

In Kürze

- Unter dem Begriff **Somatosensibilität** werden die Sinnesmodalitäten der Haut (Oberflächensensibilität) sowie die des Bewegungsapparats (Tiefensensibilität) zusammengefasst.
- **Tastempfindungen** der **Haut** werden durch Hautmechanosensoren mit korpuskulären Endigungen und dick myelinisierten Axonen vermittelt. Hierzu gehören Druck-, Berührungs- und Vibrationssensoren.
- **Warm-** und **Kaltempfindungen** werden durch Warm- und Kaltsensoren übertragen. Diese besitzen freie Nervenendigungen und unmyelinisierte bzw. schwach myelinisierte Axone.
- Zu den **Propriozeptoren** der tiefen Gewebe gehören Muskelspindeln, Sehnenorgane und Sensoren in Gelenkkapseln und Bändern. Sie erfassen die Stellung der Gliedmaßen, passive und aktive Bewegungen sowie den Widerstand, gegen den eine Bewegung durchgeführt wird.
- Im Rückenmark wird die sensorische Information durch das **Hinterstrangsystem** (besonders die mechanosensorische Information) und das **Vorderseitenstrangsystem** (besonders die thermosensorische, ▸Kap. 19.4.3.3, und nozizeptive Information, ▸Kap. 19.4.4) zu den spezifischen Thalamuskernen geleitet.
- Die vom **Thalamus** aufsteigenden spezifischen Bahnen enden vorwiegend im Gyrus postcentralis, dem **primären somatosensorischen Kortex**. Hier besteht eine den Körperregionen zugeordnete Somatotopie.
- Die Aktivierung des primär somatosensorischen Kortex ruft Elementarempfindungen der Mechanosensorik hervor. Die weitere Verarbeitung im Parietalkortex dient der Objekt- und der subjektiven Raumerkennung des eigenen Körpers und der Umwelt.

19.4.4 Schmerz und Nozizeption

Schmerz ist ein **unangenehmes Sinnes- und Gefühlserlebnis**, das in der Regel durch eine Gewebeschädigung ausgelöst wird. Die Bedeutung des Schmerzes liegt darin, den Organismus über schädigende Einflüsse (**Noxen**) zu informieren und ihn vor Dauerschäden zu bewahren.

Wichtig ist die Unterscheidung zwischen Schmerz und Nozizeption. **Schmerz** ist eine **subjektive Empfindung**, die an die Aktivität des thalamokortikalen Systems gebunden ist und Bewusstsein voraussetzt. **Nozizeption** bezeichnet dagegen die Aufnahme noxischer Reize, die Weiterleitung von Aktionspotenzialen in nozizeptiven Neuronen und die Verarbeitung der schmerzhaften Reize im nozizeptiven System. **Nozizeptive Neurone** sind dementsprechend Nervenzellen, die noxische Reize codieren und verarbeiten. Im peripheren und zentralen Nervensystem bilden sie zusammen das **nozizeptive System**. Seine Reizung löst in der Regel die subjektive Empfindung Schmerz aus. In manchen Fällen sind Nozizeption und Schmerz jedoch nicht miteinander korreliert. So ist bei einer Narkose die Schmerzempfindung ausgeschaltet, obwohl die Operation nozizeptive Vorgänge erzeugt. Andererseits lassen sich bei manchen chronischen Schmerzen keine den Schmerz ursächlich erklärenden nozizeptiven Vorgänge erkennen. Interessanterweise ist der größte Teil des Zentralnervensystems **nicht schmerzempfindlich**. Von den intrakraniellen (innerhalb des Schädels gelegenen) Strukturen können nur die Gefäßwände, die Dura mater sowie die Hirnnerven Schmerzen hervorrufen.

19.4.4.1 Charakteristika des Schmerzes

Schmerzklassifikation nach Art der Schmerzentstehung. Unterschieden werden folgende Schmerztypen:

- **Physiologischer Nozizeptorschmerz** entsteht, wenn gewebeschädigende Reize auf gesundes Gewebe einwirken. Er warnt vor Gewebeschädigung und gleichzeitig werden Abwehrreaktionen, z. B. ein Wegziehreflex, ausgelöst. Ein intakter Schmerzsinn ist eine wichtige Voraussetzung dafür, dass der Köper unversehrt bleibt.
- **Pathophysiologischer Nozizeptorschmerz** wird durch pathophysiologische Organveränderungen (z. B. eine Entzündung) ausgelöst. Er ist ein wichtiges Symptom vieler Erkrankungen. Häufig führt er zu einem Verhalten, das die Heilung begünstigt (z. B. Ruhigstellung einer verletzten Extremität).
- Während bei Nozizeptorschmerzen die Schmerzen durch Reizung des innervierten Gewebes ausgelöst werden, entsteht der **neuropathische Schmerz** durch Schädigung der Nervenfasern selbst. Er ist abnormal, weil er nicht der Gefahrenerkennung dient.

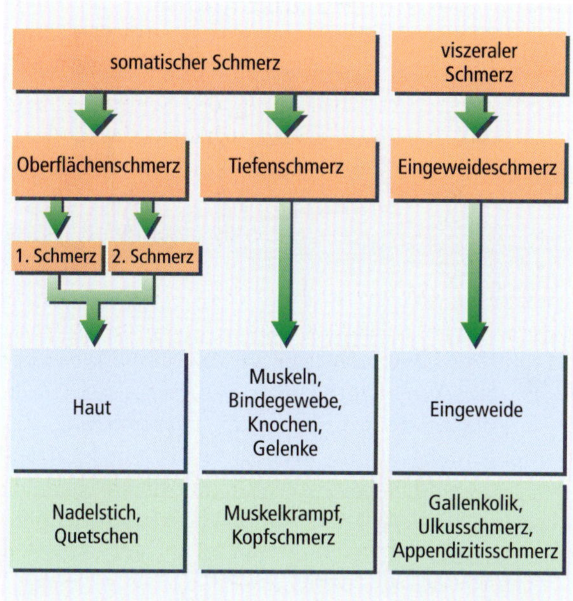

Abb. 19.35 Einteilung der Schmerzqualitäten (**hellrot**) mit den jeweiligen Entstehungsorten (**blau**) und Beispielen (**grün**)

Schmerzklassifikation nach dem Entstehungsort. Schmerz lässt sich nach seinem Entstehungsort in somatischen und viszeralen Schmerz einteilen (Abb. 19.35).

Vom **somatischen Schmerz** spricht man, wenn die Schmerzempfindung von der Haut, den Muskeln, den Gelenken, den Knochen oder dem Bindegewebe ausgeht. Noxische Reizung der Haut löst **Oberflächenschmerz** aus, der von Muskeln, Gelenken, Knochen und vom Bindegewebe kommende Schmerz wird dagegen als **Tiefenschmerz** charakterisiert.

Der **Oberflächenschmerz**, der z. B. nach einem Einstich mit einer Nadel in die Haut entsteht, hat als sog. **erster Schmerz** einen hellen Charakter, ist gut lokalisierbar und klingt nach Aufhören des Reizes schnell ab. Seine Bedeutung liegt vor allem darin, eine reflektorische Fluchtreaktion einzuleiten (z. B. Wegziehen des Beins beim Tritt auf einen spitzen Gegenstand). Diesem ersten Schmerz folgt oft, insbesondere bei hohen Reizintensitäten, nach kurzer Pause ein **zweiter Schmerz** von dumpfem oder brennendem Charakter, der schwer zu lokalisieren ist und langsam abklingt.

Beispiele für **somatische Tiefenschmerzen** sind Muskel- und Gelenkschmerzen. Tiefenschmerz wird als dumpf empfunden, ist schwer lokalisierbar und neigt dazu, in die Umgebung auszustrahlen. Zweiter Schmerz und Tiefenschmerz sind vielfach von starken affektiven und vegetativen Reaktionen begleitet (s. u.).

Der **viszerale Schmerz** tritt bei Erkrankungen innerer Organe auf, z. B. bei Spasmen der glatten Muskulatur (Kolik bei einem Stein im Harnleiter oder Gallengang), bei Mangeldurchblutung und entzündlichen Erkrankungen. Er hat ebenfalls dumpfen Charakter und ist häufig von starken vegetativen Reaktionen begleitet. Typisch ist die Übertragung des Schmerzes in somatisches Gewebe desselben Segments.

Schmerzklassifikation nach der Dauer des Schmerzes. Der **akute Schmerz** hat eine begrenzte Dauer und klingt nach Beseitigung der auslösenden Schädigung schnell ab. Er hat eine eindeutige Warnfunktion. Von **chronischen Schmerzen** spricht man üblicherweise dann, wenn sie länger als ein halbes Jahr bestehen bzw. ständig wiederkehren (z. B. Migränekopfschmerzen). Schmerzen können über Jahrzehnte Begleitsymptom chronischer Krankheitsprozesse sein. In anderen Fällen ist ein medizinisch fassbares Substrat als Schmerzursache nicht (mehr) nachzuweisen, und es besteht eine erhebliche Diskrepanz zwischen Nozizeption und Schmerz. In solchen Fällen ist Schmerz häufig ein komplexes psychisches Geschehen, bei dem auch psychologische und soziale Faktoren eine wesentliche Rolle spielen. Dies betrifft vor allem Rückenschmerzen, die unter den chronischen Schmerzen am häufigsten vorkommen.

Schmerzkomponenten. Man unterscheidet die

- **sensorisch-diskriminative** Schmerzkomponente, welche die Analyse eines noxischen Reizes nach Ort, Intensität, Dauer und Art ermöglicht,
- **affektive** Schmerzkomponente, die besagt, dass Schmerz praktisch immer eine unlustbetonte Emotion auslöst; die affektive Komponente ist besonders bei somatischen und viszeralen Tiefenschmerzen ausgeprägt,
- **vegetative** Schmerzkomponente, die Reaktionen des vegetativen Nervensystems auf Schmerzreize umfasst; dabei können sowohl Aktivierungen des sympathischen Nervensystems als auch gegenteilige Reaktionen wie Blutdruckabfall oder Übelkeit auftreten,
- **motorische** Schmerzkomponente, die zu Schutzreflexen (s. o.), Schonhaltungen und Muskelverspannungen führt und
- **kognitive** Schmerzkomponente, durch die der Schmerz anhand früherer Erfahrungen bewertet und eingestuft wird; hierbei spielen auch erzieherische, soziale und kulturelle Faktoren eine Rolle.

19

Zusatzinformation

Messung von Schmerz und Nozizeption. Die Quantifizierung der subjektiven Schmerzempfindung wird **subjektive Algesimetrie** genannt. Hierbei werden dem Probanden thermische, elektrische, mechanische oder chemische Reize unterschiedlicher Intensität appliziert, und er schätzt seine Schmerzschwelle (geringste Reizintensität, die

Schmerzen auslöst), die Schmerzintensität bei überschwelligen Schmerzreizen und seine Schmerztoleranzschwelle (die höchste Reizintensität, die einen gerade noch erträglichen Schmerz erzeugt) ein.

Bei Patienten wird Schmerz häufig anhand einer **visuellen Analogskala (VAS)** quantifiziert. Die beiden Endpunkte sind definiert als „kein Schmerz" und „maximal vorstellbarer Schmerz" (wenn die sensorisch-diskriminative Komponente bewertet werden soll) bzw. „kein Schmerz" und „unerträglicher Schmerz" (bei Bewertung der affektiven Komponente). Die Angaben anhand der VAS werden häufig in einem Schmerztagebuch festgehalten.
Bei der **objektiven Algesimetrie** dienen u. a. motorische und vegetative Reaktionen als Maß für die Schmerzstärke. Eine andere invasive Möglichkeit zur objektiven Schmerzmessung bietet die Registrierung von Aktionspotenzialen in Nozizeptoren.

19.4.4.2 Peripheres nozizeptives System

Nozizeptive Nervenfasern (**Nozizeptoren**) in peripheren Nerven bilden das **periphere nozizeptive System**. Fast alle Organe bzw. Gewebe werden von Nozizeptoren innerviert. Ausnahmen sind das Gehirn selbst und das Leberparenchym.

Struktur und Antworteigenschaften der Nozizeptoren. Die **sensorischen Endigungen** der Nozizeptoren sind dünne, unmyelinisierte Faserendigungen ohne besondere Strukturmerkmale. Sie sind teilweise von Schwann-Zellen bedeckt. In den Endigungen findet die **Transduktion** (Umwandlung von noxischen Reizen in elektrische Potenziale) statt. Die meisten Nozizeptoren besitzen unmyelinisierte Axone (C- bzw. Gruppe-IV-Fasern mit Leitungsgeschwindigkeiten < 2,5 m/s, meistens um 1 m/s). Ein Teil der Nozizeptoren hat dünn myelinisierte Axone (Aδ- bzw. Gruppe-III-Fasern mit Leitungsgeschwindigkeiten von 2,5–30 m/s). Das Aktionspotenzial entsteht in den Aδ-Fasern am ersten Schnürring, bei den C-Fasern ist der Ort der **Transformation** (Umwandlung des Sensorpotenzials in Aktionspotenziale) unbekannt.

Die typischen Antworteigenschaften von Nozizeptoren zeigt ○ Abb. 19.36. Nozizeptoren haben kleine umschriebene rezeptive Felder (RF). Dies sind die Areale, von denen aus die Fasern erregbar sind (○ Abb. 19.36 A), weil dort die sensorische Endigung liegt. Viele Nozizeptoren sind **polymodal**, d. h. sie antworten sowohl auf mechanische als auch auf thermische und chemische Reize (○ Abb. 19.36 B). Im normalen Gewebe werden Nozizeptoren nur durch intensive Reize erregt (z. B. starken Druck oder Quetschung, Temperaturen > 43 °C oder extreme Kaltreize, schmerzauslösende Substanzen). Daher nennt man sie auch

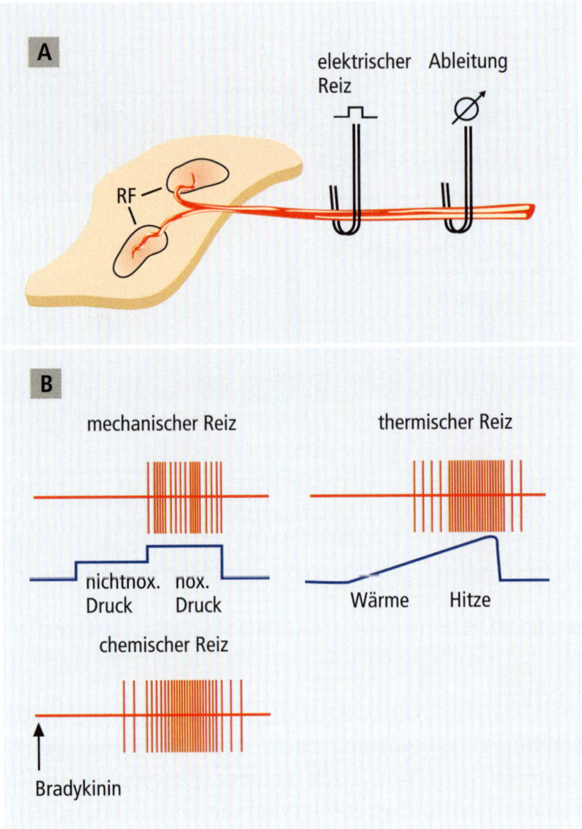

○ **Abb. 19.36** Schematische Darstellung der Antworteigenschaften eines polymodalen Nozizeptors. A zeigt die rezeptiven Felder (RF) zweier Endigungen des Nozizeptors auf der Haut, eine bipolare Elektrode für die elektrische Reizung des Axons zur Bestimmung der Leitungsgeschwindigkeit und eine Elektrode für die Ableitung der Aktionspotenziale. B gibt die Antworten des Nozizeptors auf mechanische, thermische und chemische Reizung (Bradykinin) wieder. Der Nozizeptor antwortet nur bei noxischer Reizintensität

hochschwellige Sensoren und stellt sie niederschwelligen Sensoren gegenüber, die durch nicht-noxische Reize im physiologischen Bereich erregt werden (z. B. Berührungsensoren, Wärme- und Kältesensoren, ▸ Kap. 19.4.3.3). Manche Nozizeptoren sprechen nur auf eine Modalität an (z. B. Mechano-Nozizeptoren).

Eine Untergruppe der Nozizeptoren besteht aus sensorischen Nervenfasern, die unter normalen Bedingungen weder durch mechanische noch durch thermische Reize zu erregen sind (**mechano-insensitive** oder **„stumme" Nozizeptoren**). Ein Teil von ihnen ist **chemosensitiv**.

Transduktion von mechanischen und thermischen noxischen Reizen in Nozizeptoren. Mechanische Reize öffnen vermutlich einen Kationenkanal in der Membran und depolarisieren dadurch die Nervenendigung. Da dieser Kanal molekular bisher nicht identifiziert

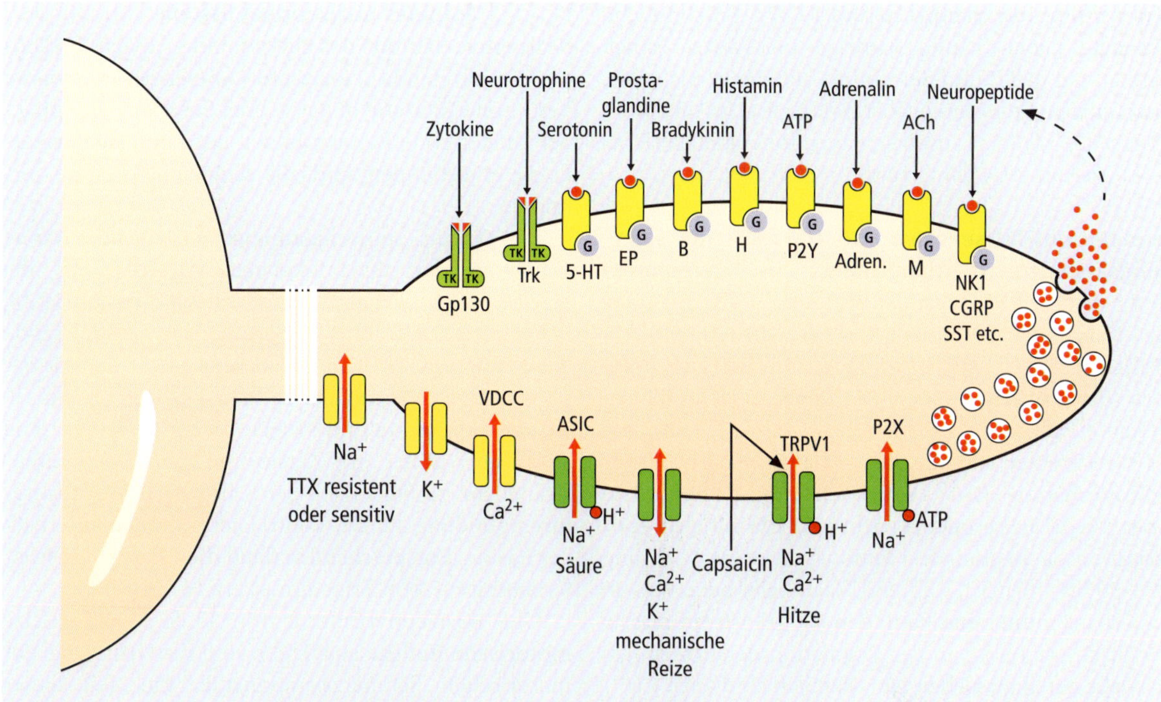

o Abb. 19.37 Ionenkanäle und Rezeptoren in der sensorischen Endigung eines Nozizeptors. Die Oberseite zeigt Rezeptoren für Mediatoren, die Unterseite Ionenkanäle. Die Kreise in der Endigung stellen mit Neuropeptiden gefüllte Vesikel dar. Oberseite: **Gp130** Glykoprotein 130 (transmembranäres Signalprotein für Zytokine); **Trk** Tyrosinkinase-Rezeptor; **5-HT** Serotonin-Rezeptor; **EP** Prostaglandin-E-Rezeptor; **B** Bradykinin-Rezeptor; **H** Histamin-Rezeptor; **P2Y** purinerger Rezeptor für ATP; **Adren** Adrenozeptor; **M** Muscarin-Rezeptor; **NK1** Neurokinin-1-Rezeptor für Substanz P; **CGRP** Rezeptor für Calcitonin gene-related peptide; **SST** Somatostatin-Rezeptor. Unterseite: **TTX** Tetrodotoxin; **VDCC** Voltage-dependent calcium channel (spannungsabhängiger Ca^{2+}-Kanal); **ASIC** Acid sensitive ion channel (säureempfindlicher Ionenkanal); **TRPV1** Transient receptor potential V1-Rezeptor; **P2X** ATP-gesteuerter Kationenkanal

wurde, ist der genaue Öffnungsmechanismus unbekannt.

Ein für die Aufnahme von **Hitzereizen** wichtiges Molekül ist der **Transient-Receptor-Potenzial(TRP)-V1-Rezeptor** (o Abb. 19.37). Dieser Ionenkanal wird u. a. durch **Capsaicin** aktiviert, das in Paprika enthalten ist und den typischen kurzen Brennschmerz bei Genuss dieses Gewürzes verursacht. Bei Bindung von Capsaicin fließt durch diesen Kationenkanal ein depolarisierender Einwärtsstrom. Dieser Kanal wird auch durch Hitzereize geöffnet und gilt daher als eines der Hitzetransduktions-Kanalproteine.

Auch der **TRPV2-Rezeptor** (wahrscheinlich ein Transduktionsmolekül für Hitzereize sehr hoher Temperatur > 50 °C) wird dieser Proteinfamilie zugeordnet. Welcher Ionenkanal aus der TRP-Familie für die Transduktion noxischer Kaltreize zuständig ist, ist bisher ungeklärt.

Chemosensibilität von Nozizeptoren. Die Oberseite der Nozizeptorendigung in o Abb. 19.37 zeigt molekulare Rezeptoren für Mediatoren in der sensorischen Endigung. Über diese Rezeptoren aktivieren und/oder sensibilisieren Gewebemediatoren, z. B. **Entzündungsmediatoren,** die nozizeptiven Endigungen. Nach Bindung des Liganden werden in der Endigung second messengers wie cAMP oder DAG/IP_3 gebildet, die ihrerseits Proteinkinasen (z. B. Proteinkinase A und C) aktivieren. Dadurch werden im nächsten Schritt Ionenkanäle für die Transduktion und Transformation phosphoryliert, wodurch ihre Empfindlichkeit gegen öffnende Reize erhöht wird (s. u., periphere Sensibilisierung).

Zu den **klassischen Entzündungsmediatoren** gehören Bradykinin, Prostaglandine (PGE_2, PGI_2), Serotonin und Histamin, die G-Protein-gekoppelte Rezeptoren aktivieren. Die Endigungen verfügen auch über Rezeptoren für **Neurotrophine** (insbesondere den **Nervenwachstumsfaktor**, NGF, der an den TrkA-Rezeptor bindet) und verschiedene **Zytokine** (z. B. TNF-α, IL-1β, IL-6), die vor allem langfristige Wirkungen haben (s. u.). NGF hat komplexe Wirkungen: Er ist für die Funktionserhaltung der von NGF-abhängigen (TrkA-exprimierenden) Nozizeptoren zuständig und, wie diverse Zytokine, an der **Sensibilisierung von Nozizeptoren** beteiligt (s. u).

Für die Chemosensibilität sind auch Na^+-Kanäle von Bedeutung, die durch Protonen geöffnet werden (**ASIC**,

19

acid sensing ion channel, o Abb. 19.37). Entzündliche Exsudate haben häufig niedrige pH-Werte. Einige Mediatoren (ATP und Serotonin) aktivieren nicht nur metabotrope Rezeptoren (P2Y, 5-HT_1 u. a., o Abb. 19.37 Oberseite), sondern zusätzlich auch Ionenkanäle (P2X, 5-HT_3, o Abb. 19.37 Unterseite).

Tetrodotoxin(TTX)-sensitive und TTX-resistente spannungsgesteuerte Natriumkanäle. In Nozizeptoren sind sowohl TTX-sensitive als auch TTX-resistente Na^+-Kanäle von besonderer Bedeutung (o Abb. 19.37). Während TTX-sensitive Na^+-Kanäle in allen Nervenfasern der Fortleitung der Aktionspotenziale dienen (▸ Kap. 4.1.2), spielen TTX-sensitive $Na_v1.7$ und die TTX-resistenten Na^+-Kanäle $Na_v1.8$ und $Na_v1.9$ bei der Transformation (s. o., ▸ Kap. 4.3.1) eine besondere Rolle. $Na_v1.7$ ist besonders wichtig für die initiale Depolarisation zu Beginn des Aktionspotenzials (Öffnung bei –50 bis –40 mV), während $Na_v1.8$ erst bei etwa –30 bis –20 mV öffnet und dann den Na^+-Einstrom massiv verstärkt. $Na_v1.9$ ist an der Regulation der Erregungsschwelle beteiligt. Neben Na^+-Kanälen sind auch Ca^{2+}- und K^+-Kanäle an der Steuerung der Erregbarkeit beteiligt.

Zusatzinformation

Der Schmerzsinn ist wie alle anderen Funktionen genetisch determiniert. Üblicherweise sind multiple Gene an der Schmerz-Prädisposition beteiligt, die deshalb meist nicht leicht zu erfassen ist. Daneben sind seltene, monogenetisch bedingte Veränderungen des Schmerzsinns bekannt, zu denen beispielsweise Mutationen von $Na_v1.7$ gehören. Durch Mutationen dieses Kanals entsteht entweder eine übermäßige Schmerzempfindlichkeit mit dem spontanen Auftreten von heftigen Schmerzen (Erythromelalgia) oder umgekehrt ein stark vermindertes Schmerzempfindungsvermögen.

Efferente Funktion von Nozizeptoren. Werden Nozizeptoren gereizt, kommt es in dem von ihnen innervierten Gewebe häufig zu lokalen Änderungen der Durchblutung und der Gefäßpermeabilität. Man spricht wegen der neuronal bedingten Entstehung dieser Symptome von einer **neurogenen Entzündung**. Diese efferente Wirkung entsteht durch Freisetzung verschiedener Substanzen (z. B. Substanz P, Calcitonin gene-related peptide, CGRP) aus den peripheren Endigungen (o Abb. 19.37). Neben einer Vasodilatation und Permeabilitätserhöhung wird durch die Freisetzung von Neuropeptiden aus Nozizeptoren auch die Tätigkeit von Mastzellen und Immunzellen beeinflusst. Über diesen Weg kann das Nervensystem mit dem Immunsystem kommunizieren. Schlussendlich wirken diese Neuropeptide auch auf die Nervenfasern zurück.

19.4.4.3 Spinales nozizeptives System

Nozizeptive Neurone des Rückenmarks. In das Rückenmark eintretende Nozizeptor-Afferenzen aktivieren bestimmte Neurone in der grauen Substanz, die entweder aufsteigende Bahnen bilden oder in lokale Schaltkreise eingebunden sind, die segmentale Reflexe vermitteln.

Im **Tractus spinothalamicus** aufsteigende Axone aktivieren das thalamokortikale System, das die bewusste Schmerzempfindung erzeugt (o Abb. 19.38, linke Seite). Im **Tractus spinoreticularis** aszendierende Axone stimulieren dagegen Nervenzellen in der Formatio reticularis. Beide Bahnen kreuzen im Rückenmark auf die Gegenseite und steigen im Vorderseitenstrang auf. Daher führt die Zerstörung der Vorderseitenstrangbahn zu Störungen der Schmerz- und Temperaturempfindung auf der kontralateralen Seite unterhalb der Läsion. Entsprechend verläuft die Informationsweiterleitung aus dem Trigeminuskern (o Abb. 19.38).

Über nozizeptive Interneurone lösen noxische Reize **motorische Reflexe** aus. Diese sind die Grundlage der motorischen Schmerzkomponente. Ein Teil dieser Reflexe ist spinal organisiert, andere werden über supraspinale Reflexbögen vermittelt (▸ Kap. 19.7.7). Ein typischer spinaler Reflex ist der bereits erwähnte **Wegziehreflex**, eine rasche Flexionsbewegung, die Hand oder Fuß dem noxischen Reiz entzieht. Hierbei werden die antagonistischen, ipsilateralen Extensormotoneurone gehemmt, und es kann zu einem gekreuzten Streckreflex kommen (o Abb. 19.98). Tritt man z. B. in einen Nagel, wird der betroffene Fuß zurückgezogen, während die Extensoren im kontralateralen Bein vermehrt aktiviert werden und die Körperhaltung stabilisieren. Durch Integration spinaler und supraspinaler Neuronenverbände entstehen komplexe motorische Reaktionen (z. B. Schonhaltungen).

Noxische Reize rufen ferner **vegetative Reflexe** hervor, welche die vegetative Schmerzkomponente darstellen (▸ Kap. 19.4.4). Diese Reflexe stehen unter der Kontrolle des Hirnstamms, sind aber in modifizierter Form auch nach Durchtrennung des Rückenmarks nachzuweisen. Noxische Reizung der Haut führt z. B. zu koordinierten Aktionen des sympathischen Nervensystems, die den vegetativ vermittelten Funktionen im Abwehrverhalten ähnlich sind. Noxische Reize im tiefen somatischen und im viszeralen Bereich induzieren eher vegetative und neuroendokrine Reaktionen, die als Schonhaltung gedeutet werden können.

Zahlreiche nozizeptive Rückenmarkszellen erhalten nur konvergenten Einstrom von Hautnozizeptoren. Diese Information dient der Erzeugung des **Oberflächenschmerzes**. Komplizierter ist die Entstehung der **somatischen Tiefenschmerzen** und der **viszeralen Schmerzen**. Nozizeptoren aus tiefer liegenden Geweben (Gelenken, Muskulatur) enden synaptisch an

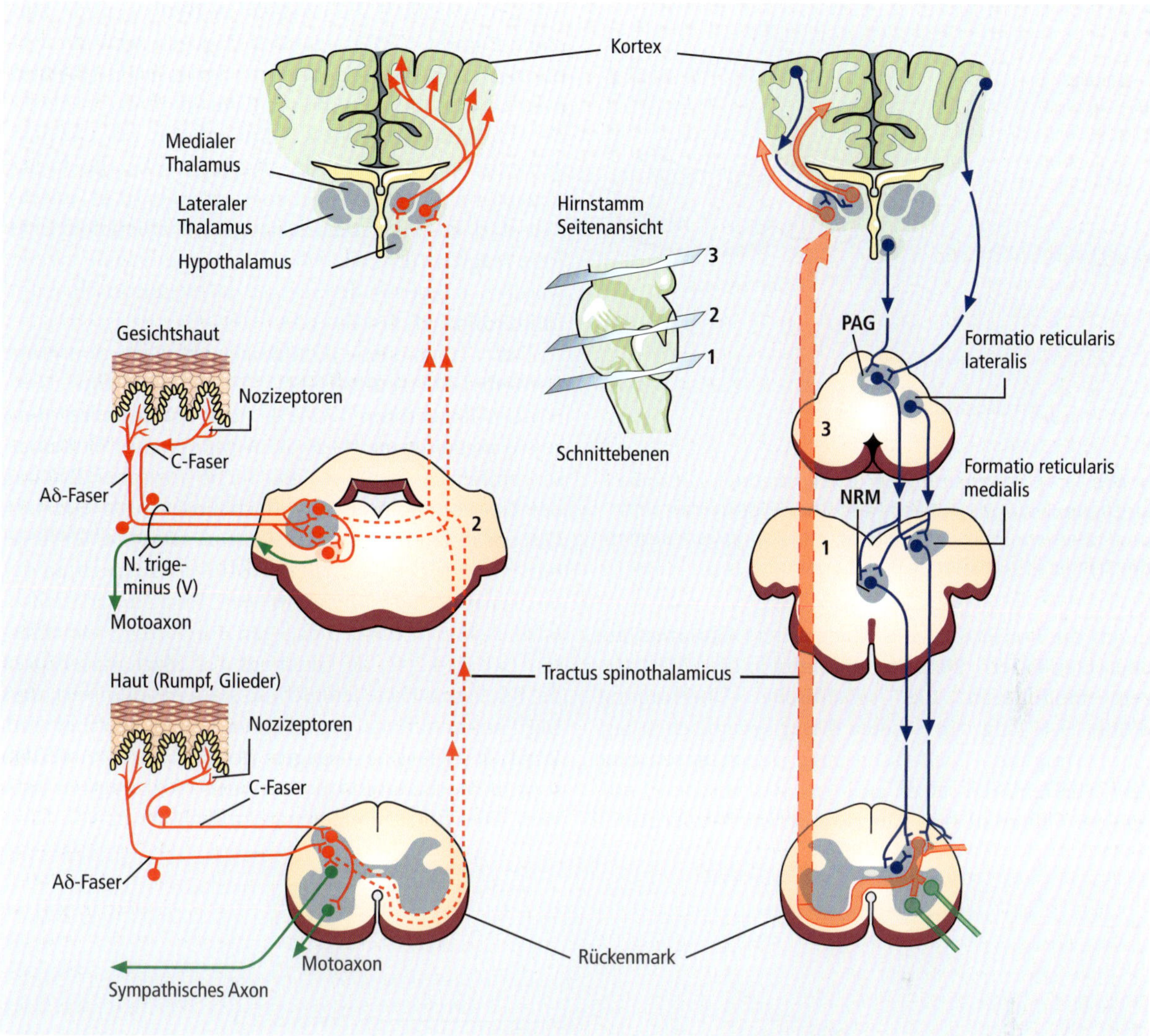

Abb. 19.38 (Schematischer) Verlauf der aufsteigenden nozizeptiven Bahnen (links) und der absteigenden schmerzregulierenden Bahnen (rechts). Die Lage der dargestellten Schnitte durch den Hirnstamm ist in der mittleren Einsatzfigur angegeben. **PAG** zentrales Höhlengrau, **NRM** Nucleus raphe magnus. Nach Schmidt

Rückenmarkszellen, die zusätzlich einen Einstrom von Hautnozizeptoren erhalten und daher durch noxische Reizung von subkutanem Gewebe und Haut erregt werden. Andere Rückenmarkszellen werden nur durch Nozizeptoren des subkutanen Gewebes aktiviert und sind somit spezifisch für den somatischen Tiefenschmerz. Alle Rückenmarkszellen, die von viszeralen Nozizeptoren synaptisch aktiviert werden, erhalten zusätzlichen afferenten Eingang von der Haut und/oder subkutanem Gewebe (Abb. 19.39).

Die starke Konvergenz von Nozizeptoren auf Rückenmarksneurone kann zur Folge haben, dass der Schmerz trotz eines fokalen Krankheitsprozesses diffus und ausgedehnt empfunden wird. Sogar der Ort der Schmerzentstehung kann falsch interpretiert werden. So wird bei viszeralen Erkrankungen der Schmerz häufig nicht dort empfunden, wo er ausgelöst wird, sondern in das somatische Areal übertragen, dessen Afferenzen in denselben Segmenten wie die viszeralen enden (**übertragener Schmerz**). Bei Ischämie des Herzens (Angina pectoris, Herzinfarkt) wird dementsprechend der Schmerz häufig in der linken Brustseite und im linken Arm empfunden. Offensichtlich kann das Gehirn nicht eindeutig interpretieren, ob die aszendierenden Rückenmarkszellen von somatischen Nozizeptoren aus dem Armbereich oder von viszeralen Nozizeptoren aus dem Herzbereich aktiviert werden. Die **Head-Zonen** (benannt nach dem Neurologen H. Head) beschreiben die Orte, in die der Schmerz bei Erkrankungen viszeraler Organe bevorzugt übertragen wird (Abb. 19.40).

Transmitter und Rezeptoren der nozizeptiven synaptischen Übertragung im Rückenmark. Die synaptische Erregung von nozizeptiven Rückenmarkszellen erfolgt

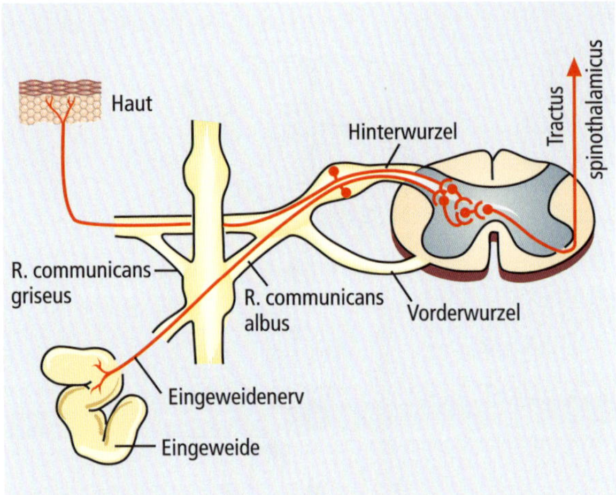

Abb. 19.39 Verschaltung der Schmerzbahnen auf spinaler Ebene. Nozizeptoren von Haut und Eingeweiden sind über Interneurone z. T. mit denselben Ursprungsneuronen des Tractus spinothalamicus verbunden

durch die Freisetzung des Transmitters **Glutamat** aus afferenten Fasern. **Neuropeptide** und andere **Mediatoren modulieren** die synaptische Übertragung. Abb. 19.41 zeigt ein Schema dieser synaptischen Signalübertragung. Niederschwellige Mechanosensoren und Nozizeptoren setzen an ihren synaptischen Endigungen **Glutamat** frei. Aus peptidergen Nozizeptoren werden zusätzlich die erregenden Neuropeptide **Substanz P** und **CGRP** freigesetzt. Dagegen schütten inhibitorische Interneurone an ihren Synapsen **GABA** und/oder **Glycin** oder **hemmende Neuropeptide**, insbesondere **Opioidpeptide** wie z. B. **Enkephalin**, aus. Die postsynaptische Membran der Rückenmarkszelle besitzt Rezeptoren für diese Mediatoren (Abb. 19.41, unten). Wie stark das Rückenmarksneuron auf einen noxischen Reiz reagiert (d. h. wie viele Aktionspotenziale erzeugt werden), hängt von der Summe der exzitatorischen und inhibitorischen Eingänge ab.

Der Transmitter Glutamat aktiviert ionotrope **N-Methyl-D-Aspartat**(NMDA)- und ionotrope **Non-NMDA-Rezeptoren** (AMPA- und **Kainatrezeptoren**) sowie metabotrope (**G-Protein-gekoppelte**) Glutamatrezeptoren (▸ Kap. 4.2.4). Bei nicht-noxischer Reizung des Gewebes werden nur Mechanosensoren aktiviert. Das aus ihnen freigesetzte Glutamat öffnet in der Regel nur non-NMDA-, vor allem AMPA-Rezeptoren, in der postsynaptischen Membran der Rückenmarkszellen. NMDA-Kanäle bleiben dagegen durch Mg^{2+} verschlossen (▸ Kap. 4.2.4), da Glutamat aus Mechanosensoren die Rückenmarkszellen nicht so stark depolarisiert, dass Mg^{2+} aus dem Kanal getrieben und dieser geöffnet wird. Wird das Gewebe dagegen noxisch gereizt, werden sowohl Mechanosensoren als auch Nozizeptoren aktiviert. Dies führt zu einer starken Freisetzung von Glut-

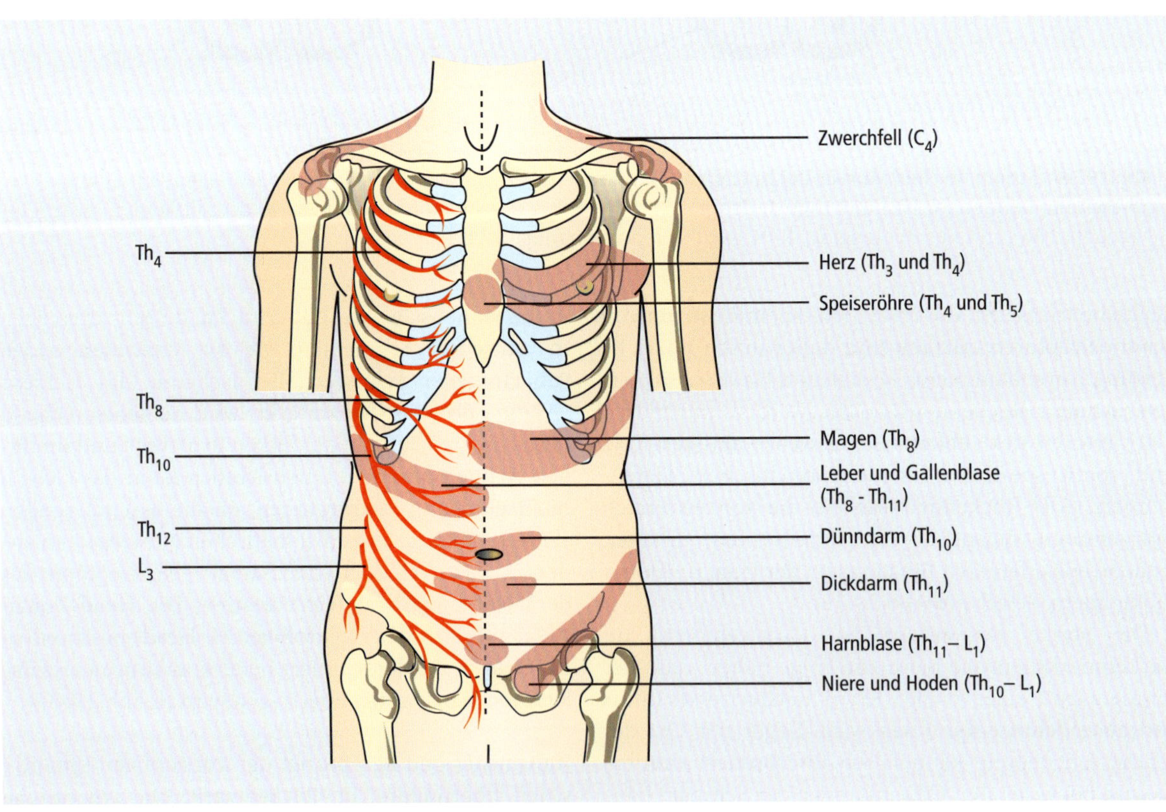

Abb. 19.40 Head-Zonen und ihre Beziehungen zu Organen und Spinalsegmenten. Nach Ewald

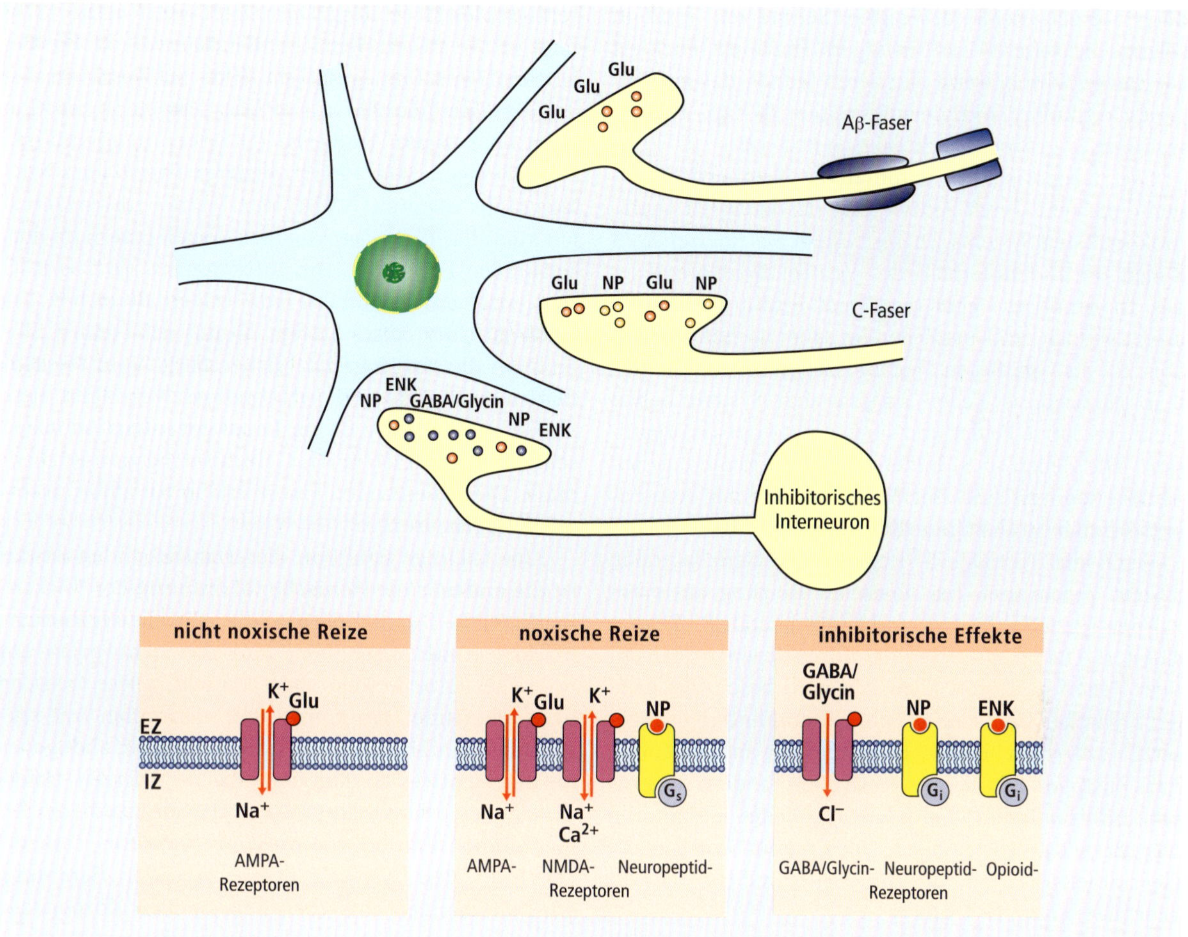

Abb. 19.41 Synaptische Übertragung im Rückenmark. Oben dargestellt ist eine nozizeptive Rückenmarkszelle, an der eine nicht-nozizeptive Aβ-Faser, eine nozizeptive C-Faser und ein inhibitorisches Interneuron synaptisch enden. Synaptisch freigesetzt werden der Transmitter Glutamat (**Glu**), Neuropeptide (**NP**), Enkephalin (**ENK**), die hemmenden Transmitter GABA und Glycin. Unten ist gezeigt, welche Ionenkanäle bei nicht noxischen Reizen (Aktivierung der Aβ-Faser) und noxischen Reizen (Aktivierung der C-Faser) sowie bei Aktivierung inhibitorischer Interneurone geöffnet werden. G_s stimulierendes G-Protein, G_i inhibitorisches G-Protein, **EZ** Extrazellularraum, **IZ** Intrazellularraum

amat und von Neuropeptiden (s. u.). Dadurch wird die postsynaptische Zelle so weit depolarisiert, dass Mg^{2+} aus dem NMDA-Kanal entfernt und der NMDA-Kanal geöffnet wird. Die dann in die Zelle einströmenden **Ca^{2+}-Ionen** verändern die Empfindlichkeit der Nervenzelle. Treten mehrere noxische Reize nacheinander auf, führt die Aktivierung der NMDA-Rezeptor-Kanäle bei jedem weiteren Reiz zu einer stärkeren Antwort der Rückenmarkszelle (**Wind-up-Phänomen**), einer kurz dauernden Form der **zentralen Sensibilisierung** (s. u.). Auch bei länger anhaltender zentraler Sensibilisierung spielen NMDA-Rezeptoren eine wesentliche Rolle. Die Aktivierung metabotroper Glutamatrezeptoren trägt ebenfalls zur zentralen Sensibilisierung bei.

Rezeptoren für **erregende Neuropeptide** (**Substanz P, CGRP**) verstärken die synaptische Übertragung durch Glutamat. Die Bindung dieser Neuropeptide an Neuropeptidrezeptoren induziert über G_s-Proteine eine Depolarisation und intensiviert so die Glutamatwirkung.

Die Aktivierung von Rezeptoren für **GABA**, **Glycin** und **hemmende Neuropeptide** (z. B. **endogene Opioide**) wirkt andererseits diesen erregenden Vorgängen entgegen.

Rezeptoren für **aminerge Transmitter** (**Serotonin**, **Noradrenalin** usw.) vermitteln den Effekt der tonischen (anhaltenden) deszendierenden Hemmung (s. u.).

19.4.4.4 Thalamokortikales nozizeptives System

Beim thalamokortikalen System werden das sog. „laterale" und „mediale System" unterschieden. Nur wenn sich dieses System im Wachzustand befindet (▸ Kap. 19.8.2), werden Schmerzen empfunden. Im Schlaf können Nozizeptoren und nozizeptive Rückenmarkszellen zwar aktiviert werden und über aszendierende Bahnen nozizeptive Information zum Thalamus weiterleiten, doch werden keine bewussten Schmerzen erzeugt, solange die weitere Verarbeitung im Thalamus blockiert ist. Starke Schmerzreize aktivieren jedoch das **aufsteigende retikuläre Aktivierungssystem** (▸Kap. 19.8.3), wodurch es zu einer **Weckreaktion** kommt.

Die **sensorisch-diskriminative** Schmerzkomponente entsteht durch Aktivierung des **lateralen thalamokortikalen** Systems. Dieses besteht aus nozizeptiven Zellen im und unterhalb des Ventrolateralkomplexes des Thalamus, die über den Tractus spinothalamicus erregt werden, und aus Zellen im sensorischen Kortexareal S_1, die von diesen Thalamuszellen stimuliert werden. Nozizeptive Zellen im lateralen System haben kleine rezeptive Felder und sind somatotopisch organisiert. Die Zellen in S_1 bilden allerdings keine eigenen Säulen, sondern sind mit Neuronen anderer somatosensorischer Modalitäten vermischt.

Auch die kortikale S_2-Region wird dem lateralen System zugeordnet. Bei noxischer Reizung auf einer Körperseite wird die ipsi- und kontralaterale S_2-Region aktiviert. Die rezeptiven Felder dort gelegener nozizeptiver Zellen sind groß. Vielleicht wird besonders in S_2 ein noxischer Reiz in eine Schmerzempfindung umgesetzt. Außerdem werden in S_2 und im angrenzenden Parietallappen taktile, nozizeptive und andere sensorische Informationen zu einem körperlichen Gesamtbild integriert, d.h. die noxische Information wird in die Gesamtheit unseres Bildes von Körper und Umwelt eingeordnet (▸Kap. 19.4.3.6).

Im **medialen thalamokortikalen** System, das teilweise dem limbischen System zuzuordnen ist, werden die **affektive** Schmerzkomponente, **Gedächtnisbildung** und **Aufmerksamkeitsreaktionen** bei Schmerzreizen erzeugt. Dieses System besteht aus nozizeptiven Neuronen in mehreren Thalamuskernen, die zu assoziativen Kortexarealen und den entsprechenden Kortexzellen in Insula, Gyrus cinguli anterior und frontalem Kortex projizieren. Die **Insula** wird für eine Interaktion zwischen sensorischen und limbischen Aktivitäten verantwortlich gemacht. Besonders der **Gyrus cinguli anterior** dient der Aufmerksamkeit und Antwortselektion bei noxischer Reizung. Darüber hinaus ist der **präfrontale Kortex** in viele Aspekte von Affekt, Emotion und Gedächtnis eingebunden. Auf kortikaler Ebene wird die Aktivität des nozizeptiven Systems in Beziehung zu zahlreichen anderen neuronalen Funktionen gesetzt.

19.4.4.5 Kontrolle der Nozizeption

Das Nervensystem ist in der Lage, die Aktivierung des nozizeptiven Systems zu dämpfen. Eine solche Hemmung findet bereits an peripheren Nozizeptoren statt, doch von besonders großer Bedeutung sind **zentralnervöse Hemmsysteme**. Vom Hirnstamm im dorsolateralen Funiculus absteigende Bahnen vermitteln die **deszendierende Hemmung**. Die rechte Seite in o Abb. 19.38 zeigt solche absteigenden Bahnen, die von Kerngebieten im Hirnstamm ausgehen. Eine Schlüsselrolle hat das **periaquäduktale Grau (PAG)**. Dessen Stimulation kann eine **totale Analgesie** (Schmerzunempfindlichkeit) erzeugen. Vom PAG projizieren Fasern zum **Nucleus raphe magnus** (NRM), der Teil der **rostroventralen Medulla** (RVM) ist. Von hier steigen Fasern im dorsolateralen Funiculus zum Rückenmark ab. Das PAG seinerseits erhält Zuflüsse von weiten Bereichen des Gehirns. Über dieses System nimmt das Gehirn Einfluss auf die Vorgänge im Rückenmark. Vom Rückenmark aufsteigende Impulse beeinflussen ebenfalls diese Hirnstammkerne. Auch der **Locus coeruleus** hat neben seinen Projektionen in das Gehirn solche zum Rückenmark. Die absteigenden Fasern enden vor allem an spinalen Interneuronen.

Eine wichtige Funktion dieser absteigenden Fasern ist die **andauernde (tonische) Hemmung** der Rückenmarkszellen. Durch diese wird die Schwelle der Rückenmarksneurone angehoben, und ihre Antworten auf noxische Reize werden abgeschwächt. Diese tonische deszendierende Hemmung stellt zusammen mit segmentalen inhibitorischen Interneuronen ein **endogenes antinozizeptives** System dar, das Schmerzen unterdrückt. Eine besondere Form der deszendierenden Hemmung ist die „**diffuse noxious inhibitory control**" (**DNIC**). Diese Art von deszendierender Hemmung wird durch einen noxischen Reiz an einer Körperstelle ausgelöst und führt zur Hemmung der nozizeptiven Verarbeitung im Rest des Körpers (s. auch u.). Daneben gibt es aber auch **deszendierende erregende Bahnen** mit Ursprung im Hirnstamm, die zu einer **Verstärkung** der nozizeptiven Signalverarbeitung im Rückenmark beitragen.

Endogene Opioide. Eine der bedeutsamsten Entdeckungen der Schmerzforschung in den Siebziger-Jahren des letzten Jahrhunderts war der Nachweis körpereigener Opioide mit Oligopeptidstruktur. Hierzu gehören **Endomorphin 1** und **2**, **β-Endorphin**, **Dynorphine** und **Enkephaline**. Als wichtige agonistische Mediatoren des endogenen antinozizeptiven Systems wirken sie an μ- (u.a. Endomorphine, β-Endorphin), δ- (Enkephaline) und κ-Rezeptoren (Dynorphin), die an nozizeptiven Neuronen des Rückenmarks, des Hirnstamms und in anderen supraspinalen Regionen vorhanden sind. Freisetzung der endogenen Opioide und Aktivierung der Opioidrezeptoren hemmen die neuronale nozizeptive Aktivität, wodurch die Sekretion exzitatorischer Transmitter gehemmt wird und postsynaptische Neurone hyperpolarisiert werden. Die Wirkung sowohl exogener als auch endogener Opioide kann durch **Opioidrezeptor-Antagonisten** wie z.B. Naloxon aufgehoben werden. Therapeutisch eingesetzte Opioide wie z. B. Morphin wirken insbesondere an μ-Rezeptoren.

Diese Erkenntnisse über das schmerzhemmende System machen es verständlich, dass in besonderen Situationen die Schmerzempfindung gehemmt werden kann. Bekannt ist die **stressbedingte Ausschaltung der Schmerzempfindung**, die häufig nach schweren Verletzungen bei einem Unfall auftritt. Durch das endogene schmerzhemmende System werden offenbar in Situationen, in denen die Handlungsfähigkeit des Organismus erforderlich ist, lähmende Schmerzreaktionen unterdrückt. Weiterhin ist der Schmerz wie keine andere Sinnesempfindung psychischen Einwirkungen zugänglich. Die Linderung von Schmerzzuständen durch Suggestion, Hypnose oder Anwendung von **Placebos** liefert hierfür eindrucksvolle Beispiele. Sehr wahrscheinlich bildet das schmerzhemmende System die neurophysiologische Basis für die Deutung solcher Einflüsse.

19.4.4.6 Formen und Mechanismen klinisch bedeutsamer Schmerzen

Oftmals zeigen Schmerzen eine Krankheit an. Ohne warnende Schmerzen können Krankheiten daher u. U. lange Zeit unbemerkt bleiben (z. B. Krebserkrankungen im Frühstadium). Darüber hinaus erzwingen Schmerzen häufig ein Verhalten, das die Heilung fördert (z. B. die bereits erwähnte Schonung einer Extremität). Dagegen erscheinen manche Schmerzen (z. B. Migränekopfschmerzen) medizinisch sinnlos. Auch chronische Schmerzen sind häufig nur quälend (s. u.). Krankheiten, bei denen der Schmerz das einzige Symptom ist, werden als **Schmerzkrankheiten** (▸Kap. 19.4.4.7) bezeichnet.

Klinisches Bild pathophysiologischer Nozizeptorschmerzen. Die Erkrankung eines Organs, z. B. eine Entzündung, führt zu charakteristischen Schmerzerscheinungen, nämlich zu **Hyperalgesie** und **Ruheschmerzen** (◘ Tab. 19.3). Eine solche Hyperalgesie ist häufig nicht auf den Ort der Schädigung begrenzt (Zone der primären Hyperalgesie), sondern erstreckt sich auch auf gesundes Gewebe um den Krankheitsherd herum (Zone der sekundären Hyperalgesie, ◘ Tab. 19.3).

Der **Sonnenbrand** (▸Kap. 20.3.14) ist durch eine **thermische** und **mechanische Hyperalgesie** gekennzeichnet. Hierbei lösen z. B. bereits das Duschen mit warmem Wasser und leichte Berührungen Schmerzempfindungen aus. **Bewegungsschmerz** bei einer Gelenkentzündung ist ein Beispiel für eine Hyperalgesie im subkutanen Gewebe. Ein entzündetes Gelenk schmerzt nicht nur bei Überdrehung, sondern bereits bei normalen Bewegungen im Arbeitsbereich des Gelenks, und auch Palpation löst eine Schmerzempfindung aus.

◘ **Tab. 19.3** Definitionen von Hyperalgesien, Allodynie und Ruheschmerzen

Hyperalgesie
Stärkere Schmerzempfindung als normal bei schmerzhafter Reizung, Senkung der Schmerzschwelle, sodass normalerweise nicht schmerzhafte Reizintensitäten als schmerzhaft empfunden werden
Thermische Hyperalgesie
Erhöhte Schmerzempfindlichkeit für thermische Reize
Mechanische Hyperalgesie
Erhöhte Schmerzempfindlichkeit für mechanische Reize
Primäre Hyperalgesie
Hyperalgesie im Bereich einer Schädigung bzw. Erkrankung
Sekundäre Hyperalgesie
Hyperalgesie im gesunden Gewebe außerhalb des Krankheitsherdes
Allodynie
Auftreten von Schmerzen durch bei Gesunden nicht schmerzhafte Berührungsreize
Ruheschmerzen
Spontane Schmerzen ohne Schmerzreize

Neuronale Mechanismen pathophysiologischer Nozizeptorschmerzen. Eine Entzündung oder Gewebeverletzung führt zu einer peripheren und zentralen **Sensibilisierung** im nozizeptiven System. Die **periphere Sensibilisierung** bezeichnet die Empfindlichkeitssteigerung von Nozizeptoren in peripheren Nerven. Sie entsteht durch **Mediatoren**, die im entzündeten Gewebe aus verschiedenen Entzündungszellen und Thrombozyten freigesetzt werden (● Abb. 19.42 A), an Rezeptoren in der Nozizeptormembran (● Abb. 19.37) binden, und über Second-messenger-Systeme Ionenkanäle phosphorylieren, wodurch diese für mechanische und thermische Reize empfindlicher werden (s. o.). Während Bradykinin und Prostaglandine eher eine kurz dauernde Sensibilisierung auslösen, führen der Nervenwachstumsfaktor (NGF) und Zytokine wie TNF-α, IL-6 u. a. zu einer lang anhaltenden Sensibilisierung. Bei dieser nimmt die Erregungsschwelle der polymodalen Nozizeptoren ab, sodass sie bereits durch normalerweise nicht-noxische Reizintensitäten (Berührung, Wärme) erregt werden und ihre Antworten auf noxische Reize zunehmen (● Abb. 19.42 B). Neben den **polymodalen** werden **stumme Nozizeptoren** sensibilisiert. Diese sind, wie erwähnt, im normalen Ge-

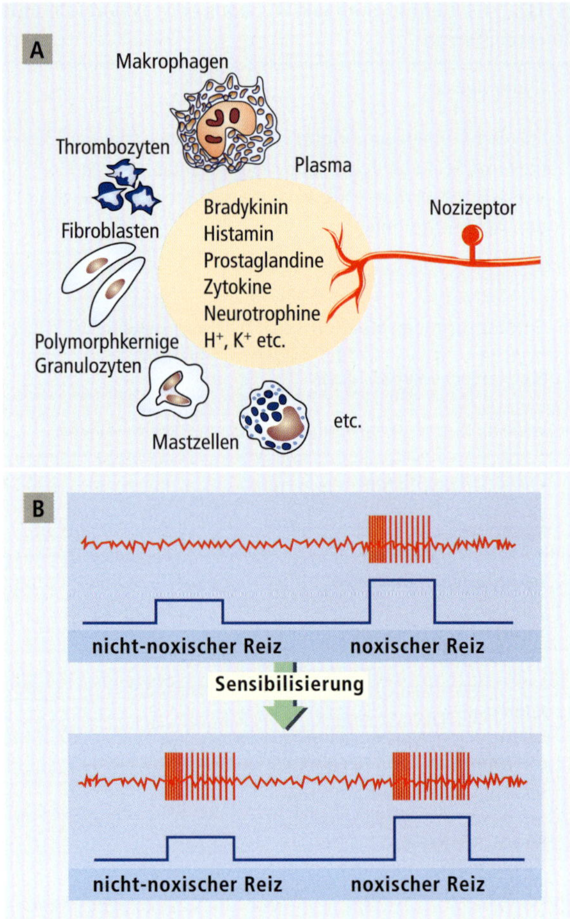

Abb. 19.42 Periphere Sensibilisierung. **A** Die Freisetzung von Entzündungsmediatoren aus verschiedenen Zellen erzeugt ein entzündliches Milieu, das auf die chemosensitive sensorische Endigung eines Nozizeptors wirkt. **B** Änderung der Antworteigenschaften eines Nozizeptors durch Sensibilisierung

webe wegen ihrer extrem hohen Erregungsschwelle durch mechanische und thermische Reize nicht aktivierbar. Die Sensibilisierung stummer Nozizeptoren ist auch ein wichtiger neuronaler Mechanismus von viszeralen Schmerzen, z. B. Angina pectoris (Schmerzen infolge Myokardischämie, ▸Kap. 8.5). Durch Einwirkung von Entzündungsmediatoren entwickeln viele Nozizeptoren auch Spontanaktivität. Diese ist die Basis für **Ruheschmerzen**.

Die periphere Sensibilisierung löst häufig eine **zentrale Sensibilisierung** aus. Hierbei werden nozizeptive Neurone im Zentralnervensystem für nozizeptive Zuflüsse empfindlicher. Eine zentrale Sensibilisierung wurde bisher vor allem an Nervenzellen des Rückenmarks beobachtet. Ein verändertes Antwortverhalten nozizeptiver Neurone in supraspinalen Strukturen (Thalamus, Kortex usw.) kann spinale Sensibilisierungsprozesse widerspiegeln oder durch eine supraspinale Sensibilisierung entstehen.

Wird ein nozizeptives Rückenmarksneuron im Verlauf einer Entzündung sensibilisiert, nehmen seine Antworten auf Reizung des entzündeten Gewebes und des benachbarten gesunden Gewebes zu, und das rezeptive Feld des Neurons wird größer. Dies erklärt, weshalb häufig auch in gesunden Arealen um den Entzündungsherd herum eine erhöhte Schmerzempfindlichkeit, eine **sekundäre Hyperalgesie**, besteht.

Die verstärkten Antworten der Rückenmarksneurone bei Reizung des entzündeten Gebietes werden durch die verstärkte Aktivierung von sensibilisierten Nozizeptoren verursacht. Diese setzen vermehrt Glutamat und Neuropeptide frei. Am wichtigsten ist die Aktivierung der NMDA-Rezeptoren durch Glutamat (▸Kap. 4.2.4). Auch weitere Mediatoren, z. B. spinale Prostaglandine und spinale Zytokine, sind daran beteiligt.

Nach Abklingen des peripheren schmerzauslösenden Prozesses geht die spinale Sensibilisierung entweder zurück oder sie bleibt über das schädigende Ereignis hinaus bestehen. Im letzteren Fall hat der nozizeptive Einstrom möglicherweise zu einer **Langzeitpotenzierung** (**LTP**; ▸Kap. 19.8.5) geführt, die vom nozizeptiven Eingang unabhängig geworden ist.

Klinisches Bild neuropathischer Schmerzen. Neuropathische Schmerzen werden auch **neuralgische Schmerzen** genannt (z. B. Ischiasneuralgie). Sie entstehen durch Schädigung von Nervenfasern, z. B. durch Druck einer Bandscheibe auf Hinterwurzeln oder bei Diabetes mellitus. Auch die **Gürtelrose** (▸Kap. 20.3.9) führt zu lang anhaltenden neuropathischen Schmerzen. Die Schmerzen sind häufig bohrend, brennend, einschießend und stehen oft in keinem Zusammenhang zu einem noxischen Reiz. Sie werden daher als abnormal empfunden. Zudem können eine Hyperalgesie und eine Allodynie (◘ Tab. 19.3) auftreten.

Die neuropathischen Schmerzen werden in der Regel in die innervierten Körperregionen **projiziert**. Schon heftige mechanische Reizung des am Ellenbogen oberflächlich verlaufenden N. ulnaris löst Missempfindungen und Schmerzen im Versorgungsgebiet dieses Nerven aus (○ Abb. 19.43). Offenbar wird die am Ellenbogen ausgelöste nervale Aktivität vom Bewusstsein in das Versorgungsgebiet projiziert, von dem die Nervenimpulse normalerweise ausgehen. Neuralgische Schmerzen bei Bandscheibenvorfällen im Lumbalbereich bewirken Schmerzen, die in das Bein projiziert werden (**Ischiasneuralgie**).

Neuropathische Schmerzen können nicht zuletzt auch nach einem Trauma, z. B. nach einer Fraktur, auftreten. Hierbei entsteht manchmal ein „**complex regional pain syndrom**“ (CRPS). Bei seiner Entstehung spielt das sympathische Nervensystem eine große Rolle, daher wird es dort beschrieben (▸Kap. 19.7.8).

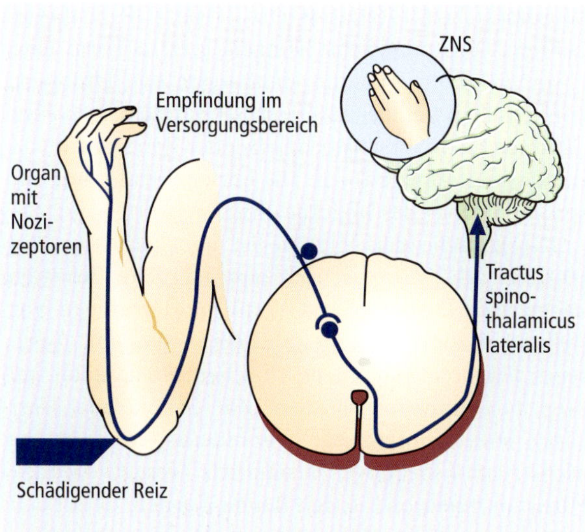

Abb. 19.43 Entstehung des projizierten Schmerzes. Bei Reizung des N. ulnaris wird die Schmerzempfindung in das Versorgungsgebiet des Nerven verlagert. Nach Schmidt

Auch die Entfernung eines Nervenastes kann zu Schmerzen führen. **Phantomschmerz** ist ein neuropathischer Schmerz, der nach Amputation einer Extremität auftreten kann. Missempfindungen und Schmerzen werden dabei in der nicht mehr vorhandenen Extremität empfunden. Bei Schädigung im Zentralnervensystem können ferner **zentrale Schmerzen** entstehen (z. B. bei einem ischämisch bedingten Thalamussyndrom oder bei multipler Sklerose).

Neuronale Mechanismen neuropathischer Schmerzen. Grundlage neuropathischer Schmerzen kann ferner die Bildung **ektopischer Entladungen** in Primärafferenzen sein. In verletzten oder erkrankten Nervenfasern werden Aktionspotenziale nicht nur durch Sensorpotenziale in der sensorischen Endigung, sondern an der geschädigten Stelle oder in der Spinalganglienzelle selbst ausgelöst. Eine solche Aktivität kann episodenhaft ohne erkennbaren Anlass entstehen oder z. B. durch mechanische Reizung des geschädigten Nerven hervorgerufen werden.

Ektopische Entladungen sind durch mehrere Mechanismen möglich. An der Schadstelle können vermehrt Proteine in die Membran eingebaut werden, die eine rhythmische Impulsbildung begünstigen (z. B. Na^+-Kanäle). Dadurch wird die betroffene Stelle sehr leicht depolarisiert und löst Aktionspotenziale aus. Geschädigte Nervenfasern werden im Gegensatz zu intakten Axonen auch durch Entzündungsmediatoren depolarisiert. Letztere stammen aus Leukozyten, die sich an der Läsionsstelle ansammeln, oder aus lokalen Schwann-Zellen.

In manchen Fällen erzeugt der **Sympathikus** die pathologische Erregbarkeit. Intakte Nozizeptoren werden durch das sympathische Nervensystem nicht erregt. Nach Nervenläsion können jedoch Adrenozeptoren in die Membran eingebaut werden. Eine Interaktion zwischen sympathischen Fasern und Primärafferenzen kann im Bereich der sensorischen Endigungen der Primärafferenzen und in den Spinalganglien zustande kommen. Nach einer Nervenläsion sprossen sympathische Fasern vermehrt um die Zellkörper von Primärafferenzen aus.

In vielen Fällen erzeugen die pathologisch gesteigerten afferenten Impulse in das Rückenmark bzw. den Hirnstamm eine **zentrale Sensibilisierung** wie bei einer Entzündung. Daneben kommt es insbesondere bei neuropathischen Schmerzen häufig zu einer **Gliareaktion**. Sowohl die Astroglia als auch die Mikroglia werden durch neuronale Mediatoren aktiviert. Daraufhin bilden Gliazellen ihrerseits viele Mediatoren, welche die Neurone des Rückenmarks sensibilisieren. Solche Mediatoren sind Zytokine wie TNF-α und IL-6 sowie Nervenwachstumsfaktoren, z. B. **Brain derived neurotrophic factor** (**BDNF**).

Ein weiterer wichtiger Mechanismus bei massiven Nervenläsionen, z. B. bei Amputation, ist sehr wahrscheinlich die **kortikale Reorganisation**. Diese verändert die normalen „Hirnkarten" (▸ Kap. 19.2). Areale, die keinen sensorischen Eingang mehr besitzen, werden von anderen Eingängen „mitbenutzt". Die daraus resultierende Aktivierung wird fälschlicherweise der nicht mehr vorhandenen Gliedmaße zugeordnet (Phantomschmerz, s. o.).

Besonderheiten chronischer Schmerzen. Wie bereits erwähnt, stellen chronische Schmerzen ein erhebliches klinisches Problem dar. Während bei akuten Schmerzen meist eine gute Korrelation zwischen Nozizeption und Schmerz besteht, kann im Lauf eines lang dauernden Schmerzprozesses der Schmerz mehr und mehr die ursprüngliche Warnfunktion verlieren und eine mehr psychologische Bedeutung erhalten.

An dieser Chronifizierung können sowohl physiologische als auch psychologische Mechanismen beteiligt sein, die in unterschiedlicher Form miteinander kombiniert sein können:

- persistierende **periphere Sensibilisierung** oder persistierende **ektope Entladungen**,
- anhaltende **zentrale Sensibilisierung** (Langzeitpotenzierung),
- lang dauernde **Gliaaktivierung** im Rückenmark,
- **Versagen endogener Hemmsysteme** im Rückenmark (z. B. infolge von Veränderungen in den Cl^--Transportsystemen, wodurch das elektrochemische Gleichgewicht von Chloridionen so verändert wird, dass der hemmende Transmitter GABA einen Cl^--Ausstrom und damit eine Depolarisation auslöst),

- ein **Versagen absteigender Hemmsysteme** infolge der Unfähigkeit, bei chronischem Schmerz eine sog. **d**iffuse **n**oxious **i**nhibitory **c**ontrol (DNIC, ▸Kap. 19.4.4) auszulösen.
- **Reduktion** der **endogenen Opioidbildung,**
- **Veränderungen** im **Kortex** durch Atrophien in den Arealen, in denen Nozizeption stattfindet, und
- **kortikale Lernprozesse**, die dem Schmerz neben der ursprünglichen eine andere Bedeutung zumessen. Meist werden dem Patienten diese Lernvorgänge nicht bewusst.

Typisch für kortikale Lernprozesse ist eine Assoziation. In Vorgängen der **klassischen** und der **operanten Konditionierung** (▸Kap. 19.8.5) wird der Schmerz mit anderen Erlebensinhalten in Verbindung gebracht. So kann ein Schmerzpatient die Erfahrung machen, dass er wegen seines Schmerzes deutlich mehr Zuwendung erfährt oder Rückenschmerzen eher als Begründung für Arbeitsunfähigkeit akzeptiert werden als ein persönlicher Leistungs- oder Motivationsverlust. In diesem Fall wird der Schmerz, weil er hilfreich ist, **positiv verstärkt**.

19.4.4.7 Spezielle Kopf- und Gesichtsschmerzen

Kopfschmerzen gehören, wie bereits erwähnt, neben Rückenschmerzen zu den häufigsten Schmerzformen. Sie können je nach Art der sie auslösenden Ursache pulsierend, drückend, brennend oder dumpf sein, und sie werden in sekundäre und primäre Kopfschmerzen eingeteilt. Während **sekundäre Kopfschmerzen** als Folge einer Erkrankung im Kopfbereich auftreten (z. B. bei Entzündungen im Hals-Nasen-Ohren- und Zahn-Bereich), stellen **primäre Kopfschmerzen** Schmerzkrankheiten dar, die eine eigenständige Pathophysiologie aufweisen. Hierzu werden die **Migräne**, der **Cluster-** und der **Spannungs-Kopfschmerz** gerechnet. Von den Kopfschmerzen werden Gesichtsschmerzen, z. B. die **Trigeminusneuralgie**, unterschieden.

Migräne. Bei Migräne kommt es zu chronisch-rezidivierenden, anfallsweise auftretenden, häufig (aber nicht obligat) halbseitigen (hemikraniellen) Kopfschmerzen. Migräne tritt bevorzugt bei Frauen auf (Verhältnis Frauen zu Männern 3:1). Die Prävalenz beträgt ca. 10 %. Bei der weitaus häufigsten Form, der **Migräne ohne Aura**, ist der Kopfschmerz meist halbseitig, pulsierend, mittelstark bis stark. Er hält im Mittel 18 und maximal ca. 72 Stunden an und geht in der Regel mit Übelkeit und Erbrechen sowie Geräusch- und Lärmempfindlichkeit einher. Körperliche Tätigkeit verstärkt den Schmerz, die Arbeitsfähigkeit ist beeinträchtigt.

Bei der selteneren **Migräne** mit **Aura** kommt es unmittelbar vor dem Beginn der Kopfschmerzen zu passageren, 5–20 (selten bis 60) Minuten dauernden neurologischen Symptomen wie Parästhesien (▸Kap. 19.5.4) und Sehstörungen, z. B. in Form eines Flimmerskotoms (Lichterscheinungen wie Flimmern, Funkensehen bei gleichzeitiger Sehschwäche). Eventuell treten auch Sprachstörungen oder Paresen (unvollständige Lähmungen) auf. Die übrigen Symptome entsprechen denen der Migräne ohne Aura.

Die Ursache der Migräne ist unbekannt. In etwa 60–70 % der Fälle lässt sich eine familiäre Belastung nachweisen. In ◦Abb. 19.44 sind die derzeitigen Vorstellungen zur Pathogenese zusammengestellt. Auslösende Faktoren sind u. a. psychischer Stress, Alkoholgenuss, tyraminhaltige Speisen (z. B. Schokolade, Hartkäse) sowie hormonelle Veränderungen (z. B. bei Menstruationsbeginn). Vermutlich werden dadurch Hirnstammneurone in den Raphe-Kernen, dem Locus coeruleus und im Höhlengrau aktiviert und damit pathophysiologische Reaktionen ausgelöst. Stimulation der Area postrema (▸Kap. 12.3.4) führt zu Übelkeit und Erbrechen. Die sog. **Spreading depression**, eine sich von okzipital nach parietal und temporal wellenförmig ausbreitende kurzfristige Erregung und anschließende anhaltende Hemmung kortikaler Neurone mit Minderdurchblutung der betroffenen Gebiete, verursacht wahrscheinlich die Aura (s. u.).

Auch ist der Migränekopfschmerz mit einer neurogenen Entzündung in den Hirnhäuten verbunden. Diese wird durch die Freisetzung der Vasodilatatoren **Calcitonin Gene-Related Peptide** (CGRP) und **NO** initiiert bzw. verstärkt. Die Freisetzung von CGRP macht deutlich, dass die Nozizeptoren der Hirnhäute aktiviert und sensibilisiert werden. Dadurch entsteht in den Neuronen im spinalen Trigeminuskern eine zentrale Sensibilisierung, die dazu führt, dass auch bestimmte Körperareale (z. B. der Gesichtsbereich, aber teilweise auch die Arme) schmerzempfindlich werden. Insgesamt ist jedoch noch nicht völlig geklärt, ob der Migränekopfschmerz eher von den Hirnhäuten ausgeht oder die Aktivierung von Neuronen des Hirnstamms ausschlaggebend ist. Wahrscheinlich trägt eine Abnahme der Aktivität des körpereigenen schmerzhemmenden Systems entscheidend zur Schmerzentstehung bei.

Cluster-Kopfschmerz (Bing-Horton-Syndrom). Der Cluster-Kopfschmerz ist durch – häufig aus dem Schlaf heraus auftretende – streng einseitige Kopfschmerzattacken von unerträglich bohrendem und brennendem Charakter mit einer Dauer zwischen 20 Minuten und 2 Stunden gekennzeichnet. Die maximale Schmerzempfindung liegt im Bereich um das Auge und dahinter. Begleitsymptome sind Augenrötung, Herabhängen des Oberlids (Ptosis), Tränenfluss und verstopfte Nase. Männer sind 4–7-mal häufiger betroffen als Frauen. Die Pathogenese ist weitgehend unklar. Störungen im

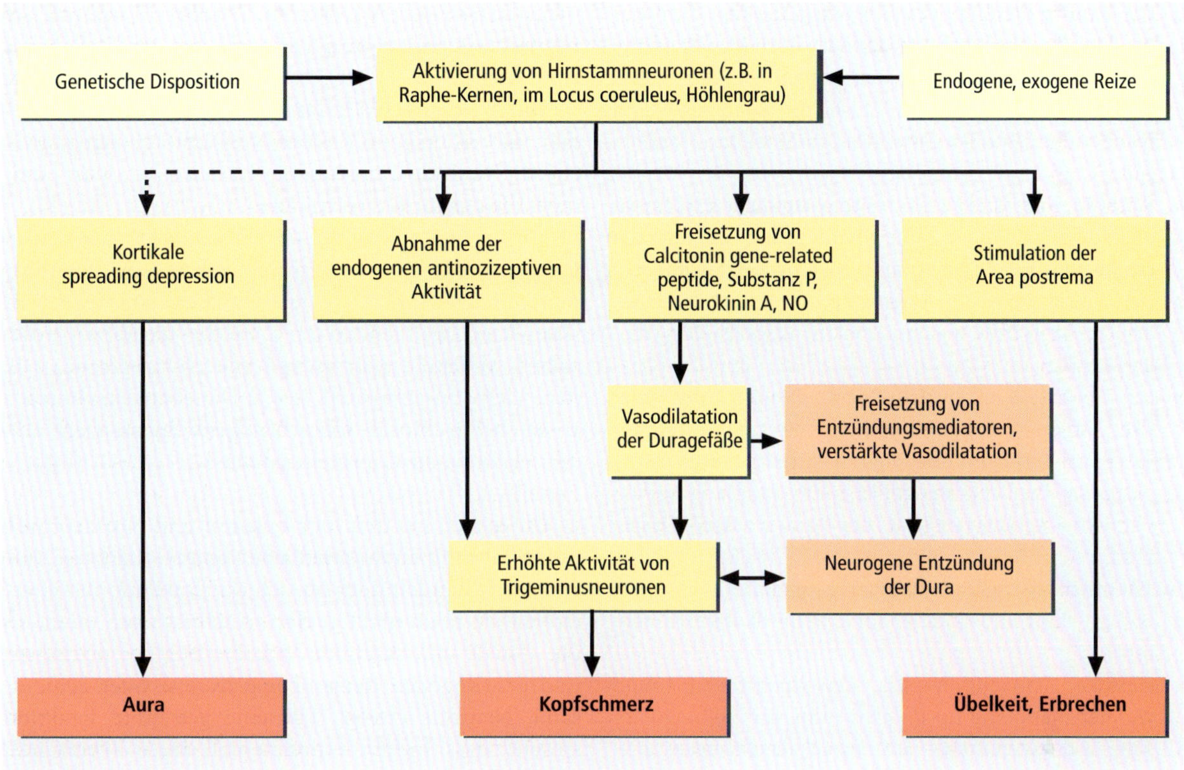

Abb. 19.44 (Teilweise hypothetische) Pathogenese des Migräneanfalls

Bereich des Hypothalamus mit Beteiligung des Sympathikus werden als Ursache diskutiert.

Spannungskopfschmerz. Von Spannungskopfschmerz, der häufigsten primären Kopfschmerzart, spricht man, wenn die Kopfschmerzen beidseitig auftreten, als dumpf-drückend und vorwiegend im Nacken oder Hinterkopf empfunden werden bzw. von dort ausstrahlen, aber nicht mit Übelkeit, Erbrechen oder Sehstörungen einhergehen. Die Schmerzintensität ist meist mittelstark, die Arbeitsfähigkeit bleibt weitgehend erhalten. **Chronischer Spannungskopfschmerz** liegt vor, wenn die Beschwerden an mehr als 15 Tagen im Monat oder an mehr als 180 Tagen im Jahr auftreten. Die Pathogenese ist unklar.

Trigeminusneuralgie. Bei der Trigeminusneuralgie (Tic douloureux) handelt es sich um anfallsweise, vorwiegend im Bereich des 2. und 3. Trigeminusastes auftretende, einseitige, sehr heftige, bohrende oder schneidende Schmerzen. Die Attacken dauern nur Sekunden bis maximal 1–2 Minuten. Andere sensorische oder motorische Störungen bestehen nicht. Typische Auslöser sind Berührungs- oder Kältereize sowie Sprechen oder Kauen. Ältere Patienten sind häufiger betroffen als jüngere. Diese Erkrankung kann dadurch entstehen, dass der Nerv durch Druck der A. cerebelli superior oder der A. basilaris geschädigt wird.

Zusatzinformation

Prinzipien der Schmerztherapie. Eine effektive Schmerztherapie ist eine der wichtigsten ärztlichen Aufgaben, da bei den meisten Erkrankungen gerade der Schmerz den Patienten am meisten beeinträchtigt. Zu wünschen wäre eine **kausale Schmerztherapie**, d.h. die Beseitigung des Schmerz-auslösenden Krankheitsprozesses. Da der Heilungsvorgang jedoch häufig viel Zeit in Anspruch nimmt, muss der Schmerz zunächst **symptomatisch** bekämpft werden. Bei chronischen Erkrankungen ist häufig jahrelang eine solche symptomatische Schmerztherapie erforderlich. Am wichtigsten ist hierbei die **medikamentöse Behandlung.** Besonders bei Erkrankungen des Bewegungsapparats werden daneben auch physikalische Maßnahmen zur Schmerztherapie erfolgreich eingesetzt. Auch Akupunktur bewirkt in manchen Fällen eine Schmerzlinderung (s.u.). In seltenen Fällen werden neurochirurgische Maßnahmen zur Schmerzbekämpfung angewandt.

Zur medikamentösen Schmerztherapie dienen folgende Arzneimittel:

- **Nichtsteroidale Analgetika/Antiphlogistika** (NSAIDs = Nonsteroidal anti-inflammatory drugs). Während die „klassischen" Verbindungen wie z.B. Acetylsalicylsäure, Diclofenac oder Ibuprofen sowohl die Cyclooxygenase 1 (COX-1) als auch die Cyclooxygenase 2 (COX-2) hemmen, wirken die sog. **Coxibe** vorwiegend als COX-2-Blocker. Da

COX-2 durch die Bildung von Prostaglandinen nicht nur an der Schmerzentstehung, sondern auch an entzündlichen Prozessen beteiligt ist, wirken NSAIDs außer analgetisch auch antientzündlich. Nur analgetisch und nicht antientzündlich wirken Paracetamol und Metamizol.

- **Morphin** und davon abgeleitete **Opioide** mit hoher analgetischer Potenz, die überwiegend bei starken Schmerzen, z. B. Tumorschmerzen, eingesetzt werden.
- **Lokalanästhetika**, mit denen Schmerzen durch Injektion örtlich (lokal) bzw. regional effektiv ausgeschaltet werden können.
- Sog. **Koanalgetika**, zu denen verschiedene **Antiepileptika (Antikonvulsiva)** und **Antidepressiva** mit Na^+- oder Ca^2-Kanal-blockierenden Eigenschaften gehören, werden zusammen mit Analgetika zur Behandlung neuropathischer Schmerzen (z. B. bei Herpes zoster) eingesetzt.

Zu den **physikalischen Maßnahmen** zählen:

- Ruhigstellung und Kältebehandlung bei akuten Schmerzen,
- Massage, Krankengymnastik, Bewegungstherapie und Wärmebehandlung zur Unterstützung von Heilungsvorgängen bei chronischen Schmerzen des Bewegungsapparats.

Eine besondere Form der Schmerzbehandlung ist die **Akupunktur**, bei der durch Einstechen dünner Nadeln wahrscheinlich endogene deszendierende Hemmsysteme, besonders DNIC (s. o.), mit Endorphinen (▸Kap. 4.2.4) und/oder Adenosin (▸Kap. 4.2.4) als schmerzhemmende Neurotransmitter aktiviert werden. Dabei kommt das Prinzip der **Gegenirritation** zum Tragen. So wird eine schmerzhafte Empfindung häufig durch andere, gleichzeitig wirkende Sinnesreize, z. B. Reiben und Kratzen eines schmerzhaften Areals, unterdrückt (afferente Hemmung).

19.4.4.8 Jucken

Während in tiefen somatischen Strukturen und im Viszeralbereich Schmerzen eine große Rolle spielen, ist bei der Haut neben Schmerzen auch das **Jucken (Juckreiz, Pruritus)** besonders belastend. Hierbei handelt es sich um eine unangenehme Sinnesempfindung, die den Wunsch zu kratzen auslöst. Besonders der chronische Juckreiz wird als ein Krankheitszustand von ähnlicher Bedeutung wie der Schmerz angesehen. Neben vielen Hautkrankheiten ist eine Reihe anderer Erkrankungen (z. B. Niereninsuffizienz, Leberzirrhose, Krebserkrankungen, neurologische Störungen) durch Jucken statt durch Schmerzen gekennzeichnet. Es kommt nur an der Haut und den Übergangsschleimhäuten vor. Experimentell kann Jucken durch **Histamin** und verschiedene andere Substanzen (s. u.) ausgelöst werden. Man unterscheidet dementsprechend histaminerges und nicht-histaminerges Jucken (z. B. durch Morphin). Bei Hautschädigungen wird Histamin aus Mastzellen der Haut freigesetzt.

Durch Schmerzen kann der Juckreiz gehemmt werden. So werden beim Kratzen Nozizeptoren erregt, welche die zentrale Übertragung in den Neuronen hemmen, die das Jucken vermitteln.

Jucksensoren. Eine Untergruppe der sensorischen Primärafferenzen wird als Jucksensoren angesehen. Es handelt sich weitgehend um C-Fasern, die teilweise dieselben Moleküle exprimieren wie Nozizeptoren, z. B. den TRPV1-Ionenkanal (s. o.). Daneben exprimieren sie auch Rezeptoren für pruritogene Substanzen, z. B. die Mas-related-G-protein-coupled-receptor-(Mrgpr)-Familie.

Ob es sich bei den Jucksensoren und Nozizeptoren um zwei völlig unterschiedliche Populationen von Nervenfasern handelt oder ob sich die Populationen überlappen, ist noch nicht geklärt. Auch ist noch offen, ob die spinale und zerebrale Verarbeitung der noxischen und pruritogenen Reize über getrennte oder gemeinsame Neurone erfolgt. Für eine getrennte Reaktion spricht, dass Jucken experimentell ohne Beeinträchtigung der Schmerzempfindung ausgeschaltet werden kann.

In Kürze

- **Schmerz** ist eine subjektive Empfindung, die vorrangig durch **Nozizeption** entsteht. Darunter versteht man die Aufnahme schädlicher (noxischer) Reize, deren Weiterleitung in nozizeptiven Neuronen und ihre zentrale Verarbeitung. Die nozizeptiven Neurone bilden das **nozizeptive System**.
- Nach dem **Entstehungsort** werden der **Oberflächenschmerz** der Haut, **somatische Tiefenschmerzen** (in Gelenken, Muskeln) und **viszerale Schmerzen** (in den Eingeweiden) unterschieden.
- Der Schmerz hat eine **sensorisch-diskriminative** (Erfassen des Reizes), **affektive** (Leidenskomponente), **vegetative** (z. B. Kreislaufreaktionen), **motorische** (Abwehrbewegungen, Schonhaltung) und **kognitive Komponente** (Bewertung des Schmerzes).
- Nach der **Schmerzentstehung** werden verschiedene Schmerzarten unterschieden. **Physiologischer Nozizeptorschmerz** entsteht, wenn gewebeschädigende Reize auf gesundes Gewebe einwirken. **Pathophysiologischer Nozizeptorschmerz** wird durch Organveränderungen (z. B. eine Entzündung) ausgelöst. **Neuropathische Schmerzen**

entstehen durch Schädigung der Nervenfasern selbst.

- **Nozizeptoren** sind Sensoren mit freien Nervenendigungen von unmyelinisierten (C-Fasern) bzw. dünn myelinisierten Axonen (Aδ-Fasern). **Polymodale Nozizeptoren** werden durch gewebeschädigende mechanische, thermische und chemische Reize erregt. **Stumme Nozizeptoren** sind im gesunden Gewebe mechano- und thermoinsensitiv.
- Bei Entzündung werden Nozizeptoren für mechanische, thermische und chemische Reize sensibilisiert, d. h. ihre Empfindlichkeit für diese Reize wird erhöht (**periphere Sensibilisierung**).
- **Sensorische Endigungen** von Nozizeptoren besitzen Ionenkanäle (z. B. TRPV1-Rezeptor) für die Transduktion noxischer mechanischer sowie thermischer Reize und Membranrezeptoren für Mediatoren, die Nozizeptoren aktivieren und/oder sensibilisieren. Hierzu gehören Entzündungsmediatoren wie Bradykinin, Prostaglandine, Serotonin, Histamin, Neuropeptide, Nervenwachstumsfaktor, Zytokine u. a.
- Nozizeptoren setzen aus ihren Endigungen im Gewebe die Neuropeptide Substanz P und CGRP frei und erzeugen hierdurch eine **neurogene Entzündung**.
- **Nozizeptive Neurone** des **Rückenmarks** aktivieren über aufsteigende Bahnen den Hirnstamm (Tractus spinoreticularis) und den Thalamus (Tractus spinothalamicus) und/oder erzeugen über segmentale Reflexbahnen nozizeptive motorische und vegetative Reflexe.
- Durch Konvergenz von Nozizeptoren der Haut, tiefen somatischen und viszeralen Organen auf aszendierende Rückenmarksneurone entsteht der **übertragene Schmerz** (z. B. eine Schmerzempfindung im linken Arm bei Ischämie des Herzens).
- Die **synaptische Erregung** von **nozizeptiven Rückenmarkszellen** erfolgt durch die Freisetzung des Transmitters Glutamat aus afferenten Fasern. Exzitatorische Neuropeptide und andere Mediatoren (z. B. Prostaglandine) verstärken die synaptische Erregung, während GABA und/oder Glycin sowie hemmende Neuropeptide, insbesondere Opioidpeptide, die synaptische Übertragung hemmen. Rezeptoren für aminerge Transmitter (Noradrenalin, Serotonin) vermitteln die tonische deszendierende Hemmung (s. u.).
- Wie Nozizeptoren können auch nozizeptive Rückenmarksneurone sensibilisiert werden (**zentrale Sensibilisierung**). Hierbei nimmt ihre Empfindlichkeit für noxische Reize aus geschädigten und gesunden Körperregionen zu.
- **Aufsteigende nozizeptive Bahnen** aktivieren das laterale und mediale thalamokortikale System. In diesen Systemen wird die bewusste Schmerzempfindung erzeugt, und es finden Lernprozesse statt, die insbesondere den Charakter chronischer Schmerzen mitbestimmen.
- Das **laterale thalamokortikale System** besteht aus nozizeptiven Zellen im Ventrolateralkomplex des Thalamus und in den sensorischen Kortexarealen S_1 und S_2. In ihm wird der noxische Reiz analysiert (sensorisch-diskriminative Schmerzkomponente).
- Zum **medialen thalamokortikalen System**, das teilweise dem limbischen System zuzuordnen ist, gehören Neurone in medialen Thalamuskernen und Neurone in der Insula, dem Gyrus cinguli anterior und im frontalen Kortex. In ihm wird die affektive Schmerzkomponente erzeugt, auch dient es der Antwortselektion bei noxischer Reizung.
- Die **tonische (anhaltende) deszendierende Hemmung** und die **Diffuse noxious inhibitory control (DNIC)** bilden zusammen mit segmentalen inhibitorischen Interneuronen ein **endogenes antinozizeptives System**. Ausgangskerne der deszendierenden Hemmung sind das periaquäduktale Grau, der Nucleus raphe magnus und der Locus coeruleus.
- Im Dienst des endogenen antinozizeptiven Systems stehen **endogene Opioide** (Endomorphin 1 und 2, β-Endorphin, Dynorphine und Enkephaline). Sie wirken an μ- (u. a. Endomorphine, β-Endorphin), δ- (Enkephaline) und κ-Rezeptoren (Dynorphin), die an nozizeptiven Neuronen des Rückenmarks, des Hirnstamms und in anderen supraspinalen Regionen vorkommen. Die Aktivierung der Opioidrezeptoren hemmt die Freisetzung exzitatorischer Transmitter und hyperpolarisiert postsynaptische Neurone.
- **Entzündliche Erkrankungen** bewirken Ruheschmerzen und eine **Hyperalgesie** (vermehrte Schmerzempfindung bei noxischen Reizen und Auftreten von Schmerzen bei normalerweise nicht schmerzhaften Reizen). Neuronale Grundlagen sind die periphere (Sensibilisierung von polymodalen und stummen Nozizeptoren) und zentrale Sensibilisierung (s. o.).

- **Neuropathische Schmerzen** bei **Nervenfaserschädigungen** entstehen durch **ektopische Impulsbildung** in geschädigten Nervenfasern. Vorgänge der **zentralen Sensibilisierung** verstärken die abnormale Aktivierung des nozizeptiven Systems. Bei neuropathischen Schmerzen werden die **Astroglia** und die **Mikroglia aktiviert**, die durch Freisetzung von Mediatoren die nozizeptiven Vorgänge verstärken.
- **Phantomschmerz** ist ein neuropathischer Schmerz, der nach Amputation einer Extremität infolge einer kortikalen Reorganisation auftreten kann. Bei Schädigung im Zentralnervensystem können ferner **zentrale Schmerzen** entstehen.
- Bei **chronischen Schmerzen** überwiegen Schmerzauslösende Mechanismen hemmende antinozizeptive Vorgänge.
- Während **sekundäre Kopfschmerzen** als Folge von Erkrankungen im Kopfbereich auftreten, stellen **primäre Kopfschmerzen** Schmerzkrankheiten dar. Hierzu werden Migräne, Cluster- und Spannungs-Kopfschmerzen gerechnet.
- Von den Kopfschmerzen sind **Gesichtsschmerzen** (z. B. Trigeminusneuralgie) abzugrenzen.
- **Jucken** hat eine ähnliche Bedeutung wie Schmerz. Eine Subpopulation der C-Fasern exprimiert Rezeptoren für pruritogene Substanzen (Histaminrezeptoren, Proteine der Mrgpr-Familie). Schmerzen können den Juckreiz hemmen.

19.4.5 Geschmackssinn

Der Geschmackssinn dient der Kontrolle der aufgenommenen Nahrung. Daneben lösen die Geschmackssensoren reflektorische Vorgänge im Bereich des oberen Gastrointestinaltrakts aus (Speichelsekretion, kephalische Phase der Magensaftsekretion, Erbrechen und Würgereflex, ▸Kap. 12).

Die Sinneszellen für den Geschmackssinn befinden sich beim Erwachsenen vorwiegend auf dem **Zungenrücken**, vereinzelt auch am weichen Gaumen, an der hinteren Rachenwand, an der Wange und am Kehldeckel. In der Schleimhaut des Zungenrückens liegen kleine Erhebungen, die **Zungenpapillen**, die der Vergrößerung der Schleimhautoberfläche dienen (○Abb. 19.45). Nach der Form unterscheidet man Pilzpapillen (**Papillae fungiformes**), Blätterpapillen (**Papillae foliatae**), Wallpapillen (**Papillae vallatae**) und Fadenpapillen (**Papillae filiformes**). Letztere dienen der Tastempfindung, während die anderen Papillentypen reichlich Chemosensoren für den Geschmackssinn enthalten.

19.4.5.1 Mikroskopischer Aufbau der Geschmacks-Sinneszellen

Die eigentlichen Geschmacksorgane, die **Geschmacksknospen**, liegen im Epithel der Papillenwände und in den Gräben um die Papillen. Sie bestehen aus etwa 20–30 Zellen, die wie Orangenschnitze angeordnet sind und an ihrer Oberfläche ein kleines, flüssigkeitsgefülltes Grübchen, den **Geschmacksporus**, freilassen (○Abb. 19.46).

Infolge ihrer Kurzlebigkeit (ca. 1 Monat) unterliegen Geschmackszellen einer ständigen Erneuerung. Jede Zelle wird durch Tochterzellen der sog. **Basalzellen** ersetzt. Zellen, die den Geschmacksporus mit ihrer Oberfläche nicht erreichen und somit auch keine Mikrovilli aufweisen, werden als **Stützzellen** bezeichnet.

19.4.5.2 Qualitäten des Geschmackssinns

Die Geschmacksmodalität weist fünf primäre Grundqualitäten auf: **süß, sauer, salzig, bitter** und **umami** (dt.: fleischig und herzhaft, wohlschmeckend). Nebenqualitäten sind **alkalisch** und **metallisch**. Bei natürlichen Geschmacksreizen liegen in der Regel Mischempfindungen vor, die sich aus mehreren Grundqualitäten zusammensetzen (z. B. süß-sauer). Die Sensoren für diese Geschmacksqualitäten sind relativ gleichmäßig über die Zungenränder verteilt. Jede Papille ist in der Regel empfindlich für mehrere, meist für alle Geschmacksqualitäten. Jedoch konnten in den Geschmacksknospen auch Sinneszellen für nur eine Geschmacksqualität nachgewiesen werden.

Chemosensoren des Geschmackssinns. Die Sensoren für den Geschmackssinn sind **sekundäre Sinneszellen** (modifizierte, durch tight junctions verbundene Epithelzellen), d. h. sie haben kein eigenes Axon, sondern werden von afferenten Hirnnervenfasern innerviert. Transmitter zwischen den Sinneszellen und den Axonen sind ATP und Serotonin. Die afferenten Axone der Wall- und Blätterpapillen verlaufen vor allem im **N. glossopharyngeus** (IX), die der Pilzpapillen in der Chorda tympani des **N. facialis** (VII). Nervenfasern von den Chemosensoren des Rachens und des Kehldeckels sind Afferenzen im **N. vagus** (X). Axone dieser Nerven leiten nicht nur Geschmacksempfindungen, sondern vermitteln efferent auch neurotrophe (d. h. Ernährungs- und Stoffwechsel-)Funktionen für die Geschmacksknospen. Werden diese Axone durchtrennt, so gehen die von ihnen versorgten Geschmacksknospen zugrunde.

Sensoren, welche die Empfindung „scharf" (z. B. beim Verzehr von Rosenpaprika oder Cayennepfeffer) vermitteln, sind **Nozizeptoren** (d. h. freie Nervenendigungen), deren Afferenzen im **N. trigeminus** (V) verlaufen.

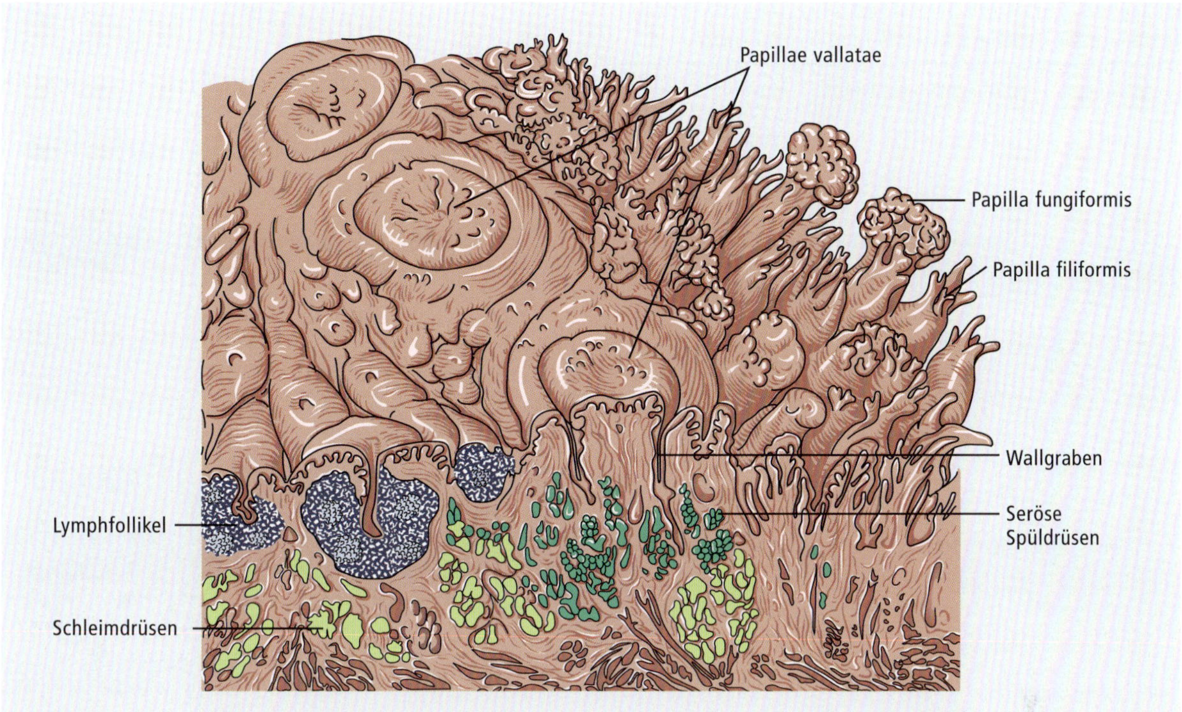

Abb. 19.45 Schnitt durch den Zungenrücken (Lupenvergrößerung). Nach Benninghoff und Goerttler

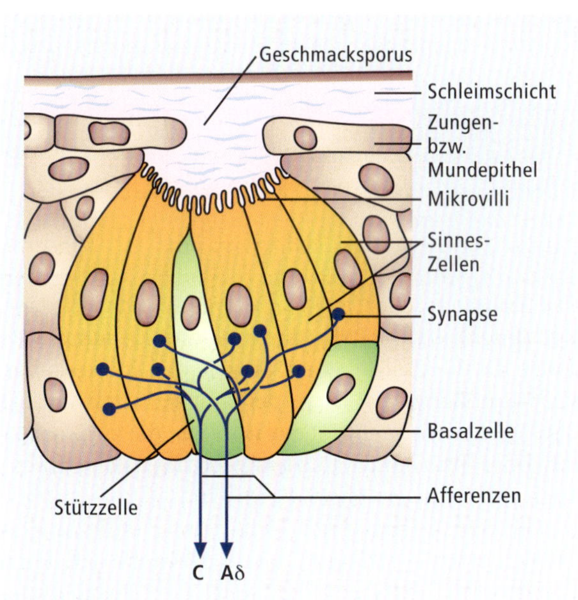

Abb. 19.46 Feinbau einer Geschmacksknospe in schematischer Darstellung

Geschmacksstoffe. Substanzen, die eine Geschmacksempfindung auslösen, müssen wasserlöslich sein. Daher ist die Speichelsekretion zur Lösung der Geschmacksstoffe aus der Nahrung eine Grundvoraussetzung für die Geschmacksempfindung. Die Konzentration der Geschmacksstoffe, die Temperatur der Geschmacksstofflösung und ihre Einwirkdauer bestimmen die Intensität der Geschmacksempfindung. **Süß** schmecken z. B. Glucose, Saccharose oder die synthetischen Süßstoffe Saccharin und Cyclamat. **Sauerempfindungen** werden u. a. durch Äpfel-, Citronen- oder Salzsäure ausgelöst. Stoffe mit **salzigem Geschmack** sind wasserlösliche Salze (z. B. NaCl), typische **Bitterstoffe** Alkaloide wie Chinin, Cocain, Nicotin oder Strychnin. Gegen **bitter** schmeckende Stoffe besteht bei den meisten Menschen eine ausgeprägte Abneigung (Schutz vor Giften!). Die Empfindung **umami** wird durch Glutamat erzeugt.

Die unspezifische **Wahrnehmungsschwelle** (d. h. die Absolutschwelle für die Empfindung) für charakteristische Geschmacksstoffe ist sehr unterschiedlich (Tab. 19.4). Die **Erkennungsschwelle** liegt in der Regel um den Faktor 2–5 höher. Bei kontinuierlicher Exposition der Geschmacksknospen mit einem Geschmacksstoff tritt eine rasche Abnahme der Empfindungsstärke (**Adaptation**) auf. Im Gegensatz zu süß und bitter adaptieren sauer und salzig nicht vollständig. Bis die ursprüngliche Empfindlichkeit wieder hergestellt ist, bedarf es einer unterschiedlich langen Erholungszeit, bei NaCl einige Sekunden, bei bestimmten Bitterstoffen einige Stunden.

19.4.5.3 Signaltransduktion in Geschmackssensoren

Geschmacksstoffe diffundieren durch den Porus einer Geschmacksknospe zur apikalen Membran der Chemosensoren. Die dann erfolgenden Transduktionsprozesse sind für die verschiedenen „Klassen" der Geschmacksstoffe unterschiedlich (Abb. 19.47). Die

Tab. 19.4 Unspezifische Entdeckungsschwellen für charakteristische Geschmacksstoffe in wässriger Lösung

Qualität	Substanzen (Auswahl)	Schwelle (mmol/l)
Süß	Saccharin	0,02
	Saccharose	17[1]
	Glucose	80
Sauer	Salzsäure	0,9
	Essigsäure	1,8
	Citronensäure	2,3
Salzig	NaCl	10[1]
	KCl	17
Bitter	Strychnin	0,002
	Chinin	0,008[1]
Umami	Glutamat	1

[1] stark altersabhängig

Transduktion führt zur Depolarisation der Sinneszelle. Hierdurch werden Transmitter freigesetzt, die wiederum an den afferenten Nervenfasern (C- oder Aδ-Fasern) Aktionspotenziale auslösen.

Für **saure Geschmacksstoffe** (entscheidend ist ein pH < 3,5) gibt es mehrere Transduktionsmechanismen. Protonen aktivieren den TRP-Kanal PKD2L1 und damit den Einstrom von Ca^{2+} und Na^+. Des Weiteren öffnen Protonen **a**cid **s**ensitive **i**on **c**hannels (ASICs), die Na^+ passieren lassen. Schließlich blockieren Protonen K^+-Kanäle in der apikalen Zellmembran, sodass der K^+-Ausstrom aus der Sinneszelle gehemmt wird (Abb. 19.47 A). Durch diese Ionenflüsse kommt es zu einer Positivierung des Membranpotenzials. Ein Teil der Sinneszellen aktiviert bei Depolarisation über den Transmitter Serotonin synaptisch afferente Axone, die Aktionspotenziale fortleiten. Auch ATP soll, in nicht vollständig geklärter Weise, als Botenstoff eine Rolle spielen.

Stoffe mit **salzigem Geschmack** lösen durch eine Erhöhung der Leitfähigkeit eines Na^+-Kanals in der apikalen Membran eine Depolarisation und damit eine Erregung aus (Abb. 19.47 B). Dieser Natriumkanal ist Amilorid-sensitiv und entspricht dem epithelialen Natriumkanal (ENaC) in den Nierentubuli.

Substanzen, welche die Qualitäten **süß**, **bitter** und **umami** auslösen, aktivieren über Rezeptoren Second-Messenger-Kaskaden (Abb. 19.47 C). Gemeinsam ist ihnen, dass die Aktivierung eines Rezeptors ein G_q-Protein aktiviert, das seinerseits die Phospholipase $C\beta_2$ stimuliert. Diese führt zur Bildung von DAG und IP_3, die aus intrazellulären Calciumspeichern Ca^{2+} freisetzen.

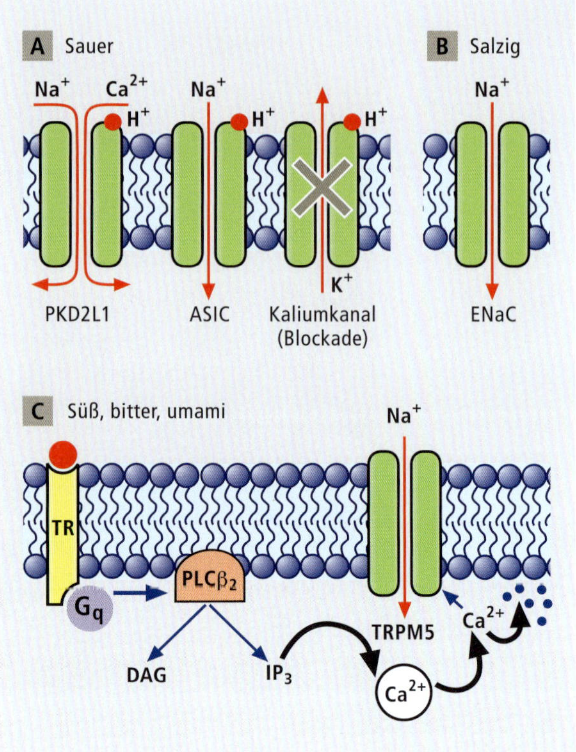

Abb. 19.47 Transduktionsmechanismen in Geschmackszellen für die fünf Qualitäten sauer, salzig, bitter, süß und umami. **A** Ionenkanäle, die durch Protonen geöffnet bzw. geschlossen werden. **B** Ionenkanal, der durch Salze geöffnet wird. **C** Transduktion von Süß-, Bitter und Umami-Stoffen. **ASIC** Acid sensing ion channel, **ENaC** epithelialer Natriumkanal, G_q G-Protein, $PLC\beta_2$ Phospholipase $C\beta_2$, **DAG** Diacylglycerol, IP_3 Inositoltrisphosphat, **TR** Taste receptor, **PKD2L1** und **TRPM5** sind Transient-receptor-potential(TRP)-Kanäle

Die Erhöhung der Ca^{2+}-Konzentration aktiviert dann den Ionenkanal TRPM5, durch den bei Öffnung Na^+-Ionen in die Zelle fließen. Sowohl die intrazelluläre Ca^{2+}-Erhöhung als auch der Na^+-Einstrom durch TRPM5 bewirken eine Depolarisation, die zur Freisetzung der Transmitter führt, welche die Axone synaptisch aktivieren (Abb. 19.47 C).

Bei den Rezeptoren für Süß-, Bitter-und Umami-Stoffe handelt es sich um Dimere. **Süßstoffe** aktivieren die Proteine T1R2 und T1R3, wobei T1R2 ligandenspezifisch ist (T steht für taste = Geschmack). **Umami-auslösende Stoffe** stimulieren die Proteine T1R1 und T1R3 (T1R3 für süß und umami sind gleich). **Bitterstoffe** aktivieren die Proteine T2R1–35, wobei R1–35 Bindungsstellen für verschiedene Bitterstoffe sind.

Etwa ein Drittel der Geschmacksinneszellen sind nur durch **eine** Geschmacksstoff-Qualität erregbar. Die meisten antworten dagegen auf mehr als eine Geschmacksqualität. Allerdings haben die Zellen **Antwortprofile**, die dadurch gekennzeichnet sind, dass sie vorwiegend auf Geschmacksstoffe einer Qualität und

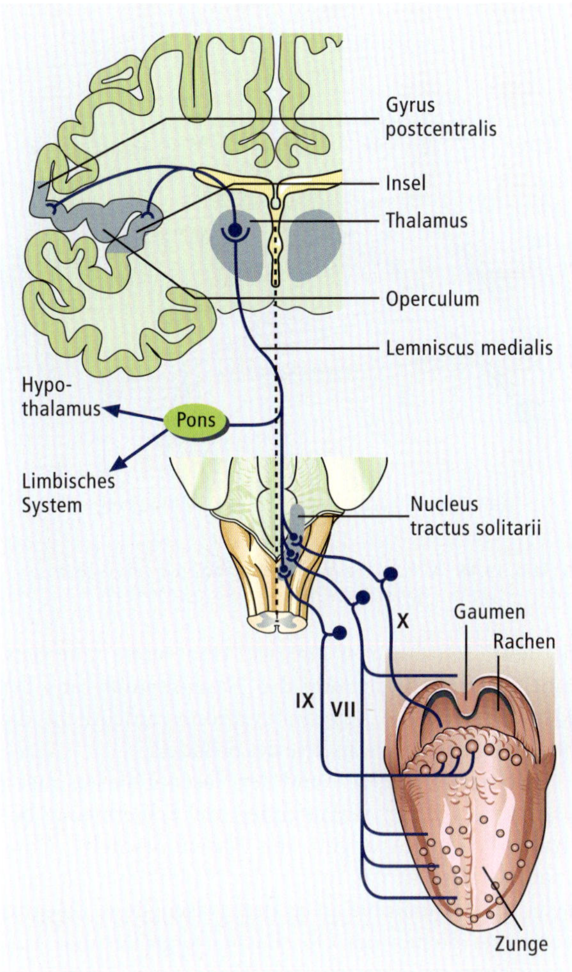

o Abb. 19.48 Schematische Darstellung der Geschmacksbahn (Afferenzen: Hirnnerven VII, IX, X)

weniger auf Geschmacksstoffe der anderen Qualitäten antworten.

19.4.5.4 Zentrale Geschmacksbahn und -verarbeitung

Die von den Geschmacksknospen wegführenden Axone der drei Hirnnerven treten in die Medulla oblongata ein und bilden den **Tractus solitarius.** Sie enden im **Nucl. tractus solitarii** des Hirnstamms (o Abb. 19.48). Hier erfolgt die Umschaltung auf das 2. Neuron der afferenten Bahn, das auf die Gegenseite kreuzt und sich dem Lemniscus medialis anschließt. Ein Teil dieser Fasern zweigt ab und projiziert auf den Hypothalamus bzw. auf das limbische System und endet dort in gemeinsamen Projektionsarealen mit Eingängen aus dem Geruchsorgan. Diese Projektionen vermitteln die affektiv-emotionalen Anteile der Geschmackswahrnehmung. Von den Neuronen des Nucl. tractus solitarii gehen außerdem Kollateralen zu den vegetativen Vaguskernen ab. Sie sind Bestandteil der neuronalen Schaltkreise für Verdauungsreflexe.

Erregungen aus den Geschmackszellen, die zur bewussten Geschmackswahrnehmung führen, werden vom Nucl. tractus solitarii direkt zu den ventrobasalen Kernen des Thalamus geleitet, von wo aus die Axone des 3. Neurons zur Großhirnrinde gelangen. Die primären Geschmacksfelder liegen neben den sensorischen Feldern für die Mundhöhle im unteren Gyrus postcentralis (S_1), im Operculum und in der Insel. Sekundäre Geschmacksfelder finden sich im unteren Frontallappen.

19.4.5.5 Störungen des Geschmackssinns

Quantitative Störungen des Geschmackssinns gehen meistens auf Schädigungen der Sinneszellen oder der afferenten Neurone zurück. Bei der **Hypogeusie** tritt die Geschmacksempfindung erst bei höheren Konzentrationen als normalerweise auf. Bei der **totalen Ageusie** ist die Empfindung für alle Qualitäten, bei der **partiellen Ageusie** für eine oder mehrere Qualitäten verloren gegangen. Als **Hypergeusie** bezeichnet man eine pathologische Steigerung der Geschmacksempfindung aufgrund einer herabgesetzten Geschmacksschwelle. Störungen dieser Art werden häufig durch Entzündungen, Unfälle, Operationen, Tumoren oder Strahlenschäden verursacht. Geschmackssensoren können auch genetisch defekt sein oder durch Arzneistoffe (z. B. ACE-Hemmer, Streptomycin, Penicillamin) geschädigt werden.

Qualitative Störungen des Geschmackssinns beruhen häufig auf Läsionen der Hirnrinde. Es können hierbei unangenehme Geschmacksempfindungen (**Dysgeusie**), z. T. auch ohne adäquaten Reiz, auftreten.

In Kürze

- **Primäre Geschmacksqualitäten** sind süß, sauer, salzig, bitter und umami.
- **Geschmackssensoren** sind in Papillen über die Zungenränder verteilte sekundäre Sinneszellen. Meist ist eine Papille empfindlich für mehrere Geschmacksqualitäten.
- Die Einwirkung von **Geschmacksstoffen** löst auf unterschiedliche Weise eine Depolarisation der Sinneszellen und damit die Freisetzung des Transmitters Serotonin (und ATP?) aus. Protonen der sauren Geschmacksstoffe blockieren K^+-Kanäle, aktivieren ASICs und den TRP-Kanal PKD2L1. Stoffe mit salzigem Geschmack erhöhen die Leitfähigkeit eines Natriumkanals der ENaC-Gruppe. Bitterstoffe, Süßstoffe und Substanzen mit Umami-Geschmack binden an verschiedene G-Protein-gekoppelte Rezeptoren und lösen über IP_3 eine

Erhöhung der Ca^{2+}-Konzentration aus. Diese aktiviert den TRPM5-Kanal, der zum Na^+-Influx führt.

- Die **Geschmacksbahn** verläuft über den Nucl. tractus solitarii und den Thalamus zum Gyrus postcentralis, zum Operculum und zur Insel.
- Sensoren, welche die Empfindung „scharf" vermitteln, sind Nozizeptoren, deren Afferenzen im N. trigeminus verlaufen.

19.4.6 Geruchssinn

Der Geruchssinn ist der empfindlichste der chemischen Sinne. Er hat zahlreiche biologische Aufgaben. So informiert er über Geruchsstoffe in der Umwelt, dient ferner zur Überwachung der Körperhygiene und beeinflusst bzw. steuert auch das Sexualverhalten. Bei Tieren ist der Eigengeruch sehr wichtig, weil daran die Familienzugehörigkeit erkannt wird. Während das Riechen appetitlicher Nahrung reflektorisch Speichel- und Magensaftsekretion auslöst, warnen unangenehme Gerüche z. B. vor verdorbenen Nahrungsmitteln. Sitz des **Geruchsorgans** ist die **Nasenschleimhaut**.

19.4.6.1 Anatomie des Nasenraums

Makroskopische Anatomie. Der Nasenraum setzt sich aus der äußeren Nase und der Nasenhöhle zusammen. An der **äußeren Nase** lassen sich **Nasenwurzel, Nasenrücken, Nasenspitze** und **Nasenflügel** unterscheiden, die aus knöchernen, knorpeligen und häutigen Anteilen bestehen. Das knöcherne Gerüst der äußeren Nase wird durch das **Nasenbein** gebildet, an das sich nach vorn die **Nasenknorpel** lückenlos aneinanderreihen und die äußeren, horizontal orientierten Zugänge (**Nares**) zur **Nasenhöhle** begrenzen. Die äußere Form der Nase ist nicht nur kosmetisch bedeutsam, sondern beeinflusst auch den Luftstrom bei der Nasenatmung (o Abb. 19.49).

Am Naseneingang befinden sich lange, reusenartige Haare (**Vibrissae**), die größere Partikel in der Inspirationsluft abfangen. Im Nasenvorhof (**Vestibulum nasi**), der im beweglichen Teil der Nase liegt, kommen Schweiß- und Talgdrüsen vor, die bei Sekretstau zu Komedonen („Mitessern", ▸Kap. 20.3.2) werden.

Die **Nasenhöhle** (**Cavum nasi**) beginnt hinter einem bogenförmigen Wulst und ist mit Schleimhaut ausgekleidet. Die knöcherne Nasenhöhle weist vorne eine birnenförmige Öffnung im Gesichtsschädel (**Apertura piriformis**) auf und geht dorsal mit paarig angelegten, ovalen, frontal gestellten Öffnungen, den **Choanen**, in den oberen Rachenraum (**Nasopharynx**) über.

Die Nasenhöhle wird durch eine senkrecht gestellte, teils knorpelige, teils knöcherne Platte, die Nasenschei-

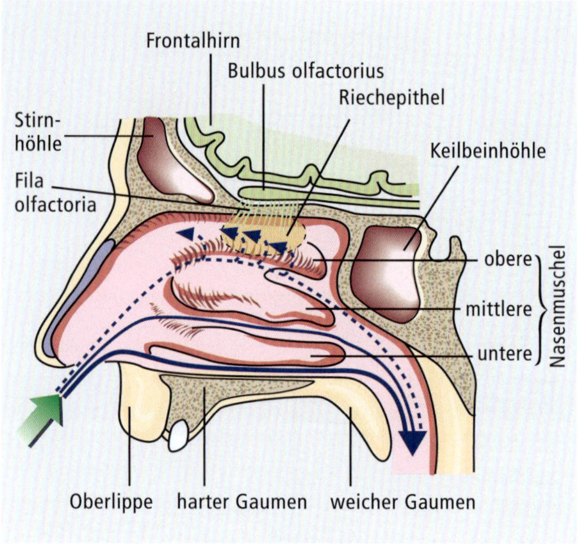

o **Abb. 19.49** Äußere Nase und Nasenhöhle im Sagittalschnitt mit eingezeichneter Luftströmung

dewand (**Septum nasi**), in zwei Hohlräume unterteilt. Eine leichte Abweichung des Nasenseptums aus der Medianebene, die Septumdeviation, verdeutlicht die physiologische Asymmetrie des Schädels.

Von der seitlichen Wand der Nasenhöhle aus ragen drei hakenförmig verlaufende, mit Schleimhaut bedeckte Knochenspangen, die **Nasenmuscheln** (**Conchae nasales**), in das Innere der Nasenhöhle. Sie gliedern die Nasenhöhle in je drei **Nasengänge** (**Meatus nasi**) und dienen der Oberflächenvergrößerung. Aufgrund ihrer strömungstechnisch günstigen Anordnung wird eine Wirbelbildung der Atemluft im Bereich der Nasenhöhle weitgehend vermieden. Die Hauptmasse der Atemluft strömt durch den unteren, breiten Teil der Nasenhöhle in den Schlund und von dort bei Ausatmung wieder zurück (o Abb. 19.49).

In den vorderen Teil des unteren Nasengangs mündet der **Tränennasengang** (▸Kap. 19.4.9.1). Über Öffnungen im mittleren und oberen Nasengang steht die Nasenhöhle in Verbindung mit den **Nasennebenhöhlen** (**Sinus paranasales**), die beidseitig angelegt und ebenfalls mit Nasenschleimhaut ausgekleidet sind (o Abb. 19.50). Die Formgebung der Sinus unterliegt starken individuellen Schwankungen; häufig finden sich Seitendifferenzen.

Die **Kieferhöhle** (**Sinus maxillaris**) ist die geräumigste Nasennebenhöhle. Sie grenzt oben mit einer dünnen Knochenlamelle an die Augenhöhle, medial an die Nasenhöhle und unten an den harten Gaumen. Dadurch steht sie in enger topographischer Beziehung zu den Wurzeln der Backen- und Mahlzähne. Die **Stirnhöhle** (**Sinus frontalis**) ist dadurch, dass die Scheidewand zwischen rechter und linker Stirnhöhle häufig nicht median angeordnet ist, in ihren Ausmaßen sehr variabel. Sie ist der **Augenhöhle** (**Orbita**) und den Sieb-

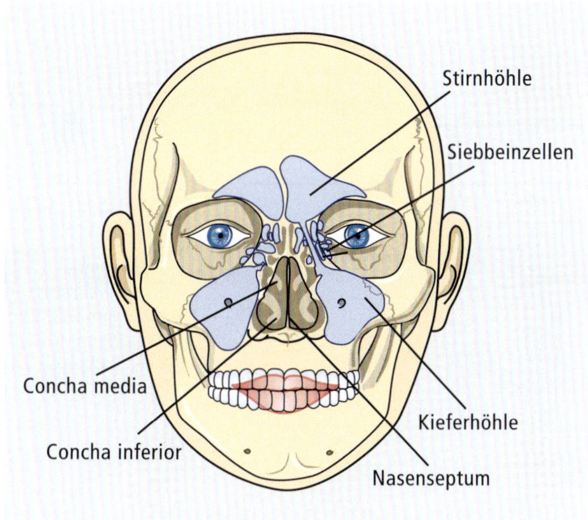

o Abb. 19.50 Schematische Darstellung der knöchernen Nasenhöhle mit den Nasennebenhöhlen

beinzellen benachbart. Das **Siebbeinlabyrinth (Sinus ethmoidales)** besteht aus etwa 10 kleineren Hohlräumen, den vorderen und hinteren **Siebbeinzellen**. Die vorderen Siebbeinzellen münden in den mittleren, die hinteren in den oberen Nasengang. Die **Keilbeinhöhle (Sinus sphenoidalis)** wird durch ein Septum in zwei ungleich große Räume geteilt und befindet sich im Körper des Keilbeins. Sie ist von außen am schwersten zugänglich. Das Dach der Keilbeinhöhle bildet eine knöcherne Grube, in der sich die Hypophyse befindet (▸Kap. 16.2.1).

Die enge topographische Beziehung der Nasennebenhöhlen zueinander und die Verbindung mit dem Schädelinneren stellt eine Gefahr für eine Infektionsausbreitung mit der Möglichkeit einer Hirnbeteiligung dar.

Mikroskopischer Aufbau der Nasenschleimhaut. An der Nasenschleimhaut unterscheidet man die **Regio respiratoria** (respiratorische Schleimhaut) und die **Regio olfactoria** (Riechschleimhaut). Das mehrreihige Flimmerepithel der **Regio respiratoria** bedeckt die beiden unteren Muscheln, den Boden der Nasenhöhle und den Teil der Nasenscheidewand, der den beiden unteren Muscheln gegenüberliegt. Es dient der Erwärmung, Befeuchtung und Reinigung der Atemluft. Das Flimmerepithel ist mit Kinozilien (▸Kap. 1.1.4) besetzt, die einen Flimmerstrom zum Rachen aufrechterhalten. Der Reinigungsprozess wird durch das Sekret kleiner Schleimdrüsen und der Becherzellen unterstützt.

Die Erwärmung der Atemluft auf Körpertemperatur wird durch feine Venengeflechte unter der Nasenschleimhaut begünstigt. Im vorderen Bereich des Nasenseptums liegt eine besonders gefäßreiche Schleimhautverdickung (**Locus Kiesselbachii**), aus der es zum spontanen Nasenbluten kommen kann. Ist der Luftweg durch die Nase infolge Anschwellung der Nasenschleimhaut oder durch maximale Abknickung des Nasenseptums verschlossen, so wird die Nasenatmung durch Mundatmung ersetzt. Da aber die durch den Mund eingeatmete Luft weder befeuchtet und gefiltert, noch auf die Körpertemperatur angewärmt wird, kommt es bei behinderter Nasenatmung nicht selten zu chronisch entzündlichen Erkrankungen der Schleimhäute des Rachens, des Kehlkopfes und der tieferen Luftwege. Außerdem ist die Klangfarbe und die Klangfülle der Sprache verändert (nasale Sprache). Jede Schwellung der Nasenschleimhaut führt auch zu einer Beeinträchtigung des Geruchsvermögens.

Die Perzeption der Geruchsreize erfolgt in der **Regio olfactoria** (Riechschleimhaut), einem etwa $2 \cdot 2{,}5\,cm^2$ großen Feld an der oberen Nasenmuschel und im oberen Teil des Nasenseptums. Das **Riechepithel** besteht aus drei Zelltypen, den **Sinnes-**, **Stütz-** und **Basalzellen** (o Abb. 19.51 A). Flimmerzellen und Becherzellen, wie sie in der Schleimhaut des Nasen-Rachen-Raums vorkommen, fehlen. Die etwa 20 Mio. Riechzellen überragen die Oberfläche der Riechschleimhaut mit kleinen kolbenartigen Verdickungen, von denen bis zu 100 Riechhaare/Zelle ausgehen. Diese ähneln normalen Kinozilien, sind aber nicht zu aktiver Bewegung befähigt. Diese Zilien stellen die eigentliche chemosensible Oberfläche des Sinnesepithels dar. Die Lebensdauer der Riechzellen beträgt ca. 1 Monat. Danach werden sie durch mitotische Teilung und Ausdifferenzierung von Basalzellen erneuert.

Die Riechsinneszellen sind **primäre Sinneszellen**, deren marklose Axone durch Öffnungen der knöchernen Siebbeinplatte zum **Bulbus olfactorius** (▸Kap. 19.4.6) ziehen. Außerdem enthält das Riechepithel zahlreiche kleine Schleimdrüsen (**Bowman-Drüsen**), deren Sekret die Riechschleimhaut als dünner Film bedeckt.

Am Boden des Septums liegt beidseits ein ca. 1 cm langer Gang. Das Epithel dieses sog. **Vomeronasal-Organs** (Jakobson-Organs) trägt ebenfalls Riechzellen, die vom Riechnerven versorgt werden. Es soll der „zwischenmenschlichen Geruchskommunikation" durch Pheromone dienen.

19.4.6.2 Qualitäten des Geruchssinns

Da der Luftstrom bei normaler Nasenatmung vorwiegend durch die beiden unteren Nasengänge zieht, gelangen Duftstoffe nur durch Diffusion zum Riechepithel. Lediglich beim „Schnüffeln" („Schnuppern") wird die Luft direkt zum Riechepithel geleitet und damit die Geruchsleistung verbessert.

Wegen der großen Zahl verschiedener Düfte bzw. Duftnoten – der Mensch soll etwa 10 000 unterscheiden können – ist eine Einteilung in **Geruchsqualitäten** nicht ohne weiteres möglich. Aus diesem Grund wur-

19

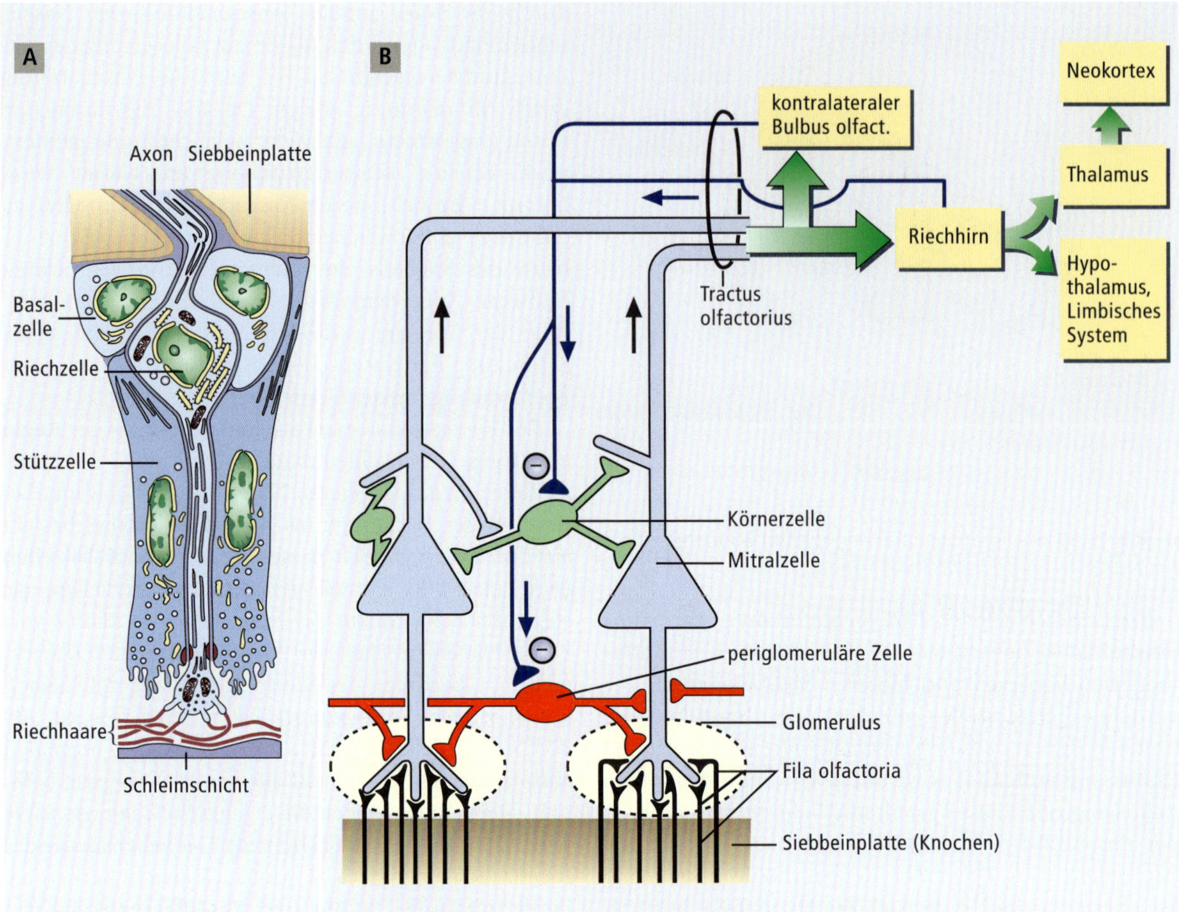

Abb. 19.51 **A** Ausschnitt aus dem Riechepithel und **B** schematische Darstellung der Riechbahn

den die Empfindungen in **sieben Qualitätsklassen** (Duftklassen) zusammengefasst, nämlich blumig, faulig, ätherisch, moschusartig, kampferartig, schweißig und stechend (Tab. 19.5). Wie beim Geschmackssinn werden zwei Schwellen unterschieden, die **Wahrnehmungs-** und die **Erkennungsschwelle**. Erreichen der Wahrnehmungsschwelle führt zu einer zunächst unspezifischen Geruchsempfindung. Wird die Konzentration des Duftstoffs am Riechepithel gesteigert (z. B. durch Schnüffeln), wird die Erkennungsschwelle erreicht und die Duftnote kann benannt werden. In vielen Fällen, z. B. bei Buttersäure im Schweiß oder bei Mercaptanen, ist bereits eine Konzentration von 10^{-13}–10^{-15} g/ml Luft ausreichend, um die Wahrnehmungsschwelle zu erreichen (Tab. 19.5). Zum Erkennen eines speziellen Duftes ist zumeist noch eine etwa 10-fach höhere Konzentration notwendig. Riechbare Moleküle sind flüchtig und niedermolekular (15–300 Da). Bei den meisten natürlich vorkommenden Düften handelt es sich um Duftgemische.

Bei längerer Einwirkung eines Riechstoffs in gleichbleibender Konzentration tritt eine langsame Adaptation ein, die – im Gegensatz zum Geschmackssinn – unvollständig ist (Empfindlichkeitsabnahme auf 25–35 %). Sie beschränkt sich jeweils auf eine bestimmte Gruppe von Düften, die anderen Düfte sind davon nicht betroffen. Bei Adaptation an Zigarettenduft kann z. B. dennoch Kaffeeduft wahrgenommen werden.

19.4.6.3 Signaltransduktion in Riechzellen

Grundlage der Geruchsempfindung sind Rezeptorproteine in der Zilienmembran. Diese antworten spezifisch auf eine chemisch definierte Klasse von Geruchsstoffen. Es gibt beim Menschen vermutlich etwa 350 verschiedene Rezeptorproteine. Jede Riechsinneszelle exprimiert nur einen oder wenige Rezeptortypen.

Der Kontakt der meisten Riechstoffe mit einem „passenden" Rezeptor in der Zilienmembran löst durch Aktivierung eines G_s-Proteins und nachfolgend der Adenylylcyclase einen intrazellulären Signalverstärkungsmechanismus aus, der zu einem lawinenartigen Konzentrationsanstieg von cAMP führt (Abb. 19.52). Letzteres bewirkt eine Öffnung cAMP-gesteuerter Kationenkanäle (permeabel für Na^+, Ca^{2+}), einen Nettoeinwärtsstrom und damit eine Depolarisation der Riechzellen (Sensorpotenzial). Diese Kationenkanäle gehören zur Gruppe der CNG-(**c**yclic-**n**ucleotid-**g**ated-) Kanäle. Am Übergang zum Axon werden die Sensorpo-

Tab. 19.5 Unspezifische Entdeckungsschwelle für Geruchsstoffe (Primärgerüche)

Duftklasse	Substanz (Auswahl)	Geruch nach	Schwelle (Moleküle/ml Luft)
Blumig	Geraniol	Rosenöl	10^{14}
Faulig	Schwefelwasserstoff	Faulen Eiern	10^{7}–10^{10}
Ätherisch	Benzylacetat	Birnen	10^{14}
Moschusartig	Moschus	Moschus	10^{13}–10^{15}
Kampferartig	Kampfer	Eukalyptus	10^{14}
Schweißig	Buttersäure	Schweiß	10^{9}–10^{11}
Stechend	Essigsäure	Essig	Unbekannt

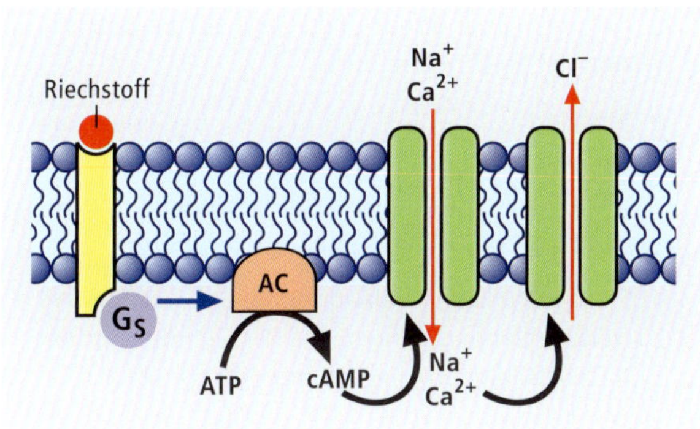

Abb. 19.52 Transduktionsmechanismus von Riechstoffen in Sinneszellen des Riechepithels. Die Bindung des Riechstoffs aktiviert über ein G-Protein eine Kaskade, die zur Öffnung von CNG-Kanälen durch cAMP führt. Außerdem wird durch Ca^{2+} zusätzlich ein Chloridkanal geöffnet. **G_s** G-Protein, **AC** Adenylylcyclase, **ATP** Adenosintriphosphat, **cAMP** cyclisches Adenosinmonophosphat

tenziale in Änderungen der Aktionspotenzialfrequenz transformiert.

Die am Kationeneinstrom beteiligten Ca^{2+}-Ionen steuern auch die Empfindlichkeit des CNG-Kanals durch Bindung an Calmodulin und nachfolgende Kanalblockade durch den gebildeten Ca^{2+}-Calmodulin-Komplex. Ferner aktivieren die Ca^{2+}-Ionen eine Phosphodiesterase, die cAMP rasch zu AMP abbaut. Andererseits aktivieren Ca^{2+}-Ionen auch einen Chloridkanal, der zum Ausstrom von Cl^- führt und dadurch zur Depolarisation beiträgt (Abb. 19.52).

Bestimmte Duftstoffmoleküle (meist solche von fauligen Gerüchen) benutzen den IP_3-Signaltransduktionsweg. IP_3 aktiviert Kationenkanäle und depolarisiert dadurch die Riechzelle.

19.4.6.4 Zentrale Riechbahn

Die Axone der Riechzellen verlaufen als Fila olfactoria des **N. olfactorius** (Riechnerven) durch die Lamina cribrosa des Siebbeins zu den nach ihrer Form als Mitralzellen bezeichneten Nervenzellen im **Bulbus olfactorius**, einem schmalen Fortsatz des Stirnhirns (Abb. 19.51 B). Die synaptischen Kontakte zwischen den Axonen der Riechzellen und den Dendriten der **Mitralzellen** in den sog. **Glomeruli** (mit Schwann-Zellen umhüllten Synapsen) stellen die einzige Umschaltstelle zwischen den Sensoren und der Hirnrinde dar. Mehr als 1000 Axone von Riechzellen konvergieren hier auf eine Mitralzelle. Die Mitralzell-Axone, d.h. die Axone des 2. Neurons der Riechbahn, bilden dabei den einzigen Ausgang für Geruchsinformationen. Im Bereich der Glomeruli stellen sog. **periglomeruläre Zellen** Querverbindungen zwischen Dendriten der Mitralzellen her und können dadurch eine lokale Hemmung bewirken. In tieferen Bulbusschichten ist in Höhe der Zellkörper der Mitralzellen eine weitere lokale Hemmung durch die **Körnerzellen** möglich. Letztere stellen ebenfalls quer verlaufende Interneurone zwischen den Mitralzellen dar und dienen u. a. der Kontrastbildung (Abb. 19.51 B). Fernhemmungen bzw. Empfindlichkeitssteuerungen der Mitralzellen durch Efferenzen aus dem kontralateralen Bulbus und dem primären olfaktorischen Kortex werden über die periglomerulären Zellen und Körnerzellen vermittelt.

Die Axone der Mitralzellen bilden den **Tractus olfactorius**. Kollateralen dieses Faserzugs ziehen zum kontralateralen Bulbus und hemmen diesen, während der Hauptteil der Fasern in den ipsilateralen olfaktorischen Projektionsfeldern des Palaeokortex, dem sog. Riechhirn, endet. Hierzu rechnet man den **präpiriformen Kortex**, das **Tuberculum olfactorium** sowie **Kortexareale** über dem **Mandelkern**. Zur weiteren Informationsverarbeitung werden Geruchsinformationen über den Thalamus an den gleichseitigen **orbito-frontalen Kortex** und an die **Insel** (Abb. 19.48) zur Geruchswahrnehmung weitergeleitet. Ferner erhält der Hypothalamus einen Zustrom aus dem Riechhirn.

Auf die **enge Verbindung** der **Riechbahn** zum **limbischen System** (Mandelkern, Hippocampus) wird die emotionale Komponente der Geruchsempfindungen, sowie deren verhaltensbeeinflussende Wirkung zurück-

19

geführt. Bahnverbindungen zu den vegetativen Kerngebieten des Hypothalamus bewirken vegetative und affektive Begleitreaktionen.

Auch freie Nervenendigungen des N. **trigeminus** (V) in der Nasenschleimhaut haben Riechfunktionen. Empfindungen wie stechender oder beißender Geruch (z. B. durch rauchende HCl, NH_3 und Cl_2) werden teilweise durch diese Axone vermittelt, wenn auch oft erst bei sehr hohen Konzentrationen. Man bezeichnet diese Duftstoffe, die auch eine noxische Komponente enthalten, als Duftstoffe mit trigeminaler Komponente. Nach beidseitiger Durchtrennung des N. olfactorius bleibt deshalb noch ein, wenn auch stark reduziertes Riechvermögen erhalten.

Die Codierung von Geruchsreizen im Zentralnervensystem ist nur unzureichend erforscht. Mitralzellen zeigen zwar eine Qualitätsspezifität, aber häufig mit großem Spektrum. Die Zellen unterscheiden sich durch charakteristische Erregungsprofile.

19.4.6.5 Störungen des Geruchssinns (Dysosmien)

Quantitative Störungen. Bei der **Hyposmie** ist die Geruchsempfindlichkeit vermindert. Beim Erwachsenen erhöht sich mit zunehmendem Alter aufgrund einer Atrophie des Riechepithels und des N. olfactorius die Schwelle für Geruchsempfindungen (**Presbyosmie**). Bei Frauen kann es estrogenbedingt zu einer gesteigerten Geruchsempfindung während der Menstruation und im 1. Trimenon der Schwangerschaft kommen (**Hyperosmie**).

Zu den quantitativen Störungen zählt auch die **Anosmie**, bei der ein genereller Ausfall der Geruchsempfindung vorliegt. Sie kann u. a. verursacht sein durch Schwellung der Nasenschleimhaut bei Schnupfen oder starker Deviation der Nasenscheidewand, toxische Schädigung des Riechepithels oder der Riechbahn (z. B. Virus-Grippe-Anosmie, durch Psychopharmaka, Nasensprays, Lokalanästhetika), Abriss der Fila olfactoria bei einem Schädel-Hirn-Trauma, operative Eingriffe oder industrielle Schadstoffe (z. B. SO_2, H_2S, Cadmium).

Interessanterweise gibt es für einzelne Geruchsstoffklassen auch **angeborene Anosmien** (Geruchsblindheiten). Etwa 2 % der Bevölkerung haben z. B. eine Anosmie für Androstenon im Schweiß, etwa 75 % der Chinesen können die im Spargel vorkommende Asparaginsäure im Urin nicht riechen.

Qualitative Störungen. Diese sind oft Zeichen einer Störung der zentralnervösen Verarbeitung. Hierzu zählen die **Parosmie** (falsche Geruchsempfindung) und die **Kakosmie** (üble bzw. unangenehme Geruchsempfindungen), die z. B. bei Tumorerkrankungen oder Schizophrenie auftreten können. **Phantosmien** sind Geruchshalluzinationen, z. B. unmittelbar vor epileptischen Anfällen, Migräneattacken oder bei Schizophrenie.

In Kürze

- Bei **Duftempfindungen** werden die Qualitätsklassen blumig, minzartig, ätherisch, moschusartig, kampferartig, schweißig, und faulig unterschieden.
- Die mit Zilien versehenen **primären Riechsinneszellen** befinden sich in der **Riechschleimhaut** der **Nasenhöhle**. Die Rezeptorproteine in der Zilienmembran antworten spezifisch auf eine Klasse von Geruchsstoffen. Jede Riechsinneszelle exprimiert nur einen Rezeptortyp.
- Die Interaktion der meisten Riechstoffe mit ihrem Rezeptor löst die Bildung von cAMP aus, das einen Kationenkanal öffnet und damit zur Depolarisation der Riechzellen führt.
- Die **Riechbahn** führt vom Bulbus olfactorius zum Paleokortex, dem sog. **Riechhirn**, und von dort über den Thalamus zum orbito-frontalen Kortex bzw. zum limbischen System.
- Stechender oder beißender Geruch wird durch freie Nervenendigungen des N. trigeminus in der Nasenschleimhaut vermittelt.

19.4.7 Gehörsinn

19.4.7.1 Anatomie des Hörorgans

Am Ohr werden drei Abschnitte unterschieden (Abb. 19.53): das

- **äußere Ohr** mit Ohrmuschel und Gehörgang,
- **Mittelohr** mit Trommelfell, Gehörknöchelchenkette und Ohrtrompete sowie
- **Innenohr**.

Äußeres Ohr. Zum äußeren Ohr zählen die Ohrmuschel und der äußere Gehörgang. Die **Ohrmuschel (Auricula)** besteht mit Ausnahme des Ohrläppchens aus einem elastischen Knorpel, der von Haut überzogen ist. Der **äußere Gehörgang (Meatus acusticus externus)** ist etwa 3 cm lang und gliedert sich in zwei Abschnitte, den äußeren knorpeligen und den inneren knöchernen Teil. Er verläuft nicht gerade, sondern S-förmig gekrümmt. Vor der Trommelfellebene erweitert er sich grabenförmig nach unten. Im knorpeligen Anteil befinden sich **Zeruminaldrüsen**, die das fettige Zeruminalsekret („Ohrschmalz") absondern.

Mittelohr. Der äußere Gehörgang endet am **Trommelfell (Membrana tympani)**. Zwischen diesem und dem Innenohr liegt ein schmaler, luftgefüllter Hohlraum, die **Paukenhöhle (Cavum tympani)**, die zusammen mit der **Ohrtrompete** (s. u.) die wesentlichen Hohlraum-

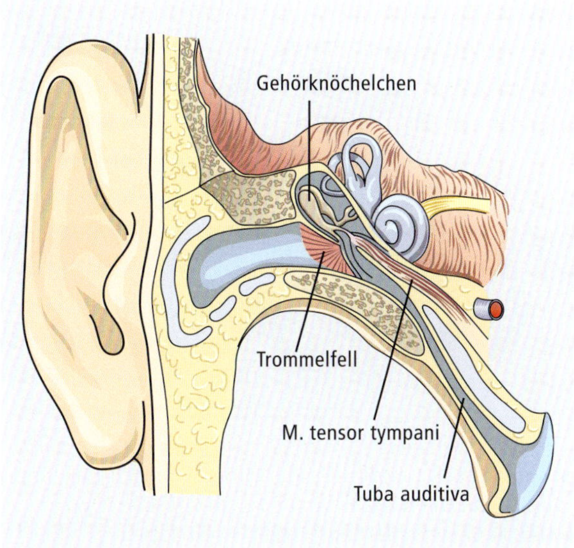

Abb. 19.53 Äußeres Ohr, Mittel- und Innenohr in schematischer Darstellung

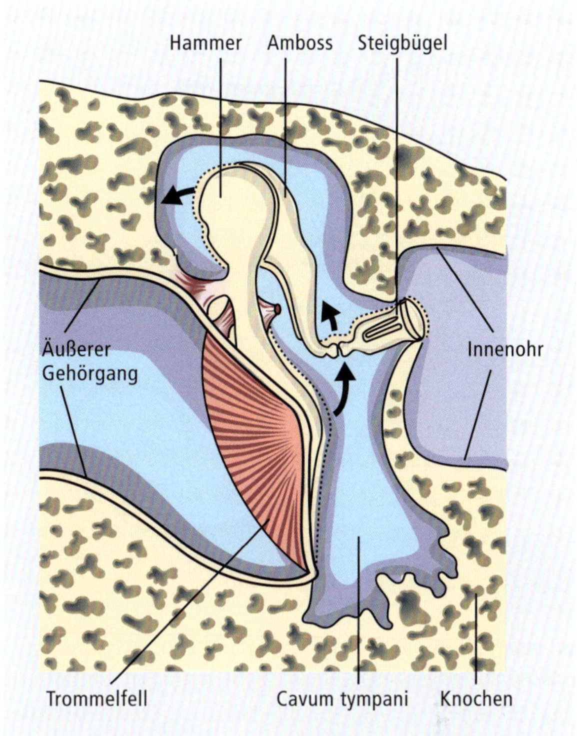

Abb. 19.54 Mittelohr mit Gehörknöchelchenkette und Trommelfell in verschiedenen Funktionsstellungen. Die Pfeile deuten die Bewegungsrichtung der Gehörknöchelchen bei Beschallung an. Nach Rohen

systeme des Mittelohrs bildet (Abb. 19.54). In die seitliche Wand der Paukenhöhle ist das Trommelfell eingelassen. Zum überwiegenden Teil besteht es aus drei Schichten: Nach außen ist es von Haut, nach innen zum Mittelohr hin von Schleimhaut überzogen. Dazwischen liegt eine Schicht aus fibrösem Bindegewebe. In einem kleinen, vorne oben gelegenen Bezirk fehlt diese fibröse Zwischenschicht. Infolge seiner Beweglichkeit reagiert das Trommelfell auf kleinste Druckschwankungen mit Ein- und Auswärtsbewegungen.

Dem Trommelfell gegenüber liegt eine knöcherne Wand, welche die Paukenhöhle vom Innenohr trennt. Im mittleren Abschnitt dieser Wand wölbt sich die basale Windung der Schnecke als **Promontorium** vor. Zwischen Mittel- und Innenohr ist die knöcherne Wand an zwei Stellen unterbrochen. Am hinteren unteren Rand des Promontoriums liegt das **runde Fenster**, am hinteren oberen Rand das **ovale Fenster** (s. u.). In den unteren Teil der Paukenhöhle mündet die **Ohrtrompete (Tuba auditiva, Eustachi-Röhre)**. Diese verbindet das Mittelohr mit dem Rachenraum.

Durch eine Kopplung mit der Gaumensegelmuskulatur öffnet sich die Ohrtrompete bei jedem Schluckakt und sorgt auf diese Weise für den Druckausgleich in der Paukenhöhle und für eine Erneuerung der Luft im Mittelohr. Bei Störungen des Druckausgleichs kann das Trommelfell nicht normal schwingen, weil es infolge des in der Paukenhöhle dann herrschenden Unterdrucks nach innen gezogen und in seiner Beweglichkeit eingeschränkt wird.

Der hintere Teil der Paukenhöhle ist mit dem Hohlraumsystem des **Warzenfortsatzes**, den Warzenfortsatzzellen, verbunden. Diese kleinen Hohlräume im Warzenfortsatz, einem Knochen, der sich hinter der Ohrmuschel tasten lässt, stehen in offener Verbindung mit dem Mittelohr.

Die Überbrückung vom Trommelfell zum Innenohr erfolgt durch die Gehörknöchelchenkette (Abb. 19.54). Sie besteht aus Hammer (**Malleus**), Amboss (**Incus**) und Steigbügel (**Stapes**). Der lange Griff des Hammers reicht bis zum Zentrum des Trommelfells und ist mit diesem fest verwachsen. Der Hammerkopf bildet eine gelenkige Verbindung mit dem Amboss, an dessen langem Schenkel der Steigbügel ebenfalls gelenkig fixiert ist. Die Steigbügelschenkel ruhen auf der Fußplatte, die das ovale Fenster zum Innenohr abdeckt. Die Spannung der Gehörknöchelchenkette wird zusätzlich durch zwei Muskeln aufrechterhalten. Diese setzen am Hammer bzw. am Steigbügel an und ziehen bei Kontraktion den Hammergriff und mit ihm das Trommelfell nach innen (**M. tensor tympani**) bzw. kippen die Steigbügelfußplatte im ovalen Fenster (**M. stapedius**).

Innenohr. Das Innenohr liegt im **Felsenbein**. Umgeben von einer harten Knochenkapsel findet sich hier ein System aus Gängen und Hohlräumen, das als **Labyrinth** bezeichnet wird. In das **knöcherne Labyrinth** ist wie ein Ausguss das **häutige Labyrinth** eingelagert, das in einer Na^+-reichen Flüssigkeit, der **Perilymphe**, schwimmt. Im Innenraum des häutigen Labyrinths

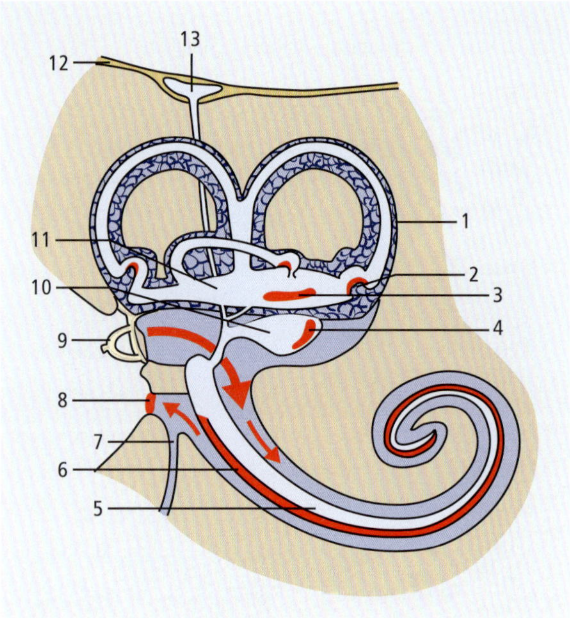

o Abb. 19.55 Innenohr (Schnecke) und Vestibularapparat in schematischer Darstellung . 1 Perilymphraum (mit Bindegewebesträngen), 2 Crista ampullaris, 3 Macula utriculi, 4 Macula sacculi, 5 Endolymphraum, 6 Corti-Organ, 7 Ductus perilymphaticus, 8 rundes Fenster, 9 Stapes, 10 Sacculus, 11 Utriculus, 12 Dura, 13 Saccus endolymphaticus

befindet sich eine speziell zusammengesetzte (K^+-reiche) Flüssigkeit, die **Endolymphe**.

Das häutige Labyrinth des Innenohrs enthält

- das **Hörorgan** in der **Schnecke** (**Cochlea**) und
- den **Vestibularapparat** mit zwei Räumen (**Utriculus** und **Sacculus**) sowie drei **Bogengängen** (o Abb. 19.55).

Die **knöcherne Schnecke** stellt einen Kanal dar, der sich zweieinhalbmal um eine kegelförmige, ebenfalls knöcherne Achse, die Schneckenspindel, windet (o Abb. 19.56). Die Basis der Schnecke ist dabei dem inneren Gehörgang – einem knöchernen Kanal u. a. für den N. vestibulocochlearis – zugewandt, während die Schneckenspitze (Schneckenkuppel, **Helicotrema**) in Richtung der Mittelohrräume weist.

Der Innenraum der Schnecke ist in drei übereinanderliegende Kanäle, die Scala vestibuli, Scala media und Scala tympani, gegliedert. Der obere Kanal, die **Scala vestibuli**, grenzt an das ovale Fenster, der untere Kanal, die **Scala tympani**, an das runde Fenster. Beide Kanäle sind mit Perilymphe gefüllt und stehen im Helicotrema miteinander in Verbindung. Dazwischen liegt als mittlerer Kanal die **Scala media** (**Ductus cochlearis**), die mit Endolymphe gefüllt ist.

Die Scalae vestibuli und media werden durch die **Reissner-Membran** voneinander getrennt (o Abb. 19.57 A). Den Boden der Scala media bildet die bindegewebige Basilarmembran, die das **Corti-Organ** (s. u.) trägt.

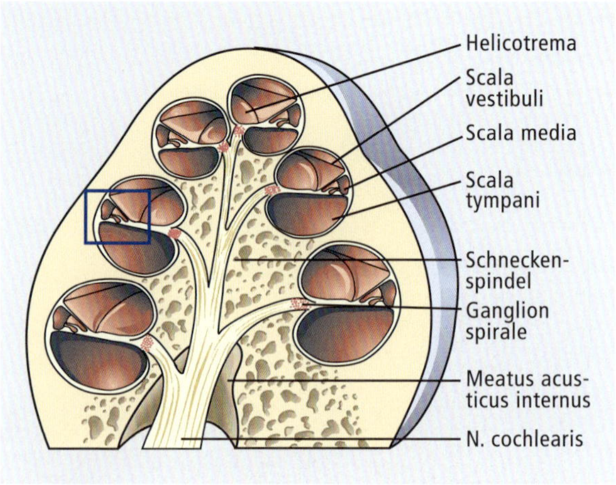

o Abb. 19.56 Schnitt durch die Schnecke in Richtung ihrer Längsachse. Der Ausschnitt auf der linken Seite ist in o Abb. 19.57 vergrößert dargestellt. Nach Rohen

Die **Basilarmembran** ist Teil einer Trennmembran, die von der Schneckenachse zur Seitenwand der knöchernen Schnecke zieht. Sie entspringt von einer Knochenleiste der Schneckenspindel und ist in den oberen Windungen wesentlich breiter (und dehnbarer) als in den Basalwindungen in der Nähe der Fenster. An der seitlichen Wand über der Basilarmembran findet sich ein kapillarreiches Gewebe (**Stria vascularis**), das für die Energieversorgung der Cochlea und die Zusammensetzung der Endolymphe eine wichtige Rolle spielt.

Mikroskopische Anatomie des Corti-Organs. Das Corti-Organ besteht aus **Stützzellen** und Sensorzellen, die als **innere** und **äußere Haarzellen** bezeichnet werden (o Abb. 19.57 B). Die Haarzellen erstrecken sich von der Basal- bis zur Kuppelwindung. Die inneren Haarzellen bilden lediglich eine Reihe, während die äußeren Haarzellen in drei Reihen angeordnet sind. Die beiden Haarzelltypen sind durch einen Tunnel voneinander getrennt, der eine der Perilymphe ähnliche Flüssigkeit enthält. Die Haarzellen tragen an ihrer Oberfläche durch dünne Proteinfäden (tip links) verbundene **Sinneshärchen** (**Stereozilien**). Über ihnen liegt eine gallertartige Schicht, die **Tektorialmembran** (**Membrana tectoria**). Die Zilien der äußeren Haarzellen sind mit dieser gallertartigen Membran verbunden.

19.4.7.2 Schallreize und Hörempfindung

Charakteristika von Schallreizen. Adäquate Reize für den Gehörsinn sind longitudinale Schwingungen der Luftmoleküle, die man als **Schall** bezeichnet. Periodische Schwingungsvorgänge werden als **Töne** oder **Klänge**, unperiodische Schallereignisse als **Geräusche** charakterisiert. Der menschliche Gehörsinn ist in der Lage, Töne in einem bestimmten Frequenzbereich wahrzunehmen. Beim Jugendlichen reicht er von 20 Hz bis etwa 16 000 Hz (16 kHz). Die **untere Tonfrequenz-**

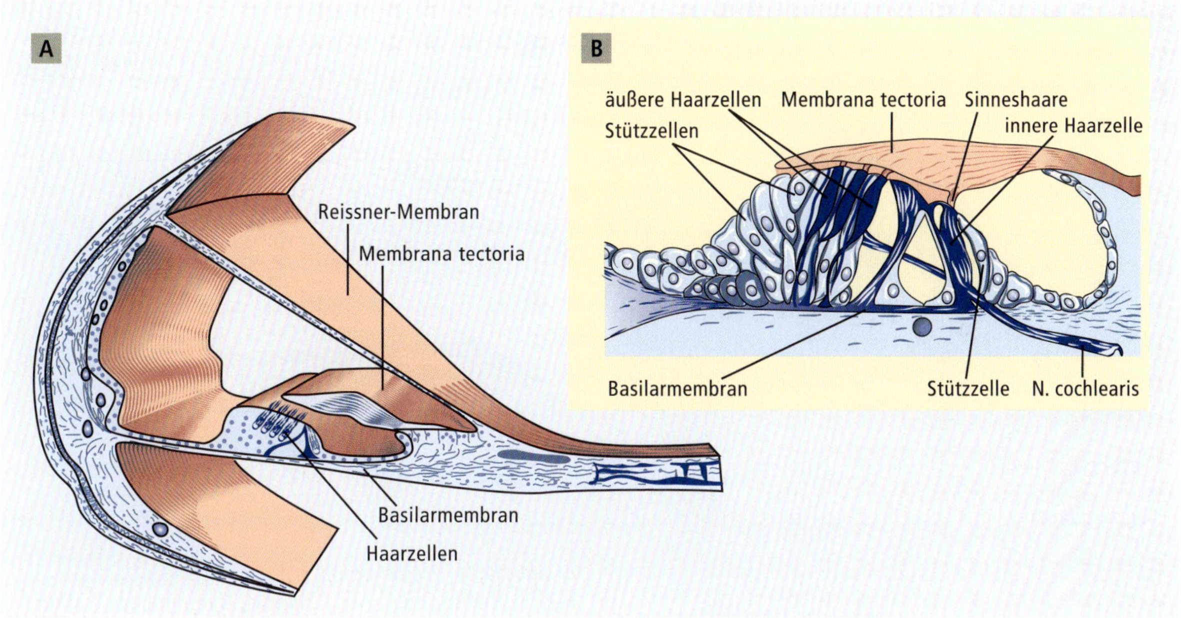

Abb. 19.57 A Teil des häutigen Schneckengangs, B Corti-Organ in vergrößerter Darstellung

grenze ändert sich im Laufe des Lebens nur wenig, dagegen nimmt die **obere Tonfrequenzgrenze** insbesondere nach dem 40. Lebensjahr stetig ab. Das eingeschränkte Wahrnehmungsvermögen für hohe Töne in höherem Alter wird **Presbyakusis** (▸Kap. 19.4.7.5) genannt.

Schallstärke und Lautstärke. Die Hörbarkeit eines Schallereignisses hängt nicht nur von der Frequenz der Schwingungen, sondern auch von ihrer Intensität ab. Ein Maß für die **objektive Schallintensität** ist der **Schalldruckpegel** (L), der in **Dezibel** (dB) gemessen wird. Der Schalldruckpegel ist definiert als:

$$L = 20 \log\frac{p_x}{p_0}$$

Gleichung 19.2

Hierbei wird der zu benennende Schalldruck p_x auf einen festgelegten Bezugsschalldruck p_0 bezogen. Der Nullpunkt dieser dem Schalldruck logarithmisch zugeordneten Maßeinheit ($2 \cdot 10^{-5}$ Pa) entspricht etwa dem Wahrnehmungsdruck für einen 1000-Hz-Ton. Steigt der Schalldruckpegel um 20 dB, hat sich der Schalldruckpegel verzehnfacht. Bei 80 dB ist der Schalldruckpegel um den Faktor 10^4 gesteigert.

Zur Beschreibung der **subjektiven Empfindungsstärke** eines Schallereignisses benutzt man den **Lautstärkepegel**, der in **Phon** angegeben wird. Der Lautstärkepegel 4 Phon entspricht der Hörschwelle, d. h. dem jeweils kleinsten Schalldruck, bei dem ein Ton beliebiger Frequenz gerade eben wahrnehmbar ist. ○ Abb. 19.58 zeigt Kurven gleicher Lautstärke (**Isophone**). Die Hörschwelle ist frequenzabhängig; ihr Minimum liegt im

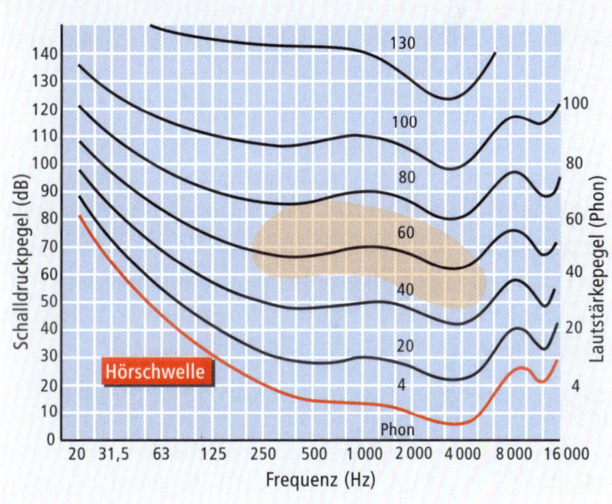

Abb. 19.58 Kurven gleicher Lautstärke (Isophone) im Schalldruckpegel-Frequenz-Diagramm. Das hellrote Feld kennzeichnet den Hauptsprachbereich

Bereich von 2000–4000 Hz. Bei höheren oder niedrigeren Frequenzen ist eine höhere Schallintensität erforderlich, um einen Ton zu hören.

Quantitativ ist die Phonskala so festgelegt, dass bei 1000 Hz ihre Werte mit denen der Dezibelskala übereinstimmen. Ermittelt man nun diejenigen Schalldrücke, bei denen Töne verschiedener Frequenzen als gleichlaut wie ein vorgegebener 1000-Hz-Vergleichston empfunden werden, so erhält man eine Kurvenschar, wie sie in ○ Abb. 19.58 dargestellt ist. Solche Kurven gleicher Lautstärke werden **Isophone** genannt. Für die Lautstärkenmessung verwendet man Geräte, in denen durch den Einbau von Frequenzfiltern der Frequenzgang des menschlichen Gehörs imitiert wird. Die auf

Tab. 19.6 Lautstärkepegel verschiedener Geräusche

Geräusche	Lautstärke in Phon bzw. dB(A)
Mittlere Hörschwelle	4
Flüstersprache	10
Umgangssprache	50–70
Straßenlärm	70
Maschinenraum	90
Pressluftbohrer (in 2 m Entfernung)	100–120
Diskothekenlärm	100–125
Düsentriebwerk	130

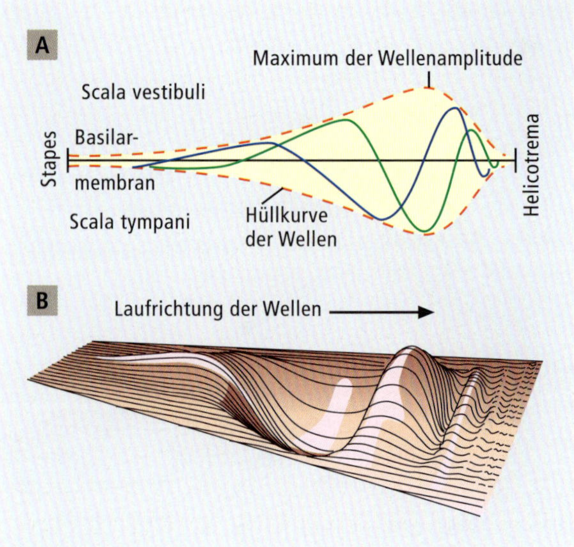

Abb. 19.59 Wanderwelle in schematischer Darstellung. **A** zwei Wellenbilder mit Hüllkurve, **B** räumliches Wellenbild. Nach Klinke

diese Weise ermittelte Lautstärke gibt man meist in sog. DB(A)-Werten an, die näherungsweise mit den Phon-Werten übereinstimmen.

Einen Überblick über die Lautstärke bekannter Geräusche vermittelt Tab. 19.6. Steigt der Lautstärkepegel eines Schallereignisses bis auf etwa 130 Phon an (Düsentriebwerk, Gewehrschuss am Ohr des Schützen, Diskothekenmusik in Lautsprechernähe), stellt sich ein unangenehmes, z. T. schmerzhaftes Gefühl ein („**Schmerzschwelle**“ oder Fühlgrenze). Eine weitere Steigerung des Schalldrucks kann u. U. eine Schädigung des Hörorgans (**Schalltrauma**) auslösen. Dauerbeschallung mit mehr als 90 Phon führt im Laufe von Jahren zu Hörschäden.

Unterschiedsschwellen. Zwei Töne gleicher Frequenz werden als unterschiedlich laut empfunden, wenn der Schalldruckpegel um mehr als 1 dB differiert (**Intensitäts-** bzw. **Schalldruckpegel-Unterschiedsschwelle**). Auch unterschiedliche Tonhöhen bei gleicher Lautstärke lassen sich gut einschätzen. Das minimale **Unterscheidungsvermögen** für **Schallfrequenzen** beträgt bei 1000 Hz etwa 0,3 %, d. h. 3 Hz.

19.4.7.3 Funktionsweise des Hörorgans

Schallübertragung im Mittelohr. Schallwellen gelangen über den äußeren Gehörgang zum Trommelfell. Dieses wird durch Schalldruckschwankungen in Schwingungen versetzt und gibt die Schallenergie über die Gehörknöchelchenkette an das Innenohr (Perilymphe der Scala vestibuli) weiter. Trommelfell und Gehörknöchelchenkette bilden zusammen den **Schallleitungsapparat**. Sie passen den Schallwellenwiderstand (Impedanz) der Luft dem der Perilymphe des Innenohrs an und verringern damit Reflexionsverluste. Die **Impedanzanpassung** wird dadurch erreicht, dass der Schalldruck bei der Übertragung im Mittelohr verstärkt wird, da die Fläche des Trommelfells etwa 16-mal größer ist als die der Steigbügel-Fußplatte. Zum anderen weist der Hammergriff einen um den Faktor 1,3 längeren Hebelarm als der Ambossfortsatz auf, wodurch die Kraft verstärkt wird. Insgesamt resultiert hieraus eine **Druckverstärkung** um den Faktor 20.

Neben diesem Weg der Schallübertragung, der **Luftleitung** (tympanalen Leitung), kann auch ein schwingender Körper (z. B. eine Stimmgabel), der auf den Schädelknochen aufgesetzt ist, eine Schallempfindung hervorrufen. Diese Empfindung entsteht durch Schwingungen des Schädelknochens (Zonen von Kompression und Dekompression), die auf das Innenohr übertragen werden (**Knochenleitung**). Außer für das Hören der eigenen Stimme und für bestimmte Untersuchungsverfahren kommt der Knochenleitung vermutlich keine größere Bedeutung zu.

Reizaufnahme im Innenohr. Bei Beschallung des Ohrs überträgt die Stapes-Fußplatte über das ovale Fenster Schallenergie auf die Perilymphe in der Scala vestibuli. Wegen der Inkompressibilität der Innenohrflüssigkeit muss ein Druckausgleich über das runde Fenster erfolgen. Die Membran des runden Fensters bewegt sich dabei in umgekehrter Richtung wie die Stapes-Fußplatte. Da die Wände des Endolymphschlauches (Scala media) nicht starr sind, werden bei diesen mechanischen Vorgängen die Scala media mit der Reissner- und Basilarmembran ausgelenkt.

Schwingungen des ovalen Fensters erzeugen in der Perilymphe **Wanderwellen**, die sich zum Helicotrema hin bewegen (Abb. 19.59). Während dieser Bewegung nimmt die Fortpflanzungsgeschwindigkeit jeder Welle laufend ab, weil die Basilarmembran zum Helicotrema hin breiter wird und dadurch eine größere Beweglichkeit erhält. Aus diesem Grund nimmt auch die Amplitude der Wanderwelle, d. h. die Auslenkung der Basilarmembran, zunächst zu. Da jedoch während der Fortbewegung gleichzeitig ein Energieverlust eintritt, kommt es bald wieder zu einer Abnahme der Amplitude. Zwischen dem Ursprungsort der Welle am Stapes und dem Ort, an dem sie infolge Dämpfung verschwindet, bildet sich somit ein Amplitudenmaximum aus. An der Stelle dieses Amplitudenmaximums werden die Sinneszellen am stärksten erregt (s. u.). Da dieses Maximum für Wellen verschiedener Frequenzen an unterschiedlichen Orten der Basilarmembran entsteht (für hohe Frequenzen in Stapesnähe, für niedrige Frequenzen in der Nähe des Helicotremas), sind unterschiedlichen Orten des Endolymphschlauchs (bzw. bestimmten Haarzellen) definierte Frequenzen zugeordnet. Diesen Vorgang, bei dem sich die Wanderwellen – nach Frequenzen geordnet – entmischen, bezeichnet man als **Frequenzdispersion**.

Reiztransduktion. Am Ort der höchsten Auslenkung der Wanderwelle findet die Reiztransduktion statt, d. h. die Umwandlung des mechanischen Reizes in den dort lokalisierten Haarzellen in ein Sensorpotenzial. Obwohl innere und äußere Haarzellen unterschiedliche Aufgaben haben (s. u.), ist der Mechanismus der Reiztransduktion in beiden Haarzelltypen prinzipiell gleich. Er wird hier für die äußere Haarzelle erläutert.

Im Bereich des Amplitudenmaximums der ausgelösten Wanderwelle kommt es zu einer lokalen Relativbewegung zwischen Basilar- und Tektorialmembran (○ Abb. 19.60), wodurch die **Stereozilien** der **äußeren Haarzellen ausgelenkt** werden (Scherbewegung). Das Abbiegen der Zilien in Richtung zum längsten Stereozilium führt zur Öffnung von Ionenkanälen der Stereozilien. Da die äußeren Haarzellen ein Membranpotenzial von −70 mV besitzen und in der K^+-reichen Endolymphe ein Potenzial von ca. +80 mV aufrechterhalten wird, strömen bei Kanalöffnung K^+-Ionen (angetrieben von dem Konzentrations- und Potenzialgefälle von etwa 150 mV) aus dem Endolymphraum in das Innere der Zellen und erzeugen dabei eine Depolarisation, das **Sensorpotenzial**. Diese Depolarisation wird durch zwei Vorgänge schnell beendet. Die Auslenkung der Stereozilien in die Gegenrichtung führt zum Verschließen der apikalen Ionenkanäle, und die in die Zelle eingeflossenen K^+-Ionen strömen über K^+-Kanäle in der basolateralen Zellmembran in die Perilymphe der Scala tympani ab. Prinzipiell entsteht das **Sensorpotenzial** in der **inneren Haarzelle** auf dieselbe Weise. Allerdings haben diese ein Ruhepotenzial von nur −40 mV.

Äußere und innere Haarzellen, die unterschiedliche Aufgaben haben, wirken funktionell folgendermaßen

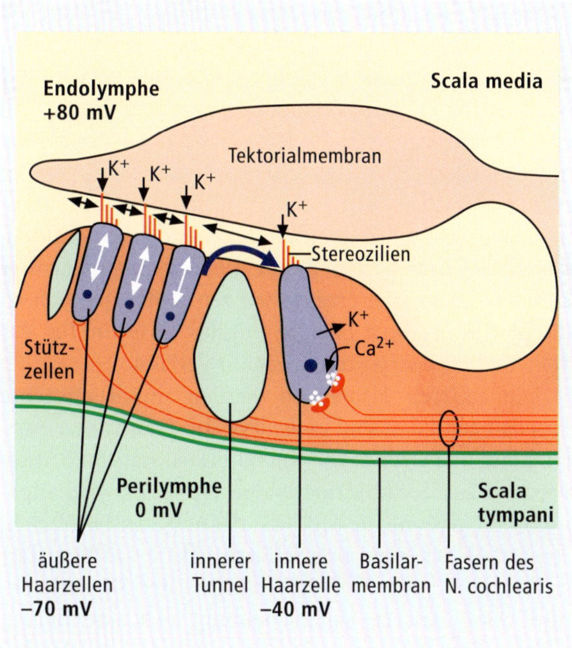

○ **Abb. 19.60** Reiztransduktion im Corti-Organ. Durch die Schwingungen der Basilarmembran werden die Stereozilien der äußeren Haarzellen ausgelenkt und damit infolge eines rhythmischen K^+-Einstroms Depolarisationen und Kontraktionen der Zellen ausgelöst. Die oszillierenden Längenänderungen übertragen ihre mechanische Energie (blauer Pfeil) auf die inneren Haarzellen, wodurch es apikal zum K^+- und nachfolgend zum Ca^{2+}-Einstrom sowie zur Ausschüttung des Transmitters Glutamat kommt

zusammen: Die Erregung der **äußeren Haarzelle** bewirkt, dass sich die Zelle mithilfe des Proteins **Prestin** außerordentlich schnell verkürzt. Diese mechanische Energie führt zu einer bis zu 1000-fachen Verstärkung der Wanderwelle und damit zu einem extrem spitzen Wanderwellenmaximum an dieser Stelle. Erst durch diesen Vorgang kommt es an derselben Stelle zur Auslenkung der Zilien der **inneren Haarzellen**, wodurch diese depolarisiert werden. Sie setzen nun Ca^{2+}-vermittelt an ihrem basalen Pol den Neurotransmitter Glutamat frei und erregen die afferenten Fasern des **N. cochlearis**. Die Freisetzung entsteht hochpräzise während der Phase der Auslenkung der Stereozilien. Eine Transmitterfreisetzung kann bis zu 5000-mal pro Sekunde erfolgen.

Festzuhalten ist also, dass die äußeren Haarzellen die Aufgabe haben, die Wanderwelle am Ort der Transduktion zu verstärken und dafür zu sorgen, dass nur in einem eng umschriebenen, frequenzspezifischen Ort die inneren Haarzellen überschwellig erregt werden. Die inneren Haarzellen wiederum sind dafür verantwortlich, die Information auf die Fasern des Hörnerven zu übertragen.

Außerdem kann das Innenohr selbst Geräusche erzeugen. Nach kurzer Anregung produziert es ein

Geräusch, das über das Mittelohr und Trommelfell nach außen geleitet wird und dort mit empfindlichen Messgeräten gemessen werden kann. Man spricht von **otoakustischen Emissionen**. Deren Schalldruckpegel ist jedoch so niedrig, dass er die subjektive Hörschwelle nicht erreicht. Für diagnostische Zwecke, z. B. für die Abschätzung der cochleären Funktion bei Neugeborenen, ist er dagegen ausreichend. Es wird angenommen, dass diese Emissionen durch die Schwingungen der äußeren Haarzellen erzeugt werden. Offensichtlich ist die hierfür erzeugte Energie so groß, dass ein Teil der Schwingungsenergie das Innenohr verlässt.

Die äußeren Haarzellen werden durch **efferente Fasern** beeinflusst und zwar über die Transmitter Acetylcholin und GABA. Die Nervenfasern stammen überwiegend aus der **kontralateralen Olive**. Es wird angenommen, dass sie die Motilität der äußeren Haarzellen steuern. Dies könnte eine Schutzfunktion für diese darstellen, aber auch eine Verbesserung der Signaldetektion (eine bessere Unterscheidung des eigentlichen Signals von Hintergrundgeräuschen) durch efferente Fasern wird diskutiert.

19.4.7.4 Erregungsleitung und zentralnervöse Verarbeitung von Schallreizen

Erregungsleitung zur Hörrinde. Die Haarzellen geben ihre Information an die bipolaren Ganglienzellen des Ganglion spirale weiter, dessen afferente Fasern im N. cochlearis (Teil des **N. vestibulocochlearis**, VIII) zum vorderen und hinteren Anteil des **Nucleus cochlearis** ziehen (o Abb. 19.61). Vom vorderen Anteil gehen Fasern zum Olivenkomplex der gleichen und der gegenüberliegenden Seite. Dadurch ergibt sich die erstmalige Vergleichsmöglichkeit für akustische Signale, die auf beide Ohren einwirken. Die nächste Station ist der **laterale Schleifenkern**, der sowohl Informationen vom Olivenkomplex als auch vom dorsalen Teil des Nucleus cochlearis erhält. Nach erneuter Umschaltung im **Colliculus inferior** und im **Corpus geniculatum mediale** erreicht die Hörbahn den **primären auditorischen Kortex** im Temporallappen (o Abb. 19.33). Somit besteht die Hörbahn aus mindestens fünf bis sechs Neuronen.

Zentralnervöse Verarbeitung. Im Verlauf der Hörbahn ändern sich die Entladungseigenschaften der Neurone. Während die cochleanahen Neurone im Wesentlichen die Frequenz, Amplitude und Dauer eines Tons codieren, antworten Neurone im weiteren Verlauf der Hörbahn auf bestimmte Eigenschaften eines Schallmusters. Auf dem Weg in den auditorischen Kortex findet also eine umfassende Verarbeitung des codierten Schalls statt.

Über 90 % der afferenten Neurone im **N. cochlearis** haben eine Synapse mit nur einer inneren Haarzelle.

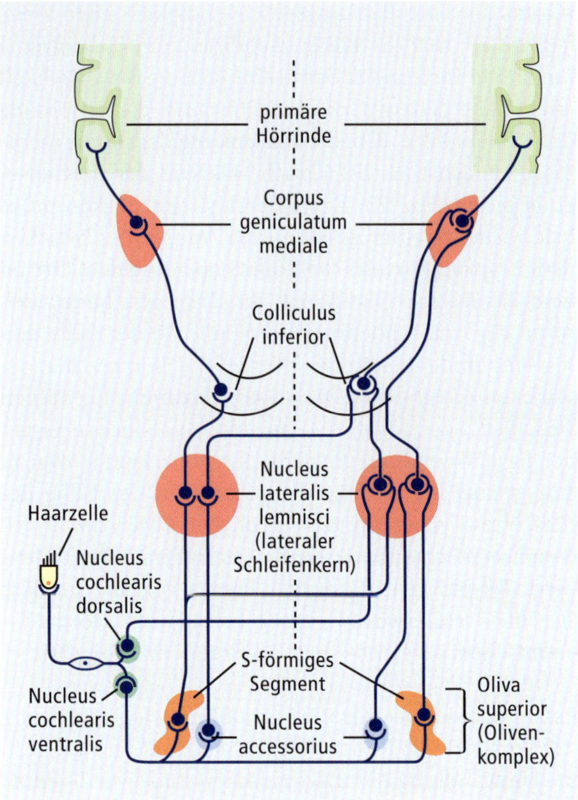

o **Abb. 19.61** Hörbahn in schematischer Darstellung. Nach Klinke

Deshalb antwortet jede Nervenfaser bevorzugt auf eine bestimmte Frequenz des Schalls, ihre **charakteristische Frequenz**. Es werden also bei jeder Tonhöhe die Fasern aktiviert, die von den für diese Tonhöhe codierenden inneren Haarzellen synaptisch erregt werden. Je höher der Schalldruckpegel, desto höher ist die Entladungsrate der angesprochenen Faser und je länger die Dauer des Tones, desto länger dauert die Aktivierung der Faser. Bei sehr lauten Tönen werden auch zunehmend Nachbarfasern mitaktiviert.

Dieses Prinzip, d. h. die Codierung einer Tonhöhenfrequenz durch spezielle Fasern, trifft allerdings nur bis Tonhöhen von 5 kHz zu, denn die Freisetzung von Transmittern und Erzeugung von Aktionspotenzialen kann höheren Frequenzen nicht mehr folgen. Bei höheren Tonfrequenzen werden daher weitere Codierungsmechanismen angenommen. Diskutiert wird eine sog. **Periodizitätsanalyse**. Offensichtlich können das Innenohr und das nachfolgende verarbeitende System Zeitstrukturen des Schallsignals, z. B. periodisch wiederkehrende Schalldruckspitzen, erkennen, die zur Codierung herangezogen werden. Das bedeutet, dass das Gehirn aus dem Muster der Aktionspotenziale die Frequenz der Schallwellen errechnet.

Nur ein kleiner Teil der gesamten akustischen Information, die in die Ohren gelangt, wird bis zur Hörrinde weitergeleitet. Dieser Teil der Schallinformation heißt **Nutzschall**. Die übrige Schallinformation (Hintergrundgeräusche u. a.) wird im Verlauf der zentralen Verarbeitung weitgehend eliminiert. Die Filtereigenschaften resultieren daraus, dass höhere Neurone der Hörbahn nicht auf reine Sinustöne, sondern nur auf bestimmte Eigenschaften eines Schallmusters reagieren. Sie codieren damit komplexe und biologisch relevante Merkmale eines Schallmusters. Dazu gehören die Sprachlaute (**Phoneme**).

Akustische Richtungswahrnehmung. Für die akustische Richtungswahrnehmung bei fixierter Kopfstellung ist beidohriges (binaurales) Hören Voraussetzung. Schallwellen, die von einer seitlichen Schallquelle ausgehen, erreichen das etwas entferntere Ohr später (**Laufzeitunterschied**) und weisen eine geringere Intensität (**Pegeldifferenz**) auf. Abweichungen der Schallquelle um etwa 3° von der Mittellinie (entsprechend einer Laufzeitdifferenz von 0,03 ms) können sicher registriert werden. Eine Entscheidung darüber, ob eine Schallquelle hinter oder vor dem Kopf liegt, ist mithilfe der Ohrmuscheln möglich, da diese eine Schalldämmung für Schallereignisse hinter dem Ohr bewirken.

Genügen die Laufzeit- und die Schalldruckdifferenz nicht für eine exakte Richtungsbestimmung, wird unbewusst der Kopf gedreht, um den Einfallswinkel des Schalls zu verändern. Dabei lässt sich feststellen, in welcher Drehrichtung der Schall lauter bzw. leiser wird.

Akustische Entfernungswahrnehmung. Für die akustische Entfernungswahrnehmung wird die Erfahrung ausgenutzt. Die Lautstärke eines Schallereignisses nimmt annähernd mit dem Quadrat der Entfernung ab. Außerdem ändert sich mit zunehmender Entfernung der Schallquelle das Frequenzspektrum des Schalls, da die hohen Frequenzen stärker als die tiefen gedämpft werden. Je weniger hohe Frequenzanteile im Schallspektrum enthalten sind, umso weiter entfernt wird die Schallquelle lokalisiert (vgl. Donnergrollen).

19.4.7.5 Hörstörungen

Schwerhörigkeit kann auf einer Beeinträchtigung der Schallleitung oder auf einer Funktionsstörung des Corti-Organs beruhen. Dementsprechend unterscheidet man die **Schallleitungs-** und **Innenohrschwerhörigkeit**. Schäden der Hörbahn führen zu sog. **retrocochleären Störungen**. Schallleitungs- und Innenohrschwerhörigkeit lassen sich durch Audiometrie und die Tests von Weber und Rinne (s. u.) differenzieren.

Schallleitungsschwerhörigkeit. Die Schallleitung über den äußeren Gehörgang, das Trommelfell und die Kette der Gehörknöchelchen bis zum ovalen Fenster kann an jedem dieser Orte behindert werden. Eine häufige Ursache ist die Verlegung des äußeren Gehörgangs durch einen **Zeruminalpfropf** (Ohrschmalzpfropf). Eine **Tommelfellperforation**, vielfach die Folge einer lauten Explosion, führt ebenfalls zu einer Schwerhörigkeit, weil die Schallwellen dann nicht nur über die Gehörknöchelchen zum ovalen Fenster geleitet werden, sondern auch auf direktem Weg das runde Fenster erreichen und so den für die Wanderwellen erforderlichen Druckausgleich über die Scala tympani behindern.

Flüssigkeitsansammlungen in der Paukenhöhle dämpfen die Schallübertragung durch die Kette der Gehörknöchelchen und führen daher zu einem graduellen Hörverlust. So kommt es bereits bei fehlendem Druckausgleich zwischen Mittelohr und Außenluft zu einem durch Luftresorption bedingten Unterdruck, der Gewebeflüssigkeit in die Paukenhöhle zieht. Dadurch werden die Bewegungen des Trommelfells und der Gehörknöchelchen behindert. Eine schwingungsdämpfende Flüssigkeitsansammlung in der Paukenhöhle kann u. a. auch die Folge einer **Mittelohrentzündung** (**Otitis media**) sein. Die vollständige Unterbrechung der Schallübertragung durch die Gehörknöchelchen führt zu einem totalen Verlust der Impedanzanpassung, sodass nur noch 2 % der Schallenergie das Innenohr erreichen. Als Ursache hierfür kommen u. a. infrage: Fraktur der seitlichen Schädelbasis, Versteifung der Gelenke in der Gehörknöchelchenkette (**Ankylose**) und Unbeweglichkeit der Steigbügelplatte bei der erblichen **Otosklerose** (Erkrankung der knöchernen Labyrinthkapsel).

Bei allen reinen Schallleitungsstörungen tritt ein gradueller Hörverlust (meist von 40–60 dB) ein, der allerdings nur die Luftleitung betrifft, während die Knochenleitung völlig normal ist. Dieser Unterschied wird in der otologischen Diagnostik zur Abgrenzung gegen Innenohrstörungen genutzt. Prüft man das Hörvermögen mithilfe der **Audiometrie**, so zeigt sich in allen Frequenzen ein Hörverlust, während bei der Knochenleitung keine Minderung des Hörvermögens festzustellen ist. Außerdem erkennt man die Schallleitungsschwerhörigkeit mit dem **Versuch** von **Rinne**: Setzt man eine schwingende Stimmgabel auf den Processus mastoideus (Warzenfortsatz des Felsenbeins), hört man einen Ton bis zum Verschwinden. Wird dann die Stimmgabel vor das Ohr gehalten, wird der Ton normalerweise wieder wahrgenommen, weil die Luftleitung empfindlicher ist. Bei einer Schallleitungsstörung ist dies nicht der Fall.

Innenohrschwerhörigkeit. Eine Innenohrschwerhörigkeit kann vor allem durch **Schädigung** der **Haarzellen** oder durch **Störung** in der **Zusammensetzung** der **Endolymphe** verursacht werden. Dabei kommt es zu

19

einem graduellen Hörverlust insbesondere für hohe Töne. Darüber hinaus ist häufig die Fähigkeit zur Diskriminierung verschieden hoher Töne beeinträchtigt. In der **Audiometrie** wird eine Beeinträchtigung sowohl bei Luft- als auch bei Knochenleitung festgestellt. Häufig sind nur bestimmte Frequenzen betroffen. Wird eine schwingende Stimmgabel auf die Kopfmitte aufgesetzt, wird der Ton auf die gesunde Seite lateralisiert, d. h. auf der gesunden Seite stärker empfunden (**Versuch** von **Weber**). Dagegen wird der Schall bei einer Schallleitungsschwerhörigkeit eher auf die kranke Seite lateralisiert, weil der Schallabfluss nach außen gestört ist.

Eine **mechanische Schädigung** der Haarzellen kann durch Schall hoher Intensität verursacht werden. **Akute Lärmschäden** treten auf, wenn z. B. bei Explosionen Schalldrücke mit einem Pegel von mehr als 140 dB innerhalb von 1,5 ms auf das Gehörorgan einwirken. Dabei kommt es zu einer Zerstörung der Haarzellen, insbesondere im Gebiet um das Maximum der Basilarmembranschwingungen, und zu einem Hörverlust in dem zugeordneten Frequenzbereich. Man spricht in diesem Fall von einem **Knalltrauma**. Wird allerdings die Druckspitze erst nach mehr als 1,5 ms erreicht, können Schutzmechanismen (u. a. Hemmung des aktiven Verstärkungsmechanismus in den äußeren Haarzellen) manchmal die Zerstörung verhindern. **Chronische Lärmschäden** sind, wie erwähnt, die Folge lang dauernder Schalleinwirkungen hoher, aber nicht extremer Intensität (90–120 dB, z. B. Diskothekenlärm). Die Dauerbeschallung kann für Minuten bis Stunden danach zu einem erheblichen Hörverlust, d. h. einer starken Erhöhung der Hörschwelle, führen und Spätschäden mit dauernder Schwerhörigkeit sowie Herz-Kreislauf-Störungen zur Folge haben.

Störungen des Sensorpotenzials treten weiterhin auf, wenn K^+ aufgrund erhöhter Permeabilität vom Endo- in den Perilymphraum übertritt. Aus diesem Grund kommt es beim **Morbus Menière** zu Anfällen von **Schwerhörigkeit**, **Tinnitus** (subjektiven Ohrgeräuschen, s. u.) und **Drehschwindel**. Man nimmt an, dass dabei eine Dauerdepolarisation der Haarzellen zu dem vorübergehenden Hörverlust führt, während die nachfolgende Transmitterfreisetzung eine pathologische Aktivität der Hörnervenfasern und damit die pathologischen Ton- oder Geräuschempfindungen auslöst. Ein Tinnitus kann jedoch nicht nur bei der Menière-Krankheit, sondern auch bei anderen Störungen durch inadäquate Erregungen von Neuronen der Hörbahn oder der Hörrinde verursacht werden. Bei stärkerer Ausprägung belastet er die Patienten erheblich und kann in Extremfällen sogar bis zum Suizid führen.

Als weitere Ursache der Schwerhörigkeit kommt ein **Endolymphhydrops** in Betracht, d. h. eine Flüssigkeitszunahme im Endolymphraum, die meist durch eine Resorptionsstörung im Saccus endolymphaticus (**o** Abb. 19.55) bedingt ist. Der erhöhte Endolymphdruck bewirkt nicht nur eine Ausbuchtung der Reissner-Membran, sondern behindert vor allem die Auslenkungen der Basilarmembran und die Scherbewegungen der Stereozilien.

Störungen der **Labyrinthdurchblutung** führen entweder zur vollständigen Degeneration des Corti-Organs und damit zur Taubheit oder – in minder schweren Fällen – zu vorübergehendem Hörverlust. Da das Corti-Organ reichliche Glykogenreserven besitzt, können die Haarzellen, die während der Ischämie ihre Funktion einstellen, längere Zeit überleben. Setzt eine ausreichende Blutversorgung rechtzeitig wieder ein, ist eine Erholung des Hörvermögens möglich.

Der **Hörsturz**, d. h. die plötzlich einsetzende Schwerhörigkeit bis hin zur Ertaubung, wird meist auf eine Durchblutungsstörung (durch Gefäßspasmen, Mikroembolien, erhöhte Blutviskosität) zurückgeführt.

Die **Altersschwerhörigkeit** (**Presbyakusis**) ist durch einen fortschreitenden Hörverlust im oberen Hörfrequenzbereich gekennzeichnet. So haben 60-jährige Männer im Mittel einen Hörverlust von ca. 40 dB bei 8 kHz und von ca. 30 dB bei 4 kHz. Im höheren Alter kann auch das akustische Sprachverständnis beeinträchtigt sein. Verursacht wird die Altersschwerhörigkeit vor allem durch Veränderungen im Innenohr, insbesondere durch Versteifung der Basilarmembran, aber auch durch zentrale Alterungsprozesse. Teilweise sind auch, wie beschrieben, lärmbedingte Hörschäden an der Genese beteiligt.

Zusatzinformation

Eine hochgradige Innenohrschwerhörigkeit kann mit einem **Cochlea-Implantat** gebessert werden. Über das runde Fenster werden dabei Elektroden in die Scala tympani eingebracht, die – durch ein Miniaturmikrofon und einen Sprachprozessor angesteuert – die afferenten Nervenfasern direkt stimulieren.

Aminoglykosid-Antibiotika (z. B. Streptomycin) schädigen bevorzugt die äußeren Haarzellen. Sie hemmen die K^+-Kanäle und behindern damit den K^+-Einstrom in die Zellen. Ferner binden sie an der Innenseite der Zellmembran an PIP_2 (Phosphoinositolbisphosphat) und hemmen so die Freisetzung des Botenstoffs IP_3, der (über Zwischenstufen) die aktiven Haarzellbewegungen steuert. Vermutlich sind beide Pathomechanismen an den Hörstörungen beteiligt, die nach der Therapie mit Aminoglykosiden auftreten können. Eine ähnliche ototoxische Wirkung hat das Zytostatikum **Cisplatin**.

Hörstörungen treten weiterhin auf, wenn sich die ionale Zusammensetzung oder das Volumen der Endolymphe ändert, wofür häufig Störungen in der Stria vascularis verantwortlich sind. Hier wird insbesondere die K^+-Sekretion (wie in der Niere) durch einen basalen $Na^+/K^+/2\ Cl^-$-Symport aufrechterhalten. Daher kann die Überdosierung von **Schleifendiuretika** (z. B. Furosemid), die diesen Symport hemmen, zur Behinderung der K^+-abhängigen Transduktion und damit zu Hörstörungen führen.

In Kürze

- Der menschliche Gehörsinn nimmt Töne eines bestimmten Frequenzbereichs (beim Jugendlichen 20 Hz bis etwa 16 000 Hz) wahr.
- Der objektive Schalldruckpegel wird in **Dezibel**, der subjektive Lautstärkepegel in **Phon** angegeben.
- Die **Hörschwelle** ist frequenzabhängig; ihr Minimum liegt im Bereich von 2–4 kHz. Bei höheren oder niedrigeren Frequenzen ist eine größere Schallintensität erforderlich, um einen hörbaren Ton zu erzeugen.
- Das Hörorgan besteht aus dem **äußeren Ohr** mit Ohrmuschel und Gehörgang, dem **Mittelohr** mit Trommelfell, Gehörknöchelchenkette und Ohrtrompete sowie dem **Innenohr** (mit der Cochlea und dem Vestibularapparat.
- Die **Cochlea** umfasst die Scala vestibuli, media und tympani. Die Scala vestibuli grenzt an das ovale, die Scala tympani an das runde Fenster. Beide sind mit Perilymphe gefüllt und stehen im Helicotrema miteinander in Verbindung. Dazwischen liegt die Scala media, die mit Endolymphe gefüllt ist. Die Scalae vestibuli und media sind durch die Reissner-Membran voneinander getrennt. Den Boden der Scala media bildet die bindegewebige Basilarmembran, die das Corti-Organ trägt.
- Das **Corti-Organ** setzt sich aus Stütz- und Sensorzellen (inneren und äußeren Haarzellen) zusammen. Diese weisen an ihrer Oberfläche Stereozilien mit der darüber liegenden gallertartigen Tektorialmembran auf.
- Die **äußeren Haarzellen** dienen der Verstärkung des Wanderwellenmaximums (s. u.), die **inneren Haarzellen** der Codierung der akustischen Reize.
- **Schallwellen** gelangen über den äußeren Gehörgang zum Trommelfell. Dieses gibt die Schallenergie über die Gehörknöchelchenkette (Hammer, Amboss, Steigbügel) und über das ovale Fenster an die Scala vestibuli des Innenohrs weiter. Trommelfell und Gehörknöchelchenkette bilden zusammen den Schallleitungsapparat, der durch Impedanzanpassung eine Druckverstärkung um den Faktor 20 bewirkt.
- Schwingungen des ovalen Fensters erzeugen in der Scala vestibuli **Wanderwellen**, die sich zum Helicotrema hin bewegen. Am Ort des Amplitudenmaximums werden die Sinneszellen erregt. Das Maximum der Wellen hoher Frequenzen entsteht in Steigbügelnähe, dasjenige niedriger Frequenzen in der Nähe des Helicotremas. Die Entmischung der Wanderwellen nach ihren Frequenzen bezeichnet man als **Frequenzdispersion**.
- Im Bereich des Amplitudenmaximums der Wanderwelle entsteht eine lokale Relativbewegung zwischen Basilar- und Tektorialmembran, wodurch die Stereozilien der äußeren Haarzellen ausgelenkt werden. Diese Auslenkung führt zur Öffnung von Ionenkanälen; der hierdurch aus der K^+-reichen Endolymphe ausgelöste K^+-Einstrom depolarisiert die Zelle.
- Die erregte **äußere Haarzelle** verkürzt sich mithilfe des Proteins Prestin sehr schnell, wodurch an dieser Stelle ein extrem spitzes Wanderwellenmaximum entsteht. Hierdurch werden an derselben Stelle die Zilien der **inneren Haarzellen** ausgelenkt, und es tritt durch K^+-Einstrom eine Depolarisation der inneren Haarzellen auf.
- Die **Hörbahn** besteht aus fünf bis sechs Neuronen. Die inneren Haarzellen geben durch Glutamatfreisetzung ihre Information an die bipolaren Ganglienzellen des Ganglion spirale weiter, dessen afferente Fasern im N. cochlearis zum Nucleus cochlearis ziehen. Von hier verlaufen Fasern zum Olivenkomplex der gleichen und der gegenüberliegenden Seite. Die nächste Station ist der laterale Schleifenkern. Nach erneuter Umschaltung im Colliculus inferior und im Corpus geniculatum mediale erreicht die Hörbahn den primären auditorischen Kortex im Temporallappen.
- Während die cochleanahen Neurone die Frequenz, Amplitude und Dauer eines Tons aufnehmen, codieren Neurone im weiteren Verlauf der Hörbahn das Schallmuster.
- Bei der **Schwerhörigkeit** unterscheidet man die Schallleitungs- und Innenohrschwerhörigkeit. Diese lassen sich durch Audiometrie und die Tests von Weber und Rinne differenzieren.
- Bei reinen **Schallleitungsstörungen** tritt ein gradueller Hörverlust (meist von 40–60 dB) ein, der nur die Luft-, nicht aber die Knochenleitung be-

19

trifft. Bei **Innenohrschwerhörigkeit** sind dagegen sowohl Luft- als auch Knochenleitung beeinträchtigt.

- Die **Presbyakusis** (Altersschwerhörigkeit) ist durch einen fortschreitenden Hörverlust im oberen Frequenzbereich (> 4 kHz) gekennzeichnet.

19.4.8 Gleichgewichtssinn

19.4.8.1 Anatomie des Gleichgewichtsorgans (Vestibularorgans)

Makroskopische Anatomie. Hinter dem von der Stapes-Fußplatte verschlossenen ovalen Fenster liegt im Felsenbein der Vorhof (**Vestibulum**) des knöchernen Labyrinths. Dieser enthält die beiden häutigen Bestandteile des Labyrinths, den **Utriculus** und den **Sacculus** (o Abb. 19.55), die etwa senkrecht zueinander stehen und über einen häutigen Gang (**Canalis utriculosaccularis**) miteinander verbunden sind. Eine Verbindung zwischen Sacculus und der Scala media der Schnecke, die – vom Vestibulum ausgehend – vor dem Sacculus im Felsenbein liegt, ist beim Erwachsenen gewöhnlich verschlossen.

In den drei **knöchernen**, halbkreisförmigen **Bogengängen**, die mit dem Vestibulum kommunizieren, befinden sich die **häutigen**, mit Endolymphe gefüllten **Bogengänge**, die ebenfalls annähernd senkrecht zueinander stehen. Man unterscheidet deshalb einen **vorderen**, einen **hinteren** und einen **horizontalen Bogengang**. Alle Bogengänge bilden in der Nähe des Übergangs zum Utriculus eine Erweiterung (**Ampulla**).

Mikroskopische Anatomie. Das Sinnesepithel in Utriculus und Sacculus, die **Macula utriculi** und die **Macula sacculi**, ist aus Stütz- und Sinneszellen aufgebaut (o Abb. 19.62). Darauf liegt eine glykoproteinreiche Gallertschicht (**Otolithen**- oder **Statolithenmembran**), der kleine Calcitkristalle (Calciumcarbonatkristalle) mit höherem spezifischem Gewicht, die **Statolithen**, ein- bzw. aufgelagert sind.

Das **Sinnesepithel** der **Bogengänge**, das ebenfalls aus Stütz- und Sinneszellen besteht, befindet sich im Bereich der Bogengangsampullen auf einer Knochenleiste (**Crista ampullaris**). Die relativ langen Zilien der Sinneszellen ragen in eine auslenkbare Gallertmasse, die **Cupula** (o Abb. 19.63), hinein.

19.4.8.2 Funktion des Vestibularapparats

Sinneszellen (Haarzellen). Im Sinnesepithel der Macula- und Bogengangsorgane kommen zwei morphologisch verschiedene Sinneszellen vor (o Abb. 19.64), die sich physiologisch jedoch nur wenig unterscheiden. Beide sind sekundäre Sinneszellen, die keine

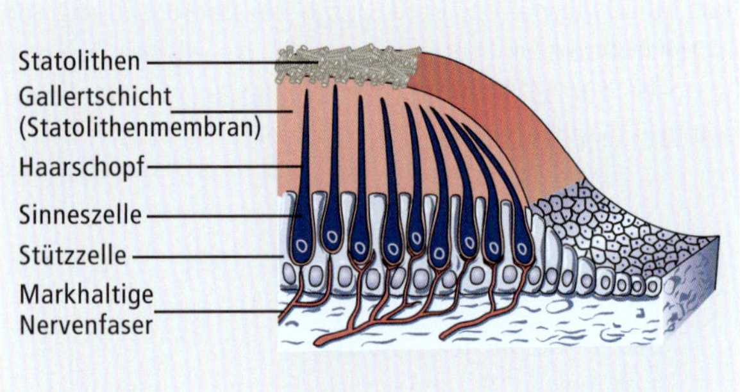

o **Abb. 19.62** Feinstruktur einer Macula mit Statolithen

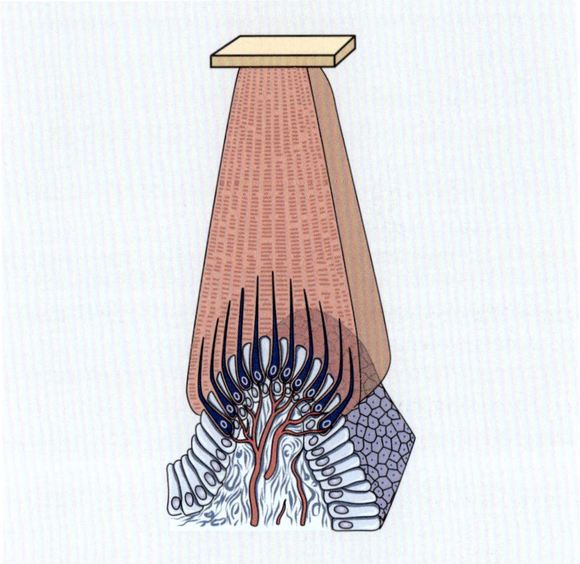

o **Abb. 19.63** Feinbau einer Crista ampullaris mit Cupula

Neuriten besitzen, sondern synaptisch mit afferenten Nervenfasern des **N. vestibularis** (Teil des N. vestibulocochlearis, VIII) verbunden sind. Über diese werden Informationen über den Erregungszustand der Sinneszellen zum Zentralnervensystem geleitet. Wie aus o Abb. 19.64 ersichtlich, enden zusätzlich an ihnen efferente Nervenfasern, die vermutlich die Empfindlichkeit der Sensoren verändern.

An der Oberfläche besitzen die Sinneszellen Zilien, und zwar etwa 60–80 unterschiedlich lange Stereozilien sowie ein Kinozilium, das die größte Länge aufweist. Kommt es zu einer Abbiegung (Scherung) der **Stereozilien** in Richtung auf das **Kinozilium**, wird ein K^+-Einstrom aus der Endolymphe in die Stereozilien der Haarzellen ausgelöst, der die Zelle depolarisiert. Die darauf folgende erhöhte Glutamatfreisetzung aus der Zelle führt zur Zunahme der Impulsfrequenz in den afferenten Nervenfasern, die auch ohne äußere Reize eine hohe regelmäßige Ruheaktivität (10–40 Impulse/s) aufweisen. Werden die Stereozilien dagegen vom Kinozilium weg geschert, so wird die Zelle hyperpolarisiert, und durch die reduzierte Transmit-

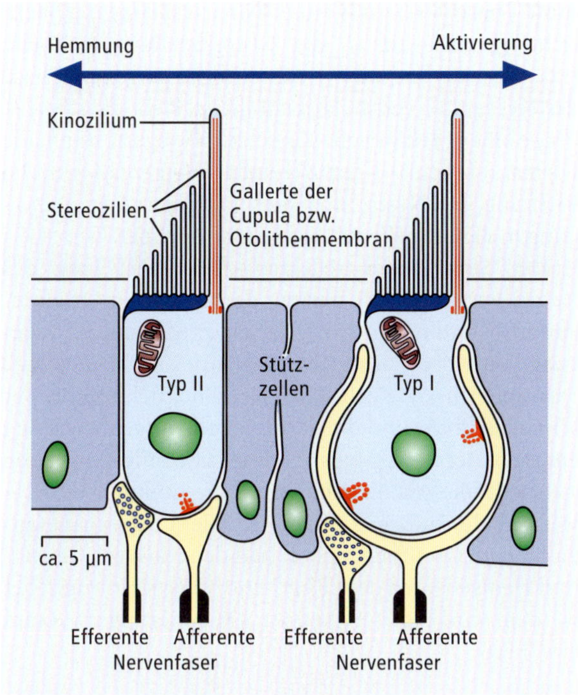

Abb. 19.64 Sinneszellen des Vestibularorgans in schematischer Darstellung. Nach Klinke

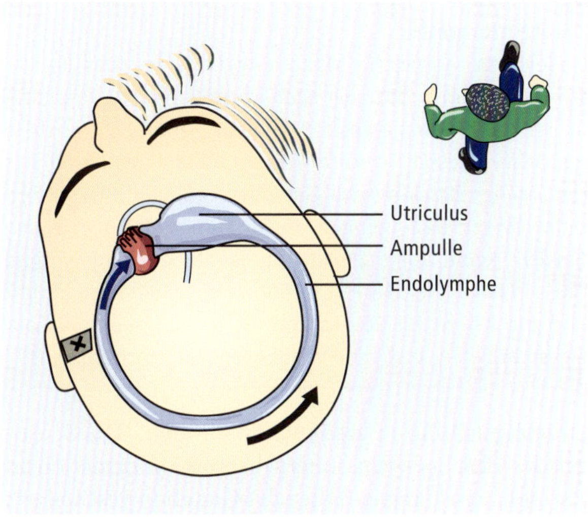

Abb. 19.65 Horizontaler Bogengang (von oben gesehen) in schematischer Darstellung. Bei Winkelbeschleunigung in Richtung des schwarzen Pfeils oder Erwärmung bei X erfolgt eine Durchbiegung der Cupula in Richtung des blauen Pfeils. Nach Klinke

terfreisetzung sinkt die Zahl der Nervenimpulse in den afferenten Nervenfasern.

Funktionsweise der Makulaorgane. Bei einer Linearbeschleunigung (**Translationsbeschleunigung**) wirken auf Endolymphe und Otolithenmembran wegen ihrer unterschiedlichen Dichte verschiedene Kräfte ein. Als Folge verschiebt sich die Otolithenmembran aufgrund ihrer Massenträgheit etwas über dem Sinnesepithel. Die daraus resultierende Auslenkung der Zilien stellt den adäquaten Reiz für die Haarzellen dar. Der wichtigste äußere Reiz für die Makulaorgane ist die Gravitationsbeschleunigung (**Schwerkraft**). Da die Macula utriculi an der Unterfläche des Utriculus fast horizontal liegt, werden ihre Sinneszellen vor allem durch **Horizontalbeschleunigung** erregt. Die Macula sacculi ist dagegen nahezu senkrecht an der Vorderwand des Sacculus befestigt, sodass die zugehörigen Sinneszellen im Wesentlichen auf **Vertikalbeschleunigung** reagieren.

Durch die über die Scherung der Zilien ausgelöste Veränderung der Ruheaktivität des N. vestibularis wird der Organismus ständig über die Kopfstellung im Raum sowie über Beschleunigungen bzw. Verzögerungen in der horizontalen (z. B. Geschwindigkeitsänderungen im Auto) oder in der senkrechten Bewegungsrichtung (z. B. Geschwindigkeitsänderungen im Fahrstuhl) informiert.

Funktionsweise der Bogengangsorgane. Der Bogengangsapparat arbeitet nach dem Prinzip des Trägheitskompasses. Eine Drehbeschleunigung (**Rotationsbeschleunigung**) in der Ebene eines Bogenganges führt zu einem Zurückbleiben der trägen Endolymphe gegenüber der Bogengangsdrehung. Daraus entsteht eine Relativbewegung der Endolymphe in Gegenrichtung zur Kopfdrehung, wodurch es zu einer Auslenkung der Cupula in dieser Richtung und damit zu einer Scherung der Zilien kommt (Abb. 19.65). Auf diese Weise werden in den Sinneszellen Erregungen ausgelöst, die das Zentralnervensystem über jede Änderung einer Drehbewegung des Kopfes informieren.

Bei einer länger dauernden Bewegung mit konstanter Drehgeschwindigkeit kehrt die Cupula nach der initialen Auslenkung langsam in ihre Ruhelage zurück, weil die anfänglich zurückbleibende Endolymphe nun der Drehbewegung folgt. Erst ein schnelles Abstoppen der Drehbewegung führt wieder zu einer Cupulaauslenkung in der vorherigen Drehrichtung des Kopfes.

Endolymphströmungen können auch **kalorisch** durch lokale Erwärmung oder Abkühlung einzelner Bogengangsabschnitte ausgelöst werden (Abb. 19.65), da mit der Erwärmung oder Abkühlung eine Änderung des spezifischen Gewichts der Endolymphe verbunden ist. Die erwärmte Endolymphe strömt in einem vertikal stehenden Bogengang (z. B. im horizontalen Bogengang bei Rückneigung des Kopfes um 60° nach hinten) nach oben, wodurch eine Cupulaauslenkung ausgelöst wird. Die kalorische Reizung des horizontalen Bogenganges findet bei einer klinischen Prüfung des Bogengangsapparats, bei der man den äußeren Gehörgang mit kaltem oder warmem Wasser spült, Anwendung. Beobachtet werden dabei die vom Bogengangsapparat gesteuerten Augenbewegungen (**Nystagmus**, s. u.).

19

Zusatzinformation

Diese bisher allgemein akzeptierte Erklärung des kalorischen Nystagmus ist durch Beobachtungen an Astronauten im Weltraum infrage gestellt. Es gelingt nämlich, auch in der Schwerelosigkeit durch Warm- oder Kaltspülung des Gehörgangs reflektorische Augenbewegungen auszulösen. Unter diesen Bedingungen dürfte jedoch das spezifische Gewicht keine Rolle spielen und daher die Endolymphe nicht in Bewegung gesetzt werden. Möglicherweise beruht also die kalorische Reizung des Bogengangsapparats auf einem anderen, bisher noch unbekannten Mechanismus.

Erregungsleitung in vestibulären Bahnen. Die Sensoren des Gleichgewichtssinns geben ihre Information an die bipolaren Ganglienzellen des **Ganglion vestibulare**, das am Grunde des inneren Gehörgangs liegt, weiter. Die zentralen Fortsätze der bipolaren Ganglienzellen bilden den N. vestibularis, der zusammen mit dem Hörnerv als N. **vestibulocochlearis** in die mittlere Schädelgrube zieht. Die Fasern des N. vestibularis enden vorwiegend im Gebiet der **Vestibulariskerne** in der **Medulla oblongata**. Zu diesen ziehen auch Fasern von Sensoren der Muskeln und Gelenke des Halses, die Informationen über die Stellung des Kopfes zum Rumpf vermitteln. Weiterhin gehen von ihnen efferente Nervenfasern (**sekundäre Vestibularisbahnen**) aus, welche die zur Erhaltung des Gleichgewichts erforderlichen Reflexe ermöglichen. Die Vestibulariskerne beider Seiten sind durch Nervenfasern miteinander verbunden.

Die sekundären Vestibularisbahnen stellen Verbindungen zum Rückenmark (**Tractus vestibulospinalis**), zur Formatio reticularis, zum Kleinhirn, zu den Kerngebieten der Augenmuskeln und über den Thalamus zur hinteren Zentralwindung her. Einige Fasern, die zum Hypothalamus ziehen, sind für das Auftreten von Bewegungskrankheiten (s. u.) von Bedeutung.

Informationen vom Vestibularapparat dienen zusammen mit den Erregungen, die dem Zentralnervensystem von Muskel-, Gelenk- und Hautsensoren zufließen, zur

- **Tonuseinstellung** bei einer bestimmten Körperhaltung (**Haltereflexe**),
- **Aufrechterhaltung** des **Gleichgewichts** bei Bewegungen (**Stellreflexe**) und
- **Fixierung** des **Gesichtsfelds** bei Kopfbewegungen (s. u.).

Nystagmus. Unter Nystagmus versteht man eine **reflektorische Einstellbewegung** der **Augen**, die durch das präzise Zusammenspiel von Vestibularapparat und Kernen von Hirnnerven für die äußeren Augenmuskeln bewirkt wird. Rotiert z. B. eine Versuchsperson langsam auf einem Drehstuhl, bleibt die Blickrichtung der Augen zunächst gegenüber der Drehbewegung zurück (**langsame Phase** des **Nystagmus**). Danach springt die Blickrichtung ruckartig in die Normalstellung (**schnelle Phase** des **Nystagmus**). Während die langsame Phase des Nystagmus vestibulär bedingt ist, stellt die schnelle Phase eine reflektorische Korrekturbewegung durch die Formatio reticularis dar. Vereinbarungsgemäß wird die Richtung des Nystagmus stets nach der Augenbewegung in der schnellen Phase gekennzeichnet.

Der Sinn dieser reflektorischen Einstellung der Augen liegt in der **Sicherung der optischen Orientierung im Raum**, die trotz ständiger Stellungsveränderung von Körper und Kopf gewährleistet bleiben soll. Das unbewusste Nachstellen der Blickrichtung in der schnellen Phase und die nachfolgende Augenbewegung entgegen der Bewegungsrichtung lassen die Umgebung stets in Ruhe erscheinen. Durch die funktionelle Auswertung der Information, die von dem Bogengangsapparat, dem Otolithenapparat und den Muskel-, Gelenk- und Hautsensoren dem Zentralnervensystem zugeleitet werden, wird die Fähigkeit zur Orientierung im Raum erweitert.

19.4.8.3 Störungen des Gleichgewichtssinns

Vestibuläre Störungen. Bei unphysiologischen und ungewohnten Erregungen des Vestibularapparats (z. B. im Auto, Flugzeug oder Schiff) kann es zu Unwohlsein, Schwindel, Schweißausbrüchen und Erbrechen kommen. Die Ursache für das Auftreten dieser Bewegungskrankheiten (**Kinetosen**) liegt vor allem darin, dass von verschiedenen Sensoren (z. B. Auge und Vestibularapparat) unterschiedliche (diskordante) Informationen zum Zentralnervensystem gelangen. Die genannten vegetativen Reaktionen werden über den Hypothalamus ausgelöst.

Bei Störungen im peripheren Vestibularapparat, in den Vestibulariskernen oder im Kleinhirn treten **pathologische Nystagmen** auf. Eine wichtige Form ist der sog. **bewegungsunabhängige Spontannystagmus**. Pathologische Nystagmen kommen ferner – allerdings seltener – bei krankhaften Prozessen des Großhirns im Bereich des visuellen Systems vor.

Der **akute, einseitige Labyrinthausfall** führt zu lang anhaltendem Drehschwindel mit Fallneigung zur erkrankten Seite sowie zu Spontannystagmus zur gesunden Seite. Es treten außerdem Richtungsabweichungen bei Bewegungen sowie Übelkeit, Schweißausbrüche und Erbrechen auf. Der **chronische Ausfall eines Labyrinths** kann symptomlos bleiben, wenn eine Kompensation durch optische Orientierung eintritt. Bei fehlender visueller Orientierung (z. B. im Dunkeln) zeigen sich jedoch Gleichgewichts- und Bewegungsstörungen.

Schwindel. Neben Spontannystagmus und Gleichgewichtsstörungen gehört auch der Schwindel (**Vertigo**) zu den Grundsymptomen vestibulärer Störungen. Er äußert sich als **Verlust** der **Körpersicherheit** im **Raum** (Störung der Raumorientierung). Zu den vestibulär ausgelösten Arten der Vertigo zählen der

- **Drehschwindel** (Scheindrehung der Umwelt oder Eigendrehung),
- **Schwankschwindel** (Schwanken des Bodens unter den Füßen) und
- **Liftschwindel** (Otolithenschwindel).

Diese drei Formen, die bei Störungen des Labyrinths oder des zentralen Vestibularissystems auftreten, werden unter dem Begriff **Vestibularisschwindel** oder **systematischer Schwindel** zusammengefasst.

Zum **unsystematischen Schwindel** rechnet man eine Reihe von Beschwerden (z. B. Gang- und Standunsicherheit, Torkel- oder Taumelgefühl). Er geht auf Störungen der zentralnervösen Verarbeitung von Vestibularisinformationen zurück und ist meist Folge von Durchblutungsstörungen des Gehirns (**Vasomotorenschwindel**). Auch können bestimmte neurologische (z. B. Epilepsie, Lähmungen von Augenmuskeln) oder psychiatrische Erkrankungen einen nicht-vestibulären Schwindel auslösen.

In Kürze

- Das **Vestibularorgan** (Gleichgewichtsorgan) erfasst Änderungen der Kopfstellung im Raum sowie Beschleunigungen. Es besteht aus dem **Utriculus**, dem **Sacculus** und den drei annähernd senkrecht zueinander stehenden **Bogengängen**, die mit Endolymphe gefüllt sind.
- Das Sinnesepithel im Utriculus, die **Macula utriculi**, wird durch Horizontalbeschleunigungen, das Sinnesepithel des Sacculus, die **Macula sacculi**, durch Vertikalbeschleunigungen erregt.
- Das **Sinnesepithel** des **Bogengangsapparats** wird dagegen durch Rotationsbeschleunigungen aktiviert.
- Das Sinnesepithel des Vestibularorgans ist aus Stütz- und Sinneszellen aufgebaut. Die **sekundären Sinneszellen** besitzen Stereozilien sowie ein Kinozilium. **Scherung** der **Zilien** löst Veränderungen der Ruheaktivität des N. vestibularis aus, wodurch der Organismus ständig über die Kopfstellung im Raum sowie über Beschleunigungen bzw. Verzögerungen informiert wird.
- Das Sinnesepithel von Macula utriculi und sacculi besitzt eine **Otolithenmembran** mit aufgelagerten Calciumcarbonatkristallen. Bei einer Linearbeschleunigung verschiebt sich die Otolithenmembran aufgrund ihrer Massenträgheit etwas über dem Sinnesepithel, wodurch die Zilien ausgelenkt werden.
- Das Sinnesepithel der Bogengänge befindet sich auf einer Knochenleiste (Crista ampullaris). Die Zilien der Sinneszellen ragen in eine auslenkbare Gallertmasse, die **Cupula**, hinein. Eine Drehbeschleunigung in der Ebene eines Bogenganges führt zu einem Zurückbleiben der trägen Endolymphe gegenüber der Bogengangsdrehung. Hierdurch kommt es zu einer Auslenkung der Cupula und zu einer Scherung der Zilien.
- Bei einer **Scherung** der **Stereozilien** in Richtung auf das Kinozilium wird ein K^+-Einstrom aus der Endolymphe in die Haarzellen ausgelöst, der die Zelle depolarisiert. Werden dagegen die Stereozilien vom Kinozilium weg gelenkt, wird die Zelle hyperpolarisiert.
- Bei Depolarisation der Sinneszelle wird die **Glutamatfreisetzung** aus der Zelle **erhöht**, wodurch die Impulsfrequenz in den afferenten Nervenfasern des N. vestibularis zunimmt. Bei Hyperpolarisation der Sinneszelle wird andererseits die **Glutamatfreisetzung reduziert** und die Zahl der Nervenimpulse in den afferenten Nervenfasern nimmt ab.
- Die **Fasern des N. vestibularis** enden vorwiegend im Gebiet der **Vestibulariskerne** in der Medulla oblongata. Zu diesen ziehen auch Fasern von Sensoren der Muskeln und Gelenke des Halses, die Informationen über die Stellung des Kopfes zum Rumpf vermitteln. Die Vestibulariskerne beider Seiten sind durch Nervenfasern miteinander verbunden.
- Von den Vestibulariskernen gehen efferente **sekundäre Vestibularisbahnen** aus, welche die zur Erhaltung des Gleichgewichts erforderlichen Reflexe ermöglichen. Diese Bahnen stellen Verbindungen zum Rückenmark, zur Formatio reticularis, zum Kleinhirn, zu den Kerngebieten der Neurone für die Augenmuskeln und über den Thalamus zur hinteren Zentralwindung her. Zum Hypothalamus ziehende Fasern sind für das Auftreten von Bewegungskrankheiten (Kinetosen, s. u.) von Bedeutung.
- Vom Vestibularapparat ausgehende Informationen dienen zusammen mit den Erregungen von Muskel-, Gelenk- und Hautsensoren der **Tonuseinstellung** bei einer bestimmten Körperhaltung (Haltereflexe), **Aufrechterhaltung** des **Gleichgewichts** bei Bewegungen (Stellreflexe)

und **Fixierung** des **Gesichtsfelds** bei Kopfbewegungen.

- Der **Nystagmus** ist eine reflektorische Einstellbewegung der Augen, die durch das Zusammenspiel von Vestibularapparat und Hirnnervenkernen der äußeren Augenmuskeln bewirkt wird. Damit bleibt die optische Orientierung im Raum trotz ständiger Stellungsveränderung von Körper und Kopf gewährleistet.
- Bei unphysiologischen Erregungen des Vestibularapparats (z. B. bei Schiffsreisen) kann es zu **Kinetosen** kommen. Bei Störungen des peripheren Vestibularapparats, in den Vestibulariskernen oder im Kleinhirn treten **pathologische Nystagmen** auf.
- Der **akute, einseitige Labyrinthausfall** führt zu lang anhaltendem Drehschwindel mit Fallneigung zur erkrankten Seite sowie zu Spontannystagmus zur gesunden Seite.

19.4.9 Gesichtssinn

Im Auge (○ Abb. 19.66) werden mithilfe des optischen Systems (dioptrischen Apparats) Objekte der Umwelt auf der Netzhaut abgebildet. Zu den bildentwerfenden Abschnitten des Auges gehören die **Hornhaut** und die **Linse** als brechende Medien. Der bildaufnehmende Teil ist die **Netzhaut**. In ihr werden elektromagnetische Wellen des Wellenlängenbereichs von etwa 400–750 nm (Spektrum des sichtbaren Lichts von blau bis rot) mithilfe photochemischer Prozesse in Erregungen umgewandelt. Diese werden über den **Sehnerven** bzw. die **Sehbahn** in das **primäre Sehzentrum** im Okzipitallappen der Großhirnrinde weitergeleitet.

19.4.9.1 Anatomie des Auges

Der Augapfel (**Bulbus oculi**) hat – sieht man von der stärkeren Krümmung der Hornhaut ab – eine nahezu kugelförmige Gestalt (○ Abb. 19.66). Seine Wand besteht aus drei Hauptschichten, der

- äußeren Augenhaut (**Tunica externa**),
- mittleren Augenhaut (**Tunica media**) und
- inneren Augenhaut (**Tunica interna**).

Die beiden äußeren Hüllen sind mesenchymaler Herkunft; die innere Schicht entwickelte sich aus einem vorgeschobenen Teil des Zwischenhirns, der sog. Augenblase. Der **Augapfelinhalt** (Kern des Bulbus) setzt sich aus drei hintereinander geschalteten lichtdurchlässigen Medien, dem **Kammerwasser**, der **Linse** und dem **Glaskörper**, zusammen.

Äußere Augenhaut. Die äußere Augenhaut besteht aus der derben, undurchsichtigen Lederhaut (Sklera) und der durchsichtigen Hornhaut (Kornea). Die weiße **Sklera** ist eine dicke, vorwiegend aus kollagenen Fasern aufgebaute, dehnungsfeste Bindegewebekapsel, die – unterstützt durch den Augeninnendruck (▸ Kap. 19.4.9.2) – die Form des Bulbus aufrechterhält. In ihrem vorderen Abschnitt ist sie von der Bindehaut (**Konjunktiva**) überzogen.

Der von der Bindehaut nicht bedeckte vordere Abschnitt des Augapfels enthält die durchsichtige **Kornea**. Sie ist wie ein Uhrglas in die Sklera eingelassen und hat wie diese eine derbe Konsistenz. Das Stroma der Hornhaut besteht aus kollagenen Fasern, die in

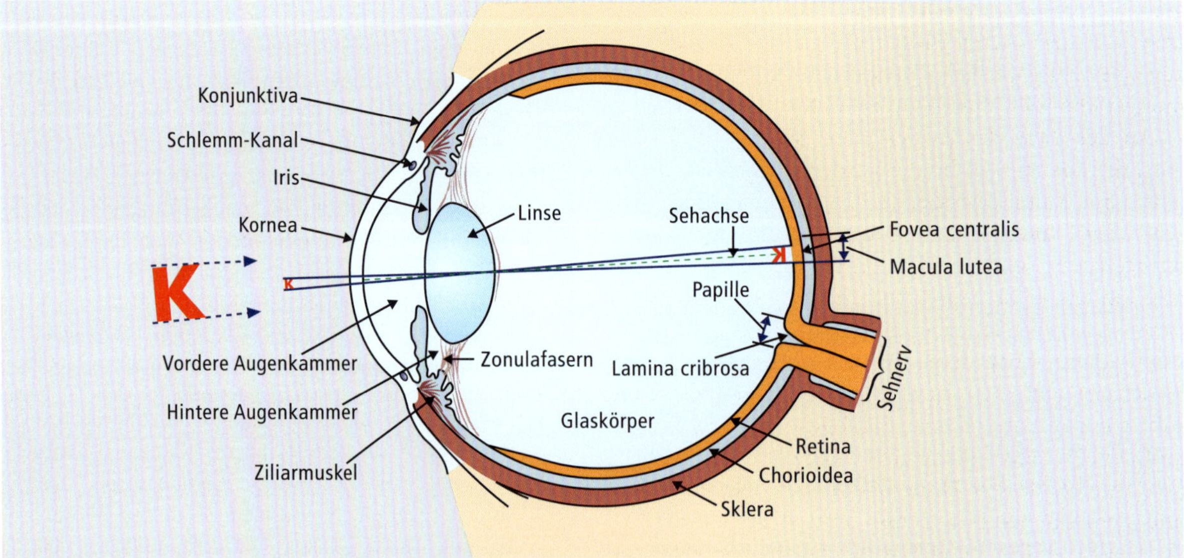

○ **Abb. 19.66** Schnitt durch das rechte Auge in schematischer Darstellung. Die dargestellten Lichtstrahlen gehen durch den Knotenpunkt und werden deshalb nicht gebrochen

Form sich überkreuzender Lamellen angeordnet sind. Die regelmäßige Anordnung der kollagenen Fasern, die in eine Glykoprotein-reiche Kittsubstanz eingelagert sind, und das Fehlen von Blutgefäßen bedingen die Durchsichtigkeit des Gewebes. Das Stroma ist beiderseits von **Epithel** überzogen. Das **vordere Hornhautepithel** besteht aus einem unverhornten, geschichteten Plattenepithel. Das **hintere Hornhautepithel** (Hornhautendothel) überzieht als einschichtiges Plattenepithel die der vorderen Augenkammer zugewandte Seite der Kornea. Vorderes und hinteres Hornhautepithel sind durch die **Bowman**- bzw. **Descemet-Membran** vom Stroma abgegrenzt. An der Grenze der Sklera zur Kornea verläuft ein ringförmiger, erweiterter Venensinus, der sog. **Schlemm-Kanal**, der mit dem Venensystem des Augapfels in Verbindung steht und den Abfluss des Kammerwassers ermöglicht. Die Hornhaut wird durch **Diffusion** aus dem Kammerwasser, der Tränenflüssigkeit und den arteriellen Gefäßen am Hornhautrand ernährt.

Mittlere Augenhaut. Die mittlere Augenhaut (**Uvea**) besteht aus den drei Abschnitten:

- Aderhaut (**Chorioidea**),
- Ziliarkörper (**Corpus ciliare**) und
- Regenbogenhaut (**Iris**).

Als **Chorioidea** bezeichnet man den Teil der mittleren Augenhaut, welcher der Sklera innen angelagert ist. Die aus mehreren Schichten bestehende Chorioidea enthält neben lamellär angeordnetem Bindegewebe mit zahlreichen Spalträumen die Verzweigungen der Aderhautgefäße, die vor allem der Ernährung der angrenzenden Schichten dienen.

Im vorderen Abschnitt des Auges bildet die mittlere Augenhaut den **Ziliarkörper**, der im Gegensatz zur glatten Chorioidea durch Leisten, Falten und Fortsätze charakterisiert ist. Er enthält die glatten Muskelfaserzüge des Ziliarmuskels (**M. ciliaris**), der den Krümmungsradius der Linse reguliert (▸ Kap. 19.4.9.2).

An der Basis des Ziliarkörpers schließt sich nach vorn die **Iris** an, welche die **vordere Augenkammer** – einen mit Kammerwasser (s. u.) gefüllten Raum zwischen der Hinterfläche der Hornhaut und der Vorderfläche von Iris und Linse – von der kleineren, ringförmig um die Linse liegenden **hinteren Augenkammer** trennt. Das zentrale, kreisrunde Loch in der Iris wird als **Pupille** bezeichnet, deren Weite durch glatte Muskeln in der Iris verändert werden kann. Der Pupillenrand ruht auf der Vorderfläche der Linse. Die Iris besteht größtenteils aus lockerem, zartem Bindegewebe (Irisstroma), dessen Hinterfläche mit Pigmentepithel und dem pigmentierten Abschnitt der Retina (s. u.) überzogen ist. Die Iris enthält zwei glatte Muskeln, den **M. sphincter pupillae** und den **M. dilatator pupillae**, für die reflektorische Weitenänderung der Pupille bei variierendem Lichteinfall (▸ Kap. 19.4.9.2).

Die **Farbe** der **Iris**, die „Augenfarbe“, hängt vom Melaningehalt des Irisstromas ab. Bei einer blauen Iris sind praktisch keine, bei grünlicher bis brauner Färbung der Regenbogenhaut reichlich Pigmentzellen vorhanden.

Als **Kammerwinkel** wird die Stelle bezeichnet, an der die Vorderfläche der Irisbasis mit der Sklera unmittelbar vor deren Übergang in die Hornhaut zusammentrifft. Hier finden sich Spalträume (**Fontana-Räume**), durch die das Kammerwasser aus der vorderen Augenkammer in den Schlemm-Kanal (s. o.) abfließen kann.

Innere Augenhaut. Die innere Augenhaut, die Netzhaut (**Retina**), gliedert sich in zwei Abschnitte: In den

- vorderen, lichtunempfindlichen Abschnitt (Pars caeca) und
- hinteren, lichtempfindlichen Abschnitt (Pars optica).

Die Grenze zwischen beiden Retinaabschnitten verläuft am hinteren Rand des Ziliarkörpers in einer gezackten Linie, der **Ora serrata**. Die **Pars caeca** bedeckt den Ziliarkörper und die Hinterfläche der Iris. Die **Pars optica** kleidet nicht nur die hintere Hälfte des Augapfels aus, sondern reicht auch noch in die vordere Bulbushälfte hinein. Sie besteht aus zwei Blättern, dem

- Stratum pigmentosum (Pigmentepithel) und
- Stratum nervosum.

Das **Pigmentepithel** ist ein einschichtiges, isoprismatisches Epithel mit zwei Arten von Fortsätzen, schlanken Mikrovilli und breiteren Ausstülpungen, die zwischen die Sensorzellen des Stratum nervosum eindringen. Die Hauptfunktion dieses Epithels ist die Ernährung der Sensorzellen.

Das **Stratum nervosum**, der eigentliche lichtempfindliche Teil der Retina, ist aus drei Zellschichten aufgebaut (○ Abb. 19.67, ○ Abb. 19.68):

- Schicht der Photosensoren (**Stratum neuroepitheliale**),
- Schicht bipolarer Nervenzellen (**Stratum ganglionare retinae**), und
- Schicht großer Ganglienzellen, deren Axone den N. opticus bilden (**Stratum ganglionare nervi optici**).

Zwischen diesen Zellen liegen die Glia-Zellen der Netzhaut, die **Müller-Stützzellen**.

Die lichtempfindlichen Sinneszellen, die **Stäbchen** und **Zapfen**, befinden sich in der hintersten an das Pigmentepithel grenzenden Zone der Retina, d. h. sie sind von der Seite des Lichteinfalls abgekehrt und von Nervenzellen und Nervenfasern überlagert. Die Zellkerne der Sensoren bilden die sog. **äußere Körnerschicht**. Das Licht muss demnach erst alle übrigen Schichten der Netzhaut durchdringen, bevor es die Sensoren erreicht (sog. **Inversion der Retina**).

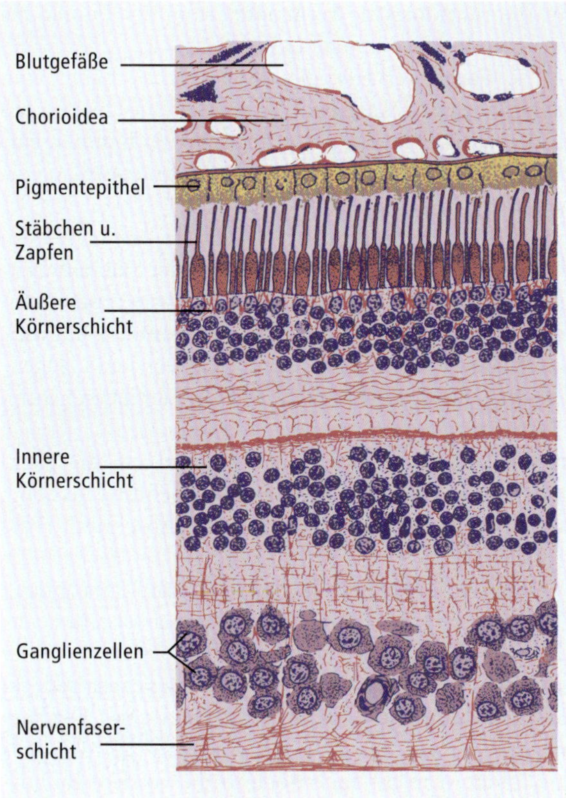

Abb. 19.67 Schichten der Netzhaut (senkrechter Schnitt durch die Retina und einen Teil der Chorioidea)

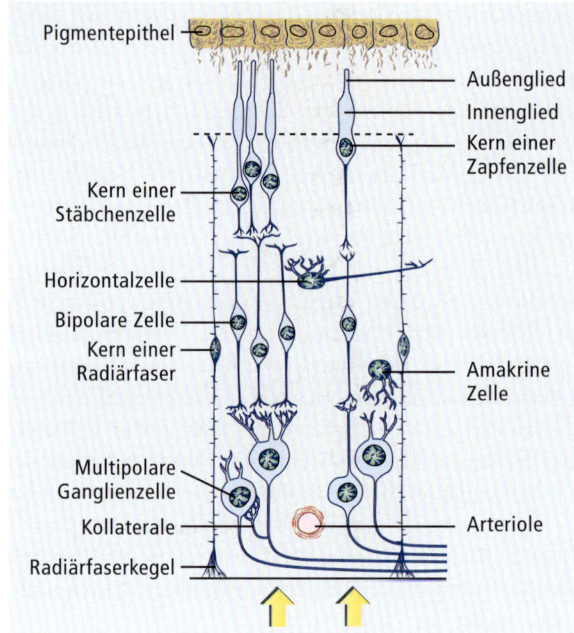

Abb. 19.68 Sensoren und Neurone der Netzhaut in schematischer Darstellung. **Gelber Pfeil** Lichteinfall. Nach Bucher

Das **Sinnesepithel** enthält etwa **6 Mio. Zapfen** und annähernd **120 Mio. Stäbchen**. In der **Macula lutea** (▸Kap. 19.4.9.4), insbesondere in der **Fovea centralis** (s. u.), ist die Retina stark verdünnt und enthält ausschließlich Zapfen, die nur noch von einer dünnen Gewebeschicht überdeckt werden, sodass das einfallende Licht einen unmittelbaren Zutritt zu den Sinneszellen hat. In der Umgebung der Fovea centralis kommt auf zwei Stäbchen ein Zapfen. Peripherwärts nimmt die Zahl der Zapfen ab, im äußeren Bereich der Retina überwiegen daher die Stäbchen. An der Austrittsstelle des Sehnerven aus dem Augapfel, der **Papilla nervi optici**, fehlen die Sinneszellen („blinder Fleck", ▸Kap. 19.4.9.1).

Im **Stratum ganglionare retinae** liegen **bipolare Schaltzellen**, die synaptischen Kontakt mit den Sensorzellen aufnehmen. Weiterhin ziehen Axone dieser Zellen zu den großen Neuronen des Stratum ganglionare nervi optici (s. u.). Die Zellkörper der bipolaren Zellen befinden sich in der sog. **inneren Körnerschicht**.

In der Fovea centralis ist jede Sensorzelle mit einer bipolaren Zelle verbunden, die wiederum an eine einzige, ihr allein zugehörige Ganglienzelle des Stratum ganglionare nervi optici angeschlossen ist. Dagegen sind in der übrigen Netzhaut stets mehrere Sinneszellen mit einer bipolaren Zelle und wiederum mehrere dieser Zellen mit einer Zelle des Stratum ganglionare nervi optici verbunden (Abb. 19.68).

In der vordersten Zellschicht, dem **Stratum ganglionare nervi optici**, findet man zahlreiche große Nervenzellen, die Ganglienzellen des Sehnerven (**N. opticus**). Sie liegen von allen Zellen am weitesten glaskörperwärts. Ihre Axone ziehen als marklose Nervenfasern zu einer Sammelstelle etwa 3–4 mm nasal vom hinteren Augenpol, der **Papilla nervi optici**. Nach dem Durchtritt durch die siebartig unterbrochene Sklera (**Area cribrosa sclerae**) werden die Nervenfasern von einer Markscheide umhüllt.

Struktur der Photosensoren. Die in der hintersten Schicht der Netzhaut sklerawärts gelegenen Photosensoren, die **Stäbchen** und **Zapfen**, weisen weitgehend den gleichen Bau auf. Sie bestehen aus einem **Außenglied**, das sich zwischen die langen Zellausstülpungen des Pigmentepithels schiebt, und einem **Innenglied** (Abb. 19.68). Beide Abschnitte sind durch ein dünnes, exzentrisch gelegenes **Verbindungsstück (Zilium)** miteinander verbunden.

Das **Innenglied** der Stäbchen ist schlanker als das bauchig erweiterte Innenglied der Zapfen. Es stellt das „Stoffwechselzentrum" der Sensorzelle dar und enthält zahlreiche Mitochondrien und Ribosomen. Glaskörperwärts verjüngt es sich zu einem Axon. Der Zellkern der Photosensoren liegt entweder am Übergang vom Innenglied zum Axon oder im Axon selbst. Als Besonderheit weisen viele Axone eine eingestülpte präsynaptische Membran (invaginierte Synapse) auf.

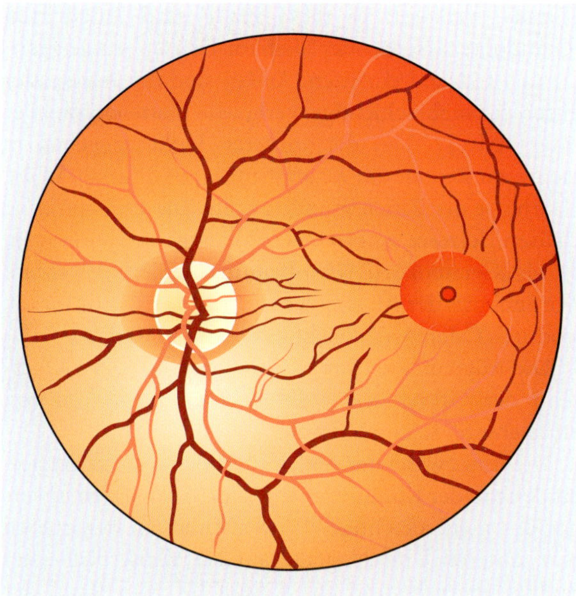

Abb. 19.69 Augenhintergrund eines rechten Auges (im umgekehrten Spiegelbild). Links: Papilla nervi optici; Arterien hellrot, Venen dunkelrot; rechts: Macula lutea mit Fovea centralis

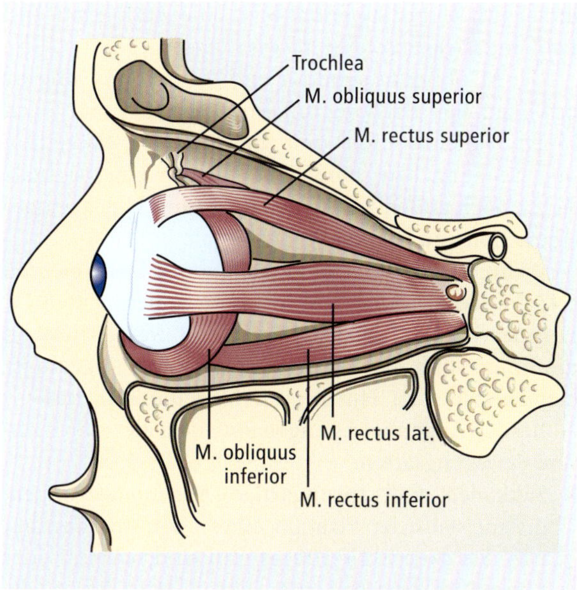

Abb. 19.70 Augenmuskeln in Seitenansicht

Das **Außenglied** ist der **rezeptive Abschnitt** der primären Sinneszellen. Es ist etwa 30 μm lang und 2 μm dick und besteht aus Protein-Lipid-Doppellamellen in Form von ca. 1000 Querscheiben (bei den Stäbchen) oder von Membraneinfaltungen (bei den Zapfen). In diese Strukturen sind die **Sehfarbstoffe** eingelagert (▸Kap. 19.4.9.4).

Augenhintergrund. Der Augenhintergrund (Abb. 19.69), der durch die brechenden Medien des Auges hindurch mit einem Augenspiegel direkt beobachtet werden kann, ist rötlich-orange gefärbt. In der nasalen Hälfte liegt die **Papilla nervi optici**, in der sich alle Nervenfasern der Netzhaut sammeln und den Bulbus verlassen. In der Papille zweigt sich die **A. centralis retinae** in mehrere Äste auf, und die Venen vereinigen sich zur **V. centralis retinae**. Zahlreiche Gefäßäste ziehen zur **Macula lutea**, dem zentralen Bezirk des schärfsten Sehens. In ihrem Zentrum liegt die **Fovea centralis**, eine kleine Grube, in der die optische Achse den Augenhintergrund trifft.

Linse. Die durchsichtige (glasklare) bikonvexe Linse (Abb. 19.66), deren Vorderfläche etwas schwächer gekrümmt ist als ihre Hinterfläche, ist durch einen Kranz von Aufhängebändern, den **Zonulafasern**, am Ziliarkörper aufgespannt. Sie ist von einer elastischen **Linsenkapsel** umgeben, in welche die Zonulafasern einstrahlen. Unter der Linsenkapsel liegt an der Vorderseite der Linse das einschichtige kubische **Linsenepithel**. Aus dem Epithel der Hinterwand entstehen während der Entwicklung die **Linsenfasern**, die sich lamellenartig aufeinanderlagern und die Hauptmasse der Linse bilden. **Die Linse ist gefäß- und nervenfrei.**

Glaskörper. Der gallertartige Glaskörper (Corpus vitreum), der weitgehend zellfrei ist, füllt den größten Teil des Augeninnenraums aus. Er besteht zu 98–99 % aus Wasser, das an Proteoglykane gebunden ist. Der Glaskörper besitzt ein feines fibrilläres Gerüstwerk, das ihn in seiner natürlichen Lage hält. Geringgradige Glaskörpertrübungen („mouches volantes") finden sich in fast jedem Auge.

Augenmuskeln. Der im Binde- und Fettgewebe der Augenhöhle (Orbita) eingebettete Augapfel ist nach allen Richtungen hin beweglich. Diese Bewegungen werden durch sechs äußere quergestreifte Augenmuskeln ermöglicht, die größtenteils in der Tiefe der Orbita von einem Sehnenring entspringen und sich dann zu einem pyramidenförmigen Muskelkegel formieren (Abb. 19.70).

Nach funktionellen Gesichtspunkten lassen sich drei Gruppen unterscheiden:

Der **M. rectus medialis** und **M. rectus lateralis** ermöglichen Bewegungen des Bulbus in horizontaler Richtung (Bewegung nach innen = **Adduktion** bzw. nach außen = **Abduktion**).

Der **M. rectus superior** und **M. rectus inferior** sind vor allem für die Bewegungen des Bulbus um eine horizontale Achse verantwortlich (**Hebung** bzw. **Senkung des Bulbus**). Wegen des leicht schrägen Verlaufs der beiden Muskeln sind sie keine reinen Bulbusheber bzw. -senker, sondern bewirken gleichzeitig eine Adduktion und Drehung des Bulbus um eine sagittale Achse nach innen (M. rectus superior) bzw. eine Adduktion und Drehung nach außen (M. rectus inferior).

Der **M. obliquus superior** und **M. obliquus inferior** bewirken eine Drehung um eine sagittale Achse nach innen (**Innenrotation**) mit gleichzeitiger Abduktion und Senkung bzw. eine Drehung um eine sagittale Achse nach außen (**Außenrotation**) mit gleichzeitiger Abduktion und Hebung.

Während der M. rectus lateralis vom VI. Hirnnerven (**N. abducens**) und der M. obliquus superior vom IV. Hirnnerven (**N. trochlearis**) versorgt werden, erfolgt die Innervation der übrigen vier äußeren Augenmuskeln durch den III. Hirnnerven (**N. oculomotorius**).

Bei den **Augenbewegungen** unterscheidet man mehrere Bewegungsarten:

- **Sakkaden** sind **sprungartige Augenbewegungen**, die meistens der Fixation eines Gegenstandes dienen. Sie dauern 15–100 ms und sind bewusst oder unbewusst. Während einer Sakkade wird die visuelle Wahrnehmung unterdrückt. Gesteuert werden Sakkaden von pontinen Zentren im Hirnstamm.
- **Folgebewegungen** sind Augenbewegungen, die ein bewegtes Ziel verfolgen. Die Sehschärfe während der Folgebewegung ist hoch. An der Programmierung ist der temporoparietale Assoziationskortex beteiligt.
- **Vergenzbewegungen** dienen der binokularen Fixation.
- **Optokinetische Bewegungen** bestehen aus einer Sequenz von Folgebewegung und Sakkade. Beim Betrachten eines bewegten Gegenstandes wird dabei der Gegenstand mit einer Folgebewegung fixiert, und eine nachfolgende Sakkade sucht einen neuen Fixationspunkt. Man nennt diese Sequenz auch „**optokinetischen Nystagmus**".
- **Vestibulo-okuläre Reflexe** stabilisieren die Augen gegenüber Kopfbewegungen. Wesentliche Impulse kommen hierbei aus dem Vestibularorgan.
- **Torsionale Augenbewegungen** (Drehung um eigene Achse) stabilisieren die Vertikale des Auges gegenüber Kopfdrehungen. Auch hier kommt die steuernde Aktivität von den Vestibulariskernen zum Tragen.

Hilfs- und Schutzeinrichtungen des Auges. Diese dienen im Wesentlichen der Erhaltung der Funktionsfähigkeit des Auges, insbesondere der Hornhaut. Zu den Hilfs- und Schutzeinrichtungen gehören

- Augenlider,
- Bindehaut und
- Tränenapparat.

Der in das Binde- und Fettgewebe der Orbita eingebettete Augapfel ist von den **Augenlidern** bedeckt. **Ober-** und **Unterlid**, welche die Lidspalte begrenzen, sind durch eine schalenförmige Bindegewebeplatte (**Tarsus**) versteift. In diese Platte sind **Talgdrüsen** (**Glandulae tarsales** oder Meibom-Drüsen) eingelagert, die den Lidrand einfetten. Außen sind die Augenlider durch das mehrschichtige, verhornte Plattenepithel der Haut bedeckt. Von der vorderen Lidkante gehen in mehreren Reihen die Augenwimpern (**Cilia**) ab. In die Haarbälge der Zilien münden holokrine und apokrine Drüsen; letztere zeigen relativ häufig Entzündungen, die als „Gerstenkorn" (**Hordeolum**) bezeichnet werden. Die Subkutis der Augenlider ist fettfrei und sehr locker, wodurch Ödeme hier leicht zu erkennen sind.

Die Augenbraue (**Supercilium**) markiert den Oberrand der Orbita und verhindert ein Abfließen von Stirnschweiß in den Lidspalt.

Die Innenwand der Augenlider wird von der Augenbindehaut, der **Konjunktiva**, ausgekleidet, deren unverhorntes mehrschichtiges Plattenepithel an der oberen bzw. unteren Umschlagfalte auf die Vorderfläche des Bulbus übergeht und auf diesem bis zum Rand der Hornhaut reicht.

Entzündungen der Bindehaut (**Konjunktivitis**) oder Fremdkörperreizungen gehen häufig mit einer Rötung und Schwellung sowie mit einer gesteigerten Sekretion einher, wobei zahlreiche Blutgefäßschlingen sichtbar werden („konjunktivale Injektion").

Zum **Tränenapparat** gehören

- die Tränendrüse und
- die ableitenden Tränenwege.

Die **Tränendrüse** ist eine zusammengesetzte tubuläre Drüse, die mit mehreren Ausführungsgängen im äußeren Augenwinkel in die obere Umschlagfalte einmündet. Ihr Sekret, die **Tränenflüssigkeit**, eine eiweißarme, farblose und salzhaltige Flüssigkeit, dient der Reinigung, Befeuchtung und Ernährung der Hornhaut. Sie wird durch den Lidschlag über die gesamte Hornhaut verteilt und gelangt in den sog. **Tränensee** am medialen Lidwinkel.

Der **Tränenabfluss** erfolgt am medialen Lidwinkel über die beiden Tränenkanälchen (**Canaliculi lacrimales**), die sich vereinigen und in den Tränensack (**Saccus lacrimalis**) einmünden. Von hier erfolgt der Tränenabfluss über den Tränennasengang (**Ductus nasolacrimalis**) zu einer unter der unteren Nasenmuschel gelegenen Öffnung in der Nasenhöhle. Ein Großteil der Tränenflüssigkeit, die wegen ihres Lysozymgehalts einen wirksamen Infektionsschutz bietet, geht durch Verdunstung in die Luft über.

In Kürze

- Im Auge werden mithilfe des dioptrischen Apparats Objekte der Umwelt auf der Netzhaut abgebildet. Zu den Bild entwerfenden Abschnitten des Auges gehören die **Hornhaut** und die **Linse** als brechende Medien. Der Bild aufnehmende Teil ist die **Netzhaut** (s. u.).

- Der **Augapfel** besteht aus der äußeren, mittleren und inneren Augenhaut (Tunica externa, media, interna). Der Augapfelinhalt setzt sich aus drei hintereinander geschalteten lichtdurchlässigen Medien, dem Kammerwasser, der bikonvexen gefäß- und nervenfreien Linse und dem gallertartigen Glaskörper (Corpus vitreum) zusammen.
- Zur **äußeren Augenhaut** gehören die undurchsichtige Lederhaut (Sklera), welche die Form des Bulbus aufrechterhält, und die durchsichtige Hornhaut (Kornea).
- Die **mittlere Augenhaut** setzt sich aus der Aderhaut (Chorioidea), dem Ziliarkörper (Corpus ciliare) und der Regenbogenhaut (Iris) zusammen.
- Die **Chorioidea** enthält die Aderhautgefäße, die der Ernährung der angrenzenden Schichten dienen.
- Im **Ziliarkörper** finden sich die glatten Muskelfaserzüge des M. ciliaris, der über die Zonulafasern den Krümmungsradius der Linse reguliert.
- Die **Iris** trennt die vordere von der ringförmig um die Linse liegenden hinteren Augenkammer. Das zentrale, kreisrunde Loch in der Iris wird als **Pupille** bezeichnet, deren Weite durch den M. sphincter pupillae und den M. dilatator pupillae variiert werden kann.
- Im **Kammerwinkel** zwischen Irisbasis und Sklera fließt das Kammerwasser aus der vorderen Augenkammer vorrangig in den Schlemm-Kanal.
- Die **innere Augenhaut**, die **Netzhaut** (Retina), ist im vorderen Teil lichtunempfindlich (Pars caeca), im hinteren dagegen lichtempfindlich (Pars optica). Die Pars optica besteht aus dem Pigmentepithel (Stratum pigmentosum) und dem Stratum nervosum.
- Das **Pigmentepithel** ernährt die Sensorzellen.
- Das lichtempfindliche **Stratum nervosum** besteht aus der hinteren Schicht der Photosensoren (Stratum neuroepitheliale), der mittleren Schicht der bipolaren Nervenzellen (Stratum ganglionare retinae) und der vorderen Schicht der großen Ganglienzellen, deren Axone den N. opticus bilden (Stratum ganglionare nervi optici).
- Die Zellen des **Stratum neuroepitheliale** sind die lichtempfindlichen Sinneszellen, die **Stäbchen** und **Zapfen**. Die Fovea centralis enthält ausschließlich Zapfen. Zur Peripherie hin nimmt die Zahl der Zapfen ab und die Stäbchen überwiegen. An der Austrittsstelle des Sehnerven, der Papilla nervi optici, fehlen die Sinneszellen („blinder Fleck").
- Die bipolaren Schaltzellen im **Stratum ganglionare retinae** verbinden synaptisch die Sensorzellen mit den großen Ganglienzellen des **Stratum ganglionare nervi optici**. Deren Axone ziehen zur Papilla nervi optici und bilden den **Sehnerv** (N. opticus).
- Stäbchen und Zapfen sind aus einem **Außenglied**, das den Sehfarbstoff enthält, und einem **Innenglied**, in dem der Zellkern, Mitochondrien und Ribosomen lokalisiert sind, aufgebaut. Am Innenglied befindet sich eine synaptische Endigung, von der Glutamat freigesetzt wird.
- Der Augapfel wird durch sechs äußere quergestreifte **Augenmuskeln** bewegt. Möglich sind Adduktion und Abduktion, Hebung und Senkung des Bulbus, Innen- und Außenrotation. Die Neurone zu den Augenmuskeln verlaufen im N. abducens, N. trochlearis und N. oculomotorius.
- **Sakkaden** sind sprungartige Augenbewegungen, die meistens der Fixation eines Gegenstandes dienen, **Folgebewegungen** sind Augenbewegungen, die ein bewegtes Ziel verfolgen. **Vergenzbewegungen** dienen der binokularen Fixation, **optokinetische Bewegungen** bestehen aus einer Sequenz von Folgebewegung und Sakkade.
- **Hilfs-** und **Schutzeinrichtungen** des **Auges** sind die Augenlider, die Bindehaut (Konjunktiva) und der Tränenapparat mit Tränendrüse und ableitenden Tränenwegen zur Nasenhöhle.

19.4.9.2 Abbildendes System, Pupillenreaktion und intraokulärer Druck

Dioptrik. Das abbildende System des Auges (**dioptrischer Apparat**) entwirft auf der Netzhaut ein reelles, umgekehrtes und verkleinertes Bild der betrachteten Gegenstände (○ Abb. 19.66). Dieser Effekt kommt durch Brechung der Lichtstrahlen an den gekrümmten Flächen zustande, die Medien unterschiedlicher Dichte voneinander trennen (□ Tab. 19.7). Da sich im vorderen Augenabschnitt mehrere Flächen mit dieser Eigenschaft befinden, erfolgt die Abbildung durch ein zusammengesetztes optisches System, dem man eine (vordere) Brennweite von 17 mm zuordnen kann. Die **Brechkraft** eines optischen Systems wird in **Dioptrien**

Tab. 19.7 Durchschnittliche Brechungsindizes der Medien im dioptrischen Apparat des Auges

Medium	Brechungsindex
Luft	1,00
Hornhaut	1,38
Kammerwasser	1,34
Linsenkern	1,41
Glaskörper	1,34

(dpt), d. h. durch den reziproken Wert der in Metern gemessenen Brennweite, angegeben:

$$\text{Brechkraft (dpt)} = \frac{1}{\text{Brennweite (m)}}$$

Gleichung 19.3

Die **Gesamtbrechkraft** des dioptrischen Apparats im menschlichen Auge beträgt in Akkommodationsruhe (s. u.)

$$\frac{1}{0{,}017\,\text{m}} = 59\ \text{dpt}$$

Gleichung 19.4

Den größten Beitrag zu dieser Gesamtbrechkraft leistet die Übergangsfläche Luft – Hornhaut, die wie eine starke **Sammellinse** von +49 dpt wirkt. Diese Eigenschaft ist auf die relativ starke Krümmung der Hornhaut und die stark unterschiedlichen Brechungsindizes von Luft und Hornhaut zurückzuführen (Tab. 19.7). Die Hornhauthinterfläche wirkt dagegen wie eine **Zerstreuungslinse** von −6 dpt. Insgesamt beträgt der Anteil der Hornhaut an der Gesamtbrechkraft des Auges demnach +43 dpt. Auf die vordere und hintere Linsenfläche entfallen in Akkommodationsruhe zusammen 16 dpt. Die operative Entfernung der Linse (**Aphakie** = Linsenlosigkeit) beim Vorliegen von Linsentrübungen („Grauer Star", **Katarakt**, ▸Kap. 19.4.9.3) bewirkt demnach eine Minderung der Brechkraft um 16 dpt, die durch Einsetzen einer Kunststofflinse korrigiert wird.

Zusatzinformation

Das abbildende System weist **zwei** physiologische **Abbildungsfehler** auf: Die **sphärische Aberration** kommt dadurch zustande, dass im Randbereich der Linse das Licht stärker als im Zentrum gebrochen wird. Durch Verengung der Pupillen bei Nahakkommodation (s. u.) werden diese Randstrahlen ausgeblendet, wodurch die sphärische Aberration nicht zum Tragen kommt. Die **chromatische Aberration** ist dadurch charakterisiert, dass kurzwelliges Licht stärker gebrochen wird als langwelliges. Rotes und blaues Licht werden daher in verschiedenen Ebenen abgebildet. Insgesamt besteht für den Blaubereich eine geringere Empfindlichkeit.

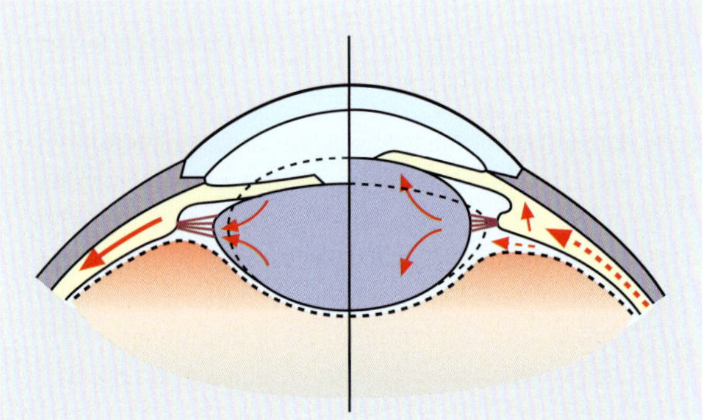

Abb. 19.71 Schema zur Erläuterung der Akkommodation. **Links** Fernakkommodation (Akkommodationsruhe); **rechts** Nahakkommodation. Die ausgezogenen Pfeile geben die Zugrichtung der aktiven elastischen bzw. kontraktilen Elemente, die gestrichelten Pfeile die der passiven Bewegungen an

Akkommodation. Der optische Apparat des Auges ist in der Lage, unterschiedlich weit entfernte Gegenstände scharf auf der Netzhaut abzubilden (Abb. 19.71). Dies wird durch Änderung der Brechkraft infolge einer Formänderung der Linse erreicht, wobei vor allem der Krümmungsradius der vorderen Linsenfläche betroffen ist. Die Akkommodationszeit bei der Umstellung von Fern- auf Nahsicht beträgt 0,5–1,5 s, die von Nah- auf Fernsicht 0,8–1,2 s.

Bei **Fernakkommodation** (**Akkommodationsruhe**) ist der Ziliarmuskel nicht kontrahiert, d. h. die Zonulafasern sind aufgrund des elastischen Zuges der Sklera gespannt. Diese Spannung wird auf die Linsenkapsel übertragen, wodurch die elastische Linse abgeflacht wird. Bei **Überschreiten** einer **Gegenstandsweite** von **5 m** ist das **Auge** praktisch in **Akkommmodationsruhe** (**fernakkommodiert**). Im fernakkommodierten Auge liegt der Brennpunkt des abbildenden Systems in der Retina.

Bei **Nahakkommodation**, d. h. beim Betrachten von Gegenständen in einer Entfernung kleiner als 5 m, kontrahiert sich der ringförmige Ziliarmuskel. Der Zug der Zonulafasern wird damit vermindert, sodass die Linse infolge ihrer Eigenelastizität mehr die Form einer Kugel annimmt und dadurch ihre Brechkraft erhöht. Dadurch rückt der Brennpunkt von der Retina weg in Richtung Linse. Die maximale Nahakkommodation erlaubt bei Jugendlichen eine scharfe Abbildung von Gegenständen, die sich etwa 10 cm vor dem Auge befinden (sog. Nahpunktsabstand). Dies entspricht einer **Gesamtbrechkraft** des Auges von etwa **69 dpt**.

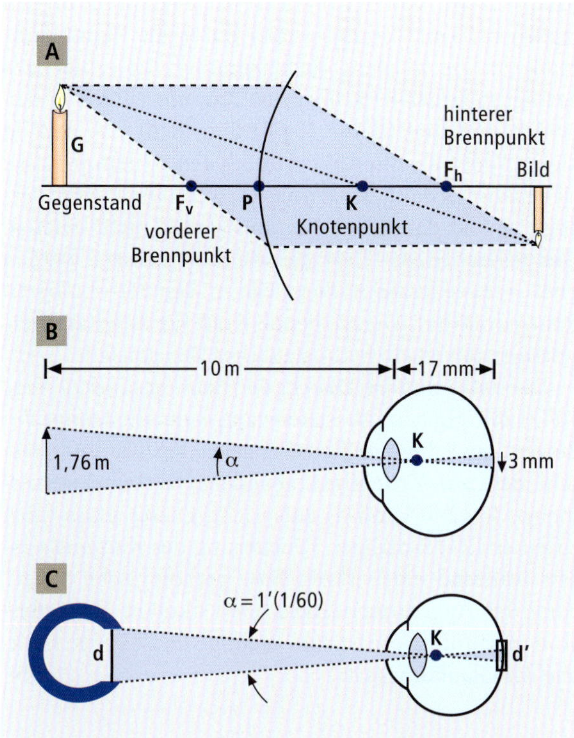

○ Abb. 19.72 Abbildung eines Gegenstandes G vor dem Auge auf der Retina. **A** Strahlengang durch die Linse. Parallelstrahlen gehen durch den hinteren Brennpunkt F_h, Strahlen, die senkrecht auf die Linse treffen, werden nicht gebrochen und gehen durch den Knotenpunkt K. Strahlen, die durch den vorderen Brennpunkt F_v der Linse gehen, verlaufen hinter der Linse parallel zur optischen Achse. **B** Die Größe eines Gegenstandes ist durch den Winkel α bestimmt. Da Strahlen durch den Knotenpunkt K nicht gebrochen werden, kann die Abbildungsgröße eines Gegenstandes auf der Retina mithilfe des Strahlensatzes bestimmt werden. **C** Darstellung des Visus mithilfe eines sog. Landolt-Rings: Hier stellt die Lücke im dunkelblauen C den zu betrachtenden Gegenstand dar

Der Kontraktionszustand des Ziliarmuskels und damit die Brechkraft der Linse werden durch parasympathische Nervenfasern aus dem N. oculomotorius kontrolliert. Der adäquate Reiz zur Änderung der Brechkraft der Linse ist eine unscharfe Abbildung auf der Netzhaut.

Die Differenz der Brechkräfte des Auges bei Einstellung auf **Nah-** und **Fernpunkt** bezeichnet man als **Akkommodationsbreite**. Der **Fernpunkt** (der entfernteste Punkt, der scharf auf der Netzhaut abgebildet wird) liegt für den Normalsichtigen im Unendlichen. Beim **Jugendlichen** beträgt die **Akkommodationsbreite 10–12 dpt.**

Abbildung auf der Netzhaut und Visus (Sehschärfe). Die Güte der Abbildung auf der Netzhaut bestimmt die Sehschärfe, den **Visus**. ○ Abb. 19.72 A zeigt den Strahlengang durch den brechenden Apparat bei Nahakkommodation, wobei vereinfachend nur die Linse dargestellt ist. Parallel zur optischen Achse einfallende Strahlen werden so gebrochen, dass sie durch den **bildseitigen** (hinteren) **Brennpunkt** F_h gehen. Strahlen durch den **objektseitigen** (vorderen) **Brennpunkt** F_v werden so gebrochen, dass sie hinter der Linse parallel zur optischen Achse verlaufen. Strahlen, die senkrecht auf die Linse fallen, werden nicht gebrochen und treffen sich hinter der Linse im **Knotenpunkt** K. Diesen Gesetzmäßigkeiten entsprechend wird ein Gegenstand auf der Retina abgebildet (Beachte: bei Nahakkommodation liegt der Brennpunkt **vor** der Retina!). Da alle nicht gebrochenen Strahlen durch den Knotenpunkt gehen, kann durch die Anwendung des Strahlensatzes berechnet werden, wie groß ein Gegenstand in einer bestimmten Entfernung vom Auge auf der Retina abgebildet wird (○ Abb. 19.72 B).

Der Knotenpunkt und der Winkel α erlauben auch, den Visus zu definieren und zu bestimmen. Dazu werden sog. Landolt-Ringe verschiedener Größe benutzt. ○ Abb. 19.72 C zeigt einen solchen **Landolt-Ring**. Er weist eine Lücke d auf, die von dem Untersuchten erkannt werden muss. Eine hohe Sehschärfe liegt dann vor, wenn kleine Lücken erkannt werden, so dass der Betrachter angibt, ein C und keinen geschlossenen Ring zu sehen. Je kleiner die noch erkannte Lücke ist, desto kleiner ist der in ○ Abb. 19.72 C dargestellte Winkel α. Der Visus wird als Kehrwert des kleinsten Sehwinkels α (Minimum separabile) angegeben, unter dem zwei Punkte gerade noch als getrennt wahrgenommen werden bzw. bei dem die Lücke d noch erkannt wird. Für den **Visus** V gilt die Beziehung:

$$V = \frac{1}{\alpha}\ (\text{Winkelminuten}^{-1})$$

Gleichung 19.5

Beim Normalsichtigen beträgt der Visus in der Fovea centralis 1 Winkelminute (1/60 Winkelgrad), was einem Zweipunkteabstand von 1,5 mm in 5 m Entfernung entspricht. In diesem Fall ist der Visus bei heller Beleuchtung gleich 1 (Hierbei haben die Abbildungen der beiden unterscheidbaren Punkte auf der Fovea einen Abstand von 5 µm, erregen also zwei Zapfen, die nur durch einen weiteren Zapfen getrennt sind, s. u.). Außerhalb der Fovea ist der Visus bedeutend niedriger.

Pupillenreaktionen. Normalerweise sind beide Pupillen rund und gleich weit. Die **Pupillenweite** hängt von der Intensität des einfallenden Lichts ab und wird – wie die Brechkraft der Linse – reflektorisch gesteuert. Die Weite der Pupillenöffnung kann beim Jugendlichen zwischen 1,5 mm und 8,0 mm, der relative Lichteinfall in das Auge demnach um den Faktor 30 variieren. Im

Alter sinkt die maximal mögliche Pupillenweite deutlich ab.

Die Pupillen sind umso weiter, je geringer die Leuchtdichte der Umgebung ist. Jede Zunahme des in das Auge einfallenden Lichtstroms ruft eine Verengung der Pupille hervor, wodurch gleichzeitig die Tiefenschärfe der Abbildung zunimmt (vgl. Abnahme der Blendenweite beim Fotoapparat). Die Latenzzeit für diese Lichtreaktion ist relativ groß (mittlerer Wert 0,20–0,25 s). Für die maximale Pupillenverengung beim Übergang von Dunkelheit zu heller Beleuchtung werden Zeiten von etwa 4–5 min benötigt. Die Pupillenerweiterung beim Übergang in die Dunkelheit verläuft noch langsamer.

Bei Belichtung eines Auges reagiert sowohl dessen Pupille (**direkte Lichtreaktion**) als auch indirekt die des anderen, nicht belichteten Auges mit einer Verengung (**konsensuelle Lichtreaktion**). Außerdem verengen sich die Pupillen aufgrund der Mitinnervation durch den N. oculomotorius bei Nahakkommodation, da dieser Nerv gleichzeitig für die Pupillenverengung, die Nahakkommodation und die Konvergenz der Augäpfel (**Konvergenzreaktion**) verantwortlich ist.

Die Pupillenreaktionen werden durch zwei glatte Muskeln in der Iris bewirkt, den **M. sphincter pupillae** und den **M. dilatator pupillae**. Durch Kontraktion des M. sphincter pupillae wird die Pupille enger (**Miosis**). Dieser Muskel wird durch parasympathische Nervenfasern, die aus dem Kerngebiet des N. oculomotorius (**Edinger-Westphal-Kern**) im Mittelhirn stammen und im Ganglion ciliare hinter dem Bulbus umgeschaltet werden, innerviert. Eine Kontraktion des M. dilatator pupillae führt dagegen zur Erweiterung der Pupille (**Mydriasis**). Der M. dilatator pupillae wird durch sympathische Nervenfasern innerviert, die den Rückenmarkssegmenten C_8–Th_1 entstammen und im Ganglion cervicale superius umgeschaltet werden. Eine allgemeine Aktivierung des Sympathikus, z. B. bei Schreckreaktionen, führt häufig auch zu einer starken Pupillenerweiterung.

Zusatzinformation

Parasympatholytika (z. B. Atropin) rufen eine Pupillenerweiterung (Verwendung als Mydriatikum), Parasympathomimetika (z. B. Pilocarpin) eine Pupillenverengung (Verwendung als Miotikum) hervor.

Augeninnendruck. Neben der festen Sklera ist die Konstanz des Augeninnendrucks für die Aufrechterhaltung der äußeren Form des Auges verantwortlich. Der Augeninnendruck hängt vor allem von der **Menge** des kontinuierlich gebildeten und abfließenden **Kammerwassers** ab, das vom Epithel des Ziliarkörpers, angetrieben von HCO_3^-/Cl^-- und Na^+/H^+-Antiportern, abgesondert wird. Von der hinteren Augenkammer fließen täglich ca. 3 ml Kammerwasser durch die Pupillenöffnung in die vordere Augenkammer. Von hier aus gelangt es zu 80–85 % über den Kammerwinkel in den **Schlemm-Kanal** (o Abb. 19.66) und fließt von dort in kleine Venen ab. Ein Abfluss durch den Schlemm-Kanal ist besonders dann gewährleistet, wenn die Pupille verengt ist und damit den Kammerwinkel nicht einengt. Die restlichen 15–20 % des Kammerwassers werden über uveo-sklerale Abflusswege in den retrobulbären Raum drainiert. Die treibende Kraft für den Kammerwasserstrom ist ein hydrostatisches Druckgefälle.

Der **intraokuläre Druck**, der beim gesunden Auge 10–21 mm Hg beträgt, ist konstant, wenn die Menge des durch den Schlemm-Kanal abgeleiteten Kammerwassers der pro Zeiteinheit gebildeten Kammerwassermenge (0,12–0,15 ml/h) entspricht. Dieser Fluss führt zu einer 12–15-maligen Erneuerung des Kammerwassers während eines Tages. Eine pathologische Steigerung des Augeninnendrucks wird **okuläre Hypertension** genannt. Diese ist eine wichtige und häufige Ursache des Glaukoms (s. u.).

In Kürze

- Das **abbildende System** des **Auges**, der dioptrische Apparat, entwirft auf der Netzhaut ein reelles, umgekehrtes und verkleinertes Bild der betrachteten Gegenstände.
- Die **Gesamtbrechkraft** des dioptrischen Apparats im menschlichen Auge beträgt in Akkommodationsruhe (Sehen in die Ferne) 59 dpt. Hierbei entfallen auf die Übergangsfläche Luft-Hornhautvorderfläche 49 dpt, auf die vordere und hintere Linsenfläche zusammen 16 dpt. Die Hornhauthinterfläche wirkt wie eine Zerstreuungslinse von −6 dpt.
- Die Formänderung der Linse erlaubt Nah- und Fernakkommodation. Bei **Fernakkommodation** (Akkommodationsruhe) ist der Ziliarmuskel nicht kontrahiert, die Spannung der Zonulafasern wird auf die Linse übertragen, wodurch diese abgeflacht wird. Bei **Nahakkommodation** kontrahiert sich der ringförmige Ziliarmuskel, der Zug der Zonulafasern wird vermindert und die Linse infolge ihrer Eigenelastizität stärker abgerundet.
- Die Differenz der Brechkräfte des Auges bei Einstellung auf Nah- und Fernpunkt bezeichnet man als **Akkommodationsbreite** (beim Jugendlichen 10–12 dpt, im Alter ca. 2 dpt).

- Der **Visus** gibt die Sehschärfe an, d. h. die räumliche Auflösung der Abbildung auf der Retina.
- Die **Pupillenweite** wird – wie die Brechkraft der Linse – reflektorisch gesteuert. Zunahme des in das Auge einfallenden Lichtstroms ruft eine beidseitige Verengung der Pupille (Miosis) hervor, wodurch gleichzeitig die Tiefenschärfe zunimmt. Eine Miosis wird durch den M. sphincter pupillae, eine Pupillenerweiterung (Mydriasis) durch den M. dilatator pupillae bewirkt.
- Das Kammerwasser wird kontinuierlich vom Epithel des Ziliarkörpers gebildet und größtenteils über den Schlemm-Kanal abgeleitet.
- Der normale **Augeninnendruck** beträgt 10–21 mm Hg.

19.4.9.3 Pathophysiologie des vorderen Augenabschnitts

Refraktionsanomalien. Unter Refraktionsanomalien versteht man pathologische Veränderungen des brechenden Systems im Auge, die zu einer unscharfen Abbildung auf der Retina führen. Im Wesentlichen unterscheidet man dabei drei Formen:

- Myopie,
- Hyperopie und
- Astigmatismus.

Bei der **Kurzsichtigkeit** (**Myopie**) liegt meist eine **Verlängerung** des **Augenbulbus** oder seltener eine **verstärkte Brechkraft** des dioptrischen Apparats vor. Als Folge davon vereinigen sich die Strahlen bei fernakkommodiertem Auge bereits vor der Retina, sodass auf dieser bei Sicht in die Ferne ein unscharfes Bild entsteht (Abb. 19.73 A). Nahe Gegenstände können jedoch durch Nahakkommodation auf der Netzhaut scharf abgebildet werden. Die Akkommodationsbreite ist unverändert, aber sowohl der Nahpunkt als auch der Fernpunkt liegen näher am Auge. Der Kurzsichtige benötigt für die Betrachtung entfernter Gegenstände eine Brille mit einer **sphärischen Zerstreuungslinse**, welche die Brechkraft des dioptrischen Apparats reduziert und dadurch die Bildebene auf die Netzhaut verlagert.

Die **Weitsichtigkeit** (**Hyperopie**) wird andererseits durch einen relativ zu **kurzen Augenbulbus** oder weniger häufig durch eine **zu geringe Brechkraft** des dioptrischen Systems verursacht. Da bei Fernakkommodation die Bildebene in diesem Fall hinter der Retina liegt, ist wiederum das Netzhautbild unscharf (Abb. 19.73 B). Um entfernte Gegenstände trotzdem scharf erkennen zu können, muss der Weitsichtige ständig akkommodieren. Für die Fixierung naher Gegenstände reicht die restliche Brechkraft seines dioptrischen Apparats nicht aus, sodass der Nahpunkt weiter vom Auge entfernt ist als beim Normalsichtigen. Der Weitsichtige benötigt daher eine Brille für die Nahsicht, und zwar eine Brille mit einer **Sammellinse**. Damit wird eine scharfe Abbildung entfernter Gegenstände ohne Akkommodation und gleichzeitig eine Verlagerung des Nahpunkts auf das Auge zu erreicht.

Der **Astigmatismus** ist eine Fehlsichtigkeit, bei der eine der brechenden Flächen, insbesondere die **Hornhautvorderfläche**, **ungleichmäßig gekrümmt** ist. Dies

19

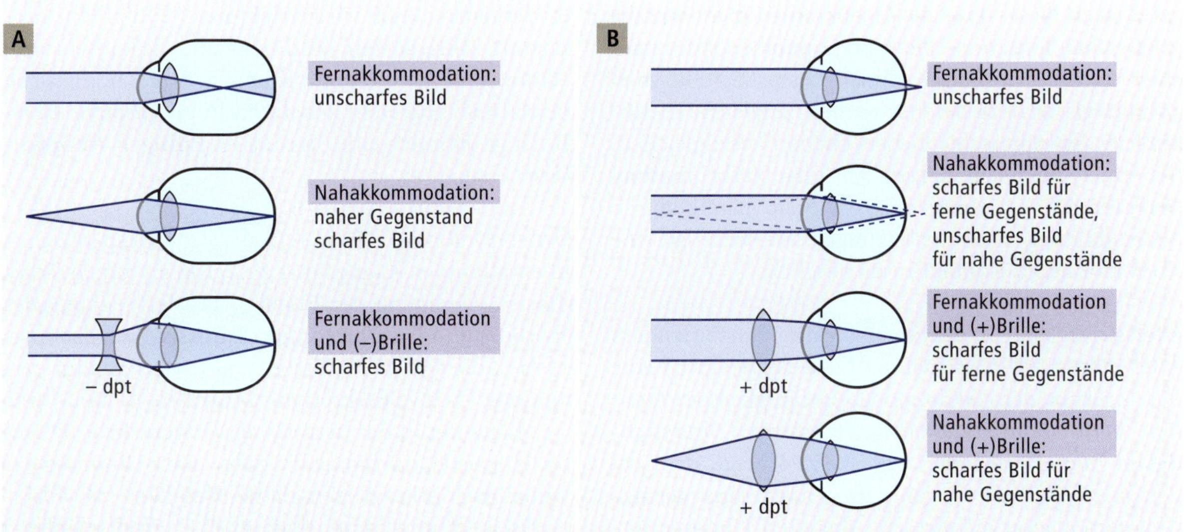

Abb. 19.73 Refraktionsanomalien. A Myopie und B Hyperopie sowie deren Korrektur durch Zerstreuungs- bzw. Sammellinsen

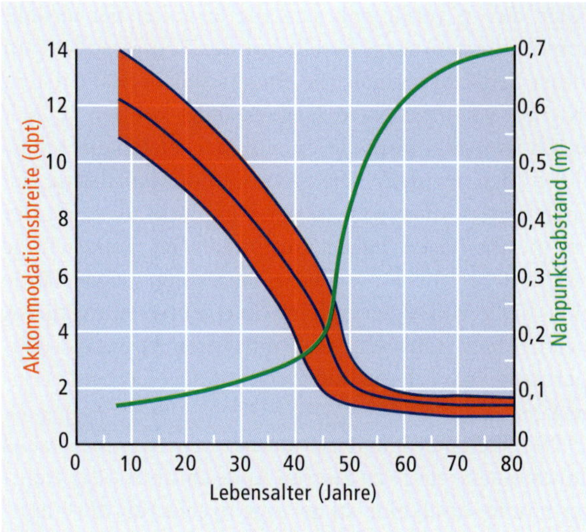

o Abb. 19.74 Akkommodationsbreite (rot, Mittelwerte mit Standardabweichungen) und mittlerer Nahpunktsabstand (grün) in Abhängigkeit vom Lebensalter

führt zu ungleicher Brechkraft in den unterschiedlichen Ebenen. Bereits beim Normalsichtigen weist die Hornhaut in vertikaler Richtung eine etwas stärkere Krümmung als in horizontaler Richtung auf, die jedoch durch entgegengesetzte Unterschiede in der Linsenkrümmung weitgehend kompensiert wird. Bestehen stärkere Differenzen der Hornhautkrümmung in verschiedenen Ebenen, so wird ein kreisrunder Gegenstand auf der Retina elliptisch verzerrt abgebildet. Ein solcher **regulärer Astigmatismus** erfordert eine Korrektur durch ein **zylindrisch** geschliffenes Brillenglas. Diese Gläser brechen das Licht beim Durchgang nur in einer Achse, während Lichtstrahlen durch die senkrecht dazu stehende Achse nicht gebrochen werden. Daher vereinigen Linsen dieses Typs die Lichtstrahlen nicht wie die sphärischen Linsen in einem Brennpunkt, sondern auf einer Brennlinie. Wegen dieser Eigenschaft können Zylindergläser dazu benutzt werden, ungleiche Brechkraft in den unterschiedlichen Ebenen auszugleichen. Bei einer ungleichmäßigen Hornhautverkrümmung (**irregulärem Astigmatismus**), wie sie häufig durch Narbenbildung nach Verletzungen entsteht, ist eine Korrektur durch **Kontaktlinsen** möglich.

Alterssichtigkeit (Presbyopie). Mit zunehmendem Alter nimmt die Elastizität der Linse ab, wodurch eine Verringerung der Akkommodationsfähigkeit der Linse bzw. der Akkommodationsbreite eintritt (**Alterssichtigkeit** oder **Presbyopie**). o Abb. 19.74 zeigt, dass bei Personen älter als 60 Jahre nur noch eine geringe Akkommodation möglich ist. Ältere, im Übrigen normalsichtige (**emmetrope**) Personen benötigen deshalb zum scharfen Sehen naher Gegenstände eine Brille mit Sammellinsen („Lesebrille").

Katarakt. Jede Form einer Linsentrübung wird als **Katarakt** (**Grauer Star**) bezeichnet. Am häufigsten ist der **Altersstar** (**Cataracta senilis**), der auf einer Degeneration der Linsenfasern beruht. Dabei kommt es zu einer teilweisen oder vollständigen Verflüssigung von Linsenfasern mit einer Änderung der optischen Eigenschaften. Typisches Symptom ist der langsame Verlust der Sehschärfe mit Verschwommensehen und zunehmender Blendungsempfindlichkeit. Die getrübte Linse wird häufig operativ durch ein Linsenimplantat ersetzt. Eine weitere wichtige Kataraktform ist die **Cataracta congenita totalis**, der eine intrauterine Schädigung zwischen der 5. und 8. Schwangerschaftswoche infolge einer Virusinfektion der Schwangeren (z. B. Röteln) zugrunde liegt.

Glaukom („Grüner Star"). Unter diesem Begriff werden verschiedene besonders bedeutsame und häufige Formen einer Augenerkrankung zusammengefasst, die letztlich zu einer **Schädigung** der **Sehnervenpapille** und dadurch bedingt zu **Gesichtsfeldausfällen** (▸ Kap. 19.4.9.8) führt. Hauptrisikofaktor für die Entstehung eines Glaukomschadens ist, wie erwähnt, ein individuell zu **hoher Augeninnendruck**. Tritt das Glaukom ohne eine vorausgehende Augenerkrankung auf, spricht man von einem **primären Glaukom**. Das **sekundäre Glaukom** ist die Folge einer bestehenden oder vorausgegangenen Augen- oder Allgemeinerkrankung, z. B. einer intraokulären Entzündung. Das primäre Glaukom wird nach der Weite des Kammerwinkels (o Abb. 19.75) nochmals unterteilt in das **Weitwinkelglaukom** und das **Winkelblockglaukom**.

Pupillenstarre. Ein Ausfall der direkten oder konsensuellen Lichtreaktion der Pupille bei erhaltener Konvergenzreaktion wird **reflektorische Pupillenstarre** genannt. Fallen sowohl die direkte und die konsensuelle Lichtreaktion als auch die Konvergenzreaktion aus, so spricht man von einer **absoluten Pupillenstarre**. Ursache ist gewöhnlich eine Störung im **Edinger-Westphal-Kern** (s. o.).

Horner-Syndrom. Ein Ausfall der sympathischen Innervation des Auges führt zu der Symptomen-Trias: **Miosis** (Verengung der Pupille), **Ptosis** (Senkung des Oberlids) und **Enophthalmus** (Zurücksinken des Augapfels in die Orbita). Weitere Symptome sind eine verminderte Schweißsekretion (Anhidrose) und eine Vasodilatation in der betroffenen Gesichtshaut. Dieses sog. **Horner-Syndrom** ist die Folge einer Lähmung der sympathisch innervierten glatten Pupillen- (M. dilatator pupillae) und Lidmuskulatur (M. tarsalis Mülleri) sowie des retrobulbären M. orbitalis. Als Ursache kommen zentrale, bulbäre sowie prä- oder postganglionäre

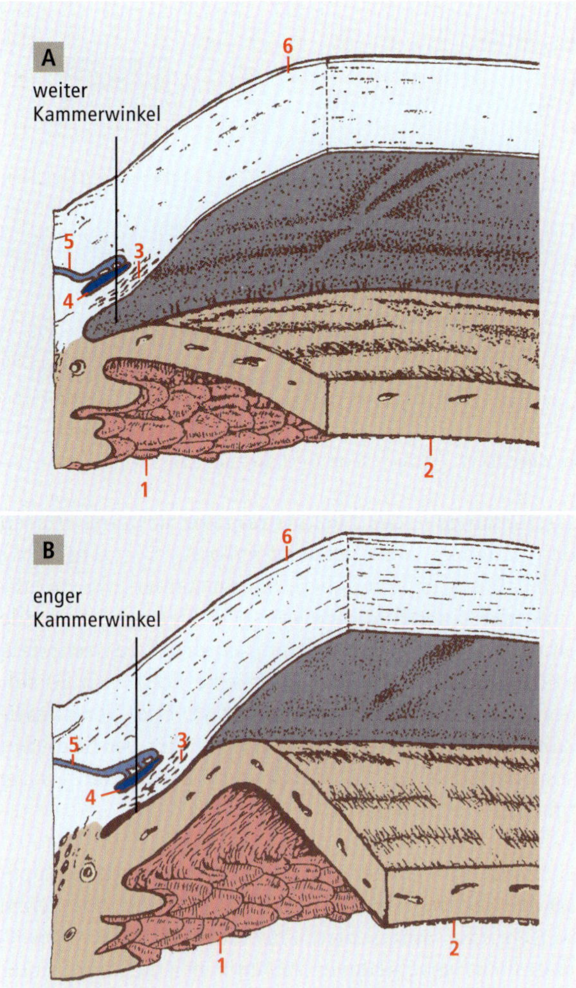

1: Ziliarkörper
2: Iris
3: Trabekelmaschenwerk
4: Schlemm-Kanal
5: Vene
6: Hornhaut

o Abb. 19.75 A Weiter und B enger Kammerwinkel. Das Trabekelmaschenwerk ist ein schwammartiges Gebilde, das den Kammerwinkel auskleidet. Durch seine Poren gelangt das Kammerwasser in den Schlemm-Kanal und von dort aus weiter in venöse Gefäße. Nach Leydhecker und Krieglstein

Schädigungen der zum Auge ziehenden sympathischen Bahnen in Betracht.

In Kürze

- **Refraktionsanomalien** sind Veränderungen des brechenden Systems im Auge, die zu einer unscharfen Abbildung auf der Retina führen.
- Bei **Kurzsichtigkeit** (Myopie) ist die Brechung der Lichtstrahlen zu stark, die Korrektur erfolgt deshalb mit einer sphärischen Zerstreuungslinse.
- Bei **Weitsichtigkeit** (Hyperopie) ist die Brechung der Lichtstrahlen dagegen zu gering, zur Korrektur wird daher eine Sammellinse verwendet.
- Der **Astigmatismus** ist eine Fehlsichtigkeit, bei der eine der brechenden Flächen, insbesondere die **Hornhautvorderfläche, ungleichmäßig gekrümmt** ist. Die Folge ist eine ungleiche Brechkraft in den unterschiedlichen Ebenen. Die Korrektur des verzerrten Bildes wird mit Zylindergläsern vorgenommen.
- Bei der **Presbyopie** handelt es sich um eine Verringerung der Akkommodationsbreite infolge eines altersbedingten Elastizitätsverlusts der Linse (s. o.). Sie kann durch Sammellinsen korrigiert werden (Lesebrille).
- Jede Form einer Linsentrübung wird als **Katarakt** (grauer Star) bezeichnet.
- Einen erhöhten Augeninnendruck bezeichnet man als **okuläre Hypertension**. Diese ist die häufigste Ursache eines **Glaukoms**. Das **primäre Glaukom** entsteht durch eine Abflussstörung des Kammerwassers, das **sekundäre Glaukom** in Folge einer vorausgegangenen Augenerkrankung. Das Glaukom führt zur **Schädigung** der **Sehnervpapille.**
- Störungen der Pupillenreaktion (**Miosis** und **Mydriasis**) entstehen durch Störungen der parasympathischen oder sympathischen Innervation der glatten Muskulatur der Iris.

19.4.9.4 Funktion der Photosensoren in der Retina

Räumliche Anordung von Zapfen und Stäbchen. Wie schon beschrieben, sind Zapfen und Stäbchen in der Retina unterschiedlich verteilt. o Abb. 19.76 zeigt diese unterschiedliche Verteilung der Photosensoren und setzt sie in Beziehung zum photopischen und skotopischen Sehen.

Die **Zapfendichte** hat ihr **Maximum in** der **Fovea centralis** (Zapfenabstand ca. 2,5 µm) und fällt von da aus zur Netzhautperipherie hin ab. Wie aus o Abb. 19.76 ebenfalls ersichtlich, ist die Sehschärfe (Visus, s. o.) in der Fovea centralis infolge der hohen Zapfendichte am höchsten. Allerdings gilt das nur bei Tageslicht, also beim **photopischen Sehen**.

Die **Stäbchen** liegen vor allem außerhalb der Fovea centralis. Sie sind wesentlich lichtempfindlicher als die Zapfen, weshalb allein sie für das Sehen bei Dämmerung (**skotopisches Sehen**) zuständig sind. Wie o Abb. 19.76 zeigt, ist die Sehschärfe des skotopischen Sehens allerdings gering, und in der Fovea centralis

19

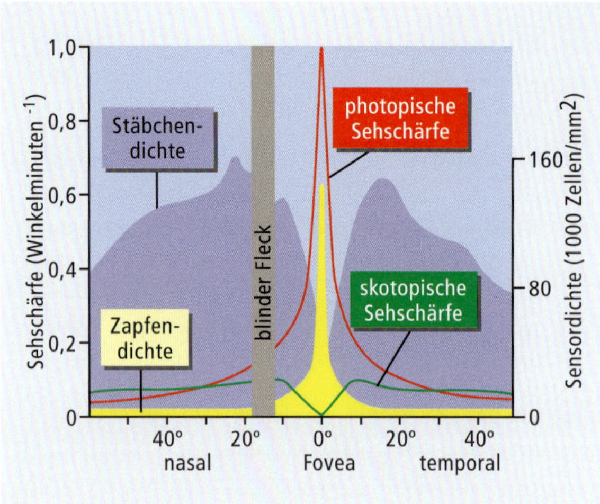

○ Abb. 19.76 Photopische und skotopische Sehschärfe in Abhängigkeit vom jeweiligen Ort im Gesichtsfeld, der auf eine entsprechende Zone der Retina (Abweichung in Grad von der Fovea centralis) abgebildet wird. Die Sehschärfe hat bei photopischem (Tageslicht-)Sehen ihr Maximum, bei skotopischem (Dämmerungs-)Sehen ihr Minimum in der Fovea centralis und hängt u. a. von der Dichte der Zapfen (**gelb**) bzw. der Stäbchen (**dunkelblau**) ab

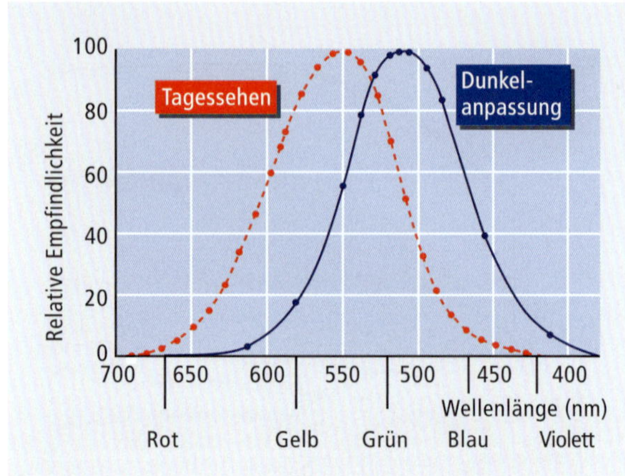

○ Abb. 19.77 Photopische und skotopische Helligkeitskurve

praktisch null. Das Farbensehen ist mit den Stäbchen dementsprechend nicht möglich.

Die unterschiedliche Funktion des Zapfen- und Stäbchensehens lässt sich folgendermaßen zusammenfassen: Die **Zapfen** sind zuständig für das **photopische Sehen**, das gekennzeichnet ist durch

- hohe Sehschärfe (bedingt durch die große Dichte der Zapfen in der Fovea centralis),
- hohe zeitliche Auflösung (s. u.), und
- Farbtüchtigkeit

Die **Stäbchen** sind verantwortlich für das **skotopische Sehen**, das charakterisiert ist durch

- geringe Sehschärfe,
- schwache zeitliche Auflösung (s. u.) und
- Fehlen von Farbensehen.

Die foveale Blindheit des Stäbchensehens zeigt sich u. a. darin, dass ein Stern am Nachthimmel „verschwindet", sobald man ihn genau fixiert. Die beste Sehschärfe in der Dämmerung besteht in der Umgebung der Fovea, wenngleich sie auch nur ca. 10 % der maximalen Sehschärfe bei Tageslicht beträgt.

Zu beachten ist, dass die **Stäbchen** nicht nur bei Nacht, sondern auch am Tag mitaktiviert werden. Da der Signalweg von den Stäbchen zu den Ganglienzellen bei hellem Licht aber gehemmt wird (s. u.), wird diese Information bei Tag nicht genutzt.

Zeitliches Auflösungsvermögen. Folgen Lichtreize schnell aufeinander, so können sie zu einem kontinuierlichen Empfindungsablauf verschmelzen. Die niedrigste Reizfrequenz, bei der dieses stattfindet, wird **Verschmelzungs-** oder **Fusionsfrequenz** genannt. Wegen der Trägheit der Netzhautsensoren bei schwacher Beleuchtung ist es möglich, während einer Filmvorführung mit einer Bildfolge von 20 Bildern pro Sekunde einen flimmerfreien Bewegungseindruck zu gewinnen, während bei Tageslicht hierfür eine Folge von 60 Bildern pro Sekunde erforderlich ist. Die **Verschmelzungsfrequenz** variiert nicht nur mit der Leuchtdichte, sondern auch mit der Größe der beleuchteten Fläche und der Wellenlänge des Lichts.

Lichtempfindlichkeit von photopischem und skotopischem Sehen. Skotopisches und photopisches Sehen weisen eine unterschiedliche Empfindlichkeit gegenüber Licht verschiedener Wellenlängen auf. Wird unter den Bedingungen des skotopischen Sehens dem Auge verschiedenfarbiges Licht von schwacher, jedoch konstanter Intensität dargeboten, so erscheint es farblos; die einzelnen Farben erzeugen aber einen unterschiedlichen Helligkeitseindruck. Wie ○ Abb. 19.77 zeigt, liegt das Empfindlichkeitsmaximum für das skotopische Sehen im blaugrünen Spektralbereich (507 nm). Bei photopischem Tageslichtsehen ist dagegen das Empfindlichkeitsmaximum in den grüngelben Spektralbereich (555 nm) verlagert. Diese Unterschiede in der spektralen Empfindlichkeit der beiden Systeme sind die Ursache dafür, dass farbige Gegenstände, die im Tageslicht die gleiche Helligkeit besitzen, in der Dämmerung verschieden hell erscheinen: Die blaue Farbe wirkt in der Dämmerung heller, während die rote Farbe beinahe als schwarz empfunden wird.

Sehfarbstoffe und Sensorpotenzial. Wie bereits beschrieben, sind in den Lipidschichten der Membranscheibchen bzw. der Membraneinfaltungen die **Photopigmente** (Sehfarbstoffe) eingelagert, welche die Umwandlung von Lichtreizen in Potenzialänderungen (Sensorpotenziale) vermitteln. Bei den Sehfarbstoffen handelt es sich um Verbindungen, die bei Lichtabsorp-

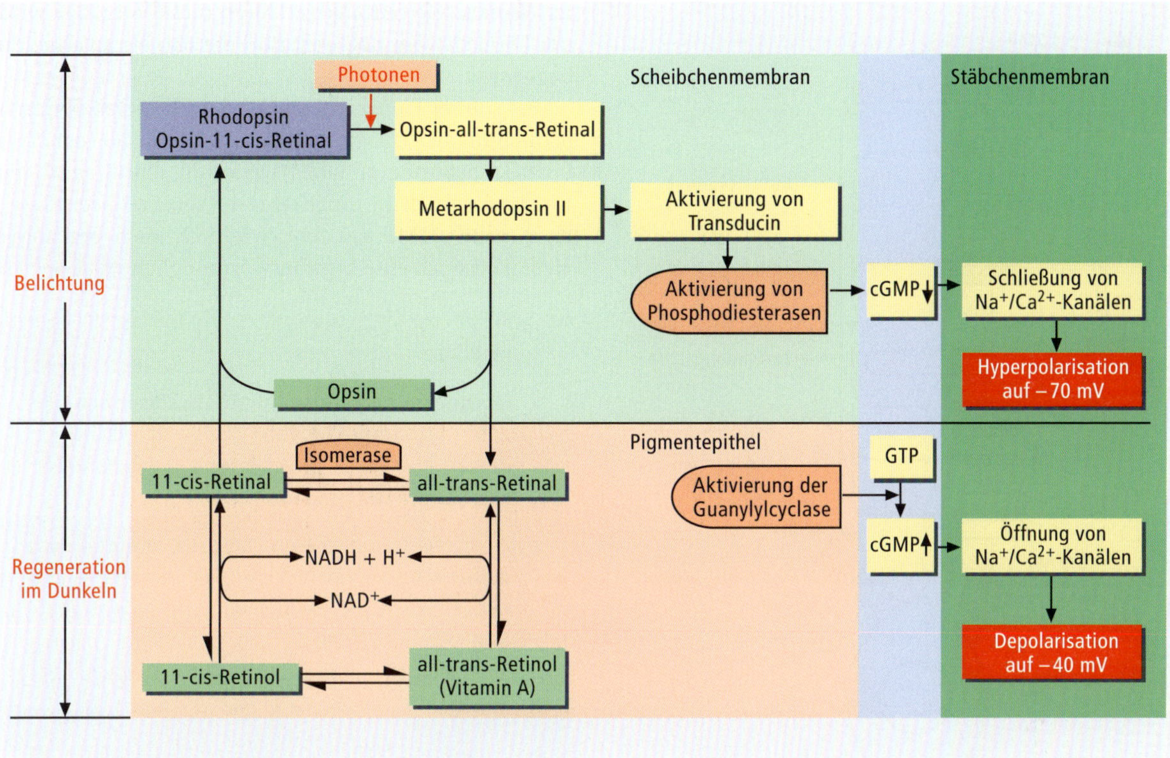

Abb. 19.78 Oben Belichtungsabhängiger Zerfall von Rhodopsin und Reaktionskette, die zur Hyperpolarisation der Membran des Photosensors führt. **Unten** Resynthese von Rhodopsin im Dunkeln und Depolarisation der Membran infolge der Öffnung von Na^+/Ca^{2+}-Kanälen durch cGMP (cyclisches Guanosinmonophosphat). **GTP** Guanosintriphosphat

tion ihre chemische Struktur ändern. Prinzipiell sind die Transduktionsvorgänge in Zapfen und Stäbchen gleich.

Das photosensitive Pigment der Photosensoren ist das **Rhodopsin**. Es besteht aus einem Glykoprotein, dem **Opsin**, und einer Farbstoffgruppe, dem **11-cis-Retinal**, dem Aldehyd von Vitamin A (Abb. 19.78). Die Absorption von Photonen (Absorptionsmaximum bei 500 nm) bewirkt eine Isomerisierung, bei der die 11-cis-Form des Retinals in die **all-trans-Form** übergeht. Dadurch wird Rhodopsin innerhalb von Millisekunden über mehrere Zwischenstufen in **Metarhodopsin II** umgewandelt, das die nächsten Schritte bis zur Potenzialänderung der Zellen einleitet.

Bei den Zapfen lassen sich nach der Aminosäurensequenz des Opsins drei Typen unterscheiden. Die unterschiedlichen Zapfentypen absorbieren das Licht vorwiegend im roten, grünen bzw. blauen Spektralbereich (▸Kap. 19.4.9.6). Alle Zapfentypen besitzen jedoch 11-cis-Retinal für die Lichttransduktion.

Im Dunkeln haben Photosensoren infolge eines kontinuierlichen Na^+- und Ca^{2+}-Einstroms in das Außenglied ein Membranpotenzial von nur ca. –40 mV. Die entsprechenden Ionenkanäle werden durch cyclisches Guanosinmonophosphat (cGMP) offen gehalten (**Dunkelstrom**, Abb. 19.79 A, B). Bei Lichteinfall führt die Bildung von Metarhodopsin II zur Aktivierung eines G-Proteins, des **Transducins**, in der Scheibchenmembran, das seinerseits mehrere Phosphodiesterasen aktiviert. Diese hydrolysieren cGMP zu 5′-GMP (Abb. 19.78). Mit der Abnahme von cGMP schließt sich der Na^+/Ca^{2+}-Kanal in der äußeren Zellmembran, wodurch das Membranpotenzial um 30 mV negativer wird (Abb. 19.79 B). Das durch Belichtung ausgelöste Sensorpotenzial der Photosensoren besteht also in einer **Hyperpolarisation** (von –40 auf –70 mV) mit der Folge, dass die **Glutamatfreisetzung** an den Synapsen mit den nachgeschalteten Zellen **reduziert** wird.

Metarhodopsin II wird phosphoryliert und vorübergehend an **Arrestin** gebunden, wodurch seine Aktivität beendet wird. Außerdem gibt es all-trans-Retinal ab, das in die Zellen des Pigmentepithels transportiert wird. Dort wird all-trans-Retinal wieder in 11-cis-Retinal umgewandelt, in die Photorezeptoren zurücktransportiert und an Rhodopsin gebunden, das zwischenzeitlich dephosphoryliert wurde und seine Bindung an Arrestin verloren hat. Das regenerierte Rhodopsin steht dann für die nächste Lichtantwort wieder zur Verfügung (Abb. 19.78).

Das durch die cGMP-gesteuerten Ionenkanäle miteinströmende Ca^{2+} hat eine wichtige Funktion bei der **Steuerung der Empfindlichkeit der Lichtantwort**. Die Photosensoren müssen nämlich so konditioniert werden, dass auch bei sehr hellem Licht noch eine zusätzli-

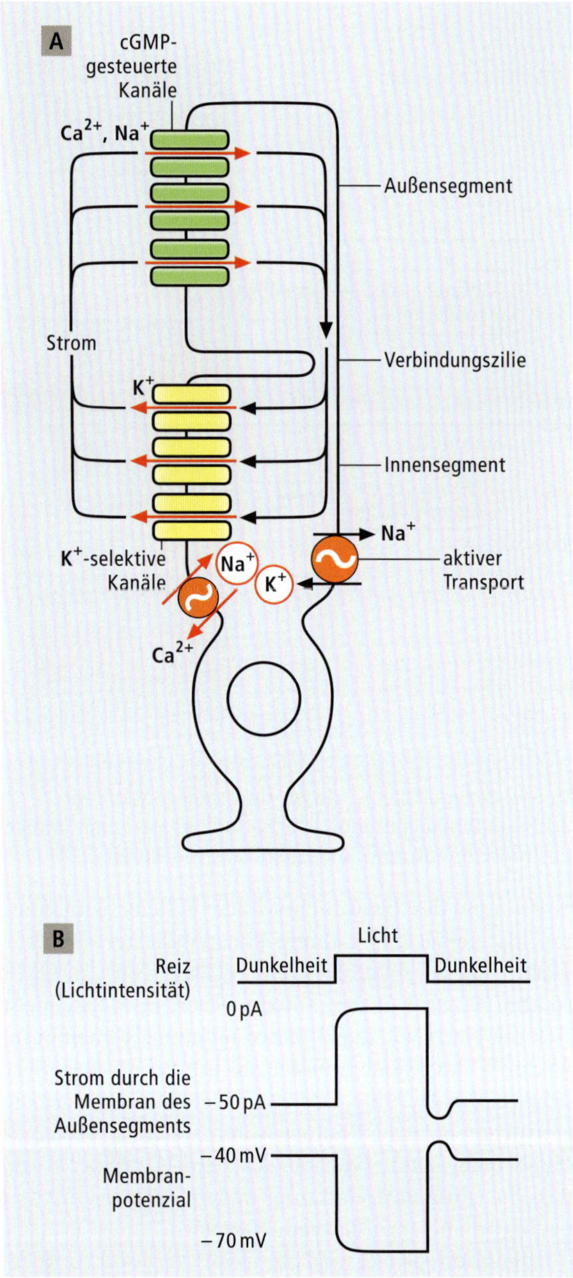

o Abb. 19.79 Ströme und Potenziale in den Photosensoren **A** Stromkreis bei Dunkelheit. Die cGMP-gesteuerten Kanäle im Außenglied sind offen. **B** Änderungen des Stroms und des Potenzials bei Beleuchtung

che Aktivierung möglich und bei weniger hellem Licht die Aktivierungsschwelle nicht zu hoch ist. Dies ist über die Enzymsteuerung durch den Ca^{2+}-Gehalt im Zytosol möglich. Bei Dunkelheit strömt durch die offenen Kanäle viel Ca^{2+} in das Außenglied ein. Durch den hohen Ca^{2+}-Gehalt wird die Guanylatcyclase gehemmt, die GTP zu cGMP biotransformiert. Außerdem aktiviert Ca^{2+} die Phosphodiesterase, die cGMP spaltet. Schließlich bindet Ca^{2+} an Calmodulin und dieser Komplex reduziert die Affinität eines cGMP-gesteuerten Kanals (CNG-Kanals). Durch diese Vorgänge wird der Dunkelstrom begrenzt und die Signaltransduktion begünstigt.

Bei starker Helligkeit nimmt der Ca^{2+}-Gehalt durch Schließung der cGMP-gesteuerten Kanäle ab (der Na^+/Ca^{2+}-Transporter ist aber weiterhin aktiv), und die Enzyme werden in umgekehrter Weise so beeinflusst, dass mehr cGMP entsteht, wodurch auch bei hoher Helligkeit noch eine Lichtantwort möglich wird.

In Kürze

- Die **Zapfen** dienen dem **photopischen Sehen,** das durch Farbunterscheidung, große Sehschärfe im Bereich der Fovea centralis und hohe Kontrastempfindlichkeit gekennzeichnet ist.
- Die lichtempfindlicheren **Stäbchen** vermitteln das **skotopische Sehen** mit geringer Sehschärfe und Farbuntüchtigkeit. Bei hellem Licht ist der Signalweg von den Stäbchen zu den Ganglienzellen über eine Hemmung der Amakrin-Zellen unterdrückt.
- Zapfen und Stäbchen enthalten den **Sehfarbstoff Rhodopsin.** Dieser besteht aus dem Glykoprotein Opsin und 11-cis-Retinal, dem Aldehyd von Vitamin A. Bei Lichteinfall geht Retinal in die all-trans-Form über. Dadurch werden G-Protein-vermittelt Phosphodiesterasen aktiviert, die cGMP spalten.
- Im Dunkeln haben Photosensoren infolge eines kontinuierlichen Na^+- und Ca^{2+}-Einstroms (Dunkelstrom) in das Außenglied ein Membranpotenzial von nur −40 mV. Die entsprechenden Ionenkanäle werden durch cGMP offen gehalten. Spaltung von cGMP bei Beleuchtung führt zur Schließung der Na^+/Ca^{2+}-Kanäle und zur Hyperpolarisation (bis zu −70 mV) der Sinneszellen. Als Folge davon setzt der Photosensor an seiner Synapse weniger Glutamat frei.
- Durch Veränderung der Ca^{2+}-Konzentration im Außenglied wird die Empfindlichkeit der Photosensoren für unterschiedliche Lichtverhältnisse eingestellt.

19.4.9.5 Signalverarbeitung in der Retina

Gegenstände sind durch **Konturen** (Kanten, Winkel usw.) und **Farben** definiert. (Eine homogene weiße oder schwarze Wand ist optisch praktisch „leer".) Wird ein Gegenstand auf die Retina projiziert, muss das Sehsystem erkennen, an welchen Stellen Übergänge zwischen Flächen, also Konturen auftreten. Das Gehirn

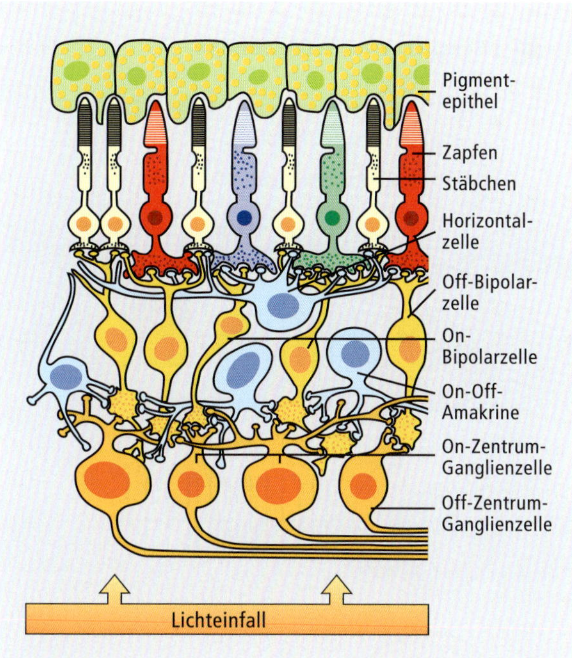

Abb. 19.80 Verschaltung der Zapfen und Stäbchen und der Neurone in der Retina. Die Axone der Ganglienzellen verlassen das Auge als N. opticus

entschlüsselt aus den Aktionspotenzialen der zuführenden retinalen Ganglienzellen die Projektion eines Bildes auf die Retina.

Retinale Funktionssysteme. Die erste Verarbeitung der visuellen Informationen findet bereits in der Retina selbst statt. Daran beteiligt sind **Bipolarzellen**, **Amakrinzellen**, **Horizontalzellen** und **Ganglienzellen** des **N. opticus** (Abb. 19.80). Die Ganglienzellen übertragen mit ihren Axonen die Information auf das thalamokortikale Sehsystem und ihr Aktivitätsmuster vermittelt die Information über optische Reize von der Retina zur Sehrinde. Nur in den Ganglienzellen treten Aktionspotenziale auf, während die anderen Nervenzellen lediglich postsynaptische Potenziale (EPSPs und IPSPs) bilden.

Zum besseren Verständnis wird zunächst die Signalverarbeitung bei Schwarz-Weiß-Reizen besprochen und das Farbsehen außer Acht gelassen. Jede Ganglienzelle hat ein **rezeptives Feld** auf der Retina (Abb. 19.81, Abb. 19.82). Dies ist das Areal auf der Netzhaut, von dem aus die Zelle durch Lichtreize beeinflusst werden kann. Die Ganglienzelle reagiert dann, wenn Licht auf ihr rezeptives Feld fällt und dort die **Zapfen aktiviert**, die in ihrem rezeptiven Feld lokalisiert sind und ihr über die Bipolarzellen Information zuleiten (bzgl. Stäbchensehen s. u.). Da jede Ganglienzelle ein definiertes rezeptives Feld auf der Retina besitzt, ermittelt das Gehirn aus der Aktivität bestimmter Ganglienzellen, auf welches Netzhautareal ein Lichtreiz fällt. Die **Somatotopie** der **retinalen Ganglienzellen** hat eine Entsprechung im visuellen Kortex, d. h. der Ort des Lichtreizes wird durch die „Auswahl" der Ganglienzellen bzw. Kortexzellen codiert. Darüber hinaus vermittelt die Aktivität der Ganglienzelle genauere Information über den optischen Reiz, der auf ihr rezeptives Feld fällt.

Das rezeptive Feld einer retinalen Ganglienzelle ist rund. Allerdings besteht es aus zwei Anteilen, nämlich dem Zentrum und der Peripherie, d. h. einem Ring um das Zentrum. Zentrum und Peripherie wirken antagonistisch auf die Ganglienzelle. Eine sog. **On-Zentrum-Ganglienzelle** wird aktiviert, wenn das **Zentrum** des rezeptiven Felds beleuchtet wird. Dagegen wird sie gehemmt, wenn das **ringförmige Umfeld** Lichtimpulse erhält (Abb. 19.81 A). Werden sowohl Zentrum als auch Peripherie beleuchtet, wird die Zelle nur mäßig aktiviert. Mäßige Aktionspotenzialfrequenz bedeutet daher homogene Beleuchtung, starke Aktivierung zeigt dagegen an, dass nur das Zentrum beleuchtet wird. Andererseits bedeutet eine starke Hemmung, dass ein ringförmiger Lichtreiz auf die Peripherie des rezeptiven Felds fällt.

Neben den On-Zentrum-Zellen gibt es **Off-Zentrum-Zellen**. Diese werden durch Beleuchtung des **Zentrums** des rezeptiven Felds gehemmt, durch Beleuchtung der **ringförmigen Peripherie** jedoch aktiviert (Abb. 19.81 B). Sie verhalten sich dementsprechend spiegelbildlich zu den On-Zentrum-Zellen. **On-Zentrum-Zellen** vermitteln **Hellwahrnehmungen**, **Off-Zentrum-Zellen Dunkelwahrnehmungen**.

Das beschriebene Antwortverhalten der Ganglienzellen ergibt sich aus ihrer Verschaltung. Abb. 19.82 A zeigt die Entstehung der Antworten in On-Zentrum- und Off-Zentrum-Ganglienzellen bei Beleuchtung des Zentrums des rezeptiven Felds. Ein bestimmter Zapfen ist mit einer Off-Bipolar- und einer On-Bipolarzelle verbunden. Die Bipolarzellen wiederum stellen die Verbindung zu nachfolgenden Ganglienzellen her. Bei Nichtbeleuchtung (während des Dunkelstroms) besteht zwischen dem Zapfen und den Bipolarzellen eine ständige Freisetzung des Transmitters Glutamat. Wird der Zapfen bei Beleuchtung hyperpolarisiert, setzt er weniger Glutamat frei. Dies führt an der Off-Bipolarzelle (links), an der Glutamat über ionotrope AMPA-Rezeptoren erregend wirkt, zu einer Erregungsreduktion, und folglich wird auch die nachgeschaltete Off-Zentrum-Ganglienzelle gehemmt. Dagegen führt die verminderte Glutamatausschüttung an der On-Bipolarzelle (rechts), die durch Glutamat über einen metabotopen G-Protein-gekoppelten Glutamatrezeptor gehemmt wird, zu einer Depolarisation, und dadurch wird auch die nachfolgende On-Ganglienzelle depolarisiert.

Die Entstehung der **antagonistischen Antwort** bei **Beleuchtung** der **Peripherie** (auch laterale Hemmung genannt) ist in Abb. 19.82 B dargestellt. Die Antwort

19

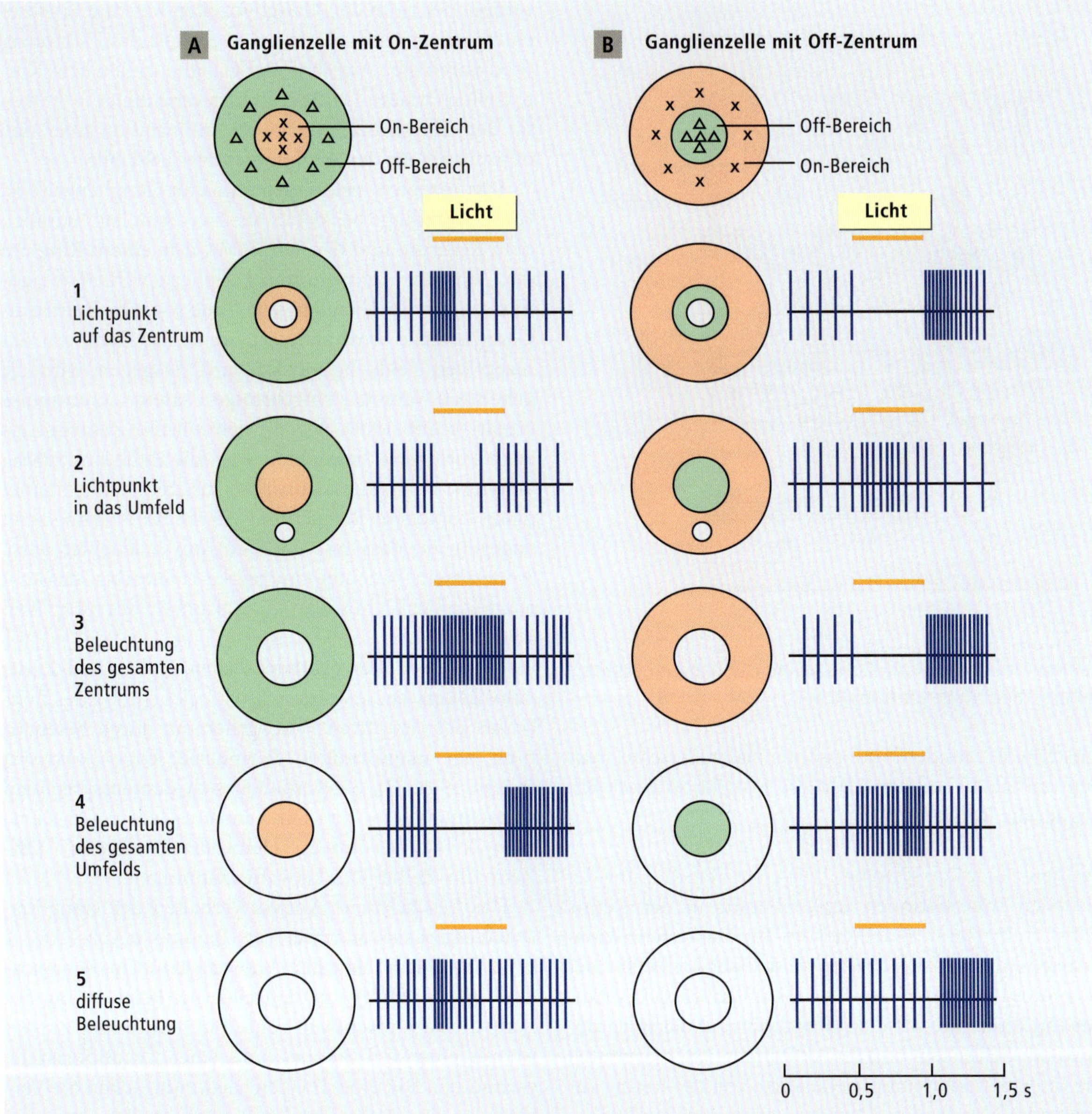

Abb. 19.81 Antworten von Ganglienzellen mit On- und Off-Zentrum auf Lichtreize. Ganglienzellen haben kreisrunde rezeptive Felder, die sich in ein Zentrum und ein Umfeld gliedern. Ganglienzellen mit On-Zentrum werden erregt, wenn ein Lichtreiz das Zentrum trifft und gehemmt, wenn das Umfeld belichtet wird; Ganglienzellen mit Off-Zentrum reagieren genau entgegengesetzt. A Ganglienzellen mit On-Zentrum antworten am besten, wenn das gesamte Zentrum des rezeptiven Felds stimuliert wird (3), dagegen weniger stark, wenn nur ein Teil des zentralen Felds durch den Lichtpunkt erregt wird (1). Beleuchtet man das Umfeld mit einem Lichtpunkt (2) oder einem Lichtring (4), wird die Frequenz der Aktionspotenziale reduziert oder die Zelle reagiert überhaupt nicht mehr. Eine diffuse Beleuchtung des gesamten rezeptiven Felds (5) löst nur relativ schwache Entladungen aus, da sich die Wirkung von Zentrum und Umfeld gegenseitig neutralisieren. B Wird der zentrale Bereich des rezeptiven Felds beleuchtet, wird die spontane Aktivität der Ganglienzellen mit Off-Zentrum unterdrückt (1 und 3). Licht, welches das Umfeld des rezeptiven Felds trifft, erregt die Zelle (2 und 4)

wird durch die Zapfen in der Peripherie des rezeptiven Felds ausgelöst. Diese sind durch einen hemmenden Transmitter (GABA) ausschüttende Horizontalzellen mit den Zapfen im Zentrum verbunden. Wird nun ein **Zapfen** in der **Peripherie** durch Licht hyperpolarisiert, schüttet er weniger Glutamat aus, und dadurch wird die inhibitorische Horizontalzelle weniger aktiviert (hyperpolarisiert). Folglich schüttet sie geringere Mengen von GABA auf den Zapfen im Zentrum aus, wodurch dieser depolarisiert wird. Dies wiederum wirkt sich so aus, als ob der Zapfen weniger Licht empfangen würde. Dementsprechend wird bei Beleuchtung der Peripherie des

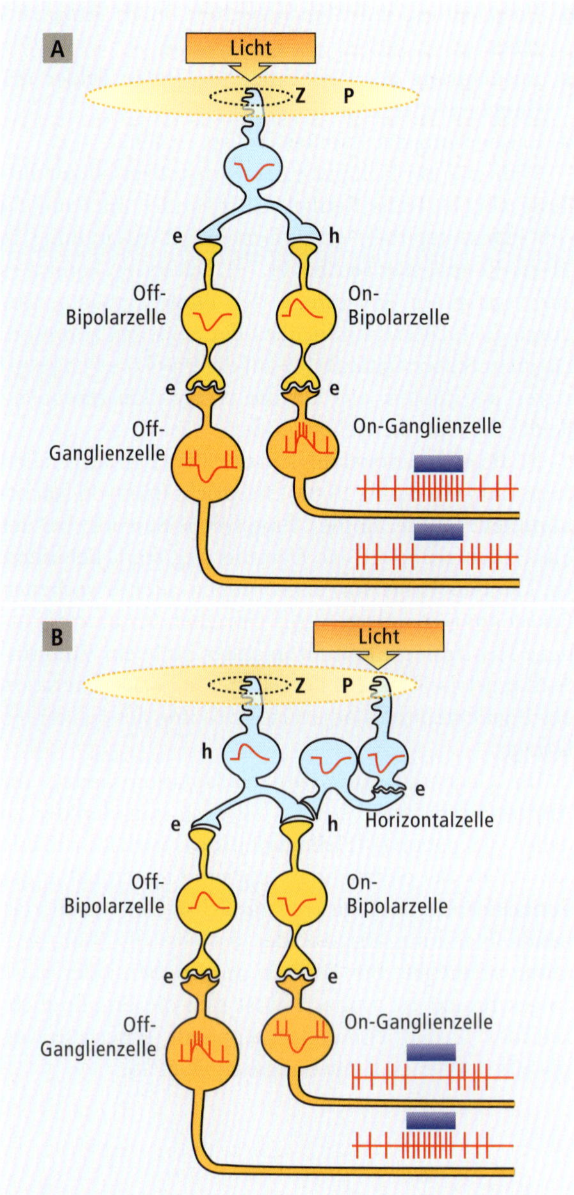

Abb. 19.82 On-Off-Antworten und das antagonistische, hemmende Umfeld retinaler rezeptiver Felder. Membranpotenzialverläufe bei Lichteinwirkung (rot). h hemmende, e erregende Synapsen. Anatomische Details zur synaptischen Verschaltung s. Abb. 19.80 A Signalfluss im Zapfensystem zu On- und Off-Zentrum-Ganglienzellen. B Reizung der Peripherie (P) wirkt über eine hemmende Horizontalzellsynapse depolarisierend auf den Photosensor im Zentrum Z (Signalumkehr im On- und Off-Kanal)

rezeptiven Felds die On-Zentrum-Zelle gehemmt, die Off-Zentrum-Zelle dagegen erregt. Die relative Beleuchtung von Zentrum und Peripherie bestimmt also, wie stark die Ganglienzelle insgesamt auf Licht reagiert.

Der **Signalweg** der **Stäbchen** ist noch komplizierter. Stäbchen sind über hemmende Synapsen mit den **Stäbchenbipolarzellen** verbunden. Wird ein Stäbchen

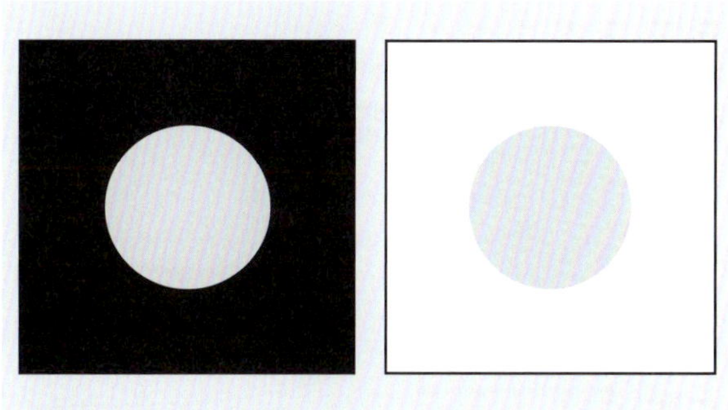

Abb. 19.83 Schema zur Demonstration des Simultankontrasts

durch Licht hyperpolarisiert, wird die nachfolgende Stäbchenbipolarzelle depolarisiert. Diese erregt synaptisch nachfolgende Zellen, die **Stäbchenamakrine** genannt werden. Letztere liegen zwischen den Stäbchenbipolarzellen und den On- und Off-Bipolarzellen, die über Synapsen mit den Zapfen verbunden sind und schaffen damit einen Anschluss an den von den Zapfen ausgehenden Signalweg (durch Zapfen und Stäbchen werden also dieselben Ganglienzellen aktiviert). Stäbchenamakrine erregen On-Bipolarzellen über eine elektrische und hemmen Off-Bipolarzellen über eine chemische Synapse und lösen so an den Ganglienzellen dieselben Lichtantworten wie das Zapfensystem aus. Allerdings wird das **Stäbchensehen** durch das **Zapfensehen unterdrückt**, weil die **Stäbchenamakrine** durch **dopaminerge Interneurone gehemmt** werden, die ihrerseits durch das Zapfensystem erregt werden. Wird die Empfindlichkeit der Zapfen in der Dämmerung unterschritten, fällt die Hemmung der dopaminergen Interneurone weg, und die Stäbchenamakrine geben den Weg von den Stäbchenbipolarzellen zu den Bipolarzellen frei. So wird bei Dämmerung vom photopischen Zapfensehen auf das skotopische Stäbchensehen umgeschaltet.

Kontrastphänomene. Betrachtet man ein graues Feld auf weißem Untergrund, so erscheint es dunkler als ein Feld des gleichen Grautons auf schwarzem Grund (Abb. 19.83). Die Eigenschaften der Umgebung beeinflussen somit die subjektive Helligkeitswahrnehmung bei gleicher Intensität des physikalischen Reizes. Die Beeinflussung der Empfindungsstärke durch die Umgebungshelligkeit wird als **Simultankontrast** bezeichnet.

Auffällig ist insbesondere, dass der Grenzbereich des grauen Felds auf schwarzem Untergrund deutlich heller erscheint als das übrige Grau. Dieser **Grenzkontrast** lässt sich auf die laterale Verschaltung in der Retina zurückführen. In dem genannten Grenzbereich entfällt nämlich die laterale Hemmung (s. o.) der rezeptiven Felder, weil die Photosensoren der Umfelder durch den schwarzen Untergrund nicht aktiviert werden. Umge-

19

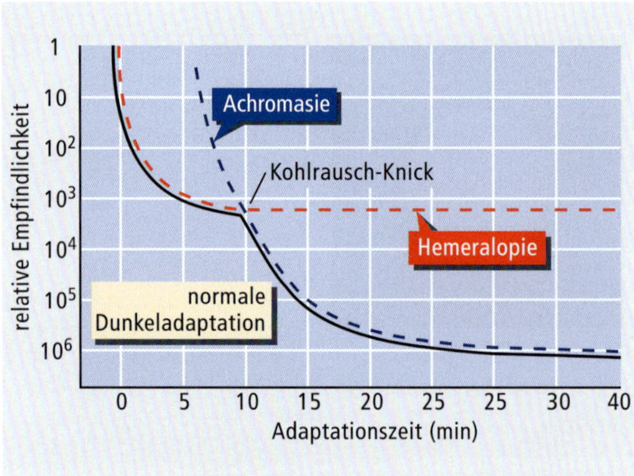

Abb. 19.84 Dunkeladaptationskurve für das gesunde Auge sowie bei Hemeralopie (Nachtblindheit) und Achromasie (totaler Farbblindheit, ▸Kap. 19.4.9); im letzteren Fall beginnt die Adaptationsmessung bei t = 6 min

kehrt gilt dies für den weißen Untergrund, auf dem das graue Feld mit einem dunklen Rand umgeben erscheint.

Fixiert man ein Schwarz-Weiß-Muster längere Zeit, tritt nach dessen Entfernung ein **Nachbild** mit umgekehrten Helligkeitswerten auf. Dieses als **Sukzessivkontrast** bezeichnete Phänomen beruht auf lokalen photochemischen und neuronalen Adaptationsprozessen.

Hell-Dunkel-Adaptation. Das visuelle System besitzt die Fähigkeit zur **Adaptation**, d. h. zur Anpassung an unterschiedliche Reizintensitäten. Das Adaptationsvermögen des Auges ist besonders stark ausgeprägt, benötigt jedoch für die Anpassung an geringe Leuchtdichten eine verhältnismäßig lange Zeit. Tritt man aus einem hellen Raum nachts ins Freie, so werden die Gegenstände der Umgebung nur allmählich in ihren Konturen sichtbar (**Dunkeladaptation**). Quantitativ wird dieser Vorgang durch die **Dunkeladaptationskurve** beschrieben, in der die relative visuelle Empfindlichkeit in Abhängigkeit von der Adaptationszeit angegeben ist. Wie Abb. 19.84 zeigt, setzt sich die Adaptationskurve aus zwei Anteilen zusammen, die durch einen Knick (**Kohlrausch-Knick**) voneinander unterscheidbar sind. Der erste Teil gibt vorrangig die Adaptation der Zapfen (Steigerung der Lichtempfindlichkeit um den Faktor 500) wieder, die nach etwa 8 min abgeschlossen ist. Der zweite Teil wird ausschließlich durch die wesentlich langsamere Adaptation der Stäbchen bestimmt (Abschluss erst nach etwa 40–50 min) und führt zu einer weiteren Steigerung der Lichtempfindlichkeit um den Faktor 2000. Insgesamt nimmt die Empfindlichkeit des visuellen Systems bei der Dunkeladaptation um etwa sechs Zehnerpotenzen zu.

Die Dunkeladaptation umfasst folgende Vorgänge:

- Anreicherung von Sehfarbstoff in den Photosensoren,
- Umschaltung auf Stäbchensehen durch Amakrinzellen,
- Ausdehnung der Größe der rezeptiven Felder der Ganglienzellen und
- Erweiterung der Pupillen (▸Kap. 19.4.9.2).

Während bei Helligkeit der Farbstoffzerfall zur Bildung von all-trans-Retinal führt, findet im Dunkeln (im Pigmentepithel) eine vermehrte Umwandlung in 11-cis-Retinal statt (Abb. 19.78). Daraufhin kommt es zur verstärkten Resynthese der Photopigmente, wodurch die Lichtempfindlichkeit der Sensoren zunimmt. Da mehr Stäbchenamakrine auf die Bipolarzellen projizieren als Zapfen, werden die erregenden rezeptiven Felder der Ganglienzellen größer.

Ist die Adaptationsfähigkeit der Stäbchen ausgefallen (rote Kurve in Abb. 19.84), so spricht man von **Nachtblindheit** (**Hemeralopie**). Eine solche Störung, bei der die Orientierung in der Dämmerung stark behindert ist, kann als Folge von angeborenen oder erworbenen Erkrankungen auftreten. Als Ursachen für eine erworbene Hemeralopie kommt in erster Linie ein **Vitamin-A-Mangel** (▸Kap. 11.2.1), seltener eine Degeneration des Pigmentepithels oder eine Atrophie des Sehnerven infrage.

Im Gegensatz zur Dunkeladaptation laufen die Anpassungsprozesse beim Übergang von dunkler zu heller Umgebung (**Helladaptation**) verhältnismäßig schnell ab. Bei plötzlichem, starkem Lichteinfall in das dunkeladaptierte Auge tritt zunächst eine vorübergehende Blendung ein, bei der das visuelle Wahrnehmungsvermögen für Formen aufgehoben oder stark eingeschränkt ist. Danach passt sich die Empfindlichkeit des reizaufnehmenden Apparats innerhalb von 15–60 s der neuen Umgebungshelligkeit an.

In Kürze

- Jeder **Ganglienzelle** im Stratum ganglionare nervi optici ist ein rundes rezeptives Feld auf der Retina zugeordnet, das aus einem Zentrum und einer ringförmigen Umgebung besteht. Dieses rezeptive Feld wird durch die Photosensoren gebildet, die synaptisch über Bipolarzellen mit einer Ganglienzelle verbunden sind.
- Eine **On-Zentrum-Ganglienzelle** wird durch Beleuchtung des Zentrums aktiviert, durch Beleuchtung der ringförmigen Peripherie gehemmt.
- Eine **Off-Zentrum-Ganglienzelle** wird dagegen durch Beleuchtung im Zentrum gehemmt und durch Beleuchtung der Peripherie stimuliert.

- Die **Dunkeladaptation** ist durch folgende Prozesse gekennzeichnet: verstärkte Resynthese der Photopigmente, wodurch die Lichtempfindlichkeit der Sensoren zunimmt, Erweiterung der Pupillen, Umschaltung von Zapfen- auf Stäbchensehen über die Amakrinzellen sowie Vergrößerung der erregenden Feldzentren der Ganglienzellen bei Abnahme der lateralen Hemmung.
- **Nachtblindheit** (Hemeralopie) wird durch Verlust der Adaptationsfähigkeit der Stäbchen hervorgerufen. Häufigste Ursache ist ein Vitamin-A-Mangel.

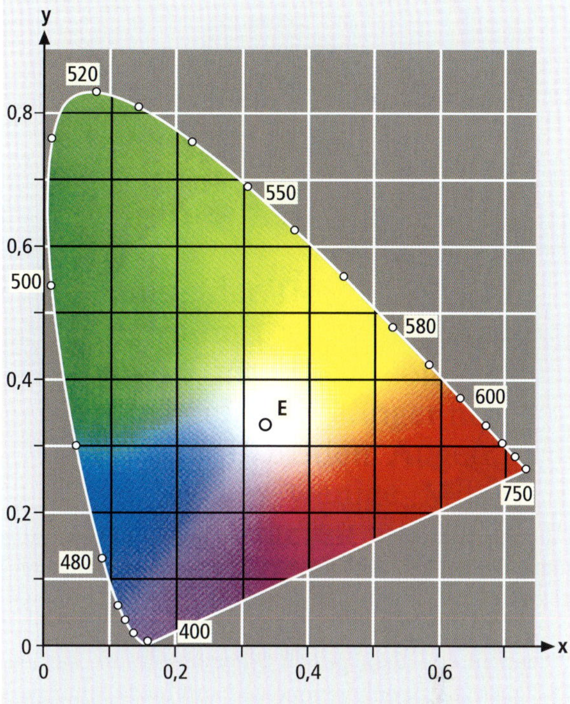

o Abb. 19.85 Normierte Farbtafel zur Erläuterung der additiven Farbmischung. Die gesättigten Spektralfarben sind auf dem rechten und linken Schenkel des Dreiecks, die Purpurfarben (Mischfarben aus Rot und Blau) auf dem unteren Schenkel aufgetragen. Die Farbsättigung nimmt zum Weißbereich hin ab. Zwei Farben, deren Verbindungsgerade durch den Weißpunkt **E** verläuft, stellen Komplementärfarben dar

19.4.9.6 Farbensehen

Grundsätzlich erlaubt das Farbensehen eine wesentliche Verbesserung der Differenzierungsmöglichkeiten, denn Gegenstände gleicher Helligkeit können immer noch durch ihre verschiedenen Farben unterschieden werden.

Phänomenologie des Farbensehens. Das visuelle System kann Farben im Bereich des sichtbaren Lichts (Wellenlängenbereich 400–750 nm) wahrnehmen. Farben lassen sich dabei nach Farbton, Sättigung und Helligkeit unterscheiden. Der **Farbton** charakterisiert den grundlegenden Farbeindruck (z. B. Blaugrün, Orange, Purpurrot). Insgesamt lassen sich ca. 200 Farbtöne unterscheiden. Die **Sättigung** kennzeichnet die Beimischung von Graustufen (zwischen Weiß und Schwarz) zum jeweiligen Farbton, wobei 20–25 Sättigungsstufen unterschieden werden können. Zusammen mit der Sättigung bestimmt der Farbton die **Farbart**. Beispielsweise ergibt ein reines Rot, gemischt mit Weiß, die Farbart Rosa und, gemischt mit Schwarz, die Farbart Braun. Schließlich kann die jeweilige **Helligkeit** der Farbe einer von ca. 500 Helligkeitsstufen zugeordnet werden. Durch die Kombination von Farbton, Sättigung und Helligkeit ergeben sich beim Farbensehen mehrere Millionen Differenzierungsmöglichkeiten.

Farben, die durch das visuelle System wahrgenommen werden, sind in der Regel keine reinen Spektralfarben, sondern entstehen durch **additive Farbmischung**. Dabei handelt es sich um einen neurophysiologischen Prozess, bei dem Licht verschiedener Wellenlängen, das auf dieselbe Netzhautstelle fällt, zu einem einheitlichen Farbeindruck verarbeitet wird. Das Ergebnis von solchen additiven Farbmischungen lässt sich am besten mithilfe eines sog. **Farbdreiecks** verdeutlichen (o Abb. 19.85). Auf zwei Seiten des Dreiecks sind die (gesättigten) Spektralfarben – geordnet nach ihrer Wellenlänge – aufgetragen. Die Eckpunkte bilden die Farben **Violett, Grün** und **Rot**. Das Dreieck ist so gestaltet, dass bei additiver Mischung von zwei beliebigen Farbtönen eine Mischfarbe entsteht, die auf der Verbindungsgeraden im Farbdreieck liegt. Die Mischung von Rot und Grün ergibt z. B. den Farbeindruck Gelb oder die Mischung von Rot und Blau eine der Purpurfarben, die im Spektrum nicht vorkommen und auf der Basis des Farbdreiecks angeordnet sind. Eine additive Mischung von Farben, deren Verbindungsgerade durch den Punkt E geht, liefert den Farbeindruck Weiß. Dies ist etwa dann der Fall, wenn man ein Gelb der Wellenlänge 580 nm mit einem Blau der Wellenlänge 480 nm mischt. Spektralfarben, deren Mischung Weiß ergibt, werden als **Komplementärfarben** bezeichnet. Aus den am Farbdreieck demonstrierten Gesetzmäßigkeiten geht hervor, dass sich alle Farbtöne durch additive Mischung aus den „Primärfarben" Blau, Grün und Rot herstellen lassen.

Die **subtraktive Farbmischung** stellt einen von der geschilderten visuellen Farbintegration streng zu unterscheidenden **physikalischen Prozess** dar. Fällt weißes Licht durch ein blaues und ein gelbes Farbfilter, so entsteht dahinter die (subtraktive) Mischfarbe Grün, weil der Gelbanteil des Lichts von dem blauen Filter und der

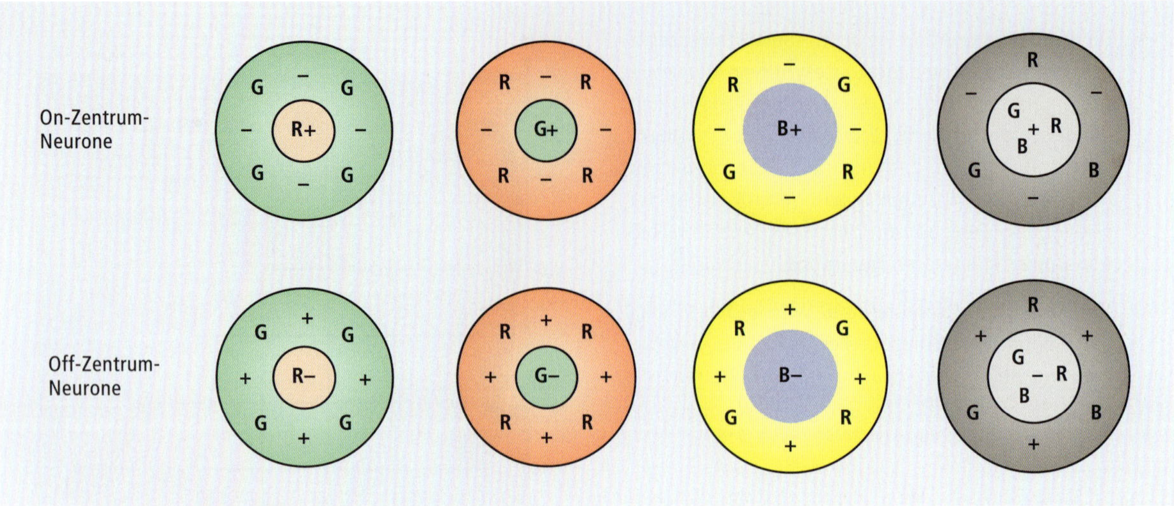

Abb. 19.86 Rezeptive Felder von Neuronen, die auf Farbreize antworten. Bei On-Zentrum-Neuronen führt die Aktivierung von Rotzapfen (R) bzw. Grünzapfen (G) oder Blauzapfen (B) im Feldzentrum zur Erregung und im Umfeld zur Hemmung des Neurons. Off-Zentrum-Neurone reagieren in umgekehrter Weise. Neurone, die durch alle drei Zapfentypen aktiviert werden (rechts), tragen nur zur Helligkeitswahrnehmung bei

Blauanteil von dem gelben Filter absorbiert werden. Lediglich die Grünkomponente kann beide Filter passieren. Auf diese Weise entsteht auch der Effekt einer Farbmischung, die der Maler auf seiner Palette vornimmt.

Neurophysiologische Grundlagen des Farbensehens. Die Grundlagen des Farbensehens bilden sowohl die unterschiedlichen Zapfentypen als auch die Verschaltung auf die Ganglienzellen. Wie die Ergebnisse der additiven Farbmischung zeigen, werden für die Wahrnehmung der zahlreichen Farbtöne, wie beschrieben, nur drei Sensortypen benötigt, die für Licht der Primärfarben Blau, Grün und Rot empfindlich sind. Auf dieser Grundlage beruht die **trichromatische Theorie** des Farbensehens. Dementsprechend gibt es drei Typen farbspezifischer Zapfen. Diese haben Absorptionsmaxima bei 420 nm (Blau), 535 nm (Grün) und 565 nm (Rot). Die langwellenspezifischen „Rotzapfen" und die mittelwellenspezifischen „Grünzapfen" sind allerdings um etwa 1,5 Zehnerpotenzen empfindlicher als die „Blauzapfen", die in der Fovea centralis ganz fehlen. Auf rotes Licht antworten „Rotzapfen" stark, die anderen Zapfentypen dagegen schwach. Umgekehrt ist es bei den anderen Farben.

Einige Phänomene des Farbensehens lassen sich allerdings nicht allein durch die trichromatische Theorie erklären. Dazu gehört die Beobachtung von farbigen Nachbildern. Wenn man eine rote Fläche hoher Leuchtdichte 20–30 s lang betrachtet, so erscheint nach einigen Sekunden, gegen einen weißen Hintergrund gesehen, ein grünes Nachbild. Entsprechend folgt auf die Betrachtung einer blauen Fläche ein gelbes Nachbild. Gestützt auf solche Beobachtungen wurde die **Theorie der Gegenfarben** entwickelt. Danach erfolgt die Farbwahrnehmung über drei **Gegenfarbenpaare**, Rot-Grün, Blau-Gelb und Weiß-Schwarz, wobei sich die beiden Partner jeweils antagonistisch zueinander verhalten. Diese Theorie ergänzt die trichromatische Theorie, die für die Zapfen gilt.

Bereits im neuronalen Netzwerk der Retina finden antagonistische Prozesse statt. Sog. **Gegenfarbenneurone** werden durch eine Farbe des Farbpaares erregt und durch die andere gehemmt. Manche Horizontalzellen sind solche **Gegenfarbzellen**. Bestimmte Ganglienzellen (und Zellen im Corpus geniculatum laterale) reagieren ebenfalls auf Farbreize antagonistisch, sprechen allerdings auch auf Helligkeitsunterschiede an. An dieser Stelle muss das Konzept der On-Zentrum- und Off-Zentrum-Neurone um die Qualität der Farbe erweitert werden (Abb. 19.86).

Manche On-Zentrum-Zellen (R+/G–) werden besonders stark vom Zentrum aus erregt, wenn der auf das Zentrum fallende Lichtreiz rotes Licht ist. Die Umfeldhemmung ist andererseits besonders stark, wenn das Umfeld mit grünem Licht gereizt wird. Entsprechend verhalten sich Off-Zentrum-Neurone. Andere On-Zentrum-Zellen (G+/R–) antworten besonders stark auf grünes Licht im Zentrum und werden stark durch rotes Licht im Umfeld gehemmt. Die rezeptiven Felder der blauspezifischen On-Neurone sind größer und weniger scharf gegliedert. Diese Neurone werden durch Blauzapfen im Zentrum erregt und sowohl durch Rot- als auch durch Grünzapfen im Umfeld gehemmt. Da Rot und Grün in additiver Mischung Gelb ergibt, lässt sich dadurch der Blau-Gelb-Antagonismus erklären. Die Neurone einer 4. Gruppe (Abb. 19.86) reagieren auf alle drei Zapfentypen und können daher nicht zur Farb-, aber zur Helligkeitswahrnehmung beitragen.

Die Gegenfarbenneurone sind nur in begrenztem Maß farbspezifisch, da sie auch gleichzeitig Helligkeitsunterschiede registrieren. Der eigentliche Farbkontrast zwischen dem Feldzentrum und dem Umfeld entsteht erst in sog. **Doppelgegenfarbenneuronen**, die in der primären Sehrinde lokalisiert sind.

Gegenstände in einer bestimmten Umgebung werden vom Betrachter immer in annähernd gleicher Farbe wahrgenommen, unabhängig davon, ob sie von der Sonne, einer Glühlampe oder einer Leuchtstoffröhre beleuchtet werden. Dies ist deshalb bemerkenswert, weil in den drei genannten Fällen Licht ganz verschiedener Wellenlängen von den Objekten reflektiert wird und ins Auge gelangt. Diese **Farbkonstanz** beruht auf Verrechnungsvorgängen in der Retina und im Zentralnervensystem, bei denen die Objektfarben zu den Umgebungsfarben im Gesichtsfeld in Beziehung gesetzt werden.

In Kürze

- **Farbensehen** beruht auf der Erregung von Zapfen mit unterschiedlicher Farbempfindlichkeit und einer farbantagonistischen Zentrum/Peripherie-Empfindlichkeit der Ganglienzellen. Aufgrund von Unterschieden im Opsinaufbau haben farbtüchtige Zapfen ihr Absorptionsmaximum im Blau-, Grün- oder Rotbereich.
- Zur Farbempfindung fähige Ganglienzellen sind sog. **Gegenfarbenneurone**, bei denen die maximale Empfindlichkeit von Zentrum und Peripherie des rezeptiven Felds von antagonistischen Farbenpaaren abhängt (rot-grün bzw. gelb-blau).

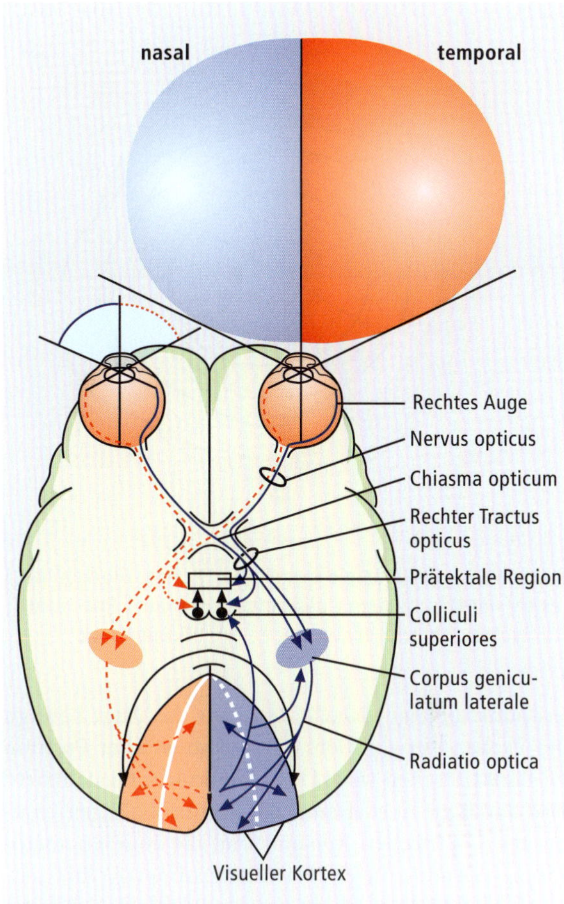

Abb. 19.87 Sehbahn in schematischer Darstellung. Für das rechte Auge ist das Gesichtsfeld, unterteilt in eine nasale (blaue) und eine temporale (rote) Hälfte, eingezeichnet, deren zentrale Projektionen in gleicher Weise markiert sind. Außerdem erkennt man auf der rechten Seite die efferenten Verbindungen zwischen Sehrinde und subkortikalen Gebieten. Nach Grüsser

19.4.9.7 Sehbahn und Gesichtsfeld

Sehbahn. Die gebündelten Axone der großen Ganglienzellen der Netzhaut bilden den **Nervus opticus**, der einer Leitungsbahn des Gehirns entspricht, da entwicklungsgeschichtlich die Retina einen nach außen verlagerten Hirnteil darstellt. Fasern aus der Netzhautperipherie liegen gewöhnlich an der Oberfläche, die der zentralen Retina im Inneren des Sehnerven. Am Boden des Zwischenhirns bilden die beiden Nn. optici die Sehnervenkreuzung (**Chiasma opticum**). An dieser Stelle kreuzen die Fasern der inneren (nasalen) Netzhauthälfte zur Gegenseite und bilden mit den ungekreuzten Fasern der äußeren (temporalen) Netzhauthälfte den Tractus opticus (Abb. 19.87).

Etwa ⅔ der Fasern des Tractus opticus enden im **Corpus geniculatum laterale**, der ersten zentralen Schaltstelle der Sehbahn. Hier werden die Erregungen auf weitere Neurone übertragen, deren Axone als **Sehstrahlung (Radiatio optica, Gratiolet-Sehstrahlung)** zur **primären Sehrinde** (Area striata) beiderseits der Fissura calcarina im Okzipitalhirn ziehen. Von dort aus bestehen weitere Verbindungen zu höheren Sehrindenregionen. Die restlichen Fasern des Tractus opticus verlaufen zu den **oberen Vierhügeln (Colliculi superiores)** und zur **prätektalen Region** des **Mittelhirns**. Diese Bahnverbindungen dienen als afferente Bahnen für den **Pupillen-** und den **Akkommodationsreflex** (▸ Kap. 19.4.9.2).

Gesichtsfeld. Als Gesichtsfeld bezeichnet man den gesamten Umweltbereich, der von einem unbewegten Auge, d. h. bei Fixierung eines zentralen Punktes, erfasst wird. Das Verfahren zur Bestimmung des Gesichtsfelds wird **Perimetrie** genannt. Hierbei fixiert der zu Untersuchende einen Punkt. Dann werden aus allen Richtun-

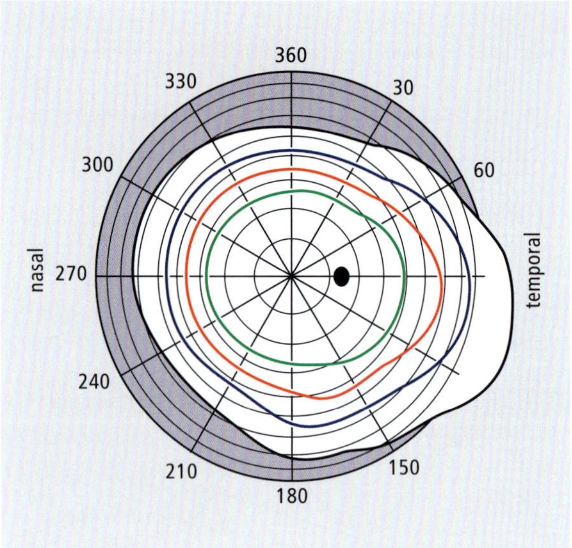

○ Abb. 19.88 Gesichtsfeld des rechten Auges. Grenzen des Gesichtsfelds (schwarze Linie) sowie der Blau-, Rot- und Grünwahrnehmung. Schwarzes Feld = blinder Fleck

gen punktförmige visuelle Reize vor das Auge bewegt. Der Proband bzw. Patient gibt an, ab welcher Position ein Punkt gesehen wird. Das **monokulare Gesichtsfeld** wird durch die Ausdehnung der Retina, die Eigenschaften des dioptrischen Apparats und die äußeren anatomischen Begrenzungen (Nase, Augenbrauen) limitiert. Wie ○ Abb. 19.88 zeigt, ist das Gesichtsfeld (schwarze Linie) nach oben hin und in nasaler Richtung leicht eingeschränkt. Beim Farbensehen wird nur ein kleinerer Umweltbereich erfasst, weil zur Netzhautperipherie hin die Zahl der Zapfen abnimmt. In ○ Abb. 19.88 sind die Wahrnehmungsgrenzen für Blau, Rot und Grün eingezeichnet. Beim binokularen Fixieren desselben Punktes überschneiden sich die Gesichtsfelder beider Augen mit Ausnahme der temporalen Bereiche.

In Kürze

- Die **Sehbahn** besteht aus dem N. opticus, dem Chiasma opticum, dem Tractus opticus, dem Corpus geniculatum laterale und der Sehstrahlung, die zur primären Sehrinde projiziert. Im Chiasma opticum kreuzen die Fasern der inneren (nasalen) Netzhauthälfte zur Gegenseite und bilden mit den ungekreuzten Fasern der äußeren (temporalen) Netzhauthälfte den Tractus opticus.
- Als **Gesichtsfeld** bezeichnet man den gesamten Umweltbereich, der von einem unbewegten Auge erfasst wird. Das Verfahren zur Bestimmung des Gesichtsfelds wird Perimetrie genannt.

19.4.9.8 Pathophysiologie der Netzhaut und der Sehbahn

Störungen des Farbsinns. Diese werden in der Regel rezessiv geschlechtsgebunden vererbt, wobei gewöhnlich beide Augen betroffen sind. Sie finden sich bei etwa 8 % aller Männer, jedoch nur bei ca. 0,4 % der Frauen, die Konduktorinnen sind. Man unterscheidet drei verschiedene Störungen des Farbsehens, die mittels sog. **pseudoisochromatischer Tafeln** diagnostiziert werden:

- Dichromasien,
- anomale Trichromasien und
- Achromasie.

Bei der **Dichromasie** handelt es sich um eine **partielle Farbenblindheit**, bei der ein Zapfentyp ausgefallen ist. Die „Zweifarbenseher" können in zwei Gruppen unterteilt werden: Den Patienten der einen Gruppe fehlt das Rot-Grün-Unterscheidungsvermögen. Hierzu gehören die **Protanopie** („Rotblindheit") und die **Deuteranopie** („Grünblindheit"). Bei der Protanopie fehlt die Farbempfindung für Rot, sodass das Spektrum im langwelligen Bereich verkürzt ist. Protanope verwechseln Rot, Gelb, Orange und Grün miteinander; Violett deuten sie als Blau, Dunkelrot als Schwarz. Bei der Deuteranopie ist die „Fehlfarbe" dagegen Grün. Die Verwechslungsfarben sind praktisch die gleichen wie bei Protanopen mit der Ausnahme, dass eine Differenzierung zwischen Dunkelrot und Schwarz möglich ist. Die zweite Gruppe der Dichromaten besitzt kein Gelb-Blau-Unterscheidungsvermögen. Bei dieser sehr seltenen **Tritanopie** wird das Spektrum zwischen 565 und 575 nm als unbunt empfunden.

Die häufigsten Farbsinnstörungen sind die **anomalen Trichromasien**. Es handelt sich dabei im Prinzip um ähnliche Störungen wie bei der Dichromasie, nur dass die Beeinträchtigung der jeweiligen Sensorfunktion geringer ist. Man spricht deshalb auch von einer **Farbschwäche**. Der **Protanomale** weist eine herabgesetzte Rotempfindlichkeit, der **Deuteranomale** eine verminderte Grünempfindlichkeit, der **Tritanomale** (sehr selten!) eine Empfindungsschwäche für Blau und Gelb auf. (Farbenverwechslungen können bei anomalen Trichromaten insbesondere unter ungünstigen Beleuchtungsbedingungen vorkommen.)

Bei der **Achromasie** (totalen Farbblindheit, Monochromasie) werden statt Farbtönen nur unterschiedlich helle Graustufen wahrgenommen. Häufig ist dieses Leiden mit einer Lichtscheu (Photophobie) und verringerter Sehschärfe verbunden.

Durchblutungsstörungen der Retina. Da die Retina stets auf eine ausreichende Sauerstoff- und Substratversorgung angewiesen ist, führen Störungen der Durchblutung in den meisten Fällen auch zu Sehstörungen. Bei einer hochgradigen **arteriellen Hypertonie** kommt es vorwiegend zu einer Engstellung der Netzhautarterien mit Ödemen im Bereich der Papille, Lipidexsudaten und Blutungen. Bei einer lang dauernden mittelgradigen Hypertonie entwickelt sich im Laufe der Zeit eine Gefäßsklerose, die eine Einschränkung der Durchblutung und dementsprechend eine Mangelversorgung der Retina zur Folge hat.

Die **diabetische Retinopathie** ist in Europa die häufigste Ursache der Erblindung bei Menschen im Alter von 25–65 Jahren. Dabei handelt es sich um eine **Mikroangiopathie** (▸ Kap. 9.9.4), die Arteriolen, Kapillaren und Venolen betrifft. Infolge des erhöhten Glucoseangebots schwellen die den Kapillaren aufsitzenden Perizyten durch Einlagerung von Sorbitol an, sodass die Gefäßlumina eingeengt werden. Außerdem kommt es zur Verdickung der Basalmembranen, die auf **Glykierungsreaktionen** (Glykosylierungen) beruht. Die sich im Laufe der Zeit einstellenden Folgen sind: Ischämie, reaktive Gefäßneubildungen (Neo-Angiogenese), Steigerung der Gefäßpermeabilität mit Ausbildung von Netzhautödemen, Blutungen sowie Ablösung und Zerstörung der Retina.

Die **Frühgeborenen-Retinopathie** (syn. retrolentale Fibroplasie) beruht auf einer unvollständigen Vaskularisierung und damit Minderdurchblutung der äußeren Retinabezirke bei vorzeitiger Geburt. Während bei einer normalen Schwangerschaftsdauer die (Hypoxiebedingte) retinale Gefäßneubildung in utero weitgehend abgeschlossen ist, unterbleibt sie beim Frühgeborenen infolge des erhöhten postpartalen Sauerstoffangebots. Dies gilt insbesondere dann, wenn bei einem Atemnotsyndrom des Frühgeborenen aus vitalen Gründen eine Sauerstoffbeatmung über mehr als drei Tage mit hohen O_2-Partialdrücken durchgeführt wird. Wird nachfolgend die Beatmung vermindert oder abgebrochen, wachsen – vor allem VEGF-vermittelt – nach etwa 6–8 Wochen Gefäße in die ischämischen Bezirke der peripheren Netzhaut und in den Glaskörper ein. Diese pathologischen Gefäßschlingen weisen eine Blutungstendenz auf und ziehen die Retina durch Schrumpfung von ihrer Oberfläche ab (Netzhautablösung). Die Frühgeborenen-Retinopathie tritt bei etwa 20 % der Kinder mit einem Geburtsgewicht von < 1000 g auf.

Durch Embolie oder Gefäßwandthrombose verursachte **Arterienverschlüsse** führen zu einem ischämischen Infarkt, d. h. einer Zerstörung von Retinazellen im jeweiligen Versorgungsbereich. Ein **Verschluss** der **Zentralarterie** (A. centralis retinae) hat den Untergang aller Bipolar-, Amakrin- und Ganglienzellen und damit sofortige Erblindung zur Folge, während die Photosensoren und das Pigmentepithel überleben, da sie von Chorioideagefäßen versorgt werden. Bei **Verschlüssen** von **Arterienästen** sind nur Teile der Retina betroffen. Sofern die Äste, die zur Macula lutea ziehen, noch durchblutet werden, bleibt die zentrale Sehschärfe erhalten.

Entzündungen der Retina. Eine **Retinitis** ist meist viral bedingt und tritt sowohl bei immungeschwächten als auch bei immunkompetenten Patienten auf. Bei Infektion mit Herpes-simplex- oder Varizella-zoster-Viren schreitet die Entzündung von der Peripherie zum Zentrum fort und führt zu einer Nekrose und in der Folge zu einer Ablösung der Netzhaut. Entzündungszellen dringen auch in den Glaskörper und in den vorderen Augenabschnitt ein. In den meisten Fällen kommt es zur Erblindung des befallenen Auges; nicht selten sind beide Augen betroffen. Eine Retinitis ist auch eine häufige Manifestation der AIDS-Erkrankung (HIV-Retinopathie) und kann ferner bei einer Toxoplasmose-Infektion in Kombination mit einer **Chorioiditis** (Aderhautentzündung) vorkommen.

Degenerative Veränderungen der Retina. Die **altersbedingte Makuladegeneration**, die häufigste Ursache der Erblindung jenseits des 65. Lebensjahrs, entsteht durch Überlastung des Pigmentepithels im Bereich der Macula lutea. Jede Pigmentepithelzelle muss täglich Tausende von abgestoßenen Membranscheibchen der Sensoraußenglieder abbauen. Kann das Epithel die Abbauprodukte nicht mehr verarbeiten, entstehen Lipofuszinablagerungen und nach und nach gehen die Zellen zugrunde. Im Laufe dieses Prozesses kommt es auch zu einer gestörten Durchblutung der Aderhaut. Es entsteht so die langsam fortschreitende **trockene (atrophe) Makuladegeneration** (ca. 80 % der Fälle). Bilden sich zusätzlich unter der Netzhaut durch Gefäßneubildungen Exsudate (begünstigt durch Defekte in der Bruch-Membran, einer Grenzmembran, die normalerweise eine Abdichtung zwischen dem Pigmentepithel und der Aderhaut bewirkt), entsteht die **feuchte Makuladegeneration**, die auch zu Blutungen neigt (ca. 20 % der Fälle). Sie führt schnell zur Leseblindheit. Funktionelle Auswirkungen der Makuladegeneration sind die Abnahme der Sehschärfe und des Lesevermögens, des Kontrastempfindens, des Farbensehens, der Hell-Dunkel-Adaptation, und zentrale Gesichtsfeldausfälle. Das äußere Gesichtsfeld bleibt meistens erhalten.

Für die trockene Makuladegeneration gibt es derzeit keine Heilungsmöglichkeit. Bei der feuchten Makuladegeneration kann die Gefäßneubildung durch wiederholte intraokuläre Injektionen von Hemmern des Gefäßwachstums (z. B. VEGF-Inhibitoren) vorübergehend unterdrückt werden.

Bei der **Retinitis pigmentosa** handelt es sich nicht – wie der Name vermuten lässt – um eine Entzündung, sondern um eine durch Pigmentierung gekennzeichnete **degenerative Erkrankung** der Netzhaut, die autosomal-rezessiv oder autosomal-dominant vererbt wird.

Von der Degeneration sind sowohl die Photosensoren als auch das Pigmentepithel betroffen. Da verschiedene Defekte des Rhodopsin-Gens nachgewiesen werden konnten, vermutet man, dass eine vermehrte Aufnahme von pathologisch verändertem Rhodopsin in die Zellen des Pigmentepithels für die Degeneration und die Pigmentablagerungen verantwortlich ist. Zunächst sind nur die Stäbchen betroffen, sodass vielfach bereits in der Kindheit Störungen des Dämmerungssehens (Hemeralopie, ▸Kap. 19.4.9.5) auftreten; erst sehr viel später verschlechtert sich auch das photopische Sehen. Durch den von peripher nach zentral fortschreitenden Degenerationsprozess, der auch auf andere Retinaschichten übergreift, kommt es schließlich zu einer tunnelartigen Einschränkung des Gesichtsfelds. Obwohl das zentrale Sehen in einem engen Bereich noch erhalten bleibt, ist der Patient praktisch blind, weil er sich nicht mehr orientieren kann.

Netzhautablösung. Unter einer **Netzhautablösung** (**Ablatio retinae**) versteht man die Trennung des Stratum nervosum vom Pigmentepithel. Normalerweise sind diese beiden Teile der Retina – beim Menschen allerdings nicht sehr fest – durch die Fortsätze des Pigmentepithels miteinander verzahnt. Durch entzündliche und degenerative Veränderungen, durch Traumen sowie bei hochgradiger Myopie können sich die beiden Schichten teilweise voneinander lösen, wodurch es u. U. zu Verschwommen- und Verzerrtsehen kommt. In schweren Fällen besteht die Gefahr der Erblindung.

Gesichtsfeldausfälle. Ausfälle im Gesichtsfeld werden als **Skotome** bezeichnet. Sie sind entweder durch eine Schädigung der Netzhaut, der Sehnervenpapille oder der Sehbahn (○Abb. 19.89) bedingt. Im monokularen Gesichtsfeld findet sich als „physiologisches Skotom" der sog. **blinde Fleck** (○Abb. 19.88), der durch das Fehlen von Photosensoren an der Austrittsstelle des Sehnerven aus dem Augenbulbus (**Papilla n. optici**) entsteht. Infolge der Überschneidung der beiden monokularen Gesichtsfelder beim beidäugigen Sehen wird dieser Gesichtsfeldausfall nicht wahrgenommen.

Konzentrische Einengungen des **Gesichtsfelds** treten häufig bei der **Retinitis pigmentosa** (▸Kap. 19.4.9.8) auf. **Bogenförmige Skotome** sind dagegen typisch für beginnende **Glaukome** (▸Kap. 19.4.9.3).

Ausfälle infolge einer **Läsion** im **Bereich** der **Sehbahn** betreffen in der Regel charakteristische Gesichtsfeldbereiche, aus denen sich der jeweilige Ort der ursächlichen Schädigung bestimmen lässt. Dies erläutert ○Abb. 19.89. Die vollständige Unterbrechung des Nervus opticus führt zu einer totalen Erblindung des betroffenen Auges (A). Ist das Chiasma opticum von einer Läsion betroffen (z. B. durch die Druckwirkung

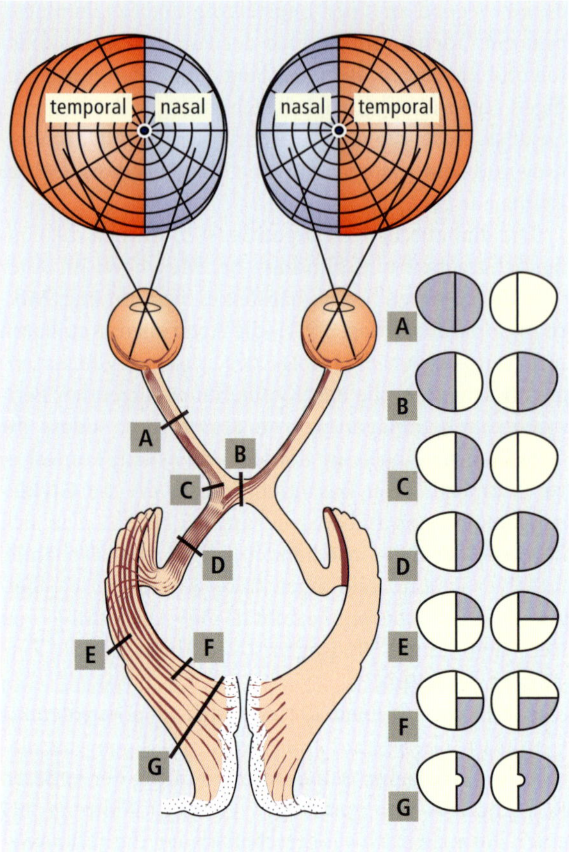

○ **Abb. 19.89** Gesichtsfeldausfälle bei Läsionen an verschiedenen Stellen der Sehbahn. Die ausgefallenen Gebiete sind in den rechten Gesichtsfeldschemata blaugrau gekennzeichnet. **A** linksseitige Erblindung; **B** bitemporale Hemianopsie; **C** linksseitige nasale Hemianopsie; **D** homonyme Hemianopsie rechts; **E** und **F** Quadranten-Anopsie; **G** homonyme Hemianopsie rechts mit fovealer Aussparung. Nach Homans

eines wachsenden Hypophysentumors), so ist meist die Erregungsleitung in den medialen, kreuzenden Sehnervenfasern unterbrochen, wodurch die lateralen Gesichtsfeldhälften ausfallen (B). Eine solche Störung bezeichnet man als **bitemporale Hemianopsie**. Eine Läsion der lateralen Fasern im Chiasma opticum führt dagegen zu einer **nasalen Hemianopsie** (C). Bei der Zerstörung eines Tractus opticus resultiert ein halbseitiger Ausfall in beiden Gesichtsfeldern auf derselben Seite, der als **homonyme Hemianopsie** bezeichnet wird (D). Ist die Sehbahn jenseits des Corpus geniculatum laterale teilweise unterbrochen, so treten häufig quadrantenförmige Ausfälle in beiden Gesichtsfeldern auf, die man als **Quadranten-Hemianopsie** charakterisiert (E und F). Eine weitergehende Zerstörung der Sehstrahlung oder die einseitige Läsion der Sehrinde hat eine **homonyme Hemianopsie** zur Folge, bei der das foveale Sehen in der Regel erhalten bleibt (G).

In Kürze

- **Störungen** des **Farbsinn** umfassen die relativ häufigen anomalen **Trichromasien** (Protanomalie, Deuteranomalie, Tritanomalie), die **Dichromasien** (Protanopie, Tritanopie) und die **Achromasie**.
- **Durchblutungsstörungen** der **Retina** sind vorwiegend durch arteriosklerotische Gefäßveränderungen bei arterieller Hypertonie oder Diabetes mellitus bedingt.
- Bei der altersbedingten **Makuladegeneration**, der häufigsten Ursache einer Erblindung jenseits des 65. Lebensjahrs, gehen Pigment- und Sinnesepithel der zentralen Netzhaut durch degenerative Prozesse zugrunde. Man unterscheidet die **trockene atrophe Makuladegeneration** und die **feuchte exsudative Makuladegeneration**.
- **Gesichtsfeldausfälle** werden als **Skotome** bezeichnet. Je nach Ort der Schädigung in der Retina und der Sehbahn treten typische Ausfallsmuster auf.
- Eine häufige Ursache für Gesichtsfeldausfälle ist das **Glaukom** (grüner Star, ▸Kap. 19.4.9.3).

19.4.9.9 Subkortikale und kortikale Mechanismen des Sehens

Subkortikale Signalverarbeitung. In den vorigen Abschnitten wurde das unterschiedliche Antwortverhalten retinaler Ganglienzellen beschrieben. Innerhalb dieser Zellen lassen sich verschiedene Zelltypen identifizieren, die auf die Aufnahme spezifischer Aspekte der **visuellen Sinneseindrücke** spezialisiert sind. Man unterscheidet das **großzellige (magnozelluläre) M-System und** das kleinzellige (**parvozelluläre**) **P-System**. Etwa 10 % der Zellen sind M-Zellen. Sie reagieren besonders auf bewegte Reize, haben große retinale rezeptive Felder und unterscheiden Kontraste, aber keine Farben. P-Zellen machen ca. 80 % der Neurone aus. Sie haben kleine retinale rezeptive Felder und signalisieren Farbe. **M-Zellen** sind für **Kontrast**- und **Bewegungssehen, P-Zellen** für die **Form**- und **Farbanalyse** besonders geeignet. Neben dem M- und P-System gibt es noch das **K-System** (**koniozelluläres System**), dem 10 % der Ganglienzellen angehören (s. u.).

Die Axone der M- und P-Zellen verlaufen im N. opticus und Tractus opticus zum Corpus geniculatum laterale, wo sie mit gleichartigen thalamischen M- und P-Zellen synaptisch verschaltet sind. Hierbei bleibt die **Retinotopie** erhalten. In den rezeptiven Feldern der hier lokalisierten Zellen erfolgt eine verstärkte laterale Hemmung und damit eine Kontrastverschärfung.

Ein Teil der Fasern aus M-Zellen und Zellen aus der K-Gruppe ziehen nach der Sehbahnkreuzung zu den **Colliculi superiores**. Die hier lokalisierten Zellen sind an der Bewegungsanalyse beteiligt und bilden ein Reflexzentrum. Von hier aus werden sakkadische Augenbewegungen ausgeführt, die das Auge so positionieren, dass neuartige Reize auf die Fovea projiziert werden.

Zellen des **K-Systems** bilden die Gruppe der **Melanopsin-haltigen Ganglienzellen**. Diese Zellen projizieren in den **Nucleus suprachiasmaticus**, in dem die **circadianen Rhythmen** (▸Kap. 19.8.2) generiert werden. Das in den Ganglienzellen selbst enthaltende, zur Gruppe der Sehfarbstoffe gehörende Melanopsin wird durch Licht aktiviert, wodurch diese Zellen den Nucleus suprachiasmaticus über die äußeren Lichtverhältnisse informieren. Diese dem Nucleus suprachiasmaticus zugeleitete Information ist weder von den Zapfen noch von den Stäbchen beeinflusst.

Kortikale Signalverarbeitung in der primären Sehrinde. Die Signale aus dem Corpus geniculatum laterale werden über die **Sehstrahlung** (Radiatio optica, ▸Kap. 19.4.9.7) zur primären Sehrinde (Region V1, o Abb. 19.33) geleitet. In den sechs übereinander liegenden Schichten der **Region V1** erfolgt die Analyse der visuellen Reize im Hinblick auf ihre Orientierung im Raum, ihre Bewegungsrichtung und ihre (metrische) Länge. Daran beteiligt sind mehrere Zelltypen, die sich durch ihr spezifisches Antwortverhalten unterscheiden.

Wie die retinalen Ganglienzellen haben kortikale Nervenzellen **antagonistische rezeptive Felder**. Allerdings ist außer in der Eingangsschicht IV ihr erregendes Zentrum nicht rund, sondern balkenförmig. Dieses längliche Zentrum ist von einer hemmenden Zone umgeben. Eine solche Nervenzelle wird durch einen punktförmigen Lichtreiz kaum erregt, antwortet dagegen stark, wenn ein Lichtbalken auf die Retina projiziert wird, der genau in die Richtung des länglichen, zentralen erregenden Teils ihres rezeptiven Felds fällt (o Abb. 19.90 A). Eine **kortikale Zelle analysiert** also nicht Punkte, sondern **Linien**. Dies entspricht dem Erkennen von Konturen (s. o.). Die linearen rezeptiven Felder entstehen dadurch, dass verschiedene Ganglienzellen mit runden rezeptiven Feldern auf eine Kortexzelle konvergieren.

Da die balkenförmigen erregenden Zentren der Kortexzellen eine unterschiedliche Ausrichtung haben (s. u.), erkennen Kortexzellen jeweils nur solche Lichtbalken, die eine dem rezeptiven Zentrum entsprechende Orientierung haben (sie besitzen damit eine **Orientierungsspezifität**). Die Reizung des umgebenden hemmenden Felds inhibiert die Antwort der Kortexzelle. **Einfache Zellen** mit **Orientierungsspezifität** antworten nur dann, wenn die Orientierung des Licht-

19

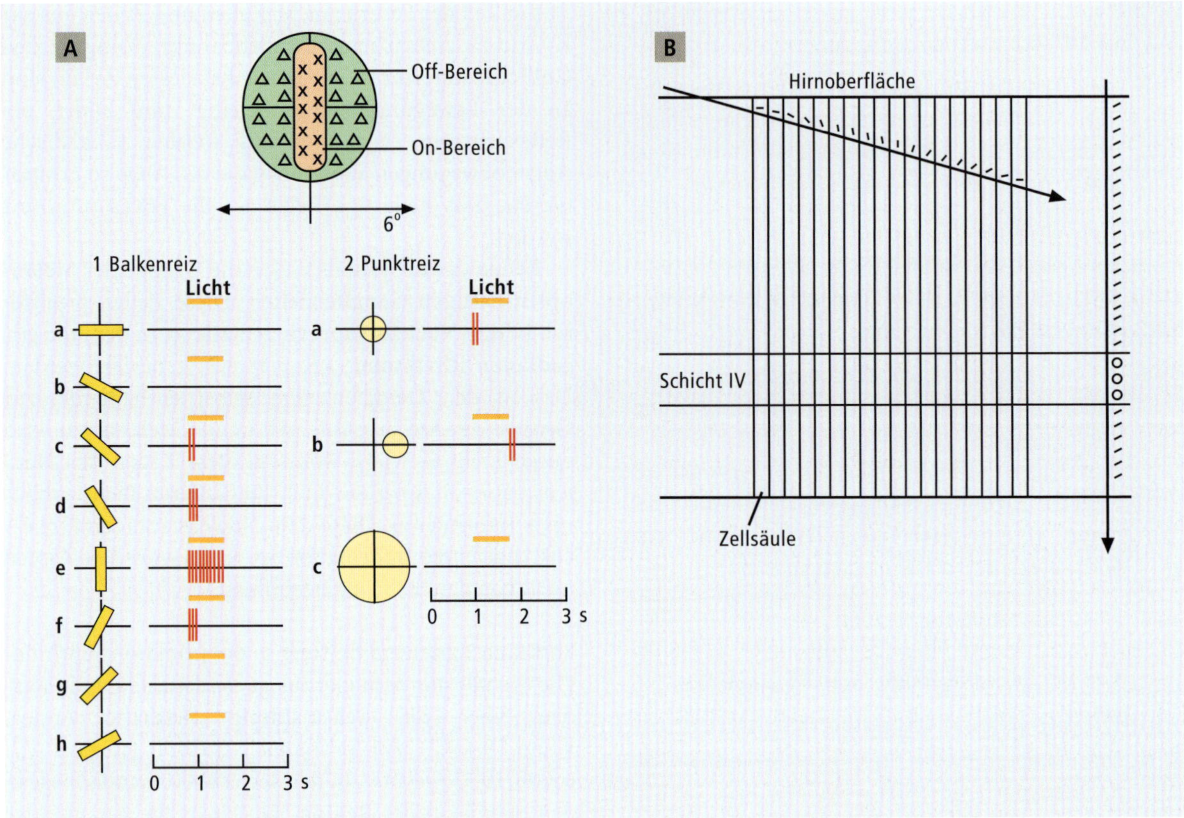

Abb. 19.90 A Antworten einer einfachen orientierungsspezifischen Zelle in der primären Sehrinde auf Lichtreize und B schematische Darstellung von Zellsäulen mit Orientierungspezifität. Die in A dargestellte Zelle hat ein rezeptives Feld auf der Retina mit einem länglichen erregenden On-Bereich, umgeben von einem antagonistischen Off-Bereich (oben). Sie antwortet am besten auf den in **e** gezeigten balkenförmigen Lichtreiz, weil dieser den ganzen erregenden On-Bereich stimuliert und nicht auf den Off-Bereich fällt. Hat der Lichtbalken eine andere Orientierung oder ist der Lichtreiz punktförmig, wird keine oder nur eine minimale Antwort ausgelöst. In **B** sind schematisch Zellsäulen in der grauen Substanz gezeigt, die sich von der Hirnoberfläche bis zur weißen Substanz erstrecken. Innerhalb einer Zellsäule (Pfeil rechts) haben alle untereinander liegenden Zellen die gleiche längs ausgerichtete Orientierung ihres On-Bereichs (nur in der Schicht IV sind die On-Bereiche rund). Die einzelnen, nebeneinander angeordneten Zellsäulen unterscheiden sich in der Orientierung des längs ausgerichteten On-Bereichs ihrer rezeptiven Felder (Pfeil von links oben nach rechts, die Striche über dem Pfeil zeigen die Längsorientierung der On-Bereiche)

balkens exakt der Ausrichtung des länglichen rezeptiven Felds der Kortexzelle entspricht. **Komplexe Zellen** mit **Orientierungsspezifität** antworten auf balkenförmige Reize unabhängig davon, an welcher Stelle des exzitatorischen rezeptiven Felds der Kortexzelle der Lichtbalken präsentiert wird. Wiederum andere Zellen werden aktiviert, wenn sich ein Lichtreiz durch das rezeptive Feld der Kortexzelle in einer bestimmten Richtung bewegt (**Zellen** mit **Richtungsspezifität**). Die **hyperkomplexen Zellen** erfassen genau die Länge eines balkenförmigen Lichtreizes. Überragt der Lichtbalken das exzitatorische rezeptive Feld und fällt auch auf hemmende Anteile des rezeptiven Felds, so zeigt die Zelle eine sog. „Endhemmung" und antwortet in abgeschwächter Form.

Die Zellen mit Orientierungsspezifität sind in **Orientierungssäulen** angeordnet, welche die Schichten der Hirnrinde senkrecht durchsetzen (Abb. 19.90 B). Alle Zellen innerhalb einer solchen Säule antworten auf Lichtbalken der gleichen Orientierung, und für jede Orientierung des Lichtreizes gibt es entsprechende Säulen. Weniger systematisch ist die Anordnung der Zellgruppen mit Richtungsspezifität. Eine weitere Zusammenfassung der Zellen, die auf Reize eines Auges antworten, stellen die (ebenfalls vertikalen) **okulären Dominanzsäulen** dar. Diese etwa 0,5 mm breiten Säulen sind abwechselnd dem gleichseitigen (ipsilateralen) und dem gegenseitigen (kontralateralen) Auge zugeordnet, je nachdem, von welchem Auge aus sie stärker erregt werden. Schließlich werden sämtliche orientierungs- und richtungsspezifischen Zellen für beide Augen in **Hyperkolumnen** funktionell zusammengefasst, die sich auf einer Fläche von etwa 1 mm^2 über sämtliche kortikalen Zellschichten in die Tiefe erstrecken. Eine Hyperkolumne ist ein kortikales Analysenmodul, das sämtliche Orientierungen und Bewegungsrichtungen für einen Ort des Gesichtsfelds von beiden Augen enthält. Benachbarte Hyperkolumnen repräsentieren benachbarte Orte des Gesichtsfelds.

Ein Teil der Neurone in der primären Sehrinde **analysiert** die **Farbe**. Solche Zellen sind in besonderen Strukturen, den sog. „blobs", zusammengefasst, die in den Zellschichten 2 und 3 liegen und reich an Cytochromoxidase sind.

Weiterverarbeitung des visuellen Reizes im Assoziationskortex. In der primären Sehrinde (V1) werden – wie auch im Corpus geniculatum laterale – Farb-, Form- und Bewegungssignale in getrennten Zellsystemen verarbeitet. Auch im Assoziationskortex werden die Merkmale in unterschiedlichen Arealen weiter analysiert. Es besteht also eine Parallelverarbeitung des Seheindrucks in verschiedenen Kortexarealen.

Für die **Objekterkennung** sind Assoziationsfelder im unteren **okzipito-temporalen Übergangsgebiet** und unteren **Temporallappen** zuständig. Hier werden Gegenstände erkannt. Neurone in diesen Regionen antworten auf Gestaltkomponenten, z. B. komplexe Winkel, Streifen, Konturen usw. Im **posterioren Parietallappen** findet die **Einordnung** des gesehenen Gegenstandes in den **extrapersonalen Raum** statt. Hier wird analysiert, wo sich der Gegenstand im Raum befindet und/oder in welche Richtung sich ein Objekt bewegt. Von diesem Areal aus besteht eine Verbindung zum präfrontalen Kortex, von wo aus visuell gesteuerte Augenbewegungen programmiert werden. In diesen Arealen wird eine bemerkenswerte Konstanzleistung erbracht. Nach jeder Augenbewegung werden Objekte des extrapersonalen Raums an anderen Stellen des Gesichtsfelds abgebildet. Trotz der Verschiebungen des Retinabildes wird der extrapersonale Raum als unbewegt wahrgenommen. Im Parietallappen werden nämlich visuelle Signale mit der **Efferenzkopie blickmotorischer Kommandos** verrechnet, sodass trotz retinaler Bildverschiebung eine konstante Wahrnehmung der Raumrichtungen und der Objektentfernungen möglich ist.

Einige Regionen um den **Sulcus temporalis superior** enthalten Nervenzellen, die besonders auf bewegte Reize richtungsspezifisch antworten. Es bestehen intensive Verbindungen zu den vestibulären Arealen des Kortex, in denen Kopfbewegungen im Raum wahrgenommen werden. In der Area V4 und in Gebieten des Gyrus angularis werden **Farben** analysiert.

In Kürze

- Unterschiedliche **Neurone im primären visuellen Kortex** analysieren Linien (Orientierungsspezifität), Bewegungen von Mustern (Richtungsspezifität) und Farben. Wie die retinalen Ganglienzellen haben auch viele kortikale Nervenzellen antagonistische rezeptive Felder, wobei das erregende Zentrum hierbei nicht rund, sondern balkenförmig ist. Daher antwortet eine solche kortikale Nervenzelle am besten bei Präsentation eines Lichtbalkens bestimmter Orientierung. Zellen mit ähnlichen Antworteigenschaften bilden Zellsäulen (Orientierungssäulen, Augendominanzsäulen).
- Die **Weiterverarbeitung** der **visuellen Information** erfolgt parallel in verschiedenen Kortexarealen. Im unteren okzipito-temporalen Übergangsgebiet findet die **Objekterkennung**, im posterioren Parietallappen die **Einordnung** des **gesehenen Gegenstandes** in den **extrapersonalen Raum** statt. Von hier besteht eine Verbindung zum präfrontalen Kortex, von wo aus **visuell gesteuerte Augenbewegungen** programmiert werden. Nervenzellen um den Sulcus temporalis superior antworten richtungsspezifisch auf bewegte Reize. In der Area V4 und in Gebieten des Gyrus angularis werden Farben analysiert.

19.4.9.10 Räumliches Sehen

Das beidäugige Sehen (**Binokularsehen**) ermöglicht es, einen räumlichen Tiefeneindruck zu gewinnen und Entfernungen abzuschätzen. Zwar ist auch der Einäugige in der Lage, die Tiefe des Raums wahrzunehmen; er muss jedoch hierzu seine Erfahrungen über Konturüberschneidungen, Schatten, Größenunterschiede und andere Orientierungshilfen heranziehen. Beim Binokularsehen entsteht der räumliche Tiefeneindruck durch einen Verarbeitungsprozess im zentralen visuellen System. Eine wichtige Grundlage für räumliches Sehen ist der Verlauf der Sehbahn. So erhält der linke visuelle Kortex Information von der temporalen Seite des linken Auges und von der nasalen Seite des rechten Auges. Diese Fasern konvergieren im Kortex, sodass viele Neurone Zufluss vom linken und rechten Auge erhalten. Bestimmte Netzhautpunkte auf der linken temporalen Seite korrespondieren mit Netzhautpunkten auf der rechten nasalen Seite und umgekehrt (s. u.).

Ein fixierter Gegenstand wird in beiden Augen in der Fovea abgebildet. Die Foveae haben denselben Ortswert, d. h. sie stellen **korrespondierende Netzhautpunkte** dar. Generell gibt es zu jedem Ort auf einer Retina eine entsprechende korrespondierende Stelle auf der anderen (s. o.). Wird ein Gegenstand fixiert, fallen die Gegenstände im Fixationspunkt und Punkte, die auf einem sog. **Horopterkreis** liegen, auf korrespondierende Netzhautpunkte. Dies ist in ◘ Abb. 19.91 veran-

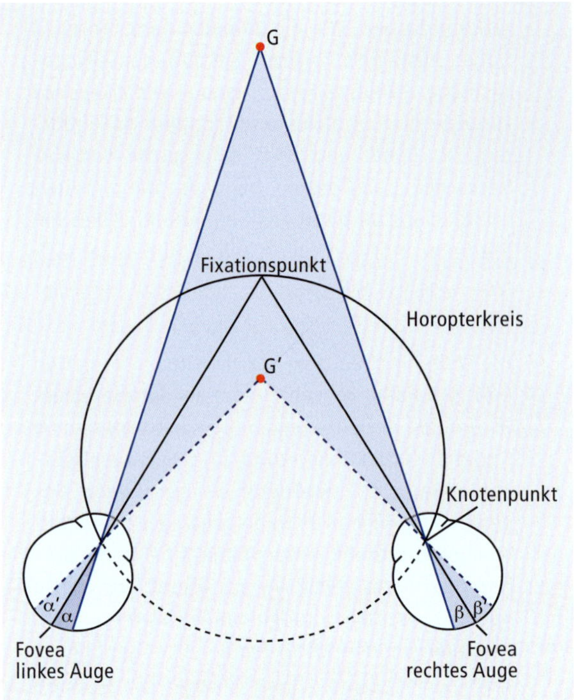

Abb. 19.91 Grundlage des beidäugigen Tiefensehens. Beide Foveae sind auf einen Punkt fixiert. Durch den Fixationspunkt und die Knotenpunkte (s. u.) beider Augen verläuft der sog. Horopterkreis. Von allen Punkten auf dem Horopterkreis fallen Lichtstrahlen auf korrespondierende Netzhautpunkte (Beachte: Mit Netzhautarealen der temporalen Seite des linken Auges korrespondieren Netzhautareale der nasalen Seite des rechten Auges und umgekehrt). Von allen Punkten inner- und außerhalb des Horopterkreises fallen dagegen die Strahlen nicht auf korrespondierende Netzhautpunkte. Von Punkt **G** gelangen die Strahlen in beiden Augen auf nasal der Fovea gelegene, von Punkt **G'** auf temporal der Fovea gelegene Punkte. Die Winkel α und β (bzw. die Winkel α' und β') zeigen zusammen die Größe der Querdisparation, also die Abweichung der Projektionen von korrespondierenden Netzhautpunkten. Je größer die Querdisparation, desto größer ist der räumliche Eindruck bezogen auf den Fixationspunkt

schaulicht. Der Horopter verläuft durch den Fixationspunkt und die Knotenpunkte beider Augen. Dagegen werden Punkte, die vor oder hinter der Fixationsebene liegen, nicht auf korrespondierenden Netzhautpunkten abgebildet (Abb. 19.91). Die seitliche Abweichung wird **Querdisparation** genannt. Diese führt, wenn sie einen bestimmten Betrag nicht überschreitet, nicht zu Doppelbildern, sondern durch einen zentralnervösen Verrechnungsprozess zum **Tiefensehen**. Ist die Querdisparation nach nasal gerichtet, wird der Ort des Gegenstandes als weiter weg empfunden. Liegt ein Punkt im Vergleich zum Horopterkreis näher am Auge, entsteht eine nach temporal gerichtete Querdisparation, und der Gegenstand wird als näher am Auge liegend beurteilt. Geht die Abweichung über das Fusionsareal hinaus, können die Punkte auf den beiden Netzhäuten nicht mehr zu einem Sinneseindruck verschmolzen werden: Die Folge sind Doppelbilder.

In Kürze

- Das Binokularsehen ermöglicht einen **räumlichen Tiefeneindruck** und die Abschätzung von Entfernungen. Objekte, die bei Fixation eines Gegenstandes nicht auf korrespondierende Netzhautpunkte fallen, erzeugen eine Querdisparation. Diese erzeugt durch einen zentralnervösen Verrechnungsprozess einen Tiefeneindruck.

19.4.9.11 Pathophysiologie des zentralen Sehens und des Tiefensehens

Agnosien. Bilaterale Schädigung der Assoziationsfelder im **unteren okzipito-temporalen Übergangsgebiet** und **unteren Temporallappen** führt zur **Objektagnosie**: Ein Gegenstand kann zwar gesehen, aber nicht mehr identifiziert bzw. benannt werden. Eine besondere Form ist die **Prosopagnosie**. Bei dieser Störung können verschiedene Gesichter nicht mehr unterschieden werden. Personen werden nur noch anhand ihrer Stimme erkannt. Bei Störungen des Parietallappens kann ein **Hemineglekt** auftreten. Bei Störungen der Regionen um den **Sulcus temporalis superior** können Bewegungen im extrapersonalen Raum nur eingeschränkt erfasst werden. Bei Eigenbewegungen erscheint die visuelle Welt nicht stabil. Störungen in der Area V4 und in Gebieten des Gyrus angularis führen zur **Achromotopsie**. Die Farbe eines Gegenstandes kann hierbei nicht mehr benannt werden.

Strabismus. Eine Sehstörung, die durch stärkere Abweichungen der beiden Augenachsen voneinander verursacht wird und dadurch bedingt zu Doppelbildern führt, bezeichnet man als **Schielen** oder Strabismus. Hierbei werden folgende Formen unterschieden:
- Lähmungsschielen (Strabismus paralyticus),
- Begleitschielen (Strabismus concomitans) und
- latentes Schielen (Heterophorie).

Das **Lähmungsschielen** entsteht durch Augenmuskellähmungen, die zu einer Änderung des Winkels zwischen beiden Augen in Abhängigkeit von der Blickrichtung führen. Gewöhnlich entstehen Doppelbilder bei allen Blickbewegungen, an denen die gelähmten Muskeln beteiligt sind.

Begleitschielen tritt infolge der Kopplung von Akkommodation und Konvergenz bei starker Hyperopie als Einwärtsschielen (**Strabismus convergens**), bei starker Myopie als **Auswärtsschielen** (**Strabismus divergens**) auf.

Beim Begleitschielen können die beiden Augen abwechselnd die Führung bei der Fixation übernehmen, wobei zur Vermeidung von Doppelbildern jeweils das Bild des nicht führenden Auges unterdrückt wird. Es besteht jedoch auch die Möglichkeit, dass ein Auge bei der Fixation allein dominiert. In diesem Fall können die bildunterdrückenden Hemmungsprozesse des schielenden Auges allmählich irreversibel werden und u. U. einen totalen Verlust der Sehkraft (**Schiel-Amblyopie**) herbeiführen. Eine solche Amblyopie kann durch frühzeitige Behandlung des Schielens im Vorschulalter durch Okklusion des gesunden Auges vermieden werden.

Das **latente Schielen**, d. h. die Neigung zum Schielen, wird gewöhnlich beim binokularen Sehen kompensiert. Es tritt erst bei starker Konvergenz, bei Ermüdung oder unter Alkoholeinfluss auf.

In Kürze

- Bei Ausfällen der Kortexareale, die den Seheindruck verarbeiten, entstehen **Agnosien** (z. B. Objektagnosie, Farbagnosie etc).
- **Strabismus** (Schielen) entsteht, wenn beide Augenachsen stark voneinander abweichen. Hierbei kommt es zu Doppelbildern.

19.5 Motorisches System (Somatomotorik)

Motorik dient der **Bewegung**. Genauso wichtig wie Bewegung ist **Haltung**. Nur im flachen Liegen ist keine offensichtliche motorische Leistung für die Einnahme der Körperhaltung erforderlich. Sobald ein Körperteil in eine Stellung gebracht wird, die der Schwerkraft entgegenwirkt, wird motorische Halteleistung benötigt, auch wenn kein Körperteil aktiv bewegt wird. Man beschreibt die Motorik dementsprechend mit den Begriffen **Zielmotorik** und **Haltemotorik**. Diese motorischen Leistungen gehen Hand in Hand, da Zielmotorik ohne Haltemotorik nicht möglich ist. In der Regel wird die Zielmotorik bewusst, da Bewegungen aktiv geplant und durchgeführt werden. Die begleitende Haltemotorik ist dagegen häufig nicht bewusst. Sie scheint automatisch abzulaufen.

Neurone, welche die Bewegung der für die Ziel- und Haltemotorik verantwortlichen Skelettmuskulatur steuern, bilden zusammen das **somatomotorische System**. Dieses ist hierarchisch organisiert. Die Endstrecke bilden die **motorischen Vorderhornneurone**, die zusammen mit den von ihnen innervierten Muskelfasern **motorische Einheiten** bilden und die Bewegung durchführen bzw. Haltung ermöglichen. Motorische Einheiten können im Sinne der Zielmotorik vom motorischen Kortex her gesteuert werden. Sie werden aber gleichzeitig auch von zahlreichen Neuronen in subkortikalen Regionen, der Erfordernis der Haltungskontrolle entsprechend, beeinflusst.

Die Steuerung besteht aus **zentralem Antrieb** und **sensorischer Rückkopplung**. Sowohl Ziel- als auch Haltemotorik unterliegen einer ständigen Rückkopplung. Die **spinale Motorik** steht auf der hierarchisch untersten Ebene. Sie generiert **segmentale Reflexe**. Die nächsthöhere Steuerungsebene befindet sich im **Hirnstamm**. Von diesem **absteigende Systeme** koordinieren die reflektorische Steuerung verschiedener Segmente (z. B. Arme und Beine). Dies ist erforderlich, um motorische Leistungen in ein „motorisches Ganzes" zu bringen, damit die Extremitäten, der Rumpf und der Kopf motorisch eng aufeinander abgestimmt zusammenarbeiten. Schließlich steuert der Kortex im Verbund mit subkortikalen Kernen und dem Kleinhirn die Zielmotorik.

19.5.1 Spinale Motorik, Reflexe

Motorische Einheit und deren Aktivierung. Wie in ▸Kap. 18.3.5 beschrieben, bilden **α-Motoneurone** zusammen mit den von ihnen innervierten Muskelfasern **motorische Einheiten**. Die α-Motoneurone setzen die Bewegungsbefehle in motorische Aktionen um. Sie sind das Ziel von Nervenfasern, die vom Kortex und vom Hirnstamm absteigen, sowie von Neuronen, die segmental in das Rückenmark eintreten und eine sensorische Kontrolle bilden.

Die **spinale Motorik** als ein Grundbaustein der Motorik ist so organisiert, dass durch die Aktivierung ihrer sensorischen Fasern motorische Reflexe ausgelöst werden. Ein **Reflex** ist eine stets gleichbleibende (stereotype) **Reaktion** des Organismus **auf einen bestimmten Reiz**. Ein **motorischer Reflexbogen** besteht im einfachsten Fall des **monosynaptischen Reflexbogens** (s. u.) aus einer **sensorischen Afferenz** von einem peripheren Organ und einem von ihm **synaptisch aktivierten Motoneuron**. Häufig sind jedoch im Rückenmark zwischen die sensorische Afferenz und das Motoneuron Interneurone geschaltet. Die meisten Reflexbögen sind somit **polysynaptisch**.

Ein **Aα-Motoneuron** ist die gemeinsame Endstrecke verschiedener Reflexbögen. Ein Motoneuron kann z. B. einerseits synaptisch von **Muskelspindeln**, welche die Muskellänge messen, erregt und andererseits über Interneurone von **Sehnenorganen**, welche die Muskelspannung registrieren, gehemmt werden. Dementsprechend erfolgt bei Stimulation der Muskelspindeln eine Einzelkontraktion. Werden dagegen die Sehnenorgane erregt, wird das Motoneuron gehemmt und die Kontraktion unterbrochen. Gleichzeitig wird die Aktivität

19

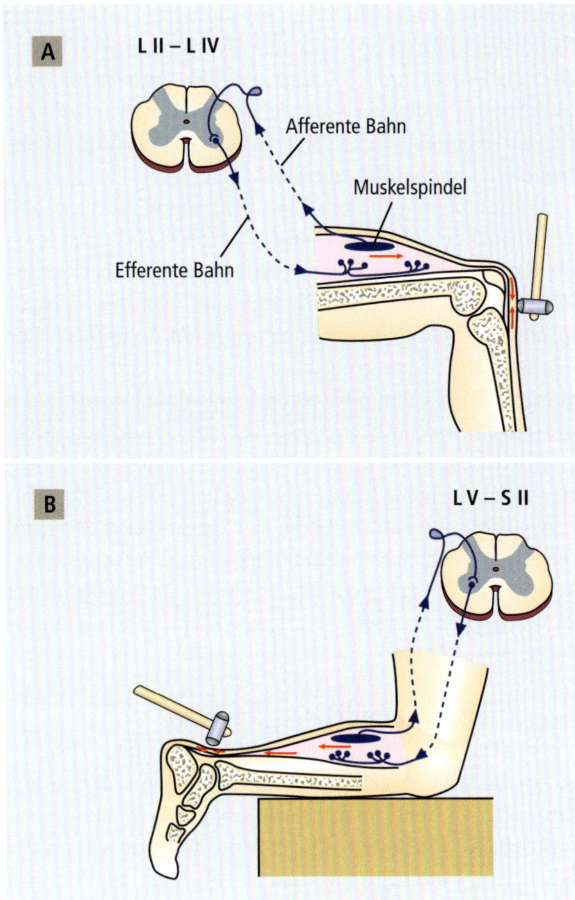

Abb. 19.92 A Auslösung des Patellarsehnenreflexes und B des Achillessehnenreflexes. Die zugehörigen Reflexbögen sind schematisch dargestellt

des Motoneurons auch von Fasersystemen gesteuert, die vom motorischen Kortex und von motorischen Zentren im Hirnstamm absteigen (▸Kap. 19.5.2).

Durch die Reflexschaltkreise ist die spinale Motorik nach Grundmustern organisiert. Hierzu gehört auch das harmonische **Zusammenspiel** von **Muskelagonisten** und **-antagonisten**. Wird ein Agonist reflektorisch zur Kontraktion gebracht, wird der Antagonist gleichzeitig gehemmt, um eine Bewegung zu ermöglichen. Dies ist möglich, weil solche Reflexbögen nicht nur den Agonisten aktivieren, sondern über hemmende Interneurone gleichzeitig den Antagonisten blockieren. Reflexbögen bestimmen somit die Aktivität ganzer Muskelgruppen in funktionell harmonischer Weise.

Neben der **Bewegung** hat die spinale Motorik die Aufgabe der **Haltung** durch Einstellung eines bestimmten **Muskeltonus**. So steht z. B. beim aufrechten Stand die gesamte Motorik im Dienst der Haltung, d. h. verschiedene Muskeln werden kontrahiert, um der Schwerkraft entgegenzuwirken. In den folgenden Abschnitten werden die wichtigsten spinalen Reflexe als Grundmuster der spinalen Motorik beschrieben.

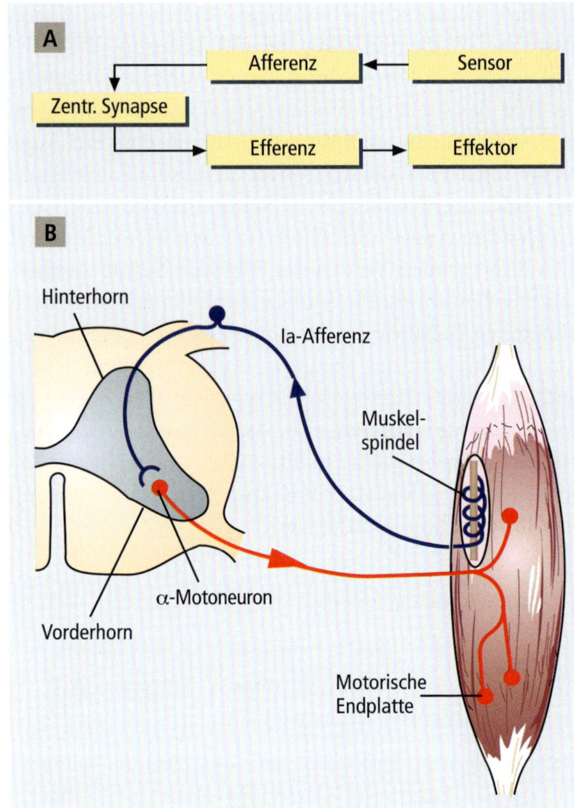

Abb. 19.93 Aufbau des monosynaptischen Reflexbogens. A Reflexschema, B Reflexbogen

Aufbau des mononosynaptischen Reflexbogens. Die Grundlage für diese Reflexe bildet der oben erwähnte **monosynaptische Reflexbogen** (Abb. 19.93). Er besteht aus einem **dehnungsempfindlichen Sensor** im Muskel (einer **Muskelspindel**), einer afferenten Nervenfaser (**Ia-Afferenz**), einem **α-Motoneuron** im Vorderhorn des Rückenmarks, einer efferenten Faser (Axon des Motoneurons) und einem **Effektor**, dem Muskel. Erfolgt durch den Schlag auf die Sehne eine plötzliche Dehnung des Muskels, werden die Muskelspindeln gedehnt. Als Folge davon werden in der Muskelspindel Aktionspotenziale ausgelöst, die über die Ia-Faser durch die hintere Wurzel in das Rückenmark geleitet werden. Am α-Motoneuron erfolgt die synaptische Umschaltung auf die efferente Bahn. Deren Aktionspotenziale werden in die motorischen Endplatten der Muskelfasern geleitet und veranlassen letztere zu einer Einzelzuckung.

Ein Beispiel für monosynaptische Reflexe ist der **Patellarsehnenreflex** (Quadricepssehnenreflex, Abb. 19.92 A), bei dem durch einen Schlag auf die Sehne unterhalb der Patella (Kniescheibe) eine kurz dauernde Kontraktion (Zuckung) des M. quadriceps femoris (Strecker des Kniegelenks) ausgelöst wird. Die Kontraktion lässt sich bei übergeschlagenem Bein an einem Vorschnellen des Unterschenkels beobachten. Ein wei-

Tab. 19.8 Kennzeichen von Eigen- und Fremdreflexen der Skelettmuskulatur

Parameter	Eigenreflex (propriozeptiver Reflex)	Fremdreflex (exterozeptiver Reflex)
Morphologischer Aufbau	2 Neurone	3 oder mehr Neurone
Zahl der Synapsen im Rückenmark	Monosynaptisch	Polysynaptisch
Sensor (Rezeptor)	Muskelspindel	Meist in der Haut
Effektor	Einzelner Muskel	Gruppe mehrerer Muskeln
Reflexantwort	Meist Extensorkontraktion	Meist Flexorkontraktion
Aktionspotenzial der α-Motoneurone	Einmalige Salve	Mehrfache Salven
Mechanogramm	Einzelzuckung	Tetanische Kontraktion, koordinierte Bewegung
Reflexzeit	Kurz, keine Abhängigkeit von der Reizstärke	Lang, Verkürzung mit zunehmender Reizstärke
Ausbreitung des Reizerfolgs	Keine	Ausbreitung mit zunehmender Reizstärke
Ermüdung	Sehr gering	Stark
Adaptation	Nicht vorhanden	Ausgeprägt

teres Beispiel stellt der **Achillessehnenreflex** (Triceps-surae-Reflex) dar, der durch einen Schlag auf die Achillessehne ausgelöst wird und zu einer Plantarflexion im Fußgelenk führt (Abb. 19.92 B).

Charakteristika des Eigenreflexes. Der geschilderte reflektorische Ablauf wird häufig als **Eigenreflex** bezeichnet, weil **Muskelspindeln** und sich **kontrahierende Muskelfasern im selben Muskel** lokalisiert sind. Da dieses reflektorische Verhalten besonders bei Streckmuskeln ausgeprägt ist, lassen sich Eigenreflexe überwiegend als **Extensorreflexe** charakterisieren. Der Eigenreflex hat eine kurze Reflexzeit, weil die beteiligten Nervenfasern schnell leiten und der Reflexbogen nur eine Synapse aufweist. Die **Reflexzeit**, die Zeit vom Beginn der Reizung bis zum Auftreten der Kontraktion, beträgt nur 20–50 ms. Eigenreflexe sind praktisch unermüdbar (Tab. 19.8).

Unter physiologischen Bedingungen wird der Eigenreflex nicht durch einen Schlag auf die Sehne, sondern durch Muskeldehnungen jeglicher Art ausgelöst. Beim Stehen z. B. werden die Extensormuskeln kontrahiert, um die Extremität gegen die Schwerkraft aufzurichten. Jedes Nachlassen der Kontraktion führt zu einer Dehnung des Muskels. Da aber jede Dehnung des Muskels wieder eine reflektorische Kontraktion des betreffenden Muskels auslöst, wird die Muskellänge über den Eigenreflex in der gewünschten Länge stabilisiert. Der Eigenreflex ist demnach ein die Muskellänge kontrollierender Reflexkreis.

Zusatzinformation

Prüfung von Eigenreflexen. In der ärztlichen Praxis werden Eigenreflexe geprüft, um Störungen des jeweiligen Reflexbogens oder dessen supraspinaler Kontrolle festzustellen. Reflexe sind unterbrochen (**Areflexie**) oder abgeschwächt (**Hyporeflexie**), wenn afferente oder efferente Fasern geschädigt oder zerstört sind oder wenn das entsprechende Rückenmarkssegment einen Funktionsausfall aufweist. Rückenmarksläsionen oberhalb des Umschaltsegments können aber auch zu einer Steigerung der muskulären Reflexantwort (**Hyperreflexie**, ▸Kap. 19.5.4) führen. Sind Beinreflexe schwer auslösbar, fordert man den Probanden auf, an den vor der Brust verschränkten Händen kräftig zu ziehen (**Jendrassik-Handgriff**). Infolge der Anspannung der Armmuskulatur kommt es zu einer allgemeinen Aktivierung des **γ-Fasersystems** (s. u.) und damit zu einer Sensibilisierung der Muskeldehnungssensoren.

Ein Reflex kann auch durch elektrische Reizung eines Nerven ausgelöst werden. Hierbei nutzt man die Tatsache, dass **Ia-Afferenzen** als dickste Nervenfasern im Nerven die niedrigste Reizschwelle besitzen. Schwache elektrische Reize erregen daher selektiv Ia-Afferenzen, aber nicht die anderen afferenten und efferenten Nervenfasern. Die Muskelkontraktion kann elektromyographisch registriert werden. Eigenreflexe, die durch elektrische Reizung der Ia-Afferenzen ausgelöst werden, bezeichnet man (nach dem Physiologen P. Hoffmann) als **H-Reflexe**.

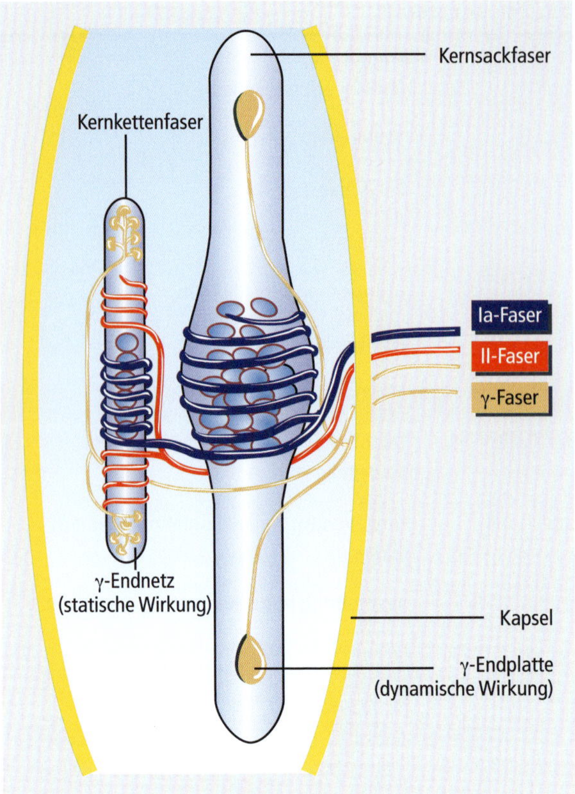

Abb. 19.94 Muskelspindel in schematischer Darstellung. Nach Wiesendanger

Aufbau und Funktion der Muskelspindeln. Der Dehnungszustand der Skelettmuskeln wird zu jedem Zeitpunkt von den **Muskelspindeln** (Abb. 19.94) registriert. Diese bestehen neben einer bindegewebigen Hülle aus spezialisierten, **parallel** zur Arbeitsmuskulatur angeordneten Muskelfasern (**intrafusalen Muskelfasern**), welche die eigentlichen sensorischen Aufgaben erfüllen. In deren mittlerem Bereich befinden sich die dehnungsempfindlichen Strukturen. Hier sind die Endigungen der afferenten Ia-Nervenfasern mehrfach um die intrafusalen Muskelfasern geschlungen, weshalb man diese rezeptiven Formationen auch als **annulospirale Endigungen** charakterisiert.

Man unterscheidet zwei Typen von intrafusalen Muskelfasern, die Kernsack- und die Kernkettenfasern. Die **Kernsackfasern**, in denen die Kerne im Zentrum angehäuft sind, werden afferent von Ia-Fasern versorgt und registrieren überwiegend **dynamische Dehnungsänderungen** (z. B. bei Auslösung des Eigenreflexes durch Schlag auf die Sehne). Die **Kernkettenfasern**, in denen die Kerne in Reihe angeordnet sind, erfassen dagegen vorrangig den jeweiligen **statischen Dehnungszustand** und übermitteln diese Information über Ia- und II-Fasern dem Zentrum. Die Muskelspindeln besitzen also sowohl eine dynamische als auch eine statische (tonische) Empfindlichkeit.

Um die Messfunktion der Muskelspindeln auch während einer Muskelkontraktion zu gewährleisten, müssen sich die intrafusalen synchron mit den extrafusalen Muskelfasern verkürzen. Für die **Steuerung** der **Spindellängen** sind die **Aγ-Motoneurone** zuständig, welche die äußeren Abschnitte der intrafusalen Muskelfasern efferent versorgen (Abb. 19.94). Die Zellkörper der γ-Motoneurone liegen wie die der α-Motoneurone im Vorderhorn des Rückenmarks. Ihre Axone sind mit den intrafusalen Muskelfasern über endplattenähnliche Synapsen verbunden.

Funktion des γ-Fasersystems. Bei allen Muskelkontraktionen, die willkürlich oder über einen Fremdreflex ausgelöst werden, erfolgt die Aktivierung der γ-Fasern gleichzeitig mit der Stimulation der α-Fasern (**α-γ-Koaktivierung**). Auf diese Weise wird ein Erschlaffen der Muskelspindeln vermieden, sodass deren Messempfindlichkeit auch während der Muskelverkürzung erhalten bleibt.

Prinzipiell können **γ-Motoneurone** aber auch Muskelkontraktionen auslösen. Werden γ-Motoneurone von höheren Zentren her aktiviert, führt dies zu einer Kontraktion der intrafusalen Muskelfasern. Dabei kommt es zur Dehnung der annulospiralen Endigungen im Sensorteil der Muskelspindeln, wodurch in verstärktem Maße afferente Impulse über die Ia-Fasern zum Rückenmark geleitet und auf die α-Motoneurone umgeschaltet werden. Die α-Motoneurone bewirken dann eine Kontraktion der für die Kraftentwicklung entscheidenden extrafusalen Muskelfasern. Der geschilderte Aktivierungsweg von den γ-Motoneuronen über die Muskelspindeln, die Ia-Fasern und die α-Motoneurone wird als **γ-Spindelschleife** bezeichnet (Abb. 19.95). Eine Muskelkontraktion kann somit durch direkte Aktivierung von α-Motoneuronen aus höheren Zentren oder „indirekt" (mit einer gewissen zeitlichen Verzögerung) über die γ-Spindelschleife ausgelöst werden.

Hemmungsmechanismen der spinalen Motorik. Die Aktionen der Skelettmuskulatur werden bereits auf der Ebene der Rückenmarkssegmente laufend kontrolliert, in ihrem Ausmaß begrenzt und zweckentsprechend koordiniert. Hierzu dienen mehrere Systeme, die **hemmend** auf die **α-Motoneurone** einwirken.

Einer dieser hemmenden Einflüsse geht von den α-Motoneuronen selbst aus. Kollateralen der α-Motoaxone aktivieren kleine, im Vorderhorn lokalisierte Zwischenneurone, die ihrerseits rückläufig über hemmende Synapsen auf die α- (und γ-) Motoneurone einwirken (Abb. 19.96). Diese hemmenden Zwischenneurone werden nach ihrem Entdecker als **Renshaw-Zellen** bezeichnet. Daher spricht man in diesem Fall auch von einer **Renshaw-Hemmung** oder in Analogie

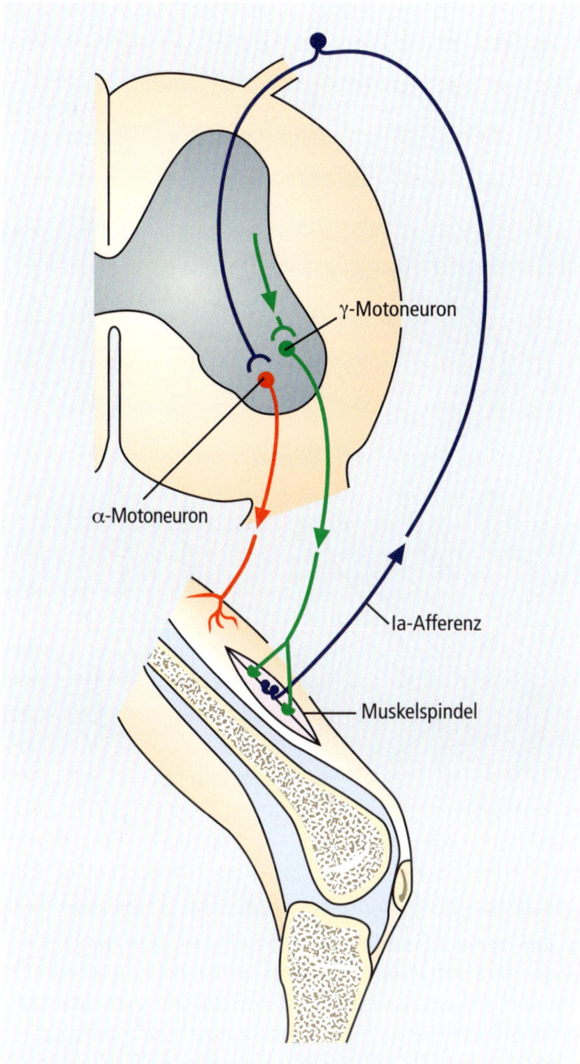

○ Abb. 19.95 Funktion der γ-Motoneurone im Längenkontrollsystem. Über die γ-Spindelschleife (Pfeilrichtung) kann primär der Kontraktionszustand der Muskelspindel und sekundär auch der des Muskels verändert werden

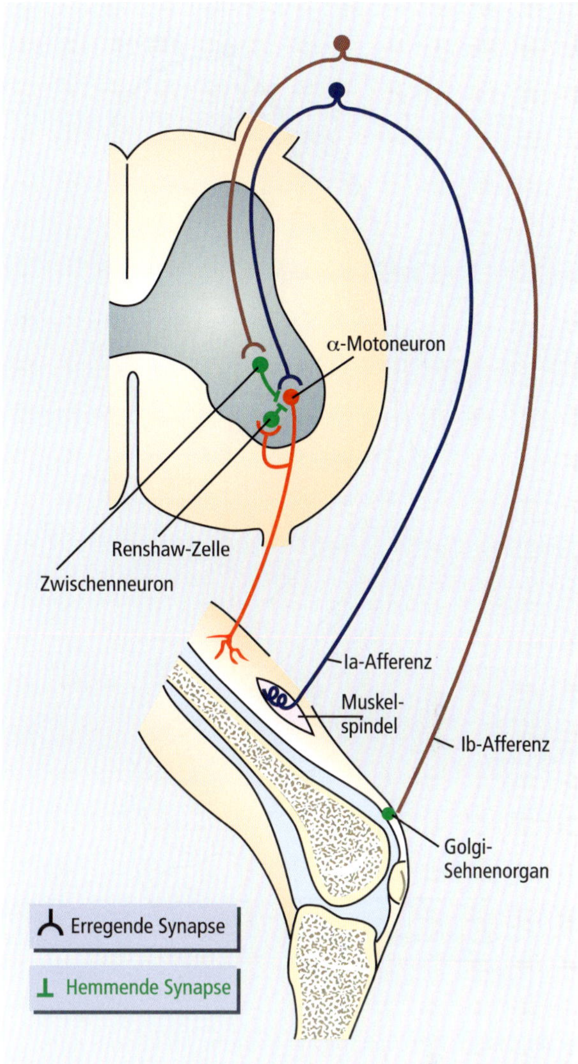

○ Abb. 19.96 Hemmung der α-Motoneurone durch Aktivierung von Renshaw-Zellen (Rückkopplungshemmung) und Reizung von spannungsempfindlichen Golgi-Sehnenorganen (autogene Hemmung)

zu ähnlichen Prozessen in der Regeltechnik von einer **Rückkopplungshemmung**.

Ein weiterer Hemmungsmechanismus wird über **spannungsempfindliche Sensoren in den Sehnen** der Skelettmuskeln in Gang gesetzt, die in Serie zur Arbeitsmuskulatur liegen (○ Abb. 19.96). Diese **Golgi-Sehnenorgane** bilden sowohl bei aktiver Kontraktion als auch bei passiver Dehnung des Muskels Aktionspotenziale, die über **Ib-Fasern** zum Rückenmark geleitet werden. Hier erfolgt eine Umschaltung auf Interneurone, die hemmend auf die diesen Muskel versorgenden α-Motoneurone einwirken. Es handelt sich also um eine **autogene Hemmung** (Selbsthemmung) des Kontraktionsvorgangs. Die von den Golgi-Sehnenorganen ausgehenden Signale dienen der **Spannungskontrolle**. Diese wirkt mit der Regelung über die Längenkontrolle in der Weise zusammen, dass Länge und Spannung des kontrahierten Muskels in einem optimalen Verhältnis zueinander stehen.

Die willkürliche oder reflektorische Kontraktion eines Streckmuskels führt nur dann zu einer Gelenkbewegung, wenn gleichzeitig die antagonistisch wirkende Beugemuskulatur erschlafft. Bei Aktivierung der α-Motoneurone für die Strecker müssen gleichzeitig die α-Motoneurone für die Beuger gehemmt werden. Diese Hemmung erfolgt über Interneurone, die in inhibitorischen Synapsen an den antagonistischen α-Motoneuronen enden (○ Abb. 19.97). Die Hemmung antagonistischer Muskelgruppen wird als **reziproke Hemmung** bezeichnet.

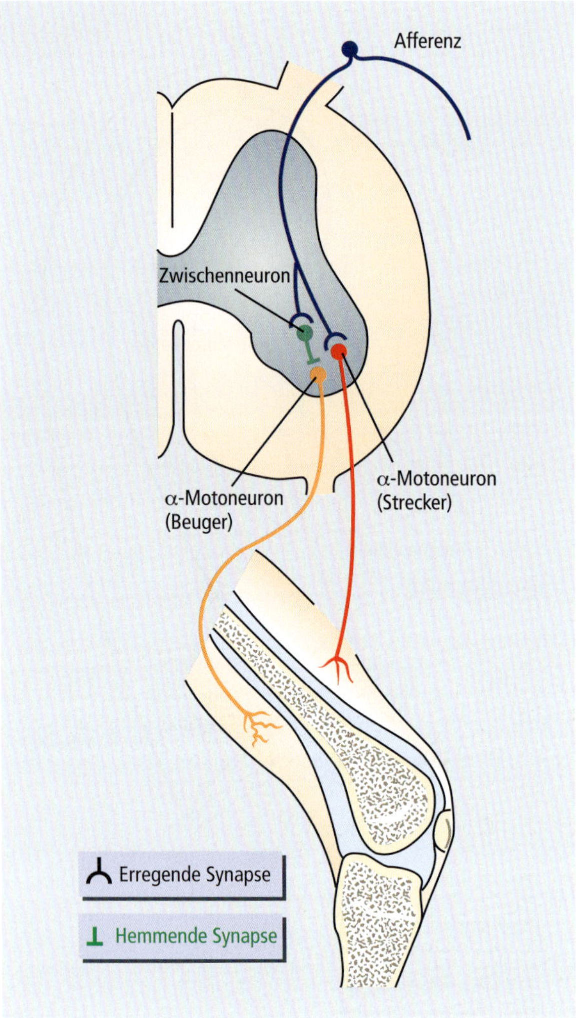

Abb. 19.97 Verschaltung der Neurone im Rückenmark, die bei Aktivierung eines Streckmuskels zur gleichzeitigen Erschlaffung des antagonistischen Beugemuskels führt

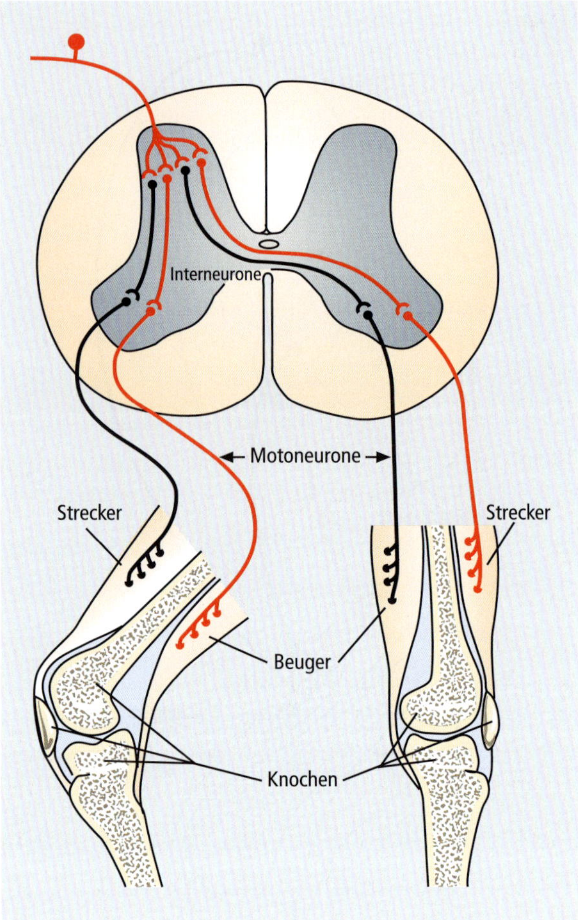

Abb. 19.98 Neuronale Verschaltung des Fremdreflexapparats. **Rot** aktivierende Bahnen, **schwarz** hemmende Bahnen. Die eingezeichneten Interneurone (Zwischenneurone) repräsentieren jeweils eine ganze Neuronenkette. Eine schmerzhafte Reizung der Fußsohle führt reflektorisch auf derselben Seite (ipsilateral) zu einer Beugung und auf der Gegenseite (kontralateral) zu einer Streckung im Kniegelenk

Aufbau von polysynaptischen Reflexbögen. Neben Dehnungsreizen können verschiedene andere Reizeinwirkungen zu reflektorischen Vorgängen führen. Beim Berühren eines heißen Gegenstands zieht man die Hand sofort zurück, noch bevor der Hitzeschmerz bewusst wird und eine willkürliche Reaktion möglich ist. In diesem Fall liegen die Sensoren des Reflexes, die durch den Hitzereiz aktivierten Nozizeptoren, in der Haut, während als Effektoren die Beugemuskeln des Ellenbogengelenks fungieren. Solche reflektorischen Vorgänge, bei denen Sensor und Effektor in verschiedenen Organen lokalisiert sind, bezeichnet man als **Fremdreflexe**. Wird die Reflexantwort durch einen von außen einwirkenden Reiz ausgelöst, so spricht man von einem **exterozeptiven Reflex**. Erfolgt die Auslösung durch einen Reiz dagegen im Körperinneren, so handelt es sich um einen **enterozeptiven Reflex**.

Bei allen Fremdreflexen sind stets mehrere spinale Synapsen in den Reflexbogen eingeschaltet (**polysynaptischer Reflex**). Abb. 19.98 zeigt die neuronale Gliederung des Fremdreflexbogens. Die in den **Hautsensoren** (für Schmerz-, Druck- und Temperaturreize) ausgelösten Aktionspotenziale gelangen über die Hinterwurzel in das Rückenmark. Hier erfolgt die Umschaltung auf **Interneurone**, von denen aus nach erneuter synaptischer Umschaltung die **α-Motoneurone der Effektormuskulatur** innerviert werden. Die Schaltneurone verbinden nicht nur die afferente und efferente Bahn eines Segments, sondern nehmen auch Verbindung zu den α-Motoneuronen benachbarter Segmente auf. Daher werden bei Steigerung der Reizintensität weitere Muskelgruppen aktiviert. Schließlich kann über Kommissurenfasern das Reflexgeschehen auf die Gegenseite übergreifen. Insgesamt resultiert eine biologisch zweckmäßige Einzelbewegung, an der in der Regel mehrere Muskelgruppen beteiligt sind.

Somatische und vegetative Fremdreflexe. Zu den vom Arzt häufig geprüften Fremdreflexen gehört der **Bauchhautreflex**, bei dem durch Bestreichen der Bauchhaut mit einem spitzen Gegenstand (Reizung von Berührungssensoren) eine Kontraktion der Bauchmuskulatur ausgelöst wird. Ein weiteres Beispiel ist der **Plantarreflex**, bei dem durch Reizung des lateralen Randes der Fußsohle das Bein angezogen wird und die Zehen abwärts gebeugt werden (Plantarflexion). Diese Reaktion tritt jedoch nur bei normaler Funktion der Pyramidenbahn (▸Kap. 19.5.2) ein. Bei gestörter Pyramidenbahnfunktion und auch beim Säugling findet man stattdessen eine Aufwärtskrümmung (Dorsalflexion) der großen Zehe (**Babinski-Zeichen**).

Der eingangs geschilderte Anziehreflex ist ein typisches Beispiel für eine Gruppe von Fremdreflexen, die als **Schutz-** und **Fluchtreflexe** bezeichnet werden. Zu den Schutzreflexen gehört u. a. auch der Lidschlussreflex (**Kornealreflex**), der durch Berührung der Hornhaut des Auges ausgelöst wird.

Bei einer großen Zahl von Fremdreflexen wird die efferente Bahn von Fasern des vegetativen Nervensystems gebildet. In diesem Fall sind die Effektoren vielfach glatte Muskelfasern. Ein Beispiel für einen solchen vegetativen Reflex stellt die **Pupillenreaktion** dar, bei der ein verstärkter Lichteinfall in das Auge durch eine Verengung, ein verminderter Lichteinfall durch eine Erweiterung der Pupille beantwortet wird (▸Kap. 19.4.9.2). Zu dieser Gruppe gehören auch die **Sekretionsreflexe** des Magen-Darm-Trakts (▸Kap. 12), der **Blasen-** und **Mastdarmentleerungsreflex** (▸Kap. 13.8.3, ▸Kap. 12.5.3) und die **Kreislaufreflexe** (z. B. Pressosensorenreflex, ▸Kap. 9.8.1). Fremdreflexe haben also nicht nur Schutzfunktion, sondern auch zahlreiche andere Funktionen, z. B. bei der Ernährung.

Charakteristika der Fremdreflexe. Im Gegensatz zum Eigenreflex besteht beim Fremdreflex die Reflexantwort in länger dauernden Muskelkontraktionen (▫ Tab. 19.8). Wie bereits das geschilderte Beispiel des Plantarreflexes zeigt, ist an den somatischen Fremdreflexen überwiegend die Beugemuskulatur beteiligt (**Flexorreflexe**). Infolge der langsameren Erregungsleitung und der mehrfachen Umschaltung im Rückenmark ist die Reflexzeit länger als beim Eigenreflex (40–80 ms beim Plantarreflex, 70–180 ms beim Lidschlussreflex). Außerdem ist die Reflexzeit von der Reizintensität abhängig: Mit Zunahme der Intensität nimmt die Reflexzeit ab. Ebenso hat die Reizintensität einen Einfluss auf das Ausbreitungsgebiet der Reflexantwort: Mit steigender Intensität werden immer mehr Muskelgruppen in das Reflexgeschehen einbezogen. Charakteristisch ist auch die **schnelle Ermüdbarkeit** und **Adaptation** der Fremdreflexe: Wiederholte gleichartige Reize werden von Mal zu Mal durch geringere Effektorreaktionen beantwortet. Schließlich zeigen die Fremdreflexe das Phänomen der **Summation unterschwelliger Reize**. Hierunter versteht man die Auslösung einer reflektorischen Reaktion durch ständige Wiederholung kleiner Reize, von denen jeder für sich allein nicht in der Lage ist, eine reflektorische Antwort hervorzurufen. Beispiele für eine derartige Reizsummation sind eine länger dauernde unterschwellige Reizung der Bronchialschleimhaut, die schließlich zu einem Hustenstoß führt, oder längeres Jucken in der Nasenschleimhaut, das sich zu einem überschwelligen Niesreiz summiert.

19.5.2 Supraspinal-motorisches System und absteigende Bahnen

Funktionelle Gliederung und Aufgaben. Für die **übergeordnete Steuerung** und **Kontrolle der Motorik** ist ein komplexes System aus supraspinalen Zentren und Nervenbahnen zuständig. Die Gliederung dieses Systems und die Teilaufgaben der einzelnen Komponenten bei der Vorbereitung und Ausführung von Bewegungen sind in ◦ Abb. 19.99 schematisch dargestellt.

Eine **zielgerichtete Bewegung** beginnt in der Regel mit einem **Handlungsantrieb**. Dieser wird im assoziativen Kortex in einen **Bewegungsplan** umgesetzt. Danach erfolgt die Ausarbeitung des detaillierten **Bewegungsprogramms** im Zusammenwirken von motorischen Kortexarealen mit den Basalganglien, dem Kleinhirn und dem motorischen Thalamus.

Vom **motorischen Kortex** gehen die **Befehle** für die **Aktivierung** der **einzelnen Muskelgruppen** aus, die an der geplanten Bewegung beteiligt sind. Diese Befehle werden entweder direkt oder nach Modifikation im Hirnstamm den spinalen Interneuronen bzw. Motoneuronen zugeleitet. Wie ◦ Abb. 19.99 zeigt, besteht auch eine **Rückkopplung** von den absteigenden Bahnen zu den Basalganglien und zum Kleinhirn, sodass auch während des Bewegungsablaufs eine Feinabstimmung möglich ist. Auf allen Stufen des Systems können die motorischen Befehle aufgrund der einlaufenden sensorischen Informationen (◦ Abb. 19.99, links) modifiziert und damit Haltung und Bewegungen den wechselnden äußeren Bedingungen angepasst werden.

Der **Hirnstamm** programmiert im Wesentlichen die **Haltungs- und Stützmotorik**. Er steuert die Muskelaktivität, welche die **Körperhaltung stabilisiert** und das **Gleichgewicht im Schwerefeld aufrechterhält**. Die Befehle aus dem motorischen Kortex modifizieren die Aktivität der motorischen Hirnstammgebiete so, dass Zielmotorik und Stützmotorik aufeinander abgestimmt sind. (Beim Schlagen eines Tennisballes mit dem Tennisschläger wird z. B. bewusst die Bewegung des Tennisschlägers programmiert.) Diese Zielmotorik wird jedoch von einer motorischen Aktivität begleitet, die den Körper automatisch in die dafür geeignete Haltung bringt.

19

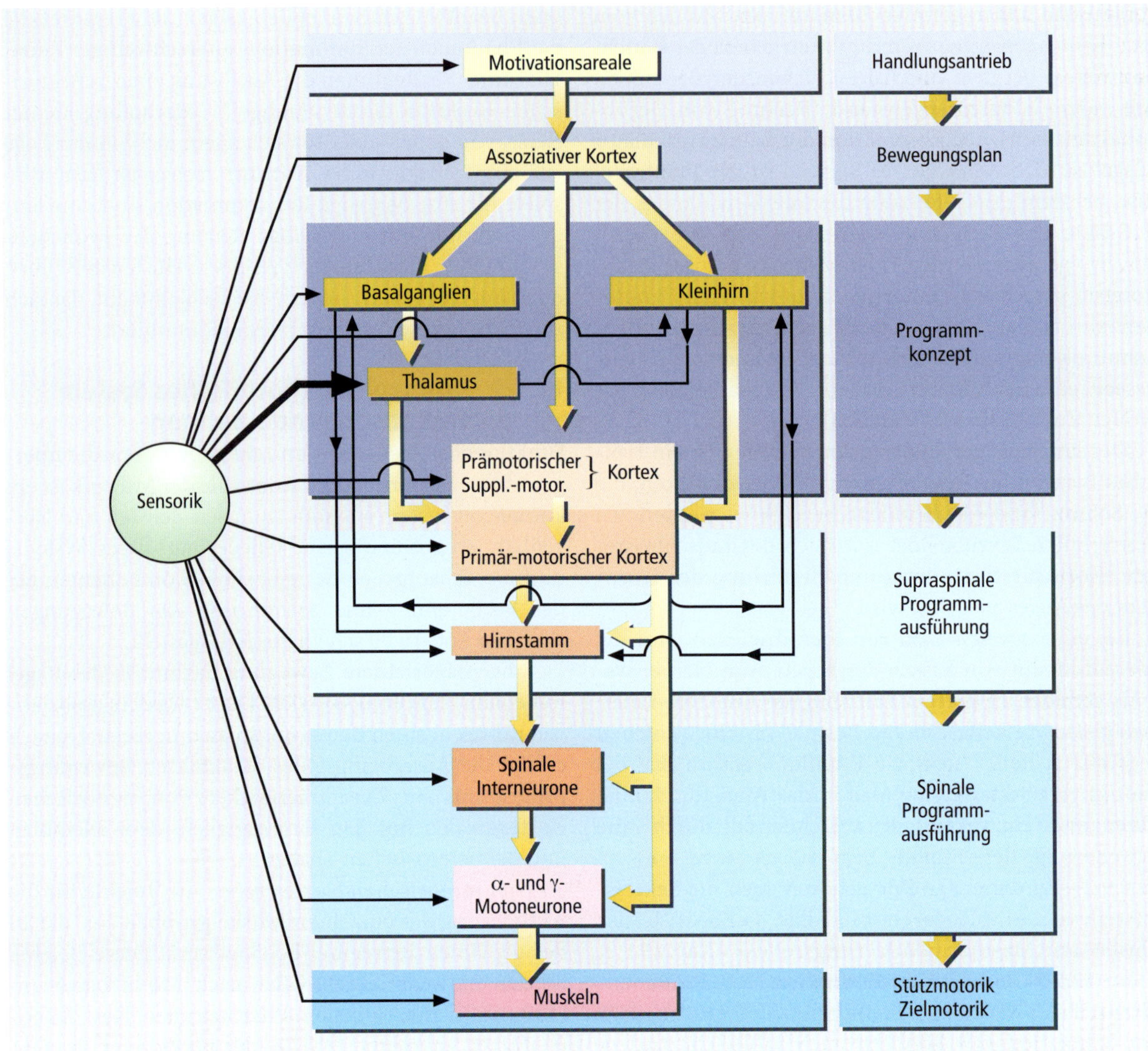

Abb. 19.99 Blockdiagramm der supraspinalen und spinalen motorischen Regionen und ihrer wichtigsten Verbindungen. Links: sensorische Zuflüsse; rechts: zugehörige Funktionen bei der Planung und Ausführung willkürlicher Bewegungen

Die folgenden Abschnitte beschreiben die Erzeugung motorischer Leistungen durch Handlungsantrieb und Bewegungsplan, wesentliche Funktionsmerkmale des motorischen Kortex, der Basalganglien und des Kleinhirns und die absteigenden Systeme für die Ziel- und Stützmotorik.

Handlungsantrieb und Bewegungsplan. Willkürliche zielgerichtete Bewegungen setzen einen **Handlungsantrieb** voraus. Dieser entsteht aufgrund äußerer Sinneseindrücke und/oder innerer Motivation. Die hierfür zuständigen Hirnbezirke werden als **Motivationsareale** bezeichnet. **Teile des Frontalhirns** und das **limbische System** (▸Kap. 19.8.4) bilden solche Motivationsareale. Der Handlungsantrieb liefert zunächst nur eine Vorstellung über das Ziel der beabsichtigten Bewegungen, jedoch noch keinen detaillierten Plan für deren Realisierung.

Nach Analyse der Raumsituation im parietalen Kortex (▸Kap. 19.6.1) – in welcher Stellung befindet sich der eigene Körper im Raum, welche Veränderung des Körpers ist erforderlich? – erfolgt im assoziativen Kortex in Zusammenarbeit mit den Basalganglien und dem Kleinhirn die **Bewegungsplanung**. Hierbei werden **Richtung, Ausmaß, Geschwindigkeit** und **Dauer der Bewegung** festgelegt. Die Aktivität der Basalganglien und des Kleinhirns wird über den motorischen Thalamus dem motorischen Kortex zugeleitet. Wird dieser aktiviert, erfolgt die **Bewegungsausführung**.

Motorische Kortexareale. Kortexareale, die direkt an der Planung und Ausführung von Bewegungen beteiligt sind, werden als **primäre** und **sekundäre motorische Rindenfelder** bezeichnet. Der **primär-motorische Kortex** ist das motorische Kortexareal im **Gyrus praecentralis** (Area 4 nach Brodmann). **Sekundär-motorische**

Rindenfelder sind der **prämotorische Kortex** (lateraler Teil in der Brodmann-Area 6), die **supplementär-motorische Region** (medialer Teil in der Brodmann-Area 6) und die **zinguläre motorische Region** (Area 24). Die beiden letztgenannten Areale liegen auf der medialen Fläche der Hirnhälften, verborgen im Interhemisphärenspalt. Die elektrische Reizung dieser Gebiete löst Muskelkontraktionen und Bewegungen aus, wobei diese – je nach gereiztem Kortexareal – unterschiedlich komplex sind (s.u.). In jedem dieser Gebiete ist der Körper somatotopisch repräsentiert, und von jedem dieser Gebiete ziehen Fasern zu subkortikalen Kernen und zum Rückenmark.

Die motorischen Rindenfelder sind durch reziproke Verbindungen innerhalb jeder Hemisphäre eng miteinander verknüpft. Über Kommissurenfasern bestehen auch Verbindungen zur kontralateralen Hirnhälfte. Die motorischen Rindenfelder erhalten Eingänge aus den sensorischen Kortexarealen, außerdem aus dem Thalamus (wobei dieser wiederum Informationen aus den Basalganglien und dem Kleinhirn bekommt) sowie aus der Körperperipherie.

Die motorischen Kortexfelder sind sowohl während der Planung als auch während der Durchführung der Bewegung aktiv. Bereits bei der Vorstellung einer Bewegung zeigen die supplementär-motorische Rinde, die zingulär motorische Region und Teile des prämotorischen Kortex ebenfalls eine Aktivierung, während der primär-motorische Kortex nur dann Aktivität aufweist, wenn eine Bewegung auch tatsächlich ausgeführt wird.

Der **primär-motorische Kortex** aktiviert mittels kortikospinaler Fasern zum überwiegenden Teil über Schaltneurone, daneben zum geringeren Teil auch direkt, d.h. ohne Interneurone, die α-Motoneurone. Er ist in **Projektionsfelder** gegliedert, d.h. bestimmte Rindenfelder sind **somatotopisch** bestimmten Muskelgruppen der Körperperipherie zugeordnet. Wie aus ○ Abb. 19.100 hervorgeht, entspricht die Anordnung der motorischen Ursprungsfelder einem auf dem Kopf stehenden Körperschema. Die **größte kortikale Repräsentation** haben Muskelgruppen, die zu besonders **fein differenzierten Bewegungen** befähigt sind. Die Felder für die Sprach-, Gesichts- und Handmuskeln haben die größte Ausdehnung, während z.B. die Felder für die Rumpfmuskulatur nur klein und wenig gegliedert sind.

Die **Richtung** einer **Bewegung** wird durch die abgestufte Aktivität vieler Neurone codiert. Einzelne Muskeln sind in verschiedenen neuronalen Ensembles (Gruppen von Nervenzellen) vertreten, die für bestimmte Bewegungen genutzt werden.

Die **supplementär-motorische Region** ist besonders an der **Programmierung von Bewegungssequenzen** beteiligt. Wird diese Region elektrisch gereizt, werden zusammengesetzte Bewegungen ausgelöst, an denen

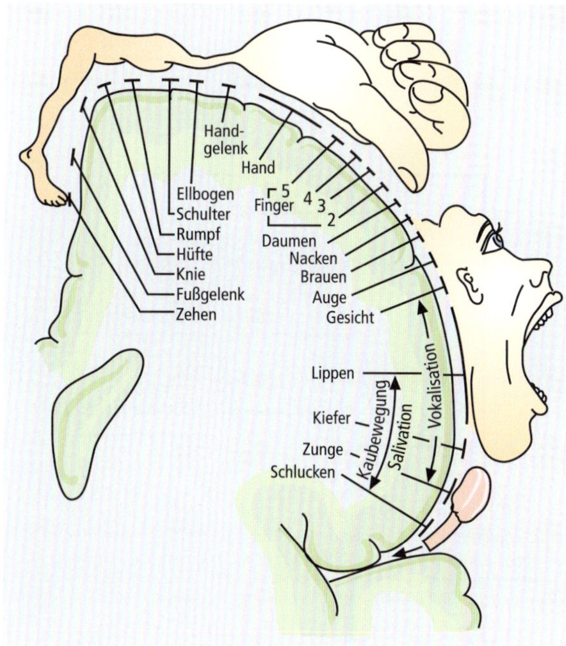

○ **Abb. 19.100** Projektionsfelder auf der motorischen Großhirnrinde (im Frontalschnitt). Die Größe der eingezeichneten Körperregionen entspricht der Ausdehnung der jeweiligen zentralen motorischen Repräsentation

mehrere Muskelgruppen beteiligt sind. Während komplexer Bewegungsabläufe ist diese Region stärker aktiv als während einfacher Bewegungen. Auch an der Koordination beidhändiger Bewegungen nimmt dieses Areal teil.

Der **prämotorische Kortex** organisiert die Planung und Initiierung sensorisch ausgelöster Bewegungsabläufe. Er ist z.B. besonders aktiv, wenn verschiedene Gegenstände eine bestimmte Formung der greifenden Hand erfordern. In diesem Kortexareal wird die **optimale Strategie für zielgerichtetes Greifen** entwickelt.

Zusatzinformation

Die Beteiligung einzelner Gehirnbereiche an der Planung und Initiierung des Bewegungsprozesses lässt sich durch die Ableitung ereigniskorrelierter Potenziale messen (▸Kap. 19.8.1). Solche Potenziale sind in einer bestimmten zeitlichen Sequenz im parietalen Kortex und im frontalen Kortex zu beobachten. Da diese Potenziale vor der Bewegung auftreten, nennt man sie „Bereitschaftspotenziale".

Basalganglien. Zu den Basalganglien gehören das **Corpus striatum**, bestehend aus **Nucleus caudatus** und **Putamen**, der **Globus pallidus** (**Pars externa** und **Pars interna**), der **Nucleus subthalamicus** und die **Substantia nigra** (○ Abb. 19.101). Diese sind Teil einer großen Schleife: Kortex → Basalganglien → Thalamus → Kortex. Diese Schleife regelt das richtige Ausmaß und die richtige Kinetik von Bewegungen. ○ Abb. 19.101 zeigt diese Schleife unter funktionellen Gesichtspunkten. Vom

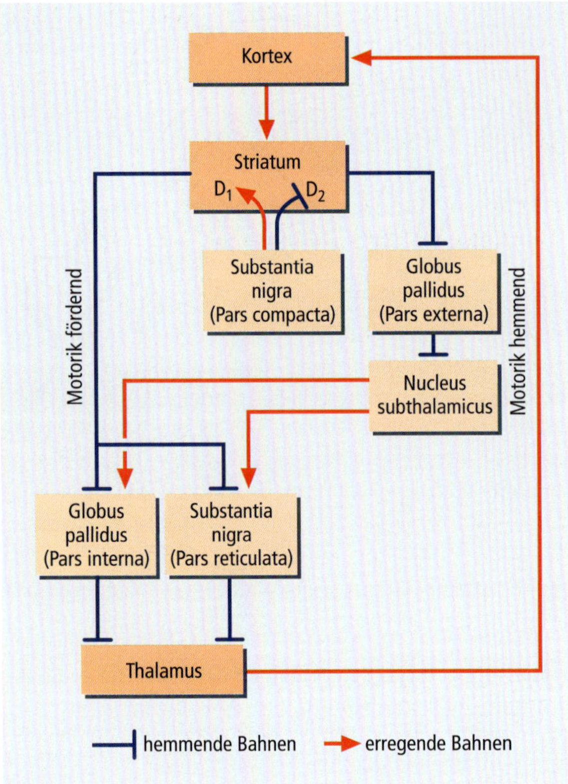

Abb. 19.101 Basalganglien mit ihren Eingängen vom Kortex und der Substantia nigra (Pars compacta) und ihren Ausgängen zum motorischen Thalamus (der wiederum zum Kortex projiziert). **Rot** erregende Bahnen, **dunkelblau** hemmende Bahnen, **D** Dopaminrezeptoren

Kortex ziehen Fasern zur **Eingangsstation der Basalganglien**, zum **Corpus striatum**. Hierbei projizieren funktionell verschiedene Kortexgebiete in jeweils verschiedene Striatumgebiete, und dementsprechend werden **skelettomotorische, okulomotorische, präfrontale** und **limbische Schleifenanteile** unterschieden. Die Schleifen sind somit wichtig für die Skelettomotorik, die Okulomotorik und für motivationale Bewegungsantriebe. Das **Striatum** ist Ursprung eines **direkten** und **indirekten Wegs** innerhalb der Basalganglien (s. u.).

Die **Ausgangskerne der Basalganglien**, der **Globus pallidus internus** und die **Substantia nigra pars reticulata**, projizieren zu den motorischen Thalamuskernen, den **Nuclei ventralis anterior** und **lateralis thalami**. Diese wiederum projizieren zu den vier motorischen Kortexarealen und dem präfrontalen Kortex. Außerdem gibt es direkte Projektionen zum Rückenmark. Ein weiteres Ausgangssystem projiziert auf die oberen Vierhügel (Colliculi superiores, ▸Kap. 19.2.1) und ist auf diesem Weg an der Kontrolle der Augenbewegungen beteiligt. Auch die Thalamuskerne, das Mittelhirn und die Raphe-Kerne des Hirnstamms senden Fasern zum Striatum.

Innerhalb der Basalganglien gibt es vom Striatum zum Globus pallidus internus und zur Substantia nigra reticulata einen **direkten Weg** (Abb. 19.101 linke Seite) und einen **indirekten Weg**, der über den Globus pallidus externus und den Nucleus subthalamicus zum Globus pallidus internus und zur Substanta nigra reticulata führt (Abb. 19.101 rechte Seite). Der **direkte Weg ist motorikfördernd**, der **indirekte motorikhemmend**. Aus Abb. 19.101 ist ferner ersichtlich, dass die **Substantia nigra pars compacta** das Striatum beeinflusst.

Die Aufgabe der Basalganglien bei der „Dosierung" einer Bewegung wird aus der Betrachtung der Abb. 19.101 zusammen mit der Abb. 19.102, in der die Transmitter in den einzelnen Strukturen dargestellt sind, ersichtlich. Die Funktion der Schleife Kortex → Basalganglien → Thalamus → Kortex besteht darin, den motorischen Kortex so stark zu stimulieren, dass **Bewegungen in adäquatem Umfang** programmiert werden. Hierbei hat der motorische Thalamus die Aufgabe, den Kortex zu aktivieren. Ist der Thalamus stark aktiv, werden ausreichend große Bewegungen erzeugt. Ist der Thalamus schwach aktiv, wird der Kortex wenig angetrieben. Seinerseits steht der Thalamus unter dem Einfluss der Ausgangskerne der Basalganglien, wobei diese den Thalamus über **GABA** hemmen. Sind also die Ausgangskerne der Basalganglien stark aktiv, wird der Thalamus stark gehemmt und der Kortex wenig angetrieben. Sind die Ausgangskerne der Basalganglien dagegen schwach aktiv, wird der Thalamus kaum gehemmt, und folglich aktiviert er den Kortex stark.

Die **Aktivität der GABAergen Ausgangskerne** der Basalganglien wird durch den direkten und indirekten Weg gesteuert. Die **Förderung der Motorik** durch den **direkten Weg** entsteht wie folgt: Der Kortex aktiviert durch die Freisetzung von **Glutamat** die inhibitorischen GABAergen Interneurone des Striatums. Diese hemmen die Pars interna des Globus pallidus und der Substantia nigra pars reticulata, worauf diese weniger GABA freisetzen und den Thalamus weniger stark hemmen. Der wenig bzw. nicht gehemmte Thalamus treibt den motorischen Kortex an und fördert so die Motorik. Demgegenüber entsteht die **Hemmung der Motorik** durch den **indireken Weg** folgendermaßen: Der Kortex aktiviert über Glutamat inhibitorische Interneurone des Striatum. Durch GABA wird dann der Globus pallidus pars externa gehemmt. Da dieser ebenfalls GABA freisetzt und damit nachfolgend den Nucleus subthalamicus hemmt, führt die Inhibition des Globus pallidus externus zu einer reduzierten Hemmwirkung im Nucleus subthalamicus. Dieser setzt seinerseits **Glutamat** frei und erregt dadurch den Globus pallidus pars interna und die Substantia nigra pars reticulata. Die stark aktivierten Ausgangskerne der Basalganglien üben somit einen erheblichen hemmenden

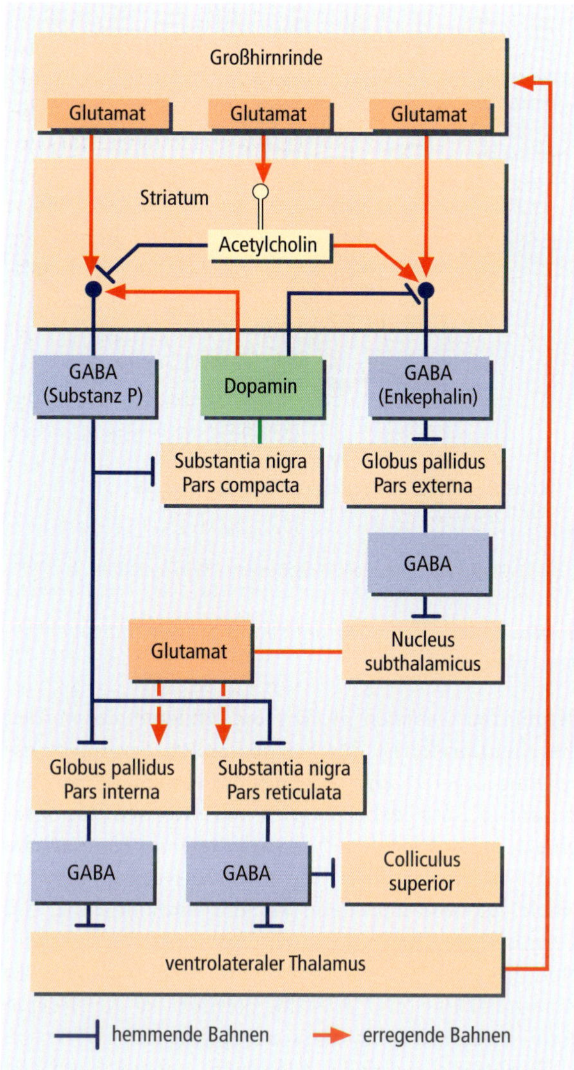

Abb. 19.102 Erregende und hemmende Projektionen der Basalganglien mit ihren Neurotransmittern und Kotransmittern. **Links** direkter Weg, **rechts** indirekter Weg

Einfluss auf den Thalamus aus, was letzten Endes dazu führt, dass der Kortex nur wenig aktiviert wird.

Die Abstimmung zwischen dem direkten und indirekten Weg wird ferner durch **Dopamin** gesteuert, das aus der **Substantia nigra pars compacta** kommt und das Striatum beeinflusst. Über **erregende D_1-Rezeptoren** stimuliert Dopamin die Striatumneurone, die **GABA** und **Substanz P** freisetzen und den direkten Weg bilden, wodurch der motorikfördernde Weg aktiviert wird. Andererseits hemmt Dopamin durch Stimulation **inhibitorischer D_2-Rezeptoren** die Striatumneurone, die **GABA** und **Enkephalin** sezernieren und den indirekten, motorikhemmenden Weg bilden. Ferner greift der Transmitter **Acetylcholin** sowohl hemmend als auch erregend in diese Schleife ein.

Aus der Funktionsweise der Basalganglien wird deutlich, weshalb Störungen im Bereich der Basalganglien entweder zu **hypokinetischen** oder **hyperkinetischen Störungen** führen. Beim **Parkinson-Syndrom** (▸ Kap. 19.9.5.1) gehen die **dopaminergen Neurone** der **Substantia nigra pars compacta** zugrunde. Dadurch wird vor allem der direkte motorikfördernde Weg weniger stark angetrieben, und der indirekte Weg weniger gehemmt. Im Endeffekt entsteht eine hypokinetische Bewegungsstörung, eine **Akinese** oder **Hypokinese** (s. u.). Gehen dagegen wie bei **M. Huntington** (▸ Kap. 19.9.5.1) vorwiegend die **Striatumneurone** zugrunde, die **GABA/Enkephalin** freisetzen, entsteht eine **Hyperkinese**. Eine plausible Erklärung ist, dass durch den Wegfall der GABA/enkephalinergen Neurone, die Ausgangspunkt des indirekten Weges sind, die GABAergen Neurone des Globus pallidus pars externa nicht gehemmt werden, weswegen diese nun massiv den Nucleus subthalamicus blockieren. Durch die reduzierte Glutamatfreisetzung werden ferner die hemmenden Neurone der Ausgangskerne der Basalganglien weniger stark aktiviert, und folglich der Thalamus nicht mehr gedrosselt. Der enthemmte Thalamus führt dann letztendlich dazu, dass der Kortex überschießend aktiviert wird.

Funktionen des Kleinhirns. Das Kleinhirn (**Cerebellum**) wirkt an der **Planung, Durchführung und Kontrolle der Bewegungen** mit. Es koordiniert die **Ziel-** und **Stützmotorik** und die **Feinabstimmung der Bewegungen**, indem es den präzisen Einsatz von Muskeln und Muskelgruppen regelt. Ferner ist es an der **Stabilisierung** von **Körperhaltung** und **Gleichgewicht** sowie bei der **Kontrolle von Augenbewegungen** beteiligt. Schließlich wird ihm eine Rolle beim **motorischen Lernen** zugeschrieben.

An der Informationsverarbeitung im Kleinhirn sind verschiedene Neurone der Kleinhirnrinde und der Kleinhirnkerne beteiligt, deren komplexe Verschaltung sich in drei Systemen darstellen lässt (Abb. 19.103). Die beiden **Eingangssysteme** werden dabei von den **Moosfasern** und den **Kletterfasern** gebildet.

Moosfasern sind Axone von Neuronen des Hirnstamms und des Rückenmarks. Als größtes Eingangssystem vermitteln sie Information aus der Peripherie (spino-zerebelläre und spino-retikulo-zerebelläre Trakte), aus den Sinnessystemen und über pontine Kerne aus der Großhirnrinde. Über die Moosfasern werden die **Körnerzellen** aktiviert. Deren Axone steigen an die Kortexoberfläche des Kleinhirns auf, wo sie sich in **Parallelfasern** aufteilen. Diese durchqueren die Dendritenbäume von **Purkinje-Zellen**, an denen sie erregende Synapsen bilden. Moosfasern unterhalten eine andauernde (tonische) Aktivierung der Purkinje-Zellen, die bei Bewegung moduliert werden.

Die **Übertragung der Moosfaserinformation** wird durch hemmende Interneurone, die **Korb-**, **Stern-** und

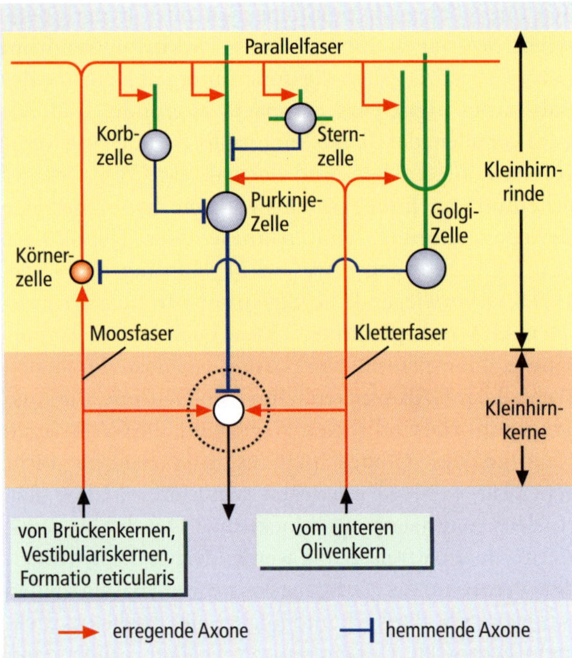

o Abb. 19.103 Verschaltung der Neurone in der Kleinhirnrinde und den Kleinhirnkernen. **Rot** erregende Eingangssysteme; **blau** hemmende Interneurone und Ausgangssystem über die Purkinje-Zellen; **grün** Dendriten

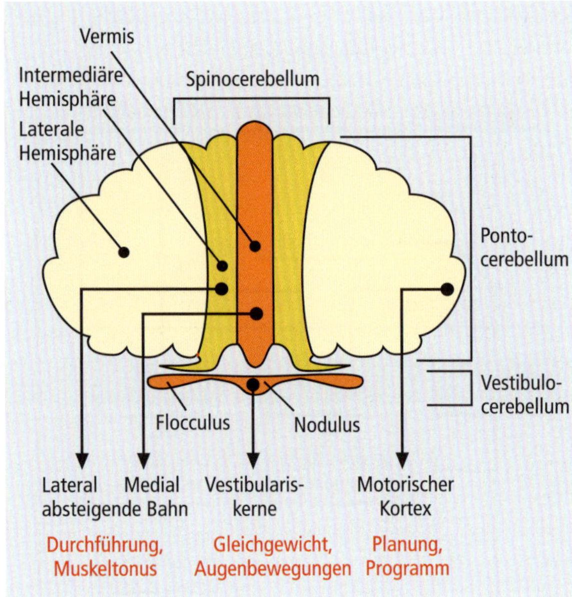

o Abb. 19.104 Gliederung der Kleinhirnrinde mit zugehörigen Funktionen

Golgi-Zellen, des zerebellären Kortex gesteuert. Korb- und Sternzellen werden über die Parallelfasern aktiviert und hemmen ihrerseits solche Purkinje-Zellen, die nur in geringem Maß erregt sind. Dadurch wird der räumliche Kontrast zwischen stark und schwach erregten Purkinje-Zellen erhöht. Die über Parallel- und Kletterfasern aktivierten Golgi-Zellen hemmen die Körnerzellen und schalten dadurch den Moosfasereingang ab. Diese (zeitlich verzögerte) Hemmung bewirkt, dass die Purkinje-Zellen immer nur kurzfristig erregt werden.

Die das zweite Eingangssystem bildenden **Kletterfasern** ziehen vom unteren Olivenkern ebenfalls zu den Purkinje-Zellen, wo sich die Fasern um die Dendriten winden und mit diesen über viele erregende Synapsen Verbindung aufnehmen und sie aktivieren. Die Olive erhält Informationen aus dem Rückenmark, den Sinnessystemen und dem Kortex. Das Kletterfasersystem misst den korrekten Ablauf der geplanten Bewegung und wirkt hierbei als **Fehlererkennungssystem**. Bei Störungen des geplanten Bewegungsablaufs nimmt die Entladungsfrequenz im Kletterfasersystem zu. Daraufhin reduziert sich die Entladungsfrequenz des Moosfasersystems und als Folge davon verbessert sich wiederum die Bewegungsdurchführung.

Das **Ausgangssystem** der **Kleinhirnrinde** besteht allein aus den Axonen der **Purkinje-Zellen**. Diese Neurone sind hemmend, dementsprechend ist GABA ihr Transmitter. Sie hemmen die Kleinhirnkerne, die zu definierten Gebieten projizieren. Andererseits werden die Kleinhirnkerne durch Kollateralen der Eingangssysteme aktiviert. Die Ausgänge der verschiedenen Rindenareale sind dabei bestimmten Kernen **topographisch** zugeordnet, und zwar die laterale Hemisphäre dem Nucleus dentatus, die mediale Hemisphäre den Nuclei globosi und dem Nucleus emboliformis, der Vermis dem Nucleus fastigii, der Flocculus und der Nodulus dem Nucleus vestibularis (o Abb. 19.104). In Kleinhirnrinde und Kleinhirnkernen ist der Körper somit mehrfach somatotopisch repräsentiert.

Funktionell wird das Kleinhirn – abweichend von der anatomischen Gliederung (▸Kap. 19.2.1) – in das **Pontocerebellum**, **Spinocerebellum** und **Vestibulocerebellum** eingeteilt. Diese Kleinhirnbezirke haben entsprechend der Herkunft der Afferenzen und der Zielgebiete der efferenten Projektionen unterschiedliche Funktionen.

Das **Pontocerebellum** umfasst große Teile der Kleinhirnhemisphären. Es erhält über kortikopontine Bahnen Informationen aus den Großhirnrindenarealen, welche die Bewegungsstrategie entwickeln (o Abb. 19.99). Der Ausgang des Pontocerebellums ist über den Nucleus dentatus und anschließend über den ventrolateralen Thalamus mit dem kontralateralen prämotorischen und supplementär-motorischen Kortex verbunden. Über diese **kortiko-zerebello-thalamo-kortikale Schleife** ist das Pontocerebellum an der **Planung und Programmierung** der **Bewegungen**, insbesondere die der schnellen Zielmotorik, beteiligt.

Das **Spinocerebellum**, zu dem der Vermis und intermediäre Anteile der Hemisphäre gehören, kontrolliert die **Durchführung der ablaufenden Bewegungen**. Es erhält Zuflüsse aus dem motorischen Kortex, dem Rückenmark, dem somatosensorischen Kortex sowie den visuellen, akustischen und vestibulären Systemen. Das Spinocerebellum vergleicht die ihm zugeleitete Kopie des Bewegungsplans (**Efferenzkopie**) mit den Rückmeldungen über den Bewegungsablauf (**Afferenzkopie**). Sobald die Bewegung vom geplanten Verlauf abweicht, werden Korrektursignale den ausführenden Systemen zugeleitet. Die Korrektur für die Muskulatur des Körperstamms und der proximalen Extremitäten erfolgt über den Nucleus fastigii, die für die distalen Extremitäten über die Nuclei globosi und emboliformes. Das Spinocerebellum ist somit auch in der Lage, die **Körperhaltung** und die **geplante (intendierte) Bewegung** aufeinander abzustimmen und den **Muskeltonus** situationsgerecht anzupassen.

Das **Vestibulocerebellum**, das von Flocculus und Nodulus gebildet wird, erhält Informationen aus dem Gleichgewichts- sowie dem visuellen System und damit über die Position des Körpers im Raum. Seine Ausgangsprojektionen zu den Vestibulariskernen kontrollieren die afferenten Zuflüsse aus dem Labyrinth und **koordinieren die Kopf- und Augenbewegungen**. Das Vestibulocerebellum beeinflusst außerdem die absteigenden Bahnen zu den Muskeln des Rumpfes und der proximalen Extremitäten, die den Körper unter der Einwirkung der Schwerkraft im **Gleichgewicht** halten.

Kontrolle der Körperhaltung und Lokomotion. Wie oben dargestellt, kommt es in den verschiedenen Bewegungssituationen darauf an, die Haltung des Körpers gegen die Schwerkraft und gegen andere externe Kräfte abzusichern. So muss beim Stehen der Körperschwerpunkt über die Standfläche positioniert und bei Bewegungen müssen die stützenden Gliedmaßen stabilisiert werden. Hierbei findet sowohl eine **Haltungseinstellung vor der Bewegung** statt, um die gezielte Bewegung zu ermöglichen, als auch eine **Haltungskontrolle während** dieser **Bewegung**. Die vorausschauende Haltungsanpassung wird besonders deutlich, wenn man sich bei der Einnahme der neuen Haltung verschätzt, weil die erforderliche Bewegung falsch eingestuft wurde. Soll ein Gegenstand gehoben werden, wird aus der Erfahrung heraus abgeschätzt, wie viel Kraft aufzubringen ist und in welchem Umfang die Körperhaltung stabilisiert werden muss. Ist das Gewicht leichter als erwartet, wird häufig „falsch programmiert".

Für die Kontrolle der Haltung sind **posturale Reaktionen** wichtig. Hierunter versteht man eine **koordinierte Abfolge von Kontraktionen der Halte- und Stützmuskulatur**, um die Haltung bei Störungen zu stabilisieren. Hierfür stehen Programme zur Verfügung, die von motorischen Hirnstammkernen und dem Kleinhirn gesteuert werden. Bei Störung des Gleichgewichts werden diese Programme abgerufen und führen zu zweckentsprechenden Muskelkontraktionen, die nacheinander die distalen und proximalen Gelenke, das Hüftgelenk und schließlich den Körperstamm stabilisieren. Dabei erhalten die Kontrollsysteme afferente Zuflüsse von den **Sensoren** des **Vestibularorgans**, welche die Position des Kopfes im Raum registrieren, sowie von den **Haut-**, **Muskel-** und **Gelenksensoren**, welche die Lage und Bewegung der Gelenke messen.

Zu den posturalen Programmen zählen **Stell-** und **Haltereflexe** sowie **Stützreaktionen**. Durch **Stellreflexe** wird der Körper gegen die Schwerkraft in die Normalstellung aufgerichtet. Zunächst wird der Kopf in die senkrechte Position gebracht, dann wird der Körper aufgerichtet. Diese Reaktion erfolgt unter dem Einfluss afferenter Impulse aus dem Vestibularapparat, dem visuellen System und der Nackenmuskulatur auf die Formatio reticularis, von wo aus das Korrekturprogramm gesteuert wird. **Haltereflexe** koordinieren die Tonusverteilung in den verschiedenen Muskelgruppen und sorgen für die Anpassung der Körperhaltung an die jeweilige Kopfposition. Dabei führen Impulse, die von den Nacken- und Labyrinthsensoren ausgehen, zur situationsgerechten Aktivierung von Haltungsprogrammen (tonische Labyrinth- und Nackenreflexe). **Stützreaktionen** dienen u. a. der Stabilisierung der Beine beim Stand, wobei (programmgesteuert) antagonistisch wirkende Muskeln gleichzeitig kontrahiert werden.

Die posturalen Reaktionen werden zwar auf allen Stufen des Nervensystems organisiert, doch kommt dem **Hirnstamm** eine entscheidende Rolle zu. Hier findet eine Integration von propriozeptiven, visuellen und vestibulären Informationen statt, und hier werden die Stell- und Haltereflexe erzeugt. Die Motoneurone werden von hier aus über das **mediale Bahnsystem** aktiviert. Außerdem wird von der Formatio reticularis das Erregungsniveau der „Antischwerkraftmuskeln" eingestellt. Dabei können ein **pontines, extensorförderndes**, und ein **bulbäres, extensorhemmendes System** unterschieden werden. Das extensorfördernde System wird von Kollateralen aller aszendierender Trakte, das extensorhemmende System von kortikalen Gebieten tonisch (d. h. andauernd) aktiviert. Die Aktivität beider Systeme wird vom Zerebellum koordiniert.

Eine eindrucksvolle Störung dieses System ist die **Dezerebrierungsstarre**. Wird das Mittelhirn geschädigt, kann es zu einem Überwiegen des extensorfördernden Systems kommen. Die Extremitäten, der Rücken und der Nacken sind maximal gestreckt, die Muskeldehnungsreflexe gesteigert. Besonders vestibulospinale Trakte, welche die Extensoren aktivieren, sind an der Entstehung der Dezerebrierungsstarre beteiligt.

Auch für die **Lokomotion** ist der Hirnstamm wichtig. Jede Fortbewegung wird durch **rhythmische Aktivierung** der Muskulatur erzeugt. Hierbei wirken spinale Reflexe und vom Hirnstamm deszendierende Kontrollen zusammen. Bereits das Rückenmark kann eine abwechselnde Aktivierung von Extensoren und Flexoren erzeugen. Man spricht von „spinalen Lokomotionsgeneratoren", wobei es sich wahrscheinlich um polysynaptische Reflexwege handelt. Beim Menschen können spinale Rhythmusgeneratoren nach Querschnittslähmung aktiv werden. Allerdings benötigen spinale Lokomotionsgeneratoren einen erregenden Antrieb. Dieser kommt hauptsächlich aus einer **pontinen** und **mesenzephalen lokomotorischen Region**. Neurone aus diesen Regionen projizieren polysynaptisch über ventrolaterale Bahnen auf die Neurone des spinalen Generators. Auch durch Afferenzen kann der Generator aktiviert werden. Der supraspinale Antrieb erzeugt den erforderlichen Muskeltonus, und Trakte, die im Rahmen der Willkürmotorik aktiv sind (s. u.), passen die spinalen Funktionen an die Gesamtmotorik an.

Absteigende Bahnen. Von allen motorischen Kortexarealen projizieren Fasern in die subkortikalen motorischen Gebiete (Basalganglien usw.), den Hirnstamm und das Rückenmark (o Abb. 19.105). Sie ziehen zunächst gemeinsam durch die **Capsula interna**, wo die Axone dicht gedrängt beieinanderliegen, sodass Läsionen (z. B. durch Blutung oder Ischämie) in diesem Bereich die Motorik besonders stark beeinträchtigen. Im weiteren Verlauf trennen sich Faserbündel ab, die auf den **Thalamus** und das **Striatum** sowie auf **Kerngebiete des Hirnstamms** und die **Formatio reticularis** projizieren. Nur ein kleiner Teil der Fasern erreicht als **kortikospinale Fasern** direkt die Inter- und Motoneurone des Rückenmarks. Die meisten Bahnen des Kortex ziehen dagegen zu den motorischen Zentren des Hirnstamms, von wo aus absteigende Fasern das Rückenmark erreichen. Zusammen mit dem Hirnstamm bilden sie absteigende motorische Systeme, z. B. das **kortiko-rubro-spinale** oder das **kortiko-retikulo-spinale System**.

Fasern, die durch die medulläre **Pyramide** verlaufen, bilden die **Pyramidenbahn**. Diese ist beiderseits an der Vorderseite des Hirnstamms als pyramidenförmiger Strang sichtbar. Sie besteht aus etwa 1 Mio. Fasern. Am Übergang der Medulla oblongata zum Rückenmark kreuzen über 90 % der Fasern auf die andere Seite (**Decussatio pyramidum**, ▸ Kap. 19.2.1) und ziehen als Seitenstrang abwärts (**Tr. corticospinalis lateralis**, o Abb. 19.4). Der Rest der Fasern bildet ipsilateral den absteigenden Vorderstrang (**Tr. corticospinalis anterior**). Dessen Fasern kreuzen in den jeweiligen Rückenmarkssegmenten, in denen die Umschaltung auf die Moto- und Interneurone erfolgt, auf die Gegenseite.

Die in das Rückenmark absteigenden Bahnen werden in ein **laterales** und ein **mediales Bahnsystem** eingeteilt. Das dorsolateral verlaufende **laterale Bahnsystem** ist besonders für die Zielmotorik wichtig. Zum

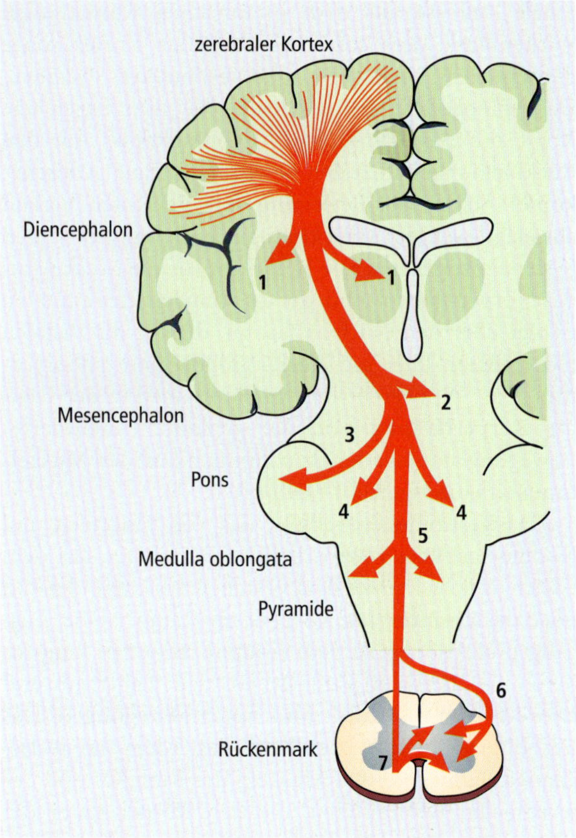

o **Abb. 19.105** Absteigende Bahnsysteme. Von der Hirnrinde ausgehend projizieren die Trakte auf Striatum und Thalamus (1), den Nucleus ruber (2), die Brückenkerne (3), die Formatio reticularis (4) sowie den Olivenkern (5) und ziehen als Seitenstrang (6, nach Kreuzung) sowie als Vorderstrang (7, ungekreuzt) zu den Rückenmarkssegmenten. Nach Phillips und Porter

lateralen Bahnsystem gehören der **laterale kortikospinale Trakt** und der beim Menschen schwach ausgeprägte **rubrospinale Trakt**. Die Axone enden in drei verschiedenen Gebieten der grauen Substanz, und zwar an **α- und γ-Motoneuronen im Vorderhorn**, bevorzugt an denen der Muskeln, welche die Motorik der Unterarme und Unterschenkel steuern, an **Interneuronen** im intermediären Bereich, d. h. an Interneuronen der Reflexwege, und an Interneuronen im Hinterhorn, die durch die sensorische Rückmeldung aus der Peripherie aktiviert werden.

Die meisten Axone der kortikospinalen Bahn werden auf Interneurone umgeschaltet. Beim Menschen und bei anderen Primaten sind auch einige Axone monosynaptisch mit den Motoneuronen verbunden. Über diese Direktverbindung erreichen die Signale unmodifiziert die Motoneurone, sodass der zeitgerechte Einsatz der Muskelkontraktionen auch bei komplizierten Bewegungen sichergestellt ist. Wie erwähnt, dient das laterale System vor allem der Zielmotorik, d. h. dem Greifen, Schreiben, Betasten von Gegenständen u. a.

Das **mediale Bahnsystem** verläuft im ventromedialen Teil des Rückenmarks und beeinflusst vor allem die Rumpfmuskulatur sowie die Oberarm- und Oberschenkelmuskeln, die für die Halte- und Stützmotorik verantwortlich sind. Zum medialen Bahnsystem gehören der **vestibulospinale**, der **mediale retikulospinale**, der **tektospinale** und der **ventrale kortikospinale Trakt**. Diese Bahnen enden an Interneuronen und an Motoneuronen, die bevorzugt die Extensormuskulatur erregen.

19.5.3 Sprachmotorik

Eine besondere motorische Leistung ist das Sprechen. An dieser Stelle soll daher speziell auf den Sprechapparat und die Sprachmotorik eingegangen werden.

Kehlkopf. Für die Stimmbildung ist der Kehlkopf (**Larynx**) zuständig. Er hat ein knorpeliges Skelett mit Bändern. Seine Funktion wird durch differenziert arbeitende Muskeln gewährleistet. Die innere Oberfläche ist zum größten Teil mit Schleimhaut ausgekleidet.

Das **Kehlkopfskelett** setzt sich aus fünf Knorpeln zusammen, die z. T. gelenkig miteinander verbunden sind (● Abb. 19.106). Der Ringknorpel (**Cartilago cricoidea**), der das Kehlkopfskelett trägt, ähnelt einem Siegelring. Auf ihm ruht der Schildknorpel (**Cartilago thyreoidea**). Dieser besteht aus zwei Knorpelplatten, deren Zusammenschluss vorne den „Adamsapfel" bildet. Auf der Platte des Ringknorpels sitzen die beiden Stell- oder Gießbeckenknorpel (**Cartilagines arytaenoideae**) gelenkig auf. Der Zugang zum Kehlkopf (**Aditus laryngis**) kann durch den Kehldeckel (**Epiglottis**) verschlossen werden.

Das Wachstum der Kehlkopfknorpel ist geschlechtsspezifisch hormonell gesteuert. Vom 5. Lebensjahr bis zur Pubertät wächst der Kehlkopf nicht wesentlich. In der Pubertät folgt dagegen ein ausgeprägter Wachstumsschub, der sich in einer Größenzunahme der Stimmbänder (s. u.) und Veränderungen der Stimmritze im Stimmbruch (Stimmwechsel, Mutieren der Stimme um eine Oktave beim Mann) äußert.

Zwischen den einzelnen Kehlkopfknorpeln befindet sich elastisches Bindegewebe, das besonders zwischen Ring- und Schildknorpel ausgeprägt ist (**Conus elasticus**) und sich nach oben in das **Ligamentum vocale** (Stimmband), den oberen freien Rand des Conus elasticus, fortsetzt. Das Ligamentum vocale erstreckt sich von einem Fortsatz des Stellknorpels nach vorne bis zum Schildknorpel und begrenzt die Stimmritze (s. u.). Im Stimmband verläuft ferner der **M. vocalis**. Der stimmbildende Teil des Kehlkopfes wird auch als **Glottis** bezeichnet.

Die Ein- und Ausatmungsluft muss den Spaltraum zwischen den beiden Stimmbändern, den man als **Stimmritze** (● Abb. 19.107) bezeichnet, passieren. Verkürzung des paarigen Muskels, der sich vom Ringknorpel bis zum Stellknorpel erstreckt („Lateralis"), und von Muskeln, welche die Stellknorpel miteinander verbinden, führt zu einer Verengung der Stimmritze. Der einzige Muskel, der die Stimmritze erweitert, ist der „Posticus", der bei normaler Atmung die Stimmritze weit offenhält (● Abb. 19.106).

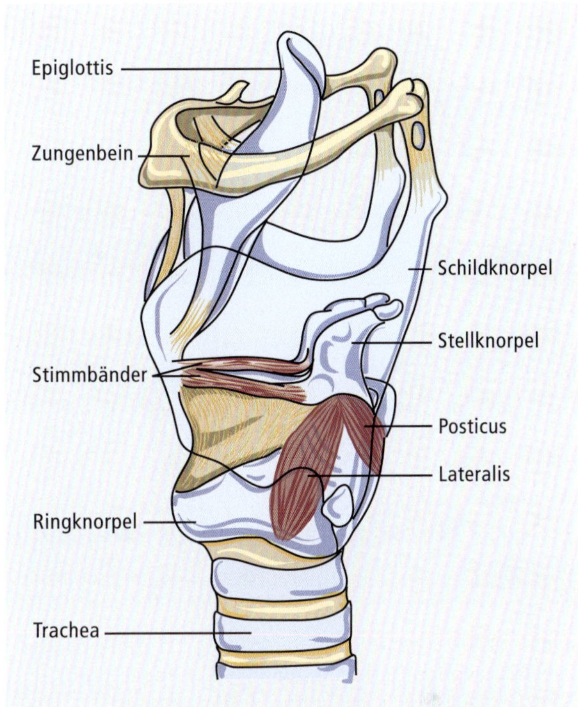

● **Abb. 19.106** Kehlkopfgerüst (von links gesehen). Der Schildknorpel ist durchscheinend eingezeichnet, sodass die Stimmbänder sichtbar werden

Die Schleimhaut des Kehlkopfes weist in verschiedenen Abschnitten einen unterschiedlichen Bau auf. Die orale Seite der Epiglottis und die Stimmbänder sind von einem **unverhornten Plattenepithel** überzogen. In den übrigen Bereichen findet sich ein mehrreihiges Flimmerepithel mit Becherzellen (**Respirationsepithel**). Da das Respirationsepithel im Bereich des Larynx einem lockeren, gefäßreichen, mit zahlreichen Drüsen durchsetzten Bindegewebe aufliegt, besteht bei entzündlich-allergischen Reaktionen durch die Entwicklung eines **Larynxödems** Erstickungsgefahr. Ein Luftröhrenschnitt (Tracheotomie) ist in diesem Fall lebensrettend.

Phonation und Artikulation. Bei der **Phonation** (Stimmbildung) werden die Stimmbänder durch den Luftstrom aus der Lunge in Schwingungen versetzt. Die Frequenz der Schwingungen (Höhe des Grundtons) kann dabei durch Änderung der Form und der Spannung der Stimmlippen, die Lautstärke über eine Variation der Stärke des Luftstroms verändert werden. Die Tonhöhe der Vokale ist auf diese Weise festgelegt, während die Klangfarbe von der Form des sog. Ansatzrohrs (s. u.) abhängt.

19

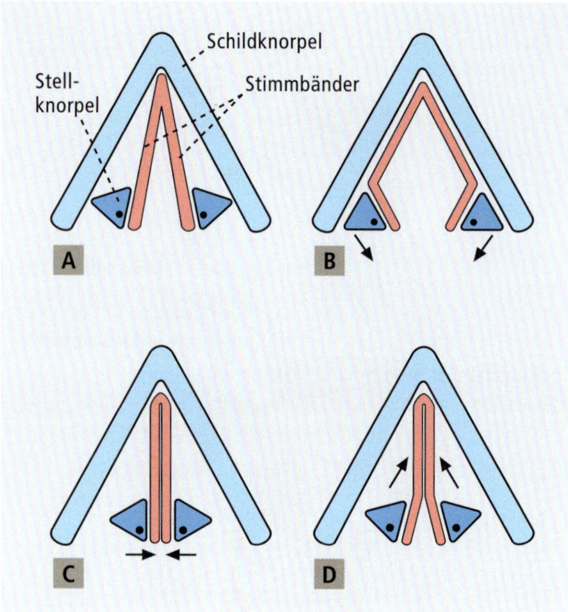

Abb. 19.107 Schematische Darstellung der Stimmbänder in verschiedenen Funktionsstellungen. **A** Ruheatmung, **B** forcierte Atmung, **C** Phonation, **D** Flüstersprache

Voraussetzung für die **Artikulation** (Lautbildung) ist eine große Variabilität in der Form des Ansatzrohrs (Mund- und Nasenhöhle, Rachen) und die Fähigkeit zum Abschluss der verschiedenen Abschnitte gegeneinander. Der Mundraum kann durch bestimmte Wangen- und Zungenstellungen unterschiedliche Konfigurationen annehmen. Die Luftsäule im Ansatzrohr besitzt bei diesen unterschiedlichen Formen jeweils verschiedene Eigenfrequenzen, sodass durch Resonanzbildung charakteristische Obertöne (**Formanten**) entstehen.

Für alle Vokale sind die durch Phonation im Kehlkopf erzeugten **Grundfrequenzen** der Schwingungen gleich (100–130 Hz beim Mann, 200–300 Hz bei der Frau). Eine Differenzierung der Vokale wird erst durch die unterschiedlichen Formanten möglich, d. h. der **Klangcharakter** jedes Vokals wird **durch** die **Formanten bestimmt**. Ihre Frequenzen liegen zwischen 200 und 4000 Hz (Tab. 19.9).

Bei der Bildung der Konsonanten ist das Ansatzrohr stärker verengt als bei den Vokalen, wobei vor allem den Zahnreihen und den Lippen eine große Bedeutung zukommt. Die Konsonanten entstehen bei **Unterbrechungen** des **Luftstroms** durch Lippen, Zähne, Zunge und weichen Gaumen sowie durch **Turbulenzen**. Bei den stimmhaften Konsonanten (z. B. b, d, g, m und n) treten gleichzeitig Schwingungen der Stimmbänder auf, während an der Bildung der stimmlosen Konsonanten (z. B. f, p, t, k) die Stimmbänder nicht beteiligt sind. Auch beim **Flüstern** kommt es nicht zu Schwingungen der Stimmbänder, sondern die durch den Kehlkopf strömende Luft wird für die Artikulation im Ansatzrohr ausgenutzt.

Tab. 19.9 Frequenzbereiche der Formanten von Vokalen in der deutschen Sprache (in Hz)

Vokal	Frequenzbereiche		
/a/	–	800–1100	–
/e/	400–600	1700–1900	2200–2600
/i/	200–400	1900–2100	300–2100
/o/	400–700	–	–
/u/	300–500	–	–

In Kürze

- **Motorik** besteht aus Ziel- und Halte- bzw. Stützmotorik. In der Regel wird nur die Zielmotorik bewusst, da hierbei Bewegungen geplant und aktiv durchgeführt werden. Die begleitende Haltemotorik erfolgt dagegen meist unbewusst (automatisch).
- Neurone, welche die Bewegung der für die Ziel- und Haltemotorik verantwortlichen Skelettmuskulatur steuern, bilden zusammen das hierarchisch organisierte **somatomotorische System.**
- Die Endstrecke des somatomotorischen Systems sind die **motorischen Vorderhornneurone** (α-Motoneurone), die zusammen mit den von ihnen innervierten Muskelfasern **motorische Einheiten** bilden.
- Die **spinale Motorik** stellt die hierarchisch unterste Ebene dar. Sie ist für den Ablauf segmentaler Reflexe verantwortlich.
- Unter einem **Reflex** versteht man eine stereotype Reaktion auf einen bestimmten Reiz. In den Reflexbögen wird die Aktivität von Agonisten und Antagonisten reziprok gesteuert.
- Der **spinale monosynaptische Eigenreflex** wird durch Muskeldehnung, die zur Erregung von parallel zur Arbeitsmuskulatur liegenden **dehnungsempfindlichen Muskelspindeln** führt, ausgelöst.
- **Ia-Afferenzen** der Muskelspindeln enden im Rückenmark an α-Motoneuronen des gedehnten Muskels und bringen diesen zur Kontraktion.
- **Hauptfunktion** der **Muskeleigenreflexe** ist die **Längenstabilisierung** des **Muskels.**

- Eine **spinale autogene Hemmung** wird durch Muskelspannung ausgelöst. Diese erregt **Golgi-Sehnenorgane**, die in Serie zur Arbeitsmuskulatur liegen. Die **Ib-Afferenzen** der Golgi-Sehnenorgane hemmen die α-Motoneurone des gespannten Muskels über inhibitorische Interneurone. Hauptfunktion eines solchen Reflexes ist die Spannungskontrolle. **α-Motoneurone** unterliegen ferner einer **Rückkopplungshemmung** durch inhibitorische **Renshaw-Zellen**.

- Verschiedene Reize können **spinale polysynaptische Fremdreflexe** auslösen. Im Gegensatz zum Eigenreflex besteht beim Fremdreflex die Reflexantwort in länger dauernden Muskelkontraktionen. Fremdreflexe sind häufig Schutzreflexe und/oder dienen automatisierten Aufgaben (z. B. der Nahrungsaufnahme), die durch entsprechende Reize ausgelöst werden.

- Beim motorischen Fremdreflex wird die Empfindlichkeit der Muskelspindeln durch die Aktivierung von **γ-Motoneuronen**, die gleichzeitig mit den α-Fasern aktiviert werden, gesteigert (**α-γ-Koaktivierung**).

- Dem Rückenmark hierarchisch übergeordnet ist der **Hirnstamm**. Von hier absteigende Systeme (vor allem das extrapyramidale System) koordinieren die spinalen Reflexe verschiedener Segmente, insbesondere bei der Stützmotorik. Im Hirnstamm werden propriozeptive, visuelle und vestibuläre Informationen integriert und Stell- und Haltereflexe sowie Stützreaktionen ausgelöst.

- Durch **Stellreflexe** wird der Körper gegen die Schwerkraft aufgerichtet. **Haltereflexe** koordinieren die Tonusverteilung zwischen den verschiedenen Muskelgruppen und sorgen u. a. für die Anpassung der Körperhaltung an die jeweilige Kopfposition. **Stützreaktionen** dienen u. a. der Stabilisierung der Beine beim Stand.

- Der **motorische Kortex** erzeugt im Verbund mit subkortikalen Kernen und dem Kleinhirn die **Zielmotorik**. Er besteht aus dem primär-motorischen Kortex und sekundär-motorischen Rindenfeldern.

- Der **primär-motorische Kortex** ist somatotopisch organisiert und setzt über die zu den Motoneuronen absteigende **Pyramidenbahn** die **Bewegungsausführung** in Gang. Die größte kortikale Repräsentation haben Muskelgruppen, die zu besonders feinen, differenzierten Bewegungen befähigt sind.

- Der **Handlungsantrieb** für **zielgerichtete Bewegungen** entsteht in Motivationsarealen, die **Planung der Bewegung** im assoziativen Kortex in Zusammenarbeit mit den Basalganglien und dem Kleinhirn. Die Aktivität der Basalganglien und des Kleinhirns wird über den motorischen Teil des Thalamus dem motorischen Kortex zugeleitet.

- Zu den **Basalganglien** gehören das Corpus striatum, bestehend aus Nucleus caudatus und Putamen, der Globus pallidus, der Nucleus subthalamicus und die Substantia nigra. Diese sind Teil einer kortiko-thalamo-kortikalen Schleife. Die Aktivität der Basalganglien bestimmt, wie stark der Thalamus den motorischen Kortex antreibt.

- Innerhalb der Basalganglien fördert **Dopamin** aus der Substantia nigra den sog. direkten und hemmt den sog. indirekten Weg.

- Das **Kleinhirn** koordiniert die Ziel- und Stützmotorik sowie die Feinabstimmung der Bewegungen, stabilisiert Körperhaltung und Gleichgewicht und ist an der Kontrolle von Augenbewegungen beteiligt. Es erhält **Eingangsinformationen über** die **Moos-** und **Kletterfasern**. Der **Ausgang** der **Kleinhirnrinde** besteht aus den **Axonen** der **Purkinje-Zellen**, welche die Kleinhirnkerne (Ausgangsstationen des Kleinhirns) hemmen.

- Funktionell besteht das Kleinhirn aus dem **Ponto-**, **Spino-** und **Vestibulocerebellum**.

- Der **Kehlkopf** mit seinen Stimmbändern und Muskeln dient der Erzeugung von Sprachlauten (Sprachmotorik). Bei der Phonation (Stimmbildung) werden die Stimmbänder durch den Luftstrom aus der Lunge in Schwingungen versetzt. Die Artikulation (Lautbildung) beruht auf koordinierten Muskelaktivitäten in Mundhöhle, Nasenhöhle und Rachen.

19

19.5.4 Pathophysiologie des motorischen Systems

Symptome bei Störungen des motorischen Systems. Ein großer Teil neurologischer Erkrankungen umfasst motorische Störungen, wobei den einzelnen Anteilen des motorischen Systems charakteristische **Leitsymptome** zugeordnet werden können:

- **Schlaffe Lähmungen** entstehen bei Schädigung von α-Motoneuronen und deren Axonen in peripheren Nerven.
- **Spastische Lähmungen** werden durch Schädigung deszendierender Bahnen verursacht, da deren tonische Hemmung auf die α-Motoneurone wegfällt.

- **Hypokinetische** oder **hyperkinetische Störungen** der Bewegungsabläufe werden bei Erkrankungen der Basalganglien beobachtet (▸Kap. 19.5.4).
- **Ataxie** (Stand- und Gangunsicherheit) ist die Folge von Störungen der Kleinhirnfunktion.

Die dabei auftretenden Einzelsymptome können mit folgenden Begriffen beschrieben werden:

- **Muskelhypotonus**: Hierunter versteht man eine herabgesetzte Muskelspannung, die auf eine verminderte nervale Grundaktivierung zurückzuführen ist. Ein solcher Zustand macht sich dadurch bemerkbar, dass die Skelettmuskulatur einer passiven Bewegung, insbesondere im extremen Dehnungsbereich, nur einen geringen Widerstand entgegensetzt. Die Gelenke lassen sich über die normalen Bewegungsgrenzen hinaus beugen und überstrecken.
- **Muskelhypertonus**: Unter diesem Begriff werden verschiedene Zustände erhöhter Muskelspannung zusammengefasst (z. B. Rigor und Spastik, s. u.), die sich pathogenetisch und in ihren Auswirkungen unterscheiden.
- **Rigor**: Diese Tonuserhöhung der Skelettmuskulatur kommt in einem erhöhten Dehnungswiderstand zum Ausdruck, der unabhängig von der Gelenkstellung und der Bewegungsgeschwindigkeit ist (sog. wächserne Starre). Häufig treten bei passiver Bewegung plötzliche Unterbrechungen des Widerstands auf, sodass der Bewegungsablauf ruckartig erfolgt (sog. **Zahnradphänomen**). Nach der Bewegung bleibt die erreichte Gelenkstellung für eine gewisse Zeit fixiert (Haltetonus).
- **Spastik**: Bei dieser Form des erhöhten Skelettmuskeltonus besteht ein **federnder Widerstand** gegen Bewegungen, der mit zunehmender Dehnungsgeschwindigkeit ansteigt. Bei langsamer Dehnung kommt es, wenn eine bestimmte Muskelspannung erreicht ist, zu einem plötzlichen Abfall des Widerstands.
- **Areflexie**: Dieser Begriff kennzeichnet einen Ausfall von Eigen- oder Fremdreflexen, der auf eine Unterbrechung des jeweiligen Reflexbogens zurückzuführen ist.
- **Hyperreflexie**: Eine erhöhte Reflexerregbarkeit liegt vor, wenn ein Reflex abnorm leicht ausgelöst werden kann oder wenn die Reflexantwort auf weitere synergistische Muskelgruppen übergreift. Häufig ist die Reflexantwort von einem **Klonus**, d. h. von wiederholten Muskelkontraktionen, gefolgt.
- **Akinese** bzw. **Hypokinese**: Hierunter versteht man eine Bewegungsarmut, die u. a. durch mimische Starre und fehlende Ausdrucksbewegungen in Erscheinung tritt. Zielgerichtete Extremitätenbewegungen lassen sich nur verlangsamt durchführen und müssen häufig während des Bewegungsablaufs korrigiert werden.
- **Hyperkinese**: Unter diesem Begriff fasst man Bewegungsformen zusammen, die unwillkürlich auftreten, von den normalen motorischen Aktionen abweichen und die Willkürmotorik störend beeinflussen. Hierzu zählen u. a. motorische Störungen, die für Erkrankungen der Basalganglien symptomatisch sind, wie Chorea, Hemiballismus und Athetose (s. u.).
- **Choreatische Bewegungen**: Hierbei handelt es sich um unmotivierte, rasche und asymmetrisch auftretende motorische Aktionen, die sich zu einem Bewegungssturm steigern können (**Veitstanz**).
- **Hemiballismus**: Diese Form der Hyperkinese ist durch unwillkürliche Schleuderbewegungen gekennzeichnet, die meist auf die Extremitäten einer Seite beschränkt sind.
- **Athetose**: Bei Patienten mit dieser Störung kommt es unwillkürlich zu langsamen, wurmartigen Bewegungen der Extremitäten. Charakteristisch sind dabei bizarre Gelenkstellungen mit Überstreckungen besonders in den Fingergrundgelenken.
- **Dystonie**: Hierbei besteht eine tonische Muskelkontraktion, die häufig zu abnormen Gelenkstellungen führt. Sie können die Folge von krankhaften Strukturveränderungen sein, aber auch als eigenständige Krankheit vorkommen und generalisiert oder fokal auftreten. Ein charakteristisches Beispiel ist der Schiefhals (**Torticollis**).
- **Tremor**: Dabei handelt es sich um rhythmisch alternierende Kontraktionen antagonistischer Muskeln (Zitterbewegungen), die meist bereits in Ruhe auftreten. In der Regel hat der Ruhetremor eine Frequenz von 3–6 Hz. Eine Sonderform ist der **Intentionstremor**, der sich bei Zielbewegungen verstärkt und kurz vor Erreichen des Ziels sein größtes Ausmaß erreicht, sodass die Patienten in ihren manuellen Tätigkeiten stark behindert sind.
- **Asynergie**: Hierbei können komplexe Bewegungen, bei denen verschiedene Muskelgruppen in einer bestimmten zeitlichen Reihenfolge zu aktivieren sind, nicht mehr korrekt ausgeführt werden.
- **Dysmetrie**: Dieser Begriff bezeichnet eine falsche Programmierung von Bewegungsabläufen, wobei die Bewegungen zu kurz angesetzt werden oder über das Ziel hinausschießen (Danebengreifen).
- **Ataxie**: Bei der Ataxie besteht eine Stand- und/oder Bewegungsunsicherheit, insbesondere eine Gangunsicherheit, der zerebelläre Störungen zugrunde liegen können.
- **Adiadochokinese** (**Dysdiadochokinese**): Diese Störung ist dadurch charakterisiert, dass komplizierte Bewegungen nicht mehr schnell hintereinander ausgeführt werden können. Die Patienten haben z. B. Schwierigkeiten, von der Pronationsstellung des

Unterarms schnell in die Supinationsstellung überzuwechseln und umgekehrt.

- **Dysarthrie**: Bei dieser Störung handelt es sich um eine Koordinationsstörung der Sprechmuskulatur. Die Sprache ist daher langsam, verwaschen und monoton.
- **Apraxie**: Unfähigkeit, zweckmäßige Bewegungen trotz erhaltener Motorik und Sensorik auszuführen.

Lähmungen bei Läsionen und Erkrankungen peripherer Nerven. Die Schädigung eines gemischten peripheren Nerven führt zu Lähmungen und sensorischen Störungen im jeweiligen Versorgungsgebiet. Auch die Vorder- und Hinterwurzel sind häufig Ort der Schädigung (z. B. bei Bandscheibenvorfall). Die motorischen Funktionen können in Abhängigkeit vom Grad der Läsion, d. h. von der Zahl der unterbrochenen Motoaxone, entweder eine Schwächung der Willkürmotorik (**Parese**) oder – sofern alle Fasern betroffen sind – eine vollständige Muskellähmung (**Paralyse**) zur Folge haben. Da meist auch die afferenten Fasern geschädigt sind, kommt es zu einem Ausfall oder zu einer Abschwächung der Reflexe und zu einem totalen oder partiellen Verlust des Muskeltonus. Dieser zeigt sich insbesondere darin, dass nur ein geringer Widerstand gegen passive Bewegungen besteht und die Gelenke überstreckbar sind. Eine solche schlaffe Lähmung führt nach ca. 3 Wochen zu einer starken **neurogenen Muskelatrophie**. Davon zu unterscheiden sind Muskelatrophien, die durch eine Erkrankung der Muskeln (**Myopathien**, ▸Kap. 18.2) selbst entstehen, und Erkrankungen der neuromuskulären Übertragung (z. B. bei **Myasthenia gravis**, ▸Kap. 18.6.6).

Die sensorischen Störungen können je nach dem Grad und der Dauer der schädigenden Einwirkungen erheblich variieren. Reize aus dem Versorgungsgebiet werden gar nicht, abgeschwächt oder auch verstärkt wahrgenommen (**An-**, **Hyp-** bzw. **Hyperästhesie**). Weiterhin können Missempfindungen (**Parästhesien**) auftreten, oder Reize werden anders als normal empfunden (**Dysästhesie**). Ein bereits genanntes Beispiel ist die **Allodynie**, die Schmerzempfindung bei einfacher Berührung (▸Kap. 19.4.4.6). Die Schädigung vegetativer Nervenfasern kann zu Störungen der Hauternährung (Hauttrophik) und der Schweißsekretion führen.

Lähmungen bei Schädigung spinaler und supraspinaler Bahnsysteme. Sofern bei einer Pyramidenschädigung allein die Pyramidenbahn (**Tr. corticospinalis lateralis**) betroffen ist, beobachtet man eine Schwäche der Muskulatur bei nur geringer Spastik. Die Bewegung rumpfnaher Muskulatur kann sich erholen, doch die differenzierte Feinmotorik der Finger bleibt häufig gestört. Die

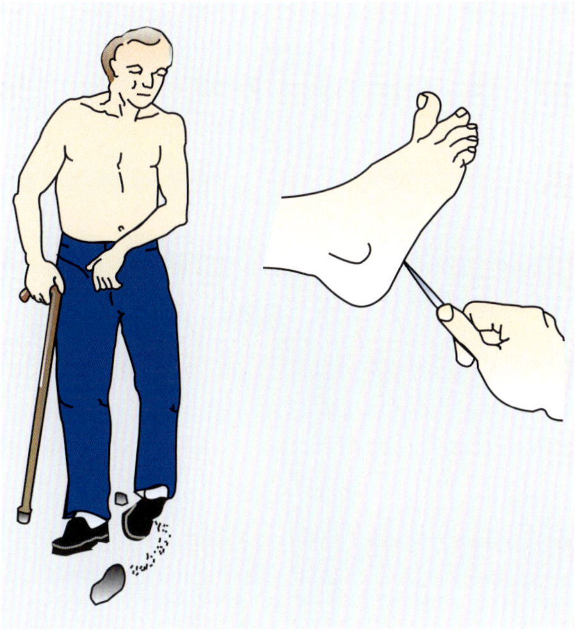

○ **Abb. 19.108** Erscheinungsbild der Hemispastik mit Armflexion, Zirkumduktion des Beins beim Gehen und positivem Babinski-Reflex

Symptomatik nach isolierter Schädigung des motorischen Kortex ist ähnlich.

Häufiger sind Läsionen durch Schlaganfälle (▸Kap. 19.9.3), welche die **Capsula interna** erfassen. Durch diese verlaufen, wie bereits erwähnt, die Fasern dicht gedrängt, und daher sind die Schädigungen umfangreich. Neben der Pyramidenbahn sind die Verbindungen der entsprechenden Hemisphäre zu den subkortikalen Kerngebieten und aufsteigende thalamokortikale Fasern betroffen. Es entsteht eine **spastische Lähmung** der kontralateralen Extremitäten, d. h. eine Lähmung bei gesteigertem Muskeltonus. Durch die Spastik wird das Bein in Streckstellung, der Arm in Flexionsstellung gehalten. Da das Bein in Streckstellung verharrt, kann der Patient nach Erholung häufig stehen und gehen, wobei er beim Gehen mit dem betroffenen Bein für das Fortkommen nach der Seite ausholen muss, da eine Beugung unmöglich ist (○Abb. 19.108).

Die Spastik entsteht dadurch, dass die segmentale Ebene nicht mehr durch die deszendierenden Bahnen gehemmt werden kann. Folglich sind die segmentalen Dehnungsreflexe gesteigert. Zusätzlich treten pathologische Fremdreflexe auf (z. B. **Babinski-Zeichen**, ▸Kap. 19.5.1).

Spastische Lähmungen kommen auch bei Läsionen von Bahnen im Rückenmark vor. Interessanterweise entstehen bei Läsionen der aufsteigenden Hinterstrangbahn neben sensorischen auch motorische Störungen. Vermindert ist die sensorische Fähigkeit, mechanische Reize in ihrer räumlichen und zeitlichen Zuordnung

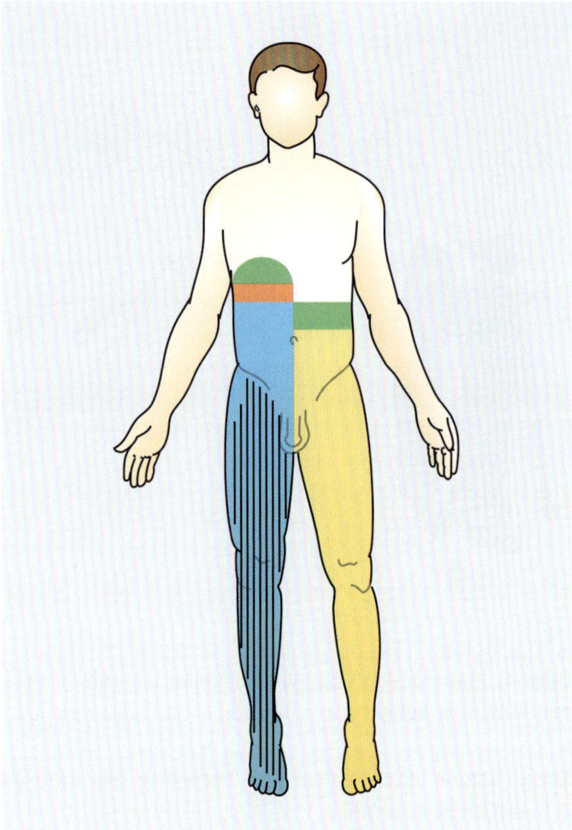

Abb. 19.109 Funktionsausfälle bei akuter rechtsseitiger Halbseitenläsion (Brown-Séquard-Läsion) im Thorakalbereich. **Rot** Anästhesie und Lähmung im Versorgungsgebiet des zerstörten Segments; **blau** Lähmung der Muskulatur und Vasomotorik; **schraffiertes Gebiet** Ausfall der Tiefensensibilität und Störung der Oberflächensensibilität; **gelb** Ausfall der Schmerz- und Temperaturempfindungen; **grün** hyperästhetische Zonen

richtig zu bestimmen und in ihrer Intensität abzuschätzen. Daneben ist die geschickte Durchführung von Bewegungen (z. B. explorativen Tastbewegungen) beeinträchtigt, da offensichtlich die sensorische Rückkopplung fehlt. Bei fehlender visueller Kontrolle bestehen Schwierigkeiten bei der Kraft- und Haltungskontrolle. Eine Kombination aller genannten Ausfallserscheinungen bzw. Störungen findet sich bei der spinalen Halbseitenläsion (**Brown-Séquard-Läsion**), bei der infolge akuter Verletzung oder degenerativer Erkrankung des Rückenmarks die Erregungsleitung auf einer Seite bis hin zur Medianlinie unterbrochen ist (Abb. 19.109).

Lähmung bei kompletter Querschnittsläsion. Nach einer akuten, vollständigen Durchtrennung des Rückenmarks, z. B. infolge eines Unfalls, tritt zunächst ein sog. **spinaler Schock** auf (▸ Kap. 19.7.8). Dabei kommt es in den Versorgungsgebieten derjenigen Nerven, die aus den zerstörten und den kaudal davon liegenden Segmenten stammen, zu massiven Ausfällen. Diese bestehen aus schlaffen Lähmungen, einer Areflexie, Verlust der Empfindungen und Erlöschen vegetativer Reflexe mit starkem Abfall des Blutdrucks.

Auf die spinale Schockphase folgt die Phase der langsamen Reorganisation der Reflexmechanismen (s. o.). Nach 3–6 Wochen lassen sich zuerst reflektorische Bewegungen der Zehen, später auch Beugereflexe im Knie- und Hüftgelenk auslösen. Schließlich kommt es zur Entwicklung einer **Spastik**. In diesem Stadium ist der Betroffene zwar gelähmt, doch besteht ein erhöhter Muskeltonus, sobald die Extremität passiv bewegt wird. Die Muskeleigenreflexe und die Flexorreflexe sind gesteigert, und es treten Pyramidenbahnzeichen auf (s. o.). Auch Kloni und unwillkürliche Bewegungen großer Muskelmassen (sog. Massenbewegungen) können als Ergebnis spinaler Automatismen entstehen.

Von besonderer Bedeutung für den Querschnittsgelähmten und dessen Pflege ist der Ausfall bzw. die Störung von vegetativen Funktionen. Diese sind im Abschnitt über das vegetative Nervensystem beschrieben (▸ Kap. 19.7.8).

Motorische Störungen bei Ausfall sensorischer Nervenfasern. Die Bedeutung der sensorischen Nervenfasern und des Eigenreflexbogens für die Kontrolle der Bewegungen und für die Aufrechterhaltung des Muskeltonus lässt das Krankheitsbild der **Tabes dorsalis**, einer Spätfolge der Syphilis (**Neurolues**), erkennen. Dabei gehen die **hinteren Wurzeln** und die **Hinterstränge** im Rückenmark aufgrund entzündlich-degenerativer Prozesse zugrunde, wodurch der Zustrom sensorischer Impulse von den Muskelspindeln, der Haut und den Gelenken her unterbrochen wird. Obwohl die Innervation der Skelettmuskulatur über die Motoneurone intakt ist, kommt es infolge des Fehlens der sensorischen Kontrolle zu schweren motorischen Störungen. Die Bewegungen der Patienten sind unkoordiniert und schießen häufig über das Ziel hinaus. Auffällig ist vor allem die Gangunsicherheit (**spinale Ataxie**). Außerdem sind die Patienten nicht in der Lage, mit geschlossenen Füßen ohne optische Kontrolle aufrecht zu stehen. Beim Schließen der Augen beginnen sie zu schwanken und geraten in Gefahr umzufallen (**Romberg-Phänomen**). Der Patellarsehnenreflex lässt sich in der Regel nicht mehr auslösen. Außerdem führt die Unterbrechung des sensorischen Zuflusses zum Rückenmark zur **Abnahme des Muskeltonus**, was sich u. a. durch eine Überstreckbarkeit der Gelenke nachweisen lässt.

Hypokinetische Störungen bei Erkrankungen der Basalganglien. Eine hypokinetische Störung ist die **Akinese**, die neben Rigor und Ruhetremor ein Leitsymptom des **M. Parkinson** (▸ Kap. 19.9.5) ist. Sie zeigt sich als Hemmung des Bewegungsbeginns („Starthemmung“), Bewegungsverlangsamung, fehlende Mitbewegungen,

Störung der Balance und als Maskengesicht infolge fehlender Mimik.

Hyperkinetische Störungen bei Erkrankungen der Basalganglien. **Hyperkinesien** sind unmotivierte (d. h. nicht gewollte) und überschießende Bewegungen (früher auch Veitstanz genannt). Es kommt plötzlich zu sinnlosen Bewegungen, gegen die sich der Betroffene nicht wehren kann. Solche Hyperkinesien sind ein Leitsymptom der **Chorea Huntington** (▸Kap. 19.9.5). Bei ihnen ist der **motorische Thalamus** durch fehlende Hemmung von den Basalganglien **enthemmt**, wodurch motorische Kortexareale überschießend aktiviert werden.

Eine weitere Form einer hyperkinetischen Störung ist der einseitige **Hemiballismus**. Er entsteht durch eine **Zerstörung des Nucleus subthalamicus** im Rahmen eines Hirninfarkts oder einer Blutung. Die Pathogenese ergibt sich aus der Verschaltung des Nucleus subthalamicus (Abb. 19.102). Da bei seinem Ausfall der aktivierende Einfluss der glutamatergen Projektionen auf die Ausgangskerne der Basalganglien aufgehoben ist, kommt es zu einer Enthemmung der thalamischen Neurone. Die damit verbundene Störung des Bewegungsprogramms führt dann zu den charakteristischen, abrupten, unwillkürlichen Schleuderbewegungen.

Störungen der Kleinhirnfunktionen. Kleinhirnläsionen führen zu **ipsilateralen motorischen Störungen** (im Unterschied zur kontralateralen Verschaltung des Großhirns und der Basalganglien). Da, wie in ▸Kap. 19.5.2 beschrieben, das Kleinhirn lediglich an der Programmierung und Koordination von Bewegungen beteiligt ist, selbst aber keine Bewegungen initiieren kann und nicht zur maximalen Willkürkraft beiträgt, werden bei einer Schädigung weder eine Parese noch eine Akinese beobachtet. Der funktionellen Gliederung des Kleinhirns entsprechend lassen sich die Folgen von pathologischen Prozessen (Blutungen, Verletzungen, Ischämie, Alkoholintoxikation, Tumoren) in drei Gruppen von Kleinhirnsymptomen unterteilen (zur Terminologie ▸Kap. 19.5.4):

- **Schädigungen des Pontocerebellums** lösen **Störungen der Ziel-, Fein- und Sprechmotorik** aus. Führend ist die ipsilaterale Extremitätenataxie. Zielbewegungen sind überschießend (**Dysmetrie**) und werden dann korrigiert (**Intentionstremor**). Das rasche Abwechseln von Pro- und Supination der Hand ist gestört bzw. unmöglich (**Dysdiadochokinese, Adiadochokinese**), Bewegungsabläufe sind nicht glatt, sondern eckig und eher unkoordiniert (**Asynergie**). Es kann ein **Haltetremor** bestehen. Die Sprache ist skandierend mit falscher Betonung (**zerebelläre Dysarthrie**). Bei akuter Schädigung besteht ferner häufig ein **muskulärer Hypotonus**.
- **Schädigungen des Spinocerebellums** sind durch **Stand- und Gangataxie** („Seiltänzergang“) gekennzeichnet, die insbesondere bei Dunkelheit in Erscheinung treten, wenn die visuelle Kontrolle fehlt. Ferner kommt es zu Blickstörungen.
- **Schädigungen** des **Vestibulocerebellums** bewirken in erster Linie **Störungen der Augenbewegungen** mit sakkadierter Blickfolge (**zerebellärer Nystagmus**). Bei Fixation treten Pendelbewegungen auf. Dazu kommen **Gleichgewichtsstörungen**, weil die Informationen aus dem Vestibularapparat falsch verarbeitet werden. Die Patienten sind nicht mehr in der Lage, beim Stehen oder Sitzen über längere Zeit das Gleichgewicht zu halten. Häufig leiden sie an **Schwindel, Übelkeit** und **Erbrechen**.
- In der Regel rufen Schädigungen der Kleinhirnkerne schwerere Ausfallerscheinungen als Läsionen der Kleinhirnrinde hervor.

Zusatzinformation

Tremorformen. Wie in ▸Kap. 19.5.4 beschrieben, handelt es sich bei einem Tremor um eine relativ häufige Bewegungsstörung mit rhythmisch alternierenden Kontraktionen antagonistischer Muskeln. Man unterscheidet u. a. folgende Formen: den

- **essenziellen Tremor**, der sich in Haltestörungen beim Vorstrecken der Hände (z. B. beim Halten einer Tasse) äußert, bei Aufregung zunimmt und bei den meisten Patienten autosomal-dominant vererbt ist,
- **Tremor bei Parkinson-Syndrom**, einen bei mentaler Anspannung sich verstärkenden Ruhetremor mit einer Frequenz von meist 3–6 Hz (▸Kap. 19.9.5),
- **Kleinhirntremor**, der bei zielgerichteten Bewegungen auftritt, typischerweise bei Näherung an das Ziel sich verstärkt und deshalb als Intentionstremor bezeichnet wird (▸Kap. 19.5.4),
- **dystonen Tremor** bei Dystonien der Extremitäten oder des Kopfes (s. o.),
- **orthostatischen Tremor**, der im Stehen mit einer Frequenz von 13–15 Hz in der Beinmuskulatur auftritt, sowie
- **verstärkten physiologischen Tremor** mit hoher Frequenz, der zumeist an den Fingern sichtbar wird und häufig als Symptom einer Hyperthyreose (▸Kap. 16.3.4) oder als Nebenwirkung verschiedener Medikamente (z. B. Antiepileptika, Lithium) manifest wird.

In Kürze

- **Schlaffe Lähmungen** entstehen bei Schädigung von Motoneuronen, d. h. ihrer Somata und/oder deren Axone, in peripheren Nerven. Folgen sind entweder eine Schwächung der Willkürmotorik (Parese) oder eine vollständige Muskellähmung

(Paralyse). Die Reflexe sind abgeschwächt oder erloschen, der Muskeltonus ist erniedrigt.

- **Spastische Lähmungen** werden durch Schädigung deszendierender Bahnen im ZNS verursacht. Reflexe und Muskeltonus sind hierbei gesteigert. Zusätzlich treten pathologische Fremdreflexe auf (z. B. Babinski-Zeichen). Bei Schädigung im Bereich der Capsula interna entsteht eine spastische Lähmung der gesamten kontralateralen Körperhälfte.
- **Hypokinetische** oder **hyperkinetische Störungen** der Bewegungsabläufe werden bei Erkrankungen der Basalganglien beobachtet.
- Eine hypokinetische Störung ist die **Akinese**, die neben Rigor und Ruhetremor ein Leitsymptom des **M. Parkinson** ist.
- Hyperkinesie ist ein Leitsymptom der **Chorea Huntington**. Eine weitere Form einer hyperkinetischen Störung ist der einseitige **Hemiballismus**.
- **Ataxie** (Stand- und Gangunsicherheit) ist die Folge von Störungen der Kleinhirnfunktion. Sie stellt ein Leitsymptom bei der Schädigung des **Spinocerebellums** dar. Bei Schädigung des **Pontocerebellums** bestehen neben der Extremitätenataxie Beeinträchtigungen der Ziel-, Fein- und Sprachmotorik und Intentionstremor. Schädigungen des **Vestibulocerebellums** bewirken neben Ataxien Störungen der Augenbewegungen mit sakkadierter Blickfolge (zerebellärer Nystagmus).

19.6 Differenzierte Leistungen der beiden Großhirnhemisphären

In den vorausgehenden Abschnitten wurden bereits Funktionen verschiedener Bereiche der Großhirnrinde bei der Wahrnehmung und der Motorik behandelt. Dieser Abschnitt beschreibt weitere Leistungen des Großhirns.

Viele kortikale Funktionen werden bevorzugt (oder sogar ausschließlich) von einer Hirnhemisphäre erbracht (**Lateralität**). Dies war bereits von sog. „Split Brain-Patienten" bekannt. Bei diesen wurden, um therapieresistente Epilepsien zu behandeln, praktisch alle Nervenverbindungen zwischen der linken und rechten Großhirnhälfte operativ durchtrennt. Dadurch wurde auch der Informationsaustausch zwischen den beiden Hemisphären unterbunden. Bei diesen Patienten zeigte sich dann, dass bei den meisten Rechtshändern die linke Hemisphäre sämtliche für die Kommunikation wichtigen Aufgaben ausübt. Sie befähigt dazu, mit anderen Menschen über Sprache und Schrift Informationen auszutauschen, und wird daher als **sprachdominante Hemisphäre** bezeichnet. Dagegen hat die rechte Hemisphäre u. a. ein besonders ausgeprägtes Vermögen zur Formerkennung. Diese Lateralität kann mithilfe von EEG-Ableitungen (▸Kap. 19.8.1) und bildgebenden Verfahren (▸Kap. 19.4.2) genau untersucht werden.

Offensichtlich bestehen jedoch die beschriebenen Unterschiede bei den beiden Hirnhälften nur beim Menschen. Es wird angenommen, dass die zumeist vorhandene Rechtshändigkeit mit dem aufrechten Gang in Zusammenhang zu bringen ist. Da bei diesem die Hände unabhängig voneinander benutzt werden können, wurden Spezialisierungen der beiden Hemisphären erforderlich.

19.6.1 Funktionen der Assoziationsareale in der Präfrontalregion, im parietalen und temporalen Kortex

Präfrontaler Kortex. Besonders diese Kortexregion hat sich beim Menschen wesentlich weiterentwickelt. Daher werden viele typisch menschliche Eigenschaften vor allem diesem Gehirnteil zugeschrieben. Der Präfrontalkortex wird in eine **orbitofrontale** und **dorsolaterale Region** unterteilt. Die orbitofrontale Region erhält starken Zustrom aus dem limbischen System und aus olfaktorischen Rindenregionen (Riechhirn), die dorsolaterale Region vom parietalen und temporalen Kortex, vom Hippocampus, vom medialen Thalamus und aus motorischen und sensorischen Regionen.

Die verschiedenen Aufgaben des Präfrontalkortex werden besonders aus der Analyse von Funktionsausfällen ersichtlich. So werden nach **orbitofrontalen Läsionen** – wegen der Beziehungen zum limbischen System – Störungen des Sozial- und Sexualverhaltens sowie der Verhaltenskontrolle (Regelverletzungen) und eine gestörte Geruchsunterscheidung beobachtet. **Läsionen in der dorsolateralen Region** verursachen Störungen des Denkens, des assoziativen Lernens, der Zeit- und Reihenfolgeabschätzung sowie der Raumorientierung. Die dorsolaterale Region wird demnach als **Arbeitsgedächtnis** aufgefasst, das Wahrnehmungsinhalte für kurze Zeit „behält", emotionale Aspekte prüft und weiteres adäquates Verhalten abschätzt. Der präfrontale Kortex ist somit besonders wichtig für die Verhaltensplanung und die Einbindung des geplanten Verhaltens in den **Handlungskontext**. Bei Defiziten ist das Verhalten häufig inadäquat, es fehlen langfristige Verhaltenspläne, und es kommt zu Störungen der Selbstkontrolle. Allgemein verflacht beim **„Frontalhirnsyndrom"** die Persönlichkeit. Des Weiteren ist der Präfrontalkortex an der **Steuerung der Aufmerksamkeit** beteiligt.

Parietale und temporale Assoziationsareale. Wie bereits dargestellt, ist eine wichtige Aufgabe des parietalen Kortex die Raumwahrnehmung, die Konstruktion einer dreidimensionalen Umwelt und die Lokalisation der Sinnesreize, des eigenen Körpers und seiner Bewegungen in der Umwelt. Der parietale Kortex ist ferner wichtig für Lesen und Rechnen sowie allgemein für das Erkennen und den Umgang mit Symbolen.

Im Parietalkortex gibt es eine deutliche Hemisphären-Asymmetrie. Im **linken Parietalkortex** wird vornehmlich **symbolische und analytische Information** verarbeitet (Arithmetik, Sprache, Bedeutung von Abbildungen und Symbolen). Im **rechten Parietalkortex** dominiert dagegen die **räumliche Lokalisation**, die konkrete und mentale **Konstruktion des Raums**. Schließlich ist der Parietalkortex auch an der **Steuerung der Aufmerksamkeit** beteiligt. Erwähnt wurde bereits, dass er auch zur Stabilisierung der visuellen Umwelt bei Augenbewegungen beiträgt (▸ Kap. 19.4.9).

Der **temporale Kortex identifiziert Objekte**. Er stellt ferner ein **visuelles Arbeitsgedächtnis** dar, in dem kurzzeitig visuelle Eindrücke gespeichert werden. Schließlich ist im linken Temporallappen bei den meisten Rechtshändern die **Sprache** lokalisiert.

19.6.2 Sprache

Die Sprache, das Kommunikationsmittel, mit dem der Mensch komplexe Information übermittelt, ist eine menschliche Errungenschaft. Intelligente Affen lernen selbst nach intensivem Training nur wenige Wörter. Es wird davon ausgegangen, dass **Sprachfähigkeit** (weitgehend) **angeboren** ist, die **Sprache** selbst jedoch **erlernt** werden muss. Die Abläufe des Spracherwerbs scheinen bei allen Individuen gleich zu sein, was die Annahme der angeborenen Sprachfähigkeit unterstützt. Das kritische Zeitfenster für das perfekte Erlernen der Sprache erstreckt sich vom 3. Lebensjahr bis zur Pubertät.

Der Wortschatz des erwachsenen Menschen beträgt 60 000–120 000 Wörter. Die durchschnittliche Sprechgeschwindigkeit bei einer Unterhaltung umfasst etwa 180 Wörter pro Minute. Für den sprachlichen Ausdruck sind erforderlich: ein **Wortschatz**, **syntaktische Regeln** (Grammatik, d. h. der korrekte Gebrauch von Substantiven, Adjektiven und Verben) und das Kriterium der **Semantik** (Bildung und Verständnis eines grammatikalisch richtigen Satzes).

Formal besteht das Sprachverständnis aus folgenden Abläufen: **Phoneme** (Sprachlaute) werden gehört und im Kurzzeitgedächtnis gespeichert. Unter Zuhilfenahme des Langzeitgedächtnisses wird die Bedeutung des gehörten Wortes und die Kombination von Wörtern in einem Satz erfasst. Daraufhin werden die aktuellen Wörter und Sätze schnell vergessen, während merkenswerte Inhalte zu **Bedeutungseinheiten** zusammengefasst und eventuell im Langzeitgedächtnis gespeichert werden. Meistens erinnert man sich an einen Sachverhalt und den Kontext, in dem man den Sachverhalt erfahren hat, aber sehr selten ist man dazu in der Lage, den Sachverhalt wortwörtlich in der ursprünglich kommunizierten Form wiederzugeben.

Obwohl Sprache sich in gesprochenen und gehörten Wörtern ausdrückt, ist sie nicht an die akustische Sinnesmodalität gebunden. Hören und Sprechen sind keine notwendigen Bedingungen für die Entwicklung der Sprachfähigkeit. Auch Taubstumme haben ein Sprachverständnis, und Kommunikation ist auch mit der Zeichensprache möglich.

Sprachregionen. Wie bereits dargestellt, findet die kognitive Sprachverarbeitung in der Regel in der linken Hemisphäre statt. Als Sprachzentren im engeren Sinn werden das temporo-parietale **Wernicke-Areal** und das frontale **Broca-Areal** angesehen. Diese beiden Regionen sind durch den **Fasciculus arcuatus** miteinander verbunden (○ Abb. 19.110). Während das **Wernicke-Areal** (W) eine **Schlüsselregion für das Sprachverständnis** ist, wird im **Broca-Areal** (B) **Sprache produziert**. Entsprechend lassen sich verschiedene Störungen der Sprachfähigkeit (**Aphasieformen**) unterscheiden (s. u.).

Sowohl das gesprochene als auch das geschriebene Wort werden im Wernicke-Areal, zu dem vom visuellen und auch vom auditorischen System neuronale Bahnen ziehen, analysiert. Ein gehörtes Wort wird über den primären und übergeordneten auditorischen Kortex und nachfolgend über den Gyrus angularis im parieto-temporo-okzipitalen Assoziationskortex dem Wernicke-Areal zugeleitet. Das gelesene Wort wird aus dem primären und übergeordneten visuellen Kortex dem Gyrus angularis und dann dem Wernicke-Areal zugeführt. Von diesem aus wird über den Fasciculus arcuatus das Broca-Areal aktiviert. Letzteres stimuliert den motorischen Kortex, wenn man sprechen will. Die Aktivität dieser Hirnareale lässt sich mit bildgebenden Verfahren darstellen. ○ Abb. 19.110 B zeigt Ergebnisse von PET-Untersuchungen bei verschiedenen Aufgaben.

Aphasien. Störungen der Sprachfähigkeit werden als **Aphasien** bezeichnet. Diese sind von Sprechstörungen zu trennen, bei denen die Motorik des Sprechens (z. B. im Rahmen einer motorischen Erkrankung), nicht dagegen die Sprachfähigkeit selbst gestört ist. Aphasien entstehen häufig durch Schlaganfälle (▸ Kap. 19.9.3) auf der sprachdominanten Seite.

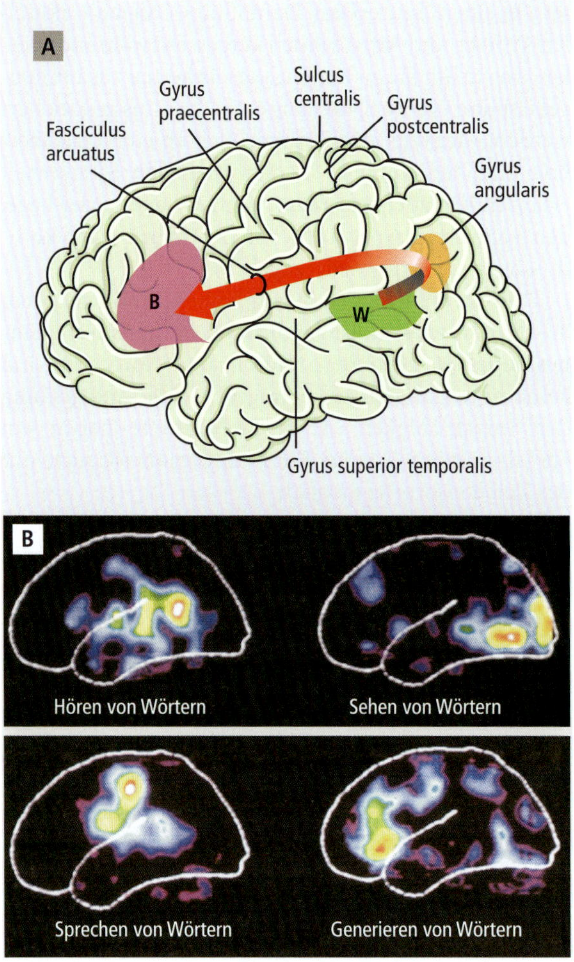

Abb. 19.110 **A** Lokalisation der Sprachzentren (Broca-Zentrum, B, und Wernicke-Zentrum, W) in der linken Hemisphäre des Kortex. **B** Aktivierung dieser Regionen beim Hören, Sehen, Sprechen und Generieren von Wörtern, dargestellt durch Positronenemissionstomographie (PET)

Bei **Läsionen im Temporallappen** kommt es zu einer **Wernicke-Aphasie**. Diese Patienten sprechen flüssig, aber ihr **Sprachverständnis** weist ein **Defizit** auf, sodass sie visuelle und akustische Sprachsignale nicht richtig verstehen. Sie gehen nicht genau auf Fragen ein, weil sie diese nicht richtig verstehen, sie „reden Unsinn". Auch entstellen sie Wörter durch Verwendung falscher Silben oder bilden neue, unverständliche Wörter.

Bei **Läsionen links-frontal** entsteht eine **Broca-Aphasie**. Diese Patienten haben ein relativ intaktes Sprachverständnis (zumindest auf dem Niveau der Alltagssprache), sind aber **nicht in der Lage, flüssige** und **vollständige Sätze** zu bilden. Sie sprechen im Telegrammstil, sind aber durchaus fähig, wenn auch mit Schwierigkeiten, sich verständlich zu machen.

Bei Störungen der Verbindungen zwischen dem Wernicke- und dem Broca-Areal entsteht eine **Leitungsaphasie**. Diese ist eine Kombination aus sensorischer und motorischer Aphasie.

In Kürze

- Viele kortikale Funktionen werden bevorzugt oder ausschließlich von einer Hirnhemisphäre erbracht. Bei den meisten Rechtshändern übt die **linke Hemisphäre** alle für die Kommunikation wichtigen Aufgaben aus (sprachdominante Hemisphäre). Dagegen hat die **rechte Hemisphäre** z. B. ein besonders ausgeprägtes Vermögen zur Formerkennung.
- Der **Präfrontalkortex** ist vorrangig für typisch menschliche Leistungen und Verhaltensweisen verantwortlich (z. B. Verhaltensplanung, Einbindung des geplanten Verhaltens in den Handlungskontext).
- Eine wichtige Aufgabe des **parietalen Kortex** ist die Raumwahrnehmung, die Konstruktion einer dreidimensionalen Umwelt und die Lokalisation der Sinnesreize, die Lokalisation des eigenen Körpers und seiner Bewegungen in der Umwelt. Der parietale Kortex ist ferner wichtig für Lesen, Rechnen und den Umgang mit Symbolen.
- Der **temporale Kortex** identifiziert Objekte. In ihm werden kurzzeitig visuelle Eindrücke gespeichert. Bei den meisten Rechtshändern ist im linken temporalen Kortex die Sprache lokalisiert.
- **Sprachfähigkeit** ist weitgehend angeboren, die Sprache selbst muss jedoch erlernt werden. Für den sprachlichen Ausdruck sind Wortschatz, syntaktische Regeln und semantische Kriterien erforderlich.
- **Sprachzentren** im engeren Sinne sind das temporo-parietale **Wernicke-Areal** (Schlüsselregion für das Sprachverständnis) und das frontale **Broca-Areal** (Schlüsselregion für die Sprachproduktion). Diese beiden Regionen sind durch den **Fasciculus arcuatus** miteinander verbunden. Sowohl das gesprochene als auch das geschriebene Wort werden im Wernicke-Areal analysiert.
- **Aphasien** sind Störungen der Sprachfähigkeit. Bei der Wernicke-Aphasie ist das Sprachverständnis gestört. Betroffene Patienten sprechen flüssig, aber ihr Sprachverständnis weist ein Defizit auf, sodass sie visuelle und akustische Sprachsignale nicht richtig verstehen. Bei der Broca-Aphasie ist dagegen die Sprachproduktion (das Sprechen) gestört. Diese Patienten haben ein relativ intaktes Sprachverständnis, sind aber nicht in der Lage, flüssige und vollständige Sätze zu bilden.

19.7 Vegetatives (autonomes) Nervensystem

Das **vegetative Nervensystem reguliert** und **koordiniert** die **Tätigkeit der inneren Organe** und das sog. **innere Milieu**. So unterliegen Herz-, Kreislauf- und Atmungsfunktionen, Verdauung, Stoffwechsel und Ausscheidung, Wärme- und Energiehaushalt sowie Sexualfunktionen der ständigen Kontrolle durch das vegetative Nervensystem. Die Angriffsorte dieses Systems sind im Wesentlichen die glatte Muskulatur der Eingeweide, der Gefäße und des Auges, das Herz, die Drüsen und sekretorische Epithelien, Leber, Nieren, Fett- und lymphatisches Gewebe sowie Sexualorgane (◻ Tab. 19.11).

Da die genannten Funktionen nicht oder nur in geringem Maße willkürlich beeinflusst werden können, bezeichnet man diesen Teil des Nervensystems auch als **autonomes** oder **unwillkürliches Nervensystem**. Aufgrund dieser Eigenschaft lässt es sich vom somatischen Nervensystem abgrenzen. Ebenso wie dieses kann man das vegetative Nervensystem in einen peripheren und zentralen Teil untergliedern.

Vegetatives und somatisches Nervensystem kooperieren häufig in der Form, dass eine Mitaktivierung des einen durch das andere erfolgt. Das morphologische Substrat dieser engen Kooperation ist eine intensive Vermaschung neuronaler Strukturen im Zentralnervensystem.

19.7.1 Aufbau des peripheren vegetativen Nervensystems

Allgemeiner Aufbau. Das periphere vegetative Nervensystem besteht aus drei Teilen, dem

- Sympathikus (sympathischen Nervensystem),
- Parasympathikus (parasympathischen Nervensystem) und
- Darmnervensystem (enterisches Nervensystem, ▸Kap. 12.1.1).

Das periphere sympathische und parasympathische Nervensystem umfassen jeweils zwei Neurone (○ Abb. 19.111). Das erste Neuron leitet Erregungen vom Zentralnervensystem (Rückenmark oder Hirnstamm) zu einem **vegetativen Ganglion**, in dem die Umschaltung auf das zweite, zum Erfolgsorgan (Effektor) ziehenden Neuron erfolgt. Wegen dieser Beziehung zur ganglionären Umschaltstätte wird das erste Neuron als **präganglionär**, das zweite als **postganglionär** bezeichnet. Dabei kann eine präganglionäre Faser auf bis zu 200 postganglionäre Neurone projizieren.

19

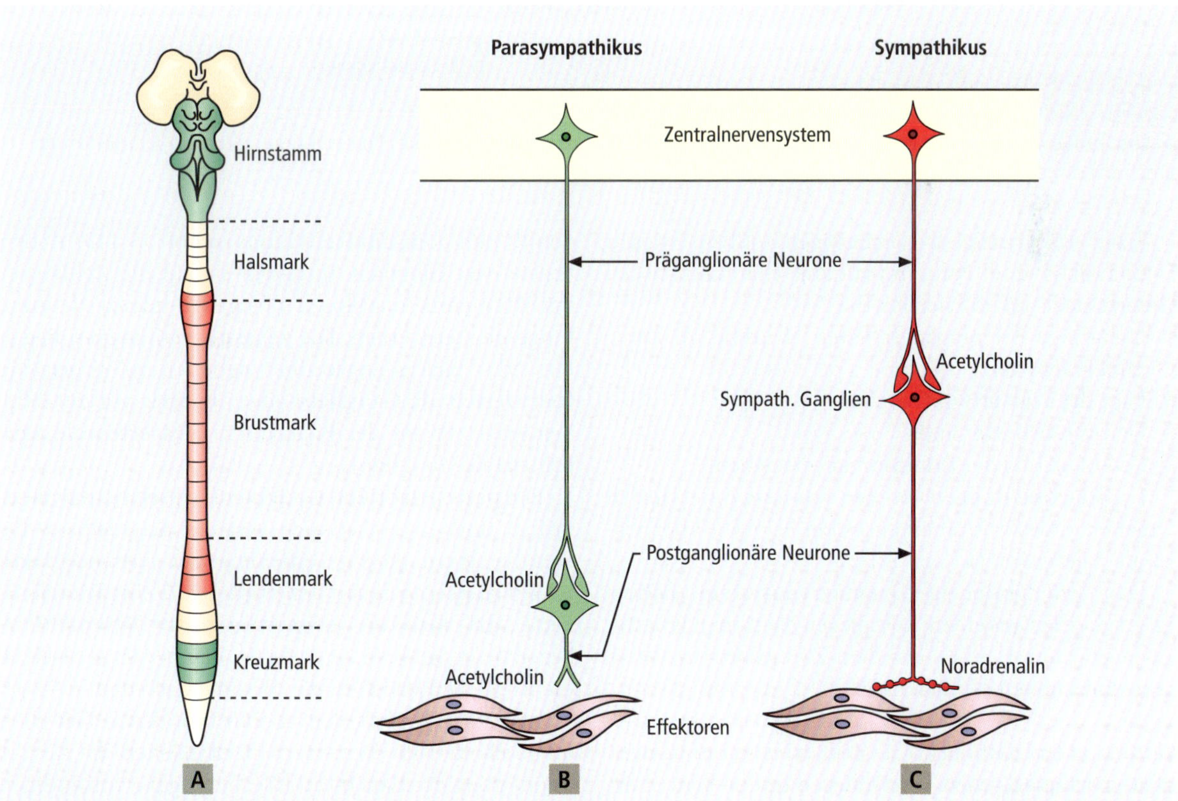

○ Abb. 19.111 Aufbau und Neurotransmitter des vegetativen Nervensystems in schematischer Darstellung. **A** Ursprünge der präganglionären Neurone von Parasympathikus (grün) und Sympathikus (rot). **B** und **C** unterschiedliche Lage der Ganglien von Parasympathikus und Sympathikus

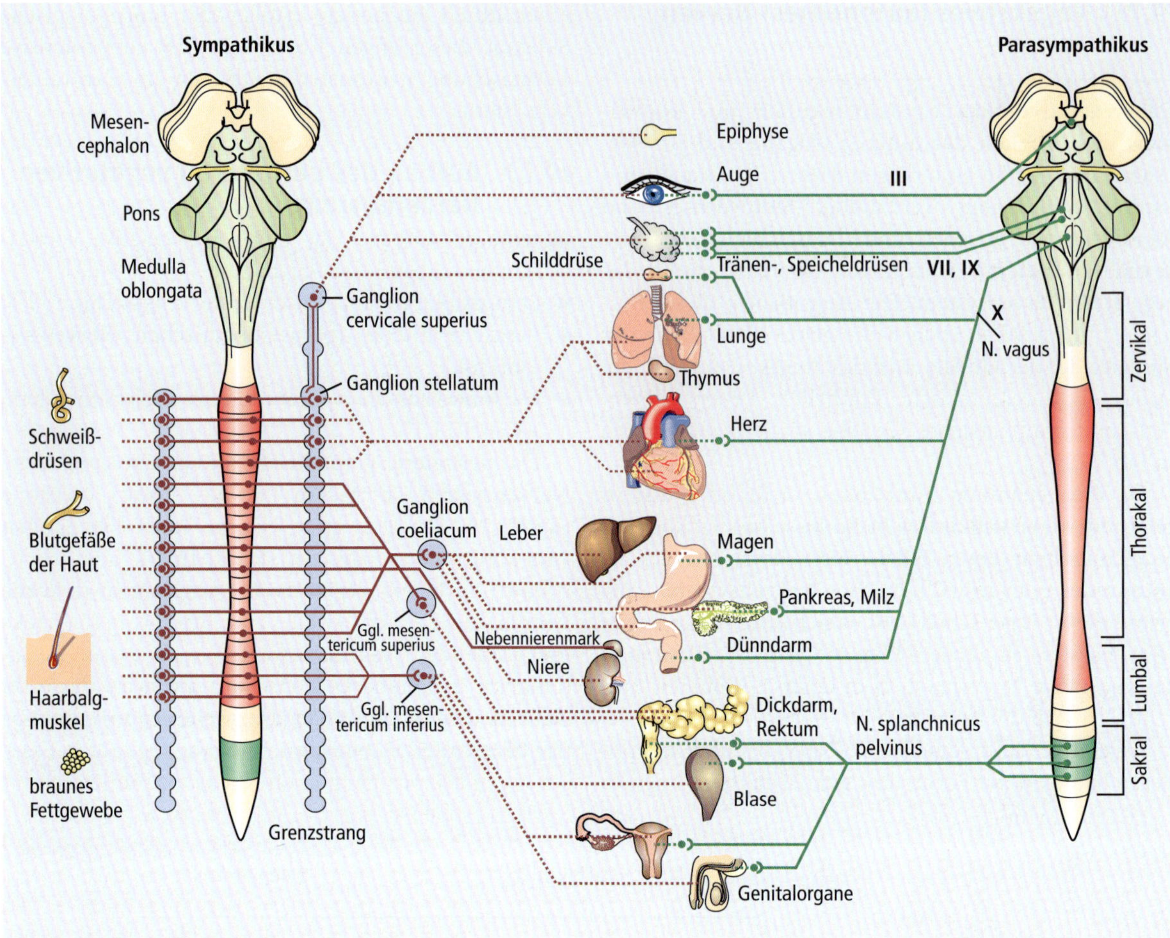

Abb. 19.112 Aufbau des peripheren vegetativen Nervensystems. Durchgezogene Linien: präganglionäre Axone. Unterbrochene Linien: postganglionäre Axone

Trotz des prinzipiell gleichartigen Aufbaus weisen Sympathikus und Parasympathikus charakteristische Unterschiede auf, die sich auf die

- Ursprünge der präganglionären Neurone im Zentralnervensystem,
- Lage der vegetativen Ganglien,
- Neurotransmitter und
- Beeinflussung der Erfolgsorgane beziehen.

Die **Rückmeldungen** von den autonom innervierten Organen zum Zentralnervensystem erfolgen über **viszerale Afferenzen** (▸ Kap. 12.1.2).

Das rein periphere **Darmnervensystem** (▸ Kap. 12.1.1) besteht aus einem komplexen Neuronengeflecht, das auch ohne Einfluss aus dem Zentralnervensystem seine Funktionen erfüllen kann.

Peripherer Sympathikus. Die Zellkörper der präganglionären sympathischen Fasern liegen in den Seitenhörnern des 8. Halssegments sowie des Brust- und oberen Lendenmarks (C_8–L_3, Abb. 19.112). Die zumeist markhaltigen Fasern (B-Fasern) verlassen das Rückenmark jeweils durch die vordere Wurzel und ziehen über den **Ramus communicans albus** (Abb. 19.113) zu den vegetativen Ganglien, in denen sie auf die Zellkörper der dünneren, marklosen postganglionären Neurone umgeschaltet werden. Die vegetativen Ganglien liegen entweder paarig angeordnet neben der Wirbelsäule (**paravertebrale Ganglien**) oder unpaarig vor der Wirbelsäule bzw. vor der Bauchaorta (**prävertebrale** bzw. **präaortale Ganglien**).

Die **paravertebralen Ganglien** sind segmental angeordnet und erstrecken sich von der Schädelbasis bis zum Steißbein. Sie sind untereinander verbunden und bilden zu beiden Seiten der Wirbelsäule eine Ganglienkette, die man als **Grenzstrang des Sympathikus** bezeichnet (Abb. 19.113). Die Fasersysteme, welche die Kopf- und Brustorgane versorgen, werden in (2–) 3 Halsganglien und in den oberen thorakalen Ganglien umgeschaltet. Im Gegensatz hierzu ziehen die für die Versorgung der Bauch- und Beckenorgane zuständigen Fasern in den Rami communicantes albi durch die Grenzstrangganglien hindurch, um dann erst in den unpaaren Ganglien vor der Bauchaorta umgeschaltet zu werden (Abb. 19.113).

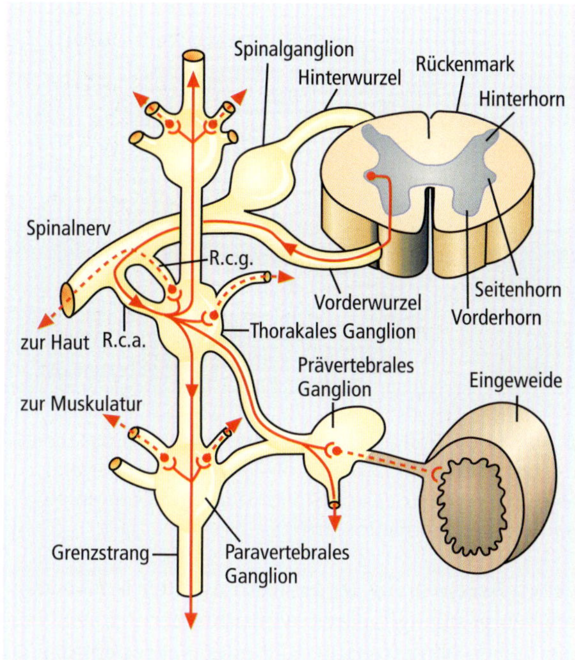

o Abb. 19.113 Verlauf und ganglionäre Verschaltung des Sympathikus. **R. c. a.** Ramus communicans albus, **R. c. g.** Ramus communicans griseus

Von den sympathischen Ganglien gehen postganglionäre Fasern (vor allem C-Fasern) aus, die sich an Gefäße anlagern und mit diesen zur Muskulatur des Rumpfes und der Extremitäten ziehen.

Ein weiteres Fasersystem, das insbesondere die Gefäße, die glatten Muskeln und Drüsen der Haut versorgt, gelangt nach Umschaltung in den paravertebralen Ganglien über den **Ramus communicans griseus** zum Spinalnerven zurück und erreicht mit diesem gemischten peripheren Nerven die erwähnten Strukturen in der Haut.

Das **Nebennierenmark** wird – im Gegensatz zu den anderen Organen – nur von präganglionären Fasern des Sympathikus innerviert. Diese Besonderheit ist darin begründet, dass die Zellen dieser Hormondrüse „modifizierten" postganglionären sympathischen Neuronen entsprechen.

Peripherer Parasympathikus. Die Zellkörper der präganglionären parasympathischen Fasern sind im **Hirnstamm** und im **Sakralmark** (Kreuzmark) lokalisiert. Die Neurone aus diesen weit voneinander entfernt liegenden Ursprungsgebieten werden als **kranialer** und **sakraler Anteil** des parasympathischen Nervensystems bezeichnet (o Abb. 19.112). Die Fasern aus dem Hirnstamm verlaufen entweder in den Hirnnerven (▸Kap. 19.2.1) N. oculomotorius (III), N. facialis (VII) und N. glossopharyngeus (IX) zu den Kopforganen oder im N. vagus (X) zu den Brust- und Baucheingeweiden sowie zu oberen Abschnitten der Harnleiter. Die Fasern aus dem Sakralmark (S_2–S_4) versorgen den Darm vom absteigenden Dickdarm bis zum Anus, den Harnleiter im kleinen Becken, die Harnblase sowie die Genitalorgane. Die sakralen parasympathischen Fasern zu den Beckenorganen verlaufen im N. splanchnicus pelvinus.

Die Umschaltung der Nervenimpulse von den präganglionären auf die postganglionären Neurone erfolgt in Ganglien, die in Organnähe oder in den Wänden der Erfolgsorgane selbst (**intramurale Ganglien**) lokalisiert sind. Im Gegensatz zum sympathischen System besitzt der Parasympathikus daher lange präganglionäre und kurze postganglionäre Fasern.

Viszerale Afferenzen. Nervenfasern, die Reize aus dem Körperinneren in afferente Aktionspotenziale umsetzen, finden sich in den Eingeweiden des Brust-, Bauch- und Beckenraums sowie in den Gefäßwänden. Diese Afferenzen messen z. B. den **Druck im arteriellen Gefäßsystem** sowie den **Füllungszustand der Venen**, des **Darms** und der **Blase**. Sie registrieren auch **physikochemische Reize** wie die Partialdrücke der Atemgase, den pH-Wert des Blutes und des Mageninhalts. Schließlich vermitteln sie **Schmerzreize** aus dem Eingeweidebereich.

Die viszeralen Afferenzen treten entweder wie somatische Afferenzen durch die **Hinterwurzeln** in das Rückenmark ein und bilden dort mit Hinterhornzellen synaptische Kontakte, oder sie verlaufen im **N. vagus** und **N. glossopharyngeus** und leiten ihre Impulse direkt dem Hirnstamm (z. B. dem **Nucleus tractus solitarii**) zu.

19.7.2 Erregungsübertragung in sympathischen und parasympathischen Ganglien

Die Erregungsübertragung von präganglionären auf postganglionäre Neurone erfolgt sowohl im Sympathikus als auch im Parasympathikus durch Freisetzung des Neurotransmitters **Acetylcholin** (▸Kap. 4.2.4) aus Speichervesikeln in den synaptischen Spalt und nachfolgende Interaktion mit subsynaptischen Rezeptoren. Die **ionotropen Rezeptoren**, an denen Acetylcholin initial ein rasch auftretendes, kurz dauerndes EPSP (sog. **fast-EPSP**) hervorruft, werden, wie bereits in ▸Kap. 4.2.4 beschrieben, als **Nicotinrezeptoren** (**n-Cholinozeptoren vom ganglionären Typ**) bezeichnet. (Von Nicotinrezeptoren an der neuromuskulären Endplatte unterscheiden sie sich durch andere Untereinheiten.) Erregt Acetylcholin gleichzeitig mehrere Synapsen und wird dadurch die Erregungsschwelle des postsynaptischen Neurons überschritten, entsteht das für die Erregungsweiterleitung erforderliche Aktionspotenzial.

Einer zweiten Gruppe cholinerger Rezeptoren in den Ganglien, den **metabotropen Muscarin-Rezeptoren**

19

(**m-Cholinozeptoren, M-Rezeptoren,** vgl. ▸Kap. 19.7.4), kommt eine modulierende Wirkung – Acetylcholin vermittelt – auf die ganglionäre Erregungsübertragung zu:

- **M_2-Rezeptoren** bewirken im Anschluss an ein Aktionspotenzial eine länger dauernde **Hyperpolarisation,**
- **M_1-Rezeptoren** eine lang anhaltende, ca. 20–60 s dauernde **Depolarisation (slow-EPSP).** (Durch Aktivierung von G_q-Protein und Phospholipase C stimulieren sie die Bildung von IP_3 sowie DAG und damit den Ca^{2+}-Einstrom in das postganglionäre Neuron.)

Zusatzinformation

Insgesamt sind fünf Muscarinrezeptor-Subtypen (M_1–M_5) bekannt:

- **M_1-Rezeptoren,** die im ZNS (Hirnrinde, Hippocampus, Striatum) sowie in vegetativen Ganglien vorkommen, sind an der Gedächtnisbildung, an Lernprozessen sowie an der ganglionären Erregungsübertragung beteiligt.
- **M_2-Rezeptoren,** die vorwiegend in den Herzvorhöfen lokalisiert sind, erniedrigen die Herzfrequenz sowie die Leitungsgeschwindigkeit im AV-Knoten und verringern als Auto- und Heterorezeptoren die Transmitterfreisetzung.
- **M_3-Rezeptoren,** die insbesondere an der glatten Muskulatur innerer Organe und im Auge sowie in Drüsen gefunden werden, wirken muskelkontrahierend bzw. sekretionsfördernd.
- **M_4-Rezeptoren,** die bislang nur im ZNS nachgewiesen wurden, tragen zur endogenen Schmerzhemmung bei und führen ferner wie M_2-Rezeptoren als Auto- und Heterorezeptoren zu reduzierter Transmitterfreisetzung.
- **M_5-Rezeptoren,** die ebenfalls nur im ZNS (Substantia nigra) vorliegen, sind hinsichtlich ihrer Funktion noch weitgehend unbekannt.

Die **Signaltransduktion** erfolgt bei M_1-, M_3- und M_5-Rezeptoren (Gq-vermittelt) über den Phosphoinositol-Weg, bei M_2- und M_4-Rezeptoren mittels G_i durch Hemmung der Adenylylcyclase. Bei M_2-Rezeptoren wurde außerdem die Aktivierung eines speziellen K^+-Kanals, bei M_3-Rezeptoren die Freisetzung von vasodilatatorisch wirkendem NO beschrieben.

19.7.3 Sympathische Erregungsübertragung auf die Erfolgsorgane

Die postganglionären sympathischen Axone teilen sich in ihren Zielorganen stark auf und bilden in diesem sog. **Terminalretikulum** zahlreiche **Varikositäten** (Auftreibungen). Von diesen erfolgt die Erregungsübertragung auf die Erfolgsorgane durch **Noradrenalin** (○ Abb. 19.114). Eine Ausnahme bilden die Schweißdrüsen, in denen Acetylcholin der Neurotransmitter ist. An zahlreichen postganglionären sympathischen Axonen werden neben Noradrenalin **ATP** oder **Neuropeptid Y** als Kotransmitter freigesetzt.

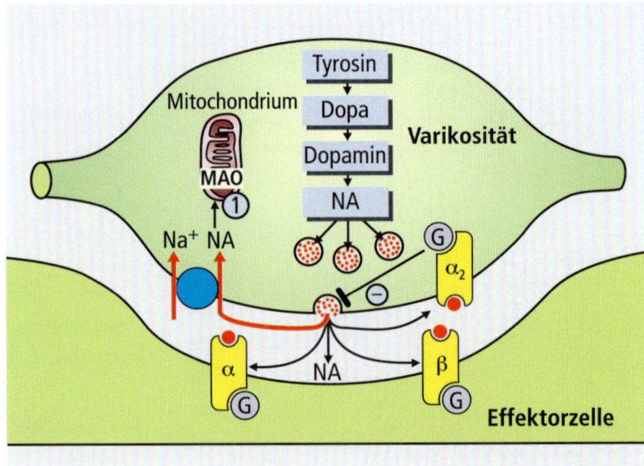

○ **Abb. 19.114** Postganglionäre adrenerge Erregungsübertragung in schematischer Darstellung. **NA** Noradrenalin, **MAO** Monoaminoxidase, **1** Biotransformation von Noradrenalin nach Wiederaufnahme

Synthese, Speicherung und Freisetzung von Noradrenalin. Noradrenalin wird auf folgende Weise synthetisiert (○ Abb. 19.115): Aus der Blutbahn wird die in der Leber aus Phenylalanin gebildete Aminosäure **Tyrosin** in das Axoplasma aufgenommen, dort mittels Tyrosin-Hydroxylase am Phenylrest zu Dihydroxyphenylalanin (**Dopa**) hydroxyliert und dieses anschließend durch Dopa-Decarboxylase zu **Dopamin** decarboxyliert. Dopamin gelangt durch aktiven Transport in die Vesikel und wird hier durch die Dopamin-β-Hydroxylase in der Seitenkette zu **Noradrenalin** hydroxyliert. Das geschwindigkeitsbestimmende Enzym in der Synthesekette ist die **Tyrosin-Hydroxylase,** deren Aktivität bei erhöhter Noradrenalinfreisetzung zu- und bei erniedrigter Noradrenalinfreisetzung abnimmt.

Die Umwandlung von Noradrenalin in **Adrenalin** ist in den sympathischen Nervenendigungen nicht möglich, da diesen die Phenylethanolamin-N-Methyltransferase (PNMT), die Noradrenalin in Adrenalin überführt, fehlt. Das ist die biochemische Erklärung dafür, warum nur Noradrenalin und nicht auch Adrenalin in den sympathischen Nervenendigungen vorkommt. In den **chromaffinen Zellen des Nebennierenmarks** dagegen, in denen die Methyltransferase vorhanden ist, wird aus Noradrenalin durch Methylierung am Stickstoff Adrenalin gebildet.

Das in den Vesikeln gespeicherte Noradrenalin wird bei einer Depolarisation der Axoplasmamembran – in der Regel zusammen mit einem Kotransmitter (ATP, Neuropeptid Y) – durch Exozytose in den synaptischen Spalt abgegeben. Ein Teil davon löst eine Erregung postsynaptischer Rezeptoren im Erfolgsorgan und

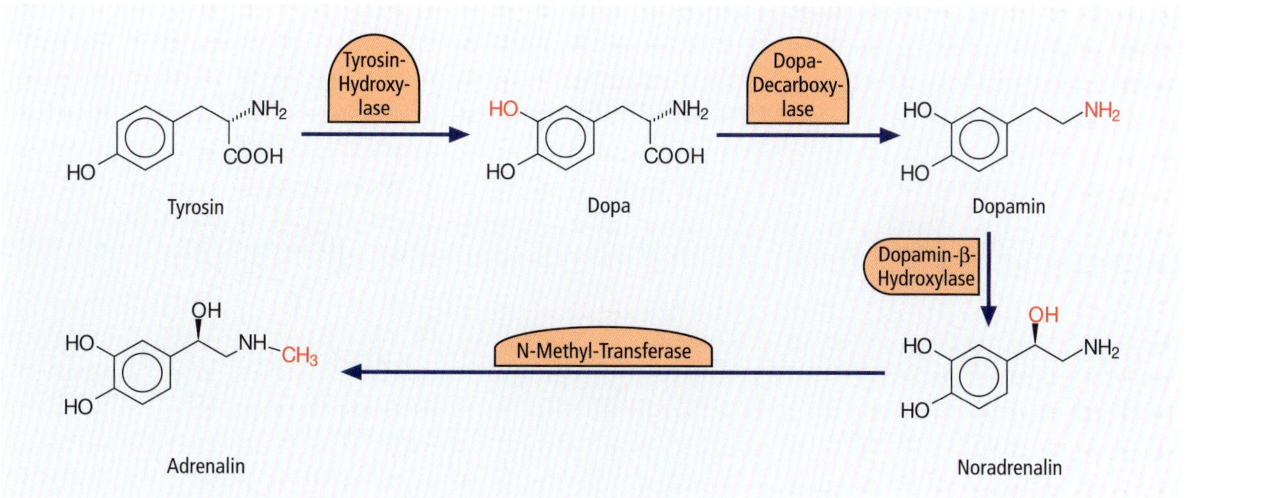

Abb. 19.115 Biosynthese von Dopamin, Noradrenalin und Adrenalin

damit die eigentliche Wirkung aus; ein anderer Teil erregt präsynaptische Rezeptoren und beeinflusst im Sinne eines **Feedback-Mechanismus** die Neurotransmitterfreisetzung (s. u.). Die Hauptmenge wird bereits vor Erreichen der Rezeptoren resorbiert.

Wiederaufnahme und Abbau von Noradrenalin. Die sehr rasche Inaktivierung der freigesetzten Überträgersubstanz erfolgt

- vorwiegend (zu ca. 90 %) durch **Wiederaufnahme** in das **Axoplasma**, ferner
- durch **extraneuronale Aufnahme** im Synapsenbereich von Glia-, Myokard-, Drüsen- und Muskelzellen sowie nachfolgende **Methylierung** der m-ständigen OH-Gruppe mittels **Catechol-O-Methyltransferase** (**COMT**) sowie
- durch **oxidative Desaminierung** zu dem entsprechenden Aldehyd mittels **Monoaminoxidase** (**MAO**) und nachfolgende Reduktion oder Oxidation zum Alkohol oder zur Säure (Abb. 19.116).

Die Wiederaufnahme des Transmitters in das Axoplasma sowie zu einem geringeren Teil in benachbarte Zellen mittels eines sekundär-aktiven Na^+-Symports, der z. B. durch Cocain gehemmt werden kann, ist nicht nur für die schnelle Beendigung seiner Wirkung von Bedeutung, sondern verhindert auch eine zu starke Entleerung der Speicher. An der sich anschließenden **vesikulären Rückspeicherung** sind ein Amin-Carrier und eine Protonenpumpe (Mg^{2+}-abhängige ATPase) beteiligt. Letztere hält unter ATP-Verbrauch eine hohe intravesikuläre Protonenkonzentration aufrecht und führt dadurch im Speichervesikel zu einer Protonierung von Noradrenalin.

Der Abbau durch COMT zu dem bereits unwirksamen **Normetanephrin** findet extraneuronal im Synapsenbereich, ferner in der Leber statt. Normetanephrin kann dann – über den Aldehyd – weiter zu **Vanillinmandelsäure** oder **3-Methoxy-4-hydroxy-phenylethylenglykol** metabolisiert werden (Abb. 19.116).

Die oxidative Desaminierung durch MAO erfolgt in Mitochondrien, und zwar vor allem in denen der Nervenendigungen, daneben auch in denen von Glia-, Myokard-, Drüsen- und glatten Muskelzellen sowie in der Leber. Da Noradrenalin dabei zuerst die Mitochondrienmembran überwinden muss, verläuft diese Reaktion langsamer als die O-Methylierung.

Nur sehr geringe Mengen des in den synaptischen Spalt abgegebenen Noradrenalins gelangen in die Blutbahn, wodurch die Wirkung lokal begrenzt bleibt. Die gebildeten Metabolite werden dagegen in das Blut abgegeben und vorwiegend renal ausgeschieden. Die Menge der im Urin ausgeschiedenen Catecholamine und insbesondere die ihrer Metabolite lässt daher Rückschlüsse über die Aktivität des sympathischen Systems und auf bestimmte Erkrankungen zu, die mit einer erhöhten oder erniedrigten sympathischen Aktivität einhergehen.

Adrenerge Rezeptoren (Adrenozeptoren). Für das Verständnis der Wirkung von Noradrenalin und Adrenalin sowie der Effekte von Wirkstoffen, die an adrenergen Rezeptoren angreifen, ist es von besonderer Bedeutung, dass an den sympathischen Synapsen, wie bereits in ▸Kap. 4.2.4 erwähnt, zwei Hauptgruppen von Adrenozeptoren vorkommen, die als **α- und β-Adrenozeptoren** bezeichnet werden. Diese können nochmals in α_1- und α_2- sowie in β_1-, β_2- und **β_3-Adrenozeptoren** unterteilt werden. Doch auch diese Differenzierung ist noch nicht vollständig: Neuere molekularbiologische Untersuchungen ergaben, dass von den α_1- und α_2-Rezeptoren jeweils nochmals drei Subtypen existieren.

Die unterschiedlichen Wirkungen von Noradrenalin, das vor allem aus den Varikositäten der postganglionären sympathischen Fasern abgegeben wird, und von

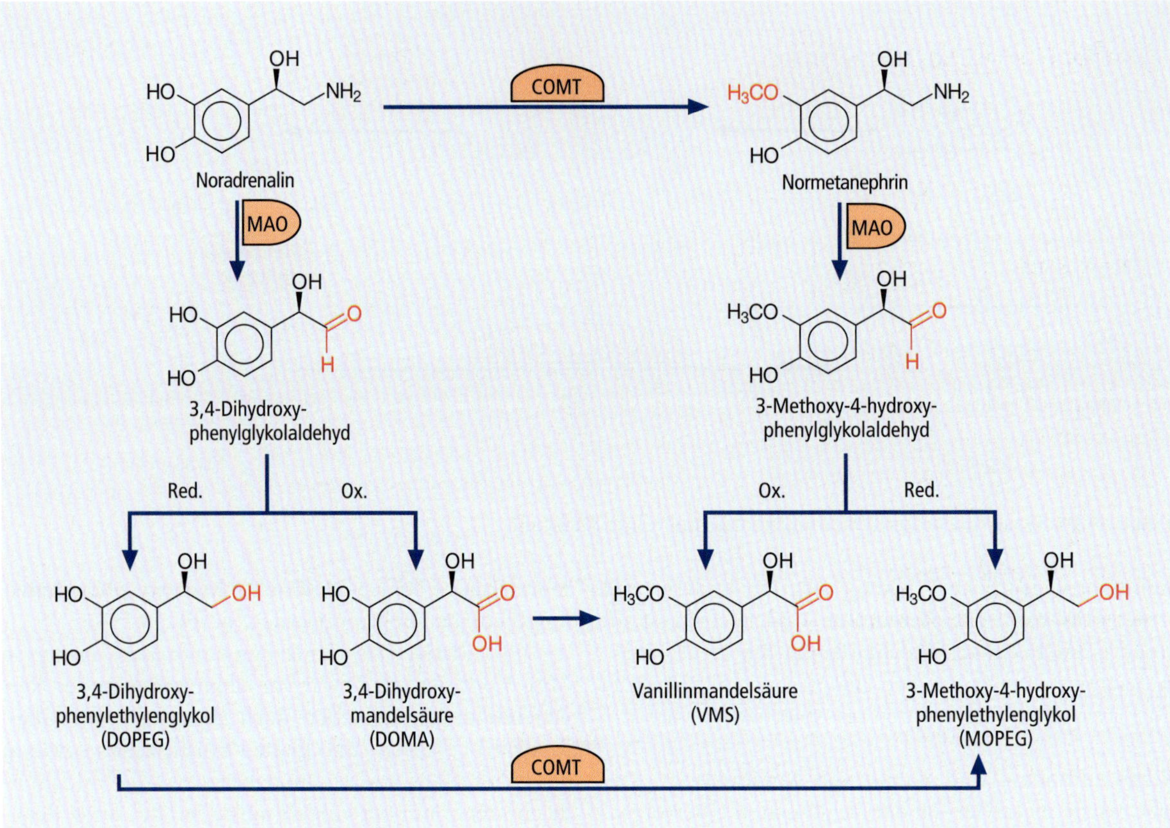

Abb. 19.116 Abbau von Noradrenalin

Adrenalin, das aus zentralnervösen Synapsen sowie zusammen mit Noradrenalin aus dem Nebennierenmark freigesetzt wird, lassen sich auf ihre verschiedenen Wirkstärken an den Adrenozeptorsubtypen (Tab. 19.10) zurückführen. Während Noradrenalin im Vergleich zu Adrenalin stärker an β_3-Adrenozeptoren wirkt, ist die Affinität von Adrenalin zu β_2-Adrenozeptoren deutlich höher als die von Noradrenalin. Weiterhin ist bedeutsam, dass durch die Stimulation der verschiedenen Adrenozeptorsubtypen – G-Protein-vermittelt – in unterschiedlichen Organen verschiedene Folgereaktionen ausgelöst werden. Die Reaktionsmöglichkeiten sind auch in Abb. 19.117 dargestellt:

- Die Stimulation von **α_1-Adrenozeptoren** initiiert – G_q-Protein- und Phospholipase-C-vermittelt – die Bildung von Inositoltrisphosphat (IP_3) und Diacylglycerol (DAG). **IP_3** setzt aus dem endoplasmatischen Retikulum Ca^{2+}-Ionen frei. Die Erhöhung der zytosolischen Ca^{2+}-Konzentration bewirkt an Gefäßen eine Vasokonstriktion. **DAG** aktiviert die Proteinkinase C und führt dadurch zur Phosphorylierung verschiedener Zielproteine (Abb. 19.117, linke Reaktionskaskade).
- Des Weiteren werden durch Stimulation dieser Rezeptoren Ca^{2+}-abhängige K^+-Kanäle aktiviert. Deren Stimulation bewirkt eine Hyperpolarisation, wodurch u. a. die glatte Magen-Darm-Muskulatur erschlafft (Abb. 19.117, 2. Reaktionskaskade von links).
- Aktivierung von **α_2-Adrenozeptoren** löst über G_i-Proteine vor allem eine Hemmung der Adenylylcyclase und dadurch eine verringerte Bildung von cAMP aus (Abb. 19.117, 3. Reaktionskaskade von links).
- Mit der $\beta\gamma$-Untereinheit des G_i-Proteins werden ferner spannungsgesteuerte K^+-Kanäle aktiviert, wodurch es zur Hyperpolarisation kommt (Abb. 19.117, 4. Reaktionskaskade von links).

Tab. 19.10 Relative Wirkstärken von Adrenalin (A) und Noradrenalin (NA) an verschiedenen Adrenozeptoren. Nach Goodman & Gilman (2011)

Rezeptorsubtyp	Wirkstärke
α_1	A ≥ NA
α_2	A ≥ NA
β_1	A = NA
β_2	A >> NA
β_3	NA > A

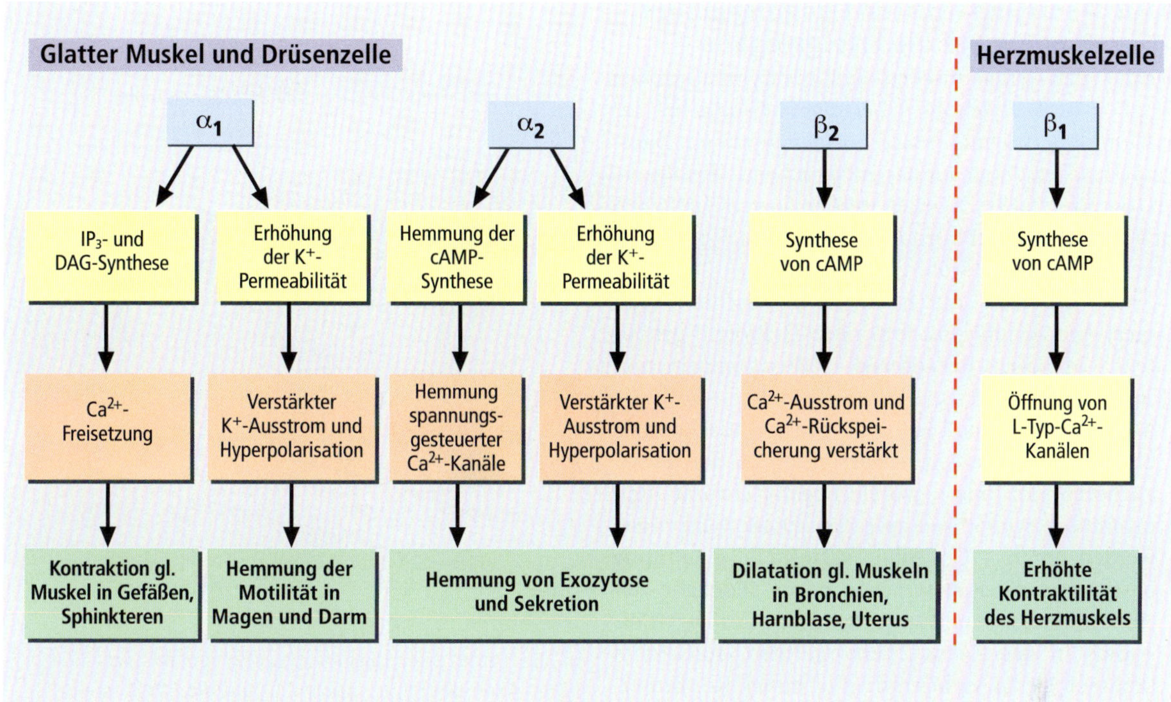

Abb. 19.117 Ausgewählte Wirkmechanismen und Wirkungen der Stimulation adrenerger Rezeptoren in glatten Muskel-, Drüsen- und Herzmuskelzellen (s. auch Text); **DAG** Diacylglycerol

- Über G_o-Proteine werden darüber hinaus spannungsgesteuerte Ca^{2+}-Kanäle geschlossen. Folge ist z. B. eine Sekretionshemmung im Magen-Darm-Trakt.
- Erregung von **β-Adrenozeptoren** bewirkt – G_s-Protein-vermittelt – eine Aktivierung der Adenylylcyclase und damit die vermehrte Bildung von cAMP:
- Am Myokard kommt es nach Stimulation von **β_1-Adrenozeptoren** zu einer Phosphorylierung spannungsabhängiger Ca^{2+}-Kanäle vom L-Typ und damit über den verstärkten Ca^{2+}-Einstrom zu einer Erhöhung der zytosolischen Ca^{2+}-Konzentration. Außerdem nimmt der Ca^{2+}-Efflux ab (Abb. 19.117, rechte Reaktionskaskade).
- An der glatten Muskulatur von Gefäßen und Bronchien werden dagegen über **β_2-Adrenozeptoren** der Ca^{2+}-Auswärtstransport aus dem Zytosol und die Ca^{2+}-Rückspeicherung im sarkoplasmatischen Retikulum erhöht. Die Folge davon ist eine Abnahme der Ca^{2+}-Konzentration im Zytosol und dadurch eine Muskelerschlaffung (Abb. 19.117, 2. Reaktionskaskade von rechts).

Zusatzinformation

Die Untergliederung der adrenergen Rezeptoren in verschiedene Typen und Subtypen ist nicht nur theoretisch interessant, sondern auch für die praktische Pharmakotherapie von großer Bedeutung. So konnten Arzneistoffe entwickelt werden, die weitgehend selektiv bestimmte Adrenozeptoren erregen bzw. blockieren und daher weniger unerwünschte Wirkungen hervorrufen (z. B. **β_2-Sympathomimetika** als Antiasthmatika, **α_1- und β_1-Blocker** als Antihypertonika, Antianginosa und Antiarrhythmika).

Präsynaptische Adrenozeptoren. Neben den bisher genannten postsynaptischen Adrenozeptoren existieren an den sympathischen Synapsen auch präsynaptische Rezeptoren für Noradrenalin, deren Erregung dessen Freisetzung beeinflusst (Abb. 19.114). Durch Aktivierung **präsynaptischer α_2-Adrenozeptoren** wird aufgrund einer Verringerung der Öffnungswahrscheinlichkeit von Ca^{2+}-Kanälen die Noradrenalinfreisetzung gehemmt. Dieser Mechanismus dient der Feinregulierung bei der Übertragung sympathischer Impulse und der Verhinderung einer Überstimulation. Andererseits fördert die Erregung präsynaptischer **β_2-Adrenozeptoren** die Noradrenalinabgabe. Wegen der verhältnismäßig geringen Wirkstärke von Noradrenalin an den β_2-Adrenozeptoren ist dieser Effekt sehr wahrscheinlich von untergeordneter Bedeutung.

Neben **präsynaptischen Adrenozeptoren** als **Autorezeptoren** kommen an sympathischen Nervenendigungen präsynaptisch u. a. auch **Muscarinrezeptoren** als **Heterorezeptoren** vor, deren Stimulation die Noradrenalinfreisetzung hemmt.

19.7.4 Parasympathische Erregungsübertragung auf die Erfolgsorgane

Wie bei den sympathischen und parasympathischen Ganglien ist **Acetylcholin** Überträgersubstanz bei der Erregungsübertragung vom postganglionären parasympathischen Axon auf das entsprechende Erfolgsorgan (o Abb. 19.118). Daneben werden an verschiedenen parasympathischen Neuronen Kotransmitter, z. B. **VIP** (u. a. in den Speicheldrüsen), freigesetzt.

Nach Diffusion durch den synaptischen Spalt reagiert Acetylcholin mit folgenden G-Protein-gekoppelten **Muscarin-Rezeptoren** (Zusatzinformation ▸Kap. 19.7.2):

- **M_2-Rezeptoren** sind außer als präsynaptische inhibitorische Autorezeptoren besonders in den **Herzvorhöfen** exprimiert, wo sie negativ chrono- und dromotrop wirken (▸Kap. 8.2.5). Diese Wirkungen werden durch – G_i-Protein-vermittelte – Öffnung bestimmter K^+-Kanäle sowie durch Blockade der Adenylylcyclase und damit Hemmung des Ca^{2+}-Einstroms in das Zytosol hervorgerufen. Außerdem kommen sie in verhältnismäßig hoher Konzentration in der **glatten Muskulatur des Magen-Darmkanals** und der **Harnblase** vor und wirken dort inhibitorisch.
- **M_3-Rezeptoren** findet man vor allem an der **glatten Muskulatur** (Kontraktion) und den **exokrinen Drüsen** (Sekretion). Die Reaktionskaskade entspricht der von M_1-Rezeptoren.

Durch die oben erwähnten **präsynaptischen muscarinergen Autorezeptoren** vom M_2- (und M_4-)Typ sowie durch adrenerge Heterorezeptoren wird die Acetylcholinfreisetzung blockiert.

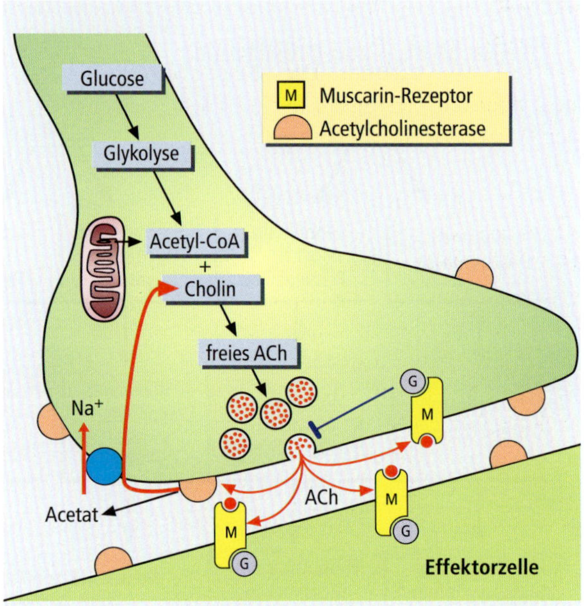

o **Abb. 19.118** Erregungsübertragung vom postganglionären Axon des Parasympathikus auf die Effektorzelle. **ACh** Acetylcholin, **M** Muscarin-Rezeptor, **G** G-Protein

19.7.5 Sympathikus- und Parasympathikuswirkungen

In ▫ Tab. 19.10 sind wesentliche Wirkungen nach Erregung sympathischer und parasympathischer Rezeptoren in verschiedenen Organen zusammengestellt.

19.7.5.1 Noradrenalin- und Adrenalinwirkungen

Noradrenalin und Adrenalin haben, wie erwähnt, aufgrund der unterschiedlichen Wirkstärke an den verschiedenen Adrenozeptoren ähnliche, aber nicht identische Wirkungen.

Kreislauf. **Noradrenalin** erhöht durch Vasokonstriktion in allen Teilkreisläufen den systolischen und diastolischen Blutdruck. **Adrenalin** kontrahiert in niedrigen, im physiologischen Bereich liegenden Konzentrationen die Gefäße der Haut, der Schleimhaut und der Baucheingeweide, erweitert dagegen die Gefäße der Skelettmuskulatur und die des Herzens. Die Nierendurchblutung nimmt etwas ab, während die Hirndurchblutung kaum verändert wird. Da insgesamt gesehen der periphere Widerstand durch Stimulation von β_2-Rezeptoren fällt, sinkt der diastolische Blutdruck. Dagegen steigt der systolische Blutdruck infolge der Erhöhung des Herzzeitvolumens durch die Erregung von β_1-Adrenozeptoren (s. u.). Die physiologische Funktion von **Adrenalin** in Bezug auf den Kreislauf besteht somit darin, die **Verteilung der Organdurchblutung** der jeweiligen Belastungssituation entsprechend anzupassen. **Noradrenalin** ist dagegen für die Aufrechterhaltung des allgemeinen Gefäßtonus bzw. des **Blutdrucks** sowie gegebenenfalls dessen Erhöhung verantwortlich.

Herz. Am isolierten Herzen steigert **Noradrenalin** die Herzfrequenz und das Herzzeitvolumen. Da jedoch die Blutdruckerhöhung reflektorisch über Pressosensoren (▸Kap. 9.8.1) zu einer parasympathischen Gegenregulation über den N. vagus am Herzen führt, kommt es in vivo nach Noradrenalinfreisetzung zu einer Bradykardie. Schaltet man durch Gabe eines Parasympatholytikums (z. B. Atropin) diese Gegenregulation aus, nehmen auch in vivo die Herzfrequenz und das Herzzeitvolumen durch Noradrenalin zu. **Adrenalin** wirkt sowohl am isolierten Herzen als auch in vivo herzkraft- und frequenzsteigernd (positiv inotrop und positiv chronotrop). Das Herzzeitvolumen nimmt dadurch zu. Da jedoch der mittlere Blutdruck bei physiologischen Konzentrationen nicht ansteigt, wird keine parasympathische Gegenregulation ausgelöst.

Glatte Muskulatur des Darms und der Bronchien. **Noradrenalin** wirkt relativ schwach, **Adrenalin** dagegen deutlich erschlaffend. Die Magen-Darm-Peristaltik wird dadurch verringert, der Strömungswiderstand in den Bronchien vermindert.

Glucose- und Fettstoffwechsel. Beide **Catecholamine** aktivieren über verschiedene β-Adrenozeptoren (◘ Tab. 19.11) die Adenylylcyclase. Das gebildete cAMP aktiviert seinerseits die Proteinkinase A, welche die Bildung einer aktiven Leber- und Muskelphosphorylase aus inaktiven Vorstufen auslöst. Durch die Phosphorylasen wird der Abbau von Glykogen zu Glucose-1-phosphat in der Leber und der Skelettmuskulatur katalysiert. In der Leber entsteht dann über Glucose-6-phosphat Glucose, die an das Blut abgegeben wird, wodurch der Blutzuckerspiegel steigt. Im Skelettmuskel, dem die Glucose-6-Phosphatase fehlt, wird Glucose-1-phosphat nach Isomerisierung zu Glucose-6-phosphat und Fructose-6-phosphat glykolytisch abgebaut. Als Endprodukt der Glykolyse erscheint vermehrt Milchsäure im Blut. Die lipolytische Wirkung, vorwiegend durch β_3-Adrenozeptoren vermittelt, beruht ebenfalls auf der Aktivierung der Adenylylcyclase und damit der Bildung von cAMP. Dieses aktiviert eine Lipase des Fettgewebes, wodurch die Bildung freier Fettsäuren zunimmt.

Zusatzinformation

Substanzen, die ähnlich wie Noradrenalin oder Adrenalin wirken, bezeichnet man als **Sympathomimetika**. Dabei unterscheidet man zwischen **direkten** Sympathomimetika, die selbst mit den Adrenozeptoren in Wechselwirkung treten (z. B. Isoprenalin, Salbutamol), und **indirekten** Sympathomimetika (z. B. Ephedrin), die präsynaptisch die Freisetzung des Transmitters fördern oder dessen Wiederaufnahme in das Axoplasma verhindern. **Adrenozeptorenblocker** (ältere Bezeichnung Sympatholytika) sind Pharmaka, welche die Wirkung von Noradrenalin bzw. Adrenalin an adrenergen Rezeptoren verhindern (z. B. der α-Blocker Phentolamin oder der β_1-Blocker Atenolol).

19.7.5.2 Acetylcholinwirkungen

Durch Stimulation von Muscarinrezeptoren durch Acetylcholin kommt es, wie bereits beschrieben, insbesondere zur

- Abnahme der Herzfrequenz,
- Steigerung der Speichel-, Magensaft-, Bronchial- und Schweißsekretion (Beachte: Die Schweißsekretion ist, wie oben erwähnt, **Sympathikus-vermittelt**, wobei die postganglionären sympathischen Fasern zu den Schweißdrüsen Acetylcholin als Transmitter benutzen, ▸Kap. 4.2.4),
- Zunahme des Tonus der glatten Muskulatur des Magen-Darm-Kanals, der ableitenden Harnwege und der Bronchialmuskulatur,
- Pupillenverengung sowie
- Akkommodation des Auges auf die Nähe (▸Kap. 19.4.9.2).

Diese Wirkungen kommen dadurch zustande, dass Acetylcholin nach Bindung an seine Rezeptoren und die sich anschließende Rezeptor-Effektor-Kopplung die Membranpermeabilität für Kationen beeinflusst. An

◘ **Tab. 19.11** Effekte der Aktivierung von Sympathikus und Parasympathikus an verschiedenen Organen. Nach Goodman & Gilman (2011)

Organ oder Organsystem	Parasympathikus-Wirkungen	Vorrangig beteiligter Cholinozeptortyp	Sympathikus-Wirkungen	Vorrangig beteiligter Adrenozeptortyp
Auge				
M. dilatator pupillae	∅	–	Mydriasis	α_1
M. sphincter pupillae	Miosis	M_3	∅	
Ziliarmuskel	Nahakkommodation	M_3	∅	
Tränendrüse	Sekretion ↑	M_3	∅	
Herz				
Sinusknoten	Herzfrequenz ↓	M_2	Herzfrequenz ↑	β_1
Vorhofmuskulatur	Kontraktilität ↓	M_2	Kontraktilität ↑	β_1
AV-Knoten	Überleitungsgeschwindigkeit ↓	M_2	Überleitungsgeschwindigkeit ↑	β_1
Kammermyokard	∅	–	Kontraktilität ↑	β_1

Tab. 19.11 Effekte der Aktivierung von Sympathikus und Parasympathikus an verschiedenen Organen. Nach Goodman & Gilman (2011, Fortsetzung)

Organ oder Organsystem	Parasympathikus-Wirkungen	Vorrangig beteiligter Cholinozeptortyp	Sympathikus-Wirkungen	Vorrangig beteiligter Adrenozeptortyp
Gefäße				
Haut, Schleimhaut	Ø	–	Vasokonstriktion	α_1
Skelettmuskel	Ø	–	Vasokonstriktion	α_1
			Vasodilatation	β_2
Abdominalbereich	Ø	–	Vasokonstriktion	α_1
Herzkranzgefäße	Ø	–	Vasodilatation	β_2
			Vasokonstriktion	α_1
Gehirn	Ø	–	Vasokonstriktion	α_1
Genitale	Vasodilatation	M_3 (durch NO)	Vasokonstriktion	α_1
Niere	Ø		Vasokonstriktion	α_1
Venen	Ø		Vasokonstriktion	α_1
Magen-Darm-Trakt				
Speicheldrüsen	Starke seröse Sekretion	M_3	Schwache muköse Sekretion	α_1
Verdauungsdrüsen	Sekretionssteigerung	M_3	Hemmung	α_2
Gallenwege	Kontraktion	M_3	Erschlaffung	β_2
Motilität/Tonus	Zunahme	M_3	Abnahme	α_1
Sphinkteren	Erschlaffung	M_3	Kontraktion	α_1
Pankreas				
Endokrin	Ø	–	Insulinsekretion ↓	α_2 (stark)
			Insulinsekretion ↑	β_2 (schwach)
Bronchialsystem				
Muskulatur	Kontraktion	M_3	Erschlaffung	β_2
Drüsen	Sekretionssteigerung	M_3	Sekretionshemmung	α_1
Haut				
Schweißdrüsen	Ø	M_3	Sekretion	Cholinerg!
Niere und Harnwege				
Reninsekretion	Ø	–	Steigerung	β_1
Blasenwandmuskulatur	Kontraktion	M_3	Erschlaffung	β_3
Innerer Schließmuskel	Erschlaffung	M_3	Kontraktion	α_1

Tab. 19.11 Effekte der Aktivierung von Sympathikus und Parasympathikus an verschiedenen Organen. Nach Goodman & Gilman (2011, Fortsetzung)

Organ oder Organsystem	Parasympathikus-Wirkungen	Vorrangig beteiligter Cholinozeptortyp	Sympathikus-Wirkungen	Vorrangig beteiligter Adrenozeptortyp
Genitalorgane				
Uterus	Ø	–	Kontraktion	α_1
			Erschlaffung	β_2
Männl. Genitale	Erektion	M_3 (durch NO)	Ejakulation	α_1
Stoffwechsel				
Leber	Ø	–	Glykogenolyse ↑	β_2
			Gluconeogenese ↑	β_2
Fettzellen	Ø	–	Lipolyse ↑	β_3
Skelettmuskel	Ø	–	Glykogenolyse ↑	β_2

Ø kein Effekt

glatten Muskeln erhöht Acetylcholin vor allem die Na^+-Permeabilität, die Folge ist eine Depolarisation. An den Schrittmacherzellen des Herzens steigert es dagegen vorwiegend die K^+-Permeabilität und führt damit zu einer Hyperpolarisation, als deren Folge die Herzfrequenz abnimmt. Bei verschiedenen Drüsenzellen (z. B. Speicheldrüsen) fördert Acetylcholin den Ca^{2+}-Einstrom, wodurch die Sekretion aktiviert wird. Am intakten Gefäßendothel bewirkt Acetylcholin eine Freisetzung von NO und damit indirekt eine Gefäßerweiterung.

Zusatzinformation

Substanzen, welche die Wirkung von Acetylcholin imitieren oder fördern, werden **Parasympathomimetika** genannt. **Direkte** Parasympathomimetika (z. B. Carbachol, Muscarin, Pilocarpin) erregen wie Acetylcholin die Muscarinrezeptoren. **Indirekte** Parasympathomimetika hemmen die Acetylcholinesterase (z. B. Physostigmin, Organophosphate), die Acetylcholin durch Hydrolyse zu Cholin und Acetat inaktiviert. **Parasympatholytika** sind Pharmaka, die Muscarinrezeptoren blockieren (z. B. Atropin, Scopolamin).

19.7.5.3 Antagonismus und funktioneller Synergismus von Catecholaminen und Acetylcholin

Viele innere Organe sind sowohl sympathisch als auch parasympathisch innerviert. Bei Erregung beider Systeme kommt es häufig zu einem antagonistischen Effekt. Ein solcher (physiologischer) Antagonismus wird am Sinusknoten des Herzens (▸Kap. 8.2.1) sowie an der glatten Muskulatur des Magen-Darm-Kanals (▸Kap. 12.4.2) und der Bronchien (▸Kap. 10.1.2) beobachtet. Der jeweilige Funktionszustand dieser Organe entspricht der Resultante aus den entgegengesetzten Wirkungen von Sympathikus und Parasympathikus.

Manche Organe sind jedoch nur durch ein **Teilsystem innerviert**. Zu den Organen, die ausschließlich sympathisch innerviert werden, gehören die Blutgefäße (mit Ausnahme von Piagefäßen sowie Gefäßen im Bereich der äußeren Geschlechtsorgane), das Ventrikelmyokard, die Milz und die glatte Muskulatur im Bereich der inneren Geschlechtsorgane. Auch verschiedene Stoffwechselreaktionen, z. B. die Glykogenolyse in der Leber und die Lipolyse in den Fettzellen, werden ausschließlich durch den Sympathikus vermittelt. Zu den Organen, bei denen die parasympathische Regulation im Vordergrund steht, zählen z. B. einige Drüsen (Verdauungsdrüsen, Tränendrüsen, Bronchialdrüsen) und die glatte Muskulatur des Detrusor vesicae (▸Kap. 13.8.2).

Ferner besteht die Möglichkeit, dass die beiden vegetativen Systeme **synergistisch** wirken. Ein solcher funktioneller Synergismus besteht z. B. bei den sexuellen Reaktionsabläufen (▸Kap. 17.3.1, ▸Kap. 17.3.2).

19.7.5.4 Empfindlichkeitsänderung vegetativer Effektororgane

Werden postganglionäre Fasern des Sympathikus oder Parasympathikus durchtrennt, degenerieren die von den Ganglienzellen abgetrennten Nervenfasern, nicht dagegen die von ihnen versorgten Effektorzellen. Diese entwickeln vielmehr 2–30 Tage nach Denervierung eine Überempfindlichkeit (**Supersensitivität**) gegenüber den jeweiligen Überträgerstoffen, die auf einer Zunahme der Rezeptordichte (**Rezeptor-Up-Regulation**, Rezeptor-Hochregulation) beruht.

Bei anhaltender Rezeptorstimulation findet man dagegen eine Desensibilisierung des Systems durch u. a. Rezeptorphosphorylierung sowie anschließende Internalisierung und verstärkten Abbau von Rezeptoren (**Rezeptor-Down-Regulation**, Rezeptor-Runterregulation).

19.7.6 Darmnervensystem

Die Steuerung der motorischen und sekretorischen Vorgänge des Magen-Darm-Trakts ist prinzipiell auch ohne parasympathische und sympathische Innervation, d. h. auch bei Durchtrennung der entsprechenden Nervenfasern gewährleistet (▸Kap. 12.4.2). Die vegetative Innervation übt hierbei nur einen modifizierenden Einfluss aus. Vorrangig unterliegt die Kontrolle und Koordination der Effektorsysteme des Magen-Darm-Trakts dem sog. **Darmnervensystem** (enterischen Nervensystem), dessen Nervenzellen insbesondere im **Plexus submucosus** (Meißner) in der Submukosa und im **Plexus myentericus** (Auerbach) zwischen der Längs- und Ringmuskelschicht (▸Kap. 12.1.2) liegen. Das Darmnervensystem besteht aus afferenten Neuronen, deren Axone Sensoreigenschaften besitzen, sowie aus Interneuronen und effektorischen Neuronen. Das Darmnervensystem umfasst ca. 10^8 Neurone, d. h. etwa so viele wie im Rückenmark.

In Kürze

- Das **vegetative Nervensystem** koordiniert die Tätigkeit der inneren Organe und reguliert das innere Milieu. Es kann nicht oder nur in geringem Maße willkürlich beeinflusst werden, weshalb es auch als **autonomes Nervensystem** bezeichnet wird. Es kooperiert mit dem somatischen Nervensystem.
- **Sympathikus**, **Parasympathikus** und **Darmnervensystem** bilden das **periphere vegetative Nervensystem.** Sympathikus und Parasympathikus bestehen aus präganglionären Neuronen, die Erregungen vom Zentralnervensystem (Rückenmark oder Hirnstamm) zu einem vegetativen Ganglion leiten, und aus postganglionären Neuronen, die das Erfolgsorgan innervieren.
- **Transmitter** der **ganglionären Übertragung** ist **Acetylcholin.**
- Das **Darmnervensystem** besteht aus einem komplexen Neuronengeflecht, das auch ohne Einfluss aus dem Zentralnervensystem seine Funktionen (z. B. Steuerung von Motilität, Sekretion) erfüllt.
- Die **Zellkörper** der **präganglionären sympathischen Fasern** liegen in den Seitenhörnern des 8. Halssegments sowie des Brust- und oberen Lendenmarks (C_8–L_3). Die Fasern verlassen das Rückenmark durch die vordere Wurzel und ziehen über den Ramus communicans albus zu den paarig angeordneten, paravertebralen (Grenzstrang-) Ganglien oder zu den unpaaren prävertebralen bzw. präaortalen Ganglien, wo die Umschaltung auf **postganglionäre Neurone** stattfindet.
- Das **Nebennierenmark** entspricht einem **postganglionären sympathischen Neuron.**
- Die **Zellkörper** des **präganglionären Parasympathikus** sind im Hirnstamm und im Sakralmark lokalisiert. Fasern der Hirnnerven III, VII und IX versorgen den Kopf- und Halsbereich, Vagusfasern (X) die Brust- und oberen Baucheingeweide. Parasympathische Fasern aus dem Sakralmark (S_2–S_4) ziehen zu den unteren Baucheingeweiden bzw. Beckenorganen. Die Umschaltung auf **postganglionäre Neurone** erfolgt vorwiegend in **intramuralen Ganglien.**
- Der **Transmitter** sympathischer postganglionärer Neurone ist **Noradrenalin.**
- Aus dem Nebennierenmark (s. o.) wird neben Noradrenalin vor allem **Adrenalin** freigesetzt. Diese Transmitter wirken mit unterschiedlicher Affinität an **α_1-, α_2-, β_1-, β_2- und β_3-Adrenozeptoren.**
- Stimulation von **α_1-Adrenozeptoren** führt zur Bildung von Inositoltrisphosphat (IP_3) und Diacylglycerol (DAG) und zur Aktivierung Ca^{2+}-abhängiger K^+-Kanäle. Aktivierung von **α_2-Adrenozeptoren** löst über G_i-Proteine vor allem eine Hemmung der Adenylylcyclase und dadurch eine verringerte Bildung von cAMP aus. Mit der $\beta\gamma$-Untereinheit des G_i-Proteins werden spannungsgesteuerte K^+-Kanäle aktiviert, über G_o-Proteine spannungsgesteuerte Ca^{2+}-Kanäle gehemmt.
- Erregung von **β-Adrenozeptoren** bewirkt eine Aktivierung der Adenylylcyclase und damit die vermehrte Bildung von cAMP.
- Der **Transmitter** parasympathischer postganglionärer Neurone ist **Acetylcholin,** das an **muscarinergen Cholinozeptoren** angreift. Stimulation von **M_1-, M_3- und M_5-Rezeptoren** bewirkt durch Aktivierung von Phospholipase C die Bildung von Inositoltrisphosphat und Diacylglycerol. Die Erregung von **M_2- und M_4-Rezeptoren** hemmt die Adenylylcyclase und bewirkt damit eine verringerte Synthese von cAMP.

- An vielen inneren Organen wirken Sympathikus und Parasympathikus antagonistisch. Die Blutgefäße, das Ventrikelmyokard, die Milz und die glatte Muskulatur der inneren Geschlechtsorgane sind ausschließlich sympathisch innerviert. Bei einigen Drüsen überwiegt dagegen die parasympathische Regulation.
- **Noradrenalin** löst über α_1-Adrenozeptoren eine Vasokonstriktion, über β_1-Adrenozeptoren eine Zunahme der Herzfrequenz und des Herzzeitvolumens aus. **Adrenalin** wirkt ebenfalls positiv inotrop und positiv chronotrop, erweitert aber über β_2-Adrenozeptoren u. a. die Gefäße der Skelettmuskulatur und des Herzens. Es hemmt die Magen-Darm-Motilität, erweitert die Bronchien und erhöht die Konzentration von Glucose und freien Fettsäuren im Blut.
- **Postganglionäres Acetylcholin** verringert die Herzfrequenz, steigert die Speichel-, Magensaft- und Bronchialsekretion, erhöht den Tonus der glatten Muskulatur des Magen-Darm-Kanals, der ableitenden Harnwege und der Bronchialmuskulatur, verengt die Pupillen und bewirkt die Nahakkommodation des Auges.

19.7.7 Funktionen des zentralen vegetativen Nervensystems

Die Funktionen des peripheren vegetativen Nervensystems werden durch übergeordnete Strukturen des Zentralnervensystems gesteuert. Die entsprechenden „Zentren" befinden sich im **Rückenmark**, im **Hirnstamm**, im **Zwischenhirn** und im **Großhirn**.

Spinale Reflexbögen. Ähnlich wie im somatischen System, wo zwischen afferenten und efferenten Neuronen in den Rückenmarkssegmenten synaptische Verbindungen bestehen, sind auch die vegetativen Fasern Bestandteile von **segmentalen Reflexbögen** (o Abb. 19.119). Im Gegensatz zum einfachsten somatischen Reflexbogen, dem des monosynaptischen Muskeldehnungsreflexes, besitzt der vegetative Reflexbogen mindestens drei Synapsen, zwei im Rückenmark und eine dritte im Ganglion. Im Rückenmark findet eine starke Konvergenz viszeraler und somatischer Afferenzen auf Hinterhornneurone statt. Hieraus ergeben sich verschiedene Reflexmuster (s. u.). Die Umschaltung auf die efferenten vegetativen Fasern erfolgt im Seitenhorn des Rückenmarks. Aufgrund der in o Abb. 19.119 dargestellten Verbindungen ergeben sich folgende Möglichkeiten für reflektorische Wirkungen:

- **viszero-viszerale Reflexe**: Erregungen aus inneren Organen beeinflussen die motorischen und sekretorischen Funktionen des gereizten Organs, z. B. Sekretion und Motilität des absteigenden Dickdarms, Einleitung des Defäkationsreflexes;
- **viszero-motorische Reflexe**: Erregungen aus inneren Organen modifizieren den Tonus der segmental zugeordneten Muskelgruppen (z. B. führt eine Entzündung abdominaler Organe zur Abwehrspannung der Bauchmuskulatur);
- **viszero-kutane Reflexe**: Erregungen aus inneren Organen verändern die Weite der Hautgefäße und damit die Hautdurchblutung in zugeordneten Dermatomen (Rötung der entsprechenden Hautareale bei Gallenblasen- und Blinddarmentzündungen);
- **kuti-viszerale Reflexe**: Erregungen von Hautsensoren regulieren die Funktionen von inneren Organen (Wärmereize von der Bauchhaut können die Durchblutung im Bereich des Intestinaltrakts steigern; vgl. Wirkung von Wärmepackungen);
- **kuti-kutane Reflexe**: Erregungen von Hautsensoren beeinflussen vegetative Funktionen der Haut (z. B. nach Hautreizung zu beobachtende lokale Gefäßreaktionen).

Vegetative Zentren des Rückenmarks. Im Rückenmark befinden sich relativ selbstständige vegetative Zentren, welche die Darmentleerung (**Defäkation**), die **Genitalreflexe** und beim Säugling die **Harnblasenentleerung** steuern. Im unteren Hals- bzw. oberen Thorakalmark liegt ein weiteres Zentrum, das über den Sympathikus eine **Pupillenerweiterung** bewirkt.

Die sexuellen Reaktionsabläufe (▸ Kap. 17.3.1, ▸ Kap. 17.3.2) werden durch zwei Zentren gesteuert. Man unterscheidet das **parasympathische Erektionszentrum** im Sakralmark und das **sympathische Ejakulationszentrum** im oberen Lumbalmark.

Im Säuglingsalter findet die nervale Steuerung der Harnblasenentleerung im Centrum vesicospinale, das im Sakralmark liegt, statt (▸ Kap. 13.8.3). Ebenfalls im Sakralmark liegt das Zentrum für die Steuerung der Mastdarmentleerung (Defäkation, ▸ Kap. 12.5.3).

Der für die Erweiterung der Pupille zuständige Muskel, der M. dilatator pupillae (▸ Kap. 19.4.9.2), wird durch sympathische Neurone innerviert, die ihre Erregung aus dem Centrum ciliospinale im Rückenmark (C_8-Th_1) erhalten. Eine Ausschaltung dieses Zentrums hat u. a. eine **Verengung der Pupille** zur Folge (Horner-Syndrom, ▸ Kap. 19.4.9.3).

Regulationszentren im Hirnstamm. Wichtige vegetative Zentren zur Kontrolle vegetativer Funktionen sind in zwei voneinander getrennten Hirnteilen, im Hirnstamm und im Hypothalamus, lokalisiert. In der **Medulla oblongata** findet man am Boden des 4. Ventrikels

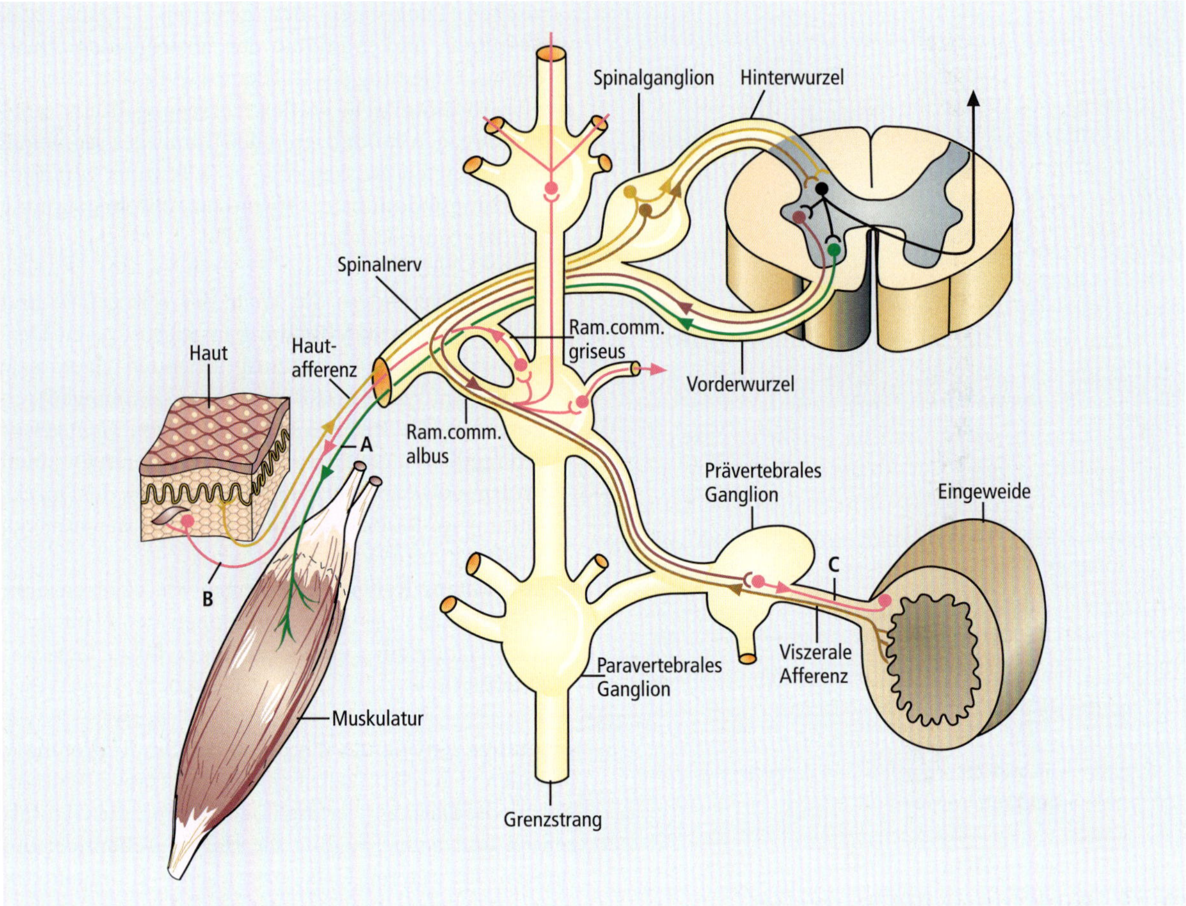

Abb. 19.119 Reflexverbindungen zwischen sympathischen und somatischen Neuronen sowie viszeralen Afferenzen. **A** Somatisches α-Motoneuron, **B** sympathisches Neuron, das die Drüsen und glatten Muskeln der Haut versorgt, **C** sympathisches Neuron zu den Eingeweiden

- die Herz- und Kreislauf-regulierenden Zentren (▸Kap. 9.8.4),
- die Atmungszentren (▸Kap. 10.11.5),
- Neuronenverbände zur Steuerung von Schlucken und Saugen (▸Kap. 12.2),
- das Husten- und Nieszentrum (▸Kap. 10.6.3),
- Neuronenverbände für die Regulation der Sekretion und Motilität des Magen-Darm-Trakts (mit Ausnahme des absteigenden Dickdarms, des Sigmoids und des Rektums, ▸Kap. 12.2.2, ▸Kap. 12.2.3), und
- Neuronenverbände zur Auslösung von Erbrechen (▸Kap. 12.3.4).

Diese Zentren erhalten ihre Informationen von Chemosensoren sowie von Druck- und Dehnungssensoren aus verschiedenen Körperregionen, wobei die **Zuleitung** über **viszerale Afferenzen** erfolgt. Weiterhin werden die Gaspartialdrücke und der pH-Wert des Blutes in den Atmungs- und z. T. in den Kreislaufzentren selbst registriert. Aufgrund dieser Informationen entstehen dann die Erregungsmuster, die über die geschilderten efferenten sympathischen und parasympathischen Fasern an die inneren Organe gelangen und deren Funktionen der jeweiligen Gesamtsituation anpassen. Diese Regulationen sind im Zusammenhang mit den einzelnen Organfunktionen genauer dargestellt.

In der **Mittelhirn**- bzw. **Brückenregion** liegen Neurone für die Regulation folgender vegetativer Funktionen:

- Tränensekretion (▸Kap. 19.4.9.1),
- Pupillenverengung und Nahakkommodation (▸Kap. 19.4.9.3) sowie
- Kontinenz und Entleerung der Harnblase (mit Ausnahme beim Säugling, ▸Kap. 13.8.3).

Hypothalamische Regulationszentren. Unter den übergeordneten Strukturen des vegetativen Nervensystems spielt der **Hypothalamus** eine herausragende Rolle. Er ist mit praktisch allen Abschnitten des Zentralnervensystems sowohl afferent als auch efferent verbunden und stellt die wichtigste Hirnregion für die Erhaltung der Homöostase dar. In Abb. 19.120 sind die afferenten und efferenten Verbindungen schematisch dargestellt.

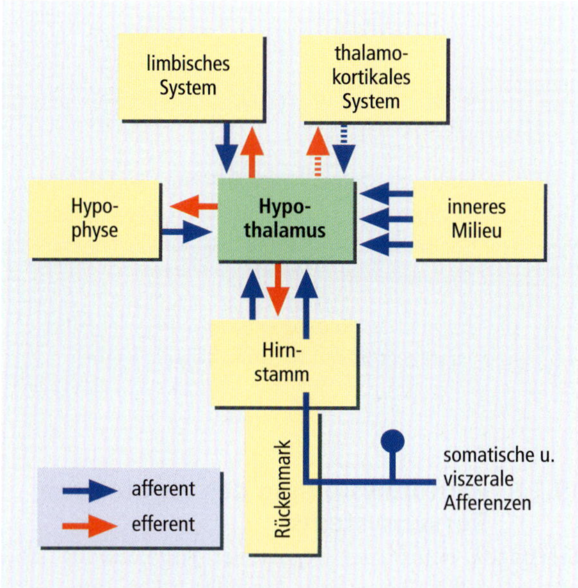

Abb. 19.120 Afferente und efferente neuronale und hormonelle Verbindungen des Hypothalamus. Die afferenten Verbindungen sind blau, die efferenten Verbindungen rot gekennzeichnet. Nach Jänig

Der Hypothalamus empfängt Erregungen aus übergeordneten Bereichen (z. B. aus dem limbischen System, dem Thalamus und dem Großhirn) sowie von sensorischen Bahnsystemen. Die dem Hypothalamus untergeordneten Bereiche sind die Hypophyse sowie Teile des Hirnstamms und des Rückenmarks. Aufgrund der vielseitigen Verschaltungen ist dieses Hirngebiet ein wichtiges **Integrationszentrum** für **vegetative, hormonelle** und **somatische Funktionen**. Die Anweisungen an die Effektoren gelangen entweder in Form von Nervenimpulsen über efferente Bahnsysteme oder in Form von chemischen Informationsträgern (Hormonen, ▸Kap. 16) zu den Organen. Folgende Funktionen werden durch den Hypothalamus gesteuert:

- **hormonelle Systeme** über die Hypothalamus-Hypophysen-Achse (▸Kap. 16.2), wobei gleichzeitig eine Koordination mit dem vegetativen Nervensystem erfolgt,
- der **Wasserhaushalt** (▸Kap. 14.1) durch Beeinflussung der renalen Flüssigkeitsausscheidung und der Flüssigkeitsaufnahme über Modulation der Durstempfindung (▸Kap. 14.4.2),
- die **Körpertemperatur** (▸Kap. 15.2.1) durch Sensoren im vorderen Hypothalamus, deren Aktivität bei einer Temperatursteigerung zunimmt, sowie durch Neurone im hinteren Hypothalamus, welche die Wärmeproduktion und -abgabe regeln,
- die **Nahrungsaufnahme**: Der Hypothalamus ist das wichtigste Integrationszentrum für das Hunger- und Sättigungsgefühl. Im ventromedialen Hypothalamus liegt der Nucleus arcuatus, in dem unterschiedliche Neuronengruppen ein „**Sättigungszentrum**" und ein „**Hungerzentrum**" bilden (▸Kap. 11.8),
- **kardiovaskuläre Funktionen** durch übergeordnete Kontrolle des Kreislaufzentrums über Neurone im lateralen Hypothalamus (Anpassung des Kreislaufs bei Muskelarbeit oder Thermoregulation).

Hypothalamische Verhaltenssteuerung: Durch elektrische Reizung des Hypothalamus lassen sich bei Tieren charakteristische Verhaltensweisen auslösen. Diese Versuche zeigen, dass vom Hypothalamus Grundmuster des elementaren Verhaltens kontrolliert werden. Beispiele sind:

- **Abwehr-** und **Fluchtverhalten**: Reaktionen auf bedrohliche Situationen, die mit einer allgemeinen Aktivierung des Sympathikus gekoppelt sind („fight and flight"),
- **nutritives Verhalten**: Steuerung der Nahrungs- und Flüssigkeitsaufnahme, verbunden mit einer allgemeinen Aktivierung des Parasympathikus („rest and digest") sowie
- **reproduktives Verhalten**: Steuerung der sexuellen Reifung und der Sexualfunktionen.

An jeder dieser Verhaltensweisen sind somatische, vegetative und hormonelle Reaktionen beteiligt. Sie dienen insgesamt der Erhaltung des Individuums und der Art.

Vegetative Funktion des limbischen Systems. Im limbischen System (▸Kap. 19.2.3), das dem Hypothalamus übergeordnet ist, werden, wie bereits beschrieben, Erlebnisinhalte affektiv bewertet und gespeichert (**affektives Gedächtnis**). Aufgrund dieser Informationen ist der Organismus in der Lage, die elementaren hypothalamischen Verhaltensmuster zu modifizieren und der jeweiligen Umweltsituation anzupassen. Z. B. kann die Erfahrung der unangenehmen Folgen eines Alkoholabusus das zukünftige „Trinkverhalten" modifizieren.

Das limbische System stellt darüber hinaus beim Tier diejenige Hirnstruktur dar, von der aus **Trieb-** und **Instinkthandlungen** gesteuert werden. Für den Menschen kommt diesem Gebiet eine besondere Bedeutung für die **Entstehung von Handlungsantrieben** (**Motivation**) und bei der **Auslösung von emotionalen Reaktionen** (z. B. Angst, Wut, Freude, Glück, Trauer) zu (▸Kap. 19.8.4). Die enge Verbindung des limbischen Systems mit dem Hypothalamus macht es verständlich, dass Emotionen von einer Reihe vegetativer Funktionen begleitet werden. So kommt es bei einigen emotionalen Reaktionen u. a. zu einer Steigerung der Herzfrequenz, des Blutdrucks und der Schweißsekretion sowie zu einem Anstieg der Catecholamin- und Glucocorticoid-Konzentrationen im Blut.

Neokortikale Einflüsse auf vegetative Funktionen. Verschiedene Areale der Hirnrinde beeinflussen vegetative Funktionen, insbesondere die Herz-Kreislauf-Regulation. So lassen sich von motorischen Regionen Blutdruck- und Herzfrequenzänderungen sowie lokale Durchblutungssteigerungen in der Skelettmuskulatur zu Beginn einer körperlichen Belastung auslösen. Diese Reaktionen sind Folge einer **zentralen Mitinnervation vegetativer Neurone** durch motorische Bahnsysteme, die in ihrer Gesamtheit als **Erwartungs-** oder **Startreaktionen** bezeichnet werden.

In Kürze

- **Spinale Reflexbögen** vermitteln **viszero-viszerale Reflexe** (Erregungen aus inneren Organen beeinflussen motorische und sekretorische Funktionen des gereizten Organs), **viszero-motorische Reflexe** (Erregungen aus inneren Organen modifizieren den Tonus segmental zugeordneter Skelettmuskeln), **viszero-kutane Reflexe** (Erregungen aus inneren Organen verändern die Weite der Hautgefäße in zugeordneten Dermatomen) und **kuti-viszerale Reflexe** (Erregungen von Hautsensoren regulieren die Funktionen von inneren Organen).
- **Im Rückenmark** befinden sich **relativ selbständige vegetative Zentren**, welche die Darmentleerung (Defäkation), die Genitalreflexe und beim Säugling die Harnblasenentleerung (Miktion) steuern. Im unteren Hals- bzw. oberen Thorakalmark liegt ein Zentrum, das über den Sympathikus eine Pupillenerweiterung bewirkt.
- In der **Medulla oblongata** liegen **Zentren** für die Regulation des Kreislaufs, der Atmung, der Sekretion und Motilität des Magen-Darm-Trakts, des Schluckens, Saugens, Hustens, Niesens und Erbrechens. Diese Zentren erhalten ihre Informationen von Chemo- und Mechanosensoren sowie von Druck- und Dehnungssensoren aus verschiedenen Körperregionen.
- **Mittelhirn-** bzw. **Brückenregionen** regeln die Tränensekretion, Pupillenverengung, Nahakkommodation und beim Erwachsenen die Kontinenz bzw. Entleerung der Harnblase.
- Der **Hypothalamus** kontrolliert als oberste Instanz die **Homöostase** (Wasserhaushalt, Körpertemperatur, Nahrungsaufnahme, Energieumsatz, kardiovaskuläre Funktionen). Er empfängt Erregungen aus dem limbischen System, dem Thalamus und dem Großhirn sowie von sensorischen Bahnsystemen. Durch **Neurosekretion** von **Hormonen** steuert er die Hypophysenfunktion.
- Der Hypothalamus kontrolliert weiterhin das Abwehr-, Flucht- und Reproduktionsverhalten durch Integration vegetativer, hormoneller und somatischer Funktionen.
- Das **limbische System** hat eine enge Verbindung zum Hypothalamus und bewirkt dadurch, dass Emotionen von einer Reihe vegetativer Funktionen begleitet sind.
- Die Aktivität des **Neokortex** kann von einer Mitinnervation vegetativer Neurone begleitet sein.

19.7.8 Pathophysiologie des vegetativen Nervensystems

Störungen neuronaler vegetativer Regulationen sind entweder die Folge von Ausfällen, Abnahme oder Zunahme neuronaler Einflüsse auf vegetative Effektororgane, oder sie sind in den Effektororganen selbst zu suchen. Vegetative Fehlregulationen können prinzipiell zustande kommen durch

- den Untergang **präganglionärer** und/oder **postganglionärer vegetativer Nervenfasern** infolge **primärer** (z. B. bei der **idiopathischen orthostatischen Hypotonie**, s. u.) oder **sekundärer Störungen** (z. B. bei diabetischer Neuropathie); da diese Fasern Endstrecken des vegetativen Nervensystems sind, führt ihr Ausfall zum partiellen oder kompletten Verlust der neuronalen Regulation vegetativer Endorgane;
- das **Versagen vegetativer Regulationen** als Folge von Hirn- oder Rückenmarksläsionen und Infektionen des ZNS; es kommt zum Ausfall der vegetativen Steuerung und, bei Unterbrechung des Rückenmarks, zur Verselbstständigung der vegetativen Reflexe. **Läsionen** im **Hirnstamm** und **Hypothalamus** führen zu komplexen vegetativen Regulationsstörungen, weil in diesen hierarchisch übergeordneten Strukturen zahlreiche vegetative Funktionen koordiniert werden;
- **zentral und/oder peripher wirkende Pharmaka**, welche die synaptische Übertragung zwischen Neuronen des vegetativen Nervensystems und/oder die synaptische Übertragung auf das Effektororgan beeinträchtigen sowie
- **verminderte Effizienz neuronaler Regulationen** durch Veränderungen in den Zielorganen und deren vegetativer Innervation; solche Störungen können vor allem altersbedingt auftreten.

Zu beachten ist jedoch, dass die Organfunktionen nicht nur von der Steuerung durch vegetative Nervenfasern, sondern auch von lokalen metabolischen Mechanismen und von extraneuronalen Einflüssen (Hormonen) abhängen. Diese extraneuronalen Einflüsse können neuronale Defizite teilweise kompensieren.

Symptome bei **vegetativer Fehlregulation** betreffen u. a. das kardiovaskuläre System (z. B. fehlende Veränderungen der Herzfrequenz und des Blutdrucks bei Lageänderungen), die Schweißdrüsentätigkeit (unzureichende Schweißproduktion und Störung der Thermoregulation), die Harnblase (Miktions- und Kontinenzstörungen), den Enddarm (Inkontinenz, Obstipation, Diarrhö), die Sexualorgane (Erektionsstörungen) oder die Pupille (Störungen der Pupillomotorik und der Nahakkommodation).

Erkrankungen des peripheren vegetativen Nervensystems. Eine Reihe von **Neuropathien** (Erkrankungen peripherer Nerven) erfasst nicht nur motorische und/oder sensorische Fasern, sondern schließt auch eine Beteiligung prä- und postganglionärer vegetativer Neurone ein (z. B. bei diabetischer Polyneuropathie, ▸Kap. 16.5.6). So treten neben motorischen und/oder sensiblen Symptomen auch solche auf, die auf eine gestörte Funktion vegetativer Nervenfasern zurückzuführen sind.

Die seltene **idiopathische orthostatische Hypotonie** (pure autonomic failure) kommt durch eine generelle Degeneration prä- und/oder postganglionärer vegetativer Neurone zustande. Die Ätiopathogenese der Erkrankung ist unklar. Im Vordergrund stehen eine orthostatische Hypotonie (▸Kap. 9.9.8) mit Schwindel, Ausfall der Schweißsekretion und sexuelle Störungen.

Querschnittslähmung. Wie in ▸Kap. 19.5.4 beschrieben, führt die Durchtrennung des Rückenmarks zur Querschnittslähmung und zum Erlöschen der spinalen vegetativen Reflexe unterhalb der Unterbrechung für 1–6 Monate (Störung der Blasen- und Mastdarmentleerung sowie der Sexualfunktion). Der akute Ausfall dieser Reflexe ist Teil des bereits beschriebenen **spinalen Schocks** (▸Kap. 13.8.4). Innerhalb von Monaten können sich die Reflexe jedoch erholen, wobei sie häufig in ein Stadium der **Hyperreflexie** übergehen.

Die segmentale Höhe der Durchtrennung des Rückenmarks bestimmt Art und Ausmaß der Ausfälle der vegetativen Regulationen. Beispielsweise sind bei einer Läsion oberhalb des Segments Th_1 der systolische und diastolische Blutdruck deutlich erniedrigt und das Herzminutenvolumen liegt im unteren Normbereich. Befindet sich die Läsion dagegen unterhalb der Segmente Th_7–Th_{10}, ist der Blutdruck eher normal. Entscheidend ist offensichtlich, wie viele Gefäßgebiete unter dem direkten Einfluss der Medulla oblongata stehen. Auch für andere vegetative Reflexe, z. B. für die Genitalreflexe, ist das Segment der Schädigung entscheidend.

Im **spinalen Schock** besteht eine Atonie von Blase und Mastdarm, verbunden mit dem Erlöschen des Miktions- und Defäkationsreflexes. Die Unterbrechung der präganglionären sympathischen Fasern führt zu einer Reihe von Funktionsstörungen. Bei einer Läsion oberhalb Th_5 tritt vielfach ein massiver Blutdruckabfall auf. Außerdem kommt es bei einer Läsion oberhalb Th_3 zu einem Ausfall der Schweißsekretion (**Anhidrose**) in der gesamten Haut, wodurch eine **Hyperthermie** (▸Kap. 15.2.6) ausgelöst werden kann. Im Falle einer zervikalen Läsion beobachtet man ferner ein **Horner-Syndrom** (▸Kap. 19.4.9.3).

Die vegetativen Reflexe zeigen, wie erwähnt, eine Erholung. Nach mehreren Wochen beginnt sich die Harnblase wieder reflektorisch zu entleeren, wenn ein bestimmtes Füllungsvolumen erreicht ist (**Reflexblase**, ▸Kap. 13.8.4). Durch sensible Reize (z. B. Klopfen oder Bestreichen) der Hautregion oberhalb des Schambeins wird die Auslösung der reflektorischen Entleerung gefördert. Auf die im spinalen Schock erforderliche Katheterisierung der Blase kann dann verzichtet werden, vorausgesetzt, dass nur ein geringes Restharnvolumen nach der Entleerung zurückbleibt. Auch der Defäkations- und der Erektionsreflex stellen sich im Laufe der Zeit wieder ein, während die Ejakulation meist für immer ausbleibt. Außerdem kehrt die thermoregulatorische Schweißsekretion langsam zurück. Nach 6–8 Monaten führt die Zunahme der reflektorischen Sympathikusaktivität nicht selten zu Vasokonstriktionen, die Bluthochdruckkrisen zur Folge haben können.

Bei Querschnittsläsionen des Lumbalmarks bleibt die Reorganisation der kaudalen Reflexmechanismen u. U. aus, weil die Blutversorgung der unteren Segmente über die benachbarte A. radicularis magna unterbrochen ist. Reflektorische Blasenentleerungen sind dann nicht mehr möglich; dagegen kommt es, gesteuert über intramurale Ganglien, zu häufigen Entleerungen kleiner Harnvolumina (sog. **autonome Blase**, ▸Kap. 13.8.4). Die gleiche Auswirkung hat eine Zerstörung des Sakralmarks.

Hypothalamische Funktionsstörungen treten am häufigsten infolge von Tumoren, Entzündungen und Verletzungen auf. Die zu beobachtenden Störungen sind vielfältig und hängen u. a. von der Größe der Läsion und von der Zeitdauer ab, in der sich der Schaden entwickelt (◘ Tab. 19.12).

Störungen des Gedächtnisses und des **Schlaf-Wach-Rhythmus** kommen teilweise durch Schädigungen von aufsteigenden und absteigenden Bahnen zwischen Hypothalamus und limbischem System zustande.

Störungen des limbischen Systems äußern sich bevorzugt in einer fehlenden Kontrolle des affektiven Verhaltens, die sich u. a. in Aggressivität, Verlust der Angstreaktion, sexueller Enthemmung und exzessiver Nahrungsaufnahme äußert. Diese Kardinalsymptome

Tab. 19.12 Funktionsstörungen bei Läsionen des Hypothalamus

Läsion	Vorderer Hypothalamus	Intermediärer Hypothalamus	Hinterer Hypothalamus
Akute Läsion	Schlaflosigkeit, Diabetes insipidus, Störung der Temperaturregulation (Hyperthermie)	Hormonelle Störungen, Diabetes insipidus, Störung der Temperaturregulation (Hyperthermie)	Schlafsucht, Poikilothermie (Temperaturinkonstanz), emotionale Störungen
Chronische Schädigung	Schlaflosigkeit, Hypothermie, Verlust des Durstgefühls	Störungen von Gedächtnis und Emotionen, Fresssucht (bei Störungen im medialen Abschnitt), Abmagerung u. Appetitlosigkeit (bei Störungen im lateralen Abschnitt), Verlust des Durstgefühls	Gedächtnisausfälle, emotionale Störungen, Poikilothermie, Pubertas praecox (▸Kap. 17.5.1)

finden sich besonders ausgeprägt bei beidseitigem Ausfall der Amygdala (**Klüver-Bucy-Syndrom**).

Reaktion vegetativer Effektororgane nach Denervierung. Vegetative Organe, die vorwiegend unter neuronaler Kontrolle stehen, zeigen verstärkte Reaktionen auf Überträgerstoffe des vegetativen Nervensystems, wenn die neuronale Aktivität vermindert wird (Denervierung, Dezentralisation usw.). Dieses Phänomen wird **adaptive Supersensitivität** genannt. Es wird angenommen, dass im vermindert neuronal gesteuerten Organ adrenerge oder cholinerge Rezeptoren hochreguliert werden. Auch Veränderungen des Membranpotenzials und intrazelluläre Ca^{2+}-Konzentrationserhöhungen werden diskutiert. Zirkulierende Mediatoren führen in dieser Situation zu verstärkten Effekten.

Sympathisches Nervensystem und Schmerz. Das sympathische Nervensystem kann auch durch Schmerzreize erregt werden (▸Kap. 19.4.4.1). Andererseits kann es seinerseits zu Schmerzen beitragen. Dies wird vor allem nach Traumen an Extremitäten oder nach Nervenläsionen beobachtet. In diesen Fällen wird der Schmerz durch eine Blockade des Sympathikus gelindert.

Unterschieden werden das **complex regional pain syndrome I** (CRPS I), das früher als sympathische Reflexdystrophie oder **Sudeck-Syndrom** (▸Kap. 18.5.3) bezeichnet wurde, und das **complex regional pain syndrome II** (CRPS II), auch **Kausalgie** genannt. CRPS I entsteht nach Extremitätenverletzungen ohne nennenswerte Nervenläsion, CRPS II nach Traumen mit größeren Nervenläsionen. Neben Schmerzen treten eine ödematöse Schwellung der Hand bzw. des Fußes, vermehrtes Schwitzen und Osteoporose in der betroffenen Region sowie später Hautatrophien auf. Diese Symptome zeigen eine Fehlfunktion des sympathischen Systems an. Bei diesem Krankheitsbild besteht somit eine Kopplung sympathischer und primär afferenter Neurone (entweder in der Peripherie oder im Spinalganglion), die zu einer Aktivierung und Sensibilisierung der Afferenzen führt. Sekundär folgt eine Sensibilisierung von Rückenmarkszellen und wahrscheinlich höher gelegener Hirnabschnitte. Eine Überfunktion des sympathischen Nervensystems ist dementsprechend kausal beteiligt. Weshalb allerdings dieses Syndrom nur bei einem Teil der betroffenen Patienten auftritt, ist nicht bekannt.

In Kürze

- **Vegetative Fehlregulationen** werden verursacht durch Untergang vegetativer Nervenfasern (z. B. bei Neuropathien), durch Versagen vegetativer Regulationen als Folge von Hirn- oder Rückenmarksläsionen (Beeinträchtigung der synaptischen Übertragung von vegetativen Nervenfasern, z. B. durch Medikamente) und durch Veränderungen in den Zielorganen und deren vegetativer Innervation.
- Bei **Querschnittslähmung** infolge einer Durchtrennung des Rückenmarks erlöschen die spinalen vegetativen Reflexe unterhalb der Unterbrechungsstelle (dadurch Störungen der Blasen- und Mastdarmentleerung sowie der Sexualfunktion). Aufgrund des Ausfalls sympathischer Efferenzen können erhebliche Blutdruckabfälle auftreten (**spinaler Schock**). Die Reflexe können sich jedoch innerhalb von Monaten erholen, wobei es häufig zu einem Stadium der Hyperreflexie kommt.

19.8 Allgemeine Hirnfunktionen

Die Aufnahme und Verarbeitung sensorischer Reize, die Auslösung von Bewegungen sowie die von vegetativen Reaktionen und zahlreiche kortikale Leistungen sind spezialisierte Funktionen des Nervensystems, die in umschriebenen neuronalen Schaltkreisen und Bahnen stattfinden. Diesen spezialisierten Leistungen sind neuronale Vorgänge gegenüberzustellen, die das gesamte Gehirn betreffen und/oder generelle Reakti-

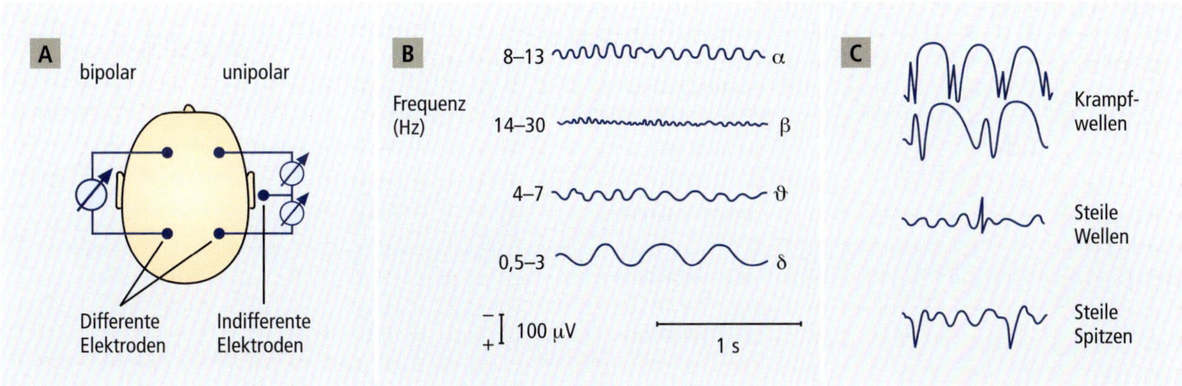

Abb. 19.121 A EEG-Ableitungsschema, B Einteilung der EEG-Wellen nach Frequenzen, C Krampfpotenziale, die insbesondere bei verschiedenen Epilepsieformen abgeleitet werden

onsmuster des Gehirns darstellen, und die alle spezialisierten Funktionen begleiten oder modifizieren. Dazu gehören die **Vigilanz** (Aufmerksamkeit), der Wechsel von **Wachen/Schlafen**, **Lernprozesse** und neuronale Mechanismen von **Emotion** und **Motivation**.

19.8.1 Elektroenzephalogramm (EEG)

Eine Möglichkeit, Hirnfunktionen zu erfassen bzw. zu beurteilen, bietet die Registrierung von Hirnströmen mit der sog. **Elektroenzephalographie**.

Ableitung des EEG. Von der Kopfhaut der Schädeldecke lassen sich **rhythmische Potenzialschwankungen** (EEG-Wellen) ableiten, deren Aufzeichnung man als **Elektroenzephalogramm** (**EEG**) bezeichnet. Zur EEG-Registrierung werden Elektroden auf bestimmte Punkte der Schädeloberfläche aufgesetzt oder leitend aufgeklebt. Die Ableitung kann dabei auf zwei verschiedenen Wegen erfolgen (Abb. 19.121): in Form der

- **bipolaren Ableitung**, bei der die Potenzialdifferenzen zwischen zwei sog. differenten Elektroden auf dem Schädel registriert werden, und der
- **unipolaren Ableitung**, bei der man die Potenzialdifferenzen zwischen einer differenten Elektrode auf dem Schädel und einer indifferenten (potenzialkonstanten) Elektrode (z. B. am Ohrläppchen) aufzeichnet.

Da die abgeleiteten EEG-Spannungen größenordnungsmäßig nur 10–100 μV betragen, ist in jedem Fall eine elektronische Verstärkung erforderlich, bevor die Aufzeichnung mit einem direktschreibenden Registriergerät erfolgen kann.

Die EEG-Aktivität besteht aus Wellen, die nach ihrer Frequenz in **Frequenzbänder** unterteilt werden (Abb. 19.121). Man unterscheidet

- β-Wellen (Beta-Wellen, 14–30 Hz),
- α-Wellen (Alpha-Wellen, 8–13 Hz),
- ϑ-Wellen (Theta-Wellen, 4–7 Hz) und
- δ-Wellen (Delta-Wellen, 0,5–3 Hz).

Die Amplituden der Wellen einer bestimmten Frequenz können erheblich schwanken. Jedoch besitzen die niederfrequenten Wellen in der Regel größere Amplituden, während die höherfrequenten Wellen durch kleinere Amplituden charakterisiert sind (s. u.).

Die EEG-Aktivität ist über dem gesamten Gehirn abzuleiten, d. h. sie ist Ausdruck einer allgemeinen Hirnfunktion. Beim Erwachsenen hängt die Frequenz der EEG-Wellen hauptsächlich vom **Aktivierungszustand der Hirnrinde** ab. Das EEG eines Erwachsenen, der physisch und psychisch entspannt ist und die Augen geschlossen hält, besteht in der Regel aus **α-Wellen** (Abb. 19.122). Öffnet man die Augen, wird dieser Rhythmus durch **β-Wellen** mit kleinerer Amplitude ersetzt, und beim Schließen der Augen treten wieder α-Wellen auf. Dieser Wechsel von α- zu β-Wellen beim Öffnen der Augen wird nach dem Erstbeschreiber des menschlichen EEGs „Berger-Effekt" genannt. **EEG-Wellen des ϑ- und δ-Bereichs** treten beim gesunden Hirn im Schlaf auf. Je langsamer und größer die Wellen, desto tiefer ist der Schlaf (▸ Kap. 19.8.2).

Bei Säuglingen und Kleinkindern findet man unregelmäßige Potenzialschwankungen mit vorrangig niederfrequenten Wellen (δ- und ϑ-Wellen). Erst mit zunehmender Reifung des Gehirns treten an deren Stelle höherfrequente Potenzialschwankungen (α- und β-Wellen).

Entstehung der rhythmischen EEG-Aktivität. Die im EEG auftretenden Wellen sind auf die **elektrische Aktivität der Pyramidenzellen des Kortex** zurückzuführen. Diese haben die Besonderheit, dass sie eine längliche Struktur besitzen. Vom Zellkörper in den tieferen Kortexschichten steigen Dendriten bis in die oberflächlichen Kortexschichten auf. Werden beispielsweise die oberflächlichen (apikalen) Dendriten synaptisch erregt, entsteht eine Potenzialdifferenz zum tiefer gelegenen Soma. Dadurch wird ein Stromfluss innerhalb des Neurons ausgelöst, dem ein entsprechender entgegengesetzter Stromfluss im Extrazellularraum entspricht. Die länglich ausgerichtete Zelle wirkt wie ein **Dipol**. Dieser ist so groß, dass Feldpoten-

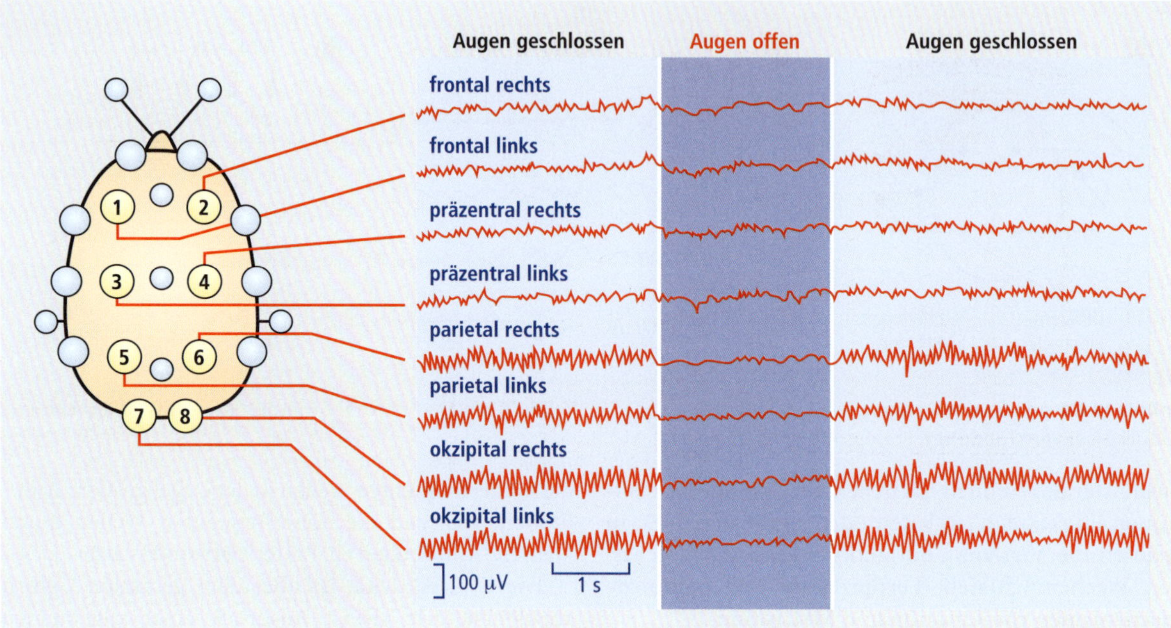

Abb. 19.122 EEG des ruhenden, wachen Menschen bei unipolarer Ableitung von acht Punkten der Schädeldecke. Öffnen der Augen blockiert den α-Rhythmus (Berger-Effekt). Nach Jung

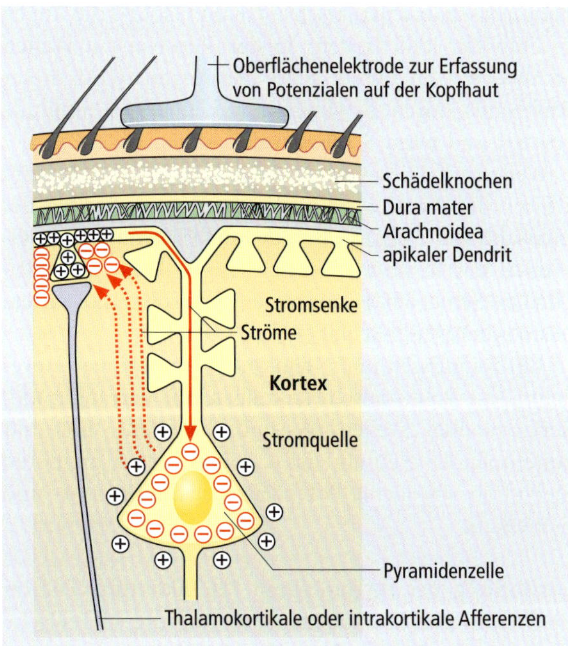

Abb. 19.123 Pyramidenzellen des Kortex bilden bei synaptischer Aktivierung der apikalen Dendriten einen Dipol, da die synaptisch erregte Stelle gegenüber dem Zellsoma relativ depolarisiert ist. Die Linien stellen die dadurch ausgelösten Ausgleichsströme bzw. die Feldlinien innerhalb und außerhalb der Zellen dar. Hierbei bezeichnet man den extrazellulär gelegenen „Pluspol" als **Stromquelle** und den extrazellulär gelegenen „Minuspol" als **Stromsenke**. Die durch die Erregung vieler Pyramidenzellen ausgelösten Feldpotenziale können mit EEG-Elektroden gemessen werden. Nach Birbaumer

ziale mit Elektroden außerhalb des Kortex gemessen werden können (Abb. 19.123).

Die Vorgänge, die zur EEG-Aktivität führen, sind in Abb. 19.124 schematisch dargestellt. Links abgebildet sind zwei Pyramidenzellen mit ihren apikalen Dendriten. Sowohl an den apikalen als auch an den somanahen Dendriten und am Zellsoma enden synaptisch afferente Fasern. Für die im Spontan-EEG sichtbaren rhythmischen Wellen ist die synaptische Aktivierung der apikalen Dendriten durch vom Thalamus aszendierende Fasern maßgebend. Dies zeigt die rechte Abbildung. Die aufsteigenden Fasern leiten gruppierte Aktionspotenziale zur Synapse (s. Ableitungen rechts unten). Jede Aktionspotenzialfolge führt zu einem EPSP (s. u.) im apikalen Dendriten (rechte Abbildung, Mitte). Wird dieser auf diese Weise depolarisiert, entsteht eine Potenzialdifferenz zwischen ihm und dem Zellsoma und es treten die o. g. Ausgleichsströme auf.

Die dargestellten Vorgänge spielen sich synchron an vielen Pyramidenzellen ab. Die über dem Schädel ableitbare EEG-Aktivität ist also die Folge fortgeleiteter **Feldpotenziale**, die durch die gleichzeitige Bildung von EPSPs in den apikalen Dendriten zahlreicher Pyramidenzellen entstehen (Abb. 19.124, rechts oben). Aktionspotenziale von Nervenzellen tragen dagegen kaum zur messbaren EEG-Aktivität bei, weil sie mit ihren sehr schnell zu- und abnehmenden Spannungsänderungen durch die Filtereigenschaften des Gewebes für hohe Frequenzen in ihrer Amplitude stark abgeschwächt werden.

Der Schrittmacher der normalen rhythmischen Aktivität der kortikalen Neurone ist, wie oben erwähnt,

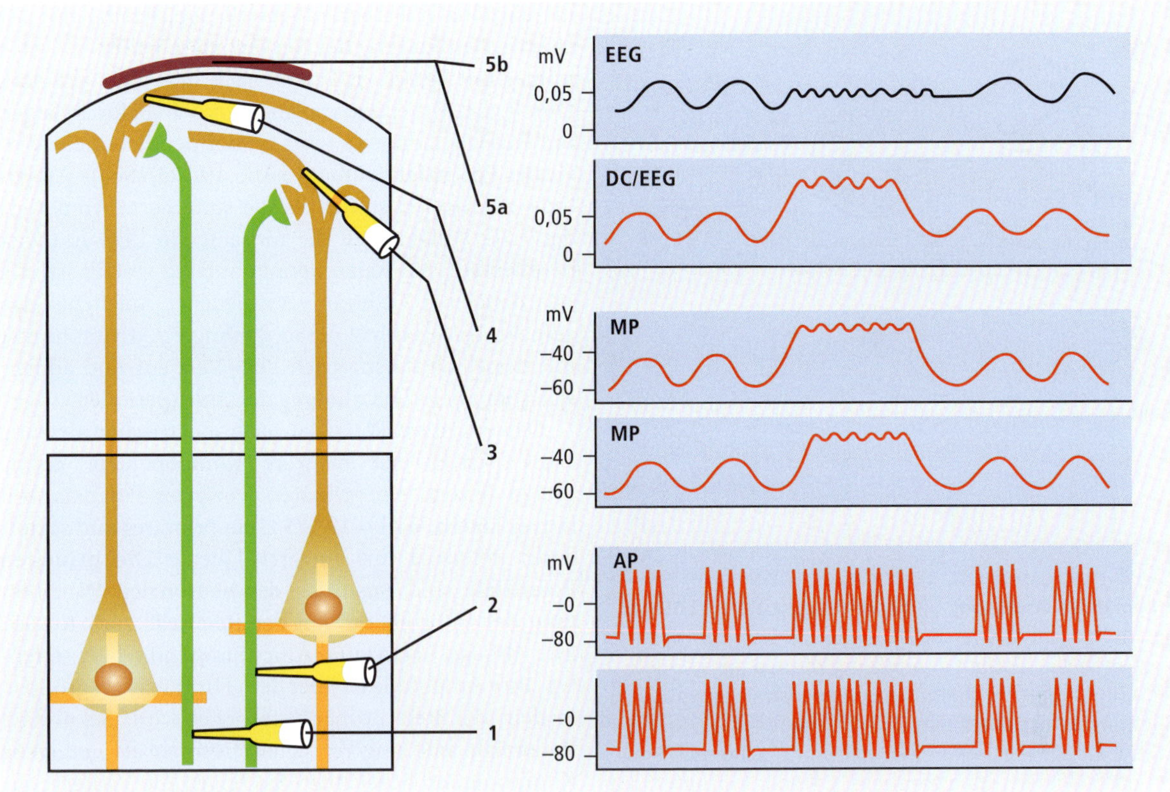

o Abb. 19.124 Entstehung der rhythmischen EEG-Aktivität. Links sind zwei Pyramidenzellen (gelb) und zwei aufsteigende Fasern (grün), die synaptisch an Dendriten der Pyramidenzellen enden, rechts die abzuleitenden Potenziale dargestellt. Die Ableitung von aufsteigenden Afferenzen mit den Elektroden 1 und 2 zeigt rhythmische oder kontinuierliche Folgen von Aktionspotenzialen (**AP**). Mit den Elektroden 3 und 4 werden Änderungen des Membranpotenzials (**MP**) in den Dendriten der Pyramidenzellen abgeleitet. Die Ableitung mit Oberflächenelektroden (5a, 5b) zeigt die EEG-Aktivität, wobei die Ableitung 5b nur Wechselspannungspotenziale (EEG), die Ableitung 5a Wechsel- und Gleichspannungspotenziale (DC/EEG) wiedergibt

der **Thalamus**. Dieser wiederum wird durch Aktionspotenziale aus dem **aufsteigenden retikulären Aktivierungssystem** (ARAS, o Abb. 19.32) aktiviert. Die thalamischen Zellen zeigen eine mehr oder weniger starke rhythmische Aktivität (abhängig vom Wachzustand, ▸Kap. 19.8.3), weil ihr Membranpotenzial durch Membraneigenschaften und Netzwerkverbindungen rhythmisch schwankt. Bei jeder Depolarisation einer Thalamuszelle wird eine Salve von Aktionspotenzialen ausgelöst und zum Kortex fortgeleitet. Diese Bildung von Aktionspotenzialen wird beendet, wenn die Depolarisation der Thalamuszelle wieder abnimmt. Im Schlaf, für den niedrige EEG-Frequenzen typisch sind, depolarisieren Thalamuszellen rhythmisch mit geringer Frequenz, und daher ist der rhythmische Zufluss zum Kortex (mittels aufsteigender Aktionspotenziale) ebenfalls niederfrequent. Es entstehen somit Feldpotenziale (Wellen) niedriger Frequenz, die allerdings eine große Amplitude haben, weil ein hohes Maß an Synchronisierung vorliegt, d.h. viele kortikale Neurone zeitgleich EPSPs bilden. Wird der Thalamus im Wachzustand durch das aufsteigende retikuläre System vermehrt aktiviert, depolarisieren thalamische Zellen rhythmisch mit höherer Frequenz. Folglich werden zum Kortex aufsteigende Aktionspotenziale in kürzeren Abständen gebildet und die Dendriten der Pyramidenzellen in kürzeren Abständen synaptisch erregt. Dies führt zu Wellen höherer Frequenz. Die geringere Amplitude dieser Wellen ist dadurch bedingt, dass die Synchronizität der EPSPs geringer ist als bei langsamen Rhythmen des thalamischen Schrittmachers, d.h. nicht so viele Neurone exakt im Gleichtakt wie bei niederfrequenter Schrittmacheraktivität synaptisch erregt werden.

o Abb. 19.124, rechts, zeigt ferner, wie sich das EEG verändert, wenn rhythmische Aktionspotenziale durch eine längere Aktionspotenzialfolge abgelöst werden. Hierdurch entsteht in den Pyramidenzellen ein größeres und länger dauerndes EPSP mit geringen Amplitudenschwankungen. Im EEG ist eine solche lang anhaltende Depolarisation („Negativierung") nur sichtbar, wenn Gleichspannungsverstärker benutzt werden (DC/EEG). Bei der üblichen Ableitung mit Wechselspannungsverstärkern wird das lang anhaltende Potenzial herausgefiltert, und es stellen sich nur die Schwankun-

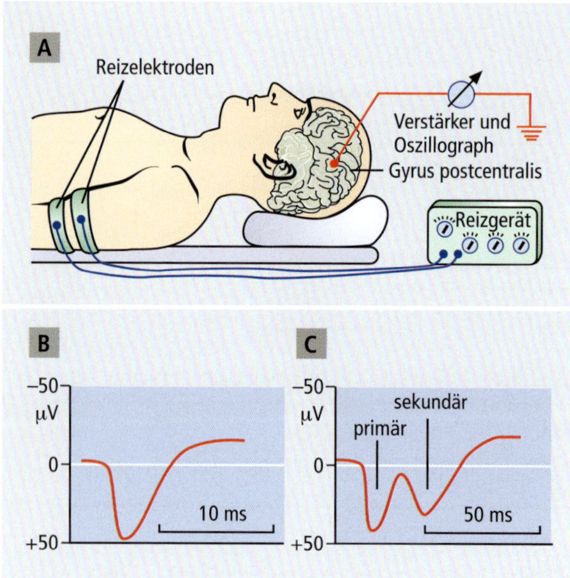

Abb. 19.125 Auslösung und Ableitung evozierter Potenziale am Menschen. **A** Versuchsanordnung. Statt der hier gewählten elektrischen Hautreizung können auch andere Reize (mechanische, thermische) verwendet werden. Die Ableitung erfolgt durch eine EEG-Elektrode auf der Kopfhaut. **B** Primär evoziertes Potenzial vom zugehörigen Projektionsfeld im Gyrus postcentralis. **C** Primär evoziertes und sekundär evoziertes Potenzial. Beachte die unterschiedliche Zeitschreibung in B und C

gen mit den kleinen Amplituden dar. Das EEG erscheint dann wegen des Verschwindens der rhythmischen Wellen mit größerer Amplitude „desynchronisiert". Eine Negativierung ist immer Ausdruck einer Aktivierung der betroffenen Region.

Evozierte (ereigniskorrelierte) Potenziale. Reize unterschiedlicher Modalität werden in verschiedenen Kortexarealen verarbeitet. So aktivieren Lichtreize Neurone des visuellen Kortex und dessen Umgebung, akustische Reize Neurone in der primären Hörrinde und deren Umgebung, taktile Reize Neurone im Gyrus postcentralis. Die Aktivierung dieser Kortexzellen durch dargebotene Reize („evozierte Aktivität") ist in der oben beschriebenen fortlaufenden EEG-Ableitung nicht zu sehen, weil die evozierten Signale zu klein sind und daher in der allgemeinen EEG-Aktivität untergehen.

Mit der **Mittelungstechnik** lassen sich aber auch **evozierte Potenziale** darstellen, welche die Aktivierung eines Hirnareals bei Verarbeitung eines Reizes anzeigen. Dies ist in Abb. 19.125 verdeutlicht (Ableitung eines evozierten Potenzials im Gyrus postcentralis bei elektrischer Reizung eines peripheren Nerven am Arm). Bei dieser Technik wird das EEG nicht mehr fortlaufend aufgezeichnet, sondern die Ableitung wird mehrfach neu gestartet und die Signale der einzelnen Ableitperioden werden durch Aufaddieren gemittelt. Startet man die einzelne Ableitperiode jeweils gleichzeitig mit der elektrischen Reizung des Nerven, dann wird der Kortex immer mit derselben Latenz nach dem Reiz aktiviert. Durch die Mittelung von mehreren Reizdurchgängen mit Reizwiederholung wird immer deutlicher ein **evoziertes Potenzial** sichtbar (Abb. 19.125). Seine Amplitude ist deutlich größer als die summierte Amplitude der EEG-Wellen, weil die fortlaufende EEG-Aktivität bezogen auf den Reizzeitpunkt zufällig verteilt ist und sich daher bei Addition verschiedener Ableitepisoden aufhebt. Dagegen tritt die reizbedingte Aktivität immer mit derselben Latenz nach dem Reiz auf und addiert sich somit bei Wiederholung der Ableitperioden.

Das evozierte Potenzial nach elektrischer Reizung eines Nerven hat mehrere Komponenten. Abb. 19.125 B zeigt ein primäres evoziertes Potenzial mit kurzer Latenz, Abb. 19.125 C ein primäres und sekundäres Potenzial mit längerer Latenz. Die **primären Potenziale** sind Ausdruck der neuronalen Weiterleitung der Information von der Reizstelle zum Kortex; ihre Abfolge, Latenz und Amplitude sind relativ stereotyp. Ihre Amplitude ist über dem Hirnareal am größten, in dem der Reiz primär verarbeitet wird. **Sekundäre Potenziale** mit längerer Latenz werden als **endogene Komponenten** bezeichnet. Sie zeigen die Weiterverarbeitung eines Reizes in verschiedenen Hirnarealen und sind daher über weiten Bereichen des Kortex ableitbar. Ihre Amplitude ist u. a. davon abhängig, ob man dem Reiz Aufmerksamkeit schenkt.

Langsame Hirnpotenziale. Eine Variante der Ableitung von ereigniskorrelierten Potenzialen ist die Ableitung sog. **Langzeitpotenziale** mithilfe von Gleichspannungsverstärkern. Eine „**Negativierung**" (s. o.) zeigt die „Mobilisierung" der Neurone an, die an einem Vorgang beteiligt sind. Die Negativierung, also das Auftreten eines lang anhaltenden negativen Potenzials, entspricht einer lang dauernden Depolarisation der apikalen Dendriten von Pyramidenzellen durch aszendierende Fasern. Dadurch werden Neurone leichter erregbar. Vor dem Ausführen einer Bewegung lässt sich z. B. ein Langzeitpotenzial über weiten Bereichen des Kortex beobachten. Dieses „**Bereitschaftspotenzial**" spiegelt die neuronale Aktivierung von Gehirnarealen wider, die an der Planung einer Bewegung beteiligt sind.

EEG-Anwendungen. Da das Spontan-EEG mit seinen unterschiedlichen Frequenzbändern den Vigilanzzustand anzeigt, lässt sich mit seiner Hilfe z. B. die **Tiefe des normalen Schlafs** abschätzen (Abb. 19.126). Unter klinischen Bedingungen eignet sich das Spontan-EEG auch zur Abschätzung der **Narkosetiefe** oder zur Dokumentation einer **Bewusstseinsstörung**. In der Narkose und im Koma treten sehr langsame Wellen auf. Der **Hirntod** ist durch das Fehlen jeglicher EEG-Wellen

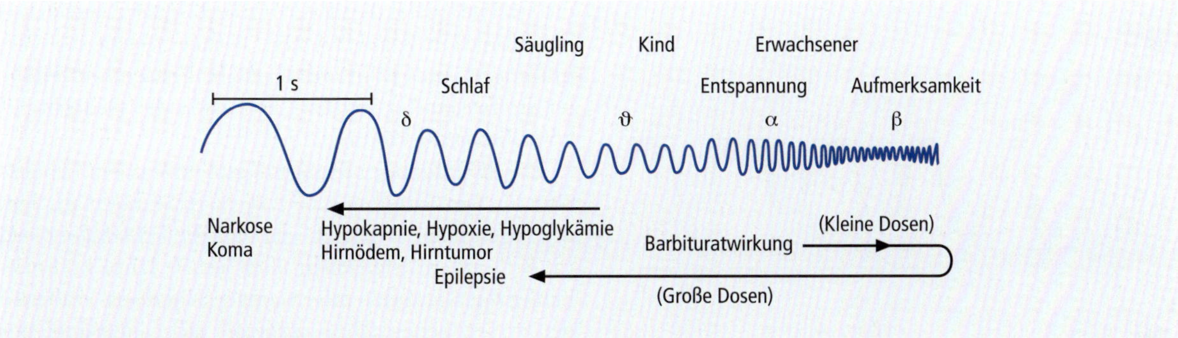

Abb. 19.126 Abhängigkeit der EEG-Frequenzen von Lebensalter und zentraler Aktivität (oben) sowie Frequenzänderungen bei pathologischen Zuständen (unten)

gekennzeichnet. Daher wird für die Feststellung des Hirntodes das Vorliegen eines „isoelektrischen EEGs“ (Nulllinie) über einen Mindestzeitraum gefordert.

Auch metabolische und pharmakologische Einwirkungen können das Spontan-EEG beeinflussen. So beobachtet man ein gehäuftes Auftreten langsamer δ-Wellen bei **Hypokapnie** (Abnahme des CO_2-Partialdrucks), **Hypoxie** (kritischer Abnahme des O_2-Partialdrucks) und **Hypoglykämie** (pathologischer Senkung der Blutzuckerkonzentration). **Barbiturate** bewirken in geringer Konzentration eine Frequenzzunahme, in hoher Konzentration und insbesondere bei Barbituratvergiftungen dagegen eine Abnahme der EEG-Frequenz.

In der Neurologie gibt das EEG Hinweise auf sog. „Herde“, also lokalisierte Krankheitsprozesse. In der Umgebung eines Tumors beobachtet man häufig langsame Wellen, während über den gesunden Hirnarealen das EEG normal erscheint. Bei generellen Veränderungen, z. B. bei intrakraniellen Drucksteigerungen durch ein Hirnödem, treten überall langsame Wellen auf. Die größte klinische Bedeutung kommt dem Spontan-EEG jedoch bei der Erkennung eines zerebralen Krampfleidens zu. **Epileptische Krampfentladungen** sind häufig durch ein **Spike-** und **Wave-Muster** gekennzeichnet (Abb. 19.121 C). Solche Entladungsmuster sind durch eine **Hypersynchronisation der Neuronenaktivierung** bedingt. Hierbei kann der Schrittmacher im epileptischen Herd liegen, d. h. dieses Muster wird dann nicht notwendigerweise durch den Thalamus generiert.

Evozierte Potenziale können auch in Forschung und Klinik benutzt werden. So treten z. B. bei einer Schädigung des Sehnerven durch Demyelinisierung die evozierten Potenziale im visuellen Kortex erst nach längerer Latenz als im Normalfall auf.

19.8.2 Schlafen und zirkadiane Rhythmen

Bestimmt durch den **zirkadianen Rhythmus** befindet sich das Gehirn entweder im Zustand des Wachseins oder des Schlafs mit entsprechenden Übergängen. Sofern der Mensch nicht daran gehindert wird, schläft er im Laufe jeder Nacht mehrere Stunden, wohingegen Schlafphasen während des Tages entweder relativ kurz sind oder gar nicht auftreten. Gesteuert wird der Schlaf durch zirkadiane und homöostatische Aktivitäten. Schlaf ist absolut notwendig. Werden Menschen für längere Zeit am Schlafen gehindert, treten psychotische Störungen auf. Völliger Schlafentzug führt zum Tod.

Schlafstadien. Der Nachtschlaf des Menschen ist seiner Struktur nach nicht gleich tief, sondern weist typische **Schlafzyklen**, d. h. Schwankungen der Schlaftiefe auf (Abb. 19.127). Man unterscheidet Tiefschlafphasen und REM-(rapid eye movement-)Schlafphasen, die jeweils zur Beendigung einer Tiefschlafphase führen. Der Tiefschlaf, auch Non-REM-Schlaf genannt, ist durch eine **hohe Weckschwelle** charakterisiert. Je tiefer der Schlaf, desto höher die Weckschwelle. Nach dieser und nach dem EEG-Muster lassen sich für den **Tiefschlaf vier Schlaftiefen** definieren. Dabei wird die Beobachtung ausgenutzt, dass mit zunehmender Schlaftiefe die Frequenz der EEG-Wellen abnimmt (Abb. 19.126, Abb. 19.127). Das Stadium 1 ist das **Einschlafstadium**, in dem die α-Wellen durch ein Gemisch anderer Wellen (β- und ϑ-Wellen) abgelöst werden. Im Schlafstadium 2 befindet man sich im **Leichtschlaf ohne Unterbrechung**. Für dieses Stadium sind im EEG besondere Gruppierungen der Wellen (Schlafspindeln und K-Komplexe) charakteristisch. Im Stadium 3 (**mittlere Schlaftiefe**) erscheinen in 10–50 % der Zeit bereits δ-Wellen, und im Stadium 4 (**Tief[st]schlaf**) treten in über 50 % der Zeit δ-Wellen mit großer Amplitude auf (synchronisierter Schlaf).

Wie Abb. 19.127 zeigt, werden im Verlauf einer Nacht die Tief- und REM-Schlaf-Phasen drei- bis fünfmal durchlaufen, wobei die jeweils erreichte Schlaftiefe des Tiefschlafs gegen Morgen abnimmt. Im gleichen Rhythmus weisen auch die vegetativen Funktionen (z. B. Herz- und Atmungsfrequenz) periodische Veränderungen auf. Während die ersten drei Schlafphasen als **Kernschlaf** lebensnotwendig sind, stellen die späteren Schlafzyklen den nicht lebensnotwendigen **Füllschlaf** dar.

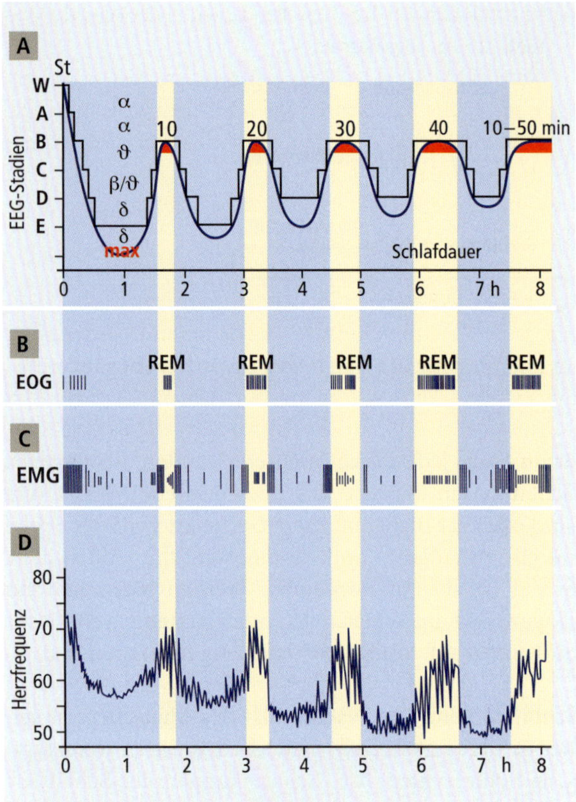

o Abb. 19.127 Verlauf der Schlafstadien (klassifiziert nach EEG-Kriterien) und Veränderung einiger charakteristischer Funktionsgrößen während des Nachtschlafs. **A** Schlaftiefe und EEG-Stadien; **B** Augenbewegungen (durch Striche markiert), die mit dem Elektrookulogramm (EOG) registriert werden; REM Salven schneller Augenbewegungen; **C** Aktivität der Nackenmuskulatur, registriert im Elektromyogramm (EMG); **D** Herzfrequenz. Nach Jovanovic

Der bereits angesprochene **REM-Schlaf** ist durch Salven schneller Augenbewegungen (**r**apid **e**ye **m**ovements) gekennzeichnet. Im EEG ist er durch sich abwechselnde β- und ϑ-Wellen mit niedriger Amplitude charakterisiert (desynchronisierter Schlaf), während andere Parameter dem Tiefschlaf entsprechen (z. B. minimaler Muskeltonus, d. h. weitgehende Muskelerschlaffung). Die REM-Phasen, deren Dauer im Laufe der Nacht von 10 auf 30 min zunimmt, werden daher auch als **paradoxer Schlaf** bezeichnet. Im REM-Schlaf werden die Herzfrequenz sowie andere vegetative Funktionen beschleunigt, und beim Mann treten Erektionen auf. Nach dem Aufwecken aus dem REM-Schlaf berichten Kinder und Erwachsene häufig über Traumerlebnisse. Das Auftreten von Träumen liefert einen weiteren Hinweis auf die lebhafte Aktivität des Zentralnervensystems in diesen Schlafphasen. In den Non-REM-Schlafphasen sind Träume offenbar sehr viel seltener.

Die Bedeutung der REM- und Non-REM-Phasen ist nur teilweise bekannt. Den Non-REM-Phasen, in denen die Stoffwechselaktivität vermindert ist, wird eine Erholungsfunktion zugeschrieben. Ferner besteht die Vermutung, dass es während der REM-Phasen mit erhöhter Stoffwechselaktivität zu Prozessen der Gedächtniskonsolidierung kommt.

Die **Schlafdauer** nimmt mit zunehmendem Lebensalter ab. Der Säugling schläft etwa 16 Stunden am Tag, der Jugendliche benötigt eine tägliche Schlafdauer von ca. 8 Stunden; Menschen älter als 50 Jahre kommen häufig mit 6 Stunden oder weniger Schlaf aus. Während der ersten Lebensjahre reduziert sich außerdem der relative Anteil des REM-Schlafs an der Gesamtschlafdauer. Dieser Anteil geht von 50 % beim Säugling auf 20 % im 5. Lebensjahr zurück und bleibt dann bis ins hohe Alter ungefähr gleich. Man vermutet, dass der hohe Anteil des REM-Schlafs mit verstärkter neuronaler Aktivität bei Säuglingen und Kleinkindern für die Reifung des Gehirns erforderlich ist.

Neuronale Grundlagen der Schlaf-Wach-Zustände. Die Steuerung des Schlafs ist komplex und nur teilweise bekannt. Mehrere Hirnregionen spielen zusammen. Eine Schlüsselrolle nehmen das **Frontalhirn**, der **Hypothalamus**, der **Thalamus** und das **aufsteigende retikuläre Aktivierungssystem** (ARAS) ein. Es wird angenommen, dass eine Zunahme der **Adenosinkonzentration** im Frontalhirn zur Einleitung des Schlafs beiträgt. Bildlich gesprochen ist das Frontalhirn ein „Schlafhomöostat", in dem im Laufe einer Wachphase die Adenosinkonzentration zunimmt. Dies führt dann (indirekt) über die Hemmung GABAerger Neurone zur Aktivierung von Neuronen im Hypothalamus, die den Schlaf einleiten. Strukturen im Hypothalamus, die sich gegenseitig hemmen, bilden einen „Schlaf-Wach-Schalter". Während des Schlafs sind Neurone im präoptischen Areal (als Folge des Adenosinanstiegs und Hemmung GABAerger Neurone, s. o.), bei Wachheit Neurone im tubero-mamillären Nucleus aktiv.

Die Aktivierung der „Schlafneurone" im präoptischen Areal bewirkt über absteigende Fasern eine Hemmung von Kerngebieten im Hirnstamm, die zum ARAS gehören und bei Wachheit aktiv sind. Eine Abnahme der ARAS-Aktivität führt zu einem geringeren Antrieb des Thalamus, insbesondere des **Nucleus reticularis thalami**. Dies hat zur Folge, dass die Relaiszellen des Thalamus hyperpolarisieren und rhythmische Depolarisationen mit langsamer Frequenz ausbilden. Dies wiederum löst langsamere EEG-Wellen aus. In diesem Zustand des thalamo-kortikalen Systems ist das Bewusstsein aufgehoben.

Im Hypothalamus, der den Schlaf einleitet, findet eine Integration von homöostatischen und zirkadianen Signalen statt. So wird erreicht, dass die Schlafphasen in der Nacht auftreten.

Für den Wechsel von **Non-REM-** und **REM-Phasen** ist der **Hirnstamm** verantwortlich. Hierbei spielen die Transmitter Serotonin, Noradrenalin und Acetylcholin eine wichtige Rolle. Für die REM-Phasen scheinen cholinerge Neurone in der Brücke von Bedeutung zu sein, die über absteigende Bahnen die spinalen Motoneurone hemmen und damit die REM-Phasen-typische Muskelerschlaffung herbeiführen. Man nimmt weiterhin an, dass die Beendigung der REM-Phasen durch die Aktivität von noradrenergen Neuronen im Locus coeruleus sowie von serotoninergen Neuronen herbeigeführt wird.

Der Schlaf wird beendet, wenn Neurone, die das Peptid **Orexin** bilden, im lateralen Hypothalamus aktiv werden. Diese aktivieren im Wach-Schlaf-Schalter die „Wachneurone“ (Neurone im tubero-mamillären Nucleus), wodurch die „Schlafneurone“ gehemmt werden. Ferner aktivieren sie die ARAS-Strukturen im Hirnstamm, die in ihrer Aktivität während der Schlafphase gehemmt wurden.

Zirkadiane Rhythmen. Wie bei fast allen Lebewesen treten beim Menschen tagesrhythmische Schwankungen der Organfunktionen auf. Auch bei Ausschaltung aller Umwelteinflüsse bleibt eine Periodik der Kreislauf- und Stoffwechselfunktionen, der Körpertemperatur sowie der Hirnaktivität erhalten, wobei jedoch die Periodendauer häufig länger als 24 Stunden ist. Offenbar werden diese Funktionsänderungen endogen gesteuert („biologische Uhr“). Solche periodischen Schwankungen biologischer Größen im Tagesverlauf bezeichnet man deshalb als **zirkadiane Rhythmen**, weil sie ungefähr (circa) der Dauer eines Tages (dies) entsprechen.

Endogene Rhythmen sind von **endogenen Oszillatoren** abhängig, die definierte Oszillationsperioden besitzen. Allerdings folgt der zirkadiane Rhythmus nicht exakt dem endogenen Oszillator, sondern er wird von äußeren Zeitgebern beeinflusst. Diese **exogenen Zeitgeber** sind vor allem der Hell-Dunkel-Zyklus, aber auch soziale Faktoren, insbesondere die Aktivitätsperiodik (Arbeits-, Freizeit- und Schlafdauer, Essenszeiten u. a.). Der stärkste exogene Zeitgeber ist helles Licht. Der zirkadiane Rhythmus stellt sich 15–20 Wochen nach der Geburt ein.

Eine zentrale Stellung in der Kontrolle der Schlaf-Wach-Periodik nimmt der **Nucleus suprachiasmaticus** im Hypothalamus ein. Er liegt direkt über dem Chiasma opticum und erhält von den Melanopsin-bildenen Ganglienzellen der Retina Informationen über deren Belichtung, wird also durch die Umgebungshelligkeit bzw. -dunkelheit beeinflusst. Darüber hinaus bestehen von ihm aus Verbindungen zu anderen Hirnregionen, z. B. zur Epiphyse (Zirbeldrüse), die Melatonin (▸ Kap. 16.10) freisetzt, das seinerseits auf den Nucleus suprachiasmaticus zurückwirkt. Bei Belichtung sinkt die Melatoninkonzentration, bei Dunkelheit steigt sie an.

Neurone des Nucleus suprachiasmaticus weisen auch in vitro, d. h. außerhalb des Gehirns, eine periodische Aktivität auf. Sie zeigen ihre höchsten Entladungsfrequenzen in der Nacht, dagegen geringere Aktivität am Tag. Bei Zerstörung dieses Kerns geht der normale Schlaf-Wach-Rhythmus verloren, obwohl die Absolutzeiten von Wachen und Schlafen nicht verändert sind.

Der Nucleus suprachiasmaticus ist mit zahlreichen Hirnstrukturen verbunden, denen er seinen Rhythmus vermittelt. Dazu gehören der Hypothalamus, die Epiphyse (s. o.), und vor allem der Hirnstamm mit dem ARAS. Trotz seiner herausragenden Stellung ist der Nucleus suprachiasmaticus aber nicht der einzige endogene Zeitgeber.

Zusatzinformation

In den letzten Jahren wurden „molekulare Uhren“ beschrieben, die den Rhythmen zugrunde liegen. Prinzipiell geht man davon aus, dass bestimmte Gene (z. B. „Cryptochrome genes“, „Period genes“, „Clock genes“) im 24-Stunden-Rhythmus aktiv werden und die Synthese von Proteinen in Gang setzen, die im Zytoplasma Komplexe bilden. Ein Teil dieser Komplexe wandert in den Zellkern und hemmt dort Transkriptionsfaktoren der entsprechenden Gene, sodass keine weiteren Proteine gebildet werden (negative Rückkopplung). Andere Proteinkomplexe bewirken jedoch eine positive Rückkopplung, indem sie Transkriptionsfaktoren aktivieren, die zur erhöhten Genexpression führen. Entscheidend für dieses rhythmische Aktivitätsmuster ist die richtige zeitliche Abstimmung der einzelnen Reaktionsschritte.

Schlafstörungen. Schlafstörungen, die zu einer Beeinträchtigung der Lebensqualität führen, treten relativ häufig auf. Betroffene klagen überwiegend über Schlaflosigkeit (**Insomnie**), weniger über ein abnorm starkes Schlafbedürfnis (**Hypersomnie**). Insbesondere ältere Menschen leiden vielfach unter Schlafstörungen. Diese können eingeteilt werden in (◘ Tab. 19.13):

- **Dyssomnien**, die Beeinträchtigungen des Schlafs hinsichtlich Dauer, Qualität und zirkadianer Rhythmik (Insomnie und Hypersomnie) umfassen. Bei Insomnien ist die Schlafqualität mangelhaft. Meistens liegt keine komplette Schlaflosigkeit vor, sondern es bestehen Einschlaf- bzw. Durchschlafstörungen und/oder frühes Erwachen. Die Erholungsfunktion des Schlafs und die Leistungsfähigkeit am Tag sind vermindert. Man unterscheidet primäre sowie organisch und durch psychische Erkrankungen bedingte Insomnien. Bei Hypersomnien besteht eine exzessive Einschlafneigung während des Tages. Hierzu gehört auch die **Narkolepsie**, die durch Ein-

19

Tab. 19.13 Klassifikation der Schlafstörungen

Dyssomnien
▪ Intrinsische Schlafstörungen, ▪ extrinsische Schlafstörungen, ▪ Störungen des zirkadianen Schlaf-Wach-Rhythmus
Parasomnien
▪ Aufwach-Störungen (Arousal-Störungen), ▪ Störungen des Schlaf-Wach-Übergangs, ▪ Parasomnien in Verbindung mit REM-Schlaf
Weitere Schlafstörungen
▪ Organisch und psychiatrisch bedingte Schlafstörungen, ▪ Schlafstörungen bei neurologischen Erkrankungen, ▪ Schlafstörungen bei psychiatrischen Erkrankungen, ▪ Schlafstörungen bei internistischen Erkrankungen, ▪ Schlafstörungen unterschiedlicher Genese

schlafattacken mit einem kompletten Tonusverlust der Skelettmuskulatur (Kataplexie) gekennzeichnet ist. Die Attacken dauern in der Regel 10–20 min. Patienten mit Narkolepsie weisen schon bei Schlafbeginn REM-Schlafphasen auf.

- **Parasomnien**, d. h. störende und krankhafte Begleitsymptome des Schlafs, z. B. Schlafwandeln, Albträume oder nächtliches Zähneknirschen (Bruxismus).
- **Schlafstörungen bei neurologischen** (z. B. degenerativen Hirnerkrankungen, demenziellen Syndromen, Polyneuropathien, Epilepsien), psychiatrischen (z. B. depressiven Syndromen, Angstkrankheiten) oder **internistischen Erkrankungen** (z. B. Schmerzzuständen, rheumatische Erkrankungen, Asthma bronchiale, COPD). Die meisten Atmungsstörungen im Schlaf beruhen auf einer Obstruktion der oberen Atemwege, die zu Schnarchen und u. U. auch zur Schlafapnoe (▸Kap. 10.11.5) führen kann. Von einer Schlafapnoe spricht man, wenn der Atemstrom für mindestens 10 s und häufiger als 5-mal pro Stunde sistiert. Die Apnoe-bedingte Hypoxie löst eine zentralnervöse Alarmreaktion aus, die eine Schlafunterbrechung zur Folge haben kann. In den Apnoe-Phasen kommt es außerdem zu einem sehr starken Anstieg der Herzfrequenz sowie des arteriellen Blutdrucks im kleinen und großen Kreislauf.
- **Schlafstörungen unterschiedlicher Genese** (z. B. während und nach der Schwangerschaft).

Allgemein bekannt ist das **Jet-lag-Syndrom**, d. h. die vorübergehende Insomnie nach einem raschen Zeitzonenwechsel (▸Kap. 15.3.5). Die Schlafprobleme sind u. U. mit Unwohlsein und gastrointestinalen Störungen verbunden. Auch eine Schwächung des Immunsystems wurde beobachtet. Am schnellsten gelingt die Umstellung, wenn man sich Licht aussetzt, denn dieses ist der stärkste exogene Zeitgeber. Melatonin (s. o.) ist in der EU seit 2007 zur kurzfristigen Behandlung der primären Insomnie bei Patienten ab 55 Jahren zugelassen.

Dauerhafte Schlafstörungen können durch regelmäßig zu frühes oder zu spätes Einschlafen sowie durch häufigen Rhythmuswechsel bei der Schichtarbeit verursacht werden.

In Kürze

- **Allgemeine Hirnfunktionen** betreffen das gesamte Gehirn und stellen generelle Reaktionsmuster dar, die alle spezialisierten Funktionen begleiten oder modifizieren. Dazu gehören die Vigilanz (Aufmerksamkeit), der Wechsel von Wachen/Schlafen, Lernprozesse sowie die neuronalen Mechanismen von Emotion und Motivation.
- Eine Möglichkeit, Hirnfunktionen zu erfassen, bietet die Registrierung von Hirnströmen mit der **Elektroenzephalographie (EEG)**. Das Spontan-EEG zeigt durch den Frequenzbereich seiner Wellen den Aktivierungszustand der Hirnrinde an. Unterschieden werden höherfrequente β- und α-Wellen (typisch für Wachheit) und niederfrequente ϑ- und δ-Wellen (typisch für Schlaf). Auch in der Narkose und im Koma treten niederfrequente Wellen auf. Der Hirntod ist durch das Fehlen jeglicher EEG-Wellen gekennzeichnet.
- Die **Potenzialschwankungen** (Wellen) **des EEG** entstehen durch eine rhythmische Depolarisation von Pyramidenzellen des Kortex. Diese werden durch Aktionspotenziale aufsteigender Fasern aus dem Thalamus ausgelöst. Dieser wiederum wird durch Nervenimpulse aus dem aufsteigenden retikulären Aktivierungssystem (ARAS) aktiviert.
- **Reizverarbeitungsprozesse** in umschriebenen Kortexarealen lassen sich durch **ereigniskorrelierte Potenziale** darstellen. Sie erlauben die Beurteilung der Verarbeitung eines Reizes in verschiedenen Hirnarealen.
- **Langsame Hirnpotenziale** zeigen eine **Mobilisierung** (Steigerung der Erregbarkeit) **von Neuronen** an. Die dabei auftretende Negativierung entspricht einer lang dauernden Depolarisation der apikalen Dendriten von Pyramidenzellen.
- Bedingt durch den **zirkadianen Rhythmus** befindet sich das Gehirn entweder im Zustand des Wachseins oder des Schlafs mit entsprechenden Übergängen.
- Der **Nachtschlaf** weist mehrere Schlafzyklen auf, wobei Tiefschlaf-Phasen durch REM-Schlaf-Pha-

sen (s. u.) unterbrochen werden. Dem EEG-Muster entsprechend werden beim Tiefschlaf vier Schlaftiefen unterschieden. Die ersten drei Schlafphasen sind als **Kernschlaf** lebensnotwendig, die späteren Schlafzyklen sind nicht lebensnotwendiger **Füllschlaf**.

- Während der **REM-Schlaf-Phasen** treten schnelle Augenbewegungen auf. Außerdem werden die Herzfrequenz sowie andere vegetative Funktionen beschleunigt, die Skelettmuskeln sind dagegen erschlafft.
- Den **Non-REM-Phasen**, in denen die Stoffwechselaktivität vermindert ist, wird eine Erholungsfunktion zugeschrieben. Dagegen soll es während der REM-Phasen mit erhöhter Stoffwechselaktivität zu Prozessen der Gedächtniskonsolidierung kommen.
- An der **Steuerung** des **Schlafs** sind mehrere Hirngebiete beteiligt. Es wird angenommen, dass eine Zunahme der Adenosinkonzentration im Frontalhirn zur Einleitung des Schlafs beiträgt. Die Aktivierung von „Schlafneuronen" im präoptischen Areal bewirkt über absteigende Fasern eine Hemmung von Kerngebieten im Hirnstamm, die zum ARAS gehören und bei Wachheit aktiv sind. Für den Wechsel von Non-REM- und REM-Phasen ist der Hirnstamm verantwortlich. Orexin-bildende Neurone im Hypothalamus aktivieren „Wachneurone" im tubero-mamillären Nucleus und ARAS-Strukturen, was zum Aufwachen führt.
- Zu den **Schlafstörungen** gehören Schlaflosigkeit (Insomnie), ein abnorm starkes Schlafbedürfnis (Hypersomnie), störende und krankhafte Begleitsymptome des Schlafs (Parasomnien) und Schlafstörungen bei Organerkrankungen.
- Die **Narkolepsie** ist eine Hypersomnie, die durch Einschlafattacken mit einem kompletten Tonusverlust der Skelettmuskulatur (Kataplexie) gekennzeichnet ist.
- Periodische Schwankungen biologischer Größen im Tagesverlauf bezeichnet man als **zirkadiane Rhythmen**. Eine zentrale Stellung in der Kontrolle der Schlaf-Wach-Periodik nimmt der **Nucleus suprachiasmaticus** im Hypothalamus ein, der als endogener Oszillator wirkt und mit zahlreichen Hirnstrukturen verbunden ist, denen er seinen Rhythmus vermittelt. Dazu gehören der Hypothalamus, die Epiphyse, und vor allem der Hirnstamm mit dem ARAS. Externe Zeitgeber modifizieren den zirkadianen Rhythmus.

19.8.3 Wachsein, Bewusstsein und Aufmerksamkeit

Die Fähigkeiten des Menschen, seine Umwelt bewusst wahrzunehmen, geistige Aktivität zu entfalten und in freier Entscheidung zu handeln, sind Merkmale dessen, was man gemeinhin unter dem Begriff **Bewusstsein** zusammenfasst. Aus naturwissenschaftlicher Sicht beruht es auf der Aktivität komplexer neuronaler Strukturen im Zentralnervensystem. Allerdings sind wegen des hohen Komplexitätsgrades die daran beteiligten Vorgänge nur sehr oberflächlich bekannt. Die für das Selbstverständnis des Menschen wichtige Frage nach der physiologischen Basis des Bewusstseins lässt sich dementsprechend derzeit nur sehr unvollständig beantworten. Zu den gesicherten Fakten gehört die Feststellung, dass für das **Bewusstsein** das **Zusammenwirken kortikaler** und **subkortikaler Strukturen** erforderlich ist, und dass sich diese **Systeme** im **Wachzustand** befinden müssen. Während des Schlafs ist das Bewusstsein erloschen. Auch eine übersteigerte Aktivität, z. B. im epileptischen Anfall, kann zu einem Bewusstseinsverlust führen.

Zentrale Aktivierung. Wie bereits angedeutet, wird der Wachzustand durch den Erregungsstrom über das **aufsteigende retikuläre Aktivierungssystem** (ARAS, ○ Abb. 19.32) aufrechterhalten. Dieses System nimmt im Mesencephalon und der Brücke seinen Ausgang, und die aufsteigenden Fasern projizieren vor allem zum **Nucleus reticularis des Thalamus**. Während des Tiefschlafs ist die ARAS-Aktivität gering. Ist die Verbindung zwischen Hirnstamm und Zwischenhirn unterbrochen, ist eine Weckreaktion unmöglich. Der Patient befindet sich im tiefen Koma und ist durch Reize nicht aufzuwecken.

Der Nucleus reticularis thalami wiederum beeinflusst das Ruhepotenzial der aszendierenden Thalamuszellen und damit das EEG. Im Schlafzustand sind die Neurone des Nucleus reticularis rhythmisch inhibitorisch aktiv. Dadurch wird in den zum Kortex aufsteigenden und in dem vom Kortex absteigenden Fasern ebenfalls eine rhythmische Aktivität erzeugt. Der Schlafzustand ist demnach dadurch gekennzeichnet, dass das thalamo-kortikale Netzwerk in einem langsamen Eigenrhythmus „schwingt", wobei es sich in einem „burst mode" mit rhythmischen Entladungen befindet. Durch Aktivierung des ARAS beim Aufwachen führen die von diesem aufsteigenden Impulse zur Reduktion der Aktivität inhibitorischer Neurone in diesem Kern. Thalamische Relaiszellen werden dadurch weniger hyperpolarisiert und gehen in den „transmission mode" über. Dies führt zu einer **Desynchronisation** des **EEG**, d. h. zu Wellen höherer Frequenz und kleinerer Amplituden.

Dem Nucleus reticularis thalami wird darüber hinaus nicht nur bei der Erzeugung der **tonischen Wachheit** eine wichtige Rolle zugeschrieben, sondern auch bei der **selektiven Aktivierung** bestimmter **thalamokortikaler Verbindungen**. Er öffnet selektiv „Tore" und steht hiermit im Dienst der kontrollierten Aufmerksamkeit (s. u.).

Neurophysiologische Grundlagen von Bewusstsein und Aufmerksamkeit. Typischerweise richtet sich die **bewusste Aufmerksamkeit** immer auf eine beschränkte Zahl von Vorgängen. Man unterscheidet „kontrollierte" bzw. „selektive" und „automatisierte" bzw. „generelle" Aufmerksamkeit. Die kontrollierte Aufmerksamkeit ist bewusst, die automatisierte nicht. Kontrollierte Aufmerksamkeit wird durch neue, komplexe und nicht eindeutige Situationen ausgelöst. Die für bewusstes Erleben maßgebenden neurophysiologischen Vorgänge spielen sich im Neokortex und in den mit diesem verbundenen subkortikalen Strukturen (Basalganglien, limbischem System u. a.) ab. Die Prozesse der automatisierten und kontrollierten Aufmerksamkeit werden durch das „limitierte Kapazitätskontrollsystem" (LCCS) gesteuert. Zu diesem System gehören der präfrontale und der parietale Kortex sowie Teile der Basalganglien, insbesondere das Striatum. Sie interagieren mit dem retikulären Thalamus, wodurch eine Selektion sensorischer und motorischer Informationen möglich wird. Diese Vorgänge setzen jedoch eine allgemeine tonische Aktivierung durch die Formatio reticularis im Sinne der Weckreaktion voraus.

19.8.4 Emotion, Motivation, Triebe und limbisches System

Die meisten spezifischen Hirnfunktionen werden „von innen heraus" mitgesteuert, d. h. Emotionen, Motivationen und Triebe sind am Zustandekommen von spezifischen Tätigkeiten (motorischen Handlungen, Verhaltensweisen usw.) beteiligt. Dabei spielt das **limbische System** eine maßgebende Rolle.

Emotionen sind angeborene Reaktionsmuster, die sich bei allen Menschen – ausgelöst durch äußere Ereignisse oder psychische Prozesse – in gleichartiger Weise einstellen. Es werden sieben **Basisemotionen** unterschieden: **Glück, Freude, Furcht** (**Angst**), **Traurigkeit, Wut, Abscheu** (**Ekel**) und **Überraschung**. Furcht ist auf ein spezifisches Objekt gerichtet. Dagegen ist Angst eine ungerichtete Reaktionstendenz mit dem Ziel, jegliche Gefahr zu vermeiden oder zu fliehen. Ein **Gefühl** ist das **Bewusstwerden einer Emotion**.

Emotionen haben folgende Charakteristika: Sie

- werden als Gefühl **bewusst erlebt,**
- sind durch **vegetative Reaktionen** gekennzeichnet (z. B. Zunahme der Herzfrequenz, der Hauttemperatur und der elektrischen Leitfähigkeit der Haut),
- gehen mit **endokrinen Reaktionen** einher (z. B. Freisetzung von Stresshormonen) und
- äußern sich in Form **motorischer Reaktionen** (Jede Emotion erzeugt eine für sie typische Mimik und ist daran von anderen Individuen zu erkennen).

Emotionen werden immer als **angenehm** oder **unangenehm** sowie als **erregend** oder **aktivitätshemmend** erlebt. Häufig sind sie von kurzer Dauer. Allerdings kann Angst über längere Zeit bestehen und wegen der lang anhaltenden, vegetativ-hormonellen Aktivierung auch „krank machen".

Stimmungen sind dagegen von längerer Dauer. Darunter werden **emotionale Reaktionstendenzen**, d. h. psychische Vorgänge, verstanden, die das Auftreten bestimmter Emotionen mit ihren verschiedenen Reaktionskomponenten fördern.

Zusatzinformation

Gefühle werden heute nicht mehr als Gegensatz zur Vernunft, sondern als Teil der Kognition aufgefasst. Zu dieser gehören Wahrnehmung, Denken, Schlussfolgern und auch Gefühl. Damit wird der Erkenntnis Rechnung getragen, dass die gefühlsmäßige Bewertung praktisch immer Bestandteil unserer Denktätigkeit ist. Besonders deutlich wird dies, wenn man sich klar macht, dass Entscheidungen zu einem großen Teil „aus dem Bauch heraus" getroffen werden.

Motivation ist ein **„innerer Antrieb"**, der an der **Steuerung** von **Verhaltensweisen** beteiligt ist. Diese werden nicht nur durch äußere Reize und genetische Faktoren, sondern auch durch Zustände innerhalb des Körpers und bewusste Entscheidungen bestimmt. Mit anderen Worten: Fast alle Verhaltensweisen beruhen nicht nur auf rein reflektorischen Vorgängen, sondern auch auf Motivation. Der Abfall der Blutzuckerkonzentration motiviert z. B. dazu, sich um Nahrungsaufnahme zu bemühen, aber nur, sofern nicht andere Motivationen, etwa der Wunsch abzunehmen, dem entgegenstehen.

Triebe sind jene **angeborenen Verhaltensweisen**, die auf die Befriedigung existenzieller oder der Sozialisation dienender Bedürfnisse abzielen. Dabei findet eine Auswahl statt, die darin besteht, dass – in Abhängigkeit von der jeweiligen Situation – einem bestimmten Verhalten (z. B. der Nahrungsaufnahme) vor anderen Verhaltensmöglichkeiten der Vorzug gegeben wird. Man unterscheidet

- **homöostatische Triebe**, die der Aufrechterhaltung der Sollwerte von lebensnotwendigen Funktionen, z. B. Hunger, Durst, Schlafbedürfnis und Temperaturerhaltung, dienen und
- **nichthomöostatische Triebe**, u. a. Sexualität, Bindungsbedürfnis und emotionales Verhalten, die in starkem Maß von Lern- und Umgebungseinflüssen abhängig sind.

Das bereits mehrfach erwähnte **limbische System** nimmt eine zentrale Stellung in der emotionalen Bewertung von Erlebnisinhalten sowie in der affektiven Steuerung des Verhaltens und Lernens ein. Zu dessen **kortikalen Anteilen** gehören der Gyrus cinguli, der Gyrus hippocampi, der Gyrus parahippocampalis und Teile des Riechhirns mit dem Bulbus olfactorius (o Abb. 19.17). Die wichtigsten **subkortikalen Anteile** sind das Corpus amygdaloideum (kurz als Amygdala bezeichnet) und der Nucleus thalami anterior. Wegen ihrer engen funktionellen Beziehung zum limbischen System werden auch der orbitale Frontalkortex und der Pol des Temporalkortex diesem System zugeordnet.

Eine entscheidende Bedeutung als Schaltstelle des limbischen Systems kommt der **Amygdala** zu, einem Kerngebiet in der Tiefe des Temporallappens. Der Nucleus lateralis und der Nucleus basolateralis der Amygdala bekommen Informationen aus dem Kortex, dem Thalamus und dem Hippocampus sowie anderen Strukturen. Diese Nuclei projizieren zum Nucleus centralis der Amygdala, welcher deren Ausgangssystem bildet (o Abb. 19.128). Bei einer Läsion der Amygdala sind zwar die vom Hypothalamus regulierten homöostatischen Funktionen nicht wesentlich gestört, jedoch zeigen sich auffällige Verhaltensstörungen: Die von den Sinnesorganen einlaufenden Signale werden nicht affektiv bewertet, wodurch sie auch ihre Bedeutung für das soziale Verhalten verlieren. Offenbar erfolgt in der Amygdala eine **Assoziation der sensorischen Informationen mit den körperlichen Empfindungen**, sodass die ursprünglich neutralen Reize eine affektive Bedeutung erhalten.

Die Assoziation der Informationen aus der Umwelt und dem Gedächtnis mit den Informationen über die Zustände im Körperinneren beeinflusst auch das emotionale und motivierte Verhalten. Auf diese Weise können Verhaltensmuster aktiviert werden, die sich in der Vergangenheit als zweckmäßig erwiesen haben. Die Ein- und Ausgangsverbindungen der Amygdala, über die Emotionen und Motivationen vermittelt werden, sind in o Abb. 19.128 schematisch dargestellt. Die hierin angegebenen Ziffern beziehen sich auf die folgende Aufzählung der Teilfunktionen:

(1) Projektionen zum ventralen Striatum beeinflussen das motorische Verhalten (Körperhaltung, Gestik, Gesichtsausdruck);
(2) Projektionen zum Hypothalamus (und Hirnstamm) rufen die begleitenden vegetativen und endokrinen Reaktionen hervor;
(3) Verbindungen zum Assoziationskortex verleihen den wahrgenommenen Ereignissen und den Gedächtnisinhalten eine affektive Färbung;
(4) Verbindungen zum orbitalen Frontalkortex ermöglichen es, die Neuheit von Informationen aus der Umwelt zu erkennen und das Verhalten an neue soziale Zustände anzupassen; und
(5) Verbindungen zum Hippocampus sind an der Gedächtnisbildung beteiligt.

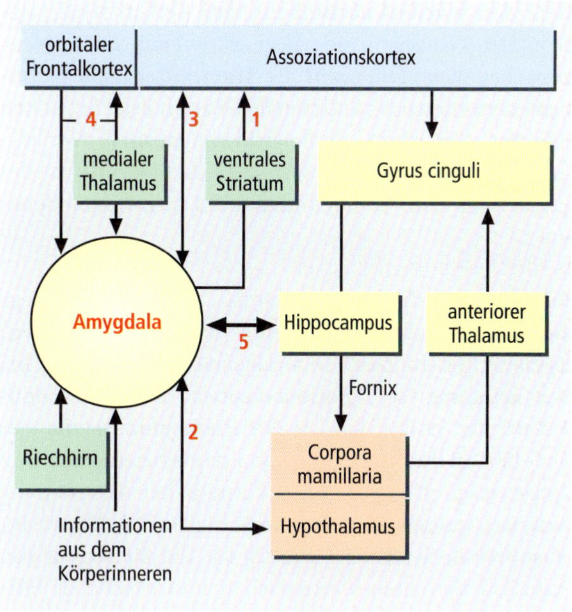

o **Abb. 19.128** Verbindungen des limbischen Systems, über die Emotionen und Motivationen vermittelt sowie begleitende vegetative und endokrine Reaktionen ausgelöst werden. Die Funktionen der mit roten Ziffern gekennzeichneten Projektionen sind im Text angegeben

Zusatzinformation

Der sensorische Weg aus den Sinnesorganen führt über den Thalamus zum Kortex, und von dort wird auch die Amygdala aktiviert. Daneben gibt es eine direkte Verbindung vom Thalamus zur Amygdala. Diese Verschaltungen führen dazu, dass die schnelle direkte Verbindung zum Thalamus eine instinktiv-automatische Reaktion auslöst, bevor eine bewusste kognitive Reaktion auf den Reiz entsteht. Ein Reiz kann also eine körperliche Reaktion auslösen, bevor ein bewusstes Gefühl mit der Möglichkeit einer kognitiven Kontrolle erzeugt wird. Eine solch unkontrollierte Reaktion ist typisch für Furchtreaktionen, d. s. besondere Formen der Angst (**Phobien**), z. B. Platzangst (Agaraphobie), Angst vor engen Räumen (Klaustrophobie).

Positives Belohnungssystem. Im limbischen System und im Hirnstamm lässt sich ein System nachweisen, das als **Belohnungssystem** oder **mesolimbisches** (= mesencephal-limbisches) **Dopaminsystem** bezeichnet wird. Es ist am Zustandekommen der Emotion Freude beteiligt, hat aber auch große Bedeutung bei der Suchtentwicklung (s. u.). Ein wesentlicher struktureller Bestandteil dieses Systems sind Nervenzellen, die von der **Area tegmentalis ventralis** im Mittelhirn lange Axone zum Vorderhirn ausbilden und dort insbeson-

19

dere den **Nucleus accumbens**, der tief unterhalb der frontalen Großhirnrinde liegt, aktivieren. Diese Neurone benutzen **Dopamin** als Transmitter. Das Belohnungssystem ist mit anderen Strukturen des limbischen Systems verschaltet. Es bewirkt die **positive Verstärkung** eines **Verhaltens**, weil seine Aktivierung an der Entstehung von Wohlbefinden und Lustgefühlen beteiligt ist.

Andere aszendierende Systeme. Das **dopaminerge Belohnungssystem** ist nur eines der (aszendierenden) Systeme, die weitreichende allgemeine Bedeutung bei der Steuerung von Emotionen haben. Neben dem dopaminergen System gibt es ein **Endorphinsystem**, das ebenfalls an der Erzeugung von Freude beteiligt ist. Beispielsweise soll es bei starker körperlicher Anstrengung aktiviert werden (sog. Runner's high). Das **Oxytocin/Vasopressin-System** ist wichtig für die Steuerung von sozialem Verhalten, Partnerschaft und elterlicher Fürsorge (▸Kap. 16.2.3). Oxytocin fördert Entspannung, Vertrauen, Empathie, Altruismus und ist Gegenspieler von Cortisol. Das **noradrenerge System** (ausgehend vom Locus coeruleus), das **serotoninerge System** und das **cholinerge System** sind nicht nur bei der Steuerung des Schlafs von Bedeutung (▸Kap. 19.8.2), sondern erhöhen auch die allgemeine und kognitive Aufmerksamkeit sowie die Lernfähigkeit. Diese Systeme sind als sog. „Bottom-up-" (d. h. von unten nach oben wirkende) Systeme am Entstehen der Emotionen und an der Steuerung des angemessenen Verhaltens beteiligt, während der präfrontale Kortex in Verbindung mit Amygdala und Hypothalamus als „Top-down"- (d. h. von oben nach unten wirkendes) System eine Neubewertung (Überdenken) und Kontrolle von Emotionen bewirkt.

Pathophysiologische Aspekte. Zahlreiche Erkrankungen sind mit emotionalen Störungen verbunden. Bei manchen psychiatrischen Erkrankungen sind affektive Störungen Hauptsymptome, so bei der Depression (▸Kap. 19.10.5) und bei Angststörungen (▸Kap. 19.10.6).

Die **Sucht** ist eine extreme Form von Motivation. Im Unterschied zur natürlichen Motivation führt Sucht zu einer **psychischen** und/oder **physischen Abhängigkeit**, und es kann eine **Toleranzentwicklung** eintreten, d. h. bei Drogensucht muss die zugeführte Substanzmenge ständig gesteigert werden, damit der gleiche Effekt erzielt wird. Für die Sucht besitzt das mesolimbische Belohnungssystem überragende Bedeutung. Suchtstoffe bewirken, dass der Nucleus accumbens mit Dopamin „überschwemmt" wird. **Nicotin** stimuliert Neurone der Area tegmentalis ventralis, sodass mehr Dopamin ausgeschüttet wird. **Alkohol** und **Opioide** verstärken die Dopaminausschüttung, indem sie Nervenzellen hemmen, die ihrerseits die dopaminergen Neurone in der Area tegmentalis ventralis blockieren. Des Weiteren stimulieren Opioide direkt über Opioidrezeptoren die Neurone des Nucleus accumbens. **Cocain** blockiert die Wiederaufnahme von Dopamin aus dem synaptischen Spalt in das präsynaptische Neuron und verlängert bzw. verstärkt dadurch dessen Wirkung. Das Belohnungssystem versucht zwar, einer solchen „Dopaminüberschwemmung" entgegenzuwirken, indem es **Dynorphin** bildet. Dieses hemmt die dopaminergen Neurone in der Area tegmentalis ventralis, sodass von dort weniger Dopamin ausgeschüttet wird. Dies hat jedoch Lustlosigkeit zur Folge, was dazu zwingt, den Suchtstoff wieder einzunehmen. Die hemmende Rückkopplung wird dann durch Einnahme einer größeren Menge der suchterzeugenden Substanz überspielt. Die Reaktionsweise dieses Systems kann somit **Abhängigkeit und Toleranzentwicklung** zumindest teilweise erklären.

Ein stark aktives **noradrenerges System,** das wichtig für die Kampf- und Fluchtreaktion ist, spielt auch eine Rolle bei **Angst** und ist außerdem bedeutsam bei der **posttraumatischen Belastungsstörung** (▸Kap. 19.10.6). Das **serotoninerge System** zeigt reduzierte Aktivität bei **Depression**, erhöhte Aktivität bei **Euphorie**.

In Kürze

- Für das **Bewusstsein** ist das Zusammenwirken kortikaler und subkortikaler Strukturen erforderlich. Diese Systeme müssen sich im Wachzustand befinden. Dieser wird durch das **aufsteigende retikuläre Aktivierungssystem** (ARAS) hervorgerufen. Letzteres nimmt im Mesencephalon und der Brücke seinen Ausgang, seine aufsteigenden Fasern projizieren vor allem zum Nucleus reticularis des Thalamus. Dieser wiederum beeinflusst das Ruhepotenzial und die Rhythmusfrequenz aufsteigender Thalamusneurone und bestimmt damit die kortikale Grundaktivität, die in den EEG-Wellen sichtbar ist.
- **Aufmerksamkeit** ist kontrolliert bzw. selektiv oder automatisiert. Nur die **kontrollierte Aufmerksamkeit**, die auf eine beschränkte Zahl von Vorgängen gerichtet ist, ist bewusst. Beide Prozesse, die der kontrollierten und automatisierten Aufmerksamkeit, werden durch das sog. **limitierte Kapazitätskontrollsystem** (LCCS) gesteuert. Zu diesem System gehören der präfrontale und der parietale Kortex sowie Teile der Basalganglien, insbesondere das Striatum. Sie interagieren mit dem retikulären Thalamus, wodurch eine Selektion sensorischer und motorischer Informationen möglich wird.
- **Emotionen**, **Motivationen** und **Triebe** sind am Zustandekommen von spezifischen Tätigkeiten

(motorischen Handlungen, Verhaltensweisen usw.) beteiligt. Dabei spielen das limbische System und die Amygdala eine maßgebende Rolle.

- **Emotionen** sind angeborene subjektive Erlebnisformen, die von bewussten Gefühlen, motorischen, vegetativen und endokrinen Reaktionen begleitet werden. Basisemotionen sind Furcht (Angst), Wut, Traurigkeit, Abscheu (Ekel), Freude, Glück und Überraschung.
- **Motivation** ist ein „innerer Antrieb", der zur Steuerung von Verhaltensweisen beiträgt. Diese werden nicht nur durch äußere Reize und genetische Faktoren, sondern auch durch Zustände innerhalb des Körpers und bewusste Entscheidungen bestimmt.
- **Triebe** sind angeborene Verhaltensweisen, die auf die Befriedigung existenzieller oder der Sozialisation dienender Bedürfnisse abzielen. Man unterscheidet homöostatische Triebe, die der Konstanz der Sollwerte von lebensnotwendigen Funktionen dienen, von nichthomöostatischen Trieben.
- Eine zentrale Stellung in der emotionalen Bewertung von Erlebnisinhalten sowie in der affektiven Steuerung des Verhaltens und Lernens nimmt das **limbische System** ein. Zu diesem gehören kortikale und subkortikale Anteile.
- Ein wichtiges Kerngebiet des limbischen Systems ist die **Amygdala**, in der eine Assoziation der sensorischen Informationen mit den körperlichen Empfindungen erfolgt, sodass ursprünglich neutrale Reize eine affektive Bedeutung erhalten. Efferenzen der Amygdala sind an der Erzeugung der motorischen, vegetativen und endokrinen Reaktionen von Emotionen beteiligt.
- Im limbischen System und im Hirnstamm befindet sich das aufsteigende **positive Belohnungssystem** (mesolimbische Dopaminsystem), das am Zustandekommen der Emotion Freude (Glück) beteiligt ist und eine positive Verstärkung eines Verhaltens bewirkt. Es trägt auch zur **Suchtentwicklung** bei, weil Suchtstoffe den Nucleus accumbens mit Dopamin „überschwemmen".
- Andere aufsteigende Systeme, die Emotionen kontrollieren, sind das Endorphin-System, das Oxytocin/Vasopressin-System, das noradrenerge, serotoninerge und cholinerge System. Sie sind maßgeblich an der Entstehung affektiver Störungen bei Depression, Angstzuständen und posttraumatischer Belastungsstörung beteiligt.

19.8.5 Lernen und Gedächtnis

Lernen stellt das Vermögen des Gehirns dar, sich lebenslang an neue Gegebenheiten anzupassen. Gelernt werden **Fakten**, aber auch **Verhaltensweisen**. Die Vorgänge des Lernens sind eine Form der **Neuroplastizität**. Diese ist eine wesentliche Voraussetzung für die **Ausreifung** des **Gehirns** nach der Geburt. Hierdurch wird der **genetisch programmierte Wachstumsprozess** durch äußere Reize modifiziert. In diesem Stadium entstehen stabile synaptische Verbindungen zwischen den Neuronen, wodurch die Informationsverarbeitung ständig verbessert wird. Die strukturellen Veränderungen des reifenden Gehirns sind sehr ausgeprägt. Zum einen bilden sich viele Bahnen und synaptische Verbindungen erst im Laufe der postnatalen Reifung aus, zum anderen werden zahlreiche synaptische Verbindungen aufgehoben und durch neue ersetzt.

Die nach Ausreifung des Gehirns verbleibende Neuroplastizität ist für **Lernprozesse des adulten Gehirns** von größter Bedeutung. Neben Vorgängen der funktionellen Plastizität, wozu u. a. aktivitätsabhängige Veränderungen der Antworteigenschaften der Neurone, Veränderungen der synaptischen Übertragung sowie die gesteigerte Bildung von Transmittern und Rezeptoren gehören, kommt es in diesen Phasen der Gehirntätigkeit zu **strukturellen** Veränderungen der Neurone. Diese sind jedoch morphologisch diskreter und spielen sich vor allem an den Dendriten der Neurone ab.

Formen des Lernens. Beim Lernen werden, ausgehend von psychologischen Studien, grundsätzlich zwei Formen unterschieden, nämlich das **implizite** (= prozedurale) **Lernen** und **explizite** (= deklarative) **Lernen**. Durch das implizite Lernen bildet sich ein **Verhaltens-**, durch das explizite Lernen ein **Wissensgedächtnis**.

Beim impliziten Lernen entsteht durch Wiederholung des Vorgangs eine Veränderung eines Verhaltensaspekts (z. B. Erlernen der verbesserten Ausführung einer geschickten Bewegung durch Üben). Dies kann zumindest teilweise automatisch erfolgen, d. h. Bewusstsein ist dazu nicht unbedingt erforderlich. Auch ist für die Wiedergabe des prozeduralen Gedächtnisinhalts kontrollierte Aufmerksamkeit nicht notwendig. Explizites Lernen ist dagegen das Lernen von Fakten oder das Sicheinprägen von Merkmalen oder Ereignissen. Es erfolgt immer bewusst, und das Gelernte kann in der Regel als verbal bezeichnet werden.

Das implizite Lernen spielt sich in den neuronalen Schaltkreisen ab, die an der Durchführung der Aufgabe beteiligt sind. So sind z. B. beim impliziten motorischen Lernen das Kleinhirn, beim impliziten emotionalen Lernen die Amygdala und bei den nicht-assoziativen Formen des impliziten Lernens (u. a. motorische) Reflexbahnen von Bedeutung. Das explizite Lernen setzt andererseits eine Aktivierung des Temporallappens, insbesondere des Hippocampus, voraus (s. u.), wenn Fakten langfristig gespeichert werden sollen.

Diese unterschiedlichen neuroanatomischen Grundlagen des Lernens sind vorrangig bei Patienten mit bilateraler Schädigung des Hippocampus entdeckt worden. Nach Ausfall dieser Regionen sind solche Patienten unfähig, sich durch explizites Lernen langfristig neue Fakten einzuprägen, d. h. sie leiden an **anterograder Amnesie** (s. u.), verfügen aber weiterhin über die Möglichkeit des impliziten Lernens.

Formen des impliziten (prozeduralen) Lernens. Folgende Formen des impliziten Lernens werden unterschieden:

- nicht-assoziative Habituation,
- nicht-assoziative Sensitivierung,
- assoziative klassische Konditionierung,
- assoziative operante Konditionierung und
- Erwartungslernen (Priming).

Unter **Habituation** (Gewöhnung) versteht man die Anpassung an sich ständig wiederholende Reize, die für den Organismus nur geringe Bedeutung haben. Es wird gelernt, einen Reiz nicht weiter zu beachten, wenn er keinen Einfluss auf den Organismus hat. So führt z. B. die eintretende Gewöhnung an nächtlichem Verkehrslärm nicht mehr zur Unterbrechung der Nachtruhe. Je länger die Trainingsphasen des Nichtbeachtens sind, desto länger dauert die Habituation gegenüber einem Reiz an.

Die **Sensitivierung** ist das Gegenteil der Habituation. Je öfter der Reiz wiederholt wird, desto stärker wird die Reaktion hierauf. Sensitivierung tritt bevorzugt dann auf, wenn der Reiz für den Organismus von Bedeutung ist. Dabei kann es sich um bedrohliche, aber auch um Reize handeln, die positive Konsequenzen haben, z. B. wenn die richtige Antwort eine Belohnung auslöst.

Gemeinsam ist der Habituation und der Sensitivierung, dass **eine** Reizform für das Lernen genügt, d. h. ein Reiz muss nicht mit einem anderen assoziiert sein. Entscheidend sind die Art des Reizes, seine Dauer und seine Intensität.

Die **klassische Konditionierung** ist eine Form des assoziativen Lernens. Entscheidend ist hierbei das **gleichzeitige Auftreten verschiedener Reize**. Sie wurde von I. Pawlow nach Experimenten an Hunden erstmals beschrieben: Wird einem Hund Futter dargeboten, kommt es zu einer reflektorischen Speichel- und Magensaftsekretion, d. h. der sensorische Reiz löst einen **unbedingten Reflex** aus. Koppelt man nun mit dem Futterangebot einen zweiten (neutralen) Reiz, z. B. einen Glockenton, so findet eine Assoziation der beiden Reize bei der neuronalen Verarbeitung statt. Nach einer gewissen Lernphase führt bereits das Läuten der Glocke (ohne Futterreiz) zu einer Speichel- und Magensaftsekretion. Der ursprünglich neutrale akustische Reiz wird somit durch Lernen zum Auslöser eines **bedingten Reflexes**.

Ein neues Verhalten kann auch aktiv durch **assoziative operante Konditionierung** erworben werden. In diesem Fall folgt unmittelbar auf die zu erlernende Handlung ein belohnender oder bestrafender Reiz, wie dies z. B. bei der Dressur praktiziert wird. Viele tierische und menschliche Verhaltensweisen werden nach dem Prinzip der operanten Konditionierung erworben, aufrechterhalten oder unterdrückt. Auch das **Erwartungslernen** ist ein assoziatives Lernen.

Entscheidend für die assoziativen Formen des Lernens ist die (nahezu) gleichzeitige Darbietung von mehreren Reizen. Es wird hierbei u. a. erlernt, kausale Beziehungen zu erkennen. Denn wenn Reize immer gleichzeitig auftreten, geht man von einer kausalen Beziehung zwischen diesen aus. Treten die Reize jedoch nicht mehr gleichzeitig auf, kommt es zur **Dekonditionierung**. Hierbei kann z. B. ein bedingter Reflex wieder verschwinden (Extinktion).

Explizites (deklaratives) Lernen. Es wird allgemein angenommen, dass die Speicherung von Gedächtnisinhalten in mehreren Schritten erfolgt. Zunächst werden die Informationen in ein **Kurzzeitgedächtnis** aufgenommen und von dort z. T. in das **Langzeitgedächtnis** überführt. Zumindest für das Wortgedächtnis lässt sich dieser Prozess etwas genauer beschreiben (◘ Abb. 19.129): Die Information durchläuft zunächst in Sekundenbruchteilen das **sensorische Gedächtnis**, aus dem sie in das **primäre Gedächtnis** übertragen wird. Aus diesem Kurzzeitgedächtnis für Wortbegriffe verschwindet die Information bereits nach einigen Sekunden, wenn sie nicht durch Üben bzw. Aufarbeiten festgehalten wird.

Üben erleichtert auch die Übertragung der Information in das **sekundäre Langzeitgedächtnis**, wobei dem medialen Temporallappensystem (s. u.) besondere Bedeutung zukommt. Obwohl das sekundäre Gedächtnis eine große Speicherkapazität besitzt, ist seine Aufnahmefähigkeit begrenzt. Daher ist es erforderlich, dass durch Vergessen wieder Raum für neue Inhalte geschaffen wird. Vergessen in diesem Bereich beruht auf Verdrängung der Gedächtnisinhalte entweder durch vorher Erlerntes (sog. **proaktive Interferenz**) oder durch später hinzugekommene Informationen (sog. **retroaktive Interferenz**). Bekanntlich werden einige Gedächtnisinhalte, wie z. B. der eigene Name oder die Lese- und Schreibfähigkeiten, lebenslang gespeichert. Man nimmt an, dass diese Fähigkeiten durch jahrelanges Üben in das **tertiäre Langzeitgedächtnis** übertragen werden.

Mediales Temporallappensystem und explizites Lernen. Wie oben erwähnt, wird beim expliziten Lernen

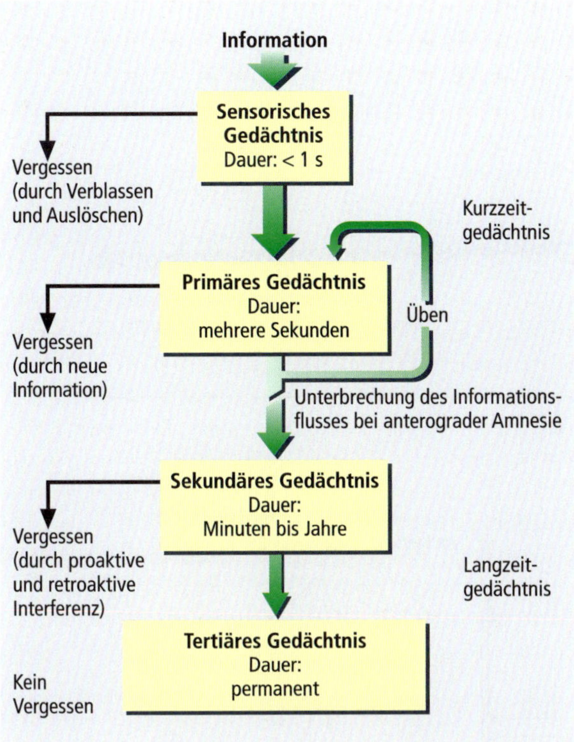

Abb. 19.129 Diagramm des Informationsflusses bei der Aufnahme und Speicherung von Gedächtnisinhalten. Konzept des Kurzzeit- und Langzeitgedächtnisse. Nach Waugh und Norman

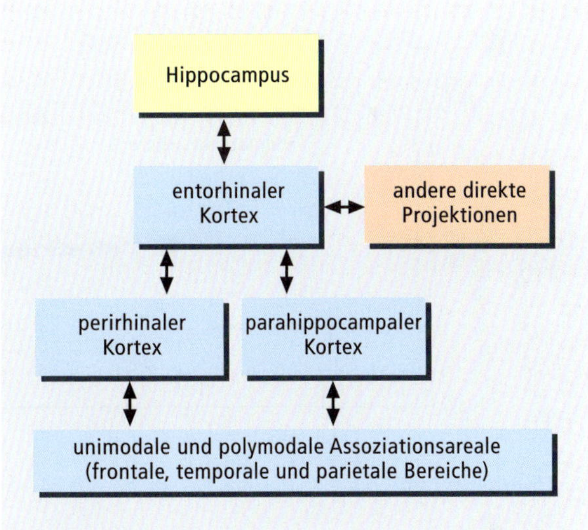

Abb. 19.130 Schematischer Aufbau des Gedächtnissystems des medialen Temporallappens. Der entorhinale Kortex projiziert in den Hippocampus, wobei zwei Drittel der kortikalen Afferenzen zum entorhinalen Kortex aus den benachbarten perirhinalen und parahippocampalen Kortexarealen entspringen. Diese wiederum erhalten Projektionen von unimodalen und polymodalen kortikalen Arealen im frontalen, temporalen und parietalen Bereich. Der entorhinale Kortex erhält darüber hinaus direkte Afferenzen vom orbitalen Frontalkortex, dem Gyrus cinguli, der Insel und dem oberen Temporallappen. Alle dargestellten Projektionen sind bidirektional. Nach Squire und Zola-Morgan

der mediale Temporallappen (das mediale Temporallappensystem) aktiviert, wobei der **Hippocampus** das Zielgebiet ist. Abb. 19.130 zeigt den Informationsfluss in und aus dem Hippocampus. Dieser erhält über den entorhinalen Kortex (Area 28) Informationen aus allen Assoziationsfeldern des Neokortex und aus Teilen des limbischen Systems, nämlich aus dem Gyrus cinguli, dem orbitofrontalen Kortex und aus Regionen des Temporalkortex. Während die in den Hippocampus einlaufende Information dort für die Gedächtnisbildung aufgearbeitet wird, verlässt die aufgearbeitete Information den Hippocampus, um im Assoziationskortex dauerhaft gespeichert zu werden (z. B. Sprachinformation im Wernicke-Areal, visuelle Information im Temporallappen, autobiographische Information im Frontallappen). Die Verbindungen zum Hippocampus sind also reziprok. Da dieser selbst nicht der Speicherplatz für das Langzeitgedächtnis ist, wird verständlich, dass bei Schädigungen des medialen Temporallappensystems eine **anterograde Amnesie** (s. u.) auftritt, die dadurch gekennzeichnet ist, dass die **Bildung neuer Gedächtnisinhalte unmöglich** wird, während alte Gedächtnisinhalte (z. B. Worte) weiterhin abgerufen werden können.

Weiterhin ist wichtig festzuhalten, dass durch den Hippocampus Gedächtnisinhalte assoziativer Natur hergestellt werden. Erfahrungsgemäß prägt man sich nicht nur **Fakten** ein, sondern auch den **Kontext**, in dessen Rahmen etwas gelernt wurde. Bei späterer Erinnerung werden daher nicht nur reine Fakten, sondern auch der dazugehörige Kontext bewusst, in dem die Fakten gelernt wurden. Eine wichtige Funktion des Hippocampus ist demnach, durch **Assoziation von Informationen** eine **Gesamtheit** des **Gedächtnisinhalts** herzustellen und für die dauerhafte Speicherung vorzubereiten. Dies erlaubt es, neue Situationen mit bereits erlebten Situationen zu vergleichen.

Neuronale Mechanismen der Informationsspeicherung. Diese finden auf mehreren Ebenen statt, und zwar an der einzelnen Zelle bzw. Synapse sowie im Zellverband. Lernen beinhaltet somit funktionelle und strukturelle Veränderungen an einzelnen Neuronen und Veränderungen in Nervenzellnetzen.

Als zellulärer Mechanismus bei vielen impliziten Lernvorgängen wurde eine **verstärkte Transmitterfreisetzung** aus sensorischen Nervenzellen beobachtet. Bei der klassischen Konditionierung kommt es durch das gleichzeitige Auftreten eines bedingten und unbedingten Reizes zu einer verstärkten Transmitterfreisetzung aus sensorischen Neuronen und damit zur intensiveren

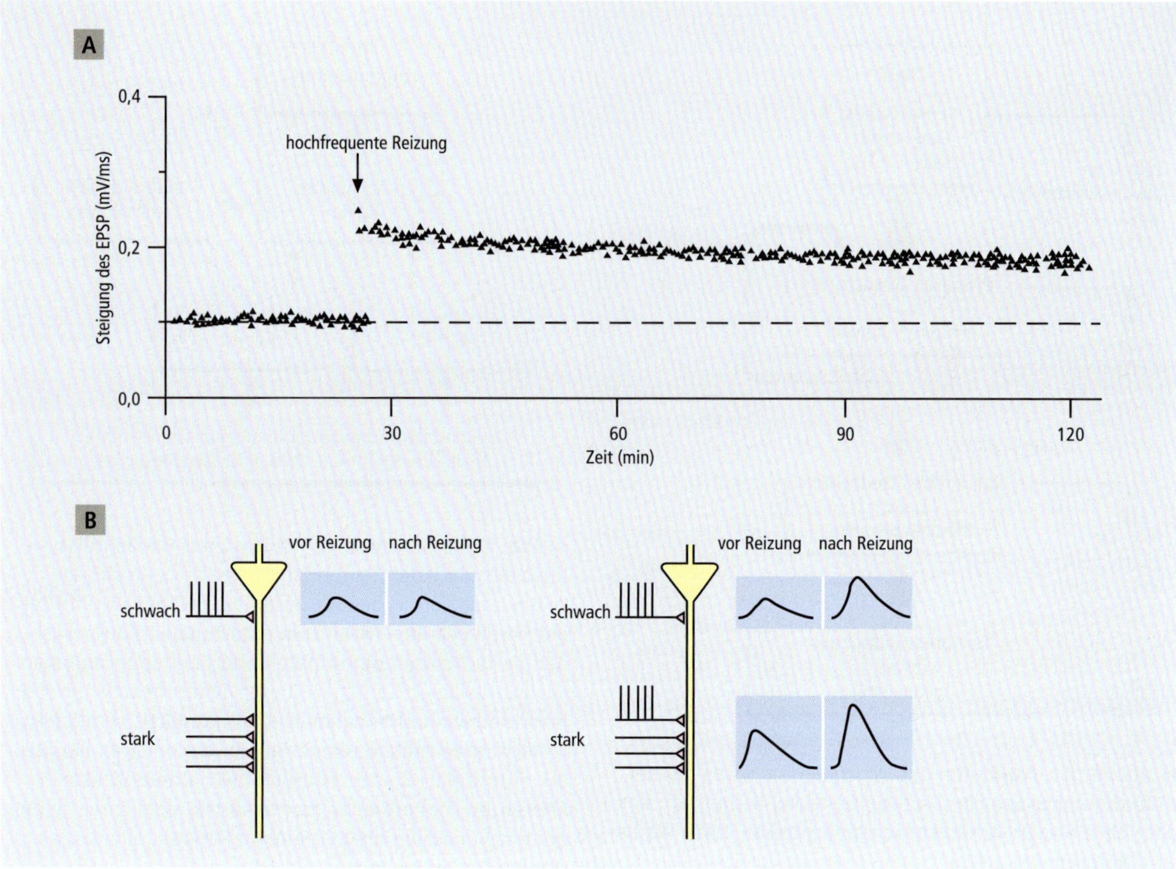

Abb. 19.131 Erzeugung der Long Term Potentiation (LTP) im Hippocampus **A** durch hochfrequente Reizung, **B** typische Merkmale der LTP. In **A** ist die Änderungsrate des EPSP nach kurzer hochfrequenter Stimulation als Indikator der LTP dargestellt. Jedes Symbol (Dreieck) entspricht der Antwort auf einen Einzelreiz. **B** zeigt den Dendriten einer hippocampalen Pyramidenzelle mit schwachen und starken synaptischen Eingängen und mit den durch Reizung ausgelösten EPSPs. Eingänge bezeichnen hierbei die gleichzeitig aktivierten präsynaptischen Fasern, wobei „starke" Eingänge durch gleichzeitige Aktivierung vieler Fasern, „schwache" Eingänge durch die gleichzeitige Aktivierung nur weniger Fasern charakterisiert sind. Wird nur der schwache Eingang aktiviert, wird durch intermittierende hochfrequente Stimulation keine Amplitudenzunahme des EPSP ausgelöst (links). Werden dagegen der schwache und der starke Eingang zusammen gereizt (rechts), sind nach der hochfrequenten Stimulation sowohl der schwache als auch der starke Eingang potenziert (höhere EPSPs)

Reaktion des nachfolgenden motorischen Neurons. Dies wird z. B. dadurch erreicht, dass eine Nervenfaser über axoaxonale Verbindungen die Transmitterfreisetzung in der „lernenden" sensorischen Zelle verstärkt. Diese „lernunterstützende" Nervenfaser löst u. a. über ihren eigenen Transmitter in den Synapsen der sensorischen Nervenzelle Sekundärveränderungen (z. B. eine erhöhte Ca^{2+}-Konzentration) aus, die dazu führen, dass die „lernende" sensorische Nervenzelle bei weiteren Reizen ihrerseits vermehrt Transmitter ausschüttet und so das nachfolgende Motoneuron stärker erregt. Diese Interaktion findet nur statt, wenn bedingte und unbedingte Reize nahezu gleichzeitig auftreten, wenn also die durch die beiden Reize erregten Nervenfasern gleichzeitig aktiviert werden.

Solche kurzfristigen Veränderungen halten nur für kurze Zeit an. Wird aber der Lernvorgang fortgesetzt, kommt es zur **Steigerung** der **Proteinsynthese**, die über regulierende Proteine länger dauernde Veränderungen der synaptischen Übertragung bewirkt.

Ein neuronaler Vorgang, dem besondere Bedeutung bei der Gedächtnisbildung zugeschrieben wird, ist die **Langzeitpotenzierung** (**LTP, long term potentiation**), die erstmals für den Hippocampus beschrieben wurde, aber auch in anderen Hirngebieten vorkommt. Nach **hochfrequenter Reizung** von afferenten erregenden Fasern treten Veränderungen am nachgeschalteten Neuron auf, die zur Folge haben, dass von nun an jeder Einzelreiz mit einem **erhöhten und verlängerten exzitatorischen postsynaptischen Potenzial** (**EPSP**) beantwortet wird. Dies zeigt Abb. 19.131. Derselbe Reiz führt nach hochfrequenter Reizung für lange Zeit (über Stunden) zu einer stärkeren Aktivierung des postsynaptischen Neurons. Dabei werden nur die synaptischen

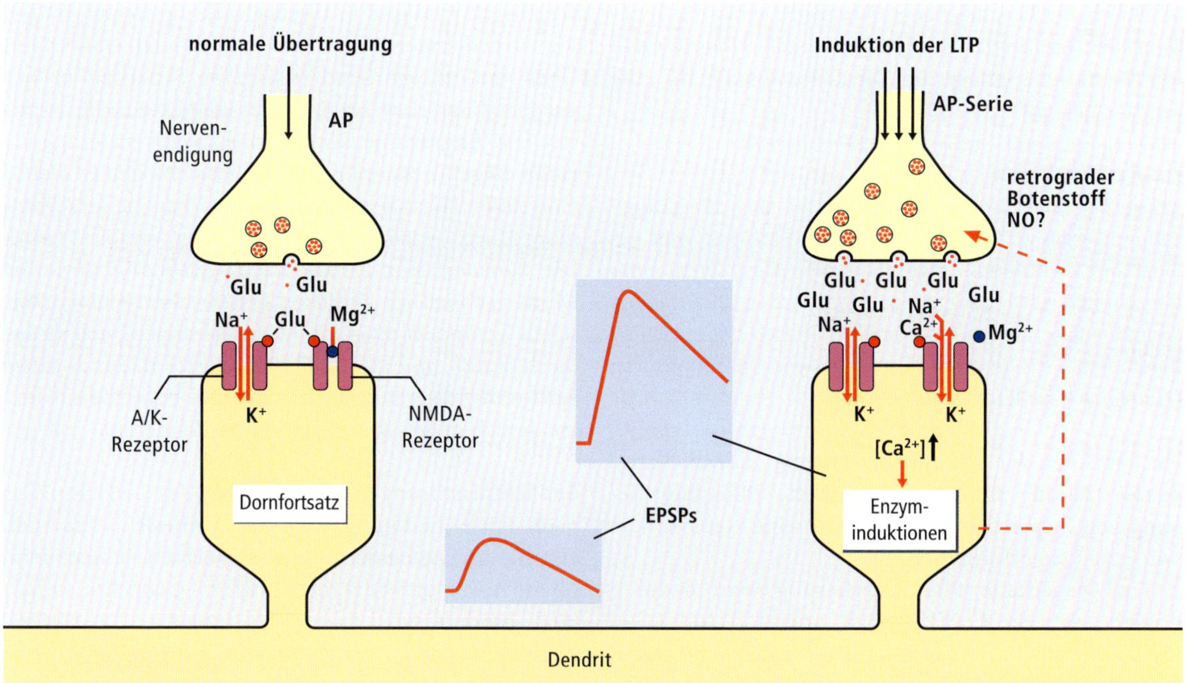

Abb. 19.132 Synaptische Übertragung auf den Dendritenfortsatz einer Pyramidenzelle im Hippocampus und Induktion der Langzeitpotenzierung (LTP). Bei normaler Übertragung öffnet Glutamat (Glu) nur A/K(AMPA/Kainat)-Kanäle (über A/K-Rezeptoren), während der NMDA-Rezeptor (NMDA-Kanal) durch ein Mg^{2+}-Ion verschlossen bleibt. Bei einer hochfrequenten Serie von Aktionspotenzialen im präsynaptischen Neuron wird dagegen vermehrt Glutamat ausgeschüttet und auch der NMDA-Kanal geöffnet. Das durch diesen Kanal einströmende Ca^{2+} erzeugt eine intrazelluläre Induktion von Enzymen. Diese aktivieren mehrere Proteine, welche die Empfindlichkeit der A/K-Kanäle erhöhen. Zusätzlich wird unter diesen Bedingungen ein retrograder Botenstoff (wahrscheinlich NO) freigesetzt, der in die präsynaptische Endigung diffundiert und dort bewirkt, dass pro Reiz mehr Transmitter ausgeschüttet wird. Beide Vorgänge bewirken, dass die EPSPs nach der Potenzierung größer sind

Effekte starker Erregungseingänge (gleichzeitige Reizung vieler Fasern), nicht dagegen diejenigen schwacher Eingänge (Reizung nur weniger Fasern) potenziert. Werden jedoch starke und schwache Eingänge gleichzeitig gereizt, sind nachfolgend die Wirkungen an beiden Eingängen potenziert, d. h. es ist eine sog. Assoziation aufgetreten (Abb. 19.131 B). Andererseits werden die Effekte von Eingängen, die nicht mitgereizt werden, nicht potenziert. Die LTP hat somit die Merkmale **Kooperativität** (mehrere Fasern müssen gereizt werden), **Assoziativität** (s. o.) und **Spezifität** (nur der Effekt an aktivierten Synapsen wird potenziert).

Der Mechanismus der Langzeitpotenzierung lässt sich folgendermaßen erklären (Abb. 19.132): Eine Schlüsselrolle nimmt **Glutamat** ein, das an **NMDA-** und **AMPA-Rezeptoren** bindet (▸ Kap. 4.2.4). Wird eine (erregende) glutamaterge Synapse niederfrequent aktiviert, kommt es durch Bindung von Glutamat an den AMPA-Rezeptor am Dendritenfortsatz des nachgeschalteten Neurons lediglich zu einer geringen Depolarisation. Erfolgt jedoch eine hochfrequente Aktivierung, ist die Depolarisation stärker. Dadurch wird die zuvor bestehende Mg^{2+}-Blockade des NMDA-Rezeptors aufgehoben und damit ein Ca^{2+}-Einstrom durch diesen Kanal ermöglicht. Der resultierende Anstieg der zytosolischen Ca^{2+}-Konzentration führt zur Aktivierung von Proteinkinasen und Phosphatasen, die ihrerseits die Funktion von Membranproteinen verändern. Eine LTP kann außerdem durch gleichzeitige Aktivierung cholinerger bzw. adrenerger Synapsen verstärkt werden.

Unter den an diesen Vorgängen beteiligten Proteinkinasen sind speziell die Calcium-Calmodulin-abhängige Proteinkinase II (CaMKII) und die Proteinkinase C (PKC) zu nennen. Die Aktivierung dieser Enzyme bewirkt eine Phosphorylierung der AMPA-Rezeptoren, wodurch diese effizienter werden, und sie führt dazu, dass mehr AMPA-Rezeptoren in die synaptische Membran eingebaut werden.

Die LTP hat darüber hinaus auch eine **präsynaptische Komponente**, nämlich eine **Steigerung der Transmitterausschüttung aus der präsynaptischen Faser**. Dies wird dadurch erreicht, dass aus der postsynaptischen Zelle ein Botenstoff freigesetzt wird, der schnell retrograd in die präsynaptische Zelle diffundiert und dort eine verstärkte Transmitterausschüttung in Gang setzt. Vermutlich handelt es sich bei diesem Botenstoff um **Stickstoffmonoxid** (NO).

Durch die beschriebenen Vorgänge wird die Erregungsübertragung an der glutamatergen Synapse nicht nur verstärkt, sondern die Verstärkung auch für eine gewisse Zeit aufrechterhalten.

Zusatzinformation

Neben der Langzeitpotenzierung gibt es auch eine **Langzeitdepression** (LTD). Auch dieser Mechanismus wird als eine Form des Lernens angesehen, wobei es hier zu einer dauerhaften Verringerung der synaptischen Übertragung kommt. Dabei spielen Proteinphosphatasen die entscheidende Rolle, die zu einer Abspaltung von Phosphatresten (z. B. von AMPA-Rezeptoren) führen.

Mechanismen der Langzeitspeicherung. Für die Langzeitspeicherung sind eine **dauerhafte Phosphorylierung** von Synapsenproteinen sowie eine Neusynthese von Proteinen erforderlich.

Eine dauerhafte Phosphorylierung wird dadurch erreicht, dass die CaMKII nach einer LTP-Induktion mit starkem Ca^{2+}-Einstrom für längere Zeit aktiv bleibt, auch wenn der Ca^{2+}-Gehalt wieder gesenkt wird. Dies erfolgt dadurch, dass sich die CaMKII bei starkem Ca^{2+}-Anstieg autophosphoryliert. Durch diese Konformationsänderung wird ermöglicht, dass die regulatorische Untereinheit daran gehindert wird, die katalytische Untereinheit rasch zu inaktivieren. Auf diese Weise sind AMPA-Rezeptoren durch CaMKII für längere Zeit (Minuten bis Stunden) phosphoryliert.

Für die **Konsolidierung** von **Langzeitgedächtnisinhalten** in den Speicherregionen ist eine **Neusynthese von Proteinen** erforderlich. Dadurch können längerfristig die neuronalen Strukturen verändert werden, z. B. an den Dendriten neue Spines auswachsen. Durch Hemmung der Proteinsynthese lässt sich dementsprechend ein Eintrag in das Langzeitgedächtnis verhindern, während das Kurzzeitgedächtnis nicht beeinträchtigt ist.

Zusatzinformation

Bei der Induktion der Protein-Neusynthese spielen die **cyclic AMP response element-binding proteins (CREBs)** eine entscheidende Rolle. CREBs sind Transkriptionsfaktoren, die an cAMP response elements (CREs) der DNA binden. Während die Bindung von CREB2 an CREs keine Transkription zur Folge hat, da CREB2 als Repressor wirkt, kommt es durch CREB1 zur RNA-Synthese. CREB1 entsteht bei synaptischer Aktivierung im Rahmen einer LTP.

Engramme und Kontrolle der Informationsspeicherung. Die dauerhafte Speicherung von Gedächtnisinhalten findet, wie oben dargestellt, vorwiegend in der Großhirnrinde statt. Grundlage hierfür ist die Modulation der synaptischen Übertragung an zahlreichen Neuronen, die über weite Strecken hinweg miteinander verbunden sind und in Wechselwirkung stehen. In diesen ausgedehnten Netzwerken bilden sich, wenn beim Üben und Memorieren bestimmte Synapsen immer wieder aktiviert werden, funktionelle Gedächtnisspuren, sog. **Engramme**, aus. Hierbei spielt vermutlich die **Hebb-Regel** (benannt nach dem Psychologen D. Hebb) eine Rolle. Diese besagt, dass eine synaptische Verbindung durch wiederholte Aktivierung verstärkt wird. Die zunächst nur funktionell angelegten Engramme werden schließlich aufgrund der erwähnten biochemischen Veränderungen im Synapsenbereich auch strukturell fixiert. Im Extremfall können sich dadurch ganze Kortexareale verändern, z. B. intensiv benutzte Kortexareale sich in gewissen Grenzen ausdehnen.

Gedächtnisstörungen. Eine Störung des Gedächtnisses nach Hirnschädigung wird als **Amnesie** bezeichnet. Hierbei unterscheidet man zwei Formen, je nachdem, ob die Aufnahme oder der Abruf von Gedächtnisinhalten behindert ist:

Besteht eine Unfähigkeit, neue Informationen dauerhaft zu speichern, so spricht man von einer **anterograden Amnesie**. Von dieser Störung sind vor allem Alkoholiker betroffen. Man nimmt an, dass bei diesen das mediale Temporallappensystem beeinträchtigt ist.

Kommt es dagegen nach einer schädigenden Einwirkung auf das Gehirn zu einem Verlust von Erinnerungen an die Zeit vor diesem Ereignis, so spricht man von einer **retrograden Amnesie**. Ein solcher Erinnerungsverlust kann durch eine **Gehirnerschütterung** (Commotio cerebri), einen **Hirnschlag** (Apoplex, ▸Kap. 19.9.3), einen **Elektroschock** oder eine **Narkose** ausgelöst werden. Vielfach kehrt die Erinnerung später wieder (ganz oder) teilweise zurück, wobei die Zeitspanne der Erinnerungslosigkeit immer kleiner wird. Dies deutet darauf hin, dass es sich bei der retrograden Amnesie nicht um einen Verlust von Gedächtnisinhalten, sondern um eine Störung des Abrufs aus dem sekundären Gedächtnis handelt. Das tertiäre Gedächtnis ist in der Regel nicht betroffen.

In Kürze

- Unter **Lernen** versteht man das Vermögen des Gehirns, sich lebenslang an neue Gegebenheiten anzupassen. **Gelernt** werden **Fakten** und **Verhaltensweisen**. Unterschieden werden das **implizite** (prozedurale) und das **explizite (deklarative) Lernen**. Durch implizites Lernen bildet sich ein **Verhaltens-**, durch explizites Lernen ein **Wissensgedächtnis**.
- **Formen des impliziten Lernens** sind die nicht-assoziative Habituation (Gewöhnung) und Sensi-

tivierung, die assoziative klassische und operante Konditionierung und das Erwartungslernen.

- Das implizite Lernen spielt sich in den neuronalen Schaltkreisen ab, die an der Durchführung einer Aufgabe beteiligt sind.
- Die Speicherung von Gedächtnisinhalten beim **expliziten Lernen** erfolgt in mehreren Schritten. Zunächst werden die Informationen in ein Kurzzeitgedächtnis aufgenommen. Nachfolgend wird ein Teil der Lerninhalte in das Langzeitgedächtnis überführt.
- Explizites Lernen setzt eine Aktivierung des Temporallappens, insbesondere des Hippocampus, voraus, wobei der **Langzeitpotenzierung** (LTP, long term potentiation) entscheidende Bedeutung zukommt. Der Hippocampus erhält afferente Informationen aus allen Assoziationsfeldern des Neokortex und aus Teilen des limbischen Systems. Die für die Gedächtnisbildung aufgearbeitete Information verlässt den Hippocampus und wird im Assoziationskortex gespeichert.
- **Neuronale Mechanismen** der **Informationsspeicherung** finden an der einzelnen Zelle bzw. Synapse sowie im Zellverband statt. Die **Bildung** von **Langzeitgedächtnisinhalten** ist an die (Neu-)Synthese von **Proteinen gebunden**.
- Eine Störung des Gedächtnisses nach Hirnschädigung wird als **Amnesie** bezeichnet. Bei **anterograder Amnesie** können neue Informationen nicht dauerhaft gespeichert werden. Bei **retrograder Amnesie** besteht ein (vorübergehender) Verlust von Erinnerungen an die Zeit vor dem schädigenden Ereignis.

19.9 Neurologische Störungen

Neurologische Erkrankungen umfassen im weiteren Sinn Erkrankungen des Nervensystems und der davon betroffenen Muskulatur. In diesem Kapitel werden wichtige neurologische Erkrankungen beschrieben, wobei einzelne Symptome bereits bei der Besprechung der verschiedenen Systeme behandelt wurden.

19.9.1 Generelle Aspekte der Pathophysiologie des Neurons

Die normale Funktionsfähigkeit einer Nervenzelle hängt von zahlreichen Teilmechanismen ab, z. B. von der Synthese und Freisetzung von Transmittern aus den synaptischen Endigungen, von der Zahl der Neurotransmitterrezeptoren, von der Fortleitung der Aktionspotenziale im Axon sowie von der Integration synaptischer exzitatorischer und inhibitorischer postsynaptischer Potenziale. Im Verlauf von Erkrankungen können Neurone in diesen verschiedenen Funktionen beeinträchtigt werden. Hierbei kann entweder selektiv eine Teilfunktion des Neurons gestört sein (z. B. die axonale Fortleitung der Aktionspotenziale bei Zerstörung der Myelinscheide) oder das gesamte Neuron ist geschädigt, stellt seine Funktionen ein und geht im Extremfall zugrunde.

Tab. 19.14 Schädigungen des Nervensystems

Primäre Schädigungen infolge von
▪ Verletzungen durch mechanische und thermische Einwirkungen, ▪ entzündlichen Erkrankungen, ▪ benignen oder malignen Tumoren der Nerven- oder Gliazellen (▸ Kap. 19.9.8), ▪ genetisch bedingten Veränderungen, ▪ neurodegenerativen Erkrankungen oder Narbenbildungen
Sekundäre Schädigungen infolge von
▪ Störungen der Durchblutung des Gehirns bei Erkrankungen des Herz-Kreislauf-Systems, ▪ toxischen und metabolischen Schädigungen von Nervenzellen bei Erkrankungen innerer Organe, ▪ Entgleisungen des Elektrolytstoffwechsels oder des Säure-Basen-Haushalts

Primäre und sekundäre Schädigungen von Nervenzellen. Von einer **primären** Schädigung des Neurons spricht man, wenn die Ursache der Störung ein Krankheitsprozess im Nervensystem selbst ist, von einer **sekundären** Schädigung, wenn ein Krankheitsprozess außerhalb des Nervensystems vorliegt, der in der Folge zu Funktionsstörungen oder Schädigungen des Nervensystems führt. Eine Übersicht über primäre und sekundäre Schädigungen des Nervensystems zeigt ▫ Tab. 19.14. Neben akuten Störungen gibt es chronische Erkrankungen mit jahre- oder jahrzehntelangem Verlauf.

Plus- und Minussymptome. Plussymptome entstehen durch eine gesteigerte und/oder eine pathologische Aktivität von Nervenzellen bzw. Nervenzellverbänden. Beispiele dafür sind epileptische Anfälle (s. u.) und neuropathische Schmerzen (▸ Kap. 19.4.4.6). Auch im motorischen System kann es zu zahlreichen Plussymptomen kommen (▸ Kap. 19.5.4).

Minussymptome stellen dagegen Funktionsausfälle dar. Sie entstehen durch eine reduzierte neuronale Aktivität oder den völligen Funktionsverlust von Neuronen.

19

Diese Symptome betreffen das **motorische System** (z. B. periphere und zentrale Lähmungen), **sensorische Systeme** (Sehstörungen, Hörstörungen, somatosensible Störungen u. a.), **vegetative Systeme** (z. B. Störungen der Blasen- und Mastdarmentleerung sowie der Blutdruckregulation) und **kortikale** sowie **subkortikale Systeme**, die für kognitive Leistungen verantwortlich sind. Zu letzteren zählen Defizite in der sensorischen Verarbeitung (z. B. **Agnosien**, ▸Kap. 19.4.9, **Neglect** einer Körperhälfte, ▸Kap. 19.4.3) sowie Defizite in den Prozessen der **Gedächtnisbildung** und **-nutzung**. Außerdem sind Minussymptome bei **psychischen** Leistungen (z. B. Antriebsschwäche) zu finden.

Ursachen und Mechanismen neurologischer Erkrankungen. Neurologische Erkrankungen beruhen auf folgenden übergeordneten pathophysiologischen Mechanismen, die einzeln oder in Kombination auftreten können:

- **Erregungsstörungen:** Hierzu zählen u. a. epileptische Anfälle, aber auch neuropathische Schmerzen (▸Kap. 19.4.4) oder Parästhesien (Missempfindungen, ▸Kap. 19.5.4).
- **Ischämisch** bedingte **Schädigungen** von **Hirngewebe:** Hierzu gehören Hirnischämien infolge kardiovaskulärer Erkrankungen, zerebral bedingte Ischämien (ischämische Schlaganfälle, ▸Kap. 19.9.3) sowie Hirnödeme.
- **Blutungen** (z. B. hämorrhagischer Apoplex, ▸Kap. 19.9.3).
- **Kompressionsschäden** (z. B. durch Bandscheibenvorfall).
- **Zelluntergänge** bei **neurodegenerativen Erkrankungen** im engeren Sinn. Hierzu werden neurodegenerative Erkrankungen des motorischen Systems, z. B. die amyotrophe Lateralsklerose (ALS, ▸Kap. 19.9.5), der Morbus Parkinson (▸Kap. 19.9.5), die Chorea Huntington (▸Kap. 19.9.5) und generalisierte neurodegenerative Erkrankungen, z. B. der Morbus Alzheimer (▸Kap. 19.9.5), gerechnet.
- **Störungen** der **Myelinisierung** (insbesondere als häufigste Entmarkungserkrankung die multiple Sklerose).
- **Störungen** von **Ionenkanälen**: Beispiele hierfür sind Myotonien (▸Kap. 18.6) und die Myasthenia gravis (▸Kap. 18.6.6).
- **Angeborene** und **frühkindliche Hirnschäden** sowie **Hirntraumen** (▸Kap. 19.9.7).
- **Vitaminmangel** (z. B. Vitamin-B_{12}-Mangel, ▸Kap. 11.2.1), u. a.

In den folgenden Abschnitten werden einige häufig vorkommende Störungen des Nervensystems beschrieben und die zugrunde liegenden Pathomechanismen erläutert.

19.9.2 Epileptische Anfälle

Normalerweise ist die Aktivität erregender und hemmender Neurone exakt aufeinander abgestimmt. Unter pathologischen Bedingungen können dagegen Erregungsvorgänge überwiegen und entsprechende klinische Symptome auslösen. Beispiele dafür sind **epileptische Anfälle**. Hierbei handelt es sich um anfallartig auftretende und selbstlimitierende Episoden synchronisierter abnormaler neuronaler Entladungen im Gehirn, die mit abnormen motorischen Aktionen (tonischen bzw. tonisch-klonischen Krämpfen, Zuckungen, Stereotypien), sensorischen Störungen, Bewusstseinstrübung oder -verlust sowie vegetativen Störungen einhergehen. Eine **Epilepsie** ist somit eine Erkrankung des Gehirns mit rezidivierenden, nicht-provozierten epileptischen Anfällen.

Klinik der Epilepsie. Epilepsien gehören zu den häufigsten neurologischen Erkrankungen. Sie haben eine Prävalenz von 0,5–1 % und eine Lebenszeitinzidenz von 3 %. Ein erster Häufigkeitsgipfel liegt im Kindes- und Jugendalter (häufig haben diese Epilepsien eine genetische Ursachenkomponente), ein zweiter im späteren Erwachsenenalter, vielfach als Folge erworbener Erkrankungen des Gehirns.

Epileptische Anfälle sind entweder fokal oder generalisiert. Bei **fokalen Anfällen** sind die überschießenden synchronen Entladungen einer Neuronengruppe auf eine umschriebene Gehirnregion beschränkt. Die klinischen Symptome ergeben sich aus der Funktion dieser speziellen Hirnregion (z. B. motorische Zuckungen bei einem Herd im motorischen Kortex). Fokale Anfälle werden als **einfach** bezeichnet, wenn das Bewusstsein erhalten bleibt, als **komplex**, wenn das Bewusstsein gestört ist. Bei **generalisierten Anfällen** erfassen die synchronisierten Neuronenentladungen weite Gebiete beider Hemisphären. Solche Anfälle entstehen häufig innerhalb von Sekunden durch die Ausbreitung synchronisierter Entladungen von einem lokal begrenzten Anfallsherd aus in weite Bereiche des Gehirns. Die Ausbreitung der Aktivität erfolgt über lange Nervenfasern derselben Hemisphäre und Kommissurenfasern (○ Abb. 19.133 A) oder durch Aktivierung des Thalamus, der seinerseits die abnorme Aktivität gleichzeitig in alle Gehirnbereiche weiterleitet (○ Abb. 19.133 B). Grundsätzlich kann jeder fokale Anfall in einen generalisierten Anfall einmünden, man spricht dann von einem **sekundär generalisierten Anfall**. Ein primär generalisierter Anfall kann z. B. vom Thalamus ausgehen (○ Abb. 19.133 C). Aufgrund dieser Einteilungskriterien und der speziellen Ausprägungen der Symptome werden die in □ Tab. 19.15 angegebenen Anfallsformen unterschieden.

Den Anfällen kann eine kurz dauernde **Aura** vorausgehen. Hierbei handelt es sich um kurz dauernde Emp-

Tab. 19.15 Einteilung epileptischer Anfälle

Fokale Anfälle
▪ Einfach-fokale Anfälle ohne Bewusstseinsbeeinträchtigung mit entweder motorischen, somatosensorischen, autonomen oder psychischen Störungen, ▪ komplex-fokale Anfälle mit Störungen des Bewusstseins (z. B. bei Epilepsie des Temporal- oder Frontallappens, ▪ fokale Anfälle, die sekundär generalisieren
Generalisierte Anfälle
▪ Absencen, ▪ myoklonische Anfälle (einschließlich Impulsiv-petit-mal), ▪ astatische Anfälle (myoklonisch-astatisch bei initialen Muskelzuckungen), ▪ tonisch-klonische Anfälle (Grand mal), ▪ Blitz-Nick-Salaam-Anfälle (Propulsiv-petit-mal, West-Syndrom), ▪ Lennox-Gastaut-Syndrom

findungen einfacher Art (z. B. eine optische oder akustische Halluzination) oder auch komplexer Art (z. B. Gefühl der Fremdheit). Die Aura, die aus der Erregung spezifischer Gehirnregionen resultiert, kann Hinweise darauf geben, in welcher Region der Anfall seinen Ausgang nimmt. Der Patient kann die dem Anfall vorausgehende Aura beschreiben, während ihm das Anfallsgeschehen nicht bewusst wird und nicht erinnert werden kann.

Einfache fokale Anfälle sind entweder durch motorische, sensorische oder vegetative Symptome gekennzeichnet. Bei einem Fokus im Parietallappen treten kontralaterale Missempfindungen und/oder abnorme motorische Aktionen auf. Die Symptome hängen von der jeweiligen Lage des Herdes ab: Bei Lokalisation im Bereich der Mantelkante ist das Bein, bei Lokalisation im mittleren Bereich der Arm und bei Lokalisation im basolateralen Bereich das Gesicht betroffen (○ Abb. 19.100). Breiten sich die Symptome (meist einer Extremität von distal nach proximal) aus, spricht man von einer **Jackson-Epilepsie**.

Bei einem Fokus im Frontallappen kommt es ebenfalls häufig zu einer Jackson-Epilepsie. Es können aber auch Dreh- und Hebebewegungen auftreten, die meist vom Ort des Herdes zur Gegenseite hin gerichtet sind und daher als **Adversivkrämpfe** bezeichnet werden. Die Adversivbewegungen der Augen, des Kopfes oder der Extremitäten und des Rumpfes können mit tonisch-klonischen Krämpfen einhergehen.

Komplex-fokale Anfälle (früher **psychomotorische Anfälle**, heute wegen der Bewusstseinseinschränkung auch **dyskognitive Anfälle** genannt) gehen meist von einem Fokus im unteren Temporallappen aus. Vielfach werden sie durch eine **Aura** (Geruchs- und Geschmacks-

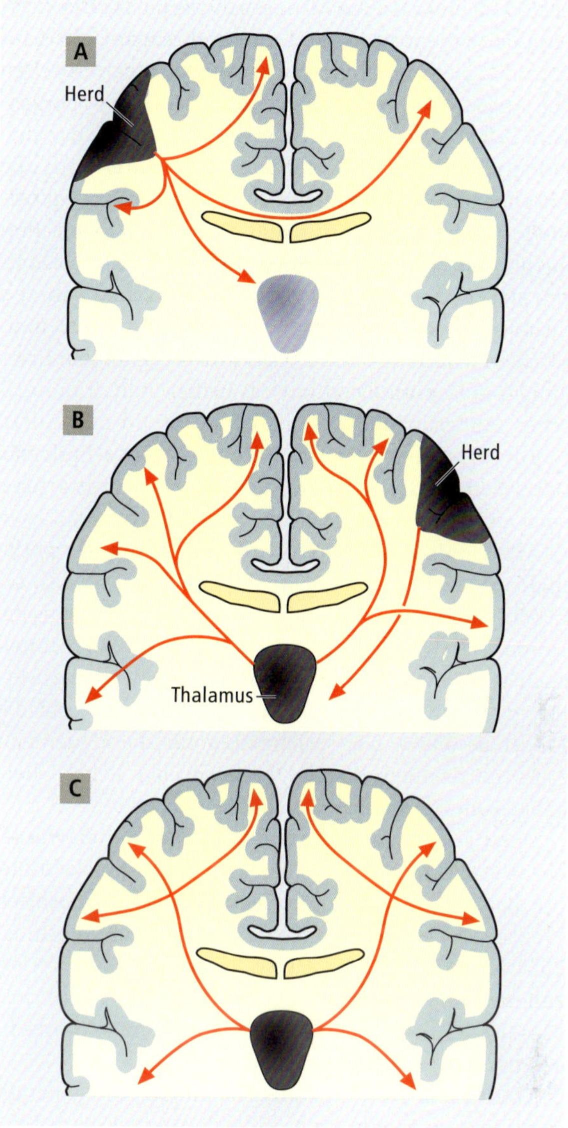

○ **Abb. 19.133** A Fokaler epileptischer Herd, von dem aus sich die epileptische Aktivität ipsi- und kontralateral über lange Axone ausbreitet. B Fokaler epileptischer Herd, der über die Einbeziehung des Thalamus sekundär generalisiert. C Primär generalisierter epileptischer Anfall, der vom Thalamus aus den ganzen Kortex erreicht

halluzinationen bei Beteiligung des Hippocampus und der Amygdala) eingeleitet. Häufig treten motorische Automatismen, z. B. Leck-, Schluck-, Kau- und Schmatzbewegungen oder stereotype Bewegungen der Arme bzw. Beine auf; auch Sprachstörungen bzw. -automatismen können vorkommen, wenn die sprachdominante Hemisphäre betroffen ist. Vegetative Symptome sind vermehrter Speichelfluss, Schweißausbruch, Tachykardie und Blutdruckanstieg. Zu den psychischen Symptomen gehören Angst, Verwirrtheit und das Gefühl der Entfremdung.

Absencen sind Bewusstseinsstörungen, die ohne andere Symptome auftreten können. Für einige Sekun-

19

den bis zu einer halben Minute schwindet das Bewusstsein; der Patient starrt ins Leere und reagiert nicht auf Anruf. Begleitsymptome können ein leichtes Verdrehen der Augen nach oben oder leichte Mundbewegungen sein. Selten können komplexe Handlungen (z. B. Fahrradfahren) fortgeführt werden. Zweifelsfrei wird die Absence im EEG an regelmäßigen beidseitigen **Spitze-Welle-Komplexen** (spikes and waves) mit einer Frequenz von ca. 3 Hz erkannt (o Abb. 19.134 B). Die Spitzen stellen abnorme Erregungsvorgänge dar, während die unmittelbar darauffolgenden Wellen Ausdruck neuronaler Hemmung sind. Dieses Wechselspiel von Erregung und Hemmung erklärt das Fehlen starker motorischer Äußerungen wie sie beim Grand-mal-Anfall (s. u.) vorkommen. Die **kindliche Absence-Epilepsie** (zwischen dem 4. und 14. Lebensjahr) wurde früher auch als **Pyknolepsie** bezeichnet.

Myoklonische Anfälle (inklusiv Impulsiv-petit-mal), die sich vorrangig im Jugendalter (14. bis 17. Lebensjahr) manifestieren, sind durch klonische Krämpfe der Arme und des Schultergürtels, manchmal auch der Beine, gekennzeichnet. Typischerweise werden dabei die Arme ruckartig hochgeworfen und die Finger gespreizt. Die serienmäßig für die Dauer von 1–5 s auftretenden Anfälle weisen in der Regel Übergänge zum Grand mal (s. u.) auf.

Astatische Anfälle, die bereits bei Kleinkindern auftreten können, sind durch den Verlust des Muskeltonus für die Dauer von wenigen Sekunden gekennzeichnet. Wegen der plötzlichen Erschlaffung der Haltungsmuskulatur stürzt das Kind zu Boden, wobei es zu Verletzungen kommen kann. Treten vor dem Tonusverlust Muskelzuckungen auf, spricht man von **myoklonisch-astatischen Anfällen**.

Grand-mal-Anfälle (Epilepsia major) sind generalisierte tonisch-klonische Anfälle, die in mehreren Phasen ablaufen. Dem tonisch-klonischen Krampfanfall gehen häufig **Prodromalerscheinungen** unterschiedlicher Dauer voraus, zu denen Kopfschmerz, Unwohlsein, Schwäche, Unruhe, Verstimmung oder (selten) Steigerung der körperlichen Leistungsfähigkeit gehören. Unmittelbar vor Beginn des eigentlichen Anfalls kann, d. h. nicht obligat, eine **Aura** mit optischen bzw. akustischen Halluzinationen sowie motorischen oder sensorischen Zeichen, wie z. B. Zucken oder Kribbeln, auftreten, die als Ausdruck einer initialen fokalen epileptischen Aktivität gewertet werden kann. Auf die Aura folgt eine **tonische Krampfphase** mit starker, anhaltender Streckerkontraktion der Extremitäten- und langen Rückenmuskulatur (Streckkrampf), manchmal eingeleitet durch einen **Initialschrei**, der durch Kontraktion der Exspirationsmuskulatur bei fast geschlossener Stimmritze hervorgerufen wird. Der Patient ist bewusstlos, stürzt zu Boden und kann sich dabei verletzen. Auch besteht die Gefahr einer Bissverletzung der Zunge. Sekunden bis Minuten danach geht der Anfall in die **klonische Phase** mit generalisierten Zuckungen antagonistischer Muskeln über. Der Patient ist aufgrund von (kurzfristigen) Atemstillständen stark zyanotisch; vermehrte Speichelsekretion (Hypersalivation) und Zungenkontraktionen lassen Schaum vor den Mund treten; es kommt zu Urin- und seltener auch zu Stuhlabgang. Darauf folgt ein tiefer, kurz- oder länger dauernder **Terminalschlaf** mit verstärkter Atmung, Blässe und Miosis (Engstellung der Pupille), aus dem der Patient nur langsam und stark benommen erwacht; er klagt über Kopfschmerz und Muskelkater.

Grand-mal-Anfälle, die überwiegend in den ersten beiden Stunden nach dem Erwachen auftreten, werden als **Aufwach-grand-mal** bezeichnet. Treten die Anfälle vorrangig während des Schlafs auf, spricht man von **Schlaf-grand-mal**. Kommt es sowohl im Wach- als auch im Schlafzustand zu Anfällen, leidet der Patient an einem **diffusen Grand mal**.

Weitere generalisierte Epilepsieformen sind Epilepsien mit **Blitz-Nick-Salaam-Anfällen** (BNS-Krämpfe, Propulsiv-petit-mal, West-Syndrom) und das **Lennox-Gastaut-Syndrom**. BNS-Krämpfe kommen insbesondere im Säuglingsalter vor. Sie äußern sich in abrupten („blitzartigen") Zuckungen mit rascher, seltener langsamer Bewegung des Rumpfes nach vorn und Überkreuzen der Arme (Salaam-Bewegung). Die betroffenen Kinder sind häufig hemiparetisch oder tetraplegisch, haben eine Mikrozephalie sowie andere Läsionen. Das Lennox-Gastaut-Syndrom ist ebenfalls eine altersabhängige Epilepsieform, die insbesondere zwischen dem 1. und 7. Lebensjahr auftritt. Nicht selten gehen ihm BNS-Krämpfe voraus. Bei dem Syndrom handelt es sich um ein Mischbild verschiedener Anfallsformen (tonische und atonische Anfälle, Absencen).

Ein **Status epilepticus** liegt vor, wenn ein Grand-mal-Anfall länger als 5 Minuten dauert oder wenn Absencen oder fokale Anfälle mehr als 20–30 Minuten anhalten. Auch eine Serie von Anfällen, zwischen denen der Patient das Bewusstsein nicht wiedererlangt, wird als Status epilepticus bezeichnet. Mit zunehmender Anfallszahl und Statusdauer vertieft sich das Koma. Auch bei optimaler Therapie beträgt die Letalität ca. 10 %.

Ursachen epileptischer Anfälle. Epilepsien werden in idiopathische, symptomatische oder kryptogene eingeteilt. Bei **idiopathischen Epilepsien** (etwa 50 %) liegt keine strukturell fassbare Gehirnerkrankung vor, man geht von genetischen Ursachen aus. Hierzu zählen zahlreiche Epilepsien des Kindes- und Jugendalters (z. B. die o. g. Absence-Epilepsien, die myoklonische Epilepsie und tonisch-klonische Krämpfe in der Aufwachphase). Nur wenige idiopathische Epilepsien sind monogen bedingt. Bei den häufigsten idiopathischen generalisierten Epilepsien liegen weniger schwerwiegende genetische Defekte vor, die nur gemeinsam zur Epilepsie führen (komplexe genetische Vererbung). Deshalb treten sie in den meisten Fälle sporadisch auf. Allerdings ist bei entsprechender genetischer Veranlagung für die Angehörigen 1. Grades das Risiko einer manifesten Epilepsie deutlich höher als in der Normalbevölkerung (5–10 %). Auf die genetischen Störungen wird unten eingegangen.

Bei **symptomatischen Epilepsien** sind die Anfälle Folge von Gehirnerkrankungen oder metabolischen Störungen. Als Ursachen kommen frühkindliche Hirnschäden (insbesondere Geburtstraumen), Hirnverletzungen, Glianarben, Hirntumoren, Intoxikationen und Enzephalitiden (Hirnentzündungen) in Betracht. In diese Gruppe fallen BNS-Anfälle und das Lennox-Gastaut-Syndrom. Metabolische Ursachen sind Anoxie, starke Hypoglykämie oder Urämie.

Bei **kryptogenen Epilepsien** vermutet man eine strukturelle Ursache, die sich jedoch (bisher) dem Nachweis entzieht.

Grundsätzlich ist festzuhalten, dass bei allen Menschen Krampfanfälle auftreten können. So erleiden ca. 3 % der Kinder in den ersten 5 Lebensjahren einen epileptischen Anfall im Rahmen einer allgemeinen fieberhaften Infektion, insbesondere bei Fieberanstieg (**Fieberkrampf**). Anfälle können auch – unabhängig vom Lebensalter – durch sensorische Reize ausgelöst werden, z. B. raschen Wechsel der Lichtintensität (Flackerlicht) und Wahrnehmung von Streifenmustern, durch zu langes Schlafen oder Schlafentzug, durch Alkoholentzug, Sauerstoffmangel, Hypoglykämie, bestimmte Pharmaka (z. B. Amantadin) u. a. Bei einem einmaligen Ereignis spricht man noch nicht von Epilepsie. Erst bei einer Wiederholung des Anfalls geht man von einer Epilepsie aus, nicht zuletzt deshalb, weil die Diagnose Epilepsie erhebliche Konsequenzen hat (Behandlungsbedarf, Einschränkung verschiedener Tätigkeiten, z. B. Autofahren).

Mechanismen epileptischer Aktivität. Grundlage epileptischer Entladungen ist ein **paroxysmaler Depolarisationsshift**, d. h. eine lang anhaltende starke neuronale Depolarisation von 50–150 ms Dauer (Abb. 19.134 A). Depolarisationen dieses Ausmaßes führen initial häufig zu Aktionspotenzialsalven hoher Frequenz, die benachbarte und entfernte Neurone hochfrequent erregen. Die anhaltende Depolarisation erlaubt jedoch nicht, dass die Na^+-Kanäle in den geschlossenen und aktivierbaren Zustand übergehen, weshalb keine weiteren Aktionspotenziale gebildet werden. Die synchronisierte Aktivität vieler epileptisch aktiver Neurone wird im EEG als „**Spikes**" sichtbar (Abb. 19.134 B). Die auf die Spitzen folgenden Wellen stellen dagegen, wie oben erwähnt, Hemmungsvorgänge dar, welche die Erregungen unterbrechen. (Das dargestellte EEG-Muster ist typisch für die Absence, die trotz generalisierter Aktivität kaum zu motorischen Äußerungen führt. Beim tonisch-klonischen Grand-mal-Anfall sieht man vor allem Spikes, aber keine Wellen, da hier die epileptische Aktivität weniger gehemmt wird als bei der Absence. Außerdem sind die Spikes wegen der Muskelaktivität stark von Artefakten überlagert.)

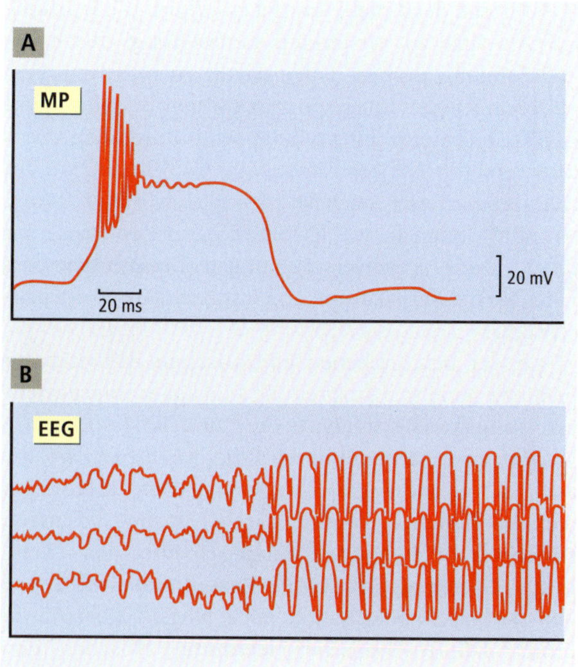

Abb. 19.134 A Paroxysmaler Depolarisationsshift, d. h. lang anhaltende Depolarisation in einem epileptisch aktiven Neuron. Initial wurde eine hochfrequente Aktionspotenzialsalve ausgelöst. Nach Elger und Beck. B EEG-Ableitung bei Beginn eines generalisierten epileptischen Absence-Anfalls. Während des Anfalls tritt über dem gesamten Gehirn ein Spike-Wave-Muster auf. Die Spitzen entstehen durch Überlagerung der Depolarisationsshifts und Aktionspotenzialsalven in synchron aktiven Neuronen, die Wellen zeigen aufsummierte lang anhaltende Negativierungen als Ausdruck von Hemmungsvorgängen in tieferen Kortexschichten. Nach Elger und Speckmann

Epileptisch aktive Neurone bilden vielfach einen **Fokus**, in dem die Neurone auch zwischen den Anfällen, d. h. **interiktal**, epileptische Aktivitäten aufweisen. Zum manifesten Anfall kommt es allerdings nicht, solange inhibitorische Interneurone der Umgebung den erregenden Einflüssen entgegenwirken und um den Fokus herum einen **Hemmungssaum** bilden. Ein manifester Anfall entsteht dann, wenn die Hemmung temporär nicht ausreichend ist. Interiktale epileptische Aktivitäten sind häufig im EEG als vereinzelte Spikes sichtbar, woraus auch in Abwesenheit eines epileptischen Anfalls auf eine erhöhte Krampfbereitschaft geschlossen werden kann.

19

Während des Anfalls kommt es aufgrund der erhöhten Aktivität zu verstärkten Ionenflüssen durch die Zellmembran und als Folge davon zu massiven Verschiebungen der Ionenkonzentrationen im Intra- und Extrazellularraum. Intrazellulär steigt durch den Ca^{2+}-Einstrom die Konzentration von Ca^{2+}-Ionen an. Im Extrazellularraum reichern sich durch den K^+-Ausstrom K^+-Ionen an, was letztendlich zur Repolarisation führt. Diese Ionenverschiebungen beeinflussen die Erregbarkeit der Neurone und intrazelluläre Stoffwechselwege.

An der beschriebenen epileptischen Aktivität der Neurone und ihrer Ausbreitung sind **spannungsgesteuerte Ionenkanäle** für **Na^+**, **Ca^{2+}** und **K^+** (s. o.) sowie **Neurotransmitter** und deren Rezeptoren beteiligt, die auch die Grundlage der physiologischen neuronalen Aktivität bilden. Epileptisch aktive Neurone aktivieren nachgeschaltete Neurone synaptisch über den Transmitter **Glutamat,** der **AMPA-Rezeptoren** und wegen der starken Depolarisation auch **NMDA-Rezeptoren** öffnet. Die rhythmische Hemmung zwischen den Depolarisationen kommt durch die Aktivität inhibitorischer Interneurone zustande, die **GABA** freisetzen und **$GABA_A$-Rezeptoren** in den epileptisch aktiven Neuronen aktivieren.

Zusatzinformation

Aus den physiologischen Grundlagen der epileptischen Entladungen ergeben sich die grundsätzlichen Therapieansätze zur Anfallsunterdrückung. Man kann Na^+-Kanäle teilweise blockieren und damit Impulssalven stoppen, durch Blockade von Ca^{2+}-Kanälen die Erregbarkeit und die Transmitterfreisetzung herabsetzen, durch Barbiturate und andere Substanzen die GABAerge Hemmung verstärken und die glutamaterge synaptische Aktivität reduzieren.

Da im Prinzip die gleichen ionalen und Transmittermechanismen an der epileptischen und der normalen Aktivität von Neuronen beteiligt sind, stellt sich die Frage, weshalb ein Neuron z. B. bei idiopathischen (genetisch bedingten) Krampfanfällen epileptisch aktiv wird. Man geht davon aus, dass es genetisch bedingt zu Mutationen bei den spannungsgesteuerten Ionenkanälen und den $GABA_A$-Rezeptoren kommt. Mutierte Na^+-Kanäle erlauben einen verstärkten Na^+-Einstrom, mutierte K^+-Kanäle führen zu einem reduzierten K^+-Ausstrom. Mutierte $GABA_A$-Rezeptoren verlieren einen Teil ihrer hemmenden Wirkung.

In Kürze

- **Neurologische Erkrankungen** zeigen sich in Form von **Plussymptomen** (gesteigerter und/oder pathologischer Aktivität) und/oder **Minussymptomen** (Funktionsverlusten). Ursachen neurologischer Erkrankungen sind Erregungsstörungen (z. B. Anfälle), Ischämien, Blutungen, Kompression von Nervengewebe, Neurodegeneration, Entzündungen, Myelinisierungsstörungen, Hirntraumen, frühkindliche Hirnschäden, Tumoren u. a.
- Zu den **Erregungsstörungen** zählen die **epileptischen Anfälle,** die entweder generalisiert oder fokal (mit der Möglichkeit einer sekundären Generalisierung) sind. Die Anfälle können von motorischen Krämpfen geprägt (z. B. bei einem Grand-mal-Anfall) oder lediglich durch eine transiente Bewusstseinsstörung gekennzeichnet sein (z. B. bei einer Absence).
- **Einfache fokale Anfälle** sind durch motorische, sensorische und vegetative Symptome ohne Bewusstseinseinschränkung, **komplexe fokale Anfälle** durch motorische Automatismen (z. B. Leck-, Schluck-, Kau- und Schmatzbewegungen) und eingeschränktes Bewusstsein gekennzeichnet.
- Der generalisierte **Grand-mal-Anfall** beginnt häufig mit einer Aura. Ihr folgt zunächst eine tonische, danach eine klonische Krampfphase. Dabei ist der Patient bewusstlos.
- Bei den generalisierten **Absencen** handelt es sich um Bewusstseinsstörungen ohne wesentliche motorische oder vegetative Symptome. Auch **myoklonische Anfälle (Impulsiv-petit-mal)** des Jugendalters und **(myoklonisch-)astatische Anfälle** sind generalisierte Anfälle.
- **Epilepsien** sind **idiopathisch** (ohne strukturelle Ursache, meist genetisch bedingt), **symptomatisch** (durch frühkindliche Hirnschäden, Hirnverletzungen, Glianarben, Hirntumoren, Intoxikationen, Enzephalitiden, ausgeprägte metabolische Entgleisungen verursacht) oder **kryptogen** [vermutet wird dabei eine strukturelle Ursache, die sich jedoch (bisher) dem Nachweis entzieht].
- **Epileptische Aktivität** entsteht auf dem Boden eines paroxysmalen Depolarisationsshifts durch synchrone Entladungen in Neuronengruppen. Diese sind im EEG als Spitzen (Spikes) sichtbar.

19.9.3 Ischämische Störungen von Hirngewebe

Das ruhende Gehirn verbraucht etwa 50 ml O_2/min. Das sind ca. 18 % des Sauerstoffverbrauchs des gesamten Körpers in Ruhe. Vom Herzzeitvolumen werden unter Ruhebedingungen etwa 15 % für die Durchblu-

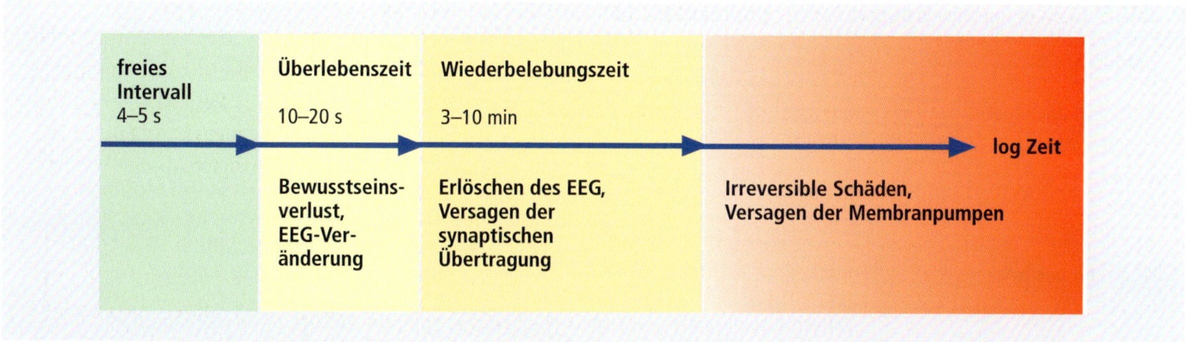

Abb. 19.135 Funktionsausfälle und Schädigung des Hirns bei globaler Ischämie in Abhängigkeit von der Dauer der Durchblutungsstörung (Zeitangaben für eine Körperkerntemperatur von 37 °C)

tung des Gehirns benötigt (▸ Kap. 9.7.5). Bei massiver Zunahme der neuronalen Aktivität, z. B. bei einem generalisierten Krampfanfall, können Steigerungen der Gesamtdurchblutung bis zu 50 % auftreten. Diese Angaben legen nahe, dass wegen der Häufigkeit von Herz-Kreislauf-Erkrankungen ein sehr großer Teil der Erkrankungen des Gehirns ursächlich durch Störungen seiner Sauerstoffversorgung entsteht.

Globale und fokale Ischämien. Wird die Hirndurchblutung plötzlich eingeschränkt, treten folgende Ausfälle auf: Je stärker die Durchblutung reduziert wird, desto mehr Neurone hören auf, spontan zu entladen. Es wird angenommen, dass die Abnahme der Spontanaktivität bei einer Reduktion der Durchblutung um etwa 50 % beginnt. Man findet EEG-Veränderungen und erste neurologische Störungen als Ausdruck gestörter Aktivität. Bei einer Reduktion der Hirndurchblutung um etwa 70 % sistieren die Spontanentladungen in den meisten Neuronen, und die synaptische Übertragung ist deutlich vermindert. Im EEG findet man nunmehr ausgeprägte Veränderungen. Die Nervenzellen beginnen zu schwellen. Bei noch weiterer Reduktion der Durchblutung kommt es über verschiedene Mechanismen (s. u.) zu einem starken Anstieg der extrazellulären K^+-Konzentration und zu einem massiven Ca^{2+}-Einstrom in die Zellen. Das Ruhepotenzial und damit die neuronalen Funktionen verschwinden völlig.

Betrifft die Ischämie das gesamte Gehirn (z. B. bei einem Herzstillstand), spricht man von einer **globalen Ischämie.** ○ Abb. 19.135 zeigt die zeitliche Abfolge der Ereignisse und Folgen, die bei einer solchen globalen Hirnschädigung zu beobachten sind. Die Chancen für eine Wiederherstellung der Funktionsfähigkeit nehmen mit der Dauer der Ischämie ab. Bereits nach 10 min können irreversible Schädigungen auftreten. Je länger die Ischämie somit dauert, desto unwahrscheinlicher ist eine vollständige Erholung der Hirnfunktionen.

Bei **fokalen Ischämien** (z. B. beim Verschluss einer kleineren Arterie) hängt das Ausmaß der Funktionseinschränkung von der Höhe der verbleibenden Durchblutung ab. In der Regel bleibt im ischämischen Gebiet eine Restdurchblutung erhalten. Irreversible Nervenzellschäden treten bei der Reduktion der Durchblutung auf etwa 25 % auf. Hierbei kommt es wiederum auch auf die Dauer der Ischämie an. Vom Schweregrad aus betrachtet reichen die Ischämien von der **transitorischen Ischämie** bis zum **Schlaganfall** (s. u.).

Ischämiesyndrome. Neben der koronaren Herzkrankheit und malignen Tumoren zählen zerebrale Durchblutungsstörungen zu den häufigsten Todesursachen. In ca. 90 % der Fälle liegen ihnen arteriosklerotische Veränderungen der betreffenden Gefäße und deren Folgen zugrunde. Bei den **akuten ischämischen Durchblutungsstörungen** unterscheidet man

- die **transitorische ischämische Attacke** (TIA) infolge passagerer Thrombozytenaggregationen in arteriosklerotisch veränderten Gefäßabschnitten, bei der sich die neurologischen Symptome innerhalb von 24 Stunden komplett zurückbilden und bei der mit bildgebenden Verfahren weder ein Infarktareal noch eine Blutung zu erkennen sind, und
- den **ischämischen Hirninfarkt** (Apoplex) mit nur teilweiser bis fehlender Rückbildung der neurologischen Symptome.

Eine **chronische zerebrovaskuläre Insuffizienz** kommt vor allem durch eine arteriosklerotische Mikroangiopathie der zerebralen Gefäße zustande. Sie tritt vorwiegend in den Basalganglien und in der weißen Substanz auf. In späteren Stadien kann es zu einer vaskulären Demenz kommen.

Apoplex (Schlaganfall). Unter diesem Begriff werden ischämische Hirninfarkte und durch Hirnblutungen verursachte Schäden zusammengefasst. Etwa 120–170/100 000 Menschen erleiden pro Jahr einen Schlaganfall. **Ischämische Apoplexe** (ca. 85 % der Schlaganfälle) beruhen auf einem **akuten Verschluss** einer **Hirnarterie** infolge einer lokalen Thrombenbildung an einer bereits bestehenden arteriosklerotischen Plaque oder aufgrund einer arteriellen bzw. kardialen Embolie. In

19

Tab. 19.16 Folgen eines Schlaganfalls in Abhängigkeit vom verschlossenen Gefäß

Betroffenes Gefäß	Symptome
A. cerebri anterior	Kontralaterale beinbetonte motorische Halbseitenlähmung, Apraxie (▸Kap. 19.5.4), psychische Störungen
A. cerebri media	Kontralaterale Hemiparese (motorische Halbseitenlähmung) und halbseitige Sensibilitätsstörungen, Aphasie (sofern die sprachdominante Hemisphäre betroffen ist; (▸Kap. 19.6.2)
A. cerebri posterior	Homonyme Hemianopsie (▸Kap. 19.4.9.8), okzipitale Kopfschmerzen, Apathie
A. basilaris	Extremitätenlähmung, verwaschene Sprache, Pupillen- und Augenmuskelstörungen; nicht selten Tod

seltenen Fällen kann auch ein durch eine Subarachnoidalblutung (Blutung in den Raum zwischen Arachnoidea und Pia mater) bedingter Vasospasmus Ursache eines Schlaganfalls sein.

Hämorrhagische Apoplexe, die etwa 15 % aller Schlaganfälle ausmachen, sind durch Blutungen aus einer arteriosklerotisch veränderten kleinen Arterie infolge eines Bluthochdrucks sowie (seltener) durch andere Blutungen, z. B. aus einem Aneurysma, arteriovenösen Missbildungen oder infolge erhöhter Blutungsneigung (u. a. bei Thrombozytopenie, ▸Kap. 6.8.6, oder Koagulopathie, ▸Kap. 6.8.6), bedingt.

Die **Folgen** eines apoplektischen Insults hängen vom Ort und der Ausdehnung des Infarkts ab. In ◘ Tab. 19.16 sind wichtige Symptome in Abhängigkeit vom Verschluss verschiedener Gefäße zusammengestellt.

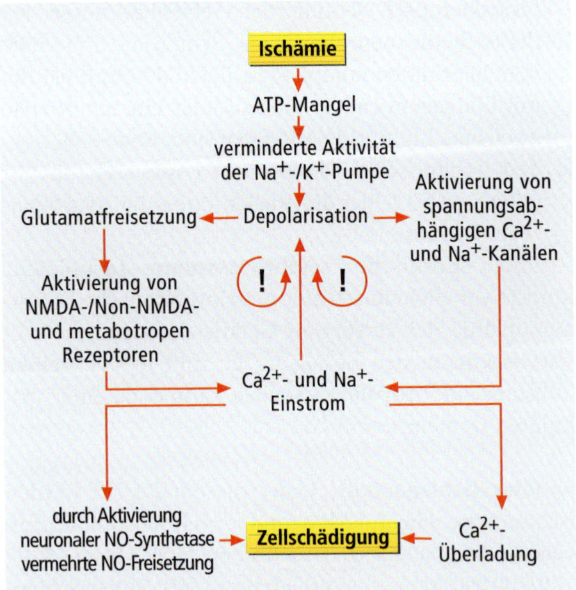

Abb. 19.136 Zelluläre Auswirkungen des ATP-Mangels in einer Nervenzelle. Die Ausrufezeichen weisen auf Rückkopplungskreise hin, welche die Tendenz zu Depolarisationen verstärken und die Schädigung beschleunigen können. Nach Kuschinsky

Etwa 20–30 % der Patienten sterben nach einem Schlaganfall innerhalb der ersten Woche, vielfach an Sekundärkomplikationen, z. B. Hirnödem, Lungenentzündung, Herzinsuffizienz oder Infektionen. Bei einem weiteren Drittel der Überlebenden tritt eine wesentliche Besserung ein, und ebenfalls etwa ein Drittel bleibt dauernd pflegebedürftig.

In einem Infarktbezirk, also einer Zone geschädigten Gewebes, lassen sich der **Kernbereich** und der Randbereich, die sog. **Penumbra**, unterscheiden. Im Kernbereich sind die Neurone so stark geschädigt, dass sie zugrunde gehen; es entsteht eine Narbe. Im Randbereich ist zwar die Funktion der Neurone eingeschränkt, aber sie können großenteils überleben.

Schädigende und protektive metabolische Vorgänge im Ischämiebezirk. Die metabolisch bedingten Störungen sind durch **Veränderungen des Energiestoffwechsels** von Nervenzellen gekennzeichnet. So beobachtet man im ischämischen Gewebe einen **Lactat-Anstieg mit Lactazidose** (durch anaerobe Glykolyse, ▸Kap. 15.3.2) und einen **Abfall des energieliefernden ATP**. ○ Abb. 19.136 stellt die Folgen des ATP-Mangels dar, durch den die **Na^+/K^+-ATPase** in ihrer Aktivität gehemmt wird. Als Folge werden Nervenzellen depolarisiert, was zur Freisetzung von Glutamat und zur **Aktivierung spannungsgesteuerter Kationenkanäle** führt. Die depolarisierte Zelle wird somit anhaltend erregt, wodurch es zu einem weiteren Einstrom von Na^+- und Ca^{2+}-Ionen kommt. Durch die erhöhte intrazelluläre Ionenkonzentration und den nachfolgenden **Wassereinstrom** kann sich das Zellvolumen vergrößern. Außerdem aktivieren die Ca^{2+}-Ionen intrazelluläre Stoffwechselwege, die zellschädigend wirken können. Dazu gehört z. B. eine überschießende **Aktivierung der NO-Synthase** und damit eine erhöhte Freisetzung von NO, das die zelluläre O_2-Extraktion und O_2-Verwertung hemmt. Zellschädigend wirken zudem das Lactat und die Azidose. Diese Schädigungen von Nervenzellen durch pathologische Erregungsvorgänge werden **Exzitotoxizität** genannt.

Zusatzinformation

Bei der Migräne (▸Kap. 19.4.4.7) wurde das Auftreten einer Cortical Spreading Depression (CSD) als Korrelat der Aura erwähnt. Auch bei den Vorgängen nach Schlaganfall kann eine Folge von CSD auftreten. So kann im Rahmen eines Schlaganfalls der wandernde Depolarisationsshift durch die massive Freisetzung von K^+ und Glutamat aus geschädigten Zellen ausgelöst werden. Wiederholte CSDs sind stark energieverbrauchend. Daher besteht die Gefahr, dass es unter ischämischen Bedingungen durch die unphysiologisch hohe neuronale und gliale Aktivität zu einem Circulus vitiosus kommt, der die Versorgungssituation weiter verschlechtert und zu einer Ausweitung der Infarktzone führt.

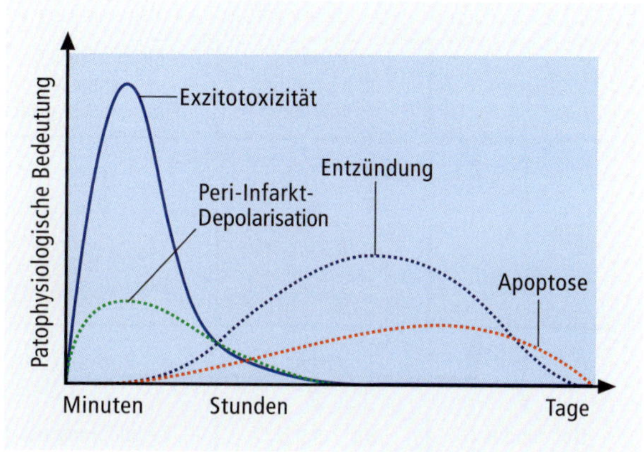

Abb. 19.137 Sequenz der Ereignisse nach einem Hirninfarkt. Das initiale Geschehen ist von der Exzitotoxizität und pathologischen Depolarisationsvorgängen bestimmt. Nachfolgend kommt es zu Entzündung und Apoptose

Zur Schädigung der Zellen trägt ferner die Bildung von reaktiven O_2-Spezies und Arachidonsäuremetaboliten (Eicosanoiden) bei. Auf die initiale Phase des nekrotischen Zelluntergangs folgt eine ausgedehnte **Entzündungsphase** (Abb. 19.137).

Eine **neuroprotektive Wirkung** wird dagegen **Adenosin** zugesprochen, das in großer Menge aus geschädigten Nervenzellen freigesetzt wird und nach Rezeptorbindung die Überaktivität reduziert sowie die Hirngefäße erweitert. Im geschädigten Gewebe verlieren die Arteriolen ihre Fähigkeit zur Autoregulation; alle nichtsklerotischen Gefäße sind weitgehend dilatiert, weil infolge des Sauerstoffmangels u. a. die Konzentration von Adenosin zunimmt.

Die Ischämie hat eine Reihe weiterer Konsequenzen: Die Proteinsynthese wird gehemmt und apoptotische Prozesse werden gefördert. Eine Ischämie bewirkt somit zunächst eine Nekrose (durch Zusammenbruch der Energieversorgung, s. o.) und nachfolgend eine Apoptose (▸Kap. 5.3.7, Abb. 19.137).

Eine Erholung von einer Ischämie ist durch das „No-reflow-Phänomen" eingeschränkt. Es hat sich nämlich gezeigt, dass trotz der Wiederherstellung eines normalerweise ausreichenden Perfusionsdrucks die Rezirkulation im ischämischen Gebiet vermindert bleiben kann. Gründe dafür sind die vasokonstriktorische Aktivität von aus Blutplättchen freigesetztem Thromboxan A_2, das Anschwellen der geschädigten Zellen (s. o.) und eine Stase des Blutflusses durch Leukozytenaggregate.

Hirnödem. Eine stärkere Abnahme der zerebralen Durchblutung kann auch zu einem Hirnödem, d. h. zu einer intrazellulären bzw. interstitiellen Wassereinlagerung führen. Ein solches ischämisches Ödem tritt auf, wenn infolge der Mangelversorgung mit Sauerstoff und Glucose die Energiebereitstellung für die Funktion der Membranpumpen und, abhängig hiervon, die Transportaktivität der Carrier nicht mehr ausreicht. Aufgrund der verschiedenen pathogenetischen Abläufe wird zwischen dem zytotoxischen und dem vasogenen Ödem unterschieden.

Von einem **zytotoxischen Hirnödem** spricht man, wenn primär die Neurone, Glia- und Endothelzellen von der Wassereinlagerung betroffen sind. Ursache hierfür ist der ischämiebedingte ATP-Mangel, der zu einer Abnahme der ATPase-Pumpaktivität und damit zu einem Na^+-Einstrom in die Zellen führt (Abb. 19.138). Aus osmotischen Gründen ist dieser von einem Wassereinstrom begleitet, sodass die Zellen anschwellen und der Hirndruck zunimmt.

Der Na^+-Einstrom wird noch durch zwei weitere Pathomechanismen verstärkt. Da die Zellen gleichzeitig K^+-Ionen verlieren, werden die Membranen depolarisiert, wodurch es an den exzitatorischen Nervenendigungen zur **Freisetzung des Transmitters Glutamat** kommt. Infolge des ATP-Mangels ist zusätzlich die Wiederaufnahme von Glutamat in die Gliazellen gehemmt, wodurch dieses sich im Extrazellularraum anreichert. Extrazelluläres Glutamat erhöht seinerseits die Membranpermeabilität und begünstigt damit den Na^+(und Ca^{2+})-Einstrom. Ferner führt der Sauerstoffmangel zur anaeroben Glykolyse, die eine intrazelluläre Anreicherung von H^+-Ionen zur Folge hat. Diese werden bevorzugt durch einen Na^+/H^+-Antiporter aus den Zellen eliminiert, durch dessen Aktivierung sich der Na^+-Einstrom und als dessen Folge auch die Zellschwellung verstärkt.

Dem **vasogenen Hirnödem** liegt eine **Schädigung der Blut-Hirn-Schranke** (▸Kap. 19.3.2) zugrunde. Dabei ist vor allem die Durchlässigkeit der endothelialen tight junctions erhöht, sodass Elektrolyte und andere Plasmabestandteile vermehrt aus dem Blut in das Interstitium des Hirngewebes übertreten können. Insbesondere führt der gesteigerte Übertritt von Na^+-Ionen zu einem verstärkten Wassereinstrom in das Interstitium.

19

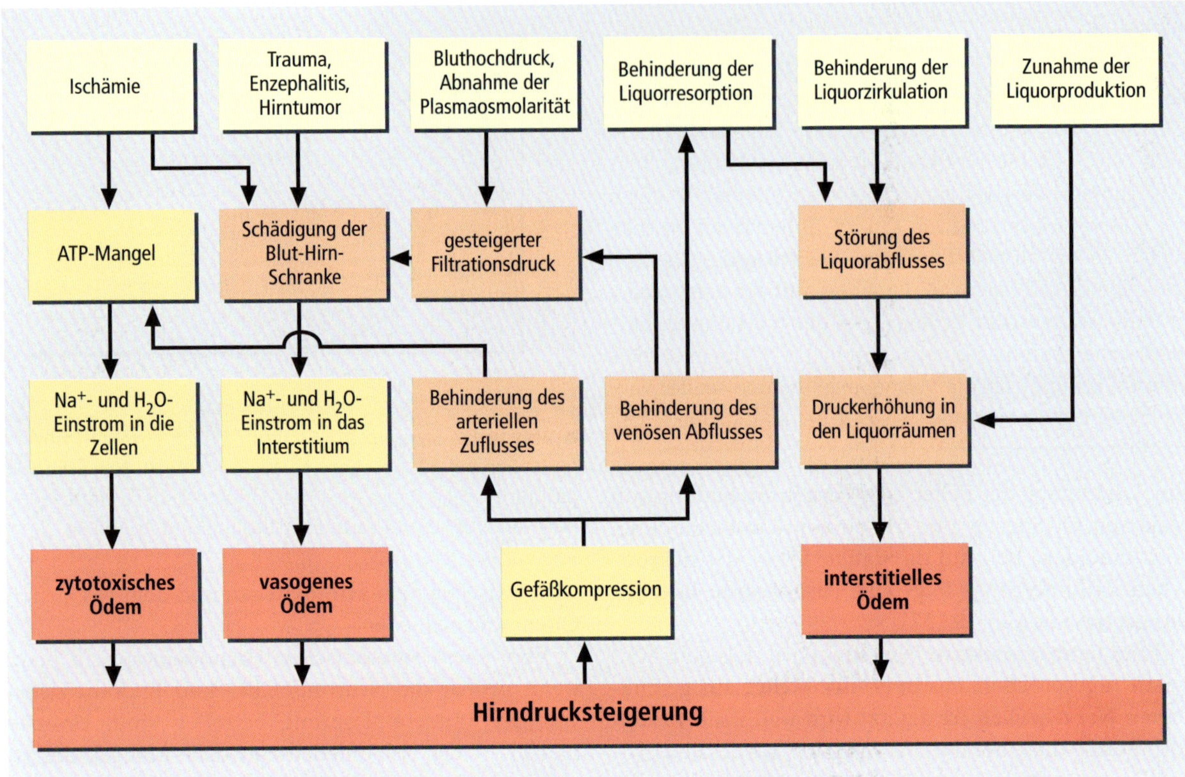

Abb. 19.138 Ursachen und Pathogenese des Hirnödems sowie Rückwirkung der resultierenden Hirndrucksteigerung auf die ödemfördernden Mechanismen

Als weitere Ursachen für die Entwicklung eines vasogenen Ödems kommen Traumen, Enzephalitis und Hirntumoren in Betracht. Auch ein plötzlicher Anstieg des arteriellen Mitteldrucks über ca. 160 mm Hg (d. h. über die obere Grenze des Autoregulationsbereichs) und eine chronische Hypertonie mit extrem hohen arteriellen Blutdruckwerten können zu einer so starken Steigerung des kapillären Filtrationsdrucks führen, dass Endothelschäden und demzufolge lokale Ödeme entstehen. Das gleiche gilt für eine schnelle Abnahme der Plasmaosmolarität. Auch in diesem Fall strömt Wasser aus dem Kapillarblut in das Interstitium und in den Liquor, weil die osmotisch wirksamen Teilchen (Osmolyte) die Blut-Hirn-Schranke nur sehr langsam passieren können.

Bei einer Ischämie kommt es zunächst zu einem zytotoxischen Ödem, während das vasogene Ödem erst nach einigen Tagen auftritt.

An der Entwicklung eines zytotoxischen oder vasogenen Ödems sind noch weitere Faktoren beteiligt, welche die primären Schäden verstärken. Unter der Einwirkung der auslösenden Noxen kommt es nicht nur zur Glutamatfreisetzung (s. o.), sondern auch zur **Bildung von Eicosanoiden** (Prostaglandinen, Thromboxanen, Leukotrienen, ▸Kap. 16.11.2), **reaktiven Sauerstoffspezies** (▸Kap. 10.8.2) sowie **Kallidin** und **Bradykinin** (▸Kap. 5.6.1). Alle diese Metabolite tragen zusätzlich zur Erhöhung der Membranpermeabilität und zur Durchlässigkeit der tight junctions bei.

Schließlich können auch **Störungen** im **Liquorsystem** für die Entwicklung eines Hirnödems und für die Steigerung des Hirndrucks verantwortlich sein (Abb. 19.133). Die Behinderung der Liquorresorption (z. B. durch blutungs- oder entzündungsbedingte Schädigung der Pacchioni-Granulationen; ▸Kap. 19.3.1) und ebenso die Behinderung der Liquorzirkulation (durch Verlegung der Engstellen im Liquorsystem, z. B. des Foramen interventriculare oder des Aquaeductus cerebri, Abb. 19.21), führen zu einer Störung des Liquorabflusses und damit zu einer **Erweiterung der Liquorräume** (**Hydrozephalus**). Eine solche Volumenzunahme kann auch durch eine Steigerung der Liquorproduktion (z. B. bei Entzündung des Ependyms) verursacht werden. Da die Liquorräume nur beschränkt erweiterungsfähig sind, kommt es dabei zu einer Druckzunahme, die einen Rückstrom des Liquors in das Interstitium des Hirngewebes bewirkt. Es entwickelt sich ein **interstitielles Ödem**.

Hirndrucksteigerung. Jeder raumfordernde Prozess in der Schädelhöhle (Hirnödem, Liquorvermehrung, Tumor, Blutung, Abszess) führt – sofern die Volumenzunahme 10 % überschreitet – zu einem Anstieg des intrakraniellen Drucks (ICP > 20 mm Hg), weil eine Ausdehnung des Gehirns durch die knöcherne Schädelkapsel verhindert wird. Bei einer solchen Druckzunahme kommt es zu einer Kompression der Hirngefäße, die, wie nachstehend beschrieben, ihrerseits eine weitere Steigerung des Hirndrucks auslöst.

Die Pathomechanismen dieses Circulus vitiosus sind in ◘ Abb. 19.138 schematisch dargestellt: Die druckbedingte Behinderung des arteriellen Zuflusses hat eine Minderperfusion des Gehirns zur Folge, sodass ein zytotoxisches Ödem ausgelöst oder verstärkt wird. Die Behinderung des venösen Abflusses führt einerseits über die Steigerung des kapillären Filtrationsdrucks zu einem vasogenen Ödem und andererseits über die Behinderung der Liquorresorption zu einer Zunahme des Drucks in den Liquorräumen. Bei hohem Hirndruck kann auch die Liquorzirkulation durch Kompression der Verbindungskanäle unterbrochen werden.

Die **Folgen** der Hirndrucksteigerung sind Kopfschmerzen, Schwindel, Erbrechen und Bewusstseinsstörungen. Wird bei weiterer Hirndrucksteigerung die Medulla oblongata im Foramen ovale eingeklemmt, kommt es zu einem Blutdruckabfall und zu Atmungsstörungen. Außerdem beobachtet man eine Mydriasis (Weitstellung der Pupille, ▸ Kap. 19.4.9.2), ferner Augenmuskellähmungen, wenn die **Nn. oculomotorius** und **abducens** gegen Knochen gepresst werden, sowie eine Schwellung der Sehnervenpapille (**Stauungspapille**). Ist eine extreme Steigerung des intrakraniellen Drucks therapeutisch nicht zu beherrschen, tritt Hirntod ein.

In Kürze

- **Ischämisch bedingte Schädigungen** des Gehirns können durch kardiovaskuläre Erkrankungen, Hirnischämien sowie Hirnödeme verursacht werden.
- **Ischämien** sind entweder global, d.h. das ganze Gehirn, oder fokal, d.h. nur einen Gefäßbezirk betreffend. Bereits 10 Minuten nach Beginn einer Ischämie können irreversible Schädigungen auftreten.
- **Ischämiesyndrome** reichen von der transitorischen ischämischen Attacke (TIA; Rückbildung der Symptome innerhalb eines Tages) bis zum Schlaganfall (Apoplex bzw. Hirninfarkt). **Ischämische Apoplexe** (ca. 85 % der Schlaganfälle) beruhen auf einem akuten Verschluss einer Hirnarterie. **Hämorrhagische Apoplexe** (ca. 15 % aller Schlaganfälle) entstehen durch Blutungen.
- In einem **Infarktbezirk** lassen sich der Kernbereich und der Randbereich (Penumbra) unterscheiden. Während Neurone im Kernbereich zugrunde gehen, können sich geschädigte Neurone in der Penumbrazone wieder erholen.
- Im ischämischen Gebiet kommt es zu einem Lactat-Anstieg und einem ATP-Abfall, wodurch die Na^+/K^+-ATPase in ihrer Aktivität gehemmt wird. Als Folge davon werden Nervenzellen depolarisiert, was zur Freisetzung von Glutamat und Aktivierung spannungsgesteuerter Ionenkanäle führt. Dies löst zellschädigende Reaktionskaskaden aus.
- **Hirnödeme** entstehen durch eine intrazelluläre bzw. interstitielle Wassereinlagerung im Hirngewebe (z.B. infolge einer starken Abnahme der Hirndurchblutung).
- Beim **zytotoxischen Hirnödem** sind primär Neurone, Glia- und Endothelzellen von der Wassereinlagerung betroffen. Ursache hierfür ist ein ischämiebedingter ATP-Mangel.
- Das **vasogene Hirnödem** entsteht dagegen durch eine Schädigung der Blut-Hirn-Schranke mit erhöhter Durchlässigkeit der endothelialen tight junctions.
- Jeder raumfordernde Prozess in der Schädelhöhle (Hirnödem, Liquorvermehrung, Tumor, Blutung, Abszess) führt zu einer **Hirndrucksteigerung** mit Kompression der Hirngefäße. Folgen sind Kopfschmerzen, Schwindel, Erbrechen und Bewusstseinsstörungen. Bei Einklemmung der Medulla oblongata im Foramen ovale kommt es zu Blutdruckabfall und Atmungsstörungen, die eventuell tödlich verlaufen können.

19.9.4 Degeneration und Regeneration verletzter bzw. geschädigter Nervenzellen und Nervenbahnen

Zahlreiche Erkrankungen des Nervensystems führen früher oder später zur Degeneration von Nervenzellen. Bei Schädigung der grauen Substanz von Rückenmark und Gehirn gehen die Zellkörper der Nervenzellen zugrunde, bei Schädigung der weißen Substanz bzw. der peripheren Nerven nehmen die Axone und die Markscheiden Schaden. Bei einer Axonschädigung kommt es zu einem von dem Physiologen A. Waller beschriebenen Degenerationsmuster (**Waller-Degeneration**): Zunächst degenerieren die Axone, die dann von Makrophagen abgebaut werden. Im weiteren Verlauf kann, zumindest im ZNS, auch eine sekundäre Schädigung (**Chromatolyse**) bzw. ein Untergang der gesamten Nervenzelle sichtbar werden. Da Nervenzellen sich nach der Geburt unter normalen Umständen nicht mehr oder nur sehr bedingt teilen können, kann

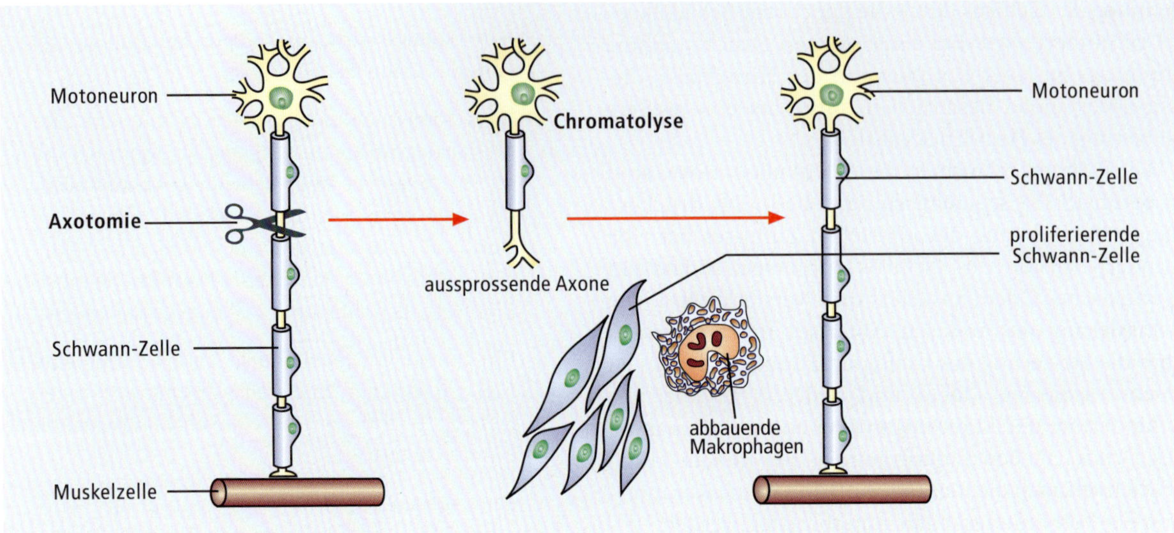

o Abb. 19.139 Zelluläre Reaktionen nach Axondurchtrennung (Axotomie) peripherer Nerven am Beispiel eines Motoneurons. Nach der Axotomie wird im Zellkörper ein Regenerationsprogramm in Gang gesetzt. Aussprossende Axone treffen auf ein wachstumsförderndes Milieu, das von Schwann-Zellen und der extrazellulären Matrix gebildet wird. Als Folge der Zellschädigung zeigt der Zellkörper zunächst eine sog. Chromatolyse, eine im Mikroskop sichtbare strukturelle Veränderung, die nachfolgend regeneriert. Nach North und Nacimiento

eine Regeneration nur darin bestehen, dass bei erhaltenem Zellkörper neue Axone aussprossen. Diese Vorgänge der Regeneration und Reinnervation sind in den Nervenzellen des peripheren Nervensystems gut (o Abb. 19.139), dagegen schlecht im ZNS (s. u.) ausgeprägt.

Autodestruktive Reaktionskaskaden. Nervenzellen werden nicht nur durch die einwirkende Noxe geschädigt, vielmehr wird durch die primäre Schädigung auch eine **Folge** von **schädigenden sekundären Vorgängen** in Gang gesetzt. Diese können auch ursprünglich nicht betroffene Nervenzellen miterfassen. Autodestruktive Läsionen, die zur Neurodegeneration führen, treten sowohl nach Verletzungen als auch z. B. im Verlauf von Epilepsien und Ischämien auf. Diese Läsionen können mehrere Ursachen haben:

- **Mangel an neurotrophen Faktoren** (Neurotrophinen, Zytokinen, Wachstumsfaktoren usw.),
- vermehrte **Freisetzung von exzitatorischen Aminosäuren** mit daraus folgender Ca^{2+}-Überladung von Zellen,
- **Bildung reaktiver Sauerstoffspezies** (freier Radikale) und damit **oxidativer Stress** sowie
- **Freisetzung von zytotoxischen Zytokinen** durch die **Mikroglia**.

Neurone sind während des ganzen Lebens davon abhängig, dass Neurotrophine wie nerve growth factor (NGF), brain derived neurotrophic factor (BDNF) oder Neurotrophin 3 (NT3) von den Axonen aus der Umgebung aufgenommen und retrograd im Axon zum Soma transportiert werden. Fällt dieses chemische Signal einer intakten Neuronenverbindung weg, kann es zum apoptotischen Zelltod der Nervenzelle kommen. Verschiedene Neurone sind von unterschiedlichen Neurotrophinen abhängig.

Geschädigte Zellen können große Mengen des exzitatorischen Transmitters Glutamat freisetzen. Dadurch werden Glutamatrezeptoren sowohl in geschädigten als auch in nicht geschädigten Nervenzellen übererregt. Besonders bei der Aktivierung von NMDA-Rezeptoren besteht die Gefahr eines massiven Anstiegs des intrazellulären Ca^{2+}. Dadurch werden intrazelluläre Enzymsysteme überstimuliert, deren Endprodukte die Zellmembran schädigen (Ca^{2+}-Exzitotoxizität).

Auch eine intrazelluläre Anreicherung von freien Radikalen führt zu einer Schädigung der Zellmembran. Des Weiteren können nach oxidativem Stress Ca^{2+}-Ionen in das Zellinnere strömen und Ca^{2+}-abhängige Enzyme überstimulieren.

Aktivierung von regenerations- und degenerationssteuernden Genen. Bereits wenige Stunden nach einer Nervenzellschädigung ist in den Neuronen das **Proto-Onkogen-Produkt c-Jun** nachweisbar, ein Transkriptionsfaktor, der weitere Schritte der Genexpression einleitet. In den Neuronen werden dann entweder Gene aktiviert, die mit **Regenerationsprozessen** assoziiert sind (z. B. GAP-43), oder solche, die **degenerationsassoziiert** sind (z. B. Bax). Die Anschaltung von Regenerations- und Degenerationsprogrammen führt zu zahlreichen intrazellulären Prozessen, die weitere Veränderungen an den Zellen bewirken. Neurone, besonders solche des peripheren Nervensystems, in

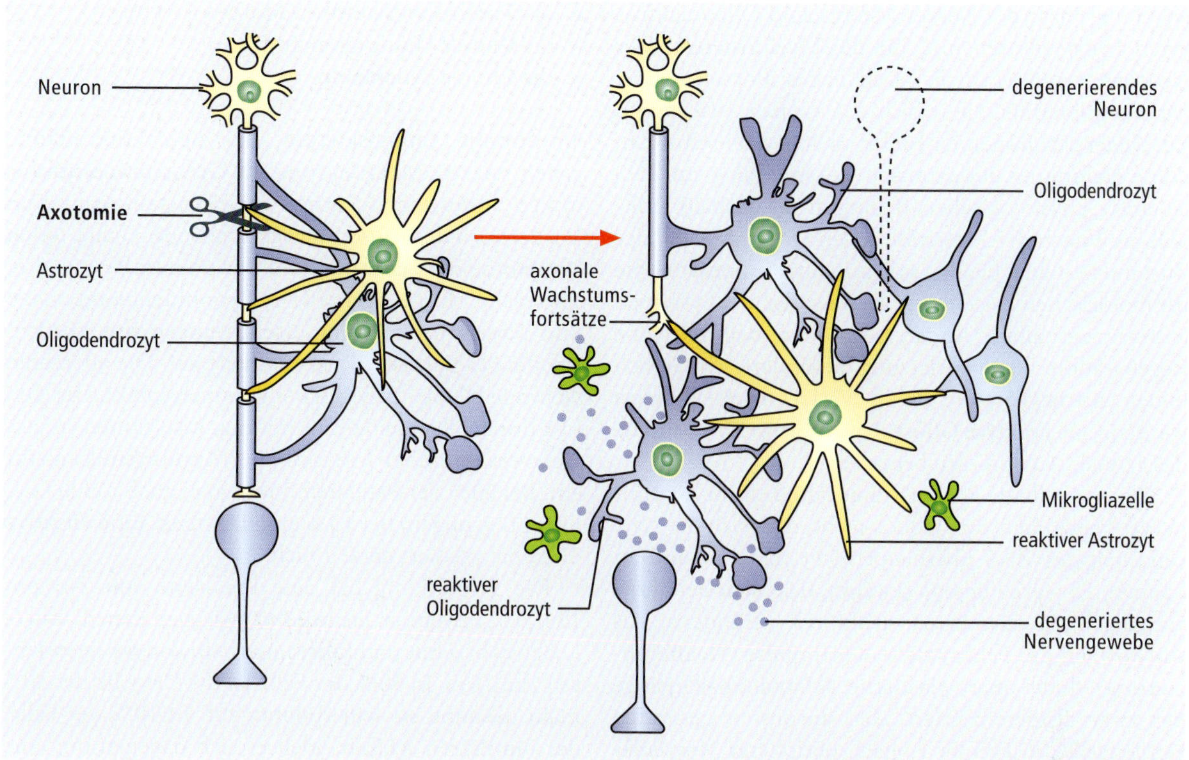

Abb. 19.140 Zelluläre Reaktionen nach Axondurchtrennung (Axotomie) im ZNS. Überlebende chromatolytische Nervenzellen können eine Axon-Regeneration induzieren, die aber wegen des hemmenden Einflusses von Gliazellen unvollständig bleibt. Nach North und Nacimiento

denen das **Regenerationsprogramm** angeschaltet wird, können auf den Zelloberflächen Moleküle reexprimieren, die sich auch während der Zellentwicklung gebildet hatten, und damit das Auswachsen von Axonen einleiten.

Während der **Gehirnentwicklung** wird das Wachstum von Axonen und deren Kontaktaufnahme mit anderen Nervenzellen exakt geregelt. Ein auswachsendes Axon hat an seiner Spitze einen Wachstumskegel, der Rezeptoren für Adhäsions- und Matrixmoleküle aufweist, die im Gewebe bzw. an anderen Zellen vorhanden sind. Diese Moleküle können aufgrund ihrer Konzentration einen chemischen Gradienten aufbauen, und die auswachsenden Axone folgen entsprechend ihrer Chemoaffinität diesem Gradienten. Hierbei kann die Lenkung der Axone sowohl durch Inhibition (**Chemorepulsion**) als auch durch Anziehung (**Chemoattraktion**) erfolgen. Moleküle, die das Wachstum und die Orientierung von aussprossenden Axonen positiv beeinflussen, sind die **Zelladhäsionsmoleküle** N-CAM, N-Cadherin, Laminin oder Integrine. Zu den abstoßenden Molekülen zählen u. a. **Semaphorine** und die **Collapsin-Familie**. Das exakt ausgerichtete Wachstum der Axone zusammen mit der Apoptose bzw. der Elimination von „überflüssigen" Zellen (physiologischer Zelltod) ist eine wesentliche Voraussetzung für die optimale Gehirnentwicklung.

Rolle der Gliazellen bei Regeneration. Wie bereits beschrieben, besteht die Regeneration wegen der fehlenden Teilungsfähigkeit reifer Nervenzellen im Wesentlichen darin, dass neue Axone aussprossen.

Im **peripheren Nervensystem** findet dieses Aussprossen sehr effektiv statt (Abb. 19.139). Daran sind die Schwann-Zellen wesentlich beteiligt. Während diese im gesunden peripheren Nervensystem nur die Myelinisierung der Axone bewirken, sind sie in der Entwicklungsphase des Nervensystems „permissiv" für das axonale Wachstum, d. h. sie fördern das Aussprossen der Axone. Nach einer Läsion peripherer Nervenfasern werden die geschädigten Axone von Makrophagen abgebaut. Schwann-Zellen beginnen zu proliferieren und bilden dann eine Reihe von Wachstumsfaktoren (NGF, BDNF u. a.), die das Wiederauswachsen von Axonen stimulieren. Schwann-Zellen dienen geradezu als Leitschienen für die auswachsenden Axone, und unter günstigen Bedingungen ist eine vollständige Nervenregeneration möglich.

Im **Zentralnervensystem** ist die Regenerationsfähigkeit dagegen sehr begrenzt, obwohl auch die Nervenzellen des ZNS Regenerationsprogramme „anschalten" können. Ursache für die mangelnde Regenerationsfähigkeit ist, dass das **Auswachsen der Axone von der Umgebung gehemmt** wird (Abb. 19.140). Dafür verantwortlich sind Gliazellen und Myelin. In der Entwicklungsphase des Nervensystems sind Oligodendrozyten Leitstrukturen und für die Myelinisierung der Neurone verantwortlich. Nach abgeschlossener Entwicklung hemmen sie jedoch das axonale Wachstum. Ein weiterer hemmender Faktor stellt Myelin selbst dar. Diese Hemmung der axonalen Aussprossung im ZNS ist unter physiologischen Bedingungen deshalb sinnvoll, weil nach der Entwicklung ein strukturell stabiler Zustand bestehen bleiben soll, z. B. um die Somatotopie im motorischen System und in sensorischen Systemen aufrechtzuerhalten. Andererseits wird dadurch eine Regeneration nach Verletzung behindert. Zusätzlich bilden Astrozyten, die durch Verletzungen aktiviert werden, eine **reaktive Gliose**, eine faserige Struktur, die das axonale Aussprossen behindert.

Die mangelhafte Regenerationsfähigkeit im Zentralnervensystem bedeutet jedoch nicht, dass sich die Nervenzellen des ZNS überhaupt nicht mehr verändern können. Es wurde bereits erwähnt, dass sich bei Lernvorgängen die Dendriten strukturell verändern. Als Antwort auf das Fehlen afferenter Impulse (**Deafferenzierung**) findet man plastische Adaptationsvorgänge der zwar deafferenzierten, aber ansonsten gesunden Nervenzelle. So kommt es nach peripherer Nervenläsion zu einer kortikalen Reorganisation, d. h. Kortexzellen mit erhaltener Afferenz dehnen sich in kortikale Areale hinein aus, in denen normalerweise die Nervenzellen, die ihren afferenten Eingang verloren haben, lokalisiert sind. Diese Veränderungen sind entweder darauf zurückzuführen, dass präformierte, aber normalerweise unterdrückte synaptische Verbindungen aktiviert werden, oder darauf, dass im Bereich der Dendriten ein synaptisches „Remodeling" stattfindet, also Aussprossungsvorgänge im Dendritenbereich auftreten. Ein axonales Wachstum entsteht dabei jedoch nicht.

19.9.5 Neurodegenerative Erkrankungen

Während der Entwicklung des Nervensystems sterben Nervenzellen durch Apoptose ab. Dies ist ein notwendiger physiologischer Vorgang und dient der Stabilisierung der neuronalen Verbindungen. **Neurodegeneration** dagegen ist ein Untergang von Nervenzellen, der **nach Abschluss der Entwicklung** einsetzt. Eine eindeutige Ursache wie Trauma, Entzündung usw. ist nur in einem Teil der Fälle erkennbar. Man geht davon aus, dass bei neurodegenerativen Erkrankungen ohne nachweisbare Ursache Neurone wegen erhöhter Belastung bzw. verminderter Widerstandsfähigkeit vermehrt zugrunde gehen.

19.9.5.1 Degenerative Erkrankungen des somatomotorischen Systems

Zu diesen Erkrankungen gehören

- die amyotrophe Lateralsklerose (ALS),
- das Parkinson-Syndrom (Morbus Parkinson),
- die Chorea Huntington und
- die Chorea Sydenham.

Amyotrophe Lateralsklerose. Bei dieser Erkrankung gehen selektiv **Motoneurone im Gyrus praecentralis**, in den **motorischen Kernen des Hirnstamms** und im **Vorderhorn des Rückenmarks** zugrunde. Daher treten Symptome der **zentralen** und **peripheren Parese**, d. h. spastische Muskeleigenreflexe, Pyramidenbahnzeichen und periphere Lähmungserscheinungen mit Muskelatrophie (▸ Kap. 18.3.6), kombiniert auf. Die afferenten Neurone bleiben dagegen vollkommen intakt. Der Tod tritt durch allgemeine Entkräftung, Infektionen, akutes Herzversagen oder Lähmung der Atmungsmuskulatur ein. Bei 50 % der Patienten findet man auch milde kognitive Störungen, bei 15 % eine Demenz. Eine effektive Therapie existiert derzeit nicht.

Die Erkrankung hat eine Prävalenz von 2–3 pro 100 000 Einwohner. Sie beginnt zwischen dem 4. und 6. Lebensjahrzehnt und führt innerhalb von wenigen Jahren zum Tod. In 90 % der Fälle ist die Ursache der ALS nicht bekannt, sie tritt spontan auf. In 10 % der Fälle, der **familiären ALS**, handelt es sich dagegen um eine autosomal-dominant oder rezessiv vererbte Erkrankung, bei der in etwa 20 % der Fälle eine Mutation des für die Superoxiddismutase 1 (SOD 1) codierenden Gens vorliegt. SOD bewirkt bei oxidativem Stress den Abbau von reaktiven O_2-Spezies und ist daher neuroprotektiv. Es wird angenommen, dass die Mutation die Enzymaktivität der SOD reduziert oder veränderte Genprodukte erzeugt und damit die Zellen weniger belastbar macht.

Zusatzinformation

Mögliche Mechanismen der ALS sind die Exzitotoxizität durch erhöhte intrazelluläre Ca^{2+}-Konzentration als Folge einer/eines

- vermehrten Aktivierung von Glutamatrezeptoren,
- Mikroglia-Aktivierung mit vermehrter Sekretion von proinflammatorischen Zytokinen,
- Dysfunktion der mitochondrialen Atmungskette mit nachfolgender Zellschädigung durch vermehrte Bildung von reaktiven Sauerstoffspezies und Stickstoffradikalen,
- Störung des axonalen Transports und
- Mangels an Wachstumsfaktoren.

Parkinson-Syndrom. Dieses Syndrom, an dem in Deutschland ca. 3 % aller mehr als 80-Jährigen leiden, ist die **häufigste Erkrankung** der **Basalganglien** und nach M. Alzheimer (s. u.) die zweithäufigste **neurodegenerative Erkrankung**. Es handelt sich um ein **hypokinetisches**, d. h. durch Bewegungsarmut gekennzeichnetes **Krankheitsbild**. In den weitaus meisten Fällen ist die Ätiologie unbekannt, daher die Bezeichnung **idio-**

Tab. 19.17 Ursachen des Parkinson-Syndroms und deren ungefähre Häufigkeit, bezogen auf die Gesamtzahl der Patienten. Nach Völler

Ätiologie	Häufigkeit (%)
Idiopathisch	70–80
Arteriosklerose (ischämische Schädigung der Basalganglien)	15–30
Pharmaka (z. B. Neuroleptika, Drogen)	5
Enzephalitis	5 (abnehmend)
Schädel-Hirn-Trauma (z. B. bei Boxern)	0,6 (zunehmend)
Intoxikation (z. B. durch CO)	0,4
Hirntumor	0,2–0,3

pathisches Parkinson-Syndrom (Morbus Parkinson). Die typischen Parkinsonsymptome können aber auch sekundär als Folge anderer Störungen auftreten. In diesen Fällen spricht man vom **sekundären** (symptomatischen) **Parkinsonismus** (Tab. 19.17). Wie aus der Tabelle hervorgeht, kann u. a. auch die Einnahme von Pharmaka zu sekundärem Parkinsonismus führen. Parkinson-typische motorische Störungen (s. u.) beobachtet man z. B. als häufige Nebenwirkung von Neuroleptika, die jedoch nach Absetzen der Pharmaka reversibel sind. Die bei Drogenkonsumenten gelegentlich auftretenden **irreversiblen Parkinson-Symptome** beruhen auf der Verunreinigung der Drogen mit Methyl-phenyl-tetrahydropyridin (MPTP).

Kardinalsymptome sind **Hypo-** bzw. **Akinese** (Bewegungsarmut, Maskengesicht), **Bradykinese** (verlangsamter Bewegungsablauf), **Ruhetremor** und **Rigor**. Hinzu kommen **vegetative Störungen** (vermehrter Speichel- und Tränenfluss, unzureichende Wärmeregulation, erniedrigter Blutdruck, Funktionsausfälle von Blase und Mastdarm mit Obstipation) sowie **psychische Veränderungen** (Entschlusslosigkeit, depressive Verstimmung, Angst, Parkinson-Demenz).

Mit Ausnahme der durch Neuroleptika ausgelösten Form liegt dem Parkinson-Syndrom eine **Degeneration dopaminerger Neurone der Substantia nigra** im Mittelhirn und dadurch bedingt die **Verarmung des Striatums an Dopamin** zugrunde. (Auf die Rolle von Dopamin wurde bereits in ▸Kap. 19.5.2 ausführlich eingegangen.) Dieser Dopaminmangel, der erst manifest wird, wenn etwa 70 % der Neurone untergegangen sind, führt zu einer **verstärkten GABAergen Hemmung des Thalamus** durch Ausgangsneurone des Globus pallidus

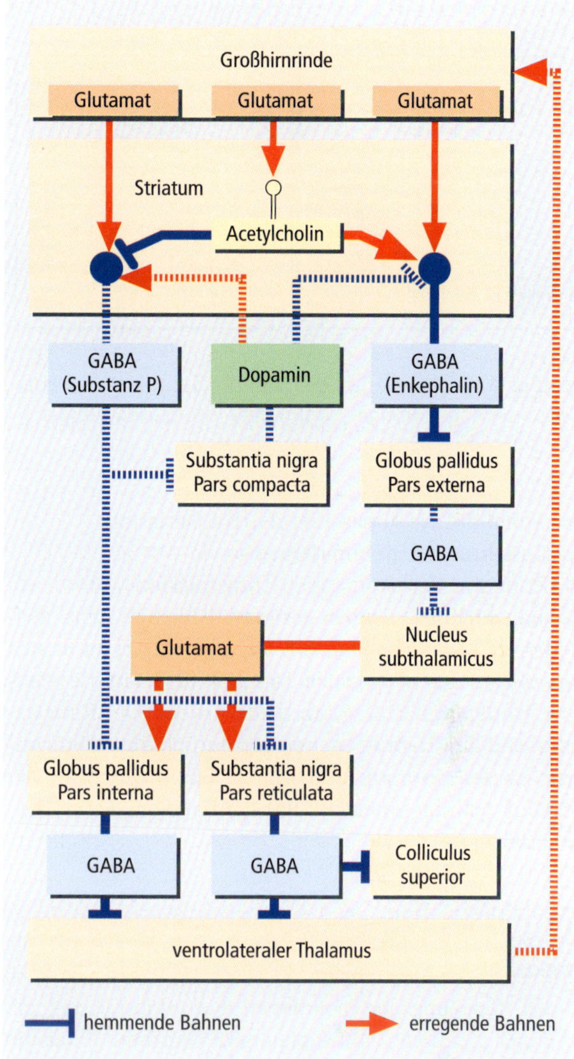

Abb. 19.141 Veränderungen der neuronalen Aktivität im Bereich der Basalganglien beim Parkinson-Syndrom. Dicke Linien: verstärkte Aktivität; gestrichelte Linien: reduzierte Aktivität (Abb. 19.102). Dopaminmangel aufgrund einer Degeneration der Neurone in der Substantia nigra (Pars compacta) führt zu einer tonischen Hemmung des ventrolateralen Thalamus und damit zu verminderter und verzögerter Aktivierung des motorischen Kortex

(Abb. 19.141). Dadurch kommt es in den prämotorischen und supplementär-motorischen Kortexarealen zu einer Aktivitätsabnahme, welche die Hypo- bzw. Akinese hervorruft (▸Kap. 19.5.2).

Eine weitere Störungsquelle sind die **cholinergen Interneurone** im **Striatum**, die durch glutamaterge Axone aus der Hirnrinde aktiviert und vermutlich auch durch das dopaminerge System inhibitorisch beeinflusst werden. Beim Parkinson-Syndrom nimmt die Acetylcholinfreisetzung zu. Die Erregungsübertragung auf die Eingangsneurone im Striatum ist somit durch

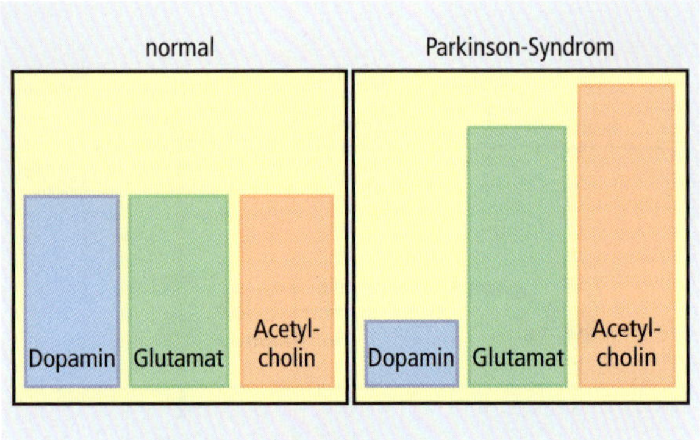

Abb. 19.142 Qualitative Veränderung des Gleichgewichts zwischen dopaminerger, cholinerger und glutamaterger Transmission im Striatum beim Parkinson-Syndrom

- Abnahme der dopaminergen Transmission,
- Zunahme der glutamatergen sowie
- Zunahme der cholinergen Transmission

gekennzeichnet. Dieses gestörte Gleichgewicht zwischen den drei Transmittern (Abb. 19.142) kann sich sowohl auf den neuronalen Tonus als auch auf die zeitliche Abfolge von Bewegungen auswirken. (Der Ruhetremor und der Rigor entstehen vermutlich durch Störungen im Rückenmark und im Hirnstamm, wohin der Globus-pallidus-internus-/Substantia-nigra-Komplex ebenfalls projiziert.)

Zusatzinformation

Die Parkinson-Symptome lassen sich sowohl durch die **Erhöhung** der **Dopaminkonzentration** im Gehirn als auch durch **Hemmung** der **cholinergen Neurotransmission** mit zentral wirksamen Anticholinergika bessern. Dopamin selbst kann allerdings nicht direkt therapeutisch eingesetzt werden, weil es die Blut-Hirn-Schranke nicht überwindet. Deshalb gibt man die Dopaminvorstufe **L-Dopa (Levodopa)**. Diese passiert die Blut-Hirn-Schranke und wird in den Neuronen zu Dopamin decarboxyliert. Allerdings findet eine Umwandlung von L-Dopa in Dopamin bereits zu 90 % in der Körperperipherie statt, sodass nur 10 % für den Übertritt ins Gehirn zur Verfügung stehen. Um die Decarboxylierung außerhalb des Zentralnervensystems zu verhindern und dadurch die Dosis von L-Dopa und dessen Nebenwirkungen zu vermindern, kombiniert man es mit Decarboxylaseblockern, die nicht in das Gehirn eindringen können. Außer L-Dopa werden auch **dopaminerge Agonisten** eingesetzt, die entweder indirekt die zentrale Dopaminkonzentration erhöhen (z. B. durch vermehrte Freisetzung) oder direkt die Dopamin-Rezeptoren stimulieren.
Substanzen, die das dopaminerge System aktivieren, bessern hauptsächlich die Akinese, aber nur in geringerem Maß den Rigor und den Ruhetremor. Letztere sind mit **Anticholinergika** besser zu beeinflussen.

Chorea Huntington. Die Chorea Huntington („Veitstanz") ist eine **hyperkinetische** Basalganglienerkrankung, die durch eine **selektive Degeneration** der **GABA(Enkephalin)-Neurone** entsteht, die vom Striatum auf den Globus pallidus (Pars externa) projizieren (Abb. 19.141). Dadurch verstärkt sich der hemmende Einfluss auf den Nucleus subthalamicus, wodurch die glutamatvermittelte tonische Aktivierung der Ausgangsneurone stark reduziert wird. Es resultiert eine Enthemmung des ventrolateralen Thalamus mit den entsprechenden Folgen (s. u.). Die autosomal-dominant vererbte Krankheit mit vollständiger Penetranz (d. h. alle Genträger erkranken) tritt zwischen dem 30. und 50. Lebensjahr auf, die Prävalenz beträgt 4–8/100 000. Initial leiden die Patienten vor allem unter den hyperkinetischen unwillkürlichen Bewegungen im gesamten Körperbereich. Im fortgeschrittenen Verlauf ist eine normale zielgerichtete Motorik nicht mehr möglich. Dann findet man infolge einer Hirnrindenatrophie auch **Störungen der Auffassung, des Denkens** und **des Affekts** (Depression, ▸Kap. 19.10.5). Die Patienten versterben nach 15–20 Jahren an Immobilisation, Kachexie und Pneumonie.

Zusatzinformation

Bei der Chorea Huntington handelt es sich um eine Genmutation auf dem kurzen Arm von Chromosom 4, bei der **pathologische Proteine** (fehlerhafte Huntingtine) gebildet werden, die Striatumschädigungen hervorrufen. (Die Funktion des normalen Huntingtin ist unbekannt). Auf dem betroffenen Gen wurde ein Abschnitt mit sich wiederholenden CAG-Tripletts (CAG-Repeats) nachgewiesen. Während bei Gesunden die Zahl dieser repetitiven CAG-Motive zwischen 11 und 34 Kopien liegt, ist sie bei Chorea-Huntington-Patienten wesentlich höher (bis über 100 Kopien). Da CAG für die Aminosäure Glutamin codiert, findet man bei den betroffenen Patienten Proteine mit einer verlängerten Polyglutamin-Kette. Diese bilden unlösliche, in Neuronen ausfallende Aggregate, die zur Zellschädigung führen. Möglicherweise verlieren die veränderten Huntingtine außerdem die Fähigkeit, Gene für Wachstumsfaktoren zu aktivieren. Die Atrophie des Striatum könnte somit auch sekundär durch den Verlust wichtiger Wachstumsfaktoren (z. B. brain derived neurotrophic factor, BDNF) entstehen.
Die im Kindes- und Jugendalter auftretende **Chorea minor** (Chorea Sydenham) ist im Gegensatz zur Chorea Huntington keine neurodegenerative Erkrankung, sondern eine besondere Manifestationsform des auf einer Autoimmunreaktion beruhenden **rheumatischen Fiebers** (▸Kap. 18.7.1). Von den entzündlichen Veränderungen im Gehirn sind vor allem die Basalganglien betroffen. Die hyperkinetischen unwillkürlichen Muskelzuckungen können sich nach einiger Zeit weitgehend oder vollständig zurückbilden.

19.9.5.2 Morbus Alzheimer

Der Morbus Alzheimer ist die häufigste neurodegenerative Erkrankung und gleichzeitig die **häufigste Ursache** einer **Demenz** (▸Kap. 19.10.2). Die Erkrankungshäufigkeit steigt nach dem 65. Lebensjahr stark an. Im Alter von 85 Jahren sollen bis zu 30 % der Personen betroffen sein. Die Erkrankung beginnt schleichend. Zu Beginn sind **Gedächtnis- und Wortfindungsstörungen** die führenden Symptome, da die pathologischen Veränderungen häufig im Hippocampus beginnen. Später kommt es zum **Verlust von räumlicher und zeitlicher Orientierung**, und durch Schädigungen im Assoziationskortex gehen die meisten **kognitiven Fähigkeiten verloren**. Die Patienten sind häufig depressiv und unruhig. Im Spätstadium treten zusätzlich zu dem Verlust der geistigen Fähigkeiten häufig zusätzlich spontane Muskelzuckungen (Myoklonien) und Krampfanfälle auf. (Die primären sensorischen und motorischen Rindenfelder sind erst spät betroffen.)

Das an M. Alzheimer erkrankte Gehirn zeigt eine **ausgedehnte Atrophie** mit Schrumpfung der grauen und weißen Substanz. Durch den Verlust an Hirngewebe entstehen breite Furchen und erweiterte Hirnventrikel. Der Nervenzelluntergang betrifft besonders cholinerge Neurone, vor allem im Nucleus basalis Meynert (s. u.). Histologisch lassen sich in den Nervenzellen aus genetisch bzw. epigenetisch bedingten **hyperphosphorylierten Tau-Proteinen** (τ-Proteinen) bestehende **neurofibrilläre Konglomerate** (**Tangles** = verwickelte Bündel) nachweisen. Häufig und typisch sind ferner sog. **neuritische Plaques**. Diese bestehen aus extrazellulären Ablagerungen von **neurotoxischem β-Amyloid**, einer Gruppe von Polypeptiden mit 40–42 Aminosäuren, die durch fehlerhafte Spaltung des membranständigen, an der Synapsenbildung beteiligten **β-Amyloid-Präcursor-Proteins** (**APP**) durch β- und γ-Sekretasen entstehen. Erfolgt dagegen eine „korrekte“ Spaltung von APP durch die α-Sekretase, werden lösliche Proteine mit neuroprotektiven Eigenschaften gebildet.

Nur wenige Alzheimer-Fälle sind rein **familiär** bedingt. Bei diesen besteht ein autosomal-dominanter Erbgang, und die Erkrankung manifestiert sich relativ früh. Doch auch bei den meisten anderen Alzheimer-Erkrankungen werden genetische Faktoren, insbesondere Mutationen auf dem Chromosom 21 für die Entwicklung der Erkrankung mitverantwortlich gemacht. Dies ist der Grund dafür, dass Menschen mit Trisomie 21 (Down-Syndrom, ▸Kap. 5.8.1) häufig bereits in der Jugend an M. Alzheimer erkranken. Neben den beschriebenen Tau-Protein- und β-Amyloid-Mutationen betreffen weitere genetische Veränderungen, die mit der Erkrankung in Verbindung gebracht werden können, die **Präsenilin-1- und -2-Gene** sowie das **Apolipoprotein-E4-Gen**.

Zusatzinformation

Der **Nucleus basalis Meynert**, ein wichtiger Acetylcholin-synthetisierender Kern, liegt im Telencephalon zwischen der Amygdala und dem Globus pallidus. Er projiziert in die gesamte Großhirnrinde und das limbische System.

Seit einiger Zeit wird diskutiert, ob Proteine mit fehlerhafter Faltung ähnlich wie Prionen bei der Creutzfeld-Jakob-Erkrankung „ansteckend“ sind, d. h. weitere Proteine zu fehlerhafter Faltung veranlassen. Dies könnte das progressive Ablagern von Proteinen bei Erkrankungen wie Morbus Alzheimer, Parkinson-Syndrom, ALS, Chorea Huntington u. a. erklären.

19.9.6 Störungen der Myelinisierung

Viele neurologische Symptome sind auf eine Funktionseinschränkung von Nervenzellen zurückzuführen, die durch den **Verlust** der **Myelinscheide** der Axone entstehen. Dazu gehören z. B. Sehstörungen bei einer Nervus-opticus-Schädigung im Frühstadium einer multiplen Sklerose (s. u.) ebenso wie Missempfindungen bei peripheren Neuropathien.

Die Myelinisierung der Axone erfolgt durch Gliazellen (▸Kap. 2.7.4). Schwann-Zellen im peripheren Nervensystem und Oligodendrozyten im Zentralnervensystem bilden die Myelinmembranen, welche die Axone umhüllen und damit elektrisch isolieren. Das von Oligodendrozyten und Schwann-Zellen gebildete Myelin ist in seinem molekularen Aufbau ähnlich. Sowohl um periphere als auch zentrale Axone entstehen mehrere Lagen von Myelinmembranen, die nach ihrer Fertigstellung als „extrazelluläres Organell“ angesehen werden, das auch weiterhin in einem intensiven metabolischen Kontakt zur Gliazelle steht.

Störung der Erregungsleitung von Aktionspotenzialen durch Myelinisierungsdefekte. Die Myelinisierung der Axone bewirkt eine **saltatorische** und damit **schnelle Fortleitung von Aktionspotenzialen** (▸Kap. 4.1.4). **Schädigung der Markscheide verlangsamt** oder **blockiert die Erregungsleitung**. Da die Strecke eines Internodiums durch elektrotonische Stromausbreitung überbrückt werden kann, tritt ein Block nur ein, wenn mehr als ein Internodium für die Erregungsleitung ausfällt. Sind größere Bereiche geschädigt, müssen, damit Aktionspotenziale überhaupt noch fortgeleitet werden, wenigstens einige Markscheidenlamellen erhalten bleiben.

Eine Beeinträchtigung der Fortleitung kann verursacht sein durch

- „Freilegung“ von K^+-Kanälen im Axonverlauf,
- Auftreten sog. Verlustströme und/oder

19

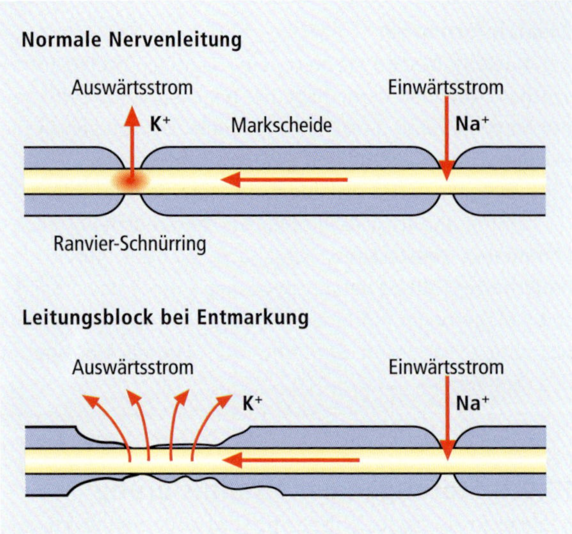

Abb. 19.143 Leitungsblock in einem Axon bei Entmarkung. Oben ist der Stromfluss in einem intakten Axon dargestellt. Bei Entmarkung (unten) treten beträchtliche K^+-Auswärtsströme auf, welche die Na^+-Ströme, die nur an den Schnürringen fließen, teilweise neutralisieren. Dies kann bis zur Leitungsblockade führen. Nach Dudel und Toyka

- Negativierung des Ruhemembranpotenzials im entmyelinisierten Internodium mit Verringerung der Erregbarkeit.

Unter der Markscheide, d. h. im Internodium zwischen den Schnürringen, sind K^+-Kanäle lokalisiert. Normalerweise bildet die Markscheide einen großen elektrischen Widerstand, der die K^+-Auswärtsströme begrenzt. Ist die Markscheide geschädigt, wird dieser Widerstand reduziert und es können beträchtliche K^+-Auswärtsströme auftreten. Diese können die Na^+-Einwärtsströme, die nur an den Schnürringen fließen, teilweise neutralisieren. Dadurch werden der Aufstrich des Aktionspotenzials verzögert und die Leitungsgeschwindigkeit bis hin zur Blockierung verlangsamt (Abb. 19.143). Der entmyelinisierte Abschnitt stellt überdies einen großen Kondensator dar, der von depolarisierenden Strömen umgeladen werden muss. Dieser „Verluststrom" verzögert oder verhindert die Erregungsleitung. Durch diese Mechanismen kann die Leitungszeit über ein Internodium von etwa 20 ms auf über 400 ms erhöht werden, ohne dass die Leitung völlig blockiert ist.

19.9.6.1 Störungen der Myelinbildung durch Mutationen

Bei den **Leukodystrophien** (Schwund der weißen Substanz) im ZNS und bei den **Myelopathien des peripheren Nervensystems** sind die Synthese, die Zusammensetzung oder die Umbaurate des Myelins betroffen. Klinisch stehen bei Störungen der Myelinisierung im ZNS **motorische Störungen** (Paresen, Kleinhirnsymptome u. a.) sowie **kognitive Leistungsverluste** oder **Entwicklungsstörungen** im Vordergrund. Bei den peripheren Neuropathien bestehen **motorische** und **sensorische Ausfälle**. Sofern die Erkrankungen genetisch bedingt sind, zeigen sie sich entweder gleich nach der Geburt, oder sie beginnen in der Kindheit. Aufgrund des Fortschreitens der Erkrankungen ist die Lebenserwartung reduziert.

19.9.6.2 Multiple Sklerose

Die multiple Sklerose (MS, Encephalomyelitis disseminata) ist eine **chronisch-entzündliche Erkrankung**, bei der Autoimmunprozesse gegen Myelin eine wesentliche Rolle spielen. Sie ist die häufigste demyelinisierende Erkrankung des Gehirns und kommt – familiär gehäuft – besonders oft in Nordeuropa und Nordamerika vor (Prävalenz in Deutschland ca. 120–150/100 000, jährliche Inzidenz 3/100 000, somit ca. 2500 Neuerkrankungen pro Jahr), in Japan ist sie vergleichsweise selten (0,02 ‰ der Einwohner). Frauen sind häufiger betroffen als Männer (ca. 2:1). Das Manifestationsalter der vermutlich lange zuvor latent bestehenden Erkrankung liegt meist zwischen dem 20. und 40. Lebensjahr.

Histopathologisch findet man entzündliche Herde (mit Makrophagen, B-Lymphozyten, „myelinspezifischen" $CD4^+$- und $CD8^+$-T-Lymphozyten), die disseminiert im gesamten ZNS und bevorzugt in der weißen Substanz auftreten. In diesen Läsionen sind die Myelinscheiden (bei weitgehend intakten Axonen) geschädigt. Primär betroffen sind u. a. das **basische Myelinprotein** der Myelinscheide und das **Myelin-Oligodendrozyten-Glykoprotein**. Gegen diese Eiweiße werden Antikörper gebildet, die das Myelin angreifen. An diesem Prozess wirken ferner zahlreiche Entzündungsmediatoren mit, z. B. Interleukin-2 und -17, Interferon-γ und Tumornekrosefaktor-α (TNF-α). Letzterer wirkt direkt toxisch auf Myelin. Auch NO, reaktive O_2-Spezies, Prostaglandine, Proteasen und Komponenten des Komplementsystems sind in der Lage, Myelin zu zerstören. Bei einem Krankheitsschub können aktivierte Immunzellen die Blut-Hirn-Schranke durchdringen und in das ZNS einwandern.

Zusatzinformation

Unklar ist der **Auslöser** für die **multiple Sklerose**, vor allem, was dazu führt, dass basisches Myelinprotein und andere Stoffe als Autoantigene wirksam werden und eine Immunreaktion auslösen. Diskutiert wird eine Aktivierung durch Viren oder Bakterienbestandteile, eine Kreuzreaktion von gegen Fremdantigene gerichteten Antikörpern oder T-Zellen mit körpereigenen Epitopen, das Fehlen inhibierender Regulationsmechanismen u. a.

Der Krankheitsverlauf der MS ist häufig zunächst schubförmig mit zwischenzeitlichen Besserungen (Remissionen) und später dann oft progredient, oder bereits primär progredient (mit oder ohne Remissionen). Bei einem Teil der Patienten kann es aber auch nach einem oder mehreren Schüben zum Stillstand der Erkrankung kommen. Der Verlauf der Erkrankung lässt sich daher nicht vorhersagen. Vor allem in ihrem Anfangsstadium besteht eine große prognostische Unsicherheit. Die Symptomatik ist – der Zahl und der Lokalisation der Entmarkungsherde (Plaques) entsprechend – außerordentlich vielgestaltig. Man findet

- **Sensibilitätsstörungen** in 30–40 % der Fälle (z. B. durch Herde in den Hintersträngen) und Schmerzen,
- **Hirnnervensymptome** (Sehschwäche, Gesichtsfeldausfall durch Optikusneuritis, Doppelsehen durch Augenmuskelparesen schon im Frühstadium),
- **Kleinhirnsymptome** (Intentionstremor, skandierende Sprache, zerebellare Ataxie und Nystagmus),
- **Pyramidenbahnsymptome** (spastische Paresen der Beine, pathologische Reflexe),
- **vegetative Symptome** (Blasenentleerungsstörungen, Obstipation) sowie
- **psychische Störungen** (depressive Störungen, emotionale Labilität, Konzentrationsstörungen, Fatigue-Syndrom, Abnahme der Hirnleistung u. a.).

Zusatzinformation

Demyelinisierende Erkrankungen des peripheren Nervensystems umfassen das erblich bedingte Charcot-Marie-Tooth-Syndrom sowie die nach Impfungen auftretende Guillain-Barré-Polyneuritis.

In Kürze

- **Nervenzelluntergänge** können durch zahlreiche Noxen bzw. Erkrankungen ausgelöst werden. Häufig werden hierbei autodestruktive Reaktionskaskaden in Gang gesetzt, welche die Zellen zusätzlich schädigen.
- Neben der Aktvierung degenerationsfördernder Gene können auch solche, welche die Regeneration steuern, vermehrt exprimiert werden.
- Die **Regenerationsfähigkeit** ist hierbei im peripheren Nervensystem wesentlich besser ausgeprägt als im Zentralnervensystem. Den Gliazellen kommt in diesem Zusammenhang eine wichtige Bedeutung zu. Während sie das Auswachsen peripherer Axone fördern, verhindern sie im ZNS das Aussprossen von Nervenfasern.
- Bei spezifischen **neurodegenerativen Erkrankungen** können Zelluntergänge ohne erkennbare Noxen entstehen. Diese betreffen entweder umschriebene Nervenzellpopulationen (z. B. bei ALS, Morbus Parkinson, Chorea Huntington), oder sie sind generalisiert (z. B. beim Morbus Alzheimer, s. u.).
- Bei der **amyotrophen Lateralsklerose (ALS)** gehen selektiv Motoneurone im Gyrus praecentralis, in den motorischen Kernen des Hirnstamms und im Vorderhorn des Rückenmarks zugrunde. Daher treten Symptome einer zentralen und peripheren Parese kombiniert auf. Meist ist die Ursache der ALS nicht bekannt.
- Das **Parkinson-Syndrom** ist die häufigste Erkrankung der Basalganglien. Durch eine Degeneration dopaminerger Neurone der Substantia nigra kommt es im Striatum zu einem **Dopaminmangel** sowie zu einem **relativen Acetylcholinüberschuss.** Kardinalsymptome dieser hypokinetischen Bewegungsstörung sind Hypo- bzw. Akinese (Bewegungsarmut, Maskengesicht), Bradykinese (verlangsamter Bewegungsablauf), Ruhetremor und Rigor. In den meisten Fällen ist die Ätiologie (idiopathisches Parkinson-Syndrom, Morbus Parkinson) unbekannt.
- Beim **sekundären** (symptomatischen) **Parkinsonismus** können dagegen Ursachen benannt werden (z. B. Einnahme von Neuroleptika).
- Die **Chorea Huntington** ist eine hyperkinetische Basalganglienerkrankung, die durch eine selektive Degeneration der GABA-(Enkephalin-)Neurone entsteht, die vom Striatum auf den Globus pallidus (Pars externa) projizieren. Als Folge treten unwillkürliche Bewegungen auf. Die Erkrankung ist autosomal-dominant vererbt und tritt zwischen dem 30. und 50. Lebensjahr auf.
- Der **Morbus Alzheimer** ist die häufigste Ursache einer Demenz. Sie entsteht aufgrund einer Atrophie des gesamten Gehirns mit intraneuronalen neurofibrillären Konglomeraten (Tangles) und extrazellulären neuritischen Plaques. Nach initialen Gedächtnis- und Wortfindungsstörungen kommt es später auch zum Verlust der räumlichen und zeitlichen Orientierung sowie der meisten kognitiven Fähigkeiten. Die Erkrankungshäufigkeit steigt nach dem 65. Lebensjahr steil an. Die Ätiologie ist in den meisten Fällen unbekannt.

- **Störungen der Myelinisierung** (z. B. bei multipler Sklerose, s. u.) führen zur Hemmung der Fortleitung von Aktionspotenzialen bis zum Leitungsblock. Multiple neurologische Ausfälle sind die Folge.
- Die **multiple Sklerose** (MS, Encephalomyelitis disseminata) ist die häufigste chronisch-entzündliche demyelinisierende Erkrankung des Gehirns. Sie verläuft häufig in Schüben. Durch die Entmarkung entstehen Sensibilitätsstörungen, Hirnnerven-, Kleinhirn- und Pyramidenbahnsymptome, ferner vegetative Ausfälle (z. B. Blasenentleerungsstörungen) sowie psychische Störungen.

19.9.7 Angeborene und erworbene Hirnschäden

Angeborene und frühkindlich erworbene Hirnschäden. Schäden, die das motorische System betreffen, haben Lähmungen und/oder Bewegungsstörungen zur Folge. Als Ursachen hierfür kommen in Betracht:

- **Embryopathien** (▸Kap. 5.8.3),
- **genetische Störungen** (z. B. Phenylketonurie, ▸Kap. 13.7.2),
- **Versorgungsstörungen des Gehirns** während einer erschwerten Geburt (Asphyxie, ▸Kap. 10.11.1),
- **Infektionen oder Ernährungsstörungen** im Säuglingsalter und
- **Einlagerung von Bilirubin im ZNS** (Ikterus gravis).

Nach Lokalisation und Umfang der Hirnschädigung resultieren unterschiedliche motorische Störungen. Am häufigsten sind **spastische Lähmungen** der Beine und/oder Arme, die einseitig oder beidseitig auftreten können. Hierzu zählt insbesondere das **Little-Syndrom**, bei dem eine spastische Lähmung beider Beine (**Paraplegie**) besteht. Der Muskelhypertonus bewirkt wegen starker Anspannung der Adduktoren eine überkreuzte Streckstellung der Beine sowie eine Klumpfußstellung. Außerdem können Störungen der Bewegungsabläufe (z. B. athetotische, choreatiforme Bewegungen und Sprachstörungen) vorkommen. In anderen Fällen von zerebralen motorischen Störungen dominiert ein Muskelhypotonus in Verbindung mit Gangataxie und Tremor.

Schädel-Hirn-Traumen. Kopfverletzungen, wie sie z. B. häufig bei Verkehrsunfällen (insbesondere Motorradunfällen) vorkommen, führen vielfach zu schweren Hirnschäden. Während es bei einer **Commotio cerebri** (Gehirnerschütterung) mit den Symptomen Bewusstlosigkeit (Koma), Übelkeit und Erbrechen sowie retrograder Amnesie (▸Kap. 19.8.5) zu keinen bleibenden neurologischen Ausfallserscheinungen kommt, liegt bei der **Contusio cerebri** (Hirnquetschung) eine morphologisch nachweisbare Hirnläsion vor. Die Symptome halten länger an als bei einer Commotio. Im Liquor cerebrospinalis wird meist eine Blutbeimengung, im EEG eine herdförmige Veränderung gefunden. Häufig tritt eine irreversible Riechstörung (Anosmie, ▸Kap. 19.4.6.5) durch Zerrung oder Abriss der Fila olfactoria (Riechnerven) auf.

Pathophysiologisch unterscheidet man den Primärschaden und den Sekundärschaden. Der **Primärschaden** entsteht im Augenblick des Traumas und ist eine direkte Folge der Krafteinwirkung. Dabei lassen sich **Hochgeschwindigkeitsverletzungen** mit Axonzerreißungen und sofortigen Bewusstseinsverlust und **Niedriggeschwindigkeitsverletzungen** mit Bewegungen des Gehirns im Schädel und Anprall differenzieren. Bei letzteren wird das Bewusstsein häufig nicht sofort verloren. Der **Sekundärschaden** kommt nach Stunden bis Tagen hinzu und kann den ursprünglichen Schaden erheblich vergrößern. Intrakranielle Mechanismen der Sekundärschäden sind Hirnödeme, epidurale, subdurale, intrazerebrale Blutungen, entzündliche Reaktionen, metabolische Veränderungen und Infektionen. Zytotoxische Hirnödeme entstehen kurz nach dem Trauma, vasogene Hirnödeme erst einige Tage danach (▸Kap. 19.9.3).

Als weitere posttraumatische Komplikationen können Hirnnervenläsionen, fokale Epilepsien, Hirnhautentzündungen sowie bei besonders schwerer Schädigung ein apallisches Syndrom (Dezerebration; Ausfall der gesamten Großhirnfunktion bei intakten Hirnstammfunktionen und damit auch vegetativen Funktionen) vorkommen.

19.9.8 Intrakranielle Tumoren

Zu den intrakraniellen Tumoren rechnet man **Neoplasien**

- des **Nervenstützgewebes** (die besonders bösartigen Glioblastome, Astrozytome, Oligodendrogliome u. a., ca. 42 %),
- der **Meningen** (Meningeome, ca. 15 %),
- der **intrakraniellen Hirnnerven** (Neurinome, ca. 8 %),
- der **Hypophyse** (Hypophysenadenome, ca. 8 %, ▸Kap. 16.2.6),
- **Hirnmetastasen** (ca. 20 %) sowie
- **seltene Tumortypen** (ca. 7 %).

Hirntumoren können sich auf vielfältige Weise manifestieren. Leitsymptome je nach Ort des Tumors sind

- **Hirndruckzeichen** (Kopfschmerzen, Übelkeit, Erbrechen, Schwindel, Sehstörungen u. a.),
- **neurologische Herdsymptome,**

- **neuropsychologische Defizite,**
- **organische Wesensveränderungen** (Antriebsminderung u. a.) und
- symptomatische **Epilepsie**.

Die Ätiologie und Pathogenese der Hirntumoren sind bislang weitgehend unklar. Auf eine genetische Disposition weist ihr familiäres Auftreten hin. Bei Glioblastomen lassen sich häufig Läsionen am Chromosom 10 in Form von Mutationen im p53- sowie in einem weiteren Tumorsuppressor-Gen nachweisen. Bei malignen Gliomen und Meningeomen sind Mutationen auf den Chromosomen 7, 9, 17 und 22 beschrieben.

Zusatzinformation

Nach der WHO-Klassifikation werden Hirntumoren folgendermaßen unterschieden:

- Grad 1: langsam wachsend, durch Komplettresektion heilbar, z. B. pilozytische, d. h. sog. Pilozyten (Haarzellen) enthaltende Astrozytome,
- Grad 2: meist infiltrativ wachsend mit Rezidivneigung, häufig maligne Progression (z. B. diffuse Astrozytome),
- Grad 3: Tumoren mit histologischen Merkmalen der Malignität,
- Grad 4: histologisch maligne, mitotisch aktive und häufig nekrotisierende Tumoren (z. B. Glioblastom).

Das TNM-System (▸Kap. 5.7.4) findet keine Anwendung, weil eine systemische Metastasierung kaum vorkommt. Häufig erfolgt jedoch eine Streuung in den Subarachnoidalraum.

In Kürze

- Viele Erkrankungen des Nervensystems entstehen durch **angeborene** und **frühkindliche Hirnschäden**, wobei häufig motorische Störungen (spastische Lähmungen) im Vordergrund stehen.
- Auch **Schädel-Hirn-Traumen** führen vielfach zu Hirnschäden. Während es bei einer **Commotio cerebri** (Gehirnerschütterung) zu keinen bleibenden neurologischen Ausfallserscheinungen kommt, führt eine **Contusio cerebri** (Hirnquetschung) zu einer morphologisch nachweisbaren Hirnläsion.
- Zu den intrakraniellen **Tumoren** zählen die hirneigenen Tumoren sowie die Meningeome, Neurinome und Hypophysenadenome. Sie werden von den sekundär-intrakraniellen Tumoren, den Metastasen, abgegrenzt.

19.10 Psychiatrische Störungen

Von anderen Spezies unterscheidet sich der Mensch vor allem durch humantypische Leistungen seines Gehirns. Diese zeigen sich in seinem Denken, Fühlen, Verhalten und in seiner Sozialisation. Spezifisch menschliche pathologische Abweichungen vom Normalen manifestieren sich daher in entsprechenden typisch menschlichen Ausdrucksformen der Gehirntätigkeit. Die meisten dieser Störungen bzw. Krankheitsbilder fallen in das Fachgebiet der Psychiatrie.

19.10.1 Symptome und generelle Aspekte der Pathogenese psychiatrischer Erkrankungen

Die psychopathologische Befunderhebung ist das Kernstück psychiatrischer Diagnostik. Dabei können Störungen der folgenden Merkmalsbereiche identifiziert werden:

Bewusstseinsstörungen beinhalten die Unfähigkeit, auf die jeweilige Situation (vollständig) adäquat zu regieren. Formal können sie in quantitative und qualitative Bewusstseinsstörungen eingeteilt werden. Nach dem Wachheitsgrad lassen sich dabei folgende **quantitative Störungen** definieren:

- **Benommenheit**, bei der das Denken und Handeln verlangsamt sowie die Orientierung erschwert ist,
- **Somnolenz**, bei welcher der Patient apathisch, schläfrig, aber weckbar ist,
- **Sopor**, wobei der Patient schläft und nur durch starke Reize weckbar ist sowie
- **Koma**, bei dem der Patient bewusstlos und nicht aufweckbar ist.

Zu den **qualitativen Störungen** zählen die

- **Bewusstseinstrübung**, die durch eine unzureichende Klarheit von Handeln und Denken gekennzeichnet ist,
- **Bewusstseinseinengung** mit einer erlebnisbedingten, gedanklichen oder emotionalen Fixierung auf einen Erlebensaspekt, und
- **Bewusstseinsverschiebung** mit gesteigerter Wachheit und Vergrößerung des Bewusstseinsraums.

Orientierungsstörungen sind Fehleinschätzungen in Bezug auf Ort, Zeit, Situation und Person.

Aufmerksamkeits- und Gedächtnisstörungen umfassen Amnesie (▸Kap. 19.8.5), Störungen des Kurz- und Langzeitgedächtnisses sowie der Auffassungs- und Konzentrationsfähigkeit.

Antriebs- und psychomotorische Störungen sind durch Veränderungen der Grundaktivität charakterisiert. Man unterscheidet **Antriebsverminderung und -steigerung**.

Affektivitätsstörungen beinhalten pathologische Veränderungen der Emotion und Stimmung (z. B. Depressivität, Hoffnungslosigkeit, Affektarmut, Ängstlichkeit, Euphorie, Gereiztheit u. a.).

Störungen des formalen Denkens äußern sich in einer Denkverlangsamung, Denkhemmung, Gedankenabreißen, Zerfahrenheit und Ideenflucht, **Störungen des inhaltlichen Denkens** in **Wahnphänomenen** mit Fehlbeurteilung der Realität. Unterschieden werden **formale Wahnmerkmale** (z. B. Wahngedanken, -einfälle, -wahrnehmungen und -stimmungen) sowie **inhaltliche Wahnmerkmale** (z. B. Größen-, Eifersuchts-, Verfolgungs-, Liebes-, Verarmungs- und Schuldwahn).

Zu den **Sinnestäuschungen** bzw. **Wahrnehmungsstörungen** werden die **Illusionen** (fehlerhafte Wahrnehmungen von realen Objekten) und die **Halluzinationen** (Wahrnehmungen ohne reale Objekte) gerechnet.

Ich-Störungen können z. B. **Depersonalisation** (eigener Körper erscheint fremd), **Gedankenausbreitung** (angenommene Teilhabe anderer an den eigenen Gedanken) oder **Derealisation** (die Umwelt wirkt fremdartig) sein.

Aggressive Erlebens- und **Verhaltensmuster** sind durch Tendenzen der **Selbstbeschädigung**, **Suizidgedanken** sowie Aggressivität gegenüber fremden Personen und Sachen gekennzeichnet.

Ätiopathogenese psychiatrischer Erkrankungen. Psychiatrische Symptome können als Folge einer organischen Störung, z. B. nach Schlaganfall, oder im Rahmen internistischer Erkrankungen auftreten. Davon sind psychiatrische Erkrankungen im engeren Sinne zu unterscheiden, bei denen die psychiatrischen Symptome Ausdruck einer eigenständigen Erkrankung sind. Diese Erkrankungen sind meistens nicht auf eine monokausale Ätiopathogenese zurückzuführen.

Bei vielen psychiatrischen Erkrankungen im engeren Sinne liegt eine **genetische Komponente** vor. Diese lässt sich eindeutig aus der Analyse von Erkrankungshäufigkeiten bei Zwillingen und nahen Verwandten ableiten. Allerdings ist noch unklar, welche genetische Veränderungen ein erhöhtes Risiko darstellen. Diskutiert werden z. B. genetisch bedingte **Störungen** der **Bildung neuronaler Systeme** bzw. **Netzwerke**. Möglicherweise sind auch Imbalancen bei den Transmitterwirkungen genetisch mitbedingt. Andererseits kommen Erkrankungen mit genetischer Komponente nicht bei allen betroffenen Individuen zum Ausbruch, woraus geschlossen werden muss, dass auch zahlreiche **Umweltfaktoren** eine Rolle spielen müssen. Die „Umwelt" umfasst weite Bereiche, von der Entwicklung individueller Fähigkeiten bis zur sozialen Interaktion in Familie und Gesellschaft. Wegen der Vielschichtigkeit menschlichen Lebens befassen sich somit auch verschiedene Disziplinen mit der Ätiopathogenese psychiatrischer Störungen. Dementsprechend gibt es für viele Erkrankungen Erklärungsmodelle aus genetischer, neurobiologischer, psychodynamischer und sozialwissenschaftlicher Sicht. Obwohl die verschiedenen Disziplinen die Faktoren, die am Ausbruch der Erkrankung beteiligt sein können, intensiv zu analysieren versuchen, ist in vielen Fällen der Beitrag einzelner Faktoren noch unbekannt.

In den folgenden Abschnitten werden einige wichtige psychiatrische Krankheitsbilder kurz beschrieben.

19.10.2 Organische psychische Störungen

Demenz. Eine Demenz ist durch im Verlaufe des Lebens **erworbene Beeinträchtigungen** in **kognitiven Bereichen** gekennzeichnet. Denkvermögen und Gedächtnis nehmen ab, neue Information kann nicht gespeichert werden, in späteren Stadien geht früher gelerntes Material verloren. Die Fähigkeit zum vernünftigen Urteilen lässt nach, der Ideenfluss ist vermindert und insgesamt besteht eine eingeschränkte Fähigkeit der Informationsbearbeitung. Durch diese Störungen ist das alltägliche Leben beeinträchtigt. Demenzen bestehen über Zeiträume von Wochen bis vielen Jahren. In Spätstadien leidet die Orientierung von Ort, Zeit und Person (Personen werden nicht mehr erkannt). Dazu kommen häufig Störungen der emotionalen Kontrolle und neurologische Symptome. Das Bewusstsein ist dagegen nicht beeinträchtigt.

Zur Demenz führen zahlreiche Erkrankungen. Führend sind mit 60–70 % der **M. Alzheimer** (▸Kap. 19.9.5) und **zerebrovaskuläre Störungen** (Mikro- und Makroangiopathie der zerebralen Gefäße) mit Einschränkung der Hirndurchblutung sowie Mischformen dieser beiden Erkrankungen. Eine ebenfalls bedeutsame Demenzform ist die **Lewy-Körperchen-Demenz**, die nicht selten zusammen mit einem Parkinson-Syndrom auftritt. Sie ist, wie aus dem Namen hervorgeht, durch Lewy-Körperchen, d. s. zytoplasmatische Einschlüsse von abnorm phosphorylierten Proteinen in Nervenzellen der Großhirnrinde und des Hirnstamms, charakterisiert. Eine frontotemporale Demenz (**M. Pick**) ist wie die Alzheimer-Demenz eine kontinuierlich progrediente degenerative Erkrankung des Gehirns, die oft bereits im mittleren Lebensalter auftritt.

Beim **organisch-amnestischen Syndrom** ist isoliert das Gedächtnis gestört, während andere kognitive Fähigkeiten nicht beeinträchtigt sind. Hauptsyndrom ist eine anterograde und/oder retrograde Amnesie (▸Kap. 19.8.5). Dieses Krankheitsbild tritt vor allem auf, wenn die Störungen im medialen Temporallappensystem lokalisiert sind. Ursachen sind z. B. Thiaminmangel bei Alkoholismus (**Korsakoff-Syndrom**), zerebrovaskuläre Störungen, multiple Sklerose und Schädel-Hirn-Traumen.

Delirium (Delir). Hauptmerkmal ist eine Störung des Bewusstseins, verbunden mit globaler Beeinträchtigung der Kognition. Es bestehen Störungen der Wahrnehmung (Halluzinationen), der Psychomotorik (Hyper- oder Hypoaktivität), des Schlaf-Wach-Rhythmus und des Affekts (z. B. Depression, Angst). **Häufigste Ursache** eines Delirs ist der **Alkoholentzug** bei Alkoholabhängigen. Das Alkoholdelir ist durch **optische Halluzinationen** gekennzeichnet (z. B. Sehen weißer Mäuse), und zu den eigentlichen Delir-Symptomen treten Tachykardien, starke Blutdruckschwankungen und Tremor hinzu, die ohne Behandlung zum Tode führen können. Auch der Entzug von Medikamenten (am häufigsten von Benzodiazepinen) kann ein Delir verursachen. Weitere Ursachen sind Erkrankungen des Zentralnervensystems (z. B. Epilepsie, Tumoren, Traumen, Infektionen) und systemische Erkrankungen (z. B. hepatische und urämische Enzephalopathie).

19.10.3 Psychische Veränderungen und Verhaltensstörungen durch psychotrope Substanzen

Molekulare Grundlagen der Suchtentwicklung wurden bereits in ▸ Kap. 19.8.4 angesprochen. Das Kernproblem dieser Störungen ist die **Abhängigkeit**. Darunter versteht man das starke (unstillbare) Verlangen, eine bestimmte Substanz zu sich zu nehmen, um durch die Aktivierung des Belohnungssystems lustbetonte Emotionen zu erzeugen. Das **Abhängigkeitssyndrom** beinhaltet dementsprechend eine verminderte Kontrollfähigkeit bezüglich Beginn, Beendigung und Menge des Substanzkonsums, die Entwicklung von Toleranz (höherer Substanzkonsum zur Erzielung der gleichen Wirkung) und ein körperliches Entzugssyndrom bei Absetzen des Suchtstoffs (z. T. mit Delir). Das übermächtige Bestreben zur Drogeneinnahme führt zu einer Vernachlässigung anderer Interessen zugunsten des Substanzkonsums. Negative Folgen werden in Kauf genommen.

Manche psychotrope Substanzen können eine „psychotische Wirkung" erzeugen, die durch Halluzinationen, Wahnideen, psychomotorische Störungen, Angst oder Ekstase gekennzeichnet sind. Des Weiteren bildet sich manchmal ein „amnestisches Syndrom" aus, das besonders das Kurzzeitgedächtnis betrifft.

Innerhalb der verschiedenen Stoffgruppen, die zu einer Abhängigkeit führen, werden die in ◻ Tab. 19.18 angegebenen Typen unterschieden.

◻ **Tab. 19.18** Abhängigkeits- und Gewöhnungspotenziale verschiedener Substanzen

Substanztyp	Psychische Abhängigkeit	Physische Abhängigkeit	Gewöhnung
Morphin	+++	+++	++
Barbiturat, Alkohol	++	++	+
Cocain	+++	(+)	–
Weckamine	++	–	+
Mescalin, LSD	++	–	+
Cannabis (Haschisch)	++	–	(+)

Beim **Morphin-Typ** kommt es bei Drogenabhängigen rasch zu psychischer und physischer Abhängigkeit. Bei therapeutischer Opioidgabe zur Schmerzbehandlung tritt dagegen eine Abhängigkeit nur selten auf. Zu den Substanzen, die diesen Typ der Abhängigkeit hervorrufen, gehören neben Morphin und Heroin (Diacetylmorphin) zahlreiche Opioide (z. B. Pethidin, Oxycodon). Die davon Abhängigen vernachlässigen Familie und Beruf, das Interesse ist vorrangig auf die Beschaffung der Droge gerichtet. Der Allgemeinzustand verschlechtert sich mit zunehmender Erhöhung der Dosis, die Haut wird fahlgelb, schlaff und trocken, Blutdruck, Herzfrequenz, Libido und Potenz nehmen ab. Entzieht man einem Süchtigen plötzlich das Opioid, treten innerhalb von Stunden Unruhe, Depressionen, Angstzustände, Frieren oder auch Schwitzen sowie gesteigerter Tränenfluss auf. Nach etwa 24–48 Stunden erreicht das Abstinenzsyndrom, das vorwiegend durch die **Enthemmung noradrenerger Neurone im Locus coeruleus** bedingt ist, mit Übelkeit, Erbrechen, Durchfällen, Hyperventilation, Erhöhung der Herzfrequenz und des systolischen Blutdrucks, Temperaturanstieg sowie Dehydratation als Zeichen der vegetativen Entgleisung seinen Höhepunkt. Ferner treten Muskelkrämpfe und abdominelle Spasmen auf. Insgesamt dauert es länger als eine Woche, bis die Erscheinungen vollständig abklingen. Bei den sog. Methadon-Programmen wird versucht, durch die staatlich kontrollierte, ärztliche Abgabe von Levomethadon bzw. dem Razemat Methadon, die oral wirksam sind, die entsprechende Droge zu substituieren und damit die Drogenkriminalität zu reduzieren sowie die Risiken der intravenösen Injektion (d. h. beim Fixen) zu vermeiden. Die Methadonsubstitution dient nicht der Entwöhnung von der Droge, sondern ist als deren langfristiger Ersatz angelegt.

Die Bedeutung der Abhängigkeit vom Morphintyp geht nicht zuletzt daraus hervor, dass eine Überdosis von Heroin die häufigste Ursache für einen Drogentod ist.

Beim **Barbiturat/Alkohol-Typ** liegt eine Abhängigkeit von Beruhigungs- bzw. Schlafmitteln (u. a. Barbituraten, Clomethiazol) oder Alkohol vor. Ähnlich wie beim Morphin-Typ geraten die Betroffenen in eine psychische und physische Abhängigkeit, doch entwickelt sich diese wesentlich langsamer, und die Gewöhnung

19

ist meist nicht so stark ausgeprägt. Ein chronische Alkoholabhängigkeit (Alkoholismus) äußert sich in

- **zentralnervösen Störungen**, die schwerste Grade annehmen können (u. a. Alkoholdelirium, ▸Kap. 19.10.2),
- einer **Polyneuropathie**, die – zumindest teilweise – auf einem Vitamin-B_1- und einem Zinkmangel beruht,
- einer hypaziden oder anaziden **Gastritis** (▸Kap. 12.12.1) und
- einer **Leberschädigung** (Fettleber, alkoholbedingten toxischen Hepatitis, Leberzirrhose, ▸Kap. 12.15.5) bzw. **Pankreatitis** (▸Kap. 12.16).

Das Lokalanästhetikum **Cocain** unterdrückt durch seine zentralstimulierenden Wirkungen, die auf einer Wiederaufnahmehemmung von Monoaminen (Dopamin, Noradrenalin, Serotonin) beruhen (▸Kap. 4.2.4), Hunger und Ermüdung, auch ruft es ein Gefühl von Wohlbefinden und Leistungsfähigkeit hervor. Während die psychische Abhängigkeit sehr ausgeprägt ist, fehlt bei den Süchtigen die physische Abhängigkeit.

Weckamine, z. B. Amphetamin, Methamphetamin (Crystal Meth), zu denen auch noch andere sog. **Designer-Drogen** gehören, wirken durch die Freisetzung von Catecholaminen aus Vesikeln zentraler Neurone. Bei nicht ermüdeten Personen rufen sie eine leichte Euphorie, erhöhtes Selbstvertrauen und gesteigerte Aktivität hervor. Bei Ermüdeten heben sie Müdigkeit und Schläfrigkeit auf, die geistige Leistungsfähigkeit steigt wieder an. Wie bei Cocain besteht rasch psychische, aber keine physische Abhängigkeit, jedoch nimmt die Wirkung bei wiederholtem Gebrauch deutlich ab.

Der **Mescalin/LSD**(Halluzinogen)- und der **Cannabis-Typ** besitzen eine Reihe von Gemeinsamkeiten. Bei beiden beobachtet man Veränderungen der Affektivität, des Denkens und der Persönlichkeitsstruktur, die allerdings bei Cannabis bzw. Haschisch weniger intensiv und variabler sind. Der übliche, nicht protrahierte Haschischrausch ist durch Euphorie, Intensivierung von akustischen und optischen Wahrnehmungen sowie durch ein verändertes Zeit- und Raumgefühl gekennzeichnet. Bei chronischem Gebrauch kann eine paranoid-halluzinatorische schizophrene Psychose (s. u.) auftreten.

19.10.4 Schizophrenie

Als Schizophrenien wird eine Gruppe psychischer Erkrankungen bezeichnet, denen eine vielschichtige Störung mit charakteristischen Veränderungen des Denkens, Fühlens und der Beziehung zur Umwelt zugrunde liegt. Bewusstsein, Intelligenz und Orientierung sind dagegen nicht beeinträchtigt. Zu den Krankheitserscheinungen gehören sowohl **Positiv-**(**Plus-**) als auch **Negativsymptome**. Störungen der folgenden Funktionen stehen im Vordergrund:

- **Wahrnehmungsstörungen** mit akustischen Halluzinationen als typischem Symptom. Häufig ist das Hören von Stimmen, die über den Patienten sprechen. Manchmal geben diese Stimmen Anweisungen, sich oder andere Personen zu schädigen. Halluzinationen anderer Sinnesmodalitäten sind selten.
- Inhaltliche und formale **Denkstörungen**, wobei bei ersteren die Patienten oft die Vorstellung haben, von fremden Personen oder Mächten kontrolliert oder physisch beeinträchtigt zu werden. Typischerweise können sie nicht von der Unrichtigkeit dieser Vorstellungen überzeugt werden. Außerdem schätzen sich die Patienten selbst völlig unangemessen ein, z. B. nehmen sie an, außergewöhnliche Fähigkeiten oder Einflussmöglichkeiten zu haben.
- Zu den **formalen Denkstörungen** gehören Gedankenabrisse, das Einschieben von unsinnigen Gedanken in den Gedankenfluss sowie die Unfähigkeit, diesen aufrechtzuerhalten.
- **Ich-Funktionsstörungen**, bei denen die Patienten das Gefühl haben, dass andere Personen ihre Gedanken lesen bzw. Einfluss auf ihre Gedankengänge nehmen. Der Patient empfindet sich nicht eindeutig gegenüber anderen Personen abgegrenzt.
- **Konzentrations- und Aufmerksamkeitsstörungen.**
- **Intentionalitäts- und Antriebsstörungen** mit – besonders im chronischen Stadium – Antriebsarmut und Sprachverarmung.
- **Affektivitäts- und Psychomotorik-Störungen** mit verflachten und inadäquaten Affekten. Letzteres bedeutet, dass der Betroffene seine Stimmung nicht entsprechend der Situation modulieren und ausdrücken kann. Auch entspricht die Mimik häufig nicht dem Affekt. Insgesamt fühlt sich der Patient oft „leer".

Die Erkrankungswahrscheinlichkeit beträgt etwa 1 %, unabhängig von ethnischer Zugehörigkeit und Kulturkreis. Etwa 60 % der schizophrenen Erkrankungen beginnen zwischen der Pubertät und dem 30. Lebensjahr. Die Ätiologie bzw. Pathogenese ist multifaktoriell, wobei **genetische** und **Umweltfaktoren** eine Rolle spielen. Erkrankt ein eineiiger Zwilling an einer Schizophrenie, hat der andere Zwilling ein Risiko von 50 %, ebenfalls an Schizophrenie zu erkranken. Das Risiko wird umso kleiner, je geringer der Verwandtschaftsgrad ist. Allerdings geht man derzeit davon aus, dass die Merkmalsausprägung nicht durch ein einzelnes Gen, sondern durch die Interaktion zahlreicher Gene bedingt ist. Als Umweltfaktoren werden Geburts- und Schwangerschaftskomplikationen, ein ungünstiges familiäres Umfeld und ein städtischer Geburtsort angesehen. Außerdem soll das Risiko bei Geburt im Frühjahr und Winter erhöht sein, was möglicherweise auf vermehrte virale Infektionen in diesen Jahreszeiten zurückzuführen ist.

Neben einer Erweiterung der Ventrikel sollen schizophrene Patienten einige Auffälligkeiten vorwiegend der Hirnstrukturen aufweisen, die u. a. dem limbischen System zuzuordnen sind. Vermutet wird daher, dass Schizophrenie eine **neuronale Netzwerkstörung** ist, wobei das limbische System eine zentrale Rolle einnimmt. Außerdem soll eine Imbalance zwischen verschiedenen Neurotransmittersystemen bestehen, wobei besonders Dopamin und Serotonin als entscheidend angesehen werden. Die symptombessernde Therapie mit Neuroleptika wird insbesondere darauf zurückgeführt, dass D_2-Dopaminrezeptoren durch diese blockiert werden.

Pathogenetisch wird eine Hirnentwicklungsstörung angenommen, weil über lange Zeit der Erkrankung weder neurodegenerative Prozesse noch eine Zunahme der morphologischen Veränderungen zu beobachten sind. Beim „Two-Hit-Modell" der Schizophrenie wird davon ausgegangen, dass eine Störung der Hirnentwicklung im zweiten Trimenon eine wichtige Grundlage für das erhöhte Risiko bildet („first hit"), andererseits aber alleine noch nicht ausreicht, um die Schizophrenie zum Ausbruch zu bringen. Vor Ausbruch der Erkrankung muss somit eine zweite Schädigung („second hit") stattfinden, damit sich aus dem erhöhten Risiko das Vollbild der Erkrankung bildet. Hierbei werden besonders Geburtskomplikationen und soziale Faktoren in der Jugendzeit und Adoleszenz vermutet.

Die Prognose ist bei ca. 40 % der Patienten ungünstig, weil bei ihnen die Erkrankung lebenslang bestehen bleibt. Bei weiteren 40 % der Fälle sind im späteren Verlauf psychotische Symptome dagegen kaum noch erkennbar, und bei ca. 20 % kommt es zur völligen Heilung.

19.10.5 Affektive Störungen

Bei diesen Erkrankungen bestehen die Hauptsymptome in einer zumeist phasenhaften Veränderung der Stimmung (Affektivität) und der Antriebslage. Es besteht eine **Depression** mit gedrückter Stimmung und Antriebsminderung und/oder eine **Manie** mit gehobener, euphorischer Stimmungslage und Aktivitätssteigerung. Affektive Störungen werden unterteilt in **unipolare** (entweder Depression oder Manie) oder **bipolare Erkrankungen** (Wechsel von depressiven und manischen Phasen). Je nach Art der Symptomatik kann nochmals eine Bipolar-I- und eine Bipolar-II-Phase unterschieden werden. Bei einer Bipolar-I-Phase folgt auf eine 7–14 Tage, nur selten länger dauernde manische Episode, die sog. Hochphase, mindestens eine anhaltende depressive Phase. Eine Bipolar-II-Störung ist durch eine mindestens 14 Tage dauernde depressive Störung mit nachfolgender Hypomanie, d. h. einer leichten Form der Manie, charakterisiert. Generell sind manische Phasen kürzer als depressive.

Bei einer **Depression** liegen sehr häufig folgende Symptome vor: traurige Verstimmtheit, Schlaflosigkeit (Insomnie), Weinerlichkeit, schlechte Konzentration, Suizidgedanken, Müdigkeit, Reizbarkeit, psychomotorische Verlangsamung, Appetitmangel, Hoffnungslosigkeit. Das Ausmaß der Traurigkeit ist sehr viel stärker als bei gesunden Individuen, die wegen eines traurigen Anlasses reaktiv deprimiert sind. In etwa einem Drittel kommen Gedächtnisstörungen und Wahnideen vor. Selbstmordversuche werden in ca. 15 % der Fälle in der Depression unternommen.

In der **Manie** bestehen häufig folgende Symptome: Irritierbarkeit, Rededrang, Euphorie, Labilität, Ideenflucht, Insomnie, Größenwahn, Reizbarkeit, Feindseligkeit, Extravaganz. Des Weiteren bestehen Wahnideen und eine gesteigerte Libido. Eine Suizidgefährdung liegt besonders dann vor, wenn der Patient rasch aus einer manischen in eine depressive Phase kommt.

Depressionen und Manien kommen als einmalige „Episode" oder rezidivierend vor. Am häufigsten ist die rezidivierende unipolare depressive Störung.

Auch bei diesen Erkrankungen wird eine multifaktorielle Entstehung angenommen, die **genetische, neurobiologische, psychologische** und **Umweltfaktoren** umfasst. Die genetische Komponente erschließt sich aus der Häufigkeitszunahme der Erkrankung eines Individuums, wenn ein Zwilling oder ein Elternteil bereits erkrankt ist. Der genetische Anteil ist bei bipolaren Erkrankungen stärker ausgeprägt als bei der unipolaren Depression. Als neurobiologische Faktoren werden Störungen im Transmitterhaushalt und hormonelle Störungen angesehen. Bei den Transmittern liegt das Augenmerk besonders auf Serotonin und Noradrenalin/Adrenalin (Amindefizit-Hypothese). Endokrinologisch werden Störungen der Nebennieren- und Schilddrüsenhormone bzw. deren Regelkreise beobachtet. Psychologisch orientierte Theorien führen u. a. Persönlichkeitsmerkmale, kritische Lebensereignisse, frühere Traumen und Verlustängste als mögliche Ursache an. Auch Störungen sozialer Einbindung und negative Wahrnehmung der eigenen Person sollen eine Rolle spielen. Zu beachten ist, dass auch bestimmte Medikamente Manien oder Depressionen auslösen können, und zahlreiche somatische Erkrankungen mit einer depressiven Symptomatik einhergehen.

Zusatzinformation

Antidepressiva führen zu einer Hemmung der Wiederaufnahme von Serotonin und/oder Noradrenalin nach deren synaptischer Freisetzung mit oder ohne gleichzeitige Blockade von Neurotransmitter-Rezeptoren. Allerdings kann ein antidepressiver Effekt nur teilweise dadurch erklärt werden. Die Wiederaufnahmehemmung tritt nämlich innerhalb sehr kurzer Zeit, der antidepressive Effekt dagegen erst nach einer Latenz von bis zu 24 Wochen ein. Man nimmt daher an, dass sich infolge der durch die Antidepressiva veränderten Monoamin-Konzentration im synaptischen Spalt sowie durch die Rezeptorblockade die Rezeptordichte der verschiedenen Neurotransmitter-Rezeptoren ändert (z. B. Down-Regulation von α-und 5-HT_2-Rezeptoren).

19.10.6 Neurotische, Belastungs- und somatoforme Störungen

Angststörungen (phobische Störungen) zählen zu den häufigsten psychiatrischen Erkrankungen. Eine krankhafte Angst kann im Rahmen anderer psychiatrischer Erkrankungen (z. B. Schizophrenie, Depression) oder bei organischen Erkrankungen (z. B. Hyperthyreose) vorkommen, doch werden Angststörungen auch als eigenständiges Krankheitsbild angesehen. Sie äußern sich psychisch (Angst schlechthin, Angst vor Sterben, Angst, die Kontrolle zu verlieren u. a.) und körperlich (z. B. Schmerzen und Druck auf der Brust, Herzklopfen, Zittern, „weiche Knie", Übelkeit, Durchfall, Schluckbeschwerden, Erstickungsgefühl, Schweißausbruch usw.). Auch ist Angst häufig durch ein Vermeidungsverhalten (vor allem bei Phobien, s. u.) gekennzeichnet.

Klinisch unterschieden werden **Panikattacken** (plötzlich auftretende kurze Episoden heftiger Angst ohne reale Gefahr), **chronische generalisierte Angststörungen** (lang anhaltende Angstzustände mit psychischen und körperlichen Symptomen) und Phobien. Bei letzteren tritt die Angst nur in der betreffenden angstmachenden Situation auf (Tierphobien, Höhenangst, Flugangst, soziale Phobie u. a.). Kennzeichnend ist das Unbegründetsein der Angst und ein ausgeprägtes Vermeidungsverhalten.

Ätiopathogenetisch werden Angststörungen auf Stress-Situationen zurückgeführt, wobei davon ausgegangen wird, dass diese nur dann eine Angstkrankheit auslösen, wenn eine entsprechende angeborene oder erworbene Disposition vorliegt. Aus verhaltenstheoretischer Sicht werden Angsterkrankungen „erlernt", also durch Lernerfahrung erworben (klassische und operante Konditionierung (▸ Kap. 19.8.5).

Zwangsstörungen. Hierbei handelt es sich um sehr unterschiedliche Erkrankungen, die durch psychologische und neurobiologische Faktoren ausgelöst werden. Kennzeichnend sind Zwangsgedanken und Zwangshandlungen, die so stark ausgeprägt sind, dass sie für den Patienten und die Umgebung zur Belastung werden. Zwangsgedanken sind u. a. Zwangsimpulse, bestimmte Handlungen zu vollziehen, u. a. wiederholte Kontrolle, ob die Herdplatte ausgeschaltet ist. Im Gegensatz zum Schizophrenen erkennt der Patient die Sinnlosigkeit der Zwangsimpulse, doch kann er nur bedingt Widerstand dagegen leisten. Zwangshandlungen (z. B. wiederholtes Händewaschen) laufen häufig in ritualisierter Form ab. Obwohl die Ätiologie der Zwangserkrankung noch unbekannt ist, haben neurobiologische Befunde zu entsprechenden Modellvorstellungen beigetragen. Die aktuellen neuroanatomischen Modelle betonen die Rolle der kortiko-striato-thalamo-kortikalen (CSTC) Regelkreise für die Entstehung der Zwangsstörung.

Belastungsstörungen. Diese werden durch reale schwere Belastungen (Katastrophen, Unfall, Verbrechen) ausgelöst. Bei der **akuten Belastungsstörung** tritt initial eine Art „Betäubung" auf, bei der eingeschränkte Aufmerksamkeit und Reizverarbeitung sowie Desorientiertheit bestehen. In der Folge können Fluchtverhalten oder Panik auftreten. Bei der **posttraumatischen Belastungsstörung** wird die belastende Situation verzögert erinnert und wiedererlebt, und es stellen sich wiederum Symptome der Betäubung, Übererregtheit, aber auch emotionaler Rückzug und Gefühlsabstumpfung u. a. ein. Die **Anpassungsstörung** ist gekennzeichnet durch subjektives Leiden und emotionale Beeinträchtigung etwa 1–6 Monate nach einer Lebensveränderung.

Somatoforme Störungen. Diese sehr häufigen Störungen kommen in nahezu allen medizinischen Fachrichtungen vor. Sie können vorliegen, wenn körperliche Symptome durch entsprechende körperliche Befunde nicht ausreichend erklärt werden können. Die Diagnose ist immer eine Ausschlussdiagnose. Eine **Somatisierungsstörung** beinhaltet zahlreiche Symptome, die jedes Organ betreffen können. Am häufigsten sind **gastrointestinale** oder **kardiale Beschwerden** (Schmerz, Erbrechen, Übelkeit), **Schmerzstörungen** oder **abnorme Hautempfindungen** (Jucken, Brennen, Taubheitsgefühle usw.). Die Erkrankungen sind chronisch. Man schätzt, dass bis zu 30 % der Patienten in einer Allgemeinarztpraxis solche Symptome aufweisen.

19.10.7 Persönlichkeits- und Verhaltensstörungen

Persönlichkeit ist die Summe aller psychischen Eigenschaften und Verhaltensweisen, die dem Einzelnen seine Individualität verleihen. Der Terminus **Persönlichkeitsstörungen** (PKS) ist dementsprechend der Oberbegriff für den großen Bereich der früher als **neurotisch und psychopathisch** benannten **Persönlichkeitsanomalien**. Diese liegen vor, wenn Persönlichkeitszüge starr und wenig angepasst sind und zu persönlichem Leiden und/oder gestörter sozialer Funktionsfähigkeit führen. Das abnorme Verhaltensmuster ist dauerhaft, die Störungen beginnen immer in der Kindheit oder Jugend und manifestieren sich auf Dauer im Erwachsenenalter. Man schätzt, dass Persönlichkeitsstörungen bei knapp 10 % der Allgemeinbevölkerung vorliegen. Sie sind nicht direkt auf Hirnkrankheiten oder auf eine andere psychiatrische Erkrankung zurückzuführen. Ausgesprochen häufig sind sie bei Menschen, die forensisch-psychiatrisch auffällig werden. Man unterscheidet insbesondere folgende Persönlichkeitsstörungen (Abnormitäten):

- **paranoide PKS**, charakterisiert durch Misstrauen, gedankliche Starre, verzerrte Interpretation der Umgebung, Streitsüchtigkeit, Beharren auf eigenen Rechten, Neigung zu aggressiven Reaktionen, querulatorische Zuspitzungen u. a.,
- **schizoide PKS** mit den Leitsymptomen soziale Kontaktschwäche (Distanziertheit im zwischenmenschlichen Kontakt, Neigung zu sozialer Isolation), eingeschränkte emotionale Erlebnis- und Ausdrucksfähigkeit (Anhedonie) sowie Missachtung gesellschaftlicher Normen,
- **dissoziale PKS**, gekennzeichnet durch emotionale Gleichgültigkeit („Dickfelligkeit" gegenüber anderen Menschen), Egozentrik, fehlende Selbstkritik, unzureichendes Schuldgefühl, mangelnde Empathie u. a.,
- **emotional instabile PKS**, wobei beim impulsiven Typ mangelhafte Impulskontrolle, defizitäre Affektsteuerung und hohe Aggressivität, beim Borderline-Typ affektive Regulations- und Impulskontrollstörung (heftige Stimmungsschwankungen), ferner Instabilität hinsichtlich Selbstbild und zwischenmenschlichen Beziehungen sowie Selbstbeschädigungen im Vordergrund stehen,
- **histrionische PKS** mit den Leitsymptomen übermäßiges Verlangen nach Aufmerksamkeit und Anerkennung, Neigung zur Dramatisierung, labile Affektivität und inkonstante zwischenmenschliche Beziehungen,
- **anankastische PKS**, bei denen Perfektionismus, übertriebene Gewissenhaftigkeit und Inflexibilität zu beobachten sind, denen zwischenmenschliche Beziehungen untergeordnet werden,
- **ängstliche PKS** mit Minderwertigkeitsgefühlen, Vermeidungsverhalten, Zurückweisungs- und Bindungsangst sowie
- **abhängige PKS**, die unselbstständige Lebensführung, mangelnde Übernahme von Selbstverantwortung, Hilflosigkeit, Angst vor Trennung und Alleinsein beinhalten.

Zu Persönlichkeits- und Verhaltensstörungen gehören auch **abnorme Gewohnheiten** und **Störungen der Impulskontrolle** wie z. B. Neigung zu pathologischem Spielen im Kasino, Pyromanie (Brandstiftung), Kleptomanie (Stehlen) u. a.

Auch bei diesen Persönlichkeits- und Verhaltensstörungen werden ätiopathogenetisch **genetische, neurobiologische** (abnorme Funktionen des serotoninergen, noradrenergen und cholinergen Systems) und **psychodynamische Faktoren** (Störungen im zwischenmenschlichen Beziehungsverhalten) diskutiert.

In Kürze

- **Psychiatrische Symptome** können eine organische Erkrankung begleiten oder Ausdruck eigenständiger psychiatrischer Erkrankungen sein. Zu den psychiatrischen Symptomen zählen Störungen des Bewusstseins, der Orientierung, der Aufmerksamkeit, des Gedächtnisses, des Antriebs, der Psychomotorik, der Affektivität, des formalen und inhaltlichen Denkens, Sinnestäuschungen bzw. Wahrnehmungsstörungen, Ich-Störungen sowie aggressive Erlebens- und Verhaltensmuster.
- Viele **psychiatrische Erkrankungen** sind auf eine genetische Disposition sowie auf Einflüsse von Umwelt, Psychodynamik und soziale Faktoren zurückzuführen. Diese müssen in der Regel zusammenwirken, damit die Erkrankung zum Ausbruch kommt.
- **Demenzen** sind chronische Erkrankungen, die durch einen Verlust von kognitiven Fähigkeiten gekennzeichnet sind. Hauptursachen sind der M. Alzheimer (60–70 %), die frontotemporale Lobärdegeneration (Morbus Pick), und vaskuläre Ursachen (vaskuläre Demenz).
- Beim **organisch-amnestischen Syndrom** besteht eine isolierte anterograde und/oder retrograde Amnesie, während andere kognitive Fähigkeiten nicht beeinträchtigt sind. Das Syndrom tritt besonders bei Schädigung des medialen Temporallappensystems auf.
- Das **Delirium (Delir)** ist eine akute Bewusstseinsstörung mit globaler Beeinträchtigung der Kognition. Es liegen Störungen der Wahrnehmung (Halluzinationen), der Psychomotorik (Hyper- oder Hypoaktivität), des Schlaf-Wach-Rhythmus und des Affekts (z. B. Depression, Angst) vor. Häufigste Ursache ist akuter Alkoholentzug bei Alkoholabhängigen.
- **Sucht** kann bei Einnahme von psychotropen Substanzen (z. B. Morphin, Barbituraten, Alkohol, Cocain, Cannabis) entstehen. Kernprobleme der Sucht sind Abhängigkeit, Toleranzentwicklung und körperliches Entzugsyndrom bei Absetzen der Substanz.
- **Sucht vom Morphin-** und **Barbiturat/Alkohol-Typ** führt rasch zu psychischer und physischer Abhängigkeit. Das zentralstimulierende **Cocain** sowie

Weckamine (Amphetamine) bewirken zwar eine psychische, jedoch keine physische Abhängigkeit. **Mescalin, LSD** und **Cannabis** sind Halluzinogene mit euphorisierender Wirkung.

- **Schizophrenien** sind durch Störungen der Wahrnehmung (z. B. Halluzinationen), des Denkens (z. B. die Vorstellung, von außen gelenkt zu werden), der Ich-Funktionen (keine Abgrenzung gegen andere Personen), der Konzentration und Aufmerksamkeit, des Antriebs (Antriebsarmut) sowie verflachte und inadäquate Affekte gekennzeichnet. Bewusstsein, Intelligenz und Orientierung sind dagegen nicht beeinträchtigt.
- Den Schizophrenien liegt eine durch eine Hirnentwicklungsstörung entstandene neuronale Netzwerkstörung zugrunde, bei der das limbische System eine zentrale Rolle einnimmt. Ätiologisch sind genetische und Umweltfaktoren bedeutsam. Es liegt eine Imbalance zwischen den Transmittern Dopamin und Serotonin vor.
- Bei affektiven Störungen (**Depression** und **Manie**) bestehen phasenhafte, über mehrere Wochen bis mehrere Monate dauernde Veränderungen der Stimmung (Affektivität) und der Antriebslage, in manchen Fällen verbunden mit Gedächtnisstörungen und Wahnideen. Von bipolaren Störungen spricht man, wenn sich depressive und manische Phasen abwechseln. Während der depressiven Phase besteht hohe Suizidgefahr.
- Depression und Manie entstehen multifaktoriell, wobei genetische, neurobiologische, psychologische und Umweltfaktoren beteiligt sind. Kennzeichnend sind besonders Störungen des Serotonin- und Adrenalinhaushalts (Amindefizit-Hypothese) sowie der Nebennieren- und Schilddrüsenhormone bzw. deren Regelkreise.
- Die unbegründeten **Angststörungen** (phobischen Störungen) äußern sich als Panikattacken, chronische generalisierte Angststörung oder Phobien. Bei letzteren tritt die Angst nur in der betreffenden angstmachenden Situation auf (z. B. Platz- oder Höhenangst).
- Für **Zwangsstörungen** (Zwangsneurosen) sind Zwangsgedanken und -handlungen kennzeichnend. Diese sind so stark ausgeprägt, dass die Betroffenen, obwohl sie die Sinnlosigkeit ihres Verhaltens erkennen, die Zwangshandlungen weiter durchführen müssen (z. B. dauerndes Waschen bis zur Hautschädigung bei Waschzwang).
- **Belastungsstörungen** werden dagegen durch reale Ereignisse (Katastrophen, Unfall, Verbrechen) ausgelöst. Nach einer initialen „Betäubung" mit Reaktionsunfähigkeit kommt es zu eingeschränkter Aufmerksamkeit und Reizverarbeitung sowie Desorientiertheit. In der Folge können Fluchtverhalten oder Panik auftreten.
- Von **somatoformen Störungen** spricht man, wenn körperliche Symptome durch eine entsprechende Erkrankung nicht ausreichend erklärt werden können.
- Bei **Persönlichkeitsstörungen** sind Persönlichkeitsstrukturen starr, wenig angepasst und führen zu persönlichem Leiden und/oder gestörter sozialer Funktionsfähigkeit. Ätiopathogenetisch werden genetische, neurobiologische und psychodynamische Faktoren angenommen.
- Zu den Persönlichkeitsstörungen gehören u. a. paranoide, schizoide, dissoziale, emotional instabile, anankastische, ängstliche und abhängige Verhaltensweisen, abnorme Gewohnheiten und Störungen der Impulskontrolle.

20 Haut

Die Haut ist das größte Organ des menschlichen Körpers mit einer Oberfläche beim Erwachsenen von 1,5–2,0 m², einer Dicke von 1,5–4 mm und einem Gewicht bis zu 10 kg, das die Schranke zwischen Umwelt und innerem Milieu bildet. Die Haut

- **schützt die Gewebe** gegen chemische, physikalische und mechanische Schädigungen sowie gegen das Eindringen von Mikroorganismen,
- **verhindert** eine zu **starke Austrocknung**, lässt andererseits aber eine gewisse **physiologische Wasserverdunstung** zu (transepidermaler Wasserverlust),
- **wirkt** durch Verengung oder Erweiterung der Hautgefäße sowie durch Perspiratio sensibilis und insensibilis (▸ Kap. 15.2.3) als **Wärmeregulator** und
- **vermittelt** als **Sinnesorgan** durch ihre zahlreichen Sensoren Berührungs-, Druck-, Temperatur- (▸ Kap. 19.4.3.3) und Schmerzreize (▸ Kap. 19.4.4.3).

Die Haut stellt weiterhin mit ihrem Unterhautfettgewebe einen **Energiespeicher** bei unzureichender Nährstoffzufuhr dar.

20.1 Aufbau der Haut

Die Haut besteht aus

- der Epidermis (Oberhaut) mit deren Anhangsgebilden (Drüsen, Haaren, Nägeln),
- dem Korium (Dermis, Lederhaut) und
- der Subkutis (Hypodermis, Unterhaut, Tela subcutanea).

Epidermis und Korium zusammen werden als **Kutis** bezeichnet (○ Abb. 20.1). Unter der Kutis befindet sich die Subkutis, in die das Korium ohne scharfe Grenze übergeht und welche die Kutis mit ihrer Unterlage verbindet.

20.1.1 Epidermis

Die Epidermis besteht aus einem gefäßlosen, mehrschichtigen, verhornenden Plattenepithel mit einer – je nach Lokalisation – variablen Dicke von 30 µm bis 2 mm. Am schwächsten ist sie an den Lidern, am stärksten an mechanisch besonders beanspruchten Stellen (Handflächen, Fußsohlen) ausgebildet. Die Verankerung mit dem Korium, durch das die gefäßlose Epidermis auch ernährt wird, erfolgt durch kegelförmige Papillen sowie durch Drüsen und Haarbälge. An behaarten Stellen weist die Epidermisoberfläche eine durch Furchen hervorgerufene Felderung auf (**Felderhaut**), in denen die Haare stehen. An den unbehaarten Flächen der Hand und des Fußes findet man anstelle der rhombischen Felder ca. 0,5 mm breite Leisten (**Leistenhaut**), deren Muster (Bögen, Schleifen, Wirbel) genetisch festgelegt ist und daher zur Identifizierung von Personen herangezogen werden kann (**Fingerabdruck, Daktylogramm**).

Die Epidermis besteht zu ca. 85 % **Keratinozyten**, daneben aus etwa 10 % Antigen-präsentierenden **Langerhans-Zellen** (▸ Kap. 7.1.3), ca. 5 % Melanin-produzierenden **Melanozyten** und einigen **Merkel-Zellen**, die zur Gruppe der Mechanosensoren zählen. (□ Tab. 19.2).

Die im Stratum basale, der innersten Epidermisschicht, gebildeten hochprismatischen Keratinozyten gelangen mit zunehmender Differenzierung unter Abflachung und Verhornung an die Oberfläche. Aufgrund dieses Vorgangs können von außen nach innen verschiedene **Epidermisschichten** unterschieden werden (○ Abb. 20.2): Das

- Stratum corneum (Hornschicht),
- Stratum lucidum (Keratohyalinschicht, nur in der Leistenhaut vorhanden),
- Stratum granulosum (Körnerschicht),
- Stratum spinosum (Stachelzellschicht) und
- Stratum basale (Basalschicht).

Das **Stratum corneum** besteht aus abgeplatteten, vollständig verhornten, Kern- und Zellorganell-losen „Zellen“ (Zellresten), die an der Oberfläche ständig in Form kleiner Schuppen abschilfern. Es stellt insbesondere das **Barrieresystem** der Haut dar und verhindert eine übermäßige Wasserverdunstung sowie das Eindringen von Fremdstoffen. Der schwach saure pH-Wert

20

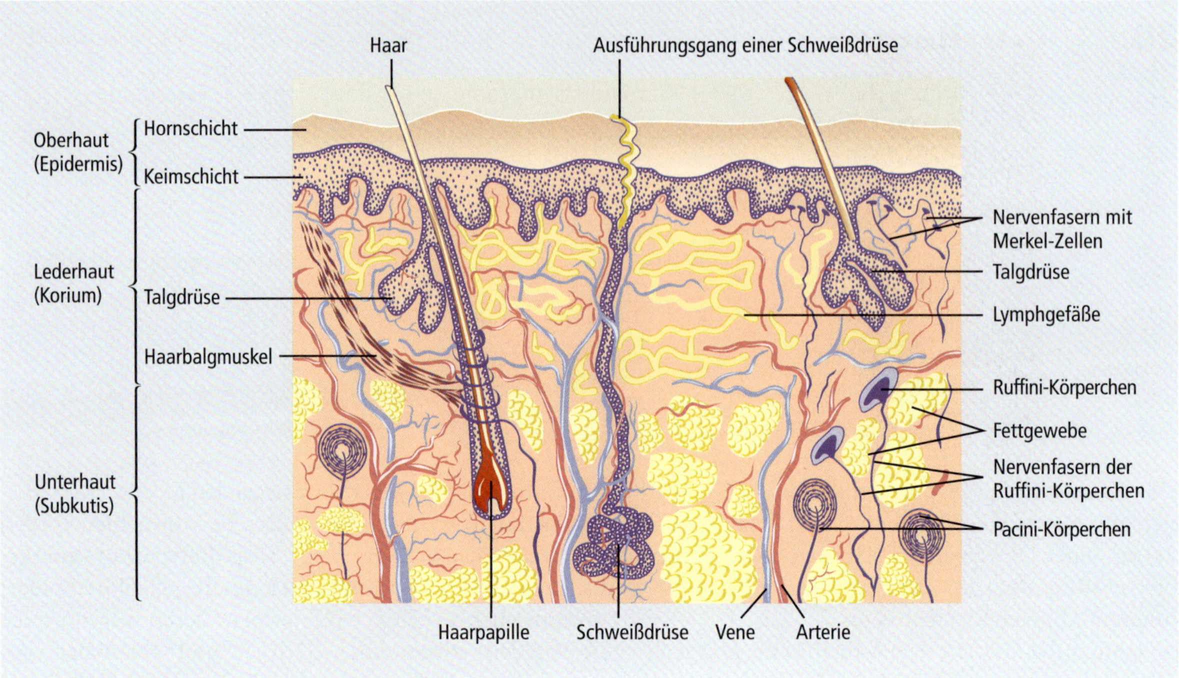

Abb. 20.1 Senkrechter Schnitt durch die Haut

im Stratum corneum (5–5,5) ist wichtig für die (physiologische) **Mikroflora** der Haut (s. u.).

Zusatzinformation

Normalerweise ist die Haut mit Bakterien und anderen Mikroorganismen besiedelt, die man in ihrer Gesamtheit als residente, kommensale **Mikroflora** bzw. **Hautflora** bezeichnet. Besonders viele Mikroorganismen findet man in Hautgebieten mit hoher Schweiß- und Talgdrüsendichte (Kopfhaut, Stirn, Achselhöhlen, Leisten- und mediane Thoraxregion). Sie setzt sich im Wesentlichen aus Staphylokokken, Coryne- und Propioni-Bakterien zusammen, die auf der gesunden Haut **nicht pathogen**, sondern infolge ihrer Säureproduktion – und dadurch Hemmung der Ansiedlung sowie des Wachstums pathogener Mikroorganismen – sogar **protektiv** wirken. Neben den oben genannten Bakterien werden in geringerer Zahl lipophile Hefen (z. B. Pityrosporum) und Pilze (z. B. Dermatophyten) gefunden.

Die Keimzahlen in den unterschiedlichen Hautregionen liegen zwischen 100 und $10^6/cm^2$. Insgesamt besiedeln etwa 10^{10} Mikroorganismen die Haut mit der höchsten Keimzahl in den Achselhöhlen. Etwa 20 % der Keime finden sich in den Ausführungsgängen der Talgdrüsen.

Die symbiotische Hautflora ernährt sich von Inhaltsstoffen der Hautsekrete und von Keratin-Abbauprodukten. Ihre Stoffwechselendprodukte (z. B. kurzkettige Monocarbonsäuren, freie Fettsäuren) hemmen, wie erwähnt, pathogene Keime.

Die Hautflora ist Bestandteil des sog. **Mikrobioms**, d. h. der Gesamtheit aller Mikroorganismen, die beim Menschen symbiotisch vorkommen. Hierzu werden – neben der Hautflora – die Darmflora (▸Kap. 7.5) sowie die mikrobielle Besiedlung der Schleimhaut der Vagina und des Nasen-Rachenraums gerechnet. Das Mikrobiom umfasst etwa 100 Billionen Mikroorganismen, d. h. der menschliche Organismus enthält geringgradig mehr kommensale Keime als köpereigene Zellen! Das qualitative und quantitative Gleichgewicht zwischen Wirt und Mikrobiom wird als **Eubiose**, eine Störung dieses Gleichgewichts als **Dysbiose** bezeichnet.

Auf die Hornschicht folgt in der Leistenhaut das aus einheitlich aufgebauten, ebenfalls kernlosen, stark lichtbrechenden Zellen bestehende **Stratum lucidum**, das wie das Stratum corneum eine Barrierefunktion besitzt.

Das **Stratum granulosum** (Körnerschicht) umfasst nur 2–5 Lagen flacher Zellen mit kleinen Zellkernen. In dieser Epidermisschicht werden sog. **Keratinosomen** in den Interzellularraum abgegeben. Sie enthalten **Ceramide**, einen wichtigen Bestandteil epidermaler Lipide, die für die oben genannte Barrierefunktion des Stratum lucidum und Stratum corneum verantwortlich sind.

In den vier bis acht Schichten des **Stratum spinosum** sind die (geschrumpften) polygonalen Zellen durch **Desmosomen** (▸Kap. 1.1.1) miteinander verbunden, eine weitere Verfestigung des Zellverbandes wird durch **Tonofilamente** erreicht. In dieser Epidermisschicht befinden sich die Langerhans-Zellen.

Die **Regeneration** der **Epidermis** erfolgt vorrangig im **Stratum basale**, einer Schicht zylindrischer Zellen

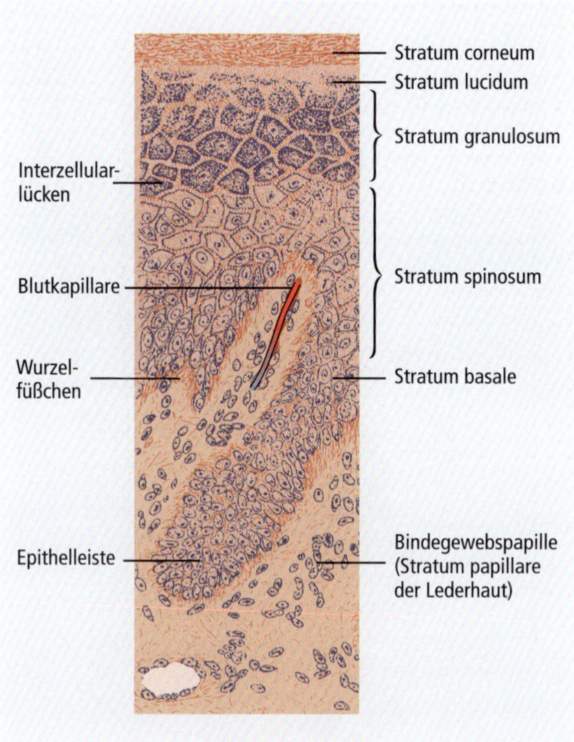

Abb. 20.2 Ausschnitt aus der Epidermis einer menschlichen Fingerbeere. Nach Bucher

mit ovoiden (eiförmigen) Kernen, die durch Zytoplasmafortsätze (**Hemidesmosomen**, „Wurzelfüßchen") das Epithel mit dem Korium verbinden. Außer bei der Regeneration spielt das Stratum basale eine bedeutsame Rolle bei der Synthese und Speicherung des Hautpigments **Melanin** (▸Kap. 5.3.2), das in den Melanozyten aus Tyrosin mittels Tyrosinase über L-Dopa und Dopachinon gebildet wird. In der Basalschicht liegen auch die Merkel-Zellen.

20.1.2 Korium (Dermis) und Subkutis

Korium (Dermis). Die faserreiche **Lederhaut**, aus der bei Tieren durch Gerbung Leder hergestellt werden kann, wird durch das Stratum papillare und das Stratum reticulare gebildet. Von der Epidermis ist sie durch eine Basalmembran getrennt.

Das **Stratum papillare** ist reich an feinen Fibrillen sowie an Zellen (Histiozyten, Mastzellen) und Kapillarschlingen. In den Papillen findet man ferner Nervenfasern mit ihren sensorischen Endapparaten (▸Kap. 19.4.3). In dieser Hautschicht befinden sich auch die Haarwurzeln sowie die Schweiß- und Talgdrüsen (s. u.).

Das zellarme **Stratum reticulare** besteht aus kräftigen, miteinander verflochtenen Kollagenfaserbündeln. Zwischen diesen liegen – ebenfalls netzartig verknüpfte – elastische Fasern (bestehend aus Elastin und Mikrofibrillen), welche die Elastizität der Haut gewährleisten, sowie Fibroblasten.

Subkutis. Die Lederhaut geht ohne scharfe Grenze in die Subkutis über, ein lockeres, lamellär gebautes Bindegewebe, in das mehr oder weniger reichlich **Fettgewebe** (Panniculus adiposus) in Form von Läppchen eingelagert ist. Das subkutane Fettgewebe dient vor allem dem Kälteschutz und stellt außerdem, wie erwähnt, einen Energiespeicher dar. Spezielle Gebilde der Subkutis sind die **Schleimbeutel**, die insbesondere dort vorkommen, wo die Haut häufig gegen eine harte Unterlage gedrückt wird (Ellbogen, Kniescheibe usw.).

Blutversorgung. In den subkutanen Bindegewebesepten verlaufen Arterien und Venen, die im unteren Korium einen **tiefen Plexus** (Gefäßnetz) bilden, sowie Lymphgefäße. Von diesem Plexus steigen kleinere Gefäße (Arteriolen, Venolen) zu einem in der obersten Schicht des Stratum reticulare gelegenen zweiten Gefäßnetz, dem **oberflächlichen Plexus**, auf, der den Papillarkörper mit Kapillaren versorgt. Von dort wird die **gefäßfreie Epidermis** durch Diffusion ernährt.

Nervale Versorgung. Das Hautnervensystem ist sehr komplex, so sind Sinnesorgane für Berührung, Druck, Vibration, Temperatur und Schmerz in der Haut lokalisiert (▸Kap. 19.4.3).

20.1.3 Anhangsorgane der Haut

Zu den sog. Anhangsorganen der Haut gehören die
- Nägel,
- Haare,
- Talgdrüsen,
- apokrinen Drüsen (Duftdrüsen),
- Schweißdrüsen und
- Brustdrüse.

Nägel. Die wichtigsten Teile des Nagelorgans sind die leicht gebogenen **Nagelplatten**, die den Rücken der Finger- und Zehenendglieder bedecken und zu deren Schutz sowie als Widerlager der **Tastballen** dienen. Die Nagelplatte liegt dem **Nagelbett** auf und ist hufeisenförmig vom **Nagelwall** umgeben. Die seitlichen Nagelränder sind in den **Nagelfalz**, von dem das **Nagelhäutchen** ausgeht, eingebettet. Die **Nagelwurzel** ist in die **Nageltasche** eingelassen. In der Tiefe der Tasche und im Bereich der weißlichen Zone am hinteren Nagelrand (Lunula) befindet sich die **Nagelmatrix**, das der Nagelplattenbildung dienende Epithel. Ist die Matrix zerstört, wächst der Nagel nicht mehr nach. Durch Bindegewebebündel sind die Nägel unverschieblich mit dem Periost des Knochens verbunden.

Haare. Die Haare sind biegsame und zugfeste Hornfäden mit einer Dicke von 5–200 µm. Der aus der Haut herausragende Teil des Haares wird als **Haarschaft**, der in der Haut befindliche Teil als **Haarwurzel** bezeichnet.

20

Diese steckt in einer Einsenkung des Oberflächenepithels, der **Haartasche** (Haarfollikel), und ist an ihrem unteren Ende, wo sie der für die Ernährung verantwortlichen **Haarpapille** (o Abb. 20.1) aufsitzt, zur **Haarzwiebel** verdickt. Diese enthält **undifferenzierte Matrixzellen** und **Melanozyten**, und von ihr aus wächst das Haar etwa 1 cm pro Monat. Man unterscheidet die bis in die Subkutis reichenden **Terminalhaarfollikel**, die ein dickes Haar bilden, und die im Korium endenden **Wollhaarfollikel**, aus welchen kleine, dünne Haare (Flaum) hervorgehen.

Talgdrüsen. Die meisten Talgdrüsen entstammen vor allem dem Epithel der Haaranlagen und münden in den Haarfollikel. Sie werden daher als **Haarbalgdrüsen** bezeichnet. Nicht an Haare gebundene, **freie Talgdrüsen** kommen an der Nasenöffnung, am Lippenrot sowie im Genitalbereich vor. Die Talgdrüsen bestehen aus großen, polygonalen Zellen, die zunächst zahlreiche Fetttröpfchen (Sebumlipide) enthalten und dann völlig zu **Talg** (Sebum) zerfallen. Dieser wird vorwiegend in die Haartasche entleert, gelangt von dort an die Oberfläche der Haut und überzieht diese und die Haare mit einer schützenden Fettschicht. Die Funktion der Talgdrüsen, die durch Androgene gesteigert wird, ist medizinisch von großer Bedeutung: Patienten mit einer Talgüberproduktion (**Seborrhoiker**) leiden z. T. an ganz anderen Hauterkrankungen und müssen auch anders behandelt werden als Patienten mit einer zu geringen Talgabsonderung (**Sebostatiker**).

Apokrine Drüsen, Duftdrüsen. Die ebenfalls in den Haarfollikel mündenden, für den Geruch der Haut wesentlich verantwortlichen Duftdrüsen kommen beim Menschen nur in der Achselhöhle, im äußeren Gehörgang, im Brustwarzenhof, an den Augenlidern und im Genitalbereich vor. Sie produzieren ein fetthaltiges, alkalisches Sekret und sind bei Frauen wesentlich stärker entwickelt als bei Männern. Die Drüsensekretion beginnt in der Pubertät und nimmt am Ende der Keimdrüsentätigkeit stark ab.

Schweißdrüsen. Die fast über die ganze Körperoberfläche verteilten Schweißdrüsen – man schätzt ihre Gesamtzahl auf etwa 2 Mio. – setzen sich aus einem sezernierenden, aufgeknäuelten Endstück (**Knäueldrüsen**) und einem Ausführungsgang zusammen, der das Korium und die Epidermis senkrecht zur Oberfläche korkenzieherartig durchsetzt (o Abb. 20.1). Das saure Sekret dieser Drüsen, der Schweiß, enthält neben verschiedenen Elektrolyten u. a. Milch- und Brenztraubensäure, kurzkettige Monocarbonsäuren (Essig-, Propion-, Butter-, Isovaleriansäure), Ammoniak, Harnstoff, Histamin und Serin.

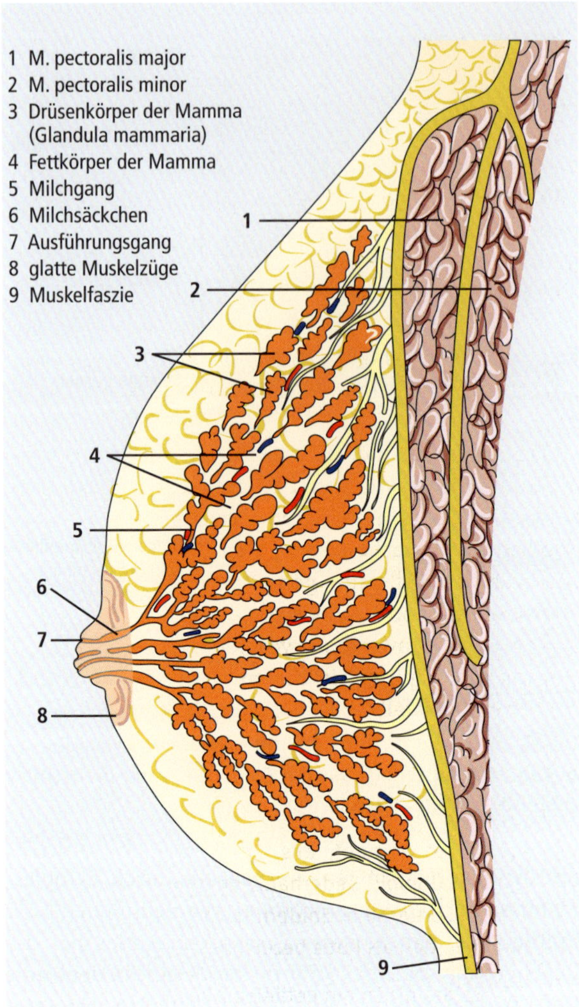

o **Abb. 20.3** Längsschnitt durch die weibliche Brust

Brustdrüse Die größte Hautdrüse ist die zu den sekundären Geschlechtsmerkmalen zählende weibliche Brustdrüse (**Mamma**). Sie entwickelt sich zu Beginn der Pubertät und ist aus 15–20 Lappen aufgebaut, die durch Bindegewebe voneinander getrennt und weiter in Läppchen gegliedert sind (o Abb. 20.3). Der Ausführungsgang (Milchgang) jedes Lappens mündet in die **Mamille** (Brustwarze).

Die primäre physiologische Aufgabe der Brustdrüse ist die Milchproduktion für die Ernährung des Säuglings. Daneben übt sie einen wichtigen erotischen Reiz aus.

20.1.4 Alterungsbedingte Veränderungen der Haut

Wie andere Organe unterliegt auch die Haut natürlichen Alterungsvorgängen. Kennzeichen der gealterten Haut ist der Schwund des Koriums und des subkutanen Fettgewebes, die Abnahme des Hautturgors (Hautspannung) und der Durchblutung sowie die verringerte Talg- und Schweißsekretion. Die Haut erscheint schlaff, dünn, faltig und trocken. Typisch für die gealterte Haut sind ferner Altersflecken (**Lentigines seniles**, ▸Kap. 20.3.11 und pigmentierte Alterswarzen (Verrucae seborrhoicae seniles). Häufig tritt Juckreiz auf (Pruritus senilis). Auch das Immunsystem der Haut ist von den Alterungsprozessen betroffen: Die Zahl der Langerhans-Zellen ist vermindert und die Funktion der T-Lymphozyten verringert. An lichtexponierter Haut (z. B. Handrücken und Dorsalseite des Unterarms) kann es infolge erhöhter Kapillarbrüchigkeit und -verletzlichkeit zu Hautblutungen (**Purpura senilis**) kommen.

Das **Ergrauen** der **Haare** beruht auf mangelnder Melaninbildung und/oder Lufteinschlüssen, eine **Glatzenbildung** meist auf einer vollständigen Atrophie der Papillen. Die Ursache für eine Glatzenbildung ist in der Mehrzahl der Fälle eine genetisch bedingte verstärkte Umwandlung von Testosteron zu Dihydrotestosteron (▸Kap. 16.8.1) sowie eine vermehrte Expression von Androgen-Rezeptoren in diesem Bereich (**androgenetischer Haarausfall**).

In Kürze

- Die **Haut** besteht aus **Epidermis** (Oberhaut), **Korium** (Dermis, Lederhaut) und **Subkutis** (Hypodermis, Unterhaut. Epidermis und Korium zusammen werden als **Kutis** bezeichnet.
- Die **Epidermis** ist ein gefäßloses, mehrschichtiges, verhornendes Plattenepithel, bei dem verschiedene Schichten, das Stratum corneum (Hornschicht), lucidum (Keratohyalinschicht), granulosum (Körnerschicht), spinosum (Stachelzellschicht) und basale (Basalschicht) unterschieden werden. Letzteres spielt eine bedeutsame Rolle bei der Regeneration der Haut sowie bei der Synthese und Speicherung von Melanin, dem Hautfarbstoff.
- Das **Korium** wird durch das fibrillen-, zell- und kapillarreiche Stratum papillare sowie durch das aus Kollagenfaserbündeln und elastischen Fasern bestehende Stratum reticulare gebildet.
- Bei der **Subkutis** handelt es sich um lockeres, lamelläres Bindegewebe, in das Fettgewebe eingelagert ist.
- Zu den **Anhangsgebilden** der **Haut** gehören die Nägel, Haare, Duft-, Talg- und Schweißdrüsen sowie die Brustdrüse der Frau.
- Kennzeichen einer **gealterten Haut** sind Schwund des Koriums und des subkutanen Bindegewebes, Abnahme des Hautturgors und der Durchblutung sowie verringerte Talg- und Schweißsekretion. Das Ergrauen der Haare beruht vor allem auf mangelnder Melaninbildung, die Glatzenentwicklung auf einer Papillen-Atrophie.

20.2 Krankheitssymptome an der Haut

Für die Diagnose einer Hauterkrankung und für die sich daraus ergebenden therapeutischen Maßnahmen ist das Erkennen der wahrnehmbaren Hautveränderungen, der **Effloreszenzen**, unerlässlich. Man unterscheidet dabei **Primär-** und **Sekundäreffloreszenzen** (◘Tab. 20.1, ○Abb. 10.4). Primäreffloreszenzen entstehen auf normaler (gesunder) Haut, Sekundäreffloreszenzen auf veränderter (geschädigter) Haut.

Unter einem **Erythem** versteht man eine umschriebene, häufig entzündliche Hautrötung infolge einer Gefäßerweiterung. Bei Rötung größerer Hautbereiche oder des gesamten Körpers spricht man von **Erythrodermie**.

◘ **Tab. 20.1** Krankheitssymptome an der Haut

Primäreffloreszenzen
Fleck (Macula): umschriebene Farbveränderung, z. B. durch Gefäßerweiterung, Blutaustritte in das Gewebe, Hyper- oder Depigmentierung
Quaddel (Urtica): durch umschriebene Ödeme hervorgerufene, über das Hautniveau vorspringende Erhebung von hellroter bis weißlicher Farbe
Knötchen (je nach Größe Papula bzw. Nodulus): stecknadelkopf- bis linsengroße Erhebung infolge lokalisierter Verdickung der Epidermis und/oder Zellvermehrung im Korium
Knoten (Tuber, Nodus): wie Papel, jedoch wesentlich größer
Bläschen (Vesicula): stecknadelkopf- bis erbsengroßer, mit Flüssigkeit gefüllter ein- oder mehrkammeriger Hohlraum, intra- oder subepithelial gelegen
Blase (Bulla): wie Bläschen, jedoch größer und meist einkammerig
Pustel (Pustula): eitergefülltes Bläschen, meist auf entzündlich veränderter freier Haut oder auf einem Haarfollikel

20

Tab. 20.1 Krankheitssymptome an der Haut (Fortsetzung)

Sekundäreffloreszenzen
Schuppe (Squama): aggregierte, abschilfernde Keratinozyten
Kruste (Crusta): hart gewordene Schicht von eingetrocknetem Exsudat, Eiter oder Blut mit meist darunter liegenden Hautveränderungen, z. B. Erosionen oder Ulzera
Erosion (Erosio): oberflächlicher, innerhalb der Epidermis liegender, nicht blutender Hautdefekt; Heilung ohne Narbenbildung
Exkoriation: bis in das Stratum papillare der Dermis reichender, blutender Gewebedefekt
Geschwür (Ulcus): tiefergreifender Substanzverlust der Haut; Epidermis, Korium und Anhangsgebilde sind zerstört; Heilung stets unter Narbenbildung
Schrunde (Rhagade): Hauteinriss in Form einer strichartigen Vertiefung; bevorzugt an besonders beanspruchten, spröde gewordenen Hautstellen (z. B. Hohlhand, Mundwinkel, Zehenzwischenräumen)
Atrophie: Verschmälerung aller Hautschichten, verminderte Zahl von Talg- und Schweißdrüsen, Haare fehlen, die Haut ist runzelig und lässt sich leicht von der Unterlage abheben
Narbe (Cicatrix): Gewebedefekt, durch Bindegewebe repariert, das mit zunehmender Alterung schrumpft, gelegentlich aber sich auch überschießend vermehrt (hypertrophe Narbe, Keloid)

20.3 Hautkrankheiten

Eine Darstellung auch nur der wichtigsten Hautkrankheiten (Dermatosen) würde den Rahmen dieses Buches sprengen. Es können daher nur exemplarisch einige typische Hauterkrankungen erläutert werden.

20.3.1 Psoriasis

Die Psoriasis (Schuppenflechte) ist durch eine erheblich **beschleunigte Proliferation** und **gestörte Reifung** der **Keratozyten** gekennzeichnet. Hinzu kommt eine **entzündliche Infiltration** der Haut. Es handelt sich um eine häufige Erkrankung unbekannter Ätiologie (Prävalenz ca. 2 %) **mit erblicher Disposition**, die meist in Schüben verläuft und von **Umweltfaktoren** (z. B. Infekten, Pharmaka, Stress) wesentlich beeinflusst wird. Als Primäreffloreszenzen treten in der Regel schubweise dunkelrote, mit weißlichen Schuppen bedeckte, flach erhabene („elevierte") Flecke auf, die sich vergrößern und zusammenfließen, während gleichzeitig neue Herde hervortreten (sog. **erythemato-squamöse Dermatose**). Beim Versuch, die Schuppen vollständig zu

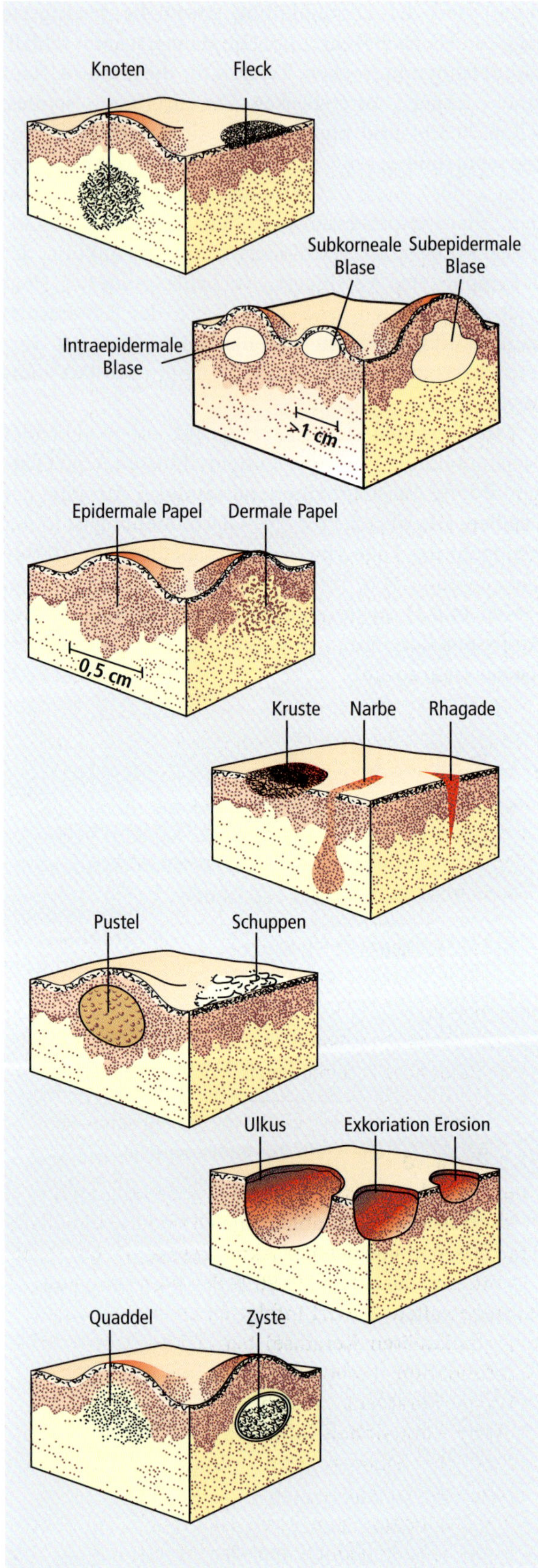

Abb. 20.4 Formen pathologischer Hautveränderungen (Effloreszenzen). Nach Altmeyer et al.

entfernen, kommt es zu einer punktförmigen Blutung (Auspitz-Zeichen). Die narbenlose Rückbildung der Herde kann unter De- oder Hyperpigmentierung vor sich gehen. Als sog. **Prädilektionsstellen** sind besonders häufig die Ellenbogen, die Streckseiten der Knie, der behaarte Kopf sowie die Nägel (Tüpfelnägel) befallen. In etwa 5–10 % der Fälle tritt die Psoriasis mit einer deformierenden Arthritis der kleinen Fingergelenke und anderer Gelenke auf (**Psoriasis arthropathica**). Kommt es im Laufe von akuten Psoriasis-Schüben zur Pustelbildung, spricht man von einer **Psoriasis pustulosa**.

An der bei der Psoriasis (auto-)immunologischen Reaktion der Haut mit ausgeprägter entzündlicher Komponente und epidermaler Hyperproliferation sind Makrophagen und T-Lymphozyten maßgeblich beteiligt. So sezernieren vermehrt gebildete TH1- und TH17-Lymphozyten verschiedene Zytokine, u. a. Tumornekrosefaktor-α (TNF-α), Interleukin-17 (IL-17) und Interferon-γ (INF-γ). TNF-α fördert die Bildung weiterer inflammatorischer Zytokine und die Teilung der für die Regeneration abgestorbener Epithelzellen verantwortlichen Basalzellen. Es kommt zur Entzündung und beschleunigten Neubildung der Epidermis. INF-γ hemmt die Apoptose der Keratozyten und stört dadurch den Verhornungsprozess der Haut. Als weitere Folge der Freisetzung von Immunmodulatoren kommt es zur Einwanderung neutrophiler Granulozyten in die Epidermis, wodurch Mikroabszesse entstehen können.

Zusatzinformation

Zur Charakterisierung des Schweregrades der Erkrankung dient der sog. Psoriasis Area and Severity Index (PASI), in dem die Schwere der Symptome und der Anteil der veränderten Hautfläche zusammengefasst werden.

20.3.2 Akne

Eine neben der Psoriasis weitere hyperproliferative und gleichzeitig Androgen-abhängige Dermatose stellen die verschiedenen Formen der Akne, der **häufigsten Hauterkrankung**, dar. Etwa 70–90 % der Jugendlichen sind davon betroffen. Sistiert infolge einer Verhornungsstörung (follikulären Keratose) bei gleichzeitiger starker Talgproduktion (Seborrhö) der Talgabfluss (**Retentionshyperkeratose**), entstehen als Primäreffloreszenz der Akne **Komedonen** (Mitesser). Später können – als entzündliche Effloreszenzen – **Papeln**, **Pusteln** und **Knoten** hinzutreten.

Die Disposition zur Akne ist erblich, zusätzliche Faktoren spielen jedoch bei der Manifestation eine erhebliche Rolle. So wird die Proliferation des Talgdrüsenepithels durch Androgene gesteigert, durch Estrogene gehemmt, was das häufigere Auftreten und den höheren Schweregrad der Akne bei männlichen Jugendlichen erklärt. Obwohl die Akne keine primäre Pyodermie (eitrige Hautentzündung) ist, sind Bakterien, insbesondere *Propionibacterium acnes*, an ihrer Entstehung beteiligt, da bakterielle Stoffwechselprodukte die entzündliche Umwandlung der Komedonen fördern. Eine Akne kann ferner durch chemische oder physikalische Noxen ausgelöst werden. Dementsprechend unterscheidet man die endogene und exogene Akne.

Die **endogene Akne** (**Acne vulgaris**) kann nach dem Schweregrad in die **Acne comedonica, Acne papulopustulosa** und **Acne conglobata** (mit deren Sonderform **Acne fulminans**) differenziert werden. Die mit der Pubertät beginnende Erkrankung bessert sich in der Regel spontan im 3. Lebensjahrzehnt.

Zusatzinformation

Die **Acne comedonica** ist durch das Auftreten zahlreicher offener und geschlossener Komedonen, die sich vor allem im Gesicht und den oberen Körperpartien befinden, charakterisiert.

Bei der **Acne papulopustulosa** entwickeln sich aus den Komedonen Papeln und Pusteln. Die Schwere des Krankheitsbildes ist von deren Anzahl abhängig.

Für die **Acne conglobata** mit besonders starker Seborrhö sind neben den bisher genannten Effloreszenzen verhärtete Knoten mit sog. Fistelkomedonen (Fistelbildung zwischen einzelnen Komedonen) sowie konfluierende Knoten charakteristisch.

Das seltene schwere Krankheitsbild der **Acne fulminans** tritt aus ungeklärter Ursache bei jungen Männern mit einer Acne conglobata auf. Wichtige Allgemeinsymptome sind Leukozytose, Fieber und Gelenkschmerzen. Lokal kommt es an den von der Akne befallenen Stellen zu hämorrhagischen Nekrosen.

Bei der **exogenen Akne** sind vor allem die **Chlorakne**, die durch chlorierte aromatische Kohlenwasserstoffe (u. a. Dioxine) hervorgerufen wird, und die **medikamentös bedingte Akne** zu nennen. Letztere kann z. B. nach Gabe von Isoniazid, Diphenylhydantoin, Anabolika („**Dopingakne**") oder Glucocorticoiden (**Steroidakne**) auftreten.

20.3.3 Rosazea

Die trotz unterschiedlicher Ätiopathogenese wegen des klinischen Erscheinungsbildes oft zu den akneartigen Erkrankungen gerechnete Rosazea (Kupferrose) ist eine **entzündliche Hauterkrankung des Gesichts** der 2. Lebenshälfte. Bei 2–5 % der Patienten sind die Augen beteiligt. Die Ätiologie ist noch weitgehend unklar, diskutiert werden neben erblichen Faktoren UV-Strahlen,

Regulationsstörungen der Hautdurchblutung des Gesichts, bakterielle Faktoren und Stress. Die Krankheit verläuft schubartig, krankheitsverschlechternd wirken scharfe Gewürze sowie Tee-, Kaffee- oder Alkoholkonsum. Nach dem Schweregrad werden drei Stadien (Formen) unterschieden: Die

- **erythematös-teleangiektatische Form** (Couperose) mit Erweiterung der oberflächlichen Gesichtsgefäße und allgemeiner Reizung sowie Trockenheit der Gesichtshaut,
- **papulopustulöse**, an eine Akne erinnernde **Form** mit sich entzündenden Pusteln und Knötchen, geschwollener, geröteter sowie großporiger Haut und
- **glandulär-hyperplastische Form** mit knotigen Verdickungen („Phymen") infolge einer Bindegewebe- und Talgdrüsen-Wucherung. Am bekanntesten ist hierbei das **Rhinophym**, die Knollen- oder Kartoffelnase.

20.3.4 Ichthyose

Bei der Ichthyose (Fischschuppenkrankheit) mit verschiedenen Unterformen handelt es sich um erbliche, individuell unterschiedlich ausgeprägte **Verhornungsstörungen**, die durch eine raue, trockene und **stark schuppende Haut** charakterisiert sind. Die Funktion der Schweiß- und Talgdrüsen ist meist verringert, sodass es bei Hitze oder starker körperlicher Arbeit zu Störungen der Wärmeregulation kommen kann. Während bei der häufigsten Form, der autosomal-dominant vererbten **Ichthyosis vulgaris**, zum Zeitpunkt der Geburt die Kinder erscheinungsfrei sind und die vermehrte Schuppenbildung erst in den ersten Lebensjahren manifest wird, weisen bei der **Ichthyosis congenita** schon Neugeborene die typischen Ichthyose-Merkmale auf.

20.3.5 Ekzeme (Dermatitiden)

Die Gruppe der Ekzeme wird – je nach dermatologischer Schule etwas unterschiedlich – in bestimmte Unterformen gegliedert. Gebräuchlich ist die Unterteilung in das

- toxische oder allergische Kontaktekzem (Kontaktdermatitis),
- atopische (endogene) Ekzem (Neurodermitis, atopische Dermatitis) und
- seborrhoische Ekzem (seborrhoische Dermatitis).

Histologisch sind Ekzeme durch T-Lymphozyten-vermittelte, nichtinfektiöse Reaktionen im Stratum papillare und in der Epidermis charakterisiert, wobei die Epidermis in den Entzündungsprozess durch ein intra- und interzelluläres Ödem (Spongiose) und Einwanderung von Entzündungszellen (vorwiegend T-Lymphozyten) einbezogen ist.

Kontaktdermatitis

Beim Kontaktekzem muss zwischen **toxischen** (irritativen) und **allergischen Formen** unterschieden werden. Erstere beruhen entweder auf starken akuten oder schwächeren längerfristigen Schädigungen durch im Einzelnen unterschwellige chemische oder physikalische Reize, z. B. durch verdünnte Alkalien, Gips, Zement, organische Lösungsmittel, UV-Strahlung u. a. (**kumulativ-toxisches Ekzem**). Den **allergischen Kontaktekzemen** liegt eine Allergie vom Spättyp (▸Kap. 7.6.1) zugrunde, der bisweilen eine Schädigung der Hornschicht vorausgeht. Dadurch können Allergene die in tieferen Hautschichten befindlichen Langerhans-Zellen und T-Lymphozyten erreichen und eine Überempfindlichkeitsreaktion vom Typ IV hervorrufen.

Neben- bzw. nacheinander treten beim Kontaktekzem Erytheme, Papeln und Bläschen auf, denen Krusten und Schuppenbildung folgen können. Bei längerer Dauer des Ekzems kommt es zur **Lichenifikation**, worunter man eine Vergröberung der Hautfelderung versteht.

Atopisches Ekzem (endogenes Ekzem)

Das atopische (endogene) Ekzem, vielfach auch als **Neurodermitis** bezeichnet, ist im Gegensatz zum Kontaktekzem eine polygen vererbte Hauterkrankung mit IgE-Überproduktion, Eosinophilie und gesteigerter Histaminausschüttung. Sie beginnt meist mit dem endogenen **Gesichtsekzem der Säuglinge**, dem **Milchschorf.** In der zweiten Phase geht sie dann beim Heranwachsenden in das **Eczema flexurarum** (Ellbeugen- und Kniekehlenekzem) mit lichenifizierten (flächenhaft verdickten) Herden in den Beugen der großen Gelenke und in der dritten Phase im Erwachsenenalter in ein **pruriginöses** (mit quälendem Juckreiz verbundenes) **Stadium** über. Synchron oder alternierend hierzu können die Patienten an **Asthma bronchiale**, **allergischer Rhinitis** (Heuschnupfen) oder **Konjunktivitis** (Bindehautentzündung) leiden. Außer den Hauterscheinungen beobachtet man eine verringerte Schweißproduktion. Im Winter ist gewöhnlich eine Verschlechterung, im Sommer eine Besserung der Hauterscheinungen zu beobachten. Vom 5. Lebensjahr an tritt oft eine deutliche Besserung ein.

Seborrhoisches Ekzem

Bei dieser Ekzemform, von der etwa 2–5 % der Gesamtbevölkerung, jedoch sehr viel mehr AIDS-Patienten (bis zu 80 %) betroffen sind, findet man meist scharf begrenzte, runde oder ovale, schuppende Erytheme, daneben können Papeln vorkommen. Bevorzugte Lokalisationen sind als Hautregionen mit verstärkter Talgdrüsentätigkeit der behaarte Kopf (Seborrhoea capitis), das Gesicht, die Hautpartie über dem Brustbein und die Schweißrinne des Rückens. Als Ursache der Erkrankung wird eine inadäquate Reaktion auf die (auch auf gesunder Haut verbreitete) Hefe ***Malassezia furfur*** (syn. *Pityrosporum ovale*) im Rahmen eines partiellen Immundefekts vermutet. Die Erkrankung ist deutlich von Umwelt- (z. B. Besserung durch Sonnenlicht) und psychischen Faktoren abhängig.

20.3.6 Urtikaria und Quincke-Ödem

Bei der Urtikaria (Quaddelsucht, Nesselsucht) treten flüchtige dermale Ödeme in Form von stark juckenden Quaddeln auf, während beim Quincke-Ödem (Angioödem) ein Ödem vor allem im Bereich der Subkutis vorliegt. Bei beiden handelt es sich um **Typ-I-Überempfindlichkeitsreaktionen** mit Freisetzung entsprechender Mediatoren (▸Kap. 7.6.1). Auch besteht sowohl bei der Urtikaria als auch beim Quincke-Ödem die Gefahr von Allgemeinreaktionen in Form eines Schocks. Als auslösende Faktoren kommen Nahrungs- und Konservierungsstoffe, Bienen- und Wespenstiche, Pharmaka (insbesondere Penicilline, sonstige β-Lactam-Antibiotika, Röntgenkontrastmittel), bakterielle Infektionskrankheiten sowie physikalische Einflüsse (Wärme, Kälte, Licht) u. a. in Betracht.

Eine **akute Urtikaria** mit Quaddelgrößen von wenigen Millimetern Durchmesser bis zu handtellergroßen, juckenden Quaddeln dauert einige Tage bis maximal 6 Wochen. Zwar können alle Körperteile betroffen sein, doch sind vor allem der Stamm und die Extremitäten befallen. Besteht eine Urtikaria länger oder treten immer wieder neue Krankheitsschübe auf, wird von einer **chronischen Urtikaria** gesprochen.

Das **erworbene Quincke-Ödem** (Angioödem) ist durch umschriebene, ödematöse, prallelastische Hautschwellungen charakterisiert. Hauptsächlich betroffen sind die Lippen, die Mund- und Augenregion sowie das Genitale. Ein Quincke-Ödem kann einmalig oder chronisch rezidivierend, teilweise auch alternierend zusammen mit einer Urtikaria auftreten. Gefährlich ist ein **Glottisödem** (Erstickungsgefahr!).

Das sehr seltene **genetisch bedingte Quincke-Ödem** beruht auf einem **Mangel an C1-Esterase-Inhibitor**, der den Organismus vor einer unkontrollierten Komplementaktivierung (▸Kap. 7.2.2) schützt. Die vorwiegend bei Frauen vorkommende Erkrankung wird autosomal-dominant vererbt und führt unbehandelt in etwa 30 % der Fälle zum Tod.

20.3.7 Pyodermien

Als Pyodermien werden durch *Staphylococcus aureus* und **β-hämolysierende Streptokokken** der **Gruppe A** hervorgerufene eitrige Hautkrankheiten bezeichnet. Voraussetzung einer Infektionskrankheit durch diese Erreger, welche die Nasen-Rachen-Schleimhaut zahlreicher Menschen ständig besiedeln, ist eine geschwächte Abwehrlage (z. B. infolge Mangelernährung, Antikörpermangelsyndrome, Glucocorticoidtherapie) oder eine geringgradige Verletzung. Nach der Lokalisation bzw. Ausdehnung unterscheidet man follikuläre und flächenhafte Pyodermien.

Follikuläre Pyodermien

Diese kommen – vorwiegend durch Staphylokokken verursacht – im Bereich der Haarfollikel und Schweißdrüsen vor.

Der **Furunkel** ist eine tiefgreifende, abszedierende (Abszess-bildende) Follikulitis (Haarfollikel-Entzündung) und Perifollikulitis (Entzündung um den Haarfollikel). Er beginnt entweder mit einer follikulären Pustel oder es entsteht sofort in den tieferen Hautschichten ein schmerzhafter Knoten. Charakteristisch ist der nekrotische eitrige Pfropf in der Mitte des Furunkels. Treten Furunkel chronisch-rezidivierend auf, spricht man von einer **Furunkulose**, ist eine Gruppe nebeneinander liegender Haarfollikel befallen, von einem **Karbunkel** („Siebfurunkel").

Beim sog. **Schweißdrüsenabszess** (Hidradenitis suppurativa axillaris) handelt es sich um Gruppen von haselnussgroßen, kutanen (in der Haut gelegenen) Knoten in den Achselhöhlen, die abszedieren und schließlich eitrigen Inhalt entleeren.

20

Flächenhafte Pyodermien

Hierzu gehören gehören u. a.

- die Impetigo contagiosa streptogenes,
- die Impetigo contagiosa staphylogenes,
- das Erysipel (Wundrose) und
- die Phlegmone.

Die kleinblasige **streptogene** (durch Streptokokken hervorgerufene) **Impetigo** beginnt mit stecknadelkopfgroßen, von einem schmalen roten Herd umgebenen Bläschen, deren Decken rasch zerstört werden. Der Blasengrund bedeckt sich dann mit honiggelben, dicken Krusten. Die Herde sind stets scharf begrenzt und heilen narbenlos ab. Hauptsächlich betroffen ist das Gesicht. Die Ansteckungsgefahr ist hoch.

Bei der **staphylogenen** (durch Staphylokokken ausgelösten) **Impetigo** sind die Blasen größer und die Blasendecken fester. Nach deren Entfernung treten gerötete Erosionen zutage.

Das **Erysipel** ist eine akute, mit Allgemeinsymptomen (Kopfschmerzen, Fieber, Schüttelfrost) einhergehende, sich in den Lymphspalten des Koriums **flächenhaft ausbreitende**, scharf **begrenzte Infektion** der Haut durch β-hämolysierende Streptokokken und selten auch *Staphylococcus aureus*. Eintrittspforten der Erreger sind Hautläsionen (u. a. Rhagaden, Wunden, Ulzera). Meist tritt die Erkrankung bei älteren Erwachsenen auf. Das betroffene Gebiet ist stark gerötet und die Hauttemperatur deutlich erhöht. Bei rezidivierendem Verlauf kann es infolge der Verödung von Lymphgefäßen zu einem persistierenden Lymphödem (Elefantiasis, ▸Kap. 9.4.2) kommen.

Bei der **Phlegmone** handelt es sich um eine entlang von Sehnen, Faszien und Muskeln rasch fortschreitende, durch Staphylokokken oder (seltener) Streptokokken verursachte tiefe Lokalinfektion mit der Tendenz zum Untergang von Gewebe (eitrig-nekrotisierende Entzündung). Betroffen sind das Bindegewebe der Kutis sowie Bindegewebesepten der Subkutis und der Muskulatur. Ursache einer Phlegmone sind Hautverletzungen oder Hautinfektionen. Wie beim Erysipel treten neben Lokal- auch Allgemeinsymptome (u. a. Fieber) auf.

20.3.8 Dermatomykosen

Bei den für die Medizin bedeutsamen Pilzen werden

- Dermatophyten (Fadenpilze),
- Hefen (Sprosspilze) und
- Schimmelpilze

unterschieden (**DHS-System**). Allerdings sind die meisten von ihnen nur fakultativ, d. h. nur bei krankhaft veränderter Hautbarriere oder Immunschwäche, pathogen.

Dermatophyten, die mittels Keratinasen Keratin abbauen können, befallen neben der Haut besonders Haare und Nägel.

Hefen siedeln sich bevorzugt in feuchtwarmen, intertriginösen Bezirken (s. u.) sowie auf Schleimhäuten an.

Schimmelpilze können, obwohl sie meist harmlos sind, bei schweren Hautschädigungen (z. B. Verbrennungen) sowie vor allem bei schweren Immunstörungen inhalativ lebensbedrohliche Systemmykosen hervorrufen.

Dermatophyten-Infektionen (Tinea)

Unter dem Begriff Tinea werden alle wichtigen **Dermatophyteninfektionen** (Fadenpilzinfektionen) der Haut, Nägel und Haare zusammengefasst. Erreger sind

- Trichophyton- (insbesondere *Trichophyton rubrum* und *mentagrophytes*),
- Microsporum- und
- Epidermophyton-Spezies.

Typisch für eine Tinea sind einzelne oder mehrere erythematöse Herde mit schuppendem und meist scharf begrenztem Rand. Innerhalb dieser Herde können Pusteln auftreten, die manchmal auf eine sekundäre bakterielle Infektion hindeuten.

Tinea pedum. Besonders oft kommt die Tinea pedum, die **Fußpilzerkrankung**, vor. Den verschiedenen Formen (interdigitale, hyperkeratotische und dyshidrotische Form) ist gelegentlicher Juckreiz und das verstärkte Auftreten in den Sommermonaten gemeinsam. Begünstigend wirken wasserdampfundurchlässige Schuhe sowie Strümpfe aus Kunstfasern. Wichtige Ansteckungsorte sind die Badeanstalten.

Tinea capitis. Bei der vorwiegend im Kindesalter auftretenden **Tinea capitis** unterscheidet man oberflächliche und tiefe Formen. Zu den ersteren gehört die durch *Microsporum audouinii* hervorgerufene **Mikrosporie**, die mit zahlreichen kleinen schuppenden Herden am behaarten Kopf beginnt. Später fließen die Herde zusammen, die Haare erscheinen wie mit Mehl bestäubt und brechen knapp über dem Haarboden ab. Entzündungszeichen sind normalerweise nicht vorhanden. Narben entstehen nicht.

Bei der **Tinea capitis profunda** findet man dagegen eine starke entzündliche Reaktion mit schmerzhafter Pustel- und Krustenbildung sowie eine Schwellung der regionalen Lymphknoten. Vielfach bleibt eine narbige Alopezie (Glatze) zurück.

Tinea unguium. Die auch als **Onychomykose** bezeichnete Pilzerkrankungen der Nägel werden durch verschiedene Dermatophyten (vor allem *Trichophyton rubrum*) hervorgerufen. Fußnägel sind häufiger betroffen als Fingernägel. Prädisponierend für eine Onychomykose sind periphere Durchblutungsstörungen sowie ständiges Arbeiten im feuchten Milieu. Klinisch äußert sich eine Nagelmykose in einer weiß-gelblichen Verfärbung, später einer Verdickung und Abhebung sowie schließlich einem krümeligen Zerfall der Nagelplatte.

Hefepilzerkrankungen

Kandidosen (Soor). Die zur Gruppe der Hefepilze gehörenden **Candida-Arten** (vor allem *Candida albicans*) rufen sehr unterschiedliche, mit Erythemen, Pusteln oder auch Erosionen einhergehende Krankheitsbilder hervor. Neben der Haut kann auch die Schleimhaut befallen sein. Betroffen sind vor allem Patienten mit Immundefekten.

Die **intertriginöse Form**, die bevorzugt im Genitalbereich sowie perianal (um den Anus), periumbilikal (um den Nabel), submammär (unter den Brustdrüsen) und axillär (in den Achselhöhlen) vorkommt, ist durch ein weinrotes, feingezacktes Erythem mit spritzerartiger Verteilung charakterisiert. Die **orale Kandidose** (**Mundsoor**, „Schwämmchen“) findet man vor allem im Säuglings- und Greisenalter sowie bei Patienten, die mit inhalativen Glucocorticoiden behandelt werden (s. u.). Zunge, Zahnfleisch und Gaumen sind dabei mit weißlichen, kleinfleckigen Belägen auf gerötetem Grund bedeckt. Die **genitale Kandidose** ist bei der Frau durch eine akute Vulvo-Vaginitis (Vulva-Scheidenentzündung), beim Mann durch eine Balanitis (Entzündung der Eichel des Penis) charakterisiert. Bei Säuglingen kann eine sog. **Windeldermatitis** im Genital-Gesäß-Bereich durch Candida-Arten hervorgerufen werden.

Die starke Zunahme der Kandidosen ist vor allem zurückzuführen auf die Anwendung von

- Antibiotika, die das biologische Gleichgewicht zwischen Bakterien und Pilzen stören,
- oralen Kontrazeptiva, welche die Vaginalkandidose begünstigen, und
- Immunsuppressiva (Glucocorticoiden u.a.), welche die immunologischen Abwehrmechanismen beeinträchtigen.

Häufig erkranken HIV-Infizierte und Diabetiker an einer Kandidose. Insbesondere bei stark immungeschwächten Patienten besteht die Gefahr einer **systemischen Mykose**.

Pityriasis versicolor (Tinea versicolor). Diese durch lipophile Malassezia-Arten hervorgerufene oberflächliche, nicht entzündliche Pilzerkrankung, von der etwa 0,5–5 % der Bevölkerung Mitteleuropas betroffen sind, befällt vorwiegend die oberen Regionen des Körperstamms. Es treten linsen- bis münzgroße, gelbliche bis bräunliche, schuppende Flecken auf. Disponiert für diese Erkrankung sind vor allem adipöse Patienten mit starker Schweißproduktion.

Schimmelpilzerkrankungen

Schimmelpilze (z.B. Aspergillus-Arten, Zygomyzeten, *Pneumocystis jiroveci*) führen vor allem bei immungeschwächten Patienten zu Infektionen innerer Organe, die zu einem hohen Prozentsatz tödlich verlaufen. Beispielsweise kann es durch *Aspergillus fumigatus* zu einer schweren Bronchopneumonie sowie, wenn sich der Pilz von der Lunge aus in den ganzen Körper ausbreitet, zu einer besonders gefährlichen Aspergillose des Zentralnervensystems (cerebraler Aspergillose) kommen.

20.3.9 Virusinfektionen

Zu den Viruserkrankungen der Haut gehören die durch

- Varizella-zoster-Viren verursachten Varizellen (Windpocken) und der Zoster (Herpes zoster, Gürtelrose),
- Herpes-simplex-Viren hervorgerufene Krankheitsbilder und
- humane Papillomaviren entstehenden Warzen.

Windpocken und Zoster

Die **Varizellen** sind die **Primärinfektion** durch das Varizella-zoster-Virus. Die sehr ansteckende (hochkontagiöse) Kinderkrankheit ist durch das schubweise Auftreten von Papulopusteln unterschiedlicher Stadien am gesamten Körper gekennzeichnet. Aufgrund dieses Verlaufs findet man die Einzelfloreszenzen in verschiedenen Phasen (Maculae, Papeln, Bläschen, verkrustete Bläschen) nebeneinander. Bei Immun-kompetenten heilen die Bläschen narbenlos ab, bei Immun-supprimierten entwickeln sich dagegen häufig hämorrhagische Varizellen.

Der **Zoster** (**Herpes zoster, Gürtelrose**) stellt eine **Zweitmanifestation** dar, die durch Reaktivierung von in Spinalganglien latent vorhandenen Varizella-zoster-Viren bedingt ist („endogene Reinfektion"). Nach einer Inkubationszeit von ca. 2 Wochen treten in den Innervationsgebieten eines oder mehrerer Spinalnerven halbseitig und segmental angeordnet Gruppen von Bläschen auf gerötetem und ödematösem Grund auf, die – unbehandelt – von z.T. über Wochen und Monate anhaltenden **neuropathischen Schmerzen** in den betroffenen Bezirken begleitet sind. Nach einiger Zeit trocknen die Bläschen ein und heilen vielfach unter Narbenbildung ab. Bevorzugter Sitz des Zosters ist der Rumpf, worauf die Bezeichnung Gürtelrose zurückzuführen ist.

Herpes simplex

Bei Infektionen mit Herpes-simplex-Viren (HSV) findet man Gruppen von stecknadelkopfgroßen Bläschen auf gerötetem Grund, die später pustulös werden und konfluieren (zusammenfließen) können. Typisch ist in der Eruptionsphase das mit Juckreiz und Kribbeln verbundene Spannungsgefühl. Wegen der geringen Antigenität und der damit verbundenen mangelhaften Antikörperbildung sind Rezidive häufig. Bevorzugt betroffen sind Gebiete, wo die Haut in Schleimhaut übergeht (**Herpes labialis** und **nasalis**, meist durch HSV Typ I ausgelöst; **Herpes genitalis**, vorzugsweise durch HSV Typ II hervorgerufen).

Warzen

Bei den (infektiösen) Warzen mit einer Inkubationszeit von mehreren Wochen bis Monaten handelt es sich um **infektiöse Epithelhyperplasien**, die durch **humane Papillomaviren** (HPV, Papova-Viren) hervorgerufen werden.

Die runden, stecknadelkopf- bis erbsengroßen **Verrucae vulgares** (gewöhnlichen Warzen), die einzeln oder in Gruppen an Händen und Füßen oder auch am Kopf auftreten, weisen eine höckerige, oft auch gefelderte Oberfläche auf. Häufig bilden sie sich spontan zurück. Sie hinterlassen keine Narben.

Verrucae planae juveniles (Flachwarzen) finden sich außer an den Akren vor allem im Gesichtsbereich (Stirn, Schläfen, Bartregion) als weiche, flache, meist unauffällige Papeln. Hauptlokalisation sind neben dem Gesicht die Handrücken.

Condylomata acuminata (Feigwarzen) kommen vorwiegend bei Erwachsenen im Anal- und Genitalbereich vor. Sie werden meist sexuell übertragen und werden daher zu den Geschlechtskrankheiten im weiteren Sinn gerechnet (▸Kap. 20.4). Die zunächst stecknadel-

20

kopfgroßen Papeln konfluieren rasch zu größeren Beeten und können blumenkohlartige Wucherungen bilden. Ausgehend von der sexuell übertragenen Erkrankung kann sich bei der Frau ein Zervix-, beim Mann ein Peniskarzinom entwickeln.

20.3.10 Epizoonosen

Unter Epizoonosen versteht man durch **Ektoparasiten** (z. B. Flöhe, Läuse, Milben, Wanzen, Zecken) hervorgerufene Dermatosen.

Pulicosis

Neben dem **Menschenfloh** (*Pulex irritans*) können verschiedene andere Floharten (z. B. **Hunde**- oder **Katzenflöhe**) gelegentlich den Menschen befallen. Typisch für die Folgen von Flohstichen sind stark juckende Quaddeln und später Papeln mit oder ohne eine zentrale Blutungsstelle. Oft sind die Herde gruppiert oder reihenförmig angeordnet. Sie finden sich vor allem an bedeckten Körperstellen.

Pediculosis

Drei Arten von Läusen (Kopf-, Kleider- und Filzläuse) sind für den Menschen pathogen. Die Größe der Kopf- und Kleiderläuse beträgt etwa 2–4 mm, Filzläuse sind etwas kleiner.

Kopfläuse werden vorwiegend bei Kindergarten- und Schulkindern gefunden. Sie rufen stark juckende Hautverletzungen mit häufiger Sekundärinfektion hervor. Bei genauer Betrachtung erkennt man im Kopfbereich die kettenartig an die Haare angeklebten Läuseeier (**Nissen**).

Kleiderläuse halten sich außer während des Blutsaugens in den Kleidern auf und müssen daher dort gesucht werden. Sie kommen unter den in Industrienationen üblichen hygienischen Bedingungen praktisch nur bei verwahrlosten Personen vor. Epidemiologisch bedeutsam sind sie wegen der Übertragung von Rickettsiosen (u. a. **Fleckfieber**). Da der Stich der Kleiderlaus starken Juckreiz verursacht, findet man teilweise vereiterte Kratzspuren sowie Hyper- und Depigmentierungen („Landstreicherhaut").

Bevorzugte Körperregionen der **Filzläuse** und deren Nissen sind der Genito-Analbereich, die Achselhöhlen, Augenwimpern und Augenbrauen. Die Übertragung erfolgt bei engem körperlichem Kontakt, meist beim Geschlechtsverkehr. Charakteristisch sind die sog. Maculae coeruleae, durch den Stich der Läuse entstehende bläuliche, unscharf begrenzte, juckende, bis fingernagelgroße Flecke.

Skabies (Krätze)

Die Skabies wird durch **weibliche Milben** (*Sarcoptes scabiei variatio hominis*) hervorgerufen, die blind endende Gänge in die Hornschicht bohren und dort ihre Eier legen. Aus diesen entwickeln sich in ca. 3 Wochen zunächst Larven, danach juvenile Formen (Nymphen) und aus diesen geschlechtsreife Milben. Bei den Krätze-Patienten sind vor allem die Zwischenfingerräume, die Achselfalten, die Brustwarzen und der Penis befallen. Aufgrund des starken Juckreizes kommt es zu Kratzeffekten mit bakteriellen Sekundärinfektionen an den aufgekratzten Hautstellen, ferner zu ekzematösen Erosionen und Krustenbildungen.

Wanzenstiche

Die überall auf der Welt, in Europa allerdings nur noch selten vorkommende, lichtscheue, nachtaktive Bettwanze (*Cimex lectularius*) entfernt sich in der Nacht aus ihrem Versteck und lässt sich dann, angelockt von der Körperwärme, meist von der Zimmerdecke auf Schlafende fallen und saugt Blut. Die Stichreaktionen in Form von juckenden Quaddeln mit zentraler Einstichstelle finden sich an den unbekleideten Körperregionen (**Cimicosis**).

Zeckenbiss-Erkrankungen

Die zu den Spinnentieren gehörenden **Zecken** besitzen eine ledrige Chitinmembran sowie Beißwerkzeuge und einen Saugrüssel mit Widerhaken. Die in Mitteleuropa wichtigste Zeckenart ist der **Holzbock** (*Ixodes ricinus*). Er lebt auf Gräsern sowie Sträuchern und ernährt sich vom Blut von Säugetieren und Menschen. Vom Blut eines Bisses kann eine Zecke mehrere Monate existieren. Sofern das Insekt nicht Träger von Viren oder Bakterien ist, hat der Zeckenbiss keine pathologische Bedeutung. Jedoch können durch befallene Zecken die **Frühsommer-Meningoenzephalitis** (FSME) und die **Lyme-Borreliose** übertragen werden. Während es sich bei der FSME um eine virusbedingte Erkrankung des Zentralnervensystems handelt, wird die Lyme-Borreliose durch das Bakterium *Borrelia burgdorferi*, das etwa 10–20 % der Zecken enthalten, hervorgerufen. Drei Stadien können dabei unterschieden werden: Das Stadium I äußert sich als **Erythema migrans**, eine makulo-papulöse, sich ringförmig ausbreitende Effloreszenz im Bereich der Bissstelle. Wochen bis Monate nach dem Zeckenbiss kann es zum Stadium II, einer **lymphozytären Meningitis** (Hirnhautentzündung) und **Polyneuritis** mit quälenden, vor allem nachts auftretenden Schmerzen sowie Hirnnervenparesen, kommen. Die Spätmanifestationen des Stadiums III sind neben einer eventuellen fortschreitenden **Enzephalomyelitis** die **Lyme-Arthritis**, die vor allem die Kniegelenke betrifft, und die **Akrodermatitis chronica atrophicans**. Letztere ist eine chronische Hautentzündung mit umschriebenen, vor allem an Ellbogen, Kniegelenken und Unterschenkeln lokalisierten rötlichen Hautschwellungen, die sich später bläulich verfärben. Relativ rasch tritt eine Hautatrophie ein: Die Haut wird dünn und verliert die Haare, das subkutane Fettgewebe verschwindet.

In Kürze

- Die **Psoriasis** ist durch erheblich **beschleunigte Proliferation** und **gestörte Reifung** der **Keratinozyten** charakterisiert. Hinzu kommt eine entzündliche Infiltration der Haut. Besonders häufig sind die Ellbogen, die Streckseiten der Knie, der behaarte Kopf und die Nägel befallen. In etwa 5–10 % der Fälle tritt eine deformierende Arthritis auf (**Psoriasis arthropathica**).
- Mit dem Begriff **Akne** werden Erkrankungen der Talgdrüsen bezeichnet. Die Primäreffloreszenz ist der **Komedo** (Mitesser), Sekundäreffloreszenzen sind **Pusteln** und **Knoten**. Während bei der Entstehung der **endogenen Akne** erbliche und andere endogene, vor allem hormonelle Faktoren beteiligt sind, ist die **exogene Akne** durch verschiedene Chemikalien, z. B. chlorierte aromatische Kohlenwasserstoffe (**Chlorakne**), bedingt.
- Die **Rosazea** ist eine entzündliche Hauterkrankung des Gesichts der 2. Lebenshälfte mit Erythemen, Teleangiektasien, Papeln und Pusteln. Beim Mann kann gelegentlich ein Rhinophym entstehen.
- Bei der **Ichthyose** (Fischhaut) handelt es sich um eine **erbliche Verhornungsstörung** mit rauer, trockener und stark schuppender Haut. Die häufigste Form ist die Ichthyosis vulgaris.
- Unter einem **Ekzem** versteht man heterogene, **T-Lymphozyten-vermittelte entzündliche Reaktionen** im Stratum papillare und in der Epidermis mit intra- und interzellulärem, epidermalem Ödem und Einwanderung von Entzündungszellen in die Epidermis.
- Beim **Kontaktekzem** muss zwischen **toxischen** und **allergischen Formen** unterschieden werden. Die ersteren beruhen auf starken akuten oder schwächeren langfristigen Schädigungen (z. B. durch Zement), den allergischen Kontaktekzemen liegt eine **Allergie vom Spättyp** (▸Kap. 7.6.2) zugrunde.
- Das **atopische** (endogene) **Ekzem** (Neurodermitis) ist eine genetisch determinierte Hauterkrankung, die meist mit dem Gesichtsekzem des Säuglings (**Milchschorf**) beginnt, beim Heranwachsenden in das Eczema flexurarum (**Ellbeugen-** und **Kniekehlenekzem**) und beim Erwachsenen in ein **pruriginöses Stadium** übergeht.
- Beim **seborrhoischen Ekzem** findet man scharf begrenzte **schuppende Erytheme**. Als deren Ursache gilt eine inadäquate Reaktion auf die Hefe *Malassezzia furfur* (syn. *Pityrosporum ovale*).
- Bei der **Urtikaria** (Nesselsucht) treten **stark juckende Quaddeln**, beim erworbenen **Quincke-Ödem** (Angioödem) **subkutane Ödeme** im Lippen-, Augen- oder Genitalbereich auf. Beide Krankheitsbilder sind die Manifestation einer **Typ-I-Überempfindlichkeitsreaktion** (▸Kap. 7.6.1).
- Als **Pyodermien** werden durch **Staphylo-** und/oder **Streptokokken** hervorgerufene eitrige Hautkrankheiten bezeichnet. Zu den **follikulären Pyodermien** gehören der **Furunkel** (eine abszedierende Follikulitis und Perifollikulitis), der **Karbunkel** (mehrere gruppiert nebeneinander liegende Furunkel) und der sog. **Schweißdrüsenabszess** (Gruppen abszedierender kutaner Knoten in den Achselhöhlen). Zu den **flächenhaften Pyodermien** werden die mit Blasenbildung einhergehende **streptogene** und **staphylogene Impetigo**, das **Erysipel** (akute, sich flächenhaft ausbreitende, durch Streptokokken ausgelöste Hautinfektion mit Allgemeinsymptomen wie Schüttelfrost und Fieber) sowie die **Phlegmone** (schwere, abszedierende Infektion der tiefen Hautschichten mit diffuser Ausbreitung) gerechnet.
- **Onychomykosen** (Nagelpilzerkrankungen) werden bevorzugt durch Dermatophyten (z. B. *Trichophytum rubrum*), ausgelöst. Fußnägel sind häufiger betroffen als Fingernägel.
- Der **Kandidose** (Soor) liegt eine **Infektion** mit **Hefepilzen** (Candida-Arten) zugrunde. Die **intertriginöse Form** kommt vorrangig perianal, axillär oder submammär, die besonders im Säuglings- und Greisenalter auftretende **orale Form** im Mundbereich vor. Auch an der sog. **Windeldermatitis** ist meist eine Kandida-Infektion beteiligt.
- Als **Herpes simplex** wird die durch das Herpes-simplex-Virus ausgelöste **lokale Bläschenbildung** (bevorzugt an den Lippen und im Genitalbereich) bezeichnet.
- Die **Windpocken**, eine hoch ansteckende, durch schubweises Auftreten von Papulopusteln gekennzeichnete Kinderkrankheit, sind die **Primärmanifestation** einer **Varizella-zoster-Virus-Infektion**.
- Der **Zoster** (Herpes zoster, Gürtelrose) stellt die **Zweitmanifestation** einer **Varizella-zoster-Infektion** dar, bei der halbseitig und segmental Grup-

pen von Bläschen auf gerötetem, ödematösem Grund auftreten.

- Bei den **Virusakanthomen** (infektiösen Warzen) mit den Unterformen **Verrucae vulgares** (gewöhnlichen Warzen), **Verrucae planae juveniles** (Flachwarzen) und **Condylomata accuminata** (Feigwarzen) handelt es sich um durch **humane Papillomaviren** hervorgerufene **infektiöse Epithelhyperplasien**.
- Unter **Epizoonosen** versteht man durch Ektoparasiten hervorgerufene Dermatosen: **Pulicosis** durch Flöhe, **Pediculosis** durch Läuse, **Skabies** (Krätze) durch Milben, **Cimicosis** durch Wanzen sowie **Frühsommer-Meningoenzephalitis** und **Borreliose** durch Zecken.

20.3.11 Störungen des Pigmentsystems

Albinismus

Bei dieser Pigmentstörung handelt es sich um eine heterogene Gruppe meist **autosomal-rezessiv vererbter Störungen** der **Melaninbildung** mit Verminderung oder völligem Fehlen von Melanin (Weißsucht). Meist sind neben der Haut und den Haaren auch die Augen (**okulo-kutaner Albinismus**), selten nur die Augen betroffen (**okulärer Albinismus**). Ursächlich liegt diesen Störungen entweder die Unfähigkeit der Melanozyten zugrunde, das für die Melaninsynthese notwendige Enzym Tyrosinase zu bilden (**Tyrosinase-negativer Albinismus**), oder die Melaninsynthese ist trotz Bildung von Tyrosinase verzögert und unzureichend (**Tyrosinase-positiver Albinismus**). Die Haut der Patienten ist beim okulo-kutanen Albinismus rötlich-weiß, das Haar schneeweiß, die Iris hellblau, und die Pupille erscheint wegen des pigmentlosen Augenhintergrunds rot. Es besteht eine ausgeprägte Photophobie (Lichtscheu). Wichtig ist ein konsequenter, lebenslanger UV-Schutz.

Vitiligo

Als Vitiligo (Weißfleckenkrankheit) werden **fleckförmige Pigmentverluste** (Hypo- oder Depigmentierungen) bezeichnet. Sie sind durch einen zu hohen, die Melaninbildung verhindernden Gehalt an Wasserstoffperoxid (H_2O_2) in den betroffenen Melanozyten bedingt und treten besonders nach Sonnenbräunung deutlich hervor. Häufig sind die Herde symmetrisch. Außer der kosmetischen Störung hat die Vitiligo keinen Krankheitswert. Nach einer Reihe von Jahren bildet sie sich durch Abnahme der H_2O_2-Konzentration bei ca. 20 % der Patienten teilweise, bei weiteren 20 % vollständig zurück.

Epheliden (Sommersprossen)

Sommersprossen sind disseminiert (zerstreut) vorkommende, hellbraune Pigmentflecke mit einem Durchmesser von einigen Millimetern. Sie kommen vor allem in der Nasenregion, an den Schultern und am Rücken infolge **verstärkter Melaninproduktion** der Melanozyten vor, ohne dass deren Zahl erhöht ist. Wie die Vitiligo haben sie nur einen kosmetischen Stellenwert.

Lentigines seniles (Altersflecken)

Altersflecken treten als Folge einer langjährigen chronischen UV-Exposition insbesondere an Handrücken und im Gesichts- sowie Halsbereich auf. Sie sind als normal anzusehen und bedürfen keiner Behandlung.

20.3.12 Verbrennungen

Als Verbrennung wird ein durch Einwirkung höherer Temperaturen ausgelöster Gewebeschaden bezeichnet. Umfang und Ausmaß des Hitzeschadens hängen von der Temperaturhöhe und der Einwirkungsdauer ab.

Im weiteren Sinn werden zu den Verbrennungen auch die **Verbrühungen** durch heißes Wasser oder andere Flüssigkeiten bzw. Dämpfe gerechnet.

Verbrennungsgrade

Die Schwere der Verbrennung wird in 4 Grade eingeteilt: Bei der **Verbrennung 1. Grades** treten im Einwirkungsbereich eine **Rötung** und **leichte Schwellung** der Haut auf, die mit einem Spannungsgefühl und Schmerzen verbunden sind.

Bei der **Verbrennung 2. Grades** steht die **Blasenbildung** im Vordergrund. Unter der Hitzeeinwirkung werden Zellen geschädigt bzw. zerstört und dabei Entzündungsstoffe freigesetzt. Diese erhöhen die Durchlässigkeit kleiner Gefäße und fördern damit den Austritt von Plasma in das Gewebe. Übersteigt der Druck des austretenden Plasmas ein bestimmtes Maß, entsteht eine Blase. Da bei der Verbrennung 1. und 2. Grades das Stratum germinativum intakt bleibt, ist die Regenerationsfähigkeit der Haut erhalten und eine narbenlose Abheilung gewährleistet.

Die **Verbrennung 3. Grades** führt dagegen zu einer **bleibenden Schädigung** der Haut sowie sämtlicher Hautanhangsgebilde. Die durch die hohen Hitzegrade ausgelöste Eiweißdenaturierung und Nekrose reichen bis in das Korium, die Subkutis oder noch tiefer.

Als **Verbrennung 4. Grades** schließlich wird die **Verkohlung** bezeichnet. Hierbei sind die Gewebe nicht nur koaguliert, sondern durch stärkste Hitzeeinwirkung schwarz verkohlt.

Ausdehnung von Verbrennungen

Neben der Beurteilung, welcher Verbrennungsgrad vorliegt, ist für die Prognose einer Verbrennung vor allem entscheidend, wie ausgedehnt diese ist. Hierbei hat sich die sog. **Neunerregel** nach **Wallace** bewährt: Die Berechnung erfolgt nach Prozenten verbrannter Körperoberfläche, und zwar entspricht die Fläche eines Arms ungefähr 9 %, die eines Unter- bzw. eines Oberschenkels ebenfalls 9 %, die von Brust und Bauch zusammen 18 %, die des Rückens 18 % und die des Kopfes wieder 9 %. Eine Handfläche macht etwa 1 % der Gesamtkörperoberfläche aus. Bei ausgedehnteren Verbrennungen bleiben die Verbrennungsfolgen nicht auf die betroffenen Gebiete beschränkt, sondern es entwickelt sich infolge der starken Schmerzen, der vermehrten Ausschüttung biogener Amine, der hohen Plasmaverluste und der gestörten Mikrozirkulation die durch den **Verbrennungsschock** (▸Kap. 9.9.9) geprägte **Verbrennungskrankheit**.

20.3.13 Erfrierungen

Interessanterweise treten bei starker Kälteexposition der Haut (z. B. bei plötzlichem, unvorhergesehenem Kälteeinbruch, beim Bergsteigen oder Wintersport) ähnliche lokale Schäden wie bei einer Verbrennung auf. Diese entstehen primär an den Akren und können dann nach proximal fortschreiten. Pathogenetisch sind **Störungen der Blutzirkulation** sowie **direkte Kälteschäden** in den Zellen von Bedeutung.

Bei der **Erfrierung 1. Grades** kommt es zu einer schmerzhaften Verengung der Hautgefäße mit Abblassung der Haut sowie nach Wiedererwärmung zu einer stark juckenden, ödematösen Schwellung, die nach einiger Zeit komplikationslos abklingt.

Bei der ebenfalls schmerzhaften **Erfrierung 2. Grades** bilden sich bei Wiedererwärmung infolge gesteigerter Gefäßpermeabilität subepidermale, mit Serum oder Blut gefüllte **Blasen**.

Die **Erfrierung 3. Grades** ist durch **Gewebenekrosen** gekennzeichnet. Der nekrotische, sich blau-schwarz verfärbende Bezirk stößt sich langsam von dem umgebenden gesunden Gewebe ab. Sofern sich das nekrotische Gewebe bakteriell infiziert, kommt es (als Komplikation) zu einer feuchten Gangrän (▸Kap. 5.3.7).

20.3.14 Dermatitis solaris (Sonnenbrand)

Ultraviolette Strahlung (UV-Strahlung) löst – abhängig vom individuellen Pigmentierungstyp – bei einer Überdosis an lichtexponierten Stellen eine akute Hautschädigung, einen Sonnenbrand, aus. Der Stärke der Lichtexposition entsprechend kommt es zu einem schmerzhaften entzündlichen Erythem ohne oder mit Blasenbildung wie bei einer Verbrennung 1. bzw. 2. Grades. Die Reaktion erreicht nach 12–24 Stunden ihr Maximum, danach klingt sie relativ rasch ab. Nachfolgend beobachtet man eine Abschilferung sowie eine anhaltende verstärkte Pigmentierung der Haut. Bei ausgedehntem, schwerem Sonnenbrand können neben lokalen auch Allgemeinsymptome (u. a. Kopfschmerzen, Fieber, Kollaps) auftreten.

20.3.15 Dekubitus

Unter einem Dekubitus (Dekubitalulkus) versteht man eine Nekrose und Geschwürbildung der Haut infolge anhaltender Druckbelastung und unzureichender Durchblutung der betroffenen Stelle (**Drucknekrose**). Betroffen sind meist bettlägerige Patienten mit aus verschiedenen Gründen (z. B. wegen allgemeiner Schwäche, neurologischer Erkrankungen, schlechter Pflege) eingeschränkter Mobilität. Besonders anfällig sind Patienten mit wenig subkutanem Fettgewebe an den Auflagepunkten. In schweren Fällen entwickeln sich äußerst schmerzhafte, tiefe, eiternde Ulzera, die bis in die Muskulatur oder den Knochen reichen können.

20.3.16 Aphthen

Aphthen sind wenige Tage bestehende, einige Millimeter große, vielfach rezidivierende, sehr schmerzhafte Erosionen oder Ulzera vor allem der Mundschleimhaut, deren Pathogenese weitgehend unbekannt ist. Zahlreiche auslösende Faktoren, u. a. bestimmte Nahrungsmittel, Vitamin-B_{12}-Defizit, Eisenmangel oder Stresssituationen, werden diskutiert.

In Kürze

- Zu den **Störungen** des **Pigmentsystems** zählen der **Albinismus** (Weißsucht), eine heterogene Gruppe vererbter Störungen der Melaninbildung, die **Vitiligo** (Weißfleckenkrankheit), bei der es durch den Untergang von Melanozyten zu fleckförmigen Pigmentverlusten kommt, und die **Epheliden** (Sommersprossen), worunter man vor allem im Gesicht, an den Schultern und am Rücken auftretende disseminierte, hellbraune Pigmentflecke versteht.
- Als **Verbrennung** wird ein durch Einwirkung höherer Temperaturen ausgelöster Gewebeschaden bezeichnet. Bei einer **Verbrennung 1. Grades** kommt es zur **Rötung** und geringen Schwellung der Haut; bei einer Verbrennung 2. Grades ist die **Blasenbildung** das Hauptsymptom; eine **Verbrennung 3. Grades** bewirkt eine bis in die Subkutis oder in noch tiefere Gewebeschichten reichende **Nekrose**; eine **Verbrennung 4. Grades** führt zur **Verkohlung**.
- Bei **Erfrierungen** treten ähnliche Schäden wie bei einer Verbrennung auf.
- Ein **Sonnenbrand** entsteht durch eine **Überdosis** von **UV-Strahlen** an exponierten Hautstellen. Der

Stärke der Lichtexposition entsprechend tritt ein schmerzhaftes entzündliches Erythem ohne oder mit Blasenbildung wie bei einer Verbrennung 1. oder 2. Grades auf.

- Ein **Dekubitus** ist durch eine **Nekrose** und **Geschwürbildung** der **Haut infolge** eines **kontinuierlichen Drucks** auf ein Hautareal mit Beeinträchtigung der Mikrozirkulation der betroffenen Stelle charakterisiert.
- **Aphthen** sind schmerzhafte Erosionen oder Ulzera vor allem der Mundschleimhaut unklarer Genese mit Rezidivneigung.

20.3.17 Gutartige Tumorerkrankungen der Haut

Atherome

Als Atherome (Grützbeutel) werden vor allem an der Kopfhaut auftretende Zysten bezeichnet, die entweder einzeln oder multipel vorkommen. Die kugeligen, bis pflaumengroßen Tumoren enthalten von der Haarwurzelscheide gebildetes Hornmaterial sowie insbesondere Talg.

Hämangiome

Hämangiome sind **Gefäßtumoren**, die zu den sehr häufigen Hauttumoren gehören. Hierzu zählen u.a. das kavernöse Hämangiom, der Naevus flammeus und die senilen Angiome.

Das **kavernöse Hämangiom**, das sich meist spontan zurückbildet, ist vor allem ein Tumor des Kindesalters. Die halbkugeligen oder flach erhabenen, tiefroten, blauroten oder bläulich durchschimmernden Tumoren können überall an der Haut auftreten.

Beim **Naevus flammeus**, dem angeborenen Feuermal, handelt es sich um meist am Kopf auftretende, scharf begrenzte, unterschiedlich große, als tief- oder purpurrote Flecke imponierende Gefäßfehlbildungen.

Die **senilen Angiome** sind stecknadelkopf- bis erbsengroße, nicht blutende, vor allem am Stamm und oft in größerer Zahl auftretende hellrote Tumoren, die subjektiv keine Beschwerden verursachen und zum Normalbefund der Altershaut zählen.

Lipome

Diese vom subkutanen Fettgewebe ausgehenden, vereinzelt oder multipel vorkommenden Tumoren werden vorwiegend an den oberen Extremitäten und im Schultergürtelbereich gefunden. Die weichen Knoten sind subkutan lokalisiert, die darüber liegende Haut ist gut verschieblich. Eine Behandlung ist in der Regel nicht erforderlich.

Nävuszellnävi

Unter Nävuszellnävi versteht man durch **Proliferation** von **Naevus-Zellen** (Melanozyten sehr ähnlichen Zellen) entstandene, mit steigendem Lebensalter zunächst zunehmende und sich später vielfach wieder zurückbildende, braungelbliche pigmentierte Hautflecken, die praktisch bei allen Menschen gefunden werden. Meist sind sie unregelmäßig an der gesamten Haut verteilt. Ihre besondere Bedeutung liegt darin, dass sich aus ihnen ein malignes Melanom (s.u.) entwickeln kann und außerdem frühe Melanom-Stadien klinisch sich kaum von ihnen unterscheiden.

20.3.18 Maligne Tumoren der Haut

Die wichtigsten bösartigen Tumoren der Haut entstehen durch Entartung epithelialer Zellen oder von Melanozyten. Es handelt sich dabei um

- die aktinische Keratose,
- das spinozelluläre Karzinom (Plattenepithelkarzinom),
- das Basalzellkarzinom (Basaliom) und
- das Melanom.

Sie werden insbesondere durch UV-Strahlung induziert. Der Hauptrisikofaktor und damit das wichtigste Kanzerogen ist **UV-B**.

Aktinische Keratose

Bei der aktinischen Keratose handelt es sich nach heutiger Vorstellung um **In-situ-Plattenepithelkarzinome** (superfizielle Plattenepithelkarzinome), die üblicherweise disseminiert an Stirn, Handrücken, Kopfhaut und anderen chronisch dem Sonnenlicht ausgesetzten Körperarealen auftreten (sog. **Feldkanzerisierung**). Sie entstehen überwiegend durch kumulative **Exposition mit UV-B-Strahlen** und äußern sich als raue, rötliche, schuppende Maculae, Papeln oder Plaques. Histologisch werden Hyperkeratosen, aufgehobene Architektur der Epidermis sowie Atypien der Keratinozyten beobachtet. Pathogenetisch spielen Mutationen des p53-Tumorsuppressorgens und DNA-Reparaturdefekte eine wesentliche Rolle.

Spinozelluläres Karzinom

Beim spinozellulären Karzinom (Plattenepithelkarzinom, Spinaliom), das außer durch UV-Strahlung auch durch Röntgenstrahlen und Karzinogene (z.B. Teer) induziert werden kann und unbehandelt zum Tod führt, findet man initial ekzemartige Herde mit allmählich zunehmender Hornauflagerung. Bei mehr endophytischem (in die Tiefe gerichtetem) Wachstum entwickelt sich dann ein Ulkus mit derbem Randwall, bei mehr exophytischem (über die Oberfläche hinauswachsendem) Wachstum ein erhabener Tumor mit dicker Hornschicht. Durch Tumorzerfall und bakterielle Besiedlung kann es zur Bildung übelriechender Beläge kommen. Bei mehr als 90 % dieser Karzinome werden p53-Mutationen gefunden.

Basalzellkarzinom

Das Basalzellkarzinom (Basaliom), der häufigste bösartige (genauer semimaligne, s. u.) Hauttumor (ca. 150 000 Neuerkrankungen/Jahr in Deutschland), geht von den basalen Epidermisschichten und den Haarfollikeln aus. Beim **knotigen Basaliom** handelt es sich um langsam wachsende, der Haut breit aufsitzende oder in ihrem Zentrum eingesunkene Knötchen von derber Konsistenz. Teleangiektasien (durch die Oberhaut scheinende feine, blutrote Gefäßreiser) sind erkennbar. Beim **Ulcus rodens** kommt es wegen mangelhafter Versorgung im Tumorzentrum zur Ulzeration mit Krustenbildung. Besonders aggressiv ist das **Ulcus terebrans**, das vor allem im Gesicht zu schweren Zerstörungen führen kann. Beim Einwachsen in die Orbita besteht die Gefahr des Verlusts des betroffenen Auges. Das ebenfalls vor allem im Gesicht auftretende, nur schlecht von normaler Haut abgrenzbare **sklerodermiforme Basaliom,** ist klinisch als indurierter (verhärteter), plattenartiger Hautbezirk charakterisiert. Alle Basaliome wachsen lokal infiltrierend und destruierend, metastasieren jedoch in der Regel nicht. Daher werden sie vielfach auch als **semimaligne** bezeichnet. Insbesondere finden sie sich bei Personen mit Sonnenlicht-empfindlicher Haut.

Malignes Melanom

Das meist tiefbraun bis blauschwärzlich gefärbte, von den Melanozyten ausgehenden Melanom ist der **bösartigste, rasch metastasierende Hauttumor**. Bei ca. 20 % der Patienten entwickelt es sich auf klinisch normaler Haut, in etwa 60 % der Fälle geht es dagegen von einem Nävuszellnävus (s. o.) aus. Wie erwähnt, stellt UV-Strahlung einen wesentlichen Provokationsfaktor dar. Auch eine genetische Disposition ist bei der Melanomentstehung von Bedeutung („Melanom-Familien" mit heller Haut und roten Haaren). In den vergangenen Jahren nahm die Häufigkeit bei der weißen Bevölkerung vermutlich durch verstärktes „Sonnenbaden" und dadurch bedingte Sonnenbrände ständig zu. In Europa liegt derzeit die jährliche Zahl an Neuerkrankungen bei 13–15 pro 100 000 Einwohner und Jahr (Verdoppelung zurzeit etwa alle 10 Jahre!). Frauen sind häufiger betroffen als Männer.

Morphologisch-histologisch sowie nach der Art der Ausbreitung lassen sich verschiedene Melanomtypen unterscheiden: Das

- **Lentigo-maligna-Melanom** (ca. 10 %) mit horizontal-intraepidermaler Ausbreitung, das sich aus einer Präkanzerose, der **Melanosis circumscripta praeblastomatosa**, entwickelt,
- **superfiziell spreitende Melanom**, die häufigste Form (ca. 60 %), mit anfänglich horizontal-intraepidermalem und superfiziell-dermalem sowie später auch knotigem Wachstum,
- **akrolentiginöse Melanom** (ca. 5 %) das, wie aus dem Namen hervorgeht, an den Extremitätenenden, d. h. an den Handflächen, den Fußsohlen sowie an Fingern und Zehen in Form von unregelmäßig geformten, dunkelbraunen bis schwarzen Flecken auftritt, und
- **primär noduläre maligne Melanom** (ca. 15 %), bei dem es sich um einen meist intensiv schwarz gefärbten, knotigen, leicht verletzlichen (blutenden), vertikal wachsenden, aggressiven Tumor mit besonders schlechter Prognose handelt; interessanterweise kommen bei diesen auch vollkommen **pigmentfreie**, die **amelanotischen malignen Melanome**, vor.

Entscheidend für die Überlebensrate sind eine möglichst frühzeitige Diagnose und eine vollständige chirurgische Entfernung des Tumors.

In Kürze

- Zu den **gutartigen Tumoren** der Haut werden neben **Lipomen** (Tumoren des Fettgewebes) die **Atherome** (Grützbeutel, Hornmaterial enthaltende kugelige, zystische Tumoren), die **Hämangiome** (Gefäßtumoren der Haut) und die praktisch bei allen Menschen vorkommenden **Nävuszellnävi** (durch Proliferation von Melanozyten entstandene pigmentierte Tumoren der normalen Haut) gerechnet.
- **Bösartige Tumoren** der **Haut** werden insbesondere durch UV-B-Strahlung induziert.
- Bei der **aktinischen Keratose** handelt es sich um eine dadurch ausgelöste Feldkanzerisierung in chronisch Sonnenlicht-exponierten Hautarealen. Sie wird heute als **In-situ-Plattenepithelkarzinom** angesehen.
- Beim **spinozellulären Karzinom** (Plattenepithelkarzinom, Spinaliom) treten initial ekzemartige Herde mit zunehmender Hornauflagerung auf, später findet man bei mehr endophytischem Wachstum ein Ulkus mit derbem Randwall, bei mehr exophytischem Wachstum einen erhabenen Tumor mit dicker Hornschicht.
- Das **Basalzellkarzinom** (Basaliom) ist ein langsam, infiltrierend und destruierend wachsender, aber nur äußerst selten metastasierender und damit **semimaligner Hauttumor**.

- **Melanome** sind die **bösartigsten Hauttumoren.** Sie entwickeln sich zu ca. 20 % auf klinisch normaler Haut, in etwa 60 % der Fälle gehen sie dagegen von einem Nävuszellnävus (s. o.) aus. Nicht zuletzt durch verstärktes „Sonnenbaden" nimmt ihre Häufigkeit ständig zu. Klinisch unterschieden werden das **Lentigo-maligna-**, das besonders häufige **superfiziell spreitende**, das **akrolentiginöse** und das **primär noduläre Melanom.**

20.3.19 Erkrankungen der Brustdrüse

Mastitis

Eine Brustdrüsenentzündung tritt insbesondere während des Wochenbetts auf (**Mastitis puerperalis**). Bei ca. 1 % aller Entbindungen ist damit zu rechnen. Das Krankheitsbild ist durch hohes Fieber und lokale Entzündungszeichen (Rötung, Druckschmerzhaftigkeit der Brust) charakterisiert. Das Stillen ist ebenfalls schmerzhaft. Im späteren Verlauf können sich Abszesse bilden. Als Erreger werden in 95 % der Fälle *Staphylococcus aureus*, ferner *Pyocyaneus*, *Proteus* und *E. coli* gefunden.

Eine Mastitis kann jedoch auch außerhalb des Wochenbetts vorkommen und wird dann als **Mastitis nonpuerperalis** bezeichnet. Sie betrifft bevorzugt Patientinnen unter 30 Jahren.

Mastopathie

Unter einer Mastopathie werden **gutartige Veränderungen des Brustdrüsengewebes** (Zystenbildung infolge Fibrosklerose, Epithelhyperplasien, Umbau der Drüsenarchitektur u. a.) verstanden. Hierzu gehören die **Mastopathia cystica fibrosa** und die **Fibrosis mammae.** Als wichtigste Ursache wird ein Estrogen-Gestagen-Ungleichgewicht mit Überwiegen der Estrogene angesehen. Etwa die Hälfte aller Frauen ist davon betroffen, doch nur bei ca. 20 % treten Beschwerden (Schwellungen beider Brüste und Schmerzhaftigkeit meist eine Woche vor Menstruationsbeginn) auf. Klinisch bedeutsam ist die Differenzialdiagnose zum Mammakarzinom.

Mammakarzinom

Der Brustkrebs ist die **häufigste bösartige Tumorerkrankung** der Frau (ca. 32 % der gesamten jährlichen Krebsneuerkrankungen) und zugleich die **häufigste Todesursache** von Frauen im Alter von **30–60 Jahren.** 5–10 % der Mammakarzinome sind **genetisch bedingt,** besonders bedeutsam sind dabei Mutationen der autosomal-dominant vererbten Tumorsuppressorgene BRCA1 (auf Chromosom 17) und BRCA2 (auf Chromosom 13). Die weitaus größere Zahl der Mammakarzinome (90–95 %) tritt allerdings sporadisch auf, wobei vielfach Veränderungen des p53-Gens, des HER-2/neu- und ERB-B2-Onkoproteins sowie des ras- oder c-myc-Gens nachweisbar sind. Fast alle Mammkarzinome sind **Adenokarzinome.** Histologisch werden zwei Hauptformen, das **invasiv-duktale** (die Drüsengänge befallende, ca. 80 %) und das **invasiv-lobuläre** (von den Drüsenendstücken ausgehende, ca. 15 %) **Mammakarzinom,** unterschieden. Zu den **nichtinvasiven** Tumoren gehört das duktale **Carcinoma in situ** (DCIS).

Typischerweise ist bei den betroffenen Patientinnen ein derber, meist nicht druckempfindlicher Knoten zu tasten. Hauptlokalisation ist der obere äußere Quadrant. Oft entstehen die Tumoren, insbesondere die lobulären Karzinome, von Anfang an multizentrisch, wodurch die Prognose erheblich verschlechtert wird. Diese ist auch deshalb oft ungünstig, weil Mammakarzinome häufig und früh metastasieren. Die regionale Ausbreitung betrifft vorwiegend die Lymphknoten der Achselhöhle, von den Fernmetastasen sind die Knochen- und Lungenmetastasen am häufigsten.

Wichtige **Risikofaktoren** sind neben den genetischen Veränderungen zunehmendes Lebensalter, frühe Menarche, späte Menopause und ausgeprägte Adipositas. Stillen soll dagegen eine protektive Wirkung haben.

Wegen des besonders hohen Stellenwerts des Mammakarzinoms, insbesondere wegen dessen hoher Mortalität, kommt der Früherkennung große Bedeutung zu. Die wichtigsten nichtinvasiven diagnostischen Verfahren sind die **Röntgen-Mammographie** und die **Ultraschall-Sonographie.**

In Kürze

- **Brustdrüsenentzündungen** treten vorwiegend im Wochenbett (**Mastitis puerperalis**), daneben vor allem bei jüngeren Frauen als **Mastitis nonpuerperalis** auf. Sie werden zu einem hohen Prozentsatz durch *Staphylococcus aureus* hervorgerufen.
- Zu den **Mastopathien**, gutartigen Veränderungen des Brustdrüsengewebes, gehören die **Mastopathia cystica fibrosa** und die **Fibrosis mammae.**
- Das **Mammakarzinom** ist der **häufigste bösartige Tumor** von Frauen und zugleich die häufigste **Todesursache** von Frauen im Alter von 30–60 Jahren. 5–10 % sind **genetisch bedingt.** Die Hauptformen sind das **invasiv-duktale** (ca. 80 %) und das **invasiv-lobuläre Karzinom** (ca. 15 %). Regional breiten sich die Tumoren vorwiegend in die Lymphknoten der Achselhöhle aus. Von den Fernmetastasen sind Knochen- und Lungenmetastasen am häufigsten.

20.4 Sexuell übertragbare Erkrankungen

Traditionell werden die **Geschlechtskrankheiten** (syn. **venerische Infektionen**) im engeren Sinn der Dermatologie zugeordnet, da sie großenteils mit Erkrankungen der Haut bzw. Schleimhaut im Genitalbereich einhergehen. Die „klassischen", hauptsächlich durch den Geschlechtsverkehr übertragen Erkrankungen umfassen die **Gonorrhö**, die **Syphilis**, das **Ulcus molle** und das **Lymphogranuloma venereum**.

Wichtiger und häufiger sind derzeit jedoch Infektionen mit Human-Immundefizienz(HIV)-, Hepatitis-B(HVB)-, Hepatitis-C(HVC)-, Herpes- und Human-Papillomaviren (HPV) sowie mit Trichomonaden und Chlamydien. In ◘ Tab. 20.2 sind die Erreger und wichtige dermatologische Symptome dieser Erkrankungen zusammengestellt.

In Kürze

- Zu den „klassischen" Geschlechtskrankheiten werden die Gonorrhö, die Syphilis, das Lymphogranuloma venereum sowie das Ulcus molle gerechnet. Im Primärstadium weisen sie alle Haut- bzw. Schleimhautläsionen im Genitalbereich auf.
- Die weltweit am wichtigsten und am häufigsten sexuell übertragenen Krankheiten sind derzeit jedoch Infektionen mit Trichomonaden, Chlamydien, HIV und den humanen Papillomaviren.

◘ **Tab. 20.2** Sexuell übertragbare Krankheiten (Auswahl)

Erkrankung	Erreger	Haut-/Schleimhautsymptome
Bakteriell		
Gonorrhö	*Neisseria gonorrhoeae*	Harnröhrenentzündung (Urethritis)
Syphilis (Lues)	*Treponema pallidum*	Genitale Geschwürbildung als Primäraffekt im Stadium I, Exantheme im Stadium II, Granulome im Stadium III
Lymphogranuloma venereum	*Chlamydia trochomatis*	Primärläsion an der Eintrittspforte (Vesikel, Papel, Ulzeration)
Ulcus molle	*Haemophilus ducreyi*	Ulzera im Genitalbereich
Viral		
Human-Immundefizienz-Syndrom (▶ Kap. 7.2.2)	HI-Virus	Haut- und Schleimhautveränderungen in allen Stadien, Kaposi-Sarkom im AIDS-Stadium
Herpes-genitalis-Infektionen	Herpes-simplex-Virus 1 oder 2	Gruppierte Bläschen im Genitalbereich
HPV-Infektionen	Humane Papillomaviren	Genitale Viruswarzenbildung, Penis-, Zervix-Karzinome
Durch Protozoen		
Trichomoniasis	*Trichomonas vaginalis*	Vaginitis, Urethritis
Durch Pilze		
Candida-Mykosen (Soor)	*Candida albicans*	Urethritis, Vulvovaginitis

21 Maßeinheiten und Normwerte

21.1 Internationales System der Einheiten

Für die physikalischen und chemischen Größen, die im Rahmen der Physiologie verwendet werden, sind die Maßeinheiten des SI-Systems gesetzlich vorgeschrieben. Die Basis dieses Internationalen Systems der Einheiten (SI = Systeme International d'Unités) bilden sieben Größen, die in ▫ Tab. 21.1 angegeben sind.

Diese Basiseinheiten sind folgendermaßen definiert:

- 1 Meter (m) ist die Länge der Strecke, die Licht im Vakuum während der Dauer von 1/299 792 458 Sekunden durchläuft.
- 1 Kilogramm (kg) ist die Masse des Internationalen Kilogrammprototyps.
- 1 Sekunde (s) ist das 9 192 631 770-Fache der Periodendauer der dem Übergang zwischen den beiden Hyperfeinstrukturniveaus des Grundzustands von Atomen des Nuklids ^{133}Cs entsprechenden Strahlung.
- 1 Ampere (A) ist die Stärke eines konstanten elektrischen Stromes, der, durch zwei parallele, geradlinige, unendlich lange und im Vakuum im Abstand von einem Meter voneinander angeordnete Leiter von vernachlässigbar kleinem, kreisförmigem Querschnitt fließend, zwischen diesen Leitern je einem Meter Leiterlänge die Kraft $2 \cdot 10^{-7}$ Newton hervorrufen würde.
- 1 Kelvin (K) ist der 273,16te Teil der thermodynamischen Temperatur des Tripelpunktes des Wassers.
- 1 Candela (cd) ist die Lichtstärke, mit der 1/600 000 m^2 der Oberfläche eines schwarzen Strahlers bei der Temperatur des beim Druck 101 325 $kg/m \cdot s^2$ = 760 mm Hg erstarrenden Platins senkrecht zu seiner Oberfläche leuchtet.
- 1 Mol (mol) ist die Stoffmenge eines Systems bestimmter Zusammensetzung, das aus ebenso vielen Teilchen besteht, wie Atome in 0,012 kg (= 12 g) des Nuklids ^{12}C enthalten sind.

Von den Einheiten dieses Basissystems lassen sich die Einheiten sämtlicher Messgrößen ableiten. Eine Auswahl hiervon ist in ▫ Tab. 21.2 zusammengestellt.

Die nummerischen Werte der in den ▫ Tab. 21.1 und ▫ Tab. 21.2 genannten Größen enthalten vielfach Zehnerpotenzen als Faktoren. Zur Vereinfachung der Angaben hat man häufig gebrauchten Zehnerpotenzen bestimmte Vorsilben zugeordnet (▫ Tab. 21.3), die mit dem Namen der betreffenden Einheit verbunden werden.

Neben den SI-Einheiten dürfen die in ▫ Tab. 21.4 aufgeführten konventionellen Einheiten auch weiterhin benutzt werden.

▫ **Tab. 21.1** Namen und Symbole der SI-Basiseinheiten

Größe	Name der Einheit	Symbol
Länge	Meter	m
Masse	Kilogramm	kg
Zeit	Sekunde	s
Elektrische Stromstärke	Ampere	A
Thermodynamische Temperatur	Kelvin	K
Lichtstärke	Candela	cd
Stoffmenge	Mol	mol

Tab. 21.2 Namen und Symbole einiger abgeleiteter SI-Einheiten

Größe	Name der Einheit	Symbol	Definition
Frequenz	Hertz	Hz	s^{-1}
Kraft	Newton	N	$m \cdot kg \cdot s^{-2}$
Druck	Pascal	Pa	$m^{-1} \cdot kg \cdot s^{-2}$ ($N \cdot m^{-2}$)
Energie, Arbeit, Wärmemenge	Joule	J	$m^2 \cdot kg \cdot s^{-2}$ ($N \cdot m$)
Leistung	Watt	W	$m^2 \cdot kg \cdot s^{-3}$ ($J \cdot s^{-1}$)
Elektrische Ladung	Coulomb	C	$s \cdot A$
Elektrische Potenzialdifferenz (Spannung)	Volt	V	$m^2 \cdot kg \cdot s^{-3} \cdot A^{-1}$ ($W \cdot A^{-1}$)
Elektrischer Widerstand	Ohm	Ω	$m^2 \cdot kg \cdot s^{-3} \cdot A^{-2}$ ($V \cdot A^{-1}$)
Elektrischer Leitwert	Siemens	S	$m^{-2} \cdot kg^{-1} \cdot s^3 \cdot A^2$ (Ω^{-1})
Elektrische Kapazität	Farad	F	$m^{-2} \cdot kg^{-1} \cdot s^4 \cdot A^2$ ($C \cdot V^{-1}$)
Magnetischer Fluss	Weber	Wb	$m^2 \cdot kg \cdot s^{-2} \cdot A^{-1}$ ($V \cdot s$)
Magnetische Flussdichte	Tesla	T	$kg \cdot s^{-2} \cdot A^{-1}$ ($Wb \cdot m^{-2}$)
Induktivität (magnetischer Leitwert)	Henry	H	$m^2 \cdot kg \cdot s^{-2} \cdot A^{-2}$ ($V \cdot s \cdot A^{-1}$)
Lichtstrom	Lumen	lm	cd · sr[1]
Beleuchtungsstärke	Lux	lx	$cd \cdot sr \cdot m^{-2}$ ($lm \cdot m^{-2}$)
Aktivität einer radioaktiven Substanz	Becquerel	Bq	s^{-1}

[1]sr (Steradiant) = SI-Einheit des räumlichen Winkels

Tab. 21.3 Präfixe und Symbole häufig gebrauchter Zehnerpotenz-Faktoren

Faktor	Präfix	Symbol	Faktor	Präfix	Symbol
10^{-1}	Dezi	d	10	Deka	da
10^{-2}	Centi	c	10^2	Hekto	h
10^{-3}	Milli	m	10^3	Kilo	k
10^{-6}	Mikro	µ	10^6	Mega	M
10^{-9}	Nano	n	10^9	Giga	G
10^{-12}	Pico	p	10^{12}	Tera	T
10^{-15}	Femto	f	10^{15}	Peta	P
10^{-18}	Atto	a	10^{18}	Exa	E

Tab. 21.4 Einheiten, die nicht zum SI-System gehören, jedoch weiterhin benutzt werden dürfen

Name der Einheiten	Symbol	Wert in SI-Einheiten
Gramm	g	1 g = 10^{-3} kg
Liter	l	1 l = 1 dm^3
Minute	min	1 min = 60 s
Stunde	h	1 h = 3,6 ks
Tag	d	1 d = 86,4 ks
Grad Celsius	°C	1 °C = T−273,16 K

21.2 Umrechnungsbeziehungen

Konzentrationen können im Rahmen des SI-Systems als Stoffmenge pro Volumen (mmol/l, µmol/l) oder als Masse pro Volumen (g/l, mg/l) angegeben werden. Es wird empfohlen, die Stoffmengenkonzentration immer dann anzuwenden, wenn bei chemisch einheitlichen Substanzen die Molekülmassen bekannt sind. Dagegen stellt die Massenkonzentration eine zweckmäßige Form der Konzentrationsangabe für Gemische gelöster Substanzen, wie z. B. für die Gesamt-Plasmaproteine, dar. Angaben in konventionellen Konzentrationseinheiten g/dl, mg/dl und mval/l = mäq/l können mithilfe der in Tab. 21.5 zusammengestellten Beziehungen auf solche in SI-Einheiten umgerechnet werden.

Weitere Umrechnungsbeziehungen zwischen SI-Einheiten und konventionellen Einheiten sind in Tab. 21.6 zusammengestellt.

Tab. 21.5 Umrechnungsbeziehungen von Einheiten der Massenkonzentration (mg/dl bzw. mval/l) auf SI-Einheiten der Stoffmengenkonzentration (mmol/l bzw. µmol/l)

Stoff	1 mg/dl =		1 mval/l =	
Natrium	0,4350	mmol/l	1,0	mmol/l
Kalium	0,2558	mmol/l	1,0	mmol/l
Calcium	0,2495	mmol/l	0,5	mmol/l
Magnesium	0,4114	mmol/l	0,5	mmol/l
Chlorid	0,2821	mmol/l	1,0	mmol/l
Glucose	0,0555	mmol/l	–	
Cholesterol	0,0259	mmol/l	–	
Bilirubin	17,10	µmol/l	–	
Kreatinin	88,40	µmol/l	–	
Harnsäure	59,48	µmol/l	–	

Tab. 21.6 Umrechnungsbeziehungen zwischen SI-Einheiten und konventionellen Einheiten

Größe	Umrechnungsbezeichungen					
Kraft	1 dyn	=	10^{-5} N	1 N	=	10^5 dyn
	1 kp	=	9,81 N	1 N	=	0,102 kp
Druck	1 cm H_2O	=	98,1 Pa	1 Pa	=	0,0102 cm H_2O
	1 mm Hg	=	133,3 Pa	1 Pa	=	0,0075 mm Hg
	1 atm	=	101 kPa	1 kPa	=	0,0099 atm
	1 bar	=	100 kPa	1 kPa	=	0,01 bar
Energie (Arbeit, Wärmemenge)	1 erg	=	10^{-7} J	1 J	=	10^7 erg = 1 W · s = 1 N · m
	1 mkp	=	9,81 J	1 J	=	0,102 mkp
	1 cal	=	4,185 J	1 J	=	0,239 cal
Leistung (Wärmestrom)	1 mkp/s	=	9,81 W	1 W	=	0,102 mkp/s = 1 J · s^{-1}
	1 PS	=	736 W	1 W	=	0,00136 PS
	1 kcal/h	=	1,16 W	1 W	=	0,860 kcal/h
Viskosität	1 Poise	=	0,1 Pa · s	1 Pa · s	=	10 Poise

21.3 Normwerte (Referenzbereiche) von Laborparametern

Die für Gesunde im Mittel gültigen Messwerte für physiologische bzw. biochemische Parameter werden als Norm- oder Referenzwerte bezeichnet. Da jedoch biologische Größen gewissen intra- bzw. interindividuellen Schwankungen unterworfen sind, ist es zur Abgrenzung gegen pathologische Veränderungen erforderlich, anstelle festgelegter Werte die jeweiligen Variationsbereiche anzugeben. Diese Referenzbereiche für die verschiedenen Parameter wurden an repräsentativen Bevölkerungsgruppen ermittelt und gelten im Allgemeinen für 95 % der gesunden Gesamtbevölkerung.

Die Literaturangaben zu den Referenzbereichen weisen untereinander gewisse Abweichungen auf. Diese beruhen vielfach auf unterschiedlichen Ergebnissen der jeweils angewandten Analyseverfahren, Aufbereitung und Lagerung der Proben, z. T. aber auch auf der Auswahl der untersuchten Populationen, wobei regionale Variationen der biologischen Parameter eine Rolle spielen. Die in der nachfolgenden Tabelle aufgeführten Referenzbereiche beziehen sich im Wesentlichen auf Angaben von L. Thomas (2012) und weichen aus den genannten Gründen in einigen Fällen von den Werten im Text dieses Buches ab.

Tab. 21.7 Referenzbereiche wichtiger physiologischer bzw. biochemischer Kenngrößen (Erwachsene)

Parameter	Konventionelle Einheit	SI-Einheit
Blutgase (arteriell)		
P_{O_2}	70–100 mm Hg[1]	9,3–13,3 kPa[1]
O_2-Sättigung	90–98 %[1]	0,90–0,98[1]
P_{CO_2}	37–43 mm Hg	4,7–6,0 kPa

Tab. 21.7 Referenzbereiche wichtiger physiologischer bzw. biochemischer Kenngrößen (Erwachsene, Fortsetzung)

Parameter	Konventionelle Einheit	SI-Einheit
Säure-Basen-Parameter		
pH-Wert	–	7,35–7,45
Basenabweichung	–	−3 bis +3 mmol/l
Standard-Bicarbonat-Konzentration	21–26 mval/l	21–26 mmol/l
Blutzellparameter		
Blutkörperchensenkungsgeschwindigkeit (BSG, BKS)	♂ 3–8 mm (1 h)[1]	–
	♂ 5–18 mm (2 h)[1]	
	♀ 6–11 mm (1 h)[1]	
	♀ 6–20 mm (2 h)[1]	
Erythrozytenkonzentration	♂ 4,5–6,0 · 10^6/µl	4,5–6,0 · 10^{12}/l
	♀ 4,1–5,2 · 10^6/µl	4,1–5,2 · 10^{12}/l
Hämatokritwert (Hkt)	♂ 40–49 %	0,40–0,49
	♀ 36–45 %	0,36–0,45
Hämoglobinkonzentration (cHb)	♂ 14,0–18,0 g/dl	2,2–2,8 mmol/l[2]
	♀ 12,2–16,0 g/dl	1,9–2,5 mmol/l[2]
Glykiertes Hb (HbA_{1c})	< 6 % des Gesamt-Hb	
Mittlere korpuskuläre Hb-Konzentration (MCHC)	330–360 g/l	5,1–5,6 mmol/l[2]
Mittlere korpuskuläre Hb-Masse (MCH)	28–33 pg	0,4–0,5 fmol[2]
Mittleres korpuskuläres Volumen (MCV)	–	80–96 fl
Leukozytenkonzentration	4–10 · 10^3/µl	4–10 · 10^9/l
Thrombozytenkonzentration	150–400 · 10^3/µl[1]	150–400 · 10^9/l[1]
Elektrolytkonzentrationen im Serum		
Na^+	135–146 mval/l	135–146 mmol/l
K^+	3,6–5,0 mval/l	3,6–5,0 mmol/l
Cl^-	97–108 mval/l	97–108 mmol/l
Calcium (gesamt)	8,8–10,6 mg/dl	2,20–2,65 mmol/l
Phosphat (anorgan.)	2,6–4,5 mg/dl	0,84–1,45 mmol/l
Magnesium	1,8–2,55 mg/dl	0,74–1,05 mmol/l
Spurenelemente im Serum		
Eisen	♂ 40–150 µg/dl[1]	7,2–26,9 µmol/l[1]
	♀ 30–150 µg/dl[1]	5,4–26,9 µmol/l[1]
Kupfer	75–130 µg/dl	11,8–20,5 µmol/l

Tab. 21.7 Referenzbereiche wichtiger physiologischer bzw. biochemischer Kenngrößen (Erwachsene, Fortsetzung)

Parameter	Konventionelle Einheit	SI-Einheit
Elektrolytausscheidung im Urin		
Na^+	–	100–300 mmol/Tag
K^+	–	40–100 mmol/Tag
Cl^-	–	80–270 mmol/Tag
Calcium (gesamt)	–	2,5–7,8 mmol/Tag
Magnesium	–	2,5–8,3 mmol/Tag
Phosphat (anorgan.)	–	16–58 mmol/Tag
Gerinnungsparameter		
Fibrinogenkonzentration	180–350 mg/dl	1,8–3,5 g/l
Blutungszeit	< 4 min	–
Thromboplastinzeit (Quick-Test)	11–16 s	(0,90–1,15 INR[3])
partielle Thromboplastinzeit (PTT)		25–35 s
Plasma-Thrombinzeit (PTZ)		17–24 s
Enzymkonzentrationen im Serum		
Alkalische Phosphatase (AP)	40–130 U/l	–
α-Amylase	< 110 U/l	–
Cholinesterase (CHE)	3000–8000 U/l	–
γ-Glutamyltransferase (γ-GT)	♂ < 60 U/l	–
	♀ < 40 U/l	
Aspartat-Aminotransferase (ASAT, AST) = Glutamat-Oxalacetat-Transaminase (GOT)	♂ < 50 U/l	–
	♀ < 35 U/l	
Alanin-Aminotransferase (ALAT, ALT) = Glutamat-Pyruvat-Transaminase (GPT)	♂ < 50 U/l	–
	♀ < 35 U/l	
Kreatinkinase (CK, Kreatin-Phosphokinase, CPK)	♂ < 170 U/l	–
	♀ < 140 U/l	
Kreatinkinase-Isoenzym MB (CK-MB)	< 12 U/l (max. 6 % der Gesamt-CK)	–
Lactat-Dehydrogenase (LDH)	< 250 U/l	–
Lipase	30–180 U/l	–
Saure Phosphatase	< 11 U/l	–

Tab. 21.7 Referenzbereiche wichtiger physiologischer bzw. biochemischer Kenngrößen (Erwachsene, Fortsetzung)

Parameter	Konventionelle Einheit	SI-Einheit
Proteinkonzentrationen im Serum (außer Enzymen)		
Gesamt-Eiweiß	6,6–8,3 g/dl	66–83 g/l
Albumin	3,6–5,0 g/dl	36–50 g/l
C-reaktives Protein (CRP)	< 0,5 mg/dl	< 0,005 g/l
Ferritin	3–20 µg/dl	30–200 µg/l
α_1-Globuline	0,13–0,39 g/dl	1,3–3,9 g/l
α_2-Globuline	0,54–0,93 g/dl	5,4–9,3 g/l
β-Globuline	0,59–1,14 g/dl	5,9–11,4 g/l
γ-Globuline	0,58–1,52 g/dl	5,8–15,2 g/l
IgA	0,07–0,40 g/dl	0,7–4,0 g/l
IgE	< 24 mg/dl	< 0,24 g/l
IgG	0,7–1,6 g/dl	7–16 g/l
IgM	0,04–0,23 g/dl	0,4–2,3 g/l
Coeruloplasmin	0,02–0,06 g/dl	0,2–0,6 g/l
Konzentration sonstiger Serumbestandteile		
Ammoniak	♂ 19–80 µg/dl	11–47 µmol/l
	♀ 25–94 µg/dl	15–55 µmol/l
Bilirubin (gesamt)	< 1,1 mg/dl	< 18,8 µmol/l
Cholesterol (gesamt)	< 200 mg/dl[1]	< 5,2 mmol/l[1]
HDL-Cholesterol	> 55 mg/dl	> 1,43 mmol/l
LDL-Cholesterol	< 150 mg/dl	< 3,9 mmol/l
Glucose	55–100 mg/dl	3,05–5,55 mmol/l
Triacylglycerol	< 150 mg/dl	< 1,73 mmol/l
Harnsäure	♂ 3,6–8,2 mg/dl	214–488 µmol/l
	♀ 2,3–6,1 mg/dl	137–363 µmol/l
Harnstoff	10–45 mg/dl	1,7–7,5 mmol/l
Kreatinin	0,5–1,0 mg/dl	44–88 µmol/l
Tumormarker		
α_1-Fetoprotein	–	< 10 µg/l
Carcinoembryonales Antigen (CEA)	–	< 5 µg/l
Prostata-spezifisches Antigen (PSA)	–	< 4 µg/l[1]

[1] Altersabhängig

[2] Bezogen auf die Hb-Molekülmasse = 64 458 Da; vielfach wird auch mit der Molekülmasse des Monomeren (= 16 114,5 Da) umgerechnet

[3] International Normalized Ratio, U Unit(s)

Literatur und Quellen

Weiterführender Lehrbücher

Anatomie, Histologie, Embryologie

Drenckhahn D, Waschke J. Taschenbuch Anatomie. Urban & Fischer, München 2014

Lippert H. Anatomie. Urban & Fischer, München 2011

Lüllmann-Rauch R, Paulsen F. Taschenlehrbuch Histologie. Thieme, Stuttgart 2012

Mescher A. Junqueira's Basic Histology. McGraw-Hill, New York 2014

Platzer W et al. Taschenatlas Anatomie Bd. 1–3. Thieme, Stuttgart 2013

Rohen JW et al. Anatomie des Menschen. Schattauer, Stuttgart 2010

Rohen JW, Lütjen-Drecoll E. Funktionelle Embryologie. Schattauer, Stuttgart 2011

Schünke M et al. Prometheus Bd. 1–3. Thieme, Stuttgart 2014

Zilles K, Tillmann B. Anatomie. Springer, Berlin 2010

Physiologie

Barrett KE, Barman SM. Ganong's Review of Medical Physiology. McGraw-Hill, New York 2015

Boron WF, Boulpaep EL. Medical Physiology. Saunders, Philadelphia 2012

Pape HC et al. Physiologie. Thieme, Stuttgart 2014

Schmidt RF et al. Physiologie des Menschen. Springer, Berlin 2010

Schmidt RF, Schaible HG. Neuro- und Sinnesphysiologie. Springer, Berlin 2005

Silbernagl S, Despopoulos A. Taschenatlas der Physiologie. Thieme, Stuttgart 2012

Speckmann EJ et al. Physiologie. Urban & Fischer, München 2013

Thews G, Vaupel P. Vegetative Physiologie. Springer, Berlin 2005

Pathophysiologie

Copstead LEC, Banasik JL. Pathophysiology. Elsevier, St. Louis 2013

Fölsch UR et al. Pathophysiologie. Springer, Berlin 2000

Hammer GD, McPhee SJ. Pathophysiology of Disease. McGraw-Hill, New York 2014

Lang F. Molecular Mechanism of Disease. Springer, Berlin 2009

Pfundschuh M, Schölmerich J. Pathophysiologie, Pathobiochemie. Urban & Fischer, München 2004

Siegenthaler W, Blum HE. Klinische Pathophysiologie. Thieme, Stuttgart 2006

Silbernagl S, Lang F. Taschenatlas der Pathophysiologie. Thieme, Stuttgart 2009

Sonstige Lehrbücher

Biochemie

Berg JM et al. Stryer Biochemie. Springer Spektrum, Heidelberg 2014

Heinrich PC, Müller M. Löffler/Petrides Biochemie und Pathobiochemie. Springer, Berlin 2014

Koolman J, Röhm KH. Taschenatlas Biochemie des Menschen. Thieme, Stuttgart 2009

Nelson DL, Cox MM. Lehninger Biochemie. Springer, Berlin 2010

Pharmakologie

Aktories K et al. Allgemeine und spezielle Pharmakologie und Toxikologie. Urban & Fischer, München 2013

Brunton L, Chabner BA. Goodman & Gilman's The Pharmacological Basis of Therapeutics. McGraw-Hill, New York 2011

Mutschler E et al. Mutschler Arzneimittelwirkungen. Wissenschaftliche Verlagsgesellschaft Stuttgart, 2013

Innere Medizin

Berdel WE et al. Innere Medizin. Urban & Fischer, München 2004

Gerok W et al. Die Innere Medizin. Schattauer, Stuttgart 2007

Herold G. Innere Medizin. Herold, Köln 2015

Kasper DL, Fauci AC. Harrison's Principles of Internal Medicine. McGraw-Hill, New York 2015

Literatur zu den Einzelkapiteln

Kapitel 1, 2

Blaustein MP et al. Cellular Physiology. Elsevier, Philadelphia 2004

Graw J et al. Lehrbuch der Molekularen Zellbiologie. Wiley-VCH, Weinheim 2012

Lodisch H et al. Molekulare Zellbiologie. Spektrum, Heidelberg 2001

Schäfer U et al. Molekularbiologie der Zelle. Wiley-VCH, Weinheim 2011

Kapitel 3, 4

Bear MF et al. Neurowissenschaften. Spektrum, Heidelberg 2009

Blankenship JE. Neurophysiology. Mosby, St. Louis 2003

Kandel ER et al. Principles of Neural Science. McGraw-Hill, New York 2012

Nicholls JG et al. From Neuron to Brain. Sinauer Associates, Sunderland 2012

Kapitel 5

Böcker W et al. Pathologie. Urban & Fischer, München 2012

Krams M, Frahm SO. Kurzlehrbuch Pathologie. Thieme, Stuttgart 2013

Riede UN et al. Basiswissen Allgemeine und Spezielle Pathologie. Springer, Berlin 2009

Roessner A et al. Allgemeine Pathologie und Grundlagen der speziellen Pathologie. Urban & Fischer, München 2008

Wagener C, Müller O. Molekulare Onkologie. Thieme, Stuttgart 2010

Weinberg RA. The Biology of Cancer. Taylor & Francis, New York 2014

Kapitel 6, 7

Barthels M. Das Gerinnungskompendium. Thieme, Stuttgart 2012

Eckstein R, Zimmermann R. Immunhämatologie und klinische Transfusionsmedizin. Elsevier, München 2010

Haferlach T et al. Taschenatlas Hämatologie. Thieme, Stuttgart 2012

Kaufmann S. Basiswissen Immunologie. Springer, Berlin 2014

Schütt Chr, Bröker B. Grundwissen Immunologie. Spektrum, Heidelberg 2011

Vollmar A et al. Immunologie. Wissenschaftliche Verlagsgesellschaft Stuttgart, 2012

Kapitel 8, 9

Berne RM, Levy MN. Cardiovascular Physiology. Mosby, St. Louis 2000

Katz AM. Physiology of the Heart. Wolters Kluwer, Philadelphia 2011

Levick JR. An Introduction to Cardiovascular Physiology. Arnold Publishers, London 2009

Mohrmann DE, Heller LJ. Cardiovascular Physiology. Mc Graw-Hill, New York 2010

Opie LH. Heart Physiology. Lippincott Williams & Wilkins, Baltimore 2003

Schuster HP, Trappe HJ. EKG-Kurs für Isabel. Thieme, Stuttgart 2013

Kapitel 10

Lumb AB. Nunn's Applied Respiratory Physiology. Elsevier, Edinburgh 2010

Ulmer WT et al. Die Lungenfunktion. Thieme, Stuttgart 2000

West JB. Respiratory Physiology – the Essentials. Lippincott Williams & Wilkins, Baltimore 2011

West JB. Pulmonary Physiology. Lippincott Williams & Wilkins, Baltimore 2012

Kapitel 11, 12

Barret KE. Gastrointestinal Physiology. Lange Medical Books, New York 2013

Biesalski HK et al. Ernährungsmedizin. Thieme, Stuttgart 2010

Biesalski HK et al. Vitamine, Spurenelemente und Mineralstoffe. Thieme, Stuttgart 2002

Deutsche Gesellschaft für Ernährung Referenzwerte für die Nährstoffzufuhr. Bonn 2015

Johnson LR. Gastrointestinal Physiology. Mosby, St. Louis 2014

Johnson LR (ed). Physiology of the Gastrointestinal Tract, Vols 1&2. Elsevier, Amsterdam 2012

Leung PS (ed). The Gastrointestinal System. Springer, Dordrecht 2014

Kapitel 13, 14

Alpern RJ et al. Seldin and Giebisch's The Kidney. Academic Press, Salt Lake City 2013

Eaton DC, Pooler J. Vander's Renal Physiology. McGraw-Hill, New York 2013

Halperin ML et al. Fluid, Electrolyte and Acid-base Physiology: A Problem-based Approach. Saunders, Philadelphia 2006

Koeppen BM, Stanton BA. Renal Physiology. Mosby, Philadelphia 2012

Parker MJ et al. Renal Physiology. Lippincott Williams & Wilkins, Baltimore 2012

Remke HG, Denker BM. Renal Pathophysiology: The Essentials. Lippincott Williams & Wilkins, Baltimore 2013

Rose BD, Post TW. Clinical Physiology of Acid-base and Elektrolyte Disorders. McGraw-Hill, New York 2000

Kapitel 15

De Marées H. Sportphysiologie. Sport & Buch Strauß, Köln 2002

Hollmann W, Strüder HK. Sportmedizin. Schattauer, Stuttgart 2009

Jessen C. Temperature Regulations in Humans and Other Mammals. Springer, Berlin 2001
Markworth P. Sportmedizin Physiologische Grundlagen. Nikol, Hamburg 2012
West JB et al. High altitude medicine and physiology. CRC Press, London 2012

Kapitel 16, 17

Beier KM et al. Sexualmedizin. Urban & Fischer, München 2005
Gardner DG, Shoback DM. Greenspan's Basic and Clinical Endocrinology. McGraw-Hill, New York 2011
Goodman HM. Basic Medical Endocrinology. Academic Press, New York 2008
Haeberle EJ. Sexualität. Deutscher Taschenbuch Verlag, München 2005
Kleine B, Rossmanith WG. Hormone und Hormonsystem. Springer Spektrum, Heidelberg 2013
Kovacs WJ, Ojeda SR. Textbook of Endocrine Physiology. Oxford University Press, Oxford 2011
Porterfield SP. Endocrine Physiology. Mosby, St. Louis 2007
Strauss JF, Barbieri RL. Yen & Jaffa's Reproductive Endocrinology. Saunders, Philadelphia 2009
White P, Porterfield SP. Endocrine and Reproductive Physiology. Mosby, St. Louis 2012

Kapitel 18

Bartl R. Klinische Osteologie. Thieme, Stuttgart 2014
Hettenkofer HJ, Schneider M. Rheumatologie. Thieme, Stuttgart 2014
Netter FH. Farbatlanten der Medizin: Bewegungsapparat. Thieme, Stuttgart 2006
Zierz S. Muskelerkrankungen. Thieme, Stuttgart 2014

Kapitel 19

Bear MF et al. Neurowissenschaften. Spektrum, Heidelberg 2009
Grehn F. Augenheilkunde. Springer, Berlin 2011
Jänig W. The Integrative Action of the Autonomic Nervous System. Cambridge University Press, Cambridge 2006
Kandel ER et al. Principles of Neural Science. McGraw-Hill, New York 2012
Lieb K, Frauenknecht S. Intensivkurs Psychiatrie und Psychotherapie. Urban & Fischer, München 2012
McMahon SB et al. Wall and Melzack's Textbook of Pain. Elsevier Saunders, Philadelphia 2013
Pane A, Simcock P. Praktische Augenheilkunde. Urban & Fischer, München 2007
Rupprecht R, Hampel H. Lehrbuch der Psychiatrie und Psychotherapie. Wissenschaftliche Verlagsgesellschaft Stuttgart, 2006
Sitzer M, Steinmetz H. Lehrbuch Neurologie. Urban & Fischer, München 2011
Tölle R. Windgassen K. Psychiatrie: Einschließlich Psychotherapie. Springer, Berlin 2014

Kapitel 20

Moll I. Dermatologie. Thieme, Stuttgart 2010
Plewig GM et al. Braun-Falco's Dermatologie, Venerologie und Allergologie. Springer, Berlin 2012
Rassner G. Dermatologie. Urban & Fischer, München 2009
Sterry W. Kurzlehrbuch Dermatologie. Thieme, Stuttgart 2011

Kapitel 20, 21

Laposata M. Laboratory Medicine. Mc Graw-Hill, New York 2014
Thomas L. Labor und Diagnose. TH-Books, Frankfurt 2012

Sachregister

A

B

D

F

G

H

M

O

P

S

T

W

X

Y

Z